中华人民共和国药典

临床用药须知

中药饮片卷

2020年版

国家药典委员会　编

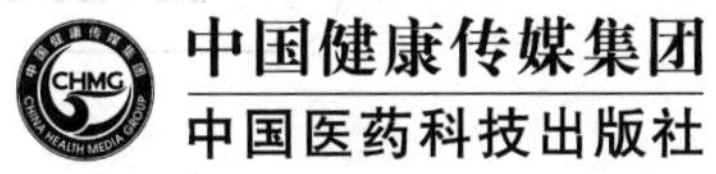
中国健康传媒集团
中国医药科技出版社

内容提要

《中华人民共和国药典临床用药须知》是《中华人民共和国药典》配套丛书之一。

2020 年版《中华人民共和国药典临床用药须知·中药饮片卷》包括总论和各论两部分。总论系统介绍了中药的发展历史、遣药组方规律以及中药化学、中药药理毒理与遣药组方的关系。各论按药物功能分类，共介绍了 665 种药物，其中包括正品 550 种及附药 115 种。每类药物设有概述，介绍该类药物的总体情况，并在本章最后总体介绍病证用药。本书的编写突出了以指导临床安全合理使用中药为中心的原则，做到了基础理论与临床实践密切结合。本书在详尽地论述传统用药规律的同时，又吸取了国内外中药饮片的临床应用、化学成分及药理毒理的研究成果，为安全合理使用中药提供了现代的科技支撑，较好地解决了继承与发扬、传统与现代的关系，既发皇古义，又汲取新知，做到了继承不离古，发扬不离宗。

本书收载品种众多、内容丰富、信息量大，具有较强的实用性和较高的权威性，是一部密切结合临床，反映目前中药用药与研究方面进展的优秀著作，也是广大临床中医工作者案头必备的工具书。

图书在版编目（CIP）数据

中华人民共和国药典临床用药须知：2020 年版. 中药饮片卷 / 国家药典委员会编. —北京：中国医药科技出版社，2022.11

ISBN 978-7-5214-3405-7

Ⅰ. ①中… Ⅱ. ①国… Ⅲ. ①临床药学–基本知识②饮片–临床药学–基本知识 Ⅳ. ①R97②R283.3

中国版本图书馆 CIP 数据核字（2022）第 166006 号

责任编辑 王 梓 吴思思 高雨濛 于海平
责任校对 曹化雨
美术编辑 陈君杞

出版 **中国健康传媒集团** | 中国医药科技出版社
地址 北京市海淀区文慧园北路甲 22 号
邮编 100082
电话 发行：010–62227427 邮购：010–62236938
网址 www.cmstp.com
规格 880×1230mm 1/16
印张 89
字数 2933 千字
版次 2022 年 11 月第 1 版
印次 2022 年 11 月第 1 次印刷
印刷 北京盛通印刷股份有限公司
经销 全国各地新华书店
书号 ISBN 978-7-5214-3405-7
定价 596.00 元

获取新书信息、投稿、为图书纠错，请扫码联系我们。

第十一届药典委员会委员名单

石远凯	石建功	叶　敏	叶　强	叶文才
叶正良	申玉华(女)	申昆玲(女)	田保国	田瑞华
史大卓	白　玉(女)	白政忠	仝小林	丛　斌
乐　健	邝耀深	冯　芳(女)	冯　丽(女)	冯　怡(女)
兰　奋	宁保明	尼玛顿珠	匡海学	朴晋华(女)
毕开顺	吕　扬(女)	吕佩源	吕爱平	朱　俊
朱凤才	朱立国	朱依谆	朱晓新	仲　平
多　杰	刘　平	刘　英(女)	刘　浩	刘又宁
刘大为	刘万卉	刘玉玲(女)	刘永利	刘昌孝
刘建勋	刘保奎	刘海青	刘海静(女)	刘菊妍(女)
刘铜华	刘雁鸣(女)	刘景起	米亚娴(女)	江英桥
安国红(女)	那生桑	孙　逊(女)	孙　黎	孙　燕
孙宁玲(女)	孙会敏	孙苓苓(女)	孙建宁(女)	孙晓波
孙增涛	孙飘扬	阳长明	芮　菁(女)	花宝金
苏来曼·哈力克	杜冠华	杜增辉	李　宁	李　军(女)
李　松	李　波	李　昱	李　剑	李　高
李　萍(女)	李　晶(女)	李大魁	李大鹏	李云霞(女)
李长贵	李文莉(女)	李玉华(女)	李向日(女)	李会林(女)
李连达	李青翠(女)	李泳雪(女)	李绍平	李玲玲(女)
李振国	李琦涵	李敬云(女)	杨　明	杨　威
杨　焕(女)	杨化新(女)	杨世林	杨汇川	杨永健
杨利红(女)	杨秀伟	杨宏伟(女)	杨宝峰	杨建红(女)
杨昭鹏	杨美成(女)	杨晓明	肖　伟	肖小河
肖培根	肖新月(女)	吴　松	吴以岭	吴永林
吴传斌	吴海东	吴婉莹(女)	邱明华	邱模炎
何　兰(女)	何仲贵	余　立(女)	余伯阳	狄　斌
邹全明	邹忠梅(女)	沈　琦(女)	沈心亮	沈平孃(女)
宋平顺	张　伟	张　玫(女)	张　锋	张　强
张小茜(女)	张卫东	张玉英(女)	张立群	张永文
张亚杰(女)	张志荣	张伯礼	张启明	张陆勇
张奉春	张春涛	张保献	张爱华(女)	张清波
张雯洁(女)	张尊建	张满来	陆益红(女)	陆敏仪
阿　萍(女)	阿吉艾克拜尔·艾萨	陈　英(女)	陈　钢	陈　楠(女)
陈　震	陈　薇(女)	陈士林	陈万生	陈卫衡
陈可冀	陈代杰	陈志南	陈时飞	陈国广
陈凯先	陈桂良	陈恩强	陈惠鹏	陈道峰
陈碧莲(女)	陈赛娟(女)	邵　泓(女)	苗　虹(女)	范　颖(女)

范骁辉	范慧红(女)	茅向军	林　彤(女)	林　娜(女)
林　梅(女)	林文翰	林丽英(女)	林瑞超	果德安
罗　萍(女)	罗志福	罗卓雅(女)	罗国安	罗建辉
罗跃华	季　申(女)	金　方(女)	金　斌	金于兰(女)
金少鸿	金宁一	金有豫	金红宇	金征宇
周　旭(女)	周立春(女)	周国平	周建平	周思源
周跃华	郑　台	郑　健(女)	郑国钢	郑海发
单炜力	孟淑芳(女)	练鸿振	赵　冲	赵　明
赵　明(女)	赵　铠	赵中振	赵志刚	赵维良
赵瑞华(女)	郝海平	胡　欣	胡昌勤	南　楠(女)
钟大放	钟廷雄	钟国跃	钟瑞建	钟赣生
侯仁萍(女)	侯雪梅(女)	侯惠民	俞　辉	俞永新
饶春明	施亚琴(女)	闻京伟	姜　红(女)	姜雄平
洪利娅(女)	洪建文(女)	祝　明(女)	姚乃礼	姚新生
贺浪冲	秦少容(女)	秦冬梅(女)	袁　军(女)	都广礼
热娜·卡斯木(女)	聂　晶(女)	聂小春	莫结丽(女)	贾立群
顾政一	钱忠直	钱家鸣(女)	笔雪艳(女)	倪　健
倪维芳(女)	徐　飞	徐丽华(女)	徐兵河	徐宏喜
徐寒梅(女)	徐愚聪	高　月(女)	高　申	高　华(女)
高　凯	高　春(女)	高　颖(女)	高　磊(女)	高秀梅(女)
高学敏	高润霖	郭　青(女)	郭巧生	郭旻彤
郭洪祝	郭景文	郭殿武	唐旭东	唐启盛
唐素芳(女)	唐锁勤	唐黎明	涂家生	陶巧凤(女)
黄　民	黄　瑛(女)	黄尧洲	黄晓龙	黄璐琦
梅　丹(女)	梅之南	曹　玲(女)	曹　晖	曹晓云(女)
曹雪涛	常俊标	崔一民	崔俊明	庾石山
梁成罡	梁争论	梁蔚阳(女)	屠鹏飞	绳金房
彭　成	斯拉甫·艾白	董关木	董顺玲	董润生
蒋　琳(女)	嵇　扬(女)	程　京	程作用	程奇珍(女)
程鹏飞(女)	程翼宇	傅欣彤(女)	焦　红(女)	奥乌力吉
鲁　静(女)	鲁卫星	鲁秋红(女)	曾　苏	曾　明
曾令冰	曾令高	曾益新	谢贵林	蔡少青
蔡姗英(女)	蔡美明(女)	裴　钢	廖嵩平	谭　睿(女)
谭仁祥	熊先军	樊夏雷	潘　阳	戴　红(女)
戴　忠	魏　锋	魏于全	魏立新	魏建和

中华人民共和国药典

临 床 用 药 须 知

中药饮片卷

2020 年版

工作委员会

编审委员会

周黎明	孟宪丽	赵 晖	胡 锐	钟赣生
侯建平	姚乃礼	聂 红	贾天柱	贾永艳
徐 立	徐晓玉	徐惠波	徐嘉红	高学敏
郭 忻	郭建生	郭秋红	唐旭东	唐德才
崔 瑛	梁爱华	寇秋爱	彭 成	董世芬
曾 南	曾 嵘	谢人明	谢松强	蓝森麟
熊天琴				

前　言

《中华人民共和国药典临床用药须知》(以下简称《临床用药须知》)是《中华人民共和国药典》(以下简称《中国药典》)配套丛书之一。

2020 年版《临床用药须知》由第十一届药典委员会医学专业委员会、中医专业委员会组织全国范围内各学科具有丰富专业知识、工作严谨的医药学权威专家，根据临床用药经验并结合国内外公认的相关资料编写而成。本版在前几版基础上做了大胆的探索和创新，明确《临床用药须知》为《中国药典》服务，防范《中国药典》收载品种的盲目性和随意性，做到覆盖《国家基本药物目录》《国家基本医疗保险、工伤保险和生育保险药品目录》及临床常用药品，达到信息广博、内容丰富、与时俱进、科学合理、经典实用、准确权威的总目标。本书内容科学、翔实，论述严谨、有序，紧密结合临床实际，具有较高的实用性和权威性。

为了指导临床应用和适应近年来药品迅速发展的形势，2020 年版《临床用药须知》分为三卷。

《临床用药须知·化学药和生物制品卷》是在前六版的基础上，结合我国临床用药的实际情况进行了充实、修订和完善，使其更具科学性、实用性。全书共收载药品 1860 种(按原料药计)，除 2020 年版《中国药典》二部所收载品种外，尚包括部分国家已正式批准生产且临床应用广泛的品种，并根据需要新增了部分临床广泛应用的进口药品的相关信息。部分药品虽然临床长年应用或已收载于《中国药典》，但由于临床研究和药理研究的资料、数据欠缺，未能收入本版中。

《临床用药须知·中药成方制剂卷》是在 2015 年版《临床用药须知·中药成方制剂卷》的基础上进行修订编写而成。本卷在总论中首先回顾了从先秦、两汉、两晋南北朝、唐宋、明清、民国不同历史时期中成药的发展历史，重点介绍了中华人民共和国成立以来中成药事业蓬勃发展的光辉历程。在总论中还介绍了中成药的命名、分类组成、常用剂型、用法用量、使用注意、不良反应等内容，并重点从辨证合理用药、配伍合理用药、安全合理用药、依法合理用药四个方面，为指导临床安全、有效、科学地使用中成药介绍了理论和方法。各论部分按科系、病证分类，共分为11个科系，合计2678个品种。在每类中成药的前面增加概述部分，以高度概括、简洁明快的语言说明本类药物的定义、功能与主治、分类特点、临床应用及使用注意。每类项下的具体品种针对方解、临床应用、药理毒理、不良反应、注意事项、用法与用量、参考文献等方面逐项进行了系统介绍。

《临床用药须知·中药饮片卷》包括总论和各论两部分。总论系统介绍了中药的发展历史、遣药组方规律以及中药化学、中药药理毒理与遣药组方的关系；各论按药物功能分类，共介绍了665种药物，其中包括正品550种，附药115种。每类药物设有概述，包括该类药物的基本概念、作用特点、适用范围、药物分类、配伍规律、使用注意、药理毒理等内容，每类药物内容的最后总结性介绍病证用药。正品药物按中文名称、汉语拼音名、药材来源、炮制、性味与归经、功能与主治、效用分析、配伍应用、鉴别应用、方剂举隅、成药例证、用法与用量、注意、本草摘要、化学成分、药理毒理、参考文献等项分别撰写。本卷以指导临床安全合理使用中药为中心，系统地阐述中医辨证论治、遣药组方的规律，从临床实践出发，多角度多环节阐述安全合理用药的经验与方法，做到了基础理论与临床实践密切结合。本书在详尽地论述传统用药规律的同时，又吸取了国内外中药饮片的临床应用、化学成分及药理毒理的研究成果，为安全合理使用中药提供了现代的科技支撑，较好地解决了继承与发扬、传统与现代的关系，既发皇古义，又汲取新知，做到了继承不离古，发扬不离宗。本书在编写过程中注意正本清源，去伪存真，搞清药物的基原，并介绍了新版《中国药典》最新研究制定的饮片质量标准，较好地实现了权威性与科学性的统一。本卷涉猎广博，内容丰富，信息量大，定位准确，取舍有度，博而不杂。

2020年版《临床用药须知》收载品种众多，内容宏丰，资料翔实，文字简洁，是一部密切结合临床实践，反映当代用药水平的优秀书目，是广大中西医临床工作者的案头必备工具书，也是从事中医药教学、科研、药品生产工作者的重要参考书目。

《临床用药须知》各卷的编写仍可能存在一些不足之处，希望广大读者提出意见和建议，以便不断提高本书的质量，更好地为医药卫生工作人员和我国药品监督管理工作服务。

国家药典委员会

2020年10月

编写说明

本书作为《中华人民共和国药典》(以下简称《中国药典》)的配套丛书，以指导临床合理、安全、有效使用中药为目的。系统地阐述中医辨证论治、遣药组方的规律，从临床实践出发，多角度多环节阐述安全合理用药的经验与方法。内容分总论和各论两部分。

总论突出辨证用药，围绕指导临床合理、安全、有效用药这一中心介绍：准确辨证是遣药组方的核心，明确治则是遣药组方的先导，确立治法是遣药组方的依据，君臣佐使是遣药组方的规律，优秀名方是遣药组方的典范，精通药性是遣药组方的基础，鉴别用药是遣药组方的关键，中药化学成分是遣药组方的物质基础，中药药理毒理是遣药组方的科学依据等内容，将中药基础理论与临床实践密切结合，将医与药密切结合，体现中医理、法、方、药的逻辑关系，指导临床准确辨证用药。

各论按不同功效划分章节，分别详细介绍了665种(正品550种，附药115种)应用广泛、安全有效、质量可控，或国家药品标准成方制剂中使用频次较高，或用于治疗特殊病证的常用中药。每类药物设有概说，包括该类药物的基本概念，作用特点，适应范围，药物分类，配伍规律，使用注意，药理作用等内容，每类药物最后介绍病证用药。每个品种按【中文名称】【汉语拼音名】【药材来源】【炮制】【性味与归经】【功能与主治】【效用分析】【配伍应用】【鉴别应用】【方剂举隅】【成药例证】【用法与用量】【注意】【本草摘要】【化学成分】【药理毒理】【参考文献】等分别撰写。

1. 中文名称、汉语拼音名 中药药材及饮片名称统一使用法定标准中收载的名称，按《中国药典》正文格式和要求书写。部分品种临床习用名称与法定名称不一致时，习用名称在来源中描述，如“习称###”。

2. 药材来源的表述范围 包括：①药材原植(动)物的科名、植(动)物名、学名、药用部位、主产地、采收加工及品质评价；②矿物药注明类、族、矿石名或岩石名、主要成分及产地加工等，均按《中国药典》正文格式和要求书写；③同一中药名，不同的基原在该品种中并列介绍。若《中国药典》分别收载，则加以说明；④产地：根据原药材的生产实际情况及近年药材基地的变化情况编写，介绍药材的产地，突出道地药材的优势。全国各地均产的，描述为：“全国大部分地区均有产”，首先描述道地产区，一般不超过5个省份；⑤采集：根据动植物生长规律，以保证药效、服用安全为目的，介绍合理的采集时间与方法；⑥性状：根据药典及地方药材标准，简要介绍其性状以何者为佳。

3. 炮制 在中药药性理论后增加炮制对中药药性的影响，使临床医师更了解炮制品的作用及应用。根据《中国药典》及地方的炮制规范，简要介绍炮制方法。

4. 性味与归经 按《中国药典》的性味与归经撰写。

5. 功能与主治 按《中国药典》的功能与主治撰写。

6. 效用分析 为了体现时代用药的特点，紧跟临床应用研究进展，对于有较好临床基础的延伸应用，疗效可靠确切，得到诸多医家公认，并有现代研究支撑的新效用，及时予以补充。

7. 配伍应用 以增效、减毒或产生新效用为目的，及时总结临床用药经验，吸取疗效明确的药对。

8. 鉴别应用 以指导临床合理、有效、安全用药为原则，根据品种的增减，补充或删减部分鉴别应用的内容。

9. 方剂举隅 主要以十四五中医药规划教材中的临床各科历代常用代表方剂为遴选依据，并参考《中医方剂大辞典》，按照该药的不同功效选取3～5首名方加以简介，印证药物的功用。

10. 成药例证 2020年版《临床用药须知·中药饮片卷》的编撰与《临床用药须知·中药成方制剂卷》是同步进行的，故2020年版《临床用药须知·中药饮片卷》所收载的中成药例证主要选自2020年版《临床用药须知·中药成方制剂卷》。

11. 用法与用量 按《中国药典》的用法与用量撰写。

12. 注意 包括：①证候禁忌、妊娠禁忌、配伍禁忌、饮食禁忌、特殊人群(老年人、儿童、过敏体质等)用药禁忌等。②该中药药材、饮片是否属于有毒及含重金属的药物；或为有安全性隐患的药物。③根据该品种的特殊药理作用，明确其西医学不适宜的病症。④其他注意事项。

13. 本草摘要 选取2～5条本草文献(临床应用广、研究内容多的药物一般选3～5条；应用及研究内容少的选2～3条)，以印证药物功效，补充说明机制及用药安全等相关内容。

14. 化学成分 包括：①系统查阅各品种的植物化学研究文献，综合介绍有效成分、活性成分或专属性成分，对近年来报道的有毒副作用的成分给予特别注明。明确成分的类别及代表性单体成分名称(有必要的列出英文名称)。②参照《中国药典》、部(局)颁标准及地方药材标准，列出质控成分及限度。

15. 药理毒理 ①系统研究、分析、判断文献资料，选取真实、科学、有说服力的重要文献资料作为素材进行梳理、归纳和编纂。结合动物试验与人体应用间可能存在的质与量的差异，对于难以确定其真实性和科学价值的资料可不予收录或仅一笔带过。正确处理药材、饮片和单味药制剂间的关系；谨慎引用“证”模型的研究结果；客观分析体外试验结果的价值，恰当引用这类文献资料；对于有明显不当的材料或其部分内容则不予引用。②药理毒理的内容包括药理作用(主要作用、次要作用和作用谱)、作用机制、药物代谢以及药物间相互作用。其顺序编排一般与功能主治和临床应用相符，少数不相符的重要作用(如新发现的作用)另项简述，以反映该品种的研究进展。药动学及合并用药的内容顺序置于药理作用后、毒理前。药动学部分的内容一般注明剂量、给药途径及方法学等问题。③药理作用紧密联系临床应用，同时注意反映最新研究成果；注重对临床药理研究资料的引述。对于互有矛盾的研究结果，选取可靠性、科学性强的报道为素材进行编写，同时概括介绍相反结果的报道内容，供读者参考。④毒理内容包括实验毒理学研究结果和临床不良反应的毒理学内容。毒性试验结果与临床的关系用简炼文字加以概括，对于有可能引起误解的结果作简略阐释。对临床不良反应事件中的“毒理学”内容予以描述，分析其客观真实性、科学性及其与用药的关联性。⑤多品种中药的药理毒理内容原则上按本书所规定的品种情况进行编写，部分品种的药理毒理内容列于传统主品种药名之下。⑥药理学及临床医学常用专有名词的英文缩写如下：g/kg(克/千克)、mg/kg(毫克/千克)、

g/L（克/升）、mg/L（毫克/升）、LD_{50}（半数致死量）、MLD（最小致死量）、MIC（最低抑制浓度）、s（秒）、min（分钟）、h（小时）、d（日或天）、AST[天（门）冬氨酸氨基转移酶]、ALT（丙氨酸氨基转移酶）、Cr（肌酐）、BUN（尿素氮）、WBC（白细胞）、RBC（红细胞）、Hb（血红蛋白）、PL（血小板）、SOD（超氧化物歧化酶）、MDA（丙二醛）、LPO（过氧化脂质）、*P*（概率）。

16. 参考文献 于正文相关位置右上角以阿拉伯数字加方括号标出其对应的参考文献。具体药物每部分内容的参考文献都从“1”开始标注。其著录格式如下：

(1) 期刊 序号(用阿拉伯数字). 作者(1～3 人全部列出，姓名间加“,”，4 人以上于第 3 人后加“等”). 题目. 期刊名，年，卷(期)：起始页.

(2) 书籍 序号. 作者. 书名. 版次(第 1 版可免写). 出版地：出版社，年：起始页.

17. 索引 包括：①中文笔画索引；②汉语拼音索引；③拉丁学名索引。

目　录

总　论

各　论

索　引

总　论

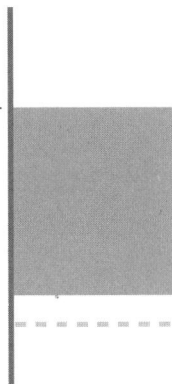

第一章　中药的发展历史

中药的发明和应用，在我国有着悠久的历史，有着独特的理论体系和应用形式，充分反映了我国历史文化、自然资源方面的若干特点，因此人们习惯把凡是以中国传统医药理论指导采集、炮制、制剂，说明作用机制，指导临床应用的药物，统称为中药。简而言之，中药就是指在中医理论指导下，用于预防、治疗、诊断疾病并具有康复与保健作用的物质。它对维护我国人民健康、促进中华民族的繁衍昌盛做出了重要贡献。中药主要来源于天然药及其加工品，包括植物药、动物药、矿物药及部分化学、生物制品类药物。中药饮片系指药材经过炮制后可直接用于中医临床或制剂生产使用的处方药品。由于中药以植物药居多，故有“诸药以草为本”的说法。五代韩保昇也说：“药有玉石草木虫兽，而直言本草者，草类药为最多也。”因此，自古相沿把中药称“本草”。

在广博的疆域中，孕育了成千上万种中药材，在上下五千年的悠久历史中，积淀了丰富而确切的临床经验，经一代又一代医家的笔耕不辍，为后世留下了宝贵的中药文献，这都是值得继承、发掘、整理和提高的。

一、原始社会药物的起源（远古～公元前21世纪）

劳动创造了人类社会，同时也创造了医药。中药的发现和应用以及中药学的产生、发展，和中医学一样，都经历了极其漫长的实践过程。

原始时代，我们的祖先在寻找食物的过程中，由于饥不择食，不可避免地会误食一些有毒甚至剧毒的植物，以致发生呕吐、腹泻、昏迷甚至死亡等中毒现象；同时也可因偶然吃了某些植物，使原有的呕吐、昏迷、腹泻等症状得以缓解甚至消除。经过无数次的反复试验，口尝身受，逐步积累了辨别食物和药物的经验，也逐步积累了一些关于植物药的知识，这就是早期植物药的发现。当进入氏族社会后，由于弓箭的发明和使用，使人们进入了狩猎和捕鱼为主要生活来源的渔猎时代，人们在吃到较多动物食物的同时，也相应地发现了一些动物具有治疗作用，这就是早期动物药的发现。至氏族社会后期，进入农业、畜牧业时代，由于种植、饲养业的发展，发现了更多的药物，这样用药的知识也不断丰富，从而形成了早期的药物疗法。因此可以说，中药的起源是我国劳动人民长期生活实践和医疗实践的结果。故《淮南子·修务训》谓：“神农尝百草之滋味，水泉之甘苦，令民知所避就，当此之时，一日而遇七十毒。”《史记·补三皇本纪》云：“神农氏以赭鞭鞭草木，始尝百草，始有医药。”“神农尝百草”虽属传说，但客观上却反映了我国劳动人民由渔猎时代过渡到农业、畜牧业时代发现药物、积累经验的艰苦实践过程，也是药物起源于生产劳动的真实写照。

随着历史的递嬗，社会和文化的演进，生产力的发展，医学的进步，人们对于药物的认识和需求也与日俱增。药物的来源也由野生药材、自然生长逐步发展到部分人工栽培和驯养，并由动、植物扩展到天然矿物及若干人工制品。用药知识与经验也愈见丰富，记录和传播这些知识的方式、方法也就由最初的“识识相因”“师学相承”“口耳相传”发展到文字记载。

二、夏商周时代（公元前21世纪～公元前221年）

人工酿酒和汤液的发明与应用，对医药学的发展也起了巨大的促进作用。酒是最早的兴奋剂和麻醉剂，更能通血脉、行药势，并可用作溶剂，后世也常用酒作为辅料加工炮制药物。甲骨文中即有“鬯其酒”的记载。据汉·班固《白虎通义·考黜篇》注释：“鬯者，以百草之香，郁金合而酿之成为鬯。”可见，“鬯其酒”就是制造芳香的药酒。酒剂的使用，有利于提高药物的疗效，对后世产生了巨大的影响。仅《黄帝内经》所存十三首方中即有4个酒剂，《金匮要略》《千金方》《外台秘要》《太平圣惠方》《本草纲目》等书中有更多内、外用酒剂，故后世有“酒为百药之长”之说。酒剂的发明与应用对推动医药的发展产生了重要的影响。

进入奴隶社会，手工业逐步发达。夏代已有精致的陶釜、陶盆、陶碗、陶罐等陶制器皿，殷商时期在人们日常生活中陶器更是得到了广泛使用，同时对食品加工的知识也不断丰富和提高。这些都为汤液的发明创造了条件。相传商代伊尹创制汤液。晋·皇甫谧《针灸甲乙经》序中谓：“伊尹以亚圣之才，撰用神农本草，以为汤液。”《资治通鉴》谓伊尹“闵生民之疾苦，作汤液本草，明寒热温凉之性，酸苦辛甘咸淡之味，轻清浊重，阴阳升降，走十二经络表里之宜。”汤液的出现，不但服用方便，提高了疗效，且降低了药物的毒副作用，同时也促进了复方药剂的发展。因此汤剂也就作为中药最常用的剂型之一得以流传，并得到不断的发展。

文物考古表明，在数千年前的钟鼎文中，已有“药”字出现，《说文解字》将其训释为“治病草，从草，乐声。”明确指出“药”为治病之物，并以“草”（植物）类居多的客观事实。文字的发明极大地促进了中医药知识的推广和流传。我国药学发展很早，正式的文字记载可追溯到公元前一千多年的西周时代（公元前1066～公元前771年）。如《尚书·说命篇》云：“药不瞑眩，厥疾弗瘳。”《周礼·天官冢宰下》谓：“医师掌医之政令，聚毒药以供医事。”以及“以五味、五谷、五药养其病。”据汉代郑玄注：“五药，草、木、虫、石、谷也。”所谓“五药”，并非指五种具体药物，可能是当时对药物的初步归纳。《诗经》是西周时代的文学作品，也可以说是我国现存文献中最早记载具体药物的书籍。书中收录100多种药用动、植物名称，如苍耳、芍药、枸杞、鲤鱼、蟾蜍等，当然书中所载百余种动植物当时是否入药尚有待考证，但后世许多本草书籍中都将之作为药用。《山海经》是记载先秦时期我国各地名山大川及物产的一部史书。它和《诗经》一样，并非药物专著，但却记载了更多的药物，并明确指出了药物的产地、效用和性能，说明人们对药物的认识又深入了一步。《山海经》记载药物的统计，各家有所差异，一般认为大致可分为以下四类：动物药67种，植物药52种，矿物药3种，水类1种，另有3种不详何类，共计126种。服法方面有内服（包括汤服、食用）和外用（包括佩带、沐浴、涂抹等）的不同。所治病种达31种之多，包括内、外、妇、眼、皮肤等科疾患。而其中有关补药和预防的记载，反映了当时我国古代预防医学思想萌芽。可见当时药物的知识已相当丰富。

春秋战国时期，由于社会的变革，生产力的发展，科学文化的提高，出现了“诸子蜂起，百家争鸣”的局面。当时的医家，以朴素的、唯物的阴阳五行学说为指导思想，以人和自然的统一观，总结了前人的医学成就。《黄帝内经》的问世，奠定了我国医学发展的理论基础，对中药学的发展同样产生了巨大的影响。如《素问·至真要大论》“寒者热之，热者寒之”，《素问·藏气法时论》“辛散”“酸收”“甘缓”“苦坚”“咸软”等，奠定了四气五味学说的理论基础；《素问·宣明五气篇》“五味所入，酸入肝、辛入肺、苦入心、咸入肾、甘入脾，是为五入”，是中药归经学说之先导；《素问·六微旨大论》“升降出入，无器不有。”《素问·阴阳应象大论》“味厚者为阴，薄者为阴中之阳；气厚者为阳，薄者为阳中之阴”，以及“辛甘发散为阳，酸苦涌泄为阴”等，是后世中药升降浮沉学说的理论依据。“风淫于内，治以辛凉，佐以甘，以甘缓之，以辛散之”，创气味配伍之先河，成为后世丰富和发展中药理论的基础。同时《黄帝内经》中所提出的五脏苦欲补泻及五运六气与用药的关系，对中药的临床应用曾产生过很大的影响。《黄帝内经》收载成方13首，其中汤剂4首，其余9种成药已具备了丸、散、膏、丹、酒等多种剂型。书中还提出了“君、臣、佐、使”的制方之法，一直被后世医家视为遣药组方的基本原则。

1975年长沙马王堆汉墓出土的《五十二病方》，其成书年代与《黄帝内经》同时或更早，虽然并非药物专著，但用药却达240余种之多，医方280多个，所治疾病涉及内、外、妇、五官等科。其载药数目之多，复方用药之早，所治疾病之广，足见先秦时期用药已具相当规模了。

三、秦汉时期（公元前221年～公元220年）

由于生产力的发展，科学的进步，内外交通的日益发达，特别是张骞、班超先后出使西域，打通丝绸之路，西域的番红花、葡萄、胡桃等药材不断输入内地；少数民族及边远地区的琥珀、麝香及海南的荔枝、龙眼等已逐渐为内地医家所采用，从而丰富了本草学的内容。西汉初年已有药物专书流传民间，如《史记·仓公列传》称吕后8年（公元前180年）公乘阳庆传其弟子淳于意《药论》一书；《汉书·楼护传》谓："护少诵医经、本草、方术数十万言"；《汉书·平帝纪》云："元始五年（公元5年）徵天下通知……本草以及五经、论语、孝经、尔雅教授者……遣至京师。"可见秦汉时期已有本草专著问世，并有众多的本草教授，本草学的发展已初具规模，遗憾的是专门的本草文献未能遗留下来。

现存最早的本草专著当推《神农本草经》（简称《本经》），一般认为该书约成于西汉末年至东汉初年（公元前1世纪～公元1世纪），一说是该书成书于东汉末年（公元2世纪）。全书载药365种，其中植物药252种、动物药67种、矿物药46种，按药物功效的不同分为上、中、下三品。上品120种，功能滋补强壮，延年益寿，无毒或毒性很弱，可以久服；中品120种，功能治病补虚，兼而有之，有毒或无毒当斟酌使用；下品125种，功专祛寒热，破积聚，治病攻邪，多具毒性，不可久服。《本经》序论中还简要赅备地论述了中药的基本理论，如四气五味、有毒无毒、配伍法度、辨证用药原则、服药方法及丸、散、膏、酒等多种剂型，并简要介绍了中药的产地、采集、加工、贮存、真伪鉴别……，为中药学的全面发展奠定了理论基石。书中新载药物大多朴实有验，至今仍然习用，如常山抗疟、苦楝子驱虫、阿胶止血、乌头止痛、当归调经、黄连治痢、麻黄定喘、海藻治瘿等。可以说，《本经》是汉以前药学知识和经验的第一次大总结，奠定了我国大型骨干本草的编写基础，是我国最早的珍贵药学文献，被奉为四大经典之一，它对中药学的发展产生了极为深远的影响。《本经》成书之后，沿用500余年，原著在唐初已失传，但它的内容仍然保留在历代本草之中。现存的各种版本都是经明清以来学者考订、辑佚、整理而成的，其中著名的有孙星衍、孙冯翼同辑本、顾观光辑本和日本森立之辑本。

东汉时期著名医药学家张仲景著《伤寒杂病论》，总结了我国古代人民与疾病，特别是与传染病作斗争的经验，创立辨证论治，融汇理法方药，以六经论伤寒，以脏腑论杂病。对药物的效用有深刻的见解，因患者证之不同，药味加减和用量变化十分精当，如桂枝体现出解肌发表、温阳、通阳、化气利水、温经散寒、平冲降逆等功效；附子体现出回阳救逆、温经散寒止痛、扶助卫表之阳、温助肾脏真阳等作用。正如明代吕复所云"盖一证一药，万选万中，千载之下，如合符节"。创制了许多经典的药对，如麻黄与桂枝、桂枝与白芍、白芍与甘草等，至今仍广泛应用于临床。对药物的正确使用、合理煎煮、恰当炮制亦做出了重大的贡献。

四、两晋南北朝时期（公元265～581年）

自《神农本草经》成书以后，历经后汉、三国、两晋至南齐，由于临床用药的不断发展，以及中外通商和文化交流，使西域南海诸国的药物如乳香、苏合香、沉香等香料药输入我国，新的药物品种逐渐增多，并陆续有了零星记载，对原有的药物功效也有了新的认识、拓展了药物的治疗面。经过长期的临床实践，证明部分药物的性味、功效等与原来的记述不尽相同，因此，梁·陶弘景（公元456～536年）在整理注释经传抄错简的《神农本草经》的基础上，又增加汉魏以来名医的用药经验（主要取材于《名医别录》），撰成《本草经集注》一书，"以朱书神农，墨书别录"，小字加注的形式，对魏晋以来三百余年间中药学的发展做了全面总结。全书七卷，载药730种，分玉石、草、木、虫兽、果菜、米食、有名未用七类，首创按药物自然属性分类的方法，改变了"三品混糅，冷热舛错，草木不分，虫兽无辨"的现象。对药物的形态、性味、产地、采制、剂量、真伪辨别等都做了较为详尽的论述，强调药物的产地与采制方法和其疗效具有密切的关系。该书还首创"诸病通用药"，分别列举80多种疾病的通用药物，如治风通用药有防风、防己、秦艽、川芎等，治黄疸通用药有茵陈、栀子、紫草等，以便于医生临证处方用药。此外本书还考定了古今用药的度量衡，并规定了汤、酒、膏、丸等剂型的制作规范。本书是继《神农本草经》之后的第二部本草名著，它奠定了我国大型骨干本草编写的雏形，惜流传至北宋初即逐渐亡佚，现仅存敦煌石窟藏本的序录残卷，但其主要内容仍可在《证类本草》和《本草纲目》中查寻。近代有尚志钧重辑本。

南朝刘宋时代（公元420～479年）雷敩的《雷公炮炙论》是我国第一部炮制专著，该书系统地介绍了300余种中药的炮制方法，提出药物经过炮制可以提高药效，降低毒性，便于贮存、调剂、制剂等。此书对后世中药炮制的发展产生了极大的影响，书中记载的某些炮制方法至今仍有很大参考价值。

五、隋唐时期（公元581～907年）

此时我国南北统一，经济文化繁荣，交通发达，外贸增加，印度、西域药品输入日益增多，从而推动了医药学术的迅速发展，加之陶弘景《本草经集注》成书之际，正处于南北分裂时期，对北方药物情况了解不够，内容上存在一定的局限性，因而有必要对本草做一次全面的整理、总结。唐显庆四年(公元 659 年)颁布了经政府批准，由长孙无忌、李勣领衔编修，由苏敬实际负责，23 人参加撰写的《新修本草》(又名《唐本草》)。全书卷帙浩繁，共 54 卷，收药 844 种(一说 850 种)，新增药物 114 种(一说 120 种)，由药图、图经、本草三部分组成，分为玉石、草、木、兽禽、虫、鱼、果菜、米谷、有名未用等九类。在编写过程中唐政府通令全国各地选送当地道地药材，作为实物标本进行描绘。从而增加了药物图谱，并附以文字说明。这种图文并茂的方法，开创了世界药学著作的先例。本书治学严谨，本着“本经虽缺，有验必书；别录虽存，无稽必正”的宗旨，实事求是，尊重经典又不拘泥，在保持《神农本草经》原文的基础上，对古书未载者加以补充、内容错讹者重新修订。书中既收集了为民间所习用的安息香、龙脑香、血竭、诃黎勒、胡椒等外来药，同时又增加了水蓼、葎草等民间经验用药，且药物分类也较《本草经集注》多两类。可见本书内容丰富，取材精要，具有高度的科学价值，反映了唐代本草学的辉煌成就，奠定了我国大型骨干本草编写的格局。它不仅对我国而且对世界医药学的发展产生了巨大的影响，很快流传到国外。如公元 731 年即传入日本，并广为流传，日本律令《延喜式》即有“凡医生皆读苏敬《新修本草》”的记载。由于《新修本草》是由国家组织修订和推行的，因此它也是世界上公开颁布的最早的药典，比公元 1542 年欧洲纽伦堡药典要早 800 余年。本书现仅存残卷的影刻、影印本，但其内容保存于后世本草及方书中，近年有尚志钧重辑本问世。

此后，唐开元年间(公元 713～741 年)，陈藏器深入实际，搜集了《新修本草》所遗漏的许多民间药物，对《新修本草》进行了增补和辨误，编写成《本草拾遗》。此书扩展了用药范围，仅矿物药就增加了 110 多种，且其辨识品类也极为审慎，全书增加药物总数尚无定论，然仅《证类本草》引用就达 488 种之多，为丰富本草学的内容做出了贡献。他还根据药物功效，提出宣、通、补、泻、轻、重、燥、湿、滑、涩十种分类方法，即：“宣可去壅，生姜、橘皮之属；通可去滞，通草、防己之属；补可去弱，人参、羊肉之属；泄可去闭，葶苈、大黄之属；轻可去实，麻黄、葛根之属；重可去怯，磁石、铁粉之属；滑可去着，冬葵子、榆皮之属；涩可去脱，牡蛎、龙骨之属；燥可去湿，桑白皮、赤小豆之属；湿可去枯，白石英、紫石英之属。”这是根据病理在实践中确定药物作用，并以此进行分类，把药物的效用与病证对应起来，指导临床辨证用药，对后世方药分类产生了很大影响。

至五代(公元 935～960 年)，翰林学士韩保昇等受蜀主孟昶之命编成《蜀本草》。它也以《新修本草》为蓝本，参阅有关文献，进行增补注释，增加了新药，撰写了图经。该书对药品的性味、形态和产地做了许多补充，绘图也十分精致，颇具特点，李时珍谓“其图说药物形状，颇详于陶(弘景)、苏(敬)也。”故本书常为后人编纂本草时所引用，是一部对本草学发展有影响的书籍。此外，专题性本草著作还有李珣的《海药本草》，主要介绍海外输入药物知识，扩充了本草学的内容，反映了唐代对外来药物引进的情况和认识水平。在食疗方面，孙思邈在《千金要方》中首载食治篇，其弟子们以此为基础，改编增补而成《食疗本草》，全面总结了唐以前的营养学知识和食治经验，是这一时期最有代表性的食疗专著。

六、宋金元时期(公元 960～1368 年)

宋代火药、指南针、活字印刷术的发明，给中国和世界科学文化的发展带来了巨大的变化。由于临床医学的进步，促进了药物学的发展。药品数量的增加，功效认识的深化，炮制技术的改进，成药应用的推广，使宋代药学发展呈现了蓬勃的局面。

开宝元年(公元 973 年)刘翰、马志等奉命在《新修本草》、《蜀本草》的基础上修改增定宋代第一部官修本草《开宝新详定本草》，次年发现其仍有遗漏和不妥之处，经李昉等重加校定，较《新修本草》增加药物 133 种，合计 983 种，名《开宝重定本草》，苏颂称本书“其言药性之良毒，性之寒温，味之甘苦，可谓备且详矣。”

经过八十多年的时间，嘉祐二至五年(公元 1057～1060 年)，又出现了第三部官修本草，即《嘉祐补注神农本草》。此书由掌禹锡、林亿、苏颂等人编写，以《开宝重定本草》为蓝本，附以《蜀本草》《本草拾遗》等各家之说，书成 21 卷，较《开宝本草》增加新药 99 种，合计载药 1082 种，采摭广泛，校修恰当，对药物学的发展起了一定的作用。

嘉祐六年(公元 1061 年)，由苏颂将经国家向各郡县收集所产药材实图及开花、结果、采收时间、药物功效的说明资料，以及外来进口药的样品，汇总京都，编辑成册，名曰《本草图经》。全书共 21 卷，考证详明，颇具发挥。本书与《嘉祐本草》互为姊妹篇。元祐七年(公元 1062 年)陈承将两书合编起来，附以古今论说及个人见解(名《别说》)，故名《重广补注神农本草图经》。上述诸本草均已亡佚，然其内容仍可散见于《证类本草》《本草纲目》等后世本草中。

宋代本草学的代表作当推唐慎微的《经史证类备急

本草》（简称《证类本草》）。唐氏为四川名医，家乡盛产药材。他医技高超，深入群众，为人治病，往往不计报酬，只求良方，从而搜集了大量古今单方、验方。他治学广泛，学识渊博，整理了经史百家 246 种典籍中有关药学的资料，在《嘉祐本草》《本草图经》的基础上，于公元 1082 年撰成《经史证类备急本草》。全书 33 卷，载药 1558 种，较前增加 476 种，附方 3000 余首。方例是药物功能的直接例证，每味药物附有图谱，这种方药兼收，图文并重的编写体例，较前代本草又有所进步，且保存了民间用药的丰富经验。每药还附以制法，为后世提供了药物炮炙资料。他广泛引证历代文献，保存了《开宝本草》《日华子本草》《嘉祐本草》等佚书内容。本书不仅切合实际，而且在集前人著作大成方面作了极大贡献，为后世保存了大量古代方药的宝贵文献，本书使我国大型骨干本草编写格局臻至完备，起了承前启后、继往开来的作用。李时珍对其予以高度评价："使诸家本草及各药单方，垂之千古，不致沦没者，皆其功也。"《证类本草》沿用 500 多年，从大观 2 年（公元 1108 年）出版的《经史证类大观本草》（简称《大观本草》）、政和 6 年（公元 1116 年）出版的《政和新修证类备用本草》（简称《政和本草》）以及南宋绍兴 29 年（公元 1159 年）出版的《绍兴校定经史证类备急本草》（简称《绍兴本草》），直到金元时期（公元1302年）出版的《经史证类大全本草》等，都是在《证类本草》的基础上，稍加修订补充而成的官修本草著作。这些著作，历代不断地复刻重刊，直到明代《本草纲目》问世后，才逐渐地代替了它。作为本草学范本的《证类本草》，不仅完成了当时的历史使命，并为《本草纲目》的诞生奠定了基础。直到现代，它仍然是我们研究中药必备的重要参考书目之一。

1076 年，在京城开封开设出国家经营的熟药所，后又发展为修合药所（后改名为"医药和剂局"）及出卖药所（后改名为"惠民局"）。国家药局的设立，是北宋的一大创举，也是我国乃至世界药学史上的大事件。药局的产生促进了药材检验、成药生产的发展，带动了炮制、制剂技术的提高，并制定了制剂规范，《太平惠民和剂局方》即是这方面的重要文献。

金元时期的药学著作，不求其赅备，而多期于实用。如刘完素的《素问药注》《本草论》，张元素的《珍珠囊》《脏腑标本药式》，李东垣的《药类法象》《用药心法》，王好古的《汤液本草》，朱丹溪的《本草衍义发挥》等，具有明显的临床药物学特征。这一时期的药学著作，发展了医学经典中有关升降浮沉、归经、脏腑苦欲补泻等药物性能的理论，使之系统化，并作为所录药物记述中的重要内容，为准确用药、提高疗效发挥了重要的作用；结合用药经验和理、法、方剂，精炼药物的功效，提高了本草的学术水平，也增强了本草的实用性和可读性；探求药物奏效原理，建立了一整套法象药理模式，对丰富药性理论有一定的贡献。同时，"十八反"和"十九畏"歌诀的出现，说明金元时期对药物配伍禁忌的重视。金元时期出现了各具特色的医学流派，其中比较著名的就是金元四大家，他们突破束缚，解放思想，提升学术创新的自由度，开创了中医学发展的新局面。火热论、攻邪论、补土论、养阴论，虽立论不同，但各有发明，各有创见，深化了在各自领域的用药见地，创制了各具特色的中成药，为后世留下了宝贵的财产。

元代忽思慧于 1330 年编著的《饮膳正要》是饮食疗法的专门著作。书中对养生避忌、妊娠食忌、高营养物的烹调法、营养疗法、食物卫生、食物中毒都有论述，介绍了不少回、蒙民族的食疗方法，至今仍有较高的参考价值。

七、明代（公元 1368～1644 年）

由于中外交流日益频繁，商品经济迅速发展，医药知识不断丰富，沿用已久的《证类本草》已经不符合时代的要求，需进一步的总结和提高。我国伟大的医药学家李时珍肩负时代的使命，在《证类本草》的基础上，参考了 800 多部医药著作，对古本草进行了系统全面的整理总结。他边采访调查，边搜集标本，边临床实践，经过长期的考察、研究，历时 27 年，三易其稿，终于在公元 1578 年完成了 200 多万字的中医药科学巨著《本草纲目》。该书共 52 卷，载药 1892 种，改绘药图 1160 幅，附方 11096 首，新增药物 374 种，其中既收载了醉鱼草、半边莲、紫花地丁等一些民间药物，又吸收了番木鳖、番红花、曼陀罗等外来药物，大大地丰富了本草学的内容。本书以《证类本草》为蓝本，在文前编辑了序例，介绍历代诸家本草，经史百家书目、七方、十剂、气味阴阳、升降浮沉、引经报使、配伍、禁忌、治法、治则等内容，全面总结了明以前药性理论内容，保存了大量医药文献。其百病主治药，既是临床用药经验介绍，又是药物按功效主治病证分类的楷模。《本草纲目》按自然属性分为水、火、土、金石、草、谷、菜、果、木、服器、虫、鳞、介、禽、兽、人共 16 部 62 类，每药标正名为纲，纲之下列目，纲目清晰。这种按"从贱至贵"的原则，即从无机到有机、从低等到高等，基本上符合进化论的观点，因而可以说是当时世界上最先进的分类法，它比植物分类学创始人林奈的《自然系统》一书要早170多年。《本草纲目》中的每一味药都按释名、集解、修治、气味、主治、发明、附方等项分别叙述。详细地介绍了药物名称的由来和含义、产地、形态、真伪鉴别、采集、栽培、炮制方法、性味功能、主治特点。尤其是发明项下，是李时珍对药物观察、研究和实际应用的新发现、新经验，这就更加丰富了本草学的内容。对药物的记载分析，尽量用实物说明和临床验证做出审慎的结论，内容精详，实事求是，突出了辨证用药的中医理法特色。《本草纲目》在收集历代本草精华的同时，对错误之处也做了科学的纠正，如对“葳蕤、女葳二物而并入一条”“南星、虎掌一物而分二种”“以兰花为兰草”“以卷丹为百合”等都做了准确的更正。并通过李时珍的临床实践和药物研究，对某些药物的功效作了新的概括，如土茯苓治梅毒、延胡索止痛、曼陀罗麻醉、常山截疟、银花疗痈等，都做了证实和肯定。由于《本草纲目》不仅总结了我国16世纪以前的药物学知识，而且还广泛介绍了植物学、动物学、矿物学、冶金学等多学科知识，其影响远远超出了本草学范围，自1596年在南京印行后，很快风行全国，17世纪即流传到国外，先后被译成朝、日、拉丁、英、法、德、俄等多种文字，成为不朽的科学巨著，是我国大型骨干本草的范本，是我国科技史上极其辉煌的硕果，在世界科技史永放光辉。

明代的专题本草取得了瞩目成就。炮制方面，缪希雍的《炮炙大法》是明代影响最大的炮制专著，书中所述的“雷公炮制十七法”对后世影响很大。炮制方法不断完善的同时，炮制技术也不断提高。明末的《白猿经》记载了用新鲜乌头榨汁、日晒、烟熏，使药面上结成冰，冰即是乌头碱的结晶，比起19世纪欧洲人从鸦片中提出吗啡——号称世界第一种生物碱还要早100多年。食疗方面，朱橚的《救荒本草》(1406年)为饥馑年代救荒所著，书中将民间可供食用的救荒草木，按实物绘图，标明出产环境、形态特征、性味及食用方法。该书既扩大了食物资源，又丰富了植物学、本草学内容，有一定科学价值。药用植物方面，李中立于公元1612年编著的《本草原始》，对本草名实、性味、形态加以考证，绘图逼真，注重生药学的研究。地方本草方面，兰茂(公元1397～1476年)编著的《滇南本草》，是一部专门记载云南地区药物知识的地方本草。

八、清代(公元1644～1911年)

在《本草纲目》的影响下，研究本草之风盛行。一是由于医药学的发展，进一步补充修订《本草纲目》的不足，如赵学敏的《本草纲目拾遗》；二是配合临床需要，以符合实用为原则，由博返约，对《本草纲目》进行摘要、精减、整理工作，如汪昂的《本草备要》、吴仪洛的《本草从新》等；三是受考据之风影响，从明末至清代，不少学者从古本草文献中重辑《神农本草经》，如孙星衍、顾观光等人的辑本，不少医家还对《神农本草经》作了考证注释工作，如《本经逢原》。

《本草纲目拾遗》(1765年)为赵学敏所著，该书共十卷，载药921种，在《本草纲目》之外新增药物716种。按《本草纲目》16部分类，除人部外，把金石分为两部，又增藤、花两部，共18部。补充了太子参、于术、西洋参、冬虫夏草、银柴胡等临床常用药；及马尾连、金钱草、独角莲、万年青、鸦胆子等疗效确切的民间草药；同时还收集了金鸡勒、香草、臭草等外来药，极大地丰富了本草学的内容。该书不仅拾《本草纲目》之遗，而且对《本草纲目》已载药物治疗未备、根实未祥者，也详加补充。卷首列正误34条，对《本草纲目》中的错误加以订正。赵学敏在《本草纲目》的基础上创造性发展了本草学，出色地完成了我国本草学第六次大总结，他是继李时珍之后我国又一位伟大的药物学家。

以《本草纲目》为基础，删繁就简，切合实用的本草著作有刘若金的《本草述》(1666年)。全书32卷，依《本草纲目》分类法，集691种常用药，重点介绍药性特点及临床应用，引证各家论述，参以己见，是一部很有影响的著作。杨时泰将本书再次精减整理，编辑成《本草述钩元》。汪昂的《本草备要》(1694年)，全书8卷，从《本草纲目》选录478种临床常用药，概述性味、主治功用，附图400余幅，在凡例和药性总义中阐述汪氏见解，卷帙不繁，内容精炼，广为流传。吴仪洛的《本草从新》(1757年)为补订《本草备要》而作，载药721种，除介绍性味、主治外，对辨伪、修治也有论述，内容更加完善，深受医家喜爱。《得配本草》(1761年)为严西亭所著，全书十卷，附药考一篇，选自《本草纲目》647种药，除论述药性主治外，重点详述各药之间的相互配伍应用，是一部探讨中药配伍规律的本草。黄宫绣的《本草求真》(1769年)，十卷，载药520种，上篇详述药物形态、性味、功用等，下篇阐述脏腑病证主药、六淫病证主药、药物总义等内容。由于本书以临床实用为宗旨，正文药物分为补、泻、散、涩、血、杂、食物7类。每类又分若干子目，本书采用的按药物主要功效进行分类的方法，不仅较《本经》三品分类、陈藏器“十剂”分类更为先进，而且对当代临床中药学的功效分类亦有重要影响。此外，王子接的《得宜本草》、黄元御的《玉楸药解》都是属于这类由繁返约的本草。

从历代医药文献中重辑《神农本草经》，现行版本有孙星衍、孙冯翼合辑本（1799年），三卷，载药365种，取材于《证类本草》，并校以《太平御览》等，每药正文之后，增加了《吴普本草》《名医别录》及其他文献资料，是一部学术水平较高、影响较大的重辑本。顾观光辑本（1844年），四卷，也取材于《证类本草》，按《本草纲目》所载“本草经药物目录”编排，除考证书中条文外，对药物也作了一些校勘，虽不如孙本完善，但突出了用药原则，是本书特点。再有日本森立之辑本（1854年），三卷，考异一卷。书中药品次序、文字均系采自《新修本草》，并参考了《千金方》《医心方》及日本《本草和名》等书而辑成，载药357种。因《新修本草》所收《神农本草经》的资料最接近原书内容，故森立之所辑原文也最可靠，同时所附考异一卷，引证广博而严谨，很有学术价值，这是迄今较为完善的辑本。此外，还有明·卢复、清·黄奭等辑本，对学习研究《神农本草经》都有参考价值。

注释发挥《神农本草经》的著作，明末（1625年）缪希雍即写成《神农本草经疏》。全书30卷，载药490味，据经以疏义，缘义以致用，互参以尽其长，简误以防其失，以《神农本草经》《别录》等主要文献为依据，结合临床实际、注释、订正、阐明药性，多有发挥，并附各家主治、配方、禁忌等内容，是一部很有影响的本草学著作，故前人有“经疏出而本草亡”的赞誉。继《神农本草经疏》之后，清代有邹澍的《本经疏证》（1837年）、《本经续要》（1840年），作者以《神农本草经》为主，以《别录》《唐本草》和《本草图经》为辅，取《伤寒》《金匮》《千金方》《外台》各书古方，交互参考，逐一疏解。他以经方解释《本经》，用《本经》分析古方，注疏中注意理论联系实际，对研究《本经》和汉、唐经方、古方颇有影响。张璐的《本经逢原》（1695年），四卷，以《神农本草经》为基础，载药700余种，阐述药物的性味、效用、真伪优劣等，论述中选用诸家治法及本人治验心得，是一部侧重实用、宜于临床参考的著作。张志聪的《本草崇原》（1767年），三卷，收《神农本草经》药物290种，每药先列《神农本草经》原文，然后注释包括别名、产地、历代医家见解、临床应用等内容，阐述纲要详尽，且多有发挥。此外，《本草经解》《神农本草经合注》等，都是很有影响的《神农本草经》注疏专著。

明末清初，温病流行，促进人们对温病的认识更加深化，理论更趋成熟，治疗方法也不断丰富。医家叶天士所著的《温热论》，阐明了温病的发生发展规律，创立了卫气营血辨证论治理论，表示疫病由浅入深的四个层次，“大凡看法，卫之后方言气，营之后方言血”，并提出各阶段相应的治法和药物：“在卫汗之可也，到气才可清气，入营犹可透热转气，如玄参、羚羊角等物，入血就恐动血耗血，直须凉血散血，如生地、丹皮、阿胶、赤芍等物。”吴鞠通著成《温病条辨》，创立三焦辨证理论，对温病的发生、发展、传变进行归纳总结。正是由于这一时期温病学家及其他医家对温病的临床实践和理论上的发展，使温病在理、法、方、药上自成体系，形成了比较系统而完整的温病学说，为急性热病的选药论治积累了丰富的经验。

清代专题类本草门类齐全，其中也不乏佳作。如张仲岩的《修事指南》，它是张仲岩将历代各家有关炮制记载综合归纳而成，该书较为系统地论述了各种炮制方法。又如吴其濬的《植物名实图考》，书中每种植物均详记形态、产地、栽培、用途、药用部位、效用治验等内容，并附有插图，为我们研究药用植物提供了宝贵的文献资料。

九、民国时期（公元1912～1949年）

民国时期（公元1912～1949年），“改良中医药”“中医药科学化”“创立新中医”等口号风行一时，形成民国时期中医药学发展的一大特色。这一时期我国医学发展的总特点是中西医药并存。虽然国民政府对中医药采取了不支持的政策，但在志士仁人的努力下，中医药学以其顽强的生命力，依然继续向前发展，并取得了不少成果。

中药辞书的产生和发展是民国时期中药学发展的一项重要成就，其中成就和影响最大的当推陈存仁主编的《中国药学大辞典》（1935年），全书约200万字，收录词目4300条，既广罗古籍，又博采新说，且附有标本图册，受到药界之推崇。虽有不少错讹，仍不失为近代第一部具有重要影响的大型药学丛书。

这一时期，随着中医或中医药院校的出现，涌现了一批适应教学和临床适用需要的中药学讲义。如浙江兰溪中医学校张山雷编撰的《本草正义》。该书分类承唐宋旧例，对药物功效则根据作者实际观察到的情况及临证用药的具体疗效加以阐述，且对有关中药鉴别、炮制、煎煮方法等亦加以论述，目的在于让学生既会用药，又会识药、制药，掌握更多的中药学知识。属于这类教材的还有上海中医专门学校秦伯未的《药物学》、浙江中医专门学校何廉臣的《实验药物学》、天津国医函授学校张锡纯的《药物讲义》等，对各药功用主治的论述大为充实。

民国时期，随着西方药学知识和化学、生物学、物理学等近代科学技术在我国的迅速传播和发展，初步建立了以中药为主要研究对象的药用动物学、药用植物学、生药学、中药鉴定学、中药药理学等新的学科。在当时条件下，其成果集中在中药的生药、药理、化学分析、有效成分提取及临床验证等方面，对本草学发展所做的贡献应当充分肯定。

十、中华人民共和国成立后（1949 年 10 月以后）

新中国成立 70 多年来，我国社会主义事业取得了伟大成就，政治稳定，经济繁荣，重大科学技术研究成果层出不穷。许多先进技术被引进到医药学中，大大促进了中医药学的发展。政府高度重视中医药事业的继承和发扬，并制定了一系列相应的政策和措施，使中医药事业走上了健康发展的轨道，本草学也取得了前所未有的成就。

从 1954 年起，各地出版部门根据卫生部的安排和建议，积极进行历代中医药书籍的整理刊行。在本草方面，陆续影印、重刊或校点评注了《神农本草经》《新修本草》（残卷）《证类本草》《滇南本草》《本草品汇精要》《本草纲目》等数十种重要的古代本草专著。20 世纪 60 年代以来，对亡佚本草的辑复也取得突出成绩，其中有些已正式出版发行，对本草学的研究、发展做出了较大贡献。

当前涌现的中药新著，数量繁多且种类齐全，从各个角度将本草学提高到崭新的水平。其中最能反映当代本草学术成就的，有各版《中华人民共和国药典》（简称《中国药典》）《中药大辞典》《中药志》《全国中草药汇编》《原色中国本草图鉴》《中华本草》等。《中华人民共和国药典·一部》作为中药生产、供应、检验和使用的依据，以法典的形式确定了中药在当代医药卫生事业中的地位，也为中药材、中药饮片及中成药制剂质量的提高、标准的制定起到了巨大的促进作用，在一定程度上反映当代药学水平。《中药大辞典》（1977 年）由江苏新医学院编写，分上、下册及附编三部分，共收载中药 5767 种，包括植物药 4773 种，动物药 740 种，矿物药 82 种，传统作单味使用的加工制成品 172 种，如升药、神曲等。主要原植（动）物药材均附以墨线图。全书内容丰富，资料齐全、系统，引文直接标注最早出处，或始载文献，有重要的文献价值，是新中国成立以来中药最全面的巨型工具书之一。并于 2006 年在原版的基础上修订补充，再版刊行。《中药志》由中国医学科学院药物研究所等编写，1959 年出版。其特点是在广泛调查研究的基础上，采用现代的科学方法和手段，对中草药质量的真伪优劣进行鉴别和比较，以保证用药的准确性。另一特点是增加了本草考证等方面的内容。2002 年，由肖培根领衔编修第三版《新编中药志》，以介绍《中国药典》品种为主要内容，汇集了新的科研成果，推动了《中国药典》中药标准的制定工作。《全国中草药汇编》由中医研究院中药研究所、中国医学科学院药物研究所、北京药品生物制品检定所会同全国九省二市及北京的有关单位的代表组成编写组，负责编写整理及绘图工作，于 1975 年 9 月和 1986 年 7 月两次出版。全书分文字与图谱两部分。文字部分分上、下两册；正文收载中草药 2202 种，附录 1723 种，连同附注中记载的中草药，总数在 4000 种以上，并附墨线图近 3000 幅。2014 年，由王国强担任主编进行修订，在第二版基础上，增加中药品种 103 种，并补充药物警戒等内容，补充了国家标准的不足，体现了学科特色的最新成果。为配合正文而编绘的《全国中草药汇编彩色图谱》选收中草药彩图 1156 幅。该书是在大量征集资料和调查研究的基础上，比较系统地、全面地整理了全国中草药关于认、采、种、养、制、用等方面的经验与有关国内外科研技术资料，内容正确可靠、重点突出、便于应用，其实质相当于一部 20 世纪 70 年代的“现代实用本草”，是对建国 20 多年来中药研究和应用的一次大总结。并于 1996 年，由谢宗万担任主编，根据扩充的内容进行再次编修，图谱更加逼真清晰，便于辨认。《中华本草》（1999 年）涵盖了当今中药学的几乎全部内容，它总结了我国两千多年来中药学成就，学科涉及众多，资料收罗宏丰，分类先进，项目齐全，载药 8980 种，在全面继承传统本草学成就的基础上，增加了化学成分、药理、制剂、药材鉴定和临床报道等内容，在深度和广度上，超过了以往的本草文献，可以说该书是一部反映 20 世纪中药学科发展水平的综合性本草巨著。《中国药典》是指导药品监管、生产、研发、应用的法典，着力解决制约药品质量与安全的突出问题。《中华人民共和国药典·一部》2010 年版明确指出，饮片既可直接入汤剂使用，又是生产中成药的原料药。明确了“性味与归经”“功能与主治”“用法与用量”为饮片的属性，完善、提高了饮片的质量标准。《中华人民共和国药典·一部》2015 年版共收载药材饮片 1105 种，新增加了木芙蓉叶、红花龙胆、岩白菜 3 种。完善了药典标准体系的建设，整体提升质量控制的要求，进一步扩大了先进、成熟检测技术的应用，质量要求和安全性控制更加严格，使《中国药典》的引领作用和技术导向作用进一步体现。

新中国成立以来，政府先后 3 次组织各方面人员进行了全国性的药源普查。通过普查，基本上摸清了天然药物的种类、产区分布、生态环境、野生资源、蕴藏量、收购量和社会需要量等。在资源调查的基础上，编著出版了全国性的中药志及一大批药用植物志、药用动物志及地区性的中药志，蒙、藏、维、傣、苗、彝等少数民族药也得到科学整理。1999年通过全国中药资源普查，使目前的中药总数达到12800余种。普查中发现的国产沉香、马钱子、安息香、阿魏、萝芙木等，已经开发利用，并能在相当程度上满足国内需求，而不再完全依赖进口。2009年2月由国家中医药管理局牵头，组织开展第四次全国中药资源普查。旨在查清我国中药资源本底情况，建立中药资源普查成果数据库，构建信息网络化共享服务平台；提出中药材资源管理、保护及开发利用的总体规划建议；建立中药资源动态监测体系和预警机制。对合理保护、开发和利用中药资源，促进中药材产业的健康发展，推进中药产业走向国际市场意义重大。目前正有序推进，并取得初步成果。

随着现代自然科学的迅速发展及中药事业自身发展的需要，中药的现代研究在深度和广度上都取得了瞩目成就，学科进一步分化，研究进一步深化。临床中药学、中药资源学、中药炮制学、中药鉴定学、中药调剂学、中药化学、中药制剂学、中药药理学等分支学科都取得了很大发展。新中国成立以来中药鉴定工作广泛地开展，特别是在本草考证、基原鉴定、性状及经验鉴定、显微鉴定、理化鉴定等方面做了大量的工作；用现代科学方法对中药做了大量化学研究工作，发现了不少抗癌药物、防治心血管疾病的药物、抗寄生虫病药物、抗菌抗病毒药物、防治肝炎的药物，还对常用传统中药进行较系统的化学研究，有的还以酶或受体等生物学指标筛选化学成分，获得较好的成绩；中药药理学研究成绩也很显著，在系统药理学（如心血管药药理、抗癌药药理、免疫药药理等）、证候药理学（如清热解毒药、活血化瘀药、补益药等）、中药有效成分的代谢及药代动力学等方面均取得较好的进展；中药炮制方面的研究主要表现在结合中医临床用药理论和经验，对古今炮制文献进行了整理和研究，应用化学分析、仪器分析及药理学、免疫学等多种现代科学技术，探索炮制原理，寻找制定合理的炮制方法，改进炮制工艺，制定饮片质量标准等方面；中药制剂的研究在工艺、剂型、药理、药效、毒理、质量控制、临床应用等方面都取得了较大成就。为与时俱进，适应现代生活节奏与市场需求，中药配方颗粒应运而生。中药配方颗粒，是在中医理论指导下，以符合炮制规范的传统中药饮片为原料，经现代工艺提取、浓缩、干燥、精制而成的中药颗粒剂。它改变了几千年来传统中药汤剂的使用形式，是国家中医药管理局组织对传统中药饮片剂型改革的一类新产品。中药配方颗粒不仅保留了中药饮片的药性与功效，还具有免除煎煮、剂量准确、服用便捷、疗效较佳、质量稳定、安全可控、保留传统处方特色、随证灵活加减组方等优势，适应现代快节奏生活需求，易为患者接受和认可，是一种现代中药汤剂，是传统方法与现代科技的有机结合。中药配方颗粒的诞生和发展，促进了我国中药规范化、产业化和国际化的发展，为中医药应用现代化发展提供了机遇，对促进中药以标准化战略走向国际化市场具有深远意义。目前，加快国家统一标准的制定是促进中药配方颗粒产业健康发展的关键环节。

当代中药教育事业的振兴，结束了中医药没有正规大学的历史，使中医中药由家传师授的培养方式转入了国家高等教育的轨道，造就了一大批高质量的专业人材。1956年起，在北京、上海、广州、成都和南京等地相继建立了中医学院，使中医教育纳入了现代正规高等教育行列。1958年河南中医学院首先创办了中药专业之后，成都、北京、南京、湖南、云南等中医学院也相继增设了中药专业。自1978年恢复培养研究生制度后，全国不少高等院校及药学科研机构开始招收中药学硕士学位和博士学位研究生。我国的中药教育形成了从中专、大专、本科到硕士、博士研究生多层次培养的完整体系。为了适应中药教育的需要，各种中药教材也多次编写修订，质量不断提高。目前由国家中医药管理局主持编写的新世纪全国高等中医药院校规划教材《中药学》（第二版）被评为新世纪全国高等中医药优秀教材。在中医药专门人才培养中发挥了重要的基础性作用。

我国医药学源远流长，内容浩博。我们在已取得的成绩的基础上，还要动员多学科的力量，整顿标准，深化研究，使丰富多彩的中药学取得更大的成就，使安全有效、质量可控的优秀中药早日走向世界，为世界人民的医疗保健做出更大的贡献。

第二章　辨证论治是遣药组方的核心

辨证论治是中医的特色与精髓。证，即证候，是疾病过程中某一阶段或某一类型的病理概括，一般由一组相对固定的、有内在联系的、能揭示疾病某一阶段或某一类型病变本质的症状和体征构成。证候是病机的外在反映；病机是证候的内在本质。具有“阶段性”和“非特异性”的特点。所谓证的“阶段性”，是指证只反映疾病某一阶段病理变化的本质，并随着疾病的发展而不断变化，因此在一个疾病发展的不同阶段中，可以表现出若干个相应的证候特征。所谓证的“非特异性”是指特定的证候不是专属某一个疾病，也就是说同一个证候可以在不同疾病中表现出来。

辨证是在认识疾病的过程中确立证候的思维和实践过程，即将四诊(望、闻、问、切)所收集的有关疾病的所有资料，包括症状和体征，运用中医学理论进行分析、综合，辨清疾病的原因、性质、部位及发展趋向，然后概括、判断为某种性质的证候的过程。辨证是辨证论治的基本环节之一，辨证准确是遣药组方的核心，只有辨清疾病的病因、病性和病位，搞清病理机制，立法处方才能有的放矢。辨证是制定治法和遣药组方的前提和依据，只有辨证准确，遣药组方才有可靠的保证。

一、中医辨证与遣药组方

辨证论治是中医治疗的精华所在。辨证立法，以法统方是中医遣药组方的基本法则。辨证准确是遣药组方的关键。临证治疗应理、法、方、药一线贯通。据理立法，据法拟方，方从法出，法从证立，这就是中医处方的完整过程。辨证是决定遣药组方的前提和依据，治疗效果是检验辨证是否正确的标准。只有辨证准确，遣药组方才有可靠保证。

中医学常用的辨证方法有八纲辨证、脏腑辨证、六经辨证、卫气营血辨证、气血津液辨证、三焦辨证、经络辨证、病因辨证等。由于脏腑辨证与经络辨证互相关联，密不可分，故合二为一，为脏腑经络辨证。而病因辨证多与外感内伤的辨证诸法相互渗透，本章不予赘述，仅就临床常用的辨证方法系统介绍其遣药组方规律。

(一) 八纲辨证与遣药组方

八纲辨证是中医辨证的基本方法之一。即在通过四诊掌握辨证资料的基础上，对疾病类别、病位深浅、疾病性质、邪正盛衰等进行综合分析，归纳为阴阳、表里、寒热、虚实八类证候的辨证方法。八纲辨证的基本内容包括阴阳、表里、寒热、虚实辨证。

1. 阴阳辨证与遣药组方　阴阳是八纲辨证的总纲，是辨别疾病类别的两个纲领，它根据疾病证候所表现的病理性质，将一切疾病分为阴证与阳证两个主要方面。一般而言，表证、热证、实证可隶属于阳证的范围；里证、寒证、虚证可隶属于阴证的范围，故阴阳两纲在疾病辨证中占有重要地位。正如明代张景岳所云：“凡诊脉施治，必先审阴阳，乃为医道纲领。”

正常生理情况下，人体阴阳保持着相对平衡状态。正如《素问·生气通天论》中所云“阴平阳秘，精神乃治。”即阴气平和，阳气固秘，人的精神活动就保持正常。病理状态下，无论是外感六淫或内伤七情，都会造成人体阴阳偏盛或偏衰，从而产生各种疾病。《素问·阴阳应象大论》认为："阴胜则阳病，阳胜则阴病"。中药治病的基本作用就是以药物的偏性来祛除病邪，消除病因；纠正阴阳偏盛偏衰的病理现象，使机体恢复到阴平阳秘的正常状态。因此，临床选用药物的基本原则，应首先审定疾病的阴阳属性，在此基础上根据药物偏性的不同选择用药。一般来讲，阳热证可选用清热泻火、凉血解毒等性属寒凉的药物；阴寒证可选用温里散寒、补火助阳、温经通络、回阳救逆等性属温热的药物。

2. 表里辨证与遣药组方　表里是辨别疾病病位深浅及病势趋向的两个纲领。它是一组相对的概念。表证是指六淫邪气侵犯肌表皮毛所产生的证候，多见于外感病初期，具有起病急，病程短的特点；相对于表证而言，里证是指疾病深入于脏腑、气血、骨髓所产生的证候，多见于外感病中期、后期或内伤杂病，具有病因复杂，病位广泛，证候繁多的特点。邪在表者，病位浅，病情轻；邪在里者，病位较深，病情较重。在疾病的发展过程中，表邪入里表示病情加重，里邪出表反映邪有去路，病情减轻，因而掌握表里出入的变化，对于推断疾病的发展转归具有重要意义。

疾病的发生既有病位在表、在里、在上、在下的不同，又有病势向内、向外、向上、向下的区别。表里辨证可以辨别疾病病位的深浅及病势的趋向。药物升降浮沉的基本作用就是针对疾病病位的不同和病势的区别，以药物升、降、浮、沉之性，来纠正机体功能的失调，使之恢复正常，或因势利导，有助于祛邪外出。故临床用药，应在明辨病位、病势的基础上，充分利用药物升、降、浮、沉的基本性能选择相应的药物。一般的原则是依据病位，因势利导，祛除病邪；逆其病势，纠正气机升降出入的失常。即病位在上、在表者，应该选用升浮性能的药物来治疗，如外感风热证选用薄荷、菊花等升浮药物来疏散解表；病位在下、在里者宜选用沉降性能的药物来治疗，如里实便秘证选用大黄、芒硝等沉降药物来攻下通便。病势向上、向外者，应该选用沉降性能的药物来治疗，如肝阳上亢的头痛选用代赭石、石决明等沉降药来平肝潜阳；病势向下、向里者，应该选用升浮性能的药物来治疗，如气虚下陷的久泻脱肛选用人参、黄芪、升麻、柴胡以益气升阳。由于人体发生疾病时，既有病位的表里上下，又有病势的内外上下，因此临床用药，既要考虑病位，又要顾全病势，应两者结合，兼顾病位与病势选药。

3. 寒热辨证与遣药组方　寒热是辨别疾病性质的两个纲领。寒证是指感受寒邪，或阴虚阳盛，机体功能活动衰减所表现的证候。热证是指感受热邪，或阳盛阴虚，人体功能活动亢进所表现的证候。由于表里病位和虚实性质的不同，寒证又有表寒、里寒、虚寒、实寒之分，热证又有表热、里热、虚热、实热之分。

通过寒热辨证辨别疾病的寒热性质，亦可为临床用药提供可靠的依据。早在《素问·至真要大论》中即有"寒者热之""热者寒之"的治疗原则。因此，临床用药又应在明辨疾病寒热性质的基础上，充分利用药物寒、热、温、凉的基本性能选择相应的药物。一般的原则是药性与病性相反。即寒证选用温热性能的药物来治疗，热证选用寒凉性能的药物来治疗。此外，寒热错杂之证，往往采用寒凉药与温热药并用。而真寒假热证，则当以温热药为主，必要时反佐以寒药；真热假寒证，则当以寒药为主，必要时反佐以热药。

4. 虚实辨证与遣药组方　虚实是辨别邪正盛衰的两个纲领。虚证是指人体正气虚弱，生理机能不足所产生的证候。实证是指邪气盛实，体内病理产物停留所表现的证候。《素问·通评虚实论》云："邪气盛则实，精气夺则虚"。虚证是从正气的角度而言，实证则是从病邪的角度而论。在疾病的过程中，虚实可以互相转化，而出现由虚转实、由实转虚、虚实错杂的证候。

通过虚实辨证，掌握疾病邪正盛衰情况，可为临床选用扶正、祛邪的药物提供依据。遵循"虚则补之""实则泻之"的中医治疗基本原则。临床用药虚证宜选用具有补益正气功效的药物来治疗，如脾肺气虚证选用人参、党参、黄芪、白术、山药以益气健脾，肾阳虚证选用鹿茸、肉苁蓉、巴戟天、淫羊藿、仙茅等以补肾助阳。实证宜选用具有攻除邪气功效的药物来治疗，如实热火毒证选用黄芩、黄连、黄柏、栀子等以泻火解毒，阳明腑实证选用大黄、芒硝、厚朴、枳实等以峻下热结。只有在虚实辨证准确的基础上，临床用药才能攻补适宜，免犯虚虚实实之误。由于疾病在发展过程中，虚实证候之间存在着相兼错杂和相互转化的复杂情况，因此临床还应根据具体病情分别采用先攻后补，先补后攻，或攻补兼施的治疗原则，选用具有扶正、祛邪功效的药物。

总之，疾病的临床表现是极其复杂的，应用八纲辨证，任何病证都可用阴阳以确定其类别，用寒热以阐发其性质，用表里以反映病位深浅，用虚实以说明邪正盛衰。八纲辨证是各种辨证的总纲，临床用药必须在准确辨别疾病的阴阳、表里、寒热、虚实八类证候的基础上，才能有的放矢，准确无误。

（二）脏腑经络辨证与遣药组方

脏腑经络辨证是由脏腑辨证和经络辨证所组成，脏腑辨证是以脏腑生理、病理特点为基础，通过四诊八纲，辨别五脏六腑的阴阳、气血、虚实、寒热等变化的一种辨证方法。经络辨证是在经络学说指导下，对患者所反映的症状、体征进行分析综合，以判断经络病变的具体病位、发病原因、病变性质及病机的一种辨证方法。人体是以五脏为中心的有机整体，脏与腑互为表里。经络能沟通人体内外表里，当人体发生病变时，体表病变可以通过经络影响到内在脏腑，反之，内在脏腑病变也可以通过经络反映于体表。由于经络脏腑是一个有机联系的整体，经络脏腑病变往往相互传变，经络辨证与脏腑辨证两种辨证方法之间存在着密切的联系，临床上脏腑辨证与经络辨证必须结合运用，才能全面分析病机，明确诊断。临床用药应在明确脏腑及经络病变部位的基础上，根据病证寒热虚实的不同进行辨证施治，遣药组方。

1. 心与小肠病辨证与遣药组方　心病以心主血脉的功能紊乱与心主神志的功能失常为主要病理变化，可首选归心经的药物。①若心气虚、心阳虚证，常可选用人参、党参、黄芪、甘草、桂枝、附子、酸枣仁、柏子仁、夜交藤、龙齿、牡蛎等以补心气、温心阳、安心神，代表方剂为养心汤、炙甘草汤；②心血虚、心阴虚证，常可选用当归、白芍、丹参、阿胶、地黄、麦门冬、天门冬、酸枣仁、远志、柏子仁、龙眼肉等以养心血、滋心阴、安心神，代表方剂为生脉散、归脾汤、人参养荣汤；③心阳暴脱证，常可选用人参、附子、龙骨、牡蛎等以回阳固脱，代表方剂为参附汤、参附龙牡汤；④心火亢盛证，常可选用竹叶、黄连、栀子、连翘心、莲子心、黄芩、大黄、木通、淡竹叶、水牛角等以清心泻火，代表方剂为泻心汤、黄连解毒汤、朱砂安神丸、黄连阿胶鸡子黄汤等；⑤心脉痹阻证，常可选用桂枝、川芎、延胡索、郁金、丹参、三七、当归、蒲黄、五灵脂、薤白、瓜蒌等以活血祛瘀，代表方剂为血府逐瘀汤；⑥痰迷心窍证，常可选用半夏、陈皮、天南星、远志、石菖蒲、郁金、麝香、冰片、苏合香等以涤痰开窍，代表方剂为温胆汤、安宫牛黄丸、局方至宝丹、苏合香丸；⑦痰火扰心证，常可选用贝母、胆南星、竹沥、天竺黄、石菖蒲、郁金、麝香、冰片等以清心豁痰，代表方剂为牛黄清心丸、礞石滚痰丸。

小肠病以小肠分清泌浊功能失常为主要病理变化，首选归小肠经的药物，小肠实热证者常可选用竹叶、黄连、栀子、莲子心、木通等以清热泻火，代表方剂为导赤散。小肠虚寒证者，常可选用附子、干姜、人参、甘草、白术等以温阳散寒，代表方剂为理中汤。

2. 肺与大肠病辨证与遣药组方　肺病以肺主气、司呼吸，主宣发肃降，通调水道的功能失常为主要病理变化，可首选归肺经的药物。①肺气虚证，常可选用人参、党参、蛤蚧、冬虫夏草等以补益肺气，代表方剂为补肺汤；②肺阴虚证，常可选用沙参、天门冬、百合、生地、阿胶、西洋参、鳖甲等以滋阴润肺，代表方剂为沙参麦门冬汤、百合固金汤；③风寒束肺证，常可选用麻黄、桂枝、紫苏、生姜、细辛、荆芥、防风、羌活、藁本、白芷、苍耳子、辛夷、葱白等以宣肺散寒，代表方剂为麻黄汤、桂枝汤、九味羌活汤；④风热犯肺证，常可选用金银花、连翘、薄荷、牛蒡子、桑叶、菊花、荆芥穗、淡豆豉、竹叶、芦根、杏仁、桔梗、生甘草等以疏风清热，代表方剂为桑菊饮、银翘散；⑤燥邪伤肺证，常可选用桑叶、杏仁、沙参、浙贝母、枇杷叶、梨皮等以清肺润燥，代表方剂为桑杏汤、清燥救肺汤；⑥肺热炽盛证，常可选用黄芩、桑白皮、石膏、知母、芦根等以清肺泄热，代表方剂为麻杏石甘汤；⑦痰热壅肺证，常可选用瓜蒌、贝母、葶苈子、天竺黄、竹茹等以清肺化痰，代表方剂为清气化痰丸、苇茎汤；⑧痰浊阻肺证，常可选用半夏、苍术、陈皮、茯苓、厚朴等以燥湿化痰，代表方剂为二陈汤；⑨寒饮伏肺证，常可选用细辛、干姜、麻黄、桂枝、白芥子、半夏、天南星、紫菀、款冬花、杏仁等以温肺化饮，代表方剂为小青龙汤。

大肠病以大肠传导功能失常为主要病理变化，可首选归大肠经的药物。①大肠湿热证，常可选用黄芩、黄连、黄柏、白头翁、秦皮等以清化湿热，代表方剂为葛根芩连汤、白头翁汤、芍药汤；②热结肠腑证，常可选用大黄、芒硝、枳实、厚朴、番泻叶、芦荟等以清热导滞，代表方剂为大承气汤、小承气汤、调胃承气汤；③肠燥津亏证，常可选用火麻仁、郁李仁、杏仁、瓜蒌仁、玄参、生地、麦冬等以润肠通便，代表方剂为麻子仁丸、润肠丸、增液汤。

3. 脾与胃病辨证与遣药组方　脾病以脾主运化，主升清，主统血的功能失常为主要病理变化，可首选归脾经的药物。①脾气虚证，常可选用人参、党参、黄芪、白术、山药、甘草、茯苓等以益气健脾，代表方剂为四君子汤；②脾阳虚证，常可选用人参、白术、附子、干姜、肉桂等以温运脾阳，代表方剂为理中丸；③脾虚气陷证，常可选用人参、党参、黄芪、白术、山药、甘草、茯苓、升麻、柴胡等以益气升陷，代表方剂为补中益气汤；④脾不统血证，常可选用人参、党参、黄芪、白术、山药、甘草、茯苓、蒲黄炭、血余炭、灶心土等以益气摄血，代表方剂为归脾汤、黄土汤；⑤寒湿困脾证，常可选用人参、白术、附子、干姜、肉桂、苍术、厚朴、藿香、佩兰、砂仁、白豆蔻、茯苓、猪苓、薏苡仁等以温脾化湿，代表方剂为胃苓汤、平胃散。

胃病以胃主受纳、腐熟水谷，主通降的功能失常为主要病理变化，可首选归胃经的药物。①胃阴虚证，常可选用沙参、石斛、麦冬、生地、天花粉、玉竹、芦根等以养胃生津，代表方剂为益胃汤；②寒邪客胃证，常可选用附子、干姜、肉桂、高良姜、吴茱萸、丁香等以温胃散寒，代表方剂为良附丸、理中汤；③食滞胃脘证，常可选用山楂、神曲、莱菔子、麦芽、谷芽、鸡内金、茯苓、陈皮等以消导化滞，代表方剂为保和丸；④胃火炽盛证，常可选用石膏、知母、黄连、大黄、栀子、天花粉、芦根、生地等以清胃泄火，代表方剂为清胃散。

4. 肝与胆病辨证与遣药组方　肝病以肝主疏泄，主藏血的功能失常为主要病理变化，可首选归肝经的药物。①肝血虚证，常可选用当归、熟地黄、川芎、白芍、酸枣仁等以补养肝血，代表方剂为四物汤、酸枣仁汤；②肝阴虚证，常可选用熟地黄、山茱萸、何首乌、女贞子、枸杞子、龟板、鳖甲等以滋养肝阴，代表方剂为一贯煎、杞菊地黄丸；③肝郁气滞证，常可选用柴胡、香附、郁金、青皮、川楝子、薄荷等以疏肝理气，代表方剂为逍遥散、柴胡疏肝散；④肝火上炎证，常可选用龙胆草、夏枯草、栀子、黄芩、青黛、决明子等以清肝泻火，代表方剂为龙胆泻肝汤；⑤肝阳上亢证，常可选用天麻、钩藤、菊花、石决明、珍珠母、牡蛎、紫贝齿、代赭石、罗布麻、刺蒺藜等以平肝潜阳，代表方剂为天麻钩藤饮；⑥肝风内动证，常可选用僵蚕、全蝎、蜈蚣、羚羊角、天麻、钩藤等以平肝息风，代表方剂为镇肝息风汤；⑦寒凝肝脉证，常可选用小茴香、吴茱萸、附子、干姜、肉桂、乌药、沉香、青皮等以温经暖肝，代表方剂为暖肝煎。

胆病以胆贮存和排泄胆汁及主决断的功能失常为主要病理变化，可首选归胆经的药物，若胆郁痰扰证，常可选用黄连、半夏、竹茹、枳实、陈皮、茯苓、甘草等以理气化痰，清胆和胃，代表方剂为黄连温胆汤。

5. 肾与膀胱病辨证与遣药组方　肾病以肾主藏精，主生长、发育、生殖，主骨生髓，主水，主纳气的功能失常为主要病理变化，可首选归肾经的药物。①肾阳虚证，常可选用附子、肉桂、巴戟天、菟丝子、仙茅、淫羊藿、补骨脂等以温补肾阳，代表方剂为金匮肾气丸、右归丸；②肾阴虚证，常可选用熟地黄、山茱萸、枸杞子、女贞子、何首乌、龟板、菟丝子等以滋养肾阴，代表方剂为大补阴丸、左归丸；③肾精不足证，常可选用熟地黄、山茱萸、枸杞子、女贞子、何首乌、龟板、菟丝子等以补益肾精，代表方剂为六味地黄丸、龟鹿二仙胶；④肾气不固证，常可选用人参、炒山药、熟地黄、杜仲、枸杞子、当归、山茱萸等以固摄肾气，代表方剂为大补元煎、秘精丸；⑤肾不纳气证，常可选用人参、补骨脂、胡桃肉、胡芦巴、阳起石、蛤蚧、沉香等以摄纳肾气，代表方剂为人参胡桃汤、参蛤散；⑥肾虚水泛证，常可选用附子、肉桂、巴戟天、菟丝子、仙茅、淫羊藿、补骨脂、茯苓、猪苓、大腹皮、车前子、泽泻等以温阳化水，代表方剂为真武汤、济生肾气丸。

膀胱病以膀胱主贮尿、排尿的功能失常为主要病理变化，可首选归膀胱经的药物，若膀胱湿热证者，常可选用车前子、滑石、木通、通草、瞿麦、萹蓄、海金沙、石韦、金钱草等以清热利湿，代表方剂为八正散。

6. 脏腑兼证辨证与遣药组方　脏腑兼证是指疾病发展到一定阶段，同时出现两个或两个以上脏腑证候。临床亦应结合相应脏腑经络的病变部位选用药物。如心肾不交证常可首选黄连、肉桂等以交通心肾，代表方剂为交泰丸、天王补心丹；心肾阳虚证常可首选人参、黄芪、五味子、附子、肉桂、杜仲、山茱萸、菟丝子、鹿角胶等以温补心肾，代表方剂为肾气丸、右归丸、参附汤；心脾两虚证常可首选人参、党参、白术、茯苓、当归、白芍、丹参、阿胶、酸枣仁、远志、夜交藤等以补益心脾，代表方剂为归脾汤；心肝血虚证常可首选人参、黄芪、茯苓、当归、熟地黄、白芍、川芎、五味子、柏子仁、酸枣仁、远志、何首乌、甘草等以养心益肝，代表方剂为养心汤、四物汤、人参养荣汤；心肺气虚证常可首选人参、党参、黄芪、白术、山药、甘草、茯苓等以补益心肺，代表方剂为补肺汤；脾肾阳虚证常可首选人参、白术、附子、干姜、肉桂、补骨脂等以健脾温肾，代表方剂为附子理中汤、四神丸；脾肺气虚证常可首选人参、党参、黄芪、白术、山药、甘草、茯苓等以补脾益肺，代表方剂为六君子汤、参苓白术散；脾胃不和证常可首选人参、白术、茯苓、甘草、陈皮、半夏、木香、砂仁等以调和脾胃，代表方剂为香砂枳术丸、沉香导滞丸；脾胃虚寒证常可首选人参、白术、附子、干姜、肉桂、高良姜、吴茱萸、丁香等以温养脾胃，代表方剂为小建中汤、香砂六君子汤、附子理中汤；肺肾阴虚证常可首选沙参、麦门冬、天门冬、百合、生地、阿胶、西洋参、鳖甲、山药、黄精等以滋肾养肺，代表方剂为麦味地黄汤、百合固金汤；肝肾阴虚证常可首选熟地黄、生地黄、当归、山茱萸、龟板、鳖甲、女贞子、菊花、枸杞子等以滋阴养血，代表方剂为六味地黄丸、左归丸、一贯煎、杞菊地黄丸；肝郁脾虚证常可首选柴胡、香附、郁金、青皮、苏梗、佛手、白术、苍术、茯苓等以疏肝健脾，代表方剂为逍遥散；肝胃不和证常可首选柴胡、香附、郁金、青皮、苏梗、佛手、陈皮、砂仁、木香、半夏等以疏肝和胃，代表方剂为左金丸、四逆散、柴胡疏肝散；肝火犯肺证常可首选青黛、海蛤壳、桑白皮、地骨皮等以清肝泻肺，代表方剂为黛蛤散、泻白散、咳血方；肝胆湿热证常可首选龙胆草、黄芩、黄连、黄柏、栀子、茵陈蒿、金钱草、车前子、泽泻、木通等以清热利湿，代表方剂为茵陈蒿汤、龙胆泻肝汤。

总之，脏腑辨证以脏腑生理、病理特点为基础，通过四诊八纲，辨别五脏六腑的阴阳、气血、虚实、寒热等变化。经络辨证以经络的循行部位为基础，对局部症状、体征进行辨析以确定病变经络部位。因此，应将脏腑辨证与经络辨证两种辨证方法结合运用以指导临床用药。

(三)气血津液辨证与遣药组方

气血津液辨证是以气血津液理论为依据，分析气、血、津液在代谢、分布、循行及功能等方面发生的病变，以辨别证候性质的一种辨证方法。气血津液辨证的基本内容包括气病辨证、血病辨证、津液辨证。

1. 气病辨证与遣药组方　主要用于辨别各种原因所致气的来源不足、循行异常、功能障碍等所表现的证候。《素问•举痛论篇》云：“百病生于气也”。虽然气病具有广泛性，但其常见的证型可概括为气虚证、气陷证、气滞证、气逆证四种。

(1) 气虚证　指气的来源不足，或过度耗伤，以致脏腑组织机能减退所表现出的证候。常可选用人参、党参、西洋参、太子参、黄芪、白术、山药、白扁豆、甘草、刺五加、绞股蓝、红景天、沙棘、饴糖、大枣、蜂蜜等以补气，代表方剂为四君子汤、参苓白术散等。

(2) 气陷证　指气虚无力升举，以致脏器下陷所表现的证候。常可选用人参、黄芪、白术、柴胡、升麻、葛根、桔梗、甘草等以补中益气，升阳举陷，代表方剂为补中益气汤、举元煎、升陷汤等。

(3) 气滞证　指气机阻滞，运行不畅所表现的证候。常可选用柴胡、陈皮、青皮、枳实、枳壳、沉香、檀香、木香、香附、乌药、川楝子、荔枝核、天仙藤、大腹皮、薤白、甘松、佛手、香橼、娑罗子、玫瑰花、绿萼梅、九香虫等以理气，代表方剂为四逆散、柴胡疏肝散、逍遥散等。

(4) 气逆证　指气机升降失常，逆而上行所引起的证候。若肺气上逆而咳喘者，常可选用苏子、杏仁、沉香、半夏、旋覆花、白果等以降气平喘，代表方剂为苏子降气汤、定喘汤；若胃气上逆呕吐，呃逆者，常可选用旋覆花、代赭石、半夏、陈皮、丁香、沉香、刀豆、柿蒂、荜茇、荜澄茄、砂仁、豆蔻等以降逆止呕，代表方剂为旋覆代赭汤、橘皮竹茹汤等。

2. 血病辨证与遣药组方　主要用于辨别各种原因所致血液产生不足或循行异常等所表现的证候。血病常见的证型可概括为血虚证、血瘀证、血热证、血寒证四种。

(1) 血虚证　由于血液丢失，化源不足，疾病耗损等原因所致的全身虚弱证候。以唇甲色淡伴全身虚弱证为辨证要点。常可选用熟地黄、何首乌、当归、白芍、阿胶、龙眼肉、大枣、鸡血藤、枸杞子、山茱萸、鹿角胶、黑芝麻、党参、黄芪、人参等以补血，代表方剂为四物汤、当归补血汤、人参养荣汤等。

(2) 血瘀证　由于各种原因所致血液循行障碍所表现的证候。以痛如针刺，痛处固定，拒按，肿块，唇甲紫暗，舌有瘀斑，脉涩为辨证要点。常可选用川芎、延胡索、郁金、姜黄、乳香、没药、五灵脂、丹参、红花、桃仁、益母草、泽兰、牛膝、鸡血藤、王不留行、月季花、凌霄花等以活血祛瘀，代表方剂为桃红四物汤、血府逐瘀汤等。

(3) 血热证　由于脏腑火热炽盛，热迫血分所表现的证候。以出血与热象并见为辨证要点。常可选用水牛角、生地、玄参、赤芍、丹皮、大青叶、板蓝根、青黛、栀子、黄芩、黄连、大黄、金银花、连翘等以清热凉血，代表方剂为清营汤、犀角地黄汤。

(4) 血寒证　由于寒邪侵袭血脉，血行不畅所表现的证候。以手足疼痛，皮肤青紫与寒象并见为辨证要点。常可选用当归、黄芪、桂枝、芍药、细辛、附子、肉桂、吴茱萸、艾叶、炮姜、鹿茸、鹿角胶、巴戟天、淫羊藿、仙茅等以温经散寒，代表方剂为当归四逆汤、黄芪桂枝五物汤等。

3. 津液辨证与遣药组方　主要用于辨别津液不足或水液代谢障碍所表现的证候。津液病常见的证型可概括为津液亏虚证和津液内停证两种。

(1) 津液亏虚证　由于津液生成不足，或耗损太多所致的证候。以肌肤、口唇、舌咽干燥及尿少便干为辨证要点。根据所反映的主要脏器证候不同，常见肺燥津伤证、胃燥津亏证、肠燥津亏证等。①肺燥津伤者，常可选用桑叶、知母、天花粉、芦根、生地、玄参、川贝母、甘草、百合、南沙参、北沙参、麦门冬、天门冬、百部、紫菀、款冬花、玉竹等以养阴润肺，代表方剂为麦门冬汤、百合固金汤、桑杏汤、清燥救肺汤等；②胃燥津亏者，常可选用知母、天花粉、芦根、生地、玄参、山药、沙参、麦门冬、天门冬、石斛、玉竹、西洋参、太子参、人参等以益胃生津，代表方剂为玉液汤等；③肠燥津亏者，常可选用火麻仁、郁李仁、柏子仁、桃仁、杏仁、松子仁、瓜蒌仁、肉苁蓉、大黄、枳实、厚朴、当归、何首乌、生地、玄参、麦门冬、天门冬等以润肠通便，代表方剂为麻子仁丸、润肠丸、增液汤。

(2) 津液内停证　由于多种原因影响肺、脾、肾输布、排泄水液功能，致水液代谢障碍所表现的证候。若水湿停聚，泛滥肌肤常表现为水肿，停聚于脏腑组织局部常表现为痰证或饮证。①痰证，常可选用半夏、天南星、白附子、白芥子、皂荚、桔梗、旋覆花、白前、瓜蒌、川贝母、浙贝母、前胡、竹茹、天竺黄、竹沥、海浮石、海蛤壳、瓦楞子、海藻、昆布、黄药子、胖大海、礞石等以化痰，代表方剂为二陈汤、半夏白术天麻汤、清气化痰丸、礞石滚痰丸等。②饮证，常可选用茯苓、桂枝、干姜、白术、甘草、葶苈子、芫花、甘遂、大戟、半夏等以化饮，代表方剂为苓桂术甘汤、甘遂半夏汤、十枣汤、小青龙汤、葶苈大枣泻肺汤等。③水停证，常可选用茯苓、猪苓、泽泻、薏苡仁、玉米须、香加皮、车前子、滑石、木通、通草、防己、大腹皮、槟榔、益母草、白术、生姜皮、冬瓜皮、茯苓皮、桑白皮、葶苈子、大戟、芫花、商陆、牵牛子、千金子、巴豆等药以利水，代表方剂为五苓散、五皮散、茯苓导水汤、舟车丸、疏凿饮子等。

总之，气血津液辨证侧重于分析气、血、津液病变的共性，对于不同脏腑气、血、津液病变的个性特点有所忽略。由于脏腑病变可以影响到气血津液的变化，而气血津液的病变必然要影响到脏腑功能，因此气血津液辨证常与脏腑辨证结合应用。

由于气、血、津液三者在生理上存在着密切的联系，在疾病发展过程中往往出现气、血、津液病证相间错杂的证候，同时气血津液病变与脏腑疾病密切相关，临床用药时应将上述几种辨证方法有机地结合起来综合运用，才能准确地制定治法，遣药组方。

(四) 六经辨证与遣药组方

六经辨证以脏腑经络为物质基础，把外感疾病所致的阴、阳、表、里、寒、热、虚、实等各种复杂证候，以太阳病、阳明病、少阳病、太阴病、少阴病、厥阴病六经病证的形式反映出来，为临床外感病证的辨证论治、遣药组方提供了可靠的依据。

1. 太阳病辨证与遣药组方　太阳病是外感疾病的初期阶段。太阳主一身之表，为人体之藩篱。风寒之邪侵袭人体，太阳首当其冲，正邪交争于体表而表现出太阳病证。太阳病证候可分为太阳经证、太阳腑证、太阳病变证等不同类型。

(1) 太阳经证　包括太阳中风证和太阳伤寒证。太阳中风证为外感风邪，营卫失调所致，常可选用桂枝、白芍、甘草、生姜、大枣以解肌祛风，调和营卫，代表方剂为桂枝汤。太阳伤寒证为寒邪外袭，卫阳被束，营阴郁滞所致，常可选用麻黄、桂枝、甘草、杏仁以解表发汗，宣肺平喘，代表方剂为麻黄汤。

(2) 太阳腑证　包括太阳蓄水证和太阳蓄血证。太阳蓄水证为太阳经邪气不解，循经入腑，膀胱气化失司，水饮内停所致，常可选用猪苓、泽泻、白术、茯苓、桂枝以化气利水，兼以解表，代表方剂为五苓散。太阳蓄血证为太阳经邪化热内传，邪热与瘀血搏结于下焦所致，常可选用桃仁、大黄、桂枝、甘草、芒硝、水蛭、虻虫以活血化瘀，通下瘀热，代表方剂为桃核承气汤、抵当汤、抵当丸。

(3) 太阳病变证　包括太阳热证、太阳虚证、太阳结胸证、太阳痞证等。

太阳热证根据邪热所在部位不同，又分为热邪壅肺证、热郁胸膈证、邪热下利证。其中热邪壅肺证为太阳病误治，邪热壅肺所致，常可选用麻黄、杏仁、甘草、石膏以清宣肺热，代表方剂为麻黄杏仁甘草石膏汤。热郁胸膈证为太阳病误治，热郁胸膈所致，常可选用栀子、淡豆豉、甘草、生姜以清热除烦，代表方剂为栀子豉汤、栀子甘草汤、栀子生姜汤。邪热下利证为太阳病误下，里热挟表邪下利所致，常可选用葛根、黄芩、黄连、甘草以清热止利，表里双解，代表方剂为葛根芩连汤。

太阳虚证根据虚损的脏腑和阴阳的不同，又分为心阳虚证、脾阳虚证、肾阳虚证及阴阳两虚证。①心阳虚证为太阳病汗出过多，损伤心阳所致，若心阳虚心悸者，常可选用桂枝、甘草以温通心阳，代表方剂为桂枝甘草汤；若心阳虚烦躁者，常可选用桂枝、甘草、牡蛎、龙骨以温通心阳，潜镇安神，代表方剂为桂枝甘草龙骨牡蛎汤；若心阳虚惊狂者，常可选用桂枝、甘草、生姜、大枣、牡蛎、蜀漆、龙骨以温通心阳，镇惊安神，代表方剂为桂枝去芍药加蜀漆龙骨牡蛎救逆汤；若心阴阳两虚者，常可选用炙甘草、生姜、人参、生地黄、桂枝、阿胶、麦门冬、麻仁、大枣以滋阴养心，通阳复脉。代表方剂为：炙甘草汤。②脾阳虚证为太阳病吐下后，损伤脾阳所致，若脾虚水停者，常可选用茯苓、桂枝、白术、甘草以健脾利水，代表方剂为苓桂术甘汤；脾虚心悸及腹痛者，常可选用桂枝、甘草、大枣、芍药、生姜、饴糖以温中健脾，调补气血，代表方剂为小建中汤；脾虚气滞腹胀者可选用厚朴、生姜、半夏、甘草、人参以温运脾阳，宽中除胀，代表方剂为厚朴生姜半夏甘草人参汤。③肾阳虚为太阳病汗下后，损伤肾阳所致，若阳虚烦躁者，常可选用干姜、附子以急救回阳，代表方剂为干姜附子汤；阴阳俱虚烦躁者，常可选用茯苓、人参、附子、甘草、干姜以回阳益阴，代表方剂为茯苓四逆汤；阳虚水泛者，常可选用茯苓、芍药、生姜、白术、附子以温阳利水，代表方剂为真武汤。阴阳两虚证为太阳病误汗后，阴阳两虚所致，常可选用芍药、甘草、干姜、附子以扶阳益阴，代表方剂为芍药甘草附子汤、甘草干姜汤、芍药甘草汤。

太阳结胸证根据邪气内陷的性质不同，又分为热实结胸证和寒实结胸证两类。热实结胸证为太阳病误治，邪热内陷，与痰饮搏结于胸膈所致，若水热互结者，常可选用大黄、芒硝、甘遂、葶苈子、杏仁以泻热逐水，代表方剂为大陷胸汤、大陷胸丸；若痰热互结者，常可选用黄连、半夏、瓜蒌以清热化痰开结，代表方剂为小陷胸汤。寒实结胸证为太阳病误治，寒水与痰饮搏结于胸膈所致，常可选用桔梗、巴豆、贝母以温寒逐水，涤痰破结，代表方剂为三物白散。

太阳痞证根据痞证的成因不同又可分为热痞证、寒热错杂痞证、痰气痞证、水痞证。①热痞证为太阳病误治，无形邪热痞塞于心下(胃脘部)，气机痞塞，窒而不通所致，常可选用大黄、黄连以泻热消痞，代表方剂为大黄黄连泻心汤。②寒热错杂痞证为太阳病误治，损伤脾胃，邪热乘而内侵，寒热错杂于中，气机痞塞不通所致，若呕利痞者，常可选用半夏、黄芩、干姜、人参、甘草、黄连、大枣以和中降逆消痞，代表方剂为半夏泻心汤；若水饮食滞痞者，常可选用生姜、甘草、人参、干姜、黄芩、半夏、黄连、大枣以和胃降逆，散水消痞，代表方剂为生姜泻心汤；若胃虚痞利俱甚者，常可选用甘草、黄芩、干姜、半夏、大枣、黄连以补中和胃，消痞止利，代表方剂为甘草泻心汤。③痰气痞证为太阳病误治，脾胃受损，运化失常，痰饮内生，气机升降不利所致，常可选用旋覆花、人参、代赭石、甘草、半夏、大枣以和胃降逆，化痰下气，代表方剂为旋覆代赭汤。水痞证为太阳病误治，水饮内停致心下痞，常可选用猪苓、泽泻、白术、茯苓、桂枝以化气利水，代表方剂为五苓散。

2. 阳明病辨证与遣药组方　阳明病是外感病阳气偏亢，邪热最盛的阶段。阳明主里，且多气多血。病邪侵袭阳明，多从阳化热化燥，正邪交争激烈，而表现出以里实热证为表现特点的阳明病证。阳明病证候可分为阳明经证、阳明腑证、阳明病变证等不同类型。

(1) 阳明经证　因邪热侵扰，燥热亢盛，充斥内外，但尚未与燥屎搏结所致，常可选用知母、石膏、甘草、粳米以辛寒清热，代表方剂为白虎汤；若热盛津伤者，常可选用知母、石膏、甘草、粳米以辛寒清热，益气生津，代表方剂为白虎加人参汤。

(2) 阳明腑证　因邪热炽盛，与肠中燥屎相互搏结所致，若以燥实为主者，常可选用大黄、甘草、芒硝以泻热和胃，软坚润燥，代表方剂为调胃承气汤；若以痞满为主者，常可选用大黄、厚朴、枳实以泻热通便，破滞除满，代表方剂为小承气汤；若痞满燥实俱重者，常可选用大黄、厚朴、枳实、芒硝以攻下实热，荡除燥结，代表方剂为大承气汤。

(3) 阳明病变证　包括脾约证、阳明发黄证、阳明蓄血证等。①脾约证，为疾病过程中，胃强脾弱，使脾的转输功能被胃热所约束，津液不能还入肠道，肠道失润所致，常可选用火麻仁、郁李仁、柏子仁、桃仁、杏仁、松子仁、瓜蒌仁、肉苁蓉、大黄、枳实、厚朴、当归、何首乌、生地、玄参、麦门冬、天门冬以润肠通便，代表方剂为麻子仁丸、增液汤。②阳明发黄证，为阳明邪热与湿邪相合，湿热不能外泄，郁遏于中焦，肝胆疏泄功能失常所致，若湿热兼里发黄者，常可选用茵陈蒿、栀子、大黄以清热利湿，代表方剂为茵陈蒿汤；若湿热郁蒸发黄者，常可选用栀子、甘草、黄柏以清解里热，兼以泄湿，代表方剂为栀子柏皮汤；若湿热兼表发黄者，常可选用麻黄、连翘、杏仁、赤小豆、大枣、生梓白皮、生姜、甘草以解表散邪，清热利湿，代表方剂为麻黄连轺赤小豆汤。③阳明蓄血证，为阳明邪热与素有瘀血相结所致，常可选用水蛭、虻虫、桃仁、大黄以破血逐瘀，代表方剂为抵当汤。

3. 少阳病辨证与遣药组方　少阳病是外感疾病邪气由表入里，由阳入阴的过渡阶段。少阳居于太阳、阳明表里之间，外邪侵袭少阳，胆火内郁，枢机不利而表现出少阳病证。少阳病证候可分为少阳病本证、少阳病兼变证等不同类型。

(1) 少阳病本证　因邪侵少阳，胆火内郁，枢机不利所致，常可选用柴胡、黄芩、人参、半夏、甘草、生姜、大枣以和解少阳，代表方剂为小柴胡汤。

(2) 少阳病兼证　包括兼太阳表证、兼阳明里实、兼水饮内结、兼烦惊谵语等。①少阳兼太阳表证，为病邪已入少阳，太阳表证未罢所致，常可选用桂枝、黄芩、人参、甘草、半夏、芍药、大枣、生姜、柴胡以和解少阳，兼以解表，代表方剂为柴胡桂枝汤。②少阳兼阳明里实，为少阳证未罢，复见阳明里实证所致，常可选用柴胡、黄芩、芍药、半夏、生姜、枳实、大枣以和解少阳，通下里实，代表方剂为大柴胡汤。③少阳兼水饮内结，为邪侵少阳，胆火内郁，枢机不利，气化失常，三焦决渎功能失常所致，常可选用柴胡、桂枝、干姜、栝楼根、黄芩、牡蛎、甘草以和解少阳，化气生津，代表方剂为柴胡桂枝干姜汤。④少阳兼烦惊谵语，为太阳伤寒，误用攻下，邪热内陷少阳，枢机不利，表里三焦之气不和所致，常可选用柴胡、龙骨、黄芩、生姜、铅丹、人参、桂枝、茯苓、半夏、大黄、牡蛎、大枣以和解泻热，重镇安神，代表方剂为柴胡加龙骨牡蛎汤。

4. 太阴病辨证与遣药组方　太阴病是外感疾病由阳入阴，由实转虚，由热转寒的阶段，为三阴病的初始阶段。太阴与阳明同居中焦，互为表里，其病变可在一定条件下相互转化。寒邪直犯太阴，或因脾胃素虚，寒湿内阻，或因三阳病失治误治均可损伤脾阳，使其运化失职而表现出太阴病证。太阴病证候可分为太阴病本证、太阴病兼变证等不同类型。

(1) 太阴病本证　因脾阳虚弱，运化失职，寒湿内阻所致，常可选用甘草、干姜、附子、人参、白术等以温中散寒，代表方剂四逆汤、理中丸等。

(2) 太阴病兼变证　包括太阴兼表证、太阴腹痛证、太阴发黄证等。①太阴兼表证，为太阳病误下，表邪未解，损伤脾阳所致，常可选用桂枝、甘草、白术、人参、干姜以温中解表，代表方剂为桂枝人参汤。②太阴腹痛证，为太阳病误下，邪陷太阴，损伤脾阳所致，常可选用桂枝、芍药、甘草、大枣、生姜以调和营卫，缓急止痛，代表方剂为桂枝加芍药汤。③太阴发黄证，为寒湿之邪郁滞太阴所致，常可选用茵陈蒿、附子、白术、干姜、甘草以温里助阳，利湿退黄，代表方剂为茵陈四逆汤、茵陈术附汤等。

5. 少阴病辨证与遣药组方　少阴病是外感疾病发病过程中正气明显虚衰的危重阶段。心肾统属少阴，正常生理状态下，心火下温于肾，肾水上奉于心，心肾相交，水火相济，维持人体阴阳平衡。若邪侵少阴，心肾受病，心肾不交，水火不济则表现出少阴病证。少阴病证候可分为少阴寒化证、少阴热化证、少阴病兼变证等不同类型。

(1) 少阴寒化证　因心肾阳气虚衰，病从寒化，阴寒内盛所致。若阳衰阴盛者，常可选用甘草、干姜、附子以回阳救逆，代表方剂为四逆汤；若阴盛格阳者，常可加大附子、干姜用量以破阴回阳，通达内外，代表方剂为通脉四逆汤；若阴盛戴阳者，常可选用葱白、干姜、附子以破阴回阳，宣通上下，代表方剂为白通汤；若阳虚寒湿身痛者，常可选用附子、茯苓、人参、白术、芍药以温经散寒，除湿止痛，代表方剂为附子汤；若阳虚水泛者，常可选用茯苓、芍药、生姜、白术、附子以温阳化气行水，代表方剂为真武汤；若阳虚阴盛，吐利烦躁者，常可选用吴茱萸、人参、生姜、大枣以温降肝胃，泻浊通阳，代表方剂为吴茱萸汤；若虚寒下利便脓血者，常可选用赤石脂、干姜、粳米以温涩固下，代表方剂为桃花汤。

(2) 少阴热化证　因心肾阴液不足，虚热内生，病从热化所致。若阴虚阳亢不寐者，常可选用黄连、黄芩、芍药、鸡子黄、阿胶以滋阴清热，代表方剂为黄连阿胶汤；若阴虚水热互结者，常可选用猪苓、茯苓、泽泻、阿胶、滑石以育阴清热利水，代表方剂为猪苓汤。

(3) 少阴病兼变证　包括太少两感证和少阴急下证等。①太少两感证，为少阴阳虚兼太阳外感所致，常可选用麻黄、附子、细辛以温经解表，代表方剂为麻黄附子细辛汤。②少阴急下证，为少阴病邪从热化，真阴耗伤，兼燥热内结所致，常可选用大黄、芒硝、厚朴、枳实以急下存阴，代表方剂为大承气汤。③阳郁四逆证，为肝胃气滞，阳气内郁不能外达四肢所致，常可选用甘草、枳实、柴胡、芍药以疏肝和胃，透达郁阳，代表方剂为四逆散。

6. 厥阴病辨证与遣药组方　厥阴病是外感疾病病变过程的最后阶段。厥阴包括手厥阴心包和足厥阴肝。病邪侵犯厥阴，肝失调达，气机不畅，阴阳失调，从阴而化则表现为寒证，从阳而化则表现为热证，正邪相争，阴阳消长而表现为寒热错杂的厥阴病证。厥阴病证候可分为寒热错杂证、寒证、热证等不同类型。

(1) 寒热错杂证　包括蛔厥证、寒格吐利证、唾脓血泄利证等。①蛔厥证，为上热下寒，蛔虫扰动不安所致，常可选用乌梅、细辛、干姜、黄连、附子、当归、黄柏、桂枝、人参、蜀椒以寒热并用，安蛔止痛，代表方剂为乌梅丸。②寒格吐利证，为胃热脾寒，误用吐下，损伤脾胃，寒热相格所致，常可选用干姜、黄芩、黄连、人参等以苦寒泻降，辛温通阳，代表方剂为干姜黄芩黄连人参汤。③唾脓血泄利证，为上热下寒，正虚阳郁所致，常可选用麻黄、升麻、当归、知母、黄芩、玉竹、芍药、天门冬、桂枝、茯苓、甘草、石膏、白术、干姜以清上温下，发越郁阳，代表方剂为麻黄升麻汤。

(2) 寒证　包括血虚寒厥证、寒逆干呕头痛证等。

①血虚寒厥证，为血虚感寒，寒凝经脉所致，常可选用当归、桂枝、芍药、细辛、甘草、通草、大枣以养血通脉，温经散寒，代表方剂为当归四逆汤。若内有久寒者可加吴茱萸、生姜以养血通脉，温阳散寒，代表方剂为当归四逆加吴茱萸生姜汤。②寒逆干呕头痛证，为肝寒犯胃，浊阴上逆所致，常可选用吴茱萸、人参、生姜、大枣以暖肝温胃，降浊化饮，代表方剂为吴茱萸汤。

(3) 热证　包括厥阴热利证，为肝经湿热下迫大肠所致，常可选用白头翁、黄柏、黄连、秦皮以清热燥湿，凉肝解毒，代表方剂为白头翁汤。

总之，临床根据六经辨证遣药组方，必须分析辨别复杂证候的症状表现，以确定疾病属于何经病证，同时结合八纲辨证、脏腑辨证分析病性，在此基础上才能确定相应的治疗原则和治法，选择相应的药物进行治疗。纵观六经辨证用药，可概括为主病主证不变，主方不变；合病并病，两方合用；出现兼证变证，另立新方。

(五)卫气营血辨证与遣药组方

卫气营血辨证是外感温病的辨证纲领之一，是清代叶天士所创立的一种论治外感温热病的辨证方法。它将外感温热病发展过程中所反映的不同病理阶段，分为卫分证、气分证、营分证、血分证四类，以说明外感温病病位的浅深、病情的轻重和传变规律。

1. 卫分证与遣药组方　卫分证是温热病的初起阶段，是指温热病邪侵犯肌表，使卫外功能失调，肺失宣降所表现的证候。以发热、微恶风寒，舌边尖红，脉浮数为其辨证要点。常见的证候类型有风热犯卫证、燥热犯卫证、湿热犯卫证等。①风热犯卫者，常可选用金银花、连翘、薄荷、牛蒡子、桑叶、菊花、荆芥穗、淡豆豉、竹叶、芦根、杏仁、桔梗、生甘草以辛凉解表，宣肺泄热，代表方剂为银翘散、桑菊饮；②燥热犯卫者，常可选用桑叶、杏仁、沙参、浙贝母、淡豆豉、栀子、梨皮以辛凉甘润，轻透肺卫，代表方剂为桑杏汤；③湿热犯卫证，常可选用藿香、厚朴、半夏、白蔻仁、淡豆豉、杏仁、赤苓、薏苡仁、猪苓、泽泻、滑石、通草、竹叶以芳香辛散，宣化湿邪，代表方剂为藿朴夏苓汤、三仁汤。

2. 气分证与遣药组方　气分证多见于温热病的中期或极期阶段，是指温热病邪内传脏腑，正盛邪实，阳热亢盛所表现的证候。以发热不恶寒，反恶热，汗多口渴，舌红苔黄，脉数有力为其辨证要点。常见的证候类型有肺热咳喘证、肺热成痈证、痰热结胸证、热郁胸膈证、热灼胸膈证、阳明热盛证、阳明热结证、热郁胆腑证、热迫大肠证等。①热邪壅肺，咳喘气急者，常可选用麻黄、杏仁、甘草、石膏以清热宣肺平喘，代表方剂为麻杏石甘汤；②肺热成痈者，常可选用苇茎、薏苡仁、冬瓜仁、桃仁以清肺化痰，解毒排脓，代表方剂为苇茎汤；③痰热结胸者，常可选用黄连、瓜蒌、枳实、半夏以清热化痰开结，代表方剂为小陷胸汤加枳实汤；④热郁胸膈者，常可选用栀子、淡豆豉以清宣郁热，代表方剂为栀子豉汤；⑤热灼胸膈者，常可选用大黄、芒硝、甘草、薄荷、栀子、黄芩、连翘以清泄膈热，代表方剂为凉膈散；⑥阳明热盛者，常可选用石膏、知母、甘草、粳米以辛寒清气，代表方剂为白虎汤；⑦阳明热结者，常可选用甘草、芒硝、大黄以软坚攻下热结，代表方剂为调胃承气汤；⑧热郁胆腑者，常可选用黄芩、芍药、甘草、大枣、淡豆豉、玄参以清热宣郁透邪，代表方剂为黄芩汤加豆豉、玄参方；⑨肺胃邪热迫注大肠者，常可选用葛根、黄芩、桔梗、甘草、豆卷、橘皮以清泄肺胃，坚阴止利，代表方剂为葛根黄芩黄连汤加减方。

3. 营分证与遣药组方　营分证多见于温热病的极期或后期阶段，是指温热邪气内陷入营，热灼营阴，心神被扰所表现的证候。以身热夜甚，口渴不甚，心烦不寐，甚或神昏谵语，斑疹隐现，舌红绛，脉细数为其辨证要点。常见的证候类型有热灼营阴证，常可选用水牛角、生地、玄参、竹叶、麦冬、丹参、黄连、金银花、连翘以清营泄热养阴，代表方剂为清营汤。

4. 血分证与遣药组方　血分证是温热病发展过程中最为深重的阶段，是指温热病邪深入血分，导致动血、动风、耗阴所表现的一类证候。病变主要累及心、肝、肾三脏。以身热夜甚，躁扰不宁，甚或躁狂，斑疹显露，色紫黑，舌深绛，脉细数为其辨证要点。常见的证候类型有血热动血证、血热动风证、血热伤阴证等。①血热动血者，常可选用地黄、白芍、丹皮、水牛角以凉血散瘀，清热解毒，代表方剂为犀角地黄汤；②血热动风者，常可选用羚羊角、桑叶、川贝母、生地、钩藤、菊花、茯神木、白芍、甘草、竹茹以凉肝息风，代表方剂为羚角钩藤汤；③血热伤阴者，常可选用炙甘草、生地黄、白芍、麦冬、阿胶、火麻仁以滋阴养液，代表方剂为加减复脉汤。

总之，卫气营血辨证是温病学中最常用的辨证纲领之一，它以脏腑经络为基础，对温热病卫、气、营、血四类不同证候进行概括，具体地体现了温热病病变发展过程中浅、深、轻、重各异的四个不同阶段，以及疾病的传变等错综复杂情况。卫气营血辨证理论体系为温热病的辨证用药奠定了基础，临床用药须在明辨卫、气、营、血不同发展阶段和过程的基础上，制定相应的治疗方法，选用恰当的药物以祛邪扶正。

(六)三焦辨证与遣药组方

三焦辨证是温病的辨证纲领之一。是清代吴鞠通依据《内经》关于三焦所属部位的概念，将外感温热病的证候归纳为上、中、下三焦病证，用以阐明三焦所属脏腑在温病过程中的病理变化，证候特点及其传变规律的一种辨证方法。三焦辨证的基本内容包括上焦病证、中焦病证、下焦病证。三焦辨证在阐述上、中、下三焦所属脏腑病理变化及其证候的基础上，同时也说明了温热病发展过程中的初、中、末三个不同病理阶段。

1. 上焦病证与遣药组方　上焦病证多表现于温热病的初期阶段，是指温热之邪侵袭手太阴肺经和手厥阴心包经所表现的证候。常见的证候有风热袭表证、热邪壅肺证、邪陷心包证等。①邪袭肺卫者，常可选用金银花、连翘、薄荷、牛蒡子、桑叶、菊花、荆芥穗、淡豆豉、竹叶、芦根、杏仁、桔梗、生甘草以辛凉解表，宣肺泄热，代表方剂为银翘散、桑菊饮；②热邪壅肺者，常可选用麻黄、杏仁、甘草、石膏以清热宣肺，代表方剂为麻杏石甘汤；③邪陷心包者，常可选用水牛角、玄参、莲子心、麦冬、竹叶卷心、连翘心、牛黄、郁金、黄芩、黄连、栀子、麝香、冰片、朱砂、珍珠、雄黄以清心开窍，代表方剂为清宫汤、安宫牛黄丸。

2. 中焦病证与遣药组方　中焦病证多表现于温热病的极期阶段，是指温热之邪侵袭足阳明胃经和足太阴脾经所表现的证候。常见的证候有胃经热炽证、肠道热结证、湿热困脾证等。胃喜润而恶燥，邪入阳明从燥而化者，常可选用甘草、芒硝、大黄以通腑泄热，代表方剂为大承气汤、调胃承气汤；脾喜燥而恶湿，邪入太阴从湿而化者，常可选用黄连、厚朴、石菖蒲、半夏、淡豆豉、栀子以燥湿泻热，代表方剂为王氏连朴饮。

3. 下焦病证与遣药组方　下焦病证多表现于温热病的末期阶段。是指温热之邪侵袭足少阴肾经和足厥阴肝经所表现的证候。常见的证候有肾阴亏耗证、阴虚动风证等。若热邪久留，肾阴耗损者，常可选用炙甘草、生地黄、白芍、麦冬、阿胶、火麻仁以滋阴养液，代表方剂为加减复脉汤；若水不涵木，虚风内动者，常可选用白芍、阿胶、龟板、生地黄、麻仁、五味子、生牡蛎、麦冬、炙甘草、鸡子黄、鳖甲以滋阴息风，代表方剂为三甲复脉汤。

总之，三焦辨证是继卫气营血辨证之后出现的又一温病辨证纲领，它从上、中、下三焦纵的方面剖析了温病的传变规律，对湿温病的辨证论治极为适用。卫气营血辨证从横的方面分析了温病的深浅层次，对温热病的辨证论治较为妥帖。两者之间是一种相互交叉重叠的关系。因此在临床用药时，必须把两者有机地结合起来，才能更全面、准确地指导温病的辨证论治，遣药组方。

诸多辨证方法中，八纲辨证是辨证的总纲。脏腑经络辨证、气血津液辨证是各科杂病的辨证方法，二者有主有辅互为补充。六经辨证则为外感病中伤寒病的辨证法。卫气营血辨证、三焦辨证是外感病中温病的辨证法。这些辨证方法各有侧重，但彼此之间又相互联系、相互补充，不能相互取代，形成了中医辨证体系的纵横交叉的网络。然而脏腑经络学说是中医学理论的核心，临床无论外感和内伤各种疾病的诊断均需与脏腑经络辨证相结合，才能明确疾病定位，搞清诊断。因此，临床应用时应在充分掌握各种辨证方法精神实质的基础上，以脏腑经络辨证为核心，随证变通，综合运用，以求对错综复杂的证候做出正确的诊断，为进一步遣药组方奠定基础。

二、辨病论治与遣药组方

中医学认为，“病”即疾病，是一种偏离了健康的状态，是致病邪气作用于人体，人体正气与之抗争而引起的机体阴阳失调、脏腑组织损伤、生理功能失常或心理活动障碍，是生命活动中的一个过程。在这一过程中，始终存在着损伤、障碍与修复、调节的矛盾斗争，亦即邪正斗争。现代医学对疾病的认识是建立在对人体各脏器的生理、病理等基础性的研究上，通过细胞、组织、体液因素、神经系统作用等阐述疾病发生的机制，在诊断上则采用望、触、叩、听为主，物理检查、影像检查、实验室检查等辅助诊断为辅的手段；研究方法注重微观、准确、具体客观，研究手段以仪器、设备为主；研究思路是在分子、细胞、致病原等基础上阐明机制。病，是一个相对独立的、纵向的、整体的诊断学概念，是对在病史和临床表现上具有一定共同特征，不因患者和地域差异而改变的一组临床表现的综合诊断，也就是对疾病全过程基本规律、基本矛盾的概括。辨病是诊断的第一步，属一级诊断；辨“病”诊断的意义就在于揭示不同疾病的本质，把握疾病基本矛盾的特殊性，确定总体治疗原则，并根据疾病的发展规律预测其转化趋向。辨病，是对疾病全过程的纵向认识，具有总体把握、纲领性的意义。辨病对遣药组方具有重要的指导意义。

(一)中医辨病指导遣药组方

辨证论治是中医的核心与精髓，辨病在中医学中也同样倍受重视。在《黄帝内经》涉及的病名就有300多个，还有疟论、痹论、痿论等疾病的专论。隋代巢元方所著的《诸病源候论》，是以“诸病”为书名，来专门讨论各种疾病的发病机制和临床表现的。明代医学家徐灵胎在《医书全集·兰台轨范·序》中指出：“欲治病者，必先识病之名，能识病之名，而后求其病之所由生，知其所由生，又当辨其生之因各不同，而症状所由异，然后考虑其治之法，一病必有主方，一方必有主药。”近代《赵锡武医疗经验》指出：“有病始有证，而证必附于病，若舍病谈证，则皮之不存，毛将焉附”。重视辨病，以病为纲，遣药论治，增强针对性，对提高临床疗效非常重要。古人屡经实践，总结出了许多高效、特效、针对性极强的方药。如《肘后备急方》以青蒿渍汁饮服，治疗疟疾，树立了辨病遣药的典范。再如常山用以截疟，黄连用以治痢，苦楝子驱杀蛔虫，麻黄用治喘证，海藻用治瘿瘤，土茯苓用治梅毒，薤白用治胸痹，鹤草芽用治绦虫病，茵陈蒿治疗黄疸，生铁落饮治疗癫疾，大黄牡丹皮汤治肠痈，均是辨病遣药的范例，在现代临床上依然屡用屡效，具有很强的针对性。

（二）中医辨病辨证结合指导遣药组方

中医历来强调自身的辨病与辨证相结合，医圣张仲景始终贯彻着辨病与辨证的密切结合，以太阳病为例，《伤寒论》云：“太阳之为病，脉浮，头项强痛而恶寒。”明确诊断为太阳病，在此基础上，“太阳病，发热、汗出，恶风，脉缓者，名曰中风”，为风寒表虚证，治宜桂枝汤疏风解表、调和营卫。“太阳病，或已发热，或未发热，必恶寒，体痛，呕逆，脉阴阳俱紧者，名曰伤寒”，为伤寒表实证，治以麻黄汤发散风寒。从以上经文可知，中风、伤寒均是太阳病下的证候，医圣仲景先辨病，后辨证。病不变而证常变，病有定而证无定，故辨证不能离开病之本质。金寿山强调辨证论治的枢机是病为纲，证为目。他在《金匮诠释·自序》中指出：“能辨证而不识病，可谓只见树木不见森林，在诊断上缺乏全局观点，在治疗上会毫无原则地随证变法；当然只识病而不辨证，也就是只见森林不见树木，诊断上虚实不分，治疗上实实虚虚，损不足而益有余。”在辨病的前提下进一步辨证，则纲举目张，有助于全面、准确地认识疾病，治疗疾病。如：临床上见到鼻塞、流涕、喷嚏、咳嗽、头痛、发热、恶寒，全身不适的患者，我们就初步诊断为感冒病。但如何来治疗，药选何方，则需根据其兼证详细辨证，确诊为风寒证，还是风热证，或是暑湿证，以便采用辛温解表法，选用荆防败毒散，或辛凉解表法，选用银翘散，或清暑祛湿解表法，选用新加香薷饮施治。再如临床对于呕吐的治疗，由于病因病证不同，遣药组方各不相同。如阴寒闭暑，胸闷呕吐者，藿香正气散治之；邪在少阳，心烦喜呕者，小柴胡汤治之；热伤气阴，烦热呕吐者，竹叶石膏汤治之；寒热互结，脘痞呕吐者，半夏泻心汤治之；脘腹冷痛，胃寒呕吐者，理中汤治之；舌红脉数，胃热呕吐者，新加橘皮竹茹汤治之；嗳腐吞酸，伤食呕吐者，保和丸治之；头眩心悸，痰饮呕吐者，小半夏汤治之；胃虚痰阻，呕吐噫气者，旋覆代赭汤治之；肝气犯胃，呕吐吞酸者，左金丸治之；胃阴不足，舌红干呕者，麦门冬汤治之；脾胃气虚，食少呕吐者，六君子汤治之。如此以辨病为前提，辨证为根据来施治，才能做到胸有成竹，药到病除。

（三）西医辨病辨证指导遣药组方

中西医并重，是我国新时期卫生工作的基本方针之一，促进中西医结合，是我国政府的一贯政策，中国特色的医药卫生事业发展道路，是现代医药和以中医为代表的传统医药都得到充分发展，广泛应用，相互学习，优势互补，共同进步，服务人民，造福人类。因此，作为新时期的中医，本着与时俱进的精神，要充分利用现代医学在疾病诊断方面的优势，运用现代科学技术和先进仪器设备检测患者，注重理化、实验室的客观依据，准确直观地反映疾病的病因、病位与病性，明确地做出诊断，并由此而辨病遣药论治，也是提高临床疗效的一条捷径。如中医所说的风湿痹病，包括了“痹证”“风湿”“历节”“骨痹”“骨痿”等，是多种疾病的总称，多由人体感受风湿痰瘀诸邪侵袭所致，造成经络闭阻，营卫气血失调，而引起经脉、肌肤、关节、筋骨疼痛、酸楚麻木、重着、屈伸不利或关节肿大、僵直、畸形、肌肉萎缩，活动障碍，或累及脏腑为特征的一类病证的总称。然而现代临床称谓的风湿热、类风湿关节炎、强直性脊柱炎、痛风、骨质疏松症、系统性红斑狼疮、硬皮病、多发性肌炎和皮肌炎、混合性结缔组织病等所表现出的关节症状均属于“痹病”范畴，如果不搞清西医疾病诊断，单就关节症状而从中医痹病论治，治疗上就缺乏针对性，往往会影响临床疗效。

上述疾病中风湿性关节炎是风湿热的主要表现之一，属于全身性结缔组织炎症，是一种与溶血性链球菌感染有关的变态反应性疾病。急性发作时通常以关节炎发病。属中医“风湿热痹”范畴，治宜清热祛风，除湿通痹；药物常可选防己、桑枝、海桐皮、络石藤、穿山龙、地龙、薏苡仁、萆薢等。在辨证选药的基础上，辨病选用有效的治疗药物忍冬藤、金银花、连翘、秦艽、生地黄、黄柏、石膏等。其中金银花、忍冬藤对溶血性链球菌有显著的抑制作用；金银花与连翘合用，能增强抗菌作用，有很好的抗炎和解热作用，并能促进白细胞的吞噬作用。

类风湿关节炎(RA)是一种常见的以慢性多关节炎症为主要表现的全身性自身免疫性疾病。属中医“顽痹”、“鹤膝风”等范畴。辨病常可酌用雷公藤、青风藤、毛青藤、黑蚂蚁等及其制剂。尤其雷公藤能发挥抗炎、镇痛及免疫抑制为主的免疫调节作用；可降低毛细血管通透性，抑制滑膜的炎性渗出，并能抗凝、降低血液黏稠度、改善微循环；经临床验证，对本病疗效确切，已被公认而广泛使用。青风藤及毛青藤所含主要成分青藤碱及毛青藤碱，也具有镇痛、抗炎、免疫抑制与免疫调节作用。

痛风是一组嘌呤代谢紊乱所致的疾病，其临床特点为高尿酸血症及由此而引起的痛风性急性关节炎反复发作，痛风石沉积，痛风石性慢性关节炎和关节畸形。痛风患者的关节疼痛是由于尿酸盐在关节及其周围组织以结晶形式沉积而引起的炎症反应。属中医“白虎历节”“痛风”“痹证”等范畴，辨病常可选用黄柏、土茯苓、粉萆薢等具有降低血清尿酸作用的药物；痛风急性发作时，可用光慈菇，其所含秋水仙碱是治疗急性痛风性关节炎的特效药物。

骨质疏松是一种以骨量减少、骨微细结构破坏为特征，导致骨强度降低、骨脆性增加和骨折危险性增加的一种代谢性骨骼疾病。目前认为，原发性骨质疏松症的发生与激素调控、营养状态、物理因素、免疫状况及遗传等五方面因素有关。辨病常可选淫羊藿、骨碎补、杜仲、龙骨、牡蛎、蟹爪甲、阿胶、鹿角胶、龟甲胶、鳖甲胶等。淫羊藿总黄酮可通过保护性腺、抑制骨吸收和促进骨形成等途径，使机体骨代谢处于骨形成大于骨吸收的正平衡状态，防止骨质疏松的发生。骨碎补总黄酮能提高去卵巢大鼠骨密度，提高血钙含量，促进骨形成，对骨质疏松具有明显的防治作用。另一方面，胶原是骨中有机基质骨小梁的重要组成部分，是骨骼中无机矿盐沉积的支架，胶原含量的减少使其无从附着，从而导致骨密度的降低。多选用阿胶、鹿角胶等补精益血，补充胶原物质，以达到促进骨骼重建的目的。研究表明，阿胶可促进软骨细胞、成骨细胞的增殖及合成活性，促进钙吸收；以鹿角胶为主要成分的鹿角胶丸具有改善骨代谢，增加骨胶原的利用，减少钙排出，促进骨形成，抑制骨吸收从而达到防治骨质疏松的作用。

此外，临床上很多疾病在早期阶段，患者可无任何自觉症状，饮食起居、睡眠各方面均可正常，而经医疗仪器检查、理化诊断却可发现异常。如脂肪肝患者，往往是在体检时发现的；乙肝患者，多数也是在体检时发现肝功能及乙肝病毒血清学标志不正常。又如冠心病早期的患者，可以既无心绞痛，又无脉象上的异常，但心电图不正常。再如，消渴(糖尿病)早期，患者无明显消渴症状时，血液生化检查提示血糖升高。这些都需要结合辨病以早期发现，早期诊断，并结合中医药现代研究的成果选择合适的方药进行辨病治疗，达到早期治疗，预防疾病的发展与恶化的目的。

总之，辨病与辨证之要旨在于求“本”，即分析主要矛盾及矛盾的主要方面。”病”是“证”的基础，“证”是“病”的产物和病机的真实反映。一般而言，辨病论治适用于病因特异、表现单纯的病证，其治疗以祛除特异性病因为目的；而辨证论治则主要用于病因繁多、病情复杂，且影响到气血津液或多脏腑同病全身性病证，需要对其病证进行细化分类，或随时间地点的变化而采用不同的治疗。可见辨证论治是对辨病论治的深化与发展，两者各具特色，因而需要配合应用。临床当以辨病为先，辨证为主，二者密切相连，不可分割。在辨病的范围内辨证，在辨证的基础上辨病，相辅相成，是发展、深化中医诊疗体系的基石，是提高临床疗效、造福人类的有效途径。

第三章　中医治则是遣药组方的向导

中医治则是指中医临床治疗应遵循的基本原则，是在整体观念和辨证论治精神指导下制定的，对临床任何疾病的立法、处方、用药均具有普遍指导意义的总治疗原则，为临床立法、处方、用药的向导。

一、中医治则的基本内容

治则秉承辨证的结果，规定治法的选择，是中医临床诊治过程中必不可少的环节，对提高辨证论治的效率具有特别重要的意义。中医治则的基本内容包括未病先防、既病防变、治病求本、调整阴阳、扶正祛邪、标本缓急、正治反治、同病异治、异病同治、三因制宜等方面的内容。

(一)未病先防与既病防变

1. 未病先防　指在疾病未发生之前，做好各种预防工作，以防止疾病的发生。即《素问・四气调神大论》所谓："圣人不治已病治未病，不治已乱治未乱，此之谓也。"于疾病未生之时进行治疗，实为一种预防思想。

因为疾病的发生关系到正气和邪气两方面的因素，正气不足是疾病发生的内在根据，邪气侵犯是疾病发生的重要条件，所以未病先防的基本方法主要是针对引起疾病的原因，从培补正气，防御外邪两方面着手。

(1) 培补正气　多通过调摄精神、锻炼身体、饮食有节、起居有常、劳逸适度等综合措施，使人体心情舒畅，精神愉快，气血流通，阴阳和调，精力充沛，正气旺盛，体质增强，抗御病邪的能力提高。此外，还可用药物及人工免疫等方法，培养正气，增强体质，提高抗邪能力，预防疾病的发生。

(2) 防御外邪　多通过平素讲究卫生，防止环境污染，"虚邪贼风，避之有时"等措施防范各种不利于健康的因素产生，正如《金匮要略・脏腑经络先后病脉证第一》所云："若人能养慎，不令邪风干忤经络""更能无犯王法，禽兽灾伤，房室勿令竭乏，服食节其冷、热、苦、酸、辛、甘，不遗形体有衰，病则无由入其腠理""若五脏元真通畅，人即安和"。通过以上内养、外防两方面的措施，可以达到预防疾病发生的目的。

2. 既病防变　指疾病发生的初期，要争取早期诊断，早期治疗，以防止疾病的发展与传变。即《金匮要略・脏腑经络先后病脉证第一》所云："适中经络，未流传脏腑，即医治之。四肢才觉重滞，即导引、吐纳、针灸、膏摩，勿令九窍闭塞"。既病防变的基本方法主要是从早期诊治，防其传变两方面着手。

(1) 早期诊治　疾病初期，一般病位较浅，病情较轻，对正气的损害也不甚严重，故早期诊断、早期治疗可达到易治的目的。正如《医学源流论》所云："病之始生浅，则易治；久而深入，则难治"，"故凡人少有不适，必当即时调治，断不可忽为小病，以致渐深；更不可勉强支持，使病更增，以贻无穷之害。"《素问・阴阳应象大论》亦云："邪风之至，疾如风雨。故善治者治皮毛，其次治肌肤，其次治筋脉，其次治六腑，其次治五脏。治五脏者半死半生也"。临床某些病证，疾病虽未发生，但已出现某些先兆，或处于萌芽状态，此时采取措施防治，防微杜渐，可以预防其发生和发展。

(2) 防其传变　疾病过程中，内脏疾病有可能按照五行相乘或相侮的规律传变，因此诊治疾病时，仅对已发生病变的部位进行治疗是不够的，还必须掌握疾病发展传变的规律，准确预测病邪传变趋向，对可能被影响的部位，采取预防措施，以阻止疾病传至该处，防止其发展和传变。如《难经·七十七难》所云："所谓治未病者，见肝之病，则知肝当传之于脾，故先实其脾气，无令得受肝之邪，故曰治未病焉"。即指在治疗肝病时，为了防止肝木乘克脾土，常配合健脾和胃的方法。

总之，未病先防与既病防变治则精神实质均属于未雨绸缪、防患于未然的预防思想，迄今在临床治疗的立法、处方、用药上仍具有十分重要的指导意义。

（二）治病求本

治病求本是指治病要抓住疾病的本质，然后针对其本质决定治疗措施。针对疾病的本质进行治疗是对任何疾病实施治疗时都必须首先遵循的原则，治病求本这一治则反映了具有最普遍指导意义的治疗规律，被认为是中医治疗疾病的根本原则，贯穿于疾病的整个治疗过程之中。《类经》云："凡治病者，必求于本，或本于阴或本于阳。"治病求本之"本"是指病证之本质，从认识疾病的角度，它包括了病位、病因、病性、邪正盛衰、邪正矛盾的主次等多方面。抓住病证本质进行针对性的治疗是治病求本治则的核心所在。

治本之法则着眼于把握扶正祛邪的基本原则，注意扶正祛邪的先后主次，讲究扶正祛邪的标本缓急，注意扶正祛邪的配合应用等几个方面。

总之，治病求本治则的精神实质在于透过现象看本质，找出形成疾病的根本原因，从而确立恰当的治疗方法。治病求本是辨证施治中的一个根本原则，这个原则至今仍有效地指导着临床治疗。

（三）调整阴阳

调整阴阳是指调整阴阳盛衰，它是针对"阴阳失调"这一疾病的基本病理变化制定的治疗原则。《素问·生气通天论》曰："阴平阳秘，精神乃治；阴阳离决，精气乃绝。"当人体正气不足，复受邪气侵袭时，正邪相争，机体内阴阳相对平衡的协调状态遭到破坏，出现阴阳偏盛或阴阳偏衰的病理现象，调整阴阳可使机体从阴阳失衡的状态恢复平衡，正如《素问·至真要大论》所云："谨察阴阳所在而调之，以平为期"。调整阴阳是中医治病的根本原则。

调整阴阳的基本方法主要从损其偏盛，补其偏衰两方面着手。

1. 损其偏盛　是针对阴阳偏盛病理变化的治疗原则。又称"损其有余"。如针对阳邪亢盛的实热证，用"热者寒之"的方法以清泻其阳热；针对阴邪偏盛的实寒证，用"寒者热之"的方法以温散其阴邪。

2. 补其偏衰　是针对阴阳偏衰病理变化的治疗原则。又称"补其不足"。如阴虚不能制阳，常表现为阴虚阳亢的虚热证，可采用补阴的方法治疗，即所谓"壮水之主，以制阳光"；若阳虚不能制阴，常表现为阴寒偏盛的虚寒证，可采用补阳的方法治疗，即所谓"益火之源，以消阴翳"。

总之，调整阴阳治则的精神实质在于补偏救弊，恢复阴阳的相对平衡，恢复机体阴平阳秘的正常状态。

（四）扶正祛邪

扶正指扶助正气，是针对机体正气不足而设立的治疗原则。祛邪指祛除病邪，是针对邪气有余而设立的治疗原则。从疾病的发生来看，中医认为正气不足是疾病发生的内在因素，邪气侵犯是疾病发生的重要条件，可以说疾病的过程就是正气与邪气相互斗争的过程。从疾病的病理变化来看，以正气虚弱为主要矛盾的病理变化为虚证，以邪气亢盛为主要矛盾的病理变化为实证。即《素问·通评虚实论》中所谓："邪气盛则实，精气夺则虚。"所以临床运用扶正与祛邪治则的前提是权衡邪正的盛衰及发展趋势，明辨疾病的虚实性质，根据正邪盛衰及疾病性质的不同分别运用扶正与祛邪单用、扶正与祛邪兼用、扶正与祛邪分先后使用不同的运用方式。

1. 扶正与祛邪单独使用　适用于单纯的虚证或实证。扶正适用于正气已虚、邪气不盛而以正虚为主的虚性病证，一般久病多有此种情况，此时应抓住正气虚弱这一主要矛盾，给予扶助正气，使正气旺盛，邪气自除；祛邪适用于邪气亢盛、正气未衰而以邪盛为主的实性病证，一般新病多有此种情况，此时应抓住邪气亢盛这一主要矛盾，给予祛除邪气，使邪去而正自安。

2. 扶正与祛邪兼用　适用于正气已虚，邪气尚盛，正虚邪实的虚实错杂证。此时单独扶正易留邪，单独祛邪易伤正，须根据正虚和邪实矛盾的主次，分别采取扶正兼祛邪，祛邪兼扶正的方法。扶正兼祛邪是指以扶正为主，兼顾祛邪，适用于以正虚为主，邪实为次的虚实错杂证；祛邪兼扶正是指以祛邪为主，兼顾扶正，适用于以邪盛为主，正虚为次的虚实错杂证。

3. 扶正与祛邪分先后使用　亦适用于正虚邪实的虚实错杂证。由于某些虚实错杂证不适宜扶正与祛邪兼用，所以采用扶正与祛邪分先后使用的方法，以达邪去正复的目的。先扶正后祛邪适用于正气虚为主，邪气实为次，但虚而不任攻的病证；先祛邪后扶正，适用于邪气盛为主，正气虚为次，虽虚而尚能耐攻的病证。

总之，扶正与祛邪治则的精神实质在于权衡邪正的盛衰及发展趋势，“虚则补之”，“实则泻之”，并达到扶正不留邪，祛邪不伤正的目的。

(五)标本缓急

“标”与“本”是一对相对概念，随应用的场合不同而有多种含义。在一定意义上说，本是指疾病的主要矛盾，标是指疾病的次要矛盾；就邪正双方的关系而言，人体的正气为本，致病的邪气为标；就病因与症状而言，病因为本，症状为标；以发病先后而言，先病为本，后病为标；以疾病的病变部位而言，病在内者为本，病在外者为标；就外在现象与内在本质而言，内在本质为本，外在现象为标。“缓”指正虚邪弱，病情轻缓。“急”即邪气亢盛，病势危急。

标本缓急是指从复杂多变的临床病证中，区分标本的缓急，拟定重点突出、措施有节的治疗步骤，确定治疗上的先后主次。分别采用。标本缓急治则主要有急则治标，缓则治本或标本兼治这三种治疗原则。

1. 急则治标 是针对疾病发展过程中，标证的病势急骤，病情危急，影响到患者的安危，或影响到对“本”病的治疗时，所采取的一种暂时急救的治疗原则，主要适用于急性病、危重病的治疗。正如《医论三十篇·急则治标》中所云：“病有标有本，不可偏废，而危急之际，则必先治其标。”

2. 缓则治本 是针对疾病发展过程中，病情变化平稳，病势趋于缓和时，所采用的一种针对疾病的本质进行求本治疗的治疗原则，主要适用于慢性疾病，或急性病恢复期的治疗。

3. 标本同治 是针对疾病发展过程中，标病与本病错杂并重，不宜单独治标或治本，或标病与本病俱急的情况下所采用的治疗原则。

总之，标本缓急治则的精神实质是在错综复杂的病变过程中，分清疾病的标本主次，轻重缓急，抓住疾病的主要矛盾进行治疗。正确掌握这一治疗原则，可为临床制定相适应的治疗措施奠定基础，对于临床治疗疾病具有重要的指导意义。正如《素问·标本病传论篇》所云：“知标本者，万举万当，不知标本，是谓妄行”。

(六)正治与反治

1. 正治 正治是指逆其病证性质表现而治的一种常用治疗法则，又称为“逆治”。即采用与病证性质相反的方药进行治疗。如《医碥》所云：“以热治寒，以寒治热，谓之正治，又谓之逆治”。正治是临床上最常用的治疗原则，其主要有以下四种方法。

(1) 寒者热之 指寒证表现寒象，用温热性质的方药来治疗。具体运用时，还要分清寒证的表、里、虚、实属性，分别制定出具体的治疗方法。

(2) 热者寒之 指热证表现热象，用寒凉性质的方药来治疗。具体运用时，还要分清热证的表、里、虚、实属性，分别制定出具体的治疗方法。

(3) 虚则补之 指虚证表现虚候，用有补益功用的方药来治疗。具体运用时，还要分清虚证的气、血、阴、阳等不同证候，以分别给予补气、补血、补阴、补阳等方法治疗。

(4) 实则泻之 指实证表现实候，用有攻邪功用的方药来治疗。具体运用时，还要分清邪气的性质以及邪气所在的部位，分别制定出具体的治疗方法。

2. 反治 反治是指顺从病证性质表现的假象而治的一种治疗原则，又称为“从治”。即采用与病证假象性质相同的方药进行治疗。如《医碥》所云：“以热治热，以寒治寒，谓之反治，又谓之从治”。反治主要有以下四种方法。

(1) 热因热用 指用热性药物治疗具有假热现象的病证，适用于阴寒内盛，格阳于外，反见热象的真寒假热证。

(2) 寒因寒用 指用寒性药物治疗具有假寒现象的病证，适用于里热盛极，阳盛格阴，反见寒象的真热假寒证。

(3) 塞因塞用 指用补益药物治疗具有闭塞不通症状的虚证，适用于真虚假实证。

(4) 通因通用 指用通利药物治疗具有通泄下利症状的实证，适用于真实假虚证。

总之，正治与反治治则的精神实质是在明辨病证性质表现有无假象的基础上，采用不同的治疗原则。正治法药性与病性相反，反治法虽药性与病证假象性质一致，但实与病证本质性质相反，故反治的实质仍属于正治，治病求本是它的核心。

(七)同病异治与异病同治

1. 同病异治 指同一病证采取不同的方法来治疗。同一疾病，由于发病时间、地域、气候的不同，或者由于患者机体的反应性不同，或处于不同的发展阶段，或同种疾病表现的症状不同，采用的治疗方法也不同。

2. 异病同治 指不同病证采取相同的方法来治疗。

某些互不相同的疾病，由于在病变发展过程中，出现了相同的病机或相同的证，故采用相同的方法来治疗。异病同治的前提是异病同“证”，只要“证”同，治疗方法就相同。

总之，同病异治与异病同治治则集中地体现了中医学辨证论治的精华所在，也体现了中医“治病求本”的意义所在，即透过疾病表面现象，抓住疾病本质问题采取相应的治疗；也就是辨证相同，施治则一，辨证不同，施治全异。

(八)三因制宜

三因制宜是因时制宜、因地制宜、因人制宜的统称，是指治疗疾病，要根据季节气候、地理环境、患者体质因素等具体情况，制定适宜的治疗方法。疾病的发生、发展是受多方面的因素影响的，如时令气候、地理环境，尤其是患者个体体质因素。因此，在治疗疾病时，必须把各方面的因素都考虑进去，具体情况具体分析，以制定出最适宜的治疗方法。

1. 因时制宜　指根据不同季节的天时气候特点，来制定适宜的治法和方药等。四季气候和时间节律的变化，对人体的生理功能、病理变化均产生一定的影响，所以治疗疾病时必须考虑时令气候节律因素的影响，以制定出适宜的治法和方药。

2. 因地制宜　指根据不同的地域环境特点，来制定适宜的治法和方药等。不同地域有不同的水土品质、地势高下，及人们赖以生存的饮食习俗，因而对人体的生理病理产生一定的影响，所以治疗疾病时亦应考虑不同地区的地理环境特点的影响，以制定出适宜的治法和方药。

3. 因人制宜　指根据不同的年龄、性别、体质、生活习惯等不同特点，来制定适宜的治法和方药。疾病发生在人体，人的年龄大小、体质差异、性别不同、生活习惯不同等因素，影响着疾病的发生、发展变化，甚至决定着疾病的预后转归，所以治疗疾病时应考虑病人年龄、性别、体质、饮食等诸多方面因素的影响，以制定出适宜的治法和方药。

总之，三因制宜治则的精神实质在于充分注意到了患者的体质、年龄、发病时令气候、所处地理环境及社会心理等多方面的因素对人体的影响，注意到个体的不同，体现了中医整体观念和辨证论治在应用中的原则性和灵活性，有较强的科学性和实践性。

二、中医治则与遣药组方

中医治则是针对疾病发生、发展的主要矛盾而确立的。因此，它立足于解决疾病的主要矛盾，根据疾病的本质，指导所要采取的具体治法和方药。从中医整体观和辨证论治角度看，中医治则和中医辨证处于同等重要的地位。若从治疗用药的角度看，中医治则具有更重要的地位。它指导治疗方向，修正治疗误差，甚至提供新的治疗方法与途径。若离开治则的指导，也就失去了治疗方向，失去了立法用药的依据。从整个临床治病的过程来看，治则起着承上启下的作用，上承诊断，下启治法，指导临床思维从认识问题向解决问题转化，指出治疗目的。因此治则对临证治疗，确定治法，遣药组方，具有普遍的指导意义。下面仅以部分治则在临床的具体应用为例，阐明中医治则与辨证用药的关系。

(一)“既病防变”与遣药组方

既病防变治则的核心在于早期诊断，早期治疗，以防止疾病的发展与传变。中医用运动变化的观点认识疾病，不把疾病看成是固定不变的。只有重视掌握疾病的由表及里，由浅入深，由简单到复杂的变化规律，以及脏腑间的生克制化关系，才能掌握治疗疾病的主动权，将疾病消除于轻浅阶段，如临床对于乙型肝炎的治疗，遵循《难经》所提出的“见肝之病，知肝传脾，当先实脾”既病防变的治则，除应注意病毒邪气之外，治疗过程中须始终注意健脾，常配合健脾和胃的药物同用，往往能收到较好的效果。又如清代温病学家叶天士根据温病的发展规律，热邪伤及胃阴进一步发展可损及肾阴，主张在甘寒养胃的同时加入咸寒滋肾之品，以防肾阴被损，并提出了“先安未受邪之地”的防治原则，可谓是既病防变原则具体应用的典范。

(二)“治病求本”与遣药组方

治病求本是辨证施治中的一个根本原则，其核心在于透过现象抓住病证本质进行针对性的治疗。要求据因求本，找出形成疾病的根本原因，从而确立恰当的治疗方法、处方、用药。例如，咳嗽是临床常见的病证，但是引起咳嗽的原因甚多，《素问·咳论》中云：“五脏六腑皆令人咳，非独肺也。”咳嗽的病因有外感、内伤两大类。外感咳嗽为六淫外邪侵袭肺系所致，内伤咳嗽为脏腑功能失调内邪犯肺所致。外感咳嗽中又有风寒袭肺、风热犯肺、燥热伤肺等病因的不同，内伤咳嗽又有痰湿蕴肺、痰热郁肺、肝火犯肺、肺阴亏耗等病因的差别。所以治疗咳嗽，不能见咳止咳，而必须治病求本，若咳嗽风寒袭肺者，治宜疏风散寒，宣肺止咳，选用三拗汤、止嗽散加减；风热犯肺者，治宜疏风清热，肃肺化痰，选用桑菊饮加减；燥热伤肺者，治宜疏风清肺，润燥止咳，选用桑杏汤加减；痰湿蕴肺者，治宜健脾燥湿，化痰止咳，选用二陈汤加减；痰热郁肺者，治宜清热化痰，肃肺止咳，选用清金化痰汤加减；肝火犯肺者，治宜清肺平肝，顺气降火，选用泻白散、黛蛤散加减；肺阴亏耗者，治宜滋阴润肺，止咳化痰，选用沙参麦冬汤加减。故见咳嗽虽同，而病因各异，病“本”不同，立法、用药亦当有别。要从分析局部病变与整体状况的联系中认识疾病的本质，不能见咳止咳，否则必将陷入头痛医头、脚痛医脚的境地。

（三）“标本缓急”与遣药组方

标本缓急治则的核心为在错综复杂的病变过程中，分清疾病的标本主次，轻重缓急，抓住疾病的主要矛盾进行治疗。如针对病势和缓的慢性病，应以正气不足、内脏失调等病本为治疗的重点，而标的方面居于次要地位。如肾阳不足的下消证，《金匮要略·消渴小便不利淋病脉证第十三》篇中云：“男子消渴，小便反多，以饮一斗，小便一斗，肾气丸主之”。其本为肾阳不足，命门火衰，无权蒸津于上和化气于下，故成渴饮无度，尿频无制的下消病。此时治疗不能应用滋阴润燥，固涩小便的治标法，而应用温补肾阳，蒸津化气之肾气丸治疗。通过水火并补而达到水火相济，阴阳协调的目的，正如《医宗金鉴》所谓“是从阴中温养其阳，使肾阴摄水则不直趋下源，肾气上蒸，则能化生津液”。针对病势危重的急性病、危重病，则应以病标为治疗的重点。如胸痹证多属本虚标实，标实为寒凝、气滞、血瘀、痰阻，痹遏胸阳，阻滞心脉；本虚为心脾肝肾亏虚，功能失调。临证时须按虚实的标本缓急治疗，如《金匮要略·胸痹心痛短气病脉证第九》篇：“胸痹不得卧，心痛彻背者，瓜蒌薤白半夏汤主之。”即言痰浊壅塞于胸中而出现一系列急症时，治应化痰降逆，这是胸痹重证急则治标的典型代表。当标病与本病错杂并重时，宜采用标本同治的治疗方法。如表里同病，纯用解表则里证不去，纯用治里则外邪不解。故需表里同治，标本兼顾。此法在具体应用时，当分辨表、里证孰多孰少，孰重孰轻，孰急孰缓，而决定不同的治法。若表里同病，以表证为主，则治疗偏重在表。如表实兼内热的大青龙汤证即是；若病情以里证为主，则治疗应偏重于里，如厚朴七物汤即以厚朴三物汤主治里实以解决主要矛盾，而以桂枝去芍药汤治表证，以兼顾次要矛盾。若表里同病，二者病情相对均衡，则应表里并重，如表实兼水饮之小青龙汤证，及太阳少阳同病之柴胡桂枝汤证等。

（四）“同病异治”“异病同治”与遣药组方

同病异治与异病同治治则的核心在于同证同治，异证异治。从方剂学角度来看，异病同治与处方用药的关系是一方能治多病。如《金匮要略》中，对痉病、宿食、下利和产后发热均可用大承气汤治疗；对狐惑和下血均可用赤小豆当归散治疗等等。又如《备急千金要方》所载温胆汤，主治痰热上扰所致的惊悸胆怯、虚烦不得眠等证，临床上凡是与痰热相关的疾患均可酌用。现代临床常用于治疗肺脓肿、胆囊炎、痫证、精神分裂症、胸痹、中风、高血压、围绝经期等。它们病虽各异，然其用温胆汤之清胆和胃、理气化痰则是一致的，均能取效。

（五）“三因制宜”与遣药组方

三因制宜治则是天人相应观点在辨证论治中的体现。在确立治法，拟订处方时，必须体察患者的体质，患病时的季候，患者居处的地理环境等因素。如中医对感冒的治疗，首先考虑的是季节时令，再次是地点、体质，结合四诊辨证决定治法。冬季多属风寒，治宜辛温解表，用麻黄汤、桂枝汤、羌活胜湿汤等加减；春季多属风热，治宜辛凉解表，用银翘散、桑菊饮等加减；夏季多挟暑湿，治宜祛暑解表，用香薷散、新加香薷饮等加减；秋季多兼燥气，治宜轻宣外燥法，用桑杏汤、杏苏散等加减；若虚人感冒，属气虚者，治宜益气解表，用参苏饮加减；属阳虚者，治宜助阳解表，用麻黄附子细辛汤、再造散加减；属阴虚者，治宜滋阴解表，用加减葳蕤汤加减；属血虚者，治宜养血解表，用葱白七味饮加减。充分注意到了发病时令气候、患者的体质等多方面的因素对人体的影响，体现了中医整体观念和辨证论治在应用中的原则性和灵活性。

中医各种不同治则之间既有层次的区别，又相互交叉关联。治病求本当居中医治则的最高层次，是通用于任何疾病治疗的准则。调整阴阳和扶正祛邪是分别从阴阳失调和邪正斗争的角度提出的，是次于治病求本之下的两个治则，二者是治病求本总则的进一步具体体现。因时、因地、因人制宜的治则，基于天人相应，从整体出发，考虑求本治则的落实，也是对调整阴阳、扶正祛邪治则的补充，使治疗措施更具有针对性、更切合实际。治则的相互交叉体现了中医对治疗疾病规律认识的完整全面。因此，只有掌握好治则，才能确立总的治疗方案，才能确定以消除病因，针对病位，适应病情的具体治疗方法，才能有效地进行遣药组方，所以说治则是遣药组方的向导。

第四章　中医治法是遣药组方的依据

中医治法是指治疗疾病的基本方法，是中医理、法、方、药的重要环节，是诊断、辨证、治则明确后，针对具体病证而设的治疗方法。治法与治则二者涵义不同。治法从属于治则，因为治则是对治疗疾病总体上的规律性认识，是用以指导治疗方法的总则。治法则是在这样认识的基础上，针对具体病证而选定的方法。一切具体的治疗方法应从属于一定的治疗法则。

中医治法的内容极其丰富，早在《内经》《伤寒论》《金匮要略》等书中，已有治法的记载和论述，历代有所发挥。至清代程钟龄《医学心悟·医门八法》中，才将药物的治疗作用，归纳为汗、吐、下、和、温、清、补、消“八法”，大大完善了中医学的治疗理论。后人在此基础上总结出各种更为具体的治疗方法。

一、中医常用的治疗方法

（一）解表法

解表法是针对外邪袭表，邪在肺卫病机拟定的治疗方法，又称汗法，属八法之一。解表法适用于表证。《素问·阴阳应象大论》中“其有邪者，渍形以为汗，其在皮者，汗而发之”为其立法依据。汗法不仅指发汗解表以祛邪，“汗之”还有和阴阳、通表里、调脏腑的作用。这就正如戴天章所说的：“汗法不专在升表，而在乎通其郁闭，和其阴阳……必察其表里无一毫阻滞，乃汗法之万全。”由于病性有寒热，邪气有兼挟，体质有强弱，解表法又分为辛温解表法、辛凉解表法、透疹解表法、扶正解表法四种。

1. 辛温解表法　适用于外感风寒表证。症见恶寒重，发热轻，无汗，头痛身疼，鼻塞，流清涕，咳嗽，痰白清稀，苔薄白，脉浮紧。

2. 辛凉解表法　适用于外感风热表证。症见发热重，恶寒轻，咽干，口渴，鼻塞，流黄涕，咳嗽，痰黏或黄，苔薄黄，脉浮数。

3. 透疹解表法　适用于表邪外束，疹毒内陷，麻疹不透之证。症见发热恶风，麻疹透发不出，或出而不畅，苔薄黄，脉浮数。

4. 扶正解表法　适用于体虚外感表证。随气虚、血虚、阴虚、阳虚的不同，又分为益气解表法、养血解表法、滋阴解表法、助阳解表法四种。益气解表法适用于气虚外感表证，症见恶寒发热，无汗，头痛鼻塞，倦怠无力，气短懒言，舌淡苔白，脉浮无力。养血解表法适用于血虚外感表证，症见头痛身热，微寒无汗，面色不华，唇甲色淡，心悸头晕，舌淡苔白，脉细等。滋阴解表法适用于阴虚外感表证，症见恶寒发热，头痛，干咳少痰，手足心热，心烦，口渴，咽干，舌红，脉细数。助阳解表法适用于阳虚外感表证，症见恶寒发热，无汗，头身痛等表证外，形寒肢冷，面白声微，舌淡苔白，脉浮无力。

（二）泻下法

泻下法是针对阳明腑实病机拟定的治疗方法，又称下法，属八法之一。泻下法适用于里实证。《素问·至真要大论》“中满者，泻之于内”，“其下者，引而竭之”为其立法依据。由于里实证病情的不同，泻下法又分为寒下法、温下法、润下法、攻补兼施法、泻下逐水法五种。

1. 寒下法　适用于热结便秘证。症见高热谵语，大便秘结，腹胀腹痛，口舌干燥，舌红苔黄或黄燥，脉滑数。

2. 温下法　适用于寒积便秘证。症见大便秘结，脘腹冷痛，喜温拒按，畏寒肢冷，甚或手足厥逆，舌淡苔白滑或白腻，脉沉紧或沉弦。

3. 润下法　适用于血虚津枯，肠燥便秘证。症见大便秘结，脘腹痞满，不思饮食，口唇干燥，面色无华，舌红少苔，脉细涩。

4. 攻补兼施法　适用于里实积滞，邪实正虚之便秘证。若里热实结，气血虚弱者，症见大便秘结，下之不通，身热口渴，气短乏力等；若里实热结，津液损伤者，症见大便秘结，下之不通，口唇干燥，舌红少苔，脉细涩；若寒实内结，气虚阳衰者，症见大便秘结，腹痛得温则快，或久痢赤白，手足不温，脉沉弦。

5. 泻下逐水法　适用于水饮邪热壅实，形气俱实之胸腹水肿。症见胸腹水肿，口渴，气粗，腹坚，二便不通，舌苔白腻，脉沉实有力。

（三）和解法

“和解法”是通过调和、和解的方法，使半表半里之邪，或脏腑、阴阳、表里失和之证得以解除的一类治法。又称为和法，属八法之一。和解法原为和解少阳而设，适用于病在半表半里的少阳证。《伤寒明理论》明确提出：“伤寒在表者，必渍形以为汗，邪气在里者，必荡涤以为利。其于不内不外者，半表半里，即非发汗之所宜，又非吐下之所对，是当和解则可矣。”后世医家在和解少阳法的基础上，扩展出调和肝脾法、调和肠胃法等。

1. 和解少阳法　适用于邪犯少阳之证。症见寒热往来，胸胁苦满，不欲饮食，心烦喜呕，口苦，咽干，目眩，苔薄白，脉弦。

2. 调和肝脾法　适用于肝气郁结，横犯脾胃，或脾虚不运，肝失疏泄，肝脾不和之证。症见胸闷胁痛，脘腹胀痛，不思饮食，大便溏泻，或妇女乳房胀痛，月经不调及痛经等。

3. 调和肠胃法　适用于肠胃不和证。症见心下痞硬，满闷不舒，欲呕不食，或肠鸣下利等。

（四）表里双解法

是针对表里同病病机拟定的治疗方法。适用于表证未除又兼里证，表里俱急的病证。本法包含着八法中之“汗法”“下法”“清法”“温法”在内。由于表里同病的性质不同，表里双解法又分为解表攻里法、解表清里法、解表温里法三种。

1. 解表攻里法　适用于外感表证未罢，里实已成之证。临床表现既有表寒或表热的症状，又有腹满，大便秘结等里实的症状。

2. 解表清里法　适用于外感表证未罢，里热已成之证。临床表现既有有表寒或表热的症状，又有身热烦渴，胸脘烦热，苔黄脉数等里热的症状。

3. 解表温里法　适用于外感表证未罢，里寒已成之证。临床表现既有表寒的症状，又有胸满恶食，呕吐腹痛等里寒的症状。

（五）清热法

清热法是针对热证病机拟定的治疗方法，又称清法，属八法之一。清热法适用于里热证。《素问·至真要大论》“热者寒之”“温者清之”“治热以寒”为其立法依据。由于热邪有虚实、病位及间夹他邪的不同，清热法又分为清热泻火法、清热凉血法、清热燥湿法、清热解毒法、清虚热法五种。

1. 清热泻火法　适用于气分实热证。症见壮热面赤，烦躁，口渴，汗出，舌红苔黄，脉洪大有力。

2. 清热凉血法　适用于热入营血证。症见身热夜甚，心烦失眠，神昏谵语，舌质绛，脉细数。

3. 清热燥湿法　适用于湿热内蕴之证。由于湿热之邪所居部位不同，湿热证临床表现亦各具特点，如湿热蕴积胃肠所致湿热泄泻、湿热痢疾；湿热蕴结肝胆所致湿热黄疸；湿热下注膀胱而致湿热淋证，湿热带下；湿热蕴积肌肤而致湿疹、湿疮等。

4. 清热解毒法　适用于热毒壅盛之证。若三焦火毒热盛，可见身热烦躁，口燥咽干，错语不眠，脉数有力等；若热毒壅聚上焦中焦，可见身热口渴，面赤唇焦，胸膈烦热，口舌生疮，舌红苔黄，脉滑数等。若热毒壅于上焦，可见头面红肿，腮颐肿大，咽喉肿痛等；若热毒壅结于肌肤，可见疮痈肿毒，局部红肿热痛；若热毒蕴于大肠，可见热毒泻痢，腹痛腹泻，里急后重，下利赤白，肛门灼热，舌红苔黄，脉滑数等。

5. 清虚热法　适用于阴虚发热证。症见午后或夜间发热，手足心热，或骨蒸潮热，心烦少寐，颧红，盗汗，口干咽燥，舌红少苔，脉细数。

（六）祛暑法

祛暑法是针对暑病病机拟定的治疗方法。适用于夏季感受暑邪而发生的多种疾病。由于暑病具有不同特点，祛暑法又分为清暑解热法、祛暑解表法、清暑利湿法、清暑益气法四种。

1. 清暑解热法　适用于感受暑热之证。症见身热心烦，汗出口渴等。

2. 祛暑解表法　适用于夏季暑气内伏，兼感风寒之证。症见身热畏寒，头重头痛，无汗，食欲不振，腹痛吐泻等。

3. 清暑利湿法　适用于中暑挟湿证。症见身热烦渴，胸脘满闷，小便不利等。

4. 清暑益气法　适用于中暑气阴两伤证。症见身热汗多，心烦口渴，小便短赤，体倦少气，精神不振，脉虚数等。

(七)温里法

温里法是针对里寒病机拟定的治疗方法，又称为温法，属八法之一。温里法适用于里寒证。《素问·至真要大论》"寒淫于内，平以辛热""寒者热之""治寒以热"为其立法依据。由于里寒证病情的不同，温里法又分为温中祛寒法、回阳救逆法、温经散寒法三种。

1. 温中祛寒法　适用于中焦虚寒证。症见脘腹冷痛，肢体倦怠，手足不温，恶心呕吐，腹痛泄泻，口淡不渴，舌苔白滑，脉沉迟。

2. 回阳救逆法　适用于阳气衰微，阴寒内盛之证。症见四肢厥逆，恶寒蜷卧，吐利腹痛，下利清谷，脉沉细或沉微。

3. 温经散寒法　适用于寒滞经脉之证。症见腰、腿、足等部位疼痛，手足不温，舌淡苔白，脉沉细。

(八)补益法

补益法是针对脏腑功能衰退，气血津液亏损病机拟定的治疗方法，又称为补法，属八法之一。补益法适用于虚证。《素问·至真要大论》"衰者补之，损者益之"、《素问·阴阳应象大论》"形不足者，温之以气，精不足者，补之以味"为其立法依据。由于虚证有气虚、血虚、阴虚、阳虚病情的不同，补益法又分为补气法、补血法、补阴法、补阳法四种。

1. 补气法　适用于气虚证。其中：脾气虚证，症见食欲不振，脘腹虚胀，大便溏薄，体倦神疲，面色萎黄，消瘦等；肺气虚证，症见气少喘促，动则益甚，咳嗽无力，声音低怯，甚或喘促等；心气虚证，症见心悸怔忡，胸闷气短，活动后加重等。

2. 补血法　适用于血虚证。症见面色苍白或萎黄，唇爪苍白，眩晕耳鸣，心悸怔忡，失眠健忘，或月经量少色淡，甚则闭经，舌淡，脉细等。

3. 补阴法　适用于阴虚证。其中：肺阴虚证，症见干咳无痰，或痰少而黏，口咽干燥，形体消瘦，潮热盗汗，声音嘶哑等；胃阴虚证，症见胃脘隐痛，饥不欲食，口燥咽干，大便干结等；肝阴虚证，症见头晕耳鸣，两目干涩，胁肋灼痛，五心烦热，潮热盗汗等；肾阴虚证，症见腰膝酸痛，眩晕耳鸣，失眠多梦，遗精，五心烦热，潮热盗汗等。

4. 补阳法　适用于阳虚证。症见畏寒肢冷，腰膝酸软，性欲淡漠，阳痿早泄，宫寒不孕，五更泄泻等。

(九)安神法

安神法是针对神志不安病机拟定的治疗方法。适用于神志不安证。《素问·至真要大论》"惊者平之"、"虚则补之"为其立法依据。由于神志不安证有虚、实病情的不同，安神法又分为重镇安神法、滋养安神法两种。

1. 重镇安神法　是针对外受惊恐，或肝郁化火，内扰心神病机拟定的治疗方法。适用于神志不安的实证。症见惊恐善怒，心神烦乱，燥扰不宁等。

2. 滋养安神法　是针对心肝血虚，或忧思太过，暗耗心血，心神失养，或心阴不足，虚火内扰病机拟定的治疗方法。适用于神志不安的虚证。症见心悸健忘，心神恍惚，虚烦失眠等。

(十)开窍法

开窍法是针对窍闭神昏病机拟定的治疗方法。适用于窍闭神昏证。《素问·至真要大论》"开者发之""客者除之""热者寒之""寒者热之"为其立法依据。由于窍闭神昏证有寒、热的不同，开窍法又分为凉开法、温开法两种。

1. 凉开法　即清热开窍法，适用于温热邪毒内陷心包的热闭证。症见神昏谵语，惊厥抽搐，伴高热面赤，口渴，苔黄，脉数等热象。

2. 温开法　即辛温开窍法，适用于寒邪，或气郁、痰浊蒙蔽心窍的寒闭证。症见神昏谵语，惊厥抽搐，伴面白唇青，四肢不温，苔白，脉迟等寒象。

(十一)固涩法

固涩法是针对正气不足，体虚不固，气血津液滑脱失禁病机拟定的治疗方法。适用于各种正虚滑脱不禁之证。《素问·至真要大论》"散者收之"为其立法依据。由于滑脱不禁证病因、病位各有不同，固涩法又可分为固表止汗法、敛肺止咳法、涩肠止泻法、涩精止遗法、固崩止带法五种。

1. 固表止汗法 适用于卫气不足，表虚不固，或阴虚有热，迫液外泄所致的自汗、盗汗证。症见汗出恶风，遇劳尤甚，易于感冒，体倦乏力，面色少华等。

2. 敛肺止咳法 适用于久咳肺虚、气阴耗伤之证。症见久咳不已，咳甚气喘自汗，脉虚数。

3. 涩肠止泻法 适用于脾肾虚寒、肠滑不固所致的久泻久痢。症见泻痢无度，滑脱不禁，甚至肛门脱坠，脐腹疼痛，不思饮食，或下痢赤白脓血便，喜温喜按，倦怠乏力，舌淡苔白，脉迟细。

4. 涩精止遗法 适用于肾虚失藏、精关不固的遗精滑泄；或肾虚不摄、膀胱失约的遗尿尿频。症见遗精滑泄，或遗尿尿频，兼腰膝酸软，眩晕耳鸣，神疲乏力，舌淡，苔白，脉沉细。

5. 固崩止带法 是针对脾肾虚衰，冲任不固的崩漏带下。症见崩漏不止，或带下淋漓，日久不愈，神疲乏力，纳少便溏，手足不温，舌淡，苔白，脉沉细。

（十二）理气法

理气法是针对气滞、气逆病机拟定的治疗方法。适用于气滞、气逆证。《素问·至真要大论》“结者散之，留者攻之，逸者行之”为其立法依据。由于气滞、气逆证性质不同，理气法又分为疏肝行气法、理脾和胃法、止咳平喘法、降逆止呕法四种。

1. 疏肝行气法 适用于肝郁气滞证。症见胸胁胀痛，喜太息，疝气痛，妇女月经不调，痛经，乳房胀痛，脉弦等。

2. 理脾和胃法 适用于脾胃气滞证。症见脘腹胀满，嗳气吞酸，呕恶食少，大便不调等。

3. 止咳平喘法 适用于肺气上逆证。症见咳嗽，气喘，胸闷等。

4. 降逆止呕法 适用于胃气上逆证。症见呕吐，嗳气、呃逆等。

（十三）活血法

活血法是针对瘀血阻滞病机拟定的治疗方法。适用于瘀血证，属八法中的消法。《素问·至真要大论》“坚者削之，留者攻之”为其立法依据。由于瘀血证的性质不同，活血法又分为活血祛瘀法、温经祛瘀法、泻热逐瘀法、活血通络法、活血疗伤法五种。

1. 活血祛瘀法 适用于瘀血阻滞证。症见胸痹心痛，少腹刺痛，胁肋疼痛，癥瘕积聚，月经不调，痛经闭经，产后腹痛，恶露不行，疮疡肿痛，跌打损伤，瘀肿疼痛等。

2. 温经祛瘀法 适用于血瘀寒凝之证。症见瘀血证，兼少腹冷痛，形寒肢冷，月经后期，经色紫黯，舌淡苔白，脉沉迟涩。

3. 泻热逐瘀法 适用于瘀热互阻之证。症见瘀血证，兼小腹急结，其人如狂，或目赤，头痛，齿痛，衄血等。

4. 活血通络法 适用于瘀血阻络之证。若心脉闭阻者，常见胸部刺痛，心悸不宁，唇甲青紫，舌质紫暗，脉沉涩；若久病阻络者，常见半身不遂，口眼歪斜，语言謇涩，口角流涎等。

5. 活血疗伤法 适用于跌打损伤，瘀滞疼痛，筋伤骨折之证。

（十四）止血法

止血法是针对血液离经妄行病机拟定的治疗方法。适用于各类出血证。《素问·阴阳应象大论》“其慓悍者，按而收之；血实宜决之”为其立法依据。由于出血证的性质不同，止血法又分为清热止血法、收敛止血法、益气摄血法、温阳摄血法四种。

1. 清热止血法 适用于血热出血证。症见出血不止，血色鲜红，兼发热，口渴，便秘，舌红，苔黄，脉数等里热证。

2. 收敛止血法 是针对出血病证的治标救急之法。适用于各种出血病证。然所用药物多苦涩，胶黏，具收敛之性，易敛邪留瘀，故出血证兼有瘀血或出血初期邪气壅盛者，则当慎用。

3. 益气摄血法 适用于气不摄血之出血证。症见出血不止，兼少气懒言，面色无华，舌淡，脉弱等气虚证。

4. 温阳摄血法 适用于虚寒性出血证。症见吐血、便血，兼面色萎黄，四肢不温，喜暖畏寒，舌淡苔白，脉沉细无力等脾阳虚证。

（十五）治风法

治风法是针对外风致病或肝风内动病机拟定的治疗方法。适用于风病。由于风病有外风和内风之分，治风法又分为疏散外风法、平息内风法两种。

1. 疏散外风法 适用于外风所致病证。症见头痛，眩晕，风疹，湿疹，口眼歪斜，肢体痛麻，屈伸不利和破伤风所致的口噤、手足拘急、角弓反张等。

2. 平息内风法 适用于内风病证。若肝阳偏亢，肝风内动者，症见眩晕，头部热痛，目胀耳鸣，面色如醉，甚则猝然昏倒，口角歪斜，半身不遂等；若阳邪亢盛，热极动风者，症见壮热神昏，烦闷躁扰，头晕目眩，手足抽搐等；若邪热伤阴，阴虚风动者，症见筋脉拘急，手足颤动，口燥唇焦，舌绛少苔，脉细数。

（十六）治燥法

治燥法是针对外感燥邪，或内脏津亏阴虚病机拟定的治疗方法，适用于燥证。《素问·至真要大论》“燥者润之”为其立法依据。由于燥证有外燥和内燥之分，治燥法又分为轻宣润燥法、滋润内燥法两种。

1. 轻宣润燥法 适用于外感燥邪之证。外燥证又有凉燥，温燥之分。凉燥多由外感秋凉燥气，燥邪束肺而致，症见恶寒，无汗，头痛，鼻塞，咳嗽，痰稀，咽干等；温燥多由温热燥邪，燥伤肺津而致，症见身热、头痛、干咳少痰、咽喉干燥，或气逆喘咳、心烦口渴等。

2. 滋润内燥法 适用于脏腑精血亏虚，津液耗损的内燥证。燥伤肺阴者，症见干咳、咽燥或咯血等；燥伤胃阴者，症见肌热易饥，或噫膈反胃、便秘等；燥伤肾阴，症见咽干、消渴等。

（十七）祛湿法

祛湿法是针对水湿壅滞病机拟定的治疗方法，《素问·至真要大论》中“湿淫于内，治以苦热，佐以酸淡，以苦燥之，以淡泄之”为其立法依据，适用于水湿病证。由于湿邪为病，既有外湿、内湿之分，又有寒热性质的不同，故祛湿法又分为祛风胜湿法、运脾除湿法、清热祛湿法、利水渗湿法四种。

1. 祛风胜湿法 适用于风湿在表及风湿痹证。若风湿客表，症见恶寒发热，头胀身痛，肢节酸痛，或面目浮肿等；若风湿痹阻肌肉、经络、关节、筋骨，症见肢体肿胀酸楚，麻木重着，关节疼痛，肌肤不仁，或筋脉拘挛，屈伸不利等。

2. 运脾除湿法 适用于湿阻中焦证。症见脘腹胀满，不思饮食，恶心呕吐，嗳气吞酸，肢体沉重，怠惰嗜卧，大便溏薄等。

3. 清热祛湿法 适用于湿热证，如湿温病、湿热黄疸、湿热淋证等。

4. 利水渗湿法 适用于水湿壅盛，湿从寒化，阳虚不运所致的小便不利，水肿，癃闭等证。

（十八）祛痰法

祛痰法是针对液聚为痰病机拟定的治疗方法，《素问·至真要大论》“客者除之”为其立法依据。适用于痰证。由于痰证的病因及性质不同，祛痰法又分为燥湿化痰法、温化寒痰法、清热化痰法、润燥化痰法、治风化痰法五种。

1. 燥湿化痰法 适用于湿痰证。症见咳嗽痰多，胸脘痞闷，恶心呕吐，头眩心悸，肢体困倦，舌苔白腻，脉濡缓。

2. 温化寒痰法 适用于寒痰证。症见咳嗽痰多，清稀色白，胸胁胀满，眩晕心悸，苔白滑。

3. 清热化痰法 适用于热痰证。症见咳嗽痰黄，黏稠难咯，口干咽痛，舌红苔黄，脉滑数。

4. 润燥化痰法 适用于燥痰证。症见咳嗽痰少，痰稠而黏，咳之不爽，咽喉干燥，舌红苔少，脉细数。

5. 治风化痰法 适用于风痰证。若外风挟痰者，症见恶寒发热，咳嗽痰多等；若内风挟痰者，症见眩晕头痛，癫痫，甚则晕厥、不省人事等。

（十九）消导法

消导法是针对食积内停病机拟定的治疗方法，属于八法中“消法”的范畴。适用于食积痞块的病证。消导法主要是指消食导滞和消痞散积而言。

1. 消食导滞法 适用于食积停滞证。症见脘腹痞满，恶心呕吐，嗳腐吞酸，厌食纳呆，大便泄泻，舌苔厚腻，脉滑。

2. 消痞散积法 适用于气滞血瘀痰凝等所致的癥积痞块证。症见两胁癖积，脘腹癥结，攻撑作痛，饮食少进，肌肉消瘦等。

（二十）驱虫法

驱虫法是针对人体寄生虫病拟定的治疗方法。主要适用于肠道寄生虫病。症见脐腹疼痛，时发时止，善饥多食，面色萎黄，形体消瘦，睡中咬牙等。

（二十一）涌吐法

涌吐法是针对停蓄在咽喉、胸膈、胃脘的痰涎、宿食、毒物拟定的治疗方法。《素问·阴阳应象大论》“其高者，引而越之”为其立法依据。适用于中风、癫狂、喉痹之痰涎壅盛，阻塞咽喉，呼吸急迫，痰声如锯者；宿食停滞胃脘，胸闷脘胀，时时欲吐而不得吐者；误食毒物，为时不久，毒物尚留胃中者等。

二、中医治法与遣药组方

（一）解表法与遣药组方

1. 辛温解表法 适用于外感风寒表证。常选用麻黄、桂枝、细辛、紫苏、荆芥、防风、羌活、白芷、藁本、苍耳子、辛夷、生姜、葱白、香薷等药组合成方，以疏散风寒，宣肺散邪，代表方剂如麻黄汤、桂枝汤、大青龙汤等。

2. 辛凉解表法 适用于外感风热表证。常选用薄荷、牛蒡子、蝉蜕、葛根、柴胡、升麻、桑叶、菊花、蔓荆子、淡豆豉、浮萍、金银花、连翘等药组合成方，以疏散风热，宣肺止咳，代表方剂如银翘散、桑菊饮等。

3. 透疹解表法 适用于表邪外束，麻疹不透之证。常选用荆芥、薄荷、牛蒡子、蝉蜕、升麻、葛根、浮萍、柽柳等药组合成方，以发汗解表，宣毒透疹，代表方剂如升麻葛根汤、竹叶柳蒡汤。

4. 扶正解表法 适用于体虚外感表证。表证兼气虚者，常选用人参、黄芪、苏叶、葛根、前胡、桔梗、半夏、羌活、独活等药组合成方，共奏益气解表之功，代表方剂如人参败毒散、参苏饮。表证兼血虚者，常选用当归、白芍、川芎、地黄、葱白、淡豆豉、葛根、生姜等药组合成方，共奏养血解表之功，代表方剂如葱白七味饮。表证兼阴虚者，常选用玉竹、白薇、鲜生地、葱白、淡豆豉、薄荷、桔梗等药组合成方，共奏滋阴解表之功，代表方剂如加减葳蕤汤。表证兼阳虚者，常选用附子、黄芪、人参、麻黄、防风、桂枝、细辛、羌活等药组合成方，共奏助阳解表之功，代表方剂如麻黄附子细辛汤。

(二)泻下法与遣药组方

1. 寒下法 适用于热结便秘证。常选用大黄、芒硝、芦荟、厚朴、枳实、木香、槟榔、莱菔子等药组合成方，共奏泻热通便之功，代表方剂如大承气汤、小承气汤、调胃承气汤等。

2. 温下法 适用于寒积便秘证。常选用巴豆、大黄、附子、干姜、细辛等药组合成方，共奏温阳通便之功，代表方剂如大黄附子汤。

3. 润下法 适用于肠燥便秘证。常选用火麻仁、郁李仁、柏子仁、桃仁、杏仁、松子仁、瓜蒌仁、肉苁蓉、大黄、枳实、厚朴、当归、何首乌、生地、玄参、麦门冬、天门冬等药组合成方，共奏润肠通便之功，代表方剂如麻子仁丸、润肠丸、五仁丸等。

4. 攻补兼施法 适用于邪实正虚之便秘证。里热实结，气血虚弱便秘者，常选用大黄、芒硝、人参、当归等药组合成方，共奏攻下扶正之功，代表方剂如黄龙汤。里实热结，津液损伤便秘者，常选用大黄、芒硝、生地、玄参、麦门冬等药组合成方，共奏滋阴增液，泻热通便之功，代表方剂如增液承气汤。若寒实内结，气虚阳衰便秘者，常选用大黄、芒硝、人参、附子、干姜等药组合成方，共奏温阳导滞之功，代表方剂如温脾汤。

5. 泻下逐水法 适用于形气俱实之胸腹水肿。常选用甘遂、大戟、芫花、牵牛子、葶苈子、槟榔、大腹皮等药组合成方，共奏峻下逐水之功，代表方剂如十枣汤、舟车丸等。

(三)和解法与遣药组方

1. 和解少阳法 适用于少阳证。常选用柴胡、青蒿、黄芩、栀子、半夏、人参、党参、大枣、甘草等药组合成方，共奏和解少阳之功，代表方剂如小柴胡汤、蒿芩清胆汤等。

2. 调和肝脾法 适用于肝脾不和证。常选用柴胡、香附、枳壳、当归、白芍、地黄、茯苓、白术、甘草等药组合成方，共奏疏肝理脾之功，代表方剂如四逆散、逍遥散等。

3. 调和肠胃法 适用于肠胃不和证。常选用半夏、干姜、桂枝、黄连、黄芩、人参、党参、大枣、甘草等药组合成方，共奏和中降逆，散结消痞之功，代表方剂如半夏泻心汤、黄连汤等。

(四)表里双解法与遣药组方

1. 解表攻里法 适用于外感表证未罢，里实已成之证。常选用麻黄、桂枝、荆芥、防风、薄荷、桑叶、菊花、柴胡、大黄、芒硝、枳实、厚朴等药组合成方，共奏疏散表邪，攻泻里实之功，代表方剂如厚朴七物汤、大柴胡汤等。

2. 解表清里法 适用于外感表证未罢，里热已成之证。常选用麻黄、淡豆豉、葛根、黄芩、黄连、黄柏、石膏等药组合成方，共奏疏散表邪，清泻里热之功，代表方剂如葛根芩连汤、石膏汤等。

3. 解表温里法 适用于外感表证未罢，里寒已成之证。常选用麻黄、桂枝、白芷、附子、肉桂、干姜等药组合成方，共奏疏散表邪，温里散寒之功，代表方剂如五积散等。

(五)清热法与遣药组方

1. 清热泻火法 适用于气分实热证。常选用石膏、知母、寒水石、天花粉、芦根、竹叶、栀子、黄芩等药组合成方，共奏清解气分热邪之功，代表方剂如白虎汤。

2. 清热凉血法 适用于热入营血证。常选用水牛角、地黄、玄参、丹皮、赤芍、大青叶、板蓝根、金银花、连翘、竹叶等药组合成方，共奏清营凉血之功，代表方剂如清营汤、犀角地黄汤。

3. 清热燥湿法　适用于湿热内蕴之证。常选用黄芩、黄连、黄柏、龙胆草、苦参、白头翁、秦皮、白鲜皮、栀子、茵陈等药组合成方，共奏清热燥湿之功，代表方剂如黄芩汤、龙胆泻肝汤等。

4. 清热解毒法　适用于热毒壅盛之证。常选用黄连、黄芩、黄柏、栀子、金银花、连翘、蒲公英、紫花地丁、野菊花、板蓝根、马勃、山豆根、白头翁、秦皮等药组合成方，共奏清热解毒之功，代表方剂如黄连解毒汤、凉膈散、普济消毒饮、白头翁汤、仙方活命饮等。

5. 清虚热法　适用于阴虚发热证。常选用青蒿、地骨皮、白薇、地黄、玄参、知母、黄柏、丹皮、银柴胡、胡黄连等药组合成方，共奏清虚热之功，代表方剂如青蒿鳖甲汤、秦艽鳖甲散等。

（六）祛暑法与遣药组方

1. 清暑解热法　适用于暑热伤肺证。常选用鲜金银花、鲜荷叶、鲜扁豆花、荷梗、西瓜翠衣、滑石、冬瓜皮、青蒿、绿豆等药组合成方，共奏清暑解热之功，代表方剂如清络饮等。

2. 祛暑解表法　适用于夏季暑湿内伏，风寒表证。常选用香薷、白扁豆、厚朴、金银花、连翘等药组合成方，共奏祛暑解表之功，代表方剂如香薷散等。

3. 清暑利湿法　适用于中暑挟湿证。常选用香薷、藿香、佩兰、砂仁、白豆蔻、滑石、甘草、白扁豆等药组合成方，共奏清暑利湿之功，代表方剂如六一散等。

4. 清暑益气法　适用于暑伤气阴证。常选用西洋参、人参、黄芪、石斛、麦冬、五味子、竹叶、葛根、荷梗、知母、西瓜翠衣等药组合成方，共奏清暑益气之功，代表方剂如清暑益气汤等。

（七）温里法与遣药组方

1. 温中祛寒法　适用于里寒证。常选用干姜、吴茱萸、川椒、丁香、高良姜、生姜、草果等药组合成方，共奏温中祛寒之功，代表方剂如理中丸、吴茱萸汤、大建中汤、小建中汤等。

2. 回阳救逆法　适用于阳衰阴盛之证。常选用附子、干姜、肉桂、炙甘草等药组合成方，共奏回阳救逆之功，代表方剂如四逆汤等。

3. 温经散寒法　适用于寒滞经脉之证。常选用桂枝、细辛、附子、肉桂、当归、白芍等药组合成方，共奏温经散寒之功，代表方剂如当归四逆汤、阳和汤等。

（八）补益法与遣药组方

1. 补气法　适用于气虚证。常选用人参、党参、西洋参、太子参、黄芪、白术、山药、白扁豆、甘草、大枣、蜂蜜等药组合成方，共奏补气之功，代表方剂如四君子汤、参苓白术散等。

2. 补血法　适用于血虚证。常选用熟地黄、何首乌、当归、白芍、川芎、阿胶、龙眼肉等药组合成方，共奏补血之功，代表方剂如四物汤、当归补血汤等。

3. 补阴法　适用于阴虚证。常选用沙参、党参、玉竹、黄精、石斛、麦门冬、天门冬、百合、枸杞子、桑椹、黑芝麻、墨旱莲、女贞子、鳖甲、龟甲等药组合成方，共奏补阴之功，代表方剂如六味地黄丸、大补阴丸等。

4. 补阳法　适用于阳虚证。常选用鹿茸、淫羊藿、仙茅、巴戟天、核桃仁、冬虫夏草、补骨脂、益智仁、菟丝子、沙苑子、胡芦巴、肉苁蓉、锁阳、蛤蚧、杜仲、续断等药组合成方，共奏补阳之功，代表方剂如肾气丸、右归丸等。

（九）安神法与遣药组方

1. 重镇安神法　适用于神志不安的实证。常选用朱砂、磁石、龙骨、龙齿、琥珀、珍珠母等药组合成方，共奏重镇安神之功，代表方剂如朱砂安神丸、磁朱丸等。

2. 滋养安神法　适用于神志不安的虚证。常选用酸枣仁、柏子仁、合欢皮、合欢花、首乌藤、远志等药组合成方，共奏滋养安神之功，代表方剂如酸枣仁汤、天王补心丹、甘麦大枣汤等。

（十）开窍法与遣药组方

1. 凉开法　适用于热闭证。常选用麝香、冰片、安息香、水牛角、牛黄、黄芩、黄连、栀子、石膏、寒水石、羚羊角、玳瑁、天麻、全蝎、胆南星、川贝母、雄黄、朱砂、磁石、琥珀等药组合成方，共奏清热开窍之功，代表方剂如安宫牛黄丸、紫雪、至宝丹等。

2. 温开法　适用于寒闭证。常选用苏合香、安息香、麝香、冰片、青木香、香附、白檀香、沉香、丁香等药组合成方，共奏辛温开窍之功，代表方剂如苏合香丸、紫金锭等。

（十一）固涩法与遣药组方

1. 固表止汗法　适用于自汗、盗汗证。常选用黄芪、白术、防风、浮小麦、麻黄根、煅牡蛎、煅龙骨等药组合成方，共奏固表止汗之功，代表方剂如玉屏风散、牡蛎散等。

2. 敛肺止咳法　适用于肺虚久咳。常选用罂粟壳、五味子、乌梅、诃子、五倍子、人参、黄芪、麦冬、沙参、阿胶、天冬、熟地黄、地黄等药组合成方，共奏敛肺止咳之功，代表方剂如九仙散等。

3. 涩肠止泻法　适用于久泻久痢。常选用罂粟壳、诃子、肉豆蔻、五味子、赤石脂、禹余粮、乌梅、芡实、党参、肉桂、干姜、附子等药组合成方，共奏涩肠止泻之功，代表方剂如真人养脏汤、四神丸、桃花汤等。

4. 涩精止遗法　适用于遗精，遗尿证。常选用桑螵蛸、覆盆子、金樱子、沙苑子、芡实、莲须、益智仁、煅龙骨、煅牡蛎、熟地黄、山萸肉、枸杞子、杜仲、续断、鹿茸、菟丝子等药组合成方，共奏涩精止遗之功，代表方剂如金锁固精丸、桑螵蛸散、缩泉丸等。

5. 固崩止带法　适用于崩漏、带下证。常选用山茱萸、赤石脂、禹余粮、五倍子、海螵蛸、芡实、椿根皮、煅龙骨、煅牡蛎、乌贼骨、人参、白术、茯苓、山药、菟丝子、杜仲、续断等药组合成方，共奏固崩止带之功，代表方剂如固冲汤、完带汤等。

（十二）理气法与遣药组方

1. 疏肝行气法　适用于肝郁气滞证。常选用柴胡、香附、川楝子、橘核、青皮、郁金、小茴香、荔枝核等药组合成方，共奏疏肝行气之功，代表方剂如逍遥散等。

2. 理脾和胃法　适用于脾胃气滞证。常选用木香、陈皮、枳实、厚朴、砂仁、白豆蔻、苍术、藿香、香橼、沉香、槟榔等药组合成方，共奏理脾和胃之功，代表方剂如越鞠丸等。

3. 止咳平喘法　适用于肺气上逆证。常选用苏子、麻黄、杏仁、紫菀、款冬花、葶苈子、旋覆花、百部、前胡、枇杷叶、半夏等药组合成方，共奏止咳平喘之功，代表方剂如苏子降气汤、止嗽散等。

4. 降逆止呕法　适用于胃气上逆证。常选用旋覆花、代赭石、半夏、橘皮、竹茹、丁香、柿蒂、藿香、砂仁、白豆蔻、枇杷叶、沉香等药组合成方，共奏降逆止呕之功，代表方剂如旋覆代赭汤等。

（十三）活血法与遣药组方

1. 活血祛瘀法　适用于瘀血阻滞证。常选用川芎、延胡索、郁金、姜黄、乳香、没药、五灵脂、丹皮、赤芍、当归、桃仁、红花等药组合成方，共奏活血祛瘀之功，代表方剂如血府逐瘀汤、膈下逐瘀汤等。

2. 温经祛瘀法　适用于血瘀寒凝之证。常选用桂枝、干姜、肉桂、吴茱萸、小茴香、炮姜、白芍、当归、丹皮、桃仁、川芎、五灵脂、蒲黄、没药、延胡索等药组合成方，共奏温经祛瘀之功，代表方剂如少腹逐瘀汤、温经汤、生化汤等。

3. 泻热逐瘀法　适用于瘀热互阻之证。常选用大黄、芒硝、栀子、黄芩、青黛、丹皮、赤芍、桃仁、水蛭、虻虫等药组合成方，共奏泻热逐瘀之功，代表方剂如桃核承气汤等。

4. 活血通络法　适用于瘀血阻络之证。常选用桃仁、红花、当归、川芎、赤芍、丹参、五灵脂、蒲黄、山楂、桂枝、穿山甲、地龙、麝香、冰片等药组合成方，共奏活血通络之功，代表方剂如补阳还五汤、小活络丹等。

5. 活血疗伤法　适用于跌打损伤，筋伤骨折之证。常选用三七、乳香、没药、桃仁、苏木、续断、土鳖虫、马钱子、自然铜、骨碎补、血竭、儿茶、刘寄奴、麝香、冰片等药组合成方，共奏活血疗伤之功，代表方剂如七厘散、跌打丸等。

（十四）止血法与遣药组方

1. 清热止血法　适用于血热出血证。常选用小蓟、大蓟、地榆、槐花、槐角、侧柏叶、白茅根、苎麻根、黄芩、黄连、大黄、生地黄、生荷叶、生艾叶等药组合成方，共奏清热止血之功，代表方剂如泻心汤、十灰散、四生丸、小蓟饮子等。

2. 益气摄血法　适用于气不摄血之出血证。常选用人参、黄芪、白术、当归、白芍、甘草、麦冬、五味子等药组合成方，共奏益气摄血之功，代表方剂如归脾汤、固冲汤等。

3. 温阳摄血法　适用于虚寒性出血证。常选用灶心土、炮姜、艾叶、阿胶、附子、干姜、甘草等药组合成方，共奏温阳摄血之功，代表方剂如黄土汤、柏叶汤等。

（十五）治风法与遣药组方

1. 疏散外风法　适用于外风所致病证。常选用羌活、独活、防风、川芎、白芷、荆芥、白附子等药组合成方，共奏疏散外风之功，代表方剂如大秦艽汤、消风散、川芎茶调散、牵正散、小活络丹等。

2. 平息内风法　适用于内风病证。若肝阳偏亢，肝风内动者，常选用石决明、珍珠母、牡蛎、龙骨、赭石、龟甲、天麻、钩藤等药组合成方，共奏镇肝息风之功，代表方剂如镇肝息风汤、天麻钩藤饮等；若阳邪亢盛，热极动风者，常选用羚羊角、钩藤、天麻、菊花、玄参、生地、白芍等药组合成方，共奏凉肝息风之功，代表方剂如羚角钩藤汤等；若邪热伤阴，阴虚风动者，常选用阿胶、鸡子黄、地黄、白芍等药组合成方，共奏滋阴息风之功，代表方剂如阿胶鸡子黄汤、大定风珠等。

（十六）润燥法与遣药组方

1. 轻宣润燥法　适用于外燥证。若外感凉燥者，常选用紫苏叶、桔梗、前胡、杏仁、淡豆豉、荆芥、防风等药组合成方，共奏轻宣凉燥之功，代表方剂如杏苏散等；若外感热燥者，常选用桑叶、薄荷、连翘、菊花、杏仁、贝母、枇杷叶、前胡、沙参、麦冬等药组合成方，共奏轻宣温燥之功，代表方剂如桑杏汤、清燥救肺汤等。

2. 滋润内燥法　适用于内燥证。常选用沙参、玉竹、石斛、麦门冬、天门冬、百合、女贞子、鳖甲、龟甲、生地黄、熟地黄、玄参等药组合成方，共奏养阴润燥之功，代表方剂如养阴清肺汤、麦门冬汤、增液汤等。

（十七）祛湿法与遣药组方

1. 祛风胜湿法　适用于风湿在表及风湿痹证。常选用羌活、独活、防风、秦艽等药组合成方，共奏祛风胜湿之功，代表方剂如羌活胜湿汤、独活寄生汤等。

2. 运脾除湿法　适用于湿阻中焦证。常选用苍术、厚朴、白术、半夏、陈皮、藿香、佩兰、砂仁、白豆蔻等药组合成方，共奏运脾除湿之功，代表方剂如平胃散等。

3. 清热祛湿法　适用于湿热证，如湿温病、湿热黄疸、湿热淋证等。常选用黄芩、黄连、黄柏、栀子、茯苓、猪苓、泽泻、薏苡仁、车前子、滑石、木通、茵陈蒿等药组合成方，共奏清热祛湿之功，代表方剂如三仁汤、甘露消毒丹、茵陈蒿汤、八正散等。

4. 利水渗湿法　适用于水湿壅盛，湿从寒化，阳虚不运所致的小便不利，水肿，痰饮等证。常选用茯苓、泽泻、猪苓、薏苡仁、车前子等药组合成方，共奏利水渗湿之功，代表方剂如五苓散、五皮散等。

（十八）祛痰法与遣药组方

1. 燥湿化痰法　适用于湿痰证。常选用半夏、天南星、陈皮、砂仁、白术、茯苓、泽泻等药组合成方，共奏燥湿化痰之功，代表方剂如二陈汤等。

2. 温化寒痰法　适用于寒痰证。常选用干姜、细辛、半夏、白术、茯苓等药组合成方，共奏温化寒痰之功，代表方剂如苓甘五味姜辛汤等。

3. 清热化痰法　适用于热痰证。常选用胆南星、瓜蒌、贝母、竹茹、礞石、黄芩、黄连等药组合成方，共奏清热化痰之功，代表方剂如清气化痰丸、小陷胸汤等。

4. 润燥化痰法　适用于燥痰证。常选用瓜蒌、川贝母、桔梗、杏仁、桑叶、天花粉、百合、生地、玄参等药组合成方，共奏润燥化痰之功，代表方剂如贝母瓜蒌散等。

5. 治风化痰法　适用于风痰证。若外风挟痰者，常选用桔梗、杏仁、桑叶、荆芥、薄荷、紫菀、百部、白前等药组合成方，共奏疏风化痰之功，代表方剂如止嗽散等；若内风挟痰者，常选用半夏、天南星、白术、天麻、僵蚕、全蝎、蜈蚣等药组合成方，共奏息风化痰之功，代表方剂如半夏白术天麻汤等。

（十九）消导法与遣药组方

1. 消食导滞法　适用于食积停滞证。常选用山楂、神曲、莱菔子、麦芽、谷芽、稻芽、鸡内金等药组合成方，共奏消食导滞之功，代表方剂如保和丸、枳实导滞丸等。

2. 消痞散积法　适用于癥积痞块证。常选用莪术、三棱、水蛭、虻虫、斑蝥、穿山甲、鳖甲、牡蛎、昆布、海藻、夏枯草、桃仁、红花、乳香、没药等药组合成方，共奏消痞散积之功，代表方剂如枳实消痞丸、鳖甲煎丸等。

（二十）驱虫法与遣药组方

适用于肠道寄生虫病。常选用使君子、苦楝皮、槟榔、南瓜子、鹤草芽、雷丸、贯众、鹤虱、芜荑、榧子等药组合成方，共奏驱虫之功，代表方剂如乌梅丸、肥儿丸、布袋丸、化虫丸等。

（二十一）涌吐法与遣药组方

适用于中风、喉痹、食积、干霍乱及误食毒物等病证。常选用瓜蒂、藜芦、常山、人参、胆矾、食盐等药组合成方，共奏涌吐痰食毒物之功，代表方剂如瓜蒂散、救急稀涎散、盐汤探吐方等。

总之，根据辨证确立治法，根据立法遣药组方，“法从证立”“方从法出”，遣药组方必须反映立法精神，这是中医遣药组方必须遵循的原则。古往今来，方剂之多，数不胜数，实难掌握。惟有深入探索中医治法规律，以法统方，一法多方，法不变而方无穷，才能起到驾简驭繁目的。

第五章　君臣佐使是遣药组方的规矩

一、君臣佐使制方规矩

“方从法出”，方剂是在辨证立法的基础上选择合适的药物组合成方。药物的功用各有所长，也各有所偏，通过合理的配伍，增强或改变其原有的功用，调其偏性，制其毒性，消除或减缓其对人体的不利因素，使各具特性的药物发挥综合作用，所谓“药有个性之专长，方有合群之妙用”，即是此意。中医方剂组成要恪守自身的制方之法，即要遵循君、臣、佐、使的制方规矩。历代医家多有论述。如《素问·至真要大论》说：“主病之谓君，佐君之谓臣，应臣之谓使。”又说：“君一臣二，制之小也，君一臣三佐五，制之中也，君一臣三佐九，制之大也。”

根据历代医家的论述可归纳如下。

君药　是针对主病或主证起主要治疗作用的药物。其药力居方中之首，用量较作为臣、佐药应用时要大。在一个方剂中，君药是首要的，是不可缺少的药物。

臣药　有两种意义：一是辅助君药加强治疗主病或主证的药物；二是针对兼病或兼证起治疗作用的药物。它的药力小于君药。

佐药　有三种意义：一是佐助药，即协助君、臣药以加强治疗作用，或直接治疗次要的兼证；二是佐制药，即用以消除或减缓君、臣药的毒性与烈性；三是反佐药，即根据病情需要，用与君药性味相反而又能在治疗中起相成作用的药物。佐药的药力小于臣药，一般用量较轻。

使药　有两种意义：一是引经药，即能引方中诸药以达病所的药物；二是调和药，即具有调和诸药作用的药物。使药的药力较小，用量亦轻。

除君药外，臣、佐、使都各具两种以上涵义。在每一首方剂中不一定每种意义的臣、佐、使药都具备，也不一定每味药只任一职。如病情比较单纯，用一二味药即可奏效，或君、臣药无毒烈之性，便不需用佐药。主病药物能至病所，则不必再加引经的使药。在组方体例上，君药宜少，一般只用一味，《苏沈良方》曾说：“主病者，专在一物，其他则节给相为用”。若病情比较复杂，亦可用至二味，但君药不宜过多，多则药力分散，而且互相牵制，影响疗效。正如陶弘景所说：“若多君少臣，多臣少佐，则药力不周也。”臣药可多于君药，佐药常常多于臣药，而使药则一二味足矣。总之，每一方剂的药味多少，以及臣、佐、使是否齐备，全视病情与治法的需要，并与所选药物的功用、药性密切相关。

总之，组成一首方剂，首先是依据辨证、治法的确立，选定恰当的药物，并酌定用量，明确君、臣、佐、使的不同地位及其配伍关系，发挥其综合作用，制约其不利因素，使之用药适宜，配伍严谨，主次分明，恰合病情，才能取得良好的治疗效果。

二、君臣佐使变化规律与遣药组方

君、臣、佐、使的变化包括三方面：一是君药变化；二是药味增减；三是药量增减，从而使君、臣、佐、使在方中位置变化，方剂的功用与主治亦相应地发生变化，这与遣药组方有着密切的关系。

1. 君药变化　君药，是针对主病或主证起主要治疗作用的药物，当处方中君药发生变化时，该方的主攻方向就发生了变化，功用主治自然有所不同。如：治六郁证的越鞠丸，费伯雄在《医方论》中论述："此方注云：统治六郁。岂有一时而六郁并集者乎？须知古人立方，不过昭示大法。气郁者，香附为君；湿郁者，苍术为君；血郁者，川芎为君；食郁者，神曲为君；火郁者，栀子为君。相其病在何处，酌量加减，方能得古人之意而不泥古人之方。"汪讱庵在《医方集解》中解释六味地黄丸的君臣定位谓"血虚阴衰，熟地为君；精滑头昏，山萸为君；小便或多或少，或赤或白，茯苓为君；小便淋沥，泽泻为君；心虚火盛及有瘀血，丹皮为君；脾胃虚弱，皮肤干涩，山药为君"。由此可见，君药变化，则整个处方的功用亦随之而变。

2. 药味增减　药味增减变化有两种情况：一种是佐使药的加减，因为佐使药在方中的药力较小，不致引起功效的根本改变，所以这种加减是在主证不变的情况下，对某些药进行增减，以适应一些次要兼证的需要。另一种是臣药的加减。这种加减改变了方剂的配伍关系，会使方剂的功效发生根本变化。如三拗汤，即麻黄汤去桂枝。此方仍以麻黄为君，但无桂枝的配合，则发汗力弱，且配以杏仁为臣，其功专主宣肺散寒，止咳平喘，是一首治疗风寒犯肺咳喘的基础方。再如麻黄加术汤，即麻黄汤原方加入白术，此方白术亦为臣药，形成一君二臣的格局。麻黄、桂枝发散风寒，白术祛湿，组成发汗祛风寒湿邪之方，是治疗痹证初起的主要方剂。可以看出，三拗汤与麻黄加术汤虽均以麻黄汤为基础，但由于臣药的增减，药物的配伍关系发生了变化，所以其功用与主治则截然不同。

3. 药量增减　药量是标识药力的，方剂的药物组成虽然相同，但药物的用量各不相同，其药力则有大小之分，配伍关系则有君臣佐使之变，从而其功用、主治则各有所异。如小承气汤与厚朴三物汤虽均由大黄、厚朴、枳实三药组成，但小承气汤以大黄四两为君，枳实三枚为臣，厚朴二两为佐，其功用则为攻下热结，主治阳明里热结实证的潮热，谵语，大便秘结，胸腹痞满，舌苔老黄，脉沉数。而厚朴三物汤则以厚朴八两为君，枳实五枚为臣，大黄四两为佐使，其功用为行气消满，主治气滞腹满，大便不通。前者行气以助攻下，病机是因热结而浊气不行；后者是泻下以助行气，病机是因气郁而大便不下。

总之，临证组方时在遵循君、臣、佐、使的原则下，还要结合患者的病情、体质、年龄、性别与季节、气候，以及生活习惯等，予以灵活变化，加减运用，做到"师其法而不泥其方"。根据病机变化而酌定"君、臣、佐、使"以遣药组方，它是理法方药的有机结合，是辨证论治的具体体现。如此才能切中肯綮，获得满意的临床疗效。

第六章　优秀名方是遣药组方的典范

所谓名方是经过历代名医的临床实践，筛选而得的组方合理、配伍精当、疗效确切、得到公认的处方，是千百年来我国历代医家流传下来的宝贵遗产，是最能体现中医药学实用价值的精华。在临证用药时要正确掌握名方的组方渊源及衍变规律，这对指导辨证用药具有重要意义。如六味地黄丸，出自宋·钱乙《小儿药证直诀》，由熟地黄、山茱萸、山药、茯苓、丹皮、泽泻组成，为治疗肾阴虚证的基本方。由于疾病变化多端，在肾阴虚的基础上，可以出现阴虚火旺，痨热骨蒸；肝肾不足，目失所养；肾阴不足，失于摄纳；肝肾阴亏，耳鸣耳聋等诸多变证，前人在六味地黄丸的基础上，通过增加不同药味创制了系列地黄丸的名方。如麦味地黄丸出自《寿世保元》，为六味地黄丸加麦冬、五味子而成，具有滋补肺肾的功效，用治肺肾阴虚，或喘或咳者。知柏地黄丸出自《医宗金鉴》，为六味地黄丸加知母、黄柏而成，具有滋阴降火的功效，用治阴虚火旺所致骨蒸潮热，虚烦盗汗，腰脊酸痛，遗精等。杞菊地黄丸出自《医级》，为六味地黄丸加枸杞子、菊花而成，具有滋肾养肝明目的功效，用治肝肾阴虚所致两目昏花，视物模糊，或眼睛干涩，迎风流泪等。都气丸出自《医贯》，为六味地黄丸加五味子，具有滋肾纳气的作用，用治肾虚气喘，或呃逆之证。明目地黄丸出自《审视瑶函》，为六味地黄丸加柴胡、茯神、当归身、五味子而成，用治肾虚目暗不明。耳聋左慈丸出自《饲鹤亭集方》，为六味地黄丸加柴胡、煅磁石而成，具有补肝肾，聪耳窍的功效，用治肝肾阴亏，头晕目眩，耳鸣耳聋。为后世灵活运用名方化裁施治的典范。

又如四君子汤，该方出自《太平惠民和剂局方》，由人参、白术、茯苓、甘草组成，具有益气健脾的功效，是治疗脾胃虚证的常用方，亦是补气的基本方，后世众多补脾益气的方剂均从此方衍化而来。在脾胃气虚证的基础上，临床常可见到脾胃气虚兼气滞，脾胃气虚兼痰湿阻滞，脾胃气虚痰阻气滞等诸证，前人据此以四君子汤为基础，衍义出诸多名方，如异功散，该方出自《小儿药证直诀》，为四君子汤加陈皮而成，具有益气健脾，行气化滞的功效，用治脾胃气虚兼气滞证，症见饮食减少，大便溏薄，胸脘痞闷不舒，或呕吐泄泻等。六君子汤出自《医学正传》，为四君子汤加陈皮、半夏而成，具有益气健脾，燥湿化痰的作用，用治脾胃气虚兼痰湿证，症见食少便溏，胸脘痞闷，呕逆。香砂六君子汤出自《古今名医方论》，为四君子汤加陈皮、半夏、木香、砂仁而成，具有益气化痰，行气温中的作用，用治脾胃气虚，痰阻气滞证，症见呕吐痞闷，不思饮食，脘腹胀痛，消瘦倦呆，或气虚肿满。

由此可见，临床众多名方具有加减变化规律，可作为临床辨证用药的典范，可为临床遣药组方提供思路。临床医家依据名方的制方精髓，施其法而不泥其方，结合临床实际，古为今用可创制出安全有效、科技含量高的优秀新名方。

第七章　精通药性是遣药组方的基础

一、精通药性必须掌握药物来源

（一）精通药性必须掌握药物的基原

明确的基原、优质的品种是保证优质中药材的前提，也是临床应用安全、有效的保证。

我国幅员辽阔，自然条件复杂，植物种类繁多，中药同名异物、同物异名现象十分普遍。在品种上历代本草著作亦屡有增删，或语焉不详，从而导致后世出现品种混乱现象。如常用中药材木通，早见于《本经》，名为通草。在长期的用药过程中，存在着名称更替，同名异物、基原变异等复杂情况。据报道，20世纪60年代，通过实际调查，收集各地市场做木通药材使用的种类主要有以下几类：①马兜铃科：关木通（木通马兜铃）*Aristoloch manshuriensis*，淮通（包括大叶马兜铃 *A. kaempferi* 和马边马兜铃 *A. moupinensis*）。②毛茛科：川木通包括山木通（小木通）*Clematis armanch*，白花木通（绣球藤）*C. montana*。③木通科：木通 *Akebia quinata*，三叶木通 *A. trifoliate*，南三叶木通（白木通）*A. trifoliate* var. *australis*。④防己科：毛青藤 *Sinomenium acutum* var. *cinereum*。⑤茜草科：鸡屎藤 *Paederia scandens*，毛鸡屎藤 *P. tomentosa*。⑥猕猴桃科：硬猕猴桃 *Actinidia callosa*。自清代关木通出现，并逐渐广为应用，一度成为木通药材的主流品种。我国20世纪60年代已发现关木通的肾毒性，20世纪90年代以后有更多报道指出，所含马兜铃酸等成分有致急性肾小管坏死的毒性。造成毒性反应与用量过大、疗程过长有直接关系。至此，木通科木通为传统木通药材正品的地位又重新被肯定。再如现代临床使用的五加皮药材，有南五加和北五加之分，南五加为五加科落叶小灌木细柱五加 *Acanthopanax gracilistylus* W. W. Smith. 的根皮，而北五加为萝藦科植物杠柳 *Periploca sepium* Bge. 的根皮。南五加无毒，长于补肝肾、强筋骨；北五加有毒，有强心、利尿、止痛等作用，若过量长期服用，会引起蓄积中毒。由此可见，中药的基原、品种和临床应用的有效性、安全性密切相关。

中药的基原关乎中药材品质的真、伪、优、劣。因此，确定单味中药植物来源，鉴定其学名，明确其生物界位置，明辨药物基原、品种与药性、药效间的相关性，是掌握药性的第一要务。

（二）精通药性必须掌握药物的产地

中医用药历来十分重视药材产地，讲究道地药材。所谓“道地药材”，即指历史悠久，产地适宜，品质优良，炮制考究，疗效突出的药材。中国道地药材的形成经历了漫长的历史过程，并有其形成的客观条件。物竞天择，药物品种经过不断的优胜劣汰，加上长期的临床实践的检验，反复择优选择，以及在漫长的生产过程中逐渐形成的比较成熟的栽培技术、采集方法和独特的炮制工艺以及成功引种外来进口药材，最终形成了不少带有产地气候土壤特征的“道地药材”。驰名中外的道地药材有吉林的人参、鹿茸，辽宁的细辛、五味子，内蒙古的甘草、黄芪，河北的枣仁，山西的党参，山东的阿胶，江苏的薄荷，安徽的滁菊、木瓜，福建的泽泻，广东的砂仁、陈皮，广西的蛤蚧，四川的黄连，云南的三七、茯苓，青海的大黄，甘肃的当归等，形成了我国药学宝库中一颗颗璀璨的明珠。道地药材被确认后，为标明某某药材是道地产品，常将地名与药名组合成道地药材的复合名称，如川连、川芎、川贝、云茯苓、辽细辛、建泽泻、西秦艽、台乌药、怀山药、苏薄荷、滁菊花等等，不仅中药行业如此称道，医生也常以此作药物的处方用名，遣药组方。

现代药物理化研究证明，产地不同，各地区的土壤、水质、气候、雨量、肥料等自然条件，都能影响药用植物生长、开花、结果等一系列生态过程，特别是土壤成分更能影响中药的内在化学成分的质和量。产地不同，同一种药用植物所含有效成分不完全相同，从而使药理作用也有所区别。如长白山的野山参及东北三省和朝鲜、日本的园参，虽同是人参，但因产地不同，不同皂苷单体的含量也不一样。又如人参茎叶中皂苷含量同在吉林省，七个不同产地所得样品含量差别也相当悬殊，可见吉林人参虽属道地药材，仍有优劣之分。再如不同地区，不同品种的大黄所含的致泻成分蒽醌总量也相差很大，掌叶大黄 5.19%、唐古特大黄 4.36%、药用大黄 3.37%、藏边大黄 2.94%、河套大黄 2.90%、天山大黄 2.10%、华北大黄 0.70%，其泻下作用也以掌叶大黄最好，唐古特大黄、药用大黄次之，其他地区品种的大黄就相差甚远了。由此可见，随着科学技术的进步，道地药材的质量评价有了客观的依据，有助于精确掌握不同产地药材饮片的药性，以便于指导临床合理使用道地药材，达到最佳疗效。

同时，也应认识到，道地药材的生产毕竟是有限的，药材的道地主产区并不是固定不变的，某些野生资源的种质会退化，或濒临灭绝，并且目前还存在盲目引种、随意扩大种植区域的现象，诸如此类，均影响到道地药材的质量。因此，为了满足人们对道地药材日益增长的需要，扩大道地药材的生产，目前正在广泛开展道地药材的栽培研究，包括道地药材栽培品种的地理分布和生态环境，即光照、温度、土壤关系的研究。中药材生产质量管理规范（GAP）基地建设刻不容缓，在保证药效的前提下，选择优质中药材品种和培育新品种，制定道地药材质量标准，选择优势区域布局，建立规范药源基地，建立生产质量管理规范（GMP），标准操作规程（SOP），科学地施肥、浇水，控制重金属及农残污染，走中药材生产规范化、规模化、实体化、科技化发展之路，确保现代中药材质量“安全、有效、稳定、可控”，促进中药资源的可持续发展，为人民健康及经济的繁荣作出贡献。

（三）精通药性必须掌握药物的采收

中药的采收时节和方法对确保药物的质量有着密切的关联，我国不少医药学家对采药予以极大的重视。有关采集中药的论述，在现存医药文献中也屡见不鲜，如《神农本草经》：“采造时月生熟……并各有法”，指出必须根据药用部位不同适时采集；陶弘景说：“凡采药时月……其根多以二月八月采者，谓初春津润始萌，未充枝叶，势力淳浓也，至秋枝叶干枯，津润归流于下也，大抵春宁宜早，秋宁宜晚，花实茎叶，各随其成熟尔。”这是从药用植物生长规律中具体指出根茎叶花果实不同的采集方法；《千金要方》云：“早则药势未成，晚则盛势已歇”。《千金翼方》谓：“夫药采取，不知时节，不以阴干暴干，虽有药名，终无药实，故不依时采取，与朽木不殊，虚费人工，卒无裨益。”

近代药物化学研究也证实，中药原植物（动物）在其生长发育过程中，各类化学成分的形成、积累、转化具有一定的期限，不同的生长发育阶段和器官组织化学成分的积累动态是不相同的，甚至会有质的差别。如杜鹃花科植物照山白，三月份其枝叶中有效成分总黄酮含量可达 2.75%，有毒成分梫木毒素为 0.03%；到了八月份总黄酮含量降到 1.72%，而梫木毒素含量则上升至 0.60%。又如蓼科植物大黄根 6～7 月，无蒽醌类成分，但到 8 月后，蒽醌类成分剧增，在冬季仍保持很高水平。东北产甘草，甘草酸为其主要有效成分，生长 1 年者含量为 5.49%，2 年者为 6.76%，3 年者为 9.84%，4 年者为 10.52%。原麝 5 岁半，产香 18.04g；林麝 5 岁半，产香 18.46g。麝香的产量以 1～3 岁逐渐幅度增大，以后逐年下降。因此，采收宜择最佳时期。一般来讲，以入药部分的成熟程度为依据，也就是在有效成分含量最高的时节采集。每种植物都有一定的采收时节和方法，按药用部位的不同可归纳为以下几个方面。

1. 全草　多在枝叶茂盛，花朵初开时采集。茎粗或较高的可用镰刀从地面上割取，如益母草、紫苏、荆芥等；茎细或较矮的可连根拔起，如鹅不食草、地丁、车前草、瓦松等；有的需要在花未开前采出，如薄荷、青蒿、佩兰等；有的则需要在嫩苗时采收如茵陈。采集时不要“一扫光”，应将生长茁壮的植物留下一些，以利繁殖。

2. 叶类　通常在花蕾将放或盛开的时候采收，此时叶片茂盛，颜色青绿，性味完壮，药力雄厚，最宜采收，如荷叶、大青叶、枇杷叶等。有些特定的药物如桑叶，则需在深秋经霜后才能采集。

3. 花、花粉　花类药材一般在含苞未放时采摘花蕾，如金银花、槐花、辛夷、厚朴花等，有的花半开时采摘为好，如月季花、木槿花、扁豆花等；有的需花正开时采摘，如菊花、旋覆花等。由于花朵次第开放，所以要分次摘收。花期短的，过早花不成形，气味不足，过迟花残瓣落，气味散失，故及时采摘十分重要。至于红花则宜花冠由黄色变成橙红色时采收；蒲黄、松花粉之类以花粉入药的药材，应在花盛开时采收，款冬花必须在冬至前采收，这是因为它的花入冬时才在根部生出。采摘最好在当天早晨，以保持花朵完整，便于晾晒，不易霉烂。

4. 果实、种子　大多都要在成熟时采摘，如瓜蒌、马兜铃、槟榔及莲子、沙苑子、菟丝子等；有的果实类药物，如枳实、青皮、乌梅等需要在果实未成熟时采收；有些既用全草又用种子入药的，即可在种子成熟时割取全草，将种子打下后分别晒干贮藏，如车前子、苏子；有些种子成熟时易脱落，或果壳易开裂，种子散失，如茴香、豆蔻、牵牛子等，应在果实开始成熟尚未裂开时收取；容易变质的浆果，如枸杞子、山萸肉、龙葵等，在略熟时于晴天或傍晚时分采收，以便于晾晒干燥。

5. 根、根茎　一般以春初或秋末即二月、八月采收为佳，因为春初"津润始萌，未充枝叶，势力淳浓""至秋枝叶干枯，津润归流于下"，且"春宁宜早，秋宁宜晚"。现代研究也证明这段时间苗未长出或地上部分已枯萎，植物体的营养物质大部都存在根和根状茎内，药物有效成分含量较高，此时采集则产量和质量都较高。如果采收过早则浆水不足，晒干后质地松泡，过晚则已出苗，消耗养分，影响质量，如天麻、苍术、葛根、大黄、玉竹等。但也有例外，如太子参、延胡索、半夏则要在夏天地上苗将枯萎时采收。

6. 树皮、根皮　树皮类药材通常在春夏之间采剥，这时植物生长旺盛，皮内养分较多，皮层和木质部也容易剥离，如秦皮、黄柏等。但也有例外，如肉桂，常于十月间采，此时油多易剥。根皮则以春秋采剥为宜，如牡丹皮、苦楝皮、地骨皮等。有些既是药材又是木材的树皮类药材，如黄柏、秦皮、桑白皮、椿皮等，应结合林业部门采伐时剥取。

7. 树脂和汁类药材　不同的植物采收时间和部位也不同。如安息香采香多在四月至秋末，在树干上割成V形口，其汁凝固成香后采收。新疆的阿魏是割取根头的皮层部分，使泌出白色胶状乳液。

8. 动物类药材　为保证药效也必须根据生长活动季节捕捉采集。如鹿茸应选择3～6年健壮的梅花鹿，于每年清明节后45～50天之间锯头茬茸，这时采收的鹿茸只有两叉，茸名称"二杠"，质量最好；熊胆过去多选择冬季猎取捕杀后立即取胆，此时胆汁充足，品质最优，但不利于野生动物保护，此法早已废除。目前在我国多采用人工养殖棕熊、黑熊，胆囊造漏引流，收取胆汁，既提高了熊胆药材质量产量，又保护野生动物药材资源。再如石决明、牡蛎、蛤壳、瓦楞子等贝壳类药材多在夏秋季捕采，这时为此类动物生长发育最旺盛的季节，钙质充足，药效最佳；蟾酥为蟾蜍科动物蟾蜍头上腺液干燥而成，宜在春秋两季蟾蜍多集结活动时采收，此时容易捕捉，腺液充足，质量最佳。再如林蛙的干燥输卵管入药称哈蟆油，采收时节应于白露前后进行。此时林蛙体壮肉健，发育最好，捕捉后割取晒干入药最为适宜；桑螵蛸为螳螂的卵鞘，露蜂房为大黄蜂的蜂巢，这类药材多在秋季卵鞘、蜂巢形成后采集，并应立即用水烫煮的方法杀死虫卵，以免孵化成虫；至于全蝎、土鳖虫、蟋蟀、斑蝥等虫类药材，大多在夏末秋初捕捉其虫，此时气温高，湿度大，宜于虫类药物生长，是采收的最好季节；再如蝉蜕为黑蚱羽化时所蜕的皮壳，多于夏秋季采取；而蛇蜕，即为黑眉锦蛇、锦蛇、乌梢蛇等多种蛇类蜕下的皮膜，因其反复蜕皮，故全年均可采收，惟3～4月最多。

9. 矿物类药材　全年皆可采收，不拘时间，注意方法，择优选采即可。

总之，无论植物药、动物药及矿物药，采收方法各不相同，正如《本草蒙筌》所谓："茎叶花实，四季随宜，采未老枝茎，汁正充溢，摘将开花蕊，气尚包藏，实收已熟，味纯，叶采新生，力倍，入药诚妙，治病方实。其诸玉石禽兽虫鱼，或取无时，或按季节，治病方实。其诸玉石禽兽虫鱼，或取无时，或按季节，亦有深义，非为虚文，并各遵依，勿恣孟浪。"足见药物采集虽方法各异，但仍有规律可循。因为每一种植物或动物都有其独特的生物发育节律，其生命活动按照一定的规律进行，使其中化学成分的量和质有规律性的变化。因此，掌握植物或动物生物学和生化学的变化规律以指导药材的适时采收至关重要。

(四)精通药性必须掌握药物的贮藏

中草药在采集以后，都应采取一定的加工处理，以便贮藏。贮藏保管的好坏，直接影响药材的质量。如果贮藏不当，药材可能发生虫蛀、霉烂、变色、走油等败坏现象，致使药材变质，甚至失效。正如药谚所云："霉药不治病，虫蛀伤药性。"因此要很好地贮藏药材，首先应了解造成药材变质的主要因素，进而采取恰当的贮藏方法，以确保疗效。

1. 影响药材变质的主要因素

(1) 虫蛀　附有害虫或虫卵的中草药，因入库前未经仔细检查，带入仓库，互相感染蔓延造成虫蛀。药材经虫蛀后，形成蛀孔，产生蛀粉，使药材的疗效降低，甚至完全失效。害虫的生长和繁殖有一定的条件。一般温度在 15～35℃，空气的相对湿度在 60%以上，药材含水量在 10%～15%以上，害虫就可能生长。另外，药材的虫蛀与药材本身的性质也有密切关系。例如含有淀粉或糖分，如泽泻、党参等；脂肪油，如柏子仁、火麻仁；蛋白质，如土鳖虫、乌梢蛇等的药材最易遭虫蛀，因为这些成分都是害虫的良好养料。

(2) 发霉　空气中存在大量的霉菌孢子，如散落在药材的表面，在适当温度和湿度下，霉菌生长侵蚀药材内部组织，使其成分变质，以致失效。一般温度在 10℃以下，相对湿度在 70%以下，药材含水量在 15%以下就不易发霉。

(3) 变色　引起变色的原因主要是光线，例如花类药材，光线直射过久，就会褪色。颜色的变化下仅影响外观，更重要的是可能发生有效成分的变化，因此，最好避光保存。

(4) 走油　含有脂肪油、挥发油类的药材，在一定温度、湿度的情况下，造成油脂外溢，质地返软、发黏、颜色变浑，并发出油败气味的现象，称为走油，如核桃仁。另外含有黏液性物质等的药材，由于接触空气，某些成分发生变化，表面出现油样色泽，常常也称为走油，如天门冬。因此，贮藏这类药材，必须放阴凉干燥处。

2. 合理贮藏药材的方法

(1) 干燥　干燥是保存药材的最基本条件，因为没有水分，许多化学变化就不可能发生，微生物也不易生长。具体干燥方法有以下四种。

①晒干法　把药材摊开放在席子上在阳光下暴晒。如有条件搭架子，把席子放在架子上则干燥得更快，这是最经济、简便的方法。凡是不怕光的药材，均可应用此法。含水分或淀粉较多的药物，如延胡索、贝母、百合等不易晒干的药物，要用开水烫煮或蒸后才能晒干。

②阴干法　将药材放在通风的室内或遮阴的棚下，避免阳光直射，利用空气流通，使药材中的水分自然蒸发而达到干燥的目的。凡高温、日晒易失效的药材，如花类及芳香性药材均可应用此法。

③烘干法　利用火炕低温烘烤，使药材干燥，特别适用于阴湿多雨的季节。烘烤芳香性药材和含有油性的果实、种子等药材温度宜低一些，一般不应超过 40℃。有些药材如生地等，则用炕或焙的方法处理。

④石灰干燥法　易生虫、发霉的少量高价药材如人参等，放入石灰缸内贮藏干燥。

(2) 低温　低温不仅可以防止药材有效成分变化或散失，还可以防止菌类孢子和虫卵的繁殖。一般温度低于 10℃，霉菌和虫卵就不易生长。因此，药材最好存放在背光、阴凉干燥处。

(3) 避光　凡易受光线作用而起变化的药材，应贮藏在暗处或陶、瓷容器，或有色玻瓶中。有些易氧化变质的药物，应放在密闭容器中。

(4) 化学药物熏杀　这是较常用的有效防虫、灭虫方法，但只适用于储存大量药材的仓库。最常用的是用氯化苦(三氯硝基甲烷)熏蒸。氯化苦是一种有毒的挥发性液体。用时在室外作业或戴上防毒面具。一般每立方米喷 20～30g，室温要求在 18～20℃，过低不易挥发。喷后密闭 72 小时后才能开门窗。三氯硝基甲烷(氯化苦)的杀虫效率高，但毒性较大。另外，也有用硫黄点燃后生成的二氧化硫来熏蒸，其毒性小但价格较三氯硝基甲烷为高。特别是容易引起火灾，用时需加以注意。硫黄熏的方法可以用于较少量药材的杀虫。

(5) 经验贮藏方法

①利用两种药材同处贮藏，能互相避免变质现象。如泽泻与丹皮放在一处，泽泻不易虫蛀，丹皮也不易变质。

②利用某种药材能防止另一种药材变质，如花椒与有腥味的动物类药一起存放，可防止动物类药材虫蛀变质，如地龙等可与花椒一起存放。

③利用米糠或谷糠贮藏药材，于 5～6 月间在席上摊放已干燥的谷糠或米糠，将药材埋入糠中，也可以将药材与糠一层层间隔存放。例如白芷、党参等根类药材利用此法贮藏效果很好。

④喷酒贮藏。将酒喷在药材上与密闭的容器中，酒蒸气可防虫防霉。

⑤分类贮藏。按药材不同性质，防治结合，进行保管。属于肉质、粉性大、甜香的药材易生虫，应放在熏库中，如刺猬皮、瓜蒌等。易霉药材，如远志、半夏、熟地应及时通风，日晒，石灰吸潮。含大量油质及芳香性药材，如杏仁、薄荷等应放在缸或坛子里密闭贮藏。

⑥胶类的贮藏。如阿胶、鹿角胶、鳖甲胶、龟甲胶等遇热和潮湿易软化，在干燥寒冷处易脆而碎，比较难保存。常用油纸包好埋入谷糠中密闭保存，夏季取出放入石灰干燥器中，干燥后再埋入谷糠中。这样保存胶类不易软化和碎裂。

贮藏药材常用容器有缸、坛或瓮、木板箱、麻袋等。

在药材贮藏期间要定期检查，适当晾晒。在梅雨季节特别要注意防潮，发现受潮后要及时干燥。如发现生虫应当迅速扑灭，以免蔓延，除虫方法可用火烘或硫黄烟熏。

除防虫、防霉外，其他如芒硝易风化、冰片易挥发，均应密闭保存。种子类药材，如白扁豆、麦芽、薏苡仁等，要注意防鼠。桑螵蛸、蜂房要蒸熟后保存，以防虫卵孵化出幼虫来。鲜药材应常洒水以防干燥，冬季要注意防冻。剧毒药材，应写明“剧毒药”标签，设置专人、专处妥善保管，加强责任心，杜绝事故发生。

综上所述，精通药性必须掌握药物的产地、采收与贮藏，其主要目的在于保证药材的质量。目前，为了最大限度地保证药材内在质量的可靠性、稳定性，我国正在逐步对药材生产全过程进行规范化的质量管理——GAP。即：通过对药材生产全过程的规范管理，得到质量稳定的药材，为标准的科研工作提供可靠的供试品，保证药材标准的科学、合理。由此延伸至中药科研、生产、流通的所有质量领域，为整个中药质量体系打下基础。实施GAP不仅能解决现实存在的药材种质、种养、加工、农残等诸多质量问题，还可以促进形成一种不断提高药材质量的新机制。

二、精通药性必须掌握药物炮制

中药炮制，古时又称“炮炙”“修事”“修治”等，是依据中医药理论，按照医疗、调配、制剂的不同要求以及药材自身性质，对中药所采取的加工处理技术。由于中药材大都是生药，其中不少药物必须经过一定的炮制处理，才能符合临床用药的需要。按照不同的药性和治疗要求又有多种炮制方法，同时有毒之品必须经过炮制后才能确保用药安全。有些药材还要加用适宜的辅料，并且注意操作技术和火候。陈嘉谟《本草蒙筌》谓：“凡药制造，贵在适中，不及则功效难求，太过则气味反失。”清代徐灵胎在《医学源流论》中也明确指出：“凡物气厚力大者，无有不偏；偏则有利必有害。欲取其利，而去其害，则用法以制之，则药性之偏者醇矣。”可见炮制是否得当对保证药效、用药安全、便于制剂和调剂都有十分重要的意义。

(一)炮制的目的

中药炮制的目的有多种方面，一种炮制方法或者炮制一种药物常常同时具有几方面的目的，这些虽然有主次之分，但彼此间又有密切的联系。炮制的主要目的大致可以归纳为以下八个方面。

1. 除去杂质，纯净药材　一般中药原药材，多附着泥土、夹带砂石及非药用部分和其他异物，必须经过挑选修治，水洗清洁，才能使药物清洁纯净，方可药用。如石膏挑出砂石，茯苓去净泥土，防风去掉芦头，黄柏刮净粗皮，鳖甲除去残肉，枳壳去瓤，远志抽心等。

2. 切制饮片，便于调剂制剂　将净选后的中药材，经过软化、切削、干燥等加工工序，制成一定规格的药材(如片、段、丝、块等)，称为“饮片”。便于按处方调剂和制剂，有利于有效成分的煎出。一些矿物介壳类药物如灵磁石、赭石、石决明、牡蛎等，经烧、煅、醋淬等炮制处理，使之酥脆，同样是为了使有效成分容易溶出。

3. 干燥药材，利于贮藏　有些药材经晒干、阴干、烘干、炒制等炮制加热处理，使之干燥，并使所含酶类失去活性，便于保存，久不变质。特别是一些具有活性的药材，如种子药材赤小豆、白扁豆等，必须加热干燥，才能防止其萌芽变质。再如桑螵蛸、露蜂房、刺猬皮等动物药，不经炮制则更难保存。药材的酒制品、醋制品也有防腐作用。

4. 矫味、矫臭，便于服用　一些动物药、动物粪便类药及其他有特殊臭味的药物，经过麸炒、酒炒、醋制等方法处理之后，能起到矫味和矫臭的作用，如酒制乌梢蛇、醋炒五灵脂、麸炒白僵蚕、滑石烫刺猬皮、水漂海藻、麸炒斑蝥等。这样可以避免因服药引起的恶心呕吐而利于临床应用。

5. 降低毒副作用，保证安全用药　一些毒副作用较强的药物经过加工炮制后，可以明显降低药物毒性及副作用，使之广泛用于临床，并确保安全用药。如巴豆压油去霜，醋煮甘遂、大戟，酒炒常山，胆巴水制附子，炒苦杏仁，姜矾水制南星，甘草、黑豆蒸或煮草乌、川乌等，均能降低药物的毒副作用。

6. 增强药物功能，提高临床疗效　如延胡索醋制以后能增强活血止痛功效；红花酒制后活血作用增强；何首乌经黑豆拌蒸炮制后，能增强其滋阴补肾、养肝益血、乌须发等功能；淫羊藿用羊脂炒后能增强补肾助阳作用；麻黄、紫菀、冬花蜜炙后润肺止咳作用增强。

7. 改变药物性能，扩大应用范围　药材经炮制后，性味常发生变化而对功效产生影响。如生地黄甘苦而寒，功专清热凉血、滋阴生津，而酒制成熟地黄后则为甘而微温之品，具有滋阴补血、生精填髓之功；黄连、黄芩、黄柏性苦寒，经酒炮制后，改变了苦寒伤胃之性，而保持了清热解毒、燥湿的疗效；生甘草味甘偏凉以清热泻火解毒为长，炙甘草则甘而性温，能增强补脾益气，润肺止咳的作用；生首乌补益力弱且不收敛，能截疟解毒、润肠通便，经黑豆汁拌蒸成制首乌后功专滋补肝肾、补益精血、涩精止崩；天南星经姜矾制后称制南星，功能燥湿化痰、祛风解痉，药性辛温燥烈，而经牛胆汁制后称胆南星，变为清化热痰、息风定惊，药性凉润之品。由此可见，药物经炮制之后，可以改变其性能，扩大应用范围，使之更适应病情的需要。

8. 引药入经，便于定向用药 有些药物经炮制后，可以改变作用趋向，如香附生则上行胸膈，外达皮肤，熟则下走肝肾，外彻腰足；黄柏原系清下焦湿热药，酒炙后作用趋上而能兼清上焦之热。砂仁行气开胃消食，作用于中焦，盐炙后可以下行治小便频数。有些药物炮制后，可以在特定脏腑经络中发挥治疗作用，如《本草蒙筌》“入盐走肾脏”“用醋注肝经”即指此意。而知母、黄柏、杜仲经盐炒后，可增强入肾经的作用；柴胡、香附、青皮经醋炒后，则增强入肝经的作用。

(二)药物炮制的方法

炮制方法是历代逐步发展和充实起来的。炮制方法一般可以分为以下五类。

1. 修治 包括纯净、粉碎、切制药材三道工序，为进一步的加工贮存、调剂、制剂和临床用药做好准备。

2. 水制 用水或其他辅料处理药材的方法称为水制法。其目的主要是清洁药物、除去杂质、软化药物、便于切制、降低毒性及调整药性等。常见的方法有：漂洗、闷、润、浸泡、喷洒、水飞等。

3. 火制 是将药物经火加热处理的方法。根据加热的温度、时间和方法的不同，可分为炒、炙、烫、煅、煨、炮、燎、烘等八种。

4. 水火共制 这类炮制方法是既要用水又要用火，有些药物还必须加入其他辅料进行炮制。包括蒸、煮、淬、炖等方法。

5. 其他制法 如制霜、发酵、精制、药拌等。

中药通过其所含有效成分来发挥疗效，有效成分的高低将直接关系其药理作用的强弱和临床疗效的高低。近年来应用现代科学技术研究中药炮制的报道越来越多：中药经过科学炮制能增加有效成分的含量、有效成分的溶出、产生新的有效成分等，从而起到增强疗效的作用；通过减少或改变有毒化学成分而降低或消除其毒副作用，保证临床用药安全；为炮制的合理性及工艺的优选提供了科学的依据。

总之，炮制既可降低和消除药物毒副作用，又可增强或改变药物的功效，且有引药入经的效能，尚有便于调剂、制剂、贮藏等方面的作用。故精通药性必须掌握中药炮制，这对于提高药效，保证安全用药，突出中医中药特色有重要意义。

三、精通药性必须掌握药性理论

中医学认为任何疾病的发生发展过程都是致病邪气作用于人体，引起正邪斗争，从而导致阴阳气血偏盛偏衰或脏腑经络机能活动失常的结果。因此，药物治病的基本作用是扶正祛邪，消除病因，恢复脏腑经络的正常生理功能，纠正阴阳气血偏盛偏衰的病理现象，使机体最大限度恢复阴平阳秘的正常状态，达到治愈疾病、恢复健康的目的。药物所以能治疗疾病，是由于药物自身具有与治疗有关的若干特性，古人称之为药性或称偏性。并认为药物的偏性可以纠正疾病所表现出来阴阳气血偏盛偏衰的偏性。近代《中药药性论》指出：凡与疗效(医疗、保健)有关的药物性质或属性或者决定一种物质成为中药的性质或属性统称药性。这是从药物物质基础角度上论述药性的。综上所述，药性包括药物发挥疗效的物质基础和治疗过程中所体现出来的作用，它是药物性质与功能的高度概括。

研究药性的形成机制及其运用规律的理论称药性理论。它有狭义与广义之分，广义的药性理论包括中药的基原、产地、采集、炮制、制剂、四气五味、升降浮沉、归经、有毒无毒、阴阳、补泻、配伍、禁忌、用量、用法等内容；狭义的药性理论主要包括四气五味、升降浮沉、归经、毒性等内容。临床实践是药性理论形成和发展的决定因素。药性理论对指导临床用药有着十分重要的意义，清代著名医家徐灵胎总结说：“凡药之用，或取其气，或取其味……或取其所生之时，或取其所生之地，各以其所偏胜而即资之疗疾，故能补偏救弊，调和脏腑，深求其理，可自得之”。药性理论为临床辨证用药提供了理论依据，是中医药学理论体系中一个重要组成部分，是学习、研究、运用中药所必须掌握的基本理论知识。

(一)精通药性必须掌握四气

1. 概念 四气是指药物有寒热温凉四种不同的药性，又称四性。它反映了药物对人体阴阳盛衰，寒热变化的作用倾向，为药性理论的重要组成部分，是说明药物作用的主要理论依据之一。

四气之中寓有阴阳含义，寒凉属阴，温热属阳。寒凉与温热是两种对立的药性，其间又有程度上的差别，即温次于热，凉次于寒。有些本草文献对药物的四气还用“大热”“微热”“小热”“甚温”“微温”及“大寒”“主冷”“颇寒”“微寒”“大凉”“凉”等加以描述，这是对中药四气程度不同的进一步区分，示以斟酌使用。总括分析药物四性应以“大热”“热”“温”“微温”“大寒”“寒”“凉”“微凉”区分为妥。寒与热属于一级划分；凉和温，为寒和热的下一层次，应属二级划分；微凉和微温，为凉与温的下一层次，应属三级划分；至于大寒和大热，为寒和热上一层次，可称超一级划分。然从四性本质而言，只有寒热两性的区分。

此外，四性之外还有平性，是指寒热温凉界限不很明显，药性平和，作用和缓，应用较为广泛的一类药物。然而平性能否入性，自古以来争论不已。多数本草学者认为虽然不少药物属于平性，但实际上也有偏寒偏热的不同，如甘草性平，炙用性温，补中益气，生用性凉，清热解毒，所以平性仍未超出四气范围，是相对而言，不是绝对的平性，因此仍称四气(性)，而不称五气(性)。

2. 作用　寒、热、温、凉不同药性的药物，能使机体产生不同的效应以及扶阴抑阳或扶阳制阴的作用，以祛除病邪，调理脏腑，平衡阴阳，而达到治愈疾病的目的。一般讲，寒凉药分别具有清热泻火、凉血解毒、清退虚热、清化热痰、泻热通便、清热利尿、清心开窍、滋阴潜阳，凉肝息风等作用，如石膏清热泻火、丹皮凉血、金银花解毒、青蒿退虚热、瓜蒌清化热痰、大黄泻热通便、车前子清热利尿、冰片清心开窍、石决明滋阴潜阳、羚羊角凉肝息风等；而温热药则分别具有温里散寒、暖肝散结、温肺化痰、助阳化气、峻下冷积、温经通络、补火助阳、引火归源、回阳救逆、温宣开窍等作用，如干姜温里散寒、茴香暖肝散结、白芥子温肺化痰、桂枝助阳化气、巴豆峻下冷积、独活温通经络、淫羊藿补火助阳、肉桂引火归源、附子回阳救逆、苏合香温宣开窍等。

3. 应用　寒、热、温、凉四气，是从寒热变化、阴阳盛衰的角度对药物多种作用进行的高度概括，为临床治病用药提供了理论依据。周慎斋曰：“药气俱偏，而用之得当，以治人病之偏，偏者方自全也。”《吴医汇讲》云：“寒、热、温、凉，有一定之药，无一定之治……故有正用、亦有反用，又有兼用，亦有活用、借用之不同。”可见掌握四气理论不仅对指导临床用药十分重要，欲取得良好的结果，还必须准确地掌握使用方法。具体概括如下。

(1) 寒凉药用治阳热证，温热药用于阴寒证　《神农本草经·序例》云：“疗寒以热药，疗热以寒药”；《素问·至真要大论》亦谓“寒者热之，热者寒之”。寒凉药用治阳热证，温热药用治阴寒证，这是临床针对寒热病证用药必须遵循的原则。

(2) 真寒假热用热药，真热假寒用寒药　运用四气指导临床用药还要注意寒热真假的辨别。反治法是针对疾病外在假象而言，就其对疾病本质而言，还是属于正治范畴，关键问题在于辨证论治，去假存真，治病求本，才能准确掌握真寒假热用热药、真热假寒用寒药的用药规律。

(3) 寒热温凉程度不同，恰当用药　由于药物四气，寒与凉、热与温之间有程度上的差异，作用强弱不同，因而用药时也要注意。

(4) 寒热错杂或寒热格拒，寒热并用　疾病是复杂多变的，如表寒里热或上热下寒或寒热中阻等均可形成寒热错杂的复杂病机，则可采用寒热并用的治疗方法。对寒热(阴阳)格拒的复杂病证，又当采用寒热并用，反佐之法治之。

总之，药性与药物功效的关系必须明确两点：首先，药性寒热与药物功效是共性与个性、抽象与具体的关系。药性寒热与八纲寒热相对应，是高层次上的抽象，而阴阳则是更高层次上的抽象。药性寒热只反映药物影响人体阴阳盛衰、寒热变化方面的基本倾向，并不说明药物的具体作用。因此，掌握药性寒热不能脱离其具体功效。其次，药性寒热是从药物对机体阴阳盛衰、寒热变化的影响这一特定角度来概括药物作用性质，而不概括药物作用的所有方面。因此，必须与其他方面的内容相结合，方能全面地认识和掌握药物的性能和作用。

(二)精通药性必须掌握五味

1. 概念　五味是指药物有酸、苦、甘、辛、咸五种不同味道。此外，一些药物还具有淡味或涩味，实际上不止五种，但古代医家认为涩为酸味之变味，其作用与酸味相同，而淡为甘之余味，可附于甘中，故仍称五味。五味不同，因而具有不同的治疗作用，五味理论揭示了药物组分不同药效不同的客观规律，是阐明中药作用机制，指导临床用药的理论依据之一。

2. 作用　《素问·藏气法时论》指出“辛散，酸收，甘缓，苦坚，咸软。”这是对五味的最早概括。后世在此基础上进一步补充，日臻完善。现将其功用、主治病证及代表药物分述如下。

(1) 辛　“能散能行”，即有发散、行气、行血的作用。解表药、行气药、行血药(即活血药)，多具有辛味。因此，辛味药多用治表证及气血阻滞的病证。如紫苏、荆芥味辛，发散解表，用治外感表证；木香、沉香味辛，行气消胀，用治气滞胀痛；川芎、红花味辛，行血化瘀，用治瘀血肿痛。

(2) 甘　“能补能和能缓”，即有补益、和中、调和药性和缓急止痛的作用。一般讲，滋养补虚，调和中焦，调和药性及制止疼痛的药物多具有甘味。甘味药多用治正气虚弱，脾胃失和，身体诸痛等证以及调和药性等方面，如人参补气、鹿茸补阳、熟地补血、麦冬补阴，用治虚证；麦芽、神曲健脾开胃，消食和中，用治脾胃失和，饮食停滞；蜂蜜、饴糖益气健脾，缓急止痛，用治脾胃虚弱，脘腹疼痛；甘草能调和药性，复方用药，有和百药之功，皆具甘味。

(3) 酸　“能收能涩”，即具有收敛、固涩的作用。固表止汗、敛肺止咳、涩肠止泻、固精缩尿、固崩止带的药物多具有酸味。酸味药多用治体虚多汗、肺虚久咳、久泻肠滑、遗精滑精、遗尿尿频、崩带不止等证。如五味子固表止汗，治体虚多汗；乌梅敛肺止咳，治肺虚久咳；五倍子涩肠止泻，治久泻肠滑；山茱萸涩精止遗，治遗精滑泄；赤石脂固崩止带，治崩带不止等。

(4) 苦　“能泄能燥能坚”，即具有清泄火热、泄降气逆、通泄大便、破泄结聚、燥湿、坚阴等作用。其中破泄结聚包括有破气散结、破血消癥的不同，燥湿又有苦温燥湿、苦寒燥湿的区分，所谓坚阴即泻火存阴，火退阴足之意。清热泻火、降逆止呕止呃、通利大便、破气散结、破血消癥、苦温燥湿、苦寒燥湿、泻火存阴药多具苦味。苦味药多用治热证、火证、喘咳、呕吐、呃逆、便秘、气结、癥瘕、寒湿、湿热、阴虚火旺等证。如黄芩、栀子清热泻火，用治热病烦热；杏仁、葶苈子降气平喘，用治气逆喘咳；半夏、陈皮降逆止呕，用治胃逆呕吐；沉香、柿蒂降逆止呃，用治气逆呃逆；大黄、芦荟泻热通便，用治热结便秘；枳实、青皮破气消痞，用治气结痞满；苍术、厚朴苦温燥湿，用治寒湿阻滞；龙胆草、黄连苦寒燥湿，用于湿热互结；知母、黄柏泻火存阴，用治阴虚火旺等证。

(5) 咸　“能下、能软”，即具有泻下通便，软坚散结的作用。泻下或润下通便及软化坚硬、消散结块的药物多具有咸味。咸味药多用治大便燥结、瘰疬瘿瘤、癥瘕痞块等证。如芒硝泻热通便，润下燥结，用治实热积滞，大便燥结；海藻、昆布软坚散结，化痰消肿，用治痰气互结，瘰疬瘿瘤；土鳖虫、水蛭软坚散结，破血消癥，用治气血凝聚，癥瘕痞块等证。

(6) 淡　“能渗、能利”，即渗湿利小便的作用，故有些利水渗湿药具有淡味。淡味药多用治水肿、脚气、小便不利之证。如薏苡仁、茯苓、猪苓、通草、灯心草等都有良好的渗湿利水的作用，用治水肿胀满、脚气浮肿、湿盛泄泻等证。

(7) 涩　与酸味药“能收能涩”作用相似，具有收敛固涩的作用。多用治虚汗、泄泻、遗精出血等证。如制首乌于滋补肝肾之中兼能收敛涩精，固崩止带，用治肝肾不足，遗精崩带；芡实、莲子健脾涩肠，固精止遗，用治脾虚久泻，遗精滑精；乌贼骨收敛止血、固精止带，用治肺胃出血，遗精带下等证，都是涩味药。故本草文献多以酸味代表涩味功效，或与酸味并列，标明药性。如五味子、乌梅、诃子、罂粟壳、五倍子、赤石脂等都是酸涩并列的代表药。

(三) 精通药性必须掌握升降浮沉

1. 概念　升降浮沉是指药物对人体的作用有不同的趋向性。升，即上升提举，趋向于上；降，即下达降逆，趋向于下；浮，即向外发散，趋向于外；沉，即向内收敛，趋向于内。升降浮沉也就是指药物对机体有向上、向下、向外、向内四种不同作用趋向，它是与疾病所表现的趋向相对而言的。它是药物作用定向的概念，也是说明药物作用的理论基础之一。中医学认为升降出入是机体生命活动的总括，它概括了脏腑、经络、营卫、气血、津液等全部生理活动及新陈代谢整个过程。作为药性理论来讲，升降浮沉既有单纯的药物作用趋势的概念，又有参与调整、恢复、平衡脏腑、经络气机运动的含义。

2. 作用　升降浮沉代表不同的药性，其中升与浮作用相近，沉与降作用类同，升浮药与沉降药又是两种截然不同的对立药性，代表着不同的药物作用趋向。

(1) 升浮药　一般其性主温、热，味则属辛、甘、淡，多为气厚味薄之品，总的属性为阳，故有“阳为升”之谓，本类药物质地多为轻清空虚之品，就其作用趋向特点而言，主上行、向外。就其所代表药物的具体功效而言，分别具有疏散解表、宣毒透疹、解表消疮、宣肺止咳、宣肺利尿、温里散寒、暖肝散结、温通经脉、通痹解结、行气开郁、活血消癥、开窍醒神、升阳举陷、涌吐等作用。故解表药、温里药、祛风寒湿药、行气药、活血祛瘀药、开窍药、补益药、涌吐药等多具有升浮药性。

(2) 沉降药　一般其性主寒凉，味则属酸、苦、咸，多为气薄味厚之品，总的属性为阴，故有“阴为降”之谓。该类药物质地多为重浊坚实之品，就其作用趋向特点而言，主下行、向内。就其所代表药物的具体功效而言，分别具有清热降火、泻下通便、利水渗湿、镇静安神、平肝潜阳、息风止痉、降气平喘、降逆止呕、止呃、消积导滞、固表止汗、敛肺止咳、涩肠止泻、固崩止带、涩精止遗、收敛止血、收湿敛疮等作用。故清热药、泻下药、利水渗湿药、降气平喘药、降逆和胃药、消导药、收敛药等多具有沉降药性。

3. 应用　多数中药都具有升降浮沉的性能，这也是临床用药的重要依据之一。掌握药物的升降浮沉，可以调整脏腑紊乱的气机，使之恢复正常的生理功能或作用于机体不同部位，因势利导，祛邪外出，达到治愈疾病的目的。具体的应用方法如下。

(1) 根据疾病病势不同，选择与病势相反作用趋向的药物，才能达到调整气机，抑制病势，纠正失调的目的。一般规律是病势上逆者，宜降不宜升；病势下陷者，宜升不宜降。

(2) 根据病邪的部位不同，恰当选择药物，才能达到因势利导，祛邪外出的目的。一般规律是病变部位在上在表者，宜升浮不宜沉降；病变部位在下在里者，宜沉降不宜升浮。必须针对疾病发生部位有在上在下、在表在里的区别，病势上有上逆下陷的不同，根据药物升降浮沉的不同特性，恰当选择药物才能取得良好效果。这也是指导临床用药必须遵循的原则。

(3) 为适应复杂病机，顺应和调节脏腑功能，可采用升降并用的用药方法。

(四)精通药性必须掌握归经

1. 概念　归经是指药物对机体的选择性作用，即某药对某些脏腑经络有特殊的亲和作用，因而对这些部位的病变有主要和特殊的治疗作用。归经不同，药物的治疗作用不同，归经指明了药物治病的适用范围，也就是药效所在，包含了药物作用定向定位的概念。归经是阐明药物作用机制，指导临床用药的药性理论基本内容之一。

2. 方法　药物归经理论产生的依据与机体脏腑经络的生理、病理特点、临床经验的积累及药物自身的特点有关。归经理论具体产生的方法也是多种多样的，但归纳起来有如下几种。

(1) 直接归经法　即直接标记显效部位的归经方法。如贝母化痰止咳归肺经，赤石脂涩肠止泻归大肠经；丹参清心安神归心经，竹叶除烦利尿归小肠经；黄芪健脾升阳归脾经，藿香化湿和胃归胃经；郁金疏肝解郁归肝经，茵陈利胆退黄归胆经；鹿茸补肾壮阳归肾经，泽泻利尿消肿归膀胱经等，都属于此种归经法。

(2) 间接归经法　即通过调节甲脏腑来治疗乙脏腑疾病，而以甲脏腑标记显效部位的归经方法。如补骨脂以治疗虚寒久泄见长，其显效部位在肠，然此种虚寒久泻是由脾肾阳虚所致，而补骨脂正是通过补肾壮阳温脾而止泻的，故将其归经定位于脾肾，而不是大肠。

(3) 相关归经法　即是以治疗与该脏腑经络相关的疾病来标记显效部位的归经方法。如续断、杜仲、狗脊、桑寄生、巴戟天等，均能强筋壮骨，治疗筋骨痿软，因“肝主筋”“肾主骨”，故均归肝、肾经。

(4) 病机归经法　系指以药物与所治病证之病机相关的脏腑经络为其标记显效部位的归经方法。如“诸痛痒疮，皆属于心”，故金银花、连翘、黄连、紫花地丁等治疗痈肿疮疡的药物都归经定位于心。

(5) 定向归经法　系指某药不但能归某经，配方用药时，还能引导其他药物归入该经发挥治疗作用，起到了定向定位作用的归经方法。这类药物称“十二经引经药”，如手少阴心经：黄连、细辛；手太阳小肠经：藁本、黄柏；足少阴肾经：独活、知母、细辛；足太阳膀胱经：羌活；手太阴肺经：桔梗、升麻、葱白、白芷；手阳明大肠经：白芷、升麻、石膏；足太阴脾经：升麻、苍术、葛根、白芍；足阳明胃经：白芷、升麻、石膏、葛根；手少阳三焦经：柴胡；手厥阴心包经：柴胡、牡丹皮；足少阳胆经：柴胡、青皮；足厥阴肝经：青皮、吴茱萸、川芎、柴胡(《本草纲目》卷一下·引经报使洁古《珍珠囊》)。此外，咽喉病需要桔梗载药上浮，治上肢病多用桑枝为引，治下肢用牛膝为引等，都是引经药定向归经的具体应用。在复方配伍用药时，准确恰当地使用引经药，可引导诸药直达病所，以增强疗效。

3. 意义　归经理论的形成与发展，对丰富中药药性理论，促进临床医学脏腑辨证理论体系的发展，便于临床准确辨证、合理用药、精炼处方、执简驭繁掌握药性、探索药物新用途都具有重要意义。

(1) 补充完善药性理论　在归经理论形成之前，医家主要是以气味、阴阳、补泻、升降浮沉、毒性来概括药性，偏重于药物作用性质的辨别，缺乏药物作用定向、定位的分析。药物归经学说的问世，解决了药物定向定位问题，指明了药效所在部位，完善了药性理论。四气五味只是说明药物具有不同的寒热属性和药味不同作用不同特点，升降浮沉只是说明药物作用的不同趋向，只有归经理论才把药物的治疗作用与病变所在的脏腑经络部位有机地结合起来，只有把四气、五味、升降浮沉、归经四者合参才能全面准确地阐明药物作用机制，指导临床用药。

(2) 推动了临床医学的发展　药物作用的定位，起源于疾病的定位，病位的辨别主要依靠辨证方法，外感疾病有六经、卫气营血、三焦辨证，内伤杂病有气血津液、经络及脏腑辨证，还要结合八纲辨证，给疾病定性定位。然而无论外感还是内伤疾病，最终病位的确定都要密切结合脏腑经络，才能运用归经理论指导临床准确用药。

中药归经理论的产生与发展又促进了以脏腑经络为核心辨证理论体系的确立与完善。

(3) 增强辨证用药的针对性　根据疾病的临床表现，通过辨证审因，诊断出病变所在脏腑经络部位，按照归经来选择适当药物进行治疗，便于临床辨证用药，增强了针对性。如病患热证，有肺热、心火、胃火、肝火等不同，由于病位不同，用药治疗不同。若肺热喘咳，当用桑白皮、地骨皮等肺经药来泻肺平喘；若心火亢盛心悸失眠，当用珍珠母、丹参等心经药以清心安神；若胃火牙痛，当用石膏、黄连等胃经药以清胃泻火；若肝热目赤，当用夏枯草、决明子等肝经药以清肝明目。再如外感温热病，热在卫分，发热恶寒，头痛咽痛，当用银花、连翘等卫分药以外散风热；若热入气分，高热烦渴，则当用石膏、知母等气分药以清热泻火，生津止渴。同样气逆喘咳，实证在肺，当用麻黄、杏仁宣降肺气，止咳平喘；虚证在肾，又当用冬虫夏草、蛤蚧补肾纳气，止咳平喘。如果不明病位在肺、在肾，只知喘咳系气逆不降，一律使用肃降肺气的药物治疗，就难取良效了。诚如古人云："治病不懂脏腑经络，犹如夜行无烛，举手动笔便错。"

(4) 便于配伍用药，精炼处方　药物的归经范围，决定其临床应用范围，而归经主次划分，决定在配伍应用中的主次地位。中医处方用药力争配伍精炼，药少力专，有些药物一药兼入数经，说明治疗范围的扩大，为精炼配伍用药提供了方便。例如治疗肝火犯胃，胁肋胀痛，脘痞吞酸，口苦呕逆的左金丸，仅用黄连、吴茱萸两味药。方中重用黄连以为君药，黄连入心肝胃经，苦寒直折，主清肝火，令其不得犯胃，又清胃火，降逆止呕，兼清心火，取实则泻其子之意，使心火不刑肺金，金令下行，肝木自平矣，可谓一石三鸟。少佐吴茱萸，入肝经，佐助君药调达肝气，疏肝解郁，入脾胃经，和胃降逆，下气止呕，虽然药性温燥，但用量较少，不致助热，且可防止黄连凉遏之弊，二药合用，共奏清肝泻火，降逆止呕之效，可使肝火清，胃气和，诸症自愈。可见辨证求因，审因论治，遣药组方过程中，掌握药物归经范围，作用主次，适当配伍，即可取得药少力专，精炼处方的目的。

(5) 通过归经理论以掌握药物主治众多病证，能起到执简驭繁的效果　不少中药，一药多效，主治病证繁杂，难以掌握。如龙胆草有清热燥湿，泻肝胆火的作用，能治疗黄疸、阴痒、带下、湿疹等湿热证及胁痛、口苦、头痛、目赤、耳聋，甚至高热惊厥等实热证，但通过归经理论，掌握该药主入肝胆经，善清肝胆湿热，主泻肝胆实火的作用特点，就能正确加以使用了。再如知母，甘苦性寒，入肺胃肾经，功能清热泻火，滋阴润燥，主治热病津伤，烦热口渴，肺热咳嗽，阴虚燥咳，骨蒸劳热，潮热盗汗，阴虚津亏，内热消渴等诸多病证。但只要结合本品苦寒清降，甘寒质润的药性，依据归经特点，仅需掌握"上以清肺，中以凉胃，下泻肾火"，就可提纲挈领，迎刃而解了。

(6) 探讨药物潜在功能　以药物归经为线索，可以探索和发现某些药物的潜在功效。如近年从清肝火、平肝阳，归肝经，治疗肝火头痛、肝阳眩晕的药物中，发现了不少降压药，如菊花、夏枯草、决明子、罗布麻、钩藤、天麻等。从滋补肝肾，延年益寿的药物中，筛选出一些抗衰老药，如何首乌、枸杞子、黄精、石斛等。从入心肝二经，活血化瘀的药物中，筛选出一些扩张冠状动脉，改善心肌供血，降低心肌耗氧量，治疗冠心病的有效药物，如川芎、丹参、红花、延胡索、姜黄等。

(7) 指导中药炮制加工，增强药效，定向用药　根据五味入五脏的归经理论，选用恰当的辅料对药材饮片进行加工，可以改变药物性能使其具有针对性，从而增强药效。如蜂蜜味甘，"甘入脾"，故蜜制药材可以增强入脾建中之能，如蜜制黄芪、党参、甘草等；醋味酸，"酸入肝"，故醋制药材可增强入肝收敛或散瘀、行气止痛的作用，如醋制五味子、延胡索、柴胡等；盐味咸，"咸入肾"，故盐制药材可增强入肾补肾的作用，如盐炒杜仲、菟丝子、益智仁、补骨脂、巴戟天等。再如香附入肝、脾、三焦经，经醋制后，主入肝经，疏肝解郁，调经止痛；又知母入肺、胃、肾三经，盐炒之后，主入肾经，滋阴降火，退热除蒸，又起到定向用药的作用。

由上可知，四气五味只是说明了药物具有寒热不同的属性及药味不同、治疗作用不同的特点，升降浮沉只是说明药物作用的趋向，二者都缺乏明确的定位概念，只有归经理论才把药物的治疗作用与病变所在的脏腑经络部位有机地联系起来了。事实证明，掌握好归经理论对指导临床用药有着十分重要的意义。然而，由于历代医家对一些药物疗效观察认识上存在的差异，归经的依据及方法的不同，以及药物品种的混乱，出现了本草文献中对某些药物的记载不够统一、不够准确，甚至出现混乱的现象。因此，归经学说有待整理和提高，但绝不能因此而贬低归经学说的科学价值。正如徐灵胎所说："不知经络而用药，其失也泛，必无捷效；执经络而用药，其失也泥，反能致害。"既承认归经理论的科学性，又要看到它的缺陷和不足，整理提高，发扬创新，才是正确对待归经理论的态度。

(五)精通药性必须掌握毒性

历代本草书籍中，常在每一味药物的性味之下，标明其“有毒”、“无毒”，以示药物有无毒性。毒性也是药物性能的重要标志之一，是掌握药性必须注意的问题。有毒中药大多具有峻猛毒烈之性，效强功捷，临床如运用得当，可立起沉疴；而用之失当，则祸不旋踵。因此，有必要了解和掌握有毒中药的品种、中毒的原因、途径、表现、救治、预防等内容，以期更有效地指导临床安全合理用药。

1. 概念　早在远古时代，人们在发现药物治疗作用的同时，对药物的毒性也有了初步的了解。随着药性理论的发展和临床经验的积累，古今对毒药和毒性的概念、认识逐步加深，同时也存在着很大差异。概括起来有以下几个方面。

(1) 毒性即药物的偏性　古代常把毒药看作是一切药物的总称，而把药物毒性看作是药物的偏性。明代张景岳《类经》云：“药以治病，因毒为能，所谓毒者，因气味之偏也……大凡可辟邪安正者，均可称为毒药，故曰毒药攻邪也。”而《药治通义》引张载人语：“凡药皆有毒也，非指大毒、小毒谓之毒。”论述了毒药的广义含义，阐明了毒性就是药物的偏性。因人体气血阴阳偏盛偏衰，均可导致疾病的产生，我们必须以药物的偏性来纠正疾病的偏性，使人体气血阴阳恢复平衡，便达到治愈疾病的目的。所以作为药物性能之一的毒性，是一种偏性，以偏纠偏也就是药物治病的基本原理。

(2) 毒性指药物的毒副作用　原始社会，人类通过生产、生活、医疗实践，已初步认识到了药物的毒性。《淮南子·修务训》云：“神农尝百草滋味，水泉之甘苦……一日而遇七十毒。”《素问·五常政大论》云：“大毒治病，十去其六；常毒治病，十去其七；小毒治病，十去其八；无毒治病，十去其九；谷肉果菜食养尽之，无使过之，伤其正也。”把药物毒性强弱分为大毒、常毒、小毒、无毒四类。《神农本草经》“若用毒药以疗病，先起如黍粟，病去即止，不去倍之，不去十之，取去为度。”由此可知，古代医籍中关于药物毒性已有明确的记载，具有毒副作用的药物便是毒药，并根据毒副作用的大小，分别毒性强弱以及按照药物毒性强弱如何确定剂量，合理使用毒药的方法。

(3) 现代毒性的概念　随着科学技术的发展，人们对毒性的本质认识逐步加深。时至今日，现代医学认为，所谓毒药是指对机体发生化学或物理化学作用，因损害机体，引起功能障碍、中毒疾病的发生，甚至死亡的物质。现代毒性完整的概念应当包括急性毒性、亚急性毒性、慢性毒性和特殊毒性如致癌、致突变、致畸胎、成瘾等。

毒性反应是指由于药物自身毒性较强，或用药剂量过大，或用药时间过长，或某些患者对某些药物特别敏感(相对剂量过大)所产生的严重功能紊乱或病理损害，后果严重，甚至会危及到生命。

变态反应又称过敏反应，是指少数过敏体质的患者，经致敏后对某种药物产生的特殊反应，包括免疫学上所有速发和迟发变态反应。过敏反应与药物的药理作用和用药剂量无关，是难以预料的不良反应，反应性质各不相同，不同的药物常产生相似的变态反应，常见的变态反应有皮疹、药热、哮喘，甚至出现过敏性休克。

后遗作用是指停药以后，血浆药物浓度下降至有效水平以下所发生的不良反应。

习惯性是指有些中药连续用药一段时间后，患者在精神上即对该药产生依赖，希望能继续给药，如果中断给药会出现一些主观不适感，这种反应称为习惯性。耐受性是指长期连续用药还会产生耐受性，患者对药物的敏感性降低，对药物的需要量增加，必须加大剂量才能达到原有疗效。

成瘾性是指有些药物连续应用后还会产生成瘾性，患者强迫性地要求继续全用该药，停药后会出现所谓的戒断症状，成瘾性又可称作身体依赖性。

致癌作用是指长期接触或应用某药物可导致癌肿的发生。

致畸作用是指有些药物可能影响胚胎的正常生长发育，导致胎儿畸形。

剧毒药的概念，一是指中毒剂量与治疗剂量比较接近，或某些治疗量已达到中毒剂量的范围，因此治疗用药时安全系数小；一是指毒性对机体组织器官损害剧烈，可产生严重或不可逆的后果。

中药的副作用有别于其毒性作用。副作用是指在常用剂量时出现的与治疗需要无关的不适反应。一般比较轻微，对机体危害不大，停药后能消失。副作用的产生一方面与药物的偏性有关，更重要的则是因为一味中药常具有多种功效，临床应用其一种或一部分作用，其他作用便可能成为副作用。例如，常山可用来涌吐痰饮，也可截疟，用于治疗疟疾时，涌吐作用就是副作用。过敏反应，其症状轻则瘙痒、胸闷、气急，重则危及生命。过敏体质的患者，合理应用中药也可能发生过敏反应。

中药毒性分级：伴随临床用药经验的积累，对毒性研究的深入，中药毒性分级情况各不相同。如《素问·五常政大论》把药物毒性分为“大毒”“常毒”“小毒”“无毒”四类；《神农本草经》分为“有毒”“无毒”两类；《证类本草》《本草纲目》将毒性分为“大毒”“有毒”“小毒”“微毒”四类。当今《中华人民共和国药典》采用大毒、有毒、小毒三类分类方法，是目前通行的分类方法。

2. 中毒的原因、途径及临床表现　了解中药中毒的原因、途径及中毒后的临床表现，对预防中药中毒和对中药中毒患者及时合理的救治是十分必要的。

(1) 中药中毒的原因　引起中药中毒的原因多种多样，概括为对药物毒性认识不足，品种混乱、药用部位有误、采集时间不当、贮存条件与方法不当，服用过量或长期用药，误食误用，药物未经炮制或炮制不当，配伍不当，药不对症，制剂、服法不当，煎煮不妥，轻信或迷信单方、验方、秘方，盲目滥用，体质因素，乳母用药，外用中药使用不当或涂敷面积过大等方面。此外，药有寒热温凉，病有寒热虚实，若辨证失误，也会致用药不当而引起中毒。

(2) 中药中毒的途径　中药饮片的主要用法是口服或外用，中毒的主要途径可分为经消化道、呼吸道、皮肤、黏膜中毒等四种途径。

(3) 中毒的临床表现　有毒中药所含毒性成分有生物碱类、毒苷类、氰苷类、皂苷类、毒性蛋白类、萜与内酯类等的不同，作用于人体不同的系统或器官组织如神经系统、心血管系统、呼吸系统、消化系统等等，而引起不同的症状。如含生物碱类植物曼陀罗、莨菪(又名天仙子)、乌头、附子、钩吻、雪上一枝蒿、马钱子等中毒，其中毒潜伏期一般较短，多在进食后2～3小时内发病。毒性成分大多数侵害中枢神经系统及自主神经系统，因而中毒的临床表现多与中枢神经系统、自主神经系统的功效紊乱有关。如含毒苷类(强心苷、氰苷类、皂苷类)植物夹竹桃、万年青、羊角拗、罗布麻、福寿草、五加皮、铃兰、毒箭木中毒后主要损害消化系统、神经系统。含毒性蛋白类植物其毒蛋白主要含在种子中，如苍耳子、蓖麻子、桐子、望江南子等。这类毒物能损害肝、肾等实质细胞，并可引起全身广泛性出血，同时可引起消化系统及神经系统功能障碍。常因呼吸及循环衰竭而致死，如引起突发性肝性脑病将迅速死亡。其他尚有动物类药物中毒及矿物类药物中毒，可引起人体心、脑、肝、肾等全身各个系统的损害。

3. 中药毒性理论对临床的指导意义　中药毒性理论对临床用药具有重要的指导作用。

(1) 总体客观评价中药的毒性　应客观分析文献记载的中草药的毒性，结合现代临床报道以及中药化学成分、毒理方面的研究进展，综合分析，在使用中药前，应做到胸有成竹，避免中毒事故的发生。中药的不良反应是十分复杂的。IARC(国际癌症研究中心)在2003年8月7日特别刊物第85卷中，认定槟榔为一级致癌物。然而，所认定的物质为经石灰水浸泡处理的槟榔幼果，大量、长期直接咀嚼，机械性损伤口腔黏膜，同时化学性刺激，使得口腔黏膜下纤维性变，诱发口腔癌。可临床药用为槟榔的成熟种子，水浸切片，生用、炒用或炒焦用。符合药典规定的饮片标准；煎汤服用，或中成药制剂，温开水送服，通过胃肠吸收；用量较小，服用时间较短。尚未见有因临床应用而致癌的报道。因此，槟榔致癌的说法是有失客观的。关于何首乌致肝毒性的报道值得重视。传统作为补益精血、延年益寿的何首乌，经临床长期应用取得了较好的疗效。目前报道的何首乌肝毒性与个体差异、家族史、自身免疫系统功能紊乱、剂量、炮制与否等因素有关。因此，过分地宣传何首乌的毒性并不恰当。临床应用时，可结合患者的体质状况，主要选用制何首乌，剂量控制在6g以内，以预防毒性的发生。因此，应严谨、客观、科学地评价中药的毒性，无端地夸大或无畏地漠视中药的毒性都是不可取的。

(2) 正确使用有毒中药　“以毒攻毒”是中医临床治疗的基本法则之一。一些以常用无毒中药难以奏效的怪病顽疾，每以有毒中药为治而取效。一般说，凡是经过合理炮制的有毒中药，只要用量适当就不会对人体产生毒害。但必须注意严格控制使用剂量。应从小剂量开始，逐步加量，至产生疗效而不损害人体的不良反应为止；且要中病即止，不能盲目久用，以免产生蓄积中毒。

(3) 严把质量关，是减毒的根本措施　必须从根本上解决问题，即严格把好药材、饮片及成药的质量关，杜绝伪劣、假冒药品流入市场。①在中药栽培、采收、贮存、生产及调剂等多个环节中要严格把关，去伪存真，剔除假冒伪劣饮片，严格把好饮片质量关。并要注重合理贮存，以防走油霉烂变质，要依法炮制，合理制剂。②不得使用未经批准的代用品，不采收农药或工业三废污染严重地区的药材，不得使用对人体有害的杀虫剂杀灭药田及药库的虫害，防止饮片污染。③使用汤剂，医生及调剂者又当将药液的制备方法详告患者和其家属，以便如法合理煎煮，保证汤剂质量等等。

(4) 用法得当，是减毒的重要环节　临床用药应做到：合理配伍，避开配伍禁忌；根据治疗需要和药物的性能，选择正确的、有利于增效减毒的给药途径；根据药物毒性大小和病情的轻重，合理确定每日给药次数；不可无节度地长期使用某单味中药、复方，谨防蓄积中毒；外用中药，特别是有毒中药，不可超大面积施用，以防其成分经皮肤外层或破损处组织过量吸收而致中毒。

(5) 准确辨证，是减毒的必要保证　每一个从事临床工作的医生不仅要对药物的性能、有毒无毒或毒性大小，以及影响有毒无毒的药物和用药方法的诸因素有所了解，还必须全面准确的辨析用药者的病证，结合体质、年龄、性别、种族等，判断获益与风险比，作为用药的依据，才能准确地选择，合理安全使用有毒中药，减少毒副作用发生。

(6) 准确诊断、搞好中毒解救工作　在使用有毒中药治疗过程中出现毒副反应时，为搞好中毒解救工作，应做到：①明确中毒诊断：医生应详细询问患者所接触或食用的有毒药物的形态、颜色、气味及来源等，以便明确肇事药物的品种及药源；用药剂量、途径、剂型、服法、时间；初期发病症状，中毒后经过哪些处理，用过何种解毒药，并要求将剩余药物送检或将毒物标本包装送检；询问既往健康情况。在做详细了解并记录在案的同时，应警惕病情的变化，特别是对昏迷不醒者，防止漏诊或误诊。全面体格检查，对危重的中药中毒患者，首先观察其典型症状和体征，结合实验室检查，同时鉴定肇事中药标本，为确诊提供依据，为抢救赢得时间。②搞好中毒解救工作：应及时清除未被吸收的肇事药物；对经口服而引起中毒的患者，只要吐、泻较少，神志清醒者，即可采用催吐、洗胃、灌肠、导泻等急救措施，但孕妇、昏迷、抽搐、有食管静脉曲张、主动脉瘤、心脏病、门脉高压、溃疡出血的患者，或者因腐蚀性毒物中毒者均不宜使用。同时，应阻滞毒物的吸收，酌情使用保护剂、吸着剂、沉淀剂、氧化剂、中和剂等。对已被吸收的毒物应增强肝脏的解毒作用和肾脏的排毒作用，或使用有特效的解毒药物，促进毒物的分解与排出。

由此可见，掌握中药毒性对安全指导临床用药是十分重要的，是安全用药的重要保证。

总之，四气、五味、升降浮沉、归经、毒性等药性理论是我国历代医家在长期的医疗实践中逐步探索归纳出来的用药规律，从不同方面说明了药物的作用。四气、五味说明了药物作用的主要依据，升降浮沉说明了药物作用的主要趋势，归经说明了药物作用的主要药效所在，毒性说明了药物的毒副作用大小。医者临证遣药组方，必须熟谙药性，而精通药性则又必须全面地掌握好四气、五味、升降浮沉、归经、毒性等药性理论，将五性合参，有机地结合起来，从不同角度来认识药物的作用，全面分析，如此才能全面准确地阐明药物作用机制，客观准确掌握药物性能，根据病情需要，恰当地遣药组方。

四、精通药性必须掌握配伍规律

（一）精通药性必须掌握好药物的配伍

按照病情的不同和药物的不同特点，有选择地将两种以上的药物合在一起应用叫做配伍。从中药的发展历史来看，在医药萌芽时代，人们治疗疾病，一般都是采取单味药的形式，后来由于药物品种日趋增多，临床用药经验不断丰富，对疾病认识的逐步深化，加之疾病发展的复杂多变，或表里同病，或寒热错杂，或虚实互见，或数病相兼，因而临床用药也由简到繁，出现了多种药物配合应用的方法，逐步积累了配伍用药的经验，不断总结出配伍用药的规律，从而达到了既能照顾复杂病情，又能增进疗效，降低或消除毒副作用，确保安全有效的用药目的。故掌握中药配伍用药规律，对临床遣药组方，有着十分重要的意义。

（二）精通药性必须掌握好药物的七情

1. 单行　系指单用一味药来治疗某种病情单一的疾病，对那些病情比较单纯的病证，往往选择一种针对性较强的药物即可达到治疗目的的用药方法。如古方独参汤，即单用一味人参，治疗大失血所引起元气虚脱的危重病证；清金散，即单用一味黄芩，治疗肺热出血的病证等，都是行之有效的治疗方法。

2. 相须　系指两种性能、功效、应用相同或类似的药物配合应用，可以增强原有药物的功效的配伍方法。如麻黄配桂枝，能增强发汗解表，祛风散寒的作用；银花配连翘，能增强辛凉解表，疏散风热的作用；石膏配知母，能增强清热泻火，除烦止渴的作用；黄芩配黄连，能增强清热燥湿，泻火解毒的作用；生地配玄参，能增强清热凉血，滋阴降火的作用；羌活配独活，能增强祛风除湿，通络止痛的功效；藿香配佩兰，能增强解表祛湿，芳香化湿的功效；附子配干姜，能增强温阳守中，回阳救逆的功效；三棱配莪术，能增强破血行气，消癥止痛的功效；蒲黄配五灵脂能增强活血化瘀，调经止痛的作用；陈皮配半夏，加强燥湿化痰，理气和中之功；贝母配知母，增强养阴润肺，化痰止咳的功效；龙骨配牡蛎，能增强平肝潜阳，镇惊安神的功效；黄芪配白术，能增强补中益气，健脾和胃的功效；天冬配麦冬，能增强养阴润燥，清火生津的功效。像这类同类相须配伍应用的例证，历代文献有不少记载，它构成了复方用药的配伍核心，是中药配伍应用的主要形式之一。

3. 相使 系指以一种药物为主，另一种药物为辅，两药合用，辅药可以提高主药的功效的配伍用药方法。如黄芪配茯苓治脾虚水肿，黄芪健脾益气，利尿消肿为主药，茯苓淡渗利湿，可增强黄芪益气利尿的作用为辅药；枸杞子配菊花治目暗昏花，枸杞子为补肾益精，养肝明目的主药，菊花清肝泻火，兼能益阴明目，可以增强枸杞的补虚明目的作用；又干姜配高良姜，治脾胃虚寒，呕吐冷泻，干姜为温中散寒，健运脾阳的主药，高良姜温里散寒，降逆止呕，可增强干姜治虚寒呕吐冷泻的作用。这是功效相近药物相使配伍的例证。又石膏配牛膝治胃火牙痛，石膏为清胃降火，消肿止痛的主药，牛膝引火下行，可增强石膏清火止痛的作用；白芍配甘草治血虚失养，筋挛作痛，白芍为滋阴养血，柔筋止痛的主药，甘草缓急止痛，可增强白芍柔筋止痛的作用；黄连配木香治湿热泻痢，腹痛里急，黄连为清热燥湿，解毒止痢的主药，木香调中宣滞，行气止痛，可增强黄连清热燥湿，行气化滞的功效。这是功效不同相使配伍的例证。可见相使配伍药不必同类，一主一辅，相辅相成，辅药能提高主药的疗效，即是相使的配伍。

4. 相畏 系指一种药物的毒副作用，能被另一种药物所抑制，使其减轻或消除。如半夏畏生姜，即生姜可以抑制半夏的毒副作用，用生姜炮制后成姜半夏，其毒副作用大为缓和了；甘遂畏大枣，大枣可抑制甘遂峻下逐水，扶伤正气的毒副作用；熟地畏砂仁，砂仁可以减轻熟地滋腻碍胃，影响消化的副作用；常山畏陈皮，陈皮可以缓和常山截疟而引起恶心呕吐的胃肠反应。这都是相畏配伍的范例。

5. 相杀 即一种药物的毒性或副作用，能被另一种药物减轻或消除称相畏；而一种药物能减轻或消除另一种药的毒性或副作用称相杀。相杀配伍的概念，就是指一种药物能够消除另一种药物的毒副作用的配伍用药方法。如生姜杀半夏、南星、莨菪毒；绿豆杀巴豆毒；生白蜜杀乌头毒；防风杀砒霜毒等。可见相畏和相杀没有质的区别，是从自身的毒副作用受到对方的抑制和自身能消除对方毒副作用的不同角度提出来的配伍方法，也就是同一配伍关系的两种不同提法。相畏、相杀即是“有毒宜制”，主要用于毒剧药的配伍应用，在毒剧药的炮制和中毒解救上还有一定意义。

6. 相恶 近代学者认为相恶配伍的概念，是指一种药物的功效，受到另一种药物的牵制使其降低，甚至消失，或认为就是指一种药物能破坏另一种药物的功效。如人参恶莱菔子，莱菔子能削弱人参的补气作用；生姜恶黄芩，黄芩药性寒凉，能削弱生姜的温胃的作用；沙参恶防己，防己利水伤阴削弱沙参滋阴生津的作用；白薇恶干姜，干姜温热燥散，削弱白薇凉血解毒的作用；瞿麦恶螵蛸，螵蛸固涩缩尿止遗，削弱瞿麦利尿通淋的作用；鳖甲恶矾石，矾石酸涩燥敛，削弱鳖甲滋阴潜阳，软坚散结之效。近代研究吴茱萸有降压作用，但与甘草同用时，这种作用即消失，也可以说吴茱萸恶甘草。

7. 相反 也就是两种药物同用能产生剧烈的毒副作用的配伍方法。如甘草及甘遂，贝母反乌头等，详见用药禁忌“十八反”“十九畏”中若干药物。

上述七情配伍除单行外，相须、相使可以起到协同作用，能提高药效，是临床常用的配伍方法；相畏、相杀可以减轻或消除毒副作用，以保证安全用药，是使用毒副作用较强药物的配伍方法，也可用于有毒中药的炮制及中毒解救；相恶则是因为药物的拮抗作用，抵消或削弱其中一种药物的功效；相反是药物相互作用，能产生毒性反应或强烈的副作用，故相恶、相反是配伍用药的禁忌。

上述几个方面，其变化关系可以概括为四项，即在配伍应用的情况下：①有些药物因产生协同作用而增进疗效，是临床用药时要充分利用的。②有些药物可能互相拮抗而抵消、削弱原有功效，用药时应加以注意。③有些药物则由于相互作用，而能减轻或消除原有的毒性或副作用，在应用毒性药或烈性药时必须考虑选用。④一些药物因相互作用而产生或增强毒副作用，属于配伍禁忌，原则上应避免配用。

(三)精通药性必须掌握好药对

药对又叫对药，或对子药、兄弟药、姐妹药，即两味药成对(个别由三味药组成)，是临床上常用的相对固定的配伍形式，是中药配伍应用中的最小单位。药对绝不是两味药物的随意堆砌和随意排列组合，它是前人治疗经验的总结，是在中医药理论指导下，经实践证明有效的两味药物的配对使用。如果三味药物配合使用，则根据《内经》理论应称为小方，而不能称作药对。形成药对的两药一般是固定的，彼此之间可以是相须、相使、相畏、相杀，也包括两药合用产生新药效的配伍关系。如桂枝配芍药以调和营卫，解肌发表；柴胡配黄芩以和解少阳，消退寒热；枳实配白术以寓消于补，消补兼施；干姜配五味子以开合并用，宣降肺气；晚蚕沙配皂角子以升清降浊，滑肠通便；黄连配干姜以寒热并调，降阳和阴；肉桂配黄连以交通心肾，水火互济；黄芪配当归以阳升阴长，补气生血。熟地黄配附子以阴中求阳，阴阳并调等等，都是前人配伍用药的经验总结，是七情配伍用药的发展。深入研究药对配伍用药经验，不仅对提高药效，扩大药物应用范围，降低毒副作用，适应复杂病情，不断发展七情配伍用药理论有着重要意义，同时对开展复方研究，解析它的主体结构，掌握遣药组方规律也是十分必要的。

总之，药物的配伍应用是中医用药的主要形式，药物按一定法度加以组合，并确定一定的分量比例，制成适当的剂型，即是方剂。方剂是药物配伍的发展，也是药物配伍应用更为普遍更为高级的形式。七情指配伍关系，表达了药物之间的相互作用。中医治病是以复方配伍用药为主要形式，药物之间配合必然产生一定的相互作用，有的可以增进原有的疗效，有的合用还可以产生新的药效，有的可以相互抵消或削弱原有的功效，有的可以降低或消除毒副作用，也有的合用可以产生毒副作用，或为临床所宜，或为临床所忌，这种作用变化，具有一定的规律可循，是中药配伍用药必须遵循的准则。

（四）精通药性必须掌握好气味配伍

1. 概念　气味配伍是指依据药物四气五味的性能特点及配伍原则，结合具体病证，以药物气味配伍制方以协调阴阳平衡、调理脏腑功能的配伍理论。叶天士在《临证指南医案·卷六·疟》中说："圣帝论病，本乎四气，其论药方，推气味，理必苦降辛通。"说明气味配伍制方在临床有着十分重要的意义。《素问·至真要大论》中"风淫于内，治以辛凉，佐以苦，以甘缓之，以辛散之；热淫于内，治以咸寒，佐以甘苦，以酸收之，以苦发之；湿淫于内，治以苦热，佐以酸淡，以苦燥之，以淡泄之；火淫于内，治以咸冷，佐以苦辛，以酸收之，以苦发之；燥淫于内，治以苦温，佐以甘辛，以苦下之；寒淫于内，治以甘热，佐以苦辛，以咸泻之，以辛润之，以苦坚之"等理论，以及"辛甘发散为阳""酸苦涌泄为阴"的药味阴阳属性的划分，是后世气味配伍的理论依据。

2. 内容　具体内容包括四气配伍、五味配伍和气味配伍。

（1）四气配伍　即根据病证的寒热性质及用药法度，将药性寒、热、温、凉相同或相异的药物配伍组方使用。四气配伍中，药性相同者，可相辅相成，提高疗效；药性相反者，或各对其证，治疗寒热错杂的复杂证候；或相反相成，制性存用，降低毒副作用。临床有以下三种情况。

①热、温性配伍　如四逆汤中，附子配伍干姜，附子辛热纯阳，补益先天命门真火，通行十二经脉，能迅达内外以温阳逐寒；干姜辛热，回阳且温中，使附子回阳救逆之功更著更久；共成温热之剂以回阳破阴而救逆。

②寒、凉性配伍　如黄连解毒汤中同是寒性的黄连、黄芩、黄柏相配伍；三者均为苦寒清泻之品，配伍使用可增强清热泻火之力，且黄芩清肺及上焦之热，黄连清心并泻中焦之火，黄柏善泻下焦之火；合之共奏清泻三焦，泻火解毒之功。

③寒热配伍　如二妙丸中苍术与黄柏相配：苍术温燥，外开肌腠散风寒湿，内健脾胃燥湿除秽；黄柏苦寒，善走下焦而清热燥湿；二者相合，寒温共济，清热而不伤阳，温燥而不助火，相反相成，使清热燥湿，除湿止带之功更著。又如左金丸中，重用黄连，配伍少量吴茱萸，以黄连苦寒泻火为主，少佐辛热之吴茱萸，反佐以制黄连之寒，且吴茱萸能入肝降逆，以使肝胃和调；共奏清肝泻火、降逆止呕之功。对肝火犯胃之胁肋胀痛、嘈杂吞酸、呕吐口苦甚为合拍。再如乌梅丸中寒性的黄连、黄柏配伍热性的蜀椒、细辛，黄连、黄柏寒能清上热，味苦能下蛔；蜀椒、细辛温能祛脏寒，味辛能祛蛔；寒热并用，成为寒热错杂之证的名方。

（2）五味配伍　药物具有酸、苦、甘、辛、咸、淡之味，即习称的五味，利用不同味的药物配伍组方，功效主治不同。

①辛苦配伍　即辛味药物与苦味药物的配伍，这类药物具有辛开苦降（或苦辛通降）、开通气机、调和肝脾（胃）、调理脾胃的作用。如半夏泻心汤中的干姜、半夏与黄芩、黄连配伍，黄芩、黄连苦寒以降泄其热，干姜、半夏辛温以开通结痞而散寒证，故叶天士说"辛可通阳，苦能清降；苦寒能清热除湿，辛通能开气泄浊"。共奏和胃降逆、开结除痞之功。又如：栀子豉汤中的栀子与豆豉配伍，微苦清降，微辛宣通，苦辛以开上痹，故《伤寒论》用其治疗无形邪热郁于胸膈而致之胸脘窒闷，烦扰不安。

②辛甘配伍　即辛味药物与甘味药物的配伍，这类配伍起着辛甘发散、辛甘扶阳或辛甘化阳的作用。如桂枝甘草汤中，桂枝配伍甘草，桂枝辛、甘，性温，入心助阳，具有温经通阳之功效；甘草甘、平，补中益气。二者相伍，辛甘合化，温通心阳，心阳得复，则心悸自平。共奏辛甘化阳，益心气、通心阳、止心悸之功。故《伤寒论》六十四条说"发汗过多，其人叉手自冒心，心下悸欲得按者，桂枝甘草汤主之"。

③酸甘配伍　即酸味药物与甘味药物的配伍，这里的酸味药大多指具有养阴敛阳作用的药物，甘味药指甘润滋养作用的药物。这种配伍具有益阴敛阳、补虚生津

等作用，通常称之为“酸甘化阴”。如芍药甘草汤之芍药配伍甘草，立法以甘酸为主，其依据则源于《内经》“肝苦急，即食甘以缓之，以酸泻之。”方中芍药酸寒，养血敛阴，柔肝止痛；甘草甘温，健脾益气，缓急止痛。二药相伍，酸甘化阴，调和肝脾，具有养血滋阴、平肝抑木、敛肝柔肝、缓急止痛之功效。

④甘淡配伍　即甘味药物与淡味药物的配伍，甘味药性缓而补中，淡味药渗湿利尿。如五苓散中泽泻配伍茯苓、白术，泽泻淡渗利湿，泻火通淋；茯苓、白术味甘补益，健脾除湿，甘淡相配，淡渗水湿以驱邪，甘补运脾以扶正；共奏健脾渗湿、标本兼顾之功。

⑤辛酸配伍　即辛味药物与酸(或涩)味药物的配伍，因辛能散，酸能收，故辛酸配伍与“散敛配伍”相近。如小青龙汤及苓甘五味姜辛汤中，五味子配细辛，五味子味酸，以收敛为功，既敛肺，又止汗；细辛辛香走散，既散上下之风邪，又散在肺之寒饮。二者相合。一酸一辛，一敛一散，温肺化饮而不耗肺气，敛肺止咳而不留邪气，相反相成，相得益彰。又如桂枝汤中，桂枝配白芍，桂枝甘温，长于助阳扶卫散邪；白芍酸寒，长于养血和营敛阴。二者相伍，辛酸并用，营卫并调，敛散并举，寒温同用，助卫散邪而不伤营阴，和营敛阴而不留邪气，相反相成，正如《医宗金鉴》所云“桂枝君芍药，是于发汗中寓敛汗之旨；芍药臣桂枝，是于和营中寓调卫之功”。

(3) 气味配伍　即根据治则治法的要求，以药性理论之四气五味为依据选择适当药物配伍的方法。

①辛寒配伍　辛可散邪，寒可去热，例如，麻黄杏仁甘草石膏汤中，以味辛的麻黄与辛甘大寒的石膏相配，据“火郁发之”之旨，取麻黄之辛以开宣肺气以泄邪热；取大量大寒之石膏以清泻肺热，并使宣肺而不助热，清肺而不留邪，制性存用，使肺气肃降有权，喘息可平。共成辛凉重剂的典型代表。

②甘寒配伍　甘可补益，寒可清热，甘寒配伍，可养阴而清热。如麦门冬汤中，以甘寒之麦冬配伍味甘的人参、甘草、大枣、粳米，共奏补气生津、补脾益胃之功。中气健运，则津液自能上输于肺，胃得其养，肺得其润；为治虚热肺痿或胃阴不足证的良方。

③甘温配伍　甘可补益，温可助阳或益气，甘温配伍，可益气或助阳。李东垣云：“大抵饮食劳倦所得之病，乃虚劳七损证也，当以温平甘多辛少之药治，是其本法也”，倡导“唯当以辛甘温之剂补其中，实为劳者温之，损者益之”。创立了“甘温除热法”的名方——补中益气汤，以黄芪、甘草、人参等甘温之药补益脾胃，升其阳气，从而使“阴火”收敛，热证清除。并认为黄芪、甘草、人参为“除烦热之圣药”。

3. 意义　气味配伍充分依据药物四气五味的性能特点，结合具体病证，以药物气味配伍制方可协调阴阳平衡，调理脏腑功能，或纠偏制弊、相反相成，从而增强作用，减少副作用，提高临床疗效。

五、精通药性必须掌握用药禁忌

所谓中药的用药禁忌是指临床使用中药应当禁止或忌讳的事宜。它主要包括配伍禁忌、妊娠用药禁忌、证候禁忌及服药时的饮食禁忌四个方面。

(一)精通药性必须掌握好药物配伍禁忌

所谓配伍禁忌，就是指某些药物配伍使用后会产生或增强毒副作用，或降低和破坏原有药效，因此临床应当避免配合使用。

配伍禁忌的内容主要包括药物七情中的相反、相恶两方面。其中相恶的内容在前文配伍规律中已详细论述，此处主要介绍“十八反”“十九畏”的若干配伍药对，它们均属于药物七情中相反的范畴。

十八反：甘草(炙甘草)反甘遂、大戟(京大戟、红大戟)、海藻、芫花；乌头(川乌、制川乌、草乌、制草乌、附子)反贝母(川贝母、浙贝母、平贝母、伊贝母、湖北贝母)、瓜蒌(瓜蒌子、瓜蒌皮、天花粉)、半夏、白蔹、白及；藜芦反人参、红参、人参叶、西洋参、党参、北沙参、丹参、南沙参、玄参、苦参、细辛、赤芍、白芍。

十九畏：硫黄畏朴硝(芒硝、玄明粉)，水银畏砒霜，狼毒畏密陀僧，巴豆(巴豆霜)畏牵牛，丁香(母丁香)畏郁金，川乌、草乌畏犀角，牙硝(芒硝、玄明粉)畏三棱，官桂畏赤石脂，人参(红参、人参叶)畏五灵脂。

然而，“十八反”“十九畏”到底“反”还是“不反”？历来存在争议。确保用药安全，关系民生大事。为揭示“十八反”“十九畏”的科学本质，回答“反”还是“不反”，2011年度国家重点基础研究发展计划(973计划)设立“基于‘十八反’的中药配伍禁忌理论基础研究”专项进行研究。倾全国中医药界科研精英之力，12个协作单位历经5年的艰辛工作，根据历史渊源，进行文献考证，并做系统分析；结合实验研究，从组织、细胞、分子、蛋白组学、代谢组学等各个层面，利用中药化学、生物学、药理学、毒理学等学科先进的技术和手段，力求全面揭示“十八反”配伍的科学内涵。在一定条件下的研究，呈现了“十八反”药物致毒、增毒的毒性反应和降效、减效的配伍禁忌，基本上验证了“反”的结果，并从药理研究方面揭示了“反”的机制。另外，也有个别药组在特定条件下出现相反相成、增效、减毒的结果。这是有史以来对“十八反”配伍禁忌的最系统、深入、全面的开创性研究，为进一步揭示中药配伍应用的客观规律与科学内涵奠定了基础。“十八反”“十九畏”为几千年来用药经验的总结。目前，在没有系统进行人体临床试验的条件下，尚不能得出“反”与“不反”的定论。

（二）精通药性必须掌握好药物妊娠禁忌

妊娠禁忌药又名妊娠服禁、妊娠忌药、孕妇药忌、胎前药忌、产前药忌等，是指对妊娠母体或胎元具有某些不良作用，干扰了妊娠正常生理，导致胎漏下血、胎动不安、堕胎小产或胎萎不长、胎死腹中，或胎儿发育畸形，因而在妇女妊娠期应慎用或禁用的中药。妊娠禁忌药有时也简称为妊娠禁忌。

1. 据药性分　妊娠禁忌分大毒、辛热、大寒之品。大毒者如水银、地胆、铅粉、狼毒、砒石等；辛热者如附子、乌头、肉桂、蜀椒等；大寒者如龙胆草、羚羊角等。

2. 据药效分　凡功可活血通经、破气行滞、软坚散结、攻逐峻下、滑利重坠、走窜开窍者皆为妊娠禁忌药。活血通经者，如三棱、莪术、乳香、红花等；破气行滞者，如青皮、枳实、槟榔、檀香等；软坚散结者，如鳖甲、贝母、夏枯草、半夏、天南星等；攻逐峻下者，如商陆、葶苈、甘遂、芫花、牵牛子、大黄等；滑利重坠者，如蓖麻子、冬葵子、榆白皮、滑石、车前子、木通、磁石、礞石等；走窜开窍者，如麝香、冰片、苏合香等。

3. 据作用对象分　因母体和胎元的不同，妊娠禁忌药又分为如下两类：作用于母体，使其受到损害，不能继续妊养胎儿，从而终止妊娠的，如红花、薏苡仁、芫花、三棱、通草、常山、滑石、栝楼根、大黄等；作用于胎元，可直接损伤胎元，使其发育障碍，如半夏损胎，巴豆烂胎，吴茱萸毒胎等。大部分妊娠禁忌药属作用于母体者。

4. 据作用结果分　妊娠禁忌药又有杀胎（烂胎）、堕胎（下胎、落胎）、滑胎（动胀）、毒胎（损胎、妨胎、碍胎）之不同。杀胎者，如巴豆、水银等；堕胎者，如芫花、甘遂、大戟、牵牛、王不留行、穿山甲、补骨脂、川芎、硫黄、桃仁等；滑胎者，如车前子、冬葵子、槐实、泽泻、枳实等；毒胎者，如郁李仁、青蒿、细辛、槟榔等。

5. 据作用强度分　大致分禁用与慎用。禁用者包括毒性较强或药性猛烈，或可引产堕胎、引起严重母体或胎元的损伤，或能破血消癥，或有峻下逐水作用的药物，如水银、砒霜、巴豆、大戟、商陆、藜芦、乌头、锡粉等。慎用主要包括药典中标注有毒或有小毒的药、辛热燥烈药、淡渗滑利药、通经祛瘀药、行气破滞药、重坠沉降药等，如红花、桃仁、槟榔、青皮、大黄、泽泻、牡蛎、苦参、细辛等。

关于妊娠禁忌药的临床与实验研究早在 20 世纪 40 年代就已经开始，多年来取得了不少成绩。如前所述，所谓妊娠禁忌药，简言之即是指对妊娠母体或胎元具有某些不良作用，干扰正常妊娠的药物。从保护正常妊娠而言，本篇所述药物即为妊娠禁忌药；若从药物如何终止妊娠或避孕而言，本类药物即为抗妊娠药。在我国计划生育、优生优育基本国策的落实过程中，科学工作者努力挖掘我国历代本草记载的妊娠禁忌药和古代避孕方，广泛运用多学科的现代科学研究手段，使“妊娠禁忌药”为计划生育工作服务。临床研究主要是对历代医籍中记载的抗生育药或方剂进行观察印证。实验研究主要从胚胎学、药理学、药物化学、遗传学、毒理学等方面，观察抗妊娠药的主要作用环节。实验证明，历代所载大部分妊娠禁忌药的主要作用环节，与国际计划生育联合会确定的生殖过程易受干扰点是基本吻合的。这些药物分别具有对抗垂体促性腺素、抑制排卵、延缓卵运、破坏受精、抗着床和终止早、中、晚妊娠的作用。药物的胚胎致畸研究，也有一些报道。从结论来看，妊娠禁忌药的临床与实验研究有互为矛盾之处，现代研究与传统记载也有不符。孰是孰非，需进一步探讨。

（三）精通药性必须掌握好药物证候禁忌

由于药物有寒热温凉四气的不同，又有酸苦甘辛咸五味的各异，升降浮沉作用趋向的差别，以及归经作用定位的不同区分，形成了各自药性的不同，其治疗作用各有专长和一定的适用范围。因此，临床用药在证候选择上也就有一定的忌宜。所谓证候禁忌是指某种药物用于治疗某种疾病，只适用于某种特定的证候，而其他证候一般不宜应用。如大黄、麦冬、当归、肉苁蓉均可治疗大便秘结，大黄苦寒，泻热通便，适用于热结便秘；麦冬甘寒，养阴通便，适用于阴虚便秘；当归甘温，养血通便，适用于血虚便秘；肉苁蓉甘温，补阳益精通便，适用于阳虚精亏便秘。也就是说大黄只适用于热结肠燥便秘，而阴虚、血亏、阳虚精亏所致大便秘结，则就是大黄的证候禁忌了。应当指出，证候禁忌是指一般用药规律，临床上常可通过适当配伍，扩大药物适用范围，如大黄配附子，寒热并用，温通去积，还可用治冷积便秘。

除了药性极为平和无须证候禁忌外，一般药物都有证候禁忌，其内容详见各论每味药物的〔注意〕项下。

(四)精通药性必须掌握好药物饮食禁忌

服药时的饮食禁忌是指服药期间对某些食物的禁忌，简称食忌，也就是通常所说的忌口。

服药时的饮食禁忌包括病证食忌、服药食忌两方面的内容。

1. 病证食忌　是指治疗疾病时，应根据病情的性质忌食某些食物，以利于疾病的早日痊愈。因药有药性，药与证符，食亦与证符。也就是说，应做到食证相符，即温热病应忌食辛辣油腻煎炸性食物，寒凉证应忌食瓜果生冷，清凉饮料，虚性病证应忌食清泄食物，实性病证应忌食温补之品等。这是饮食禁忌的基本原则。

2. 服药食忌　是指服某些药时不可同时吃某些食物，以免降低药物的疗效，或加剧病情，或变生他证。临床可以中医基础理论为指导辨证施膳；有些病证亦需结合现代医学的原理，辨病施膳，有针对性地搞好饮食禁忌。如热性病者应忌食胡椒、辣椒、大蒜、白酒、煎炸食品等；寒性病者应忌食生冷瓜果，冰镇饮品等。

此外还有部分特殊人群，要结合具体情况，对某些药物应当禁忌。如：对运动员，麻黄、马钱子、麝香等药物属于禁忌，当引起医者注意。对年老体弱、婴幼儿、过敏体质者，均需询问以前的用药情况及过敏史，以合理用药。

总之，为了确保疗效，安全用药，避免毒副作用的产生，在临床用药治疗期间，必须注意配伍禁忌、妊娠用药禁忌、证候禁忌及服药时的饮食禁忌。

六、精通药性必须掌握药物的用量用法

(一)精通药性必须掌握好药物的用量

中药剂量是指临床应用的分量。它主要指明了每味药的成人一日量(按：本书每味药物标明的用量，除特别注明以外，都是指干燥后生药，在汤剂中为成人1日内用量)。中药的计量单位有：①重量。古方用斤、两、钱、分、厘；现代用千克(kg)、克(g)、毫克(mg)。②容量。古方用斛、斗、升、合、勺等表示；现代用升(L)、毫升(ml)。③数量。如生姜3片、蜈蚣2条、大枣7枚、芦根2支、荷叶1角、葱白两只等。④度量。古方用厚朴1尺，桂枝3寸等。最常用的还是重量。明清以来，我国普遍采用16进位制的“市制”计量方法，即1市斤＝16两＝160钱。自1979年1月1日起，全国中医处方用药计量单位一律采用法定计量单位，即1千克(kg)＝1000克(g)＝1000000毫克(mg)。为了处方和调剂计量的方便，按规定以如下的近似值进行换算：1斤＝500克，1市两(16进位制)＝30克，1钱＝3克，1分＝0.3克，1厘＝0.03克。

尽管中药绝大多数来源于生药，安全剂量幅度较大，用量不像化学药品那样严格，但用量得当与否，也是直接影响药效的发挥、临床效果好坏的重要因素之一。药量过小，起不到治疗作用而贻误病情。药量过大，损伤正气，也可引起不良后果，或造成不必要的浪费。同时中药多是复方应用，其中主要药物的剂量变化，可以影响到整个处方的功效和主治病证的改变。因此，对于中药剂量的使用应采取科学、谨慎的态度。一般来讲，确定中药的剂量，应考虑如下几方面的因素。

1. 药物性质与剂量的关系　剧毒药或作用峻烈的药物，应严格控制剂量，开始时用量宜轻，逐渐加量，一旦病情好转后，应当立即减量或停服，中病即止，防止过量或蓄积中毒。此外，花叶皮枝等量轻质松及性味浓厚、作用较强的药物用量宜小；矿物介壳质重沉坠及性味淡薄、作用温和的药物用量宜大；鲜品药材含水分较多用量宜大(一般为干品的4倍)；干品药材用量应小；过于苦寒的药物也不要久服过量，免伤脾胃；如羚羊角、麝香、牛黄、猴枣、鹿茸、珍珠等贵重药材，在保证药效的前提下，应尽量减少用量。

2. 剂型、配伍与剂量的关系　在一般情况下，同样的药物入汤剂比入丸散剂的用量要大些；单味药使用比复方中应用剂量要大些；在复方配伍使用时，主要药物比辅助药物用量要大些。

3. 年龄、体质、病情与剂量的关系　由于年龄、体质的不同，对药物耐受程度不同，则药物用量也就有了差别。一般老年人、小儿、妇女产后及体质虚弱的病人，都要减少用量，成人及平素体质壮实的患者用量宜重。病势缓急，病程长短与药物剂量也有密切关系。一般病情轻、病势缓、病程长者用量宜小；病情重、病势急、病程短者用量宜大。

4. 季节变化与剂量的关系　夏季发汗解表药及辛温大热药不宜多用，冬季发汗解表药及辛温大热药可以多用；夏季苦寒降火药用量宜重，冬季苦寒降火药则用量宜轻。

除了剧毒药、峻烈药、精制药及某些贵重药外，一般中药常用内服剂量为5～10g；部分常用量较大剂量为15～30g；新鲜药物常用量为30～60g。

精确恰当的剂量是安全有效用药的保证。目前临床医生使用饮片的剂量大大高于药典规定用量，其原因是十分复杂的，有地域习惯不同、有临床医生个人用药经验的不同，更主要的是假冒伪劣、品种混乱造成药材饮

片质量的下降等诸多因素所致。因此对用量的修订必须持以审慎、科学的态度。中国药典中药材及饮片的使用剂量是根据临床应用的实际情况，结合古今度量衡衍变折算而确定的临床常用安全、有效剂量，并规定根据实际情况，可以做适当地调整。因此目前药典所载剂量基本上能反映临床汤剂使用剂量和成药制剂剂量配比的实际情况。经过70年来的实践考验，基本上能满足临床、生产、科研等方面的需求。因此，在没有系统开展中药饮片量效关系研究、没有充分科学依据的情况下，对于目前药典所载饮片品种使用剂量不应做较大的调整。

(二)精通药性必须掌握好药物的用法

中药的疗效除与剂型的类别有关外，还与制剂工艺有着密切关系，由于汤剂是中药最为常用的剂型，因此这里主要介绍汤剂的煎煮及不同剂型的服用方法。

1. 煎药法 汤剂的制作对煎具、用水，火候、煮法都有一定的要求。

(1) 煎药用具 以砂锅、瓦罐为好，搪瓷罐次之，忌用钢铁锅，以免发生化学变化，影响疗效。

(2) 煎药用水 古时曾用长流水、井水、雨水、泉水、米泔水煎煮。现在多用自来水、井水、蒸馏水等，但总以水质洁净新鲜为好。

(3) 煎药火候 有文、武火之分。文火，是指使温度上升及水液蒸发缓慢的火候；而武火，又称急火，是指使温度上升及水液蒸发迅速的火候。

(4) 煎煮方法 先将药材浸泡30～60分钟，用水量以高出药面为度，一般中药煎煮两次，第二煎加水量为第一煎的1/3～1/2，两次煎液去渣滤净混合后分二次服用。煎煮的火候和时间，要根据药物性能而定。一般来讲，解表药、清热药宜武火煎煮，时间宜短，煮沸后煎3～5分钟即可；补养药需用文火慢煎，时间宜长，煮沸后再续煎30～60分钟。

(5) 特殊煎法 某些药物因其质地不同，煎法比较特殊，处方上需加以注明。归纳起来包括有先煎、后下、包煎、另煎、溶化、泡服、冲服、煎汤代水等不同煎煮法。

①先煎 主要指一些有效成分难溶于水的一些金石、矿物、介壳类药物，应打碎先煎，煮沸20～30分钟，再下其他药物同煎，以使有效成分充分析出。如磁石、代赭石、生铁落、生石膏、寒水石、紫石英、龙骨及牡蛎、海蛤壳、瓦楞子、珍珠母、石决明、紫贝齿、龟甲、鳖甲等。此外，附子、乌头等毒副作用较强的药物，宜先煎45～60分钟后再下他药，久煎可以降低毒性，安全用药。

②后下 主要指一些气味芳香的药物，久煎其有效成分易于挥发而降低药效，须在其他药物煎沸5～10分钟后放入，如薄荷、青蒿、香薷、木香、砂仁、沉香、白豆蔻、草豆蔻等。此外，有些药物虽不属芳香药，但久煎也能破坏其有效成分，如钩藤、大黄、番泻叶等亦属后下之列。

③包煎 主要指那些黏性强、粉末状及带有绒毛的药物，宜先用纱布袋装好，再与其他药物同煎，以防止药液浑浊或刺激咽喉引起咳嗽及沉于锅底，加热时引起焦化或糊化。如蛤粉、滑石、青黛、旋覆花、车前子、蒲黄及灶心土等。

④另煎 又称另炖，主要是指某些贵重药材，为了更好地煎出有效成分还应单独另煎即另炖2～3小时，煎液可以另服，也可与其他煎液混合服用，如人参、西洋参、羚羊角、麝香、鹿角等。

⑤溶化 又称烊化，主要是指某些胶类药物及黏性大而易溶的药物，为避免入煎黏锅或黏附其他药物影响煎煮，可单用水或黄酒将此类药加热溶化即烊化后，用煎好的药液冲服，也可将此类药放入其他药物煎好的药液中加热烊化后服用，如阿胶、鹿角胶、龟甲胶、鳖甲胶、鸡血藤胶及蜂蜜、饴糖等。

⑥泡服 又叫焗服，主要是指某些有效成分易溶于水或久煎容易破坏药效的药物，可以用少量开水或复方中其他药物滚烫的煎出液趁热浸泡，加盖闷润，减少挥发，半小时后去渣即可服用，如藏红花、番泻叶、胖大海等。

⑦冲服 主要指某些贵重药，用量较轻，为防止散失，常需要研成细末制成散剂用温开水或复方中其他药物煎液冲服，如麝香、牛黄、珍珠、羚羊角、猴枣、马宝、西洋参、鹿茸、人参、蛤蚧等；某些药物，根据病情需要，为提高药效，也常研成散剂冲服，如用于止血的三七、花蕊石、白及、紫珠草、血余炭、棕榈炭及用于息风止痉的蜈蚣、全蝎、僵蚕、地龙和用于制酸止痛的乌贼骨、瓦楞子、海蛤壳、延胡索等；某些药物高温容易破坏药效或有效成分难溶于水，也只能做散剂冲服，如雷丸、鹤草芽、朱砂等。此外，还有一些液体药物如竹沥汁、姜汁、藕汁、荸荠汁、鲜地黄汁等也须冲服。

⑧煎汤代水 主要指某些药物为了防止与其他药物同煎使煎液浑浊，难于服用，宜先煎后取其上清液代水再煎煮其他药物，如灶心土等。此外，某些药物质轻用量多，体积大，吸水量大，如玉米须、丝瓜络、金钱草等，也须煎汤代水用。

2. 服药法

(1) 服药时间　汤剂一般每日 1 剂，煎 2 次分服，2 次间隔时间为 4～6 小时左右。临床用药时可根据病情增减，如急性病、热性病可 1 日 2 剂。至于饭前服还是饭后服则主要决定于病变部位和性质。一般来讲，病在胸膈以上者如眩晕、头痛、目疾、咽痛等宜饭后服；如病在胸膈以下，如胃、肝、肾脏等疾患，则宜饭前服。某些对胃肠有刺激性的药物宜饭后服；补益药多滋腻碍胃，宜空腹服；治疟药宜在疟疾发作前的两小时服用；安神药宜睡前服；慢性病定时服；急性病、呕吐、惊厥及石淋、咽喉病须煎汤代茶饮者，均可不定时服。

(2) 服药方法

①汤剂　一般宜温服。但解表药要偏热服，服后还须覆盖好衣被，或进热粥，以助汗出；寒证用热药宜热服，热证用寒药宜冷服，以防格拒于外。如出现真热假寒当寒药温服，真寒假热者则当热药冷服，此即《内经》所谓“治热以寒，温以行之；治寒以热，凉以行之”的服药方法。

②丸剂　颗粒较小者，可直接用温开水送服；大蜜丸者，可以分成小粒吞服；若水丸质硬者，可用开水溶化后服。

③散剂、粉剂　可用蜂蜜调合送服，或装入胶囊中吞服，避免直接吞服，戟人咽喉。

④膏剂　即蜜膏剂，宜用开水冲服，避免直接倒入口中吞咽，以免黏喉引起呕吐。

⑤冲剂、糖浆剂　冲剂宜用开水冲服；糖浆剂可直接吞服。

此外，危重病人宜少量频服；呕吐患者可以浓煎药汁，少量频服；对于神志不清或因其他原因不能口服时，可采用鼻饲给药法。在应用发汗、泻下、清热药时，若药力较强，要注意患者个体差异，一般得汗、泻下、热降即可停药，适可而止，不必尽剂，以免汗、下、清热太过，损伤人体的正气。

(三) 精通药性必须掌握药物的常用剂型及给药途径

剂型是指药物制剂的形态，也就是指药物制成的形状。由于中药材品种繁多，药性各异，且多复方使用，药物之间的作用又十分复杂，加之临床需要各有不同，因此必须加工成一定的形状，才能达到提高药效，降低毒性，安全有效，便于服用，易于保存的目的。同时，剂型与临床疗效也密切相关，众所周知：“汤者，荡也；丸者，缓也。”因此，精通药性必须了解临床常用的药物剂型。

中成药剂型经新中国成立 70 多年来不懈努力，在继承中医丸、散、膏、丹、汤、饮、酒、露的传统制剂工艺的基础上，不断吸收现代制剂的先进工艺、先进技术，不断进行制剂改革，研制出许多中成药新剂型来。深信随着超微粉碎、低温萃取、大孔树脂及分子筛滤过技术的应用，会使中成药剂型朝着更加安全高效、微量、方便方向发展。临床常用的中药剂型有：露剂(水剂)、煎剂(合剂)、饮剂、糖浆剂、袋泡剂、乳剂、酒剂、酊剂、醑剂、酏剂、膏滋、流浸膏、浸膏剂、散剂、颗粒剂、胶囊剂、微囊剂、水丸、蜜丸、水蜜丸、糊丸、蜡丸、浓缩丸、滴丸、丹剂、锭剂、饼剂、茶剂、胶剂、曲剂、片剂、注射剂、口服溶液、膜剂、气雾剂、外用软膏剂、硬膏剂、橡皮膏、巴布膏剂、洗浴剂、滴鼻剂、滴眼剂、栓剂、灌肠剂、线剂、条剂、钉剂等。

由于剂型不同，给药途径亦不相同，除口服经消化道吸收外，还可舌下含化，或经眼结膜囊、阴道、直肠、皮肤、黏膜而吸收，注射剂可通过皮下、肌内、静脉注射而发挥作用。此外，剂型不同，药物发挥作用的时间不同，药效强弱亦不相同。因此临床应根据具体病情，结合药物特点，选择恰当的剂型和正确的给药途径，保证用药安全，提高临床疗效。

中药的用法直接关系到临床疗效、用药安全和剂量选择。对于用法，必须明确内服还是外用，准确到位。而且，随着炮制与制剂的发展，服药方法也在不断地丰富，要及时吸收现代研究成果。另外，对于有些中药的特殊煎服用法，尤其毒性品种的特殊用法，更应详尽标明，以确保用药安全。

总之，临床用药剂量是否恰当，用法是否得当，剂型选择是否合理，给药途径是否正确，均是确保用药安全、有效的重要因素。临床上主要依据所用药物的性质、临床运用的需要以及患者的具体情况来确定中药的具体用量用法，选择恰当的剂型和给药途径。同时，在确定药物剂量时，还应考虑到季节、气候及居住的自然环境等方面的因素，做到“因人制宜”“因时制宜”“因地制宜”。

七、精通药性必须掌握好鉴别用药

中药有寒、热、温、凉、平五性的不同，又有辛、甘、酸、苦、咸五味的区分；有长于升浮者，有善于沉降者。有同一来源，产地不同又有良莠之分；有功效相似的同类药物，亦有功效相似的非同类药物；有同一来源而入药部位不同者，或用根，或用茎，或用叶，或用花，或用果，或用实，功效各异；有名称相近，而功效不同者；有炮制不同，而功效不同者等。为了准确用药，必须严格区分界定。

(一)功效相似的药物鉴别

大蓟与小蓟，两药均为凉血止血药，均性凉，味苦甘，入血分，功能凉血止血，散瘀消肿，二药配伍，凉血、止血、破血消肿力增强，应用于血热妄行的吐血、衄血、尿血及崩漏下血，尤其血热夹瘀者，并用于疮痈肿毒。但大蓟解毒消肿力强，小蓟兼有利尿作用，以治尿血、血淋为宜，其散瘀消痈之力略逊大蓟。现代药理研究表明，小蓟与大蓟同治肝炎黄疸、肾炎水肿及原发性高血压，但降压、降脂作用胜于大蓟，并可治各种癌症。

猪苓与泽泻，两药同属利水消肿常用药，均味甘淡，归肾、膀胱经。皆能利水渗湿，用治水肿，小便不利，泄泻，带下，淋浊等病患，临床常相须为用。但猪苓性平，作用单纯而利水之力较强，主治水湿为患的诸多病证。现代研究表明，本品所含猪苓多糖具有一定的抗肿瘤、防治肝炎的作用。泽泻性寒，又能泄热，尤善于泄肾与膀胱之热，故下焦湿热者尤为适宜；并可用治痰饮病眩晕，以及肾阴不足、相火亢盛之遗精盗汗，骨蒸潮热等。《本草汇言》云，猪苓利水，能分泄表间之邪；泽泻利水，能宣通内脏之湿。

大黄与芒硝，两药均为苦寒泻下药，功能泻热通便。但大黄致泻的有效成分为结合蒽醌苷，能增加肠蠕动并抑制肠内水分吸收，故泻下作用峻猛，实热积滞、下腹痞满、燥实坚硬等证用之效好；芒硝味咸，长于软坚润燥，其主含硫酸钠，通过增高渗透压使肠内保留较多水分，致泻作用缓和，常辅助大黄以增强泻下热结作用。大黄苦寒沉降，还有泻火解毒、止血、清泄湿热、活血化瘀之功，用治血热吐衄和火邪上炎所致的目赤、咽痛、牙龈肿痛、湿热黄疸、泻痢后重、热毒疮疡以及经闭积聚、跌打损伤等证。芒硝外用可清热疗疮，善治齿疼龈肿、口疮糜烂、喉痹红肿、火眼烂睑等。

附子与人参，二者均味甘而温，归心、脾经，皆有回阳复脉固脱之效，可用于气虚欲脱、脉微欲绝的亡阳证，且常相须为用，如参附汤。但附子属温里药，味辛、甘，性热，有毒，归心、肾、脾经，功能回阳救逆，助阳补火，散寒止痛，为回阳救逆之要药，适用于亡阳证、脾肾阳虚之阳痿宫冷、泄泻、水肿，以及寒痹证。人参属补气药，味甘、微苦，微温，归心、肺、脾经，功能大补元气，补脾益肺，生津，安神益智，适用于元气衰竭之虚脱证、肺脾气虚、气津两伤、气血亏虚、神志失养。

人参与党参，两者均味甘、归脾经，皆有补气、生津、益气等功效，适用于脾肺气虚、气津两伤及气血双亏、血虚萎黄之证。然人参源于五加科，味微苦、性微温，入心、肺经，有补气强壮作用而补益力强，能大补元气，复脉固脱，故气虚欲脱、脉微欲绝的危重证候多用之，如独参汤；热病气津两伤及消渴亦多用人参。此外，人参尚有安神益智与摄血、壮阳之效，又可用于失眠健忘、气不摄血及阳痿证。党参源于桔梗科，性味甘平，入脾胃而力弱，价廉而能补中益肺、益气生血，不燥不腻，治气虚及气血两亏、气津两伤的轻证、慢性病，多可代人参用之，但用量宜大。

(二)同来源不同入药部位的药物鉴别

麻黄与麻黄根，麻黄的药用部位为草麻黄、木贼麻黄或中麻黄的草质茎，味苦辛，性温，入肺及膀胱经，可开腠理，通毛窍，发汗解表以散风寒，用治风寒感冒，表实无汗之证。又长于开宣肺气，利尿平喘，还可用治风寒束表，肺气壅遏之喘咳、风水水肿等证。此外，麻黄还有散寒通滞之功，用治风寒痹证、阴疽等。而麻黄根药用部位为草麻黄或中麻黄的根及根茎，味甘涩，性平，入肺经，功用敛汗固表，用治气虚自汗，阴虚盗汗，产后虚汗不止等腠理不固，汗出不止者。麻黄以发散为长，而麻黄根则以收涩为优，二者虽来源于同一植物，功能特点却截然不同，不可不知。

三七根与三七花，三七根即三七。三七花与三七为同一植物，三七花为三七的干燥花，三七为根茎。三七花性寒，可清热解毒，滋阴平肝；三七性温，化瘀止血，活血定痛。除用于出血证外，可用于跌打伤痛。二者作用相差甚远。

冬瓜肉、冬瓜皮与冬瓜仁，古人均以入药。其肉能清热止渴，利水消肿，为夏日治暑热、小便短赤、口渴多饮以及水肿胀满，消渴，泻痢，痈肿等所常用；其仁性润质滑，上能清肺热，下能导大肠之积滞，且能滑痰排脓，所以对肺热咳嗽、淋浊带下以及湿热内蕴，日久成脓的肺痈、肠痈等证，较为常用。冬瓜皮性甘淡微寒，以清热利水见长，性质平和，多服久服也不致损伤人体正气，故水肿胀满、小便不利常用。

车前子与车前草，车前子为车前科多年生草本植物车前或平车前的种子，味甘性寒，能利水通淋，清热明目，清肺化痰，用于淋证水肿，暑湿泄泻，目赤涩痛或目暗昏花，痰热咳嗽等。其全草称为车前草，性味、功效与子相似，但偏于清热解毒，凉血止血，对于热痢及尿涩尿血之证，用之较好。对于热毒疮肿，内服或鲜品捣烂外用均可。

桑叶、桑枝、桑白皮、桑椹，此四药均源于桑科落叶乔木桑树，惟入药部位不同，一般习称“桑四药”。桑叶为发散风热药，味苦甘性寒，归肺肝经，轻升清疏，善疏散肺肝二经风热，平肝润燥，明目凉血，主治风热感冒、头痛目赤，燥热咳嗽，肝阳上亢之头晕目赤及血热吐衄。桑枝为祛风湿清热药，味苦性平，归肝经，善走经络，功能祛风通络，利水退肿，善治风湿痹痛之拘挛麻木，无论寒热均可；又治水肿脚气，但力弱，单用效差。桑白皮为止咳平喘药，味甘性寒，归肺经，甘寒降泄，善泻肺热而行痰水，有清肺平喘、利水消肿之功，主治肺热咳喘痰多或吐血、肺气壅实之水肿胀满及面目浮肿、小便不利。桑椹为补阴药，味甘酸，性寒，归心肝肾经，功善滋阴补血，生津润肠，用于肝肾不足、阴血亏虚之眩晕耳鸣、目暗失眠、须发早白及热盛津伤口渴、阴虚消渴、肠燥便秘。

(三)名称相近的药物鉴别

苍术与白术，两者同属菊科植物，同归脾、胃经，均有燥湿健脾作用，用治脾虚水停、湿滞中焦之证。然苍术为化湿药，善于燥脾湿，又能发汗解表，祛风胜湿。白术为补气药，以补脾气见长，又能止汗，安胎。故湿盛之实证多用苍术，脾虚之虚证多用白术；风寒感冒及风湿痹证用苍术，脾虚自汗、胎动不安用白术。另外，苍术尚能明目，可用治夜盲及眼目昏涩诸证。

赤芍与白芍，为一类二种，古时通用，宋元始分。两者虽均性微寒，但效用迥异。赤芍味苦归肝经，为清凉行散之品，功善清热凉血，化瘀止痛，尤宜于血热血瘀者，既善治肝火上攻目赤肿痛、肝郁化火胁肋痛，又善治热入营血、血热斑疹吐衄、瘀血经闭、痛经、跌打损伤及火毒疮疡。白芍味酸苦归肝脾经，为补血敛阴、平肝止痛之品，功能养血调经、敛阴止汗、平肝止痛，尤宜于阴血亏虚肝旺者，既善治血虚肝旺之头晕目眩、肝郁胁痛，又善治血虚萎黄、四肢或脘腹挛急痛以及血虚月经不调、痛经等，还治阴虚盗汗。

泽泻与泽漆，两者均为利水消肿药，都能利水消肿，用于水肿，小便不利等。泽泻主要含三萜类化合物、挥发油、生物碱、天门冬素树脂等。味甘淡、性寒，归肾、膀胱经。善泻伏水，故心下水饮所致头晕目眩，水湿内停所致水肿、泄泻均为适用。性寒能泄肾与膀胱之热，下焦湿热者尤为适宜。又长于泻肾经之相火，常用治湿热内蕴所致小便不利、尿赤热痛以及阴虚火旺，遗精耳鸣等。泽漆含皂苷、槲皮素-5,3-二-D-半乳糖苷、泽泻醇等。味辛苦、性微寒，有毒，归大肠、小肠、肺经。苦寒泄降，长于利尿消肿。适用于腹水胀满，四肢面目浮肿，小便不利等。又有化痰止咳平喘之功，肺热咳嗽以及痰饮内停，湿痰犯肺咳喘等均宜之。又可化痰散结消肿，治疗瘰疬痰核等。

骨碎补与补骨脂，两者均味苦性温而入肾经，皆能补肾助阳，同治肾阳不足，命门火衰。然骨碎补兼归肝经，既补肾强骨，又活血止痛、续筋骨，为伤科常用药，可用治跌打损伤，筋断骨折，酒浸外搽又治斑秃。补骨脂辛而大热，兼入脾经，作用偏于肾，助阳力强，长于补肾壮阳，固精缩尿，兼能温脾止泻，主治肾阳虚衰之阳痿、遗精、遗尿、喘咳及脾肾阳虚之五更泄；酒浸外搽还治白癜风。

百部与百合，两者均味甘入肺而能润肺止咳，善治肺热燥咳、阴虚劳嗽。然百部味苦性平不偏，专走肺经，治咳嗽无问新久、寒热均宜，尤善治肺痨咳嗽及百日咳；又能杀虫灭虱，可治蛲虫、蛔虫等肠道寄生虫，以及阴道滴虫、头虱、体虱、疥癣等。百合性微寒，又入心经，善于养阴润肺而止咳，治肺虚久咳、燥咳及劳嗽咯血；兼可清心安神，可治虚烦不眠、惊悸不安。

(四)炮制不同的药物鉴别

大黄炮制品有生大黄、酒大黄、醋大黄、熟大黄、大黄炭、清宁片。其中生大黄气味重浊，具所含泻下作用的主要有效成分结合蒽醌及与止血有关的鞣质成分含量最高，泻下作用峻烈，止血速度快、效果好；由于它攻积导滞、泻火解毒、凉血止血力强，可应用于实热便秘、高热谵语发狂、血热出血、湿热黄疸、痈疮肿毒、血瘀经闭、癥瘕积聚、跌打损伤、烧烫外伤等证，但因其峻泻之性而产生副作用，故临床当审证慎用。酒大黄的结合蒽醌及鞣质含量较生大黄分别降低30%和18%，但与清热解毒功效相关的主要游离蒽醌含量明显高于生大黄，其泻下作用稍缓，并借酒升提之性，引药上行，以清上焦实热为主，临床多用治血热妄行之吐血、衄血及火邪上炎所致的目赤肿痛。醋大黄所含结合蒽醌成分与酒大黄相似，有缓泻作用，其对胰蛋白酶的活性抑制作用最强，临床常以之消积化瘀，主要用于食积痞满、产后瘀滞、癥瘕癖积等证。熟大黄结合蒽醌含量较生大黄减少50%，减轻了因峻泻引起腹痛的副作用，并增强活血祛瘀的作用，用于瘀血内停、腹部肿块、月经停闭等证。大黄炭所含结合蒽醌量最少，泻下作用极微，它的鞣质成分含量也较生大黄减少80%，但在所有炮制品中大黄炭的鞣质与结合蒽醌的比值最高，其止血功效较好且无致泻的副作用，故临床治疗大肠有积滞的大便出血及热邪伤络之呕血、咯血等证多用大黄炭。清宁片是现代以大黄与蜂蜜或加少量酒蒸煮制剂，亦属于熟大黄一类，其泻下作用和缓，更辅蜂蜜的润燥功能，使大便排出通畅、润滑，临床适用于老年、小儿及病久体弱者。

姜的炮制品有生姜、干姜、炮姜、姜炭。生姜味辛，性微温，具有发散解表，温中止呕，温肺化饮之效，用治风寒感冒，寒湿呕吐，咳喘痞胀。其中干姜性热而偏燥，以温中散寒，回阳通脉，燥湿化痰为主，能守能走，故对中焦寒邪偏胜而兼湿者以及寒饮伏肺的喘咳尤为适宜；又因力速而作用较强，故用于回阳复脉，其效甚佳。常用于脘腹冷痛，呕吐、泄泻，肢冷脉微，痰饮咳喘等证。炮姜，苦、辛，温，其辛燥之性不及干姜，温里之力亦不如干姜迅猛，但作用缓和持久，故长于温中止痛，止泻，温经止血。用于中焦虚寒的腹痛、腹泻和虚寒性的吐血、便血、血崩等证。姜炭，苦、涩，温，归脾、肝经。其辛味消失，守而不走，功专止血温经。味苦涩，故固涩止血作用强于炮姜，而温经作用不及炮姜。临床多用于各种虚寒性出血，且出血较急，出血量较多者。干姜的主要成分为挥发油（精油），以姜酮及烯醇为主，炮制中加热处理制成炮姜和姜炭后，其挥发油的组分和含量均有所改变，按药典方法制备、提取精油并测定其含量，其精油得率为生姜0.50%，干姜0.89%，炮姜0.83%，姜炭0.38%。各炮制品在止血作用方面，生姜和干姜的水煎液及醚提取物无缩短凝血时间的作用。炮姜和姜炭均能显著缩短小鼠出凝血时间，且姜炭的凝血作用较炮姜强；二者凝血作用的强弱受不同因素的影响，炮姜随环境温度的降低，凝血作用增强，姜炭则随剂量的增加，凝血作用增强。

人参的炮制品主要有生晒参、糖参（白参）与红参。三者均味甘、微苦而平，归脾、肺、心经，皆具大补元气，复脉固脱，补脾益肺，生津止渴，安神增智之功，用于气虚欲脱、肢冷、脉微欲绝、脾虚食少、肺虚喘咳、津伤口渴、消渴、惊悸健忘、阳痿宫冷及心力衰竭、心源性休克。然三者稍有区别，各有所长。经含量测定证明，生晒参中总皂苷含量为5.61%，糖参为2.92%，红参为5.02%。鲜人参加工成红参，其总皂苷约损失27%～37%。而另一抗肿瘤活性成分人参炔三醇，红参中的含量（0.38mg/g）明显高于糖参（0.25mg/g）。药理实验表明，红参的抗肝毒、抗衰老、抗肿瘤作用均强于糖参。另外，在增强动物活动能力、抗利尿作用、增强心脏收缩功能、增加动物发情期方面，红参与糖参均比生晒参强，而生晒参的降血压作用则胜过红参与糖参。在临床应用方面，生晒参与经蒸制后的红参基本一致，可以互代。习惯上认为生晒参味甘、性平，偏重于补气生津，安神，尤以清补为佳，特别适用于气阴不足、肺虚喘咳、津伤口渴、内热消渴。红参味甘而厚，性偏温，具有大补元气，复脉固脱，益气摄血之功，尤以温补见长，用于气血亏虚，脉微肢冷，气不摄血，崩漏下血，以及心力衰竭、心源性休克。至于糖参功同生晒参而力逊。

党参的炮制品主要有生党参、米炒党参和蜜炙党参三种。三者均性味甘平，归脾、肺经，都有补中益气，健脾益肺作用。然生党参擅长益气生津，多用于肺气亏虚，气血两亏，气津两伤。米炒党参补气健脾作用强，多用于脾胃虚弱，食少便溏。蜜炙党参则以补中益气、润燥养阴见长，多用于气血两虚之证，如气短乏力、脏器下垂、四肢倦怠及妇女月经不调。现代实验已证实，蜜炙党参在提高小鼠免疫能力和抗疲劳能力方面均优于生党参和米炒党参。

总之，精通药性必须掌握功效相似的药物鉴别、相同来源不同入药部位的药物鉴别、名称相近的药物鉴别以及不同炮制品的鉴别，只有如此，才能胸有成竹，正确地遣药组方，有的放矢，提高临床疗效。

综上所述，临床用药必须考虑药性的各个方面。精选优质的道地药材；选择恰当的炮制品种；结合病情的需要，考虑药物的四气、五味、升降浮沉、归经、有毒无毒的药物特性，使药性特点与所治证候属性高度吻合，使理、法、方、药丝丝入扣；进行合理的配伍以增效减毒；选择适当的剂量、正确的用法；避免用药禁忌，减少毒副作用；以保证临床用药的安全性、有效性、合理性。

第八章　中药化学成分是遣药组方的物质基础

中药的化学成分是中药防治疾病的物质基础，也是评价道地药材制定中药饮片质量标准的重要依据。只有在饮片质量稳定可靠的基础上，才能判断炮制是否合理规范，临床配伍用药是否得当，遣药组方是否安全有效。因此，中药化学成分研究是实现中药现代化的关键因素之一。

（一）搞好中药化学成分研究，提高中药饮片质量标准，为遣药组方提供优质饮片

中药之所以对疾病有防治作用，是因为它含有具备药理活性的化学成分，有效成分是中药发挥作用的物质基础。中草药化学成分属于天然化合物，数量众多，结构复杂，随着研究的深入，更多的有效成分被逐步揭示出来：例如人参所含人参皂苷是其大补元气、复脉固脱的有效成分；麻黄具有平喘止咳作用，是因其含有L-麻黄碱、伪麻黄碱等有效成分；延胡索具有活血理气止痛之功，是因其含有延胡索甲素、延胡索乙素等有效成分。为此，《中国药典》2020年版规定，人参按干燥品计算，含人参皂苷Rg1和人参皂苷Re的总量不得少于0.27%；麻黄含盐酸麻黄碱和盐酸伪麻黄碱的总量不得少于0.80%；延胡索含延胡索乙素不得少于0.04%。制定药材质量标准，保证了中药饮片质量的可靠性和临床应用的有效性。

中药化学成分的研究，可为鉴别中药的真伪优劣提供依据。中药产地不同，有效成分含量不同，质量有别。如产于新疆的甘草，甘草次酸含量为7.12%，甘草甜素为11.1%；产于内蒙古的甘草，甘草次酸含量为4.2%，甘草甜素含量为5.2%。甘肃武都当归含挥发油0.65%，云南丽江当归含挥发油 0.59%，四川当归含挥发油仅0.25%。青蒿的有效成分是青蒿素，而我国南北不同产地青蒿，其青蒿素的含量可相差3～4倍。五味子有南北之分，北五味子有效成分木脂素的含量较高，而南五味子则次之。汉防己的主要有效成分是生物碱，通过含量测定得知，北京地区产汉防己生物碱含量为1%，浙江产汉防己生物碱含量为 2%～3%，说明浙江产汉防己优于北京产汉防己。通过中药化学成分的研究，可为临床选用优质、道地的药材提供依据。

搞好中药化学成分的研究，亦可为合理采集、妥善贮藏提供科学依据。中药常因采集季节和药用部位不同，其有效成分的存在和含量差异很大。当掌握了原植物在生长过程中各部位有效成分的变化规律时，就能在最适宜的季节采集其有效成分含量最高的部位。例如麻黄的有效成分麻黄碱，主要存在于其茎的髓部，以秋季含量最高，可达1.3%，因此应在8～10月采集其茎，才能保证药材质量；青蒿素是青蒿抗疟的有效成分，测定各地产的青蒿中青蒿素的含量高峰，均在7月中旬至8月中旬花前盛叶期，所以采集青蒿以花前盛叶期为最好；大青叶中靛玉红含量以9月含量最高；益母草中益母草碱含量随开花时间而变，初期仅含微量，7～8月开花中期，含量为0.01%～0.03%，高的可达0.04%。由此可见，中药化学成分的研究，可为适时采集提供依据。中药在贮藏过程中，受温度、日光、空气、蛀虫等影响，常会破坏其有效成分，使其部分或全部失效。因此，必须了解中药所含的化学成分，才能根据其理化性质，加以妥善

贮藏。例如含有脂肪油、挥发油类的药材，在较高的温度下，其油分容易向外溢出，并氧化变质，所以应贮藏于阴凉处。

搞好中药化学成分的研究，也可为制定炮制规范提供科学依据。中药炮制是古老的制药过程，通过各种方法处理，提高药性、降低毒副反应，或改变药性。炮制所产生的各种结果，都和化学成分的量和质有关。如：炉甘石生品主要成分为碳酸锌，而氧化锌含量很少，经煅烧后氧化锌含量大大增加，后者有抗菌收敛作用，可外用以收湿敛疮；延胡索的镇痛有效物质是延胡索乙素等生物碱，经醋制后生物碱转化为可溶的盐，因而生物碱的总溶出量比生品的溶出量高接近 1 倍，从而增加了镇痛作用；砂烫马钱子总生物碱下降35.57%，士的宁下降 16.67%，马钱子碱下降 62.10%，可达到减毒、便于粉碎和制剂的目的。以上例证中化学成分含量的变化，均证实了炮制的合理性，为炮制规范的建立提供了客观依据。然而，地榆炒炭后，其鞣质含量由原生药的质量分数 0.069 下降到 0.012，药效学研究提示炒炭后止血作用较生药明显下降。黄芩经传统的冷水软化切片过程，黄芩苷会被黄芩酶水解而产生黄芩素，黄芩素在空气中会被氧化变绿而失效，这样破坏了黄芩苷的成分，影响了黄芩的治疗效果。谷芽的主要成分为淀粉酶，能消食化积，开胃进食，但淀粉酶不耐高温，一般谷芽煎剂效力仅为 50%，炒焦的谷芽活性为生谷芽的 25%以下，故谷芽以生品或微炒研粉冲服为宜，习惯用炒焦，则大大损失了药用的有效成分。诸如此类，从化学角度提示有些传统的炮制工艺急需改进。

因此，搞好中药化学成分的研究，可指导中药的合理采集、妥善贮藏、规范炮制、鉴别真伪，完善、提升药材饮片质量标准，保证药材饮片品质优良，为临床遣药组方把好第一道关。

（二）搞好中药化学成分研究，奠定临床疗效的物质基础，为遣药组方提供科学支撑

我国的中药化学成分研究在借鉴国外对天然产物的化学成分研究方法和技术的基础上取得了很大成就。例如云芝多糖、香菇多糖和茯苓多糖等具有抗癌作用；人参多糖、黄芪多糖和刺五加多糖具有激活免疫细胞、增强免疫作用的功效；多糖的糖链能控制细胞分裂和分化，调节细胞的生长与衰老；枸杞多糖（LBP）具有增强机体免疫功能、抗癌抑瘤及抗氧化、抗衰老等作用；骨碎补总黄酮能明显提高大鼠雌激素水平，改善骨密度，揭示了中药骨碎补总黄酮是治疗骨质疏松症的主要有效成分；葛根中的化学成分葛根素具有扩张冠状动脉，增加冠状动脉血流量、抗心肌缺血、抗动脉粥样硬化、降压、抗骨质疏松、治疗绝经期综合征等作用。在对中药青黛的研究中发现的治疗白血病的有效成分靛玉红，经人工合成疗效更好，毒副反应少的甲异靛；延胡索所含延胡索乙素具有很强的镇痛作用；仙鹤草所含鹤草酚具有驱杀绦虫作用；五味子所含五味子素、联苯双酯具有降低谷丙转氨酶的作用。诸如此类，以化学成分为物质基础，结合中药药理学的研究成果，均可为临床遣药组方提供借鉴。

（三）搞好中药化学成分研究，明确成分间的相互作用，奠定科学配伍的物质基础

中药的化学成分比较复杂，主要有生物碱、黄酮类、萜类、甾类、糖类、皂苷、挥发油、香豆素、木脂素和微量元素等成分。配伍之后成分之间因相互作用而变得更为复杂，配伍是否恰当，是否达到了增效、减毒的目的，可从化学成分的角度分析，提供借鉴。如黄连素与连翘挥发油合用，不但抑制金黄色葡萄球菌的作用比单用强 6 倍，而且不易产生耐药性，可发挥协同增效的作用。四逆汤由附子、甘草、干姜组成，《证类药诀》中记载：“附子无干姜不热，得甘草性缓”。现代研究证明，附子中含有毒性极大的乌头碱，在煎煮过程中乌头碱中的乙酰基、苯甲酰基被水解成乌头原碱，其毒性大为降低，但其强心成分去甲基乌药碱不被破坏。附子与干姜配伍时，由于干姜中所含的高分子化合物起到增溶作用，并保护附子中的乌头碱在煎煮过程中不被水解，从而使乌头碱的含量升高。附子与甘草配伍，甘草中的甘草次酸能与附子中的生物碱形成复盐，在体内逐渐分解而起作用，避免机体在短时间内吸收过量的生物碱而引起剧烈的反应，起到降低毒性的作用。说明《证类药诀》中的记载是有一定科学道理的。

有些成分之间发生反应生成沉淀或难吸收的物质，从而影响疗效：如生物碱和鞣质反应产生鞣酸生物碱沉淀，蛋白质和鞣质反应产生鞣酸蛋白沉淀，有机酸、酚酸和生物碱反应生成生物碱盐或盐沉淀，含羧基（—COOH）及酚性化合物与金属离子可形成络合物等。又如中成药牛黄解毒片可用于清热、消炎、解毒，若同时服用四环素，则会互相降低消炎效果，因牛黄解毒片是以石膏为基质，石膏的主要成分是二水硫酸钙，而四环素类与钙、镁、铁等的无机盐结合形成难以吸收的螯合物而降低疗效，因此，二者应避免同用。

（四）搞好中药化学成分研究，控制有毒成分含量，为安全用药提供依据

临床用药，必须保证安全。应用有毒药材，必须控制毒性成分含量。如《中国药典》（2020年版）对川乌、草乌、马钱子等剧毒加工饮片采用HPLC等更先进、更精确的方法加以限量检查，规定川乌含乌头碱、次乌头碱、新乌头碱的总量应为0.05%～0.17%；草乌含乌头碱、次乌头碱和新乌头碱的总量应为0.15%～0.75%；马钱子含士的宁应为1.20%～2.20%。又如千里光在国际上因其有肝肾毒性和胚胎毒性等而禁用，导致国内多种含有千里光的中成药出口骤停，为保证临床用药的安全，药典规定千里光所含阿多尼弗林碱不得过0.004%。亦可运用化学方法，对重金属和有害元素进行控制，如《中国药典》（2020年版）采用电感耦合等离子体质谱（ICP-MS）测定中药中砷、汞、铅、镉、铜的含量；对枸杞子、山楂等用药时间长、儿童常用的品种均增加了重金属和有害元素限度标准，规定枸杞子含铅不得超过5mg/kg，镉不得超过1mg/kg，砷不得超过2mg/kg，汞不得超过0.2mg/kg，铜不得超过20mg/kg。控制有毒成分含量，为安全用药提供保障。

总之，中药品种、中药质量、中药炮制、中药配伍、临床疗效、用药安全等诸多方面均与化学成分息息相关。中药化学研究每取得一步进展，必将带动其他研究的深入发展。因此，必须在中医药理论的指导下，密切结合现代化学、中药药理学、信息学等多学科，加强对单味中药或复方中药进行提取、分离、纯化、结构鉴定，获得该药中的诸个化学成分，进而通过药效筛选明确其中的活性成分，或找到与该药功能主治相吻合的有效成分，进而揭示其药效物质基础，以及有效成分的结构与中药药效之间的关系等，指导制定合理的提取工艺路线，提高有效成分的利用率，指导临床合理配伍，避免有效成分之间的相互作用，降低、控制有毒成分的含量。为保证临床用药的“安全、有效、稳定、可控”提供化学依据，为推进中医药现代化和产业化进程发挥应有作用。

第九章　中药药理毒理是遣药组方的科学依据

一、中药药理学研究是遣药组方的科学支撑

中药药理学是以中医药理论为指导，运用现代科学方法，研究中药和机体相互作用及作用规律的一门学科。它是中医药学的重要组成部分，是中西医药结合的产物，是中药现代化发展的必然，它既属药理学学科的范畴，也是中药学在我国发展的一个重要分支学科。其特点是既要遵循中医药理论，又要结合现代医学知识，阐明中药防治疾病的道理。可以认为中药药理学已成为中医药学与现代医药学结合的关键和沟通桥梁，无论在中医药的基础理论研究或是在中药现代化的研究中都发挥着十分重要的作用，且对临床医师遣药组方具有指导作用。

（一）中药药理学研究为中药功效提供科学依据

我国人民应用中药防病治病已有数千年的历史，所形成的中医药学理论体系，是我国自然科学中最具特色的学科。但也应该认识到，中药的临床使用很多仍停留在经验的基础上。中药药理学从现代科学的角度，研究和认识与中药功效相关的药理作用，证实并阐释了中药传统效用的确切性。

如解表类代表药物麻黄，具有发汗解表、宣肺平喘、利水消肿的作用。药效药理研究证明，麻黄水溶性提取物、麻黄挥发油、麻黄碱、L-甲基麻黄碱等均有发汗作用，麻黄所含有效成分具有发汗、利尿作用；麻黄碱、伪麻黄碱、麻黄挥发油是其平喘的有效成分，可兴奋支气管平滑肌的β受体，使平滑肌松弛；尚可直接兴奋支气管黏膜血管平滑肌的α受体，减轻支气管黏膜水肿；还可促进肾上腺素能神经末梢和肾上腺髓质嗜铬细胞释放递质而间接发挥拟肾上腺素作用，阻止过敏介质释放，从而具有平喘作用，为麻黄临床用于感冒发热，咳嗽气喘，水肿尿少提供了科学依据。

清热类代表药物黄连，功能清热燥湿，泻火解毒。药理学研究结果显示主要以抗病原体作用为基础。黄连及小檗碱具有广谱抗菌作用，对多种细菌、结核杆菌及真菌等有抑制或杀灭作用，且有抗炎、解热、抗溃疡、抗腹泻，并有中枢镇静、抗心律失常以及降低血糖等作用，为临床作为治疗湿热痞满，恶心呕吐，泻痢腹痛，烦躁失眠，心悸怔忡，湿热消渴，疔疮肿毒的要药提供了药理学的依据。

温里类代表药物附子，具有回阳救逆，补火助阳，散寒止痛的功效。主治亡阳虚脱证，即西医所说的休克。药理研究证实，附子具有增强心肌收缩力、加快心率、增加心排血量、增加心肌耗氧、收缩血管、升高血压、扩张血管、改善循环等作用，从而发挥抗休克作用；乌头碱尚有很好的镇痛和消炎作用，为临床广泛用治脘腹冷痛，风湿痹痛，腰膝疼痛提供了药理学依据。

活血化瘀类代表药物丹参，功能活血祛瘀，调经止痛，清心除烦，凉血消痈。药理研究表明，丹参能扩张冠脉，增加冠脉血流量，改善心肌缺血，促进心肌缺血或损伤的恢复，缩小心肌梗死范围；能提高耐缺氧能力，对缺氧心肌有保护作用；能改善微循环，促进血液流速；能扩张血管，降低血压。能改善血液流变性，降低血液

黏度，抑制血小板和凝血功能，激活纤溶，对抗血栓形成；能保护红细胞膜。能调节血脂，抑制动脉粥样硬化斑块的形成。又能保护肝细胞损伤，促进肝细胞再生，有抗肝纤维化作用。能促进骨折和皮肤切口的愈合。能保护胃黏膜、抗胃溃疡。对中枢神经有镇静和镇痛作用。具有改善肾功能、保护缺血性肾损伤的作用。具有抗炎、抗过敏的作用。对金黄色葡萄球菌、多种杆菌、某些癣菌以及钩端螺旋体等有不同程度的抑制作用。为丹参临床广泛治疗胸痹心痛，脘腹疼痛，肝郁胁痛，痛经闭经，热病烦躁，心悸失眠，疮痈肿毒等提供了药理学依据。

补虚类代表药物人参，具有大补元气，复脉固脱，补脾益肺，生津养血，安神益智的作用。药理研究证实人参具有抗休克作用；可使心搏振幅及心率显著增加，在心功能衰竭时，强心作用更为显著；能兴奋垂体-肾上腺皮质系统，提高应激反应能力；对高级神经活动的兴奋和抑制过程均有增强作用；能增强神经活动过程的灵活性，提高脑力劳动功能；有抗疲劳，促进蛋白质、RNA、DNA 的合成，促进造血系统功能，调节胆固醇代谢等作用；能增强机体免疫功能；能增强性腺功能，有促性腺激素样作用；能降低血糖。此外，尚有抗炎、抗过敏、抗利尿及抗肿瘤等多种作用。人参的药理活性常因机体状态不同而呈双向作用。为人参临床广泛用治元气虚脱，脾肺气虚，气血不足，内热消渴，肾虚阳痿，心悸失眠，迷惑健忘，体衰多病等提供了药理学依据。

中药药理学运用现代药理学研究的手段，揭示了中药发挥药效的作用机制，为临床医师根据现代医学的发病机制有针对性地选择中药提供了科学的支撑，是依据中药药性特点选择用药的延伸和发展，从而为临床医师更好地遣药组方，合理用药提供了可靠的保证。

（二）中药药理学研究为辨病辨证论治提供依据

辨证论治是中医认识疾病和处理疾病的基本原则。几千年来一直是指导中医工作者进行临床诊治的核心理论，随着现代科学技术的发展，越来越多的现代诊疗技术正在被当代中医所采用，中药药理学研究作为其中的研究手段之一，在指导辨病论治中发挥了重要的作用。临床医师在中医理论指导下，把中医辨证与现代医学辨病理论相结合，使中医辨病辨证理论得到了很好的发展，能明显提高临床疗效。如中医治疗眩晕证，若属于高血压患者，在遣药组方中，首选平肝潜阳的药物，并结合药理研究结果遴选降压效果显著的药物配方，如天麻、钩藤、罗布麻、杜仲、桑寄生以及近代发现有很好降压作用的葛根等组成方剂，更具有针对性和优效性。

疾病的发展是复杂多变的，在不同的发展阶段中常常出现合并症，在辨病辨证结合现代药理学研究成果遣药组方中还要注意各种兼证的不同变化来遣药组方。例如中医消渴病，多见于 2 型糖尿病的患者，在辨证治疗中，虽有阴虚内热，气阴不足，阳虚不化，津液不足等不同病机，气阴不足证者最为常见，约占 95%，因此益气养阴为最主要的治法，在选择益气养阴的药物时，当然要结合其中降糖效果最好的药物作为优选对象，如人参、黄芪、山药、葛根、枸杞、麦冬、桑叶、地黄、山萸肉、黄精以及泻火存阴，生津止渴的黄连等。在漫长的病理变化过程中，2 型糖尿病可以出现诸多变证，其主要原因是糖脂代谢紊乱，常见的并发症如糖尿病脑病、糖尿病心病、糖尿病肾病等。因此在益气养阴生津，降糖的基础上，针对以上并发症的病机不同可以选择相应的药物治疗，如糖尿病脑病，可配合选择活血化瘀，消栓通络的药物，如水蛭、地龙、三棱、莪术等；糖尿病心病，可配合选择丹参、川芎、红花、降香、三七等活血化瘀、扩冠止痛的药物；糖尿病肾病，可配合选择活血化瘀、改善肾功能、利尿消肿的药物，如益母草、泽兰、泽泻、大黄等。

可见在组方过程中在中医辨证论治指导下，结合药理学研究结果遣药组方，不能是上述药物的简单堆砌，必须反应中医理法特色，才能得到良好的治疗效果。

（三）中药药理学研究为中医辨证论治加特效药提供依据

在现代中药药理学研究中，挖掘出很多的特效药，为我们辨证论治治疗疾病过程中，提供了与特效药结合的科学依据，例如青蒿截疟在我国有着悠久的历史，其有效成分青蒿素，是最早发现的具有抗疟疾作用的活性物质，近年药理研究显示对多种疟疾均有良好的治疗作用，因此中医在辨证论治治疗疟疾过程中虽证候不同，但青蒿可为必用之品，而其提取物青蒿素则是各型疟疾的通用药。又如红曲具有抑制胆固醇合成，影响体内胆固醇和甘油三酯的代谢，抑制动脉粥样硬化及脂质在肝脏沉积的作用，功效与他汀类药物相似，但无明显的肝脏损害作用，因此在中医治疗痰浊瘀阻高脂血症的遣药组方过程中，红曲可作为必选药物。再如五味子有效成分五味子素，药理研究显示具有降低转氨酶的作用，因此对于湿热瘀阻肝炎患者治疗过程中，五味子也是必选药物之一。另如大黄能降低尿素氮，对于肾功能的恢复，解除氮质血症具有较好的疗效，临床广泛用于湿毒瘀阻急慢性肾衰的治疗。由此可见，充分吸收中药药理学研究的特定药物治疗特定疾病的成果遴选出治疗某种疾病的特效药物，为临床辨病论治加特效药遣药组方提供了科学依据。

此外，药理学的研究，还能为用药宜忌提供参考，如红花、麝香、蒲黄等能兴奋子宫，孕期均应避免服用。药效-剂量关系的研究，也为临床选择合理的剂量提供了依据：如麝香小剂量对中枢神经系统具有兴奋作用，大剂量则抑制，对麝香用于开窍醒神的剂量提供借鉴和印证。

总之，中药药理学研究为阐述中药功效提供了客观依据，有助于中药功效的科学阐述及拓展发挥，为指导临床医师辨证论治，合理遣药组方提供了可靠的佐证，对发展中医药事业具有重大意义。

二、中药毒理研究是遣药组方的安全保障

中药毒理学是评价中药安全性的主要手段，是在传统中医药理论指导下，由中药学、毒理学和毒代动力学等多学科交叉而成的学科。由于中药成分复杂、配伍组方的特点，中药毒理学研究有其独特之处。毒理学理论和当今生物技术的发展将极大地推动中药毒理学的研究不断进展。加强中药毒理学的研究，开展有毒中药、常用中药中有毒成分的基础研究和中药毒代动力学的研究，用准确可靠、科学客观的数据阐述中药的毒副作用，是中药研究、开发、应用的重要内容。

对于中药的毒性必须采取科学、求实、审慎的态度，既不能盲目认为中药绝对安全无毒，又不能夸大中药不良反应所引起的危害。中药毒理学的研究，揭示了有毒中药的中毒机制。研究表明，曼陀罗、洋金花、乌头、附子、马钱子等，其毒性成分多半是生物碱，中毒的临床表现多与中枢神经系统、自主神经系统的功能紊乱有关；洋地黄、万年青、蟾蜍、商陆、泽漆、苍耳子等，其毒性成分多是苷类，主要对循环系统有毒性作用；藜芦、芫花、藤黄、大戟、巴豆、千金子等，对消化系统有毒性作用；斑蝥、青娘子、巴豆、苍耳子、蜈蚣、铅丹、轻粉、雄黄等，对肝肾功能有损害；芫花、生天南星、生半夏、硫黄等，对皮肤、黏膜、肌肉等局部组织有较强的刺激性和腐蚀性；含马兜铃酸的药物可导致肾功能损伤，甚者出现肾功能衰竭等不良反应，通过了解中药的中毒机制，对临床用药提出警示，提示医生谨慎使用毒性药物，对安全使用中药有重要意义。

中药毒理研究对有毒中药进行现代毒理学阐明，包括有毒中药的毒性作用机制，用药剂量，有毒成分的含量测定等，并规定出大毒、小毒及有毒中药的 LD_{50} 或最大给药量范围等，确定每种有毒中药的主要毒性成分及次要成分，以及这些物质在体内可能的存在状态和作用的靶点，有助于指导临床安全使用中药。如研究表明，朱砂主要含硫化汞，为无机汞化合物，比较安全，但由于炮制加工、配伍应用不当，均可导致游离汞产生。现代毒理研究证明，进入人体内的汞离子与人体蛋白质中巯基有特别的亲和力，高浓度时，可抑制多种酶的活性，使代谢发生障碍，直接损害中枢神经系统，发生中毒反应。通过毒理学研究明确了其中毒机制，就可在遣药组方中明确配伍禁忌，临床应用时避免与含甲基结构的药物如茶碱、普萘洛尔等，以及含溴、碘的物质如溴化物、碘化物、巴氏合剂、三溴合剂、海藻、海带等同服。同时明确其最大给药剂量和中毒剂量，为安全合理遣药组方提供科学依据。一旦发生不良反应，通过药物毒理学的研究结果做出明确的中毒诊断，及时制定解救措施，对保证安全用药有重要的意义。

总之，中药药理毒理作用的研究，已成为当今中医药学现代发展的一个有力支柱，中药药理学研究可印证其传统功用的有效性，说明药物的作用机制，并对原有功效进行补充和完善，挖掘和创新，并可评判药物配伍是否合理。在中医理论的指导下，临床诊疗时参考药理研究的成果选用恰当的药物，可提高疗效。中药毒理学的研究，搞清中药中毒的机制，分析中毒的原因，明确中毒诊断，确定合理的解救措施，保证安全用药，发挥了重要的作用。中药药理毒理学的研究，对传统的中药理论进行验证和阐释，对用药的有效性、安全性保驾护航，对促进学科发展，加强国际学术交流，推进学科合作发挥巨大的作用，必将加速中医药现代化的进程！

各　论

第一章　解表药

【基本概念】 凡以发散表邪为主要作用，治疗表证的药物，称解表药。

中医认为外界气候，风、寒、暑、湿、燥、火的剧烈变化，均可使人致病，称为“六淫”，其中以风寒、风热最为常见，因为这些致病因素经皮毛、口鼻侵犯机体，故称表邪。由于表邪外犯皮肤，使其失去卫外功能，内袭于肺，从而影响肺的宣发肃降功能，由此而致恶寒发热，头痛身痛，喷嚏，鼻塞，流涕，微有咳嗽、气喘，舌淡，苔薄，脉浮等一系列肺系及肌表的症状，中医称之为表证。

【作用特点】 解表药多辛散轻扬，能促进人体发汗或微发汗，可以使表邪由汗出而解，有发汗解表的功效，达到治疗表证，防止表邪内传，从而控制疾病传变的目的。这就是《内经》所谓的“体若燔炭，汗出而散”，“其在皮者，汗而发之”，“善治者，治皮毛，其次治肌肤，其次治筋脉，其次治六腑，其次治五脏”的真实含义。可见，解表药在治疗疾病中具有重要意义。部分解表药以其宣通透达之性，尚兼有宣肺平喘、宣毒透疹、利水消肿、通痹止痛、消痈疗疮等功效。

【适应范围】 解表药主要用治恶寒发热、头疼身痛、喷嚏、鼻塞流涕、无汗或有汗不畅、苔薄、脉浮之外感表证。其中某些解表药尚可用治咳嗽气喘、麻疹不透、风疹瘙痒、水肿尿少、风湿痹痛、痈疽初起等兼有表证者。

西医诊断为上呼吸道感染(包括感冒、流行性感冒)、急性传染病及急性感染性疾病初期属于表证者，也可用本类药物治疗。

【药物分类】 解表药根据药性及功效主治的不同，可分为发散风寒药(又称辛温解表药)及发散风热药(又称辛凉解表药)两类。

【配伍规律】 使用解表药时应针对外感风寒、风热表邪不同，相应选择长于发散风寒或风热的药物。由于冬季多风寒，春季多风热，夏季多夹暑湿，秋季多兼燥邪，故应根据四时气候变化的不同而恰当地配伍祛暑、化湿、润燥药。若虚人外感，正虚邪实，难以祛散表邪者，又应根据患者体质的不同，分别配伍益气、助阳、养阴、补血药，以扶正祛邪。温病初起，邪在卫分，除选用发散风热药物外，应同时配伍清热解毒药。

【使用注意】 使用发汗力较强的解表药时，用量不宜过大，以免发汗太过，耗伤阳气，损及津液，造成亡阳、伤阴的弊端。又汗为津液，血汗同源，故表虚自汗、阴虚盗汗以及疮疡日久、淋证、失血患者，虽有表证，也应慎用解表药。同时，使用解表药还应注意因时因地而异，如春夏腠理疏松，容易出汗，解表药用量宜轻；冬季腠理致密，不易出汗，解表药用量宜重；北方严寒地区用药宜重；南方炎热地区用药宜轻。且解表药多为辛散轻扬之品，入汤剂不宜久煎，以免有效成分挥发而降低药效。

【药理作用】 本类药物主要有发汗解热、抗病原微生物作用，此外还有不同程度的抗炎、镇痛、免疫调节等作用。

解表药可通过直接影响汗腺功能、增加汗液分泌、促进或改善血液循环而促进发汗；能使实验性发热动物的体温降低，有不同程度的解热作用。体外实验对多种细菌、真菌有一定的抑制作用。多数解表药对实验性炎症有抑制作用，抗炎机制可能与抑制花生四烯酸代谢、组胺或其他炎性介质生成与释放有关；有程度不等的镇痛和镇静作用，使动物自主活动减少或加强中枢抑制药的作用；部分药物还可提高机体的免疫功能，抑制变态反应等作用。

一、发散风寒药

本类药物性味多属辛温，辛以发散，温可祛寒，故以发散肌表风寒邪气为主要作用。主治风寒表证，症见恶寒发热，无汗或汗出不畅，头身疼痛，喷嚏，鼻塞流涕，口不渴，舌苔薄白，脉浮紧等。部分辛温解表药分别兼有祛风止痒、止痛、止咳平喘、利水消肿、消疮等功效，又可用治风疹瘙痒、风湿痹症、咳喘以及水肿、疮疡初起等兼有风寒表证者。

临床常用的发散风寒药有麻黄、桂枝、紫苏叶、生姜、香薷、荆芥、防风、羌活、白芷、细辛、藁本、苍耳子、辛夷、鹅不食草、西河柳、零陵香等。

麻 黄

Mahuang

本品为麻黄科植物草麻黄 *Ephedra sinica* Stapf、中麻黄 *Ephedra intermedia* Schrenk et C.A.Mey. 或木贼麻黄 *Ephedra equisetina* Bge. 的干燥草质茎。主产于山西、河北、甘肃、内蒙古、新疆。秋季采割绿色的草质茎，晒干。切段。以色淡绿、内心色红棕、味苦涩者为佳。

【炮制】 **蜜麻黄** 取麻黄段，加炼蜜拌润，炒至不粘手。

【性味与归经】 辛、微苦，温。归肺、膀胱经。

【功能与主治】 发汗散寒，宣肺平喘，利水消肿。用于风寒感冒，胸闷喘咳，风水浮肿。蜜麻黄润肺止咳。多用于表证已解，气喘咳嗽。

【效用分析】 麻黄味辛、微苦而性温，主入肺与膀胱经。肺外合皮毛，主司呼吸，膀胱经为人身之藩篱，主一身之表。麻黄辛温发散之性，长于宣肺气，开腠理，透毛窍，散风寒以发汗解表，发汗散寒作用较强，故有“疗伤寒，解肌第一药”之誉称，为治疗风寒外束，腠理闭拒所致的恶寒发热，头痛身疼，鼻塞无汗，脉浮紧等外感风寒表实证的要药。麻黄既可透发毛窍，宣散在表之风寒，又可开宣肺气，制止咳嗽气喘，故又为风寒束表，肺气失宣所致的胸闷喘咳的良药。麻黄还可用治风邪外袭，肺失宣降所致的风水水肿，有外开腠理，发汗解表，下输膀胱，利水消肿之效，此乃“提壶揭盖”之法。

此外，麻黄发汗散寒，兼可宣通痹着，还可用于外感风寒湿邪所致的关节痹痛。麻黄尚能散寒破结通滞，《本经》谓其“破癥坚积聚”，故还可用治营血虚寒，寒凝痰滞，痹阻于肌肉筋骨血脉之中的阴疽痰核等证。

总之，麻黄之功重在宣散，以宣肺气，散风寒为作用核心。其发汗解表、宣肺平喘、利水消肿三大功效与肺外合皮毛、主宣发肃降，主通调水道的三大功能一一相扣，故李时珍在《本草纲目》中云：“麻黄乃肺经专药，故治肺病多用之。”

【配伍应用】

1. 麻黄配桂枝 麻黄辛开苦泄，遍彻皮毛，功专宣肺发汗散邪；桂枝辛甘温煦，透达营卫，功善解肌发表。两药伍用，可增强发汗解表作用，适用于外感风寒表实证。

2. 麻黄配干姜 麻黄长于发汗解表，宣肺平喘；干姜善于温肺化饮。两药伍用，可增强散寒解表，化饮平喘之功，多用于外感风寒，内停水饮的咳喘证。

3. 麻黄配射干 麻黄长于宣肺平喘；射干功善祛痰利咽。两药伍用，共达宣肺祛痰，止咳平喘之功，适用于寒饮郁肺，气逆而喘，喉中痰鸣如水鸡声，胸膈满闷等症。

4. 麻黄配白术 麻黄功善发汗解表；白术功长健脾燥湿。两药伍用，肺脾同治，使肺气得以宣通，脾气得以健运，水湿得以下行，共达发汗解表，散寒祛湿之功，适用于风寒袭表，肺失宣降，水道不通所致的风水证。

5. 麻黄配附子 麻黄善散外寒，宣通经络；附子善祛里寒，温通经脉。两药伍用，可达散寒通痹止痛之功，适用于风寒湿痹，肢体关节疼痛者。

【鉴别应用】 **麻黄、蜜麻黄与麻黄绒** 三者均为麻黄的不同炮制品种，由于炮制方法不同，作用亦各有偏重。生麻黄长于发汗解表，利水消肿，常用于治疗外感风寒表实证及风水水肿。蜜炙麻黄辛散之性已缓，偏于温润，长于宣肺止咳平喘，多用于表证已解，肺气不宣之咳嗽气喘。麻黄绒发汗作用缓和，宜用于小儿、老人及体虚之人而外感风寒者。

【方剂举隅】

1. 麻黄汤（《伤寒论》）

药物组成：麻黄、桂枝、杏仁、甘草。

功能与主治：发汗解表，宣肺平喘。适用于外感风寒表实证，症见恶寒发热头身疼痛，无汗而喘，舌苔薄白，脉浮紧。

2. 三拗汤（《和剂局方》）

药物组成：麻黄、杏仁、甘草、生姜。

功能与主治：宣肺解表，止咳平喘。适用于外感风寒，肺气不宣证，症见鼻塞身重，语音不出，咳嗽胸闷，舌苔薄白，脉浮。

3. 小青龙汤（《伤寒论》）

药物组成：麻黄、芍药、细辛、干姜、甘草、桂枝、半夏、五味子。

功能与主治：解表散寒，温肺化饮。适用于外寒里饮证，症见恶寒发热，头身疼痛，无汗，咳喘，痰涎清稀而量多，胸痞，或干呕，或痰饮喘咳，不得平卧，或身体疼痛，头面四肢浮肿，舌苔白滑，脉浮。

4. 越婢加术汤（《金匮要略》）

药物组成：麻黄、石膏、生姜、甘草、白术、大枣。

功能与主治：发汗解表，散寒祛湿。适用于皮水，一身面目黄肿，脉沉，小便不利。

【成药例证】

1. 感冒软胶囊（《临床用药须知中药成方制剂卷》2020年版）

药物组成：羌活、麻黄、桂枝、荆芥穗、防风、白芷、川芎、石菖蒲、葛根、薄荷、当归、苦杏仁、黄芩、桔梗。

功能与主治：疏风散寒，解表清热。用于外感风寒所致的感冒，症见发热头痛、恶寒无汗，鼻塞流涕，骨节痛，咳嗽，咽痛。

2. 伤风停胶囊（《临床用药须知中药成方制剂卷》2020年版）

药物组成：麻黄、荆芥、白芷、苍术（炒）、陈皮、甘草。

功能与主治：发散风寒。用于外感风寒，症见恶寒发热，头痛，鼻塞，鼻流清涕，肢体酸重，喉痒咳嗽，咳痰清稀。舌质淡红、苔薄白，脉浮紧；感冒、鼻炎、上呼吸道感染见上述证候者。

3. 通宣理肺丸（口服液、胶囊、片、颗粒、膏）（《临床用药须知中药成方制剂卷》2020年版）

药物组成：麻黄、紫苏叶、前胡、桔梗、苦杏仁、甘草、半夏（制）、茯苓、枳壳（炒）、黄芩、陈皮。

功能与主治：解表散寒，宣肺止嗽。用于风寒束表，肺气不宣所致的感冒咳嗽，症见发热恶寒，咳嗽，鼻塞流涕，头痛、无汗，肢体酸痛。

4. 小儿清肺化痰口服液（《临床用药须知中药成方制剂卷》2020年版）

药物组成：麻黄、前胡、黄芩、炒紫苏子、石膏、苦杏仁（炒）、葶苈子、竹茹。

功能与主治：清热化痰，止咳平喘。用于小儿风热犯肺所致的咳嗽，症见呼吸气促，咳嗽痰喘，喉中作响。

5. 疏风活络片（《临床用药须知中药成方制剂卷》2020年版）

药物组成：马钱子（炒）、麻黄、桂枝、防风、秦艽、菝葜、木瓜、虎杖、桑寄生、甘草。

功能与主治：祛风散寒，除湿通络。用于风寒湿闭阻所致的痹病，症见关节疼痛、局部畏恶风寒、四肢麻木、腰背疼痛。

【用法与用量】 2～10g。

【注意】

1. 麻黄发汗宣肺力强，凡表虚自汗、阴虚盗汗及肺肾两虚咳喘者均应慎用。

2. 麻黄能兴奋中枢神经，收缩血管，升高血压，故运动员慎用。

【本草摘要】

1.《神农本草经》 “主中风，伤寒头痛，温疟。发表出汗，去邪热气，止咳逆上气，除寒热，破癥坚积聚。”

2.《名医别录》 “通腠理，解肌。”

3.《本草纲目》 “散目赤肿痛，水肿，风肿……麻黄乃肺经专药，故治肺病多用之。张仲景治伤寒，无汗用麻黄，有汗用桂枝。”

4.《本草正》 “此以轻扬之味，而兼辛温之性，故善达肌表，走经络，大能表散风邪，祛除寒毒……凡足三阳表实之证，必宜用之。”

【化学成分】 主要含生物碱类成分：麻黄碱，伪麻黄碱，去甲基麻黄碱，去甲基伪麻黄碱，甲基麻黄碱，甲基伪麻黄碱等；还含鞣质、挥发油等。

中国药典规定本品含盐酸麻黄碱（$C_{10}H_{15}NO \cdot HCl$）和盐酸伪麻黄碱（$C_{10}H_{15}NO \cdot HCl$）的总量不得少于0.80%。

【药理毒理】 本品主要有解热、发汗、止咳、平喘、镇痛、抗炎、利尿、兴奋心脏和升高血压等作用。

1. 解热、发汗作用 麻黄煎剂、水溶性提取物、挥发油、麻黄碱等给动物灌胃或注射给药均有发汗作用，且起效较快，作用维持时间较长。麻黄发汗作用机制与多种环节有关，包括抑制汗腺导管对Na^+的重吸收，使水分潴留于汗腺导管，引起汗液分泌增加，或兴奋汗腺α受体，使汗腺分泌增加及通过兴奋中枢神经系统等而产生发汗作用。生麻黄及麻黄不同炮制品的发汗作用以生麻黄作用最强，发汗作用的主要有效部位是挥发油和醇提部位[1]。对麻黄组分的拆分研究中发现发汗的物质基础是生物碱组分[2]。另麻黄配伍桂枝、苍术能增强大鼠的发汗作用[3]。麻黄挥发油对多种发热模型动物有解热作用，麻黄配伍桂枝灌胃 13.5～27.0g/kg 可降低干酵母致发热模型大鼠肛温，作用强于阿司匹林，且能显著抑制

大鼠下丘脑 PGE_2 和 cAMP 含量的升高[4]。

2. 止咳、平喘作用 麻黄及其成分有止咳作用，麻黄煎剂 10g/kg 或甲基麻黄碱 40mg/kg 灌胃，均可使氨水诱导的小鼠咳嗽潜伏期延长，咳嗽次数减少。麻黄生物碱为平喘的主要成分，麻黄煎剂 4g/kg 灌胃 2 次/天，可减少卵蛋白致喘豚鼠的支气管肺泡中白细胞、嗜酸粒细胞数量，减轻气道黏膜上皮损伤、脱落及炎性细胞浸润，降低 IL-5 浓度。麻黄碱、伪麻黄碱以及草麻黄提取物均可激动 β_2 肾上腺素受体，麻黄碱的激动效果（EC_{50}）优于伪麻黄碱（EC_{50}），麻黄碱对乙酰胆碱引起的豚鼠离体气管平滑肌收缩的解痉作用及延长组胺致喘豚鼠的引喘潜伏期作用均优于同浓度伪麻黄碱[5]。对整体动物哮喘模型和枸橼酸引咳模型，麻黄碱（0.03g/kg）达效高峰时间为服药后 135～150 分钟，药效维持时间约为 30 分钟，甲基麻黄碱（0.04g/kg）达效高峰时间为服药后 150～175 分钟，药效维持时间约为 45 分钟[6]。麻黄配伍杏仁可以明显降低卵蛋白致喘大鼠肺组织湿干重比值、血液中嗜酸粒细胞百分比和血小板计数，并明显延长引喘潜伏期，且优于麻黄单用[7]。甘草酸自身不能引起离体气管平滑肌舒张，平喘效果也不显著，但与麻黄碱联用可以通过提高 β_2-AR 的激动作用，明显增强平喘效果[8]。麻黄蜜炙可增强平喘作用，其平喘的主要有效部位是生物碱和挥发油[1]。此外，麻黄组分中的多糖、挥发油、酚酸也有平喘作用[10]。

3. 抗炎作用 麻黄煎剂、水提物、醇提物及多种成分均有抗炎作用，麻黄的抗炎作用与其抑制花生四烯酸的代谢有关。麻黄水煎液可以改善肺炎链球菌鼻腔滴入法致肺热证模型小鼠肺组织病理变化，降低血清 TNF-α 和肺组织 TNF-α、IL-1β、TLR_2、NF-κBp65 含量及 TLR2mRNA 的表达[11-12]。

4. 抗病原体作用 麻黄对细菌、病毒有一定的抑制作用。麻黄醇提液和水提液对大肠埃希菌和沙门菌均有一定的抑菌效果，并且醇提液强于水提液，对大肠埃希菌 O20、大肠埃希菌 O141 和沙门菌的 MIC 分别为 0.0625、0.125 和 0.25g/ml，其抑菌效果与浓度呈正相关。麻黄煎剂体外对亚洲甲型流感病毒的最小抑制浓度（MIC）为 2mg/kg，麻黄挥发油对感染甲型流感病毒的小鼠有一定的保护作用。麻黄水提液（2～5mg/ml）有抗呼吸道合胞病毒作用且存在剂量-反应关系，并对呼吸道合胞病毒穿入和吸附过程都有明显抑制作用[13]。

5. 利尿作用 麻黄煎剂 10g/kg 灌胃可使大鼠尿量增加。其利尿作用机制可能是通过扩张肾血管而增加肾血流量，使肾小球滤过率增加，或影响肾小管对 Na^+ 的重吸收。麻黄利尿的有效成分为其生物碱。麻黄-甘草 2:1、4:1 配伍时，表现出拮抗利尿作用，1:1、1:2、1:4 配伍时为单纯相加利尿作用，在麻黄用量固定的情况下，麻黄-甘草药对随着甘草用量增加，利尿作用增强，呈现配伍优势[14]。

6. 对中枢神经系统的作用 麻黄中的麻黄碱有明显的中枢兴奋作用，其中枢兴奋的作用部位是大脑皮质和皮质下中枢，引起兴奋、不安和失眠等。麻黄碱能促进脑缺血再灌注损伤大鼠缺血周围区星形胶质细胞的增殖活化[15]，并可使新生大鼠缺氧缺血性脑损伤后海马 bcl-2 蛋白表达增加，bax 蛋白表达减少，提高远期学习记忆能力[16]，麻黄碱和麻黄碱加纳洛酮能加速脑缺血损伤后大鼠运动功能的恢复速度，促进与神经重塑密切相关的 BDNF 表达，抑制缺血区神经细胞的凋亡，且随着纳洛酮剂量的增加，其作用更加明显，作用机制可能与该剂量的纳洛酮能在脑缺血早期显著抑制缺血区神经细胞的凋亡，与麻黄碱的正性作用形成协同作用而加速神经重塑有关[17]。麻黄与桂枝配伍能显著降低大鼠额叶皮质中甘氨酸（Gly）和 γ-氨基丁酸（GABA）的量，与杏仁配伍能显著降低 Gly 的量，与甘草配伍则显著升高 Gly 的量，三种配伍均可降低大鼠额叶皮质中谷氨酸/γ-氨基丁酸（Glu/GABA）比值[18, 19]。

7. 对心血管系统的作用 麻黄能兴奋心脏，其主要作用成分是麻黄碱，麻黄碱能兴奋肾上腺素能神经受体，加快心率、增加心肌收缩力及心排血量，收缩血管使血压升高，常用于防治硬膜外和蛛网膜下隙麻醉所引起的低血压。其升压作用特点为缓慢、温和、持久，反复应用易产生快速耐受性。2μmol/L 麻黄碱能增强大鼠心肌细胞高电压依赖性钙离子通道钙电流（ICa）峰电流密度，提高细胞内钙离子浓度，产生兴奋心脏的作用[20]。

8. 对免疫功能的作用 麻黄有免疫调节作用，麻黄水煎剂可使弗氏完全佐剂致自身免疫性甲状腺炎小鼠甲状腺中的淋巴细胞浸润减少，使甲状腺球蛋白（TG）阳性滤泡、血中 T 细胞增多，甲状腺球蛋白抗体（TGAb）降低。麻黄中的多糖成分 33～66mg/kg 可显著升高实验性自身免疫性甲状腺炎（EAT）、小鼠血清 T_4、游离三碘甲状腺原氨酸（FT_3）、游离甲状腺素（FT_4），降低小鼠甲状腺球蛋白抗体（TGAb）、甲状腺微粒体抗体（TMAb）水平[21]，并显著升高外周血 $CD8^+$淋巴细胞含量，降低 $CD4^+/CD8^+$比值。麻黄多糖有抗补体效应，其酸性多糖中的 ESP-B4 有较强的免疫抑制效应，降低 T 细胞介导的迟发性过敏反应小鼠血清 IL-2、IL-4 水平，并显著抑制血清中的 $CD4^+/CD8^+$比值[22]。草麻黄补体抑制成分能够减轻大鼠急性脊髓损伤后的免疫炎症反应和补体系统的激活[23-24]。另外，麻黄的挥发油、酚酸部分也有免疫抑制作用[25]。

9. 对支气管的作用 草麻黄和中麻黄生物碱提取物对豚鼠离体气管均有松弛作用，且草麻黄强于中麻黄，其松弛支气管作用的 EC_{50} 分别为 0.111g/L 和 1.019g/L[26]。

10. 对代谢的作用 麻黄或麻黄碱影响糖、蛋白质、脂类代谢及基础代谢。麻黄水提物 20mg/kg 十二指肠给药使麻醉犬血糖升高，麻黄水提物（2.86mg/kg）、麻黄生物碱（0.0125mg/kg）、L-麻黄碱（0.0125mg/kg）均能促进链脲佐菌素（STZ）致糖尿病小鼠血糖的升高，促进变性胰岛的再生，并增加胰岛内的 B 细胞[27]。麻黄非生物碱类成分能显著降低高脂血症小鼠总胆固醇（TC）、甘油三酯（TG）、丙二醛（MDA）含量和丙氨酸氨基转移酶（ALT）、天门冬氨酸氨基转移酶（AST）活性，升高高密度脂蛋白（HDL-C）含量和 SOD 活性[28]。麻黄碱能促进微粒体蛋白合成，促进大鼠生长。伪麻黄碱对 CYP1A1/2、CYP2E1 活性有一定抑制作用，IC_{50} 值分别为 54.0μmol/L、206.7μmol/L，麻黄碱（400μmol/L）使非那西丁、双氯芬酸的相对代谢清除率分别提高了 1.3 倍和 0.6 倍，对 CYP2C、CYP1A1/2 活性有一定诱导作用[29]。麻黄碱 50mg/kg 腹腔注射，可使小鼠肛温升高，而伪麻黄碱对小鼠体温的影响与剂量有关，50mg/kg 腹腔注射可使肛温下降，200mg/kg 时肛温先降低后升高。

11. 其他作用 麻黄有抗凝血、提高纤溶功能、改善血液黏度和血液流变的作用。麻黄水提物 2g/kg 灌胃，对 5-HT 所致小鼠腹泻有对抗作用。对血管紧张素转化酶、唾液酸酶、磷酸二酯酶均有抑制作用。麻黄碱 3.5～50mg/kg 腹腔注射，可引起大鼠剂量依赖性的食欲减退。麻黄中所含白花色苷类有维生素 P 活性，并有一定的抑制肿瘤生长作用。草麻黄正丁醇、乙酸乙酯和石油醚提取部位对 α-葡萄糖苷酶有抑制活性，IC_{50} 分别为 6.86、77.28、190.20μg/ml，其抑制作用远高于阳性对照药阿卡波糖（IC_{50} 为 1081.27μg/ml）[30]。麻黄 5g/kg 灌胃可改善博来霉素 A5 气管滴入致肺纤维化大鼠肺系数，联合五味子应用可抑制肺纤维化的肺部小动脉损伤及肺部小血管增生[31-32]。75.0μg/ml 非细胞毒浓度的麻黄碱可使 K562/A02 细胞的 MDR1 及 P-gp 表达降低，能部分逆转 K562/A02 细胞的耐药性[33]。

12. 快速耐受性 麻黄碱有快速耐受性，反复使用后作用迅速减弱至完全消失。快速耐受性产生的机制是由于肾上腺素递质耗竭，麻黄碱和伪麻黄碱交叉应用也易产生快速耐受性，故应避免两药合用。

13. 体内过程 麻黄碱和伪麻黄碱口服吸收良好，用药后 1～2 小时血药浓度可达高峰。人源肠 Caco-2 细胞单层模型的吸收特性研究显示左旋麻黄碱、右旋麻黄碱、右旋伪麻黄碱为被动吸收，在 10～200μmol/L 范围内转运效率与浓度呈正相关[34]。麻黄碱和伪麻黄碱体内分布较广，肝、肾含量较高，其次为脑、脾、脂肪、乳汁和唾液，麻黄碱与各器官的亲和力高于伪麻黄碱，肝脏代谢和肾脏排泄较慢，作用较持久，$t_{1/2}$ 与尿液 pH 有关，人尿 pH 为 5.2、6、8 时，其 $t_{1/2}$ 分别为 4.73、7.1、13.4 小时。麻黄碱在体内的代谢产物因动物种类而异，大鼠、兔和犬的尿中排出的主要为代谢产物，原型排出较少，而在人体内约 75%原型由尿排出。0.504g/ml 麻黄汤水煎液 10ml/kg 灌胃给药后，麻黄总生物碱在大鼠体内的代谢过程符合一室模型，$t_{1/2}$ 为 339.88 分钟，t_{max} 为 265.86 分钟，AUC 为 326631.38mg/（L·min）[35]。麻黄配伍桂枝可以延缓麻黄中麻黄碱、伪麻黄碱在小鼠脑组织中的分布过程，降低脑内累积分布量，并加快麻黄碱、伪麻黄碱在脑内的清除[36]。

14. 毒理研究 麻黄毒性较小，麻黄水提物小鼠灌胃的 LD_{50} 为 8g/kg，腹腔注射为 0.65g/kg。麻黄挥发油小鼠灌胃和腹腔注射的 LD_{50} 分别为 2.79、1.35ml/kg。麻黄碱、消旋麻黄碱、伪麻黄碱给动物的最小致死量（MLD）分别为：大鼠腹腔注射 0.35、0.31、0.31g/kg；兔静脉注射 0.05、0.07、0.13g/kg；犬静脉注射 0.07、0.10、0.13g/kg。麻黄 10～20g/kg 连续灌胃 7 天可显著减慢家兔心率，心肌酶谱出现活性显著增高的紊乱表现，心电图波形异常，对家兔心脏有毒性作用[37]。麻黄与甘草配伍，随着甘草剂量增加，可明显提高麻黄-甘草药对的 LD_{50}，推后小鼠中毒死亡时间[38]。

【参考文献】 [1] 钟凌云，祝婧，龚千锋，等. 炮制对麻黄发汗、平喘药效影响研究. 中药药理与临床，2008，24(6)：53-56.

[2] 王艳宏，王秋红，夏永刚，等. 麻黄化学拆分组分的性味药理学评价——麻黄化学拆分组分“辛温”发汗、利水作用的实验研究. 中国中医药科技，2011，18(6)：489-491.

[3] 侯小双，丁芳，王亮，等. 相须配伍与麻黄发汗作用的相关性实验研究. 河北中医药学报，2012，27(4)：5-6.

[4] 徐文杰，方芳，余林中，等. 麻黄桂枝药对解热作用及其机制的实验研究. 时珍国医国药，2013，24(7)：1547-1549.

[5] 刘颐，石倩，杨洋，等. 麻黄碱与伪麻黄碱平喘效果及机制比较研究. 中草药，2009，40(5)：771-774.

[6] 姚琳，邓康颖，罗佳波. 甲基麻黄碱与麻黄碱镇咳平喘作用对比研究. 中药材，2008，31(3)：416-417.

[7] 谭晓梅，郭阳，余林中，等. 麻黄-杏仁药对配伍及不同配

比对急性毒性及平喘作用的影响. 中药药理与临床，2013，29(1)：82-84.

［8］李若洁，石倩，程彬峰，等. 甘草酸协同麻黄碱的平喘作用机制研究. 药物评价研究，2010，33(3)：183-186.

［9］王艳宏，王秋红，夏永刚，等. 麻黄化学拆分组分的性味药理学评价——麻黄化学拆分组分“辛宣苦泄”平喘作用的研究. 中国实验方剂学杂志，2011，17(24)：136-139.

［10］杨萍，金素安，车立娟，等. 4种归肺经中药对肺热证小鼠TNF-α，IL-1β表达的影响. 中国实验方剂学杂志，2014，20(6)：162-166.

［11］杨萍，金素安，车立娟，等. 4种归肺经中药对肺热证小鼠TLR_2，NF-κB表达变化的研究. 中国中药杂志，2014，39(17)：3359-3362.

［12］朱欣，李闻文. 麻黄水提液抑制呼吸道合胞病毒作用实验研究. 实用预防医学，2012，19(10)：1555-1557.

［13］赵杰，罗佳波，方芳，等. 麻黄-甘草药对利尿作用的定量评价. 中药药理与临床，2012，28(2)：14-15.

［14］赵晓科，肖农，张跃. 麻黄碱对脑缺血再灌注损伤大鼠脑内星形胶质细胞GFAP表达的影响. 西安交通大学学报(医学版)，2008，29(4)：465-467.

［15］许蓓，肖农，张晓萍. 麻黄碱对缺氧缺血新生大鼠海马神经细胞的保护作用. 第三军医大学学报，2009，31(24)：2432-2435.

［16］陈玉霞，肖农，林丽云，等. 麻黄碱与纳络酮促进脑缺血后神经功能的实验研究. 中国中药杂志，2009，34(14)：1852-1856.

［17］魏凤环，罗佳波. 麻黄汤不同配伍对大鼠脑内抑制性氨基酸水平的影响. 中草药，2008，39(7)：1062-1063.

［18］魏凤环，罗佳波. 麻黄汤不同配伍对大鼠脑内Glu/GABA比值的影响. 山东中医药大学学报，2008，32(3)：228-229.

［19］侯平，杨丽，刘宁，等. 麻黄碱、β-细辛醚和去甲乌药碱对大鼠心肌细胞钙离子浓度和细胞膜钙通道的影响. 中国医科大学学报，2013，42(3)：201-203，216.

［20］严士海，朱萱萱，孟达理，等. 麻黄多糖对EAT小鼠甲状腺激素及相关抗体水平的影响. 江苏中医药，2008，40(10)：111-113.

［21］Kuang Haixue，Xia Yonggang，Yang Bingyou，et al. Structural characteristics of a hyperbranched acidic polysaccharide from the stems of Ephedra sinica and its effect on T-cell subsets and their cytokines in DTH mice. Carbohydrate Polymers，2011，86(4)：1705-1711.

［22］李良满，李静波，朱悦. 草麻黄补体抑制成分在大鼠急性脊髓损伤中的作用. 中国医科大学学报，2011，40(5)：405-407.

［23］李良满，李静波，朱悦. 草麻黄补体抑制成分对大鼠急性脊髓损伤后补体表达的影响. 陕西医学杂志，2011，40(6)：671-673.

［24］王艳宏，王秋红，夏永刚，等. 麻黄化学拆分组分的性味药理学评价——麻黄化学拆分组分的免疫抑制作用研究. 中成药，2011，33(12)：2044-2047.

［25］安春娜，洪浩，蒲小平，等. 草麻黄和中麻黄生物碱提取物对豚鼠离体气管松弛作用的比较. 中国新药杂志，2009，18(5)：437-440.

［26］修丽梅，刘继前，尚宪荣，等. 麻黄及其成分对糖尿病改善的探讨. 中国中医基础医学杂志，2011，17(10)：1102-1104.

［27］周云云，但红，宋成武，等. 麻黄非生物碱类成分对高脂血症模型小鼠脂质代谢的影响. 湖北中医杂志，2011，33(6)：3-5.

［28］吴文华，刘丽，韩凤梅，等. 伪麻黄碱与麻黄碱对大鼠细胞色素P_{450}酶活性的影响. 中华中医药杂志，2011，26(8)：804-807.

［29］康文艺，曹乃锋. 草麻黄对α-葡萄糖苷酶的抑制作用研究. 天然产物研究与开发，2012，24(7)：966-968.

［30］翟华强，张硕峰，刘洋，等. 麻黄、五味子影响肺纤维化大鼠血管新生的差异性研究. 北京中医药大学学报，2011，34(5)：313-317.

［31］翟华强，张硕峰，高明超，等. 麻黄和五味子对肺纤维化大鼠肺组织病理形态的影响. 中西医结合学报，2011，9(5)：553-557.

［32］沈维干，茆俊卿，张育，等. 麻黄碱对K562/A02细胞MDR1、MRP、TopoⅡ和GST表达的影响. 中药药理与临床，2009，25(2)：40-43.

［33］廖音，杨秀伟. 麻黄生物碱在人源肠Caco-2细胞单层模型的吸收转运研究. 中国中药杂志，2010，22：3010-3015.

［34］江峰，杨真真，吴华嵩，等. 大鼠体内麻黄汤中总生物碱的药代动力学考察及其与盐酸麻黄碱含量变化的比较. 中国实验方剂学杂志，2014，20(11)：102-105.

［35］曾岑，李睿，曾勇，等. 桂枝对麻黄中麻黄碱和伪麻黄碱在小鼠脑内分布动力学的影响. 中草药，2014，45(11)：1597-1601.

［36］何永明，钟钦卿，王凯，等. 麻黄对家兔心脏的毒性作用. 华中农业大学学报，2010，29(4)：484-488.

［37］赵杰，余林中，方芳，等. 麻黄-甘草药对急性毒性的定量评价. 中药药理与临床，2012，28(4)：15-18.

桂　枝

Guizhi

本品为樟科植物肉桂 *Cinnamomum cassia* Presl 的干燥嫩枝。主产于广西、广东。春、夏二季采收，除去叶，晒干，或切片晒干。以质嫩、色红棕、香气浓者为佳。

【性味与归经】 辛、甘，温。归心、肺、膀胱经。

【功能与主治】 发汗解肌，温通经脉，助阳化气，平冲降气。用于风寒感冒，脘腹冷痛，血寒经闭，关节痹痛，痰饮，水肿，心悸，奔豚。

【效用分析】 桂枝辛甘温煦，甘温通阳扶卫，其开腠发汗之力较麻黄温和，而善于宣阳气于卫分，畅营血于肌表，故有助卫实表，发汗解肌，外散风寒之功。对于外感风寒，无论表实无汗、表虚有汗及阳虚受寒者，均宜使用。

桂枝辛散温通，具有温通经脉，散寒止痛之效。如胸阳不振，心脉瘀阻，胸痹心痛者，桂枝能温通心阳；若中焦虚寒，脘腹冷痛，桂枝能温中散寒止痛；若妇女寒凝血滞，月经不调，经闭痛经，产后腹痛，桂枝既能温散血中之寒凝，又可宣导活血药物，以增强化瘀止痛之效；若风寒湿痹，肩臂疼痛，桂枝可祛风散寒、疗痹止痛。

桂枝甘温，既可温扶脾阳以助运水，又可温肾阳、逐寒邪以助膀胱气化，而行水湿痰饮之邪，为治疗脾阳不运，水湿内停所致的痰饮病眩晕、心悸、咳嗽者以及膀胱气化不行，水肿、小便不利的常用药。

桂枝辛甘性温，能助心阳，通血脉，止悸动，平冲降气，故可用治心阳不振，不能宣通血脉，而见心悸动、脉结代，以及阴寒内盛，引动下焦冲气，上凌心胸所致奔豚。

总之，桂枝的作用重点在于温通人体一身之阳气，包括温通卫阳、心阳、脾阳、肾阳。凡阳气不通或阳气不足之证，桂枝皆可选用。

【配伍应用】

1. 桂枝配白芍 桂枝善于宣阳气于卫分，畅营血于肌表，有助卫实表，发汗解肌，外散风寒之功；白芍能养血和营敛阴。二者伍用，发汗之中有养阴敛汗之效，虽发汗而不伤阴；和营之中有调卫之功，使营阴不滞，共奏发汗解肌，调和营卫之功。适用于外感风寒表虚所致的发热、恶寒、汗出、头痛、脉浮缓等症，以及营卫不和所致的汗出、发热等症。因桂枝又能温中散寒止痛；白芍又能柔肝缓急止痛，二药相配，对脾胃虚寒所致的脘腹挛急疼痛，有温中补虚、缓急止痛之功。

2. 桂枝配炙甘草 桂枝善于温通心阳；炙甘草能补益心气。二者伍用，辛甘化阳，能温通心阳，温补心脾，宁心定悸，具有温通而不刚燥，补益而不壅滞的特点。常用治心阳不足所致的心悸气短、自汗脉迟等。

3. 桂枝配茯苓 桂枝辛甘温煦，善于助阳化气；茯苓善于健脾利水渗湿。二药相伍，通阳利水，常用治阳虚不运，水湿内停所致的痰饮、水肿。又因桂枝能温通心阳；茯苓善健脾宁心安神，二者伍用，有温阳益气，宁心安神之功，也可用治心阳不足所致的心悸、气短、失眠等。

4. 桂枝配龙骨、牡蛎 桂枝善于温通心阳；龙骨、牡蛎善于平肝潜阳，镇惊安神。三者伍用，有温通心阳，平肝潜阳，镇惊安神之功，常用治心阳不振，虚阳浮越所致的烦躁、失眠等症。又取桂枝温通卫阳，龙骨、牡蛎平肝潜阳、收敛固涩之功，三药伍用，有育阴通阳，固精止汗之效，与养阴药配伍，可用治阴阳俱虚，阳失固护，阴失内守所致的自汗、盗汗、遗精、梦交等症。

5. 桂枝配桃仁 桂枝辛散温通，善于温通经脉；桃仁苦泄性平，善于活血祛瘀通经。二者伍用，活血祛瘀通经之力更著，可用治瘀血内阻之痛经、闭经、头痛、腰痛等症。

6. 桂枝配吴茱萸 桂枝辛散温通，善于温经散寒通脉；吴茱萸辛苦性热，善于散寒止痛，疏肝下气。二者伍用，温经散寒止痛力强，常用于厥阴肝经阴寒凝滞之头痛、疝气疼痛，以及妇女冲任虚寒之少腹冷痛、月经不调。

【鉴别应用】 **桂枝与麻黄** 二者均辛温，归肺、膀胱经，皆能发汗解表，同可用治外感风寒，恶寒、发热、头身疼痛、无汗、脉浮而紧等，常相须为用。但桂枝又归心经，辛甘温煦，善于温通卫阳而发汗解肌，其发汗之力较麻黄温和，故外感风寒，无论是无汗的表实证、有汗的表虚证，以及阳虚受寒者，桂枝均宜使用。同时，桂枝又可温通经脉，助阳化气，平冲降气。也常用治胸阳不振、心脉瘀阻、胸痹心痛，中焦虚寒、脘腹冷痛、喜温喜按，妇女寒凝血滞、月经不调、经闭痛经、产后腹痛，风寒湿痹，肩臂疼痛等寒凝血滞诸痛证；脾阳不运，水湿内停所致的痰饮病眩晕、心悸、咳嗽，膀胱气化不行，水肿、小便不利；心阳不振，不能宣通血脉所致心动悸、脉结代；阴寒内盛，引动下焦冲气，上凌心胸所致奔豚。而麻黄辛散苦泄温通，善于宣肺气、开腠理、透毛窍而发汗解表，发汗力强，为发汗解表第一要药，主要适用于外感风寒，无汗的表实证。同时，麻黄又善于宣肺平喘、利水消肿，为治疗肺气壅遏所致喘咳的要药，常用于肺气不宣的咳嗽气喘以及风水水肿(水肿兼有表证者)。此外，取麻黄散寒通滞之功，也可用治风寒痹证、阴疽、痰核。

【方剂举隅】

1. 麻黄汤(《伤寒论》)

药物组成：麻黄、桂枝、杏仁、甘草。

功能与主治：发汗解表，宣肺平喘。适用于外感风寒表实证，症见恶寒发热，头身疼痛，无汗而喘，舌苔薄白，脉浮紧。

2. 桂枝汤(《伤寒论》)

药物组成：桂枝、芍药、炙甘草、生姜、大枣。

功能与主治：解肌发表，调和营卫。适用于外感风寒表虚证，症见恶风发热，汗出头痛，鼻鸣干呕，苔白不渴，脉浮缓或浮弱。

3. 小建中汤（《伤寒论》）

药物组成：桂枝、芍药、甘草、生姜、大枣、胶饴。

功能与主治：温中补虚，和里缓急。适用于中焦虚寒，肝脾不和证，症见腹中拘急疼痛，喜温喜按，神疲乏力，虚怯少气；或心中悸动，虚烦不宁，面色无华；或伴四肢酸楚，手足烦热，咽干口燥，舌淡苔白，脉弦细。

4. 温经汤（《金匮要略》）

药物组成：吴茱萸、桂枝、当归、川芎、芍药、阿胶、麦冬、牡丹皮、人参、生姜、半夏、甘草。

功能与主治：温经散寒，养血祛瘀。适用于冲任虚寒，瘀血阻滞证，症见漏下不止，血色暗而有块，淋漓不畅，或月经超前或延后，或逾期不止，或一月再行，或经停不至，而见少腹里急，腹满，傍晚发热，手心烦热，唇口干燥，舌质暗红，脉细而涩。亦治妇人宫冷，久不受孕。

5. 五苓散（《伤寒论》）

药物组成：猪苓、白术、茯苓、泽泻、桂枝。

功能与主治：利水渗湿，温阳化气。适用于膀胱气化不利之蓄水证，症见小便不利，头痛微热，烦渴欲饮，甚则水入即吐；或脐下动悸，吐涎沫而头目眩晕，或短气而咳；或水肿，泄泻，舌苔白，脉浮或浮数。

【成药例证】

1. 表虚感冒颗粒（《临床用药须知中药成方制剂卷》2020年版）

药物组成：桂枝、白芍、葛根、苦杏仁（炒）、生姜、大枣。

功能与主治：散风解肌，和营退热。用于感冒风寒表虚证，症见发热恶风、有汗、头痛项强、咳嗽痰白、鼻鸣干呕、苔薄白，脉浮缓。

2. 肾炎消肿片（《临床用药须知中药成方制剂卷》2020年版）

药物组成：桂枝、苍术、陈皮、茯苓、香加皮、大腹皮、姜皮、冬瓜皮、益母草、泽泻、椒目、黄柏。

功能与主治：健脾渗湿，通阳利水。用于脾虚气滞、水湿内停所致的水肿，症见肢体浮肿、晨起面肿甚、按之凹陷、身体重倦、尿少、脘腹胀满、舌苔白腻、脉沉缓；急慢性肾炎见上述证候者。

3. 寒湿痹颗粒（片）（《临床用药须知中药成方制剂卷》2020年版）

药物组成：附子（制）、制川乌、麻黄、桂枝、细辛、威灵仙、木瓜、白术（炒）、黄芪、当归、白芍、甘草（制）。

功能与主治：祛寒除湿，温通经络。用于风寒湿闭阻所致的痹病，症见肢体关节疼痛、困重或肿胀、局部畏寒；风湿性关节炎见上述证候者。

4. 安中片（《临床用药须知中药成方制剂卷》2020年版）

药物组成：高良姜、桂枝、小茴香、砂仁、醋延胡索、煅牡蛎、甘草。

功能与主治：温中散寒，理气止痛，和胃止呕。用于阳虚胃寒所致的胃痛，症见胃痛绵绵、畏寒喜暖、泛吐清水、神疲肢冷；慢性胃炎，胃、十二指肠溃疡见上述证候者。

5. 心荣口服液（《临床用药须知中药成方制剂卷》2020年版）

药物组成：黄芪、地黄、赤芍、麦冬、五味子、桂枝。

功能与主治：助阳，益气，养阴。用于心阳不振、气阴两虚所致的胸痹，症见胸闷隐痛、心悸气短、头晕目眩、倦怠懒言、面色少华；冠心病见上述证候者。

【用法与用量】 3～10g。

【注意】

1. 桂枝辛温助热，易伤阴动血，凡外感热病、阴虚火旺、血热妄行等证，均当忌用。

2. 桂枝辛温助热，温通经脉，故孕妇及月经过多者慎用。

【本草摘要】

1.《医学启源》“《主治秘诀》：去伤风头痛，开腠理，解表发汗，去皮肤风湿。”

2.《本草经疏》“实表祛邪。主利肝肺气，头痛，风痹骨节挛痛。”

3.《本草备要》“温经通脉，发汗解肌。”

【化学成分】 主要含挥发油：桂皮醛，莰烯，苯甲醛，β-榄香烯，β-荜澄茄烯等。

中国药典规定本品含桂皮醛（C_9H_8O）不得少于1.0%。

【药理毒理】 本品有发汗、解热、镇痛、抗炎、抗过敏、镇静、抗惊厥、抗病原微生物、改善心功能与微循环等作用。

1. 发汗、解热、镇痛作用 桂枝煎剂15g/kg灌服能明显增加大鼠足趾汗腺着色点数及足趾汗腺分泌量，表现出发汗作用[1]。桂枝水煎剂及其有效成分桂皮醛、桂皮酸钠可使由伤寒、副伤寒菌苗致热的家兔体温降低，并能降低正常小鼠的体温和皮肤温度，其解热和降温作用可能是通过扩张皮肤血管，促进发汗使散热增加所致。

桂枝对体温有双向调节作用，桂枝煎剂 4.25、2.12、1.06g/kg 灌服，对酵母性发热大鼠和复方氨林巴比妥所致低温大鼠均有解热和升温作用。桂皮酸与桂枝解热作用具有密切相关性，是桂枝解热有效成分之一[2]。以桂枝为主药的桂枝汤亦能使发热或低体温大鼠的体温调节至正常体温水平，使大鼠汗腺上皮细胞内水泡扩大，数目增多，而单用麻黄水泡增加不明显。桂枝煎剂、桂枝水提物加总挥发油的混合物灌服小鼠，对热刺激引起的疼痛反应有明显抑制作用[3]。

2. 抗炎、抗过敏作用 较多研究证明桂枝有抗炎作用，其抗炎成分主要是桂枝挥发油。桂枝煎剂、总挥发油对角叉菜胶、蛋清、二甲苯等所致急性炎症有明显抑制作用，且能显著抑制小鼠腹腔毛细血管通透性亢进，桂枝总挥发油尚能抑制小鼠棉球肉芽肿。桂枝水煎剂 1.8g/kg 连续灌胃 21 天，明显减轻Ⅱ型胶原诱导所致的免疫性关节炎模型大鼠的关节指数，下调血清 TNF-α 和 IL-6 水平[4]。桂枝对柯萨奇病毒 B_1 诱导的豚鼠多发性肌炎，用药后使豚鼠的症状改善，肌酸磷酸激酶和乳酸脱氢酶的活性降低。桂枝挥发油能显著降低大肠埃希菌内毒素（LPS）所致急性肺损伤模型大鼠肺组织中 NF-κB p65、磷酸化 IκB-α、TNF-α 和 IL-β 水平，对肺组织蛋白酪氨酸激酶（PTK）的异常增高有抑制作用，提示抑制或拮抗核因子 κB/IκB 信号通路的过度表达是桂枝挥发油主要抗炎作用机制之一[3, 5]。进一步研究表明，桂枝挥发油可抑制 LPS 致急性肺炎模型大鼠肺组织中 TLR2、TLR4 和 MyD88 mRNA 异常的高表达[6]。桂枝挥发油体外能明显减少 LPS 诱导的小鼠腹腔巨噬细胞前炎症细胞因子 TNF-α 的释放[7]，抑制小鼠巨噬细胞（Ana-1）分泌前列腺素 E_2（PGE_2），促进 Ana-1 分泌 IL-1β和 IL-6[8]。挥发油主要成分桂皮醛能显著抑制二甲苯所致小鼠的耳廓肿胀和醋酸致小鼠腹腔毛细血管通透性亢进，外涂能显著抑制大鼠耳廓炎性肿胀[9]；低浓度的桂皮醛能抑制 IL-1β、TNF-α 的释放[10]，具有较好的抗氧化和抗炎活性，其抗炎机制可能与抑制 TLR4，从而下调 NF-κB 的活性相关[11]。

桂枝能抑制 IgE 所致肥大细胞脱粒释放介质，还能抑制补体活性，表明桂枝有抗过敏作用[3]。桂枝去油水煎液 6g/kg 与乙酸乙酯萃取部位（6g 生药/kg）灌服，对 DNCB 致小鼠迟发型超敏反应以及组胺、5-羟色胺所致小鼠皮肤毛细血管通透性增高模型均有显著抑制作用，且体外在 0.5g/ml 浓度时显著抑制透明质酸酶[12]，表现出抗过敏作用。以透明质酸酶抑制率为观察指标发现缩合类单宁为桂枝强抗过敏组分[3]。

3. 镇静作用 桂枝总挥发油、水提物及其有效成分桂皮醛可使小鼠自主活动减少，协同巴比妥类药的催眠作用，对抗甲基苯丙胺所致中枢神经系统过度兴奋，并能延长士的宁所致小鼠强直性惊厥的死亡时间，减少烟碱引起的强直性惊厥及死亡的发生率，还可抑制小鼠听源性惊厥等[3]。大鼠高架十字迷宫实验、旷场实验及戊巴比妥钠诱导睡眠实验表明，桂枝水煎液灌胃 5、12、30g/kg 具有显著的镇静、抗焦虑作用，且呈剂量依赖表现[13]。桂枝提取液对毛果芸香碱所致癫痫模型离体海马脑片的群峰电位有明显降低作用，提示其对中枢神经系统的突触传递过程有明显抑制效应，是其抗痫作用机制之一。

4. 抗病原微生物作用 桂枝对细菌、真菌有抑制作用。桂枝醇提液对金黄色葡萄球菌、大肠埃希菌、枯草杆菌抑制的有效浓度为 25mg/ml 以下，桂皮油及桂皮醛抑制结核杆菌；桂枝水煎液对金黄色葡萄球菌、白色葡萄球菌、铜绿假单胞菌、变形杆菌、甲型链球菌、乙型链球菌有抑菌作用。桂枝挥发油对金黄色葡萄球菌、大肠埃希菌具有较好的抑菌效果，最低抑菌浓度为 2.08%，其电热挥散剂具有较强的空间灭菌作用[14]。桂皮醛体外对黄曲霉、烟曲霉，白色念珠菌、热带念珠菌、克柔念珠菌[15]，及牙周常见菌牙卟啉单胞菌、微小消化链球菌、中间普氏菌、具核梭杆菌[16]，以及微荣球菌、丙酸杆菌、颊纤毛菌、变形链球菌和黏性放线菌[17]等均有较好的抑制作用。肉桂醛和肉桂酸对金黄色葡萄球菌、大肠埃希菌、沙门菌及炭疽杆菌 4 种致病菌有明显抑菌作用[18]。

桂枝挥发油和桂皮醛在鸡胚内均具有较好的抗流感病毒作用，并在体外能明显抑制甲型流感病毒（H1N1）在狗肾传代细胞（MDCK）细胞中的增殖，体内对流感病毒株感染小鼠有较好保护作用[19-21]。桂枝挥发油、桂皮醛及桂枝挥发油含药血清除能显著抑制甲型流感病毒的增殖外，对流感病毒有直接杀灭作用[22, 23]，抗流感病毒机制可能与激活 TLR7 信号通路、活化 IRAK-4 和诱导 INF-β 的高表达有关[24]。此外，桂皮醛及其代谢产物肉桂酸有抗柯萨奇病毒 B_3（CVB_3）的作用，但同时对心肌细胞具有明显毒性[25]。桂皮醛能通过抑制 TLR4/NF-κB 信号传导提高柯萨奇病毒诱发的病毒性心肌炎小鼠的生存率[26]。

5. 对心血管系统的作用 桂枝有改善微循环的作用，桂枝煎剂 20g/kg 灌胃能扩张小鼠耳廓微静脉，对寒凝血瘀型小鼠的耳廓微循环的血流速度有恢复作用。桂枝乙醇提取物能松弛血管平滑肌，作用机制与抑制 L 型钙通道钙离子内流，抑制肌醇三磷酸介导的钙离子从肌浆网中的释放有关[27]。桂枝乙醇提取物对大鼠离体胸主动脉环有舒张作用，具有非内皮依赖性特点，机制与抑制血管平滑肌细胞内质网储存钙的释放有关[28]；其主动脉舒张机制与下调 ROCK 信号通路分子有关，能抑制 RhoA、ROCK2 蛋白，MYPT-1、CPI-17 表达[29]。桂枝蒸馏液对心脏缺血再灌注损伤有保护作用，可降低再灌注室颤发生率，改善心功能，增加心肌摄氧量，作用机制与抗氧化有关。

6. 其他作用 桂枝可降低脑缺血再灌注大鼠丙二醛(MDA)、一氧化氮(NO)含量，对大鼠脑组织有保护作用。桂枝有抗凝血、抑制血小板聚集的作用，桂枝、蜜炙桂枝的抑制作用优于炒桂枝，可能与炒桂枝在加热炮制过程中桂皮醛损失有关。桂枝煎剂具有抗大鼠良性前列腺增生的作用，促进大鼠前列腺增生细胞凋亡及调节血清雌、雄激素含量与比例可能是其机制之一[30, 31]。桂枝醇提取物 10μg/ml 在细胞培养水平对黑素生成有抑制作用。

7. 毒理研究 桂枝煎剂小鼠腹腔注射的 LD_{50} 为 0.625g/kg。桂皮醛小鼠灌胃、腹腔注射和静脉注射的 LD_{50} 分别为 2.225、0.610、0.132g/kg。大剂量时可见小鼠痉挛，呼吸加快，甚至呼吸麻痹死亡。桂枝(配方颗粒)小鼠灌胃 LD_{50} 大于 10g/kg；以 5、2.5、1.25g/kg 剂量大鼠连续 30 天喂养，对大鼠体重、进食量、血常规、血液生化均无明显影响，病理组织学观察未见异常改变[32]。

【参考文献】 [1] 李春香，陈进成，丁芳，等. 桂枝与桂枝汤对大鼠发汗作用的比较研究. 中医杂志，2011，52(6)：515-516.

[2] 刘新华，张宁，马越鸣，等. 桂枝特征化学成分与解热效应相关性研究. 中华中医药学刊，2012，30(1)：199-201.

[3] 沈映君. 中药药理学第 2 版. 北京：人民卫生出版社，2011：98-100.

[4] 彭代平，汤小虎，周瑞彬，等. 桂枝不同剂型及其配伍对 CIA 大鼠细胞因子的影响. 中华中医药学刊，2015，33(1)：83-85.

[5] 沈映君，徐世军，解宇环，等. 桂枝、荆芥挥发油对大鼠急性肺损伤模型核因子 κB 信号通路影响的比较. 华西药学杂志，2008，23(2)：132-134.

[6] 徐世军，沈映君，金沈锐，等. 桂枝挥发油干预 LPS 致大鼠急性肺炎模型肺 Toll 样受体 2、4 和 MYD88 基因表达的研究. 成都中医药大学学报，2008，31(3)：32-37.

[7] 宋美芳，金沈锐，曾南，等. 荆芥、桂枝挥发油对 LPS 体外刺激小鼠腹腔巨噬细胞 TLR2/4 通路的影响. 成都中医药大学学报，2011，34(2)：56-60.

[8] 张立国，马东升，程佳佳，等. 中药挥发油/水提物的细胞抗炎、免疫及骨细胞修复活性的比较. 中药新药与临床药理，2015，26(1)：34-39.

[9] 马悦颖，李沧海，李兰芳，等. 桂皮醛解热镇痛抗炎作用的实验研究. 中国临床药理学与治疗学，2006，11(12)：1336-1339.

[10] Chao L K，Hua K F，Hsu H Y，*et al*. Cinnamaldehyde inhibits pro-inflammatory cytokines secretion from monocytes/macrophages through suppression of intracellular signaling. Food and chemical toxicology，2008，46(1)：220-231.

[11] Youn H S，Lee J K，Choi Y J，et al. Cinnamaldehyde suppresses toll-like receptor 4 activation mediated through the inhibition of receptor oligomerization. Biochemical pharmacology，2008，5(2)：494-502.

[12] 武志强，何敏，阙昌田，等. 桂枝不同萃取部位抗过敏作用的研究. 中药药理与临床，2014，30(6)：74-77.

[13] 郑芳昊，罗佳波. 桂枝对大鼠中枢神经系统作用的研究. 中药药理与临床，2014，30(4)：76-79.

[14] 徐旭红，唐风雷，范正达，等. 几种中药挥发油挥散剂空间抗菌作用的考察. 现代中西医结合杂志，2010，19(21)：2618-2619.

[15] 王刚生，邓洁华，马耀辉. 3 种中药单体成分对肺念珠菌的抗菌活性. 中国中医药信息杂志，2013，20(6)：41-43.

[16] 杨素芳，闫小凤，薛华，等. 4 种中药单体对牙根尖周炎中常见厌氧菌的抑菌效果评价. 山西医药杂志，2015，43(10)：1108-1110.

[17] 杨霞，黄萍，李丛华. 中药桂皮醛对口腔致龋菌的体外抑菌活性研究. 重庆医科大学学报，2009，34(10)：1409-1410.

[18] 张永帅，王淼焱，孙俊良，等. 肉桂醛及其衍生物对四种病原菌的抑菌效果. 河南科技学院学报，2014，42(4)：26-29.

[19] 汤奇，刘蓉，杨发龙，等. 桂枝挥发油与桂皮醛抗流感病毒作用的实验研究. 时珍国医国药，2012，23(7)：1622-1624.

[20] 刘蓉，何婷，陈恬，等. 桂枝挥发油抗甲型流感病毒作用. 中药药理与临床，2012，28(2)：75-78.

[21] Hayashi K，Imanishi N，Kashiwayama Y，et al. Inhibitory effect of cinnamaldehyde，derived from Cinnamomi cortex，on the growth of influenza A/PR/8 virus in vitro and in vivo. Antiviral research，2007，74(1)：1-8.

[22] 刘蓉，苟玲，于柳，等. 桂枝挥发油与桂皮醛对病毒性肺炎小鼠死亡保护作用及 TLR/IFN 信号机制研究. 中药药理与临床，2013，29(4)：33-36.

[23] 苟玲，何婷，曾南，等. 荆芥、桂枝挥发油含药血清体外抗病毒的实验研究. 时珍国医国药，2013，24(1)：19-21.

[24] 刘蓉，何婷，曾南，等. 桂枝挥发油及桂皮醛抗流感病毒的机制研究. 中草药，2013，44(11)：1460-1464.

[25] 丁媛媛，赵刚涛，杨凡，等. 桂皮醛及其代谢产物肉桂酸体外抗柯萨奇病毒 B_3 的作用机制研究. 中国病原生物学杂志，2010，5(5)：321-324，328.

［26］丁媛媛，赵刚涛，杨凡，等. 桂皮醛对小鼠柯萨奇病毒诱发病毒性心肌炎的作用. 天然产物研究与开发，2010，22：769-776.

［27］Yun Hwan Kang，Heung Mook Shin. *Cinnamomi ramulus* Ethanol Extract Exerts Vasorelaxation through Inhibition of Ca^{2+} Influx and Ca^{2+} Release in Rat Aorta. Evidence-Based Complementary and Alternative Medicine，Volume 2012，1-8，Article ID 513068

［28］池明哲，金范学. 桂枝乙醇提取物对大鼠离体胸主动脉环的舒张作用. 延边大学医学学报，2010，33(4)：256-258.

［29］Yun Hwan Kang，Heung Mook Shin. Vasorelaxant Effect of *Cinnamomi Ramulus* Ethanol Extract via Rho-Kinase Signaling Pathway. The American Journal of Chinese Medicine，2011，Vol. 39，No. 5，867-878.

［30］洪寅，仇凤梅，金国英，等. 桂枝对大鼠良性前列腺增生细胞增殖和凋亡的影响. 中国中西医结合外科杂志，2011，17(3)：280-283.

［31］洪寅，仇凤梅，陈芝芸，等. 桂枝对良性前列腺增生大鼠血清性激素的影响. 中国中医药科技，2011，18(5)：414-415.

［32］赵国玺，宋莉. 桂枝急性毒性及30天喂养试验研究. 湖北中医杂志，2014，36(2)：23-24.

紫 苏 叶

Zisuye

本品为唇形科植物紫苏 *Perilla frutescens*(L.) Britt. 的干燥叶(或带嫩枝)。主产于江苏、浙江、河北。夏季枝叶茂盛时采收，除去杂质，晒干。切碎。以色紫、香气浓者为佳。

【性味与归经】 辛，温。归肺、脾经。

【功能与主治】 解表散寒，行气和胃。用于风寒感冒，咳嗽呕恶，妊娠呕吐，鱼蟹中毒。

【效用分析】 紫苏叶辛散发表，温散寒邪，为常用的发散风寒药，但发汗解表散寒之力较为缓和，轻证可以单用，重证需与其他发散风寒药合用。因其外能解表散寒，内能行气和胃，且略兼化痰止咳之功，故风寒表证而兼气滞，胸脘满闷，恶心呕逆；或咳嗽痰多者，较为适宜。

紫苏叶味辛能行，入脾胃经能行气以宽中除胀，和胃止呕，兼有理气安胎之功，故可用治中焦气机郁滞之胸脘胀满、恶心呕吐，胎气上逆、胸闷呕吐、胎动不安，七情郁结、痰凝气滞之梅核气。

此外，紫苏叶能解鱼蟹毒，对于进食鱼蟹中毒而致腹痛吐泻者，能和中解毒。

【配伍应用】

1. 紫苏叶配广藿香　二药都能解表散寒，理气和中。紫苏叶长于行气宽中；广藿香长于化湿和中。二者相互配用，有解表散寒，理气化湿和中之功，常用于治疗外感风寒，内伤湿滞所致的恶寒发热、腹痛吐泻等症。

2. 紫苏叶配蝉蜕　紫苏叶发散风寒，行气宽中；蝉蜕轻浮升散，疏散风热，利咽透疹。二药伍用，药性平和，能祛风解表，适用于外感表证病轻者。

3. 紫苏叶配苦杏仁　紫苏叶善于解表散寒，兼能宣肺化痰止咳；苦杏仁善于降气止咳平喘。二药配伍，外能解表散寒以取微汗，内能调畅肺气以化痰止咳，常用治风寒或凉燥犯肺所致的恶寒头痛、咳嗽痰稀、气促鼻塞等症。

4. 紫苏叶配陈皮　紫苏叶行气宽中；陈皮理气调中，燥湿化痰。二者伍用，既能理气燥湿化痰以治痰湿壅肺之咳嗽痰多、胸闷不舒，又能行气宽中除胀以治脾胃气滞之脘腹胀满、恶心呕吐。

5. 紫苏叶配黄连　紫苏叶肃肺理气和胃；黄连清热燥湿和胃。二者一温一凉，共奏和胃止呕之功，以治湿热余邪羁留于胃所致的昼夜呕恶不止。

6. 紫苏叶配砂仁　二药均有理气和中安胎之功。紫苏叶长于解表散寒；砂仁长于化湿。二者配伍，常用治寒湿内阻，气机不利所致的胸腹胀满、呕吐恶心、胎动不安。

【鉴别应用】 紫苏叶与紫苏梗　唇形科植物紫苏的叶片入药称紫苏叶，其茎入药称紫苏梗。一般认为，紫苏叶偏于发表散寒，多用于风寒表证；紫苏梗偏于理气宽中，止痛，安胎，多用于气滞胸膈痞闷，胃脘疼痛，嗳气呕吐，胎动不安。

【方剂举隅】

1. 香苏散(《和剂局方》)

药物组成：炒香附、紫苏叶、炙甘草、陈皮。

功能与主治：疏散风寒，理气和中。适用于外感风寒，气郁不舒证，症见恶寒身热，头痛无汗，胸脘痞闷，不思饮食，舌苔薄白，脉浮。

2. 杏苏散(《温病条辨》)

药物组成：苏叶、杏仁、半夏、茯苓、橘皮、前胡、苦桔梗、枳壳、甘草、生姜、大枣。

功能与主治：轻宣凉燥，理肺化痰，适用于外感凉燥证，症见恶寒无汗，头微痛，咳嗽痰稀，鼻塞咽干，苔白，脉弦。

3. 参苏饮(《和剂局方》)

药物组成：人参、紫苏叶、干葛、半夏、前胡、茯苓、木香、枳壳、桔梗、炙甘草、陈皮、生姜、大枣。

功能与主治：益气解表，理气化痰。适用于气虚外感风寒，内有痰湿证，症见恶寒发热，无汗，头痛，鼻塞，咳嗽痰白，胸脘满闷，倦怠无力，气短懒言，苔白，脉弱。

4. 半夏厚朴汤（《金匮要略》）

药物组成：半夏、厚朴、茯苓、生姜、苏叶。

功能与主治：行气散结，降逆化痰。适用于痰气郁结之梅核气，症见咽中如有物阻，咯吐不出，吞咽不下及胸膈满闷，或咳或呕，舌苔白润或白腻，脉弦缓或弦滑。

【成药例证】

1. 风寒感冒颗粒（《临床用药须知中药成方制剂卷》2020年版）

药物组成：麻黄、桂枝、紫苏叶、白芷、防风、葛根、陈皮、桔梗、苦杏仁、干姜、甘草。

功能与主治：发汗解表，疏风散寒。用于感冒风寒表证，症见恶寒发热，鼻流清涕，头痛，咳嗽。

2. 杏苏止咳颗粒（糖浆、露、口服液）（《临床用药须知中药成方制剂卷》2020年版）

药物组成：苦杏仁、前胡、紫苏叶、桔梗、陈皮、甘草。

功能与主治：宣肺散寒，止咳祛痰。用于风寒感冒咳嗽，气逆。

3. 解肌宁嗽丸（《临床用药须知中药成方制剂卷》2020年版）

药物组成：紫苏叶、葛根、前胡、苦杏仁、桔梗、浙贝母、陈皮、半夏（制）、茯苓、木香、枳壳、玄参、天花粉、甘草。

功能与主治：解表宣肺，止咳化痰。用于外感风寒，痰浊阻肺所致的小儿感冒发热、咳嗽痰多。

4. 香苏正胃丸（《临床用药须知中药成方制剂卷》2020年版）

药物组成：广藿香、紫苏叶、香薷、姜厚朴、麸炒枳壳、陈皮、砂仁、白扁豆、茯苓、炒山楂、炒六神曲、炒麦芽、滑石、朱砂、甘草。

功能与主治：解表化湿，和中消食。用于小儿暑湿感冒，症见头痛发热、停食停乳、腹痛胀满、呕吐泄泻、小便不利。

【用法与用量】 5～10g。

【本草摘要】

1.《名医别录》　“主下气，除寒中。”

2.《滇南本草》　“发汗，解伤风头痛，消痰，定吼喘。”

3.《本草纲目》　“行气宽中，消痰利肺，和血，温中，止痛，定喘，安胎。”

【化学成分】 主要含挥发油：紫苏醛，紫苏酮，苏烯酮，矢车菊素，莰烯，薄荷醇，薄荷酮，紫苏醇，二氢紫苏醇，柠檬醛，丁香油酚等。

中国药典规定本品含挥发油不得少于0.40%（ml/g），饮片不得少于0.20%（ml/g）。

【药理毒理】 本品具有解热抗炎、抗病原微生物、调血脂、抗动脉粥样硬化、保肝、抗氧化等作用。

1. 解热、抗炎作用　紫苏水提物12.5g/kg或挥发油3.56g/kg灌胃，能对抗伤寒三联菌苗所致家兔体温升高。紫苏叶提取物有抑制TNF-α和IL-6作用，能缓解肺炎[1]。紫苏叶提取液能有效抑制脂多糖刺激的小鼠细胞株RAW264.7的NO的产生，并能减少促炎因子（TNF-α、IL-1β、IL-6）和炎性介质（NO、COX-2）的产生[2]。

2. 抗病原微生物作用　紫苏有一定的抑菌、抗病毒作用，其中紫苏醛、柠檬醛为主要抑菌成分。紫苏叶煎剂对金黄色葡萄球菌、大肠埃希菌的最低抑菌浓度（MIC）分别为0.50、1.25mg/ml。紫苏叶能有效减少金黄色葡萄球菌的产物α-毒素、金黄色葡萄球菌肠毒素A、金黄色葡萄球菌肠毒素B和人毒性休克综合征毒素-1的含量。与β-内酰胺类抗生素合用，能有效降低金黄色葡萄球菌的外毒素释放[3]。此外，紫苏醛和柠檬醛还有抗真菌作用，二者合用有协同作用。

3. 调血脂、抗动脉粥样硬化作用　紫苏叶具有抗高脂饮食引起的家兔动脉粥样硬化的作用，其水提物0.17g/kg灌胃，可减少高脂血症模型家兔血清中胆固醇（TC）、甘油三酯（TG）、低密度脂蛋白胆固醇（LDL-C）及丙二醛（MDA）的含量，并能增加血清中高密度脂蛋白胆固醇（HDL-C）的含量和超氧化物歧化酶（SOD）的活性。紫苏能显著升高抗氧化物酶的mRNA及其相应蛋白的表达，其抗氧化作用，尤其是抑制低密度脂蛋白的氧化作用，是其有效防治动脉粥样硬化的机制之一[4]。

4. 保肝作用　紫苏叶中的迷迭香酸可调节细胞内的抗氧化酶和还原性谷胱甘肽的含量，并能有效抑制由t-BHP诱导的肝氧化损伤[5]。

5. 抗氧化作用　紫苏提取物中，抗氧化作用的主要物质为迷迭香酸。迷迭香酸是一种天然的抗氧化剂[6]。

6. 其他作用　紫苏叶有抗呕吐作用，紫苏水提物25g/kg或挥发油3.56g/kg灌胃，均可抑制洋地黄所致家鸽呕吐。紫苏中的紫苏醛、时萝芹菜脑均具有镇静作用，并可延长由环己巴比妥所引起的小鼠睡眠时间。紫苏醛还可通过抑制Ca^{2+}通道从而起到舒张血管的作用。

7. 毒理研究　紫苏叶的毒性较小，紫苏水提物小鼠灌胃的最大给药量为187.5g/kg。紫苏挥发油小鼠灌胃的

LD_{50}为10.68g/kg。不同产地的紫苏叶毒性有明显差异。

附：紫苏梗

本品为紫苏的干燥茎。性味辛，温。归肺、脾经。功能理气宽中，止痛，安胎。用于胸膈痞闷，胃脘疼痛，嗳气呕吐，胎动不安。用量5～10g。

【药理毒理】 本品主要有兴奋胃肠和降血糖作用。

1. 兴奋胃肠作用 25、50g/L 紫苏梗水提物能提高胃肠动力障碍模型大鼠离体结肠环形肌条收缩波平均振幅、降低结肠张力，表现出明显的兴奋作用，而对正常大鼠结肠的收缩运动无兴奋作用[7]。紫苏梗水提液与紫苏叶油兴奋胃肠动力障碍大鼠离体结肠的靶点不尽相同。紫苏梗水提液的兴奋作用与调整或参与肾上腺素能β受体以及介导胞外 Ca^{2+}内流相关。而紫苏叶油的作用主要在于介导胞外 Ca^{2+}的内流[8]。

2. 降血糖作用 体外酶促反应动力学显示紫苏梗水提物对蛋白质酪氨酸磷酸酶 SHP-1 具有明显的抑制作用，其 IC_{50}为 4μg/ml，为 SHP-1 的非竞争性抑制剂。0.75、1mg/ml 紫苏梗水提物可以显著提高 $HepG_2$细胞中蛋白质的磷酸化水平，以及胰岛素信号通路中关键蛋白胰岛素受体 IRβ和细胞外信号调节激酶 ERK 的磷酸化水平，推测紫苏梗很可能是通过抑制 SHP-1 的酶活性，进而激活胰岛素信号通路而实现降血糖作用[9]。

【参考文献】 [1] Hun Jai Lim，Kyeong Wan Woo，Lee Kang Ro，et al. Inhibition of proinflammatory cytokine generation in lung inflammation by the leaves of perilla frutescens and its constituents. Biomolecules & Therapeutics，2014，22(1)：62-67.

[2] Lee Hyunah，Han Jisook. Anti-inflammatory Effect of perilla frutescens (L.) britton var. frutescens extract in LPS-stimulated RAW 264. 7 macrophages. Prev Nutr Food Sci，2012，(17)：109-115.

[3] Qiu Jiazhang，Zhang Xiaoran，Luo Mingjing，et al. Subinhibitory concentrations of perilla oil affect the expression of secreted virulence factor genes in staphylococcus aureus. Plos One，2011，19，6(1)：e1610.

[4] Emi Saita，Yoshimi Kishimoto，Mariko Tani，et al. Antioxidantactivities of perilla frutescens against low-density lipoprotein oxidation in vitro and in human subjects. Journal of Oleo Science，2012，61(3)：113-120.

[5] Yang Sungyong，Hong Chungoui，Lee Gungyo，et al. The hepatoprotection of caffeic acid and rosmarinic acid，major compounds of Perilla frutescens，against t-BHP-induced oxidative liver damage. Food and Chemical Toxicology，2013，53：92-99.

[6] Jun Hyun-Il，Kim Beom-Tea，Song Geun-Seoup，et al. Structural characterization of phenolic antioxidants from purple perilla (Perilla frutescens var. acuta) leaves. Food Chem，2014，148：367-372.

[7] 刘蓉，唐方. 紫苏梗对大鼠离体结肠平滑肌条运动的影响. 中国现代医药杂志，2007，9(1)：28-29.

[8] 刘蓉，唐方. 紫苏提取物对肢体缺血再灌注大鼠结肠环行肌条运动的影响. 中草药，2008，39(10)：1540-1542.

[9] Liu Peng，Zhang Lei，Xie Xiaona，et al. An extract of Perilla stem inhibits Src homology phosphatase-1 (SHP-1) and influences insulin signaling. Pakistan journal of pharmaceutical sciences，2015，28(2)：421-424.

生 姜

Shengjiang

本品为姜科植物姜 *Zingiber officinale* Rosc. 的新鲜根茎。主产于四川、贵州、湖北、广东、广西。秋、冬二季采挖，除去须根和泥沙。用时切厚片。以质嫩者为佳。

【性味与归经】 辛，微温。归肺、脾、胃经。

【功能与主治】 解表散寒，温中止呕，化痰止咳，解鱼蟹毒。用于风寒感冒，胃寒呕吐，寒痰咳嗽，鱼蟹中毒。

【效用分析】 生姜辛散温通，入肺经能发汗解表，祛风散寒，但作用较弱，故适用于风寒感冒轻证。生姜更多是作为辅助之品，与辛温解表药中发汗解表之力较强者同用，以增强发汗解表之力。

生姜辛散温通，入脾胃经能温中散寒，对寒犯中焦或脾胃虚寒之胃脘冷痛、食少、呕吐者，可收祛寒开胃、止痛止呕之效。

生姜辛散温通，入胃经能温胃散寒，和中降逆，其止呕功良，素有“呕家圣药”之称，随证配伍可治疗胃寒呕吐、胃热呕吐、痰饮呕吐等多种呕吐。因其本为温胃之品，故对胃寒呕吐最为适合。某些止呕药用姜汁制过，能增强止呕作用，如姜半夏、姜竹茹等。

生姜辛温发散，入肺经能温肺散寒、化痰止咳，对于肺寒咳嗽，不论有无外感风寒，或痰多痰少，皆可选用。

此外，生姜对生半夏、生南星等药物之毒，以及鱼蟹等食物中毒，均有一定的解毒作用。

【配伍应用】

1. 生姜配大枣 生姜发汗解表散寒而和胃；大枣益气和中以补脾。二者配伍，有养脾胃、和营卫之功。入解表药中，能解表散风而调和营卫；入健脾理气药中，有调补脾胃的作用。二者相配是治疗体虚外感风寒或脾胃内伤的常用药组。

2. 生姜配竹茹　生姜善于温中止呕；竹茹善于清热止呕。二者配伍，降逆止呕之功更著，且温清相制，使温而不燥，清而不峻，有降逆和胃之功，而无偏寒偏热之弊。凡胃气上逆之呕恶哕逆，皆可配用。偏热者，加黄连、芦根、枇杷叶；偏寒者，加白豆蔻、陈皮、半夏。

3. 生姜汁配竹沥　生姜汁善于和中宣散豁痰，并可制约竹沥寒凉之偏性；竹沥善于清热豁痰，定惊通络。二者配伍，祛痰通络之功显著，常用治痰热咳喘、头痛、中风失语、肢体麻木等。

4. 生姜汁配白蜜　生姜汁辛散，化痰散结止呕；白蜜滋润，养阴润燥通便。二者配伍，辛开与润降并用，相辅相成，共奏辛润开结通降之功，常用治噎嗝见有胸脘痞塞、呕吐痰涎、大便干结者。

5. 生姜汁配萝卜汁　生姜汁辛散，化痰散结，和胃止呕；萝卜汁理气宽胸快膈。二者配伍，有化痰散结、降气和胃之功，常用治咳喘痰多纳呆者。

【鉴别应用】　生姜与紫苏叶　二者均辛温，归肺、脾经，皆能发汗解表散寒，解鱼蟹毒。同可用治外感风寒、恶寒发热、头痛鼻塞等；进食鱼蟹中毒而致腹痛吐泻者。但生姜善于温中止呕，并能温肺止咳，解半夏、天南星毒，又常用于脾胃寒证，包括寒犯中焦或脾胃虚寒之胃脘冷痛、食少、呕吐者；因其本为温胃之品，故对胃寒呕吐最为适合；肺寒咳嗽，不论有无外感风寒，或痰多痰少，皆可选用；服半夏、天南星中毒或炮制半夏、天南星，用生姜以降低其毒性。而紫苏叶外能解表散寒，内能行气和胃，且略兼化痰止咳之功，故风寒表证而兼气滞，胸脘满闷、恶心呕逆，或咳喘痰多者，较为适宜；同时，紫苏叶又兼能理气安胎，也可用治脾胃气滞，胸闷呕吐；胎气上逆，胸闷呕吐以及气滞胎动不安；七情郁结，痰凝气滞之梅核气。

【方剂举隅】

1. 桂枝汤（《伤寒论》）

药物组成：桂枝、芍药、炙甘草、生姜、大枣。

功能与主治：解肌发表，调和营卫。适用于外感风寒表虚证，症见恶风发热，汗出头痛，鼻鸣干呕，苔白不渴，脉浮缓或浮弱。

2. 小半夏汤（《金匮要略》）

药物组成：半夏、生姜。

功能与主治：化痰散饮，和胃降逆。适用于痰饮呕吐，症见呕吐痰涎，口不渴，或干呕呃逆，谷不得下，小便自利，舌苔白滑。

3. 生姜泻心汤（《伤寒论》）

药物组成：生姜、炙甘草、人参、干姜、黄芩、半夏、黄连、大枣。

功能与主治：和胃消痞，宣散水气。适用于水热互结痞证，症见心下痞硬，干噫食臭，腹中雷鸣下利者。

4. 二陈汤（《和剂局方》）

药物组成：半夏、橘红、白茯苓、炙甘草、生姜、乌梅。

功能与主治：燥湿化痰，理气和中。适用于湿痰证，症见咳嗽痰多，色白易咯，恶心呕吐，胸膈痞闷，肢体困重，或头眩心悸，舌苔白滑或腻，脉滑。

5. 三拗汤（《和剂局方》）

药物组成：麻黄、杏仁、甘草、生姜。

功能与主治：宣肺解表，止咳平喘。适用于外感风寒，鼻塞身重，语音不出，咳嗽痰多，胸满气短，舌苔薄白，脉浮。

【成药例证】

1. 桂枝合剂（《临床用药须知中药成方制剂卷》2020年版）

药物组成：桂枝、白芍、生姜、大枣、甘草。

功能与主治：解肌发表，调和营卫。用于感冒风寒表虚证，症见头痛发热、汗出恶风、鼻塞干呕。

2. 代温灸膏（《临床用药须知中药成方制剂卷》2020年版）

药物组成：辣椒、肉桂、生姜、肉桂油。

功能与主治：温通经脉，散寒镇痛。用于风寒阻络所致的痹病，症见腰背、四肢关节冷痛；寒伤脾胃所致的脘腹冷痛、虚寒泄泻；慢性风湿性关节炎、慢性胃肠炎见上述证候者。

3. 苓桂咳喘宁胶囊（《临床用药须知中药成方制剂卷》2020年版）

药物组成：茯苓、桂枝、桔梗、苦杏仁、白术（麸炒）、陈皮、法半夏、龙骨、牡蛎、生姜、大枣、甘草（蜜炙）。

功能与主治：温肺化饮，止咳平喘。用于外感风寒、痰湿阻肺所致的咳嗽痰多、喘息胸闷、气短；急、慢性支气管炎见上述证候者。

4. 胃疡灵颗粒（《临床用药须知中药成方制剂卷》2020年版）

药物组成：黄芪、白芍、桂枝、生姜、大枣、炙甘草。

功能与主治：温中益气，缓急止痛。用于脾胃虚寒、中气不足所致的胃痛，症见脘腹胀痛、喜温喜按、食少乏力、舌淡、脉弱；胃及十二指肠溃疡、慢性胃炎见上述证候者。

5. 生发酊（《临床用药须知中药成方制剂卷》2020年版）

药物组成：补骨脂、闹羊花、生姜。

功能与主治：温经通脉。用于经络阻隔、气血不畅所致的油风，症见头部毛发成片脱落、头皮光亮、无痛痒；斑秃见上述证候者。

【用法与用量】 3～10g。

【注意】 本品助火伤阴，故热盛及阴虚内热者忌服。

【本草摘要】

1.《名医别录》 “主伤寒头痛鼻塞，咳逆上气。”

2.《药性论》 “主痰水气满，下气；生与干并治嗽，疗时疾，止呕逆不下食。”

3.《医学启源》 “制厚朴、半夏毒……温中祛湿。”

【化学成分】 主要含挥发油：α-姜烯，β-檀香萜醇，β-水芹烯，6-姜辣素，3-姜辣素，4-姜辣素，5-姜辣素，8-姜酚，10-姜酚，生姜酚，姜醇，姜烯酮，姜酮等；还含天冬氨酸、谷氨酸、丝氨酸等多种氨基酸。

中国药典规定本品含 6-姜辣素（$C_{17}H_{26}O_4$）不得少于 0.050%，8-姜酚（$C_{19}H_{30}O_4$）与 10-姜酚（$C_{21}H_{34}O_4$）总量不得少于 0.040%。

【药理毒理】 本品有解热、镇痛、抗炎、免疫抑制、止吐、保护胃黏膜、镇静及抗惊厥、影响心血管系统、抑菌、抗氧化等作用。

1. 解热、镇痛作用 生姜煎剂灌胃 10.0g/kg，对致热大鼠有退热作用；生姜对动物正常体温无影响，但对注射酵母的发热大鼠，其挥发油 0.375ml/kg，有效成分 6-生姜酚或 6-姜烯酮 1.75、3.5mg/kg 均表现出明显解热作用。生姜油 0.3～0.4ml/kg 灌胃能抑制小鼠醋酸扭体反应及延长热板法中小鼠的痛阈值。鲜姜注射液 5、10g 生药/kg 腹腔注射，显著提高热板法中小鼠痛阈值。大鼠 Randall-Selitto 法和小鼠扭体法表明有效成分生姜酚或姜烯酮 1.75mg/kg 静脉注射或 70、140mg/kg 灌胃，有明显镇痛作用。小鼠单次灌服生姜提取物 1g/kg，能显著提高热板试验中的痛阈值，缩短福尔马林致痛试验中的痛反应时间总和，纳洛酮对其镇痛作用有一定对抗作用，提示生姜镇痛作用机制部分与影响阿片受体有关[1]。

2. 抗炎及免疫抑制作用 生姜抗炎作用肯定[2]。鲜姜注射液 5、10g 生药/kg 腹腔注射，能抑制大鼠蛋清或甲醛性足肿胀。生姜油 1.5、0.75ml/kg 灌胃明显抑制二甲苯所致小鼠耳肿胀及纸片引起的小鼠肉芽肿组织增生，并拮抗 DNCB 所致小鼠迟发性超敏反应。生姜油 1.0、0.5ml/kg 灌胃明显抑制大鼠蛋清性足肿胀，该剂量连续灌胃给予弗氏完全佐剂所致的 AA 模型小鼠 14 天，明显抑制模型小鼠的继发性足肿胀，降低胸腺和脾脏指数，抑制 $CD4^+$细胞异常增加和 $CD8^+$细胞异常减少，机制与恢复 $CD4^+/CD8^+$比值、降低血清 IL-1β水平及抑制炎症局部前列腺素的合成有关。生姜有效成分姜烯酮 280mg/kg 灌胃，能抑制大鼠角叉菜胶性足肿胀。

3. 对消化系统的作用 生姜具有止吐、保护胃黏膜、促进肠蠕动、保肝利胆等作用。生姜水蒸汽蒸馏物、醇提物及压榨物（姜汁）灌胃 10ml/kg，对顺铂、硫酸铜及运动病引起的水貂呕吐反应有止呕作用，但对阿扑吗啡引起的呕吐无效，其机制可能与影响 5-HT_3 受体及 P 物质有关。生姜浸膏抑制末梢性催吐药硫酸铜所致犬的呕吐，服 10%～50%姜汁 30ml 有效，但对中枢催吐药阿朴吗啡致犬呕吐及洋地黄所致家鸽呕吐无效。生姜汁 2、4g/kg 及生姜水煎液 5、10g/kg 灌胃，显著增加异嗜高岭土模型大鼠正常饲料进食量，减少高岭土进食量，6-姜酚是生姜止呕作用的药效物质基础[3]。姜油酮和姜烯酮的混合物对硫酸铜致呕吐反应有抑制作用，生姜酚和姜烯无效。10%生姜煎剂大鼠灌胃能显著抑制盐酸性和应激性胃黏膜损伤，其保护机制可能与促进胃黏膜合成、释放内源性 PG 有关。生姜煎剂 40、10、2.5g/kg 灌胃，明显抑制小鼠冷水水浸的应激性胃溃疡，对利血平诱发的小鼠胃溃疡、幽门结扎与乙醇诱发的大鼠胃溃疡均有对抗作用，能缓解胃液分泌，降低胃总酸排出量，但对胃蛋白酶的分泌无明显影响。生姜丙酮提取物 1g/kg、姜烯酮或 6-生姜酚 0.1g/kg 灌胃，对盐酸-乙醇所致大鼠胃黏膜损伤有显著抑制作用。生姜提取物 0.5g/kg 灌胃小鼠能预防应激性溃疡。生姜丙酮提取物 75mg/kg、姜酮 2.5mg/kg 或姜酚 5mg/kg 灌胃，促进小鼠小肠的炭末推进运动。生姜蜂蜜封存液和生姜油对大鼠 CCl_4 性肝损伤有一定治疗作用，降低血清 SGPT，减轻肝细胞的脂肪变性和坏死程度。生姜油 2.0、1.0、0.5ml/kg 预防灌胃给药 5 天，对 CCl_4 和对乙酰氨基酚引起的小鼠急性肝损伤有对抗作用，降低血清 ALT、AST 水平及血清和肝组织 MDA 含量，提高 SOD 活性，减轻肝脏的病理损害。生姜油萜烯类、姜油酮类及姜酚类、姜烯酚类三个不同部位 0.7ml/kg 连续灌胃 7 天，对 CCl_4 和对乙酰氨基酚引起的小鼠急性肝损伤分别有一定对抗作用，其中以萜烯类部位效果最好。上述生姜油三个不同部位的大鼠含药血清，对 CCl_4 体外诱导的大鼠肝细胞损伤模型，分别能不同程度地降低细胞上清液中 ALT、AST 水平，抑制 MDA 生成，提高 SOD 活力，表现出保肝效应，其中仍以萜烯类部位效果较好，认为生姜油的保肝效应与抗氧化作用有关。生姜醇提物 300mg/kg 连续灌胃 8 周，明显对抗 CCl_4 诱导的肝纤维化模型大鼠酶学指标异常，提高肝组织 SOD 活性、降低 MDA 含量，减少肝组织Ⅰ、Ⅲ型胶原组织含量[4]。生姜丙酮提取液及生姜酚对大鼠有明显利胆作用。

4. 镇静、抗惊厥作用 生姜有镇静、催眠、抗惊厥作用。生姜油 0.12、0.19ml/kg 腹腔注射，或姜酚 70、140mg/kg 灌胃，姜酮 1.75、3.5mg/kg 静脉注射，对小鼠自发活动均有抑制作用，并延长戊巴比妥钠或环己烯巴比妥诱导的睡眠时间。生姜酚 140mg/kg 灌胃或静脉注射能对抗甲基苯丙胺所致小鼠中枢兴奋。生姜油 0.24、0.3ml/kg 腹腔注射能对抗戊四氮惊厥，但对印防己毒素和士的宁所致惊厥无效。姜酚 3.5mg/kg 和姜烯酮 7mg/kg 静脉注射，分别延长马钱子碱和戊四氮所致小鼠惊厥死亡时间。

5. 对心血管系统的作用 生姜对心血管系统的影响主要表现为正性肌力、调节血压、抗血栓及抗脑缺血等作用。姜醇 1mg/kg 犬心脏注射，能增加心脏收缩力；对离体豚鼠心房有正性肌力作用，并有剂量依赖关系。姜醇可通过增加心肌细胞肌浆内质网摄取 Ca^{2+}而加强心肌收缩力。姜酚、姜醇对血压的影响呈多相反应，开始血压迅速下降，继而升高，后期又出现降压作用，姜酚降压作用可被阿托品、迷走神经切除、毁损脊髓所阻断，其升压作用不受 α-受体阻滞剂、Ca^{2+}拮抗剂、神经节阻断剂的影响。生姜水提物可抑制 ADP、肾上腺素、胶原、花生四烯酸引起的血小板聚集，明显抑制血小板血栓素生物合成和血小板环氧化酶产物的合成；亦能显著抑制大鼠主动脉前列腺素(PGF_{2a}、PGE_2 和 PGD_2)的合成及 6-酮 F_{1a}、TXB_2 的合成。生姜醇提物不能降低血瘀模型大鼠全血黏度，但可降低其纤维蛋白黏度；对 ADP、乙醇引起的血小板聚集有抑制作用。生姜水提醇沉液明显抑制家兔血小板自发性聚集和 ADP 诱导的血小板聚集。生姜提取物姜总酮(TKG) 10、20mg/kg 灌胃，明显延长大鼠颈动脉血液阻栓时间，20、40mg/kg 灌胃使胶原和肾上腺素诱导的小鼠病死率减少。生姜水提物 1.2g/kg 灌胃预处理，对阻塞大脑中动脉所致的脑缺血模型大鼠的神经功能缺损程度和脑梗死体积有明显减轻作用。生姜水提物 0.4、0.2、0.1g/kg 灌胃给药 3 天，显著提高结扎双侧颈总动脉反复缺血再灌注模型小鼠脑组织中 Na^+，K^+-ATP 酶、Ca^{2+}-ATP 酶和 SOD 活性，降低 MDA 含量。生姜水提物 0.2、0.1、0.05g/kg 灌胃给药 3 次，对 Pulsinelli's 四动脉阻断法造成大鼠全脑缺血 10 分钟再灌流 180 分钟损伤模型(CIR)有良好保护作用，能显著延长模型大鼠凝血酶时间，降低纤维蛋白原含量和脑组织含水量，作用机制与降低兴奋性氨基酸(EAA)兴奋性毒性、阻滞 Ca^{2+} 超载和提高抗氧化活性有关[5]；同时与降低炎性细胞因子(IL-1β、IL-6、IL-8、TNF-α)与黏附分子(ICAM-1、VCAM-1、E-seletin)含量，抑制炎症级联反应有关[6]。生姜水提物 200、100、50mg/kg 灌胃给药 3 次，对线栓法所致局灶性脑缺血再灌注损伤大鼠有一定保护作用，作用机制可能与抑制神经细胞凋亡相关蛋白(caspase-3、Bax)有关[7, 8]。生姜水提物 0.2、0.1、0.05g/kg 连续灌胃给药 20 天，明显提高反复结扎与开放双侧颈总动脉所致 VD 大鼠 Morris 定位航行能力和空间搜索能力，显著提高纹状体 AChE 活性，具有抗血管性痴呆作用。生姜汁对局灶性脑缺血模型(MCAO)大鼠的神经功能障碍、学习记忆能力降低、被动性条件反射减弱及脑梗死面积均表现出显著的保护作用。

6. 抑菌作用 新鲜生姜汁、生姜水煎液和干姜水煎液抑制 Hp 菌株的 MIC_{90} 分别为 3.1%、6.3%和 25%。生姜水浸液在 1:1 浓度和 1:4 浓度时体外对痢疾杆菌、大肠埃希菌、蜡样芽孢杆菌、金黄色葡萄球菌的生长有抑制作用。生姜提取液灌胃给药对大肠埃希菌致小鼠细菌性腹泻具有良好止泻作用[9]。生姜对石膏样小孢子菌等 9 种浅部真菌、卡氏支孢霉菌等 6 种深部真菌均有抑制作用，MIC 为 0.5%～2.0%；生姜水提取物可激活小鼠单核细胞的分泌功能，使溶菌酶大量释放，水解细菌细胞壁中黏肽致其死亡或裂解，而发挥抗菌作用。

7. 抗氧化作用 生姜有较好的抗氧化作用，有效成分涉及黄酮、多糖、姜辣素、多酚、挥发油、生姜油树脂等化合物[10-14]。生姜液对次黄嘌呤-黄嘌呤氧化酶体系产生的超氧阴离子及紫外线照射 H_2O_2 体系产生的羟自由基有显著清除作用，与其含有的姜酚、姜酮和姜烯酮成分有关。生姜水提取液能清除超氧阴离子自由基(O_2^-)、抑制小鼠肝脏(整体和离体)脂质过氧化反应，减轻经 O_2^- 诱导的透明质酸解聚作用，显示出良好抗氧化活性。生姜石油醚提取物明显对抗 O_2^-对 RBC 的氧化作用；荧光法表明其对羟自由基有很强清除作用，并抑制小鼠肝微粒体的脂质过氧化作用。以邻苯三酚在碱性条件下自氧化产生的超氧阴离子自由基(O_2^-)对人工细胞膜的过氧化损伤为研究模型，发现生姜对人红细胞膜有明显保护作用。生姜黄酮具有极强的清除自由基的能力，其抑制 $ABTS^+$、DPPH·、·OH、O_2^-·的 IC_{50} 值分别为 1.3、23.2、40.1、84.0μg/ml。微量(0.16ml/L)生姜挥发油还能抑制黄腐酸(FA)刺激软骨细胞产生过氧化氢，为其治疗大骨节病提供了药理依据。生姜醇提物 0.2g/kg 灌胃，能提高衰老小鼠血清、肝脏和脑组织中的 SOD、GSH-Px 活性，降低 MDA 含量。

8. 降血脂、降血糖作用 生姜具有较好的血脂调节作用，有效调节正常实验动物和疾病模型动物的血脂代谢[15]。生姜以 1%和 0.5%的浓度混于饲料给予大鼠，显著降低模型大鼠血清低密度脂蛋白胆固醇、总胆固醇、甘油三酯及载脂蛋白 B 水平，但对高密度脂蛋白胆固醇和载脂蛋白 A 无影响。生姜醇提物 0.2g/kg 喂养高胆固醇血症家兔，疗程 10 周，能降低血浆胆固醇、组织胆固醇、血浆甘油三酯、脂蛋白和磷脂的水平[16]。生姜乙醇提取物 50mg/kg 每日灌胃给予大鼠，连续 5 周，对果糖所诱导的大鼠脂肪肝和高甘油三酯血症具有良好改善作用，降低血浆与肝组织甘油三酯水平，降低血浆血糖水平，减轻肝组织脂肪油滴形成，其作用发挥与调控肝组织 ChREBP 介导的信号通路，干预脂肪酸的生物合成有关[17]。血脂代谢异常也是糖尿病发生冠心病的重要独立危险因素，生姜具有调节血糖代谢作用。生姜醇提物溶液 300mg/kg 灌胃 14 天，能降低四氧嘧啶糖尿病小鼠血糖、血肌酐及尿素氮水平，及肾组织 MDA 含量，提高肾组织 T-SOD 活力，减轻肾脏组织形态学的异常改变[18]。生姜乙醇提取物体外对胰腺 B 细胞具有保护作用，与其所含酚类成分的抗氧化应激作用相关[19]。生姜中含有 α-葡萄糖苷酶抑制剂，且抑制效果显著[20]。

9. 抗肿瘤　生姜具有较好的抗肿瘤潜力，其功能成分姜辣素、姜烯酚等能预防各种癌症、血管生成和转移，诱导细胞凋亡，抑制细胞周期进程。生姜乙醇提取物明显抑制 Datlon's 淋巴腹水瘤细胞和人淋巴细胞生长，抑制中国大田鼠卵巢细胞和 Vero 细胞生长，明显抑制 DNA 对胸腺嘧啶核苷酸的摄取。生姜提取物对小鼠移植性肉瘤 S_{180}、艾氏腹水癌实体生长具有明显抑制作用，但对小鼠 S_{180} 腹水型、艾氏腹水癌、肝癌 H_{22} 腹水型的生存期无显著延长作用。生姜醇提取物 10、40g/kg 连续灌胃 20 天，抑制荷瘤鼠肝癌细胞 HepA 的生长，提高抑瘤率、生命延长率，诱导荷瘤细胞凋亡[21]。生姜甲醇提取物明显抑制 THP-1 细胞增殖，显示出抗急性单核细胞性白血病作用[22]。生姜醇提取物 40μg/ml 体外抑制小鼠支持细胞株 TM4 细胞的增殖和生长，诱导细胞凋亡，提示生姜醇提取物在治疗和预防睾丸癌上有一定应用价值[23]。

10. 体内过程　生姜水煎液 30g/kg 灌胃 5 天，对脾胃虚寒模型大鼠有改善作用，且胃、大肠、小肠、脾中可以检测到 6-姜烯酚、8-姜酚，而正常组大鼠组织中未能检测到；6-姜酚在大鼠组织中分布比较广泛，在正常组和模型组大鼠体内除了脑组织，其他组织中均可检测到，其中在模型组大鼠胃、小肠中的浓度明显高于正常组[24]。

11. 毒理研究　生姜油小鼠灌胃、腹腔注射的 LD_{50} 分别为 3.45、1.23ml/kg，死亡前小鼠先后出现活动减少，共济失调，肌肉松弛，静卧，最后呼吸麻痹死亡。生姜酚小鼠静脉注射、腹腔注射、灌胃的 LD_{50} 分别为 50.9、109、687mg/kg；姜烯酮小鼠静脉注射、腹腔注射、灌胃的 LD_{50} 分别为 255、59.1、250mg/kg。生姜水提物和生姜醇提物对小鼠经口灌胃达 66.67g/kg，两周内动物未见明显中毒症状，无动物死亡。生姜混悬液 4.25、8.5g/kg 灌胃大鼠 10 天，发现生姜显著减轻动物体重，降低白细胞数量，影响白细胞分类比例，降低血清尿素氮、血糖及乳酸脱氢酶，升高尿酸；且给药时间不同会影响其对大鼠血常规和生化指标的作用，晚上给药组同早上组比较，高密度脂蛋白胆固醇、低密度脂蛋白胆固醇、尿素氮、尿酸、总蛋白均存在显著差异，提示服药时间会影响药物的疗效[25]。

附：姜皮

本品为姜的新鲜根茎切下的干燥外表皮。性味辛，凉。归脾、肺经。功能行水消肿。用于皮肤水肿。用量 1.5～6g。

相比较于生姜肉质部位水醇提取物而言，姜皮的水醇提取物有较好的抑制结肠癌细胞增殖作用，其多酚类含量较高，非脂溶性成分较多，α-姜烯是其主要成分，被认为具有潜在的治疗结肠癌作用。生姜肉质部位水醇提取物则具有较好的抗炎与抗氧化活性[26]。

【参考文献】［1］康飞，闫文俊，施泽涛，等. 生姜镇痛效果实验观察及其机制探索. 陕西医学杂志，2010，39(8)：954-955.

［2］Nafiseh Shokri Mashhadi，Reza Ghiasvand，Gholamreza Askari，*et al*. Anti-Oxidative and Anti-Inflammatory Effects of Ginger in Health and Physical Activity：Review of Current Evidence. Int J Prev Med. 2013，4(Suppl 1)：S36-S42.

［3］刘文娟，崔瑛，纪彬，等. 生姜止呕功效的物质基础研究. 中医学报，2013，28(3)：388-389.

［4］秦燕，刘仁贵，苏娟，等. 生姜醇提物抗大鼠肝纤维化的实验研究. 广东医学，2012，33(24)：3710-3712.

［5］王军，黄启福，刘惠霞，等. 生姜水提物对全脑缺血再灌注大鼠脑组织氨基酸递质的影响. 中国实验方剂学杂志，2011，17(21)：184-187.

［6］王军，张红霞，贾士奇，等. 生姜对全脑缺血再灌注大鼠脑组织炎性细胞因子和黏附分子含量的影响. 医药论坛杂志，2011，32(15)：12-15.

［7］贾士奇，王军，张红霞，等. 生姜对局灶性脑缺血大鼠海马神经细胞凋亡及相关蛋白表达的影响. 中国实验方剂学杂志，2011，17(3)：163-166.

［8］王军，于震，张红霞，等. 生姜对局灶性脑缺血再灌注大

鼠皮层神经细胞凋亡及 Bcl-2、Bax、caspase-3 表达的影响. 中国中药杂志，2011，36(19)：2734-2736.

［9］陆波，李玲玉，刘丹楹，等. 葎草及生姜对细菌性腹泻的抑菌研究. 资源开发与市场，2013，29(5)：461-464.

［10］唐仕荣，李超，宋慧，等. 生姜多酚的优化提取及其抗氧化性研究. 食品工业科技，2010，31(4)：256-259.

［11］邓胜国，尹爱武，陈铁壁. 生姜多糖的提取工艺及其抗氧化活性研究. 湖南科技学院学报，2013，34(4)：66-71.

［12］卞梦瑶，方勇，裴斐，等. 生姜油树脂对过氧化氢引起 RAW264. 7 巨噬细胞损伤的保护作用. 食品科学，2014，35(1)：244-249.

［13］王娜，褚衍亮. 大孔吸附树脂分离纯化生姜黄酮及抗氧化活性研究. 中国调味品，2010，35(12)：51-55.

［14］裴小娜，黄山. 酶法辅助提取生姜挥发油及其抗氧化活性研究. 应用化工，2014，43(10)：1788-1792.

［15］顾兵，金建波，李玉萍，等. 生姜的血脂调节作用. 中国调味品，2010，35(8)：36-39.

［16］Bhandari U，Sharma JN，Zafar R. The protective action of ethanolic ginger(*Zingiber officinale*)extract in cholesterol fed rabbits. Journal of Ethnopharmacology，1998，61(2)：167-171.

［17］Huanqing Gao，Tao Guan，Chunli Li，*et al*. Treatment with Ginger Ameliorates Fructose-Induced Fatty Liver and Hypertriglyceridemia in Rats: Modulation of the Hepatic Carbohydrate Response Element-Binding Protein-Mediated Pathway. Evidence-Based Complementary and Alternative Medicine，Volume 2012，Article ID 570948，1-13.

［18］秦燕弟，魏晓梅，王晓丽，等. 生姜醇提物对糖尿病小鼠肾损害保护作用的研究. 大理学院学报，2013，12(6)：34-38.

［19］Lucia RAČKOVÁ，Mária CUPÁKOVÁ，Anton ŤAŽK Ý，*et al*. Redox properties of ginger extracts: Perspectives of use of Zingiber officinale Rosc. as antidiabetic agent. Interdiscip Toxicology，2013，6(1)：26-33.

［20］刘富月，王晓东，李守鹏，等. 不同品种生姜提取物对 α-葡萄糖苷酶的抑制作用. 食品与发酵工业，2014，40(12)：6-9.

［21］刘辉，袁健，李勇，等. 生姜醇提物诱导荷瘤鼠 HepA 细胞凋亡的研究. 广东医学，2011，32(8)：969-970.

［22］Samson N. Omoregie，Felix O. Omoruyi，Vincent F. Wright，*et al*. Antiproliferative Activities of Lesser Galangal(*Alpinia officinarum* Hance Jam1)，Turmeric(*Curcuma longa* L.)，and Ginger(*Zingiber officinale* Rosc.)Against Acute Monocytic Leukemia. Journal of Medicinal Food，2013，1-9. DOI：10. 1089/jmf. 2012. 0254

［23］王汉海. 生姜醇提取物诱导 TM4 细胞凋亡的研究. 黑龙江畜牧兽医(科技版)，2013，(7)：113-115.

［24］李乾胜，申玲玲，马开，等. 生姜在大鼠脏腑组织分布与其归经相关性研究. 中医学报，2014，29(7)：1004-1009.

［25］邱光清，沙聪威，周诗光，等. 早晚灌胃生姜对大鼠血常规及生化指标的影响. 中国中医药科技，2014，21(1)：4-6.

［26］Mariangela Marrelli，Francesco Menichini，Filomena Conforti. A comparative study of Zingiber officinale Roscoe pulp and peel: phytochemical composition and evaluation of antitumour activity. Natural Product Research，2015，http://dx.doi.org/10.1080/14786419.2015.1020491

香 薷

Xiangru

本品为唇形科植物石香薷 *Mosla chinensis* Maxim.或江香薷 *Mosla chinensis*‘Jiangxiangru’的干燥地上部分。前者习称“青香薷”，后者习称“江香薷”。主产于江西。夏季茎叶茂盛、花盛时择晴天采割，除去杂质，阴干。切段。以穗多、质嫩、叶青绿色、香气浓者为佳。

【性味与归经】 辛，微温。归肺、胃经。

【功能与主治】 发汗解表，化湿和中，利水消肿。用于暑湿感冒，恶寒发热，头痛无汗，腹痛吐泻，水肿，小便不利。

【效用分析】 香薷辛温发散，入肺经能发汗解表而散寒；其气芳香，入脾胃又能化湿和中而祛暑，多用于风寒感冒而兼脾胃湿困，症见恶寒，发热，头痛身重，无汗，脘满纳差，苔腻，或恶心呕吐，腹泻者，可收外解风寒、内化湿浊之功。该证多见于暑天贪凉饮冷之人，故前人称“香薷乃夏月解表之药”。

香薷辛散温通，外能发汗以散肌表之水湿，又能宣肺气启上源，通畅水道，以利尿退肿，故可用于水肿而有表证者。

【配伍应用】

1. 香薷配白术 香薷辛散温通，外能发汗以散肌表之水湿，又能宣肺气启上源，通畅水道，以利尿退肿；白术善于补气健脾，燥湿利水。二者配伍，标本兼顾，最能行水消肿，常用治水湿泛溢之通身水肿者。

2. 香薷配苦杏仁 香薷善于发汗解表，化湿和中；苦杏仁偏于宣肃肺气。二者配伍，既能发散表邪，又能降肺理气和胃，常用治夏月外感寒湿所致的恶寒发热、无汗咳嗽等。

3. 香薷配金银花、连翘 香薷辛温发汗解表，化湿和中；金银花、连翘辛凉透表，清泄郁热。三药配伍，寒温相制为用，有辛凉透热之功，常用治暑月外感寒湿，郁而化热或外感暑热所致的发热恶寒、无汗头痛、心烦口渴、脉浮数者。

4. 香薷配生石膏　香薷辛温，发汗解表，化湿和中，为夏季解肌透表退热之要药；生石膏辛甘大寒，既辛散表热，又清解暑热。二药配伍，既清且散，共奏清热解暑、透表退热之功，常用治暑热外感，高热烦渴无汗者。

【鉴别应用】 香薷与麻黄　香薷与麻黄皆味辛性温，均能发汗解表，利水消肿。都可用治外感风寒，恶寒、发热、头痛、无汗以及水肿兼表证者。不同之处在于香薷虽发汗、散寒之力不如麻黄，但善于化湿和中而祛暑，多用于风寒感冒而兼脾胃湿困者。麻黄则善于宣肺气、开腠理、透毛窍而发汗解表，其发汗之力较强、散寒之力较大，但无和中化湿之功，主要用于外感风寒、恶寒无汗的表实证；同时，麻黄又能宣肺而平喘、利水消肿，又常用于肺气壅遏的咳嗽气喘。

【方剂举隅】

1. 香薷散（《和剂局方》）

药物组成：香薷、白扁豆、厚朴。

功能与主治：祛暑解表，化湿和中。适用于阴暑，症见恶寒发热，头重身痛，无汗，腹痛吐泻，胸脘痞闷，舌苔白腻，脉浮。

2. 新加香薷饮（《温病条辨》）

药物组成：香薷、银花、鲜扁豆花、厚朴、连翘。

功能与主治：祛暑解表，清热化湿。适用于暑温夹湿，复感于寒证，症见发热头痛，恶寒无汗，口渴面赤，胸闷不舒，舌苔白腻，脉浮而数者。

3. 扁豆汤（《外台秘要》引《广剂方》方）

药物组成：扁豆叶、香薷叶、木瓜、干姜。

功能与主治：解表和中，散寒化浊。适用于霍乱吐利。

【成药例证】

1. 暑湿感冒颗粒（《临床用药须知中药成方制剂卷》2020年版）

药物组成：藿香、佩兰、紫苏叶、白芷、香薷、防风、半夏、陈皮、苦杏仁、茯苓、大腹皮。

功能与主治：消暑祛湿，芳香化浊。用于暑湿感冒，症见胸闷呕吐，腹泻便溏，发热，汗出不畅。

2. 暑热感冒颗粒（《临床用药须知中药成方制剂卷》2020年版）

药物组成：香薷、连翘、菊花、佩兰、荷叶、丝瓜络、生石膏、知母、竹叶、北沙参、竹茹。

功能与主治：祛暑解表，清热生津。用于外感暑热所致的感冒，症见发热重、恶寒轻、汗出热不退、心烦口渴、尿赤、苔黄、脉数。

3. 香苏正胃丸（《临床用药须知中药成方制剂卷》2020年版）

药物组成：广藿香、紫苏叶、香薷、姜厚朴、麸炒枳壳、陈皮、砂仁、炒白扁豆、茯苓、炒山楂、炒六神曲、炒麦芽、滑石、朱砂、甘草。

功能与主治：解表化湿，和中消食。用于小儿暑湿感冒，症见头痛发热、停食停乳、腹痛胀满、呕吐泄泻、小便不利。

4. 肠炎宁糖浆（片）（《临床用药须知中药成方制剂卷》2020年版）

药物组成：金毛耳草、地锦草、枫香树叶、樟树根、香薷。

功能与主治：清热利湿，行气。用于大肠湿热所致的泄泻、痢疾，症见大便泄泻，或大便脓血、里急后重、腹痛腹胀；急慢性胃肠炎、腹泻、细菌性痢疾、小儿消化不良见上述证候者。

【用法与用量】 3～10g。

【注意】 本品辛温发汗之力较强，表虚有汗及暑热证当忌用。

【本草摘要】

1.《名医别录》　“主霍乱腹痛，吐下，散水肿。”

2.《滇南本草》　“解表除邪，治中暑头疼，暑泻肚肠疼痛，暑热咳嗽，发汗，温胃，和中。”

3.《本草纲目》　“宜用此药，以发越阳气，散水和脾……盖香薷乃夏月解表之药，如冬月之用麻黄。气虚者尤不可多服，而今人不知暑伤元气，不拘有病无病，概用代茶，谓能辟暑，真痴人说梦也。”

4.《食物本草》　“夏月煮饮代茶，可无热病，调中温胃，含汁漱口，去臭气。”

【化学成分】 主要含挥发油：麝香草酚，香荆芥酚，百里香酚，聚伞花素，乙酸百里酯，乙醇香荆酯等；黄酮类成分：5-羟基-6,7-二甲氧基黄酮，5-羟基-7,8-二甲氧基黄酮，洋芹素等。

中国药典规定本品含挥发油不得少于0.60%(ml/g)；含麝香草酚($C_{10}H_{14}O$)与香荆芥酚($C_{10}H_{14}O$)的总量不得少于0.16%。

【药理毒理】 本品有解热、镇静、镇痛、抗炎、抗病原微生物、抗氧化、抑制肠肌收缩等作用。

1. 解热、镇痛、镇静、抗炎作用　香薷散煎剂30g/kg灌胃，对啤酒酵母所致发热大鼠有短暂的退热作用，连续3次给药有明显解热作用，对发热过程的体温反应指数(体温曲线与基线间面积)也有影响。香薷挥发油0.3ml/kg(生药挥发油含量为1%)灌胃，能增强小鼠戊巴比妥钠阈下剂量的催眠作用，对小鼠醋酸扭体反应有抑制作用，表现出镇静、镇痛作用。香薷水提物能通过抑制组胺释放和促炎因子(TNF-α、IL-1β、IL-6)的表达而减轻肥大细胞介导的过敏性炎症[1]。

2. 抗病原微生物作用 香薷有一定的抑菌、抗病毒作用。江香薷的乙酸乙酯提取物对金黄色葡萄球菌、大肠埃希菌和枯草芽孢杆菌的MIC为15.60μg/ml，石油醚提取物、正丁醇提取物和醇溶物的MIC为31.25μg/ml[2]。香薷精油局部用药，对犬牙根尖周组织感染有抑制作用。石香薷水提物具有较强的抗流感病毒活性，并通过调节感染小鼠血清细胞因子而增强抗病毒感染的能力[3]。石香薷挥发油具有抗甲型流感病毒的作用，100μg/kg 灌胃对小鼠流感病毒性肺炎有治疗作用。香薷可以导致毛滴虫体内充满大量颗粒和空泡，并使部分虫体裂解、内容物外溢，具有较强的抗阴道毛滴虫作用[4]。对黄连香薷饮进行拆方显示香薷单味药、黄连-厚朴药对和黄连香薷饮全方均具有显著的抗甲型流感病毒(H1N1)的作用[5]。

3. 抑制肠肌收缩作用 香薷挥发油对小鼠、大鼠、豚鼠和家兔离体回肠自发性收缩有抑制作用，对组胺和氯化乙酰胆碱所致豚鼠回肠收缩的 IC_{50} 分别为 15.6、35.1μg/ml，对豚鼠回肠由蛋清或氯化钡所致的过敏性收缩均有对抗作用。

4. 抗氧化作用 香薷总酚有抗氧化和清除自由基活性，其作用强于阳性药丁基羟基甲苯(BHT)，叔丁基羟基茴香醚(BHA)和维生素C[6]。

5. 其他作用 香薷乙醇提取物 400mg/kg 灌胃能显著降低高脂饮食小鼠血清总胆固醇、甘油三酯、瘦素水平，抑制过氧化物酶体增殖活化受体γ、脂肪酸合酶、脂肪细胞脂肪酸结合蛋白 mRNA 的表达，抑制 3T3-LI 前脂肪细胞分化和脂肪堆积[7]。石香薷精油对白纹伊蚊幼虫及成蚊有较强的生物活性，对4龄期幼虫及蛹的24小时 LC_{50} 值分别为78.820、122.656μg/ml[8]。此外，香薷油具有增强特异性和非特异性免疫应答，提高机体防御功能的作用[9]。

6. 毒理研究 香薷挥发油小鼠灌胃的 LD_{50} 为1.30ml/kg。50%香薷精油外用对豚鼠皮肤未见刺激作用，致突变为阴性。

【参考文献】 [1] Kim Hui-Hun，Yoo Jin-Su，Lee Hyun-Shik，et al．Elsholtzia ciliata inhibits mast cell-mediated allergic inflammation：role of calcium，p38 mitogen-activated protein kinase and nuclear factor-kappa B．Experimental Biology and Medicine，2011，236(9)：1070-1077.

[2] 李知敏，孙彦敏，王妹，等．江香薷不同极性提取物的抗菌活性研究．食品工业科技，2014，35(16)：115-116，120.

[3] 徐军烈，蒋维尔．石香薷水提物抗流感病毒作用研究．浙江中医杂志，2013，48(4)：273-274.

[4] 郑莉莉，崔昱，秦元华，等．中药香薷体外杀灭阴道毛滴虫效果的观察．大连医科大学学报，2009，31(3)：282-285.

[5] 吴巧凤，宓嘉琪，吴新新，等．黄连香薷饮抗流感病毒作用的拆方研究．中华中医药学刊，2014，32(9)：2057-2059.

[6] Liu Xiangping，Jia Jia，Yang Lei，et al．Evaluation ofantioxidant activities of aqueous extracts and fractionation of different parts of elsholtzia ciliata．Molecules，2012，17(5)：5430-5441.

[7] Sung Yoon-Young，Yoon Taesook，Yang Won-kyung，et al．Inhibitoryeffects of elsholtzia ciliata extract on fat accumulation in high-fat diet-induced obese mice．Journal of The Korean Society for Applied Biological Chemistry，2011，54(3)：388-394.

[8] 陈飞飞，彭映辉，曾冬琴，等．石香薷精油对白纹伊蚊的生物活性研究及其成分分析．中国媒介生物学及控制杂志，2010，21(3)：211-214.

[9] 冯元，刘静．石香薷挥发油抑菌和免疫应答作用．氨基酸和生物资源，2009，31(3)：30-32.

荆 芥

Jingjie

本品为唇形科植物荆芥 *Schizonepeta tenuifolia* Briq. 的干燥地上部分。主产于江苏、浙江、江西、河北、湖北。夏、秋二季花开到顶、穗绿时采割，除去杂质，晒干。切段。以茎细、色紫、穗多、香气浓者为佳。

【炮制】 **荆芥炭** 取荆芥段，用中火炒至黑褐色。

【性味与归经】 辛，微温。归肺、肝经。

【功能与主治】 解表散风，透疹，消疮。用于感冒，头痛，麻疹，风疹，疮疡初起。

【效用分析】 荆芥辛散气香，入肺经长于发表散风，且微温不烈，药性和缓，为发散风寒药中药性最为平和之品，外感表证，无论风寒、风热或寒热不明显者，均可广泛使用。

荆芥质轻透散，祛风止痒，宣散疹毒，故常用治表邪外束，麻疹初起、疹出不畅以及风疹瘙痒。

荆芥能祛风解表，透散邪气，宣通壅结而达消疮之功，故可用于疮疡初起而有表证者。

【配伍应用】

1. 荆芥配防风 二药皆微温而不燥热，长于祛风解表。荆芥发汗之力较强；防风祛风之力尤胜。二者同用，祛风发汗而不燥烈，常用于四时感冒，恶寒发热、身痛无汗以及风疹瘙痒。

2. 荆芥配薄荷 二药芳香升浮，轻扬疏散，皆善上行头面。荆芥微温而药性平和，善于祛风解表，透疹；

薄荷性凉而不苦，长于疏散风热，清利头目，透疹止痒。二者同用则相辅相成，外可发汗解表，透疹止痒；上可清利头目，宣透郁火。配防风、羌活等辛温解表药，常用治风寒感冒；配银花、连翘等辛凉解表药，常用治风热感冒；配藿香、佩兰等化湿解暑药，常用治感冒夹湿；配蝉蜕、白僵蚕等祛风止痒药，常用治隐疹瘙痒。病证虽有不同，概取其发汗解表之功。

3. 荆芥配生石膏　荆芥质轻透散，善于疏散风邪；生石膏辛甘大寒，长于清泻肺胃火热。二者伍用，辛凉疏散，既清且透。适用于外感风热所致的发热、头痛、目赤、咽痛。

【鉴别应用】 荆芥、荆芥炭与荆芥穗　荆芥性味辛微温，归肺肝经，性较平和，为发表散风之通用药，功偏解表散风，透疹，消疮，多用于感冒，头痛，麻疹，风疹，疮疡初起。荆芥炭性味辛涩微温，归肺肝经，功能收敛止血，主要用于便血，崩漏，产后血晕。荆芥穗性味功用与荆芥相同，惟发汗之力大于荆芥，药力较强。

【方剂举隅】

1. 荆防败毒散（《摄生众妙方》）

药物组成：羌活、柴胡、前胡、独活、枳壳、茯苓、荆芥、防风、桔梗、川芎、甘草。

功能与主治：发汗解表，消疮止痛。适用于疮疡初起，红肿热痛，恶寒发热，无汗不渴，舌苔薄白，脉浮数。

2. 银翘散（《温病条辨》）

药物组成：银花、连翘、薄荷、牛蒡子、荆芥穗、淡豆豉、苦桔梗、竹叶、生甘草。

功能与主治：辛凉透表，清热解毒，适用于温病初起，症见发热，微恶风寒，无汗或有汗不畅，头痛口渴，咳嗽咽痛，舌尖红，苔薄白或微黄，脉浮数。

3. 竹叶柳蒡汤（《医学广笔记》）

药物组成：西河柳、荆芥穗、干葛、蝉蜕、薄荷叶、鼠粘子、知母、玄参、甘草、麦门冬、竹叶。

功能与主治：透疹解表，清热生津。适用于痧疹初起，症见痧疹透发不出，喘嗽，鼻塞流涕，恶寒轻，发热重，烦闷躁乱，咽喉肿痛，唇干口渴，苔薄黄而干，脉浮数。

4. 荆防牛蒡汤（《医宗金鉴》）

药物组成：荆芥、防风、炒牛蒡子、金银花、陈皮、天花粉、黄芩、蒲公英、连翘、皂角刺、柴胡、香附、生甘草。

功能与主治：清热解毒，疏风散结。适用于乳痈初起，肿痛，寒热往来，烦躁口渴。

5. 槐花散（《普济方》）

药物组成：炒槐花、柏叶、荆芥穗、枳壳。

功能与主治：清肠止血，疏风行气。适用于风湿热毒，壅遏肠道，损伤血络证，症见便前出血，或便后出血，或粪中带血以及痔疮出血，血色鲜红或晦暗，舌红苔黄，脉数。

【成药例证】

1. 感冒清热颗粒（口服液）（《临床用药须知中药成方制剂卷》2020 年版）

药物组成：荆芥穗、防风、紫苏叶、白芷、柴胡、薄荷、葛根、芦根、苦地丁、桔梗、苦杏仁。

功能与主治：疏风散寒，解表清热。用于风寒感冒，头痛发热，恶寒身痛，鼻流清涕，咳嗽，咽干。

2. 风热感冒颗粒（《临床用药须知中药成方制剂卷》2020 年版）

药物组成：桑叶、菊花、连翘、薄荷、荆芥穗、牛蒡子、板蓝根、苦杏仁、桑枝、六神曲、芦根。

功能与主治：清热解表，宣肺利咽。用于外感风热所致的感冒，症见发热恶风、鼻塞头痛、咳嗽痰多。

3. 天麻头痛片（《临床用药须知中药成方制剂卷》2020 年版）

药物组成：天麻、白芷、荆芥、川芎、当归、乳香（醋制）。

功能与主治：养血祛风，散寒止痛。用于外感风寒、瘀血阻滞或血虚失养所致的偏正头痛、恶寒、鼻塞。

4. 脏连丸（《临床用药须知中药成方制剂卷》2020 年版）

药物组成：黄连、黄芩、槐角、槐花、地榆炭、地黄、赤芍、荆芥穗、当归、阿胶。

功能与主治：清肠止血。用于肠热便血，肛门灼热，痔疮肿痛。

5. 消风止痒颗粒（《临床用药须知中药成方制剂卷》2020 年版）

药物组成：荆芥、防风、苍术（炒）、蝉蜕、石膏、木通、地骨皮、亚麻子、当归、地黄、甘草。

功能与主治：清热除湿，消风止痒。用于风湿热邪蕴阻肌肤所致的湿疮、风瘙痒、小儿隐疹，症见皮肤丘疹、水疱、抓痕、血痂、或见梭形或纺锤形水肿性风团、中央出现小水疱、瘙痒剧烈；湿疹、皮肤瘙痒症、丘疹性荨麻疹见上述证候者。

【用法与用量】　5～10g。

【本草摘要】

1.《神农本草经》　“主寒热，鼠瘘，瘰疬生疮，破结聚气，下瘀血，除湿痹。”

2.《药性论》“治恶风贼风，口面歪邪，遍身顽痹，心虚忘事，益力添精。主辟邪毒气，除劳……治丁肿。”

3.《滇南本草》“荆芥穗，上清头目诸风，止头痛，明目，解肺、肝、咽喉热痛，消肿，除诸毒，发散疮痈。治便血，止女子暴崩，消风热，通肺气鼻窍塞闭。”

【化学成分】 主要含挥发油：胡薄荷酮，薄荷酮等；单萜类成分：荆芥苷，荆芥醇，荆芥二醇等；还含黄酮类等。

中国药典规定本品含挥发油不得少于 0.60%(ml/g)，饮片不得少于 0.30%(ml/g)；含胡薄荷酮($C_{10}H_{16}O$)不得少于 0.020%。

【药理毒理】 本品有解热、发汗、抗炎、镇痛、抗病原微生物、抗过敏及平喘祛痰等作用。

1. 解热、发汗作用 荆芥有解热、发汗作用[1]。荆芥煎剂或浸剂 2g/kg 灌胃，对伤寒混合菌苗引起的家兔发热有对抗作用；荆芥挥发油 0.5ml/kg 灌胃，对正常大鼠有降低体温作用。荆芥内酯聚乳酸乙醇酸纳米粒(SCH-PLGA-NP)对酵母致热大鼠有明显解热作用。荆芥挥发油 0.5ml/kg 灌胃，对正常大鼠有降低体温的作用[3]。荆芥内酯类提取物 2mg/kg 腹腔注射，可提高大鼠汗腺腺泡上皮细胞的空泡发生率、数密度和面密度。

2. 抗炎作用 荆芥中的脂溶性成分抗炎作用良好。荆芥挥发油对大鼠角叉菜胶及蛋清性足肿胀、大鼠角叉菜胶性胸膜炎、大肠埃希菌内毒素所致的大鼠急性肺损伤、小鼠二甲苯致耳廓肿胀和棉球肉芽肿均有不同程度的抑制作用，表明对急性和慢性炎症具有对抗作用。作用机制与抑制 5-LO 活性、减少 LTB_4 生成、抑制 PLA_2 活性、抑制炎症介质(PGE_2、IL-1、TNF-α)生成、抑制或拮抗核因子 κB/IκB 信号通路而减少 IL-1β 和 TNF-α 生成及抗氧化作用有关[2, 3]。荆芥挥发油体外明显抑制 LPS 诱导的小鼠腹腔巨噬细胞 TLR_2、TLR_4 mRNA 高表达，并减少 TNF-α 的释放[4]。荆芥挥发油 0.2ml/kg 连续灌胃 7 天，能降低卵白蛋白致哮喘模型小鼠肺组织中 PGE_2、LTB_4、MDA 和 NO 的含量。胡薄荷酮对急性炎症模型有明显抑制作用，被认为是荆芥挥发油抗炎作用的主要物质基础之一[5]。

荆芥酯类成分、SCH-PLGA-NP 亦明显抑制小鼠耳廓肿胀度和腹腔毛细血管通透性，表现出抗急性炎症作用。荆芥水提取物口服能明显降低抗 CD3 刺激小鼠血清 IFN-γ、IL-4 和 TNF-α 的水平，升高 IL-2 和 IL-6 水平，表现出抗炎作用，作用机制与抑制核转运过程中 NF-κB 的水平和 IκBα 的降解，同时提高 NFATc2 和 c-Jun 的活性有关[6]。

3. 镇痛作用 荆芥煎剂 15g/kg 能提高小鼠热板法痛阈值，有显著镇痛作用。荆芥镇痛的主要成分为 d-薄荷酮及 3-甲基环己酮。小鼠热板法与扭体法表明，荆芥酯类提取物灌胃、SCH-PLGA-NP 静脉注射给药均有明显镇痛作用。

4. 抗病原微生物 荆芥有一定抑菌、抗病毒作用。荆芥水煎液体外有一定抑菌作用，2.08%荆芥挥发油对悬液内大肠埃希菌、金黄色葡萄球菌和白色念珠菌作用 3 分钟，平均杀灭率达到 99.9%以上[7]。

荆芥醇提物 5、10mg/kg 灌胃给药可延长甲型流感病毒 A(H1N1)感染小鼠的存活天数，降低死亡数，减轻肺指数，表明对甲型流感病毒感染小鼠有一定保护作用[1]。荆芥挥发油及其主要成分胡薄荷酮在鸡胚内具有较好的抗流感病毒增殖作用，且治疗方式给药对流感病毒感染小鼠有良好保护作用，显著降低病毒感染小鼠肺组织病毒滴度，作用机制与提高干扰素(IFN-α、IFN-β)、IL-2 水平，抑制 IL-6、TNF-α 分泌有关[8, 9]。细胞实验表明，荆芥挥发油、含荆芥挥发油大鼠血清与胡薄荷酮明显抑制甲型流感病毒(H1N1)在狗肾传代细胞(MDCK)中的增殖，并对流感病毒有直接杀灭作用，抗病毒作用机制与其激活 TLR7，诱导 IFN-β 高表达有关[9-11]。

5. 抗过敏作用 荆芥挥发油对大鼠被动皮肤过敏反应(PCA)有一定抑制作用。荆芥挥发油能抑制过敏豚鼠肺组织和气管平滑肌释放 SRS-A，并可直接对抗 SRS-A 引起的豚鼠回肠收缩。荆芥提取物对 2,4-二硝基氯苯(DNCB)诱导的过敏性皮炎(AD)小鼠有良好治疗作用，对抗 AD 小鼠皮肤表皮层及真皮层增厚，降低血清 IgE、TNF-α、IL-6 水平，抑制核转录因子 NF-κB 与促分裂原活化蛋白激酶(MAPK)的激活而发挥抗过敏性炎症作用[12]。荆芥水提物显著降低肥大细胞介导的速发型超敏反应大鼠血浆组胺水平，抑制全身性过敏反应，并通过抑制 anti-DNP IgE 水平抑制局部过敏反应，呈剂量依赖性[13]。

6. 平喘、祛痰作用 荆芥挥发油体外能直接松弛豚鼠气管平滑肌，最低有效浓度为 0.01mg/ml，并能对抗组胺、乙酰胆碱所引起的气管平滑肌收缩，喷雾或灌胃给药对乙酰胆碱与组胺混合液所致豚鼠哮喘有明显平喘作用。荆芥挥发油 0.5ml/kg 灌胃或 0.25ml/kg 腹腔注射，对小鼠有祛痰作用[3]。

7. 其他作用 荆芥内酯类提取物 2.0mg/kg 腹腔注射能降低大鼠全血比黏度，8.0mg/kg 能降低红细胞聚集性。荆芥挥发油体外对人肺癌 A_{549} 细胞有诱导细胞凋亡的作用。浓度1:4的荆芥水提液体外作用于阴道毛滴虫2、4小时，可破坏其内膜系统从而表现出较强抗滴虫作用[14]。

8. 毒理研究 荆芥挥发油小鼠灌胃 LD_{50} 为1.22ml/kg，荆芥煎剂小鼠腹腔注射 LD_{50} 为39.8g(生药)/kg。家兔灌胃荆芥油0.15ml/kg，每日1次，连续20天，主要脏器功能形态无明显毒性反应。

附：

1. 荆芥炭 本品为荆芥的炮制加工品。性味辛、涩，微温。归肺、肝经。功能收敛止血。用于便血，崩漏，产后血晕。用量5～10g。

2. 荆芥穗 本品为荆芥的干燥花穗。性味辛，微温。归肺、肝经。功能解表散风，透疹，消疮。用于感冒，头痛，麻疹，风疹，疮疡初起。用量5～10g。

【药理毒理】 本品主要有抗病毒和抗糖尿病作用。

(1) 抗病毒作用 荆芥穗总提取物1.0g/kg灌胃，可延长甲型流感病毒感染小鼠的存活天数，降低死亡数，降低肺指数，减轻甲型流感病毒感染小鼠肺部炎症反应。

(2) 抗糖尿病作用 荆芥穗所含植物甾醇(菜子甾醇、豆甾醇与β-谷甾醇的混合物)和橙皮苷10、20mg/kg腹腔注射，连续4天，有抗链脲菌素所致小鼠糖尿病的作用，使血糖降低，减轻体重下降，减少水消耗，防止链脲菌素所致的胰岛病理改变。

3. 荆芥穗炭 本品为荆芥穗的炮制加工品。性味辛、涩，微温。归肺、肝经。功能收涩止血。用于便血、崩漏、产后血晕。用量5～10g。

【药理毒理】 本品主要有止血、影响血液流变学、影响血小板聚集和抗氧化等作用。

(1) 止血作用 荆芥炭混悬剂和荆芥炭挥发油具有止血作用。荆芥炭提取物止血作用的活性部位主要为脂溶性提取物(StE)，一定剂量内其对数剂量与小鼠凝血和出血时间的倒数呈显著性线性关系；小鼠、家兔口服StE后止血作用明显，维持6～12小时。其止血作用是通过体内促凝血及抑制纤溶活性的双重途径达到，且高剂量时不引起DIC。通过检测PT、APTT、TT、FIB等指标，发现荆芥穗炭及其鞣质部位可以通过提高凝血过程中的纤维蛋白原的利用度来影响动物内、外源性凝血途径，发挥止血、凝血的作用。

(2) 对血液流变学的影响 荆芥炭提取物StE显著提高实验大鼠的全血比黏度(高切、低切)和血细胞比容，对血浆黏度和RBC电泳时间影响不明显，但动物红细胞数有上升趋势。

(3) 影响血小板聚集 荆芥炭提取物StE体内用药对ADP诱导的血小板聚集作用不明显，体外用药0.625mg/ml时产生强烈促进作用，高于5.0mg/ml剂量时则呈抑制作用；StE对实验性血栓形成影响不显著，高剂量似有抑制倾向，提示StE对血液系统表现出双向性，即有较强止血作用，又在高剂量时出现活血倾向。

(4) 抗氧化作用 荆芥炭提取物乳剂灌胃60mg/kg，连续4天，可提高大鼠血浆PGE含量；对肝脏匀浆由 Fe^{2+}-Ascorbic acid系统诱导升高的脂质过氧化呈抑制作用，可降低被诱导体系中MDA含量，且呈剂量相关性。

(5) 其他作用 荆芥炭提取物乳剂对实验动物的呼吸、心率、心电图以及神经系统均无明显影响；2.5×10^{-5}～5×10^{-5}g/ml对家兔离体肠管平滑肌呈兴奋作用，该作用可被阿托品所拮抗，超过5×10^{-5}g/ml则呈抑制作用，且可拮抗由$BaCl_2$所致的肠管痉挛性收缩。

(6) 毒理研究 荆芥炭脂溶性提取物小鼠灌胃和腹腔注射的 LD_{50} 分别为2.652、1.945mg/kg。1%荆芥炭提取物(StE)乳剂200mg/kg灌胃，60mg/kg腹腔注射，连续观察1周，小鼠活动及进食、饮水均正常。

【参考文献】［1］沈映君. 中药药理学(中医药学高级丛书). 2版. 北京：人民卫生出版社，2011：112-115.

［2］曾南，杨旋，赵璐，等. 荆芥挥发油对胸膜炎模型大鼠的抗炎作用研究. 中药与临床，2010，1(1)：31-33.

［3］权美平. 荆芥挥发油药理作用的研究进展. 现代食品科技，2013，29(6)：1459-1462.

［4］宋美芳，金沈锐，曾南，等. 荆芥、桂枝挥发油对LPS体外刺激小鼠腹腔巨噬细胞TLR2/4通路的影响. 成都中医药大学学报，2011，34(2)：56-60.

［5］解宇环，郭沛鑫，缪飞，等. 胡薄荷酮对急性炎症动物模型影响的实验研究. 时珍国医国药，2013，24(6)：1344-1347.

［6］赵立子，魏建和. 中药荆芥最新研究进展. 中国农学通报，2013，29(04)：39-43.

［7］唐风雷，徐旭红，徐英，等. 五种中药挥发油杀菌作用的研究. 中国消毒学杂志，2010，27(5)：583-585.

［8］汤奇，杨发龙，曾南，等. 荆芥挥发油及其主要成分抗流感病毒作用研究. 中药药理与临床，2012，28(2)：28-31.

［9］何婷，汤奇，曾南，等. 荆芥挥发油及其主要成分抗流感病毒作用与机制研究. 中国中药杂志，2013，38(11)：1772-1777.

［10］何婷，陈恬，曾南，等. 荆芥挥发油体外抗甲型流感病毒作用及机制的研究. 中药药理与临床，2012，28(3)：51-55.

［11］苟玲，何婷，曾南，等. 荆芥、桂枝挥发油含药血清体外抗病毒的实验研究. 时珍国医国药，2013，24(1)：19-22.

［12］Choi YY，Kim MH，Kim JH，et al. Schizonepeta tenuifolia Inhibits the development of atopic dermatitis in mice. Phytotherapy

Research，2013，27(8)：1131-1135.

[13] Shin TY，Jeong HJ，Jun SM，et al. Effect of Schizonepeta tenuifolia extract on mast cell-mediated immediate-type hypersensitivity in rats. Immunopharmacol Immunotoxicol，1999，21(4)：705-715.

[14] 戴晓冬，秦元华，刘欣，等. 荆芥体外抗阴道毛滴虫作用机制的实验研究. 中国微生态学杂志，2012，24(50)：442-444.

防 风
Fangfeng

本品为伞形科植物防风 *Saposhnikovia divaricata* (Turcz.) Schischk. 的干燥根。主产于黑龙江、内蒙古、吉林、辽宁。春、秋二季采挖未抽花茎植株的根，除去须根和泥沙，晒干。切厚片。以切面皮部色浅棕、木部色黄者为佳。

【性味与归经】 辛、甘，微温。归膀胱、肝、脾经。

【功能与主治】 祛风解表，胜湿止痛，止痉。用于感冒头痛，风湿痹痛，风疹瘙痒，破伤风。

【效用分析】 防风辛温发散，气味俱升，入足太阳膀胱经，以辛散祛风解表为主，虽不长于散寒，但又能胜湿、止痛，且甘缓微温不峻烈，故外感风寒、风湿、风热表证均可配伍使用。又因其发散作用温和，对卫气不足，肌表不固，而感冒风邪者，防风与益卫固表药同用，相反相成，祛邪而不伤正，固表而不留邪，共奏扶正祛邪之效。

防风能祛风止痒，可以治疗多种皮肤病，其中尤以风邪所致之隐疹瘙痒较为常用。因防风以祛风见长，药性平和，风寒、风热所致之隐疹瘙痒皆可配伍使用。

防风祛风散寒，胜湿止痛，故可用治风湿痹证，肢节疼痛、筋脉挛急等，为临床较常用之祛风湿、止痹痛药。

防风既能辛散外风，入肝经又能息内风以止痉，故可用治风毒内侵，贯于经络，引动内风而致肌肉痉挛，四肢抽搐，项背强急，角弓反张的破伤风。

此外，本品入脾肝经，以其升清燥湿之性，亦可用于脾虚湿盛，清阳不升所致的泄泻以及土虚木乘，肝郁侮脾，肝脾不和，腹泻而痛者。

【配伍应用】

1. 防风配秦艽 防风辛温，善于祛风胜湿，通痹止痛；秦艽辛凉，善于祛风除湿清热，舒筋活络，通痹止痛。二者伍用，祛风湿、止痹痛的力量更强。既适用于热痹，也可用于风寒湿痹。又因二者伍用能祛风活络，故也适用于外感风邪所致的口眼歪斜、半身不遂。

2. 防风配天南星 防风为“治风通用药”，善于祛风止痉；天南星善祛经络中的风痰，亦具祛风止痉之功。二者伍用，具有祛风痰，通经络，止痉搐之功，适用于风毒内侵经脉，引动肝风所致的破伤风，牙关紧闭、角弓反张、四肢抽搐以及风痰阻滞经络所致的头痛、身痛。

3. 防风配防己 防风辛甘微温，善于祛风散寒，胜湿止痛；防己辛苦寒，善于祛风清热，除湿止痛。两者相伍，相得益彰，祛风除湿止痛之力更强，适用于风湿痹证，周身肢体关节疼痛者。

4. 防风配苍术 防风辛甘微温，善于祛风解表，胜湿止痛；苍术辛苦温，具有祛风湿，发汗解表之功。二者伍用，祛风湿，发汗解表，散寒止痛，适用于风寒夹湿的表证以及风寒湿痹。

5. 防风配白术 防风具有升清燥湿之性，取其除湿之功以祛脾胃之湿，辛温上行之性以升脾阳；白术善于补气健脾，燥湿止泻。二者伍用，能益气健脾、除湿升清以止泻，适用于脾虚湿盛，清阳不升所致的泄泻。若土虚木乘，肝郁侮脾，肝脾不和，腹泻而痛者，再配白芍、陈皮。

6. 防风配生石膏、栀子 防风辛散郁火；生石膏、栀子清热泻火，除烦止渴。三者伍用，亦清亦散，上下分消，因势利导，有清泄郁热之功，适用于脾胃积热之口疮口臭，口燥唇干及烦渴易饥者。

【鉴别应用】

1. 防风、炒防风与防风炭 防风性味辛甘微温，归膀胱、肝、脾经，功能祛风解表，胜湿止痛，止痉。适用于感冒头痛，风湿痹痛，风疹瘙痒，破伤风。防风生用辛散力强，长于祛风解表，胜湿止痛，止痉，用于感冒头痛，风湿痹痛，风疹瘙痒，破伤风。炒防风辛散力已减，偏于止泻作用，多用于泄泻或久泻不止。防风炭辛散之力微弱，长于止血，用于崩漏、便血、月经过多等出血证。

2. 防风与荆芥 二者均味辛性微温，微温而不燥热，长于祛风解表，对于外感表证，无论是风寒感冒，恶寒发热、头痛无汗，还是风热感冒，发热、微恶风寒、头痛、咽痛，均可使用；同时，亦可用于风疹瘙痒。不同之处在于，防风质松而润，祛风之力较强，为“风药之润剂”“治风之通用药”；又能胜湿止痛、止痉，也可用于外感风湿，头痛如裹、身重肢痛；风寒湿痹，肢节疼痛、筋脉挛急；破伤风之肌肉痉挛，四肢抽搐，项背强急，角弓反张等；此外，以其升清燥湿之性，亦可用于脾虚湿盛，清阳不升所致的泄泻，以及土虚木乘，肝郁侮脾，肝脾不和，腹泻而痛者。荆芥质轻透散，发汗之力较防风为强，风寒感冒、风热感冒均常选用；同时，荆芥又能透疹、消疮、(炒炭)止血，也可用于麻疹初起、透发不畅，疮疡初起兼有表证，以及吐血、衄血、便血、崩漏等多种出血证。

【方剂举隅】

1. 荆防败毒散（《摄生众妙方》）

药物组成：羌活、柴胡、前胡、独活、枳壳、茯苓、荆芥、防风、桔梗、川芎、甘草。

功能与主治：发汗解表，消疮止痛。适用于疮疡初起，红肿热痛，恶寒发热，无汗不渴，舌苔薄白，脉浮数。

2. 羌活胜湿汤（《内外伤辨惑论》）

药物组成：羌活、独活、藁本、防风、川芎、蔓荆子、炙甘草。

功能与主治：祛风，胜湿，止痛。适用于风湿在表之痹证，症见肩背痛不可回顾，头痛身重，或腰脊疼痛，难以转侧，苔白，脉浮。

3. 防风通圣散（《宣明论方》）

药物组成：防风、荆芥、连翘、麻黄、薄荷、川芎、当归、白芍、黑山栀、大黄、芒硝、石膏、黄芩、桔梗、滑石、白术、甘草。

功能与主治：疏风解表，清热通便。主治外感风邪，内有蕴热，表里俱实证，症见憎寒壮热，头目昏眩，目赤睛痛，口苦舌干，咽喉不利，涕唾稠黏，胸膈痞闷，咳嗽喘满，大便秘结，小便赤涩，舌苔黄或黄腻，脉数有力等。并治疮疡肿毒，肠风痔漏，丹斑隐疹，惊狂谵语等。

4. 蠲痹汤（《杨氏家藏方》）

药物组成：酒当归、羌活、姜黄、白芍、炙黄芪、防风、炙甘草、生姜。

功能与主治：益气和营，祛风除湿。适用于风寒湿邪痹阻经络之证，症见肩项臂痛，举动艰难，手足麻木等。

5. 玉真散（《外科正宗》）

药物组成：南星、防风、白芷、天麻、羌活、白附子。

功能与主治：祛风化痰，定搐止痉。适用于破伤风，症见牙关紧急，口撮唇紧，身体强直，角弓反张，甚则咬牙缩舌，脉弦紧。

【成药例证】

1. 感冒舒颗粒（《临床用药须知中药成方制剂卷》2020 年版）

药物组成：大青叶、连翘、荆芥、防风、薄荷、白芷、牛蒡子、桔梗、甘草。

功能与主治：疏风清热，发表宣肺。用于风热感冒，头痛体困，发热恶寒，鼻塞流涕，咳嗽咽痛。

2. 九味羌活丸（颗粒、口服液）（《临床用药须知中药成方制剂卷》2020 年版）

药物组成：羌活、防风、苍术、细辛、川芎、白芷、黄芩、地黄、甘草。

功能与主治：疏风解表，散寒除湿。用于外感风寒夹湿所致的感冒，症见恶寒、发热、无汗、头重而痛、肢体酸痛。

3. 坎离砂（《临床用药须知中药成方制剂卷》2020 年版）

药物组成：川芎、防风、透骨草、当归。

功能与主治：祛风散寒，活血止痛。用于风寒湿痹，四肢麻木，关节疼痛，脘腹冷痛。

4. 癣湿药水（鹅掌风药水）（《临床用药须知中药成方制剂卷》2020 年版）

药物组成：土荆皮、蛇床子、大风子仁、百部、花椒、凤仙透骨草、吴茱萸、防风、蝉蜕、当归、侧柏叶、斑蝥。

功能与主治：祛风除湿，杀虫止痒。用于风湿虫毒所致的鹅掌风、脚湿气，症见皮肤丘疹、水疱、脱屑，伴有不同程度瘙痒。

5. 畅鼻通颗粒（《临床用药须知中药成方制剂卷》2020 年版）

药物组成：桂枝、白芍、荆芥、防风、薄荷、黄芩、当归、甘草。

功能与主治：调和营卫，解表散风。用于外感风寒、营卫失和所致的恶风有汗、头痛、喷嚏，或鼻塞时轻时重、疹块色白发痒；过敏性鼻炎、荨麻疹见上述证候者。

【用法与用量】 5～10g。

【注意】 本品药性偏温，阴血亏虚、热病动风者不宜使用。

【本草摘要】

1.《神农本草经》 “主大风头眩痛，恶风，风邪，目盲无所见，风行周身，骨节疼痹，烦满。”

2.《名医别录》 “胁痛，胁风头面去来，四肢挛急，字乳金疮内痉。”

3.《药类法象》 “治风通用。泻肺实如神，散头目中滞气，除上焦风邪。”

【化学成分】 主要含色酮类成分：防风色酮醇，5-*O*-甲基维斯阿米醇苷，升麻素，升麻素苷；香豆素类成分：香柑内酯；还含有酸性多糖、挥发油等。

中国药典规定本品含升麻素苷（$C_{22}H_{28}O_{11}$）和 5-*O*-甲基维斯阿米醇苷（$C_{22}H_{28}O_{10}$）的总量不得少于 0.24%。

【药理毒理】 本品有解热、镇痛、抗炎、抗过敏、抗肿瘤、抗氧化、调节免疫及抗凝血等作用。

1. 解热、镇痛作用 防风根与根茎水煎液 1.3～

5.2g/kg 灌胃均能显著降低 2,4-二硝基苯酚致热大鼠体温[1]。防风醇提物给药 5 小时后对致热大鼠有明显的降温作用，可维持 4 小时。防风中所含的色原酮苷、升麻苷和 5-*O*-甲基维斯阿米醇苷肌内注射也均可明显降低酵母致热大鼠体温，有解热作用[2]。防风煎剂 40g/kg 灌胃，可提高小鼠热板致痛反应的痛阈值。防风甲醇提取物或挥发油灌胃亦有镇痛作用。防风微米粉末能降低肛肠病术后疼痛模型小鼠血清 PGE_2、β-内啡肽（β-EP）水平。

2. 抗炎、抗过敏作用　防风水煎剂 40g/kg 灌胃，对小鼠巴豆油耳肿胀有抑制作用，防风煎剂 50mg/ml 能抑制组胺所致的豚鼠离体气管、回肠平滑肌收缩，对组胺引起的哮喘及卵蛋白所致过敏性休克也有一定的保护作用。防风色原酮（0.22～0.44g/kg）能减轻牛Ⅱ型胶原所致关节炎模型大鼠关节的炎症反应，抑制血清和关节组织中 TNF-α、IL-1β、IL-6 的产生，降低血清 PEG_2 含量，并能降低 NF-κB 水平，抑制 p-EPK、p-JNK、p-p38 表达，且剂量依赖性的抑制人类风湿关节炎成纤维样滑膜细胞（50～200μg/ml）NF-κB DNA 结合活性，降低 EPK、JNK、p38MPKs 的磷酸化[3]。

3. 对胃肠运动的作用　防风在不同剂量下对胃肠运动表现出不同的作用。防风 5～15g/kg 灌胃，抑制小鼠肠推进作用与剂量呈正相关，抑制胃排空的作用则与剂量呈负相关，而 15～25g/kg 剂量范围内作用与以上相反，并且防风可抑制离体大鼠结肠平滑肌收缩，降低细胞内游离钙离子浓度，其机制与肾上腺素能 α 受体、M 胆碱受体阻滞，抑制细胞外钙离子内流有关，但与抑制细胞内钙离子释放无关[4]。

4. 调节免疫作用　防风有提高免疫功能的作用。防风水煎液 40g/kg 灌胃，能抑制 DNP-BSA 致敏小鼠的 IgE 产生，延迟和减轻卵蛋白致敏豚鼠的Ⅰ型超敏反应，促进 IgG 和 IgM 抗体产生及细胞免疫功能。防风多糖能提高小鼠腹腔巨噬细胞的吞噬率，增加小鼠免疫器官脾脏的重量，并促进脾淋巴细胞的增殖，提高小鼠体液免疫和细胞免疫功能。防风多糖在 2～200μg/ml 浓度下能明显促进小鼠腹腔巨噬细胞释放 IL-1 和 IL-8，其效应具有浓度差异性[5]，在 250～1000mg/kg 可剂量依赖性的提高小鼠特异性免疫和细胞免疫功能，并促进小鼠脾淋巴细胞的增殖，对小鼠体液免疫功能的影响无剂量依赖性[6]。

5. 抗凝血作用　防风有抗凝血作用。防风苷类提取物 75mg/kg 灌胃，可使大鼠乙酸致炎症渗出液减少，降低血浆黏度，150mg/kg 灌胃能延长凝血酶原时间和抑制由 ADP 诱导的血小板聚集。防风正丁醇萃取物 5.6g/kg 肌内注射可使大鼠全血高切黏度、低切黏度、血浆黏度、纤维蛋白原含量、血细胞压积、全血还原黏度均明显降低，4～8g/kg 腹腔注射能明显延长小鼠的凝血时间和出血时间。

6. 抗肿瘤作用　防风及其多糖成分有抗肿瘤作用。防风对体外培养人白血病 K562 细胞具有抑制增殖及促凋亡作用。防风多糖 60mg/kg 腹腔注射，对 S_{180} 荷瘤小鼠的脾指数有增重作用，对荷瘤小鼠的胸腺细胞、脾 T 细胞及 B 细胞增殖、腹腔巨噬细胞的吞噬作用及 NK 细胞等均有改善作用。防风多糖在体外对 S_{180} 细胞无抑制作用，但体内对 S_{180} 移植瘤有抑瘤作用，能抑制 S_{180} 实体瘤的生长，提高 S_{180} 瘤免疫小鼠腹腔巨噬细胞与 S_{180} 瘤细胞混合接种时的抗肿瘤活性。防风多糖与 IL-2 合用时，能提高体内抑制 S_{180} 移植瘤生长的抑瘤率。防风水提物能使胃癌 SGC-7901 细胞出现体积变小、核固缩、空泡样变化等形态学改变，抑制作用与防风的浓度和时间呈正相关，其 IC_{50} 值为 24mg/ml。

7. 抗氧化作用　防风多糖具有一定的清除自由基、抗脂质过氧化和还原能力，对·OH 和 DPPH·具有较强的清除作用，并且以酸性防风多糖效果最好，当浓度为 8mg/ml 时，对·OH 和 DPPH·的清除率均接近于 70%[7]。对防风多糖进行硫酸酯化修饰可以改善防风多糖的水溶性，并提高其抗氧化活性[8]。防风挥发油具有一定的自由基清除能力，对 DPPH·的清除率为 45%。此外，防风色原酮也有抗氧化活性[9]。

8. 其他作用　防风有镇静作用，防风煎剂 40g/kg 灌胃，可减少小鼠自发活动次数，与阈下催眠剂量戊巴比妥钠有协同作用。防风多糖 100～200mg/kg 灌胃能提高卵巢切除骨质疏松模型大鼠骨密度，降低血清 TNF-α、IL-6 水平[10]。防风水提物和醇提物 200mg/kg 灌胃能降低小鼠血清 ALT、AST 活性，降低肝匀浆 MDA 含量，提高 SOD 活性，对四氯化碳致小鼠急性肝损伤有一定保护作用[11]。低浓度防风水煎液促进大肠埃希菌、肺炎克雷伯杆菌、金黄色葡萄球菌生长，而高浓度防风水煎液抑制其生长[12]。痛泻要方配伍防风后可降低肠易激综合征大鼠结肠黏膜 IL-6、TNF-α 含量和结肠黏膜蛋白酶激活受体 2（PAR_2）mRNA 的表达，而增强其他药物的止痛止泻作用[13]。

9. 体内过程　防风水煎液灌胃后，主要入血成分为升麻素，而药材中含量最高的升麻苷和 5-*O*-甲基维斯阿米醇苷入血量极微，尿液中的主要成分为升麻素及其葡萄糖醛苷[14]。

10. 毒理研究　防风水煎液小鼠灌胃的 LD_{50} 为 213.8g/kg，防风水提物、醇提物腹腔注射的 LD_{50} 分别为

112.8、26.83g/kg。

【参考文献】［1］孟祥才，孙晖，孙小兰，等．防风根和根茎药理作用比较．时珍国医国药，2009，20(7)：1627-1629．

［2］薛宝云，李文，李丽，等．防风色原酮苷类成分的药理活性研究．中国中药杂志，2005，25(5)：297．

［3］Kong Xiangying，Liu Chunfang，Zhang Cun，et al. The suppressive effects of Saposhnikovia divaricata(Fangfeng)chromone extract on rheumatoid arthritis via inhibition of nuclear factor-kappa B and mitogen activated proteinkinases activation on collagen-induced arthritis model. Journal of Ethnopharmacology，2013，148(3)：842-850．

［4］刘振清，魏睦新．防风对大鼠和小鼠胃肠运动的抑制作用及机制研究．现代中西医结合杂志，2011，20(15)：1840-1843．

［5］杨淳，田维毅．防风多糖对巨噬细胞分泌细胞因子的影响．贵阳中医学院学报，2011，33(4)：31-33．

［6］刘华，田嘉铭，孙黎，等．正常小鼠巨噬细胞及外周血淋巴细胞亚群对防风多糖干预的反应．中国组织工程研究与临床康复，2008，12(18)：3475-3478．

［7］张泽庆，田应娟，张静．防风多糖的抗氧化活性研究．中药材，2008，31(2)：268-272．

［8］张泽庆，张静，张宏艳，等．硫酸酯化防风多糖的制备及其抗氧化作用研究．中草药，2009，40(8)：1208-1211．

［9］李丽，桂语歌，时东方，等．防风中色原酮类化合物的抗氧化活性研究．时珍国医国药，2010，21(9)：2135-2137．

［10］李高峰，郑卫东，张季铠，等．防风多糖对骨质疏松大鼠的作用及机制研究．中成药，2014，36(11)：2399-2401．

［11］姜超，李伟，郑毅男．防风提取物对肝脏的保护作用．吉林农业大学学报，2014，36(3)：306-309．

［12］李翔，王丽，时克，等．中药防风对临床常见细菌抑制作用的实验研究．微量元素与健康研究，2014，31(1)：7-8．

［13］胡旭光，廖淑莉，王颖芳，等．痛泻要方中配伍“风药”对PI-IBS模型大鼠 PAR_2mRNA表达及炎症介质的影响．中药新药与临床药理，2013，24(1)：5-9．

［14］李悦悦，王慧，陈俊，等．RRLC-TOF/MS鉴别防风血浆、尿液中成分及代谢产物．第二军医大学学报，2010，31(7)：760-763．

羌　活

Qianghuo

本品为伞形科植物羌活 *Notopterygium incisum* Ting ex H.T. Chang 或宽叶羌活 *Notopterygium franchetii* H. de Boiss. 的干燥根茎和根。主产于四川、甘肃、青海。春、秋二季采挖，除去须根及泥沙，晒干。切厚片。以外表皮色棕褐、切面油点多、气味浓者为佳。

【性味与归经】 辛、苦，温。归膀胱、肾经。

【功能与主治】 解表散寒，祛风除湿，止痛。用于风寒感冒，头痛项强，风湿痹痛，肩背酸痛。

【效用分析】 羌活辛温发散，气味雄烈，善于升散发表，有较强的解表散寒，祛风胜湿，止痛之功。故外感风寒夹湿，恶寒发热、肌表无汗、头痛项强、肢体酸痛较重者，尤为适宜。

羌活辛散祛风、味苦燥湿、性温散寒，有较强的祛风湿，止痛作用，常与其他祛风湿、止痛药配伍，主治风寒湿痹，肢节疼痛。因其善入足太阳膀胱经，以除头项肩背之痛见长，故上半身风寒湿痹、肩背肢节疼痛者尤为多用。

【配伍应用】

1. 羌活配防风　二者皆能祛风解表散寒、胜湿止痛，合用则药力更强。适用于风寒感冒或风寒夹湿的感冒、头身疼痛明显者以及风寒湿痹、肢节疼痛。

2. 羌活配川芎　羌活辛苦温燥，长于发散风寒湿邪以止痛；川芎辛散温通，长于活血行气祛风以止痛。二药伍用，既能发散卫气之郁结，又能疏通经络营阴之壅滞，使营卫调和、邪去痛止。适用于外感风寒夹湿的感冒、头身疼痛明显者以及风寒湿痹、肢节疼痛。

3. 羌活配桂枝　羌活善于发散肌表之风寒湿邪、止痛；桂枝善于温通卫阳而发汗解肌。二者伍用，相得益彰，祛风解表，散寒止痛之力更强。适用于风寒袭表所致的恶寒发热、头痛身重等。

4. 羌活配五加皮　羌活善于祛风散寒、除湿止痛；五加皮既能祛风湿，又能补肝肾、强筋骨。二药伍用，相得益彰，共奏祛风湿、强筋骨之功，适用于风湿痹痛日久不愈及产后受风、关节疼痛。

【方剂举隅】

1. 九味羌活汤（《此事难知》）

药物组成：羌活、防风、苍术、细辛、川芎、香白芷、生地黄、黄芩、甘草。

功能与主治：发汗祛湿，兼清里热。适用于外感风寒湿邪，内有蕴热证，症见恶寒发热，无汗，头痛项强，肢体酸楚疼痛，口苦微渴，舌苔白或微黄，脉浮。

2. 羌活胜湿汤（《内外伤辨惑论》）

药物组成：羌活、独活、藁本、防风、川芎、蔓荆子、炙甘草。

功能与主治：祛风，胜湿，止痛。适用于风湿在表之痹痛，症见肩背痛不可回顾，头痛身重，或腰脊疼痛，难以转侧，苔白，脉浮。

3. 蠲痹汤（《杨氏家藏方》）

药物组成：酒当归、羌活、姜黄、白芍、炙黄芪、防风、炙甘草、生姜。

功能与主治：益气和营，祛风除湿。适用于风寒湿邪痹阻经络之证。症见肩项臂痛，举动艰难，手足麻木等。

4. 羌活芎藁汤（《审视瑶函》）

药物组成：半夏、杏仁、羌活、藁本、川芎、防风、茯苓、甘草、白芷、麻黄、陈皮、桂枝。

功能与主治：散风止痛。适用于太阳经头风头痛，夜热恶寒。

【成药例证】

1. 重感灵片（《临床用药须知中药成方制剂卷》2020年版）

药物组成：葛根、青蒿、羌活、毛冬青、板蓝根、石膏、马鞭草、马来酸氯苯那敏、安乃近。

功能与主治：解表清热，疏风止痛。用于感冒表邪未解、入里化热所致的恶寒高热、头痛、四肢酸痛、咽痛、鼻塞咳嗽。

2. 川芎茶调散（丸、颗粒、口服液、袋泡剂）（《临床用药须知中药成方制剂卷》2020年版）

药物组成：川芎、羌活、白芷、荆芥、薄荷、防风、细辛、甘草。

功能与主治：疏风止痛。用于外感风邪所致的头痛，或有恶寒、发热、鼻塞。

3. 复方雪莲胶囊（《临床用药须知中药成方制剂卷》2020年版）

药物组成：雪莲、制川乌、制草乌、羌活、独活、延胡索（醋制）、木瓜、香加皮。

功能与主治：温经散寒，祛风逐湿，舒筋活络。用于风寒湿闭阻所致的痹病，症见关节冷痛、屈伸不利、局部畏恶风寒；骨关节炎、类风湿关节炎、强直性脊柱炎、风湿性关节炎见上述证候者。

4. 祛痹舒肩丸（《临床用药须知中药成方制剂卷》2020年版）

药物组成：桂枝、羌活、威灵仙、秦艽、地龙、黄芪、黄精、当归、淫羊藿、巴戟天、骨碎补、三七、延胡索（醋制）、夏天无。

功能与主治：祛风寒，强筋骨，益气血，止痹痛。用于风寒湿闭阻，气血不足，肝肾亏虚所致的肩痹，症见肩部疼痛，日轻夜重，局部怕冷，遇热痛缓，肩部肌肉萎缩；肩周炎见上述证候者。

【用法与用量】 3～10g。

【注意】

1. 本品辛香温燥之性较烈，故阴血亏虚者慎用。

2. 本品用量过多，易致呕吐，脾胃虚弱者不宜服。

【本草摘要】

1.《药性论》“治贼风，失音不语，多痒血癞，手足不遂，口面㖞斜，遍身顽痹。”

2.《珍珠囊》“太阳经头痛，去诸骨节疼痛。”

3.《本草品汇精要》“主遍身百节疼痛，肌表八风贼邪，除新旧风湿，排腐肉疽疮。”

【化学成分】 主要含挥发油：α-侧柏烯，α-蒎烯，β-蒎烯等；香豆素类成分：紫花前胡苷，羌活醇，异欧前胡素，8-甲氧基异欧前胡素；酚性成分：花椒毒酚；还含脂肪酸、氨基酸、糖类等。

中国药典规定本品含挥发油不得少于1.4%（ml/g）；含羌活醇（$C_{21}H_{22}O_5$）和异欧前胡素（$C_{16}H_{14}O_4$）的总量不得少于0.40%。

【药理毒理】 本品有解热、抗炎、镇痛、抗过敏、抗心律失常、抗心肌缺血、抗凝血、抗病原微生物等作用。

1. 解热、抗炎、镇痛作用 羌活的解热作用成分主要为挥发油，羌活挥发油1.328ml/kg灌胃及1.133ml/kg腹腔注射，可使酵母致热大鼠体温降低。羌活有抗炎镇痛作用，有效成分主要为紫花前胡苷、羌活醇[1]。羌活水提液1.5、4.5、6.0g/kg灌胃，对小鼠二甲苯耳部炎症、小鼠腹腔毛细血管通透性升高、小鼠纸片性炎症、大鼠蛋清性足肿胀及弗氏完全佐剂性大鼠足肿胀均有明显抑制作用，并能促进佐剂型关节炎模型大鼠全血白细胞吞噬功能，提高红细胞免疫功能，降低模型动物血浆黏度。羌活75%醇提物15g/kg灌胃，持续抑制角叉菜胶性小鼠足肿胀5小时。羌活挥发油也具有较好的抗炎作用[2]。通过测定羌活醇、异欧前胡素、阿魏酸、佛手柑内酯成分含量，并同时进行二甲苯致小鼠耳廓肿胀和角叉菜胶致大鼠足跖肿胀实验，认为栽培羌活具有一定抗炎作用，化学成分含量基本等同于野生品[1]。

2. 抗过敏 羌活具有抗变态反应和抗哮喘作用。羌活挥发油小鼠灌胃1.328ml/kg或腹腔注射0.133ml/kg，连续10天，可抑制2,4-二硝基氯苯（DNCB）所致的迟发性过敏反应[2]。羌活水提物显著抑制2,4,6-三硝基氯苯致迟发型变态反应机制所诱导的肝损伤，对胶原诱导的Jurkat T淋巴瘤细胞分泌基质金属蛋白酶及迁移功能亦有显著抑制作用，认为羌活水提物抑制迟发型变态反应及炎症反应的作用与下调基质金属蛋白酶、抑制白细胞的迁移功能有关。羌活提取物雾化吸入给药，能有效预防卵白蛋白（OVA）诱导的小鼠哮喘发作，降低全血嗜酸粒细胞计数，降低血清IL-4、IL-5和IL-6水平[3]，作用机制与抑制p38信号通路，影响Th1/Th2细胞平衡有关[4]。

3. 对心脑血管的影响 羌活有抗心律失常、抗心肌缺血和增加脑血流量的作用。羌活水溶部分 10g/kg 口服给药对乌头碱引起的小鼠、大鼠心律失常及三氯甲烷-肾上腺素所致家兔心律失常均有对抗作用。羌活水提物 20g/kg 可显著延缓由氯化钙诱导的大鼠室颤发生。羌活挥发油能扩张冠脉，减慢心率，增加心肌营养性血流量，对大鼠注射脑垂体后叶素引起的急性心肌缺血有明显保护作用。羌活水煎醇沉制剂 0.25、0.5g/kg 静脉注射使麻醉犬和麻醉猫脑血流量增加，且不加快心率，不升高血压。

4. 抗凝血作用　羌活有一定抗凝血作用。羌活醇提物灌胃 3.0g/kg，可延长电刺激大鼠颈总动脉的血栓形成时间和凝血时间。以 ADP、胶原为诱导剂的试验显示羌活有抑制血小板聚集作用，并有体外抗凝血作用。

5. 抗病原微生物作用　羌活有抗菌、抗病毒、抗真菌作用。羌活挥发油稀释度为 8%和 0.4%的平皿上无细菌生长。药物稀释度为 0.2%时，对弗氏痢疾杆菌、伤寒杆菌、铜绿假单胞菌有抗菌作用，对金黄色葡萄球菌、宋氏痢疾杆菌则无抑菌作用；药物稀释度为 0.1%时，均无抑菌作用。羌活对流感病毒鼠肺适应株 A(H1N1)感染的小鼠肺炎有对抗作用。羌活水提物在 5%浓度即对部分致病性浅部真菌产生抑制作用，平均 MIC 为 1.88%。

6. 消化系统作用　羌活具有促进肠道蠕动及改善肠胃功能等作用。羌活 75%醇提物和水提物灌胃，对蓖麻油、番泻叶引起的渗出性腹泻有止泻作用，且水提物作用强于醇提物[6-8]。

7. 其他作用　羌活有抗肝缺血再灌注损伤、促透皮吸收、抗肿瘤等作用。羌活 75%醇提取物灌胃，对肝缺血再灌注损伤大鼠模型有保护作用，与其增强对氧自由基的清除能力、减轻脂质过氧化损伤有关[9]。5%羌活挥发油对大黄藤素有较强的促透皮作用，但效果略弱于 5%氮酮；其对士的宁也有明显的体外促透皮作用[10, 11]。羌活三氯甲烷提取物中分离出的线性呋喃类化合物对 $HepG_2$、C6 及 MCF-7 肿瘤细胞体外表现出抗增殖及诱导凋亡的作用[12]。羌活根与根茎中分离的聚炔烃类化合物能激活过氧化物酶体增殖物激活受体 γ(PPARγ)，提示其具有潜在的影响机体脂肪细胞分化、胰岛素抵抗及免疫系统功能的作用[13]。

8. 毒理研究　羌活小鼠灌胃的最大耐受量为 40g/kg，腹腔注射的最大耐受量为 12.5g/kg。羌活挥发油小鼠灌胃的 LD_{50} 为 6.64ml/kg，羌活挥发油乳剂灌胃的 LD_{50} 为 2.83g/kg。

【参考文献】［1］王冬梅，王珍，黄林芳．栽培与野生羌活中 4 种化合物含量及抗炎作用比较．中国药房，2014，25(3)：199-202.

［2］沈映君．中药药理学．第 2 版．北京：人民卫生出版社，2011：118-120.

［3］金晟宇，吴太林，莫廷廷，等．羌活提取物抗哮喘的研究．中国保健营养，2012，(8)：2431-2432.

［4］李良昌，朴红梅，秦向征，等．羌活提取物对哮喘小鼠 Th1/Th2 细胞平衡的影响及其对 p38 信号通路的作用．解剖学报，2013，44(6)：819-823.

［5］李鸿昌．对中药羌活化学成分及药理作用的研究．当代医药论丛，2019，17(15)：195-197.

［6］李涛，谢慧春，于伟，等．羌活提取物的抗腹泻作用．陕西师范大学学报(自然科学版)，2014，42(5)：60-64.

［7］巩子汉，段永强，付晓艳，马骏，王丽园，白敏．羌活的药理作用研究．亚太传统医药，2019，15(5)：192-194.

［8］张丽丽．中药羌活的药理作用及应用．中国继续医学教育，2019，7(13)：191-192.

［9］俞科贤，李福安，魏全嘉，等．羌活醇提取物对肝缺血再灌注损伤大鼠肝组织抗氧化酶的影响．中医杂志，2011，52(13)：1135-1138.

［10］马云淑，程欣，阎红，等．羌活挥发油对大黄藤素体外经皮渗透的影响．中成药，2008，30(9)：1298-1301..

［11］李莲华，冯婧欢，马云淑．羌活油对士的宁体外促透皮作用研究．中药材，2009，32(2)：273-275..

［12］Wu SB，Pang F，Wen Y，et al. Antiproliferative and apoptotic activities of linear furocoumarins from *Notopterygium incisum* on cancer cell lines．Planta Med，2010，76(1)：82-85.

［13］Liu X，Kunert O，Blunder M，et al．Polyyne hybrid compounds from *Notopterygium incisum* with peroxisome proliferator activated receptor gamma agonistic effects．J Nat Prod，2014，77(11)：2513-2521.

白　芷

Baizhi

本品为伞形科植物白芷 *Angelica dahurica*(Fisch. ex Hoffm.) Benth. et Hook. f. 或杭白芷 *Angelica dahurica* (Fisch. ex Hoffm.) Benth. et Hook. f. var. *formosana* (Boiss.) Shan et Yuan 的干燥根。主产于浙江、四川、河南、河北。夏、秋间叶黄时采挖，除去须根和泥沙，晒干或低温干燥。切厚片。以粉性足、棕色油点多、香气浓郁者为佳。

【性味与归经】　辛，温。归胃、大肠、肺经。

【功能与主治】　解表散寒，祛风止痛，宣通鼻窍，燥湿止带，消肿排脓。用于感冒头痛，眉棱骨痛，鼻塞流涕，鼻鼽，鼻渊，牙痛，带下，疮疡肿痛。

【效用分析】　白芷辛散温通，祛风解表散寒之力较温和，常用治风寒感冒，因其以止痛、通鼻窍见长，故尤宜于外感风寒之头身疼痛，鼻塞流涕。

白芷辛散温通，长于止痛，常用治头痛、眉棱骨痛、头风痛、牙痛以及风寒湿痹、肢节疼痛等多种痛证。因其善入足阳明胃经，故阳明经头额痛以及牙龈肿痛尤为多用。

白芷祛风、散寒、燥湿，可宣利肺气，升阳明清气，通鼻窍而止疼痛，故可用治鼻渊鼻鼽，鼻塞不通，浊涕不止，前额疼痛，为治疗鼻渊鼻鼽之常用药。

白芷辛温香燥，善除阳明经湿邪而燥湿止带，常用治寒湿下注，白带过多者，若湿热下注，带下黄赤者，宜与清热利湿、燥湿药同用。

白芷辛散温通，对于疮疡初起，红肿热痛者，可收散结消肿止痛之功。若脓成难溃者，常与益气补血药同用，共奏托毒排脓之功。

此外，白芷辛散祛风湿而达止痒之功，故可用治皮肤风湿瘙痒。

【配伍应用】

1. 白芷配细辛　二者皆辛温气香，均能祛风解表，散寒止痛，宣通鼻窍，相须为用，则药力更强，适用于外感风寒引起的恶寒发热、头痛鼻塞以及鼻鼽鼻渊、头痛、眉棱骨痛、牙痛。

2. 白芷配黄柏、秦皮　白芷辛温，善于燥湿止带；黄柏、秦皮苦寒，善于清热燥湿止带。三者伍用，清热燥湿止带，适用于湿热带下、色黄稠秽臭者。

3. 白芷配车前子　白芷气味芳香，能燥湿止带；车前子善于清利下焦湿热。二药配伍，芳香燥湿与利水渗湿并行，使湿热分消，合用有清利湿热，化浊止带之功，适用于湿热下注所致的带下黄稠、阴痒肿胀。

4. 白芷配桔梗　二药皆有排脓作用，白芷兼能消肿，桔梗兼能升提气血。二者伍用，消肿排脓效果更好，适用于疮疡脓成而不易溃破外出者。

【方剂举隅】

1. 九味羌活汤（《此事难知》）

药物组成：羌活、防风、苍术、细辛、川芎、香白芷、生地黄、黄芩、甘草。

功能与主治：发汗祛湿，兼清里热。适用于外感风寒湿邪，内有蕴热证，症见恶寒发热，无汗，头痛项强，肢体酸楚疼痛，口苦微渴，舌苔白或微黄，脉浮。

2. 都梁丸（《百一选方》）

药物组成：白芷。

功能与主治：祛风止痛。适用于头风眩晕及妇女胎前产后，伤风头痛。

3. 川芎茶调散（《和剂局方》）

药物组成：川芎、荆芥、白芷、羌活、细辛、防风、薄荷叶、甘草。

功能与主治：疏风止痛。适用于外感风邪头痛，症见偏正头痛或巅顶作痛，目眩鼻塞，或恶寒发热，舌苔薄白，脉浮。

4. 苍耳子散（《济生方》）

药物组成：辛夷、苍耳子、白芷、薄荷。

功能与主治：散风寒，通利鼻窍。适用于鼻渊，流黄浊鼻涕，鼻塞不通。

5. 仙方活命饮（《校注妇人良方》）

药物组成：白芷、贝母、防风、赤芍药、当归尾、甘草节、皂角刺、穿山甲、炙天花粉、乳香、没药、金银花、陈皮。

功能与主治：清热解毒，消肿溃坚，活血止痛。适用于阳证痈疡肿毒初起，症见红肿热痛，或身热凛寒，苔薄白或黄，脉数有力。

【成药例证】

1. 表实感冒颗粒（《临床用药须知中药成方制剂卷》2020 年版）

药物组成：麻黄、桂枝、防风、白芷、紫苏叶、葛根、生姜、陈皮、桔梗、苦杏仁(炒)、甘草。

功能与主治：发汗解表，祛风散寒。用于感冒风寒表实证，症见恶寒重、发热轻、无汗、头项强痛、鼻流清涕、咳嗽、痰白稀。

2. 天麻头痛片（《临床用药须知中药成方制剂卷》2020 年版）

药物组成：天麻、白芷、荆芥、川芎、当归、乳香(醋制)。

功能与主治：养血祛风，散寒止痛。用于外感风寒、瘀血阻滞或血虚失养所致的偏正头痛、恶寒、鼻塞。

3. 风湿定片(胶囊)（《临床用药须知中药成方制剂卷》2020 年版）

药物组成：八角枫、徐长卿、白芷、甘草。

功能与主治：散风除湿，通络止痛。用于风湿阻络所致的痹病，症见关节疼痛；风湿性关节炎，类风湿关节炎，肋神经痛，坐骨神经痛见上述证候者。

4. 通窍鼻炎片(颗粒、胶囊)（《临床用药须知中药成方制剂卷》2020 年版）

药物组成：炒苍耳子、黄芪、炒白术、防风、白芷、辛夷、薄荷。

功能与主治：散风固表，宣肺通窍。用于风热蕴肺、表虚不固所致的鼻塞时轻时重、鼻流清涕或浊涕、前额头痛；慢性鼻炎、过敏性鼻炎、鼻窦炎见上述证候者。

5. 康妇软膏（《临床用药须知中药成方制剂卷》2020年版）

药物组成：蛇床子、白芷、花椒、土木香、冰片。

功能与主治：祛风燥湿，杀虫止痒。用于湿热下注所致的阴痒、带下病，症见外阴红肿、瘙痒、带下量多、色黄；外阴炎、外阴溃疡、阴道炎见上述证候者。

【用法与用量】 3～10g。

【注意】 本品辛香温燥，阴虚血热者忌服。

【本草摘要】

1.《神农本草经》 “主女人漏下赤白，血闭阴肿，寒热，风头侵目泪出，长肌肤，润泽。”

2.《滇南本草》 “祛皮肤游走之风，止胃冷腹痛寒痛，周身寒湿疼痛。”

3.《本草纲目》 “治鼻渊、鼻衄、齿痛、眉棱骨痛，大肠风秘，小便去血，妇人血风眩运，翻胃吐食；解砒毒，蛇伤，刀箭金疮。”

【化学成分】 主要含香豆素类成分：欧前胡素，异欧前胡素，别欧前胡素，别异欧前胡素，氧化前胡素，水合氧化前胡素；还含挥发油等。

中国药典规定本品含欧前胡素（$C_{16}H_{14}O_4$）不得少于0.080%。

【药理毒理】 本品有解热、镇痛、抗炎、抑制病原微生物、抗氧化、抗肿瘤等作用。

1. 解热、镇痛作用 对干酵母、2,4-二硝基苯酚所致的大鼠发热模型，白芷水提物解热作用最强[1]，白芷香豆素 0.01g/kg 灌胃对干酵母引起的大鼠发热有对抗作用；白芷水煎液 4g/kg 灌胃，对蜜蜂毒素、甲醛、热刺激以及机械刺激引起的大鼠发热及疼痛有抑制作用。杭白芷挥发油 0.05ml/kg（相当于生药 38.5g/kg）灌胃对小鼠物理性刺激、化学性刺激有对抗作用，且无身体依赖性，同时抑制小鼠自主活动，通过镇静和对单胺类、肽类两种神经递质的调节而发挥镇痛作用。香豆素类是白芷镇痛的主要成分之一，白芷香豆素可明显降低甲醛所致伤害性疼痛模型小鼠血清 NO 和脑内β-内啡肽含量[2]，5mg/kg 纳洛酮和 4mg/kg 利血平可部分拮抗白芷香豆素 60mg/kg 的镇痛作用。白芷香豆素灌胃 0.36～0.72g/kg 可降低硝酸甘油型偏头痛大鼠模型脑和血中 NO 含量，降低血中 PGE_2 和 TNF-α 的含量，升高脑和血中 5-HT 含量[3, 4]。欧前胡素能抑制甲醛、辣椒素所引起的疼痛，促进 TRPV1 脱敏，抑制酸活化 TRPV1 的敏感性，为 TRPV1 的部分激动剂[5]。川芎-白芷药对同样可升高偏头痛大鼠模型脑内 5-HT 含量，降低降钙素（CGRP）基因相关肽的含量[6]。

2. 抗炎作用 白芷对急、慢性炎症均有一定抑制作用。白芷煎液 4g/kg 灌胃，对小鼠二甲苯致耳肿胀有抑制作用。杭白芷香豆素 0.10g/kg 灌胃对蛋清致大鼠足肿胀有抑制作用。杭白芷香豆素 60mg/kg 灌胃，能抑制小鼠巴豆油所致耳肿胀、乙酸致小鼠腹腔毛细血管通透性增加和小鼠角叉菜胶性足肿胀，对急性炎症渗出过程有抑制作用。白芷乙醇提取物能抑制 LPS 作用 RAW264.7 细胞后 NF-κB 通路中 COX-2、iNOS 的表达，降低 TNF-α 和 IL-6 含量，干扰 IκBα 的降解，抑制 NF-κB 的核转位，上调含铁血红素氧合酶-1（HO-1）的表达，发挥抗炎作用[7]。白芷乙醇提取物通过上调 HO-1，降低气道嗜酸粒细胞、IL-4、IL-5、TNF-α、IgE 和黏液的产生，抑制蛋清白蛋白引起的小鼠气道炎症，改善哮喘症状[8]。欧前胡素 15mg/kg 或 30mg/kg 可以降低 LPS 致急性肺损伤小鼠支气管肺泡灌洗液中 TNF-α、IL-1β、IL-6 水平，上调 IL-10 水平，降低肺的湿干重比值，降低炎性细胞数和髓过氧化物酶的活性，减轻肺的病理改变，显著抑制 IκB、JNK、ERK 和 p38/MAPK 的磷酸化而改善炎症症状[9]。白芷外敷联合常规药物治疗类风湿关节炎，能明显减轻患者的关节肿痛程度，提高疗效[10]。

3. 抗病原微生物作用 白芷对大肠埃希菌等革兰阳性菌有不同程度抑制作用。对絮状表皮癣菌、石膏样小芽孢癣菌、黄色毛癣菌、絮状表皮癣菌等也有抑制作用。白芷醇提液有抑制克鲁斯锥虫（*Trypanosoma cruzi*）的作用，水浸液对奥杜盎小芽孢癣菌等致病真菌也有一定抑制作用，具有体外抗支原体作用。

4. 对中枢神经系统的作用 白芷甲醇提取物体外实验能够抑制地西泮与中枢神经系统苯二氮䓬受体的结合，为苯二氮䓬受体部分激动剂。白芷二氯甲烷提取物 150～300mg/kg 有抗惊厥活性，无中枢神经毒性，欧前胡素为抗惊厥主要成分[11-12]。欧前胡素 20mg/kg 能够减轻 0.1mg/kg 尼古丁的致焦虑作用，欧前胡素 1mg/kg 联合 0.05mg/kg 尼古丁连续给予被动躲避实验小鼠可提高其记忆的获取和巩固过程，并能降低丙二醛含量，提高 GPx、SOD、GR 的活性，抑制尼古丁引起的海马和大脑皮质氧化应激改变[13]。欧前胡素 2.56μM 能够抑制 Bax、caspase-3，上调 Bcl-2、脑源性神经营养因子、p-ERK 的表达，减少氧糖剥夺再灌注引起的 SH-SY5Y 神经细胞凋亡，体内实验发现欧前胡素 10mg/kg 可减小中脑动脉闭塞（MCAO）引起的大鼠脑梗死体积[14]。

5. 对平滑肌的作用 白芷水煎液可浓度依赖性的收缩大鼠离体肺动脉环，4-氨基吡啶 10^{-4}mol/L 可明显对抗白芷水煎剂收缩离体肺动脉环的作用，维拉帕米10^{-6}mol/L和无钙Kreb's液可对抗白芷水煎剂引起的离体肺动脉环的收缩。白芷水溶性成分灌流能抑制家兔离体小肠的正常活动，对抗毒扁豆碱、甲基新斯的明和氯化钡所致的强直性收缩。总香豆素类成分能对抗氯化钡所致兔肠平滑肌痉挛，但不能缓解由乙酰胆碱引起的肠平滑肌痉挛。

6. 光敏作用　白芷中的线性香豆素类化合物为光敏活性物质，进入机体后遇日光或紫外线照射，皮肤可出现皮炎、红肿、色素增加、表皮增厚等表现。

7. 对酪氨酸酶的作用　白芷水提物10mg/ml可抑制黑色素的生成，加速其在皮肤中的代谢，对皮肤无刺激，是外用脱色剂；而白芷挥发油可提高酪氨酸酶活性，加速黑色素的生成，用于白癜风的治疗。白芷乙酸乙酯萃取部位对酪氨酸酶的活性抑制作用较强，其半数抑制浓度(IC_{50})为1.25mg/ml，而白芷正丁醇部位有激活酪氨酸酶活性作用。白芷中的8-羟基-5甲氧基补骨脂素显示出比曲酸更强的酪氨酸酶活性抑制作用，为白芷的活性成分[15]。

8. 抗肿瘤作用　白芷的多个提取部位及成分具有抗肿瘤作用。白芷的乙酸乙酯提取物有较强的抑制蛋白酪氨酸磷酸酶Shp2作用(IC_{50}为21.6mg/L)，提取物中的14*Z*，17*Z*-二十三碳二烯酸能引起聚腺苷二磷酸核糖聚合酶断裂，并增强caspase-3、caspase-8、caspase-9的活性[16]。白芷生物碱能有效地抑制U14宫颈癌荷瘤鼠瘤体的生长，降低肿瘤细胞内突变型p53和Ki-67相关蛋白的表达。欧前胡素可通过蛋白酶体依赖的方式诱导Mcl-1降解，引起Bak和Bax表达，从而抑制人多药耐药肝癌细胞的凋亡[17]。欧前胡素能抑制神经胶质瘤细胞HSP27、HSP72基因的表达，增强caspase-3、caspase-9的活性而促进神经胶质瘤细胞的凋亡[18]。欧前胡素有增敏人肺癌H23细胞失巢凋亡活性，亚毒性浓度的欧前胡素能通过增加p53蛋白，随后下调Mcl-1，上调Bax而促进人肺癌细胞H23的失巢凋亡，并具有抗肿瘤转移的作用[19]。白芷中的戊烯氧呋豆素、异欧前胡素能对抗诱癌物质的作用，在人早幼粒细胞白血病中，戊烯氧呋豆素能诱导HL60细胞的凋亡。

9. 抗氧化作用　白芷的水、乙醇提取物均有还原抗氧化作用。水提取物清除DPPH、ABST的IC_{50}为0.32、0.20mg/ml，乙醇提取物清除DPPH、ABST的IC_{50}为0.24、0.13mg/ml，并提高超氧化物歧化酶、过氧化氢酶活性，减轻DNA损伤[20]。乙醇提取物不仅可减少410～480nm波长蓝光引起人角膜上皮细胞产生的活性氧化物，还能增加含铁血红素氧合酶-1(HO-1)、过氧化物酶-1(Prx-1)、过氧化氢酶(CAT)、超氧化物歧化酶-2(SOD-2)的表达[21]。欧前胡素显著降低H_2O_2造成的胚胎肾细胞293活性氧化物的产生，同时降低NADPH氧化酶的表达[22]。杭白芷多糖能清除羟自由基、超氧阴离子自由基，并抑制脂质过氧化，其活性较维生素C弱。

10. 对心血管系统的作用　欧前胡素6.25～25mg/kg可升高血浆NO、NOS含量，降低血浆ET、AngⅡ含量，显著降低"两肾一夹"模型大鼠的平均血压[23]。欧前胡素为钙拮抗剂，能与L型钙通道结合，降低自发性高血压大鼠的血压[24]，能够减轻心肌肥厚，并通过NO介导的通路阻止心肌肥厚向心力衰竭的演变[25]。

11. 其他作用　白芷多糖能通过TLR4受体增加ERK、JNK、p38MAPKs磷酸化以及NF-κB p50/p65核转位而活化树突状细胞[26]。白芷水提液能抑制肝微粒体细胞色素P_{450}。白芷水溶性成分有止血作用，脂溶性成分对外周血管有扩张作用。白芷浸膏80～400mg/kg灌胃，可缩短或减少小鼠的出血时间、出血量、凝血时间及凝血酶时间。欧前胡素有抑制血小板聚集的作用。欧前胡素、异欧前胡素能抑制晚期糖基化终产物的形成[27]。

12. 体内过程　欧前胡素和异欧前胡素鼻腔给药的t_{max}均为0.50小时，C_{max}分别为3.161、2.196μg/ml，$t_{1/2}$分别为4.779、6.301小时，给药15分钟可透过血-脑屏障进入脑组织。灌胃川白芷提取物80mg/kg后异欧前胡素在大鼠体内过程符合二室模型特征，主要药动学参数为t_{max}为1.6小时，C_{max}为15.842mg/L，$AUC_{0\to\infty}$为89.45mg/(L·h)，$t_{1/2}$为5.101小时[28]。白芷提取物2.0g/kg灌胃后欧前胡素在大鼠体内呈二室模型分布，主要药动学参数为t_{max}为0.75小时，C_{max}为2.165mg/L，$AUC_{0\to\infty}$为7.512mg/(L·h)，$t_{1/2}$为5.449小时[29]。白芷总香豆素整合后药动学参数t_{max}、C_{max}、MRT和AUC分别为3.40小时、1.39μg/ml、6.69小时和13.54mg/(L·h)。白芷有效成分能显著促进葛根中葛根素(提高1.70倍)、黄芩中黄芩苷(提高4.74倍)的肠吸收作用，对川芎中阿魏酸吸收无显著影响，对甘草中甘草苷、甘草酸具有抑制肠吸收作用[30]。延胡索配伍白芷能显著延长延胡索乙素在大鼠体内滞留时间，减缓体内的消除，提高其生物利用度[31]。

13. 毒理研究　白芷煎剂和醚提物小鼠灌胃LD_{50}分别为43、54g/kg。白芷挥发油小鼠灌胃LD_{50}为5.86ml/kg。欧芹素乙小鼠灌胃的LD_{50}为1.01g/kg。长期毒性试验小鼠灌胃40、200mg/kg，连续40天，对主要器官无损害作用，不影响凝血功能，未见生殖系统损害。给犬口服白芷制剂加黑光照射，相当人用量5倍时未见明显毒性；10～20 倍时引起食欲不振、呕吐、体重减轻，在脱毛部皮肤产生光毒反应，但未见恶变征象，此外也可引起角膜的光毒反应，使角膜浑浊。

【参考文献】［1］张慧，海广范，张崇，等. 白芷不同提取物解热镇痛活性的比较. 新乡医学院学报，2011，28(4)：431-434.

［2］王海莉，王春梅，李贺，等. 白芷香豆素的镇痛作用部位及其机制. 中国老年学杂志，2009，29(15)：1902-1904.

［3］秦旭华，金沈锐，唐怡，等. 白芷总香豆素对偏头痛模型大鼠脑和血中一氧化氮和一氧化氮合酶的影响. 成都中医药大学学报，2009，35(4)：5-7.

［4］秦旭华，李祖伦，金沈锐. 白芷总香豆素对偏头痛模型小鼠 5-HT 和 MAO 的影响. 时珍国医国药，2012，23(9)：2190-2191.

［5］Chen Xingjuan，Sun Weiyang，Gianaris Nicholas G，et al. Furanocoumarinsare a novel class of modulators for the transient receptor potential vanilloid Type 1(TRPV1)channel. Journal of Biological Chemistry，2014，289(14)：9600-9610.

［6］杨胜，张定堃，苏柘僮，等. 川芎-白芷药对不同配比不同剂型对偏头痛动物模型的影响. 中国实验方剂学杂志，2011，17(14)：225-228.

［7］Mee-Young Lee，Jin-Ah Lee，Chang-Seob Seo，et al. Anti-inflammatory activity of *Angelica dahurica* ethanolic extract on RAW264.7 cells via upregulation of heme oxygenase-1. Food and Chemical Toxicology，2011，49：1047-1055.

［8］Lee Mee-Young，Seo Chang-Seob，Lee Jin-Ah，et al. Anti-asthmatic effects of *Angelica dahurica* against ovalbumin-induced airway inflammation via upregulation of heme oxygenase-1. Food and Chemical Toxicology，2011，49(4)：829-837.

［9］Sun Jingjing，Chi Gefu，Lanan Wassy Soromou，et al. Preventive effect of imperatorin on acute lung injury induced by lipopolysaccharide in mice. International Immunopharmacology，2012，14，(4)：369-374.

［10］邱明山，徐明，陈进春，等. 白芷外敷联合常规药物治疗类风湿关节炎疗效观察. 风湿病与关节炎，2013，(2)7：15-18.

［11］权迎春，郑光浩. 白芷萃取成分抗惊厥作用的实验研究. 时珍国医国药，2011，22(10)：2560.

［12］Jarogniew J. Luszczki，Ewa Wojda，Marta Andres-Mach，et al. Anticonvulsant and acute neurotoxic effects of imperatorin，osthole and valproate in the maximal electroshock seizure and chimney tests in mice：A comparative study. Epilepsy Research，2009，85(2-3)：293-299.

［13］Barbara Budzynska，Anna Boguszewska-Czubara，Marta Kruk-Slomka，et al. Effects of imperatorin on nicotine-induced anxiety-and memory-related responses and oxidative stress in mice. Physiology & Behavior，2013，122：46-55.

［14］Wang Nan，Wu Lei，Cao Yanjun，et al. The protective activity of imperatorin in cultured neural cells exposed to hypoxia re-oxygenation injury via anti-apoptosis. Fitoterapia，2013，90：38-43.

［15］朴香兰. 白芷酪氨酸酶抑制成分研究. 中国中药杂志，2009，34(9)：1117-1120.

［16］Liu Dongping，Kong Guiping，Chen Quancheng，et al. Fatty acids as natural specific inhibitors of the proto-oncogenic protein Shp2. Bioorganic & Medicinal Chemistry Letters，2011，21(22)：6833-6837.

［17］Li Xia，Zeng Xueli，Sun Jianguo，et al. Imperatorin induces Mcl-1 degradation to cooperatively trigger Bax translocation and Bak activation to suppress drug-resistant human hepatoma. Cancer Letters，2014，348(1-2)：146-155.

［18］Dorota Badziul，Joanna Jakubowicz-Gil，Ewa Langner，et al. The effect of quercetin and imperatorin on programmed cell death induction in T98G cells in vitro. Pharmacological Reports，2014，66(2)：292-300.

［19］Choochuay Kanuengnit，Chunhacha Preedakorn，Pongrakhananon Varisa，et al. Imperatorin sensitizes anoikis and inhibits anchorage-independent growth of lung cancer cells. Journal of Natural Medicines，2013，67(3)：599-606.

［20］Mehnaz Pervin，MD Abul Hasnat，Trishna Debnath，et al. Antioxidant，anti-inflammatory and antiproliferative activity of *Angelica dahurica* root extracts. Journal of Food Biochemistry，2014，38(3)：281-292.

［21］Lee Jee-Bum，Kim Soo-Hyun，Lee Seung-Chul，et al. Bluelight-induced oxidative stress in human corneal epithelial cells：protective effects of ethanol extracts of various medicinal plant mixtures. Investigative Ophthalmology & Visual Science，2014，55(7)：4119-4127.

［22］Cao Yanjun，Zhang Yanmin，Wang Nan，et al. Antioxidant effect of imperatorin from *Angelica dahurica* in hypertension via inhibiting NADPH oxidase activation and MAPK pathway. Journal of the American Society of Hypertension，2014，8(8)：527-536.

［23］Cao Yanjun，He Xu，Wang Nan，et al. Effects of imperatorin，the active component from Radix Angelicae(Baizhi)，on the blood pressure and oxidative stress in 2K，1C hypertensive rats. Phytomedicine，2013，20(12)：1048-1054.

［24］Zhang Yan，Cao Yanjun，Wang Qunli，et al. A potential calcium antagonist and its antihypertensive effects，Fitoterapia，2011，82(7)：988-996.

［25］Zhang Yan，Cao YanJun，Duan HaiJie，et al. Imperatorin prevents cardiac hypertrophy and the transition to heart failure via

NO-dependent mechanisms in mice. Fitoterapia，2012，83(1)：60-66.

［26］Kim Hyung Sook，Shin Bo Ram，Lee Hong Kyung，et al. Dendritic cell activation by polysaccharide isolated from *Angelica dahurica*. Food and Chemical Toxicology，2013，55：241-247.

［27］Kim Hyun Young，Lee Ki Ho，Lee Dong Gu，et al. The Protectiveactivity of linear furanocoumarins from *Angelica dahurica* against glucose-mediated protein damage. Journal of The Korean Society for Applied Biological Chemistry，2012，55(3)：355-358.

［28］胡荣，李祖伦．川白芷提取物异欧前胡素大鼠体内药动学研究．中国中医药信息杂志，2009，16(6)：40-41.

［29］黄玉伟，陈晓辉，霍艳双，等．白芷提取物欧前胡素在大鼠体内的药物动力学．沈阳药科大学学报，2008，25(3)：215-218.

［30］梁新丽，赵国魏，罗云，等．外翻肠囊法研究白芷有效组分配伍"对药"有效成分肠吸收的影响．中国实验方剂学杂志，2013，19(17)：193-197.

［31］洪战英，乐健，范国荣，等．延胡索伍用白芷对延胡索乙素药动学的影响．中国药学杂志，2009，44(8)：620-623.

细　辛
Xixin

本品为马兜铃科植物北细辛 *Asarum heterotropoides* Fr. Schmidt var. *mandshuricum*(Maxim.) Kitag、汉城细辛 *Asarum sieboldii* Miq. var. *seoulense* Nakai 或华细辛 *Asarum sieboldii* Miq. 的干燥根和根茎。前两种习称"辽细辛"。辽细辛主产于辽宁、吉林、黑龙江。华细辛主产于陕西。夏季果熟期或初秋采挖，除净地上部分和泥沙，阴干。切段。以根多色灰黄、味辛辣麻舌者为佳。

【性味与归经】 辛，温。归心、肺、肾经。

【功能与主治】 解表散寒，祛风止痛，通窍，温肺化饮。用于风寒感冒，头痛，牙痛，鼻塞流涕，鼻鼽，鼻渊，风湿痹痛，痰饮喘咳。

【效用分析】 细辛辛温发散，芳香透达，入肺经长于解表散寒，祛风止痛，宜于外感风寒，头身疼痛较甚者；因其既能散风寒，又能通鼻窍，故宜于风寒感冒而见鼻塞流涕者。且细辛既入肺经散在表之风寒，又入肾经而除在里之寒邪，常与助阳解表药配伍，以治阳虚外感，恶寒发热、无汗、脉反沉者。

细辛辛香走窜，宣泄郁滞，上达巅顶，通利九窍，善于祛风散寒，且止痛之力颇强，尤宜于风寒性头痛、牙痛、痹痛等多种寒痛证。

细辛辛散温通，芳香透达，散风邪，化湿浊，通鼻窍，故常用治鼻渊鼻鼽等鼻科疾病之鼻塞、流涕、头痛者，为治鼻渊鼻鼽之良药。

细辛辛散温通，外能发散风寒，内能温肺化饮，常与散寒宣肺、温化痰饮药同用，以主治风寒咳喘，或寒饮咳喘。

此外，本品辛温行散，芳香透达，吹鼻取嚏，有通关开窍醒神之功，故可用治中恶或痰厥所致卒然口噤气塞、昏不知人、面色苍白、牙关紧闭之神昏窍闭证。

【配伍应用】

1. 细辛配川芎 细辛善于祛风散寒止痛；川芎善于活血行气、祛风止痛。二者伍用，既能活血祛瘀，又能祛风止痛，风祛则营卫和，血行则风自灭。既善治外感风寒之头身疼痛，又常用治风寒湿痹、肢节疼痛。

2. 细辛配附子 细辛外散风寒，内祛阴寒，温通肾气，开通诸窍；附子补火助阳，散寒止痛。二药伍用，温通宣散，既走膀胱经之表，又入肾经之里，相得益彰，共奏补火助阳，散寒止痛，蠲痰化饮之功。适用于阳虚阴盛所致的胸痹心痛以及阳虚痰饮咳喘。

3. 细辛配茯苓 细辛辛温，善于温肺化饮；茯苓甘淡平，善于健脾利水渗湿。二药伍用，温化痰饮之功更著，适用于痰饮停肺所致的咳喘，痰多清稀、色白量多。

4. 细辛配生石膏 细辛辛温而善于散寒止痛；生石膏辛甘大寒而善清胃热。二药伍用，寒热同用，用生石膏制约细辛温热之性而取其止痛之用，清热不郁遏，发散不助热，具有良好的清泻胃火、止痛之功，常用治胃火上炎所致的牙痛。

5. 细辛配生地黄 细辛辛散温通，散寒止痛，易伤阴助热；生地黄性味甘寒，滋阴清热，寒热相制，刚柔相济，而有清热止痛之功，适用于治疗风火上攻所致的头痛、牙痛等症。

【鉴别应用】 **细辛与麻黄** 二者均能发汗解表，同可用治风寒感冒。不同之处在于，细辛辛温走窜，达表入里，可散肺与足少阴肾经风寒，发汗之力虽不如麻黄，但散寒力胜，既治一般风寒感冒，尤善用于寒犯少阴，无汗恶寒、发热脉沉之阳虚外感；其辛散温通，长于通窍止痛、温肺化饮，善治头面诸窍疾患、风湿痹痛及痰饮喘咳等证。而麻黄辛开苦泄，重在宣发卫气，开通腠理，透发毛窍，发汗解表，主散肺与膀胱经风寒，为作用较强的发汗解表药，故主治风寒外束，肺气壅实，毛窍闭塞，表实无汗的风寒感冒重证；尚有宣肺平喘、利水消肿之功，可用于肺气闭遏的喘咳息促及风邪袭表、一身尽肿的风水水肿。

【方剂举隅】

1. 麻黄附子细辛汤（《伤寒论》）

药物组成：麻黄、细辛、附子。

功能与主治：助阳解表。适用于素体阳虚，外感风寒证，症见发热，恶寒甚剧，虽厚衣重被，其寒不解，神疲欲寐，脉沉微；或暴哑，症见突发声音嘶哑，甚则失音不语，或咽喉疼痛，恶寒发热，神疲欲寐，舌淡苔白，脉沉无力。

2. 九味羌活汤（《此事难知》）

药物组成：羌活、防风、苍术、细辛、川芎、香白芷、生地黄、黄芩、甘草。

功能与主治：发汗祛湿，兼清里热。适用于外感风寒湿邪，内有蕴热证，症见恶寒发热，无汗，头痛项强，肢体酸楚疼痛，口苦微渴，舌苔白或微黄，脉浮。

3. 小青龙汤（《伤寒论》）

药物组成：麻黄、芍药、细辛、干姜、甘草、桂枝、半夏、五味子。

功能与主治：解表散寒，温肺化饮。适用于外寒里饮证，症见恶寒发热，头身疼痛，无汗，咳喘，痰涎清稀而量多，胸痞，或干呕，或痰饮喘咳，不得平卧，或身体疼痛，头面四肢浮肿，舌苔白滑，脉浮。

4. 苓甘五味姜辛汤（《金匮要略》）

药物组成：茯苓、甘草、干姜、细辛、五味子。

功能与主治：温肺化饮。适用于寒饮咳嗽，症见咳痰量多，清稀色白，或喜唾涎沫，胸满不舒，舌苔白滑，脉弦滑。

5. 独活寄生汤（《千金要方》）

药物组成：独活、桑寄生、杜仲、牛膝、细辛、秦艽、茯苓、肉桂心、防风、人参、甘草、当归、芍药、干地黄。

功能与主治：祛风湿，止痹痛，益肝肾，补气血。适用于痹痛日久，肝肾两虚，气血不足证，症见腰膝疼痛酸软，肢节屈伸不利，或麻木不仁，畏寒喜温，心悸气短，舌淡苔白，脉细弱。

【成药例证】

1. 辛芩颗粒（《临床用药须知中药成方制剂卷》2020年版）

药物组成：白术、黄芪、防风、细辛、荆芥、桂枝、白芷、苍耳子、黄芩、石菖蒲。

功能与主治：益气固表，祛风通窍，用于肺气不足、风邪外袭所致的鼻痒、喷嚏、流清涕、易感冒；过敏性鼻炎见上述证候者。

2. 滴通鼻炎水（《临床用药须知中药成方制剂卷》2020年版）

药物组成：蒲公英、细辛、苍耳子、辛夷、麻黄、白芷、黄芩、石菖蒲。

功能与主治：祛风清热，宣肺通窍。用于风热蕴肺所致的伤风鼻塞、鼻窒、鼻鼽、鼻渊，症见发热、恶风、头痛、鼻塞、鼻痒、鼻流清涕或浊涕；慢性鼻炎、鼻窦炎、过敏性鼻炎见上述证候者。

3. 伊痛舒注射液（《中华人民共和国卫生部药品标准・中药成方制剂》第十七册）

药物组成：细辛、当归、川芎、羌活、独活、防风、白芷。

功能与主治：祛风散寒胜湿，活血祛瘀镇痛。用于多种原因引起的头痛，牙痛，神经痛，风湿痛及肌纤维炎，骨关节、胃肠、胆、肾疾患、癌症等引起的疼痛。按中医辨证用药，尤其对寒邪和瘀血所致的痛证有较好的效果。

4. 宽胸气雾剂（《临床用药须知中药成方制剂卷》2020年版）

药物组成：细辛油、高良姜油、荜茇油、檀香油、冰片。

功能与主治：辛温通阳，理气止痛。用于阴寒阻滞、气机郁痹所致的胸痹，症见胸闷、心痛、形寒肢冷；冠心病心绞痛见上述证候者。

【用法与用量】 1～3g。散剂每次服 0.5～1g。外用适量。

【注意】

1. 本品辛香温散，故气虚多汗、阴虚阳亢头痛、阴虚或肺热咳嗽者忌用。

2. 十八反中细辛反藜芦，不宜同用。

【本草摘要】

1.《神农本草经》 “主咳逆，头痛脑动，百节拘挛，风湿痹痛，死肌。明目，利九窍。”

2.《本草别说》 “细辛若单用末，不可过半钱匕，多则气闷塞，不通者死。”

3.《本草汇言》 “细辛，佐姜、桂能驱脏腑之寒，佐附子能散诸疾之冷，佐独活能除少阴头痛，佐荆、防能散诸经之风，佐芩、连、菊、薄，又能治风火齿痛而散解诸郁热最验也。”

【化学成分】 主要含木脂素类成分：细辛脂素等；挥发油：α-蒎烯，莰烯，香叶烯，柠檬烯，细辛醚，甲基丁香酚，榄香素，黄樟醚等；还含痕量的马兜铃酸Ⅰ。

中国药典规定本品含马兜铃酸Ⅰ（$C_{17}H_{11}O_7N$）不得过 0.001%。含挥发油不得少于 2.0%（ml/g）；含细辛脂素（$C_{20}H_{18}O_6$）不得少于 0.050%。

【药理毒理】 本品有解热、镇痛、抗炎、抗过敏、镇静、增加心肌收缩力及免疫抑制等作用。

1. 解热作用 细辛有解热作用。辽细辛油 0.2～0.5ml/kg 灌胃对因温热刺激、伤寒及副伤寒甲乙混合菌苗和四氢β-苯胺所致人工发热家兔均有解热作用；辽细辛油 0.12、0.24ml/kg 腹腔注射 1 小时后，对啤酒酵母引起的大鼠发热呈现出解热作用，作用维持5小时以上，同样剂量腹腔注射后 30 分钟可降低正常大鼠肛温。1.5%华细辛 1.2ml/kg 腹腔注射对伤寒菌苗致热家兔有明显的解热作用，2ml/kg 腹腔注射对正常豚鼠亦有一定降温作用。

2. 镇痛作用 细辛镇痛作用明显。细辛的散剂、煎剂、95%乙醇提取物及挥发油部分均能明显减少醋酸引起的小鼠扭体次数，明显提高小鼠痛阈值。细辛水提液和挥发油均有较强的镇痛作用，其中水提液对皮肤疼痛的镇痛效果强于挥发油，对内脏疼痛的镇痛效果则弱于挥发油[1]。细辛水煎剂 0.4g/kg 灌胃提高热板试验小鼠的痛阈值，减少醋酸致小鼠扭体反应次数，作用持续 60 分钟。细辛 80%乙醇提取物 0.1、0.2、0.4g/kg 灌胃，对小鼠热板法、小鼠扭体法、小鼠温浴法及大鼠甩尾法等所致疼痛反应均有显著抑制作用，镇痛作用起效较慢但作用维持时间长[2]。北细辛挥发油 5.5、11.0、16.5μl/kg 灌胃，对醋酸致小鼠扭体反应、小鼠热板刺激及甲醛致小鼠疼痛反应均有抑制作用，其外周性镇痛作用相对优于中枢性镇痛作用[3]。细辛水煎剂 0.4g/kg 灌胃对紫杉醇诱导的大鼠机械性痛觉过敏有抑制作用，但并不降低紫杉醇抑制肺癌细胞生长的作用，提示细辛对化疗痛具有一定防治作用[4]。通过结扎坐骨神经制备大鼠神经病理性疼痛模型，细辛水提物 200mg/kg（相当于细辛药材 2g/kg）于术后开始灌胃给药，连续 2 周，术后第 5 天即表现出显著镇痛作用，如与尼莫地平（40mg/kg）合用则镇痛作用更强[5]。细辛乙酸乙酯部位（不含马兜铃酸）1.6、0.8g/kg 灌胃，对小鼠醋酸扭体法与热板法所致的疼痛反应有抑制作用，提示马兜铃酸可能不是细辛的主要镇痛成分[6]。细辛三个品种（辽细辛、华细辛、汉城细辛）制成糊剂外用（0.56、0.32g/足），均能显著延长小鼠热板法中的痛阈值[7]。此外，应注意细辛的镇痛作用具有一定程度的道地性[8]。

3. 抗炎作用 细辛的抗炎作用成分主要为挥发油，其挥发油可抑制酵母、甲醛引起的大鼠足肿胀、巴豆油所致小鼠耳肿胀、大鼠皮下肉芽组织增生及组胺引起的大鼠血管通透性增加。细辛挥发油有促肾上腺皮质激素样作用，抑制炎症介质释放、毛细血管通透性增加、白细胞游走及结缔组织增生等作用。细辛乙酸乙酯部位（不含马兜铃酸）1.6、0.8g/kg 灌胃，抑制二甲苯致小鼠耳肿胀和醋酸致小鼠腹腔毛细血管通透性亢进，提示马兜铃酸可能不是细辛的主要抗炎成分[6]。细辛三个品种（辽细辛、华细辛、汉城细辛）制成糊剂外用（大鼠 1.4、0.8g/足，小鼠 0.56、0.32g/足），能减轻蛋清所致大鼠足跖肿胀度与二甲苯所致小鼠耳肿胀度[7]。此外，应注意细辛的抗炎作用具有一定程度的道地性[8]。

4. 抗过敏作用 细辛中分离出的甲基丁香油酚、N-异丁基十二碳四烯酰胺和去甲乌药碱明显抑制组胺所致离体豚鼠回肠的收缩。细辛水和乙醇提取物使速发型变态反应总过敏介质释放量减少 40%以上。细辛挥发油 0.45g/kg（生药量计）灌胃给药 10 天，对鸡卵清蛋白全身致敏与局部攻击方法所制作的过敏性鼻炎豚鼠模型，能有效缓解过敏性鼻炎的局部症状，降低血液组胺含量，改善鼻黏膜炎症的局部浸润[9]。细辛水提液（1.4g/kg）贴敷固定于肺俞、心俞、膈俞穴位处，每次 6 小时，连续 7 天，对氯化乙酰胆碱和磷酸组胺诱导的豚鼠哮喘反应有明显抑制作用[10]。

5. 镇静作用 细辛有镇静作用。小鼠腹腔注射 1.5%华细辛挥发油 0.2ml/kg 及豚鼠注射 2ml/kg，能使动物活动减少、安静、行走稍有不稳，翻正反射消失，呼吸轻度减慢。辽细辛挥发油 0.06ml/kg 腹腔注射小鼠，可产生明显镇静作用，翻正反射消失，随剂量加大，中枢抑制作用加强，0.8～1.2ml/kg 可致呼吸停止而死亡。辽细辛油 0.045～0.24ml/kg 对阈下剂量的戊巴比妥钠和水合氯醛均有协同催眠作用。小鼠腹腔注射华细辛油亦可明显延长硫喷妥钠的睡眠时间。

6. 对心血管系统的作用 细辛有增加心肌收缩力、增加心率，改善心功能，保护心肌细胞的作用。细辛醇提物 0.1～0.4m1/kg 可使心源性休克犬心脏功能增强，表现为：左心室内压（LVP）与平均动脉压（MAP）升高、心输出量增加、心率加快、等容期心肌最大收缩速度上升等，作用强度与多巴胺相似。细辛挥发油能对抗脑垂体后叶素所致的兔急性心肌缺血，并能增加小鼠减压缺氧的耐受力。细辛醇提液对离体兔和豚鼠心脏有明显兴奋作用，用药后心肌收缩力增强，心率加快。全细胞膜片钳技术研究发现，心肌细胞加入细辛含药血清后，细辛有增强心肌细胞钠通道电流的作用[11]。细辛及其成分对家兔血压有不同的影响，水溶性物质可使麻醉家兔血压升高，所含挥发油物质有降压作用。

7. 免疫抑制作用 细辛对细胞免疫、体液免疫均有抑制作用。细辛 0.5g/次小鼠灌胃，连续 10 天，可以减少溶血空斑试验细胞数目，降低巨噬细胞的吞噬百分率、吞噬指数，以及白细胞移动抑制指数，并减少 Th 细胞百分率，降低 Th/Ts 比值。中药细辛提取物细辛脂素与环孢素(CsA)有相似的免疫抑制作用，能产生保护受体器官作用；含细辛提取物细辛脂素血清体外抗排斥反应时，能降低 IL-2 和 IFN-γ 水平，同时又升高 IL-4 水平，可能与其提高移植耐受有关。术前细辛脂素 25mg/kg 灌胃，连续 7 天，联合供者的脾细胞和骨髓细胞可成功诱导受体鼠对心脏移植物的免疫耐受[12]。有报道细辛能抑制新城疫病毒和 ConA 诱导的小鼠脾细胞产生 α 和 γ 干扰素。

8. 其他作用 细辛挥发油具有良好的表面麻醉和局部浸润麻醉的效果[1]。细辛煎剂能阻滞蟾蜍坐骨神经的冲动传导；细辛使小鼠的生精小管增粗，生精细胞和间质细胞增多；明显抑制衰老小鼠血清睾酮含量的下降。细辛水提取物 0.4g/ml 对人乳头瘤病毒有抑制作用。细辛三个品种(辽细辛、华细辛、汉城细辛)制成糊剂外用(0.125、$0.075g/cm^2$)，每次接触 6 小时，每天 1 次，连续 5 天，对大鼠外伤血瘀模型的炎症反应、血液流变学异常及组织病理表现等有良好改善作用[13]。

9. 毒理研究

(1) 急性毒理 细辛毒性较强。细辛挥发油和去油煎液在等剂量用于小鼠时，挥发油组 70%死亡，而去油水煎液无一死亡，证明细辛的毒性作用主要来源于挥发油，其 LD_{50} 和 ED_{50} 分别为 27.0、18.3ml/kg，安全指数为 1.47。细辛挥发油对实验动物的中枢神经系统先兴奋，随后转入抑制，使随意运动及呼吸减慢，反射消失，最后因呼吸麻痹而死，心跳停止于呼吸之后[14]。细辛根散剂灌胃的 LD_{50} 为 6.52g/kg，细辛全草散剂的 LD_{50} 为 11.71g/kg。小鼠灌胃途径给药，测得北细辛散剂 LD_{50} 为 4.8g/kg、水煎剂最大给药量为 240g/kg、挥发油 LD_{50} 为 2.53ml/kg；华细辛散剂 LD_{50} 为 7.5g/kg、水煎剂 LD_{50} 为 100.8g/kg、挥发油 LD_{50} 为 3.13ml/kg；汉城细辛散剂最大给药量为 31.2g/kg、水煎剂 LD_{50} 为 48.7g/kg、挥发油 LD_{50} 为 1.92ml/kg，由此可见药典规定的三种细辛的不同制备方法和药用部位对小鼠的急性毒性不同[15]。小鼠灌胃细辛挥发油提取物、超临界提取物的 LD_{50} 分别为 86.9、7.4g/kg，细辛水提取物未测出 LD_{50}，其最大耐受量(MLD)为 30g/(kg·d)，相当于临床 70kg 成人每千克体重日用量的 76.92 倍，小鼠主要急性毒性症状表现为抽搐、精神不振、呼吸急促等[16]。细辛对肺、肝、肾等重要器官有明显的损害作用。细辛散剂 293mg 小鼠灌胃，对肺脏的病理损害表现为轻重不同的淤血、水肿，肺泡壁毛细血管可见程度不一的白细胞黏附滞留阻塞血管，严重者肺内出现白细胞灶性聚集或肺泡壁因毛细血管浸润而增厚。细辛对肺的呼吸功能有抑制作用，家兔 1 次性灌胃给药 30ml(含生药 73.14mg)，可引起家兔呼吸先兴奋后抑制的病理变化。细辛散剂药液 748mg/d，分 2 次给大鼠灌服，连续用药 3 天，下丘脑 AChE 和 Th 免疫反应阳性细胞数目明显减少，对呼吸中枢有抑制作用。

(2) 长期毒理 细辛 1.35g/kg 灌胃，连续 21 天，小鼠肝脏组织中活性氧含量升高，SOD 活性降低。细辛长期毒性试验对 SD 大鼠肝组织形态学的影响主要表现为急性肝炎样损伤，导致肝细胞膜通透性增加，甚至坏死，且能影响肝脏对胆红素的摄取、结合和排泄功能，但不会产生延迟性毒性反应。

(3) 其他 细辛有致突变作用。腹腔注射细辛油 $1/2LD_{50}$ 剂量可增加小鼠骨髓嗜多染色红细胞微核形成率。细辛水煎液能明显诱发小鼠骨髓嗜多染红细胞微核和小鼠精子畸形，具有致突变作用[17]。

【参考文献】 [1] 王晓丽，金礼吉，续繁星，等. 中草药细辛研究进展. 亚太传统医药，2013，9(7)：68-73.

[2] 杨浩，王磊，魏景莉，等. 细辛替代吗啡镇痛可行性实验研究. 中国临床研究，2010，23(7)：568-570.

[3] Wang Bingbing，Qi Wen，Wang Lili，et al. Comparative study of chemical composition，antinociceptive effect and acute toxicity of the essential oils of three Asarum drugs. Journal of Chinese Pharmaceutical Sciences，2014，23(7)：480-489.

[4] 郑卫红，刘朝奇，吕佰瑞. 细辛对紫杉醇诱导的大鼠神经病理性疼痛的影响. 中国疼痛医学杂志，2011，17(10)：620-623.

[5] 叶英响. 细辛水提物与尼莫地平合用的镇痛作用及其机制研究. 中草药，2013，44(24)：3521-3524.

[6] 胡竟一，邱春燕，雷玲，等. 细辛的镇痛和抗炎作用. 中药药理与临床，2011，27(2)：67-69.

[7] 史晶晶，时博，苗明三. 细辛外用抗炎镇痛作用研究. 中医学报，2011，26(10)：1191-1193.

[8] 许阳光，曹晨，尚明英，等. 不同产地北细辛和华细辛镇痛抗炎药效学评价. 中国中药杂志，2012，37(5)：625-631.

[9] 梁少瑜，谭晓梅，曾永长，等. 细辛挥发油对过敏性鼻炎豚鼠鼻黏膜和组胺影响的初步研究. 中国实验方剂学杂志，2011，17(2)：149-151.

[10] 张会宗，向绍杰，孟莉，等. 中药细辛不同提取物平喘活性分析. 辽宁中医杂志，2011，38(3)：551-552.

[11] 韩俊艳，孙川力，纪明. 中药细辛的研究进展. 中国农学通报，2011，27(9)：46-50.

[12] 张丽丽，于波，杨宝峰. 细辛脂素+供鼠脾/骨髓细胞诱导的免疫耐受对大鼠心脏移植存活的影响. 心脏杂志，2010，22(1)：19.

[13] 白明，刘丹丹，闫欣，等. 不同品种细辛酒糊外用对大鼠外伤性血瘀模型的影响. 中国现代应用药学，2014，31(5)：517-522.

[14] 徐建兵，文竹，杨国正，等. 细辛毒性研究进展. 西部医学，2011，23(12)：2473-2475.

[15] 魏新智，付勇强，王珲，等. 北细辛、华细辛、汉城细辛的急性毒性评价. 亚太传统医药，2010，6(12)：23-25.

[16] 李荣荣，杨勇，丁嘉信，等. 细辛不同提取物对小鼠急性毒性实验的比较研究. 中国药物警戒，2012，9(6)：321-324.

[17] 宋俊斋，李家亿，杨念，等. 中药细辛的遗传毒性实验研究. 中国药物警戒，2010，7(5)：262-264.

藁本
Gaoben

本品为伞形科植物藁本 *Ligusticum sinense* Oliv. 或辽藁本 *Ligusticum jeholense* Nakai et Kitag. 的干燥根茎和根。藁本主产于四川、湖北、陕西。辽藁本主产于辽宁。秋季茎叶枯萎或次春出苗时采挖，除去泥沙，晒干或烘干。切片。以外表皮色棕褐、切面黄色、香气浓者为佳。

【性味与归经】 辛，温。归膀胱经。

【功能与主治】 祛风，散寒，除湿，止痛。用于风寒感冒，巅顶疼痛，风湿痹痛。

【效用分析】 藁本辛温香燥，主入足太阳膀胱经，性味俱升，善达巅顶，以发散太阳经风寒湿邪见长，并有较好的止痛作用，故常用治太阳风寒，循经上犯，症见头痛、鼻塞、巅顶痛甚者以及外感风寒夹湿，头身疼痛明显者。

藁本辛散温通香燥之性，又能入于肌肉、经络、筋骨之间，以祛除风寒湿邪，蠲痹止痛，故可用治风寒湿痹，一身尽痛者。

【配伍应用】

1. 藁本配羌活 二者均能解表散寒，祛风除湿，止痛。二药相合，则药力更著，常用治风寒感冒、风寒夹湿感冒，以及风寒湿痹、肢节疼痛。

2. 藁本配川芎 藁本功能解表散寒，祛风除湿，止痛；川芎上行头目，善于祛风止痛。二者相合，上达巅顶以祛风散寒止痛，常用治外感风寒，巅顶头痛以及头风头痛。

3. 藁本配苍术 藁本性味俱升，能祛寒胜湿；苍术善于燥湿健脾以止泻。二者相合，常用治寒湿中阻，脾失健运，清阳不升，泄泻不止者。

【鉴别应用】 藁本、羌活、白芷与细辛 藁本、羌活、白芷、细辛四者皆为辛温香燥之品，均能解表散寒，祛风止痛，且止痛作用较好。其中羌活、白芷、藁本还能胜湿。四者都常用治风寒感冒或风寒夹湿的感冒，头身疼痛较甚者，风寒湿痹，肢节疼痛。因白芷、细辛气味芳香，既能散风寒，又能通鼻窍，故风寒感冒而见鼻塞流涕者，白芷、细辛尤为适宜。同时白芷、细辛也常用于鼻渊等鼻科疾病之鼻塞、流涕、头痛者，为治鼻渊之良药。不同之处在于，藁本性味俱升，上达巅顶，善治外感风寒、巅顶头痛甚者。羌活气味雄烈，解表散寒，祛风胜湿，止痛作用较强；其治痹痛，因其善入足太阳膀胱经，以除头项肩背之痛见长，故上半身风寒湿痹、肩背肢节疼痛者尤为多用。白芷善入足阳明胃经，故阳明经头额痛以及牙龈肿痛尤为多用，并能燥湿止带、消肿排脓；又可用于寒湿带下，疮疡肿毒；此外，白芷能祛风湿止痒，可用治皮肤风湿瘙痒。细辛辛香走窜，达表入里，散寒之力较强，表寒、里寒证均可使用；又能温肺化饮，也可用于阳虚外感，恶寒发热、无汗、脉反沉者；少阴头痛，偏正头痛，牙痛；肺寒咳喘。

【方剂举隅】

1. 羌活胜湿汤（《内外伤辨惑论》）

药物组成：羌活、独活、藁本、防风、川芎、蔓荆子、炙甘草。

功能与主治：祛风，胜湿，止痛。适用于风湿在表之痹证，症见肩背痛不可回顾，头痛身重，或腰脊疼痛，难以转侧，苔白，脉浮。

2. 羌活芎藁汤（《审视瑶函》）

药物组成：半夏、杏仁、羌活、藁本、川芎、防风、茯苓、甘草、白芷、麻黄、陈皮、桂枝。

功能与主治：散风止痛。适用于太阳经头风头痛，发热恶寒。

3. 神术散（《和剂局方》）

药物组成：苍术、藁本、白芷、细辛、羌活、川芎、炙甘草、生姜、葱白。

功能与主治：祛风解表。适用于四时温疫，头痛项强，发热憎寒，身体疼痛及伤风鼻塞声重，咳嗽头昏。

【成药例证】

1. 芎菊上清丸（《临床用药须知中药成方制剂卷》2020年版）

药物组成：菊花、川芎、连翘、薄荷、蔓荆子、黄芩、栀子、黄连、羌活、藁本、防风、白芷、荆芥穗、桔梗、甘草。

功能与主治：清热解表，散风止痛。用于外感风邪引起的恶风身热、偏正头痛、鼻流清涕、牙疼喉痛。

2. 镇脑宁胶囊（《临床用药须知中药成方制剂卷》2020年版）

药物组成：水牛角浓缩粉、天麻、川芎、丹参、细辛、白芷、葛根、藁本、猪脑粉。

功能与主治：息风通络。用于风邪上扰所致的头痛头昏、恶心呕吐、视物不清、肢体麻木、耳鸣；血管神经性头痛、高血压、动脉硬化见上述证候者。

3. 强力天麻杜仲胶囊（《临床用药须知中药成方制剂卷》2020年版）

药物组成：天麻、杜仲（盐制）、川牛膝、槲寄生、玄参、地黄、当归、附子（制）、制草乌、羌活、独活、藁本。

功能与主治：平肝息风，活血散寒，舒筋止痛。用于肝阳化风，寒湿阻络所致的中风，症见筋脉掣痛，肢体麻木，行走不便，腰腿痛，头昏头痛。

【用法与用量】 3～10g。

【注意】 本品辛温香燥，凡阴血亏虚、肝阳上亢、火热内盛之头痛者忌服。

【本草摘要】

1.《神农本草经》 “主妇人疝瘕，阴中寒，肿痛，腹中急，除风头痛。”

2.《医学启源》 “治头痛，胸痛，齿痛。”

3.《本草正义》 “藁本味辛气温，上行升散，专主太阳太阴之寒风寒湿，而能疏达厥阴郁滞，功用与细辛、川芎、羌活近似。”

【化学成分】 主要含苯酞类成分：3-丁基苯酞，蛇床酞内酯等；有机酸类成分：阿魏酸等；还含萜类、烯丙基苯类、香豆素类、挥发油等。

中国药典规定本品含阿魏酸（$C_{10}H_{10}O_4$）不得少于0.050%。

【药理毒理】 本品有解热、镇痛、抗炎、提高耐缺氧能力、止泻及抗血栓等作用。

1. 解热、镇痛作用 藁本中性油以7.0、14.0g/kg（按生药计算）灌胃，不但对伤寒-副伤寒杆菌所致的家兔体温升高有明显、持久的解热作用，还能显著减少冰醋酸或酒石酸锑钾引起的小鼠扭体反应次数，延长小鼠缩尾反应潜伏期。

2. 抗炎作用 藁本的水提物和醇提物均有抗炎作用，水提物7.0g/kg灌胃，对小鼠角叉菜胶足肿胀有抑制作用。藁本醇提取物5.0、15.0g/kg灌胃，能抑制小鼠二甲苯所致的耳肿胀及醋酸致小鼠腹腔毛细血管通透性增加。丁基苯酞（3-n-butylphthalide）是藁本抗炎的主要活性成分之一，可抑制炎症区域花生四烯酸的释放和中性粒细胞的浸润而发挥抗炎作用[1,2]。

3. 提高耐缺氧能力作用 藁本挥发油2.5g/kg灌胃，能延长$NaNO_2$中毒小鼠存活时间和断头小鼠张口动作持续时间；5.0g/kg能延长正常小鼠常压缺氧存活时间及降低死亡时瓶内氧残存量。

4. 止泻作用 藁本醇提物5.0g/kg灌胃，能缓解蓖麻油引起的小鼠小肠性腹泻，也能减少番泻叶引起的腹泻。藁本中性油7.0g/kg能减少蓖麻油性腹泻发生率和次数。

5. 抗血栓作用 藁本醇提物3.0g/kg灌胃，能延长电刺激大鼠颈动脉血栓形成，但不延长凝血时间、凝血酶原时间和部分凝血活酶时间。其作用机制可能与抑制血小板5-羟色胺释放、升高血小板内cAMP水平，从而抑制血小板聚集有关。

6. 其他作用 藁本中性油能对抗苯丙胺引起的小鼠运动兴奋，抑制自发活动，协同戊巴比妥钠催眠作用。藁本乙醇提取物小鼠灌胃，可明显缩短小鼠进入睡眠状态的时间。

7. 毒理研究 寇氏法求得小鼠灌胃藁本中性油急性毒性试验的半数致死量为70.17g/kg±4.95g/kg（按生药计算）。

【参考文献】 [1] Xu HL, Feng YP. Inhibitory effects of chiral 3-n-butylphthalide on inflammation following focal ischemic brain injury in rats. Acta Pharmacol Sin, 2000, 21(5): 433.

[2] 种兆忠，冯亦璞. 丁基苯酞对大脑中动脉阻断后皮层组织中花生四烯酸释放及磷脂酶A2基因表达的影响. 药学学报，2000，35(8)：561.

苍耳子

Cang'erzi

本品为菊科植物苍耳 *Xanthium sibiricum* Patr.的干燥成熟带总苞的果实。主产于山东、江苏、湖北。秋季果实成熟时采收，干燥，除去梗、叶等杂质。以粒大、饱满、色黄绿者为佳。

【炮制】 炒苍耳子 取净苍耳子，炒至黄褐色，去刺。

【性味与归经】 辛、苦，温；有毒。归肺经。

【功能与主治】 散风寒，通鼻窍，祛风湿。用于风寒头痛，鼻塞流涕，鼻鼽，鼻渊，风疹瘙痒，湿痹拘挛。

【效用分析】 苍耳子辛温宣散，既能外散风寒，又能通鼻窍、止痛，故可用治外感风寒，恶寒发热，头身疼痛，鼻塞流涕者。因其发汗解表之力较弱，但善于宣通鼻窍，故一般风寒感冒临床较少使用，而多用于风寒感冒，鼻塞流涕明显者。

苍耳子温和疏达，味辛散风，苦燥湿浊，善通鼻窍以除鼻塞、止前额及鼻内胀痛，用治鼻渊头痛、不闻香臭、时流浊涕者，一药数效，标本兼治，可内服亦宜外用，为治鼻渊之良药，尤宜于鼻渊而有外感风寒者。其他鼻病，如伤风鼻塞(急性鼻炎)、鼻窒(慢性鼻炎)、鼻鼽(过敏性鼻炎)等，苍耳子亦较常用。

苍耳子辛散苦燥，性温散寒，能祛风除湿，通络止痛，故可用治风湿痹痛，关节疼痛，四肢拘挛。

此外，取苍耳子辛散祛风除湿之功，也可用治风疹瘙痒，疥癣麻风。

【配伍应用】

1. 苍耳子配麻黄 二者皆能发散风寒，宣通鼻窍。两药配伍，能增强发散风寒，宣通鼻窍之功，常用治风寒感冒，鼻塞流涕以及鼻鼽、鼻渊头痛、鼻塞流涕者。

2. 苍耳子配威灵仙 苍耳子能祛风湿，止痛；威灵仙善于祛风湿，通经络，止痹痛。二者相合，祛风湿，通经络，止痹痛力强，常用治风湿一身尽痛。

3. 苍耳子配防风 二者皆能祛风止痒，相合则药力更佳，常用治风邪所致的隐疹瘙痒。

【鉴别应用】 **苍耳子、炒苍耳子** 苍耳子性味辛苦温，有毒，归肺经，功能散风除湿，通鼻窍，适用于风寒头痛，鼻塞流涕，鼻渊，风疹瘙痒，湿痹拘挛。炒苍耳子可降低毒性，偏于通鼻窍，祛风湿，止痛，常用于鼻渊头痛，风湿痹痛。

【方剂举隅】 **苍耳子散**(《济生方》)

药物组成：辛夷、苍耳子、白芷、薄荷。

功能与主治：散风寒，通利鼻窍。适用于鼻渊，流黄浊鼻涕，鼻塞不通。

【成药例证】

1. 鼻通丸(《临床用药须知中药成方制剂卷》2020年版)

药物组成：苍耳子(炒)、辛夷、白芷、薄荷、黄芩、鹅不食草、甘草。

功能与主治：疏散风热，宣通鼻窍。用于外感风热或风寒化热所致的鼻塞流涕、头痛流泪；慢性鼻炎见上述证候者。

2. 滴通鼻炎水(《临床用药须知中药成方制剂卷》2020年版)

药物组成：蒲公英、细辛、苍耳子、辛夷、麻黄、白芷、黄芩、石菖蒲。

功能与主治：祛风清热，宣肺通窍。用于风热蕴肺所致的伤风鼻塞、鼻窒、鼻鼽、鼻渊，症见发热、恶风、头痛、鼻塞、鼻痒、鼻流清涕或浊涕；慢性鼻炎、鼻窦炎、过敏性鼻炎见上述证候者。

3. 利鼻片(《临床用药须知中药成方制剂卷》2020年版)

药物组成：蒲公英、黄芩、苍耳子、辛夷、薄荷、白芷、细辛。

功能与主治：清热解毒，祛风开窍。用于风热蕴肺所致的伤风鼻塞、鼻渊、鼻流清涕或浊涕。

【用法与用量】 3～10g。

1. 本品有毒，过量服用易致中毒。

2. 孕妇慎用。

3. 本品辛苦温燥，血虚头痛者不宜服用。

【本草摘要】

1.《神农本草经》 “主风头寒痛，风湿周痹，四肢拘挛痛，恶肉死肌。”

2.《本草备要》 “善发汗，散风湿，上通脑顶，下行足膝，外达皮肤。治头痛，目暗，齿痛，鼻渊，去刺。”

3.《玉楸药解》 “消肿开痹，泄风去湿。治疥疠风瘙隐疹。”

【化学成分】 主要含脂肪酸类成分：棕榈酸，硬脂酸，油酸，亚油酸；还含苍术苷、羟基苍术苷、蜡醇等。

中国药典规定本品含羧基苍术苷($C_{31}H_{46}O_{18}S_2$)不得过0.35%；含绿原酸($C_{16}H_{18}O_9$)不得少于0.25%。炒苍耳子含苍术苷($C_{30}H_{46}O_{18}S_2$)应为0.10%～0.30%。

【药理毒理】 本品主要有抗炎、镇痛、免疫抑制、抗过敏、抗病原微生物及抗氧化、降血糖等作用。

1. 抗炎、镇痛作用 苍耳子有抗炎、镇痛作用。苍耳子水提物2g/kg灌胃，可抑制醋酸所致小鼠腹腔毛细血管通透性增高及二甲苯所致小鼠耳廓肿胀，能减少醋酸刺激所致的小鼠扭体反应次数，延长扭体反应潜伏期，并提高小鼠痛阈值。苍耳子乙醇提取物500mg/kg灌胃给药，明显提高热板法中小鼠痛阈值，亦能显著抑制二甲苯所致小鼠耳廓肿胀[1]。苍耳子水提物(0.1、0.5、1.0g/kg)灌胃给药，显著减少醋酸所致小鼠扭体反应，缩短福尔马林致痛小鼠炎性疼痛期舔后足时间，显著抑制角叉菜胶所致小鼠足肿胀，表现出抗炎镇痛作用，抗炎作用发挥与减少致炎足中MDA含量，提高SOD、CAT、GSH-Px活性，减少血清NO、TNF-α含量，下调致炎足iNOS、COX-2蛋白表达有关[2]。苍耳子水煎液冻干粉(10、100、1000μg/ml)体外对IFN-γ和LPS诱导的小鼠腹腔巨噬细胞NO生成呈现剂量依赖性抑制作用，与下调iNOS表达有关；其还能抑制TNF-α的生成，但对IL-12生成无影响，提示苍耳子可用于控制巨噬细胞介导的炎性疾病[3]。

2. 抑制免疫功能 苍耳子抑制细胞免疫和体液免疫功能。苍耳子水煎液浓度依赖性地(0.5～5mg/ml)抑制刀豆素A(ConA)刺激的人外周血淋巴细胞表达IL-2受体，提示苍耳子可抑制丝裂原刺激 T 细胞活性。苍耳子能通过抑制微管蛋白聚合反应产生抗有丝分裂作用而表现出免疫抑制作用[4]。苍耳子水煎液 25g/kg 灌胃，连续 10 天，抑制小鼠溶血空斑形成、巨噬细胞吞噬功能和白细胞移动，该剂量还使辅助型 T 细胞（Th）和抑制型 T 细胞（Ts）数量明显减少，降低 Th/Ts 比值，降低小鼠血浆和下丘脑中 β-内啡肽含量，表明苍耳子的免疫抑制作用与其对 T 淋巴细胞亚群分布及β-内啡肽产生的影响有关。苍耳子 1g/ml 可抑制由新城疫病毒（NDV）和 Con A 诱导的小鼠脾细胞产生 α 和 γ 干扰素的作用。苍耳子乙醚和乙酸乙酯提取物 1g/kg 灌胃，连续 7 天，抑制小鼠细胞免疫（迟发型超敏反应）、单核-吞噬细胞免疫系统（碳粒廓清实验），对体液免疫和免疫器官重量无影响。

3. 抗过敏作用　苍耳子水提物 4g/kg 腹腔注射，抑制组胺引起的小鼠毛细血管通透性增高。苍耳子水提物 1g/kg 灌胃，显著抑制 Compound 48/80 诱导的小鼠全身性过敏反应，降低过敏性休克死亡率；该提取物对 Compound 48/80 诱导的大鼠腹腔肥大细胞组胺的释放有剂量依赖性的抑制作用，能抑制抗 DNP IgE 抗体诱导的 RBL-2H3 肥大细胞 TNF-α 的分泌，并对 IgE 介导的小鼠被动皮肤过敏反应有抑制作用[5]。苍耳子体外可抑制化学物诱导的大鼠腹腔肥大细胞释放组胺和卵蛋白诱导的致敏大鼠腹腔肥大细胞释放 β-氨基己糖酶，提示苍耳子能通过稳定肥大细胞膜，抑制 IgE 依赖性和非依赖性肥大细胞脱颗粒而阻滞过敏炎症介质释放，产生抗速发型过敏反应作用。苍耳子 70%乙醇提取物 1g/kg 灌胃，对磷酸组胺所致豚鼠休克有保护作用，体外对卵白蛋白致敏豚鼠回肠过敏性收缩有抑制作用。苍耳子提取物 100、500μg/ml 体外明显对抗 Compound 48/80 诱导的大鼠腹腔肥大细胞组胺释放的增加、细胞内钙的摄入增加及细胞内 cAMP 水平的降低，皮内注射 100、500μg/ml 50μl 明显抑制 Compound 48/80 诱导的大鼠 PCA 实验[6]。苍耳子水煎液 37.5g/kg 灌胃，连续 4 天，测定腹腔注射羊红细胞致敏引起的 NIH 小鼠脾淋巴细胞中 35 个蛋白质表达的变化，苍耳子对其中 71.4%有改善作用，与地塞米松相似[7]。

4. 抗病原微生物作用　苍耳子有一定抑菌和抗病毒作用。苍耳子水煎液对金黄色葡萄球菌、肺炎双球菌有抑制作用，生品抗菌作用低于炒苍耳子。苍耳各部位（根、茎、叶、子）不同方式提取物（去离子水提取、酸水提取、乙醇提取）对大肠埃希菌、金黄色葡萄球菌和微球菌抑制作用较强，酵母菌次之[8]。苍耳子提取物 0.5mg/ml 1:5 稀释时可抑制疱疹病毒生长，此浓度对正常细胞无影响。苍耳子五部位分离法中三氯甲烷和正丁醇部位提取物能抑杀眼部蠕形螨的活性，且黏膜毒性试验显示无刺激性[9]。

5. 抗氧化作用　苍耳子水提物 0.5g 生药/kg 小鼠灌胃给药，能降低过氧化脂质（LPO）含量，对超氧化物歧化酶（SOD）活性有升高趋势，减少自由基对机体的损伤。苍耳子水提液清除超氧自由基的活性较好，醇提液清除羟自由基的活性较好。苍耳子水提物（0.05、0.1、0.2mg/ml）体外对 DPPH·、ABTS 自由基具有较好的清除作用，能提高脂质过氧化的保护率，抗氧化作用与其含有的酚类化合物有关。

6. 降血糖作用　苍耳子有一定降血糖作用。苍耳子仁脱脂制成水浸剂，从中分离出的具有苷类性质的物质（含葡萄糖和鼠李糖等）AA_2，1.25～5.0mg/kg 腹腔注射可降低正常大鼠血糖水平，当剂量达 10mg/kg 时，给药后 2 小时血糖降至惊厥水平（1.9～2.5mmol/L），但对四氧嘧啶糖尿病大鼠无明显作用。苍耳子水煎液 3.75、1.875g/kg 灌胃给药 10 天，能降低正常小鼠与四氧嘧啶高血糖模型小鼠的血糖水平，并具有改善高血糖模型小鼠糖耐量的作用。苍耳水提物在 0.3125～10.00g/L 浓度范围内，体外对α-葡萄糖苷酶的抑制率为 55.42%～92.73%；苍耳子水提物 40、10g/kg 灌胃给药 5 天，能显著改善链脲佐菌素所致糖尿病模型小鼠糖耐量，连续灌胃 2 周、4 周均能显著降低血糖水平[10]。苍耳子水提物（0.1、0.2、0.5、1.0mg/ml）体外对 IL-1β 和 IFN-α 诱导的大鼠胰岛细胞瘤株（RINm5F cell）细胞活力的下降、NO 生成过多及 iNOS mRNA 与蛋白表达过高，表现出剂量依赖性的对抗作用，该作用与抑制 NF-κB 通路的激活有关，进一步以大鼠原代胰岛细胞为载体获得相似结果，表明苍耳子可通过减轻炎性反应保护胰岛 B 细胞[11]。

7. 其他作用　苍耳子水煎液和醇沉液可延长化学刺激致小鼠咳嗽的潜伏期。苍耳子水煎液 5、10、20g/kg 灌胃给药 10 天，对 S_{180} 荷瘤小鼠的抑瘤率分别为 13.41%、26.22%、44.51%，并显著提高荷瘤小鼠的免疫器官重量、碳粒廓清指数及血清半数溶血素值[12]。含苍耳子药物的家兔血清（15、7.3、3.6g/kg）体外对人肝癌细胞（BEL-7402）的增殖有抑制作用，诱导细胞凋亡，呈剂量依赖性[13]，同样剂量的家兔含药血清体外对人脑胶质瘤细胞（H4 细胞）的增殖亦有抑制作用，可将分裂细胞阻滞于 G_0、G_1 期，产生细胞毒作用[14]。苍耳子水煎液（570、1140mg/kg）灌胃给予高脂饲料喂饲的大鼠，每日一次，连续 6 周，能显著下调脂肪生成基因表达，上调脂肪分解基因表达，降低肝脏中 TG 含量，改善肝脏脂肪变性，并能提高葡萄糖耐受性和胰岛素敏感性，提示苍耳子可用于非酒精性脂肪肝疾病的治疗[15]。

8. 毒理研究 苍耳子水煎剂 40g/kg 灌胃，观察 24 小时，10 只小鼠 8 只死亡，毒性较强。苍耳子炒品水提取物、炒品乙醇提取物、生品水提取物、生品乙醇提取物，小鼠灌胃给药的 LD_{50} 分别为 155.93、317.80、167.60、275.41g 生药/kg，水提取物毒性明显大于乙醇提取物，生品与炒品的毒性差异不明显[16]。

昆明种小鼠连续 4 周灌胃苍耳子水煎液（1.04、5.20、20.80g/kg），发现各剂量组能抑制小鼠体重增长，使血清 AST 水平升高，肝组织 MDA 含量显著增加；停药 2 周后发现其对小鼠体重增长的抑制作用自行消失，5.20、20.80g/kg 剂量组的血清 AST 水平仍显著高于空白组，1.04、5.20g/kg 剂量小鼠肝组织的 DNA 受到损伤，在 20.80g/kg 剂量时 DNA 合成受到影响。苍耳子 65%乙醇提取液的乙酸乙酯、正丁醇和水萃取物按照 0.06、0.3、0.7g/kg 剂量给 SD 大鼠灌胃，每日 2 次，连续 28 天，结果表明苍耳子乙醇提取液的正丁醇萃取物及水萃取物对大鼠具有明显肝毒性，可使大鼠体重增长缓慢，血清 ALT、AST、AKP 水平出现异常，肝脏指数增加，肝脏组织出现肝细胞间隙增大、细胞核溶解、炎细胞浸润等病理改变[17]。进一步以水萃取物 28、11.2mg/kg 剂量连续 28 天灌胃大鼠，每日 2 次，发现该部位高剂量具有明显肝脏毒性[18]。苍耳子水提物 0.18、0.018g 原生药/ml 及苍术苷 44μg/ml 体外作用 24 小时后，对大鼠原代肝细胞有明显毒性，ALT、LDH 水平出现时间依赖性的升高[19]。

苍耳子水提物体外在 100μg/ml 高浓度时对人近曲小管上皮细胞（HK-2 cell）细胞膜无损害作用，但可能影响肾细胞线粒体的功能。苍耳子、炒苍耳子水提物 16.68、166.8、400g/kg 小鼠急性单次灌胃给药，仅高、中剂量组出现急性毒性表现，如惊厥、流涎、死亡等，在临床最高日用量的等效剂量时无毒性表现；苍耳子、炒苍耳子水提物 0.585、1.755、5.265g/kg 连续 12 周灌胃给大鼠，中、高剂量组在第 9 周出现体重减轻、血液细胞计数及尿素氮、肌酐水平异常，4～8 周血清 HA 和 HPCⅢ水平持续性升高，提示存在肾纤维化风险，即使病理检查尚未发现肾脏和肝脏纤维化表现[20]。

苍耳子提取物（1.85、3.75、7.5、15、30μg/ml 浓度）对斑马鱼胚胎发育有毒性作用，随着浓度的增加斑马鱼胚胎出现孵化率降低、死亡率增加、心脏畸形等毒性体征，提示苍耳子对斑马鱼发育及循环系统发育有明显毒性。行为学研究发现，随着浓度增加斑马鱼游行速度、转圈值明显增加，苍耳子提取物具有兴奋作用[21]。

附：炒苍耳子

【药理毒理】 1. 镇痛、抑菌作用 炒苍耳子有一定镇痛和抑菌作用。苍耳子炒后，镇痛作用增强，尤其是炒后去刺效果较好[16]。炒苍耳子水煎液对金黄色葡萄球菌和肺炎双球菌有抑制作用，且抗菌作用优于生品。

2. 毒理研究 比较生品、炒品和炒后去刺品三种苍耳子的毒性，40g/kg 灌胃，观察 24 小时内小鼠死亡情况，结果生品组 8/10 只死亡，炒品组 3/10 只死亡，炒后去刺品组未出现死亡[16]。

【参考文献】 ［1］付小梅，孙艳朝，刘婧，等. 蒙古苍耳子和苍耳子的抗炎镇痛作用比较. 医药导报，2014，33(5)：555-557.

［2］Ming-Hsing Huang，Bor-Sen Wang，Chuan-Sung Chiu，et al. Antioxidant，antinociceptive，and anti-inflammatory activities of Xanthii Fructus extract. Journal of Ethnopharmacology，2011(135)：545-552.

［3］Hyo-Jin An，Hyun-Ja Jeong，Eun-Hee Lee，et al. Xanthii Fructus Inhibits Inflammatory Responses in LPS-Stimulated Mouse Peritoneal Macrophages. Inflammation，2004，28(5)：263-270.

［4］Mcnon GS，Kuchroo K，Dasgupta D. Interaction of microtubules with active principle of *Xanthium strumarium*. Physiol Chem Phys Med NMR，2001，33(2)：153-162.

［5］Seung-Heon Hong，Hyun-Ja Jeong，Hyung-Min Kim. Inhibitory effects of Xanthii fructus extract on mast cell-mediated allergic reaction in murine model. Journal of Ethnopharmacology，2003，(88)：229-233.

［6］延光海，金光玉，李光昭，等. 苍耳子提取物抑制大鼠肥大细胞活化的机制研究. 解剖科学进展，2010，16(2)：164-166，170.

［7］董燕，周联，冯冲，等. 地塞米松及苍耳子对脾淋巴细胞蛋白质影响的对比分析. 广东医学，2010，31(10)：1272-1274.

［8］肖家军，童贯和，谢振荣，等. 苍耳子不同部位提取物抑菌活性比较. 食品工业科技，2011，32(9)：138-140.

［9］黄丽娟，高莹莹，许锻炼，等. 苍耳子体外抑杀眼部蠕形螨的有效部位研究. 药物分析杂志，2010，30(11)：2048-2051.

［10］郭凤霞，曾阳，李锦萍. 苍耳水提物抑制α-葡萄糖苷酶活性及降低小鼠血糖的作用. 浙江大学学报(医学版)，2013，42(6)：632-639.

［11］Mi-Young Song，Eun-Kyung Kim，Heon-Jae Lee，et al. Fructus Xanthii extract protects against cytokine-induced damage in pancreatic B-cells through suppression of NF-κB activation. International journal of Molecular Medicine，2009，23：547-553..

［12］潘菊花，王玉琳，谢明仁，等. 苍耳子提取物对 S_{180} 荷瘤小鼠肿瘤生长的抑制及免疫功能的影响. 中国临床研究，2013，26(4)：317-319.

［13］魏爱青，李兴文，连秀珍，等. 苍耳子药物血清对人肝癌细胞增殖的抑制作用. 生态科学，2011，30(6)：647-649.

［14］俞发荣，谢明仁，张琛，等. 苍耳子药物血清对H4细胞毒性作用的实验研究. 中国临床研究，2013，26(3)：209-211.

［15］Li Xiumin，Li Zhipeng，Xue Mei，et al. Fructus Xanthii Attenuates Hepatic Steatosis in Rats Fed on High-Fat Diet. PLOS ONE，2013，8(4)：e61499，1-8.

［16］鄢良春，张婷婷，赵军宁，等. 苍耳子4种提取物小鼠急性毒性比较研究. 中国中药杂志，2012，37(15)：2228-2231.

［17］金勇，刘树民，刘颖，等. 苍耳子醇提取液的乙酸乙酯、正丁醇、水萃取物对大鼠肝脏的毒性作用. 药物不良反应杂志，2010，12(1)：17-20.

［18］武斌，曹敏，刘树民，等. 苍耳子水萃取物对大鼠肝脏毒性作用的实验研究. 药物不良反应杂志，2010，12(6)：381-386.

［19］鄢良春，张婷婷，吴懿，等. 苍耳子及苍术苷对大鼠原代肝细胞的毒性作用研究. 中药药理与临床，2012，28(3)：36-39.

［20］Yu Jie，Song Meizhen，Wang Jing，et al. In Vitro Cytotoxicity and In Vivo Acute and Chronic Toxicity of Xanthii Fructus and Its Processed Product. Bio Med Research International，2013，Article ID 403491，http://dx.doi.org/10.1155/2013/403491.

［21］陈锡强，侯海荣，刘可春，等. 苍耳子提取物对斑马鱼的发育及运动行为的毒性研究. 山东科学，2014，27(5)：9-14.

辛 夷

Xinyi

本品为木兰科植物望春花 *Magnolia biondii* Pamp.、玉兰 *Magnolia denudata* Desr. 或武当玉兰 *Magnolia sprengeri* Pamp. 的干燥花蕾。主产于河南、四川、陕西、湖北、安徽。冬末春初花未开放时采收，除去枝梗，阴干。以完整、花蕾未开放、色黄绿者为佳。

【性味与归经】 辛，温。归肺、胃经。

【功能与主治】 散风寒，通鼻窍。用于风寒头痛，鼻塞流涕，鼻鼽，鼻渊。

【效用分析】 辛夷辛散温通，入肺经能发散风寒，宣通鼻窍，故可用治外感风寒，肺窍郁闭，恶寒发热，头痛鼻塞者。因其发汗解表之力较弱，但善于宣通鼻窍，故一般风寒感冒临床较少使用，而多用于风寒感冒，鼻塞流涕明显者。

辛夷辛温发散，芳香通窍，其性上达，主入肺胃经，外能祛除风寒邪气，内能升达肺胃清气，善通鼻窍，为治鼻渊头痛、鼻塞流涕之要药，无论风寒、风热者，皆可配伍使用。其他鼻病，如伤风鼻塞(急性鼻炎)、鼻窒(慢性鼻炎)、鼻鼽(过敏性鼻炎)等，辛夷亦较常用。若肺胃郁热发为鼻疮者，可与清热泻火解毒药配伍。

【配伍应用】

1. 辛夷配苍耳子 两药均能发散风寒，宣肺通窍，皆为治疗鼻鼽鼻渊之常用药。二者配伍，发散风寒，宣肺通窍之力更著，常用治风寒感冒以及鼻鼽鼻渊之头痛鼻塞流涕，并常与白芷、细辛同用。

2. 辛夷配天花粉 辛夷善于发散风寒，宣肺通窍；天花粉善于清泄肺热。二者配伍，则鼻窍宣通，郁热清泄，脓涕自除，常用治鼻渊证流脓涕不止者。

【鉴别应用】 辛夷与苍耳子 二者均能发散风寒、通鼻窍，主治鼻鼽，鼻渊头痛，鼻塞流涕，不闻香臭，为治鼻渊之良药；同时，也可用于风寒感冒，头痛鼻塞者。但辛夷药势上行于头面，善通鼻窍，尤为治鼻渊头痛、鼻塞流涕之要药。而苍耳子有毒，又能祛风湿、止痛，也可用于风湿痹痛、四肢拘挛以及风疹瘙痒、疥癣麻风。

【方剂举隅】 苍耳子散（《济生方》）

药物组成：辛夷、苍耳子、白芷、薄荷。

功能与主治：散风寒，通利鼻窍。适用于鼻渊，流黄浊鼻涕，鼻塞不通。

【成药例证】

1. 鼻炎片（《临床用药须知中药成方制剂卷》2020年版）

药物组成：苍耳子、辛夷、防风、荆芥、白芷、桔梗、麻黄、细辛、连翘、野菊花、知母、黄柏、五味子、甘草。

功能与主治：祛风宣肺，清热解毒。用于急、慢性鼻炎风热蕴肺证，症见鼻塞、流涕、发热、头痛。

2. 辛芳鼻炎胶囊（《临床用药须知中药成方制剂卷》2020年版）

药物组成：辛夷、水牛角浓缩粉、黄芩、龙胆、柴胡、白芷、川芎、细辛、薄荷、菊花、荆芥穗、防风、蔓荆子(炒)、桔梗、枳壳(炒)。

功能与主治：解表散风，清热解毒，宣肺通窍。用于风热蕴肺所致慢性鼻炎、鼻窦炎。

3. 辛夷鼻炎丸（《临床用药须知中药成方制剂卷》2020年版）

药物组成：苍耳子、辛夷、薄荷、紫苏叶、防风、山白芷、菊花、广藿香、鹅不食草、板蓝根、鱼腥草、三叉苦、甘草。

功能与主治：祛风宣窍，清热解毒。用于风热上攻、热毒蕴肺所致的鼻塞、鼻流清涕或浊涕、发热、头痛；慢性鼻炎、过敏性鼻炎、神经性头痛见上述证候者。

【用法与用量】 3～10g，包煎。外用适量。

【注意】 鼻病因于阴虚火旺者忌服。

【本草摘要】

1.《神农本草经》 "主五脏身体寒热，风头脑痛。"

2.《名医别录》 "温中解肌，利九窍，通鼻塞、涕出，治面肿引齿痛，眩冒、身兀兀如在车船之上者。生须发，去白虫。"

3.《本草纲目》 "辛夷之辛温，走气而入肺……能助胃中清阳上行通于天，所以能温中，治头面目鼻九窍之病。"

【化学成分】 主要含木脂素类成分：木兰脂素，松脂素二甲醚；黄酮类成分：芸香苷，槲皮素-7-*O*-葡萄糖苷；生物碱成分：柳叶木兰碱，木兰箭毒碱；挥发油：乙酸龙脑酯，反式丁香烯，β-蒎烯，1,8-桉叶素等。

中国药典规定本品含挥发油不得少于 1.0%(ml/g)，含木兰脂素($C_{23}H_{28}O_7$)不得少于 0.40%。

【药理毒理】 本品有抗过敏、抗炎及抑制血小板聚集等作用。

1. 抗过敏作用 辛夷能够抑制肥大细胞释放组胺，发挥抗过敏作用，且能减轻哮喘大鼠模型的气道损害，影响 Th2 细胞活化后形成的以 IgE 为基础的嗜酸粒细胞与肥大细胞介导的免疫反应，上调 Th1/Th2 比值，并且影响其下游炎性介质产物 IL-4、IFN-γ 的表达[1]。辛夷挥发油能够维持变态反应性鼻炎豚鼠 Th1/Th2 的动态平衡，对变态反应性鼻炎豚鼠细胞免疫功能具有调节作用，影响其释放的炎症介质的表达[2]。

2. 抗炎作用 辛夷油 24.53g/kg(按生药量计算)灌服，对小鼠炎症组织的毛细血管通透性增高有降低作用，能减轻充血、水肿、坏死和炎症细胞浸润等反应，其抗炎机制是抑制炎症介质如 PGE_2、TNF-α、IL-1 和 PLA_2 的产生。另外，辛夷挥发油体外可通过抑制大鼠胸腔白细胞花生四烯酸代谢酶 5-脂氧酶(5-LO)的活性及降低白细胞的 5-LO 致炎代谢产物白三烯 B_4(LTB_4)和 5-羟基二十碳四烯酸(5-HETE)的合成而发挥抗炎作用[3]。

3. 其他作用 辛夷木兰脂素成分对血小板活化因子诱导的兔血小板聚集有抑制作用。辛夷挥发油可降低糖尿病大鼠尿蛋白水平，改善其肾组织病理变化，对肾脏有一定的保护作用。

4. 毒理研究 辛夷挥发油纳米脂质体的急性、亚急性和鼻腔黏膜局部毒性实验证明，辛夷挥发油纳米脂质体经灌胃及鼻腔给药均无明显毒性反应[4]。

【参考文献】[1]蒋玉清. 辛夷单药对支气管哮喘患者 Th1/Th2 免疫平衡的影响研究. 临床和实验医学杂志，2010，9(1)：16-17.

[2] 翟秀云. 辛夷挥发油对变态反应性鼻炎豚鼠 Th 细胞影响研究. 陕西中医，2010，31(1)：116-118.

[3] 刘琨琨，曾南，汤奇，等. 辛夷挥发油体外干预大鼠胸腔炎性白细胞 5-LO 活性的研究. 中药药理与临床，2011，27(1)：52-53.

[4] 路薇薇，吴敏，奚政君，等. 辛夷挥发油纳米脂质体的毒性研究. 上海交通大学学报：医学版，2007，27(6)：689-692.

鹅不食草

Ebushicao

本品为菊科植物鹅不食草 *Centipeda minima*(L.) A. Br. et Aschers. 的干燥全草。主产于浙江、湖北、江苏、广东。夏、秋二季花开时采收，洗去泥沙，晒干。切段。以色灰绿、刺激性气强者为佳。

【性味与归经】 辛，温。归肺经。

【功能与主治】 发散风寒，通鼻窍，止咳。用于风寒头痛，咳嗽痰多，鼻塞不通，鼻渊流涕。

【效用分析】 鹅不食草辛散温通，主入肺经，功能发散风寒，但药力较弱，一般风寒感冒较少选用。因其长于通鼻窍，故主要用于风寒感冒而见鼻塞、流涕、头痛者，可与其他发散风寒、宣通鼻窍药配伍。

鹅不食草辛温升散，入肺经，能通肺窍，利鼻气，故可用治鼻息肉以及鼻渊鼻塞、头痛。现代临床多用于鼻炎(包括急性鼻炎、慢性单纯性鼻炎、肥厚性鼻炎、过敏性鼻炎等)，经鼻腔给药，剂型多种，单用或复方配伍均可。

【配伍应用】

1. 鹅不食草配苍耳子、辛夷 三药均能发散风寒，宣肺通窍，皆为治疗鼻鼽鼻渊之常用药。三药配伍，能增强发散风寒、宣肺通窍之力，常用治风寒鼻塞、鼻科病证鼻塞不通，并常与白芷、细辛同用。

2. 鹅不食草配麻黄、细辛 鹅不食草能发散风寒，略兼化痰止咳之功；麻黄善于发汗解表、宣肺平喘；细辛善于发散风寒、温肺化饮。三者配伍，能发散风寒，化痰止咳平喘，常用治寒痰所致的咳嗽痰多。

【成药例证】

1. 热可平注射液(《临床用药须知中药成方制剂卷》2020 年版)

药物组成：北柴胡、鹅不食草。

功能与主治：清热解表。用于流行性感冒及疟疾的发热。

2. 鼻炎康片(《临床用药须知中药成方制剂卷》2020 年版)

药物组成：野菊花、黄芩、猪胆粉、麻黄、薄荷油、鹅不食草、苍耳子、广藿香、当归、马来酸氯苯那敏。

功能与主治：清热解毒，宣肺通窍，消肿止痛。用于风邪蕴肺所致的急慢性鼻炎，过敏性鼻炎。

3. 鼻通丸（《临床用药须知中药成方制剂卷》2020年版）

药物组成：苍耳子(炒)、辛夷、白芷、薄荷、黄芩、鹅不食草、甘草。

功能与主治：疏散风热，宣通鼻窍。用于外感风热或风寒化热所致的鼻塞流涕、头痛流泪；慢性鼻炎见上述证候者。

【用法与用量】 6～9g。外用适量。

【本草摘要】

1.《四声本草》 “通鼻气，利九窍，吐风痰。”

2.《本草纲目》 “鹅不食草，上达头脑，而治顶痛目病，通鼻气而落息肉。”

【化学成分】 主要含甾醇类成分：蒲公英甾醇，蒲公英甾醇棕榈酸酯，菜油甾醇，山金车烯二醇等；还含愈创木内酯类、三萜类、黄酮类及挥发油等。

【药理毒理】 本品有抗过敏、抗炎、抗病原体、保肝及抗肿瘤等作用。

1. 抗过敏作用 鹅不食草全草热水水提物对大鼠被动皮肤超敏反应(PCA)和化合物48/80或刀豆素A(ConA)诱导的腹腔肥大细胞组胺释放有显著抑制作用，有效成分为伪愈创内酯类和黄酮类[1]；三氯甲烷提取物亦有抗变态反应活性。鹅不食草挥发油滴鼻给药对豚鼠过敏性鼻炎(花粉过敏原建模)有治疗作用，能抑制嗜酸粒细胞和肥大细胞的产生，减轻鼻黏膜组织的病理学变化，并且较长时间使用无鼻黏膜损害表现。鹅不食草对变应性鼻炎豚鼠有治疗作用，可使血清组胺含量显著降低[2]。

2. 抗炎作用 鹅不食草挥发油对急、慢性炎症均有抑制作用。0.05ml/kg和0.1ml/kg灌胃，抑制醋酸致小鼠腹腔毛细血管通透性增高及角叉菜胶性足肿胀，抗炎作用与抑制外周PGE_2的生成和释放有关。鹅不食草挥发油0.05、0.1ml/kg灌胃，对大鼠胸膜炎模型白细胞数增高有显著对抗作用，减少大鼠胸膜炎渗出液中一氧化氮(NO)和PGE_2的生成，0.1ml/kg能对抗胸膜炎大鼠血清C反应蛋白、肿瘤坏死因子(TNF-α)的升高。鹅不食草挥发油抑制小鼠棉球肉芽肿和蛋清致大鼠足肿胀，减少大鼠炎症组织中组胺含量。鹅不食草挥发油的两个硅胶柱色谱法分离组分同样对蛋清致大鼠足肿胀、二甲苯致小鼠耳肿胀有显著抑制作用，组分1主要以酯类成分为主，含量最高者为反式乙酸菊烯酯(84.87%)，其次为麝香草酚乙酸酯(4.71%)等；组分2以酚类成分为主，含量最高者为麝香草酚(63.28%)，其次为石竹烯氧化物(24.00%)，2个组分对热板致小鼠疼痛亦有显著抑制作用[3]。

鹅不食草水提取物(主要含多元酚与黄酮类)25、50、100mg/kg灌服，能抑制小鼠角叉菜胶性足肿胀，作用机制与抑制血清NO、TNF-α、IL-1β的生成，提高炎性组织抗氧化酶(CAT、SOD、GSH-Px)活性，下调诱导型一氧化氮合酶(iNOS)与环氧酶-2(COX-2)蛋白表达有关[4]。鹅不食草挥发油0.05ml/kg灌胃，能对抗油酸合并脂多糖“两次打击”所致急性肺损伤模型大鼠中性粒细胞的升高，抑制支气管上皮细胞中CD54的表达，减轻肺损伤。

3. 抗病原体作用 鹅不食草水煎剂对临床分离的铜绿假单胞菌R质粒有消除作用。鹅不食草中分离的单萜类化合物和百里香酚衍生物体外对金黄色葡萄球菌、鼠伤寒沙门菌、福氏痢疾杆菌及临床分离的表皮葡萄球菌、枯草杆菌等有程度不等的抑菌作用[5]。

4. 保肝作用 鹅不食草煎液5g/kg灌胃，能降低四氯化碳、对乙酰氨基酚、D-氨基半乳糖+脂多糖所致的3种肝损伤模型小鼠的血清丙氨酸氨基转移酶水平，表现出抗实验性肝损伤作用。

5. 抗肿瘤作用 鹅不食草中分离出的α-次甲基-γ内酯结构的化合物具有抗肿瘤和细胞毒素作用。鹅不食草中分离出的一种倍半萜内酯化合物2β-(isobutyryloxy)florilenalin体外对人类鼻咽癌上皮细胞(CNE)表现出显著的剂量依赖性的抑制增殖作用，能诱导细胞凋亡，阻滞细胞在亚G_1期，造成胞内DNA断裂、核缩合，其诱导凋亡作用与激活caspase-3、损耗线粒体膜能量、促进细胞色素C释放至胞质中从而调控Bcl-2家族蛋白表达等有关[6]。

6. 其他作用 鹅不食草挥发油及醇提液有祛痰、止咳、平喘作用。鹅不食草水提取物具有较强的杀螺效果；全草提取物对β-羟基-β-甲基戊二酚(HMG)辅酶A、钙通道阻滞剂受体和胆囊收缩素有明显抑制作用。Ames试验显示，鹅不食草全草水提物对直接诱变剂酚酮酸(Picronicacid)的诱变抑制率在10%以上，对间接诱变剂苯并芘(BaP)的诱变抑制率超过50%。

【参考文献】
[1] 林远灿，高明．鹅不食草的化学成分及药理研究进展．浙江中医药大学学报，2011，35(2)：303-304.

[2] 高玉桥，梅全喜．鹅不食草的药理与临床研究进展．环球中医药，2010，3(4)：307-308.

[3] 张煌，林於，刘新，等．鹅不食草挥发油的抗炎镇痛活性．光谱实验室，2013，30(4)：1913-1921.

[4] Shyh-Shyun Huang，Chuan-Sung Chiu，Tsung-Hui Lin，et

al. Antioxidant and anti-inflammatory activities of aqueous extract of *Centipeda minima*. Journal of Ethnopharmacology, 2013, 147(2): 395-405.

[5] Hengxing Liang, Fukai Bao, Xiaoping Dong, et al. Antibacterial Thymol Derivatives Isolated from *Centipeda minima*. Molecules, 2007, 12: 1606-1613.

[6] Miaoxian Su, Yaolan Li, Hau Yin Chung, et al. 2β-(Isobutyryloxy) florilenalin, a Sesquiterpene Lactone Isolated from the Medicinal Plant Centipeda minima, Induces Apoptosis in Human Nasopharyngeal Carcinoma CNE Cells. Molecules, 2009, 14: 2135-2146.

西 河 柳
Xiheliu

本品为柽柳科植物柽柳 *Tamarix chinensis* Lour. 的干燥细嫩枝叶。全国大部分地区均产。夏季花未开时采收，阴干。切段。以色绿、枝叶细嫩者为佳。

【性味与归经】 甘、辛，平。归心、肺、胃经。

【功能与主治】 发表透疹，祛风除湿。用于麻疹不透，风湿痹痛。

【效用分析】 西河柳辛散透发，功专散风解表透疹，故可用治麻疹初起，疹出不畅，或表邪外束，疹毒内陷，始见形而骤然收没者以及风疹瘙痒。

西河柳辛散，有祛风除湿作用，故可用治风湿痹证，肢节疼痛。

【配伍应用】

1. 西河柳配荆芥、防风 三者均能祛风止痒，配伍后能增强祛风止痒之功，常用治风疹瘙痒。

2. 西河柳配羌活、独活 西河柳能祛风除湿；羌活、独活善于祛风除湿止痛。三者配伍，祛风除湿止痛，常用治风湿痹痛，肢节疼痛。

【鉴别应用】 西河柳与胡荽 二者均能发汗透疹，治疗疹出不透等症。不同之处在于，西河柳又能祛风除湿，止痒，可用治风疹瘙痒、风湿痹痛等。胡荽兼能芳香开胃，可用治饮食不消、纳食不佳。

【方剂举隅】 竹叶柳蒡汤（《医学广笔记》）

药物组成：西河柳、荆芥穗、干葛、蝉蜕、薄荷叶、鼠黏子、知母、玄参、甘草、麦门冬、竹叶。

功能与主治：透疹解表，清热生津。适用于痧疹初起，症见痧疹透发不出，喘嗽，鼻塞流涕，恶寒轻，发热重，烦闷躁乱，咽喉肿痛，唇干口渴，苔薄黄而干，脉浮数。

【成药例证】

1. 小儿疏表丸（《中华人民共和国卫生部药品标准·中药成方制剂》）

药物组成：淡豆豉、桑叶、连翘、西河柳、薄荷、荆芥穗、蝉蜕、葛根、赤芍、金银花、白茅根、板蓝根、陈皮、前胡、玄参、黄芩、大青叶、栀子、天花粉、水牛角浓缩粉。

功能与主治：疏风解表，解肌透疹，清热解毒。用于上呼吸道感染、流感、麻疹、风疹。

2. 儿童回春颗粒（《中华人民共和国卫生部药品标准·中药成方制剂》）

药物组成：黄连、水牛角浓缩粉、羚羊角、淡豆豉、大青叶、荆芥、柴胡、西河柳、升麻、牛蒡子、羌活、葛根、地黄、川木通、赤芍、黄芩、前胡、玄参、桔梗、人中白。

功能与主治：清热解毒，透表豁痰。用于急性惊风，伤寒发热，临夜发热，小便带血，麻疹隐现不出而引起身热咳嗽；赤痢、水泻、食积、腹痛。

3. 五粒回春丸（《中华人民共和国卫生部药品标准·中药成方制剂》）

药物组成：荆芥穗、前胡、西河柳、淡豆豉、葛根、牛蒡子、柴胡、水牛角浓缩粉、黄连、黄芩、木通、大青叶、地黄、玄参、赤芍、天花粉、桔梗、浙贝母、羚羊角。

功能与主治：解肌透表，清热化痰。用于感冒发烧，鼻流清涕，隐疹不出，发热咳嗽。

4. 小儿羚羊散（《中华人民共和国卫生部药品标准·中药成方制剂》）

药物组成：羚羊角、天竺黄、朱砂、冰片、金银花、紫草、连翘、西河柳、牛蒡子、浮萍、赤芍、牛黄、黄连、葛根、川贝母、水牛角浓缩粉、甘草。

功能与主治：清热解毒，透疹止咳。用于麻疹隐伏，肺炎高热，嗜睡咳嗽喘促，咽喉肿痛。

【用法与用量】 3～6g。外用适量，煎汤擦洗。

1. 本品用量过大易致心烦、呕吐。

2. 麻疹已透者不宜使用。

【本草摘要】

1.《本草备要》 “治痧疹不出，喘嗽闷乱。”

2.《本经逢原》 “祛风。煎汤浴风疹身痒效。”

【化学成分】 主要含萜类成分：柽柳酚，柽柳酮，柽柳醇；黄酮类成分：槲皮素，异鼠李素，槲皮素-3′，4′-二甲醚等；还含甾醇等。

【药理毒理】 本品有解热、抗炎、镇痛、抗病原微生物、抗肿瘤等作用。

1. 解热、抗炎、镇痛作用 西河柳煎剂 7.5g/kg 灌胃对家兔发热模型有解热作用。西河柳煎剂25g/kg灌胃，可降低小鼠耳廓毛细血管通透性，对抗小鼠二甲苯耳肿胀，50g/kg灌胃可抑制热板实验中小鼠舔后足的潜伏期，给药后1小时作用最明显。治疗类风湿关节炎使用甲氨蝶呤基础上重用西河柳组方，可降低患者的红细胞沉降率、C反应蛋白、类风湿因子水平，并降低甲氨蝶呤引起的不良反应[1]。

2. 抑制病原微生物作用　西河柳有一定的抑菌及抗病毒作用。西河柳水提物10mg/kg及醇提物1mg/kg有抗Ⅱ型单纯疱疹病毒的作用。柽柳酮和柽柳醇对耐药金黄色葡萄球菌有抑制作用。

3. 抗肿瘤作用　250～500μg/ml柽柳水提物对血液细胞源性细胞株K562及人食管癌细胞株TE13有一定抑制作用[2]。在50μg/ml时，柽柳中的白桦脂醇、白桦脂酸、羽扇豆醇、2,4-亚甲基环阿尔廷醇、Isoaleuritolic acid 3-p-hydroxycinnamate、2α-羟基齐墩果酸、豆甾-4-烯-3,6-二酮、麦角甾-4,24(28)-二烯-3-酮、豆甾烷-3,6-二酮、豆甾-4-烯-3-酮对人肺癌细胞A549有较强的细胞毒活性，植醇对人肝癌细胞株BEL7402有较强的细胞毒活性[3-4]。

4. 其他作用　柽柳70%乙醇提取物灌胃给药，对四氯化碳(CCl_4)诱发的急性肝炎小鼠具有保肝作用，给药组小鼠的天门冬氨酸转氨酶(AST)和丙氨酸氨基转氨酶(ALT)水平降低，并减轻CCl_4所致肝重量增加及肝组织变性程度。西河柳的黄酮成分具有利尿活性。柽柳的正丁醇提取物有很强的抑制α-葡萄糖苷酶的活性(IC_{50}为17.35μg/ml)，强于阳性药阿卡波糖(IC_{50}为1103.01μg/ml)[5]。

5. 体内过程　大鼠灌胃0.6g/kg西河柳黄酮后，柽柳素和山柰甲黄素在不同组织中的浓度存在较大差异。给药30分钟后，两者在心、肝和肺中浓度最高，60分钟后在肺、肝、脑中浓度最高。90分钟后两者在各组织中的浓度均较低[6]。

6. 毒理研究　西河柳水煎液单次灌胃给药50g/kg，7天内小鼠无死亡，外观及行为无异常。

【参考文献】［1］王世彪，王映联．重用西河柳治疗类风湿关节炎阴虚湿热证疗效观察．甘肃科技，2014，30(3)：125-127.

［2］梁文杰，王志超，马国平．柽柳水提物对小鼠脾细胞及肿瘤细胞增殖反应的影响．时珍国医国药，2010，21(11)：3005-3006.

［3］王斌，姜登钊，李国强，等．柽柳抗肿瘤萜类成分研究．中草药，2009，40(5)：697-701.

［4］王斌，任舒文，李国强，等．柽柳抗肿瘤甾体和黄酮类化合物研究．中国药学杂志，2009，44(8)：576-580.

［5］常星，崔维恒，张俊柯，等．内蒙古产柽柳和多枝柽柳α-葡萄糖苷酶抑制活性．天然产物研究与开发，2011，23：146-148，197.

［6］许福泉，冯媛媛，郭雷．柽柳素和山柰甲黄素的组织分布研究．中国现代应用药学，2012，29(9)：845-848.

零陵香

Linglingxiang

本品为报春花科植物灵香草 *Lysimachia foenum-graecum* Hance 的干燥全草。主产于广东、广西。夏季茎叶茂盛时采挖，除去泥沙，阴干。切段。以茎叶嫩细、灰绿色、香气浓者为佳。

【性味与归经】　辛、甘，温。归肺经。

【功能与主治】　散风明目，通窍辟秽。用于伤寒头痛，流泪，鼻塞不通，山岚瘴气。

【效用分析】　零陵香辛散温通，主入肺经，具有散风明目之功，故可用治伤寒头痛，两眼流泪。

零陵香辛散能行，入肺经能宣通鼻窍，也可用治鼻塞不通。又因其辛散温通，祛风散寒，其气芳香而能辟秽，故可用治感受山岚瘴气。

【成药例证】

1. 避瘟散(《临床用药须知中药成方制剂卷》2020年版)

药物组成：朱砂、香排草、檀香、冰片、丁香、麝香、薄荷脑、姜黄、白芷、零陵香、甘松、木香、玫瑰花。

功能与主治：祛暑辟秽，开窍止痛。用于夏季暑邪引起的头目眩晕、头痛鼻塞、恶心、呕吐、晕车晕船。

2. 醒脑降压丸(《临床用药须知中药成方制剂卷》2020年版)

药物组成：黄芩、黄连、栀子、郁金、玄精石、冰片、朱砂、珍珠母、辛夷、零陵香、雄黄。

功能与主治：通窍醒脑，清心镇静。用于火热上扰阻窍所致的眩晕头痛、言语不利、痰涎壅盛；高血压见上述证候者。

3. 心舒静吸入剂(《中华人民共和国卫生部药品标准·中药成方制剂》)

药物组成：石菖蒲、川芎、丁香、零陵香、砂仁、冰片、檀香、广藿香油、麝香。

功能与主治：芳香通窍，理气止痛。对心绞痛、心肌梗死有缓解作用。

【用法与用量】　4.5～9g。外用适量，煎水含漱。

【本草摘要】

1.《广西中药志》　“散风寒，辟瘟疫岚瘴。治时邪感冒头痛。”

2.《广西本草选编》“清热行气，止痛驱虫。主治牙痛，咽喉肿痛，胸腹胀满，蛔虫病。”

3.《湖南药物志》“用于头风旋运，痰逆恶心，懒食。”

【化学成分】 主要含挥发油：十六酸，十七酸，六氢金合欢烯酰丙酮等；还含黄酮苷类等。

【药理毒理】 本品具有抗炎解热、抗氧化及抗肥胖等作用。

1. 抗炎解热作用 零陵香水溶性多糖组分具有抗炎解热作用，0.75、1.5、3.0g/kg（多糖剂量折合生药量）连续灌胃 7 天，对角叉菜胶致大鼠足肿胀及体温升高表现出抑制作用[1]。零陵香水煎剂在鸡胚内有抑制流感病毒增殖的作用。

2. 抗氧化作用 零陵香具有较好的抗氧化作用。磷钼络合物法及 DPPH、超氧阴离子及羟自由基清除实验显示，零陵香各提取部位具有程度不等的抗氧化和清除自由基作用，作用强度依次为乙酸乙酯部位、甲醇提取部位中的正丁醇组分、甲醇提取部位、水提取部位，且作用强度与各部位中所含的总酚类、总黄酮类物质含量高低呈正相关[2]。

3. 抗肥胖作用 零陵香 95%乙醇提取物（LFE）具有抗肥胖作用。体外实验表明，LFE 能剂量依赖性地抑制 3T3-L1 脂肪细胞分化，IC_{50} 为 2.5μg/ml；能抑制脂肪生成基因表达，上调脂肪分解基因表达，抑制过氧化物酶体增殖物激活受体 γ（PPARγ）表达及其活性，以 AMPK 依赖方式刺激脂肪酸氧化。LFE30、100、300mg/kg 口服给予高脂饮食所致的肥胖小鼠，连续 6 周，能显著降低模型小鼠体重、体内脂肪重量，改善血清血糖、血脂、瘦素、脂联素及抵抗素水平的异常，抑制附睾组织 PPARγ、c/EBPα 表达[3]。

【参考文献】 [1] 张智圆，张贵君，王晶娟，等. 响应面法优化零陵香水溶性多糖组分提取工艺及其抗炎作用的研究. 天津中医药，2013，30（4）：235-238.

[2] Li Haiyun，Hao Zaibin，Wang Xiuli，et al. Antioxidant activities of extracts and fractions from *Lysimachia foenum-graecum* Hance. Bioresource Technology，2009，100（2）：970-974.

[3] Jong Bae Seo，Sung Sik Choe，Hyun Woo Jeong，et al. Anti-obesity effects of *Lysimachia foenum-graecum* characterized by decreased adipogenesis and regulated lipid metabolism. Experimental and Molecular Medicine，2011，43（4）：205-215.

二、发散风热药

发散风热药，性味辛凉，辛以散风，凉可祛热，故有发散风热之功。可用治感冒风热或温病初起，邪在卫分，发热恶寒，头痛目赤，咽痛口渴，舌苔薄黄，脉浮数的风热表证。部分药物在发散风热的同时，还兼具有清头目、利咽喉、宣肺、透疹之功。对于因感受风热而致的目赤肿痛、咽喉肿痛、咳嗽、疹出不畅等证均可使用。

临床常用的发散风热药有薄荷、牛蒡子、蝉蜕、桑叶、菊花、蔓荆子、柴胡、升麻、葛根、淡豆豉、浮萍、木贼、谷精草、蕤仁等。

薄 荷

Bohe

本品为唇形科植物薄荷 *Mentha haplocalyx* Briq.的干燥地上部分。主产于江苏、浙江。夏、秋二季茎叶茂盛或花开至三轮时，选晴天，分次采割，晒干或阴干。切段。以叶多、色绿、气味浓者为佳。

【性味与归经】 辛，凉。归肺、肝经。

【功能与主治】 疏散风热，清利头目，利咽，透疹，疏肝行气。用于风热感冒，风温初起，头痛，目赤，喉痹，口疮，风疹，麻疹，胸胁胀闷。

【效用分析】 薄荷主入肺经，性味辛凉，辛以发散，凉以清热，清轻凉散，其辛散之性较强，是辛凉解表药中最能宣散表邪，且有一定发汗作用之药，为疏散风热常用之品，故风热感冒和温病卫分证，发热、微恶风寒、头痛等症，薄荷常用。

薄荷轻扬升浮、芳香通窍，功善疏散上焦风热，清头目、利咽喉，故可用治风热上攻所致之头痛眩晕、目赤多泪、喉痹咽痛、口舌生疮。

薄荷质轻宣散，有疏散风热，宣毒透疹，祛风止痒之功，故可用治风热束表，麻疹不透，风疹瘙痒。

薄荷兼入肝经，能疏肝行气；故可用治肝郁气滞，胸胁胀痛，月经不调。

此外，薄荷芳香辟秽，兼能化湿和中，还可用治夏令感受暑湿秽浊之气，脘腹胀痛，呕吐泄泻。

【配伍应用】

1. 薄荷配菊花 二者均有疏散风热，清利头目之功。且薄荷又能疏肝行气；菊花善于清肝明目。二者配伍，疏散头面郁热的作用更著，常用于外感风热或肝火上炎所致的头痛头晕，目赤肿痛等症。

2. 薄荷配牛蒡子 二者均有疏散风热，利咽透疹作用，相须配用，效力更著。常用治风热表证或温病初起，发热咽痛等症，以及麻疹初起、疹透不畅及风疹、隐疹。

3. 薄荷配金银花、连翘 三药皆为轻清宣透之品，均能疏散风热，薄荷长于疏散透邪，金银花、连翘长于清热解毒。三药合用，清散并用，有疏散风热，清热解毒之功，常用治外感风热或温病初起所致的发热、微恶寒、头痛、口渴、咽痛等症。

4. 薄荷配柴胡 二药皆有解表退热，疏肝理气之功，相互配伍则外能发汗解表以退热，内能疏肝行气以解郁，常用治外感发热，热郁于表，发热、微恶寒、无汗，以及肝气郁结所致的胸胁胀痛、乳房胀痛等症。

5. 薄荷配桔梗 薄荷善于疏散风热，清利咽喉；桔梗善于开宣肺气，利咽开音。二者配伍，共奏散风热，利咽喉之效，常用治风热上攻所致的咽喉肿痛。

6. 薄荷配僵蚕 薄荷与僵蚕皆有疏散风热之功，薄荷兼能利咽，僵蚕长于息风止痉，并能解毒散结。二者配伍，有疏散风热，解毒利咽，息风止痉之功，常用治热毒壅滞于上所致的咽痛、痄腮、大头瘟，以及小儿外感抽搐。

【鉴别应用】 薄荷叶与薄荷梗 薄荷为唇形科植物薄荷的地上部分(带茎的叶)入药，功能疏散风热，清利头目，利咽，透疹，疏肝行气。薄荷叶为唇形科植物薄荷的叶入药，薄荷梗为唇形科植物薄荷的茎入药，二者功用相似，但薄荷叶偏于发汗解表，薄荷梗偏于疏肝行气。

【方剂举隅】

1. 银翘散(《温病条辨》)

药物组成：银花、连翘、薄荷、牛蒡子、荆芥穗、淡豆豉、苦桔梗、竹叶、生甘草。

功能与主治：辛凉透表，清热解毒，适用于温病初起，症见发热，微恶风寒，无汗或有汗不畅，头痛口渴，咳嗽咽痛，舌尖红，苔薄白或微黄，脉浮数。

2. 桑菊饮(《温病条辨》)

药物组成：桑叶、菊花、杏仁、连翘、薄荷、苦桔梗、芦根、甘草。

功能与主治：疏风清热，宣肺止咳。适用于风温初起，表热轻证，症见咳嗽，身热不甚，口微渴，脉浮数。

3. 川芎茶调散(《和剂局方》)

药物组成：川芎、荆芥、白芷、羌活、细辛、防风、薄荷叶、甘草。

功能与主治：疏风止痛。适用于外感风邪头痛，症见偏正头痛或巅顶作痛，目眩鼻塞，或恶寒发热，舌苔薄白，脉浮。

4. 竹叶柳蒡汤(《医学广笔记》)

药物组成：西河柳、荆芥穗、干葛、蝉蜕、薄荷叶、鼠黏子、知母、玄参、甘草、麦门冬、竹叶。

功能与主治：透疹解表，清热生津。适用于痧疹初起，症见痧疹透发不出，喘嗽，鼻塞流涕，恶寒轻，发热重，烦闷躁乱，咽喉肿痛，唇干口渴，苔薄黄而干，脉浮数。

5. 逍遥散(《和剂局方》)

药物组成：柴胡、当归、白芍药、白术、茯苓、薄荷、炙甘草、煨生姜。

功能与主治：疏肝解郁，养血健脾。适用于肝郁血虚脾弱证，症见两胁作痛，头痛目眩，口燥咽干，神疲食少，或月经不调，乳房胀痛，脉弦而虚者。

【成药例证】

1. 感冒清热颗粒(口服液)(《临床用药须知中药成方制剂卷》2020年版)

药物组成：荆芥穗、防风、紫苏叶、白芷、柴胡、薄荷、葛根、芦根、苦地丁、桔梗、苦杏仁。

功能与主治：疏风散寒，解表清热。用于风寒感冒，头痛发热，恶寒身痛，鼻流清涕，咳嗽，咽干。

2. 苦甘颗粒(《临床用药须知中药成方制剂卷》2020年版)

药物组成：金银花、薄荷、蝉蜕、黄芩、麻黄、苦杏仁、桔梗、浙贝母、甘草。

功能与主治：疏风清热，宣肺化痰，止咳平喘。用于风热感冒及风温肺热引起的恶风、发热、头痛、咽痛、咳嗽、咳痰、气喘。

3. 清眩片(丸)(《临床用药须知中药成方制剂卷》2020年版)

药物组成：川芎、石膏、薄荷、荆芥穗、白芷。

功能与主治：散风清热。用于风热头晕目眩，偏正头痛，鼻塞牙痛。

4. 西园喉药散(《临床用药须知中药成方制剂卷》2020年版)

药物组成：黄连、人工牛黄、薄荷、栀子(焦)、天花粉、川贝母、青黛、珍珠、青果(炭)、硼砂、冰片。

功能与主治：清热疏风，化痰散结，消肿止痛。用于喉痹及乳蛾之发热、咽喉肿痛、吞咽不利、咽干灼热；急性咽炎、急性充血性扁桃体炎见有上述证候者。

5. 乳宁颗粒(《临床用药须知中药成方制剂卷》2020年版)

药物组成：柴胡、醋香附、丹参、当归、赤芍、王不留行、青皮、陈皮、炒白芍、炒白术、茯苓、薄荷。

功能与主治：疏肝养血，理气解郁。用于肝气郁结所致的乳癖，症见经前乳房胀痛、两胁胀痛、乳房结节、经前疼痛加重；乳腺增生见上述证候者。

【用法与用量】 3～6g，后下。

【注意】 本品芳香辛散，发汗耗气，故体虚多汗者不宜使用。

【本草摘要】

1.《新修本草》 “主贼风伤寒，发汗。恶气心腹胀满，霍乱，宿食不消，下气。”

2.《滇南本草》 “上清头目诸风，止头痛、眩晕、发热。祛风痰，治伤风咳嗽，脑漏，鼻流臭涕。退男女虚痨发热。”

3.《本草纲目》 “利咽喉，口齿诸病。治瘰疬，疮疥，风瘙隐疹。”

【化学成分】 主要含挥发油：薄荷脑(薄荷醇)，薄荷酮，异薄荷酮，胡薄荷酮，α-蒎烯，枸橼烯等。

中国药典规定本品含挥发油不得少于0.80%(ml/g)，饮片不得少于0.40%(ml/g)。

【药理毒理】 本品有发汗、解热、镇痛、镇静、抗病原体、解痉、利胆及排石等作用。

1. 发汗、解热、镇痛作用 薄荷可使皮肤毛细血管扩张，促进汗腺分泌，使机体散热增加。薄荷油有一定镇痛作用，抑制醋酸引起的小鼠扭体反应。薄荷脑能通过调节神经系统的γ-氨基丁酸(GABA)和甘氨酸受体而产生镇痛作用。薄荷脑外用有轻微局麻作用，能麻痹神经末梢，发挥止痛作用[1]。

2. 镇静作用 薄荷脑能加强戊巴比妥钠的中枢抑制作用，且有一定的量效关系。薄荷脑0.9g/kg灌胃，可缩短戊巴比妥钠诱导的小鼠入睡潜伏期，但不影响睡眠持续时间。薄荷醇0.3g/kg灌胃对缩短戊巴比妥钠诱导的小鼠入睡时间无明显影响。薄荷油灌胃或腹腔注射，迅速吸收，易通过血-脑屏障，对中枢神经系统有抑制作用，但作用维持时间短。

3. 抗病原体作用 体外试验表明，薄荷水煎液对金黄色葡萄球菌、白色葡萄球菌、甲型链球菌、福氏痢疾杆菌、白喉杆菌、伤寒杆菌等有抑制作用。薄荷油有抗革兰阳性菌、革兰阴性菌作用。薄荷水煎液、薄荷油、薄荷脑对红色毛癣菌、絮状表皮癣菌、石膏样毛癣菌、白色念珠菌、产黄青霉、交链孢霉和橘青霉均有一定的抑制作用。欧薄荷水提取物对单纯疱疹病毒、牛痘病毒和流行性腮腺炎病毒等有抑制作用，但对流感病毒A、B无作用。薄荷油(辣薄荷)对人单纯疱疹病毒HSV-1、HSV-2的IC_{50}(mg/ml)分别为2.0、0.8。薄荷油能驱除犬及猫体内的蛔虫。野薄荷中的右旋-8-乙酰氧基别二氢葛缕酮对昆虫如蚊、蛇等有较好的驱避作用。

4. 抑制胃肠平滑肌收缩 薄荷油能抑制乙酰胆碱、组胺、5-羟色胺和P物质引起的豚鼠结肠带的收缩反应。对K^+去极化导致的外钙内流和内钙释放引起的结肠收缩有抑制作用。薄荷油的解痉作用类似于钙拮抗剂，通过抑制Ca^{2+}内流而引起胃肠道平滑肌松弛。薄荷油能抑制豚鼠离体回肠的收缩活动，可降低其收缩幅度、频率和张力，薄荷油的解痉作用与其所含的薄荷醇成分有关。薄荷脑46mg/kg灌胃，对平滑肌运动有抑制作用，作用机制可能是抑制了鸟苷酸环化酶的活性，使GTP不能转变成cGMP，蛋白激酶不能激活，从而使肠肌和子宫平滑肌抑制或松弛[2]。

5. 利胆、排石作用 薄荷醇与薄荷酮260μmol/kg给大鼠灌胃有利胆作用，给薄荷醇3～4小时后，胆汁排出量约增加4倍，随后作用减弱，薄荷酮作用相似但较持久。薄荷油0.83ml/kg给大鼠一次性灌服，24小时后可使胆汁分泌增加70%。薄荷油120、60、30mg/kg十二指肠给药，能增加大鼠的胆汁分泌量，用药后1～2小时作用最明显，且有一定的剂量相关性。薄荷利胆作用的活性成分是葡萄糖醛酸苷化的薄荷醇及少量的单羟基化和双羟基化的薄荷醇衍生物。薄荷醇能使10～12mm胆结石完全溶解率提高15%。薄荷油可溶胆固醇层，也作用于色素层，最终可将混合型结石溶蚀，直至排出胆囊。薄荷油中柠檬烯是溶解结石的主要成分[1]。

6. 对生殖系统的作用 薄荷对小鼠和家兔均有抗早孕和抗着床的作用。在小鼠孕后第6天将薄荷油4μl注入右侧宫角，于孕后第11天剖检，可见胚珠坏死，妊娠终止率达100%。于孕后第4～10天肌内注射，也有一定抗早孕作用，且有剂量相关性。薄荷叶的石油醚提取物可使雄性小鼠的精子数量下降，精囊和前列腺重量无显著变化，而囊丸和附囊的重量降低。组织学观察表明，药物并未引起精子细胞形态的改变，但能阻止精子生成，并使输精管直径缩小。

7. 促透皮吸收作用 薄荷醇具有促进药物渗透作用，对氯霉素、四环素、达克罗宁、利福平、对乙酰氨基酚、曲安缩松、维甲酸、林可霉素、灰黄霉素、普萘洛尔、利巴韦林、双氯芬酸、酮康唑、盐酸氯丙嗪、甲硝唑、吲哚美辛都有一定的促进透皮吸收作用，能增加氟轻松、水杨酸、氟尿嘧啶、双氯芬酸钠的透皮吸收率；可增强柴胡镇痛成分的吸收，使吸收速率增加2.6倍；对法莫替丁、阿昔洛韦、特比萘芬、烟酰胺、呋塞米也有促进吸收作用。其作用机制是通过改变皮肤角质层的结构而促进药物吸收[3]。

8. 其他作用 薄荷提取物0.25g/kg腹腔注射，对大鼠角叉菜胶足肿胀有抑制作用。薄荷油灌胃对大鼠角叉菜胶足肿胀有抑制作用，薄荷脑有镇咳和祛痰作用。薄荷地上部分三氯甲烷提取物和水溶性部分对小鼠L'ewis肺癌有一定抑制作用，水提物对小鼠肉瘤S_{180}实体瘤有抑瘤作用。薄荷黄酮具有抗氧化及抗疲劳作用[4]。

9. 体内过程　薄荷油(辣薄荷)在大鼠体内可快速吸收，主要通过胆汁排泄，并进入肠-肝循环，主要的胆汁代谢物是薄荷醇葡糖苷酸。尿中的主要代谢物是薄荷醇-葡萄糖苷酸，其他有单或双羟基化薄荷醇衍生物。

10. 毒理研究　薄荷油给小鼠灌胃的最大耐受量为4.0g/kg，腹腔注射 LD_{50} 为 1.069～1.226g/kg，小鼠腹腔注射后 2～10 分钟出现兴奋、震颤、定向障碍、呼吸急促以至俯卧不动，呈深醉状，40～60 分钟后逐渐恢复或出现死亡。薄荷油 1.4、2.4ml/kg 灌胃可致大鼠急性肝损伤，损伤高峰一般出现在服药后 24～48 小时。肝损伤不仅可表现为血清 TB、ALP、ALT、AST 和肝脏指数升高，且出现肝细胞严重水肿、脂肪变性、片状坏死等改变，细胞周围见淋巴细胞浸润，胞质内可出现大量脂滴，线粒体肿胀，内质网扩张，核糖体脱失，甚至肝细胞核溶解，与 CCl_4 所致的肝损害相似。将离体培养的人肝脏细胞与 0.5μl/ml 浓度的薄荷油共同孵育，可以导致肝细胞死亡率升高。在人淋巴细胞姐妹染色单体互换检验(SCE)中，薄荷油呈阳性，且呈剂量依赖性。在果蝇体细胞突变实验(SMART)中，薄荷油亦剂量依赖性的诱导突变[5]。薄荷全组分、水提组分及挥发油对小鼠急性毒性实验发现，薄荷挥发油 LD_{50} 为 1.49ml/kg，水提组分 MTD 值按含生药量计算为 64.0g/kg，相当于临床 70kg 人每千克体重日用量的 746.7 倍；全组分 MTD 值按含生药量计算为 24.36g/kg，相当于临床 70kg 人每千克体重日用量的 284.2 倍[6]。

【参考文献】［1］李祥，邢文峰．薄荷的化学成分及临床应用研究进展．中南药学，2011，9(5)：362-365.

［2］沈梅芳，李小萌，单琪媛．薄荷化学成分与药理作用研究新进展．中华中医药学刊，2012，30(7)：1484-1486.

［3］景玉霞，兰卫．薄荷的化学成分和药理作用．新疆中医药，2012，30(4)：122-124.

［4］石琰琴，邵小凤，马保桃，等．薄荷黄酮抗疲劳作用的研究进展．吉林医药学院学报，2013，34(4)：292-295.

［5］李晓宇，孙蓉．薄荷不同组分单次给药对小鼠肝毒性“量-时-毒”关系比较研究．中国药物警戒，2012，9(3)：129-133.

［6］李晓宇，孙蓉．薄荷不同组分对小鼠急性毒性实验比较研究．中国药物警戒，2012，9(2)：65-68.

牛 蒡 子

Niubangzi

本品为菊科植物牛蒡 *Arctium lappa* L. 的干燥成熟果实。主产于河北、吉林、辽宁、浙江。秋季果实成熟时采收果序，晒干，打下果实，除去杂质，再晒干。以粒大、饱满、色灰褐者为佳。

【性味与归经】 辛、苦，寒。归肺、胃经。

【功能与主治】 疏散风热，宣肺透疹，解毒利咽。用于风热感冒，咳嗽痰多，麻疹，风疹，咽喉肿痛，痄腮，丹毒，痈肿疮毒。

【效用分析】 牛蒡子辛散苦泄，寒能清热，升散之中具有清降之性，入肺经能疏散风热，发散之力虽不及薄荷，但长于宣肺祛痰，清利咽喉，故风热感冒而见咽喉红肿疼痛，或咳嗽痰多不利者，十分常用。

牛蒡子清泄透散，能疏散风热，透泄热毒而促使疹子透发，故可用治麻疹不透或透而复隐。若风湿浸淫血脉而致的疮疥瘙痒，本品能散风止痒。

牛蒡子辛苦性寒，于升浮之中又有清降之性，能外散风热，内解热毒，入肺胃经，有清热解毒，消肿利咽之效，故可用治痈肿疮毒，丹毒，痄腮喉痹等热毒病证。因其性偏滑利，兼滑肠通便，故上述病证兼有大便热结不通者尤为适宜。

【配伍应用】

1. 牛蒡子配桔梗　牛蒡子善于疏散风热、宣肺利咽；桔梗善于开宣肺气，利咽开音，祛痰止咳。二者配伍，共奏疏散风热，宣肺利咽，祛痰止咳之功，常用治外感风热，咽喉肿痛，咳嗽，痰出不爽者。

2. 牛蒡子配连翘　牛蒡子善于疏散风热，解毒消肿；连翘长于清热解毒，消痈散结，并能疏散风热。二者配伍，疏散风热，清热解毒，消痈散结之力增强，常用治风热感冒或温病初起以及咽喉肿痛，口舌生疮，痈肿疮疡。

3. 牛蒡子配柽柳　牛蒡子能疏散表邪而解毒透疹；柽柳能发表透疹。二药相合，增强解表透疹之功，常用治麻疹透发不畅及隐疹瘙痒。

4. 牛蒡子配白芷　牛蒡子功能清热解毒消肿；白芷具有消肿排脓之功。二者配伍，解毒消肿排脓之功更优，常用于疮痈肿痛或脓成不溃，并常与金银花、连翘等同用以增强其排脓解毒之功。

5. 牛蒡子配山药　牛蒡子能清热宣肺祛痰；山药功善补益脾肺。二药相伍，清化痰浊而不伤正，补益肺脾而不滞痰，具有清化痰热，补益脾肺之功，常用于咳嗽日久不愈，咳痰不畅，体质较弱者。

【鉴别应用】 **牛蒡子与炒牛蒡子**　牛蒡子性味辛苦寒，归肺、胃经，功能疏散风热，宣肺透疹，解毒利咽，适用于风热感冒，咳嗽痰多，麻疹，风疹，咽喉肿痛，痄腮，丹毒，痈肿疮毒。牛蒡子生用长于疏散风热、解毒散结，多用于风温初起、痄腮丹毒、痈肿疮疡。牛蒡子炒后能缓和寒滑之性，以免伤中，并且气香，宣散作用更强，长于解毒透疹，利咽散结，化痰止咳，多用于麻疹不透，咽喉肿痛，风热咳嗽。

【方剂举隅】

1. 银翘散（《温病条辨》）

药物组成：银花、连翘、薄荷、牛蒡子、荆芥穗、淡豆豉、苦桔梗、竹叶、生甘草。

功能与主治：辛凉透表，清热解毒，适用于温病初起，症见发热，微恶风寒，无汗或有汗不畅，头痛口渴，咳嗽咽痛，舌尖红，苔薄白或微黄，脉浮数。

2. 竹叶柳蒡汤（《医学广笔记》）

药物组成：西河柳、荆芥穗、干葛、蝉蜕、薄荷叶、鼠粘子、知母、玄参、甘草、麦门冬、竹叶。

功能与主治：透疹解表，清热生津。适用于痧疹初起，症见痧疹透发不出，喘嗽，鼻塞流涕，恶寒轻，发热重，烦闷躁乱，咽喉肿痛，唇干口渴，苔薄黄而干，脉浮数。

3. 消风散（《外科正宗》）

药物组成：荆芥、防风、牛蒡子、蝉蜕、苍术、苦参、石膏、知母、当归、胡麻、生地、木通、甘草。

功能与主治：疏风除湿，清热养血。适用于风疹、湿疹，症见皮肤瘙痒，疹出色红，或遍身云片斑点，抓破后渗出津水，苔白或黄，脉浮数。

4. 普济消毒饮（《东垣试效方》）

药物组成：黄芩、黄连、陈皮、生甘草、玄参、柴胡、桔梗、连翘、板蓝根、马勃、牛蒡子、薄荷、僵蚕、升麻。

功能与主治：清热解毒，疏风散邪。适用于大头瘟，症见恶寒发热，头面红肿焮痛，目不能开，咽喉不利，舌燥口渴，舌红苔白兼黄，脉浮数有力。

【成药例证】

1. 羚羊感冒胶囊（片）（《临床用药须知中药成方制剂卷》2020年版）

药物组成：羚羊角、金银花、连翘、牛蒡子、荆芥、淡豆豉、桔梗、淡竹叶、薄荷素油、甘草。

功能与主治：清热解表。用于流行性感冒，症见发热恶风、头痛头晕、咳嗽、胸闷、咽喉肿痛。

2. 小儿清咽颗粒（《临床用药须知中药成方制剂卷》2020年版）

药物组成：玄参、蒲公英、连翘、薄荷、蝉蜕、牛蒡子（炒）、板蓝根、青黛、牡丹皮。

功能与主治：清热解表，解毒利咽。用于小儿外感风热所致的感冒，症见发热头痛、咳嗽音哑、咽喉肿痛。

3. 清肺消炎丸（《临床用药须知中药成方制剂卷》2020年版）

药物组成：麻黄、石膏、地龙、炒苦杏仁、葶苈子、牛蒡子、人工牛黄、羚羊角。

功能与主治：清肺化痰，止咳平喘。用于痰热阻肺，咳嗽气喘，胸胁胀痛，吐痰黄稠；上呼吸道感染，急性支气管炎，慢性支气管炎急性发作及肺部感染见上述证候者。

4. 五福化毒丸（《临床用药须知中药成方制剂卷》2020年版）

药物组成：水牛角浓缩粉、玄参、赤芍、地黄、青黛、黄连、连翘、（炒）牛蒡子、桔梗、芒硝、甘草。

功能与主治：清热解毒，凉血消肿。用于血热毒盛，小儿疮疖，痱毒，咽喉肿痛，口舌生疮，牙龈出血，痄腮。

5. 清咽利膈丸（《临床用药须知中药成方制剂卷》2020年版）

药物组成：黄芩、射干、连翘、栀子、薄荷、炒牛蒡子、防风、荆芥穗、天花粉、玄参、桔梗、熟大黄、甘草。

功能与主治：清热利咽，消肿止痛。用于外感风邪、脏腑积热所致的咽部红肿、咽痛、面红腮肿、痰涎壅盛、胸膈不利、口苦舌干、大便秘结、小便黄赤。

【用法与用量】 6～12g。

【注意】 本品性寒，滑肠通便，气虚便溏者慎用。

【本草摘要】

1.《药性论》 “除诸风……利腰脚……散诸结节筋骨烦热毒。”

2.《药品化义》 “牛蒡子能升能降，力解热毒。味苦能清火，带辛能疏风，主治上部风痰，面目浮肿，咽喉不利，诸毒热壅，马刀瘰疬，颈项痰核，血热痘疮，时行疹子，皮肤隐疹。凡肺经郁火，肺经风热，悉宜用此。”

3.《本草正义》 “牛蒡之用，能疏散风热，起发痘疹，而善通大便，苟非热盛，或脾气不坚实者，投之辄有泄泻，则辛泄苦降，下行之力为多。”

【化学成分】 主要含木脂素类成分：牛蒡苷，牛蒡醇A～F及H；脂肪酸类成分：花生酸，硬脂酸；挥发油：(*S*)-胡薄荷酮等。

中国药典规定本品含牛蒡苷（$C_{27}H_{34}O_{11}$）不得少于5.0%。

【药理毒理】 本品有抗病原微生物、调节免疫、降血糖及抗肿瘤等作用。

1. 抗病原微生物作用 牛蒡子有抑菌作用。金黄色葡萄球菌、大肠埃希菌、铜绿假单胞菌、产气杆菌、变形杆菌和白色念珠菌对牛蒡子苷元高度敏感，对牛蒡苷中度敏感，而牛蒡子水煎液(2:1，1:1)抑菌能力较弱。牛蒡子醇提物对甲型流感病毒及 EB 病毒抗原表达有抑制作用。牛蒡子醇提物在 25mg/ml 时对感染流感病毒鸡胚有保护作用，其抑制病毒的作用时间可持续 24 小时，且有浓度相关性[1]。

2. 对免疫功能的影响 牛蒡子醇提物 1.0、2.0g/kg 灌胃，可使正常小鼠淋巴细胞转化率和小鼠的 α-醋酸酯阳性率提高，并可增加抗体生成细胞，增强小鼠巨噬细胞的吞噬功能。牛蒡苷元能抑制脂多糖激发的无胸腺小鼠巨噬细胞 RAW264.7 产生 TNF-α，且无细胞毒性。苷元还可有效地减弱由伴刀豆球蛋白和脂多糖以剂量依赖方式激发的 T、B 淋巴细胞的增殖。牛蒡苷元是牛蒡子中促进小鼠 M1 细胞分化作用最强的化合物。此外，牛蒡子苷元可抑制已感染 HIV-1 病毒的人体细胞系中病毒应答[2, 3]。

3. 降血糖作用 牛蒡子对四氧嘧啶性糖尿病小鼠的胰岛 B 细胞有修复作用。牛蒡子水提物和醇提物能改善 STZ 大鼠多饮、多食和消瘦，减少尿蛋白、尿微量白蛋白，降低肾组织转化生长因子β_1(TGF-β_1)mRNA、单核趋化蛋白 1(MCP-1)mRNA 的表达。改善糖尿病大鼠肾脏病变，其作用机制可能与降低尿蛋白及肾脏 TGF-β_1 和 MCP-l mRNA 的表达有关，且牛蒡子醇提物作用大于水提物和粗粉[4, 5]。

4. 其他作用 牛蒡子可抑制人结肠直肠癌、肝癌和胰腺癌细胞的生长，体内给药可延长宫颈癌 U_{14} 实体瘤、S_{180} 小鼠的生存时间，并抑制荷瘤小鼠瘤体生长。牛蒡子中所含的木脂素具有 Ca^{2+}拮抗作用。牛蒡子苷对离体蛙心有麻痹作用，扩张兔耳血管作用使血压短暂降低，抑制家兔子宫及肠管收缩，并有利尿及泻下作用[6-8]。预防血清睾酮水平的降低，进而增强抗疲劳能力[9, 10]

5. 毒理研究 牛蒡子毒性较小。牛蒡子苷能引起蛙、小鼠和兔强直性惊厥、呼吸抑制，随后运动消失，最后转入麻痹状态，对运动神经及骨骼肌亦有麻痹作用。

【参考文献】 [1] 杨永刚，杨擎，刘柳，等. 牛蒡子的药用研究. 长春中医药大学学报，2014，30(5)：827-828.

[2] 曾晓燕，戴岳，夏玉凤. 牛蒡子的研究进展. 中国野生植物资源，2014，33(2)：6-9.

[3] 孙成宏，赖新强，张丽，等. 牛蒡子苷元对炎性刺激剂 PMA/ionomycin 诱导淋巴细胞活化的抑制作用(英文). 药学学报，2014，49(4)：56-59.

[4] 付元元，赵语. 牛蒡子苷对糖尿病微血管病变的作用机制研究进展. 重庆医学，2014，43(21)：2813-2815.

[5] 张铂，王兵，王勇强，等. 牛蒡子苷对自发型糖尿病 db/db 小鼠降血糖作用的实验研究. 中国药师，2014，17(11)：1796-1799.

[6] 何凡，孙小玲，宿亚柳，等. 牛蒡子苷元抗肿瘤血管生成作用研究. 中药药理与临床，2014，30(4)：19-23.

[7] 张晓娟，张燕丽，左冬冬，等. 牛蒡子的质量控制及药理作用研究进展. 中医药信息，2013，30(6)：125-128.

[8] 陈桂荣，徐煜彬，窦德强，等. 牛蒡苷元氨解衍生物的合成及其抗肿瘤活性研究. 辽宁中医药大学学报，2013，15(7)：34-37.

[9] 娄春善，曹建民，郭娴，等. 牛蒡子对运动训练大鼠睾酮及相关激素含量和抗运动疲劳能力的影响. 中国实验方剂学杂志，2015，21(4)：153-157.

[10] 黄元丽. 人参牛蒡子缓解小鼠疲劳试验研究. 云南中医中药杂志，2014，35(3)：52-54.

蝉 蜕

Chantui

本品为蝉科昆虫黑蚱 *Cryptotympana pustulata* Fabricius 的若虫羽化时脱落的皮壳。主产于山东、河北、河南、江苏、浙江。夏、秋二季收集，除去泥沙，晒干。以体轻、色黄亮者为佳。

【性味与归经】 甘，寒。归肺、肝经。

【功能与主治】 疏散风热，利咽，透疹，明目退翳，解痉。用于风热感冒，咽痛音哑，麻疹不透，风疹瘙痒，目赤翳障，惊风抽搐，破伤风。

【效用分析】 蝉蜕甘寒清热，质轻上浮，入肺经，长于疏散肺经风热以宣肺利咽、开音疗哑，故风热感冒，温病初起，见有声音嘶哑或咽喉肿痛者，尤为适宜。用治风热感冒或温病初起，发热恶风，头痛口渴者，常与辛凉解表药配伍。若风热火毒上攻之咽喉红肿疼痛、声音嘶哑，宜与疏散风热、清热泻火、解毒利咽之品同用。

蝉蜕宣散透发，疏散风热，透疹止痒，故可用治风热外束之麻疹不透，风湿浸淫肌肤血脉之皮肤瘙痒。

蝉蜕入肝经，善疏散肝经风热而有明目退翳之功，故可用治风热上攻或肝火上炎之目赤肿痛，翳膜遮睛。

蝉蜕甘寒，既能疏散肝经风热，又可凉肝息风解痉，故可用治小儿急慢惊风，破伤风，牙关紧闭，手足抽搐，角弓反张。

此外，本品能镇静安神，也可用治小儿夜啼不安。

【配伍应用】

1. 蝉蜕配薄荷 二者均有疏散风热，透疹止痒，利咽之功。两药相须为用则药力更强，常用于风热感冒或温病初起，麻疹初起透发不畅，风疹、皮肤瘙痒以及风热上攻所致的咽喉肿痛。

2. 蝉蜕配僵蚕 二者都有疏散风热、息风止痉之功，蝉蜕兼能宣肺利咽，僵蚕又能化痰散结。两药配伍，能疏散风热、化痰散结，常用治外感风热及温热邪毒所致的发热、咽喉肿痛、目赤翳障等症。

3. 蝉蜕配石菖蒲 蝉蜕功能疏散风热；石菖蒲芳香辟秽、化痰开窍。两药相合，能散风热，化痰浊，除湿浊，辟秽浊而开窍聪耳，常用治风热夹痰，阻塞清窍所致之头晕、耳鸣、耳聋。

4. 蝉蜕配凤凰衣 蝉蜕甘寒，清热宣肺利咽；凤凰衣甘平，润肺开音，两药相合，一宣一润，利咽开音，主治素体阴虚，外感风热，音哑声嘶者。

5. 蝉蜕配橘红 蝉蜕疏散风热，清利咽喉；橘红理气和中，燥湿化痰。二者相配，轻扬疏散，能祛风化痰止咳，用于外感风邪所致的咽痒咳嗽。

【鉴别应用】 蝉蜕、薄荷与牛蒡子 三者皆性寒凉，均能疏散风热、透疹、利咽，均可用于外感风热或温病初起，发热、微恶风寒、头痛、口渴、舌尖红、苔薄黄、脉浮数；麻疹初起，透发不畅；风疹瘙痒；风热上攻，喉痹咽痛等。不同之处在于，蝉蜕甘寒质轻，发汗之力不如薄荷，清热之力不如牛蒡子；然其既能疏散肺经风热而利咽疗哑、透疹止痒，又长于疏散肝经风热而明目退翳，凉肝息风解痉；故常用于风热上攻或肝火上炎之目赤肿痛、翳膜遮睛；急慢惊风，破伤风证；此外，也可用治小儿夜啼不安。薄荷辛凉芳香，清轻凉散，发汗之力较强，故外感风热，发热、无汗者薄荷首选；且薄荷又能清利头目、疏肝行气，也可用于风热上攻，头痛、目赤肿痛、多泪；肝郁气滞，胸闷、胁肋胀痛、月经不调、脉弦等。牛蒡子辛散苦泄，性寒滑利，兼能宣肺祛痰，故外感风热，发热、咳嗽咳痰不畅者，牛蒡子尤为适宜；也可用治肺热咳嗽、咳痰不畅者；同时，牛蒡子外散风热，内解热毒，又具有清热解毒散肿之功，亦常用于痈肿疮毒、丹毒、痄腮、喉痹等热毒之证；因其性偏滑利，兼能滑肠通便，故上述病证兼大便秘结者尤为适宜。

【方剂举隅】

1. 辛凉清解饮（《秋温证治要略》）

药物组成：连翘、金银花、杏仁、牛蒡子、薄荷、淡豆豉、蝉蜕、桔梗、淡竹叶。

功能与主治：辛凉清解，宣肺利咽。适用于太阴秋温，洒洒恶寒，蒸蒸发热，咽痛或不痛，舌白腻，边尖红。

2. 蝉花散（《银海精微》）

药物组成：蝉蜕、菊花、蒺藜、蔓荆子、草决明、车前子、防风、黄芩、甘草。

功能与主治：疏风清热，明目退翳。适用于两眼羞明而不痛者。

3. 竹叶柳蒡汤（《医学广笔记》）

药物组成：西河柳、荆芥穗、干葛、蝉蜕、薄荷叶、鼠黏子、知母、玄参、甘草、麦门冬、竹叶。

功能与主治：透疹解表，清热生津。适用于痧疹初起，症见痧疹透发不出，喘嗽，鼻塞流涕，恶寒轻，发热重，烦闷躁乱，咽喉肿痛，唇干口渴，苔薄黄而干，脉浮数。

4. 消风散（《外科正宗》）

药物组成：荆芥、防风、牛蒡子、蝉蜕、苍术、苦参、石膏、知母、当归、胡麻、生地、木通、甘草。

功能与主治：疏风除湿，清热养血。适用于风疹、湿疹，症见皮肤瘙痒，疹出色红，或遍身云片斑点，抓破后渗出津水，苔白或黄，脉浮数。

5. 钩藤散（《幼科发挥》）

药物组成：钩藤、茯苓、防风、朱砂、蝉蜕、羌活、独活、青皮、炙甘草、大黄、生姜、大枣。

功能与主治：息风清热，安神定惊。适用于天钓似痫，壮热惊悸，眼目翻腾，手足指掣，或啼或笑，喜怒无常，甚至爪甲皆青，如祟之状。

【成药例证】

1. 儿童清热口服液（《临床用药须知中药成方制剂卷》2020 年版）

药物组成：金银花、广藿香、蝉蜕、石膏、滑石、黄芩、板蓝根、赤芍、羚羊角片、大黄。

功能与主治：清热解毒，解肌退热。用于小儿外感时邪、内蕴伏热所致的感冒，症见高热不退、烦躁不安、咽喉肿痛、大便秘结。

2. 黄氏响声丸（《临床用药须知中药成方制剂卷》2020 年版）

药物组成：桔梗、薄荷、薄荷脑、蝉蜕、诃子肉、胖大海、浙贝母、儿茶、川芎、酒大黄、连翘、甘草。

功能与主治：疏风清热，化痰散结，利咽开音。用于风热外束、痰热内盛所致的急慢性喉瘖，症见声音嘶哑、咽喉肿痛、咽干灼热、咽中有痰；或寒热头痛；或便秘尿赤；急慢性喉炎及声带小结、声带息肉初起见上述证候者。

3. 健民咽喉片（《临床用药须知中药成方制剂卷》2020 年版）

药物组成：玄参、麦冬、地黄、板蓝根、西青果、蝉蜕、诃子、桔梗、胖大海、薄荷素油、薄荷脑、甘草。

功能与主治：清利咽喉，养阴生津，解毒泻火。用于热盛津伤、热毒内盛所致的咽喉肿痛、失音及上呼吸道炎症。

4. 拨云退翳丸（《临床用药须知中药成方制剂卷》2020年版）

药物组成：蝉蜕、蛇蜕、木贼、密蒙花、蒺藜（盐炒）、菊花、荆芥穗、蔓荆子、薄荷、黄连、地骨皮、楮实子、天花粉、当归、川芎、花椒、甘草。

功能与主治：散风清热，退翳明目。用于风热上扰所致的目翳外障、视物不清、隐痛流泪。

5. 湿毒清胶囊（《临床用药须知中药成方制剂卷》2020年版）

药物组成：地黄、当归、苦参、白鲜皮、蝉蜕、土茯苓、黄芩、丹参、甘草。

功能与主治：养血润肤，祛风止痒。用于血虚风燥所致的风瘙痒，症见皮肤干燥、脱屑、瘙痒，伴有抓痕、血痂、色素沉着；皮肤瘙痒症见上述证候者。

【用法与用量】 3～6g。

【本草摘要】

1.《药性论》 "治小儿浑身壮热惊痫。"

2.《本草衍义》 "治目昏翳。又水煎壳汁，治小儿出疮疹不快。"

3.《本草纲目》 "治头风眩运，皮肤风热，痘疹作痒，破伤风及疔肿毒疮，大人失音，小儿噤风天吊，惊哭夜啼，阴肿。"

【化学成分】 主要含甲壳质、壳聚糖、蛋白质、组胺、氨基酸及微量元素等。

【药理毒理】 本品有解热、镇痛、镇静、抗惊厥、平喘、调节免疫及抗肿瘤等作用。

1. 解热、镇痛作用 蝉蜕煎剂1g/kg灌胃对伤寒菌苗致热家兔有解热作用，其作用强度顺序为蝉蜕头足>全蝉蜕>身。蝉蜕各部水煎醇提液39g/kg皮下注射，全蝉蜕、身能减少小鼠醋酸扭体反应次数，延长热痛刺激时小鼠的反射时间，而头足部作用较弱[1]。

2. 镇静、抗惊厥作用 蝉蜕醇提物4.8g/kg灌胃，能延长小鼠戊巴比妥钠的睡眠时间，抑制正常小鼠的自主活动，对抗咖啡因引起的小鼠兴奋，其镇静作用强度顺序为全蝉蜕>身>头足。蝉蜕水提物2、4、8g/kg腹腔注射，能降低小鼠惊厥发生率，延长小鼠发生惊厥的潜伏期，延长惊厥小鼠的死亡时间，降低死亡率，蝉蜕水提物作用强于蝉蜕醇提物。蝉蜕醇提物、流浸膏、煎剂和散剂能延长破伤风毒素致惊厥小鼠或家兔的存活时间，与苯巴比妥钠或戊巴比妥钠合用有协同作用，但均不能避免动物的死亡；蝉蜕煎剂能对抗可卡因或烟碱所致小鼠惊厥死亡，部分消除烟碱引起的肌肉震颤。

3. 对呼吸系统的作用 蝉蜕水提物对小鼠氨水致咳有镇咳作用，对小鼠有祛痰作用（酚红排泄法），对组胺、乙酰胆碱混合致哮喘有平喘作用，但对单纯乙酰胆碱诱导支气管平滑肌痉挛所致的哮喘无效。此外，蝉蜕水提物4、8g/kg灌胃，可使卵白蛋白致敏大鼠支气管、肺组织内炎症细胞浸润、管腔内渗出物减少，基底膜增生减轻，细胞水肿、充血得到改善，其治疗支气管哮喘的机制是缓解慢性炎症，改变微血管血瘀状态，进而缓解支气管平滑肌痉挛[2]。

4. 对免疫功能的影响 蝉蜕水煎剂小鼠2.5、5.0g/kg灌胃，连续5～10天，可减轻免疫器官脾脏和胸腺的重量，降低单核巨噬细胞对炭末的廓清能力及腹腔巨噬细胞对鸡血细胞的吞噬百分率和吞噬指数；对二硝基氯苯（DNCB）所致小鼠迟发型超敏反应亦有抑制作用，表明蝉蜕可稳定肥大细胞膜，阻滞过敏介质释放，抑制Ⅰ型和Ⅱ型变态反应[3]。

5. 对血液系统的影响 蝉蜕水提液对高脂喂养大鼠，能降低全血和血浆黏度、体外血栓形成、红细胞聚集指数、血清甘油三酯及总胆固醇水平[4]。蝉蜕仿生胃/胰酶解物和水提醇沉（渣）具有一定抗凝和纤溶活性[5]。

6. 抗肿瘤作用 蝉蜕热水提取物，体外对子宫颈癌细胞JTC-26的抑制率为100%，对正常细胞的抑制率为50%；蝉蜕水提物对艾氏腹水癌细胞有体内抗瘤活性，对小鼠ECA的ED_{50}为5.0mg/kg。

7. 其他作用 蝉蜕可增加微血管直径，缩短凝血时间，升高红细胞压积；蝉蜕水煎剂对未孕大鼠离体子宫平滑肌有兴奋作用，可增加其收缩波持续时间，增加收缩张力及子宫活动力，并呈量效关系。蝉蜕能改善脂质代谢，减少蛋白尿，抑制肾小球系膜细胞的增殖，减轻系膜基质积聚，具有抗动脉粥样硬化作用[6, 7]。

8. 毒理研究 蝉蜕醇提物8.0g/kg灌胃小鼠未出现死亡，1.33g/kg腹腔注射，连续7天，小鼠全部死亡。1.12g/kg静脉给药，连续7天，对家兔肾功能有一定影响，表现为血尿素氮下降、肌酐升高，停药后恢复正常。蝉蜕可降低雄鼠睾丸及贮精囊指数，并降低受孕率，升高畸胎率。

【参考文献】 [1] 张驰，杨届．蝉蜕的药理作用及临床应用研究进展．湖南中医杂志，2014，30(11)：194-195.

[2] 文丹丹，王敏．蝉蜕及其配伍治疗哮喘的研究进展．中国实验方剂学杂志，2012，18(3)：242-245.

[3] 李俊义. 蝉蜕的临床应用和药理作用. 内蒙古中医药，2011，6：89.

[4] 杨璐，李国玉，王金辉，等. 蝉蜕化学成分和药理作用的研究现状. 农垦医学，2011，33(2)：184-186.

[5] 曹唯仪，黄镇林，何亮颖，等. 蝉蜕不同提取工艺抗凝与纤溶活性比较研究. 中医药信息，2012，29(6)：45-48.

[6] 于俊生，杜雅静，汪慧惠. 蝉蜕、僵蚕对系膜增生性肾小球肾炎模型大鼠肾组织 Toll 样受体 4 表达的影响. 中华中医药学刊，2015，33(1)：7-10.

[7] 王蕾，刁娟娟，庞冲. 肾脏疾病应用蝉蜕治疗研究. 辽宁中医药大学学报，2014，16(2)：161-162.

桑 叶

Sangye

本品为桑科植物桑 *Morus alba* L. 的干燥叶。全国大部分地区均产。初霜后采收，除去杂质，晒干。以色黄绿者为佳。

【性味与归经】 甘、苦，寒。归肺、肝经。

【功能与主治】 疏散风热，清肺润燥，清肝明目。用于风热感冒，肺热燥咳，头晕头痛，目赤昏花。

【效用分析】 桑叶甘寒质轻，轻清疏散，主入肺经，虽疏散风热作用较为缓和，但又能清肺热、润肺燥，故常用于风热感冒，或温病初起，温热犯肺，发热、咽痒、咳嗽等症。

桑叶苦寒清泄肺热，甘寒凉润肺燥，故可用于肺热或燥热伤肺，咳嗽痰少，色黄而黏稠，或干咳少痰，咽痒等症。

桑叶苦寒，入肝经，有平降肝阳之效，故可用治肝阳上亢，头痛眩晕，头重脚轻，烦躁易怒者。

桑叶苦寒清泄，入肝经，既能疏散肝经风热，又能清泄肝热，且甘润益阴以明目，故常用治风热上攻、肝火上炎所致的目赤、涩痛、多泪。若肝肾精血不足，目失所养，眼目昏花，视物不清，常配伍滋补精血之品；肝热引起的头昏、头痛，桑叶亦可与其他清肝药同用。

此外，桑叶兼能凉血止血，也可用治血热妄行之咯血、吐血、衄血，但药力薄弱，宜与其他凉血止血药同用。

【配伍应用】

1. 桑叶配菊花 二药皆能疏散风热，平肝，清肝明目。二者常相须为用以增强疏散风热、平肝、清肝明目之功，常用治风热表证或温病初起，肝阳上亢之头痛眩晕，风热上攻或肝火上炎的目赤肿痛。

2. 桑叶配桑枝 桑叶质轻性寒，能清泻肝火；桑枝苦平，能祛风湿以止痛，利关节以治麻木。二药配伍，轻清发散，通达四肢，清肝泻火，祛风止痛，常用于肝风肝火郁滞于经络所致之头晕、头痛、肢体麻木等症，对外感风热所致的头痛、关节疼痛亦常配用。

3. 桑叶配黑芝麻 桑叶能清肝明目以治标；黑芝麻能补益肝肾精血以治本。二者伍用，具有滋阴明目之功，常用治肝肾不足所致的头晕目眩，视物昏花。

4. 桑叶配紫苏子 桑叶能疏风清热，凉血通络；紫苏子能降气化痰，止咳平喘。二者配伍，能疏风清热，降气止咳平喘，常用治肺热受风而致咳逆上气，吐痰黏稠，气喘，口渴等症。

5. 桑叶配枇杷叶 桑叶疏散风热，清肺润燥，宣肺止咳；枇杷叶降气肃肺，化痰止咳。二者配伍，共奏宣降肺气，化痰止咳之功，常用治风热燥火犯肺，宣降失职所致的咳喘，痰出不爽等症。

6. 桑叶配桑白皮 桑叶疏风清热，宣肺止咳；桑白皮清泻肺热，降气平喘。二药合用，宣降肺气，清热止咳平喘，常用治风热蕴肺，咳嗽上气，痰黄或白而黏稠者。

【鉴别应用】桑叶与蜜炙桑叶 桑叶功能疏散风热，清肺润燥，平抑肝阳，清肝明目，凉血止血。桑叶若蜜炙则能增强润肺止咳的作用，故肺燥咳嗽多用蜜炙桑叶。而疏散风热，清肺润燥，平抑肝阳，清肝明目，凉血止血，则多用桑叶。

【方剂举隅】

1. 桑菊饮（《温病条辨》）

药物组成：桑叶、菊花、杏仁、连翘、薄荷、苦桔梗、芦根、甘草。

功能与主治：疏风清热，宣肺止咳。适用于风温初起，表热轻证，症见咳嗽，身热不甚，口微渴，脉浮数。

2. 桑杏汤（《温病条辨》）

药物组成：桑叶、杏仁、沙参、象贝、香豉、栀皮、梨皮。

功能与主治：清宣温燥，润肺止咳。适用于外感温燥证，症见身热不甚，口渴，咽干鼻燥，干咳无痰，或痰少而黏，舌红，苔薄白而干，脉浮数而右脉大者。

3. 清燥救肺汤（《医门法律》）

药物组成：经霜桑叶、石膏、甘草、人参、胡麻仁、真阿胶、麦门冬、杏仁、枇杷叶。

功能与主治：清燥润肺，养阴益气。适用于温燥伤肺，气阴两伤证，症见身热头痛，干咳无痰，气逆而喘，咽喉干燥，鼻燥，心烦口渴，胸满胁痛，舌干少苔，脉虚大而数。

4. 羚角钩藤汤(《通俗伤寒论》)

药物组成：羚羊角片、霜桑叶、京川贝、鲜生地、双钩藤、滁菊花、茯神木、生白芍、生甘草、淡竹茹。

功能与主治：凉肝息风，增液舒筋。适用于热盛动风证，症见高热不退，烦闷躁扰，手足抽搐，发为痉厥，甚则神昏，舌绛而干，或舌焦起刺，脉弦而数；以及肝热风阳上逆，头晕胀痛，耳鸣心悸，面红如醉，或手足躁扰，甚则瘈疭，舌红，脉弦数。

5. 扶桑丸(《寿世保元》)

药物组成：桑叶、白蜜、黑芝麻。

功能与主治：除风湿，润脏腑。适用于体力羸弱，久咳眼花，肌肤甲错，风湿麻痹。

【成药例证】

1. 桑姜感冒片(《临床用药须知中药成方制剂卷》2020年版)

药物组成：桑叶、连翘、菊花、苦杏仁、紫苏、干姜。

功能与主治：散风清热，宣肺止咳。用于外感风热、痰浊阻肺所致的感冒，症见发热头痛、咽喉肿痛、咳嗽痰白。

2. 风热咳嗽胶囊(《临床用药须知中药成方制剂卷》2020年版)

药物组成：桑叶、菊花、薄荷、连翘、黄芩、苦杏仁霜、桔梗、枇杷叶、浙贝母、前胡、甘草。

功能与主治：疏风散热，化痰止咳。用于风热犯肺所致的咳嗽，鼻流浊涕，发热头昏，咽干舌燥。

3. 秋燥感冒颗粒(《临床用药须知中药成方制剂卷》2020年版)

药物组成：桑叶、菊花、苦杏仁(炒)、伊贝母、桔梗、前胡、北沙参、麦冬、山豆根、竹叶、甘草。

功能与主治：清燥退热，润肺止咳。用于感冒秋燥证，症见恶寒发热、鼻咽口唇干燥、干咳少痰、舌边尖红、苔薄白而干或薄黄少津。

4. 桑麻丸(《中华人民共和国卫生部药品标准·中药成方制剂》)

药物组成：桑叶、黑芝麻。

功能与主治：滋养肝肾，祛风明目。用于肝肾不足，头晕眼花，视物不清，迎风流泪。

5. 天麻首乌片(《临床用药须知中药成方制剂卷》2020年版)

药物组成：天麻、何首乌、熟地黄、墨旱莲、女贞子、黄精、当归、白芍、川芎、丹参、桑叶、炒蒺藜、白芷、甘草。

功能与主治：滋阴补肾，养血息风。用于肝肾阴虚所致的头晕目眩、头痛耳鸣、口苦咽干、腰膝酸软、脱发、白发；脑动脉硬化，早期高血压，血管神经性头痛，脂溢性脱发属上述证候者。

【用法与用量】 5～10g。

【本草摘要】

1.《神农本草经》 “除寒热，出汗。”

2.《本草纲目》 “治劳热咳嗽，明目，长发。”

3.《本草从新》 “滋燥，凉血，止血。”

【化学成分】 主要含黄酮类成分：芦丁，芸香苷，槲皮素，异槲皮苷，桑苷等；甾体类成分：牛膝甾酮，羟基促脱皮甾酮，油菜甾醇，豆甾醇等；香豆素类成分：伞形花内酯，东莨菪素等；还含挥发油、生物碱、萜类等。

中国药典规定本品含芦丁($C_{27}H_{30}O_{16}$)不得少于0.10%。

【药理毒理】 本品有抗炎、抗凝血、降血糖、降血压、抗氧化、抗应激反应及抗疲劳等作用。

1. 抗炎、抗菌、抗病毒作用 桑叶水煎剂20、40g/kg灌胃，对小鼠巴豆油、醋酸足肿胀及腹腔毛细血管通透性增加有抑制作用[1]。桑叶70%乙醇提取物4个萃取部位中石油醚部位抑菌活性最强，其次为乙酸乙酯部位，正丁醇部位和水部位。桑叶对呼吸道合胞病毒有明显的抑制作用，既能抑制呼吸道合胞病毒的吸附和生物合成，又能直接杀死病毒[2]。

2. 抗凝血作用 桑叶有抗凝血作用，桑叶水提取物10、20、25g/kg腹腔注射20分钟后，小鼠全血凝固时间延长，其延长程度呈剂量依赖性。体外实验能延长小鼠全血凝固时间和兔血浆的APTT、PT和TT，对去抗凝血酶Ⅲ和去纤溶酶原血浆同样有延长TT的作用。其抗凝血作用主要是通过抑制凝血酶水解纤维蛋白原转变为纤维蛋白而实现的。

3. 降血糖作用 桑叶有降低高血糖大鼠餐后血糖的作用。桑叶水提物1.0、10、100mg/kg静脉注射，30～120分钟后大鼠外周静脉血糖分别下降7%、20%、50%。桑叶总黄酮可抑制α-糖苷酶的活性及阻断蛋白非酶糖化，使糖尿病大鼠血糖降低。桑叶总多糖(TPM)给四氧嘧啶致糖尿病小鼠50、100、200mg/kg腹腔注射有降血糖作用，TPM还可提高糖尿病小鼠的耐糖量，增加肝糖原而降低葡萄糖及提高正常大鼠血浆中胰岛素含量。其降血糖机制是促进胰岛B细胞分泌胰岛素[3-5]。

4. 对心血管系统的影响 桑叶乙酸乙酯提取物50mg/L具有增加离体大鼠心脏心肌收缩力、减慢心率和增加冠脉流量的作用；其提取物对血管呈非内皮依赖性的双重作用，其舒张效应大于收缩效应。桑叶能降血脂和抑制动脉粥样硬化的形成。桑叶水提物0.1、0.2、0.4g/kg灌胃，连续30天，可降低大鼠血清的TC、TG含量，增加HDL-C含量。从桑叶中分离出的黄酮类及其衍生物有降血压作用[6]。

5. 抗氧化作用 桑叶酸性蛋白多糖（APFM）可清除化学模拟体系中形成的羟自由基（·OH）和超氧阴离子自由基（O_2^-·），抑制小鼠脏器在该体系中脂质过氧化物丙二醛（MDA）的形成和积聚，减轻·OH诱导的小鼠肝线粒体的肿胀和模型小鼠脏器中SOD活性的降低，并存在明显量-效关系。从桑叶中分离到的黄酮类化合物亦有自由基清除作用[7]。

6. 抗应激、抗疲劳作用 桑叶有抗应激、抗疲劳作用。桑叶水提物8.0g/kg腹腔注射，能提高小鼠对高温刺激的耐受能力和防止由于应激刺激引起的大鼠肾上腺皮质分泌功能低下，延长小鼠游泳及转棒时间，具有增强机体耐力作用；能延长果蝇的寿命，提高老年大鼠红细胞内SOD活性，并能降低老年大鼠大脑脊髓组织脂褐质活性，具有延缓衰老的作用[8]。

7. 其他作用 从桑叶中分离到的黄酮类化合物对人早幼粒白血病细胞系（HL-60）的生长有抑制作用；桑叶能够有效促进乳腺癌肿瘤血管内皮细胞的凋亡[9]。桑叶具有抗焦虑作用。

【参考文献】 [1] 滕美春，张如，马健雄．桑叶活性成分及临床应用研究进展．北方药学，2013，10（2）：66-67.

[2] 黄筱钧．桑叶乙醇提取物体外对呼吸道合胞病毒的抑制作用．中国实验方剂学杂志，2014，20（22）：169-171.

[3] 穆晓燕，李先佳．桑叶总黄酮对2型糖尿病大鼠胰岛B细胞的影响．中国实验方剂学杂志，2013，19（11）：213-216.

[4] 季涛，宿树兰，郭盛，等．桑叶防治糖尿病的效应成分群及其作用机制研究进展．中草药，2015，46（5）：778-784.

[5] 何昕．桑叶的药理作用及其临床应用研究．实用心脑肺血管病杂志，2012，20（6）：1074-1075.

[6] 李明聪，杨丹，郭英，等．桑叶中黄酮类化学成分及药理作用研究进展．辽宁中医杂志，2012，39（2）：377-379.

[7] 姜玉兰，朴惠善，李镐．桑叶抗氧化活性成分的研究．中药材，2008，31（4）：519-522.

[8] 张映．桑叶活性成分及抗肿瘤作用研究进展．时珍国医国药，2014，25（9）：2223-2224.

[9] 王志雄，高剑文，缪伟伟．桑叶对乳腺癌肿瘤血管内皮细胞抑制作用的研究．河南大学学报（自然科学版），2015，45（2）：197-201.

菊 花

Juhua

本品为菊科植物菊 *Chrysanthemum morifolium* Ramat. 的干燥头状花序。主产于浙江、安徽、河南、四川。9～11月花盛开时分批采收，阴干或焙干，或熏、蒸后晒干。药材按产地和加工方法不同，分为“亳菊”“滁菊”“贡菊”“杭菊”。以花朵完整、色鲜艳、香气浓郁者为佳。

【性味与归经】 甘、苦，微寒。归肺、肝经。

【功能与主治】 散风清热，平肝明目，清热解毒。用于风热感冒，头痛眩晕，目赤肿痛，眼目昏花，疮痈肿毒。

【效用分析】 菊花体轻达表，气清上浮，微寒清热，入肺经，能疏散肺经风热，但发散表邪之力不强。常用治风热感冒，或温病初起，温邪犯肺，发热、头痛、咳嗽等症。

菊花性微寒，入肝经，能清肝热、平肝阳，故常用治肝阳上亢，头痛眩晕。若肝火上攻而眩晕、头痛，以及肝经热盛、热极动风者，可与其他清肝热、息肝风药同用。

菊花质轻发散，味苦能泄，微寒清热，入肝经，既能疏散肝经风热，又能清泄肝热以明目，故可用治肝经风热，或肝火上攻所致目赤肿痛。若肝肾精血不足，目失所养，眼目昏花，视物不清，又常配伍滋补肝肾、益阴明目药。

菊花味苦性微寒，能清热解毒，可用治疮痈肿毒。因其清热解毒、消散痈肿之力不及野菊花，故临床较野菊花少用。

【配伍应用】

1. 菊花配川芎、生石膏 菊花、川芎皆能祛风止痛，菊花入肝经气分，能清肝热；川芎入肝经血分，善于活血化瘀；生石膏辛甘大寒，善清泄上焦气分邪热。三药相配，有清热祛风止痛之功，常用治风热上攻或肝火上扰所致的头痛眩晕、目赤肿痛。

2. 菊花配金银花 二药皆有疏散风热，清热解毒之功，相互配伍能增强疏散风热、清热解毒之功，常用治风热感冒，温病初起，疔疮肿毒。

3. 菊花配黑芝麻 菊花善于平肝清肝明目；黑芝麻善于滋补肝肾阴血。二者伍用，亦清亦补，标本兼顾，有滋阴明目之功，常用治肝肾阴虚所致的头晕目眩、视物昏花。

4. 菊花配天麻 菊花能平肝清肝；天麻能平抑肝

阳、息风止痉。二者相合，能平肝清肝、息风止痉，常用治肝阳上亢所致的头晕头痛及肝风内动所致的四肢抽搐。

5. 菊花配僵蚕　菊花善于疏散风热，兼能清热；僵蚕善于祛风散热，化痰散结。二药相合，有疏风散热，消肿散结之功，常用于风热上壅所致的咽喉肿痛。

6. 菊花配细辛　二药皆有散风解表之功，菊花苦而微寒，兼能清热平肝；细辛辛温，又能散寒止痛。二者配伍，寒热同用，相反相成，共奏祛风散热，解表止痛之效，常用治外感风邪所致之头痛、顽固性头痛以及头风等证。

【鉴别应用】

1. 黄菊花与白菊花　菊花有黄菊花、白菊花之分。一般疏散风热多用黄菊花，平肝、清肝明目宜用白菊花。

2. 菊花与桑叶　二者皆味甘苦、性寒凉，归肺、肝经，都能疏散风热，平抑肝阳，清肝明目；同用可治风热感冒或温病初起，发热、微恶风寒、头痛、咳嗽；肝阳上亢，头痛眩晕；风热上攻或肝火上炎所致的目赤肿痛，以及肝肾不足，目暗昏花。但菊花平肝、清肝明目之力较强，又能清热解毒，也可用于疮痈肿毒。而桑叶疏散风热之力较强，又善于清肺润燥，并能凉血止血，也可用于肺热或燥热伤肺，咳嗽痰少，色黄而黏稠，或干咳少痰，咽痒；血热妄行的咳血、吐血、衄血等症。

【方剂举隅】

1. 桑菊饮（《温病条辨》）

药物组成：桑叶、菊花、杏仁、连翘、薄荷、苦桔梗、芦根、甘草。

功能与主治：疏风清热，宣肺止咳。适用于风温初起，表热轻证，症见咳嗽，身热不甚，口微渴，脉浮数。

2. 羚角钩藤汤（《通俗伤寒论》）

药物组成：羚羊角片、霜桑叶、京川贝、鲜生地、双钩藤、滁菊花、茯神木、白芍、甘草、淡竹茹。

功能与主治：凉肝息风，增液舒筋。适用于热盛动风证，症见高热不退，烦闷躁扰，手足抽搐，发为痉厥，甚则神昏，舌绛而干，或舌焦起刺，脉弦而数；以及肝热风阳上逆，头晕胀痛，耳鸣心悸，面红如醉，或手足躁扰，甚则瘛疭，舌红，脉弦数。

3. 杞菊地黄丸（《麻疹全书》）

药物组成：熟地黄、山茱萸、山药、泽泻、丹皮、茯苓、枸杞子、菊花。

功能与主治：滋肾养肝明目。适用于肝肾阴虚证，症见两目昏花，视物模糊，或眼睛干涩，迎风流泪等。

4. 甘菊汤（《揣摩有得集》）

药物组成：菊花、金银花、生甘草。

功能与主治：清热解毒。适用于疔毒。

【成药例证】

1. 风热感冒颗粒（《临床用药须知中药成方制剂卷》2020年版）

药物组成：桑叶、菊花、连翘、薄荷、荆芥穗、牛蒡子、板蓝根、苦杏仁、桑枝、六神曲、芦根。

功能与主治：清热解毒，宣肺利咽。用于外感风热所致的感冒，症见发热恶风，鼻塞头痛，咳嗽痰多。

2. 芎菊上清丸（《临床用药须知中药成方制剂卷》2020年版）

药物组成：菊花、川芎、连翘、薄荷、炒蔓荆子、黄芩、栀子、黄连、羌活、藁本、防风、白芷、荆芥穗、桔梗、甘草。

功能与主治：清热解表，散风止痛。用于外感风邪引起的恶风身热、偏正头痛、鼻流清涕、牙疼喉痛。

3. 上清丸（《临床用药须知中药成方制剂卷》2020年版）

药物组成：菊花、黄芩（酒炒）、薄荷、连翘、黄柏（酒炒）、栀子、大黄（酒炒）、荆芥、防风、白芷、川芎、桔梗。

功能与主治：清热散风，解毒通便。用于风热火盛所致的头晕耳鸣、目赤、口舌生疮、牙龈肿痛、大便秘结。

4. 山菊降压片（《临床用药须知中药成方制剂卷》2020年版）

药物组成：山楂、菊花、炒决明子、夏枯草、盐泽泻、小蓟。

功能与主治：平肝潜阳。用于阴虚阳亢所致的头痛眩晕、耳鸣健忘、腰膝酸软、五心烦热、心悸失眠；高血压病见上述证候者。

5. 明目地黄丸（《临床用药须知中药成方制剂卷》2020年版）

药物组成：熟地黄、酒萸肉、枸杞子、山药、当归、白芍、蒺藜、煅石决明、牡丹皮、茯苓、泽泻、菊花。

功能与主治：滋肾，养肝，明目。用于肝肾阴虚，目涩畏光，视物模糊，迎风流泪。

【用法与用量】　5～10g。

【本草摘要】

1.《神农本草经》　“主诸风头眩、肿痛，目欲脱，泪出，皮肤死肌，恶风湿痹，久服利血气。”

2.《用药心法》　“去翳膜，明目。”

3.《本草纲目拾遗》　“专入阳分。治诸风头眩，解酒毒疔肿。”“黄茶菊：明目去风，搜肝气，治头晕目眩，益血润容，入血分；白茶菊，通肺气，止咳逆，清三焦郁火，疗肌热，入气分。”

【化学成分】 主要含挥发油：龙脑，乙酸龙脑酯，樟脑，菊花酮，棉花皮素五甲醚等；黄酮类成分：木犀草苷，刺槐苷等；有机酸类成分：绿原酸，3,5-*O*-二咖啡酰基奎宁酸等。

中国药典规定本品含绿原酸($C_{16}H_{18}O_9$)不得少于0.20%，含木犀草苷($C_{21}H_{20}O_{11}$)不得少于 0.080%，含3,5-*O*-二咖啡酰基奎宁酸($C_{25}H_{24}O_{12}$)不得少于 0.70%。

【药理毒理】 本品有抗炎、调节免疫、抗菌、抗心肌缺血及抗氧化、抗病毒、保肝等作用。

1. 抗炎、免疫调节作用 菊花有抗炎作用。怀菊与亳菊煎剂给小鼠 15g/kg、大鼠 10g/kg 灌胃，对小鼠二甲苯耳肿胀、大鼠蛋清足肿胀有对抗作用；添加微量元素铜、铬后，亳菊的抗炎作用提高，表明微量元素可增强菊花的抗炎作用。从菊花中分离出 27 种具有抗炎作用的三萜类化合物，对丝氨酸蛋白酶、胰蛋白酶或糜蛋白酶均有一定抑制作用。菊花多糖体外可使淋巴细胞上清液中 TNF-α 和 γ-IFN 水平升高，具有免疫调节功能[1, 2]。

2. 抑菌作用 不同产地菊花(济菊、杭菊、怀菊、滁菊)的挥发油对金黄色葡萄球菌、白色葡萄球菌、变形杆菌、乙型溶血性链球菌、肺炎双球菌均有一定的抑制作用[3]。

3. 抗病毒作用 野菊花水提取物对呼吸道合胞病毒可以在体外多环节中发挥作用，它既可在与病毒共同温育时直接灭活病毒，又能抑制病毒吸附和穿入细胞膜感染细胞，同时它还能对已经侵入细胞的病毒有一定抑制作用。7.2g/ml 的野菊花黄酮提取物对艾滋病毒具有一定的抑制作用。野菊花滴眼液(1ml 滴眼液含 0.05814g 浸膏)对兔单纯疱疹病毒性角膜炎有明显治疗作用[4]。

4. 对心血管系统的影响 杭白菊黄酮可增加冠脉流量，对抗乌头碱和三氯甲烷诱发的心律失常，拮抗 Ca^{2+} 的内流从而改善心肌细胞的收缩力，而且具有舒张血管和降血脂作用。菊花总黄酮(相当生药 6g/kg)口服，可对抗异丙肾上腺素致心肌缺血大鼠的心电图 T 波升高及 S-T 段的异常偏移，使血清 LDH 降低，并可增加心肌组织 SOD 的活力，减少 MDA 生成，提示对大鼠急性心肌缺血有保护作用。河北香菊水提物灌胃(2.75g/kg)，对麻醉大鼠具有降低血压的作用，而醇提物降压作用不明显。怀菊花醇提物 16.5g/kg 能降低自发性高血压大鼠血压，提高心、脑、肾组织 SOD 水平，降低 MDA 含量。

5. 抗氧化作用 菊花水提液给小鼠灌胃(2.0g/kg)，可抑制 D-半乳糖所致脂质过氧化，降低血中丙二醛(MDA)含量、单胺氧化酶(MAO)活性；提高血中超氧化物歧化酶(SOD)、谷胱甘肽过氧化物酶(GSH-Px)活性。菊花水提液给小鼠灌胃(2.0g/kg)，其心、脑组织 LPO 反应产物丙二醛含量均降低，表明有抑制自由基生成及抑制自由基引发的 LPO 反应的作用[5]。

6. 保肝作用 野菊花注射液体外作用于人 L02 肝细胞株 40 小时，能促进肝细胞增殖；醇提液能够抑制离体大鼠肝组织的过氧化物，提高小鼠血清谷胱甘肽过氧化物酶活性，清除氧自由基，具有保肝功能。

7. 抗诱变作用 菊花对环磷酰胺诱变的小鼠骨髓 PCE 微核率有明显的抑制作用，平板掺入法实验也证实，菊花对由 2-氨基芴诱发的 TA98 或 TA100 菌株的回复突变有明显的抑制作用。菊花黄酮对黄曲霉毒素 B_1 等影响肝脏代谢酶的物质及放射引起的基因突变有抑制作用[6]。

8. 其他作用 菊花浸膏灌胃，对人工发热的家兔有解热作用，可能与其中枢抑制作用有关；菊花水煎剂给大鼠口服 3 周后，可抑制其肝微粒体羟甲基戊二酰基辅酶 A 还原酶的活力，并激活肝微粒体胆固醇 7α-羟化酶；菊花中的槲皮素具有抗凝血作用。菊花中的芹菜素有镇静等作用。金菊花乙酸乙酯提取物对肝损伤有保护作用。菊花中的黄酮葡糖醛酸苷可抑制 HIV-1 整合酶活性。菊花提取物可通过细胞毒作用，抑制肿瘤细胞生长及诱导肿瘤细胞凋亡而发挥抗肿瘤作用[5, 7]。

9. 毒理研究 菊花煎剂 100g/kg 灌胃，小鼠多数存活(8/10)，同剂量的浸膏灌胃亦均无死亡。菊花全草挥发油小鼠腹腔注射的 LD_{50} 为 1.3475g/kg。菊花煎剂或浸膏 20g/kg 灌胃，连续 14 天，用药第 10 天少数家兔出现食欲减退、体重减轻、腹泻而致死亡。

【参考文献】 [1] 田晓华. 不同菊花的药理作用分析. 中国现代药物应用，2015，9(4)：212-213.

[2] 姜保平，许利嘉，王秋玲，等. 菊花的传统使用及化学成分和药理活性研究进展. 中国现代中药，2013，15(6)：523-530.

[3] 王存琴，汪荣斌，张艳华. 菊花的化学成分及药理活性. 长春中医药大学学报，2014，30(1)：28-30.

[4] 陈传千，沈艳平，屈跃丹，等. 野菊花提取物药理作用的研究进展. 吉林医药学院学报，2010，31(3)：175-178.

[5] 瞿璐，王涛，董勇喆，等. 菊花化学成分与药理作用的研究进展. 药物评价研究，2015，38(1)：98-104.

[6] 范灵婧，倪鑫炎，吴纯洁，等. 菊花多糖的结构特征及其对 NF-κB 和肿瘤细胞的活性研究. 中草药，2013，44(17)：2364-2371.

[7] 陆华. 浅析不同菊花的药理作用及临床应用. 中国现代药物应用，2013，7(5)：129-130.

蔓荆子

Manjingzi

本品为马鞭草科植物单叶蔓荆 *Vitex trifolia* L. var. *simplicifolia* Cham. 或蔓荆 *Vitex trifolia* L. 的干燥成熟果实。主产于山东、浙江、福建、江西。秋季果实成熟时采收，除去杂质，晒干。以粒大、饱满、气味浓者为佳。

【炮制】 **炒蔓荆子**　取净蔓荆子，微炒。用时捣碎。

【性味与归经】 辛、苦，微寒。归膀胱、肝、胃经。

【功能与主治】 疏散风热，清利头目。用于风热感冒头痛，齿龈肿痛，目赤多泪，目暗不明，头晕目眩。

【效用分析】 蔓荆子辛能散风，微寒清热，轻浮上行，解表之力较弱，偏于清利头目、疏散头面之邪。故风热感冒而头昏头痛者，较为多用，常与其他疏散风热、清利头目药同用。若风邪上攻之偏头痛，常配伍祛风止痛药。

蔓荆子辛散苦泄微寒，能疏散风热，清利头目，故可用治风热上攻，目赤肿痛，目昏多泪。且本品药性升发，清利头目，与补气升阳药同用，还治疗中气不足，清阳不升，耳鸣耳聋。

此外，本品辛散苦泄，能祛风止痛，也可用治风湿痹痛。

【配伍应用】

1. 蔓荆子配菊花　二药皆能疏散风热、清利头目，菊花善入气分而轻清疏散；蔓荆子善入经络而通窍止痛。二者相合，能增强祛风清热止痛之功，常用治风热上攻所致的头痛头晕。

2. 蔓荆子配连翘　蔓荆子体轻气浮，入肺经上行宣散，能解表疏风，通窍止痛；连翘轻清，凉散，长于清热解毒、疏散风热。二者伍用，轻清宣散，能清热解毒，祛风止痛，常用治风热上攻所致的风火头痛、暴发火眼。

3. 蔓荆子配川芎　蔓荆子善于祛风止痛；川芎善于活血祛瘀，祛风止痛。二者配伍，具有活血祛风止痛之功，常用治外感风邪所致之头痛、牙痛、关节疼痛。

4. 蔓荆子配人参　蔓荆子功能祛风止痛、清利头目；人参善于补气。二者伍用，散中有补而不伤正，补中有散而不恋邪，相得益彰，共奏扶正祛邪之功，常用治素体气虚，感受风邪所致的头晕、头痛、目疾、耳鸣。

【鉴别应用】

1. 生蔓荆子与炒蔓荆子　蔓荆子性味辛苦微寒，归膀胱肝胃经，功能疏散风热，清利头目，祛风止痛；适用于风热感冒头痛，牙龈肿痛，目赤多泪，目暗不明，头晕目眩，风湿痹痛。生蔓荆子偏于疏散风热，清利头目，常用于风热头痛、鼻塞，目赤肿痛。炒蔓荆子辛散之性缓和，长于升清阳之气，祛风止痛，常用于耳目失聪，风湿痹痛，偏正头痛。

2. 蔓荆子与藁本　二者均能祛风湿，止痹痛，皆善治头痛，风湿痹痛、筋脉拘挛等症。但蔓荆子辛苦微寒，主散头面风热之邪，有散风止痛之功，善治外感风热所致头痛目赤。藁本辛温，药势雄壮，善达巅顶，以发散风寒之邪见长，主要治疗外感风寒、巅顶头痛。

【方剂举隅】

1. 益气聪明汤（《东垣试效方》）

药物组成：黄芪、人参、升麻、葛根、蔓荆子、白芍药、黄柏、炙甘草。

功能与主治：益气升阳，聪耳明目。适用于中气不足，清阳不升，风热上扰，头痛眩晕，或内障初起，视物不清，或耳鸣耳聋，或齿痛等症。

2. 顺气和中汤（《卫生宝鉴》）

药物组成：黄芪、人参、白术、陈皮、当归、芍药、炙甘草、升麻、柴胡、蔓荆子、川乌、细辛。

功能与主治：补气升阳，祛风和血。适用于气虚头痛。

3. 羌活胜湿汤（《内外伤辨惑论》）

药物组成：羌活、独活、藁本、防风、川芎、蔓荆子、炙甘草。

功能与主治：祛风，胜湿，止痛。适用于风湿在表之痹痛，症见肩背痛不可回顾，头痛身重，或腰脊疼痛，难以转侧，苔白，脉浮。

【成药例证】

1. 芎菊上清丸（《临床用药须知中药成方制剂卷》2020年版）

药物组成：菊花、川芎、连翘、薄荷、炒蔓荆子、黄芩、栀子、黄连、羌活、藁本、防风、白芷、荆芥穗、桔梗、甘草。

功能与主治：清热解表，散风止痛。用于外感风邪引起的恶风身热、偏正头痛、鼻流清涕、牙疼喉痛。

2. 拨云退翳丸（《临床用药须知中药成方制剂卷》2020年版）

药物组成：蝉蜕、蛇蜕、木贼、密蒙花、蒺藜（盐炒）、菊花、荆芥穗、蔓荆子、薄荷、黄连、地骨皮、楮实子、天花粉、当归、川芎、花椒、甘草。

功能与主治：散风清热，退翳明目。用于风热上扰所致的目翳外障、视物不清、隐痛流泪。

3. 辛芳鼻炎胶囊（《临床用药须知中药成方制剂卷》2020年版）

药物组成：辛夷、水牛角浓缩粉、黄芩、龙胆、柴胡、白芷、川芎、细辛、薄荷、菊花、荆芥穗、防风、蔓荆子(炒)、桔梗、枳壳(炒)。

功能与主治：解表散风，清热解毒，宣肺通窍。用于风热蕴肺所致慢性鼻炎、鼻窦炎。

【用法与用量】 5～10g。

【本草摘要】

1.《神农本草经》 “主筋骨间寒热，湿痹拘挛，明目，坚齿，利九窍，去白虫。”

2.《名医别录》 “去长虫，主风头痛，脑鸣，目泪出。”

3.《医林纂要》 “散热，祛风，兼能燥湿。”

【化学成分】 主要含黄酮类成分：蔓荆子黄素，紫花牡荆素，蔓荆子蒿素，木犀草素，牡荆素等；脂肪酸类成分：棕榈酸，硬脂酸，油酸，亚麻酸；还含挥发油等。

中国药典规定本品含蔓荆子黄素($C_{19}H_{18}O_8$)不得少于 0.030%。

【药理毒理】 本品有解热、镇痛、抗炎、降压和平喘祛痰等作用。

1. 解热、镇痛作用 蔓荆子水煎液 2.43g/kg 灌胃，可降低二硝基酚所致的大鼠发热。蔓荆子可延长小鼠扭体反应潜伏期和减少扭体次数，提高痛阈值，其镇痛作用的主要活性成分为总黄酮和挥发油[1-3]。

2. 抗炎作用 蔓荆子主要成分紫花牡荆素具有抗炎作用，紫花牡荆素 10mg/kg 灌胃对小鼠二甲苯耳肿胀、大鼠蛋清足肿胀及小鼠醋酸致毛细血管通透性增加均有抑制作用。紫花牡荆素具有抑制 T、B 淋巴细胞增殖的作用，可用于免疫性炎症疾病，如类风湿关节炎。

3. 降压作用 蔓荆子水煎液无降压作用，但蔓荆子醇浸液有降压作用，且维持时间长，但对心电图无明显影响。蔓荆子醇浸液 1g/kg 静脉注射，猫血压迅速下降，160 分钟后由原血压 120mmHg 下降至 32mmHg，继续下降至死亡。蔓荆子醇浸液 1g/kg 十二指肠给药，在 120 分钟后血压降低 52mmHg，以后逐渐恢复，至 3 小时仍不能恢复到给药前水平[3]。

4. 祛痰平喘作用 蔓荆子水煎液及醇浸液口服给药在小鼠酚红排泄法中均显示祛痰作用。蔓荆子的水煎液、石油醚提取物均能使离体豚鼠气管舒张，并能对抗组胺引起的气管收缩[3]。

5. 其他作用 蔓荆子叶蒸馏提取物可使血流速及血管交网点增加，粒状流变为带状流。从单叶蔓荆子甲醇提取物中分离到的黄酮类化合物有体外抗氧化活性，对枯草杆菌、金黄色葡萄球菌和变性杆菌有抑菌作用。蔓荆子中的活性成分 Vitexicarpin 对人卵巢癌细胞 A2780、人大肠癌 HCT-15、人纤维肉瘤细胞 HT-1080、小鼠胸腺淋巴癌 EL-4、小鼠肥大细胞瘤 P815.9、小鼠乳腺癌细胞 tsFT210 及人白血病细胞 HL-60、K562 有抑制增殖作用[2,4-8]。

6. 毒理研究 蔓荆子毒性较小，水煎液 270g/kg 灌胃，90g/kg 腹腔注射，小鼠全部存活。蔓荆子醇提液小鼠灌胃的 LD_{50} 为 629.78g/kg[3]。

附：炒蔓荆子

【药理毒理】 本品有解热、镇痛作用。蔓荆子不同炮制品(微炒品、炒焦品、炒炭品)水煎液 2.43g/kg 灌胃，均能降低二硝基酚致发热大鼠的体温，且以微炒品作用时间较长。炮制品水煎液 1.17g/kg 灌胃，可延长小鼠醋酸扭体反应的潜伏期，减少小鼠扭体次数，且炒焦品>微炒品>炒炭品，而生品无镇痛作用；小鼠热板法实验结果相同[1,2]。

【参考文献】
[1] 田华，杜婷，黄开合，等. 蔓荆子的药理作用研究进展. 中国医药导报，2013，10(9)：29-30.

[2] 官扬，胡慧明，潘婷，等. 蔓荆子的药理作用及其临床应用研究进展. 江西中医药，2013，44(4)：72-73.

[3] 龚拥军，王新军. 蔓荆子镇痛作用的炮制方法探讨. 中国现代药物应用，2012，6(4)：134-135.

[4] 刘红燕. 蔓荆子挥发油体外化学模拟抗氧化活性的研究. 抗感染药学，2014，11(2)：119-121.

[5] 马艳妮，刘红燕. 蔓荆子总黄酮的体外抗氧化活性研究. 山东中医杂志，2014，33(8)：670-671.

[6] 周燕，何蓉蓉，邱峰，等. 牡荆属植物的研究进展. 中国实验方剂学杂志，2010，16(7)：229-233.

[7] 应广宇，陈高. 蔓荆子黄素对垂体瘤细胞 GH3 增殖抑制作用研究. 浙江中西医结合杂志，2015，25(3)：233-236.

[8] 胡晓楠，安东建，曹建国，等. 蔓荆子有效提取物抗肿瘤作用研究进展. 现代肿瘤医学，2014，22(2)：472-475.

柴　胡

Chaihu

本品为伞形科植物柴胡 *Bupleurum chinense* DC.或狭叶柴胡 *Bupleurum scorzonerifolium* Willd. 的干燥根。按性状不同，分别习称“北柴胡”及“南柴胡”。北柴胡主产于河南、河北、辽宁。南柴胡主产于湖北、江苏、四川。春、秋二季采挖，除去茎叶及泥沙，干燥。切厚片。以外表皮黑褐、切面黄白色者为佳。

【炮制】 **醋柴胡** 取柴胡片，加米醋拌润，炒干。

【性味与归经】 辛、苦，微寒。归肝、胆、肺经。

【功能与主治】 疏散退热，疏肝解郁，升举阳气。用于感冒发热，寒热往来，胸胁胀痛，月经不调，子宫脱垂，脱肛。

【效用分析】 柴胡辛散苦泻，微寒退热，入肺、胆经，善于解表退热和疏散少阳半表半里之邪。对于外感表证，发热恶寒，头身疼痛等症，无论风热、风寒表证，皆可使用。现代用柴胡制成的单味或复方注射液，对于外感发热，有较好的解表退热作用。若伤寒邪在少阳，寒热往来、胸胁苦满、口苦咽干、目眩，柴胡用之最宜，为治少阳证之要药，常与清泻少阳半表半里之邪热药同用，共收和解少阳之功。

柴胡辛行苦泻，入肝经，善于条达肝气，疏肝解郁，故可用治肝失疏泄，气机郁阻所致的胸胁或少腹胀痛、情志抑郁、妇女月经失调、痛经。若肝郁血虚，脾失健运，妇女月经不调，乳房胀痛，胁肋作痛，神疲食少，脉弦而虚者，常配伍养血柔肝、益气健脾之品。

柴胡能升举脾胃清阳之气，可用治中气不足，气虚下陷所致的脘腹重坠作胀，食少倦怠，久泻脱肛，子宫下垂，肾下垂等脏器脱垂，常与补气升阳药同用，以补气升阳。

此外，柴胡还可退热截疟，常用于治疗疟疾，寒战壮热，汗后热退，休作有时。

【配伍应用】

1. 柴胡配黄芩 柴胡善于疏散退热，透泻半表半里之外邪，使邪从外解；黄芩善于清热泻火，清泻半表半里之邪，使邪从内泻。二药伍用，一散一清，长于和解少阳而退热，常用治少阳病寒热往来、胸胁苦满、口苦咽干等症。又因柴胡长于疏肝解郁；黄芩善于清泄里热，二者伍用，也可用治肝郁化火而致口苦、咽干、目眩、胸胁胀满疼痛者。

2. 柴胡配枳壳 柴胡善于疏肝解郁而升清；枳壳善于行气消积、宽中除胀而降浊。二者配伍，升降同用，能和肝脾、理气机，使气机升降有序，常用治肝脾不和，气机不利所致的胸胁脘腹满闷胀痛、食欲不振、大便不畅等症。

3. 柴胡配桂枝 二药皆有疏散解表退热之功。柴胡长于疏散少阳经之郁热；桂枝长于温通太阳经之郁滞。二者相合，则解表退热之功尤著，凡外感发热，邪气在表者，皆可配用。又因柴胡能疏肝解郁；桂枝能和胃下气，相配则有疏肝和胃之功，也可用治肝胃不和所致的胸胁脘腹胀满疼痛及大便不畅、食少恶心呕吐等症。

4. 柴胡配金钱草 柴胡善于疏利肝胆气机；金钱草善于清利肝胆湿热，并能利胆排石退黄。二药相合，清疏并用，有清利肝胆湿热，排石退黄之效，常用治湿热黄疸，肝胆结石，胁肋胀痛。

5. 柴胡配牡蛎 柴胡芳香透达，善于调畅气血，疏肝解郁；牡蛎善于益阴潜阳，收敛固涩，软坚散结。二药相合，一升一降，一疏一敛，共奏调和气血，疏肝解郁，软坚散结之功，常用治肝郁气结，血瘀痰凝所致的胸胁满痛，胁下痞满，或胁下痞块等症。

6. 柴胡配前胡 柴胡善于疏散外邪，疏肝解郁；前胡善于宣散风热，降气祛痰。二药相配，一升一降，解热祛风，调气止咳，常用治风热犯肺、气滞不宣引起的发热、胸胁疼痛、咳嗽痰稠等症。

7. 柴胡配细辛 柴胡善于疏肝理气解郁，调畅气血；细辛善于祛风止痛。二药配伍，辛散疏通，轻浮上达，共奏疏肝理气、祛风止痛之功，常用治气血不和，风邪上扰所致的头痛。

8. 柴胡配羌活 柴胡善于解表泄热；羌活善于发汗祛风、散寒除湿。二者伍用，则有解肌退热、祛风胜湿止痛之功，常用治外感表证，发热，身重，肢体酸痛者。因二药皆为轻浮升散之品，相合又有升阳除湿之功，也常用治脾虚湿盛所致的头身困重、肢体酸痛等症。

【鉴别应用】

1. 柴胡、醋柴胡与鳖血柴胡 柴胡味辛苦性微寒，归肝胆肺经，功能疏散退热，疏肝解郁，升举阳气，适用于感冒发热，寒热往来，胸胁胀痛，月经不调，子宫脱垂，脱肛。柴胡生品升散作用较强，偏于疏散退热，多用治感冒发热，寒热往来。醋柴胡升散之性较为缓和，增强了疏肝解郁止痛的作用，多用于肝郁气滞的胸胁胀痛，腹痛，月经不调。鳖血柴胡能填阴滋血，具有抑制浮阳之性，增强清肝退热的功效，可用于热入血室，骨蒸劳热。

2. 柴胡与薄荷 两者均为辛凉解表药，都能疏散风热，疏肝解郁；都可用于治疗风热感冒，肝气郁滞。但柴胡长于疏泄少阳半表半里之邪、升举阳气，又常用治少阳证寒热往来，中气下陷、脏器脱垂等证。而薄荷又能清利头目，利咽，透疹，也可用于风热上攻之头痛目赤，目翳，咽痛口疮；麻疹不透等。

【方剂举隅】

1. 柴葛解肌汤（《伤寒六书》）

药物组成：柴胡、干葛、甘草、黄芩、羌活、白芷、芍药、桔梗。

功能与主治：解肌清热。适用于外感风寒，郁而化热证，症见恶寒渐轻，身热增盛，无汗头痛，目疼鼻干，心烦不眠，咽干耳聋，眼眶痛，舌苔薄黄，脉浮微洪。

2. 小柴胡汤(《伤寒论》)

药物组成：柴胡、黄芩、人参、半夏、炙甘草、生姜、大枣。

功能与主治：和解少阳。适用于伤寒少阳证，症见往来寒热，胸胁苦满，默默不欲饮食，心烦喜呕，口苦，咽干，目眩，舌苔薄白，脉弦；热入血室证，症见妇人伤寒，经水适断，寒热发作有时；黄疸、疟疾以及内伤杂病而见少阳证。

3. 柴胡疏肝散(《证治准绳》引《医学统旨》方)

药物组成：柴胡、陈皮、川芎、香附、枳壳、芍药、炙甘草。

功能与主治：疏肝行气、活血止痛。适用于肝气郁滞证，症见胁肋疼痛，胸闷喜太息，情志抑郁易怒，或嗳气，脘腹胀满，脉弦。

4. 逍遥散(《和剂局方》)

药物组成：柴胡、当归、白芍药、白术、茯苓、薄荷、炙甘草、煨生姜。

功能与主治：疏肝解郁，养血健脾。适用于肝郁血虚脾弱证，症见两胁作痛，头痛目眩，口燥咽干，神疲食少，或月经不调，乳房胀痛，脉弦而虚者。

5. 补中益气汤(《内外伤辨惑论》)

药物组成：黄芪、炙甘草、人参、当归、橘皮、升麻、柴胡、白术。

功能与主治：补中益气，升阳举陷。适用于脾虚气陷证，症见饮食减少，体倦肢软，少气懒言，面色萎黄，大便稀溏，舌淡脉虚；以及脱肛，子宫脱垂，久泻久痢，崩漏等；气虚发热证，症见身热自汗，渴喜热饮，气短乏力，舌淡，脉虚大无力。

【成药例证】

1. 正柴胡饮颗粒(《临床用药须知中药成方制剂卷》2020年版)

药物组成：柴胡、防风、生姜、赤芍、陈皮、甘草。

功能与主治：发散风寒，解热止痛。用于外感风寒所致的发热恶寒、无汗、头痛、鼻塞、喷嚏、咽痒咳嗽、四肢酸痛；流感初起、轻度上呼吸道感染见上述证候者。

2. 柴胡注射液(《临床用药须知中药成方制剂卷》2020年版)

药物组成：柴胡。

功能与主治：清热解表。用于感冒、流行性感冒及疟疾发热。

3. 少阳感冒颗粒(《临床用药须知中药成方制剂卷》2020年版)

药物组成：柴胡、黄芩、青蒿、人参、干姜、大枣、半夏、甘草。

功能与主治：解表散热，和解少阳。用于外感邪犯少阳证，症见寒热往来、胸胁苦满、食欲不振、心烦喜呕、口苦咽干。

4. 气滞胃痛颗粒(片)(《临床用药须知中药成方制剂卷》2020年版)

药物组成：柴胡、香附(炙)、白芍、延胡索(炙)、枳壳、炙甘草。

功能与主治：疏肝理气，和胃止痛。用于肝郁气滞，胸痞胀满，胃脘疼痛。

5. 得生丸(《临床用药须知中药成方制剂卷》2020年版)

药物组成：益母草、柴胡、木香、川芎、当归、白芍。

功能与主治：养血化瘀，疏肝调经。用于气滞血瘀所致的月经不调、痛经，症见月经量少有血块、经行后期或前后不定、经行小腹胀痛，或有癥瘕痞块。

【用法与用量】 3～10g。

【注意】

1. 柴胡其性升散，古人有“柴胡劫肝阴”之说，阴虚阳亢，肝风内动，阴虚火旺，气机上逆者不宜使用。

2. 大叶柴胡 *Bupleurum longiradiatum* Turcz. 的干燥根茎，表面密生环节，有毒，不可当柴胡用。

【本草摘要】

1.《神农本草经》 “主心腹去肠胃中结气，饮食积聚，寒热邪气，推陈致新。”

2.《滇南本草》 “伤寒发汗解表要药，退六经邪热往来，痹痿，除肝家邪热、痨热，行肝经逆结之气，止左胁肝气疼痛，治妇人血热烧经，能调月经。”

3.《本草纲目》“治阳气下陷，平肝、胆、三焦、包络相火，头痛、眩晕，目昏、赤痛障翳，耳聋耳鸣，诸疟及肥气寒热，妇人热入血室，经水不调，小儿痘疹余热，五疳羸热。”

【化学成分】 主要含皂苷类成分：柴胡皂苷a、b、d、f等；挥发油：2-甲基环戊酮，柠檬烯，月桂烯，香芹酮，戊酸，己酸，庚酸，辛酸，2-辛烯酸，壬酸，γ-庚烯酸等；还含多糖、有机酸、植物甾醇及黄酮类等。

中国药典规定北柴胡含柴胡皂苷a($C_{42}H_{68}O_{13}$)和柴胡皂苷d($C_{42}H_{68}O_{13}$)的总量不得少于0.30%。

【药理毒理】 本品有解热、抗炎、抗病毒、抗惊厥、调节消化系统及提高免疫功能等作用。

1. 解热、抗炎作用 柴胡味苦而微辛，有和解退热的功效。《本草纲目》中称柴胡是“引清气退热必用之药”。柴胡煎剂灌胃对小鼠二甲苯耳肿胀有抑制作用，柴胡酒炙品优于生品和醋炙品。柴胡挥发油 0.3g/kg、皂苷元 0.30g/kg、皂苷 0.38g/kg 腹腔注射，对酵母致热大鼠有解热作用。柴胡醇提液 30mg/kg 腹腔注射能提高内毒素小鼠的生存率，延长平均生存时间。柴胡抗炎作用的主要有效成分是柴胡皂苷和挥发油。柴胡皂苷对炎症过程中的毛细血管通透性升高、炎症介质释放、白细胞游走、结缔组织增生和多种变态反应炎症均有抑制作用[1-3]。

2. 抗病毒作用　柴胡煎剂灌胃可降低小鼠肺炎病毒所致肺指数增高，阻止肺组织渗出性病变，降低肺炎病毒所致小鼠的死亡率，对抗地塞米松对巨噬细胞吞噬活性的抑制作用，减少病毒对机体的损伤，增加机体对抗原的处理。柴胡对流行性腮腺炎、病毒性心肌炎亦有作用。柴胡水提液浓度为 0.2g/ml 时对人乳头瘤病毒(HPV)的 DNA 有破坏作用[4-5]。

3. 抗惊厥作用　柴胡挥发油和柴胡皂苷均有抗惊厥作用。柴胡皂苷 0.10、0.20、0.30g/kg 灌胃，可降低小鼠 MES 惊厥发生率；柴胡皂苷 a 1.09、2.18mg/kg 腹腔注射即可降低小鼠 MES 惊厥发生率，而柴胡皂苷 c、d 作用不明显。柴胡挥发油 0.30g/kg 与柴胡皂苷 0.15g/kg 配伍腹腔注射，有抗小鼠戊四唑惊厥作用；与冰片配伍亦有协同抗 MES 作用[6]。

4. 对免疫功能的影响　柴胡具有免疫调节作用，其主要成分为柴胡皂苷和柴胡多糖(BCPS)。柴胡皂苷对机体特异性免疫及非特异性免疫功能有调节作用，可提高巨噬细胞的吞噬性、溶菌酶活性及酵母菌的胞内杀伤活性、酸性磷酸酶活性。柴胡皂苷 a、d、f 可增加小鼠胸腺、脾脏重量，T 细胞、B 细胞的活性及 IL-2 分泌水平，柴胡皂苷 a、d 还可提高血浆中 IgA 和 IgG 的水平。BCPS 100mg/kg 腹腔注射，可增加小鼠脾系数、腹腔巨噬细胞吞噬百分数及吞噬指数和流感病毒血清中和抗体滴度，但不影响细胞分泌溶血素。BCPS 对辐射损伤的小鼠具有保护和增强免疫的作用[7]。

5. 对肝肾的影响　柴胡皂苷对肝细胞具有保护作用，抑制小鼠肝细胞的凋亡，柴胡皂苷对小鼠慢性肝损伤有修复保护作用，抑制胶原纤维的形成，保护肝细胞，阻止肝纤维化的形成。柴胡皂苷 d 对乙醇损伤大鼠肝细胞有保护作用，可能与柴胡皂苷 d 清除自由基、抑制脂质过氧化作用有关。柴胡皂苷 d 1mg/kg 腹腔注射可使嘌呤霉素氨基核苷(PAN)肾病模型大鼠尿蛋白减少，抑制血清总蛋白、白蛋白下降，大鼠肾小球上皮细胞足突排列及其底膜的不规则状态改善，肾小球底膜(GBM)肾炎大鼠尿蛋白、肾小球病理变化减轻，血脂降低，肾小球内 IgG 的沉积减少，血清中促肾上腺皮质激素、皮质酮、肾组织中糖皮质激素受体(GR)均增高[8-12]。

6. 抗肿瘤作用　柴胡水提物对人肝癌 SMMC-7721 细胞线粒体代谢活性、细胞增殖及小鼠移植 S_{180} 及食管癌实体肿瘤有抑制作用。柴胡粗提物 0.39mg/ml 具有逆转肝细胞癌多药耐药作用，并与长春新碱(VCR)有协同作用。柴胡皂苷 d 5.0、7.5、10mg/ml 可引起白血病 K562 细胞的数量、分裂指数下降，增殖抑制[13]。

7. 对消化系统的作用

(1) 对肝脏的作用　将柴胡皂苷和感染了乙肝病毒的人类肝细胞同时培养，其对感染病毒细胞有抑制作用，其中柴胡皂苷 c 能显著减少培养介质中乙肝抗原(HBeAg)的浓度，并可抑制乙肝病毒 DNA 复制。

(2) 对胃十二指肠的作用　口服柴胡总皂苷可以抑制胃酸的分泌，为消化道溃疡的治疗提供了临床依据。实验性醋酸溃疡的大鼠服用小剂量的粗皂苷 10mg/(kg·d)，连服 15 天，有辅助胃溃疡治疗的作用。柴胡总皂苷对胰蛋白酶有较强的抑制作用[14]。

8. 其他作用　柴胡有增加肝郁证大鼠脑内 NE、DA 神经递质的作用。柴胡皂苷抑制胆碱酯酶，发挥拟胆碱作用，进而对消化系统和外周神经系统发挥调节作用。柴胡皂苷 a 可使抑郁型大鼠脑中的高香草酸、去甲肾上腺素、多巴胺及 5-羟色胺的含量升高[15]。

9. 毒理研究

(1) 急性毒性　柴胡水提液加残渣醇提液，给大鼠、小鼠灌胃的 LD_{50} 均大于 6g/kg，给药后 10～20 分钟动物活动减少，死亡前 2～3 分钟出现强直性痉挛。柴胡皂苷小鼠灌胃、皮下注射及腹腔注射的 LD_{50} 分别为 4.7、1.75～1.90、70.0～112.0mg/kg，豚鼠腹腔注射的 LD_{50} 为 58.3mg/kg，给药后出现运动及呼吸缓慢、腹部着地等反应[16-17]。

(2) 长期毒性　柴胡煎剂 1.2g(kg·d)灌胃，连续 28 天，大鼠肾上腺重量增加、胸腺重量减少，肝细胞质稍显粗大颗粒状。柴胡水提液加残渣醇提液 1.5g/kg 灌胃，连续 21 天，大鼠出现肌酐、LDH 活性增加，γ-GTP、红细胞数、白细胞比容减少，MCHC 增加，血清游离胆固醇、总胆固醇减少，血清、肝 GOT 减少，血清 γ-GTP 增加；BUN 有减少倾向，一般状态、自发运动、体重、解剖及病理组织学检查均无显著变化。

附：醋柴胡

【药理毒理】　本品有镇痛及降血脂等作用。

1. 镇痛作用　醋柴胡 16g/kg 灌胃，可减少小鼠醋酸致痛的扭体次数，柴胡醋炙后镇痛作用强于生柴胡。

2. 其他作用　醋柴胡对高血脂模型大鼠的 TC、LDL-C 有降低作用。醋柴胡、醋拌柴胡水煎液可降低小鼠全血胆碱酯酶活力，有拟胆碱样作用，且作用强于生品。此外，还有一定的抗炎作用[18]。

【参考文献】 [1] 金国泰，李博，王树荣. 中药柴胡解热的物质基础、药效及机制的实验研究. 成都中医药大学学报，2013，36(4)：28-30.

[2] 陈亚双，孙世伟. 柴胡的化学成分及药理作用研究进展. 黑龙江医药，2014，27(3)：630-633.

[3] 王秀波. 柴胡的临床合理应用. 中医中药，2013，11(20)：262-263.

[4] 王斌，张腾霄，马松艳，等. 柴胡的临床应用及配伍规律研究. 时珍国医国药，2012，23(1)：225-227.

[5] 罗峰，孟肖飞. 柴胡的药理分析及应用. 中医学报，2012，27(7)：863-864.

[6] 徐献梅，张雪，杨亮. 论柴胡的产地来源及药理作用. 贵阳中医学院学报，2012，34(4)：18-20.

[7] 黎明. 柴胡药用研究的近况. 北方药学，2011，8(3)：73-75.

[8] 谢燕华，于泳，陈捷. 柴胡对肝硬化大鼠 A-肌动蛋白及转化生长因子 β_1 表达的影响. 陕西中医，2011，32(10)：1423-1424.

[9] 卫昊，卫伟光，刘清，等. 秦岭柴胡提取物保肝作用的实验研究. 陕西中医，2012，33(10)：1432-1433.

[10] 刘阿萍，景万燕，李敏. 秦岭柴胡抗大鼠肝纤维化的研究. 中药药理与临床，2012，28(5)：122-124.

[11] 汪巍，王丽娜，许枬，等. 柴胡与醋柴胡抗大鼠免疫损伤性肝纤维化作用比较研究. 中成药，2014，36(4)：828-830.

[12] 王艳，孙鹏，张学栋，等. 柴胡对胃肠运动的影响. 今日药学，2011，21(7)：442-443.

[13] 黄种新，杜好信，姚成才. 柴胡对人食管癌细胞株 Eca-109 的抑制作用. 实用中西医结合临床，2013，13(4)：82-83.

[14] 李仁国. 柴胡有效成分及药理作用分析. 陕西中医，2013，34(6)：750-751.

[15] 辛义周，李宁，高杰，等. 柴胡抗抑郁的药理机制研究进展. 医学综述，2013，19(18)：3285-3287.

[16] 黄伟，李晓骄阳，孙蓉. 柴胡总皂苷对小鼠肝毒性"量-时-毒"关系研究. 中药药理与临床，2012，28(2)：81-85.

[17] 刘亚旻，刘新民，潘瑞乐. 柴胡毒性作用研究进展. 中成药，2012，34(6)：1148-1151.

[18] 王丽娜，汪巍，徐驰，等. 柴胡醋制前后抗炎作用比较研究. 中成药，2013，35(5)：1079-1081.

升　麻

Shengma

本品为毛茛科植物大三叶升麻 *Cimicifuga heracleifolia* Kom.、兴安升麻 *Cimicifuga dahurica*(Turcz.) Maxim. 或升麻 *Cimicifuga foetida* L. 的干燥根茎。主产于辽宁、黑龙江、河北、山西、四川。秋季采挖，除去泥沙，晒至须根干时，燎去或除去须根，晒干。切厚片。以外表皮色黑褐、切面黄绿色者为佳。

【性味与归经】 辛、微甘，微寒。归肺、脾、胃、大肠经。

【功能与主治】 发表透疹，清热解毒，升举阳气。用于风热头痛，齿痛，口疮，咽喉肿痛，麻疹不透，阳毒发斑，脱肛，子宫脱垂。

【效用分析】 升麻辛甘微寒，性能升散，入肺经，有发表退热之功，对于风热感冒或温病初起，发热、头痛等症，风寒感冒，恶寒发热，无汗，头痛，咳嗽以及外感风热夹湿之阳明经头痛，额前作痛，呕逆，心烦痞满，皆可配伍使用。

升麻能辛散发表，透发麻疹，故可用治麻疹初起，透发不畅，身热无汗，咳嗽咽痛，烦渴尿赤。

升麻甘寒，入肺胃经，以清热解毒功效见长，为清热解毒之良药，故可用治牙龈肿痛、咽喉肿痛、口舌生疮、痄腮肿痛、温毒发斑等热毒所致的多种病证。因其尤善清解阳明热毒，故胃火炽盛成毒的牙龈肿痛、口舌生疮、咽肿喉痛以及疮疡肿痛等尤为多用。

升麻入脾胃经，善引脾胃清阳之气上升，其升提之力较柴胡为强。故常用治中气不足，气虚下陷所致的脘腹重坠作胀，食少倦怠，久泻脱肛，子宫下垂，肾下垂等脏器脱垂以及月经量多或崩漏多，常与补气升阳药同用。

【配伍应用】

1. 升麻配柴胡　二药均有解表、升阳举陷之功，常相须为用，以增强疗效。入解表剂中，能解表退热，常用治外感表证，发热头痛。入补气升提剂中，则能升阳举陷，常用治中气下陷所致的久痢脱肛、子宫脱垂以及气虚发热等病证。入泻火解毒剂中，又能引药上行而散火解毒，常用治头面丹毒及火毒肿痛等症。

2. 升麻配生石膏　升麻善于清解阳明热毒；生石膏善于清泄阳明胃热。二者配伍，能增强清泄阳明火热毒邪之功，常用治胃火亢盛所致的头痛、牙痛、口舌生疮等症。

3. 升麻配牛蒡子　二药均有疏散风热、透疹解毒之功。二者相须为用，能增强疏散风热、透疹解毒之功，常用治外感风热所致的咽喉肿痛及麻疹初起，疹透不畅等症。

4. 升麻配桔梗　升麻善于升举阳气，炒炭又能固冲止血；桔梗为舟楫之药，善于引药上行。二者配伍，有升发清阳之功，常用治清气下陷所致的短气懒言、泄泻不止、脱肛、漏下等症。

5. 升麻配白芷　升麻长于清解阳明火热毒邪；白芷善入阳明经而祛风止痛。二药伍用，上行疏散，能祛风清热止痛，常用治阳明经头面诸痛。

【鉴别应用】　生升麻、蜜炙升麻与升麻炭　升麻生用，其性升散，发表透疹、清热解毒之力较强，多用于疹出不透及热毒诸证。升麻蜜炙后味甘性缓，以升举阳气为著，常用于气虚下陷，久泻脱肛、子宫脱垂等。升麻炒炭则升散之力和缓，多用于肠风下血之证。

【方剂举隅】

1. 升麻葛根汤（《和剂局方》）

药物组成：升麻、葛根、芍药、炙甘草。

功能与主治：解肌透疹。适用于麻疹初起，疹出不透，身热头痛，咳嗽、目赤流泪，口渴，舌红，脉数。

2. 清胃散（《脾胃论》）

药物组成：生地黄、当归身、牡丹皮、黄连、升麻。

功能与主治：清胃凉血。适用于胃火牙痛证，症见牙痛牵引头疼，面颊发热，其齿喜冷恶热，或牙宣出血，或牙龈红肿溃烂，或唇舌腮颊肿痛，口气热臭，口干舌燥，舌红苔黄，脉滑数。

3. 普济消毒饮（《东垣试效方》）

药物组成：黄芩、黄连、陈皮、生甘草、玄参、柴胡、桔梗、连翘、板蓝根、马勃、牛蒡子、薄荷、僵蚕、升麻。

功能与主治：清热解毒，疏风散邪。适用于大头瘟，症见恶寒发热，头面红肿焮痛，目不能开，咽喉不利，舌燥口渴，舌红苔白兼黄，脉浮数有力。

4. 补中益气汤（《内外伤辨惑论》）

药物组成：黄芪、炙甘草、人参、当归、橘皮、升麻、柴胡、白术。

功能与主治：补中益气，升阳举陷。适用于脾虚气陷证，症见饮食减少，体倦肢软，少气懒言，面色萎黄，大便稀溏，舌淡脉虚；以及脱肛，子宫脱垂，久泻久痢，崩漏等；气虚发热证，症见身热自汗，渴喜热饮，气短乏力，舌淡，脉虚大无力。

5. 举元煎（《景岳全书》）

药物组成：人参、炙黄芪、炙甘草、升麻、白术。

功能与主治：益气升提。适用于气虚下陷，血崩血脱，亡阳垂危等证。

【成药例证】

1. 宫血停颗粒（《临床用药须知中药成方制剂卷》2020 年版）

药物组成：黄芪、益母草、党参、升麻、当归、蒲黄、龙骨（煅）、牡蛎（煅）、女贞子、旱莲草、枳壳。

功能与主治：益气活血，固涩止血。用于气虚血瘀所致月经量多、崩漏，症见经水量多、过期不止或淋漓日久、有血块、经行小腹隐痛伴神疲乏力。

2. 绿雪（胶囊）（《临床用药须知中药成方制剂卷》2020 年版）

药物组成：寒水石、滑石、石膏、升麻、青黛、玄参、水牛角浓缩粉、石菖蒲、朱砂、磁石、土木香、丁香、玄明粉、硝石、甘草。

功能与主治：清热解毒，镇静安神。用于外感热病热盛动风证，症见高热神昏、头痛头胀、咽痛口渴、面赤腮肿、大便秘结及小儿急惊风。

【用法与用量】　3～10g。

【注意】　麻疹已透，阴虚火旺，以及阴虚阳亢者，均当忌用。

【本草摘要】

1.《神农本草经》　“主解百毒……辟温疫、瘴气。”

2.《名医别录》　“主中恶腹痛，时气毒疠，头痛寒热，风肿诸毒，喉痛口疮。”

3.《滇南本草》　“主小儿痘疹，解疮毒，咽喉（肿），喘咳音哑，肺热，止齿痛，乳蛾，痄腮。”

【化学成分】　主要含酚酸类成分：异阿魏酸，升麻酸 A，B，C，D，E；三萜及苷类成分：兴安升麻丹醇，25-*O*-羟升麻环氧醇-3-*O*-β-D-木糖苷；色酮类成分：降升麻素。

中国药典规定本品含异阿魏酸（$C_{10}H_{10}O_4$）不得少于 0.10%。

【药理毒理】　本品有解热、抗炎、镇痛、抗过敏、降血脂、抗肿瘤及抑菌等作用。

1. 解热、抗炎、镇痛作用　升麻对伤寒、副伤寒混合疫苗所致大鼠发热有对抗作用。升麻提取物 2g/kg 灌胃，对大鼠角叉菜胶及右旋糖酐致足肿胀有抑制作用；对乳酸或醋酸所引起的肛门溃疡，有使其面积缩小的趋势。升麻提取物 1g/kg 灌胃，能抑制小鼠醋酸致扭体反应，但对压尾刺激则无镇痛作用。升麻素 25、50mg/kg 能显著抑制小鼠耳肿胀；耳组织病理学显示，给予升麻素组小鼠局部组织液的渗出、充血、淋巴细胞浸润等炎症状态明显减轻；同时能显著降低小鼠耳组织匀浆中 2 型细胞因子 IL-4、IL-9、IL-13 水平，但对 IFN-γ 水平未见明显影响[1]。

2. 抗过敏作用　以透明质酸酶活性作抗过敏作用的筛选试验，升麻水提液能抑制其活性。升麻水提物腹腔注射对小鼠耳的被动皮肤变态反应表现抑制作用，并能抑制由组胺或 5-HT 等引起的大鼠背部皮肤血管渗透性增加，表明升麻具有抗过敏作用。

3. 对平滑肌的作用 升麻能抑制离体肠段与妊娠子宫收缩，对未孕子宫及膀胱则呈兴奋作用。含升麻的补中益气汤浸剂能提高离体豚鼠子宫张力，对整体兔及犬子宫亦表现兴奋作用，方中去升麻、柴胡则作用减弱，单用升麻或柴胡又无作用表现。

4. 调脂作用 升麻中的升麻烯可降低大鼠高血脂症和主动脉内胆固醇及三酰甘油含量。三萜类升麻烯在体内代谢成固醇样结构的化合物，可干扰固醇类的代谢，竞争性抑制胆固醇的形成。

5. 抗肿瘤作用 升麻中分离得到的2个化合物对宫颈癌细胞(HeLa)和小鼠成纤维细胞(L929)具有体外细胞毒作用，升麻总苷0.10g/kg灌胃，可抑制小鼠S_{180}移植瘤和裸鼠移植人肺腺癌A549的生长(T/C值分别为58.1%和52.2%)，诱导体内肿瘤细胞凋亡。升麻中环阿尔廷烷型三萜皂苷对人宫颈癌HeLa细胞和人乳腺癌细胞MCF-7体外均具有抑制生长作用[2-4]。

6. 抑菌及抗病毒作用 升麻水浸液(1:4)体外对红色表皮癣菌等皮肤真菌有不同程度的抑制作用。从升麻乙醇提取液中分离得到的升麻素，对白色念珠菌、红色毛癣菌、新型毛癣菌、发癣毛癣菌、石膏样小孢子菌及羊毛状小孢子菌等11种真菌有抑制作用。升麻中的总酚酸部位是其治疗乙型病毒性肝炎的药用活性部位[5]。

7. 其他作用 兴安升麻酊剂和升麻素均有镇静作用，兴安升麻醇提物可抑制樟脑或士的宁所致小鼠惊厥。野升麻苷有抗溃疡活性，升麻根含有体内抗氧化活性物质。升麻的甲醇提取物对四氯化碳引起的肝损害有预防作用，升麻醇木糖苷也有预防肝损害作用。

【参考文献】［1］江小燕，王慧珠，桂黎黎，等．升麻素通过调节2型细胞因子抑制过敏性炎症．中药药理与临床，2014，30(2)：28-30.

［2］孙海燕，刘蓓蓓，陈四保．升麻中环菠萝蜜烷三萜化学成分及其抗肿瘤活性的研究．中南药学，2015，13(3)：234-238.

［3］刘蓓蓓，陈胜璜，陈四保．升麻化学成分及其抗肿瘤活性研究进展．中南药学，2012，10(1)：53-58.

［4］陈继永，姜永涛，沈莉．升麻中环阿尔廷烷型三萜皂苷及其抗肿瘤活性研究．中国海洋大学学报，2014，44(11)：74-80.

［5］黄贵平，李存玉，刘兰平．升麻治疗乙型病毒性肝炎的活性部位筛选．中国实验方剂学杂志，2013，19(21)：231-235.

葛 根

Gegen

本品为豆科植物野葛 *Pueraria lobata*(Willd.) Ohwi 的干燥根。习称“野葛”。主产于河南、湖南、浙江、四川。秋、冬二季采挖，趁鲜切成厚片或小块，干燥。以质疏松、切面纤维性强者为佳。

【性味与归经】 甘、辛，凉。归脾、胃、肺经。

【功能与主治】 解肌退热，生津止渴，透疹，升阳止泻，通经活络，解酒毒。用于外感发热头痛，项背强痛，口渴，消渴，麻疹不透，热痢，泄泻，眩晕头痛，中风偏瘫，胸痹心痛，酒毒伤中。

【效用分析】 葛根甘辛性凉，轻扬升散，入肺经，具有发汗解表，解肌退热之功。外感表证，恶寒发热，头身疼痛，无汗或有汗不畅，苔薄脉浮，无论风寒表证、风热表证，葛根均可选用。且葛根既能辛散发表以退热，又长于缓解外邪郁阻、经气不利、筋脉失养所致的项背强痛，故风寒感冒，项背强痛，无论表实无汗，恶寒，或表虚汗出，恶风者，葛根皆常被选用。本品为治疗项背强痛之要药。

葛根味辛性凉，入肺经，有发表散邪，解肌退热，透发麻疹之功，故可用治麻疹初起，表邪外束，疹出不畅。

葛根甘凉，入脾胃经，于清热之中，又能鼓舞脾胃清阳之气上升，而有生津止渴之功。故可用治热病津伤口渴，以及消渴证属阴津不足或气阴不足，口渴多饮，体瘦乏力等症。

葛根味辛升发，入脾胃经，能升发清阳，鼓舞脾胃清阳之气上升而奏止泻痢之效，故可用治表证未解，邪热入里，身热，下利臭秽，肛门有灼热感，苔黄脉数，或湿热泻痢，热重于湿者，常与清热燥湿药同用。若脾虚泄泻，宜与补气健脾、除湿止泻药同用。

葛根味辛能行，能通经活络，故可用治中风偏瘫，眩晕头痛，胸痹心痛。且葛根能直接扩张血管，使外周阻力下降，而有明显降压作用，能较好缓解高血压患者的“项紧”症状，故临床常用治高血压病颈项强痛。

葛根味甘能解酒毒，故可用治酒毒伤中，恶心呕吐，脘腹痞满。

【配伍应用】

1. 葛根配柴胡 二药皆能发散解表以退热，相须为用则药力更佳。凡感冒发热，无论有汗、无汗，皆可用之以解表退热。又二药皆有升举阳气之功，配伍使用可用治脾气下陷所致的泄泻。

2. 葛根配桂枝 二药皆有发表解肌之功。葛根甘辛凉，善透阳明经郁热而舒筋脉；桂枝辛甘温，能通太阳经之郁滞而透达营卫。二者相互配用，有解表退热，舒筋活络之功，常用于外感风寒，恶寒发热，项背强急不利者。有汗者配白芍，无汗者配麻黄。

3. 葛根配麻黄　葛根甘辛凉，能发散解表，舒缓筋脉；麻黄辛温，善于发汗解表。二药相合，既能发汗解表以退热，又能舒缓筋脉以除痹，常用治外感风寒所致的恶寒发热、无汗、项背拘急疼痛者。

4. 葛根配升麻　葛根功能解肌退热，发表透疹；升麻功能发表透疹，清热解毒。二药伍用，轻扬升散，通行肌表内外，共奏发表散邪，透发疹毒之功，常用治麻疹初起，发热恶寒，疹出不畅以及斑疹初起，头痛发热者。

5. 葛根配黄连　葛根轻清升浮，能鼓舞脾胃清阳之气上升而达到止泻之功；黄连苦寒，清热燥湿以止泻痢。二药伍用，以增强清热燥湿止泻痢之力，常用治湿热内蕴大肠所致的泄泻、痢疾。

6. 葛根配白术　葛根轻清升浮，能鼓舞脾胃清阳之气上升而达到止泻之功；白术苦温性燥，长于益气健脾，燥湿止泻。二药伍用，有健脾升阳止泻之功，常用治脾虚所致的大便溏泻、食少乏力。

7. 葛根配降香、石菖蒲　葛根善于升发脾胃清阳之气；降香善于活血散瘀、理气止痛；石菖蒲善于宣壅开窍、化痰除湿。三药合用，升降与宣通并施，则清升浊降，痰瘀宣化，气机调畅，常用治痰瘀痹阻胸中所致的胸痹心痛。

【鉴别应用】

1. 生葛根与煨葛根　葛根性味甘辛凉，归脾胃肺经，功能解肌退热，生津止渴，透疹，升阳止泻，通经活络，解酒毒；适用于外感发热头痛，项背强痛，口渴，消渴，麻疹不透，热痢，泄泻，中风偏瘫，眩晕头痛，胸痹心痛，酒毒伤中。生葛根长于解肌退热，生津止渴，透疹，通经活络，解酒毒，多用于外感表证，项背强痛，口渴，消渴，麻疹不透，中风偏瘫，眩晕头痛，胸痹心痛，酒毒伤中。葛根煨后减轻发散作用，增强止泻功能，多用于湿热泄痢，脾虚泄泻。

2. 葛根、柴胡与升麻　三者皆为辛凉之品，都能发表、升阳；均可用治外感表证，发热、头痛等症，以及清阳不升的病证；三者对于风寒、风热表证，皆可配伍使用。其中，柴胡、升麻两者均能升阳举陷，可用治气虚下陷，食少便溏、久泻脱肛、胃下垂、肾下垂、子宫脱垂等脏器脱垂。升麻、葛根两者又均能透疹，常用治麻疹初起、透发不畅。但葛根甘辛凉，主升脾胃清阳之气而达到生津止渴、止泻之功；常用于热病烦渴，阴虚消渴；热泄热痢，脾虚泄泻；同时，葛根解肌退热，既能辛散发表以退热，又长于缓解外邪郁阻、经气不利、筋脉失养所致的项背强痛，故对于外感表证，项背强痛者尤为适宜；且葛根能通经活络，解酒毒，故可用治中风偏瘫，眩晕头痛，胸痹心痛，酒毒伤中。柴胡辛苦微寒，主升肝胆之气，长于疏散(少阳半表半里之邪)、退热，疏肝解郁；又常用于伤寒邪在少阳，寒热往来、胸胁苦满、口苦咽干、目眩等症，为治疗少阳证的要药；治感冒发热；肝郁气滞，胸胁胀痛、月经不调、痛经等症；疟疾寒热往来。而升麻主升脾胃清阳之气，其升提(升阳举陷)之力较柴胡为强；并善于清热解毒，又常用于齿痛口疮、咽喉肿痛、温毒发斑、丹毒痄腮等多种热毒病证。

【方剂举隅】

1. 柴葛解肌汤(《伤寒六书》)

药物组成：柴胡、干葛、甘草、黄芩、羌活、白芷、芍药、桔梗。

功能与主治：解肌清热。适用于外感风寒，郁而化热证，症见恶寒渐轻，身热增盛，无汗头痛，目疼鼻干，心烦不眠，咽干耳聋，眼眶痛，舌苔薄黄，脉浮微洪。

2. 葛根汤(《伤寒论》)

药物组成：葛根、麻黄、桂枝、生姜、炙甘草、芍药、大枣。

功能与主治：发汗散寒，舒畅筋脉。适用于外感风寒，经腧不利之表实证，症见恶寒发热，头痛，项背强几几，身痛无汗，舌苔白，脉浮紧。

3. 升麻葛根汤(《和剂局方》)

药物组成：升麻、葛根、芍药、炙甘草。

功能与主治：解肌透疹。适用于麻疹初起，疹发不出，身热头痛，咳嗽，目赤流泪，口渴，舌红，苔薄而干，脉浮数。

4. 葛根黄芩黄连汤(《伤寒论》)

药物组成：葛根、黄芩、黄连、炙甘草。

功能与主治：解表清里。适用于外感表证未解，里热已炽之协热下利，症见身热下利，胸脘烦热，口干作渴，喘而汗出，舌红苔黄，脉数或促。

5. 玉液汤(《医学衷中参西录》)

药物组成：生山药、生黄芪、知母、生鸡内金、葛根、五味子、天花粉。

功能与主治：益气滋阴，固肾止渴。适用于消渴气阴两虚证，症见口干而渴，饮水不解，小便数多，困倦气短，脉虚细无力。

【成药例证】

1. 重感灵片(《临床用药须知中药成方制剂卷》2020年版)

药物组成：葛根、青蒿、羌活、毛冬青、板蓝根、石膏、马鞭草、马来酸氯苯那敏、安乃近。

功能与主治：解表清热，疏风止痛。用于感冒表邪未解，入里化热所致的恶寒高热、头痛、四肢酸痛、咽痛、鼻塞咳嗽。

2. 肠胃适胶囊（《临床用药须知中药成方制剂卷》2020年版）

药物组成：功劳木、黄连须、凤尾草、两面针、葛根、鸡骨香、救必应、防己。

功能与主治：清热解毒，利湿止泻。用于大肠湿热所致的泄泻、痢疾，症见腹痛、腹泻，或里急后重、便下脓血；急性胃肠炎、痢疾见上述证候者。

3. 消渴平片（《临床用药须知中药成方制剂卷》2020年版）

药物组成：黄芪、人参、葛根、天冬、天花粉、黄连、知母、枸杞子、沙苑子、五倍子、五味子、丹参。

功能与主治：益气养阴，清热泻火。用于阴虚燥热，气阴两虚所致的消渴病，症见口渴喜饮、多食、多尿、消瘦、气短、乏力、手足心热；2型糖尿病见上述证候者。

4. 愈风宁心片（胶囊）（《临床用药须知中药成方制剂卷》2020年版）

药物组成：葛根。

功能与主治：解痉止痛，增强脑及冠脉血流量。用于高血压头晕、头痛、颈项疼痛，冠心病，心绞痛，神经性头痛，早期突发性耳聋。

5. 桑葛降脂丸（《临床用药须知中药成方制剂卷》2020年版）

药物组成：桑寄生、葛根、山药、山楂、丹参、红花、大黄、泽泻、茵陈、蒲公英。

功能与主治：补肾健脾，通下化瘀，清热利湿。用于脾肾两虚、痰浊血瘀型高脂血症。

【用法与用量】 10～15g。

【本草摘要】

1.《神农本草经》 “主消渴，身大热，呕吐，诸痹，起阴气，解诸毒。”

2.《名医别录》 “疗伤寒中风头痛，解肌发表，出汗，开腠理，疗金疮，止痛，胁风痛。”“生根汁，疗消渴，伤寒壮热。”

3.《药性论》 “治天行上气，呕逆，开胃下食，主解酒毒，止烦渴。熬屑治金疮，治时疾解热。”

【化学成分】 主要含黄酮类成分：葛根素，黄豆苷元，黄豆苷，黄豆苷元 8-*O*-芹菜糖(1-6)葡萄糖苷等；香豆素类成分：6,7-二甲基香豆素，6-牻牛儿基-7,4′-二羟基香豆素等。

中国药典规定本品含葛根素($C_{21}H_{20}O_9$)不得少于2.4%。

【药理毒理】 本品有解热、改善心肌缺血、抗动脉硬化、抗氧化、降血糖、抗肿瘤及保肝等作用。

1. 对心脑血管系统的作用

(1) 抗动脉硬化作用　葛根中的葛根素有防治动脉硬化和软化血管的作用。葛根素 20mg/只静脉注射，连续28天，可抑制家兔动脉粥样斑块 CRP mRNA 及其蛋白质表达，而稳定动脉粥样硬化斑块。葛根素(65mg/kg)腹腔注射连续 15 周能明显降低 $ApoE^{-/-}$小鼠炎症因子 mRNA 的表达，并能抑制斑块形成。葛根素对于正常鼠脑循环、去甲肾上腺素和异丙肾上腺素引起的小鼠微循环障碍，可使毛细血管前小动脉的管径增加，流速加快[1, 2]。

(2) 降血压作用　葛根素 10～30mg/kg 静脉注射，可使麻醉狗出现剂量依赖性的血压快速下降。葛根素 0.5～3mmol/L 对缺氧条件下的血管内皮细胞有保护作用。葛根醇提物对肾性高血压模型的大鼠血压有降低作用，而血清 NO 水平提高。葛根素 0.10g/kg 腹腔注射，可降低清醒自发高血压大鼠(SHR)的血压并减慢心率，使 SHR 的血浆肾素活性(PRA)降低[3]。

(3) 改善脑缺血作用　葛根提取物对脑缺血组织有保护作用。葛根黄酮 50mg/kg 灌胃，能降低动脉栓塞模型大鼠脑含水量，缩小脑梗死体积，提高 SOD 的活性，减少缺血再灌注大鼠 MDA 的含量，有抗自由基损伤和保护脑缺血组织的作用。葛根素 0.10g/kg 灌胃，2次/天，连续 3 天，能减轻脂质过氧化反应，降低缺血脑组织中的 LPO、LD 含量，提高体内 CAT、GPx 活性，抑制或减轻脑水肿形成，保护细胞膜功能，减轻缺血损害，对局灶性缺血和缺血再灌注损伤有保护作用[4]。

2. 降血糖作用　葛根水煎剂 2.5g/kg 灌胃能降低糖尿病大鼠空腹血糖、游离脂肪酸、TNF-α 的含量，提高胰岛素敏感指数，具有降低糖尿病大鼠血糖作用。葛根醇提物 0.9g/kg 灌胃给药能降低肥胖型 2 型糖尿病大鼠血管并发症过高的血清 sVCAM-1、血浆 TNF-α 的水平，有助于控制肥胖型 2 型糖尿病大鼠血管并发症的发生。葛根醇提物 100、150mg/kg 灌胃，连续 10 周，能降低胰岛素抵抗大鼠空腹血清胰岛素水平及胰岛素抵抗指数，TNF-α、IL-6 含量[5, 6]。

3. 抗氧化作用　葛根总黄酮 50mg/kg 灌胃，可改善长时间大强度耐力运动中红细胞的氧化应激水平，保护膜上 ATP 酶的活性，有利于运动中红细胞结构和功能的完整性，此外，葛根总黄酮还可提高肝脏抗氧化酶的活性，促进机体自由基的消除，维护肝细胞的正常结构，促进肝糖原合成，具有延缓运动疲劳发生的作用。葛根素 0.50g/kg 灌胃，可提高运动大鼠抗自由基氧化的功能，使运动能力提高。

4. 解热作用　葛根煎剂 2g/kg 灌胃，对伤寒混合菌苗致热家兔仅有微弱解热作用，但葛根浸剂 2g/kg 灌胃有较强解热作用。葛根粉 10g/kg 灌胃，对蛋白胨致家兔发热有对抗作用。

5. 抗肿瘤作用　葛根醇提物、葛根素对小鼠肺癌 H446 细胞增殖的半数抑制浓度(IC_{50})为 435、1403μg/ml，呈浓度相关性，醇提物作用较强。葛根提取物中有效成分抑制靶细胞人肝癌 SMMC-7721 细胞增殖，与丝裂霉素联用抗癌活性增强。

6. 保肝作用　葛根水提取物 2.5g/kg 灌胃，连续 12 周，对酒精性肝损伤模型大鼠血清及肝组织 SOD 的活力有提高作用，降低肝组织 γ-GT 活性和 TG 含量，降低肝组织 MDA 含量、NOS 活性，具有对抗酒精所致的肝损伤作用。葛根总黄酮有诱导细胞色素 P_{450} 的作用。此外，还有一定的解酒保肝作用。

7. 对骨生长的影响　葛根粉 2.0g/kg 灌胃，2 次/天，连续 3 天，对大鼠血清成骨细胞有增殖和分化作用，且有抗骨质疏松的作用。葛根黄酮 30mg/kg 灌胃可提高 D-半乳糖致大鼠衰老性骨质模型的骨密度、骨结构力学参数、生物力学参数、骨钙、镁、锰及羟脯氨酸含量参数指标，改善其致衰老性骨质的变化。葛根素可诱导大鼠骨髓间充质细胞在体外分化为神经元和神经胶质细胞，对谷氨酸钠、甲基天冬氨酸或卡因酸损伤的神经细胞有保护作用。

8. 其他作用　葛根水煎剂 0.5g/只灌胃，可提高小鼠绵羊红细胞(SRBC)抗体水平和卵清抗体生成水平，促进小鼠抗体生成。葛根素 0.1、0.2mg/ml 可拮抗组胺、高 K^+所致胆囊收缩运动及拮抗累积 Ca^{2+}引起的豚鼠离体胆囊收缩运动。葛根总黄酮 0.5～1.0g/kg 灌胃，连续 7 天，可降低大鼠血黏度、血小板黏附率，抑制血栓形成。葛根黄酮 0.10g/kg 灌胃对雌性大鼠具有一定的雌激素样作用；生、煨葛根均能抑制大鼠离体十二指肠平滑肌运动，煨葛根较生葛根作用明显；其作用机制可能是通过阻断 M 受体或直接作用于平滑肌，降低平滑肌细胞内钙离子浓度实现的[7]。

9. 体内过程　葛根素大鼠灌胃后吸收较快但不完全，在十二指肠、空肠、回肠和结肠均有吸收，在十二指肠段的吸收明显高于其他肠段，其吸收呈一级动力学过程。24 小时后 37.3%的药物自粪便排出。静脉注射后肾内含量较高，肝次之，脑中含量较低，血浆蛋白结合率 24.6%。在大鼠体内代谢和排泄快，不易蓄积。

10. 毒理研究　葛根粉小鼠灌胃的 LD_{50}为 20g/kg。

附：

1. 粉葛　本品为豆科植物甘葛藤 *Pueraria thomsonii* Benth. 的干燥根。性味甘、辛，凉。归脾、胃经。功能解肌退热，生津止渴，透疹，升阳止泻，通经活络，解酒毒。用于外感发热头痛，项背强痛，口渴，消渴，麻疹不透，热痢，泄泻，眩晕头痛，中风偏瘫，胸痹心痛，酒毒伤中。用量 10～15g。

2. 葛花　本品为野葛的干燥的花。性味甘，平。归脾、胃经。功能解酒醒脾，清热利湿。用于酒毒伤中，不思饮食，呕逆吐酸。用量 4.5～9g。

【药理毒理】　本品有护肝解酒作用。

葛花醇提物 6.4g/kg 灌胃，连续 8 周，可使酒精性肝损伤大鼠的肝组织脂肪变性和炎性浸润减轻，血清 ALT、AST 活性及 MDA 含量降低，TP、ALB、GSH 含量及肝组织 SOD 活性升高，葛花醇提物有预防酒精性肝损伤的作用。

【参考文献】　［1］周凤华，黄志勇，娄林洁，等．葛根素抗 ApoE $^{-/-}$小鼠动脉粥样硬化的炎症机制研究．中药药理与临床，2013，29(5)：33-36．

［2］蔡琳，孟宪生，包永睿，等．基于体外心肌细胞活力的葛根提取工艺优选．中国实验方剂学杂志，2012，18(18)：17-19．

［3］李天星，李新民．中药葛根的研究进展．湖南中医杂志，2013，29(8)：151-153．

［4］杨培树，张娜．葛根素的药理研究．天津药学，2012，24(5)：75-76．

［5］樊海龙，高莉．葛根抗糖尿病的药理作用及机制文献再评价．云南中医中药杂志，2013，34(1)：34．

［6］方道硕．葛根醇提物对 2 型糖尿病模型大鼠的保护作用研究．中国药房，2011，22(47)：4437-4438．

［7］张丹，邢姝丽，李蒙，等．生、煨葛根对大鼠离体十二指肠平滑肌运动的影响．上海中医药杂志，2013，47(12)：70-73．

淡豆豉
Dandouchi

本品为豆科植物大豆 *Glycine max*(L.) Merr. 成熟种子(黑豆)的发酵加工品。全国大部分地区均产。以色黑、质柔、气香者为佳。

【性味与归经】　苦、辛，凉。归肺、胃经。

【功能与主治】　解表，除烦，宣发郁热。用于感冒，寒热头痛，烦躁胸闷，虚烦不眠。

【效用分析】　淡豆豉辛散轻浮，能疏散表邪，且发汗解表之力颇为平稳，对于外感表证，恶寒发热，头身疼痛，鼻塞等症，无论风寒、风热表证，皆可配伍使用。

淡豆豉辛散苦泄性凉，既能透散外邪，又能宣发郁热、除烦，故可用治外感热病，邪热内郁胸中，心中懊憹，烦热不眠。

【配伍应用】 **淡豆豉配金银花、连翘** 淡豆豉能疏散表邪；金银花、连翘能疏散风热。三者配伍，疏散风热，常用治风热感冒，或温病初起，发热、微恶风寒，头痛口渴，咽痛等症。

【鉴别应用】

1. 淡豆豉的桑叶青蒿发酵品与麻黄苏叶发酵品

淡豆豉的传统加工炮制方法有两种，其一用桑叶、青蒿等为辅料加工者，味苦辛性凉；其二用麻黄、苏叶等为辅料加工者，味辛苦性偏温，均归肺胃经，两者在功效上都能解表除烦，宣发郁热。但因一偏性凉，一偏性温，故临床上使用又有所不同。传统认为，桑叶、青蒿等发酵者多用治风热感冒，热病胸中烦闷之证；以麻黄、苏叶等发酵者，多用治风寒感冒头痛。但淡豆豉目前主要的炮制方法是用黑大豆与桑叶、青蒿发酵而得，此法始于明代，沿用至今。

2. 淡豆豉与大豆黄卷 淡豆豉为大豆的发酵制品，大豆黄卷系采用大豆浸水湿润发芽，晒干而成。淡豆豉与大豆黄卷均为豆类加工制品，均具有解表作用。然淡豆豉味辛，微苦，归肺胃经，用于风寒或风热表证，且具有宣郁透热除烦之功，用于诸热郁不透之证。而大豆黄卷性味甘、淡，平，归脾、胃经；功善解表祛暑，清热利湿，适用于暑湿、湿温初起，以及湿热内蕴所致发热汗少，恶寒身重，胸闷苔腻等。大豆黄卷又有清水豆卷和制大豆黄卷之分，解表祛暑多用清水豆卷，清热利湿多用制大豆黄卷。

【方剂举隅】

1. 银翘散（《温病条辨》）

药物组成：银花、连翘、薄荷、牛蒡子、荆芥穗、淡豆豉、苦桔梗、竹叶、生甘草。

功能与主治：辛凉透表，清热解毒，适用于温病初起，症见发热，微恶风寒，无汗或有汗不畅，头痛口渴，咳嗽咽痛，舌尖红，苔薄白或微黄，脉浮数。

2. 葱豉汤（《肘后方》）

药物组成：葱白、豆豉。

功能与主治：通阳解表。适用于伤寒初起一、二日，头痛，身热，脉浮大。

3. 栀子豉汤（《伤寒论》）

药物组成：栀子、香豉。

功能与主治：透邪泄热，除烦解郁。适用于伤寒发汗吐下后，余热扰胸，虚烦不得眠，反复颠倒，心中懊憹。

【成药例证】

1. 疏风散热胶囊（《中华人民共和国卫生部药品标准·中药成方制剂》）

药物组成：金银花、连翘、忍冬藤、薄荷、牛蒡子、荆芥、淡豆豉、栀子、淡竹叶、地黄、桔梗、甘草。

功能与主治：清热解毒，疏风散热。用于风热感冒，发热头痛，咳嗽口干，咽喉疼痛。

2. 金青感冒颗粒（《中华人民共和国卫生部药品标准·中药成方制剂》）

药物组成：金银花、大青叶、板蓝根、鱼腥草、薄荷、淡豆豉、淡竹叶、陈皮、甘草。

功能与主治：辛凉解表，清热解毒。用于感冒发热，头痛咳嗽，咽喉疼痛。

3. 荆菊感冒片（《中华人民共和国卫生部药品标准·中药成方制剂》）

药物组成：荆芥、菊花、淡豆豉（炒）、牛蒡子（炒）、桑叶、淡竹叶、薄荷、桔梗、钩藤、金银花、连翘、甘草、薄荷油。

功能与主治：疏风清热，发表解肌。用于伤风感冒，身热恶寒，头痛鼻塞。

4. 抗热镇痉丸（《中华人民共和国卫生部药品标准·中药成方制剂》）

药物组成：天花粉、淡豆豉（炒）、玄参、鲜地黄、板蓝根、金银花、紫草、连翘、黄芩、鲜石菖蒲、水牛角浓缩粉。

功能与主治：清热解毒。用于湿温暑疫，高热不退，痉厥昏狂，谵语发斑。

【用法与用量】 6～12g。

【本草摘要】

1.《名医别录》 “主伤寒头痛，寒热，瘴气恶毒，烦躁满闷，虚劳喘吸，两脚疼冷。”

2.《珍珠囊》 “祛心中懊憹，伤寒头痛，烦躁。”

3.《本草纲目》 “下气，调中。治伤寒温毒发斑，呕逆。”

【化学成分】 主要含异黄酮类成分：大豆苷，黄豆苷，大豆素，黄豆素等；还含维生素、淡豆豉多糖及微量元素等。

中国药典规定本品含大豆苷元（$C_{15}H_{10}O_4$）和染料木素（$C_{15}H_{10}O_5$）的总量不得少于 0.040%。

【药理毒理】 本品有抗动脉硬化、降血糖、抗骨质疏松、调节血脂、抗肿瘤、免疫调节及消除自由基等作用。

1. 抗动脉硬化作用　淡豆豉水煎剂 1.0g/kg 灌胃，连续 12 周，可降低去卵巢大鼠甘油三酯、氧化低密度脂蛋白和丙二醛水平，升高载脂蛋白、高密度脂蛋白和超氧化物歧化酶活力。淡豆豉醇提物 20g/kg 灌胃，连续 10 周，可降低早期动脉粥样硬化模型大鼠血清 TC、TG、LDL 水平，改善主动脉内皮细胞的形态，降低内皮细胞的凋亡率，提高增殖指数，对早期动脉粥样硬化大鼠血管损伤有保护作用。

2. 降血糖作用　淡豆豉能降低主动脉糖化终末产物和血清糖化终末产物，抑制非酶糖化反应的浓度在 1～100mg/ml 之间，且浓度升高，抑制作用增加。淡豆豉乙醇提取（总提物）后以石油醚、乙酸乙酯、正丁醇分别萃取，以链脲佐菌素造成小鼠及大鼠的糖尿病模型，淡豆豉总提物及乙酸乙酯、正丁醇萃取物均可降低动物血糖，且正丁醇萃取物降糖作用更为明显。

3. 抗骨质疏松的作用　淡豆豉水煎剂 5g/kg 灌胃，可提高卵巢切除大鼠的骨密度及血清钙、磷浓度，降低血清总碱性磷酸酶（ALP）的活性，其作用与剂量有关。淡豆豉醇提物 5、10、20g/kg 灌胃，连续 12 周，可提高大鼠腰椎极限强度、最大应变及股骨最大挠度等，表明淡豆豉可改善大鼠骨生物力学性能，提高骨质量。

4. 调节血脂作用　淡豆豉提取液能调节高脂糖尿病大鼠血脂，并降低脂肪指数，其中主要成分淡豆豉异黄酮作用最明显，淡豆豉多糖次之。

5. 免疫调节作用　淡豆豉中的果聚糖（β-2,6-果聚糖）是一种免疫调节物，对变态反应性疾病有预防作用。

6. 清除自由基作用　利用 Fenton 反应和邻苯三酚体系研究淡豆豉多糖对羟自由基和超氧阴离子的清除作用，结果表明淡豆豉多糖对化学体系产生的羟自由基（•OH）和超氧阴离子（O_2^-）均有清除作用，且随着多糖浓度的增加抑制作用增强。表明淡豆豉多糖可以保护细胞免受自由基的破坏，避免自由基过多对人体造成的危害，在抗氧化及防衰老方面具有一定作用。

7. 其他作用　淡豆豉体外有抗肝癌细胞作用以及抗心肌缺血作用[1]。

附：大豆黄卷

本品为大豆的成熟种子经发芽干燥炮制加工品。性味甘，平。归脾、胃、肺经。功能解表祛暑，清热利湿。用于暑湿感冒，湿温初起，发热汗少，胸闷脘痞，肢体酸重，小便不利。用量 9～15g。

【参考文献】［1］谭颖颖，张琪．淡豆豉与黑豆提取物抗癌细胞增殖作用及 4 种异黄酮成分的含量测定．中华中医药杂志，2012，27(6)：1547-1549．

浮　萍

Fuping

本品为浮萍科植物紫萍 *Spirodela polyrrhiza*（L.）Schleid.的干燥全草。全国大部分地区均产。6～9 月采收，洗净，除去杂质，晒干。以色绿、背紫者为佳。

【性味与归经】　辛，寒。归肺经。

【功能与主治】　宣散风热，透疹，利尿。用于麻疹不透，风疹瘙痒，水肿尿少。

【效用分析】　浮萍辛散性寒，主入肺经，能宣散风热，解表透疹。故可用于麻疹初起，疹出不畅。

浮萍辛散，具有祛风止痒之功，故可用治风邪郁闭肌表，风疹瘙痒。偏于风热者，多与辛凉类疏风止痒药同用；偏于风寒者，多与辛温类祛风止痒药同用。

浮萍上可开宣肺气而发汗透邪，下可通调水道而利尿消肿，故以治疗水肿尿少兼风热表证者为宜。

【配伍应用】

1. 浮萍配薄荷、蝉蜕　浮萍质轻上浮，有宣肺发汗，疏散风热，透疹之功；薄荷善于疏散风热，透疹。三者伍用，疏散风热，透疹，宜于风热感冒，发热无汗以及麻疹初起、透发不畅。

2. 浮萍配荆芥、防风　三者均能祛风止痒，配伍后增强祛风止痒之功，可用治风疹瘙痒。

3. 浮萍配麻黄　二者均能发汗解表，利水消肿。二者配伍，能发汗解表，利水消肿，既可用治风寒感冒，又可用治水肿兼有表证者。

【鉴别应用】　浮萍与麻黄　二者皆能宣肺气、开毛窍、通水道而发汗解表、利水消肿，均可用治外感表证，恶寒、发热、无汗以及水肿、小便不利。但浮萍辛寒，适用于外感风热、发热无汗的风热表证；且能透疹、止痒，又可用于麻疹不透以及风疹瘙痒等症。麻黄辛温，适用于外感风寒、恶寒无汗的风寒表实证；且能宣肺平喘，也常用治肺气壅遏的咳嗽气喘证。

【方剂举隅】

1. 浮萍银翘汤（《秋温证治》）

药物组成：金银花、焦栀子、连翘、薄荷、豆豉、蝉蜕、鲜芦根、桔梗、鲜浮萍。

功能与主治：辛凉透表，清热解毒。适用于太阴秋温，发热脉数，骨节酸或不酸，自汗或无汗，口渴或不渴。

2. 浮萍散（《疡医大全》）

药物组成：浮萍、当归、川芎、荆芥、赤芍药、甘草、麻黄、葱白、豆豉。

功能与主治：祛风，和血，止痒。适用于风癣疥癞。

【成药例证】

1. 小儿羚羊散（《中华人民共和国卫生部药品标准·中药成方制剂》）

药物组成：羚羊角、牛黄、水牛角浓缩粉、朱砂、冰片、金银花、紫草、连翘、牛蒡子、浮萍、葛根、西河柳、赤芍、黄连、天竺黄、川贝母、甘草。

功能与主治：清热解毒，透疹止咳。用于麻疹隐伏，肺炎高热，嗜睡，咳嗽喘促，咽喉肿痛。

2. 金酸萍糖浆（《中华人民共和国卫生部药品标准·中药成方制剂》）

药物组成：阴行草、酸模、浮萍。

功能与主治：清热解毒，利湿退黄，有恢复肝功能、降低氨基转移酶的作用。用于急性黄疸型肝炎，慢性肝炎，重症肝炎。

【用法与用量】 3～9g。外用适量，煎汤浸洗。

【注意】 表虚自汗者不宜使用。

【本草摘要】

1.《神农本草经》 “主暴热身痒，下水气，胜酒，长须发，止消渴。”

2.《本草图经》 “治时行热病，亦堪发汗。”

3.《玉楸药解》 “辛凉解表。治瘟疫斑疹，中风歪斜，瘫痪；医痈疽热肿，隐疹瘙痒，杨梅，粉刺，汗斑。”

【化学成分】 主要含黄酮类成分：荭草素，异荭草素，木犀草素-7-单糖苷，芹菜素-7-单糖苷，芦丁等；有机酸类成分：5-对香豆酰奎宁酸、5-咖啡酰奎宁酸等。还含鞣质及类脂化合物等。

【药理毒理】 本品有解热、利尿及强心等作用。

1. 解热作用 浮萍煎剂及浸剂 2g/kg 口服，对伤寒混合疫苗引起的家兔发热有较弱的解热作用。

2. 利尿作用 浮萍有利尿作用，其利尿成分为醋酸钾及氯化钾。大鼠代谢笼试验表明浮萍的利尿作用可持续 3～4 小时，有排 Na^+、K^+作用，对尿液 pH 值无影响。

3. 其他作用 浮萍水浸膏对奎宁引起的衰竭蛙心有强心作用，钙可协同此作用，大剂量可使心脏停搏于舒张期，并能收缩血管，使血压上升。浮萍体外对孤儿病毒(ECHO11)有抑制作用，在感染同时或感染后给药可延缓病变的出现时间。浮萍能使牛凝血酶和人血纤维蛋白的凝聚时间延长，有较弱的抗凝作用。浮萍提取物具有抗菌作用。

木　贼

Muzei

本品为木贼科植物木贼 *Equisetum hyemale* L. 的干燥地上部分。主产于黑龙江、吉林、辽宁、陕西、湖北。夏、秋二季采割，除去杂质，晒干或阴干。切段。以色绿、不脱节者为佳。

【性味与归经】 甘、苦，平。归肺、肝经。

【功能与主治】 疏散风热，明目退翳。用于风热目赤，迎风流泪，目生云翳。

【效用分析】 木贼功能疏散风热，明目退翳，较少用于一般风热感冒，而主要用于风热上攻于目，目赤肿痛，多泪，目生翳障，常与其他疏散风热、明目退翳药同用。若肝热目赤，可与清肝明目药配伍。

此外，木贼兼有止血作用，但药力薄弱，较少单独使用，宜与其他止血药配伍治疗肠风下血、外伤出血、消化道出血、妇科出血等出血证。

【配伍应用】

1. 木贼配谷精草、蝉蜕 三者均能疏散风热，明目退翳，配伍后能增强疏散风热，明目退翳作用，常用治风热上攻的目赤肿痛，多泪，目生翳障。

2. 木贼配槐角、荆芥炭 木贼、槐角能凉血止血，荆芥炭能收涩止血。三者配伍能凉血止血，常用治肠风下血。

【鉴别应用】 **木贼与蝉蜕** 二者均能疏散风热，明目退翳，皆可用于外感风热，肝经风热，目赤肿痛，翳障多泪等症。但木贼长于疏散肺与肝胆之风热火郁之邪，善治因风热或肝胆经之火郁引起之目赤多泪、目生翳障。蝉蜕疏风散热作用较好，风热感冒、温病初起者多用之；并能透疹止痒，息风止痉，亦可用于麻疹不透、风疹瘙痒、惊风夜啼，破伤风等。

【成药例证】

1. 拨云退翳丸（《临床用药须知中药成方制剂卷》2020 年版）

药物组成：蝉蜕、蛇蜕、木贼、密蒙花、蒺藜（盐炒）、菊花、荆芥穗、蔓荆子、薄荷、黄连、地骨皮、楮实子、天花粉、当归、川芎、花椒、甘草。

功能与主治：散风清热，退翳明目。用于风热上扰所致的目翳外障、视物不清、隐痛流泪。

2. 黄连羊肝丸（《临床用药须知中药成方制剂卷》2020 年版）

药物组成：黄连、鲜羊肝、胡黄连、黄芩、黄柏、龙胆、木贼、密蒙花、茺蔚子、炒决明子、石决明（煅）、夜明砂、柴胡、醋青皮。

功能与主治：清肝泻火，明目。用于肝火旺盛，目赤肿痛，视物昏暗，羞明流泪，胬肉攀睛。

3. 退障眼膏（《中华人民共和国卫生部药品标准·中

药成方制剂》）

药物组成：决明子、木贼、谷精草、蛇蜕、羌活、海藻、莪术、苍术(炒)、黄精、枸杞子、密蒙花、白蒺藜、蝉蜕、石决明、昆布、威灵仙、细辛、当归、何首乌。

功能与主治：明目退翳。用于初发白内障及角膜斑翳。

【用法与用量】 3～9g。

【本草摘要】

1.《嘉祐本草》 “主目疾，退翳膜。又消积块，益肝胆，明目，疗肠风，止痢及妇人月水不断。”

2.《本草纲目》 “解肌，止泪，止血，祛风湿，疝痛，大肠肛脱。”

3.《本经逢原》 “专主眼目风热，暴翳，止泪，取发散肝肺风邪也。”

【化学成分】 主要含黄酮类成分：山柰素(山柰酚)，山柰酚-3，7-双葡萄糖苷；有机酸类成分：琥珀酸，延胡索酸，阿魏酸；生物碱类成分：犬问荆碱，烟碱；还含挥发油等。

中国药典规定本品含山柰素($C_{15}H_{10}O_6$)不得少于0.20%。

【药理毒理】 本品有扩张血管、降低血压、降血脂、镇静、镇痛及抗凝血等作用。

1. 对心血管的作用 木贼有降血脂作用，木贼水煎液12.5g/kg灌胃，连续30天，可降低高脂血症大鼠血清TC、TG水平，同剂量给大鼠灌胃，连续10周，有抑制动脉粥样硬化形成的作用[1]。木贼有扩张血管和降压作用。木贼醇提物5g/kg腹腔注射或20g/kg十二指肠给药，15～30分钟后麻醉猫的血压开始下降，作用维持2～4小时。阿托品阻滞外周M胆碱受体后可减弱或阻断其降压作用；木贼醇提物20g/kg灌胃，连续2周，小鼠血浆cGMP水平提高，故认为其降压作用与激动M胆碱受体从而影响cGMP的代谢有关。此外，木贼还有增强心脏收缩、增加冠脉流量和减慢心率的作用。

2. 对凝血功能的影响 木贼水提液0.2g/ml，在体外可延长牛凝血酶凝聚人体纤维蛋白原的时间，有抗凝血作用。木贼水提物1.0g/kg灌胃，可抑制ADP、胶原和凝血酶诱导的大鼠血小板聚集，并能减轻血栓的重量。

3. 其他作用 木贼有镇静作用，木贼醇提物20、40g/kg灌胃，可延长小鼠戊巴比妥钠的睡眠时间。木贼醇提物对蘑菇酪氨酸酶有抑制作用，其IC_{50}值为0.375mg/ml，可通过清除自由基抑制黑色素生成。木贼醇提液可减少小鼠脑、心、肺匀浆中MDA含量。木贼在试管内对金黄色葡萄球菌、大肠埃希菌、炭疽杆菌、乙型链球菌、白喉杆菌、伤寒杆菌、铜绿假单胞菌和痢疾杆菌等有不同程度的抑制作用，木贼有降血糖作用[2,3]。

4. 毒理研究 木贼煎剂400g/kg小鼠灌胃，观察7天，未见不良反应。木贼水醇提液腹腔注射的LD_{50}为49.09g/kg[1]。

【参考文献】 [1] 李志永，李国拉，王辉，等. 木贼有效部位提取物对氧化低密度脂蛋白致内皮细胞凋亡的干预. 中国老年学杂志，2010，30(8)：2160-2162.

[2] 姜秀娟，王旭辉，丁晓猛，等. 木贼水煎剂对脂肪肝大鼠糖、脂代谢紊乱的干预. 河北中医药学报，2011，26(1)：5-7.

[3] 晓猛，姜秀娟，王旭，等. 木贼水煎剂对大鼠食饵性脂肪肝的干预作用. 中国老年学杂志，2010，30(11)：3136-3138.

谷精草

Gujingcao

本品为谷精草科植物谷精草 *Eriocaulon buergerianum* Koern. 的干燥带花茎的头状花序。主产于江苏、浙江、湖北。秋季采收，将花序连同花茎拔出，晒干。切段。以花序大而紧密、色灰白、花茎短者为佳。

【性味与归经】 辛、甘，平。归肝、肺经。

【功能与主治】 疏散风热，明目退翳。用于风热目赤，肿痛羞明，眼生翳膜，风热头痛。

【效用分析】 谷精草辛平，轻浮升散，善于疏散头面风热，故可用治风热头痛、齿痛等头面疾病。

谷精草辛能发散，入肝经，有疏散风热，明目退翳之功，常用治肝经风热所致的目赤肿痛、羞明多泪、目生翳膜。

【鉴别应用】

1. 谷精草与蝉蜕 二者均归肝经，皆能疏散风热，明目退翳，都可用治风热上扰引起的目赤肿痛、目生翳障。但蝉蜕长于疏散肺经风热，利咽开音，为治疗音哑的良药，故常用治风热感冒或温病初起、发热头痛以及风热上攻之咽痛音哑；又能透疹止痒，息风止痉，适用于麻疹不透、风疹湿疹、皮肤瘙痒及小儿惊痫夜啼、破伤风等。谷精草轻浮升散，直上头面，善于疏散头面风热而明目退翳，常用治风热头痛、齿痛或肝经风热所致目赤肿痛、羞明多泪、目生翳膜。

2. 谷精草与木贼 二者均甘平，归肝经，皆能疏散风热，明目退翳，主治风热上攻所致的目赤肿痛、目生翳障、羞明多泪，常相须为用。但谷精草清热泻火之力较木贼强，也可用于风热头痛、齿痛以及喉痹咽痛。木贼疏散风热之力较谷精草为强，并兼有止血作用，但药力薄弱，较少单独使用，宜与其他止血药配伍治疗血热便血、痔血等出血证。

【方剂举隅】

1. 谷精草汤(《审视瑶函》)

药物组成：谷精草、白芍药、荆芥穗、玄参、牛蒡子、连翘、草决明、菊花、龙胆草、桔梗。

功能与主治：泻火解毒，明目退翳。适用于小儿痘疹，蕴毒攻目而致的昏矇流泪、赤烂翳障、赤丝羞明等目疾。

2. 煮肝散(《儒门事亲》)

药物组成：夜明砂、蛤粉、谷精草。

功能与主治：清肝明目退翳。适用于小儿疳眼，翳膜羞明不见物；亦治成人雀目。

【成药例证】

1. 疳积散(《临床用药须知中药成方制剂卷》2020年版)

药物组成：石燕(煅)、煅石决明、使君子仁、炒鸡内金、谷精草、威灵仙、茯苓。

功能与主治：消积化滞。用于食滞脾胃所致的疳证，症见不思乳食、面黄肌瘦，腹部膨胀，消化不良。

2. 复明片(《临床用药须知中药成方制剂卷》2020年版)

药物组成：羚羊角、蒺藜、木贼、菊花、车前子、夏枯草、决明子、人参、酒萸肉、石斛、枸杞子、菟丝子、女贞子、石决明、黄连、谷精草、木通、熟地黄、山药、泽泻、茯苓、牡丹皮、地黄、槟榔。

功能与主治：滋补肝肾，养阴生津，清肝明目。用于肝肾阴虚引起的羞明畏光、视物模糊；青光眼，初中期白内障见上述证候者。

3. 小儿肠胃康颗粒(《临床用药须知中药成方制剂卷》2020年版)

药物组成：鸡眼草、地胆草、谷精草、夜明砂、蝉蜕、赤芍、蚕沙、党参、玉竹、麦冬、谷芽、木香、甘草、盐酸小檗碱。

功能与主治：清热平肝，调理脾胃。用于肝热脾虚引起的食欲不振、面色无华、精神烦扰、夜寐哭啼、腹泻、腹胀；小儿营养不良见上述证候者。

【用法与用量】 5～10g。

【本草摘要】

1.《开宝本草》 “主疗喉痹，齿风痛及诸疮疥。”

2.《本草纲目》 “体轻性浮，能上行阳明分野。凡治目中诸病，加而用之，甚良。明目退翳之功，似在菊花之上也。”

3.《滇南本草》 “为清热明目之品。退翳膜，散火热，疗疮疥。”

【化学成分】主要含谷精草素。

【药理毒理】本品有抗病原微生物、抗氧化、抑制α-葡萄糖苷酶及保护神经元等作用。

1. 抗病原微生物作用 谷精草煎剂(100%)对铜绿假单胞菌有抑制作用，有效浓度为1:320(试管法)，对肺炎球菌和大肠埃希菌作用弱。谷精草水浸剂(1:6)在试管内对奥杜盎小芽孢癣菌、铁锈色小芽孢癣菌等均有不同程度的抑制作用，毛谷精草水浸剂对絮状表皮癣菌、羊毛状小芽孢癣菌、须疮癣菌、石膏样小芽孢癣菌等皮肤真菌有抑制作用(试管内双倍稀释法)[1]。

2. 抗氧化作用 超声波乙醇浸提法提取的谷精草提取液中谷精草黄酮含量比较高，这些黄酮类化合物具有清除羟自由基的抗氧化作用，且其清除作用随黄酮浓度的增加而增加[2]。

3. α-葡萄糖苷酶抑制作用 α-葡萄糖苷酶能将饮食中的碳水化合物分解成葡萄糖，并经小肠吸收进入血液。因此抑制α-葡萄糖苷酶的作用，能有效防治糖尿病及其并发症。从谷精草的95%乙醇提取物中分离得到26个化合物，进行α-葡萄糖苷酶抑制活性的检测，从中筛选到4个多酚类化合物具有显著的α-葡萄糖苷酶抑制活性[3]。

4. 神经元保护作用 谷精草乙醇提取物对6-羟基多巴胺(6-OHDA)在PC12细胞和斑马鱼上引起的神经损伤具有保护作用，能减少6-OHDA引起的细胞凋亡，并可抑制6-OHDA在斑马鱼上引起的多巴胺神经元减少，作用机制可能与降低NO的产生和iNOS的表达量有关[4]。

5. 毒理研究 应用谷精草中药煎剂对家兔和豚鼠进行皮肤用药急性毒性实验和皮肤过敏性实验，观察家兔的体重变化以及豚鼠的皮肤反应等。结果表明家兔的行为活动、皮毛光泽度、饮食均无变化、各组家兔体重的增长差异无统计学意义，对豚鼠的皮肤无致敏性[5]。

【参考文献】[1] 严洲平，王清玲，颜晓波，等. 中药谷精草对合轴马拉色菌和糠秕马拉色菌的敏感性检测研究. 中国中西医结合皮肤性病学杂志，2011，10(1)：28-29.

[2] 袁建梅，尚学芳，汪应灵，等. 谷精草黄酮提取及对羟自由基清除作用研究. 时珍国医国药，2010，21(4)：894-895.

[3] 朱海燕，叶冠. 谷精草抑制α-葡萄糖苷酶活性成分研究. 天然产物研究与开发，2010，22(1)：60-62.

[4] 王美微，张在军，林志秀，等. 谷精草提取物对6-OHDA所致PC12细胞及斑马鱼神经损伤模型的保护作用. 中药新药与临床药理，2010，21(4)：341-346.

[5] 周岩，丁月芳，严洲平，等. 谷精草中药煎剂的皮肤毒理

学试验研究. 山西中医，2010，26(10)：45-46.

蕤　仁

Ruiren

本品为蔷薇科植物蕤核 *Prinsepia uniflora* Batal.或齿叶扁核木 *Prinsepia uniflora* Batal. var. *serrata* Rehd. 的干燥成熟果核。主产于山西、陕西、甘肃。夏、秋间采摘成熟果实，除去果肉，洗净，晒干。用时捣碎。以完整、色淡黄棕、仁饱满者为佳。

【性味与归经】 甘，微寒。归肝经。

【功能与主治】 疏风散热，养肝明目。用于目赤肿痛，睑弦赤烂，目暗羞明。

【效用分析】 蕤仁微寒散热，味甘能补，主入肝经，专治眼科疾病。本品既能疏风散热，用治风热上攻，目赤肿痛，睑弦赤烂；又能养肝明目，也可用治肝肾不足，目暗不明。

【配伍应用】

1. 蕤仁配木贼、谷精草　三者均能疏散风热，明目，其中木贼、谷精草又能退翳。三者配伍能疏散风热，明目退翳，常用治风热上攻所致的目赤肿痛，迎风流泪，目生翳障。

2. 蕤仁配枸杞子　蕤仁味甘能补，具有养肝明目之功；枸杞子味甘，功善补益肝肾，益精明目。二者配伍具有补肝肾、明目之功，常用治肝肾不足，目暗昏花，视力减退。

【鉴别应用】 **蕤仁与木贼**　二者皆能疏散风热，明目，均可用治风热上攻所致的目赤肿痛，迎风流泪。但蕤仁又能养肝明目，用治肝肾不足，目暗不明。而木贼还能退翳除障，用治目生翳障；此外，木贼兼有止血作用，与其他止血药配伍，也可用治肠风下血、外伤出血、消化道出血、妇科出血等。

【方剂举隅】 **养肝丸**(《济生方》)

药物组成：当归、车前子、防风、白芍药、蕤仁、熟地黄、川芎、楮实子。

功能与主治：养肝明目。适用于肝血不足，眼目昏花，或生眵泪，久视无力。

【成药例证】

1. 障眼明片(《临床用药须知中药成方制剂卷》2020年版)

药物组成：菟丝子、枸杞子、山茱萸、黄精、熟地黄、肉苁蓉、决明子、青葙子、蕤仁(去内果皮)、菊花、密蒙花、蔓荆子、车前子、白芍、升麻、石菖蒲、葛根、川芎、关黄柏、党参、黄芪、甘草。

功能与主治：补益肝肾，退翳明目。用于肝肾不足所致的干涩不舒、单眼复视、腰膝酸软或轻度视力下降；早中期年龄相关性白内障见上述证候者。

2. 明目羊肝丸(《中华人民共和国卫生部药品标准·中药成方制剂》)

药物组成：羊肝、青葙子、葶苈子、地肤子、细辛、菟丝子、车前子、黄芩、泽泻、决明子、熟地黄、肉桂、茯苓、枸杞子、苦杏仁(炒)、麦冬、茺蔚子、五味子、防风、蕤仁。

功能与主治：滋阴明目。用于肝肾衰弱，精血不足，发为青盲，视物昏花，瞳孔散大，两目干涩，迎风流泪，目生内障。

【用法与用量】 5～9g。

【本草摘要】

1.《神农本草经》　“主心腹邪结气，明目，目赤痛伤泪出。”

2.《吴普本草》　“补中强志，明耳目。”

3.《医学入门》　“益气明目。治目肿眦烂风痒，赤痛泪出，鼻齆鼻衄。”

【化学成分】 主要含黄酮类成分：槲皮素、山柰酚等；三萜类成分：熊果酸等；还含脂肪酸、有机酸、木脂素、甾醇、生物碱等。

【药理毒理】 本品具有抗炎、免疫调节、降血糖、调节血脂、抗氧化作用、抑菌作用及抑制血小板聚集作用。

1. 抗炎作用　采用二甲苯所致小鼠耳肿胀炎症模型和蛋清所致大鼠足肿胀模型，发现青刺尖乙醇提取物的石油醚部位、乙酸乙酯部位、水部位以及青刺尖水提取物具有不同程度的抗炎作用，其中青刺尖水提取物大剂量组、乙醇提取物的乙酸乙酯部位大剂量组为抗炎的最佳有效部位。

2. 免疫调节作用　青刺尖中三萜类化合物在进行淋巴细胞转化的免疫抑制活性试验时发现乌苏酸、齐墩果酸、2α-羟基乌苏酸、2α-羟基齐墩果酸、坡模酸具有较强的免疫抑制活性，其强度与地塞米松相当。

3. 降血糖作用　青刺果多糖能显著降低四氧嘧啶诱导糖尿病小鼠的血糖值，且随着疗程的进行，血糖值逐渐降低接近正常，表明青刺果多糖具有降低糖尿病小鼠血糖作用，其降血糖作用与疗程有关，此外还具保护肝、肾、心肌的作用。

4. 调节血脂作用　青刺果油具有调节血脂作用，能显著降低高脂血症大鼠 TC、TG、肝脏脂肪含量、粪便中脂质含量，同时显著升高 HDL-C、HL 酶活性。

5. 抗氧化作用　青刺果油具有升高高脂血症大鼠

血清 SOD 水平的作用，有较好的抗氧化活性。

6. 抑菌作用　分别提取了青刺尖、迷迭香、金银花和金钱草中的抑菌成分，进行青刺尖抑菌对比试验。结果表明青刺尖水提取液有更强的抑菌效果，抑菌浓度低，热稳定性更好。其中对细菌(尤其是大肠埃希菌和金黄色葡萄球菌)的抑菌效力比对酵母、霉菌更为显著；对青霉及根霉的抑制作用相对较弱。

7. 抑制血小板聚集作用　比浊法测定显示，不同剂量青刺尖油对血小板聚集率有抑制作用。

病证用药

解表药主要具有发散表邪作用，用治外感表证。风邪虽为六淫之首，但在不同的季节中，往往随时气而侵入，如冬季多属风寒，春季多属风热，夏季多夹暑湿，秋季多兼燥气。表证因四季受邪不同，体质不同，临床表现不同，现分述如下。

风寒感冒　治以辛温解表法。

1. 风寒感冒轻证　多由外感风寒所致，症见恶寒发热，无汗，头痛，四肢酸痛，鼻塞流清涕，咽痒，咳嗽声重，吐痰清稀，舌苔薄白，脉浮。治宜发散风寒，解表宣肺。常用紫苏叶、荆芥、防风、羌活、细辛、葱白等辛温解表药，以发散风寒，配以桔梗、苦杏仁、前胡之类，以开宣肺气，止咳化痰，代表方如荆防败毒散(《摄生众妙方》)。

2. 风寒表实证　多由风寒外袭，阳气达表以祛邪，而致邪正相争，腠理密闭，为外感风寒重证，症见恶寒发热，无汗而喘，头痛身痛，脉浮紧。治宜发汗解表，宣肺平喘。可选用麻黄辛开苦泄，发汗解表，宣肺平喘，合桂枝发汗解肌，温通经脉，辛甘温煦，以增强解表散寒的作用，配合苦杏仁、甘草以宣降肺气，止咳平喘，代表方如麻黄汤(《伤寒论》)。

3. 风寒表虚证　多由风寒外袭，卫阳不足，腠理不固，营卫失和所致，症见发热头痛，汗出恶风，干呕，舌苔薄白，脉浮缓。治宜解肌发表，调和营卫。主要选用桂枝辛甘性温，温经通阳，解肌发汗，发散肌表风寒，以调卫为主，配白芍酸苦微寒，收敛阴气，补养营阴，用以和营为辅，两药合用使营卫调和，表邪自解，里气自和，配生姜解表和卫，大枣养血和营，甘草调和诸药，共奏解肌发表，调和营卫之效，代表方如桂枝汤(《伤寒论》)。

4. 风寒夹湿证　秋末冬初冒寒晓行，感受雾露之湿，风寒湿邪侵袭肌表，症见恶寒，身热不扬，头痛如裹，肢节酸重疼痛。治宜解表散寒，祛风除湿。多用羌活、防风、藁本辛温解表，散寒除湿，配伍独活、川芎、蔓荆子等药，以增强药力，代表方如羌活胜湿汤(《内外伤辨惑论》)。

风热感冒　治以辛凉解表法。

风热表证　多由外感风热所致，症见发热重微恶风，汗出不畅，头痛目赤，咳嗽咯痰黄稠，咽喉红肿作痛，口干欲饮，鼻流浊涕，苔薄白微黄，脉浮数。治宜辛凉解表，宣肺止咳。常用金银花、连翘、薄荷、牛蒡子、淡豆豉等辛凉解表，发散风热，宣肺疏邪，代表方如银翘散(《温病条辨》)。

若症见咳嗽，身热不甚，口微渴，病由风热犯肺，肺失清肃所致者，治宜疏散风热，宣肺止咳。可用桑叶，菊花辛凉轻透以疏散风热，苦杏仁、桔梗宣降肺气以止咳嗽。若痰热黄稠者可加瓜蒌、浙贝母、黄芩等以清化痰热，风热上攻、鼻衄出血者，可配白茅根、竹茹之类以凉血止衄，代表方如桑菊饮(《温病条辨》)。

夏季感冒　治以清暑解表法。

1. 暑热表证　夏季感受暑热之邪，暑热伤肺，邪在气分，症见身热口渴不甚，但头目不清，昏眩微胀，舌淡红，苔薄白等暑热表证。治宜祛暑清热。常用扁豆花、西瓜翠衣、金银花祛暑清热，与荷叶、丝瓜络、竹叶等同用，清肺透络，且于祛暑清热之中而有疏散之意，代表方如清络饮(《温病条辨》)。

2. 暑湿表证　多由夏月乘凉饮冷，外感于寒，内伤于湿所致，症见恶寒发热，头痛身重，无汗，胸闷，腹痛吐泻，舌苔白腻，脉浮之阴暑证。治宜解表散寒，化湿和中。常用香薷解表散寒，祛暑化湿，合厚朴、白扁豆等同用，以祛暑利湿，代表方如香薷散(《和剂局方》)。

3. 暑温夹寒证　夏季感受暑邪，复冒受风露，外感寒凉，而致因暑感寒之证，症见恶寒发热，无汗头痛，口渴面赤，胸闷不舒，舌苔白腻，脉浮数。治宜祛暑解表，清热化湿。常用香薷解表散寒，兼以祛暑化湿，合金银花、连翘、厚朴、白扁豆、荷叶、青蒿、滑石、甘草等同用，以清解暑热，兼化湿浊，代表方如新加香薷饮(《温病条辨》)。

秋季感冒　治以轻宣外燥法。

1. 外感温燥证　多由风热郁蒸，伤津化燥，或风热夹燥邪伤人所致，除见发热，微恶风寒等风热表证外，兼见烦热口干，唇鼻干燥，咳呛咽干，舌红少津，脉数等燥热伤津之症。治宜轻宣温燥。可用桑叶、淡豆豉清宣燥热，宣肺透邪，酌加北沙参、玉竹、梨皮等养阴润燥，代表方如桑杏汤(《温病条辨》)。

2. 外感凉燥证　多由凉燥束肺，肺气不宣所致，症见恶寒无汗，头微痛，咳嗽痰稀，鼻塞咽干，苔白，脉弦。治宜轻宣凉燥。可用紫苏叶解肌发表，使凉燥从表而解，合苦杏仁、前胡、桔梗、枳壳、半夏、陈皮、茯苓等理肺化痰，代表方如杏苏散（《温病条辨》）。

虚人感冒　治以扶正解表法。

虚人感冒，多由正虚邪实，不能驱邪外出使表邪留恋不解所致，此时应扶正祛邪，除选用相应的解表药外，必须配伍补虚药同用。

1. 气虚外感证　多由素体气虚，卫外不固，风寒外束所致，症见恶寒发热，无汗，头痛鼻塞，倦怠无力，气短懒言，舌淡苔白，脉浮无力。治宜益气解表。可用人参等益气扶正，紫苏叶、葛根疏风解表。若咳嗽可加前胡、桔梗、半夏等化痰止咳，代表方如参苏饮（《和剂局方》）。

2. 阳虚外感证　多为阳气不足之人，复感风寒，除见恶寒发热，无汗，头身痛等表证外，兼有形寒肢冷，面白声微，舌淡苔白，脉浮无力等阳虚表现。治宜助阳解表。可用麻黄、细辛、附子等以补火助阳，散寒解表，代表方如麻黄附子细辛汤（《伤寒论》）、再造散（《伤寒六书》）。

3. 阴虚外感证　多由素体阴虚内热，复感外邪所致，除见寒热头痛等表证外，兼见干咳少痰，手足心热，心烦，口渴，咽干，舌红，脉细数等阴虚内热之症。治宜滋阴解表。可用玉竹、白薇、鲜地黄等滋阴益液以资汗源，合葱白、淡豆豉、薄荷、桔梗等同用，以解表宣肺，止咳利咽，代表方如加减葳蕤汤（《通俗伤寒论》）。

4. 血虚外感证　多因素体血虚，调摄不慎，感受外邪所致。症见头痛身热，微寒无汗，面色不华，唇甲色淡，心悸头晕，舌淡苔白，脉细等。治宜养血解表。可用地黄、麦冬等养血益阴，合葱白、淡豆豉、葛根、生姜等发表以解外邪，代表方如葱白七味饮（《外台秘要》）。

5. 产后外感证　多因妇人产后气血虚弱，卫阳不固，风寒乘虚而入所致。症见产后恶寒发热，头痛身痛，无汗，或咳嗽流涕，苔薄白，脉浮等。治宜养血祛风。可用荆芥、防风、紫苏叶以疏风散寒，川芎、当归、白芍、熟地黄等补血调血。

小儿感冒　治以解表化痰、解表消食、解表镇惊法。

小儿因年龄、体质与成年人不同，又有夹痰、食、惊的不同兼证。

1. 感冒夹痰证　小儿外感兼见喘咳痰鸣，舌苔厚腻，脉象浮滑，偏于风寒者，治宜辛温解表，佐以宣肺化痰，用辛温解表药配紫苏子、芥子、莱菔子等温肺化痰药同用，代表方如荆防败毒散（《摄生众妙方》）、三拗汤（《和剂局方》）等；偏于风热者，治宜辛凉解表，佐以清肺化痰，用辛凉解表药配葶苈子、制天南星，天竺黄等清热化痰药同用，代表方如银翘散（《温病条辨》）、桑菊饮（《温病条辨》）等。

2. 感冒夹食证　小儿外感兼见嗳腐吞酸，吐泻食少消化不良者，治宜解表消食，可于解表药中加入神曲、麦芽、莱菔子、陈皮等消食导滞之品，代表方如保和丸（《丹溪心法》）。

3. 感冒夹惊证　小儿外感兼见惊痫夜啼，睡卧不宁，舌尖红赤，脉弦者。治宜解表镇惊，可于解表药中加用天麻、钩藤、僵蚕、地龙等药以息风止痉，安神镇惊。

外感咳嗽　治以宣肺止咳法。

某些解表药尚有宣降肺气，化痰止咳平喘之功，还可用治肺失宣降的多种咳嗽气喘。

1. 风寒袭肺证　多由风寒犯肺，肺气不宣所致，症见咳嗽声重，痰稀色白，头痛鼻塞，发热恶寒无汗，苔薄白，脉浮。治宜疏散风寒，宣肺止咳。可用紫苏叶、生姜等疏散风寒，前胡、苦杏仁、桔梗等宣肺化痰止咳，陈皮、枳壳、半夏、茯苓等理气燥湿化痰，代表方如杏苏散（《温病条辨》）。

2. 风热犯肺证　多因风热犯肺，肺失清肃所致，症见咳嗽频剧，气粗，痰稠色黄，口微渴，咽痛，身热恶风汗出，苔薄黄，脉浮数。治宜疏风清热，宣肺止咳。可用薄荷、桑叶、菊花、连翘等疏散风热，牛蒡子、前胡、苦杏仁、桔梗等止咳化痰，代表方如桑菊饮（《温病条辨》）加减。

3. 风燥伤肺证　多因外感燥热，肺津受灼，肺气失宣所致，症见干咳少痰，鼻燥咽干，恶风发热，舌红少苔，脉细数。治宜宣散燥邪，润肺止咳。可用桑叶、淡豆豉等以宣肺散邪，苦杏仁、北沙参、浙贝母、梨皮等清肺润肺止咳，代表方如桑杏汤（《温病条辨》）。

伤风鼻塞　治以宣肺通窍法。

某些解表药又有散风邪，宣肺气，通鼻窍之功，还可用治外感风邪所引起的伤风鼻塞。

1. 外感风寒证　多由风寒外侵，肺气失宣，寒郁气道，鼻窍不利所致，症见鼻塞声重，鼻内肌膜肿胀，喷嚏频作，涕多清稀，恶寒重，发热轻，舌淡苔薄白，脉浮紧。治宜辛温通窍，疏散风寒。可用麻黄、白芷、防风、羌活、藁本、细辛、苍耳子、辛夷等以疏散风寒，宣通鼻窍，代表方如通窍汤（《古今医鉴》）。

2. 外感风热证　多由风热上犯，肺气失宣，邪毒壅滞鼻窍所致，症见鼻塞气热，鼻内肌膜红肿，喷嚏，涕黄黏稠，发热，恶风，头痛，咽痛，舌红苔薄黄，脉浮数。治宜辛凉通窍，疏散风热。可用薄荷、金银花、连翘、野菊花、苍耳子、辛夷等疏散风热，宣通鼻窍，代表方如银翘散(《温病条辨》)加减。

鼻渊 治以通窍化浊法。

某些解表药又有通鼻窍，升清阳，化湿浊，止痛的功效。还可用治鼻渊。

1. 肺经风热证 多由风热毒邪袭肺犯鼻，邪毒蒸灼窦内肌膜所致，症见鼻流浊涕，涕黄或黏白而量多，不闻香臭，兼见恶寒发热，眉棱骨痛，咳嗽痰多，舌质红，苔薄黄，脉浮数等风热表证。治宜芳香通窍，疏风清热。可用苍耳子、薄荷、辛夷、白芷、细辛疏散风邪，芳香通窍，配伍菊花、蔓荆子、葛根、黄芩、鱼腥草等同用，清热解毒，代表方如苍耳子散(《济生方》)加减。

2. 胆腑郁热证 多由气郁化火，胆火循经上犯，蒸灼鼻窦肌膜所致，症见鼻涕黄浊黏稠如脓样而量多，有臭味，鼻内肌膜肿胀红赤，头痛剧烈，兼见发热，口苦，咽干，目眩，烦躁易怒，舌红苔黄，脉弦数。治宜利湿通窍，清泄胆热。可用苍耳子、白芷、鹅不食草、藿香等以芳香通窍，配伍龙胆、黄芩、柴胡、栀子、猪胆汁等清泄胆热，泽泻、车前子、木通等利湿，引热下行，代表方如龙胆泻肝汤(《兰室秘藏》)、奇授藿香丸(《医宗金鉴》)。

3. 脾胃湿热证 多由脾胃湿热，循经上蒸，熏灼鼻窦所致，症见鼻涕黄浊而量多，鼻塞，不闻香臭，鼻内肌膜红肿胀痛，头痛较剧，兼见头晕，头重，体倦，食欲不振，舌红苔黄腻，脉滑数。治宜化浊通窍，清利湿热。可用苍耳子、白芷、辛夷、藿香等以芳香化浊通窍，配合黄芩、滑石、通草等以清热利湿，茯苓、猪苓、豆蔻等化湿醒脾，代表方如黄芩滑石汤(《温病条辨》)加减。

麻疹不透 治以解表透疹法。

某些解表药又有发汗解表，宣毒透疹之功，可用治表邪外束，麻疹不透之证，常用荆芥、薄荷、牛蒡子、蝉蜕、升麻、葛根、浮萍等药。若高热烦渴者，可配天花粉、芦根等清热生津药同用；若疹点紫黯成片，血热毒盛者，可配合红花、紫草、地黄、牡丹皮等凉血解毒，化瘀消斑药同用；若咽喉肿痛者，可配桔梗、山豆根、板蓝根等解毒利咽药同用，代表方如升麻葛根汤(《和剂局方》)、宣毒发表汤(《痘疹仁端录》)、竹叶柳蒡汤(《先醒斋医学广笔记》)。

疮疡初起 治以解表消疮法。

某些解表药又有解散肌表毒邪，透表消疮之功，可用治痈疽疮疡初起兼见恶寒发热等表证者。即《内经》所谓“汗之则疮已”。如疮疡初起，红肿热痛，毒邪在表，头痛少汗，恶寒轻，发热重，见有风热表证者，常用薄荷、牛蒡子、荆芥配金银花、连翘、野菊花、牡丹皮、赤芍等同用；若疮疡初起，头痛无汗，恶寒重，发热轻，见有风寒表证者，常用荆芥、防风、羌活、白芷配川芎等同用，代表方如荆防败毒散(《摄生众妙方》)。

总之，使用解表药必须根据表证性质的不同，四季气候变化的差异，年龄体质禀赋的不同，结合解表药的药性特点，准确选择药物，并根据兼证不同适当地配伍用药，才能取得良好的治疗效果。且解表药不仅能发汗解表，往往一药多能，还可广泛用治多种病证。

第二章　清热药

【基本概念】 凡以清解里热为主要作用，治疗里热证的药物，称为清热药。

中医认为，温、热、火三者同一属性，温盛为热，热极为火，其区别只是程度不同，故统称为热。火热为病甚多见，然究其病因，不外内生与外感两端。外感六淫，可入里化热；五志过极，脏腑偏盛，亦可化火，而导致里热偏盛，即里热证。

【作用特点】 本类药物药性寒凉，沉降入里，通过清热泻火、清热燥湿、清热解毒、清热凉血及清虚热等不同作用，使里热得以清解。即《内经》所谓“热者寒之”，《神农本草经》所谓“疗热以寒药”的真实含义。

【适应范围】 清热药主要用治温热病高热烦渴、湿热泻痢、痈肿疮毒、温毒发斑及阴虚发热等里热证。

现代医学诊断为急性传染病、感染性疾病、白血病、肿瘤、糖尿病、心血管疾病、消化道疾病和儿科诸病等有里热证表现者，也可用本类药物治疗。

【药物分类】 由于发病原因不一，病情发展变化的阶段不同，以及患者体质的差异，故里热证有热在气分、血分之分，有实热、虚热之别。根据清热药的功效及其主治病证的差异，可分为清热泻火药、清热燥湿药、清热解毒药、清热凉血药和清虚热药五类。

【配伍规律】 使用清热药时，应辨明热证的虚实。实热证有气分热、营血分热及气血两燔之别，应分别予以清热泻火、清营凉血、气血两清；虚热证又有邪热伤阴、阴虚发热及肝肾阴虚、阴虚内热之异，则须清热养阴透热或滋阴凉血除蒸。若里热兼有表证，治宜先解表后清里，或配解表药用，以达到表里双解；若里热兼积滞，宜配通里泻下药用。

【使用注意】 本类药物性多寒凉，易伤脾胃，故脾胃气虚，食少便溏者慎用。苦寒药物易化燥伤阴，热证伤阴或阴虚患者慎用。清热药禁用于阴盛格阳或真寒假热证。

【药理作用】 清热药主要具有抗病原微生物、抗细菌毒素、解热、抗炎及抗炎性细胞因子，以及增强抗感染免疫功能等作用，此外还具有抑制血小板功能、抑制血凝、抗 DIC 以及降压、抗肿瘤和保肝、利胆等作用。清热药对感染性疾病的治疗是一种以针对机体为主的抗感染治疗方法，清热药调动和增强机体的抗感染能力，抑制感染所致病理反应的发展，缓减症状与机体损伤等作用在其抗感染治疗中具有重要的意义；对于非感染性热证，清热药的抗炎解热、抗炎性细胞因子以及免疫抑制等作用可发挥治疗价值；近年发现的清热药的抑制血小板功能、抗心脑缺血、降脂、降糖和抗氧化等作用有助于对清热药价值认识的深化及其临床应用的扩展。

一、清热泻火药

清热泻火药性味多苦寒或甘寒，清热力较强，以清泄气分邪热为主，主要用于温热病邪入气分而见高热，口渴，汗出，烦躁，甚或神昏谵语，舌红苔黄，脉洪数者。因各药归经的差异，还分别适用于肺热、胃热、心火、肝火等引起的脏腑火热证。

临床常用的清热泻火药有石膏、南寒水石、北寒水石、知母、芦根、天花粉、淡竹叶、鸭跖草、栀子、夏枯草、决明子、密蒙花、青葙子、西瓜霜等。

石　膏

Shigao

本品为硫酸盐类矿物硬石膏族石膏，主含含水硫酸钙($CaSO_4 \cdot 2H_2O$)。主产于湖北、安徽、山东。采挖后，除去杂石及泥沙。用时打碎。以色白、半透明、纵断面如丝者为佳。

【炮制】 **煅石膏** 取石膏，煅至酥松。

【性味与归经】 石膏甘、辛，大寒。归肺、胃经。煅石膏甘、辛、涩，寒。归肺、胃经。

【功能与主治】 石膏清热泻火，除烦止渴。用于外感热病，高热烦渴，肺热喘咳，胃火亢盛，头痛，牙痛。煅石膏收湿，生肌，敛疮，止血。外治溃疡不敛，湿疹瘙痒，水火烫伤，外伤出血。

【效用分析】 石膏味甘、辛，性大寒，《本草经疏》谓其“辛能解肌，甘能缓热，大寒而兼辛甘则能除大热”，热除则津液复而烦渴止。故石膏有清热泻火，除烦止渴之功。归肺、胃经，为清泻肺胃二经气分实热之要药。适用于温热病，邪在气分，壮热、烦渴、汗出、脉洪大等实热证候，以及肺热喘咳、胃火头痛、牙痛等。

石膏火煅外用，寒凉之性大减，而收涩之功增强，有清热收湿，敛疮生肌，收敛止血之效，可用治疮疡不敛，湿疹瘙痒，水火烫伤，外伤出血。

【配伍应用】

1. 石膏配知母 石膏甘辛大寒，质重，入肺经，善清肺经实热，入胃经，能清泻胃火；知母苦甘寒，质润，上能清肺热而泻火，中善泻胃火而止渴，下能泻相火、滋肾燥。两药伍用，清热泻火，除烦止渴之力增强。适用于温热病气分热盛而见壮热、烦渴、汗出、脉洪大等。

2. 石膏配黄连 石膏辛甘大寒，为清解肺胃气分实热之要药，并能除烦止渴；黄连大苦大寒，为泻心胃肝胆实火之品，兼能清心除烦。两药伍用，清热泻火除烦之力增强。适用于心火炽盛所致的烦热神昏、口渴欲饮、心烦不寐，胃火炽盛之头痛、口舌生疮、牙龈肿痛等。

3. 石膏配竹叶 石膏善清胃火，止烦渴；竹叶善清心火，利小便。两药伍用，有清热泻火，除烦止渴之功。适用于热病津伤之烦热口渴，心胃火盛之口舌生疮，热移小肠之小便黄赤。

【鉴别应用】 **生石膏与煅石膏** 两者属同一药物的不同炮制品。生石膏辛、甘，大寒，归肺、胃经，长于清热泻火，除烦止渴，常内服治疗外感热病，高热烦渴，肺热咳喘，胃火亢盛之头痛牙痛。煅石膏寒凉之性大减，兼具涩味，有收湿，生肌，敛疮，止血之功，常外用治疗溃疡不敛，湿疹瘙痒，水火烫伤，外伤出血。

【方剂举隅】

1. 白虎汤(《伤寒论》)

药物组成：石膏、知母、甘草、粳米。

功能与主治：清热生津。适用于气分热盛证，症见壮热面赤，烦渴引饮，汗出恶热，脉洪大有力。

2. 竹叶石膏汤(《伤寒论》)

药物组成：竹叶、石膏、半夏、麦冬、人参、甘草、粳米。

功能与主治：清热生津，益气和胃。适用于伤寒、温病、暑病余热未清，气津两伤证，症见身热多汗，心胸烦闷，气逆欲呕，口干喜饮，或虚烦不寐，舌红苔少，脉虚数。

3. 麻黄杏仁甘草石膏汤(《伤寒论》)

药物组成：麻黄、杏仁、甘草、石膏。

功能与主治：辛凉疏表，清热平喘。适用于外感风邪，邪热壅肺证，症见身热不解，咳逆气急，甚则鼻煽，口渴，有汗或无汗，舌苔薄白或黄，脉浮而数者。

4. 玉女煎(《景岳全书》)

药物组成：石膏、熟地黄、麦冬、知母、牛膝。

功能与主治：清胃热，滋肾阴。适用于胃热阴虚证，症见头痛，牙痛，齿松牙衄，烦热干渴，舌红苔黄而干。亦治消渴，消谷善饥等。

5. 化斑汤(《温病条辨》)

药物组成：石膏、知母、甘草、玄参、水牛角、粳米。

功能与主治：清气凉血。适用于气血两燔之发斑，症见发热，或身热夜甚，外透斑疹，色赤，口渴或不渴，脉数等。

【成药例证】

1. 牛黄解毒胶囊(片、丸、软胶囊)(《临床用药须知中药成方制剂卷》2020年版)

药物组成：人工牛黄、石膏、黄芩、大黄、雄黄、冰片、桔梗、甘草。

功能与主治：清热解毒。用于火热内盛，咽喉肿痛，牙龈肿痛，口舌生疮，目赤肿痛。

2. 咳喘宁口服液(《临床用药须知中药成方制剂卷》2020年版)

药物组成：麻黄、石膏、苦杏仁、桔梗、百部、罂粟壳、甘草。

功能与主治：宣通肺气，止咳平喘。用于久咳、痰喘见痰热证候者，症见咳嗽频作、咳痰色黄、喘促胸闷。

3. 清火片(《临床用药须知中药成方制剂卷》2020年版)

药物组成：大青叶、大黄、石膏、薄荷脑。

功能与主治：清热泻火，通便。用于火热壅盛所致的咽喉肿痛、牙痛、头晕目眩、口鼻生疮、目赤肿痛、大便不通。

4. 清胃黄连丸（《临床用药须知中药成方制剂卷》2020年版）

药物组成：黄连、石膏、黄芩、栀子、连翘、知母、黄柏、玄参、地黄、牡丹皮、赤芍、天花粉、桔梗、甘草。

功能与主治：清胃泻火，解毒消肿。用于肺胃火盛所致的口舌生疮，齿龈、咽喉肿痛。

5. 九一散（《临床用药须知中药成方制剂卷》2020年版）

药物组成：石膏(煅)、红粉。

功能与主治：提脓拔毒，去腐生肌。用于热毒壅盛所致的溃疡，症见疮面鲜活、脓腐将尽。

【用法与用量】 石膏 15～60g，先煎。煅石膏外用适量，研末撒敷患处。

【注意】 脾胃虚寒及阴虚内热者忌用。

【本草摘要】

1.《神农本草经》 “主中风寒热，心下逆气，惊喘，口干舌焦，不能息，腹中坚痛……产乳，金疮。”

2.《名医别录》 “主除时气，头痛，身热，三焦大热，皮肤热，肠胃中膈热，解肌发汗；止消渴，烦逆，腹胀，暴气喘息，咽热。”

3.《药性论》 “能治伤寒头痛如裂，壮热皮如火燥，烦渴，解肌，出毒汗。主通胃中结烦闷，心下急烦躁，治唇口干焦。和葱煎茶，去头痛。”

4.《医学衷中参西录》 “其性惊而能散，有透气解肌之力，为清阳明胃腑实热之圣药，无论内伤、外感用之皆效，即他脏腑有实热者用之亦效。”

【化学成分】 主要成分为含水硫酸钙，还含微量的铁及镁。

中国药典规定本品含含水硫酸钙($CaSO_4 \cdot 2H_2O$)不得少于 95.0%。

【药理毒理】 生石膏主要具有解热等作用，熟石膏具有生肌作用。

1. 解热作用 石膏在临床上用于高热、出汗、口渴等证候[1~4]，但其在实验性发热的研究结果仍颇有争议，一些报告认为石膏有解热作用[5-7]，而另有些研究却未能证实其解热效果[8]。对于干酵母所致大鼠发热，生石膏能显著抑制之，并可见下丘脑中 PGE_2 含量显著降低[7]。而另有研究表明，对于干酵母及 2,4-二硝基酚所致大鼠发热，单味石膏无退热作用，但其所含白虎汤则有显著的退热作用[8]。含石膏的另一主要常用名方麻杏甘石汤灌服对 LPS 所致大鼠发热有显著的解热作用，可使发热大鼠血浆 PGE_2 下降，而去石膏的麻杏甘石汤则仅有弱的解热作用[6]。山东平邑产石膏之白虎汤对菌苗致发热家兔的解热作用较湖北产石膏者为强。对于内毒素发热，石膏煎剂灌服在家兔发生明显解热作用同时，可见脑脊液中 cAMP 含量显著下降。还有研究表明，对于内毒素所致家兔、大鼠发热及 2,4-二硝基酚所致大鼠发热，小青龙汤加石膏及地龙有显著的解热作用，石膏的加入显著增强了该方的解热效果。清瘟败毒饮的解热作用因生石膏用量的增加而作用增强，上述情况表明，石膏可能在其经典方剂中对实验性发热的作用似更显著。至于生石膏解热作用的有效成分，有研究资料表明，生石膏可见明显的解热作用，但煅石膏、$CaSO_4 \cdot 2H_2O$ 则未见解热作用[7]。另有研究表明白虎汤中知母的解热有效成分为芒果苷，纯硫酸钙无解热作用，推测石膏的解热作用可能来自其所含硫酸钙以外成分。

2. 对“口渴”的影响 烦渴是气分大热主症之一，临床上石膏对此有较好除烦止渴功效。早期报告以饮水量判断大鼠“口渴”状态及其改善情况的实验表明，当用“禁水”、皮下注射 TTG 或 20%蛋白胨水溶液以引起发热，皮下注射利尿磺胺或乙酰唑胺引起大量利尿而致脱水，以及给以高渗盐水引致细胞内脱水等多种方法造成大鼠“口渴”状态时，石膏上清液均能明显减少大鼠的饮水量，表明石膏可显著改善异常的“口渴”状态。

3. 降血糖作用 早期报告白虎加人参汤有明显的降血糖作用，可降低四氧嘧啶性糖尿病大鼠的血糖水平，该方组成药中仅人参、知母单用时有降糖作用，但人参配伍石膏，或知母配伍石膏时其降血糖作用均得增强，而人参知母配伍则降糖作用反而减弱，人参用量越大，作用越弱，但于人参知母配伍中加入石膏，则可使已被减弱的降糖作用恢复，且在一定范围内因石膏用量增加而降糖作用增强，似表明石膏在这里起着一种特殊的调和效应。但石膏对大鼠小肠上皮细胞葡萄糖的吸收无促进或抑制性影响[9]。

4. 生肌作用 对于大鼠肌层创口模型，煅石膏粉撒敷可见创口成纤维细胞数、肉芽组织中毛细血管数和毛细血管面积明显增加，但生石膏无明显作用。

5. 其他作用 临床上石膏对多种感染性疾病有效，但其本身无抑菌作用[10]，对神经氨酸酶也无影响[11]。对肿瘤细胞，仅在 1.5mg/ml 时对 BGG-823 胃癌细胞、A549 肺腺细胞的生长有抑制作用。另有研究表明，生石膏对小鼠扭体反应有一定抑制作用。对于热应激小鼠，生石膏灌服可保护小肠绒毛损伤；但对正常大鼠则可破坏胃黏膜屏障，使胃黏膜血流量及胃结合黏液量明显减少[12]。石膏矿尘对小鼠腹腔巨噬细胞培养上清液中 LDH 呈量-效增高，ACP 降低，细胞存活率降低，但却能明显拮抗石英尘的细胞毒性。

6. 毒理研究　石膏毒性甚小，临床用至每剂 250g 也未见毒性反应。生石膏水煎剂给小鼠静脉注射的 LD_{50} 为 14.7g/kg 或 16.7g/kg，石膏煎煮后残渣再用水煎测得的 LD_{50} 与首煎者相近。有报告服用含高量砷的石膏引致中毒死亡者，值得注意。

【参考文献】［1］王艳霞．生石膏治疗小儿发高烧 114 例临床疗效观察．中医临床研究，2013，5(24)：71-72.

［2］黄耀生．生石膏治疗小儿发高烧 36 例．浙江中医药大学学报，2010，34(5)：727.

［3］沈秀丽．大剂量石膏治疗小儿感冒高热 180 例．山东医学高等专科学校学报，2013，35(4)：305-306.

［4］任鸿义．临床重用石膏退热的体会．中国民间疗法，2010，18(5)：60.

［5］吕培，李祥，蔡宝昌．石膏及白虎汤的清热作用与对血清 Na/Ca 比值影响的实验研究．2010，12(3)：387-389.

［6］崔艳茹，屈飞撕，徐镜，等．石膏剂量变化对麻杏石甘汤解热效应的量效关系研究．中国实验方剂学杂志，2013，19(23)：187-192.

［7］周永学，李敏，唐志书，等．中药石膏及其主要成分解热抗炎作用及机制研究．陕西中医学院学报，2012，35(5)：74-76.

［8］夏怡，李祥，陈建伟，等．石膏及白虎汤清热泻火功效的实验研究．现代中药研究与实践，2009，23(2)：48-51.

［9］宋小珍，杨秀江，王恬，等．4 种中药提取物对大鼠小肠上皮细胞 IEC-6 增殖及其葡萄糖吸收的影响．中草药，2009，40(8)：1263-1266.

［10］徐韬，徐先祥，林小凤，等．朱砂与石膏体外抑菌作用研究．中国民族民间医药，2011，(23)：57-58.

［11］徐韬，林小凤，徐先祥，等．朱砂与石膏体外抗肿瘤作用研究．海峡药学，2012，24(1)：233-235.

［12］秦明，滕光寿，王景杰，等．生石膏对大鼠胃酸分泌及胃黏膜屏障的影响．中医药学报，2011，39(5)：16-18.

南寒水石

Nanhanshuishi

本品为碳酸盐类矿物方解石族方解石，主含碳酸钙（$CaCO_3$）。主产于河南、安徽、江苏。采挖后，除去泥沙及杂石。以色白透明、有光泽者为佳。

【性味与归经】　辛、咸，寒。归心、胃、肾经。

【功能与主治】　清热泻火，除烦止渴。用于壮热烦渴，口干舌燥，牙痛，小便不利。

【效用分析】　南寒水石辛咸性寒，有清热泻火，除烦止渴之功。《新修本草》言其有“疗热不减石膏”之效，故可用治温热病，邪在气分，壮热烦渴。入心经，善清心经实火以除烦，《名医别录》云其“主胸中留热结气”，故可用于心火内扰，胸中烦热，小便不利；入胃经，善清泻胃火以止渴，故可用于胃热炽盛，口干舌燥，牙痛等。

【配伍应用】

1. 南寒水石配石膏　南寒水石辛咸性寒，善清心胃实热而除烦止渴；石膏辛甘性寒，善清肺胃实热而除烦止渴，又具解肌退热之效。两药伍用，清热泻火，除烦止渴之功增强，可用治温热病邪在气分，壮热烦渴者。

2. 南寒水石配青黛　南寒水石善清气分之热，有清热泻火，除烦止渴之功；青黛善清血分之热，有清热解毒，凉血消斑之效。两药伍用，既能清气分之热，又能解血分热毒，故可用治温毒发斑，血热吐衄，丹毒等症。

【方剂举隅】

1. 紫雪（《苏恭方》，录自《外台秘要》）

药物组成：石膏、寒水石、滑石、磁石、水牛角、羚羊角、沉香、木香、玄参、升麻、甘草、丁香、芒硝、硝石、麝香、朱砂、黄金。

功能与主治：清热开窍，息风止痉。用于温热病，热闭心包及热盛动风证，症见高热烦躁，神昏谵语，惊厥，口渴唇焦，尿赤便秘，舌质红绛，苔黄燥，脉数有力或弦数；以及小儿热盛惊厥。

2. 桂苓甘露饮（《宣明论方》）

药物组成：茯苓、甘草、白术、泽泻、肉桂、石膏、寒水石、滑石、猪苓。

功能与主治：清暑解热，化气利湿。适用于暑湿证，症见发热头痛，烦渴引饮，小便不利及霍乱吐下。

【成药例证】

1. 新雪颗粒（《临床用药须知中药成方制剂卷》2020 年版）

药物组成：南寒水石、滑石、石膏、人工牛黄、栀子、竹心、广升麻、穿心莲、珍珠层粉、磁石、沉香、芒硝、硝石、冰片。

功能与主治：清热解毒。用于外感热病、热毒壅盛证，症见高热、烦躁；扁桃体炎、上呼吸道感染、气管炎、感冒见上述证候者。

2. 绿雪（胶囊）（《临床用药须知中药成方制剂卷》2020 年版）

药物组成：寒水石、滑石、石膏、青黛、玄参、升麻、水牛角浓缩粉、石菖蒲、朱砂、磁石、土木香、丁香、玄明粉、硝石、甘草。

功能与主治：清热解毒，镇静安神。用于外感热病热盛动风证，症见高热神昏，头痛头胀，咽痛口渴，面赤腮肿，大便秘结及小儿急惊风。

【用法与用量】 3～30g，先煎。

【注意】 本品性寒伤阳，脾胃虚寒者禁服。

【本草摘要】

1.《名医别录》 “主胸中留热结气，黄疸，通血脉，去蛊毒。”

2.《新修本草》 “疗热不减石膏也。”

【化学成分】 主要成分为碳酸钙。

北寒水石

Beihanshuishi

本品为硫酸盐类矿物硬石膏族红石膏，主含含水硫酸钙（$CaSO_4 \cdot 2H_2O$）。主产于辽宁、吉林、内蒙古。采挖后，除去泥沙及杂石。以色粉红、断面具纵纹理者为佳。

【性味与归经】 辛、咸，寒。归胃、心、肾经。

【功能与主治】 清热泻火，利尿，消肿。用于时行热病，积热烦渴，吐泻，水肿，尿闭，齿衄，丹毒，烫伤。

【效用分析】《素问·至真要大论》云：“热淫于内，治以咸寒。”北寒水石咸寒降泄，上入心经，中行胃经，下走肾经，《名医别录》载其善“除时气热盛，五脏伏热，烦满，口渴”，故有清热泻火，除烦止渴之功。可用治时行热病，积热烦渴，呕吐泄泻之证。因其药性辛咸走散，又有清热泻火，利尿消肿之功，故可用于湿热水肿、尿闭。北寒水石寒以清热，咸以软坚，又有清热泻火，消肿散结，缓解赤热疼痛之效，故又可用于齿衄、丹毒及水火烫伤。

【配伍应用】

1. 北寒水石配石膏　北寒水石辛咸性寒，善清热泻火，除烦止渴，且具利尿消肿之效；石膏辛甘性寒，善清热泻火，除烦止渴，又具解肌退热之效。两药伍用，清热泻火，除烦止渴之功增强，可用治温热病邪在气分，壮热烦渴者。

2. 北寒水石配青黛　北寒水石善清气分之热，有清热泻火，消肿散结之功；青黛善清血分之热，有清热解毒，凉血消斑之效。两药伍用，既能清气分之热，又能解血分热毒，故可用治温毒发斑，血热吐衄，丹毒等症。

【鉴别应用】 北寒水石与南寒水石　两者为近代习用的寒水石两个品种。北方习用北寒水石，功善清热泻火，利尿，消肿，用于时行热病，积热烦渴，吐泻，水肿，尿闭，齿衄，丹毒，烫伤。南方习用南寒水石；功善清热泻火，除烦止渴，常用于壮热烦渴，口干舌燥，牙痛，小便不利。

【方剂举隅】

1. 紫雪（《苏恭方》，录自《外台秘要》）

药物组成：石膏、寒水石、滑石、磁石、水牛角、羚羊角、沉香、木香、玄参、升麻、甘草、丁香、芒硝、硝石、麝香、朱砂、黄金。

功能与主治：清热开窍，息风止痉。用于温热病，热闭心包及热盛动风证，症见高热烦躁，神昏谵语，惊厥，口渴唇焦，尿赤便秘，舌质红绛，苔黄燥，脉数有力或弦数；以及小儿热盛惊厥。

2. 桂苓甘露饮（《宣明论方》）

药物组成：茯苓、甘草、白术、泽泻、肉桂、石膏、寒水石、滑石、猪苓。

功能与主治：清暑解热，化气利湿。适用于暑湿证，症见发热头痛，烦渴引饮，小便不利及霍乱吐下。

【成药例证】

1. 六味安消胶囊（散）（《临床用药须知中药成方制剂卷》2020年版）

药物组成：藏木香、大黄、山柰、北寒水石（煅）、诃子、碱花。

功能与主治：和胃健脾，消积导滞，活血止痛。用于脾胃不和、积滞内停所致的胃痛胀满、消化不良、便秘、痛经。

2. 绿雪（胶囊）（《临床用药须知中药成方制剂卷》2020年版）

药物组成：寒水石、滑石、石膏、青黛、玄参、升麻、水牛角浓缩粉、石菖蒲、朱砂、磁石、土木香、丁香、玄明粉、硝石、甘草。

功能与主治：清热解毒，镇静安神。用于外感热病，热盛动风，症见高热神昏，头痛头胀，咽痛口渴，面赤腮肿，大便秘结及小儿急惊风。

3. 瓜霜退热灵胶囊（《临床用药须知中药成方制剂卷》2020年版）

药物组成：西瓜霜、北寒水石、石膏、滑石、羚羊角、水牛角浓缩粉、人工麝香、冰片、玄参、升麻、丁香、沉香、磁石、朱砂、甘草。

功能与主治：清热解毒，开窍镇惊。用于热病热入心包，肝风内动证，症见高热、惊厥、抽搐、咽喉肿痛。

【用法与用量】 9～15g，先煎。外用适量，研细粉调敷患处。

【注意】 本品性寒伤阳，脾胃虚寒者禁用。

【本草摘要】

1.《神农本草经》 “主身热，腹中积聚邪气，皮中如火烧，烦满，水饮之。”

2.《名医别录》 “除时气热盛，五脏伏热，胃中热，烦满，口渴，水肿，小便闭。”

3.《本草经疏》 “大寒微咸之性，故主身热邪气，皮中如火烧，烦满，及时气热盛。五脏伏热，胃中热也，易饥作渴，亦胃中伏火也，甘寒除阳明之邪热，故能止渴不饥。水肿湿热也，小便多不利，以致水气上溢于腹，而成腹痹，辛咸走散之性，故能除热利窍消肿也。疗腹中积聚者，亦取其辛散咸软之功耳。”

【化学成分】主要成分为含水硫酸钙，还含铁、铝等。

知　母

Zhimu

本品为百合科植物知母 *Anemarrhena asphodeloides* Bge. 的干燥根茎。主产于河北、山西、陕西、内蒙古。春、秋二季采挖，除去须根及泥沙，晒干，习称“毛知母”；或除去外皮，晒干，习称知母肉。切厚片。以切面色黄白者为佳。

【性味与归经】 苦、甘，寒。归肺、胃、肾经。

【功能与主治】 清热泻火，滋阴润燥。用于外感热病，高热烦渴，肺热燥咳，骨蒸潮热，内热消渴，肠燥便秘。

【效用分析】 知母苦甘性寒，苦寒泄降能清热泻火除烦，甘寒质润能滋阴润燥止渴，尤善清肺胃气分实热，故为外感热病，高热烦渴的常用药。《本草纲目》云其“上则清肺金而泻火”“下则润肾燥而滋阴”，故其苦寒泻火，甘寒滋阴之性，入肺经，又有清肺热，润肺燥之功，可用于肺热咳嗽、痰黄黏稠，或阴虚燥咳、干咳少痰者。入肾经，能泻肾火，滋肾阴，退骨蒸。《本草通玄》谓其“泻有余之肾火”，有泻火存阴之妙用，可用于肾阴不足，阴虚火旺所致的骨蒸潮热、心烦、盗汗等。《神农本草经》言其“主消渴”，消渴多由虚热灼伤津液所致，知母甘寒质润，入肺、胃、肾经，能泻肺火，滋肺阴，泻胃火，滋胃阴，泻肾火，滋肾阴，功善滋阴润燥，生津止渴，故又为治疗阴虚内热消渴之佳品。又可用于肠燥便秘，有润肠通便之效。

【配伍应用】

1. 知母配黄芩　知母善清肺热而润肺燥；黄芩善泻肺火而解热毒。两药伍用，清泻肺火及上焦实热之力增强。适用于肺热壅遏所致的咳嗽、痰黄黏稠。

2. 知母配黄连　知母清热泻火，滋阴润燥；黄连清热燥湿，泻火解毒。两药伍用，清热泻火之力增强，且一润一燥，清热而不伤阴。适用于肺胃火热亢盛之咳嗽痰多，口臭牙痛及内热津伤之消渴证。

3. 知母配黄柏　知母性寒质润，功善泻肾火，滋肾阴，退骨蒸；黄柏苦寒沉降，长于泻肾火，退虚热。两药伍用，增强泻肾火，滋肾阴，退虚热的作用。适用于阴虚火旺之骨蒸潮热，盗汗遗精。

4. 知母配天花粉　知母滋阴润燥，生津止渴；天花粉清热生津，润燥止渴。两药伍用，善清肺胃实热而生津止渴。适用于热病伤津之口干舌燥、烦渴及消渴证。

5. 知母配酸枣仁　知母清热滋阴，泻火除烦；酸枣仁养血补肝，宁心安神。两药伍用，清虚热，安心神之功增强。适用于阴虚有热、虚烦不寐、心悸健忘等。

【鉴别应用】

1. 知母与盐知母　两者为知母的不同炮制品。均能清热泻火，滋阴润燥，用于外感热病，高热烦渴，肺热燥咳，骨蒸潮热，内热消渴，肠燥便秘。然知母苦寒滑利，长于清热泻火，生津润燥，泻肺胃之火尤宜生用，多用于外感热病，高热烦渴，肺热燥咳，内热消渴，肠燥便秘。知母盐炙可引药下行，专于入肾，故盐知母滋阴降火力更强，善清虚热，常用于肝肾阴亏，虚火上炎所致之骨蒸潮热，盗汗遗精。

2. 知母与石膏　两者同为清热泻火药，均归肺胃经，均能清热泻火，除烦止渴，主治外感热病，高热烦渴及肺热咳嗽。然知母味苦甘性寒，质地滋润，滋阴润燥之力较强，重在清润，功善滋润肺胃之燥，故多用治阴虚燥咳及阴虚消渴证；知母兼归肾经，又长于滋肾降火，并能润肠通便，又可用于阴虚火旺，骨蒸潮热，盗汗遗精以及肠燥便秘。石膏味辛甘性大寒，清热泻火之力较强，重在清解，功善清泻肺胃实热，故多用治肺热咳喘及胃火上炎之头痛、牙龈肿痛。

【方剂举隅】

1. 白虎汤（《伤寒论》）

药物组成：石膏、知母、甘草、粳米。

功能与主治：清热生津。适用于气分热盛证，症见壮热面赤，烦渴引饮，汗出恶热，脉洪大有力。

2. 知柏地黄丸（《医方考》）

药物组成：知母、黄柏、熟地黄、山茱萸、山药、泽泻、牡丹皮、茯苓。

功能与主治：滋阴降火。适用于肝肾阴虚，虚火上炎证，症见头目昏眩，耳鸣耳聋，虚火牙痛，五心烦热，腰膝酸痛，血淋尿痛，遗精梦泄，骨蒸潮热，盗汗颧红，咽干口燥，舌质红，脉细数。

3. 玉液汤（《医学衷中参西录》）

药物组成：山药、黄芪、知母、鸡内金、葛根、五味子、天花粉。

功能与主治：益气滋阴，固肾止渴。适用于消渴气阴两虚证，症见口干而渴，饮水不解，小便数多，困倦气短，脉虚细无力。

【成药例证】

1. 大补阴丸（《临床用药须知中药成方制剂卷》2020年版）

药物组成：熟地黄、醋龟甲、盐知母、盐黄柏、猪脊髓。

功能与主治：滋阴降火。用于阴虚火旺，潮热盗汗，咳嗽咯血，耳鸣遗精。

2. 清肺抑火丸（《临床用药须知中药成方制剂卷》2020年版）

药物组成：黄芩、栀子、黄柏、浙贝母、桔梗、前胡、苦参、知母、天花粉、大黄。

功能与主治：清肺止咳，化痰通便。用于痰热阻肺所致的咳嗽、痰黄稠黏、口干咽痛、大便干燥。

3. 养阴降糖片（《临床用药须知中药成方制剂卷》2020年版）

药物组成：黄芪、地黄、党参、枸杞子、葛根、玄参、知母、玉竹、五味子、牡丹皮、虎杖、川芎。

功能与主治：养阴益气，清热活血。用于气阴不足、内热消渴，症见烦热口渴、多食多饮、倦怠乏力；2型糖尿病见上述证候者。

4. 清胃黄连丸（《临床用药须知中药成方制剂卷》2020年版）

药物组成：黄连、石膏、黄芩、栀子、连翘、知母、黄柏、玄参、地黄、牡丹皮、赤芍、天花粉、桔梗、甘草。

功能与主治：清胃泻火，解毒消肿。用于肺胃火盛所致的口舌生疮，齿龈、咽喉肿痛。

【用法与用量】 6～12g。

【注意】 本品性寒质润，有滑肠之弊，脾虚便溏者不宜用。

【本草摘要】

1.《神农本草经》 “主消渴，热中，除邪气，肢体浮肿，下水，补不足，益气。”

2.《用药法象》 “知母，其用有四：泻无根之肾火，疗有汗之骨蒸，止虚劳之热，滋化源之阴。”

3.《本草纲目》 “知母之辛苦寒凉，下则润肾燥而滋阴，上则清肺金而泻火，乃二经气分药也。”

4.《本草备要》 “泻火补水，润燥滑肠。”

【化学成分】 主要含皂苷类成分：知母皂苷BⅡ，菝葜皂苷，薯蓣皂苷，马尔可皂苷，新吉托皂苷等；黄酮类成分：芒果苷，异芒果苷等；还含多糖、生物碱、有机酸等。

中国药典规定本品含芒果苷（$C_{19}H_{18}O_{11}$）不得少于0.70%，知母片不得少于0.50%，盐知母不得少于0.40%；含知母皂苷BⅡ（$C_{45}H_{76}O_{19}$）不得少于3.0%，盐知母不得少于2.0%。

【药理毒理】 本品具有抗病原微生物、抗炎、降血糖、改善学习记忆能力等作用。

1. 抗病原微生物作用 体外试验知母对伤寒杆菌、痢疾杆菌、白喉杆菌、肺炎球菌、葡萄球菌以及铜绿假单胞菌、大肠埃希菌等细菌有明显的抑菌作用，其中菝葜皂苷元的MIC（mg/ml）对痢疾杆菌为0.031、大肠埃希菌、铜绿假单胞菌0.063，金葡菌为0.125。曾报告知母乙醇、乙醚等提取物对结核杆菌$H_{37}RV$有较强的抑制作用，MIC为1:8000或1:64000，后者有血清存在时为1:16000，而皂苷无作用。对于小鼠实验性结核杆菌感染，饲以含知母的饲料可使病变有所减轻，但死亡率未见降低。此外，知母对某些致病性皮肤真菌及白色念珠菌也有一定抑制效果，豚鼠皮肤须癣毛癣菌感染实验中，知母提取物乳膏对其具有较好的治疗作用[1]。知母及其所含一些化合物具有显著的抗病毒、细菌、真菌作用，如芒果苷对结核杆菌的MIC为200μg/ml；异芒果苷具有显著的抗单纯疱疹病毒作用，于25～250μg/ml浓度于不同给药时间均可抑制HSV-I的致细胞病变作用，但芒果苷作用较弱，芒果苷及异芒果苷均可阻止HSV-I在细胞内的复制。myasol具有显著的抗真菌活性。知母宁浓度为4mg/ml时对2.2.15细胞分泌HBeAg有明显的抑制作用；以200mg/kg治疗乙肝模型鸭10天后DHBV-DNA水平明显降低，其机制可能与抑制HBV-DNA的复制有关[2]。

2. 抗炎、镇痛和解热作用 知母对二甲苯所致小鼠耳肿胀和HAC所致小鼠腹腔毛细血管通透性亢进均有一定抑制作用，芒果苷50mg/kg灌服或腹腔注射对角叉菜胶性大鼠脚爪水肿及棉球性肉芽肿均有显著抑制作用。用巴豆油诱导的耳肿胀、动物关节炎模型等，知母有明显的抗炎活性和抗风湿活性。以福尔马林诱导的小鼠镇痛模型，知母的疼痛抑制率为88.2%（第1期）和73.9%（第2期）[3]。知母皂苷1、10和100μmol/L可不同程度的抑制脂多糖引起的巨噬细胞TNF-α和NO产生增加，知母皂苷100μmol/L可减少脂多糖引起的小鼠腹腔巨噬细胞磷酸化p70S6K表达增加，从而抑制了炎症因子 TNF-α 和 NO 的过度表达，抑制炎症反应[4]。曾报告知母皮下注射对大肠埃希菌所致家兔发热有解热作用。另报告石膏与知母均有解热作用，二者合用解热效果增强，知母解热有效成分为芒果苷。

3. 降血糖作用 曾报告知母水提物对正常家兔、四氧嘧啶糖尿病家兔和小鼠以及胰岛素抗血清所致糖尿鼠均有降血糖作用，并可使小鼠血中酮体减少。知母多糖灌胃可使小鼠血糖及肝糖原含量明显降低，并可使四氧嘧啶高血糖小鼠血糖降低，腹腔注射也有明显效果，但对血脂含量无明显影响。知母对正常大鼠不促进葡萄糖氧化，但可促进横膈、脂肪组织等对葡萄糖的摄取，使横膈中糖原含量增加，但肝糖原含量下降。体外试验知母 60℃水浸液对大鼠小肠 α-糖苷酶活性有较强的抑制作用，有效成分为芒果苷，知母总酚对 STZ 及四氧嘧啶小鼠血糖升高有显著抑制作用，对 STZ 糖尿病大鼠其降糖作用有明显量效关系。有研究表明，知母醇和水提取物对 α-淀粉酶具有显著的抑制作用，且随浓度增大抑制作用增强[5]，芒果苷为知母中抑制 d-葡萄糖苷酶的主要活性成分[6]。而知母中降糖的有效部位则包括 43 种知母皂苷类和 7 种双苯吡酮类成分[7]。知母水提取物水溶性小分子提取物可明显增加细胞的葡萄糖消耗、提高 IR-$HepG_2$ 细胞 HK、PK 活性，增加肝糖原含量[8]。盐制后降糖作用有所增强[9]。

4. 改善学习记忆能力 知母可提高衰老早期动物脑 M 受体含量，其机制为纠正衰老动物相对减慢的 M 受体的合成而提高脑 M 受体数。知母乙醇提取物对阿尔茨海默病模型小鼠能改善学习记忆能力[10]。已有研究表明，知母总皂苷（SAaB）具有提高多种拟痴呆动物的学习记忆能力，能对抗 AB25-35 引起的神经细胞凋亡，其作用机制是抑制炎症细胞产生 TNF-α 和 NO，并且通过知母总皂苷抑制细胞外信号调节激酶（ERK）信号转导通路产生的，知母总皂苷能够明显的抑制 AB25-35 引起的原代大鼠神经细胞损伤和巨噬细胞炎症因子释放，这种抑制作用部分通过知母总皂苷抑制 Akt/PKB 信号转导通路产生[11~14]，知母总皂苷能显著改善老年大鼠学习记忆能力[15]，明显的增加海马突触相关蛋白的表达[16]。知母总皂苷也能改善 LPS 引起的大鼠学习记忆障碍，抑制海马的炎症反应[17]。明显抑制 LPS 诱导的大鼠皮层星形胶质细胞炎症因子的释放[18]。知母总皂苷对糖尿病状态下海马中 AChE 活性也具有改善作用[19]。

知母皂苷元（sarsasapogenin）能改善衰老及脑血管结扎性“痴呆”动物的学习记忆能力，其机制与上调衰老动物脑内 M 受体的合成特别是 M_2 受体，上调 N 受体表达，增强 ChAT，抑制 AChE 活性以及调节 β受体-cAMP、M 受体-cGMP 的平衡和改善脑内自由基代谢等有关。对于老年大鼠，知母皂苷元能促进其学习记忆能力，其改善学习记忆能力作用不是通过阻滞 M 受体或抑制 ChE 活力。近有研究表明，知母皂苷元能促进体外培养皮层神经元树突的发育，此一作用可能与 PI3K/Akt/mTOR 信号转导通路有关[20]。知母皂苷元通过上调 P13K/Akt/GSK3p 信号通路对抗 AB1-42 诱导的海马神经元突触损伤[21, 22]，知母皂苷元对高糖引起的海马神经元损伤也具有明显的保护作用[23]。此外，知母皂苷元还能明显对抗谷氨酸引起的皮层神经元损伤作用，这种作用可能与 PI3K/Akt/mTOR 信号转导通路有关[24]。异菝葜皂苷元（smilagenin）也对提高慢性 MPTP 损伤小鼠纹状体 GDNF 和 BDNF 蛋白水平，增加黑质 TH 阳性细胞数量，改善小鼠运动能力，即对慢性 MPTP 损伤小鼠模型黑质纹状体通路多巴胺神经元具有保护作用[25]。

5. 养阴清热作用 知母中提得的菝葜皂苷元是 Na^+, K^+-ATP 酶抑制剂，体外试验对组织切片耗氧率或提纯的兔肾 Na^+, K^+-ATP 酶都有强烈的抑制作用。整体试验中，给予甲状腺激素可致大鼠肝、肾及小肠黏膜 Na^+, K^+-ATP 酶显著升高，但脑组织无明显变化，同时灌服菝葜皂苷元可使肝、肾 Na^+, K^+-ATP 酶恢复至正常水平，小肠者还低于正常，对脑无明显影响，并能使肾切片耗氧率的显著增高恢复至正常水平。酶抑制动力学研究表明，菝葜皂苷元对兔肾 Na^+, K^+-ATP 酶的抑制曲线与哇巴因形状相似而较弱，二者均于 1mol/L 达最大抑制，其 IC_{50} 菝葜皂苷元为 9.0×10^{-6}M，哇巴因为 3.2×10^{-7}M，菝葜皂苷元的抑制性质为对 Na^+, K^+-ATP 为混合性抑制，哇巴因对 ATP 为反竞争性抑制，磷脂不抑制哇巴因，但多种磷脂却可不同程度地降低菝葜皂苷元对 Na^+, K^+-ATP 酶的抑制。此外，对 PNP 酶活性也有明显抑制作用，1mol/L 哇巴因可完全抑制之，而菝葜皂苷元 1mol/L 抑制率为 68.5%。对整体大鼠红细胞钠泵的研究表明，菝葜皂苷元可显著抑制甲状腺激素所致大鼠红细胞摄取 Rb^+能力的亢进，剂量达 20mg/日/鼠以上时可抑制 90%以上，且大鼠的甲亢表现也见改善。但用知母皂苷 2mg/kg 给健康人试服，其红细胞钠泵呈多相性变化，多数可见钠泵抑制，但部分可于抑制前 1～2 小时有短暂上升。知母在肝脏内抑制 Na^+, K^+-ATP 酶活性的作用强于盐制品[26]。

知母水煎剂灌服可使氢考或甲高模型鼠注射异丙肾上腺素后血浆 cAMP 峰值明显降低，βAR 的 RT 值也明显为低，而灌服生地龟板合剂者有类似作用，但灌服附子、肉桂合剂者βAR 的 RT 值及 cAMP 系统对异丙肾上腺素的反应性反而均明显更为升高。对于甲高模型的 M 受体 RT 降低，则知母可显著提高之。知母能使甲高模型小鼠 β 受体 cAMP 系统对异丙肾上腺素显著增强的反应性及显著增加的肾脏 β 受体最大结合容量降低至接近正常水平，但对 β 受体的亲和力无影响，知母尚能降低甲高模型的耗氧率，但不影响血清 T_3、T_4 水平。菝葜皂苷元有知母水煎剂相似的作用，能使“甲高”小鼠脑 βAR 受体 RT 的升高下调趋于正常水平，但对亲和力 KO 无影响。此外，知母、菝葜皂苷元均可明显对抗甲高小鼠体重的明显下降，表明知母对 βAR 下调作用的机制主要是使异常升高的受体分子生成速率减慢。比较知母及盐知母对甲亢阴虚大鼠红细胞膜 Na^+，K^+-ATP 酶活力及 FT3，FT4 及尿 17-OHCS 的研究结果表明，知母及盐知母均具有滋肾阴清虚热的作用，盐炙后作用增强[27, 28]。

6. 对肾上腺皮质的影响　给家兔灌服地塞米松造型前 5 天或同时给予知母、生地、甘草的单味、双味或三味合煎也均可使血浆皮质酮含量明显上升，尤以知母作用为强，知母粗提物总皂苷也有类似作用；但如无皮质激素存在则均无此作用，仅单味生地可使兔血皮质酮浓度显著降低。知母上述作用机制与其抑制肾上腺皮质激素在肝中的分解代谢有关。但另有报告对于连续肌注氢化可的松所致家兔外周血淋巴细胞 β 受体密度升高，5.5mg/kg 知母总皂苷可使其显著降低，但对血浆皮质激素浓度无明显影响。临床接受泼尼松治疗的原发性肾病综合征患者每日口服知母皂苷 100mg 1 日 3 次，可明显拮抗心率加快、多汗、失眠多梦及痤疮等副反应。

7. 对心血管系统的影响　对于高脂饲料所致实验性动脉粥样硬化鹌鹑，知母皂苷 60、120、240mg/kg 灌服 2 周，可明显降低血清 TC、TG、LDL 的含量，提高 HDL/LDL 比值，减小动脉粥样斑块的面积并减轻其病变程度；知母能明显拮抗 ISO 所致小鼠心率加快与心肌肥厚，降低腹主动脉结扎小鼠清醒态心率并增加其跑步能力。另有报告，知母皂苷能抑制血管平滑肌的增殖及凋亡增强；知母皂苷还可下调血管内皮细胞血管紧张素酶原基因、肾上腺素 α_{2A} 受体基因和内皮素转换酶-1 基因的表达。

对于缺血再灌注所致大鼠脑缺血性损伤，知母皂苷具有明显的保护作用，能减轻神经症状，减小脑梗死范围，减少脑组织含水量，其机制可能与减少自由基损伤、减轻炎症反应与减少内皮素-1 的释放等有关。

8. 抗癌作用　知母皂苷能使新生大鼠 AFP 下降，且使肝中 AFP mRNA 降低近 1 倍，而对 ALB mRNA 影响不大，表明其可能是调节癌发育基因表达的调节因子。对于人肝癌移植裸大鼠的生成期，饲以含 0.04%的知母皂苷水液可明显延长之，肿瘤组织生长缓慢，但无显著差异，且生存期与肿瘤生长无相关，表明知母皂苷不是在于对肿瘤的直接抑制，而是对宿主代调的调节和纠正。由于恶性肿瘤与细胞膜钠泵密切有关，肿瘤细胞和宿主细胞中钠泵活性均明显增高，知母是 Na^+，K^+-ATP 酶的抑制剂，抑制钠泵活性可能有助于癌瘤生长的抑制和宿主的存活，也有助于减少机体能量消耗。初步临床试验也见口服知母皂苷可使肝癌患者 RBC 钠泵有所降低，长期服用也有较好的姑息疗效。

9. 其他作用　知母煎剂 5g/kg 灌服对大鼠水浸捆缚应激性胃溃疡的发生有显著抑制作用。芒果苷 50～200mg/kg 腹腔注射，能显著抑制大、小鼠自发活动，此外还有明显利胆作用。知母成分 AnⅠ及 AnⅡ还有强的抗血小板聚集活性，能显著抑制 ADP、5HT 及花生四烯酸所致家兔及人血小板聚集，对人血小板其 IC_{50}AnⅠ为 2.0×10^{-4}mol/L，AnⅡ为 2.0×10^{-5}mol/L。知母成分 9714 及其代谢产物能抑制 ADP、胶原等诱导的血小板聚集。知母皂苷元对维 A 酸致小鼠骨质增生有一定防治作用，其机制可能与减缓雌激素水平降低有关。对于溴酸钾所致小鼠肝、肾损伤，知母总黄酮有明显拮抗作用，其机制可能与抗氧化作用有关。知母水煎剂、知母总皂苷和知母皂苷 B-Ⅱ有明显的抗抑郁的作用[29-31]。

10. 体内过程　采用电喷雾质谱法分析大鼠口服知母总皂苷后代谢产物吸收入血的情况表明，知母皂苷 B-Ⅱ和知母皂苷 B-Ⅲ被吸收入血[32]。口服 80mg/kg 知母皂苷 B-Ⅱ主要药代动力学参数 $AUC_{(0\sim12\ 小时)}$201.8(μg・h)/L±178.7(μg・h)/L；$t_{1/2}$ 为 2.5 小时±2.8 小时；C_{max} 为 54.5μg/L±37.4μg/L；t_{max} 为 1.5 小时±1.0 小时[33~35]。比格犬口服知母皂苷 B-Ⅱ后的绝对生物利用度为(0.72±0.29)%[36]。

【参考文献】［1］巨艳红，甄清，李勇，等. 知母提取物抗真菌作用实验研究. 特产研究，2009，(3)：23-27.

［2］丁蔚茅. 知母宁抗乙肝病毒作用的实验研究. 中国新技术新产品，2009，(17)：9.

［3］陈蕙芳. 防治关节炎的知母提取物. 现代药物与临床，2010，25(1)：75.

［4］刘卓，隋海娟，闫恩志，等. 知母皂苷对脂多糖引起巨噬细胞分泌 TNF-α 和 NO 的影响及机制. 中药药理与临床，2013，29(1)：65-67.

［5］刘芸，郑瑞. 知母醇水提取物对 α-淀粉酶抑制作用研究. 陕西中医，2013，34(7)：897-898.

［6］蓝萍，叶小利，李学刚，等. 知母中 α-葡萄糖苷酶抑制剂

的提取分离及鉴定. 中成药，2010，32(11)：1945-1948.

[7] 芮雯，吴妍，吉星，等. 知母降糖有效部位的提取工艺优选及成分分析. 中国实验方剂学杂志，2013，19(22)：4-8.

[8] 马河，刘园华，张金杰. 知母水溶性小分子提取物对胰岛素抵抗 $HepG_2$ 细胞体外糖代谢的影响. 食品与药品，2013，15(1)：26-28.

[9] 高慧，陈缤，贾天柱. 知母盐制前后的药效学比较研究. 时珍国医国药，2010，21(1)：41-42.

[10] 朴日龙，许青松. 知母乙醇提取物对阿尔茨海默病模型小鼠学习记忆能力的影响. 陕西医学杂志，2010，39(8)：941-943.

[11] 刘卓，金英，隋海娟，等. 知母皂苷对 Aβ25-35 引起的巨噬细胞炎症介质释放的抑制作用及信号转导机制. 中国药理学通报，2011，27(5)：596-700.

[12] 梁冰，隋海娟，金英. 知母总皂苷对 Aβ1-42 引起的老年大鼠学习记忆能力及海马炎症反应的影响. 中国生化药物杂志，2012，33(2)：117-120.

[13] 王艳，王艳杰，宋少江，等. 知母总皂苷对 β-淀粉样蛋白诱导 PC12 细胞凋亡的抑制作用. 中国老年学杂志，2012，32(13)：2778-2781.

[14] 王艳杰，柳春，王艳，等. 知母总皂苷对β-淀粉样蛋白诱导 PC12 细胞 Bcl-2 表达的影响. 中国实验方剂学杂志，2013，19(12)：208-211.

[15] 杨成，金英，李世章，等. 知母总皂苷对老年大鼠学习记忆行为和海马突触相关蛋白表达的影响. 中国药理学与毒理学杂志，2012，26(2)：145-150.

[16] 刘卓，金英，隋海娟. 知母总皂苷对老年大鼠海马突触相关蛋白表达的影响. 中国药理学通报，2012，28(3)：441-442.

[17] 刘卓，金英，刘婉珠，等. 知母皂苷对脂多糖引起的大鼠学习记忆障碍和炎症反应的影响. 中国药理学通报，2010，26(10)：1362-1366.

[18] 刘卓，隋海娟，闫恩志，等. 知母皂苷对脂多糖引起星形胶质细胞炎症因子释放的影响及机制. 中国药理学通报，2012，28(7)：970-974.

[19] 翟云鹏，朱霞，鲁茜，等. 知母总皂苷改善糖尿病大鼠海马中乙酰胆碱酯酶的活性. 神经药理学报，2012，2(1)：1-9.

[20] 王金宁，董燕，隋海娟，等. 知母皂苷元对体外培养皮层神经元树突发育的影响及信号转导机制. 中国药理学通报，2011，27(11)：1565-1569.

[21] 王立军，金英，隋海娟，等. 知母皂苷元改善淀粉样 13 蛋白引起的体外培养乳大鼠海马神经元的损伤. 中国药理学与毒理学杂志，2013，27(4)：629-634.

[22] 卢英，金英，隋海娟，等. 知母皂苷元通过上调 P13K/Akt 信号通路减轻淀粉样 p 蛋白诱导的乳大鼠海马神经元突触损伤. 中国药理学与毒理学杂志，2013，27(4)：635-640.

[23] 肖复茜，李洪秀，隋海娟，等. 知母皂苷元对高糖引起的体外培养大鼠海马神经元损伤的保护作用. 中国药理学通报，2013，29(1)：107-112.

[24] 岳连虎，隋海娟，屈文慧，等. 知母皂苷元对谷氨酸诱导的皮层神经元损伤的保护作用及其机制. 中药药理与临床，2012，28(5)：31-36.

[25] 熊中奎，许刚，夏宗勤，等. 知母活性成分 ZMR 对慢性 MFYP 损伤小鼠模型的保护作用. 上海交通大学学报(医学版)，2009，29(2)：145-149.

[26] 季中秋. 知母两种炮制品清热作用研究. 内蒙古中医药，2010，(7)：64-65.

[27] 佟连琨，高慧，姜永粮，等. 知母与盐知母对甲亢阴虚大鼠红细胞膜 Na^+，K^+-ATP 酶影响的比较研究. 中国实验方剂学杂志，2011，17(9)：184-186.

[28] 吴莹，宋泽璧，徐月，等. 知母盐炙前后滋阴作用比较. 中国实验方剂学杂志，2013，19(24)：211-214.

[29] 张冰，李廷利. 知母水煎剂对空瓶刺激诱发的慢性情绪应激的干预作用. 中医药学报，2012，40(5)：22-24.

[30] 任利翔，罗轶凡，高威，等. 知母总皂苷对慢性温和应激小鼠的保护作用及机制研究. 中药新药与临床药理，2011，22(4)：414-417.

[31] 路明珠，张治强，伊佳，等. 知母皂苷 B-Ⅱ抗抑郁作用及其机制研究. 药学实践杂志，2010，28(4)：283-287.

[32] 梁均乐，韩丽萍，蒋琳兰. 大鼠口服知母皂苷后人血成分研究. 广州医药，2010，41(3)：69-72.

[33] 尤杰，赫蕾，陈明苍，等. LC-MS 法测定离体大鼠肝灌流模型中知母皂苷 B2 的含量及药动学研究. 中药新药与临床药理，2013，24(1)：70-74.

[34] 王莉，贾彦波，陈方，等. HPLC-MS/MS 法测定大鼠血浆中的知母皂苷 B-Ⅱ. 中国药理学通报，2010，26(8)：1064-1068.

[35] 陈宝婷，冯怡，林爱华，等. LC-MS/MS 法测定大鼠知母皂苷 B-Ⅱ的血药浓度. 中国临床药理学杂志，2013，29(6)：463-465.

[36] 蔡飞，朱宏辉，孙亮，等. 知母皂苷 B-Ⅱ在比格犬体内的药代动力学研究. 中药新药与临床药理，2013，24(1)：66-70.

芦 根
Lugen

本品为禾本科植物芦苇 *Phragmites communis* Trin. 的新鲜或干燥根茎。全国大部分地区均产。全年均可采挖，除去芽、须根及膜状叶，鲜用或晒干。切段。以色黄白、有光泽者为佳。

【性味与归经】 甘，寒。归肺、胃经。

【功能与主治】 清热泻火，生津止渴，除烦，止呕，利尿。用于热病烦渴，肺热咳嗽，肺痈吐脓，胃热呕哕，热淋涩痛。

【效用分析】 芦根味甘性寒，《本草经疏》言其"甘能益胃和中，寒能除热降火，热解胃和，则客热自解。"故芦根善清透肺胃气分实热，并能生津止渴，除烦，故常用于热病伤津，烦热口渴及内热消渴之证。芦根甘寒之性入胃经，既能清热和胃止呕，又不滋腻碍胃，故为治胃热呕逆的要药。本品甘寒之性入肺经，善清透肺热，祛痰排脓，兼能利尿，可导热毒从小便而出，故可用于肺热咳嗽，咳痰黄稠及肺痈咳吐脓血。芦根清热利尿而通淋，又可用治小便短赤、热淋涩痛。

【配伍应用】

1. 芦根配天花粉　芦根功善清解肺胃之热；天花粉功善清热生津止渴。两药伍用，清热生津作用增强。适用于热病伤津之心烦口渴及消渴证。

2. 芦根配薏苡仁　芦根有清透肺热，清热利尿之功；薏苡仁能利水渗湿，清热排脓。两药伍用，增强清热消痈排脓之效。适用于肺痈咳吐脓痰者。

3. 芦根配白茅根　芦根善清卫分、气分之热，长于清热生津，除烦利尿；白茅根善清血分之热，长于凉血止血，清热利尿。两药伍用，清肺胃热，除烦利尿之效增强。适用于热病伤津，烦热口渴，肺热咳喘，胃热呕吐以及小便短赤、热淋涩痛。

【鉴别应用】 **芦根与苇茎**　二者出自同一种植物，功效相近，均具有清热泻火，生津止渴，除烦止呕，利尿通淋之功。但芦根长于生津止渴；苇茎长于清透肺热，略有侧重。目前药市中多无苇茎供应，可以芦根代之。

【方剂举隅】

1. 五汁饮（《温病条辨》）

药物组成：芦根汁、梨汁、荸荠汁、麦冬汁、藕汁。

功能与主治：清热生津止渴。适用于温病热甚，肺胃津伤，口中燥渴，咳唾白沫，黏滞不爽者。

2. 芦根饮子（《千金方》）

药物组成：芦根、竹茹、粳米、生姜。

功能与主治：清泄胃热，降逆止呕。适用于热病后期，呕哕反胃及干呕不下食者。

3. 桑菊饮（《温病条辨》）

药物组成：桑叶、菊花、杏仁、桔梗、芦根、连翘、薄荷、甘草。

功能与主治：疏风清热，宣肺止咳。适用于风温初起，症见咳嗽，身热不甚，口微渴，舌苔薄白，脉浮数者。

【成药例证】

1. 银翘伤风胶囊（《临床用药须知中药成方制剂卷》2020 年版）

药物组成：山银花、连翘、人工牛黄、薄荷、荆芥、淡豆豉、桔梗、牛蒡子、芦根、淡竹叶、甘草。

功能与主治：疏风解表，清热解毒。用于外感风热，温病初起，发热恶寒，高热口渴，头痛目赤，咽喉肿痛。

2. 清暑解毒颗粒（《临床用药须知中药成方制剂卷》2020 年版）

药物组成：金银花、芦根、淡竹叶、滑石粉、薄荷、夏枯草、甘草。

功能与主治：清暑解毒，生津止渴。用于暑热或高温作业中暑，症见烦热口渴、头晕乏力。

3. 良园枇杷叶膏（《临床用药须知中药成方制剂卷》2020 年版）

药物组成：枇杷叶(去毛)、紫菀、杏仁、桔梗、陈皮、干芦根、甘草浸膏、盐酸麻黄碱。

功能与主治：清热化痰，宣肺止咳。用于外感风热，肺气失宣所致的风热咳嗽，症见发热、咳嗽、痰黄、气促。

【用法与用量】 15～30g；鲜品用量加倍，或捣汁用。

【注意】 脾胃虚寒者慎用。

【本草摘要】

1.《名医别录》　"主消渴，客热。"

2.《本草经疏》　"消渴者，中焦有热，则脾胃干燥，津液不生而然也。甘能益胃和中，寒能除热降火，热解胃和，则津液流通而渴止矣。客热者，邪热也，甘寒除邪热，则客热自解。"

3.《玉楸药解》　"清降肺胃，消荡郁烦，生津止渴，除呕下食。"

4.《本经逢原》　"芦根甘寒，主消渴，胃中客热，利小便，治噎哕反胃，呕逆不下食。"

【化学成分】 主要含酚酸类成分：咖啡酸，龙胆酸；维生素类成分：维生素 B_1、B_2、C 等；还含天冬酰胺及蛋白质、脂肪、多糖等。

【药理毒理】 本品具有保肝、抗草酸钙肾结石、升高肝糖原含量等作用。

1. 保肝作用　芦根 15.7g/kg 和 31.5g/kg 灌胃 12 天，对四氯化碳所致小鼠肝损伤有保护作用。芦根所含多糖 0.21、0.42g/kg 灌胃，连续 9 周，可降低四氯化碳所致肝纤维化大鼠血清唾液酸(SA)、AST 和肝组织 Hyp、MDA 含量，提高血清 GSH-Px 及血清和肝组织中 SOD 活性，对白蛋白与球蛋白(A/G)比值也有升高作用，提示芦根多糖可通过抗氧化、保护肝细胞、抑制胶原沉积等途径来抑制肝纤维化。近有报告芦根多糖对免疫性肝纤维化大鼠可降低模型大鼠血清 AST、ALT 活性，降低血清和肝组织 MDA 含量，升高血清和肝组织 SOD、GSH-Px 活力[1]。

2. 对草酸钙肾结石的影响 体外[2]和体内实验表明，芦根提取物能够改善糖尿病大鼠尿草酸浓度、尿钙浓度、尿素氮、血肌酐及 MDA 含量的升高和 SOD 活性的下降，还能够改善糖尿病小鼠肾小管的扩张和肾组织骨桥蛋白的增多，表明芦根提取液能抑制草酸钙结石的形成[3]。

3. 对糖尿病小鼠的影响 芦根乙醇提取物对糖尿病小鼠肝糖原含量具有正向促进作用，芦根能使肝糖原含量明显增多，肝糖原合成酶 mRNA 表达增高，其机制可能是通过提高肝糖原合成酶的表达而起作用[4]，并使 MDA 水平明显下降，SOD、Na^+，K^+-ATPase 及 Ca^{2+}，Mg^{2+}-ATPase 活性明显升高，芦根乙醇提取物对肝脏出现线粒体氧化应激变化具有一定的改善作用[5]。此外，芦根醇提物对糖尿病小鼠微量元素代谢紊乱具有一定的改善作用[6]。

4. 解热、镇痛、抗炎作用 早期文献报道，芦根对 TTG（*Pseudomonas fluorescens* 菌体的精制复合多糖类）所致发热有降低作用，但对二硝基酚所发热无降低作用。对电刺激大鼠尾部有镇痛作用。能明显减轻二甲苯所致小鼠耳廓肿胀[7]。

5. 其他作用 芦根对腹腔注射戊巴比妥钠所致动物翻正反射有明显的缩短作用，但另有报告芦根对大鼠及小鼠均有镇静作用。另外，芦根对 TTX 中毒小鼠可能有一定的保护作用[8]。芦根多糖还有一定的抗氧化活性[9]、抗肿瘤和改善脂代谢及保护肝肾等作用。

【参考文献】 [1] 韩光磊，李立华，高家荣，等．芦根多糖抗免疫性肝纤维化作用及机制研究．中国中医药信息杂志，2012，19(7)：42-43.

[2] 杨淑玲，杨金元，罗南洪，等．芦根溶解尿结石的体外实验研究．实用临床医学，2011，12(7)：1-3.

[3] 贾希栋，张春阳，刘迎光，等．芦根提取液预防雄性大鼠草酸钙肾结石的研究．中国实验方剂学杂志，2013，19(11)：224-227.

[4] 宋佰慧，程云龙，辛禧瑞，等．芦根乙醇提取物对糖尿病小鼠肝糖原含量及糖原合成酶的影响．天津医药，2014，42(1)：65-67.

[5] 张默函，姜京植，蔡英兰，等．芦根乙醇提取物对糖尿病小鼠肝脏线粒体氧化应激的干预作用．延边大学医学学报，2011，34(4)：270-272.

[6] 许仲松，姜京植，张默函．芦根醇提物对糖尿病小鼠微量元素干预效果的研究．吉林医学，2012，33(1)：8-9.

[7] 刘足桂，梁生林．芦根水煎剂对小鼠的抗炎作用初探．中国医药指南，2014，12(34)：61-62.

[8] 薛菲，蒋云升，靳超，等．芦根汁液救治小鼠 TTX 中毒试验观察．科技信息，2013，(4)：50-51.

[9] 沈蔚，任晓婷，张建，等．芦根多糖的提取及其抗氧化活性的研究．时珍国医国药，2010，21(5)：1078-1080.

天花粉
Tianhuafen

本品为葫芦科植物栝楼 *Trichosanthes kirilowii* Maxim. 或双边栝楼 *Trichosanthes rosthornii* Harms 的干燥根。主产于山东、河南、安徽、四川。秋、冬二季采挖，洗净，除去外皮，切段或纵剖成瓣，干燥。切厚片。以色白、粉性足、质坚细腻者为佳。

【性味与归经】 甘、微苦，微寒。归肺、胃经。

【功能与主治】 清热泻火，生津止渴，消肿排脓。用于热病烦渴，肺热燥咳，内热消渴，疮疡肿毒。

【效用分析】 天花粉甘而微寒，入胃经，善清胃热而养胃阴，有清热生津，除烦止渴之功，可用于热病伤津，口燥烦渴，以及阴虚内热，消渴多饮。入肺经，善清肺热而润肺燥，可用于燥热伤肺，干咳少痰，痰中带血等肺热燥咳证。苦寒清热，既能清热泻火而解毒，又能消肿排脓以疗疮，故可用于疮疡初起，热毒炽盛者，脓未成者可使消散，脓已成者可溃疮排脓。

【配伍应用】

1. 天花粉配瓜蒌皮 天花粉功善清热泻火，生津止渴；瓜蒌皮功善利气宽胸，清化热痰。两药伍用，清热化痰，利气宽胸之效增强。适用于肺热燥咳，胸闷气逆等症。

2. 天花粉配天冬 天花粉功善清热泻火，生津止渴；天冬功善清肺生津，养阴润燥。两药伍用，清肺热，润肺燥功能增强。适用于燥热伤肺，干咳少痰，痰中带血等症。

3. 天花粉配金银花 天花粉功能清热泻火，消肿排脓；金银花清热解毒，消散痈肿。两药伍用，清热散结，消肿止痛作用增强。适用于痈疡肿毒初起，红肿焮痛者。

【鉴别应用】

1. 天花粉与知母 两药同属清热泻火药，均归肺、胃经，皆能清热生津止渴，均可用于热病烦渴、肺热燥咳及内热消渴。但天花粉甘微苦微寒，以清热生津见长，兼能清肺润燥，适用于燥热伤肺，干咳少痰，痰中带血等肺热燥咳证；又能消肿排脓，可治疮痈肿毒，脓未成者可使消散，脓已成者可促溃排脓。而知母甘寒质润兼归肾经，能上清肺热而泻火，中泻胃火而止渴，下润肾燥而滋阴；既能清热泻火以治外感热病，高热烦渴之实热证，又可滋阴降火以治阴虚火旺，骨蒸潮热之虚热证；因其有润肠通便之功，故又可用于肠燥便秘。

2. 天花粉与芦根　两药同属清热泻火药，均归肺、胃经，能清热生津止渴，可用治热病津伤口渴。但天花粉甘微苦微寒，清热生津之力较强，兼能清肺润燥，故可用治肺热燥咳、痰热咳嗽带血等；此外，尚能消肿排脓，用治痈肿疮毒。而芦根甘寒，善清肺胃之热而兼透散，故可治外感热病初期兼表证、中期高热烦渴、后期热退津伤口渴；又能清热利尿，用于热淋涩痛；清热止呕，用于胃热呕哕；清透肺热，用于肺热咳嗽，肺痈吐脓。

3. 天花粉与葛根　两药均能清热生津止渴，可用于热病伤津口渴及消渴证。但天花粉甘微寒质润，属清热泻火药，善清热养阴，生津止渴，兼能清肺润燥，消肿排脓，既治肺热燥咳，又治痈肿疮毒。葛根轻扬升散，属发散风热药，功善解肌退热，透发麻疹，为治表证发热无汗、头痛项强之主药，且可用于麻疹透发不畅；又能升发清阳，鼓舞脾胃清阳之气上升而止泻止痢，既治脾虚泄泻，又疗热泻热痢。

【方剂举隅】

1. 沙参麦冬汤（《温病条辨》）

药物组成：沙参、麦冬、玉竹、甘草、桑叶、扁豆、天花粉。

功能与主治：清养肺胃，生津润燥。适用于燥伤肺胃阴分，症见咽干口燥，或身热，或干咳，舌红少苔，脉细数。

2. 滋燥饮（《杂病源流犀烛》）

药物组成：天冬、麦冬、地黄、天花粉、白芍、秦艽。

功能与主治：清肺热，润肺燥。适用于肺热燥咳证，症见干咳少痰、痰中带血。

3. 仙方活命饮（《妇人良方》）

药物组成：白芷、贝母、防风、赤芍、当归、甘草、皂角刺、穿山甲、天花粉、乳香、没药、金银花、陈皮。

功能与主治：清热解毒，消肿溃坚，活血止痛。适用于阳证痈疡肿毒初起，症见红肿焮痛，或身热凛寒，苔薄白或黄，脉数有力。

【成药例证】

1. 清肺抑火丸（《临床用药须知中药成方制剂卷》2020年版）

药物组成：黄芩、栀子、黄柏、浙贝母、桔梗、前胡、苦参、知母、天花粉、大黄。

功能与主治：清肺止咳，化痰通便。用于痰热阻肺所致的咳嗽，痰黄稠黏，口干咽痛，大便干燥。

2. 清音丸（《临床用药须知中药成方制剂卷》2020年版）

药物组成：天花粉、川贝母、百药煎、葛根、诃子肉、乌梅肉、茯苓、甘草。

功能与主治：清热利咽，生津润燥。用于肺胃津亏，咽喉不利，口舌干燥，声哑失音。

3. 玉泉丸（《临床用药须知中药成方制剂卷》2020年版）

药物组成：葛根、天花粉、地黄、麦冬、五味子、甘草。

功能与主治：清热养阴，生津止渴。用于阴虚内热所致的消渴，症见多饮、多食、多尿；2型糖尿病见上述证候者。

4. 如意金黄散（《临床用药须知中药成方制剂卷》2020年版）

药物组成：黄柏、大黄、姜黄、白芷、天花粉、陈皮、厚朴、苍术、生天南星、甘草。

功能与主治：清热解毒，消肿止痛。用于热毒瘀滞肌肤所致疮疡肿痛、丹毒流注，症见肌肤红、肿、热、痛，亦可用于跌打损伤。

【用法与用量】　10～15g。

【注意】

1. 孕妇慎用。

2. 不宜与川乌、制川乌、草乌、制草乌、附子同用。

【本草摘要】

1.《神农本草经》　"主消渴，身热，烦满，大热，补虚安中，续绝伤。"

2.《日华子本草》　"通小肠，排脓，消肿毒，生肌长肉，消扑损瘀血。治热狂时疾，乳痈，发背，痔瘘疮疖。"

3.《本草汇言》　"退五脏郁热，如心火盛而舌干口燥，肺火盛而咽肿喉痹，脾火盛而口舌齿肿，痰火盛而咳嗽不宁，若肝火之胁胀走注，肾火之骨蒸烦热，或痈疽已溃未溃而热毒不散，或五疸身目俱黄而小水若淋若涩，是皆火热郁结所致，惟此剂能开郁结，降痰火，并能治之。又其性甘寒，善能治渴，从补药而治虚渴，从凉药而治火渴，从气药而治郁渴，从血药而治烦渴，乃治渴之要药也。"

【化学成分】　主要含蛋白质类成分：天花粉蛋白；氨基酸及肽类成分：α-羟甲基丝氨酸，天冬氨酸；糖类成分：核糖，木糖，阿拉伯糖；甾醇类成分：7-豆甾烯-3-β-醇；脂肪酸类成分：泻醇酸；还含α和β-苦瓜素、葫芦苦素等。

【药理毒理】　本品具有抗病毒、抗肿瘤及引产等作用。

1. 抗病毒作用 天花粉去蛋白热提取物 1:128～1:2048 浓度能明显抑制柯萨奇 3 型(CVB3m)病毒所致 HeLa 细胞病变，腹腔注射对 CVB3m 所致小鼠病毒性心肌炎能明显延长动物存活时间，降低小鼠血清中病毒滴度，其作用机制可能与抑制病毒复制和(或)穿入过程有关。天花粉蛋白 GLQ_{223} 和 TAP_{29} 对艾滋病患者的细胞内人类免疫缺陷病毒(HIV)有较强的抑制复制和蔓延作用，并可降低感染细胞和无感染细胞的比率，感染 HIV 患者的新鲜血液和 GLQ_{223} 接触 3 小时病毒的应答即被阻断，其抗 HIV 活性包括全部急性和慢性感染细胞，也包括全部淋巴、单核吞噬细胞系统。^{3}H 胸腺核苷结合法测定，在慢性感染 HIV 的 H_9T 细胞中抑制 HIV 在 50%细胞内蔓延所需天花粉蛋白的浓度约为 0.17μg/ml，低于影响未感染细胞浓度的 50～60 倍，提示它的毒性较低。TAP_{29} 在抑制 HIV ID_{50} 的 100 倍浓度亦不出现对宿主细胞 DNA 和蛋白质合成的毒性。近有研究表明，天花粉水提取物和醇提取物对 $HepG_{2.2.15}$ 细胞 HBsAg 和 HBeAg 的表达均呈时间依赖性和浓度依赖性抑制，而天花粉水提物的治疗指数明显优于醇提物[1]。天花粉蛋白能抑制体内外 HSV-1 DNA 聚合酶和 DNA 结合蛋白 mRNA 的表达[2]。

2. 对血糖的影响 以四氧嘧啶糖尿病小鼠模型对其降血糖的活性进行分离，醇超声提取方法具有良好的降血糖作用[3]，天花粉乙醇提取物的乙酸乙酯部位和凝集素粗品具有较强的降糖活性[4]，天花粉凝集素对人肝癌细胞 $HepG_2$ 的葡萄糖消耗量及四氧嘧啶糖尿病小鼠血糖的影响发现，天花粉凝集素表现出降糖活性[5]。另从天花粉分离出的 5 种聚糖 trichosans A、B、C、D 和 E 均可降低正常小鼠血中葡萄糖水平，trichosan A 尚有降低四氧嘧啶诱发的小鼠高血糖的作用。

3. 抗癌作用 天花粉蛋白具有显著的抗癌作用。天花粉蛋白可选择性地损伤绒毛膜上皮癌细胞和黑色素瘤细胞，对 Jar 细胞 G_1 期和 S 期均有抑制作用，能明显降低绒癌细胞分泌 HCG 和黄体酮，癌细胞出现形态学改变并大量死亡。还可延长植入 Jar 细胞裸鼠的存活期，对 HeLa 人宫颈癌细胞增殖的抑制作用较弱。天花粉蛋白局部瘤组织内注射或腹水癌模型腹腔注射，都能明显地抑制大鼠癌肉瘤 Walker256、小鼠网织细胞肉瘤(腹水型)、小鼠宫颈癌(腹水型)和小鼠自发性乳腺癌细胞的生长。腹腔注射 5mg/kg 对小鼠实验性肝癌腹水型也有治疗作用，可减少腹水量，延长存活期；对移植性肝癌实体瘤的抑制率为 36%～38.9%。对肝癌、艾氏腹水瘤和 S_{180} 肉瘤也有效，但对网状细胞白血病无治疗效果。天花粉蛋白可显著抑制急性早幼粒细胞白血病细胞 NB_4 与结肠癌细胞株 SW-1116 的凋亡，对于 HeLa 细胞，天花粉蛋白可阻滞其于 S 期，并通过 caspase-3 而诱导凋亡。MTT 法试验天花粉蛋白对 Eca-109 食管癌细胞的增殖具有剂量-时间效应，并诱导其凋亡，其机制可能是影响了细胞周期和 survivinw 表达。有报告，天花粉蛋白对人宫颈癌 Caski 细胞生长有抑制作用[6]，能诱导 Caski 细胞内 Smac 基因表达，且呈时间与浓度依耐性；天花粉蛋白作用于 Caski 细胞，可诱发其凋亡[7]。天花粉蛋白 0.6mg/kg 对 B16 黑色素瘤瘤组织体积与重量、血管生成拟态密度、PI3K mRNA 与蛋白的表达均有明显降低作用，表明天花粉蛋白能够抑制小鼠黑色素移植瘤的血管生成拟态[8]。花粉多糖能显著抑制人乳腺癌细胞(MCF-7 细胞)、人子宫颈癌细胞(Heh 细胞)的生长[9]。

4. 致流产和抗早孕作用 天花粉蛋白粗制剂皮下注射对孕期 10～12 天小鼠抗早孕有效率在 75%以上。给孕期 30 天以上的犬肌内注射能使胎犬死亡并娩出。给孕期 14 天左右的兔肌内注射或阴道内给药也有致流产作用。天花粉蛋白的致流产作用原理为：天花粉蛋白直接作用于胎盘滋养层细胞，选择性地使胎盘合体滋养层细胞变性坏死，大量纤维蛋白阻塞绒毛间隙，并在近底蜕膜处形成闭塞带。胎盘绒毛的损伤反映在功能方面，即绒毛膜促性腺激素和类固醇激素迅速下降到先兆流产的临界水平以下。由于胎盘形态和功能严重损伤的结果，破坏了母体和胎儿之间的内分泌联系和代谢物的交换，使胎儿死亡。还可能引起前列腺素合成增加，发动宫缩而导致流产。天花粉蛋白能使小鼠离体子宫、兔在位子宫及慢性子宫瘘管收缩增强，促进妊娠后期大鼠子宫 $PGF_{2\alpha}$ 的合成与释放，对假孕兔子宫可增强自发活动，并增强子宫肌对 15-Me-$PGF_{2\alpha}$ 和催产素的反应。

天花粉蛋白用于动物流产试验和孕妇引产，母体血浆或尿中 HCG、雌二醇、雌三醇、孕酮、催乳素、雌二醇受体和孕酮受体均有不同程度的下降，孕酮和雌二醇与它们相应的受体之间的结合常数也降低，而动物子宫或孕妇羊水中 PGE 和 $PGF_{2\alpha}$ 则显著升高。

5. 对免疫功能的影响 天花粉煎剂 4g/kg 灌胃、天花粉多糖 200mg/kg 或天花粉蛋白 6mg/kg 注射，均能明显提高小鼠 NK 细胞杀伤活性。天花粉蛋白对 T 细胞增殖及活化具有显著的抑制作用，通过增加 IL-4 和 IL-10，减少 IFN-C 的分泌以及抑制 Th1 的分化可能是其发挥免疫抑制作用的主要途径。天花粉蛋白能增强红细胞免疫的机制与增强红细胞 CR1 活性相关。对于艾氏腹水癌荷瘤小鼠，天花粉蛋白在使小鼠存活期延长的同时可促进红细胞 C3b 受体花环、免疫复合物花结形成。天花粉蛋白对于粒细胞急性白血病患者可促进其血细胞的免疫黏附能力。采用红细胞 C3b 受体花环、免疫复合物花环及红细胞黏附肿瘤细胞花环试验，对于卵巢癌患者，天花粉蛋白也均可使 CR1 天然免疫活性增强。

6. 对脑缺血再灌注动物的影响　采用大鼠脑缺血再灌注模型，天花粉能使神经功能评分显著改善，显著减少血浆 Hcy 含量，显著减少细胞周期蛋白 A 阳性细胞表达水平[10]。天花粉还可减轻大鼠脑缺血再灌注后神经细胞凋亡，减少 Cyc lin D1 的表达[11]。

7. 体内过程　据 ^{131}I 天花粉粗提物在孕妇或猕猴体内的分布与排泄、间接荧光标记抗体法或整体放射自显影法追踪妊娠小鼠体内不同时间的天花粉蛋白抗原或 ^{125}I 标记的天花粉蛋白分布动态、放射免疫法测定孕妇血清或孕猴体内天花粉蛋白抗原成分的分布，以及恶性葡萄胎患者静脉滴注 ^{131}I 天花粉粗提物等试验结果，提示天花粉蛋白肌注后 10 分钟即在血清中出现，4 小时后局部存留量约为给药量的 3/5，24 小时后只有给药量的 3/10 左右。经尿排泄的高峰出现时间与血高峰浓度出现的时间基本一致，且未被降解。静脉给药在血循环中消失一半所需的时间约为 1 小时。24 小时内经尿总排出率可达 67%。羊膜腔内注射时母体血清中检测不出天花粉蛋白，经尿排出量甚少，大多保留在腔内，直到流产时才随羊水排出体外。流产后测定羊水、羊膜、平滑绒毛和胎盘中 ^{131}I 标记的天花粉蛋白，随解剖学位置由内向外含量逐渐降低，且胎儿血清中也含有一定量。

8. 毒理研究　天花粉蛋白有强的抗原性，大鼠、小鼠或豚鼠经天花粉蛋白致敏后，再决定注射量，大鼠和小鼠均呈过敏反应甚至死亡，豚鼠全部死亡。小鼠皮下注射天花粉蛋白粗制剂 LD_{50} 为 0.6mg/只，透析天花粉蛋白为 0.29mg/只，结晶天花粉蛋白为 0.236mg/只。

对人天花粉蛋白也有较强的抗原性，注射给药可引起过敏，甚至有极少数医务人员或药剂生产人员因接触天花粉蛋白而引起严重过敏。注射给药可引起肥大细胞脱颗粒与组胺释放，并产生特异性 IgE 抗体和 IgG 抗体，激活皮肤和外周血嗜碱粒细胞，反复用药作用增强。天花粉引产儿可见胸腺结构不清楚、细胞膜断裂、细胞器严重破坏。

【参考文献】［1］陈佳，许昭发，欧阳红涛，等. 天花粉提取物对 $HepG_{2.2.15}$ 细胞 HBsAg 和 HBeAg 表达的影响. 中南大学学报(医学版)，2012，37(1)：38-41.

［2］陈光福，尹飞，张红媛，等. 天花粉蛋白对单纯疱疹病毒 1 型 DNA 聚合酶和 DNA 结合蛋白 mRNA 表达的影响. 中华临床医师杂志(电子版)，2010，4(9)：1520-1524.

［3］李晓芳，叶小利，李平，等. 天花粉降血糖活性成分的分离和活性观察. 中成药，2011，33(12)：2175-2178.

［4］李琼，叶小利，陈新，等. 天花粉降糖作用有效部位的研究. 长春中医药大学学报，2012，28(1)：9-11.

［5］李琼，叶小利，曾红，等. 天花粉凝集素的提取工艺及降糖活性研究. 中药材，2012，35(3)：475-479.

［6］张艳琼，黄利鸣，李红军，等. 不同剂量的天花粉蛋白对 Caski 细胞凋亡的影响. 时珍国医国药，2009，20(11)：2657-2658.

［7］刘瑞雪，黄利鸣，王艳林，等. Smac 基因过表达联合天花粉蛋白对 Caski 细胞凋亡的影响及其相关机制的研究. 时珍国医国药，2013，24(5)：1277-1280.

［8］韩冰冰，李洁. 天花粉蛋白对小鼠黑色素移植瘤血管生成拟态及 PI3K 表达的影响. 中药药理与临床，2013，29(3)：38-40.

［9］赵桂珠，朱逢佳，徐水凌，等. 天花粉多糖促人外周血单个核细胞增殖和对人乳腺癌细胞人子宫颈癌细胞的生长抑制作用. 时珍国医国药，2011，22(9)：2140-2142.

［10］陈威，王红，张思为. 天花粉对脑缺血再灌注大鼠高同型半胱氨酸血症的影响. 中国中医急症，2011，20(2)：275-277.

［11］陈威，张思为，王红. 天花粉对脑缺血再灌注大鼠细胞凋亡的影响. 现代中西医结合杂志，2011，20(15)：1844-1845.

淡竹叶

Danzhuye

本品为禾本科植物淡竹叶 *Lophatherum gracile* Brongn. 的干燥茎叶。主产于浙江、江苏。夏季未抽花穗前采割，晒干。以叶多、色绿者为佳。

【性味与归经】　甘、淡，寒。归心、胃、小肠经。

【功能与主治】　清热泻火，除烦止渴，利尿通淋。用于热病烦渴，小便短赤涩痛，口舌生疮。

【效用分析】淡竹叶味甘而寒，《本草纲目》谓其“去烦热，利小便，清心”。《握灵本草》谓能“去胃热”。故淡竹叶主入心经能清心火以除烦，兼入胃经又能泄胃火以止渴，可用于热病伤津，心烦口渴。淡竹叶甘淡性寒，上清心火，下利小便，可导邪热从小便而出。能清心降火，渗湿利尿，为清利之品。故可用治心火上炎、下移小肠所致口舌生疮、小便赤涩淋痛。

【配伍应用】

1. 淡竹叶配芦根　淡竹叶善清心胃之火而除烦止渴，芦根善清肺胃气分实热而生津止渴。两药伍用，清热除烦止渴作用增强。适用于热病津伤，心烦口渴。

2. 淡竹叶配麦冬　淡竹叶清热泻火，除烦止渴；麦冬养阴生津，润肺清心。两药伍用，共奏清心除烦，养阴生津之效，使泻热而无伤阴之弊。适用于温热病邪扰及心营，身热烦躁等。

3. 淡竹叶配白茅根 淡竹叶清热泻火，利尿通淋；白茅根凉血止血，清热利尿。两药伍用，增强清热利尿之功，可用于热淋，血淋，小便不利者。

【鉴别应用】 **淡竹叶与竹叶** 两者均味甘淡性寒，归心、胃、小肠经，皆能清热除烦、利尿，治心火上炎、下移小肠所致热病心烦、口舌生疮及热淋涩痛。然淡竹叶清热利尿作用较佳，多用于口疮尿赤及热淋涩痛。竹叶清心除烦力强，热病心烦多用；又兼辛味，清中有散，能凉散上焦风热，多用于风热表证或温病初起。

【方剂举隅】 **小蓟饮子**（《济生方》）

药物组成：生地黄、小蓟、滑石、木通、蒲黄、藕节、淡竹叶、当归、栀子、甘草。

功能与主治：凉血止血，利水通淋。适用于热结下焦之血淋、尿血，症见尿中带血，小便频数，赤涩热痛，舌红，脉数。

【成药例证】

1. 银翘解毒丸（颗粒、片、胶囊）（《临床用药须知中药成方制剂卷》2020年版）

药物组成：金银花、连翘、薄荷、荆芥、淡豆豉、牛蒡子（炒）、桔梗、淡竹叶、甘草。

功能与主治：疏风解表，清热解毒。用于风热感冒，症见发热头痛、咳嗽口干、咽喉疼痛。

2. 清暑解毒颗粒（《临床用药须知中药成方制剂卷》2020年版）

药物组成：金银花、芦根、淡竹叶、滑石粉、薄荷、夏枯草、甘草。

功能与主治：清暑解毒，生津止渴。用于暑热或高温作业中暑，症见烦热口渴、头晕乏力。

3. 肾舒颗粒（《临床用药须知中药成方制剂卷》2020年版）

药物组成：白花蛇舌草、瞿麦、海金沙藤、大青叶、黄柏、淡竹叶、萹蓄、茯苓、地黄、甘草。

功能与主治：清热解毒，利尿通淋。用于下焦湿热所致的热淋，症见尿频、尿急、尿痛；尿道炎、膀胱炎，急、慢性肾盂肾炎见上述证候者。

【用法与用量】 6～10g。

【注意】 阴虚火旺，骨蒸潮热者慎用。

【本草摘要】

1.《本草纲目》 “祛烦热，利小便，清心。”

2.《本草从新》 “甘淡寒，利小便。小便利则心火因之而清，故能兼除烦热。”

3.《生草药性备要》 “消痰止渴，除上焦火，明眼目，利小便，治白浊，退热，散痔疮毒。”

【化学成分】 主要含三萜类成分：芦竹素，白茅素，无羁萜等；甾类成分：菜油甾醇，蒲公英甾醇等。

【药理毒理】 本品具有抗病原微生物作用。

1. 抗病原微生物作用 淡竹叶乙醇提取物体外对金黄色葡萄球菌、溶血性链球菌、铜绿假单胞菌、大肠埃希菌等有抑菌作用[1]。从淡竹叶中分离黄酮苷对细菌、真菌均有一定的抑制作用[2]。淡竹叶中新发现的4个碳苷黄酮类化合物有抗呼吸道合胞体病毒活性，IC_{50}的范围为5.7～50.0μg/ml[3]。

2. 保肝和抗氧化作用 淡竹叶总黄酮对拘束应激负荷小鼠可明显降低小鼠血浆中ALT活性、肝组织的丙二醛（MDA）含量和一氧化氮（NO）含量，显著提高血浆和肝组织的抗氧化能力[4]。淡竹叶多糖在体外具有直接清除自由基的抗氧化活性，且随着多糖浓度的升高清除率也升高[5]。

3. 心肌保护作用 采用结扎大鼠左冠状动脉前降支建立心肌缺血/再灌注损伤模型，研究淡竹叶总黄酮对大鼠心肌缺血/再灌注损伤的作用，结果发现淡竹叶总黄酮能抑制大鼠心肌中LDH及CK的漏出，降低血清和心肌组织中LH与CK活性，降低MDA含量，提高SOD、GSH-Px和NO浓度，抑制NF-κB和TNF-α蛋白的表达，下调caspase-3蛋白表达[6]。此外，淡竹叶总提取物30%醇浸膏可降低实验性大鼠高脂血症的总胆固醇[7]。

4. 其他作用 淡竹叶黄酮对小鼠腹主动脉有收缩作用，其作用强度与麻黄碱相似，EC_{50}为0.305mg/ml±0.021mg/ml，收缩血管的作用机制可能与激动α受体有关，淡竹叶黄酮的收缩正常小鼠腹动脉作用可被钙离子通道阻断剂抑制[8]。60%的乙醇的淡竹叶提取物对酪氨酸酶的抑制率可达78.0%，IC_{50}值为6.27g/L[9]。

【参考文献】［1］刘晓蓉．淡竹叶提取物抑菌防腐作用的研究．广东轻工职业技术学院学报，2008，7（2）：20-23.

［2］薛月芹，宋杰，叶素萍，等．淡竹叶中黄酮苷的分离鉴定及其抑菌活性的研究．华西药学杂志，2009，（3）：218-220.

［3］Wang Y，Chen M，Ye WC，etal．Flavone C-glycosides from the leaves of *Lophatherum gracile* and their invitro anti-viral activity．Planta Med，2012，78（1）：46-49.

［4］林冠宇，姚楠，何蓉蓉，等．淡竹叶总黄酮对拘束负荷所致小鼠肝损伤的保护作用．中国实验方剂学杂志，2010，（7）：177-179.

［5］李志洲．淡竹叶多糖的提取及体外抗氧化性研究．中成药，2008，（3）：434-437.

［6］邵莹，吴启南，周婧，等．淡竹叶黄酮对大鼠心肌缺血/再灌注损伤的保护作用．中国药理学通报，2013，（2）：241-247.

[7] 付彦君，陈靖．淡竹叶提取物对实验性高脂血症大鼠血脂的影响．长春中医药大学学报，2013，(6)：965-966.

[8] 孙涛，刘静，曹永孝．淡竹叶黄酮收缩血管的作用．中药药理与临床，2010，(5)：57-59.

[9] 齐美娜，林冰，杨航，等．淡竹叶提取液对酪氨酸酶抑制作用研究．中国现代中药，2014，16(5)：402-405.

鸭跖草

Yazhicao

本品为鸭跖草科植物鸭跖草 *Commelina communis* L. 的干燥地上部分。全国大部分地区均产。夏、秋二季采收，晒干。切段。以色黄绿者为佳。

【性味与归经】 甘、淡，寒。归肺、胃、小肠经。

【功能与主治】 清热泻火，解毒，利水消肿。用于感冒发热，热病烦渴，咽喉肿痛，水肿尿少，热淋涩痛，痈肿疔毒。

【效用分析】 鸭跖草性寒清热，清热泻火力强，既可用于风热感冒初起，又可用于热入气分，高热烦渴。鸭跖草又有良好的清热泻火，解毒利咽之功，可用于热毒咽喉肿痛，痈肿疔毒。《日华子本草》言其"下水气湿痹，利小便"，故其甘淡渗利，性寒清热之性，既能利水消肿，又能清热通淋，故又可用于水肿尿少及膀胱湿热，小便淋沥涩痛。

【配伍应用】

1. 鸭跖草配金银花　鸭跖草清热泻火，解毒利咽；金银花清热解毒，疏散风热。两药伍用，清热泻火解毒之效增加，适用于风热感冒初起，身热头痛，咽痛口渴。

2. 鸭跖草配石膏　鸭跖草清热泻火，解毒利咽；石膏善清热泻火，除烦止渴。两药伍用，既能增强清热泻火之效，又能除烦止渴，适用于温热病热入气分，高热烦渴。

3. 鸭跖草配玄参　鸭跖草功善清热泻火，解毒利咽；玄参功善清热凉血，滋阴降火，解毒散结。两药伍用，清热解毒，凉血利咽之效显著，泻火而不伤阴，适用于热毒壅盛所致咽喉肿痛。

4. 鸭跖草配白茅根　鸭跖草功能利水消肿，清热通淋；白茅根功能清热利水，导热下行。两药伍用，利水渗湿，清热通淋之功增强，适用于湿热水肿尿少，热淋涩痛。

【鉴别应用】 **鸭跖草与淡竹叶**　两者均属清热泻火药，具有清热利尿之功，均治外感热病、热淋尿赤。然鸭跖草长于清热泻火，解毒消肿，多用治感冒发热，咽喉肿痛及疮疡肿痛。淡竹叶长于清心除烦，清热利尿，多用治热病心烦、口疮尿赤。

【成药例证】 **炎宁颗粒**（《临床用药须知中药成方制剂卷》2020 年版）

药物组成：鹿茸草、白花蛇舌草、鸭跖草。

功能与主治：清热解毒，利湿止痢。用于外感风热、湿毒蕴结所致的发热头痛、咽部红肿、咽痛、喉核肿大、小便淋漓涩痛、泻痢腹痛；上呼吸道感染、扁桃体炎、尿路感染、急性菌痢、肠炎见上述证候者。

【用法与用量】 15～30g。外用适量。

【本草摘要】

1.《本草拾遗》　"主寒热瘴疟，痰饮，疔肿，肉癥滞涩，小儿丹毒，发热狂痫，大腹痞满，身面气肿，热痢，蛇犬咬，痈疽等毒。"

2.《日华子本草》　"和赤小豆煮，下水气湿痹，利小便。"

3.《本草品汇精要》　"袪热毒，消痈疽。"

【化学成分】 主要含黄酮类成分，如当药素，异荭草素，水仙苷，当药素-2″-L-鼠李糖苷，芦丁等；还含左旋黑麦草内酯，无羁萜，哈尔满，去甲哈尔满，丙二酸单酰基对香豆酰飞燕草苷等。

【药理毒理】 本品具有抗病原微生物作用、保肝和降血糖作用。

1. 抗病原微生物作用　鸭跖草水煎液体外对志贺痢疾杆菌、枯草杆菌、大肠埃希菌等均有抑制作用，其 MIC 分别为 1:256，1:128，1:64；MBC 分别为 1:128，1:64，1:32[1]。鸭跖草 95%乙醇提取物的乙酸乙酯提取部分为抗菌有效部位，对金黄色葡萄球菌、白色葡萄球菌、大肠埃希菌和伤寒杆菌的 MIC 为 104μg/ml[2]。鸭跖草水提取物在体外对流感病毒引起的细胞病变有明显抑制作用，对流感病毒所致的小鼠肺部炎症也有明显抑制作用，并能明显降低流感病毒感染小鼠的死亡率并延长其存活时间[3]。

2. 保肝作用　鸭跖草水提物 7.5、15、30g/kg 灌胃给药能降低四氯化碳和乙醇所致肝损伤小鼠血清丙氨酸氨基转移酶和天门冬氨酸氨基转移酶活性[4]。

3. 抗炎、镇痛作用　鸭跖草煎液对二甲苯所致的耳廓肿胀具有明显抑制作用，其抑制率为 41.18%。热板法试验发现给药后 1 小时有明显镇痛效果，醋酸扭体法试验发现鸭跖草平均扭体反应明显减少[5]。

4. 降血糖作用　鸭跖草及其变种发现了 1-脱氧野尻霉素、α-同源野尻霉素以及 2,5-二羟甲基-3,4-二羟吡咯烷等，它们都具有很强的抑制 α-葡萄糖苷酶活性的作用，均能显著的抑制血糖升高[6-10]。另外从鸭跖草还首次分离出 1 个四氢吡咯生物碱和 4 个哌啶生物碱，也对 α-葡萄糖苷酶具有抑制作用[11-14]。

5. 脑缺血再灌注损伤的保护作用　采用夹闭双侧颈总动脉30分钟再灌注60分钟的方法复制急性脑缺血再灌注损伤模型，鸭跖草可使小鼠脑指数和脑组织含水量降低，脑匀浆中MDA含量减少，而SOD和GSH-Px的活力增加，且大脑皮质和海马CA1区神经元损伤减轻[15]。

6. 对高脂血症血脂代谢的影响　鸭跖草对小鼠血清TC，LDL-C水平和AI降低，HDL-C显著升高，而TG无明显变化；鸭跖草对小鼠血清、肝脏和脑SOD，GSH-Px活性均升高，而MDA含量也均降低[16]。

7. 其他作用　鸭跖草有明显的抗氧化作用[17, 18]和体外抗补体[19]活性。

【参考文献】［1］万京华，章晓联，辛善禄. 鸭跖草的抑菌作用研究. 公共卫生与预防医学. 2005，16(1)：13.

［2］唐祥怡，周茉华，张执候，等. 鸭跖草的有效成分研究. 中国中医杂志，1994，19(5)：297-298.

［3］谭志荣，蒋友福，李沛波. 鸭跖草水提取物抗流感病毒的实验研究. 中国热带医学，2009，9(5)：829-831.

［4］张善玉，张艺莲，金在久，等. 鸭跖草对四氯化碳和乙醇所致肝损伤的保护作用. 延边大学医学学报. 2001，24(2)98-100.

［5］吕贻胜，李素琴，丁瑞梅. 鸭跖草药理学研究. 安徽医科大学学报，1995，34(3)：224-225.

［6］吕海宁. 鸭跖草中的α-葡萄糖苷酶抑制剂. 国外医学中医中药分册，2000，22(6)：338-339.

［7］张贵峰. 鸭跖草变种中的成分及其抗高血糖活性. 国外医学中医中药分册，2003，25(2)：124.

［8］Shibano M，Baba K. The potential to reduce postprandial hyperglycemia of *Commelina communis* var. *hortensis*. Foods & Food Ingred J Jpn，2004，209(6)465-471.

［9］Kim H S，Kim Y H，Hy S，et al. Alpha-glucosidase inhibitors from *Commelina communis*. Planta Medica，1999，65(5)：437-439.

［10］Haffner S M，MiettienI H. Insulin resistence implications for type II diabetes ellitus and coronary heart disease. Am J Med，1997，103(2)：152-162.

［11］谭志荣，李沛波，袁干军. 鸭跖草水提取物降血糖作用的实验研究. 中国热带医学，2009，9(8)：1457-1461.

［12］周晓玲，孙凌云，张进，等. 1-脱氧野尻霉素的来源及合成研究进展. 蚕业科学，2011，37(1)：105-111.

［13］王国平，邓美勇，周光雄，等. 鸭跖草中-糖苷酶抑制活性多羟基生物碱类成分的ESIMS检识. 中药材，2007，30(2)：157-160.

［14］Youn J Y，Park H Y，Cho K H. Anti-hyperglycemic activity of *Commelina communis* L. inhibition of alpha-glucosidase. Diabetes Research and Clinical Practice，2004，66(suppl 1)：149-155.

［15］王垣芳，孙富家，刘同慎，等. 鸭跖草水提取物对小鼠脑缺血再灌注损伤的保护作用. 中药药理与临床，2011，27(3)：67-70.

［16］王垣芳，杨美子，李祖成，等. 鸭跖草对高脂血症小鼠血脂代谢及抗氧化能力的影响. 中国实验方剂学杂志，2012，18(16)：273-277.

［17］黄海兰，王国明，李增新，等. 鸭跖草抗氧化成分提取及其活性研究. 食品科学，2008，29(9)：55-58.

［18］罗开梅，邹金美，张淑容，等. 鸭跖草总黄酮的提取工艺及抗氧化性研究. 漳州师范学院学报(自然科学版)，2013，(4)：45-49.

［19］Jiahong Jin，Zhihong Cheng，Daofeng Chen. Anti-complement constituents of *Commelina communis* and their targets in complement activation cascade. Journal of Chinese Pharmaceutical Sciences，2012，21：577-581.

栀　子

Zhizi

本品为茜草科植物栀子 *Gardenia jasminoides* Ellis 的干燥成熟果实。主产于江西、湖南、湖北、浙江。9～11月果实成熟呈红黄色时采收，除去果梗及杂质，蒸至上气或置沸水中略烫，取出，干燥。碾碎。以皮薄、饱满、色黄者为佳。

【炮制】 **炒栀子**　取净栀子，碾碎，炒至焦黄色。

【性味与归经】 苦，寒。归心、肺、三焦经。

【功能与主治】 栀子泻火除烦，清热利湿，凉血解毒；外用消肿止痛。用于热病心烦，湿热黄疸，淋证涩痛，血热吐衄，目赤肿痛，火毒疮疡；外治扭挫伤痛。焦栀子凉血止血。用于血热吐血，衄血，尿血，崩漏。

【效用分析】 栀子苦寒清降，《医林纂要》载其："泻心火，安心神"，有清心泻火除烦之功，为治热病心烦、躁扰不宁之要药，故可用于热病邪热客心，胸中烦闷，烦热不眠。苦寒之性又善清泻三焦火热，有清热泻火解毒的功效，故又可用于火毒炽盛，高热烦躁，神昏谵语，三焦俱热者。栀子苦能燥湿，寒能清热，善清利三焦湿热，既能清肝胆湿热而退黄疸，又能清膀胱湿热而利小便，故可用于肝胆湿热郁蒸所致的黄疸、发热、小便短赤，以及热结膀胱所致的血淋，小便淋漓涩痛。栀子苦寒，主降泄，又有清热泻火，凉血解毒之功，可用于血热吐衄，目赤肿痛，火毒疮疡；外用有清热消肿止痛之功，故可用于扭挫伤痛。焦栀子性寒，入血分，能清热凉血止血，故可用于血热妄行之吐血、衄血、尿血、崩漏。

【配伍应用】

1. 栀子配淡豆豉　栀子长于清心泻火除烦；淡豆豉长于解表除烦，宣发郁热。两药伍用，清热除烦作用增强，适用于外感热病，邪热内郁胸中，心中懊，烦热不眠。

2. 栀子配黄芩　栀子善清三焦火邪，利三焦湿热，兼能凉血解毒；黄芩偏清上、中焦湿热，尤善清肺火及上焦实热，兼能凉血止血。两药伍用，泻火解毒，清热利湿之力增加，故可用于火毒充斥三焦所致的高热烦躁，神昏谵语，湿热黄疸，血热吐衄，火毒疮疡等。

3. 栀子配茵陈　栀子善泻火除烦，清热利湿；茵陈长于清热利湿，利胆退黄。两药伍用，清热利湿、利胆退黄作用增强，可导湿热从小便而去，为治疗湿热黄疸常用药对。

【鉴别应用】栀子、炒栀子与焦栀子　栀子入药有栀子、炒栀子、焦栀子的不同。栀子长于清热泻火，凉血解毒，用于温病高热，湿热黄疸，湿热淋证，疮疡肿毒，扭挫伤痛；因苦寒较甚，易伤中气，且对胃有刺激性，脾胃较弱者服后易吐。炒栀子可除此弊，有清热除烦之功，常用于热郁心烦，黄疸尿赤，目赤肿痛。焦栀子善于凉血止血，多用于血热妄行的吐血、衄血、尿血。

【方剂举隅】

1. 栀子豉汤（《伤寒论》）

药物组成：栀子、香豉。

功能与主治：透邪泄热，除烦解郁。适用于伤寒发汗吐下后，余热扰胸，虚烦不得眠，反复颠倒，心中懊侬。

2. 黄连解毒汤（《外台秘要》）

药物组成：黄连、黄芩、黄柏、栀子。

功能与主治：泻火解毒。适用于三焦火毒证。症见大热烦躁，口燥咽干，错语不眠；或热病吐血，衄血；或热甚发斑，或身热下利，或湿热黄疸；或外科痈疡疔毒，小便黄赤，舌红苔黄，脉数有力。

3. 茵陈蒿汤（《伤寒论》）

药物组成：茵陈、栀子、大黄。

功能与主治：清热，利湿，退黄。适用于湿热黄疸，症见一身面目俱黄，黄色鲜明，发热，无汗或但头汗出，口渴欲饮，恶心呕吐，腹微满，小便短赤，大便不爽或秘结，舌红苔黄腻，脉沉数或滑数有力。

4. 八正散（《和剂局方》）

药物组成：车前子、瞿麦、萹蓄、滑石、栀子、甘草、木通、大黄、灯心草。

功能与主治：清热泻火，利水通淋。适用于湿热淋证，症见尿频尿急，溺时涩痛，淋漓不畅，尿色浑赤，甚则癃闭不通，小腹急满，口燥咽干，舌苔黄腻，脉滑数。

【成药例证】

1. 栀子金花丸（《临床用药须知中药成方制剂卷》2020年版）

药物组成：栀子、黄连、黄芩、黄柏、金银花、知母、天花粉、大黄。

功能与主治：清热泻火，凉血解毒。用于肺胃热盛，口舌生疮，牙龈肿痛，目赤眩晕，咽喉肿痛，吐血衄血，大便秘结。

2. 导赤丸（《临床用药须知中药成方制剂卷》2020年版）

药物组成：黄连、栀子（姜炒）、黄芩、连翘、木通、大黄、玄参、赤芍、滑石、天花粉。

功能与主治：清热泻火，利尿通便。用于火热内盛所致的口舌生疮、咽喉疼痛、心胸烦热、小便短赤、大便秘结。

3. 龙胆泻肝丸（水丸、颗粒、大蜜丸、口服液）（《临床用药须知中药成方制剂卷》2020年版）

药物组成：龙胆、黄芩、栀子（炒）、盐车前子、泽泻、木通、酒当归、地黄、柴胡、炙甘草。

功能与主治：清肝胆，利湿热。用于肝胆湿热，头晕目赤，耳鸣耳聋，耳肿疼痛，胁痛口苦，尿赤涩痛，湿热带下。

【用法与用量】 6～9g。外用生品适量，研末调敷。

【注意】 本品苦寒伤胃，阴血亏虚，脾虚便溏者不宜用。

【本草摘要】

1.《神农本草经》　“主五内邪气，胃中热气，面赤酒疱皶鼻，白癞赤癞疮疡。”

2.《名医别录》　“疗目热赤痛，胸心大小肠大热，心中烦闷，胃中热气。”

3.《药类法象》　“治心烦懊，烦不得眠，心神颠倒欲绝，血带，小便不利。”

4.《本草正》　“栀子，若用佐使，治有不同：加茵陈除湿热黄疸，加豆豉除心火烦躁，加厚朴、枳实可除烦满，加生姜、陈皮可除呕秽，同元胡破热滞瘀血腹痛。”

【化学成分】 主要含环烯醚萜类成分：栀子苷（京尼平苷），羟异栀子苷等；黄酮类成分：栀子素等；类胡萝卜素成分：西红花素，西红花酸等；有机酸类成分：栀子花甲酸，栀子花乙酸，绿原酸等；还含挥发油、多糖、胆碱及多种微量元素等。

中国药典规定本品含栀子苷（$C_{17}H_{24}O_{10}$）不得少于1.8%，炒栀子不得少于1.5%，焦栀子不得少于1.0%。

【药理毒理】 本品主要具有抗病原微生物、解热、抗炎、镇痛、利胆保肝和降血糖等作用。

1. 抗病毒作用　体外及整体试验表明，栀子具有明显的抗病毒活性。在体外栀子提取物能明显抑制甲型流感病毒、PIV-1、RSV、单纯疱疹病毒-1型（HSV-1）、HSV-2等病毒的致细胞病变作用；对于小鼠流感病毒性肺炎模型，可降低小鼠死亡率、延长存活时间。对HSV-1的作用主要在阻止病毒对Hep-2细胞表面的吸附，改善细胞膜的流动性从而维持细胞的正常功效，此可能与膜电位和膜Na^+，K^+-ATP酶活性等能量来源无关。栀子提取物对于实验性疱疹病毒性角膜炎有明显的治疗作用，其作用靶点可能是病毒复制晚期参与病毒颗粒组装且同时作为重要的功能蛋白在病毒感染早期发挥转录调节功能的HSV-1的结构蛋白VP16，通过对VP16表达的抑制、提高IFN-γ的表达和抑制HSV-1对细胞膜吸附而发挥抗病毒作用。对于柯萨奇病毒B3（CVB3），栀子水煎剂能显著抑制病毒吸附与增殖，并抑制CVB3所致小鼠病毒性心肌炎心肌组织病毒量和减少病变面积。栀子还能抑制丙型肝炎病毒于裸鼠体内的复制。

2. 对细菌毒力因子和内毒素的作用　铜绿假单胞菌能产生与释放多种毒力因子，如外毒素、A弹性蛋白酶、铜绿假单胞菌素等，该菌还可形成生物被膜以抵抗各种外来伤害，并依靠鞭毛和纤毛完成多种细菌运动如集群运动泳动，该菌能够借助生物膜-浮游态的转换，导致感染扩散和毒素播散。实验研究表明，焦栀子、栀子粗提物、京尼平苷作用于铜绿假单胞菌，其抑制细菌生长的浓度分别为焦栀子200mg/ml、栀子粗提物25mg/ml、京尼平苷12.5mg/ml，在低于上述浓度下，弹性蛋白酶、铜绿假单胞菌素、生物被膜受到明显的抑制，且粗提物和京尼平苷比焦栀子更具有显著抑制作用[1]。栀子水提物能与内毒素活性中心脂质A有较高的特异性结合力，药效导向分离得到京尼平苷0.5、1.0、2.0mg/L可显著抑制0.2μg/L LPS介导的鲎试剂凝胶化，50～200mg/L可显著抑制100μg/L的LPS介导的RAW 264.7细胞TNF-α的释放。

3. 解热和降体温作用　本品生或炮制品的醇提物灌胃，对酵母所致发热大鼠有明显解热作用，以生品作用为强。腹腔注射栀子醇提液可使小鼠体温显著下降，此作用可持续近10小时，大鼠腹腔注射也可产生同样明显的降体温效果。

4. 抗炎作用　栀子的乙醇、乙酸乙酯、甲醇提取物涂于小鼠耳壳，对二甲苯致小鼠耳壳肿胀均有明显抑制作用；对甲醛所致亚急性足肿胀涂药后48小时作用最为明显，对外伤所致小鼠和家兔实验性软组织损伤也有明显治疗效果。以京尼平苷配制的霜剂涂耳，对二甲苯和巴豆油致小鼠耳肿胀均有明显抑制作用；外涂时京尼平苷可能与皮肤表面的氨基酸及肽类物质反应生成蓝色素而发挥抗炎镇痛活性。口服给药栀子甲醇提取物能显著抑制醋酸所致小鼠毛细血管通透性亢进、角叉莱胶所致大鼠足肿胀和棉球肉芽组织增生，栀子水煎液对巴豆油所致小鼠耳肿胀及醋酸所致小鼠腹腔毛细血管通透性增高也均有显著抑制活性，但经炒黄、炒焦后作用减弱或消失，此一情况与其主要成分京尼平苷的降低相平行。栀子总苷是其抗炎镇痛主要成分。此外，栀子对Ⅱ型胶原蛋白引致的大鼠关节炎模型能剂量依赖地抑制其肿胀，抑制骨膜细胞增生，降低血中IL-1β与TNF-α及滑膜细胞IL-1β的分泌。栀子对DNCB所致小鼠耳迟发性超敏反应性炎症也有明显抑制效果。栀子苷能抑制二甲苯引起的耳肿胀以及角叉莱胶引起的足肿胀[2]。有研究表明，栀子浸膏600mg/kg灌胃，能延缓骨关节炎关节软骨病理损伤，关节液与血清中IL-1β的含量明显下降，软骨组织中Bax下调，Bcl-2上调，从而能保护关节软骨[3, 4]。

栀子总环烯醚萜苷能够抑制脑出血后NF-kB的活化，抑制脑出血后HO-1的表达，增强抗氧化能力，从而减轻脑水肿，降低死亡率，脑出血后血肿周围炎症因子含量和相关神经元凋亡基因表达，栀子总环烯醚萜苷血肿周围脑组织TNF-α和IL-1β含量明显降低，ICAM-l和caspase-3表达明显下调，表明栀子总环烯醚萜苷可以干预脑出血后炎症反应，阻止神经元凋亡[5]。

5. 镇痛作用　皮下注射京尼平0.5g/kg，能抑制腹腔注射醋酸引起的小鼠扭体反应，但小鼠热板法和甩尾法实验栀子醇提物均无明显镇痛效果。栀子苷12.5、25、50mg/kg可以剂量依赖性地减少醋酸所致的小鼠扭体数，并可显著提高热板所致疼痛小鼠痛阈值，纳洛酮与L-Arg均可部分地抑制栀子苷的镇痛作用，而L-NAME可以增强栀子苷的镇痛作用，栀子苷可显著降低小鼠血清和脑组织中NO的含量，表明其镇痛机制与激动阿片受体及抑制NO的合成和释放有关[2, 6]。

6. 镇静催眠作用　栀子醇提物灌胃或腹腔注射均可使小鼠自发活动减少，CO_2超临界萃取所得栀子油能抑制小鼠自发运动，诱导小鼠入睡，协同戊巴比妥以及具有抗戊四氮惊厥等作用。

7. 保肝、利胆作用　栀子可明显降低血清总胆红素水平，并明显降低四氯化碳、硫代乙酰胺所致SGPT升高，对D-半乳糖胺所致小鼠肝损伤可使血清AST活性降低，肝细胞坏死、变性减轻。栀子不同炮制品对四氯化碳所致小鼠急性肝损伤也有明显保护作用，以生品作用为强，炒炭无效。D-半乳糖胺所致大鼠急性重症肝炎，栀子水煎液灌胃有明显保护作用，可降低死亡率。对异硫氰酸α-萘酯大鼠急性黄疸模型，栀子灌胃可使血清胆红素、AST、ALT明显降低。栀子对闹羊花具有解毒效应，而闹羊花对小鼠具有肝毒性，栀子对闹羊花解毒效应作用与减轻肝脏的氧化损伤有关[7, 8]。栀子对肝脏保护作用的主要成分有环烯醚萜类、栀子苷、西红花苷 I[9-11]。此外，栀子对非酒精性脂肪性肝病大鼠也有保护作用，栀子可使大鼠肝脂肪变性及炎症反应减轻，肝组织 TG、血清 TG、TC 含量、血清 ALT、AST 活性显著降低，血清 HDL-C 则显著升高[12, 13]。

栀子可提高胆囊平滑肌收缩张力[14]，临床上患者口服栀子水煎液后，经胆囊 X 光片显示，用药后患者的胆囊明显收缩，加速其排空。大鼠灌胃栀子提取物可使结扎胆总管后升高了的酶活性降低，连续给药还可使大鼠血清胆红素的含量降低。京尼平灌胃、静注或十二指肠给药，均可使大鼠胆汁分泌增加，以十二指肠给药效果为最显著。对于高脂高蛋白饲料所致地鼠胆固醇结石京尼平苷预防给药能减小结石成石率和成石指数。

8. 降血糖作用　栀子总提取物、环烯醚萜类、栀子黄色素在 50、100g/L 能显著抑制 α-葡萄糖苷酶的活性，其抑制率分别为 61.47%，83.20%；34.27%，55.73%；78.13%，96.93%[15]。栀子水提取物 2g/kg、环烯醚萜总苷 0.03g/kg、京尼平苷 0.003g/kg、西红花总苷 0.02g/kg 能降低链脲佐菌素所致 2 型糖尿病大鼠高血糖和高血脂，其中栀子水提物为其降糖降脂的有效部位，京尼平苷对降低血清胰岛素，提高胰岛素敏感指数和降低血脂都有明显疗效，而西红花苷降低血脂的效果较为突出[16]。栀子提取物 0.2、0.4、0.6g/L 还能降低糖尿病大鼠的血糖、TG、TC、LDLC，同时能升高 HDLC，降低同型半胱氨酸水平[17]。栀子水提取物 1.5g/kg、栀子总苷 0.03g/kg、栀子苷 0.003g/kg 对四氧嘧啶诱导的糖尿病小鼠血糖值均有所下降，栀子水提物和栀子总苷小鼠的空腹血清胰岛素明显增高，栀子水提物和栀子苷肾脏系数下降，栀子总苷肾脏系数显著降低。栀子水提物和栀子总苷能降低小鼠血清尿酸水平，水提物和栀子苷能使小鼠尿素氮水平下降[18]；栀子水提取物 2g/kg、环烯醚萜苷 0.03g/kg、京尼平苷 0.003g/kg、西红花总苷 0.02g/kg 能使高糖高脂饮食+链脲佐菌素腹腔注射造成大鼠 2 型糖尿病模型鼠中血糖均有明显差异，栀子各给药组 24 小时尿蛋白定量均有显著降低，京尼平苷、西红花苷肾脏指数下降明显，栀子水提物、京尼平苷和西红花苷均对大鼠血清尿酸水平明显有所降低，栀子水提物能显著降低大鼠尿素氮水平，西红花苷对大鼠尿素氮水平也有明显影响，肾脏组织病理损害明显改善，栀子水提物和京尼平苷 MMA/MGA 值有所降低[19]。

9. 抗痛风和高尿酸血症作用　栀子 60%乙醇溶液 0.78、1.56 和 3.12g/kg 对正常小鼠血清尿酸水平没有明显影响，但可降低小鼠血清尿酸水平和肝脏 XOD 活性[20]，栀子乙酸乙酯提取部位和水液部位为降尿酸活性部位[21]。

10. 抗胰腺炎作用　对于实验性急性出血性坏死性胰腺炎大鼠，栀子可明显改善胰、肝、胃、小肠血流，并降低早期死亡率。胰导管逆行注射去氧胆酸钠制备的大鼠实验性胰腺炎模型可见胰腺细胞的荧光偏振度明显升高，膜流动性降低，胰腺细胞膜结构和功能均发生显著改变。栀子水煎液灌胃可使上述胰腺细胞膜的结构和功能趋于正常，并能降低胰腺炎时升高了的胰腺细胞的线粒体、溶酶体膜脂的荧光偏振度，并使之接近正常，表明栀子水煎液对胰腺细胞膜、线粒体膜、溶酶体膜均有稳定作用。栀子对实验性急性胰腺炎的治疗机制还与减轻胰腺组织毛细血管通透性亢进、减轻胰腺细胞氧化代谢和溶酶体功能、保护胰腺细胞膜功能、改善胰腺血液灌注、抑制血中炎性介质 TNF-α、IL-6、NO、髓过氧化物酶释放、抗过氧化、抗内毒素等作用相关。

11. 其他作用　栀子环烯醚萜苷治疗脑缺血损伤和脑出血损伤具有一定的对抗作用[22-24]，对于大鼠局灶性脑缺血再灌注模型，栀子腹腔注射能改善神经功能缺损，降低脑组织 Na^+, K^+-ATP 酶活性，明显升高缺血再灌注 24 小时脑组织的 SOD 活性，降低 MDA 含量，促进脑组织神经生长因子的表达。栀子总环烯醚萜苷早期应用对于自体血注入制备的大鼠脑出血模型能使脑水肿体积减小，神经功能改善，NF-κB 活性抑制；栀子苷还可使脑缺血再灌注损伤小鼠脑消失的 5691Da 蛋白恢复，缺血后新出现的 5373Da、15103Da 高表达降低。栀子粗提物还有改善学习记忆能力的作用[25-29]。栀子苷通过阻止 NF-kB 信号转导通路的激活而有保护 LPS 致小鼠急性肺损伤的作用[30]。

栀子 10g/kg 灌胃可使大鼠血中促胃液素（GAS）明显升高而 PGE_2 明显下降，而胃黏膜的胃动素（MIL）与 GAS 均明显降低，但对 PGE_2 影响不大。对于无水乙醇、阿司匹林及吲哚美辛所致小鼠胃黏膜损伤及阿司匹林致大鼠急性胃黏膜损伤，栀子总苷均有显著的保护作用，此作用与其增加胃黏膜血流量，促进 NO 水平及 NOS 活性、降低 ICAM-1 在胃组织的表达及抗氧化等作用有关。

12. 体内过程　栀子苷灌胃和肌内注射给药符合一室模型，滴鼻给药符合二室模型，尾静脉给药符合三室模型，且无明显蓄积现象。口服吸收后血药浓度出现明显的双峰现象，说明可能存在肝肠循环，而且口服生物利用度低（F＝9.74%）。4 种给药途径的生物利用度的大小顺序为：尾静脉>肌内注射>滴鼻>灌胃。10 名健康受试者静脉滴注脑血宁注射液后，栀子苷在人体内的药动学行为符合一室模型，其主要药物动力学参数为达峰时间为(1.15±0.24)小时；最大血药浓度为(3.261±0.947)μg/ml；半衰期为0.564～0.25小时。大鼠灌胃给药60mg/kg，血浆中药物浓度最高，组织中药物浓度由高到低依次为肾、肝、脾和脑。大鼠50mg/kg剂量灌胃给予栀子苷后，结果给药后48小时内，尿中原型药物的累积排泄量为12.1%，粪中未检出原型。灌胃24小时后，尿中排泄原型药物约占血浆中原形药物总量的100%[31-33]。

13. 毒理研究 栀子水提取物和栀子苷大剂量使用可致肝肾以及胃的损伤，栀子苷是栀子肝毒性的主要物质[34-36]。栀子醇提物对小鼠的LD_{50}灌胃为107.4g/kg，腹腔注射为17.1g/kg。以栀子乙醇提取物给小鼠腹腔注射连续4日，可使环己巴比妥睡眠时间显著延长，肝脏呈灰绿色。栀子乙醇提取物4g/kg或京尼平苷250mg/kg灌胃，每日1次共4日，大鼠肝微粒体酶P_{450}含量以及对硝基苯甲醚脱甲基酶活性分别降至对照组的30%和35%以及67%和72%，大鼠连续服用京尼平50mg/kg 5周后，肝、脾等脏器均染成青色。栀子水提物(得率10%)0.5、1.0、2.0g/kg掺入饲料中自由摄入30天，大剂量组可见大鼠体重增加减少，雄鼠肝、脾、肾、睾丸指数明显增高。有报告表明，栀子水煎液大剂量长时间灌服还有明显的胃毒性，可使大鼠胃的浆膜面充血水肿，有黄色炎性分泌物与周围组织粘连，部分区域可见溃疡点，溃疡底部覆盖有灰白苔，为炎症坏死渗出物。光镜下胃黏膜结构失去完整性及连续性，腺体完全被破坏，各层细胞排列紊乱，薄膜糜烂、出血，间质可见大量的炎性细胞浸润，部分区域黏膜坏死、脱落[36]。

【参考文献】 [1] 王平，夏飞，江必武，等. 栀子对铜绿假单胞菌毒力因子抑制作用及机制研究. 中药药理与临床，2014，30(6)：77-81.

[2] 张文娟，李茂星，张泉龙，等. 栀子苷的快速提取分离及其镇痛抗炎作用研究. 中国实验方剂学杂志，2012，18(21)：170-174.

[3] 吴剑，鲍同柱，肖长义，等. 栀子对兔膝骨关节炎模型关节软骨病理改变及IL-1β表达的影响. 第二军医大学学报，2009，30(3)：329-331.

[4] 吴剑，鲍同柱，周纳新，等. 栀子对兔膝骨关节炎软骨组织中Bcl-2/Bax表达的影响. 四川中医，2009，27(5)：13-15.

[5] 杨奎，闵志强，石娅萍，等. 栀子总环烯醚萜苷对脑出血大鼠炎症反应与神经元凋亡的影响. 中药新药与临床药理，2009，20(1)：8-10.

[6] 杨宇，杨光，曾宪阳. 栀子苷镇痛作用及其机制初步研究. 武警医学，2013，24(3)：218-223.

[7] 姚敏，代文月，金柳燕，等. 栀子对闹羊花急性中毒解毒效应的动物实验研究. 中国中医急症，2011，20(11)：1777-1779.

[8] 姚敏，金柳燕，代文月，等. 栀子对闹羊花肝毒性的解毒效应的动物实验研究. 时珍国医国药，2011，22(9)：2183-2185.

[9] 肖小华，徐丽瑛，周艳艳，等. 栀子环烯醚萜类对四氯化碳致小鼠肝损伤的保肝作用研究. 时珍国医国药，2014，25(3)：550-552.

[10] 洪敏，马宏宇，朱荃. 肝细胞萃取-HPLC分析法的建立及其在栀子保肝效应物质初步分析中的应用. 中国中药杂志，2009，34(4)：450-453.

[11] 肖小华，徐丽瑛，周艳艳，等. 栀子苷和西红花苷Ⅰ对ANIT致小鼠肝损伤的保肝作用研究. 时珍国医国药，2014，25(7)：1600-1601.

[12] 刘莹，陈晓伟，李健，等. 茵陈蒿汤拆方对非酒精性脂肪性肝炎的正交实验研究. 中国中西医结合消化杂志，2013，21(4)：182-187.

[13] 李晶，刘益华，林曼婷，等. 栀子与茵陈蒿汤对非酒精性脂肪性肝病大鼠脂质代谢及血清酶学影响的比较. 中华中医药杂志(原中国医药学报)，2012，27(6)：1693-1695.

[14] 火静萍，何玉琴，韩志磊，等. 栀子龙胆茵陈水煎剂对獭兔胆汁分泌和胆囊平滑肌运动调节研究. 动物医学进展，2014，35(12)：65-68.

[15] 费曜，朱丹平，刘凡，等. 栀子对STZ诱导的2型糖尿病大鼠血糖及血脂的影响. 中药药理与临床，2011，27(6)：49-52.

[16] 肖小华，王丽华，徐丽瑛，等. 栀子抑制α-葡萄糖苷酶活性成分研究. 中国实验方剂学杂志，2013，19(8)：210-212.

[17] 周瑞华，.王虹玉，喇万英，等. 栀子水提取物对实验性2型糖尿病大鼠血糖及同型半胱氨酸水平的影响. 天然产物研究与开发，2013，25：1281-1283，1265.

[18] 费曜，罗华丽，刘凡. 栀子对四氧嘧啶糖尿病小鼠糖代谢及肾功能的影响. 中药药理与临床，2012，28(1)：42-45.

[19] 费曜，周滢，朱丹平，等. 栀子对糖尿病大鼠肾脏的保护作用. 中国老年学杂志，2013，33(1)：115-118.

[20] 朱继孝，朱玉野，罗光明，等. 栀子提取物降低小鼠急性高尿酸血症血尿酸水平及机制研究. 安徽农业科学，2011，39(36)：22317-22318，22324.

[21] 朱继孝，曾金祥，罗光明，等. 栀子降尿酸有效部位研究. 中国实验方剂学杂志，2012，18(14)：159-161.

[22] 杨军宣，张海燕，赵成城，等. 栀子环烯醚萜苷治疗脑缺血损伤的作用机制研究. 中国实验方剂学杂志，2010，16(6)：277-280.

[23] 高龙潭，王智勇，吴俊霞，等. 栀子苷治疗慢性脑缺血大鼠神经元凋亡及Bcl-2和Bax表达的影响. 江西中医学院学报，2013，25(4)：73-76.

[24] 卢金凤，向靓，黄薇，等. 栀子总环烯醚萜苷对脑出血大鼠内皮屏障的影响. 中药药理与临床，2012，28(3)：48-51.

[25] 张颖，林森相，华茜，等. 三七和栀子有效成分对AD转基因小鼠早期脑内淀粉样蛋白清除作用的研究. 中国药理学通报，2012，28(2)：173-179.

[26] 武海霞，张丹参，沈丽霞，等. 栀子苷对急性乙醇中毒致小鼠学习记忆障碍的改善作用. 河北北方学院学报(医学版)，2010，27(2)：18-20.

[27] 杨楠，刘雁勇，郝文宇，等. 栀子粗提物对拟痴呆模型鼠学习记忆功能障碍的影响. 中国康复理论与实践，2010，16(4)：308-310.

[28] 郝文宇，杨楠，高云周，等. 栀子粗提物对抑郁模型小鼠行为学及海马神经发生的影响. 中国比较医学杂志，2009，19(10)：11-14，31.

[29] 畅洪昇，鲁艺，孙文燕. 栀子、首乌对小鼠卡介苗炎症诱导抑郁模型的抗抑郁作用的实验研究. 世界中西医结合杂志，2011，6(9)：763-765.

[30] 王丽莎，梅妹. 栀子苷对小鼠急性肺损伤保护机制的研究. 中国农学通报，2012，28(23)：26-31.

[31] 张燕，朱华旭，郭立玮. 栀子中环烯醚萜类化合物的体内过程及其对相关酶的影响. 中国中药杂志，2012，37(3)：269-273.

[32] 李丹，阎姝. 栀子苷的药代动力学研究进展. 天津药学，2012，24(6)：51-54.

[33] 吴欢，吴虹，袁美燕，等. 栀子苷在正常大鼠体内的药物代谢动力学和组织分布. 安徽中医学院学报，2011，30(2)：57-59.

[34] 张海燕，邬伟魁，李芳，等. 栀子保肝利胆作用及其肝毒性研究. 中国中药杂志，2011，36(19)：2610-2613.

[35] 周淑娟，李强，刘卫红，等. 栀子苷对大鼠肝指数、肝功能及肝脏微粒体中CYP3A2的影响. 中医研究，2010，23(3)：20-22.

[36] 刘江亭，李慧芬，崔伟亮. 大剂量栀子水煎液对大鼠胃毒性研究. 山东中医杂志，2013，32(4)：276-277.

夏枯草

Xiakucao

本品为唇形科植物夏枯草 *Prunella vulgaris* L. 的干燥果穗。主产于江苏、浙江、安徽、河南、湖北。夏季果穗呈棕红色时采收，除去杂质，晒干。切段。以穗大、色棕红者为佳。

【性味与归经】 辛、苦，寒。归肝、胆经。

【功能与主治】 清肝泻火，明目，散结消肿。用于目赤肿痛，目珠夜痛，头痛眩晕，瘰疬，瘿瘤，乳痈，乳癖，乳房胀痛。

【效用分析】 夏枯草苦寒降泄，入肝经，《本草分经》谓其："散肝经之郁火，解内热"，故夏枯草长于清肝泻火明目，可用于肝火上炎，目赤肿痛，头痛眩晕。肝火得清，则阴血上荣于目，故夏枯草又常与养肝血药配伍，用于肝阴不足，目珠疼痛，至夜尤甚。夏枯草辛以散结，苦以泄热，有良好的清肝泻火，散结消肿之功，《神农本草经》载其："主寒热，瘰疬""散瘿结气"，故夏枯草适用于肝郁化火，痰火凝聚所致的瘰疬，瘿瘤，乳痈，乳癖，乳房胀痛。

【配伍应用】

1. 夏枯草配石决明 夏枯草苦寒泻热，善清肝泻火明目；石决明咸寒重镇，善平肝潜阳，清肝明目。两药伍用，平肝清肝明目之功增强。适用于肝阳上亢或肝火上炎之头晕目眩，目赤肿痛等证。

2. 夏枯草配浙贝母 夏枯草辛散苦泄，善散痰火郁结；浙贝母苦寒清热，善清热化痰散结。两药伍用，清热化痰散结作用加强。适用于痰火郁结之瘰疬，瘿瘤，痰核。

【鉴别应用】 **夏枯草与白毛夏枯草** 两者同属唇形科植物，味苦性寒而具清热泻火之功，均可用治火热及热毒证。然夏枯草为清热泻火药，长于清肝明目，散结消肿，善治肝火上炎之目赤肿痛，头痛眩晕，或目珠夜痛，瘿瘤瘰疬。白毛夏枯草为清热解毒药，又能祛痰止咳，凉血止血，主治热毒壅盛，痈肿疮疖，肺热咳嗽，咽喉肿痛及血热咳血、衄血或外伤出血。

【方剂举隅】 **夏枯草汤**(《外科正宗》)

药物组成：夏枯草、当归、白术、茯苓、桔梗、陈皮、地黄、柴胡、甘草、贝母、香附、白芍、白芷、红花。

功能与主治：清肝泻火，化痰散结。用治肝郁化火，痰火凝聚之瘰疬。

【成药例证】

1. 夏枯草膏(《临床用药须知中药成方制剂卷》2020年版)

药物组成：夏枯草。

功能与主治：清火，散结，消肿。用于火热内蕴所致的头痛、眩晕、瘰疬、瘿瘤、乳痈肿痛；甲状腺肿大、淋巴结核、乳腺增生病见上述证候者。

2. 明珠口服液(《临床用药须知中药成方制剂卷》2020年版)

药物组成：何首乌(制)、枸杞子、益母草、当归、白芍、赤芍、红花、决明子、珍珠母、夏枯草、菊花、车前子、茯苓、冬瓜子、甘草。

功能与主治：滋补肝肾，养血活血，渗湿明目。用于肝肾阴虚所致的视力下降、视瞻有色、视物变形；中心性浆液性脉络膜视网膜病变见上述证候者。

3. 清脑降压片（《临床用药须知中药成方制剂卷》2020年版）

药物组成：黄芩、夏枯草、决明子、槐米、钩藤、煅磁石、珍珠母、牛膝、地黄、当归、丹参、地龙、水蛭。

功能与主治：平肝潜阳。用于肝阳上亢所致的眩晕，症见头晕、头痛、项强、血压偏高。

4. 消瘿丸（《临床用药须知中药成方制剂卷》2020年版）

药物组成：昆布、海藻、蛤壳、浙贝母、夏枯草、陈皮、槟榔、桔梗。

功能与主治：散结消瘿。用于痰火郁结所致的瘿瘤初起；单纯型地方性甲状腺肿见上述证候者。

5. 乳康片（《临床用药须知中药成方制剂卷》2020年版）

药物组成：夏枯草、丹参、三棱、莪术、乳香、没药、玄参、牡蛎、浙贝母、瓜蒌、海藻、黄芪、白术、鸡内金(炒)、天冬。

功能与主治：舒肝活血，祛痰软坚。用于肝郁气滞、痰瘀互结所致的乳癖，症见乳房肿块或结节、数目不等、大小形态不一、质地软或中等硬、或经前胀痛；乳腺增生病见上述证候者。

【用法与用量】 9～15g。

【注意】 脾胃虚弱者慎用。

【本草摘要】

1.《神农本草经》 “主寒热，瘰疬，鼠瘘，头疮，破癥，散瘿结气，脚肿湿痹。”

2.《本草纲目》 “夏枯草治目疼，用砂糖水浸一夜用，取其能解内热，缓肝火也。”

3.《重庆堂笔记》 “夏枯草，微辛而甘，故散结之中，兼有和阳养阴之功，失血后不寐者服之即寐，其性可见矣。”

【化学成分】 主要含有机酸类成分如迷迭香酸等；三萜类成分如齐墩果酸、熊果酸等；黄酮类成分如芸香苷、木犀草素等；还含甾类、香豆素类、挥发油等。

中国药典规定本品含迷迭香酸($C_{18}H_{16}O_8$)不得少于0.20%。

【药理毒理】 本品具有抗病原微生物、降血压、降血糖、抗肿瘤等作用。

1. 抗病原微生物作用 体外试验表明本品煎剂、醇浸剂等有一定抗菌活性。大鼠制备细菌性阴道炎模型，夏枯草水煎液有明显的抗大鼠细菌性阴道炎的作用，阴道黏膜光滑，无溃疡及糜烂，结构清楚[1]。体外对结核杆菌有明显抑制作用，对实验性结核病小鼠也有治疗作用，还可明显增强小鼠的细胞免疫功能，夏枯草提取物对耐多药结核分枝杆菌感染小鼠血清中IFN-γ含量明显升高；IL-10含量明显下降，IFN-γ、IL-12和GLS表达明显升高，IL-10mRNA表达明显下降[2, 3]。其有效成分可能为β-香树脂醇、3,4-二羟基苯甲酸甲酯和对羟基苯甲酸[4]。

本品在体外还有抗Ⅰ型单纯疱疹病毒作用，夏枯草水煎剂对感染HSV-1病毒的Vero细胞具有明显的抗病毒作用，其最大无毒浓度TC_0为516ml/g。体内结果显示，夏枯草水煎剂和阿昔洛韦均能治疗单纯疱疹病毒性角膜炎，减轻角膜病变程度，缩短平均治愈时间[5]。从本品水提物中分得的多聚糖、夏枯草皂苷有明显的抗艾滋病病毒作用，将夏枯草多糖与HIV感染患者PBMC孵育可促进其被抑制的IL-2生成恢复。

2. 降血压作用 本品多种制剂、多种途径给药及对多种实验动物都具有降压作用。对于正常及肾型高血压犬，灌服本品均有降压作用，夏枯草水溶性成分可以明显地降低自发性高血压大鼠的动脉血压[6, 7]。夏枯草75%乙醇提取物明显降低SHR大鼠的血压，显著增加大鼠血清NO含量，降低大鼠血清ET和AngⅡ的含量[8]。从本品中提取的夏枯草总皂苷静注于麻醉大鼠有明显降压作用。夏枯草煎剂静注，可拮抗家兔静注肾上腺素所致血压升高；夏枯草总皂苷2.5mg/kg静注即对麻醉大鼠有明显的降压作用，皂苷剂量的对数与舒张压、收缩压下降均具有显著相关性。夏枯草对大鼠、家兔胸主动脉因肾上腺素、高钾、$CaCl_2$所致收缩有明显对抗作用，其有效部位为非水溶性部位。

3. 抗心肌梗死及抗凝血作用 对于结扎冠脉所致麻醉大鼠的心电改变及心律失常，夏枯草总皂苷40mg/kg腹腔注射可显著保护其室早、室速与室颤的发生及心律失常得分值；结扎冠脉后4小时的心肌梗死范围及大鼠死亡率均有显著降低。另有报告称本品二氯甲烷提取之总皂苷也有抗心律不齐作用。夏枯草煎剂灌服，对肾上腺素加冰水应激所致血瘀证大鼠的凝血酶原时间(PT)缩短，优球蛋白溶解时间(ELT)延长，并可见血液流变性改善。

4. 降血糖作用 夏枯草醇提物0.5g/kg灌服可使正常小鼠血糖显著降低，醇提物还可显著对抗肾上腺素的升高血糖作用，促进灌服糖水后肝糖原含量的增加，降低糖负荷后血糖峰值，并加快升高血糖水平的回落，提示其降血糖作用的机制可能与促进胰岛素分泌或增加组织对糖的转化利用有关。从夏枯草醇提物中分得的部位对肾上腺素及四氧嘧啶性小鼠高血糖有明显的降糖作用。夏枯草醇提物灌服不仅能降低链脲佐菌素糖尿病小鼠的血糖，还可降低其升高的甘油三酯、胆固醇及LDL-C，提高HDL-C。夏枯草水提物对α-淀粉酶有抑制作用[9, 10]，对α-糖苷酶抑制作用与迷迭香酸有关[11]。夏枯草水提物对α-淀粉酶、α-葡萄糖苷酶、离体小肠α-麦芽糖酶活性均有抑制作用，能提高小鼠麦芽糖耐量，降低正常小鼠餐后高血糖，延缓正常小鼠单糖吸收，以及降低正常和四氧嘧啶糖尿病小鼠餐后高血糖，提高其淀粉耐量，其机制可能与抑制肠道α-糖苷酶类有关[12, 13]。以Caco-2细胞为研究对象，夏枯草水提取物也对α-葡萄糖苷酶、SGLT-l、GLUT-2、Na^+，K^+-ATP酶mRNA表达有明显的抑制作用，延缓对碳水化合物水解和影响葡萄糖吸收[14]。

5. 抗肿瘤作用　夏枯草水煎、醇提等不同的夏枯草提取物对多种瘤细胞株有显著的抑瘤作用，其中包括人B淋巴瘤白血病Ragi细胞、人T淋巴瘤白血病Jurkat细胞、乳腺癌敏感与耐药细胞（MCF-7/S、MCF-7/R）、人胃腺癌SGC-7901细胞、人食管癌Eca109细胞等，能抑制瘤细胞生长和复制，作用机制与诱导凋亡相关。对于人胃腺癌SGC-7901细胞，5%夏枯草注射液可明显抑制生长并诱导其凋亡。夏枯草的不同组分、成分也都对多种瘤细胞有明显的抑制作用，如迷迭香酸、槲皮素、木犀草素、熊果酸、芦丁、咖啡酸等[15, 16]。此外夏枯草还能抑制肺癌[17-20]、人结肠癌SW480细胞[21]、人膀胱癌细胞系T24细胞[22]、人甲状腺癌细胞系SW579[23, 24]，淋巴瘤细胞（Raji细胞）[25-34]、人食管癌Eca-109细胞[35]、人胰腺癌细胞系PANC-1[36]，并逆转Raji细胞对阿霉素的耐药性，其机制可能与调节mdrl基因表达水平有关[37]。夏枯草水提取物能够明显地抑制MMP-3、MMP-13和MMP-14的活性，且具有浓度依赖性，IC_{50}值是3.22、3.44、23.26μg/ml[38]。夏枯草还有显著抑制血管新生的作用[39]。

6. 其他作用　夏枯草总三萜抑制细胞分泌PGE_2，抑制LPS刺激的RAW264.7细胞分泌TNF-α、IL-6，并且明显抑制Jak2、Stat3的基因表达[40]。夏枯草水提物对四氯化碳诱导的小鼠急性肝损伤具有一定的保护作用[41]，夏枯草总三萜急性肝损伤大鼠血清中ALT、AST活性，降低肝匀浆MDA的水平，升高SOD、GSH-Px的水平，抑制肝组织中CYP2E1的表达，病理组织学检查结果显示夏枯草总三萜大鼠肝组织病变程度明显减轻[42]。于体外能抑制结石形成，体内试验夏枯草水提取物和50%甲醇提取物对乙二醇和氯化铵引致的大鼠尿草酸钙结石形成有明显抑制作用，抑制大鼠肾组织骨核蛋白的表达，减少肾组织草酸钙结石的沉积。此外，夏枯草还有抗氧化[43-45]和镇静、催眠作用[46]，利胆作用[47]，光保护作用[48]。

7. 毒理研究　本品口服的系统毒性研究尚未见有报告，夏枯草煎剂1.33g/ml给小鼠灌服0.2ml/10g，每天早晚1次，连续4天，可使血ALT、AST显著升高，并加重CCl_4所致肝损伤小鼠ALT的升高。

【参考文献】［1］林慧，梅全喜，林斌．夏枯草抗大鼠细菌性阴道炎模型实验研究．山西中医学院学报，2011，12（1）：21-23.

［2］陆军，叶松，邓云，等．4种中药提取物对尘肺结核患者感染的耐多药结核分枝杆菌感染小鼠细胞免疫的影响．中华微生物学和免疫学杂志，2011，31（10）：893-897.

［3］陆军，秦蕊，叶松，等．夏枯草提取物对MDR-MTB感染小鼠细胞免疫功能的影响．临床检验杂志，2012，30（1）：49-51.

［4］郑姗．中药夏枯草抗结核活性成分研究．内蒙古中医药，2012，（14）：33.

［5］孟胜男，王欣，邢俊家，等．夏枯草提取物对HSV-I及单纯疱疹病毒性角膜炎的作用．沈阳药科大学学报，2010，27（3）：236-239，250.

［6］游淑梅，朱玉婷．夏枯草对自发高血压大鼠血压的影响研究．海峡药学，2011，23（3）：37-38.

［7］李艳丽．夏枯草水提物对自发性高血压大鼠降压作用的研究．中外医学研究，2012，10（30）：147.

［8］梁健钦，熊万娜，罗远，等．夏枯草提取物对大鼠自发性高血压降血压作用研究．中药材，2011，34（1）：99-100.

［9］庄玲玲，丁婷，吴慧平．夏枯草提取物对α-淀粉酶抑制作用的初步研究．现代中西医结合杂志，2009，18（19）：2243-2245.

［10］吴慧平，张吉吉，丁婷，等．夏枯草提取物对α-葡萄糖苷酶抑制作用研究．南京中医药大学学报，2009，25（5）：361-363.

［11］吴慧平，王洪兰，张吉吉，等．夏枯草迷迭香酸成分分析及其对α-糖苷酶活性影响研究．中药材，2011，34（11）：1712-1715.

［12］吴慧平，陈美娟，郜明，等．夏枯草水提物延缓正常ICR小鼠单糖吸收作用研究．中药材，2010，33（5）：782-785.

［13］郭英，李桂梅，郜明，等．夏枯草水提物对ICR小鼠餐后高血糖的影响．东南大学学报（医学版），2010，29（1）：70-73.

［14］吴慧平，哈团柱，郜明．夏枯草提取物对Caco-2细胞α-葡萄糖苷酶、SGLT-1、GLUT-2、Na^+，K^+-ATP酶mRNA表达的影响．中国生化药物杂志，2010，31（6）：373-376.

［15］李芳，孙正．夏枯草对实验性口腔癌化学预防作用的研究．中国实用口腔科杂志，2009，2（6）：342-344.

［16］刘光敏，贾晓斌，王恒斌，等．夏枯草防治肿瘤化学成分/组分及作用机制研究进展．中药材，2009，32（12）：1920-1925.

［17］裴慧，钱士辉．夏枯草中2个三萜类化合物的体外抗肿瘤活性研究．海峡药学，2011，23（3）：43-45.

［18］贾晓斌，封亮，陈彦，等．夏枯草肺癌化学预防物质基础

研究思路与方法．中草药，2009，40(2)：316-318．

［19］贾晓斌，刘光敏，陈彦，等．基于中药组分结构理论的夏枯草属药材防治肺癌物质基础研究．中药材，2010，33(7)：1105-1109．

［20］欧阳慧，封亮，徐友华，等．不同产地夏枯草中抗非小细胞肺癌成分科罗索酸的差异比较．中华中医药杂志(原中国医药学报)，2012，27(6)：1571-1574．

［21］陈畅辉，付强，雷彦刚．中药夏枯草对结肠癌细胞 FasL 基因表达和侵袭能力的影响．现代肿瘤医学，2009，17(6)：1034-1037．

［22］张静，黄晶，张婧，等．中药夏枯草对人膀胱癌细胞 FasL 基因表达和侵袭能力的影响．现代生物医学进展，2010，10(14)：2628-2631．

［23］杜宏道，付强，王强维，等．中药夏枯草对人甲状腺癌细胞系 SW579 的促凋亡作用．现代肿瘤医学，2009，17(2)：212-214．

［24］张静，王瑛，赵华栋，等．中药夏枯草对人甲状腺癌细胞系 SW579 增殖周期及凋亡的影响．现代生物医学进展，2011，11(23)：4434-4436．

［25］李军，杨慧玲．夏枯草诱导人淋巴瘤 Raji 细胞凋亡及其机制．中国老年学杂志，2011，31(13)：2528-2529．

［26］师秀琴，吕新全．夏枯草抑制人淋巴瘤细胞增殖的机制．中国药师，2009，12(8)：1038-1040．

［27］Changying Chen，Gang Wu，Mingzhi Zhang. The effects and mechanism of action of *Prunella vulgaris* L. extract on Jurkat human T lymphoma cell proliferation．Chinese-German Journal of Clinical Oncology，2009，8(7)：426-429．

［28］刘新奎，王琳，张明智．JNK 与 Akt 通路在夏枯草抑制人淋巴瘤细胞生长中的作用．第二军医大学学报，2010，31(4)：452-454．

［29］刘新奎，王琳，张明智．JNK 和 caspase-3 在夏枯草引起人淋巴瘤细胞凋亡中的作用．中华医学杂志，2010，90(10)：690-693．

［30］张明智，王小倩．夏枯草提取物联合化疗药物对淋巴瘤细胞增殖的影响．肿瘤，2009，29(10)：961-964．

［31］陈长英，伍钢，张明智．夏枯草提取物体内外对小鼠 T 淋巴瘤 EL-4 细胞生长的影响．郑州大学学报(医学版)，2009，44(2)：380-383．

［32］付晓瑞，孙振昌，张明智．夏枯草提取物诱导 B、T 淋巴瘤细胞凋亡的实验研究．中药材，2012，35(3)：433-438．

［33］张明智，孙振昌，付晓瑞，等．夏枯草提取物对 Raji 细胞增殖抑制的蛋白质组学研究．中华肿瘤防治杂志，2009，16(4)：288-291．

［34］张明智，孙振昌，付晓瑞，等．夏枯草提取物作用 Jurkat 细胞的蛋白质组学研究．中药材，2009，32(6)：917-922．

［35］郑学芝，郑学海，李佳，等．夏枯草提取物对人食管癌 Eca-109 细胞增殖和凋亡的影响．中国食物与营养，2012，18(9)：74-76．

［36］宋玮，张炳太，万云杰，等．夏枯草注射液对胰腺癌细胞 PANC-1 凋亡的影响及机制研究．中外医疗，2012，(24)：26-28．

［37］张明智，王艳．夏枯草对 Raji 细胞多药耐药基因表达影响的研究．中国实用医刊，2009，36(3)：24-27．

［38］于丽雅，蒋坤，陈阳，等．夏枯草提取物对基质金属蛋白酶抑制作用的研究．中国实验诊断学，2009，13(11)：1515-1517．

［39］范飞，林薇，郑良朴，等．夏枯草抑制肿瘤血管新生的作用．福建中医药大学学报，2011，21(5)：18-20．

［40］解丹，黄成，林珍，等．夏枯草总三萜对 LPS 诱导的 RAW264．7 细胞分泌炎症因子的影响．安徽医科大学学报，2013，48(5)：477-480．

［41］陈彤，陈荣光．夏枯草对四氯化碳肝损伤小鼠的保护作用．龙岩学院学报，2013，31(2)：17-21．

［42］章圣朋，邓子煜，黄成，等．夏枯草总三萜对四氯化碳致急性肝损伤大鼠的保护作用．安徽医科大学学报，2012，47(9)：1054-1058．

［43］闫家凯，张国文，周佳，等．不同因素对夏枯草总黄酮稳定性及 DPPH 自由基清除活性的影响．南昌大学学报(理科版)，2012，36(4)：341-346．

［44］熊双丽，李安林．夏枯草多糖的清除自由基及抗氧化活性．食品研究与开发，2010，31(11)：61-64．

［45］宋海璐，周琼花，严婷婷，等．夏枯草色素的抗氧化活性研究．中国野生植物资源，2013，32(3)：32-34．

［46］赵江丽，吴向阳，仰榴青，等．夏枯草镇静与催眠作用的初步研究．时珍国医国药，2009，20(2)：443-444．

［47］黄小桃，李颖仪，徐美丽，等．夏枯草利胆作用的实验研究．今日药学，2013，23(2)：76-77．

［48］马丽俐，陈绍斐，Silvia Halim，等．夏枯草对 UVA 诱导的豚鼠皮肤光老化的防护作用．中华皮肤科杂志，2010，43(9)：647-648．

决 明 子

Juemingzi

本品为豆科植物钝叶决明 *Cassia obtusifolia* L. 或决明(小决明) *Cassia tora* L. 的干燥成熟种子。主产于安徽、广西、四川。秋季采收成熟果实，晒干，打下种子，除去杂质。用时捣碎。以颗粒均匀、饱满、色绿棕者为佳。

【炮制】 **炒决明子** 取净决明子，炒至微鼓起、有香气。用时捣碎。

【性味与归经】 甘、苦、咸，微寒。归肝、大肠经。

【功能与主治】 清热明目，润肠通便。用于目赤涩痛，羞明多泪，头痛眩晕，目暗不明，大便秘结。

【效用分析】 决明子苦寒清热，甘咸益阴，既能清泄肝火，又兼益肝阴，为明目佳品，无论虚实目疾，均可应用。《神农本草经》载其“主青盲，目淫肤，赤白膜，眼赤痛泪也”，故常用于风热上攻所致的目赤涩痛，羞明多泪；肝火上扰所致的目赤肿痛，头痛眩晕，以及肝肾阴亏所致的目暗不明，视物昏花。决明子味苦通泄，质润滑利，入大肠经，善能降泄壅滞以通腑道，滑利软坚而润肠燥，又可用于内热肠燥或津亏肠燥，大便秘结。

【配伍应用】 **决明子配石决明**　决明子功善清肝明目；石决明长于平肝潜阳，清肝泄热。两药伍用，可清肝明目，平肝潜阳。适用于肝火上炎之目赤肿痛，羞明多泪，头胀头痛及肝阴亏虚、肝阳上亢之头晕目眩，视物昏暗，目睛干涩。

【鉴别应用】

1. 决明子与炒决明子　两者属同一药物的不同炮制品。决明子性味甘、苦、咸，微寒。归肝、大肠经。长于清热明目，润肠通便，常用于目赤肿痛，大便秘结。炒决明子寒泻之性缓和，兼有平肝养肾的功效，常用于头痛、头晕、青盲内障。

2. 夏枯草与决明子　两者均入肝经，均有清肝明目，降血压之功，均可用治目赤肿痛，头痛眩晕及高血压病。然夏枯草长于清泄肝胆经实热，多用于肝火上炎实热之证，且能散郁结，又可用治痰火郁结的瘰疬，瘿瘤，乳痈肿痛。决明子兼益肝阴，故无论虚实目疾均可应用，又能润肠通便，可用治内热津伤之肠燥便秘及高血压兼便秘者。

【方剂举隅】

1. 决明子散（《银海精微》）

药物组成：决明子、石决明、黄芩、菊花、甘草、赤芍、石膏、川芎、羌活、木贼、蔓荆子。

功能与主治：清热解毒，清肝明目。适用于热毒上攻，赤翳涩痛。

2. 决明子丸（《证治准绳》）

药物组成：决明子、细辛、青葙子、蒺藜、茺蔚子、川芎、独活、羚羊角、升麻、防风、玄参、枸杞子、黄连、菊花。

功能与主治：疏散风热，清肝明目。适用于风热上冲，目赤肿痛，视物不明。

【成药例证】

1. 清脑降压片（《临床用药须知中药成方制剂卷》2020年版）

药物组成：黄芩、夏枯草、决明子、槐米、钩藤、煅磁石、珍珠母、牛膝、地黄、当归、丹参、地龙、水蛭。

功能与主治：平肝潜阳。用于肝阳上亢所致的眩晕，症见头晕、头痛、项强、血压偏高。

2. 山菊降压片（山楂降压片）（《临床用药须知中药成方制剂卷》2020年版）

药物组成：山楂、炒决明子、菊花、夏枯草、盐泽泻、小蓟。

功能与主治：平肝潜阳。用于阴虚阳亢所致的头痛眩晕、耳鸣健忘、腰膝酸软、五心烦热、心悸失眠；高血压病见上述证候者。

3. 养血清脑颗粒（《临床用药须知中药成方制剂卷》2020年版）

药物组成：熟地黄、当归、钩藤、珍珠母、决明子、夏枯草、白芍、川芎、鸡血藤、延胡索、细辛。

功能与主治：养血平肝，活血通络。用于血虚肝旺所致的头痛眩晕、心烦易怒、失眠多梦。

【用法与用量】　9～15g。

【注意】　气虚便溏者不宜用。

【本草摘要】

1.《神农本草经》　“主青盲，目淫肤，赤白膜，眼赤痛泪出。”

2.《本草求真》　“能入肝经除风散热，凡人目泪不收，眼痛不止，多属风热内淫，以致血不上行，治当即为驱逐。按此苦能泄热，咸能软坚，甘能补血，力薄气浮，又能升散风邪，故为治目收泪止痛要药。”

3.《本草正义》　“决明子明目，乃滋益肝肾，以镇潜补阴之义，是培本之正治，非如温辛散风，寒凉降热之止为标病立法者可比，最为有利无弊。”

【化学成分】　主要含醌类成分：大黄酚，大黄素甲醚，橙黄决明素，美决明子素；脂肪酸类成分：棕榈酸，硬脂酸，油酸；挥发油：二氢猕猴桃内酯。

中国药典规定本品含大黄酚（$C_{15}H_{10}O_4$）不得少于0.20%，炒决明子不得少于0.12%；含橙黄决明素（$C_{17}H_{14}O_7$）不得少于0.080%。

【药理毒理】　本品具有泻下、抗菌、降血脂等作用。

1. 泻下作用　决明子具有缓泻作用。决明子粉、煎剂及流浸膏均有显著缓泻效果，口服流浸膏泻下作用在3～5小时达到高峰。从水煎液中分得大黄酚、二蒽酮及d-葡萄糖，口服这些组分后，可从大肠内检测到亚硝基二苯胺的缩合物及大黄酚蒽酮，对用氯霉素处理而抑制肠内细菌增殖的小鼠，其泻下活性减半，蒽酮生成也降低，可见，其泻下成分可能与番泻苷A在小鼠内的作用方式相同，即在肠内细菌作用下，生成对肠管作用的致泻物质而发挥作用。决明子在6.9g/kg时加强肠蠕动，在13.8g/kg时能使排便次数明显增加。生决明与炒决明泻下作用相当，能改善便秘小鼠粪便性状，缩短便秘小鼠排便潜伏期，增加排便次数[1]。135～165℃烘烤对泻下作用无影响，195℃则泻下作用消失。

2. 抗菌作用 决明子醇浸液对金黄色葡萄球菌、白色葡萄球菌、橘色葡萄球菌、白喉杆菌、伤寒杆菌、副伤寒杆菌、乙型副伤寒杆菌及大肠埃希菌均有抑制作用，但其水浸液作用弱。从中分得的2,5-二甲氧基苯醌(2.5-dimethoxybenzoquinone)对葡萄球菌、大肠埃希菌均呈强抗菌活性，8-*O*-甲基大黄酚仅对葡萄球菌有作用。决明子所含异决明内酯、决明内酯、questin、torosachrysone、大黄素等对金黄色葡萄球菌209p和大肠埃希菌HiHJ有抗菌活性，从最小抑菌浓度来看，苯醌、大黄素型蒽醌类、四氢蒽醌及蒽-α-吡喃抗菌活性强，而新月子孢子菌玫瑰色素等萘-γ-吡喃酮无抗菌活性。有谓天然蒽醌中以1,8-二羟基蒽醌类衍生物的抗菌活性最强，如大黄素、大黄酸等，因该类化合物可抑制细菌核酸合成和呼吸过程。大黄酚、大黄素、大黄酸以及非天然的1,8-二羟基蒽醌与DNA结合力很强，可阻止细菌DNA合成，羟基蒽醌与RNA也可形成复合物。但另有报告，决明子多糖部分能使小鼠肠道乳酸菌和双歧杆菌增殖，也能促进泡菜中乳酸菌的增殖。

3. 降脂和抗动脉粥样硬化作用 动物试验和临床改变均表明，决明子可能是一个治疗高脂血症的有效药物[2]。决明子降血脂的有效成分为羟基蒽醌的葡萄糖苷[3]。含7%决明子的高脂饲料喂养小鼠2周，不影响血清总胆固醇(TC)水平，但能明显升高血清高密度脂蛋白胆固醇(HDL-C)含量及提高HDL-C/TC比值。口服决明子散或煎剂，有降低实验性高脂血症大鼠血浆总胆固醇和甘油三酯的作用，还能降低肝中甘油三酯和抑制血小板聚集。决明子粉饲喂实验性高脂血症家兔14周，可降低血清低密度脂蛋白胆固醇(LDL-C)，抑制动脉粥样硬化斑块形成。对于高脂血症兔，决明子正丁醇提物降脂作用最强；对于高脂血症大鼠，则乙酸乙酯部位作用最强。决明子降血脂作用机制与抑制胆固醇合成、决明子所含蒽醌糖苷通过缓泻作用增加大鼠粪中胆固醇排出量等有关。决明子蒽醌类化合物能明显降低高脂血症大鼠血清总胆固醇、甘油三酯及低密度脂蛋白，提高高密度脂蛋白。决明子可减轻高脂饲料大鼠体质量及内脏脂肪质量，同时可见血脂血糖的下降。除蒽醌苷外，还有报告决明子蛋白质也是降脂有效成分之一，决明子蒽醌苷还能改善高脂血症大鼠血液流变性。对于多因素所致大鼠脂肪肝，决明子能减轻肝脂肪变性及改善血清酶学变化。临床上决明子散4g一日两次，可见血清TC、LDL-Ch、TG及TC/HDL-C下降。

决明子乙醇提取物可能降低IL-6和TNF-α水平，还可能有利于动脉粥样硬化斑块的稳定[4]。

4. 减肥作用 决明子水煎剂饮用能明显抑制营养性肥胖大鼠体质量的增加，改善胰岛素抵抗，抗脂质过氧化，但不影响食欲，其机制可能与调节葡萄糖与脂肪代谢有关。新决明内酯可减少大鼠体重增加率，但对3T3-L1前脂肪细胞分化的作用弱，其作用可能与一系列脂质代谢的重要基因相关。决明子能改善高脂血症大鼠的血糖的血脂水平，这可能是通过调节Leptin-NPY系统而实现[5]。

5. 保肝作用 决明子60%乙醇提取物灌胃6天，对四氯化碳所致小鼠血清AST、ALT含量升高及SOD的降低有显著抑制作用，并可减轻肝细胞病变[6, 7]。对于D-半乳糖所致肝损伤小鼠，决明子水提液灌服能显著抑制血清ALT及MDA的升高，增加血清SOD、SH-Px的活性[8]。蒽醌类为主要保肝成分，生品作用强于炒决明子。决明子醇提物能显著抑制D-氨基半乳糖所致损伤，能抑制ALT、AST，并提高血清及肝线粒体SOD、GSH-Px。决明子热水提取物口服670mg/kg对四氯化碳中毒小鼠肝脏有弱的解毒作用。决明子甲醇提取物有显著的护肝作用，进一步从中分得2个新蒽醌糖苷对四氯化碳损伤的肝细胞有弱的保护作用，当剂量为1mg/ml时，其活性分别为13.0%和19.1%。还发现芦荟大黄素、波希鼠李苷也有类似的抗肝毒作用。药理及植化研究表明萘吡咯酮糖苷(naphthopyrone glycosides)是决明子的抗肝毒的主要活性成分。其中决明苷、红镰霉素-6-β-D-龙胆、红镰霉素-6-α-匠菜糖基-(1→6)-*O*-β-D-葡萄糖苷等萘并γ-吡喃酮苷具有显著的抗半乳糖胺致肝损伤作用。

6. 肾保护作用 对于链脲佐菌素糖尿病大鼠，决明子煎剂能降低血糖和糖化血红蛋白，决明子10、50g/kg煎剂灌服，能减少尿蛋白排出，降低血脂及肌酐水平，减轻肾小球肥大，系膜细胞增生和细胞外基质堆积，外周血单个核细胞及肾小球中NF-κB活化减少，纤黏蛋白表达降低[9, 10]。决明子还具有一定利尿作用。

7. 抗血小板聚集作用 决明子具有抗ADP、AA和胶原诱导的血小板聚集作用。决明子中的3个蒽醌化合物aurantioobtusin、chrysoobtusin和emodin仅有微弱的抗血小板聚集活性，而3个蒽醌苷类化合物gluco-obtusifolin、gluco-auranfioobtusin和gluco- chrysoobtusin则均具有强的血小板聚集抑制作用，前二者抑制AA诱导的作用与阿司匹林相当，gluco-chrysoobtusin约为阿司匹林的3倍，抑制ADP诱导的作用均为阿司匹林的5～50倍，抑制胶原诱导的作用为阿司匹林的2～5倍。

8. 对免疫功能的影响 决明子水煎醇沉剂15g/kg皮下注射可使小鼠胸腺萎缩，外周血淋巴细胞ANAE染色阳性率明显降低，使DNCB所致小鼠皮肤迟发型超敏反应受抑，但对血清溶血素形成无明显影响。另外决明子水煎醇沉剂可使小鼠腹腔巨噬细胞吞噬鸡红细胞百分率和吞噬指数明显增高，溶菌酶水平也明显高于对照组。上述结果表明决明子对细胞免疫功能有抑制作用，对体液免疫功能无明显影响，而对巨噬细胞吞噬功能有增强作用。

9. 其他作用 决明子有一定降压作用，决明子注射液0.05g/100g体重静脉注入可使自发性高血压大鼠收缩压明显降低，同时也使舒张压显著降低。有报道决明子脂溶部分在10mg/kg时呈现明显的降压作用，醇溶和水溶部分在15mg/kg时出现明显的降压作用。给家兔和狗灌服50%决明子煎剂，每天2次，连续16天，可显著增强动物睫状肌乳酸脱氢酶活性。决明子蛋白与蒽醌苷可明显降低衰老小鼠脑组织MDA含量，提高SOD水平、降低脂褐素含量、改善学习记忆能力。决明子具有抗氧化活性[11-15]。空腹给决明子流浸膏，可促进造胃瘘狗的胃液分泌。决明子水提物、三氯甲烷萃取部分对cAMP磷酸二酯酶有抑制作用。

10. 体内过程 有报告灌服决明子粉，家兔血中仅有谷氨酸、蛋氨酸、酪氨酸、组氨酸和精氨酸，决明子中存在的另14种氨基酸未见明显吸收[16]。

11. 毒理研究 给大鼠饲喂含1%、2%、4%、8%、16%和32%决明子的食物，第8天所有服含32%决明子的大鼠死亡，随着决明子在食物中占的比例增加，动物体重、食物及水的消耗成相关性降低，并对睾丸及骨髓有一定毒性。决明子提取物可影响肌肉线粒体功能，决明子混悬液及有机溶剂提取物能轻微升高大鼠血浆肌酸激酶水平，这可能与肌损伤有关。另报告以含0.9%～8.0%决明子生药的乙醇提取物给大鼠灌服13周，可见于25g生药剂量引起肾、结肠、直肠、肠系膜淋巴结、睾丸等病变，出现最低毒性剂量为5g生药/kg。

【参考文献】 [1] 陈艳芬，刘伟民，江滨，等. 不同工艺决明子配方颗粒与传统饮片的药效学比较. 中国实验方剂学杂志，2012，18(13)：161-164.

[2] 张喜，董慧. 决明子及其主要成分治疗高脂血症的研究进展. 现代中西医结合杂志，2014，23(35)：3972-3974.

[3] 亓国锋. 决明子降血脂有效成分的研究分析. 光明中医，2011，26(8)：1569-1570.

[4] 王永辉，高丽，周文静，等. 决明子乙醇提取物对高脂血症模型大鼠糖脂代谢及相关炎性细胞因子的影响. 中国实验方剂学杂志，2014，20(7)：178-181.

[5] 高丽，周文静，马艳苗，等. 决明子乙醇提取物对高脂血症模型大鼠瘦素及神经肽Y的影响. 中国实验方剂学杂志，2013，19(8)：235-238.

[6] 要鹏，张宇摇，齐安龙，等. 决明子、枸杞果、绿茶对非酒精性脂肪肝小鼠血脂代谢的影响对比. 中国医学创新，2011，8(16)：13-16.

[7] 梁朔，张振秋，米宝丽，等. 生、炒决明子对CCl_4致大鼠急性肝损伤保护作用的比较研究. 中药材，2014，37(6)：969-970.

[8] 张荣，刘必旺，王永辉，等. 决明子乙酸乙酯提取物对非酒精性脂肪肝大鼠的防治作用. 山西中医，2009，25(7)：45-47.

[9] 晋亚楠，李盼盼，李学刚，等. 决明子醇提物对糖尿病小鼠氧化应激的影响. 中国当代医药，2012，19(9)：25-26.

[10] 朱铁锤. 决明子对糖尿病大鼠肾脏纤维化的抑制作用. 中国实验方剂学杂志，2012，18(24)：315-319.

[11] 郑荣波，黄晓丹，何蓉蓉，等. 决明子提取物对链脲佐菌素诱发糖尿病小鼠晶状体氧化应激状态的影响. 中国实验方剂学杂志，2012，18(9)：233-237.

[12] 黄晓丹，郑荣波，谭蕊蓉，等. 决明子提取物对小鼠实验性晶状体氧化应激状态的影响. 中药新药与临床药理，2012，23(2)：167-170.

[13] 孔祥密，王培卿，康文艺. 决明子生品及炮制品的抗氧化活性研究. 天然产物研究与开发，2014，26：248-251.

[14] 李静华，朱链链. 不同提取方法对决明子黄酮类成分及抗氧化活性的影响. 亚太传统医药，2013，9(2)：32-33.

[15] 刘月丽，陈依雨，吕俊华. 决明子对脂肪肝大鼠肝组织抗氧化能力的影响. 海南医学院学报，2014，20(12)：1617-1618.

[16] 张叶，吴晓辉，高卫真. 决明子中蒽醌类成分在大鼠体内的药动学. 中国医院药学杂志，2012，32(9)：691-694.

密蒙花

Mimenghua

本品为马钱科植物密蒙花 *Buddleja officinalis* Maxim. 的干燥花蕾和花序。主产于湖北、四川、陕西、河南。春季花未开放时采收，除去杂质，干燥。以色灰黄、花蕾密聚、茸毛多者为佳。

【性味与归经】 甘，微寒。归肝经。

【功能与主治】 清热泻火，养肝明目，退翳。用于目赤肿痛，多泪羞明，目生翳膜，肝虚目暗，视物昏花。

【效用分析】 密蒙花甘寒质润，主入肝经，能清肝火，润肝燥而明目退翳，《开宝本草》载其“主青盲肤翳，赤涩多眵泪，消目中赤脉”，故常用治肝火上炎所致的目赤肿痛，羞明多泪，目生翳障等症，以及肝虚有热，目睛失养之目暗，视物昏花者。

【配伍应用】密蒙花配谷精草　密蒙花长于清热泻火，养肝明目；谷精草善于疏散头部风热而明目退翳。两药伍用，明目退翳作用增强。适用于肝血不足、风热上壅之目生翳障，视物不清，迎风流泪。

【鉴别应用】密蒙花与决明子　两者均甘、微寒，归肝经，同属清热泻火药，皆能清热养肝明目，适用于肝火上炎之目赤肿痛，羞明多泪及肝虚有热之目暗不明。然密蒙花功善清热养肝，明目退翳，主治肝热目赤肿痛，羞明多泪及肝虚有热之目昏干涩，目生翳障。决明子清泄肝火之力较强，且能益肾阴，虚实目疾均可应用；兼入大肠经，又有润肠通便作用，可用治内热肠燥之大便秘结。

【方剂举隅】

1. 密蒙花散（《和剂局方》）

药物组成：密蒙花、石决明、木贼、白蒺藜、羌活、菊花。

功能与主治：清泻肝火，明目退翳。适用于肝火上炎之目赤肿痛，羞明多泪、眼生翳膜。

2. 还睛丸（《普济方》）

药物组成：白术、菟丝子、防风、羌活、白蒺藜、密蒙花、木贼、青葙子、蝉蜕。

功能与主治：疏散风热，明目退翳。适用于风热上攻之目赤肿痛，怕日羞明，多泪隐涩，瘀肉侵睛，或痛，渐生翳膜。

【成药例证】

1. 明目蒺藜丸（《临床用药须知中药成方制剂卷》2020年版）

药物组成：蒺藜（盐水炙）、蔓荆子（微炒）、菊花、蝉蜕、防风、荆芥、薄荷、白芷、木贼、决明子（炒）、密蒙花、石决明、黄连、栀子（姜水炙）、连翘、黄芩、黄柏、当归、赤芍、地黄、川芎、旋覆花、甘草。

功能与主治：清热散风，明目退翳。用于上焦火盛引起的暴发火眼、云蒙障翳、羞明多眵、眼边赤烂、红肿痛痒、迎风流泪。

2. 拨云退翳丸（《临床用药须知中药成方制剂卷》2020年版）

药物组成：蝉蜕、蛇蜕、木贼、密蒙花、蒺藜（盐炒）、菊花、荆芥穗、蔓荆子、薄荷、黄连、地骨皮、楮实子、天花粉、当归、川芎、花椒、甘草。

功能与主治：散风清热，退翳明目。用于风热上扰所致的目翳外障、视物不清、隐痛流泪。

3. 障眼明片（《临床用药须知中药成方制剂卷》2020年版）

药物组成：熟地黄、菟丝子、枸杞子、肉苁蓉、山茱萸、白芍、川芎、黄精、黄芪、党参、甘草、决明子、青葙子、蕤仁（去内果皮）、密蒙花、蔓荆子、菊花、石菖蒲、车前子、升麻、葛根、黄柏。

功能与主治：补益肝肾，退翳明目。用于肝肾不足所致的干涩不舒、单眼复视、腰膝痠软或轻度视力下降；早、中期年龄相关性白内障见上述证候者。

【用法与用量】3～9g。

【本草摘要】

1.《开宝本草》“主青盲肤翳，赤涩多眵泪，消目中赤脉，小儿麸痘及疳气攻眼。”

2.《本草经疏》“密蒙花，为厥阴肝家正药，所主无非肝虚有热所致。盖肝开窍于目，目得血而能视，肝血虚则为青盲肤翳，肝热甚则为赤肿眵泪，赤脉及小儿痘疮余毒，疳气攻眼。此药甘以补血，寒以除热，肝血足而诸证无不愈矣。”

3.《本草求真》“密蒙花，味薄于气，佐以养血之药，更有力焉。”

【化学成分】主要含黄酮类成分：蒙花苷，芹菜苷，刺槐苷，木犀草苷，密蒙花新苷，木犀草素-7-*O*-葡萄糖苷等。

中国药典规定本品含蒙花苷（$C_{28}H_{32}O_{14}$）不得少于0.50%。

【药理毒理】本品具有抗实验性干眼症作用。

1. 对实验性干眼症的影响　密蒙花可显著抑制雄激素水平降低后大鼠干眼症的发生，抑制泪腺局部炎症反应[1~6]，其主要成分为总黄酮，密蒙花总黄酮对于去势所致干眼症雄兔和大鼠模型能显著改善泪腺组织超微结构，维持泪腺基础分泌量和泪膜的稳定性，其作用机制可能是促进信号传导及转录激活因子1（sTAT1）的磷酸化表达，并激活 sTAT1 细胞信号传导通路，而产生与丙酸睾酮相同的雄激素效应。并能显著上调角膜和泪腺局部转化生长因子 β_1 mRNA 的表达，下调 TNF-α，IL-1β 蛋白的表达. 显著抑制角膜和泪腺组织局部炎症反应；上调凋亡相关基因 Bcl-2 mRNA 表达，降低 Bax mRNA 的表达，抑制细胞凋亡有关[7-16]。

2. 降血糖作用　密蒙花正丁醇提取物 0.2、0.4、0.8g/kg 灌胃，可降低链脲佐菌素糖尿病大鼠血糖水平，抑制醛糖还原酶活性。密蒙花还可治疗中早期年龄相关性非糖尿病性白内障[17]。

3. 其他作用　密蒙花及其总黄酮有抗氧化作用[18-20]。本品含药血清对人脐静脉血管内皮细胞的增生有抑制作用，能阻滞其由 S 期进入 G_2-M 期，从而降低其有丝分裂能力，诱导其凋亡。此外，密蒙花提取物体外对金黄色葡萄球菌和乙型溶血链球菌有抑菌作用，MIC 为 5mg/ml。

【参考文献】 [1] 彭清华，姚小磊，吴权龙，等. 密蒙花提取物滴眼剂对实验性干眼症大鼠泪腺组织雄激素受体数量的影响. 中国中西医结合杂志，2012，32(1)：72-75，114.

[2] 彭清华，姚小磊，彭俊，等. 密蒙花提取物滴眼剂对实验性干眼症鼠泪腺组织细胞凋亡的影响. 国际眼科杂志，2010，10(1)：40-43.

[3] 吴权龙，彭清华，姚小磊，等. 密蒙花提取物滴眼剂对实验性干眼症大鼠泪腺组织形态学的影响. 湖南中医药大学学报，2009，29(5)：22-25.

[4] 彭清华，姚小磊，吴权龙，等. 密蒙花提取物滴眼剂对实验性干眼症大鼠泪腺组织细胞凋亡的影响. 中西医结合学报，2010，8(3)：244-249.

[5] 彭清华，姚小磊，吴权龙，等. 密蒙花提取物滴眼对干眼症去势鼠泪腺组织雄激素受体数量的影响. 国际眼科杂志，2010，10(2)：203-208.

[6] 彭清华，姚小磊，彭俊，等. 密蒙花提取物对干眼症雄兔泪腺局部炎症反应影响的研究. 中华中医药学刊，2010，28(7)：1351-1356.

[7] 李海中，彭清华，王芬，等. 密蒙花总黄酮对去势雄鼠干眼病血清睾酮水平的影响. 国际眼科杂志，2013，13(11)：2174-2178.

[8] 李怀凤，彭清华，姚小磊，等. 密蒙花总黄酮对去势雄鼠干眼症模型角膜和泪腺组织的保护作用. 中国中医眼科杂志，2010，20(1)：1-5.

[9] 陈佳文，彭清华，姚小磊，等. 密蒙花总黄酮对去势雄鼠干眼症泪腺组织超微结构变化的影响. 中医眼耳鼻喉杂志，2011，1(1)：19-26.

[10] 陈佳文，彭清华，姚小磊，等. 密蒙花总黄酮对去势雄鼠干眼症泪腺 TGF-β_1 及其基因表达的影响. 眼科研究，2010，28(4)：311-314.

[11] 陈佳文，彭清华，姚小磊，等. 密蒙花总黄酮对去势雄鼠干眼症泪腺组织中白细胞介素-1β 表达的影响. 湖南中医药大学学报，2011，31(9)：16-18，30.

[12] 李怀凤，彭清华，姚小磊，等. 密蒙花总黄酮对去势雄鼠干眼症模型角膜 TNF-α，IL-1β 表达的影响. 国际眼科杂志，2009，9(7)：1248-1251.

[13] 李海中，彭清华，王芬，等. 密蒙花总黄酮对去势雄鼠角膜组织 Fas、FasL 表达的影响. 眼科新进展，2013，33(12)：1110-1114.

[14] 王芬，彭清华，李海中，等. 密蒙花总黄酮含药血浆对干眼症细胞模型 Bax mRNA 及 Bcl-2 mRNA 表达的影响. 国际眼科杂志，2012，12(10)：1836-1840.

[15] 王方，彭清华，姚小磊，等. 密蒙花总黄酮含药血浆干预干眼症细胞凋亡模型 AR mRNA 表达. 国际眼科杂志，2011，11(2)：220-222.

[16] 王方，彭清华，姚小磊，等. 密蒙花总黄酮含药血浆干预干眼症细胞凋亡模型 STAT1 磷酸化蛋白表达. 国际眼科杂志，2010，10(1)：5-8.

[17] 朱五庚. 单味中药“密蒙花”在中早期年龄相关性非糖尿病性白内障的治疗作用. 中外医学研究，2013，11(34)：25-26.

[18] 蔡凌云，韩素菊，肖杭，等. 密蒙花总黄酮抗氧化活性. 光谱实验室，2011，28(3)：1343-1346.

[19] 罗蜻子，孔永强，张弘，等. 密蒙花总黄酮清除自由基活性研究. 林产化学与工业，2012，32(3)：97-101.

[20] 熊勇，熊扬波，杨青松. 药用植物密蒙花总黄酮提取及抗氧化性研究. 生物技术，2011，21(3)：85-87.

青葙子
Qingxiangzi

本品为苋科植物青葙 *Celosia argentea* L. 的干燥成熟种子。全国大部分地区均产。秋季果实成熟时采割植株或摘取果穗，晒干，收集种子，除去杂质。用时捣碎。以粒饱满、色黑、光亮者为佳。

【性味与归经】 苦，微寒。归肝经。

【功能与主治】 清肝泻火，明目退翳。用于肝热目赤，目生翳膜，视物昏花，肝火眩晕。

【效用分析】 青葙子苦寒沉降，入肝经，功专清泄肝经实火，明目退翳，《药性论》载其“治肝脏热毒冲眼，赤障，青盲，障翳”，故可用于肝火上炎引起的目赤肿痛、目生翳障、视物昏暗。青葙子苦寒降泄，能清肝火，抑肝阳，《本草正义》载“其子苦寒滑利，善涤郁热，故目科风热肝火诸症统以治之”，又可用于肝阳化火所致头痛眩晕、烦躁不寐。

【配伍应用】 **青葙子配决明子** 青葙子清肝泻火，明目退翳；决明子清肝明目，兼益肝阴。两药伍用，清肝泻火明目作用增强，且清中有散，泻中有补。适用于肝火上炎之目赤肿痛，眼生翳膜，视物昏花。

【鉴别应用】

1. 青葙子与谷精草 二者均入肝经而能清肝明目，用于肝火或肝经风热所致的目赤肿痛，羞明多泪及目生翳障。但青葙子苦而微寒，功能清泄肝火，明目退翳，主治肝火上炎之目赤肿痛、翳障视暗；且能清泻肝火，用治肝阳化火所致的头痛眩晕。谷精草质轻升浮，功善疏散风热，明目退翳，主治风热上攻之目赤翳障，兼头痛、牙痛。

2. 青葙子与密蒙花 二者均属清热泻火药，均入肝经而能清肝明目，用于肝火或肝经风热所致的目赤肿痛，羞明多泪及目生翳障。但青葙子苦而微寒，功能清泄肝火，明目退翳，主治肝火上炎之目赤肿痛、翳障视暗；且能清肝火，抑肝阳，用治肝阳化火所致的头痛眩晕。密蒙花甘而微寒，功善清肝养血，明目退翳，主治肝热目赤肿痛，肝血不足之视物昏花。

【方剂举隅】 青葙丸（《医宗金鉴》）

药物组成：青葙子、生地黄、菟丝子、茺蔚子、防风、玄参、柴胡、泽泻、车前子、茯苓、五味子、细辛。

功能与主治：清热泻火，养肝明目，退翳。用治肝虚积热而致的两目红肿疼痛，涩泪难睁，时发时止，久则渐重，遂生翳膜，视物昏暗。

【成药例证】

1. 障翳散（《临床用药须知中药成方制剂卷》2020年版）

药物组成：麝香、丹参、红花、茺蔚子、牛胆干膏、羊胆干膏、黄连素、青葙子、决明子、蝉衣、荸荠粉、硼砂、木通、黄芪、山药、没药、昆布、海藻、珍珠、琥珀、海螵蛸、炉甘石（水飞）、天然冰片、核黄素、无水硫酸钙。

功能与主治：行滞祛瘀，退障消翳。用于老年性白内障及角膜翳属气滞血瘀证。

2. 石斛夜光颗粒（丸）（《临床用药须知中药成方制剂卷》2020年版）

药物组成：石斛、天冬、麦冬、地黄、熟地黄、枸杞子、肉苁蓉、菟丝子、五味子、牛膝、人参、山药、茯苓、甘草、水牛角浓缩粉、羚羊角、黄连、决明子、青葙子、菊花、盐蒺藜、川芎、防风、苦杏仁、麸炒枳壳。

功能与主治：滋阴补肾，清肝明目。用于肝肾两亏，阴虚火旺，内障目暗，视物昏花。

3. 琥珀还睛丸（《临床用药须知中药成方制剂卷》2020年版）

药物组成：熟地黄、地黄、肉苁蓉、杜仲（炭）、枸杞子、菟丝子、沙苑子、天冬、麦冬、知母、石斛、黄连、黄柏、党参（去芦）、山药、茯苓、当归、川芎、琥珀、水牛角浓缩粉、羚羊角粉、青葙子、菊花、炒苦杏仁、麸炒枳壳、炙甘草。

功能与主治：补益肝肾，清热明目。用于肝肾两亏、虚火上炎所致的内外翳障、瞳孔散大、视力减退、夜盲昏花、目涩羞明、迎风流泪。

【用法与用量】 9～15g。

【注意】 本品有扩散瞳孔作用，青光眼患者禁用。

【本草摘要】

1.《药性论》 “治肝脏热毒冲眼，赤障，青盲，障翳。”

2.《本经逢原》 “治风热目疾，与决明子功同。”

3.《本草正义》 “其子苦寒滑利，善涤郁热，故目科风热肝火诸症统以治之。”

【化学成分】 主要含脂肪酸类成分：棕榈酸，硬脂酸，油酸，亚油酸等；三萜皂苷类成分：青葙苷 A、B等；还含多种氨基酸。

【药理作用】 本品具有保肝作用。

1. 保肝作用 采用CCl_4诱导小鼠急性肝损伤模型，青葙子醇提物可不同程度地抑制肝脏指数的升高，降低肝损伤小鼠血清中 ALT 和 AST 含量，提高血清 SOD 活性[1]。青葙子苷 A 具有良好的保肝活性，应用逆行胰胆管术注射牛磺胆酸钠（TAC）复制了 AHNP 试验动物模型，青葙子苷 A 可降低肝组织中腹水量、血清淀粉酶含量、TNF-α 含量及 NF-κB 蛋白表达，其机制可能是通过抑制胰弹性蛋白酶的分泌与激活，抑制 NF-κB 表达，降低炎症反应，从而减轻肝损伤[2]。另外，青葙子水提液中分离出一种酸性多糖 celosian 腹腔注射，对 D-半乳糖胺-脂多糖所致大鼠肝细胞损伤有明显保护作用，还可提高肝、脾 NK 细胞的活性。

2. 对晶状体的保护作用 青葙子水提醇沉液体外对 Fenton 反应所致的家兔晶状体氧化损伤有保护作用，可增强晶状体的抗氧化能力，拮抗 H_2O_2 所诱导的晶状体上皮细胞凋亡。

3. 抗肿瘤作用 青葙子苷 A 具有诱导 $HepG_2$ 细胞凋亡的作用，其机制可能与激活 caspase-3、7 和抑制 NF-κB 蛋白表达有关[3]。

4. 降血糖作用 青葙子水提物和醇提物灌胃给药，可促进四氧嘧啶糖尿病小鼠胰岛素分泌，并使小鼠肾脏和肝脏的肿胀恢复接近正常。

【参考文献】 ［1］邹达，陈艳芬，杨超燕，等．青葙子与反枝苋子提取物对小鼠急性肝损伤保护作用的比较．广东药学院学报，2012，28（6）：632-635.

［2］李洪亮，程齐来，孙立波，等．青葙子苷 A 对 AHNP 诱导肝损伤的保护作用研究．湖北农业科学，2014，53（15）：3588-3590.

［3］程齐来，李洪亮，黄志勤．青葙子苷 A 诱导肝癌 $HepG_2$ 细胞凋亡及相关机制研究．中国实验方剂学杂志，2013，19（23）：200-204.

西瓜霜

Xiguashuang

本品为葫芦科植物西瓜 *Citrullus lanatus*(Thunb.) Matsumu. et Nakai 的成熟新鲜果实与皮硝经加工制成。全国大部分地区多有生产。以色白、呈结晶性粉末者为佳。

【性味与归经】 咸，寒。归肺、胃、大肠经。

【功能与主治】 清热泻火，消肿止痛。用于咽喉肿痛，喉痹，口疮。

【效用分析】 西瓜霜性寒清热，功善清泄肺、胃、大肠之热，而有清热泻火，消肿止痛之功，《疡医大全》载其："治咽喉口齿，双蛾喉痹"，故为临床治疗咽喉肿痛，喉痹，口疮之佳品。

【配伍应用】西瓜霜配冰片 西瓜霜功善清热泻火，消肿止痛；冰片功善清热止痛，消肿生肌。两药伍用，清热泻火，消肿止痛，利咽作用增强。适用于热毒内蕴所致的咽喉肿痛，口舌生疮。

【方剂举隅】 玉钥匙(《喉痧症治概要》)

药物组成：西瓜霜、月石、朱砂、僵蚕、冰片。

功能与主治：清热泻火，解毒消肿。适用于喉痹，肿痛白腐。

【成药例证】

1. 西瓜霜润喉片(《临床用药须知中药成方制剂卷》2020 年版)

药物组成：西瓜霜、冰片、薄荷素油、薄荷脑。

功能与主治：清音利咽，消肿止痛。用于防治咽喉肿痛，声音嘶哑，喉痹，喉痈，喉蛾，口糜，口舌生疮，牙痛；急慢性咽喉炎，急性扁桃体炎，口腔溃疡，口腔炎，牙龈肿痛。

2. 珠黄吹喉散(《临床用药须知中药成方制剂卷》2020 年版)

药物组成：黄连、黄柏、珍珠、人工牛黄、儿茶、雄黄、西瓜霜、硼砂(煅)、冰片。

功能与主治：解毒化腐生肌。用于热毒内蕴所致的咽喉口舌肿痛、糜烂。

3. 桂林西瓜霜(胶囊、含片)(《临床用药须知中药成方制剂卷》2020 年版)

药物组成：西瓜霜、黄芩、黄连、黄柏、射干、山豆根、大黄、浙贝母、青黛、薄荷脑、无患子果(炭)、煅硼砂、冰片、甘草。

功能与主治：清热解毒，消肿止痛。用于风热上攻、肺胃热盛所致的乳蛾、喉痹、口糜。症见咽喉肿痛、喉核肿大、口舌生疮、牙龈肿痛或出血；急、慢性咽炎，扁桃体炎，口腔炎，口腔溃疡，牙龈炎见上述证候者及轻度烫伤(表皮未破)者。

4. 瓜霜退热灵胶囊(《临床用药须知中药成方制剂卷》2020 年版)

药物组成：西瓜霜、北寒水石、石膏、滑石、羚羊角、水牛角浓缩粉、人工麝香、冰片、玄参、升麻、丁香、沉香、磁石、朱砂、甘草。

功能与主治：清热解毒，开窍镇惊。用于热病热入心包，肝风内动证，症见高热、惊厥、抽搐、咽喉肿痛。

【用法与用量】 0.5～1.5g。外用适量，研末吹敷患处。

【注意】 虚寒者禁用。

【本草摘要】

1.《疡医大全》 "治咽喉口齿，双蛾喉痹。"

2.《本草再新》 "治喉痹久嗽。"

【化学成分】 主要含硫酸钠，还含甜菊素，枸橼酸等。

中国药典规定本品含硫酸钠(Na_2SO_4)不得少于 90.0%。

二、清热燥湿药

清热燥湿药性味苦寒，苦能燥湿，寒能清热，故有清热燥湿的功效，兼有清热泻火的功效。主要用于湿热证及火热证。如湿温或暑温夹湿，湿热壅结，气机不畅，则症见身热不扬、胸脘痞闷、小便短赤、舌苔黄腻；若湿热蕴结脾胃，升降失常，则症见脘腹胀满、呕吐、泻痢；若湿热壅滞大肠，传导失职，则症见泄泻、痢疾、痔疮肿痛；若湿热蕴蒸肝胆，则症见黄疸尿赤、胁肋胀痛、耳肿流脓；若湿热下注，则症见带下色黄，或热淋灼痛；若湿热流注关节，则症见关节红肿热痛；若湿热浸淫肌肤，则可见湿疹、湿疮。上述湿热为患诸病证均属本类药物主治范围。

临床常用的清热燥湿药有黄芩、黄连、黄柏、龙胆、秦皮、苦参、白鲜皮、苦豆子、三棵针、功劳木、积雪草、青叶胆、水飞蓟等。

黄芩

Huangqin

本品为唇形科植物黄芩 *Scutellaria baicalensis* Georgi 的干燥根。主产于河北、山西、内蒙古、陕西。春、秋二季采挖，除去须根及泥沙，晒后撞去粗皮，晒干。切薄片。以外表皮棕黄色、切面色黄者为佳。

【炮制】 酒黄芩 取黄芩片，用黄酒拌润，炒干。

【性味与归经】 苦，寒。归肺、胆、脾、大肠、小肠经。

【功能与主治】 清热燥湿，泻火解毒，止血，安胎。

用于湿温、暑湿，胸闷呕恶，湿热痞满，泻痢，黄疸，肺热咳嗽，高热烦渴，血热吐衄，痈肿疮毒，胎动不安。

【效用分析】 黄芩为苦寒清肃之品，善清肺、胆、脾、大肠、小肠经之湿热，尤长于清中上焦湿热，为清热燥湿的要药。《神农本草经》载其"主诸热黄疸，肠澼，泄利"，故黄芩常用于湿温、暑湿，湿热郁阻，胸脘痞闷，恶心呕吐，以及大肠湿热，泄泻痢疾，湿热黄疸。《名医别录》载其"疗痰热"，《滇南本草》载其"上行泻肺火"，黄芩善清肺火及上焦实热，故常用于肺热壅遏，肺失清降，咳嗽痰稠以及外感热病，中上焦郁热所致高热烦渴。黄芩苦寒，善泻亢盛之火以凉血止血，清胞宫之热而安胎，故可用于血热妄行所致的吐血衄血，崩漏下血，以及热扰胞宫而致的胎动不安。

黄芩尚有较强的泻火解毒、消肿止痛之力，还可用治火毒炽盛的疮痈肿毒，咽喉肿痛。

【配伍应用】

1. 黄芩配黄连 黄芩长于清肺火，去上、中二焦湿热；黄连善于泻心、胃之火，祛中焦湿热。两药伍用，其清热燥湿、泻火解毒作用显著增强。适用于上、中二焦火热炽盛所致的高热头痛，目赤肿痛，齿龈肿胀，口舌生疮及湿热泄泻或痢疾。

2. 黄芩配厚朴 黄芩苦寒清泄，能清热燥湿、泻火解毒；厚朴苦燥辛散，有燥湿除满，行气导滞之效。两药伍用，辛开苦降，既能清热化湿，又能理气除胀，使热清湿除，气机调畅。适用于中焦湿热，气机不畅，脘腹痞闷胀满。

3. 黄芩配木香 黄芩苦燥，善祛大肠湿热；木香辛温，善行脾胃、大肠之气。两药伍用，既能清湿热而止痢，又能理气以调胃肠。适用于湿热痢疾，里急后重之证。

4. 黄芩配桑白皮 黄芩具有清热燥湿，泻火解毒之功；桑白皮具有清肺化痰，降气平喘之功。两药伍用，清肺泻热之力明显增强，共奏清热泻肺，平喘止咳之功。适用于肺热壅盛之喘咳。

5. 黄芩配砂仁 黄芩能清热安胎，且泄热而不伤胎气；砂仁能理气安胎，且行气而不破气。两药伍用，既能清热安胎，又能调和气机。适用于怀胎蕴热，气机不调之胎动不安，妊娠恶阻。

【鉴别应用】 **生黄芩、酒黄芩与黄芩炭** 三者均为黄芩的不同炮制品，由于炮制方法不同，作用亦各有偏重。生黄芩清热泻火解毒力强，多用于热入气分，湿热黄疸，痈肿疮毒。酒黄芩可入血分，药借酒势而上升，多用于清上焦热。黄芩炭以清热止血为主，用于血热妄行之吐血衄血，崩漏下血。

【方剂举隅】

1. 黄芩滑石汤（《温病条辨》）

药物组成：黄芩、滑石、茯苓皮、猪苓、大腹皮、白蔻仁、通草。

功能与主治：清热利湿。适用于湿温邪在中焦，发热身痛，汗出热解，继而复热，渴不多饮，或不渴，舌苔淡黄而滑，脉缓。

2. 半夏泻心汤（《伤寒论》）

药物组成：半夏、黄芩、干姜、人参、炙甘草、黄连、大枣。

功能与主治：寒热平调，消痞散结。适用于寒热错杂之痞证，症见心下痞，但满而不痛，或呕吐，肠鸣下利，舌苔腻而微黄。

3. 葛根黄芩黄连汤（《伤寒论》）

药物组成：葛根、炙甘草、黄芩、黄连。

功能与主治：解表清里。适用于协热下利，症见身热下利，胸脘烦热，口干作渴，喘而汗出，舌红苔黄，脉数或促。

4. 清气化痰丸（《医方考》）

药物组成：陈皮、杏仁、枳实、黄芩、瓜蒌仁、茯苓、胆南星、制半夏、姜汁。

功能与主治：清热化痰，理气止咳。适用于痰热咳嗽，症见咳嗽气喘，咯痰黄稠，胸膈痞闷，甚则气急呕恶，烦躁不宁，舌质红，苔黄腻，脉滑数。

5. 凉膈散（《和剂局方》）

药物组成：川大黄、朴硝、炙甘草、山栀子仁、薄荷、黄芩、连翘、竹叶。

功能与主治：泻火通便，清上泄下。适用于上中二焦邪郁生热证，症见烦躁口渴，面赤唇焦，胸膈烦热，口舌生疮，睡卧不宁，谵语狂妄，或咽痛吐衄，便秘溲赤，或大便不畅，舌红苔黄，脉滑数。

【成药例证】

1. 甘露消毒丸（《临床用药须知中药成方制剂卷》2020年版）

药物组成：滑石、茵陈、黄芩、石菖蒲、豆蔻、藿香、薄荷、射干、川贝母、木通、连翘。

功能与主治：芳香化湿，清热解毒。用于暑湿蕴结，身热肢酸，胸闷腹胀，尿赤黄疸。

2. 清肺抑火丸（《临床用药须知中药成方制剂卷》2020年版）

药物组成：黄芩、栀子、黄柏、浙贝母、桔梗、前胡、苦参、知母、天花粉、大黄。

功能与主治：清肺止咳，化痰通便。用于痰热阻肺所致的咳嗽、痰黄稠黏、口干咽痛、大便干燥。

3. 清咽利膈丸（《临床用药须知中药成方制剂卷》2020 年版）

药物组成：黄芩、射干、连翘、栀子、熟大黄、防风、荆芥穗、薄荷、炒牛蒡子、天花粉、玄参、桔梗、甘草。

功能与主治：清热利咽，消肿止痛。用于外感风邪、脏腑积热所致的咽部红肿、咽痛、面红腮肿、痰涎壅盛、胸膈不利、口苦舌干、大便秘结、小便黄赤。

4. 复方黄芩片（《临床用药须知中药成方制剂卷》2020 年版）

药物组成：黄芩、十大功劳、虎杖、穿心莲。

功能与主治：清热解毒，凉血消肿。用于风热上攻、湿热内蕴所致的咽喉肿痛、口舌生疮、感冒发热、湿热泄泻、热淋涩痛、痈肿疮疡。

5. 芩连片（《临床用药须知中药成方制剂卷》2020 年版）

药物组成：黄芩、黄连、黄柏、连翘、赤芍、甘草。

功能与主治：清热解毒，消肿止痛。用于脏腑蕴热，头痛目赤，口鼻生疮，热痢腹痛，湿热带下，疮疖肿痛。

【用法与用量】 3～10g。

【注意】 本品苦寒伤胃，脾胃虚寒者不宜使用。

【本草摘要】

1.《神农本草经》 “主诸热黄疸，肠澼泄痢，逐水，下血闭，恶疮，疽蚀，火疡。”

2.《名医别录》 “主治痰热，胃中热，小腹绞痛，消谷，利小肠，女子血闭、淋露下血，小儿腹痛。”

3.《本草经疏》 “其性清肃，所以除邪；味苦所以燥湿；阴寒所以胜热，故主诸热。诸热者，邪热与湿热也。黄疸、肠澼泄痢皆湿热胜之病也。折其本则诸病自瘳矣。”

4.《滇南本草》 “上行泻肺火，下行泻膀胱火，男子五淋，女子暴崩，调经清热，胎有火热不安，清胎热，除六经实火实热。”

【化学成分】 主要含黄酮类成分：黄芩苷，黄芩素，汉黄芩苷，汉黄芩素，黄芩新素，去甲汉黄芩素等。

中国药典规定本品含黄芩苷（$C_{21}H_{18}O_{11}$）不得少于 9.0%，饮片不得少于 8.0%。

【药理毒理】 本品具有抗病原微生物、解热、抗炎、抗过敏及解毒等作用。

1. 抗病原微生物作用　曾有大量报告表明黄芩具有显著而广谱的抗病原微生物作用，如在体外能抑制金黄色葡萄球菌、肺炎双球菌、溶血性链球菌、脑膜炎双球菌、痢疾杆菌、白喉杆菌、炭疽杆菌、变形杆菌、霍乱弧菌、结核杆菌以及钩端螺旋体等的生长，对于一些特殊致病菌，如幽门螺杆菌、致龋菌、衣原体等，黄芩或其主要成分也有明显抑制作用。此外，对于某些病毒黄芩也有一定抑制效果，如流感病毒、鼻病毒、呼吸道合胞病毒、柯萨奇病毒。有研究表明黄芩苷、黄芩苷元均能抑制免疫缺陷病毒逆转录酶（HIV-1 RT），在 H9 细胞培养中能抑制 HIV-1 的复制，并对小鼠白血病感染有保护作用。口服黄芩素具有良好的抗甲型流感病毒作用，连续 5 天灌胃给予黄芩素 100μg/kg 可降低感染甲型流感病毒小鼠的死亡率[1]。黄芩素和黄芩苷对流感病毒所致的细胞病变有明显的抑制作用，其中黄芩素的 IC_{50} 为 77.8μg/ml，治疗指数（TI）为 8.89，黄芩苷的 IC_{50} 值为 16.2μg/ml，TI 为 21.4。当黄芩苷质量浓度为 31.3μg/ml 时，能明显降低病毒神经氨酸酶的活力，从而抑制病毒复制[2]。黄芩苷元的作用较黄芩苷更强，两种化合物治疗指数相近。另有报告，黄芩与柴胡配伍，可显著抑制流感病毒对鸡胚的感染，明显减轻流感病毒所致小鼠肺重增加，保护小鼠死亡。黄芩素 0.5μg/ml 与利巴韦林 5μg/ml 体外联用对流感病毒具有协同抑制作用；利巴韦林 50mg/kg 与黄芩素 100～400mg/kg 体内联用能提高感染流感病毒小鼠的存活率，降低肺部炎症反应[3]。作为黄芩所含主要有效成分黄酮，一般而言，黄酮苷作用较弱而黄酮苷元作用为强。由于黄芩及其所含黄酮体外抑菌活性都较低，其于体内均难于达抑菌有效浓度，故黄芩临床广用于多种急性感染疾病取效的机制似很难用其抗菌活性加以解释。黄芩乙醇提取液对耐氟康唑白念珠菌标准株和都柏林念珠菌的 MIC 为 7.8～15.6g/L[4]。黄芩水提物对 Ca12 和 ATCC28367 的 MIC 分别为 5、2.5g/L，且可抑制热带念珠菌[5]。1～2mg/L 的黄芩素可有效抑制白念珠菌，两药合用可使得耐氟康唑菌株变得敏感，表现为显著的协同作用。激光共聚焦显微镜（CLSM）观察提示黄芩素可抑制白念珠菌生物膜的形成，机制可能是下调 CSH1（细胞表面疏水性基因）的 mRNA 表达，降低细胞表面疏水性。流式细胞仪测得胞内活性氧（ROS）增加，线粒体膜电位（MMP）下降，或由黄芩素引起 CAP1 基因表达下调导致细胞凋亡[6]。53.4mg/L 的黄芩素可使 10% 细胞凋亡，观察到染色质固缩、核破裂，32mg/L 黄芩素干预使得胞内 ROS 水平相对于对照组提高 4 倍，与氧化还原相关基因（CAP1，SOD2，TRR1）表达均有不同倍数的上调[7]。黄芩素抗 6 株念珠菌的 MIC_{50} 为 13～104mg/L，明显降低菌株活力。扫描电子显微镜（SEM）显示 MIC_{50} 黄芩素干预酵母细胞，能抑制其产生丰富的细胞外基质和形成生物膜样结构[8]。黄芩、黄芩醇提物和黄芩苷体外有抗幽门螺杆菌活性，黄芩对 Hp 的 MIC 为 3.9mg/L，黄芩苷和黄芩醇提物对幽门螺杆菌的 MIC_{90} 分别为 1.30、3.26g/L[9, 10]。含黄芩等的中药复方灭幽汤能够改善胃黏膜炎症细胞浸润，抑制幽门螺杆菌的生长且有助于修复胃黏膜。采用 HE 染色法观察结果显示灭幽汤组幽门螺杆菌阳性率和胃黏膜炎症程度明显低于模型组和阳性药对照组[11]。观察黄芩联合埃索美拉唑治疗幽门螺杆菌感染明显优于西药三联疗法，且可以增强机体免疫力，联合抑酸药可以清除幽门螺杆菌[12]。在其后期研究中发现，黄芩、黄芪联合埃索美拉唑根除幽门螺杆菌有较好的效果，副作用小，提示中药黄芩具有潜在替代抗生素的价值。另外，黄芩能消除大肠埃希菌及痢疾杆菌的 R 质粒，黄芩水煎液还能消除铜绿假单胞菌的生物被膜，增强头孢他啶的杀菌作用。32.25mg/L 的黄芩苷对牙龈卟啉单胞菌生物膜有明显的抑制和破坏作用，且作用大小与剂量呈正比[13]。黄芩素抗大肠埃希菌机制可能与阻断 ATP 合酶有关。由于大肠埃希菌对抗生素容易产生耐药性，故尝试使用黄芩或其有效成分替代治疗[14]。通过构建金黄色葡糖球菌体外生物膜模型，发现黄芩素干预金黄色葡萄球菌可明显减少生物膜，机制或是黄芩素抑制金黄色葡糖球菌的黏附，进而抑制和杀灭金黄色葡萄球菌生物膜[15-17]。黄芩素有一定抗耐甲氧西林金黄色葡萄球菌作用[18]。黄芩醇提物与蜂毒肽二者配伍可以显著的抑制耐甲氧西林金黄色葡萄球菌，后者对所有与甲氧西林结构相同的β-内酰胺类和头孢类抗生素均耐药[19]。中药黄芩、黄柏提取液及不同配伍体外抗耐甲氧西林金黄色葡萄球菌（MRSA）的作用，实验中黄芩提取物对 MRSA 的 MIC 为 0.75g/L。另外发现黄芩和黄柏 2:1 配伍对 MRSA 的 MIC 为 0.093g/L[20]。黄芩提取物可以降低小鼠烫伤后感染铜绿假单胞菌的死亡率，还可以提高头孢他啶对铜绿假单胞菌感染的疗效[21]。构建体外金黄色葡萄球菌生物膜模型，发现亚抑菌浓度 256mg/L 的黄芩苷联合万古霉素可协同破坏建模 3 天的生物膜，干预生物膜的形成及发展[22]。黄芩苷在体内外能作为群感效应抑制剂（QSI）提高抗生素对细菌生物膜的抑制作用。针对体外构建的铜绿假单胞菌生物膜模型，黄芩苷与妥布霉素联用可以明显抑制其生物膜形成，但并不能增加突变菌株对妥布霉素敏感性[23]。关于抗菌作用机制，黄芩素能促进金黄色葡萄球菌细胞膜的通透性、干扰菌体内蛋白质合成，抑制三羧酸循环和 DNA 拓扑异构酶 1 和 2 的活性。黄芩苷体外抗沙眼衣原体的 MIC_{50} 为 0.50mmol/L。由于衣原体蛋白酶样活性因子（CPAF）参与了降解宿主转录因子（RFX5），RT-PCR 和 western blot 检测了 RFX5，CPAF mRNA 和衣原体感染细胞蛋白的表达，结果表明黄芩苷干预可上调 RFX5 表达，下调 CPAF，提示 CPAF 或是黄芩苷作用的主要靶标[24-29]。上述研究表明黄芩是从多个方面产生抗病原微生物作用的。

2. 抗内毒素作用　黄芩有抗内毒素作用，体外试验黄芩水煎液、乙醇提取物以及总黄酮和黄芩苷均可中和内毒素，抑制内毒素引致的鲎细胞溶解物凝胶化，与水煎液相比，乙醇提取液作用为强。对内毒素攻击所致小鼠死亡的保护也以乙醇提物为强。黄芩苷是黄芩抗内毒素作用主要成分之一，25mg/kg 黄芩苷静注后 10 分钟注射内毒素，可明显拮抗内毒素所致家兔发热；对于卡介菌敏化小鼠，黄芩苷 100mg/kg 腹腔注射可明显降低内毒素攻击所致小鼠死亡率；黄芩苷灌服还可降低内毒素所致小鼠血清 TNF-α 和 NO 的增高。在人脐静脉内皮细胞培养上，黄芩苷还可抑制内毒素所致 E-选择素和 NO 的增高。

3. 解热作用　有较多报告认为黄芩对酵母、伤寒菌苗等所致家兔发热有解热效果，但也有报告认为其煎剂、醇浸剂口服或肌内注射对伤寒菌苗发热兔无解热作用。用酵母菌所致发热大鼠的实验表明，12 种中药水提液灌服，仅黄芩、黄柏及豆根有解热作用，药后 1 小时体温即显著下降，维持 3 小时以上。实验研究表明，对于 2,4-二硝基酚、酵母和内毒素所致大鼠、家兔的发热，黄芩多种提取物均有解热效果，黄芩醇提物作用强于水提物，黄芩总黄酮及黄芩苷均有显著解热作用。酵母诱导的发热大鼠灌胃给予黄芩苷 80 或 160mg/kg 后体温明显降低，同时大鼠血清、下丘脑及脑脊液中白细胞介素 6（IL-6），IL-1β 和 TNF-α 的含量均相应下降，表明黄芩苷是通过降低大鼠体内细胞因子的含量而发挥解热作用[25]。含黄芩药物血清对于伤寒菌苗发热家兔单核细胞内生致热原生成中 DNA 合成和 Ca^{2+}内流能明显抑制；对于内毒素所致发热大鼠，黄芩苷腹腔注射可翻转内毒素所致下丘脑中 PGE_2 和 cAMP 的影响。不同产地的黄芩解热作用有不同，黄芩所含多种黄酮成分都有解热作用，其中黄芩苷是主要解热成分之一。

4. 抗炎作用　黄芩有抗炎作用。黄芩水煎剂灌服，能抑制二甲苯所致小鼠耳肿胀，连续灌胃 5 天，5、10g/kg 黄芩煎剂可显著抑制角叉菜胶所致大鼠足肿，减少羧甲基纤维素囊中白细胞的游出，并抑制大鼠巴豆油性气囊的形成。对于大鼠的酵母性脚肿胀，40g/kg 黄芩水提液灌服有显著抑制作用。黄芩 70%甲醇提取物及黄芩素、黄芩苷及汉黄芩素均能明显抑制醋酸所致小鼠腹腔毛细血管通透性亢进及化合物 48/80 所致大鼠脚爪水肿，但对角叉菜胶性脚肿及肉芽组织增生无效。黄芩甲醇提取物能抑制大鼠棉球性肉芽肿，抑制醋酸所致小鼠腹腔毛细血管通透性亢进和甲醛所致大鼠足肿胀，对于佐剂性关节炎，黄芩能抑制其原发和继发性损伤。作为黄芩主要成分，黄芩苷、黄芩素能明显降低炎症时小鼠耳毛细血管通透性亢进及低气压所致小鼠实验性肺出血，腹腔注射 100mg/kg 角叉菜胶性大鼠脚爪水肿有与阿司匹林相似的抗炎作用。对于前列腺中注入角叉菜胶、大肠埃希菌或消痔灵注射液所形成的急性与慢性前列腺炎模型，黄芩总苷 120、200mg/kg 灌胃均有改善作用。研究表明，黄芩及其所含多种黄酮类化合物可在多种环节上作用于花生四烯酸（AA）代谢。黄芩苷可明显降低急性胰腺炎大鼠的死亡率，重要器官的病理损伤亦得到明显改善，这与黄芩苷能降低急性胰腺炎大鼠体内的炎症因子释放，抑制 NF-κB 的活化，降低 caspase-3 蛋白、TNF mRNA、P-selectin 蛋白的表达以及改善血液黏稠度改善微循环具有密切的关系。几种黄芩黄酮对大鼠腹腔多形核白细胞的 AA 代谢均有抑制作用，黄芩素抑制 5HETE 及内过氧化物转化为 HHT 的 IC_{50} 分别为 7.13μM 和 55.3μM；而黄芩苷对 HETE 的抑制作用弱，对 HHT 无影响；而 2′,5,6′,7-四羟基黄酮的 IC_{50} 分别为 670μM 及 5.63μM，抑制 HHT 较抑制 HETE 强；汉黄芩素和 2′,3,5,6′,7-五羟基酮抑制 HHT 的 IC_{50} 分别为 14.6μM 和 50μM。对于在 A_{23187} 刺激下大鼠腹腔巨噬细胞合成 PGE_2 的增高，黄芩苷也有显著的抑制作用，10μg/ml 浓度时有显著效果，100μg/ml 浓度时 PGE_2 生成较无 A_{23187} 刺激的正常巨噬细胞合成者还显著为低。对于大鼠血小板的脂氧酶活性，黄芩苷有强烈的抑制作用，该抑制可能与黄芩苷+Fe^{3+}螯合作用有关。另一方面，有报告黄芩能显著抑制 15-羟前列腺素脱氢酶活性，从而减少 PGE_1 和 PGE_2 的失活，升高 PGE_1 及 PGE_2 水平，此后二者又促进 cAMP 的生物合成。还报告对于猪肾皮质之 15-羟前列腺素脱氢酶于 20μg/ml 浓度黄芩、牵牛子、葛根、槐花等的抑制百分率（%）分别为 78.4%、65.7%、60.7%及 60.6%，猪苓也抑制 48.8%，但茯苓仅抑制 7%。此外，还有报告黄芩素对白三烯 B4 有显著抑制作用。综上可见，黄芩及其所含黄酮类化合物的抗炎作用机制与对 AA 代谢的多个环节都有不同程度的抑制作用，其最终整体效果是对 AA 代谢多种产物生成及失活酶过程影响的综合结果。

5. 抗过敏作用 黄芩对变态反应有不同程度的抑制作用，尤以对Ⅰ型变态反应作用为明显，有效成分为黄芩苷、黄芩素及其他黄酮类化合物。对于Ⅰ型变态反应，它们能明显抑制致敏豚鼠离体回肠及离体气管对抗原激发所致过敏性收缩，对 Schulz-Dale 反应黄芩素的作用较黄芩苷为强。黄芩素、黄芩苷均可抑制组胺和 SRS-A 的释放。此外，口服黄芩苷 50mg/kg 1 周，对蛋清致敏豚鼠吸入抗原所致过敏性休克也有明显保护效果。对于豚鼠、小鼠的被动全身过敏反应及豚鼠被动皮肤过敏反应，黄芩素与黄芩苷也均有显著抑制作用，且以黄芩素为强。黄芩水或甲醇提取物 100、200mg/kg 灌服，对大鼠被动皮肤过敏反应的抑制率分别为水提物 46.4%、66.8%，甲醇提取物 82.6%、98.6%。此外，黄芩苷对实验性哮喘也有一定抑制作用，而黄芩素则有显著抑制作用，且与麻黄碱有协同效果。关于黄芩抗Ⅰ型过敏反应的作用的机制，研究表明，黄芩素有一定抗组胺和乙酰胆碱作用；黄芩苷、黄芩素均不影响抗原、抗体的结合，但能显著减少致敏豚鼠肺切片与抗原反应时化学介质的释放，此一作用通过抑制巯基酶活性而介导。另有实验表明，黄芩所含多种黄酮能显著抑制化合物 48/80 所致大鼠腹腔肥大细胞脱颗粒，汉黄芩素、汉黄芩苷、黄芩素、2′,5，6′,7-四羟基黄酮、2′,3,5,6′,7-五羟基黄酮及 2′,5,5′,7-四羟基-6′,8-二甲氧基黄酮的抑制率（%）分别为 82%、67%、74%、80%、98%及 78%，色甘酸二钠为 99%；IC_{50} 分别为（μM）40.0、140.0、52.1、17.7、15.5 及 19.5，黄芩苷无作用，黄芩新素Ⅱ的抑制率为 98%。除Ⅰ型变态反应外，黄芩对佐剂性关节炎的继发性损害也有明显抑制作用，能显著抑制佐剂所致骨质退化和破坏的增强。此外，还与抑制细胞因子分泌、释放和核因子的转录活性，抑制 NO 及一些黏附分子的合成有关。此外，黄芩对大鼠脑组织制备的腺苷酸环化酶仅有 17%的微弱抑制效果，但对磷酸二酯酶则有较强的抑制活性，从而导致肺和支气管 cAMP 特异地升高；而黄芩抑制 15-羟前列腺素脱氢酶，导致 PGE_1 和 PGE_2 升高而促进 cAMP 的生物合成，这些作用在其抗Ⅰ型变态反应中也有一定意义。对于卵白蛋白致敏所致大鼠哮喘模型，黄芩灌胃可降低肺组织 MDA 水平；对于卵白蛋白致敏所致豚鼠过敏反应，黄芩苷有一定脱敏作用，黄芩还可抑制 IL-4 和 TNF-α 刺激下人嗜酸粒细胞趋化因子的表达，其作用强度为黄芩素>木蝴蝶素 A>黄芩苷>黄芩黄酮Ⅱ，其中黄芩素的 IC_{50} 为 1.8μg/ml。

6. 保肝作用 黄芩有明显的保肝作用，黄芩煎剂、黄芩苷对于四氯化碳所致急性肝损伤、D-半乳糖胺所致大鼠急性重症肝炎以及异烟肼与利福平、酒精和卡介苗+内毒素所致动物肝损伤模型均有明显拮抗作用，并可抑制 TNF-α 和放线菌素 D 所致体外培养大鼠肝细胞的凋亡。黄芩苷对氨基半乳糖联合脂多糖所诱导的小鼠急性肝损伤具有保护作用，其作用机制可能与ALT、AST、GSH、肿瘤坏死因子有关[29]。黄芩苷能明显降低因四氯化碳和D-半乳糖所致急性肝损伤小鼠血清天门冬氨酸氨基转移酶(ALT)和丙氨酸氨基转移酶(AST)的升高；对急性肝损伤小鼠血清超氧化物歧化酶(SOD)、谷胱甘肽过氧化物酶的活性有明显的升高作用，并降低丙二醛(MDA)的含量[30, 31]。黄芩煎剂3、6和12g/kg灌服对四氯化碳所致大鼠肝损伤在血清酶学、肝糖原及病理学观察均可见明显保护作用；同时可见肝匀浆及血液MDA含量降低，血总抗氧化能力与SOD活性显著增强。对于D-半乳糖胺所致肝损伤小鼠，黄芩煎剂可通过促进Fas、Bax表达而诱导肝细胞凋亡。黄芩醇提取物对胆管结扎或四氯化碳所致大鼠肝纤维化有抑制作用。黄芩素和黄芩苷具有抗肝纤维化的作用，大鼠腹腔注射黄芩苷70mg/kg能改善CCl_4导致的慢性肝纤维化，这与降低TGFb1，TNF-α和IL-6的含量以及抑制PDGF-β受体的表达有关[32]。对于利福霉素钠+异烟肼注射所致小鼠肝损伤，黄芩苷50、100和200mg/kg灌服能降低肝指数，抑制ALT、AST的增高，减轻病理改变。说明黄芩苷能增加肝细胞抗损伤能力，增加膜结构的稳定性，对肝脏有一定的保护作用。黄芩苷抑制脂质过氧化是通过减少缺氧状态下线粒体的能量消耗，减少琥珀酸氧化的限制和保护线粒体膜的完整性，活跃肝细胞生物氧化功能和蛋白质合成，为肝脏再生和修复提供能量，起到保护肝脏的作用[32]。黄芩苷元对四氯化碳肝损伤小鼠，在ALT、AST与病理改变改善同时也可见肝MDA明显下降[33]。异烟肼和利福霉素钠的肝损伤作用机制可能与TNF-α蛋白在肝脏组织细胞的高表达有关，TNF-α在异烟肼和利福霉素钠所致小鼠肝损伤过程中起着重要作用，黄芩苷可能通过抑制TNF-α蛋白的表达而减轻肝细胞的凋亡和坏死。另有研究表明，黄芩苷100mg/kg灌服7天，可使小鼠肝微粒体细胞色素P_{450}含量显著增加，并使ADM、ECD及AHH 3种酶活力增强，在6种P_{450}同工酶中，黄芩苷可选择性诱导1A1、2B1及2C11同工酶。小鼠灌胃给予黄芩素50～150mg/kg能显著减轻D-GalN和LPS所造成的免疫性肝损伤，这与降低ALT，AST，TNF-α和NO的含量，抑制iNOS的表达有关，其机制可能是保护肝组织线粒体，升高Bcl-1/Bax的比值，抑制细胞色素C的释放，抑制IκB、ERK和JNK的磷酸化，因此黄芩素可通过多种途径保护肝组织，抑制肝细胞凋亡[34]。黄芩还有利胆作用，其乙醇提取物及黄芩苷、黄芩素可促进家兔胆汁分泌。煎剂0.5g/kg静脉注射也可使麻醉犬胆汁分泌增加，总胆管结扎所致兔血胆红素升高，静脉注射黄芩苷可使之下降。

7. 对心血管及血液的影响 黄芩有显著的降压活性，其多种制剂、多种给药途径及对不同的动物均表现降压效果，如黄芩浸剂1g/kg口服、煎剂60mg/kg静脉注射、浸膏0.5g/kg静脉注射、醇提物1g/kg口服、肌内注射或静脉注射均可使麻醉犬血压降低，黄芩苷10～20mg/kg静脉注射也使血压下降。对于神经性高血压犬口服或直肠给予黄芩酊剂、肾性高血压犬或正常犬口服浸剂也均有显著降压效果。黄连解毒汤可通过调节炎症因子水平控制SHR高血压的发展[35]。此外，还发现黄连解毒汤对自发性高血压大鼠血管内皮功能具有保护作用，黄连解毒汤能有效调节高脂血症大鼠血脂代谢，降低血清甘油三酯、低密度脂蛋白等[36]。曾报告其降压原理可能主要在于抑制血管运动中枢，另也与直接扩张血管及刺激血管感受器而引起反射性血压下降有关。静脉注射黄芩素10mg/kg可以改善内毒素休克大鼠心肌的收缩能力，这与降低氧化应激心肌的炎症反应有关，其机制是通过诱导血红素氧合酶1蛋白的表达，抑制诱导型一氧化氮合酶单核细胞趋化蛋白1的表达，抑制NF-κBP65/IκB的磷酸化而实现的[37]。黄芩水浸液灌服，对家兔的实验性动脉粥样硬化有预防效果。对喂饲高脂饲料所致高脂血症大鼠，黄芩新素Ⅱ可明显降低血清总胆固醇、肝组织甘油三酯；汉黄芩素降低肝组织甘油三酯并升高血清HLD水平。对于灌服乙醇诱导的高脂血症大鼠，黄芩黄酮也有显著降血脂作用，100mg/kg灌服，汉黄芩素使血清甘油三酯明显下降，黄芩苷使游离脂肪酸下降，黄芩素使血清HDL明显升高，黄芩素及黄芩苷还均能显著降低肝组织的胆固醇和甘油三酯浓度。而对脂肪组织的脂解，汉黄芩素及黄芩素均显著抑制肾上腺素的脂解作用，汉黄芩素、黄芩素及黄芩苷抑制去甲肾上腺素的脂解作用，黄芩苷抑制多巴胺的脂解作用。对于大鼠睾丸组织，汉黄芩素可抑制肾上腺素所致脂解作用，而黄芩素及黄芩苷抑制ACTH的脂解作用，黄芩新素Ⅱ能抑制肾上腺素和ACTH的脂解作用，并能抑制葡萄糖向脂肪的转化。

黄芩所含多种黄酮有强的抑制血小板聚集作用，黄芩素、汉黄芩素、千层纸素、黄芩新素Ⅱ及白杨素于1.0mmol/L浓度能抑制由胶原诱导的血小板聚集；白杨素、黄芩素、汉黄芩素还能抑制由ADP或AA诱导的血小板聚集；黄芩素及黄芩苷能抑制由凝血酶诱导的纤维蛋白原转化为纤维蛋白，及人脐静脉内皮细胞黏附分子表达。对于由内毒素所致大鼠急性DIC，黄芩的乙酸乙酯、甲醇或水提物有一定对抗作用，前者能使血小板数减少抑制 29%，纤维蛋白原减少抑制 57%，FDP 升高抑制 50%。此外黄芩乙酸乙酯提取物对红细胞膜尚有显著稳定作用，但对纤维蛋白原凝固时间及纤溶活化无影响。对于冠脉结扎所致大鼠缺血心肌，黄芩素 40、80、160mg/kg 静脉注射有明显的保护作用。

8. 抗肿瘤作用　黄芩具有抗肿瘤作用，黄芩的多种提取物及其主含黄酮类成分黄芩苷、黄芩素、汉黄芩素等于体内外对多种肿瘤细胞均有抗肿瘤活性，对于体外培养的人肺腺癌细胞 AGZY-83 株黄芩有明显抑制作用。黄芩素可以抑制皮肤癌 A431 细胞的迁移和侵袭，且在 2.5～40mol/L 浓度范围内呈现一定的剂量和时间依赖性，这种作用与抑制埃兹蛋白的表达密切相关[38]。5μmol/L 及更高浓度的黄芩苷使黑色素瘤 A375 细胞增殖受到明显抑制，且药物作用随着作用时间的延长和药物浓度的增加而增强，提示黄芩苷对黑色素瘤 A375 细胞增殖有抑制作用。黄芩乙醚提物对 L_{1210} 细胞有细胞毒作用，IC_{50} 为 10.4μg/ml，从中提得之黄芩新素Ⅱ之 IC_{50} 为 1.5μg/ml，而黄芩苷、黄芩素、汉黄芩素、千层纸素及 2′-甲基化黄芩新素Ⅱ均无明显活性，对于人膀胱癌 ku-1 细胞黄芩苷的 IC_{50} 为 3.4μg/ml，对 EJ-1 细胞为 4.4μg/ml，对雄激素敏感的人前列腺癌 LN-Cap 的 ED_{50} 为 60.8μmol/L±3.2μmol/L，对雄激素不敏感的 JCA-1 则为 46.8μmol/L±0.7μmol/L；黄芩素有类似于黄芩苷的作用，对于人肝癌 $HepG_2$ 和 HepJ2 细胞增殖抑制率可达 90%，其诱导卵巢癌 A2780 细胞增殖的 IC_{50} 为 85μg/ml，具有较强的诱导凋亡作用，其作用机制可能与下调 P53 基因表达和降低 Bcl-2/Bax 比例有关。5～50mol/L 的黄芩素可诱导胰腺癌 PaCa 细胞的凋亡，其机制是通过下调抗凋亡蛋白 Mcl-1 的表达而实现的[39]。黄芩素可以抑制二甲基苯蒽和 12-*O*-十四烷酰佛波醇-13-乙酯诱导的皮肤癌，这与抑制肿瘤细胞增殖，促进肿瘤细胞凋亡有关[40]。黄芩素可以抑制人乳腺癌细胞 MDA-MB-231 的黏附转移侵袭，且在 2～50mol/L 浓度范围内具有一定的剂量依赖性。这种作用可能是通过抑制 MMP-2/9 的分泌与表达，同时抑制 MAPK 信号通路而实现的[41]。在移植性肿瘤的体内试验，黄芩提取物对鼠膀胱癌 MBT-2、黄芩素对裸鼠人前列腺癌 Du-145 均显示显著效果。10～50mol/L 黄芩素可以使人脐静脉内皮细胞停滞在 G_1/S 期，其机制可能与下调 cyclinD，cyclinE，cdk-4，cdk-6 和 p-Rb 蛋白，上调 p16，p21，p27 和 p53 蛋白的表达有关[42]。局部应用黄芩素还可减少 TPA 诱导的皮肤癌的发生。汉黄芩素还表现对卵巢癌、HL-60 等的抑瘤和促凋亡活性。此外黄芩黄酮还具有促进耐药逆转及促进幽门螺杆菌培养滤液转化后的永生化人胃黏膜上皮 GES-1 细胞凋亡等作用。黄芩黄酮抗肿瘤作用的机制可能与调节花生四烯酸代谢、影响细胞周期、诱导凋亡及抗新生血管生成等有关。

9. 抗氧化作用　黄芩具有显著的抗氧化作用，能抑制过氧化脂质的生成，清除自由基，有效成分为其所含多种黄酮。应用电子自旋共振法和自旋捕获技术研究发现，对于羟自由基、超氧阴离子自由基、烷过氧自由基及 DPPH 自由基，黄芩素、黄芩苷、汉黄芩素、汉黄芩苷均有明显作用，且以黄芩苷、黄芩素的作用为强，黄芩清除自由基的活性与黄芩苷含量相关。黄芩苷、黄芩素、汉黄芩素、汉黄芩苷、黄芩新素Ⅱ等于 2.5×10^{-4}M 对维生素 C-$FeCl_2$ 或 NADPH-ADP 诱导的肝组织生成过氧化脂质都有显著的抑制作用，表明其对酶促和非酶促途径生成过氧化脂质均能抑制之；汉黄芩素对微粒体由 ADP-NADPH 诱导的脂质过氧化的抑制率也达 90%。对于腹腔注射维生素 C-$FeCl_2$-ADP 所致大鼠肝中 LPO 生成，黄芩的乙酸乙酯、甲醇或水提物均可抑制之。对于大鼠离体肝、心、肾、脑等组织的脂质过氧化，黄芩水煮醇沉物均有显著抑制作用，且随浓度增加，抑制作用增强，并明显提高小鼠全血 GSH-Px 的活性。黄芩素介导锰超氧化物歧化酶抗氧化应激，有保护线粒体作用[43]。

对于过氧化亚硝酸盐（$ONOO^-$）所致内皮细胞损伤，黄芩苷表现为强的抗氧化剂和 iNOS 及 COX-2 的抑制剂；对于紫外线照射所致皮肤角质形成细胞和成纤维细胞损伤，对于心内直视手术患者复跳后的再灌注自由基形成，黄芩口服 10g/日，可见血中 SOD 活性和 LPO 含量得到明显改善。

10. 防治白内障作用　黄芩对实验性白内障有显著防治效果，对于半乳糖性白内障大鼠黄芩煎剂灌服可明显延缓、减少白内障的形成，能使一半动物晶状体保持透明；停止注射半乳糖后，黄芩使逆转为透明晶状体者达 90%。黄芩对醛糖还原酶（AR）有显著的抑制作用，对大鼠和牛晶状体 AR 的 IC_{50}（M）分别为 2.0×10^{-7} 和 4.6×10^{-7}；汉黄芩素对大鼠为 2.7×10^{-7}，对牛为 1.2×10^{-7}；黄芩苷作用较弱，于 10^{-5}M 时对大鼠晶状体 AR 活性抑制率仅 41.7%。国内报告对 32 种黄酮类化合物对 AR 抑制作用筛选，以黄芩苷元及异金丝桃苷乙酸盐的作用为强，其于 10^{-5}M 时的抑制率分别为 100%及 94%，IC_{50} 分别为 3.5×10^{-6}M 及 2.2×10^{-6}M。酶抑制动力学研究表明黄芩素的抑制常数 K_i 和 K_i'分别为 1.881 和 2.269（10^{-6}M）。另有研究对牛睾丸 AR 的 K_i 和 K_i'分别为 5.0μg/ml 及 9.5μg/ml，均表明属非竞争与竞争混合性抑制。对于链脲菌素所致糖尿病大鼠，黄芩苷 150mg/kg 灌服对血糖无影响，但红细胞中山梨醇含量显著下降，这一下降是通过黄芩苷对 AR 抑制而实现的。

11. 降糖作用　黄芩素具有明显的α-葡萄糖苷酶抑制活性，尤以对蔗糖酶的作用为强，但黄芩苷作用甚弱；对灌服葡萄糖所致高血糖的体内试验黄芩素对血糖升高无抑制作用，而黄芩苷表现抑制血糖升高活性。黄芩煎剂对糖尿病肾病大鼠通过改善肾自由基代谢紊乱和抑制肾小球高滤过等机制改善糖尿病大鼠的肾脏病变。黄芩素可通过抑制蛋白激酶 C 活性而阻止高糖诱导的肾近端小管细胞外基质 ECM 和 TGF-β_1 的过度表达。链脲霉素诱导的糖尿病大鼠灌胃给予黄芩苷 25～100mg/kg 后，体内血糖浓度降低，胰岛组织损伤改善，肝组织中糖原的含量以及己糖激酶的活性增加，血清中 TNF-α 的含量降低，提示黄芩苷的降糖作用与增加糖原合成，增强糖异生，降低 TNF-α 的水平有关[44]。灌胃给予黄芩素 150mg/kg 对糖尿病视网膜病变具有改善作用，能抑制角质细胞的活化，抑制炎症反应，改善 Müller 细胞的功能，从而改善糖尿病大鼠视网膜的血管功能，抑制神经元丢失[45]。

黄芩 80%乙醇提取物可剂量依赖性刺激牛肺动脉内皮细胞增殖，显著抑制高糖所致内皮细胞凋亡；另外，对于链脲霉素所致糖尿病大鼠的神经病变，增强黄芩素使尾神经传导速度的降低，降低坐骨神经中山梨醇的升高，上述结果表明黄芩很可能在防治糖尿病所致肾、心血管与神经等病变方面有一定价值。

12. 对中枢神经系统的作用　黄芩黄酮具有脑细胞保护作用，对于 H_2O_2 所致人成神经瘤细胞 SH-SY5Y 的过氧化损伤，以及抗坏血酸-Fe^{2+}、AAPH 及 NADPH 所致大鼠大脑皮质线粒体过氧化损伤、线粒体肿胀和膜流动性降低，10μmol/L 的黄芩素、黄芩苷和汉黄芩素有显著保护作用。黄芩素 50～200mol/L 可以防止 6-OHDA 诱导的 PC12 细胞的氧化损伤，其作用机制主要是激活 Keap1/Nrf2/HO-1 通路以及 PKC 和 PI3K/AKT 信号通路[46]。体外试验表明，黄芩黄酮能与脑内 GABA 受体上的苯二氮䓬位点结合，黄芩素、黄芩苷于小鼠 Vogal 冲突试验等以及小鼠强迫游泳及悬尾不动时间试验研究均表现抗焦虑作用。体内试验显示给予黄芩素 200mg/kg 能减轻 6-OHDA 诱导的大鼠肌肉震颤损伤，诱导 PC12 神经元转化，增加黑质内酪氨酸羟化酶阳性神经元数量等，从而对 6-OHDA 诱导的帕金森神经损伤起到保护作用[47]。连续 1 周腹腔注射黄芩素 10mg/kg 可以改善γ-射线全脑照射导致的 C57BL/6 小鼠学习记忆能力的下降，保护海马神经元免受损伤[48]。腹腔注射黄芩素 30mg/kg 能降低 MCAO 模型大鼠的神经功能缺损评分，降低脑组织含水量和脑梗死体积，下调因 MCAO 引起的 12/15-LOX，P38MAPK 和 CPLA2 的过表达，说明其对局灶性脑缺血大鼠的神经功能具有保护作用[49]。黄芩总黄酮静脉注射，可见大鼠海马和皮层中多巴胺含量升高，而纹状体内则降低。曾有报告黄芩具有一定镇静作用，应用黄芩总黄酮的研究表明，在 30～300mg/kg 抗焦虑有效剂量下未见中枢抑制作用，也对肌肉协调与运动能力无明显影响。另有研究于体外黄芩苷可诱导人脐血间充质干细胞(MSCS)形成典型的神经元样细胞。

13. 抗放射作用　黄芩水提物腹腔注射，能提高对 ^{60}Co 全身照射小鼠的生存率与平均存活时间，同时可见白细胞、血小板增加，其主要有效成分为所含酚性苷，黄芩酚性苷腹腔注射，对 ^{60}Co 放射所致颌下腺萎缩与重量减轻以及超微结构改善有明显保护作用。

14. 对生殖系统的作用　黄芩苷可降低孕小鼠流产率，上调血孕酮含量，促进着床期 IFN-γ 分泌，胚泡附植后又降低 IFN-γ 含量，并调节着床和妊娠期 Th1/Th2 细胞因子的平衡。黄芩对自发和催产素引起的小鼠子宫收缩有抑制作用，炒黄芩作用强于生黄芩。黄芩素对子宫内膜异位症大鼠有治疗作用，其作用机制可能与抑制 TNF-α、IL-6、IL-8 生成，抑制 ICAM-1、Bcl-2 表达等有关。此外，黄芩苷能拮抗雄激素对 SZ95 皮脂腺细胞雄激素受体 mRNA 表达的作用。

15. 对消化系统的作用　黄芩煎剂能抑制离体兔肠，煎剂及醇提物能抑制在位犬小肠；对乙酰胆碱所致离体小鼠小肠痉挛，汉黄芩素有解痉作用而黄芩素无效，黄芩乙醇提物并能拮抗毛果芸香碱所致犬小肠兴奋，黄芩醇提物抑制肠肌作用不受切断迷走神经的影响。黄芩常用于治疗胰腺炎的复方中，实验表明，黄芩及其所含黄酮具有显著的抗胰蛋白酶活性，黄芩的乙酸乙酯、甲醇提取物于 100μg/ml 浓度对胰蛋白酶的抑制为 83%及 76%，所含黄酮中以黄芩素作用最强，其 IC_{50} 为 5×10^{-7}。

16. 对糖尿病肾病的作用　黄芩苷降低血管紧张素Ⅱ后还可以通过降低血压和肾小球内压、改善血液内环境及循环功能等恢复肾功能[50]。同时降低血浆血管紧张素Ⅱ和肾小管 TGF-β 含量，可以推测黄芩苷降低血浆血管紧张素Ⅱ下调肾小管 TGF-β 活性可能是黄芩苷防治 DN 的作用机制之一[51]。黄芩苷具有改善 DN 大鼠肾功能，减少 ECM 沉积、修复足细胞损伤以及减轻局部炎细胞浸润等作用[52]。黄芩苷可以抑制糖尿病大鼠肾脏细胞凋亡，其作用机制可能与影响凋亡基因 BAX 和 Bcl-2 表达有关[53]。120mg/kg 对糖尿病大鼠肾组织具有明显的保护作用，其机制可能是通过下调 P22phox mRNA 及 P47phox mRNA 的表达，提高肾组织中 SOD，GsHPx，CAT 活性，降低 MDA 含量，从而减轻自由基对糖尿病大鼠肾组织的氧化损伤[54]。

17. 修复脑损伤　黄芩苷可以明显改善大鼠脑缺血再灌注所致的行为学障碍，降低梗死率，降低脑死率，降低脑组织含水量，并能明显降低脑组织内 NO 的含量和 NOS 的活性，从而减轻 NO 的神经细胞毒性[55]。黄芩苷能降低缺血再灌注大鼠脑组织 MDA 的含量，并增加 SOD 的活性，从而抑制自由基导致的脂质过氧化作用，减轻自由基对脑组织的损伤。黄芩苷对大鼠脑缺血再灌注损坏有明显的保护作用，可能与其在脑缺血再灌注早期具有抗氧化作用有关。同时，黄芩苷对脑缺血-再灌注模型小鼠学习记忆功能损伤具有保护和修复的作用[56]。黄芩苷治疗后大鼠脑组织内 Glu 含量显著下降，同时 GABA 含量显著上升，尤其高剂量组 Glu 含量显著下降，同时 GABA 含量显著上升，尤其高剂量组 Glu 含量下降和 GABA 含量显著上升，尤其高剂量组 Glu 含量下降和 GABA 含量上升最为明显。提示黄芩苷可能通过降低兴奋性氨基酸的含量，而提高抑制性氨基酸的含量，来调节兴奋性/抑制性氨基酸的平衡，起到保护脑出血大鼠脑内神经细胞的作用[57]。

18. 其他作用　黄芩素能抑制 3T3-L1 小鼠前脂肪细胞向脂肪细胞分化，抑制脂肪酸合成酶活性，对于猪的前脂肪细胞分化黄芩素也有明显抑制作用，能抑制前脂肪细胞增殖，抑制 PPARr2 mRNA 表达和脂肪酶合酶活性，抑制细胞分化。对环磷酰胺所致小鼠免疫功能低下，能提升外周血 T 淋巴细胞亚群水平，改善巨噬细胞功能抑制和骨髓造血功能低下状态。黄芩苷本身对单核细胞 THP-1 趋化功能，但能明显抑制趋化因子 SDF-1α 引起的细胞趋化，而对 RANTES 及血清诱导的细胞趋化无明显影响。黄芩苷对病期不同、皮损面积不同的银屑病患者均有一定疗效，体外试验表明，黄芩苷能浓度依赖地抑制 LTB_4 所致正常人或银屑病患者 PMN 的趋化反应，此作用随作用时间延长而增强，但对 PAF 所致者无明显效果。黄芩还有一定利尿作用。黄芩苷对非酶糖化抑制作用与典型非酶糖化抑制剂氨基胍相似，通过抑制非酶糖化，调节 Bax 和 Bcl-2 的表达抑制细胞凋亡，延缓 DR 的发展[58]。黄连解毒汤 4g/kg 能显著提高小鼠局灶性脑缺血（MCAO）术后 35 天的最终生存率，2、4g/kg 均明显改善术后的神经症状，4g/kg 可提前 11 天恢复斜板角度；2、4g/kg 可明显增加缺血侧海马 CA1 区、纹状体和皮层的神经元密度，2g/kg 明显增加缺血侧海马 CA1 区的神经元密度。TGF-β 可以抑制巨噬细胞的成熟与活性，抑制巨噬细胞产生过氧化物、NO 等，阻止炎症紊乱，通过 RT-PCR、Western blot 法发现，黄芩苷作用后巨噬细胞内 TGF-β_1 mRNA 的表达及其蛋白表达明显增加，从而参与抗炎和免疫调控[59]。IFN-α 主要由抗病毒、免疫调节作用，可诱导几种抗病毒蛋白，且提高机体体液免疫和细胞免疫水平。IFN-γ 刺激病毒感染的组织细胞产生抗病毒蛋白，而抑制或杀伤细胞内病毒，还参与对巨噬细胞、NK 细胞、B 细胞的膜分子表达、活化和分化等。黄芩苷诱导大鼠微血管内皮细胞分泌 IFN-α 和 IFN-γ 的含量增加[60]。

19. 体内过程　黄芩及其所含主要有效成分黄芩苷、黄芩素的药动学曾进行过许多研究。黄芩水煎剂灌服大鼠血浆中黄芩苷和汉黄芩苷浓度存在双峰现象，黄芩苷口服清除率大于汉黄芩苷。黄芩素是体内的有效成分，黄芩素进入动物体内后，在血液中迅速转化为黄芩苷及其他代谢物；黄芩苷口服不易吸收，须在肠道经酶水解为黄芩素后方可吸收入血，并在体内也迅速转变为黄芩苷。以大鼠在体胃肠吸收模型研究结果表明，黄芩苷、黄芩素在胃、小肠、结肠中每小时吸收率分别为 8.05%、−0.94%、2.32%和 34.52%、30.61%、4.89%，表明黄芩苷仅在胃有少量吸收，而黄芩素在胃和小肠中吸收良好。黄芩苷在肠内经菌群代谢为黄芩素而被吸收，被吸收或静注的黄芩素在体内可还原为黄芩苷，并被小肠分泌排出，胆汁不但可以分泌黄芩苷，而且可促进黄芩素吸收。黄芩素的吸收与剂量相关，20～100mg/kg 黄芩素灌服，代谢产物黄芩苷的药动学呈线性关系，而剂量于 100、200mg/kg 则呈非线性。以 H_2O_2 对 P12 细胞氧化损伤为指标，黄芩苷灌服其含药血清对其有明显的保护作用，且具时间依赖性，效应-时间曲线的 E_{max} 为 98%，t_{max} 为 15 分钟；浓度时间曲线的 C_{max} 为 9.39μg/ml，t_{max} 也为 152 分钟，表明黄芩苷体内体外抗氧化作用的效应时效关系为血清中黄芩苷的时量关系呈正相关。以黄芩为主药的复方制剂感冒 1 小时胶囊中黄芩苷于发热大鼠其 $AUC_{(0\sim t)}$ 明显降低，并有加快吸收和消除的趋势。在链脲佐菌素糖尿病大鼠，黄芩提取物中黄芩苷和汉黄芩苷于体内 C_{max} 1、C_{max} 2、$AUC_{0\sim 5}$ 均明显增加，粪便悬浮液中黄芩苷降解也加快。黄芩苷胶囊、黄芩片口服 750mg，血中黄芩素的 C_{max} 为 91μg/L±33μg/L、86μg/L±29μg/L，t_{max} 为 7.4 小时±1.3 小时和 7.4 小时±1.0 小时，$AUC_{0\sim 24}$ 为 586（μg·h）/L±233（μg·h）/L 和 579（μg·h）/L±173（μg·h）/L。黄芩总苷静脉注射于大鼠，5 分钟即可于皮层检出；药后血中黄芩苷于 60 分钟已近底线，而皮层浓度逐渐上升，至 120 分钟达峰值。300mg/kg 双黄连静脉注射于家兔，黄芩苷的主要药动学参数为分布半衰期 $t_{1/2\alpha}$ 为 6.7 分钟，消除半衰期 $t_{1/2\beta}$ 118.8 分钟。银黄注射液 660mg(含黄芩苷 84mg)静脉滴注，黄芩苷分布半衰期 $t_{1/2\alpha}$ 为 4.5 分钟，消除半衰期 $t_{1/2\beta}$ 为 46.2 分钟。人口服黄芩苷 1.0g，尿液中发现了 3 个主要代谢产物：5,6,7-三羟基黄酮-6-*O*-葡萄糖醛酸苷、5,7-二羟基-6-甲氧基黄酮-7-*O*-葡萄糖醛酸苷和 5,6,7-三羟基黄酮-7-*O*-葡萄糖醛酸苷。黄芩苷 80mg/kg 灌胃于家兔眼晶状体中 15、30 分钟浓度分别为 1.069μg/ml±0.153μg/ml 与 4.765μg/ml±0.876μg/ml 而达峰值，以后迅速下降，于 2 小时达第二峰值 2.975μg/ml±0.875μg/ml。另外，头孢拉定、左氧氟沙星、阿莫西林等对黄芩苷的药动学参数有明显影响。

20. 毒理研究　黄芩口服毒性甚小，煎剂给小鼠灌服达 163.3g/kg 也不引起死亡，注射给药则有一定毒性，腹腔注射的 LD_{50} 为 11.0g/kg±1.0g/kg，LD_{95} 为 17.55g/kg，LD_{20} 为 8.78g/kg，雄鼠较雌鼠为敏感。皮下注射对小鼠的 LD_{50} 醇提物 6g/kg、黄芩苷 6g/kg、汉黄芩素 4g/kg；腹腔注射黄芩苷为 3.081g/kg。兔口服煎剂 10g/kg、静注醇提物 2g/kg 不致死。犬一次口服浸剂 15g/kg 或每次 5g/kg，一日 3 次，连服 8 周无明显毒性，但可见粪便稀软。黄芩素给 ICR 小鼠灌服最大给药剂量 15g/kg 未引起动物死亡。另报告黄芩苷注射液小鼠静脉注射的 LD_{50} 为 2.74g/kg±0.26g/kg，豚鼠过敏、家兔溶血及血管刺激试验均阴性。黄芩提取物 0.32、1.25 和 5g/kg 灌服无母体毒性、胚胎毒性、发育毒性和致畸性，也未见有致突变性。

【参考文献】［1］吴修华，刘妮，杨丽，等. 黄芩素体内抗甲型流感病毒作用的研究. 广州中医药大学学报，2009，26(2)：157-159，200.

［2］吴莹，金叶智，吴珺，等. 黄芩主要成分体外抗甲型流感病毒作用的研究. 北京中医药大学学报，2010，33(8)：541-545.

［3］Chen L，Dou J，Su Z，et al. Synergistic activity of baicalein with ribavirin against influenza A(H1N1) virus infections in cell culture and in mice. Antiviral Res，2011，91(3)：314-320.

［4］王小丽，况花荣，钟有添. 黄芩不同提取物对两种深部真菌的体外抑菌效果比较. 赣南医学院学报，2010，30(4)：507-508.

［5］Wong K S，Tsang W K. In vitro antifungal activity of the aqueous extract of *Scutellaria baicalensis* Georgi root against Candida albicans. Int J Antimicrob Agents，2009，34(3)：284-285.

［6］黄杉，孙建英，曹颖瑛，等. 黄芩素对白念珠菌基因表达谱的影响. 第二军医大学学报，2010，31(7)：796-800.

［7］Dai B D，Cao Y Y，Huang S，et al. Baicalein induces programmed cell death in Candida albicans. J Microbiol Biotechnol，2009，19(8)：803-809.

［8］Serpa R，Franca E J，Furlaneto-Maia L，et al. In vitro antifungal activity of the flavonoid baicalein against Candida species. J Med Microbiol，2012，61(Pt 12)：1704-1708.

［9］吴静，胡东，王克霞. 黄芩和黄芩苷对幽门螺杆菌的体外抗菌活性研究. 中药材，2008，31(5)：707-710.

［10］王雨玲. 中药材黄芩、双花、秦皮等对幽门螺杆菌体外抗菌活性的研究. 实用心脑肺血管病杂志，2010，18(5)：605.

［11］王小娟，施花锦，郭建生，等. 灭幽汤对小鼠幽门螺杆菌感染性胃炎 NF-κB 表达的影响. 湖南中医药大学学报，2010，30(3)：12-13，47.

［12］王成喜，朱承晖，袁新国. 黄芪和黄芩联合埃索美拉唑治疗幽门螺杆菌相关性胃炎的疗效评价. 中国中医药信息杂志，2010，17(9)：68-69.

［13］王成喜，袁新国，朱承晖. 芪芩颗粒联合埃索美拉唑治疗耐药幽门螺杆菌相关性溃疡的疗效评价. 中华中医药学刊，2011，(1)：162-164.

［14］王成喜，赵亚楠，袁新国. 黄芩和黄芪代替抗生素根除幽门螺杆菌的临床研究. 现代中西医结合杂志，2010，19(19)：2345，2348.

［15］张广平. 黄芩苷对牙龈卟啉单胞菌生物膜的抑菌实验研究. 中国现代药物应用，2011，5(14)：87-88.

［16］Chinnam N，Dadi P K，Sabri S A，et al. Dietary bioflavonoids inhibit Escherichia coli ATP synthase in a differential manner. Int J Biol Macromol，2010，46(5)：478-486.

［17］杜仲业，陈一强，孔晋亮，等. 黄芩素对金黄色葡萄球菌生物膜抑制作用的体外研究. 中国现代医学杂志，2012，22(12)：19-23.

［18］周柳如，彭青. 四种中药单体对耐甲氧西林金黄色葡萄球菌的体外抗菌作用研究. 现代医院，2011，11(6)：34-35.

［19］陈昌利，刘景，陈婉玉，等. 黄芩和蜂毒肽配合物抑耐甲氧西林金黄色葡萄球菌试验研究. 中国蜂业，2009，60(4)：8-10.

［20］陈桂红，吴铁，黄清松，等. 黄芩、黄柏提取液与抗-MRSA IgY 体外抑菌活性的比较研究. 宜春学院学报，2009，31(2)：70-72.

［21］谭黎明，唐小异，赵敏，等. 黄连、黄芩提取物对烫伤后感染铜绿假单胞菌的药效初步观察. 湖南师范大学学报(医学版)，2011，8(1)：79-81.

［22］陈艳，陈一强，孔晋亮，等. 黄芩苷联合万古霉素对金黄色葡萄球菌生物膜的体外影响. 中华医院感染学杂志，2014，24(2)：264-267.

［23］Brackman G，Cos P，Maes L，et al. Quorum sensing inhibitors increase the susceptibility of bacterial biofilms to antibiotics in vitro and in vivo. Antimicrob Agents Chemother，2011，55(6)：

2655-2661.

［24］Miyasaki Y，Rabenstein J D，Rhea J，et al. Isolation and characterization of antimicrobial compounds in plant extracts against multidrug-resistant Acinetobacter baumannii. PLoS One，2013，8(4)：e61594.

［25］Hao H，Gufu H，Lei F，et al. Baicalin suppresses expression of TLR2/4 and NF-kappaB in chlamydia trachomatis-infected mice. Immunopharmacol Immunotoxicol，2012，34(1)：89-94.

［26］Hao H，Aixia Y，Lei F，et al. Effects of baicalin on Chlamydia trachomatis infection in vitro. Planta Med，2010，76(1)：76-78.

［27］Xiping Z，Jie Z，Qin X，et al. Influence of baicalin and octreotide on NF-kappaB and p-selectin expression in liver and kidney of rats with severe acute pancreatitis. Inflammation，2009，32(1)：1-11.

［28］Zhang X，Tian H，Wu C，et al. Effect of baicalin on inflammatory mediator levels and microcirculation disturbance in rats with severe acute pancreatitis. Pancreas，2009，38(7)：732-738.

［29］Xiping Z，Hua T，Jie Z，et al. Influence of baicalin on TNF-alpha mRNA，caspase-3 and P-selectin expression in pancreatic tissue of rats with severe acute pancreatitis. Indian J Gastroenterol，2009，28(4)：131-135.

［30］董惠文. 黄芩苷对小鼠急性肝损伤的保护作用. 海峡药学，2011，23(6)：45-46.

［31］李正禄，孟璐，张学武. 黄芩苷对小鼠急性肝损伤的保护作用. 时珍国医国药，2009，20(11)：2752-2753.

［32］Peng X D，Dai L L，Huang C Q，et al. Correlation between anti-fibrotic effect of baicalin and serum cytokines in rat hepatic fibrosis. World J Gastroenterol，2009，15(37)：4720-4725.

［33］宁康健，吕锦芳，姜锦鹏，等. 黄芩苷对小鼠四氯化碳肝损伤保护作用的研究. 中国中医药科技，2011，18(2)：120-122.

［34］Wu Y L，Lian L H，Wan Y，et al. Baicalein inhibits nuclear factor-kappaB and apoptosis via c-FLIP and MAPK in D-GalN/LPS induced acute liver failure in murine models. Chem Biol Interact，2010，188(3)：526-534.

［35］张志伟，岳桂华，张爱珍. 黄连解毒汤对自发性高血压大鼠血压和炎症因子的影响. 中华中医药杂志，2011，26(7)：1627-1629.

［36］张志伟，岳桂华. 黄连解毒汤对自发性高血压大鼠血管内皮功能的保护作用. 时珍国医国药，2011，22(5)：1071-1073.

［37］Lee Y M，Cheng P Y，Chim L S，et al. Baicalein，an active component of Scutellaria baicalensis Georgi，improves cardiac contractile function in endotoxaemic rats via induction of heme oxygenase-1 and suppression of inflammatory responses. J Ethnopharmacol，2011，135(1)：179-185.

［38］Wu B，Li J，Huang D，et al. Baicalein mediates inhibition of migration and invasiveness of skin carcinoma through Ezrin in A431 cells. BMC Cancer，2011，11：527.

［39］Takahashi H，Chen M C，Pham H，et al. Baicalein，a component of Scutellaria baicalensis，induces apoptosis by Mcl-1 down-regulation in human pancreatic cancer cells. Biochim Biophys Acta，2011，1813(8)：1465-1474.

［40］Ma G Z，Liu C H，Wei B，et al. Baicalein inhibits DMBA/TPA-induced skin tumorigenesis in mice by modulating proliferation，apoptosis，and inflammation. Inflammation，2013，36(2)：457-467.

［41］Wang L，Ling Y，Chen Y，et al. Flavonoid baicalein suppresses adhesion，migration and invasion of MDA-MB-231 human breast cancer cells. Cancer Lett，2010，297(1)：42-48.

［42］Ling Y，Chen Y，Chen P，et al. Baicalein potently suppresses angiogenesis induced by vascular endothelial growth factor through the p53/Rb signaling pathway leading to G_1/S cell cycle arrest. Exp Biol Med(Maywood)，2011，236(7)：851-858.

［43］Lee I K，Kang K A，Zhang R，et al. Mitochondria protection of baicalein against oxidative damage via induction of manganese superoxide dismutase. Environ Toxicol Pharmacol，2011，31(1)：233-241.

［44］Pidaran Maragan，Leelavinothan Pari. Antioxidant effect of tetrahydrocurcumin in streptozotocin-nicotinamide induced diabetic rats. Phytother Res，2011，25(2)：189-194.

［45］Yang L P，Sun H L，Wu L M，et al. Baicalein reduces inflammatory process in a rodent model of diabetic retinopathy. Invest Ophthalmol Vis Sci，2009，50(5)：2319-2327.

［46］Zhang Z，Cui W，Li G，et al. Baicalein protects against 6-OHDA-induced neurotoxicity through activation of Keap1/Nrf2/HO-1 and involving PKCalpha and PI3K/AKT signaling pathways. J Agric Food Chem，2012，60(33)：8171-8182.

［47］Mu X，He G，Cheng Y，et al. Baicalein exerts neuroprotective effects in 6-hydroxydopamine-induced experimental parkinsonism in vivo and in vitro. Pharmacol Biochem Behav，2009，92(4)：642-648.

［48］Oh S B，Park H R，Jang Y J，et al. Baicalein attenuates impaired hippocampal neurogenesis and the neurocognitive deficits induced by gamma-ray radiation. Br J Pharmacol，2013，168(2)：421-431.

［49］Cui L，Zhang X，Yang R，et al. Baicalein is neuroprotective in rat MCAO model：role of 12/15-lipoxygenase，mitogen-activated protein kinase and cytosolic phospholipase A2. Pharmacol Biochem

Behav，2010，96(4)：469-475.

[50] 陈津岩，苏宁，陈芝喜. 黄芩苷对糖尿病肾病大鼠血管紧张素的抑制作用. 甘肃中医，2009，22(8)：66-68.

[51] 苏宁，李丰，陈津岩，等. 黄芩苷对糖尿病肾病大鼠血浆及肾组织Ang Ⅱ的影响. 中药新药与临床药理，2009，20(3)：201-203.

[52] 苏宁，李丰，赵平，等. 黄芩苷调节DN大鼠肾脏局部生物活性物质的实验研究. 世界中西医结合杂志，2010，5(1)：22-24.

[53] 孙洁，田林红，王收宝，等. 黄芩苷对糖尿病大鼠肾脏细胞凋亡及其Bcl-2和Bax表达的影响. 实用医学杂志，2011，27(5)：757-760.

[54] 吴泽成，刘慎微，尹超. 黄芩素对2型糖尿病大鼠肾组织氧化应激的影响及其作用机制. 实用医学杂志，2009，25(10)：1566-1570.

[55] 胡秀梅. 黄芩苷对大鼠脑缺血再灌注损伤的保护作用. 山西医科大学学报，2010，41(2)：100-102.

[56] 李园园，杨晖，廖桂凤，等. 黄芩苷抗脑缺血小鼠学习记忆功能损伤的保护作用. 昆明医学院学报，2011，32(5)：13-16.

[57] 周乾坤，余嗣明，刘平，等. 黄芩苷对脑出血大鼠脑内氨基酸递质含量的影响. 中国中医药信息杂志，2009，16(4)：35-37.

[58] 刘长山，王秀军，柳林，等. 氨基胍、黄芩苷对糖尿病大鼠组织非酶糖化及视网膜细胞凋亡的影响. 中国现代医药杂志，2009，11(6)：33-36.

[59] 陈悦，吴织芬. 黄芩苷对巨噬细胞分泌TGF-β_1的影响. 陕西医学杂志，2009，38(7)：804-805.

[60] 林红，胡格，伊鹏霏，等. 黄芩苷、连翘酯苷对肺微血管内皮细胞分泌IFN-α、IFN-γ的影响. 中国畜牧兽医，2009，(6)：30-34.

黄 连

Huanglian

本品为毛茛科植物黄连 *Coptis chinensis* Franch.、三角叶黄连 *Coptis deltoidea* C.Y. Cheng et Hsiao 或云连 *Coptis teeta* Wall.的干燥根茎。以上三种分别习称“味连”“雅连”“云连”。味连、雅连主产于四川、湖北。云连主产于云南。秋季采挖，除去须根及泥沙，干燥，撞去残留须根。切薄片。以切面鲜黄、味极苦者为佳。

【炮制】 酒黄连 取黄连片，加黄酒拌润，炒干。

【性味与归经】 苦，寒。归心、脾、胃、肝、胆、大肠经。

【功能与主治】 清热燥湿，泻火解毒。用于湿热痞满，呕吐吞酸，泻痢，黄疸，高热神昏，心火亢盛，心烦不寐，心悸不宁，血热吐衄，目赤，牙痛，消渴，痈肿疔疮；外治湿疹，湿疮，耳道流脓。酒黄连善清上焦火热。用于目赤，口疮。姜黄连清胃和胃止呕。用于寒热互结，湿热中阻，痞满呕吐。萸黄连疏肝和胃止呕。用于肝胃不和，呕吐吞酸。

【效用分析】 黄连苦寒，清热燥湿之力胜于黄芩，长于清中焦湿热，故用于湿热中阻，气机不畅，脘腹痞满，恶心呕吐吞酸。《神农本草经》载黄连主“肠澼腹痛下痢”，刘完素曰“能降火祛湿，而止泄痢，故治痢以之为君”，为湿热泻痢要药，可用于湿热泻痢，腹痛，里急后重。《珍珠囊》谓“其用有六：泻心火，一也；祛中焦湿热，二也；诸疮必用，三也；祛风湿，四也；治赤眼暴发，五也；止中部见血，六也。”黄连入心经，功能泻火解毒，尤善清心经实火，可用治热病，高热神昏，心火亢盛，心烦不寐，心悸不宁及热盛迫血妄行所致的吐血衄血。黄连入胃经，善清胃火，可用治胃火牙痛，消谷善饥。入肝经，兼清肝火，可用于肝郁化火，横逆犯胃所致的呕吐吞酸。黄连清热燥湿，泻火解毒，尤善疗疔毒，常用于热毒炽盛，目赤肿痛，口舌生疮，痈肿疔疮。外用可治湿疹、湿疮、耳道流脓。

【配伍应用】

1. 黄连配木香 黄连善清热燥湿而止泄痢；木香善调中宣滞、行气止痛。两药伍用，共奏清热燥湿，行气导滞之功。适用于胃肠湿热积滞之痢疾，腹痛，里急后重。

2. 黄连配半夏 黄连苦寒，善清热燥湿，泻火解毒；半夏辛温，善燥湿化痰，降逆消痞。两药伍用，寒热互用以和阴阳，辛开苦降以调气机，除湿热而化痰浊，有泄热和胃，降逆消痞，开胸涤痰之功。适用于痰热互结、气机失畅所致的胸腹闷胀，心下痞满，呕吐呃逆。

3. 黄连配大黄 黄连清热燥湿，泻火解毒；大黄泻火通便，凉血解毒。两药伍用，泻火凉血解毒之力增强，既能清气分实热，又能泻血分火毒，且有涤肠通便之功。适用于邪热内结之心下痞满，胃肠湿热，火毒壅滞之腹痛下痢及实热火毒上炎之目赤肿痛、口舌生疮、牙龈肿痛；或火热内盛，迫血妄行之吐血衄血。

4. 黄连配水牛角 黄连清热燥湿、泻火解毒，重在气分；水牛角清热解毒，凉血消斑，重在血分。两药伍用，清热泻火，凉血解毒作用增强。适用于温热病热入营血之高热神昏，发斑吐衄。

【方剂举隅】

1. 泻心汤（《金匮要略》）

药物组成：大黄、黄连、黄芩。

功能与主治：泻火消痞。适用于邪热壅滞心下，气机痞塞证，症见心下痞满，按之柔软，心烦口渴，小便黄赤，大便不爽或秘结或吐血衄血，舌红苔薄黄，脉数。

2. 左金丸（《丹溪心法》）

药物组成：黄连、吴茱萸。

功能与主治：清泻肝火，降逆止呕。适用于肝火犯胃证，症见胁肋疼痛，嘈杂吞酸，呕吐口苦，舌红苔黄，脉弦数。

3. 葛根黄芩黄连汤（《伤寒论》）

药物组成：葛根、炙甘草、黄芩、黄连。

功能与主治：解表清里。适用于协热下利，症见身热下利，胸脘烦热，口干作渴，喘而汗出，舌红苔黄，脉数或促。

4. 黄连解毒汤（《外台秘要》）

药物组成：黄连、黄芩、黄柏、栀子。

功能与主治：泻火解毒。适用于三焦火毒证，症见大热烦躁，口燥咽干，错语不眠；或热病吐血、衄血；或热甚发斑；或身热下利；或湿热黄疸；或外科痈疡疔毒，小便黄赤，舌红苔黄，脉数有力。

5. 清胃散（《脾胃论》）

药物组成：生地黄、当归身、牡丹皮、黄连、升麻。

功能与主治：清胃凉血。适用于胃火牙痛，症见牙痛牵引头疼，面颊发热，其齿喜冷恶热；或牙宣出血；或牙龈红肿溃烂；或唇舌颊腮肿痛，口气热臭，口干舌燥，舌红苔黄，脉滑数。

【成药例证】

1. 黄连胶囊（《临床用药须知中药成方制剂卷》2020年版）

药物组成：黄连。

功能与主治：清热燥湿，泻火解毒。用于湿热蕴毒所致的痢疾、黄疸，症见发热、黄疸、吐泻、纳呆、尿黄如茶、目赤吞酸、牙龈肿痛或大便脓血。

2. 加味香连丸（《临床用药须知中药成方制剂卷》2020年版）

药物组成：姜黄连、黄芩、黄柏（酒炙）、白芍、当归、醋延胡索、姜厚朴、麸炒枳壳、槟榔、木香、制吴茱萸、炙甘草。

功能与主治：清热祛湿，化滞止痛。用于大肠湿热所致的痢疾，症见大便脓血、腹痛下坠、里急后重。

3. 导赤丸（《临床用药须知中药成方制剂卷》2020年版）

药物组成：黄连、栀子（姜炒）、黄芩、连翘、木通、大黄、玄参、赤芍、滑石、天花粉。

功能与主治：清热泻火，利尿通便。用于火热内盛所致的口舌生疮、咽喉疼痛、心胸烦热、小便短赤、大便秘结。

4. 万氏牛黄清心丸（《临床用药须知中药成方制剂卷》2020年版）

药物组成：牛黄、黄连、黄芩、栀子、朱砂、郁金。

功能与主治：清热解毒，镇惊安神。用于热入心包、热盛动风证，症见高热烦躁、神昏谵语及小儿高热惊厥。

5. 戊己丸（《临床用药须知中药成方制剂卷》2020年版）

药物组成：黄连、白芍（炒）、吴茱萸（制）。

功能与主治：泻肝和胃，降逆止呕。用于肝火犯胃、肝胃不和所致的胃脘灼热疼痛、呕吐吞酸、口苦嘈杂、腹痛泄泻。

【用法与用量】 2～5g。外用适量。

【注意】 本品苦寒易伤脾胃，脾胃虚寒者禁用；苦燥易伤阴津，阴虚津伤者慎用。

【本草摘要】

1.《神农本草经》 “主热气目痛，眦伤泣出，明目，肠澼腹痛下痢，妇人阴中肿痛。”

2.《名医别录》 “主五脏冷热，久下泄澼脓血，止消渴，大惊，除水，利骨，调胃厚肠，益胆，治口疮。”

3.《珍珠囊》 “其用有六：泻心火，一也；去中焦湿热，二也；诸疮必用，三也；祛风湿，四也；治赤眼暴发，五也；止中部见血，六也。”

4.《药类法象》 “泻心火，除脾胃中湿热，治烦燥恶心，郁热在中焦，兀兀欲吐。”

5.《本草正义》 “黄连大苦大寒，苦燥湿，寒胜热，能泄降一切有余之湿火，而心、脾、肝、肾之热，胆、胃、大小肠之火，无不治之。上以清风火之目病，中以平肝胃之呕吐，下以通腹痛之滞下，皆燥湿清热之效也。”

【化学成分】 主要含生物碱类成分：小檗碱，黄连碱，甲基黄连碱，巴马汀，药根碱，非洲防己碱，表小檗碱，小檗胺，木兰花碱等，其中以小檗碱含量最高，占总生物碱含量的40%～50%，且味连含量普遍高于雅连。

中国药典规定味连以盐酸小檗碱计，含小檗碱（$C_{20}H_{17}NO_4$）不得少于5.5%，表小檗碱（$C_{20}H_{17}NO_4$）不得少于0.80%，黄连碱（$C_{19}H_{13}NO_4$）不得少于1.6%，巴马汀（$C_{21}H_{21}NO_4$）不得少于 1.5%。饮片以盐酸小檗碱计，含小檗碱（$C_{20}H_{17}NO_4$）不得少于 5.0%，含表小檗碱（$C_{20}H_{17}NO_4$）、黄连碱（$C_{19}H_{13}NO_4$）和巴马汀（$C_{21}H_{21}NO_4$）的总量不得少于3.3%。

【药理毒理】 本品主要具有抗病原微生物、抗细菌毒素、抗炎、解热、止泻与降血糖等作用。

1. 抗病原微生物作用 黄连在体外具有较强的抗菌作用，能显著抑制葡萄球菌、链球菌、肺炎球菌、霍乱弧菌、炭疽杆菌和各型痢疾杆菌的生长，对枯草杆菌、肺炎杆菌、百日咳杆菌、白喉杆菌、鼠疫杆菌、布氏杆菌、大肠埃希菌、变形杆菌、伤寒杆菌等也有一定抑制效果，但对铜绿假单胞菌效果较差。此外，对结核杆菌及钩端螺旋体也有显著抑制作用。不同黄连品种、不同产地的黄连抗菌作用有差异；不同炮制方法处理的黄连其抗菌作用也有明显差异。黄连配伍为复方时的抗菌作用一般有所增强，并延缓耐药性的产生，如黄连解毒汤、三黄注射液等；但也有无明显改变或降低者，如白头翁汤。对于多重耐药性大肠埃希菌 E102 株的 R 质粒，黄连作用 24 小时可消除 2.42%，作用 48 小时则消除率可达 22.57%。黄连所含多种生物碱都具有显著体外抗菌作用，小檗碱为最主要抗菌成分，大量研究表明小檗碱具有广谱的体外抗菌效果，有报告其于低浓度时抑菌，高浓度时杀菌。

另有研究报告，小檗碱对大肠埃希菌及福氏Ⅱa 痢疾杆菌 D_{14} 株的 R 因子有消除作用，硫酸小檗碱于 100μg/ml 浓度时对 D_{14} 株 R 因子的消除率 48 小时为 1%～1.2%，120 小时为 2.1%～2.5%；除小檗碱外，其他生物碱也具有显著抗菌活性，如有报告巴马亭的抗菌作用略低于小檗碱或与其相似。有研究表明，黄连在体外对大肠埃希菌、铜绿假单胞菌、痢疾杆菌、金葡菌、溶血性链球菌、伤寒杆菌及阴沟杆菌 7 种共 16 株细菌均有显著抑制作用，其抗菌作用是其所含各成分的综合作用。对于某些特殊病原菌黄连也有显著抗菌活性，如厌氧菌、幽门螺杆菌等。

黄连对其他多种病原体也有显著抑制作用。黄连煎剂或浸液对堇色毛癣菌、絮状表皮癣菌、狗小芽孢癣菌、白色念珠菌、星形奴卡氏菌等真菌有抑制作用。此外，黄连或小檗碱对阿米巴原虫、沙眼衣原体、滴虫、热带利什曼原虫、锥虫等也均有不同程度抑制效果。黄连对白色念球菌的 MIC 为 50mg/ml，对人型支原体的 MIC_{50} 为 75mg/ml。巴马亭、药根碱等对卡尔酵母菌、白色念珠菌等有显著抗菌作用，1:4000 浓度的巴马亭与锥虫作用 1 小时，可使其绝大部分死亡。药根碱还对构成植物病害的某些真菌也有抑制作用。已有资料表明与影响细菌代谢、DNA 合成等有关。黄连可能通过多种途径影响病原体而达抑制效果，也可能系一种细菌细胞膜的毒物。

2. 抗细菌毒素作用 小檗碱有抗细菌毒素作用。研究表明，小檗碱可对抗霍乱弧菌和大肠埃希菌所致肠分泌亢进、腹泻和死亡，并能对抗霍乱肠毒素所致肠绒毛的水肿，显著抑制皮下注射霍乱毒素所引起的局部炎症。有研究发现黄连素 1.2g/天可显著抑制霍乱毒素所致的人体肠分泌，减少排便量。

3. 解热作用 黄连是清热泻火要药，腹腔注射比较黄连胆汁炙前后（0.9、3.6g/kg）对于干酵母致热大鼠解热作用，结果表明生黄连的解热作用强于胆黄连[1]。通过比较黄连叶（4mg/kg）、须（4mg/kg）、根（1mg/kg）的浸膏、原粉对内毒素致家兔发热、酵母致大鼠发热模型的作用，表明黄连根的解热效果强于黄连须，黄连叶最弱，未达到显著水平[2]。

4. 抗炎作用 黄连具有明显抗炎作用，其甲醇提取物对多种致炎物所致大鼠足肿胀及肉芽肿形成均有显著抑制作用，局部用药也可显著抑制炎性肉芽肿的发展。受精鸡胚试验表明黄连所含多种生物碱均有显著抗炎活性，如小檗碱、药根碱、黄连碱等。另有实验表明，小檗碱 30、60mg/kg 灌服，可抑制醋酸所致小鼠腹腔毛细血管通透性 10.6%及 35.5%；以 20、50mg/kg 剂量皮下注射对组胺所致大鼠皮肤毛细血管通透性也有抑制作用；4、8mg/kg 皮下注射，还能明显抑制二甲苯所致小鼠耳肿胀。另如前述，小檗碱还能显著对抗霍乱毒素局部注射所致炎症。

研究显示小檗碱可影响 NF-κB、MAPK 以及 JAK/STAT 三条主要炎症通路的不同靶点，缓解炎症引起的各类疾病。包括：50mg/kg 口服给药可降低 BALB/c 小鼠回肠组织中 TLR-4 mRNA 表达[3]；0.75、1.5mg/ml 可抑制 SD 大鼠体内 TAK1 磷酸化[4]；150mg/kg 灌胃两周，抑制小鼠肝脏、脂肪组织中 IKKβ 在 Ser（181）磷酸化[5]；30μmol/L、90μmol/L 升高系膜细胞胞内 IκB-α 蛋白表达，抑制 p65 核转运[6]；2.5、5.0μmol/L 可显著降低 NIT-1 细胞中 p65（1:1000）磷酸化，2μg/ml 抑制 B16F-10 细胞中 p65 和 p50 DNA-bound[7, 8]。此外，小檗碱（50μmol/L）可抑制人 HT-29/B6 结肠单分子膜 GSK3β 磷酸化[9]。

另有研究显示小檗碱 5μmol/L 可降低雄性 C57BLKS/ J-Leprdb/Leprdb 鼠腹膜巨噬细胞 p38，ERK1/2 和 JNK 磷酸化[10]；0.5、1.0、2.0mg/ml 作用可下调 J774A.1 巨噬细胞核提取物中 CHOP 表达[11]；100mg/kg 降低急性内毒素血症雄性 SD 大鼠回肠黏膜中 PPAR-γ 和 ATF-2 蛋白表达[12]；1、3、7、10μmol/L 可浓度依赖抑制淋巴瘤 Nb2 细胞中 JAK3 和 STAT5 磷酸化，对结肠癌大鼠体内 mTOR 磷酸化也有抑制作用[13, 14]。

5. 降血糖作用 黄连有明确的降血糖作用。黄连煎剂 1、2.5、5、10g/kg 灌服可引起正常小鼠血糖剂量依赖性下降。黄连素可延缓 2 型糖尿病大鼠病变的发生和发展，对早期血管内皮损伤亦有良好的保护作用，机制可能与其降血糖、清除自由基、改善胰岛素抵抗及内皮依赖性的血管舒张反应有关[15-18]。代谢综合征的患者在常规控制饮食基础上服用黄连素片，显著改善胰岛素敏感性[19]。此外，250mg/kg 黄连素粉末悬浊液灌胃能有效降低 KKAy 小鼠 FBG，机制可能是通过 AMPK-p38 MAPK-GLUT4 通路调节 KKAy 小鼠血糖[20]。黄连素 0.3～0.5g，3 次/天，可使患者血糖明显下降，血清胰岛素水平上升，无明显副作用[21]。另有报告，小檗碱对高脂饮食所致胰岛素抵抗大鼠可改善其对胰岛素的敏感性，并升高肝糖原，但对血糖、胰岛素、血脂等无明显影响。对于 D 半乳糖诱导的大鼠血糖升高和糖耐量降低，黄连能显著抑制之；对高热卡饮食所致胰岛素抵抗大鼠模型，黄连可使空腹血糖下降，空腹胰岛素降低，胰岛素敏感性增高，SOD、GSH-Px 活性升高，应激标志物 p-c-Tun/JNK 水平及肝组织中内质网应激标志物 GRP78/Bip mRNA 水平下降，表明黄连可改善内质网应激状态。对于链脲佐菌素诱发的大鼠糖尿病性白内障模型，小檗胺滴眼有显著的预防和治疗作用。此外，四氢黄连碱季铵化衍生得到的化合物在体外促葡萄糖消耗和体内降血脂等方面有较好活性[22]。

6. 抗肿瘤作用 对于鼻咽癌 HNE-2Z 细胞株的研究表明黄连及小檗碱于体外、体内试验也均有抗肿瘤作用，小檗碱为黄连抗肿瘤主要有效成分。在体外试验中小檗碱对艾氏腹水癌和淋巴瘤 NK/LY 细胞有一定抑制作用；还能抑制腹水瘤细胞呼吸，但不影响其糖分解；小檗碱还可抑制癌细胞对羧胺的利用从而抑制嘌呤及核酸的合成；对于肉瘤 180，于体外试验中小檗碱有剂量依赖性直接抑制效果，能抑制其 DNA、RNA、蛋白质、脂类等的合成，其机制在于抑制葡萄糖的利用及其与核酸的相互作用。但在整体试验中小檗碱的作用弱。许多双苄基异喹啉生物碱有不同程度的抗肿瘤活性，黄连中其他生物碱，如巴马亭、药根碱、尖刺碱等能强烈抑制小鼠腹水癌细胞对氧的摄取。另有实验表明，小檗胺对多药抗药的 MCF7/Adr 和 KBv200 细胞可增加其对 ADR 和 VCR 的敏感性，且作用呈剂量依赖性，并增加 MCF7/Adr 细胞内 ADR 的积累。此外，黄连素通过抑制 $cPLA_2$ 的表达，降低前列腺素 E_2 等途径诱导肿瘤细胞的凋亡，促进线粒体释放 AIF 表达，抑制肿瘤细胞迁移和吸附，下调基质金属蛋白酶（MMP2 和 MMP9）的 mRNA 表达，阻滞细胞周期于 G_2/M 期等途径抑制 H_{22} 肝癌细胞[23]的增殖或迁移。对于膀胱癌 BIU-87 细胞、肺癌 A549 细胞、神经胶质瘤 U251 细胞和 T24 细胞、RM-1 细胞、卵巢 HEY 细胞、乳腺癌 MCF-7 和 MDA-MB-468 细胞、间皮瘤 NCI-H2452 细胞、MG-63 和 U2OS 细胞也具有类似效果。

7. 对心脑血管系统的影响

（1）抗动脉粥样硬化作用 小檗碱有抗动脉粥样硬化作用。实验表明，小檗碱能抑制血管平滑肌增殖，使血管平滑肌（SMC）停留于 G_0/G_1 期；或通过抑制 AK+ 信号，抑制 SMC 的增殖与迁移；或通过显著抑制丝裂原活化蛋白激酶/细胞外信号调节激酶（MEK/ERK）信号转导通路的活化和下游靶蛋白的表达以抑制 SMC 的增殖和迁移。另外，小檗碱降低高脂血症患者总胆固醇、甘油三酯、低密度脂蛋白胆固醇。其调脂机制是通过 ERK 促进 LDLR mRNA 转录增加；此外还可通过 AMPK 途径抑制肝细胞内脂质合成以及抑制 LDL-C 的氧化修饰及 ox-LDL 所致内皮功能紊乱等以降脂和保护血管。研究还表明对于高脂饮食喂饲的 ApoE 基因敲除小鼠，黄连可使斑块内 perilipin mRNA 表达降低，而 PPAR rmRNA 表达增加。此外，小檗碱具有显著的抗血小板聚集作用，黄连碱和巴马汀（100mg/kg）饲喂鹌鹑能明显降低 TC、TG 和 LDL-C，减轻主动脉粥样硬化斑块病变程度[24]。

（2）抗心肌缺血作用 小檗碱可能通过抗氧化损伤抗心肌细胞缺血[25]。实验表明小檗碱于 0.02mg/（kg•min）可显著降低衰竭心脏的心肌耗氧量，于 0.2mg/（kg•min）则可降低正常心肌耗氧量。此外，体外实验证实药根碱亦能缩小家兔因结扎冠脉所致心肌梗死的范围，小檗胺可减少家兔实验性心肌梗死的范围和程度。

（3）降压作用 小檗碱的降压机制可能涉及多种途径，如直接扩张血管及抑制血管运动中枢、抗肾上腺素、抑制多种升压反射、抗胆碱酯酶等。除小檗碱外，黄连所含其他多种生物碱也有降压作用，如巴马汀、药根碱、木兰花碱等。

（4）抗心律失常作用 动物实验及临床研究均表明小檗碱具有显著的抗心律失常作用，对多种原因引起的室性、室上性心律失常均有良好疗效[26]，也可用于治疗顽固性室速、阵发性房扑、传导阻滞等，机制认为是延长动作电位时程和功能不应期，使期前冲动不易引起折返激动和终止折返的持续进行[27]。此外，小檗碱有阻断受体作用，故能抗心律失常，常用量一次 0.6～1g，3 次/天[28]。小檗碱抗心律失常作用与其具有的降低心肌自律性、延长动作电位时程及有效不应期、消除折返冲动、抑制心肌快 Na^+ 内流及可能的 Ca^{2+} 通道阻滞等作用有关。

（5）抗脑缺血作用 小檗碱对大鼠和小鼠的实验性脑缺血均有显著保护作用，小檗碱 20mg/kg 腹腔注射，能显著抑制局灶性脑缺血再灌注大鼠大脑皮质及海马组织 c-fos mRNA 的高表达，降低病灶侧海马和皮层组织的水、钙含量。小檗碱能剂量依赖地抑制去甲肾上腺素和

H_2O_2 引起的［Ca^{2+}］i 升高，IC_{50} 为 39.9 和 17.9μmol/L。高剂量小檗碱还能抑制高 K^+引起的［Ca^{2+}］i 升高。此外，黄连生物碱还具有电压控制的钙通道抑制作用。小檗胺灌服，可延长双侧颈总动脉结扎后小鼠存活时间，降低梗死脑组织中依文思蓝的含量，明显减小结扎同侧大脑中动脉及颈总动脉所致急性局灶性脑梗死大鼠皮层梗死面积，减少 MDA 的生成，提高 SOD 水平[29]。

8. 对消化系统的影响

（1）止泻作用　整体实验表明，黄连能显著抑制小鼠的胃肠运动，灌服小檗碱对正常小鼠胃肠对墨汁的推进能力无明显影响，但于 40、80mg/kg 可显著对抗蓖麻油、番泻叶等所致小鼠腹泻。另外，对于霍乱弧菌及大肠埃希菌所致肠道分泌亢进、腹泻及死亡率小檗碱均有显著对抗作用，对前者的效果与其能对抗霍乱肠毒素所致炎症及肠绒毛水肿有关。小檗碱可抑制小肠黏膜分泌，抑制豚鼠回肠正常电解质分泌，抑制豚鼠结肠平滑肌钙离子激活钾通道和延迟整流钾通道的开放，抑制大鼠结肠上皮细胞基础膜 $I_{K(Ca)}$和 $I_{K(cAMP)}$的开放。

（2）抗胃溃疡作用　黄连有抗消化性溃疡作用。其有效成分为生物碱，黄连总碱、小檗碱、黄连碱等均有抗溃疡活性。黄连炮制方法对其抗溃疡活性有所影响，采用乙醇致小鼠胃黏膜损伤，观察黄连和姜黄连作用后小鼠胃黏膜损伤程度，测定溃疡抑制百分率，并检测小鼠血浆及胃黏膜中 MDA 以及 SOD 的活力，结果表明姜黄连抗溃疡抑制率显著高于生黄连，且姜黄连组 MDA 值均低于生黄连组，SOD 活力值高于生黄连组[30]。50%甲醇的黄连提取物 1g/kg 灌服，对盐酸-乙醇所致大鼠胃黏膜损伤有显著的保护效果。对于乙醇所致大鼠胃黏膜损伤，黄连总碱能显著抑制之，能明显阻遏乙醇所致胃酸分泌和胃黏膜 MDA、·OH 的升高与 NO、SOD 的降低，抑制乙醇所致 iNOS、eNOS 在胃黏膜的表达降低和 NOS 的过表达，对于其他一些溃疡模型，如水浸应激、幽门结扎、醋酸等所致者黄连总碱的抗溃疡作用也很明显。黄连对于幽门螺杆菌脂多糖灌胃所致大鼠胃部炎症有明显保护作用，其机制可能与抑制黏膜细胞凋亡，以及 NO、TNF-α 等有关。此外，黄连总碱、小檗碱、巴马亭等均抑制正常及 5-HT 所致大鼠胃肌条收缩。对于小鼠实验性溃疡性结肠炎黄连也有缓解作用。

（3）利胆、保肝与抗胰腺炎作用　对于高脂饮食所致大鼠肝损伤，小檗碱有明显保护作用。对于实验性急性出血性坏死性胰腺炎大鼠模型，黄连灌服能明显降低 TNF-α 水平，减轻肝损害程度。另有研究显示小檗碱对胰腺炎大鼠肠屏障功能具有明确的保护作用，并可以在一定程度上对胰腺炎自身病情进行缓解[31]。

9. 其他作用　黄连总生物碱能改善 β-淀粉样蛋白所致大鼠学习记忆障碍。对于铝过负荷所致大鼠学习记忆障碍黄连总碱也有保护效果。黄连水煎剂于体外可增强大鼠子宫平滑肌收缩，此可能与其 M 受体、组胺 H_1 受体及 L 型钙通道作用有关。除子宫平滑肌外，小檗碱亦能收缩胃肠道平滑肌[32]。对于脂多糖所致中脑多巴胺能神经元损伤，小檗碱能降低 TNF-α、IL-1β、NO 和超氧化物生成而起保护作用。此外，还有报告小檗碱可诱导骨髓间质干细胞分化为神经元样细胞。

10. 体内过程　黄连中生物碱口服后从口腔、食管即开始被吸收。在胃黏膜吸收迅速而消除较慢。以剂型而论，黄连的超微粉体和纳米粉体在大鼠的吸收较常规粉体为优。在大鼠肠外翻模型，黄连中小檗碱和巴马亭在各肠段均为线性吸收，以空肠为优，其次为回肠和结肠。黄连碱和小檗红碱于人源 Caco-2 模型也呈良好被动吸收，相同浓度的小檗碱基底膜向顶端膜转运大于顶端膜向基底膜的转运量[33]。另有研究显示小檗碱、黄连碱、巴马汀、药根碱均为 P-gp 底物，吸收过程中受到 P-gp 介导的外排，导致以上黄连生物碱生物利用度低[34-36]。此外，OCT 抑制西咪替丁能抑制小檗碱胞内摄取，证实 OCTs 也参与了小檗碱胞内转运进程[37]。但作为季胺生物碱，小檗碱、巴马亭等生物利用度低，而在糖尿病大鼠，以小檗碱等 5 种黄连生物碱在正常和链脲佐菌素糖尿病大鼠，灌服后则相对为高，黄连与其他一些药物配伍，如吴茱萸、厚朴、生地黄、汉防己[38]、黄芩[39]等可促进其吸收。

11. 毒理研究　黄连水煎剂毒性靶器官为脑、肝、脾、肺、肾，经配伍后的黄连解毒汤则较为安全[40]。另有报告黄连的 LD_{50} 灌服为 17.22g/kg±1.75g/kg，小檗碱灌服小鼠的 LD_{50} 为 392mg/kg，腹腔注射为 57.61mg/kg，静脉注射为 9.04mg/kg。小檗碱 15mg/kg 静注于麻醉兔可引起全心抑制。

【参考文献】［1］沈晓庆，张凡，贾天柱．黄连胆汁炙前后的解热作用研究．中药药理与临床，2013，29(2)：118-120.

［2］王燕枝，邹宗尧，王德珍，等．黄连叶、须、根发热大耳兔、大鼠的药效学研究．中国兽医杂志，2014，50(4)：88-90.

［3］Li H M，Wang Y Y．Berberine protects against lipopolysaccharide-induced intestinal injury in mice via alpha 2 adrenoceptor-independent mechanisms．Acta Pharmacol Sin，2011，32(11)：1364-1372.

［4］Zhang Y，Li X，Zhang Q．Berberine hydrochloride prevents postsurgery intestinal adhesion and inflammation in rats．J Pharmacol Exp Ther，2014，349(3)：417-426.

［5］尚文斌，刘佳，于希忠，等．小檗碱对肥胖小鼠炎症因子分泌和炎症信号通路的作用．中国中药杂志，2010，35(11)：1474-1477.

［6］Jiang Q，Liu P，Wu X. Berberine attenuates lipopolysaccharide-induced extracelluar matrix accumulation and inflammation in rat mesangial cells：involvement of NF-κB signaling pathway．Mol Cell Endocrinol，2011，331(1)：34-40.

［7］Wang Y．Attenuation of berberine on lipopolysaccharide-induced inflammatory and apoptosis responses in β-cells via TLR4-independent JNK/NF-κB pathway．Pharm Biol，2013，5(1)：328-335.

［8］Hamsa TP，Kuttan G．Antiangiogenic activity of berberine is mediated through the downregulation of hypoxia-inducible factor-1，VEGF，and proinflammatory mediators．Drug Chem Toxicol，2012，35(1)：57-70.

［9］Amasheh M，Fromm A，Krug SM．TNFalpha-induced and berberine-antagonized tight junction barrier impairment via tyrosine kinase，Akt and NF-κ B signaling．J Cell Sci，2010，123(23)：4145-4155.

［10］Jeong HW，Hsu KC，Lee JW．Berberine suppresses proinflammatory responses through AMPK activation in macrophages．Am J Physiol Endocrinol Metab，2009，296(4)：E955-964.

［11］Zha W，Liang G，Xiao J．Berberine inhibits HIV protease inhibitor-induced inflammatory response by modulating ER stress signaling pathways in murine macrophages．PLoS One，2010，5(2)：e9069.

［12］Feng AW，Yu C，Mao Q. Berberine hydrochloride attenuates cyclooxygenase-2 expression in rat small intestinal mucosa during acuteendotoxemia．Fitoterapia，2011，82(7)：976-982.

［13］Kim BH，Kim M，Yin CH. Inhibition of the signalling kinase JAK3 alleviates inflammation in monoarthritic rats．Br J Pharmacol，2011，164(1)：106-118.

［14］Li W，Hua B，Saud SM. Berberine regulates AMP-activated protein kinase signaling pathways and inhibits colon tumorigenesis in mice．Mol Carcinog，2014，17(5)：234-243.

［15］赵洪涛，梁逸非，孙凯．黄连素对 2 型糖尿病大鼠血清 SOD 活性、MDA 含量水平的影响．牡丹江医学院学报，2010，31(6)：7-9.

［16］张海英，王春梅，张明，等．黄连素对 2 型糖尿病大鼠主动脉内皮功能和形态的影响．吉林大学学报(医学版)，2010，36(6)：1016-1020.

［17］张明，王春梅，吕晓梅，等．黄连素对 2 型糖尿病大鼠主动脉内皮功能和形态的保护作用．中国老年学杂志，2011，31(7)：1160-1163.

［18］王春梅．黄连素对 2 型糖尿病血管内皮功能障碍的保护作用及机制研究．吉林大学，2010.

［19］梁坤，魏巍，关源源．黄连素临床应用的研究进展．医学综述，2012，18(17)：2842-2844.

［20］张茜，肖新华，王彤，等．黄连素降糖调脂机制的研究．中国实验动物学报，2011，19(1)：29-33.

［21］李晓苗，王海军，李源，等．黄连素降糖作用机制研究进展．陕西医学杂志，2012，41(11)：1547-1549.

［22］王冬梅，魏金钊，范宝妍，等．四氢黄连碱型季铵化合物的合成及生物活性研究．药学学报，2012，47(12)：1640-1645.

［23］吴丽，夏靖，李雪爽，等．黄连素对神经胶质瘤细胞增殖和细胞周期的影响．中药材，2013，36(1)：96-99.

［24］侯宏，孙胜亮，黄静．黄连生物碱抗高脂血症及动脉粥样硬化实验研究．时珍国医国药，2011，22(10)：2462-2464.

［25］李澎，任钧国，段昌令，等．4 种延胡索成分对乳鼠心肌细胞缺氧和过氧化损伤的影响．中国中药杂志，2010，35(1)：84-88.

［26］杨勇，张保顺，曹春芽，等．黄连素的心血管药理活性．中成药，2011，33(5)：867-868.

［27］任贻军，高逢喜．小檗碱的研究进展．辽宁中医药大学学报，2009，11(1)：50-51.

［28］刘梅．小檗碱治疗频发房性早搏 37 例分析．中国误诊学杂志，2011，11(18)：4467.

［29］朱华旭，张新龙，曾明飞．黄连解毒汤中小檗碱在脑缺血模型大鼠体内药动学与药效学相关性研究．中草药，2012，43(3)：536-551.

［30］钟凌云，廖智慧，祝婧，等．黄连姜制前后对乙醇致小鼠胃黏膜损伤的保护作用及机制研究．中成药，2013，35(4)：788-792.

［31］梁鸿寅，李诗思，闫洪涛，等．小檗碱对重症急性胰腺炎大鼠肠屏障功能的保护作用．解放军医药杂志，2014，26(7)：1-3.

［32］周敏．小檗碱对豚鼠小肠平滑肌运动的影响．苏州大学学报(自然科学版)，2010，26(4)：84-86.

［33］吴安国，曾宝，王春玲，等．HPLC 考察小檗碱和黄连提取物中小檗碱在 Caco-2 细胞模型的转运．中国药理学通报，2011，27(7)：1007-1011.

［34］陈健龙，张玉玲，董宇，等．小檗碱在 Caco-2 细胞单层模型中吸收和外排机制的研究．中成药，2014，36(4)：719-723.

［35］张新峰，裘福荣，蒋健，等．LC-MS/MS 测定药根碱、巴马汀和小檗碱在 Caco-2 细胞的摄取特性．中国药学杂志，2010，45(19)：1504-1505.

［36］张伯莎，安叡，王跃，等．黄连生物碱类成分经 Caco-2 细胞模型转运的协同作用研究．中成药，2012，34(1)：15-19.

［37］Chen Y，Wang X．Characterization of the transportation of berberine in Coptidis rhizoma extract through rat primary cultured cortical neurons Biomed Chromatogr，2008，22(1)：28-33.

[38] Shan YQ，Zhu YP. Tetrandrine potentiates the hypoglycemic efficacy of berberine by inhibiting P-glycoprotein function. Biol Pharm Bull，2013，36(10)：1562-9.

[39] 韦灵玉，李静，刘晓亚，等. 黄连黄芩配伍对大鼠肠黏膜P-gp活性的影响. 中国实验方剂学杂志，2012，18(8)：141-146.

[40] 贾鹰珏，李国辉，张平. 黄连及黄连解毒汤对小鼠的急性毒性实验研究. 中国药学杂志，2011，46(18)：1399-1404.

黄 柏
Huangbo

本品为芸香科植物黄皮树 *Phellodendron chinense* Schneid. 的干燥树皮。习称“川黄柏”。主产于四川、贵州。剥取树皮后，除去粗皮，晒干。切丝。以皮厚、色鲜黄、味极苦者为佳。

【炮制】 **盐黄柏** 取黄柏丝，加盐水拌润，炒干。

黄柏炭 取黄柏丝，炒至表面焦黑色。

【性味与归经】 苦，寒。归肾、膀胱经。

【功能与主治】 清热燥湿，泻火除蒸，解毒疗疮。用于湿热泻痢，黄疸尿赤，带下阴痒，热淋涩痛，脚气痿躄，骨蒸劳热，盗汗，遗精，疮疡肿毒，湿疹湿疮。盐黄柏滋阴降火。用于阴虚火旺，盗汗骨蒸。

【效用分析】 黄柏苦寒，苦能燥湿，寒能清热，为清热燥湿之要药，然偏走下焦，尤善清泻下焦湿热，故凡湿热蕴结下焦之证皆当首选，常用于湿热泻痢，黄疸尿赤，带下阴痒，热淋涩痛，脚气痿躄等湿热为患病证。黄柏入肾经，可泻肾中虚火，有制相火、退骨蒸的功效，可用治阴亏内热所致的骨蒸劳热，盗汗，遗精。黄柏既能清热燥湿，又能泻火解毒，可用治火热毒盛所致的疮疡肿毒以及湿热毒邪所致的湿疹湿疮，内服外用均可取效。

【配伍应用】

1. 黄柏配肉桂 黄柏苦寒，清热燥湿而泻相火；肉桂辛甘大热，温补肾阳，益火消阴。两药伍用，使温阳化气而不生邪热，清热燥湿而不致寒滞。适用于肾阳不足，气化不利，湿热内停所致的小便不利，尿闭。

2. 黄柏配龟甲 黄柏苦寒沉降，长于泻相火；龟甲甘寒质重，长于滋补肝肾。两药伍用，滋中有降，清中有补，滋阴降火之功增强。适用于肝肾不足、阴虚火旺之骨蒸劳热，盗汗，遗精，腰膝酸软，筋骨不健等症。

【鉴别应用】

1. 生黄柏、盐黄柏、酒黄柏与黄柏炭 黄柏的炮制品主要有生黄柏、盐黄柏、酒黄柏、黄柏炭。其中生黄柏苦燥性寒，泻火解毒、清热燥湿作用较强，多用于湿热痢疾，黄疸，热淋，足膝肿痛，疮疡肿毒，湿疹等。盐黄柏苦燥之性缓和，滋阴降火、退虚热作用较强，多用于阴虚发热，骨蒸盗汗，遗精，足膝痿软，咳嗽咯血。酒黄柏苦寒之性缓和，善清上焦之热，多用治热壅上焦之目赤，咽喉肿痛，口舌生疮及赤白带下。黄柏炭清湿热之中兼具涩性，多用于便血，崩漏。

2. 黄柏、黄芩与黄连 三药均味苦性寒而能清热燥湿，泻火解毒，常相须为用，治湿热、火毒诸证，如湿热泻痢、湿热黄疸、热毒痈肿、目赤肿痛、血热吐衄及其他脏腑火热证。但黄柏善除下焦湿热，泻相火，退虚热，尤善治阴虚火旺，骨蒸潮热以及下焦湿热之淋浊、带下、阴痒、足膝肿痛及脚气等。黄芩长于泻肺火以清中上焦实热，故可用治肺热壅盛所致咳嗽痰稠，上焦热盛所致高热烦渴，尿赤便秘；且有清热安胎之功，可用于热扰胞宫之胎动不安。黄连善清心胃之火，以除中焦湿热，兼有止呕消痞之功，尤善治温病热入营血之神昏谵语，心烦不寐，胃火牙痛，口舌生疮，肝火犯胃呕吐吞酸，湿热痞满以及胃火炽盛消谷善饥。

3. 黄柏与知母 二者均苦寒而能清热泻火，退虚热，治阴虚内热证时每相须为用。然黄柏苦寒较甚，以清热燥湿为主，兼能泻火解毒，故多用于湿热带下、热淋涩痛，湿热泻痢，黄疸，湿热脚气，痿证及疮疡肿毒，湿疹瘙痒。知母甘寒质润，尤善清泻肺胃气分实火，又兼滋阴润燥之功，清中寓补，常用于外感热病，高热烦渴；肺嗽，内热消渴，肠燥便秘等热盛伤阴之证。

【方剂举隅】

1. 易黄汤（《傅青主女科》）

药物组成：山药、芡实、黄柏、车前子、白果。

功能与主治：固肾止带，清热祛湿。适用于肾虚湿热带下，症见带下黏稠量多，色黄如浓茶汁，其气腥秽，舌红，苔黄腻者。

2. 萆薢分清饮（《杨氏家藏方》）

药物组成：益智、川萆薢、石菖蒲、乌药。

功能与主治：温肾利湿，分清化浊。适用于下焦虚寒之膏淋、白浊，症见小便频数，浑浊不清，白如米泔，凝如膏糊，舌淡苔白，脉沉。

3. 白头翁汤（《伤寒论》）

药物组成：白头翁、黄柏、黄连、秦皮。

功能与主治：清热解毒，凉血止痢。适用于热毒痢疾，症见腹痛，里急后重，肛门灼热，下痢脓血，赤多白少，渴欲饮水，舌红苔黄，脉弦数。

4. 三妙丸（《医学正传》）

药物组成：黄柏、苍术、牛膝。

功能与主治：清热燥湿。适用于湿热下注之痿痹，症见两脚麻木或肿痛，或如火烙之热，痿软无力。

5. 知柏地黄丸（《医方考》）

药物组成：知母、黄柏、熟地黄、山茱萸、牡丹皮、山药、茯苓、泽泻。

功能与主治：滋阴降火。适用于肝肾阴虚，虚火上炎证，症见头目昏眩，耳鸣耳聋，虚火牙痛，五心烦热，腰膝酸痛，血淋尿痛，遗精梦泄，骨蒸潮热，盗汗颧红，咽干口燥，舌质红，脉细数。

【成药例证】

1. 白带丸（《临床用药须知中药成方制剂卷》2020年版）

药物组成：黄柏（酒炒）、椿皮、当归、白芍、香附。

功能与主治：清热，除湿，止带。用于湿热下注所致的带下病，症见带下量多、色黄、有味。

2. 泌尿宁颗粒（《临床用药须知中药成方制剂卷》2020年版）

药物组成：萹蓄、黄柏、苘麻子、桑寄生、续断、五味子、柴胡、白芷、甘草。

功能与主治：清热利尿，通淋止痛。用于下焦湿热所致小便黄赤，涩热疼痛，淋沥不畅。

3. 湿热痹颗粒（片）（《临床用药须知中药成方制剂卷》2020年版）

药物组成：苍术、黄柏、粉萆薢、薏苡仁、汉防己、连翘、川牛膝、地龙、防风、威灵仙、忍冬藤、桑枝。

功能与主治：祛风除湿，清热消肿，通络定痛。用于湿热阻络所致的痹病，症见肌肉或关节红肿热痛，有沉重感，步履艰难，发热，口渴不欲饮，小便色黄。

4. 如意金黄散（《临床用药须知中药成方制剂卷》2020年版）

药物组成：黄柏、大黄、姜黄、白芷、天花粉、陈皮、厚朴、苍术、生天南星、甘草。

功能与主治：清热解毒，消肿止痛。用于热毒瘀滞肌肤所致疮疡肿痛、丹毒流注，症见肌肤红、肿、热、痛，亦可用于跌打损伤。

5. 九圣散（《临床用药须知中药成方制剂卷》2020年版）

药物组成：黄柏、苍术、乳香、没药、轻粉、红粉、紫苏叶、薄荷、苦杏仁。

功能与主治：解毒消肿，燥湿止痒。用于湿毒瘀阻肌肤所致的湿疮、臁疮、黄水疮，症见皮肤湿烂，溃疡，渗出脓水。

【用法与用量】 3～12g。外用适量。

【注意】 本品苦寒，易伤胃气，脾胃虚寒者禁用。

【本草摘要】

1.《神农本草经》 “主五脏肠胃中结热，黄疸，肠痔，止泄痢，女子漏下赤白，阴伤蚀疮。”

2.《名医别录》 “主治惊气在皮间，肌肤热赤起，目热赤痛，口疮。”

3.《本草经疏》 “黄柏禀至阴之气而得清寒之性者也，其味苦，其气寒，其性无毒，故应主五脏肠胃中结热。盖阴不足则热始结于肠胃。黄疸虽由湿热，然必发于真阴不足之人，肠澼痔漏，亦皆湿热伤血所致。泄痢者，滞下也，亦湿热干犯肠胃之病。女子漏下赤白，阴伤蚀疮，皆湿热乘阴虚流客下部而成。肤热赤起，目热赤痛，口疮，皆阴虚血热所生病也。以至阴之气，补至阴之不足，虚则补之，以类相从，故阴回热解湿燥而诸证自除矣。乃足少阴肾经之要药，专治阴虚生内热诸证，功烈甚伟，非常工药可比也。”

4.《本草备要》 “泻相火，补肾水。”

【化学成分】 主要含生物碱类成分：小檗碱，巴马汀，药根碱，木兰花碱，黄柏碱等。

中国药典规定本品含小檗碱以盐酸小檗碱（$C_{20}H_{17}NO_4 \cdot HCl$）计不得少于3.0%，含黄柏碱以盐酸黄柏碱（$C_{20}H_{23}NO_4 \cdot HCl$）计不得少于0.34%。

【药理毒理】 本品具有抗病原微生物作用、抗炎作用、免疫抑制作用；降压作用、抗氧化作用、抗痛风作用以及改善能量代谢等方面作用。

1. 抗病原微生物作用 在体外，黄柏水煎剂或醇浸剂对多种致病性细菌有不同程度的抑制作用，如金黄色葡萄球菌、白色葡萄球菌、柠檬色葡萄球菌、溶血性链球菌、肺炎双球菌、炭疽杆菌、霍乱弧菌、白喉杆菌、枯草杆菌、大肠埃希菌、铜绿假单胞菌、伤寒杆菌、副伤寒杆菌、脑膜炎双球菌、粪产碱杆菌、阴道加德纳菌、痤疮丙酸杆菌等，对各型痢疾杆菌（福氏、宋内、志贺及施氏痢疾杆菌）的抑制作用强。对肺炎支原体的MIC为0.97～1.95mg/ml。此外，黄柏对结核杆菌、钩端螺旋体等也有较强的抑制或杀灭作用，但对豚鼠的实验性结核杆菌感染无效。黄柏还能显著抑制变形链球菌的生长。所含之多种季胺生物碱是黄柏抗菌有效成分，如小檗碱、巴马亭、药根碱等均有较强的抗菌活性，巴马亭的抗菌活性与小檗碱基本相同或略低。用微量量热法研究黄柏总生物碱、小檗碱的抗菌活性发现其对大肠埃希菌的耐药性产生慢且易于消除。黄柏抗菌作用的原理与其对细菌呼吸及RNA合成的强烈抑制有关，黄柏还能明显减少金黄色葡萄球菌毒素的生成，并促进白细胞对细菌的吞噬。黄柏能抑制肾盂肾炎大肠埃希菌的黏附能力。黄柏抗菌机制可能涉及病原微生物本身及其感染过程的多个环节。黄柏对具有多重耐药性的耐甲氧西林金黄色葡萄球菌（MRSA）质粒有一定的消除作用，且消除率随时间的延长而增强[1]；对青霉素耐药菌株产生的β-内酰胺酶有抑制作用[2]。黄柏水提取液对耐万古霉素肠球菌的最小抑菌浓度 MIC_{50} 为16mg/ml，MIC_{90} 为128mg/ml[3]。

黄柏有抗流感病毒等作用。川黄柏多糖（51.9%）和犬细小病毒先作用2小时后加入F81细胞中，细胞的活性受到抑制，提示川黄柏多糖具有直接杀灭犬细小病毒的作用[4]。

黄柏在体外对多种皮肤致病性真菌都有较强的抑制作用，如堇色毛癣菌、絮状表皮癣菌、犬小芽孢子菌、奥杜盎小孢子菌、许兰毛癣菌、腹股沟表皮癣菌、红色毛癣菌、须癣毛癣菌、石膏小孢子菌等。对白色念珠菌、阴道滴虫也有显著抑制活性，巴马亭与药根碱都有强的抗白色念珠菌活性。此外，20%黄柏乙醇提取物与毛囊蠕形螨接触0.5分钟即可杀死，1.5分钟全部杀死。

2. 抗炎作用 黄柏可显著提高吞噬细胞的吞噬功能，对二甲苯或巴豆油诱发的小鼠耳廓炎症、HAC所致小鼠腹腔毛细血管通透性亢进有明显的抑制作用，对大鼠肉芽组织增生有较明显抑制作用，提示黄柏可通过收缩血管、降低毛细血管通透性，减少渗出，有效缓解急性炎症的肿胀度；通过减少单核细胞渗出和巨噬细胞生成，抑制慢性炎症肉芽肿的形成，从而发挥良好的抗炎作用，该抗炎作用酒制、盐制品作用相近，但炒制品随温度的升高抗炎作用减弱。

黄柏对溃疡性结肠炎大鼠，可显著降低IL-1β，升高IL-10水平，对NF-κB P65蛋白活性有一定的调节作用[5]。川黄柏醇提物可抑制胸膜炎大鼠胸腔液、肺组织中 PGE_2、TNF-α、IL-1β、MDA含量[6]。黄柏可明显缩短口腔溃疡病程，降低口腔溃疡造模大鼠血清TNF-α含量[7]。提示黄柏具有确定抗炎作用，其抗炎机制与影响炎症介质的产生，调节炎症因子和蛋白有关。

3. 免疫抑制作用 黄柏有抑制细胞免疫反应的作用，黄柏碱和木兰花碱为其主要活性物质，它们可以抑制小鼠的局部移植组织的宿主反应（GVH），也可抑制小鼠迟发型超敏反应和IgB的生成，黄柏水煎液显著抑制脾细胞在LPS和ConA刺激下的增殖反应，高浓度的黄柏水煎液可以使血清溶菌酶减少。黄柏水煎剂对2,4-二硝基氯苯所致小鼠耳接触性皮炎的抑制作用且呈一定量-效关系，并可降低血清IFN-γ水平，抑制腹腔巨噬细胞产生IL-1及TNF-α，抑制脾细胞产生IL-2。对于小鼠脾细胞膜的流动性，在无ConA刺激时黄柏水提物可提高之，所含成分巴马汀也提高之，但小檗碱与药根碱则抑制之；在ConA刺激下则均降低膜流动性。表明黄柏的免疫抑制作用可能与降低淋巴细胞膜流动性有关。

4. 降压作用 黄柏流浸膏或醇提液碱性物质腹腔注射均具有显著的降压效果。黄柏2g/kg灌服能使睾丸切除高血压大鼠血压降低。黄柏所含多种成分，如小檗碱、黄柏碱、巴马亭等都具有不同程度的降压活性。黄柏碱静注，对兔、猫、犬等均可引起降压，并能增强肾上腺素及去甲肾上腺素的升压反应，抑制人工窒息及刺激迷走神经向中端所致之升压反应。巴马亭灌服，腹腔注射或静注均有明显降压效果，其降压机制与小檗碱类似，与阻断神经节、抑制血管中枢及抗交感等神经介质有关。药根碱的降压效果则可能与抗交感神经介质有关。

5. 抗氧化作用 黄柏具有抗氧化作用，以酒制品醇提物的作用为强。罗丹明6G-Fenton体系荧光法测定显示黄柏对羟自由基的清除能力达到24.74%[8]。黄柏水提物对DPPH·清除作用 IC_{50} 为0.31mg/ml，清除·OH IC_{25} 为>50mg/ml[9]。关黄柏中总黄酮提取物对·OH、O^{2-} 和DPPH清除率的 IC_{50} 值分别为3.0、1.7、1.4mg/L[10]。

服用黄柏酮时大鼠肝CYP含量明显减少，并特异性抑制睾酮6β-羟化（CYP3A）活性。黄柏生物碱能显著的促进IEC-6细胞GSH-Px和SOD的分泌，对高温刺激导致的细胞氧化损伤具有保护作用[11]。

6. 对消化道的作用 黄柏灌服，能抑制小鼠及大鼠的胃排空，抑制大鼠胃液分泌，增加胃液pH值，降低总酸度及总酸排出量，抑制胃蛋白酶活性。黄柏对胰蛋白酶活性也有抑制作用，能使酶活性降低34%～87%，此作用与其所含小檗碱无明显关系。对于盐酸-乙醇所致大鼠实验性胃溃疡，黄柏50%甲醇提物有显著保护作用，小檗碱也有效，但总提取物抗溃疡活性比小檗碱为强。对于肠平滑肌，黄柏可增强家兔离体肠管收缩，其所含小檗碱也增加收缩幅度，黄柏酮也兴奋肠平滑肌，黄柏内酯则反使肠管弛缓。此外，曾报告黄柏水提液可促进饥饿家兔胆汁及胰液分泌。后有实验表明黄柏确有利胆作用，能促进胆汁分泌，并促进胆红素的排出。体外试验黄柏能显著抑制大鼠晶状体醛糖还原酶活性，其乙醇提取物的 IC_{50} 为107μg/ml。除去小檗碱的黄柏组分对正常小鼠内因性胃黏膜SOD活性未见影响，但对水浸捆束应激负荷时的小鼠胃黏膜SOD活性的降低有明显的抑制作用，还可明显抑制消炎痛引起的大鼠胃黏膜 PGE_2 量的减少。

7. 其他作用 黄柏水煎剂能降低高尿酸血症小鼠血清尿酸水平，抑制小鼠肝脏黄嘌呤氧化酶活性，黄柏苍术合用也能显著降低高尿酸血症小鼠血清尿酸水平。

生黄柏能够改善热证大鼠的能量代谢，且与甲状腺途径有关。生黄柏、盐黄柏可以有效降低热证大鼠的血浆中甲状腺功能轴（T_3、T_4、TSH、TRH）和肝组织中LDH、SDH、Na^+，K^+-ATP酶、Ca^{2+}，Mg^{2+}-ATP酶的含量，并能增加热证大鼠肝组织中糖原含量，而酒炙后对能量代谢指标含量作用减弱。盐炙后寒性增强，对热证大鼠的能量代谢有进一步的改善作用，而酒炙后，缓和黄柏的寒性，对能量代谢改善效果不显著。生黄柏、盐黄柏均可以降低热证大鼠肛温，而酒黄柏的作用不明显[12]。

8. 体内过程　用小鼠急性死亡率法估测黄柏煎剂腹腔注射时的药代动力学参数为按一级动力学消除，呈二房室模型，β 相 $t_{1/2}$ 为 12.4 小时。

黄柏主要有效成分为小檗碱。大鼠静脉注射小檗碱后，几乎在各脏器均有分布，5 分钟至 2 小时各组织中放射性分布顺序：肺>肝>脾>肾>心>肠>胃>脑。在大鼠代谢小檗碱的研究表明小檗碱主要以脱甲氧基代谢产物的形式排出体外，此外，有研究指出肠道菌从可能对小檗碱没有直接的代谢活性，但是可能在其代谢物的肝肠循环中发挥重要作用，从这意义上讲，肝脏和肠道菌群均参与小檗碱的体内代谢和处置[13]。

黄柏的代谢入血成分对 P-gp 活性有抑制作用，从而减弱了 P-gp 对药物的外排和消除作用，黄柏的引经作用可能与对 P-gp 活性的抑制有关系[11]。

9. 毒理研究　黄柏小鼠腹腔注射的 LD_{50} 为 2.7g/kg，另报告 MLD 为 0.52g/kg，还有报告腹腔注射黄柏煎剂 LD_{50} 为 9.86g/kg±0.96g/kg。盐酸巴马亭小鼠腹腔注射的 LD_{50} 为 136g/kg±8mg/kg，黄柏碱为 69.5mg/kg。

附：关黄柏

本品为芸香科植物黄檗 *Phellodendron amurense* Rupr. 的干燥树皮。性味苦，寒。归肾、膀胱经。功效清热燥湿，泻火除蒸，解毒疗疮。用于湿热泻痢，黄疸尿赤，带下阴痒，热淋涩痛，脚气痿躄，骨蒸劳热，盗汗，遗精，疮疡肿毒，湿疹湿疮。盐关黄柏滋阴降火。用于阴虚火旺，盗汗骨蒸。用量 3～12g。外用适量。

【参考文献】［1］陈晴，谢鲲鹏，云宝仪，等．黄柏等中草药对 MRSA 的抑菌作用及其对质粒的消除作用．微生物学杂志，2013，33(3)：54-57.

［2］杨磊，张延英，李卉，等．黄柏煎剂的抗炎、抗菌作用研究．实验动物科学，2014，31(4)：14-17.

［3］吴铁松，谢展雄，吴建伟，等．黄连、黄柏对耐万古霉素肠球菌抑菌活性的研究．赣南医学院学报，2010，30(3)：344-346.

［4］封海波，宋振辉，刘娟，等．7 种中药多糖对细胞抵抗犬细小病毒感染能力的影响．中国兽医杂志，2014，50(1)：51-54.

［5］郑子春，沈洪，朱萱萱，等．黄柏、地榆、白及对溃疡性结肠炎大鼠组织中 NF-κB 和细胞因子表达的影响．中国中医急症，2010，19(3)：469-472.

［6］欧丽兰，余昕，张椿，等．川黄柏醇提物的抗炎作用及机制的研究．华西药学杂志，2015，30(3)：308-309.

［7］杨敬宁，袁敏，邹每伶，等．黄柏对大鼠口腔溃疡的作用及其对 TNF-α 水平的影响．中国中医药科技，2013，20(6)：614-615.

［8］岳保旺，范洪毓，武宇芳，等．罗丹明 6G-Fenton 体系荧光法测定中草药抗氧化活性．分析科学学报，2013，29(5)：723-725.

［9］龚永欢，刘霞，周海霞，等．中药及复方水提物对 DPPH·和·OH 的清除作用．湖北农业科学，2013，85(20)：4995-4999.

［10］张少君，罗时旋，赵稷，等．关黄柏中总黄酮的提取工艺及抗氧化活性研究．黑龙江医药科学，2015，38(3)：11-13.

［11］徐宋瑶，王春梅，刘华凤．黄柏粗提物及其含药血清对 K562/A02 细胞 P-gp 表达和活性的影响．中国药房，2013，24(7)：586-588.

［12］徐珊，张凡，刘蓬蓬，等．黄柏及其酒和盐炙品改善热证大鼠能量代谢及其机制的研究．现代药物与临床，2014，29(12)：1334-1339.

［13］来硕，王春梅，刘华凤．黄柏和附子及其单体成分对 CYP3A 活性的影响．时珍国医国药，2012，23(6)：1404-1406.

龙　胆

Longdan

本品为龙胆科植物条叶龙胆 *Gentiana manshurica* Kitag.、龙胆 Gentiana scabra Bge.、三花龙胆 *Gentiana triflora* Pall. 或滇龙胆 *Gentiana rigescens* Franch. 的干燥根和根茎。前三种习称“龙胆”，后一种习称“坚龙胆”。龙胆主产于吉林、辽宁、黑龙江、内蒙古；坚龙胆主产于云南。春、秋二季采挖，洗净，干燥。切段。以色黄或色黄棕者为佳。

【性味与归经】　苦，寒。归肝、胆经。

【功能与主治】　清热燥湿，泻肝胆火。用于湿热黄疸，阴肿阴痒，带下，湿疹瘙痒，肝火目赤，耳鸣耳聋，胁痛口苦，强中，惊风抽搐。

【效用分析】　龙胆味苦燥湿，性寒清热，主入肝胆二经，以清下焦湿热和泻肝胆实火见长。《本草备要》载其“泻肝胆火，下焦湿热。”故龙胆功善清热燥湿，泻肝胆火，尤善清肝胆及下焦湿热，故可用于湿热黄疸，阴肿阴痒，带下，湿疹瘙痒；龙胆苦寒沉降，《药品化义》言其“专泻肝胆之火，主治目痛颈痛，两胁疼痛，惊痫邪气，小儿疳积，凡属肝经热邪为患，用之神妙。”故龙胆善泻肝胆实火，故可用于肝火上炎所致的目赤肿痛，耳聋，胁痛口苦，强中，以及肝经热盛，热极生风引起的惊风抽搐。

【配伍应用】

1. 龙胆配茵陈　龙胆清热燥湿，泻肝火而利胆；茵陈燥湿利胆而退黄。两药伍用，清热利湿、舒肝利胆之功增强。适用于肝胆湿热熏蒸，胆汁外溢所致的湿热黄疸。

2. 龙胆配石决明　龙胆苦寒，入肝胆经，气味厚重，能导热下行，为降泻肝胆实火之要药；石决明咸寒质重，归肝经，为清泄肝热，镇肝潜阳之要药。两药伍用，平肝阳，清肝火之功增强。适用于肝火上炎，肝阳上亢所致的头目昏痛，目赤肿痛，及肝经火盛，热盛动风所致的惊风，手足抽搐。

3. 龙胆配苦参　龙胆清热燥湿，泻肝胆火；苦参清热燥湿，杀虫利尿。两药伍用，清热燥湿之功增强。适用于湿热黄疸及湿热下注之阴痒带下。

【鉴别应用】

1. 龙胆、黄芩、黄连与黄柏　四者均属清热燥湿药，均苦寒，有清热燥湿，泻火解毒作用，皆可治湿热、火毒引起的多种病证，如湿热泻痢、湿热黄疸、热毒痈肿、目赤肿痛、血热吐衄及其他诸脏腑火热证。但龙胆主归肝、胆经，善清下焦湿热，尤善泻肝胆实火，凡下焦湿热之湿疹疱毒、带下淋浊、阴肿阴痒、湿热黄疸，以及肝胆实火之目赤头痛、耳聋耳肿、胁痛口苦等均可用之，亦治肝热动风之惊风抽搐。黄芩善清中上焦湿热而泻肺火，中上焦湿热证及肺热咳喘多用之；又能止血、安胎，用于血热吐衄、胎热不安。黄连苦寒，善清中焦湿热，泻心胃实火，为治湿热泻痢之主药，尤多用于肠胃湿热，泻痢呕吐，热病神昏，心烦不眠，胃热烦渴，消谷善饥。黄柏苦寒沉降，善除下焦湿热，并长于泻相火、退虚热，多用于湿热下注之足膝肿痛、淋浊带下、湿疹疮毒，以及阴虚阳亢之骨蒸潮热等。

2. 龙胆与夏枯草　两者均苦寒归肝胆经，功能清泻肝胆火，皆用治肝火上炎之头痛眩晕，耳鸣目赤，胁痛口苦。然龙胆属清热燥湿药，性主沉降而善泻肝胆实火，故可用于肝火上炎所致的目赤肿痛，耳鸣耳聋，胁痛口苦，强中，以及肝火上攻所致的惊风抽搐。夏枯草属清热泻火药，清肝火力虽不及龙胆草，但兼益肝血，可治肝阴不足之目珠夜痛，又能散郁结，治瘰疬、瘿瘤。

【方剂举隅】

1. 龙胆泻肝汤（《医方集解》）

药物组成：龙胆草、黄芩、栀子、泽泻、木通、当归、生地黄、柴胡、生甘草、车前子。

功能与主治：清泻肝胆实火，清利肝经湿热。适用于肝胆实火上炎证，症见头痛目赤，胁痛，口苦，耳聋，耳肿，舌红苔黄，脉弦数有力；肝经湿热下注证，症见阴肿，阴痒，筋痿，阴汗，小便淋浊，或妇女带下黄臭等，舌红苔黄腻，脉弦数有力。

2. 当归龙荟丸（《宣明论方》

药物组成：当归、龙胆草、栀子、黄连、黄柏、黄芩、芦荟、青黛、大黄、木香、麝香、生姜。

功能与主治：清泻肝胆实火。适用于肝胆实火证，症见头晕目眩，神志不宁，谵语发狂，或大便秘结，小便赤涩。

3. 泻青丸（《小儿药证直诀》）

药物组成：当归、龙胆、川芎、山栀子仁、川大黄、羌活、防风、竹叶。

功能与主治：清肝泻火。适用于肝经火郁证，症见目赤肿痛，烦躁易怒，不能安卧，尿赤便秘，脉洪实，以及小儿急惊，热盛抽搐等。

【成药例证】

1. 黄连羊肝丸（《临床用药须知中药成方制剂卷》2020年版）

药物组成：黄连、龙胆、胡黄连、黄芩、黄柏、密蒙花、木贼、茺蔚子、夜明砂、炒决明子、石决明(煅)、柴胡、醋青皮、鲜羊肝。

功能与主治：泻火明目。用于肝火旺盛，目赤肿痛，视物昏暗，羞明流泪，胬肉攀睛。

2. 耳聋丸（《临床用药须知中药成方制剂卷》2020年版）

药物组成：龙胆、黄芩、栀子、泽泻、木通、地黄、当归、九节菖蒲、羚羊角、甘草。

功能与主治：清肝泻火，利湿通窍。用于肝胆湿热所致的头晕头痛、耳聋耳鸣、耳内流脓。

3. 金龙舒胆颗粒（《临床用药须知中药成方制剂卷》2020年版）

药物组成：金钱草、柴胡、龙胆、茵陈、黄芩、木香、青皮、滑石、大黄、硝石、丹参、莪术。

功能与主治：清热利胆，疏肝理气。适用于湿热气滞所致的两胁胀痛，恶心呕吐，厌油腻；急、慢性胆囊炎见上述证候者。

4. 茵胆平肝胶囊（《临床用药须知中药成方制剂卷》2020年版）

药物组成：茵陈、龙胆、黄芩、猪胆粉、栀子、炒白芍、当归、甘草。

功能与主治：清热，利湿，退黄。用于肝胆湿热所致的胁痛、口苦、尿黄、身目发黄；急、慢性肝炎见上述证候者。

5. 泻肝安神丸（《临床用药须知中药成方制剂卷》2020年版）

药物组成：龙胆、栀子(姜炙)、黄芩、炒酸枣仁、柏子仁、制远志、地黄、当归、珍珠母、牡蛎、龙骨、蒺藜(去刺盐炙)、麦冬、茯苓、盐车前子、盐泽泻、甘草。

功能与主治：清肝泻火，重镇安神。用于肝火亢盛，心神不宁所致的失眠多梦、心烦；神经衰弱症见上述证候者。

【用法与用量】 3～6g。

【注意】 脾胃虚寒者不宜用，阴虚津伤者慎用。

【本草摘要】

1.《神农本草经》 “主骨间寒热，惊痫邪气，续绝伤，定五脏，杀蛊毒。”

2.《名医别录》 “主除胃中伏热，时气温热，热泄下痢，去肠中小蛊，益肝胆气，止惊惕。”

3.《药品化义》 “专泻肝胆之火，主治目痛颈痛，两胁疼痛，惊痫邪气，小儿疳积，凡属肝经热邪为患，用之神妙。其气味厚重而沉下，善清下焦湿热，若囊痈、便毒、下疳及小便涩滞，男子阳挺肿胀，或光亮出脓，或茎中痒痛，女人阴癃作痛，或发痒生疮，以此入龙胆泻肝汤治之，皆苦寒胜热之力也。”

4.《本草备要》 “泻肝胆火，下焦湿热。”

【化学成分】 主要含裂环烯醚萜苷类成分：龙胆苦苷，当药苦苷，当药苷，苦龙胆酯苷，苦当药酯苷；生物碱类成分：龙胆碱(秦艽碱甲)，龙胆黄碱等。

中国药典规定龙胆含龙胆苦苷($C_{16}H_{20}O_9$)不得少于3.0%，饮片不得少于2.0%；坚龙胆不得少于1.5%，坚龙胆饮片不得少于1.0%。

【药理毒理】 本品主要具有抗病原微生物、解热、抗炎、保肝利胆等作用。

1. 抗病原微生物作用 大鼠动物模型实验证实龙胆草水提物对大肠埃希菌、金黄色葡萄球菌所致细菌性阴道炎和白色念珠菌所致霉菌性阴道炎有明显改善作用，其作用机制可能与直接抑菌有关[1]。试管法抗菌实验和平皿法抗菌实验都表明无论是龙胆草地上部分，还是其地下部分对大肠埃希菌、金黄色葡萄球菌和变形杆菌都具有不同程度的抑制作用。龙胆和水芹、旋覆花、大黄、黄芩等5种中药粗提物分别具有对鸭乙型肝炎病毒逆转酶(DHBV-RT)和DNA聚合酶(DHBV-DNAP)的活性抑制作用，表现出抗鸭乙肝病毒活性。以病毒唑为阳性对照，通过细胞病变抑制实验(CPEI)证实，龙胆水提液能改善感染呼吸道合胞病毒(RSV)的HeLa细胞病变程度，表现出明显的抗呼吸道合胞病毒作用。

2. 解热作用 龙胆草水提物对2,4-二硝基苯酚所致大鼠发热模型具有明显解热作用。给药1小时后，大鼠皮下注射2,4-二硝基苯酚进行致热刺激。致热3小时的各时段，与空白对照组相比，龙胆草水提取物的高剂量组和低剂量组都出现与阿司匹林组处理后类似的大鼠体温明显下降的结果，提示龙胆草水提物具有解热作用。

3. 抗炎作用 龙胆草水提物在大鼠角叉菜胶性足趾肿胀和小鼠二甲苯致耳部水肿等动物炎症模型中都发挥抗炎作用。秦艽生药中提纯的龙胆苦苷以一定剂量依赖性的方式抑制二甲苯所致小鼠耳肿胀、醋酸引起的小鼠腹腔毛细血管通透性增加，对抗酵母多糖A、角叉菜胶所致的鼠足趾肿胀，说明龙胆苦苷具有一定抗炎作用。

4. 保肝作用 龙胆草为清热燥湿药，具有泻肝胆火，清下焦湿热的功效。龙胆草中提纯的龙胆苦苷能明显降低CCl_4所致小鼠急性肝损伤模型中小鼠血清中的天门冬氨酸氨基转移酶(AST)、丙氨酸氨基转移酶(ALT)，并呈现出良好的量效关系，同时与龙胆草一样增加肝组织谷胱甘肽过氧化物酶(GSH-Px)的活力。然而，龙胆苦苷对D-半乳糖胺(D-Glan)所致的小鼠急性肝损伤无明显保护作用。鉴于龙胆苦苷对不同肝损伤模型作用不同及其明显增加GSH-Px活力，且CCl_4肝损伤是由于脂质过氧化引起生物膜流动性及蛋白质结构改变，影响正常功能而致肝细胞中毒坏死，因此提示龙胆苦苷的保肝机制与其对抗自由基脂质过氧化相关。有报道称，对于CCl_4和D-半乳糖胺(D-Glan)所致大鼠肝损伤，龙胆水煎液能使血清ALT、AST明显下降，SOD、GSH-Px含量升高，MDA含量下降。大鼠肝细胞培养中龙胆苦苷对CCl_4所致肝病理形态及DNA、糖元及中性脂肪改变均可明显保护，龙胆苦苷静注对CCl_4化学性及BCG+LPS免疫性小鼠肝损伤也均有良好保护作用。由于龙胆苦苷既是龙胆的主要有效成分，秦艽中龙胆苦苷的含量也可达6%以上，从秦艽中提取的龙胆苦苷也对CCl_4、TAA、D-Glan等多种肝损伤有明显保护作用。

5. 利胆作用 龙胆苦苷与龙胆草的作用一致，都能明显增加胆汁流量，且维持时间较长。并且，龙胆苦苷能增加胆汁中总胆红素和游离胆红素的浓度。大鼠口服龙胆苦苷，胆汁分泌量和胆汁中胆红素浓度明显增加，作用时间可持续3小时以上。利胆而促进胆红素的排泄，这是龙胆草治疗湿热黄疸的主要机制之一。现代医学证明导致黄疸的原因虽然很多，但主要与肝细胞损伤或肝内胆汁瘀滞、胆道梗阻有关。龙胆苦苷的保肝利胆作用为临床主治湿热黄疸的药理学依据。

6. 健胃作用 龙胆有苦味健胃作用，食前少量服用能刺激胃液分泌。犬人工胃瘘试验证明龙胆苦苷能促进胃液及游离盐酸分泌增加，药物经胃瘘管注入有效而舌下涂抹或静脉注射则无效，认为是对胃的直接作用。有人观察尝试重用龙胆草为主配置龙胆清胃汤用于临床治疗治疗糜烂性胃炎，治愈77例，好转49例，无效2例，总有效率98.4%。所有病例均未见明显不良反应[2]。

7. 其他作用

(1) 对类固醇Δ^4-还原酶活性的影响　龙胆煎剂灌

服，可使同时腹腔注射 T_4 所致甲亢大鼠肝皮质醇灭活能力增强抑制，尿中17-OHCS排泄量减少。

(2) 对中枢神经系统的作用　早期报道，龙胆碱对小鼠中枢神经系统呈兴奋作用，但较大剂量则出现麻醉作用。另报道龙胆碱或龙胆定碱(gentianadine)25～100mg/kg时可增强戊巴比妥钠及水合氯醛的麻醉作用，龙胆碱200～400mg/kg或龙胆定碱700～1000mg/kg对小鼠有镇静作用，能降低小鼠自发活动，二者剂量在25～200mg/kg时可使定向反射减弱、体温降低。龙胆碱还可降低士的宁的毒性，但对戊四氮所致的惊厥则对抗作用很弱，且能加重给予烟碱后引起的震颤和惊厥。

(3) 利尿作用　龙胆注射液10g/kg静脉注射，可使5只家兔由给药前每半小时平均排尿量0.76ml增加至2.64ml，表明龙胆有明显利尿作用。

(4) 降压作用　20%龙胆酊，8～10ml/kg静脉注射可使家兔血压由70mmHg下降至40mmHg，持续15分钟左右，20%龙胆浸剂和酊剂离体蟾蜍心脏灌流还能使心率减慢，振幅降低。龙胆碱及龙胆定碱均可使猫血压下降。

(5) 抗变态反应作用　龙胆水煎剂灌服，可显著抑制苦基氯所致小鼠迟发型超敏反应。

(6) 驱虫作用　龙胆煎剂对猪蛔虫有较强的麻痹和致死作用。龙胆碱能驱除猫蛔虫，当灌服75～200mg/kg时，多数动物排出蛔虫，但也有报道无效者。

8. 体内过程　龙胆苦苷灌胃，于家兔体内属二房室模型，吸收半衰期 $t_{1/2\alpha}$ 为1.0134小时，消除半衰期 $t_{1/2\beta}$ 为6.7257小时，达峰时间 t_{max} 为1.0350小时，药时曲线下面积AUC为27.67(μg·h)/ml，K_{12} 为0.3047/h，K_{21} 为0.3704/h，表明其吸收快，吸收率高，而消除较慢。龙胆药材中龙胆苦苷灌服于大鼠的体内过程与龙胆苦苷单体相比有明显差异，表现为 $t_{1/2\alpha}$ 及 $t_{1/2\beta}$ 均延长，t_{max} 延后，$AUC_{0\to\infty}$ 成倍增加。龙胆苦苷肌内注射则于3.5分钟各组织达较高浓度，肾脏最高，脑内测不到药物存在。

9. 毒理研究　龙胆水煎剂灌服40g/kg 9天可使大鼠出现腹泻、活动减少、体重降低等表现，虚寒症状，尿液代谢谱呈能量代谢抑制和糖与脂肪代谢受阻等表现。龙胆碱及龙胆定碱小鼠灌服 LD_{50} 分别为460和1250mg/kg。龙胆碱小鼠皮下注射的 LD_{50} 大于500mg/kg，静脉注射的 LD_{50} 为250～300mg/kg。另有资料报告龙胆碱小鼠灌服 LD_{50} 为1.3g/kg。

附：红花龙胆

本品为龙胆科植物红花龙胆 *Gentiana rhodantha* Franch.的干燥全草。性味苦，寒。归肝、胆经。功效清热除湿，解毒，止咳。用于湿热黄疸，小便不利，肺热咳嗽。用量9～15g。

【参考文献】［1］程渝. 龙胆草水提物对细菌性、霉菌性阴道炎模型大鼠的保护作用研究. 中国药房，2012，23(31)：2895-2896.

［2］杨德义. 龙胆清胃汤治疗糜烂性胃炎128例. 江苏中医药，2012，44(2)：25.

秦 皮

Qinpi

本品为木犀科植物苦枥白蜡树 *Fraxinus rhynchophylla* Hance、白蜡树 *Fraxinus chinensis* Roxb.、尖叶白蜡树 *Fraxinus szaboana* Lingelsh. 或宿柱白蜡树 *Fraxinus stylosa* Lingelsh. 的干燥枝皮或干皮。主产于陕西、河北、吉林、辽宁。春、秋二季剥取，晒干。切丝。以外表皮色灰白、味苦者为佳。

【性味与归经】 苦、涩，寒。归肝、胆、大肠经。

【功能与主治】 清热燥湿，收涩止痢，止带，明目。用于湿热泻痢，赤白带下，目赤肿痛，目生翳膜。

【效用分析】 秦皮苦寒，能清热燥湿解毒，其性收涩，又能止痢、止带。故常用治热毒泻痢，里急后重及湿热下注，赤白带下。《神农本草经》载其“除热，目中青翳白膜。”秦皮苦寒降泄，入肝胆经，又能清肝泻火，明目退翳，多用治肝经郁火所致目赤肿痛，目生翳膜。

【配伍应用】

1. 秦皮配黄连　秦皮功善清热燥湿止痢，清肝明目；黄连功善清热燥湿，泻火解毒。两药伍用，清热燥湿止痢，清肝明目作用增强。适用于湿热壅滞肠胃之痢疾，肝火上炎之目赤肿痛。

2. 秦皮配白头翁　秦皮能清热燥湿，兼以收涩止痢；白头翁能清热解毒，凉血止痢。两药伍用，相辅相成。适用于热毒深陷血分，下迫大肠所致的热毒痢疾，腹痛，里急后重，肛门灼热，下痢脓血。

3. 秦皮配地榆　秦皮清热燥湿，收涩止痢；地榆凉血泄热，收敛止血。两药伍用，收涩止痢，凉血止血之效增强。适用于湿热蕴积大肠所致的赤白下痢，血痢日久不愈者。

【鉴别应用】

1. 秦皮与黄连　二者均属清热燥湿之品，均苦寒而能清热燥湿，泻火解毒，均可用治湿热泻痢，赤白带下等证。然秦皮兼能收涩止痢，止带，善治热毒泻痢，赤白带下；且能清肝泻火，明目退翳，常用治肝经郁火所致的目赤肿痛及目生翳膜。黄连苦寒，善清中焦湿热，泻心胃实火，并善解热毒，又可用于热病神昏，心烦不眠，胃热烦渴，消谷善饥，痈肿疔疮。

2. 秦皮与菊花　二者均治目赤肿痛，目生翳膜。然秦皮功善清肝泻火，明目退翳，宜治肝胆郁火，上攻于目所致的两眼红肿热痛，或生翳膜者；又能收涩止痢，止带，用于湿热泻痢，赤白带下。菊花功善疏散风热，平肝明目，宜治肝经风热所致的目赤肿痛，羞明流泪；又能清热解毒，用于疮痈肿毒。

【方剂举隅】 白头翁汤（《伤寒论》）

药物组成：白头翁、黄柏、黄连、秦皮。

功能与主治：清热解毒，凉血止痢。适用于热毒痢疾，症见腹痛，里急后重，肛门灼热，下痢脓血，赤多白少，渴欲饮水，舌红苔黄，脉弦数。

【成药例证】 泻痢宁片（《中华人民共和国卫生部药品标准·中药成方制剂》）

药物组成：黄芩、地锦草、秦皮、地榆。

功能与主治：清热燥湿，凉血解毒，止泻止痢。用于大肠湿热，血热毒盛，泻泄腹痛，下痢后重，肠炎菌痢见上述证候者。

【用法与用量】 6～12g。外用适量，煎洗患处。

【注意】 脾胃虚寒者禁用。

【本草摘要】

1.《神农本草经》　“除热，目中青翳白膜。”

2.《名医别录》　“疗男子少精，妇人带下，小儿痫，身热，可作洗目汤。”

3.《药性论》　“主明目，祛肝中久热，两目赤肿疼痛，风泪不止。治小儿身热，作汤浴。”

4.《汤液本草》　“主热利下重，下焦虚。”

【化学成分】 主要含香豆素类成分：秦皮甲素，秦皮乙素，秦皮素，秦皮苷等；还含酚类、皂苷、鞣质等。

中国药典规定本品含秦皮甲素（$C_{15}H_{16}O_9$）和秦皮乙素（$C_9H_6O_4$）的总量不得少于 1.0%，饮片不得少于 0.80%。

【药理毒理】 本品主要具有抗病原微生物、抗炎、抗痛风等作用。

1. 抗病原微生物作用　体外试验本品煎剂对多种致病性细菌有不同程度的抑制效果，如金黄色葡萄球菌、大肠埃希菌、痢疾杆菌等。秦皮乙素为秦皮抗菌主要有效成分。秦皮对伤寒杆菌感染所致小鼠死亡有明显保护效果。另有用新的抗菌作用研究方法研究对 308 株临床菌株的影响，也发现秦皮对金葡菌与表皮葡萄球菌作用较强。另有报告说秦皮与甲氧苄啶合用时抗菌作用发生相加。不同基原的秦皮其体外抗菌活性有不同。

秦皮水提物对大肠埃希菌、金黄色葡萄球菌、铜绿假单胞菌、链球菌、伤寒沙门菌具有不同程度的抑制作用[1]。秦皮水提取物[2]联合抗菌药诱导耐药细菌体外抗菌活性明显增强。秦皮乙酸乙酯层萃取物对耐甲氧西林金黄色葡萄球菌（MRSA）有抑菌作用[3]。秦皮素对金黄色葡萄球菌具有抑制作用，其抑菌机制[4]可能是通过抑制蛋白质的合成来实现的。秦皮素可抑制大肠埃希菌的生长，其最低抑菌浓度为 40μg/ml[5]。

4 种基原秦皮对金黄色葡萄球菌、乙型（B）溶血性链球菌、铜绿假单胞菌、大肠埃希菌、沙门氏杆菌、表皮葡萄球菌、甲型（A）溶血性链球菌、肺炎克雷伯菌肺炎亚种、卡他菌 9 种细菌均有明显抑菌、杀菌作用[6]。5 种香豆素单体秦皮素、秦皮乙素对 9 种细菌均有明显抑菌、杀菌作用，秦皮抑菌强弱与已知香豆素成分含量高低基本一致[7]。

秦皮对临床分离的 10 株幽门螺杆菌（Hp）抗菌效果也非常明显[8]。对于体内抑菌作用[9]，以秦皮为主药的九香止泻片对腹腔注射致死量大肠埃希菌、痢疾杆菌和乙型副伤寒杆菌等感染小鼠模型可明显提高其存活率。以秦皮、木香组成的腹康颗粒对大肠埃希菌、乙型副伤寒杆菌、痢疾杆菌感染小鼠也具有一定的保护作用[10]。

秦皮还有一定抗病毒作用，如抗流感病毒、疱疹病毒等，对于家兔实验性单纯疱疹性角膜炎有明显防治作用。

2. 抗炎作用　秦皮、秦皮甲素、秦皮乙素都具有明显的抗炎作用。对于豚鼠紫外线红斑及组胺所致毛细血管通透性增高，秦皮甲素、乙素皆能显著抑制之；但对徐缓激肽所致者则无效。秦皮冲剂能明显降低实验性骨关节炎家兔关节软骨中的基质金属蛋白酶和关节液中的 NO、PGE_2，减轻骨关节炎表现。

4 种基原秦皮提取物能显著抑制由 LPS 诱导巨噬细胞分泌 TNF-α，其中尖叶白蜡树抗炎活性最强，其他 3 个品种抗炎活性相近[11]。5 种香豆素单体均能显著抑制由 LPS 诱导巨噬细胞分泌 IL-1α；除秦皮苷外其余 4 种单体，能显著抑制由 LPS 诱导巨噬细胞分泌 TNF-α，其中秦皮甲素、秦皮素具有量-效关系。秦皮甲素对三硝基苯磺酸（TNBS）诱导的大鼠实验性溃疡性结肠炎（UC）有良好的治疗作用[12]。

白头翁汤以秦皮为主药，研究显示，脂多糖诱导内皮细胞后，白头翁汤及其成分秦皮甲素、秦皮乙素、白头翁素可显著抑制 LPS 诱导的 IL-6 高水平分泌，白头翁汤及其成分秦皮乙素、白头翁素可显著抑制 LPS 诱导的 ET-1 高水平分泌[13]。在同样的模型中[14, 15]，白头翁汤及其主要成分对 LPS 体外诱导内皮细胞产生炎性细胞因子具有的明显的抑制作用。刘宏伟等[16]采用结膜下埋线的方法，造成家兔结膜的炎症，结果表明中药制剂秦菊滴眼液浓度为 0.42g/ml 对家兔实验性结膜炎有治疗作用。

3. 抗痛风作用　早年曾报告秦皮苷有利尿作用，并能促进家兔及风湿病患者尿酸排泄。秦皮甲素多种给药途经也均可促进大鼠及兔尿酸排泄。近年发现秦皮对痛风有确定疗效，其有效成分为总香豆素，对于微晶型尿酸钠混悬液诱发的大鼠急性痛风模型及兔的急性痛风性关节炎模型，秦皮总香豆素均有明显抑制作用。对于甲嗪酸诱导的小鼠和大鼠高尿酸血症模型，秦皮甲素注射能显著降低血尿酸水平，但口服无明显作用，秦皮甲素于小鼠或大鼠肝匀浆也未见对黄嘌呤氧化酶或先嘌呤脱氢酶的抑制。

秦皮总香豆素 20，40，60，80，160mg/kg 剂量组对微晶型尿酸钠混悬液局部注射诱发的大鼠足爪肿胀以及家兔急性痛风性关节炎均有对抗作用，能降低正常小鼠血尿酸以及高尿酸小鼠血尿酸[17]。秦皮总香豆素对急性痛风性关节炎具有良好的治疗作用[18]。此外，秦皮总香豆素[19]对慢性高尿酸血症小鼠血尿酸水平也有影响，秦皮总香豆素能明显降低高尿酸血症小鼠的血尿酸及尿尿酸水平，对肾功能损害较小。以氧嗪酸钾250mg/kg 腹腔注射诱导昆明小鼠高尿酸血症模型，降尿酸方中黄柏、秦皮、桑寄生组合且其生药剂量分别为 50，260，50mg/kg 时降尿酸效果最佳[20]。

4. 保肝作用 秦皮甲醇提取物对四氯化碳所致小鼠急性肝损伤有明显保护作用，能降低血清 ALT，同时升高 SOD，降低 MDA。秦皮乙素对对乙酰氨基酚、四氯化碳和叔丁基过氧化氢诱导的大鼠肝损伤有明显保护作用。此外，秦皮乙醇提取物还对实验性脂肪肝的形成有明显抑制，可使大鼠肝分泌型 TG 及 ApoB 和肝细胞微粒体膜 VLDL 中的 TG 和 ApoB 明显降低，表明其抗脂作用可能与抑制 TG、ApoB 的生成与转运有关。秦皮甲素对实验性脂肪肝有一定的防治作用[21]。

5. 抗肿瘤作用 秦皮乙醇提取物于体外能显著抑制人乳腺癌细胞 MCF-7（ER^+）和 MDA-MB-231（ER^-）的增殖，且呈一定量效关系。秦皮乙素、甲素体内外均呈明显抗肿瘤活性。

近年来对秦皮的体内外抗肿瘤作用报道较多，研究主要集中在秦皮素、秦皮甲素和秦皮乙素等化合物上。秦皮素可通过影响 E2β 介导的基因组途径和非基因组途径发挥抗乳腺癌作用，对 ERα 阳性 MCF-7 细胞和 ERα 阴性 MDA-MB-231 细胞增殖均具有抑制作用[22]。秦皮素可抑制 E2β 的抗细胞凋亡作用，将细胞周期阻滞在 G_0/G_1 期。秦皮甲素对人肺癌细胞H125、A549 体外增殖具有抑制作用[23, 24]。秦皮甲素还对小鼠 Lewis 肺癌移植瘤[25]有显著的抑制作用。

秦皮乙素在体外能抑制鼻咽癌细胞 CNE-2、HONE-1 活性[26]，IC_{50} 值分别为 129.6μmol/L±8.9μmol/L，62.7μmol/L±7.0μmol/L；能通过将细胞阻滞于 S 期，诱导肝癌细胞凋亡[27]，抑制人肝癌细胞株 SMMC-7721 的增殖，IC_{50} 值为 2.24mmol/L[28]。秦皮乙素亦可抑制人肝癌 $HepG_2$ 细胞体外增殖，通过线粒体途径诱导细胞凋亡[29]；对胃癌 SGC-7901[30]细胞也有显著的抑制作用，IC_{50} 值为 0.28mmol/L，机制与诱导细胞凋亡有关。在体内抗肿瘤研究中[31]，对小鼠肝癌瘤生长起到一定的抑制作用，秦皮乙素还被报道具有体内抗胶质瘤活性[32]。

6. 对花生四烯酸代谢的影响及抗过敏作用 对于克隆的肥大细胞瘤细胞的 5-脂氧酶和 12-脂氧酶，秦皮乙素抑制作用的 IC_{50} 分别为 4×10^{-6}M 和 2.5×10^{-6}M。但在较高浓度其不但不抑制，反而增强 PG 合成。秦皮乙素并能抑制小鼠乳癌细胞的白三烯合成。对于致敏豚鼠离体肠系膜血管在卵白蛋白攻击下所致强烈收缩，秦皮乙素与槲皮素于 6.5μmol/L 均能显著拮抗之，使灌流量基本保持不变，表明秦皮乙素对过敏的反应释放的白三烯所致血管收缩具有明显的保护作用。

7. 对血管及血小板聚集的影响 秦皮乙素可抑制由 Ras 介导的血管平滑肌增殖，减轻血管成形术后的血管狭窄；秦皮乙素还可抑制由 Cu^{2+}或 NO 供体介导的低密度脂蛋白的氧化修饰。

8. 对肠平滑肌的影响 秦皮乙素对家兔离体肠肌于 1:2500 浓度即有抑制作用，使收缩幅度变小，弛缓期延长、频率减少，但秦皮甲素未见明显影响。对兔离体十二指肠秦皮煎剂也能明显抑制之。

9. 其他作用

（1）镇咳、祛痰 秦皮乙素及甲素 320mg/kg 均有显著镇咳作用；酚红排泌法二者均有祛痰作用；组胺喷雾致喘豚鼠秦皮乙素有平喘作用，0.25%的秦皮乙素对离体豚鼠气管有平滑肌松弛作用，并可对抗组胺所致痉挛。

（2）对中枢神经系统的影响 秦皮甲素、秦皮乙素腹腔注射或灌服 100mg/kg，能显著延长环己巴比妥所致小鼠睡眠时间。秦皮乙素还可对抗小鼠电惊厥，延缓士的宁、戊四的氮等所致小鼠惊厥。秦皮乙素还有显著镇痛作用，其腹腔注射 100mg/kg 的镇痛效力约与 25mg/kg 的可待因或 500mg/kg 的阿司匹林相似。秦皮乙素对中枢神经系统有一定的保护作用。秦皮乙素对四氢吡啶（1-methyl-4-phenyl-1,2,3,6- tetrahydropyridine，MPTP）诱导的帕金森小鼠模型有神经保护作用[33]。秦皮乙素还可减少大脑缺血/再灌注对模型小鼠神经细胞的损伤作用[34]；秦皮乙素可降低 Aβ25-35 诱导的 HEK293 细胞 Tau 蛋白 Ser396 和 Ser199 位点过度磷酸化，该作用可能与秦皮乙素抑制 GSK-3β 活性有关，提示秦皮乙素具有潜在的应用于 Tau 蛋白过度磷酸化相关治疗的前景[35]。

（3）抗氧化作用 秦皮乙素具有显著抗氧化作用，秦皮甲素作用较弱。秦皮乙素能清除脂质过氧化、光、DPDH

等氧自由基所致组织损伤。

秦皮不同溶剂提取物都具有较强的抗氧化活性，能清除 DPPH · 和 · OH，其抗氧化活性与提取物中总酚含量成正相关[36]，而秦皮乙素同样具有较强清除 DPPH 自由基的活性[37]。龚永欢等[38]报道称，秦皮水提物对 DPPH ·的清除率达到 50%所需浓度 IC_{50} 值为 0.02mg/ml。

(4) 抗骨质疏松作用　秦皮所含香豆素类成分可抑制抗 Fas IgM、TNF-α、IL-1β 等炎性细胞因子介导的成骨细胞凋亡，促进骨形态发生蛋白 2 和 4(BMP-2，4)介导的成骨细胞成熟分化。

(5) 抗辐射作用　有研究显示[39]，秦皮提取物可提高辐射损伤小鼠肝脏的抗氧化能力，对亚慢性受照损伤小鼠有明显的保护作用。李佳穗等[40]通过测定分析 20 种植物药的紫外光谱特性，初步评价其防晒效果。

(6) 蛋白酪氨酸激酶抑制活性　秦皮的水提物和醇提物显示较好的蛋白酪氨酸激酶(PTKs)抑制活性，水提物与醇提物对 PTKs 的抑制率分别为 43.95%，98.86%，醇提物 IC_{50} 值为 6.28μg/ml，秦皮具有的 PTKs 抑制作用可能与其抗肿瘤机制有关[41]。

(7) 抗衰老　秦皮醇提物具有延缓 D-半乳糖所致亚急性衰老小鼠的衰老作用[42]。

(8) 醌还原酶诱导活性　醌还原酶能将有细胞毒性的醌类转化为对苯二酚起到对细胞的保护作用。王力军等[43]从秦皮中分离得到 21 个化合物，其中新化合物 chinensisol 与已知的 2-(4-hydroxy-3-methoxyphenyl)-3-(2-hydroxy-5-methoxyphenyl)-3-oxo-1-propanol，coniferyl aldehyde 被证实具有中等的醌还原酶诱导活性。

10. 体内过程　秦皮甲素口服后主要于小肠上部吸收，注射可出现于肾脏尿液及胆囊，表明可通过肠及肾排泄，另还可出现于肾上腺、睾丸及脑。大鼠灌服或注射从尿粪中以原型排出豚鼠则主要在体内破坏。利用秦皮甲素、乙素与β-环糊精形成化合物发生荧光增敏作用原理进行的药代动力学研究结果表明，当给家兔灌胃秦皮水煎剂时，测得秦皮甲素、乙素在兔体内符合二房室模型，吸收速率 K_a 分别为 1.55/h 和 2.08/h，消除速率 K_β 为 7.06/h 和 5.58/h；甲素的 K_{21} 为 0.145/h，K_{12} 为 0.37/h，乙素者为 0.148/h 和 0.12/h。$t_{1/2}(K_a)$ 甲素为 0.45 小时，乙素为 0.33 小时，而 $t_{1/2}(K_\beta)$ 甲素为 9.81 小时，乙素为 12.21 小时，AUC 甲素为 18.33(μg ·h)/ml，乙素为 27.1(μg ·h)/ml。二者在体内的分布均为心、肝、肾相似而肺略低，二者相比则甲素略高而乙素略低。

秦皮甲素在 Caco-2 细胞模型中吸收主要是被动转运[44]。同样，采用大鼠在体肠单向灌流模型对秦皮甲素在大鼠小肠中的吸收动力学进行研究，结果显示秦皮甲素在小肠吸收迅速完全，其吸收呈一级吸收动力学特征且吸收机制为被动转运[45]。

11. 毒理研究　秦皮毒性很低，秦皮甲素及乙素毒性也小。对于小鼠，灌服之 LD_{50} 值为秦皮甲素 11.5g/kg，秦皮乙素 2.398g/kg，但有报告腹腔注射 3g/kg 不致死，静注之 MLD 为 250mg/kg，中毒表现二者相似，为镇静、惊厥、昏迷，终因呼吸麻痹而死亡。秦皮苷及秦皮素也可抑制小鼠及兔的中枢神经，并致呼吸停止而死亡。秦皮乙素 1g/kg 每天灌服 1 次，连续 2 周，未见毒性反应。

对秦皮水煎剂[46]进行的遗传毒性研究发现，秦皮水煎剂在体外非代谢活化条件下可诱发 L5178Y 细胞 tk+/– 位点突变并导致染色体损伤，提示其可能存在直接诱变物；但秦皮水煎剂对小鼠骨髓细胞染色体无明显损伤作用，经体内、外代谢活化后均未显示遗传毒作用。张旻等[47]观察秦皮水煎剂对 SD 大鼠胚胎/胎儿发育的影响，结果显示经口灌胃给予秦皮水煎剂 27.3g(生药)/kg，于妊娠第 6～12 天引起 SD 妊娠大鼠摄食量显著降低，停药后，摄食量显著增加，雄性与雌性胎儿体重较对照组明显增高，其余母体及胚胎胎儿发育各项指标未见明显影响。表明在该实验条件下，秦皮水煎剂未见明显的母体毒性与胚胎胎儿发育毒性。但由于秦皮的成分复杂，各种成分在水煎剂中的含量、秦皮其他方式的提取物及其制剂形式对于生殖毒性的影响还有待进一步探讨。

【参考文献】［1］夏美玲，吕丽艳，刘野，等. 5 种中草药体外抑菌实验的研究. 齐齐哈尔医学院学报，2009，(24)：3024-3025.

［2］陈鹏举，郭炜彤，张昊龙，等. 秦皮水提取物与部分西药对含 fosA3 大肠埃希菌的联合作用. 中国兽医学报，2014，(12)：1967-1970.

［3］翁远超，刘静雯，崔璨，等. 秦皮中化学成分的分离鉴定及其体外抑菌活性. 中国药物化学杂志，2014，(1)：40-47.

［4］杨春雪，汪业菊，谢明杰. 秦皮素抑菌活性及其机制研究. 免疫学杂志，2012，(8)：703-705.

［5］刘爽，谢鲲鹏，邹丹，等. 秦皮素对大肠埃希菌作用机制的初步研究. 中国微生态学杂志，2014，(10)：1123-1126.

［6］刘丽梅，王瑞海，陈琳，等. 不同基原秦皮、香豆素单体抗菌作用对比研究. 中国中医药信息杂志，2009，(5)：39-42.

［7］任茜，陈国联，李万波. 秦岭白蜡树属药用植物体外抗菌作用实验研究. 陕西中医，2012，(6)：756-757.

［8］王雨玲. 中药材黄芩、双花、秦皮等对幽门螺杆菌体外抗菌活性的研究. 实用心脑肺血管病杂志，2010，(5)：605.

［9］彭芝配，滕久祥，张金慧，等. 九香止泻片对小鼠体内抑菌作用的实验研究. 湖南中医药大学学报，2009，(5)：32-34.

［10］徐成坤，阳波. 腹康颗粒对小鼠体内抑菌作用的实验研究. 中国现代医学杂志，2013，(6)：12-15.

[11] 杨庆，翁小刚，聂淑琴，等. 不同基原秦皮、香豆素单体以及不同指纹区样品对内毒素刺激单核-巨噬细胞株分泌炎症因子的影响. 中国实验方剂学杂志，2010，16(13)：127-131.

[12] 翁闪凡，刘娜，张晓林，等. 秦皮甲素对实验性溃疡性结肠炎大鼠肠黏膜细胞因子的影响. 广州中医药大学学报，2014，(6)：940-943.

[13] 胡屹屹，穆祥，胡元亮. 白头翁汤及其主要成分对脂多糖诱导的内皮细胞体外分泌 IL-1α 和 IL-6 及 ET-1 的影响. 南京农业大学学报，2014，(2)：116-120.

[14] 胡屹屹，穆祥，胡元亮. 白头翁汤及其主要成分对内皮细胞分泌细胞因子 TNF-α，TXB-2 和 6-keto-PGF-(1α)的影响. 吉林农业大学学报，2014，(3)：342-346.

[15] 胡屹屹，穆祥，胡元亮. 白头翁汤及其主要成分对 LPS 诱导内皮细胞分泌 NO、E-selectin 和 IL-8 的影响. 畜牧兽医学报，2012，(1)：145-151.

[16] 刘宏伟，郭崧，王文，等. 秦菊滴眼液治疗家兔实验性结膜炎的实验研究. 中国中医眼科杂志，2012，(4)：239-241.

[17] 赵军宁，邓治文，戴瑛，等. 秦皮总香豆素对实验性痛风性关节炎及尿酸代谢的影响. 中国药学杂志，2009，(10)：751-754.

[18] 曹世霞，祝捷，张三印，等. 秦皮总香豆素对急性痛风性关节炎大鼠模型 IL-1β、IL-8、TNF-α的影响. 四川中医，2011，(3)：68-70.

[19] 张三印，曹瑞竹，代勇，等. 秦皮总香豆素降低小鼠慢性高尿酸血症血尿酸水平及机制研究. 四川中医，2010，(9)：48-50.

[20] 王毅兴，李晓刚，段君毅，等. 基于均匀设计的降尿酸方最佳配伍及其抗小鼠高尿酸血症效应研究. 上海中医药大学学报，2013，(3)：87-91.

[21] 李小华，孙毅毅. 秦皮甲素对高脂饮食诱导的大鼠脂肪肝的防治作用. 中国新药与临床杂志，2010，(9)：679-683.

[22] 霍洪楠，谢鲲鹏，王丽梦，等. 秦皮素体外抗乳腺癌作用与雌激素信号通路的关系. 生理学报，2013，(3)：323-328.

[23] 王晶. 秦皮甲素对人肺癌细胞 A549 凋亡影响. 中国公共卫生，2015，(4)：464-466.

[24] 王晶. 秦皮甲素对人肺癌细胞 H125 体外增殖的影响. 时珍国医国药，2011，(2)：507-509.

[25] 王晶. 秦皮甲素对肺癌小鼠抑瘤作用的研究. 中成药，2014，(2)：249-252.

[26] 林碧华，李启森，卢家淇，等. 12 种香豆素类化合物抑制鼻咽癌活性的筛选. 今日药学，2014，(10)：697-699.

[27] 王晶，王洪新，李红玉，等. 秦皮乙素的制备及对人肝癌细胞 SMMC-7721 体外增殖的影响. 中国现代应用药学，2009，(6)：439-442.

[28] 王晶，伟忠民. 秦皮乙素诱导人肝癌细胞 SMMC-7721 凋亡的机制研究. 中成药，2012，(11)：2059-2063.

[29] 伟忠民，王晶. 秦皮乙素对人肝癌 $HepG_2$ 细胞体外增殖的影响及机制探讨. 山东医药，2012，(39)：24-26.

[30] 贾绍华，刘冰洁，张道勇，等. 秦皮乙素诱导人胃癌 SGC-7901 细胞凋亡机制的研究. 黑龙江医药，2012，(3)：365-368.

[31] 王丽红，伟忠民. 秦皮乙素对小鼠皮下 Hepa1-6 肝癌移植瘤凋亡基因 Bcl-2、Bax 表达的影响. 中国药房，2012，(15)：1356-1358.

[32] 曹舒雯，胡杨，朱小南，等. 秦皮乙素对 BALB/c 裸鼠体内胶质瘤生长的影响. 中山大学学报(医学科学版)，2014，(5)：672-679.

[33] Subramaniam S R，Ellis E M. Neuroprotective effects of umbelliferone and esculetin in a mouse model of Parkinson's disease. Journal of Neuroscience Research，2013，91(3)：453-461.

[34] Wang C，Pei A，Chen J，et al. A natural coumarin derivative esculetin offers neuroprotection on cerebral ischemia/reperfusion injury in mice. Journal of Neurochemistry，2012，121(6)：1007-1013.

[35] 梁珊珊，陈汝筑，朱小南，等. 秦皮乙素对 Aβ25-35 诱导的 Tau 蛋白过度磷酸化的作用. 热带医学杂志，2013，(10)：1181-1184.

[36] 赵二劳，姚宇霞，史淑美，等. 秦皮不同溶剂提取物总酚含量及抗氧化活性. 中国食品添加剂，2012，(3)：116-119.

[37] 曹捷，秦艳，尹成乐，等. 紫花地丁化学成分及抗氧化活性. 中国实验方剂学杂志，2013，(21)：77-81.

[38] 龚永欢，刘霞，周海霞，等. 中药及复方水提物对 DPPH·和·OH 的清除作用. 湖北农业科学，2013，(20)：4995-5000.

[39] 王波. 秦皮提取物的抗辐射研究. 陕西农业科学，2010，(4)：40-42.

[40] 李佳穗，兰英，曾珠，等. 20 种植物药防晒效果的紫外光谱评价. 中药与临床，2013，(6)：29-31.

[41] 郭晶，方莲花，陈若芸，等. 常用清热解毒类中药提取物的蛋白酪氨酸激酶抑制活性筛选. 中国新药杂志，2011，(12)：1070-1073.

[42] 周元升，谢蔚鹏，薛亚倩. 秦皮醇提物对亚急性衰老小鼠的抗衰老作用. 中国实验方剂学杂志，2014，(22)：122-126.

[43] Wang L，Sun F，Zhang X，et al. A secoiridoid with quinone reductase inducing activity from Cortex fraxini. Fitoterapia，2010，81(7)：834-837.

[44] 刘史佳，居文政，熊宁宁，等. 秦皮甲素在 Caco-2 细胞模型中吸收机制的研究. 中成药，2009，31(6)：852-855.

[45] 姜宇，何群，赵碧清，等. 秦皮甲素大鼠肠吸收动力学. 中国实验方剂学杂志，2011，(12)：110-113.

[46] 胡燕平，宋捷，王欣，等. 秦皮水煎剂的遗传毒性研究. 中国中药杂志，2009，(17)：2228-2231.

[47] 张旻，刘晓萌，宋捷，等. 秦皮水煎剂对 SD 大鼠胚胎/胎儿发育的影响. 世界科学技术(中医药现代化)，2010，(5)：788-792.

苦 参
Kushen

本品为豆科植物苦参 *Sophora flavescens* Ait.的干燥根。全国大部分地区均产。春、秋二季采挖，除去根头及小支根，洗净，干燥，或趁鲜切片，干燥。以切面色黄白、味极苦者为佳。

【性味与归经】 苦，寒。归心、肝、胃、大肠、膀胱经。

【功能与主治】 清热燥湿，杀虫，利尿。用于热痢，便血，黄疸尿闭，赤白带下，阴肿阴痒，湿疹，湿疮，皮肤瘙痒，疥癣麻风；外治滴虫性阴道炎。

【效用分析】 苦参苦寒，善于清热燥湿，为治湿热内蕴之常用药。故可用治湿热蕴结肠胃之湿热泻痢，便血及湿热蕴蒸肝胆之湿热黄疸。其性善下行，既能清膀胱湿热，又能通利小便，导湿热外出，故可用于湿热蕴结膀胱，小便不利，灼热涩痛。苦参苦燥，善清下焦湿热，且能杀虫止痒，故可用于湿热下注，赤白带下，阴肿阴痒，湿疹湿疮，皮肤瘙痒，疥癣麻风。《名医别录》载其："安五脏，定志"，故苦参又有宁心止悸之功，可用治心悸不宁。

【配伍应用】

1. 苦参配木香 苦参清热燥湿而止痢；木香行气止痛，健脾消食。两药伍用，清热燥湿止痢，行气止痛功效增强。适用于湿热痢疾，食积腹痛下痢。

2. 苦参配当归 苦参苦寒，功擅清热燥湿；当归辛温，功善活血补血。两药伍用，一温一寒，一开一泄，共奏活血化瘀，燥湿清热之效。适用于湿热瘀阻所致的颜面、胸背粉刺疙瘩，皮肤红赤发热，酒渣鼻。

3. 苦参配蛇床子 苦参能清热燥湿，祛风毒，杀虫止痒；蛇床子善于杀虫止痒，燥湿祛风。两药伍用，清热燥湿，祛风杀虫止痒之力增强。适用于风疹，皮肤瘙痒，妇女带下，阴痒等。

4. 苦参配茯苓 苦参性主降泄，善清下焦湿热，以利膀胱气化，能通利小便，使湿热从小便而出；茯苓淡渗利湿，药性平和，能祛邪而不伤正。两药伍用，清热利尿之功增强。适用于湿热蕴结下焦之小便不利。

【鉴别应用】

1. 苦参与龙胆 二者均性味苦寒，善清下焦湿热，治肝胆湿热，黄疸尿赤；以及湿热下注，赤白带下，阴肿阴痒。然苦参兼能利尿杀虫，使湿热从小便排出，可治湿热蕴结膀胱，小便不利，灼热涩痛；又能杀虫止痒，用于湿疹湿疮，皮肤瘙痒，疥癣麻风。龙胆苦寒降泄力更强，长于清泻肝胆实火，既可用治肝火头痛，目赤耳聋，胁痛口苦，又可用于肝经热盛，热极生风引起的高热惊厥，手足抽搐。

2. 苦参与秦皮 二者均为苦寒、清热燥湿之品，主治湿热泻痢，肠风下血，带下色黄等。然苦参善清下焦湿热，兼能通利小便，使湿热从小便而出，又能杀虫止痒，用于湿热下注之阴肿阴痒，湿疹，湿疮及湿热蕴结膀胱之小便不利，灼热涩痛。秦皮味涩而收敛，既能清热燥湿解毒，又能收涩止痢、止带，还能清肝明目，可用于肝经郁火，目赤肿痛，目生翳膜。

【方剂举隅】 消风散（《外科正宗》）

药物组成：当归、生地黄、防风、蝉蜕、知母、苦参、胡麻、荆芥、苍术、牛蒡子、石膏、甘草、木通。

功能与主治：疏风除湿，清热养血。适用于风疹，湿疹，症见皮肤瘙痒，疹出色红，或遍身云片斑点，抓破后渗出津水，苔白或黄，脉浮数。

【成药例证】

1. 湿毒清胶囊（《临床用药须知中药成方制剂卷》2020年版）

药物组成：地黄、当归、苦参、白鲜皮、土茯苓、黄芩、丹参、蝉蜕、甘草。

功能与主治：养血润肤，祛风止痒。用于血虚风燥所致的风瘙痒，症见皮肤干燥、脱屑、瘙痒、伴有抓痕、血痂、色素沉着；皮肤瘙痒症见上述证候者。

2. 妇炎平胶囊（《临床用药须知中药成方制剂卷》2020年版）

药物组成：苦参、蛇床子、苦木、冰片、薄荷脑、硼酸、珍珠层粉、盐酸小檗碱、枯矾。

功能与主治：清热解毒，燥湿止带，杀虫止痒。用于湿热下注所致的带下病、阴痒，症见带下量多、色黄味臭、阴部瘙痒；滴虫、霉菌、细菌引起的阴道炎、外阴炎见上述证候者。

3. 尿毒清颗粒（《临床用药须知中药成方制剂卷》2020年版）

药物组成：大黄、黄芪、丹参、川芎、何首乌(制)、党参、白术、茯苓、桑白皮、苦参、车前草、半夏(姜制)、柴胡、白芍、菊花、甘草。

功能与主治：通腑降浊，健脾利湿，活血化瘀。用于脾肾亏损，湿浊内停，瘀血阻滞所致的少气乏力，腰膝酸软，恶心呕吐，肢体浮肿，面色萎黄；慢性肾功能衰竭(氮质血症期或尿毒症早期)见上述证候者。

4. 痢必灵片（《临床用药须知中药成方制剂卷》2020年版）

药物组成：苦参、白芍、木香。

功能与主治：清热，祛湿，止痢。用于大肠湿热所致的痢疾、泄泻，症见发热腹痛、大便脓血、里急后重。

5. 化痔栓（《临床用药须知中药成方制剂卷》2020年版）

药物组成：苦参、黄柏、洋金花、冰片、次没食子酸铋。

功能与主治：清热燥湿，收涩止血。用于大肠湿热所致的内外痔、混合痔疮。

【用法与用量】 4.5～9g。外用适量，煎汤洗患处。

【注意】

1. 不宜与藜芦同用。

2. 脾胃虚寒者禁用。

【本草摘要】

1.《神农本草经》"主心腹气结，癥瘕积聚，黄疸，溺有余沥，逐水，除痈肿，补中，明目止泪。"

2.《名医别录》"养肝胆气，安五藏，定志，益精，利九窍，除伏热，肠澼，止渴，醒酒，小便黄赤，治恶疮。"

3.《药性论》"能治热毒风，皮肌烦躁生疮，赤癞眉脱，主除大热嗜睡。"

4.《本草正义》"退热泄降，荡涤湿火，其功效与芩、连、龙胆皆相近，而苦参之苦愈甚，其燥尤烈，故能杀湿热所生之虫，较之芩、连力量益烈。"

【化学成分】 主要含生物碱类成分：苦参碱，氧化苦参碱，槐定碱，苦参醇碱，臭豆碱，甲基金雀花碱，野靛叶碱，槐果碱，氧化槐果碱，粉防己碱等；黄酮类成分：苦参素等。

中国药典规定本品含苦参碱（$C_{15}H_{24}N_2O$）和氧化苦参碱（$C_{15}H_{24}N_2O$）的总量不得少于1.2%，饮片不得少于1.0%。

【药理毒理】 本品主要具有抗病原微生物、解热、抗炎、抗变态反应、抗肿瘤和抗心律失常等作用。

1. 抗病原微生物作用 苦参水提物体外对多种细菌具有明显的抗菌活性。TMP可增强苦参的抗大肠埃希菌效果，苦参与环丙沙星合用对铜绿假单胞菌有协同抗菌效果。苦参生物碱、黄酮为主要抗菌有效成分。苦参碱于体外对痢疾杆菌、大肠埃希菌、变形杆菌、乙型链球菌及金黄色葡萄球菌均有明显的抑制作用。苦参及苦参总碱在体外细胞培养物上及小鼠体内均有显著的抗柯萨奇B组病毒（CVB）作用，体外可抑制CVB的致细胞病变作用，体内可抑制CVB3所致病毒血症，抑制病毒于心肌中的增殖，延长感染鼠存活时间，抗病毒机制与抑制蛋白质合成有关。氧化苦参碱具有直接抗乙型肝炎病毒和丙型肝炎病毒作用，可抑制$HepG_2$细胞分泌HBsAg和HBeAg，抑制HCV的复制[1]。Gu等[2]经分析临床病例得出氧化苦参碱能够清除或者抑制慢性乙型肝炎患者HBV水平，其可能机制是下调患者外周血HBV特异性CTL表面的PD-1的表达，增加HBV特异性CTL水平。

苦参水煎液能抑制毛癣菌、黄癣菌、小芽孢癣菌和红色表皮癣菌等多种皮肤真菌的生长，苦参醇浸膏于体外能杀灭白色念珠菌与阴道滴虫。苦参水煎剂能杀死贾第鞭毛虫，引起虫体滋养体脱壁、死亡。其乙醇提取物及生物碱、黄酮均是杀虫有效成分。此外，苦参还有抗血吸虫尾蚴感染及杀灭鱼体车轮虫的作用。由苦参、秦皮、黄柏等组成的苦参合剂对大鼠隐孢子虫感染有明显预防效果，能降低大鼠排粪中隐孢子虫卵囊数。

2. 解热作用 苦参注射液、氧化苦参碱50mg/kg腹腔注射均有显著解热作用，能使发热体温显著降低，苦参注射液或氧化苦参碱静脉注射对四联菌苗引起的家兔发热也有明显的抑制作用。目前，对苦参汤解热药理作用及机制研究较少。推测苦参碱可能通过促进多巴胺释放或者作用于多巴胺受体产生解热活性[3]。

3. 抗炎作用 苦参有显著的抗炎作用，所含生物碱为主要抗炎成分。苦参注射液、氧化苦参碱50mg/kg腹腔注射，能抑制大鼠蛋清性足肿胀，苦参碱15，25mg/kg肌内注射，可明显抑制巴豆油诱发小鼠及大鼠耳壳肿胀、角叉菜胶诱发的大鼠鼠爪肿胀及腹腔注射醋酸诱发的炎性渗出。有报告苦参碱对大鼠棉球性肉芽组织增生无明显影响，但另有报道，苦参碱肌内注射，可抑制大鼠肉芽组织增生。由于苦参碱及氧化苦参碱对摘除肾上腺小鼠仍有显著抗炎效果，提示其抗炎作用与垂体-肾上腺系统无明显关系。苦参碱能抑制红细胞溶血，表明其有膜稳定作用。

4. 对免疫抑制作用 苦参有免疫抑制作用。苦参水煎剂灌胃，可显著抑制ConA及LPS所致小鼠脾细胞增殖反应，对小鼠脾细胞生成IL-2活性及腹腔巨噬细胞产生IL-1活性也均有显著抑制作用，表明其对T、B淋巴细胞及巨噬细胞均有显著抑制作用。对马血清所致豚鼠过敏性休克，苦参液注射可降低过敏性休克的死亡率，表明对Ⅰ型变态反应有抑制作用。氧化苦参碱皮下注射，连续5日，可显著抑制小鼠腹腔巨噬细胞的吞噬能力，苦参碱对小鼠脾脏T细胞增殖的IC_{50}为0.55～0.65mg/ml，抑制白细胞介素2产量的浓度IC_{50}是0.1mg/ml，提示苦参碱可抑制T细胞功能。用肿瘤相伴免疫试验（TCI），对依赖T细胞的抗绵羊红细胞抗体反应、血清溶菌酶活性、碳粒清除试验等比较苦参所含 5 种生物碱的免疫抑制作用，结果表明，苦参碱的免疫抑制作用较强，而槐果碱作用较弱。另有报告，氧化苦参碱对小鼠脾脏 T、B 淋巴细胞及细胞因子呈双相调节作用。还有报告，苦参总碱 50～200μg/ml 于体外能明显诱导小鼠脾细胞干扰素的生成，并明显对抗氢化可的松对干扰素生成的抑制作用，且此作用与药物浓度相关。苦参及氧化苦参碱对小鼠脾细胞不影响 IgE 的形成，但氧化苦参碱明显抑制肥大细胞脱颗粒，稳定细胞膜；对 PC 所致小鼠 DTH，苦参煎剂主要抑制致敏 T 淋巴细胞释放淋巴因子及继后的炎症反应，抑制 IL-2、IL-1 的生成。但另有报告苦参合剂可增强隐孢子虫感染大鼠的细胞免疫功能。

复方苦参注射液可激活肺癌患者本身已受抑制或受放、化疗影响而功能低下的免疫系统，使机体的免疫功能状态特别是细胞免疫功能增强，间接发挥对肿瘤细胞抑制和杀伤作用。可作为中医药中的生物反应调节剂，成为中晚期恶性肿瘤的有效治疗手段之一[4]。

5. 抗肿瘤作用　苦参煎剂具有明显抗肿瘤和促进肿瘤细胞分化等作用，如抗 S_{180} 实体瘤和腹水癌，抑制 H_{22} 肝癌腹水癌细胞生长，限制人胃癌细胞系 MGC-803 的生长速度[5]，诱导白血病细胞 HL-60 凋亡，诱导人肺鳞癌细胞株 SK-MES-1 凋亡[6]，诱导 K562 红白血病细胞和人早幼粒白血病细胞分化等。所含生物碱及黄酮都是抗癌有效成分，含苦参血清对 H_{22} 细胞生长也有明显抑制作用，且有细胞毒活性，对 S_{180} 和腹水癌有明显抑制作用。研究表明多种苦参生物碱均有抗肿瘤作用，对于小鼠艾氏腹水癌，苦参总生物碱和苦参碱、脱氧苦参碱、氧化苦参碱等均有较显著的抑制作用，以氧化苦参碱的作用最强，给小鼠腹腔注射氧化苦参碱 375mg/kg 可使荷瘤小鼠生命延长率达 128.9%。通过观察复方苦参注射液（由苦参和白土茯苓经加工制成的纯中药制剂）对肺癌 LAC、Lewis 细胞，肝癌 $HepG_2$、H_{22} 肿瘤细胞体内、外的抑瘤效果，发现复方苦参注射液对 LAC 细胞体外生长具有抑制作用；对实体瘤 Lewis 肺癌、H_{22} 肿瘤的生长均能产生明显的抑制作用；对 Hep2 肝腹水癌细胞的生长亦有一定的抑制作用[7]。Song 等[8]研究发现，在一定的浓度和时间内，氧化苦参碱对肝癌 SMMC-7221 细胞生长和增殖起显著抑制作用，且呈现时间-剂量依赖性。氧化苦参碱能阻滞肝癌 SMMC-7221 细胞于 G_2/M 和 S 期，阻止细胞进入 G_0/G_1 期，能诱导肝癌 SMMC- 7221 细胞凋亡，在 1.0g/L 浓度作用 48 小时后，其凋亡率达 60%。同时氧化苦参碱能下调 Bcl-2 基因的表达，上调 p53 基因的表达。

以上各种生物碱及以不同比例组成的混合碱对小鼠肉瘤 S_{180} 也有不同程度的抑制作用。苦参碱、氧化苦参碱及混合生物碱对小鼠实体性宫颈癌 U_{14} 也有抑制作用。流式细胞仪的研究表明，苦参碱对人肝癌 SMMC-7721 细胞株可使其 G_1/G_0 期和 G_2/M 期细胞 DNA 含量轻度减少，人参皂苷 Rb_1 则轻度增加，二物合用时 DNA 则明显减少，但对 S 期细胞 DNA 含量无显著影响。抑制血管生成可能也是苦参总碱粒肿瘤作用的机制之一。另外有证据表明，苦参素和顺铂等临床药物联合使用能产生协同作用。黄赞松等[9]发现苦参素和顺铂联合用药对肝癌 SMMC-7721 细胞的增殖抑制率明显增高，细胞凋亡率显著增高，表现明显的协同作用，其机制可能与上调细胞 fas 和 caspase-3 基因表达有关。Cui 等[10]报道，对苦参素注射液联合希罗达和奥沙利铂（xeloda and oxaliplatin，XELOX）方案一线之路转移性大肠癌多中心Ⅱ期临床研究，其结果显示 96 例中有效率 55%，稳定 32%。提示该方案用于胃癌的化疗疗效高，且不良反应较少，安全性好。

关于苦参碱抗癌的机制尚未研究清楚，推测诱导凋亡的作用机制可能与苦参碱抑制细胞的 Bcl-2 活性、激活 bax 和 caspase-3 等有关[11]。此外，一个关于宫颈癌 HeLa 细胞的研究指出，JAK-STAT 信号传导通路参与细胞增殖、分化、凋亡等多种生物学过程，是肿瘤发生发展的重要信号通路，JAK-STAT 信号传导通路重要负调控蛋白：蛋白酪氨酸磷酸酶 2（protein tyrosinephosphatase，SHP2）、细胞因子信号传导抑制蛋白 3（suppres sor of cytokine signaling，SOCS3）、活化 STAT 蛋白抑制因子 1（proteinin-hibitors of activated STAT，PIAS1）其过度活化与肿瘤发生密切相关，持续活化可能由基因缺陷或负反馈调节异常引起[12, 13]。

研究观察[14]不同浓度苦参碱作用宫颈癌 HeLa 细胞 24 小时后，各实验组中 PIAS1 的蛋白表达量很低，且与对照组相比无显著差异（$P>0.05$）；在基因转录水平，各实验组 PIAS1 的 mRNA 表达水平和对照组相比亦无显著差异（$P>0.05$）；各实验组增加了 SHP2、SOCS3 的蛋白表达量、上调 SHP2、SOCS3 mRNA 表达水平，产物表达量与药物浓度呈依赖性，说明苦参碱可从基因转录水平增加 SHP2、SOCS3 的蛋白表达量，进而抑制 JAK-STAT 信号传导通路活性。但这并不是苦参碱抑制宫颈癌细胞增殖的唯一方式，苦参碱抗肿瘤的主要方式仍需进一步研究。

6. 镇痛作用　苦参的有效成分苦参碱、氧化苦参碱、槐定碱、槐果碱、氧化槐果碱等生物碱是苦参镇痛作用的物质基础。姜静等[15]通过研究证实氧化苦参碱除对物理性、化学刺激性疼痛有抑制作用外，还可以抑制坐骨神经部分结扎法(partical sciatic nerve ligation，PSNL)引起的神经性疼痛。而后，吕晓强等[16]经过进一步的研究发现，氧化苦参碱对肿瘤转移性、神经病理性、化学性及物理刺激性疼痛均有抑制作用。苦参碱对慢性坐骨神经缩窄性损伤(CCI)神经病理性疼痛小鼠的疼痛行为的研究表明，苦参碱可以提高小鼠损伤侧后足的机械缩足反射阈值，说明苦参碱对CCI诱导的神经病理性疼痛有良好的镇痛作用[17]。2012年Liu等首次报道了氧化苦参碱对小鼠的神经病理性疼痛治疗有效，通过研究发现，氧化苦参碱使得CCI诱导的神经病理性疼痛小鼠的GABAARα2表达量的增多，同时降低了γ-氨基丁酸运载蛋白1(GAT-1)的表达。结果提示，氧化苦参碱的镇痛机制可能与GABA能神经系统有关[18]。

7. 抗心律失常及心肌缺血作用 苦参总碱静脉注射，能显著提高乌头碱诱发的大鼠心律失常及心脏停搏用量，推迟心律失常发生的时间，使引起豚鼠室性心动过速、心室纤颤及心脏停搏哇巴因用量明显提高，对氯化钡诱发的大鼠心律失常及三氯甲烷、肾上腺素诱发的猫心室纤颤也有一定的对抗作用。静脉注射苦参碱也能显著对抗乌头碱、氯化钡、结扎冠脉所致大鼠心律失常，苦参碱还能减慢离体豚鼠、兔右心房自动频率，增加收缩力，使左房最大驱动频率降低，抑制乌头碱、哇巴因和儿茶酚胺(肾上腺素、去甲肾上腺素、异丙肾上腺素)诱发的心房节律失常，但苦参碱未显示钙拮抗作用。近年来，苦参的心血管药理作用研究取得了很大进展，在对抗心律失常、抗心肌纤维化、改善心肌缺血等作用上有确切疗效。在人体，氧化苦参碱对阿霉素心肌损伤具有明显保护作用[19]，可能的机制是提高抗氧化酶活性及抑制心肌细胞凋亡。聂黎虹等[20]的研究表明，苦参碱可通过提高心肌组织中抗氧化酶的活性，抑制自由基的过氧化反应，参与缺血心肌的保护作用。蒽环类药物导致的心脏毒性往往呈进展性和不可逆性，复方苦参注射液对使用蒽环类药物的患者的心脏有保护作用[21]，特别是多疗程化疗后的患者受益更多。因此复方苦参注射液可作为肿瘤放化疗的辅助治疗，对于预防和减轻蒽环类药物引起的心脏毒性反应是一种有效的方法，其作用机制有待于进一步研究。此外，氧化苦参碱、槐定碱、槐胺碱及槐果碱也有抗实验性心律失常作用，但作用较弱。苦参碱型生物碱抗心律失常作用的电生理学基础可能包括降低异位节律点自律性及消除折返冲动(减慢传导)两个方面。对犬急性心肌缺血性室颤，苦参碱可显著提高DET，延长ERP。此外苦参碱及氧化苦参碱抗心律失常作用还与β受体阻断作用也有一定关系。另外，苦参总黄酮也有抗实验性心律失常作用。临床研究表明，苦参抗心律失常的电生理机制与延长心脏不应期，降低心脏器官性有关。炎性反应在急性心肌梗死(AMI)的发生发展中起到重要的作用并影响其临床转归[22]，氧化苦参碱(苦参素oxymatrine，OMT)对冠脉结扎6小时后诱发急性心肌梗死的机制可能是通过提高抗氧化酶的活力、改善心肌氧化应激状态和抑制炎症反应细胞因子的分泌和释放。

苦参水煎醇沉液家兔对腹腔注射正常心电图无明显影响，但能减轻静脉注射垂体后叶素引起的急性缺血性心电图改变。苦参总碱静脉注射可使大鼠垂体后叶素引起的T波低平出现率降低，还能对抗脑垂体后叶素引起的犬和兔冠脉流量降低。槐定碱静脉注射，对戊巴比妥钠所致实验性心衰豚鼠，可明显增大LV、$\pm dp/dt_{max}$、LVSP、MAP及HR，降低LVEDP，并提高心肌组织Ca^{2+}含量。表明槐定碱可改善心衰豚鼠心脏功能，其机制可能与增加心肌组织Ca^{2+}含量有关。此外，苦参水提液还可增强小鼠对低氧的耐受能力。

8. 止泻作用 苦参碱25、50、100mg/kg灌服，能显著延长灌服炭末小鼠首次黑便排出时间，明显延缓蓖麻油所致小鼠湿粪排出时间，减少小鼠排粪量，但对小鼠小肠推进功能无明显影响。

9. 抗胃溃疡作用 苦参及苦参碱对小鼠水浸应激性溃疡有保护作用。苦参素灌胃，能抑制盐酸乙醇引起的大鼠胃溃疡，但腹腔注射给药无效，吲哚美辛不能阻断苦参素灌胃产生的抗溃疡作用，提示苦参抗溃疡作用的机制系其对胃黏膜的直接保护作用。另有报告，40mg/kg的苦参碱灌胃，对多种实验性胃溃疡模型均有不同程度的保护作用，保护作用强度为对盐酸型>消炎痛型>应激型>结扎型>乙醇型，对盐酸型胃溃疡效果最好也表明其可能是在于苦参碱的直接作用。苦参甲醇提物对盐酸-乙醇所致大鼠急性胃黏膜损伤有明显保护。

10. 抗溃疡性结肠炎作用 苦参对TNBs/乙醇引致的大鼠溃疡性结肠炎有保护作用[23]，可减少炎细胞渗出、促进溃疡愈合。

11. 其他作用 对组胺所致豚鼠“哮喘”，苦参煎液、苦参总碱、苦参结晶碱等灌胃均有显著平喘作用并能维持较长的作用时间。在体外，苦参碱能拮抗组胺引起的离体豚鼠气管收缩。苦参具有较强的抗瘙痒作用，对注射5-HT所致小鼠瘙痒及NC小鼠的自发性瘙痒均能明显抑制之。对于体外培养的人角朊细胞株Colo-16，苦豆碱、苦参碱和氧化苦参碱均具有显著抑制作用，以苦豆碱作用为强，槐果碱无明显效果，苦参生物碱的这一作用可能有利于其对银屑病的治疗。在体外苦参碱使人精子瞬间失活的最低浓度为 0.85～3.15g/L。另报告苦参碱体外最低抑精浓度为 15g/L，相应对人阴道乳酸杆菌于 7.5～75g/L 无明显影响。氧化苦参碱具有降血糖作用，长期高脂饮食导致胰岛素抵抗和高胰岛素血症，代偿性高胰岛素血症压力下，胰岛 B 细胞容易被低剂量 STZ 破坏[24, 25]，导致高血糖，而研究中糖尿病大鼠模型中血清胰岛素水平和胰岛细胞的数量和大小明显降低。氧化苦参碱能抑制小鼠肝星状细胞活性和增殖作用，明显降低成纤维细胞Ⅲ前胶原 mRNA 及转化生长因子（TGF-β_1）的表达，通过降低 TIMP 的表达来有效抑制 CCl_4 诱导肝组织纤维生成。Deng 等[26, 27]证实调节 p38 蛋白激酶信号通路可改善肝脏纤维化。

12. 体内过程　家兔体内苦参碱和氧化苦参碱的药动学过程符合二室模型，$t_{1/2\alpha}$ 分别为 4.4 分钟和 5.8 分钟，$t_{1/2\beta}$ 分别为 79.2 分钟和 29.6 分钟；V_d 分别是 3.93L/kg 和 1.94L/kg。氧化苦参碱大鼠体内药动学过程与家兔体内过程相似。

13. 毒理研究　以苦参总碱 40～60mg 静注，40 例病人中有 2 例出现早搏，1 例出现 ST-T 段改变，停药后可以恢复。苦参急性中毒的主要表现是对中枢神经系统的影响，苦参总碱 0.5～1.82g/kg 灌胃，小鼠出现间歇性抖动和痉挛，进而出现呼吸抑制，数分钟后心跳停止，呼吸麻痹是苦参中毒致死的主要原因。苦参总碱小鼠腹腔给药 LD_{50} 为 147.2mg/kg±14.8mg/kg，灌胃给药 LD_{50} 为 586.2mg/kg±80.46mg/kg；苦参碱小鼠肌内注射的 LD_{50} 为 74.15mg/kg±6.14mg/kg；氧化苦参碱小鼠肌注 LD_{50} 为 256.74mg/kg±57.36mg/kg；苦参总黄酮小鼠静脉注射的 LD_{50} 为 103.1g/kg±7.66g/kg。亚急性毒性实验结果显示，苦参注射液，苦参混合生物碱静脉注射和腹腔注射，均未显示明显毒性作用，小鼠体重、血常规和脏器基本正常。给犬肌内注射苦参结晶碱 0.5g，每日 1 次，连续 2 周，多数动物出现食量减少，体重减轻，但肝、肾功能和血常规无明显毒性改变。有研究发现苦参可能是一种染色体断裂剂。在苦参碱、氧化苦参碱的大量临床报道中，均未见心肺肾功能严重异常。因此，随着各种药理作用机制的深入研究，苦参会有更为广阔的开发应用空间。

【参考文献】

［1］Lu LG．Inhibitory effect of oxymatrine on serum hepatitis B virus DNA in HBV transgenic mice．World J Gastroenterol，2004，10(8)：176-179．

［2］Gu XB．Effect of oxymatrine on specific cytotoxic T lymphocyte surface programmed death receptor-1 expression patients with chronic hepatitis B．Chin Med J，2012，125(8)：1434-1438．

［3］呼和木仁，额尔敦朝鲁．苦参解热的药理作用与机制研究．北方药学，2015，(4)：127．

［4］郭占文，拱玉华，孙英慧，等．岩舒注射液与放疗并用对肺癌患者免疫功能的影响．中国综合临床，2002，18(5)：451-452．

［5］朱艳琴，鲁光华，徐玉芳．MTT 法检验体外培养人胃癌细胞株 MGC-803 对苦参素注射液的药物敏感性．中国药理学通报，2006，22(10)：1278-1279．

［6］金晨慈，蒋龙翔．苦参碱诱导人肺鳞癌 SK-MES-1 细胞凋亡作用及其可能机制．温州医学院学报，2010，1(40)：39-42．

［7］林丽珠，周岱翰，陈瑶，等．复方苦参注射液对肺癌和肝癌细胞抑瘤作用研究．中药新药与临床药理，2009，20(1)：21-23．

［8］Song G，Luo Q，Qin J，et al. Effects of oxymatrine on proliferation and apoptosis in human hepatoma cells．Colloids Surf B Biointerfaces，2006，48(1)：1-5．

［9］黄赞松，周喜汉，韦星，等．苦参素与顺铂联合应用诱导肝癌 SMMC-7721 细胞凋亡及其机制．辽宁中医杂志，2008，35(9)：1284-1286．

［10］Cui Y，Zhang XP，Sun YS，et al．Apparent diffusion coefficient: potential imaging biomarker for prediction and early detection of response to chemotherapy in hepatic metastase．Radiology，2008，248(3)：894-900．

［11］王锐，姜小军，郑婕．苦参碱增强环磷酰胺抑制小鼠 Lewis 肺癌的生长作用．第四军医大学学报，2008，29(24)：2260-2262．

［12］Amoye IM，Anderson AM，Bach EA．JAK/STATpathway dysregulation in tumors：A Droso-Philaperspective．Seminarsin Cel& Developmental Biology，2014，28：1084-1092．

［13］Sansone P，Bromberg J．Argeting the interleukin-6/Jak/stat pathway in human malignancies．Journal of Clinical Oncology，2012，30(9)：1005-1014．

［14］毛燕，王海琳，陈晓红，等．苦参碱对宫颈癌 HeLa 细胞 JAK-STAT 通路负调控机制研究．中药材，2015，(1)：3．

［15］姜静，冯建伟，陈靖，等．氧化苦参碱的镇痛作用．中药药理与临床，2012，28(6)：50-52．

［16］吕晓强，邓扬鸥，杨丽，等．氧化苦参碱镇痛作用及其阿片受体非相关性．中华中医药杂志，2014，29(2)：564-567．

［17］王海燕，刘红艳，顿玲露，等，苦参碱对神经病理性疼痛小鼠疼痛行为的干预．中国药理学与毒理学杂志，2012，26(3)：441-442．

［18］Hong-Yan Liu，Yu-Xiang Li，Yin-Ju Hao，et al．Effects of Oxymatrine on the Neuropathic Pain Induced by Chronic Constricion Injury in Mice．CNS Neurosci Ther，2012，18：1030-1032．

［19］马飞，李小平，顾建春，等．氧化苦参碱对兔阿霉素心肌

损伤保护作用及其机制研究．上海交通大学学报：医学版，2009，29(6)：685-688.

［20］聂黎虹，赵瑞宁，丁娟，等．苦参碱对急性心肌缺血大鼠血清 MDA、SOD 和 GSH-Px 的影响．宁夏医学杂志，2008，30(6)：501-502.

［21］徐媛，刘艳秋，孙安修，等．复方苦参注射液对阿霉素致心脏毒性的预防作用．中国药业，2015，(6)：25-26.

［22］Henning R J，Shadf M，Eadula U，et al．Humancord blood mononuclear cells decreasecy tokines and in flammatory cells in acute myocardial infarction．Stem Cells Dev，2008，17(6)：1207.

［23］Davidson EP．Efect of treatment of high fat fed/low dose strep to-zotocin-diabetic rat swith lepatril on vascular andneural complications．Eur J Pharmacol，2011，68(3)：497-506.

［24］Jimenez A．GLP-1 and glucose tolerance after sleve gastrectomy inmorbidly obese subjects with type 2 diabetes．Diabetes，2014，63(10)：3372-3377.

［25］Prabhakar PK．Syner gistic interaction offer ulicacid with commercial hypoglycemic drugs in streptozotocin induced diabetic rats．Phytomedicine，2013，20(6)：488-494.

［26］Chen Y W，Li D G，Wu J X，et al．Efects of oxymatrine on hepatic stellate cells activation and its transmembrane signaling stimulated by TGF-β_1．Chin J Gastro Hepa，2005，14(1)：31-35.

［27］Deng ZY．Efect of oxymatrine on the p38 mitogen-activated protein kinases signaling pathway in rats with CCl_4 induced hepatic fibrosis．Chin Med J，2009，122(12)：1449-1454.

白 鲜 皮
Baixianpi

本品为芸香科植物白鲜 *Dictamnus dasycarpus* Turcz. 的干燥根皮。主产于辽宁、河北、四川、江苏。春、秋二季采挖根部，除去泥沙和粗皮，剥取根皮，干燥。切厚片。以皮厚、色灰白、羊膻气浓者为佳。

【性味与归经】 苦，寒。归脾、胃、膀胱经。

【功能与主治】 清热燥湿，祛风解毒。用于湿热疮毒，黄水淋漓，湿疹，风疹，疥癣疮癞，风湿热痹，黄疸尿赤。

【效用分析】 白鲜皮性味苦寒，具有清热燥湿，泻火解毒，祛风止痒之功，为湿热疮疡常用之品，《药性论》载其“治一切热毒风，恶风，风疮，疥癣赤烂”，故既可治湿热疮毒，肌肤溃烂，黄水淋漓，又可治湿疹、风疹、疥癣疮癞、皮肤瘙痒，内服外洗均可。白鲜皮善于清热燥湿，又能祛风通痹，《本草纲目》称其“为诸黄风痹要药”，常用治湿热黄疸尿赤及风湿热痹、关节红肿热痛。

【配伍应用】

1. 白鲜皮配苦参 白鲜皮清热燥湿，泻火解毒，祛风止痒；苦参清热燥湿，杀虫利尿。两药伍用，清热燥湿，杀虫止痒之效增强，适用于湿热黄疸，湿疹疥癣，皮肤瘙痒。

2. 白鲜皮配地肤子 白鲜皮清热燥湿，祛风解毒；地肤子清热利湿，祛风止痒。两药伍用，祛风、除湿、止痒之功增强。适用于皮肤湿疹湿疮，风疹瘙痒。

3. 白鲜皮配薏苡仁 白鲜皮清热燥湿，祛风通痹；薏苡仁健脾补中，渗湿除痹。两药伍用，标本兼治，祛风、除湿、通痹功效增强。适用于风湿热痹，关节红肿热痛。

【鉴别应用】白鲜皮与地肤子 二者均苦寒，归膀胱经，均能清热利湿，祛风止痒，均可用治风疹、湿疹。然白鲜皮属清热燥湿药，功善清热燥湿，祛风解毒。多用于湿热疮毒，黄水淋漓，疥癣疮癞，风湿热痹，黄疸尿赤。地肤子属利水渗湿药，长于利尿通淋，清热利湿。多用治膀胱湿热、小便不利及下焦湿热、外阴湿痒。

【方剂举隅】 白鲜皮散（《圣济总录》）

药物组成：白鲜皮、防风、人参、知母、沙参、黄芩。

功能与主治：清热燥湿，祛风止痒。适用于肺脏风热，毒气上攻皮肤所致的瘙痒，胸膈不利，时发烦躁。

【成药例证】

1. 湿毒清胶囊（《临床用药须知中药成方制剂卷》2020 年版）

药物组成：地黄、当归、苦参、白鲜皮、土茯苓、黄芩、丹参、蝉蜕、甘草。

功能与主治：养血润肤，祛风止痒。用于血虚风燥所致的风瘙痒，症见皮肤干燥，脱屑，瘙痒，伴有抓痕，血痂，色素沉着；皮肤瘙痒症见上述证候者。

2. 皮肤康洗液（《临床用药须知中药成方制剂卷》2020 年版）

药物组成：金银花、蒲公英、马齿苋、土茯苓、蛇床子、白鲜皮、赤芍、地榆、大黄、甘草。

功能与主治：清热解毒，除湿止痒。用于湿热蕴结所致的湿疮、阴痒，症见皮肤红斑、丘疹、水疱、糜烂、瘙痒，或白带量多、阴部瘙痒；急性湿疹、阴道炎见上述证候者。

【用法与用量】 5～10g。外用适量，煎汤洗或研粉敷。

【注意】 脾胃虚寒者慎用。

【本草摘要】

1.《神农本草经》 “主头风，黄疸，咳逆，淋漓，女子阴中肿痛，湿痹死肌，不可屈伸起止行步。”

2.《药性论》“治一切热毒风，恶风，风疮，疥癣赤烂，眉发脱脆，皮肌急，壮热恶寒，主解热黄，酒黄，急黄，谷黄，劳黄等。”

3.《本草纲目》“白鲜皮，气寒善行，味苦性燥，足太阴、阳明经，祛湿热药也。兼入手太阴、阳明，为诸黄风痹要药。”

【化学成分】 主要含萜类成分：梣酮，黄柏酮，柠檬苦素；生物碱类成分：白鲜碱，白鲜明碱，茵芋碱，崖椒碱；黄酮类成分：槲皮素，异槲皮素；香豆素类成分：补骨脂素，花椒毒素，东莨菪素；还含甾醇、皂苷等。

中国药典规定本品含梣酮（$C_{14}H_{16}O_3$）不得少于 0.050%，黄柏酮（$C_{26}H_{34}O_7$）不得少于 0.15%。

【药理毒理】 本品具有抗病原微生物、抗内毒素、抗炎和免疫抑制、保肝等作用。

1. 抗病原微生物作用及对寄生虫的影响　本品在体外有一定抗菌作用，梣酮和β-谷甾醇是药用白鲜皮中含量最多的主要成分，研究[1]报道梣酮和β-谷甾醇对金黄色葡萄球菌、大肠埃希菌、变形杆菌均有抑制作用，白鲜皮水提物对辣椒立枯病菌、番茄灰霉病菌、人参枯萎病菌、人参根腐病菌等具有良好的抑菌活性。许玲玲等[2]通过测定白鲜皮不同提取物中白鲜碱的含量，表明白鲜碱的含量随着提取溶剂醇的浓度增高而增高，抑菌活性也是随着提取溶剂醇的浓度增高而增强，推测白鲜皮的抑菌活性可能与其所含的主要成分白鲜碱等生物碱有关。

除一般致病菌与真菌外，对巴拉色菌也有明显效果，对犬小孢子菌及新型隐球菌，对白色念珠菌、桔青霉菌也有抑制作用，白鲜碱也有抗白色假丝酵母菌的活性，与氟康唑联用产生协同抗菌作用[3]。

本品有杀虫活性，所含白鲜内酯对蚯蚓的毒性强于山道年，但对蛔虫的作用则弱于山道年。梣酮也是本品杀虫成分，其在 0.11%时对三龄黏虫幼虫 72 小时的拒食率与死亡率分别为 80.4%和 96.6%。

2. 抗内毒素作用　以动态比浊法鲎试验结果为指标，从白鲜皮中分离得到 3 个有效成分，其中 DPR-2 于 1、2、4μg/ml 对 0.1mg/ml 的 LPS 有明显的中和作用，于 8μg/ml 浓度可显著抑制 RAW 264.7 细胞释放 TNF-α 和 IL-6，其机制可能与 DPR-2 可中和内毒素，阻断其与细胞膜受体的结合有关。

从白鲜皮中分离得到具有抗 LPS 作用的生物碱类成分 BXP-A。体外实验结果[4]显示，BXP-A（100～200mg/L）可显著抑制 LPS（100μg/L）诱导 RAW264.7 细胞释放 TNF-α 及 IL-6；BXP-A（40mg/kg）可提高注射热灭活大肠埃希菌（1.3×10^{11}CFU/kg）攻击小鼠存活率约 40%，可见 BXP-A 在体外能较好地中和 LPS 并抑制其诱导的炎症细胞因子释放，对热灭活大肠埃希菌攻击所致脓毒症模型小鼠具有保护作用。

3. 抗炎作用　白鲜皮具有显著的抗炎作用。于致炎前 6、3 小时及同时灌服本品水提物 100、200mg/kg 对二甲苯所致小鼠耳肿胀有显著抑制作用，抑制率为 16.6%和 24.1%；连续灌服 6 天对蛋清所致小鼠足爪水肿也有显著抑制作用。白鲜皮水、醇提取物 8g/kg 能抑制二甲苯致小鼠耳部炎症、角叉菜胶致大鼠足爪肿胀及小鼠滤纸片肉芽肿，还能抑制蛋清性小鼠足肿组织中组胺与 5-HT 的含量。对于苦基氯或 SRBC 攻击后 0、5、10 和 15 小时连续灌服 4 次，100mg/kg 及 200mg/kg 的白鲜皮水提物均可显著抑制这两种Ⅳ型变态反应，对于苦基氯性接触性皮炎的抑制率分别为 41.7%及 53.1%；对于 SRBC 性足爪迟发型超敏反应者分别为 51.5%及 52.1%。对于 SRBC 免疫小鼠之脾重及脾指数 100mg/kg 或 200mg/kg 之白鲜皮水提物可显著减少，第 7 天和第 10 天的 IgM 和 IgG-PFC 也均可显著减少之，其强度与 10mg/kg 的环磷酰胺相近；对于血清中溶血素水平 200mg/kg 剂量于第 7 天及第 10 天也均有显著抑制效果。对于 DNCB 诱发的迟发型超敏反应，白鲜皮具有显著抑制作用。另外，对于苦基氯迟发型超敏反应性诱导的小鼠肝损伤，白鲜皮也有显著抑制作用。

从本品中提得的粗多糖 100、200、400mg/kg 灌服 4 日，对环磷酰胺所致小鼠白细胞下降有明显的提升作用，对骨髓造血功能损伤无明显对抗，但能使脾脏重量增加，另报告白鲜皮粗多糖 200、400mg/kg 灌服 7 日，可使小鼠胸腺、脾脏重量显著增加，并可增强 RES 对血流中隋性碳粒的廓清能力。

Kim JH 等 2009 年报道[5]白鲜皮的抗炎活性成分主要是梣皮酮（fraxinellone），其产生抗炎作用的机制为负性调节巨噬细胞中 IKK（IκB 激酶）和 ERK1/2（细胞外信号调节激酶 1/2）磷酸化，对抗脂多糖 NF-κB 而下调诱生型一氧化氮合酶和环氧化酶-2 的 mRNA 和蛋白表达，从而抑制炎症介质生物合成。还发现病毒成分双链 RNA 通过激活把关受体-3，促进信号转导子和转录激活子 1/3（STAT1/3）表达和激活 c-Jun 氨基末端激酶（JNK），诱导脑内前炎症介质形成，产生病毒性神经炎。而梣皮酮可通过阻断 JNK-STAT1/3 信号转导通路，抑制病毒双链 RNA 诱导鼠小神经胶质细胞表达诱导型一氧化氮合酶，产生抗病毒性神经炎作用[6]。

4. 抗癌作用 伊红染色法本品非极性溶剂提取物及挥发油有抗癌活性，梣酮、白鲜碱及得自挥发油的一种无色透明液体（化合物 1）为抗癌有效成分，它们于0.5%浓度能杀死艾氏腹水癌、S_{180}及 U14 细胞，而黄柏酮、柠檬苦素及β-谷甾醇无效。由白鲜皮与白附子经水提制得的散结片于体外对肝癌细胞有直接杀死作用，药物浓度加大，作用时间延长，其杀伤作用增强。散结片3.125～12.5g/kg 灌服对小鼠实体型肝癌的抑制率为63%～88%，对腹水型肝癌的生命延长率为71%～77%，对 S_{180} 的抑制率为 77%～92%，在散结片临床治疗肝癌患者时也可见肝癌细胞萎缩坏死，癌细胞萎缩变小。100μmol/L 浓度的黄柏酮激活启动子半胱天冬酶-9 和效应子半胱天冬酶-3，促进细胞色素 C 释放到胞液，上调前凋亡蛋白 Bax 和肿瘤抑制蛋白 p53 表达，下调抗凋亡蛋白 Bcl-2 表达，也下调前炎症介质（NF-κB 和环氧化酶-2）表达，并使胰腺癌细胞内表面的磷酯酰丝氨酸易位到外表面，从而引起癌细胞凋亡。黄柏酮及其葡萄糖苷抑制人结肠癌 SW480 细胞增殖的 IC_{50} 分别为 97 和109.7μmol/L。

5. 保肝作用 对于免疫性肝损伤，白鲜皮水提物有显著的抑制作用，10^{-7}～10^{-4} 浓度对肝损伤 12 小时的肝非实质细胞能剂量依赖地抑制丙氨酸氨基转移酶的释放，该抑制作用还有时效关系，但白鲜皮水提物并不影响肝非实质细胞的杀伤作用，其主要作用可能系抑制肝损伤时肝非实质细胞中浸润的 T 淋巴细胞功能所致。作为白鲜皮主要有效成分的梣酮，其对四氯化碳所致小鼠急性肝损伤有明显保护作用。另有报告白鲜皮粗多糖200、400mg/kg 灌服 6 天，对四氯化碳所致 SGPT 升高、肝糖原下降及戊巴比妥睡眠时间的延长均有明显改善作用。Sun Y 等 2009 年报道[7]梣皮酮是白鲜皮的保肝有效成分，其机制主要是减轻刀豆蛋白 A 引起的小鼠 T-细胞依赖性肝炎（显著降低 ALT、前炎性细胞因子等水平）；梣皮酮是通过内在性凋亡（损伤线粒体跨膜电位、降低 Bcl-2/Bax 比值，增加线粒体中的细胞色素 C 释放），以及外在性凋亡（增强 Fas 表达和半胱天冬酶-8 活性，剪切 Bid 并下调抗凋亡抑制性蛋白表达）2 个途径选择性促进刀豆蛋白 A 激活的外周血 $CD4^{+}T$ 细胞凋亡（不促进未激活的 T-细胞凋亡），可望治疗 T-细胞依赖性肝炎。因梣皮酮的溶解度低，口服吸收差，其混悬液的口服生物利用度仅为 5%，抗 CCl_4 急性肝损伤作用有限。

6. 对心血管作用 Yu SM 等曾报道白鲜皮中的梣皮酮和白鲜碱均能松弛大鼠主动脉，在高钾溶液中这 2 种活性成分均能抑制 Ca^{2+}引起大鼠胸主动脉环收缩，IC_{50} 分别为 25 和 15μmol/L。白鲜碱也能刺激环磷酸腺苷依赖性囊性纤维变性跨膜电导调节因子（CFTR）的 Cl^-转运，推测白鲜碱可能是β_2-肾上腺素受体激动剂。与 Wang H 等在白鲜皮醇提物中发现β_2-肾上腺素受体激动剂这一报道相吻合。

脂蛋白 E 基因（ApoE $^{-/-}$）敲除小鼠灌服相当于生药0.8，1.6 和 3.2g 生药/kg 白鲜皮水提物均可使小鼠动脉粥样硬化早期病变面积小于对照组，可使血清丙二醛含量降低、超氧化物歧化酶和过氧化氢酶活性增高，但不影响血清脂质含量。白鲜皮可能是通过对抗脂蛋白氧化的机制显著抑制 ApoE $^{-/-}$小鼠动脉粥样硬化早期病变形成[8]。

王丽丽等[9]发现，白鲜皮水提物给药后可明显减少动脉粥样硬化斑块面积，白鲜皮水提物（CDAE）中、高剂量组给药后 ApoE$^{-/-}$小鼠动脉粥样硬化病变面积均小于对照组，各给药组血脂水平均有不同程度的下降。

7. 对神经系统的保护作用 从白鲜皮甲醇提取物中分离出具有神经保护作用的活性成分，它们是白鲜二醇-A（dictamdiol A），dictamusine 和柠檬苦素类化合物——柠檬苦素（limonin）、梣皮酮、黄柏酮和 calodendrotide。6 种活性成分在 0.1μmol/L 时均能对抗谷氨酸对原代培养的大鼠大脑皮质细胞的神经毒作用。Jeong GS 等[10]从白鲜皮乙醇提取物中分离出具有神经保护作用的 4 种活性成分，即：黄柏酮、梣皮酮、白鲜碱和 haplopine。黄柏酮在 100～150μmol/L 时能保护小鼠海马 HT22 细胞免遭谷氨酸的神经毒损伤，机制研究发现是通过促进 p38 丝裂原激活的蛋白激酶磷酸化，并诱导血红素加氧酶-1 表达，提高海马细胞对谷氨酸性氧化损伤的耐受性。

8. 对胃肠道作用 本品乙醇提取物能明显抑制水浸应激、盐酸与吲哚美辛-乙醇性溃疡，抑制番泻叶性腹泻，增加大鼠胆汁流量。白鲜内酯与（R）-1-甲基-4-（1-甲基乙烯基）环己烯的混合物 12.5～25mg/kg 灌服能防治阿司匹林所致大鼠的实验性胃溃疡。对于肾上腺素加冰水应激所致急性微循环障碍大鼠，白鲜皮乙醇提取物 2.5、5.0 和 10g/kg 灌胃，可使 P-选择素、血管内皮生长因子降低，高剂量组并使内皮素-1 与 NO 明显降低。黄柏酮能以群体感应依赖方式抑制肠出血型大肠埃希菌Ⅲ型分泌系统表达、生物被膜形成和细胞-细胞间交流，有望对抗肠出血型大肠埃希菌感染性腹泻[11]。

9. 其他作用 除了上述药理作用外，白鲜皮还具有其他作用。白鲜皮醇提物 5、10g/kg 灌服 3 天，可使小鼠出血时间和出血量降低，凝血时间缩短，降低毛细血管通透性。此外，本品水提醇沉液还能明显抑制酪氨酸酶，K_i 值为 2.26×10^{-2}，作用随药物浓度增加而加强，为可逆性、竞争型抑制。在抗过敏试验[12]中，白鲜皮提取物高剂量组对 DNCB 所致小鼠皮肤迟发型变态反应引起的耳肿胀有显著的抑制作用，说明白鲜皮提取物可以对抗Ⅳ型变态反应和提高致痒阈值，对湿疹的治疗有一定意义。

在对白癜风的治疗中，3%浓度的促透剂(肉豆蔻酸异丙酯)对离体小鼠皮肤吸收复方中药乳膏中的白鲜碱和梣皮酮有促进作用，促透倍数分别为1.24和1.73倍[13]。作为白鲜皮的活性成分之一黄柏酮，是 TGR5(G 蛋白偶联的胆汁酸受体-1)激动剂，有抗肥胖和抗高血糖的作用[14]。

10. 体内过程　本品主要有效成分之一白鲜碱和茵芋碱于 Caco-2 细胞模型从绒毛面(AP 端)到基底面(BL 端)的表观渗透系数 Papp 分别为 $(1.59\pm0.14)\times10^{-5}$cm/s 和 $(3.19\pm0.09)\times10^{-5}$cm/s，而由 BL 端到 AP 端则为 $(2.57\pm0.33)\times10^{-5}$cm/s 和 $(5.86\pm0.49)\times10^{-5}$cm/s，表明其通过小肠上皮细胞被动吸收进入体内属吸收良好化合物。

11. 毒理研究　本品主要成分白鲜碱、花椒碱、茵芋碱对小鼠的毒性相近，均为150～250mg/kg。

【参考文献】　[1] 马炳阳，赵成爱，韩璐，等. 白鲜皮水提物对植物病原真菌的抑菌活性. 农药，2015，(1)：69-72.

[2] 许玲玲，杨晓东，李群力，等. 白鲜皮提取物抑制皮肤癣菌活性研究. 现代中药研究与实践，2014，(1)：31-34.

[3] 梁晓英，郭娜，王莉莎，等. 白鲜碱体外抗白色念珠菌活性研究. 中国农学通报，2009，15(16)：21-24.

[4] 杨东，张瑛，郑新川，等. 白鲜皮生物碱抗内毒素活性的研究. 第三军医大学学报，2012，34：2097-2100.

[5] Kim JH，Park YM，Shin JS，et al. Fraxinellone inhibits lipopolysaccharide induced inducible nitric oxide synthase and cyclooxygenase 2 expression by negatively regulating nuclear factor-kappa B in RAW264. 7 macrophages cells. Biol Pharm Bull，2009，32(6)：1062-1068.

[6] Lee CS，Won C，Yoo H，et al. Inhibition of double-stranded RNA-induced inducible nitric oxide synthase expression by fraxinellone and sauchinone in murine microglia. Biol Pharm Bull，2009，32(11)：1870-1874.

[7] Sun Y，Qin Y，Gong EY，et al. Selective triggering of apoptosis of concanavalin A-activated T cells by fraxinellone for the treatment of T-cell-dependent hepatitis in mice. Biochem Pharmcol，2009，77(11)：1717-1724.

[8] 秦蒙，国汉邦，许扬. 白鲜皮水提物对 ApoE $^{-/-}$小鼠动脉粥样硬化早期病变形成的抑制作用. 中国实验动物学报，2010，18(3)：191-195，281.

[9] 王丽丽，吕新勇，李琳，等. 白鲜皮水提物对 ApoE $^{-/-}$小鼠动脉粥样硬化晚期病变形成的影响. 中国药理学通报，2014，30(3)：64-69.

[10] Jeong GS，Byun E，Li B，et al. Neuroprotective effects of constituents of the root bark of dictamnus dasycarpus in mouse hippocampal cells. Arch Pharm Res，2010，33(8)：1269-1275.

[11] Vikram A，Jesudhasan PR，Jayaprakasha GK，et al. Grape-fruit bioactive limonoids modulate E. coli O157：H7 TTSS and biofilm. Int J Food Microbiol，2010，140(2-3)：109-116.

[12] 丛欢，李磊. 白鲜皮提取物抗湿疹实验研究. 中国医学创新，2012，9(12)：18-19.

[13] 王森，朱卫丰，欧水平，等. 促透剂的良肤乳膏中丹皮酚、白鲜碱、梣皮酮和甘草次酸的体外透皮吸收及皮肤滞留量的影响. 中国中药杂志，2009，34(14)：1778-1782.

[14] Ono E，Inoue J，HashidumeT，et al. Anti-obesity and anti-hyperglycemic effects of the dietary citrus limonoid nomilin in mice fed a high-fat diet. Biochem Biophys Res Commun，2011，410(3)：677-681.

苦豆子

Kudouzi

本品为豆科植物苦豆子 *Sophora alopecuroides* L.的干燥成熟种子。主产于宁夏、新疆。秋季采收成熟果实，晒干，打下种子，除去杂质。以颗粒饱满、色淡黄者为佳。

【性味与归经】　苦，寒；有毒。归大肠、胃经。

【功能与主治】　清热燥湿，杀虫，止痛。用于湿热泻痢，淋证涩痛，带下，湿疹，顽癣，牙痛，胃痛，疮疡。

【效用分析】　苦豆子味苦能燥，性寒清热，功能清热燥湿，止痛，可用治湿热泻痢，里急后重以及淋证涩痛。入胃经，又能清泄胃热而止痛，故可治疗胃热牙痛，胃脘疼痛，吞酸。且苦豆子清热燥湿杀虫之功，可用治湿疹、顽癣。清热燥湿止带之功可用治白带过多。此外，苦豆子既能清热燥湿，又能以毒攻毒，适量外用，可治疗热毒疮疖、溃疡。

【配伍应用】　**苦豆子配土茯苓**　苦豆子功能清胃肠湿热，止痛杀虫；土茯苓功能解毒利湿，消痈散结。两药伍用，清热利湿解毒功能增强。适用于湿疹湿疮，湿热阴痒、带下。

【鉴别应用】　**苦豆子与苦参**　二者药性均苦寒，归胃、大肠经，均能清热燥湿，杀虫，用治湿热泻痢，淋证涩痛，带下过多，湿疹，顽癣等。但苦豆子兼有止痛作用，尚能用于胃痛。苦参兼入心、肝、膀胱经，既能清热燥湿，治湿热蕴蒸肝胆之湿热黄疸；又有宁心止悸之功，可用治心悸不宁。

【用法与用量】 内服，炒黑研末，每次 5 粒。外用适量，煎水洗；或用其干馏油制成软膏搽。

【注意】

1. 本品有毒，内服用量不宜过大。

2. 心脏病或肾病患者慎用。

3. 孕妇慎用。

【本草摘要】《新疆中草药》“清热燥湿，止痛，杀虫。”

【化学成分】 主要含生物碱类成分：苦参碱，氧化苦参碱，槐果碱，氧化槐果碱，槐胺碱，槐定碱，莱曼碱，苦豆碱等；还含黄酮类、有机酸、氨基酸、蛋白质及多糖等。

【药理毒理】 本品具有抗病原微生物、抗炎、镇痛、免疫抑制、抗肿瘤等作用。

1. 抗病原微生物作用 苦豆子总碱和苦参碱、氧化苦参碱、苦豆碱、槐定碱、氧化槐定碱、槐果碱在体外均有明显抗柯萨奇 B3 病毒、抑制细胞病变的作用，其作用机制可能与直接灭活病毒和进入细胞内干扰病毒复制有关。体内研究则显示，槐果碱 25～50mg/kg 灌胃或皮下注射给予可不同程度提高柯萨奇 B3 病毒感染小鼠血清和脾细胞诱生的Ⅰ型干扰素(IFN-Ⅰ)水平，降低肿瘤坏死因子α(TNF-α)活性，这也可能是其抗病毒作用机制之一。本品所含苦豆子总碱、氧化苦参碱、苦参碱可抑制阴道毛滴虫增殖。

在体外苦豆子总生物碱及槐定碱、槐果碱、氧化苦参碱均可直接灭活细菌内毒素，且在一定范围呈剂量依赖；腹腔注射给予则可改善内毒素肺损伤小鼠的一般状况，使白细胞回升、肺指数下降，降低肺组织病理损伤程度及血清 TNF-α和 IL-6 含量。

苦豆子生物碱对革兰阳性菌和革兰阴性菌都具有一定的抑菌作用，苦豆子中黄酮类化合物对细菌和真菌都有抑制作用，对革兰阳性菌的作用强于革兰阴性菌[1]。

另有研究发现，在体外苦豆子总碱对抗生素敏感株、产β-内酰胺酶(ESBLs)耐药菌株和产超广谱β-内酰胺酶(ESBLs)大肠埃希菌和肺炎克雷伯广菌耐药菌株均有较好的抑菌作用[2]。苦豆子总碱针对奶牛乳腺炎的主要发病机制，通过清热解毒清除病原微生物，同时调节机体免疫力[3]。

2. 抗炎作用 本品所含苦豆子生物碱对炎症反应的各个时期均有一定拮抗作用，可有效抑制二甲苯和醋酸所致小鼠毛细血管通透性增加、CMC 所致小鼠白细胞游走以及小鼠棉球肉芽肿形成。苦豆子干馏油局部涂敷亦显示一定抗炎作用，例如其对 2,4-二硝基氟苯所致的小鼠变性接触性皮炎具有明显的抑制作用[4]。另有研究说明，苦豆子油搽剂对湿疹皮炎的治疗作用可能部分通过抑制金葡菌及马色拉菌而发挥作用[5]。苦豆子所含生物碱可抑制角叉莱胶所致小鼠炎症组织中 PGE_2 分泌；苦参碱等多种苦豆子生物碱单体对体外小鼠腹腔巨噬细胞释放环氧化酶-1(COX-1)、白三烯和 TNF-α 均有不同程度的抑制作用，且对环氧化酶-2(COX-2)有较强选择性。

3. 镇痛作用 本品所含氧化槐定碱能延长小鼠热板致痛反应的潜伏期，亦可抑制福尔马林所致慢性疼痛的两相反应，提示其既有中枢性镇痛作用，也有外周性镇痛作用。

4. 免疫抑制作用 本品水煎液 5、10、15g/kg 灌胃给予小鼠，可不同程度降低小鼠 T 细胞和 IgM 抗体数量、T、B 淋巴细胞增殖率、脾脏红髓 B 细胞密度，提示具有一定的免疫抑制作用，但对巨噬细胞无明显影响。

5. 抗肿瘤作用 苦豆子总碱及苦参碱、槐定碱、槐果碱、氧化苦参碱等多种生物碱均有不同程度抗肿瘤作用，如可抑制结肠癌细胞株 SW620 增殖，其中苦参碱和槐定碱作用为佳；可促进细胞凋亡，且呈时间和剂量依赖；氧化苦参碱可抑制体外培养乳腺癌细胞株 MCF-7 生长，其机制与阻止细胞周期进程、启动细胞自身调控程序、诱导肿瘤细胞凋亡有关；槐定碱对裸鼠 HCT-116 肠癌皮下移植瘤具有明显的抑制作用，随着剂量的增加抑制作用增强[6]。苦豆子总碱可诱导肝癌细胞 SMMC-7721 凋亡，其最佳作用时间为 72 小时，最适剂量为 1g/L。苦豆子总碱抗 S_{180} 肿瘤活性，可能与提高 S_{180} 荷瘤小鼠血清 TNF-α，IL-6 含量有关[7]。苦豆子总碱对 SW480 细胞株及裸鼠移植瘤均有抑制作用，其机制可能与诱导凋亡有关[8]。苦豆子对总碱人肝癌细胞 QCY7703、大鼠肝癌细胞 CBRH7919、人胃癌细胞株 BGC823、人结肠癌 SW480 较明显的增殖抑制作用[9]。50～200mg/kg 苦豆子总碱对于小鼠移植瘤 H22 具有较好的抑制作用[10]。

6. 对心血管系统的影响 苦豆子总碱对力竭大鼠心肌细胞具有保护作用，可在一定程度上维持心肌一氧化氮(NO)、一氧化氮合酶(NOS)、TNF-α 水平稳定。苦豆子总碱 1、2、4mg/kg 静脉注射，可不同程度减慢受试大鼠心率，降低动脉压，抑制心肌收缩和舒张；其所含多种生物碱可不同程度拮抗多种实验性心律失常，对离体豚鼠右心房有负性频率作用，其机制与拮抗儿茶酚胺类物质有关。另有研究表明该作用不受M受体阻断剂阿托品影响。苦豆子总黄酮亦有类似作用。还有研究表明，苦豆子总碱可能通过拮抗 Ca^{2+}通道，降低家兔离体的肺动脉血管胞浆中 Ca^{2+}浓度而使血管舒张[11]。另外，复方苦豆子还可降低模型大鼠血压，调节血脂，其机制可能与肾素-血管紧张素系统的调节有关[12]。

7. 对神经系统的影响 苦豆子所含苦参碱、槐果碱等多种生物碱能不同程度地抑制小鼠自发活动，降低体温，提示有一定的中枢抑制作用，但对士的宁惊厥有易化作用。

8. 对消化系统的影响 苦豆子总碱可改善实验性结肠炎大鼠的组织学损伤和症状，其机制与上调炎性因子合成抑制因子 IL-10 的表达、下调慢性期高表达的 $CD8^+CD28^-$T 细胞、通过抑制 Foxp3 mRNA 表达进而抑制自身反应性 T 细胞增殖以及抑制自由基反应和 NO 生成等有关。还有研究说明，苦豆子总碱对急性期溃疡性结肠炎小鼠急性期损伤的大肠黏膜有明显的修复作用，可能是通过抑制肠道免疫反应，减少 IL-1β 和 IL-4 的过度表达，调节促炎因子与抗炎因子间的平衡而发挥其抗炎作用[13]。

另有报道苦豆子生物碱注射给予，对蓖麻油和番泻叶所致小鼠腹泻有一定抑制作用。体外试验表明，苦豆子水煎剂可剂量依赖性增高豚鼠胆囊平滑肌张力、加快收缩频率、减小收缩波平均振幅，该作用可被酚妥拉明及维拉帕米部分阻断，可能与细胞膜上肾上腺素能受体和 Ca^{2+}通道有关；对豚鼠胃、小肠平滑肌收缩活动则无明显影响。

苦豆子总碱还可能通过激活 Ca^{2+}通道，升高胞浆内 Ca^{2+}而加强大鼠胃窦环形肌条的收缩。

苦豆子总碱灌胃对四氯化碳、D-半乳糖胺所致小鼠肝损伤和卡介苗-脂多糖所致免疫性肝损伤均有保护作用，可降低模型小鼠血清氨基转移酶水平和肝组织病变程度。

9. 其他作用 苦豆子尚具有降血脂、抗突变、抗辐射、抗氧化、抑制成纤维细胞增生、抑制体外精子活性、减少桃蚜和甘蓝蚜对杀虫剂的抗性[14]等作用。

附：苦豆草

本品为苦豆子的干燥地上部分。性味苦，寒；有毒。归大肠经。功效清热燥湿。用于湿热泄泻，痢疾。用量 3～5g。本品种子毒性较大，不得混用。

【参考文献】 [1] 张蕾蕾，何生虎. 苦豆子生物碱对犊牛细菌性腹泻作用的研究进展. 农业科学研究，2012，33(2)：73-76.

[2] 周学章，贾芳，宋振威. 苦豆子碱对产β-内酰胺酶动物源性菌株的药敏分析. 中国动物检疫，2010，27(4)：45-47.

[3] 冷晓红，王志强，李军. 苦豆子生物碱对奶牛乳房炎致病菌体外抗菌活性的研究. 中国兽药杂志，2013，47(9)：31-33.

[4] 袁小英，马红雨，张洁，等. 外用苦豆子干馏油治疗小鼠变应性接触性皮炎机制初探. 中国皮肤病学杂志，2009，23(4)：211-212.

[5] 袁小英，毕淑英，马红雨，等. 外用苦豆子油擦剂对非特应性慢性湿疹皮炎金黄色葡萄球菌及马拉色菌的影响. 河北医药，2013，35(11)：1707.

[6] 何娜娜，陆明，吕书勤，等. 苦豆子提取物对裸鼠肠癌皮下移植瘤的抑制作用. 新疆中医药，2012，30(6)：31-33.

[7] 焦河玲，邓虹珠，王晓娟，等. 苦豆子总碱对 S_{180} 荷瘤小鼠的抑瘤作用. 中国实验方剂学杂志，2011，17(2)：163-165.

[8] 焦河玲，姚锐，邓虹珠，等. 苦豆子总碱对 SW480 细胞株及裸鼠移植瘤的影响. 中药材，2011，34(7)：1090-1093.

[9] 焦河玲，姚锐，邓虹珠，等. 苦豆子总碱抗肿瘤作用的实验研究. 时珍国医国药，2011，22(9)：2168-2169.

[10] Chang A，Cai Z，Wang Z，et al. Extraction and isolation of alkaloids of *Sophora alopecuroides* and their anti-tumor effects in H22 tumor-bearing mice. Afr J Tradit Complement Altern Med，2014，11(2)：245-248.

[11] 牛彩琴，买文丽，张团笑. 苦豆子总碱对家兔离体肺动脉血管作用机制的研究. 时珍国医国药. 2010，21(11)：2910-2911.

[12] 刘晓敏，陈虹. 复方苦豆子对肾性高血压复合高脂血症大鼠血压和血脂的影响. 中国新药杂志，2012，21(13)：1528-1531.

[13] 王晓娟，姜斌，李丽君，等. 苦豆子总碱对急性期溃疡性结肠炎小鼠血清 IL-1β，IL-4 的影响. 中国中药杂志，2010，35(9)：1177-1180.

[14] 杨永军，庄乾营，李丽莉，等. 5%苦豆子生物碱可溶性液剂防治桃蚜和甘蓝蚜研究. 农业灾害研究，2013，3(4)：16-17.

三 棵 针

Sankezhen

本品为小檗科植物拟獴猪刺 *Berberis soulieana* Schneid.、小黄连刺 *Berberis wilsonae* Hemsl.、细叶小檗 *Berberis poiretii* Schneid.或匙叶小檗 *Berberis vernae* Schneid.等同属数种植物的干燥根。全国大部分地区均产。春、秋二季采挖，除去泥沙和须根，晒干或切片晒干。以色黄、苦味浓者为佳。

【性味与归经】 苦，寒；有毒。归肝、胃、大肠经。

【功能与主治】 清热燥湿，泻火解毒。用于湿热泻痢，黄疸，湿疹，咽痛目赤，聤耳流脓，痈肿疮毒。

【效用分析】 三棵针苦寒性燥，入肝、胃、大肠经，有清热燥湿之功，可用治湿热蕴结所致泻痢、黄疸、湿疹等。三棵针苦寒降泄，其泻火解毒之力亦佳，又可用于热毒壅盛所致咽喉肿痛，目赤肿痛，痈肿疮毒，聤耳流脓等。

【配伍应用】

1. 三棵针配黄芩 三棵针清热燥湿，泻火解毒，善清胃、大肠湿热；黄芩长于清中上焦湿热，为清热燥湿的要药。两药伍用，清热燥湿止痢，泻火解毒之效增强。适用于湿热泻痢，痈肿疮毒，咽喉肿痛。

2. 三棵针配蒲公英 三棵针具有清热燥湿，泻火解毒的作用；蒲公英为清热解毒，消痈散结之佳品，又能利湿通淋。两药伍用，既能解毒消肿散结，又能清利湿热。适用于热毒疮痈及湿热黄疸。

【鉴别应用】

1. 三棵针与紫花地丁 二者均味苦寒，归肝经，均有清热解毒之效。但三棵针属清热燥湿药，长于清热燥湿，多用治湿热泻痢，湿热黄疸，湿疹等湿热证。紫花地丁属清热解毒药，功擅清热解毒，凉血消肿，为治血热壅滞，痈肿疮毒的常用药物，尤善治疔毒。

2. 三棵针与白头翁 二者均性味苦寒，归胃、大肠经，均能清热解毒止痢，均可用治痈肿疮毒，热痢腹痛。但三棵针属清热燥湿药，善治湿热痢疾，湿热黄疸，湿疹等湿热证。白头翁属清热解毒药，善清血分热毒；且有凉血消肿之功，善治热毒血痢。

【成药例证】

1. 双黄消炎片（《中华人民共和国卫生部药品标准·中药成方制剂》）

药物组成：三棵针、黄芩。

功能与主治：消炎。用于咽喉疼、腹泻、痢疾、慢性痢疾。

2. 清热治痢丸（《中华人民共和国卫生部药品标准·中药成方制剂》）

药物组成：马齿苋、三棵针。

功能与主治：清热止痢。用于湿热痢（菌痢），热泻。

【用法与用量】 9～15g。

【注意】 本品苦寒，脾胃虚寒者慎用。

【本草摘要】

1.《分类草药性》 “治跌打损伤，劳伤吐血。”

2.《四川中药志》 “清热解毒，消炎抗菌。治目赤，赤痢，吐血劳伤，咽喉肿痛，腹泻，齿痛，耳心痛，跌打损伤红肿。”

3.《贵州草药》 “解热，利湿，散瘀，止痛，凉血。”

【化学成分】 主要含生物碱类成分：小檗碱，小檗胺，巴马汀，药根碱等。

中国药典规定本品含盐酸小檗碱（$C_{20}H_{17}NO_4 \cdot HCl$）不得少于 0.60%。

功劳木

Gonglaomu

本品为小檗科植物阔叶十大功劳 *Mahonia bealei*（Fort.）Carr. 或细叶十大功劳 *Mahonia fortunei*（Lindl.）Fedde 的干燥茎。主产于广西、浙江。全年均可采收，切块片，干燥。以断面色鲜黄者为佳。

【性味与归经】 苦，寒。归肝、胃、大肠经。

【功能与主治】 清热燥湿，泻火解毒。用于湿热泻痢，黄疸尿赤，目赤肿痛，胃火牙痛，疮疖痈肿。

【效用分析】 功劳木苦能燥湿，寒能清热，入肝、胃、大肠经，善清肝、胃、大肠的湿热火毒，可用治湿热泻痢，黄疸尿赤，肝热目赤肿痛，胃火牙痛，疮疖痈肿。

【配伍应用】

1. 功劳木配栀子 功劳木善清利肝胆及大肠湿热，且能泻火解毒；栀子善清利三焦湿热，且能凉血解毒。两药伍用，清热燥湿，泻火解毒之效增强。适用于湿热黄疸、湿热痢疾及胃火牙痛等。

2. 功劳木配穿心莲 功劳木能清热燥湿，泻火解毒；穿心莲有清热解毒，凉血消肿之功。两药伍用，解毒消肿，清热燥湿作用增强。适用于胃肠湿热，腹痛泄泻及热毒壅盛所致咽喉肿痛等。

【鉴别应用】 **功劳木与黄柏** 二者均能清热燥湿，泻火解毒，用于湿热泻痢，黄疸尿赤，疮疡肿毒。但功劳木又能泻肝胃实火，又可用治目赤肿痛，胃火牙痛。黄柏长于清泄下焦湿热，且能泻火除蒸，又可用治湿热下注之带下黄浊臭秽，小便短赤热痛及阴虚火旺，潮热盗汗。

【成药例证】

1. 胃肠宁片（《临床用药须知中药成方制剂卷》2020年版）

药物组成：布渣叶、辣蓼、火炭母、功劳木、番石榴叶。

功能与主治：清热祛湿。用于大肠湿热所致的泄泻，症见大便稀溏，腹痛不适，肛门灼热，口苦身热；急性胃肠炎见上述证候者。

2. 金鸡胶囊（颗粒、片）（《临床用药须知中药成方制剂卷》2020 年版）

药物组成：金樱根、鸡血藤、千斤拔、功劳木、穿心莲、两面针。

功能与主治：清热化湿，活血通络。用于湿热瘀阻所致的带下病，症见带下量多色黄，少腹疼痛拒按；慢性盆腔炎见上述证候者。

3. 功劳去火片（胶囊）（《临床用药须知中药成方制剂卷》2020年版）

药物组成：功劳木、黄芩、黄柏、栀子。

功能与主治：清热解毒。用于实热火毒所致的急性咽炎、急性胆囊炎、急性肠炎。

【用法与用量】 9～15g。外用适量。

【注意】 脾胃虚寒者禁用。

【本草摘要】

1.《饮片新参》 “清肺，止痨嗽，杀虫，通大便。”

2.《浙江药用植物志》 “清热，利湿，解毒。主治肠炎，痢疾，肝炎，肺炎，肺结核，支气管炎，咽喉肿痛；外治眼结膜炎，湿疹，疮毒，烫伤。”

【化学成分】 主要含生物碱类成分：小檗碱，药根碱，尖刺碱，小檗胺，异粉防己碱（异汉防己甲素），黄连碱，巴马汀及木兰花碱等。

中国药典规定本品含非洲防己碱（$C_{20}H_{20}NO_4$）、药根碱（$C_{20}H_{20}NO_4$）、巴马汀（$C_{21}H_{21}NO_4$）和小檗碱（$C_{20}H_{17}NO_4$）的总量不得少于1.5%。

【药理毒理】 本品具有抗病原微生物、抗肿瘤作用和肿瘤细胞多药耐药逆转等作用。

1. 抗病原微生物作用 本品主含小檗碱等生物碱，小檗碱具有较强的抗菌作用。以金葡菌及耐甲氧西林金葡菌的体外试验表明，狭叶十大功劳根乙醇提取物与青霉素G、庆大霉素、环丙沙星、头孢曲松等4种抗生素间对两种菌株均呈良好协同抗菌作用；阔叶十大功劳根以异汉防己甲素为主的提取物F6具有明显的抗流感毒作用，0.25g/L有显著作用。而于20g/L对鸡胚不显示毒性；由阔叶十大功劳制取而来的功劳木液乳管镜冲洗可治疗良性乳头溢液和乳腺导管扩张伴炎症，具有较好疗效[1, 2]；阔叶十大功劳叶和功劳木的提取物可消除大肠埃希菌的耐药性，在耐药菌的肉汤培养基中加入不同质量浓度的阔叶十大功劳叶和功劳木的4种提取物进行传代培养，18株耐药菌有8株菌的MIC降低了8倍以上，耐药逆转率为44%[3]；提取自阔叶十大功劳的生物碱可通过抑制钠钾泵和促胃液素的活性，从而减轻幽门结扎制造的大鼠胃溃疡模型的溃疡程度[4]；阔叶十大功劳的提取物还能够有效的抑制多药耐药的鲍曼不动杆菌[5]；另外，功劳木溶液倒膜联合阿达帕林凝胶外用治疗轻、中度寻常性痤疮患者，有显著的效果[6]；若功劳木溶液联合麻油、白糖纱布三者以适当比例合用能加速创面愈合，可外敷治疗压疮[7]；而亮木十大功劳可被用于治疗过敏性皮炎，牛皮癣[8]。

2. 抗肿瘤作用和肿瘤细胞耐药逆转作用 阔叶十大功劳树叶提取物是一种抗氧化剂，能诱导结肠癌细胞凋亡，起到抑制癌细胞增殖的作用，具有一定的抗肿瘤活性[9]；通过荷瘤裸鼠的体内实验和体外实验，发现阿里山十大功劳可诱导人非小细胞癌细胞A549的凋亡，并且这种抑制作用呈现剂量和时间依赖性[10]。功劳木能逆转肿瘤细胞KBV200的多药耐药，提高化疗药的抗肿瘤作用。MTT、台盼蓝拒染试验及Rh123荧光技术测定发现功劳木提取物在体外对ADM对白血病耐药细胞K562/ADM和乳腺癌耐药细胞MCF7/ADM的抑制率增高，活细胞数减少，逆转倍数分别为6.28和5.78倍，且随功劳木浓度的增加，K562/ADM细胞内药物浓度提高。以不同工艺提取的功劳木提取物与ADM合用均可不同程度降低上述两种细胞的IC_{50}值，细胞内药物浓度升高，表明此作用与抑制肿瘤细胞膜上P-gp功能有关。

3. 抗矽肺作用 作为汉防己甲素的同分异构体，功劳木所含异汉防己甲素对实验性矽肺也有明显防治作用，100mg每日3次治疗对矽肺有一定疗效，X胸片及铜蓝蛋白测定有明显改变。

4. 肝脏保护作用 阿里山十大功劳的茎干乙醇提取物含有小檗碱、药根碱、巴马汀等物质，能抗毒、止痛、抗炎症[11]，有效的保护由四氯化碳诱导的小鼠急性肝脏损伤[12, 13]。

5. 减轻放疗毒性 功劳木液喷涂预防乳腺癌放射性皮炎有较好的效果，能明显降低乳腺癌患者皮肤放射性损伤的发生率，有效地减轻皮肤放射性损伤程度，同时可以加速皮肤损伤的愈合，简便、安全、有效，并能提高放疗患者的生存质量[14]。

【参考文献】 ［1］石雪枫，凌文津. 十大功劳木液灌注治疗良性乳头溢液疗效观察. 广西中医药，2014，37(3)：55-56.

［2］卓睿，柴好，董洁，等. 功劳木液乳管镜冲洗治疗乳腺导管扩张伴炎症临床观察. 中国中西医结合杂志，2009，29(10)：941-943.

［3］张秀英，高光，段文龙，等. 十大功劳对大肠埃希菌耐药性的消除作用. 中国兽医学报，2012，32(1)：108-110.

［4］Zhang SL，Li H，He X，et al. Alkaloids from *Mahonia bealei* posses anti-H+，K+-ATPase and anti-gastrin effects on pyloric ligation-induced gastric ulcer in rats. Phytomedicine：international journal of phytotherapy and phytopharmacology，2014，21(11)：1356-1363.

［5］Miyasaki Y，Rabenstein JD，Rhea J，et al. Isolation and

characterization of antimicrobial compounds in plant extracts against multidrug-resistant Acinetobacter baumannii. PloS One，2013，8(4)：e61594.

［6］郭奕妤，全小荣，秦秋荣，等. 功劳木联合阿达帕林治疗寻常性痤疮疗效观察. 中国美容医学，2012，21(2)：275-276.

［7］侯艳红. 功劳木溶液联合麻油、白糖治疗压疮的临床观察. 大众科技，2013，(11)：112-113.

［8］Reuter J，Wolfle U，Weckesser S，et al. Which plant for which skin disease？Part 1：Atopic dermatitis，psoriasis，acne，condyloma and herpes simplex. Journal der Deutschen Dermatologischen Gesellschaft= Journal of the German Society of Dermatology：JDDG，2010，8(10)：788-796.

［9］Hu W，Yu L，Wang MH. Antioxidant and antiproliferative properties of water extract from *Mahonia bealei* (Fort.) Carr. leaves. Food and chemical toxicology：an international journal published for the British Industrial Biological Research Association，2011，49(4)：799-806.

［10］Wong BS，Hsiao YC，Lin TW，et al. The in vitro and in vivo apoptotic effects of *Mahonia oiwakensis* on human lung cancer cells. Chemicobiological Interactions，2009，180(2)：165-174.

［11］Chao J，Lu TC，Liao JW，et al. Analgesic and anti-inflammatory activities of ethanol root extract of *Mahonia oiwakensis* in mice. Journal of Ethnopharmacology，2009，125(2)：297-303.

［12］Chao J，Liao JW，Peng WH，et al. Antioxidant，analgesic，anti-Inflammatory，and hepatoprotective effects of the ethanol extract of *Mahonia oiwakensis* stem. International Journal of Molecular Sciences，2013，14(2)：2928-2945.

［13］Chao J，Lee MS，Amagaya S，et al. Hepatoprotective effect of shidagonglao on acute liver injury induced by carbon tetrachloride. The American Journal of Chinese Medicine，2009，37(6)：1085-1097.

［14］林森，卓睿，黄蕴，等. 功劳木溶液喷涂预防乳腺癌放射性皮炎的效果观察. 第十三届全国中医及中西医结合乳腺病学术年会论文集，2013：491-494.

积雪草

Jixuecao

本品为伞形科植物积雪草 *Centella asiatica* (L.) Urb. 的干燥全草。主产于江苏、浙江、福建。夏、秋二季采收，除去泥沙，晒干。切段。以叶多、色绿者为佳。

【性味与归经】 苦、辛，寒。归肝、脾、肾经。

【功能与主治】 清热利湿，解毒消肿。用于湿热黄疸，中暑腹泻，石淋血淋，痈肿疮毒，跌扑损伤。

【效用分析】 积雪草苦寒，归肝、脾经，既能清肝胆湿热而退黄，又能清中焦湿热而止泻，故可用于湿热黄疸，中暑腹泻。积雪草味苦降泄，性寒清热，又入肾经，有清热利尿通淋的作用，可用治石淋血淋，小便热涩刺痛等。此外，积雪草苦寒清热，还可解毒消肿，用治痈肿疮毒，跌扑损伤。

【配伍应用】 **积雪草配车前子** 积雪草苦寒清热，能清热利湿，利尿通淋；车前子甘寒淡渗，既能通利水道，清膀胱热结，又能渗湿止泻。两药伍用，清利湿热，止泻作用增强，可用治湿热下注膀胱之小便淋漓涩痛及暑湿泄泻者。

【鉴别应用】 **积雪草与金钱草** 二者均能利湿退黄，利尿通淋，解毒消肿，均可治疗湿热黄疸，热淋涩痛，痈肿疮毒。但积雪草既能清肝胆湿热而退黄，又能清中焦湿热而止泻，故可用于湿热黄疸，中暑腹泻。金钱草既善清利肝胆及膀胱湿热，又善利尿排石，故多用治石淋，尿涩作痛。

【成药例证】

1. 三金片（颗粒、胶囊）（《临床用药须知中药成方制剂卷》2020 年版）

药物组成：菝葜、金沙藤、金樱根、羊开口、积雪草。

功能与主治：清热解毒，利湿通淋，益肾。用于下焦湿热所致的热淋，小便短赤，淋漓涩痛，尿急频数；急慢性肾盂肾炎、膀胱炎、尿路感染见上述证候者。

2. 伤湿止痛膏（《临床用药须知中药成方制剂卷》2020 年版）

药物组成：伤湿止痛流浸膏（由生草乌、生川乌、生马钱子、肉桂、荆芥、防风、白芷、老鹳草、积雪草、乳香、没药、香加皮、骨碎补、干姜、山柰、丁香组成）、樟脑、薄荷脑、冰片、水杨酸甲酯、芸香浸膏、颠茄流浸膏。

功能与主治：祛风湿，活血止痛。用于风湿性关节炎，肌肉疼痛，关节肿痛。

【用法与用量】 15～30g。

【注意】 脾胃虚寒者慎用。

【本草摘要】

1.《神农本草经》 “主大热，恶疮，痈疽，浸淫，赤熛，皮肤赤，身热。”

2.《日华子本草》 “消肿毒并风疹疥癣。”

3.《本草求原》 “除热毒，治白浊，浸疳疮，理小肠气。”

【化学成分】 主要含三萜皂苷类成分：积雪草苷，羟基积雪草苷等；三萜酸类成分：积雪草酸，羟基积雪草酸，桦皮酸等；还含黄酮、生物碱等。

中国药典规定本品含积雪草苷($C_{48}H_{78}O_{19}$)和羟基积雪草苷($C_{48}H_{78}O_{20}$)的总量不得少于 0.80%，饮片不得少于 0.70%。

【药理毒理】 本品具有促进创口愈合、抗皮肤斑痕形成、抗炎、抗抑郁和抗肿瘤等作用。

1. 促创口愈合作用 大鼠皮肤外伤模型实验积雪草醇提物灌服能促进细胞增殖、细胞外基质的积累和胶原的合成，增加肉芽组织中蛋白、胶原和 DNA 的含量，促进伤口的愈合。积雪草的主要有效成分积雪草苷(Ad)、羟基积雪草苷(Md)等能体现积雪草的主要作用。在豚鼠皮肤外伤模型中，积雪草苷溶液外用可使羟脯氨酸含量增加，皮肤张力增加，促进组织上皮化及伤口的愈合。积雪草苷口服也具有促进伤口愈合的作用。积雪草苷溶液还可加速糖尿病模型大鼠伤口愈合。在烧伤创面愈合过程中，积雪草苷影响细胞周期蛋白 B1(Cyclin B1)、细胞周期蛋白 C(Cyclin C)及增殖细胞核抗原 P(A)表达，促进 Cyclin B1 和 PCNA 的表达，使细胞周期的 $S+G_2$ 期明显提前，从而加快细胞增殖，促进创面愈合。

对不锈钢插入小鼠皮下伤口模型，连续注射 Ad，在第 7、14、21、28 天创伤处细胞干重、DNA 表达、总蛋白质、胶原质和糖醛酸含量都增加。低剂量刺激胶原生长，促进葡萄糖胺聚糖生长，通过诱导细胞周期加快，促进真皮成纤维细胞中胶原组织的生成。cDNA 微点阵技术研究表明，在离体培养下给予 30μg/ml，人类真皮成纤维细胞的基因表达外形的改变具有显著性，基因外形、mRNA、蛋白质产生都有明显的相关性，而且细胞抗氧化水平提高，促进胶原组织和血管的生成。Ad 能够在治疗的最初时期诱导增加抗氧化物的含量，这是其在治疗过程中起作用的重要原因。

2. 抗增生性斑痕形成的作用 积雪草对用于瘢痕形成有良好影响，且用于临床有较好疗效。积雪草苷 0.5g/L 可使成纤维细胞数量明显减少，羟脯氨酸含量降低，细胞处于 G_2～M 期比例增加，表明积雪草苷能抑制皮肤瘢痕成纤维细胞生长及胶原合成。通过兔耳增生性瘢痕的治疗发现，积雪草苷能降低 TGF-β 的 mRNA 和蛋白质表达[1]。积雪草苷 300μg/ml 能抑制 RhoA、ROCK-Ⅰ、CTGF 的 mRNA 与蛋白表达；而且可通过 RhoA/ROCK-Ⅰ信号通路抑制瘢痕成纤维细胞中 CTGF mRNA 与蛋白表达。这可能是积雪草苷治疗瘢痕的作用机制之一[2]。

3. 抗急性放射皮肤损伤作用 积雪草三萜类成分可以减轻急性放射对大鼠皮肤所造成的损伤，还可以预防放射性损伤所致动物行为的改变，如体重减轻和条件性味觉的改变。研究证明，积雪草乙醇提取物与二氧化铬等制成的软膏能刺激皮肤细胞生长，对豚鼠因紫外线照射引起的红斑有保护作用。体外实验表明，羟基积雪草苷能通过抑制蛋白酶激活受体-2 的表达及其信号通路，COX-2，前列腺素 E2 和前列腺素 $F_{2\alpha}$ 的表达，显著抑制紫外线引起的皮肤炎症，黑色素的合成及黑素小体转移[3]。

4. 抗炎作用 积雪草有显著抗炎作用。除一般性炎症外，主要通过对 LPS 诱导的急性炎症显示良好作用，如急性肺部炎症。积雪草苷主要通过抑制 LPS 所致肿瘤坏死因子途径，从而显著降低巨噬细胞所产生的一氧化氮(NO)，以致炎症的恶化，促进组织细胞形态学的改善以及器官恢复。积雪草苷能抑制 LPS 诱导 RAW264.7 细胞释放致炎细胞因子 TNF-α 和 IL-6，这可能是积雪草苷对 LPS 攻击小鼠所致脓毒症也具有保护作用的原因之一。另外，积雪草还有镇痛作用，并对 LPS 所诱导的痛觉增敏能明显抑制。在盲肠结扎穿孔所致小鼠脓毒血症诱导的急性肾损伤中，积雪草苷可通过下调血清中 IL-6 和肾脏中诱导型一氧化氮合酶(iNOS)的表达而起到保护肾脏的作用[4]。积雪草苷可能通过抑制 NF-κB 信号通路，维持促炎系统与抗炎系统的平衡而发挥抗炎作用[5]。羟基积雪草苷可抑制IL-6的分泌并下调IL-6 mRNA的表达还可逆转由 IL-1β 诱导的 ERK、p38 及 PKC 的磷酸化，同时抑制 IL-1β 引起的 CREB 磷酸化[6]。

5. 抗抑郁作用 积雪草水提物腹腔注射能减少小鼠自主活动，延迟戊四氮诱导的惊厥时间，强化戊巴比妥诱导的睡眠。长期给予积雪草提取物，能减轻声音对大鼠的惊吓反应，减少运动活性，增加十字迷宫行为，表明积雪草提取物具有明显的抗焦虑活性。积雪草挥发油也能显著抑制利血平诱导的眼睑下垂，抑制小鼠单胺氧化酶的活性而具有抗抑郁作用。积雪草主要抗抑郁有效成分为 Ad 及积雪草酸[7]。积雪草提取物增加谷胱甘肽过氧化氢酶的含量，表明其有增强认知能力和记忆的作用。Ad 是积雪草中最主要的抗焦虑活性药效物质，临床表明积雪草有良好抗抑郁作用[8]。另有试验表明，羟基积雪草苷具有抗痴呆与改善神经元退变作用。水迷宫法检测快速老化模型小鼠发现，天胡荽积雪草苷能明显提高小鼠学习记忆能力，其机制研究表明天胡荽积雪草苷明显降低脑组织 $A\beta_{1-42}$ 蛋白的含量，抑制 Aβ 相关基因 APP、BACE1 和 CatB 的表达[9-11]。积雪草苷可改善糖尿病小鼠的学习认知能力[12]。积雪草苷可以抑制糖尿病周围神经病变引起的糖尿病周围神经痛，高、中剂量(40、20mg/kg)能够显著上调模型大鼠的疼痛阈值，显著抑制脊髓背角小胶质细胞的激活，下调脊髓IL-1β、TNF-α水平[13]。在谷氨酸诱导的认知障碍小鼠中，口服积雪草酸能显著改善小鼠的认知障碍，恢复了海马区和皮质区脂质过氧化、谷胱甘肽和 SOD 的活性[14]。体外实验证明积雪草酸降低了C(2)-神经酰胺诱导的细胞死亡[15]。积雪草苷对小鼠短暂性脑缺血再灌注损伤具有保护作用，给予积雪草苷60kg人等效剂量20倍剂量3天后，对于脑缺血模型小鼠的行为状态得到明显改善，缺血区范围缩小，对小鼠急性局灶性脑缺血损伤有一定的神经保护作用[16, 17]。积雪草苷有一定的抗惊厥作用，同时不会引起催眠的副作用[18]。

6. 抗菌抗病毒作用 积雪草苷对37株标准及临床分离的菌株显示抗菌活性，尤其对各种耐药细菌，包括耐甲氧西林的金葡菌(MRSA)、表葡菌(MRSE)、耐氨基糖苷类抗生素、产钝化酶的粪肠球菌，产β-内酰胺酶、产超广谱β-内酰胺酶的大肠埃希菌、肺炎克雷伯杆菌和醋酸钙不动杆菌，以及耐哌拉西林的铜绿假单胞菌均有较强抗菌活性，表明积雪草苷对革兰阴性菌所致感染有抑制作用。

积雪草三萜皂苷类成分还具有抗肝炎病毒作用。由于具有细胞内抗单纯性疱疹病毒(HSV)的活性，AT已被用于治疗疱疹病毒感染。AT可同时抑制HSV-2和HSV-1两种病毒类型的活性，显示了临床的治疗意义。

对于LPS诱导的发热，积雪草苷、羟基积雪草苷均有显著拮抗作用。

7. 抗溃疡作用 积雪草有抗胃溃疡作用。在乙醇、阿司匹林、冷束缚和幽门结扎致大鼠胃溃疡实验中，新鲜积雪草汁可通过增加黏蛋白和糖蛋白的分泌以及增强胃黏膜的屏障作用而发挥抗溃疡作用，且对胃蛋白酶的分泌几乎无影响。积雪草总苷能够明显升高胃溃疡模型组大鼠血清中的IL-2、IgA、IgG和IgM的含量，不同程度提高细胞免疫和体液免疫水平，可能是治疗胃溃疡机制的一个重要方面[19]。

8. 抗肿瘤作用 积雪草提取物对癌细胞有选择性的毒性，而对正常人体白细胞几乎无毒。通过体外实验发现，积雪草苷对人胃癌SGC-7901细胞株具有抑制增殖并诱导凋亡的作用[20]。积雪草苷可通过抑降低酪氨酸酶mRNA的表达量抑制小鼠黑色素瘤的生长[21]。积雪草酸能通过降低FAK和P-FAK的表达，导致细胞G_2/M期阻滞，从而抑制黑色素瘤的生长[22]。Ad对多种癌细胞都有明显的抑制作用，其作用机制主要表现为抑制肿瘤细胞增殖、诱导癌细胞凋亡和阻断肿瘤细胞DNA的合成。

9. 治疗慢性肾病 以积雪草和雷公藤为主的复方积雪草2号在治疗IgA肾病大鼠模型中相对常规药缬沙坦能够更好地改善血尿、系膜增生、足突融合等情况[23]。积雪草提取物对于由血管紧张素Ⅱ刺激引起的膜细胞增殖和Ca^{2+}水平增高具有抑制和降低的作用，并呈一定的计量依赖性[24]。在肾小球肾炎中，积雪草苷合大黄素可下调对肿瘤坏死因子α诱导的BALB/C小鼠肾小管上皮细胞补体核心成分C3mRNA及蛋白表达[25]。

10. 抗高血压、高血脂作用 积雪草提取物具有很好的降血脂和降血糖的作用[26-28]。羟基积雪草苷可以降低高血压模型大鼠的血压，但对正常大鼠的血压无明显影响，说明羟基积雪草苷具有降血压作用[27]。积雪草总苷能降低高脂血症小鼠血清以及肝脏组织匀浆中TC、TG含量同时降低血清LDL-C、ALT、AST含量，能够起到调节脂质代谢、保护肝脏的作用[28]。

11. 抗糖尿病作用 积雪草提取液对2型糖尿病大鼠模型中的血糖水平、减轻体重、降低血脂及胰岛素抵抗指数[29]。积雪草苷能有效抑制糖尿病大鼠血管平滑肌细胞的增殖，积雪草苷40μg/ml以上剂量组能明显抑制糖尿病VSMC中NF-κB从胞浆转移到胞核，抑制糖尿病血管平滑肌细胞增殖IC_{50}为209.26μg/L[30]。

12. 抗脊髓损伤 大鼠脊髓损伤模型中，积雪草苷可以明显提高星形胶质细胞胶质纤维酸性蛋白、胶质源性神经营养因子及神经元特异性烯醇化酶的表达，从而保护神经元细胞[31, 32]。

13. 抗硬皮病 在体外实验中，积雪草苷能通过减少成纤维细胞胶原蛋白合成及TGF-β_1的分泌，有效抑制硬皮病患者皮肤成纤维细胞的增殖[33]。

14. 抗静脉功能不全作用 积雪草能调节静脉管壁成纤维细胞，增加胶原和组织蛋白的合成，刺激静脉壁周围胶原的重塑。临床试验表明，积雪草三萜类成分可以增加患者的毛细血管通透性，改善微循环，改善结缔组织血管壁功能，减轻踝部水肿，可治疗静脉高血压，对于糖尿病型微血管病、中长期飞行所致的微血管病和水肿也有效。

15. 调节免疫 积雪草乙酸乙酯提取物对氧化应激状态下脾淋巴细胞内ROS的生成有显著抑制作用，对脾淋巴细胞增殖具有抑制，具有一定的免疫调节功能。从积雪草中提取获得的黄酮化合物槲皮素和山柰酚，具有抑制小鼠脾淋巴细胞增殖的效应，其作用途径可能是促进脾淋巴细胞凋亡并降低线粒体膜电位[34-36]。

16. 其他作用 本品能增强心肌氧化应激，对阿霉素2.5mg/kg造成的小鼠心肌缺血性损伤药理模型中，灌胃Ad(200mg/kg)可对心肌起明显的保护作用，血浆中的标识酶（乳酸脱氢酶、肌酸磷酸激酶、天门冬氨酸氨基转移酶、丙氨酸氨基转移酶）恢复到正常水平。羟基积雪草苷具有良好的舒张血管、抗心肌缺血再灌注损伤等作用。积雪草还有保肝和抗肝纤维化作用。积雪草口服联合谷胱甘肽和维生素 C 能有效治疗黄褐斑[37]。积雪草苷对肺纤维化的保护作用[38]。积雪草甲醇提取物对蜱、血吸虫、蚊的幼虫和成虫具有杀灭作用[39]。积雪草苷能防止支架再狭窄[40]。

17. 体内过程　积雪草苷由于肠内菌代谢，原形物与代谢产物可被同时吸收入血。在体灌流试验积雪草苷在肠以被动扩散形式被吸收。单次量和长期口服积雪草总苷后积雪草酸的药物代谢动力学研究发现给药方式的改变不影响血浆药物达峰时间，长期给药的健康受试者血浆药物达峰浓度、药物浓度曲线下面积与时间的比值及半衰期都明显高于单次量给药。在经体循环肠灌流模型试验中显示，羟基积雪草苷在小肠段吸收强于大肠段，其吸收速率回肠>空肠≥十二指肠>结肠，且吸收机制推测为被动扩散。大鼠体内代谢分布在心脏，肝，脾，肺和肾，肝脏和肾脏的水平是比其他器官高，血、尿中出现原形成分和 11 种代谢产物，脑中只出现原形成分，主要的代谢途径为去甲基化、羟基化、脱水等反应[41-43]。

18. 毒理研究　小鼠、兔皮下注射 0.04～0.05g/kg 积雪草苷能产生中毒症状；0.2～0.25g/kg 则增加出血时间，导致出血。口服 1g/kg 积雪草苷小鼠、兔皆能耐受。对小鼠生殖系统的毒性：通过给雄性小鼠口服 10，50，80 和 100mg/kg 的积雪草水提取物质，60 天后发现小鼠精子质量、数量和活力都比对照组显著下降，通过 TUNEL 分析发现输精管内精母细胞凋亡较对照组显著增加，血清中雄激素、促卵泡生成素、促黄体激素水平显著降低，睾丸质量显著降低[44]。

【参考文献】［1］赵文鲁、匡瑞霞、刘肃，等. 积雪草苷对兔耳增生性瘢痕 TGF-β_1mRNA 表达的影响. 中国美容医学，2009，1（18）：72-75.

［2］戴丽冰，潘姝，沈雁，等. 积雪草苷对增生性瘢痕成纤维细胞结缔组织生长因子及 RhoA/ROCK-Ⅰ调控信号的影响. 中国药学杂志，2010，14（75）：1067-1072.

［3］Jung E，Lee JA，Shin S，et al. Madecassoside inhibits melanin synthesis by blocking ultraviolet-induced inflammation. Molecules，2013，18（12）：15724-15736.

［4］郑佳佳，张丽娜，吴孟娇，等. 积雪草苷对小鼠脓毒症致急性肾损伤的保护作用. 中国中药杂志，2010，11（35）：1482-1485.

［5］江程澄，赵恒光，吴亚梅. 积雪草苷对脂多糖诱导的 RAW264. 7 细胞核转录因子κB 活化及炎症反应的作用. 中国呼吸与监护杂志，2010，4（9）：422-425.

［6］张利，孙胜禄，范海波，等. 羟基积雪草苷对佐剂关节炎大鼠滑膜成纤维细胞活化的影响. 中国实验方剂学杂志，2014，8（20）：173-177.

［7］陈军，华维一，孙宏斌. 积雪草酸及其衍生物的生物活性研究概况. 中草药，2006，37（3）：458-460.

［8］曹尉尉，徐江平，赵娜萍. 积雪草总苷元对慢性应激抑郁大鼠的影响. 药学实践杂志，2012，2（30）：121-124.

［9］章卓，刘明华，张红，等. 雪草苷对 A$\beta_{25\text{-}35}$ 诱导的 PC12 细胞凋亡影响. 中国新药杂志，2012，2（21）：206-210.

［10］李霏，黄金兰，崔雯，等. 积雪草乙酸乙酯提取物对 A$\beta_{25\text{-}35}$ 片段所致的 PC12 细胞损伤模型及 SAMP8 小鼠脑内 SOD，GSH-Px 的影响. 中国实验方剂学杂志，2014，4（20）：111-114.

［11］梁春宏，黄权芳，林兴，等. 天胡荽积雪草苷对 SAMP8 小鼠学习记忆功能的改善作用. 中国药理学通报，2014，30（3）：392-396.

［12］应娜，尹竹君，于海洋，等. 积雪草苷对糖尿病模型小鼠认知功能的干预作用. 浙江中西医结合杂志，2014，3（24）：203-206.

［13］金艳，高晓洁. 积雪草苷对糖尿病周围神经痛的作用及其机制. 中国药理与临床，2013，29（5）：39-42.

［14］Xu MF，Xiong YY，Liu JK，et al. Asiatic acid，a pentacyclic triterpene in *Centella asiatica*，attenuates glutamate-induced cognitive deficits in mice and apoptosis in SH-SY5Y cells. Acta Pharmacol Sin，2012，33（5）：578-587.

［15］Zhang X，Wu J，Dou Y，etc. Asiatic acid protects primary neurons against C2-ceramide-induced apoptosis. Eur J Pharmacol，2012，679（1-3）：51-59.

［16］石爱华，黄真. 积雪草苷对急性脑缺血模型的保护作用研究. 湖北中医药大学学报，2012，6（14）：12-14.

［17］Chen S，Yin ZJ，Jiang C，et al. Asiaticoside attenuates memory impairment induced by transient cerebral ischemia-reperfusion in mice through anti-inflammatory mechanism. Pharmacol Biochem Behav，2014，122：7-15.

［18］梁鑫，李刚，袁橙，等. 积雪草苷的抗惊厥作用研究. 齐齐哈尔医学院学报，2010，1（31）：10-12.

［19］施之琪，杜建平，杜铁良. 积雪草总苷抗乙酸致大鼠胃溃疡的研究. 中国实验方剂学杂志，2010，12（16）：122-124.

［20］曾满红，陈凌枫. 积雪草苷抗人胃癌细胞株 SGC-7901 作用的研究. 江西中医学院学报，2011，6（23）：57-59.

［21］Kwon KJ，Bae S，Kim K，et al. Asiaticoside，a component of *Centella asiatica*，inhibits melanogenesis in B16F10 mouse melanoma. Mol Med Rep，2014，10（1）：503-507.

［22］Zhang J，Ai L，Lv T，et al. Asiatic acid，a triterpene，inhibits cell proliferation through regulating the expression of focal adhesion kinase in multiple myeloma cells. Oncol Lett，2013，6(6)：1762-1766.

［23］陈洪宇，吴文斌，王永钧，等．复方积雪草 2 号治疗 IgA 肾病大鼠的实验研究．中国中医药科技，2009，2(16)：99-101.

［24］贾国琴．积雪草总苷对大鼠系膜细胞游离钙的影响．华北国防医药，2009，3(21)：9-10.

［25］朱晓玲，王永钧，张华琴，等．积雪草苷合大黄素对 TNFα 诱导肾小管上皮细胞 C3 上调的干预作用．中国中医药科技，2010，1(17)：32-33.

［26］Supkamonseni N，Thinkratok A，Meksuriyen D，et al. Hypolipidemic and hypoglycemic effects of *Centella asiatica*（L.）extract in vitro and in vivo. Indian J Exp Biol，2014，52(10)：965-971.

［27］白纪红，赵日红，吕秋军，等．羟基积雪草苷的抗高血压作用及其特点研究．中药药理与临床，2010，26(1)：18-20.

［28］陆海鹏，李彬，马维．积雪草总苷对高脂血症小鼠的干预作用．重庆医学，2011，5(40)：427-429.

［29］郑承红，孔彩霞，彭聪，等．积雪草对 2 型糖尿病大鼠胰岛素抵抗影响的研究．内科急危重症杂志，2011，2(17)：88-90.

［30］孙玉红，姜鲜，张红，等．积雪草苷通过抑制 NF-κB 核转移影响糖尿病大鼠血管平滑肌细胞增殖．四川生理科学杂志，2013，35(2)：49-52.

［31］刘雨，刘颖菊，赵刚．积雪草苷对脊髓损伤大鼠的保护作用及机制研究．中药新药与临床药理，2011，5(22)：484-488.

［32］陆伦，蒋远明，刘雨，等．积雪草苷对脊髓损伤大鼠神经元的保护作用的研究．实用医院临床杂志，2014，1(11)：49-53.

［33］李晶冰，丁敏，牟萍，等．积雪草苷对系统性硬皮病成纤维细胞增殖、胶原蛋白合成及分泌 TGF-β_1 的影响．江苏医药，2014，20(40)：2387-2389.

［34］贺惠娟，李菁，朱伟杰，等．积雪草提取物的抗氧化及免疫调节作用的研究．中国病理生理杂志，2010，26(4)：771-776.

［35］龚静青，李菁，朱伟杰．积雪草提取物对脾淋巴细胞细胞周期及胞内游离钙的影响．中国病理生理杂志，2011，27(4)：739-742.

［36］李盼，李菁，朱伟杰，等．积雪草免疫抑制活性成分的分离纯化及效应研究．中国病理生理杂志，2014，30(6)：1093-1097.

［37］盛宏，包寅德．积雪草苷联合谷胱甘肽和维生素 C 治疗黄褐斑临床观察．中国医学文摘·皮肤科学，2011，2(48)：69-70.

［38］吉其舰，许铁．积雪草苷对博来霉素诱导的大鼠肺纤维化的保护作用．现代医学，2014，42(11)：1304-1309.

［39］Bagavan A，Kamaraj C，Elango G，et al. Adulticidal and larvicidal efficacy of some medicinal plant extracts against tick，fluke and mosquitoes. Vet Parasitol，2009，166(3-4)：286-292.

［40］侯士强，方明，陈莎莎，等．积雪草苷防治支架再狭窄的生化调节机制．中国中药杂志，2014，8(39)：1479-1484.

［41］夏丽文，董培良．羟基积雪草苷在大鼠肠内吸收的研究．药物评价研究，2011，1(34)：22-25.

［42］刘淑云，范明松，李志雄，等．羟基积雪草苷大鼠体内代谢研究．中国现代中药，2012，6(14)：9-15.

［43］Leng DD，Han WJ，Rui Y，et al. In vivo disposition and metabolism of madecassoside，a major bioactive constituent in *Centella asiatica*（L.）Urb. J Ethnopharmacol，2013，150(2)：601-608.

［44］Heidari M，Heidari-Vala H，Sadeghi MR，et al. The inductive effects of *Centella asiatica* on rat spermatogenic cell apoptosis in vivo. Journal of Natural Medicines，2012，66(2)：271-278.

青叶胆

Qingyedan

本品为龙胆科植物青叶胆 *Swertia mileensis* T.N.Ho et W.L.Shih 的干燥全草。主产于云南。秋季花果期采收，除去泥沙，晒干。切段。以色绿、花多、味苦者为佳。

【性味与归经】 苦、甘，寒。归肝、胆、膀胱经。

【功能与主治】 清肝利胆，清热利湿。用于肝胆湿热，黄疸尿赤，胆胀胁痛，热淋涩痛。

【效用分析】 青叶胆苦能燥湿，入肝、胆经，能清肝胆湿热，利胆退黄，故可用于肝胆湿热，黄疸尿赤，胆胀胁痛。青叶胆苦寒降泄，入膀胱经，既能清热，又能利尿，可用治湿热蕴结之热淋，症见小便不利，灼热涩痛。

【配伍应用】青叶胆配茵陈 青叶胆具有清肝利胆，利湿退黄之效；茵陈功专利湿退黄，为治黄疸之要药。两药伍用，清热燥湿，利胆退黄之效增强。适用于湿热黄疸。

【鉴别应用】 青叶胆与金钱草 二者均归肝胆、膀胱经，均具有利湿退黄，利尿通淋的作用，同治湿热黄疸及热淋。然青叶胆长于清肝利胆，清热利湿，尤宜于肝胆湿热，黄疸尿赤，胆胀胁痛。金钱草清热利湿，排石退黄，善消结石，尤宜于治石淋及肝胆结石所致黄疸；且有解毒消肿作用，可用治痈肿疮毒，毒蛇咬伤等。

【成药例证】

1. 黄疸肝炎丸（《临床用药须知中药成方制剂卷》2020 年版）

药物组成：滇柴胡、茵陈、炒栀子、青叶胆、醋延胡索、郁金(醋炙)、醋香附、麸炒枳壳、槟榔、青皮、佛手、酒白芍、甘草。

功能与主治：疏肝理气，利胆退黄。用于肝气不舒、湿热蕴结所致的黄疸，症见皮肤黄染、胸胁胀痛、小便短赤；急性肝炎、胆囊炎见上述证候者。

2. 青叶胆片（《临床用药须知中药成方制剂卷》2020年版）

药物组成：青叶胆。

功能与主治：清肝利胆，清热利湿。用于黄疸尿赤，热淋涩痛。

【用法与用量】 10～15g。

【注意】 虚寒者慎服。

【本草摘要】《云南中草药》 “清肝胆湿热，除胃中伏火。治肝炎，尿路感染。”

【化学成分】 主要含内酯类成分：青叶胆内酯，红白金花内酯等；环烯醚萜类成分：獐牙菜苷，獐牙菜苦苷；三萜类成分：齐墩果酸等。

【药理毒理】 本品具有保肝、解痉、镇静、镇痛、消除水肿、抗炎、降血糖血脂、改善糖尿病性肾病变、抗微生物、抗肿瘤细胞、刺激胃肠蠕动及中枢抑制作用。

1. 保肝和抗氧化作用 青叶胆及其所含獐牙菜苷（swerosid）、獐牙菜苦苷（swertiamarin）、齐墩果酸等均具有一定的保肝作用[1]。实验通过给大鼠腹腔注射 d-氨基半乳糖（200mg/kg）造成急性肝损伤模型且抑制大鼠体内的抗氧化防御能力，接着给大鼠连续灌胃獐芽菜苦苷100、200mg/（kg·d）8天后发现，由损伤所改变的相应生化指标逐渐趋于正常，獐芽菜苦苷表现出显著的对抗 d-氨基半乳糖所导致急性肝损伤的作用及抗氧化的能力[2]。

2. 解痉、镇静、镇痛作用 通过热板法，尾部热水浸泡法以及扭体法来评价大鼠给予獐芽菜苦苷后的镇痛能力，研究发现在上述 3 种评价方法中，给药组 100、200mg/（kg·d）大鼠均表现出较强的应激、镇痛能力[3]。青叶胆所含獐芽菜苦苷能明显抑制中枢神经系统，具有显著的镇痛、镇静作用，并认为镇痛和解痉作用是獐芽菜苦苷治疗胃肠道疼痛的药理学基础[4, 5]，青叶胆所含獐牙菜苦苷对离体回肠、子宫、胆囊平滑肌及胆管括约肌的自主节律性活动均有直接抑制作用，并能对抗乙酰胆碱、组胺、去甲肾上腺素、氯化钡、垂体后叶素对上述器官的兴奋作用；100mg/kg 静脉注射能抑制家兔原位小肠和子宫的自主节律性活动，对抗乙酰胆碱或垂体后叶素对上述组织器官的兴奋作用。小鼠静注獐芽菜苦苷后能降低自发活动，降低直肠体温，延长巴比妥的睡眠时间和吗啡的镇痛时间，并有抗惊厥作用，临床应用有较好的改善睡眠效果[6]。

3. 消除水肿、抗炎作用 獐芽菜苦苷对由角叉藻聚糖、福尔马林、组胺诱导的 3 种大鼠水肿模型有着显著的消除水肿的药理作用[7]。獐芽菜苦苷对角叉菜胶引起的大鼠足踝水肿也有很好的抑制作用[8]。此外，獐芽菜苦苷在体外实验中能清除数种自由基，对抗过氧化氢及脂质过氧化反应等，上述作用可能与其发挥抗炎作用密切相关。獐芽菜苦苷能抑制关节炎的发展，通过调节 NF-κB/IκB 和 JAK2/STAT3 信号通路[9]。

4. 降血糖、降血脂作用 獐芽菜苦苷具有良好的抗高血脂作用[10, 11]，加速胆固醇等的代谢速率，该机制可能与增强胆固醇代谢过程中主要的参与酶（17-α-羟化酶）的活性有关[12]，有研究证实了獐牙菜苦苷对由泊罗沙姆引起的高血脂大鼠同样有较好的治疗作用[13]。

5. 改善糖尿病性肾病变状况 獐芽菜苦苷能改善由链脲霉素（STZ）诱导的 1 型糖尿病肾病变（diabetic nephropathy，DN）状况。研究通过给予 DN 大鼠模型连续灌胃（50mg/kg）6 周后发现大鼠血清中的尿素、肌酐等指标显著降低。同时发现给药组的大鼠肾小球在组织学上有明显的改善[14]，提示青叶胆能改善大鼠 DN 状况。另外，研究者发现[10]，通过对 2 型糖尿病大鼠连续灌胃 6 周獐芽菜苦苷 50mg/kg 发现血清甘油三酯、胆固醇和低密度脂蛋白水平与对照组大鼠相比均显著降低。血清空腹血糖效果明显，胰岛素敏感性指数显著提高。说明獐芽菜苦苷对糖尿病相关的并发症，比如血脂异常有良好作用。

6. 抗微生物及肿瘤细胞作用 獐芽菜苦苷对蜡样芽孢杆菌、枯草芽孢杆菌、弗氏柠檬酸杆菌、大肠埃希菌、奇异变形杆菌以及黏质沙蛊氏菌具有抗菌活性。MIC分别为 2×10^{-2}，2×10^{-1}，5×10^{-3}，2×10^{-1}，2×10^{-1}，2×10^{-2}mg/ml[15]。在抗肿瘤活性方面，獐牙菜苦苷对鼠肿瘤细胞株 S_{180} 的蛋白质及 RNA 合成有轻微的抑制作用，对肿瘤细胞 RS321 显示出中等强度的抗癌作用[16]。此外从川东獐牙菜苦苷中提取分离的獐牙菜苦苷对肝癌细胞有明显的抑制作用[17]。

7. 毒理研究 小鼠灌胃给予獐牙菜苦苷 10g/kg、腹腔注射 8g/kg、静脉注射 5g/kg，5 天内均未见死亡；犬静脉注射 200mg/kg、腹腔注射 300mg/kg，5 天内亦未见死亡；480mg/kg 经口给予 30 天，对动物生理无明显影响；犬静脉注射 200mg/kg 或灌胃 250mg/kg，家兔灌胃 250mg/kg，对试验动物的血压、呼吸、心率均无明显影响。另也有报道青叶胆总苷在实验剂量下对多种动物均未显示明显毒性。

【参考文献】
［1］Li，J C，et al. Hepatoprotective activity of the constituents in *Swertia* pseudochinensis. Biol Pharm Bull，2005，28（3）：534-537.

［2］Jaishre V，Badami S. Antioxidant and hepatoprotective effect of swertiamarin from *Enicostemma axillare* against D-galactosamine induced acute liver damage in rats. J Ethnopharmacol，2010，130(1)：103-106.

［3］Jaishree V，et al. Antinociceptive activity of swertiamarin isolated from *Enicostemma axillare*. Phytomedicine，2009，16(2-3)：227-232.

［4］Kimura Y, Sumiyoshi M. Effects of *Swertia japonica* extract and its main compound swertiamarin on gastric emptying and gastrointestinal motility in mice. Fitoterapia，2011，82(6)：827-833.

［5］Bhattacharya S K，et al. Chemical constituents of Gentianaceae XIX：CNS-depressant effects of swertiamarin. J Pharm Sci，1976，65(10)：1547-1549.

［6］王芸，杨峻山. 獐牙菜属植物的研究概况. 天然产物研究与开发，1992，3：99-114.

［7］Vaijanathappa J，Badami S. Antiedematogenic and free radical scavenging activity of swertiamarin isolated from *Enicostemma axillare*. Planta Med，2009，75(1)：12-17.

［8］Chung M I，et al. Studies on the constituents of Formosan gentianaceous plants. Part Ⅷ. Constituents of *Swertia randaiensis* Hayata and pharmacological activity of norswertianolin. Gaoxiong Yi Xue Ke Xue Za Zhi，1986，2(2)：131-135.

［9］Saravanan S，et al. Swertiamarin attenuates inflammation mediators via modulating NF-kappaB/I kappaB and JAK2/STAT3 transcription factors in adjuvant induced arthritis. Eur J Pharm Sci，2014，56：70-86.

［10］Vaidya H，et al. Beneficial effects of swertiamarin on dyslipidaemia in streptozotocin-induced type 2 diabetic rats. Phytother Res，2012，26(8)：1259-1261.

［11］Dhanavathy G. Immunohistochemistry，histopathology，and biomarker studies of swertiamarin，a secoiridoid glycoside，prevents and protects streptozotocin-induced beta-cell damage in Wistar rat pancreas. J Endocrinol Invest，2015.(Epub ahead of print).

［12］Vaidya H，et al. Swertiamarin：a lead from *Enicostemma littorale* Blume. for anti-hyperlipidaemic effect. Eur J Pharmacol，2009，617(1-3)：108-112.

［13］Vaidya H，et al. Antihyperlipidaemic activity of swertiamarin，a secoiridoid glycoside in poloxamer-407-induced hyperlipidaemic rats. J Nat Med，2009，63(4)：437-442.

［14］Sonawane RD，et al. Amelioration of STZ-induced type 1 diabetic nephropathy by aqueous extract of *Enicostemma littorale* Blume and swertiamarin in rats. Mol Cell Biochem，2010，340(1-2)：1-6.

［15］Kumarasamy Y，et al. Bioactivity of secoiridoid glycosides from *Centaurium erythraea*. Phytomedicine，2003，10(4)：344-347.

［16］乔伟，张彦文，吴寿金，等. 天然环烯醚萜类化合物的生物活性. 国外医药：植物药分册，2001，16(2)：652-671.

［17］赵李剑，左泽乘，邹洪波，等. 川东獐牙菜苦苷类成分的提取及其体外抗肿瘤作用研究. 中国新药杂志，2008，17(20)：1768-1769.

水飞蓟

Shuifeiji

本品为菊科植物水飞蓟 *Silybum marianum*(L.) Gaertn.的干燥成熟果实。原产欧洲及北非，我国西北及华北地区有引种栽培。秋季果实成熟时采收果序，晒干，打下果实，除去杂质，晒干。用时捣碎。以粒大、饱满、色灰棕者为佳。

【性味与归经】 苦，凉。归肝、胆经。

【功能与主治】 清热解毒，疏肝利胆。用于肝胆湿热，胁痛，黄疸。

【效用分析】 水飞蓟味苦性凉，苦以泄降，燥湿，凉可清热，入肝胆经，既能清热解毒，又善清肝胆湿热而利胆退黄，常用治肝胆湿热，胁痛，黄疸。

【配伍应用】 **水飞蓟配当药**　水飞蓟清热利湿，利胆退黄；当药味苦性寒，能清热利湿，健脾胃。两药伍用，清利湿热退黄之功增强。适用于湿热蕴结肝胆所致的黄疸。

【鉴别应用】 **水飞蓟与茵陈**　二者均味苦，归肝胆经，均能利胆退黄，用治湿热黄疸。但水飞蓟又能清热解毒；茵陈为治疗黄疸之要药，兼能解毒疗疮，又可用于湿热内蕴之风瘙隐疹、湿疮瘙痒。

【成药例证】

1. 复方益肝灵片(《临床用药须知中药成方制剂卷》2020年版)

药物组成：水飞蓟素、五仁醇浸膏。

功能与主治：益肝滋肾，解毒祛湿。用于肝肾阴虚、湿毒未清所致的胁痛，症见胁痛、纳差、腹胀、腰酸乏力、尿黄；慢性肝炎见上述证候者。

2. 当飞利肝宁胶囊(《临床用药须知中药成方制剂卷》2020年版)

药物组成：水飞蓟、当药。

功能与主治：清利湿热，益肝退黄。用于湿热郁蒸所致的黄疸，症见面黄或目黄、口苦尿黄、纳少乏力；急、慢性肝炎见上述证候者。

【用法与用量】 供配制成药用。

【本草摘要】 《全国中草药汇编》"清热解毒，保肝，利胆。"

【化学成分】 主要含木脂素类成分：水飞蓟宾，次水飞蓟素，水飞蓟莫林，水飞蓟兰君，异次水飞蓟素，去氢水飞蓟宁，水飞蓟宁，水飞蓟马林；黄酮类成分：槲皮素，二氢山柰酚；还含脂肪酸、氨基酸、甾醇类成分等。

中国药典规定本品含水飞蓟宾（$C_{25}H_{22}O_{10}$）不得少于0.60%。

【药理毒理】 水飞蓟不作为传统中药使用，仅用其提取物水飞蓟素或水飞蓟宾等作为保肝药使用。本品所含水飞蓟素及水飞蓟宾具有保肝、抗肿瘤、降血糖等作用。

1. 保肝作用 水飞蓟的黄酮类化合物水飞蓟素及其活性成分水飞蓟宾对四氯化碳、半乳糖胺、醇类、卡介苗（BCG）等造成的化学性或免疫性肝损伤具有保护作用，其机制包括抗氧自由基、抗脂质过氧化、保护肝细胞膜、抗肝纤维化等多个方面。研究表明水飞蓟素可抑制Ras表达，具有保护细胞抗氧化应激所致自由基损伤的作用，因此，水飞蓟素可作为治疗特异性肝脏疾病的有效辅助药物[1]。

（1）对化学性、免疫性肝损伤的作用　早期实验研究表明，水飞蓟素对CCl_4、半乳糖胺、醇类和其他肝毒素等所致肝损伤有保护作用，可抑制自由基形成和脂质过氧化反应，降低肝损伤大鼠肝微粒体及线粒体膜浅层流动性，增高膜深层流动性。

由于水飞蓟素难溶于水，生物利用度低，其磷脂复合物或不同药物载体因提高生物利用度对肝损伤有明确的保护作用。水飞蓟素磷脂复合物280、840mg/kg灌胃给药，降低CCl_4所致肝损伤小鼠ALT、AST活性，减轻肝脏病理损害，曹力波等研究发现TGF-β_1、α-SMA和collagen-I mRNA的表达降低，表明其机制可能与降低TGF-β_1、抑制肝星状细胞（hepatic stellate cell，HSC）活化有关[2]；水飞蓟素磷脂酰胆碱复合物灌胃对CCl_4，D-氨基半乳糖（D-Gal）及卡介苗（BCG）所致小鼠肝损伤也有相同作用。而水飞蓟素脂质体75、150、300mg/kg灌胃给药，对BCG加LPS、CCl_4所致免疫性肝损伤小鼠有保护作用，可降低肝脏、脾脏系数以及血清小鼠血清ALT、AST水平，升高肝组织匀浆GSH-PX、SOD水平，降低MDA和NO含量；水飞蓟素滴丸能降低D-Gal致急性肝损伤小鼠的血清谷丙转氨酶，降低CCl_4所致肝损伤大鼠血清的谷丙转氨酶和谷草转氨酶含量，增加血清总蛋白和白蛋白，减少肝脏羟脯氨酸含量。

水飞蓟宾为水飞蓟素的主要活性成分之一。水飞蓟宾灌胃对CCl_4、D-Gal肝损伤大鼠均有不同程度的保护作用，降低血清ALT、AST活性，抑制肝组织NF-κB活性，减轻肝组织损伤程度。水飞蓟宾磷脂酰胆碱300mg/kg灌胃可降低CCl_4所致肝损伤小鼠血清ALT、AST水平，减轻肝组织病理改变；150、300mg/kg灌胃对异硫氰酸-α-萘酯（ANIT）所致小鼠急性肝损伤可降低ALT、AST、TB、MDA含量，提高SOD活性，体外呈浓度依赖性地抑制过氧化氢（H_2O_2）诱导小鼠巨噬细胞内一氧化氮（NO）及活性氧（ROS）生成，减少iNOS表达，减轻组织细胞的氧化损伤。其次，水飞蓟宾对抗结核药所致肝损伤也有保护作用，水飞蓟宾50、100、200mg/kg灌胃，对异烟肼与利福平合用致小鼠肝损伤有保护作用。另外，水飞蓟宾磷脂酰胆碱1g/kg灌胃可降低肠结扎穿刺术致脓毒症模型幼鼠血清TNF-α、IL-1和ALT、AST水平，减轻炎性肝损伤，对机体有一定的保护作用。张红等[3]发现水飞蓟宾片对因抗精神病药物使用导致肝损伤的患者有肯定疗效，结果提示水飞蓟宾具有良好的保肝降酶的作用。Lin等发现水飞蓟素对因急性淋巴细胞性白血病化疗导致肝功能损害的患儿有显著疗效。

除了抗氧化作用以外，水飞蓟宾的保肝作用与其抑制TNF的产生和活性有关。水飞蓟宾在体内可显著抑制脂多糖（LPS）诱导肿瘤坏死因子（TNF）产生，对LPS诱导的痤疮丙酸杆菌致敏小鼠肝脏炎症损伤有保护作用；在体外能抑制TNF对肝细胞系GSD-7701和成纤维细胞系L929的细胞毒作用，也可抑制LPS诱导的小鼠巨噬细胞核内NF-κB p65以及胞质内磷酸化的IκBα的表达。

（2）对酒精性或非酒精性脂肪肝的作用　水飞蓟素或水飞蓟宾对酒精性或非酒精性脂肪肝有缓解作用。水飞蓟素100、200g/kg灌胃对非酒精性脂肪性肝病模型（NAFLD）鼠有预防和治疗作用，改善肝组织病理损伤，可不同程度地降低血清TC、TG、LDL、AST、ALT和肝组织TG、TC、MDA水平，升高血清和肝组织SOD活性。水飞蓟宾100mg/kg灌胃对酒精性脂肪肝模型鼠有治疗作用。另据报道，水飞蓟素还能抑制妊娠大鼠因吸收乙醇对胎儿脑、肝组织的影响。

临床试验显示，应用水飞蓟宾联合二甲双胍治疗非酒精性脂肪性肝炎有效，可明显降低TG、TC、FBG的水平，增加ALT、AST的复常率，可明显改善肝功能。二者联合应用对治疗非酒精性脂肪性肝炎（NASH）有协同作用，且具有良好的耐受性[4]。目前的数据表明，使用水飞蓟素治疗酒精性肝硬化患者可减少其造成的损害，但是，水飞蓟素治疗对患者死亡率并未见明显影响[5]。

（3）抗肝纤维化　水飞蓟素或水飞蓟宾对多种肝纤维化模型有预防或治疗作用。水飞蓟素50mg/kg灌胃可改善胆管堵塞性（BDO）肝纤维化模型大鼠肝纤维化程度；也可降低二甲基亚硝胺（DMN）所诱导肝纤维化模型大鼠血清ALT、AST、TB水平以及肝组织羟脯氨酸含量，部分阻断和逆转DMN诱导肝纤维化。

水飞蓟宾磷脂酰胆碱复合物42mg/kg预防或治疗性灌胃，降低二甲基亚硝胺(DMN)肝纤维化模型大鼠肝纤维化程度；体外研究表明，水飞蓟宾6.25～50μg/ml以浓度依赖方式抑制血清、巨噬细胞条件培养液以及血小板源生长因子或转化生长因子诱导的肝HSC-T6细胞增殖和胶原合成；抑制巨噬细胞产生胶原刺激活性和转化生长因子β_1的释放。这说明对储脂细胞增殖和胶原合成的抑制作用可能是水飞蓟宾保护肝脏抗硬化机制之一。

2. 抗肿瘤作用 近年来发现其对雄性激素依赖型和非依赖型前列腺癌、皮肤癌、膀胱癌、肺癌、结肠癌、乳腺癌、卵巢癌、肾癌、肝癌、宫颈癌和舌癌均具有较强的抗肿瘤作用[6]。体外试验表明，水飞蓟素或水飞蓟宾对多种瘤株具有抑制作用。水飞蓟素体外可抑制人肺腺癌A549细胞、MCF-7和SK-BR-3两种乳腺癌细胞的增殖；水飞蓟宾则呈剂量依赖地抑制人膀胱癌细胞株5637、T24[7]、人肝癌细胞SMMC-7721、$HepG_2$、人甲状腺乳头状癌细胞株TPC-1[8]、人宫颈癌HeLa细胞[9]的增殖，而诱导凋亡可能是其发挥抗肿瘤作用的共同机制之一，具体机制存在差异；水飞蓟宾可显著抑制人宫颈癌HeLa细胞增殖、降低其黏附能力、促进其凋亡的作用[9]；水飞蓟宾明显抑制胰腺癌细胞增殖[10]；水飞蓟素可以在体外抑制人高转移表型肺癌细胞系Anip973的增殖作用。李云鹏等[11]证明了水飞蓟宾能使舌癌细胞发生G_0/G_1阻滞。

此外，水飞蓟宾与临床药物联合使用能获得药物的协同作用效应，降低药物剂量与毒性[12-14]。水飞蓟宾与阿霉素联合作用胃癌细胞SGC-7901细胞后，水飞蓟宾能有效降低阿霉素的使用浓度，与阿霉素产生了良好的协同作用[12-14]。

有文献报道，水飞蓟素体外和CH11(Fas激动型抗体)共同作用能诱导人黑色素瘤细胞A375-S2发生凋亡。但也有报道水飞蓟素通过调节SIRT1蛋白的表达，进而调节线粒体途径蛋白，上调抗凋亡蛋白Bcl-2和Bcl-xL表达，达到抑制紫外线照射的A375-S2细胞凋亡的作用。另外，水飞蓟宾200mg/kg灌胃，可预防顺铂所致大鼠肾毒性，肾皮质线粒体GSH-Px活性明显升高，而肾皮质MDA和血清BUN含量、尿*N*-乙酰-β-D-氨基葡萄糖苷酶的排泄及生成均明显降低。在SNU216和SNU668胃癌细胞中，MMP-9mRNA和蛋白的表达都被TNF-α剂量依赖性地提高。另一方面，TNF-α诱导的MMP-9表达被水飞蓟宾剂量依赖性地抑制[15]。研究表明，水飞蓟素通过抑制低密度脂蛋白受体相关蛋白6的表达，干扰Wnt/β联蛋白通路，从而达到抑制癌细胞活性的作用[16]。

3. 降血糖作用 水飞蓟素灌胃给药，可抑制链脲佐菌素(streptozotocin，STZ)糖尿病大鼠主动脉组织脂质过氧化物(LPO)及晚期糖氧化终产物(AGEs)、糖氧化产物pentosidine及脂质过氧化物加合物荧光产物的产生，控制糖尿病慢性血管并发症；抑制STZ大鼠肾皮质脂质过氧化物(LPO)、晚期糖基化终产物(AGE)、pentosidine和hydroxynonenal(FINE)等四种荧光产物的升高，使尿蛋白排泄量减少，肾脏病变减轻。另外，可降低STZ糖尿病模型大鼠红细胞山梨醇含量，改善坐骨神经传导速度和血小板聚集率，通过纠正神经组织代谢紊乱、改善血液流变学和减轻神经内膜缺血对糖尿病神经病变起防治作用。体外研究表明，水飞蓟素2.5～80μg/ml对早期糖基化产物(early glycation products of albumin，EGs)所致视网膜橄血管周细胞(pericytes，PC)增生有抑制作用，为水飞蓟素用于糖尿病视网膜病变提供依据。

水飞蓟素成分有拮抗高脂血症的功效，具体机制：可能通过清除氧自由基和抗脂质过氧化对高脂血症的发生中起到抑制作用[17]。水飞蓟宾治疗后能减轻IR，MS患者IR改善不依赖于体重的减轻，可能主要与其抗氧化应激机制及减轻脂毒性作用有关[18]。

水飞蓟宾可能通过减少胰腺B细胞的自我吞噬，修复被破坏的胰腺B细胞，并增强胰腺B细胞的活力[19]。Fallahzadeh等[20]完成的一项随机、双盲的临床试验显示，水飞蓟宾治疗组较安慰剂对照组更能显著地降低尿白蛋白-肌酐比率，且治疗组肿瘤坏死因子α和丙二醛等炎性因子水平较对照组明显降低，显示出水飞蓟素有一定的肾脏保护作用。

4. 对心血管系统的影响 水飞蓟素50mg/kg灌胃给药可降低四血管阻断法所致脑缺血大鼠脑组织NO、NOS含量，缩小梗死面积。水飞蓟宾对冠状动脉前降支结扎所致心肌梗死及再灌注损伤模型大鼠有保护作用，能降低结扎4小时后心肌梗死范围并可预防再灌注心律失常的发生。其次，水飞蓟宾灌胃给药，可改善双侧颈总动脉夹闭缺血再灌注模型大鼠脑水肿程度，降低脑组织含水量以及血浆MDA含量；对线栓法大脑中动脉闭塞缺血再灌注模型大鼠脑损伤同样具有保护作用。另外，水飞蓟宾-磷脂酰胆碱复合物灌胃给药，对可改善双侧颈总动脉夹闭缺血再灌注模型大鼠脑水肿程度，降低脑组织含水量以及血浆MDA含量，作用优于水飞蓟宾；尚可抑制双侧颈总动脉夹闭缺血再灌注模型沙鼠脑组织ICAM-1蛋白及mRNA的表达，减轻PMNs浸润。

水飞蓟宾108、180、300mg/kg灌胃给药，可拮抗阿霉素所致小鼠心肌毒性，降低血清CK、AST活性及心肌

MDA 含量。体外对 Coxsackile B5 病毒感染培养的心肌细胞有明显的保护作用，减轻缺氧、缺糖培养的心肌细胞损害，且呈浓度依赖地对异丙肾上腺素引起的培养乳鼠心肌细胞损伤有明显的保护作用。另外，水飞蓟素 5～20μg/L 能明显抑制同型半胱氨酸（HCY）诱导的人脐静脉内皮细胞（HUVECs）凋亡，其作用可能与降低细胞内活性氧水平，抑制 caspase-3，-6，-9 的活性和维持线粒体膜电位的高能状态有关。

水飞蓟素对糖尿病大鼠心肌组织具有保护作用，其机制可能为调节参与糖尿病心肌病发病中的细胞因子及细胞外基质组成有关[21]。以往的研究认为水飞蓟素对由 β_2 肾上腺素受体激动剂异丙肾上腺素引起的培养乳鼠心肌细胞损伤有显著的保护作用，但是具体的作用机制是通过上调线粒体上游 Bax/Bcl-2 的表达比率以及 Sirt1 蛋白的表达来参与生物学功能的，加强改善线粒体的功能[22]。水飞蓟素可以改善糖尿病大鼠空腹血糖心肌结构，对糖尿病大鼠心肌细胞凋亡起到保护作用[23]。

5. 其他作用 水飞蓟具有抗血小板黏附、聚集、降血脂、抗结核杆菌、增强免疫功能等作用。同时，对脂多糖所致大鼠急性肺损伤的炎症反应与氧化损伤具有拮抗作用。另外，水飞蓟素 30mg/kg 灌胃给药，可改善单侧输尿管梗阻模型大鼠肾组织病理损伤，抑制 TGF-β1、Ⅲ型胶原蛋白的表达，减轻肾间质纤维化。

研究表明水飞蓟宾具有抗脂质过氧化、清除自由基、维持细胞膜稳定等作用[24]。水飞蓟素能增强外周血内皮祖细胞（EPCs）的增殖和迁移能力，抑制其凋亡，并呈浓度依赖性。水飞蓟素能抑制雷帕霉素对 EPCs 的促凋亡作用，并能逆转雷帕霉素对外周血内皮祖细胞（EPCs）增殖、迁移和血管形成能力的抑制作用。

6. 体内过程 研究表明：水飞蓟宾乳脂体注射剂能改变水飞蓟宾的体内消除，相对延长水飞蓟宾体内滞留时间。由于水飞蓟宾难溶于水，口服吸收差，严重削弱了水飞蓟口服制剂的药效。将其制成水溶性的葡甲胺盐、磷脂复合物、固体分散体，可以提高生物利用度[25]。水飞蓟素及水飞蓟宾难溶于水及一般有机溶剂，口服吸收差，生物利用度低，从而影响了其临床疗效，而采用各种复合物或新剂型使其生物利用度得到提高。水飞蓟宾磷脂复合物与水飞蓟宾原料相比亲脂性显著增加，从而增强了水飞蓟宾在胃肠道中的吸收，提高了水飞蓟宾的口服生物利用度。研究表明，大鼠灌胃给予水飞蓟宾磷脂复合物，体内吸收符合一级吸收一室模型，血浆中游离药物和总的药物浓度的 t_{max} 分别为 10 分钟和 2 小时；C_{max} 分别为 0.11 和 1.08μg/ml；$t_{1/2}$ 分别为 2.18 和 3.84 小时；$AUC_{0\to\infty}$ 分别为 1.71 和 12.94μg（ml・h），而给予水飞蓟宾原料，大鼠体内吸收的浓度在检测限以下，不能测定。水飞蓟素原药与水飞蓟素磷脂复合物对家兔单次口服，药-时曲线均出现双峰现象，$AUC_{(0\to12\text{小时})}$ 分别为 5.55 和 11.95μg/（ml・h），C_{max} 分别为 0.76μg/ml±0.54μg/ml、1.02μg/ml ± 0.67μg/ml 和 1.63μg/ml ± 1.50μg/ml 、2.75μg/ml+1.92μg/ml，t_{max} 分别为 1、4 小时和 0.5、2 小时。

王志立等[26]利用高效液相色谱法检测人血浆的水飞蓟宾浓度，结果显示健康受试者单剂量口服水飞蓟宾胶囊 140mg 后，水飞蓟宾在体内的代谢过程符合二室模型；在 1.38 小时左右能够达到 2.67mg/L 左右的峰浓度，α 相消除半衰期为 0.72 小时左右，β 相消除半衰期为 2.43 小时左右。

7. 毒理研究 水飞蓟宾磷脂酰胆碱复合物给小鼠单次灌胃给药，LD_{50} 为 4406.0mg/kg。水飞蓟油 500mg/kg，灌胃给药，连续 14 天，无死亡动物。水飞蓟宾对小鼠静脉给药的 LD_{50} 为 519mg/kg。

【参考文献】 [1] Burczynski F J，Wang G，Nguyen D，et al. Silymarin and hepatoprotection. Journal of Central South University. Medical sciences，2012，37（1）：6-10.

[2] 曹力波，李兵，李佐军，等. 水飞蓟素对肝纤维化小鼠的保护作用及机制探讨. 中国药理学通报，2009，25（6）：794-796.

[3] 张红，等. 水飞蓟宾治疗抗精神病药物引起的肝功能损害的疗效观察. 新疆医学，2014，（10）：27-28.

[4] 杨崎恩，蒋亦明，孙彤，等. 水飞蓟宾联合二甲双胍与熊去氧胆酸治疗非酒精性脂肪性肝炎的对比. 中国临床医学，2011，17（6）：839-840.

[5] Vargas-Mendoza N. Hepatoprotective effect of silymarin. World Journal of Hepatology，2014，（3）：144-149.

[6] Deep G，Agarwal R. Antimetastatic efficacy of silibinin：mo-lecular mechanisms and therapeutic potential against cancer. Cancer Metastasis Rev，2010，29（3）：447-463.

[7] 迟庆龙，王艳波，王春喜. 水飞蓟宾对人膀胱癌细胞系 T24 和 5637 的增殖抑制及凋亡诱导作用. 吉林大学学报：医学版，2014，（2）：266-270.

[8] 高芸，李少一，商雪莹，等. 水飞蓟宾抑制人乳头状甲状腺癌 TPC-1 细胞增殖及诱导凋亡作用的实验研究. 现代肿瘤医学，2013，21（6）：1172-1174.

[9] 呼玲慧，张展，张琳琳. 水飞蓟宾对人宫颈癌 HeLa 细胞增殖及凋亡的影响. 中国妇幼保健，2014，29（8）：1269-1273.

[10] 王莉，张晓凯，张鹏，等. 水飞蓟宾通过上调 p15 INK4B 和 P21 WAF1/CIP1 活化 JNK 诱导人胰腺癌细胞 G_1 期阻滞及细胞凋亡. 暨南大学学报（自然科学与医学版），2015，36（1）：21-28.

［11］李云鹏，李绍清，程晓兵，等．水飞蓟宾对人舌癌细胞Tca的抑制作用．实用口腔医学杂志，2009，25(2)：281-284.

［12］张元新，葛雅琨，施维．水飞蓟宾与阿霉素联合作用对胃癌细胞SGC-7901凋亡的影响及其机制．中国生物制品学杂志，2014，(5)：642-646.

［13］徐志辉，赵金金，尤红娟，等．TRAIL 联合水飞蓟素对人肝癌Huh7细胞凋亡的影响．免疫学杂志，2014，(6)：562-565.

［14］李宝霞，张鹏，杨雨虹，等．水飞蓟宾联合5-FU抑制胃癌MGC-803细胞增殖及机制．暨南大学学报：自然科学与医学版，2014，(2)：142-147.

［15］朱海涛，郑志超，张剑军，等．水飞蓟宾抑制 TNF-α 诱导的MMP-9在胃癌细胞中的表达．中国微生态学杂志，2014，(4)：412-415.

［16］Lu W，Lin C，King TD，et al. Silibinin inhibits Wnt/β-catenin signaling by suppressing Wnt co-receptor LRP6 expression in human prostate and breast cancer cells. Cell Signal，2012，24(12)：2291-2296.

［17］计慧．水飞蓟素和虎杖提取物对高脂血症模型小鼠脂质代谢的影响及其机制．世界华人消化杂志，2014，(21)：3072-3076.

［18］叶建红，黎锋，李芳萍，等．水飞蓟宾对代谢综合征患者葡萄糖代谢率与脂肪因子的影响．中国老年学杂志，2011，31(3)：374-377.

［19］Cheng B，Gong H，Li X，et al．Silibinin inhibits the toxic aggregation of human islet amyloid polypeptide．Biochem Biophys Res Commun，2012，419(3)：495-499.

［20］Fallahzadeh MK，Dormanesh B，Sagheb MM，et al．Effect of addition of silymarin to renin-angiotensin system inhibitors on proteinuria in type 2 diabetic patients with overt nephropathy：a random-ized，double-blind，placebo-controlled trial．Am J Kidney Dis，2012，60(6)：896-903.

［21］王蕾蕾，王国贤．水飞蓟素对糖尿病大鼠心肌损伤的保护作用．中国动脉硬化杂志，2010(8)：625-629.

［22］周蓓，吴立军，田代真一，等．水飞蓟宾对异丙肾上腺素引起的乳鼠心肌细胞损伤的保护作用及其机制．药学学报，2007，42：263-268.

［23］孙媛，张玲，任铁丽，等．水飞蓟素对糖尿病心肌病大鼠Bcl-2、Bax、caspase-3和Cyt-C相关蛋白表达的影响．中国老年学杂志，2011，31(4)：650-652.

［24］Bosiglio CL，Sanchez Poszi EJ，Mottino AD，et al．Differential effects of silymarin and its active component silibinin on plasma membrance stability and hepatocellular lysis. Chem Biol Interact，2009，179(2-3)：297-303.

［25］陈洪轩，周晓丹，陈志鹏．水飞蓟宾乳脂体注射剂在大鼠体内的药代动力学．中成药，2011，33(6)：965-968.

［26］王志立，邱相君，吕彩玲．高效液相色谱法检测人血浆的水飞蓟宾浓度．中国临床药理学杂志，2012，28(11)：857-859.

三、清热解毒药

本类药物多为苦寒之品，清热之中更长于解毒，以清解火热毒邪为主要作用。主要用于痈肿疮毒、丹毒、瘟毒发斑、痄腮、咽喉肿痛、热毒下痢、蛇虫咬伤、癥积肿毒、水火烫伤以及急性热病等。部分药物兼有泻火、凉血之功，亦可用于其他相应的热证。

临床常用的清热解毒药有金银花、连翘、穿心莲、大青叶、板蓝根、青黛、贯众、蒲公英、紫花地丁、野菊花、木芙蓉叶、重楼、拳参、漏芦、土茯苓、蓍草、火母炭、鱼腥草、金荞麦、大血藤、败酱草、射干、山豆根、马勃、青果、锦灯笼、金果榄、木蝴蝶、白头翁、马齿苋、鸦胆子、地锦草、委陵菜、翻白草、半边莲、白花蛇舌草、山慈菇、千里光、白蔹、四季青、绿豆、木棉花、虎耳草、了哥王、半枝莲、黄藤、苦木、三叉苦、苘麻子、天葵子、土贝母、朱砂根、凤尾草、鬼针草、葎草、八角莲、当药、天名精、冬凌草、杠板归、一枝黄花、救必应、爵床、山香圆叶等。

金银花

Jinyinhua

本品为忍冬科植物忍冬 *Lonicera japonica* Thunb.的干燥花蕾或带初开的花。主产于河南、山东。夏初花开放前采收，干燥。以花蕾多、色黄白、气清香者为佳。

【炮制】 金银花炭　取净金银花，用中火炒至黑褐色。

【性味与归经】 甘，寒。归肺、心、胃经。

【功能与主治】 清热解毒，疏散风热。用于痈肿疔疮，喉痹，丹毒，热毒血痢，风热感冒，温病发热。

【效用分析】 金银花味甘性寒，其气清香，宣散透达，药性平和，归肺、心、胃经，清热而不伤气，化毒而不伤阴，长于清气分热邪、透营达气、解火毒、消痈肿，清热解毒之功颇强，为治疮疡要药。常用治痈肿疔疮，喉痹，丹毒等热毒证。且芳香疏散，善散肺经热邪，透热达表，为治风热感冒、温病发热之良药。若用于热入营血，舌绛神昏，心烦少寐之证，又有“透营转气”之功。

金银花炒炭用，有解毒、凉血、止痢之功，故常用于热毒血痢，便下脓血。

【配伍应用】

1. 金银花配连翘　两药均善清热解毒。然金银花气味芳香，既善解血分之热毒，又可疏散肺经风热之邪，偏于清透上身之热；而连翘轻清而浮，善清心而去上焦诸热，散结消肿而治疮，偏于透达全身之热。两药相须为用，不仅透热解表、清热解毒之力增加，还能疏通气血，宣导十二经脉之气血凝滞，以达消肿散结止痛之功效。适用于外感风热或温病初起表里俱热者；四时感冒证属于风热者；疮疡、痈疖，有红肿热痛属于阳证者；风热上攻所致头痛、咽喉肿痛、目赤流泪及风热痒疹等症。

2. 金银花配黄芪 金银花长于清热解毒；黄芪善于补气通滞、托疮生肌。两药同用，共奏解毒消肿、托疮生肌之效。适用于痈肿属气虚者。

3. 金银花配甘草 两药均能清热解毒。金银花清热解毒力颇强，且能凉血。两药相配，清热解毒作用增强，可用治体内外痈肿。正如《医学衷中参西录》所言："金银花与甘草同用，善解热毒，可预防肠中之溃烂。"

4. 金银花配当归 金银花善于清热解毒，兼能凉血；当归长于养血活血，且擅止痛。两药相配，共奏清热解毒、凉血散瘀、通脉止痛之功，使热毒解，血脉通，肿痛消。适用于热毒炽盛之脱疽，痈疽发背初起，肠痈等症。

【鉴别应用】

1. 金银花、金银花炭与金银花露 金银花甘寒而芳香疏散，既能清热解毒，又能疏散风热，善治一切痈肿疔疮阳证、外感风热及温病初起等。金银花炭为生品炒炭而成，其寒凉之性略减，而有一定的收敛作用，主入胃与大肠经，以凉血止痢为主，多用于热毒血痢，便下脓血。金银花露即生品加水蒸馏而成，有清热解暑、清利头目的作用，可用于暑热烦渴、咽喉肿痛，以及小儿热疮、痱子等症。

2. 金银花与忍冬藤 两者性味甘寒，归肺胃经，均能清热解毒、疏散风热，适用于温病发热，热毒血痢，痈肿疮疡。然金银花清热解毒、疏散风热、凉血止痢之力较强，多用于外感风热、温病发热及痈肿疮疡、热毒血痢；而忍冬藤虽清热解毒、疏散风热、凉血止痢之力不及金银花，但兼能通利经络，常用治风湿热痹，关节红肿热痛，屈伸不利。

3. 金银花与菊花 两药性味甘寒，均具疏散风热、清热解毒之功，每同治外感风热、温病初起及热毒疮疡。然金银花寒性较大，疏散风热之中尤善退热，为治风热感冒、温病发热之良品；且善于清热解毒，为治疮疡要药；尚可解毒凉血止痢，以治热毒血痢，便下脓血。而菊花虽清热解毒力不及金银花，但味辛疏散，体轻达表，气清上浮，微寒清热，既善疏散风热，又擅清肝明目、平抑肝阳，为治肝经风热或肝火上攻所致目赤肿痛及肝阳上亢，头痛眩晕之佳品。

【方剂举隅】

1. 银翘散（《温病条辨》）

药物组成：银花、连翘、薄荷、桔梗、淡竹叶、生甘草、荆芥穗、淡豆豉、牛蒡子、芦根。

功能与主治：辛凉解表，清热解毒。用于温病初起。发热无汗，或有汗不畅，微恶风寒，头痛口渴，咳嗽咽痛，舌尖红，苔薄白或薄黄，脉浮数。

2. 清营汤（《温病条辨》）

药物组成：生地黄、玄参、麦冬、丹参、金银花、黄连、连翘、竹叶卷心等。

功能与主治：清营解毒，透热养阴。用于邪热传营。身热夜甚，神烦少寐，时有谵语，口渴或不渴，或斑疹隐隐，脉数，舌绛而干。

3. 仙方活命饮（《妇人良方》）

药物组成：金银花、甘草节、赤芍、穿山甲、皂角刺、白芷、贝母、防风、当归尾、乳香、没药、陈皮、天花粉。

功能与主治：清热解毒，消肿溃坚，活血止痛。用于痈疡肿毒初起，热毒壅聚，气滞血瘀。红肿焮痛，或身热凛寒，苔薄白或黄，脉数有力。

4. 银花解毒汤（《疡科心得集》）

药物组成：金银花、地丁草、赤茯苓、连翘、牡丹皮、黄连、夏枯草等。

功能与主治：清热解毒，凉血消肿。用于热毒蕴络，痈疽，疔疮等。

5. 托里解毒汤（《验方新编》）

药物组成：黄芪、当归、皂角刺、赤芍、金银花、黄芩、大黄、天花粉、枳壳、牡蛎、生甘草。

功能与主治：益气活血，托毒排脓。用于疮疡脓成将溃，而局部焮红肿痛者。

6. 四妙勇安汤（《验方新编》）

药物组成：金银花、玄参、当归、甘草。

功能与主治：清热解毒，活血止痛。用于热毒炽盛之脱疽。患肢暗红微肿灼热，溃烂腐臭，疼痛剧烈，或见发热口渴，舌红脉数。

【成药例证】

1. 银黄颗粒（口服液、片、注射液）（《临床用药须知中药成方制剂卷》2020 年版）

药物组成：金银花提取物、黄芩提取物。

功能与主治：清热疏风，利咽解毒。用于外感风热、肺胃热盛所致的咽干、咽痛、喉核肿大、口渴、发热；急慢性扁桃体炎、急慢性咽炎、上呼吸道感染见上述证候者。

2. 双黄连口服液（颗粒、片、糖浆、合剂、胶囊）（《临床用药须知中药成方制剂卷》2020年版）

药物组成：金银花、黄芩、连翘。

功能与主治：疏风解表，清热解毒。用于外感风热所致的感冒，症见发热、咳嗽、咽痛。

3. 小儿解表颗粒（《临床用药须知中药成方制剂卷》2020年版）

药物组成：金银花、连翘、荆芥穗、防风、紫苏叶、葛根、蒲公英、黄芩、炒牛蒡子、人工牛黄。

功能与主治：宣肺解表，清热解毒。用于小儿外感风热所致的感冒，症见发热恶风，头痛咳嗽，鼻塞流涕，咽喉痛痒。

4. 清热解毒口服液（《临床用药须知中药成方制剂卷》2020年版）

药物组成：金银花、连翘、知母、石膏、黄芩、栀子、甜地丁、龙胆、板蓝根、麦冬、地黄、玄参。

功能与主治：清热解毒。用于热毒壅盛所致发热面赤，烦躁口渴，咽喉肿痛；流感、上呼吸道感染见上述证候者。

5. 银花感冒冲剂（《中华人民共和国卫生部药品标准·中药成方制剂》）

药物组成：金银花、连翘、防风、桔梗、甘草。

功能与主治：清热，解表，利咽。用于感冒发热、头痛、咽喉肿痛。

【用法与用量】 6～15g。

【注意】 脾胃虚寒及气虚疮疡脓清者忌用。

【本草摘要】

1.《本草纲目》 “一切风湿气，及诸肿毒、痈疽疥癣、杨梅诸恶疮。散热解毒。”

2.《本草拾遗》 “主热毒，血痢，水痢。浓煎服之。”

3.《本经逢原》 “金银花，解毒去脓，泻中有补，痈疽溃后之圣药。但气虚脓清，食少便泻者勿用。”

【化学成分】 主要含有机酸类成分：绿原酸，异绿原酸，咖啡酸等；黄酮类成分：木犀草苷，忍冬苷，金丝桃苷，槲皮素等；还含挥发油、环烯醚萜苷、三萜皂苷等。

中国药典规定本品含绿原酸（$C_{16}H_{18}O_9$）不得少于1.5%，含木犀草苷（$C_{21}H_{20}O_{11}$）不得少于0.050%。

【药理毒理】 本品具有抗病毒、抗细菌及细菌毒素、解热、抗炎、抗氧化等作用。

1. 抗病毒作用 金银花体外对甲型流感病毒、腺病毒、疱疹病毒、伪狂犬病毒、巨细胞病毒、孤儿病毒$ECHO_{11}$、鸡新城疫病毒、禽流感病毒等均有不同程度的抑制作用。金银花对甲型流感病毒FM1所致鸡胚病变有明显的预防与治疗作用。鸡胚试验于感染病毒前或后给药均能明显抑制流感病毒增殖，金银花还能保护感染流感病毒小鼠免于死亡，并明显抑制流感病毒所致小鼠肺部炎症，降低感染鼠肺中病毒血凝素的效价及细支气管内病毒特异性荧光颗粒，病理切片也显示给予金银花后小鼠肺损伤的范围明显缩小、程度减轻[1]。其有效部位为石油醚提取物及乙醇提取物[2]。绿原酸是金银花抗流感作用的主要有效成分之一[3]。分子对接表明，绿原酸与神经酰胺酶的两个活性腔都有作用力的发生，表明绿原酸可能是流感病毒神经氨酸酶的抑制剂[4]。金银花对呼吸道合胞病毒有直接灭活的作用，其半数抑制率（IC_{50}）为0.16mg/ml，TI为31.2；在吸附阶段也有抑制作用，其IC_{50}为0.48mg/ml，TI为10.5；金银花还有抑制呼吸道合胞病毒生物合成作用，其IC_{50}为1.0mg/ml，TI为5[5]。金银花提取物对感染HSV-Ⅰ病毒的Vero细胞具有明显的抗病毒作用，最大无毒浓度为384mg/L，治疗指数为26.56；体内实验结果显示，金银花提取物能有效治疗单纯疱疹病毒性角膜炎，减轻角膜病变程度，缩短平均治愈时间[6]。对人巨细胞病毒（HCMV），金银花及绿原酸的最大无毒浓度分别为3000及100μg/ml，最小有效浓度分别为3000及1μg/kg，治疗指数分别为1及100[7]。绿原酸浓度为0.05、0.1、0.4、0.8mg/ml时，可分别在体外抑制合胞病毒、柯萨奇B3、腺病毒7型、腺病毒3型和柯萨奇B5型[8]。

2. 抗菌作用 迄今许多报告表明金银花在体外对多种致病性细菌有不同程度的抑制作用，这些细菌包括引起中医热毒证的金黄色葡萄球菌、溶血性链球菌、肺炎球菌、脑膜炎球菌，引起肠道急性感染的伤寒杆菌、副伤寒杆菌、志贺杆菌、福氏杆菌、施氏痢疾杆菌以及大肠埃希菌、铜绿假单胞菌、变形杆菌、霍乱弧菌等，金银花于体外对多种临床分离菌株也有一定抗菌活性。金银花主要成分绿原酸、异绿原酸和木犀草素均有抑制铜绿假单胞菌的作用，其中绿原酸对耐药菌株的抑制作用最强[9]。金银花家兔的含药血清对大肠埃希菌和金黄色葡萄球菌的MIC分别为0.5μg/ml和0.25μg/ml，它们对大肠埃希菌和金黄色葡萄球菌均有较强的抑制作用[10]。有报告其于40g/kg可保护金黄色葡萄球菌、肺炎球菌所致小鼠感染，可延长存活天数，降低致死率。

金银花对口腔病原菌如变形链球菌、幽门螺杆菌等有抗菌作用；金银花单独或分别联合万古霉素体外抗肠球菌作用的研究表明，金银花表现为相加作用[11]，对双歧杆菌、乳酸杆菌于高浓度时抑制之而于低浓度则促进其繁殖。金银花水提取物作为微生态调节剂对肠道微生态失调大鼠肠道菌群的调整作用的研究表明，金银花可使大鼠肠道菌群失调恢复，肠道内乙酸含量增加，易位至肝脏的肠杆菌数量减少[12]。

金银花在体外可使敏感细菌菌体膨大而革兰染色性质不受影响。于体外能抑制铜绿假单胞菌生物膜形成，抑制该菌的黏附能力及生物膜的形成，并能破坏已形成的生物膜，还可增强头孢他啶、庆大霉素对生物膜内铜绿假单胞菌的清除作用[13]，金银花醇提液对粪肠球菌生物膜也具有一定抑制作用[14]。此外，有报告银花还可于体内外试验中消除铜绿假单胞菌 R 质粒。

3. 抗细菌毒素作用　金银花水提取物于 10mg/ml 具有抗内毒素作用[15]。金银花腹腔注射可明显减少铜绿假单胞菌内毒素所致小鼠死亡，其蒸馏液静注对铜绿假单胞菌内毒素所致家兔的白细胞下降和核左移等有明显对抗作用。金银花注射液在体外无明显的直接抗内毒素活性，但对内毒素所致家兔发热则有明显解热作用，对内毒素所致 DIC 家兔肾小球微血栓的检出率及密度则均可减少之，表明金银花有一定的拮抗内毒素毒性作用的效果。对内毒素所致大鼠腹腔巨噬细胞、原代小胶质细胞 NO 的释放银花大鼠含药血清具有显著抑制作用。此外，对于大肠埃希菌肠毒素所致小鼠小肠积液量及乳小鼠肠道水肿则银黄口服液均有显著的抑制效果，银花连翘对大肠埃希菌所致家兔肠袢液体蓄积，及 Na^+、K^+的净分泌和菌数均有显著抑制，且对前者的作用强于后者，表明其可能对大肠菌热敏肠毒素的生成或毒性有明显作用，表明具有一定的抗大肠埃希菌外毒素效果。

4. 解热作用　金银花具有明显的解热作用，金银花 11.3、22.5g/kg 对内毒素、酵母所致大鼠和 2,4-二硝基酚所致大鼠、小鼠发热均有明显解热作用[15-17]。金银花静脉注射，对内毒素、IL-1β 所致家兔发热也有明显解热作用。对于 IL-1β 作用下热敏神经元的放电频率，金银花能增加之，而对冷敏神经元的放电频率则减少之。

5. 抗炎作用　金银花具有显著的抗炎作用，多量的报告表明，金银花及其乙醇提取液对二甲苯诱发的小鼠耳肿胀有明显的抑制作用[15,17-19]。金银花注射给药时可明显抑制新鲜鸡蛋清、角叉菜胶等所致大鼠脚爪水肿，能明显抑制巴豆油性肉芽囊大鼠的炎性渗出和炎性增生。银花水提物显著抑制角叉菜胶所致大鼠足肿胀时还可显著降低渗液中 PGE_2、组胺、5-HT 与 MDA 含量，但不影响肾上腺中维持 C 含量，表明金银花的抗炎机制与抑制炎性介质合成释放有关。金银花对实验性大鼠宫颈炎的治疗结果表明，大鼠宫颈病理组织可明显好转，减轻宫颈黏膜坏死，并可抑制 IL-1β 和 PGE_2、TNF-α 过表达[20]。

6. 对免疫功能的影响及抗过敏作用　对于小鼠腹腔巨噬细胞吞噬鸡红细胞的能力，银花煎剂连续灌胃 7 天，可提高其吞噬百分率与吞噬指数。金银花能显著提高大鼠巨噬细胞吞噬率及吞噬指数，增强淋巴细胞转化率，以及增强 Th1 细胞分泌 IL-2、IFN-C、TNF-α[21]。对于免疫性复发性口疮大鼠，外周血 $CD4^+$及 $CD4^+/CD8^+$降低，银花灌服有一定的调节作用。对于变态反应，近报告金银花可抑制 2,4-二硝基氟苯所致小鼠耳肿胀，降低外周血白细胞数的升高，IFN-γ及 sIL-2R 含量的下降。另有报道金银花 35%乙醇提取物的水溶性组分具有显著的抗过敏活性，其有效成分之一为绿原酸，其抗过敏机制与抑制 iNOS、COX-2 表达及通过抑制 TXA_2 抑制血小板聚集等有关，除绿原酸外，抗过敏活性还与所含环烯醚萜苷有关，如番木鳖苷、当药苷等。

7. 保肝作用　金银花对乙醇、乙酰氨基酚、四氯化碳所致小鼠急性肝损伤具有明显的保护作用，能降低小鼠血清丙氨酸氨基转移酶(ALT)、天门冬氨酸氨基转移酶(AST)的活性及肝超氧化物歧化酶(SOD)、丙二醛(MDA)、谷胱甘肽过氧化物酶(GSH-Px)，肿瘤坏死因子(TNF-α)的水平，降低 TG 含量的升高[22-24]。金银花总黄酮对 BCG+LPS 所致免疫性肝损伤小鼠血清中 ALT、AST、肝匀浆中 MDA 的升高有显著抑制作用，同时升高 SOD，并显著抑制 TNF-α 和 NF-κB p65 在肝中的表达；改善肝组织的病理学改变，降低肝匀浆中 NO、NOS 水平。

8. 降血糖、降血脂作用　金银花在体外对α-淀粉酶和α-葡萄糖苷酶的活性均有一定的抑制作用[25]，对于四氧嘧啶所致高血糖小鼠金银花能降低血糖，对于正常小鼠、四氧嘧啶糖尿病小鼠与高脂血症小鼠，金银花能使 TC 降低，HDL-C 升高，AI 明显降低。另报告金银花提取物可降低蔗糖与四氧嘧啶性小鼠血糖，增加胰岛素的分泌[26]。对高脂血症小鼠、大鼠则可使血清及肝组织 TG 水平降低。曾报告金银花在体外可与胆固醇相结合而阻止其于肠道中吸收，灌服金银花煎剂可降低血中胆固醇水平，对正常家兔有降血脂作用。

9. 抗氧化作用　金银花具有明显的抗氧化作用[27-30]。生物化学发光试验，金银花多种品种、多种溶媒提取物对 O_2^-、·OH、H_2O_2 三种自由基系统均具显著清除作用；金银花水煎液灌胃，大鼠血浆中T-AOC、GSH-Px、GSH、SOD明显增高，MDA明显下降，而对NO、NOS未见明显影响。金银花灌胃能使大鼠血浆中T-AOC、GSH-Px、GSH、SOD含量显著增高，而MDA含量明显减低[31]。金银花含有高含量的以绿原酸为代表的多酚类化合物，也同样具有显著的抗氧化作用。正常人RBL肝细胞增高，金银花对其H_2O_2所致过氧化损伤有保护作用，其机制与抑制HSP-70和NF-κB表达、阻抑NF-κB信号转导和提高细胞内抗氧化防御酶素水平等有关。金银花黄酮也具有明显的体外和体内抗氧化作用[32, 33]。

10. 其他作用 对于ADP诱导的兔血小板聚集，金银花水提物的IC_{50}为0.028g/ml，在其所含有机酸中绿原酸作用弱；对于H_2O_2所致人脐静脉内皮细胞损伤，绿原酸仅有预防性保护作用，而咖啡酸、异绿原酸类成分有剂量依赖性保护作用。金银花对紫外线照射诱导的人黑色素瘤细胞A375-S2凋亡有明显保护作用，所含绿原酸、4-*O*-咖啡酰奎尼酸等作用较强，对于人黑色素瘤细胞A357的酪氨酸酶活性及黑素生成也有剂量相关的抑制作用。金银花所含绿原酸对模拟人体胃液条件下亚硝酸的清除及*N*-亚硝胺合成的阻断呈一定的量-效关系。此外，银花水提醇沉物对家兔离体小肠运动呈显著抑制。

11. 体内过程 金银花黄酮在大鼠体内的药动学研究表明，芦丁、木犀草素-7-*O*-β-D-葡萄糖苷、槲皮素-3-*O*-β-D-葡萄糖苷、忍冬苷表现相似的体内变化趋势，即快速吸收，缓慢消除，4个黄酮在大鼠体内广泛分布[34]。绿原酸是金银花中主要的抗菌成分，体内绿原酸浓度的变化一定程度反映了抗菌成分的变化，绿原酸及转化成分还是金银花在体内的主要活性成分[35]。

12. 毒理研究 有报告金银花水煎剂灌服对小鼠的LD_{50}，密银花为81.19g/kg±0.041g/kg，济银花为72.95g/kg±0.040g/kg。金银花水浸液灌服对家兔、犬等均无明显毒性，对呼吸、血压、尿量等也均无影响，小鼠皮下注射金银花浸膏的LD_{50}为53g/kg。绿原酸对幼大鼠灌服的LD_{50}大于1g/kg，腹腔注射大于0.25g/kg。咖啡酸小鼠腹腔注射的LD_{50}为1583mg/kg。家兔静脉注射每日14mg/kg，连续10天，对心、肝、肾功能及病理切片均未见明显毒性。小鼠骨髓嗜多染红细胞微核试验和鼠沙门菌/哺乳动物微粒体酶试验、小鼠精子畸变试验及抗早孕试验也均未见明显毒性。

附：

1. 山银花 本品为忍冬科植物灰毡毛忍冬 *Lonicera macranthoides* Hand.-Mazz.、红腺忍冬 *Lonicera hypoglauca* Miq.、华南忍冬 *Lonicera confusa* DC.或黄褐毛忍冬 *Lonicera fulvotomentosa* Hsu et S. C. Cheng 的干燥花蕾或带初开的花。性味甘，寒。归肺、心、胃经。功能清热解毒，疏散风热。用于痈肿疔疮，喉痹，丹毒，热毒血痢，风热感冒，温病发热。用量6～15g。

2. 忍冬藤 本品为忍冬的干燥茎枝。性味甘，寒。归肺、胃经。功能清热解毒，疏风通络。用于温病发热，热毒血痢，痈肿疮疡，风湿热痹，关节红肿热痛。用量9～30g。

【参考文献】 [1] 包信通，郭承军，王锋. 金银花对流感小鼠肺损伤保护作用初探. 时珍国医国药，2013，24(3)：583-584.

[2] 石俊英，郭承军. 金银花体外抗流感病毒有效部位研究. 山东中医药大学学报，2010，34(2)：178-181.

[3] 郭承军，石俊英. 金银花抗小鼠流感作用的谱效关系研究. 中药药理与临床，2009，25(4)：50-52.

[4] 沈霞，罗旋，李娜. 金银花抗流感病毒 H5N1 的分子机制研究. 陕西中医，2012，33(9)：1247-1248.

[5] 李美玉. 金银花体外抗呼吸道合胞病毒的作用研究. 热带医学杂志，2010，10(4)：420-422.

[6] 刘莹，王国丽. 金银花提取物对单纯疱疹病毒性角膜炎的作用. 医药导报，2011，30(11)：1421-1424.

[7] 陈娟娟，方建国，万进，等. 绿原酸体外抗人巨细胞病毒的实验研究. 医药导报，2009，28(9)：1138-1141.

[8] 胡克杰，王跃红，王栋. 金银花中氯原酸在体外抗病毒作用的实验研究. 中医药信息，2010，27(3)：27-28.

[9] 林小静，王岱杰，耿岩玲，等. 金银花主要成分对铜绿假单胞菌多耐药菌株的抑制作用研究. 食品与药品，2013，15(1)：12-15.

[10] 梅林. 中药血清药理学研究金银花的抑菌活性. 牙膏工业，2009，19(3)：20-22.

[11] 陈开森，黎进，林时荣，等. 万古霉素分别联合四种中药对肠球菌作用的实验研究. 实用中西医结合临床，2011，11(2)：86-88.

[12] 杨春佳，苏德望，王跃生，等. 金银花对梗阻性黄疸大鼠菌群失调及内毒素血症的调整作用. 中国微生态学杂志，2012，24(8)：703-706，710.

[13] 袁秀丽，吕嘉枥，程慧娟，等. 金银花水煎液抗铜绿假单胞菌生物膜作用及其与庆大霉素的协同作用. 西北药学杂志，2010，25(3)：201-203.

[14] 许颖，李德超，孙剑. 金银花醇提液对根管粪肠球菌生物膜作用体外研究. 黑龙江医药科学，2010，33(6)：49-50.

[15] 雷玲，李兴平，白筱璐，等. 金银花抗内毒素、解热、抗炎作用研究. 中药药理与临床，2012，28(1)：115-117.

[16] 李兴平，白筱璐，雷玲，等. 金银花的解热作用. 中药药理与临床，2012，28(2)：36-39.

[17] 宋建华. 金银花解热抗炎作用的实验研究. 重庆医学，

2011，40(25)：2552-2553.

[18] 冯秀丽，许庆华，赵晓云，等．金银花及其复方的体外抑菌活性与体内抗炎作用．沈阳药科大学学报，2013，30(1)：35-39.

[19] 周细根，梁生林，胡存华，等．金银花乙醇提取液对急性炎症的抑制作用．实用临床医学，2012，13(2)：12，21.

[20] 王萍，张小玲．金银花对大鼠宫颈炎的治疗作用．中国老年学杂志，2012，32(4)：1441-1443.

[21] 周秀萍，李争鸣，刘志杰，等．金银花对大鼠免疫功能影响的研究．实用预防医学，2011，18(2)：214-216.

[22] 周春晖，苏烨，李凤芝．金银花提取物对小鼠化学性肝损伤的保护作用初步研究．现代食品科技，2010，26(4)：351-353.

[23] 王东升．金银花提取物对肝损伤小鼠的保护作用研究．医药导报，2011，30(8)：1010-1012.

[24] 陈红莲．金银花对四氯化碳所致小鼠急性肝损伤的影响．中国老年学杂志，2011，31(16)：3086-3087.

[25] 陈晓麟．金银花水提取液对糖代谢影响的体外实验研究．时珍国医国药，2010，21(3)：628-629.

[26] 只德贤，赵彦巧．金银花提取物修护外源NO致NIT-1胰岛B细胞损伤．食品研究与开发，2011，32(9)：20-22.

[27] 梁丹，黎卫冲，黄秋岸，等．几种中药对超氧阴离子自由基清除率影响的研究．现代中西医结合杂志，2009，18(26)：3157-3158.

[28] 滕杨，王雪，杜波涛，等．金银花的不同浓度醇提取物对DPPH清除作用的ESR研究．黑龙江医药科学，2011，34(6)：43-44.

[29] 陈晓麟，任彦荣．金银花水提取液抗氧化作用研究．时珍国医国药，2010，21(7)：1652-1653.

[30] 杜芹芹，张旭，宋凤瑞，等．人参与金银花、何首乌、黄芪配伍的化学成分变化研究及抗氧化活性测定．药学学报，2010，45(6)：756-760.

[31] 宫璀璀，郑乃刚，吴景兰，等．金银花对大鼠体内和体外RBL细胞的抗氧化保护作用及其机制．吉林大学学报(医学版)，2009，35(6)：1074-1078.

[32] 刘昌平．金银花黄酮的抗氧化活性分析．安徽农业科学，2009，37(20)：9483-9484，9505.

[33] 罗永东，罗永明．DPPH-HPLC法研究金银花黄酮部位抗氧化效应动力学．江西中医学院学报，2011，23(2)：47-49.

[34] 陈泽彬，姚芳，雷雪儿，等．液相串联质谱联用法研究金银花黄酮提取物在大鼠体内的药动学．中国医院药学杂志，2010，30(9)：743-746.

[35] 晏肃霜，梁小明．LC-MS法及微生物效应法研究金银花提取物抗菌成分在SD大鼠体内药代动力学．江西中医学院学报，2009，21(4)：60-62.

连　翘

Lianqiao

本品为木犀科植物连翘 *Forsythia suspensa* (Thunb.) Vahl 的干燥果实。主产于山西、河南、陕西、湖北、山东。秋季果实初熟尚带绿色时采收，除去杂质，蒸熟，晒干，习称“青翘”；果实熟透时采收，晒干，除去杂质，习称“老翘”。青翘以色绿、不开裂者为佳。老翘以色较黄、瓣大、壳厚者为佳。

【性味与归经】 苦，微寒。归肺、心、小肠经。

【功能与主治】 清热解毒，消肿散结，疏散风热。用于痈疽，瘰疬，乳痈，丹毒，风热感冒，温病初起，温热入营，高热烦渴，神昏发斑，热淋涩痛。

【效用分析】 连翘性味苦寒，入肺、心经，清降之中兼能升浮宣散，有疏散风热、透营达表之功，故能表里气血俱清。常用治风热感冒，温病初起，温热入营，高热烦渴，神昏发斑诸证。且善清心泻火，拔毒外出，散诸经血结气聚，清热解毒而能消肿散结，《本草汇言》谓其：“主瘰疬结核，诸疮痈肿，热毒炽盛，未溃可散，已溃解毒。”为治外疡内痈之要药，素有“疮家圣药”之美誉。常用于痈疽，瘰疬，乳痈，丹毒等证。

此外，连翘兼有清心利尿之功，又可用治热淋涩痛。

【配伍应用】

1. 连翘配浙贝母　连翘善清热解毒，消肿散结；浙贝母长于清热化痰，开郁散结。两药配用，共奏清热解毒消肿、化痰软坚散结之功。适用于痰火郁结之瘰疬、痰核、瘿瘤及痰热郁肺之喘咳。

2. 连翘配栀子　连翘轻清而浮，善解散上焦之热，泻心火，拔毒外出，散诸经血结气聚，清热解毒而消肿散结，为“疮家圣药”；栀子苦寒清降，长于泻三焦火邪，清心除烦、凉血解毒，为治热病心烦、躁扰不宁之要药。两药配用，凉血解毒、清心除烦之功增强。适用于温病热入心包之高热神昏；心经有热之心烦尿赤，口舌生疮；热毒疮疡等。

【鉴别应用】

1. 连翘与金银花　两药均善清热解毒，兼能疏散风热。对外感风热、温病初起、热毒疮疡等证常相须为用。然连翘清心解毒之力强，并善于消痈散结，为疮家圣药，亦治瘰疬痰核；而金银花疏散表热之效优，且炒炭后善于凉血止痢，用治热毒血痢。

2. 净连翘与连翘心　两者均能清热解毒、消痈散结，主治痈肿疮毒及温病初起等证。但净连翘苦寒轻清上浮，能透散表里之邪热而解表清热，兼有消痈散结之功，主治痈肿疮毒，瘰疬痰核，外感风热，温病初起。而连翘心则专入心与心包经，以清心火、去心包之热为主，故多用于温病热入心包，高热神昏谵语及热淋涩痛。

【方剂举隅】

1. 五香连翘汤（《千金方》）

药物组成：青木香、沉香、熏陆香、丁香、麝香、射干、升麻、独活、寄生、连翘、通草、大黄。

功能与主治：清热解毒，消痈散结。用于一切恶核瘰疬，痈疽恶肿，瘾疹，火瘅赤游。

2. 凉膈散（《和剂局方》）

药物组成：连翘、大黄、朴硝、炙甘草、山栀子仁、薄荷、黄芩、竹叶、蜜。

功能与主治：泻火通便，清上泄下。用于上中二焦邪郁生热证。烦躁口渴，面赤唇焦，胸膈烦热，口舌生疮，睡卧不宁，谵语狂妄，或咽痛吐衄，便秘溲赤，或大便不畅，舌红苔黄，脉滑数。

3. 连翘散（《外科精义》）

药物组成：连翘、栀子、甘草、防风。

功能与主治：清热解毒。用于一切恶疮，疼痛，烦渴，大便溏泄，虚热不宁。

4. 连翘汤（《伤寒保命集》）

药物组成：连翘、升麻、芒硝、玄参、芍药、白蔹、防己、射干、大黄、甘草、杏仁。

功能与主治：清热解毒，消痈散结。用于产后乳痈，乳房结块，肿胀疼痛，排乳不畅，或兼畏寒发热、头痛、恶心烦渴等症。

【成药例证】

1. 健儿清解液（《临床用药须知中药成方制剂卷》2020年版）

药物组成：金银花、连翘、菊花、苦杏仁、山楂、陈皮。

功能与主治：清热解表，祛痰止咳，消滞和中。用于小儿外感风热兼夹食滞所致的感冒发热、口腔糜烂、咳嗽咽痛、食欲不振、脘腹胀满。

2. 小儿消积止咳口服液（《临床用药须知中药成方制剂卷》2020年版）

药物组成：连翘、枇杷叶（蜜制）、瓜蒌、枳实、葶苈子（炒）、桔梗、山楂（炒）、莱菔子（炒）、槟榔、蝉蜕。

功能与主治：清热肃肺，消积止咳。用于小儿饮食积滞、痰热蕴肺所致的咳嗽、夜间加重、喉间痰鸣、腹胀、口臭。

3. 复方双花颗粒（《临床用药须知中药成方制剂卷》2020年版）

药物组成：金银花、连翘、穿心莲、板蓝根。

功能与主治：清热解毒，利咽消肿。用于风热喉痹、风热乳蛾。症见发热，微恶风，头痛，鼻塞流涕，咽红而痛或咽喉干燥灼痛，吞咽则加剧、咽部及扁桃体红肿，舌边尖红、苔薄黄或舌红苔黄，脉浮数或数。

4. 银翘双解栓（《临床用药须知中药成方制剂卷》2020年版）

药物组成：连翘、金银花、黄芩、丁香叶。

功能与主治：疏解风热，清肺泻火。用于外感风热，肺热内盛所致的发热，微恶风寒，咽喉肿痛，咳嗽，痰白或黄，口干微渴，舌红苔白或黄，脉浮数或滑数；上呼吸道感染、扁桃体炎、急性支气管炎见上述证候者。

5. 连翘败毒丸（《临床用药须知中药成方制剂卷》2020年版）

药物组成：金银花、连翘、蒲公英、紫花地丁、大黄、栀子、黄芩、黄连、黄柏、苦参、白鲜皮、木通、防风、白芷、蝉蜕、荆芥穗、羌活、麻黄、薄荷、柴胡、天花粉、玄参、浙贝母、桔梗、赤芍、当归、甘草。

功能与主治：清热解毒，消肿止痛。用于热毒蕴结肌肤所致的疮疡，症见局部红肿热痛、未溃破者。

6. 双清口服液（《临床用药须知中药成方制剂卷》2020年版）

药物组成：金银花、连翘、郁金、大青叶、石膏、广藿香、知母、地黄、桔梗、甘草、蜂蜜。

功能与主治：疏透表邪，清热解毒。用于风温肺热，卫气同病，症见发热、微恶风寒、咳嗽、痰黄、头痛、口渴、舌红苔黄或黄白苔相兼、脉浮滑或浮数；急性支气管炎见上述证候者。

【用法与用量】 6～15g。

【注意】 脾胃虚寒及气虚脓清者不宜用。

【本草摘要】

1.《神农本草经》 “主寒热，鼠瘘，瘰疬，痈肿恶疮，瘿瘤，结热，蛊毒。”

2.《珍珠囊》 “连翘之用有三：泻心经客热，一也；去上焦诸热，二也；为疮家圣药，三也。”

3.《医学衷中参西录》 “连翘，具升浮宣散之力，流通气血，治十二经血凝气聚，为疮家要药。能透肌解表，清热逐风，又为治风热要药。”

【化学成分】 主要含木脂素类成分：连翘苷，连翘苷元，右旋松脂酚，右旋松脂醇葡萄糖苷；连翘酯苷A，连翘醇苷A、C、D、E；黄酮类成分：芸香苷；三萜类成分：白桦脂酸，齐墩果酸，熊果酸。

中国药典规定本品含连翘苷（$C_{27}H_{34}O_{11}$）不得少于

0.15%，含连翘酯苷 A($C_{29}H_{36}O_{15}$)不得少于 0.25%。

【药理毒理】 本品具有抗病原微生物、解热、抗炎、抗氧化等作用。

1. 抗病原微生物作用 连翘在体外对多种病原菌有显著的抑制作用，如金黄色葡萄球菌、溶血性链球菌、多型痢疾杆菌、伤寒杆菌、变形杆菌等。一般而言，连翘对葡萄球菌等作用为强，对大肠埃希菌等为弱，乙醇提取物作用强于水提物[1-4]。此外，连翘对鲍曼不动杆菌[5]、耐药大肠埃希菌[4, 6]、乳房链球菌、无乳链球菌[7]等也有抑制作用。连翘乙醇提取物腹腔注射对小鼠抗鼠伤寒杆菌的实验研究表明，治疗剂量 30g/kg 时可使感染鼠的存活率达 70%以上，其生存时间均明显延长，脾脏重量指数降低，脾脏菌落计数均降低，血清中抗体 IgG 水平升高，脾脏细胞分泌细胞因子 IFN-r 水平上升[8]。连翘所含挥发性成分及非挥发性成分均有一定抗菌活性，如连翘酯苷 A 的 MIC 对金葡菌为 1875μg/ml、乙型溶血性链球菌为 1250μg/ml、肺炎杆菌为 0.38μg/ml，而对藤黄八叠球菌为 5mg/ml。连翘酯苷 B 尚有强抗真菌作用。

连翘在抑制细菌生长的同时可见部分细菌菌体膨大。连翘还可改变 AcrA 基因的编码序列而抑制多重耐药大肠埃希菌的生长[9]。连翘可抑制鲍曼不动杆菌的主动外排泵，并可引起主动外排泵编码基因 adeB 序列发生变异[10, 11]。连翘对大肠埃希菌 R 质粒有消除作用，可使其重新恢复对抗生素的敏感性[12]。连翘在 16～128mg/L 时，可剂量依赖性抑制金黄色葡萄球菌α-溶血素的分泌，因此连翘可作为一种潜在的抗金黄色葡萄球菌感染药物[13]。连翘苷对铜绿假单胞菌的黏附和生物被膜有明显的抑制作用，其对铜绿假单胞菌 MIC 为 512mg/L；对铜绿假单胞菌生物被膜最小抑膜浓度 $SMIC_{50}$ 和 $SMIC_{80}$ 分别为 256，1000mg/L；而 100、1000mg/L 的连翘苷对铜绿假单胞菌早期黏附有明显的抑制作用[14]。

连翘的水提物、醇提物、挥发油等均有明显的抗病毒作用，如对合胞病毒(RSV)、腺病毒 7 型(Ad7)、柯萨奇 B 组病毒 3 型(CB3)、流感病毒甲 3 亚型(Fa3)、副流感病毒Ⅲ型(PF3)、埃柯病毒、单纯疱疹病毒[15]以及乙脑病毒[16]、鸡新城疫病毒[17]、人巨细胞病毒[18]等，其中苯乙醇苷类、黄酮类、木脂素类[15]，以及连翘酯苷、槲皮素[18]等成分是连翘抗病毒作用的主要物质基础之一。

而连翘种子挥发油于生药中含量高，具有较强的抗病毒、抗细菌作用。鸡胚试验，连翘种子挥发油在 1:65536 稀释的情况下仍能抑制流感病毒亚甲型京科 68-1 株的复制，20%连翘子挥发油乳剂 0.2ml/只皮下注射，能明显降低流感病毒滴鼻感染所致小鼠死亡率，连翘子挥发油对Ⅰ型副流感病毒也有抑制活性。连翘子挥发油还有明显抗细菌作用，连翘挥发油、层析后连翘挥发油及β蒎烯对肺炎球菌、大肠埃希菌、金黄色葡萄球菌、流感嗜血杆菌、乙型链球菌的 MIC 均分别是 173、82、80μg/ml，对小肠结肠耶尔森菌的 MIC 分别是 86、327、319μg/ml。对肺炎克雷伯杆菌的 MIC 分别是 173、327、798μg/ml，对福氏痢疾杆菌的 MIC 分别是 346、245、239μg/ml，对伤寒沙门菌的 MIC 分别是 519、490、478μg/ml，对铜绿假单胞菌的 MIC 分别是 865、817、798μg/ml，抗菌活性随着β蒎烯的含量增加其抑制强度增强[15]。连翘子挥发油能对抗金葡菌凝固酶所致血凝作用，对乙型链球菌所致小鼠感染有明显的保护，对于静脉感染金葡菌家兔，连翘子挥发油 0.8ml/kg 静脉注射 4 日，可使家兔血中细菌明显减少，且可减少家兔体重的丧失。

连翘还有抗内毒素作用，能拮抗内毒素所致溶血，提高家兔对内毒素致死的耐受性，促进小鼠内毒素血症降低，降低脓毒症大鼠的死亡率[19, 20]，使大肠埃希菌内毒素性腹膜炎大鼠血浆中 IL-1、TNF-α 降低，抑制 LPS 诱导的巨噬细胞 TLR4 的表达是其抗内毒素作用的重要机制[21]。

2. 解热作用 连翘具解热作用。曾报告 4g/kg 灌服可抑制枯草浸液所致家兔发热。连翘、连翘提取物及连翘和银花的提取物都具有一定的解热作用，连翘酯苷是其解热活性成分。后有研究表明，连翘果壳水煎剂、连翘多酚为连翘解热作用的主要有效部位[22]。

3. 抗炎作用 研究表明，连翘具有显著的抗炎作用，能显著抑制炎性渗出、水肿，如抑制大鼠蛋清性脚肿，抑制巴豆油性肉芽囊的渗液量，对炎性屏障形成非但不抑制反而增强之，能明显减少 ^{32}P 标记的红细胞从囊内的渗出。连翘的多种提取物，如水溶性提取物、挥发油等均具明显抗炎活性，其中连翘果壳水煎剂、连翘多酚为连翘抗炎作用的主要有效部位[22]，其机制与通过下调 iNOS 蛋白表达，抑制炎症介质 TNF-α 及 NO 而发挥抗炎作用[23]。不同产区的连翘对二甲苯引起的小鼠炎症的影响存在差异，以青翘的抗炎作用较佳[24]。

4. 对免疫功能的影响 连翘提取物于 160mg/L 可增强小鼠腹腔巨噬细胞对大肠埃希菌的吞噬活性，并抑制 LPS 诱导下 NO 的释放，40、80、160mg/L 抑制 ConA 诱导的 T 细胞 CD69、CD25 和 CD71 的表达，抑制 T 细胞的增殖。连翘酯苷能于体外诱生人外周血红细胞中α干扰素，而抑制单纯疱疹病毒致 Hep-2 细胞的凋亡。

5. 抗氧化作用 连翘具有较强的抗氧化活性，在多种体外氧化体系以及油脂氧化、鸡肌肉热应激氧化等试验中均显示强的抗氧化作用。连翘乙醇提取物能清除羟基自由基和超氧阴离子自由基，其半清除率浓度(EC_{50})分别为1.2mg/ml和100μg/ml[25]。进一步的研究表明，其中，forsythiala A和连翘酯苷具有较强的DHHP清除作用，其半数有效值IC_{50}分别为105和70μg/ml[26-28]，连翘苷和总黄酮也有一定的抗氧化作用[29, 30]。

6. 镇吐作用　连翘可用于止吐，实验表明连翘有显著的镇吐作用，连翘煎剂灌服对洋地黄所致鸽的呕吐及阿扑吗啡所致犬的呕吐均有明显效果。有研究表明，分别以中枢性催吐剂阿朴吗啡和顺铂，外周性催吐剂硫酸铜建立大鼠异食癖模型，以摄食高岭土量作为其恶心呕吐程度的指标，结果表明，连翘可显著抑制大鼠摄食高岭土，并改善一般状况[31]。

7. 保肝作用　对于四氯化碳所致大鼠急性肝损伤，连翘有明显保护作用，能使SGPT及AKP明显降低，并能减轻肝细胞的变性、坏死，促进肝细胞内肝糖原、核糖核酸含量恢复正常。连翘在重症急性胰腺炎肝损伤中，随着连翘剂量的增加，血淀粉酶、ALT及TNF-α水平均明显降低，肝脏和胰腺组织炎症明显减轻，并能显著降低NF-κB的活性及肝脏组织中NF-κB mRNA和Foxp3 mRNA的表达，减轻重症急性胰腺炎肝损伤的严重程度[32]。

8. 抗癌作用　对H_{22}小鼠肝癌的抑制率可达53.24%，并增加TNF-α，降低IL-8。连翘有明显的抗肿瘤作用，其不同的提取物对多种肿瘤，如食管癌细胞[33]、HeLa细胞[34]、人低分化胃腺癌细胞株BGC- 823[35, 36]、SGC-7901胃癌细胞[37, 38]、人前列腺癌PC-3细胞[39]、S_{180}细胞[40]、肝癌细胞株SMMC-7721、肺癌细胞株A549和大肠癌细胞株LOVO[41]，以及小鼠H_{22}肝癌[42]均有明显的抑制作用，对H_{22}小鼠肝癌的抑制率可达53.24%，并增加TNF-α，降低IL-8。此外连翘还对抗癌药物的毒性有所对抗[43, 44]。

9. 其他作用

(1)对酪氨酸酶活性的影响　连翘有抑制酪氨酸酶活性的作用[45-47]，连翘的二氯甲烷部位对酪氨酸酶活性的抑制率最高，当终浓度为1.0mg/ml时，抑制率为57.3%，其IC_{50}为0.57mg/ml[46]。白桦脂酸，其酪氨酸酶的半数抑制率IC_{50}为(138.5±1.57)μmol/L[47]。

(2)改善学习记忆障碍的作用　在水迷宫实验中，连翘酯苷能明显改善拟阿尔茨海默病动物模型学习记忆的能力，降低模型动物脑组织海马和皮层乙酰胆碱酯酶活力，升高超氧化物歧化酶和乙酰胆碱转移酶活力，降低了皮层中丙二醛含量和单胺氧化酶的活性[48]，其机制可能与抑制脑内炎症反应、调节胆碱能系统和抗氧化作用等有关[49]。此外，连翘苷对MPP+诱导的SH-SY5Y细胞损伤也具有神经保护作用[50]。

10. 体内过程　连翘中，以连翘酯苷A(forsythiaside A)含量最高，其在大鼠胃肠道内均有吸收，但绝对生物利用度只有0.5%，在胃的吸收量小于10%。连翘总酯苷对大鼠在体灌流实验吸收的影响结果表明，连翘酯苷A在肠段的吸收高于胃，但吸收均较小，2小时吸收百分率均小于6%，且各肠段吸收率无明显差异，吸收量随浓度增加而增加。连翘苷在大鼠在体肠吸收试验表明，其在大鼠消化道内无吸收，SDS、半胆盐、冰片、卡波姆等也不能促进其吸收[51]。

11. 毒理研究　连翘煎剂灌服对小鼠之LD_{50}为172.21g/kg；腹腔注射之LD_{50}为20.96g/kg±1.82g/kg，LD_{95}为28.32g/kg。连翘注射液腹腔注射时对小鼠的LD_{50}为24.85g/kg±1.12g/kg。连翘颗粒剂100g/kg对小鼠灌胃14日，血中的血红蛋白、红细胞数、白细胞数和血清中的GOT、GPT、CR、BUN和AKP无影响[52]。连翘酯苷对PK-15、Marc-145、CEK 3种细胞的半数致死量分别为137.8、87.1、384.4μg/ml[53]。有人报告，连翘水煎液腹腔注射，能诱发小鼠精子产生畸形[54]。有报告连翘酯苷在体外培养CHO细胞染色体畸变试验和微核试验中，在静注0.4、0.8g/kg剂量下呈阳性，但可能不是通过损伤DNA，而是通过抑制DNA合成、抑制拓朴异构酶、细胞毒性所致。

【参考文献】　[1]虹韬，李德成．连翘不同提取液对金黄色葡萄球菌体外抑制作用研究．山西中医学院学报，2012，13(1)：3.

[2]李德成，刘庆燕．连翘不同提取液对大肠埃希菌体外抑菌作用比较．西南国防医药，2011，21(10)：1059-1060.

[3]李仲兴，王秀华，赵建宏，等．连翘对金黄色葡萄球菌及表皮葡萄球菌的体外抗菌活性研究．天津中医药，2007，24(4)：328-331.

[4]石远苹．连翘和金钱草与金银花提取物或浸膏对几种常见耐药菌的体外作用研究．临床合理用药杂志，2012，5(15)：82.

[5]叶冠龙，陈峰．黄芩、连翘等中草药对鲍曼不动杆菌体外抑菌作用的研究与分析．陕西中医，2013，34(11)：1559.

[6]关立增，李金辉．中药连翘对耐药大肠埃希菌抑制作用的研究．黑龙江畜牧兽医，2009，(1)：98-99.

[7]张祎娜，白佳桦，黄正，等．连翘对奶牛子宫内膜炎致病菌(乳房链球菌和无乳链球菌)生长曲线的影响．中国农学通报，2011，27(17)：54-57.

[8]程晓莉，肖琴，刘明星，等．连翘乙醇提取物对小鼠抵御伤寒沙门菌感染能力的研究．中国药师，2009，12(4)：435-438.

［9］任玲玲，关立增．连翘对大肠埃希菌多重耐药基因 AcrA 的影响研究．动物医学进展，2008，29(5)：43-45.

［10］黄瑞玉，穆小萍，柏彩英，等．连翘对多药耐药鲍氏不动杆菌主动外排泵影响的研究．中华医院感染学杂志，2011，21(7)：1281-1283.

［11］黄瑞玉，穆小萍，柏彩英，等．连翘对多药耐药鲍曼不动杆菌主动外排泵编码基因 adeB 的影响．中国病原生物学杂志，2011，6(2)：111-114.

［12］张寅晨，吴雨龙．中药连翘对大肠埃希菌 R 质粒消除作用的研究．安徽农学通报，2009，15(13)：57-58.

［13］李晔，戴小寒，田武林，等．中草药连翘提取物抑制金黄色葡萄球菌α-溶血素分泌活性研究．中国兽医学报，2013，33(3)：404-408.

［14］王业梅，程惠娟．连翘苷对铜绿假单胞菌黏附功能及生物被膜形成能力的影响．中成药，2013，35(4)：832-834.

［15］肖会敏，王四旺，王剑波，等．连翘抗病毒的研究进展．中国医药导报，2010，7(2)：9-10.

［16］洪文艳，唐博恒，刘金华，等．连翘浓缩煎剂抗乙型脑炎病毒的体外实验研究．亚太传统医药，2010，6(12)：13-14.

［17］林燕．连翘抗鸡新城疫病毒的研究．今日畜牧兽医，2011(2)：2.

［18］张丹丹，方建国，陈娟娟，等．连翘及其主要有效成分槲皮素体外抗人巨细胞病毒的实验研究．中国中药杂志，2010，35(8)：1055-1059.

［19］王东强，田永超，张书荷，等．血必净联合连翘注射液对脓毒症大鼠影响的肝基因芯片研究．中华劳动卫生职业病杂志，2011，29(6)：417-420.

［20］李杨，周福军，单淇，等．连翘提取物含量测定及其对脓毒症大鼠死亡率的影响．长春中医药大学学报，2013，29(3)：387-390.

［21］秦琰，李霞，石俊强．连翘对 LPS 作用的巨噬细胞 TLR4 蛋白表达的影响．济宁医学院学报，2010，33(1)：18-20.

［22］胡竟一，雷玲，余悦，等．连翘的抗炎解热作用研究．中药药理与临床，2007，23(3)：51-52.

［23］王耀，方辉，高万，等．连翘提取物对 RAW 264．7 细胞生成 NO 及表达 iNOS 的影响．亚太传统医药，2012，8(2)：21-22.

［24］汪保英，王星，白明，等．不同产区连翘对小鼠急性炎症模型影响的研究．中医学报，2011，26(160)：1070-1071.

［25］涂秋云，周春山，汤建萍，等．连翘乙醇提取物清除脂自由基和氧自由基的效果．湖南农业大学学报(自然科学版)，2008，34(6)：728-731.

［26］朴香兰，吴倩，田燕泽．连翘的抗氧化成分研究．时珍国医国药，2010，21(6)：1307-1039.

［27］秦宇，张文丽，林媛媛，等．连翘化学成分与抗氧化活性研究．中国实验方剂学杂志，2013，19(11)：127-130.

［28］赵玉莲，陈俭清，程广东，等．连翘酯苷对 LPS 诱导的肉鸡法氏囊中 NO 及抗氧化酶活性的影响．中国家禽，2013，35(8)：17-19.

［29］曲欢欢，李白雪，燕菲，等．用清除有机自由基 DPPH 法评价连翘不同部位抗氧化作用．中国中医药信息杂志，2008，15(增刊)：32-34.

［30］黄九林，魏春雁，李庆华．连翘提取液中连翘苷和总黄酮的含量测定与抗氧化活性的研究．安徽农业科学，2012，40(9)：5209-5210，5284.

［31］聂克，朱学萍．连翘镇吐止呕作用的初步实验研究．山东中医药大学学报，2009，33(6)：537-539.

［32］范晓彬，李文星，陈炳合，等．连翘对重症急性胰腺炎大鼠肝组织中 NF-κB 和 Foxp3 表达的影响．临床肝胆病杂志，2013，29(7)：503-507.

［33］颜晰，赵连梅，孙佳玮，等．连翘提取物体外抗肿瘤活性的初步研究．癌变·畸变·突变，2012，24(1)：20-29.

［34］曲欣，李鑫，蔡朋朋，等．连翘抗肿瘤活性成分体外诱导 HeLa 细胞凋亡作用．中国公共卫生，2013，29(3)：397-399.

［35］许萍，孙婧，胡文静，等．连翘乙醇提取物对人胃癌细胞株 BGC-823 增殖和凋亡的影响．医学研究生学报，2007，20(12)：1235-1237.

［36］殷海涛，王彩莲，刘宝瑞．DM 协同放疗抑制人胃癌细胞增殖的实验研究．南京中医药大学学报，2011，27(4)：355-357.

［37］郭东北，李鑫，朴英爱，等．连翘提取物 LQ-4 对 SGC-7901 胃癌细胞体外促凋亡作用研究．中华临床医师杂志(电子版)，2011，5(15)：4345-4349.

［38］孙婧，章斌．连翘三萜类化合物对人胃癌细胞株 SGC-7901 凋亡诱导机制的研究．中国临床药理学与治疗学，2010，15(8)：851-855.

［39］王彩莲，殷海涛，刘宝瑞．连翘三萜类化合物对前列腺癌 PC-3 细胞增殖抑制及放疗敏感性的实验研究．山东医药，2011，51(45)：25-27.

［40］钟宇飞，雷林生，余传林，等．连翘水提取物对小鼠 S_{180} 肿瘤细胞和脾细胞体外增殖的影响．广东药学院学报，2009，25(2)：184-187.

［41］刘广遐，王婷婷，胡文静，等．连翘醇提物对恶性胸腹水中原代肿瘤细胞的抗肿瘤作用．实用老年医学，2009，23(5)：359-363.

［42］张明远，郑福禄，栗坤，等．连翘醇提物对 H22 肝癌小鼠的抑癌作用．中国误诊学杂志，2008，8(22)：5322-5323.

［43］黄世勇，陶泽璋，肖伯奎．连翘酯苷对顺铂耳毒性防护作用的实验研究．听力学及言语疾病杂志，2011，19(2)：152-155.

［44］赵江红，白明，吴磊，等．连翘对顺铂所致小鼠小肠推进

的影响. 中医学报，2010，25(4)：683，686.

[45] 楼彩霞，朴香兰. 连翘抑制酪氨酸酶活性体外实验反应体系研究. 时珍国医国药，2011，22(11)：2580-2582.

[46] 楼彩霞，田燕泽，朴香兰. 连翘不同极性部位对酪氨酸酶活性抑制作用研究. 时珍国医国药，2011，22(10)：2415-2416.

[47] 朴香兰，杨静，楼彩霞，等. 连翘对酪氨酸酶的抑制活性. 中央民族大学学报(自然科学版)，2012，21(4)：19-22.

[48] 李长禄，王红梅，王立为. 连翘酯苷对拟AD动物模型学习记忆的改善作用. 山东医药，2012，52(44)：4-7.

[49] 王忆杭，肖培根，刘新民. 连翘酯苷对拟AD复合动物模型小鼠学习记忆的改善作用及其机制研究. 中国实验动物学报，2011，19(5)：423-427，445.

[50] 张美蓉，魏守蓉，吴燕川，等. 连翘苷对MPP+诱导人神经母细胞株SH-SY5Y细胞损伤的保护作用. 神经药理学报，2011，1(4)：12-15.

[51] 张萌，富志军，林以宁. 连翘有效成分的吸收与代谢研究进展. 亚太传统医药，2013，9(5)：58-61.

[52] 吴悦，陈俭清，赵玉莲，等. 连翘颗粒剂的急性亚急性毒性试验研究. 中国兽药杂志，2013，47(4)：23-26.

[53] 武聚富，张中文，况玲，等. 连翘酯苷对体外培养细胞的毒性研究. 中国兽药杂志，2009，43(6)：4-8.

[54] 王虹，符娟. 连翘对小鼠精子畸形率的影响. 西安文理学院学报：自然科学版，2012，15(1)：59-61.

穿 心 莲

Chuanxinlian

本品为爵床科植物穿心莲 *Andrographis paniculata* (Burm.f.) Nees 的干燥地上部分。主产于广东、广西。秋初茎叶茂盛时采割，晒干。切段。以叶多、色绿者为佳。

【性味与归经】 苦，寒。归心、肺、大肠、膀胱经。

【功能与主治】 清热解毒，凉血，消肿。用于感冒发热，咽喉肿痛，口舌生疮，顿咳劳嗽，泄泻痢疾，热淋涩痛，痈肿疮疡，蛇虫咬伤。

【效用分析】 穿心莲性味苦寒，入心、肺经，擅清上焦火邪热毒，尤以清肺热见长，有良好的清热解毒、凉血消肿、宣肺利咽之功，故可用于感冒发热，咽喉肿痛，口舌生疮，肺热咳嗽，顿咳劳嗽及痈肿疮疡。且苦寒降泄，入大肠、膀胱经，既能解毒凉血、燥湿止痢，以治湿热泻痢、下痢脓血等湿热火毒诸证；又可清泄膀胱湿热，而治热淋涩痛。

此外，《岭南采药录》云："能解蛇毒。"亦治蛇虫咬伤。

【配伍应用】

1. 穿心莲配栀子 两药均属苦寒清热之品，穿心莲功善于清解肺胃热毒，凉血解毒利咽；栀子长于清泄三焦之热毒而泻火除烦、凉血解毒、消肿止痛，且可引热下行，从小便而出。两药合用，共奏清热解毒利咽、凉血消肿止痛之功，适用于肺胃热盛，热毒上犯所致的咽喉肿痛，发热，口干口渴，牙龈肿痛，目赤肿痛，尿黄等症。

2. 穿心莲配山芝麻 穿心莲味苦性寒，擅清上焦火邪热毒，尤以清肺热见长，有良好的清热解毒、宣肺利咽之功，又能清热燥湿止痢。山芝麻辛散苦泄，性凉清热，长于清热泻火、止咳化痰。两药合用，共奏清热解毒、清肺利咽、燥湿止泻之功。适用于风热上攻，肺胃蕴热，热毒循经上扰，熏灼咽喉所致的急喉痹、急乳蛾；风热犯肺，化热入里，壅塞于肺，肺失宣降所致的咳嗽气粗，痰多黄稠者；湿热火毒蕴胃肠，传化失常所致的泄泻，腹痛，里急后重，下痢赤白，肛门灼热等症。

3. 穿心莲配薄荷 穿心莲苦寒，入肺经，擅清上焦火邪热毒，尤以清肺热见长，有良好的清热解毒、凉血消肿、宣肺利咽之功；薄荷辛凉，轻浮宣散，芳香透窍，善散上焦风热，利咽喉以止痛。两药相配，外散风温之邪，内消肺经之火，共奏发散风热、宣肺利咽、解毒消肿止痛之效，适用于风温犯肺之咽喉肿痛，或顿咳劳嗽。

4. 穿心莲配桔梗 两药均能宣肺利咽。穿心莲性味苦寒，善清肺热火毒，有良好的解毒、凉血、消肿之功；桔梗辛苦平，质轻升浮，长于开宣肺气，排壅肺之脓痰。两药配伍，共奏清热解毒、宣肺利咽、祛痰排脓之功。既可用治风热上攻或热毒蕴结所致的咽喉肿痛，声音嘶哑；又能治疗痰热咳喘，肺痈吐脓。

【鉴别应用】穿心莲与蒲公英 两药均属苦寒之品，入胃、膀胱经，功能清热解毒、利湿通淋，以治痈肿疮毒、肺痈吐脓、咽喉肿痛、热淋涩痛。然穿心莲主入肺经，善清肺火，又能清热燥湿，不但常用治外感风热、温病初起，亦治湿热泻痢、下痢脓血、湿疹瘙痒等湿热火毒之证。而蒲公英味甘、主入肝经，消痈散结力胜，为治内外热毒疮痈之要药，更是治乳痈的良品；尚能清肝明目，用治肝火上炎之目赤肿痛。

【成药例证】

1. 穿心莲片(《临床用药须知中药成方制剂卷》2020年版)

药物组成：穿心莲。

功能与主治：清热解毒，凉血消肿。用于邪毒内盛，感冒发热，咽喉肿痛，口舌生疮，顿咳劳嗽，泄泻痢疾，热淋涩痛，痈肿疮疡，毒蛇咬伤。

2. 清火栀麦胶囊(片)(《临床用药须知中药成方制

剂卷》2020年版）

药物组成：穿心莲、栀子、麦冬。

功能与主治：清热解毒，凉血消肿。用于肺胃热盛所致的咽喉肿痛、发热、牙痛、目赤。

3. 复方穿心莲片（《中华人民共和国卫生部药品标准·中药成方制剂》）

药物组成：穿心莲、路边青。

功能与主治：清热解毒，凉血，利湿。用于风热感冒，喉痹，痄腮，湿热泄泻等。

【用法与用量】 6～9g。煎剂易致呕吐，故多作丸、散、片剂。外用适量。

【注意】 不宜多服久服；脾胃虚寒者不宜用。

【本草摘要】

1.《岭南采药录》 “能解蛇毒，又理内伤咳嗽。”

2.《泉州本草》 “清热解毒，消炎退肿。治咽喉炎症，痢疾，高热。”

3.《福建中草药》 “清热泻火。治肺结核发热，热淋，鼻窦炎，中耳炎，胃火牙痛，烫火伤。”

【化学成分】 主要含内酯类成分：穿心莲内酯，脱水穿心莲内酯，新穿心莲内酯，潘尼内酯等；还含黄酮类、甾醇、皂苷、糖类及缩合鞣质等。

中国药典规定本品含穿心莲内酯（$C_{20}H_{30}O_5$）和脱水穿心莲内酯（$C_{20}H_{28}O_4$）的总量不得少于0.80%。

【药理毒理】 本品具有解热、抗炎、保肝等作用。

1. 对病原微生物的影响 体外试验结果表明，穿心莲水煎剂有一定的抗菌活性，包括对大肠埃希菌、沙门菌[1, 2]、结核分枝杆菌[3]、甲氧西林等耐药菌株等，TMP可增强穿心莲抗菌效果。曾有以对痢疾杆菌的抑制作用及治疗急性菌痢临床疗效的比较研究发现穿心莲黄酮部分在体外对痢疾杆菌有明显抑制作用，而内酯部分无作用；但临床研究却表明内酯部分有良好疗效而黄酮部分效果差。穿心莲多种内酯单体在体外均无抗菌活性，而用于治疗多种急性感染疗效良好。内酯类化合物大剂量给家兔灌服，于不同时间取血均未能发现它们能于体内转变成有效的抗菌物质；在肺炎球菌、金黄色葡萄球菌、大肠埃希菌及钩端螺旋体的实验治疗中，穿心莲内酯类化合物也均未能显示明显的保护效果。现在的研究表明，穿心莲内酯对铜绿假单胞菌的生长无明显抑制作用，但能明显抑制其铜绿假单胞菌素的分泌、胞外蛋白水解酶和弹性蛋白酶的活性；在50～200μg/ml穿心莲内酯作用下，铜绿假单胞菌PAO1株外排泵Mex AB-OprM外排mRNA表达明显降低；穿心莲内酯可以抑制PAO1生物被膜的形成，其机制与下调细菌QS系统中lasR/rhlR基因mRNA表达相关[4, 5]。穿心莲内酯50mg/kg对脑膜炎奈瑟球菌感染大鼠的平均最高体温、血浆脂多糖水平、血清TNF-α和IL-6水平有显著降低，p65表达水平降低，而IκBα的表达水平增高[6]。穿心莲内酯还能抑制白色念珠菌生物膜的形成，并减低其早期黏附及菌丝生长。还有研究，穿心莲与抗生素联用可恢复抗生素的杀菌作用，穿心莲还可使LPS破坏等，表明穿心莲治疗多种急性感染的疗效机制很可能主要不在于其具有的微弱抗菌作用。此外，穿心莲有一定抗病毒作用，如单纯疱疹病毒、合胞病毒、EB病毒以及HIV[7]病毒，对人巨细胞病毒，穿心莲的最大无毒浓度为3mg/ml，最小有效浓度为0.3mg/ml，治疗指数为10[8]。穿心莲提取物（相当于生药27g）100，200mg/kg可明显减轻流感病毒所致小鼠肺部炎症[9]，对柯萨奇病毒B，穿心莲水提取物的TC_{50}为23mg/ml，IC_{50}为23μg/ml，治疗指数（TI）为995[10]。穿心莲内酯对HBV DNA无直接抑制作用，但对慢性乙型肝炎患者PBMC内IFN-r mRNA、IL-4 mRNA及IL-10 mRNA的表达水平有调节作用，可改善Thl/Th2的平衡而见效[11]。此外，穿心莲内酯磺化物体外对腺病毒-3于98～781mg/L可有效抑制细胞内AdV-3的体外增殖[12]。

2. 解热作用 穿心莲有一定解热作用，穿心莲浸膏、穿心莲内酯、含内酯与黄酮的提取物以及穿心莲多种其他单体成分对内毒素、伤寒副伤寒菌苗等所致发热家兔，或酵母、2,4-二硝基酚所致发热大鼠均有显著解热效果。多种穿心莲内酯及其衍生物注射剂也对家兔有不同程度的解热活性，如穿琥宁注射液、穿心莲甲素注射液、脱氧穿心莲内酯亚硫酸氢钠加成物等。有报告，穿心莲提取物（相当于生药27g）25，50，100mg/kg对酵母菌致热大鼠有明显的退热作用[9]，亚硫酸氢钠穿心莲内酯80和40mg/kg可显著降低耳缘静脉注射大肠埃希菌液引起的家兔体温升高[13]。

3. 抗炎作用 穿心莲有明显抗炎作用。穿心莲提取物（相当于生药27g）对冰醋酸诱导的腹腔毛细血管通透性增高有明显的抑制作用，可明显减轻角叉菜胶引起的大鼠足肿胀，并显著抑制棉球肉芽组织增生[9]；穿心莲单体成分脱氧穿心莲内酯、穿心莲内酯、穿心莲新苷及脱水穿心莲内酯（甲、乙、丙、丁素）灌服1g/kg能显著抑制二甲苯、醋酸所致小鼠皮肤或腹腔毛细血管通透性亢进，减少巴豆油性肉芽囊中急性渗液量，抑制大鼠蛋清性脚肿，但对肉芽组织增生无明显影响[14]。其作用与其对肿瘤坏死因子-α的影响[15]及与其能抑制TNF-α诱导的ICAM-1表达上调和内皮-单核细胞黏附性增强等有关。

穿心莲内酯成分的水溶性衍生物注射液也多具有显

著抗炎活性，且作用增强。穿琥宁注射液125、250mg/kg皮下或腹腔注射，对二甲苯、组胺、醋酸等所致小鼠皮肤或腹腔毛细血管通透性增高、大鼠蛋清性脚肿胀及巴豆油性肉芽囊渗液均有显著抑制作用，切除双侧肾上腺后抗炎作用消失，可见穿心莲甲、乙、丙、丁素及穿琥宁注射液的抗炎机制均与肾上腺皮质有关。此外，穿心莲内酯磺化物注射液（喜炎平）抗炎强度与穿琥宁相似，而穿心莲甲素注射液的抗炎作用约为其一半。至于抗炎作用的机制，研究表明穿心莲甲、乙、丙、丁素可使幼年小鼠胸腺萎缩，提示它们可兴奋肾上腺皮质功能。穿琥宁注射液也能使幼年小鼠胸腺萎缩，并明显降低大鼠肾上腺中维生素C的含量，表明其能兴奋肾上腺皮质功能；但因其不能延长切除肾上腺幼年大鼠的生存时间，表明其本身不具有糖皮质激素样作用；因切除垂体后其降低肾上腺中维生素C含量的作用消失，表明其兴奋肾上腺皮质是通过垂体实现的。再者，戊巴比妥钠麻醉不影响穿琥宁降低肾上腺中维生素C含量作用，但在戊巴比妥钠麻醉的基础上，吗啡、地塞米松、氯丙嗪等均可完全阻断这一作用，表明穿琥宁兴奋垂体-肾上腺皮质系统功能的作用部位可能在皮质下中枢。

此外，穿心莲内酯[14]、亚硫酸氢钠穿心莲内酯[13]还有一定的镇痛作用。

4. 对免疫系统功能的影响 穿心莲对免疫功能的影响较为复杂，不同的穿心莲制剂其作用也有不同。曾报告穿心莲水煎剂在体外能提高人外周血白细胞吞噬金黄色葡萄球菌的能力，穿心莲甲素注射液、喜炎平注射液也均可增强吞噬细胞功能；对鼠伤寒沙门菌液滴鼻感染所致细菌性肺炎小鼠，穿心莲内酯100、200mg/kg腹腔注射可降低肺炎指数，增强支气管肺泡灌洗液中巨噬细胞吞噬率、溶菌酶活性和T细胞百分率，表明穿心莲的上述制剂抗感染临床疗效可能与其能增强机体非特异抗感染免疫能力有关。新穿心莲内酯在30～150μmol/L强度可明显抑制佛波豆蔻酸乙酯（PMA）所致小鼠骨髓细胞定向分化巨噬细胞的呼吸爆发，抑制LPS诱导的小鼠巨噬细胞增殖及NO合成，抑制小鼠淋巴细胞增殖。小鼠灌服穿心莲新内酯仍可抑制BCG刺激下小鼠腹腔巨噬细胞NO的生成率，但穿心莲内酯无明显作用。穿心莲内酯在少量sIL-2的协同下可明显促进LAK细胞增殖，穿心莲内酯可明显抑制ConA诱导的IFN-γ和IL-2生成、脾T淋巴细胞增殖以及LPS诱导下B淋巴细胞增殖。另报告穿心莲总内酯灌服可提高小鼠细胞毒性T淋巴细胞的杀伤活性。穿心莲内酯在较大剂量下（2g/kg）呈免疫抑制作用，可抑制网状内皮系统对血流中异物的清除能力、外周血ANAE$^+$淋巴细胞百分率下降，脾脏中PFC数减少，血清中血凝滴度降低，迟发性超敏反应减弱。近有报告表明，健康志愿者口服穿心莲，检测服药前后人外周血CD4$^+$T淋巴细胞表面CXCR4，CCR5表达变化，结果显示穿心莲能够在mRNA和蛋白水平同时降低CD4$^+$T淋巴细胞表面CXCR4，CCR5的表达[16]。腹腔注射穿心莲内酯可增强小鼠呼吸道免疫功能[17]。

5. 保肝、利胆作用 穿心莲在印度医学中广用于抗肝毒。实验表明穿心莲内酯对四氯化碳、D-半乳糖胺及对乙酰氨基酚所致肝损伤均有显著对抗作用，100mg/kg的穿心莲内酯能使四氯化碳所致血清天门冬氨酸氨基转移酶、丙氨酸氨基转移酶、碱性磷酸酶、胆红素和肝甘油三酯的升高下降85.2%、66.9%、69.8%、59.7%及65.8%，但穿心莲的甲醇浸膏反有毒性，促进肝损伤大鼠死亡。对于可卡因引致的小鼠急性肝损伤和非酒精性脂肪性肝炎大鼠穿心莲内酯灌服均有显著保肝活性。对于实验性肝硬化大鼠，穿心莲治疗2周，可见血中TNF-α、NO显著降低，回肠细菌计数和细菌移位发生率降低，肠道通透性降低，肠绒毛结构改变减轻。另有报告，穿心莲内酯1.5～12mg/kg对大鼠、豚鼠具有显著利胆作用，能防止对乙酰氨基酚所致胆汁含量和体积的减少，促进胆汁、胆盐和胆酸的排泌，作用有剂量依赖关系。

6. 抗癌作用 穿心莲内酯于体外和体内试验中对多种瘤株有抑制作用。对于低、中、高分化胃腺癌细胞株（MKN45、SGC7901、MKN28）其抑制作用呈量效、时效关系，其IC_{50}于24小时分别为27.02μg/ml±6.18μg/ml、36.94μg/ml±2.09μg/ml和43.56μg/ml±1.65μg/ml[18]。对于人食管癌EC9706细胞，穿心莲内酯对其细胞增殖的IC_{50}为28.6μg/ml，抑制其克隆形成的IC_{50}为1.7μg/ml，并可阻滞细胞周期于G_0/G_1期并诱导细胞凋亡；穿心莲内酯通过下调bcl-2，激活caspase-9、caspase-3诱导Ec9706细胞凋亡[19]。穿心莲内酯可通过影响NF-κB信号通路、抑制MMP-9的活性，而抑制A549细胞的生长[20, 21]。穿心莲内酯抑制人的黑色素瘤细胞A375生长的半数抑制浓度为30μg/ml，并可明显下调bcl-6的表达，明显促进了A375细胞的凋亡[22]。25、50mg/kg的穿心莲内酯对移植性肿瘤S_{180}的抑瘤率分别为45.27%和56.87%[23]。此外，穿心莲内酯滴丸对黑色素瘤细胞B16皮下移植瘤模型小鼠肿瘤体积和肿瘤质量明显减小，生存期明显延长[24]。

脱水穿心莲内酯琥珀酸半酯对瓦克癌256有一定抑制作用，其精氨酸复盐能抑制大鼠乳腺癌SHZ-88细胞株的生长，随浓度增大，抑制作用增强，并能抑制其DNA合成，^{3}H-TdR掺入抑制的ED_{50}约为295μg/ml。但另有报告，穿心莲内酯、脱氧穿心莲内酯及地下部分分离得到的黄酮成分具有较强的促急性骨髓性白血病 M1 细胞分裂活性。穿心莲黄酮 APN 本身对小鼠 S_{180} 生长无影响，但却可显著增强环磷酰胺的抗肿瘤效果，而又可缓解其所致白细胞降低的速度和程度，表现出增效减毒效果。

7. 抗心、脑缺血作用 穿心莲水提物具有显著的抗血小板聚集和抗血栓形成作用。穿心莲全草水提粗结晶 APN 有显著的抗血小板聚集作用，患者口服穿心莲该制剂能显著抑制 ADP 所致的血小板聚集，口服该制剂后 3 小时血小板聚集率即显著被抑制，整个服药期间抑制作用均存在，口服该制剂后并使 ELT 显著缩短，但对 KPTT、PT、TT 无明显影响。血栓弹力图各参数中对反应时间及凝固时间无明显变化，但血栓最大幅度 Ma 明显变小，表明穿心莲该制剂有强而迅速的抗血小板聚集作用，此作用与其阻抑血小板的排泌反应有关；该制剂对内、外凝系统影响不大，但可增强纤溶系统活力。穿心莲水煮醇沉后乙酸乙酯提取物部位具有抗血小板聚集作用[25]，内酯未见有类似活性。穿心莲（二次提取物）可明显减弱血小板对血管平滑肌细胞的促增生作用[26]。新近的研究表明，穿心莲煎剂具有降低大鼠 ET-I 及升高 NO 的作用，能够保护糖尿病大鼠内皮依赖的血管舒张功能，并能抑制 ICAM-1 及 VCAM-I 的表达，从而具有抗动脉硬化的作用[27]。

穿心莲 API_{0134} 也具有显著的抗血小板聚集、防治动脉粥样硬化、缺血-再灌注损伤及防止冠脉腔内成形术后再狭窄等作用。

另有研究，穿心莲内酯也具有显著的抗血小板聚集、抗心肌缺血、对异丙肾上腺素所致大鼠心肌肥厚的保护作用[28-30]和抗脑缺血再灌注损伤等作用。

8. 降血糖作用 穿心莲有一定降血糖作用，穿心莲内酯 50、100mg/kg 灌胃 14 天，可明显降低链脲菌素糖尿病小鼠血糖，提高血清和胰组织的 SOD，降低 MDA 含量[31]。炎琥宁在体外对α-葡萄糖苷酶具有明显的抑制作用[32]，糖尿病时胰岛 B 细胞中的 TNF-α 表达增高，炎琥宁可降低血糖，下调 TNF-α 的表达，减轻胰腺的病理损伤，改善胰岛功能[33]。

9. 其他作用

（1）抗蛇毒作用　穿心莲民间用于蛇伤，实验表明穿心莲有显著的抗蛇毒作用。穿心莲乙醇提取物腹腔注射能显著延长眼镜蛇毒中毒小鼠呼吸衰竭和死亡时间，穿心莲对烟碱受体无影响，而呈毒蕈碱样作用，这可能是其抗蛇毒作用的一个机制。

（2）中止妊娠作用　穿心莲的多种制剂对于多种实验动物，采取多种给药途径时均能显示明显的中止妊娠效果，但以腹腔注射、静脉注射时效果为佳，宫腔内注射效果也佳，且用量小。外源性孕酮或黄体生成释放激素均可完全或明显对抗穿心莲的致流产效果，提示穿心莲可能具有对抗体内孕酮的作用。此外，穿心莲还能抑制体外培养的人胎盘绒毛滋养层细胞的生长和激素分泌，不同穿心莲样品中以穿心莲三氯甲烷提取物和穿心莲内酯作用为强，对于 hCG 分泌，穿心莲三氯甲烷提取物及穿心莲内酯的 MIC 为 500μg/ml，抑制孕酮作用相似，三氯甲烷提取物对孕酮有效量为 500μg/ml，镜下可见穿心莲制剂能引起细胞损伤，并可引起滋养层细胞死亡。上述结果除表明穿心莲的抗生育作用原理可能与其有抗孕激素作用及直接损伤绒毛细胞外，还提示可能对胎盘绒毛细胞增生过度性疾病有一定疗效。

（3）抗氧化作用　从穿心莲中提得的黄酮 $APNF_{0134}$ 对 O_2^-、H_2O_2、OH·均有强的清除作用，对 X-XO 及碱性 DMSO 体系的 IC_{50} 分别为 4.39mg/L 及 4.89mg/L；对 H_2O_2 也有强的清除作用，IC_{50} 为 13.62mg/L，还能显著抑制 VitC-H_2O_2-Cu^{2+}-酵母多糖产生的化学发光，$APNF_{0134}$ 还能浓度依赖地拮抗 O_2^- 诱导的血小板聚集，IC_{50} 为 122.48mg/L。穿心莲内酯可增加热休克蛋白 HSP70 表达，从而具有抗应激作用，穿心莲内酯可作为一种新的热休克蛋白激活剂使用[34]。

此外，穿心莲内酯可有效缓解番泻叶和蓖麻油所致小鼠的腹泻[35]，对放射性损伤有明显的防护作用[36]，还可减轻博来霉素致肺纤维化大鼠肺泡炎、降低肺组织 HYP 含量和减少肺组织中 PDGF 的表达，从而减轻纤维化程度[37]，穿心莲内酯还具有延缓肺动脉高压进程的作用[38]。

10. 体内过程 ^3H 穿心莲内酯静脉注射于小鼠后于体内分布迅速而消除较慢，分布速率常数α为 0.189，消除速率常数β为 0.0026。给小鼠灌服 0.66mg，30.75 分钟即达吸收高峰，血浓峰值为 16μg/ml，利用率为 44.1%；胃、小肠于药后半小时，其他脏器于药后 1 小时达最高浓度，以胆、胃、肝、小肠的放射活性为最强，子宫、肾、卵巢、肺次之，直肠、脾、心、脑等较低，此后各脏器放射活性逐渐下降，但于 48 小时各脏器仍有一定放射活性。灌服药物后 24 小时从尿粪排出 89.7%，48 小时排出 94.25%，其中尿为 48.97%，粪为 45.28%，排出物大多系代谢产物。用有机偶合化学发光法研究穿心莲内酯在兔体内的药动学结果表明：每兔灌服穿心莲 4g 的水煎剂后穿心莲内酯于 1 小时达最大峰强度 24μg/ml，$t_{1/2\alpha}$ 为 0.692 小时±0.07 小时，$t_{1/2\beta}$ 为 12.12 小时±1.9 小时，表明其属长半衰期药物，其于肾、肝、心中的浓度可分别达 4.56、

2.03μg/g 及 0.43μg/g，24 小时血中残留浓度为 5.7μg/ml。穿心莲内酯、脱氧穿心莲内酯、新穿心莲内酯和脱水穿心莲内酯大鼠灌服，其体内过程与代谢并不相同，其中，甲素、丁素在尿和粪中仅可见原型；乙素则可检测到甲素、丁素及一未知化合物，丙素粪中可见原型与苷元，尿中检测到三个未知峰。

脱水穿心莲内酯琥珀酸半酯 100mg/kg 静脉注射于家兔后分布、消除均迅速，$t_{1/2\alpha}$ 为 1.90 小时±0.0193 小时，$t_{1/2\beta}$ 为 2.802 小时±0.875 小时，AUC 为 747.55μg/(ml·h)±110.6μg/(ml·h)；C_0 557.2μg/ml±58.21μg/ml、V_c 0.327L/kg±0.0296L/kg、V_B 1.274L/kg±0.319L/kg、CL 0.323L/(kg·h)±0.0463L/(kg·h)，但灌服 1000mg/kg 仍无吸收，生物利用度极低，可能为被胃酸破坏或肝脏所迅速代谢。

在制剂中，穿心莲胶囊、穿心莲丸大鼠灌胃，穿心莲内酯的生物利用度 C_{max} 分别为 2.23mg/L 和 1.08mg/L；t_{max} 分别为 0.57 小时和 0.96 小时；$AUC_{0\text{-}24\,小时}$ 分别为 8.39mg/(L·h) 和 3.94mg/(L·h)，表明胶囊的生物利用度优于丸。穿心莲内酯分散片与穿心莲内酯片两制剂于人口服的生物等效。以脱水穿心莲内酯为指标的研究表明穿心莲片在小鼠胃肠道吸收快，13 分钟左右血浆中达峰，但消除较慢，于大鼠相似，38 分钟血药浓度达峰，于人同样表现为吸收迅速，达峰快，消除半衰期长。

穿心莲内酯 84.7mg/kg、脱水穿心莲内酯 209mg/kg 灌胃大鼠，采用 LC/MS/MS 法分别对穿心莲内酯和脱水穿心莲内酯的血浆样品进行测定，结果未能检测到穿心莲内酯，脱水穿心莲内酯在大鼠体内有吸收，其 C_{max} 为 412.30ng/ml+208.90ng/ml；t_{max} 为 1.6 小时+1.5 小时；$t_{1/2}$ 为 1.168 小时+1.28 小时；$AUC_{0\text{-}8}$ 3852.10ng/(ml·h)+2545.38ng/(ml·h)[39]。脱水穿心莲内酯的口服生物利用度是 11.92%，在肠道中的吸收较好，并不进行代谢，外排转运蛋白例如 P-糖蛋白和乳腺癌蛋白不参与脱水穿心莲内酯的细胞转运[40]。另有报告表明，穿心莲内酯在体内吸收迅速，在消化系统及中枢有较大分布，属于长半衰期药物，在体内代谢为水溶性更好的代谢物，经过肾脏和肠道排泄。穿心莲内酯可影响体内多种细胞色素 P_{450} 的活性，从而对其他药物代谢产生影响[41]。6g/kg 灌胃给予穿心莲片，通过 LC/MS/MS 法测定大鼠血浆中穿心莲内酯和脱水穿心莲内酯的浓度，其主要的药物动力学参数为：脱水穿心莲内酯，C_{max} 为 5.46μg/ml；t_{max} 为 0.6 小时；$t_{1/2}$ 为 8.8；$AUC_{0\text{-}8}$ 34.65μg/(ml·h)；穿心莲内酯为 1.44 小时、1.6 小时、7.29 小时、11.64μg/(ml·h)[42, 43]。

11. 毒理研究 穿心莲浸膏灌服对小鼠的 LD_{50} 以穿心莲内酯计算为 13.19g/kg，穿心莲根总黄酮给小鼠静注的 LD_{50} 为 1.15g/kg±0.28g/kg。穿心莲数种内酯或制剂对小鼠的 LD_{50} 值为：总内酯灌服为 13.4g/kg，甲、乙、丙、丁素灌服分别为>20、>40、>20 及>20g/kg，穿心莲甲素注射液（穿心莲内酯亚硫酸氢钠加成物）静脉注射为 1.075～1.145g/kg，穿琥宁注射液（脱水穿心莲内酯琥珀酸半酯）腹腔注射 0.675g/kg±0.030g/kg、静注 0.600g/kg±0.020g/kg。

亚急性毒性试验，穿心莲内酯 1g/kg 灌服，每天 1 次连续 7 天，对大白鼠或家兔无明显毒性，10mg/kg 静脉注射于兔或 30mg/kg 于未孕及中孕家兔子宫角作宫腔内注射对主要脏器及子宫内膜形态结构均无不良影响。穿琥宁注射液 84mg/kg 腹腔注射每日 1 次，连续 10 日对大鼠未见明显毒性作用。但超大剂量穿心莲内酯可影响肝功能，自愿受试者每服 0.5g，1 日 4 次，首剂加倍，连续 4 日可使部分人血清 GPT 暂时上升，停药后恢复，但 0.3g，1 天 3 次，连续 5 天，则对肝肾功能未见显著影响。近有研究表明，穿心莲内酯及其衍生物也有一定毒性，特别是对肾毒性[44-47]和生殖毒性[48, 49]，值得引起注意。

【参考文献】 [1] 廖延智，辛少蓉，张丹烘，等. 穿心莲中抑菌物质的提取及抑菌效果的研究. 广东轻工职业技术学院学报，2013，12(3)：30-34.

[2] 陈倩倩，李清，毕开顺. 绵茵陈、穿心莲不同配伍比例水提取物的体外抗菌活性研究. 中国民族民间医药，2013，22(5)：29-32.

[3] 彭东东，林健雄，王冬敏，等. 穿心莲提取物对结核分枝杆菌的体外抑菌作用研究. 河北医学，2010，16(4)：451-453.

[4] 陈思敏，谌立巍，何敏，等. 穿心莲内酯对铜绿假单胞菌 PAO1 生物被膜形成的影响及对 lasR/rhlR 表达的调控机制. 中药药理与临床，2014，30(2)：24-27.

[5] 何巧，陈思敏，李轩豪，等. 穿心莲内酯对铜绿假单胞菌 PAO1 生物被膜形成的影响. 中药药理与临床，2015，31(1)：32-36.

[6] 杨新娟. 穿心莲内酯对脑膜炎奈瑟球菌感染大鼠继发内毒素血症的影响. 中药药理与临床，2014，30(3)：58-60.

[7] Jayakumar T，Hsieh C Y，Lee J J，et al. Experimental and clinical pharmacology of *Andrographis paniculata* and its major bioactive phytoconstituent Andrographolide. Evidence-Based Complementary and Alternative Medicine，2013(5)：846740.

[8] 张丹丹，陈娟娟，方建国，等. 穿心莲抗人巨细胞病毒的体外实验研究. 医药导报，2010，29(6)：704-707.

[9] 李春英，梁爱华，薛宝云，等. 穿心莲提取物的药效学研究. 中国实验方剂学杂志，2009，15(10)：94-98.

[10] 王小燕，张美英，王征峰，等. 穿心莲水提取物体外抗柯萨奇病毒 B3 作用的研究. 江苏中医药，2009，41(5)：71-72.

[11] 杨飞飞，王维，李新艳，等. 穿心莲内酯对慢性乙型肝炎

患者外周血单个核细胞的免疫调节作用．中华传染病杂志，2010，28(4)：226-231.

［12］平静，王思源，谢宁，等．穿心莲内酯磺化物体外抗腺病毒药效学研究．中国实验方剂学杂志，2012，18(21)：175-179.

［13］史传英，董六一．亚硫酸氢钠穿心莲内酯的抗炎解热镇痛作用研究．中国民族民间医药，2009，18(12)：5-6.

［14］夏东利，徐志立，张莹，等．穿心莲内酯对小鼠镇痛抗炎作用的实验研究．儿科药学杂志，2013，19(4)：1-4.

［15］覃林花，郑智武，孔玲，等．穿心莲内酯对肿瘤坏死因子-α和白介素-12表达的抑制作用．第二军医大学学报，2011，32(7)：717-720.

［16］冯龙，赵国强，马云云，等．穿心莲对人外周血 $CD4^+$ 淋巴细胞表面CXCR4和CCR5的影响以及对CXCR4/CCR5启动子作用机制的研究．中国中药杂志，2011，36(21)：3012-3016.

［17］韩俊伟，吕世明，谭艾娟，等．穿心莲内酯对小鼠呼吸道免疫功能的影响．山地农业生物学报，2009，28(1)：51-54.

［18］董建华，叶再元，李曙光，等．穿心莲内酯对不同分化胃癌细胞株的体外增殖的影响．浙江中医药大学学报，2009，33(2)：170-174.

［19］戴桂馥，赵进，王庆端，等．穿心莲内酯诱导人食管癌Ec9706细胞凋亡机制研究．中国药理学通报，2009，25(2)：173-176.

［20］任丹虹，方垄，应可净，等．穿心莲内酯对人肺腺癌A549细胞NF-κB通路的调控作用．中国药理学与毒理学杂志，2010，24(2)：106-110.

［21］罗卫民，罗湘玉，刘越峰．穿心莲内酯对肺癌细胞NF-κB的活性以及MMP-9表达的影响．中国美容医学，2012，21(10)：48-49.

［22］方海燕，吴晓云，兰天，等．穿心莲内酯对人黑色素瘤细胞A375凋亡的影响．中成药，2013，35(4)：643-646.

［23］覃华，张琰，韩艳，等．穿心莲内酯对 S_{180} 小鼠体内抗肿瘤作用的研究．科学技术与工程，2010，10(28)：1671-1674.

［24］何晓东，龚萍，亓翠玲，等．穿心莲内酯滴丸抗小鼠黑色素瘤作用的研究．广东药学院学报，2011，27(2)：163-165.

［25］任秀华，杜光，宗凯，等．穿心莲提取物抗血小板聚集作用的有效部位研究．中国医院药学杂志，2014，34(2)：116-118.

［26］何浩，汪道文．穿心莲对血管成形术后家兔血小板促血管平滑肌细胞增殖的影响．中国临床保健杂志，2011，14(4)：406-408.

［27］田风胜，王元松，苏秀海，等．穿心莲对糖尿病大鼠血管病变保护机制的研究．中国实验方剂学杂志，2009，15(10)：85-88.

［28］钟富有，李良东，黄志华，等．穿心莲内酯对大鼠心肌肥厚及抗氧化作用的影响．时珍国医国药，2010，21(1)：226-227.

［29］黄志华，曾雪亮，裘莉莉，等．穿心莲内酯对异丙肾上腺素诱导的心肌肥厚大鼠血管活性物质的影响．中国实验方剂学杂志，2012，18(12)：166-169.

［30］李萍，高晶，李莉，等．穿心莲内酯对心肌肥厚大鼠心肌肌浆网 Na^+-ATPase活性影响研究．亚太传统医药，2013，9(12)：11-12.

［31］杨苹，黄必义，陈森州，等．穿心莲内酯对链脲菌素糖尿病小鼠血糖及抗脂质过氧化作用的影响．时珍国医国药，2009，20(5)：1111-1112.

［32］徐俊，鲍娇琳，沈伟哉，等．穿心莲内酯衍生物炎琥宁对α-葡萄糖苷酶抑制活性及机制研究．时珍国医国药，2012，23(7)：1637-1640.

［33］韩敏，李锦平，石静，等．14-脱羟-11，12-二脱氢穿心莲内酯对糖尿病大鼠血糖及肿瘤坏死因子-α的影响．中国医药导报，2013，10(7)：17-19.

［34］颚顺梅，黄运洪，陈荣，等．穿心莲内酯对HeLa细胞热休克蛋白和表达的影响．广东医学，2012，33(13)：1870-1872.

［35］张程亮，王砚，向道春，等．穿心莲内酯对小鼠腹泻模型的治疗作用研究．中国药师，2011，14(8)：1102-1105.

［36］白慧云，穆祥，李莉，等．穿心莲内酯对大鼠辐射损伤防护的实验研究．中华放射医学与防护杂志，2011，31(2)：194-196.

［37］黄成亮，王文军，朱惠兰，等．穿心莲内酯对博来霉素致肺纤维化大鼠肺组织羟脯氨酸和PDGF表达的影响．时珍国医国药，2012，23(4)：904-907.

［38］王玉玖，王晶，李伟，等．穿心莲内酯抑制缺氧性肺动脉高压的实验研究．中国临床实用医学，2010，4(4)：124-127.

［39］廖琼峰，姚媛，张蕾，等．LC/MS/MS法测定大鼠血浆中穿心莲内酯和脱水穿心莲内酯及药动学研究．世界科学技术—中医药现代化，2009，11(6)：847-851.

［40］叶玲，梁福贵，杨晓珊，等．脱水穿心莲内酯在大鼠体内的口服生物利用度和肠道处置．南方医科大学学报，2012，32(8)：1074-1081.

［41］薛松，高静，王砚．穿心莲内酯药动学及对细胞色素 P_{450} 影响的研究进展．医药导报，2011，30(6)：776-779.

［42］魏存芳，姚媛，廖琼峰，等．穿心莲片中穿心莲内酯和脱水穿心莲内酯的药代动力学研究．中成药，2009，31(5)：724-727.

［43］王芳，翟文婷，李艳丽，等．穿心莲内酯制剂及药代动力学的研究进展．中国药业，2013，22(9)：1-4.

［44］胡中慧，王全军，廖明阳．穿心莲内酯注射液肾毒性与安全使用．药物不良反应杂志，2009，11(1)：28-30.

［45］张玉萌，栗晓东，刘萍，等．穿心莲制剂引起急性肾毒性的文献回顾性分析．中国药物应用与监测，2010，7(6)：360-362.

［46］陆红，张信岳，周彦荃，等．亚硫酸氢钠穿心莲内酯对小鼠和家兔的肾毒性作用．中国药理学与毒理学杂志，2010，24(3)：223-227.

［47］胡中慧，吴纯启，王全军，等．2种莲必治注射液对大鼠的毒性作用．药物不良反应杂志，2010，12(1)：10-16.

[48] 李文兰，丁振铎，王铁山，等. 穿心莲生殖毒性的量效关系研究. 哈尔滨商业大学学报(自然科学版)，2013，29(3)：257-261.

[49] 薛佳，李文兰，王学志，等. 穿心莲生殖毒性的时效关系研究. 哈尔滨商业大学学报(自然科学版)，2011，27(5)：645-648，666.

大青叶

Daqingye

本品为十字花科植物菘蓝 *Isatis indigotica* Fort.的干燥叶。主产于江苏、河北、安徽、河南。夏、秋二季分 2～3 次采收，除去杂质，晒干。切碎。以叶完整、色灰绿者为佳。

【性味与归经】 苦，寒。归心、胃经。

【功能与主治】 清热解毒，凉血消斑。用于温病高热，神昏，发斑发疹，痄腮，喉痹，丹毒，痈肿。

【效用分析】 大青叶味苦性寒，主入心、胃二经，又入血分，能清心胃实火，善解血分毒热，长于凉血消斑，《本草正义》言其“为清热解毒之上品，专主温邪热病，实热蕴结”，故本品为治疗温热病热毒内盛，气血两燔之高热、神昏、口干舌绛以及热入营血，发斑发疹之常用药。若与疏散风热药同用，亦可用于温病初起，邪在卫分或外感风热所致之发热头痛，口渴咽痛等。

大青叶善清心胃热毒，又善解瘟疫时毒，有解毒利咽之效，常用于心胃火盛，瘟毒上攻所致之喉痹，痄腮，咽喉肿痛，口舌生疮。

大青叶清热凉血消肿之力较强，为热毒疮痈所常用，尤善治血热毒盛之丹毒，红肿焮痛。正如《本草正》所云：“瘟疫热毒发斑，风热斑疹，痈疡肿痛，……凡以热兼毒者，皆宜蓝叶捣汁用之。”

【配伍应用】

1. 大青叶配水牛角 大青叶味苦而寒，以清热解毒为先，又能凉血消斑；水牛角咸寒入血，以清热凉血为重，又能泻火解毒。二药配伍，共奏泻火解毒，凉血止血之效，适用于热入血分，迫血妄行，斑疹吐衄。

2. 大青叶配金银花 大青叶清热解毒，凉血消肿；金银花清热解毒，消痈散结。二药配伍，可增强清热解毒消痈之力，适用于热毒为患的痈疮，丹毒，痄腮等证。

3. 大青叶配牛蒡子 大青叶清热解毒，凉血消肿；牛蒡子疏散风热，解毒利咽。二药配伍，可增强其清热解毒，利咽消肿之功，适用于风热上攻或温病初起，发热头痛，咽喉红肿及喉痹。

4. 大青叶配栀子 大青叶长于泻心、胃实火而解毒凉血；栀子长于解心、肺客热而清心除烦。二药配伍，则清心解毒，泻火除烦功效更为显著，适用于温病高热，心烦躁扰，口渴咽痛等。

【方剂举隅】

1. 大青丸（《圣济总录》）

药物组成：大青叶、甘草、枳壳、苦参、黄连、生地黄、升麻。

功能与主治：清热泻火，凉血消肿。适用于心脾中热，口糜生疮，乍发乍退，久不瘥。

2. 大青散（《圣惠方》）

药物组成：大青叶、知母、柴胡、葛根、甘草、升麻、石膏、黄芩、赤芍药、栀子、芒硝等。

功能与主治：疏散风热，清热解毒。适用于小儿伤寒，头痛壮热，烦渴。

3. 大青汤（《外台秘药》引《延年秘录》）

药物组成：大青叶、栀子、豆豉等。

功能与主治：清热解毒，凉血消斑。适用于天行壮热头痛，气血两燔，斑疹隐隐或遍身发疮如豌豆者。

4. 大青汤（《伤寒总病论》）

药物组成：大青叶、秦艽、吴兰、升麻、荠苨、栝楼根、甘菊、石膏、竹沥、朴硝。

功能与主治：泻火解毒，清热化痰。适用于时行头痛，心如醉状，面向黑处，不欲见人，里热不散，甚则狂走赶人。

【成药例证】

1. 清瘟解毒片(丸)（《临床用药须知中药成方制剂卷》2020 年版）

药物组成：大青叶、黄芩、葛根、连翘、羌活、防风、白芷、柴胡、川芎、玄参、天花粉、炒牛蒡子、赤芍、桔梗、淡竹叶、甘草。

功能与主治：清瘟解毒。用于外感时疫，憎寒壮热，头痛无汗，口渴咽干，痄腮，大头瘟。

2. 清火片（《临床用药须知中药成方制剂卷》2020 年版）

药物组成：大青叶、大黄、石膏、薄荷脑。

功能与主治：清热泻火，通便。用于火热壅盛所致的咽喉肿痛、牙痛、头晕目眩、口鼻生疮、目赤肿痛、大便不通。

3. 消炎退热颗粒（《临床用药须知中药成方制剂卷》2020 年版）

药物组成：大青叶、蒲公英、紫花地丁、甘草。

功能与主治：清热解毒，凉血消肿。用于外感热病，热毒壅盛证，症见发热头痛，口干口渴，咽喉肿痛；上呼吸道感染见上述症状者，亦用于疮疖肿痛。

4. 复方大青叶合剂（《临床用药须知中药成方制剂卷》2020年版）

药物组成：大青叶、山银花、拳参、大黄、羌活。

功能与主治：疏风清热，解毒消肿，凉血利胆。用于外感风热或瘟毒所致的发热头痛，咽喉红肿、耳下肿痛、胁痛、黄疸等症；流行性感冒、腮腺炎、急性病毒性肝炎见有上述症状者。

【用法与用量】 9～15g。

【注意】 脾胃虚寒者慎用。

【本草摘要】

1.《名医别录》 “疗时气头痛，大热，口疮。”

2.《本草纲目》 “主热毒痢，黄疸，喉痹，丹毒。”

3.《本草正》 “治瘟疫热毒发斑，风热斑疹，痈疡肿痛，除烦渴，止鼻衄，吐血……凡以热兼毒者，皆宜蓝叶捣汁用之。”

【化学成分】 主要含靛蓝，靛玉红，菘蓝苷B，2,4-(1*H*，3*H*)喹唑二酮，5-羟基-吲哚酮，扶桑甾醇。

中国药典规定本品含靛玉红($C_{16}H_{10}N_2O_2$)不得少于0.020%。

【药理毒理】 本品具有抗病原微生物、抗内毒素、解热、抗炎等作用。

1. 抗病原微生物作用 大青叶具有抗病毒作用。采用鸡胚法对不同种质资源的15种大青叶水提物进行抗流感病毒检测，结果大多数样品对甲型流感病毒A1京防86-1株有明显的抑制作用，无论是同病毒直接作用还是治疗和预防作用均为有效。大青叶有效单体1、2、3、4对流感病毒无直接灭活作用，也不能阻止流感病毒的吸附，但能抑制流感病毒在MDCK细胞内的的生物合成，其IC_{50}分别为30.80、29.74、27.56、25.85mg/L，治疗指数(TI)分别为6.33、9.30、10.77、15.05，在160mg/L时能抑制流感病毒在MDCK细胞内的增殖达90%左右，在40～160mg/L内大青叶1、2、3、4单体能明显降低流感病毒血凝滴度[1]，其有效单体并能对抗呼吸道合胞病毒(RSV)[2]、柯萨奇病毒B3(CVBs)[3]。对登革病毒Ⅱ型能抑制DENV-Ⅱ在细胞内的复制增殖[4, 5]。另外，大青叶还有抗伪狂犬病病毒作用[6]。

大青叶多种提取部位对HSV-Ⅰ也有直接灭活作用，但各部位均不能阻止HSV-Ⅰ侵入细胞，石油醚、三氯甲烷、正丁醇提取部位均有抑制其生物合成作用，正丁醇部位能显著降低HSV-Ⅰ脑炎小鼠死亡率。另有研究发现大青叶提取物在体外对HSV-Ⅱ无直接灭活作用，也无抗HSV-Ⅱ吸附细胞的作用，但能抑制HSV-Ⅱ在细胞内的复制增殖。采用细胞病变法和MTT法观察发现大青叶乙醇提取物体外抗豚鼠巨细胞病毒的抑制率为96.28%。对于柯萨奇病毒B3(CvB3)所致小鼠病毒性心肌炎，大青叶煎剂灌胃可见心肌病变明显减轻，心肌坏死灶数量和范围显著减少，炎细胞浸润减轻。

大青叶具有抗菌作用，对金黄色葡萄球菌、白色葡萄球菌、甲型链球菌、乙型链球菌有明显抑菌作用，以对金黄色葡萄球菌效果更明显。大青叶提取物对金黄色葡萄球菌、沙门菌、李斯特菌、炭疽杆菌均有较强的抑制作用[7]。

2. 抗内毒素作用 大青叶有显著的抗内毒素作用，体外大青叶三氯甲烷提取物的1%溶液稀释64倍后仍有破坏内毒素作用，经药物作用后的内毒素40EU/kg注入家兔不产生典型的致热反应。另有研究表明大青叶正丁醇萃取部位亦能直接中和内毒素，能显着降低内毒素的致热性，同时能显著降低ACTD敏化小鼠的死亡率。大青叶抗内毒素活性与所含的有机酸类、氨基酸类等化学成分密切相关，而与靛蓝、靛玉红无明显关系。

3. 解热作用 大青叶醇沉物灌胃对干酵母所致的大鼠发热及内毒素所致的家兔发热均有明显的降温作用。大青叶所含总有机酸能明显降低干酵母引起的大鼠体温升高。

4. 抗炎作用 大青叶醇沉物对二甲苯所致的小鼠耳肿胀及蛋清所致的大鼠足肿胀有明显的抑制作用。大青叶总有机酸提取物对二甲苯致小鼠耳廓肿胀均具有抑制作用，能显著减少醋酸所致小鼠腹腔伊文思蓝的渗出量。

5. 其他作用 大青叶乙醇提取液10～160g/kg给药后的含药血清对K562和S_{180}肿瘤细胞有明显抑制作用[8]，大青叶具有抑制血管生成活性，其中的靛玉红在10，50mg/L能显著抑制斑马鱼胚胎体节间血管生成，抑制率为20.9%和38.4%。每个鸡蛋分别加入5、7.5和10μg靛玉红处理72小时后，能显著抑制鸡胚绒毛尿囊膜血管生成，抑制率为32.70%、41.61%和51.43%[9]。大青叶也具有抑制HaCaT细胞增殖的作用，抑制角质形成细胞增殖可能是大青叶治疗银屑病的作用机制之一[10]。

6. 药代动力学研究 大青叶给大鼠后的血清呈现3种移形成分，含量较高的成分可能是大青叶的主要成分，另外2种移形成分可能是代谢产物[11]。大青叶水煎剂0.76g/kg灌服6天对小鼠肝微粒体CYP1A1的酶活性呈诱导作用，7～8g/kg灌服3天也有相似结果，药效随时间与剂量的增加而增强。大青叶水煎液还能使小鼠微粒体CYP2E1酶活性增加，但其对信使核糖核酸(mRNA)转录水平无影响。

7. 毒理研究 其煎剂腹腔注射对小鼠的 LD_{50} 为 16.25g/kg±1.47g/kg；大青苷小鼠灌服 LD_{50}>8g/kg，腹腔注射为 5g/kg。曾经有牛在采食大量大青叶后中毒的报告，在 24 小时左右尿血，精神沉郁，食欲减少，可视黏膜苍白，贫血严重，弓腰，排尿困难、排褐红色尿液，牛粪便也有血色，口腔黏膜潮红、肿胀，流涎，严重者卧地不起，对死亡牛可见肠胃无变化，心、肾充血至发绀，肺无肉眼可见变化，背最长肌充血至发紫[12]。

附：蓼大青叶

本品为蓼科植物蓼蓝 *Polygonum tinctorium* Ait.的干燥叶。性味苦，寒。归心、胃经。功能清热解毒，凉血消斑。用于温病发热，发斑发疹，肺热咳喘，喉痹，痄腮，丹毒，痈肿。用量 9～15g。外用鲜品适量，捣烂敷患处。

【参考文献】

[1] 刘钊，杨占秋，肖红．中药大青叶有效单体抗流感病毒作用．中南民族大学学报(自然科学版)，2009，28(3)：42-46.

[2] 刘钊，杨占秋，肖红．大青叶有效单体抗呼吸道合胞病毒作用的实验研究．时珍国医国药，2009，20(8)：1977-1979.

[3] 刘钊，杨占秋，肖红．中药大青叶有效单体抗柯萨奇病毒作用．中南民族大学学报(自然科学版)，2009，28(2)：41-45.

[4] 洪文艳，唐博恒，刘金华，等．大青叶提取物抗登革病毒Ⅱ型的体外实验研究．中国现代药物应用，2010，4(20)：161-162.

[5] 高博，张建明，王宇，等．大青叶水溶性提取物对登革病毒抑制作用及机制探讨．海峡药学，2013，25(7)：205-207.

[6] 仇微红，张盼锋，李雪，等．大青叶板蓝根等 5 种清热类中药体外抗伪狂犬病病毒效果．中国兽医杂志，2009，45(11)：37-39.

[7] 胡永金，乔金玲，朱仁俊，等．紫草与大青叶提取物体外抑菌效果研究．安徽农业科学，2010，38(9)：4565-4567.

[8] 简晓顺，尹一子，陈健清，等．大青叶乙醇提取液含药血清体外抗肿瘤活性研究．中药材，2013，36(4)：633-635.

[9] 夏小艳，刘可春，王思锋，等．大青叶中靛玉红的抗血管生成活性研究．中国药学杂志，2010，45(3)：187-189.

[10] 郑明警，马丽俐．大青叶等清热药对 HaCaT 细胞增殖的影响．浙江中西医结合杂志，2013，23(4)：262-264.

[11] 肖京平．大青叶在大鼠中的血清药物化学研究．健康大视野，2012，20(9)：368.

[12] 柴宏高，郑学雄，郑鹏宏．牛大青叶中毒治疗．中兽医医药杂志，2012，31(4)：63-64.

板 蓝 根

Banlangen

本品为十字花科植物菘蓝 *Isatis indigotica* Fort.的干燥根。主产于江苏、河北。秋季采挖，除去泥沙，晒干。切厚片。以切面皮部黄白色、木部色黄者为佳。

【性味与归经】 苦，寒。归心、胃经。

【功能与主治】 清热解毒，凉血利咽。用于瘟疫时毒，发热咽痛，温毒发斑，痄腮，烂喉丹痧，大头瘟疫，丹毒，痈肿。

【效用分析】 板蓝根苦寒清泄，归心、胃经，既善清热解毒，又擅凉血、利咽，对温毒时疫诸疾，未病可防，已病能治。既是治外感发热，温病初起，咽喉肿痛，喉痹，烂喉丹痧之常品；又是治时行温病，温毒发斑，痄腮，大头瘟疫，丹毒及痈肿疮毒等的要药。

【配伍应用】板蓝根配蒲公英、紫花地丁 三药均属苦寒清热解毒之品。而板蓝根善于凉血利咽；蒲公英长于消痈散结，又能疏郁通乳；紫花地丁擅于凉血消肿，尤善解疔毒。三药合用，共奏清热解毒、消肿止痛之功，用于热毒炽盛所致的痄腮、急喉痹、乳痈及疮疖肿痛等。

【鉴别应用】板蓝根与山豆根 两药均善清热解毒、利咽，同为治肺胃热毒壅盛、咽喉肿痛的要药。然板蓝根又兼能凉血，常治温毒发斑、大头瘟疫、痄腮等温毒时疫诸疾。而山豆根大苦大寒，功专清泄肺胃热毒壅结、消肿止痛，既为"解咽喉肿痛第一要药"，又为治胃火炽盛、牙龈肿痛及湿热黄疸、肺热咳嗽等症之常品。

【方剂举隅】 普济消毒饮（《试效方》）

药物组成：黄芩、黄连、陈皮、甘草、玄参、柴胡、桔梗、连翘、板蓝根、马勃、牛蒡子、薄荷、僵蚕、升麻。

功能与主治：清热解毒，疏风散邪。用于大头瘟。恶寒发热，头面红肿痛，目不能开，咽喉不利，舌燥口渴，舌红苔白兼黄，脉浮数有力。

【成药例证】

1. 板蓝根颗粒(茶、糖浆)(《临床用药须知中药成方制剂卷》2020 年版)

药物组成：板蓝根。

功能与主治：清热解毒，凉血利咽。用于肺胃热盛所致的咽喉肿痛、口咽干燥、腮部肿胀；急性扁桃体炎、腮腺炎见上述证候者。

2. 利咽解毒颗粒(《临床用药须知中药成方制剂卷》2020 年版)

药物组成：板蓝根、大青叶、金银花、连翘、薄荷、牛蒡子(炒)、天花粉、浙贝母、大黄、黄芩、地黄、玄参、麦冬、僵蚕、山楂(焦)、桔梗。

功能与主治：清肺利咽，解毒退热。用于外感风热所致的咽痛、咽干、喉核红肿、两腮肿痛、发热恶寒；

急性扁桃体炎、急性咽炎，腮腺炎见上述证候者。

3. 抗病毒颗粒（《中华人民共和国卫生部药品标准·中药成方制剂》）

药物组成：板蓝根、忍冬藤、山豆根、鱼腥草、重楼、贯众、白芷、青蒿、川射干。

功能与主治：清热解毒。用于病毒性上呼吸道感染（病毒性感冒）。

4. 灭澳灵片（《中华人民共和国卫生部药品标准·中药成方制剂》）

药物组成：板蓝根、刺五加、金银花、冬虫夏草。

功能与主治：清热解毒，益肝补肾。用于急慢性乙型肝炎及表面抗原健康带毒者。

5. 感冒退热颗粒（《临床用药须知中药成方制剂卷》2020年版）

药物组成：大青叶、板蓝根、连翘、拳参。

功能与主治：清热解毒，疏风解表。用于上呼吸道感染、急性扁桃体炎、咽喉炎属外感风热、热毒壅盛证，症见发热、咽喉肿痛。

【用法与用量】 9～15g。

【注意】 体虚而无实火热毒者忌服，脾胃虚寒者慎用。

【本草摘要】

1.《分类草药性》 “解诸毒恶疮，散毒去火，捣汁，或服或涂。”

2.《本草便读》 “板蓝根即靛青根，其功用性味与靛青叶同，能入肝胃血分，不过清热、解毒、辟疫、杀虫四者而已。”

3.《日华子本草》 “治天行热毒。”

【化学成分】 主要含生物碱类成分：告依春，表告依春等；氨基酸类成分：精氨酸，脯氨酸，谷氨酸，酪氨酸等；还含靛玉红、靛蓝、羟基靛玉红、谷甾醇、腺苷、丁香苷、落叶松树脂醇等。

中国药典规定本品含（*R*，*S*）-告依春（C_5H_7NOS）不得少于0.020%，饮片不得少于0.030%。

【药理毒理】 本品具有抗病毒、抗内毒素、解热、抗炎等作用。

1. 抗病原微生物作用 体外与整体动物实验研究结果均表明，板蓝根有明显的抗病毒作用，如流感病毒[1]、腺病毒、流行性腮腺炎病毒、单纯疱疹病毒[2]、柯萨奇病毒、巨细胞病毒、出血热病毒、鸡新城疫病毒[3, 4]、猪繁殖与呼吸综合征病毒[5-7]、猪细小病毒[8]、小鹅瘟病毒[9]、H7N9禽流感病毒[10]等。板蓝根颗粒药物血清在体外细胞培养中能使 $HepG_{2.2.15}$ 细胞减少分泌 HBsAg、HBeAg，并能有效抑制HBeAg分泌[11]。板蓝根对流感病毒的神经氨酸酶和核蛋白（NP）基因表达[12]也有明显抑制作用。流感病毒FM1感染鸡胚试验或甲型流感病毒株 H_3N_2 感染的犬肾传代细胞（MDCK）试验，板蓝根有明显的直接抗病毒作用，并能预防与治疗流感病毒的感染。对流感病毒株FM1滴鼻感染小鼠，板蓝根腹腔注射可明显降低小鼠死亡率、降低肺指数。以抗流感病毒作用的抗病毒活性成分研究结果表明，表告依春（epigoitrin）、靛玉红和异牡荆苷抗FM1的效果为好[1]，为主要抗病毒成分，但以其他病毒为指标时可能存在多种抗病毒作用成分[13, 14]。板蓝根能够显著改善流感病毒FM1感染的肺炎小鼠的炎性反应，并可减轻气管、肺组织的病理损伤[15]。不同产地[16, 17]和板蓝根颗粒[18, 19]也均有一定的抗病毒作用。体外试验表明，板蓝根对多种细菌也有一定抑制作用[20-23]。有报告板蓝根口服对大肠埃希菌感染的小鸡死亡有明显的保护作用；板蓝根多糖腹腔注射对鼠伤寒沙门菌感染有明显保护效果，并能抑制致病性大肠埃希菌的细胞黏附[24]。板蓝根不同提取部位对大肠埃希菌、金黄色葡萄球菌、铜绿假单胞菌均具有抑制作用[25]。板蓝根能够抑制金黄色葡萄球菌和沙门菌，抑制鸡新城疫病毒[26]。板蓝根多糖腹腔注射能够通过刺激Th1型细胞因子增强C57小鼠的细胞免疫应答，抗结核分歧杆菌的感染[27]。

2. 抗内毒素作用 板蓝根[28]、板蓝根注射液、板蓝根超微细粉[29]及板蓝根中分离的多种组分和成分均有抗内毒素作用。体外试验其能抑制鲎试剂的凝胶化，镜下可见内毒素结构破坏，能保护内毒素攻击所致正常或敏化小鼠的死亡，抑制内毒素发热，抑制内毒素所致巨噬细胞分泌TNF-α、IL-6及NO的生成[30]，抑制LPS诱导鼠单核细胞分泌的P38丝裂原活化蛋白激酶活性；抑制LPS刺激鼠肝、脾、肾组织中moesin mRNA的表达。对于内毒素所致家兔的急性血管内凝血也有明显保护作用，可减少肾中凝血栓的形成。板蓝根抗内毒素的主要有效成分有4（^{3}H-喹唑酮、3-红羧基苯基）-1（^{3}H）喹唑酮、苯甲酸、丁香酸、邻氨基苯甲酸、水杨酸等。

3. 解热作用 口服板蓝根部位Ⅳ给药3日，能显著降低内毒素所致家兔发热，0.17g/kg（相当生药10g/kg）的作用与200mg/kg的阿司匹林相近。预先静脉注射后10小时静注LPS，可显著抑制体温反应指数（TRI_4）和最高升温（Δt_{max}）。但与内毒素于体外混和可取消内毒素的致热活性。4（^{3}H-喹唑酮、3-红羧基苯基）-1（^{3}H）-喹唑酮、苯甲酸、丁香酸、邻氨基苯甲酸和水杨酸等提前10分钟静脉注射也均有类同效果。另有报告称，板蓝根总有机酸是解热作用的主要部位[31]。

4. 抗炎作用 板蓝根 70%乙醇提取物对二甲苯所致小鼠耳肿胀、角叉菜胶所致大鼠足肿胀、醋酸致小鼠腹腔毛细血管通透性亢进以及大鼠棉球肉芽肿等均有抑制作用，板蓝根通过下调 iNOS 蛋白表达，抑制炎症介质 TNF-α 及 NO 而发挥抗炎作用[32]。板蓝根乙醇提取后分离得到的 5 个不同极性化学部位，以 20g/kg 灌服，总提取物及高极性部位 2、4、5 均具有显著的抗二甲苯所致小鼠耳肿胀作用。另有报告称，板蓝根总氨基酸、总生物碱部位可能也是其抗炎有效部位[33]。其腺苷含量与抗炎作用具有一定的相关性[34, 35]。板蓝根可降低二甲苯小鼠耳廓肿胀度、5%甲醛注射所致足肿胀度以及气囊滑膜炎总蛋白、白三烯 B4（LTB4）及丙二醛（MDA）的水平，提高气囊滑膜炎动物血清中超氧化物歧化酶（SOD）水平；降低环磷酰胺模型小鼠血清肿瘤坏死因子-α（TNF-α）水平，提高胸脾指数、红细胞与白细胞计数以及γ-干扰素（IFN-γ）、白介素-4（IL-4）水平[36]。板蓝根水提取物灌胃明显降低放射性肺炎小鼠肺中 MDA 含量，增加抗氧化酶 SOD 及 GSH-PX 含量，对小鼠肺组织中氧化应激水平具有较好的调节作用[37]。

5. 对免疫功能的影响 体外板蓝根注射液能上调人肺腺上皮细胞β-防御素 2 的表达，于 100μg/ml 浓度刺激 8 小时表达量最高。板蓝根多糖还有一定的免疫调节作用[38-46]。在断奶仔猪日粮中添加适量的板蓝根可提高其生产性能和免疫能力及降低仔猪腹泻率发生[47]。板蓝根多糖灌胃荷瘤小鼠能够刺激脾淋巴细胞转化及增强 NK 细胞杀伤活性，升高血清 TNF-α、INF-γ和 IL-2 含量，增强荷瘤小鼠免疫功能，延长荷瘤小鼠生存时间[48]。板蓝根多糖能够抑制免疫亢进大鼠免疫功能，增强免疫抑制大鼠免疫功能，对环磷酰胺注射造模大鼠具有双向免疫调节作用[49]。

6. 其他作用 板蓝根的高级性流分具有显著的抗自由基活性，通过清除 DPPH 自由基和 Fe^{3+}还原能力（FRAP）测定板蓝根提取物的体外抗氧化作用，结果表明，板蓝根颗粒组及各个提取物组均有不同程度的体外抗氧化效果，总木脂素抗氧化效果最佳（DPPH IC_{50} 为 160.6mg/L；FRAP 为 0.75mmol/g），总有机酸，总生物碱部位效果较弱[50]。腹腔注射板蓝根多糖对中华鳖小肠、肾、脑均有抗氧化效果[51-53]。板蓝根还有一定抗癌作用，板蓝根注射液对小鼠 Friend 红白血病细胞 3CL-8 在体外有明显杀伤作用。另从板蓝根中提出的脂溶性成分板蓝根二酮 B 能抑制肝癌 BEL-7402 与卵巢癌 A2780，IC_{50} 为 8.2μg/ml 和 7.8μg/ml，并抑制端粒酶活性，促进逆转肿瘤细胞向正常细胞转化。板蓝根活性组分具有明显的耐缺氧和抗疲劳作用，延长常压缺氧条件下小鼠存活时间和小鼠负重游泳时间，增强小鼠血清和肝脏 SOD 活性，降低 MDA 含量，提高肝糖原储备量，降低小鼠游泳后血尿素氮和血乳酸水平[54]。板蓝根活性组分可降低 2 型糖尿病大鼠血清总胆固醇、低密度脂蛋白胆固醇、空腹血糖、空腹胰岛素、丙二醛水平，高密度脂蛋白胆固醇、胰岛素敏感指数、超氧化物歧化酶活性[55]。

7. 体内过程 板蓝根总生物碱 50mg/kg 灌服，其有效成分表告依春（含量占 12.8%）于正常和酵母致发热大鼠体内的主要药动学参数为 $t_{1/2}$ 4.94 小时±0.84 小时和 5.71 小时±0.091 小时，C_{max} 为 4.01μg/ml±0.21μg/ml 和 4.15μg/ml ± 0.25μg/ml，AUC 为 28.37μg/（ml・h）± 2.42μg/（ml・h）和 30.35μg/（ml・h）±2.58μg/（ml・h），表明于正常或发热动物药动学行为无明显差异。但板蓝根水提液、总生物碱及表告依春单体在正常大鼠口服主要药动学参数则有明显差异，水煎剂口服时 $t_{1/2}$ 明显延迟，C_{max} 减低，AUC 与总碱相似而显著低于单体。丁香酸静注于兔药动学行为为二室模型，腹腔注射的生物利用度为 86.27%。

8. 毒理研究 有报告板蓝根煎液能明显诱发小鼠骨髓嗜多集红细胞微核和小鼠精子畸形，板蓝根有明显的致突作用[56]。

附：南板蓝根

本品为爵床科植物马蓝 *Baphicacanthus cusia*（Nees）Bremek.的干燥根茎及根。性味苦，寒。归心、胃经。功能清热解毒，凉血消斑。用于温疫时毒，发热咽痛，温毒发斑，丹毒。用量 9～15g。

【参考文献】 ［1］叶未央，李祥，陈建伟. 板蓝根中 11 个化学成分抗病毒药效的筛选. 中国中医急症，2011，20（11）：1772-1774.

［2］董伟，张军峰，何立巍，等. 板蓝根活性部位抗单纯疱疹病毒 1 型分子机制的研究. 时珍国医国药，2011，22（2）：296-298.

［3］侯卫东，黎嫡，崔沛，等. 板蓝根和黄芪提取液对鸡新城疫病毒在鸡胚上增殖的影响. 河南畜牧兽医（综合版），2010，31（1）：9-11.

［4］徐玉凤，刘家国，赵彪，等. 板蓝根生物碱酸性部位对鸡新城疫病毒吸附和释放的影响. 南京农业大学学报，2010，33（6）：90-94.

［5］曾强，黄良宗，李丹，等. 3 种中药体外抗猪繁殖与呼吸综合征病毒的作用. 湖南农业大学学报（自然科学版），2010，36（4）：459-463.

［6］王学兵，崔保安，魏战勇，等. 板蓝根多糖的提取及其对猪繁殖与呼吸综合征病毒的体外作用. 江苏农业学报，2009，25（2）：

311-314.

[7] 王学兵，张红英，崔保安，等. 板蓝根多糖对 PRRSV 的体外抗病毒试验. 西北农业学报，2009，18(1)：198-200.

[8] 陈瑞亮，王林青，崔保安，等. 板蓝根生物碱抗猪细小病毒的作用. 中国农学通报，2010，26(22)：20-23.

[9] 李青，许小琴，王志刚，等. 板蓝根多糖对小鹅瘟病毒体外抑制作用的观察. 中国兽医杂志，2009，45(9)：20-21.

[10] 李征途，李莉，王玉涛，等. 板蓝根水提物体外抑制人 H_7N_9 禽流感病毒药效研究. 现代中西医结合杂志，2016，25(35)：3877-3879，3902.

[11] 叶军，明安萍. 板蓝根颗粒药物血清对 $HepG_{2.2.15}$ 细胞分泌 HBsAg、HBeAg 的影响. 湖北中医药大学学报，2012，14(6)：10-12.

[12] 徐咏书，孙坚，何士勤. 三种板蓝根制剂对流感病毒核蛋白表达的影响. 山东医药，2010，50(27)：8-10.

[13] 孙东东，严世海，陈建伟，等. 板蓝根有效组分的抗病毒活性研究. 南京中医药大学学报，2013，29(1)：53-55.

[14] 朱萱萱，达庆国，张赤兵，等. 板蓝根不同提取物抗甲型流感病毒的实验研究. 中国医药导报，2010，12(6)：1003-1004.

[15] 程淼，曹鸿云，王成祥，等. 板蓝根对流感病毒 FM1 所致肺炎小鼠病理损伤修复作用的研究. 中华中医药杂志，2017，32(8)：3684-3687.

[16] 罗霄山，杜铁良，张丹雁，等. 不同产地南板蓝根抗病毒作用的研究. 中医药导报，2011，17(9)：66-69.

[17] 谢晓亮，尹晓琳，温春秀，等. 小叶板蓝根抗病毒及抑菌效果比较研究. 中国现代中药，2010，12(9)：38-40，60.

[18] 翟志光，王克林，孙刚，等. 板蓝根颗粒和苦甘颗粒对流感病毒感染小鼠的保护作用研究. 世界中西医结合杂志，2011，6(11)：987-989.

[19] 孙惠惠，邓巍，占玲俊，等. 板蓝根颗粒对甲型流感病毒小鼠的作用. 中国比较医学杂志，2010，20(7)：53-56.

[20] 李远，郭辉，李海滨，等. 基于生物热动力学分析的板蓝根抑菌效价检测方法的建立. 世界中西医结合杂志，2012，7(1)：24-27.

[21] 姜源明，俸祥仁，赵武，等. 板蓝根、野菊花、金银花和甘草及复合提取液对鸡大肠埃希菌的体外抑菌试验. 环球市场信息导报，2013，(12)：87.

[22] 郑汝，梁锦丽. 板蓝根不同提取部位抗菌活性的实验性研究. 海峡药学，2010，22(4)：32-34.

[23] 孙静，宋光明，李玲，等. 板蓝根提取物体内外抑菌作用研究. 武警医学，2011，22(5)：412-415.

[24] 张红英，王学兵，赵现敏，等. 板蓝根多糖抑制致病性大肠埃希菌细胞黏附的试验研究. 微生物学杂志，2010，30(1)：61-63.

[25] 耿成锐，李丽娟. 板蓝根不同提取部位抑菌作用比较研究. 世界最新医学信息文摘，2017，17(32)：90.

[26] 王亚芳，张连彦，周艳飞，等. 不同产地和不同提取阶段板蓝根抑菌和抗病毒作用研究. 动物医学进展，2020，41(7)：38-42.

[27] 向田，刘杲，杨瑾. 板蓝根多糖在 C57 小鼠抗结核感染中的作用. 西部中医药，2016，29(11)：7-10.

[28] 王进，佟智. 中药板蓝根抗内毒素作用研究. 健康必读，2012，11(10)：6-9.

[29] 秦传勇，刘云海. 不同粉碎度板蓝根抗细菌内毒素作用. 医药导报，2012，31(11)：1427-1429.

[30] 常晓波. 板蓝根与抗内毒素药效作用及化学基础研究. 吉林医学，2013，34(27)：5539.

[31] 程妍，李祥，许金国，等. 板蓝根有效部位的抑菌解热药效研究. 中药新药与临床药理，2010，21(6)：589-592.

[32] 杜萍，方辉，高万，等. 板蓝根提取物对 RAW264.7 细胞生成 NO 及表达 iNOS 的影响. 亚太传统医药，2012，8(9)：39-40.

[33] 陈凯，窦月，孟凡刚，等. 板蓝根抗炎作用有效部位初步筛选. 中国实验方剂学杂志，2012，18(6)：200-203.

[34] 王建明，潘晓云. 板蓝根制剂中腺苷含量与抗炎作用的相关性研究. 时珍国医国药，2011，22(5)：1269-1271.

[35] 令红艳. 不同板蓝根制剂腺苷含量测定及其抗炎作用比较. 中国实验方剂学杂志，2012，18(11)：143-145.

[36] 赵泽军，王志旺，郭玫，等. 甘肃产不同生态型板蓝根对小鼠抗炎、免疫调节作用的比较. 中国应用生理学杂志，2018，34(1)：57-60，64.

[37] 颜宝红，常育. 板蓝根水提取物对放射性肺炎小鼠模型治疗作用的研究. 心肺血管病杂志，2016，35(10)：833-837.

[38] 薛瑞，章激，曹军华，等. 板蓝根多糖对小鼠免疫功能的调节作用. 中医药导报，2012，18(9)：94-96.

[39] 晋玉章，宋光明，赵艳威，等. 板蓝根免疫调节作用活性部位的筛选. 武警医学院学报，2011，20(7)：538-540，543.

[40] 刘明华，孙玉红，李茂，等. 板蓝根提取物对小鼠免疫功能的影响. 时珍国医国药，2012，23(6)：1346-1347.

[41] 麻延峰，王宏艳，傅春泉，等. 板蓝根多糖对 PRRSV 疫苗的免疫增强试验. 家畜生态学报，2011，32(6)：74-76.

[42] 王宏艳，麻延峰，周文仙. 板蓝根多糖的毒性试验及对小白鼠免疫系统的作用研究. 绵阳师范学院学报，2012，31(2)：75-80.

[43] 耿婵娟，刘志明，迟晓星，等. 板蓝根粗多糖对免疫抑制小鼠的免疫调节作用. 农产品加工·学刊，2012，(4)：36-39.

[44] 张红英，王亚宾，王学兵，等. 板蓝根多糖对体外培养的猪脾脏淋巴细胞增殖及分泌细胞因子和 NO 的影响. 河南农业大学学报，2009，43(2)：173-176.

[45] 赵珊珊，熊善辉，黄鹏，等. 板蓝根多糖对无初乳仔鼠十二指肠 IgG^+ 和 $SIgA^+$ 细胞表达的影响. 中国实验动物学报，2012，

20(1)：47-50.

[46] 王宏艳，麻延峰，周文仙．板蓝根多糖的毒性试验及对小白鼠免疫系统的作用研究．绵阳师范学院学报，2012，31(2)：75-80.

[47] 唐才果，翁吉梅，苏厅，等．板蓝根对仔猪的生长及免疫抗病性能影响研究．猪业科学，2016，33(3)：108-110.

[48] 李吉萍，朱冠华，袁野，等．板蓝根多糖体内抗肿瘤作用与免疫功能调节实验研究．天然产物研究与开发，2017，29(12)：2010-2016.

[49] 张俊，胡安君，毕亚楠，等．板蓝根多糖对环磷酰胺造模大鼠的双向免疫调节作用．药物评价研究，2016，39(4)：531-538.

[50] 陈瀚，李进，李祥，等．板蓝根不同提取部位的体外抗氧化活性．中国实验方剂学杂志，2012，18(9)：184-186.

[51] 朱道玉．板蓝根多糖对中华鳖小肠抗氧化酶活性和脂质过氧化的影响．四川动物，2009，28(4)：542-544.

[52] 朱道玉．板蓝根多糖对中华鳖肾脏抗氧化性的影响．西南师范大学学报(自然科学版)，2009，34(4)：98-101.

[53] 朱道玉．板蓝根多糖对中华鳖脑抗氧化酶活性和脂质过氧化的影响．中国兽医杂志，2009，45(9)：23-24.

[54] 李吉萍，孙婷婷，胡天骄，等．板蓝根活性组分对小鼠耐缺氧及抗疲劳作用的实验研究．中国药理学通报，2016，32(5)：712-715.

[55] 胡天骄，姜振，李吉萍，等．板蓝根活性组分对糖尿病大鼠的降血糖作用．中国新药与临床杂志，2015，34(9)：703-706.

[56] 李莺，王虹，黄晓艳，等．连翘和板蓝根的致突变作用．西北农业学报，2011，20(9)：135-138.

青 黛

Qingdai

本品为爵床科植物马蓝 *Baphicacanthus cusia*(Nees) Bremek.、蓼科植物蓼蓝 *Polygonum tinctorium* Ait.或十字花科植物菘蓝 *Isatis indigotica* Fort.的叶或茎叶经加工制得的干燥粉末、团块或颗粒。主产于福建、广东、江苏、河北。以粉细、色蓝、质轻而松、能浮于水面，以火烧之呈紫红色火焰者为佳。

【性味与归经】 咸，寒。归肝经。

【功能与主治】 清热解毒，凉血消斑，泻火定惊。用于温毒发斑，血热吐衄，胸痛咳血，口疮，痄腮，喉痹，小儿惊痫。

【效用分析】 青黛寒能清热，咸以入血，入肝、肺经，清热解毒之中尤善凉血消斑。为治温毒发斑、血热吐衄、胸痛咳血及口疮、痄腮、喉痹等证之常品。且善清肝火，祛暑热，有凉肝定惊之效。故亦常用治暑热惊痫、小儿惊风抽搐等。

【配伍应用】

1. 青黛配生地黄 青黛善于泻肝火、解热毒、凉血消斑；生地黄长于清热凉血、止血，且擅滋阴。两药伍用，泻火解毒、凉血消斑力胜。适用于阴虚血热之吐血、衄血及温毒发斑。

2. 青黛配海蛤壳 青黛善于泻肝火，兼清肺热，功擅清热解毒、凉血；海蛤壳以清肺化痰、软坚散结见长。两药相配，使肝火可泄，肺热得清，共奏清肝泻火、化痰止咳之功。每用于肝火犯肺之咳嗽不已、痰中带血、咽喉不利、胸胁作痛等症。

3. 青黛配天竺黄 青黛善于泻肝火，定惊；天竺黄长于清痰热、定惊，为痰热惊风常用药。两药合用，清泻肝火、化痰定惊之功增强。适用于急惊身热，面红唇赤引颈，手足抽搐，小便黄等。

【鉴别应用】 大青叶、板蓝根、青黛 大青叶为菘蓝叶；板蓝根为菘蓝或马蓝的根；青黛为马蓝、蓼蓝或菘蓝的茎叶经加工制得的粉末。三者大体同出一源，功效亦相近，皆有清热解毒、凉血消斑之作用。相比较而言，大青叶凉血消斑力强；板蓝根解毒利咽功著；青黛清肝定惊效优。

【方剂举隅】

1. 黛蛤散(《卫生鸿宝》)

药物组成：青黛、蛤壳。

功能与主治：清肝泻火，化痰止咳。用于肝火犯肺，头晕耳鸣，咳痰带血，咽膈不利，胸胁作痛。

2. 青黛石膏汤(《重订通俗伤寒论》)

药物组成：青黛、鲜生地、生石膏、黄芩、升麻、焦栀子、葱白。

功能与主治：泻火解毒，凉血消斑。用于妊娠伤寒，热郁阳明，热极而发紫黑斑。

3. 利惊丸(《活幼全书》)

药物组成：青黛、天竺黄、牵牛子、轻粉。

功能与主治：清泻肝火，化痰定惊。用于急惊身热，面红唇赤引颈，手足抽搐，小便黄。

4. 碧玉散(又名罗青散)(《卫生宝鉴》)

药物组成：青黛、盆硝、蒲黄、甘草。

功能与主治：清热解毒。用于心肺积热，上攻咽喉，肿痛闭塞，水浆不下，或喉痹、重舌、木舌且肿胀。

【成药例证】

1. 复方青黛丸(胶囊)(《临床用药须知中药成方制剂卷》2020年版)

药物组成：青黛、紫草、土茯苓、萆薢、蒲公英、马齿苋、绵马贯众、丹参、白鲜皮、白芷、乌梅、南五味子(酒蒸)、建曲、焦山楂。

功能与主治：清热凉血，解毒消斑。用于血热所致的白疕、血风疮，症见皮疹色鲜红、筛状出血明显、鳞屑多、瘙痒明显，或皮疹为圆形、椭圆形红斑，上附糠粃状鳞屑，有母斑；银屑病进行期、玫瑰糠疹见上述证候者。

2. 口腔溃疡散(《临床用药须知中药成方制剂卷》2020年版)

药物组成：青黛、白矾、冰片。

功能与主治：清热，消肿，止痛。用于火热内蕴所致的口舌生疮、黏膜破溃、红肿灼痛；复发性口疮、急性口炎见上述证候者。

3. 青黛散(《临床用药须知中药成方制剂卷》2020年版)

药物组成：青黛、硼砂(煅)、黄连、冰片、人中白(煅)、薄荷、儿茶、甘草。

功能与主治：清热解毒，消肿止痛。用于火毒内蕴所致的口疮、咽喉肿痛、牙疳出血。

【用法与用量】 1～3g，宜入丸散用。外用适量。

【注意】 胃寒者慎用。

【本草摘要】

1.《本草拾遗》 "解毒。小儿丹热，和水服之。"

2.《开宝本草》 "主解诸药毒，小儿诸热，惊痫发热，天行头痛寒热，煎水研服之。亦摩敷热疮、恶肿、金疮、下血、蛇犬等毒。"

3.《本经逢原》 "泻肝胆，散郁火。治温毒发斑及产后热痢下重。"

【化学成分】 主要含靛蓝、靛玉红、青黛酮等。

中国药典规定本品含靛蓝($C_{16}H_{10}N_2O_2$)不得少于2.0%，含靛玉红($C_{16}H_{10}N_2O_2$)不得少于0.13%。

【药理毒理】 本品具有抗病原微生物、抗炎、抗肿瘤等作用。

1. 抗病原微生物作用 对幽门螺杆菌体外抗菌活性发现，青黛对10株Hp体外试验的MIC_{50}和MIC_{90}均为0.0156[1]。青黛对白假丝酵母菌MIC为62.5mg/ml，MBC为62.5mg/ml[2]。色胺酮是青黛的抗真菌活性成分，色胺酮对羊毛状小孢子菌、断发癣菌、紫色癣菌、絮状表皮癣菌、红色癣菌等皮肤病真菌均有较强的抑制作用。

2. 抗炎、镇痛作用 青黛颗粒0.3、0.6和1.2g/kg灌胃对大鼠棉球肉芽肿和角叉菜胶足肿胀有显著的抑制作用，可显著降低醋酸所致小鼠扭体次数。青黛口服对小鼠耳廓肿胀模型的抑制率为48%，对热板所致的小鼠疼痛可使痛阈提高达47%，醋酸致小鼠扭体率减少达40%。青黛软膏外涂给药，对急性、亚急性炎症模型均有明显抗炎作用，对热板法所致小鼠疼痛也有显著镇痛作用[3]。青黛分散片对小鼠的耳廓肿胀也有一定的抑制作用[4]。

3. 对溃疡性结肠炎的作用 青黛对大鼠溃疡性结肠炎模型有效，青黛散对三硝基苯磺酸法制备大鼠溃疡性结肠炎模型可明显减轻炎性细胞浸润，对结肠上皮有不同程度的修复，对病理组织学有一定改善作用。在体内、体外对溃疡性结肠炎模型中，青黛组血清中IL-1、IL-6、IL-8含量均明显低于模型组；细胞实验中10μmol/L青黛组细胞培养液IL-6、TNF-α均较模型组有明显下降[5]，其作用机制与结肠组织中TNF-α水平明显降低，病变组织中核因子NF-κB活性增强，通过上调CD4CD25Treg细胞Foxp3表达[6]，上调结肠黏膜MUC2的基因表达，并下调iNOS的基因表达[7]；及依赖于PKC及ERK MAPK信号通路而起到抗TNBS诱导的大鼠溃疡性结肠炎的作用[8]。此外，青黛的有效成分靛玉红也可能对TNBS诱导的溃疡性结肠炎有明显的抑制作用[6, 9]。

4. 抗肿瘤作用 靛玉红有明显的抗癌作用。有报道青黛醇提法提取物对HEL细胞有显著的抑制增殖作用，且可诱导细胞早期凋亡和单核系分化[10]。有材料认为，靛玉红并非直接抑制白血病细胞的生长，可能通过靛玉红次级代谢产物而起作用[11]。

5. 保肝作用 以腹腔注射四氯化碳建立小鼠急性肝损伤模型，青黛药液和青黛分散片药液均能显著降低四氯化碳所致小鼠急性肝脏损伤ALT、AST，减轻病理性损伤，其中分散片剂型效果更佳[12]。

6. 其他作用 对家兔注射阳离子化牛血清白蛋白复制成免疫复合物肾炎，青黛可使蛋白尿明显减少，肾脏毛细血管壁上的C3沉积强度明显减弱。青黛可治疗慢性出血性放射性直肠炎[13]；外用青黛治疗桥本甲状腺炎可明显提高疗效，并降低甲状腺自身免疫性抗体[14]。

【参考文献】
[1] 王雨玲. 中药材黄芩、双花、秦皮等对幽门螺杆菌体外抗菌活性的研究. 实用心脑肺血管病杂志，2010，18(5)：605.

[2] 刘洋，邵轩，向琴，等. 青黛对白假丝酵母菌抗菌作用的研究. 中医药导报，2015，21(1)：48-49，52.

[3] 李东，武彦舒，王灿，等. 青黛镇痛、抗炎药效学研究. 中国实验方剂学杂志，2011，17(13)：137-140.

[4] 许润春，陈璐，姜小东，等. 改变入药形式后的青黛饮片急性毒性及抗炎作用研究. 成都中医药大学学报，2014，37(2)：4-6.

[5] 刘丽娟，王志斌，王允亮，等. 青黛对实验性结肠炎抗炎作用的体内外研究. 北京中医药大学学报，2014，37(10)：691-695.

［6］郝微微，温红珠，李佳，等．靛玉红对溃疡性结肠炎小鼠CD4CD25 Treg 细胞 Foxp3 表达的影响．上海中医药杂志，2011，45(12)：82-84.

［7］杜立阳，刘清芳，程晓磊，等．青黛颗粒对溃疡性结肠炎大鼠结肠黏膜 MUC2 和 iNOS 基因表达的影响．世界华人消化杂志，2010，18(9)：937-941.

［8］陈小璇，代剑平，朱丹霞，等．青黛对结肠黏膜成纤维细胞的影响及作用机制．胃肠病学和肝病学杂志，2014，23(11)：1290-1295.

［9］郝微微，温红珠，李佳，等．青黛靛玉红对溃疡性结肠炎小鼠脾脏 $CD4^{+}T$ 细胞的影响．浙江中医杂志，2013，48(6)：402-403.

［10］姜鹏君，孙雪梅，陈敏，等．青黛提取物对 HEL 细胞增殖、凋亡和分化的影响．中国生化药物杂志，2011，32(3)：190-193.

［11］刘佳，曾琛，胡兰萍，等．靛玉红对慢性髓性白血病 K562 细胞增殖的抑制作用．中医药导报，2009，15(2)：10-12.

［12］闵志强，陈科，李亚丽，等．青黛配方分散片对四氯化碳致小鼠急性肝损伤的保护作用及大鼠原位灌注试验．中药药理与临床，2010，26(4)：38-40.

［13］Guangjin Y，Qinghua K，Xiaoyan S，et al. Qingdai，atraditional Chinese medicine for the treatment of chronic hemorrh-agic radiation proctitis．中德临床肿瘤学杂志(英文版)，2009，8(2)：114-116.

［14］张毅，张敏，黄宁静．外用青黛治疗桥本甲状腺炎疗效及其对甲状腺自身免疫性抗体的影响．中国中医药信息杂志，2014，21(11)：24-27.

贯众(绵马贯众)

Guanzhong

本品为鳞毛蕨科植物粗茎鳞毛蕨 *Dryopteris crassirhizoma* Nakai 的干燥根茎及叶柄残基。主产于黑龙江、辽宁、吉林。秋季采挖，削去叶柄，须根，除去泥沙，晒干。切厚片。以切面棕色、须根少者为佳。

【炮制】 **绵马贯众炭**　取绵马贯众片，用武火炒至焦黑色。

【性味与归经】 苦，微寒；有小毒。归肝、胃经。

【功能与主治】 清热解毒，止血，杀虫。用于时疫感冒，风热头痛，温毒发斑，疮痈肿毒，崩漏下血，虫积腹痛。

【效用分析】 贯众(绵马贯众)性味苦寒，归肝、胃经。既能清气分之实热，又能解血分之热毒，有较好的清热解毒、凉血止血之效。故既常用治时毒感冒，风热头痛，温毒发斑，疮疡肿毒等温热毒邪炽盛之证；又可用于血热所致的吐血、衄血、便血、崩漏下血等。尚具有杀虫作用，可用于驱杀绦虫、钩虫、蛲虫、蛔虫等多种肠道寄生虫，以治虫积腹痛。

【配伍应用】

1. 贯众(绵马贯众)配金银花、大青叶　贯众(绵马贯众)苦微寒，清热解毒之中，既能清气分之实热，又能解血分之热毒；金银花甘寒气味芳香，既善解血分之热毒，又可疏散肺经风热及清气分热邪、透营达气；大青叶大苦大寒，既能清肺、胃、心经实火，又善解瘟疫时毒，有解毒利咽、凉血消斑之良效。三药合用，清热解毒功著，表里气血能清，适用于风温发热，时疫感冒及温毒发斑、痄腮、喉痹、丹毒等温毒时疫诸疾。

2. 贯众(绵马贯众)配黄连　两药苦寒，均具清热解毒之功。贯众(绵马贯众)长于凉血止血；黄连苦寒性大，善泻火解毒。两药相配，泻火解毒、凉血止血力增强，既可用于诸热毒，或中食毒、酒毒、药毒等；又可用治暴吐血、嗽血、血痢不止等。

3. 贯众(绵马贯众)配侧柏叶　贯众(绵马贯众)苦寒，入肝胃经，能凉血止血；侧柏叶苦涩寒，入肺肝脾经，既善凉血止血，又能收敛止血。两药相须为用，凉血止血作用增强，适用于血热妄行之吐血、衄血。

4. 贯众(绵马贯众)配槟榔　贯众(绵马贯众)苦寒降泄，有小毒，能驱杀绦虫、钩虫、蛲虫、蛔虫等多种肠道寄生虫；槟榔辛开苦降，其性下行，既能驱杀多种肠道寄生虫，尤善驱杀绦虫，又善行气、消积、止痛，且有一定缓泻作用。两药合用，杀虫消积作用增强，适用于绦虫病，虫积腹痛。

【鉴别应用】

1. 贯众(绵马贯众)与贯众(绵马贯众)炭　两药性味苦微寒，均入肝经血分，具止血之功，可用于血热所致的吐血，衄血，便血，崩漏等。然贯众(绵马贯众)功偏清热解毒、杀虫，多用于外感温疫时毒、发热、斑疹、疮疡肿毒、虫积腹痛等；而贯众(绵马贯众)炭味兼涩，收涩止血力胜，止血之中，尤善治崩漏下血。

2. 贯众(绵马贯众)与大青叶、板蓝根　三药性味苦寒，均具清热解毒、凉血之功，同治风热感冒、温病发斑、痄腮等温毒时疫之证。然贯众(绵马贯众)虽清热解毒、凉血之功确切，因其有小毒，故不及大青叶、板蓝根常用，不过其杀虫、止血之功突出，可用于虫积腹痛及血热妄行之吐血、衄血、便血、崩漏等证，又为大青叶、板蓝根所不及；而大青叶大苦大寒，能清解肺胃心三经实火热毒，尤善凉血消斑，且兼能解毒利咽，用治喉痹、口疮；但板蓝根功善解毒利咽散结，又为治热毒咽喉肿痛之要药。

【方剂举隅】

1. 贯众散（《普济方》）

药物组成：贯众、黄连、甘草等。

功能与主治：清热解毒。用于一切诸热毒，或中食毒、酒毒、药毒等。

2. 快斑散（《小儿卫生总微论方》）

药物组成：贯众、赤芍、升麻、枳壳、甘草、竹叶。

功能与主治：清热解毒，凉血消斑。用于热毒斑疹。

3. 贯众散（《圣惠方》）

药物组成：贯众、鹤虱、芜荑、狼牙、麝香、龙胆。

功能与主治：驱蛔止痛。用于蛔虫攻心，吐如醋水，痛不能止。

4. 管仲汤（《万病回春》）

药物组成：贯众、血余炭、侧柏叶、童便。

功能与主治：凉血止血。用于吐血成斗，命在须臾。

【成药例证】

1. 贯黄感冒颗粒（《中华人民共和国卫生部药品标准・中药成方制剂》）

药物组成：贯众、黄皮叶、路边青、三叉苦、生姜、马来酸氯苯那敏。

功能与主治：辛凉解毒，宣肺止咳。用于风热感冒，发热恶风，头痛鼻塞，咳嗽痰多。

2. 贯防感冒片（《中华人民共和国卫生部药品标准・中药成方制剂》）

药物组成：贯众、防风草、对乙酰氨基酚、马来酸氯苯那敏。

功能与主治：祛风，解毒，止痛。用于感冒初起，发热恶寒，鼻塞流涕。

3. 抗感颗粒（口服液）（《临床用药须知中药成方制剂卷》2020年版）

药物组成：金银花、赤芍、绵马贯众。

功能与主治：清热解毒。用于外感风热引起的感冒，症见发热、头痛、鼻塞、喷嚏、咽痛、全身乏力、酸痛。

4. 乙肝解毒胶囊（《临床用药须知中药成方制剂卷》2020年版）

药物组成：贯众、土茯苓、黄芩、胡黄连、黄柏、大黄、草河车、黑矾。

功能与主治：清热解毒，疏肝利胆。用于肝胆湿热所致的肝区热痛，全身乏力，口苦咽干，头晕耳鸣，心烦易怒，大便干结，小便少而黄，舌苔黄腻，脉滑数或弦数；乙型肝炎见上述证候者。

【用法与用量】 5～10g。杀虫及清热解毒宜生用，止血宜炒炭用。

【注意】 本品有小毒，用量不宜过大；脾胃虚寒者慎用。

【本草摘要】

1.《神农本草经》 “主腹中邪热气，诸毒，杀三虫。”

2.《本草纲目》 “治下血、崩中、带下，产后血气胀痛，斑疹毒，漆毒，骨哽。”

3.《玉楸药解》 “治吐衄崩带，积聚痃癖，杀寸白诸虫。”

【化学成分】 主要含间苯三酚衍生物类成分：绵马酸类，黄绵马酸类，白绵马素，粗蕨素等；还含多种微量元素。

【药理毒理】 本品具有抗病原微生物、驱虫等作用。

1. 抗病原微生物作用 贯众有显著的抗病毒作用，曾有报告试管稀释法试验中绵马鳞毛蕨水煎剂于1:(800～1600)能抑制各型流感病毒，另还有一些报告表明贯众对多型流感病毒于鸡胚试验中不论先感染病毒后给药，或先给药后感染病毒均有明显抑制作用。在人胚肾或人胚肺原代单层上皮细胞培养上，贯众对流感病毒、副流感病毒、腺病毒、脊髓灰质炎病毒、柯萨奇病毒、埃可病毒、流行性乙型脑炎病毒及单纯疱疹病毒等均有明显抗病毒作用[1-3]。此外，贯众还能抑制乙肝表面抗原、HIV 等。由于有报告表明对于滴鼻感染流感病毒小鼠贯众无明显保护作用，而其所用贯众含鞣质高达 14.5%，故曾认为贯众的抗病毒效果恐系所含鞣酸的作用，加之一些研究所用贯众原生药品种不明，故难于得出结论。近有用东北贯众所做的研究表明，其水、酒精提取物均能抑制流感病毒京科 68-1 株、ECHO11 病毒、疱疹病毒等对原代人胚肾培养细胞的致病变作用，但对副流感病毒、鼻病毒、腺病毒、单纯疱疹病毒无影响，对流感病毒和疱疹病毒为直接杀灭作用。贯众酒精提物在鸡胚试验中于病毒感染后 1 小时同途径给药可抑制流感病毒和副流感病毒仙台株的增殖，但于感染前 6 小时异途径给药则无预防效果；对于流感病毒感染小鼠的肺部病变能呈量-效关系的明显抑制，并可降低肺组织中病毒血凝效价；免疫荧光法观察病毒于鼠肺内增殖周期的研究发现贯众可使病毒颗粒增殖受阻；并能降低感染动物死亡率，延长病鼠存活时间。绵马贯众可溶性淀粉 50mg/kg 连续口服 5 天，能治疗人工感染鸡传染性法氏囊病病毒[4]。以其配伍金银花、芍药而成之抗感冲剂具有强而广谱的抗病毒作用，能抑制流感病毒、副流感病毒、肠道 ECHO11 病毒及疱疹病毒的致细胞病变作用，抑制病毒在肺内的增殖，缓解流感病毒性肺炎严重程度。

对于致病性细菌，贯众也有显著而广谱的体外抗菌作用，如对痢疾杆菌、伤寒杆菌、大肠埃希菌、铜绿假单胞菌、变形杆菌以及金黄色葡萄球菌等。鳞毛蕨属植物多有显著抗菌活性，能抑制金黄色葡萄球菌、大肠埃希菌、伤寒杆菌、乳酸杆菌以及真菌的生长，其数百种植物中以绵马鳞毛蕨及香叶鳞毛蕨等数种的抗菌活性为最强。贯众抗菌作用以阳性球菌为敏感，应用老年肺部感染患者痰中分离的金黄色葡萄球菌抗菌的作用研究表明贯众乙醇提取物的乙酸乙酯部分分离组分的 MIC、MBC 分别为 4.29、8.58μg/ml。对部分耐甲氧西林的金葡菌东绵马贯众也有明显作用。由本品配伍银花、芍药而成之抗感冲剂能抑制流感杆菌、大肠埃希菌、铜绿假单胞菌、痢疾杆菌、肺炎双球菌、金黄色葡萄球菌等的繁殖生长，并可降低金黄色葡萄球菌感染小鼠的死亡率。用石膏样毛癣菌接种于大鼠背部造成体癣模型，贯众提取液 2g/ml 有明显的治疗效果[5]。

贯众抗病毒作用的有效成分尚不清楚，但东北贯众的抗菌成分则与其所含间苯三酚类化合物有关，如绵马素、白绵马素、绵马酚、黄绵马酸等于 0.98～15.6μg/ml 浓度即能抑制金黄色葡萄球菌的生长，绵马酚对小鼠、大鼠的实验性葡萄球菌感染还有治疗作用；绵马酚对乳酸杆菌和酵母菌均有强的抑制作用，其对乳酸杆菌的抑菌及杀菌最低浓度分别为 4μg/ml 及 25μg/ml，绵马素则分别为 16μg/ml 及 100μg/ml；黄绵马酸对细菌、真菌也有显著抑制作用。

2. 驱虫作用 欧州绵马为古老的驱虫药，自 1750 年于欧州开始应用，1825 年后即广为生产，继之收载于英、德、瑞士、日本及美国药典，作为绦虫及十二指肠虫的驱虫药，其主含绵马素、黄绵马素等类化合物，其驱绦作用虽强，但因毒性太大，现已少用。东北贯众于日本药局方第Ⅳ版及第Ⅴ版均作为欧绵马的最佳代用品。国内也报告东北贯众在体外对猪蛔虫、水蛭、蚯蚓等有效，但需于 16%浓度才能抑制猪蛔头段。云南贯众提取物对猪蛔虫有驱虫作用，绵马类药材所含多种间苯三酚类化合物均有显著的驱虫作用，如绵马素(aspidin)、黄绵马酸(flavaspidic acid)、绵马酚(aspidinol)、新绵马素、白绵马素、去甲绵马素(desaspidin)及 phloropyrone 等。绵马素等驱绦作用机制在于其能使虫体麻痹，不能附着肠壁，可随继服泻药而排出体外。如绵马素、绵马酚等均对无脊椎动物平滑肌具显著毒性，能使绦虫或钩虫麻痹变硬而达驱虫效果，黄绵马酸的作用相同但较弱。东北贯众煎剂或其复方能驱牛肝蛭、牛片形吸虫及阔吸盘吸虫。东北贯众还有强的抗血吸虫作用，其原生药粉可促使小鼠血吸虫肝移，有效成分为东北贯众素，其能明显促使小鼠及兔血吸虫肝移，并有杀虫作用。

3. 兴奋子宫及堕胎作用 早年曾报告贯众煎剂有强的兴奋子宫活性。东北贯众可兴奋豚鼠离体子宫，使收缩频率及紧张度均增加，幅度则减小，剂量加大可致痉挛性收缩，但洗去药液后子宫可恢复正常，其对兔离体未孕子宫作用类似。继从东北贯众中提得一种绵马酸类混合物，于 8.9μg/ml 即可引起豚鼠离体子宫发生痉挛性收缩，其作用较麦角新碱为强，作用时间维持也久，有时可达 1 小时，每只豚鼠静注 1mg 可使在体子宫明显兴奋。东北贯众提取物注射、灌服或阴道给药对小鼠均有抗早孕效果，对大鼠、兔等也有类似效果，对小鼠中、晚孕则可使胎鼠娩出而堕胎而孕鼠仍健康如常，16 天孕小鼠灌服 0.5g/kg 于 24～41 小时内 100%堕胎。

4. 抗癌作用 东北贯众有显著的抗癌活性，贯众水提物可抑制人肝癌 SMMC 7721 细胞的生长，降低其线粒体代谢活性，其提取物腹腔注射对宫颈癌 14、肉瘤 180、脑瘤 22 及 ARS 腹水型均有显著抑制作用，抗瘤率或生命延长率为 30.2%～62.2%。提得贯众 B(为总间苯三酚类化合物)为抗癌有效成分，56mg/kg 腹腔注射对 ARS 腹水型小鼠的生命延长率为 168%，且有部分小鼠不长腹水而长期存活。60～80mg/kg 腹腔注射对宫颈癌 14、Lewis 肺癌、MA737 乳癌、P388 腹水型也有效，抑制率为 46.2～65.5%，但对 S_{180} 和艾氏实体瘤无效。灌服时对 MA737 乳腺癌的抑制率为 58.2%。另有报告，东北贯众素 60～70mg/kg 腹腔注射时对小鼠 Lewis 肺癌及 P388 白血病也均有显著抑制作用，至于其抗癌作用机制，研究表明东北贯众素在杀伤癌细胞的同时却不损伤宿主的骨髓造血细胞；药物于体外接触瘤细胞后，可引起 DNA 单链断裂、DNA 合成受阻，并可使线粒体损伤，干扰细胞的呼吸，提示其有异于一般的化疗药物。

5. 其他作用 贯众有保肝作用。贯众提取物灌服可使幼小鼠子宫增重，成年小鼠阴道涂片法研究也表明该提取物有雌激素样活性，去卵巢肥胖鼠饮用贯众水煎剂可抑制其体重增加，升高血清雌激素水平。贯众所含多酚类化合物具有显著的抗氧化活性，能使果蝇、D-半乳糖衰老小鼠 SOD 升高，MDA 降低。此外，脱皮甾酮为昆虫变态激素，有降血糖及降血脂作用，绵马酚也有降压作用。绵马酸、黄绵马酸的镁盐及绵马素 BB、AB 对人和马均有抗凝血作用。

6. 毒性 不同品种的贯众毒性相差较大。曾有报告东北贯众其注射液对小鼠的 LD_{50} 为 1.7g/kg±0.021g/kg。东北贯众酸沉物对小鼠的 LD_{50} 为 560mg/kg，东北贯众素为 640mg/kg，主要出现胃肠道反应。贯众 B 给小鼠灌服的

LD_{50}为 854mg/kg±92mg/kg，腹腔注射为 191mg/kg±2mg/kg。从东北贯众中提得的绵马酸混合物对体重为18～22g 小鼠的 LD_{50} 皮下注射为 420mg/kg，灌服为670mg/kg，但对体重为 40g 以上的妊娠小鼠灌服 500mg/kg 绝大多数动物未见任何毒性表现；犬口服 100mg/kg 或200mg/kg 间隔 4 天共两次，或肌注 75mg/kg 或 200mg/kg 连续 12 天，仅个别动物见肝、肾有轻度损伤，各脏器及视神经等均正常，动物视力也正常，妊娠犬则有终止妊娠表现，似提示其毒性不大。然而欧绵马则毒性大，可引起腹泻、消瘦、精母细胞变性、失明等。

附：紫萁贯众

本品为紫萁科植物紫萁 *Osmunda japonica* Thumb.的干燥根茎和叶柄残基。性味苦，微寒；有小毒。归肺、胃、肝经。功能清热解毒，止血，杀虫。用于时疫感冒，热毒泻痢，痈疮肿毒，吐血，衄血，便血，崩漏，虫积腹痛。内服煎汤 5～9g。

【参考文献】 ［1］杨关林，张杨，南春红，等．绵马贯众等五味中药抗甲型流感病毒 FM1 株的实验研究．实用中医内科杂志，2010，24(7)：3-4.

［2］孙科峰，于艳，李丽静，等．绵马贯众水和乙醇提取物抗病毒的实验研究．中国中西医结合儿科学，2010，2(4)：319-321.

［3］徐程，于艳，孙科峰，等．绵马贯众提取物抗甲型流感病毒 FM1 株实验研究．辽宁中医药大学学报，2010，12(7)：29-31.

［4］张强，李明哲，杨宗让，等．绵马贯众可溶性粉对人工感染鸡传染性法氏囊病的疗效评价．中国畜牧兽医，2014，41(11)：242-246.

［5］李义军，胡明月．贯众不同浓度提取液对大鼠体癣治疗作用的研究．黑龙江医药，2009，22(6)：804-806.

蒲 公 英

Pugongying

本品为菊科植物蒲公英 *Taraxacum mongolicum* Hand.-Mazz.、碱地蒲公英 *Taraxacum borealisinense* Kitam.或同属数种植物的干燥全草。全国大部分地区均产。春至秋季花初开时采挖，除去杂质，洗净，晒干。切段。以叶多、色灰绿、带根者为佳。

【性味与归经】 苦、甘，寒。归肝、胃经。

【功能与主治】 清热解毒，消肿散结，利尿通淋。用于疔疮肿毒，乳痈，瘰疬，目赤，咽痛，肺痈，肠痈，湿热黄疸，热淋涩痛。

【效用分析】 蒲公英性味苦甘寒，苦以降泄，寒能清热，有清热解毒、消痈散结之良效，凡治热毒壅盛所致之疮痈肿毒，不论内痈外痈，每恃为要药，因其主入肝、胃二经，兼能疏郁通乳，故尤为治乳痈之佳品。正如《本草正义》所云："蒲公英，其性清凉，治一切疔疮、痈疡、红肿热毒诸证，可服可敷，颇有应验，而治乳痈乳疖，红肿坚块，尤为捷效。"故常用治痈肿疔毒、乳痈肿痛、瘰疬、肠痈腹痛、肺痈吐脓、咽喉肿痛等。又本品苦寒下泄通利，《本草备要》谓其："为通淋妙品。"有清热利湿、利尿通淋之效，亦常用治湿热黄疸、热淋涩痛等。

此外，蒲公英尚具清肝明目的作用，可用治肝火上炎，目赤肿痛。

【配伍应用】

1. 蒲公英配夏枯草 两药同为寒凉之品，均入肝经。蒲公英善清热解毒、疏郁散结而消痈肿；夏枯草长于清肝泻火而散郁结。两药配用，寒凉清解而不郁遏，使清肝泻火、解毒消痈、行滞散结力增强。适用于肝经实火、热毒内蕴之目赤肿痛，咽喉肿痛；火热邪毒郁结所致的疔疮痈肿，瘰疬痰核，乳痈；肝胆热毒、湿热郁结之黄疸、胁肋疼痛等。

2. 蒲公英配天花粉 蒲公英善于清热解毒，消痈散结；天花粉长于清热生津，消肿排脓。两药配伍，清热解毒、消痈排脓之功增强，对疮疡痈肿脓未成者可促使消散，脓已成者可溃疮排脓。适用于痈肿疮毒，乳痈，肺痈等。

3. 蒲公英配车前草 两药均能清热解毒，利水通淋。蒲公英以清热解毒见长；车前草以利水通淋为优。两药合用，清热解毒、利水通淋之功增强。适用于湿热黄疸、热淋涩痛。若两药鲜品共捣烂外敷，治诸痈疮肿毒效佳。

【鉴别应用】

1. 蒲公英与金银花 两药均能清热解毒，以治痈肿疮毒、肺痈、肠痈等。然蒲公英苦甘寒，虽清热解毒之力不及金银花，但善消痈散结，且兼疏郁通乳，尤善治乳痈；又能利湿通淋、清肝明目，故常用于湿热黄疸、热淋涩痛及肝火上炎之目赤肿痛。而金银花甘寒气味芳香，既善解血分之热毒，又可疏散肺经风热及清气分热邪、透营达气，清透解毒力强，尤适用于痈肿疮毒属热毒炽盛者及外感风热证、热毒血痢等。

2. 蒲公英与芦根 两者均能清热消痈、利尿通淋，可同治肺痈吐脓、热淋涩痛、小便短赤等症。然蒲公英苦甘寒，功擅清热解毒、消痈散结，善治热毒壅盛之各种内外痈疮肿毒，更为治乳痈良药；且能清肝明目，以治肝热目赤肿痛。而芦根性味甘寒，善清泄肺胃热，有祛痰止咳、生津止渴、除烦止呕之效，尚常用治肺热咳嗽、热病烦渴、胃热呕哕等。

【方剂举隅】

1. 英藤汤（《洞天奥旨》）

药物组成：蒲公英、忍冬藤、生甘草。

功能与主治：清热解毒，消痈散结。用于乳痈初起，肿痛未成脓者。

2. 立消汤（《洞天奥旨》）

药物组成：蒲公英、金银花、当归、玄参。

功能与主治：清热解毒，消痈散结。用于痈疽发背或生头项，或生手足臂腿、腰际之间、前阴粪门之际，无论阴毒阳毒，未溃即消，已溃即敛。亦用于肺痈、肠痈。

3. 消痈散毒汤（《玉安方》）

药物组成：蒲公英、天花粉、连翘、当归、青皮、贝母、鹿角片。

功能与主治：清热解毒，消痈散结。用于乳痈初起，乳房肿胀疼痛，皮肤微红或不红，肿块或有或无，乳汁分泌不畅，伴有恶寒发热，头痛，胸闷不舒，舌苔薄黄或黄腻，脉象弦数。

4. 蒲公英汤（《医学衷中参西录》）

药物组成：蒲公英。

功能与主治：清肝明目。用于眼疾肿疼，或胬肉遮睛，或赤脉络目，或目睛胀疼，或目疼连脑，或羞明多泪，一切虚火实热之证。

【成药例证】

1. 热炎宁颗粒（片）（《临床用药须知中药成方制剂卷》2020年版）

药物组成：蒲公英、虎杖、北败酱、半枝莲。

功能与主治：清热解毒。用于外感风热、内郁化火所致的风热感冒、发热、咽喉肿痛、口苦咽干、咳嗽痰黄、尿黄便结；化脓性扁桃体炎、急性咽炎、急性支气管炎、单纯性肺炎见上述证候者。

2. 复方蒲公英注射液（《临床用药须知中药成方制剂卷》2020年版）

药物组成：蒲公英、鱼腥草、野菊花、辅料为苯甲醇。

功能与主治：清热解毒，疏风止咳。用于风热感冒，肺卫热盛，症见发热头痛，咳嗽痰黄。

3. 众生丸（《临床用药须知中药成方制剂卷》2020年版）

药物组成：蒲公英、紫花地丁、黄芩、天花粉、玄参、夏枯草、板蓝根、人工牛黄、胆南星、虎杖、柴胡、防风、赤芍、当归、皂角刺、白芷、岗梅。

功能与主治：疏风清热，解毒消肿。用于风热外袭、热毒壅盛所致的咽部红肿疼痛、喉核肿大；上呼吸道感染、急慢性咽喉炎、急性扁桃体炎、化脓性扁桃体炎、疖肿见上述证候者。

4. 复方公英片（《中华人民共和国卫生部药品标准·中药成方制剂》）

药物组成：蒲公英、板蓝根。

功能与主治：清热解毒。用于上呼吸道感染，疮疖，肿毒，肠炎等症。

5. 复方蒲芩片（《中华人民共和国卫生部药品标准·中药成方制剂》）

药物组成：蒲公英提取物，黄芩提取物，三棵针提取物，北豆根提取物。

功能与主治：清热消炎。用于急慢性支气管炎，肺炎，扁桃体炎，牙龈炎等。

6. 抗炎退热片（《中华人民共和国卫生部药品标准·中药成方制剂》）

药物组成：蒲公英、黄芩。

功能与主治：清热解毒，消肿散结。用于肺胃热盛所致的咽喉肿痛，疮痈疔疖，红肿热痛诸症。

7. 蒲地蓝消炎片（《中华人民共和国卫生部药品标准·中药成方制剂》）

药物组成：蒲公英、苦地丁、板蓝根、黄芩。

功能与主治：清热解毒，抗炎消肿。用于疖肿、腮腺炎，淋巴炎、扁桃体炎等。

【用法与用量】 10～15g。外用鲜品适量捣敷或煎汤熏洗患处。

【注意】 本品用量过大，可致缓泻。

【本草摘要】

1.《新修本草》　“主妇人乳痈肿。”

2.《本草备要》　“专治痈肿、疔毒，亦为通淋妙品。”

3.《滇南本草》　“敷诸疮肿毒，疥癞癣疮，祛风，消诸疮毒，散瘰疬结核，止小便血，治五淋癃闭，利膀胱。”

【化学成分】 主要含有机酸类成分：咖啡酸，绿原酸，伪蒲公英甾醇棕榈酸等；挥发油：正己醇，樟脑，正辛醇，反式石竹烯等；黄酮类成分：槲皮素-3-*O*-葡萄糖苷，槲皮素-3-*O*-β-半乳糖苷，槲皮素，木犀草素-7-*O*-葡萄糖苷，木犀草素，香叶木素，芹菜素等。

中国药典规定本品含咖啡酸（$C_9H_8O_4$）不得少于0.020%。

【药理毒理】 本品具有抗病原微生物、抗炎、抗溃疡等作用。

1. 抗病原微生物作用　蒲公英对多种病原微生物

均有抑制作用，如金黄色葡萄球菌、变形杆菌、甲型链球菌、乙型链球菌等均有抑制作用。蒲公英水煎液对大肠埃希菌也有较强的抑菌活性，其最小抑菌浓度 MIC 为 1.95mg/ml，其对大肠埃希菌蛋白质表达具有抑制作用[1, 2]。总黄酮类提取物能破坏细胞膜的结构、导致细胞通透性增加，使细胞内容物外泄：另外，通过实验证实蒲公英总黄酮类提取物可以妨碍细菌蛋白质的正常表达，导致细菌正常生理功能丧失，起到抑菌作用[3]。

蒲公英口服水煎剂均能促进正常鸡胸腺脾法氏囊的发育，使免疫器官相对质量明显增加，增加鸡血清新城疫 HI 效价[4]。另有研究表明，蒲公英成分 T-1 体外有抗丙型肝炎病毒作用。蒲公英总黄酮对小鼠病毒性心肌炎心肌的明显的保护作用，能抑制病毒性心肌炎小鼠心肌细胞凋亡[5]。

2. 抗炎作用　大量的研究证实，蒲公英具有显著的抗炎活性。蒲公英可显著抑制二甲苯所致的急性鼠耳廓肿胀及蛋清引起的鼠足肿胀，对棉球刺激所致的肉芽肿中组织增生也有显著抑制作用。采用脂多糖（LPS）诱导小鼠肺损伤模型观察了蒲公英的抗炎作用，发现蒲公英能使肺损伤小鼠的肺湿/干重比值减小，肺部炎症病变减轻，肺组织内髓过氧化物酶含量降低，支气管肺泡灌洗液中的细胞计数蛋白含量肿瘤坏死因子和白介素-6 的水平降低[6-9]。

3. 抗肿瘤作用　蒲公英不同溶剂萃取部分都有明显的抗肿瘤活性，包括蒲公英全草、花的各萃取部位，多糖以及蒲公英萜醇、乙酰蒲公英萜醇[10-15]。

4. 对消化系统的影响

（1）抗溃疡作用　蒲公英水提液体外对幽门螺杆菌甲硝唑耐药株和敏感株的 MIC 为 6.25～800mg/ml，甲硝唑耐药株与敏感株间无明显差异。体内实验表明，蒲公英水提液 0.5、1.25、5.0g/kg 灌胃，连续 5 天，对无水乙醇所致的小鼠胃黏膜损伤有不同程度的保护作用。

（2）保肝作用　蒲公英水提液 0.3g/L 对四氯化碳损伤原代培养大鼠肝细胞有明显的保护作用，镜下显示琥珀酸脱氢酶活性增强，酸性磷酸酶活性下降，糖原增加；电子显微镜观察发现，肝细胞膜、线粒体膜结构完整，粗面内质网大都平行排列，线粒体数量增加，溶酶体膜完整，表明蒲公英拮抗四氯化碳所致肝损伤可能是通过保护肝细胞膜和细胞器膜这一途经实现的。蒲公英对酒精所致小鼠急性肝损伤有保护作用[16, 17]。

（3）对胃肠运动的影响　蒲公英乙酸乙酯部位和正丁醇部位化合物（分别为阿魏酸、齐墩果酸）灌胃，均可促进炭末在小鼠肠道的推进距离，又以正丁醇部位即齐墩果酸的促进胃肠动力活性为强。蒲公英能促进肠蠕动，而可被阿托品所阻断[18]。蒲公英具有利胆作用，选择性部分阻断 m、β、a、H 受体可能是其部分作用机制[19]。蒲公英水提物治疗溃疡性结肠炎具有一定的疗效[20]。

5. 降糖作用　蒲公英有降血糖活性，可使四氧嘧啶致糖尿病小鼠的血糖值在 15 天内下降 49.3%[21]，多糖是其中的一个有效部位[22]。蒲公英可促进前脂肪细胞的增殖，对地塞米松诱导的 3T3-L1 脂肪细胞胰岛素抵抗具有显著的改善作用[23]。

6. 对免疫系统的影响　蒲公英提取物 0.6、1.2、3.6g/kg 灌胃 30 天，各剂量组均可增强小鼠的脾淋巴细胞增殖能力、NK 细胞活性及巨噬细胞吞噬指数水平；1.2、3.6g/kg 剂量组可提高小鼠抗体生成细胞数和巨噬细胞吞噬率；蒲公英粗多糖灌胃能提高小鼠脾脏指数和胸腺指数。蒲公英对环磷酰胺或氢化可的松造成的免疫抑制有改善作用，蒲公英水提液 3.3g/kg 灌胃 20 天，可改善环磷酰胺所致小鼠 T-淋巴细胞活性降低、免疫器官的重量减轻、迟发性变态反应及巨噬细胞吞噬功能降低的免疫低下状态。研究发现蒙古及碱地蒲公英灌胃 10 天，可对抗氢化可的松对小鼠脾淋巴细胞增殖的抑制作用，促进 Con-A 诱导的脾淋巴细胞增殖反应，对 LPS 诱导的脾淋巴细胞增殖反应有增加的趋势。

7. 抗氧化作用　蒲公英有抗氧化活性[24, 25]。蒲公英水提液灌胃 40 天，可提高 D-半乳糖所致衰老大鼠脑组织 SOD 活性，减少 MDA 含量，抑制 MAO 活性，表明蒲公英可增强机体内源性抗衰老物质活性，从而抑制自由基对细胞的损害。蒲公英水提液 13g/kg 灌胃 30 天，可降低 D-半乳糖所致衰老小鼠脑组织 MAO 活性，提高 NE、DA、5-HT 含量。蒲公英总黄酮 13g/kg 灌胃 30 天，可提高对 D-半乳糖衰老模型小鼠脑组织 SOD 活性及去甲肾上腺素（NE）、多巴胺（DA）、5-羟色胺（5-HT）含量；降低 MAO 活性和 MDA、LPF 含量。

体外研究表明，蒲公英水提液 0.3g/L 对培养心肌细胞缺氧缺糖损伤有保护作用，可稳定受损细胞的膜性结构，使线粒体和肌浆网的结构恢复接近至正常水平；同时使琥珀酸脱氢酶（SDH）活性增强，降低 LDH 活性，减步 LDH 漏出，细胞内糖原增加。经 NBT 法研究表明，蒲公英黄酮类提取物（纯度 67.4%）和其中的芦丁均有体外清除超氧阴离子作用。

8. 其他作用　蒲公英粗多糖 0.2、0.5、0.8g/kg 灌胃 21 天，可使小鼠负重游泳时间延长，血尿素氮下降，肝糖原的含量升高。

蒲公英能抑制环磷酰胺诱发的染色体畸变和微核

率，促进细胞的增殖。研究发现其水提液 0.25、1.25、5.0g/kg 灌胃 10 天，能增加小鼠骨髓淋巴细胞有丝分裂指数，拮抗环磷酰胺对骨髓淋巴细胞增殖的抑制；能降低由于环磷酰胺引起的小鼠骨髓淋巴细胞染色体畸变率，其抑制率分别为 39.62%、58.49%、54.72%，同时对环磷酰胺诱发的微核率也有明显的抑制效应。另外，蒲公英匀浆 5.0、10.0、20.0g/kg 灌胃，连续 28 天，可对抗环磷酰胺诱发的小鼠骨髓细胞微核的发生。

9. 毒理研究 小鼠骨髓细胞微核试验显示，蒲公英水提液 2.5、5.0、10.0g/kg 灌胃无诱变性。

【参考文献】 [1] 梁引库. 巨大型蒲公英根脂溶性成分的抗氧化活性及抑菌实验研究. 食品工业科技，2013，34(12)：153-156，160.

[2] 纪晓宇，彭苑霞，刘敏，等. 蒲公英不同提取物对大肠埃希菌体外抑菌活性的作用. 广州中医药大学学报，2015，32(1)：116-120.

[3] 王晓英. 蒲公英总黄酮对假单胞菌抑菌机制的探讨. 食品研究与开发，2012，33(11)：18-21.

[4] 杨立萍，孙心，陈海娟. 蒲公英北五味子水煎剂对鸡新城疫疫苗免疫效果的影响. 广东畜牧兽医科技，2014，39(2)：22-24.

[5] 李建红. 蒲公英总黄酮对病毒性心肌炎小鼠心肌细胞凋亡的影响. 中国实验方剂学杂志，2011，17(10)：215-218.

[6] 杜军英，姜东伯，狄柯坪，等. 蒲公英抑菌抗炎作用的研究进展. 白求恩军医学院学报，2012，10(2)：128-131.

[7] 刘利本，平家奇，李佳佳，等. 蒲公英提取物对急性肺损伤小鼠炎症介质及 SOD 含量的影响. 安徽农业科学，2010，38(17)：9007，9056.

[8] 刘利本，平家奇，刘婧陶，等. 蒲公英提取物对急性肺损伤小鼠 iNOS、COX-2 mRNA 及 NF-kB(p65)蛋白表达的影响. 畜牧与兽医，2011，43(8)：54-56.

[9] 邹娟，平家奇，刘利本，等. 蒲公英提取物对小鼠腹腔巨噬细胞释放一氧化氮的影响. 畜牧与饲料科学，2009，30(10)：141-142.

[10] 齐绪林，高鹏飞，乔田奎，等. 中药蒲公英抗肿瘤作用研究进展. 中国肿瘤，2015，24(1)：53-56.

[11] 陈红林，乔华，孙体健. 蒲公英花提取物的体外抗肿瘤活性研究. 中国药物与临床，2014，14(9)：1179-1181.

[12] 罗江秀，钟超，夏承来. 蒲公英对 Lewis 肺癌荷瘤小鼠肿瘤组织干扰素-γ 表达的影响. 中国医院药学杂志，2014，34(7)：512-515.

[13] 杨晓杰，付学鹏. 蒲公英多糖体外抑瘤和抗突变作用研究. 时珍国医国药，2009，20(10)：2470-2471.

[14] 谭宝，石海莲，季光，等. 蒲公英萜醇和乙酰蒲公英萜醇对胃癌细胞株 AGS 细胞周期和凋亡的影响. 中西医结合学报，2011，9(6)：638-642.

[15] 莫延利，侯霞，李丽秋，等. 蒲公英提取液调整小鼠肠道菌群并延长荷瘤生存时间的研究. 中国微生态学杂志，2010，22(6)：520-522.

[16] 任丽平，杜钢军，崔新萍. 蒲公英对酒精性肝损伤的影响. 中国实验方剂学杂志，2011，17(11)：179-181.

[17] 王月娇，王伟. 蒲公英对乙醇所致小鼠急性肝损伤的保护作用探讨. 科技视界，2012，(35)：215-216.

[18] 张启荣，朱克刚，刘青，等. 蒲公英等 6 种中药对小肠平滑肌活动的影响研究. 时珍国医国药，2009，20(4)：906-908.

[19] 钱鑫，张启荣，杨志高，等. 蒲公英对兔胆囊平滑肌张力的影响. 中国中医药科技，2010，17(3)：213-214.

[20] 陈玉杰. 蒲公英水提物对大鼠溃疡性结肠炎的实验研究. 中国实验方剂学杂志，2012，18(8)：205-208.

[21] 李诗语，姜斌，赵玉娟，等. 不同采摘时期蒲公英功效成分的含量变化规律及降糖作用研究. 食品科学，2014，35(7)：238-242.

[22] 侯丽然，孙丽娜，侯巍，等. 蒲公英多糖的提取及降糖作用的研究. 黑龙江医药科学，2010，33(6)：36-37.

[23] 刘爱华，李昊. 蒲公英提取物改善胰岛素抵抗的体外实验研究. 时珍国医国药，2012，23(2)：361-362.

[24] 杨晓杰，陈静，程加春，等. 蒲公英多糖的超滤分离及其清除自由基的作用研究. 时珍国医国药，2009，20(11)：2692-2694.

[25] 隋洪玉，王毅，栾海艳，等. 蒲公英总黄酮提取液对衰老模型小鼠脑组织的抗氧化作用. 中成药，2009，31(8)：1289-1290.

紫花地丁

Zihuadiding

本品为堇菜科植物紫花地丁 *Viola yedoensis* Makino 的干燥全草。主产于江苏、浙江、安徽、福建、河南。春、秋二季采收，除去杂质，晒干。切段。以色绿者为佳。

【性味与归经】 苦、辛，寒。归心、肝经。

【功能与主治】 清热解毒，凉血消肿。用于疔疮肿毒，痈疽发背，丹毒，毒蛇咬伤。

【效用分析】 紫花地丁苦泄辛散，寒以清热，入心肝血分，功能清热解毒、凉血消痈散结，为治痈肿疔毒通用之品，尤为治疔毒之要药。故常治血热壅滞所致的疔疮肿毒，痈疽发背，丹毒等证。

此外，本品能解蛇毒，可用于毒蛇咬伤。

【配伍应用】 **紫花地丁配金银花** 紫花地丁苦泄辛散，清热解毒之中，尤善凉血、散血热壅滞而消痈肿；金银花甘寒，芳香疏散，透营达气，表里气血俱清，为透热解毒之良药。两药相配，清热解毒、凉血消肿之功增强，用治血热壅滞之痈肿疔疮。

【鉴别应用】 **紫花地丁与蒲公英**　两药均属苦寒之品，归肝经，善清热解毒、消痈散结，每相须为用，以治痈肿疔疮、咽喉肿痛、乳痈、肺痈、肠痈、丹毒等热毒炽盛之证。然紫花地丁主入心肝血分，善于凉血、散血热壅滞，尤为治疔疮之要药；尚能解蛇毒，治毒蛇咬伤。而蒲公英入肝而善清疏肝热气郁、通乳，故治乳痈效著；且能清肝明目、利湿通淋，常用治肝热目赤肿痛及热淋涩痛、湿热黄疸等。

【方剂举隅】

1. 五味消毒饮（《医宗金鉴》）

药物组成：金银花、蒲公英、野菊花、紫花地丁、紫背天葵子。

功能与主治：清热解毒，消散疔疮。用于火毒结聚的痈疮疖肿。初起局部红肿热痛或发热恶寒，各种疔毒、疮形如粟，坚硬根深，状如铁钉，舌红，苔黄，脉数。

2. 五神汤（《洞天奥旨》）

药物组成：金银花、紫花地丁、茯苓、车前子、牛膝。

功能与主治：清热解毒，分利湿热。用于下肢疮痈，焮痛色赤，属湿热凝结者。

3. 紫花地丁散（《普济方》）

药物组成：紫花地丁、当归、赤芍、大黄、黄芪、金银花、甘草节。

功能与主治：清热解毒。用于诸毒恶疮肿痛。

【成药例证】

1. 紫花地丁软膏（《中华人民共和国卫生部药品标准·中药成方制剂》）

药物组成：紫花地丁稠膏。

功能与主治：抗菌消炎。用于一切疖肿，乳腺炎。

2. 抗骨髓炎片（《临床用药须知中药成方制剂卷》2020年版）

药物组成：金银花、地丁、蒲公英、半枝莲、白头翁、白花蛇舌草。

功能与主治：清热解毒，散瘀消肿。用于热毒血瘀所致附骨疽，症见发热、口渴、局部红肿、疼痛、流脓；骨髓炎见上述证候者。

3. 二丁冲剂（《中华人民共和国卫生部药品标准·中药成方制剂》）

药物组成：紫花地丁、蒲公英、板蓝根、半边莲。

功能与主治：清热解毒，利湿退黄。用于热疖痈毒，湿热黄疸，外感风热，咽喉肿痛，风热火眼等症。

【用法与用量】 15～30g。外用适量。外用鲜品捣烂敷患处。

【注意】 体质虚寒者忌服。

【本草摘要】

1.《本草纲目》　“治一切痈疽发背，疔疮瘰疬，无名肿毒，恶疮。”

2.《本草正义》“地丁，专为痈肿疔毒通用之药……然辛凉散肿，长于退热，惟血热壅滞，红肿焮发之外疡宜之，若谓通治阴疽发背寒凝之证，殊是不妥。”

【化学成分】 主要含黄酮类成分：山柰酚-3-*O*-鼠里吡喃糖苷，山柰酚-3-*O*-吡喃鼠里糖苷等；有机酸类成分：棕榈酸，对羟基苯甲酸，丁二酸等。

【药理毒理】 本品具有抗病原微生物、抗炎等作用。

1. 抗病原微生物作用　紫花地丁水煎液、乙醇提取液等体外试验对金黄色葡萄球菌、表皮葡萄球菌、腐生菌、粪肠球菌、大肠埃希菌、变形杆菌等有抑制作用。本品黄酮苷及有机酸对金黄色葡萄球菌、猪巴氏杆菌、大肠埃希菌、链球菌和沙门菌有抑制作用。其有效成分为七叶内酯、6，7-二甲氧基香豆素、东莨菪内酯和5-甲氧基-7-羟甲基香豆素，4个化合物对金黄色葡萄球菌、大肠埃希菌、无乳链球菌、乳房链球菌、停乳链球菌和沙门菌均有不同程度的抑菌和杀菌活性，其中七叶内酯的活性最强，对上述6种细菌的MIC为0.031～0.313g/L，MBC为0.313～0.625g/L[1]。另有报告为木犀草素、阿魏酸，其对大肠埃希菌的MIC分别为0.0625、0.125mg/ml[2]。紫花地丁对耐甲氧西林金黄色葡萄球菌耐药质粒有消除作用[3]，紫花地丁能增强苯唑西林对MRSA的敏感度，提高苯唑西林对MRSA感染小鼠败血症的治疗作用[4]。但另有报告说，紫花地丁水煎剂可促进正常菌群生长[5]。

紫花地丁有明显的抗病毒作用[6-10]，其对HIV-1病毒、乙型肝炎病毒[6-8]、H1N1流感病毒[9]、抗传染性支气管炎病毒[10]均有明显作用。通过采用H9细胞株进行人免疫缺陷症病毒活性试验，结果显示紫花地丁提取物在其亚毒性浓度下可完全抑制HIV的生长，但细胞外并不抑制HIV的活性。从紫花地丁全草中分离得到3个环肽，cycloviolacin VY1对甲型H1N1流感病毒具有较强的抑制作用，其半数抑制浓度（IC_{50}）为（2.27±0.20）μg/ml[9]。紫花地丁黄酮能明显抑制IBV的致病变作用，其IC_{50}为16.52mg/L，TI值为15.76。紫花地丁黄酮在体外对IBV直接灭活的效果明显，在高浓度时对抑制IBV吸附与穿入细胞具有一定作用[10]。

2. 抗炎作用　紫花地丁水煎剂、紫花地丁乙醇提取物乙酸乙酯部位8g/kg灌胃对二甲苯所致小鼠耳肿胀有抑制作用。紫花地丁水提物、醇提物9.0、3.0g/kg对二甲苯所致小鼠耳肿胀及角叉菜胶致小鼠足肿胀均具有显著的抑制作用，能降低角叉菜胶致炎小鼠血清 TNF-α、IL-1β 及炎性组织中 PGE_2 的含量[11]。紫花地丁含药血清5%～20%各浓度组经 LPS 活化的巨噬细胞 NO 分泌量显著降低，TNF-α 分泌量在 5%含药血清浓度组降低，而在10%和 20%浓度组升高，IL-6 分泌量在 5%含药血清浓度组降低，而在 20%浓度组升高[12]。此外，紫花地丁水提物能显著减少醋酸所致小鼠扭体反应次数，显著提高热板致痛小鼠痛阈值[13]。

3. 对免疫系统的影响 紫花地丁水煎液灌胃给药，可下调小鼠腹腔巨噬细胞的吞噬功能，抑制 LPS 活化小鼠腹腔巨噬细胞分泌 TNF-α；体外能下调小鼠被 ConA 诱导的脾淋巴细胞分泌 IL-2 及腹腔巨噬细胞分泌 TNF-α，抑制小鼠由 LPS 诱导的 B 淋巴细胞的增殖，下调体液免疫和抗体的生成，但对 ConA 诱导的 T 淋巴细胞增殖无明显影响。但后有研究表明，紫花地丁含药血清对巨噬细胞吞噬功能具有明显促进作用，其机制可能与调控巨噬细胞部分 TOLL 样受体表达有关[14]。

4. 其他作用 紫花地丁水提、醇提物对 U14 荷瘤鼠有抑瘤作用，能提高 U14 荷瘤鼠的胸腺和脾脏指数，还可提高 U14 荷瘤鼠体内 IL-2 及 TNF-α 水平；降低瘤组织中突变型 P53 和 Bcl-2 蛋白的表达[15]。紫花地丁有抗氧化活性[16, 17]。

5. 体内过程 紫花地丁中芹菜素在大鼠体内的药动学研究结果如下：C_{max} 为 220.59μg/ml±58.65μg/ml，$t_{1/2}$ 为6.785 小时±2.833 小时，$AUC_{(0\to18)}$为 11.42μg/(ml·h)±3.587μg/(ml·h)，$AUC_{(0\to\infty)}$为 22.84μg/(ml·h)±6.572μg/(ml·h)[18]。

6. 毒性 紫花地丁水提物对小鼠灌胃给药 MTD 为480g/(kg·d)[13]。

附：苦地丁

本品为罂粟科植物地丁草 *Corydalis bungeana* Turcz. 的干燥全草。性味苦，寒。归心、肝、大肠经。功能清热解毒，散结消肿。用于时疫感冒，咽喉肿痛，疔疮肿痛，痈疽发背，痄腮，丹毒。用量 9～15g。外用适量，煎汤洗患处。

【参考文献】 [1] 孙艺方，杜利利，周乐，等. 紫花地丁抗菌活性成分研究. 中国中药杂志，2011，36(19)：2666-2671.

[2] 刘振志，翟慧媛. 紫花地丁的抗菌化学成分研究. 医药前沿，2013，(26)：229.

[3] 杨明炜，陆付耳，徐丽君，等. 紫花地丁对耐甲氧西林金黄色葡萄球菌耐药质粒的消除作用. 中西医结合研究，2009，1(1)：27-28.

[4] 杨明炜，陆付耳，徐丽君，等. 紫花地丁联用苯唑西林对质粒介导的耐甲氧西林金黄色葡萄球菌(MRSA)感染小鼠败血症的治疗作用. 中西医结合研究，2010，2(5)：233-234.

[5] 李福娟，崔新刚，王妍，等. 紫花地丁水煎剂对小鼠肠道菌群的影响. 牡丹江医学院学报，2010，31(2)：39-40.

[6] 王玉，吴中明，罗果，等. 激光共聚焦显微镜检测紫花地丁水浸出物对 HBV 的影响. 遵义医学院学报，2010，33(3)：208-211.

[7] 王玉，吴中明，敖弟书. 紫花地丁抗乙型肝炎病毒的实验研究. 中药药理与临床，2011，27(5)：70-74.

[8] 王玉，吴中明，敖弟书，等. 紫花地丁水浸出物对 $HepG_{2.2.15}$ 细胞分泌 HBsAg 的影响. 遵义医学院学报，2009，32(6)：559-561，566.

[9] 刘忞之，杨燕，张书香，等. 紫花地丁中抗甲型 H1N1 流感病毒的环肽. 药学学报，2014，49(6)：905-912.

[10] 伍小波，古淑英，罗先钦，等. 紫花地丁黄酮类提取物体外抗传染性支气管炎病毒作用研究. 中国兽医学报，2012，32(11)：1694-1697.

[11] 李艳丽，胡彦武. 紫花地丁抗炎作用及机制研究. 中国实验方剂学杂志，2012，18(24)：244-247.

[12] 张智伟，蔡琨，于红红，等. 紫花地丁含药血清对巨噬细胞炎症因子分泌的影响. 免疫学杂志，2014，30(1)：53-56.

[13] 李艳丽，胡彦武. 紫花地丁水提物急性毒性试验及其抗炎镇痛作用研究. 湖北农业科学，2013，52(2)：390-392.

[14] 张智伟，蔡琨，吴玛莉，等. 紫花地丁含药血清对巨噬细胞吞噬功能及 TOLL 样受体表达的影响. 中国免疫学杂志，2014，30(6)：759-762.

[15] 张涛，苍薇，田黎明，等. 紫花地丁对 U14 荷瘤鼠抑瘤作用的实验研究. 时珍国医国药，2011，22(12)：2926-2927.

[16] 曹捷，秦艳，尹成乐，等. 紫花地丁化学成分及抗氧化活性. 中国实验方剂学杂志，2013，19(21)：77-81.

[17] 段建荣，严贵亮. 紫花地丁总黄酮和多糖对 D-半乳糖致衰小鼠血清中过氧化氢酶活性的影响. 天津中医药，2012，29(6)：591-593.

[18] 汤小斌，龙恩武. 紫花地丁中芹菜素在大鼠体内的药动学研究. 四川医学，2014，35(7)：785-787.

野 菊 花

Yejuhua

本品为菊科植物野菊 *Chrysanthemum indicum* L.的干燥头状花序。主产于广西、湖南、江苏。秋、冬二季花初开放时采摘，晒干，或蒸后晒干。以完整、色黄、香气浓者为佳。

【性味与归经】 苦、辛，微寒。归肝、心经。

【功能与主治】 清热解毒，泻火平肝。用于疔疮痈肿，目赤肿痛，头痛眩晕。

【效用分析】 野菊花苦寒泄热，辛散透发，入肝心经，“散火散气，消痈毒、疔肿、瘰疬，眼目热痛”（《本草正》）。既善清热解毒，为外科疔痈要药，常用于痈疽疔疖，丹毒，咽喉肿痛等热毒炽盛之证；又擅泻肝火、平肝阳，兼散风热，每治风热上攻或肝火上炎之目赤肿痛，肝阳上亢之头痛眩晕等。

【配伍应用】

1. 野菊花配蒲公英、紫花地丁　三药均有清热解毒之功，为治疗热毒疮疡肿痛之要药。野菊花泻火解毒力胜；蒲公英善疏肝郁而散气滞；紫花地丁长于凉血、散血热壅滞。三药相须为用，泻火凉血解毒、行滞消痈散结之力增强。用治痈肿疔毒、丹毒、乳痈等热毒炽盛之证效佳。

2. 野菊花配桑叶　野菊花质轻气凉，善疏风解毒、泻火平肝；桑叶甘寒清润，长于宣肺疏风、清肝明目、平抑肝阳。两药相配，疏风清热、平抑肝阳力增。适用于风热上攻或肝火上炎之目赤肿痛；肝阳上亢之头痛眩晕。

【鉴别应用】

1. 野菊花与菊花　两药均性味苦辛寒，归肝肺经，既能清热解毒，治痈肿疔疮、丹毒肿痛，又能清肝明目、平抑肝阳，以治肝火或风热之目赤肿痛及肝阳上亢之头痛眩晕。然野菊花功擅清热解毒，尤多用于热毒疮疡及咽喉肿痛。而菊花属辛凉解表药，解毒之力不及野菊花，以疏散风热、平肝明目为主，兼益肝阴，多用治风热感冒或温病初起之发热头痛、肝肾亏虚之视物昏花及肝热惊风抽搐。

2. 野菊花与金银花　两药均性寒归肺经，功能清热解毒，善治痈肿疔疮、丹毒肿痛。然野菊花味苦辛，主入肝经，又能清肝明目、泻火平肝，以治肝热目赤肿痛及肝阳上亢之头痛眩晕。而金银花甘寒气味芳香，既善解血分之热毒，又可疏散肺经风热及清气分热邪、透营达气，清透解毒力强，治外感热病虽各期均宜，但以邪在卫、营两分用之为佳；兼治肠痈、肺痈及热毒血痢。

【方剂举隅】 **七星剑**（《外科正宗》）

药物组成：野菊花、苍耳草、豨莶草、半枝莲、地丁草、麻黄、草河车。

功能与主治：清热解毒，疏邪消疮。用于疔疮初起，恶寒发热，心烦躁乱，甚则昏愦苔白或黄，脉浮数。

【成药例证】

1. 野菊花栓（《临床用药须知中药成方制剂卷》2020年版）

药物组成：野菊花。

功能与主治：抗菌消炎。用于前列腺炎及慢性盆腔炎等疾病。

2. 鼻咽清毒剂（颗粒）（《临床用药须知中药成方制剂卷》2020年版）

药物组成：野菊花、重楼、两面针、苍耳子、夏枯草、蛇泡簕、龙胆、党参。

功能与主治：清热解毒，化痰散结。用于痰热毒瘀蕴结所致的鼻咽部慢性炎症，鼻咽癌放射治疗后分泌物增多。

3. 复方野菊感冒颗粒（片）（《中华人民共和国卫生部药品标准·中药成方制剂》）

药物组成：野菊花、桑叶、一枝黄花、枇杷仁、南沙参、芦根、甘草、薄荷油。

功能与主治：清热疏风，润燥止咳。用于风热、温燥之邪犯肺而致的发热、头晕咳嗽、咽干喉痛。

4. 菊蓝抗流感片（《中华人民共和国卫生部药品标准·中药成方制剂》）

药物组成：野菊花、人工牛黄、板蓝根、乙酰水杨酸、水牛角浓缩粉。

功能与主治：清热解毒。用于风热感冒，痄腮喉痹。

5. 菊明降压片（丸）（《中华人民共和国卫生部药品标准·中药成方制剂》）

药物组成：野菊花、决明子。

功能与主治：降压。用于原发性高血压，慢性肾炎性高血压。

【用法与用量】 9～15g。外用适量，煎汤外洗或制膏外涂。

【本草摘要】

1.《本草纲目》　“治痈肿疔毒，瘰疬眼瘜。”

2.《本草求真》　“野菊花一名苦薏，为外科痈肿药也，其味辛而且苦，大能散火散气，故凡痈毒疔肿，瘰疬，眼目热痛，妇人瘀血等症，无不得此则治。”

【化学成分】 主要含黄酮类成分：蒙花苷，矢车菊苷等；挥发油：菊花内酯，野菊花三醇，野菊花酮，侧柏酮，樟脑，龙脑等。

中国药典规定本品含蒙花苷（$C_{28}H_{32}O_{14}$）不得少于0.80%。

【药理毒理】 本品具有抗病原微生物、抗炎、保肝等作用。

1. 抗病原微生物作用　野菊花对金黄色葡萄球菌、大肠埃希菌、白喉杆菌、伤寒杆菌、变形杆菌、痢疾杆菌、铜绿假单胞菌、福氏和志贺杆菌有抑制作用。对肺炎球菌、大肠埃希菌的MIC为0.1%，对金黄色葡萄球菌、福氏和志贺杆菌为0.025%，对铜绿假单胞菌为0.05%。野菊花水提液、乙醇提取物、总黄酮、挥发油，以及从野菊花中分离的蒙花苷等都有明显的抗菌活性[1-3]。野菊花挥发油对金黄色葡萄球菌、白色葡萄球菌等有抑制作用；总黄酮对葡萄芽假丝酵母的MIC值为61.6μg/ml，蒙花苷对其MIC值为18μg/ml，野菊花总黄酮及蒙花苷单体对葡萄芽假丝酵母菌的体外抗菌活性较好[3]。0.2%的野菊花60%乙醇提取物的防霉变能力高于0.01%山梨酸钾[4]。研究发现，野菊花水提物在体外具有明显抑制解脲脲原体生长的作用，且与药物浓度成正相关。

野菊花煎液与挥发油均具抗病毒活性。研究发现，野菊花提取物对呼吸道合胞病毒抑制作用的 EC_{50} 为 (60.9±2.41)μg/ml。呼吸道合胞病毒感染 Hep-2 细胞后2、4、6、8小时不同时间给予野菊花提取物均有明显的抑制作用；穿入和吸附抑制实验表明其对病毒穿入过程和吸附过程同样存在抑制作用。野菊花提取物对RSV病毒有直接的杀伤作用。对接种在鸡胚上的禽流感病毒(AIV)、新城疫病毒(NDV)、鸡传染性支气管炎病毒(IBV)进行抗病毒实验，发现野菊花提取物对3种病毒均有抑制作用，其中对NDV的作用最强[5]。

2. 抗炎镇痛作用 野菊花挥发油0.35mg/kg灌胃给药3天，对二甲苯致小鼠耳肿胀有明显抑制作用；野菊花水提物57.6g/kg灌胃给药7天，对蛋清所致大鼠足肿胀有明显抑制作用；野菊花颗粒4、8g/kg灌胃对小鼠耳肿胀有明显的抗炎作用[6]。野菊花总黄酮灌胃给药，对二甲苯致小鼠耳肿胀、角叉菜胶诱导的大鼠足肿胀、棉球诱导的大鼠肉芽肿均有抑制作用，其抗炎作用机制与抑制 PGE_2 和 LB_4 生成有关。野菊花总黄酮84、168、336mg/kg灌胃给药，对佐剂性关节炎(AA)大鼠的继发性足肿胀有明显抑制作用，并能减轻病理损害，提高AA大鼠低下的脾淋巴细胞增殖水平，抑制AA大鼠腹腔巨噬细胞产生过高的IL-1水平，同时使过低的脾淋巴细胞中IL-2水平恢复接近正常水平；野菊花总黄酮还能上调caspase-3、TRAIL蛋白表达，抑制AA大鼠滑膜细胞的过度增殖，诱导滑膜细胞凋亡。野菊花的药效组分(绿原酸、木犀草素-7-*O*-β-D-葡萄糖苷、芹菜素-7-*O*-β-D-葡萄糖苷和蒙花苷)能显著抑制小鼠腹腔毛细血管通透性增高和小鼠二甲苯所致耳廓炎性肿胀[7]。

野菊花能显著抑制醋酸所致小鼠的扭体反应，明显延长热板引起小鼠疼痛反应的痛阈值，对福尔马林致痛模型动物Ⅰ相和Ⅱ相疼痛反应均有抑制作用[8]。对热水所致小鼠甩尾可明显延长其潜伏期。但对小鼠自主活动无影响，对小鼠阈下剂量戊巴比妥钠协同睡眠无影响[9]，表明其镇痛作用与自主活动和镇静作用无关。

3. 保肝作用 野菊花总黄酮250、500mg/kg灌胃给药4天，能降低 CCl_4 致小鼠急性肝损伤血清ALT、AST值的升高，降低肝匀浆中MDA含量，增强SOD的活性，降低TNF-α表达，减轻 CCl_4 对肝组织的病理损伤，其机制可能主要与清除自由基、抑制脂质过氧化、抑制TNF-α表达有关。野菊花总黄酮168、336mg/kg能明显降低酒精性脂肪性肝大鼠血清 ALT、AST、TC、TG、ADH、TNF-α的水平，降低肝脏中MDA含量，增强SOD、GSH、GSH-Px活性，使TNF和IL-1β表达降低，能明显改善酒精性脂肪性肝炎大鼠的肝细胞脂肪变性[10, 11]。以倍半萜类为主要成分的野菊花提交物对刀豆蛋白A所致小鼠免疫性肝损伤也具有保护作用[12]，并可提高小鼠肝细胞蛋白合成能力[13]。

4. 对心血管系统的影响 野菊花水提液能显著改善模型小鼠心脏指数和血压，缩小心肌细胞横截面面积，降低心肌AngⅡ含量，减少PVCA，CVFⅠ、Ⅲ型胶原，降低PKC，bFGF和P38的表达，抑制心室重构，其作用机制与降低心脏的负荷，调节信号传导有关[14, 15]。

野菊花还有明显的调血脂作用，可使大鼠血清中TG水平显著降低，同时可使大鼠肝组织MDA含量明显降低，这可能与其抗脂质过氧化作用有关[16]。野菊花有效组分(木犀草素、蒙花苷等)能使高血压大鼠的全血黏度、血浆黏度、全血还原黏度、红细胞电泳时间均有不同程度的下降，并改善血液黏度[17]。

5. 对肺功能的影响 野菊花能改善大鼠呼吸功能，能使大鼠呼吸频率减慢，最大呼气幅度增大，最大吸气幅度变浅，呼吸功能明显改善。大鼠血清、肺组织中MDA、NO含量明显下降，SOD活力显著升高[18]，还能降低大鼠体内TNF-α、IL-6含量，改善肺组织的病理损伤，降低PMN吞噬功能及呼吸爆发强度的异常升高，这可能是野菊花提取物减轻支气管炎炎症机制之一[19-21]。另外，野菊花总黄酮还可以改善平阳霉素诱导的肺纤维化大鼠的一般情况，减轻病理变化，显著降低大鼠肺组织羟脯氨酸的含量，抑制大鼠肺组织TGFβ mRNA表达，抑制纤维化的产生[22]。

6. 其他作用 野菊花具有较高的抗氧化能力[4]。总黄酮、多糖等都是有效部位，野菊花总黄酮清除·OH、O_2^-·和 $ABTS^+$·的 EC_{50} 值分别为0.016mg/ml、0.012mg/ml、6.95μg/ml[23]，野菊花多糖也具有较强的清除活性氧自由基能力。另外，野菊花提取物对肝癌MHCC97H的增殖具有抑制作用[24]，从野菊花中分离得到的 C4、C5、C6 黄酮化合物具有抑制血小板聚集活性作用。野菊花水煎剂对急性刺激性结膜炎有明显的治疗作用[25]。

7. 毒性研究　野菊花软膏剂长期连续经皮肤给药对试验大鼠未见有毒性作用[26]，野菊花栓长期给药也没有毒性影响[27]。

【参考文献】　[1] 白银亮，田新慧，毕跃峰，等. 野菊花水提液对豚鼠离体回肠收缩的影响及抑菌作用观察. 郑州大学学报(医学版)，2012，47(1)：85-88.

[2] 杨海霞，张孝侠，程晓平，等. 金银花和野菊花乙醇提取物抑菌作用比较. 济宁医学院学报，2013，36(2)：97-99，105.

[3] 张金杰，吕文文，翁远超，等. 野菊花中黄酮类成分的抗菌活性及指纹图谱. 国际药学研究杂志，2013，40(6)：807-812.

[4] 申海进，郭巧生，房海灵. 野菊花 60%乙醇提取物的酚类成分组成及其清除自由基和防霉变能力分析. 植物资源与环境学报，2010，19(1)：20-25.

[5] 姚帆，徐惠波. 中药野菊花抗菌抗病毒作用的研究. 长春中医药大学学报，2011，27(2)：298-299.

[6] 黄勇，苏韫，陈丽，等. 野菊花颗粒抗炎、镇痛作用的实验研究. 甘肃中医学院学报，2009，26(5)：5-6.

[7] 郑璐璐，张贵君，王晶娟，等. 野菊花药效组分抗炎的生物效应研究. 天津中医药，2011，28(3)：251-253.

[8] 吴琼，邹悦，马宏达，等. 野菊花水相萃取物对小鼠镇痛作用研究. 中国药师，2013，16(9)：1311-1313.

[9] 吴琼，马宏达，孙学惠，等. 野菊花水提物对小鼠的镇痛作用. 医药导报，2014，33(4)：446-448.

[10] 王保伟，李俊，程文明，等. 野菊花总黄酮对酒精性脂肪肝大鼠的防治作用. 安徽医科大学学报，2011，46(10)：1022-1025.

[11] 张玲，李俊，黄艳，等. 野菊花总黄酮对酒精致急性肝损伤小鼠的保护作用. 安徽医药，2011，15(10)：1197-1200.

[12] 李国栋，陈园园，王盼，等. 野菊花中萜类和黄酮类化合物保肝作用研究. 中草药，2013，44(24)：3510-3514.

[13] 毕跃琴，叶玉廷，王洋洋，等. 野菊花不同萃取部位对肝损伤小鼠肝细胞蛋白合成及小鼠免疫功能的影响. 郑州大学学报(医学版)，2013，48(6)：720-724.

[14] 吴琦，陈长勋，顾伟梁，等. 野菊花对实验性心室重构的影响. 中药材，2010，33(7)：1112-1115.

[15] 吴琦，陈长勋，顾伟梁，等. 野菊花对心室重构大鼠心肌胶原及信号传导的影响. 中国中药杂志，2010，35(5)：623-629.

[16] 陈传千，屈跃丹，单广胜，等. 野菊花提取物调节血脂作用的研究. 吉林医药学院学报，2010，31(6)：321-324.

[17] 张燕坪，陈素红，吕圭源，等. 野菊花有效组分对高血压大鼠血液流变学的影响. 浙江中医药大学学报，2013，37(4)：370-374.

[18] 黄勇，苏韫，明海霞，等. 野菊花提取物对慢性支气管炎大鼠肺功能及自由基水平的影响. 中国老年学杂志，2011，31(19)：3723-3725.

[19] 黄勇，黄亚林，苏韫，等. 野菊花提取物对慢性支气管炎大鼠血清和支气管肺泡灌洗液中 TNF-α、IL-6 含量及肺组织病理形态学的影响. 中国老年学杂志，2010，30(18)：2614-2616.

[20] 苏韫，黄勇，李娟，等. 野菊花提取物对慢性支气管炎大鼠 TNF-α 及中性粒细胞功能的影响. 中药新药与临床药理，2009，20(4)：300-303.

[21] 黄亚林. 野菊花提取物对慢性支气管炎大鼠免疫功能、自由基水平及肺组织病理形态学的影响. 中国社区医师(医学专业)，2012，14(5)：6.

[22] 郑媛媛，吴繁荣. 野菊花总黄酮对大鼠肺纤维化的干预作用. 安徽医科大学学报，2011，46(12)：1271-1274.

[23] 曹小燕，杨海涛. 野菊花总黄酮清除自由基的活性. 江苏农业科学，2014，42(10)：307-309.

[24] 王志东，李宗芳，张澍，等. 野菊花提取物对人肝癌 MHCC97H 细胞增殖和凋亡的影响. 中华肝胆外科杂志，2010，16(4)：286-289.

[25] 吴明侠，张贵君. 中药野菊花对家兔眼刺激性结膜炎的实验研究. 时珍国医国药，2010，21(6)：1367-1368.

[26] 贾海鹰，贾海波，李慧. 野菊花软膏剂的毒性试验研究. 内蒙古医科大学学报，2014，36(3)：243-245.

[27] 韦桂宁，周军，周桂芬，等. 野菊花栓的长期毒性试验. 中国药师，2009，12(2)：187-189.

木芙蓉叶

Mufurongye

本品为锦葵科植物木芙蓉 *Hibiscus mutabilis* L. 的干燥叶。主产于四川、浙江、江苏。夏、秋二季采收，干燥。切丝。以叶片完整、色绿者为佳。

【炮制】 除去杂质，喷淋清水，稍润，切丝或切碎，干燥；或研粉。

【性味与归经】 辛，平。归肝、肺经。

【功能与主治】 凉血，解毒，消肿，止痛。用于痈疽焮肿，缠身蛇丹，烫伤，目赤肿痛，跌打损伤。

【效用分析】 木芙蓉叶味辛性平偏凉，入肺、肝二经，既能清热解毒，又可凉血消痈，辛散肿毒而止痛。用治热毒疮痈，焮红肿痛，无论已溃或未溃，均可单味药研末调敷患处。疮痈初起未成脓者用之能消肿止痛，已成脓者用之可箍疮出头，促其脓聚毒出，已溃脓者用之收根束毒，脓出易敛，故为外治痈肿疮毒之要药。常用治痈疽疮毒，红肿热痛，缠身蛇丹，丹毒，水火烫伤等热毒证。本品能散热消肿止痛，可治疗肝经热盛之目赤肿痛。若用于跌打损伤，瘀热肿痛，可收凉血消肿止痛之效。

此外，木芙蓉叶又入肺经，味辛而散，《玉楸药解》云其“清风泻热，凉血消肿”。故本品尚可用于风热上攻之咽喉肿痛。

【配伍应用】

1. 木芙蓉叶配大黄 两药均善清热，解毒，凉血。然木芙蓉叶味辛善散，消肿止痛；大黄苦寒泻降，使热毒下泄。两药合用，共奏清热解毒、凉血消痈之功。适用于热毒炽盛痈肿疔疮，红肿热痛等症。

2. 木芙蓉叶配地榆 两药均具凉血清热之功。木芙蓉叶辛散长于消肿止痛；地榆酸涩长于解毒敛疮。两药同用，共奏凉血止血，解毒敛疮之效。适用于水火烫伤及丹毒等焮红肿痛。

3. 木芙蓉叶配牛蒡子 两药均能辛散入肺，清热解毒。木芙蓉叶又能凉血消肿止痛，牛蒡子功善疏散风热利咽。两药相配，外能散风热，内能解热毒，又可消肿利咽，共奏清热解毒，宣肺利咽之效。适用于风热感冒，发热头痛，咽喉肿痛等症。

【方剂举隅】

1. 芙蓉膏（《疡医大全》）

药物组成：芙蓉叶、榆面、生大黄、皮消。

功能与主治：束毒消肿。用于阳证疮疡初起，红肿热痛者。

2. 芙蓉膏（《证治准绳》）

药物组成：山布瓜根、芙蓉叶、紫荆皮、凌霄根皮、天南星、天布瓜、鸡屎根(取皮)、背子蜈蚣。

功能与主治：清热凉血，解毒散结。用于手、臂、腕、臑、肘、掌等处结毒，焮赤肿痛。

3. 芙蓉膏（《医学心悟》）

药物组成：赤小豆、芙蓉叶、香附、菊花叶、白及。

功能与主治：清热解毒，散结消肿。用于发背，肿势蔓延。

4. 芙蓉膏（《万病回春》）

药物组成：芙蓉叶、黄荆子各等分。

功能与主治：清热解毒，消肿止痛。用于痈疽发背诸毒。痈疽发背，肿痛如锥刺，不可忍者。

5. 芙蓉膏（《证治准绳·疡医》）

药物组成：紫荆皮、南星、芙蓉叶、独活、白芷、赤芍药。

功能与主治：活血散瘀，消肿止痛。用于打扑伤损，肿痛紫黑，色久不退者。

【成药例证】

1. 芙朴感冒颗粒（《临床用药须知中药成方制剂卷》2020年版）

药物组成：芙蓉叶、牛蒡子(炒)、厚朴、陈皮。

功能与主治：清热解毒，宣肺利咽，宽中理气。用于风热或风热夹湿所致的感冒，症见发热头痛、咽痛、肢体痛、鼻塞、胃纳减退。

2. 芙蓉抗流感片（《中华人民共和国卫生部药品标准·中药成方制剂》）

药物组成：本品为木芙蓉叶制成的浸膏片。

功能与主治：清肺凉血，散热解毒。用于流行性感冒。

3. 伤痛酊（《中华人民共和国卫生部药品标准·中药成方制剂》）

药物组成：芙蓉叶、徐长卿、两面针、朱砂根、雪上一枝蒿、薄荷脑、樟脑、肉桂油。

功能与主治：去瘀活血，消肿止痛，用于扭伤、挫伤、挤压伤、腱鞘炎等急性软组织损伤。

4. 疮炎灵软膏(疮肿灵软膏)（《中华人民共和国卫生部药品标准·中药成方制剂》）

药物组成：本品为芙蓉叶制成的软膏。

功能与主治：排脓活血，消肿解毒。用于疮疖，乳痈，丹毒，红丝疔等。

5. 腮腺宁糊剂（《中华人民共和国卫生部药品标准·中药成方制剂》）

药物组成：芙蓉叶、白芷、大黄、苎麻根、赤小豆、乳香(醋炙)、薄荷油。

功能与主治：散瘀解毒，消肿止痛。用于腮腺炎，红肿热痛。

6. 芙蓉散（《中华人民共和国卫生部药品标准·中药成方制剂》）

药物组成：芙蓉叶、相思子(炒)、川乌、大黄、草乌、白及。

功能与主治：解毒，消肿，止痛。用于疮肿，疔疖，热毒。

【用法与用量】 10～30g。外用适量，研末调敷。

【注意】 痈疽不红不肿者忌用。

【本草摘要】

1.《本草图经》 “敷贴肿毒。”

2.《本草纲目》 “清肺凉血，散热解毒。治一切大小痈疽肿毒恶疮，消肿排脓止痛。”

3.《玉楸药解》 “木芙蓉，清利消散，善败肿毒，一切疮疡，大有捷效，涂饮俱善。”

【化学成分】 主要黄酮类成分：芦丁，山柰酚-3-*O*-β-芸香糖苷，山柰酚-3-*O*-β-刺槐双糖苷，山柰酚-3-*O*-β-D-(6-E-对羟基桂皮酰基)-葡萄糖苷等；还含大黄素，水杨酸等。

中国药典规定本品含无水芦丁($C_{27}H_{30}O_{16}$)不得少于0.070%。

【药理毒理】 本品具有抗菌抗病毒和抗炎作用。

1. 抗病原微生物作用 木芙蓉叶对大肠埃希菌、粪肠球菌和普通变形杆菌有明显的抑制作用，70%乙醇提取物的作用为强[1]。8、4、2、1MIC 浓度能在第 6、14、18 小时完全杀灭该细菌；对金黄色葡萄球菌的 MIC 和 MBC 均为 0.5g/ml，4、2、1MIC 于 6、10、14 小时也能杀灭金黄色葡萄球菌[2, 3]。此外，木芙蓉叶还对阴道滴虫有杀灭作用[4]。对呼吸道合胞病毒(RSV)、甲型流感病毒(FluA)和流感病毒(HPIVs)均有不同程度的抑制作用，尤以对 RSV 的抑制作用为强。体内试验表明，对呼吸道病毒感染小鼠的肺部炎症指数随剂量的加大而增强，40g/kg 可达 24.84%的抑制率[5]。

2. 抗炎作用 木芙蓉叶腹腔注射有明显的抗炎作用[6]，而其有效部位 2、4g/kg 剂量灌胃，则可抑制二甲苯所致小鼠耳廓肿胀，并抑制小鼠腹腔毛细血管通透性亢进，及蛋清、鹿角菜胶所致大鼠足肿胀[7-9]。

3. 抗慢性肝损伤作用 木芙蓉叶 70%回流提取物对 CCl_4 所致大鼠慢性肝损伤具有明显的抑制作用，其血清 ALT、AST、HA、LN、PCⅢ、Ⅳ-C 和 MDA 含量均明显降低，SVD、GSH-Px、ALB 水平升高，肝纤维化程度减轻[10]。

4. 对肾缺血再灌注损伤的保护作用 木芙蓉叶有效组分能明显改善大鼠缺血后再灌注肾功能的变化，改善血清尿素氮、肌酐及 IL-1 和 TNF 水平[11-14]。

5. 抗氧化作用 木芙蓉叶对小剂量链脲佐菌素制备的糖尿病大鼠模型，可提高血清 SOD、GSH-Px 和肝脏 GSH 的含量[15]。

6. 毒性 小鼠每天 [illegible]次灌胃 100g/kg 并无毒性，腹[illegible] 20g/kg 连续灌胃 2 个月，心[illegible]肾等功能均为正常，病理学模型也无明显病理损害[6]。木芙蓉叶有效组分 312.4g/kg 未见毒性反应，无论 S9 是否存在，均无致突变作用[16]。

【参考文献】 [1] 李昌灵，刘胜贵，吴镝，等. 木芙蓉叶提取物的抑菌作用研究. 食品工业科技，2009，30(11)：97-101.

[2] 李昌灵，郑樊龙，田波，等. 木芙蓉叶提取物对大肠埃希菌 Q1 和金黄色葡萄球菌 91053 的体外抗菌效果研究. 食品工业科技，2013，34(1)：57-59.

[3] 刘婷，丁忱欢，李鹤. 3 种中草药提取物对疮疡致病菌的体外抑菌活性研究. 中南药学，2014，12(12)：1192-1196.

[4] 林浩然，郑幼兰，陈仁通，等. 木芙蓉治疗滴虫性阴道炎及霉菌性阴道炎的实验和临床研究. 医学研究通讯，1990，19(10)：22-25.

[5] 张丽，周长征. 木芙蓉叶提取物抗病毒作用实验研究. 长春中医药大学学报，2013，29(1)：28-30.

[6] 徐娅，郑幼兰，林建峰，等. 木芙蓉叶的抗炎作用及其毒性研究. 福建医药杂志，1989，11(3)：24-26.

[7] 符诗聪，荣征星，张凤华，等. 木芙蓉叶有效部位的抗炎与镇痛实验研究. 中国中西医结合杂志，2002，22：222-224.

[8] 付文或，罗仕华，符诗聪，等. 木芙蓉叶有效组分抗非特异性炎症的实验研究. 中国骨伤，2003，16(8)：474-476.

[9] 符诗聪，张凤华，史炜镔，等. 木芙蓉有效组分的抗炎实验研究初步报道. 上海第二医科大学学报，2001，21(1)：14-16.

[10] 沈钦海，秦召敏，孙志军. 木芙蓉叶提取物对大鼠慢性肝损伤的实验性研究. 时珍国医国药，2010，21(5)：1273-1274.

[11] 符诗聪，罗仕华，张凤华，等. 木芙蓉叶有效组分对大鼠肾缺血再灌注损伤的保护作用. 中国临床康复，2005，9(6)：250-251.

[12] 符诗聪，罗仕华，周玲珠，等. 木芙蓉叶有效组分对大鼠肾缺血再灌注损伤的保护作用. 广西科学，2004，11(2)：131-133.

[13] 罗仕华，符诗聪. 木芙蓉叶有效组分对大鼠肾缺血再灌注损伤保护作用的实验研究. 湖北中医杂志，2004，26(10)：3-4.

[14] 罗仕华，符诗聪，张凤华，等. 木芙蓉叶有效组分对大鼠肾缺血再灌注损伤中 TNF-α 的影响. 中国中西医结合杂志，2005，25(6)：78-81.

[15] 王立勉. 木芙蓉叶提取物对糖尿病大鼠抗氧化能力的影响. 海峡药学，2014，26(12)：28-30.

[16] 符诗聪，张慧娟，马景，等. 木芙蓉叶有效组分致突变与急性毒性实验研究. 广西科学，2002，9(1)：53-56.

重 楼

Chonglou

本品为百合科植物云南重楼 *Paris polyphylla* Smith var. *yunnanensis* (Franch.) Hand.-Mazz.或七叶一枝花 *Paris polyphylla* Smith var. *chinensis* (Franch.) Hara 的干燥根茎。主产于云南、广西。秋季采挖，除去须根，洗净，晒干。切薄片。以切面色白、粉性足者为佳。

【性味与归经】 苦，微寒；有小毒。归肝经。

【功能与主治】 清热解毒，消肿止痛，凉肝定惊。用于疔疮痈肿，咽喉肿痛，蛇虫咬伤，跌扑伤痛，惊风抽搐。

【效用分析】 重楼苦以降泄，寒能清热，主入肝经，功擅清热解毒、解蛇毒、消肿止痛，自古有“痈疽如遇着，一似手拈拿”之说，为历代医家用治痈疡所推崇，正如《唐本草》谓其：“疗痈肿，敷蛇毒。”常用治痈肿疔毒、咽喉肿痛等热毒炽盛之证及蛇虫咬伤。

重楼苦寒入肝，能凉肝定惊，故又可治小儿惊风抽搐。正如《本草正义》所言：“正以苦寒泄降，能息风阳而清气火，则气血不冲，脑经不扰，而癫疾惊痫，摇头弄舌诸病可已。”

此外，取其化瘀消肿止痛之功，亦常用于跌扑伤痛。

【配伍应用】

1. 重楼配夏枯草 重楼善于清热解毒、消肿止痛，为疮家要药；夏枯草长于清肝火、散郁结。两药配用，清热解毒、散结消肿之力加强。适用于瘿瘤、瘰疬等痰火郁结之证。

2. 重楼配赤芍 重楼善于清热解毒，消肿止痛；赤芍长于清热凉血，祛瘀止痛。两药合用，清热解毒、消肿止痛作用增强。既适用于疔疮痈肿，又可疗跌扑伤痛。

3. 重楼配牛蒡子 两药均能清热解毒，消肿。重楼清热解毒、消肿止痛力优；牛蒡子疏散风热、宣肺祛痰、利咽消肿功胜。两药配伍，祛痰利咽、解毒消肿效增。适用于肺热咳喘，咽喉肿痛，乳蛾等症。

4. 重楼配钩藤 两药均能凉肝息风定惊。重楼苦寒泄降，善息风阳而清气火；钩藤甘微寒，轻清透热，善清肝及心包之火而息风定惊。两药配伍，凉肝息风、定惊止痉作用增强。适用于肝热风动，高热抽搐，小儿惊痫。

【鉴别应用】 重楼与紫花地丁 两药均苦寒，归肝经，功能清热解毒消肿，同治痈肿疔疮、毒蛇咬伤等。然重楼有小毒，长于消肿止痛，又常用于跌扑伤痛；且能凉肝息风定惊，以治惊风抽搐。而紫花地丁味兼辛，善凉血消肿，既为治疔毒要药，又可治痈疽发背，丹毒。

【方剂举隅】

1. 重台散（《圣惠方》）

药物组成：重楼、木鳖子、半夏。

功能与主治：清热解毒，消肿止痛。用于风毒暴肿。

2. 夺命丹（《外科全生集》）

药物组成：黄连、金银花、蚤休（重楼）、赤芍、甘草。

功能与主治：清热解毒，凉血消肿。用于痈肿疮毒，疔毒内攻。

3. 栝楼汤（《小儿药证直诀》）

药物组成：栝楼根、白甘遂（蚤休）、麝香、薄荷。

功能与主治：化痰息风，凉肝定惊。用于小儿慢惊风，带有阳证者。

【成药例证】

1. 宫血宁胶囊（《临床用药须知中药成方制剂卷》2020年版）

药物组成：重楼。

功能与主治：凉血止血，清热除湿，化瘀止痛。用于崩漏下血，月经过多，产后或流产后宫缩不良出血及子宫功能性出血属血热妄行者，以及慢性盆腔炎之湿热瘀结证所致少腹痛、腰骶痛、带下增多。

2. 复方岩连片（《中华人民共和国卫生部药品标准·中药成方制剂》）

药物组成：重楼、石吊兰、板蓝根、百部、杠板归。

功能与主治：清热解毒，化痰止咳。用于上呼吸道感染引起的感冒咳嗽，急慢性支气管炎，咽喉炎，扁桃体炎等。

3. 喉舒口含片（《中华人民共和国卫生部药品标准·中药成方制剂》）

药物组成：重楼、余甘子粉、薄荷脑、冰片。

功能与主治：清热解毒，润肺利咽。用于咽喉肿痛，咽痒，咽干咳等症。

4. 热毒清片（《中华人民共和国卫生部药品标准·中药成方制剂》）

药物组成：重楼、南板蓝根、冰片、蒲公英、甘草。

功能与主治：清热解毒，消肿散结。用于热毒内盛所致的腮腺炎、扁桃体炎、喉头炎、上呼吸道感染等症。

5. 散结止痛膏（《中华人民共和国卫生部药品标准·中药成方制剂》）

药物组成：重楼、白花蛇舌草、夏枯草、生川乌、生天南星、冰片。

功能与主治：软坚散结，消肿止痛。用于乳腺囊性增生，乳痛症，男性乳腺增生症。

6. 软坚口服液（《临床用药须知中药成方制剂卷》2020年版）

药物组成：白附子（制）、三棱、重楼、半枝莲、山豆根、金银花、板蓝根、山慈菇、延胡索（醋制）、益母草、人参、黄芪。

功能与主治：化瘀软坚，解毒，益气。用于Ⅱ期原发性肝癌瘀毒气虚的患者。对胁肋疼痛、纳呆、腹胀、神疲乏力等症有改善作用，可作为原发性肝癌的辅助治疗药。若配合化疗介入方法，有助于提高疗效。

【用法与用量】 3～9g。外用适量，研末调敷。

【注意】 本品有小毒，若摄入过量，可致中毒。体虚、无实火热毒者及患阴证疮疡者均忌服。

【本草摘要】

1.《神农本草经》　“主惊痫，摇头弄舌，热气在腹中，癫疾，痈疮，阴蚀，下三虫，去蛇毒。”

2.《滇南本草》　“消诸疮，无名肿毒，利小便。”

【化学成分】　主要含甾体皂苷类成分：重楼皂苷Ⅰ、Ⅱ、Ⅵ、Ⅶ等；还含甾酮、蜕皮激素、黄酮类等。

中国药典规定本品含重楼皂苷Ⅰ($C_{44}H_{70}O_{16}$)、重楼皂苷Ⅱ($C_{51}H_{82}O_{20}$)、重楼皂苷Ⅵ($C_{39}H_{62}O_{13}$)和重楼皂苷Ⅶ($C_{51}H_{82}O_{21}$)的总量不得少于0.60%。

【药理毒理】　本品具有抗病原微生物、抗炎镇痛、抗肿瘤、止血等作用。

1. 抗病原微生物作用　重楼有抗菌作用，能抑制宋内痢疾杆菌、黏质沙雷菌、大肠埃希菌、金黄色葡萄球菌及耐药菌株的生长。滇重楼对10株致龋菌和11株牙髓根尖周炎、牙周病的常见病原菌的最小抑菌浓度均为20g/L[1]。重楼水或醇提取物对甲型及亚洲甲型流感病毒均有抑制作用，用重楼药液滴鼻，小鼠于5小时后接种病毒，能降低其死亡率。重楼皂苷Ⅰ、Ⅱ、Ⅵ和Ⅶ浓度分别低于50、12.5、6.25和12.5mg/L时未见对靶细胞MDCK的细胞毒性。重楼皂苷Ⅰ6.25、12.5、25和50mg/L，重楼皂苷Ⅱ6.25和12.5mg/L，重楼皂苷Ⅵ3.13和6.25mg/L，重楼皂苷Ⅶ6.25和12.5mg/L对A型流感病毒均有显著的直接灭活作用，对其吸附和侵入靶细胞亦具有一定的阻断作用，对A型流感病毒在靶细胞内的增殖具有抑制作用。重楼皂苷Ⅰ5和10mg/L可明显降低A型流感病毒感染小鼠的死亡率，由流感病毒感染组的8/10均下降到2/10；并可延长A型流感病毒感染小鼠的存活时间，由(8.5±0.3)天分别延长到(12.7±0.4)天和(13.2±0.5)天，生命延长率分别为49.4%和55.3%，可见重楼皂苷Ⅰ在体内外均具有明显的抗A型流感病毒活性[2]。滇重楼的抗病毒作用也与所含鞣质有关。重楼醇浸膏体外对白念珠菌的MIC为0.05g/ml。

2. 抗炎、镇痛作用　重楼水提醇沉软膏外敷对醋酸所致小鼠腹腔毛细血管通透性增加、巴豆油所致小鼠耳廓肿胀、角叉菜胶所致的小鼠足肿胀均有抑制作用，并能降低小鼠足爪炎性组织中PGE_2的含量。重楼软膏外敷还可抑制醋酸所致小鼠扭体反应次数。重楼醇提物1.2、2.4、4.8g/kg对醋酸所致的扭体反应有明显的抑制作用，也能抑制二甲苯所致的耳肿胀及醋酸所致的毛细血管通透性亢进[3]。大鼠灌服重楼皂苷0.3g/kg可增强对急性吗啡耐受大鼠镇痛阈值的提高，抑制吗啡耐受过程中海马ACTH和β-EP含量的回降，阻断吗啡耐受的形成。

3. 抗肿瘤作用　自1979年发现从重楼中分离出的重楼皂苷Ⅰ和Ⅵ有较强的细胞毒以来，重楼在抗肿瘤方面的作用越来越受到关注。多种重楼以及重楼的水提物、醇提取物和皂苷(如皂苷Ⅰ、Ⅱ、Ⅳ等)都有明显的抗肿瘤作用[4-13]。重楼抗肿瘤谱广，毒性较小。

重楼水提物、甲醇提取物和乙醇提取物对人肺癌(A-549)、人乳腺癌(MCF-7)、人结肠腺癌(HT-29)、人肾腺癌(A-496)、人胰腺癌(PACA-2)、人前列腺癌(P-3)等肿瘤细胞有明显的抑制作用。重楼水提液体外0.1、1、10mg/ml对宫颈癌HeLa细胞的抑制率分别为100%、100%、71.6%。灌胃对小鼠肉瘤S_{180}的抑制率为33.5%。不同浓度重楼水提物能有效抑制$HepG_2$细胞的增殖，细胞凋亡率增加，Bcl-2蛋白表达降低，Bax蛋白表达增加[6]。重楼80%乙醇提取物对人结肠癌SW480细胞增殖有明显的抑制作用，能使S期的分布比例下降，G_0～G_1期和G_2/M期细胞分布增多[7]。

重楼总皂苷能明显抑制人鼻咽癌细胞CNE-2Z、人肺癌细胞A549、人胃癌MNK-45和MGC8-35、胃癌细胞株MGC-803、人胃癌细胞BGC823的复制[8-13]。已从重楼中分离出的50余种皂苷单体成分，其抗肿瘤作用主要表现为能抑制多种肿瘤细胞的生长，诱导其凋亡；抑制肿瘤侵袭、转移；逆转肿瘤细胞多药耐药[14]。

重楼能明显杀伤肿瘤$HepG_2$细胞而对细胞凋亡无明显影响。重楼醇提物于体外能明显抑制血管生成[15, 16]。

4. 止血作用　重楼皂苷灌服可缩短小鼠及家兔出血、凝血时间。重楼甾体总皂苷能直接诱导血小板聚集，激活血小板引起变形释放反应，0.15g/kg灌胃可增强ADP诱导的血小板聚集。

5. 对心血管系统的影响　重楼所含薯蓣皂苷在标准和低钙培养基中可使心肌细胞搏动数增加，且能显著增加心肌细胞钙离子摄入，偏诺皂苷影响较小。重楼水提物可部分拮抗内皮素(ET)引起的小鼠猝死作用，并对ET引起的离体大鼠主动脉环收缩有内皮依赖的舒张作用。

重楼皂苷可以保护人脐静脉内皮细胞304因H_2O_2造成的氧化损伤，此与稳定细胞内的[Ca^{2+}]、保护细胞周期正常进行、抑制caspase-3介导的凋亡信号转导通路而抑制细胞的早期与晚期凋亡有关[17]。对于ApoE基因敲出小鼠，重楼水提物灌服可见血清TC、TG及LDL-C降低，动脉粥样斑块面积及斑块中MMP-1减少，以上[illegible]究提示重楼可能在对动脉粥样硬化的防治有[illegible]

6. 其他作用　重楼皂苷Ⅰ[illegible]细胞L-929培养基中可引[illegible]鼠淋巴细胞增殖效应[illegible]细胞克隆形成细胞(GM-CFC)

增殖。重楼皂苷Ⅱ体内试验能增强C3H/HeN小鼠的自然杀伤细胞活性，诱导干扰素产生。重楼总皂苷提取物体外能有效清除·OH、O_2^-·自由基，抑制MDA生成，具有抗脂质氧化及保护DNA免受自由基氧化损伤能力。本品能延缓膜性肾病(MN)大鼠病情恶化的进程，减轻肾小球基底膜免疫复合物的沉积；促进肾小球ECM分泌减少。1、2、4g/kg重楼含药血清能明显抑制LPS刺激的系膜细胞(MC)增殖及FN的过度分泌。此外，重楼总皂苷对多发性创伤大鼠急性肺损伤有保护作用，此与下调动物血清中TNF-α、IL-1β、IL-6有关。

7. 毒性作用 重楼煎剂60g/kg灌胃小鼠，3天内未见动物死亡。重楼皂苷灌胃的LD_{50}为2.68g/kg，腹腔注射LD_{50}为0.144g/kg，皮下注射LD_{50}为0.365g/kg；大鼠亚急性毒性试验总皂苷用量为265mg/kg时，肝细胞有坏死现象。重楼总皂苷有溶血作用[18]。

【参考文献】 [1] 李艳红，刘娟，杨丽川，等. 滇重楼对口腔病原菌生长影响的体外实验研究. 昆明医学院学报，2009，(11)：15.

[2] 蒲秀瑛，刘宇，李言，等. 重楼皂苷的制备及其抗A型流感病毒活性. 中国药理学与毒理学杂志，2013，27(2)：187-191.

[3] 姚勤，刘会珍，胡俊扬，等. 重楼醇提物镇痛抗炎作用研究. 南京中医药大学学报，2012，28(6)：561-563.

[4] 杜文娟，路海峰. 长药隔重楼分离化合物抗肿瘤活性研究. 安徽农业科学，2012，40(6)：3282-3283.

[5] 李秦康，王昌利. 陕西重楼抗肿瘤活性成分研究. 陕西中医学院学报，2011，34(3)：46-47.

[6] 陈源红，曾怡，覃艳春，等. 重楼水提物对肝癌细胞$HepG_2$增殖及凋亡的影响. 右江民族医学院学报，2013，35(5)：595-597.

[7] 李晞，王继红，肖亚雄. 重楼提取液对人结肠癌SW480细胞增殖的影响及其作用机制. 中国生物制品学杂志，2010，23(6)：619-622，632.

[8] 陈志红，龚先玲，刘义. 重楼总皂苷对人鼻咽癌细胞CNE-2Z周期及凋亡的影响. 中成药，2011，33(1)：25-29.

[9] 陈志红，龚先玲，刘义. 重楼总皂苷对人肺癌细胞A549的增殖抑制作用及对细胞周期的影响. 实用医学杂志，2010，26(15)：2685-2687.

[10] 保永亮，龚晓燕，方海雁，等. 重楼总皂苷对人胃癌MNK-45和MGC80-3细胞增殖的影响. 安徽中医学院学报，2012，31(6)：51-55.

[11] 贾科，吴庆琛，张成. 重楼总皂苷对胃癌细胞株MGC-803生长的抑制作用. 中国生化药物杂志，2011，32(4)：284-286，290.

[12] 吴夏慧，薛娇，胡文静，等. 重楼总皂苷提取分离及其对人胃癌细胞BGC823的抑制作用. 江苏中医药，2011，43(8)：84-86.

[13] 吴夏慧，胡文静，薛娇，等. 六种天然皂苷抗肿瘤作用的研究进展. 现代肿瘤医学，2011，19(10)：2113-2116.

[14] 郑展，王菊勇，王青，等. 重楼、水蛭药对改善血黏度及对肺癌转移的影响. 上海中医药大学学报，2010，24(6)：61-63.

[15] 胡静，钱晓萍，刘宝瑞，等. 重楼醇提物抗鼠H22移植瘤血管生成的体内实验研究. 现代肿瘤医学，2010，18(10)：1886-1889.

[16] 毕葳，沈莲，王鸥龙，等. 重楼中几个甾体皂苷类成分对鸡胚绒毛尿囊膜血管生成的影响. 中成药，2012，34(8)：1536-1541.

[17] Li Peng，Fu Jianhua，Wang Jingkun，et al. Extract of *Paris polyphylla* Simth Protects Cardiomyocytes from Anoxia-Reoxia Injury through Inhibition of Calcium Overload. Chin J Integr Med，2011，17(4)：283-289.

[18] 沈放，杨黎江，彭永芳，等. 重楼皂苷类化合物溶血作用研究. 时珍国医国药，2010，21(9)：2280-2281.

拳 参

Quanshen

本品为蓼科植物拳参 *Polygonum bistorta* L. 的干燥根茎。主产于河北、山西、甘肃、山东、江苏。春初发芽时或秋季茎叶将枯萎时采挖，除去泥沙，晒干，去须根。切薄片。以切面浅棕红色者为佳。

【性味与归经】 苦、涩，微寒。归肺、肝、大肠经。

【功能与主治】 清热解毒，消肿，止血。用于赤痢热泻，肺热咳嗽，痈肿瘰疬，口舌生疮，血热吐衄，痔疮出血，蛇虫咬伤。

【效用分析】 拳参苦泄寒凉，归肺、肝经，功能清热解毒、凉血消痈、消肿散结，故可用治肺热咳嗽、痈肿、瘰疬、口舌生疮等证。且味兼涩，入大肠经，有凉血止痢、利湿止泻之效，故又能疗赤痢脓血、湿热泄泻及水肿、小便不利等。

拳参苦微寒，入肝经血分而能凉血止血，故为治血热妄行之吐血、衄血、痔疮出血之常品。

此外，本品有一定的解蛇毒作用，可用于蛇虫咬伤。

【配伍应用】

1. 拳参配穿心莲 两药均属苦寒之品，入大肠经，功能清热解毒、凉血止痢。然拳参味兼涩，涩肠之力尤胜；而穿心莲苦寒较甚，燥湿之功为强。两药配用，清热解毒、凉血、燥湿止痢之功增强，适用于热毒血痢、湿热泄泻。

2. 拳参配蒲公英 两药均能清热解毒、消肿散结。拳参解毒凉血消肿力胜；蒲公英消痈散结功优。两药合用，清热解毒、凉血消痈、消肿散结作用增强。用于热毒痈肿疮疡及内痈等证。

3. 拳参配海藻 拳参善清热解毒、凉血消痈、消肿散结；海藻擅清热消痰、软坚散结；两药合用，清热解毒、消痰软坚散结的作用增强。适用于热毒痰火郁结之痈肿瘰疬。

【鉴别应用】 **拳参与重楼**　两药均苦微寒，归肝经，能清热解毒，消肿，同治痈肿疮毒，毒蛇咬伤等。然拳参又擅凉血止血，常治血热妄行之吐血、衄血、痔疮出血及赤痢热泻等。而重楼又善消肿止痛，可用治跌扑伤痛。

【方剂举隅】 拳参汤（《圣惠方》）

药物组成：拳参、蜜百合、沙参、炙甘草。

功能与主治：养阴润肺，止咳平喘。用于阴虚久咳、肺痨、喘嗽。

【成药例证】

1. 复方拳参片（《临床用药须知中药成方制剂卷》2020年版）

药物组成：拳参、白及、海螵蛸、寻骨风、陈皮。

功能与主治：收敛止血，制酸止痛。用于胃热所致的胃痛，症见胃脘疼痛、嘈杂吞酸，或见吐血便血。

2. 痢泻灵片（《中华人民共和国卫生部药品标准·中药成方制剂》）

药物组成：拳参、穿心莲、苦参。

功能与主治：清热解毒，止痢，止泻。用于湿热痢疾、热泻。

3. 速效止泻胶囊（《中华人民共和国卫生部药品标准·中药成方制剂》）

药物组成：盐酸小蘖碱、拳参。

功能与主治：清热利湿，收敛止泻。用于赤痢，热泻，肠炎等。

4. 胆荚片（《中华人民共和国卫生部药品标准·中药成方制剂》）

药物组成：猪胆汁干膏，大皂角、拳参混合干膏。

功能与主治：清热化痰，平喘止咳。用于慢性支气管炎。

【用法与用量】 5～10g。外用适量。

【注意】 无实火热毒者不宜使用。阴证疮疡患者忌服。

【本草摘要】

1.《本草图经》 “捣末，淋渫肿气。”

2.《中药志》 “清热解毒，散结消肿。治热病惊痫，手足抽搐，破伤风，痈肿瘰疬，蛇虫咬伤。”

【化学成分】 主要含酚酸类成分：没食子酸，并没食子酸，右旋儿茶酚，左旋表儿茶酚，阿魏酸，绿原酸，龙胆酸等；还含鞣质等。

【药理毒理】 本品具有抗病原微生物、镇痛等作用。

1. 抗病原微生物作用　拳参乙醇、石油醚、乙酸乙酯、正丁醇和水提取物对金黄色葡萄球菌、大肠埃希菌、枯草芽孢杆菌、变形杆菌、产气杆菌、铜绿假单胞菌和肺炎球菌均表现有一定的抑菌活性，以乙酸乙酯提取物作用最强，从中分得的没食子酸具有明显的抑菌活性[1]。

2. 镇痛作用和对中枢神经系统的影响　拳参水提液及正丁醇提取物腹腔注射均有明显的镇痛作用，可减少醋酸所致小鼠扭体反应次数，延长热板法致小鼠痛觉反应的时间，提高电刺激法所致小鼠的镇疼痛效果[2, 3]。由于纳洛酮不能对抗拳参的镇痛作用，表明拳参的镇痛作用并非通过激动阿片受体而发挥[2]。拳参正丁醇提取物对小鼠自发活动有明显抑制作用，能加速戊巴比妥钠的入睡时间和延长其睡眠时间[3]。

3. 对心血管系统的影响

（1）抗心肌缺血及再灌注损伤作用　拳参正丁醇提取物十二指肠给药，对结扎大鼠左冠状动脉前降支损伤具有保护作用，可使心肌梗死面积缩小，血清LDH、CK活性和MDA含量降低，SOD活性升高，Σ-ST值减少。此作用与提高心肌组织SOD和降低MDA、降低血清LDH和磷酸肌酸激酶含量、清除自由基、防止脂质过氧化有关。拳参正丁醇提取物可通过提高抗氧化酶系统的功能、减少心肌酶的释放而保护缺血再灌注心肌[4]。

（2）抗心肌肥厚作用　拳参正丁醇提取物对异丙肾上腺素所致大鼠心肌肥厚有明显的的保护作用，拳参组左心室重量指数下降，血浆ANGⅡ及心肌组织ET含量下降、心肌组织ANP含量升高[5]。心肌肥厚大鼠右心室乳头肌动作电位时程明显延长，并能缩短APD，减轻心肌肥厚[6]。另外，拳参还可通过提高Na^+，K^+-ATPase，Ca^{2+}-ATPase的活性而起抗心肌肥厚作用[7]。

（3）对视网膜缺血再灌注损伤的影响　拳参正丁醇提取物有抗视网膜缺血再灌注损伤的作用，其可通过提高SOD、GSH-Px的活性及NO的释放，从而提高视网膜缺血再灌注损伤时的抗氧化能力，还可通过降低TNF-α的释放，降低组织细胞损伤，对眼功能起保护作用，还可通过提高T-NOS和具有保护作用的eNOS活性，降低具有损伤作用的iNOS的活性，升高NO含量，提高抗氧化能力和扩血管功能，对视网膜功能起保护作用[8-10]。

（4）抗心律失常作用　拳参正丁醇提取物具有抗心律失常作用，可抑制豚鼠离体右心房的自律性，降低豚鼠离体右心房的收缩幅度、收缩速度、舒张速度；降低豚鼠离体右心房兴奋性，使左心房强度-时间曲线上移，功能性不应期缩短。此外，拳参可舒张血管平滑肌，其作用机制可能与该药促进NO合成释放，开放钙激活的钾通道以及抑制血管平滑肌细胞外钙内流和内钙释放有关[11]。

4. 对免疫功能的影响 拳参水提取物能显著增强正常小鼠单核-吞噬细胞的吞噬能力；上调正常小鼠免疫器官的胸腺指数和脾脏指数；促进T淋巴细胞增殖，增强NK细胞的细胞毒作用；上调血清溶血素及血清IL-2水平，拳参水提取物对正常小鼠的免疫功能具有增强作用[12]。

【参考文献】 [1] 刘晓秋，李维维，李晓丹，等. 拳参提取物及单体化合物的体外抑菌活性初步研究. 中药材，2006，29(1)：51-53.

[2] 曾昭毅，汪敏，叶和杨，等. 拳参水提取物的镇痛作用. 中国临床康复，2006，10(47)：201-203.

[3] 曾靖，黄志华，叶和杨，等. 拳参正丁醇提取物中枢抑制作用的研究. 赣南医学院学报，2003，23(4)：359-361.

[4] 黄志华，李良东，黎晓，等. PBNA-413对离体心脏缺血再灌注损伤时抗氧化作用的影响. 时珍国医国药，2010，21(2)：378-380.

[5] 李良东，周琴，黄志华，等. 大鼠心肌肥厚时血管活性物质的变化与拳参正丁醇提取物的关系. 时珍国医国药，2009，20(11)：2761-2762.

[6] 钟星明，李洪亮. 拳参-413对心肌肥厚大鼠心肌电学的影响. 赣南医学院学报，2013，33(6)：809-811.

[7] 黄志华，李良东，曾靖，等. 拳参正丁醇提取物对大鼠心肌肥厚时钠钾及钙ATP酶活性的影响. 时珍国医国药，2010，21(1)：122-123.

[8] 黄志华，李良东，黎晓，等. 拳参正丁醇提取物对视网膜缺血再灌注损伤时一氧化氮及一氧化氮合酶的影响. 时珍国医国药，2010，21(7)：1591-1593.

[9] 李良东，黎晓，黄志华，等. 拳参正丁醇提取物对视网膜缺血再灌注损伤的保护作用. 眼科新进展，2010，30(3)：214-217.

[10] 曾纪荣，曾庆磊，谢明红，等. 视网膜缺血再灌注损伤后拳参提取物对大鼠抗氧化作用的影响. 赣南医学院学报，2011，31(3)：332-333.

[11] 李洪亮，贺方兴，孙立波，等. 拳参-413对大鼠离体胸主动脉环的舒张作用机制研究. 安徽农业科学，2012，40(24)：12005-12006，12019.

[12] 李珂珂，栾希英，刘现兵. 拳参水提物对小鼠免疫功能的影响. 中药材，2010，33(8)：1302-1306.

漏 芦
Loulu

本品为菊科植物祁州漏芦 *Rhaponticum uniflorum* (L.) DC.的干燥根。主产于河北、山东、陕西。春、秋二季采挖，除去须根及泥沙，晒干。切厚片。以切面具裂隙、色灰黑者为佳。

【性味与归经】 苦，寒。归胃经。

【功能与主治】 清热解毒，消痈，下乳，舒筋通脉。用于乳痈肿痛，痈疽发背，瘰疬疮毒，乳汁不通，湿痹拘挛。

【效用分析】 漏芦苦寒降泄，归胃经，有清热解毒、消痈散结、通经下乳之功，为治乳痈之良药。正如《本草纲目》所言："下乳汁，消热毒，排脓，止血，生肌，杀虫，故东垣以为手、足阳明药，而古方治痈疽发背，以漏芦汤为首称也。"故既常用治乳痈肿痛、痈疽发背、瘰疬疮毒等热毒壅聚或痰火凝结之证；又每治热壅乳络之乳房胀痛、乳汁不通。

漏芦性善通利，有舒筋通脉活络之功，故又可用于湿痹、筋脉拘挛、骨节疼痛。

【配伍应用】

1. 漏芦配瓜蒌 两药性味苦寒，均具清热消痈散结之功。而漏芦功擅清热解毒、通经下乳。两药相配，共奏清热解毒，下乳消痈之功。用于乳妇气脉壅塞，乳汁不行及经络凝滞，乳内胀痛，留蓄邪毒，或作痈肿。

2. 漏芦配蒲公英 两药均能清热解毒、消痈散结。漏芦善通经下乳；蒲公英长于消肿散结，为治乳痈良药。两药配伍，清热解毒、消痈散结之功增强。适用于热毒壅聚之乳痈肿痛。

3. 漏芦配地龙 漏芦苦寒降泄，性善通利，能舒筋通脉活络；地龙咸寒，性走窜，通经活络力胜。两药相配，共奏舒筋通脉之功，适用于历节风，筋脉拘挛，骨节疼痛。

【方剂举隅】

1. 漏芦汤（《伤寒全生集》）

药物组成：漏芦、升麻、大黄、黄芩、甘草、蓝叶、牛蒡子、玄参、桔梗、连翘、苦参、薄荷等。

功能与主治：泻火解毒。用于时毒，头面红肿，咽喉闭塞，水药不下；素有脏腑积热，发为肿毒疙瘩，一切肿疡恶疮便实者。

2. 漏芦汤（《集验背疽方》）

药物组成：黄芪、连翘、大黄、漏芦、生姜、大枣。

功能与主治：清热解毒，消痈排脓。用于痈疮肿毒，脓成难溃。

3. 漏芦散（《和剂局方》）

药物组成：漏芦、瓜蒌、蛇蜕。

功能与主治：清热解毒，下乳消痈。用于乳妇气脉壅塞，乳汁不行及经络凝滞，乳内胀痛，留蓄邪毒，或作痈肿。

4. 古圣散（《圣济总录》）

药物组成：漏芦、地龙、生姜、蜂蜜。

功能与主治：舒筋通脉。用于历节风，筋脉拘挛，骨节疼痛。

【成药例证】

1. 乳泉颗粒（《临床用药须知中药成方制剂卷》2020年版）

药物组成：王不留行、当归、穿山甲（炙）、天花粉、漏芦、炙甘草。

功能与主治：养血通经，下乳。用于气滞血虚所致的产后乳汁过少，症见产后乳汁少或无、乳房柔软、神疲乏力。

2. 通乳颗粒（《临床用药须知中药成方制剂卷》2020年版）

药物组成：黄芪、熟地黄、党参、当归、白芍（酒炒）、川芎、漏芦、瞿麦、通草、路路通、穿山甲（烫）、王不留行、天花粉、鹿角霜、柴胡。

功能与主治：益气养血，通络下乳。用于产后气血亏损，乳少，无乳，乳汁不通。

3. 乳核散结片（《临床用药须知中药成方制剂卷》2020年版）

药物组成：淫羊藿、鹿衔草、黄芪、当归、柴胡、郁金、光慈菇、漏芦、昆布、海藻。

功能与主治：舒肝活血，祛痰软坚。用于肝郁气滞、痰瘀互结所致的乳癖，症见乳房肿块或结节，数目不等，大小不一，质软或中等硬，或乳房胀痛，经前疼痛加剧；乳腺增生病见上述证候者。

【用法与用量】 5～9g。

【注意】

1. 气虚、疮疡平塌者忌服。

2. 孕妇慎用。

【本草摘要】

1.《神农本草经》 “主皮肤热，恶疮疽痔，湿痹，下乳汁。”

2.《日华子本草》 “治小儿壮热，通小肠，（治）泄精，尿血，风赤眼，乳痈，发背，瘰疬，肠风，排脓，补血，治扑损，续筋骨，敷金疮，止血长肉，通经脉。”

3.《本草正义》 “漏芦，滑利泄热，与王不留行功用最近，而寒苦直泄，尤其过之。苟非实热，不可轻用。不独耗阴，尤损正气。”

【化学成分】 主要含蜕皮类甾酮化合物：蜕皮甾酮，漏芦甾酮，土克甾酮等；还含挥发油与多糖等。

中国药典规定本品含β-蜕皮甾酮（$C_{27}H_{44}O_7$）不得少于0.040%。

【药理毒理】 本品具有保肝、抗动脉粥样硬化、抗肿瘤等作用。

1. 保肝作用 本品90%乙醇提取物1.78、3.56、7.12g/kg灌胃给药对四氯化碳所致大鼠肝损伤有保护作用[1]，漏芦水提物也能明显降低四氯化碳致急性肝损伤小鼠血清丙氨酸氨基转移酶、天冬氨酸氨基转移酶活性；降低肝组织肝脏过氧化脂质和丙二醛水平；升高肝组织过氧化氢酶、谷胱甘肽过氧化酶、总超氧化物歧化酶、Mn-超氧化物歧化酶活性和还原型谷胱甘肽水平；升高肝线粒体Na^+，K^+-ATPase和Ca^{2+}，Mg^{2+}-ATPase活性；并减少肝细胞DNA损伤程度[2]。体外试验也有同样效果[3]。漏芦水提物5、10g/kg灌胃给药，能降低D-半乳糖所致肝损伤大鼠血清ALT、AST水平和血清、线粒体MDA含量；升高血清、线粒体SOD、GSH-Px活性[4]。对大鼠梗阻性黄疸模型腹腔注射漏芦能对肝损伤的形态学有一定的改善作用[5]。此外，漏芦提取物对四氯化碳致肝纤维化大鼠有一定的保护作用，能使α-SMA表达明显降低，SOD活性明显增高，血清MDA含量明显降低[6]。漏芦对油酸诱导HepG2细胞脂肪累积具有干预作用，能显著降低油酸诱导的肝细胞脂肪累积，其中250μg/ml漏芦提取液对TG的清除率达到14.22%[7]。

2. 抗动脉粥样硬化 对祁州漏芦在成人原发性肾病综合征中的降脂作用进行研究，结果发现漏芦水提物可降低总胆固醇、甘油三酯、低密度脂蛋白含量，改善肾病综合征患者的脂代谢紊乱。进一步的研究表明，漏芦可显著降低小鼠TC、TG和LDL-C的水平，显著升高小鼠HDL-C的水平[8]。漏芦对U937细胞表面CD36表达影响的实验表明，漏芦提取液1g/L、500mg/L、250mg/L可不同程度地抑制CD36的表达[9]，并与抑制ox-LDL诱导U937细胞形成泡沫细胞过程中PPARγ的表达[10]有关。

3. 抗肿瘤作用 祁州漏芦水提物对小鼠H22移植瘤的生长有明显的抑制作用，能显著减小移植瘤瘤重，提高抑瘤率，明显升高荷瘤小鼠的脾指数，增高血清IL-2和降低TNF-α，增高血清T-AOC和降低MDA水平[11]，其含药血清可明显降低人乳腺癌耐药株MCF-7 ADR细胞P170蛋白表达[12]。漏芦抽提剂含药血清大剂量和ADM合用时，培养96小时细胞死亡率平均为ADM的1.70倍，这一结果与耐药逆转剂维拉帕米作用结果相似[13]。与化疗药合用时漏芦的抑瘤作用具有协同作用，可发挥明显增效、增敏、减毒作用，并可保护荷瘤鼠的重要脏器和免疫器官，显著提高荷瘤鼠免疫功能，延长生存时间[14]。

5. 抗氧化作用 漏芦具有抗氧化作用，漏芦水提物可浓度依赖性地清除羟自由基，抑制 H_2O_2 和 Fe^{2+}诱导的肝线粒体脂质过氧化，总抗氧化能力随其浓度增高而升高，呈量效关系[15]。漏芦醇提取物也有同样作用，其对 H_2O_2、·OH 和 Fe^{2+}诱导的肝匀浆脂质过氧化作用的半数抑制浓度(IC_{50})分别为 56.4、144.2、355.6mg/L；对 H_2O_2 和 Fe^{2+}诱导的肝线粒体脂质过氧化作用的 IC_{50} 分别为 781、36.3mg/L[16]。漏芦水提取物和漏芦乙醇提取物对 D-半乳糖致衰老小鼠能提高小鼠脑组织中 NOS 活性及 NO 含量、降低 LPO 含量，表明其对 D-半乳糖致衰老小鼠具有抗衰老作用[17, 18]。接种柯萨奇 B3 病毒制作病毒性心肌炎模型的实验表明，漏芦可明显降低被感染细胞内 MDA 含量，升高 SOD 活性，且呈剂量依赖性，漏芦可通过其抗氧化作用而保护心肌细胞[19]。

6. 对肾功能的影响 给小鼠口服牛血清白蛋白加尾静脉注射葡萄球菌肠毒素 B 建立 IgA 肾病模型，漏芦能明显降低小鼠血尿，Scr、BUN 含量明显下降，表明漏芦对 IgA 肾病有明显的保护作用[20]。采用肾脏 5/6 切除术建立大鼠慢性肾功能不全模型，观察漏芦对慢性肾功能不全大鼠肾功能及肾组织 TGF-β1 和 CTGF 表达的影响，结果表明，漏芦可降低慢性肾功能不全大鼠 24 小时尿蛋白和血尿素氮、肌酐水平，减轻肾组织硬化，抑制肾组织 TGF-β1 和 CTGF 表达[21]。

7. 改善记忆障碍作用 采用跳台法、避暗法及水迷路法观察漏芦甾酮对小鼠学习记忆功能的影响，采用震颤强度评分法评价药物作用与中枢胆碱能神经系统的相关性，结果显示漏芦甾酮总提取物能显著对抗东莨菪碱所致的记忆获得障碍及环己酰亚胺所致的记忆障碍。另有采用多种行为学方法考察漏芦乙醇提取物的益智作用，同时利用氧化震颤素致小鼠震颤及多种动物急性脑缺血实验探讨其作用机制，结果显示漏芦乙醇提取物能显著促进正常大鼠主动回避式条件反射的形成；明显改善戊巴比妥钠所致小鼠记忆获得障碍、$NaNO_2$ 致小鼠记忆巩固障碍、东莨菪碱致小鼠空间辨别性障碍；增强氧化震颤素所致小鼠震颤的强度；剂量依赖性地延长急性脑缺血小鼠存活时间、降低急性脑缺血大鼠脑含水量。又以 D-半乳糖所致衰老小鼠学习记忆障碍模型，观察漏芦乙醇提取物对小鼠学习记忆的影响以及对脑组织中过氧化脂质及脂褐质含量的影响，结果显示漏芦乙醇提取液剂量依赖性地减少小鼠跳台及避暗错误反应次数，并延长错误反应潜伏期，显著减少衰老小鼠脑组织中过氧化脂质及脂褐质的含量，表明漏芦提取物有明显改善记忆障碍作用。另有实验研究表明，漏芦甾酮能显著对抗东莨菪碱所致的记忆获得障碍及环己酰亚胺所致的记忆巩固障碍；显著对抗东莨菪碱所致的小鼠空间辩别障碍；增强氧化震颤素所致小鼠震颤的强度，表明漏芦甾酮有改善小鼠学习记忆障碍的作用，该作用可能与其增强中枢胆碱能神经系统功能有关[22]。

8. 其他作用 水提取物 0.125、0.25、0.5g/kg 灌胃给药，能抑制二甲苯所致小鼠耳肿胀，减少醋酸腹腔注射所致小鼠扭体次数。漏芦醇提物 20mg/kg 灌胃给药，可使小鼠脾指数升高。所含蜕皮甾酮 20mg/kg 灌胃给药，可提高正常小鼠末梢血酸性α-醋酸萘酯酶(ANAE)阳性淋巴细胞的比值及绝对数。本品尚具有耐缺氧、抗疲劳作用。此外，体外实验表明，漏芦对肝脏药物代谢酶有明显的影响，漏芦作用后，CYP2E1 酶活性及相应 mRNA 的表达呈浓度依赖性抑制，漏芦在 15.6、31.2、62.4mg/ml 浓度下对 CYP2E1 酶活性的抑制率分别为 22.5%、55.8%、64.7%；对 CYP2E1mRNA 表达水平的抑制率分别为 36.6%、51.7%、61.4%[23]。

9. 毒性 漏芦含有大量噻吩类化合物，其中α-三联噻吩是主要的指标性成分，有研究表明，α-三联噻吩结构中所含的不饱和共轭链具有光敏活性，可导致光毒反应，为此测定了漏芦导致光毒性的风险，结果表明，漏芦提取物中成分复杂，虽然在浓度较高时所含的光敏物质浓度较高，但是受其他成分的影响，发光图与空白近似[24]。漏芦黄酮在 0.09%～1.92%的浓度范围内，药物浓度与细胞抑制率呈负相关，表明漏芦黄酮对体外培养成骨细胞有一定细胞毒性[25]。

附：禹州漏芦

本品为菊科植物驴欺口 *Echinops latifolius* Tausch 或华东蓝刺头 *Echinops grijisii* Hance 的干燥根。性味苦，寒。归胃经。功能清热解毒，消痈，下乳，舒筋通脉。用于乳痈肿痛，痈疽发背，瘰疬疮毒，乳汁不通，湿痹拘挛。用量 5～10g。孕妇慎用。中国药典规定本品含α-三联噻吩($C_{12}H_8S_3$)不得少于 0.040%。

【参考文献】 [1] 崔香淑，金元哲. 漏芦乙醇提取物对四氯化碳所致大鼠急性肝损伤的保护作用. 时珍国医国药，2005，16(11)：1114-1115.

[2] 宋昊，赵文玺，王玉娇，等. 祁州漏芦对四氯化碳所致肝脏氧化应激和 DNA 损伤的影响. 中国药学杂志，2013，48(22)：1915-1918.

[3] 宋伟. 漏芦提取物对 CCl_4 诱导大鼠原代肝细胞损伤的保护作用及机制探讨. 山东医药，2010，50(50)：27-28.

[4] 孙权，张学武，金香子．漏芦水提物对D-半乳糖中毒大鼠急性肝损伤的保护作用．时珍国医国药，2006，17(5)：731-732.

[5] 林冬岩，张学武．漏芦对梗阻性黄疸大鼠肝损伤的形态学研究．时珍国医国药，2006，17(2)：213-214.

[6] 崔立敏，陈丽艳．漏芦提取物对四氯化碳致肝纤维化大鼠SOD，MDA及α-平滑肌肌动蛋白表达的影响．时珍国医国药，2007，18(10)：2444-2445.

[7] 章斌，刘艳，张春凤，等．漏芦对油酸诱导$HepG_2$细胞脂肪累积的干预作用．亚太传统医药，2013，9(5)：10-12.

[8] 王媛，张春凤，杨中林．漏芦降脂作用的研究．中医药学报，2012，40(4)：24-26.

[9] 柴欣楼，王伟，张壮，等．漏芦对OLDL诱导U937细胞系形成泡沫细胞过程中CD36表达抑制作用的研究．中国实验方剂学杂志，2003，9(5)：53-54.

[10] 柴欣楼，王伟，张永生，等．血清药漏芦对ox-LDL诱导U937细胞形成泡沫细胞过程中PPARγ表达的影响．北京中医药大学学报，2005，28(5)：41-43.

[11] 金爱花，许惠仙，刘文静，等．祁州漏芦对H22小鼠肝癌皮下移植瘤的抑瘤作用及其机制初探．中国实验方剂学杂志，2011，17(5)：165-167.

[12] 焦中华，刘培民，李秀荣，等．漏芦抽提剂(RHU)含药血清对人乳腺癌耐药株MCF-7ADR细胞P170蛋白表达的研究．光明中医，2003，18(5)：17-18.

[13] 曹芳，李秀荣．漏芦抽提剂对人乳腺癌耐药细胞MCF-7/ADR的耐药逆转作用研究．山东中医杂志，2009，28(6)：415-417.

[14] 李秀荣，焦中华，刘培民．中药漏芦抽提剂逆转肿瘤多药耐药及诱导凋亡研究．山东中医药大学学报，2008，32(1)：74-76.

[15] 刘春彦，金爱花，全吉淑．祁州漏芦水提物体外抗氧化活性研究．食品研究与开发，2012，33(3)：12-14.

[16] 全吉华，金延华，尹学哲．漏芦醇提取物的体外抗氧化作用．中国实验方剂学杂志，2011，17(6)：197-199.

[17] 金香子，蔡英兰．漏芦对衰老小鼠一氧化氮合酶、一氧化氮及过氧化脂质的影响．时珍国医国药，2006，17(5)：700-701.

[18] 朴龙，邢程．漏芦乙醇提取物对D-半乳糖所致衰老小鼠组织学影响的研究．时珍国医国药，2005，16(10)：960-961.

[19] 宋伟．漏芦提取物对病毒性心肌炎心肌细胞的抗氧化作用观察．山东医药，2008，48(48)：45-46.

[20] 全红梅，尹秀梅，张学武．漏芦对实验性IgA肾病小鼠治疗作用的研究．陕西中医，2005，26(12)：1386-1387.

[21] 张德伟，郑红光．漏芦对慢性肾功能不全大鼠保护机制的研究．中国老年学杂志，2009，29(11)：1357-1359.

[22] 先宇飞，纪雪飞，刘新霞，等．漏芦甾酮总提取物改善小鼠记忆障碍的实验研究．中药新药与临床药理，2005，16(6)：405-408.

[23] 吴宁，雷霆雯，李红梅，等．漏芦对大鼠肝细胞CYP3A1酶活性及其mRNA表达的影响．中药材，2007，30(11)：1403-1406.

[24] 戴玮，刘勇，刘永刚，等．基于化学发光法的禹州漏芦光毒性评价．中国实验方剂学杂志，2012，18(6)：185-187.

[25] 吕文科，沈骅睿，胡晓梅．漏芦黄酮对成骨细胞的体外毒性实验研究．中国中医骨伤科杂志，2006，14(1)：42-44.

土茯苓

Tufuling

本品为百合科植物光叶菝葜 *Smilax glabra* Roxb.的干燥根茎。主产于广东、湖南、湖北、浙江、安徽。夏、秋二季采挖，除去须根，洗净，干燥；或趁鲜切成薄片，干燥。以粉性大、筋脉少、切面淡棕色者为佳。

【性味与归经】 甘、淡，平。归肝、胃经。

【功能与主治】 解毒，除湿，通利关节。用于梅毒及汞中毒所致的肢体拘挛，筋骨疼痛；湿热淋浊，带下，痈肿，瘰疬，疥癣。

【效用分析】 土茯苓甘淡，长于解毒除湿，通利关节，《本草正义》言其“专治杨梅毒疮，深入百络，关节疼痛”，故本品可用于梅毒及汞中毒所致之肢体拘挛、筋骨疼痛者，前人谓其治杨梅毒疮，肢体拘挛，筋骨疼痛之要药。

《本草正义》又云：“土茯苓，利湿去热，能入络，搜剔湿热之蕴毒。”故常用其治疗湿热下注所致的热淋、带下、湿疹湿疮以及湿毒蕴结之疥癣瘙痒，有甘淡渗利，解毒利湿之功。

土茯苓长于解毒除湿，配伍清热消痈之品，又可用治湿热毒邪蕴结之痈肿疮毒，瘰疬肿痛。

【配伍应用】

1. 土茯苓配萆薢　土茯苓功善解毒除湿，利关节；萆薢功善祛风除痹，利湿浊。二药配用，共奏分清别浊，解毒通淋，祛风除湿之功，适用于淋证，白浊，风湿热痹或湿痹日久，筋骨疼痛，关节屈伸不利者。

2. 土茯苓配生地黄　土茯苓善解毒，又兼清热，利湿通络；生地黄能清热凉血，滋阴润燥。二药配用，共奏凉血解毒，润燥止痒之效，适用于血虚风燥所致的皮肤瘙痒。

3. 土茯苓配白鲜皮　土茯苓甘平，能解毒淡渗利湿；白鲜皮苦寒，能清热燥湿，祛风止痒。二药伍用，增强清热除湿，祛风止痒之功，适用于皮肤湿疹湿疮，风疹瘙痒。

【鉴别应用】

1. 土茯苓与茯苓　二者名称相似，均为甘淡性平之品，有甘淡渗利之功，可用于水湿诸证。然土茯苓尤长于解毒除湿，常用于湿热引起的淋浊、带下、湿疹湿疮、痈肿疮毒等证；而茯苓药性平和，利水而不伤正，为利水渗湿之要药，可用治寒热虚实各种水肿。此外，土茯苓又能通利关节，可用于梅毒及汞中毒而致肢体拘挛、筋骨疼痛。茯苓则能健脾，宁心，尤宜于脾虚食少，便溏泄泻，以及心脾两虚，气血不足之心悸，失眠，健忘等。

2. 土茯苓与白花蛇舌草 两药均能清热解毒，利湿，同治热毒痈肿、湿热淋证。但土茯苓甘淡性平，长于解毒除湿、通利关节，尤善治梅毒及汞中毒所致之肢体拘挛，筋骨疼痛，以及湿疹湿疮，带下，瘰疬，疥癣等。而白花蛇舌草性味苦凉，有较强的清热解毒、散结消肿作用，多用治热毒所致之痈肿疮毒，肠痈腹痛，癥积痞块及蛇虫咬伤等。

【方剂举隅】

1. 土萆薢汤(《景岳全书》)

药物组成：土萆薢(即土茯苓)。

功能与主治：解毒，除湿，通利关节。适用于杨梅疮，瘰疬，咽喉恶疮，痈漏溃烂，筋骨拘挛疼痛。

2. 搜风解毒汤(《本草纲目》)

药物组成：土茯苓、薏苡仁、金银花、防风、木通、木瓜、白鲜皮、皂角子。

功能与主治：解毒除湿，通络止痛。适用于杨梅结毒，初起结肿，筋骨疼痛。

【成药例证】

1. 风湿圣药胶囊(《临床用药须知中药成方制剂卷》2020年版)

药物组成：土茯苓、黄柏、威灵仙、羌活、独活、防风、防己、青风藤、穿山龙、蚕砂、绵萆薢、桃仁、红花、当归、人参、玉竹、桂枝、五味子。

功能与主治：清热祛湿，散风通络。用于风湿热瘀阻所致的痹病，症见关节红肿热痛、屈伸不利，肢体困重；风湿性关节炎、类风湿关节炎(关节未变形者)见上述证候者。

2. 乙肝解毒胶囊(《临床用药须知中药成方制剂卷》2020年版)

药物组成：贯众、土茯苓、黄芩、胡黄连、黄柏、大黄、草河车、黑矾。

功能与主治：清热解毒，疏肝利胆。用于肝胆湿热所致的肝区疼痛、全身乏力、口苦咽干、头晕耳鸣、心烦易怒、大便干结、小便少而黄、舌苔黄腻、脉滑数或弦数；乙型肝炎见上述证候者。

3. 湿毒清胶囊(《临床用药须知中药成方制剂卷》2020年版)

药物组成：地黄、当归、苦参、白鲜皮、土茯苓、黄芩、丹参、蝉蜕、甘草。

功能与主治：养血润肤，祛风止痒。用于血虚风燥所致的风瘙痒，症见皮肤干燥、脱屑、瘙痒，伴有抓痕、血痂、色素沉着；皮肤瘙痒症见上述证候者。

4. 皮肤康洗液(《临床用药须知中药成方制剂卷》2020年版)

药物组成：金银花、蒲公英、马齿苋、土茯苓、蛇床子、白鲜皮、赤芍、地榆、大黄、甘草。

功能与主治：清热解毒，除湿止痒。用于湿热蕴结所致的湿疮、阴痒，症见皮肤红斑、丘疹、水疱、糜烂、瘙痒，或白带量多、阴部瘙痒；急性湿疹、阴道炎见上述证候者。

5. 妇炎康片(《临床用药须知中药成方制剂卷》2020年版)

药物组成：土茯苓、苦参、黄柏、当归、赤芍、丹参、醋三棱、醋莪术、醋延胡索、炒川楝子、醋香附、山药、炒芡实。

功能与主治：清热利湿，理气活血，散结消肿。用于湿热下注、毒瘀互阻所致带下病，症见带下量多、色黄、气臭，少腹痛，腰骶痛，口苦咽干；阴道炎、慢性附件炎、慢性盆腔炎见上述证候者。

6. 银屑灵(《临床用药须知中药成方制剂卷》2020年版)

药物组成：土茯苓、地黄、当归、苦参、防风、山银花、连翘、黄柏、白鲜皮、赤芍、蝉蜕、甘草。

功能与主治：清热燥湿，活血解毒。用于湿热蕴肤、郁滞不通所致的白疕，症见皮损呈红斑湿润，偶有浅表小脓疱，多发于四肢屈侧部位；银屑病见上述证候者。

【用法与用量】 15～60g。

【注意】 肝肾阴虚者慎服。

【本草摘要】

1.《本草纲目》 “健脾胃，强筋骨，去风湿，利关节，止泄泻。治拘挛骨痛，恶疮痈肿。解汞粉、银朱毒。”

2.《本草正》 “疗痈肿、喉痹，除周身寒湿，恶疮。”

3.《本草正义》 “土茯苓，利湿去热，能入络，搜剔湿热之蕴毒。其解水银、轻粉毒者，彼以升提收毒上行，而此以渗利下导为务，故专治杨梅毒疮，深入百络，关节疼痛，甚至腐烂，又毒火上行，咽喉痛溃，一切恶症。”

【化学成分】 主要含黄酮苷类成分：落新妇苷，异落新妇苷，土茯苓苷A～E；酚酸类成分：3-*O*-咖啡酰莽草酸，阿魏酸；还含正十六酸甲酯，甾体皂苷，薯蓣皂苷等。

中国药典规定本品含落新妇苷($C_{21}H_{22}O_{11}$)不得少于0.45%。

【药理毒理】 本品具有抗病原微生物、抗炎、降低血尿酸等作用。

1. 抗病原微生物作用 以液体稀释法测定土茯苓对金黄色葡萄球菌的MIC值和MBC均为7.5mg/ml，对福氏痢疾杆菌、白喉杆菌、炭疽杆菌均为12.5mg/ml，对大肠埃希菌、溶血链球菌、铜绿假单胞菌、鼠伤寒沙门菌的MIC均为22.5mg/ml。茯苓配方颗粒对铜绿假单胞菌、大肠埃希菌、金黄色葡萄球菌、粪肠球菌、肺炎克雷伯菌、洋葱伯克霍尔德菌的MIC分别为25、1.56、12.5、25、0.78、6.25mg[1]，其抗菌活性与大肠埃希菌是否产ESBLs无关[2]。土茯苓水煎液对前列腺炎患者前列腺液中分离出的细菌具抑制作用，对大肠埃希菌、表皮葡萄球菌的MIC≤3.13mg/ml，肺炎克雷伯菌、淋病奈瑟菌的MIC≤0.78mg/ml，其他菌株多大于25.0mg/ml。另外，土茯苓体外抗人巨细胞病毒最大无毒浓度为30mg/ml，最小有效浓度为300μg/ml，治疗指数为100[3]。

2. 抗炎作用 土茯苓水煎液对二甲苯所致小鼠耳肿胀、蛋清所致大鼠足肿胀均有抑制作用。断面红、白二色的土茯苓醇提液均具有抗炎作用，小鼠以尾静脉注射伊文思蓝、二甲苯致炎，大鼠棉球肉芽肿、液体石蜡致炎对NO释放程度的研究结果表明都有抗炎作用[4, 5]。土茯苓冲剂5、15g/kg对大鼠蛋清足肿胀亦有明显抑制作用。尾静脉注射土茯苓注射液1.8、3.6g/kg，在药后0.5、1小时对右旋糖酐致大鼠足肿胀有抑制作用。土茯苓水煎剂50g/kg连续7日灌服，能明显降低硫代乙酰胺中毒大鼠血清5种肝酶谱的活性，降低肝匀浆的ALT和AST活性。

3. 对高尿酸血症的影响 多个报告显示土茯苓能明显降低血尿酸、黄嘌呤氧化酶水平[6-9]，还能降低TG、胆固醇含量[9]，降低高尿酸大鼠肾脏尿酸转运蛋白-1 mRNA的表达[10]。土茯苓乙酸乙酯部位(黄酮类成分含92.13%)是抑制黄嘌呤氧化酶活性的物质基础，其中可能包括表儿茶素、落新妇苷、槲皮苷、柚皮素，它们均具有较强的抑制黄嘌呤氧化酶活性作用[11]。

4. 对糖尿病肾病的影响 土茯苓能降低血糖、尿糖、果糖胺值，减少U-TP排泄量，降低Scr含量及提高Ccr，改善糖尿病肾病模型大鼠肾脏病理变化，其部分作用机制是抑制肾脏TGF-β_1表达和舒张血管[12, 13]。

5. 对心血管与血液系统的影响 土茯苓1.5～6g/kg可显著降低肾性高血压大鼠收缩压和舒张压，同时显著降低心房利钠肽、内皮素的水平，升高NO的水平，同时还能降低血液黏度，增加SOD、GSH含量[14, 15]。

本品所含赤土茯苓苷对多种心肌缺血模型动物具有保护作用。以赤土茯苓苷腹腔注射冠脉结扎心肌缺血模型大鼠，能明显改善缺血心电图，显著减少心肌梗死面积，提高心肌组织中SOD和CPK活力，降低MDA和FFA含量。赤土茯苓苷0.0625、0.125、0.25、0.5g/kg灌胃给药，对异丙肾上腺素致心肌缺血小鼠可剂量依赖性地保护SOD、GSH-Px活性，降低MDA含量，减少CPK释放，减轻缺血心肌超微结构损伤。

土茯苓冲剂及注射液对因下腔静脉血栓所致内皮细胞损伤有保护作用。土茯苓水煎醇沉液含药血清能拮抗IL-1所致人脐静脉内皮细胞细胞间黏附分子-1表达的升高。赤土茯苓苷具有剂量依赖性地抑制家兔血小板聚集，并促进聚集后的血小板发生解聚作用，对大鼠颈动-静脉旁路术形成的血栓也具有显著的抑制作用。土茯苓冲剂及其注射液对下腔静脉血栓形成大鼠模型的血栓形成率也有显著的拮抗作用。

6. 解毒作用 土茯苓对汞中毒有明显的解毒作用，土茯苓水煎液可使肾、肝及血汞含量显著降低，尿汞含量显著增加；血清BUN、尿蛋白、尿LDH及ALP活力降低。肾脏病理组织学观察结果显示，土茯苓可明显减轻$HgCl_2$所致的大鼠急性中毒损伤程度，对大鼠肾损伤有明显的修复作用[16, 17]。

7. 对免疫系统的影响 土茯苓所含赤土茯苓苷30mg/kg对小鼠腹腔吞噬细胞功能有明显促进作用；30、60mg/kg使迟发型超敏反应模型小鼠的胸腺和脾重量增加，且抑制2,4-二硝基氟苯诱发的迟发型超敏反应。土茯苓水提取物0.4125、0.825g/kg在抗原致敏后或攻击后灌胃给药均能抑制2, 4, 6-三硝基氯苯所致的小鼠接触性皮炎和绵羊红细胞(SRBC)所致的迟发型超敏反应。但对小鼠SRBC抗体形成的细胞数(IgM-及IgG-脾脏空斑形成细胞数)无明显影响。

8. 其他作用 本品所含赤土茯苓苷0.05、0.1g/kg灌胃给药7日，显著延长亚硝酸钠及氰化钾所致小鼠脑缺氧的生存时间及昏睡时间，并能显著改善东莨菪碱、乙醇所致小鼠记忆损害。赤土茯苓苷灌胃给药对小鼠海马CA区神经元损伤具有保护作用。

赤土茯苓苷灌胃给药，对小鼠利血平型、应激型及大鼠幽门结扎型胃溃疡均有保护作用，可降低溃疡指数，减少出血点；提高应激性小鼠胃黏膜Se-GSH-Px活力，降低 MDA 含量；提高幽门结扎型大鼠胃液量和胃液 pH 值。本品所含落新妇苷 0.5、1、2mg/kg 灌胃给药均对大鼠有不同程度利尿作用，且具量-效相关性。

此外，土茯苓还有抗肿瘤作用，土茯苓提取物对 Eca-109 和 SGC-7901 细胞具有抑制增殖、诱导 S 期细胞增加和诱导细胞凋亡的作用；对 COLO 205 细胞增殖也有一定抑制作用。

9. 药代动力学 土茯苓中落新妇苷的药代动力学参数为：$t_{1/2}$ 3.48 小时±0.68 小时，t_{max} 为 0.50 小时±0.01 小时，AUC_{0-t} 为 11.36(mg·h)/L±0.06(mg·h)/L[18]。

【参考文献】 [1] 殷网虎，袁武军，曹美琳. 土茯苓配方颗粒对临床常见致病菌的抗菌研究. 中国中医急症，2011，20(12)：1957-1958.

[2] 殷网虎，史亚祥，胡建慧，等. 土茯苓配方颗粒对产 ESBLs 大肠埃希菌的抗菌作用研究. 江苏中医药，2012，44(7)：72-73.

[3] 冯燕，陈娟娟，方建国，等. 土茯苓抗人巨细胞病毒的体外实验研究. 中国妇幼保健，2010，25(36)：5457-5459.

[4] 葛向前，吴曙光，陈秀芬，等. 断面红棕色及类白色土茯苓抗炎作用的比较研究. 中药药理与临床，2012，28(6)：103-105.

[5] 何席呈，孙庆文，董立莎，等. 28 个不同采集地土茯苓(断面红色白色)中落新妇苷分析及抗炎作用的比较. 中国中药杂志，2012，37(23)：3595-3598.

[6] 陈雪，沈楠，赵丽晶，等. 土茯苓对小鼠高尿酸血症的实验研究. 吉林医药学院学报，2011，32(4)：211-212.

[7] 郭淑云，张薇，张琰，等. 土茯苓对高尿酸症小鼠作用的研究. 海南医学院学报，2012，18(2)：165-167.

[8] 郭淑云，张薇，张琰. 土茯苓对高尿酸症小鼠血清尿酸的影响. 中国药业，2012，21(13)：3-4.

[9] 郭淑云，张薇，张琰，等. 土茯苓水提物对高尿酸血症模型小鼠血清尿酸和甘油三酯、胆固醇的影响. 中国药房，2011，22(47)：4439-4440.

[10] 孙红，王少明，庄捷，等. 土茯苓等中药抑制 URAT1 表达及降尿酸作用筛选研究. 中国临床药理学与治疗学，2012，17(4)：403-407.

[11] 徐婷婷，承志凯，尹莲，等. 土茯苓抑制黄嘌呤氧化酶活性的物质基础研究. 中药材，2012，35(4)：582-585.

[12] 王德军，寿旗扬，周卫民，等. 土茯苓对糖尿病肾病大鼠糖代谢及肾功能的影响. 中华中医药学刊，2009，27(12)：2662-2664.

[13] 王德军，寿旗扬，陈方明，等. 土茯苓对糖尿病肾病大鼠肾组织形态学及相关因子 ET、NO、TGF-β_1 的影响. 中国中医药科技，2010，17(4)：320-322.

[14] 王德军，张利棕，方明笋，等. 土茯苓对肾性高血压大鼠血压的调节作用和机制. 中国比较医学杂志，2011，21(12)：46-50.

[15] 张利棕，寿旗扬，王德军，等. 土茯苓对肾性高血压大鼠血液流变学和氧化应激的影响. 浙江中医药大学学报，2012，36(7)：803-804，808.

[16] 徐笑飞，陈红风，叶媚娜. 土茯苓解汞毒的研究概况. 中国中药杂志，2012，37(6)：750-753.

[17] 郑捷，郑宇翔，肖凤霞，等. 土茯苓对急性汞中毒大鼠的保护作用研究. 中国实验方剂学杂志，2014，20(4)：163-166.

[18] 王银洁，赵瑞芝，卢传坚. 银屑灵与土茯苓中落新妇苷大鼠体内的药代动力学比较. 中国中药杂志，2012，37(12)：1859-1861.

蓍 草

Shicao

本品为菊科植物蓍草 *Achillea alpina* L.的干燥地上部分。主产于东北、华北。夏、秋二季花未开放时采割，晒干。切段。以叶色绿、花蕾多者为佳。

【性味与归经】 苦、酸，平。归肺、脾、膀胱经。

【功能与主治】 解毒利湿，活血止痛。用于乳蛾咽痛，泄泻痢疾，肠痈腹痛，热淋涩痛，湿热带下，蛇虫咬伤。

【效用分析】 蓍草味苦，能清泄热邪而功偏解毒，消肿止痛，故为治毒热壅盛之乳蛾、喉痹、咽喉肿痛之良药。亦常用于热壅血瘀而致之疮痈肿痛以及蛇虫咬伤。

蓍草苦降清泄，功能解毒利湿，有止泻止痢之效，善治下焦湿热壅滞之泄泻、痢疾，本品又能活血止痛，故亦用于湿热毒邪蕴结、气血瘀滞所致之肠痈腹痛。

蓍草苦泄下行，味酸收敛，能清热利湿，兼可收敛止带，可用于热蕴膀胱之热淋涩痛以及湿热下注之带下证。

【配伍应用】

1. 蓍草配射干 蓍草苦酸性平，功能解毒活血；射干苦泄性寒，功能清热利咽。两药配伍，共达清热解毒、利咽消肿之功，适用于热毒炽盛之喉痹、咽痛。

2. 蓍草配紫花地丁 蓍草功善活血止痛；紫花地丁功善清热解毒。二药配伍，增强清热解毒，活血消痈之效，适用于热毒瘀滞，发为疮痈，红肿疼痛。

3. 蓍草配地榆 蓍草活血散瘀，解毒利湿；地榆清大肠之热，凉血止血。二药配伍，能清肠解毒，凉血消肿，适用于大肠湿热，瘀毒留滞，痔疮肿痛出血。

【鉴别应用】 **蓍草与板蓝根** 二者均有解毒之功，均可用治乳蛾咽痛。然蓍草苦泄性平，长于解毒利湿，活血止痛，故为湿热瘀滞蕴结之肠痈腹痛，湿热带下，热淋等证所习用；板蓝根苦泄性凉，功善清热解毒，又能凉血利咽，故为热毒咽喉肿痛，痄腮，烂喉丹痧所常用。

【用法与用量】 15～45g，必要时日服2剂；外用鲜品适量，捣烂敷患处。

【本草摘要】

1.《分类本草》 “治一切热毒，涂疮生肌。”

2.《四川中药志》 “能活血定痛，消肿散结。治跌扑损伤，癥瘕痞块，并涂痈肿。”

【化学成分】 主要含挥发油：蓍草素，兰香油薁，右旋樟脑等；有机酸类成分：绿原酸，乌头酸，琥珀酸，延胡索酸等；还含鞣质等。

中国药典规定本品含绿原酸($C_{16}H_{18}O_9$)不得少于0.40%。

火炭母

Huotanmu

本品为蓼科植物火炭母 *Polygonum chinense* L.或粗毛火炭母 *Polygonum chinense* L. var. *hispidum* Hook. f.的干燥全草。全国大部分地区均产。夏、秋二季采挖，除去泥沙，晒干。切段。以叶多、色黄绿者为佳。

【性味与归经】 酸、涩，凉。归肺、肝、脾经。

【功能与主治】 清热解毒，利湿止痒，明目退翳。用于湿热泻痢，咽喉肿痛，目赤翳障，带下，湿热疮疹。

【效用分析】 火炭母性凉归肺经，能清热解毒，多用于肺热壅盛之咽喉肿痛。火炭母既清热解毒，又善利脾湿，故可用治湿热困脾，胃肠积滞不消所致之泻痢腹痛。本品解毒利湿而兼消疮止痒之功，可用于湿热下注之阴痒、带下以及皮肤湿热之疮疹瘙痒等。

火炭母善清肝热，又长于明目退翳，故尤宜于目赤痒痛，翳障遮睛等。

【配伍应用】

1. 火炭母配布渣叶 火炭母清热解毒，利湿；布渣叶清热利湿，消食化滞。二药配伍，增强清热祛湿，化滞止泻之效，适用于大肠湿热积滞所致之泄泻、大便稀溏、腹痛不适等。

2. 火炭母配淡竹叶 火炭母尤善清热解毒，利湿；淡竹叶长于泻火生津，除烦。二药配伍，共奏清热祛湿生津之效，适用于感受暑热，发热头痛，湿热蕴蒸，津伤口干，小便短赤。

【成药例证】

1. 胃肠宁片（《临床用药须知中药成方制剂卷》2020年版）

药物组成：布渣叶、辣蓼、火炭母、功劳木、番石榴叶。

功能与主治：清热祛湿。用于大肠湿热所致的泄泻，症见大便稀溏、腹痛不适、肛门灼热、口苦身热；急性胃肠炎见上述证候者。

2. 广东凉茶（《中华人民共和国卫生部药品标准·中药成方制剂》）

药物组成：岗梅根、木蝴蝶、淡竹叶、金沙藤、火炭母、王指柑、金樱根、布渣叶、山芝麻、广金钱草。

功能与主治：清热解暑，去湿生津。用于四时感冒，发热头痛，湿热积滞，口干尿赤。

3. 消火止痢丸（《中华人民共和国卫生部药品标准·中药成方制剂》）

药物组成：翻白草、山楂(焦)、白头翁、地榆(炭)、委陵菜、火炭母。

功能与主治：清热，解毒，止痢。用于痢疾，肠火腹泻，消化不良。

4. 腹可安片（《临床用药须知中药成方制剂卷》2020年版）

药物组成：扭肚藤、救必应、火炭母、车前草、石榴皮。

功能与主治：清热利湿。用于大肠湿热所致的泄泻，症见腹痛、腹泻、呕吐；急性胃肠炎见上述证候者。

【用法与用量】 15～30g。外用适量。

【本草摘要】

1.《本草图经》 “去皮肤风热，流注，骨节痈肿疼痛。”

2.《生草药性备要》 “炒蜜食能止痢症。敷疮、敷跌打、贴烂脚，拔毒、干水、敛口。”

3.《岭南采药录》 “治小儿身热惊搐，臌胀。”

【化学成分】 主要含黄酮及其苷类成分：山柰酚，槲皮素，山柰酚-7-*O*-葡萄糖苷，山柰酚-3-*O*-葡萄糖醛酸苷；还含没食子酸，并没食子酸，3-*O*-甲基并没食子酸等。

鱼腥草

Yuxingcao

本品为三白草科植物蕺菜 *Houttuynia cordata* Thunb.的新鲜全草或干燥地上部分。主产于浙江、江苏、安徽、湖北。鲜品全年均可采割；干品夏季茎叶茂盛花穗多时采割，除去杂质，晒干；切段。以叶多、色灰绿、有花穗、鱼腥气浓者为佳。

【性味与归经】 辛，微寒。归肺经。

【功能与主治】 清热解毒，消痈排脓，利尿通淋。用于肺痈吐脓，痰热喘咳，热痢，热淋，痈肿疮毒。

【效用分析】 鱼腥草性味辛微寒，专入肺经以清肺热，善清热解毒、消痈排脓，故既为治痰热壅肺，发为肺痈吐脓血之要药；又为治肺热痰热喘咳、痈肿疮毒之常品。

鱼腥草上能宣降肺气，洁水源，通调水道，下能疏泄膀胱，清热利窍，有清热除湿、利尿通淋之功，故可用治湿热蕴结所致的热淋、热痢。

【配伍应用】

1. 鱼腥草配桑白皮 两药均属寒凉之品，入肺经，能清肺热。鱼腥草味辛，长于清宣肺热，善清热解毒、消痈排脓；桑白皮味甘寒，善泻肺中邪热、降泻肺气而平喘。两药配用，既能清解肺中邪热郁毒、排脓消痈，又可降气平喘。适用邪热壅肺之喘咳、肺痈等。

2. 鱼腥草配桔梗 两药均入肺经，同为治肺痈要药。鱼腥草善清热解毒，消痈排脓；桔梗长于宣肺祛痰，排壅肺之脓痰。两药配伍，相使为用，共奏宣肺祛痰、清热解毒、排脓消痈之功。适用于肺痈，脓出不畅；肺热咳嗽，咳痰不爽。

3. 鱼腥草配金银花 两药均入肺经，善清热解毒。鱼腥草擅清肺经热邪，并可排脓消痈；金银花兼能疏散肺经风热，透热达表。两药配伍，重在清热解毒，兼可宣肺止咳。适用于风热犯肺，热毒内盛所致的发热，咳嗽，痰黄。

4. 鱼腥草配车前草 两药均能清热解毒，利尿通淋。鱼腥草清热解毒力胜；车前草利水通淋功殊。两药合用，清热解毒、利尿通淋作用增强。适用于湿火热毒蕴蓄下焦之热淋涩痛。

【鉴别应用】

1. 鱼腥草与蒲公英 两药均性寒，有清热解毒、消痈、利湿通淋之功，同治痈肿疮毒、各种内痈、湿热淋证等。然鱼腥草辛微寒，专入肺经，善清宣肺热火毒，消痈排脓功胜，为治肺痈吐脓之要药，亦常用治肺热咳嗽；尚能清热除湿止痢，用治湿热泻痢。而蒲公英苦寒，归肝胃经，清热解毒力强，兼能疏郁通乳，尤为治乳痈之要药。

2. 鱼腥草与芦根 两药均性寒，归肺经，功能清肺排脓、利尿通淋，同治肺热或风热咳嗽、肺痈吐脓、热淋涩痛等。然鱼腥草性味辛微寒，专入肺经，既能清肺热，尤善清热解毒、消痈排脓，为治肺痈吐脓之要药；又能清热除湿止痢，以治湿热泻痢。而芦根性味甘寒，兼入胃经，善清肺胃之热，生津止渴，除烦，止呕，可用于热病烦渴、胃热呕哕等。

【成药例证】

1. 解热清肺糖浆（《临床用药须知中药成方制剂卷》2020年版）

药物组成：鱼腥草、桑白皮、黄芩、倒扣草、前胡、紫苏叶、紫菀、枳壳、甘草。

功能与主治：清热解毒，宣肺利咽，祛痰止咳。用于风温感冒，发热、头痛、咽喉肿痛、咳嗽。

2. 复方鱼腥草片（《临床用药须知中药成方制剂卷》2020年版）

药物组成：鱼腥草、黄芩、板蓝根、连翘、金银花。

功能与主治：清热解毒。用于外感风热所致的急喉痹、急乳蛾，症见咽部红肿、咽痛；急性咽炎、急性扁桃体炎见上述证候者。

3. 急支糖浆（《临床用药须知中药成方制剂卷》2020年版）

药物组成：鱼腥草、金荞麦、四季青、麻黄、前胡、紫菀、枳壳、甘草。

功能与主治：清热化痰，宣肺止咳。用于外感风热所致的咳嗽，症见发热、恶寒、胸膈满闷、咳嗽咽痛；急性支气管炎、慢性支气管炎急性发作见上述证候者。

4. 清热去湿茶（《中华人民共和国卫生部药品标准·中药成方制剂》）

药物组成：鱼腥草、火炭母、岗梅、金沙藤、野菊花、倒扣草、山猪菜。

功能与主治：清热解毒，利水去湿，活血消肿，生津止渴。用于感冒发热，咽喉肿痛，口干舌燥，皮肤疮疖，湿热腹泻，小便赤痛。

5. 祛痰灵口服液（《临床用药须知中药成方制剂卷》2020年版）

药物组成：鲜竹沥、鱼腥草。

功能与主治：清肺化痰。用于痰热壅肺所致的咳嗽、痰多、喘促；急、慢性支气管炎见上述证候者。

【用法与用量】 15～25g，不宜久煎；鲜品用量加倍，水煎或捣汁服。外用适量，捣敷或煎汤熏洗患处。

【注意】 虚寒证及阴性疮疡忌服。

【本草摘要】

1.《本草纲目》 “散热毒痈肿。”

2.《本草经疏》 “治痰热壅肺，发为肺痈吐脓血之要药。”

3.《分类草药性》 “治五淋，消水肿，去食积，补虚弱，消膨胀。”

【化学成分】 主要含挥发油：癸酰乙醛，芳樟醇，甲基正壬酮等；黄酮类成分：阿福豆苷，金丝桃苷等；还含有机酸、蛋白质、氨基酸等。

【药理毒理】 本品具有抗病原微生物、解热、抗炎等作用。

1. 抗病原微生物作用　多种体外实验方法均表明鱼腥草对多种致病性细菌、钩端螺旋体、真菌及病毒有不同程度的抑制作用，如金黄色葡萄球菌、白色葡萄球菌、溶血性链球菌、肺炎球菌、卡他球菌、白喉杆菌、变形杆菌，志贺、施氏、福氏及宋内痢疾杆菌，杆炎杆菌、猪霍乱杆菌、结核杆菌以及非发酵菌。鱼腥草对多重耐药铜绿假单胞菌的体外抑菌作用研究表明，其 MIC 为 55.6mg/ml[1]。鱼腥草水提液与阿奇霉素抗菌有相加作用，并能抑制铜绿假单胞菌生物膜的形成[2]。鱼腥草可消除仔猪副伤寒沙门菌对恩诺沙星和庆大霉素的耐药性，耐药质粒的消除率最高达到 11%，并且随着时间的延长耐药质粒的消除率逐渐升高[3]。鱼腥草醇提物对 9 株金葡菌的最小抑菌浓度范围为 16～64mg/ml，0.16mg/ml 亚抑菌浓度鱼腥草醇提物则可呈剂量依赖型式抑制金葡菌α-溶血素的分泌，这一结果提示，鱼腥草醇提物可通过抑制金葡菌α-溶血素的分泌来发挥抗金葡菌感染的效果[4]。鱼腥草水煎液对泌尿系感染常见致病菌和导尿管伴随尿路感染常见细菌在体外有抗菌效果[5, 6]，灌胃鱼腥草水煎剂对幽门螺杆菌感染有一定的治疗效果[7]。对解脲支原体，鱼腥草 MIC 为 3.90mg/ml[8]。

对于病毒，鱼腥草在体外对流感病毒[9-11]、孤儿病毒、巨细胞病毒[12]、鼠肝炎病毒、腮腺炎病毒、HIV 假病毒[13]、新城疫病毒[14]、猪繁殖与呼吸综合征病毒[15]等有明显抑制作用。鱼腥草注射液对感染甲型流感病毒 H1N1 小鼠能减轻肺部损伤和血凝滴度，降低死亡率。鱼腥草抗菌有效成分主要为挥发油，故鱼腥草鲜汁抗菌作用较强，干品或久煎后抗菌活性降低。

癸酰乙醛是鱼腥草挥发油中的主要抗菌物质，其对多种细菌、真菌等均具显著抑制作用，合成的癸酰乙醛亚硫酸加成物不仅性质稳定，并保留了癸酰乙醛的抗菌活性，且具有类似的特殊香味，称合成鱼腥草素，而合成的十二酰乙醛则称新鱼腥草素。实验表明，合成鱼腥草素对多种革兰阳性及阴性细菌均有明显抑制作用，以金黄色葡萄球菌及其耐青霉素菌株、肺炎双球菌、甲型链球菌、流感杆菌等为敏感，卡他球菌、伤寒杆菌次之，大肠埃希菌、铜绿假单胞菌、痢疾杆菌等则不敏感。对金葡菌及其耐青霉素菌株的 MIC 为 62.5～80μg/ml，流感杆菌为 1.25mg/ml，结核杆菌 $H_{37}RV$ 株于普拜液体培养基上为 16μg/ml，而在改良苏通半固体培养基上则为 25μg/ml。合成鱼腥草素并能明显延长感染结核菌小鼠的生存时间，对白色念珠菌、新型隐球菌、孢子丝菌、曲菌、着色霉菌、红色癣菌、叠瓦癣菌、石膏样小孢子菌、铁锈色小孢子菌及鲨癣菌的 MIC 为 2mg/ml。合成的鱼腥草素异烟腙对结核杆菌的 MIC 为 0.78～3.1μg/ml，每鼠腹腔注射 1mg 能使结核杆菌感染小鼠存活天数大为延长，拌食给药疗效更显著。新鱼腥草素也有明显抗菌活性。

鱼腥草素钠对铜绿假单胞菌有一定的抗菌活性，能抑制铜绿假单胞菌生物被膜的形成，对早期生物被膜的清除作用强于成熟期生物被膜[16, 17]。鱼腥草素钠还能显著增强头孢他啶抗铜绿假单胞菌生物被膜的作用[18]。

2. 抗内毒素作用　鱼腥草注射液体外有直接抗内毒素作用，并能明显降低内毒素所致 DIC 家兔肾小球微血栓的检出率，减少微血栓密度。对内毒素所致大鼠心肌损伤鱼腥草注射液有明显保护作用。

3. 解热作用　鱼腥草注射液腹腔注射，对酵母所致大鼠发热有明显解热作用，其机制与抑制下丘脑中 cAMP 含量升高和促进腹中隔区精氨酸加压素（AVP）的释放有关。

4. 抗炎作用　鱼腥草煎剂对大鼠甲醛性脚肿有抑制作用，对于二甲苯所致小鼠耳肿胀和醋酸所致小鼠腹腔毛细血管通透性亢进也有明显抑制作用。鱼腥草对环氧酶有强的抑制作用。对于油酸所致大鼠急性肺损伤，鱼腥草静脉注射能提高 PaO_2，减轻肺水肿，降低肺动脉压，抑制 TNF-α 的表达，在 1～10μg/ml 范围内，鱼腥草挥发油对 LPS 诱导的 RAW264.7 细胞中 TLR4 蛋白的抑制作用优于甲基正壬酮，LPS+TLR4/ MD-2 阻断剂+药物干预组与 LPS+TLR4/MD-2 阻断剂组比较，以挥发油干预后细胞中 TLR4 蛋白的表达差异无统计学意义，而以甲基正壬酮干预后细胞中 TLT4 蛋白的表达明显减少。表明鱼腥草挥发油通过 LPS-TLR4/ MD-2-TNF-α 通路发挥其抗炎作用，而甲基正壬酮可能通过其他途径发挥其抗炎作用，在相同剂量下鱼腥草挥发油的体内抗炎活性优于甲基正壬酮[19]。

鱼腥草素也有显著抗炎作用，能抑制巴豆油、二甲苯所致小鼠耳肿胀或皮肤毛细血管通透性亢进，对醋酸所致腹腔毛细血管染料渗出也有显著的抑制作用。鱼腥草所含槲皮素、槲皮苷及异槲皮苷等黄酮类化合物也具有显著抗炎作用，能显著抑制炎症早期的毛细血管通透性亢进。鱼腥草素对小鼠溃疡性结肠炎也有保护作用[20]。

5. 对机体免疫功能的影响　鱼腥草注射液皮下注

射 1ml/kg，可显著增加大鼠外周血 ANAE 阳性淋巴细胞百分率，鱼腥草还可明显增加大鼠外周血中性粒细胞的吞噬率。对于人外周血中性粒细胞的化学发光，鱼腥草注射液可显著增加之，而对单核细胞者无明显作用，表明可增强中性粒细胞的氧化杀菌能力。雾化吸入鱼腥草提取物，可显著增强大鼠肺泡吞噬细胞的吞噬率及肺和外周血 ANAE 阳性细胞百分率，但却明显降低外周血白细胞的移行指数，提示其可显著增强呼吸道局部的特异和非特异防御能力。还有资料表明鱼腥草可显著增加小鼠玫瑰花结形成细胞、红细胞凝集素效价及溶血素效价，显著增强天然杀伤细胞活性。鱼腥草对 X 线和环磷酰胺所致小鼠外周血白细胞减少有明显的恢复作用。

6. 抗过敏作用 鱼腥草挥发油具有显著的抗过敏作用，在卵白蛋白攻击前先用鱼腥草油 100μg/ml 接触 5 分钟，可大大降低攻击所致致敏豚鼠回肠收缩的幅度；鱼腥草油 200mg/kg 皮下注射 4 天，可明显拮抗喷雾卵白蛋白所致致敏豚鼠过敏性哮喘的发生；对于 SRS-A 所致豚鼠离体回肠收缩，鱼腥草油有显著拮抗作用，对于 SRS-A 所致豚鼠肺条收缩，鱼腥草油的 ID_{50} 为 66μg/ml；鱼腥草油 100mg/kg 静脉注射能显著拮抗 SRS-A 所致豚鼠肺溢流的增加，表明鱼腥草油对 SRS-A 有显著拮抗作用。此外，对组胺、乙酰胆碱所致豚鼠离体回肠收缩鱼腥草油也有显著对抗作用，ID_{50} 分别为 31μg/ml 及 51μg/ml。对于豚鼠离体气管平滑肌，鱼腥草油有直接的舒张作用，ED_{50} 为 19μg/ml，而舒张离体肺条平滑肌的 ED_{50} 则为 13μg/ml。上述结果表明鱼腥草油抗过敏效果既与其能抑制过敏介质的释放，又与拮抗过敏介质的作用及对平滑肌的直接松弛作用有关。新近的研究表明，鲜鱼腥草可抑制致敏豚鼠白蛋白攻击后引起的气道阻力增加和动态肺顺应性降低；抑制支气管肺泡灌洗液中嗜酸性粒细胞的增加[21]；减少哮喘豚鼠肺组织中 ECP、IL-4、TNF-α 的含量[22]；降低哮喘豚鼠肺组织 TGF-β_1、LTD_4、ET-1 的表达，从而具有减轻哮喘豚鼠慢性气道炎症和气道重塑[23]，扩张支气管和减轻气道变态反应性炎症的作用。鱼腥草蒸馏液通过减轻大鼠鼻黏膜损伤，下调血清 IgE 含量，增加血清 IL-12 的含量，实现对大鼠变态反应性鼻炎的保护作用[24]。鱼腥草提取物也有一定的抗过敏作用[25]。

7. 抗糖尿病作用 鱼腥草煎剂对链脲佐菌素诱导的糖尿病大鼠，可降低 24 小时β_2微球蛋白、尿白蛋白排泄率和肌酐清除率，抑制肾小球肥大，减少 TGF-β1 的表达，增加 HGF 表达。鱼腥草蒸馏液可明显改善 STZ 大鼠的多饮、多食和消瘦，降低 24 小时尿蛋白、Alb，减少肾组织 CTGF 和 MCP-1 表达[26]。鱼腥草挥发油也能明显改善 STZ 大鼠的多饮、多食和消瘦，降低 24 小时尿蛋白、24 小时尿 Alb，减少肾组织 MCP-1 表达，减轻肾脏病理改变[27]；胰岛素抵抗、结缔组织生长因子、脂联素均有一定的改善[28]。鱼腥草挥发油灌胃对糖尿病大鼠的尿白蛋白、血糖指数、结缔组织生长因子均有一定的改善[29]。

8. 其他作用 鱼腥草黄酮有很强的对 DPPH·自由基清除能力[30-32]。鱼腥草提取液对吸烟小鼠肺组织抗氧化损伤影响的研究结果表明，鱼腥草可以明显提高肺组织中 GSH-Px 活性、SOD 活性，降低 MDA 含量[33]。鲜鱼腥草挥发油可减轻 LPS 引起的大鼠慢性肺损伤，并能抑制肺泡内 CCR2 的高表达[34]。鱼腥草多糖对小鼠肝、肾、心肌和脑组织也有体内外的抗氧化作用[35]。鱼腥草黄酮能抑制 SiHa 细胞的生长，其半数抑制浓度值为 0.825g/L；还能浓度依赖性诱导 SiHa 细胞的凋亡[36]。鱼腥草地下茎作用 SGC-7901 细胞 48 小时后，细胞明显凋亡；DNA ladder 条带也明显；caspase-3 的活性明显增高；Bax、Bid、Bak、p53、caspase-9 表达上调，Bcl-2 表达下调；caspase-9 抑制剂能够逆转乙醇提取物对 SGC-7901 细胞的增殖抑制活性[37]。鱼腥草乙醇提取物对四氯化碳诱导的大鼠急性肝损伤，可使血清中 ALT、AST、ALP 活性显著下降，胞浆中 SOD 和 CAT 活性明显提高，MDA 水平显著降低[38]。鱼腥草煎剂对小鼠浓氨水法诱发的咳嗽有明显的抑制作用[39, 40]。此外，鱼腥草还有明显的抗抑郁活性[41]、抗疲劳活性[42]、抗辐射作用[43]，鱼腥草中多种生物碱有明显的抗血小板聚集活性[44]。

9. 体内过程 大鼠灌服合成鱼腥草素 0.2g/kg，于胃肠道中半消失时间为 3.5 小时。静注 20mg/kg 20 分钟后，体内以肺分布最高，心、肝、肾次之，血清中最低，注射后 2 小时或灌服 0.5g/kg 后 2 小时，于体内各组织及血清中均未能测得，此因各组织均可迅速代谢鱼腥草素。离体组织温孵实验中肾 1 小时可代谢药物的 77%～83%，肺、肝、心、血清等每小时代谢率在 51%～64%之间。鱼腥草素于血中能与血清蛋白发生可逆性的结合。无论静脉注射或灌服，鱼腥草素于尿中排泄均甚少，粪中则无，可见合成鱼腥草素自胃肠道吸收较慢，进入各组织后能被迅速代谢，故于血或各组织中维持的时间均短。1 次灌服 100mg/kg 后也以气管为高，经气管呼出之总放射强度于静注后 4 小时相当于给药量的 68.1%，而尿中仅排出 4.5%。还有报告给家兔静脉注射合成鱼腥草素后血药-时曲线分快慢两个时期，曲线在 23 小时处有一明显转折，属二房室开放模型，分布及消除均较慢，$t_{1/2\alpha}$为 3.68

小时，$t_{1/2\beta}$为75.81小时，中央室分布容积为14.53ml/kg。

10. 毒理研究　鱼腥草毒性甚小，民间以鲜品作蔬菜鲜服，或炖服，作猪青饲料等均未见有中毒报告或毒副反应发生，近更有以鱼腥草制为罐头、酒及饮料者。但鱼腥草煎剂腹腔注射则有毒性，其对小白鼠的LD_{50}为51.04g/kg±3.63g/kg。有试验以鱼腥草蒸馏液制备的鼻用喷雾剂鼻腔给药的最大给药量大鼠为8g/kg，腹腔注射于小鼠为50g/kg，也未见明显毒性与刺激性。鱼腥草注射剂小鼠静脉注射30天，可见小鼠免疫器官脏体比下降，吞噬细胞功能显著增强，溶血空斑数明显增加，$CD4^+/CD8^+$比值下降[45, 46]。合成鱼腥草素对小鼠灌服的LD_{50}为1.6g/kg±0.081g/kg，每日静脉注射75～90mg/kg，连续7天不致死，但于注射前期有行动失调、痉挛等表现，继续注射上述表现不再出现。犬静脉滴注38mg/kg或47mg/kg无明显异常反应，解剖主要脏器无病变。犬每日口服80或160mg/kg连续30天，对动物食欲、血象及肝肾功能等均无明显影响，但可引起不同程度的流涎及呕吐。

【参考文献】［1］蓝锴，梁文君，张伟铮，等. 三种中药对多重耐药铜绿假单胞菌抑菌作用研究. 现代医药卫生，2014，30(18)：2728-2729，2732.

［2］程惠娟，汪长中，汪海波，等. 鱼腥草水提液对铜绿假单胞菌生物被膜的影响及与阿奇霉素的抗菌协同作用. 时珍国医国药，2012，23(7)：1600-1602.

［3］牛艺儒，刘雁军，宋燕. 鱼腥草对仔猪副伤寒沙门氏菌耐药质粒消除作用的研究. 饲料广角，2010，(15)：37-38，50.

［4］党桔洁，李文华，邱家章，等. 亚抑菌浓度鱼腥草醇提物对金黄色葡萄球菌α-溶血素分泌的影响研究. 中国农学通报，2012，28(20)：53-57.

［5］杨雅琼，邢国胜，王学民，等. 鱼腥草对泌尿系感染常见致病菌体外抗菌作用的研究. 天津药学，2014，26(5)：5-6.

［6］张华俊，张利，晋峰，等. 中药对导尿管伴随尿路感染常见细菌的体外抗菌试验. 山西中医学院学报，2014，15(4)：49-50.

［7］罗萍，周曾芬. 3种天然药物治疗幽门螺杆菌感染小鼠的体内研究. 福建中医药，2012，43(4)：51-53，56.

［8］陈日寿，丁秀芬. 三种中药对解脲支原体的体外抑制实验研究. 中国医药科学，2014，4(11)：36-38.

［9］王健，史玉，张永泽，等. 鱼腥草不同部位提取物的抗菌抗病毒作用比较. 河北工程大学学报(自然科学版)，2010，27(2)：104-106.

［10］李莉，王晓东，何光星. 鱼腥草挥发油压微型乳口腔喷雾剂体外抗病毒实验研究. 四川中医，2013，31(6)：76-77.

［11］杨斌，杨慧，王农荣，等. 鱼腥草及三丫苦对甲型流感病毒NPAG表达的影响. 江西医药，2014，49(6)：495-497.

［12］李丹，李力，张柳红. 鱼腥草有效成分抗巨细胞病毒的实验研究. 中国妇幼保健，2010，25(36)：5463-5465.

［13］李文胜，石秀兰，李敏，等. 鱼腥草对HIV假病毒作用的初步研究. 河南医学研究，2011，20(4)：395-397.

［14］张瑞莉，刘娣，梁尧，等. 鱼腥草提取液在鸡胚内抗新城疫病毒试验. 中兽医学杂志，2010，(3)：4-6.

［15］曾强，黄良宗，李丹，等. 3种中药体外抗猪繁殖与呼吸综合征病毒的作用. 湖南农业大学学报(自然科学版)，2010，36(4)：459-463.

［16］王艳，程惠娟，朱玲玲，等. 鱼腥草素钠对铜绿假单胞菌生物被膜的影响. 食品科学，2013，34(11)：173-176.

［17］程惠娟，汪长中，胡跃龙，等. 鱼腥草素钠对铜绿假单胞菌生物被膜的清除作用. 中成药，2012，34(12)：2274-2277.

［18］朱玲玲，孙振新，程惠娟，等. 鱼腥草素钠对头孢他啶抗铜绿假单胞菌生物被膜的增强作用及抗菌协同作用. 时珍国医国药，2013，24(10)：2353-2355.

［19］陈婧，王文清，施春阳，等. 鱼腥草挥发油和甲基正壬酮对LPS-TLR4/MD-2-TNF-α炎症通路的影响. 医药导报，2014，33(10)：1283-1288.

［20］宋莎莎，杨乐，俞令凯，等. 合成鱼腥草素对溃疡性结肠炎小鼠的保护作用. 长江大学学报(自科版)，2014，11(18)：67-69.

［21］洪佳璇，江丽，唐法娣. 鲜鱼腥草油对哮喘豚鼠气道收缩和炎症反应的影响. 中国中医药科技，2011，18(4)：313-314.

［22］江丽，洪佳璇，唐法娣. 鲜鱼腥草挥发油对哮喘豚鼠肺组织中相关因子的影响. 浙江中医杂志，2012，47(7)：494-495.

［23］吴慧芬，洪佳璇，唐法娣. 鲜鱼腥草油对哮喘豚鼠肺组织$TGF-\beta_1$、LTD_4、ET-1含量的影响. 中国中医药科技，2013，20(5)：484-485.

［24］周晓燕，高殿帅，徐娜娜，等. 鱼腥草蒸馏液对大鼠变态反应性鼻炎的影响. 徐州医学院学报，2011，31(9)：603-605.

［25］刘宗武，孙世博，刘和平. 鱼腥草提取物抗过敏实验研究. 中国医药指南，2011，9(33)：47-48.

［26］刘艳旭，王海颖. 鱼腥草减轻糖尿病大鼠肾损害的作用机制研究. 中药新药与临床药理，2010，21(2)：107-110.

［27］王海颖，陆敏，修彦凤. 鱼腥草改善糖尿病模型大鼠结缔组织生长因子与胰岛素抵抗的实验研究. 中国新药杂志，2009，18(16)：1540-1544.

［28］王海颖，袁军. 鱼腥草对糖尿病大鼠尿蛋白和肾脏单核趋化蛋白1表达的影响. 中药新药与临床药理，2010，21(5)：499-502.

［29］王海颖，陆敏，修彦凤. 鱼腥草对糖尿病大鼠脂联素与结缔组织生长因子的改善作用. 中国中西医结合肾病杂志，2009，10(10)：902-905.

［30］周桃英. 鱼腥草黄酮的提取及对羟自由基的清除能力. 江

苏农业科学，2011，39(6)：529-531.

[31] 程荣花. 鱼腥草总黄酮的提取及抗氧化能力的研究. 中国中医药现代远程教育，2013，11(6)：158-159.

[32] 张春生，方玉梅，王毅红，等. 野生鱼腥草黄酮类化合物清除 DPPH 自由基的作用. 绿色科技，2010，(7)：175-176，181.

[33] 王勤，李华文，廖芸芸，等. 鱼腥草对吸烟小鼠的抗肺氧化损伤作用. 时珍国医国药，2009，20(6)：1426-1427.

[34] 洪佳璇，郭亚丽，唐法娣，等. 鲜鱼腥草挥发油对慢性肺损伤大鼠半胱氨酸-半胱氨酸趋化因子受体 2 表达的影响. 实用儿科临床杂志，2010，25(10)：753-755.

[35] 刘光建，王璐，王菲菲，等. 鱼腥草多糖对小鼠肝、肾、心肌和脑组织抗氧化作用的研究. 中国实验方剂学杂志，2011，17(8)：207-210.

[36] 薛兴阳，付腾飞，邵方元，等. 鱼腥草总黄酮对人肿瘤细胞的抗肿瘤活性作用. 现代中西医结合杂志，2013，22(23)：2509-2511.

[37] 刘金娟，杨成流，陈永强，等. 鱼腥草地下茎提取物诱导胃癌细胞 SGC-7901 凋亡机制的研究. 中国药理学通报，2014，30(2)：257-261.

[38] 金香男，郑明昱. 鱼腥草乙醇提取物对四氯化碳诱导的大鼠急性肝损伤的保护作用. 延边大学医学学报，2010，33(4)：263-265.

[39] 欧春连，林淑利. 鱼腥草的镇咳作用. 数字化用户，2013，(27)：239.

[40] 袁颖，郭忻，符胜光. 五种归肺经中药的止咳及抗炎作用实验研究. 新中医，2011，43(2)：132-133.

[41] 龚乃超，陈箐筠，刘枣，等. 鱼腥草黄酮抗抑郁活性的研究. 化学与生物工程，2009，26(3)：41-44.

[42] 周桃英. 鱼腥草黄酮对小鼠的抗疲劳作用. 食品与生物技术学报，2012，31(2)：49-52.

[43] 包俊，龙正海. 鱼腥草总黄酮的抗辐射效应研究. 中华中医药学刊，2010，28(8)：1747-1748.

[44] 曲玮，吴斐华，李娟，等. 鱼腥草中生物碱类成分及其抗血小板聚集活性. 中国天然药物，2011，9(6)：425-428.

[45] 贺福元，邓凯文，唐昱，等. 鱼腥草及其制剂的药理与免疫毒理作用研究进展. 中国药理学与毒理学杂志，2009，23(4)：325-329.

[46] 陈锋，贺福元，邱云，等. 鱼腥草注射剂对小鼠的免疫毒性研究. 西安交通大学学报(医学版)，2011，32(3)：391-395.

金荞麦

Jinqiaomai

本品为蓼科植物金荞麦 *Fagopyrum dibotrys*(D. Don) Hara 的干燥根茎。主产于陕西、江苏、江西、浙江。冬季采挖，除去茎及须根，洗净，晒干。切厚片。以切面色淡棕红者为佳。

【性味与归经】 微辛、涩，凉。归肺经。

【功能与主治】 清热解毒，排脓祛瘀。用于肺痈吐脓，肺热喘咳，乳蛾肿痛。

【效用分析】 金荞麦性味微辛涩凉，专入肺经，既可清热解毒、排脓祛瘀，又可清肺化痰，故常用于热毒蕴肺发为肺痈、发热胸痛、咯吐脓痰腥臭，肺热咳嗽及痈疮肿毒。且兼清肺解毒利咽之功，故亦治热毒蕴结之乳蛾肿痛。

此外，《植物名实图考》谓其："治损伤，活血，止痛，通关节。"《本草从新》言其："祛风湿。"尚可用于跌扑伤痛、风湿痹痛等。

【配伍应用】 **金荞麦配射干** 两药均入肺经，能清肺化痰、清热解毒、利咽。金荞麦性味微辛涩凉，兼能排脓祛瘀；射干苦寒降泄，专入肺经，清泻肺火、清热解毒、祛痰、利咽之力较强。两药相配，祛痰止咳、解毒消痈、利咽止痛力增强，适用于热毒痰火郁结所致之咽喉肿痛，肺热、痰热咳嗽，肺痈吐脓等。

【鉴别应用】 **金荞麦与鱼腥草** 两药均属辛凉之品，主入肺经，既能清宣肺热，又可清热解毒、消痈排脓，同治肺痈吐脓、肺热咳嗽、咽喉肿痛及痈疮肿毒。然金荞麦虽清热解毒、清肺排脓力不及鱼腥草，但善祛瘀止痛，消痈散结力强，主治肺痈发热胸痛，亦治跌扑伤痛；尚有祛风湿、通关节之效，用治风湿痹痛。而鱼腥草清热解毒、消痈排脓力胜，为治肺痈吐脓之要药；且能利尿通淋、清热除湿止痢，每治热淋涩痛、湿热泻痢。

【成药例证】 金荞麦片（《中华人民共和国卫生部药品标准·中药成方制剂》）

药物组成：为金荞麦浸膏片。

功能与主治：清热解毒，排脓祛瘀，止咳平喘。用于急性肺脓疡、急慢性气管炎、喘息型慢性气管炎、支气管哮喘及细菌性痢疾。症见咳吐腥臭脓血痰液或咳嗽痰多，喘息痰鸣及大便泻下赤白脓血。

【用法与用量】 15～45g，用水或黄酒隔水密闭炖服。

【本草摘要】

1.《新修本草》 "赤白冷热诸痢，断血破血，带下赤白，生肌肉。"

2.《本草拾遗》 "主痈疽恶疮毒肿，赤白游疹，虫、蚕、蛇、犬咬，并醋摩敷疮上，亦捣茎叶敷之；恐毒入腹，亦煮服之。"

3.《本草纲目拾遗》 "治喉痹，喉风喉毒，用醋磨漱喉。"

【化学成分】 主要含黄烷醇衍生物：表儿茶素等；黄酮类成分：双聚原矢车菊素等；有机酸类成分：阿魏酸，绿原酸等。

中国药典规定本品含表儿茶素（$C_{15}H_{14}O_6$）不得少于0.030%，饮片不得少于0.020%。

【药理毒理】 本品具有抗病原微生物、抗肿瘤、解热与抗炎作用。

1. 抗病原微生物作用 管碟法实验表明，金荞麦根水提物、茎叶水提物、根乙醇提取物、茎叶乙醇提取物、根石油乙醚提取物、茎叶石油乙醚提取物中，各种提取物对金黄色葡萄球菌、大肠埃希菌、枯草芽孢杆菌、苏云芽孢杆菌、卡拉双球菌都有明显的抑菌作用，他们的最低杀菌浓度分别是生药30、125、250、250、125mg/ml。根乙醇提取物和茎叶水提取物对5406放线菌的最低杀菌浓度（MBC）为125mg/ml。另外，各提取物对鞭毛菌、白色念珠菌、松赤枯病菌、玉米纹枯病菌、油菜菌核病菌、玉米弯胞杆菌、小麦赤霉病菌、绿色木霉都有明显的抑菌作用，其中鞭毛菌和白色念珠菌的最低杀菌浓度分别为125、30mg/ml，在提取物为400mg/ml的浓度下，对其余真菌的抑制百分率分别是58.2%、67.1%、63.7%、56.3%、42.4%、78.0%。

甲苯胺蓝法实验表明，金荞麦醇提物对金葡菌胞外耐热核酸酶活性有明显抑制作用，当药物浓度达7.8mg/ml时可明显抑制酶环形成。体外试验表明，金荞麦乙醇提取物乙酸乙酯部位对乙型溶血性链球菌、肺炎球菌有明显的抑制作用（其MIC范围分别为31.25～62.5、31.25～62.5）；体内抗菌试验表明，本品0.38、0.76g/kg灌胃7天，对肺炎球菌菌株所致小鼠死亡有保护作用。其抗菌有效部位为酚酸类与黄酮类物质。

金荞麦对克雷伯杆菌肺炎大鼠心肌组织损伤的实验研究表明，其可使大鼠外周血中的WBC和PMN明显降低，心肌组织损伤明显改善，大鼠心肌组织中TNF-α和ICAM-1蛋白表达明显减弱[1]。金荞麦对克雷伯杆菌肺炎大鼠肺组织损伤的实验研究表明，其能明显降低肺组织匀浆中IL-1β和ICAM-1，明显降低肺组织匀浆中INF-γ含量，明显降低肺组织中TLR2/4，MyD88 mRNA和IκB-α的表达[2]，并能显著降低血清中IL-6、IL-8、CAM-1及IFN-γ含量，显著减弱肺组织中TNF-α、ICAM-1、NF-κB p65蛋白表达和MIP-2 mRNA的表达，明显改善大鼠肺组织损伤[3]。

金荞麦口服液连用5天，对鸡支原体感染也有明显的治疗效果[4]。

2. 抗肿瘤作用 金荞麦有明显的抗肿瘤活性，其不同的制剂能直接抑制肿瘤细胞生长，抑制肿瘤细胞侵袭、转移，诱导肿瘤细胞凋亡，抑制肿瘤血管生长[5]。从本品中提取的单宁类物质威麦宁（金E）对人肺腺癌细胞（GLC）、宫颈鳞癌细胞（HeLa）、胃腺癌细胞（SGC）、鼻炎鳞癌细胞（KB）有明显抑制作用，其IC_{50}依次为67.8、73.1、79.9、83μg/ml。能完全抑制癌细胞集落形成。当金E为125μg/ml时对上列细胞的杀伤率分别为92.1%、85.5%、78.2%、74.3%，尤以GLC、Hela细胞为著。集落形成抑制试验表明，金E为高浓度100、50μg/ml时，能完全抑制多种人癌细胞集落形成，25μg/ml对以上4种人癌细胞的集落抑制率高达95%。在终浓度为12.5μg/ml时，对各细胞株集落抑制率分别为：GLC89.2%，HeLa83.3%，SGC77.7%，KB75.1%。此外，威麦宁对肺癌细胞株PG、PAa、A549、肝癌细胞株BEL-7402、胃癌细胞株MGC-803及黑色素瘤细胞株B16-BL6等亦有不同程度的抑制作用；并可明显加强化疗药物顺铂（DDP）抑制肿瘤细胞体外增殖作用；可将PG、PAa细胞周期阻滞在S期。流式细胞术法实验表明，威麦宁能明显抑制PC细胞表面CD44、CD44V6及整合素αvβ3mRNA的表达，提示威麦宁可能是通过抑制黏附分子的表达发挥抗肿瘤转移作用。威麦宁0.4g/kg灌胃对S_{180}肉瘤荷瘤小鼠、肝癌H_{22}实体瘤有抑制作用，并可增强脾淋巴因子激活杀伤细胞（LAK）活性，但对荷瘤小鼠免疫功能无效。

从本品中提取的多酚类物质金荞麦$Fr_4$0.2、0.4、0.8g/kg腹腔注射，对小鼠S-180、小鼠移植瘤H_{22}的增殖有抑制作用，且与环磷酰胺（CTX）合用有协同抑瘤作用。同时，$Fr_4$0.4、0.8g/kg腹腔注射，还可抑制C57/BL6小鼠Lewis肺癌原发灶生长，另外，用MTT法实验表明，Fr_4对HL-60细胞作用24小时后的增殖抑制作用，在0.031、0.062、0.125、0.25、0.5g/L浓度范围内，Fr_4对HL-60细胞的增殖抑制呈剂量依赖性关系。Annexin-V/PI双染实验表明，$Fr_4$0.06、0.12、0.24g/L作用于HL-60细胞24小时后，早期凋亡细胞率分别为：10.98%±1.88%，29.77%±5.21%，35.23%±63.2%。2天后，端粒酶活性分别下降至72.60%、64.38%、38.36%，提示金荞麦Fr_4诱导HL-60细胞凋亡的作用机制可能与抑制端粒酶活性等有关。金荞麦提取物对HUVEC和黑色素瘤WM239共培养细胞钙黏附分子N-cadherin表达量几乎没有影响，但可导致p-Src蛋白的表达减少，N-cadherin胞内段的磷酸化减低，引起N-cadherin与β-catenin的解离减少，从而抑制WM239的迁移能力。有研究表明，金荞麦提取物（FR）可抑制人食管癌细胞株CaEs-17增殖和诱导其凋亡[6]。FR 还可抑制鸡胚尿囊膜新生血管的生长[7]。

本品提取物原花色素在 0.1g/kg 剂量下能明显抑制 B16-BL6 细胞侵袭和人纤维肉瘤 HT-1080 细胞 MMP-2/MMP-9 的产生；0.2g/kg 灌胃能有效抑制 B16-BL16 黑色素瘤细胞在 C57/BL6 小鼠体内自发性肺转移。

3. 解热抗炎作用　金荞麦浸膏 2.6g/kg 灌胃，对三联菌苗致热家兔体温升高有解热作用。小鼠静脉注射黄烷醇(金荞麦根茎提取物)0.05g/kg 可显著抑制巴豆油所致鼠耳肿胀，切除肾上腺后抗炎作用消失，表明其抗炎机制与肾上腺密切有关。金荞麦的三氯甲烷和水液部位具有明显的抗炎作用，为金荞麦的抗炎活性部位[8]。金荞麦提取物能抑制 COPD 大鼠的炎症反应，明显降低大鼠血清 TNF-α、IL-6、IL-8、PⅢ、TGF-β1 含量，改善肺组织的病理损伤[9]。金荞麦水提物能改善 COPD 大鼠模型的肺纤维化[10]。此外，金荞麦及其有效成分可能对治疗肠易激综合征有一定效果[11]。

4. 其他作用　金荞麦提取物对小鼠离体和在体痛经模型有良好的治疗作用[12]。金荞麦总黄酮通过下调致敏中枢上脊髓后角和海马的 NR2B 表达，对 IBS 样 CI 大鼠的痛觉过敏有改善作用[13]。金荞麦叶茶可以降低 2 型糖尿病小鼠血糖 TC、TG，对 2 型糖尿病小鼠胰腺、肝脏损伤具有一定保护作用[14]。另外，金荞麦可明显加快家鸽气管纤毛运动；金荞麦可明显松弛豚鼠离体气管平滑肌，并具有一定的浓度依赖性；对组胺致豚鼠离体气管平滑肌收缩有明显解痉作用[15]。

金荞麦提取物口服及颈背部皮下注射给药，均可提高小鼠腹腔吞噬细胞的吞噬功能，提高吞噬指数。金荞麦超微粉能显著提高机体的特异性免疫和非特异性免疫功能[16]，金荞麦(-)-表儿茶素具有很好的抗氧化活性[17]。

5. 毒性研究　威麦宁小鼠灌胃的 LD_{50} 为 7.48g/kg；实验结果表明，威麦宁无诱发小鼠骨髓嗜多染红细胞微核增加的作用。

【参考文献】　[1] 汪春彦，吴常青，江勤，等. 金荞麦对克雷伯杆菌肺炎大鼠心肌损伤中炎症细胞因子表达的影响. 安徽医科大学学报，2011，46(1)：44-48.

[2] 董六一，汪春彦，吴常青，等. 金荞麦对克雷伯杆菌肺炎大鼠肺组织中 TLR2/4，MyD88 mRNA 和 IκB-α 表达的影响. 中国中药杂志，2011，36(2)：200-204.

[3] 董六一，汪春彦，吴常青，等. 金荞麦对克雷伯杆菌肺炎大鼠肺组织损伤的保护作用及其机制. 中药材，2012，35(4)：603-607.

[4] Qiumei SHI, Guisheng GAO, Yanying ZHANG, et al. In vitro Antimicrobial Activity of Golden Buckwheat Extract and Therapeutic Effect of its Preparation on Chicken Mycoplasma Infection. Agricultural Science & Technology，2013，14(11)：1632-1635.

[5] 陈豪，何丽君，林丽芳. 金荞麦抗肿瘤机制研究进展. 海峡药学，2014，26(4)：41-42.

[6] 张华，李苏宜，崔玖洁，等. 刺梨和金荞麦提取物体外干预人食管癌细胞株 CaEs-17 增殖和凋亡. 肿瘤学杂志，2010，16(1)：35-39.

[7] 崔玖洁，李苏宜，张华，等. 刺梨和金荞麦提取物抑制内皮细胞生长和血管生成. 肿瘤学杂志，2010，16(2)：111-115.

[8] 程友斌，潘洪林. 金荞麦抗炎活性部位筛选研究. 时珍国医国药，2009，20(9)：2219-2220.

[9] 唐艳芬，高想，蒋凤荣，等. 金荞麦提取物对慢性阻塞性肺病大鼠血清细胞因子及肺组织病理形态学的影响. 中药新药与临床药理，2014，25(6)：679-683.

[10] 高想，唐艳芬，蒋凤荣. 金荞麦水提物对 COPD 大鼠肺纤维化的影响. 中国中医急症，2014，23(3)：410-412.

[11] 田超，严晶，范方田，等. 利用知识发现工具 Arrowsmith 探讨金荞麦及其有效成分与 IBS 的相关性. 中药药理与临床，2014，30(6)：190-193.

[12] 贾薇，吕江明，李先辉，等. 金荞麦提取物对小鼠痛经模型的影响. 辽宁中医药大学学报，2010，12(2)：198-199.

[13] 刘丽娜，周梁，田超，等. 金荞麦总黄酮下调 NR2B 表达改善 IBS 大鼠痛觉过敏. 中国药理学通报，2012，28(9)：1289-1293.

[14] 黄小燕，王建勇，陈庆富. 金荞麦叶茶抗 2 型糖尿病的作用及机制研究. 时珍国医国药，2014，25(6)：1334-1337.

[15] 高世乐，汪春彦，江勤，等. 金荞麦对家鸽气管纤毛运动和豚鼠离体气管平滑肌舒张的影响. 安徽医药，2011，15(11)：1346-1348.

[16] 王航，汤承，岳华，等. 金荞麦超微粉对小鼠免疫功能的影响. 中国畜牧兽医，2013，40(9)：165-168.

[17] 黄仁术，易凡，何惠利，等. 金荞麦(-)-表儿茶素抗氧化活性研究. 食品科学，2014，35(15)：118-121.

大血藤

Daxueteng

本品为木通科植物大血藤 *Sargentodoxa cuneata* (Oliv.) Rehd. et Wils.的干燥藤茎。主产于江西、湖北、湖南、江苏。秋、冬二季采收，除去侧枝，截段，干燥。切厚片。以色红者为佳。

【性味与归经】　苦，平。归大肠、肝经。

【功能与主治】　清热解毒，活血，祛风止痛。用于肠痈腹痛，热毒疮疡，经闭，痛经，跌扑肿痛，风湿痹痛。

【效用分析】　大血藤苦降开泄，性平偏凉，长于清热解毒，消痈止痛，又主入大肠、肝经，尤善泄大肠热毒，散肠中瘀滞，为治肠痈要药。故常用于治疗热毒蕴结瘀滞，气机壅塞之肠痈腹痛。也可用于其他热毒疮疡，红肿热痛者。

大血藤功善活血散瘀，有消肿止痛之效，常用治跌打损伤，瘀血肿痛以及瘀血阻滞之痛经、经闭。

大血藤既能活血化瘀，又能祛风止痛，《简易草药》谓其能"治筋骨疼痛，追风"，故可用于风湿痹证之腰腿疼痛，关节不利等。

【配伍应用】

1. 大血藤配白头翁　大血藤长于清热解毒，活血止痛；白头翁善清大肠热毒，凉血止痢。二药配伍，共奏解毒消痈，活血，凉血之功，适用于血热壅结，化腐成脓之肠痈、肝痈，血热瘀滞腹痛以及热毒泻痢。

2. 大血藤配牡丹皮　大血藤清热解毒，活血止痛；牡丹皮清热凉血，活血散瘀。二药配伍，增强清热凉血，化瘀止痛之功，适用于瘀热蕴结所致之少腹疼痛，带下色黄。

3. 大血藤配川芎　大血藤能活血止痛，川芎能祛风止痛。二药配伍，共奏活血，祛风，通络止痛之功，适用于气血瘀滞，筋脉不舒，关节疼痛，活动不利。

【鉴别应用】

1. 大血藤与鱼腥草　两药均能清热解毒，消痈排脓，同可用治热毒疮痈诸证。然大血藤苦泄性降，专入大肠经，活血止痛力强，为治肠痈腹痛之要药；亦常用于跌打损伤、瘀血肿痛，血瘀痛经、经闭。而鱼腥草辛寒清热，专归肺经，尤以清肺见长，为治肺痈之要药，善治肺痈吐脓、肺热咳嗽；又能利尿通淋，清热止痢，常用治湿热淋证及泻痢。

2. 大血藤与鸡血藤　二者药名相似，且均具有活血通络的作用，同可用于风湿痹痛、肢体麻木、跌打损伤以及月经不调。然大血藤长于清热解毒，活血止痛，常用于热毒疮痈，尤为治肠痈腹痛之要药。而鸡血藤长于补血活血调经，常用于血虚或兼血滞的月经不调、痛经、经闭等。故不可混淆使用。

【方剂举隅】　**连翘金贝煎**（《景岳全书》）

药物组成：金银花、贝母(土者更佳)、蒲公英、夏枯草、红藤(即大血藤)、连翘。

功能与主治：清热解毒，消散痈肿。适用于阳分痈毒，或在脏腑、肺膈、胸乳之间者。

【成药例证】

1. 妇乐颗粒（《临床用药须知中药成方制剂卷》2020年版）

药物组成：忍冬藤、大青叶、蒲公英、牡丹皮、赤芍、川楝子、醋延胡索、大血藤、熟大黄、甘草。

功能与主治：清热凉血，化瘀止痛。用于瘀热蕴结所致的带下病，症见带下量多、色黄，少腹疼痛；慢性盆腔炎见上述证候者。

2. 妇宝颗粒（《临床用药须知中药成方制剂卷》2020年版）

药物组成：地黄、白芍、杜仲叶(盐炙)、盐续断、侧柏叶(炒)、莲房炭、醋延胡索、炒川楝子、大血藤、忍冬藤、麦冬、甘草。

功能与主治：益肾和血，理气止痛。用于肾虚夹瘀所致的腰酸腿软、小腹胀痛、白带、经漏；慢性盆腔炎、附件炎见上述证候者。

3. 山龙药酒（《中华人民共和国卫生部药品标准·中药成方制剂》）

药物组成：称钩风、徐长卿、大血藤、麻口皮子药、川芎、当归、白芍、熟地黄。

功能与主治：追风祛湿，舒筋活血，滋补强身。用于风湿劳伤，筋骨疼痛，四肢无力，腰膝酸软，活动不利等症。

4. 阑尾消炎片（《中华人民共和国卫生部药品标准·中药成方制剂》）

药物组成：金银花、大青叶、败酱草、蒲公英、大血藤、川楝子、大黄、木香、冬瓜子、桃仁、赤芍、黄芩。

功能与主治：清热解毒，散瘀消肿。用于急、慢性阑尾炎。

【用法与用量】　9～15g。

【本草摘要】

1.《本草图经》　"攻血，治血块。"

2.《简易草药》　"治筋骨疼痛，追风，健腰膝，壮阳事。"

3.《中药志》　"祛风通经络，利尿杀虫。治肠痈，风湿痹痛，麻风，淋病，蛔虫腹痛。"

【化学成分】　本品主要含蒽醌类成分：大黄素，大黄酚，大黄素甲醚；糖苷类成分：刺梨苷，毛柳苷，大血藤苷；酚酸类成分：右旋二氢愈创木酯酸，香草酸，原儿茶酸等。

【药理毒理】　本品具有抗炎作用。

1. 抗病原微生物作用　大血藤水提物和70%乙醇、60%丙酮溶剂提取物对金黄色葡萄球菌MIC_{90}依次为25、200、100mg/ml。大血藤水煎液对鲍曼不动杆菌有一定的抑制作用，体外对产β-内酰胺酶菌株和非产β-内酰胺酶菌株均有抑菌作用[1, 2]。

2. 抗炎、镇痛作用　大血藤水煎液2.5～10g/kg能抑制二甲苯引起的小鼠耳廓肿胀，减轻肿胀度，抑制小鼠棉球肉芽组织增生[3]。大血藤水煎液灌胃可使佐剂性关节炎大鼠足肿胀减轻，血清中TNF-α、IL-6水平降低，滑膜细胞MMP-2、MMP-9的表达明显降低[4]。大血藤提取液给犬进行腹腔给药，可预防腹腔手术后粘连形成和粘连分离后的再粘连。大血藤可通过降低盆腔炎模型大鼠血清TXA_2含量及TXA_2/PGI_2比值，抑制模型大鼠子宫肿胀程度，改善大鼠的血瘀状态，而对盆腔炎可能有一定疗效[5]。大血藤水煎液2.5～10g/kg能延长醋酸所致疼痛模型小鼠痛阈潜伏期，减少扭体次数[3]。

3. 对心血管系统的影响　大血藤水溶性提取物100mg/kg静脉注射能使心肌梗死家兔和犬已抬高的ST段显著下降，心肌梗死范围缩小，心肌乳酸代谢紊乱改善。小鼠腹腔注射大血藤3g/kg 7～10天，可见血浆中cAMP量明显增加，一次给药60分钟内cAMP、cGMP上升。

4. 抗肿瘤作用　大血藤乙酸乙酯萃取物有抗肿瘤活性[6]。从大血藤中分离出绿原酸对人白血病K562细胞IC_{50}为97.2μg/ml，*N*-(对羟基苯乙基)阿魏酸酰胺在100μg/ml浓度下对K562细胞的增殖抑制率为46.6%。

5. 抗氧化作用　大血藤提取物具有很强的清除DPPH自由基能力[7]，其有效部位为正丁醇萃取部位和水部位[8]。

【参考文献】　[1] 陈泽慧，田应彪，李丹丹，等. 五味子石榴皮等中药对鲍曼不动杆菌体外的抑菌作用. 中国医院药学杂志，2011，31(15)：1248-1251.

[2] 叶冠龙，陈峰. 黄芩连翘等中草药对鲍曼不动杆菌体外抑菌作用的研究与分析. 陕西中医，2013，34(11)：1559-1560.

[3] 李华，黄淑凤，邓翀，等. 大血藤镇痛作用和抗炎作用研究. 陕西中医，2013，34(10)：1427-1428.

[4] 付钰，王光义. 中药大血藤对佐剂性关节炎大鼠滑膜细胞MMP-2、MMP-9的影响. 贵州医药，2009，33(12)：1097-1099.

[5] 黄淑凤，孟建国，孙鑫，等. 大血藤对苯酚胶浆致盆腔炎模型大鼠血清PGI_2、TXA_2的影响. 陕西中医学院学报，2012，35(5)：69-70.

[6] 黄小平，吴敬波. 天然抑瘤物的分离纯化. 现代医药卫生，2010，26(20)：3101-3103.

[7] 王伟，邹金美，黄冰晴，等. 比色法测定大血藤中总黄酮含量及其清除DPPH自由基研究. 江苏农业科学，2014，42(11)：356-358.

[8] 冯改利，宋小妹，邓翀，等. DPPH法筛选大血藤抗氧化活性有效部位. 陕西中医，2011，32(9)：1233-1235.

败酱草
Baijiangcao

本品为败酱科植物黄花败酱 *Patrinia scabiosaefolia* Fisch.或白花败酱 *Patrinia villosa* Juss.的干燥全草。全国大部分地区均产。夏季花开前采挖，晒至半干，扎成束，再阴干。切段。以叶多、色绿、气浓者为佳。

【性味与归经】　辛、苦，微寒。归胃、大肠、肝经。

【功能与主治】　清热解毒，祛瘀排脓，利湿。用于肠痈，肺痈，痈肿疔疮，湿热泻痢，黄疸尿赤，目赤肿痛，产后瘀阻腹痛。

【效用分析】　败酱草辛以行散，苦寒降泄，主入胃、大肠经，长于清泄蕴蓄于胃肠的湿火热毒，既善解毒消痈排脓，又擅祛瘀止痛，故既为治肠痈腹痛的要药，又为治肺痈咳吐脓血及痈肿疮毒之常品，且可治湿热泻痢、热毒血痢。

败酱草辛行苦泄，入肝经，既能清泄肝胆湿热实火，可用治黄疸尿赤、目赤肿痛；又能祛瘀通经止痛，为产后瘀阻腹痛所常用。

【配伍应用】

1. 败酱草配薏苡仁　败酱草既善清热解毒，又擅消痈排脓、祛瘀止痛；薏苡仁善清肺肠之热，排脓消痈。两药配用，清热解毒、消痈排脓之功增强。适用于肠痈脓已成者及疮疡肿毒。

2. 败酱草配秦皮　败酱草善清泄胃肠的湿火热毒，且能祛瘀止痛；秦皮性味苦寒，长于清肠中湿热，又能收涩止痢、止带。两药配用，既能使清解肠间湿热瘀毒的作用增强，又具收涩之功。适用于湿热瘀滞大肠之痢疾、泄泻及带下等。

【鉴别应用】败酱草与鱼腥草　两药均味辛性寒，功能清热解毒、消痈排脓，每治热毒痈肿、肺痈吐脓及湿热泻痢等。然败酱草，主入胃、大肠经，多用于肠痈，兼治肺痈；又入肝经，能清泄肝胆湿热实火，用于目赤肿痛、湿热黄疸；尚可祛瘀止痛，用于产后瘀阻腹痛。而鱼腥草专归肺经，以清宣肺热见长，为治肺痈吐脓、肺热咳嗽之要药；且能利尿通淋，以治热淋涩痛。

【方剂举隅】

1. 薏苡败酱汤(《千金方》)

药物组成：牡丹皮、甘草、败酱、生姜、茯苓、薏苡仁、桔梗、麦冬、丹参、芍药、生地黄。

功能与主治：清热解毒，祛瘀排脓。用于肠痈。

2. 败酱散（《圣惠方》）

药物组成：败酱、桂心、川芎、当归、延胡索。

功能与主治：活血行气止痛。用于产后血气攻注，腰痛，痛引腹中，如锥刀所刺。

3. 败酱散（《圣惠方》）

药物组成：败酱、琥珀、枳壳、当归、桂心、赤芍、赤鲤鱼鳞、乱发、釜底墨、麝香。

功能与主治：活血行气，开窍醒神。用于产后恶露不尽，血气冲心，闷绝。

4. 败酱草散（《医略六书》）

药物组成：败酱草、生地黄、当归、川芎、白芍、续断、竹茹。

功能与主治：祛瘀止血。用于产后冲任脉虚，蓄泄无权，血露日久不止，脉虚数。

【成药例证】

1. 癃清片（《临床用药须知中药成方制剂卷》2020年版）

药物组成：败酱草、白花蛇舌草、金银花、黄连、黄柏、泽泻、车前子、牡丹皮、赤芍、仙鹤草。

功能与主治：清热解毒，凉血通淋。用于下焦湿热所致的热淋，症见尿频、尿急、尿痛、腰痛、小腹坠胀。亦用于慢性前列腺炎湿热蕴结兼瘀血证，症见小便频急，尿后余沥不尽，尿道灼痛，会阴少腹腰骶部疼痛或不适等。

2. 阑尾消炎片（《中华人民共和国卫生部药品标准·中药成方制剂》）

药物组成：金银花、大青叶、败酱草、蒲公英、大血藤、川楝子、大黄、木香、冬瓜子、桃仁、赤芍、黄芩。

功能与主治：清热解毒，散瘀消肿。用于急、慢性阑尾炎。

3. 康妇消炎栓（《中华人民共和国卫生部药品标准·中药成方制剂》）

药物组成：苦参、败酱草、地丁、穿心莲、蒲公英、猪胆粉、紫草、芦荟、基质。

功能与主治：清热解毒，利湿散结，杀虫止痒。用于湿热，湿毒所致的腰痛，小腹痛，带下病，阴痒，阴蚀。

【用法与用量】 9～15g。外用鲜品适量，捣烂敷患处。

【注意】 脾胃虚弱，食少泄泻者忌服。

【本草摘要】

1.《名医别录》 “除痈肿，浮肿，结热，风痹不足，产后疾痛。”

2.《药性论》 “治毒风顽痹，主破多年瘀血，能化脓为水及产后诸病。”

3.《本草纲目》 “善排脓破血，故仲景治痈，及古方妇人科皆用之。”

【化学成分】 主要含三萜类成分：黄花败酱皂苷A～F，常春藤皂苷，齐墩果酸等；黄酮类成分：木犀草素，槲皮素，芦丁，异荭草苷，异牡荆苷等；香豆素类成分：东莨菪内酯，七叶内酯等；还含挥发油、环烯醚萜类、甾醇类等。

【药理毒理】 本品具有抗病原微生物、镇静、抗肿瘤等作用。

1. 抗病原微生物作用 体外研究表明，败酱草提取物及其制剂可抑制金黄色葡萄球菌、白色葡萄球菌、福氏痢疾杆菌、宋氏痢疾杆菌、伤寒杆菌、铜绿假单胞菌、大肠埃希菌、炭疽杆菌、白喉杆菌、乙型溶血性链球菌、链球菌、枯草杆菌、变形杆菌等。白花败酱草70%的乙醇提取液在温度23～160℃、紫外照射时间10～50分钟提取物均有较高的抑菌活性[1]。黄花败酱超临界萃取物对福氏痢疾杆菌、金黄色葡萄球菌均有明显抑制作用，其抑菌浓度为4mg/ml，对沙门菌的最小抑菌浓度为5mg/ml[2]。败酱草皂苷对超广谱β-内酰胺酶大肠埃希菌和耐甲氧西林金黄色葡萄球菌具有明显的抑菌作用[3]。另外，败酱草对流感病毒、呼吸道合胞病毒也有一定的抑制作用。从黄花败酱种子中分得的三萜类化合物可抑制HIV，另有研究表明败酱草提取物可直接破坏细菌内毒素，对LPS刺激肝枯否细胞分泌TNF-α、IL-1、IL-6、GM-CSF等细胞因子具有显著的抑制作用，且随培养时间延长、药物浓度增高而增强。

2. 镇静作用 黄花败酱醇提物干浸膏及酊剂灌胃均可降低小鼠自发活动，延长戊巴比妥钠睡眠时间，黄花败酱的正丁醇萃取部分是镇静作用的主要有效部位[4, 5]。进一步研究表明其中所含挥发油为其镇静作用的主要有效成分，尤其是占挥发油含量2/3的败酱烯和异败酱烯。白花败酱、异叶败酱、糙叶败酱等亦均显示一定的镇静或中枢抑制作用。

3. 抗肿瘤作用 败酱草对多种肿瘤动物模型具有明显的抑制作用，体外研究显示其可直接抑制多种肿瘤细胞。糙叶败酱可延长荷S_{180}肉瘤小鼠生存时间，其中一个新的环烯醚萜苷元成分可抑制人前列腺癌细胞株生长，并具有一定的时间、剂量依赖关系；其总木脂素则可抑制人慢性粒细胞白血病细胞系K562细胞的生长，其机制与诱导细胞凋亡及调控相关基因表达有关。异叶败酱总苷对艾氏腹水癌和S_{180}肉瘤均有明显的抑制作用，并明显提高荷瘤小鼠单核吞噬细胞功能，体外可诱导人大肠癌细胞凋亡，其机制可能与促进移植瘤caspase-3表达及增大Bax/Bcl-2表达比率有关。白花败酱草能够显著诱导HeLa和Mcf-7细胞发生凋亡；80%乙醇部位对HeLa、Mcf-7和Hct-8细胞具有显著的抑制作用，IC_{50}值分别为11.90，12.55，15.61mg/L，对EJ细胞的抑制作用次之，IC_{50}值为65.32mg/L[6]。白花败酱草水提液也具有抗U14宫颈癌的作用[7]，其主要有效部位为总皂苷，败酱草总皂苷250、500mg/kg对肿瘤的抑制率分别为46.60%、52.15%，生命延长率分别为71.42%、46.10%[8,9]。U14荷癌鼠口服白花败酱草皂苷后，肿瘤细胞凋亡率明显上升，抑制肿瘤细胞中PCNA的表达，同时阻止肿瘤细胞于G_1期，即可能是通过诱导肿瘤细胞凋亡，干扰肿瘤细胞周期，抑制肿瘤细胞中PCNA基因的表达而实现其抑制实体瘤的生长[10]。白花败酱草总皂苷在体外可剂量依赖性抑制HeLa细胞的增殖，诱导细胞的凋亡，并通过对凋亡关键酶caspase-3的激活，达到抑制肿瘤细胞增殖的目的[11]。另有报告称，白花败酱抑制SMMC-7721肝癌细胞生长优于黄花败酱[12]。黄花败酱可延长荷S_{180}肉瘤或艾氏腹水癌小鼠生命，抑制体内肿瘤生长；其根提取物能显著抑制肝癌细胞生长，对JTC-26癌细胞的抑制率为98.2%，而对正常细胞的促进增殖率为100%。Caco-2细胞经不同浓度的黄花败酱草醇提物作用后，随着败酱草乙醇提取物剂量的增加，对Caco-2细胞的抑制作用也相应增强；细胞生长受到抑制，细胞形态皱缩甚至脱落而浮悬于培养液中；黄花败酱草醇提物能够明显下调抗凋亡蛋白Bcl-2的mRNA表达，且明显上调Bax的mRNA表达，表明醇提物可诱导人结肠癌Caco-2细胞凋亡并抑制其增殖，且通过抑制Bcl-2的表达和促进Bax的表达可能是其内在机制[13]。黄花败酱草水煎液还具有一定的抑制小鼠H22肝癌血道转移的作用[14]。

4. 抗炎作用 败酱草水煎剂有一定的抗炎作用，能抑制二甲苯所致小鼠耳肿胀率[15]。黄花败酱甲醇提取物50mg/kg对小鼠实验性结肠炎有显著抑制作用，能使疾病活动指数降低，组织病理学损伤显著改善[16]，可使SOD含量升高，MPO活性和MDA水平降低[17]，TNF-α、IL-1β水平明显降低[18]，其机制可能与其抗氧化应激，和下调TNF-α、IL-1β等的水平有关。另有研究表明，败酱草在临床有抗腹膜粘连效果，其机制与下调活化的巨噬细胞分泌炎性因子和PAI的水平有关[19]。

5. 其他作用 败酱草及其提取物尚具有止血、促进肠道蠕动、抗瘙痒、抗缺氧等作用。糙叶败酱提取物可使荷瘤小鼠红细胞天然免疫活性得到改善，红细胞膜表面CD35和CD44s数量增加。败酱草总环烯醚萜苷元能显著提高小鼠胸腺指数和脾指数，促进ConA诱导的脾淋巴细胞增殖和小鼠血清溶血素水平，提高小鼠NK细胞活性及腹腔巨噬细胞的吞噬活性。败酱草提取物对高脂血症动物模型有降血脂作用[20]。白花败酱草能明显抑制由丙酸睾丸酮诱发的小鼠前列腺增生，使小鼠血清睾丸酮(T)和雌二醇(E_2)含量明显降低[21]。

6. 毒理研究 小鼠腹腔给予50%墓头回水提物的LD_{50}为29～31g/kg；犬腹腔注射上述溶液1.5g/kg及3g/kg共7天，出现食欲减退及口渴症状，血液、生化检查未见异常。黄花败酱醇浸膏30g/kg灌服对小鼠有轻度呼吸抑制，并可致泻。黄花败酱根甲醇提取物可使小鼠血清转氨酶升高，并见组织病理改变。

附：苣荬菜(北败酱)

本品为菊科植物苣荬菜*Sonchus arvensis* L.的干燥全草。性味苦，寒。归胃、大肠经。功能清热解毒，祛瘀排脓，利湿。用于肠痈，肺痈，疮疖痈肿，痔疮肿痛，产后瘀血腹痛，湿热泻痢。用量9～15g。外用鲜品适量，捣烂敷患处，或煎水熏洗。

【参考文献】［1］戴聪杰，林培庆．白花败酱草乙醇提取液的抑菌作用及其稳定性研究．安全与检测，2011，27(6)：157-159.

［2］董岩，祁伟．黄花败酱超临界萃取物的化学成分及其抑菌活性研究．中国药学杂志，2014，49(9)：717-720.

［3］尉景娟，李惠芬，苏建荣．八种中药单体对产超广谱β-内酰胺酶大肠埃希菌和耐甲氧西林金黄色葡萄球菌的体外抑菌活性研究．中华临床医师杂志(电子版)，2011，5(2)：540-542.

［4］肖珍，彭向东．黄花败酱草提取物镇静活性部位的研究．广州医药，2010，41(6)：53-55.

［5］彭向东，王学锋．黄花败酱不同部位对小鼠镇静催眠效果的比较．中国医师杂志，2010，12(8)：1022-1024.

［6］宋婷，孙晖，路娟，等．白花败酱草体外抗肿瘤活性部位筛选．时珍国医国药，2012，23(10)：2410-2412.

［7］陈磊，张涛，田黎明，等．白花败酱草提取物对小鼠U14宫颈癌细胞的抑制作用．中国老年学杂志，2010，30(8)：1091-1093.

［8］王灵丽．白花败酱总皂苷抗小鼠宫颈癌的活性探讨．国际中医中药杂志，2011，33(12)：1083-1085.

［9］张永强，耿果霞，李青旺，等．败酱草总皂苷抗小鼠宫颈癌活性研究．动物医学进展，2011，32(3)：69-72.

［10］张涛，田黎明，王昭，等．白花败酱草对U14荷瘤鼠肿瘤细胞周期和PCNA表达的影响．黑龙江医药科学，2011，34(3)：84-85.

［11］张涛，田黎明，朱责明，等．caspase-3参与白花败酱草皂苷诱导HeLa细胞凋亡．中国老年学杂志，2012，32(11)：2321-2323.

[12] 魏一萌，王帅，孟宪生，等. 基于 SMMC-7721 肝癌细胞生长抑制的两种败酱草药效比较及提取方法研究. 中国医药科学，2013，3(11)：35-37.

[13] 黄炜，杨斌，陈旧，等. 败酱草乙醇提取物对人结肠癌细胞 Caco-2 凋亡与增殖的影响. 福建中医药，2013，44(3)：57-59.

[14] 李玉基，张淑娜，李洁，等. 黄花败酱草对小鼠肝癌细胞血道转移的影响. 食品与药品，2013，15(4)：248-250.

[15] 李淑红，王京仁，成钢，等. 四种中草药对小鼠抗炎作用比较研究. 湖北农业科学，2013，52(4)：892-894.

[16] 叶志雄，苏俊芳，黄旭东. 黄花败酱甲醇提取物对小鼠溃疡性结肠炎影响的药效学研究. 新中医，2013，45(9)：157-159.

[17] 韩亮，刘昌辉. 败酱草提取物对三硝基苯磺酸诱导的大鼠结肠炎的保护作用. 广东药学院学报，2013，29(1)：73-75.

[18] 韩亮，刘昌辉. 败酱草对溃疡性结肠炎大鼠结肠 TNF-α、IL-1β 及 IL-10 表达的干预作用. 今日药学，2013，23(2)：78-80.

[19] 董亮，崔华雷，王晓晔，等. 败酱草对腹膜粘连的干预作用研究. 时珍国医国药，2010，21(7)：1681-1692.

[20] 兰桃芳，卢佳琨，渠宏雁，等. 败酱草提取物的降血脂作用研究. 现代食品科技，2012，28(9)1120-1122.

[21] 郭晓秋，徐洁，曾玲，等. 白花败酱草提取物对小鼠前列腺增生的实验研究. 中国当代医药，2013，20(33)：33-34.

射 干

Shegan

本品为鸢尾科植物射干 *Belamcanda chinensis* (L.) DC. 的干燥根茎。主产于湖北、江苏、河南、安徽。春初刚发芽或秋末茎叶枯萎时采挖，除去须根及泥沙，干燥。切薄片。以切面色黄、苦味浓者为佳。

【性味与归经】 苦，寒。归肺经。

【功能与主治】 清热解毒，消痰，利咽。用于热毒痰火郁结，咽喉肿痛，痰涎壅盛，咳嗽气喘。

【效用分析】 射干苦寒降泄，专入肺经，长于清泻肺火，有清热解毒、祛痰、利咽之效，故为治热毒痰火郁结所致咽喉肿痛之要药。且能清泻肺火、降气祛痰以止咳平喘，故又常治痰涎壅盛，咳嗽气喘。正如《本草经疏》所言："射干，苦能下泄，故善降；兼辛，故善散。故主咳逆上气，喉痹咽痛，不得消息，散结气，胸中邪逆。"

【配伍应用】

1. 射干配升麻 射干苦寒降泄，专入肺经，长于清泻肺火，有解毒、祛痰、利咽之效，为治喉痹咽痛之要药。而升麻性味辛甘微寒，主入胃、肺经，能升能散，既有发表退热之功，又能清热解毒，尤善清解阳明热毒，为治胃火热毒蕴结所致的牙龈肿痛、口舌生疮、咽肿喉痛之良药。两药相配，清热解毒、利咽散结之功卓著，适用于痰火热毒蕴结肺胃之咽喉壅塞，唇肿口疮等。且升麻兼能宣肺解毒透疹，射干尚善降肺祛痰止咳，两药相配，有良好的解毒透疹，清肺化痰止咳之效，适用于麻疹咳嗽声瘖，咽喉肿痛。

2. 射干配桔梗 射干善清泻肺火，有清热解毒、祛痰、利咽之效；桔梗长于开宣肺气而利胸膈咽喉。两药合用，清利咽喉之效更捷，用于咽喉肿痛、失音以及肺热咳嗽，痰多色黄质稠难咯。

【鉴别应用】

1. 射干与牛蒡子 两药均味苦性寒，归肺经，皆能清热解毒、消肿利咽，以治风热感冒、咽喉肿痛、喉痹等。然射干苦寒降泄，善清肺泻火，长于降气消痰，既为治热毒痰火郁结所致咽喉肿痛之要药；亦常用治痰涎壅盛，咳嗽气喘。而牛蒡子味兼辛，辛散苦泄，升散清降，长于宣肺祛痰，能外散风热，内解热毒，清热解毒、消肿利咽力优，故不仅风热感冒之咽喉肿痛者常用，亦每用治痈肿疮毒、丹毒、痄腮；且善宣透疹毒而止痒，为治麻疹不透、风疹瘙痒之良药；因其性寒滑利，能滑肠通便，故上述病证兼有大便热结不通者尤为适宜。

2. 射干与马勃、山豆根 三药均能清热解毒、利咽喉，为治咽喉肿痛之常品。然射干兼能祛痰，尤宜于热毒痰火郁结所致咽喉肿痛；且能清泻肺火、降气祛痰以止咳平喘，又常治痰涎壅盛，咳嗽气喘。而马勃质轻而宣散，善治风热郁肺之咽喉肿痛，音哑，咳嗽；且能止血，外治鼻衄，创伤出血。山豆根苦寒降泄清肃，功善清肺火，解热毒，消肿痛，直折火毒之上炎，为治疗咽喉肿痛之要药。凡热毒蕴结之乳蛾、喉痹、咽喉肿痛均可用之；亦用治牙龈肿痛、口舌生疮。

【方剂举隅】

1. 射干麻黄汤(《金匮要略》)

药物组成：射干、麻黄、生姜、细辛、紫菀、款冬花、大枣、半夏、五味子。

功能与主治：宣肺祛痰，下气止咳。用于痰饮郁结，气逆喘咳证。咳而上气，喉中有水鸡声者。

2. 射干汤(《圣济总录》)

药物组成：射干、升麻、枳壳、大黄、羚羊角、柴胡、木通、玄参、甘草、龙胆、马牙消。

功能与主治：清热解毒，利咽散结。用于中焦热结，唇肿口生疮，咽喉壅塞，舌本强硬，烦躁昏倦。

3. 射干消毒饮(《张氏医通》)

药物组成：射干、黑参、连翘、荆芥、牛蒡子、甘草。

功能与主治：解毒透疹，宣肺止咳。用于麻疹咳嗽声痦，咽喉肿痛。

【成药例证】

1. 清咽利膈丸（《临床用药须知中药成方制剂卷》2020年版）

药物组成：黄芩、射干、连翘、栀子、熟大黄、防风、荆芥穗、薄荷、炒牛蒡子、天花粉、玄参、桔梗、甘草。

功能与主治：清热利咽，消肿止痛。用于外感时毒，脏腑积热，咽喉肿痛，面红腮肿，痰涎壅盛，胸膈不利，口苦舌干，大便秘结，小便黄赤。

2. 清咽润喉丸（《临床用药须知中药成方制剂卷》2020年版）

药物组成：射干、山豆根、青果、金果榄、地黄、玄参、麦冬、知母、水牛角浓缩粉、冰片、栀子（姜汁）、牡丹皮、浙贝母、炒僵蚕、白芍、桔梗、甘草。

功能与主治：清热利咽，消肿止痛。用于风热外袭、肺胃热盛所致的胸膈不利，口渴心烦，咳嗽痰多，咽部红肿，咽痛，失音声哑。

3. 小儿咽扁颗粒（《临床用药须知中药成方制剂卷》2020年版）

药物组成：金银花、射干、金果榄、桔梗、玄参、麦冬、人工牛黄、冰片。

功能与主治：清热利咽，解毒止痛。用于小儿肺卫热盛所致的喉痹、乳蛾，症见咽喉肿痛、咳嗽痰盛、口舌糜烂；急性咽炎、急性扁桃体炎见上述证候者。

4. 射麻口服液（《临床用药须知中药成方制剂卷》2020年版）

药物组成：射干、麻黄、苦杏仁、桑白皮（蜜炙）、白前、石膏、胆南星、黄芩、莱菔子（炒黄）、五味子（醋蒸）。

功能与主治：清肺化痰，止咳平喘。用于痰热壅肺所致的咳嗽、痰多稠黏、胸闷憋气、气促作喘、喉中痰鸣、发热或不发热、舌苔黄或黄白，或舌质红、脉弦滑或滑数。

【用法与用量】 3～10g。

【注意】 脾虚便溏者不宜使用。

【本草摘要】

1.《神农本草经》 “主咳逆上气，喉痹咽痛，不得消息，散结气，腹中邪逆，食饮大热。”

2.《滇南本草》 “治咽喉肿痛，咽闭喉风，乳蛾，痄腮红肿，牙根肿烂，攻散疮痈一切热毒等症。”

3.《本草纲目》 “射干能降火，故古方治喉痹咽痛为要药。”

【化学成分】 主要含黄酮类成分：次野鸢尾黄素，鸢尾苷，野鸢尾苷，野鸢尾苷元，鸢尾异黄酮，鸢尾苷元等；还含二苯乙烯类化合物、二环三萜及其衍生物等。

中国药典规定本品含次野鸢尾黄素（$C_{20}H_{18}O_8$）不得少于0.10%。

【药理毒理】 本品具有抗病原微生物、解热、抗炎及平喘等作用。

1. 抗病原微生物作用 射干水煎液体外对多种致病性细菌有抑制作用，如对铜绿假单胞菌的 MIC_{50} 为7.81mg/ml，MIC_{90} 为 15.62mg/ml；对铜绿假单胞菌 P_{29} 的 MIC 为31.25mg/ml，其亚抑菌浓度为15.625mg/ml[1]；对 P_{29} 株耐药性质粒具有消除作用，体外消除率为1.8%，体内消除率为4.4%。对马拉色菌射干的MIC为0.35g/ml。

射干 60%醇提取物体外可抑制或延缓流感病毒FM1、腺病毒、疱疹病毒等所致细胞病变。射干 70%醇浸液可抑制流感病毒在鸡胚的生长。12g/kg 灌胃给药，对流感病毒感染小鼠可降低肺指数。

射干水煎浓缩液对临床分离的新型隐球菌、镰刀球菌、白色念珠菌、曲霉球菌、尖孢镰刀球菌、近平滑念珠菌、热带念珠菌、克柔念珠菌、疣状瓶霉菌有抑制作用。射干醇提液乙醚萃取物对红色毛癣菌、须癣毛癣菌、石膏样小孢子菌、犬小孢子菌和絮状表皮癣菌的MIC为1.25～2.5mg/ml，其乙酸乙酯萃取物对红色毛癣菌和犬小孢子菌MIC为20mg/ml。电镜观察发现射干乙醚萃取物是通过破坏红色毛癣菌的细胞壁而达到抑菌作用。

2. 解热、抗炎作用 灌服射干70%醇提液13g/kg，对酵母所致大鼠体温升高有降低作用。射干提取物对多种致炎物质所致炎症模型动物均有抑制作用，70%乙醇提取物22g/kg灌服，能抑制组胺所致小鼠皮肤及醋酸所致小鼠腹腔毛细血管通透性亢进，抑制巴豆油所致小鼠耳部水肿；大鼠灌服射干13g/kg能显著抑制透明质酸酶、甲醛、蛋清等所致大鼠足肿胀及大鼠棉球性肉芽组织增生。射干所含鸢尾黄素和鸢尾素能抑制环氧化酶-2 活性和 PGE_2 的生成。

3. 镇咳、祛痰、平喘作用 射干具有明显的止咳、祛痰、平喘作用。射干提取物灌胃 7 日，能延长氨水引起的小鼠咳嗽潜伏期，降低小鼠咳嗽次数；增加小鼠腹腔注射酚红后引起的小鼠气管酚红的排泌量；射干苷于体外作用于哮喘患者外周血嗜酸粒细胞（EOS），可见其释放碱性蛋白（MBP）及阳离子蛋白（ECP）明显减少。支气管哮喘患者服用射干，于其外周血 EOS 中加入射干苷也可见剂量相关的 ECP 与 MBP 降低。近有报告显示，支气管哮喘患者合用射干煎剂，可使用力呼气流速下降率和呼气峰流速下降率显著增高，而外周血 EOS 计数、ECP 水平较治疗前均显著降低[2]。

4. 其他作用　射干醇提取物能明显改善大鼠因雌激素缺乏引起的骨矿丢失，提高 BMD 和 BMC，改善骨骼力学性能[3]。100～200mg/kg 射干总黄酮可剂量依赖性地增加骨质疏松大鼠骨密度，改善骨生物力学指标以及骨小梁厚度，并具有性激素及促性腺激素样作用[4]。

射干所含鸢尾黄素体外对血管及促血管生长因子均有明显抑制作用。鸢尾黄素 30mg/kg 皮下注射对小鼠 Lewis 肺癌的抑制率为 30.8%；相同剂量的鸢尾黄素对肉瘤 180 荷瘤 ICR 小鼠的抑制率为 44.2%。射干乙醚提取物涂抹，能明显促进阈下剂量 3-甲基胆蒽所致小鼠皮肤乳头状瘤的发生，但单用射干不引起皮肤肿瘤。射干水煎液灌胃可以拮抗环磷酰胺所致的小鼠 IFN-γ、IL-2、IgM 含量的降低。

射干 75%醇提液 5、15g/kg 灌胃能显著对抗番泻叶引起的大肠性腹泻和蓖麻油引起的小肠性腹泻，还能抑制小鼠吲哚美辛加乙醇性胃溃疡形成。对麻醉大鼠有明显利胆作用。射干 75%醇提液 10g/kg 灌胃给药，能延长大鼠动脉血栓形成时间。

5. 药物动力学　采用大鼠在体胃、肠吸收模型，以鸢尾黄素和野鸢尾黄素的含量为指标，结果发现，鸢尾黄素和野鸢尾黄素在胃和十二指肠均有较好的吸收[5]。当与麻黄配伍后，射干麻黄可使射干苷元的 $t_{1/2}$ 显著延长；射干苷元、野鸢尾黄素、次野鸢尾黄素的 $AUC_{(0\to 7t)}$ 均显著增加；野鸢尾黄素、次野鸢尾黄素的 C_{max} 显著增加[6]。

6. 毒性研究　射干 70%乙醇提取物小鼠灌服的 LD_{50} 为 66.78g/kg。近有报告称射干的毒性成分可能为草夹竹桃苷(androsin)[7]，射干水煎液在体外和体内均没有致突变性[8]。

附：川射干

本品为鸢尾科植物鸢尾 *Iris tectorum* Maxim.的干燥根茎。性味苦，寒。归肺经。功能清热解毒，祛痰，利咽。用于热毒痰火郁结，咽喉肿痛，痰涎壅盛，咳嗽气喘。用量 6～10g。

【参考文献】［1］于军，徐丽华，王云，等. 射干和马齿苋对 46 株铜绿假单胞菌体外抑菌试验的研究. 白求恩医科大学学报，2001，27(2)：130-131.

［2］邝军，陈功，郭光云，等. 射干对支气管哮喘治疗作用及对嗜酸性粒细胞脱颗粒的影响. 中国药事，2007，21(12)：1026-1029.

［3］冯汉林，严启新. 射干提取物抗雌激素缺乏大鼠骨质疏松的研究. 现代药物与临床，2012，27(3)：209-213.

［4］严启新，赵文娟，殷明，等. 射干总黄酮抗维甲酸所致大鼠骨质疏松症的影响. 中药药理与临床，2012，28(2)：55-57.

［5］王光函，姜鸿，孟莉，等. 射干提取物大鼠在体胃肠吸收动力学研究. 辽宁中医杂志，2013，40(5)：1023-1025.

［6］杨万军，张伟东，王莹，等. 射干麻黄配伍对射干异黄酮类成分在大鼠体内药代动力学的影响. 中成药，2012，34(11)：2094-2099.

［7］刘延吉，吴波，张阳，等. 中药射干毒性成分分析. 沈阳农业大学学报，2011，42(4)：491-493.

［8］金建玲，张辉，刘波，等. 射干水煎液的致突变性检验及 Ames 测验的改进. 中医药学报，2009，37(3)：12-16.

山豆根

Shandougen

本品为豆科植物越南槐 *Sophora tonkinensis* Gagnep. 的干燥根和根茎。主产于广西。秋季采挖，除去杂质，洗净，干燥。切厚片。以味苦者为佳。

【性味与归经】 苦，寒；有毒。归肺、胃经。

【功能与主治】 清热解毒，消肿利咽。用于火毒蕴结，乳蛾喉痹，咽喉肿痛，齿龈肿痛，口舌生疮。

【效用分析】 山豆根苦寒降泄清肃，功善清肺火，解热毒，利咽喉，消肿痛，直折火毒之上炎，为治疗咽喉肿痛之要药。《本草图经》记载以本品“寸截含之，以解咽喉肿痛极妙”。故凡热毒蕴结之乳蛾、喉痹、咽喉肿痛均可用之。

山豆根苦寒又入胃经，亦善清泄胃火，尤宜于肺胃郁热或胃火上炎引起的牙龈肿痛、口舌生疮等。《本草备要》谓其“泻热解毒……含之咽汁，止喉痛、齿肿、齿痛。”

【配伍应用】

1. 山豆根配射干　二者均为苦寒之品，皆为治疗咽喉肿痛之要药。山豆根能清泄肺胃之热，泻火解毒力胜；射干偏于降火祛痰散结。二药配用，增强清热解毒利咽，祛痰消肿之效，适用于痰热郁结，壅滞于咽喉而致的咽喉肿痛、喉中痰鸣、痰黏不易咯出等。

2. 山豆根配冰片　山豆根清热解毒，消肿利咽；冰片尤善清热止痛，为五官热证所常用。二药配伍，增强清热解毒，消肿止痛之效，适用于火热伤津所致的咽部肿痛、口舌生疮、牙龈红肿等。

【方剂举隅】

1. 山豆根方（《普济方》）

药物组成：山豆根、射干、升麻。

功能与主治：解毒生肌。适用于咽喉热闭。

2. 山豆根丸（《仁斋直指方》）

药物组成：山豆根、北大黄、川升麻、朴硝。

功能与主治：清热泻火，利咽消肿。适用于积热，咽喉闭塞肿痛。

3. 山豆根汤（《慈幼新书》）

药物组成：射干、麦冬、花粉、甘草、玄参、山豆根。

功能与主治：清热祛痰，消肿止痛。适用于太阳、少阴之火，为风寒壅遏，关隘不通，留连咽喉发肿，痰涎稠浊，疼痛难堪，发为肉鹅者。

【成药例证】

1. 喉疾灵胶囊（片）（《临床用药须知中药成方制剂卷》2020年版）

药物组成：山豆根、天花粉、了哥王、板蓝根、广东土牛膝、连翘、牛黄、冰片、珍珠层粉、诃子、猪牙皂、桔梗。

功能与主治：清热解毒，散肿止痛。用于热毒内蕴所致的两腮肿痛、咽部红肿、咽痛；腮腺炎、扁桃体炎、急性咽炎、慢性咽炎急性发作及一般喉痛见上述证候者。

2. 阮氏上清丸（《临床用药须知中药成方制剂卷》2020年版）

药物组成：儿茶、山豆根、冰片、硼砂、马槟榔、薄荷叶、乌梅（肉）、诃子、甘草。

功能与主治：清热降火，生津止渴。用于火热伤津所致的咽部肿痛、口舌生疮、牙龈红肿、口干舌燥。

3. 清咽润喉丸（《临床用药须知中药成方制剂卷》2020年版）

药物组成：射干、山豆根、青果、金果榄、地黄、玄参、麦冬、知母、水牛角浓缩粉、冰片、栀子（姜汁）、牡丹皮、浙贝母、炒僵蚕、白芍、桔梗、甘草。

功能与主治：清热利咽，消肿止痛。用于风热外袭、肺胃热盛所致的胸膈不利，口渴心烦，咳嗽痰多，咽部红肿，咽痛，失音声哑。

4. 鼻咽灵片（《临床用药须知中药成方制剂卷》2020年版）

药物组成：山豆根、石上柏、半枝莲、白花蛇舌草、茅莓根、天花粉、麦冬、玄参、党参、茯苓。

功能与主治：解毒消肿，益气养阴。用于火毒蕴结、耗气伤津所致的口干、咽痛、咽喉干燥灼热、声嘶、头痛、鼻塞、流脓涕或涕中带血；急慢性咽炎、口腔炎、鼻咽炎见上述证候者。亦用于鼻咽癌放疗、化疗辅助治疗。

5. 清热暗疮片（《临床用药须知中药成方制剂卷》2020年版）

药物组成：金银花、穿心莲、蒲公英、栀子、山豆根、大黄、牛黄、珍珠层粉、甘草。

功能与主治：清热解毒，泻火通腑。用于肺胃积热所致的粉刺、疖，症见颜面部粉刺、脓疱，皮肤硬结、疼痛、顶部有脓头，大便干，小便黄。

6. 软坚口服液（《临床用药须知中药成方制剂卷》2020年版）

药物组成：白附子（制）、三棱、重楼、半枝莲、山豆根、金银花、板蓝根、山慈菇、延胡索（醋制）、益母草、人参、黄芪。

功能与主治：化瘀软坚，解毒，益气。用于Ⅱ期原发性肝癌瘀毒气虚的患者。对胁肋疼痛、纳呆、腹胀、神疲乏力等症有改善作用，可作为原发性肝癌的辅助治疗药。若配合化疗介入方法，有助于提高疗效。

【用法与用量】 3～6g。

【注意】

1. 脾胃虚寒者慎用。

2. 本品有毒，过量服用易引起呕吐、腹泻、胸闷、心悸等副作用，故用量不宜过大。

【本草摘要】

1.《开宝本草》 “解诸药毒，止痛，消疮肿毒，人及马急黄发热，咳嗽，杀小虫。”

2.《本草备要》 “泻热解毒，去肺大肠风热，含之咽汁，止喉痛、齿肿、齿痛。”

3.《本草经疏》 “……为解毒清热之上药。凡痛必在于热，毒解热散则痛自止，疮肿自消。”

【化学成分】 主要含生物碱类成分：苦参碱，氧化苦参碱，槐果碱，氧化槐果碱，臭豆碱和甲基金雀花碱；黄酮类成分：山豆根酮，山豆根查耳酮，染料木素；皂苷类成分：山豆根皂苷，大豆皂苷，葛根皂苷；还含咖啡酸及多糖类成分。

中国药典规定本品含苦参碱（$C_{15}H_{24}N_2O$）和氧化苦参碱（$C_{15}H_{24}N_2O_2$）的总量不得少于0.70%；饮片不得少于0.6%。

【药理毒理】 本品具有抗炎、抗肿瘤、保肝等作用。

1. 抗炎、镇痛、解热作用 本品煎剂灌服，对二甲苯所致小鼠耳肿胀、醋酸所致小鼠腹腔毛细血管通透性亢进以及组胺所致大鼠皮肤毛细血管通透性亢进等均具有显著的抑制作用。山豆根水提组分连续多次给药对巴豆油所致实热证小鼠耳肿胀具有抑制作用[1, 2]，本品所含苦参碱、氧化苦参碱、槐果碱、氧化槐果碱、槐定碱、鹰爪豆碱、N-甲基金雀花碱、野靛碱等的抗炎作用研究表明，苦参碱、槐果碱、槐定碱能明显抑制小鼠腹腔毛细血管通透性亢进，氧化苦参碱、槐果碱、鹰爪豆碱对耳肿胀的抑制作用明显[3]。苦参碱对醋酸所致小鼠腹腔毛细血管通透性亢进、巴豆油所致小鼠耳部水肿、蛋清或角叉菜胶所致大鼠足肿胀及棉球肉芽肿均有明显抑制作用，切除肾上腺后苦参碱的抗炎活性仍存，表明其抗炎原理与垂体-肾上腺皮质系统无明显关系。对于急性渗出性炎症的抗炎作用苦参碱强于槐果碱，氧化苦参碱更弱；但在最适剂量下的抗炎作用强度则以苦参碱为最弱，氧化苦参碱最强。

以醋酸所致小鼠扭体反应的研究表明，苦参碱、槐定碱镇痛作用相对较强。氧化苦参碱 50mg/kg 腹腔注射可使正常大鼠体温显著降低，于 10mg/kg 即可使四联菌苗引致家兔的发热明显下降。

2. 抗肿瘤作用　山豆根有抗肿瘤作用。其水浸、温浸剂或水提取物灌服或腹腔注射对多种实验性肿瘤有抑制作用，如小鼠宫颈癌 U14、肉瘤 S_{180}、大鼠腹水型吉田肉瘤、腹水实体肝癌等。山豆根提取物对于肿瘤乏氧细胞具有选择性毒性，对小鼠 LA_{795} 肺腺癌细胞系乏氧细胞的毒性为有氧细胞的 36 倍，此比值随药物浓度加大而加大。山豆根煎剂 100mg/ml 对人食管癌细胞株 Eca-109 分裂指数的抑制率为 100%，并使谷氨酸脱氢酶、苹果酸脱氢酶和乳酸脱氢酯活力下降以至呈阴性反应。流式细胞术研究发现山豆根对 Eca-109 细胞 DNA 合成有显著抑制作用。柔枝槐水浸剂对人肝癌 SMMC-7721 细胞增殖有显著抑制作用，可降低线粒体代谢活性。山豆根颗粒及其饮片均能显著抑制小鼠肝癌 H22 腹水瘤、S_{180} 实体瘤的生长，且能显著提高荷瘤小鼠血清中 TNF-α、INF-γ、IL-2 的水平[4]。山豆根水提物能明显抑制白血病 CEM 细胞的生长，IC_{50} 约为 9.7mg/ml[5]。

山豆根所含多种生物碱为其抗肿瘤有效成分，苦参碱、氧化苦参碱、槐果碱等对实验性肿瘤均有明显抑制作用，苦参碱 2.5mg/kg 能明显抑制小鼠艾氏腹水癌及 S_{180}；氧化苦参碱作用更强，1.25mg/kg 即对 S_{180} 有效，其化疗指数为丝裂霉素 C 的 7.8 倍；氧化苦参碱 375mg/kg 可使艾氏腹水癌小鼠生命延长 128.9%。苦参碱及氧化苦参碱对宫颈癌 U_{14} 也有显著抑制作用。此外，苦参碱对由甲基胆蒽诱导的 DBA/2 小鼠肥大细胞瘤 P_{815} 肿瘤细胞有直接的毒性，可明显抑制 ^{3}H-TdR 对 P_{815} 细胞的掺入。氧化苦参碱还能诱导小鼠肝细胞微粒体细胞色素 P_{450}，提高其对环磷酰胺的代谢激活作用，使半量环磷酰胺有相当于原全量时的抑瘤效果。

3. 抗菌作用　山豆根水煎剂、醇提物及总生物碱于体外有一定的抗菌作用。山豆根中生物碱的结构与抑菌活性有一定的联系，槐定碱对甲型溶血性链球菌、乙型溶血性链球菌抗菌作用显著，苦参总碱、山豆根总碱对乙型溶血性链球菌也有抑菌作用[6]。0.1%的苦参碱对痢疾杆菌、变形杆菌、大肠埃希菌、金黄色葡萄球菌、铜绿假单胞菌等有明显的抑制作用。

山豆根水煎剂还有较强的抗柯萨奇 B_5 病毒作用。山豆根中皂苷类组分在体外都具有一定的抑制 $HepG_{2.2.15}$ 细胞分泌 HBsAg、HBeAg 作用，并呈一定的剂量依赖性[7]。山豆根也能抑制白色念珠菌的生长，水煎剂的 MIC 为 25mg/L，强于北豆根。

4. 保肝作用　山豆根有保肝降酶作用，对于四氯化碳所致家兔和小鼠的急性肝损伤、D-氨基半乳糖所致小鼠肝损伤均有明显保护效果，可使 SGPT 降低、肝细胞坏死减轻。山豆根总生物碱制备之肝炎灵注射液对 CCl_4 及 D-半乳糖胺所致小鼠肝损伤也均有显著保护效果，能使 SGPT、SGOT 显著降低，改善肝组织的病理损伤。山豆根注射液精制品肝灵于接种 HBV 第 5 周起肌内注射，可使感染乙肝病毒的树鼩 SGPT 明显下降，HBV 标志物转阴率上升，但肝组织病变改善不明显。山豆根非生物碱部位 100、200 和 400mg/kg 对免疫性肝损伤小鼠的保护作用研究表明，其能明显降低免疫性肝损伤小鼠的肝脾指数，降低血清中 ALT、AST 含量，以及肝组织匀浆中 MDA、NO 含量，提高 SOD、GSH 含量，肝脏病理改变也显著减轻[8]。

5. 其他作用　山豆根有抗溃疡作用，其醇提水不溶部分能抑制胃液分泌，对大鼠幽门结扎性溃疡、应激性溃疡、醋酸性溃疡等均有明显效果，对于小鼠水浸应激性溃疡，山豆根口服也有明显效果，苦参碱的作用类似。此外，山豆根所含异戊烯查耳酮也具有抗胃溃疡活性。广豆根素（sophoradia）具有强的抗胃溃疡及抑制胃液分泌作用，广豆根酮（sophoranone）作用次之。对于肠道功能，山豆根所含多种生物碱均有明显解痉作用，苦参碱在有钙或无钙介质中对离体豚鼠或大鼠肠肌标本均能显著对抗组胺、乙酰胆碱和氯化钡的兴奋作用。在豚鼠回肠标本上金雀花碱也有抗组胺及抗 5-HT 作用。此外，山豆根总生物碱还有抗心律失常、扩冠、降血压、抑制中枢等作用。

6. 毒理研究　传统未见有认为山豆根有毒，但近年临床有关山豆根中毒乃至死亡者时有所见。1976 年天津药检所报告 66 例，至 1983 年已达 200 余例，至 1985 年版《中华人民共和国药典》于山豆根项下明确指出“有毒”。主要毒性症状为恶心、呕吐、腹痛、腹泻，有时呕吐十分剧烈；头晕眼花、恶寒、出汗、四肢颤抖、抽搐、昏迷；或见心跳加快，或见呼吸抑制，血压下降。可因呼吸衰竭、肺水肿等死亡。山豆根一般用量 3～10g，超过 10g 易致毒性反应，成人 100g 可致死，10 岁患儿 60g 可致死，但有报告低至 6g 亦出现毒性反应者。毒性反应发生率，有报告称 313 例用山豆根者出现中毒反应 34 例。另有认为山豆根与大黄配伍颇易发生毒性反应，以头昏眼花、足软无力、手指颤抖为典型症状。山豆根所致中毒的毒性成分尚不十分清楚，中毒与山豆根品种基源有无关系也不清楚，故临床应用以慎为宜。有报告称服用量与中毒反应相关，1 次用量 3～5g 者无中毒发生，6～9g 者中毒反应 4.7%，10～12g 者 17.6%，1 次用量 15～20g 者中毒反应发生率 50%。有研究认为，超量山豆根中毒可引起大脑基底神经核和海马的病理改变。

近年的研究表明，山豆根确有一定毒性[9-16]，特别是有肝毒性，即使是在发挥抗炎作用同时，也可发生肝毒性[17-19]，在口服山豆根水煎液后，大鼠血清 ALT，AST 值显著升高，SOD/MDA、GSH 显著下降，γ-GT 值显著上升，TNF-α 量升高，ICAM-1 阳性表达明显增强[20]。山豆根致大鼠肝损伤涉及众多基因表达的改变，其中与肝脏脂质代谢稳态相关的 PPAR 信号通路与其密切相关[21]。血清总胆汁酸及 miR-291a-5p 可作为山豆根致肝损伤的早期敏感生物标志物之一[22, 23]。山豆根对 CYP3A4、CYP2C9 和 CYP2D6 均有明显的诱导作用，提示山豆根与其他 CYP3A4 底物的药物合用时应注意药物的相互作用[24]。另外，山豆根含有的生物碱成分也可能会引起肾脏毒性[25]。

【参考文献】 [1] 李晓宇，孙蓉．山豆根水提组分对实热证小鼠抗炎及伴随毒副作用机制研究．中国药物警戒，2015，12(2)：82-85.

[2] 尹利顺，吕莉莉，窦立雯，等．山豆根水提组分对实热证小鼠抗炎及伴随毒副作用研究．中国药物警戒，2015，12(2)：79-81，85.

[3] 钱利武，戴五好，周国勤，等．苦参及山豆根主要生物碱镇痛抗炎作用研究．中成药，2012，34(8)：1593-1596.

[4] 彭百承，黄健，李萍，等．山豆根颗粒及其饮片抗肿瘤作用及其机制．中国实验方剂学杂志，2014，20(23)：190-193.

[5] 朱大诚，周军，何莲花，等．山豆根水提物对白血病 CEM 细胞生长抑制及其机制研究．时珍国医国药，2012，23(8)：1931-1933.

[6] 戴五好，钱利武，杨士友，等．苦参、山豆根生物碱及其总碱的抑菌活性研究．中国实验方剂学杂志，2012，18(3)：177-180.

[7] 聂红明，扈晓宇，汪蓉，等．山豆根中皂苷等不同组分的体外抗 HBV 实验研究．西部医学，2011，23(12)：2310-2313.

[8] 周明眉，范自全，赵爱华，等．山豆根非生物碱部位对免疫性肝损伤模型小鼠的影响．时珍国医国药，2011，22(11)：2709-2710.

[9] 盛云华，李峰杰，周绮，等．山豆根对小鼠急性肝毒性及其病理形态学研究．中国实验方剂学杂志，2010，16(6)：144-146，151.

[10] 吕莉莉，李素君，钱晓路，等．山豆根多次给药肝毒性机制探讨．中国药物警戒，2011，8(2)：85-88.

[11] 李峰杰，姚广涛，金若敏，等．山豆根致大鼠肝毒性机制研究．中国中药杂志，2011，36(13)：1821-1823.

[12] 陈龙，吴谦，耿娅，等．山豆根水煎液致大鼠亚急性肝脏毒性研究．中国实验方剂学杂志，2013，19(18)：293-297.

[13] 李素君，吕莉莉，钱晓路，等．山豆根不同组分多次给药对小鼠肝毒性量-时-毒关系研究．中国药物警戒，2011，8(2)：81-85.

[14] 忻耀杰，滕磊．山豆根对 SD 大鼠的毒性实验研究．中医耳鼻喉科学研究杂志，2010，9(3)：47-50，23.

[15] 孙蓉，李素君，李晓宇．不同乙醇提取工艺对山豆根急性毒性的影响．中国实验方剂学杂志，2010，16(17)：193-196.

[16] 李素君，杨倩，钱晓路，等．山豆根水提组分大鼠长期毒性实验研究．中国药物警戒，2011，8(2)：89-92.

[17] 杨倩，郑丽娜，谢元璋，等．山豆根不同组分对小鼠急性肝毒性量-时-毒关系研究．中国药物警戒，2010，7(7)：385-389.

[18] 李晓宇，栾永福，李晓骄阳，等．山豆根不同组分抗炎及伴随毒副作用研究．中国中药杂志，2012，37(15)：2232-2237.

[19] 栾永福，罗栋，郑丽娜，等．山豆根不同组分发挥抗炎作用的安全范围研究．中国药物警戒，2012，9(7)：392-396.

[20] 李素君，钱晓路，李晓宇，等．山豆根不同组分多次给药肝毒性损伤实验研究．中国药物警戒，2011，8(10)：577-580.

[21] 盛云华，李峰杰，姚广涛，等．山豆根水煎液致大鼠肝损伤差异表达基因．中华中医药杂志(原中国医药学报)，2011，26(4)：686-690.

[22] 盛云华，金若敏，崔金刚，等．山豆根致大鼠肝损伤血清总胆汁酸早期变化研究．中药新药与临床药理，2012，23(3)：247-251.

[23] 盛云华，金若敏，姚广涛，等．山豆根致大鼠肝损伤外周血 micro RNA 早期变化特征研究．中国中西医结合杂志，2013，33(3)：385-391.

[24] 乔靖怡，金若敏，姚广涛，等．山豆根致大鼠肝损伤对肝细胞色素 P_{450} 酶的影响．中国实验方剂学杂志，2014，20(18)：170-173.

[25] 邵长丽，杜憬生，黄志海．大鼠口服山豆根水煎剂后尿液代谢谱变化研究．数理医药学杂志，2013，26(5)：567-569.

附：北豆根

本品为防己科植物蝙蝠葛 *Menispermum dauricum*

DC.的干燥根茎。性味苦，寒。有小毒。归肺、胃、大肠经。功能清热解毒，祛风止痛。用于咽喉肿痛，热毒泻痢，风湿痹痛。用量3～9g。脾胃虚寒者不宜使用。

【药理毒理】本品具有抗炎、解热、抗肿瘤等作用。

1. 抗炎、解热与镇痛作用 北豆根具有抗炎作用，能抑制二甲苯所致小鼠耳肿胀和醋酸所致小鼠腹腔毛细血管通透性亢进，有效部位为生物碱。北豆根不同组分对炎症模型有明显的抑制作用，呈现明显的量效关系，且醇提组分抗炎作用大于水提组分，但水提组分抗炎作用的安全范围大于醇提组分[1]。北豆根总生物碱片及精制总碱灌服，能抑制蛋清所致大鼠足肿胀或二甲苯、醋酸所致小鼠急性炎症。北豆根总碱片还对伤寒菌苗所致家兔发热有明显的解热作用，对扭体法和电刺激法小鼠试验有镇痛效果。北豆根所含主要生物碱蝙蝠葛碱皮下或腹腔注射50或100mg/kg，能明显减轻组胺或醋酸所致小鼠皮肤或腹腔毛细血管通透性亢进、二甲苯所致小鼠耳和角叉菜胶所致大鼠足爪水肿。蝙蝠葛碱也有镇痛作用。此外，北豆根其他生物碱和非酚性总碱、多酚羟基碱也有抗炎作用。

2. 抗肿瘤作用 北豆根及其提取物均有很强的抗肿瘤作用，北豆根水提物、北豆根醇提物、北豆根总碱、蝙蝠葛酚性碱、蝙蝠葛碱、蝙蝠葛苏林碱等均有明显的抗肿瘤作用[2]。北豆根水提物、醇提物于体外对多种人肿瘤细胞株均有显著抗肿瘤细胞活性，有效成分为生物碱。如生物碱对U14荷瘤鼠肿瘤生长具有抑制作用，并均能提高U14荷瘤鼠的胸腺指数、脾脏指数[3]。蝙蝠葛碱能抑制癌细胞株QG-56细胞增殖，以22μg/ml作用72小时抑制率达到91.23%[4]。北豆根总碱通过抑制HeLa细胞ERKl/2信号转导通路，减弱bcl-2、MMP-9mRNA表达，增强Bcl mRNA表达，减弱HeLa细胞中C-myc、CyclinD1蛋白的表达，进而促进HeLa细胞凋亡，抑制HeLa细胞侵袭力，使细胞阻滞于G_0/G_1期。蝙蝠葛碱作用机制可能是与其诱导细胞凋亡及阻滞细胞周期有关[2]。

另有研究表明，蝙蝠葛碱可增强由长春新碱诱导的人乳腺癌MCF-7多药耐药细胞凋亡。蝙蝠葛碱、蝙蝠葛苏林碱能增加MCF-7/Adr细胞内阿霉素的积累，还能使获得性耐药的MCF-7/Adr和KBV200细胞以及天然性耐药的BEL-7402细胞对ADR和VCR均有明显增敏作用。外排转运体P-糖蛋白对蝙蝠葛碱有外排作用，蝙蝠葛碱的Papp(A-B)均有一定程度增加，而Papp(B-A)均有显著降低[5]。

3. 对心脑血管系统的影响 北豆根生物碱具有明显的抗血小板聚集、抗心肌缺血、抗心律失常和降压作用。北豆根碱、北豆根苏林碱均可抑制ADP、AA和胶原所致血小板聚集。蝙蝠葛碱能明显降低垂体后叶素及冠脉结扎所致大鼠心电改变，缩小心肌梗死范围。北豆根总碱静脉注射对$BaCl_2$、乌头碱、哇巴因、三氯甲烷及冠脉结扎所致心律失常均有显著抑制作用。蝙蝠葛碱等5种酚性碱均能拮抗三氯甲烷、哇巴因、$CaCl_2$-ACh以及冠脉结扎所致心律失常。北豆根酚性碱、北豆根碱注射对急性不完全性脑缺血再灌流性损伤有一定保护作用。

4. 对免疫功能的影响 北豆根水、醇提取物对小鼠脾细胞、人淋巴细胞的增殖有抑制作用，并抑制小鼠巨噬细胞的代谢与吞噬活性。北豆根总碱腹腔注射，对氢化可的松、环磷酰胺所致小鼠免疫抑制有明显拮抗作用，能使外周血淋巴细胞ANAE阳性百分率增加，增强单核-巨噬细胞吞噬能力、溶血素抗体生成及迟发型超敏反应强度；对应激小鼠的免疫功能低下，如巨噬细胞吞噬能力、迟发性超敏反应与脾脏溶血空斑形成能力等的抑制，50mg/kg总碱腹腔注射均能明显使之增强，对热应激所致血清皮质酮含量增高也有显著抑制作用。

北豆根总碱腹腔注射50、100mg/kg，对同源大鼠PCA反应、Forssman皮肤血管炎性反性、Arthus反应均有明显的抑制作用，但对Arthus反应中大鼠血清中免疫复合物含量却无明显影响。对于DNCB所致小鼠迟发型超敏反应北豆根总碱也有显著抑制效果。体外试验北豆根总碱对化合物48/80所致大鼠腹腔巨大细胞脱颗粒有明显抑制作用。

5. 体内过程 北豆根水煎剂给家兔灌服，其$t_{1/2(\alpha)}$为1.4小时，$t_{1/2(\beta)}$为5.187小时，$t_{1/2(Ka)}$为1.314小时，AUC为105.7μg/(ml·g)。大鼠单次口服北豆根碱后1小时胃肠消失给药剂量的52.5%，而肝、肺和脑组织药物量均达高峰，唯脾脏含药量在12小时达高峰，脑中含药量较少。在人源肠Caco-2细胞单层模型中的吸收特性研究表明，蝙蝠葛碱在25～200mol/L的转运效率呈浓度依赖性，其可以通过小肠上皮细胞被动吸收进入体内，为吸收良好的化合物[6]，小鼠静脉注射15mg/kg、灌胃100mg/kg给药后，各脏器组织的药物含量均明显高于血浆药物浓度，灌胃给药后药物含量依次为胃、肠、肝、脾、肺、肾、心、肌肉、脑、血浆，且在动物体内有一定的蓄积[7]。

6. 毒理研究 北豆根有一定毒性[8-14]。北豆根对小鼠的全组分最大给药量为15.96g/kg，水提组分的最大耐受量为92.12g/kg，醇提组分的半数致死量为75.116g/kg[8, 9]。北豆根水提、醇提组分分别给药27天、33天可导致大鼠体重下降，饮食、饮水不佳，血清ALT、AST、ALP活性升高，水提组分的肝体比值增大，醇提组分肝、肾体比值均增大；肝肾毒性损伤程度与给药剂量呈现一定的剂量依赖相关性，经过恢复期观察，部分病变不可逆[10]，其机制与引起机体氧化应激后诱导脂质过氧化和过强的内质网应激触发的JNK信号通路诱导肝细胞凋亡有关[15, 16]。研究表明，血清TBA、α-GST、PNP、OCT、Arg Ⅰ可作为北豆根致肝损伤早期的生物标志物，且α-GST、Arg Ⅰ联合检测在北豆根致肝损伤早期有较高的诊断价值[17]。北豆根片灌服，小鼠的 LD_{50} 为5.96(5.24～6.79)g/kg。大鼠0.11、0.36、1.20g/kg灌服6周，1.20g/kg组可见部分动物肝细胞轻度变性、炎细胞浸润、脾窦充血，停药两周恢复正常。蝙蝠葛酚性总碱静脉注射和灌胃的 LD_{50} 分别为小鼠36.7mg/kg±3.3mg/kg和608mg/kg±82mg/kg，大鼠45.1mg/kg±3.2mg/kg和>3000mg/kg，大鼠和犬的长期毒性试验表明未见明显毒性，大剂量(相当于预期临床用量5～7倍)有一定肝脏毒性。蝙蝠葛碱在体外对肝肾细胞均有毒性[18]。

北豆根水、醇提物及多糖成分，经直接和间接致突变试验均为阴性，而多糖部分则呈抗突变试验阳性，且有浓度依赖性，且能拮抗环磷酰胺和丝裂霉素C的致突变作用。

【参考文献】

[1] 郑丽娜，罗栋，孙蓉．北豆根不同组分发挥抗炎作用的安全范围研究．中国药物警戒，2012，9(6)：335-337.

[2] 白云，李洋，李宝龙，等．北豆根抗肿瘤作用研究进展．黑龙江科学，2012，3(10)：50-52，39.

[3] 刘娟，李影，赵旭伟．北豆根中生物碱对U14荷瘤鼠的抑制作用．职业与健康，2010，26(11)：1228-1229.

[4] 石玉生，张艳，王加志，等．蝙蝠葛碱抑制肺癌细胞QG-56增殖的实验研究．中医药信息，2010，27(3)：115-116.

[5] 高秀蓉，蒋学华，杜青青，等．P-糖蛋白抑制剂对蝙蝠葛碱跨膜转运的影响．华西药学杂志，2013，28(2)：135-139.

[6] 王德娟，王栋．北豆根中蝙蝠葛碱在人源肠Caco-2细胞单层模型中的吸收转运研究．中医药学报，2013，41(2)：22-25.

[7] 王德娟，王栋．北豆根中蝙蝠葛碱在小鼠体内的组织分布研究．中医药学报，2012，40(6)：31-33.

[8] 孙蓉，王晨．北豆根毒性研究进展．中国药物警戒，2009，6(9)：546-549.

[9] 杨倩，罗栋，赵燕，等．北豆根不同组分对小鼠急性毒性的影响．中国药物警戒，2010，7(2)：70-72.

[10] 张丽美，杨倩，钱晓路，等．北豆根不同组分大鼠长期毒性实验研究．中国药物警戒，2011，8(3)：129-134.

[11] 栾永福，孙蓉．北豆根不同组分抗炎药效伴随毒副作用肝内损伤机制研究．中国药物警戒，2013，10(9)：513-517.

[12] 罗栋，孙蓉．北豆根不同组分对小鼠抗炎作用下的伴随毒副作用研究．中国药物警戒，2012，9(8)：449-452.

[13] 谢元璋，孙蓉，王懿，等．北豆根不同组分单次给药对小鼠肝毒性量-时-毒关系研究．中国药物警戒，2012，9(12)：713-717.

[14] 孙蓉，张亚囡．北豆根不同组分多次给药对小鼠肝毒性量-时-毒关系研究．中国药物警戒，2012，9(12)：718-721.

[15] 张亚囡，罗栋，孙蓉．北豆根不同组分致小鼠肝毒性与氧化损伤相关性研究．中国药物警戒，2012，9(12)：721-724.

[16] 乔靖怡，金若敏，姚广涛．北豆根致大鼠肝损伤差异表达基因．中国药理学与毒理学杂志，2013，27(3)：491.

[17] 乔靖怡，金若敏，姚广涛，等．北豆根致大鼠肝损伤血清酶学生物标志物变化特征．中国药理学与毒理学杂志，2013，27(3)：471-472.

[18] 周倩，金若敏，姚广涛．蝙蝠葛碱体外肝肾细胞毒性的初步研究．中国药物警戒，2012，9(10)：580-583.

马 勃

Mabo

本品为灰包科真菌脱皮马勃 *Lasiosphaera fenzlii* Reich.、大马勃 *Calvatia gigantea* (Batsch ex Pers.) Lloyd 或紫色马勃 *Calvatia lilacina* (Mont.et Berk.) Lloyd 的干燥子实体。主产于内蒙古、甘肃、吉林、湖北。夏、秋二季子实体成熟时及时采收，除去泥沙，干燥。剪成小块。以皮薄、饱满、松泡有弹性者为佳。

【性味与归经】 辛，平。归肺经。

【功能与主治】 清肺利咽，止血。用于风热郁肺咽痛，音哑，咳嗽；外治鼻衄，创伤出血。

【效用分析】 马勃味辛质轻，入肺经。既能宣散肺经风热，又能清泻肺经实火，长于解毒利咽，为治咽喉肿痛的常用药，多用治风热郁肺或肺经实火所致之咽喉肿痛，音哑，咳嗽。正如李时珍在《本草纲目》中所云："马勃轻虚，上焦肺经药也。故能清肺热咳嗽，喉痹，衄血，失音诸病。"

马勃有清热凉血，收敛止血之功，可用治火邪迫肺，血热妄行引起的吐血、衄血；外用撒敷伤口，可止外伤出血。

【配伍应用】

1. 马勃配青黛 马勃辛平体轻，既能清宣肺热，清利咽喉，又能散血中之毒热，为治疗咽喉肿痛之要药；青黛咸苦而寒，既能清热解毒，又能凉血止血。二药配用，共奏清热解毒，凉血消肿止痛之效，适用于热毒壅盛之咽喉肿痛。

2. 马勃配玄参 马勃质轻，长于清肺利咽，散上焦风热；玄参性寒质润，偏入阴分，长于滋阴降火，解毒散结，热毒实火及阴虚内热等证均可应用。二药配用，既能加强清热利咽止痛之功，又防热盛伤阴之弊，适用于风热上攻或热毒内盛所致的咽喉肿痛。

【方剂举隅】 **普济消毒饮**（《东垣试效方》）

药物组成：黄芩、黄连、陈皮、生甘草、玄参、柴胡、桔梗、连翘、板蓝根、马勃、牛蒡子、薄荷、僵蚕、升麻。

功能与主治：清热解毒，疏风散邪。适用于大头瘟。症见恶寒发热，头面红肿痛，目不能开，咽喉不利，舌燥口渴，舌红苔白兼黄，脉浮数有力。

【成药例证】

1. 金嗓散结丸（胶囊）（《临床用药须知中药成方制剂卷》2020年版）

药物组成：金银花、丹参、板蓝根、马勃、蒲公英、焯桃仁、红花、醋三棱、醋莪术、玄参、麦冬、浙贝母、泽泻、炒鸡内金、蝉蜕、木蝴蝶。

功能与主治：清热解毒，活血化瘀，利湿化痰。用于热毒蕴结、气滞血瘀所致的声音嘶哑，声带充血、肿胀；慢性喉炎、声带小结、声带息肉见上述证候者。

2. 普济回春丸（《中华人民共和国卫生部药品标准·中药成方制剂》）

药物组成：黄连、牛蒡子（炒）、黄芩、僵蚕（麸炒）、陈皮、板蓝根、甘草、桔梗、连翘、马勃、玄参、薄荷、朱砂、柴胡、升麻。

功能与主治：清热解毒，散风泻火。用于小儿风热疫毒，发热头痛，头面红肿，咽喉肿痛，痄腮，颜面丹毒。

【用法与用量】 2～6g。外用适量，敷患处。

【注意】 风寒伏肺、咳嗽失音者禁服。

【本草摘要】

1.《名医别录》 “主恶疮，马疥。”

2.《本草纲目》 “清肺，散血热，解毒。”“马勃轻虚，上焦肺经药也。故能清肺热咳嗽，喉痹，衄血，失音诸病。”

【化学成分】 主要含麦角甾醇，麦角甾-7，22-二烯-3-酮，马勃素，马勃菌酸；还含有氨基酸、马勃黏蛋白等。

【药理毒理】 本品具有抗病原微生物、抗肿瘤、止血等作用。

1. 抗病原微生物作用 黄硬皮马勃（*Scleroderma citrinum* Per.）总浸膏对金黄色葡萄球菌、巨大芽孢杆菌、枯草杆菌、灵杆菌和大肠埃希菌的MIC均为3.75mg/ml。从黄硬皮马勃子实体提取物正丁醇部分分离得到一种非蛋白氨基酸：*N*, *N*-二甲基苯丙氨酸，该化合物对金黄色葡萄球菌、灵杆菌和大肠埃希菌的MIC为3.75mg/ml，而对产气杆菌的MIC为1.875mg/ml，对巨大芽孢杆菌的MIC为7.5mg/ml。马勃油膏能促进大鼠感染创面的愈合，可使创面成纤维细胞数、新生毛细血管数、吞噬细胞数等明显增加[1]。

2. 抗肿瘤作用 脱皮马勃的脂溶性部分分离出化合物ergosta-722-diene-3β-one，用肝癌细胞Bcl-7402和神经胶质瘤细胞C6进行抗肿瘤活性筛选，发现该化合物呈现出良好剂量依赖性抑制作用，大剂量200μg/ml时对Bcl-7402和C6的增殖抑菌率分别为37.58%和44.68%。大马勃提取液对小鼠肉瘤S_{180}、Lewis肺癌的抑瘤率可达46.28%和35.29%[2]。脱皮马勃抗肿瘤活性成分化合物Ⅱ在50μg/ml时对K562细胞具有增殖抑制作用，抑制增殖率达64%[3]。其子实体多糖对宫颈癌细胞Siha及乳腺癌MDA肿瘤细胞也具有明显的抑制作用[4]。

3. 止血作用 马勃还有良好的止血作用，脱皮马勃止血有效部位是乙酸乙酯部位和正丁醇部位[5]。

4. 其他作用 该混悬液连续给药4天可延长机械致咳模型豚鼠的咳嗽潜伏期，在刺激后45和75分钟时作用较强。马勃混悬液3g/kg连续给药6天，能显著抑制二甲苯致小鼠耳肿胀。近有研究表明，马勃能明显减轻蛋清所致大鼠足肿胀的程度，明显减轻大鼠棉球肉芽肿的重量，还能明显减少小鼠醋酸所致的扭体反应次数[6]。复方马勃冲剂（由马勃、生石膏组成）25g/kg和50g/kg剂量灌胃对干酵母致大鼠发热模型体温有降低作用。

马勃80%乙醇提取物对成纤维细胞增殖有明显作用，可使大鼠成纤维细胞活化增殖，胶原合成的能力增强[7, 8]。

【参考文献】 ［1］黄克江，瞿鹏，潘秀斌．马勃油膏促进感染创面愈合作用的实验研究．中外健康文摘，2013，10(20)：8-9.

［2］徐力，许冰．大马勃体内抗肿瘤作用初探．中国医药指南，2011，9(30)：205-206.

［3］黄文琴．脱皮马勃抗肿瘤活性研究．当代医学，2010，16(34)：34-35.

［4］赵友生，王进平，宋爱荣，等．马勃多糖提取及体外抗肿瘤研究．中国现代应用药学，2012，29(7)：574-578.

［5］高云佳，赵庆春，闵鹏，等．脱皮马勃止血有效部位的实验研究．解放军药学学报，2010，26(6)：548-550.

［6］苏方华，潘日兴．马勃的抗炎镇痛实验研究．齐鲁药物，2010，29(10)：586-588.

［7］石毅，马莹慧，门丽慧，等．中药马勃促大鼠成纤维细胞增殖的有效成分．中国老年学杂志，2012，32(13)：2762-2764.

[8] 石毅，刘忠英，卢泽源，等. 中药马勃对大鼠皮肤成纤维细胞增殖及胶原合成的影响. 吉林大学学报(医学版)，2012，38(5)：961-964.

青 果

Qingguo

本品为橄榄科植物橄榄 *Canarium album* Raeusch.的干燥成熟果实。主产于广东、广西、福建、四川。秋季果实成熟时采收，干燥。以肉厚、灰绿色、味先涩后甜者为佳。用时打碎。

【性味与归经】 甘、酸，平。归肺、胃经。

【功能与主治】 清热解毒，利咽，生津。用于咽喉肿痛，咳嗽痰黏，烦热口渴，鱼蟹中毒。

【效用分析】 青果味甘酸以化阴，性平偏凉以清热，归肺、胃经，有清热解毒、利咽、生津之效，略兼化痰之功。故可用于治疗风热上袭或热毒蕴结而致的咽喉肿痛，咳嗽痰黏及烦热口渴等。

此外，本品有一定的解鱼蟹毒作用，可用于进食鱼蟹中毒。

【配伍应用】

1. 青果配金银花 青果甘酸，性平偏凉，解毒利咽、生津润喉，为治疗肺胃热盛喉痹、喉瘖之专药。金银花甘寒，气味芳香，既善解血分之热毒，又可疏散肺经风热之邪，清热而不伤气，化毒而不伤阴，为治疗温热火毒之佳品。两药配用，解毒利咽力胜，适用于风热上攻或肺胃蕴热所致的咽喉肿痛、口干舌燥、干咳少痰。

2. 青果配桔梗 青果善清热解毒，利咽，生津；桔梗辛散苦泄，其性升浮，长于宣肺，利咽，祛痰。两药配用，共奏清宣肺气、利咽开音、化痰止咳之效。适用于咳嗽痰多，咽痛音哑之证。

【鉴别应用】 青果与射干 两药均入肺胃经，能解毒利咽、清肺化痰，同治热毒痰火郁结所致咽喉肿痛。然青果甘酸，平而偏凉，虽解毒利咽、化痰之力不及射干，但能生津以润喉、止渴，用于口干咽燥、暑热烦渴；且能解酒毒和鱼蟹中毒。而射干苦寒降泄，善清肺火、降肺气，清热解毒、化痰力较强，既为治热毒痰火郁结所致咽喉肿痛之要药，亦为治痰涎壅盛、咳嗽气喘之常品。

【成药例证】

1. 青果丸（《临床用药须知中药成方制剂卷》2020年版）

药物组成：青果、金银花、黄芩、北豆根、麦冬、玄参、白芍、桔梗。

功能与主治：清热利咽，消肿止痛。用于肺胃蕴热所致的咽部红肿、咽痛、失音声哑、口干舌燥、干咳少痰。

2. 青果颗粒(冲剂)（《中华人民共和国卫生部药品标准·中药成方制剂》）

药物组成：为青果清膏制成的颗粒。

功能与主治：清热，利咽，生津。用于咽喉肿痛，口渴。

3. 复方青果冲剂（《中华人民共和国卫生部药品标准·中药成方制剂》）

药物组成：青果、胖大海、金果榄、麦冬、玄参、诃子、甘草。

功能与主治：清热利咽。用于口干舌燥，声哑失音，咽喉肿痛。

4. 榄葱茶（《中华人民共和国卫生部药品标准·中药成方制剂》）

药物组成：青果(去核)、生姜、葱头(鲜)、紫苏叶。

功能与主治：解表，平胃。用于伤风感冒所致的发热，头痛，流涕，喷嚏，喉痒咽痛，胸腹胀满。

【用法与用量】 5～10g。

【本草摘要】

1.《本草纲目》 “生津液，止烦渴，治咽喉痛。咀嚼咽汁，能解一切鱼、鳖毒。”

2.《日华子本草》 “开胃，下气，止泻。”

3.《滇南本草》 “治一切喉火上炎，大头瘟症。能解湿热、春温，生津止渴，利痰，解鱼毒、酒、积滞。”

【化学成分】 主要含挥发油：柠檬烯，对-聚伞花素，莰烯，橙花醇，牻牛儿醇，橄榄醇等；多酚类成分：麝香草酚等；还含三萜类及氨基酸、脂肪酸等。

锦 灯 笼

Jindenglong

本品为茄科植物酸浆 *Physalis alkekengi* L. var. *franchetii* (Mast.) Makino 的干燥宿萼或带果实的宿萼。主产于吉林、河北、新疆、山东。秋季果实成熟、宿萼呈红色或橙红色时采收，干燥。用时捣碎。以个大、色橙红者为佳。

【性味与归经】 苦、寒。归肺经。

【功能与主治】 清热解毒，利咽化痰，利尿通淋。用于咽痛音哑，痰热咳嗽，小便不利，热淋涩痛；外治天疱疮，湿疹。

【效用分析】 锦灯笼性味苦寒，主入肺经，善清泄肺火痰热，《本草纲目》谓其：“利湿除热，除热则清肺止咳，利湿故能化痰”，有较好的清热解毒、清热化痰、利咽开音之效，故可用治肺热、痰热咳嗽，咽喉肿痛，声音嘶哑。且能清肃肺气，洁水之上源，通调水道而利尿通淋，故又可用治热淋涩痛、水肿、小便不利。

此外，取其清热解毒、利湿之功，尚可外用以治湿疹、天疱疮等湿火热毒之证。

【配伍应用】

1. 锦灯笼配黄芩　两药均性味苦寒，均入肺经，能清泄肺火。锦灯笼长于清热解毒、清热化痰、利咽开音；黄芩为苦寒清肃之药，功在除热邪，能清上、中焦火热，尤以清泄肺热见长。两药相配，清肺泄热、化痰止咳之功增强，适用肺热咳嗽，咳痰黄稠，咽痛音哑等。

2. 锦灯笼配牛蒡子　两药均有苦寒性味，能清热解毒、利咽消肿。锦灯笼善清泄肺火，清热解毒、化痰利咽功优；牛蒡子辛苦寒，能外散风热，内解热毒，长于宣肺祛痰、利咽消肿。两药相配，清热解毒、利咽消肿作用增强，适用于乳蛾，喉痹，白喉等证。

【鉴别应用】

1. 锦灯笼与青果　两药皆属寒凉之品，主入肺经，能清热解毒、利咽，同治热毒痰火郁结之咽喉肿痛。然锦灯笼苦寒清泄力大，善清肺热、利咽开音，故宜治咽喉肿痛而见咽痛音哑，或痰热咳嗽者；且苦寒清热利湿，可用于热淋涩痛、水肿、小便不利及湿疹、天疱疮等湿火热毒所致之证。而青果性平，味酸甘善生津，多用于咽喉肿痛而见咽干口燥、烦渴者。

2. 锦灯笼与木通　两药均为苦寒之品，能利尿通淋，同可治热淋涩痛、水肿、小便不利。然锦灯笼专入肺经，善清肃肺气，洁水之上源，通调水道而利尿通淋；且擅清热解毒、利咽化痰，常治肺热、痰热咳嗽，咳痰黄稠，咽痛音哑；尚凭其清热解毒、利湿之功，外用以治湿疹、天疱疮等湿火热毒之证。但木通能上清心经之火、下泄小肠之热而利尿通淋，每治心火上炎，口舌生疮，或心火下移小肠而致的心烦尿赤等症；且善通利血脉、通经下乳，常用治乳汁短少或不通，血热瘀血经闭，湿热痹痛等。

【成药例证】**橘红化痰片（丸）**（《临床用药须知中药成方制剂卷》2020 年版）

药物组成：化橘红、炒苦杏仁、川贝母、白矾、锦灯笼、罂粟壳、五味子、甘草。

功能与主治：敛肺化痰，止咳平喘。用于肺气不敛，痰浊内阻，咳嗽，咳痰，喘促，胸膈满闷。

【用法与用量】　5～9g。外用适量，捣敷患处。

【注意事项】　脾虚泄泻者忌用。

【本草摘要】

1.《名医别录》　“治烦热，定志益气，利水道。”

2.《新修本草》　“主上气咳嗽，风热，明目。”

3.《本草纲目拾遗》　“本草主治虽多，惟咽喉是其专治，用之功最捷。”

【化学成分】　主要含黄酮类成分：木犀草苷等；生物碱类成分：莨菪碱，澳洲莨菪碱，红古豆碱等；还含甾醇等。

中国药典规定本品含木犀草苷（$C_{21}H_{20}O_{11}$）不得少于 0.10%。

【药理毒理】本品具有抗病原微生物、抗炎等作用。

1. 抗病原微生物作用　锦灯笼体外对金黄色葡萄球菌、甲型链球菌、乙型链球菌、蜡样芽孢杆菌、枯草芽孢杆菌等均有抑制作用，以对甲链、乙链、金葡菌高度敏感。锦灯笼水提物组分、酸浆多糖组分、酸浆苦素组分对金黄色葡萄球菌和大肠埃希菌有较强的抑制作用，且酸浆苦素还能杀死耐药金黄色葡萄球菌和耐药大肠埃希菌[1]。酸浆苦味素 B（physalin B）对金黄色葡萄球菌、乙型溶血性链球菌为高度敏感；4,7-二去氢新酸浆苦素 B 有明显的抑菌作用；木犀草素在体外浓度为 1:350000 时，能抑制金黄色葡萄球菌及枯草杆菌生长；含有酸浆苦素BFD的酸浆苦素粗品有抑制结核分枝杆菌生长的作用。锦灯笼油糊外用可显著增高豚鼠和大鼠血清中溶菌酶的含量，显著改善疮疡的症状及病理变化[2]。但有报告锦灯笼能增加肠道乳酸杆菌的数量，对抗菌药物致小鼠肠道菌群失调有预防作用，并可使其成为优势菌型[3]，锦灯笼还能够促进乳酸菌的生长[4]。

此外，木犀草素 0.30～9.75g/ml 浓度范围内对柯萨奇 B3 病毒均有显著抑制细胞病变的作用。

2. 抗炎、镇痛作用　锦灯笼提取物 0.75、1.5g/kg 灌胃，对二甲苯致小鼠耳肿胀、蛋清所致大鼠足肿胀以及棉球所致的肉芽肿形成均有抑制作用。锦灯笼在灌胃后 60 分钟能抑制小鼠的扭体反应，还能显著延长小鼠舔爪的潜伏期和抑制大鼠的嘶叫反应。

3. 降血糖作用　锦灯笼的果实水提醇沉液、带果实的宿萼水提醇沉液及带果实的宿萼醇提液 0.75g/kg 灌胃给药，对肾上腺素诱发的糖尿病小鼠有降低血糖作用，其中以果实水提醇沉液效果为佳，对四氧嘧啶诱发糖尿病小鼠也有降糖作用。锦灯笼宿萼皂苷（TSP）对四氧嘧啶诱发的糖尿病小鼠的降血糖作用结果表明，TSP 不仅能明显降低糖尿病小鼠的血糖浓度，还能缓解糖尿病小鼠的一些症状，如恢复小鼠体重，减少饮水量等[5]。

4. 抗肿瘤作用　锦灯笼对 SPC-A-1 有明显的生长

抑制作用，且呈剂量-时间依赖性，最大抑制率可达79.9%，锦灯笼可阻滞SPC-A-1细胞的细胞周期，使G_1/G_0期细胞增多，S期细胞减少，同时诱导SPC-A-1细胞的凋亡，凋亡率最高达35.5%[6]。

4. 其他作用　锦灯笼尚具有舒张血管作用。研究表明，在内皮完整及去内皮血管上，锦灯笼水提物呈浓度（0.5～64g/L）依赖性地降低苯肾上腺素（1.0×10^{-5}mol/L）及氯化钾（6.0×10^{-2}mol/L）预收缩血管的张力，一氧化氮合酶抑制剂左旋硝基精氨酸甲酯（L-NAME）对锦灯笼水提物的舒血管作用无明显影响，钾通道阻断剂TEA、4-氨基吡啶（4-AP）、格列苯脲对锦灯笼水提物的舒血管作用无明显影响，但在无钙环境下，锦灯笼水提物对苯肾上腺素预收缩血管的舒张作用明显减弱。此外，锦灯笼水提物对PDBu预收缩的血管有明显的舒张作用，表明锦灯笼水提物的舒张血管作用表现为非内皮依赖性，其舒张作用可能与其抑制外钙内流，以及抑制PKC信号传导通路有关。锦灯笼果实和宿萼中黄酮有清除H_2O_2、羟自由基、超氧阴离子的能力。锦灯笼醇提物对大鼠还有明显的利尿作用[7]。

【参考文献】［1］张锐，李庆超，张翠丽，等．锦灯笼化学拆分组分的制备及抗菌作用研究．安徽中医学院学报，2013，32（5）：69-71．

［2］于舒雁，苗明三．锦灯笼外用对豚鼠和大鼠疮疡模型的影响．中华中医药杂志（原中国医药学报），2014，29（2）：611-614．

［3］王春阳，王晓欣，曹雪姣，等．锦灯笼提取物对抗菌药物致小鼠肠道菌群失调的预防作用．中国药房，2014，25（35）：3282-3284．

［4］姜琦，风兰，辛毅，等．锦灯笼和枸杞子水提液对乳酸菌的促生作用．安徽中医药大学学报，2014，33（2）：79-81．

［5］刘雅丽，韩书影，赵后．锦灯笼宿萼皂苷降血糖作用研究．东北师范大学学报（自然科学版），2010，42（2）：105-109．

［6］辛秀琴，刘峰，黄淑玉，等．锦灯笼体外抗肺癌作用．中国老年学杂志，2010，30（17）：2486-2487．

［7］武蕾蕾，才玉婷，常乐．锦灯笼醇提取物对大鼠的利尿作用研究．牡丹江医学院学报，2012，33（2）：5-6．

金果榄

Jinguolan

本品为防己科植物青牛胆 *Tinospora sagittata*（Oliv.）Gagnep.或金果榄 *Tinospora capillipes* Gagnep.的干燥块根。主产于广西、湖南、四川。秋、冬二季采挖，除去须根，洗净，晒干。切厚片。以切面淡黄白色、味苦者为佳。

【性味与归经】 苦，寒。归肺、大肠经。

【功能与主治】 清热解毒，利咽，止痛。用于咽喉肿痛，痈疽疔毒，泄泻，痢疾，脘腹疼痛。

【效用分析】 金果榄性味苦寒，主入肺经，能清泄肺火热毒，有清热解毒、利咽、止痛之效，既为治热毒咽喉肿痛之良药，亦为治痈疽疔毒之常用品。

金果榄苦寒降泄，入大肠经，能清泄大肠之湿火热毒而止痢、止痛，故又可用治泄泻、痢疾、脘腹疼痛等湿热火毒之证。

【配伍应用】

1. 金果榄配金银花　金果榄苦寒，既能清热解毒，又善利咽、止痛；金银花甘寒，芳香透散，既善清气血分之热毒，又可宣散风温之热。两药合用，清热解毒、利咽、止痛作用增强。既适用于热毒所致的咽喉肿痛，痈疽疔毒；又可用治热毒泻痢，脘腹疼痛。

2. 金果榄配木香　金果榄苦寒，有清热解毒、止痛之效；木香辛苦温，长于疏肝和胃，调畅大肠气滞，为行气止痛之要药。两药配伍，寒热合用，辛苦通降，止痢、止痛力增加。适用于肠胃湿热积滞所致的泻痢，脘腹疼痛。

【鉴别应用】 金果榄与青果　两药性皆能清热解毒利咽，每同用以治热毒咽喉肿痛。然金果榄苦寒泻火解毒力胜，入大肠经，能清泄大肠之湿火热毒而止痢、止痛，又可用治泄泻、痢疾、脘腹疼痛等湿热火毒之证。而青果甘酸以化阴，生津止渴效优，且兼化痰止咳之功，故又常用于烦热口渴，咳嗽痰黏；尚能解鱼蟹毒，用治鱼蟹中毒。

【成药例证】

1. 西黄清醒丸（《临床用药须知中药成方制剂卷》2020年版）

药物组成：金果榄、藏青果、黄芩、栀子、木香、槟榔、防己、薄荷冰、冰片、甘草。

功能与主治：清利咽喉，解热除烦。用于肺胃蕴热引起的口苦舌燥、咽喉肿痛、烦躁不安、气滞胸满、头晕耳鸣。

2. 牛黄噙化丸（《中华人民共和国卫生部药品标准·中药成方制剂》）

药物组成：柿霜、硼砂、黄连、雄黄、金果榄、冰片、牛黄、麝香、绿豆粉。

功能与主治：清热解毒，止痛。用于咽喉肿痛，口燥咽干，痰涎不出，咳嗽声哑。

【用法与用量】 3～9g。外用适量，研末吹喉或醋磨涂敷患处。

【注意】 脾胃虚弱者慎用。

【本草摘要】

1.《药性考》 “解毒。咽喉痹急，口烂宜服。痈疽发背，焮赤疔疾，蛇蝎虫伤，磨涂。治目痛，耳胀，热嗽，岚瘴，吐衄，一切外症。”

2.《本草再新》 “滋阴降火，止渴生津。”

【化学成分】 主要含季铵类生物碱成分：防己碱，巴马汀，药根碱等；萜类成分：古伦宾等；还含甾醇类等。

中国药典规定本品含古伦宾($C_{20}H_{22}O_6$)不得少于1.0%。

【药理毒理】 本品具有抗菌、抗炎等作用。

1. 抗菌作用 金果榄有较广的抗菌谱，金果榄对金黄色葡萄球菌、白色葡萄球菌、变形杆菌有很强的抑制作用，并可抑制表皮葡萄球菌、八叠球菌、洛菲不动杆菌等。金果榄对幽门螺杆菌有明显的抑制作用，其MIC为1:640～1:320[1]。

2. 抗炎作用 金果榄水煎液能降低二甲苯所致小鼠耳肿胀，蛋清所致大鼠足爪的肿胀度；并对小鼠实验性腹膜炎及大鼠实验性皮肤炎症有明显的抑制作用[2]。金果榄乙醇提取物对小鼠二甲苯致耳肿胀、醋酸致腹腔毛细血管通透性增加、蛋清致大鼠足肿胀及棉球性肉芽组织增生等均有抑制作用。金果榄不同极性提取物对小鼠耳廓肿胀的抑制作用，乙酸乙酯部位抗炎作用显著，甲醇部位抗炎作用显著[3]。给佐剂性关节炎大鼠腹腔注射青牛胆茎水煎剂，能明显消除大鼠产生的关节肿胀，可缓解疼痛，改善大鼠病理反应。

3. 抗溃疡作用 金果榄水煎液能抑制胃溃疡大鼠溃疡指数，提高胃黏膜 PGE_2 的水平，能显著升高血清EGF水平，促进胃溃疡周边组织EGF表达，能提高组织及血清SOD的活力，降低MDA含量[4]。心叶青牛胆的乙醇提取物对应激大鼠溃疡模型也有明显的抗溃疡活性。

4. 其他作用 金果榄与青牛胆均具有显著的降血糖作用[5]，此外尚具有抗应激、抗抑郁等作用。

【参考文献】 [1] 张煜，王彦峰，王江涛. 五十种广西常用壮药抗幽门螺杆菌感染的筛选研究. 江西中医学院学报，2009，21(5)：66-68.

[2] 王刚，涂自良，陈黎，等. 金果榄抗炎作用的实验研究. 时珍国医国药，2009，20(5)：1232-1233.

[3] 王柳卜，贾宪生，陈秀芬，等. 金果榄二萜类成分色谱及相关药效学研究. 中国实验方剂学杂志，2011，17(15)：83-86.

[4] 王刚，涂自良，陈黎，等. 金果榄防治胃溃疡作用机制的研究. 医药导报，2009，28(1)：42-45.

[5] 王永慧，杨光义，冉培红，等. 两种植物来源金果榄药材降血糖作用比较. 医药导报，2010，29(8)：1005-1007.

木蝴蝶

Muhudie

本品为紫葳科植物木蝴蝶 *Oroxylum indicum*(L.) Vent.的干燥成熟种子。主产于云南、贵州。秋、冬二季采收成熟果实，暴晒至果实开裂，取出种子，晒干。以张大、色白、翅柔软如绢者为佳。

【性味与归经】 苦、甘，凉。归肺、肝、胃经。

【功能与主治】 清肺利咽，疏肝和胃。用于肺热咳嗽，喉痹，音哑，肝胃气痛。

【效用分析】 木蝴蝶苦凉清热，体轻善升，主入肺经，尤具清肺热，利咽喉，开音哑之效，故为治咽喉肿痛之常用药。用于风热犯肺，咽喉肿痛，声音嘶哑。本品又具清肺化痰止咳之功，亦用治肺热咳嗽及小儿百日咳。

木蝴蝶甘缓苦泄，入肝、胃二经，能疏肝和胃止痛。可用于治疗肝气郁滞，肝胃气痛，脘腹、胁肋胀痛等。

【配伍应用】

1. 木蝴蝶配桔梗 木蝴蝶长于清肺利咽，桔梗尤善宣肺祛痰。二药配伍，能清宣肺热，又兼化痰利咽止咳之效，适用于肺热咳嗽，咽喉肿痛。

2. 木蝴蝶配玄参 木蝴蝶清肺利咽而开音，玄参解毒泻火而滋阴。二药配伍，增强清泄肺热，滋阴利咽之功，适用于邪热伤阴，咽喉干痛，声音嘶哑。

3. 木蝴蝶配木香 木蝴蝶能疏肝和胃，木香善行气止痛。二药配伍，增强疏肝健脾，和胃止痛之功，适用于肝胃气滞，脘腹胀痛。

【鉴别应用】 木蝴蝶与锦灯笼 二者均有清热利咽之功，可用于热邪伤肺所致之咽喉肿痛，音哑之证。然木蝴蝶苦甘而凉，体轻善升，尤具清肺利咽开音之效；而锦灯笼苦寒降泄，长于清热解毒，利咽化痰。此外，木蝴蝶又能疏肝和胃，常用于肝胃气痛；而锦灯笼尚可利尿通淋，常用于热淋涩痛。

【成药例证】

1. 保喉片(《中华人民共和国卫生部药品标准·中药成方制剂》)

药物组成：连翘、木蝴蝶、乌梅、诃子(去核)、桔梗、天花粉、甘草、薄荷油、蟾酥、麦冬、党参、玄参、僵蚕、黄芪、百部、冰片。

功能与主治：滋阴降火，润燥生津。用于阴虚喉痹，喉干疼痛，声音嘶哑。

2. 金嗓清音丸（《临床用药须知中药成方制剂卷》2020年版）

药物组成：地黄、玄参、麦冬、牡丹皮、赤芍、石斛、黄芩、蝉蜕、胖大海、木蝴蝶、薄荷、僵蚕(麸炒)、川贝母、泽泻、薏苡仁(炒)、甘草。

功能与主治：养阴清肺，化痰利咽。用于肺热阴虚所致的喉瘖、慢喉痹，症见声音嘶哑、咽喉肿痛、咽干；慢性喉炎、慢性咽炎见上述证候者。

3. 金嗓散结丸(胶囊)（《临床用药须知中药成方制剂卷》2020年版）

药物组成：金银花、丹参、板蓝根、马勃、蒲公英、焯桃仁、红花、醋三棱、醋莪术、玄参、麦冬、浙贝母、泽泻、炒鸡内金、蝉蜕、木蝴蝶。

功能与主治：清热解毒，活血化瘀，利湿化痰。用于热毒蕴结、气滞血瘀所致的声音嘶哑，声带充血、肿胀；慢性喉炎、声带小结、声带息肉见上述证候者。

4. 咽炎片（《中华人民共和国卫生部药品标准 · 中药成方制剂》）

药物组成：玄参、百部(制)、天冬、牡丹皮、麦冬、款冬花(制)、木蝴蝶、地黄、板蓝根、青果、蝉蜕、薄荷油。

功能与主治：养阴润肺，清热解毒，清利咽喉，镇咳止痒。用于慢性咽炎引起的咽干，咽痒，刺激性咳嗽等症。

5. 广东凉茶（《中华人民共和国卫生部药品标准 · 中药成方制剂》）

药物组成：岗梅根、木蝴蝶、淡竹叶、金沙藤、火炭母、王指柑、金樱根、布渣叶、山芝麻、广金钱草。

功能与主治：清热解暑，去湿生津。用于四时感冒，发热头痛，湿热积滞，口干尿赤。

【用法与用量】 1～3g。

【本草摘要】

1.《本草纲目拾遗》 “治心气痛，肝气痛，下部湿热。项秋子云，凡痈毒不收口，以此贴之，即敛。”

2.《晶珠本草》 “清热，解毒，治肝病，咽喉病。”

3.《岭南草药志》 “能宣解郁热，舒肝除烦，治喉痹，赤眼痰火核诸症。”

【化学成分】 主要含黄酮类成分：白杨素，木蝴蝶苷A、B，黄芩素，特土苷，5-羟基-6,7二甲氧基黄酮，木蝴蝶素A，5,6-二羟基-7-甲氧基黄酮，粗毛豚草素，芹菜素，高山黄芩素，白杨素-7-*O*-β-龙胆二糖苷，黄芩苷，高山黄芩苷，木蝴蝶定(汉黄芩素-7-*O*-β-D-葡萄糖醛酸苷)等。

【药理毒理】 本品具有镇咳、祛痰作用。

1. 镇咳、祛痰作用 木蝴蝶水提液灌胃能减少氨水引咳小鼠的咳嗽次数，延长咳嗽潜伏期，抑制小鼠气管酚红的排泌。

2. 抗炎作用 木蝴蝶中黄酮类化合物对小鼠葡聚糖引起的水肿有抑制作用。木蝴蝶水提取物可使小鼠耳肿胀度降低，还可使小鼠胸腺指数和脾脏指数降低[1]。

3. 抗白内障作用 实验研究表明，木蝴蝶提取物可以防治脉络膜新生血管的早期形成[2]。4g/kg腹腔注射，对半乳糖腹腔注射所致大鼠糖性白内障形成有缓解作用，能纠正晶状体代谢紊乱，使晶状体内糖代谢中多种酶和总脂类的脂质过氧化恢复至正常水平。

4. 对急性心肌梗死的保护作用 腹腔注射木蝴蝶总黄酮2、4和8g/kg，对急性心肌梗死24小时的小鼠，可明显降低血清磷酸肌酸激酶(CPK)、乳酸脱氢酶(LDH)活性及脂质过氧化物(LPO)的含量，提高超氧化物转化酶(SOD)活性，从而缩小急性心肌梗死的面积，并能明显降低小鼠心肌耗氧量，保护缺氧心肌，延长小鼠存活时间[3]。木蝴蝶70%乙醇提物有抗心肌微血管内皮细胞ox-LDL氧化损伤的作用[4]，木蝴蝶提取物对血液中LDL-C的有降低作用[5]。

5. 抗氧化作用 木蝴蝶有明显的抗氧化作用[6-8]，对诱发肝微粒体脂质过氧化反应的抑制IC_{50}为0.098mg/ml[6]，木蝴蝶总黄酮对二苯代苦味酰基苯肼自由基(DPPH·)、羟自由基(·OH)和超氧阴离子自由基(O_2^-·)均有较好的清除作用，其EC_{50}分别为19.73、231.70、318.93mg/L，在9.52～57.12mg/L其对DPPH·的清除率高于维生素C[7]。

6. 其他作用 木蝴蝶醇提物的乙酸乙酯组分、正丁醇组分、水提取组分对酪氨酸酶活性均有抑制作用，其IC_{50}分别为3.08、8.53、22.76g/L[8]；木蝴蝶树皮及根的二氯甲烷提取物对枯草杆菌、金黄色葡萄球菌、大肠埃希菌、铜绿假单胞菌、白色念珠菌有抑制作用；另外，其所含的拉帕醇和β-拉帕醌具有抗真菌活性。木蝴蝶还可抑制人乳腺癌细胞MCF7和MDA-MB-231的增殖。

【参考文献】
[1] 胡庭俊，刘姗姗，赵灵颖，等. 木蝴蝶提取物制备及其抗菌抗炎活性的研究. 中国畜牧兽医，2010，37(3)：225-228.

[2] 郑金华. 木蝴蝶提取物对大鼠实验性脉络膜新生血管的抑制作用. 中国生化药物杂志，2012，33(6)：843-845.

[3] 李云贵，马宁，徐望龙，等. 木蝴蝶总黄酮对小鼠实验性急性心肌梗死的保护作用. 广州化工，2013，41(14)：65-66，95.

[4] 王岚，杨滨，梁日欣，等. 5种中药醇提物对ox-LDL损伤心肌微血管内皮细胞的保护作用研究. 中国实验方剂学杂志，2013，

19(10)：276-279.

［5］赵献敏，王建人，杜彩霞，等. 中药木蝴蝶提取物对LDL-C作用的研究. 光明中医，2012，27(5)：884-885.

［6］杨艳，梁日欣，杨滨，等. 黄芩等5种中药醇提物的抗脂质过氧化作用研究. 中国实验方剂学杂志，2009，15(9)：46-48.

［7］王锐，何嵋，袁晓春，等. 木蝴蝶总黄酮的抗氧化活性. 中国实验方剂学杂志，2012，18(23)：102-105.

［8］王锐，熊汝琴，罗家刚，等. 木蝴蝶提取物对酪氨酸酶的抑制及抗氧化作用. 中国实验方剂学杂志，2014，20(18)：70-72.

白头翁

Baitouweng

本品为毛茛科植物白头翁 *Pulsatilla chinensis* (Bge.) Regel 的干燥根。全国大部分地区均产。春、秋二季采挖，除去泥沙，干燥。切薄片。以切面色淡黄、根头部有白色茸毛者为佳。

【性味与归经】 苦，寒。归胃、大肠经。

【功能与主治】 清热解毒，凉血止痢。用于热毒血痢，阴痒带下。

【效用分析】 白头翁苦寒降泄，善清大肠湿热及血之热毒，为清热解毒，凉血止痢之要药，尤善治热毒血痢之下痢脓血，里急后重腹痛。

白头翁性味苦寒，又具清热燥湿之效，亦可用治下焦湿热所致之阴痒、带下等证。

【配伍应用】

1. 白头翁配黄柏　白头翁解毒清热，善清血分热毒，专于凉血止痢；黄柏清热燥湿，专清下焦湿热，功善燥湿止痢。二药配用，增强清大肠湿热而止泻痢之效，适用于湿热壅滞于大肠之赤白下痢、里急后重腹痛。

2. 白头翁配焦山楂　白头翁清热凉血止痢，焦山楂消食化滞止泻。二药配伍，共奏清热消积，止泻止痢之效，适用于胃肠积滞，消化不良，泻痢腹痛。

3. 白头翁配白花蛇舌草　二者均有清热解毒之功，白头翁长于解毒凉血，白花蛇舌草长于散结消肿。二药配伍，具有清热解毒，凉血消肿之效，适用于热毒血瘀所致之疮痈肿毒，红肿疼痛。

【鉴别应用】 白头翁与秦皮　两药均味苦而寒，归大肠经，均能清热解毒，止痢，同可用治热毒血痢或湿热泻痢。但白头翁苦寒降泄，能入血分，功善凉血止痢，为治热毒血痢之良药，又能清热燥湿，用治阴痒、带下。秦皮苦寒兼涩，燥而收敛，功善燥湿止痢，故多用治湿热泻痢。

【方剂举隅】

1. 白头翁汤（《伤寒论》）

药物组成：白头翁、黄柏、黄连、秦皮。

功能与主治：清热解毒，凉血止痢，适用于热毒痢疾。症见腹痛，里急后重，肛门灼热，下利脓血，赤多白少，渴欲饮水，舌红苔黄，脉弦数。

2. 白头翁加甘草阿胶汤（《金匮要略》）

药物组成：白头翁、甘草、阿胶、秦皮、黄连、柏皮。

功能与主治：清热滋阴，凉血止痢。适用于妇人产后下利虚极；热利下重，大便血，心烦不得眠者。

3. 白头翁丸（《圣济总录》）

药物组成：白头翁、艾叶。

功能与主治：燥湿止痢、温冲止带。适用于冷劳泄痢及妇人产后带下。

4. 白头翁散（《圣惠方》）

药物组成：白头翁、黄连、酸石榴皮。

功能与主治：清热泻火，解毒止痢。适用于小儿热毒下利如鱼脑。

【成药例证】

1. 痢炎宁片（《中华人民共和国卫生部药品标准·中药成方制剂》）

药物组成：马齿苋、铁苋菜、苦参、陈皮、肉桂、白头翁、山楂。

功能与主治：清热解毒，燥湿止痛。用于细菌性痢疾，肠炎。

2. 白蒲黄片（《临床用药须知中药成方制剂卷》2020年版）

药物组成：白头翁、蒲公英、黄芩、黄柏。

功能与主治：清热燥湿，解毒凉血。用于大肠湿热、热毒壅盛所致的痢疾、泄泻，症见里急后重、便下脓血；肠炎、痢疾见上述证候者。

3. 抗骨髓炎片（《临床用药须知中药成方制剂卷》2020年版）

药物组成：金银花、地丁、蒲公英、半枝莲、白头翁、白花蛇舌草。

功能与主治：清热解毒，散瘀消肿。用于热毒血瘀所致附骨疽，症见发热，口渴，局部红肿、疼痛、流脓；骨髓炎见上述证候者。

【用法与用量】 9～15g。

【注意】 本品苦寒，虚寒泻痢者慎服。

【本草摘要】

1.《神农本草经》　“主温疟狂易寒热，癥瘕积聚，瘿气，逐血止痛，金疮。”

2.《药性论》 “止腹痛及赤毒痢，治齿痛，主项下瘰疬。”

3.《本草汇言》 “凉血，消瘀，解湿毒。”

【化学成分】 主要含三萜及其苷类成分：白头翁皂苷 A、A_3、B、B_4、C、D，白桦脂酸、白头翁素（又名银莲花素）等。

中国药典规定本品含白头翁皂苷 B_4（$C_{59}H_{96}O_{26}$）不得少于 4.6%。

【药理毒理】 本品具有抗病原微生物、抗炎、镇咳平喘、抗肿瘤等作用。

1. 抗病原微生物作用 白头翁具有明显的抑菌作用[1-3]。其对大肠埃希菌、金黄色葡萄球菌、枯草杆菌、热带假丝母菌、黄曲菌、产黄毒菌的最低抑菌浓度分别为 1.5、2.0、2.0、3.5、5.0、5.0g/100ml。人肠菌群生物转化可提高白头翁水提液对痢疾杆菌等的体外抑菌作用[4]。甲氧苄啶对白头翁体外抗菌有增效作用[4]。白头翁的白头翁浸膏、白头翁总皂苷、原白头翁素均有不同程度的抑菌作用[5]。细菌产生的热敏肠毒素（LT）是引起腹泻的主要毒素之一，白头翁素对正常肠黏膜微血管内皮（RIMECs）分泌 NO 无明显影响. 但可抑制 LT 引起的 RIMECs 分泌 NO 的升高，而对 LT 引起的肠黏膜微血管内皮细胞损伤具有保护作用[6]。

白头翁对小鼠流感病毒感染有一定的抑制作用，也有抗烟草花叶病毒活性[7]。白头翁素对轮状病毒和大肠埃希菌混合感染性腹泻小鼠的肠道损伤能明显减轻，肠道黏膜恢复时间显著缩短，并能调节黏膜修复因子 EGFR 和 TGFfl1 的表达，从而促进肠黏膜的修复[8, 9]。

白头翁煎剂及皂苷在体外和体内都能抑制溶组织阿米巴原虫的生长，煎剂 1:40、皂苷 1:200 浓度能完全抑制阿米巴的生长；煎剂和皂苷体内 1g 生药/kg 均可有效抑制鼠肠内阿米巴的生长。白头翁多种提取物均有抗阴道毛滴虫作用，其中水浸膏>乙酸乙酯>正丁醇>皂苷[10-14]。白头翁还有抗鸡柔嫩艾美耳球虫作用[15, 16]，白头翁胶体溶液对耐药解脲脲原体有明显的抑制作用[17]。白头翁总皂苷能杀灭日本血吸虫虫卵毛蚴尾蚴和成虫[18, 19]。

2. 抗炎作用 0.2%白头翁素凝胶耳壳涂药，对小鼠二甲苯致耳肿胀有明显的抑制作用，白头翁总皂苷 100mg/kg 和 200mg/kg 连续灌胃 7 天对巴豆油所致小鼠耳肿胀和角叉莱胶所致小鼠足肿胀有明显的抑制作用。近有报告表明，白头翁和朝鲜白头翁能抑制蛋清所致的大鼠足肿胀，并对液状石蜡导致的小鼠腹泻有拮抗作用[20]。以培养内皮细胞加入内毒素刺激后白头翁素可显著抑制 NO 的含量，白头翁皂苷 B4 并可显著抑制血管内皮细胞的黏附分子 E-selectin[21]。白头翁醇提物对 TNBS 诱导大鼠实验性结肠炎有明显的抗炎效果，能降低结肠黏膜 DAI 和组织学损伤评分、TNF-α 含量、NF-κB p65 的表达、MMP3-mRNA 的表达，而增高 IL-10 的含量[22]；也与调节肠道微生态、上调肠上皮细胞紧密连接蛋白 occludin 的表达、降低结肠组织 TNF-α 含量、提高 IL-10 水平，从而抑制内毒素通过紧密连接进入体循环有关[23]。

3. 平喘、镇咳作用 白头翁总皂苷 100mg/kg 和 200mg/kg 连续灌胃 7 天，可明显延长小鼠卵白蛋白诱发的哮喘潜伏期，抑制氨水引起的小鼠咳嗽次数[24]。

4. 抗肿瘤作用 白头翁水提物和醇提物在体外能显著抑制 7721、HeLa、MKN-45 细胞的生长。白头翁中分离的 2,3-羟基白桦酸 25～75mg/kg 对 HepA 小鼠实体瘤有明显抑制作用，并可延长 EAC 小鼠平均寿命。白头翁水煎剂 15g/kg 和醇提物 15g/kg 可降低二甲基肼诱发的小鼠大肠癌发生率，减缓大肠癌病理变化。近有报告白头翁水提取物及含药血清对胃癌 BGC823 细胞活性的抑制呈浓度依赖性，其抑制 BGC823 细胞增殖可能是由于其诱导胃癌细胞凋亡所致[25]。白头翁含药血清也对肺癌细胞 PG 增殖有抑制作用[26]。白头翁醇提物 2～8μg/ml 作用 48 小时对 HUVEC 的增殖抑制率为 21.6%～72.0%，对 LoVo 细胞的增殖抑制率为 13.2%～22.9%；体外小管形成实验发现 HUVEC 小管形成数目减少，且管腔不完整，2、4、8μg/ml 白头翁醇提物作用于 HUVEC 细胞 48 小时后，其凋亡率分别为 9.52%、18.64%和 20.07%。8μg/ml 白头翁醇提物作用于 HUVEC 细胞 24 小时后，细胞周期停滞在 G_2/M 期[27]。体内实验表明，白头翁醇提物 20g/kg 可抑制小鼠 H22 细胞皮下移植瘤，并明显抑制微血管计数[28]。白头翁素对 KB 细胞生长抑制的 IC_{50} 为（41.63±5.84）μM，并可降低 KB 细胞的线粒体膜电位，增强 KB 细胞的 caspase-9、caspase-3 的活性[29]。白头翁皂苷浓度为 6μg/ml 时，对人胃癌细胞株 BGC823 细胞生长的抑制率达到了 80.71%[30]。白头翁含量较高的成分白头翁皂苷 B4 对 $HepG_2$ 具有显著的抑制作用，最大抑制率达到 71.5%；通过细胞周期分布分析，83.2%的细胞被阻滞在 G_2 期；白头翁皂苷 B4 处理后的 $HepG_2$ 细胞半胱氨酸蛋白酶活性显著升高[31]。

5. 其他作用 白头翁水提物灌胃 6 天，可提高正常小鼠腹腔巨噬细胞的吞噬率和小鼠脾细胞对刀豆蛋白 A 及大肠埃希菌脂多糖的反应性，刺激脾脏 T、B 淋巴细胞转化增殖，对抗环磷酰胺对机体的免疫抑制作用，提高自然杀伤细胞的活性[32]。白头翁正丁醇提取物均可增加胸腺和脾脏指数，增加吞噬百分率和吞噬指数[33]，白头翁皂苷对鸡的免疫反应有一定的促进作用[34]。

白头翁醇提物 2g/kg 连续 7 天灌胃对葡聚糖硫酸钠诱导的大鼠结肠炎有一定治疗作用。白头翁正丁醇提取物对 CCl_4 致肝损伤模型小鼠有保护作用。白头翁水提物灌胃14天对环磷酰胺诱发小鼠骨髓嗜多染红细胞微核率有显著降低作用。

6. 药代动力学　白头翁总皂苷指标成分在各个肠段的吸收无显著性差异，各肠段累积吸收量均随药物质量浓度的增加而增加[35]。

7. 毒性　白头翁皂苷可引起人红细胞溶血，溶血作用呈浓度依赖性，在 0.5～2mmol/L 范围内随药物浓度增高溶血率越高，且红细胞发生溶血所需时间越短[36]。

【参考文献】　[1] 李文超，时维静，顾有方，等. 白头翁不同提取物抑菌作用研究. 中兽医医药杂志，2011，30(2)：38-40.

[2] 郑险峰，张金艳，邵淑娟，等. 白头翁对金黄色葡萄球菌和产气肠杆菌抑菌作用的研究. 牡丹江师范学院学报(自然科学版)，2011，75(2)：29-30.

[3] 岳文鹏，田维毅. 肠菌生物转化对白头翁水提液体外抑菌作用的影响. 贵阳中医学院学报，2013，35(2)：47-49.

[4] 崔一结，王新，韩铁锁. 甲氧苄啶对白头翁体外抗菌增效作用及量效关系的试验. 中国兽医杂志，2010，46(9)：44-46.

[5] 刘显军，陈静，尚丽娟. 白头翁皂苷的提取及抑菌活性试验. 中国兽医杂志，2012，48(1)：69-70.

[6] 索占伟，胡格，刘钟杰，等. 大肠埃希菌热敏肠毒素对肠黏膜微血管内皮细胞的影响及白头翁素对其保护作用的研究. 中国兽医杂志，2009，45(1)：33-35.

[7] 毕亚玲，王公明，王波，等. 白头翁提取物抗 TMV 生物活性初探. 农药，2011，50(12)：921-923.

[8] 徐倩倩，马利芹，张晓利，等. 白头翁素对 PRV、E. Coli 混合感染性腹泻肠道超微结构的影响. 中国农学通报，2010，26(19)：13-17.

[9] 刘颖，徐倩倩，薛晓阳，等. 白头翁素对腹泻小鼠肠黏膜修复因子 EGFR 和 TGFpl 的影响. 畜牧兽医学报，2013，44(3)：475-480.

[10] 孟莹，李文超，李伟志，等. 白头翁不同提取物体外抗犬源人五毛滴虫作用研究. 中国病原生物学杂志，2013，8(5)：426-428.

[11] 张琼，黄慧聪，梁韶晖，等. 白头翁对体外培养阴道毛滴虫蛋白质差异表达的影响. 温州医学院学报，2009，39(6)：551-554.

[12] 闫艳，高兴政. 白头翁对阴道毛滴虫氨基酸代谢的影响. 中国病原生物学杂志，2009，4(7)：515-516，522.

[13] 李赫，苏立波，王泽东，等. 白头翁提取物体外抗猪三毛滴虫作用研究. 中国病原生物学杂志，2012，7(1)：14-16.

[14] 闫艳，高兴政. 中草药白头翁对阴道毛滴虫蛋白的影响. 中国寄生虫学与寄生虫病杂志，2010，28(3)：231-233.

[15] 李文超，时维静，顾有方，等. 白头翁不同提取物及复方抗鸡柔嫩艾美耳球虫研究. 中兽医医药杂志，2012，(3)：9-11.

[16] 杨峰昆，张丽芳，费陈忠，等. 白头翁提取物对鸡抗柔嫩艾美耳球虫感染的效果研究. 中国家禽，2010，32(5)：24-26.

[17] 郑华，李明成，李珊山，等. 白头翁制剂胶体溶液对耐药解脲脲原体的体外抑制作用. 中国皮肤性病学杂志，2009，23(5)：273-284.

[18] 陈岩勤，许琼明，诸葛洪祥，等. 白头翁总皂苷对日本血吸虫虫卵毛蚴尾蚴的作用. 中国血吸虫病防治杂志，2013，25(1)：24-27.

[19] 陈岩勤，诸葛洪祥，许琼明，等. 白头翁总皂苷对日本血吸虫糖尿、蛋白质及酶的作用. 中国人兽共患病学报，2013，29(4)：412-414.

[20] 张秋华，王丹，王维宁，等. 不同品种白头翁抑菌、抗炎、抗腹泻作用和对兔离体十二指肠运动的影响. 中国中医药科技，2011，18(6)：496-498.

[21] 胡屹屹，穆祥，胡元亮. 白头翁汤及其主要成分对 LPS 诱导内皮细胞分泌 NO、E-selectin 和 IL-8 的影响. 畜牧兽医学报，2012，43(1)：145-151.

[22] 张文远，程倬. 白头翁醇提物对三硝基苯磺酸诱导大鼠结肠炎基质金属蛋白酶-3 调控作用的研究. 西部医学，2010，22(5)：793-796.

[23] 张文远，姜伟炜. 白头翁醇提物对大鼠结肠炎肠黏膜上皮细胞紧密连接蛋白的保护作用. 世界华人消化杂志，2009，17(30)：3134-3139.

[24] 张成义，唐丽莉，孙晶波，等. 白头翁总苷平喘作用的试验研究. 中国老年学杂志，2009，29(2)：137-139.

[25] 冯秀芝，刘伟，刘建平，等. 白头翁诱导胃癌细胞凋亡的研究. 中国现代医生，2011，49(9)：1-2.

[26] 张岱州，李洁，佟全胜. MTT 法检测白头翁对人肺巨细胞癌细胞株 PG 细胞增殖的抑制作用. 生物医学工程研究，2010，29(1)：71-72.

[27] 胡静，钱晓萍，刘宝瑞，等. 白头翁醇提物抑制血管生成的体外实验研究. 临床肿瘤学杂志，2012，17(6)：494-497.

[28] 朱丽晶，钱晓萍，李敏，等. 白头翁醇提物抗荷瘤鼠肿瘤血管生成作用的实验研究. 现代肿瘤医学，2011，19(12)：2382-2385.

[29] 张建业，张超，罗柳金，等. 白头翁素诱导 KB 细胞凋亡的机制研究. 内蒙古中医药，2013，32(1)：43-44.

[30] 姜成，串晓慧，李春丰，等. 白头翁皂苷体外抗肿瘤试验研究. 黑龙江农业科学，2012(10)：125-126.

[31] 王海侠，郑新勇，郜尽. 白头翁皂苷 B4 体外抑制人肝癌

细胞 $HepG_2$ 增殖并诱导其凋亡. 上海交通大学学报(医学版)，2011，31(10)：1481-1485.

[32] 刘忠平，庞慧民，赵云霄，等. 白头翁水提物对小鼠免疫功能影响. 中国公共卫生，2009，25(2)：211-212.

[33] 杨小龙，李世朋，王朏朏，等. 白头翁醇提取物对小鼠免疫功能的影响. 河南科技大学学报(医学版)，2011，29(4)：249-250.

[34] 时维静，李立顺，胡瑞昌. 白头翁及其皂苷对鸡免疫功能的影响. 中国兽药杂志，2009，43(7)：13-15.

[35] 陈振华，管咏梅，张妮，等. 白头翁总皂苷在大鼠肠外翻试验中吸收特性考察. 中国实验方剂学杂志，2012，18(18)：30-33.

[36] 滕双凤，刘振锋，厉冰雪，等. 氯通道阻断剂和白头翁皂苷的协同溶血作用. 中国药理学通报，2012，28(10)：1379-1382.

马齿苋
Machixian

本品为马齿苋科植物马齿苋 *Portulaca oleracea* L.的干燥地上部分。全国大部分地区均产。夏、秋二季采收，除去残根和杂质，洗净，略蒸或烫后晒干。切段。以质嫩、叶多、色青绿者为佳。

【性味与归经】 酸，寒。归肝、大肠经。

【功能与主治】 清热解毒，凉血止血，止痢。用于热毒血痢，痈肿疔疮，湿疹，丹毒，蛇虫咬伤，便血，痔血，崩漏下血。

【效用分析】 马齿苋性寒质滑，酸能收敛，主入大肠，具有清泄肠道热毒，凉血止痢之功，为治热毒血痢，里急后重之常用药物。

马齿苋能清热解毒，有凉血消肿之效，常用治血热毒盛之痈肿疔疮，丹毒焮热肿痛以及蛇虫咬伤。

马齿苋味酸而寒，入肝经血分，有清热凉血，收敛止血之效。故可用治血热妄行所致之崩漏下血，大肠热盛之便血、痔血等。

本品尚能清利湿热，还可用于湿热蕴结肌肤之湿疹瘙痒。

【配伍应用】

1. 马齿苋配铁苋菜 二药均有清热解毒之功，马齿苋尤能凉血止血止痢；铁苋菜长于利湿收敛止血。配伍使用，增强清热凉血止痢之效，适用于湿热泄泻，热毒痢疾。

2. 马齿苋配土茯苓 马齿苋清热凉血为先，土茯苓解毒除湿为上。二药配伍，尤能清热解毒，除湿止痒，适用于湿热蕴结所致之湿疮、带下、阴痒等。

3. 马齿苋配羌活 马齿苋性善清利，能清热解毒，散结消肿；羌活性善升散，可发越郁结。二药配伍，正合“火郁达之”之意，共奏宣散郁火、清热解毒之效，适用于痰火郁结之瘰疬肿痛。

【鉴别应用】

1. 马齿苋与白头翁 两药均性寒归大肠经，皆善清热解毒，凉血止痢，同可用治热毒血痢。然马齿苋酸寒收敛，长于止血止痢，尤善治热毒痢疾，大便脓血；而白头翁苦寒降泄，尤善清肠胃湿热和血分热毒，为治热毒血痢之良药。此外，马齿苋又常用治热毒疮疡，崩漏，便血；白头翁还可用于阴痒、带下等证。

2. 马齿苋与秦皮 两药均为性寒之品，归大肠及肝经，功能清热解毒、止痢，同可用治热毒痢疾及湿热泄泻。然马齿苋味酸而寒，尤善清肠凉血，治热毒血痢常用；而秦皮苦涩而寒，既清热又收湿，有收涩而不敛邪之优，治湿热泻痢、里急后重常用。此外，马齿苋又能清热消肿，凉血止血，故善治热毒疮疡、崩漏下血、便血痔血；秦皮又能燥湿止带，清肝明目，善治赤白带下、目生翳障。

【方剂举隅】

1. 马齿粥(《证类本草》引《食疗本草》)

药物组成：马齿苋、粳米。

功能与主治：清热解毒止痢。适用于痢疾腹痛。

2. 马齿苋煎(《圣惠方》)

药物组成：马齿苋。

功能与主治：清热解毒，凉血止血。适用于痔疮，疮肿下血。

【成药例证】

1. 痢炎宁片(《中华人民共和国卫生部药品标准·中药成方制剂》)

药物组成：马齿苋、铁苋菜、苦参、陈皮、肉桂、白头翁、山楂。

功能与主治：清热解毒，燥湿止痛。用于细菌性痢疾，肠炎。

2. 清热治痢丸(《中华人民共和国卫生部药品标准·中药成方制剂》)

药物组成：马齿苋、三颗针。

功能与主治：清热止痢。用于湿热痢(菌痢)，热泻。

3. 湿疹散(《中华人民共和国卫生部药品标准·中药成方制剂》)

药物组成：蛇床子、马齿苋、侧柏叶、芙蓉叶、炉甘石(制)、陈小麦粉(炒黄)、珍珠母(煅)、大黄、甘草、黄柏、枯矾、冰片、苦参。

功能与主治：清热解毒，祛风止痒，收湿敛疮。用于急、慢性湿疹，脓疱疮等，对下肢溃疡等皮肤病亦具有一定疗效。

4. 皮肤康洗液（《临床用药须知中药成方制剂卷》2020年版）

药物组成：金银花、蒲公英、马齿苋、土茯苓、蛇床子、白鲜皮、赤芍、地榆、大黄、甘草。

功能与主治：清热解毒，除湿止痒。用于湿热蕴阻肌肤所致的湿疮、阴痒，症见皮肤红斑、丘疹、水疱、糜烂、瘙痒，或白带量多、阴部瘙痒；急性湿疹、阴道炎见上述证候者。

5. 肾炎灵胶囊（《临床用药须知中药成方制剂卷》2020年版）

药物组成：猪苓、茯苓、车前子（盐炒）、赤芍、栀子、大蓟、小蓟、地榆、马齿苋、茜草、当归、川芎、旱莲草、女贞子、狗脊（烫）、地黄、山药。

功能与主治：清热利尿，凉血止血，滋阴补肾。用于下焦湿热，热迫血行，肾阴不足所致的浮肿、腰痛、尿频、尿血；慢性肾炎见上述证候者。

【用法与用量】 9～15g；鲜品30～60g。外用适量，捣敷患处。

【注意】 脾胃虚寒，肠滑作泄者慎服。

【本草摘要】

1.《新修本草》 “主诸肿瘘疣目，捣揩之；饮汁主反胃，诸淋，金疮血流，破血癖癥瘕，小儿尤良。”

2.《本草纲目》 “散血消肿，利肠滑胎，解毒通淋，治产后虚汗。”

3.《本草经疏》 “马齿苋，辛寒能凉血散热，故主癥结，痈疮疔毒，白秃，及三十六种风结疮，……辛寒滑利，故寒热去，大小便利也。”

【化学成分】 主要含有机酸类成分：草酸，苹果酸，柠檬酸；三萜类成分：β-香树脂醇，羽扇豆醇；糖苷类成分：甜菜苷，异甜菜苷；还含多巴、多巴胺，聚ω-3不饱和脂肪酸、黄酮类、氨基酸、单糖及多糖等。

【药理毒理】 本品具有抗病原微生物、抗炎、降血糖、降血脂等作用。

1. 抗病原微生物作用 本品体外对志贺痢疾杆菌、大肠埃希菌有较强的抑菌效果，MIC_{50}和MIC_{90}分别为3.90、7.81g/L和7.81、31.25g/L，对金黄色葡萄球菌和肠球菌的抑菌效果较弱，MIC_{50}和MIC_{90}均为31.25g/L和62.50g/L。马齿苋水煎液对克雷伯杆菌、枸橼酸杆菌也有较明显的抑制效果[1]。马齿苋黄酮对大肠埃希菌、枯草芽孢杆菌、金黄色葡萄球菌的MIC分别为0.0625%、0.0625%和0.03125%，且在热处理（最高121℃，15分钟）后仍能保持抑菌效果。马齿苋水浸液（1:6）体外对奥杜盎氏小芽孢癣菌、腹股沟表皮癣菌等皮肤真菌均有不同程度的抑制作用，对一些霉菌也有抑制作用。近有研究表明，马齿苋50%乙醇提取部位能抗单纯疱疹病-2（HSV-2）病毒活性，IC_{50}值为120μg/ml，SI值为15[2]；而马齿苋水煎液则能抗单纯疱疹病毒Ⅰ型（HSV-Ⅰ），其IC_{50}为0.98μg/ml；MIC为1.95μg/ml，治疗指数为128[3]。

2. 抗炎、镇痛作用 马齿苋水煎液5、10、20g/kg对二甲苯所致小鼠耳廓肿胀有明显的抑制作用[4]，马齿苋水提取物、马齿苋醇提物、马齿苋乙酸乙酯提取物、马齿苋正丁醇提取物等为抗炎作用部位，上述部位也是镇痛作用的有效部位之一[5-8]。马齿苋抗炎机制可能与影响TNF-α、ICAM-1的表达有关[9]。此外，马齿苋5、10g/kg组能够改善溃疡性结肠炎大鼠的大便性状，显著改善大鼠结肠组织的病理损害，降低大体形态损伤评分，降低髓过氧化物酶（MPO）含量[10]。马齿苋水煎剂对溃疡性结肠炎小鼠结肠黏膜病理形态可抑制炎症反应和促进组织修复等[11]。马齿苋多糖也具有明显改善大鼠溃疡性结肠炎的作用，其可能通过抑制CINC-1及其受体CXCR2的表达，从而影响中性粒细胞向炎症区域的趋化，达到缓解2,4,6-三硝基苯磺酸诱导大鼠溃疡性结肠炎的效应[12]。另有报告，采用蜂针连续刺激太冲穴造成大小鼠蜂毒过敏模型，于针刺后30分钟～1小时大鼠肛温达到最高值时，马齿苋水煎液10g生药/kg灌胃给药30分钟后可使大鼠肛温降低。马齿苋水煎液20g生药/kg灌胃能抑制蜂毒致小鼠的足肿胀。

3. 降血糖作用 马齿苋水煎剂可显著降低正常小鼠的血糖值，显著降低四氧嘧啶致糖尿病小鼠血糖值，10、20g/kg还可对抗肾上腺素的升血糖作用。马齿苋水煎液和水煎醇沉液对链佐霉素造成的糖尿病大鼠也有一定的降血糖作用[13]，马齿苋总提取液、粗多糖和总生物碱对α-葡萄糖苷酶具有明显抑制作用[14]，总黄酮部位的芹菜素-4'-*O*-α-L-鼠李糖苷具有较强的抗糖尿病活性[15]。马齿苋多糖也可明显改善血糖水平，提高对葡萄糖的耐受性，增加胰岛素水平和胰岛素敏感指数，且可以降低模型小鼠血脂的含量，同时还能增加小鼠胰腺中SOD、CAT的活性及降低MDA的含量[16]。马齿苋的乙酸乙酯部位对人醛糖还原酶有明显的抑制作用[17]，马齿苋水煎剂可降低糖尿病胃轻瘫大鼠血糖和血浆胃泌素水平，促进胃肠运动[18]。

4. 抗肿瘤作用 马齿苋生物碱对离体培养的A-549肺癌细胞、人宫颈癌细胞系HeLa细胞和人喉表皮样癌细胞系Hep-2细胞的增殖均具有明显抑制作用。马齿苋生物碱对体外培养人肺腺癌细胞株（A-549 cell）有增殖抑制作用，并随药物浓度增加和作用时间的增长其效应增强[19]。马齿苋多糖对 HeLa 细胞有较强的抑制作用，马齿苋脂肪酸对 Hep-2 细胞有一定的抑制作用，马齿苋黄酮对人恶性胚胎横纹肌瘤细胞系 RD 细胞有很强的抑制作用[20]。马齿苋甜菜红素对小鼠 S_{180} 肉瘤有抑制作用[21]。马齿苋多糖可提高荷瘤小鼠免疫器官重量，增强荷瘤小鼠细胞免疫功能，降低荷瘤小鼠脾细胞分泌的 IL-4 和 IL-10 水平，促进 IL-2 和 IFN-γ的分泌，抑制肿瘤组织中 IDO 的表达[22]，马齿苋多糖 50、100mg/kg 腹腔注射连续 10 天对 S_{180} 荷瘤小鼠的抑瘤率分别为 51.45%、64.96%。另外，马齿苋预防溃疡性结肠炎癌变可能有一定的作用[23, 24]。

5. 降血脂作用 马齿苋对高脂血症大鼠有明显的降低血脂作用。马齿苋干粉 8g/天连续 11 周口服，可使胆固醇致实验性高脂血症家兔血清总胆固醇、甘油三酯、丙二醛明显降低，HDL-C 升高，这可能与马齿苋中富含的ω-3 脂肪酸有关。马齿苋对高脂血症大鼠能明显降低 TC、TG、LDL、AI，而升高 HDL，并明显升高 SOD 活力，降低 MDA 含量[25]。临床研究表明，马齿苋配方颗粒加常规饮食运动治疗组患者的血清总胆固醇、甘油三酯、低密度脂蛋白胆固醇水平明显降低，血清高密度脂蛋白胆固醇水平明显升高[26]。长期高脂膳食能引起肝脏不同程度的脂肪变性，马齿苋有一定的治疗效果，其具有调节血脂和增强肝脏抗氧化，降低肝细胞受损的作用[27, 28]。马齿苋脂肪油对肝脏卵磷脂胆固醇酯酰转移酶(LCAT)、载脂蛋白 AI(apoAI)和高密度脂蛋白受体(SR-BI)基因表达有明显的干预作用，能使肝脏 LCAT mRNA 和 apoAI mRNA 的表达量明显增高，血清 apoAI 和 HDL-C 水平明显上调，表明促进 RCT 过程是马齿苋改善高脂血症、抗动脉粥样硬化的重要分子机制[29]。此外，马齿苋总黄酮对缺血再灌心肌细胞有保护作用，此可能与增强抗氧化能力、减轻钙超载有关[30]。马齿苋总黄酮对过氧化氢诱导人血管内皮细胞氧化损伤也有明显的保护作用，其机制可能与抗氧化、维持线粒体膜电位及可能抑制缺氧致血管平滑肌细胞钙超载，调节缺氧条件下血管平滑肌细胞蛋白激酶 c 的活性有关[31-33]。

6. 抗组胺作用 临床上使用马齿苋提取液治疗急慢性湿疹收到显著疗效，本品对组胺致痒有显著的抑制作用，能显著提高大鼠组胺所致足部致痒阈阈值[34]，马齿苋醇提物能抑制常见致敏原对皮肤的刺激作用，减弱皮肤炎症反应，增强皮肤的屏障功能[35]。马齿苋提取物可显著上调湿疹动物皮肤屏障系统中 caspase-14 和 filaggrin 基因的表达，保持角质层含水量，参与皮肤水合作用，维护皮肤屏障[36]。

7. 抗氧化作用 马齿苋不同提取部位在体外有明显的抗氧化活性[37-44]。总黄酮是马齿苋抗氧化活性的主要成分[37, 40]，而马齿苋中酚类物质[42]、马齿苋甜菜红素[41]也具有较强的抗氧化活性。马齿苋乙醇提取物、正丁醇提取物对 D-半乳糖致衰老小鼠能促进其学习记忆能力[45-48]，可提高衰老小鼠的抗疲劳能力[49]。

8. 其他作用 马齿苋水提取物对离体气管平滑肌有明显的舒张作用，其作用机制与兴奋β受体有关[50]，对豚鼠喘息有显著的平喘作用[51]。马齿苋多糖可修复小鼠大脑神经细胞代谢损伤，对神经细胞微管骨架有保护作用[52, 53]。马齿苋对运动前肌糖原储备具有显著促进作用，并能显著提高运动耐力[54]，可显著抑制骨骼肌组织乳酸的产生，有助于延缓力竭运动的时间[55-57]。此外马齿苋醇提物可在一定程度降低电离辐射引起的骨髓抑制[58]。马齿苋对醋酸铅造成的高血铅动物有降低血铅、脑铅含量的作用[59]。

【参考文献】 ［1］侯俊然，范迎. 马齿苋体外抗感染性腹泻菌群的作用研究. 临床医学，2010(28)：29.

［2］苏会霞，刘翠玲，周莹君，等. 马齿苋提取物体外抗Ⅱ型单纯疱疹病毒的活性评价. 中国中医药现代远程教育，2010，8(22)：155-156.

［3］王毅兵. 马齿苋水煎液抗单纯疱疹病毒的实验研究. 临床合理用药，2011，4(4B)：52-53.

［4］王国玉，王璐，王玮，等. 马齿苋水提取物抗炎作用研究. 河北医学，2014，20(11)：1866-1868.

［5］庞勤，何黎. 不同提取方法及浓度马齿苋抗炎作用的研究. 皮肤病与性病，2012，34(6)：318-320，322.

［6］秦孝智，王丹，张红英，等. 马齿苋不同提取物的抗炎镇痛耐缺氧作用. 中国医院药学杂志，2010，30(22)：1909-1911.

［7］金英子，张红英，焦珊. 马齿苋抗炎镇痛耐缺氧作用的研究. 中国医院药学杂志，2009，29(7)：538-541.

［8］苏锴，房明. 马齿苋乙酸乙酯提取物对小鼠镇痛免疫功能和急性脑缺血作用的研究. 吉林医学，2014，35(10)：2021-2022.

［9］庞勤，邹菥，何黎. 云南马齿苋提取物的抗炎机制研究. 中华皮肤科杂志，2013，46(1)：58-60.

［10］黄芸，董蕾. 马齿苋对大鼠溃疡性结肠炎的治疗作用. 中国中药杂志，2011，36(19)：2727-2730.

［11］刘力，张欢. 马齿苋对溃疡性结肠炎小鼠结肠黏膜病理形态的影响. 陕西中医，2010，31(11)：1549-1551.

［12］张涛，施斌，陈建永，等. 马齿苋多糖对大鼠溃疡性结肠炎 CINC-1 及其受体 CXCR2 表达的影响. 中成药，2009，31(12)：1929-1932.

［13］高红梅，陈新，王月珍. 马齿苋降血糖有效部位研究. 长

春中医药大学学报，2012，28(3)：536-537.

［14］白冰，李玉萍，叶军，等．马齿苋活性成分中α-葡萄糖苷酶抑制剂的筛选．安徽农业科学，2009，37(2)：657-658，660.

［15］金妍，徐华影，陈琛．马齿苋抗糖尿病活性成分的研究．中成药，2015，37(1)：124-128.

［16］梁彦，张传军，吕艳荣．马齿苋多糖对高脂饮食联合链脲佐菌素诱导的糖尿病小鼠的作用及机制．食品科学，2014，35(3)：217-220.

［17］王新玲，杨建，热娜・卡斯木，等．马齿苋不同提取部位对醛糖还原酶的抑制作用．新疆中医药，2011，29(2)：35-37.

［18］张建安，刘力，张瑞娜，等．马齿苋对糖尿病胃轻瘫模型大鼠果糖胺胃泌素水平的影响．新中医，2011，43(10)：123-125.

［19］曾宪伟，操家璇，李玉萍，等．马齿苋生物碱对 A-549 细胞的抑制作用．江西食品工业，2009(1)：24-28.

［20］李玉萍，曾宪伟，叶军，等．马齿苋活性成分体内外抗癌作用的初步筛选．时珍国医国药，2009，20(11)：2726-2728.

［21］杨桂芹，王长泉．马齿苋甜菜红素抗肿瘤实验研究．时珍国医国药，2010，21(2)：388-390.

［22］赵蕊，高旭，邵兴月．马齿苋多糖对荷宫颈癌小鼠免疫刺激活性的研究．中国免疫学杂志，2014，30(10)：1344-1348，1368.

［23］王倩，范文涛．马齿苋对炎症性肠病癌变的影响．中医学报，2014，29(2)：180-181.

［24］王倩，范文涛．马齿苋防治溃疡性结肠炎癌变研究进展．山东中医药大学学报，2013，37(5)：456-457.

［25］张冲，刘峰，伊乐，等．马齿苋对高脂血症大鼠的药效学研究．内蒙古医学院学报，2011，33(2)：150-151.

［26］毛平安，叶一萍．马齿苋配方颗粒治疗高脂血症的临床疗效观察．中华中医药学刊，2014，32(7)：1669-1671.

［27］黄晓旭，张亚伟，张荣超，等．马齿苋对高脂血症大鼠肝脏保护作用的研究．吉林医药学院学报，2011，32(1)：19-22.

［28］黄晓旭，张荣超，张亚伟，等．马齿苋对高脂膳食大鼠脂代谢的影响和肝脏保护作用的研究．时珍国医国药，2012，23(5)：1166-1167.

［29］赵仁宏，赵心童，贺圣文，等．马齿苋脂肪油对动脉粥样硬化大鼠胆固醇逆向转运相关基因表达的影响．中国慢性病预防与控制，2013，21(1)：12-14.

［30］卢新华，黄煌，谭斌，等．马齿苋总黄酮对缺血再灌注心肌细胞损伤的保护作用．湘南学院学报(医学版)，2012，14(4)：1-4.

［31］卢新华，黄煌，谭斌，等．马齿苋总黄酮对 H9c2 心肌细胞缺氧复氧损伤的保护作用．中国新药与临床杂志，2013，32(5)：371-374.

［32］卢新华，龚咏晴，曾中山，等．马齿苋总黄酮对氧化应激损伤血管内皮细胞的影响．湘南学院学报(医学版)，2013，15(4)：13-16.

［33］卢新华，王桂霞，何军山．马齿苋总黄酮对缺血缺氧刺激下血管平滑肌细胞蛋白激酶 C 活性的影响．中国临床药理学杂志，2013，29(9)：685-688.

［34］胡一梅，钟振东．马齿苋提取液抗磷酸组胺致大鼠足痒阈实验研究．中国民族民间医药，2013，22(6)：34-35.

［35］王领，李富恒，程华，等．马齿苋提取物制备工艺安全性及抗敏功效的研究．天然产物研究与开发，2014，26：583-587.

［36］胡一梅，艾儒棣，钟振东，等．马齿苋提取物对接触性皮炎大鼠皮肤丝聚蛋白和半胱氨酸天冬氨酸特异性蛋白酶蛋白表达的影响．临床皮肤科杂志，2014，43(2)：80-82.

［37］詹雁，王立珍，徐超群，等．马齿苋不同提取部位抗氧化活性的比较．中药药理与临床，2012，28(5)：126-128.

［38］杨柳，陈承杰，辛海量，等．马齿苋提取物体外清除自由基活性的研究．药学服务与研究，2011，11(3)：186-188.

［39］姚秋萍，王鹏．马齿苋不同溶剂提取物清除自由基作用的研究．食品工业，2014，35(6)：76-78.

［40］苏锐，张红．马齿苋黄酮抗氧化活性研究．安徽农业科学，2010，38(8)：4068-4070.

［41］杨桂芹，王长泉．马齿苋甜菜红素对衰老小鼠抗氧化系统的影响．中药药理与临床，2009，25(4)：29-32.

［42］李大峰，贾冬英，杜雪，等．马齿苋酚类提取物的抗氧化作用研究．中国油脂，2010，35(12)：41-43.

［43］翟硕莉．马齿苋抗氧化活性研究进展．科技信息，2013，(24)：496.

［44］陈凌，贺伟强，张建群，等．马齿苋不同溶剂浸提物对油脂的抗氧化性研究．安徽农业大学学报，2013，40(6)：932-936.

［45］金英子，李迎军，张红英．马齿苋乙醇及其正乙醇提取物对 D-半乳糖致衰老小鼠的学习记忆作用．食品科学，2011，32(15)：265-268.

［46］张良和，张红英，孙晓宇．马齿苋乙醇提取物对 D-半乳糖致衰老小鼠学习记忆能力的影响．中国实验方剂学杂志，2011，17(14)：229-232.

［47］张洪江，张红英，王玉．马齿苋正丁醇提取物对 D-半乳糖致衰老小鼠学习记忆作用的研究．食品科学，2011，32(3)：204-207.

［48］金英子，张红英，孙晓宇．马齿苋不同提取物对 D-半乳糖致衰老小鼠空间学习能力的影响．中国实验方剂学杂志，2011，17(12)：178-181.

［49］朴日龙，吴红梅，张红英．马齿苋不同提取物对 D-半乳糖致衰老小鼠的抗疲劳作用．中国实验方剂学杂志，2013，19(14)：240-243.

［50］王国玉，王浩宇，王英南．马齿苋水提取物松弛气管平滑肌作用与β 受体的关系．安徽医药，2014，18(10)：1847-1849.

[51] 王国玉，李伟，赵翠，等. 马齿苋水提取物的平喘作用研究. 世界中医药，2014，9(10)：1338-1340.

[52] 康洁. 马齿苋多糖对小鼠大脑神经细胞代谢损伤修复机制的研究. 湖北农业科学，2011，50(2)：253-357.

[53] 康洁. 马齿苋多糖对Tau蛋白磷酸化影响的研究. 中国农学通报，2010，26(14)：113-116.

[54] 安玉香，赵婧姝. 马齿苋提取物对小鼠运动前肌糖原的超量贮备作用. 中国民族民间医药，11-13.

[55] 刘金海，安玉香，马玲. 马齿苋提取物对力竭小鼠骨骼肌乳酸性无氧代谢的干预作用. 沈阳体育学院学报，2010，29(6)：94-96.

[56] 刘中革，安玉香，姜楠. 马齿苋提取物对力竭小鼠骨骼肌乳酸代谢干预特征研究. 广州体育学院学报，2010，30(2)：80-84.

[57] 安玉香，赵亚风. 马齿苋对力竭小鼠血乳酸的动态干预作用及其量效关系. 沈阳师范大学学报(自然科学版)，2010，28(3)：433-437.

[58] 吴瑕，杨薇，余悦，等. 马齿苋醇提物对辐照所致小鼠血液系统损伤的影响. 四川中医，2014，32(7)：69-71.

[59] 张建英，梁玲，苑晓微，等. 马齿苋对高血铅大鼠模型的影响. 陕西中医，2014，35(12)：1687-1688.

鸦胆子

Yadanzi

本品为苦木科植物鸦胆子 *Brucea javanica* (L.) Merr. 的干燥成熟果实。主产于广东、广西。秋季果实成熟时采收，除去杂质，晒干。以粒大、饱满、种仁色白、油性足者为佳。

【性味与归经】 苦，寒；有小毒。归大肠、肝经。

【功能与主治】 清热解毒，截疟，止痢；外用腐蚀赘疣。用于痢疾，疟疾；外治赘疣，鸡眼。

【效用分析】 鸦胆子性味苦寒、有小毒，入大肠经，能清热解毒，尤善清大肠蕴热，燥湿杀虫、凉血止痢，故可用治热毒血痢，便下脓血，里急后重等。

鸦胆子苦寒入肝经，能清肝胆湿热，有杀虫截疟之功，故每用于各种类型的疟疾，尤以间日疟及三日疟疗效最佳。

本品外用有腐蚀赘疣作用。可用于赘疣，鸡眼等。

【配伍应用】 **鸦胆子配木香** 鸦胆子苦寒降泄，入大肠、肝经，走血分，能清热解毒，尤善清大肠蕴热，燥湿杀虫、凉血止痢，《医学衷中参西录》谓其“凉血解毒，善治热性赤痢，二便因热下血”；木香味苦泄辛行温通，入胃、大肠、胆经，走气分，善行气导滞，除脘腹胀痛、泻痢后重。两药相配，气血并治，清热解毒、凉血止痢、行气止痛效佳。适用于泻痢里急后重。

【鉴别应用】 **鸦胆子与白头翁** 两药均苦寒归大肠经，均善清热解毒、凉血止痢，同治热毒血痢、阿米巴痢疾、疟疾。然鸦胆子苦寒有小毒，兼归肝经，长于燥湿杀虫、止痢、截疟，治痢疾、截疟效佳，为治热毒血痢、冷积久痢及各型疟疾之要药；且外用有腐蚀赘疣作用。可用于赘疣，鸡眼等。而白头翁苦寒降泄，尤善清肠胃湿热及血分热毒，为治热毒血痢之良药。

【用法与用量】 0.5～2g，用龙眼肉包裹或装入胶囊吞服。外用适量。

【注意】

1. 本品有小毒，对胃肠道及肝肾均有损害，胃肠出血及肝肾疾病患者，应慎用。

2. 内服需严格控制剂量，不宜多用久服。外用注意用胶布保护好周围正常皮肤，以防止对正常皮肤的刺激。

【本草摘要】

1.《岭南采药录》 “治冷痢，久泻。又能杀虫。”

2.《本草纲目拾遗》 “治痢、治痔。”

3.《医学衷中参西录》 “味极苦，性凉，为凉血解毒之要药，善治热性赤痢，二便因热下血，最能清血分之热及肠中之热。”

【化学成分】 主要含四环三萜苦木内酯类成分：鸦胆子苷A～P，鸦胆子素，鸦胆子酮酸等；脂肪酸类成分：油酸，亚油酸，棕榈酸等；还含蒽醌类及黄酮类等。

中国药典规定本品含油酸($C_{18}H_{34}O_2$)不得少于8.0%。

【药理毒理】 本品具有抗病原微生物、抗肿瘤、抗消化道溃疡等作用。

1. 抗病原微生物作用 鸦胆子可杀灭人芽囊原虫、阿米巴囊胞，抑制幽门螺杆菌生长；其醇提物和水提物均可破坏人乳头瘤病毒(HPV)DNA；某些脂溶性成分对金黄色葡萄球菌、大肠埃希菌、铜绿假单胞菌、白色念珠菌、溶血性链球菌、淋球菌、阴道滴虫等都具有较强的抑杀作用。鸦胆子中提取的鸦胆子素(bruceantin)等成分对多种耐氯喹恶性疟株有强烈抑杀作用，其 IC_{50} 约为0.0076μg/ml；burcin 是一种强效的抗菌肽，对化脓性链球菌的抑制作用为青霉素G的16倍[1]。体内研究表明，灌胃给予鸦胆子油乳(以下简称鸦油乳)可防治大鼠卡氏肺孢子虫肺炎，减少肺组织虫体包囊数，其作用机制与影响机体免疫功能有关[2]；鸦胆子苦素B等苦木素类成分对疟疾感染小鼠有治疗作用。

2. 抗肿瘤作用 鸦胆子抗肿瘤作用明确，其有效成分为苦木苦素类与鸦胆子油类，前者一直作为抗肿瘤化学单体及前体进行研究，后者则常制备为10%鸦胆子油乳注射液用于临床，其有效成分为油酸。

（1）抗泌尿生殖系统肿瘤 鸦油乳对体外培养的多种泌尿生殖系肿瘤细胞有抑制作用，作用72小时抑制人卵巢癌细胞系$CAOV_3$增殖的IC_{50}约0.25～0.5mg/ml，并与表阿霉素等4种抗肿瘤药物有协同作用，推测与增加癌细胞通透性或药物与癌细胞接触有关；对体外培养的人肾颗粒细胞癌细胞系GRC-1、裸鼠移植性人肾透明细胞癌细胞系RLC-310、人膀胱癌细胞系BIU-87有明显抑制作用，可直接破坏细胞的多种膜性系统，阻止细胞由G_0/G_1期向S期进展，抑制DNA合成；亦可抑制宫颈癌HeLa细胞增殖，且呈时间依赖，其机制可能与诱导细胞凋亡和阻滞细胞于S期有关；诱导膀胱癌细胞系BIU-87、J82坏死或凋亡，其对caspase-3的活化与诱导细胞凋亡有关。体内研究亦显示鸦油乳具有较强的抗肿瘤作用，直接注射于膀胱可对抗化学诱癌剂BBN所致小鼠实验性膀胱癌，使膀胱组织细胞及其超微结构趋于正常；对*N*-甲基亚硝基脲（MNU）诱导的大鼠膀胱肿瘤亦有类似作用；0.1mg/kg髂内动脉注入可抑制正常犬膀胱上皮细胞的生长，使其脱落、坏死，亦提示对膀胱肿瘤有治疗作用；静脉注射给予前列腺癌患者，可破坏前列腺癌细胞及其细胞器、细胞核的膜系统，使其变性坏死，并可使血清前列腺特异性抗原（PSA）明显降低。采用高通量微阵列方法检测897种常用抗肿瘤天然产物的提取物，也发现鸦胆子提取物对人乳腺癌MDA-MB-231细胞具有明确的细胞毒作用[3]。

（2）抗消化系统肿瘤 鸦油乳可抑制人胃腺癌细胞系SGC-7901增殖，细胞周期被阻滞于S期，但并不引起细胞凋亡；且可增加人胃腺癌长春新碱耐药细胞系MKN28/VCR对多种抗肿瘤药物的敏感性，减少细胞多药耐药相关蛋白（MRP）表达；抑制人胃癌细胞系BGC-823、人肝癌细胞系SMMC-7721有显著的增殖作用，呈时间和浓度依赖，借调控p53基因的表达而诱导凋亡、阻滞细胞周期于G_0/G_1期是其重要机制，但对细胞内cAMP含量无明显影响；对原代培养的人源性大肠癌细胞也有抑制作用。一些从鸦胆子中分离的单体成分也显示良好的抗消化系统肿瘤作用：鸦胆子内酯A及鸦胆子素D等对BGC-823、Huh-7、KE-97等人源性消化系统肿瘤细胞株有明显的细胞毒作用[4]，且鸦胆子素D对HCC肝癌细胞系的抑制作用与其对miRNA-95的调控有关[5]，对人胰腺癌Capan-2的细胞毒作用则与涉及线粒体途径的细胞凋亡有关[6]；鸦胆子苦醇（Brusatol）对PANC-1和SW1990胰腺癌细胞系表现明显细胞毒作用，其IC_{50}分别为0.36μM和0.1μM[7]。体内实验显示，10%鸦油乳腹腔注射可显著抑制H22腹水型肝癌细胞在小鼠体内的生长，且可提高血液中白细胞和血小板含量。

（3）抗血液系统肿瘤 鸦油乳在体外能抑制人单核细胞白血病细胞系U937、人慢性粒细胞白血病细胞系K562、人早幼粒白血病细胞系HL-60、急性T细胞白血病细胞系Jurkat的增殖，诱导其凋亡，活化caspase-3或上调Fas表达参与了凋亡诱导过程。此外，多种鸦胆子苦内酯类成分对P-388、Jurkat等白血病细胞系具有明显的抑制活性[4]。

（4）抗其他系统肿瘤及抗肿瘤相关作用 体外研究显示，鸦胆子油可抑制喉乳头状瘤细胞、胶质瘤细胞增殖[8, 9]；降低人肺癌A549细胞血管内皮生长因子（VEGF）分泌和基因表达，这可能是其抗肿瘤的作用机制之一；对艾氏腹水癌G_0、S、G_2期细胞均有抑制或损伤作用，干扰细胞DNA合成，亦可破坏其细胞器生物膜，大剂量可引起细胞崩解，去除药物后仍有一定作用，且呈一定剂量依赖；能在一定程度上逆转K562/A02、MCF-7/ADM和KB/VCR等细胞的多药耐药性，抑制拓扑异构酶（TOPO）Ⅱ介导的kDNA去连环作用，较高浓度时可部分或完全抑制TOPOⅡ酶活力，但对TOPOⅠ介导的pBR322解旋作用无影响。此外，鸦胆子苦内酯也被发现具有细胞毒作用，对小鼠淋巴肿瘤细胞系TLX-5的ID_{50}为0.031μg/ml。

除对肿瘤细胞的直接抑制及诱导凋亡作用外，鸦油乳尚可抑制小鼠黑色素瘤高转移细胞株B16-BL6与纤粘连蛋白和层粘连蛋白的黏附，抑制B16-BL6细胞侵袭重组基底膜；减少小鼠黑色素瘤自发性转移模型中肺转移灶的数量，提示其具有抑制细胞黏附、侵袭及转移的作用。另有报道鸦胆子提取物可抑制血小板源性生长因子受体（PDGFR）诱导的细胞迁徙，提示这可能是其抑制肿瘤转移的作用机制之一。

体内研究显示，鸦胆子油软胶囊经胃肠道给予可降低小鼠植入性人小细胞肺癌LTEP-SML瘤重，且呈剂量依赖。鸦油乳静脉给予后具有一定的靶向性，趋向于具有网状内皮组织的器官，并可增强其吞噬功能；油滴与癌细胞黏附后，可经由细胞膜进入，最终作用于核DNA而抑杀细胞；并可拮抗硝普钠引起的家兔颅内高压，灌胃给予亦有一定作用，这与其可使肺癌脑转移引起的颅内压升高症状缓解的临床观察结果相一致。有研究将鸦胆子油作为动脉栓塞剂，发现被栓塞侧肾脏重量、体积均有缩小，肾内动脉广泛血栓形成，推测鸦胆子油可激活凝血系统而起到血管栓塞作用，提示其可能通过该效应使肿瘤组织缺血坏死。此外，有报道鸦胆子的抗肿瘤作用与其抗血管作用有关。

3. 其他作用　鸦胆子尚具有抗实验性胃溃疡及慢性胃炎、前列腺增生、排异反应、豚鼠银屑病样病变、子宫内膜异位、成纤维细胞及大鼠子宫内膜增生[10]、内膜异位[11]等作用，也可抑制血小板聚集[12]。鸦胆子的部分治疗作用与其抗炎作用有关[13-15]，后者则可能通过抑制PGE_2、TNF-α、IL-1β、IL-6和IL-10等炎性因子而发挥作用[16]。

4. 毒理研究　鸦胆子主要毒性成分可能为其水溶性苦味成分，如鸦胆子苷、双氢鸦胆子苷等，其全组分、水提组分和醇提组分小鼠口服LD_{50}分别为3.1、4.0、3.3g/kg，主要急性毒性表现为腹泻、尾部发绀[17, 18]。鸦胆子水提物按0.2～0.6g/kg灌胃给予大鼠27天，可出现腹泻、毛色不华等毒性症状体征，血清ALT、AST、Cr、BUN含量明显升高，病检可见肾小球萎缩、肾小管变性，且呈剂量和时间依赖。其毒性损伤定位主要在肝、肾，其中肝毒性损伤可逆，而肾毒性损伤部分可逆[19]。鸦胆子油乳注射液对家兔静脉有轻微刺激性[20]，按1～10ml/kg静脉注射给予大鼠26周，10ml/kg组出现7.5%的死亡率，并见网织红细胞百分率升高及红细胞含量下降等红细胞系损伤及肾损伤，且停药6周后肾损伤无法恢复[21]。

【参考文献】［1］Sornwatana T，Roytrakul S，Wetprasit N，et al. Brucin，an antibacterial peptide derived from fruit protein of Fructus Bruceae，*Brucea javanica* Merr. Lett Appl Microbiol，2013，57(2)：129-136.

［2］程富胜，胡振英，辛蕊华，等. 鸦胆子提取物对小鼠脾淋巴细胞内NO-cGMP转导系统的影响. 中国兽医杂志，2010，46(11)：44-45.

［3］Mazzio E，Badisa R，Mack N，et al. High Throughput screening of natural products for anti-mitotic effects in MDA-MB-231 human breast carcinoma cells. Phytother Res，2014，28(6)：856-867.

［4］王立军，黄娴，祝静静，等. 鸦胆子化学成分及肿瘤细胞毒活性研究. 天然产物研究与开发，2013，25(6)：772-777.

［5］Xiao Z，Ching Chow S，Han Li C，et al. Role of microRNA-95 in the anticancer activity of Brucein D in hepatocellular carcinoma. Eur J Pharmacol，2014，728：141-150.

［6］Liu L，Lin Z. X，Leung P. S，et al. Involvement of the mitochondrial pathway in bruceine D-induced apoptosis in Capan-2 human pancreatic adenocarcinoma cells. Int J Mol Med，2012，30(1)：93-99.

［7］Zhao M，Lau S. T，Leung P. S，et al. Seven quassinoids from Fructus Bruceae with cytotoxic effects on pancreatic adenoca-rcinoma cell lines. Phytother Res，2011，25(12)：1796-1800.

［8］尹绍成，石文建，赵喜庆，等. 鸦胆子油乳注射液联合普通放疗对C6胶质瘤细胞作用的实验研究. 西部医学，2012，24(10)：1867-1870.

［9］杨利辉，石文建，赵喜庆，等. 鸦胆子油乳注射液对SKMG-4胶质瘤细胞的作用研究. 湖南中医药大学学报，2011，31(4)：22-24.

［10］杜心洁，贺丰杰. 鸦胆子油对大鼠增生型子宫内膜VEGF、bFGF表达的实验研究. 滨州医学院学报，2013，36(1)：21-23.

［11］孙忻，胡志英，赵剑虹，等. 鸦胆子油乳对子宫内膜异位症大鼠ER-α的影响. 中国中医药科技，2012，19(2)：136-137.

［12］费鲜明，潘建平，吴建国，等. 鸦胆子油对血小板聚集的抑制作用及其机制的体外研究. 中华检验医学杂志，2010，33(1)：68-72.

［13］郑世存，栾永福，罗栋，等. 鸦胆子不同组分发挥抗炎作用的安全范围研究. 中国药物警戒，2012，9(7)：387-391.

［14］杨倩，郑丽娜，谢元璋，等. 鸦胆子不同组分抗炎药效伴随毒副作用机制研究. 中国药物警戒，2011，8(6)：333-335.

［15］杨倩，吕莉莉，张丽美，等. 鸦胆子不同组分抗炎与伴随毒副作用研究. 中国药物警戒，2011，8(6)：336-338.

［16］Yang J，Li S，Xie C，et al. Anti-inflammatory activity of ethyl acetate fraction of the seeds of *Brucea javanica*. J Ethnophar-macol，2013，147(2)：442-446.

［17］朱兰兰，孙蓉. 提取方式对鸦胆子"质量-毒性"综合评价模式的影响. 中国药物警戒，2012，9(5)：269-271.

［18］孙蓉，杨倩，张作平，等. 鸦胆子不同组分对小鼠急性毒性的比较研究. 中国药物警戒，2010，7(2)：73-77.

［19］杨倩，龚彦胜，孙虎，等. 鸦胆子水提组分大鼠长期毒性实验研究. 中国药物警戒，2011，8(6)：339-342.

［20］樊华，康强，余洋，等. 鸦胆子油乳注射液安全性试验. 中国药师，2014，17(4)：675-677.

［21］隋莲翠，戴学栋. 鸦胆子油乳注射液静脉给药长期毒性实验研究. 海南医学，2013，24(9)：1261-1263.

地锦草

Dijincao

本品为大戟科植物地锦 *Euphorbia humifusa* Willd.或斑地锦 *Euphorbia maculata* L.的干燥全草。全国大部分地区均产。夏、秋二季采收，除去杂质，晒干。切段。以叶色绿、茎色紫红者为佳。

【性味与归经】　辛，平。归肝、大肠经。

【功能与主治】　清热解毒，凉血止血，利湿退黄。用于痢疾，泄泻，咯血，尿血，便血，崩漏，疮疖痈肿，湿热黄疸。

【效用分析】　地锦草有清热解毒，凉血止痢之功效，常用于湿热、热毒所致的泻痢不止、大便脓血。正如《本草汇言》所云："地锦，凉血散血，解毒止痢之药也。"

地锦草既能凉血止血，又能活血散瘀，具有止血而不留瘀的特点，《本草汇言》曰："凡血病而因热所使者，用之合宜。"故本品多用于血热所致之咯血、衄血、便血、尿血、痔血、崩漏以及外伤出血。

地锦草尤善清热解毒而凉血消肿，多用于毒热瘀滞所致之疮疖痈毒，红肿热痛。

地锦草尚能清热，利湿，退黄，单用煎服即可用治湿热黄疸，小便不利。

【配伍应用】

1. 地锦草配马齿苋　二者皆能清热解毒，凉血止痢。地锦草长于清热解毒，马齿苋长于凉血止痢。二药配伍，增强清热解毒，凉血止痢之效，适用于热毒泻痢，大便脓血。

2. 地锦草配茵陈　地锦草有清热利湿之功，茵陈尤为清热利湿、利胆退黄要药。二药配伍，增强清热解毒，利湿退黄之效，适用于湿热黄疸，小便不利。

3. 地锦草配三七　地锦草清热凉血止血，三七尤善化瘀止血。二药配伍，增强止血作用，且无留瘀之弊，适用于血热之咯血、衄血、便血、崩漏等多种出血证。

【鉴别应用】　地锦草与白头翁　两者均归大肠经，功善清热解毒，凉血止痢，同治热毒血痢及疮痈肿痛。然地锦草兼能止血，利湿退黄，又可用于血热出血，外伤出血，湿热黄疸。而白头翁更善清肠胃湿热和血分热毒，为治痢之良药，还常用治阴痒带下。

【成药例证】

1. 肠炎宁糖浆(片)(《临床用药须知中药成方制剂卷》2020年版)

药物组成：金毛耳草、地锦草、枫香树叶、樟树根、香薷。

功能与主治：清热利湿，行气。用于大肠湿热所致的泄泻、痢疾，症见大便泄泻，或大便脓血、里急后重、腹痛腹胀；急慢性胃肠炎、腹泻、细菌性痢疾、小儿消化不良见上述证候者。

2. 小儿泻速停颗粒(《临床用药须知中药成方制剂卷》2020年版)

药物组成：地锦草、茯苓、儿茶、乌梅、焦山楂、白芍、甘草。

功能与主治：清热利湿，健脾止泻，缓急止痛。用于小儿湿热壅遏大肠所致的泄泻，症见大便稀薄如水样、腹痛、纳差；小儿秋季腹泻及迁延性、慢性腹泻见上述证候者。

3. 季德胜蛇药片(《临床用药须知中药成方制剂卷》2020年版)

药物组成：七叶一枝花、蟾蜍皮、蜈蚣、地锦草等(国家保密配方)。

功能与主治：清热解毒，消肿止痛。用于毒蛇、毒虫咬伤。

4. 三七止血片(《中华人民共和国卫生部药品标准·中药成方制剂》)

药物组成：地锦草、三七。

功能与主治：行瘀止血，消肿，定痛。用于吐血，衄血，血痢，血崩，产后流血不止，月经过多及外伤出血。

5. 止血片(《中华人民共和国卫生部药品标准·中药成方制剂》)

药物组成：墨旱莲、地锦草、拳参、土大黄、珍珠母(煅)。

功能与主治：清热凉血，止血。用于因血热引起的月经过多，鼻衄，咳血，吐血，咯血。

【用法与用量】　9～20g。外用适量。

【注意】　血虚无瘀及脾胃虚寒者慎用。

【本草摘要】

1.《嘉祐本草》　"主通流血脉，亦可用治气。"

2.《本草纲目》　"主痈肿恶疮，金刃外损出血，血痢，下血，崩中，能散血止血，利小便。"

3.《本草汇言》　"地锦，凉血散血，解毒止痢之药也。善通流血脉，专消解毒疮。凡血病而因热所使者，用之合宜。"

【化学成分】　主要含黄酮类成分：山柰酚，槲皮素，芹菜素，木犀草素，木犀草苷，异多花独尾草烯醇，斑叶地锦素A，紫云英苷；香豆素类成分：东莨菪素，伞形花内酯，阿牙潘泽兰内酯；萜类成分：β-香树脂醇乙酸酯，乙酸蒲公英赛醇酯，乙酸羽扇烯醇酯，α-香树脂酮醇；有机酸：棕榈酸，没食子酸，没食子酸甲酯，并没食子酸；鞣质：老鹳草鞣质等。

中国药典规定本品含槲皮素($C_{15}H_{10}O_7$)不得少于0.10%。

【药理毒理】　本品具有抗病原微生物、抗氧化和止血等作用。

1. 抗病原微生物作用　地锦草提取物对60株临床皮肤癣菌的MIC_{80}值表明，其对红色毛癣菌为446μg/ml，对石膏样毛癣菌为539μg/ml。地锦草提取物256μg/ml、地锦草有效部位149μg/ml可使真菌细胞壁细胞膜出现多处破裂，胞内细胞器损伤严重，提示地锦草可使皮肤癣菌形态和超微结构发生明显的改变。地锦草提取物

256μg/ml 可显著降低红色毛癣菌中角鲨烯环氧化酶的活性，地锦草提取物 64μg/ml 可使红色毛癣菌细胞膜中麦角甾醇的含量显著降低，地锦草有效部位 32μg/ml 能使真菌中的羊毛甾醇含量发生蓄积。在 32～128μg/ml 之间有明显的剂量依赖性[1-4]。地锦草总黄酮体外对红色毛癣菌、石膏样毛癣菌、石膏样小孢子菌、絮状表皮癣菌有抑制作用，MIC 为 110～429μg/ml，且呈浓度依赖性。

地锦草黄酮类化合物对 $HepG_{2.2.15}$ 细胞中乙肝 e 抗原（HBeAg）和乙肝表面抗原（HBsAg）分泌均具剂量依赖性的抑制作用。此外，地锦草对金黄色葡萄球菌、白色葡萄球菌、铜绿假单胞菌、大肠埃希菌、伤寒杆菌、乙型链球菌均有抑菌作用。

2. 抗氧化作用 地锦草有明显的抗氧化作用[5]。给小鼠灌胃地锦草水煎液后，小鼠心脏、肾脏和脾脏中 SOD 的活性显著升高，而心脏、肾脏和脾脏中 MDA 含量却显著降低。地锦草也能抑制肾缺血再灌注时引起的肾功能损伤，可使 MDA 含量明显下降，SOD 活性显著增强。地锦草乙醇提取物灌胃给药，可提高小鼠血中过氧化氢酶（CAT）、GSH-Px 水平，拮抗 D-半乳糖诱导衰老小鼠 SOD、GSH-Px 活性的下降和脂质过氧化产物 MDA 水平的升高，提高肝脏组织的抗氧化能力。

3. 止血作用 地锦草能缩短凝血时间和出血时间，增加血小板数量，促进血小板聚集，但不能对抗华法林的抗凝作用。

4. 保肝作用 地锦草 75%乙醇提取物灌胃给药，可降低 CCl_4 所致肝损伤小鼠血清 GPT 及肝组织 GPT、MDA 水平，提高肝组织 GSH、SOD 活性，改善肝组织病理变化。

5. 其他作用 地锦草水提物和醇提物具有镇痛作用，能抑制热板法和醋酸扭体法所致小鼠疼痛反应[6]。地锦草水提液给大鼠灌胃 15 日后，发现血中甘油三酯和胆固醇的水平显著降低。地锦草水提物对小鼠宫颈癌也有明显的抑瘤作用[7]。

【参考文献】 ［1］谢奇，李治建，斯拉甫・艾白，等．地锦草化学成分及其抗真菌作用的研究进展．医药导报，2011，30（7）：880-883．

［2］赵明月，李治建，古力娜・达吾提，等．地锦草有效部位对红色毛癣菌羊毛甾醇生物合成的影响．中药药理与临床，2012，28（3）：142-144．

［3］古力娜・达吾提，安惠霞，斯拉甫・艾白，等．地锦草有效部位对真菌琥珀酸脱氢酶活性的影响．中国中医药信息杂志，2010，17（11）：34-35，38．

［4］安惠霞，古力娜・达吾提，李治建，等．地锦草有效部位抗真菌作用及其机制研究．中国药理学通报，2010，26（9）：1162-1165．

［5］蔡蒙杰，曹明盼，王杰，等．18 种畲药植物的抗氧化能力比较．中成药，2013，35（10）：2283-2286．

［6］梁生林，李庆耀，钟卫华，等．地锦草提取物对小鼠镇痛作用的实验研究．中成药，2011，33（5）：880-882．

［7］玮罕，耿果霞，李青旺，等．地锦草抗宫颈癌活性研究．中国畜牧兽医，2010，37（3）：192-194．

委陵菜

Weilingcai

本品为蔷薇科植物委陵菜 *Potentilla chinensis* Ser.的干燥全草。全国大部分地区均产。春季未抽茎时采挖，除去泥沙，晒干。切段。以叶多、带根者为佳。

【性味与归经】 苦，寒。归肝、大肠经。

【功能与主治】 清热解毒，凉血止痢。用于赤痢腹痛，久痢不止，痔疮出血，痈肿疮毒。

【效用分析】 委陵菜性味苦寒，归大肠经，长于清泻大肠湿火热毒，入肝经血分，能凉血止血，清热解毒之中尤善凉血止痢，故常用治热毒血痢，湿热泻痢，久痢不止，腹痛后重及血热妄行所致的痔血，便血；亦用于痈肿疮毒。

【配伍应用】

1. 委陵菜配白头翁 两药均苦寒降泄，能清热解毒、凉血止痢。委陵菜虽清热解毒力不及白头翁，但善凉血止血。白头翁功擅清泄大肠湿热及血分之热毒，为凉血解毒止痢的要药。两药相配，清热解毒、凉血止血、燥湿止痢作用增强，适用于胃肠郁火热毒入伤血分而血热毒盛所致之下痢脓血，里急后重腹痛等症。

2. 委陵菜配威灵仙 委陵菜性味苦寒，功偏清热燥湿。威灵仙性味辛咸温，长于祛风通络止痛。两药相配，祛风除湿、通络止痛力增强。适用于风湿痹痛，肢体屈伸不利，麻木不仁。

【鉴别应用】委陵菜与马齿苋 两药均性寒归大肠经，皆善清热解毒、凉血止痢，可同治热毒血痢，便血，痔血，痈肿疮毒等。然委陵菜性味苦寒，长于清泻大肠湿火热毒，又每治湿热泻痢，腹痛后重。而马齿苋酸寒收敛，止血止痢效优，多用于热毒血痢，止血之中尤善治崩漏下血。

【成药例证】消火止痢丸（《中华人民共和国卫生部药品标准・中药成方制剂》）

药物组成：翻白草、山楂（焦）、白头翁、地榆（炭）、委陵菜、火炭母。

功能与主治：清热，解毒，止痢。用于痢疾，肠炎腹泻，消化不良。

【用法与用量】 9～15g。外用适量。

【本草摘要】

1.《**贵州民间药草**》 “清热解毒。治赤白痢下，风湿疼痛，瘫痪，癫痫。”

2.《**宁夏中草药手册**》 “止痢，止血。主治痈肿疮疖。”

【化学成分】 主要含黄酮类成分：芹菜素，槲皮素等；萜类成分：白桦酸，熊果酸，齐墩果酸，蔷薇酸，委陵菜酸，积雪草酸等。

【药理毒理】 委陵菜具有抗病原微生物、保肝、降血糖作用等作用。

1. 抗病原微生物作用 委陵菜提取液 1ml/g 对金色葡萄球菌的最低抑菌浓度为 6%，大肠埃希菌为 10%，枯草芽孢杆菌为 8%，变形杆菌为 12%。

2. 保肝作用 委陵菜乙醇提取物 6.25～25g/kg 灌胃给药，能抑制 CCl_4 所致小鼠血清转氨酶活性升高；委陵菜浸膏对 CCl_4 诱导的肝纤维化大鼠亦有类似作用，并可降低肝脏 MDA 堆积。

3. 降血糖作用 委陵菜具有降血糖作用，其粗黄酮和粗生物碱组分均能降低糖尿病小鼠空腹血糖，也可降低血清抵抗素水平，提高血清脂联素水平；其乙醇及三氯甲烷提取物均可促进 L6 肌细胞糖代谢，提示委陵菜的降血糖作用与提高糖代谢速率有关。从委陵菜中提取的委陵菜黄酮 0.4mg/kg 灌胃给予糖尿病模型小鼠能降低血糖，其作用优于 75mg/kg 盐酸苯乙双胍；该成分对降低糖尿病小鼠血清甘油三酯、总胆固醇及改善胰腺病理损伤亦有作用[1]。以委陵菜黄酮进行结构修饰，可获得系列衍生物，对四氧嘧啶所致实验性糖尿病小鼠显示降血糖和降血脂作用[2]，对 L6 肌细胞葡萄糖转运子 4（GLUT4）转位亦有促进作用[3]。

【参考文献】 ［1］乔卫，赵川，卢滨，等．委陵菜黄酮对正常小鼠及四氧嘧啶所致糖尿病小鼠血糖与血脂的影响．中草药，2010，41（4）：612-614.

［2］艳梁，段宏泉，秦楠，等．新型委陵菜黄酮衍生物对四氧嘧啶诱导糖尿病小鼠血糖血脂的影响．天津医科大学学报，2014，20（3）：169-171.

［3］刘佳，秦楠，牛文彦，等．委陵菜黄酮衍生物促进 L6 细胞 GLUT4 的转位活性．天津医科大学学报，2012，18（4）：409-411.

翻白草

Fanbaicao

本品为蔷薇科植物翻白草 *Potentilla discolor* Bge.的干燥全草。主产于河北、安徽。夏、秋二季开花前采挖，除去杂质、干燥。切段。以叶色灰绿者为佳。

【性味与归经】 甘、微苦，平。归肝、胃、大肠经。

【功能与主治】 清热解毒，止痢，止血。用于湿热泻痢，痈肿疮毒，血热吐衄，便血，崩漏。

【效用分析】 翻白草性味甘微苦平而偏凉，归肝、胃、大肠经，能清肠胃湿热及血分热毒，有清热解毒、凉血止痢之功，故既可用治湿热泻痢，热毒血痢及痈肿疮毒；又可用于血热妄行之吐血、便血、崩漏等。

【配伍应用】

1. 翻白草配茜草 翻白草味甘性平偏凉，能凉血止血。茜草苦寒，善止血化瘀。同为偏寒之止崩中下血佳品，合用则相得益彰，止血固崩之功增强，且凉血止血而无留瘀之弊，尤对血热有瘀的妇人崩漏下血最为相宜。

2. 翻白草配仙鹤草 两药均能止血，止痢。翻白草甘微苦凉，能清热解毒。仙鹤草味涩性平，止血、止痢效优。两药配伍，共奏清热解毒、凉血止痢之功，适用于湿热泄泻，热毒血痢，或血热妄行之吐血、便血、崩漏等。

【鉴别应用】翻白草与地锦草 两药均能清热解毒、凉血止痢，可同治湿热泻痢，热毒血痢，痈肿疮毒及血热妄行之吐血、便血、崩漏等。然翻白草长于清热解毒，凉血止血，止痢。地锦草兼能散瘀，凉血止血而无留瘀之弊；且能利湿退黄，以治湿热黄疸。

【成药例证】 痢特敏片（《临床用药须知中药成方制剂卷》2020 年版）

药物组成：仙鹤草浸膏粉、翻白草浸膏粉、甲氧苄啶。

功能与主治：清热解毒，凉血止痢。用于大肠湿热所致的泄泻、痢疾，症见发热、腹痛、大便泄泻或大便脓血、里急后重；肠炎、急性痢疾见上述证候者。

【用法与用量】 9～15g。

【本草摘要】

1.《**本草纲目**》 “治吐血，下血，崩中，疟疾，痈疮。”

2.《**本草便读**》 “清利肠胃，除风湿。治赤白久痢成疳，涂恶犬咬伤。”

3.《**本草原始**》 “主无名肿毒，疗毒疥癞，臁疮溃烂。”

【化学成分】 主要含黄酮类成分：芹菜素，芹菜素-7-*O*-β-D-葡萄糖醛酸苷，木犀草素-7-*O*-β-D-葡萄糖醛酸苷，槲皮素等；黄烷醇衍生物：儿茶素等；还含没食子酚儿茶素，鞣花酸等。

【药理毒理】 本品具有抗病原微生物、降血糖等作用。

1. 抗病原微生物作用 翻白草70%、90%乙醇提取物，及50%乙醇和水、石油醚提取物均有不同程度的抑菌作用，以70%乙醇提取物作用最强，对金黄色葡萄球菌的MIC为0.125g/ml，对大肠埃希菌和八叠球菌的MIC为0.25g/ml，对普通变形杆菌、铜绿假单胞菌、粪肠球菌的MIC为0.5g/ml。翻白草油具有体外抗呼吸道合胞病毒（RSV）作用，其机制与调节宿主细胞Bcl-2、Bax、Fas/FasL、caspase-3、CDK4等蛋白表达及抑制细胞凋亡有关[1-6]。

2. 降血糖作用 翻白草1.95、3.9g/kg水煎液、乙酸乙酯萃取物灌胃可降低四氧嘧啶小鼠血糖水平，2.25、4.5、9.0g/kg水煎液灌胃可降低四氧嘧啶大鼠血糖水平；3.0、6.0、12.0g/kg灌胃对STZ大鼠血糖水平也有降低作用；翻白草黄酮亦能降低四氧嘧啶糖尿病小鼠或2型糖尿病大鼠的血糖[7]，且黄酮类成分有可能是翻白草降糖作用的主要成分[8]。降血糖作用与翻白草调节糖尿病模型动物血清中胰岛素水平[7, 9, 10]，增加组织对胰岛素的敏感性有关[10-12]，其作用机制可能为保护胰岛细胞[10, 13]，降低肝细胞胰岛素降解酶基因的表达，增加肾周脂肪组织脂联素mRNA表达，降低抵抗素mRNA表达等。另有报道翻白草水提物25、50、100g/kg灌胃给予正常及四氧嘧啶糖尿病小鼠，均无明显的降血糖作用，而与格列本脲合用，则可显著降低后者用量。体外试验中，翻白草水提液不仅能促进离体胰岛素抵抗原代小鼠肝细胞的葡萄糖代谢，而且能提高正常小鼠肝细胞对葡萄糖的吸收和利用。除直接的降血糖作用外，翻白草尚可调节糖尿病模型大鼠的多种生理功能：改善脂代谢紊乱，降低TG、TC、CH、LDL水平，升高HDL[14]；提高血清和心肌组织或血管内细胞NOS和NO水平，保护血管内皮细胞，预防血管并发症；提高免疫功能[15]，减少肾脏细胞凋亡，增加胸腺指数和血清SOD含量，降低血清MDA含量，改善氧化应激[7, 10, 13]；改善脑神经损伤，提高脑海马区神经生长因子和神经元纤维蛋白水平。

3. 其他作用 翻白草尚具有抗炎、抗氧化和抗肿瘤等作用：总黄酮可提高实验性脑缺血小鼠学习和记忆能力，降低模型动物脑组织中TNF-α、IL-6含量及MPO活力，提示可通过抑制炎症而改善脑损伤[16]；水煎液可降低实验性高血脂大鼠及家兔血液中TG、TC、LDL含量，其作用与抗氧化有关[17]；鞣质在体外实验中可清除多种自由基，提示具有抗氧化作用[18]；乙醇提取物可抑制人肝癌细胞$HepG_2$的增殖并诱导其凋亡[19]。

4. 毒理研究 翻白草水煎液小鼠单次灌胃给药400g/kg未引起动物死亡，仅在给药后2～3分钟出现轻度神经抑制。该剂量约为临床剂量的960倍，以其1/10、1/20、1/50剂量灌胃给予大鼠连续3个月，大剂量可出现尿素氮偏低，停药2周后可恢复，提示该药安全性较高[20]。

【参考文献】
[1] 刘蕾，刘志新，王淑湘，等．翻白草油对RSV感染宿主HeLa细胞Fas/FasL蛋白表达的影响．中国病原生物学杂志，2014，9(5)：403-407，485.

[2] 刘蕾，张建华，陈光，等．翻白草油对呼吸道合胞病毒感染宿主HeLa细胞凋亡的影响．中国老年学杂志，2013，33(16)：3889-3891.

[3] 刘蕾，罗佳波，谭晓梅，等．翻白草油体外抗呼吸道合胞病毒活性研究．中国微生态学杂志，2013，25(1)：17-20.

[4] 刘蕾，陈光，王跃新，等．翻白草油对RSV感染宿主HeLa细胞Bcl-2蛋白和Bax蛋白表达的影响．中国老年学杂志，2013，33(18)：4483-4485.

[5] 李玉芬，王淑秋，刘蕾，等．翻白草油对RSV感染宿主HeLa细胞caspase-3蛋白的影响．黑龙江医药科学，2013，36(2)：1-2.

[6] 李忠秀，王淑秋，刘蕾，等．翻白草油对肝癌$HepG_2$细胞CDK4蛋白的影响．黑龙江医药科学，2011，34(2)：25-26.

[7] 程昊，李俊．翻白草黄酮对2型糖尿病胰岛素抵抗大鼠保护作用．中国实用医药，2011，6(35)：248-250.

[8] 孙海峰，杨婷，郭冷秋，等．翻白草降糖作用有效部位的研究．植物研究，2010，30(3)：360-364.

[9] 袁芳，严飞，韩永明．翻白草对2型糖尿病大鼠糖代谢的影响．湖北中医学院学报，2010，12(1)：20-22.

[10] 孙海峰，常虹，杨婷，等．翻白草总黄酮降血糖作用的药效学研究．中医药信息，2010，27(3)：20-24.

[11] 严哲琳，孙文，杨美娟，等．翻白草水提取物对自发2型糖尿病db/db小鼠降糖作用的研究．环球中医药，2011，4(5)：348-350.

[12] 马山，李怀慧，崔荣军．翻白草对2型糖尿病大鼠胰岛素敏感性的影响．牡丹江医学院学报，2010，31(4)：13-14.

[13] Zhang L，Yang J，Chen X. Q，et al. Antidiabetic and antioxidant effects of extracts from *Potentilla discolor* Bunge on diabetic rats induced by high fat diet and streptozotocin. J Ethnopharmacol，2010，132(2)：518-524.

[14] 曹兰秀，张振宇．翻白草对胰岛素抵抗大鼠的影响．辽宁中医药大学学报，2011，13(8)：196-197.

[15] 朱雁飞，李怀慧，崔荣军．翻白草对2型糖尿病大鼠免疫功能的影响．牡丹江医学院学报，2010，31(1)：5-6.

[16] 刘文泊，许本善，王德厚，等．翻白草总黄酮对小鼠脑缺

血再灌注损伤的保护作用．中国老年学杂志，2012，32(22)：4965-4966．

［17］李永明，许丽，郑海洪．翻白草对大鼠高血脂模型的降血脂及抗氧化作用．畜牧兽医科技信息，2012，(7)：23-24．

［18］张远荣，王锋．翻白草鞣质的体外抗氧化作用研究．中国药房，2011，22(11)：983-985．

［19］金泉，南极星，廉丽花．翻白草诱导人肝癌细胞 $HepG_2$ 凋亡的研究．中国天然药物，2011，9(1)：61-64．

［20］苏建华，周明瑶，李颖，等．翻白草对大鼠的长期毒性实验．中医药学报，2010，38(3)：41-43．

半边莲

Banbianlian

本品为桔梗科植物半边莲 *Lobelia chinensis* Lour.的干燥全草。主产于安徽、江苏、浙江。夏季采收，除去泥沙，洗净，晒干。切段。以叶色绿者为佳。

【性味与归经】 辛，平。归心、小肠、肺经。

【功能与主治】 清热解毒，利尿消肿。用于痈肿疔疮，蛇虫咬伤，鼓胀水肿，湿热黄疸，湿疹湿疮。

【效用分析】 半边莲味辛能散，性平偏凉，入心、小肠、肺经，有较好的清热解毒作用，兼能散结，为治疗毒热所致的疮痈肿毒、癥瘕积聚及蛇虫咬伤诸症之常用药，内服外用均可，尤以鲜品捣烂外敷疗效更佳。且有利水消肿之功，故可用治鼓胀水肿，配伍后也可用治湿热黄疸，小便不利及湿热蕴伏，浸淫肌肤所致之湿疮湿疹。

【配伍应用】

1. 半边莲配野菊花 二者均有较强的清热解毒作用，半边莲尤善解毒利湿，野菊花尤善清热泻火，为治外科疔痈之良药。二药配伍，增强泻火解毒，消痈止痛之效，适用于热毒疔疮肿毒。

2. 半边莲配白茅根 半边莲利尿消肿，白茅根清热利尿。二药配伍，增强利尿消肿之功，适用于水肿，小便不利及热淋。

3. 半边莲配茵陈 半边莲具清热解毒，利水消肿之功；茵陈为清利湿热，利胆退黄之要药。二药配伍，增强利湿退黄作用，适用于湿热黄疸，小便不利。

【成药例证】

1. 消石片（《临床用药须知中药成方制剂卷》2020年版）

药物组成：半边莲、郁金、铁线草、猪苓、琥珀、核桃、红穿破石、水河剑、威灵仙、乌药。

功能与主治：清热利尿，通淋排石。用于湿热下注所致的石淋，症见尿频、尿急、尿涩痛、腰痛；泌尿系统结石见上述证候者。

2. 和络舒肝胶囊（《临床用药须知中药成方制剂卷》2020年版）

药物组成：柴胡、郁金、香附(制)、木瓜、鳖甲(炙)、海藻、昆布、土鳖虫、蜣螂、桃仁、红花、三棱、莪术、凌霄花、五灵脂、大黄、虎杖、茵陈、半边莲、黑豆、地黄、玄参、白术(炒)、当归、白芍、制何首乌、熟地黄。

功能与主治：疏肝和络，活血化瘀，清热化湿，滋养肝肾。用于瘀血阻络、湿热蕴结、肝肾不足所致的胁痛、癥积，症见胁下痞块、唇青面黑、肌肤甲错、腰酸尿黄、舌有瘀斑；慢性肝炎、早期肝硬化见上述证候者。

3. 楼莲胶囊（《临床用药须知中药成方制剂卷》2020年版）

药物组成：重楼、半边莲、白花蛇舌草、莪术、天葵子、水红花子(炒)、水蛭(烫)、土鳖虫、龙葵、红参、制何首乌、鳖甲(制)等。

功能与主治：行气化瘀，清热解毒。用于原发性肝癌Ⅱ期气滞血瘀证的辅助治疗，合并肝动脉插管化疗，可缓解腹胀、乏力症状。

4. 二丁冲剂（《中华人民共和国卫生部药品标准·中药成方制剂》）

药物组成：紫花地丁、蒲公英、板蓝根、半边莲。

功能与主治：清热解毒，利湿退黄。用于热疖痈毒，湿热黄疸，外感风热，咽喉肿痛，风热火眼等症。

5. 蛇咬丸（《中华人民共和国卫生部药品标准·中药成方制剂》）

药物组成：五灵脂、半边莲、两面针、枯矾、全蝎、半夏、三七、防风、木香、桔梗、硼砂、夜明砂、雄黄、南蛇胆汁、羌活、前胡、白芍、木通、细辛、吴茱萸、石菖蒲、白芷、牛蒡子、五倍子、秦艽、威灵仙等。

功能与主治：解毒祛风，消肿止痛。用于毒蛇咬伤肿痛，蜈蚣、鼠咬及蜂螫伤等症。

【用法与用量】 9～15g。

【注意】 虚证水肿禁用。

【本草摘要】

1.《本草纲目》 “蛇虺伤，捣汁饮，以滓围涂之。”

2.《生草药性备要》 “敷疮消肿毒。”

3.《陆川本草》 “解毒消炎，利尿，止血生肌。治腹水，小儿惊风，双单乳蛾，漆疮，外伤出血，皮肤疥癣，蛇蜂蝎伤。”

【化学成分】 主要含生物碱类成分：L-山梗菜碱，

山梗菜酮碱，山梗菜醇碱，异山梗菜酮碱(去甲山梗菜酮碱)；有机酸类成分：对羟基苯甲酸，延胡索酸，琥珀酸；还含皂苷、氨基酸等。

【药理毒理】 本品具有利尿消肿，抗肿瘤等作用。

1. 利尿作用 麻醉犬静脉注射半边莲浸剂 0.1g/kg 或半边莲总生物碱 6.6mg/kg，大鼠灌胃浸剂 1g/kg 以及正常人口服半边莲粉剂 10～30g 均有显著而持久的利尿作用，尿中氯化物排泄量明显增多。全半边莲素(主要系生物碱)2mg/kg 的利尿作用与 10mg/kg 汞撒利相当。半边莲在出现利尿作用之前，常有血液比重下降，表明有肾外因素参与利尿作用，长期应用后，利尿作用逐渐减弱。

2. 解蛇毒作用 半边莲制剂以及从中分离出的琥珀酸钠、延胡索酸钠、对羟基苯甲酸钠分别于注射蛇毒前半小时口服或同时皮下注射，对于注射最小致死量眼镜蛇毒的小鼠均有较高保护作用，保护率为 59.1%～93.1%，用琥珀酸钠、延胡索酸钠和对羟基苯甲酸钠组成复方于注射蛇毒前 0.5～4 小时口服亦有相同作用。小鼠静脉注射内皮素 12nmol/kg 后(2.43±0.21)分钟内全部死亡，而同时注射半边莲 2g/kg 和内皮素组的小鼠存活时间延长至(7.9±2.11)分钟，提示半边莲抗蛇毒作用可能与其内皮素拮抗有关。

3. 对心血管系统的作用

(1)对血压的影响 半边莲浸剂静脉注射对麻醉犬有显著而持久的降压作用，切断迷走神经和注射阿托品，均不影响其降压作用，但压迫双侧颈总动脉的升压反射被抑制。半边莲肌内注射在呼吸兴奋的同时可使心率减慢、血压升高，大剂量时则可使心率加快、血压明显下降，终至心脏停搏。兔灌服半边莲煎剂可见耳部血管扩张，但血管灌注时对兔耳血管和蛙后肢血管则呈直接收缩作用，表明其降压作用可能与其对血管运动中枢的抑制和神经节阻断有关。

(2)内皮素拮抗作用 半边莲水提物可部分拮抗内皮素(ET)静脉注射引起的小鼠猝死，延长存活时间，并显著抑制 ET 静脉注射所致之升压作用。半边莲碱性条件下的乙醚提取物灌胃高脂血症大鼠 60 天，能使其内皮细胞、动脉平滑肌细胞(VSMC)合成，内皮素-1(ET-1)的合成和释放减少，并使血浆内皮源性一氧化氮合酶(ecNOS)浓度增加，具有缓解高脂血症对血管内皮的持续损伤及抑制 VSMC 增殖的作用；半边莲生物碱有相同作用，且作用与浓度具依赖关系。半边莲碱也能抑制 ET 诱导的人血管内皮细胞释放纤溶酶原激活物抑制物-1(PAI-1)和人脐 VSMC 增殖，其机制与降低 VSMC 内钙离子含量有关。

(3)对血管及心肌重构的影响 半边莲生物碱灌胃给予能一定程度缓解肾性高血压大鼠主动脉血管重塑，使 PRA、中膜厚度、中膜厚度/血管内径、中膜面积和腹主动脉胶原含量等各项指标较模型组均显著降低；也可影响野百合碱致肺动脉高压模型大鼠肺血管及右心室重构，显著降低 RVHI 和 RVMI 以及肺小动脉管壁厚度，使管腔内径扩大[1]，其机制与半边莲生物碱抑制 ET-1 及其 mRNA 表达[2]、血管平滑肌细胞增殖[3]、胶原表达，以及降低肾素活性有关。

4. 对中枢神经系统的作用 半边莲煎剂和其生物碱剂给麻醉犬注射，有显著的呼吸兴奋作用，其作用随剂量增大而加强和延长，剂量过大则引起呼吸麻痹而死亡，其作用机制主要是通过刺激颈动脉体化学感受器，反射性地兴奋呼吸中枢。吸入半边莲碱对吗啡所致的呼吸抑制有较好的兴奋作用，对乌拉坦和水合氯醛引起的呼吸抑制则作用较差。

半边莲碱对自主神经节、肾上腺髓质、延髓各中枢及颈动脉体和主动脉体的化学感受器都有先兴奋后抑制的作用，所含的琥珀酸腹腔注射对小鼠等多种动物均能保护其对抗高压氧电休克和听源性惊厥；与戊巴比妥钠合用有协同镇痛作用，并能镇静和降低体温。半边莲水煎剂灌胃给予胶原酶Ⅶ诱导的脑出血模型大鼠，可降低血浆 ICAM-1 和 TNF-α 含量，提示其具有神经细胞损伤保护作用，其机制可能与抑制炎症反应有关。

猫和犬肌内注射半边莲碱可致吐，其催吐原理与延髓化学感受区有关，亦有周围机制的参与，但因安全性较差，不宜作催吐药。

5. 抗肿瘤作用 半边莲及其中所含成分对多种来源的肿瘤细胞具有抑制作用。半边莲煎剂对 H22 荷瘤小鼠肿瘤生长有明显抑制作用，其机制可能与影响肿瘤细胞内 C-erbB-2、p53、p27 和 Survivin 等表达有关[4]。半边莲生物碱能抑制骨髓瘤细胞 U266、胃癌细胞 BG-38 体外增殖，其作用机制可能与诱导凋亡有关[5]；进一步研究表明，半边莲可促进细胞内储藏钙的释放和细胞外钙离子的内流，其能显著提高细胞内游离钙的浓度，从而诱导 HeLa 细胞和肝癌细胞 $HepG_2$ 凋亡。此外，从半边莲中分离多种生物碱对 K562 白血病细胞增殖的抑制作用明显，另有两种成分可显著抑制人肺癌细胞 NCI-H292 和 MSTO-211H 的增殖，其 IC_{50} 范围为 9.31～12.36mμM[6]。

6. 利胆作用 静脉注射半边莲水煮醇浸剂，胆汁流量较给药前增加 2 倍以上，有显著的抗胆汁黏滞作用，但对胆汁成分及 Oddi 括约肌的影响不明显，而对大多数引起胆道感染的细菌有较好的抑菌作用。

7. 其他作用　半边莲对体外乙型肝炎病毒、常见致病性真菌、金黄色葡萄球菌和大肠埃希菌有抑制作用，其甲醇提取物及其中提取的化合物在体内外试验中，也均显示可抑制单纯疱疹病毒[7]；半边莲素A和B对I-葡萄糖苷酶有抑制作用；半边莲水提取物和75%乙醇提取物均有镇痛抗炎作用[8]；小剂量半边莲多糖可提高正常及免疫低下小鼠腹腔巨噬细胞的吞噬指数，并促进溶血素和溶血空斑的形成，具有免疫力增强作用，大剂量时则显示一定的免疫抑制作用。此外，半边莲黄酮苷对羟自由基、超氧阴离子自由基均有一定的清除作用，还原能力与浓度呈正相关[9]。

8. 毒理研究　半边莲浸剂大鼠灌胃的 LD_{50} 为(75.1±13.1) g 生药/kg；煎剂小鼠静脉注射的 LD_{50} 为(6.10±0.26) g 生药/kg，死亡小鼠死前呼吸兴奋、狂躁不安，继之发生抽搐，一般在5分钟内死亡。全半边莲素小鼠静脉注射的 LD_{50} 为(1.87±2.0) mg/kg。大鼠腹腔注射半边莲浸剂0.1、0.3和1.0g生药/kg，连续3个月，体重、尿沉渣及尿蛋白检查均无异常发现，除部分大鼠肾脏有轻度浊肿外，未见显著器质性变化。

【参考文献】　[1] 刘慧敏，刘邓．半边莲生物碱对肺动脉高压模型大鼠肺血管重构的影响．山东中医杂志，2014，(9)：756-758.

[2] 林雪群，祝高春．半边莲生物碱对高血压鼠脑动脉血管重构的作用．神经解剖学杂志，2013，29(1)：79-83.

[3] 林雪群，万丽丹，唐迅，等．半边莲生物碱对高血压鼠脑基底动脉血管平滑肌细胞增殖的影响．解剖学杂志，2011，34(2)：188-190，215.

[4] 邵金华，张红．半边莲煎剂对小鼠 H22 肝癌荷瘤细胞系C-erbB-2和p53表达的影响．中国临床药学杂志，2010，(6)：372-375.

[5] 何珊，吴国欣．半边莲生物碱粗提物对骨髓瘤细胞 U266的影响．海峡药学，2012，24(9)：237-239.

[6] Yang S，Shen T，Zhao L，et al. Chemical constituents of *Lobelia chinensis*. Fitoterapia，2014，93：168-174.

[7] Kuo P. C，Hwang T. L，Lin Y. T，et al. Chemical constituents from *Lobelia chinensis* and their anti-virus and anti-inflammatory bioactivities. Arch Pharm Res，2011，34(5)：715-722.

[8] 黄礼德，郭立强，潘廷啟，等．半边莲不同提取物镇痛抗炎作用．医药导报，2012，31(8)：982-985.

[9] 黄秀香，韦汉龙，盘玉芬．超声辅助半仿生法提取半边莲黄酮苷及抗氧化性研究．食品工业科技，2013，(3)：140-142.

白花蛇舌草

Baihuasheshecao

本品为茜草科植物白花蛇舌草 *Hedyotis diffusa* Willd. 的干燥全草。主产于云南、广东、广西、福建。夏、秋二季采收，除去杂质，晒干。切段。以叶多、色灰绿、具花果者为佳。

【性味与归经】　苦、甘，凉。归心、肝、脾经。

【功能与主治】　清热解毒，散结消肿，利湿通淋。用于痈肿疮毒，肠痈腹痛，癥积痞块，热淋涩痛，湿热黄疸，蛇虫咬伤。

【效用分析】　白花蛇舌草苦甘而寒，入心、肝、脾经，能清热解毒，散结消肿。常用治热毒壅滞所致之痈肿疮毒，肠痈腹痛，咽喉肿痛以及癥瘕痞块、蛇虫咬伤，内服外用均可。且能清热利湿通淋，用于治疗下焦湿热，热淋涩痛，及湿热黄疸，小便不利。

【配伍应用】

1. 白花蛇舌草配大青叶　二者均有清热解毒之功，白花蛇舌草又能散结消肿，大青叶善清解瘟疫时毒。二药配伍，共奏清热解毒，利咽消肿止痛之效，适用于风热上攻或热毒壅肺所致的咽喉肿痛、发热、咳嗽以及痈肿疮毒。

2. 白花蛇舌草配大血藤　白花蛇舌草清热利湿，散结消肿；大血藤清热解毒，祛瘀止痛。二药配伍，增强清泄大肠湿热瘀滞，消肿止痛之功，适用于大肠热毒壅结之肠痈腹痛。

3. 白花蛇舌草配车前草　白花蛇舌草长于清利湿热，车前草长于利尿通淋。二药配伍，增强清热利湿，通淋之效，适用于下焦湿热蕴结，小便淋漓涩痛。

4. 白花蛇舌草配虎杖　白花蛇舌草长于清热解毒，利湿。虎杖长于利湿退黄，散瘀。二药配伍，共达清热解毒，利胆退黄之功，适用于肝胆湿热所致的胁痛，黄疸，恶心厌油，食少纳差，脘腹胀满。

5. 白花蛇舌草配半枝莲　二者均有清热解毒之功，白花蛇舌草长于散结消肿，半枝莲长于解毒、化瘀。两药配伍，具有解毒散结，化瘀消癥之效，适用于瘀毒结聚之癥积痞块。

【鉴别应用】　白花蛇舌草与半边莲　两药均具清热解毒，利湿之功，同可用治热毒痈肿疮毒及湿热淋证。然白花蛇舌草长于解毒散结消肿，尤善治疮痈肿毒、咽喉肿痛及癥瘕积聚。半边莲长于解毒，利水消肿，退黄，尤善治水肿鼓胀，湿热黄疸及蛇虫咬伤等。

【成药例证】

1. 复方瓜子金颗粒(《临床用药须知中药成方制剂卷》2020年版)

药物组成：瓜子金、白花蛇舌草、大青叶、紫花地丁、野菊花、海金沙。

功能与主治：清热利咽，散结止痛，祛痰止咳。用于风热袭肺或痰热壅肺所致的咽部红肿、咽痛、发热、咳嗽；急性咽炎、慢性咽炎急性发作及上呼吸道感染见上述证候者。

2. 炎宁颗粒（《临床用药须知中药成方制剂卷》2020年版）

药物组成：鹿茸草、白花蛇舌草、鸭跖草。

功能与主治：清热解毒，利湿止痢。用于外感风热、湿毒蕴结所致的发热头痛、咽部红肿、咽痛、喉核肿大、小便淋漓涩痛、泻痢腹痛；上呼吸道感染、扁桃体炎、尿路感染、急性菌痢、肠炎见上述证候者。

3. 乙肝清热解毒颗粒（胶囊、片）（《临床用药须知中药成方制剂卷》2020年版）

药物组成：虎杖、白花蛇舌草、野菊花、北豆根、拳参、茵陈、土茯苓、白茅根、茜草、蚕沙、淫羊藿、橘红、甘草。

功能与主治：清肝利胆，解毒。用于肝胆湿热所致的胁痛、黄疸或无黄疸、发热或低热、口干苦或黏臭、厌油、胃肠不适、舌红苔厚腻、脉弦滑数；慢性乙型肝炎见上述证候者。

4. 癃清片（《临床用药须知中药成方制剂卷》2020年版）

药物组成：败酱草、白花蛇舌草、金银花、黄连、黄柏、泽泻、车前子、牡丹皮、赤芍、仙鹤草。

功能与主治：清热解毒，凉血通淋。用于下焦湿热所致的热淋，症见尿频、尿急、尿痛、腰痛、小腹坠胀。

5. 肾舒颗粒（《临床用药须知中药成方制剂卷》2020年版）

药物组成：白花蛇舌草、海金沙藤、瞿麦、大青叶、黄柏、淡竹叶、萹蓄、茯苓、地黄、甘草。

功能与主治：清热解毒，利尿通淋。用于下焦湿热所致的热淋，症见尿频、尿急、尿痛；尿道炎、膀胱炎、急慢性肾盂肾炎见上述证候者。

6. 双虎清肝颗粒（《临床用药须知中药成方制剂卷》2020年版）

药物组成：虎杖、金银花、白花蛇舌草、蒲公英、野菊花、紫花地丁、瓜蒌、法半夏、黄连、枳实、丹参、甘草。

功能与主治：清热利湿，化痰宽中，理气活血。用于湿热内蕴所致的胃脘痞闷、口干不欲饮、恶心厌油、食少纳差、胁肋隐痛、腹部胀满、大便黏滞不爽或臭秽，或身目发黄，舌质暗、边红，舌苔厚腻或腻，脉弦滑或弦数者；慢性乙型肝炎见上述证候者。

7. 花红颗粒（片）（《临床用药须知中药成方制剂卷》2020年版）

药物组成：一点红、白花蛇舌草、菥蓂、白背桐、地桃花、鸡血藤、桃金娘根。

功能与主治：清热解毒，燥湿止带，祛瘀止痛。用于湿热夹瘀所致的带下病，症见带下量多、色黄稠，小腹隐痛；慢性盆腔炎、附件炎、子宫内膜炎见上述证候者。

【用法与用量】 6～30g。外用鲜品适量，捣烂敷患处。

【注意】 阴疽及脾胃虚寒者禁用。

【本草摘要】

1.《广西中药志》 “治小儿疳积，毒蛇咬伤，癌肿。外治白疱疮，蛇癞疮，少数地区用治跌打，刀伤，痈疮。”

2.《广东中药》 “消肿解毒，祛风，止痛，消炎。主治蛇伤，癌症及盲肠炎，痢疾等症。”

3.《福建药物志》 “清热解毒，消肿止痛。主治急性肾盂肾炎，鼻衄，子宫炎，带状疱疹。”

【化学成分】 主要含环烯醚萜苷类成分：车叶草苷酸，去乙酸基车叶草苷酸，都桷子苷酸，鸡矢藤次苷，鸡矢藤次苷甲酯；三萜类成分：熊果酸，齐墩果酸；还含甾醇、蒽醌、黄酮苷等。

【药理毒理】 本品具有抗病原微生物、抗炎、增强免疫、抗肿瘤等作用。

1. 抗病原微生物作用 本品体外对福氏痢疾杆菌、伤寒杆菌、金黄色葡萄球菌作用微弱，对铜绿假单胞菌、大肠埃希菌、白色念珠菌等有不同程度的抑制作用，乌索酸和齐墩果酸为抑菌主要成分。白花蛇舌草总黄酮对球菌和杆菌均具有不同程度的抑菌和杀菌作用，且对球菌的作用优于杆菌。

2. 抗炎作用 白花蛇舌草总黄酮灌胃给药8天，对二甲苯诱导的小鼠耳肿胀和醋酸所致小鼠毛细血管通透性增高有一定的抑制作用；白花蛇舌草总黄酮灌胃给药8天，对大鼠松节油气囊肉芽增生和新鲜蛋清诱导大鼠足肿胀亦有明显的抑制作用。

3. 抗肿瘤 白花蛇舌草提取物及其所含成分对多种肿瘤细胞有抑制作用，乌索酸是抗肿瘤重要有效成分之一。白花蛇舌草对体外培养人宫颈癌细胞株HeLa细胞增殖有抑制作用，对表皮生长因子(EGF)介导Erk信号传导的抑制，阻止了Erk/2对转录因子活性的调节，延缓甚至抑制了DNA合成及细胞周期进展，还可通过促进细胞内储藏钙的释放和细胞外钙离子的内流，提高宫颈癌细胞内游离钙的浓度。白花蛇舌草制剂对裸鼠胶质瘤有明显抑制肿瘤生长的作用。

山 慈 菇

Shancigu

本品为兰科植物杜鹃兰 *Cremastra appendiculata* (D. Don) Makino、独蒜兰 *Pleione bulbocodioides* (Franch.) Rolfe 或云南独蒜兰 *Pleione yunnanensis* Rolfe 的干燥假鳞茎。前者习称“毛慈菇”，后二者习称“冰球子”。主产于四川、贵州。夏、秋二季采挖，除去地上部分及泥沙，分开大小置沸水锅中蒸煮至透心，干燥。切片。以质坚、半透明者为佳。

【性味与归经】 甘、微辛，凉。归肝、脾经。

【功能与主治】 清热解毒，化痰散结。用于痈肿疔毒，瘰疬痰核，蛇虫咬伤，癥瘕痞块。

【效用分析】 山慈菇性味甘微辛凉，归肝、脾经，功善清热解毒，化痰散结，常用于热毒壅滞之痈疽疔毒，痰热郁结之瘰疬痰核、癥瘕痞块及蛇虫咬伤等。

【配伍应用】

1. 山慈菇配三棱　山慈菇解毒散结，三棱破血消癥。二药配伍，解毒散结、破血消癥效增，用于治疗热毒瘀结或气血瘀滞所致的癥瘕痞块。

2. 山慈菇配红大戟　山慈菇清热解毒力强，红大戟消肿散结力胜。二药配伍，增强清热解毒，消肿散结之力，适用于热毒疮痈疔毒，瘰疬痰核等。

3. 山慈菇配延胡索　山慈菇清热解毒，化痰散结；延胡索活血化瘀止痛。二药配伍，共奏解毒化瘀，消肿止痛之功，适用于痰湿瘀阻及气滞血瘀之癥瘕积聚。

【鉴别应用】

1. 山慈菇与光慈菇　两药均具清热解毒，消肿散结之功，均可用治痈肿恶疮，咽痛喉痹，瘰疬，肿瘤等。然山慈菇又善化痰，可用治咽喉肿痛，瘰疬痰核及蛇虫咬伤。而光慈菇有毒，长于化瘀散结消肿，多用于癥积痞块以及湿毒下注之足胫红肿热痛。

2. 山慈菇与重楼　两药均性寒，均具清热解毒，消肿止痛之功，同可用治痈肿疮毒，瘰疬及蛇虫咬伤。然山慈菇解毒化痰散结力强，善治疔疮发背，瘰疬痰核，癥瘕痞块。而重楼长于清热消肿，善治痄腮，喉痹；又能凉肝息风止惊，小儿热盛惊风亦常用之。

【方剂举隅】 **紫金锭（又名玉枢丹）**（《外科正宗》）

药物组成：山慈菇、红大戟、五倍子、千金子霜、朱砂、雄黄、麝香。

功能与主治：解毒，化痰开窍，消肿止痛。适用于由湿温时邪引起的神昏瞀闷、呕吐泄泻及小儿痰壅惊闭；外用治疗痈疽疔疮、肿核结毒等。

【成药例证】

1. 丹慈胶囊（《临床用药须知中药成方制剂卷》2020年版）

药物组成：山慈菇、丹参、鸦胆子、莪术、马钱子粉、蜂房、人工牛黄、僵蚕、黄芪、当归、冰片。

功能与主治：化瘀解毒，消肿散结，益气养血。用于原发性肝癌瘀毒蕴结证型的辅助治疗，合并介入化疗，可改善临床症状。

2. 软坚口服液（《临床用药须知中药成方制剂卷》2020年版）

药物组成：白附子（制）、三棱、重楼、半枝莲、山豆根、金银花、板蓝根、山慈菇、延胡索（醋制）、益母草、人参、黄芪。

功能与主治：化瘀软坚，解毒，益气。用于Ⅱ期原发性肝癌瘀毒气虚的患者。对胁肋疼痛、纳呆、腹胀、神疲乏力等症有改善作用，可作为原发性肝癌的辅助治疗药。若配合化疗介入方法，有助于提高疗效。

3. 癃闭舒胶囊（《临床用药须知中药成方制剂卷》2020年版）

药物组成：补骨脂、益母草、琥珀、金钱草、海金沙、山慈菇。

功能与主治：益肾活血，清热通淋。用于肾气不足、湿热瘀阻所致的癃闭，症见腰膝酸软、尿频、尿急、尿痛、尿线细伴小腹拘急疼痛；前列腺增生症见上述证候者。

【用法与用量】 3～9g。外用适量。

【注意】 正虚体弱者慎用。

【本草摘要】

1.《本草拾遗》　“主痈肿疮瘘，瘰疬结核等，醋磨敷之。”

2.《本草纲目》　“主疗肿，攻毒破皮。解诸毒，蛇虫、狂犬伤。”

3.《本草新编》　“山慈菇，玉枢丹中为君，可治怪病。大约怪病多起于痰，山慈菇正消痰之药，治痰而怪病自除也。或疑山慈菇非消痰之药，乃散毒之药也。不知毒之未成者为痰，而痰之已结者为毒，是痰与毒，正未可二视也。”

【化学成分】 主要含多酚类成分：独蒜兰属醇；联苄类成分：独蒜兰素 C、D，独蒜兰醇；还含杜鹃兰素Ⅰ、Ⅱ、黄烷酮-3-醇类等。

【药理毒理】 本品具有抗病原微生物、抗肿瘤等作用。

1. 抗病原微生物作用 山慈菇45%乙醇提取物对短帚菌、总状共头菌、互隔交链孢霉、腊叶芽枝霉、柔毛葡柄霉、葡萄孢霉等16种霉菌均有一定抑制作用，其MIC范围为6.25～25mg/ml。针对口腔临床常见引起龋齿、牙周病及牙髓根尖周炎的细菌，山慈菇也有一定抑制作用，但MIC均高于20mg/ml[1]。

2. 抗肿瘤作用 杜鹃兰乙醇提取物中分离出的化合物cirrhopetaIanthrin对人结肠癌（HCT-8）、肝癌（Be17402）、胃癌（BGC-823）、肺癌（A549）、乳腺癌（MCF-7）和卵巢癌（A-2780）癌细胞表现出非选择性细胞毒作用，其IC_{50}在8.37～13.22μmol/L之间，但提取物中分离的其他化合物无此作用。另有报道发现从杜鹃兰中提取的化合物在体外对结肠癌、宫颈癌和乳腺癌细胞具有不同程度的抑制作用[2]。山慈菇含药血清可降低体外培养的肝癌细胞SMMC-7721细胞黏附率和侵袭细胞数。杜鹃兰乙醇提取物中分离的5,7-dihydroxy-3-(3-hydroxy-4-methoxybenzyl)-6-methoxychroman-4-one（HIF）在低于细胞毒浓度时，即可强烈抑制碱性成纤维细胞生长因子诱导的人脐血管内皮细胞增殖和毛细血管生成，但在无bFGF诱导时不表现该抑制作用；该成分作用于鸡胚胎绒毛尿囊膜亦可抑制毛细血管生成。体内试验表明，山慈菇乙醇提取物对S_{180}荷瘤小鼠抑瘤率超过50%，可明显抑制肿瘤生长[3]。

3. 其他作用 杜鹃兰50%乙醇提取物可提高酪氨酸酶活性，激活率高达42%；70%乙醇提取物中分离出的化合物cremastrine可阻断东莨菪碱与M3受体的结合，但未见阿托品样中枢神经系统副作用。从杜鹃兰全草中提取出的两种化合物cremastosine Ⅰ、Ⅱ具有较强的降压活性。山慈菇乙醇及水提取物在250mg/L浓度下对α-葡萄糖苷酶活性的抑制率高于90%。山慈菇水提物可降低实验性高血脂大鼠TC、TG水平，提示其具有一定降血脂作用[4]。前述化合物HIF尚能通过抑制NF-κB的核定位而抑制炎性分子如IL-6、IL-8和TNF-α等[5]，并在整体动物实验中表现抗炎作用，也可通过抑制Syk通路和cPLA2而抑制肥大细胞活化[6]。

【参考文献】 ［1］李艳红，刘娟，杨丽川，等．6种云南天然药物对口腔优势菌的抗菌活性测定．华西口腔医学杂志，2010(2)：199-202，207．

［2］Liu L，Li J，Zeng K. W，et al. Five new benzylphenanthrenes from *Cremastra appendiculata*．Fitoterapia，2015，103(8)：27-32．

［3］朱晓燕，刘加葳，吴洪斌，等．芋菇颗粒对S_{180}荷瘤小鼠抑瘤作用的研究．中华中医药杂志，2013，28(12)：3720-3723．

［4］杨广，江巍，张敏州，等．化痰中药半夏及山慈菇抗动脉粥样硬化的作用机制研究．中药新药与临床药理，2013，24(3)：230-233．

［5］Hur S，Lee Y．S，Yoo H，et al．Homoisoflavanone inhibits UVB-induced skin inflammation through reduced cyclooxygenase-2 expression and NF-κB nuclear localization. J Dermatol Sci，2010，59(3)：163-169．

［6］Lee Y. S，Hur S，Kim T. Y. Homoisoflavanone prevents mast cell activation and allergic responses by inhibition of Syk signaling pathway．Allergy，2014，69(4)：453-462．

千 里 光

Qianliguang

本品为菊科植物千里光 *Senecio scandens* Buch. -Ham. 的干燥地上部分。主产于江苏、浙江、广西、四川。全年均可采收，除去杂质，阴干。切段。以叶多、色绿者为佳。

【性味与归经】 苦，寒。归肺、肝经。

【功能与主治】 清热解毒，明目，利湿。用于痈肿疮毒，感冒发热，目赤肿痛，泄泻痢疾，皮肤湿疹。

【效用分析】 千里光性味苦寒，主入肺、肝经，有较强的清热解毒作用，常用于热毒壅滞之痈肿疮疖，红肿热痛及感冒发热，时疫发热，咽喉肿痛等。且清肝明目之力甚佳，故能治疗风热上攻或肝火上炎之目赤肿痛。又清热解毒之中兼能利湿，有止泻止痢之效，对于大肠湿热，腹痛泄泻，或下痢脓血，里急后重者均可用之。

千里光尚能燥湿止痒，亦可用治湿热浸淫皮肤之湿疹瘙痒等。

【配伍应用】

1. 千里光配玄参 千里光长于清热解毒，玄参长于滋阴降火、凉血解毒散结。两药伍用，可增强清热滋阴、解毒散结作用，适用于热毒壅盛之咽喉肿痛。

2. 千里光配蒲公英 千里光功专清热解毒，蒲公英尤为解毒消痈散结之佳品。两药伍用，增强清热解毒、消痈散结之力，适用于火热邪毒郁结之疔毒疖肿、痄腮、丹毒等。

3. 千里光配决明子 千里光长于清热解毒，明目；决明子长于清肝泻火，明目。两药伍用，增强清肝明目之功，适用于肝火上炎所致的目赤肿痛。

4. 千里光配苦参 千里光清热解毒，燥湿止痒；苦参清热燥湿，杀虫止痒。两药伍用，增强清热解毒，燥湿止痒之功，适用于下焦湿热之阴痒，皮肤湿疹瘙痒。

【成药例证】

1. 清热散结片（《中华人民共和国卫生部药品标

准·中药成方制剂》）

药物组成：本品为千里光浸膏片。

功能与主治：消炎解毒，散结止痛。用于急性结膜炎，急性咽喉炎，急性扁桃体炎，急性肠炎，急性菌痢，上呼吸道感染，急性支气管炎，淋巴结炎，疮疖疼痛，中耳炎，皮炎湿疹。

2. 感冒消炎片（《临床用药须知中药成方制剂卷》2020年版）

药物组成：臭灵丹、蒲公英、千里光。

功能与主治：散风清热，解毒利咽。用于感冒热毒壅盛证，症见发热咳嗽、咽喉肿痛、乳蛾、目赤肿痛。

3. 千柏鼻炎片（《临床用药须知中药成方制剂卷》2020年版）

药物组成：千里光、卷柏、川芎、麻黄、白芷、决明子、羌活。

功能与主治：清热解毒，活血祛风，宣肺通窍。用于风热犯肺、内郁化火、凝滞气血所致的鼻塞、鼻痒气热、流涕黄稠，或持续鼻塞、嗅觉迟钝；急慢性鼻炎、急慢性鼻窦炎见上述证候者。

4. 消炎灵片（《中华人民共和国卫生部药品标准·中药成方制剂》）

药物组成：苦玄参、肿节风、千里光、毛冬青、甘草。

功能与主治：清热解毒，消肿止痛。用于上呼吸道炎，支气管炎，鼻炎，咽喉炎，扁桃体炎，细菌性痢疾及慢性胆囊炎。

5. 千紫红颗粒（冲剂）（《中华人民共和国卫生部药品标准·中药成方制剂》）

药物组成：大红袍、紫地榆、千里光、杨梅根、钻地风。

功能与主治：清热凉血，收敛止泻。用于赤白痢疾，暑湿伤及胃肠而发生的泄泻以及小儿脾弱肝旺之消化不良性腹泻。

6. 三七化痔丸（《中华人民共和国卫生部药品标准·中药成方制剂》）

药物组成：盐肤木、岗稔子、簕苋菜、千里光、白茅根、三七。

功能与主治：清热解毒，止血止痛。用于外痔清肠解毒；内痔出血脱肛，消肿止痛，收缩脱肛。

【用法与用量】 15～30g。外用适量，煎水熏洗。

【注意】 脾胃虚寒者慎服。

【本草摘要】

1.《本草拾遗》 “主疫气，结黄，疟瘴，蛊毒，煮服之吐下，亦捣敷疮、虫蛇犬等咬伤处。”

2.《本草图经》 “与甘草煮作饮服，退热明目。”

3.《本草纲目拾遗》 “明目，祛星障。煎汤浴疮疡。狗咬以千里膏掺粉霜贴之。治蛇伤。”

【化学成分】 主要含生物碱类成分：千里光宁碱，千里光菲灵碱及痕量的阿多尼弗林碱等；黄酮苷类成分：金丝桃苷等；胡萝卜色素类成分：毛茛黄素，菊黄质，β-胡萝卜素；有机酸类成分：对羟基苯乙酸，香草酸，水杨酸；还含挥发油、鞣质等。

中国药典规定本品含阿多尼弗林碱（$C_{18}H_{23}NO_7$）不得过0.004%。含金丝桃苷（$C_{21}H_{20}O_{12}$）不得少于0.030%。

【药理毒理】 本品具有抗病原微生物和抗炎作用。

1. 抗病原微生物作用　千里光具有较强的广谱抗菌活性[1, 2]。多种体外抑菌试验结果均表明千里光对革兰阳性及阴性细菌有明显抑制作用，以对福氏痢疾杆菌、志贺痢疾杆菌及卡他奈球菌为敏感，其原生药水煎剂的MIC为1:1024，对金黄色葡萄球菌、宋内痢疾杆菌、鲍氏痢疾杆菌、伤寒杆菌、甲型及乙型副伤寒杆菌、八叠球菌等也有较强抑制作用，对铜绿假单胞菌、脑膜炎双球菌等也具一定抗菌效果。千里光的抗菌作用以叶及花为强，茎及根为弱，且不同提取物抗菌种类不同，如60%乙醇提取液对肺炎链球菌、金黄色葡萄球菌和大肠埃希菌抑制作用较强，而水提液对大肠埃希菌抑制作用较强[3, 4]。千里光水煎剂的抗菌作用不因久煎、高压灭菌及去鞣质等处理而降低。千里光抗菌有效部位为酚酸性部位，从中分离得到的对羟苯乙酸的MIC对金黄色葡萄球菌为0.625mg/ml，卡他球菌及流感杆菌为1.25mg/ml，肺炎双球菌、甲型溶血性链球菌和变形杆菌为2.5mg/ml；香荚兰酸的抗菌作用稍弱；氢醌于10mg/ml浓度对金黄色葡萄球菌也有抑制作用。千里光与TMP合用可见增效效果，口服千里光煎剂小鼠含药血清对金黄色葡萄球菌、大肠埃希菌、痢疾杆菌、乙型副伤寒杆菌和铜绿假单胞菌有明显抑制作用。对于产超广谱β-内酰胺酶及持续高产AmpC酶的菌株千里光也有明显抑制作用。千里光水浸液于体内外、体内试验均对大肠埃希菌R质粒有消除作用，其含药血清也有明显消除作用。曾有报告给大鼠灌服千里光煎剂30g/kg，连续4天，其尿液对金黄色葡萄球菌、宋内痢疾杆菌、副伤寒杆菌、大肠埃希菌、铜绿假单胞菌等仍具有抗菌作用。有报告千里光注射液有一定体内抗菌效果，灌胃给予千里光水煎液也可降低金黄色葡萄球菌感染所致小鼠的死亡率[5]。

千里光显示一定抗病毒作用，其水煎剂在体外可抑制副流感病毒和呼吸道合胞病毒[6]；总黄酮也可抑制呼吸道合胞病毒，其半数有效浓度为38.3μg/ml，治疗指数为7.6[7]。

许多研究报告表明千里光对钩端螺旋体具有强烈的杀灭作用，千里光水煎剂在1∶(800～1600)时于体外即能抑制钩端螺旋体的生长，千里光煎剂的酸性乙醚提取物对钩端螺旋体的MIC为1:16000，而千里光所含成分氢醌的MIC低达1:500000。水杨酸对钩端螺旋体也有明显抑制作用，但对羟苯乙酸作用甚弱。另有报告豚鼠或兔灌服千里光后，其血或尿可具有抗钩端螺旋体活性，且千里光对豚鼠、小鼠的实验性钩端螺旋体感染显示一定的保护效果，但对金地鼠的实验性钩端螺旋体病则无效。

此外，千里光对阴道滴虫具有一定抑制作用，作用24小时有效抑制浓度在1:40以下，48小时在1:80以下，千里光油剂作用24小时抑制浓度在1:80以下。千里光乙醇提取物24小时杀灭阴道毛滴虫的最低有效浓度为2mg/ml，与甲硝唑相近[8]。1%千里光甲醇提取物处理家蝇和赤拟谷盗，48小时致死率在70%以上[9]。

2. 抗炎作用 千里光总黄酮50、100、200mg/kg灌服7日，对二甲苯所致小鼠耳肿胀、HAC所致小鼠腹腔毛细血管通透性亢进及小鼠棉球肉芽组织增生均有显著抑制作用，对小鼠气囊渗液，千里光总黄酮可抑制其白细胞游出及PGE_2含量的增高。

3. 其他作用 千里光水煎剂灌服对四氯化碳所致小鼠肝损伤具有明显保护作用。千里光所含多酚类化合物具有明显的抗氧化作用，总黄酮对体外DPPH有较强的清除作用，在其浓度为62.36mg/L时清除率达54.93%[10]，从千里光醇提物中分离的一些化合物也具有较强的DPPH清除作用[11]。千里光总黄酮对SMMC-7721、SGC-7901和MCF-7三种瘤株生长的半数抑制浓度分别为48.73、61.32、31.26μg/ml[7]，许多同属植物都曾报告过有抗癌或协同抗癌作用，如菊状千里光(*S. chrysanthemoides*)、密叶千里光(*S. densiflorus*)、雅古山千里光(*S. jacquemontianus*)和红脉千里光(*S. rufinervis*)的石油醚的甲醇提取物本身对腹水型S_{180}及实体型S_{180}小鼠均无明显影响，但却可显著增强环磷酰胺对腹水型S_{180}的抗癌作用，延长小鼠存活时间，但对实体型S_{180}无协同作用。

4. 毒理研究 千里光毒性较低，有报告其水煎剂灌服对小鼠的LD_{50}为(302.6±28)g/kg，腹腔注射为(23±2.7)g/kg。小鼠一次灌服煎剂80g/kg或每次灌服20g/kg，每日2次，连续6天，或兔以20g/kg剂量连续给药20天，均无明显毒性反应，解剖仅可见对肝、肾有轻度损害，出现轻度浊肿。另有报告，以30g/kg及15g/kg剂量灌服，连续14天，大剂量组兔可见食欲减退，体重减轻，并可引起部分动物死亡；小剂量组动物的一般状态、血象、肝肾功能检查均无明显改变，但病检可见肝脏有轻度脂肪性变。我国不同产地千里光的急性毒性有明显差异，且不同种属动物对毒性的敏感性不同，有报道黔产千里光水提物小鼠单次灌胃给药LD_{50}为63.46g/kg，60%醇提物为47.88g/kg，95%醇提物则为34.56g/kg，远低于前述报道。有报道以千里光所含吡咯里西啶类生物碱灌胃给予大鼠7日，可引起大鼠尿液中牛磺酸、氧化三甲胺以及二甲基甘氨酸含量持续增高，提示吡咯里西啶类生物碱存在肝肾毒性[12]。研究表明，千里光具有潜在生殖毒性：千里光70%乙醇提物在大剂量可引起雄性小鼠精子畸形率升高，骨髓细胞微核发生率升高；千里光水提物及总碱按生药7.5、15、30g/kg灌胃给予对大鼠均有一定程度的胚胎毒性，主要表现为骨骼发育异常[13]；千里光所含千里光碱及其他多种生物碱对体外培养的小鼠胚胎有明显毒性作用，提示妊娠期暴露于该化合物中会对胎儿具有潜在毒性[14, 15]。

在国外，千里光属植物因含有多种肝毒性生物碱，可致牛、马、羊及人的肝损害，甚至死亡，为牧草中毒的主要植物之一；也有导致人中毒和致死者，应引起我国应用千里光的注意。

【参考文献】 [1] 尹璐，胡仁火，丘日光，等. 7种中草药醇提取物抑菌杀菌作用的研究. 安徽农业科学，2014，42(28)：9722-9724.

[2] 李建志，王晓源，王亚贤. 8种中草药抗菌作用实验研究. 中医药信息，2015，32(1)：32-34.

[3] 饶海，周镁，秦拴梅，等. 黔产千里光提取物总生物碱的含量测定及抗菌作用研究. 安徽农业科学，2013，41(14)：6207-6209.

[4] 袁婷，张小东. 千里光不同浓度乙醇提取物的体外抑菌作用研究. 畜牧兽医科技信息，2014，(8)：21-22.

[5] 杨光华，余涛伟，曾莉萍. 中药千里光抗金黄色葡萄球菌实验研究. 华西医学，2010，25(10)：1860-1861.

[6] 何忠梅，宋宇，李庆杰. 千里光体外抗病毒作用研究. 安徽农业科学，2011，39(32)：19793-19794.

[7] 何忠梅，白冰，王慧，等. 千里光总黄酮体外抗肿瘤和抗病毒活性研究. 中成药，2010，32(12)：2045-2047.

[8] 张静，叶彬，武卫华，等. 千里光提取物体外抗阴道毛滴虫的效果观察. 热带医学杂志，2011，11(2)：173-174，177.

[9] 刘晓燕，桑晓清，周利娟. 19种植物提取物对家蝇和赤拟谷盗的杀虫活性. 广东农业科学，2012，(2)：69-71.

[10] 陆艳丽，管毓相，方玉梅，等. 千里光黄酮类化合物清除

DPPH自由基的作用. 食品科技，2010，35(3)：197-199.

［11］Leu Y. L，Lin C. L，Kuo P. C. Constituents from *Senecio scandens* and their antioxidant bioactivity. Arch Pharm Res，2011，34(3)：377-382.

［12］祁乃喜，刘玉梅，何翠翠，等. 中药毒性的代谢组学研究(Ⅱ)：吡咯里西啶类生物碱的肝肾毒性. 南京中医药大学学报，2012，28(5)：448-451.

［13］赵雍，梁爱华，刘婷，等. 千里光、千柏鼻炎片和总生物碱大鼠胚胎毒性研究. 中国中药杂志，2010，35(3)：373-377.

［14］韩佳寅，梁爱华. 全胚胎培养方法研究千里光碱对小鼠胚胎发育的影响. 生态毒理学报，2011，6(2)：189-194.

［15］韩佳寅，易艳，梁爱华，等. 千里光对小鼠体外培养胚胎的胚胎毒性研究. 药学学报，2014，49(9)：1267-1272.

白　蔹

Bailian

本品为葡萄科植物白蔹 *Ampelopsis japonica*(Thunb.) Makino 的干燥块根。主产于河南、湖北。春、秋二季采挖，除去泥沙和细根，切成纵瓣或斜片，晒干。切厚片。以切面色粉白、粉性足者为佳。

【性味与归经】 苦，微寒。归心、胃经。

【功能与主治】 清热解毒，消痈散结，敛疮生肌。用于痈疽发背，疔疮，瘰疬，烧烫伤。

【效用分析】 白蔹苦寒清泄，入心、胃经，有清热解毒，消痈散结，敛疮生肌之功，大凡肿疡、溃疡皆宜，“为疗肿痈疽家要药”（《本草经疏》）。对痈疮初起，红肿硬痛者，有散结消肿之效；对疮痈脓成不溃者能促其溃破排脓；对疮疡溃后不敛者，则有生肌敛疮之效。亦常用治烧烫伤及手足皲裂疼痛。

【配伍应用】

1. 白蔹配白及　白蔹长于清热解毒，消痈散结；白及长于收敛止血，生肌敛疮。二药配伍，增强清热解毒，生肌敛疮之效，适用于疮疡溃后不敛及手足皲裂疼痛。

2. 白蔹配玄参　白蔹清热解毒，消肿散结；玄参滋阴降火，解毒散结。二药配伍，增强泻火解毒，软坚散结之功，适用于痰火郁结之瘰疬痰核，肿硬疼痛。

3. 白蔹配地榆　白蔹清热解毒，敛疮生肌；地榆凉血止血，解毒敛疮。二药配伍，增强凉血解毒，消肿止痛，生肌敛疮之效，适用于烧烫伤及疮疡溃烂。

【鉴别应用】 白蔹与山慈菇　两药均善清热解毒、消痈散结，同可用治疗痈疮毒，肿硬疼痛。然白蔹味苦归心经，消痈止痛力强，又能生肌敛疮，用治疮疡肿毒初起者可消，成脓者促溃，久溃者能敛，故为治疮疡之良药。而山慈菇味甘微辛归肝经，解毒散结力强，善治瘰疬，瘿瘤，亦为癥瘕痞块常用之品。

【方剂举隅】

1. 白蔹散（《圣惠方》）

药物组成：白蔹、甘草、玄参、木香、赤芍药、川大黄。

功能与主治：清热解毒，消肿散结。适用于瘰疬生于颈腋，结肿寒热。

2. 白蔹散（《鸡峰普济方》）

药物组成：白蔹、白及、络石藤。

功能与主治：解毒生肌敛疮。适用于疮口不敛。

3. 白蔹膏（《刘涓子鬼遗方》）

药物组成：白蔹、黄连、生胡粉。

功能与主治：清热解毒，消痈散结。适用于热痱、瘰疬。

【成药例证】

1. 拔毒膏（《临床用药须知中药成方制剂卷》2020年版）

药物组成：金银花、连翘、大黄、栀子、黄芩、黄柏、木鳖子、蜈蚣、穿山甲、当归、川芎、赤芍、乳香、没药、血竭、儿茶、轻粉、红粉、樟脑、苍术、白芷、白蔹、玄参、地黄、桔梗、蓖麻子。

功能与主治：清热解毒，活血消肿。用于热毒瘀滞肌肤所致的疮疡，症见肌肤红、肿、热、痛，或已成脓。

2. 京万红（《临床用药须知中药成方制剂卷》2020年版）

药物组成：黄连、黄芩、黄柏、栀子、大黄、地榆、槐米、半边莲、金银花、紫草、苦参、胡黄连、白蔹、地黄、桃仁、红花、当归、川芎、血竭、赤芍、木鳖子、土鳖虫、穿山甲、乳香、没药、木瓜、罂粟壳、五倍子、乌梅、棕榈、血余炭、白芷、苍术、冰片。

功能与主治：清热解毒，凉血化瘀，消肿止痛，祛腐生肌。用于水、火、电灼烫伤，疮疡肿痛，皮肤损伤，创面溃烂。

3. 内消瘰疬丸（《临床用药须知中药成方制剂卷》2020年版）

药物组成：夏枯草、海藻、蛤壳(煅)、连翘、白蔹、大青盐、天花粉、玄明粉、浙贝母、枳壳、当归、地黄、熟大黄、玄参、桔梗、薄荷、甘草。

功能与主治：化痰，软坚，散结。用于痰湿凝滞所致的瘰疬，症见皮下结块、不热不痛。

4. 阳和解凝膏（《临床用药须知中药成方制剂卷》2020年版）

药物组成：肉桂、生附子、生川乌、生草乌、鲜牛蒡草(或干品)、荆芥、防风、白芷、鲜凤仙透骨草(或干品)、乳香、没药、五灵脂、大黄、当归、赤芍、川芎、续断、桂枝、地龙、僵蚕、麝香、苏合香、木香、香橼、陈皮、白蔹、白及。

功能与主治：温阳化湿，消肿散结。用于脾肾阳虚、痰瘀互结所致的阴疽、瘰疬未溃、寒湿痹痛。

【用法与用量】 5～10g。外用适量，煎汤洗或研成极细粉敷患处。

【注意】

1. 脾胃虚寒者不宜服。

2. 不宜与川乌、制川乌、草乌、制草乌、附子同用。

【本草摘要】

1.《神农本草经》 “主痈肿疽疮，散结气，止痛，除热，目中赤，小儿惊痫，温疟，女子阴中肿痛。”

2.《本草经疏》 “白蔹，苦则泄，辛则散，甘则缓，寒则除热，故主痈肿疽疮，散结止痛。”

【化学成分】 主要含有机酸类成分：酒石酸，延胡索酸，没食子酸等。

【药理毒理】 **1. 抗病原微生物作用** 白蔹生品及炒黄、炒焦品水煎醇沉液体外对金黄色葡萄球菌、铜绿假单胞菌、福氏痢疾杆菌、大肠埃希菌等有抑制作用，以炒焦品作用为佳。白蔹的正丁醇萃取物、石油醚萃取物和乙酸乙酯萃取物对金黄色葡萄球菌和大肠埃希菌均有一定抑菌作用，以正丁醇萃取物活性最高[1, 2]。

2. 抗炎及对免疫系统的影响 白蔹醇提物 5、10、20g/kg 灌胃给药连续 7 天，可提高小鼠外周血淋巴细胞 ANAE 阳性率，促进 T 淋巴细胞增殖能力及巨噬细胞吞噬功能。但有研究报道，白蔹具有抗补体作用，可抑制补体激活引起的红肿热痛而体现清热解毒作用[1]。白蔹灌胃给予，可降低实验性溃疡性结肠炎大鼠血清中 IL-1β、IL-10 水平，下调肠组织中 NF-κB 表达，从而抑制炎症[3]。

3. 其他作用 白蔹煎剂灌胃给药 7 日，可显著降低小鼠肝药酶 CYP1A2、CYP3A1/2 活性，能抑制 CYP3A2 蛋白表达。白蔹外用对小鼠、大鼠烫伤模型可显著减小烫伤面积，改善烫伤症状及病理变化，提示其对烫伤有一定治疗作用[4]；对大鼠和豚鼠疮疡模型也可显著增高血清中溶菌酶的含量，改善疮疡状及病理变化[5]。此外，白蔹及所含没食子酸还具有抗肿瘤[6-8]作用；与川乌合用则可显著降低后者的镇痛作用[9]，该作用可能与白蔹与乌头类药物共同煎煮时抑制生物碱类成分溶出有关[10]。

4. 毒理研究 白蔹水煎液 30、50g/kg 给小鼠灌胃给药，观察 72 小时，无动物死亡[3]。有报道白蔹与乌头连续灌胃给予小鼠 14 日，可观察到生化及肝肾病理改变，提示二者合用可增加白蔹毒性[11]，且毒性增加程度与配伍比例有关[12]。

【参考文献】 [1] 汪秀，朱红薇，朱长俊. 白蔹提取物抗补体和抗菌活性研究. 嘉兴学院学报，2011，23(6)：88-91.

[2] 朱长俊，朱红薇. 白蔹正丁醇提取物抗菌作用研究. 中国民族民间医药，2011(1)：67-68.

[3] 赵崧，郑子春，沈洪. 地榆、白芷、白蔹在溃疡性结肠炎大鼠中的作用及机制探讨. 实用临床医药杂志，2011，15(7)：1-4，8.

[4] 苗晋鑫，白明，郭晓芳，等. 白蔹对大、小鼠烫伤模型的影响. 中药药理与临床，2012，28(4)：65-68.

[5] 汤佩佩，郭晓芳，白明，等. 白蔹外用对疮疡模型的影响. 中华中医药杂志，2012，27(3)：702-705.

[6] 张梦美，叶晓川，黄必胜，等. 白蔹抗肿瘤活性部位的筛选研究. 湖北中医药大学学报，2012，14(2)：40-42.

[7] 杭佳，张梦美，叶晓川，等. 白蔹药效成分没食子酸抑制人肝癌 $HepG_2$ 细胞生长及作用机制研究. 中国实验方剂学杂志，2013，19(1)：291-295.

[8] 张寒，梁晓莉，贾敏，等. 白蔹甲醇提取物对骨髓瘤细胞 SP20 增殖及凋亡的影响. 中药新药与临床药理，2013，24(3)：239-241.

[9] 赖晓艺，庄朋伟，卢志强，等. “半蒌贝蔹及攻乌”反药组合对制川乌镇痛作用的影响. 天津中医药大学学报，2014，33(1)：32-35.

[10] 王晖，张艳军. 半夏和白蔹分别与生川乌合煎过程中淀粉类成分对生川乌生物碱类成分溶出的影响. 中草药，2014，(11)：1545-1550.

[11] 张寒，贾敏. 白蔹、乌头合用对小鼠心、肝、肾功能及病理形态的影响. 中国实验方剂学杂志，2012，18(20)：283-285.

[12] 张腾，庄朋伟，赖晓艺，等. “半蒌贝蔹及攻乌”反药配伍组合的急性毒性研究. 中草药，2013，44(17)：2442-2445.

四 季 青

Sijiqing

本品为冬青科植物冬青 *Ilex chinensis* Sims 的干燥叶。主产于安徽、贵州。秋、冬二季采收，晒干。以色绿、味苦者为佳。

【性味与归经】 苦、涩，凉。归肺、大肠、膀胱经。

【功能与主治】 清热解毒，消肿祛瘀。用于肺热咳嗽，咽喉肿痛，痢疾，胁痛，热淋；外治烧烫伤，皮肤溃疡。

【效用分析】 四季青性味苦涩凉，归肺、大肠、膀胱经，善于清热解毒，消肿祛瘀，既常用于肺火壅盛之咳嗽、咽喉肿痛；亦适用于肝胆热盛之胁肋疼痛，热毒下侵所致之小便淋漓涩痛以及泄泻、痢疾等证。且可外用治水火烫伤，皮肤溃疡。

【配伍应用】

1. 四季青配夏枯草 四季青清热解毒，消肿祛瘀；夏枯草清肝泻火，消肿散结。二药配伍，增强清热泻火解毒、消痈散结止痛之效，适用于热毒瘀滞之乳痈初起，肿硬胀痛。

2. 四季青配鱼腥草 四季青长于清热解毒，消肿；鱼腥草长于清肺祛痰，消痈。二药配伍，共奏清泄肺热，祛痰止咳之效，适用于肺热壅盛所致之咳嗽胸闷，咽喉肿痛等。

【成药例证】

1. 急支糖浆（《临床用药须知中药成方制剂卷》2020年版）

药物组成：鱼腥草、金荞麦、四季青、麻黄、前胡、紫菀、枳壳、甘草。

功能与主治：清热化痰，宣肺止咳。用于外感风热所致的咳嗽，症见发热恶寒，胸膈满闷，咳嗽咽痛；急性支气管炎、慢性支气管炎急性发作见上述证候者。

2. 四季青片（《中华人民共和国卫生部药品标准·中药成方制剂》）

药物组成：本品为四季青浸膏片。

功能与主治：清热解毒，凉血止血。用于咽喉肿痛，腹痛泻滞，下痢脓血，肛门灼热，小便频，淋漓涩痛，短赤灼热。

3. 风寒感冒宁冲剂（《中华人民共和国卫生部药品标准·中药成方制剂》）

药物组成：四季青、大青叶、荆芥、防风、紫苏。

功能与主治：解表散寒，宣发清热。用于风寒感冒引起的恶寒发热，头痛、鼻塞、流涕等症。

【用法与用量】 15～60g。外用适量，水煎外涂。

【注意】 脾胃虚寒，肠滑泄泻者慎用。

【本草摘要】

1.《本草图经》 “烧灰，面膏涂之，治皲瘃殊效，兼灭瘢疵。”

2.《全国中草药汇编》 “清热解毒，活血止血。主治上呼吸道感染，慢性气管炎，细菌性痢疾；外用治烧烫伤，下肢溃疡，麻风溃疡，创伤出血，冻伤，乳腺炎，皮肤皲裂。”

3.《浙江药用植物志》 “治感冒发热，肺热咳嗽，咽喉肿痛，小便淋漓涩痛，腹泻；外治热疖痈肿初起。”

【化学成分】 主要含三萜及苷类成分：长梗冬青苷，熊果酸，冬青三萜苷A，冬青三萜苷B甲酯；酚酸类成分：原儿茶酸，原儿茶醛，咖啡酸，龙胆酸，异香草酸等；还含鞣质等。

中国药典规定本品含长梗冬青苷($C_{36}H_{58}O_{10}$)不得少于1.35%。

【药理毒理】 本品具有抗病原微生物、抗炎等作用。

1. 抗病原微生物作用 四季青对革兰阳性球菌及阴性杆菌，如金黄色葡萄球菌、白色葡萄球菌、腐生性葡萄球菌、链球菌、肺炎双球菌、痢疾杆菌、大肠埃希菌、铜绿假单胞菌、变形杆菌等均有明显的抑制作用[1]。对耐药菌如耐甲氧西林金黄色葡萄球菌也有明显的抑制作用，抑菌浓度与标准金黄色葡萄球菌相当。四季青制剂口服或肌内注射，家兔浓缩尿中所含四季青成分均能达到有效抗菌浓度。其抗菌有效成分为原儿茶酸及原儿茶醛，原儿茶酸在人尿内可抑制大肠埃希菌、变形杆菌、铜绿假单胞菌等常见的致尿路感染病原菌，乌索酸(熊果酸)也具有一定抗菌作用。因四季青的一个主要用途是创面外敷以治疗烧伤，能促进结痂及防治创面感染，而鞣质在体外具有强的直接抗菌效果，故四季青所含多量鞣质也当视为其主要有效抗菌成分。

2. 抗炎作用 四季青95%乙醇提取液和水提液灌胃给药，对二甲苯致小鼠耳肿胀、角叉菜胶致小鼠足肿胀和醋酸致小鼠腹腔毛细血管通透性增高均有抑制作用，以95%乙醇提取液作用为强。对甲醛所致大鼠足肿胀也有抑制效果，增加大鼠尿中17-羟类固醇排出量，对切除肾上腺的大鼠也同样有效，说明其抗炎作用与肾上腺关系不大。四季青所含原儿茶酸对小鼠甲醛性足肿有明显的抑制作用，效果接近乙酰水杨酸；熊果酸有糖皮质激素样作用，能显著抑制炎性增生。

3. 对烫伤的治疗作用 含鞣质量1.6%的四季青药水给予Ⅱ度实验性烫伤大鼠创面涂布后，即与创面的渗液结成较牢固的保护性痂膜，3天后可见肢体肿胀明显消退。用四季青鲜汁治疗大鼠实验性烫伤，发现大鼠伤口表面均有较多成纤维细胞生长，并可见含坏死组织碎屑的脱落，表明四季青有促进大鼠烫伤皮肤愈合的功效。

4. 对心血管系统的影响

(1)扩张冠脉 原儿茶醛和原儿茶酸是四季青心血管活性的两个主要有效成分，尤其以原儿茶醛的扩张冠状动脉作用较强。猫、犬的冠脉左旋支插管灌流实验表明四季青煎剂能显著降低冠脉阻力，增加冠脉流量，猫的冠状窦插管法实验也表明本品能显著增加冠状窦血流量，家兔静脉注射本品煎剂还可显著拮抗垂体后叶素所致心肌缺血。猫冠状窦插管实验中，静脉注射原儿茶醛所致之冠脉流量增加较四季青煎剂的作用更为迅速而明显，维持时间也更长，但将原儿茶醛与原儿茶酸等量各10mg/kg 混合使用时，增加冠脉流量作用则反较单用原儿茶醛时为弱，作用持续时间也缩短。

(2) 对心肌耗氧及耐缺氧能力的影响　四季青煎剂静脉注射，可见猫于冠脉流量增加的同时，动静脉氧差缩小，冠脉窦氧含量增高，心肌耗氧量也有所增加。在四季青所含成分中，原儿茶醛能使氧耗量增加，而原儿茶酸则能使氧耗量显著降低，实验表明，猫静脉注射原儿茶酸 50mg/kg 可使心肌耗氧量降低。静脉注射原儿茶酸可明显延长心肌耐缺氧时间，并可见心输出量增加约10%，心率减慢，改善因缺氧所致的血压下降，提示原儿茶酸在轻度改善心脏功能的同时增强心肌的耐缺氧能力。此外常压耐缺氧实验也表明原儿茶酸能显著延长小鼠生存时间。原儿茶酸对肾上腺素所致冠脉流量改变虽无明显影响，但却可部分对抗肾上腺素所致耗氧量的大幅度增加，静脉注射 50mg/kg 的原儿茶酸也能部分对抗静脉注射 10mg/kg 的原儿茶醛所致耗氧量增加。冠脉结扎所致心肌缺血犬实验表明，原儿茶酸静脉注射可显著减慢心率、降低血压，因而显著降低心肌耗氧量，此作用较普萘洛尔为弱，并能改善缺血中心区的乳酸及 K^+ 的产生，改善缺血心肌及异常 EKG，显著缩小心肌梗死范围。

此外，四季青煎剂静脉注射对垂体后叶素所致家兔之心律失常有一定保护作用，但不能对抗垂体后叶素所致心律缓慢。

(3) 对血压的影响　四季青煎剂静脉注射或动脉注射，可使麻醉动物血管阻力减小，血压下降，但剂量过大则反使血管阻力增加。原儿茶醛注射于血管阻力下降时则反使血压轻度升高，原儿茶酸静脉注射也可使血压轻度上升。原儿茶酸能扩张猫的后肢血管，但对犬则无明显影响。原儿茶酸和原儿茶醛等量混合液静脉注射，血压先短暂下降，后则弱而持久地升高，同时可见下肢血管扩张，胰、门脉及肺血流量增加，肝动脉、肾动脉血流量减少，脾血管改变不大，其升压作用与α及β受体无关。

(4) 对血小板及花生四烯酸代谢的影响　原儿茶醛可显著抑制血小板聚集。原儿茶醛在体外能使 ADP 诱导家兔血小板聚集的程度减弱，聚集团块解聚速度明显加快，IC_{50} 为 0.263mg/ml，对 ADP 及凝血酶诱导的大鼠及豚鼠的血小板聚集也有明显抑制作用；静脉注射 50mg/kg 于大鼠，也可抑制血小板聚集，其聚集抑制率为 32.2%。原儿茶醛对血小板内 5HT 的释放有明显抑制效果，并呈显著量效关系，且能明显降低血小板膜的流动性。由于原儿茶醛可呈量效关系明显减弱花生四烯酸所致家兔胸主动脉条的收缩反应，静脉注射 50mg/kg 还可明显抑制大鼠动脉壁 PGI2 样物质的生成，表明大剂量原儿茶醛可明显抑制血小板的前列腺素代谢，其作用点在花生四烯酸代谢的环氧化酶以上环节。另曾有报告小剂量的原儿茶醛可增加血管壁 PGI2 样物质的生成。原儿茶醛在体外对血小板活化因子所致血小板聚集具有剂量依赖的抑制作用，表明原儿茶醛对已知血小板活化的 3 条途径（内源性 ADP 释放、AA 代谢、PAF）均有显著抑制作用。

5. 抗肿瘤作用　四季青及原儿茶酸对小鼠实验性 HF 肉瘤及 S_{180} 肉瘤有轻度抑制作用，熊果酸则能抑制体外培养的肝癌细胞生长，延长腹水癌小鼠存活时间。

6. 其他作用　原儿茶酸具有祛痰作用，并能抑制氨水所致豚鼠的喘息；对眼镜蛇蛇毒所致小鼠死亡有明显的保护效果。熊果酸具有镇静、抗惊及降低正常动物体温作用，100mg/kg 于动物实验中可降低血清转氨酶。

7. 毒理研究　四季青煎剂小鼠灌服的 LD_{50} 为 233.2g/kg；每日 10g/kg 给家兔灌服 14 天，可见 ALT 增高，病检见肝组织有轻微损害，对肾功能无明显影响。四季青与四季青素（原儿茶酸）注射液给家兔静脉注射 1 周生理生化指标均无明显异常。原儿茶醛灌胃给予小鼠 LD_{50} 为 1.672g/kg，静脉注射时为 114.6mg/kg，肌内注射为 507.7mg/kg；原儿茶酸腹腔注射 LD_{50} 为 0.8964g/kg，静脉注射为 3.485g/kg；熊果酸腹腔注射 LD_{50} 为 0.68g/kg。四季青所含鞣质是其用以治疗烧烫伤的主要药效成分，属缩合鞣质，实验表明皮下注射四季青鞣质 125mg/kg，对肝功能、肝细胞及糖原、脂类、碱性磷酸酶等均无明显影响，此剂量再增至三四倍也未见明显的肝功能肝组织损伤，据估计，四季青临床治疗烧伤时其鞣质的用量仅约 64～128mg/kg，故认为其毒性不大。另有资料表明，灌服煎剂于停药后 2 周反见 SGPT 较药前增高约 1/5，且病理切片中肝门脉区有少量以淋巴细胞为主之白细胞浸润，肝细胞呈轻度颗粒状变性，血中尿酸含量明显增加，停药 2 周后恢复；肾组织于少数兔有轻微炎性反应等，似提示四季青仍可能对肝脏有一定损害。

【参考文献】［1］李建志，王晓源，王亚贤．8 种中草药抗菌作用实验研究．中医药信息，2015，32(1)：32-34.

绿　豆

Lüdou

本品为豆科植物绿豆 *Phaseolus radiatus* L.的干燥种子。全国大部分地区均产。秋季果实成熟时采收，晒干，打下种子，除去杂质。用时捣碎。以粒大、饱满、色绿者为佳。

【性味与归经】 甘，凉。归心、胃经。

【功能与主治】 清热解毒，消暑，利水。用于暑热烦渴，丹毒，痈肿，水肿，泻痢，药食中毒。

【效用分析】 绿豆性味甘寒，归心、胃经。既善解热毒、药食之毒，常用治丹毒、痈肿及药食中毒；又善清热消暑、除烦止渴、通利小便，以治暑热烦渴，尿赤，水肿，泻痢等。为民间常用于清热消暑、解毒之食品及要药。

【配伍应用】

1. 绿豆配赤小豆　绿豆清热解毒、消暑、利水之中尤善清热消暑、除烦止渴；赤小豆清热解毒、利水之中尤长于"消水通气而健脾胃"。两药相配，清暑利湿、解毒和中作用增强，适用于痈肿疮毒，暑热烦渴，水肿，黄疸及食物中毒等。

2. 绿豆配甘草　两药均能清热解毒。绿豆甘寒，能清热解毒，消暑除烦，古云绿豆肉平，皮寒，解金石、草木一切诸毒；甘草甘平，诸本草视为解药食中毒之要药，前人言其"解百毒"。两药相须为用，则能增强解毒作用，历代用于治疗附子、乌头或巴豆等药物中毒；常作清暑饮料，以预防中暑；亦作中暑伤热，疮疡肿毒的辅助治疗之剂。

3. 绿豆配藿香　绿豆甘寒，善解热毒、消暑、利水，为常用的暑湿时令要药；藿香芳香而不峻烈，微温而不燥热，芳香醒脾快胃，长于化湿祛暑疏表。两药合用，化湿解暑、清热除烦之功卓著，且擅利湿化浊，实为夏季解暑之良剂。

【鉴别应用】

1. 绿豆与淡豆豉　两药均来源于豆科植物，皆有除烦之功，适用于热病烦闷。然绿豆性味甘寒，归心、胃经，长于清心胃火热而除烦止渴，尤善清热解毒、消暑利尿，主治痈肿疮毒、暑热烦渴及药食中毒。而淡豆豉性味苦辛凉，辛散轻浮，入肺胃经，长于宣发郁热而除烦，且能发汗解表，治外感表证无论风寒风热皆可应用。

2. 绿豆与赤小豆　两者均味甘，入心经，有解毒、利水之效，同治痈肿疮毒及水肿、小便不利等。然绿豆性寒清热解毒力胜，除用于热毒疮痈外，尚常用于解药食中毒；且长于清心胃火热，清热消暑，除烦止渴，为治暑热烦渴之要药。而赤小豆性平，虽清热解毒力不及绿豆，但兼能排脓，内痈外疡均治；且入小肠经，性善下行，功擅利水消肿，适用于多种水肿，尤宜于营养不良性水肿。

【方剂举隅】

1. 三豆饮子（《伤寒总病论》）

药物组成：绿豆、赤小豆、黑豆、甘草。

功能与主治：清暑利湿，解毒和中。用于天行痘疮，暑热，浮肿及食物中毒等。

2. 绿豆甘草汤（《急救便方》）

药物组成：绿豆、甘草。

功能与主治：清热解毒。解一切毒。

3. 附子绿豆汤（《三因方》）

药物组成：大附子、绿豆。

功能与主治：温阳利水。用于寒克皮肤，壳壳然而坚，腹大身肿，按之陷而不起，色不变。

4. 急救绿豆丸（《痘疹会通》）

药物组成：绿豆、车前子、大麦冬、灯草、甘草。

功能与主治：清热解暑，利湿止泻。夏月中暑受热，腹痛肚疼，霍乱转筋，羊毛疔，绞肠痧，痢疾。

【成药例证】

1. 护肝片（《临床用药须知中药成方制剂卷》2020年版）

药物组成：柴胡、茵陈、板蓝根、猪胆粉、绿豆、五味子。

功能与主治：疏肝理气，健脾消食。具有降低转氨酶作用。用于慢性肝炎及早期肝硬化等。

2. 清宁丸（《临床用药须知中药成方制剂卷》2020年版）

药物组成：大黄、白术(炒)、半夏(制)、麦芽、牛乳、香附(醋制)、厚朴(姜制)、陈皮、车前草、黑豆、绿豆、桑叶、侧柏叶、桃枝。

功能与主治：清热泻火，消肿通便。用于火毒内蕴所致的咽喉肿痛、口舌生疮、头晕耳鸣、目赤牙痛、腹中胀满、大便秘结。

3. 白避瘟散（《中华人民共和国卫生部药品标准·中药成方制剂》）

药物组成：绿豆粉、石膏、白芷、滑石、甘油、冰片、薄荷脑。

功能与主治：清凉解热。用于受暑受热，头目眩晕，呕吐恶心，晕车晕船。

4. 消络痛片（《临床用药须知中药成方制剂卷》2020年版）

药物组成：芫花枝条、绿豆。

功能与主治：散风祛湿。用于风湿阻络所致的痹证，症见肢体关节疼痛；风湿性关节炎见上述证候者。

【用法与用量】 15～30g。外用研末调敷。

【本草摘要】

1.《本草汇言》 “清暑热，静烦热，润燥热，解毒热。”

2.《随息居饮食谱》“绿豆甘凉，煮食清胆养胃，解暑止渴，利小便，已泻痢。”

3.《本经逢原》 “明目。解附子、砒石、诸石药毒。”

【化学成分】 主要含蛋白质、脂肪、碳水化合物、磷脂、胡萝卜素、维生素E与钾、钠、钙、镁、铁、锰、锌、铜、磷、硒等多种元素。

【药理毒理】 本品具有解毒、抗肿瘤等作用。

1. 解毒作用 有文献报告，绿豆对多种化学性毒物有解毒作用：①对铅毒性的拮抗作用：绿豆0.25、0.5g/kg与大青叶配伍使用可降低铅中毒小鼠的血铅值，缓解铅中毒所致的锌原卟啉(ZPP)升高，减少铅对机体的毒害；绿豆提取液2.5、5、10g/kg灌胃，连续30天，可增加铅中毒大鼠的铅排出量，降低骨铅和肝铅；从绿豆中提取的蛋白A、B能不同程度降低染铅大鼠血肌酐、血尿素氮及血尿酸含量，也能显著性降低染铅大鼠的血清MDA含量，绿豆蛋白B尚能提高血清SOD活力，提示绿豆蛋白对染铅大鼠具有一定的改善肾功能及抗氧化作用[1]。②绿豆明显减轻长期摄入小剂量乐果对大鼠血清性激素T_0的抑制，减轻乐果对大鼠睾丸ACP、LDH活性的抑制，也可减轻其对睾丸组织的损伤，并在一定程度上减轻乐果对精子质量的不利影响。③绿豆粉可诱导砒石染毒大鼠金属硫蛋白的合成，对砒石毒性有一定的拮抗作用，与黄芪配伍作用更加明显。④体外研究显示，绿豆粉与砷溶液作用后，后者砷含量可显著降低，提示绿豆对砷有潜在的解毒作用[2]。⑤绿豆总黄酮对急性酒精性肝损伤小鼠可降低其血清AST、ALT含量，增强肝组织SOD活力，降低肝组织MDA水平，缓解肝细胞空泡变性及坏死，提示绿豆黄酮可缓解急性酒精性肝损伤，其作用机制与抗氧化有关[3]。此外，一种从绿豆中提取的色素也具有抗氧化作用，体外实验中对氧自由基的清除率可达70%～80%[4]。⑥绿豆提取液具有体外抗内毒素作用，且有效成分主要集中在正丁醇部分[5]。

2. 抗肿瘤作用 从绿豆中纯化的苯丙氨酸解氨酶(PAL)对L1210小鼠淋巴细胞白血病细胞株的增殖有明显的抑制作用，0.22、1.0、2.0、4.0、6.0、1.0U/ml PAL作用癌细胞72小时，其抑制率分别为25.8%、4.0%、55.3%、72.6%、77.9%、82.9%，可能与PAL降解肿瘤细胞生长所需的必需氨基酸苯丙氨酸有关。从绿豆中提取的绿豆胰蛋白酶抑制剂BBI可抑制人肺腺癌A549细胞增殖，诱导其凋亡，出现明显的染色质浓缩和凋亡小体[6]。一种绿豆水溶性色素被报道能明显诱导$HepG_2$细胞的凋亡，提示其具有一定抗肿瘤活性[4]。此外，含10%绿豆的饲料喂饲20天，可增加环磷酰胺免疫受抑小鼠的脾脏系数，提高小鼠红细胞免疫黏附功能，这也可能是绿豆抗肿瘤作用的机制之一。

3. 降血脂、抗动脉粥样硬化作用 绿豆水提液15g/kg灌胃给药，可降低四氧嘧啶和蛋黄乳液高脂血症、高血糖小鼠血清总胆固醇(TC)、甘油三酯(TG)、低密度脂蛋白胆固醇(LDL-C)浓度，增高血清高密度脂蛋白胆固醇(HDL-C)浓度。绿豆水醇提取物拌入饲料喂养动物7天，对实验性高胆固醇血症家兔的血清胆固醇含量有明显降低作用，防止实验性动脉粥样硬化形成。

4. 平喘作用 绿豆粉0.1g/kg灌胃3天，对鸡卵白蛋白致敏小鼠肺组织白三烯C含量有降低作用，抑制哮喘小鼠肺组织中5-脂氧合酶、5-脂氧合酶激活蛋白的表达，从而表现出一定的抗哮喘活性。

附：绿豆衣

本品为绿豆的干燥种皮。性味甘，寒。归心、胃、肝经。功能清热解毒，消暑，利水。用于痈肿疮毒，暑热烦渴，水肿，药食中毒。用量，9～15g。

【参考文献】 [1] 杨毅，徐锦龙，徐强，等．绿豆蛋白对染铅大鼠肾功能及SOD、MDA的影响．中华中医药学刊，2011，29(10)：2280-2281.

[2] 杨丽红．绿豆对砷中毒的解毒作用研究．亚太传统医药，2010，6(8)：8-9.

[3] 刘晓娜，赵云丽，高恩泽，等．绿豆黄酮对小鼠急性酒精性肝损伤的干预作用．沈阳药科大学学报，2015，32(1)：55-58.

[4] 胡梁斌，赵旭娜，王淼焱，等．绿豆汤中水溶性色素的抗氧化活性与抗癌活性研究．江西农业学报，2010，22(2)：104-106.

[5] 李健，王旭，刘宁，等．绿豆提取液的抗内毒素作用及提取工艺优化．食品工业科技，2011，32(3)：310-311，315.

[6] 王莎莎，马岳，李玉银，等．绿豆胰蛋白酶抑制剂BBI诱导肺腺癌A549细胞凋亡．华南师范大学学报(自然科学版)，2013，45(3)：91-94.

木 棉 花

Mumianhua

本品为木棉科植物木棉 *Gossampinus malabarica* (DC.) Merr.的干燥花。主产于广东、广西、海南。春季花盛开时采收，除去杂质，晒干。以朵大、完整、色鲜者为佳。

【性味与归经】 甘、淡，凉。归大肠经。

【功能与主治】 清热利湿，解毒。用于泄泻，痢疾，痔疮出血。

【效用分析】 木棉花甘淡利湿，性凉清热解毒，主归大肠经，故尤善清利大肠湿热，常用于湿热毒邪蕴结，大肠传导失利之泄泻、痢疾。尚可用治大肠热瘀湿阻，气血结聚，发为痔疮，肿痛出血者。

【配伍应用】

1. 木棉花配凤尾草 二者均具清热解毒，利湿之功，配伍用之，能增强清湿热，止泻痢之效，适用于大肠湿热所致之泄泻、痢疾。

2. 木棉花配金银花 木棉花清热利湿，解毒；金银花清热解毒，疏散风热，凉血止痢。二药配伍，共奏清热利湿，凉血解毒之效，适用于湿热泻痢，痔疮出血以及肝热目赤，风热咽痛，口舌溃烂等。

【成药例证】

1. 金菊五花茶冲剂（《中华人民共和国卫生部药品标准·中药成方制剂》）

药物组成：金银花、木棉花、葛花、野菊花、槐花、甘草。

功能与主治：清热利湿，凉血解毒，清肝明目。用于大肠湿热所致的泄泻、痢疾、便血、痔血以及肝热目赤，风热咽痛，口舌溃烂。

2. 五花茶颗粒（冲剂）（《中华人民共和国卫生部药品标准·中药成方制剂》）

药物组成：金银花、鸡蛋花、木棉花、槐花、葛花、甘草。

功能与主治：清热，凉血，解毒。用于湿热，下血下利，湿疹。

【用法与用量】 6～9g。

【本草摘要】

1.《生草药性备要》 “花治痢症，白者更妙。”

2.《本草求原》 “红者去赤痢，白者治白痢，同武彝茶煎常饮。”

3.《福建药物志》 “清热解暑，收敛止血。治细菌性痢疾，急慢性胃肠炎，咳血，呕血，便血，外伤出血，糖尿，血崩，牙痛，冻疮，湿疹，疮癣。”

【化学成分】 主要含脂肪酸类，β-谷甾醇，木棉花红色素等。

【药理毒理】 本品具有抗病原微生物、抗炎等作用。

1. 抗病原微生物作用 木棉花所含红色素体外对大肠埃希菌、金黄色葡萄球菌、酿酒酵母和黑曲霉均有一定程度的抑菌作用，MIC 分别为 6%、8%、6%和 8%。

2. 抗炎作用 木棉花乙醇提取物乙酸乙酯部位 0.25、0.5g/kg 腹腔注射，对小鼠角叉菜胶性足肿胀、二甲苯性耳肿胀以及大鼠蛋清性足肿胀、角叉菜胶足肿胀、棉球肉芽肿等均有抑制作用。

3. 保肝作用 木棉花总黄酮能显著下调 CCl_4 致肝纤维大鼠Ⅰ型胶原蛋白（ColⅠ）mRNA 的表达，降低肝组织 ColⅠ蛋白质的表达，且表现一定的剂量依赖性，提示其对 CCl_4 诱导的肝纤维化具有一定的保护作用[1]。木棉花总黄酮对卡介苗（BCG）联合脂多糖（LPS）静脉注射所致小鼠免疫性肝损伤也有一定保护作用，可降低模型动物血清 ALT、AST、LDH 活性，降低肝微粒体 NO 含量和 MDA 含量，增加肝组织 SOD、GSH-Px 活性和 GSH 含量，明显改善肝组织病理损伤程度[2]。

4. 其他作用 木棉花水煎剂对小鼠 S_{180}、ARS 实体瘤及肝癌有抑制作用，抑制率为 42%～67.2%。木棉花水煎液灌服 15 天，对小鼠抗体的形成有抑制作用。

【参考文献】 ［1］唐爱存，卢秋玉，伍小燕，等. 木棉花总黄酮对 CCl_4 致肝纤维大鼠 ColⅠ表达的影响. 世界中西医结合杂志，2014，9（2）：159-161，164.

［2］伍小燕，唐爱存，卢秋玉. 木棉花总黄酮对小鼠免疫性肝损伤的影响. 中国医院药学杂志，2012，32（15）：1175-1178.

虎耳草

Hu'ercao

本品为虎耳草科植物虎耳草 *Saxifraga stolonifera* Meerb.的干燥全草。全国大部分地区均产。春、夏二季采收，除去杂质，洗净，干燥。切段。以叶厚、色红棕者为佳。

【性味与归经】 苦、辛，寒。归肺、胃、肝经。

【功能与主治】 清热泻火，解毒消肿。用于肺热咳嗽，肺痈吐脓，聤耳流脓，痈肿丹毒，痔疮肿毒，风疹瘙痒。

【效用分析】 虎耳草苦泄辛散，性寒清热，入肺经，能清泄肺经热邪火毒而化痰止咳、排脓消痈，故可用治肺热咳嗽，肺痈吐脓；又入胃、肝经，善清泻二经火热而解毒消肿，故又可用治耳内热毒，聤耳流脓，痈肿丹毒，痔疮肿毒。且具祛风清热、燥湿止痒之效，尚可用于风疹、湿疹皮肤瘙痒等症。

【配伍应用】

1. 虎耳草配青黛 虎耳草能疏风清热、解毒消肿；青黛善清热解毒，凉血消斑。两药合用，疏风清热、解毒消肿、凉血止痒效佳。适用于风疹、湿疹、荨麻疹、丹毒等。

2. 虎耳草配金银花 两药均能清热解毒、疏散风热。虎耳草长于清泻肺胃火热，尤善清肺止咳；金银花芳香透散，既善宣散上焦风热，又善清热解毒。两药相配，清热解毒、疏散风热、清肺止咳效优。适用于风热犯肺或热毒壅肺之肺热咳嗽，肺痈吐脓；及痈肿丹毒，风疹瘙痒等。

3. 虎耳草配枯矾 虎耳草善清热泻火，解毒消肿；枯矾外用长于解毒杀虫，燥湿止痒。两药配伍，清热解毒、收湿止痒作用增强，可外用于聤耳流脓，痔疮肿毒，风疹、湿疹皮肤瘙痒。

【鉴别应用】虎耳草与鱼腥草 两药均性寒，入肺经，功能清热解毒、清肺排脓，可同治肺热咳嗽，肺痈吐脓及痈疮肿毒等。然虎耳草苦寒清热力大，善清泄肝胃二经热邪火毒而解毒消肿，每用治耳内热毒，聤耳流脓，痔疮肿毒等；且具祛风清热、燥湿止痒之效，尚可用于风疹、湿疹皮肤瘙痒等症。而鱼腥草性味辛微寒，专入肺经，既能清肺热，尤善清热解毒、消痈排脓，为治肺痈吐脓之要药；又能利尿通淋、除湿止痢，以治热淋涩痛，湿热泻痢。

【成药例证】 经带宁胶囊（《临床用药须知中药成方制剂卷》2020年版）

药物组成：虎耳草、徐长卿、连钱草、老鹳草。

功能与主治：清热解毒，除湿止带，调经止痛。用于湿毒蕴结所致的经期腹痛，经血色暗，血块，赤白带下，量多气臭，阴部瘙痒灼热。

【用法与用量】 9～15g。外用鲜品适量，捣烂取汁滴耳或涂敷患处。

【本草摘要】

1.《本草纲目》 “治瘟疫，擂酒服。生用吐利人，熟用则止吐利。又治聤耳，捣汁滴之。”

2.《生草药性备要》“治耳内暴热毒，红肿流脓疼痛。”

3.《分类草药性》“清肺热，治咳嗽，疗风疹、丹毒。”

【化学成分】 主要含黄酮类成分：槲皮素，槲皮素-3-鼠李糖苷等；内酯类成分：岩白菜素；有机酸类成分：原儿茶酸，没食子酸，琥珀酸，反甲基丁烯二酸等。

【药理毒理】 本品具有抗病原微生物、抗肿瘤等作用。

1. 抗病原微生物作用 虎耳草乙醇提取物对金黄色葡萄球菌、苏云金芽孢杆菌、大肠埃希菌和枯草芽孢杆菌有一定抑制作用。从虎耳草中分离的桦木酸对枯草芽孢杆菌也有抑制作用[1]。

2. 抗肿瘤作用 虎耳草提取物在体外可抑制前列腺癌细胞和成纤维细胞的增殖，诱导细胞凋亡，且呈剂量依赖。进一步研究表明，虎耳草乙醇提取后乙酸乙酯萃取部位相较其他提取部位具有更好的抗前列腺癌活性[2]，从虎耳草中分离的一些单体成分也具有相似作用[1]。

3. 保肝作用 虎耳草或其提取物能降低乙醇所致肝损伤导致的GOT、GPT水平升高，提示具有一定的保肝作用。

4. 止痛作用 利用第5腰椎脊神经结扎神经病理性疼痛模型，鞘内注射100mg/kg虎耳草素时可以明显抑制由于脊神经损伤引起的大鼠机械性缩足反射阈值下降以及热缩足潜伏期的延长，且剂量依赖关系明显，提示鞘内注射虎耳草素具有明显的抗神经病理性疼痛作用[3]。

5. 其他作用 虎耳草尚具有止咳、抗炎等作用，且不同炮制方法对药效影响较大，止咳以醋制品为佳，抗炎则以姜制品为佳[4]。虎耳草混合在饲料中给予实验性乳腺增生模型大鼠，可降低模型动物的乳头高度，调节体内性激素及其受体水平，提示对乳腺增生有潜在药用价值[5]。

【参考文献】 [1] 先春，黄志金，周欣，等. 虎耳草的化学成分及生物活性研究. 天然产物研究与开发，2014，26(1)：64-68.

[2] 周欣，陈华国，黄志金，等. 虎耳草抗前列腺癌生物活性部位筛选研究. 中国药理学通报，2013，29(6)：867-870.

[3] 胡传银，丁银润. 大鼠鞘内虎耳草素抗神经病理性疼痛效果分析. 现代医药卫生，2012，28(12)：1766-1767.

[4] 覃容贵，龙庆德，范菊娣，等. 炮制对虎耳草中岩白菜素及其止咳抗炎作用的影响. 中成药，2013，35(5)：1027-1030.

[5] 居龙涛，鄂群. 虎耳草制剂对乳腺增生动物模型治疗的效果观察. 求医问药学术版，2010，8(12)：114-115.

了 哥 王

Liaogewang

本品为瑞香科植物了哥王 *Wikstroemia indica* G. A. Mey. 的干燥根或根皮。主产于广东、海南、广西。全年均可采挖，洗净，晒干，或剥取根皮，晒干。切段。以条粗、皮厚者为佳。

【性味与归经】 苦、辛，寒；有毒。归肺、肝经。

【功能与主治】 清热解毒，散瘀逐水。用于肺热咳嗽，痄腮，发颐，疮疖痈疽，风湿痹痛，鼓胀。

【效用分析】 了哥王苦、寒而辛，泄热，入肺经，有良好的清热解毒、散瘀消肿止痛之功，常用治肺热壅盛之咳嗽气逆及热毒壅滞所致之咽喉肿痛，疮疖痈疽；火热毒邪循经上攻之痄腮，发颐，两腮红肿，连及耳下、耳后，焮热疼痛等。又入肝经，具有较强的散瘀逐水消肿的作用，可用治风湿痹证，关节肿痛以及水毒互结之腹水鼓胀。

【配伍应用】

1. 了哥王配山豆根 二者均有清热解毒之功。了哥王长于散瘀止痛；山豆根长于利咽消肿，尤为治疗咽喉肿痛之要药。二药配伍，增强解毒利咽，消肿止痛之效，适用于热毒壅肺之咽喉肿痛及肺热咳嗽。

2. 了哥王配金银花 两药均有清热解毒之功。了哥王善散瘀消肿；金银花善疏散风热。二药配伍，共达散风清热，解毒消肿之效，适用于风热上攻，头痛发热，咽喉肿痛以及痄腮初起，两腮红肿。

3. 了哥王配半边莲 二者均有清热解毒之功。了哥王又能散瘀逐水；半边莲又可利尿消肿。二药配伍，增强解毒、散瘀、利水之效，适用于湿热停蓄，水瘀互阻之腹胀水肿。

【成药例证】

1. 喉疾灵胶囊(片)(《临床用药须知中药成方制剂卷》2020年版)

药物组成：山豆根、天花粉、了哥王、板蓝根、广东土牛膝、连翘、牛黄、冰片、珍珠层粉、诃子、猪牙皂、桔梗。

功能与主治：清热解毒，散肿止痛。用于热毒内蕴所致的两腮肿痛、咽部红肿、咽痛；腮腺炎、扁桃体炎、急性咽炎、慢性咽炎急性发作及一般喉痛见上述证候者。

2. 祛伤消肿酊(《临床用药须知中药成方制剂卷》2020年版)

药物组成：连钱草、川芎、莪术、红花、两面针、血竭、威灵仙、海风藤、桂枝、栀子、白芷、冰片、了哥王、茅膏菜、天南星、酢酱草、樟脑、野木瓜、生草乌、薄荷脑。

功能与主治：活血化瘀，消肿止痛。用于跌打损伤，皮肤青紫瘀斑，肿胀疼痛，关节屈伸不利；急性扭挫伤见上述证候者。

3. 跌打扭伤灵酊(《中华人民共和国卫生部药品标准·中药成方制剂》)

药物组成：破天莱、吹风散、五味藤、桂枝、两面针、生草乌、了哥王、九龙川、大风艾、薄荷油、冰片、樟脑。

功能与主治：祛风止痛，活血消肿。用于跌打扭伤，瘀血肿痛，风湿性关节炎，腰腿酸痛。

【用法与用量】 根15～30g；根皮9～12g，久煎后服用。外用鲜根捣烂敷或干根浸酒敷患处。

【注意】 孕妇慎用。

【本草摘要】

1.《陆川本草》 “解热，利尿，破积。”

2.《岭南草药志》 “能攻诸结毒、结肿，及诸郁热、郁湿、顽痰怪症。”

3.《福建药物志》 “破结散瘀，通经逐水，消肿止痛。主治腹水，肾炎，闭经，引产，乳腺炎。”

【化学成分】 主要含黄酮类成分：小麦黄素，山柰酚-3-*O*-β-D-吡喃葡萄糖苷；木脂素类成分：西瑞香素，南荛酚(右旋去甲络石苷元)，右旋牛蒡苷元，穗罗汉松脂酚，松脂酚，南荛素等。

【药理毒理】 本品具有抗病原微生物、抗炎、镇痛等作用。

1. 抗病原微生物作用 了哥王根茎皮水煎液体外对金黄色葡萄球菌、溶血性链球菌、肺炎球菌有抑制作用；叶的水煎液对肺炎双球菌、金黄色葡萄球菌、铜绿假单胞菌、伤寒杆菌敏感；根皮乙醇浸出物的乙酸乙酯部分也有体外抑菌作用。了哥王对流感病毒、乙型肝炎病毒、艾滋病病毒等均有一定的抑制作用，其活性成分牛蒡苷元还有抗艾滋病病毒作用。了哥王所含西瑞香素也具有抑菌作用[1]和抗病毒作用，可以轻微抑制病毒感染的早期事件，但它的作用主要是在复制周期的后期阶段[2]，也能抑制乙型肝炎病毒在人类肝细胞内的基因表达；一些新发现的成分具有体外抑制呼吸道合胞病毒作用[3, 4]。

2. 抗炎作用 以了哥王浸膏制备的了哥王片灌胃给药，3.6g/kg对大鼠琼脂肉芽肿有抑制作用，15g/kg对二甲苯所致小鼠耳肿胀有抑制作用。对了哥王提取物进行抗炎作用为导向的分离，显示乙酸乙酯部分对蛋清所致小鼠足肿胀及炎症部位 PGE_2 含量增高具有较好抑制作用[5]。本品所含南荛花素灌胃给药，对二甲苯、5-羟色胺、蛋清、角叉菜胶、甲醛所致多种炎症动物模型均有拮抗作用，对巴豆油肉芽囊的肉芽组织增生也有明显的抑制作用；所含西瑞香素可抑制二甲苯所致小鼠耳肿胀和蛋清所致大鼠足肿胀，提示其具有抗炎作用[1]。

3. 镇痛作用 南荛花素灌胃给药对醋酸腹腔注射所致小鼠扭体反应有抑制作用。

4. 抗肿瘤作用 了哥王水煎剂灌胃给药对小鼠淋巴肉瘤-1腹水型抑制率为45.4%，对小鼠艾氏腹水瘤生长抑制率为97%，对小鼠子宫颈癌、P388淋巴细胞性白血病也有明显抑制作用。其低极性提取部位对HeLa和HEp-2细胞有一定细胞毒，不饱和脂肪酸为其细胞毒作用的成分之一[6]。了哥王所含西瑞香素可抑制艾氏腹水癌细胞的核酸与蛋白质合成，亦可通过改变线粒体膜电位诱导 HeLa 细胞凋亡[7]，通过阻滞细胞周期抑制人肝癌 $HepG_2$ 细胞的体外增殖[8]，通过阻滞细胞周期及激活 caspase-3 途径引起骨肉瘤细胞凋亡[9]，对 CNE 细胞也有抑制作用[10]。所含南荛素类多种化合物、牛蒡苷元、罗红松脂酚有抗白血病作用；根茎所含苜蓿苷和山柰酚-3-*O*-β-D 吡喃葡苷能抗 P388 淋巴细胞性白血病；所含荛花酚、罗汉松脂素、丁香脂素等成分在体外可抑制人结肠癌 SW480 和 SW620 细胞增殖[11]；一些木脂素类成分对 A549、K562 等也具有轻微抑制作用[12]。

5. 其他作用 了哥王多糖对辐射损伤有保护作用，总黄酮在浓度 13.14～78.82μg/ml 和 10.67～127.97μg/ml 的范围内，对 DPPH 自由基和羟基自由基的清除率分别为 20.43%～70.89%和 18.56%～66.05%，且清除效果与浓度之间都存在明显的量效关系[13]。西瑞香素能明显降低心肌耗氧量，改善心肌营养性血流量，其所含 5-豆甾烯-3β, α 二醇具有引产作用。

6. 毒理研究 有研究比较了哥王生品及 2 种炮制品灌胃给予小鼠的急性毒性，结果显示了哥王生品、汗液炮制品、人工汗液炮制品的 LD_{50} 分别为 46.678、72.190、67.953g/kg，相应样品中的西瑞香素含量分别为 0.189%、0.407%、0.345%，提示两种炮制方法均能降低了哥王的毒性，但并非通过降低西瑞香素含量达到减毒目的[14]。了哥王乙醇提取物及石油醚部位、乙酸乙酯部位的 LD_{50} 分别为 3.276、1.691、1.948g/kg，正丁醇部位和水提物的最大给药量分别为 24.364g/kg 和 32.788g/kg，提示了哥王提取物的毒性随脂溶性的增大而增大，推测其毒性成分主要为脂溶性成分[15]。

【参考文献】 ［1］张立，喻文进，刘慧琼，等．西瑞香素抗炎抑菌作用的初步实验研究．中医药导报，2012，18(6)：72-73.

［2］Ho W．S．，Xue J．Y．，Sun S．S．，et al．Antiviral activity of daphnoretin isolated from *Wikstroemia indica*．Phytother Res，2010，24(5)：657-661.

［3］Wang G．C．，Zhang X．L．，Wang Y．F．，et al．Four new dilignans from the roots of *Wikstroemia indica*．Chem Pharm Bull(Tokyo)，2012，60(7)：920-923.

［4］Huang W．H．，Zhou G．X．，Wang G．C．，et al．A new biflavonoid with antiviral activity from the roots of *Wikstroemia indica*．J Asian Nat Prod Res，2012，14(4)：401-406.

［5］徐骏军，王国伟，熊友香，等．了哥王抗炎有效部位研究．江西中医药大学学报，2014，26(6)：40-41.

［6］吴鹏，黄伟欢，王辉，等．了哥王细胞毒性和细胞毒性成分研究．中药材，2010，33(4)：590-592.

［7］Yang Z．Y．，Kan J．T．，Cheng Z．Y．，et al．*Daphnoretin*-induced apoptosis in HeLa cells：a possible mitochondria-dependent pathway．Cytotechnology，2014，66(1)：51-61.

［8］颜红，夏新华，王挥，等．西瑞香素对人肝癌 $HepG_2$ 细胞增殖、凋亡及细胞周期的影响．湖南中医药大学学报，2013，(9)：41-43，81.

［9］Gu S．，He J．Daphnoretin induces cell cycle arrest and apoptosis in human osteosarcoma(HOS) cells．Molecules，2012，17(1)：598-612.

［10］Lu C．L．，Zhu L．，Piao J．H．，et al．Chemical compositions extracted from *Wikstroemia indica* and their multiple activities．Pharm Biol，2012，50(2)：225-231.

［11］邵萌，黄晓君，孙学刚，等．了哥王根茎中的酚性成分及其抗肿瘤活性研究．天然产物研究与开发，2014，26(6)：851-855，875.

［12］国光梅，李玮，汪治，等．了哥王中木脂素成分及生物活性研究．山地农业生物学报，2012，31(5)：457-459.

［13］刘全德，陈尚龙，李姣姣．了哥王总黄酮的纤维素酶提取及其抗氧化活性研究．农业机械，2012，9(27)：117-121.

［14］张金娟，熊英，李玮，等．了哥王生品及 2 种炮制品的急性毒性比较研究．中国中药杂志，2011，36(9)：1172-1174.

［15］张金娟，熊英，张贵林，等．了哥王提取物及其不同提取部位的急性毒性研究．时珍国医国药，2011，(11)：2829-2830.

半 枝 莲

Banzhilian

本品为唇形科植物半枝莲 *Scutellaria barbata* D.Don 的干燥全草。主产于江苏、江西、福建、广东、广西。夏、秋二季茎叶茂盛时采挖，洗净，晒干。切段。以色绿、味苦者为佳。

【性味与归经】 辛、苦，寒。归肺、肝、肾经。

【功能与主治】 清热解毒，化瘀，利尿。用于疔疮肿毒，咽喉肿痛，跌扑伤痛，水肿，黄疸，蛇虫咬伤。

【效用分析】 半枝莲辛散苦泄，寒能清热，入肺、肝、肾经，功能清热解毒，凉血消痈，化瘀消肿，广泛用于热毒壅盛所致之咽喉肿痛，痈肿疮毒，红肿热痛，蛇虫咬伤以及瘀毒互结之癥瘕积聚，或跌扑损伤，瘀滞肿痛。且长于清热利尿，用于湿热不化所致之小便不利、水肿以及黄疸、鼓胀。

【配伍应用】

1. 半枝莲配鱼腥草 二者均有清热解毒之功。半枝莲长于凉血消痈，鱼腥草长于清泄肺热。二药配伍，增强清肺泻火消痈之力，适用于肺热壅盛之咽喉肿痛，肺痈吐脓等。

2. 半枝莲配乳香　半枝莲长于化瘀消肿，乳香尤善行气活血止痛。二药配伍，共奏活血化瘀，消肿止痛之效，适用于跌扑损伤，瘀滞肿痛。

3. 半枝莲配小蓟　半枝莲既能清热解毒，又兼化瘀利尿之功；小蓟既能凉血止血，且能利尿通淋。二药配伍，增强清热利尿，凉血止血之效，适用于血热尿血、血淋。

【鉴别应用】 半枝莲与半边莲　两者药名相似，且均有清热解毒、利尿之效，同可用治痈肿疔疮，蛇虫咬伤，鼓胀水肿，小便不利等证；常配伍用于瘀毒互结之癥瘕积聚，有解毒散瘀消肿之效。然半枝莲又能活血化瘀，善治跌扑伤痛。而半边莲长于利尿消肿，多用于水肿鼓胀。

【成药例证】

1. 热炎宁颗粒(片)(《临床用药须知中药成方制剂卷》2020年版)

药物组成：蒲公英、虎杖、北败酱、半枝莲。

功能与主治：清热解毒。用于外感风热、内郁化火所致的风热感冒、发热、咽喉肿痛、口苦咽干、咳嗽痰黄、尿黄便结；化脓性扁桃体炎、急性咽炎、急性支气管炎、单纯性肺炎见上述证候者。

2. 鼻咽灵片(《临床用药须知中药成方制剂卷》2020年版)

药物组成：山豆根、石上柏、半枝莲、白花蛇舌草、茅莓根、天花粉、麦冬、玄参、党参、茯苓。

功能与主治：解毒消肿，益气养阴。用于火毒蕴结、耗气伤津所致的口干、咽痛、咽喉干燥灼热、声嘶、头痛、鼻塞、流脓涕或涕中带血；急慢性咽炎、口腔炎、鼻咽炎见上述证候者。亦用于鼻咽癌放疗、化疗辅助治疗。

3. 茵山莲颗粒(无糖型)(《临床用药须知中药成方制剂卷》2020年版)

药物组成：半枝莲、茵陈、栀子、板蓝根、五味子、甘草。

功能与主治：清热解毒利湿。用于湿热蕴毒所致的胁痛、口苦、尿黄、舌苔黄腻、脉弦滑数；急慢性肝炎，胆囊炎见上述证候者。

4. 抗骨髓炎片(《临床用药须知中药成方制剂卷》2020年版)

药物组成：金银花、地丁、蒲公英、半枝莲、白头翁、白花蛇舌草。

功能与主治：清热解毒，散瘀消肿。用于热毒血瘀所致附骨疽，症见发热，口渴，局部红肿、疼痛、流脓；骨髓炎见上述证候者。

5. 消核片(《临床用药须知中药成方制剂卷》2020年版)

药物组成：郁金、丹参、玄参、牡蛎、浙贝母、半枝莲、夏枯草、漏芦、金果榄、白花蛇舌草、海藻、昆布、芥子、甘草。

功能与主治：行气活血，化痰通络，软坚散结。用于肝郁气滞、痰瘀互结所致的乳癖，症见乳房肿块或结节、数目不等、大小不一、质地柔软，或经前胀痛；乳腺增生病见上述证候者。

6. 抗癌平丸(《临床用药须知中药成方制剂卷》2020年版)

药物组成：半枝莲、珍珠菜、香茶菜、藤梨根、肿节风、蛇莓、白花蛇舌草、石上柏、兰香草、蟾酥。

功能与主治：清热解毒，散瘀止痛。用于热毒瘀血壅滞所致的胃癌、食道癌、贲门癌、直肠癌等消化道肿瘤。

【用法与用量】 15～30g。外用鲜品适量，捣敷患处。

【本草摘要】

1.《南宁市药物志》　“消肿，止痛。治跌打，刀伤，疮疡。”

2.《广西药植图志》　“消炎，散瘀，止血。治跌打伤，血痢。”

【化学成分】 主要含黄酮类成分：野黄芩苷，红花素，异红花素，高山黄芩素，高山黄芩苷，汉黄芩素，半枝莲素，柚皮素，芹菜素，粗毛豚草素，木犀草素；还含生物碱、多糖等。

中国药典规定本品含总黄酮以野黄芩苷($C_{21}H_{18}O_{12}$)计，不得少于1.50%；含野黄芩苷($C_{21}H_{18}O_{12}$)不得少于0.20%。

【药理作用】 本品具有抗肿瘤、抗病原微生物、解热、抗炎等作用。

1. 抗肿瘤作用　半枝莲的水提物、醇提物、三氯甲烷提取物[1]、半枝莲多糖、半枝莲黄酮等提取部位，以及半枝莲所含黄酮类单体成分[2, 3]、挥发油中单体成分[4]，包括汉黄芩素、野黄芩苷、芹菜素、木犀草素、黄芩素、亚油酸、软脂酸和邻苯二甲酸二异辛基酯等，对多种种属、系统来源的肿瘤细胞显示不同程度的增殖抑制作用，包括肉瘤细胞 S_{180}、肝癌细胞 H22、人慢性髓性细胞 K562、人红白血病细胞 K562、急性早幼粒细胞白血病细胞 HL-60、人卵巢癌细胞 SKOV3、人胃癌细胞 BGC823、人胃癌细胞 SGC-7901、人胃癌细胞 MGC-803、人食管癌细胞 TE13、HCT-8 及 HCT-8/5-FU 细胞、人结肠癌细胞 SW620、人大肠癌细胞 SW480、LoVo、HT-29、人肝癌细胞 $HepG_2$、SMMC7721 等。其机制则涉及：

(1)诱导凋亡 半枝莲提取物可通过活化 caspase-3 表达诱导人类慢性髓性 K562 细胞凋亡，也可通过线粒体通路诱导 HT-29 细胞凋亡[5]。半枝莲微粉灌胃给予则可抑制 H22 荷瘤小鼠瘤体生长，且下调 Bcl-2 蛋白表达、上调 Bax 蛋白表达[6]；对二乙基亚硝胺诱发的实验性肝癌大鼠模型，可使肝癌组织中出现凋亡小体，去整合素基质金属蛋白酶 10 的阳性表达率和蛋白质表达水平明显降低[7]。半枝莲乙醇提取物可抑制 SW480、LoVo、HT-29 等人大肠癌细胞增殖，诱导细胞凋亡，其机制可能与上调 caspase-3 基因表达及下调 Bcl-2 基因表达有关[8]；半枝莲多糖可能通过活化 caspase-9，进而激活 caspase-3 诱导肿瘤细胞凋亡而发挥抗肿瘤作用[9]。

(2)抑制血管生成 半枝莲在体内外均有抗血管生成作用，其机制可能是一方面抑制肿瘤细胞缺氧诱导因子表达，另一方面抑制内皮细胞迁移，从而阻断肿瘤血管生成。半枝莲所含异鼠李素有明显的抑制血管生成活性，也提示抑制血管生成是半枝莲抗肿瘤作用的途径之一[10]。

(3)免疫调节 半枝莲多糖体内外均可抑制 S_{180} 肿瘤细胞增殖，增加荷瘤小鼠胸腺指数和脾脏指数，提高体液免疫和非特异性免疫功能[11-13]，也可改善红细胞膜的功能状态，提高膜流动性，增强红细胞免疫功能[14]。研究表明，半枝莲多糖 100～200mg/kg 可使 C26 结肠癌移植瘤模型小鼠血清中 IL-4 和 IL-10 水平明显下降，IFN-γ 和 IL-2 水平明显上升，提示其可调节荷瘤小鼠 Th1/Th2 平衡[15]。半枝莲多糖与环磷酰胺联合给予移植性 H22 肝癌小鼠，能提高环磷酰胺的抑瘤率，提高单核吞噬细胞功能和 IL-2、TNF-α 活性，提示其可通过影响机体免疫功能而实现辅助抗肿瘤作用[16-18]。

(4)逆转多药耐药 半枝莲能够有效抑制 K562/A02 细胞内 P-糖蛋白的表达，且呈剂量依赖性[19]；三氯甲烷提取物对 HCT-8 及 HCT-8/5-FU 细胞株具有显著的抑制作用，且可增强 HCT-8/5-FU 细胞对 5-FU 的敏感性，提示半枝莲可逆转人结肠癌细胞的耐药性[20]。

(5)其他作用机制 与半枝莲抗肿瘤作用相关其他机制研究也较多，如下调细胞端粒酶活性，抑制细胞黏附[21]，通过抑制 Hedgehog 信号通路而抑制结肠肿瘤干细胞自我更新[22]，下调肝组织中 Notch1[23]，下调细胞周期蛋白依赖性激酶(CDK2)与转录因子 E2F1 基因表达[24]，干预血清蛋白表达[25]，抑制 TWIST 和 MMP-2 的协同表达[26]，下调 survivin 蛋白表达[27]，下调 Pim-1 和 Pim-2 基因表达[28]，升高抑癌基因 Rb、P16 表达，降低 N-ras、C-myc 基因及蛋白表达[29, 30]等。此外，半枝莲尚显示可抑制肿瘤细胞扩散和转移，其机制涉及减少肿瘤组织周围及体内 VEGF 的生成[31]，提高血清中 P21 及减少 VEGF 的含量[32]，降低尿激酶型纤溶酶原激活物(uPA)表达[33]，增强荷瘤小鼠的免疫功能，下调肿瘤组织中 VEGF 表达，同时上调 DC 表达[34]等。

2. 抗病原微生物作用 半枝莲及其所含挥发油、黄酮等成分对金黄色葡萄球菌、福氏痢疾杆菌、伤寒杆菌、铜绿假单胞菌、大肠埃希菌等细菌有抑制作用，水提物对耐甲氧西林金黄色葡萄球菌具有强烈抑菌活性，浓度为 6.25mg/ml 时抑菌率达 100%[35]。也有报道显示半枝莲总生物碱对金黄色葡萄球菌无论是标准株还是耐药株都有一定的抑菌作用，但对大肠埃希菌、粪肠球菌、铜绿假单胞菌没有抑菌作用[36]。半枝莲水提物对乙型肝炎病毒有抑制作用，所含 5, 7, 4-三羟基-8-甲氧基黄酮对流感病毒唾液酸酶抑制率为 50%，总黄酮 0.2g/kg 对甲型 H1N1 流感病毒所致小鼠肺炎有一定抑制作用，也可降低动物死亡率[37]。

3. 解热作用 半枝莲水煎剂 2.5、5、10g/kg 对皮下注射干酵母混悬液引起的发热大鼠具有明显的解热作用，而对正常大鼠的体温无明显影响。半枝莲中所含野黄芩苷也有解热作用，可能是半枝莲解热作用的主要成分之一。

4. 抗炎作用 半枝莲水提物 5、10g/kg 连续灌胃给药 7 天，可显著抑制角叉菜胶所致的大鼠足肿胀、醋酸所致的小鼠腹腔毛细血管通透性增高、小鼠羧甲基纤维素囊中白细胞的游出数目以及大鼠巴豆油性气囊的形成，提示半枝莲水提物对炎症早期的渗出和水肿、炎症中期白细胞的趋化游出以及炎症晚期的纤维结缔组织增生均有显著的抑制作用。半枝莲黄酮则可降低体外培养巨噬细胞 IL-6 和 TNF-α 基因表达，降低其分泌量[38]。

5. 对免疫系统的影响 除前述对荷瘤动物免疫功能的影响外，其多糖成分对正常动物的免疫功能也有影响，体外可促进刀豆素 A(ConA)诱导的小鼠淋巴细胞增殖，50、100mg/kg 皮下注射 1 周，可明显提高小鼠外周淋巴细胞酯酶的染色阳性率，但剂量高至 200mg/kg 则显著抑制小鼠胸腺指数。

6. 抗氧化作用　半枝莲多种提取物均具有抗氧化作用，该作用与半枝莲抗肿瘤、抗衰老、保肝等均密切相关。半枝莲乙醇提取物具有抗 ABTS+、羟自由基、DPPH 自由基活性，且不同极性溶剂萃取半枝莲黄酮对其抗氧化能力有不同程度影响，分类萃取可降低其抗氧化活性[39]。半枝莲黄酮对羟基自由基清除效果随浓度的增大而升高，对油脂氧化有较强的抑制作用[40]，其还原能力与人工合成的抗氧化 NBHT 相当，也可剂量依赖性地降低黄嘌呤-黄嘌呤氧化酶，过氧化氢和紫外线照射诱导的红细胞膜脂质过氧化。半枝莲提取物对黄曲霉素 B1 引起的肝细胞过氧化损伤也有明显抑制，可提高细胞内 SOD 活性，减少 MDA[41]。

7. 抗致突变作用　半枝莲的水提物可明显抑制黄曲霉毒素 B1 引起的细胞突变，对抗香烟焦油凝聚物对淋巴细胞 DNA 的损伤，保护淋巴细胞的 DNA。Ames 实验表明，半枝莲的水提物可对抗 4-甲基亚硝胺基-1-(3-吡啶基)-1-丁酮的致突变性，也可明显抑制苯并芘诱发的 TA98 和 TA100 回复突变的作用。

8. 保肝作用　半枝莲醚提取物能够明显降低四氯化碳所致小鼠急性肝损伤所致的谷丙转氨酶升高；正己烷、三氯甲烷、乙酸乙酯、正丁醇和水的各提取部位对四氯化碳、D-氨基半乳糖和 APAP 所致的大鼠肝细胞毒性有保护作用，以三氯甲烷部位作用较强。半枝莲醇提取物能抑制实验性肝纤维化大鼠 TGF-β_1 和 TNF-α 的分泌，水提物具有抗氧化，抑制 TGF-β_1，PDGF，Ⅰ、Ⅲ型胶原及 TIMP-1 表达的作用，黄酮类成分则可升高 IL-10 的表达而抑制炎症反应，这些均可能与其抗肝纤维化作用有关[42-47]。半枝莲含药血清能使大鼠肝星状细胞系 HSC-T6 凋亡明显增多，其原因与使凋亡抑制分子 Bcl-2 表达下调、凋亡分子 Bax 表达增强有关，由于 Bcl-2 在肝纤维化过程中常过度表达，这也可能是半枝莲治疗肝纤维化的重要机制[48]。

9. 对糖尿病及并发症的影响　晶体醛糖还原酶以还原型辅酶Ⅱ(NADPH)为辅酶催化醛糖的还原反应，在糖尿病的白内障形成过程中起关键性作用，半枝莲中所含红花素对猪晶体醛糖还原酶有较强的非竞争性抑制作用，是潜在的糖尿病白内障治疗药物。半枝莲黄酮 17.5、35、70mg/kg 可不同程度降低四氧嘧啶诱导的糖尿病小鼠血糖，其机制与提高模型小鼠的免疫功能和抗氧化能力有关[49]。

10. 对阿尔茨海默病的治疗作用　半枝莲黄酮可调整去卵巢大鼠脑内 MDA、NO 水平与 GSH-Px 活性异常改变[50]和大脑皮层凋亡基因的异常表达[51]，17.5、35 和 70mg/kg 腹腔注射对去卵巢大鼠学习记忆能力及雌激素降低有不同程度的改善[52]，提示其有利于改善神经退行性变，是一种潜在的阿尔茨海默病治疗药物。进一步研究表明，半枝莲黄酮对 A$\beta_{25\text{-}35}$ 引起的星形胶质细胞损伤具有保护作用，可增加损伤细胞乳酸脱氢酶、IL-1β 和 IL-6 分泌，降低 iNOS、HSP70 分泌，调低 apoE 的基因表达[53, 54]。

11. 其他作用　半枝莲可以通过对干燥综合征模型小鼠降低饮水量、增加唾液流量以及对颌下腺 AQP5 的影响发挥对其颌下腺水分子转运功能的调控作用[55]。半枝莲总黄酮对载脂蛋白 E 基因敲除小鼠动脉粥样硬化病变有缓解作用，其机制与抗氧化、抗炎和降血脂有关[56, 57]；也可使去卵巢大鼠血脂代谢紊乱得到不同程度的改善，提示对动脉粥样硬化有潜在治疗价值[58]。半枝莲中分离获得的 3 种黄酮类化合物山柰酚-3-*O*-鼠李糖苷、山柰酚-3-*O*-葡萄糖苷和山柰酚-3-7-二鼠李糖苷具有抗幽门螺杆菌作用，MIC 分别为 15.63μg/ml，15.63μg/ml 和 31.25μg/ml[59]。

【参考文献】　[1] 张铃，林久茂，蔡巧燕，等. 半枝莲不同极性部位提取物体外抗结肠癌活性研究. 福建中医药，2012，43(6)：54-56.

[2] 郭丽华，齐聪，杨红，等. 半枝莲黄酮类单体对人卵巢癌 SKOV3 细胞增殖的影响. 上海中医药杂志，2013，47(1)：61-65.

[3] 曾秋红. 半枝莲黄酮类化合物体外抗肿瘤活性的研究. 海峡药学，2011，23(1)：137-139.

[4] 张海方，许化溪. 半枝莲超临界 CO_2 萃取物化学成分分析及其体外抗肿瘤作用. 山东医药，2010，50(47)：47-48.

[5] 彭军，林久茂，魏丽慧，等. 半枝莲提取物诱导结肠癌 HT-29 细胞凋亡的机制研究. 福建中医药大学学报，2010，(6)：35-38.

[6] 刘瑾. 白花蛇舌草和半枝莲配伍微粉对移植性小鼠肝癌肿瘤组织 Bcl-2，Bax 表达的影响. 中国实验方剂学杂志，2011，18(21)：227-230.

[7] 康志强，李平，段刚峰. 半枝莲对大鼠原发性肝癌组织中 ADAM10 表达的影响. 肿瘤，2013，33(10)：879-883.

[8] 陈志成，史仁杰. 半枝莲提取物对人大肠癌细胞系凋亡的影响. 江苏医药，2013，39(2)：141-144.

[9] 叶华，郭蒙，吴琼，等. 半枝莲多糖对 C26 荷瘤小鼠 caspase-3，8，9 活性的影响. 中国老年学杂志，2012，32(23)：5152-5153.

[10] 袁延强，韩利文，王希敏，等. 半枝莲化学成分及抑制血管生成活性的研究. 中国药学杂志，2012，47(13)：1032-1035.

[11] 陈玉，冯大刚，胡荣，等. 半枝莲和白花蛇舌草总多糖对 S_{180} 荷瘤小鼠的抗肿瘤作用研究. 新中医，2013，(5)：171-174.

［12］杨姗姗，吴大军，张秀娟．半枝莲多糖的纯化及抗肿瘤作用的体内实验研究．江西农业大学学报，2012，(2)：392-396.

［13］杨姗姗，木艳，张秀娟．半枝莲多糖的纯化及对 S_{180} 小鼠体内抗肿瘤的作用．江苏农业科学，2012，(5)：249-251.

［14］张晶，赵伟杰．半枝莲多糖对 S_{180} 荷瘤小鼠红细胞功能的影响．中国实验方剂学杂志，2013，19(22)：265-268.

［15］叶华，吴琼，郭蒙，等．半枝莲多糖对C26荷瘤小鼠血清Th1/Th2亚群细胞因子的影响．癌症进展，2013，32(1)：68-70，81.

［16］宋高臣，徐薇，张杰，等．半枝莲多糖协同环磷酰胺治疗肝癌的作用机制研究．中医药学报，2010，38(4)：48-50.

［17］宋高臣，王桂云，刘洪凤，等．半枝莲多糖对环磷酰胺增效减毒作用的实验研究．中医药信息，2010，27(4)：107-109.

［18］宋高臣，王桂云，董琦，等．SBPS对CTX增效减毒作用及其免疫学机制的研究．中国普通外科杂志，2010，19(3)：279-281.

［19］李洁，孙静，魏霞．半枝莲对白血病细胞株K562/A02细胞P-糖蛋白表达的影响．中国中医药科技，2013，20(2)：139-140.

［20］张铃，方翌，林久茂，等．半枝莲三氯甲烷极性部位逆转人结肠癌HCT-8/5-FU耐药性研究．福建中医药，2013，44(5)：54-56，60.

［21］李洁，张淑娜．半枝莲对人肝癌细胞株 $HepG_2$ 细胞黏附的影响．中国中医药信息杂志，2012，19(7)：40-41.

［22］卢小路，徐海波，石梦莹，等．半枝莲通过Hedgehog信号通路抑制结肠肿瘤干细胞自我更新．中药药理与临床，2015，31(1)：139-141.

［23］蔡林雪，刘澍楠．半枝莲提取物对黄曲霉素 B_1 所诱发肝癌Notch1的影响．世界中医药，2015，10(1)：83-85.

［24］刘佳维，宋高臣，刘洋，等．半枝莲多糖对肝癌细胞SMMC7721生长抑制及机制的研究．广州中医药大学学报，2012，29(6)：695-698.

［25］于水澜，于英君，许晓义，等．半枝莲多糖对肝癌小鼠差异表达蛋白质影响的实验研究．中医药信息，2014，31(2)：15-18.

［26］陈志成，史仁杰．半枝莲对结直肠癌裸鼠皮下移植瘤生长的抑制作用及其机制．肿瘤防治研究，2012，39(12)：1420-1423.

［27］梁宪梅，夏春波．半枝莲提取物对肺癌A549细胞生存素蛋白表达的影响．中国实验方剂学杂志，2011，(10)：155-158.

［28］王玉露，曹珊．半枝莲提取物对人结肠癌细胞HT-29 Pim-1和Pim-2 mRNA表达的影响．福建中医药，2010，41(5)：56-58.

［29］宋高臣，张高坤，公长春，等．半枝莲多糖对HepA荷瘤小鼠抑癌基因表达的影响．中国医药导刊，2010，(6)：1020-1021.

［30］宋高臣，于水澜，曾奇，等．SBPS对荷瘤小鼠癌基因表达的影响．中国医药导刊，2010，(5)：833-834.

［31］张自丽，张雪薇，宋高臣．半枝莲多糖对 S_{180} 肉瘤转移抑制作用的研究．牡丹江医学院学报，2013，34(2)：25-27.

［32］陈爱东，朱正日，陈东麟．半枝莲多糖对小鼠胃癌模型中P21和VEGF表达的影响．中国药物经济学，2013，(6)：296-297.

［33］张跃，张科，赵琦，等．半枝莲抑制胃癌SGC-7901细胞浸润转移作用及机制．时珍国医国药，2012，23(11)：2692-2694.

［34］宋增芳，廖月霞，肖炜明，等．半枝莲水提取物调节肿瘤VEGF/DC实验研究．实用临床医药杂志，2011，15(19)：1-5.

［35］傅若秋，余琼，孟德胜，等．21种中草药提取物对MRSA的抗菌作用研究．中国药房，2011，22(43)：4056-4058.

［36］王桂玲，房建强，边书芹，等．半枝莲中总生物碱的提取及抑菌作用的初步研究．中成药，2013，35(6)：1315-1319.

［37］赵铁华，邓淑华，杨鹤松，等．半枝莲总黄酮抗甲型H1N1流感病毒感染的药效学研究．中国药理学通报，2014，30(1)：147-148.

［38］刘俊，张晨晨，方圆，等．半枝莲黄酮提取物、野黄芩苷及洛伐他汀对细胞炎症模型中细胞因子IL-1β、IL-6和TNF-α基因表达及含量的影响．时珍国医国药，2011，22(10)：2432-2434.

［39］廖月霞，王笑娜，孔桂美，等．半枝莲乙醇提取物体外抗氧化活性研究．时珍国医国药，2012，23(3)：520-522.

［40］陈莉华，张烨，李三艳．半枝莲黄酮的超声提取及其抗氧化活性．生物加工过程，2013，11(4)：36-41.

［41］张晶晶，邵超，陆小军，等．半枝莲对AFB1致肝细胞凋亡及脂质过氧化损伤的保护作用．药物与人，2014，27(5)：2-3.

［42］李中华，赵晓芳，余胜民，等．半枝莲醇提物对肝纤维化大鼠肝组织TGF-β_1 和TNF-α表达的影响．实用肝脏病杂志，2010，13(3)：193-195.

［43］李中华，赵晓芳，王进声，等．半枝莲抑制肝纤维化大鼠脂质过氧化物的生成及TGF-β_1 和PDGF的表达．广西中医药，2010，33(5)：55-58.

［44］李中华，赵晓芳，李珪，等．半枝莲醇提物对肝纤维化大鼠TGF-β_1 的影响．时珍国医国药，2010，21(7)：1593-1595.

［45］李中华，赵晓芳，李圭，等．半枝莲水煎液对免疫性肝纤维化大鼠TGF-β_1 及TIMP-1表达的影响．时珍国医国药，2010，21(11)：2820-2821.

［46］李中华，赵晓芳．半枝莲水煎液对肝纤维化模型大鼠间质胶原和TGF-β_1 的影响．山东中医杂志，2010，29(1)：41-43.

［47］李中华，涂燕云，赵晓芳．半枝莲总黄酮对肝纤维化大鼠血清白介素-10表达的影响．中药药理与临床，2010，26(2)：44-46.

［48］赵晓芳，李中华，付蕾，等．半枝莲含药血清对肝星状细胞凋亡相关蛋白Bax，Bcl-2的影响．临床医药实践，2013，22(2)：112-114.

［49］郗玉玲，赵英政，陈明，等．糖尿病小鼠免疫指数、胰腺线粒体自由基的变化及半枝莲黄酮的干预作用．实用临床医药杂志，2013，17(23)：1-4，11.

[50] 郗玉玲，张树峰，缪红，等. 去卵巢大鼠脑内MDA水平、GSH-Px活性及NO浓度的变化及半枝莲黄酮的干预作用. 中国医院药学杂志，2011，31(24)：1996-1998.

[51] 殷秀霞，张树峰，郗玉玲，等. 去卵巢大鼠脑内凋亡基因蛋白表达及半枝莲黄酮的干预作用. 中国新药杂志，2010，19(14)：1255-1259.

[52] 郗玉玲，刘敏华，张晓峰，等. 半枝莲黄酮对去卵巢大鼠记忆障碍的改善作用. 中国老年学杂志，2011，31(2)：242-245.

[53] 范悦，吴晓光，缪红，等. 半枝莲黄酮对β-淀粉样蛋白所致星形胶质细胞损伤的影响. 医药导报，2015，34(2)：141-145.

[54] 范悦，吴晓光，赵泓翔，等. 半枝莲黄酮对 $A\beta_{25\text{-}35}$ 引起的大鼠皮层星形胶质细胞NOS、HSP70及apoE异常表达的影响. 中国病理生理杂志，2014，30(2)：359-363，379.

[55] 郝桂锋，温成平，李涯松. 不同清热中药对干燥综合征小鼠颌下腺水分子转运功能的调控作用. 中国实验方剂学杂志，2015，21(2)：178-181.

[56] 祝娉婷，卜平，孙云，等. 半枝莲总黄酮对ApoE基因敲除小鼠血脂及抗氧化功能的影响. 苏州大学学报(医学版)，2011，31(2)：225-228.

[57] 祝娉婷，卜平，孙云，等. 半枝莲总黄酮对ApoE基因敲除小鼠血清PLTP、IL-6、CRP表达的影响. 中国医科大学学报，2011，40(5)：394-396.

[58] 董永彩，董雅洁，龚玉芳，等. 半枝莲黄酮对去卵巢大鼠血脂水平的影响. 中国医院药学杂志，2010，30(15)：1260-1263.

[59] 肖兰青，熊小虎. 半枝莲中的黄酮抗幽门螺杆菌作用研究. 第三军医大学学报，2011，(15)：1643-1644.

黄　藤

Huangteng

本品为防己科植物黄藤 *Fibraurea recisa* Pierre. 的干燥藤茎。主产于广西、云南、广东。秋、冬二季采收，切段，晒干。以切面色黄者为佳。

【性味与归经】 苦，寒。归心、肝经。

【功能与主治】 清热解毒，泻火通便。用于热毒内盛，便秘，泻痢，咽喉肿痛，目赤红肿，痈肿疮毒。

【效用分析】 黄藤苦以降泄，寒能清热，归心、肝经，能清泄心肝气血分之湿火热毒，有清热解毒、泻火通便的功效，故可用于热毒内盛之便秘、泻痢、咽喉肿痛、目赤红肿及痈肿疮毒等证。

【鉴别应用】 **黄藤与大黄**　两药均性味苦寒，入心、肝经，有清热解毒、泻火通便之功，同可治热毒内盛，便秘，泻痢，咽喉肿痛，目赤红肿，痈肿疮毒等。然黄藤主入心、肝经，功偏清热解毒。而大黄主入脾、胃、大肠经，清热泻火力大，泻下攻积力强，为治胃肠积滞便秘之良药；且善凉血止血、活血祛瘀、清泄湿热，常用治血热妄行之吐血、衄血、咯血，血瘀证，湿热黄疸，热淋涩痛等。

【成药例证】 **消肿止痛酊**（《临床用药须知中药成方制剂卷》2020年版）

药物组成：大罗伞、小罗伞、黄藤、栀子、三棱、莪术、川芎、木香、沉香、五加皮、牛膝、红杜仲、防风、荆芥、白芷、薄荷脑、细辛、桂枝、徐长卿、两面针、樟脑。

功能与主治：舒筋活络，消肿止痛。用于跌打扭伤，风湿骨痛，无名肿毒及腮腺炎肿痛。

【用法与用量】 30～60g。外用适量。

【注意】 脾胃虚寒者慎服。

【本草摘要】

1.《本草纲目》 “主治饮食中毒，利小便，煮汁频服即解。”

2.《陆川本草》 “泻热解毒、通便、去水毒、消肿。治热郁便秘、痛疾、石水、疮痈、天疱疮、赤眼。”

3.《广西中草药》 “清心火，利小便。治痢疾，急性胃肠炎，急性扁桃体炎，咽喉炎，结膜炎，肺结核，疮疖，烫火伤；可预防流脑。”

【化学成分】 主要含生物碱类成分：掌叶防己碱，药根碱，非洲防己碱，巴马汀，小檗碱等；还含甾醇类等。

中国药典规定本品含盐酸巴马汀($C_{21}H_{21}NO_4 \cdot HCl$)不得少于2.0%。

【药理毒理】 本品具有抗病原微生物等作用。

1. 抗病原微生物作用　黄藤素为黄藤抗菌作用的主要有效成分之一，黄藤素对金黄色葡萄球菌的抑菌效果优于盐酸小檗碱。用微量量热法研究表明黄藤素溶液对大肠埃希菌的代谢具有抑制作用，且随药物浓度的增加生长速率常数线性降低，最佳抑菌浓度为0.1144mg/ml。黄藤素纳米粒可使感染金黄色葡萄球菌小鼠的存活率从普通制剂35%达到80%，而减轻脾脏重量指数比普通制剂显著提高[1]。黄藤素体外抗阴道毛滴虫的活性与甲硝唑相当。黄藤素能抑制西尼罗病毒NS2B-NS3蛋白的活性，对于登革病毒和黄热病毒也有剂量依赖性的抑制作用。

2. 抗炎作用　黄藤素对二甲苯引起的小鼠耳廓肿胀、角叉菜胶所致大鼠足肿胀和大鼠棉球肉芽组织增生有明显的抑制作用，合成黄藤素和天然黄藤素的作用没有明显差异[2]。

3. 对免疫系统的影响 黄藤素注射液腹腔注射10日，能提高大鼠外周血中性粒细胞吞噬率、酸性α-醋酸萘酯酶阳性百分率、脾玫瑰花形成细胞百分率，降低外周血白细胞试验移行指数。合成黄藤素和天然黄藤素可显著提升免疫抑制小鼠碳粒廓清指数，对正常小鼠的碳粒廓清指数也均表现出明显的促进作用[3]。

4. 抑制瘢痕形成 黄藤醇提取物对人增生性瘢痕成纤维细胞具有抑制作用。黄藤提取物与烧伤后的人增生性瘢痕成纤维细胞共同培养24小时，结果黄藤醇提取物能改变成纤维细胞形态，抑制细胞增殖。

5. 体内过程 黄藤素的药物动力学研究结果表明，其稳定性可以满足黄藤素在Beagle犬体内的药动学和生物利用度研究[4, 5]。在大鼠体内黄藤素药动学符合二室模型特征，灌胃给予40mg/kg黄藤素后，大鼠血浆中的黄藤素浓度在2.8小时达峰值，$t_{1/2}$为6小时，最大血药浓度为19.8ng/ml[6]。

【参考文献】 [1] 李云让，欧阳五庆，吴旭锦，等．黄藤素纳米粒的制备及抗感染试验．动物医学进展，2010，31(4)：38-42.

[2] 于浩飞，周敏劲，吕小波，等．合成黄藤素与天然黄藤素药效对比实验研究．昆明医科大学学报，2012，(9)：31-33.

[3] 于浩飞，周敏，吕小波，等．合成黄藤素与天然黄藤素对正常小鼠碳粒廓清速率的影响．中国民族民间医药，2012，21(18)：62.

[4] 金朝辉，徐斑，马音，等．黄藤素体外犬血浆的稳定性．中国医院药学杂志，2008，28(19)：1692-1693，1706.

[5] 金朝辉，蒋学华，徐斑，等．黄藤素缓释片在Beagle犬体内测定方法研究．中国药房，2009，20(6)：420-421.

[6] 田开鑫，肖丹，彭衡阳，等．LC-MS/MS测定大鼠血浆中黄藤素含量及其药代动力学研究．中国医药生物技术，2012，7(2)：120-124.

苦 木

Kumu

本品为苦木科植物苦木 *Picrasma quassioides* (D. Don) Benn.的干燥枝和叶。全国大部分地区均产。夏、秋二季采收，干燥。枝切片，叶切丝。以叶绿、味极苦者为佳。

【性味与归经】 苦，寒；有小毒。归肺、大肠经。

【功能与主治】 清热解毒，祛湿。用于风热感冒，咽喉肿痛，湿热泻痢，湿疹，疮疖，蛇虫咬伤。

【效用分析】 苦木苦寒降泄，入肺、大肠经，功能泻火解毒、清热燥湿。故可用治风热感冒，咽喉肿痛，湿热泻痢，湿疹，疮疖，蛇虫咬伤等。

【配伍应用】 **苦木配穿心莲** 两药均苦寒降泄，入肺、大肠经，有清热解毒、燥湿止痢之功。穿心莲擅清上焦火邪热毒，尤以清肺热见长，有良好的清热解毒、凉血消肿之功；苦木以燥湿止痢见长。两药配用，清热解毒、燥湿止痢功著，适用于邪毒内盛，感冒发热，咽喉肿痛及热毒泻痢，湿热泻痢。

【鉴别应用】 **苦木与苦参** 两药均苦寒降泄，有清热燥湿之功，可同治湿热泻痢，湿疹湿疮。然苦木善清热解毒，每用治风热感冒，咽喉肿痛，疮疖，蛇虫咬伤等。而苦参其性下行，善导湿热从小便而解，常治肝胆湿热之黄疸尿赤，湿热下注之赤白带下、阴肿阴痒以及湿热蕴结膀胱之小便不利、灼热涩痛；且能杀虫止痒，用于疥癣麻风。

【成药例证】

1. 复方苦木消炎片（《中华人民共和国卫生部药品标准·中药成方制剂》）

药物组成：苦木、穿心莲。

功能与主治：清热解毒，燥湿止痢。用于细菌性痢疾，急性肠炎及各种急性感染性疾患。

2. 妇炎平胶囊（《临床用药须知中药成方制剂卷》2020年版）

药物组成：苦参、蛇床子、苦木、珍珠层粉、冰片、盐酸小檗碱、枯矾、薄荷脑、硼酸。

功能与主治：清热解毒，燥湿止带，杀虫止痒。用于湿热下注所致的带下病、阴痒，症见带下量多、色黄味臭、阴部瘙痒；滴虫、霉菌、细菌引起的阴道炎、外阴炎见上述证候者。

【用法与用量】 枝3～4.5g；叶1～3g。外用适量。

【注意】 本品有小毒，内服不宜过量。

【本草摘要】

1.《广西本草选编》 “清热解毒，祛湿杀虫。主治眼镜蛇、青竹蛇咬伤，疮疖，体癣，湿疹。”

2.《浙江药用植物志》 “清热燥湿，健胃杀虫。主治痢疾，胆道感染；外治痈疖疮毒，疥癣，烫伤。”

【化学成分】 主要含生物碱类成分：苦木碱甲、乙、丙、庚、辛等；苦味素类成分：苦木内酯A～N，苦木半缩醛C～G等；还含三萜类等。

【药理毒理】 本品具有抗病原微生物作用。

1. 抗病原微生物作用 体外研究发现，苦木的脂溶性生物碱对大肠埃希菌C249、WM、YL株的最小抑菌浓度分别为3.2、1.6、1.6mg/ml，但水溶性生物碱则无此作用。另有研究显示，苏里南苦木和波纹苦木的多种提取物均具有体内抗疟活性，其中苏里南苦木叶甲醇提取物的活性超过氯喹，其原因与提取物中高含量的苦木素有关。从苦木茎 95%乙醇提取物中分离得到的 3 个β-卡巴林生物碱成分对耐甲氧西林金黄色葡萄球菌和甲氧西林敏感金黄色葡萄球菌均有显著的抑菌活性[1]。

2. 对心血管系统的影响 苦木总生物碱按 1、3、5mg/kg 静脉注射可对犬产生降压作用，且有剂量和时间依赖；灌胃给予对正常及肾性高血压大鼠亦显示一定作用，推测与总碱兴奋末梢性α_2受体，导致血管扩张、血压下降有关；灌胃给予原发性高血压大鼠，可显著升高血清 NO 和 SOD 水平，使 eNOS 蛋白表达增强，推测其降压机制与影响胸主动脉 eNOS 蛋白表达，增加 NO 的含量有关[2]。总碱尚能减慢心率，推测具有一定的β受体阻断作用。此外，尚具有增加心肌营养血流、外周血管血流量等作用。

3. 其他作用 苦木总提取物尚具有抗肿瘤、抗氧化、抗蛇毒、抗生育等作用。苦木醇提物能有效抑制人肝癌细胞 $HepG_2$ 细胞的生长，其作用机制与凋亡诱导有关[3]。前述从苦木茎 95%乙醇提取物中分离得到的 3 个β-卡巴林生物碱成分对人宫颈癌 HeLa 细胞、胃癌 MKN-28 细胞和小鼠黑色素瘤 B16 细胞具有不同程度的细胞毒活性[1]。

4. 毒理研究 小鼠灌胃给予苦木总生物碱的 LD_{50} 为 1.971g/kg，72mg/kg 腹腔注射未见死亡。

【参考文献】 ［1］石国华，焦伟华，杨帆，等．苦木中 3 个二聚β-卡巴林生物碱及其生物活性研究．中草药，2015，46(6)：803-807.

［2］赵文娜，苏琪，何姣，等．苦木提取物对原发性高血压大鼠的降压作用研究．中药药理与临床，2012，28(5)：108-111.

［3］刘岩，张虹，戴玮，等．苦木对 $HepG_2$ 细胞增殖抑制作用及机制的研究．中药材，2010，33(7)：1143-1146.

三叉苦

Sanchaku

本品为芸香科植物三叉苦 *Euodia lepta*(Spreng.) Merr.的干燥枝叶。主产于广东、广西。夏、秋二季采收，晒干。以枝嫩、叶绿者为佳。

【性味与归经】 苦，寒。归肺、心、肝经。

【功能与主治】 清热解毒，消肿止痛。用于感冒发热，瘟疫时毒，乳蛾，喉痹，咽喉肿痛，痈肿疮毒，跌扑肿痛，风湿痹痛，皮肤瘙痒。

【效用分析】 三叉苦苦寒清泄，具有清热解毒，消肿止痛之功，入肺经又善清肺热，故常用治风热袭肺或感受瘟疫时毒所致之外感发热，头痛头昏，咽喉肿痛等；亦多用于风热毒邪结聚，气血瘀滞痹阻之乳蛾、喉痹、疮痈肿痛；入心肝血分，有消肿止痛作用，故可用于跌打损伤，瘀肿发热疼痛及邪阻经络，风湿痹痛。且兼能解毒燥湿止痒，适用于湿热浸淫之皮肤瘙痒。

【配伍应用】

1. 三叉苦配金银花 二者均能清热解毒，三叉苦以清热止痛为先；金银花以辛散风热为长。两药伍用，共奏清热利咽，消肿止痛，兼散风热之效，适用于风热感冒，发热头痛，咽喉肿痛，喉痹，乳蛾等，并可防治瘟疫时毒。

2. 三叉苦配了哥王 二者均有清热解毒之功，三叉苦又能消肿止痛；了哥王兼可化瘀散结。二药配伍，增强清热解毒，消肿散结之效，适用于火毒壅盛所致之痈肿疮毒。

【成药例证】

1. **治感佳胶囊**（《临床用药须知中药成方制剂卷》2020 年版）

药物组成：山芝麻、穿心莲、三叉苦、板蓝根、葫芦茶、羌活、薄荷脑、对乙酰氨基酚、盐酸吗啉双胍、马来酸氯苯那敏。

功能与主治：清热解毒，疏风解表。用于温病初起，风热感冒，症见发热恶风、头痛鼻塞、咽喉肿痛、咳嗽痰黄。

2. 三金感冒片（《中华人民共和国卫生部药品标准·中药成方制剂》）

药物组成：三叉苦、玉叶金花、金盏银盘、大头陈、金沙藤、倒扣草、薄荷油、地胆头。

功能与主治：清热解毒。用于风热感冒，症见发热、咽痛、口干等。

3. 梅翁退热片（《中华人民共和国卫生部药品标准·中药成方制剂》）

药物组成：岗梅、水翁花、金银花、连翘、鱼腥草、绵马贯众、野菊花、三叉苦、倒扣草、石膏。

功能与主治：疏风清热，解毒利咽，消痈散结。用于风热感冒，发热咳嗽，咽喉肿痛，胸脘胀痛，喉痹，乳蛾。

4. 金梅感冒片（《中华人民共和国卫生部药品标准·中药成方制剂》）

药物组成：金盏银盘、三叉苦、南板蓝根、岗梅、白茅根、山白芷。

功能与主治：解表祛暑，清热解毒，利咽生津。用于外感风热引起的发热，头痛，咽喉肿痛，咳嗽或夏季中暑发热等。

5. 三九胃泰颗粒（《临床用药须知中药成方制剂卷》

2020年版）

药物组成：三叉苦、九里香、两面针、木香、黄芩、茯苓、地黄、白芍。

功能与主治：清热燥湿，行气活血，柔肝止痛。用于湿热内蕴、气滞血瘀所致的胃痛，症见脘腹隐痛、饱胀反酸、恶心呕吐、嘈杂纳减；浅表性胃炎、糜烂性胃炎、萎缩性胃炎见上述证候者。

【用法与用量】 9～15g。外用适量，煎汤洗患处。

【注意】 本品苦寒伤胃，脾胃虚寒者慎用。

【本草摘要】

1.《岭南采药录》 “清热毒。治跌打发热作痛。”

2.《南宁市药物志》 “清热解毒，舒筋活络，祛风湿，止痒。治跌打损伤，疮疡，疟疾。”

3.《广西中药志》 “治风湿骨痛，感触瘴气。外治疮疡。”

【化学成分】 主要含生物碱类成分：左旋加锡弥罗果碱，右旋异普拉德斯碱；还含三叉苦丁A、B、C，异吴茱萸酮酚，三叉苦醇B，乙基三叉苦醇B，三叉苦烯B，甲基吴茱萸酚等。

【药理毒理】 本品具有保肝等作用。

1. 保肝作用 三叉苦提取物4、8g/kg灌胃给药，对化学性肝损伤模型小鼠具有保护作用。

2. 抗氧化作用 三叉苦含有抗氧化成分，对体外产生的羟自由基有显著的清除作用。

3. 毒理研究 三叉苦水提物168g/kg灌胃给予小鼠，未见明显急性毒性，提示其安全性较高[1]。

【参考文献】 [1] 赖伟勇，谭银丰，杨卫丽，等. 三种黎药的急性毒性研究. 海南医学院学报，2010，16(4)：411-412.

苘 麻 子

Qingmazi

本品为锦葵科植物苘麻 *Abutilon theophrasti* Medic. 的干燥成熟种子。主产于四川、河南、江苏、湖北。秋季采收成熟果实，晒干，打下种子，除去杂质。用时捣碎。以饱满、色黑灰者为佳。

【性味与归经】 苦，平。归大肠、小肠、膀胱经。

【功能与主治】 清热解毒，利湿，退翳。用于赤白痢疾，淋证涩痛，痈肿疮毒，目生翳膜。

【效用分析】 苘麻子味苦，性平偏凉，归大肠、小肠、膀胱经。既能清热解毒，而治赤白痢疾，痈肿疮毒；又能清热利湿，可疗淋证涩痛；尚能退翳，用于目生翳膜。

【配伍应用】苘麻子配萹蓄 两药均属苦微寒之品，入膀胱经，能清膀胱湿热而利尿通淋。苘麻子善于清热解毒；萹蓄则长于清热利湿。两药相配，清热解毒、利水通淋之功增强，适用于热淋涩痛，小便短赤。

【鉴别应用】 苘麻子与车前子 两药性均寒凉，能清热利湿通淋，可同治热淋涩痛，小便短赤之证。然苘麻子苦凉，善于清热解毒，每治赤白痢疾，痈肿疮毒；且能退翳明目，用于目生翳膜。而车前子甘寒质滑，通气化，行水道，清利膀胱湿热之力尤胜，为治水肿、淋证之要药；且入小肠，泌清浊而止泻，既利小便以实大便，多用治暑湿泄泻，又入肝走肾，善于清肝热而明目，为治目赤涩痛、两目昏花或内障不明之常品；尚可清肺化痰，以治痰热咳嗽。

【成药例证】

1. 泌尿宁颗粒（《临床用药须知中药成方制剂卷》2020年版）

药物组成：黄柏、苘麻子、萹蓄、桑寄生、续断、五味子、柴胡、白芷、甘草。

功能与主治：清热利尿，通淋止痛。用于下焦湿热所致的热淋，症见小便赤涩热痛；泌尿系感染见上述证候者。

2. 荡石片（《中华人民共和国卫生部药品标准·中药成方制剂》）

药物组成：苘麻子、石韦、海浮石、蛤壳、茯苓、小蓟、玄明粉、牛膝、甘草。

功能与主治：清热利水，通淋排石。用于肾结石，输尿管、膀胱等泌尿系统结石。

【用法与用量】 3～9g。

【本草摘要】

1.《新修本草》 “主赤白冷热痢，散服饮之；吞一枚，破痈肿。”

2.《本草纲目》 “主眼翳瘀肉，起倒睫拳毛。”

【化学成分】 主要含脂肪酸类成分：亚油酸，油酸，亚麻酸，棕榈酸，硬脂酸，花生酸等。

天 葵 子

Tiankuizi

本品为毛茛科植物天葵 *Semiaquilegia adoxoides* (DC.) Makino 的干燥块根。主产于江苏、湖北、湖南。夏初采挖，洗净，干燥，除去须根。以个大、断面皮部色白者为佳。

【性味与归经】 甘、苦，寒。归肝、胃经。

【功能与主治】 清热解毒，消肿散结。用于痈肿疔疮，乳痈，瘰疬，蛇虫咬伤。

【效用分析】 天葵子性味甘苦寒，入肝、胃经，功能清热解毒，消肿散结，为外科常用药。可用于热毒壅盛所致之痈肿疔疮、乳痈肿痛，痰热郁结之瘰疬痰核，肿硬疼痛以及蛇虫咬伤等。

【配伍应用】

1. 天葵子配浙贝母 天葵子长于清热解毒，消肿散结；浙贝母长于清热化痰，散结消痈。二药配伍，增强清热解毒，散结消痈之效，适用于热毒郁结之乳痈肿痛等。

2. 天葵子配紫花地丁 二药均有较强的清热解毒之功，天葵子尤善消肿散结，为外科常用药；紫花地丁尤为治疗毒的要药。二药配伍，共奏清热解毒，消散疔疮之效，适用于疔疮初起，以及痈疡疖肿，红肿热痛。

【方剂举隅】 **五味消毒饮**（《医宗金鉴》）

药物组成：金银花、野菊花、蒲公英、紫花地丁、紫背天葵子。

功能与主治：清热解毒，消散疔疮。适用于疔疮初起，发热恶寒，疮形如粟，坚硬根深，状如铁钉，以及痈疡疖肿，红肿热痛，舌红苔黄，脉数。

【成药例证】

1. 通脉宝膏（《临床用药须知中药成方制剂卷》2020年版）

药物组成：金银花、蒲公英、苦地丁、野菊花、天葵子、黄芩、当归、赤芍、延胡索（醋制）、牛膝、鸡血藤、玄参、石斛、黄芪、白术（麸炒）、天花粉、甘草。

功能与主治：清热解毒，益气滋阴，活血通络。用于毒瘀阻络、气阴亏虚所致的脱疽，症见肢端肿烂灼红或暗红，持续性静止性疼痛、夜间为甚，兼见潮热、口干或低热、倦怠乏力；血栓闭塞性脉管炎、动脉硬化性闭塞症见上述证候者。

2. 皮肤病血毒丸（《临床用药须知中药成方制剂卷》2020年版）

药物组成：金银花、连翘、忍冬藤、苦地丁、天葵子、土贝母、土茯苓、白鲜皮、地肤子、黄柏、赤茯苓、当归、白芍、熟地黄、鸡血藤、地黄、牡丹皮、白茅根、紫草、紫荆皮、赤芍、益母草、茜草、川芎（酒炙）、桃仁、红花、蛇蜕（酒炙）、防风、蝉蜕、牛蒡子（炒）、苍耳子（炒）、浮萍、荆芥穗（炭）、苦杏仁（去皮炒）、桔梗、白芷、皂角刺、大黄（酒炒）、甘草。

功能与主治：清热利湿解毒，凉血活血散瘀。用于血热风盛、湿毒瘀结所致的隐疹、湿疮、粉刺酒渣、疖肿，症见皮肤风团，丘疹，皮肤红赤，肿痛，瘙痒，大便干燥。

【用法与用量】 9～15g。

【注意】 脾胃虚寒者慎用。

【本草摘要】

1.《本草求原》 “主内伤痰火，消瘰疬，恶疮，浸酒佳。”

2.《医林纂要·药性》 “解一切热毒，金石药毒。”“定小儿惊悸，治吐血、衄血，涂火疮热毒。”

3.《湖南药物志》 “清热解毒，消肿止血，敷乳毒，腹水，水肿，目赤肿痛，犬咬伤。”

【化学成分】 主要含生物碱、香豆素及氨基酸等。

土贝母

Tubeimu

本品为葫芦科植物土贝母 *Bolbostemma paniculatum* (Maxim.) Franquet 的干燥块茎。主产于河南、陕西、山西、河北、山东。秋季采挖，洗净，掰开，煮至无白心，取出，晒干。以半透明、色棕红者为佳。

【性味与归经】 苦，微寒。归肺、脾经。

【功能与主治】 解毒，散结，消肿。用于乳痈，瘰疬，痰核。

【效用分析】 土贝母性味苦微寒，入肺、脾经，功能解毒、散结、消肿。故可用治热毒壅盛所致之痈肿疮毒，尤宜于乳痈肿痛及痰火郁结之瘰疬、痰核。

【配伍应用】

1. 土贝母配夏枯草 土贝母苦寒，长于清热解毒；夏枯草辛散苦泄，长于散结消肿。二药配伍，尤能清肝火，散郁结，适用于乳癖疼痛、瘰疬痰核。

2. 土贝母配白芷 土贝母清热解毒，白芷消肿止痛。二药配伍，共奏清热散结消肿之功，适用于乳痈初起肿硬疼痛。

【鉴别应用】**土贝母与浙贝母** 二者均为苦寒之品，同具散结消肿之功，均可用于乳痈、瘰疬痰核等证。但二者为不同科属植物，功用有别。土贝母功专清热解毒，散结消肿，常用于热毒疮痈。浙贝母长于清热化痰止咳，多用于风热或痰热咳嗽。

【成药例证】 **乳增宁胶囊（片）**（《临床用药须知中药成方制剂卷》2020年版）

药物组成：艾叶、淫羊藿、柴胡、川楝子、土贝母、天门冬。

功能与主治：疏肝散结，调理冲任。用于冲任失调、气郁痰凝所致乳癖，症见乳房结节，一个或多个，大小形状不一，质柔软，或经前胀痛，或腰酸乏力，经少色淡；乳腺增生病见上述证候者。

【用法与用量】 5～10g。

【本草摘要】

1.《本草从新》 "治外科痰毒。"

2.《百草镜》 "能散痈毒，化脓行滞，解广疮结毒，除风湿，利痰，敷恶疮，敛疮口。"

3.《中国药用植物图鉴》 "有解毒、消肿的功效。治乳痈、乳癌、痰核瘰疬、疮疡肿毒、蛇虫毒及刀伤出血。"

【化学成分】 主要含三萜皂苷类成分：土贝母苷甲、乙、丙、丁，假贝母皂苷B等；香豆素类成分：格列风内酯；还含紫草氰苷、7, 16, 25(26)-豆甾三烯醇等。

中国药典规定本品含土贝母苷甲($C_{63}H_{98}O_{29}$)不得少于1.0%。

【药理毒理】 本品具有抗病毒、抗肿瘤、杀精作用。

1. 抗病毒作用 土贝母皂苷能抑制乙肝病毒HBsAg、HBeAg及HBV-DNA的复制，体内实验显示土贝母皂苷可降低鸭血清中DHBV-DNA水平。土贝母皂苷甲能抑制人免疫缺陷病毒核心蛋白P24的产生，也能抑制细胞病变，其EC_{50}分别为24.1和22.9mg/L，还能抑制另外2种分离株HTLV-Ⅲ RF和HTLV-Ⅲ MN的感染。体外对单纯疱疹病毒也有抑制作用。土贝母皂苷对实验性单纯疱疹病毒性角膜炎有一定治疗作用，联合应用重组牛碱性成纤维细胞生长因子可以增强效果，但0.4g/L滴眼有轻度刺激性[1]。

2. 抗肿瘤作用 土贝母对多种肿瘤细胞均有抑制作用，如人恶性肿瘤细胞株胰腺癌(PAC-I)、胃癌(HCG-27)、结肠癌(COLO320DM)、子宫颈癌(HeLa)、神经母细胞瘤(GOTO)、胶质母细胞瘤(A-127)、早幼粒白血病(HI-60)、低分化鼻咽癌(CNE-2Z)都对土贝母苷甲和苷乙敏感，其中GOTO和HL60细胞还能被诱导分化。土贝母水煎液灌胃给药连续15周，对小鼠宫颈癌有抑制作用，并且能提高小鼠的生存率，通过线粒体途径或细胞周期阻滞诱导凋亡是抗肿瘤的重要途径之一。通过研究人低分化鼻咽癌上皮细胞株(CNE-2Z)发现，激活MAPK信号转导通路可能是土贝母苷甲诱导肿瘤细胞凋亡的途径之一；苷甲诱导CNE-2Z细胞发生形态学和生化学上典型的程序性死亡，而皂苷诱导的CNE-2Z细胞凋亡与Bcl-2失活、Bax激活和caspase-3基因有关；土贝母苷还能抑制CNE-2Z细胞内微管的聚合，从而抑制癌细胞的生长。对于抗白血病，土贝母结晶E能诱导HL-60细胞向类似成熟中性粒细胞方向分化，细胞形态变化显著，核浆比例变小，核呈肾形或杆状，核浆色质浓缩增粗，核仁消失，还原NBT和吞噬酵母多糖能力显著增强，非特异性脂酶染色阴性，表明土贝母结晶E可能是一种新的抗白血病有效药物。研究发现，土贝母苷甲对人髓性白血病细胞HL60的细胞周期起阻滞作用，并诱导其凋亡，其作用机制可能与Cyclin B1表达降低有关。同时，土贝母苷甲可下调K562细胞c-myc的表达，上调c-fos的表达，诱导K562细胞产生血红蛋白，诱导K562细胞向成熟红系细胞方向分化。实验表明，土贝母水提物能抑制体外培养的肝癌细胞增殖，降低线粒体的代谢活性；土贝母皂苷微囊栓塞肝癌后血管内皮生长因子(VEGF)表达未见明显增高，但可使肝癌细胞凋亡[2]，抑制肿瘤细胞增殖。土贝母苷甲对小鼠B16黑色素瘤的实验性转移和Lewis肺癌的自发性转移有抑制作用，其作用与抑制原发肿瘤生长、下调促转移基因CD44v6和ErbB-2及上调抑转移基因nm23-HI的表达有关。另外，皂苷抑制人高转移巨细胞肺癌PGCL3细胞的黏附、侵袭和迁移能力与其降低PGCL3细胞对层粘连蛋白、纤维粘连蛋白的黏附率以及降低PGCL3细胞Ⅳ型胶原酶的分泌量及其活性有关。此外，土贝母制剂对体外培养的胃癌细胞GRC-1及裸鼠移植性肾癌RIC-310的生长均有明显的抑制作用，作用呈剂量时间依赖性，且体外和体内试验结果有良好的相关性。研究发现土贝母或土贝母皂苷Ⅱ[3, 4]、土贝母皂苷甲[5]对多种肿瘤细胞均有周期阻滞作用，诱导细胞凋亡及亚细胞结构改变[6]，从而抑制肿瘤细胞增殖。土贝母皂苷甲尚与顺铂具有协同作用，可减少顺铂用药剂量[5]，显著增强人卵巢癌A2780/DDP细胞对顺铂的敏感性，Cyclin A、Cyclin D1可能参与其调节[7]，也可通过上调FADD/caspase-8/ caspase-3的表达促进人胶质瘤U251细胞凋亡[8]。土贝母鲜品二氯甲烷提取物作用于人乳腺癌MDA-MB-231细胞，24小时后可见细胞出现凋亡的形态学改变，48小时后检测到凋亡的DNA碎片梯带[9]，灌胃给予10mg/kg，对人乳癌MDA-MB-231-GFP裸鼠模型肿瘤生长有明显的抑制作用，提示该提取物可能具有抗乳腺癌作用，土贝母皂苷也有类似作用[10]。

3. 杀精子作用 土贝母总皂苷及其A、D成分具有较强的杀精子作用，其瞬间杀精的浓度分别为0.04%及0.03%，主要是破坏精子的生物膜系统，使精子的质膜、顶体及线粒体受损。用固定明胶底物薄膜法测定单个精子顶体酶变化的结果表明，三者的浓度为0.05%时均可显著降低单个精子顶体酶的活性，作用后不活动的精子用生理盐水洗去药液后活动力未能恢复，表明其损伤作用是不可逆的。

【参考文献】 [1] 张晓辉，王建明，孙乃学. 土贝母皂苷对单纯疱疹病毒性角膜炎作用的实验研究. 国际眼科杂志，2011，11(1)：22-24.

[2] 白雪洁，刘峰. 土贝母微球栓塞兔肝癌对肿瘤细胞凋亡及血管生成的影响. 医药前沿，2012，2(2)：20-21.

[3] 晁旭，赵英永，魏敏慧，等. 土贝母皂苷-Ⅱ对人肝癌细胞 $HepG_2$ 增殖及细胞周期的影响. 江苏医药，2012，38(15)：1740-1742，1732，1736.

[4] 晁旭，崔亚亚，成晓，等. 土贝母皂苷Ⅱ对诱导性肝癌大鼠肝细胞周期的影响. 中国中医急症，2012，21(6)：923，941.

[5] 张秀玲，曲群，王桂贤，等. 顺铂联合土贝母皂苷甲对宫颈癌 HeLa 细胞的增殖抑制作用研究. 现代肿瘤医学，2010，18(10)：1909-1912.

[6] 辛丁，孙旭芳，付仲鹰. 土贝母制剂联合热疗对 Hep-2 细胞凋亡及细胞周期各时相的影响. 中国老年学杂志，2010，30(24)：3745-3747.

[7] 刘海忠，于超，杨竹，等. 土贝母皂苷甲增强人卵巢癌 A2780/DDP 细胞对顺铂的敏感性. 第三军医大学学报，2011，33(7)：695-698.

[8] 贾耿，夏锡伟，彭亚，等. 土贝母苷甲通过上调 FADD/caspase-8/caspase-3 的表达促进人胶质瘤 U251 细胞凋亡. 临床神经外科杂志，2014，11(6)：426-429.

[9] 胡明昕，安超，李泉旺，等. 中药土贝母诱导人乳腺癌细胞凋亡的实时成像. 中华中医药杂志，2012，27(7)：1810-1814.

[10] 安超，胡明昕，傅延龄，等. 土贝母皂苷对转染绿色荧光蛋白基因人乳腺癌细胞 MDA-MB-231(GFP)、MCF-7(GFP) 的作用. 中医杂志，2014，55(13)：1136-1138.

朱砂根
Zhushagen

本品为紫金牛科植物朱砂根 *Ardisia crenata* Sims 的干燥根。主产于福建、湖南、广西。秋、冬二季采挖，洗净，晒干。切段。以皮厚者为佳。

【性味与归经】 微苦、辛，平。归肺、肝经。

【功能与主治】 解毒消肿，活血止痛，祛风除湿。用于咽喉肿痛，风湿痹痛，跌打损伤。

【效用分析】 朱砂根辛散苦泄，入肺经，能清热解毒，消肿止痛，常用于风热袭肺或肺热上攻所致之咽喉红肿疼痛；入肝经血分，尤善活血止痛、祛风除湿，常用于跌打损伤，瘀血肿痛以及风湿痹证，肢体疼痛。

【配伍应用】

1. 朱砂根配射干　朱砂根解毒消肿，射干清热利咽。二药配伍，共奏清热解毒，利咽消肿止痛之功，适用于肺热所致之咽喉肿痛。

2. 朱砂根配桑寄生　朱砂根能祛风除湿，桑寄生能强筋健骨。二药配伍，增强祛风湿，止痹痛，强筋骨之效，适用于风湿痹证，肢体疼痛，关节不利，筋骨痿软。

【成药例证】

1. 正骨水（《临床用药须知中药成方制剂卷》2020年版）

药物组成：九龙川、猪牙皂、买麻藤、过江龙、香樟、香加皮、海风藤、豆豉姜、羊耳菊、虎杖、草乌、碎骨木、千斤拔、穿壁风、横经席、莪术、降香、土鳖虫、五味藤、鹰不扑、朱砂根、木香、徐长卿、两面针、薄荷脑、樟脑。

功能与主治：活血祛瘀，舒筋活络，消肿止痛。用于跌打扭伤、骨折脱位以及体育运动前后消除疲劳。

2. 伤痛酊（《中华人民共和国卫生部药品标准·中药成方制剂》）

药物组成：芙蓉叶、徐长卿、两面针、朱砂根、雪上一枝蒿、薄荷脑、樟脑、肉桂油。

功能与主治：祛瘀活血，消肿止痛。用于扭伤、挫伤、挤压伤、腱鞘炎等急性软组织损伤。

【用法与用量】 3～9g。

【本草摘要】

1.《本草纲目》　“治咽喉肿痹，磨水或醋咽之。”

2.《生草药性备要》　“治痰火，跌打，去瘀生新，宽筋续骨。”

3.《广西中药志》　“治风湿骨痛，鹤膝风。”

【化学成分】 本品含多元酚类成分：岩白菜素，去甲岩白菜素，11-*O*-没食子酰基岩白菜素等；三萜皂苷类成分：朱砂根苷，朱砂根新苷 A、B，百两金皂苷 A、B，3-*O*-α-L-仙客来苷元 A-吡喃阿拉伯糖苷；还含无羁萜、紫金牛醌、菠菜甾醇、环状缩酚酸肽等。

中国药典规定本品含岩白菜素($C_{14}H_{16}O_9$)不得少于1.5%，饮片不得少于1.0%。

【药理毒理】 本品具有抗病原微生物、抗炎作用。

1. 抗病原微生物作用　朱砂根 70%乙醇提取物体外对甲型、乙型溶血性链球菌和金黄色葡萄球菌均有不同程度的抑制作用。

2. 抗炎作用　朱砂根 70%乙醇提取物 0.6g/kg 和 0.8g/kg 灌胃给药，对醋酸所致小鼠腹腔通透性增高有抑制作用，0.28g/kg 对大鼠蛋清性足肿胀有一定抑制作用。

3. 毒理研究　朱砂根 70%乙醇提取物小鼠灌胃给药 LD_{50} 为3.677g/kg。动物死亡多发生于给药后2小时内，表现为鼻腔出血，呼吸抑制，进而发生阵挛性惊厥而死亡。

凤尾草

Fengweicao

本品为凤尾蕨科植物凤尾草 *Pteris multifida* Poir.的干燥全草。主产于广东、广西、湖南。夏、秋二季采挖，洗净，晒干。切段。以色绿、叶多者为佳。

【性味与归经】 微苦，凉。归大肠、肝经。

【功能与主治】 清热，利湿，解毒，止血。用于湿热泻痢，黄疸，带下，乳痈，崩漏；外治外伤出血，烧、烫伤。

【效用分析】 凤尾草味苦性凉，入大肠、肝经，功善清热，利湿，解毒，尤善清大肠及肝胆之热毒，利下焦之湿热，常用于大肠湿热蕴结之泻痢腹痛，肝胆湿热熏蒸之黄疸尿赤，湿热下注所致之带下、淋证及热毒瘀滞之乳痈肿痛。且兼凉血止血之功，故可用治血热妄行之崩漏下血；外用可治外伤出血及烧伤、烫伤。

【配伍应用】

1. 凤尾草配马齿苋 凤尾草长于清热解毒，马齿苋长于凉血止痢。二药配伍，共奏清热凉血解毒，止泻止痢之效，适用于湿热所致之泄泻、痢疾。

2. 凤尾草配车前草 凤尾草清热利湿，车前草利尿通淋。二药配伍，增强清热通淋之功，适用于湿热淋浊及带下证。

3. 凤尾草配墨旱莲 凤尾草清热解毒止血，墨旱莲养阴凉血止血。二药配伍，增强清热凉血止血之效，适用于血热所致之尿血、便血、痔疮出血。

【成药例证】

1. 肠胃适胶囊（《临床用药须知中药成方制剂卷》2020 年版）

药物组成：十大功劳、黄连须、凤尾草、两面针、鸡骨香、救必应、葛根、防已。

功能与主治：清热解毒，利湿止泻。用于大肠湿热所致的泄泻、痢疾，症见腹痛、腹泻，或里急后重、便下脓血；急性胃肠炎、痢疾见上述证候者。

2. 尿感宁颗粒（《临床用药须知中药成方制剂卷》2020 年版）

药物组成：海金沙藤、连钱草、凤尾草、紫花地丁、葎草。

功能与主治：清热解毒，利尿通淋。用于膀胱湿热所致淋证，症见尿频、尿急、尿道涩痛、尿色偏黄、小便淋漓不尽；急慢性尿路感染见上述证候者。

【用法与用量】 9～30g。外用鲜品适量，捣烂敷患处。

【注意】 虚寒泻痢者慎用。

【本草摘要】

1.《生草药性备要》 “洗疳、疔、痔，散毒，敷疮。”“治蛇虫咬诸毒，刀伤，能止血生肌，舂汁调酒服，渣敷患处。”

2.《植物名实图考》 “治五淋，止小便痛。”

3.《分类草药性》 “治一切热毒，消肿，清火。治痈疮，乳痈，淋证，解烟毒。”

【化学成分】 主要含二萜类成分：2β, 15α-二羟基-对映-16-贝壳杉烯，大叶凤尾苷 A、B 等；黄酮类成分：芹菜素 7-*O*-葡萄糖苷，木犀草素 7-*O*-葡萄糖苷等。

【药理毒理】 本品具有抗病原微生物、抗肿瘤等作用。

1. 抗病原微生物作用 凤尾草对金黄色葡萄球菌、枯草杆菌、黑曲霉均有抑菌效果，最低抑菌浓度分别为 0.59%、0.72%和 0.78%；对大肠埃希菌、青霉的最低抑菌浓度为 0.98%和 1.05%。凤尾草水提物和醇提物对大肠埃希菌和金黄色葡萄球菌均有不同程度的抑制作用，且醇提物抑菌效果优于水提物[1]；另有研究报道丙酮热回流提取成分抗菌效果最好[2]。

2. 抗肿瘤 凤尾草全草和根的醇浸出液腹腔注射、乙酸乙酯提取物灌胃，对 S_{180} 实体瘤或腹水瘤小鼠有一定的抑瘤作用，可增加肿瘤组织 P53 和 Bax 表达，减少 Bcl-2 表达，提示其作用机制与诱导细胞凋亡有关[3]。凤尾草总黄酮可抑制人脑胶质瘤 U251 细胞[4]和骨肉瘤 MG-63 细胞[5]的迁移能力，该作用可能与其抑制 IL-6 的表达水平有关。此外，凤尾草尚对人肝癌细胞株 BLE-7402、小鼠黑色素瘤细胞株 B16-BL6、人白血病细胞株 HL-60 等多种肿瘤细胞增殖具有抑制作用[6]。

3. 其他作用 凤尾草水提物可降低醋酸铅所致铅中毒小鼠模型血液中的铅含量，显著增加脾脏系数，减少铅蓄积[7]；也可在降低雷公藤甲素毒性，减少肝损伤的同时不影响其免疫抑制作用。凤尾草醇提物可明显提高 D-半乳糖致衰老模型小鼠的胸腺系数和脾脏系数，对抗小鼠脑组织自由基 NO，抑制 NOS 活性，具有一定抗衰老作用[8]。从凤尾草中分离柚皮素-7-*O*-β-D-葡萄糖苷能够显著提高胰岛素抵抗 $HepG_2$ 细胞葡萄糖消耗及 AMPK 和 ACC 磷酸化水平，具有较强的抗糖尿病活性[9]。此外，尚具有止血作用[10]。

【参考文献】 [1] 赵锦慧，陈璨，刘中华，等. 中草药凤尾草两种提取物的抑菌活性研究. 时珍国医国药，2013，24(5)：1110-1111.

[2] 刘湘红，刘远超，韩晓萍，等. 凤尾草不同溶媒提取功能

成分的抗菌效果比较. 中兽医学杂志，2013，(3)：9-11.

[3] 王文芳，陈岩，王智勇. 凤尾草提取物体内抗肿瘤作用的研究. 中国中医药科技，2013，20(3)：259-260.

[4] 刘银凤，张龙，杨大为，等. 凤尾草总黄酮抑制 U251 细胞迁移的体外研究. 承德医学院学报，2014，31(2)：93-95.

[5] 孔维鑫，杨永明，邹君，等. 凤尾草总黄酮抑制骨肉瘤 MG-63 细胞迁移及其机制的初步研究. 辽宁中医药大学学报，2013，15(1)：42-44.

[6] 陈岩，杨丽杰，黄智坤，等. 凤尾草提取物对不同肿瘤细胞生长抑制作用研究. 中华中医药学刊，2012，(7)：1610-1611.

[7] 张海涛，唐旗羚，臧芳，等. 凤尾草水提取液排铅效果的实验研究. 广东药学院学报，2013，29(6)：643-645.

[8] 汪燕，邵建兵，严小萍. 凤尾草抗衰老作用研究. 河北医学，2012，18(9)：1230-1233.

[9] 姚学军，孟素蕊，王喆. 凤尾草抗糖尿病活性成分的研究. 中成药，2014，36(8)：1782-1785.

[10] 李燕，吴皓东. 中药凤尾草止血作用的实验研究. 新疆中医药，2012，30(5)：50-51.

鬼针草

Guizhencao

本品为菊科植物鬼针草 *Bidens bipinnata* L.的干燥地上部分。全国大部分地区均产。夏季采收，除去杂质，晒干。切段。以叶多、色黄绿者为佳。

【性味与归经】 苦，微寒。归肺、心、胃经。

【功能与主治】 清热解毒，祛风除湿，活血消肿。用于咽喉肿痛，湿热泻痢，黄疸尿赤，风湿痹痛，肠痈腹痛，疔疮肿毒，蛇虫咬伤，跌打损伤。

【效用分析】 鬼针草性味苦寒，既能疏散肺经风热，常用治风热感冒，咽喉肿痛；又能清泻心胃湿火热毒，有清热燥湿、解毒消肿之功，可治湿热泻痢、黄疸尿赤、肠痈腹痛及疔疮肿毒、毒蛇咬伤诸证；且具祛风除湿、活血消肿的作用，故亦可治疗风湿痹痛、跌打损伤。

【配伍应用】

1. 鬼针草配山豆根　两药均为苦寒清热解毒之品。鬼针草兼可疏散肺经风热，活血消肿；山豆根苦寒降泄清肃力大，功善清肺火，解热毒，利咽喉，消肿痛，直折火毒之上炎，为治疗咽喉肿痛之要药。两药合用，清热解毒、利咽、消肿止痛效佳。尤宜于火毒上攻，咽喉肿痛。

2. 鬼针草配黄连　两药均能清热解毒、燥湿。鬼针草又擅活血消肿；黄连苦寒性大，清热燥湿、泻火解毒力强。两药配伍，清热燥湿、泻火解毒之功卓著。适用于湿热火毒蕴结之咽喉肿痛，泻痢，黄疸尿赤，肠痈腹痛，疔疮肿毒等症。

3. 鬼针草配茵陈　鬼针草功能解毒除湿，活血消肿；茵陈长于清热利湿，利胆退黄，为治黄疸要药。两药配伍，清热解毒、利湿退黄效显。尤宜于湿热火毒互结之黄疸尿赤，或泻痢腹痛。

【鉴别应用】 **鬼针草与虎杖**　两药性味苦寒，均能清热解毒，活血消肿，同可治黄疸尿赤，肠痈腹痛，风湿痹痛，疔疮肿毒，蛇虫咬伤，跌打损伤等。然鬼针草性微寒，尚能疏散肺经风热，常用治风热感冒，咽喉肿痛。而虎杖苦寒清热力强，能清肺热而化痰止咳，以治肺热咳嗽痰多；且利湿退黄、清热解毒力强于鬼针草，常用于淋浊，带下，水火烫伤；又擅散瘀止痛，每治经闭，癥瘕，跌打损伤等；还能泻下通便，可用于热结便秘。

【成药例证】 **腹安冲剂**（《中华人民共和国卫生部药品标准・中药成方制剂》）

药物组成：鬼针草、仙鹤草、火炭母、铁苋菜、土荆芥。

功能与主治：清热解毒，燥湿止痢。用于痢疾，急性胃肠炎，腹泻、腹痛。

【用法与用量】 15～30g。外用适量，捣敷或取汁涂于患处，或煎水熏洗。

【本草摘要】

1.《本草拾遗》　“主蛇及蜘蛛咬，杵碎敷之，亦杵绞汁服。”

2.《本草纲目》　“涂蝎虿伤。”

3.《中国药用植物图鉴》　“治痢疾，咽喉肿痛，噎膈反胃，贲门痉挛及食道扩张等症，有解毒，止泻，解热功效。”

【化学成分】 主要含黄酮类成分：金丝桃苷，异奥卡宁 7-*O*-葡萄糖苷，海生菊苷等；聚炔苷类成分：鬼针聚炔苷Ⅰ～Ⅳ；还含三萜类、甾醇类、有机酸、脂类、生物碱、鞣质等。

【药理毒理】 本品具有抗病原微生物、保肝、抗炎等作用。

1. 抗病原微生物作用　鬼针草煎剂体外对堪萨斯分枝杆菌的 MIC 为 5mg/ml；乙醇浸液体外对革兰阳性细菌有抑制作用。

2. 抗肿瘤作用　鬼针草煎液有一定的抑瘤作用，且能增加 S_{180} 荷瘤小鼠血清 IL-2、TNF-α 的含量[1]；提取物能抑制胃癌细胞生长，与激活体内免疫系统有关[2]；提取物的各萃取部位能抑制肝癌细胞 $HepG_2$ 和白血病细胞K562的增殖，有较强的体外抗肿瘤活性[3]；醇提物可抑制U14肿瘤生长，同时增加U14荷瘤小鼠脾脏、胸腺重量，增强机体的非特异性免疫功能。鬼针草5种提取成分对体外培养的白血病细胞HL-60、V937均有不同程度的抑制作用，其中聚炔苷混晶和鬼针聚炔苷活性为强，其对人组织淋巴瘤细胞V937的IC_{50}≤60μg/ml；鬼针草中矢车菊黄素对HeLa、U2-OS、A549、MCF-7、$HepG_2$细胞株的半数抑制浓度分别为0.18、1.52、0.67、0.85、0.43μM，也具有较强的抗肿瘤细胞增殖作用[4]。

3. 保肝作用 鬼针草提取液及总黄酮对多种肝损伤模型动物具有保护作用。鬼针草水提液10、20g/kg灌胃，可降低四氯化碳所致肝损伤模型小鼠血清ALT、AST和肝匀浆MDA水平，提高肝脏GSH-Px活性，也可降低NO、IFN-γ水平，减轻氧化应激损伤，显示保肝作用[5]。鬼针草总黄酮80、160mg/kg灌胃，可降低四氯化碳所致肝纤维化模型大鼠肝、脾指数，并降低血清中ALT、AST活性及HA、PCⅢ、CⅣ和肝组织中MDA、Hyp含量，升高肝组织中GSP-Px活性；病理组织学和电镜检查亦显示肝组织结构改善，纤维化程度减轻。采用D-半乳糖胺所致肝损伤模型，鬼针草总黄酮也具有保护作用，且与抗氧化作用和抑制细胞毒作用有关[6]。0.16、0.088、0.04g/kg灌胃给药，可降低腹腔注射猪血清所致肝纤维化模型大鼠血清中HA、LN、PCⅢ、CⅣ含量，改善肝组织结构，减轻纤维化程度；高、中剂量组可抑制肝组织中α-SMA蛋白和TGF-β_1的表达，进而抑制肝星状细胞活化减少胶原生成[7]。57.5mg/kg灌胃给药，还可降低日本血吸虫尾蚴所致肝纤维化模型小鼠肝、脾指数；115、223mg/kg可降低血清中ALT、AST、ALB含量，病理组织学检查亦显示肝组织结构改善，纤维化程度减轻；对四氯化碳所致肝纤维化大鼠也有治疗作用，其机制可能与调节TGF-β_1/smad通路而抑制胶原生成有关[8]。鬼针草不同生理部位的总黄酮在急性肝损伤中的作用不同，仅有叶总黄酮在低剂量（40mg/kg）时表现出较好的肝保护作用，但这些提取物剂量较大时反而出现肝毒性[9]。

4. 抗炎镇痛作用 鬼针草水提液20g/kg灌胃给药，可抑制醋酸所致小鼠的扭体反应，且提前给予利血平可减弱鬼针草作用，初步认为其镇痛作用与单胺类递质有关。另报告45～60g/kg皮下注射也可减少醋酸所致小鼠扭体反应的次数，提高小鼠热板法的痛阈值。鬼针草醇提物也有镇痛作用，且可能与减少PGE_2合成有关[10]。鬼针草总黄酮能对抗多种急性炎症，其机制与调节炎症介质释放有关[11]；对实验性高氧肺损伤新生大鼠，鬼针草总黄酮能通过抑制NF-κB表达，进而抑制炎性因子的表达来减轻高氧肺损伤[12]；对内毒素所致急性肺损伤大鼠，也可通过降低肺血管通透性，减少炎症渗出，降低氧化应激损伤等途径实现治疗作用[13]。鬼针草中所含鬼针聚炔苷对多种急慢性炎症模型也有抑制作用。

5. 对血液和心血管系统的影响 鬼针草水和醇提物经主动脉插管给予，能分别使大鼠血压下降（5.96±1.56）kPa和（6.75±1.39）kPa，并持续10分钟左右，也可使兔离体心脏心率减慢，心肌收缩率减弱，1分钟后心率恢复正常，心肌收缩率增加。鬼针草总黄酮可降低冠状动脉结扎所致心肌缺血再灌注大鼠的心梗范围和血清中MDA含量，增加血清中磷酸肌酸激酶、乳酸脱氢酶和超氧化物歧化酶的活性[14]。

鬼针草水煎剂2.1、4.2g/kg灌胃给药连续14天，可降低高脂血症大鼠血清TC、LDL，升高HDL/TC水平；20g/kg灌胃预防或治疗给药均能降低胆固醇和β-脂蛋白。鬼针草总黄酮能明显纠正高脂血症大鼠血清脂质代谢紊乱，显著改善肝细胞内脂肪沉积变性，其机制可能与下调胆固醇酯转移蛋白水平有关[15]。鬼针草肠溶胶囊可抑制ADP诱导的家兔体外血小板聚集，鬼针草提取物及总黄酮[16]可抑制ADP、胶原、蛇毒诱导的大鼠和家兔血小板聚集反应，还可延长胶原引起的聚集前的潜伏期。鬼针草浸膏3、6g/kg对实验性血栓形成的抑制率为86%、96%。

6. 其他作用 鬼针草注射液40～45g/kg皮下注射，能抑制大鼠、豚鼠幽门结扎及小鼠应激性胃溃疡、利血平性溃疡之溃疡面积，减少大鼠胃液分泌量，也能使胃液pH、游离酸降低；对在体平滑肌（鸡嗉囊、小鼠肠管）的运动有抑制作用。鬼针草注射液45～60g生药/kg可延长戊巴比妥钠的睡眠时间，减少小鼠自主活动，并可对抗苯丙胺兴奋自主活动，协同氯丙嗪抑制自主活动。本品煎液能降低高脂饮食合并腹腔注射STZ所致高血糖模型大鼠空腹血糖水平和游离脂肪酸水平[17]；醇提物具有降低实验性糖尿病小鼠血糖、改善小鼠糖耐量及提高糖尿病小鼠胸腺、脾指数的作用[18]；醇提物的乙酸乙酯、正己烷萃取物能降低正常小鼠的血糖，且乙酸乙酯萃取物具有降低四氧嘧啶小鼠血糖的作用。此外，尚可缓解性激素紊乱所致实验性干眼症的症状[19-24]，其总黄酮及一些黄酮类单体均有较强的抗氧化作用[25]。

7. 毒理研究 鬼针草肠溶胶囊灌胃日剂量204g生药/kg时小鼠在7天内死亡[19]。鬼针草小鼠腹腔注射的LD_{50}为173g/kg。

【参考文献】 [1] 李巧兰，杨素婷，李志刚，等. 鬼针草煎液对S_{180}荷瘤小鼠抑瘤率及IL-2、TNF-α影响的研究. 陕西中医学院学报，2011，(3)：39-40.

［2］张慧玲，杨晓，代丽，等．鬼针草提取物抑瘤作用初步研究．吉林医学，2010，31(31)：5477-5478.

［3］林丽清，林新华，黄丽英，等．鬼针草提取物的体外抗肿瘤活性研究．福建医科大学学报，2010，44(2)：83-85.

［4］付达华，熊典虹，张晶，等．鬼针草中矢车菊黄素的分离提取及体外抗肿瘤活性研究．海峡药学，2013，25(2)：27-29.

［5］周毕军，刘菲，黄川锋，等．鬼针草水提物对急性肝损伤小鼠 NO、IFN-γ 和氧化应激的影响．中医临床研究，2014，6(16)：12-14.

［6］程新燕．鬼针草总黄酮对 D-GalN 致急性肝损伤小鼠的保护作用．中国实验方剂学杂志，2013，19(14)：268-271.

［7］吴繁荣，陈飞虎，胡伟．鬼针草总黄酮对免疫性肝纤维化大鼠胶原代谢的影响及机制．中国药理学通报，2012，28(4)：504-507.

［8］程新燕．鬼针草总黄酮对肝纤维化大鼠肝组织 TGF-β_1/smad 通路的影响．中国实验方剂学杂志，2013，19(21)：253-257.

［9］孙海燕，付庆云，王朝辉，等．鬼针草总黄酮对小鼠急性肝损伤的影响．河南科技学院学报(自然科学版)，2014，42(5)：1-6.

［10］马瑜红，王斌，黄川锋，等．鬼针草乙醇提取物的镇痛作用及对前列腺素 E_2、丙二醛、超氧化物歧化酶的影响．社区医学杂志，2015，(3)：1-3.

［11］林梅英，陈飞虎，葛金芳，等．鬼针草总黄酮对急性炎症的保护作用及可能机制研究．中国临床药理学与治疗学，2013，18(6)：614-620.

［12］张蕾，周小小．鬼针草总黄酮对新生大鼠高氧肺损伤的影响．中国中医药科技，2013，20(1)：42-43.

［13］赵喜兰，刘秋鹤．鬼针草总黄酮对大鼠内毒素性急性肺损伤的影响．中国实验方剂学杂志，2012，18(24)：265-268.

［14］王中晓．鬼针草总黄酮对大鼠心肌缺血再灌注损伤保护作用的探讨．社区医学杂志，2014，(6)：72-73.

［15］张媛媛，彭磊，徐涛，等．鬼针草总黄酮对高脂血症大鼠脂质代谢的影响．安徽医药，2012，16(9)：1247-1249.

［16］潘海敏，方慧华，严士海．鬼针草总黄酮对体外血小板聚集的影响．医药导报，2011，30(10)：1273-1274.

［17］李巧兰，党博，褚代芳，等．鬼针草煎液对 DM 大鼠模型血糖水平及肝 HK、血清 FFA 含量影响的实验研究．中华中医药学刊，2012，30(9)：1987-1989.

［18］黄桂红，邓航，付翔，等．鬼针草醇提物对糖尿病小鼠糖耐量及胸腺、脾脏指数的影响．中国实验方剂学杂志，2012，18(8)：183-186.

［19］邵毅，余瑶，余静，等．鬼针草滴眼液治疗兔围绝经期干眼症的实验研究．中国中药杂志，2015，40(6)：1151-1155.

［20］汪斌，黄歆，邵毅，等．鬼针草滴眼液预防去势雄兔干眼症的实验研究．眼科新进展，2014，34(12)：1110-1113.

［21］施炜，张传伟，王育良．鬼针草提取物对去势所致的干眼症雄兔泪液分泌影响的实验研究．实用老年医学，2013，27(9)：723-725.

［22］施炜，张传伟，王育良．鬼针草提取物对兔泪液分泌影响及对泪腺细胞凋亡相关基因表达的实验研究．临床眼科杂志，2013，21(4)：80-83.

［23］李凯，王育良，张传伟，等．鬼针草对 2 种兔干眼模型泪液分泌、泪膜质量及泪腺中致炎因子和凋亡相关因子表达的影响．中国中医眼科杂志，2013，23(6)：389-392.

［24］王黎，李凯，华永庆，等．鬼针草水提液对豚鼠回肠肌 M 受体的作用及机制研究．江苏中医药，2011，43(1)：86-87.

［25］蒋海强，王建平，范辉．鬼针草黄酮抗氧化研究．山东中医杂志，2010，29(3)：196-197.

葎　草
Lücao

本品为桑科植物葎草 *Humulus scandens* (Lour.) Merr. 的干燥地上部分。全国大部分地区均产。夏、秋二季采收，除去杂质，晒干。切段。以叶多、色绿、具果穗者为佳。

【性味与归经】 甘、苦，寒。归肺、胃、大肠、膀胱经。

【功能与主治】 清热解毒，退热除蒸，利尿通淋。用于肺热咳嗽，发热烦渴，骨蒸潮热，热淋涩痛，湿热泻痢，热毒疮疡，皮肤瘙痒。

【效用分析】 葎草性寒而味甘苦，主入肺、胃经，不仅能清泄肺胃热邪火毒，常治肺热咳嗽及热毒疮疡、皮肤瘙痒等实热之证；而且对温病后期，体虚而余邪未清，虚热烦渴，骨蒸潮热亦有疗效。

葎草苦寒降泄，入大肠、膀胱经，有清热利湿之功，故又可用治湿热蕴蓄于下焦所致的泻痢、水肿、淋证涩痛等。

【配伍应用】

1. 葎草配黄芩　两药性味苦寒，入肺经，均清泄肺热、泻火解毒。葎草长于清热解毒，退热；黄芩善于清泄肺中火邪，祛上焦湿热，除胸中气逆，消膈上热痰。两药相配，清泄肺热、泻火解毒之功增强，适用于肺热咳嗽及热毒疮疡。

2. 葎草配百合　葎草甘苦寒，入肺经，长于清泄肺火而解毒、退热除蒸。百合甘寒质润，善于养肺阴、清肺热、润肺燥而止咳。两药相配，具有较好的清肺润燥、止咳宁嗽、退热除蒸之效，适用于肺热、肺燥或肺虚所致的咳嗽，尤宜于虚劳咳嗽，骨蒸潮热。

3. 葎草配海金沙　两药均能利尿通淋。葎草苦寒降泄，长于清泄膀胱湿热。海金沙甘淡寒，其性下降，善清小肠、膀胱二经血分湿热而通利水道，功专利尿通淋止痛，尤善止尿道疼痛，为治诸淋涩痛之要药。两药相配，清热利湿、通淋止痛效优，适用于淋证涩痛。

【鉴别应用】 葎草与鱼腥草　两药均性寒，入肺经，能清热解毒、利尿通淋，同可治肺热咳嗽，淋证涩痛，湿热泻痢，痈肿疮毒。然葎草性味甘苦寒，又能退热除蒸，常用治温病后期，体虚而余邪未清，虚热烦渴，骨蒸潮热。而鱼腥草性味辛微寒，清热解毒之中尤善消痈排脓，为治肺痈吐脓之要药。

【成药例证】

1. 尿感宁颗粒（《临床用药须知中药成方制剂卷》2020 年版）

药物组成：海金沙藤、连钱草、凤尾草、葎草、紫花地丁。

功能与主治：清热解毒，通淋利尿。用于膀胱湿热所致淋证，症见尿频、尿急、尿道涩痛、尿色偏黄、小便淋漓不尽；急慢性尿路感染见上述证候者。

2. 止泻冲剂（《中华人民共和国卫生部药品标准·中药成方制剂》）

药物组成：葎草、辣蓼、南五味子根茎。

功能与主治：清热解毒，燥湿导滞，理气止痛。用于急性肠胃炎，止呕止泻，退热止痛。

【用法与用量】 10～20g。外用鲜草适量，捣烂敷或煎水熏洗患处。

【本草摘要】

1.《名医别录》　“主瘀血，止精溢盛气。”

2.《新修本草》　“主五淋，利小便，止水痢，除疟、虚热、渴。”

3.《本草纲目》　“润三焦，消五谷，益五脏，除九虫，辟温疫，敷蛇、蝎伤。”

【化学成分】 主要含黄酮类成分：木犀草素，秋英苷，木犀草素-7-*O*-葡萄糖苷，牡荆素等；挥发油：葎草烯，石竹烯等；萜类成分主要为单萜、倍半萜类以及其含氧衍生物；还含生物碱、氨基酸及多种微量元素。

【药理毒理】本品具有抗病原微生物、抗炎等作用。

1. 抗病原微生物作用　100%鲜葎草煎液对肺炎球菌、大肠埃希菌有抑制作用。葎草煎剂体外实验对金黄色葡萄球菌、白喉杆菌、痢疾杆菌、乙型溶血性链球菌、大肠埃希菌、炭疽杆菌、伤寒杆菌、肺炎球菌、铜绿假单胞菌及变形杆菌有抑制作用；水提液对大肠埃希菌、金黄色葡萄球菌、铜绿假单胞菌的 MIC 分别为 31.25、3.91、125mg/ml[1]；多糖对金黄色葡萄球菌、大肠埃希菌等有效[2]。另有报道葎草挥发油对金黄色葡萄球菌和肺炎克雷伯菌有抑菌作用，但对铜绿假单胞菌作用不明显[3]；分离葎草中不同极性的提取部位，发现乙酸乙酯部位对结核杆菌标准菌株 H37RV 有较明显的抗菌作用，其最低抗菌浓度为 31.25mg/ml[4]。此外，由本品提取的葎草酮和蛇麻酮对革兰阳性细菌有抑菌作用，但对于革兰阴性细菌的作用较弱。

2. 抗炎作用　葎草醇提液 20、40g/kg 灌胃，对二甲苯致小鼠耳肿胀、蛋清致小鼠足肿胀及醋酸致小鼠腹腔毛细管通透性增加均有抑制作用。葎草乙酸乙酯提取物具有明显的抗炎和镇痛作用，其抗炎作用可能与其抑制炎性组织中的 PGE_2 合成或释放有关[5]。

3. 对肾功能的保护作用　葎草水煎液 15、30g/kg 灌胃，对腺嘌呤所致慢性肾功能衰竭大鼠有治疗作用，可降低血 BUN、Scr 水平。

4. 其他作用　葎草总黄酮 10mg/L 可显著抑制高糖诱导的血管舒张功能下降，其作用机制可能是通过增加 NOS 活性和激动 GC 完成的[6]。此外，葎草酮被发现是 SGC-7901 人胃癌细胞 NAT1 酶 PABA 底物的非竞争性抑制剂，能够通过抑制 NAT1 的活性和基因表达减少芳香胺类化合物代谢为乙酰化的芳香胺类致癌物的量，从而预防癌症的发生和防止癌症的进一步恶化[7, 8]。

【参考文献】　［1］张娜娜，张振巍，石磊．葎草水提液的体外抑菌作用研究．中国药师，2015，18(3)：368-370.

［2］褚衍亮，王娜，张明川．葎草多糖的超声提取及抑菌活性研究．时珍国医国药，2010，21(2)：342-344.

［3］殷献华，李天磊，潘卫东，等．葎草挥发油化学成分分析及其抑菌作用研究．山地农业生物学报，2010，29(5)：415-418.

［4］郭沛琳，马逾英，卢晓琳，等．葎草体外抗结核分枝杆菌的有效部位筛选研究．中药与临床，2011，2(2)：43-44.

［5］曹纬国，张丹，张义兵，等．葎草乙酸乙酯提取物抗炎镇痛作用及其机制的研究．中药药理与临床，2010，26(3)：31-33.

［6］陈伟光，徐广涛，王敏，等．葎草总黄酮对大鼠血管收缩舒张功能的作用及机制．扬州大学学报(农业与生命科学版)，2011，32(1)：63-67.

［7］高世勇，郎朗，邹翔，等．葎草酮抑制人胃癌细胞 SGC-7901 N-乙酰基转移酶 1 活性的酶动力学研究．中草药，2010，41(6)：931-934.

［8］高世勇，郎朗，邹翔，等．葎草酮对人胃癌细胞 SGC-7901 N-乙酰基转移酶 1 活性及基因表达的抑制作用．中草药，2010，41(5)：761-766.

八角莲

Bajiaolian

本品为小檗科植物八角莲 *Dysosma versipellis* (Hance) M.Cheng 的干燥根茎和根。主产于广西、江西、浙江。秋、冬二季采挖，除去须根，洗净，晒干。切片。以切面灰白色、味苦者为佳。

【性味与归经】 苦、辛，凉；有毒。归肺、肝经。

【功能与主治】 清热解毒，化瘀消肿。用于痈肿疮疖，咽喉肿痛，跌打损伤，癥积。

【效用分析】 八角莲苦凉以清热解毒，辛凉以散结消肿，入肺、肝二经，故能气血兼治，常用于热毒壅盛，气血瘀滞之痈肿疮疖，咽喉肿痛等。且能化瘀消肿止痛，故可用于跌打损伤，瘀血肿痛以及气血瘀结之癥瘕积聚。

【配伍应用】

1. 八角莲配重楼　二者均有清热解毒之功，八角莲长于辛散而化瘀消肿，重楼长于苦泄而泻火止痛。二药配伍，增强凉血解毒散结，消肿止痛之效，适用于热毒瘀结之痈肿疔疮以及蛇虫咬伤。

2. 八角莲配王不留行　八角莲清热解毒，化瘀消肿；王不留行活血通经，通利血脉。二药配伍，共奏解毒消肿，化瘀消癥之效，适用于热毒内盛，气血结聚之乳痈、乳岩及癥积痞块。

3. 八角莲配牡丹皮　八角莲清热解毒，化瘀消肿；牡丹皮清热凉血，活血散瘀。二药配伍，共奏化瘀消肿止痛之功，适用于跌打损伤，瘀热肿痛以及痈疡肿毒。

【成药例证】

1. 红卫蛇药片（《中华人民共和国卫生部药品标准·中药成方制剂》）

药物组成：黄药子、重楼、八角莲、雄黄。

功能与主治：清热解毒，消肿止痛，凉血散瘀。用于蝮蛇、五步蛇、竹叶青蛇、眼镜蛇、银环蛇等毒蛇及毒虫咬伤。

2. 神农药酒（《临床用药须知中药成方制剂卷》2020年版）

药物组成：寻骨风、防风、杜仲、五加皮、老鹳草、络石藤、制草乌、独活、苍术、爬岩香、威灵仙、徐长卿、伸筋草、八棱麻、金荞麦、山姜、搜山虎、八角枫、川芎、丹参、当归、大血藤、木香、红花、柴胡、鸡血藤、三百棒、三七、八角莲、香茶茱、虎杖、蜘蛛抱蛋、雄黄连、算盘子根、牛藤、路路通、钩藤、莲蓬草、菊叶三七、射干、拳参、老虎莿、木梳。

功能与主治：祛风散寒，活血化瘀，舒筋通络。用于风寒湿瘀阻所致的痹病，症见关节肌肉疼痛、酸楚、麻木、肿胀。

【用法与用量】 6～12g。外用适量，研末调敷或与酒研敷。

【注意】 体质虚弱者慎服。

【本草摘要】

1.《本草纲目》　“下死胎，治邪疟，痈疽，蛇毒，射工毒。”

2.《本草汇言》　“攻湿积，散瘀血。”“能攻散结痰、结气、结血等积。”

3.《广西中药志》　“清热化痰，解蛇虫毒。治肺热痰咳，虫蛇咬伤，单双蛾喉痛，疮疖。”

【化学成分】 主要含木脂素类成分：鬼臼毒素，4′-去甲基鬼臼毒素，去氢鬼臼毒素，β-盾叶鬼臼素，鬼臼苦素，鬼臼毒酮；蒽醌类成分：大黄素甲醚，八角莲蒽醌；黄酮类成分：紫云英苷，山荷叶素，山柰酚，槲皮素，山柰酚-3-*O*-β-D-葡萄糖苷等。

【药理毒理】 本品具有抗肿瘤、抗病原微生物作用。

1. 抗肿瘤作用　本品及其同属植物含有鬼臼毒素、去氧鬼臼毒素等成分，具有显著的抗癌作用。鬼臼毒素能抑制细胞中期的有丝分裂，腹腔注射可明显抑制艾氏腹水癌，对小鼠移植性肝癌 HepA 也有明显的抑制作用，并能抑制 P388 淋巴细胞、SGC 7901 胃癌细胞[1]。八角莲乙醇提取物的大鼠含药血清对人肝癌 SMMC-7721 细胞有较强的抑制作用，与索拉菲尼相当[2]。

2. 抗病原微生物作用　八角莲及其所含鬼臼毒素等也具有显著的抗病毒作用，对于柯萨奇 B 和单纯疱疹病毒等有显著抑制作用，其中苦鬼臼毒素抗 HSV-1 的 $CPEI_{50}$ 仅为 5×10^{-4}μg/ml。对于小鼠的乙型脑炎病毒感染，八角莲有明显的减少病死率和减轻脑组织损伤作用。八角莲中含多种内生真菌，部分具有抗菌活性[3]；八角莲总黄酮和总木脂素制成的八角莲洗液对大肠埃希菌和金黄色葡萄球菌、白色念珠菌作用有杀菌作用，无皮肤刺激性[4]。

3. 毒理研究　八角莲为有毒植物，八角莲提取物灌服，可刺激胃肠道，引起呕吐、腹泻、便血并可致死。大鼠急性毒性试验表明，八角莲中毒可引起多器官病理形态学改变，其毒性作用与剂量呈正相关性，且主要靶组织、靶器官为脑、心、肝和肾[5]，其机制与造成过氧化及炎性因子过度表达有关[6]。鬼臼毒素注入可引起抽搐、嗜睡、昏迷、呼吸心跳停止。鬼臼毒素、去氧鬼臼毒素及八角莲乙醇提取物对小鼠的 LD_{50} 分别为 45.83、129.48 和 237.01mg/kg。

【参考文献】 [1] 张艳君，冯川．八角莲活性成分鉴别及其抗癌活性研究．吉林医药学院学报，2013，34(4)：241-244.

[2] 欧冰凝，王金妮，梁钢，等．八角莲含药血清对人肝癌细胞 SMMC-7721 的抑制作用研究．广西医科大学学报，2012，(6)：844-845.

[3] 谭小明，余丽莹，周雅琴．濒危药用植物八角莲内生真菌分离鉴定及抗菌活性研究．中国药学杂志，2014，49(5)：363-366.

[4] 熊铁一，杨适，罗禹．八角莲洗液制备及其杀菌作用研究．中国医药科学，2013，3(1)：46-47.

[5] 徐祥，徐茂盛，朱建华，等．大鼠急性八角莲中毒的组织病理学变化．法医学杂志，2013，29(5)：333-336.

[6] 杨光义，王刚，叶方，等．八角莲致大鼠肝毒性机制研究．中国药师，2011，14(12)：1719-1721.

当 药

Dangyao

本品为龙胆科植物瘤毛獐牙菜 *Swertia pseudochinensis* Hara 的干燥全草。主产于东北、华北。夏、秋二季采挖，除去杂质，晒干。切段。以花多、味苦者为佳。

【性味与归经】 苦，寒。归肝、胃、大肠经。

【功能与主治】 清湿热，健胃。用于湿热黄疸，胁痛，痢疾腹痛，食欲不振。

【效用分析】 当药味苦性寒，苦能降泄、燥湿，寒以疗热，主入肝经，善清肝经湿热，对湿热黄疸，胁肋疼痛尤为多用。又入胃、大肠经，既能清利胃肠湿热，又能健胃消滞，亦常用于湿热泄泻，痢疾腹痛及食欲不振，消化不良。

【配伍应用】 **当药配茵陈** 当药长于清湿热，健胃；茵陈长于利肝胆，退黄。二药配伍，增强清利湿热，利胆退黄之效，适用于湿热黄疸，胁肋不舒，腹胀乏力，食欲不振等。

【成药例证】

1. 当飞利肝宁胶囊（《临床用药须知中药成方制剂卷》2020 年版）

药物组成：水飞蓟、当药。

功能与主治：清利湿热，益肝退黄。用于湿热郁蒸所致的黄疸，症见面黄或目黄、口苦尿黄、纳少乏力；急慢性肝炎见上述证候者。

2. 肝舒片（《中华人民共和国卫生部药品标准·中药成方制剂》）

药物组成：当药、党参、黄精、木香、维生素 C。

功能与主治：有改善肝功能和增加食欲作用。主要用于慢性和迁延性肝炎。

3. 愈肝片（《中华人民共和国卫生部药品标准·中药成方制剂》）

药物组成：当药、茵陈、黄芩素、维生素 C。

功能与主治：利湿退黄，恢复肝功能。用于急性黄疸型肝炎和急性无黄疸型肝炎。

【用法与用量】 6～12g，儿童酌减。

【本草摘要】

1.《内蒙古中草药》“清热，健胃，利湿。治消化不良，胃炎，黄疸，火眼，牙痛，口疮，疮毒肿痛。”

2.《全国中草药汇编》“清湿热。主治黄疸型肝炎，细菌性痢疾。”

【化学成分】 主要含环烯醚萜类成分：獐芽菜苦苷，当药苷，龙胆苦苷；三萜类成分：齐墩果酸等。

中国药典规定本品含当药苷($C_{16}H_{22}O_9$)不得少于 0.070%，含獐芽菜苦苷($C_{16}H_{22}O_{10}$)不得少于 3.5%。

【药理毒理】 本品具有保肝、降血糖、抗氧化等作用。

1. 保肝作用 当药提取物及其所含獐牙菜苦苷(swertiamarin)、齐墩果酸等均具有一定的保肝作用。当药提取物灌胃给予四氯化碳-乙醇-高脂饲料复合因素所致脂肪肝大鼠，可降低血液中活性和胆固醇含量，改善肝组织脂变程度，炎细胞浸润和脂肪坏死均大量减少；也能抑制 CCl_4、D-Gal 导致小鼠急性肝损伤和 ANIT 导致大鼠黄疸模型 AST、ALT、TBIL 和 DBIL 的升高，减轻模型动物肝脏变性、坏死数量和程度，增加黄疸模型大鼠的胆汁流量[1]。日本当药中获得的四氢獐牙菜酮苷 25、50mg/kg 可防止 D-氨基半乳糖+脂多糖所致实验性肝损伤，降低谷丙转氨酶活性，其作用强于 100mg/kg 甘草甜素。印度当药的提取物对 D-氨基半乳糖或乙酰氨基酚引起的大鼠肝损伤具有较好的保护作用。此外，有报道獐牙菜苦苷对四氯化碳或 D-氨基半乳糖所致体外培养大鼠肝细胞损伤无直接保护作用，提示当药经口给予后可能经由其他途径实现其保肝作用。

2. 降血糖 日本当药乙醇提取物经口或腹腔注射给药可使链脲菌素所致高血糖大鼠血糖浓度下降 42%，具有较好的应用前景。

3. 抗氧化 当药水提物可抑制酵母多糖等引起的大鼠中性白细胞活性氧生成，此作用与拮抗细胞内 Ca^{2+} 浓度增加有关，水提物作用强于所含獐牙菜苦苷。另有研究表明，当药醇苷对超氧自由基和羟基自由基均有明显的抑制作用，其 EC_{50} 分别为 12.8 和 0.22mg/L。

4. 其他作用 当药提取物还可抑制多种诱导因素

所致家兔血小板聚集，另具有降压、健胃、中枢抑制、镇痛、镇静等作用。

5. 毒理研究　小鼠灌胃给予獐牙菜苦苷10g/kg、腹腔注射8g/kg、静脉注射5g/kg，5天内均未见死亡；犬静脉注射200mg/kg、腹腔注射300mg/kg，5天内亦未见死亡；480mg/kg经口给予30天，对动物无明显影响；犬静脉注射200mg/kg或灌胃250mg/kg，家兔灌胃250mg/kg，对实验动物的血压、呼吸、心率均无明显影响。

【参考文献】

[1] 周大成，朴惠善，张思玉，等. 当药提取物对鼠试验性肝损伤的保护作用. 中国实验方剂学杂志，2010，16(17)：125-128.

天名精

Tianmingjing

本品为菊科植物天名精 *Carpesium abrotanoides* L.的干燥地上部分。全国大部分地区均产。夏、秋二季采割，除去杂质，晒干。切段。以叶绿、带花序者为佳。

【性味与归经】　辛，寒。归肺、肝经。

【功能与主治】　清热解毒，祛痰，杀虫，凉血止血。用于乳蛾，喉痹，湿热黄疸，疟疾，虫积，血淋，皮肤痒疹。

【效用分析】　天名精味辛性寒，主入肺经，能清热解毒，祛痰，消肿，为喉症要药。常用于痰热互结所致之乳蛾，喉痹，痰涎壅盛，咽喉肿痛。辛寒入肝，既能清泄肝经湿热郁滞，可用于湿热黄疸，疟疾寒热；又能凉血止血，用于血热吐血、衄血、血淋及外伤出血。兼能杀虫，可用于虫积腹痛，皮肤痒疹，蛇虫咬伤等。

【配伍应用】

1. 天名精配猪牙皂　二者均有祛痰之功，天名精长于清热解毒，猪牙皂长于通窍开闭。配伍应用，共奏祛痰散结，清热消肿之效，适用于咽喉肿塞，痰涎壅滞者。

2. 天名精配仙鹤草　天名精长于祛痰杀虫，仙鹤草长于解毒截疟。二药配伍，增强杀虫截疟之功，适用于疟疾寒热。

【成药例证】　**喉咽清口服液**（《临床用药须知中药成方制剂卷》2020年版）

药物组成：土牛膝、马兰草、车前草、天名精。

功能与主治：清热解毒，利咽止痛。用于肺胃实热所致的咽部红肿、咽痛、发热、口渴、便秘；急性扁桃体炎、急性咽炎见上述证候者。

【用法与用量】　10～15g。

【注意】　脾胃虚寒者慎用。

【本草摘要】

1.《神农本草经》　“主瘀血、血瘕。下血、止血，利小便，除小虫，去痹，除胸中热结，止烦。”

2.《唐本草》　“主破血，生肌，止渴，利小便，杀三虫。除诸毒肿，疔疮，瘘痔，金疮内射。身痒隐疹不止者，揩之立已。”

3.《本草纲目》　“吐痰止疟。治牙痛口紧，喉痹。”

4.《本草备要》　“治乳蛾喉痹，砂淋、血淋。”

【化学成分】　主要含倍半萜内酯类成分：天名精内酯酮，鹤虱内酯，大叶土木香内酯，依瓦菊素，天名精内酯醇等。

【药理毒理】　本品具有抗病原微生物等作用。

1. 抗病原微生物作用　天名精50%煎剂对金黄色葡萄球菌、福氏痢疾杆菌、伤寒杆菌、大肠埃希菌有抑制作用。

2. 解热作用　天明精内酯对家兔正常体温和菌液所致发热均有降低作用。

3. 其他作用　天明精内酯20～30mg/kg静脉注射，可使兔、猫血压降低，阿托品不能阻断此作用。天明精内酯对中枢神经系统有抑制作用，给药后小鼠出现短暂的兴奋，随即转入抑制状态，四肢肌肉松弛，并呈麻痹状态，大剂量则引起阵发性痉挛而死亡，其主要作用部位在脑干和延髓。

冬凌草

Donglingcao

本品为唇形科植物碎米桠 *Rabdosia rubescens* (Hemsl.) Hara的干燥地上部分。主产于河南。夏、秋二季茎叶茂盛时采割，晒干。切段。以叶多、色绿者为佳。

【性味与归经】　苦、甘，微寒。归肺、胃、肝经。

【功能与主治】　清热解毒，活血止痛。用于咽喉肿痛，癥瘕痞块，蛇虫咬伤。

【效用分析】　冬凌草苦寒清泄，入肺、胃、肝经，功能清热解毒，活血止痛。既常用于风热犯肺或热毒壅盛所致之咽喉肿痛；又多用于瘀毒结聚之癥瘕痞块。且善解蛇虫之毒，可用于蛇虫咬伤，红肿疼痛。

【成药例证】

1. 冬凌草片（《临床用药须知中药成方制剂卷》2020年版）

药物组成：冬凌草。

功能与主治：清热解毒，消肿散结，利咽止痛。用于热毒壅盛所致咽喉肿痛、声音嘶哑；扁桃体炎、咽炎、口腔炎见上述证候者及癌症的辅助治疗。

2. 冬凌草糖浆（《中华人民共和国卫生部药品标准·中药成方制剂》）

药物组成：本品为冬凌草制成的糖浆。

功能与主治：清热解毒。用于慢性扁桃体炎，咽炎，喉炎，口腔炎。

【用法与用量】 30～60g。外用适量。

【本草摘要】《贵州草药》"祛风除湿，舒筋活络。"

【化学成分】 主要含二萜类成分：冬凌草甲素、乙素、丙素、丁素、戊素、辛素，鲁山冬凌草甲素、乙素、丙素、丁素，α-香树脂醇；挥发油：α-蒎烯，β-蒎烯，柠檬烯和β-榄香烯等。

中国药典规定本品含冬凌草甲素（$C_{20}H_{28}O_6$）不得少于0.25%。

【药理毒理】 本品具有抗肿瘤、抗菌等作用。

1. 抗肿瘤作用 20世纪70年代有人用冬凌草治疗食管癌，从而引发了冬凌草抗癌作用的研究[1]，现已证明，冬凌草抗癌主要有效成分为冬凌草甲素，冬凌草乙素也有明显的抗癌活性。有人报告，冬凌草甲素对16种肿瘤的36种癌细胞株有增殖抑制作用[2]，如食管癌、肝癌、结肠癌、胃癌、宫颈癌、肺癌、鼻咽癌、白血病、人黑色素瘤等。

以人食管鳞癌CaEs-17细胞株为研究对象，对冬凌草甲素细胞毒作用的剂量和时间依赖关系，以及对生物大分子合成的影响进行了观察，结果发现冬凌草甲素杀细胞作用有明显的剂量依赖性和时间依赖性，可选择性抑制DNA，冬凌草甲素杀细胞作用与对细胞DNA合成的抑制有密切的关系。冬凌草甲素可诱导人食管癌SHEE细胞株凋亡，其机制可能与线粒体凋亡途径有关[3]，进一步研究以及从食管癌EC9706细胞的研究表明，线粒体改变和细胞内Ca^{2+}升高可能是冬凌草甲素诱导食管癌细胞凋亡过程的重要环节[4]。冬凌草甲素对EC9706细胞作用48小时后，可显著增多G_1/G_0期细胞和游离Ca^{2+}荧光强度[5]。

在冬凌草甲素作用下，SHEEC细胞线粒体有明显的形态和功能改变，伴随线粒体跨膜电位降低，这可能是冬凌草甲素诱导食管癌细胞凋亡过程的重要环节[6]。冬凌草也能逆转胃癌耐药细胞SGC7901/ADR的多药耐药性，其逆转作用与抑制P-gp的表达相关[7]。冬凌草甲素与刺五加皂苷联用对Ec-9706荷瘤裸鼠有明显的抑瘤作用，能提高生命质量[8]。对人食管癌Eca-109细胞株中食管癌干细胞的放射增敏作用研究表明，冬凌草甲素有明显的增殖抑制作用和放射增敏作用，其增敏机制可能与增加食管癌干细胞的放射敏感性有关[9]。

冬凌草甲素及乙素对人肝癌细胞株BEL-7402及人食管癌109细胞株的IC_{50}均为4μg/ml。冬凌草甲素及乙素不仅可使BEL-7402细胞生长速度减低，细胞出现空泡，细胞变得细长，分裂指数下降，核内染色质凝成小块，并使核固缩或裂解，而且可抑制细胞的再繁殖能力，甲素及乙素可干扰DNA的合成。冬凌草甲素能抑制人肝癌SMMC-7721细胞的生长，抑制作用呈时间和剂量依赖性；并能诱导细胞凋亡，降低Survivin、Bcl-2表达，上调Bax表达[10]。通过对冬凌草甲素诱导肝癌细胞系$HepG_2$细胞株凋亡的结果表明，其机制是通过p53蛋白诱导ROS的产生，还通过线粒体途径诱导$HepG_2$细胞凋亡[11]，也与MAPK信号转导通路凋亡相关蛋白的活化有关[12]。

冬凌草甲素还可诱导肝癌$HepG_2$细胞G_2/M细胞周期阻滞，H2AX蛋白发生磷酸化，诱导DNA损伤的发生[13]。由于冬凌草甲素诱导的细胞增殖抑制及凋亡可被STAT3siRNA和3-BrPA消除，因此其可能通过抑制STAT3-HK-Ⅱ通路而诱导$HepG_2$细胞凋亡[14]。内质网应激在冬凌草甲素处理的肝癌细胞中作为保护因子而发挥作用，其上调可能为肝癌细胞抗凋亡的自我保护机制[15]。对人肝癌H22小鼠移植实体瘤整体试验中也可抑制瘤细胞的增殖，下调Bc1-2和p53基因表达，激活caspase-3基因表达，引起肿瘤细胞的凋亡[16]。冬凌草甲素自微乳对荷瘤小鼠肿瘤生长具有一定的抑制作用，抑制作用强于冬凌草甲素[17]。

对人肺腺癌细胞株SPC-A-1，冬凌草甲素具有抑制增殖和诱导凋亡作用，其机制可能与上调Bax/Bcl-2比例，上调p21 mRNA表达有关[18]。冬凌草甲素对人肺腺癌细胞株A549细胞也具有抑制增殖和诱导凋亡作用[19]，其机制之一可能是抗凋亡蛋白Bcl-2表达的降低和促凋亡蛋白Bax的上调[20]，也可能与livin和survivin表达下调有关，而其下调MMP-2和MMP-9表达，则与抑制NCI-H460肺癌细胞的侵袭和迁移有关[21]。

冬凌草甲素对乳腺癌MCF-7细胞的增殖，其抑制作用呈时间和浓度依赖性，可阻滞MCF-7细胞于G_2/M期，且可诱导其凋亡[22]；也可显著抑制Bcap-37细胞的增殖和诱导其凋亡[23]。冬凌草甲素诱导MDA-MB-231细胞凋亡的作用可能是通过改变Bcl-xl/Bid的表达比率、激活caspase-3而实现的[24]。其诱导乳腺癌细胞Bcap37发生凋亡可能与Survivin和GADD34也相关，通过线粒体途径和死亡受体途径，激活caspase-3，下调survivin，上调GADD34和Fas的表达从而引起细胞的凋亡[25]。

冬凌草甲素还对多种肿瘤细胞有明显的抑制和诱导

凋亡作用，如胃癌[26-28]、胰腺癌[29-36]、结直肠癌结肠癌[37-41]、前列腺癌[42-48]、膀胱癌[49-53]、骨髓瘤[54-63]、白血病[64-71]、鼻咽癌[72]、胆囊癌[73]、肾癌[74, 75]、卵巢癌[76]以及脑胶质瘤[77]，其作用因不同肿瘤细胞的作用机制也有所不同，但多与诱导肿瘤细胞凋亡，阻滞细胞周期，抑制端粒酶活性，抑制钠泵活性有关。

冬凌草及其有效成分对抗肿瘤药物有明显的增效作用，冬凌草醇剂可明显增强乙亚胺(ICRF-154)及丙亚胺(ICRF-159)对小鼠 S37 的抗肿瘤作用。冬凌草甲素在体外可明显增强博来霉素 A5 及消瘤芥(AT-1258)、顺铂(DDP)等的细胞毒作用。体内试验亦证明，甲素可明显增强博来霉素 A5 及消癌芥对 ECA、S_{180} 及 P388 的抗肿瘤作用，两药合用明显抑制 DNA 合成而不影响 RNA 及蛋白质的合成；对肿瘤 DNA 合成的抑制作用强于对骨髓细胞。冬凌草甲素可阻滞细胞的 $M\rightarrow G_1$ 和 $G_2\rightarrow M$ 进程，导致 G_2 及 M 细胞增加；博来霉素 A5 亦可阻滞 $G_2\rightarrow M$ 进程，合用后 G_2+M 的构成比大于单用组，有利于博来霉素 A5 对 G_2、M 期细胞的杀伤。冬凌草甲素还可明显增强顺铂对 ECA 及 S_{180} 的抗肿瘤作用，二药合用后，DNA 合成抑制率及 DNA 交联率均较各单用组明显提高，说明冬凌草甲素与顺铂合用后，一方面可增强对 DNA 合成的抑制，同时可增加 DNA 交联，从而影响 DNA 的模板功能。此外，冬凌草甲素还具有抗突变作用，能抑制人脐静脉内皮细胞血管形成，逆转肿瘤细胞多药耐药等作用；冬凌草乙素抑制人胆囊癌 GBC-SD 增殖和诱导凋亡作用的机制与 Bcl-2、p53、Fas/APO-1、C-myc 的表达有关。

2. 抗菌作用 冬凌草醇剂对金黄色葡萄球菌及甲型溶血性链球菌有明显抑菌作用，去鞣酸不影响其抗菌作用；煎剂亦有一定抗菌作用，但作用较弱。冬凌草总二萜对金黄色葡萄球菌的 MIC 为 78μg/ml，对乙型及甲型溶血性链球菌以及伤寒杆菌为 156μg/ml，对痢疾杆菌为 1:800。冬凌草甲素对乙型及甲型溶血性链球菌及肺炎双球菌的 MIC 为 39μg/ml，对金黄色及白色葡萄球菌的 MIC 为 1:6400；对痢疾杆菌为 1:1600，对大肠埃希菌为 1:800。冬凌草乙素对白色葡萄球菌的 MIC 为 1:51200，对金黄色葡萄球菌为 1:12800，对甲型及乙型溶血性链球菌为 1:6400，对伤寒及痢疾杆菌的 MIC 为 1:3200，对变形杆菌为 1:1600。冬凌草甲素对金黄色葡萄球菌、耐甲氧西林葡萄球菌(MRSA)、β-内酰胺酶阳性的金黄色葡萄球菌(ESBLsSA)的 MIC 为 3.125、6.25、6.25μg/disc，阿魏酸对金黄色葡萄球菌和 MRSA 的 MIC 为 50 和 50μg/disc，水杨酸仅对金黄色葡萄球菌的 MIC 为 50μg/disc[78]。超临界提取物抑制效果明显优于乙醇回流提取物[79]。

3. 对免疫功能的影响 以小白鼠溶血素测定法检测发现冬凌草甲素于抗肿瘤有效剂量(10mg/kg)可轻度抑制雄性小鼠的溶血素形成，对雌性小鼠的溶血素形成则无影响；冬凌草乙素于 10 及 20mg/kg 时，均可轻度兴奋溶血素形成。以 CFW 与 615 小鼠杂交第一代(F1)乳鼠进行移植物抗宿主反应发现，甲素于抗肿瘤有效剂量时对 GVH 反应无明显影响；乙素则均见脾指数升高，提示冬凌草乙素对细胞免疫有一定兴奋作用。

4. 其他作用 从冬凌草中分得的 guidongnin 具有一定抗炎作用，冬凌草煎剂及醇提取物均可抑制大鼠肉芽肿的形成。采用小鼠热板法试验冬凌草醇剂可提高对热刺激的痛阈，并可增强小剂量哌替啶提高痛阈的作用；冬凌草提取物对 CCl_4 诱导的小鼠急性肝损伤有明显的保护作用，其机制可能与提高抗氧化酶活性和抗自由基有关[80]。冬凌草甲素可明显降低肺动脉压，其机制可能与通过诱导肺动脉平滑肌细胞线粒体途径凋亡，从而抑制肺动脉重构有关[81]。冬凌草甲素可抑制瘢痕疙瘩成纤维细胞的增殖，其机制与降低线粒体膜电位继而诱导瘢痕疙瘩成纤维细胞凋亡有关[82]。

冬凌草及冬凌草甲素及乙素均可降低大鼠肝微粒体中细胞色素 P_{450} 含量，而且冬凌草甲素还可抑制苯巴比妥钠及致癌物三氯联苯的酶诱导作用。

5. 体内过程 ^{3}H-冬凌草甲素口服易自胃肠道吸收，5 分钟后即可在小鼠血中测出放射性，半小时血中放射性达高峰，1 小时后下降，2 小时后又略回升，此后放射性缓慢下降。荷瘤小鼠腹腔注射 ^{3}H-冬凌草甲素后 1 小时放射性强度以胆囊、肠、肝、肾组织中最高，胰、胃、脾、肺、胸腺及食管等组织中次之；肌肉、骨、心、脑组织中分布最少。用药后 4 小时，肺及食管中放射性略上升，胰及肿瘤等组织中放射性下降缓慢，其他诸组织则下降幅度较大。24 小时后，肝、胰、肾及食管中仍有较高的放射性，其他组织中则很低。冬凌草甲素固态类脂纳米粒静脉注射可增强药物的肝脾靶向性，提高生物利用度。

^{3}H-冬凌草乙素小鼠灌胃或静脉注射很快分布到全身各组织，其中以肺、胆囊和肝等组织中放射性最高，其次为肠、胃、胰等，肌肉、胸腺和骨等组织中最少。静脉注射 ^{3}H-冬凌草乙素 24 小时，放射性自粪、尿中排泄占总注入量的 58.3%；血中放射强度-时间曲线符合二房室模型，其各相半衰期分别为 $t_{1/2\alpha}$=17.9 分钟，$t_{1/2\beta}$=12.7 小时，中心分布容积 V_c=1.4L/kg，表观分布容积 V_d=3.9L/kg；经口灌胃后，血中放射强度-时间曲线亦

符合二房室开放模型，其动力学参数为 $t_{1/2Ka}$=17.0 分钟，$t_{1/2Kc}$=11.3 小时；以静脉注射和静脉滴注 ^{3}H-冬凌草乙素血中放射性-时间曲线下面积计算生物利用度为 65%。大鼠冬凌草乙素 20mg/kg 灌胃，用高效液相色谱方法测定其在大鼠体内的药代动力学特点，结果表明，其 $AUC_{0\text{-}t}$，$t_{1/2}$，C_{max}，t_{max} 分别为 (9.85±2.89)(mg·h)/L，(3.52±1.16) 小时，(3.07±2.30) mg/L，(0.67±0.33) 小时[83]。Beagle 犬静脉注射给药后，其主要药动学参数 $t_{1/2}$，$AUC_{0\to t}$ 分别为 6.47 小时，2294 (ng·h)/ml[84]。

6. 毒理研究 不同季节采集的冬凌草的醇剂对小白鼠的急性 LD_{50} 不同。苗期冬凌草的毒性大于生长期，成熟期冬凌草的毒性较小，可能与其中萜类成分含量有关。冬凌草醇提物 40g/kg 连续灌胃给药 12 周未见毒性反应[85]，冬凌草醇提物腹腔注射 LD_{50} 为 148.71mg/kg[86]。通过连续 30 天灌胃给予冬凌草醇提物 0.96g/kg，可出现肝肾损伤作用，但其病变具有可逆性[87]。冬凌草含片 40g/kg 灌服 21 天对大鼠未见明显毒性。小鼠腹腔注射冬凌草甲素的 LD_{50} 为 (55.8±5.7) mg/kg；大鼠腹腔注射冬凌草甲素 5、10mg/kg，连用 15 天，动物的体重、血红蛋白、白细胞及血小板以及肝、肾功能均无影响；犬静脉注射冬凌草甲素 2、4mg/(kg·d)，连用 15 天，对骨髓及肝、肾功能均无影响。小鼠腹腔注射冬凌草乙素的 LD_{50} 为 (46.1±4.7) mg/kg；大鼠腹腔注射 10、20mg/kg，连用 15 天，对动物的骨髓及肝、肾功能均无明显影响；组织学检查，除肝、肾有轻度淤血外，其他脏器均无异常。

【参考文献】 [1] 刘军楼，金妙文. 冬凌草甲素抗消化系肿瘤的研究进展. 中国民族民间医药，2015(6)：26-28.

[2] 朱楠. 冬凌草甲素抗肿瘤机制的研究进展. 齐齐哈尔医学院学报，2012，33(13)：1785-1786.

[3] 谢晓原，陈俊辉，王少彬，等. 冬凌草甲素诱导人食管癌 SHEE 细胞凋亡及其线粒体改变. 现代肿瘤医学，2008，16(6)：907-910.

[4] 辛庆锋，陈俊辉，谢晓原. 冬凌草甲素诱导 SHEEC 细胞凋亡过程中线粒体和细胞内 [Ca^{2+}] 浓度的变化. 中药药理与临床，2013，29(3)：25-28.

[5] 刘俊保，岳静宇，唐引引. 冬凌草甲素对 EC9706 细胞增殖、凋亡的影响. 郑州大学学报(医学版)，2014，49(1)：8-11.

[6] 辛庆锋，陈俊辉，谢晓原，等. 现代肿瘤医学，2013，21(2)：239-241.

[7] 高巧慧，许文婷，谢婷，等. 冬凌草活性部位逆转 SGC7901/ADR 细胞多药耐药性的体外研究. 天然产物研究与开发，2014，26：1281-1284.

[8] 孙明月，王留兴，李月华，等. 冬凌草甲素联用刺五加皂苷对 Ec-9706 荷瘤裸鼠的抑瘤作用. 中国实用医刊，2010，37(5)：57-58.

[9] 陈琦，吴清明，程静，等. 冬凌草甲素对食管癌干细胞放射增敏作用的研究. 中国现代医学杂志，2012，29：57-60.

[10] 邓志成，陈胜，刘双海. 冬凌草甲素抑制人肝癌 SMMC-7721 细胞增殖及诱导细胞凋亡的机制研究. 中国肿瘤外科杂志，2013，5(1)：50-54.

[11] 黄健，魏秀岩，孙博航，等. 冬凌草甲素诱导 $HepG_2$ 肝癌细胞凋亡机制的研究. 中国现代中药，2010，12(12)：28-32.

[12] 王辉，刘填桂，王苑芳，等. 冬凌草甲素抑制肝癌细胞 $HepG_2$ 生长的实验研究. 广东药学院学报，2014，30(2)：220-223.

[13] 王海艳，朱志兵. 冬凌草甲素通过激活 ATM 蛋白诱导人肝癌 $HepG_2$ 细胞 G_2/M 细胞周期阻滞. 中国老年学杂志，2014，34(15)：4271-4273.

[14] 王天晓，刘迎滑，时小燕. 冬凌草甲素下调 STAT3-HKⅡ通路诱导 $HepG_2$ 细胞凋亡的研究. 中国药理学通报，2014，30(3)：397-402.

[15] 王辉，叶燕，禹志领. 冬凌草甲素对 $HepG_2$ 细胞内质网应激蛋白 IRE-1、PERK CHOP 的作用研究. 中药新药与临床药理，2012，23(3)：263-266.

[16] 王培军，韩淑云，陈乃峰，等. 冬凌草甲素抑制 H22 小鼠移植性实体瘤增殖的作用. 中国老年学杂志，2010，30(22)：3318-3319.

[17] 巫珊，顾伟粱，冯年平，等. 冬凌草甲素自微乳对小鼠移植性肿瘤 H22 的抑制作用. 中药新药与临床药理，2010，21(6)：567-569.

[18] 彭蕾，薛仁宇，顾振纶，等. 冬凌草甲素对人肺腺癌细胞株 SPC-A-1 增殖和凋亡的影响. 中国药理学通报，2010，26(4)：558-559.

[19] 彭蕾，顾振纶，薛仁宇，等. 冬凌草甲素诱导人肺腺癌细胞株 A549 凋亡及其机制研究. 抗感染药学，2010，7(2)：96-99.

[20] 王允，张玉媛，申玲. 冬凌草甲素对肺腺癌 A549 细胞凋亡的影响及相关机制的研究. 毒理学杂志，2013，27(3)：204-206.

[21] 柳悄然，张在云，于晓明，等. 冬凌草甲素对人肺癌 NCI-H460 细胞侵袭和迁移的影响. 中国病理生理杂志，2014，30(8)：1497-1500，1518.

[22] 岳静，陈如意，洪姣，等. 基于 Wnt 信号通路抑制的冬凌草甲素抗乳腺癌研究. 浙江中医药大学学报，2014，38(11)：1315-1321.

[23] 余越美，严巧灵，章康健，等. 冬凌草甲素诱导乳腺癌 Bcap37 细胞凋亡的探索. 浙江理工大学学报，2013，30(3)：377-382.

[24] 江永青，熊向阳，余乐涵. 冬凌草甲素通过激活 caspase

途径诱导人乳腺癌 MDA-MB-231 细胞凋亡．时珍国医国药，2009，20(6)：1493-1495.

［25］余越美，严巧灵，章康健，等．冬凌草甲素诱导乳腺癌 Bcap37 细胞凋亡的探索．浙江理工大学学报，2013，30(3)：376-382.

［26］何徐军，王惠菊，夏英捷，等．冬凌草甲素诱导胃癌细胞 MKN45 凋亡的实验研究．中华胃肠外科杂志，2009，12(6)：607-610.

［27］刘家云，顾琴龙，杨忠印，等．冬凌草甲素诱导胃癌 SGC-7901 细胞凋亡及机制．中华实验外科杂志，2010，27(4)：447-449.

［28］陈莹，李岩，蔡爽．冬凌草甲素长循环固体脂质纳米粒的制备及对人胃癌 SGC-7901 细胞的抑制作用．中国医药导报，2013，10(17)：13-15.

［29］刘军楼，汪悦，徐力，等．冬凌草甲素对 SW1990 细胞的增殖抑制作用．中国癌症杂志，2010，20(12)：915-920.

［30］宋芳，冯一中，蒋小岚，等．冬凌草甲素对人胰腺癌 SW1990 细胞系生长抑制作用．中国药理学通报，2010，26(2)：240-243.

［31］沈雯，许健，孙金权，等．冬凌草甲素对胰腺癌 BxPC-3 细胞 Cyclin D/Rb/p16 信号蛋白的影响研究．浙江中医药大学学报，2013，37(5)：595-600.

［32］魏凤香，李美玉，李红枝，等．冬凌草甲素对胰腺癌 SW1990 细胞凋亡的影响．南方医科大学学报，2009，29(8)：1714-1715.

［33］刘军楼，沈洪，徐力，等．冬凌草甲素对胰腺癌细胞骨架蛋白 F-actin 的影响．中国癌症杂志，2015，25(1)：31-37.

［34］刘军楼，汪悦，徐力，等．冬凌草甲素抑制 SW1990 细胞增殖．中国民族民间医药，2010，19(23)：55-56.

［35］罗兰，侯杰，邱冰，等．冬凌草甲素诱导人胰腺癌 SW1900 细胞 DNA 损伤及对 H2AX 蛋白表达的影响．中国老年学杂志，2013，33(16)：3881-3883.

［36］岳静，沈雯，许健，等．基于表达谱芯片的冬凌草甲素抑制胰腺癌 BxPC-3 细胞的机制研究．浙江中医药大学学报，2013，37(5)：606-612.

［37］戴功建，金黑鹰．冬凌草甲素对微卫星不稳定结直肠癌的作用在体研究．实用临床医药杂志，2011，15(15)：9-11.

［38］高丰厚，郭竹英，徐芒华，等．冬凌草甲素诱导结直肠癌细胞 SW-1116 凋亡与衰老的体内外实验研究．上海交通大学学报(医学版)，2010，30(6)：683-688.

［39］金黑鹰，戴功建，丁义江，等．下调 AP-1 基因表达在冬凌草甲素抑制结直肠癌中的作用．中华实验外科杂志，2011，28(1)：22-26.

［40］杨鹏高，方勇，郭竹英，等．冬凌草甲素诱导结肠癌细胞凋亡的机制研究．肿瘤，2009，29(9)：842-846.

［41］黄羽，张娴，李莎莎，等．冬凌草甲素诱导人结肠癌细胞 LOVO 凋亡及其对 P53 作用的研究．江西中医学院学报，2011，23(3)：53-54，94.

［42］徐凯，郭剑明，刘宇军，等．冬凌草甲素对雄激素非依赖性前列腺癌裸鼠移植瘤的抑制作用．上海医学，2012，35(5)：382-385.

［43］李进，杨罗艳，吴洪涛．冬凌草甲素和 survivin 反义核苷酸对前列腺癌细胞作用的研究．中国男科学杂志，2014，28(12)：11-15.

［44］李进，杨罗艳，吴洪涛．冬凌草甲素通过改变 CyclinD2、CyclinE、P27 的表达对 PC-3 细胞抑制增殖和凋亡诱导效应．中国男科学杂志，2012，26(2)：11-14.

［45］李进，杨罗艳，吴洪涛．冬凌草甲素诱导人雄激素非依赖性前列腺癌 PC-3 细胞凋亡及其机制．中南大学学报(医学版)，2011，36(8)：754-759.

［46］李进，杨罗艳，吴洪涛．Survivin 在冬凌草甲素介导下对人前列腺癌细胞 PC-3 凋亡的作用．中国医师杂志，2012，14(3)：297-300.

［47］李进，杨罗艳，吴洪涛．冬凌草甲素对 PC-3 转移的抑制效应及其分子机制．中华实验外科杂志，2011，28(12)：2052-2054.

［48］叶利洪，陈永良，陶水祥，等．冬凌草甲素诱导前列腺癌 PC-3 细胞自噬作用的实验观察．中华医学杂志，2010，90(42)：2984-2988.

［49］赵冬，刘红耀，赵唤．冬凌草甲素对膀胱癌 T24 细胞增殖的抑制作用．中国当代医药，2013，20(14)：4-6.

［50］车宪平，韩瑞发，周晶，等．冬凌草甲素对膀胱癌 EJ 细胞的生长抑制作用及机制．现代泌尿外科杂志，2011，16(1)：47-49，60.

［51］朱育焱，于萌，孔垂泽，等．p63 与 UNC5D 在冬凌草甲素诱导的膀胱癌细胞凋亡中的表达．中国医科大学学报，2011，40(9)：819-821，827.

［52］车宪平，韩瑞发，肖劲逐，等．冬凌草甲素对人膀胱癌细胞株 BIU-87 的生长抑制作用及机制探讨．山东医药，2009，49(46)：4-6.

［53］车宪平，韩瑞发，肖劲逐，等．冬凌草甲素和冬凌草多糖膀胱灌注治疗 C57BL/6 小鼠膀胱肿瘤的疗效及机制．中国病理生理杂志，2010，26(7)：1410-1412，1415.

［54］赵晶，张梅，陈颖．冬凌草甲素诱导人多发性骨髓瘤 LP-1 细胞凋亡的实验研究．中国中西医结合杂志，2012，32(12)：1642-1646.

［55］曲佳，郭坤元，昊秉毅，等．冬凌草甲素诱导人多发性骨髓瘤 ARH-77 细胞凋亡及其可能机制．中国肿瘤生物治疗杂志，2010，17(2)：134-138.

［56］曲佳，郭坤元，李玉华，等．Bcl-2 家族在冬凌草甲素诱导人多发性骨髓瘤细胞凋亡中的作用．山东医药，2010，50(13)：7-9.

［57］赵姗，普建新，孙汉董，等．Longikaurin A 诱导多发性骨髓瘤细胞凋亡的初步研究．中国实验血液学杂志，2012，20(3)：

611-615.

[58] 曾蓉，陈燕，崔国惠. 抑制自噬促进冬凌草甲素诱导的多发性骨髓瘤细胞凋亡涉及胞内 ROS 产生. 中国组织化学与细胞化学杂志，2011，20(4)：295-300.

[59] 郝亚宁，罗媛媛，张梅，等. 罗冬凌草甲素协同马法兰对人骨髓瘤 RPMI-8226 细胞增殖和凋亡的影响. 吉林大学学报(医学版)，2013，39(4)：699-703.

[60] 段浩清，李绵洋，高丽，等. 冬凌草甲素对多发性骨髓瘤抗肿瘤的机制研究. 中国实验血液学杂志，2014，22(2)：364-369.

[61] 曾蓉，易莎，陈燕，等. 冬凌草甲素对多发性骨髓瘤细胞细胞周期和凋亡的影响及其机制研究. 华中科技大学学报(医学版)，2011，40(5)：505-508，512.

[62] 唐新桥，朱宝玉，王万春. 冬凌草甲素对骨肉瘤细胞的凋亡诱导效应的研究. 中药与临床，2014，5(4)：15-18.

[63] 唐新桥，朱宝玉，王万春. 冬凌草甲素对骨肉瘤细胞增殖抑制和凋亡诱导效应的机制研究. 中药新药与临床药理，2013，24(1)：43-47.

[64] 赵国英，赵铭锋，郭金将，等. 冬凌草甲素对 HL-60 细胞凋亡及 Survivin 表达的影响. 滨州医学院学报，2009，32(3)：181-183.

[65] 赵国英，赵铭锋，郭金将，等. 冬凌草甲素对 HL-60 细胞 p53 表达及细胞周期的影响. 滨州医学院学报，2010，33(1)：12-14，17.

[66] 刘琦，吴刚，叶陈毅，等. 冬凌草甲素诱导急性淋巴细胞白血病 Molt-4 细胞凋亡及其机制. 华西医学，2013，28(6)：834-836.

[67] 刘晓丹，刘文达，王春芝，等. 冬凌草乙素对白血病 HL-60 细胞的增殖抑制作用. 中国组织工程研究与临床康复，2010，14(27)：5062-5066.

[68] 史美燕，任霞，袁小芬，等. VPA 增强 ORI 诱导 HL-60 细胞凋亡及机制研究. 医学检验与临床，2014，25(6)：34-37.

[69] 刘琦，李炳旻，别俊，等. NF-κB 在冬凌草甲素诱导急性淋巴细胞白血病 Molt-4 细胞凋亡中的作用. 激光杂志，2013，34(3)：81-82.

[70] 邹慧娟，姜国胜. 冬凌草甲素联合丙戊酸钠对 HL-60 细胞的生长抑制和诱导凋亡作用研究. 国际肿瘤学杂志，2011，38(5)：390-393.

[71] 郭勇摇，单卿卿，龚玉萍，等. 冬凌草甲素抗 Ph 染色体阳性急性淋巴细胞白血病效应的实验研究. 中华血液学杂志，2012，33(6)：439-442.

[72] 向银洲，余林，魏莲枝，等. 冬凌草甲素对鼻咽癌 HNE-1 细胞株生长及其 PCNA、caspase-3 表达的影响. 山东医药，2010，50(50)：20-22.

[73] 丁笑笑，罗文选，张佳，等. 冬凌草甲素通过线粒体途径诱导人胆囊癌 GBC-SD 细胞凋亡. 医学研究杂志，2013，42(3)：111-114.

[74] 李鑫，郭剑明，徐凯，等. 冬凌草甲素下调 *N*-乙酰氨基半乳糖转移酶 14(pp-GalNAc-T14)表达对肾癌细胞的体外抑制作用. 复旦学报(医学版)，2012，39(3)：273-276，292.

[75] 顾浩，张晶晶，胡勇，等. 冬凌草甲素诱导人肾癌 A-704 细胞凋亡及机制研究. 中国实验方剂学杂志，2012，18(17)：250-253.

[76] 胡瑞华，王燕，李红英，等. 冬凌草甲素抑制体内外卵巢癌生长的作用. 天津医药，2012，40(3)：269-272.

[77] 尹波，俞利生，林坚，等. 冬凌草甲素诱导 C6 脑胶质瘤细胞凋亡的初步研究. 温州医学院学报，2012，42(5)：436-440.

[78] 李高申，张伟，彭涛，等. 冬凌草抗菌活性成分研究. 世界科学技术—中医药现代化，2014，16(3)：610-613.

[79] 礼彤，阎韵，翟增伟，等. 冬凌草超临界二氧化碳萃取物体外抑菌作用研究. 时珍国医国药，2010，21(6)：1344-1345.

[80] 姚会枝，李吉学，郑海娜. 冬凌草提取物对 CCl_4 诱导的小鼠急性肝损伤的影响. 解放军药学学报，2009，25(5)：377-379.

[81] 孙瑜，王良兴，陈婵. 冬凌草甲素对肺动脉高压大鼠肺动脉压的调控作用及机制研究. 中华中医药学刊，2009，27(1)：194-196.

[82] 吕远东，陈伟华，刘嘉瑜，等. 冬凌草甲素对瘢痕疙瘩成纤维细胞增殖和凋亡的影响. 中国美容整形外科杂志，2009，20(2)：87-90.

[83] 杜鹏强，李晓天，石迎迎，等. 大鼠灌胃冬凌草乙素的药代动力学研究. 郑州大学学报(理学版)，2013，45(1)：77-80.

[84] 李晓天，石迎迎，杜斌，等. HPLC 法测定 Beagle 犬血浆中冬凌草乙素浓度及药动学研究. 中国新药杂志，2013，22(10)：1214-1217，1227.

[85] 姚会枝，李吉学，郑海娜，等. 冬凌草提取物对大鼠长期毒性的实验研究. 时珍国医国药，2010，21(6)：1371-1373.

[86] 蒋征奎，杨正武，王随华，等. 冬凌草醇提物腹腔注射给药急性毒性试验. 中医研究，2011，24(7)：22-24.

[87] 李寅超，何永侠，孙曼，等. 冬凌草醇提物的肝肾毒性评价. 中国医院药学杂志，2013，33(10)：764-769.

杠 板 归

Gangbangui

本品为蓼科植物杠板归 *Polygonum perfoliatum* L.的干燥地上部分。主产于河北、江苏、浙江。夏季开花时采割，晒干。切段。以叶多者为佳。

【性味与归经】 酸，微寒。归肺、膀胱经。

【功能与主治】 清热解毒，利水消肿，止咳。用于咽喉肿痛，肺热咳嗽，小儿顿咳，水肿尿少，湿热泻痢，湿疹，疖肿，蛇虫咬伤。

【效用分析】 杠板归寒能清热，有清热解毒之功，故可用治热毒壅盛所致的咽喉肿痛、疖肿及蛇虫咬伤。且性味酸寒，入肺经，能清敛肺气而止咳，故又为治肺热咳嗽、小儿顿咳之常品。

杠板归入肺、小肠经，既能清肃肺气以通调水道，又能清利下焦湿热而利水消肿，每用于湿热蕴蓄所致的水肿尿少、湿热泻痢、湿疹等证。

【配伍应用】

1. 杠板归配车前草　两药均能清热解毒、利水消肿。杠板归清热解毒力胜，车前草利水消肿功优。两药伍用，清热解毒、利水消肿。适用于水湿热毒蕴结下焦之小便不利、水肿、淋证等。

2. 杠板归配苦参　杠板归善于清热解毒，利湿；苦参长于清热燥湿，祛风杀虫。两药配伍，有良好的清热解毒、利湿、祛风之效。适用于水肿尿少，湿热泻痢，湿疹，疖肿及湿热黄疸等。

3. 杠板归配黄柏　杠板归善清热解毒，利水消肿；黄柏苦寒降泄，泻火解毒、清热燥湿力胜。两药相配，泻火解毒、燥湿利水。适用于湿热火毒蕴蓄所致的泻痢、黄疸、带下、淋浊、湿疹、疖肿等。

【鉴别应用】 杠板归与泽泻　两药均能利水消肿，可同治小便不利、水肿、泄泻、淋浊、带下等水湿停滞之证。然杠板归以清热解毒之功见长，每用治热毒壅盛所致的咽喉肿痛、疖肿及蛇虫咬伤；且能清敛肺气而止咳，为治肺热咳嗽、小儿顿咳之常品。泽泻功擅利水渗湿，既能清膀胱之热，又能泄肾经之相火，为治湿热蕴蓄下焦，水湿内停之证及肾阴不足，相火偏亢之遗精、潮热的良药；且泻水湿，行痰饮，化浊降脂，为治痰饮停聚，清阳不升之头目昏眩及高脂血症之妙品。

【用法与用量】 15～30g。外用适量，煎汤熏洗或取鲜品捣烂敷患处。

【本草摘要】

1.《生草药性备要》　“止泻，浸疳、疔、痔疮，能散毒。”

2.《本草纲目拾遗》　“治鼓胀，水肿，痞积，黄白疸，疟疾久不愈，鱼口便毒，瘰疬，跌打，一切毒蛇伤。”

3.《云南中草药》　“清热解毒，利湿。治感冒，气管炎，腹泻，小便浑浊，痢疸，湿疹。”

【化学成分】 主要含黄酮类成分：山柰酚，槲皮素，槲皮素-3-*O*-β-D-葡萄糖醛酸甲酯；有机酸类成分：咖啡酸等；还含苦木素类、蒽醌类及新苯丙素蔗糖酯类等。

中国药典规定本品含槲皮素（$C_{15}H_{10}O_7$）不得少于0.15%。

【药理毒理】 本品具有镇咳、祛痰作用。

1. 镇咳、祛痰作用　杠板归水煎液 0.1、0.2g/kg 灌胃给药，对小鼠氨水引咳有抑制作用，0.2g/kg 还可抑制小鼠呼吸道排泌酚红；乙醇提取物能延长 SO_2 引咳的潜伏期，减少咳嗽次数，促进大鼠排痰量[1]。

2. 抗肿瘤　杠板归提取物在体内外试验中，对 S_{180} 肉瘤均有抑制作用，其中乙酸乙酯提取物作用较好[2]。

3. 其他作用　杠板归尚具有抗炎[1]、抗肝纤维化[3]、抗氧化[4]、抑制α-葡萄糖苷酶活性[4]、抗单纯疱疹病毒[5]等作用。

【参考文献】　[1] 隆万玉，李玉山．杠板归抗炎止咳作用的实验研究．临床合理用药杂志，2010，3(18)：34-35.

[2] 陶锋，张如松．杠板归的体内外抗肿瘤作用实验研究．中华中医药学刊，2013，31(9)：2019-2021.

[3] 张可锋，杜正彩，高雅，等．杠板归抗二甲基亚硝胺诱导大鼠肝纤维化的作用及其机制研究．中国实验方剂学杂志，2012，18(16)：242-245.

[4] 邢煜君，王海燕，王俊霞，等．杠板归抗氧化作用及抑制α-葡萄糖苷酶活性．中国实验方剂学杂志，2011，17(2)：189-191.

[5] 张长城，黄鹤飞，周志勇，等．杠板归提取物抗单纯疱疹病毒-Ⅰ型的药理作用研究．时珍国医国药，2010，21(11)：2835-2836.

一枝黄花

Yizhihuanghua

本品为菊科植物一枝黄花 *Solidago decurrens* Lour. 的干燥全草。全国大部分地区均产。秋季花果期采挖，除去泥沙，晒干。切段。以叶多、色绿者为佳。

【性味与归经】 辛、苦，凉。归肺、肝经。

【功能与主治】 清热解毒，疏散风热。用于喉痹，乳蛾，咽喉肿痛，疮疖肿毒，风热感冒。

【效用分析】 一枝黄花味辛、苦，性凉，主入肺、肝二经，既善清泄脏腑之热邪，又善辛散在表之风热，具有外解内清之特点，故能清热解毒，疏散风热，为热毒内盛所致之喉痹，乳蛾，咽喉肿痛，疮疖肿毒等证所常用，亦可用于风热感冒，头痛，咳嗽。

【配伍应用】

1. 一枝黄花配桔梗　一枝黄花功能清热解毒，疏散风热；桔梗开宣肺气，祛痰利咽。二药配伍，共奏宣肺，解毒，利咽之效，适用于热毒壅盛或风热上攻所致之喉痹，乳蛾，咽喉肿痛。

2. 一枝黄花配紫花地丁　二者均有清热解毒之功，一枝黄花味辛能散，长于清热散肿；紫花地丁苦泄，长于泻火解毒。二药配伍，增强清热解毒，消痈散结之效，适用于热毒壅盛之疮疖肿痛。

3. 一枝黄花配金银花 二者均有清热解毒，疏散风热之功，配伍使用互增其表里双解之效，适用于风热感冒，发热头痛。

【成药例证】

1. 感冒康胶囊（《中华人民共和国卫生部药品标准·中药成方制剂》）

药物组成：穿心莲叶细粉、野菊花(全草)、一枝黄花、蓝花参、野木瓜。

功能与主治：清热，消炎，解毒。用于风热感冒，流感，咽喉肿痛，痢疾肠炎，疔疮肿痛。

2. 感冒解毒片（《中华人民共和国卫生部药品标准·中药成方制剂》）

药物组成：蓝花参、鸡月今花、一枝黄花。

功能与主治：祛风，清热，解毒。用于伤风感冒，恶寒发热，头痛咳嗽，咽喉疼痛。

3. 感冒炎咳灵糖浆（《中华人民共和国卫生部药品标准·中药成方制剂》）

药物组成：一点红、一枝黄花、板蓝根、甘草、生姜。

功能与主治：解毒解热，消炎止咳。用于感冒，流感，腮腺炎，咽喉炎，扁桃体炎，支气管炎。

4. 肾炎片（《中华人民共和国卫生部药品标准·中药成方制剂》）

药物组成：一枝黄花、马鞭草、白茅根、车前草、葫芦壳、白前。

功能与主治：清热解毒，利水消肿。用于急慢性肾炎和泌尿道感染。

【用法与用量】 9～15g。

【注意】 脾胃虚寒，大便溏薄者慎用。

【本草摘要】

1.《植物名实图考》 “洗肿毒。”

2.《江西草药》 “清热解毒，行血止痛。”

3.《湖南药物志》 “疏风解毒，退热行血，消肿止痛。”

【化学成分】 主要含皂苷类成分：一枝黄花苷，毛果一枝黄花苷，加拿大一枝黄花苷，远志酸苷；苯甲酸苄酯类成分：2,6-二甲氧基苯甲酸苄酯，2,3,6-三甲氧基苯甲酸-(2-甲氧基苄基)酯，2-羟基-6-甲氧基苯甲酸苄酯等；黄酮类成分：芦丁，山柰酚-3-芸香糖苷，异槲皮苷等；还含当归酸桂皮酯类、甾醇类等。

中国药典规定本品含无水芦丁($C_{27}H_{30}O_{16}$)不得少于0.10%。

【药理毒理】 本品具有抗病原微生物作用。

1. 抗病原微生物作用 本品水煎液对金黄色葡萄球菌、伤寒杆菌有抑制作用；水提醇沉液有抗白色念珠菌作用。

2. 抗炎、解热、镇痛作用 一枝黄花具有解热、抗炎和镇痛作用，其解热镇痛强度与加拿大一枝黄花相似，而抗炎作用较弱[1]。毛果一枝黄花所含2′-甲氧基苯甲醇-2-甲氧基-6-羟基苯甲酸酯、2′-甲氧基苯甲醇-2,6-二甲氧基苯甲酸酯对细菌脂多糖诱导的小鼠单核细胞RAW 264.7释放TNF-α和IL-6等炎性介质具有抑制作用[2]。

3. 其他作用 一枝黄花可改善多种实验性胃溃疡[3]。水煎液50mg/kg腹腔注射，对吲哚美辛所致胃黏膜损伤大鼠有保护作用；总黄酮和总皂苷也有类似作用[4]。另有资料称，本品水煎液能降低麻醉兔血压，抑制蟾蜍离体心脏的心收缩力，降低心率和心输出率；所含总皂苷对家兔也具有降压作用[5]。

【参考文献】 ［1］许金国，赵晓莉，崔小兵. 加拿大一枝黄花与一枝黄花解热镇痛抗炎作用比较. 辽宁中医药大学学报，2011，13(12)：72-73.

［2］李涛，白虹，仲浩，等. 毛果一枝黄花化学成分及其抗炎活性研究. 中草药，2014，45(6)：749-754.

［3］蒲海翔，何文. 一枝黄花抗消化性溃疡的药效学研究. 宜春学院学报，2011，33(12)：93-94.

［4］刘素鹏，裘名宜，李晓岚. 一枝黄花总皂苷和总黄酮对消炎痛所致大鼠胃溃疡的影响. 时珍国医国药，2011，22(3)：645.

［5］李晓岚，裘名宜，刘素鹏，等. 一枝黄花总皂苷和总黄酮对家兔血压的影响. 时珍国医国药，2010，21(3)：552-553.

救必应

Jiubiying

本品为冬青科植物铁冬青 *Ilex rotunda* Thunb.的干燥树皮。主产于广东。夏、秋二季剥取，晒干。切片。以皮厚、苦味浓者为佳。

【性味与归经】 苦，寒。归肺、胃、大肠、肝经。

【功能与主治】 清热解毒，利湿止痛。用于暑湿发热，咽喉肿痛，湿热泻痢，脘腹胀痛，风湿痹痛，湿疹，疮疖，跌打损伤。

【效用分析】 救必应性味苦寒，入肺经，既善清上焦之火邪热毒，有良好的清热解毒之功，又入胃、大肠、肝经，擅于清热燥湿。故常用治暑湿发热，咽喉肿痛及湿热泻痢，脘腹胀痛，湿疹，疮疖等湿火热毒之证。本品又具消肿止痛之功，亦可用于风湿痹痛，跌打损伤等。

此外，本品有一定的凉血止血作用，可用于血热出血，或外伤出血，烫伤等。

【配伍应用】

1. 救必应配蔓荆子　救必应性味苦寒，入肺经，善清上焦之火邪热毒，清热解毒力尤胜，兼能利湿止痛；蔓荆子辛散苦泄微寒，体轻气浮，入肺经上行宣散，长于疏散风热、清利头目、通窍止痛。两药相配，共奏疏散风热、清热解毒、祛风湿、止痛之效，可用治风热上攻或暑湿上犯所致的头痛，发热，咽喉肿痛，暴发火眼及风湿痹痛，湿疹等。

2. 救必应配木香　救必应性味苦寒，善于清热解毒，利湿止痛；木香辛温芳香，长于行气消胀止痛，健胃消食，尤善行大肠滞气。两药同用，寒热相配，调升降，理寒热，共奏燥湿止痢、行滞止痛之功，适用于湿热泻痢，脘腹胀痛，里急后重。

【鉴别应用】

1. 救必应与金银花　两药性寒，均有清热解毒、凉血、止痢之功，可同治温病发热，咽喉肿痛，湿热泻痢，热毒血痢，痈肿疔疮等症。然救必应苦寒，清热燥湿、止痛力胜，尚可用治脘腹胀痛，风湿痹痛，湿疹及跌打损伤。而金银花性味甘寒，芳香疏散，善散肺经热邪，透热达表，疏散风热之中尤善退热，为治风热感冒、温病发热之良品；且清热解毒之功强于救必应，为治疮疡要药，适用于各种热毒疮疡。

2. 救必应与鸡矢藤　两药均性味苦寒，入胃、肝经，有清热解毒、利湿止痛之功，同治湿热泻痢，脘腹胀痛，风湿痹痛，湿疹，疮疡肿痛及跌打伤痛等症。然救必应苦寒，清热解毒、利湿之功较强，尚常用治暑湿发热、咽喉肿痛等症；而鸡矢藤性味甘微苦微寒，虽清热解毒、利湿之力不及救必应，但善消食化积、健运脾胃，为治食积不化、胁肋脘腹疼痛之药食两用品。

【成药例证】

1. 复方救必应胶囊（《中华人民共和国卫生部药品标准·中药成方制剂》）

药物组成：救必应、东风桔、香附。

功能与主治：清热解毒，利湿止痛。用于腹泻、胃肠炎等。

2. 腹可安片（《临床用药须知中药成方制剂卷》2020年版）

药物组成：扭肚藤、救必应、火炭母、车前草、石榴皮。

功能与主治：清热利湿。用于大肠湿热所致的泄泻，症见腹痛、腹泻、呕吐；急性肠炎见上述证候者。

3. 胃安宁片（《中华人民共和国卫生部药品标准·中药成方制剂》）

药物组成：海螵蛸、白矾（煅）、白及、延胡索（醋制）、救必应、薄荷脑。

功能与主治：制酸敛溃，解痉止痛。用于十二指肠溃疡，慢性胃炎，胃黏膜脱垂，胃幽门痉挛。

4. 甘和茶（《中华人民共和国卫生部药品标准·中药成方制剂》）

药物组成：黄芩、苍术、赤芍、甘草、高良姜、防风、青皮、紫苏叶、荆芥、柴胡、青蒿、苦丁茶、神曲（炒）、桔梗、麦芽（炒）、山楂（炒）、救必应、水翁花、金樱根、岗梅。

功能与主治：清暑散热，生津止渴。用于感冒发热，中暑口渴，预防感冒。

【用法与用量】　9～30g。外用适量，煎浓汤涂敷患处。

【本草摘要】

1.《岭南采药录》　“清热散毒。”

2.《广西本草选编》　“清热解毒，消肿止痛。主治感冒风热，小儿发热，急性扁桃体炎，咽喉炎，急性胃肠炎，急性阑尾炎，肾炎水肿，急性盆腔炎，附件炎，痈疮疖肿，毒蛇咬伤，湿疹，稻田皮炎，烧烫伤。”

【化学成分】　主要含苯丙醇苷类成分：紫丁香苷等；三萜苷类成分：长梗冬青苷等；黄酮类成分：具栖冬青苷等；还含鞣质等。

中国药典规定本品含紫丁香苷（$C_{17}H_{24}O_9$）不得少于1.0%，长梗冬青苷（$C_{36}H_{58}O_{10}$）不得少于4.5%。

【药理毒理】　本品具有抗病原微生物等作用。

1. 抗病原微生物作用　管碟琼脂扩散法表明，救必应干品及新鲜品水浸提液对大肠埃希菌、伤寒杆菌（T_4）、铜绿假单胞菌、金黄色葡萄球菌等有明显抑制作用。救必应对耐药性大肠埃希菌有抑制作用[1]，也可显著降低产ESBLs大肠埃希菌耐药菌对阿莫西林、加替沙星、诺氟沙星、盐酸左旋氧氟沙星、乙酰甲喹、磺胺间甲氧嘧啶钠、克林沙星、氟苯尼考的MIC值，并可引起细菌细胞壁的皱裂、干瘪、折叠、缩短等形态变化[2]。

2. 对心血管系统的影响　有实验报道，救必应醇提物和水提物0.0625g/kg腹腔注射可延长缺氧小鼠的存活时间；0.25、0.5g/kg静脉注射也可拮抗氯化钡诱导的大鼠心律失常。其正丁醇提取物腹腔或静脉注射，可减少三氯甲烷诱发小鼠心房纤颤的发生率和氯化钡所致大鼠室性心律失常的发生率，提高引起大鼠室性心律失常的乌头碱用量，改善垂体后叶素引起的心肌缺血，提高小鼠对心肌缺氧的耐受时间。救必应正丁醇提取物股静脉注射对正常大鼠有降压作用，对心率则无明显影响；对夹闭颈总动脉所致血压升高大鼠有明显降压作用，并可减慢心率，其血压下降较正常大鼠作用更为明显；十二指肠灌注给药后40分钟也有降压作用，但对处于低血压状态的大鼠，股静脉注射对动物平均动脉压则无显著性影响。另有报道，救必应乙醇提取物0.2、2.0g/kg股静脉注射对应激性高血压大鼠有快速、稳定、持久的降压作用和减慢心率的作用。

3. 其他作用 救必应水提液可抑制D-氨基半乳糖[3]和四氯化碳[4]所致小鼠肝损伤，这与其抗氧化作用有关。此外，尚具有体外抗内毒素[5]、抗炎及调节免疫[6]、镇痛[7]等作用。

4. 毒理研究 救必应正丁醇提取物腹腔注射的LD_{50}为22.04g/kg；救必应注射液中剂量组、高剂量组对动物的生理活动、肝脏和脾脏等淋巴器官和体重等指标均有一定影响。

【参考文献】 ［1］刘坤友. 7种壮药抗耐药性大肠埃希菌的抑菌效果. 广西医学，2012，34(11)：1556，1563.

［2］司红彬，张万江，郑艳青，等. 中药“救必应”水提取物对产ESBLs大肠埃希菌耐药性的影响. 中国预防兽医学报，2014，36(10)：807-809.

［3］丘芬，张兴燊，江海燕，等. 救必应水提液对小鼠肝脏病理损害的治疗作用研究. 亚太传统医药，2015，11(5)：10-12.

［4］陈壮，肖刚. 救必应对小鼠急性化学性肝损伤的保护作用. 中国医药导报，2012，9(26)：15-16，19.

［5］张健民，蒋三元，李雁玲，等. 10种广东本地清热解毒中草药抗细菌内毒素作用实验研究. 中华中医药学刊，2011，(9)：2030-2031.

［6］范文昌，梅全喜，欧秀华，等. 12种广东地产清热解毒药材的抗炎作用研究. 中国药业，2011，20(8)：28-29.

［7］范文昌，梅全喜，高玉桥. 12种广东地产清热解毒药的镇痛作用实验研究. 今日药学，2010，20(2)：12-15.

爵 床

Juechuang

本品为爵床科植物爵床 *Justicia procumbens* L.的干燥全草。主产于浙江、江苏、广东、福建。夏、秋二季茎叶茂盛时采挖，除去杂质，干燥。切段。以茎叶色绿者为佳。

【性味与归经】 苦，寒。归肺、脾经。

【功能与主治】 清热解毒，利湿，消疳积。用于感冒发热，咳嗽咽痛，目赤肿痛，湿热泻痢，黄疸尿赤，热淋，水肿，小儿疳积，痈肿疔疮。

【效用分析】 爵床苦寒清热降泄，入肺、脾经，有清热解毒、利湿、消疳积之功，故可用于感冒发热，咳嗽咽痛，目赤肿痛，湿热泻痢，黄疸尿赤，淋证，水肿，痈肿疔疮等湿火热毒之证及小儿疳积。

【配伍应用】 **爵床配秦艽** 爵床苦寒，入脾经，善于解热毒、消湿滞。秦艽苦辛微寒，入胃肝经，长于清湿热。两药合用，共奏清热解毒，利湿止痢之功，适用于湿热泻痢，酒毒血痢。

【鉴别应用】 **爵床与布渣叶** 两药均能清热利湿、消食化积，可同治饮食积滞，食欲不振，感冒发热，湿热泄泻，湿热黄疸等。然爵床苦寒清热降泄，善于清热解毒、利湿，尚常用治咳嗽咽痛，目赤肿痛，淋证，水肿，痈肿疔疮等湿火热毒之证。布渣叶微酸性凉，长于消食健胃，多用于食积证。

【方剂举隅】

1. 治血痢方（《本草汇言》）

药物组成：爵床、秦艽、陈皮、甘草。

功能与主治：清热解毒，凉血止痢。用治酒毒血痢、肠红。

2. 治黄疸方（《百草镜》）

药物组成：小青草(爵床)、豆腐。

功能与主治：清热解毒，利湿退黄。治黄疸，劳疟发热，翳障初起。

3. 治疳积方（《本草纲目拾遗》）

药物组成：小青草、牛肉、田鸡、鸡肝。

功能与主治：消食化积。用治疳积。

【成药例证】

1. 健儿糖浆（《临床用药须知中药成方制剂卷》2020年版）

药物组成：萝藦、爵床。

功能与主治：健脾补气，消积化滞。用于脾胃虚弱、食滞肠胃所致的疳证，症见纳呆食少、面黄肌瘦、脘腹胀满、大便不调等症。

2. 清热感冒冲剂（《中华人民共和国卫生部药品标准·中药成方制剂》）

药物组成：紫苏叶、一枝黄花、马鞭草、土荆芥、爵床、枇杷叶、野甘草。

功能与主治：清热解表，宣肺止咳。用于伤风感冒引起的头痛、发热、咳嗽。

【用法与用量】 9～30g。

【注意】 脾胃虚寒者慎服。

【本草摘要】

1.《神农本草经》 “主腰脊痛，不得着床，俯仰艰难，除热，可作浴汤。”

2.《本草纲目》 “治血痢腹痛，研汁服，解蛇毒。”

3.《本草汇言》 “解毒，杀疳，清热。治疳热，退小儿疹后骨蒸，止血痢，疗男子酒积肠红。”

【化学成分】 主要含黄酮类成分：芹菜素，木犀草素和槲皮素等。

【药理毒理】 本品具有抗病原微生物、抗肿瘤作用。

1. 抗病原微生物作用 本品所含化合物justicidin A，justicidin B，diphyllin，diphyllin apioside 和 diphyllin apioside-5-acetate具有较强的抗疱疹性口腔炎病毒活性。

2. 抗肿瘤作用 爵床的甲醇提取物能显著抑制BDF1 雄性小鼠 P388 恶性淋巴细胞性白血病细胞的生长，对鼻咽癌细胞系9-KB具有显著的细胞毒作用。爵床中的化合物justicidin A和tuberculatin对一系列肿瘤细胞系具有显著的细胞毒作用，包括Hep3B、$HepG_2$、MCF-7等，肿瘤细胞对justicidin A的敏感性要远高于正常细胞。justicidin A和tuberculatin能显著增强由脂多糖（LPS）刺激小鼠巨噬细胞样RAW264.7细胞中TNF-α的产生，这也可能是其杀伤肿瘤细胞的机制之一。在对其抑制结直肠癌细胞系HT-29和HCT-116的作用机制进行研究中发现，justicidin A可以明显降低细胞质中Ku70的蛋白水平，从而导致Bax蛋白从细胞质转移到线粒体上，使线粒体膜电位消失，细胞色素C释放，最终诱发细胞凋亡；体内实验证明，justicidin A 可显著抑制 HT29 细胞在NOD-SCID 裸鼠体内异体移植性肿瘤的生长；此外，justicidin A可激活caspase-8，从而增强tBid的表达，导致细胞色素C和Smac/DIABL0在Hep3B和$HepG_2$中的释放。同时，justicidin A还能够降低线粒体中Bcl-X的表达，增加 Bax 和 Bak 的表达；caspase-8 的抑制剂（Z-IETD）能够削弱 justicidin A 诱导的膜电位降低的效应。上述研究结果表明justicidin A引发细胞凋亡的作用是经caspase-8直接启动，破坏线粒体导致的；6′-羟基爵床素A可能通过促进细胞色素C释放、打破Bcl-2/Bax平衡诱导 $HepG_2$ 细胞凋亡[1]；也可通过干预细胞内氧化还原系统平衡抑制人膀胱癌细胞株EJ细胞的增殖，该作用可被外源性SOD拮抗[2]。

3. 抗氧化作用 爵床总黄酮具有清除羟基自由基的作用[3]。

【参考文献】 ［1］宋维才，贺晓丽，路畅，等. 6′-羟基爵床素A诱导人肝癌$HepG_2$细胞凋亡及其机制. 中国药理学与毒理学杂志，2015，29(2)：220-226.

［2］张鹏，周伟勤，董宪喆，等. 6′-羟基爵床定A对肿瘤细胞的抑制活性及其对肿瘤细胞氧化还原系统的影响. 中国药理学与毒理学杂志，2010，24(3)：207-213.

［3］卢水木，刘峰领，张心意，等. 爵床总黄酮含量测定方法及对羟基自由基的清除. 西北民族大学学报(自然科学版)，2014，35(1)：22-26.

山香圆叶

Shanxiangyuanye

本品为省沽油科植物山香圆 *Turpinia arguta* Seem. 的干燥叶。主产于江西。夏、秋二季叶茂盛时采收，除去杂质，晒干。切丝。以色绿、香气浓、味苦者为佳。

【性味与归经】 苦，寒。归肺、肝经。

【功能与主治】 清热解毒，利咽消肿，活血止痛。用于乳蛾喉痹，咽喉肿痛，疮疡肿毒，跌扑伤痛。

【效用分析】 山香圆叶味苦性寒，主入肺经，能清热解毒，利咽消肿止痛，为解毒利咽之良药，常用于热毒上攻之乳蛾、喉痹，咽喉肿痛以及热毒疮痈，红肿疼痛。又能入肝行血，苦泄瘀滞，有活血消肿止痛之功，故可治疗跌打损伤，瘀血肿痛。

【成药例证】 **山香圆片（颗粒）**（《临床用药须知中药成方制剂卷》2020年版）

药物组成：山香圆叶。

功能与主治：清热解毒，利咽消肿。用于肺胃热盛所致的急喉痹，急乳蛾，症见咽部红肿、咽痛。

【用法与用量】 15～30g。外用适量。鲜品捣敷。

【本草摘要】 《全国中草药汇编》 “活血散瘀，消肿止痛。治跌打损伤，脾脏肿大。”

【化学成分】 主要含三萜类成分：2α, 3β-二羟基乌苏-12-烯-28-羧酸，α-香树脂醇，熊果酸，19α-羟基熊果酸；黄酮类成分：芦丁，野漆树苷等；环烯醚萜苷类成分：女贞苷等；还含肉豆蔻酸、胡萝卜苷。

中国药典规定本品含女贞苷（$C_{33}H_{40}O_{18}$）不得少于0.30%，含野漆树苷（$C_{27}H_{30}O_{14}$）不得少于0.10%。

【药理毒理】 本品具有抗病原微生物作用。

1. 抗病原微生物作用 山香圆含片（山香圆叶 5、10g生药/kg）连续3天灌胃对腹腔注射金黄色葡萄球菌后小鼠死亡率有明显的降低作用，但对腹腔感染乙型链球菌后小鼠的死亡率无明显保护作用。

2. 抗炎作用 山香圆叶中分离的女贞苷、刺槐素-7-*O*-［β-D-吡喃葡萄糖基-(1→6)-α-L-吡喃鼠李糖基-(1→2)］-β-D-吡喃葡萄糖苷在1×10^{-5}M浓度下，对LPS刺激RAW264.7细胞NO生成的抑制率分别为33.7%和23.8%，提示二者均具有较弱的抗炎活性[1]。

【参考文献】 ［1］马双刚，袁绍鹏，侯琦，等. 山香圆叶中黄酮苷类成分及其抗炎活性研究. 中国中药杂志，2013，38(11)：1747-1750.

四、清热凉血药

清热凉血药性味多为苦寒、甘苦寒或咸寒，偏入血分以清热，多归心、肝经。因心主血，营气通于心，肝藏血，故本类药物有清解营分、血分热邪的作用。主要用于营分、血分等实热证，如温热病热入营分，热灼营阴，心神被扰，症见身热夜甚，心烦不寐，舌绛，脉细数，甚则神昏谵语，斑疹隐隐；若热陷心包，则神昏谵语，舌謇肢厥，舌质红绛；若热盛迫血，心神被扰，症见舌色深绛，吐血衄血，尿血便血，斑疹紫暗，躁扰不安，甚或昏狂等。亦可用于其他疾病引起的血热出血证。若气血两燔，可配清热泻火药同用，使气血两清。部分药物有养阴生津功效，可用于热病伤阴耗津以及其他原因引起的阴虚津伤的病证。

临床常用的清热凉血药有地黄、玄参、牡丹皮、赤芍、紫草、水牛角、大青盐、肿节风等。

地 黄
Dihuang

本品为玄参科植物地黄 *Rehmannia glutinosa* Libosch. 的新鲜或干燥块根。主产于河南。秋季采挖，除去芦头、须根及泥沙，鲜用；或将地黄缓缓烘焙至约八成干。前者习称“鲜地黄”，后者习称“生地黄”。切厚片。鲜地黄以粗壮、色红黄者为佳；生地黄以切面乌黑者为佳。

【性味与归经】 鲜地黄甘、苦，寒。归心、肝、肾经。生地黄甘，寒。归心、肝、肾经。

【功能与主治】 鲜地黄清热生津，凉血止血。用于热病伤阴，舌绛烦渴，温毒发斑，吐血衄血，咽喉肿痛。生地黄清热凉血，养阴生津。用于热入营血，温毒发斑，吐血衄血，热病伤阴，舌绛烦渴，津伤便秘，阴虚发热，骨蒸劳热，内热消渴。

【效用分析】 地黄甘寒质润，苦寒清热，入营分、血分，为清热凉血止血，养阴生津的要药，故常用于温热病热入营血，壮热烦渴，神昏，口干舌绛，及温毒发斑，吐血衄血者。地黄又具清热养阴，生津止渴的功效，故可用治热病伤阴所致的舌绛烦渴，津伤便秘，内热消渴。地黄入肾经，又能滋阴降火，用于阴虚发热，骨蒸潮热，及温病后期，余热未尽，阴液已伤，夜热早凉，舌红脉数者。

【配伍应用】

1. 地黄配牡丹皮 地黄具有清热，养阴，凉血之功，重在滋阴，使阴生而易于退热；牡丹皮功善凉血祛瘀，兼能透散，使热退则利于阴复。两药伍用，凉血散瘀，清热养阴功效增强。适用于阴虚血热之吐血、衄血，及热病后期，邪热未尽，阴液已伤之夜热早凉。

2. 地黄配熟地黄 地黄甘寒质润，重在清热凉血，养阴生津；熟地黄甘而微温，重在养血填精，补益肝肾。两药伍用，可增强补血凉血，滋阴生津的作用。适用于血虚兼血热所致的崩漏，肝肾精血亏虚所致的腰膝酸软、遗精以及阴虚精亏所致的消渴、便秘等。

3. 地黄配玄参 地黄长于清热生津，凉血止血；玄参长于滋阴降火，凉血解毒。两药伍用，清热凉血、养阴生津之力增强。适用于热入血分之吐血衄血，发热谵语，热病阴伤之心烦口渴，虚火上炎之咽喉肿痛，阴虚内热之消渴证。

4. 地黄配乌梅 地黄甘寒质润，能清热养阴；乌梅味酸性平，能生津止渴。两药伍用，酸甘化阴，养阴生津之功增强。适用于阴虚内热之消渴及暑热伤阴之口渴多饮，烦热。

5. 地黄配墨旱莲 地黄能清热凉血，养阴生津；墨旱莲能滋阴泻热，凉血止血。两药伍用，清热养阴，凉血止血作用增强。适用于肺痨咳血及血热妄行之出血证。

【鉴别应用】

1. 鲜地黄与干地黄 两药均味苦甘而性寒质润，能清热凉血，养阴生津，润肠通便，主治温病热入营血之高热神昏，温毒发斑；血热妄行之吐血衄血，便血崩漏，斑疹紫黑；久病伤阴之骨蒸潮热、内热消渴及阴虚肠燥便秘。然鲜地黄多汁，苦重于甘，清热凉血生津效佳，热甚伤津者多用。干地黄质润，甘重于苦，清热力稍差而长于滋阴，阴虚血热，骨蒸潮热多用。

2. 地黄与知母 两药均味苦甘性寒，能清热养阴，生津润燥，用治热病烦渴，骨蒸潮热，阴虚消渴，肠燥便秘。然地黄属清热凉血药，长于清热凉血，养阴生津，多用于温热病，热入营血，血热妄行之斑疹吐衄，或阴血不足兼血热者。知母属清热泻火药，善清肺胃气分实热而除烦止渴，主治外感热病，高热烦渴；又能清泻肺火，滋阴润肺，治肺热咳嗽，痰黄黏稠或阴虚燥咳，干咳少痰。

【方剂举隅】

1. 清营汤（《温病条辨》）

药物组成：水牛角、生地黄、玄参、竹叶心、麦冬、丹参、黄连、金银花、连翘。

功能与主治：清营解毒，透热养阴。适用于热入营分证，症见身热夜甚，神烦少寐，时有谵语，目常喜开或喜闭，口渴或不渴，斑疹隐隐，脉细数，舌绛而干。

2. 青蒿鳖甲汤（《温病条辨》）

药物组成：青蒿、鳖甲、生地黄、知母、牡丹皮。

功能与主治：养阴透热。适用于温病后期，邪伏阴分证，症见夜热早凉，热退无汗，舌红苔少，脉细数。

3. 导赤散（《小儿药证直诀》）

药物组成：生地黄、木通、生甘草梢。

功能与主治：清心利水养阴。适用于心经火热证，症见心胸烦热，口渴面赤，意欲饮冷以及口舌生疮；或心热移于小肠，小便赤涩刺痛，舌红，脉数。

4. 清胃散（《脾胃论》）

药物组成：生地黄、当归、牡丹皮、黄连、升麻。

功能与主治：清胃凉血。适用于胃火牙痛，症见牙痛牵引头疼，面颊发热，其齿喜冷恶热，或牙宣出血，或牙龈红肿溃烂，或唇舌腮颊肿痛，口气热臭，口干舌燥，舌红苔黄，脉滑数。

【成药例证】

1. 金莲清热颗粒（《临床用药须知中药成方制剂卷》2020年版）

药物组成：金莲花、大青叶、生石膏、知母、生地黄、玄参、炒苦杏仁。

功能与主治：清热解毒，生津利咽，止咳化痰。用于感冒热毒壅盛证，症见高热口渴、咽干、咽痛、咳嗽、痰稠；流行性感冒、上呼吸道感染见上述证候者。

2. 脏连丸（《临床用药须知中药成方制剂卷》2020年版）

药物组成：黄连、黄芩、槐角、槐花、地榆炭、地黄、赤芍、荆芥穗、当归、阿胶。

功能与主治：清肠止血。用于肠热便血，肛门灼热，痔疮肿痛。

3. 糖尿灵片（《临床用药须知中药成方制剂卷》2020年版）

药物组成：天花粉、生地黄、葛根、麦冬、五味子、南瓜粉、糯米(炒黄)、甘草。

功能与主治：滋阴清热，生津止渴。用于阴虚燥热所致的消渴病，症见口渴、多饮、多食、多尿、消瘦、五心烦热；2型糖尿病见上述证候者。

4. 维血宁颗粒(合剂)（《临床用药须知中药成方制剂卷》2020年版）

药物组成：熟地黄、地黄、炒白芍、太子参、仙鹤草、鸡血藤、虎杖、墨旱莲。

功能与主治：滋阴养血，清热凉血。用于阴虚血热所致的出血；血小板减少症见上述证候者。

5. 养心定悸膏(口服液)（《临床用药须知中药成方制剂卷》2020年版）

药物组成：地黄、红参、麦冬、阿胶、炙甘草、大枣、黑芝麻、桂枝、生姜。

功能与主治：养血益气，复脉定悸。用于气虚血少，心悸气短，心律不齐，盗汗失眠，咽干舌燥，大便干结。

【用法与用量】 鲜地黄12～30g。生地黄10～15g。

【注意】 脾虚湿滞，腹满便溏者慎用。

【本草摘要】

1.《神农本草经》 “主折跌，绝筋，伤中，逐血痹，填骨髓，长肌肉，作汤除寒热积聚，除痹。生者尤良。”

2.《珍珠囊》 “凉血，生血，补肾水真阴。”

3.《本草经疏》 “此乃补肾家之要药，益阴血之上品。”

4.《本经逢原》 “内专凉血滋阴，外润皮肤荣泽，病人虚而有热者宜加用之。”

【化学成分】 主要含环烯醚萜苷类成分：梓醇，益母草苷，桃叶珊瑚苷；苯乙醇苷类成分：毛蕊花糖苷等；糖类成分：D-葡萄糖，D-半乳糖，D-果糖，水苏糖；还含葡萄糖胺、D-甘露醇、腺苷及氨基酸等。

中国药典规定生地黄含梓醇($C_{15}H_{22}O_{10}$)不得少于0.20%，含毛蕊花糖苷($C_{29}H_{36}O_{15}$)不得少于0.020%。

【药理毒理】 本品具有增强免疫、促进造血、降血糖、抗肿瘤、降压等作用。

1. 增强免疫作用 鲜地黄汁、鲜地黄水煎液能使甲状腺素所致类阴虚小鼠的脾脏淋巴细胞碱性磷酸酶的表达增加，鲜地黄汁还可增强ConA诱导的脾脏淋巴细胞转化；干地黄水煎液对该模型小鼠脾脏B细胞功能和正常小鼠脾细胞增殖也有明显的增强作用，但弱于鲜地黄汁；丙酮-水(1:1)提取物25～100mg/kg腹腔注射能明显抑制皮质酮所致类阴虚模型小鼠腹腔巨噬细胞Ⅰa抗原的高水平表达；水提物尚可增强正常小鼠脾细胞增殖[1]和S_{180}荷瘤小鼠的特异性免疫，且以提高体液免疫为主[2]。但有报道显示以生地黄组成的四物汤相比熟地黄组成的组方，其免疫增强作用并不明显[3]。本品所含地黄苷A可提高环磷酰胺所致白细胞减少模型小鼠的白细胞数量，促进B淋巴细胞抗体生成，刺激T淋巴细胞转化成致敏淋巴细胞，提示地黄苷A可提高特异性免疫功能，但对非特异性免疫无显著影响。另有报道显示怀地黄多糖可拮抗D-半乳糖所致衰老模型小鼠脾脏和胸腺的萎缩，使胸腺皮质厚度及细胞数、脾小结及淋巴细胞数超过正常水平，且可使环磷酰胺所致免疫抑制模型小鼠腹腔巨噬细胞吞噬百分率、吞噬指数显著升高，显著促进溶血素、溶血空斑形成和淋巴细胞转化，提示其对低下的免疫功能有显著的兴奋作用。此外，地黄寡糖可提高老年或去胸腺大鼠脾淋巴细胞增殖率；地黄多糖 b 则在体内外实验中均可促进小鼠 T 淋巴细胞增殖和白介素-2(IL-2)分泌。

2. 对血液系统的影响 地黄有止血和促进造血作用。鲜地黄汁、鲜地黄煎液和干地黄煎液均可在一定程度上拮抗阿司匹林所致小鼠凝血时间延长，且鲜地黄汁的作用明显强于干地黄；进一步研究表明，其止血作用与地黄所含多糖类、环烯醚萜苷类成分有关[4]。生地黄水煎液0.5g/只灌胃连续10天对放血所致贫血模型小鼠可改善动物状态，提高红细胞和血红蛋白量，促进骨髓多能造血干细胞和红系造血祖细胞的增殖，但其作用强度不及熟地黄。地黄促进造血的作用与其所含糖类和苷类物质有关，腹腔注射地黄多糖 20mg/kg 连续 6 天，可促进正常小鼠骨髓造血干细胞增殖，10～40mg/kg 可促进粒单系祖细胞和早期、晚期红系祖细胞增殖分化，并在外周血象中有所反映。此外，地黄寡糖对正常和快速老化小鼠也得到相似促进造血功能的结果，且与其促进造血微环境中某些细胞分泌多种造血生长因子如白介素-6(IL-6)样物质而增强造血祖细胞的增殖有关。另有报道，地黄苷 D 20～60mg/kg 可明显升高甲状腺素和利血平所致血虚模型小鼠白细胞数、血小板数、网织红细胞数和骨髓 DNA 含量，提示其具有促进造血作用。

3. 糖尿病治疗作用 地黄水提物灌胃给予可使高热量饲料合并链脲霉素所致 2 型糖尿病模型大鼠抵抗素 mRNA 表达显著降低，提示地黄可通过抑制脂肪组织抵抗素基因表达，降低胰岛素抵抗水平，改善脂质代谢紊乱，从而降低高血糖[5, 6]；对 db/db 自发肥胖性 2 型糖尿病小鼠可降低尿微量白蛋白排泄量、尿素氮水平，也可改善肾脏病理变化，提示对糖尿病性肾损伤有保护作用[7]。但在一些具有降血糖作用的复方应用中，以生地黄配伍和以熟地黄配伍效果的优劣，有不同的结论，这是否与复方本身有关尚待进一步研究[8, 9]。生地黄水提物对晚期糖基化终末产物(AGEs)作用下人脐静脉内皮细胞(HUVEC)有保护作用，其机制与增加内皮细胞 NO 生成量、抑制氧化应激、调节细胞分泌功能有关[10]，水提物、含药血清及水提物中的主要效应成分梓醇、水苏糖、毛蕊花糖苷等对抑制 AGEs 生成和清除 AGEs 交联结构也都有一定的作用[11, 12]。体外研究表明地黄寡糖可促进前脂肪细胞增殖，抑制其向脂肪细胞分化，对地塞米松诱导的 3T3-L1 脂肪细胞胰岛素抵抗有明显改善作用，提示地黄寡糖既可增强细胞对葡萄糖的摄取和利用，又不会引起脂肪聚集。地黄寡糖 100mg/kg 腹腔注射 15 天，可明显降低四氧嘧啶所致糖尿病模型大鼠血糖水平，增加肝糖原含量，降低肝葡萄糖-6-磷酸酶活性；其对正常大鼠无明显影响，但可部分预防葡萄糖及肾上腺素引起的血糖升高，提示地黄寡糖不仅可调节实验性糖代谢紊乱，亦可调节生理性高血糖状态。地黄寡糖灌胃给予该模型亦有类似作用，且与其增加肠道菌群中双歧杆菌类杆菌、乳杆菌等益生菌群数量，从而调节机体微生态平衡有关。地黄寡糖 250mg/kg 灌胃给予 60 天，可明显逆转老年或去胸腺大鼠由于糖代谢紊乱而引起的肝糖原含量、血浆胰岛素水平增高和血浆皮质酮下降；200mg/kg 灌胃给予 22 天，可使高脂饲料合并链脲佐菌素诱导的 2 型糖尿病模型大鼠和葡萄糖-肾上腺素诱导的高血糖模型大鼠血糖和肝脏葡萄糖-6-磷酸酶活性降低，增加肝糖原和胰岛素含量；200mg/kg 灌胃给予 7 天及 14 天，可使四氧嘧啶所致妊娠糖尿病模型大鼠血糖降低，胰岛素水平升高。此外，有报道地黄苷 D 的降血糖作用不明显。

4. 抗肿瘤作用 鲜地黄和生地黄所含水苏糖对体外培养的 $HepG_2$ 和 SGC-7901 肿瘤细胞有不同程度的抑制作用，且能明显增强环磷酰胺的抑瘤作用[13]。地黄多糖 b 20mg/kg 灌胃或腹腔注射，均可抑制 S_{180} 在小鼠体内的生长，腹腔注射尚可抑制 Lewis 肺癌、B16 黑素瘤和 H22 肝癌，同时可提高荷瘤小鼠脾脏 T 淋巴细胞增殖、改善肿瘤引起的 IL-2 水平降低、部分阻抑肿瘤对脾脏天然杀伤细胞和细胞毒性 T 细胞的抑制作用，由于体外试验显示其无直接抑瘤作用，推测地黄多糖 b 的体内抑瘤效应与其提高免疫功能有关。低分子量地黄多糖 20、40mg/kg 腹腔注射给予荷瘤小鼠，可增加肿瘤组织 c-fos 基因和抗癌基因 p53 表达，降低 c-myc 基因表达，体外试验结果与此类似，提示地黄多糖可通过调节肿瘤相关基因的表达而影响肿瘤细胞的增殖、分化和凋亡。

5. 对神经系统的影响 生地黄的乙醇提取物在体外实验中显示可抑制乙酰胆碱酯酶(AChE)活性，可能是其治疗阿尔茨海默病的机制之一[14]。地黄寡糖腹腔注射于硝普钠合并夹闭双侧颈总动脉所致血管性痴呆模型大鼠，可显著提高模型动物的学习记忆能力，提高海马组织乙酰胆碱和磷酸化细胞外信号调节激酶 2(p-ERK2)含量，降低海马组织 Glu 含量。生地注射液对凝血酶所致星形胶质细胞凋亡也有保护作用，这可能与其治疗脑出血后凝血酶所致神经细胞凋亡有关[15]。

6. 对心血管系统的影响 生地黄水提物腹腔注射对肾提取液所致急性实验性大鼠高血压有明显降压作用，对低温所致大鼠血压下降则有一定的稳定作用，但对正常大鼠血压无明显影响。生地黄水提物 2、4g/kg 灌胃给予，发现可对抗异丙肾上腺素致大鼠脑缺血而造成的脑组织中钙-镁 ATP 酶(Ca^{2+}, Mg^{2+}-ATPase)活力异常升高，从而防止脑组织的缺血性损伤和 ATP 耗竭，提示地黄中可能有钙拮抗活性物质。生地黄免煎颗粒溶液灌胃给予脑缺血模型大鼠，可进一步下调脑内 Nogo-A mRNA 表达，有利于缺血性脑损伤后的神经再生[16]。生地黄水提物和醇提物对垂体后叶素所致大鼠心肌缺血均有一定保护作用，且醇提物效果更好[17]。

7. 其他作用　地黄具有一定的雌激素样作用，且鲜地黄强于生地黄，而熟地黄无此作用[18]。生地黄可抑制 HaCaT 角质形成细胞增殖，可能是其治疗银屑病的作用机制之一[19]；一项基于网络药理学的研究表明，肿瘤抑制蛋白(TP53)、NF-κB、TNF 等分子以及 NF-κB 信号通路是银屑病相关基因及生地黄靶蛋白共同关联的分子和通路，生地黄可能通过调节以上分子和通路对银屑病发挥作用[20]。生地黄水提物灌胃给予 28 天，可降低正常大鼠体温和肝脏 ATP 酶活性[21]。生地低聚糖及主要组成成分水苏糖、棉籽糖能显著改善慢性阻塞性肺疾病(COPD)大鼠气道病理变化，减轻气流受阻，提示其可能延缓 COPD 的进行性发展，对已发生的 COPD 也有一定的逆转作用[22];生地注射液对 LPS 诱导的大鼠肺炎也有消炎、抗氧化等作用[23]。此外，尚有抗炎，抗衰老，保护胃肠黏膜[24]，抗骨质疏松[25]，保护肾脏、肝脏[26-28]，抗氧化[29, 30]，抑菌[31, 32]等作用。

8. 毒理研究　生地黄中提取的生地低聚糖对小鼠灌胃的最大给药量为 119.04g 生药/kg，超声雾化吸入的最大给药量为 65.38g 生药/kg，尾静脉注射的 LD_{50} 为 17.89g 生药/kg[33]。

【参考文献】　[1] 李玮，蒋莹，楚建平，等. 地黄水提液对 BALB/c 小鼠脾细胞体外增殖作用的研究. 中国煤炭工业医学杂志，2010，13(7)：1049-1051.

[2] 敖亮，潘正刚，何昌栋，等. 二种中药水提取物对荷瘤小鼠免疫功能的影响. 云南中医中药杂志，2014，35(3)：56-57.

[3] 李敏兰，陈智钦，张振凌. 比较地黄不同炮制品组方的四物汤对小鼠 T 淋巴细胞亚群的作用. 中国实验方剂学杂志，2013(14)：215-218.

[4] 王梅，张丽娟，郭东艳. 生地黄止血作用药效物质基础的初步研究. 时珍国医国药，2011，22(8)：1938-1939.

[5] 糟玉琴，冶岱蔚. 千金黄连丸及其拆方对 2 型糖尿病胰岛素抵抗大鼠脂代谢的实验研究. 新疆中医药，2012，30(1)：33-35.

[6] 杨明炜，赵静，邹欣，等. 黄连、生地及其配伍对 2 型糖尿病大鼠治疗作用的比较研究. 中西医结合研究，2012，4(6)：302-305.

[7] 吕高虹，许惠琴，秦佩佩，等. 生地-山茱萸对 db/db 小鼠肾脏的保护作用. 中国老年学杂志，2013，33(22)：5606-5608.

[8] 龚普阳，谭睿，李佳川，等. 地黄合剂中地黄生熟异用对小鼠降糖活性的影响. 时珍国医国药，2015，26(3)：618-620.

[9] 段卫娜，张振凌，孔莹莹，等. 地黄不同炮制品组成的增液汤降低糖尿病大鼠血糖血脂作用的对比研究. 中国实验方剂学杂志，2013，19(6)：187-191.

[10] 吴佳蕾，许惠琴，谭真，等. 生地黄-山茱萸对 AGEs 致 HUVEC 细胞损伤的保护作用. 南京中医药大学学报，2013，29(3)：243-246.

[11] 陶玉菡，许惠琴，李莉，等. 生地、山茱萸抑制和清除糖基化产物的效应成分研究. 中药药理与临床，2013，29(4)：30-33.

[12] 吕高虹，许惠琴，农伟虎，等. 生地黄、山茱萸水提液及其含药血清对体外糖基化产物生成的影响. 中国实验方剂学杂志，2013，19(12)：159-163.

[13] 贾绍华，张道勇，刘冰洁. 地黄不同炮制品中水苏糖含量比较及其水苏糖抗肿瘤活性的研究. 黑龙江医药，2012，25(4)：511-514.

[14] 陈萍，王培培，邵国华，等. 48 种中药材的乙酰胆碱酯酶抑制活性研究(英文). Journal of Chinese Pharmaceutical Sciences，2013(22)：106-109.

[15] 周霞，王左，李文涛，等. 生地注射液抗凝血酶所致星型胶质细胞凋亡的实验研究. 中西医结合心脑血管病杂志，2012，10(9)：1098-1099.

[16] 宋红普，魏江磊，吴中华，等. 生地免煎颗粒对大鼠脑缺血后 Nogo-A mRNA 表达的干预作用. 上海中医药大学学报，2013，27(1)：64-68.

[17] 洪琳，求鑫瑜，周大兴，等. 生地黄水溶性成分和醇溶性成分抗急性心肌缺血的实验研究. 浙江中医药大学学报，2010，34(6)：836-838，841.

[18] 郑晓珂，刘朝妍，蒋赟，等. 怀地黄雌激素样活性筛选的实验研究. 中国药学杂志，2013，48(21)：1831-1836.

[19] 郑明警，马丽俐. 大青叶等清热药对 HaCaT 细胞增殖的影响. 浙江中西医结合杂志，2013，23(4)：262-264.

[20] 姜春燕，谭勇，吕诚，等. 基于网络药理学预测生地黄治疗银屑病的分子机制. 中国中医基础医学杂志，2013，19(4)：404-407.

[21] 宋晓玲，李峰，崔光志. 补骨脂、生地黄对正常大鼠体温及 ATP 酶活性的影响. 中国实验方剂学杂志，2013，19(3)：160-162.

[22] 刘力，张炜，徐德生，等. 生地低聚糖对慢性阻塞性肺疾病大鼠外周气道病理变化的影响. 中药材，2013(10)：1678-1681.

[23] 李红. 生地注射液对脂多糖诱导大鼠肺部炎症的影响. 中外医疗，2013，(10)：32-33.

[24] 房杰，孙兰菊，陈明慧. 鲜生地对大鼠肠源性内毒素血症

防治作用的实验研究．陕西医学杂志，2011(11)：1455-1456．

［25］何淼泉，季巾君，徐莉．生地黄水煎液对狼疮鼠类固醇性骨质疏松症疗效及其上调骨髓 BMP-7 含量作用机制．中华中医药杂志，2014，29(1)：289-292．

［26］李晨龙，贾建伟，李秋伟．鲜生地(冻干粉)对肝损伤模型大鼠肠生物屏障的影响．天津中医药，2014，31(3)：165-167．

［27］雷金艳，贾建伟，李秋伟，等．鲜生地对肝损伤大鼠肠道生物屏障及机械屏障功能的影响．山东医药，2012，52(45)：28-30．

［28］房杰，孙兰菊，陈明慧，等．鲜生地对肝损伤模型大鼠枯否细胞功能的影响．山东医药，2012，52(12)：66-68，105．

［29］李寒冰，苗静静，李根林，等．生、熟地黄的体外抗氧化活性测定方法研究．中国医药指南，2012(9)：393-395．

［30］袁保刚，何全磊，尹丹丹，等．生地黄提取物的抗氧化活性研究．西北农林科技大学学报(自然科学版)，2011，39(3)：137-140，145．

［31］高淑莲，郭秀丽．生地黄色素的抑菌活性研究．实用中医内科杂志，2012，26(7)：6-7．

［32］宋莹莹，石丽，吴晓燕．6 种抗菌中药对淋球菌的抑菌作用研究．陕西中医，2011，32(10)：1424-1425．

［33］夏卉莉，刘力，徐德生，等．生地提取物对小鼠不同给药途径的急性毒性研究．时珍国医国药，2010，21(4)：794-796．

玄　参

Xuanshen

本品为玄参科植物玄参 *Scrophularia ningpoensis* Hemsl.的干燥根。主产于浙江。冬季茎叶枯萎时采挖，除去根茎、幼芽、须根及泥沙，晒或烘至半干，堆放 3～6 天，反复数次至干燥。切薄片。以切面黑色者为佳。

【性味与归经】 甘、苦、咸，微寒。归肺、胃、肾经。

【功能与主治】 清热凉血，滋阴降火，解毒散结。用于热入营血，温毒发斑，热病伤阴，舌绛烦渴，津伤便秘，骨蒸劳嗽，目赤，咽痛，白喉，瘰疬，痈肿疮毒。

【效用分析】 玄参苦寒泄热，咸入血分，功能清热凉血，泻火解毒。常用治温病热入营分，或邪陷心包所致身热夜甚，心烦口渴，神昏谵语，舌绛脉数，及温热病气血两燔之发斑发疹。玄参甘寒质润，又能滋阴降火，生津润燥，可用治热病伤阴之津少口渴，肠燥便秘，及阴虚内热，虚火上炎之骨蒸潮热，劳嗽咯血。玄参苦咸，微寒，有清热降火，解毒利咽，软坚散结之功，可用治热毒壅盛所致咽喉肿痛，白喉，目赤肿痛，及痰火郁结之瘰疬，痈肿疮毒。

【配伍应用】

1. 玄参配苍术 玄参性柔润，具有养阴滋肾降火的作用；苍术性刚燥，能健脾胃，除湿滞。两药伍用，刚柔相济，润燥相兼，使燥湿无伤脾阴，益脾无碍祛湿，具有较缓和的益脾气，敛脾精，止淋浊之功。适用于中气虚弱，下元不固，清浊不别之尿浊膏淋。

2. 玄参配牡丹皮 玄参长于清热降火而除血分热毒；牡丹皮善清血中伏热，凉血散瘀而消斑。两药伍用，清热凉血、活血化斑的作用增强。适用于温热病，血热妄行之吐衄发斑。

3. 玄参配板蓝根 玄参味甘苦咸，性寒质润，偏入阴分，以滋阴降火、解毒散结作用为主，对于热毒实火，阴虚内热等证均可应用；板蓝根苦寒，有较强的清热解毒、利咽消肿作用。两药伍用，清热解毒，利咽消肿作用加强，且有滋阴降火之功，对于虚火或实火所致的咽喉肿痛皆可应用。

【鉴别应用】 **玄参与地黄** 二者均为清热凉血药，皆归肾经，均能清热凉血、养阴生津，用治热入营血，热病伤阴，阴虚内热等证，常相须为用。但玄参泻火解毒力较强，故咽喉肿痛，痰火瘰疬多用。地黄清热凉血力较大，故血热出血，内热消渴多用。

【方剂举隅】

1. 清营汤(《温病条辨》)

药物组成：水牛角、生地黄、玄参、竹叶心、麦冬、丹参、黄连、金银花、连翘。

功能与主治：清营解毒，透热养阴。适用于热入营分证，症见身热夜甚，神烦少寐，时有谵语，目常喜开或喜闭，口渴或不渴，斑疹隐隐，脉细数，舌绛而干。

2. 化斑汤(《温病条辨》)

药物组成：石膏、知母、生甘草、玄参、水牛角、粳米。

功能与主治：清热凉血。适用于气血两燔之发斑，症见发热，或身热夜甚，外透斑疹，色赤，口渴或不渴，脉数等。

3. 增液汤(《温病条辨》)

药物组成：玄参、麦冬、生地黄。

功能与主治：增液润燥。适用于阳明温病，津亏便秘证，症见大便秘结，口渴，舌干红，脉细数或沉而无力。

4. 百合固金汤(《慎斋遗书》)

药物组成：熟地黄、生地黄、当归、白芍、甘草、桔梗、玄参、贝母、麦冬、百合。

功能与主治：滋养肺肾，止咳化痰。适用于肺肾阴亏，虚火上炎证，症见咳嗽气喘，痰中带血，咽喉燥痛，头晕目眩，午后潮热，舌红少苔，脉细数。

5. 四妙勇安汤（《验方新编》）

药物组成：金银花、玄参、当归、甘草。

功能与主治：清热解毒，活血止痛。适用于热毒炽盛之脱疽，症见患肢暗红微肿灼热，溃烂腐臭，疼痛剧烈，或见发热口渴，舌红脉数。

【成药例证】

1. 玄麦甘桔含片（颗粒）（《临床用药须知中药成方制剂卷》2020 年版）

药物组成：玄参、麦冬、桔梗、甘草。

功能与主治：清热滋阴，祛痰利咽。用于阴虚火旺，虚火上浮，口鼻干燥，咽喉肿痛。

2. 养阴清肺膏（糖浆、口服液、丸）（《临床用药须知中药成方制剂卷》2020 年版）

药物组成：地黄、玄参、麦冬、白芍、牡丹皮、川贝母、薄荷、甘草。

功能与主治：养阴润燥，清肺利咽。用于阴虚肺燥，咽喉干痛，干咳少痰或痰中带血。

3. 清瘟解毒片（丸）（《临床用药须知中药成方制剂卷》2020 年版）

药物组成：大青叶、黄芩、葛根、连翘、羌活、防风、白芷、柴胡、川芎、玄参、天花粉、炒牛蒡子、赤芍、桔梗、淡竹叶、甘草。

功能与主治：清瘟解毒。用于外感时疫，憎寒壮热，头痛无汗，口渴咽干，痄腮，大头瘟。

4. 五福化毒丸（《临床用药须知中药成方制剂卷》2020 年版）

药物组成：水牛角浓缩粉、玄参、赤芍、地黄、青黛、黄连、连翘、炒牛蒡子、桔梗、芒硝、甘草。

功能与主治：清热解毒，凉血消肿。用于血热毒盛，小儿疮疖，痱毒，咽喉肿痛，口舌生疮，牙龈出血，痄腮。

【用法与用量】 9～15g。

【注意】

1. 不宜与藜芦同用。

2. 脾胃虚寒，食少便溏者慎用。

【本草摘要】

1.《神农本草经》 “主腹中寒热积聚，女人产乳余疾，补肾气，令人目明。”

2.《本草纲目》 “滋阴降火，解斑毒，利咽喉，通小便血滞。”

3.《药性解》 “主腹中寒热积聚，女子产乳余疾，补肾气，除心烦，明眼目，理头风，疗咽喉，消瘿瘤，散痈肿，解热毒。”

4.《本草正义》 “玄参，禀至阴之性，专主热病，味苦则泄降下行，故能治脏腑热结等证。味又辛而微咸，故直走血分而通血瘀。亦能外行于经隧，而消散热结之痈肿。寒而不峻，润而不腻，性情与知、柏、生地近似，而较为和缓，流弊差轻。”

5.《医学衷中参西录》 “味甘微苦，性凉多液。原为清补肾经之药，中心空而色白，故又能入肺以清肺之燥热，解毒消火，最宜于肺病结核、肺热咳嗽。”

【化学成分】 主要含环烯醚萜类成分：哈巴苷，哈巴俄苷，玄参苷，桃叶珊瑚苷，甲氧基玄参苷等；苯丙素类成分：苯丙素苷等。

中国药典规定本品含哈巴苷（$C_{15}H_{24}O_{10}$）和哈巴俄苷（$C_{24}H_{30}O_{11}$）的总量不得少于 0.45%。

【药理毒理】 本品具有解热、抗炎、抗血小板聚集等作用。

1. 解热作用 玄参煎剂及其大孔树脂吸附物对 2,4-二硝基酚、内毒素等所致小鼠、大鼠发热有明显的解热作用；醇提物也有类似作用[1]。

2. 抗炎作用 玄参煎剂和玄参 70%乙醇提取物均具有明显的抗炎作用[1]。玄参煎剂对二甲苯、巴豆油等所致小鼠耳肿胀、角叉菜胶所致大鼠足肿胀及棉球所致小鼠肉芽肿形成均有明显抑制作用；对于醋酸所致小鼠腹腔毛细血管通透性亢进，玄参煎剂大孔树脂吸附物也有明显抑制作用；玄参对于眼镜蛇毒所致大鼠足肿胀也能明显抑制之。玄参抗炎作用可能与其所含苯丙素类与环烯醚萜苷类成分有关。有报告玄参苯丙素苷类成分（XS-8、XS-10）能显著抑制大鼠腹腔中性粒细胞生成 LTB 的能力，而环烯醚萜成分（XS-6、XS-7）活性弱；但另有许多报告玄参所含哈巴俄苷（harpagoside，玄参苷）具有显著的抗炎作用且作为抗炎剂而应用于关节炎的治疗，表明玄参抗炎有效成分可能与两类成分均相关。至于玄参抗炎作用机制，则除抗 AA 代谢外，还可能与其抗氧化等作用有关。

3. 抗血小板聚集作用 玄参醚、醇、水提取物灌胃给药 12 天后对 ADP 为诱导剂的大鼠血小板聚集有显著抑制作用，并降低 PAI-l，表明能抗血小板聚集、增强纤维蛋白溶解活性。从玄参提取液中检测出 6 个可与人脐静脉血管内皮细胞结合的成分，如安格洛苷 C（angoroside C）、肉桂酸（cinnamic acid）和哈巴俄苷。肉桂酸有抗血栓形成的作用，能延长凝血酶原时间（PT）、活化部分凝血活酶时间（APTT）及抑制凝血酶；安格洛苷 C 和哈巴俄苷成分对炎性介质的产生和体外诱导的血小板聚集都有不同程度的抑制。另报告从玄参中共分得 11 种主要水溶性成分，主要成分为环烯醚萜苷和苯丙素苷，含量以哈帕酯苷和 angroside C 最高，分别为 0.37%、0.21%，在 0.1～0.8mmol/L 浓度对 ADP 及 AA 诱导的血小板聚集都有不同程度的抑制作用，但对 20nmol/L PAF 诱导的血小板聚集无抑制作用。其中带 4 个酚羟基的苯丙素类化合物 XS-10 对 ADP 和 AA 诱导的血小板聚集的抑制作用最强。安格洛苷 C 可使家兔血浆 cAMP 含量显著升高，TXB_2 和 6-keto-PGF 均有所下降，但 TXB 下降更为明显，6-keto-PGF/TXB_2 值升高，上述作用可能是其抗血小板聚集的机制之一。有研究表明玄参醚、醇、水提取物灌胃 6g/kg 12 天对大鼠全血黏度、全血还原黏度、血浆黏度、细胞比容均无显著影响。

4. 对心血管系统的影响　玄参煎剂对实验性小鼠、大鼠心肌肥厚有明显抑制作用。玄参提取物对腹主动脉不完全结扎法所致心室重构大鼠能降低心率、血压、心脏质量指数，提升 SOD 活性，降低 ET-1 浓度及其基因表达水平，降低心肌血管紧张素Ⅱ(angiotensinⅡ)、醛固酮(aldosterone，ALD)及血管紧张素Ⅱ受体 1 型基因的过量表达；对冠状动脉结扎所致心室重构大鼠心肌细胞和间质胶原沉积都有显著的抑制作用，其机制可能与抑制Ⅲ型胶原 mRNA 表达有关[2]。玄参提取物灌胃给予 3～21 周可显著降低自发性高血压大鼠的血压及血清 NA、AngⅡ、TXA_2、血管 ET-1 的浓度，改善腹主动脉组织的病理形态学变化，并显著降低其中膜厚度/内腔半径比值[3]；静脉注射可使大脑中动脉线栓所致局灶性脑缺血模型大鼠脑梗死体积明显减少，神经功能明显改善；后皮层血流量 CBF 明显改善，表明玄参静脉注射对于脑缺血损伤具有保护作用，此作用可能与提高脑血流量有关。玄参提取物尚可改善实验性动脉硬化模型大鼠的动脉病变，该作用与玄参抗炎及降血脂作用有关[4]。采用总环烯醚萜苷含量为 50.81%的玄参提取物进行的体外研究表明，该提取物具有非内皮依赖性血管舒张作用，其机制与影响血管平滑肌上钾通道有关，部分与阻断钙通道、调节细胞内钙离子浓度相关[5]，而环烯醚萜苷和苯丙素类化合物均能明显抑制谷氨酸所致大鼠原代皮质细胞 LDH 的释放。此外，玄参水提物尚可改善烧伤模型大鼠的肠系膜微循环，提示可减轻烧伤后的肠道损伤[6]。

5. 镇痛作用　玄参口服液对小鼠扭体反应有明显的抑制作用，且其作用与剂量有一定的依赖关系。玄参乙醇提取物能提高热板致小鼠痛阈值及减少醋酸刺激致痛小鼠的扭体次数。有报告对热刺激致痛玄参也有一定的镇痛作用。

6. 保肝作用　玄参水提物可降低 CCl_4 所致急性肝损伤模型大鼠的肝脏指数，ALT、AST 活性及 MDA 含量，增强 SOD 和 GSH-Px 活性，降低血清中 TBiL 活性[7]，乙酸乙酯提取物对 CCl_4 所致小鼠急性肝损伤模型也有类似作用[8]。在硫乙酰氨(TAA)诱导的大鼠肝损伤模型中发现玄参的三氯甲烷提取物以及进一步分离的某些成分有较好的保肝作用。从玄参中分得的苯丙素苷 acteoside 能提高 D-氨基半乳糖致肝原代培养细胞中毒的存活率，降低 LDH 水平。腹腔注射 10mg/kg 能降低 D-氨基半乳糖致肝衰竭大鼠 ALT 和 AST 水平。进一步以 acteoside 10、20、40mg/kg 腹腔注射的研究发现，该苯丙素苷能明显抑制 D-氨基半乳糖造成急性肝损伤模型大鼠肝细胞的凋亡，上调 Bcl-2 蛋白表达，下调 Fas/FasL 的表达，表明玄参中苯丙素苷 acteoside 抗肝损伤细胞凋亡可能与其调控肝细胞凋亡相关基因有关。另有报告凯氏玄参(S.koelzii)提取物及其从中分得的环烯醚萜苷 scropolioside-A 也具有明显保肝作用。

7. 止痒作用　有报告对于 P 物质所致大鼠瘙痒反应，玄参甲醇提取物于 50～500mg/kg 灌服具有剂量依赖的抑制作用而不影响大鼠运动。

8. 其他作用

(1) 对阴虚动物模型的影响　使用甲状腺素灌胃的方法制备的阴虚模型小鼠可出现体温升高、心率加速、躁动不安、饮水量增加、体重减轻等阴虚证候，模型小鼠脾淋巴细胞转化率降低，脾淋巴细胞产生 IL-2 活性降低，血浆中 cAMP 含量升高，cAMP/cGMP 的比值也升高。哈巴俄苷皮下注射 5 天，能降低阴虚小鼠血浆中 cAMP 的含量、调整 cAMP/cGMP 比值至正常水平，使免疫抑制功能恢复，且小鼠基本无阴虚模型对照组小鼠的消瘦、躁动等阴虚症状，哈巴苷作用较弱，醇提物也有类似作用[9]。对营热伤阴的模型家兔，玄参破壁粉可改善血液流变性，且作用优于常规饮片[10]。

(2) 对小鼠高尿酸血症的影响　Acteoside 灌服每日 1 次连续 3 天，50、100、150mg/kg 能显著降低黄嘌呤造成高尿酸血症小鼠体内的尿酸水平，体外实验对黄嘌呤氧化酶有明显的抑制作用。

(3) 对醛糖还原酶的抑制作用　环烯醚萜苷类化合物 Epibueropyridinium A 体外对醛糖还原酶有较强的竞争性抑制作用，半数抑制剂量 IC_{50} 为 4.2mg/ml，Ki 值为 4.88tg/ml。Epibueropyridinium A 20、10mg/kg 灌胃，使 D-半乳糖诱导白内障模型大鼠的晶体混浊度明显降低，晶体中 SOD 活性升高，丙二醛含量降低，山梨醇含量降低，表明 Epibueropyridinium A 对大鼠糖性白内障形成有一定的预防作用。

(4) 抗病原微生物作用　曾有报告玄参具有一定的体外抗病原微生物作用，其体外抗泌尿生殖沙眼衣原体活性的 MIC 为 16mg/kg；玄参破壁粉对金黄色葡萄球菌和铜绿假单胞菌感染的小鼠具有体内抑菌作用[11]。有报告玄参对黄曲霉毒素 B 诱导的 TA98、TA100 的回变菌落数有显著抑制作用。

(5) 玄参提取物配制的体外保存液处理的小鼠乳鼠心肌于耳后移植的存活率及存活天数均明显提高。玄参煎剂灌服对 LPS 所致内毒素血症大鼠血清蛋白质组改变有一定纠正作用。早期报告玄参煎剂口服对犬有降压作用。此外，尚有玄参水提物降低大鼠肝脏 CYP_{450} 酶含量、诱导 CYP3A 和 CYP1A2 活性[12]，玄参多糖抗肿瘤[13]、清除自由基[14]、抗氧化[15]，玄参醇提物抗疲劳[16]，玄参破壁粉通便[17]，环烯醚萜类和多酚类成分抗氧化[18, 19]等的报道。

【参考文献】　[1] 王强，李兴平，白筱璐，等．玄参的抗炎解热作用研究．中药药理与临床，2011(3)：76-78.

[2] 黄小燕，王坤，陈长勋．玄参活性部位对冠状动脉结扎致心室重构大鼠心肌纤维化的影响．中医学报，2012，27(10)：1292-1296.

[3] 陈婵，陈长勋，吴喜民，等．玄参提取物降低自发性高血压大鼠血压的作用机制．中西医结合学报，2012，10(9)：1009-1017.

[4] 李静，陈长勋，高阳，等．玄参提取物抗炎与抗动脉硬化作用的探索．时珍国医国药，2010，21(3)：532-534.

[5] 李亚娟，刘云，华晓东，等．玄参提取物舒张血管作用及机制研究．上海中医药杂志，2014，48(1)：68-73.

[6] 谭刚，谭志鑫，袁德培．玄参提取物对烧伤大鼠微血管反应性的影响．湖北民族学院学报(医学版)，2013，30(4)：1-3.

[7] 刘冠璋，董婉茹，于卉，等．玄参水提物对 CCl_4 所致大鼠急性肝损伤的保护作用研究．吉林中医药，2015，35(5)：504-507.

[8] 吴亚辉，陈志鹏，杨玲玲，等．玄参提取物对小鼠急性化学性肝损伤保护作用的研究．四川动物，2014(3)：386-389.

[9] 贺玉伟，柴程芝，寇俊萍，等．玄参醇提物对甲状腺素诱导小鼠表观指征变化的作用．中药药理与临床，2013(1)：87-90.

[10] 刘瑶，张洪利，成金乐，等．玄参破壁粉粒对营热伤阴证模型家兔肛温血常规和血液流变性的影响．时珍国医国药，2011，22(10)：2482-2483.

[11] 张洪利，刘瑶，成金乐，等．玄参破壁粉粒体内抗菌实验研究．中国实验方剂学杂志，2011(22)：178-180.

[12] 武佰玲，刘萍，高月，等．天王补心丸中生地黄、玄参、天冬和麦冬水提液对大鼠肝 CYP_{450} 酶含量及其亚型 CYP3A，CYP2E1 和 CYP1A2 活性的影响．中国中药杂志，2011，36(19)：2710-2714.

[13] 邹霞，易萍，曹江．玄参多糖抗肿瘤作用的实验研究．中国医药指南，2015，13(10)：69-70.

[14] 陈莉华，廖微，肖斌，等．玄参多糖体外清除自由基和抗氧化作用的研究．食品工业科技，2013(7)：86-89.

[15] 王震，宋健．玄参多糖对运动小鼠组织抗氧化能力的影响．食品科学，2010，31(17)：385-387.

[16] 张舜波，游秋云，张晓明，等．玄参醇提物对小鼠抗疲劳及耐缺氧作用的实验研究．湖北中医杂志，2013，35(4)：21-22.

[17] 刘瑶，张洪利，成金乐，等．玄参破壁粉粒对便秘模型小鼠增液通便作用的研究．时珍国医国药，2011，22(9)：2142-2143.

[18] 乐文君．玄参环烯醚萜类成分的体外抗氧化活性研究．浙江中医药大学学报，2011，35(3)：412-414.

[19] 刘质净，李丽，王晶，等．玄参中多酚类化合物的抗氧化活性研究．时珍国医国药，2010(4)：796-798.

牡 丹 皮

Mudanpi

本品为毛茛科植物牡丹 *Paeonia suffruticosa* Andr.的干燥根皮。主产于安徽、四川、湖南、湖北、陕西。秋季采挖根部，除去细根和泥沙，剥取根皮，晒干或刮去粗皮，除去木心，晒干。前者习称"连丹皮"，后者习称"刮丹皮"。切片。以皮厚、切面粉白色、粉性足、香气浓者为佳。

【性味与归经】　苦、辛，微寒。归心、肝、肾经。

【功能与主治】　清热凉血，活血化瘀。用于热入营血，温毒发斑，吐血衄血，夜热早凉，无汗骨蒸，经闭痛经，跌扑伤痛，痈肿疮毒。

【效用分析】　牡丹皮"辛以散结聚，苦寒除血热，入血分凉血热之要药也"（《本草经疏》），能清营分、血分实热，有清热凉血止血之功，常用治温病热入营血所致的温毒发斑及吐血衄血。牡丹皮味苦辛，性微寒，入血分而善于清透阴分伏热，"除热退无汗之骨蒸"（《本草分经》），可用治温病后期，邪伏阴分，津液已伤，夜热早凉，热退无汗。牡丹皮辛行苦泄，有活血化瘀之功，故用于治血滞经闭、痛经、癥瘕，以及跌打损伤，瘀肿疼痛。牡丹皮苦寒，善于清热凉血，散瘀消痈，又可用治火毒炽盛，痈肿疮毒，及肠痈初起。

【配伍应用】

1. 牡丹皮配赤芍　二者皆能清热凉血、活血散瘀，具有凉血不留瘀，活血不动血的特点；赤芍以凉血散瘀见长。两药伍用，凉血活血之力增强。适用于温热病热入营血之吐血、衄血、发斑，妇女血热、血瘀、血虚之闭经、月经不调等。

2. 牡丹皮配丹参 牡丹皮凉血祛瘀，善清阴分伏火；丹参能活血祛瘀，凉血消肿，清热除烦，具有祛瘀血而使新血再生的特点。两药伍用，凉血活血，祛瘀生新，清透邪热之力增强。适用于瘀血与虚热相兼之证，血热瘀滞之月经不调，闭经，痛经，产后少腹疼痛等症。

【鉴别应用】

1. 生丹皮、炒丹皮与丹皮炭 三者均为牡丹皮的不同炮制品。生丹皮长于清热凉血，活血化瘀，用于温毒发斑或发疹，阴虚发热，无汗骨蒸，肠痈，痈肿疮毒，肝火头痛，闭经痛经，跌仆损伤；炒丹皮寒凉之性减弱，功专活血散瘀，用于血滞经闭，痛经癥瘕，跌打损伤；丹皮炭清热凉血力较弱，而止血作用甚佳，常用于血热妄行之吐血、衄血等出血证。

2. 牡丹皮与地黄 两药均属清热凉血药，皆味苦性寒，归心、肝经，皆具清热凉血之功，同治温病热入营血之壮热神昏、舌绛口干，血热妄行之斑疹吐衄，及温病后期余热未尽之夜热早凉、热退无汗。然牡丹皮辛寒，并入肾经，善于清透阴分伏热，又能活血散瘀，多用治血滞经闭，癥瘕，跌打损伤，瘀肿疼痛，痈肿疮毒，肠痈初起。地黄甘寒质润，兼入肺经，长于养阴生津，多用于热病伤阴之津伤口渴、内热消渴、肠燥便秘。

【方剂举隅】

1. 十灰散（《十药神书》）

药物组成：大蓟、小蓟、荷叶、侧柏叶、白茅根、茜根、山栀、大黄、牡丹皮、棕榈皮。

功能与主治：凉血止血。适用于血热妄行之上部出血证，症见呕血、吐血、咯血、嗽血、衄血等，血色鲜红，来势急暴，舌红，脉数。

2. 青蒿鳖甲汤（《温病条辨》）

药物组成：青蒿、鳖甲、生地黄、知母、牡丹皮。

功能与主治：养阴透热。适用于温病后期，邪伏阴分证，症见夜热早凉，热退无汗，舌红苔少，脉细数。

3. 桂枝茯苓丸（《金匮要略》）

药物组成：桂枝、茯苓、牡丹皮、桃仁、芍药。

功能与主治：活血化瘀，缓消癥块。适用于瘀阻胞宫证，症见妇人素有癥块，妊娠漏下不止，或胎动不安，血色紫黑晦暗，腹痛拒按，或经闭腹痛，或产后恶露不尽而腹痛拒按者，舌质紫暗或有瘀点，脉沉涩。

4. 大黄牡丹皮汤（《金匮要略》）

药物组成：大黄、牡丹皮、桃仁、冬瓜仁、芒硝。

功能与主治：泻热破瘀，散结消肿。适用于肠痈初起，湿热瘀滞证，症见右少腹疼痛拒按，按之其痛如淋，甚则局部肿痞，或右足屈而不伸，伸则痛剧，小便自调，或时时发热，自汗恶寒，舌苔薄腻而黄，脉滑数。

【成药例证】

1. 血美安胶囊（《临床用药须知中药成方制剂卷》2020年版）

药物组成：猪蹄甲、地黄、赤芍、牡丹皮。

功能与主治：清热养阴，凉血活血。用于原发性血小板减少性紫癜血热伤阴挟瘀证，症见皮肤紫癜、齿衄、鼻衄、妇女月经过多、口渴、烦热、盗汗。

2. 双丹颗粒（口服液）（《临床用药须知中药成方制剂卷》2020年版）

药物组成：丹参、牡丹皮。

功能与主治：活血化瘀，通脉止痛。用于瘀血痹阻所致的胸痹，症见胸闷、心痛。

3. 归芍地黄丸（《临床用药须知中药成方制剂卷》2020年版）

药物组成：熟地黄、当归、白芍（酒炒）、山茱萸（制）、山药、茯苓、牡丹皮、泽泻。

功能与主治：滋肝肾，补阴血，清虚热。用于肝肾两亏，阴虚血少，头晕目眩，耳鸣咽干，午后潮热，腰膝酸痛，足跟疼痛。

4. 加味逍遥丸（《临床用药须知中药成方制剂卷》2020年版）

药物组成：柴胡、栀子（姜炙）、牡丹皮、薄荷、白芍、当归、白术（麸炒）、茯苓、甘草。

功能与主治：疏肝清热，健脾养血。用于肝郁血虚，肝脾不和所致的两胁胀痛，头晕目眩，倦怠食少，月经不调，脐腹胀痛。

【用法与用量】 6～12g。

【注意】

1. 血虚有寒者慎用。

2. 孕妇及月经过多者慎用。

【本草摘要】

1.《神农本草经》 “主寒热，中风瘛疭、痉、惊痫邪气，除癥坚瘀血留舍肠胃，安五脏，疗痈疮。”

2.《药性论》 “能治冷气，散诸痛，治女子经脉不通，血沥腰疼。”

3.《本草纲目》 “和血生血凉血，治血中伏火，除烦热。”

4.《本草经疏》 “其味苦而微辛，其气寒而无毒。辛以散结聚，苦寒除血热，入血分凉血热之要药也。”

5.《景岳全书》 “凉骨蒸无汗，散吐衄于血，除产后血滞寒热，祛肠胃蓄血癥坚，仍定神志，通月水，治惊搐风痫，疗痈肿住痛。总之，性味和缓，原无补性，但其微凉而辛，能和血凉血生血，除烦热，善行血滞，滞去而郁热自解，故亦退热。用此者，用其行血滞而不峻。”

【化学成分】 主要含酚类成分：丹皮酚；单萜苷类成分：芍药苷，氧化芍药苷，苯甲酰芍药苷，牡丹酚苷，牡丹酚原苷，牡丹酚新苷，苯甲酰基氧化芍药苷等；还含没食子酸等。

中国药典规定本品含丹皮酚（$C_9H_{10}O_3$）不得少于1.2%。

【药理毒理】 本品具有抗炎、镇痛、抗肿瘤等作用。

1. 抗炎、镇痛作用 牡丹皮水提取物、总苷和丹皮酚对炎症均有不同程度的抑制作用。牡丹皮水煎液10、20、40g/kg灌胃给药，可抑制二甲苯所致小鼠耳肿胀；15、30g/kg灌胃给药，可抑制角叉菜胶、甲醛、蛋清等所致大鼠足肿胀。其不能抑制因切除单侧肾上腺导致对侧的代偿性增生，对残存肾上腺中维生素C代谢也无影响，说明其抗炎作用不依赖于垂体肾上腺皮质系统，或与抑制血清补体活性有关。丹皮总苷25、50、100mg/kg灌胃给药，可抑制角叉菜胶诱导的大鼠急性足肿胀和二甲苯诱导的小鼠耳肿胀，呈明显的剂量依赖性关系；在致炎前1小时或致炎后第12天给药，对佐剂性关节炎大鼠原发性或继发性炎症反应均有明显抑制作用。丹皮酚不同途径给药也对多种急性渗出性炎症有明显的抑制作用，0.05～0.2g/kg腹腔注射对角叉菜胶、蛋清、甲醛、组胺、5-羟色胺和缓激肽所致大鼠足肿胀，二甲苯致小鼠耳肿胀，0.5、1.0g/kg灌胃给药对内毒素致小鼠腹腔毛细血管通透性升高均有显著的抑制作用，摘除鼠双侧肾上腺后其抗炎作用仍存在。丹皮酚能抑制炎性组织中前列腺素E_2（prostaglandin E_2，PGE_2）的生物合成，抑制角叉菜胶胸膜炎中多形核白细胞的移行，对大鼠肾上腺维生素C的含量无明显影响，也不能抑制由单侧切除大鼠肾上腺所致对侧肾上腺代偿性增生，提示其抗炎作用并不依赖于垂体-肾上腺系统，也无可的松样作用。丹皮酚尚可减轻AA大鼠的炎症反应，降低其血清中白细胞介素1、2、6及肿瘤坏死因子的含量，减轻AA所致肺损伤[1]；减轻哮喘模型小鼠气道炎症反应，其机制与抑制TSLP有关[2]；牡丹皮水煎液6、12、24g/kg灌胃，可提高热板法致痛小鼠的阈值，减少醋酸所致小鼠扭体的次数。丹皮酚50或100mg/kg皮下注射，可提高热板法致痛小鼠的阈值、减少醋酸所致小鼠扭体的次数、抑制甲醛所致小鼠疼痛反应，一般认为丹皮酚是一种不同于吗啡类的非麻醉性镇痛剂，起效较慢，但持续时间长，适用于慢性钝痛的治疗。

2. 对心血管系统的影响 牡丹皮中有效成分对心血管系统存在广泛的生物学效应。

（1）抗心律失常作用 丹皮酚具有抗心律失常作用，对钙通道的阻滞作用是其主要的作用机制之一。丹皮酚80、160mg/kg腹腔注射，能不同程度地降低心肌缺血再灌注模型大鼠室颤及室速的发生率，缩短其持续时间；且使心律失常分数下降33%及55%。应用膜片钳全细胞技术研究发现，丹皮酚（50～400μg/ml）呈浓度依赖性地阻滞单个豚鼠心肌细胞钙通道电流（I_{Ca}），同时，能降低体外培养乳鼠心肌细胞搏动频率，对心肌细胞快相（5分钟）和慢相（120分钟）^{45}Ca摄取均有显著抑制作用。其次，丹皮酚25～400μg/ml对克隆系NG108-15细胞延迟整流钾电流（I_k）、钠电流（I_{Na}）、T型和L型钙电流均有明显的抑制效应，作用迅速，呈量效关系。另外，丹皮酚对家兔心室肌细胞瞬时外向钾电流（transient outward potassium current，I_{to}）有显著抑制作用，可通过减少I_{to}而使APD延长，发挥抗快速性心律失常的作用。同时抑制I_{to}将减少跨壁复极不均性，减少跨壁折返微环路的形成，避免尖端扭转型室性心动过速等心律失常的发生。也有研究报道，1.8×10^{-3}mol/L丹皮酚对豚鼠离体心肌细胞自律性（AM）无影响，当浓度提高10倍时，则能抑制由肾上腺素诱发的豚鼠右室乳头肌的AM，并能明显减少哇巴因诱发的延迟后除极（DAD）及触发活动（TA）的值，说明丹皮酚可通过抑制AM、DAD及TA而达到抗心律失常的目的。最近的研究显示，丹皮酚对缺血性心律失常模型大鼠可明显减少VPB、VT和VF频数，推迟VPB首发时间，缩短VT和VF持续时间，减少心肌梗死面积，同时明显降低心肌细胞miRNA-1的mRNA表达，后者外源性给予可诱发大鼠缺血性心律失常的发生[3]。

（2）抗心肌梗死作用 丹皮酚2.5、5.0、10mg/kg十二指肠给药有明显的抗心肌缺血作用，能够明显减小心肌梗死面积，降低心肌梗死程度，减少心肌酶的释放，同时可以提高血清中SOD的活力，增强清除自由基能力，降低血清中MDA的含量，减轻脂质过氧化损伤的程度。丹皮酚尚可改善左冠状动脉前降支结扎所致急性心肌梗死模型大鼠的心脏病理改变，并与其下调心肌组织中TGF-β_1、MMP-9、IL-1及上调TGF-β_1抑制性信号蛋白Smad7 mRNA表达、下调TGF-β受体调控信号蛋白Smad2、Smad3的mRNA表达有关[4-8]，也可能与增加脂联素表达有关[9]。

（3）抗脏器缺血作用 牡丹皮可减轻实验性心肌缺血再灌注动物的脏器损伤[10]、改善心功能[11,12]、减少细胞凋亡[13]，丹皮总苷对小鼠急性心肌缺血也有保护作用[14, 15]，主要通过抗氧化、稳定膜结构等途径使缺血脏器细胞免受损伤。丹皮酚灌胃或腹腔给药，能缩小缺血再灌注模型大鼠心肌梗死范围，减少细胞凋亡，降低缺血再灌注损伤大鼠心肌组织 MDA 含量和血清中肌酸磷酸激酶（CPK）浓度，并明显保护心肌组织 SOD 活性和心肌细胞超微结构；其机制可能与减少心肌组织 HMGB1 表达有关[16]；可降低心肌缺血再灌注模型大鼠线粒体膜胆固醇/磷脂的比值，减少心肌细胞游离脂肪酸含量，改善 Ca^{2+}-ATP 酶活性，调节线粒体膜脂的流动性，保护心肌细胞膜脂结构。丹皮酚磺酸钠 100mg/kg 静脉给药，对于肾缺血再灌注损伤模型家兔也有类似作用。丹皮酚注射液腹腔注射还可减少缺血再灌注损伤大鼠心肌细胞凋亡，其机制可能与上调 Bcl-2 蛋白表达以及下调 Bax 蛋白表达有关[17, 18]；对心肌细胞缺氧/复氧损伤也有保护作用，可减少 LDH 和 MDA 分泌[19]。此外，丹皮酚能够无选择性地扩张健康和高血脂模型大鼠的肾动脉、冠状动脉及肠系膜上动脉，是其用于治疗缺血性疾病的重要机制[20, 21]。

（4）抗高血压作用　丹皮酚 0.5、0.7g/kg 灌胃，可使肾型高血压犬血压第 10 天开始下降，持续 9～14 天；对肾性高血压大鼠也有相同作用。

（5）降血脂、抗动脉粥样硬化作用　牡丹皮及其提取物对高脂血症模型大鼠可降低其血脂、血糖，改善血液流变性[22, 23]，但不同基源的牡丹皮其降脂作用有所差异。

丹皮酚调节脂质代谢是其抗 AS 的基础之一。丹皮酚 0.3、0.6g/kg 可明显降低实验性 AS 模型鹌鹑血清总胆固醇（TC）、甘油三酯（TG）、低密度脂蛋白（LDL）、极低密度脂蛋白等含量，升高高密度脂蛋白亚型（HDL2）；提高载脂蛋白 $apoA_1/apoB_{100}$、HDL/TC 比值，减少主动脉壁及肝脏 TC 含量，缩小斑块面积，抑制主动脉脂质斑块形成。丹皮酚对实验性 AS 模型大鼠也有类似作用，同时可下调主动脉核因子κB（nuclear factor-kappa B，NF-κB）表达[24]。清除氧自由基[25]、减轻脂质过氧化反应及 LDL 的氧化修饰也是丹皮酚防治 AS 的重要作用机制。研究发现，丹皮酚 0.15、0.3g/kg 灌胃给药，可明显抑制高脂大鼠血清、主动脉及肝脏脂质过氧化反应，0.3g/kg 减少高脂大鼠血浆 LDL 的氧化修饰，且 40～1000μg/kg 剂量丹皮酚对健康人血清 LDL 的体外氧化反应有显著抑制作用。近期研究发现，丹皮酚抗 AS 作用与抑制平滑肌细胞异常增生及保护血管内皮细胞有关，可呈浓度依赖性地抑制人胎儿平滑肌细胞的增殖并对高脂血清刺激的平滑肌细胞异常增生有显著的抑制作用；对大鼠血管平滑肌（VSMC），也观察到相似的结果，提示丹皮酚对不同种属的 VSMC 均有抑制作用；也可抑制高脂血清诱导的大鼠单核细胞与主动脉内皮细胞黏附[26]。其他研究结果也显示丹皮酚有升高内皮细胞所分泌的活性物质 NO、前列环素及降低内皮素的作用，有利于保护高脂血症大鼠动脉内皮细胞功能，从而影响 AS 进程。另外，丹皮酚 0.075、0.15g/kg 灌胃给药，能减轻动脉粥样硬化家兔主动脉内膜增厚及泡沫细胞数量；使主动脉组织中脂质、脂质过氧化反应以及炎性细胞因子含量等方面显著改善；并能显著抑制主动脉组织中 PCNA 蛋白的表达强度；丹皮酚 100～300mg/L 体外可明显抑制体外培养的血管平滑肌细胞增殖反应，该作用与丹皮酚升高 eNOS mRNA 的表达、降低 c-fos mRNA 的表达从而浓度依赖地抑制血小板衍性生长因子-BB 型（platelet-derived growth factor-BB，PDGFBB）诱导的大鼠血管平滑肌细胞增殖，阻滞其细胞周期有关[27]。炎症反应贯穿 AS 发病过程，丹皮酚及其含药血清[28]对细菌脂多糖诱导的大鼠血管内皮细胞释放血管内皮细胞黏附因子-1（VCAM-1）、肿瘤坏死因子-α（TNF-α）均有显著抑制作用，提示其可抑制炎症过程，且与 Toll 样受体-4（TLR4）/NF-κB 信号通路活化抑制有关[29, 30]；也可通过抑制血管内皮细胞 NF-κB/IκB 通路，下调 ICAM-1 和 E-选择素的表达，减少炎症反应[31]。丹皮酚尚可抑制多种原因引起的内皮细胞损伤，其机制与促进 eNOS mRNA 表达，进而提高细胞内 NO 水平有关[32, 33]。

此外，丹皮酚还可抑制 miR-21 介导的 p38 MAPK 信号通路，减少 ox-LDL 诱导的内皮细胞 TNF-α 分泌[34]，降低 AS 大鼠血清 C 反应蛋白浓度[35]，抑制 RAW264.7 巨噬细胞源性泡沫细胞形成[36]。

（6）改善微循环作用　丹皮酚 5mg/kg 腹腔注射，能降低肾上腺素-冰水应激所致急性微循环障碍大鼠血清 ET-1 含量，增加血清 NO 的含量，抑制血管内皮损伤和血栓形成，防止内皮细胞脱落，对物理性血管损伤具有明确的保护作用。进一步研究表明，该作用可能与丹皮酚抑制 IL-17 基因表达和分泌来保护血管内皮有关。此外，丹皮酚溶液局部滴加于肠系膜上，可加快单个红细胞运行速度，增加毛细管管径，改善微循环。

（7）对脑缺血的影响　丹皮酚 50mg/kg 腹腔注射，可使脑缺血再灌注模型沙鼠增高的外周 WBC、脑实质中小胶质细胞降低；而丹皮酚注射液 100mg/kg 腹腔注射，可改善线栓法缺血再灌注大鼠神经功能缺损表现，降低中性粒细胞浸润，抑制 ICAM-1 的表达，从而减轻神经元的损伤；更低剂量给予，也可减轻脑组织损伤，其机制与抑制脑组织 TNF-α 、IL-1β 、TLR4 表达有关[37, 38]。体外研究显示，丹皮酚对缺糖缺氧 OGD 再灌注损伤大鼠海马神经元具有保护作用，可提高神经元存活率，降低兴奋性氨基酸 EAA 含量和 NMDA 受体结合力、NR1 亚基 mRNA 表达[39]。

3. 对血液系统的影响　牡丹皮水煎液灌胃给予可改善阑尾脓肿血瘀模型大鼠血液流变学指标，全血高切、低切及血沉显著降低[40]。丹皮酚 0.1g/kg 灌胃给药，能降低大鼠全血表观黏度、红细胞压积、红细胞聚集性和血小板黏附性，使红细胞的变形能力显著增强；与芍药苷配伍也可抑制血小板聚集[41]。丹皮炭及其鞣质部位则可增强大鼠血小板聚集而发挥止血作用，其机制与调节 TXB2、6-keto-$PGF_{1\alpha}$ 有关，而纤溶活性无显著影响[42, 43]。

4. 对免疫系统的影响　牡丹皮水提取物、苷类、丹皮酚以及多糖对非特异性和特异性免疫功能有着一定的影响，并明显抑制多种变态反应。牡丹皮水煎液灌胃给药，可增加正常小鼠脾脏的重量，促进小鼠对碳粒的廓清，提高小鼠血清抗体浓度；但对大鼠 PCA、RCA、Arthus 型足肿胀等变态反应均有抑制作用，能抑制补体经典途径溶血活性，但不影响旁路溶血活性和小鼠血清溶血素生成物，对天花粉所致颅骨膜肥大细胞脱颗粒也无明显影响。丹皮总苷对 AA 大鼠有治疗作用，0.025、0.050、0.1g/kg 灌胃给药，可缓解 AA 大鼠继发性炎症反应，并使萎缩的胸腺重量恢复，使低下的 Con-A 诱导脾淋巴细胞增殖反应和 IL-2 的产生恢复。另一方面，对大鼠腹腔巨噬细胞过高的 IL-1 和前列腺素 E_2(PGE_2)产生有明显的抑制作用。体外实验发现，其在 10～250mg/L 范围能降低 AA 大鼠腹腔巨噬细胞产生 IL-1 和 PGE_2，升高 AA 大鼠脾淋巴细胞 Con-A 增殖反应和 IL-2 的产生。另有试验表明，丹皮总苷 2～50mg/L 不仅促进 Con-A 诱导小鼠 T 淋巴细胞增殖反应和大鼠 T 淋巴细胞产生 IL-2，也可促进脂多糖诱导小鼠 B 淋巴细胞增殖反应及大鼠腹腔巨噬细胞产生 IL-1。

丹皮酚具有增强特异和非特异性免疫功能和抑制变态反应作用。研究发现，丹皮酚灌胃可提高小鼠腹腔巨噬细胞的吞噬功能，增加小鼠血清溶血素；也能增加脾脏指数、胸腺指数和植物血凝素刺激的淋巴细胞转化率。同时，丹皮酚雾化吸入可提高肺巨噬细胞吞噬率，增强大鼠肺局部非特异性免疫功能；而丹皮酚注射液 10mg/kg 皮下注射能够显著提高外周血酸性α-醋酸萘酯酶(ANAE)阳性淋巴细胞百分率和白细胞移行抑制因子的释放，从而增强机体细胞免疫功能；并能够显著改善外周血中性白细胞对金黄色葡萄球菌的吞噬作用。

除了对免疫功能的增强作用外，丹皮酚对Ⅱ、Ⅲ和Ⅳ型变态反应均有显著的抑制作用。丹皮酚 75、150mg/kg 腹腔注射，可显著抑制豚鼠 Forssman 皮肤血管炎反应(FCV)、大鼠反向皮肤过敏反应(RCA)、大鼠主动和被动 Arthus 型足肿胀以及豚鼠补体经典途径的溶血活性，但对旁路溶血活性无影响。50、100、200mg/kg 腹腔注射，对绵羊红细胞、牛血清白蛋白诱导的小鼠迟发型足跖肿胀、对二硝基氟苯引起的小鼠接触性皮炎均有明显的抑制作用，但对 SRBC 诱导的小鼠溶血素的生成无明显影响。另外，肥大细胞是Ⅰ型变态反应速发相的主要靶细胞，研究发现丹皮酚体外对 RBL-2H3 肥大细胞增殖有抑制作用，并呈剂量依赖性抑制 RBL-2H3 细胞组胺分泌和 TNF-α 的释放。

丹皮多糖 250～500mg/kg 灌胃给药，可增强环磷酰胺或荷瘤小鼠腹腔巨噬细胞的吞噬功能，增加抗体形成细胞的数量，促进脾淋巴细胞转化；其有效部位 PSM-2b 体外对多种免疫细胞功能亦有增强作用。

5. 抗肿瘤作用　丹皮酚在体、内外对人白血病细胞 K562、人乳腺癌基因细胞 T6-17、肝癌细胞 BEL-7404、移植性肝癌 HepA、人白血病肿瘤细胞株 K562/ADM 细胞、宫颈癌细胞系 HeLa、人大肠癌细胞株 HT-29 细胞、人乳腺癌高转移 MDA-MB-231BO 细胞株[44]、人鼻咽癌 CNE-2 细胞[45]等多种肿瘤细胞具有增殖抑制作用。同时，丹皮酚在非细胞毒性剂量(12.5μg/ml)下能降低阿霉素(ADM)、柔红霉素(DAU)、长春新碱(VCR)及长春碱(VLB)对多耐药(MDR)肿瘤细胞株 K562/ADM 细胞半数抑制浓度(IC_{50})，且能提高细胞内化疗药物的浓度，呈现协同抗肿瘤作用，其与 5-氟尿嘧啶、丝裂霉素、顺铂联用对 HT-29 产生较强的抑制作用，表明丹皮酚还能逆转肿瘤多药耐药性，对多种化疗药物有增敏作用。

丹皮酚体外可使人大肠癌 HT-29 细胞出现典型的细胞凋亡形态，Fas/FasL、caspase-8 蛋白表达明显升高，bcl-2 蛋白表达显著降低，抑制 HT-29 细胞 COX-2 蛋白表达，促进抑癌基因 P27 的表达；也可通过上调 miR-19b，下调 NF-κB、COX-2、survivin、XIAP 和 c-IAP1 等的表达等机制而抑制 $HepG_2$ 细胞、BEL-7402 细胞增殖和促进其凋亡[46-48]。丹皮酚体外对 K-562 细胞、结肠癌 LoVo 细胞、人肝癌细胞 Bel-7404、人肺癌 GLC-82 细胞、人黑素瘤 A375 和 M14 细胞、人乳腺癌 MDA-MB-435 细胞[49]、人乳腺癌细胞 MCF-7[50]等也有诱导凋亡作用。有文献报道，丹皮酚与顺铂联合应用不仅对人肝癌细胞 SMMC-7721 的增殖抑制有协同作用，而且对诱导人肝癌 SMMC-7721 细胞凋亡也有协同作用。丹皮酚 25、50、100、200mg/kg 灌胃给药，能抑制人食管癌 Eca-109 裸鼠皮下移植瘤的生长，诱导凋亡，抑制瘤组织COX-2、Bcl-2和survivin的表达，表明丹皮酚可通过调节肿瘤相关基因的表达而影响肿瘤细胞的增殖、分化和凋亡。

另外，对免疫系统的影响也是其发挥抗肿瘤作用的途径之一[51]。研究表明，丹皮酚50、200、800mg/kg能使荷瘤小鼠血清中IL-2及TNF-α含量明显提高；使脾细胞诱生IL-2及腹腔巨噬细胞诱生TNF-α的能力增强，并呈现一定的剂量效应关系，提示丹皮酚的抗肿瘤作用与提高荷瘤小鼠IL-2及TNF-α的生成密切相关。

6. 对糖尿病的影响　牡丹皮乙醇提取物可降低糖尿病小鼠血糖，进一步分离发现乙酸乙酯部位效果最好[52]。丹皮多糖及丹皮多糖-2b可降低多种糖尿病动物模型的血糖水平，丹皮多糖灌胃给药，可使正常小鼠血糖降低或葡萄糖诱发的小鼠高血糖水平降低。从中分离的丹皮多糖-2b的降糖作用优于粗品和其他纯品。丹皮多糖-2b灌胃，可降低葡萄糖、四氧嘧啶、肾上腺素模型小鼠，四氧嘧啶模型大鼠的血糖水平，其降糖机制可能与改善机体对胰岛素的敏感性，促进外周组织对葡萄糖的利用，促进血糖转化为糖原，提高模型小鼠肝糖原的含量，抑制α-葡萄糖苷酶有关。同时，丹皮多糖-2b 60mg/kg灌胃，能显著降低STZ所致2型糖尿病大鼠食和水摄取量、FGB、总胆固醇及甘油三酯水平，改善葡萄糖耐量，提高肝细胞膜的亲和力、InsR最大结合容量及胰岛素敏感指数（ISI）。丹皮多糖-2b不仅能降低模型动物血糖水平，对糖尿病复杂的并发症也有广泛防治作用，研究表明，丹皮多糖-2b灌胃对链脲佐菌素糖尿病大鼠糖尿病性白内障、心肌病变、肾功能损害、血管病变、骨质疏松症以及血液流变性均有不同程度的改善作用。丹皮酚2.5mg/kg灌胃给予实验性糖尿病大鼠8周，对血糖无明显影响，但可改善实验性糖尿病大鼠的血液流变性，对内皮功能也有一定保护作用[53]。

7. 保肝作用　牡丹皮及牡丹皮中丹皮总苷、丹皮酚等具有保肝作用[54]。丹皮总苷50～80mg/kg灌胃给药，对CCl_4、D-Gal-N、乙醇所致化学性肝损伤有保护作用，降低ALT、AST水平，减轻肝脏变性和坏死程度；促进肝脏糖原合成和提高血清蛋白含量，降低肝匀浆脂质过氧化产物丙二醛（MDA）的含量及提高血清和肝脏谷胱甘肽过氧化物酶活力，且可缩短CCl_4小鼠注射戊巴比妥钠后的睡眠时间。另外，丹皮总苷50、100mg/kg灌胃对BCG和LPS所致免疫性肝损伤有保护作用，可显著降低小鼠血清ALT和AST活性，降低其血清与肝组织中LPO含量，并减轻其增大的脾脏指数。丹皮酚灌胃给予四氯化碳所致肝纤维化模型大鼠，可改善肝脏病变及血液中Ⅲ型前胶原肽（PⅢP）、层粘连蛋白（LN）、Ⅳ型胶原蛋白（collagensⅣ）及透明质酸（HA）等生化指标，其机制与其抗氧化作用有关[55]。体外试验显示，丹皮酚可抑制乙醇诱导的体外培养肝细胞ALT、AST和MDA释放，提示其对肝细胞损伤有直接保护作用[56]；对过氧化氢致氧应激肝星状细胞HSC-LX2可抑制细胞增殖，降低MDA含量并提高SOD活性，下调TGF-β_1、Smad4和Collagen Ⅰ mRNA水平，提示丹皮酚可能通过抑制Collagen Ⅰ合成而发挥抗肝纤维化作用[57]。

8. 对神经系统的影响　丹皮流浸膏375、500mg/kg灌胃对多种实验性癫痫模型及小鼠自发活动有明显的抑制作用，可剂量依赖性对抗小鼠MES及戊四唑、士的宁、氨基脲所致小鼠惊厥作用。丹皮总苷60～80mg/kg灌胃或腹腔注射给药，可呈剂量依赖性对抗小鼠最大电惊厥（MES）及戊四唑、士的宁、氨基脲所致小鼠化学性惊厥，并可增强苯巴比妥抗惊厥作用。丹皮酚对戊四氮点燃的癫痫模型大鼠可改善其行为学特征，提高脑内SOD、NOS活性，降低NO、MDA含量，抑制海马部位神经元丢失，提示其具有一定抗癫痫作用[58]。

丹皮酚具有镇静、催眠、抗惊厥、解热等作用。丹皮酚灌胃或腹腔注射，可使小鼠自发活动减少，加大剂量能使翻正反射消失，并对电惊厥和戊四唑惊厥均有对抗作用；丹皮酚200mg/kg腹腔注射，30分钟后可使正常小鼠体温降低2.9℃。丹皮酚也显示抗焦虑作用，其机制可能与$GABA_A$受体有关[59]。

丹皮酚对神经系统有保护作用，研究显示，可抑制LPS/ATP诱导的体外培养小胶质细胞NLRP3炎症小体，减少细胞上清液IL-1β水平，且该作用可能与其下调小胶质细胞ROS水平有关[60]。丹皮酚可增强血管性认知障碍模型小鼠认知功能，改善海马神经元病理改变，并与其抗氧化作用有关[61]；对β淀粉样蛋白（Aβ）诱导的大鼠老年痴呆症动物模型也有干预作用，其机制与抑制凋亡因子P53和caspase-3表达，减少细胞凋亡[62]，以及下调星型胶质细胞GFAP和S100β蛋白的表达[63]等有关。丹皮酚12、25、50μmol/L预处理1小时可提高过氧化氢诱导的PC12细胞存活率，减少细胞凋亡、LDH释放量及细胞内活性氧和MDA含量，这可能是其用于阿尔茨海默病的原因；1、5、10μmol/L对$A\beta_{1-42}$寡聚体作用后的新生大鼠海马神经元和经诱导分化后的SH-SY5Y细胞株，可显著减少海马神经元核固缩，降低SH-SY5Y细胞的凋亡率，增加海马神经元BDNF和Bcl-2 mRNA的表达[64]。

9. 体内过程　丹皮酚在肠道各部位的吸收速率按空肠、回肠、十二指肠、结肠顺序下降，药物在肠道内的吸收呈现一级吸收动力学过程，丹皮酚的吸收半衰期为1～2小时，其吸收机制为被动扩散。正常小鼠一次性灌胃50mg/kg丹皮酚，体内药动学过程符合单室模型一级吸收，药物进入体内迅速分布，代谢消除也较快。

10. 其他作用　100%牡丹皮浸出液滤纸片对金黄色葡萄球菌、白色葡萄球菌、铜绿假单胞菌、炭疽杆菌、变形杆菌、甲型链球菌、乙型链球菌有抑制作用；牡丹皮提取物对大肠埃希菌也有较强抑制作用[65]。丹皮总黄酮和丹皮酚也有类似抑菌作用[66, 67]；牡丹皮水煎液对牙龈卟啉单胞菌、具核梭杆菌等厌氧菌[68]，解脲脲原体[69]等具有体外抑制活性；但也有报道牡丹皮水煎液对出血性大肠埃希菌无抑菌作用[70]。除前述在多种动物模型表现的抗氧化作用外，丹皮总黄酮等丹皮提取物均具有体内外抗氧化作用[71, 72]。此外，尚可通过抑制上皮细胞有丝分裂和促进表皮颗粒层生成而抑制银屑病样表皮过度增殖[73]；抵抗LPS引起的急性肺损伤[74]；诱导大鼠肝CYP_{450}酶亚型CYP2D6活性[75]；抑制关木通肾毒性[76]；改善实验性子宫内膜异位大鼠炎症及病理改变[77]；干预实验性大鼠乳腺增生[78]；抗内毒素及解热[79]；逆转MRSAβ-内酰胺类抗生素耐药性[80]。

11. 毒理研究　牡丹皮和木心的水提液NIH小鼠灌胃给药，最大耐受量为82.5g/kg。

【参考文献】

［1］倪强强，罗文哲，王建杰．丹皮酚对大鼠佐剂性关节炎致肺功能损伤的影响．黑龙江医药科学，2012，35(1)：82-83.

［2］沈立，杜强，蔡健康．丹皮酚对急性哮喘模型小鼠胸腺基质淋巴细胞生成素表达的影响．中国生化药物杂志，2012，33(6)：762-765.

［3］张金花，熊永爱．丹皮酚对大鼠缺血性心律失常及其心肌细胞miRNA-1表达的影响．中国实验方剂学杂志，2015，21(5)：129-132.

［4］时召平，周晓慧，徐倩，等．丹皮酚对心梗后心室重构大鼠心肌组织TGF-β_1表达的影响．承德医学院学报，2015，32(1)：1-3.

［5］时召平，周晓慧，徐倩，等．丹皮酚对大鼠急性心肌梗死所致心肌纤维化的影响及机制．中国实验方剂学杂志，2015，21(9)：150-155.

［6］时召平，周晓慧，徐倩，等．丹皮酚对急性心肌梗死大鼠Smad2，Smad3，Smad7 mRNA含量表达的影响．中国实验方剂学杂志，2015，21(2)：146-150.

［7］周晓慧，赵静怡，张树峰，等．丹皮酚通过抑制NF-κB信号通路下调MMP-9的表达改善心梗后大鼠的心室重构．中成药，2014，36(12)：2599-2602.

［8］赵静怡，董红玉，周晓慧，等．丹皮酚对急性心肌梗死大鼠心室重构及NF-κBp65，IL-1mRNA表达的影响．中国实验方剂学杂志，2014，20(15)：177-180.

［9］翟昌林，黎莉，张运．丹皮酚对心肌梗死大鼠脂联素表达的影响．医学研究杂志，2012，41(9)：77-79.

［10］郭齐，郝伟，王蕊，等．牡丹皮有效成分重组复方对犬实验性急性心肌梗死的影响．中国中医药信息杂志，2010，17(4)：39-40.

［11］张兴珍，周蕾，王明彦，等．炮制前后亳州丹皮对大鼠心肌缺血再灌注损伤血流动力学的影响．时珍国医国药，2014，25(1)：87-89.

［12］金德珍，秦晓林，余尚工，等．亳州丹皮对大鼠心肌缺血再灌注损伤的作用研究．时珍国医国药，2012，23(10)：2390-2392.

［13］秦晓林，肖菲菲，胡雪峰，等．加工后亳州丹皮对大鼠心肌缺血再灌注损伤的保护作用研究．时珍国医国药，2012，23(6)：1364-1366.

［14］孙萌，周长征．丹皮总苷对小鼠急性心肌缺血保护作用．辽宁中医药大学学报，2014(1)：41-43.

［15］李颖，尹茂山，官娟，等．丹皮总苷对小鼠急性心肌缺血的保护作用．泰山医学院学报，2013，34(10)：768-770.

［16］翟昌林，黎莉，张运．丹皮酚对大鼠心肌缺血再灌注损伤保护中HMGB1表达的影响．中华中医药学刊，2012，(10)：2284-2286.

［17］陆建洪，翟昌林，陈捷．丹皮酚对大鼠缺血再灌注损伤心肌细胞凋亡及其Bcl-2和Bax表达的影响．中国中医药科技，2013，20(2)：151-152.

［18］韩亚玲，周晓慧，杨鹤梅，等．丹皮酚对缺糖缺氧再灌诱导的心肌细胞凋亡及相关基因Bcl-2 Bax蛋白表达的影响．河北医学，2010，16(6)：716-718.

［19］张金艳，李澎，李贻奎，等．丹皮酚、芍药苷及二者配伍对体外培养心肌细胞缺氧/复氧损伤的影响．中国中西医结合杂志，2012，32(4)：510-514.

［20］张金艳，赵乐，余学钊，等．丹皮酚对健康和高血脂大鼠肾动脉和冠状动脉的舒张作用．中国新药杂志，2013(20)：2414-2417.

［21］张金艳，余学钊，赵乐，等．丹皮酚对高脂血症模型大鼠肠系膜上动脉的舒张作用．中药新药与临床药理，2013(5)：484-486.

［22］赵霞，徐晓俊，李博，等．丹皮酚对实验性高脂血症大鼠的保护作用．中药材，2010(8)：1312-1314.

［23］杨萍，郭彤，罗利琼．丹皮提取物对高脂血症大鼠血脂代谢及血液流变学的影响．广东药学院学报，2010，26(3)：295-298.

［24］骞秀芳，胡常菊，刘丹，等．丹皮酚对动脉粥样硬化大鼠脂质代谢和核因子-κB的影响．中国药师，2014，17(9)：1441-1443.

［25］王惠，骞秀芳，朱哲，等．丹皮酚对动脉粥样硬化大鼠抗氧化作用研究．实用中医药杂志，2014，30(11)：988-990.

［26］李笑春，戴敏，陈鹏．丹皮酚对高脂血症诱导的大鼠主动脉内皮细胞损伤的保护作用及其黏附功能的影响．安徽中医学院学

报，2010，29(1)：53-57.

［27］林惠旋，曾锦培，白俐，等. 丹皮酚对血小板衍性生长因子-BB型所致血管平滑肌细胞增殖周期的影响. 岭南心血管病杂志，2013，19(5)：621-625.

［28］陈君君，戴敏，陈鹏. 丹皮酚对脂多糖诱导大鼠血管内皮细胞黏附的影响. 中药材，2013(3)：433-437.

［29］杨黎，戴敏，陈鹏. 丹皮酚对脂多糖诱导的大鼠血管内皮细胞VCAM-1、TNF-α释放及TLR4/NF-κB信号通路的影响. 安徽中医药大学学报，2015，34(1)：46-50.

［30］张振，戴敏. 丹皮酚对脂多糖诱导损伤的与平滑肌细胞共培养的大鼠血管内皮细胞黏附功能的影响. 中国中药杂志，2014，39(6)：1058-1063.

［31］周晓慧，牛成伟，曹凯，等. 丹皮酚通过抑制NF-κB信号通路下调高脂血清诱导的人脐静脉内皮细胞黏附分子的表达. 中国病理生理杂志，2011，27(2)：249-253.

［32］徐倩，曹凯，周晓慧，等. 丹皮酚对同型半胱氨酸损伤内皮细胞 eNOS 表达及 NO 水平的影响. 中成药，2012，34(12)：2286-2289，2301.

［33］牛成伟，周晓慧，张金环，等. 丹皮酚对高脂血清损伤的人内皮细胞的保护作用(英文). 中国药理学与毒理学杂志，2011，25(5)：413-418.

［34］刘雅蓉，陈君君，戴敏，等. 丹皮酚通过miR-21介导的p38 MAPK信号通路下调氧化低密度脂蛋白诱导的大鼠血管内皮细胞肿瘤坏死因子-α释放. 安徽中医药大学学报，2014，33(1)：51-56.

［35］曹军平，徐丽，马毅，等. 丹皮酚对动脉粥样硬化大鼠CRP的影响. 中西医结合心脑血管病杂志，2014，12(8)：991-992.

［36］徐道华，刘培庆，徐素文. 丹皮酚对RAW264.7巨噬细胞源性泡沫细胞形成的影响. 时珍国医国药，2012，23(6)：1420-1422.

［37］杨青，武继彪，张岫美. 丹皮酚对大鼠脑缺血再灌注损伤后 TLR4 及神经细胞凋亡的影响. 中国药学杂志，2010，45(17)：1327-1331.

［38］杨青，武继彪，张岫美. 丹皮酚对大鼠脑缺血再灌注损伤炎性细胞因子的作用. 中国生化药物杂志，2010，31(2)：111-113.

［39］宋宁宁，李剑，刘向红，等. 丹皮酚对缺糖缺氧再灌注损伤大鼠海马神经元EAA、NMDA受体表达的影响及机制探讨. 山东医药，2013(47)：4-7.

［40］李连珍，宋宁，王宪龄. 牡丹皮清热凉血活血消痈作用机制研究. 中华中医药学刊，2014，32(4)：863-865.

［41］郭齐，李连达，郝伟，等. 牡丹皮有效组分重组方对家兔血小板聚集及凝血功能的影响. 中国现代应用药学，2010，27(11)：967-970.

［42］李娴，张丽，丁安伟. 丹皮炭对大鼠血小板功能和纤溶活性的影响. 中草药，2010，41(2)：264-266.

［43］李娴，张丽，丁安伟. 丹皮炭止血活性部位的药效学筛选研究. 中成药，2010，32(1)：129-130.

［44］郭保凤，刘胜，叶依依，等. 蛇床子素、补骨脂素及丹皮酚配伍对乳腺癌MDA-MB-231BO细胞株的体外抑制及TGF-β_1基因表达的影响. 中华中医药杂志，2012，27(2)：430-433.

［45］占平，彭新生，徐秀梅，等. 丹皮酚和芦丁的联合抗癌研究. 中华中医药学刊，2010，28(8)：1710-1712.

［46］曹静，贾振亚，范文洁，等. miR-19b对$HepG_2$细胞增殖和凋亡的影响. 安徽医科大学学报，2014，49(9)：1222-1226.

［47］钱翠娟，姚军，王建文，等. 丹皮酚对肝癌细胞 $HepG_2$ 凋亡及NF-κB通路的影响. 中国中医药科技，2010，17(1)：48-49.

［48］彭万仁，付卫争，孙国平，等. 丹皮酚对人肝癌BEL-7402细胞凋亡和COX-2、Survivin、XIAP、c-IAP1表达的影响. 中国药理学通报，2010，26(6)：735-739.

［49］陶玥，张孟丽，马鹏程，等. 丹皮酚对人黑素瘤A375和M14细胞系增殖与凋亡的影响. 中国麻风皮肤病杂志，2014，30(9)：519-523.

［50］王建杰，罗文哲，苗智，等. 丹皮酚诱导人MCF-7细胞凋亡的机制. 中国老年学杂志，2012，32(22)：4953-4954.

［51］王建杰，董航，罗文哲，等. 丹皮酚对EMT6乳腺癌小鼠免疫功能的影响. 中国医药导报，2013，10(27)：17-19.

［52］李盼盼，晋亚楠，黄静，等. 丹皮乙醇提取物的抗糖尿病活性研究. 中国动物保健，2012，14(2)：19-20.

［53］白清. 丹皮酚联合丹参素对糖尿病大鼠的内皮功能及血液流变学的影响. 中国实验方剂学杂志，2015，21(3)：110-113.

［54］颜贵明，戴敏，班超，等. 丹皮药用组合物对小鼠酒精性脂肪肝作用的配伍研究. 中药药理与临床，2010，26(2)：56-58.

［55］覃星柳，杨萍. 丹皮酚对大鼠肝纤维化治疗作用的实验研究. 河北中医，2015，37(4)：546-549，641.

［56］颜贵明，戴敏，宣自华，等. 丹皮酚对急性肝细胞损伤的保护作用. 中成药，2015，37(4)：854-858.

［57］陈杰，沈映冰，许静. 丹皮酚对氧应激致HSC-LX2细胞TGF-β_1及Smad4表达的影响. 中药材，2013(1)：115-118.

［58］钟国琛，龙子江，李家明，等. 丹皮酚对戊四氮点燃SD大鼠癫痫模型的影响. 中药材，2012(9)：1468-1470.

［59］孙世光，刘健，韩英华，等. 牡丹皮中丹皮酚的抗焦虑作用. 中国实验方剂学杂志，2013，19(17)：283-287.

［60］王伟，戴敏，徐忠东. 丹皮酚对脂多糖/三磷酸腺苷诱导的小胶质细胞NLRP3炎症小体激活的影响. 中国药理学通报，2014，30(5)：652-656.

［61］王浩，耿赵铭，呙登俊，等. 丹皮酚对血管性认知障碍小鼠认知功能的保护作用. 温州医科大学学报，2014，44(10)：708-711.

［62］周军，周丽，侯德仁，等. 丹皮酚对Aβ诱导的AD模型

大鼠脑细胞凋亡因子的影响及作用机制．中药材，2011(5)：758-762.

[63] 周军，周丽，曾庆仁，等．丹皮酚对AD模型鼠脑组织神经细胞与胶质细胞活性的影响．中成药，2010，32(9)：1594-1597.

[64] 钟树志，马世平，汪全海，等．丹皮酚对$A\beta_{1\text{-}42}$致神经元细胞毒的保护作用及机制．中国中药杂志，2012(17)：2603-2606.

[65] 胡永金，乔金玲．丹皮与赤芍提取物体外抑菌效果的研究．安徽农业科学，2010，38(8)：4060-4061，4065.

[66] 于曙光，郑国生，丁彩真，等．三种丹皮提取物的抑菌活性研究．食品工业，2013，34(4)：151-153.

[67] 宋丹．丹皮酚体外抑菌作用研究．医药导报，2012，31(9)：1135-1137.

[68] 文洪林，桂红，贺红．丹皮、白芍对牙龈卟啉单胞菌、具核梭杆菌的体外抑菌活性研究．临床和实验医学杂志，2012，11(18)：1469，1471.

[69] 李婷，胡阳，张海清，等．10种中药的水煎剂和免煎颗粒对解脲脲原体的体外抑菌作用．中国医学文摘(皮肤科学)，2011，28(5)：279-281.

[70] 魏萌，吴国江，郭永红，等．14种中草药对肠源性益生菌及出血性大肠埃希菌的抑菌作用．河北农业大学学报，2013，36(2)：108-111.

[71] 丁彩真，于曙光，王艳丽，等．丹皮总黄酮的提取及抗氧化活性研究．化学与生物工程，2014，31(7)：30-33.

[72] 杨萍，王璐，罗利琼．丹皮提取物对高脂血症大鼠血脂及氧自由基代谢影响研究．实用中医药杂志，2010，26(8)：529-530.

[73] 杨皓瑜，王金平，李梦琳，等．清热凉血中药对小鼠银屑病模型的干预机制．北京中医药大学学报，2015，38(2)：111-114，148.

[74] 汤明杰，叶永山，张旗，等．丹皮抗内毒素性急性肺损伤活性的谱效关系研究．中国中药杂志，2014(22)：4389-4393.

[75] 谭文超．丹皮酚对大鼠肝微粒体细胞色素P_{450}酶含量及活性的影响．中华中医药学刊，2014(7)：1767-1769.

[76] 朱杰华．丹皮与关木通配伍减毒作用研究．中国实用医药，2012，7(17)：164.

[77] 王桐生，王艳华，吴德玲，等．丹皮不同提取物对子宫内膜异位症模型大鼠血液流变学及细胞因子的影响．中药材，2012，35(10)：1649-1652.

[78] 孙二虎，陆澄，黄艳，等．丹皮酚对乳腺增生病模型大鼠体内激素及激素受体表达的影响．广西医科大学学报，2012，29(2)：200-202.

[79] 蒋舜媛，李兴平，白筱璐，等．丹皮的抗内毒素和解热作用研究．中药药理与临床，2012，28(3)：77-79.

[80] 王禹，于清宏，吴齐雁，等．中药含药血清对MRSAβ-内酰胺类抗生素耐药性的逆转作用．医学信息(中旬刊)，2011(7)：3519-3520.

赤　芍

Chishao

本品为毛茛科植物芍药*Paeonia lactiflora* Pall.或川赤芍*Paeonia veitchii* Lynch的干燥根。主产于内蒙古、辽宁、河北、四川。春、秋二季采挖，除去根茎、须根及泥沙，晒干。切厚片。以切面粉白色者为佳。

【性味与归经】 苦，微寒。归肝经。

【功能与主治】 清热凉血，散瘀止痛。用于热入营血，温毒发斑，吐血衄血，目赤肿痛，肝郁胁痛，经闭痛经，癥瘕腹痛，跌仆损伤，痈肿疮疡。

【效用分析】 赤芍苦寒，“主破散，主通利，专入肝家血分”（《本草经疏》），善走血分，除血分郁热，而奏凉血，止血，散瘀消斑之效，故可用治温病热入营血，斑疹紫暗，以及血热吐衄。《本草分经》载其“泻肝火，散恶血”，赤芍苦降，既能清泻肝火，凉血消肿，又能散肝经郁滞而行滞止痛，常用治肝经风热，目赤肿痛，及肝经瘀滞，胁肋疼痛。赤芍味苦微寒，善行血中之滞，有活血通经，散瘀消癥，行滞止痛的功效，用治血热瘀滞之闭经痛经，癥瘕积聚，及跌打损伤，瘀肿疼痛。赤芍清热凉血，散瘀解毒，又可用治热毒壅盛所致的痈肿疮疡，红肿热痛。

【配伍应用】

1. 赤芍配白芍　赤芍以泻为用，具有清热凉血，散瘀止痛的作用；白芍以补为功，具有养血敛阴，柔肝止痛之功。两药伍用，一敛一散，一补一泻，使活血而不伤血，养血而不留瘀，共奏清热凉血，养血活血，柔肝止痛之效。适用于血虚兼有瘀滞之月经不调，闭经，痛经，及肝郁血滞之胸胁疼痛，腹痛。

2. 赤芍配川芎　赤芍苦寒，善泄血中瘀热而凉血散瘀；川芎辛温，专行血中气滞而行气活血。两药伍用，既增活血化瘀之功，又借气行血行之力，增行血破滞之效。适用于各种瘀血证，如瘀血闭经，痛经，月经不调，跌打损伤，也可用于风湿痹痛，痈肿疮毒。

【鉴别应用】

1. 生赤芍、炒赤芍与酒赤芍　三者均为赤芍的不同炮制品种。生赤芍清热凉血力胜，多用于温病热入血分之斑疹吐衄，目赤肿痛，痈肿疮毒；炒赤芍药性偏于缓和，活血止痛而不寒中，多用于瘀滞疼痛；酒赤芍借酒之温通而大行药势，长于活血散瘀，但清热凉血之力甚弱，多用于闭经或痛经，跌打损伤。

2. 牡丹皮与赤芍　两药同属清热凉血药，皆味苦性微寒而归肝经，均能清热凉血，活血化瘀，皆可用治热入营血之斑疹吐衄，血滞经闭，痛经，癥瘕，肠痈腹痛，痈疮肿毒及跌打瘀肿。然牡丹皮兼辛味，并入心肾经，善透阴分伏热而退虚热，又治热病后期之阴虚发热，久病阴伤之无汗骨蒸；赤芍苦泄而专入肝经，又善清泄肝火而止痛，治肝郁化火胸胁疼痛，肝火目赤肿痛。

【方剂举隅】

1. 桃红四物汤（《医垒元戎》，录自《玉机微义》）

药物组成：当归、赤芍、熟地黄、川芎、桃仁、红花。

功能与主治：养血活血。适用于血虚兼血瘀证，症见妇女经期超前，血多有块，色紫稠黏，腹痛等。

2. 少腹逐瘀汤（《医林改错》）

药物组成：小茴香、干姜、延胡索、没药、当归、川芎、官桂、赤芍、蒲黄、五灵脂。

功能与主治：活血祛瘀，温经止痛。适用于寒凝血瘀证，症见少腹瘀血积块疼痛或不痛，或痛而无积块，或少腹胀满；或经期腰酸，少腹胀，或月经一月见三五次，接连不断，断而又来，其色或紫或黑，或有瘀块，或崩漏兼少腹疼痛等症。

3. 仙方活命饮（《校注妇人良方》）

药物组成：白芷、贝母、防风、赤芍药、当归尾、甘草节、皂角刺、穿山甲、天花粉、乳香、没药、金银花、陈皮。

功能与主治：清热解毒，消肿溃坚，活血止痛。适用于阳证痈疡肿毒初起，症见红肿灼痛，或身热凛寒，苔薄白或黄，脉数有力。

4. 补阳还五汤（《医林改错》）

药物组成：黄芪、当归、赤芍、地龙、川芎、红花、桃仁。

功能与主治：补气，活血，通络。适用于中风之气虚血瘀证，症见半身不遂，口眼歪斜，语言謇涩，口角流涎，小便频数或遗尿失禁，舌暗淡，苔白，脉缓无力。

【成药例证】

1. 清瘟解毒片（丸）（《临床用药须知中药成方制剂卷》2020年版）

药物组成：大青叶、黄芩、葛根、连翘、羌活、防风、白芷、柴胡、川芎、玄参、天花粉、炒牛蒡子、赤芍、桔梗、淡竹叶、甘草。

功能与主治：清瘟解毒。用于外感时疫，憎寒壮热，头痛无汗，口渴咽干，痄腮，大头瘟。

2. 乐脉颗粒（《临床用药须知中药成方制剂卷》2020年版）

药物组成：丹参、川芎、赤芍、红花、香附、木香、山楂。

功能与主治：行气活血，化瘀通脉。用于气滞血瘀所致的头痛，眩晕，胸痛，心悸；冠心病心绞痛、多发性脑梗死见上述证候者。

3. 调经活血片（《临床用药须知中药成方制剂卷》2020年版）

药物组成：当归、香附（制）、川芎、赤芍、泽兰、红花、丹参、乌药、木香、吴茱萸（甘草水制）、延胡索（醋制）、鸡血藤、熟地黄、菟丝子、白术。

功能与主治：养血活血，行气止痛。用于气滞血瘀兼血虚所致月经不调、痛经，症见经行错后、经水量少、行经小腹胀痛。

4. 加味生化颗粒（《临床用药须知中药成方制剂卷》2020年版）

药物组成：当归、益母草、川芎、桃仁、赤芍、阿胶、炮姜、艾叶、荆芥、炙甘草。

功能与主治：活血化瘀，温经止痛。用于瘀血不尽，冲任不固所致的产后恶露不绝，症见恶露不止，色紫暗或有血块，小腹冷痛。

5. 小儿化毒胶囊（散）（《临床用药须知中药成方制剂卷》2020年版）

药物组成：人工牛黄、大黄、黄连、珍珠、雄黄、川贝母、天花粉、赤芍、乳香（制）、没药（制）、冰片、甘草。

功能与主治：清热解毒，活血消肿。用于热毒内蕴、毒邪未尽所致的口疮肿痛，疮疡溃烂，烦躁口渴，大便秘结。

【用法与用量】 6～12g。

【注意】 不宜与藜芦同用。

【本草摘要】

1.《神农本草经》 “主邪气腹痛，除血痹，破坚积，寒热疝瘕，止痛，利小便。”

2.《本草经疏》 “赤芍药，主破散，主通利，专入肝家血分，故主邪气腹痛。”

3.《本草求真》 “赤芍专入肝。与白芍主治略同，但白则有敛阴益营之力，赤则止有散邪行血之意；白则能于土中泻木，赤则能于血中活滞。故凡腹痛坚积，血瘕疝痹，经闭目赤，因于积热而成者，用此则能凉血逐瘀，与白芍主补无泻，大相远耳。”

4.《本草分经》 “泻肝火，散恶血，利小肠。白补而敛，赤散而泻；白益脾能于土中泻木，赤散邪能行血中之滞。”

【化学成分】 主要含单萜苷类成分：芍药苷，氧化芍药苷，苯甲酰芍药苷，白芍苷，芍药苷元酮，芍药新苷等；还含丹皮酚及其他醇类和酚类。

中国药典规定本品含芍药苷（$C_{23}H_{28}O_{11}$）不得少于1.8%，饮片不得少于1.5%。

【药理毒理】 本品主要具有抗内毒素、抗血栓形成、抗血小板聚集、抗凝血、激活纤溶等作用。

1. 抗病原微生物及抗内毒素作用 赤芍具有抗内毒素作用，体外中和试验表明赤芍水煎剂能抑制鲎试剂凝胶化，使内毒素含量降低，并抑制内毒素所致小鼠RAW264.7细胞TNF-α的释放，赤芍灌服给药，能减少内毒素攻击所致小鼠死亡[1]；进一步研究表明，赤芍中有与内毒素活性中心类脂A具有高亲和性的成分[2]。赤芍抗内毒素作用有多个有效成分，其中赤芍总苷为一有效部位，1, 2, 3, 4, 6-*O*-五没食子酰-1-葡萄糖（PGG）则于2μg/ml有显著作用，而挥发油及多糖无明显效果。对于内毒素所致急性肺损伤，赤芍静脉注射有显著的保护作用，能抑制肺组织病理损伤及肺重量增高与肺灌洗液中蛋白含量与中性粒细胞比高，动脉血气分析改善，其作用机制与抑制肺组织iNOS异常高表达和增加eNOS及诱导型血红素氧化酶（HO-1）表达，以及抑制过度的细胞应答及避免细胞凋亡[3-5]等有关。此外，赤芍灌胃，对于内毒素所致热毒血瘀证大鼠血清蛋白质组有一定调节作用。

赤芍有一定抗病原微生物作用，体外试验赤芍对痢疾杆菌、伤寒与副伤寒杆菌、铜绿假单胞菌、大肠埃希菌、变形杆菌以及葡萄球菌、链球菌、肺炎球菌、百日咳杆菌、霍乱弧菌、非产超广谱β-内酰胺酶（ESBLs）和产ESBLs大肠埃希菌[6]、马拉色菌[7]、变形链球菌[8]、解脲脲原体[9]、拟态弧菌和霍利斯弧菌[10]等均有显著抑制作用。对流感病毒、副流感病毒、疱疹病毒及某些肠道病毒有一定抑制作用，以兔肾细胞进行的防治试验表明，赤芍水提物能抑制单纯疱疹病毒Ⅱ型的生长，并能直接杀伤病毒。赤芍苷可呈浓度依赖地改变白色念珠菌生物膜中死菌比例，表明其对白色念珠菌生物膜有较明显的抑制作用[11]。

2. 对血液系统的影响 赤芍具有显著的抗凝血作用。赤芍水煎醇沉液于体外能显著延长家兔血浆白陶土部分凝血活酶时间（KPTT）、凝血酶原时间（PT）及凝血酶时间（TT），于10mg/ml浓度即有显著作用，并随浓度增大而作用增强。赤芍3g/kg静脉注射，也能显著延长家兔的KPTT、PT及TT，其维持最大药效一半的时间约为51分钟，甲苯胺蓝仅可部分拮抗赤芍延长TT的作用，而ATⅢ抗血清对赤芍的作用无明显影响，表明赤芍抗凝有效成分可能大部分为非多糖类物质，赤芍的抗凝作用不依赖于ATⅢ，而可能系对凝血酶的直接抑制所致。1mg赤芍约相当于2.0×10^{-3}单位肝素的抗凝活性。赤芍煎剂也可显著抑制大鼠血浆及纤维蛋白原凝固，500mg/ml可使血浆或纤维蛋白原不凝，表明对内源和外源凝血系统以及凝血酶均有浓度依赖性抑制作用。还有实验表明赤芍与红花以等量配伍时具有最强的协同抗凝效果。赤芍总苷为赤芍抗凝作用的有效部位。不同产地赤芍的抗凝血活性有一些差异，有研究6种产地赤芍药材中以道地多伦赤芍作用为佳，野生的优于栽培的。

赤芍能显著抑制大鼠体外血栓形成，延长血栓形成时间，减轻血栓湿重和干重，减少血栓长度，也可延长小鼠凝血时间[12]。对高脂饲料所致血凝亢进的大鼠，赤芍总苷于体外能显著抑制血栓形成，灌服给药能显著延长小鼠、大鼠的凝血时间，缓解ADP所致小鼠肺栓塞，抑制电刺激及动、静脉旁路大鼠血栓形成。静脉给药能显著抑制小鼠凝血时间，降低复合诱导剂所致小鼠肺栓塞死亡率，缩短角叉菜胶所致鼠尾血栓长度，延长电刺激所致大鼠动脉血栓形成时间。给予冰水-肾上腺素刺激所致血瘀大鼠，赤芍总苷能增强红细胞变形能力，延长PT、APTT时间，减少血栓的生成[13]。赤芍总苷与黄芪总苷合用抗血栓作用增强。

赤芍及其所含有效成分能显著抑制血小板聚集活性[14, 15]。赤芍水煎剂、芍药苷等对ADP、胶原、花生四烯酸等所致血小板聚集均有显著抑制效果，但并不使血小板数明显降低。报告对ADP诱导的血小板聚集，赤芍煎剂可使其用量由（7.3 ± 0.5）μg/ml 增加到（174.9 ± 94.2）μg/ml。另报告赤芍所含之一种成分及其衍生物801、802对ADP及胶原诱导的血小板聚集于5×10^{-4}～5×10^{-3}mol/L时均有不同程度的抑制作用，且有明显量效关系。对烙铁头蛇毒、肾上腺素等所致血小板聚集也有显著抑制效果。赤芍精还能使高脂饲料饲养之大鼠血小板内cAMP显著升高，此可能是其能抑制血小板聚集的机制之一。对于葡聚糖所致大鼠红细胞聚集，6个产地赤芍中4种有显著的抑制作用，而以道地多伦赤芍作用为强。

赤芍煎剂可促进纤维蛋白溶解，但对80℃受热的纤维蛋白无作用，表明赤芍不能直接溶解纤维蛋白，而是通过激活纤溶酶原变成纤溶酶而促进纤维蛋白溶解。赤芍灌服也能明显缩短大鼠优球蛋白溶解时间。此外，赤芍还能显著抑制尿激酶对纤溶酶原的激活作用，而赤芍本身的纤溶酶原激活作用也减弱，表明赤芍与尿激酶有相互抑制作用。

此外，赤芍总苷对肾上腺素+冰水应激所致血瘀大鼠能降低血液黏度、纤维蛋白原含量和红细胞聚集指数，减少红细胞压积。临床上赤芍精可显著改善高黏滞血症冠心病患者的血液流变性，200～500mg 静脉滴注 10 日，可使低、中切速下的全血黏度显著降低，红细胞电泳时间明显缩短。赤芍煎剂灌服 10 天，可显著提高小鼠红细胞膜的流动性。

除抗凝作用外，赤芍及其所含芍药苷、芍药内酯苷等尚可通过促进早期造血干细胞的增殖与发育而呈现“补血”作用[16, 17]。

3. 抗心肌缺血与动脉粥样硬化作用 赤芍有明显的扩张冠脉、抗心肌缺血作用。赤芍注射液可使大鼠离体心脏冠状动脉流量增加 28.4%；对于电刺激引致室颤的心脏则可使冠状动脉流量增加 21%，提示有直接扩张冠状动脉作用。赤芍还可增加犬的冠状动脉流量，降低冠状动脉阻力；离体实验表明，赤芍对动脉的舒张作用可能与 NO/sGC/cGMP 信号通路有关[18]。对于垂体后叶素所致大鼠急性心肌缺血，赤芍能明显抑制心电图 ST-T 段的升高，但对氯化钡所致之心律失常无明显保护效果。赤芍扩张冠状动脉时对心率无明显影响，可增加小鼠心肌营养性血流量，降低犬心肌氧耗量。赤芍所含主要有效成分赤芍总苷 3.0、6.0mg/kg 静脉注射，对冠状动脉和结扎所致急性心肌缺血犬可增加心肌血流量，降低冠状动脉阻力，减少心肌耗氧量，降低心肌氧摄取量和心肌耗氧指数，明显降低心肌缺血程度，减少心肌缺血范围和梗死面积，降低心肌缺血的血清酶学指标和游离脂肪酸含量，增高 SOD 和谷胱甘肽过氧化物酶活性。对于异丙肾上腺素诱导的大鼠心肌缺血损伤，赤芍总苷静脉注射可降低早期心肌细胞凋亡率和促凋亡基因 Bax 及其蛋白的表达，而增高 Bcl-2 及其蛋白的表达，增高 Bcl-2/Bax 蛋白比值；对于异丙肾上腺素所致体外培养的乳鼠心肌细胞损伤，赤芍总苷对细胞的搏动加速，存活率下降，GOT、LDH 和 CK 的显著升高都有明显改善作用，抑制超氧化物歧化酶的降低和 MDA、NO 的升高，降低心肌细胞凋亡；对于叔丁基过氧化氢（tBHP）所致心肌细胞损伤，赤芍总苷可稳定心肌细胞膜、清除自由基和抑制心肌细胞早期凋亡[19]。赤芍尚可促进急性心肌梗死心肌边缘血管的生成，其机制与提高组织中 VEGF、bFGF 蛋白表达有关[20]。赤芍所含成分赤芍苷能增加犬的冠状动脉及股动脉流量，芍药苷一旦被分解为去苯甲酰基芍药苷与苯甲酸后，抗心肌缺血作用消失。另一有效成分 d-儿茶精也可显著增加豚鼠和犬的冠状动脉流量，降低冠状动脉阻力，并对垂体后叶素所致心肌缺血有显著的保护作用，但对心肌耗氧量无明显影响。

赤芍还有明显降血脂和抗动脉粥样硬化作用，对于高胆固醇饲料所致实验性动脉粥样硬化家兔，赤芍浸膏 5g 生药/kg 口服，可显著提升高密度脂蛋白胆固醇 HDL-C 及 HDL_2-C，显著降低总胆固醇 TC、低密度脂蛋白胆固醇 LDL-C 和极低密度脂蛋白胆固醇 VLDL-C，并显著降低 TC/HDL-C、TC/HDL_2-C、LDL-C/HDL-C 和 LDL-C/HDL_2-C，给药 10 周作用已明显，连续给药 15 周作用增强。高脂饲料所致实验性动脉粥样硬化家兔，赤芍可使主动脉斑块面积减少，并可见主动脉中膜所含总胆固醇、Ca^{2+} 及磷脂均显著降低，血浆 TXA_2 升高和 PGI_2 下降幅度明显减少，变化出现的时间明显后移，TXB_2/6-酮-$PGF_{1\alpha}$ 比值趋于平衡，血浆 LPO 显著降低并趋于正常，由于赤芍组兔血脂中 HDL 显著升高而 LDL 显著降低，而血清 Ca^{2+} 水平无明显改变，表明赤芍抗动脉粥样硬化的机制可能与改变脂蛋白组成、减少 Ca^{2+} 沉积于动脉壁、抑制 LPO 生成、调节 TXA_2/PGI_2 平衡以及赤芍的抑制血小板聚集和提高 cAMP 等有关。此外，赤芍还有明显的心功能保护作用。对于实验性烫伤大鼠的心功能降低，赤芍灌服有显著保护效果，能不同程度地减轻左室内压峰值（LVSP）、左室内压最大变化速率（dp/dt_{max}）、等容压（IP）、dp/dt_{max}/IP、心力环（Lo）等指标的进行性降低，表明赤芍可在一定程度缓解或逆转烫伤后大鼠的心功能损害。体外研究显示，赤芍水提物对血小板源生长因子 BB（PDGF-BB）诱导的病理性大鼠胸动脉平滑肌细胞株 A7r5 增殖有抑制作用，这可能与赤芍抗动脉硬化有一定关系[21]。建立细胞增殖病理模型，加入不同剂量的白芍、赤芍水提物，通过 MTT 比色法和实时细胞分析仪检测细胞活性。结果白芍、赤芍在化学成分上有差别，即使两者拥有共同的成分，含量亦存在差异。在 A7r5 增殖研究显示，300μg/ml 白芍水提液与 A7r5 对照组相比，细胞增殖显著增加（$P<0.01$）；而赤芍水提液对其增殖并不显著（$P>0.05$）。100～500μg/ml 浓度的赤芍水提物与 PDGF-BB 病理模型组相比，细胞增殖有显著抑制（$P<0.01$）；而白芍水提液对其增殖并不明显（$P>0.05$）。结论白芍、赤芍水提物在化学成分上存在差异，并在细胞活性研究中，两者亦表现出不同的生物效应。

4. 抗脑缺血作用 赤芍提取物静脉注射给药，对局灶性脑缺血再灌注损伤大鼠有一定的脑保护作用[22]。赤芍总苷对断头和结扎双侧颈总动脉所致小鼠脑缺血模型，能延长断头小鼠喘气时间，减轻脑水肿，抑制脑毛细血管通透性亢进，75mg/kg 的作用与白芍总苷类似。对于颈动脉不全结扎再灌注小鼠，赤芍总苷也有明显保护作用，可使小鼠学习记忆功能改善，降低脑组织 MDA、NO 生成，增加 SOD 水平和 LDH 活性。对于沙土鼠全脑缺血再灌注损伤模型赤芍总苷注射也有相似保护作用，可减少大脑水肿指数，降低 MDA，升高 SOD。对于局灶性脑缺血再灌注大鼠，赤芍总苷灌胃，可使脑组织梗死面积百分比和脑组织中 MDA 含量降低，增高 LDA 活性和 Na^+, K^+-ATP 酶及 Ca^{2+}-ATP 酶活性。赤芍所含没食子酸丙酯可减轻大鼠脑缺血-再灌注损伤，其机制可能与抑制脑缺血周边区 NF-κB 活性，减少 COX-2 和 TNF-α 的表达，同时抑制 NF-κB 的上游 TLR-4 及其内源性配体的转录和蛋白表达有关[23]。体外试验中对培养大鼠神经细胞的缺糖、缺氧、自由基、咖啡因、NO 及 NMDA 以及 KCl 等毒性损伤，赤芍总苷均有明显的保护作用。对于 KCl 及 NMDA 诱导的 P12 细胞钙超载损伤也有显著保护作用。另有实验赤芍水剂腹腔注射，能抑制皮层缺血时亮脑啡肽（LEK）-β-内啡肽（β-EP）的升高，而对强啡肽 A1-13 的含量无明显影响。此外，对于神经生长因子（NGF）诱导的 P12 细胞分化神经样突触，赤芍总苷 12.5～200mg/kg 有明显协同作用。此外，赤芍总苷对 D-半乳糖衰老小鼠及东莨菪碱、乙醇、环己酰亚胺所致学习记忆障碍改善作用也有利于抗脑缺血作用的发挥。

5. 保肝作用　赤芍具有保肝作用。对于大剂量 D-半乳糖胺所致大鼠急性重度肝损伤，赤芍静脉注射可使死亡率有所降低，肝萎缩程度明显减轻；赤芍还可显著减轻 D-半乳糖胺所致大鼠血清 ALT 的大幅度上升，光镜及电镜观察也可见赤芍明显保护此时肝细胞膜和细胞器的损伤，减轻肝细胞变性坏死与间质炎性细胞浸润；对免疫性肝损伤小鼠，赤芍则可降低小鼠血清中 IL-6、IL-8 含量[24]。临床及实验研究均可见赤芍可改善肝炎后肝纤维化变化，促进肝纤维组织的重吸收。对 CCl_4 所致肝纤维化大鼠，赤芍煎剂灌服可使 ALT 及透明质酸 HA、Ⅳ型胶原 IVC、Ⅲ型前胶原 PCⅢ及层粘连蛋白 LN 水平降低，组织学明显改善。另有实验还可见血清 ALT、AST、NO、肝组织羟脯氨酸和层粘连蛋白以及肝组织过高的 MDA 和羟脯氨酸明显降低，肝纤维化改善。体外研究也显示，赤芍水煎剂即可抑制肝星状细胞 LX-2 的增殖[25]；赤芍总苷对大鼠肝星状细胞 HSC-T6 的增殖有一定抑制作用[26]。此外，赤芍对脂肪肝形成也有明显抑制效果，对于高脂饮食联合四环素所致大鼠脂肝模型，赤芍不仅降低 ALT、AST，并降低肝匀浆的 FFA、TG 和 MDA，其机制与改善瘦素与胰岛素抵抗有关；赤芍注射液对肝叶切除术构建的肝衰竭大鼠可提高成活率，其机制与诱导血液中 NO、IL-6 等生成，改善凝血功能等有关[27-30]；对放射性肝纤维化大鼠可改善肝损伤，其机制可能与阻断 TGF-β_1/Smad 信号传导通路有关[31]；赤芍总苷对小鼠四氯化碳致急性肝损伤和 DL-乙硫氨酸致急性脂肪肝也有保护作用[32]。赤芍保肝机制可能还与其能改善肝微循环、降低门脉压等有关。

6. 解痉及抗胃溃疡作用　赤芍煎剂于体外能降低离体兔十二指肠张力，明显降低收缩幅度。赤芍总苷能抑制幽门结扎型胃溃疡大鼠胃液量、总酸度及胃蛋白酶活性，显著增加其血清中 NO 含量和 SOD 活性，降低 MDA 含量[33]。赤芍总苷的主要成分为芍药苷，芍药苷能抑制胃、肠、子宫等平滑肌痉挛，如能抑制大鼠、豚鼠的胃和肠管运动，拮抗乙酰胆碱所致痉挛，0.2～0.4g/kg 静脉注射可对抗毛果芸香碱所致大鼠在体胃肌紧张性收缩，对抗垂体后叶素所致在体子宫收缩。芍药苷还能显著抑制大鼠应激性溃疡的形成。牡丹酚也能抑制小鼠的应激性胃溃疡，并抑制大鼠胃液分泌。

7. 抗炎作用　赤芍或芍药苷具有显著的抗炎作用，能显著抑制包括大鼠角叉菜胶性脚肿和右旋糖酐性脚肿等在内的多种实验性炎症[34, 35]。牡丹酚则有较强的抗炎作用，对多种致炎剂所致毛细血管通透性亢进、渗出和水肿以及免疫性炎症均有显著抑制作用。

8. 对中枢神经系统的影响　赤芍及芍药苷具有显著的镇静、抗惊、镇痛及解热作用[35]。芍药苷能明显减少实验动物的自发活动，以脑室内给药较腹腔注射作用为强，大鼠脑室内注入很小量的芍药苷即可引起睡眠，全身给药还能显著延长环己巴比妥所致小鼠翻正反射消失时间。对于戊四氮所致小鼠惊厥，芍药苷可显著抑制，但对电惊厥无明显效果。芍药苷具有较弱的镇痛作用，能明显抑制醋酸所致小鼠扭体反应，芍药苷还对小鼠正常及实验性发热体温有显著的降低作用。本品另一成分牡丹酚也具有显著的镇静、抗惊作用。

赤芍尚具有神经保护作用，对老年痴呆等疾病具有潜在的应用价值：赤芍总苷可通过抗氧化[36]、调节 TLR4-mRNA 和 IL-33-mRNA[37]而改善 D-半乳糖诱导的衰老大鼠学习记忆能力；体外研究显示，赤芍对缺氧缺糖或乙醇损伤的 PC12 细胞有保护作用，可维持细胞活力[38-40]，提示对神经细胞有保护作用；没食子酸丙酯对 H_2O_2 诱导人神经母细胞瘤细胞 SH-SY5Y 氧化损伤有保护作用，其保护效应可能与清除 ROS、减轻 DNA 氧化损伤、抑制线粒体通路介导的细胞凋亡有关[41]。

9. 对免疫功能的影响　赤芍的不同提取物及不同的给药途径对免疫功能有不同的影响。如水提物及 70% 乙醇提取物腹腔注射对小鼠网状内皮系统（RES）吞噬活性无明显影响，也不影响肝脏重量，醇提物则可使脾重量显著减轻。而赤芍的正丁醇提取物皮下注射则可使RES吞噬活性显著增强，并使肝重量明显增加，而对脾重量却无明显影响。对于抗体生成，水提物和70%乙醇提取物可显著抑制溶血素生成，此作用以在免疫前一天起开始给药作用为最强，赤芍醇提物对小鼠脾脏玫瑰花结形成细胞(RFC)有明显抑制作用；但赤芍的正丁醇提取物腹腔注射则未见能抑制溶血素生成。对于迟发型超敏反应(DTH)，赤芍水提物及70%乙醇提物均有显著抑制作用，而正丁醇提取物(1g/kg)则无明显影响。另有报告，赤芍水提物于致敏当日起开始灌服0.2g/kg对DNCB或PC所致小鼠迟发型超敏反应无明显影响，但于攻击后连续灌服则可显著抑制PC-DTH，表明其作用在于影响效应相而对诱导相无明显影响。对于兔抗小鼠淋巴细胞血清(ALS)所致T细胞功能低下小鼠，赤芍煎剂对T淋巴细胞转化率无明显影响，但可使Ts的异常增高平抑至正常水平，并使低下的IL-3活性明显增强至正常水平，表明赤芍能调节Ts活性。此外，有报道赤芍总苷灌胃给予可增加免疫抑制小鼠的体重，提高特异性和非特异性免疫，调节$CD4^+/CD8^+$细胞的比例[42]。

10. 对肿瘤的影响 赤芍水提物或70%乙醇提物0.5～2g/kg腹腔注射可显著延长淋巴细胞白血病L_{1210}的生存时间，并能显著增强环磷酰胺、甲氨蝶呤对S_{180}和L_{615}的抗肿瘤作用。赤芍正丁醇提取物1g/kg或2g/kg腹腔注射，对S_{180}的抑制率分别为41.6%或44.1%，另报告赤芍能增强丝裂霉素C的抗瘤活性，并减轻其降白细胞作用。赤芍总苷有明显的抑瘤作用：120mg/kg灌服，对小鼠S_{180}的抑瘤率为42.81%，同时可见脾脏增大，并防止荷瘤鼠胸腺萎缩；对于HepA肝癌小鼠，赤芍总苷120、240mg/kg的抑瘤率分别为28.90%和38.75%，肿瘤细胞凋亡指数显著增加，主要机制与调节Bcl-2与Bax蛋白表达和下调c-myc，上调p16基因蛋白mRNA表达有关；对S_{180}荷瘤鼠能促进TNF-α和IL-2分泌，上调IL-4；可抑制肝癌SMMC-7721细胞的生长、迁移，其机制与下调COX-2和VEGF表达有关[43]；也可抑制黑色素瘤细胞生长，其机制与通过调节多药耐药因子的表达逆转多药耐药[44]、诱导凋亡[45]等有关。另有报道赤芍醇提物可显著增加^{57}钴平阳霉素在小鼠肿瘤、肺、肝、脾、肾等组织中的分布。体外研究表明，赤芍醇提物可抑制蛋白酪氨酸激酶(PTKs)活性，后者是肿瘤增殖恶变的重要标志和上游信号[46]。

然而，另有报告赤芍水提物1g/kg肌内注射，可显著促进艾氏腹水癌和W_{256}腹水型鼠腹水的形成，明显缩短存活时间；赤芍水或醇提物腹腔注射可显著增加Lewis肺癌的自发性肺转移数及S_{180}细胞的肺转移数；^{51}Cr标记的S_{180}细胞于赤芍醇提物0.5g/kg腹腔注射4日小鼠体内的分布可见于肺中明显增多，24小时则见血和脾中为多。

11. 其他作用 赤芍对实验性肺动脉高压及慢性肺心病肺动脉高压均有良好的缓解效果。对于$FeCl_3$静脉注射所致家兔的实验性肺动脉高压，赤芍肌内注射有显著的预防和治疗作用，可使肺动脉压显著降低或恢复至正常，使肺血管扩张，肺血运改善，肺动脉压下降，心排出量增加，心肺功能均得改善。对于犬的急性实验性门脉高压，赤芍注射液可使其显著降低26.4%。赤芍总苷灌服对肾动脉夹闭所致肾缺血再灌注性损伤有明显保护作用，能减轻肾水肿，减低肾组织MDA，增高SOD和GSH-Px。对于烫伤大鼠赤芍能改善肠系膜微循环紊乱，减少细静脉内白细胞黏附，减轻红细胞聚集，保护心肌功能改善。此外，赤芍还有较强的抗氧化和自由基清除作用[47-50]；含药血清可促进血管内皮细胞的迁移从而促进血管生成[51]；降低自发性高血糖小鼠血糖水平，且与改善胰岛素抵抗有关[52]；改善糖尿病肾病大鼠早期肾功能，并与其抑制肾脏TNF-α表达继而下调MCP-1及ICAM-1水平，减少肾脏巨噬细胞迁移浸润有关[53]，而TNF-α下调则与抑制肾脏内皮素-1有关[54]；灌胃给予对α-萘异硫氰酸酯(ANIT)诱导的大鼠急性淤胆型肝炎有保护作用，可改善肝脏病变及相关生化指标[55]；提高环磷酰胺或失血所致血虚小鼠红细胞数、血红蛋白含量[56, 57]；乙醇提取液可上调豚鼠皮肤黑素细胞酪氨酸酶活性及促进其mRNA表达，促进皮肤黑素生成，可能是赤芍用于白癜风等色素紊乱疾病治疗的机制之一[58]；对MRL/lpr红斑狼疮小鼠可提高肾脏6-keto-$PGF_{1\alpha}$含量，降低TXB_2/6-keto-$PGF_{1\alpha}$比例，提示可改善红斑狼疮小鼠亢进的血小板聚集和血栓形成[59]；赤芍总苷对α-萘异硫氰酸酯(ANIT)诱导的小鼠黄疸模型具有退黄降酶、改善肝组织病变作用，其机制可能与增加胆汁分泌量、提高肝药酶及UDPG-T活性有关[60, 61]。

12. 体内过程 赤芍提取物小鼠灌服，芍药苷于血中浓度为(42.28±4.43)mg/ml。大鼠肠吸收实验表明，赤芍提取物灌服其所含芍药苷在肠道呈一级动力学过程，吸收机制为被动扩散，芍药苷于整个肠道均有吸收。胡椒、吴茱萸、肉桂、小茴香、花椒等温里药与其配伍可提高芍药苷的生物利用度。芍药苷11.25mg/kg静脉注射于犬，体内过程符合二房室动力学模型，$t_{1/2\alpha}$为(6.29±1.80)分钟，$t_{1/2\beta}$为(133.41±84.89)分钟，表观分布容积为(0.54±0.10)L/kg，肾清除率为(3.41±1.01)ml/(kg·min)，芍药苷部分以原型经尿和胆汁排泄，前20分钟内尿累积排泄量为给药量之36.85%，7小时达79.33%，胆汁中累积排泄量仅为3.77%。

13. 毒理研究 赤芍水提醇沉液静脉注射对小鼠的最大耐受量为50g/kg，猫的最小致死量大于180g/kg。另有报告赤芍水提物、70%乙醇提取物和正丁醇提取物给小鼠腹腔注射的LD_{50}分别为10.8、2.9、4.6g/kg；赤芍水提醇沉后过聚酰胺柱所得提取物，静脉注射LD_{50}为112g生药/kg[62]。芍药苷静脉注射对小鼠的LD_{50}为3.53g/kg，腹腔注射为9.53g/kg。芍药苷与FM_{100}合用毒性也增加，对小鼠静脉注射的LD_{50}降低为474mg/kg。另有实验由赤芍与黄芪组成之复方赤芍2.5～10mg/kg浓度未见有致突性，也无抗突变作用。在临床赤芍毒性轻微，报告重用赤芍成人用至120g、4～10岁小儿日量40g以治疗重度黄疸型肝炎，赤芍注射液静脉注射或肺动脉注射等均未见毒副反应。但有报告赤芍有可能导致过敏者。

【参考文献】 [1] 杨志强. 中药赤芍抗内毒素活性的实验观察. 中国当代医药，2010，17(1)：52-53.

[2] 吕根法，吴天顺，郑宏治，等. 以类脂A为靶点应用生物传感器技术筛选抗内毒素中草药. 河南科技大学学报(医学版)，2010，28(1)：1-4.

[3] 宋玉超，马海波，张旗，等. 赤芍、白芍的LC-MS色谱峰与细胞抑制率的谱效关系研究. 现代药物与临床，2012，27(2)：103-106.

[4] 宋玉超，连超杰，崔秀荣，等. 赤芍、白芍凉血作用比较研究(Ⅰ)-LPS刺激大鼠肺泡巨噬细胞的作用研究. 中国医药指南，2012，10(15)：4-6.

[5] 宋玉超，崔秀荣，连超杰，等. 赤芍、白芍凉血作用比较研究(Ⅱ)——抑制脂多糖诱导大鼠肺泡巨噬细胞凋亡的谱效分析. 中国实验方剂学杂志，2012，18(6)：181-184.

[6] 许韦，邵志伟，李小东，等. 黄芩等10种中药对大肠埃希菌的体外抑菌试验观察. 安徽医药，2013，17(5)：846-848.

[7] 刘丹丹，徐静，万玉华，等. 正交设计优选10种中药对马拉色菌抑菌研究. 现代中药研究与实践，2012，(4)：42-45.

[8] 邵旭媛，俞晓峰，冯岩，等. 赤芍粗提物对变形链球菌影响的实验研究. 广东牙病防治，2011，19(1)：14-17.

[9] 李婷，胡阳，张海清，等. 10种中药的水煎剂和免煎颗粒对解脲脲原体的体外抑菌作用. 中国医学文摘(皮肤科学)，2011，28(5)：279-281.

[10] 邱庆连，潘清清，张友平，等. 五倍子、乌梅等45种中草药提取物对锯缘青蟹致病弧菌的抑菌作用研究. 浙江海洋学院学报(自然科学版)，2010，29(1)：34-38.

[11] 王殿明，王健平，杨景云，等. 芍药苷对白色念珠菌生物膜的作用. 中国组织工程研究，2014，18(25)：4038-4042.

[12] 刘丽娜，兰燕宇，郑林，等. 灯盏细辛、赤芍配伍对血栓形成和凝血时间的交互作用. 中国实验方剂学杂志，2012，18(21)：157-160.

[13] 王琳琳，丁安伟. 赤芍总苷对大鼠血瘀证模型的影响. 南京中医药大学学报，2011，27(6)：552-554.

[14] 杨琪伟，杨莉，熊爱珍，等. 赤芍与白芍抗血小板凝集作用的UPLC-MS代谢组学初步研究. 中国中药杂志，2011，36(6)：698-701.

[15] 白旭东，许琳，杜瑞卿，等. 赤芍总苷与黄芪多糖配伍抑制血小板聚集的药效优化. 中国医院药学杂志，2011，31(16)：1321-1325.

[16] 朱映黎，张建军，黄银峰，等. 白芍和赤芍对环磷酰胺致血虚小鼠的补血作用及对IL-3、TNF-α影响的比较研究. 中华中医药杂志，2014，29(4)：1058-1060.

[17] 张建军，黄银峰，王丽丽，等. 白芍、赤芍及芍药苷、芍药内酯苷对综合放血法致血虚小鼠补血作用的比较研究. 中国中药杂志，2013，38(19)：3358-3362.

[18] 史海霞，侯辉丽，聂绪强，等. 赤芍乙醇提取物对大鼠胸主动脉张力的影响及机制研究. 中医学报，2013，(6)：850-853.

[19] 高丽，张哲，许树钦，等. 赤芍总苷对过氧化氢所致H9c2心肌细胞损伤的保护作用. 时珍国医国药，2011，22(5)：1194-1195.

[20] 臧文华，殷沈华，唐德才，等. 补气活血药对急性心肌梗死模型大鼠梗死心肌边缘区域新生血管的影响. 中国中药杂志，2014，39(5)：901-906.

[21] 朱雅玲，周若龙，吴金雄，等. 白芍、赤芍化学成分差异及其对大鼠胸动脉平滑肌A7r5细胞的生物效应比较. 南方医科大学学报，2013，33(10)：1453-1457.

[22] 陆苑，张洁，兰燕宇，等. 灯盏细辛-赤芍组方配比及给药途径的脑保护作用. 中国实验方剂学杂志，2013，19(21)：175-179.

[23] 郑建明，陈晓春，林敏，等. 赤芍801通过抑制NF-κB抗脑缺血-再灌注损伤的机制. 药学学报，2011，46(2)：158-164.

[24] 张霞，邢杰，吕跃山，等. 黄芪、赤芍及黄芪赤芍合剂对免疫性肝损伤模型小鼠血清IL-6、IL-8水平的影响. 国际检验医学杂志，2012，33(5)：515-516.

[25] 陈红鸽，肖云芝，刘朝勇，等. 不同粒度赤芍药材抗肝纤维化作用的谱效关系研究. 环球中医药，2015，8(4)：428-431.

[26] 高雪岩，王文全，孙建宁，等. 赤芍总苷抗氧化活性及对大鼠肝星状细胞增殖的影响. 现代生物医学进展，2011(14)：2609-2611，2641.

[27] 毛德文，张荣臻，程万里，等. 大黄赤芍对术后肝衰竭大鼠肝细胞再生凝血功能水平的影响. 长春中医药大学学报，2010，26(5)：641-643.

[28] 江现强，毛德文，张荣臻. 不同肝脏切除比例对肝衰竭大鼠模型存活率的影响. 内蒙古中医药，2013(32)：39-40.

[29] 韦新，毛德文，程万里，等. 大黄、赤芍对肝衰竭大鼠血清一氧化氮的影响. 辽宁中医杂志，2012，39(5)：940-943.

[30] 毛德文，张荣臻，邱华，等. 大黄、赤芍对术后肝衰竭大鼠血清 IL-6 的影响. 辽宁中医杂志，2011，38(4)：757-758.

[31] 高世乐，胡宗涛，董六一. 赤芍总苷对大鼠放射性肝纤维化的保护作用及机制. 中药药理与临床，2012(2)：66-69.

[32] 高雪岩，孙建宁，王文全，等. 赤芍总苷的制备及其对小鼠肝损伤的保护作用. 中国实验方剂学杂志，2010，16(18)：183-186.

[33] 林彦君，章津铭，瞿燕，等. 赤芍总苷对实验性大鼠胃溃疡模型的影响. 中国实验方剂学杂志，2010，16(6)：215-217.

[34] 杨琪伟，杨莉，熊爱珍，等. 赤芍和白芍抗炎作用的 UPLC-MS 代谢组学初步研究. 中国中药杂志，2011，36(6)：694-697.

[35] 向楚兵，倪彩霞，陈林，等. 赤芍二基原药材的抗炎、镇痛作用比较研究. 中药与临床，2011，2(1)：46-48.

[36] 王修银，成文利，邝少松，等. 赤芍总苷改善 D-半乳糖诱导衰老大鼠学习记忆能力及机制. 广州医药，2011，42(6)：41-45.

[37] 张海燕，刘忠锦，陈志伟. 赤芍总苷对 D-半乳糖诱导衰老大鼠脑组织 TOLL 受体和 IL-33 的实验研究. 中国中西医结合杂志，2013，33(6)：830-833.

[38] 张继平，刘俊娥，姚晖，等. 正交试验法研究补阳还五汤中保护 OGD 损伤 PC12 细胞的主要药味. 中国实验方剂学杂志，2014，20(11)：134-138.

[39] 董莉，董永喜，刘宗炎，等. 不同配比辛芍组方对 PC12 细胞氧糖剥夺损伤的保护作用. 贵阳医学院学报，2014，39(4)：451-454.

[40] 殷明伟，王利枝，蒋燕，等. 七种中药对酒精致 PC12 细胞损伤保护作用的研究. 时珍国医国药，2012，23(7)：1602-1604.

[41] 刘斌. 没食子酸丙酯对 H_2O_2 诱导 SH-SY5Y 细胞氧化损伤的影响及其作用机制. 中药新药与临床药理，2014，25(5)：582-585.

[42] 许惠玉，官杰，吴艳敏，等. 赤芍总苷对环磷酰胺免疫抑制小鼠免疫功能的影响. 齐齐哈尔医学院学报，2010，31(20)：3193-3195.

[43] 杨玉，王帅，孟宪生，等. 赤芍总苷对人肝癌 SMMC-7721 细胞迁移的影响及作用机制探讨. 中国实验方剂学杂志，2015，21(6)：108-112.

[44] 王亚珍，吕品田，王凤红，等. 赤芍总苷逆转黑色素瘤细胞株多药耐药的效果及机制研究. 中国全科医学，2012，15(1C)：328-330.

[45] 王亚珍，吕品田，王凤红，等. 赤芍总苷对人黑色素瘤细胞株凋亡诱导的作用机制. 中国老年学杂志，2011，31(23)：4606-4608.

[46] 郭晶，方莲花，陈若芸，等. 常用清热解毒类中药提取物的蛋白酪氨酸激酶抑制活性筛选. 中国新药杂志，2011，20(12)：1070-1073，1079.

[47] 蔡蒙杰，曹明盼，王杰，等. 18 种畲药植物的抗氧化能力比较. 中成药，2013，35(10)：2283-2286.

[48] 唐于平，黄美艳，张彦华，等. 四物汤类方与组方药材及其所含主要芳香酸体外抗氧化活性比较与量效关系研究. 中国中西医结合杂志，2012，32(1)：64-67.

[49] 董顺福，徐冲，韩林. 补气活血类中药黄酮与锌协同的抗自由基作用. 中国组织工程研究与临床康复，2011，15(15)：2777-2780.

[50] 李海，黄娟，龙奇军，等. 丹参、赤芍水提取液对超氧阴离子自由基影响的实验研究. 现代中西医结合杂志，2010，19(22)：2754-2755.

[51] 李冰冰，殷沈华，唐德才，等. 补气活血药含药血清对血管内皮细胞迁移的影响. 世界科学技术-中医药现代化，2014，16(5)：1133-1138.

[52] 卜璟，王建农. 赤芍有效部位对 KK/upj-Ay 小鼠自发高血糖的影响及其化学成分研究. 时珍国医国药，2014，25(1)：1-3.

[53] 郑亚萍，康红钰. 赤芍对糖尿病肾病大鼠肾脏 TNF-α、MCP-1、ICAM-1 表达及巨噬细胞浸润的影响. 中国中医基础医学杂志，2013，19(6)：637-639.

[54] 郑亚萍，刘春杰. 赤芍对早期糖尿病肾病大鼠肾脏 AngⅡ、ET-1、PKC 及 TGF-β_1 的影响. 当代医学，2012，18(23)：20-22.

[55] 魏思思，赵艳玲，江凤娟，等. 重用赤芍治疗 ANIT 诱导大鼠急性淤胆型肝炎的研究. 中国实验方剂学杂志，2012，18(12)：151-155.

[56] 李强，周荣，杨伟鹏，等. 赤芍、白芍对环磷酰胺所致的血虚证小鼠补血作用比较研究. 中医药信息，2011，28(1)：19-21.

[57] 李强，周荣，杨伟鹏，等. 赤芍、白芍补血作用比较研究(Ⅰ). 中医药信息，2010，27(6)：11-13.

[58] 李洪武，朱会，张崇海，等. 赤芍与菟丝子对豚鼠黑素细胞酪氨酸酶活性及 mRNA 表达的影响. 中国皮肤性病学杂志，2014，28(12)：1216-1219.

[59] 孙静，温成平，曹灵勇，等. 解毒祛瘀滋肾拆方对狼疮样小鼠肾 TXB_2/6-keto-$PGF_{1\alpha}$ 的影响. 浙江中医杂志，2010，45(6)：456-457.

[60] 罗琳，窦志华，吴锋，等. 赤芍总苷退黄降酶的作用及机制研究. 中国现代应用药学，2010(4)：285-288.

[61] 葛文龙，窦志华，罗琳，等. 赤芍总苷对α-萘异硫氰酸酯诱导的小鼠胆汁淤积型肝损伤的保护作用. 时珍国医国药，2010，21(11)：2881-2882.

[62] 牟景丽，兰燕宇，郑林，等. 灯盏细辛与赤芍组方的急性毒性实验研究. 时珍国医国药，2013，24(10)：2335-2337.

紫　草

Zicao

本品为紫草科植物新疆紫草 *Arnebia euchroma* (Royle) Johnst.或内蒙紫草 *Arnebia guttata* Bunge 的干燥根。主产于新疆、内蒙古。春、秋二季采挖，除去泥沙，干燥。切段。以质松软、色紫者为佳。

【性味与归经】 甘、咸，寒。归心、肝经。

【功能与主治】 清热凉血，活血解毒，透疹消斑。用于血热毒盛，斑疹紫黑，麻疹不透，疮疡，湿疹，水火烫伤。

【效用分析】 紫草咸寒，主入肝经血分，善“清理血分之热”（《本草正义》），有凉血活血，解毒透疹之效，故可用治温毒发斑，血热毒盛，斑疹紫黑，或疹出不畅者。紫草甘寒能清热解毒，咸寒能清热凉血，活血消肿，外用又可治疗痈疽疮疡，湿疹瘙痒，水火烫伤。

【配伍应用】

1. 紫草配土茯苓　紫草功擅凉血活血，解毒疗疮；土茯苓长于清热解毒，利湿。两药伍用，相辅相成，凉血活血，祛湿解毒之力增强，使湿热瘀毒同解。适用于湿热瘀毒蕴结之疮疡肿毒，恶疮，及肝经湿热瘀毒之证。

2. 紫草配当归　紫草具有解毒，凉血活血之效；当归能养血活血，消肿散结。两药伍用，清热解毒，活血化瘀，消肿散结的作用增强。适用于痈疮肿毒及跌打损伤肿痛等证。

3. 紫草配地黄　紫草长于凉血解毒，兼能活血；地黄善于养阴生津，兼能止血。两药伍用，清热不伤津，活血不动血，清热养阴，凉血解毒之效增强。适用于热病烦热口渴，热入血分之发疹发斑，及血热妄行之吐血、衄血。

【鉴别应用】 **赤芍与紫草**　两药同属清热凉血药，均性寒归肝经，皆有清热凉血活血之功，主治温病热入营血，斑疹紫暗，热毒壅盛，痈肿疮毒。然赤芍苦泄专入肝经，又能清泻肝火，散瘀止痛，治肝郁化火胸胁痛及肝火目赤肿痛，经闭癥瘕，跌打损伤。紫草甘寒兼入心经，又能解毒透疹，善解血分热毒，治麻疹紫暗，疹出不畅，湿疹阴痒，水火烫伤。

【方剂举隅】

1. 紫草快斑汤（《张氏医通》）

药物组成：紫草、芍药、甘草、木通、蝉蜕。

功能与主治：凉血透斑。适用于温毒发斑，血热毒盛，斑疹紫黑者。

2. 紫草解肌汤（《证治准绳》）

药物组成：紫草、升麻、木香、牛蒡子、防风、荆芥、黄芪、甘草、生姜。

功能与主治：透疹解肌。适用于麻疹气虚，疹出不畅。

3. 紫草消毒饮（《张氏医通》）

药物组成：紫草、连翘、荆芥、牛蒡子、甘草、山豆根。

功能与主治：清热解毒，宣肺利咽。适用于麻疹不透，疹色紫暗，兼咽喉肿痛者。

4. 紫草膏（《仁斋直指方论》）

药物组成：紫草、当归、防风、生地黄、白芷、乳香、没药。

功能与主治：清热凉血，生肌止痛。适用于水火烫伤，疮疡已溃，疼痛不止。

5. 生肌玉红膏（《外科正宗》）

药物组成：当归、白芷、白蜡、轻粉、甘草、紫草、血竭、麻油。

功能与主治：活血祛腐，解毒镇痛，润肤生肌。用于一切疮疡溃烂脓腐不脱，疼痛不止，新肌难生者。

【成药例证】

1. 肝宁片（《临床用药须知中药成方制剂卷》2020年版）

药物组成：紫草、斑蝥、糯米。

功能与主治：清热解毒，化瘀散结。用于毒热瘀滞所致的胁痛，症见胁肋刺痛、赤缕红斑、口苦尿黄；急慢性肝炎见上述证候者。

2. 解毒生肌膏（《临床用药须知中药成方制剂卷》2020年版）

药物组成：紫草、乳香(醋制)、当归、轻粉、白芷、甘草。

功能与主治：活血散瘀，消肿止痛，解毒排脓，祛腐生肌。用于各类创面感染，Ⅱ度烧伤。

3. 紫花烧伤膏（《临床用药须知中药成方制剂卷》2020年版）

药物组成：紫草、黄连、地黄、熟地黄、当归、冰片、花椒、甘草、麻油、蜂蜡。

功能与主治：清热凉血，化瘀解毒，止痛生肌。用于Ⅰ、Ⅱ度以下烧伤、烫伤。

4. 复方青黛胶囊(丸)（《临床用药须知中药成方制剂卷》2020年版）

药物组成：青黛、紫草、土茯苓、绵萆薢、蒲公英、马齿苋、绵马贯众、丹参、白鲜皮、白芷、乌梅、南五味子（酒蒸）、建曲、焦山楂。

功能与主治：清热凉血，解毒消斑。用于血热所致的白疕、血风疮，症见皮疹色鲜红、筛状出血明显、鳞屑多、瘙痒明显，或皮疹为圆形、椭圆形红斑，上附糠秕状鳞屑，有母斑；银屑病进行期、玫瑰糠疹见上述证候者。

【用法与用量】 5～10g。外用适量，熬膏或用植物油浸泡涂擦。

【注意】 脾虚便溏者慎用。

【本草摘要】

1.《神农本草经》 “主心腹邪气，五疸，补中益气，利九窍，通水道。”

2.《本草纲目》 “其功长于凉血活血，利大小肠。故痘疹欲出未出，血热毒盛，大便闭涩者用之，已出而紫黑便闭者亦可用。若已出而红活，及白陷大便利者，切宜忌之。”

3.《本草求真》 “专入厥阴血分凉血。血凉则九窍通，二便利。故凡血热毒闭，而见心腹急痛，水肿不消，五疸病癣恶疮，及痘疮血热毒盛，二便闭涩者，治当用此。俾血得寒而凉，得咸而降，得滑而通，得紫而入，血凉毒清，而二便因以解矣。”

4.《本草正义》 “紫草，气味苦寒，而色紫入血，故清理血分之热。故古以治脏腑之热结，后人专治痘疡，而兼疗斑疹，皆凉血清热之正旨。”

【化学成分】 主要含羟基萘醌类化合物：β,β′-二甲基丙烯酰阿卡宁，乙酰紫草素，去氧紫草素，紫草素，异丁酰紫草素，异戊酰紫草素，α-甲基正丁酰紫草素，三甲基丙烯酰紫草素，β-羟基异戊酰紫草素，β-乙酰氧基异戊酰紫草素，脱水阿卡宁，1-甲氧基乙酰紫草素等；还含苯酚类、生物碱类、酚酸类等。

中国药典规定本品含羟基萘醌总色素以左旋紫草素（$C_{16}H_{16}O_5$）计，不得少于0.80%；含β,β′-二甲基丙烯酰阿卡宁（$C_{21}H_{22}O_6$）不得少于0.30%。

【药理毒理】 本品具有抗病原微生物、抗炎、增强免疫、保肝、抗肿瘤等作用。

1. 抗病原微生物作用 紫草抗菌的有效成分主要为萘醌类化合物，新疆紫草、内蒙紫草相比其他基原的紫草习用品具有更广的抗菌谱和更强的抗菌效力，且醇提物优于水提物，高浓度醇提物优于低浓度提取物，水提物对耐甲氧西林金黄色葡萄球菌也有较好抑菌作用[1]。早年有研究将软紫草的乙醚提取物的石油醚可溶部分加以细分，并将得到的各部分和分离出的多种紫草素衍生物进行抗菌试验，结果显示各受试样品对革兰阳性菌如金黄色葡萄球菌、表皮葡萄球菌、藤黄八叠菌、枯草杆菌等均有抑制作用，而对革兰阴性菌如大肠埃希菌、铜绿假单胞菌等无作用。近年有报道软紫草的石油醚、三氯甲烷、乙酸乙酯和正丁醇提取物可抑制多种食品常见微生物，且以乙酸乙酯、正丁醇提取物作用较佳，其中对革兰阳性菌的抑菌效果最佳，而对革兰阴性菌几无作用。软紫草80%的乙醇提取物对金黄色葡萄球菌、福氏Ⅱ型杆菌、无乳链球菌均有较强抑制作用，其中对无乳链球菌的作用接近红霉素；水提物则可明显抑制白色念珠球菌；但各种提取物对大肠埃希菌均无抑制作用。此外，有报道紫草水浸液对金黄色葡萄球菌、铜绿假单胞菌、伤寒杆菌、甲型链球菌、乙型链球菌、猪粪链球菌、炭疽杆菌、李斯特菌均有明显抑菌作用[2]；新疆紫草毛状根提取物也有一定的抑菌作用[3]。另有研究认为甲氧苄氨嘧啶（TMP）可增强软紫草的抑菌作用。从软紫草水溶性成分中分离的四种单体化合物具有较强的抗艾滋病毒（HIV）作用，其抑制参数（TI）大于5。含34.98mg/kg左旋紫草素的紫草二氧化碳超临界萃取物在0.75～6mg/ml浓度范围内，对副流感病毒有直接抑杀作用，且可抑制其对鸡胚的致细胞病变作用。研究表明，紫草多糖对在乳兔肾细胞中培养的单纯疱疹病毒HSV-1的最低抗病毒浓度为100～250μg/ml，其抗病毒机制为抑制病毒在宿主细胞内复制，对病毒本身无直接作用，也不能封闭细胞受体。另有研究分离了两种软紫草多糖，体外试验显示可有效抑制人类乳头瘤病毒（HPV）基因表达。

2. 抗炎作用 紫草醇提物对甲醛所致大鼠足肿胀、柔红霉素所致大鼠足肿胀、醋酸所致小鼠腹膜炎、大鼠棉球肉芽肿等急慢性炎症均有一定抑制作用；新疆紫草高浓度醇提物灌胃对二甲苯所致小鼠耳肿胀的抑制率为68.91%；紫草软膏制剂也可使大鼠血清TNF-α和IL-6含量降低；紫草多糖则可能通过抑制PBMC的MAPK信号通路进而抑制LPS诱导的炎症相关因子TNF-α等高表达。紫草素10mg/kg皮下注射可显著抑制巴豆油所致小鼠耳肿胀和酵母所致大鼠足肿胀，在10^{-4}～10^{-7}mol/L范围内可浓度依赖地抑制白细胞对白三烯B4（LTB4）和5-脂氧酶（5-HETE）的生物合成；紫草素的几种衍生物，包括去氧紫草素、乙酰紫草素等均可抑制LTB4的生物合成。紫草素腹腔注射对内毒素所致急性肺损伤新生大鼠有保护作用，其机制与抑制TNF-α表达和增加IL-10表达有关[4]。乙酰紫草素5mg/kg腹腔注射、皮下注射或灌胃给予大鼠，可显著抑制甲醛所致足肿胀，其中以腹腔给药作用最强，且作用出现快、持续时间可达24小时以上；腹腔注射时尚可阻断组胺引起的大鼠血管通透性亢进，抑制棉球肉芽肿增生；由于切除双侧肾上腺不影响乙酰紫草素抗甲醛性足肿胀作用，提示紫草的抗炎作用与肾上腺系统无明显关系。此外，将右旋紫草素或紫草素注入棉球后植入大鼠皮下可促进肉芽形成，这被认为与紫草促进伤口愈合有关，但另有研究发现口服给予紫草素衍生物并未观察到对伤口愈合的促进作用。硬紫草羟基萘醌提取物对脂多糖诱导的小鼠腹腔巨噬细胞RAW264.7释放炎症因子TNF-α和IL-1β有抑制作用，并可抑制TNBS诱导的肠道炎症反应，该作用与降低TNF-α分泌有关[5]。紫草多糖也有抑制LPS诱导的外周血单核细胞TNF-α高表达的作用，其机制与抑制MAPK信号通路有关[6]。

3. 抗肿瘤作用 紫草素及其多种衍生物在体外试验中有明显的抗肿瘤作用，其作用机制与诱导肿瘤细胞凋亡、激活促细胞分裂原激活蛋白激酶(MAPK)、抑制蛋白酪氨酸激酶和DNA拓扑异构酶的活性等多种途径有关。新疆紫草石油醚提取物可影响HeLa细胞周期，适当剂量下4小时内使细胞分裂指数下降70%，第24小时分裂近于停滞。紫草素0.1～10μg/ml可抑制人大肠癌细胞株CCL229的增殖，1μg/ml可诱导该细胞凋亡，处理72小时凋亡率可高达62%；可抑制C6、Tca-8113和HeLa细胞的生长，但对前二者主要作用于细胞质，对后者则主要作用于细胞核。紫草素尚可通过阻碍表皮生长因子受体信号而抑制人表皮样癌细胞增殖，通过半胱天冬酶-9激活的线粒体途径而使人恶性黑色素瘤细胞出现细胞周期停滞，诱导其凋亡，且呈一定时间和剂量依赖；通过上调Beclin-1和LC3-Ⅱ/LC3-Ⅰ表达来增加胰腺癌细胞Bxpc-3的自噬活性，从而抑制胰腺癌细胞增殖[7]；通过促进γδT细胞的生长，增加对胃癌细胞株SGC7901的杀伤活性[8]；通过上调Bax和下调Bcl-2表达，诱导子宫内膜癌Ishikawa细胞凋亡[9]；通过抑制PI3K/Akt通路而促进乳腺癌MCF-7细胞自噬[10]；通过激活ROS/p38信号通路而诱导HeLa细胞凋亡[11]；通过抑制高激活状态的NF-κB通路而诱导口腔鳞癌Tca8113细胞凋亡[12]。尚有研究采用P糖蛋白过量表达的多药耐药(MDR)细胞模型，发现紫草素表现出强烈的细胞杀伤作用，该作用与诱导细胞凋亡，克服细胞MDR有关。紫草素尚能诱导绒癌裸鼠移植肿瘤细胞的凋亡和坏死，抑制β-HCG的分泌，这与其下调Bcl-2蛋白表达有关。紫草素衍生物肉桂酰紫草素对3种前列腺癌细胞株的增殖都有抑制作用，抑制强度与药物浓度呈正相关。β-羟基异戊酰紫草素对多种人癌细胞系有细胞毒作用，且强于紫草素；另有研究表明该作用与促进细胞凋亡和抑制酪氨酸激酶信号转导途径有关，其具体机制不同于已报道的Fas抗体类或细胞毒类抗肿瘤药物。紫草素尚可显著抑制HeLa细胞的增殖、侵袭和迁移能力，其机制可能与抑制FAK磷酸化水平有关[13,14]。紫草素可诱导A549细胞产生过量活性氧，并超过了Nrf2途径抗氧化应激的临界阈值，进而引起A549细胞凋亡，这是紫草素抑制肿瘤细胞耐药性的一个可能机制[15]；采用人红白血病K562细胞的另一项研究也显示，紫草素可引起细胞内总活性氧含量升高，还原型谷胱甘肽含量降低，进而诱导细胞凋亡[16]。此外，尚有报道紫草素及其衍生物对人肝癌细胞SMMC-7721[17]、BEL-7402、HepA22，人胃癌细胞MGC-803、BGC823，人食管癌细胞ECa109，人鼻咽癌细胞CNE2等8种细胞，人宫颈癌细胞系HeLas3，人肺腺癌GLC-82细胞[18]、白血病HL-60细胞[19]和卵巢肿瘤细胞系OVCAR-3等的增殖有较好抑制作用，相关机制涉及细胞毒、诱导凋亡[17]、免疫增强、降低癌细胞RNA含量和DNA合成、抑制20S和26S蛋白酶体活性、影响癌细胞超微结构、抑制血管生成[20]等。

紫草的体内抗肿瘤活性亦有较多研究。新疆紫草根石油醚提取物对小鼠荷EAC、S_{180}、S37、U14、W256等多种肿瘤的抑制率高于50%，某些模型可治愈或长期缓解。紫草多糖腹腔注射给予对S_{180}荷瘤小鼠显示抗肿瘤作用，可提高血清中TNF-α和IFN-γ含量[21]。通过新疆紫草细胞培养生产的乙酰紫草素注射液0.5～2mg/kg可使小鼠移植性S_{180}细胞大量变性坏死，高剂量抑瘤率达到56%，且对重要脏器无明显毒性；乙酰紫草素对小鼠移植性肝癌也具有明显的抗肿瘤活性。紫草素的两种萘茜类衍生物呈时间、剂量依赖地显示体内外抗瘤作用，其抗瘤机制与诱导细胞凋亡、阻滞细胞周期、抑制血管生成、激活半胱天冬酶家族蛋白及相关信号分子有关；另一些衍生物也具有良好的体内外抗肿瘤作用，且与其抑制DNA拓扑异构酶、结合视黄醇类X受体(retinoid X receptor，RXR)并抑制其转录活性有关。除萘醌类化合物外，紫草多糖200mg/kg腹腔给予亦可显著抑制S_{180}荷瘤小鼠体内肿瘤的生长，抑瘤率43%，进一步研究表明该作用与药物影响荷瘤小鼠红细胞膜膜脂流动性及带3蛋白进而恢复红细胞的正常功能有关。

4. 保肝作用 新疆紫草水溶性提取物0.4、0.8g/kg和脂溶性提取物2.0和4.0g/kg对乙醇、四氯化碳或D-氨基半乳糖所致肝损伤模型小鼠有保护作用，可降低脾脏、肝脏的脏器系数，血清ALT、AST活力，肝组织中MDA、NO含量，提高肝组织中SOD、GSH-Px含量，改善肝脏病理性损伤程度；其中，脂溶性提取物的有效成分主要为紫草萘醌类化合物[22]。此外，紫草素也可通过直接抑制肝脏中过氧化脂质以减轻肝脏的过氧化损伤。

5. 对生殖系统的影响 紫草对生殖系统的作用主要表现为抗生育作用和对下丘脑-垂体-性腺轴（HPGA）及其相关激素的影响。早年即报道紫草粗提物可和甾体激素竞争受体而影响其结合，但没有甾体激素样的生物活性，因而具有抗促性腺激素作用；进一步的细胞学试验表明，该提取物可直接抑制黄体生成释放因子（LRF）从而减少促黄体生成素（LH）释放；多糖成分也可直接抑制黄体的分泌功能，并可能通过 cGMP 介导[23]。新疆紫草水煎剂灌胃给予可降低青春期雌性大鼠血清促卵泡生成素（FSH）、LH、雌二醇（E_2）水平，抑制卵泡发育和成熟，动物呈不育状态，停药后激素水平和生育能力可恢复；若同时给予人绝经期促性腺激素（HMG）则紫草素使降低的 FSH 和 LH 水平增高，提示紫草对 HPGA 的各水平均有影响，体外试验则显示紫草多糖可直接作用于体外培养大鼠颗粒细胞，抑制其在 hCG 刺激下分泌 P4 及 E_2[24]。另一项研究也显示紫草提取物可降低小鼠血清雌、孕激素水平和子宫系数，并提高子宫雌、孕激素受体水平，改善三苯氧胺引起的子宫病变；抑制雌激素依赖的 MCF-7 细胞生长，较大剂量时可轻度抑制雌激素受体（ER）、促进孕激素（PR）受体表达。新疆紫草系统分离研究显示，石油醚提取物和酚羧酸类成分对小鼠生育表现出较强的抑制作用，而乙酸乙酯、乙醇及水提取部分均无抗早、中孕作用。此外，紫草与米非司酮有协同作用，并从临床上证明了紫草能够显著降低 LH 和 FSH 水平。

6. 对免疫系统的影响 新疆紫草水提物灌胃给予环磷酰胺所致免疫抑制小鼠，可提高脾指数和腹腔巨噬细胞吞噬功能，促进脾淋巴细胞增殖，增加 $CD3^+$、$CD4^+$T 淋巴细胞的百分含量，增高 $CD4^+/CD8^+$比值[25]。水提物对特异性免疫功能也有作用，且强度高于新疆紫草的石油醚、乙酸乙酯、正丁醇等提取物[26]。紫草外用也具有免疫增强作用，可降低 TNF-α 等炎性因子在血浆中的含量[27]。一种紫草萘醌单体 6mg/kg 腹腔注射可提高小鼠 NK 细胞毒活性，增加杀伤细胞的频率。尚有报道紫草提取物及右旋紫草素、紫草素注射于小鼠耳皮下可激活表皮内的免疫相关细胞，提示这些物质都具有一定的免疫增强作用。紫草多糖腹腔注射可促进小鼠腹腔巨噬细胞的吞噬作用，增强脾脏 T 淋巴细胞数量、功能及迟发型超敏反应；灌胃给予也有类似作用[28]。紫草素灌胃给予可通过抑制 IL-18，提高 IL-10 表达而发挥对Ⅱ型胶原诱导的关节炎模型小鼠的治疗作用，提示紫草素也是一种潜在的自身免疫性疾病治疗药物[29, 30]。体外试验显示紫草多糖 121、364μg/L 都能强烈促进 ConA 刺激的小鼠 T 细胞增殖；进一步研究发现，紫草多糖能提高细胞内 Ca^{2+}浓度，可能是紫草多糖促进淋巴细胞活化和增殖的途径之一。此外，紫草羟基蒽醌类化合物对 NO 及 TNF-α、IL-1β 等炎症因子释放有抑制作用，提示其对免疫性疾病有潜在治疗作用[31]。

紫草对带瘤动物的免疫功能有较好的调控和恢复作用，紫草萘醌组分对荷瘤小鼠胸腺和脾脏指数、NK 细胞活性、ConA 诱导淋巴细胞转化和 IL-2 生成能力降低等免疫损伤有显著逆转作用。紫草素 2.5～10mg/kg 灌胃给予荷瘤小鼠，可提高 NK 细胞杀伤指数和脾淋巴细胞转化指数。

7. 其他作用 除前述通过抗氧化而改善肝损伤的作用外，紫草所含咖啡酸脂肪醇酯和多种萘醌类成分具有良好的清除自由基作用，体内试验显示可提高血清 SOD 活力、降低 MDA 含量，紫草外用也具有类似作用[27]。此外，紫草多糖[32]、紫草超临界二氧化碳萃取物的不同极性部位[33]以及紫草软膏制剂[27]等也均有清除自由基作用。紫草种子油可降低高脂小鼠总胆固醇，且与给药时间成正相关；紫草素可抑制血管平滑肌细胞 TNF-α 启动子的表达，提示其对心血管系统具有潜在的抗炎作用进而抑制血管粥样硬化的形成；新疆紫草对家兔在体心脏及蟾蜍离体心脏均具有明显的兴奋作用，大剂量则可抑制。软紫草水提液灌胃可抑制鼠尾角化异常和鼠阴道上皮细胞过度增殖，可能通过抑制上皮细胞有丝分裂和促进表皮颗粒层生成发挥治疗银屑病的作用[34]。紫草素对于人表皮[35]或人黑色素瘤[36]共培养体系中酪氨酸酶活性和黑素生成有一定促进作用，可能与其治疗白癜风有一定关系。紫草油还具有促进创面愈合作用，其原因与促进碱性成纤维细胞生长因子（bFGF）mRNA 表达有关；而紫草色素[37]和紫草素[38]则被认为可通过抑制成纤维细胞增殖、血管内皮生长因子过度表达而起到抑制增生性瘢痕作用。紫草水、醇提取物对小鼠断尾出血均具有不同程度的止血作用，可减少出血量，缩短出血时间；对溶血小板激活因子乙酰转移酶有一定抑制作用；乙酸乙酯提取物也有较好的促凝血作用，其机制可能与增加血小板和纤维蛋白原含量、促进纤维蛋白原转变为纤维蛋白有关[39, 40]。另有报道称紫草素可引起大鼠离体胸主动脉舒张，其机制与抑制 NOS 及抑制血管平滑肌受体依赖性钙通道有关[41]。近年的研究发现，紫草素灌胃给予，可改善 D-半乳糖/亚硝酸钠诱导的痴呆小鼠的学习记忆功能，并可能与其降低脑组织中氧化应激水平及增强中枢胆碱能神经功能有关[42, 43]。此外，紫草还具有保护急性胰腺炎模型大鼠肾功能[44]，降低重症胰腺炎模型大鼠死亡率、减轻肾损伤[44]，化疗保护[45]，抑制子宫内膜异位症小鼠模型血管内皮生长因子表达[46]和募集趋化因子[47]等作用。

8. 毒理研究　新疆紫草的石油醚、乙酸乙酯、乙醇、水分级提取物灌胃小鼠的最大耐受量分别为2.0、12.5、19.5、23.4g/kg。紫草醇提取物亚硫酸氢钠静脉注射小鼠LD_{50}为1.3g/kg，醇提取物吐温80溶液2g/kg灌胃给予小鼠不引起死亡或可见的毒性反应。紫草水煎液灌胃可导致小鼠骨髓嗜多染红细胞微核率、胚胎肝嗜多染红细胞数微核率升高，提示其具有潜在的遗传毒性。小鼠累积灌胃13.08g/kg新疆紫草石油醚提取物后对小鼠生殖组织形态以及雄性小鼠睾丸指数均无明显影响，但能降低雌性小鼠卵巢指数和子宫指数[48]。此外，乙酰紫草素对体外培养的心肌细胞有一定毒性，且与诱导凋亡有关[49]；紫草素在UVA波长范围的动物光毒性试验中均未显示有光毒性，可添加于化妆品中应用[50]。

【参考文献】　[1] 尹长江，路国兵，赵长祺，等．常见抗菌中草药对耐甲氧西林金黄色葡萄球菌的抑菌作用．时珍国医国药，2013，24(6)：1380-1381.

[2] 胡永金，乔金玲，朱仁俊，等．紫草与大青叶提取物体外抑菌效果研究．安徽农业科学，2010，38(9)：4565-4567.

[3] 李翠芳，王芳，麻浩，等．新疆紫草毛状根提取物的抑菌活性研究．河北农业大学学报，2010，33(3)：92-96.

[4] 杨慧，杨莉．紫草素对脂多糖致新生大鼠急性肺损伤的保护作用．江苏医药，2014(10)：1127-1129，1116.

[5] 邹茜茜，宋巍薇，王美瑜，等．硬紫草羟基萘醌提取物对炎症细胞因子表达的影响．中草药，2014(13)：1894-1898.

[6] 刘春红，王维，王静，等．紫草多糖抑制LPS活化PBMC表达炎症相关因子的基因转录．中国免疫学杂志，2011，27(4)：320-324.

[7] 张桢，张根花，刘琴，等．紫草素诱导自噬抑制胰腺癌细胞增殖的实验研究．浙江中西医结合杂志，2013，23(3)：171-174.

[8] 张继跃，陈复兴，刘军权，等．紫草素对人γδT细胞杀伤胃癌SGC7901细胞的影响．免疫学杂志，2013，29(10)：850-853.

[9] 余思云，李运延，胡国华．紫草素诱导子宫内膜癌Ishikawa细胞凋亡及其机制的研究．辽宁中医杂志，2013，40(9)：1930-1932.

[10] 陈菊英，刘朝纯，曾智，等．紫草素通过PI3K/Akt通路促进人乳腺癌MCF-7细胞自噬．中国药理学通报，2013，29(2)：194-198.

[11] 张亚宏，甘莹，郭子华，等．紫草素通过ROS/p38信号通路诱导人宫颈癌HeLa细胞凋亡．中国药理学通报，2011，27(6)：864-867.

[12] 阮敏，严明，杨雯君，等．NF-κB信号通路在紫草素诱导Tca8113细胞凋亡中的作用机制．上海口腔医学，2010，19(1)：66-71.

[13] 郝臻凤，刘静，张瑜，等．紫草素对宫颈癌HeLa细胞增殖、侵袭和迁移的影响．中国实验方剂学杂志，2015，24(6)：91-94.

[14] 张志泉，包晓玮，雒秋江，等．紫草素等8种植物提取物对体外HeLa细胞增殖的影响．新疆农业大学学报，2011，34(3)：197-201.

[15] 谢晨，陈韩英，钟晶，等．紫草素通过上调Nrf2途径及干预胞内氧化还原平衡稳态诱导A549细胞凋亡．中国药理学通报，2014，30(10)：1445-1451.

[16] 冉芳，蒋江涛，赵虹，等．紫草素通过氧化胁迫诱导K562细胞凋亡．中国实验方剂学杂志，2013，19(13)：221-225.

[17] 赵瑞杰，李引乾，王会，等．紫草素对肝癌细胞增殖和凋亡的影响．黑龙江畜牧兽医，2010(7)：16-18.

[18] 裴凌鹏，申刚义，田树革，等．新疆紫草提取物对GLC-82人肺腺癌细胞的体外作用．中华中医药杂志，2012，27(11)：2979-2982.

[19] 陈志炉，戴其舟，王勇，等．紫草素对白血病细胞HL-60增殖及凋亡作用的影响．中国中西医结合杂志，2012，32(2)：239-243.

[20] 夏红梅，邹爱兰，戚金亮，等．紫草宁脂质体质量控制和抑制HUVEC细胞VEGF基因表达的研究．上海中医药杂志，2013，47(4)：89-93.

[21] 倪洋．紫草多糖对S_{180}荷瘤小鼠免疫器官及细胞因子TNF-α和IFN-γ的影响．黑龙江医药，2014，27(3)：512-514.

[22] 冯文文，谭勇，李国玉，等．紫草提取物对小鼠急性肝损伤保护作用的研究．农垦医学，2010，32(2)：108-111.

[23] 郑莉萍，陈莹，刘颖，等．紫草多糖对hCG诱导大鼠黄体细胞分泌功能的影响．南昌大学学报(理科版)，2012，36(1)：86-90.

[24] 唐丹凤，严孚莹，徐媛辉，等．紫草多糖对培养大鼠颗粒细胞生成甾体激素的影响．南昌大学学报(医学版)，2010，50(5)：1-4，12.

[25] 米克热帕·阿布都买买提，买尔旦·马合木提，古丽仙·胡加．新疆紫草水提部位对小鼠T淋巴细胞亚群和血液学指标的影响．海峡药学，2012，24(2)：26-28.

[26] 买尔旦·马合木提，古丽仙·胡加，米克热帕·阿布都买买提．新疆紫草免疫活性有效部位的初筛．新疆医科大学学报，2013，36(12)：1724-1727.

[27] 刘斌钰，刘斌焰，邢雁霞，等．紫草对大鼠随意型皮瓣成活的影响．中药药理与临床，2013(4)：92-95.

[28] 李倩，陈韩英，廉宜君，等．新疆软紫草多糖对小鼠免疫功能的影响．中国医院药学杂志，2011，31(10)：829-832.

[29] 代巧妹，李冀，旺健伟，等．紫草素对胶原诱导关节炎IL-18、IL-10表达影响的研究．时珍国医国药，2013，24(7)：1608-1609.

[30] 代巧妹，贾彦，杨婧，等．紫草素对胶原诱导关节炎的药

效学研究. 中医药信息，2013，30(6)：39-41.

［31］魏星，赵海青，邵萌，等. 新疆紫草羟基萘醌类成分对炎症细胞因子的抑制作用. 中国中医药信息杂志，2011，18(5)：40-41，110.

［32］刘婷，陈韩飞，赵文彬，等. 紫草多糖的体外抗氧化活性研究. 时珍国医国药，2010，21(1)：97-99.

［33］祁英，刘玉梅. 新疆紫草不同极性部位的抗氧化活性研究. 中国现代应用药学，2013，30(8)：850-856.

［34］杨皓瑜，王金平，李梦琳，等. 清热凉血中药对小鼠银屑病模型的干预机制. 北京中医药大学学报，2015，38(2)：111-114，148.

［35］解士海，黄荣云. 紫草素在人表皮共培养体系中对酪氨酸酶活性及黑素生成的影响. 中国现代药物应用，2014，8(9)：233-234.

［36］解士海，黄荣云，赵卫华，等. 紫草素对人黑素瘤细胞增殖及黑素合成的影响. 临床合理用药杂志，2010，3(9)：10-12.

［37］彭旦明，汪华，刘雯，等. 紫草色素对兔耳增生性瘢痕的影响. 四川中医，2011，29(4)：54-58.

［38］彭旦明，蔡紫光，张瑾楠，等. 紫草素对增生性瘢痕中VEGF 亚型 mRNA 表达的影响. 实用中西医结合临床，2010，10(2)：1-2，4.

［39］努尔艾买提江·阿布来提，买尔旦·马合木提，古丽仙·胡加，等. 新疆紫草乙酸乙酯提取物对血液凝集参数的影响. 新疆医科大学学报，2010，33(5)：507-508，511.

［40］努尔艾买提江·阿布来提，买尔旦·马合木提，古丽仙·胡加，等. 新疆紫草止血作用研究. 时珍国医国药，2010，21(11)：2889-2891.

［41］袁萱，张波，甘露，等. 紫草素对大鼠离体胸主动脉舒张作用及机制研究. 中国药理学通报，2011，27(4)：587-588.

［42］杨光，高家明，叶蓉，等. 紫草素对 D-半乳糖/亚硝酸钠诱导痴呆小鼠学习记忆的影响. 石河子大学学报(自然科学版)，2014，32(4)：468-471.

［43］景富春，高建波，谭勇，等. 紫草素对 D-半乳糖损伤老年性痴呆模型大鼠学习记忆能力的影响. 中国实用医药，2010，5(14)：165-166.

［44］刘斌焰，刘斌钰，李祥，等. 紫草对重症急性胰腺炎肾组织的影响. 中药药理与临床，2013(3)：119-122.

［45］宋晓坤，于明欣，杜春双，等. 紫草素对血管平滑肌细胞化疗性损伤保护作用的机制. 中国医院药学杂志，2011，31(8)：640-643.

［46］倪婕，顾林，史颖莉，等. 紫草素对人鼠嵌合内异位症模型血管内皮生长因子表达的影响. 中国优生与遗传杂志，2011，19(1)：56-57，52.

［47］袁冬平，史颖莉，顾林，等. 紫草素抑制单核细胞募集及其对人鼠嵌合内异症模型的影响. 生殖与避孕，2010，30(5)：289-293，304.

［48］戴冰，曹璐婷，肖子曾，等. 新疆紫草石油醚提取物对小鼠生殖组织形态及其脏器指数的影响. 湖南中医药大学学报，2015，35(3)：16-18，72.

［49］桂春，陈蒙华，林松，等. 乙酰紫草素对培养大鼠心肌细胞的毒性作用. 中药药理与临床，2010，26(6)：33-36.

［50］潘南楠，赖维，龚子鉴，等. 四种中药提取物的动物光毒实验. 皮肤性病诊疗学杂志，2011，18(2)：76-78，82.

水 牛 角

Shuiniujiao

本品为牛科动物水牛 *Bubalus bubalis* Linnaeus 的角。主产于华南、华东地区。取角后，水煮，除去角塞，干燥。镑片或锉成粗粉。以色灰褐者为佳。

【性味与归经】 苦，寒。归心、肝经。

【功能与主治】 清热凉血，解毒，定惊。用于温病高热，神昏谵语，发斑发疹，吐血衄血，惊风，癫狂。

【效用分析】 水牛角苦寒清热，入心、肝经，可清心、肝二经血分邪热，而有凉血解毒之功，多用于温病热入营血所致高热烦躁，神昏谵语，惊风抽搐，癫狂。水牛角善清血分热邪，具有清热凉血，泻火解毒之功，用于血热妄行之斑疹吐衄。

此外，水牛角苦能泻火，寒以清热，具有清热解毒，凉血消肿之效，用于热毒壅聚，咽喉肿痛，痈肿疮疡。

【配伍应用】

1. 水牛角配地黄 水牛角长于清心热，解血分热毒而凉血化斑；地黄长于清热养阴，凉血止血，尤善滋养营阴，是治疗热入营血的要药。两药伍用，相辅相成，清热解毒、凉血化斑之力增强，既清血分热毒，又能滋补阴液。适用于温热病之高热神昏，温毒发斑，血热妄行之吐血衄血。

2. 水牛角配石膏 水牛角善清营凉血，解毒化斑；石膏善清气分实热。两药伍用，使气分之热得清，营分之热得解，血分之热得除。适用于温热病热入营血之壮热神昏，吐衄发斑等气血两燔实热证。

【鉴别应用】 **玄参与水牛角** 两药均苦寒，皆能清热凉血解毒，治温病热入营血之神昏谵语，身热夜甚，发斑发疹。然玄参苦甘，且能滋阴生津，解毒散结，又可用治热病伤阴之烦热口渴，肠燥便秘，骨蒸潮热，劳嗽咯血，热毒壅盛之咽喉肿痛，痈肿疮毒。水牛角咸寒，长于清热凉血，解毒定惊，用治温病热入血分，壮热不退，神昏谵语疗效显著。

【方剂举隅】

1. 清营汤（《温病条辨》）

药物组成：水牛角、生地黄、玄参、竹叶心、麦冬、丹参、黄连、金银花、连翘。

功能与主治：清营解毒，透热养阴。适用于热入营分证，症见身热夜甚，神烦少寐，时有谵语，目常喜开或喜闭，口渴或不渴，斑疹隐隐，脉细数，舌绛而干。

2. 清瘟败毒饮（《疫疹一得》）

药物组成：生石膏、生地黄、水牛角、川连、栀子、桔梗、黄芩、知母、赤芍、玄参、连翘、甘草、丹皮、鲜竹叶。

功能与主治：清热解毒，凉血泻火。用于温疫热毒，气血两燔证，症见大热渴饮，头痛如劈，干呕狂躁，谵语神昏，或发斑，或吐血，衄血，四肢或抽搐或厥逆，脉沉数或沉细而数或浮大而数，舌绛唇焦。

【成药例证】

1. 紫雪（《临床用药须知中药成方制剂卷》2020年版）

药物组成：水牛角浓缩粉、羚羊角、麝香、石膏、寒水石、滑石、玄参、升麻、朱砂、磁石、木香、沉香、丁香、玄明粉、硝石（精制）、甘草。

功能与主治：清热开窍，止痉安神。用于热病，热入心包及热动肝风证，症见高热烦躁，神昏谵语，惊风抽搐，斑疹吐衄，尿赤便秘。

2. 清开灵胶囊（软胶囊、颗粒、滴丸、片、泡腾片）（《临床用药须知中药成方制剂卷》2020年版）

药物组成：胆酸、猪去氧胆酸、黄芩苷、水牛角、金银花、栀子、板蓝根、珍珠母。

功能与主治：清热解毒，镇静安神。用于外感风热病、热毒壅盛所致的高热不退，烦躁不安，咽喉肿痛，舌质红绛，苔黄，脉数者；病毒性肝炎、上呼吸道感染见上述证候者。

3. 小儿热速清口服液（《临床用药须知中药成方制剂卷》2020年版）

药物组成：柴胡、黄芩、金银花、连翘、葛根、板蓝根、水牛角、大黄。

功能与主治：清热解毒，泻火利咽。用于小儿外感风热所致的感冒，症见高热、头痛、咽喉肿痛、鼻塞流涕、咳嗽、大便干结。

【用法与用量】 15～30g，宜先煎3小时以上。

【注意】 本品性寒，脾胃虚寒者慎用。

【本草摘要】

1.《名医别录》 “疗时气寒热头痛。”

2.《日华子本草》 “治热毒风并壮热。”

3.《陆川本草》 “凉血，解毒，止衄。治热病昏迷，麻痘斑疹，吐血衄血，血热尿赤。”

【化学成分】 主要含胆甾醇、肽类、角纤维，以及丝氨酸、甘氨酸、丙氨酸等多种氨基酸。

【药理毒理】 本品主要具有解热、抗内毒素、抗炎等作用。

1. 解热作用 对于静脉注射疫苗所致发热家兔，牦牛角、水牛角、藏羚羊角、羚羊角、广角、犀角等6种动物角类药材超细粉灌服，均显示一定的解热作用；但在采用内毒素所致家兔发热模型的对比实验中，发现水牛角虽有解热作用，但效果不如羚羊角和黄羊角[1]。水牛角粉、水牛角热提液及冷浸液也均有明显解热作用，其中热提取液作用强于冷浸液，热提液中大、小分子量物质均有解热作用而中分子量物质则无。

2. 抗内毒素作用 水牛角、犀角水煎剂5、10g/kg连续灌胃6天，对内毒素所致小鼠死亡有明显的保护作用；1、3g/kg灌服3天，对内毒素所致DIC大鼠血小板数下降及白陶土部分凝血活酶时间（KPTT）、凝血酶原时间（PT）、凝血酶时间（TT）等的延长均有显著拮抗作用。

3. 抗感染作用 水牛角连续给药2周，对大肠埃希菌、乙型溶血性链球菌感染所致小鼠死亡有明显保护作用，但对金黄色葡萄球菌感染无明显效果。

4. 抗炎作用 水牛角可显著抑制大鼠蛋清性脚肿胀，水牛角对二甲苯所致小鼠耳肿胀也有明显抑制作用，表明有抗炎作用。水牛角能引起大鼠肾上腺中维生素C含量下降，尿中17-羟、17-酮甾体激素排出量增加，表明水牛角可增强肾上腺皮质功能。阻断垂体可导致其引起大鼠肾上腺中维生素C下降的作用消失，表明其作用点在垂体或垂体以上部位，增强肾上腺皮质功能可能是水牛角抗炎解毒功效的机制之一。

5. 镇静作用 水牛角能明显延长戊巴比妥所致小鼠睡眠时间，犀角也有相同作用，但水牛角及犀角对戊四氮、咖啡因等所致小鼠惊厥死亡无明显对抗效果。

6. 降压作用 静脉注射水牛角注射液可使麻醉猫和家兔血压先略升高而后降低，持续15～20分钟，并可使麻醉猫血压先略升高而后下降，随后恢复正常。切断双侧迷走神经和/或双侧交感神经对降压作用无影响。但犬的血压实验未显示水牛角煎剂及提取物的降压作用。

7. 对血液系统的影响 家兔静脉注射水牛角提取物1小时后白细胞总数明显下降，5小时后逐渐恢复正常，红细胞无明显变化，白细胞分类计数中性粒细胞数显著降低，淋巴细胞比例明显增高。但亦有实验结果显示水牛角使中性粒细胞数增加，而淋巴细胞减少。还报告水牛角可增加血小板计数，缩短凝血时间。水牛角水解物静脉注射，对小鼠有显著的止血作用，可使断尾出血时间及凝血时间缩短。

8. 对免疫功能的影响 对环磷酰胺所致小鼠外周血白细胞降低，水牛角可显著拮抗之，并可显著拮抗环磷酰胺所致小鼠胸腺萎缩，但对脾重减轻无明显作用。另曾报告，水牛角可增强小鼠网状内皮系统对血中炭粒的廓清，家兔静脉注射可见淋巴小结和脾小结增生活跃。

9. 其他作用 大鼠口服水牛角粉每日 0.5g 连续 8 日，可使血清总胆固醇略有下降，而高密度脂蛋白胆固醇略有升高，高密度脂蛋白胆固醇/总胆固醇与对照组比较有显著升高。

10. 毒理研究 水牛角毒性很低，测得其水煎液对小鼠的最大耐受量为 100g 生药/kg，犀角者为 133g 生药/kg。草乌与犀角属“十九畏”之一，实验表明水牛角具有一定的镇痛、抗炎等作用，当与草乌合用时可见作用有减弱。

【参考文献】 [1] 苏章轩，姚梁浩，徐万帮．羚羊角及其替代品退热效果的实验对比研究．北方药学，2014，11（1）：195.

大 青 盐

Daqingyan

本品为卤化物类石盐族湖岩结晶体，主含氯化钠（NaCl）。主产于青海、内蒙古。自盐湖中采挖后，除去杂质，干燥。以色白、结晶整齐、洁净明亮者为佳。

【性味与归经】 咸，寒。归心、肾、膀胱经。

【功能与主治】 清热，凉血，明目。用于吐血，尿血，牙龈肿痛出血，目赤肿痛，风眼烂弦。

【效用分析】 大青盐性寒清热，咸味入血分，长于清热凉血，可用于血热妄行的吐血，尿血及牙龈肿痛出血。大青盐又具有清热明目，解毒消肿，软坚散结之功，可用于目赤肿痛，风眼烂弦。

【配伍应用】 **大青盐配硇砂** 大青盐性寒清热，长于清热，凉血，明目；硇砂长于软坚散结，活血化瘀。两药伍用，清热明目，破瘀散结作用增强。适用于目赤肿痛，风眼烂弦。

【鉴别应用】 **大青盐与赤芍** 两药同属清热凉血药，均具有清热，凉血，明目之功，皆可用治血热出血证及目赤肿痛。然大青盐咸寒，主入肾经，善解毒消肿，软坚散结，多外用治目赤肿痛，风眼烂弦。赤芍苦泄，入肝经，善清泄肝火而止痛，多内服用治肝郁化火胸胁疼痛，肝火目赤肿痛。

【成药例证】 **内消瘰疬丸**（《临床用药须知中药成方制剂卷》2020 年版）

药物组成：夏枯草、海藻、蛤壳（煅）、连翘、白蔹、大青盐、天花粉、玄明粉、浙贝母、枳壳、当归、地黄、熟大黄、玄参、桔梗、薄荷、甘草。

功能与主治：化痰，软坚，散结。用于痰湿凝滞所致的瘰疬，症见皮下结块、不热不痛。

【用法与用量】 1.2～2.5g；或入丸散用。外用适量，研末擦牙或水化漱口、洗目。

【注意】 水肿者慎用。

【本草摘要】

1.《神农本草经》 “主明目，目痛，益气，坚筋骨，去骨蛊。”

2.《名医别录》 “主心腹痛，溺血，吐血，齿舌血出。”

3.《本草拾遗》 “主眼赤眦烂风赤，细研水和点目中。又入腹去热烦，痰满，头痛，明目，镇心，水研服之。”

【化学成分】 主要成分为氯化钠。

中国药典规定本品含氯化钠（NaCl）不得少于 97.0%。

肿 节 风

Zhongjiefeng

本品为金粟兰科植物草珊瑚 *Sarcandra glabra* (Thunb.) Nakai 的干燥全草。主产于江西、浙江、广西。夏、秋二季采挖，除去杂质，晒干。切段。以外皮色棕红、叶多者为佳。

【性味与归经】 苦、辛，平。归心、肝经。

【功能与主治】 清热凉血，活血消斑，祛风通络。用于血热发斑发疹，风湿痹痛，跌打损伤。

【效用分析】 肿节风味苦性平，具有清热凉血，活血消斑的作用，可用治血热所致的发斑发疹。肿节风苦能燥湿，辛能发散，行气活血，能祛风除湿，活血通络，用治风湿痹痛，跌打损伤。

【配伍应用】 **肿节风配玄参** 肿节风长于活血散瘀，兼能祛风除湿；玄参善于清热解毒，消肿止痛而清利咽喉。两药伍用，相得益彰，清热解毒，利咽消肿之力增强，风热外犯，肺胃热盛所致喉痹、乳蛾、牙宣，及火毒外犯所致疮疡肿痛皆可用之。

【鉴别应用】 **肿节风与络石藤** 二者均味苦，归心、肝经，均能祛风通络，凉血消肿，均可治风湿痹痛，跌打损伤。但肿节风属清热凉血药，其清热凉血，活血消斑之力较强，多用治热入血分之紫癜，紫斑。而络石藤属祛风湿热药，善祛风通络，尤宜于风湿热痹，筋脉拘挛，腰膝酸痛者。

【成药例证】

1. 新癀片（《临床用药须知中药成方制剂卷》2020年版）

药物组成：人工牛黄、肿节风、猪胆汁膏、肖梵天花、珍珠层粉、水牛角浓缩粉、三七、红曲、吲哚美辛。

功能与主治：清热解毒，活血化瘀，消肿止痛。用于热毒瘀血所致的咽喉肿痛，牙痛，痹痛，胁痛，黄疸，无名肿毒。

2. 万通炎康片（《临床用药须知中药成方制剂卷》2020年版）

药物组成：苦玄参、肿节风。

功能与主治：疏风清热，解毒消肿。用于外感风热所致的咽部红肿，牙龈红肿，疮疡肿痛；急性咽炎、慢性咽炎、扁桃体炎、牙龈炎、疮疖见上述证候者。

3. 复方草珊瑚含片（《临床用药须知中药成方制剂卷》2020年版）

药物组成：薄荷脑、薄荷素油、肿节风浸膏。

功能与主治：疏风清热，消肿止痛，清利咽喉。用于外感风热所致的喉痹，症见咽喉肿痛、声哑失音；急性咽喉炎见上述证候者。

【用法与用量】 9～30g。

【本草摘要】

1.《分类草药性》 “治一切跌打损伤，风湿麻木，筋骨疼痛。”

2.《福建药物志》 “活血散瘀，清热解毒，消肿止痛。根治跌打损伤，风湿关节痛，疟疾，痢疾，腰腿痛，骨折，产后腰痛，月经不调。”

【化学成分】 主要含香豆素类成分：异秦皮啶，东莨菪内酯等；黄酮类成分：落新妇苷等；有机酸类：迷迭香酸等；还含挥发油、酯类、酚类等。

中国药典规定本品含异秦皮啶（$C_{11}H_{10}O_5$）不得少于0.020%，含迷迭香酸（$C_{18}H_{16}O_8$）不得少于0.020%。

【药理毒理】 本品具有抗病原微生物、抗炎、镇痛和抗肿瘤等作用。

1. 抗病原微生物作用 肿节风对引起呼吸道感染的细菌有明显抑制和杀灭作用，如金黄色葡萄球菌（敏感菌株、耐药菌株）、甲型及乙型溶血性链球菌、卡他球菌、肺炎双球菌、淋球菌、流感杆菌、痢疾杆菌（志贺、福氏及包氏）、伤寒和副伤寒杆菌、大肠埃希菌、铜绿假单胞菌以及白色念珠菌等。对小鼠实验性金黄色葡萄球菌感染也有一定保护作用。肿节风提取物对变形链球菌可抑制细菌生长、抑制葡糖基转移酶活性。肿节风所含成分中丁二酸和反丁烯二酸对金黄色葡萄球菌、铜绿假单胞菌、甲型链球菌、流感杆菌、肺炎双球菌等具有抑制作用；从本品丁正醇部位分离得到的几种黄酮类成分也有一定抑菌作用。此外，体外试验肿节风浸膏对流感病毒A/京科68-1株具有显著的灭活作用。

2. 抗炎、镇痛作用 九节风提取物250、500mg/kg能明显抑制巴豆油所致小鼠耳肿胀及角叉菜胶所致小鼠足肿胀。乙酸乙酯和多糖部位可能是草珊瑚抗炎作用的主要活性部位，乙酸乙酯部位100～200μg/ml和多糖部位100～400μg/ml均可显著抑制RAW264.7模型细胞NO的表达，并可显著抑制RAW264.7细胞的增殖[1]，该多糖还可显著抑制模型细胞的巨噬细胞吞噬活性[2]。肿节风对脂多糖所致急性肺损伤小鼠肺指数、肺组织通透性指数、肺组织匀浆中磷脂酶A活性均有抑制作用[3]；肿节风配方颗粒12和24周给药能使照射后的小型猪放射性肺损伤的呼吸频率、肺系数、羟脯氨酸明显降低，组织中的TGF-β_1和TNF-α低表达[4]。肿节风片对巴豆油诱发的小鼠耳廓肿胀、角叉菜胶诱发大鼠足肿胀等急性炎症有一定程度的抑制作用，对小鼠棉球肉芽肿也有显著的抑制作用，还能明显减少醋酸引起的扭体次数。肿节风注射液临床治疗类风湿关节炎患者可见血中C-反应蛋白明显下降。

3. 抗肿瘤作用 肿节风有明显的抗肿瘤作用[5, 6]，其粗提物、精提物、片剂、注射液均报告有不同程度的抑瘤活性，可用于对胰腺癌、胃癌、直肠癌、肝癌和食道癌等治疗。肿节风4、8g/kg对S_{180}肉瘤的抑瘤率为27%～29%，对HepA实体瘤的抑瘤率为25%～36%，对ECA小鼠的生命延长率为22%～28%；与化疗药合用增效率为11%～40%；与放疗合用增效率为18%～27%。肿节风水提物能明显抑制白血病CEM细胞的生长，48小时的IC_{50}为24.2mg/ml，其机制与诱导细胞凋亡有关[7]。本品70%乙醇提取物灌胃30天，可使人鼻咽癌细胞株CNE1、CNE2裸鼠模型的瘤重明显减轻，其机制与下调Bcl-2蛋白、上调Bax蛋白的表达而促进细胞凋亡有关；70%乙醇提取物对人鼻咽癌CNEl、CNE2细胞的裸鼠的抑瘤率分别为40.8%和46.8%，其作用机制可能也与诱导凋亡有关[8]。肿节风胶囊使人前列腺癌DU-145细胞增殖受到抑制，其机制与其抑制细胞P13K/Akt/mTOR信号转导通路的作用有关[9]。肿节风注射液体内、外对小鼠肝癌HeD-A-22和前胃癌FC细胞均具有抗肿瘤作用，并可增加荷瘤鼠免疫器官指数及外周血白细胞数，增强小鼠脾细胞对刀豆球蛋白（ConA）的反应性和NK细胞的活性，促进肿瘤坏死因子的产生有关。对人肝癌细胞株Bel-7404也有明显的抑制作用[10]。肿节风注射液能抑制白血病U937细胞增殖，诱导细胞凋亡，增加表面共刺激分子CD80、CD86表达[11]。肿节风注射液还能抑制H22实体瘤和腹水瘤的生长以及人胃癌SGC-7901细胞的生长，并使该细胞发生S期、G_2/M期阻滞[12]。肿节风注射液对人肝癌细胞Bel-7402、人结肠癌细胞HCT-18增殖的IC_{50}为33.13、52.39mg/ml，与阿霉素联合应用时对HCT-18呈相加或协同作用。肿节风注射液和5-Fu联合应用其抑制人胃癌MGC-803细胞增殖和抑制细胞黏附能力更强[13]。肿节风注射液联合化疗治疗晚期非小细胞肺癌，能明显提高晚期患者的生活质量，减轻和降低化疗的不良反应，可以起到增效、增敏作用。与阿霉素联合应用肿节风片也对小鼠S_{180}肉瘤有明显抑制作用，并能明显延长HepA腹水瘤小鼠的存活期。在体外还能直接灭活HepA和S_{180}瘤细胞，此外，能明显增强巨噬细胞的廓清指数。

肿节风挥发油在体外对白血病615细胞有强的直接杀伤作用，50μg/ml 1小时内即可达到90%的杀伤率，经处理过的白血病615细胞(仍有8%～11%的活肿瘤细胞)接种小鼠，绝大多数不发病。体外细胞毒试验表明肿节风挥发油对ECA、L759和ZM755等瘤细胞也有很强的杀伤作用。将肿节风挥发油与环磷酰胺联用，发现无论是灌胃还是静脉注射，肿节风挥发油对小鼠H_{22}、S_{180}的抑瘤率均高于单独使用环磷酰胺[14]。

肿节风总黄酮200mg/kg对S_{180}有明显的抑瘤作用[15]。肿节风总黄酮150mg/kg对环磷酰胺有显著的抑瘤增效作用，而250mg/kg时对环磷酰胺的外周血象、胸腺和脾脏指数则有显著的增效影响[16]。肿节风总黄酮可显著升高阿糖胞苷诱发小鼠肉瘤S_{180}血小板减少[17, 18]。此外，肿节风浸膏对鼻咽癌细胞有明显细胞毒作用，且呈一定剂量依赖性。10g/L肿节风与CNE-2细胞作用24小时后，细胞存活分数为65.1%，随药物浓度的增高，细胞存活分数下降，还对CNE-2细胞系具有放射增敏作用[19]。

临床观察表明，配合鼻咽癌放化综合治疗可明显减轻放射性腮腺损伤，改善急性及远期口干，降低放射性龋齿的发生率[20]。肿节风浸膏对500cGy γ射线诱导的腮腺急性放射损伤有明显的保护作用[21]。肿节风配方颗粒对单次15Gy ^{60}Co γ射线照射后小型猪腮腺细胞能促进增殖修复，降低凋亡率[22]，其机制可能与抑制Bax、P53和caspase-3-mRNA的表达，上调Bcl-2 mRNA的表达有关[23, 24]，也与肿节风配方颗粒对小型猪腮腺放射损伤后外周血的恢复[25]和抗氧化作用有关[25, 26]。许多研究表明，肿节风有明显的抗氧化作用[27, 28]。

4. 对血液系统的影响 肿节风60%醇提物能十分显著地缩短小鼠断尾出血时间及凝血时间，加强血小板的收缩功能，但对正常血小板数量无明显影响；对阿糖胞苷引起的血小板及白细胞下降有显著的治疗作用，总黄酮为其抗继发性血小板减少性紫癜的有效部位[29]。肿节风总黄酮能使成熟巨核细胞数和巨核系祖细胞集落数增多[30]，其含药血浆也可显著促进大鼠骨髓巨核细胞的增殖，此可能与血小板生成素的浓度密切相关[31]。迷迭香酸及落新妇苷是肿节风总黄酮促骨髓巨核细胞增殖可能的有效成分[32]。另外，肿节风挥发油能明显拮抗环磷酰胺(CTX)引起的血小板和白细胞下降。

5. 对免疫系统的影响 肿节风对免疫系统的影响尚缺乏系统研究，已有结果表明肿节风对巨噬细胞、T细胞及B细胞等有一定抑制作用。对于感染日本血吸虫的小鼠肿节风对抗体形成有抑制作用，并降低感染早期的T细胞百分率，且随着剂量的增加，抑制作用愈趋明显。肿节风的提取物125、250、500mg/kg能抑制痤疮丙酸杆菌和脂多糖诱发的免疫性肝炎小鼠血浆ALT活性的升高，并抑制大鼠腹腔中性粒细胞LTB的释放。

6. 其他作用 肿节风具有一定保肝作用，除对免疫性肝损伤外，还对二甲基亚硝胺中毒性肝损伤有保护作用。对于利血平诱发大鼠胃溃疡，肿节风浸膏对胃黏膜有较强的保护和修复作用。另外，肿节风还有明显的促进骨折愈合作用，对于尿酸盐和脂多糖诱导的内皮细胞IL-1表达有明显的抑制作用。肿节风总黄酮有抗高脂血症的作用[33]，其可能因其对清除自由基、缓解溴酸钾诱发的肾组织氧化应激状态而对小鼠肾损伤具有保护作用[34]。此外，肿节风酸性粗多糖具有较强的α-葡萄糖苷酶抑制作用，其IC_{50}为(87.06±11.76)μg/ml[35]。

6. 毒理研究 大鼠、小鼠经口给肿节风浸膏10g/kg(相当生药100g/kg)仍未见毒性反应。肿节风注射液进行的异常毒性、溶血与凝聚试验和致敏反应的安全性评价研究，均符合相关规定[36]。小鼠精子畸形实验、骨髓细胞微核实验、Ames实验结果均呈阴性。

【参考文献】 [1] 谢勇，曾建伟，郑燕芳，等. 基于炎症细胞模型的草珊瑚抗炎活性部位筛选. 福建中医药大学学报，2010，20(5)：35-38.

[2] 谢勇，曾建伟，林秀琴，等. 草珊瑚多糖对经脂多糖刺激的RAW264. 7巨噬细胞的免疫调节作用研究. 中国食物与营养，2010(10)：62-65.

[3] 周文兰. 肿节风水提物对脂多糖致小鼠急性肺损伤的预防作用. 中国药业，2010，19(18)：24-25.

[4] 张雪燕，刘美莲，蒋健．肿节风对小型猪放射性肺损伤的防护作用研究．中华放射医学与防护杂志，2014，34(3)：180-184．

[5] 冷永涛，吕圭源，陈素红．肿节风抗肿瘤相关作用及机制研究．中国现代药物应用，2010，4(6)：232-234．

[6] 姜伶，李景辉．中药肿节风的抗肿瘤作用研究进展．中国执业药师，2014，11(4)：29-31，35．

[7] 朱大诚，王清，肖威．肿节风对白血病 CEM 细胞的抑制作用．中药药理与临床，2014，30(6)：87-90．

[8] 康敏，唐安洲，梁刚．肿节风对鼻咽癌裸鼠移植瘤凋亡和端粒酶活性的影响．临床耳鼻咽喉头颈外科杂志，2008，22(24)：1132-1137．

[9] 周仕轶，王林，丁维俊，等．肿节风对人前列腺癌 DU．145 细胞 P13K/Akt/mTOR 信号传导通路的影响．中国男科学杂志，2011，25(6)：12-17．

[10] 司珂珂，吴瑞波，陈东珠，等．肿节风注射液对人肝癌细胞株 Bel-7404 的抑制作用．右江民族医学院学报，2012，34(2)：150-152．

[11] 陈小红，高瑞兰，沈一平，等．肿节风注射液对 U937 细胞的增殖抑制作用及 CD80、CD86 分子表达的影响．中国中医药科技，2014，21(5)：513-516．

[12] 赵益，孙有智，肖兵华，等．肿节风注射液抗肿瘤实验及对人胃癌 SGC-7901 细胞周期的影响．中成药，2009，31(7)：997-1000．

[13] 何志坚，钟睿，刘海云．肿节风注射液联合 5-Fu 对人胃癌细胞 MGC-803 增殖和凋亡的影响．实用癌症杂志，2014，29(10)：1205-1207．

[14] 吕圭源，陈素红，张园，等．肿节风挥发油对荷瘤小鼠化疗的增效减毒作用．浙江中医药大学学报，2009，33(1)：116-118．

[15] 苏敏，章志强，邓玉清，等．肿节风总黄酮对小鼠肉瘤 S_{180} 的抑瘤作用．西北药学杂志，2009，24(4)：272-274．

[16] 章武强，苏敏，陈奇．肿节风总黄酮对环磷酰胺抗小鼠肉瘤 S_{180} 的增效减毒作用．中国医药导报，2011，8(31)：17-19．

[17] 章武强，苏敏，陈奇．肿节风总黄酮对阿糖胞苷诱发小鼠 S_{180} 血小板减少模型的影响．中国医药导报，2011，8(30)：22-24．

[18] 何志坚，刘海云．肿节风总黄酮对阿糖胞苷诱发小鼠血小板减少症模型的影响．中国中医药现代远程教育，2014，12(18)：152-153．

[19] 王仁生，黄国军，韦波，等．肿节风浸膏溶液对鼻咽癌细胞系 CNE-2 的放射增敏作用．广西医科大学学报，2009，26(2)：208-210．

[20] 马姗姗，王仁生，韦波，等．肿节风防治鼻咽癌诱导放化疗毒副反应．中国实验方剂学杂志，2010，16(16)：185-188．

[21] 秦俭，王仁生，滕家安，等．肿节风浸膏对腮腺急性放射损伤的作用．中华放射医学与防护杂志，2008，28(4)：351-353．

[22] 梁菲菲，王仁生，张海东，等．肿节风对辐射损伤后小型猪腮腺细胞凋亡与增殖的影响．实用医学杂志，2012，28(6)：885-888．

[23] 许卓华，王仁生，张婷婷，等．肿节风对放疗后腮腺细胞凋亡的影响．右江民族医学院学报，2013，35(3)：271-274．

[24] 张婷婷，王仁生，许卓华，等．肿节风颗粒对 ^{60}Co γ 射线照射后小型猪腮腺细胞凋亡的抑制作用．中国实验方剂学杂志，2013，19(5)：177-181．

[25] 张海东，王仁生，梁菲菲，等．肿节风颗粒对小型猪腮腺急性放射损伤防护作用的实验研究．时珍国医国药，2011，22(9)：2075-2077．

[26] 张海东，王仁生，马姗姗，等．肿节风颗粒对小型猪腮腺放射损伤所致活性氧簇的清除作用．南方医科大学学报，2011，31(1)：93-95．

[27] 杜钢宁，龙奇军，蒋芸芸，等．肿节风、玄参对超氧阴离子自由基清除率影响的实验研究．当代医学，2009，15(19)：153-154．

[28] 韦爱伯，龙奇军，黄秀梅，等．苦草、肿节风及其复方制剂对 O_2^- 清除率影响的实验研究．中国中医药科技，2010，17(3)：217-218．

[29] 张春玲，付克，郑婷婷．肿节风的有效部位对小鼠继发性血小板减少症的药效学研究．中医药信息，2013，30(3)：34-36．

[30] 汤喜兰，黄立新，曾治君，等．肿节风总黄酮对巨核系细胞体外扩增的作用研究．中国实验方剂学杂志，2010，16(1)：79-82．

[31] 尚广彬，汤喜兰，廖清花，等．肿节风总黄酮促进巨核细胞增殖的效应动力学研究．中药新药与临床药理，2014，25(3)：303-306．

[32] 汤喜兰，廖清花，鲍天冬，等．肿节风总黄酮及迷迭香酸落新妇苷对大鼠骨髓巨核细胞增殖的影响．中药药理与临床，2014，30(2)：47-49．

[33] 吉宁．草珊瑚总黄酮对小鼠血脂的影响．山地农业生物学报，2012，31(3)：268-270．

[34] 吴文燕．肿节风总黄酮对溴酸钾诱发小鼠肾损伤的保护作用．海峡药学，2012，24(8)：33-35．

[35] 郑颖，刘玮，张珍珍，等．肿节风酸性多糖的纯化及其对α-葡萄糖苷酶的抑制作用．中国药科大学学报，2014，45(5)：576-579．

[36] 褚荣光，胡美珍．肿节风注射液安全性实验评价．科技广场，2010(1)：134-136．

五、清虚热药

本类药物药性寒凉，主入阴分，以清虚热、退骨蒸为主要作用。主治肝肾阴虚，虚火内扰所致的骨蒸潮热、午后发热、手足心热、虚烦不寐、盗汗遗精、舌红少苔、脉细而数以及温热病后期，邪热未尽，伤阴劫液，而致夜热早凉、热退无汗、舌质红绛、脉细数等虚热证。部分清虚热药分别兼有清热、泻火、凉血、解毒等作用，又可用于相应的实热证。使用本类药常配伍清热凉血及清热养阴之品，以标本兼顾。

临床常用的清虚热药有青蒿、地骨皮、银柴胡、胡黄连、白薇、功劳叶、枸骨叶。

青 蒿

Qinghao

本品为菊科植物黄花蒿 *Artemisia annua* L. 的干燥地上部分。全国大部分地区均产。秋季花盛开时采割，除去老茎，阴干。切段。以色绿、质嫩、叶多、香气浓郁者为佳。

【性味与归经】 苦、辛，寒。归肝、胆经。

【功能与主治】 清虚热，除骨蒸，解暑热，截疟，退黄。用于温邪伤阴，夜热早凉，阴虚发热，骨蒸劳热，暑邪发热，疟疾寒热，湿热黄疸。

【效用分析】 青蒿苦、辛而芳香，性寒，主入肝、胆经。苦寒清热，辛香透散，善入阴分，故长于清透阴分伏热，尤宜于温病后期，余热未清，邪伏阴伤，虚热内生之夜热早凉，热退无汗或低热不退等症。《本草图经》谓其“治骨蒸劳热为最”，本品有清虚热，除骨蒸之功，与滋补肝肾之阴药物配伍，亦为治疗肝肾阴虚，虚火内扰所致之阴虚发热，骨蒸劳热，盗汗遗精，五心烦热，舌红少苔者的常用之品。

青蒿苦寒清热，辛香而散，外能解暑热，故常用治外感暑邪，发热口渴，头痛头昏等症。

青蒿辛寒芳香，主入肝胆，截疟之功甚强，尤善缓解疟疾发作，寒战壮热，为治疗疟疾寒热的要药，对疟疾兼有暑热或湿热者最为适宜。

青蒿尚有利胆退黄之功，又可用于湿热黄疸。

【配伍应用】

1. 青蒿配知母 青蒿长于清退虚热，除骨蒸劳热；知母尤善滋阴润燥，泄肾中虚火。二药配伍，共达滋阴清热除蒸之效，适用于阴虚内热，骨蒸潮热盗汗。

2. 青蒿配白扁豆 青蒿芳香化浊，清热解暑；白扁豆解暑利湿，健脾和中。二药配伍，增强清解暑热，健脾利湿之效，适用于暑热夹湿，发热头昏，恶心吐泻。

3. 青蒿配黄芩 青蒿芳香透散，善清热截疟；黄芩苦寒燥湿，善清泄湿热。二药配伍，增强清热燥湿截疟之力，适用于湿热郁遏少阳，寒热如疟，胸痞作呕等症。

【鉴别应用】 青蒿与地骨皮 二者都能清热、凉血、除蒸，既能清虚热，又可清实热，同可用于阴虚发热和火热实证。然青蒿辛寒芳香散透，善清阴分伏热，故长于治疗热病伤阴，邪伏阴分之夜热早凉，无汗骨蒸；而地骨皮甘淡微寒，益阴凉血，善清肝肾之虚火，故尤宜于肝肾阴虚，潮热盗汗。且青蒿清暑解热，适用于暑热外感；地骨皮清肺降火，适用于肺热咳嗽。青蒿为截疟要药，疟疾寒热当首选；地骨皮尚能生津止渴，内热消渴为常用。

【方剂举隅】

1. 青蒿鳖甲汤（《温病条辨》）

药物组成：青蒿、鳖甲、生地黄、知母、牡丹皮。

功能与主治：养阴透热。适用于温病后期，邪伏阴分，夜热早凉，热退无汗，舌红苔少，脉细数。

2. 清骨散（《证治准绳》）

药物组成：银柴胡、胡黄连、秦艽、鳖甲、地骨皮、青蒿、知母、甘草。

功能与主治：清虚热，退骨蒸。适用于肝肾阴虚，虚火内扰证。症见骨蒸潮热，或低热日久不退，形体消瘦，唇红颧赤，困倦盗汗，或口渴心烦，舌红少苔，脉细数等。

3. 蒿芩清胆汤（《重订通俗伤寒论》）

药物组成：青蒿、淡竹叶、半夏、茯苓、黄芩、枳壳、陈皮、碧玉散。

功能与主治：清胆利湿，和胃化痰。适用于少阳湿热，气机不利，寒热如疟，口苦吞酸，脘腹痞满，黄疸胁痛，舌红苔腻脉数。

4. 清暑饮（《温热经解》）

药物组成：青蒿露、六一散、荷叶、西瓜翠衣、绿豆皮、银花露、丝瓜皮、淡竹叶、白扁豆衣。

功能与主治：清热解暑。适用于夏令外感风热，身无热而脉数者。

【成药例证】

1. 感冒止咳颗粒（糖浆、合剂）（《临床用药须知中药成方制剂卷》2020 年版）

药物组成：柴胡、葛根、山银花、连翘、黄芩、青蒿、桔梗、苦杏仁、薄荷脑。

功能与主治：清热解表，止咳化痰。用于外感风热所致感冒，症见发热恶风，头痛鼻塞，咽喉肿痛，咳嗽，周身不适。

2. 消食退热糖浆（《临床用药须知中药成方制剂卷》2020 年版）

药物组成：柴胡、黄芩、知母、荆芥穗、青蒿、牡丹皮、槟榔、厚朴、水牛角浓缩粉、大黄。

功能与主治：清热解毒，消食通便。用于小儿外感时邪、内兼食滞所致的感冒，症见高热不退、脘腹胀满。

3. 甘露茶（《中华人民共和国卫生部药品标准·中药成方制剂》）

药物组成：炒麦芽、紫苏叶、青皮、广藿香、炒神曲、防风、青蒿、鸭脚木叶、炒山楂。

功能与主治：消暑散热，行气消食。用于感冒头痛、发热，食滞。

4. 小儿暑感宁糖浆（《中华人民共和国卫生部药品标准·中药成方制剂》）

药物组成：香薷、佩兰、扁豆花、黄连、黄芩、厚朴、青蒿、芦根、滑石粉、甘草、苦杏仁、薄荷、荆芥穗。

功能与主治：清暑解表，退热。用于小儿暑季外感发烧，高热不退，头痛少汗，咽喉肿痛，食欲不振，二便不畅。

【用法与用量】 6～12g，后下。

【注意】 脾胃虚弱，肠滑泄泻者慎用。

【本草摘要】

1.《本草纲目》 “治疟疾寒热。”

2.《本草新编》 “专解骨蒸劳热，尤能泻暑热之火，愈风瘙痒，止虚烦盗汗，……”

3.《医林纂要》 “清血中湿热，治黄疸及郁火不舒之证。”

【化学成分】 主要含萜类成分：青蒿素，青蒿酸等；挥发油：蒿酸甲酯，青蒿醇，蒿酮等。

【药理毒理】 本品具有抗病原微生物、抗内毒素、解热、镇痛、抗炎、抗肿瘤、调节免疫等作用。

1. 抗病原微生物作用 青蒿水煎液体外对金黄色葡萄球菌、表皮葡萄球菌、卡他球菌、炭疽杆菌、白喉杆菌、铜绿假单胞菌、痢疾杆菌、结核杆菌等有抑制作用。青蒿挥发油对多种皮肤癣菌有抑菌和杀菌作用。青蒿水提物体外可明显抑制 2 型单纯疱疹病毒（HSV-2）的致细胞病变作用，IC_{50}为 1.45mg/ml。青蒿挥发油 1 号对 4 种细菌（北京棒状杆菌、枯草芽孢杆菌、四联球菌、普通变形杆菌）和 4 种真菌（黑曲霉、菌刺孢属、青霉、马青霉）有较强的抑菌效果，对真菌的最低抑菌浓度（MIC）在 1.25%～5.0%之间，且对真菌效果超过细菌；挥发油 2 号（直接蒸馏法）对 4 种细菌同样有显著的抑菌效果，MIC 在 0.0059%～3.75%之间，且作用强于 1 号[1]。

青蒿素是青蒿抗疟有效成分，青蒿素具有强烈的抗疟原虫作用。主要作用在红内期，对疟原虫红前期和组织期无效。青蒿素不干扰叶酸代谢环节，而是作用于疟原虫的膜系结构。首先是食物胞膜、表膜、线粒体膜，其次是核膜、内质网，另外对核内染色体物质也有一定的影响，通过干扰表膜-线粒体功能，阻断宿主红细胞为疟原虫供给营养，但对感染小鼠的红细胞表面结构无影响。青蒿素也可使恶性疟出现类似的形态改变，核膜和限制膜的膜间隙水肿并增宽，内质网呈泡状肿胀，但线粒体膜结构在青蒿素作用下没有明显病理改变，这也造成了对青蒿素敏感程度的不同。另外，青蒿素 0.2g/kg 灌胃 1 小时后即可使洹河猴血中食蟹猴疟原虫发生形态改变，细胞质断裂成块或团，随之细胞核由圆形变成杆状，最后成碎块，环状体的变化较滋养体晚。青蒿素抗疟复发率较高，0.2g/kg 灌胃 3 天治疗猴疟，近期复发率为 71%。青蒿素 0.2g/kg 灌胃治疗食蟹猴疟原虫感染洹河猴，药后 9 日即可查见疟原虫。延长疗程、改变给药途径、复方配伍可降低复发率。

青蒿素作为一种现在普遍使用的重要抗疟药物，也面临着产生耐药性的危险，在泰柬边境地区已经出现了耐药性，并且体外敏感性监测检测时也发现恶性疟原虫野外分离株的敏感性有降低的现象。在中国的云南、海南等疟疾高发并应用青蒿素类抗疟药较久的地区，恶性疟原虫的敏感性呈缓慢下降的趋势[2]。

2. 抗内毒素作用 青蒿醇渗漉液灌胃给药，可降低内毒素所致大鼠肝线粒体 LPO、溶酶体 ACP、血浆内毒素和 TNF-α、肝微粒体 P_{450}浓度，升高肝线粒体 SOD 活性，降低内毒素休克小鼠的死亡率，延长存活时间，减轻肝、肺的组织病理损伤。青蒿素 0.24、0.48g/kg 灌胃给药可提高内毒素样小鼠的生存率，延长平均生存时间，升高内毒素所致大鼠肝线粒体 SOD 水平，降低 LPO、酸性磷酸酶（ACP）含量和血浆 LPS 的浓度；同时，对内毒素所致肝、肺和肾损伤有保护作用，可降低肝微粒体细胞色素 P_{450}、细胞色素 b5 水平和血清 TNF 的含量。

3. 解热、镇痛、抗炎作用 青蒿水提液灌胃，可降低大肠埃希菌致热家兔体温；其水提液的乙酸乙酯部位和正丁醇部位可降低鲜酵母所致发热大鼠体温。青蒿水提液灌胃可降低酵母或蛋清所致大鼠、小鼠足肿胀程度，可延长热刺激小鼠的痛阈反应时间，减少醋酸腹腔注射所致小鼠扭体次数。青蒿甲醇提取物（MEAH）可抑制转录因子-κB（NF-κB）的活化，减少促炎症介质的表达，具有抗炎活性[3]。青蒿素 0.2g/kg 灌胃可降低含未甲基化 CpG 的核苷酸（CpG-containing DNA，CpG DNA）攻击小鼠的死亡率；体外可抑制 CpG DNA 诱导的巨噬细胞 TNF-α、IL-6 的释放；降低盲肠结扎穿孔术（cecal ligation and puncture，CLP）所致脓毒症模型大鼠血浆和肺组织匀浆 LPS、TNF-α 和 IL-6 等促炎症因子的含量，下调肺组织匀浆 TNF-α 和 IL-6mRNA 的表达，减轻肠黏膜和肺组织的病理损伤；体外对 LPS 和热灭活大肠埃希菌刺激大鼠腹腔巨噬细胞释放 TNF-α 和 IL-6 具有抑制作用并呈量-效关系；进一步研究表明，青蒿素也可降低大鼠 CLP 术后血清 LPS 以及肝组织中 MDA、TNF-α 和 IL-6 的峰值，维持 SOD 接近正常水平，从而减轻肝脏的脂质过氧化损伤，减少脓毒症大鼠肝脏的炎症反应损害。二氢青蒿素通过下调诱导型一氧化氮合成酶（iNOS）蛋白表达，抑制巨噬细胞释放炎症因子 TNF-α、IL-6 和炎症介质 NO，发挥抗炎活性[4]。青蒿琥酯可抑制人的类风湿关节炎成纤维样滑膜细胞内血管内皮生长因子和低氧诱导因子-1α的表达，具有治疗类风湿关节炎滑膜炎的作用[5]。

4. 抗肿瘤作用　青蒿的不同提取物及制剂对多种瘤株有抑制作用。青蒿醇提物 125、500mg/kg 灌服 8 天，对 H22 肝癌小鼠的体内抑瘤率均在 50%左右，并对小鼠的胸腺、脾脏等免疫器官无明显影响[6]。青蒿油乳注射液体外可抑制人肝癌细胞株 SMMC-7721 的增殖，IC_{50} 为 175μg/ml；100μg/ml 青蒿油作用 24 小时，诱导肝癌细胞凋亡；青蒿多糖 50、100mg/kg 给荷瘤（H22 细胞）小鼠灌胃，能明显抑制体内肿瘤生长，同时青蒿多糖还能诱导人肝癌细胞（7402）的凋亡和免疫调节起到抗肝癌作用[7]；MTT 法显示青蒿含药血清对鼻咽癌细胞 CNE-1、CNE-2、SUNE-1 及 5-8F 的生长有抑制作用[8, 9]。青蒿素 50mg/kg 灌胃给药，可提高 Lewis 肺癌小鼠存活率，下调 Lewis 肺癌小鼠瘤周和瘤内 VEGFR-3 和 LYVE-1 的表达，减少肺转移结节数，缩小病灶体积，上调荷瘤小鼠的肿瘤坏死因子（TNF-α）和干扰素（IFN-γ）的含量[10]。青蒿素 100～200mg/kg 灌胃给药 10 天，对人胃癌细胞株 SGC-7901 裸鼠皮下移植瘤有明显的抑制作用，在体可通过活化 caspase-3 诱导细胞凋亡而发挥抗肿瘤作用[11]。青蒿素、双氢青蒿素体外对人结肠癌细胞株 LS174T 的增殖有不同程度的浓度和时间依赖性抑制作用，72 小时的 IC_{50} 为 211.18μmol/L 和 45.60μmol/L[12]；对人肝癌细胞株 $HepG_2$ 增殖有明显的抑制作用，48 小时的 IC_{50} 为 68μmol/L 和 16μmol/L[13]；双氢青蒿素和青蒿琥酯对非小细胞肺癌 A549 生长有选择性抑制作用，72 小时的 IC_{50} 为 24.97μg/ml 和 43.90μg/ml，青蒿素、双氢青蒿素和青蒿琥酯对宫颈癌 HeLa 细胞 72 小时的 IC_{50} 分别为 48.10、15.94、34.60μg/ml[14]；青蒿素提取成分（CQ-189）25mg/L 作用 48 小时对人白血病 K562 细胞生长有明显的抑制作用（90%）[15]；另有一项对体外 55 种细胞系进行的研究结果显示，青蒿琥酯对白血病、大肠癌、黑色素瘤、乳腺癌、卵巢癌、前列腺癌和肾癌细胞均有抑制作用，双氢青蒿素对胰腺癌、白血病、骨肉瘤和肺癌细胞的抗肿瘤作用甚佳。青蒿素抗肿瘤机制主要有诱导凋亡、阻滞细胞周期、二价铁离子介导的细胞毒作用、自由基介导的细胞毒作用、抑制血管生成等多个方面[16-18]。

5. 对免疫功能的影响　青蒿素具有促进细胞免疫和抑制体液免疫作用。青蒿素 0.2g/kg 灌胃可增强小鼠腹腔巨噬细胞对鸡红细胞的吞噬作用，升高溶酶体酸性磷酸酶活性，体外也可增加对疟原虫的吞噬作用。青蒿素及衍生物对小鼠 IL-2 的产生有明显的抑制作用，能有效抑制刀豆蛋白 A（ConA）诱导的 T 细胞增殖，对巨噬细胞释放的 TNF-α 有强大的抑制作用[19]；青蒿琥酯可以提高植物血凝素（PHA）诱导的小鼠淋巴细胞转化率，增加脾脏重量，增强二硝基氟苯诱导的迟发超敏反应[20]。青蒿素对体液免疫的抑制作用机制与增强脾脏效应阶段 Ts 细胞的活化有关。

6. 其他作用　青蒿素灌胃能对抗大鼠乌头碱、冠脉结扎和电刺激所诱发的心律失常和毒毛花苷诱发的豚鼠心律失常，并可改善大鼠垂体后叶素引起的 ST 段变化。青蒿素 75mg/kg，连续灌胃 4 周，能提高心肌梗死大鼠的生存率，减少心肌纤维化，下调转化生长因子-β_1（TGF-β_1）蛋白的表达[21]。1、10、100mg/L 3 个剂量组的青蒿琥酯体外呈浓度依赖性抑制人胚肺成纤维细胞的增殖，促进其凋亡，发挥其抗肺纤维化作用[22, 23]。青蒿素 300mg/kg 腹腔注射 3～6 周，通过抑制链脲佐菌素糖尿病大鼠肾小球金属蛋白酶-2 组织抑制物的表达及增加基质金属蛋白酶-2 的表达，抑制肾组织转录因子活化蛋白-1（AP-1）的 DNA 结合活性上调，抑制肾组织细胞 c-jun 及 c-fos 基因表达上调等，从而减轻糖尿病大鼠肾组织的病理损伤，保护肾脏功能[24-26]。

7. 体内过程　青蒿素体内过程的特点是吸收快，分布广，排泄快，代谢迅速。^{3}H-青蒿素对小鼠灌胃血中放射性 1 小时达到高峰，4 小时降到峰值 1/2 以下；1 小时胆汁放射性最高，实质脏器依次为肾、肝、心、肺、脾、肌肉、骨骼、脑，^{3}H-青蒿素皮下注射整体放射自显影也得到相同结果。大鼠静脉注射青蒿素 10 分钟肝脏浓度最高，5 小时脑中浓度显著增高，但维持时间短，给药 16 小时后即下降到 5 小时的 1/2；肌内注射后半小时即显著吸收，1～8 小时达到高峰，以肝、脑、骨、血液含量较高，16 小时后大部分药物基本消失。青蒿素 50mg/kg 对家兔灌胃，C_{max} 为 1.359μg/ml、t_{max} 为 0.83 小时、AUC 为 12.45μg/（ml·h）。青蒿素 10mg/kg 对狗肌内注射，C_{max} 为 0.2μg/ml、t_{max} 为 2 小时。

8. 毒理研究　青蒿水提物 500mg/kg 静脉注射 12 天，对家兔的血压、心电、呼吸运动无明显影响，但可见动脉氧分压（PaO_2）明显下降，不同程度的肺泡壁毛细血管扩张充血和炎细胞浸润，提示在较高剂量时，可引起肺组织炎症反应[27]。500mg/kg 青蒿水提物在雌性小鼠交配前 14 天，交配后 35 天腹腔注射给药，对雌鼠的交配指数、生育指数、活产指数及对出生仔鼠的存活指数、生长指数均无明显影响，但能使孕鼠胎仔数及仔鼠的平均体重下降，吸收胚胎数增加，提示对胚胎的发育有一定毒性[28]；同等剂量水提物雄性小鼠腹腔注射给药 60 天，对生殖功能(交配率、睾丸脏器系数、精子数量、活动精子百分率和畸形率以及睾丸组织病理变化)无明显毒性作用[29]。

青蒿油乳剂灌胃小鼠 LD_{50} 为(2.10±0.08)g/kg；亚急性毒性试验结果，动物主要脏器组织形态学观察未见明显改变。

不同动物、不同给药途径的毒理研究发现，青蒿素毒性较低，小鼠灌胃、肌内注射、静脉注射 LD_{50} 分别为 3.8、0.838、0.631g/kg，大鼠、鸽、豚鼠、家兔、猫、狗灌胃 MTD 均在 1.0g/kg 以上，毒性反应主要表现为活动抑制，呼吸减慢，动物死亡原因主要为抑制或麻痹；大鼠与兔 1.0g/kg 灌胃，连续 14 天，未见毒性反应。

沙门菌/哺乳动物微粒体酶实验、小鼠骨髓多染红细胞微核实验表明青蒿素无诱变性。青蒿素对 SD 大鼠有胚胎毒性及较弱的致畸作用。研究表明，青蒿素 7.5、15、30mg/(kg·d)于大鼠妊娠 7～17 天连续灌胃给药，青蒿素中、高剂量组出现胚胎致死毒性，胚胎着床后损失率分别为 31.8%和 66.0%；低、中、高剂量组的骨骼畸形率分别为 l6.7%、15.4%、23.5%；高剂量组延缓胎仔发育，胎仔体重、体长、尾长均低于对照组。

【参考文献】 [1] 张丽勇，林秀梅，战月，等. 不同方法提取青蒿挥发油成分分析及抗菌活性比较. 中国实验方剂学杂志，2011，17(22)：60-63.

[2] 罗丹，刘伟光，杨亚. 青蒿素类抗疟药的作用机制及耐药机制研究进展. 中国医学创新，2014，11(9)：131-133.

[3] Ji Choul Ryu，Sang Mi Park，Min Hwangbo，et al. Methanol extract of artemisia apiacea hance attenuates the expression of inflammatory mediators via NF-κB Inactivation. Evidence-Based Complementary and Alternative Medicine，2013.

[4] 喻婉莹，阚伟娟，于鹏霞，等. 青蒿素和二氢青蒿素的抗炎作用机制. 中国中药杂志，2012，37(17)：2618-2621.

[5] He Y，Fan J，Lin H，et al. The anti-malaria agent artesunate inhibits expression of vascular endothelial growth factor and hypoxiainducible factor-1 alphain human rheumatoid arthritis fibroblast-like aynoviocyte. Rheumatol Int，2011，31(1)：53-60.

[6] 裴晶，何家靖，朱宇同，等. 青蒿醇提物对 H22 肝癌小鼠的抑瘤作用研究. 中医学报，2011，26(156)：531-533.

[7] Chen Jiayu，Chen Jiaqi，Wang Xintai，et al. Anti-tumour effects of polysaccharides isolated from artemisia annua L by induding cell apoptosis and immunomodulatory anti-hepatoma effects polysaccharides. Afr J Tradit Complement Altern Med，2014，11(1)：15-22.

[8] 吴冬梅，刘冠军，崔英. 青蒿对鼻咽癌细胞 CNE-1、SUNE-1 生长的影响. 中国医学指南，2012，10(33)：66-67.

[9] 吴冬梅，刘冠军，崔英. 青蒿对鼻咽癌细胞 CNE-2、5-8F 生长的影响. 当代医学，2012，18(24)：22-23.

[10] 郑绍琴，刘亚军，宋健平，等. 青蒿素对小鼠 Lewis 肺癌的抑制及 TNF-α 和 IFN-γ 的影响. 江西中医药，2014，45(381)：20-23.

[11] 牛高华，尚凡晶，武华，等. 青蒿素对人胃癌裸鼠移植瘤的生长抑制作用及其机制的研究. 中华肿瘤防治杂志，2010，17(12)：903-907.

[12] 王燕，薛丹，王锐利，等. 青蒿素类药物对结肠腺癌细胞 LS174T 的细胞毒作用. 中国医药导报，2013，10(7)：14-16.

[13] 牛高华，尚凡晶，武华，等. 四甲基偶氮唑蓝法考察青蒿素和双氢青蒿素对人肝癌细胞增殖的影响. 中国药物与临床，2012，12(5)：552-554.

[14] 郑绍琴，宋健平，王琪，等. 青蒿素类药物对 A549 和 HeLa 细胞体外抗肿瘤活性的研究. 江西中医药，2014，45(374)：22-24.

[15] 王芳，魏伟. 青蒿素 CQ-189 对 K562 细胞增殖的抑制作用研究. 齐齐哈尔医学院学报，2012，33(4)：427-428.

[16] 杨华，谭先杰. 青蒿素及其衍生物的抗肿瘤特性研究进展. 中国医学科学院学报，2013，35(4)：466-471.

[17] 闫静. 双氢青蒿素抗肿瘤作用机制的研究进展. 文献综述，2014，12(24)：65-67.

[18] 朱红妹，庞来祥. 青蒿素及其衍生物抗肿瘤作用机制研究进展. 内蒙古中医药，2012，(19)：74-75.

[19] 杨敏，呼永河，郭明阳，等. 青蒿素对类风湿关节炎的治疗作用. 风湿与关节炎，2013，2(8)：66-69.

[20] 孙晓茹，毕宏生，郭俊国，等. 青蒿素及其衍生物免疫抑制作用在防治葡萄膜炎中的前景. 国际眼科杂志，2012，12(6)：1078-1080.

[21] 顾永伟，王晞，党松，等. 青蒿素对大鼠心肌梗死后心肌纤维化的影响及其机制. 中国医药导报，2012，9(27)：13-14，18.

[22] 陈冰燕，李超乾. 青蒿素抗肺纤维化的研究进展. 中国医药指南，2012，10(9)：369-370

[23] Wang CM，Li HX，Zhang XF. Role of fas，fasL and caspase-3 in artesunate-induced apoptosis of human embryonic lung fibroblasts. J of Clin Rehabil Tissue Eng Res，2011，10(6)：687-690.

[24] 张丽坤，周凤娇，苏彦君，等. 青蒿素对糖尿病大鼠

肾脏保护作用机制研究．现代中西医结合杂志，2014，23(26)：2862-2864.

[25] 周凤娇，张建勇，张丽坤，等．青蒿素对糖尿病大鼠肾组织 AP-1 的 DNA 结合活性升高的抑制作用．现代中西医结合杂志，2014，23(24)：2651-2652，2655.

[26] 周凤娇，张丽坤，苏彦君，等．青蒿素对糖尿病大鼠肾组织 c-jun 及 c-fos 基因表达上调的抑制作用．现代中西医结合杂志，2014，23(21)：2294-2295，2298.

[27] 张丹，张会军，王莎莉．青蒿水提液对家兔心血管和呼吸功能的影响．重庆医科大学学报，2012，37(7)：595-598.

[28] 黄燕，张会军，王莎莉．青蒿水提物对小鼠生殖功能及胎鼠生殖发育的影响．生殖与避孕，2010，30(8)：505-507.

[29] 竹梅，张会军，王莎莉．青蒿水提物对雄性小鼠一般生殖毒性的实验研究．重庆医科大学学报，2010，35(7)：1029-1031.

白 薇

Baiwei

本品为萝藦科植物白薇 *Cynanchum atratum* Bge.或蔓生白薇 *Cynanchum versicolor* Bge.的干燥根和根茎。主产于安徽、河北、辽宁。春、秋二季采挖，洗净，干燥。切段。以色淡黄者为佳。

【性味与归经】 苦、咸，寒。归胃、肝、肾经。

【功能与主治】 清热凉血，利尿通淋，解毒疗疮。用于温邪伤营发热，阴虚发热，骨蒸劳热，产后血虚发热，热淋，血淋，痈疽肿毒。

【效用分析】 白薇苦咸而寒，善入血分，《本草正义》云：“凡苦寒之药多偏于燥，惟白薇则虽亦属寒而不伤阴液精血，故其主治各病，多属血分之热邪……”临床常用本品治疗温热病邪伤营阴，高热神昏；或热病后期，余邪未尽，邪伏阴分，夜热早凉；或肝肾阴虚，骨蒸潮热及产后血虚发热等，有清热凉血，益阴除热之功。

白薇既能清热凉血，又能利尿通淋，故可用于膀胱湿热蕴结所致之热淋、血淋，小便涩痛等。

白薇功能清热凉血，解毒疗疮，有消肿散结之效，亦常用于血热瘀滞之疮痈肿毒，咽喉肿痛等，内服外用均可。

【配伍应用】

1. 白薇配当归 白薇长于清热凉血，益阴退热；当归长于养血活血。二药配伍，共奏养血益阴，清热除蒸之效，适用于产后血虚发热，低热不退。

2. 白薇配石韦 二药均有利尿通淋之功。白薇又长于清热凉血；石韦又能凉血止血。配伍后增强清利膀胱，止血通淋之效，适用于膀胱湿热，血淋涩痛。

3. 白薇配天花粉 白薇能凉血解毒疗疮，天花粉能清热消肿排脓。二药配伍，增强清热凉血，消肿散结之效，适用于血热毒盛的疮痈肿毒。

4. 白薇配玉竹、薄荷 白薇尤善益阴退热；玉竹滋阴润燥而不恋邪；薄荷长于疏散风热，利咽喉。三者配伍，共奏滋阴解表清热之效，适用于阴虚外感之发热、咽干、口渴心烦等症。

【鉴别应用】 白薇与青蒿 两药均性寒入肝经，同能除骨蒸，退虚热，同可用治阴虚发热、骨蒸潮热、热病后期阴伤发热等。然白薇味苦咸，凉血力强，又能利尿通淋，解毒疗疮，尤宜于热邪入营发热，经前发热，胎前产后烦热，血淋，热淋，痈肿疮毒等；而青蒿味辛芳香，又解暑热，除疟热，多用于外感暑邪，发热烦渴及疟疾寒热。

【方剂举隅】 加减葳蕤汤(《重订通俗伤寒论》)

药物组成：葳蕤、葱白、桔梗、白薇、淡豆豉、薄荷、炙甘草、红枣。

功能与主治：滋阴解表。适用于素体阴虚，外感风热证。症见头痛身热，微恶风寒，无汗或有汗不多，咳嗽，心烦，口渴，咽干，舌红，脉数。

【成药例证】

1. 三蛇胆川贝糖浆(《临床用药须知中药成方制剂卷》2020 年版)

药物组成：蛇胆汁、川贝母、枇杷叶、百部、麻黄、桑白皮、肿节风、牛白藤、白薇、桔梗、薄荷素油。

功能与主治：清热润肺，化痰止咳。用于痰热蕴肺所致的咳嗽痰黄。

2. 小儿退热口服液(颗粒)(《临床用药须知中药成方制剂卷》2020 年版)

药物组成：大青叶、板蓝根、金银花、连翘、栀子、牡丹皮、黄芩、重楼、淡竹叶、地龙、白薇、柴胡。

功能与主治：疏风解表，解毒利咽。用于小儿外感风热所致的感冒，症见发热恶风、头痛目赤、咽喉肿痛。

3. 小儿感冒茶(颗粒、口服液)(《临床用药须知中药成方制剂卷》2020 年版)

药物组成：广藿香、连翘、菊花、薄荷、大青叶、板蓝根、地骨皮、白薇、石膏、地黄。

功能与主治：疏风解表，清热解毒。用于小儿风热感冒，症见发热重、头胀痛、咳嗽痰黏、咽喉肿痛。

【用法与用量】 5～10g。

【注意】 脾胃虚寒、食少便溏者不宜服用。

【本草摘要】

1.《名医别录》 “疗伤中淋露，下水气，利阴气，益精。”

2.《本草纲目》 “风温灼热多眠，及热淋、遗尿、金疮出血。”

3.《本草正义》 “凡阴虚有热者，自汗盗汗者，久疟伤津者，病后阴液未复而余热未清者，皆为必不可少之药，而妇女血热，又为恒用之品矣。”

【化学成分】 主要含甾体苷类成分：直立白薇苷A、B、C、D、E、F，直立白薇新苷A、B、C、D，蔓生白薇苷A、B、C、D、E，蔓生白薇新苷，白前苷C、H，白前苷元等。

【药理毒理】 本品具有抗炎、解热等作用。

1. 抗炎、解热作用 直立白薇及蔓生白薇水提物1或2g/kg腹腔注射可显著抑制巴豆油所致小鼠耳肿胀，后者作用略强。对于酵母所致大鼠发热，直立白薇水提物3.4～7.0g/kg腹腔注射均有显著解热作用，但醇或醚提物作用不显著。

2. 祛痰、平喘作用 直立白薇水提物1g/kg灌服5天，酚红排泌试验表明有明显祛痰作用，但同剂量蔓生白薇水提物或二者的醇提物均未见有祛痰效果。对于乙酰胆碱和组胺混合引喘豚鼠，蔓生白薇水提物2g/kg腹腔注射有明显预防作用，直立白薇水提物5g/kg无效。此外，二者的醇或水提物对氨雾引咳小鼠均无明显止咳作用。

3. 其他作用 从蔓生白薇中分得的蔓生白薇苷A(cynaversicoside A)具有明显抗肿瘤作用；蔓生白薇水提物、50%和95%醇提物的不同浓度(20、60、100、140、180、200mg生药/L)经皮透过液均对B16黑色素瘤细胞的增殖、酪氨酸酶的活性及细胞内黑色素的含量有明显抑制作用，作用效果为95%醇提>50%醇提>水提，最佳作用浓度为200mg生药/L，最佳作用时间为48小时，提示其具有一定的皮肤美白作用[1]；白薇皂苷可使心肌收缩力增强，心率减缓；另外，从白薇中分得的皂苷具有胆碱酯酶抑制活性。

4. 毒理研究 直立白薇和蔓生白薇水提物灌服无明显毒性，120g/kg仍不引起小鼠毒性表现，醇提物灌服对小鼠的LD_{50}分别为7.5g(6.8～8.4g)/kg和12.3g(10.2～14.8g)/kg，水提物腹腔注射分别为26.7g(23.6～30.2g)/kg和8.5g(7.4～9.8g)/kg。

【参考文献】 [1] 陈晓璐，毕颖娜，刘承苹，等. 白薇经皮透过液对B16黑色素瘤细胞的作用. 中国实验方剂学杂志，2014，20(12)：193-196.

地骨皮

Digupi

本品为茄科植物枸杞*Lycium chinense* Mill.或宁夏枸杞*Lycium barbarum* L.的干燥根皮。全国大部分地区均产。春初或秋后采挖根部，洗净，剥取根皮，晒干。以块大、肉厚、色黄者为佳。

【性味与归经】 甘，寒。归肺、肝、肾经。

【功能与主治】 凉血除蒸，清肺降火。用于阴虚潮热，骨蒸盗汗，肺热咳嗽，咯血，衄血，内热消渴。

【效用分析】 地骨皮甘寒清润，入肝肾二经，能凉血除蒸，《珍珠囊》言其“解骨蒸肌热”，《药品化义》谓其“除有汗骨蒸”，《本草正》云其“热在精髓阴分者最宜”。故本品善清肝肾之虚热，为退虚热、疗骨蒸之佳品，治疗肝肾阴虚、骨蒸劳热、潮热盗汗之要药。

地骨皮甘寒，入肺、肝二经，善清泄肺热，除肺中伏火，兼能泻肝清肺，常用治肺火郁结或肝火犯肺所致之气逆不降，咳嗽气喘，皮肤蒸热等症。

地骨皮甘寒入血分，能清热、凉血，有止血之效，常用治血热妄行的咯血、衄血、尿血等。

地骨皮甘寒入阴，既能清热除蒸，又能益阴降火而生津止渴，可用治阴虚内热之消渴。

【配伍应用】

1. 地骨皮配白薇 二者皆入阴分血分，均为退热除蒸之佳品。地骨皮长于清热凉血，善治有汗之骨蒸；白薇泄热益阴，善于清解营分之热。二药配伍，增强滋阴凉血除蒸之效，适用于血虚发热，阴虚潮热，温邪入营之午后发热等。

2. 地骨皮配胡黄连 地骨皮能除肝肾虚火，清阴分伏热；胡黄连能退骨蒸，消疳热。二药配用，退虚热作用明显加强，适用于阴虚发热、骨蒸劳热、小儿疳积发热等。

3. 地骨皮配大青叶 地骨皮善清泄肺热；大青叶善清心胃实火。二药配伍，增强清热解毒、泻火退热之效，适用于外感时疫，肺胃热盛，发热头痛，咽喉肿痛等。

4. 地骨皮配白茅根 二者均为甘寒之品，地骨皮尤能清肺降火，凉血止血；白茅根尤能凉血止血，清热利尿。二药配伍，增强清热凉血止血之效，适用于血热妄行之咯血、吐血、尿血等。

【鉴别应用】 **地骨皮与牡丹皮** 两药均具退虚热、凉血热之功，同可用治阴虚发热、骨蒸潮热、血热吐衄、经前发热等。然地骨皮甘寒清润，善治阴虚发热之有汗骨蒸；而牡丹皮辛苦微寒，辛散清透，善治热病伤阴，夜热早凉之无汗骨蒸。但凡阴虚、血热所致之骨蒸潮热，五心烦热，无论有汗无汗均可配伍用之。此外，地骨皮又能清肺降火，益阴生津，亦为肺热咳嗽、内热消渴常用之品；而牡丹皮则长于清泄肝火，活血化瘀，凉血消痈，故多用于肝热目赤肿痛，血热血滞诸证及热毒疮痈。

【方剂举隅】

1. 泻白散（《小儿药证直诀》）

药物组成：地骨皮、桑白皮、炙甘草、粳米。

功能与主治：清泻肺热，止咳平喘。适用于肺热喘咳证。症见气喘咳嗽，皮肤蒸热，日晡尤甚，舌红苔黄，脉细数。

2. 清骨散（《证治准绳》）

药物组成：银柴胡、胡黄连、秦艽、鳖甲、地骨皮、青蒿、知母、甘草。

功能与主治：清虚热，退骨蒸。适用于肝肾阴虚，虚火内扰证。症见骨蒸潮热，或低热日久不退，形体消瘦，唇红颧赤，困倦盗汗，或口渴心烦，舌红少苔，脉细数等。

3. 清心莲子饮（《太平惠民和剂局方》）

药物组成：黄芩、麦冬、地骨皮、车前子、炙甘草、石莲肉、白茯苓、炙黄芪、人参。

功能与主治：清心火，益气阴，止淋浊。适用于心火偏旺，气阴两虚，湿热下注证。症见遗精淋浊，血崩带下，遇劳则发；或肾阴不足，口舌干燥，烦躁发热等。

4. 秦艽鳖甲散（《卫生宝鉴》）

药物组成：柴胡、鳖甲、地骨皮、秦艽、当归、知母、青蒿、乌梅。

功能与主治：滋阴养血，清热除蒸。适用于阴亏血虚，风邪传里化热之风劳病。症见骨蒸盗汗，肌肉消瘦，唇红颊赤，口干咽燥，午后潮热，咳嗽，困倦，舌红少苔，脉细数。

【成药例证】

1. 小儿感冒茶(颗粒、口服液)（《临床用药须知中药成方制剂卷》2020 年版）

药物组成：广藿香、连翘、菊花、薄荷、大青叶、板蓝根、地骨皮、白薇、石膏、地黄。

功能与主治：疏风解表，清热解毒。用于小儿风热感冒，症见发热重、头胀痛、咳嗽痰黏、咽喉肿痛。

2. 小儿麻甘颗粒（《临床用药须知中药成方制剂卷》2020 年版）

药物组成：麻黄、石膏、苦杏仁、紫苏子、黄芩、桑白皮、地骨皮、甘草。

功能与主治：平喘止咳，利咽祛痰。用于小儿风热犯肺所致的肺炎喘嗽，症见发热微汗、咳嗽痰稠、呼吸急促、口渴欲饮。

3. 消风止痒颗粒（《临床用药须知中药成方制剂卷》2020 年版）

药物组成：荆芥、防风、苍术(炒)、蝉蜕、石膏、木通、地骨皮、亚麻子、当归、地黄、甘草。

功能与主治：清热除湿，消风止痒。用于风湿热邪蕴阻肌肤所致的湿疮、风瘙痒、小儿瘾疹，症见皮肤丘疹、水疱、抓痕、血痂，或见梭形或纺锤形水肿性风团，中央出现小水疱，瘙痒剧烈。

【用法与用量】 9～15g。

【注意】 外感风寒发热及脾虚便溏者不宜用。

【本草摘要】

1.《神农本草经》 “主五内邪气，热中消渴，周痹。”

2.《珍珠囊》 “解骨蒸肌热，消渴，风湿痹，坚筋骨，凉血。”

3.《汤液本草》 “泻肾火，降肺中伏火，去胞中火，退热，补正气。”

【化学成分】 主要含生物碱类成分：甜菜碱，苦可胺 A，莨菪亭，枸杞酰胺(乙酸橙黄胡椒酰胺酯)，阿托品和天仙子胺；还含有机酸、酚类及甾醇成分。

【药理毒理】 本品具有抗病原微生物、解热、降血糖等作用。

1. 抗病原微生物作用 地骨皮醇提物对 12 种常见细菌有抑菌作用，其中对甲型溶血性链球菌、肺炎双球菌、铜绿假单胞菌抑菌作用明显，平均最低抑制浓度(MIC)为 0.125mg/ml。地骨皮所含酰胺类物质如 *N*-二氢咖啡酰酪胺、*N*-反咖啡酰酪胺、*N*-顺咖啡酰酪胺等均具有抗真菌作用，前两者 5～10μg/ml 就能阻碍白色念珠菌病原体的二型转变；南烛树脂醇-3α-*O*-β-D-吡喃型葡萄糖苷已作为研制抗菌试剂的化合前体。此外，地骨皮的一些提取物尚具有一定抗病毒作用。

本品经大孔树脂吸附分离获得的一种提取物可直接与内毒素(LPS)的活性中心类脂 A、革兰阳性菌的肽聚糖(PGN)、革兰阴性菌和革兰阳性菌共有的细菌基因组 DNA (CpG DNA)结合，并剂量依赖地抑制肽聚糖、基因组 DNA、内毒素诱导 RAW264.7 细胞释放肿瘤坏死因子-α(TNF-α)，减少大肠埃希菌及金黄色葡萄球菌所致小鼠死亡，提示其具有一定的抗细菌毒素作用。

地骨皮水提液 20g 生药/kg 腹腔注射可减轻 LPS 所致小鼠急性肺组织损伤，能降低肺泡灌洗液中的炎细胞数目，明显降低肺组织湿重/干重，显著升高肺灌洗液中超氧化物歧化酶活性，降低丙二醛蛋白含量，有效减轻肺组织病理学变化[1]。

2. 解热作用 地骨皮醇提物灌胃，可抑制鹿角菜胶所致大鼠发热；其醇提物、水提物、乙醚残渣水提物及甜菜碱灌服或静脉注射，对内毒素所致发热家兔也有解热作用。

3. 降血糖作用　地骨皮水煎液灌胃，可降低四氧嘧啶所致小鼠和大鼠高血糖，亦可降低正常大鼠血糖，提高大鼠血清胰岛素及肝糖原水平，改善胰岛B细胞形态结构变化，并可直接促进体外培养的胰岛B细胞释放胰岛素，其机制与地骨皮拮抗四氧嘧啶所致过氧化损伤有关。地骨皮可通过降低血液中TNF-α和白介素-6等炎性因子，来预防糖尿病所致血管病变，亦可通过减少核因子-κB（NF-κB）表达，降低炎性因子水平，从而改善肾脏损伤，都有利于糖尿病多种并发症的防治。有研究认为地骨皮中仅枸杞根皮有明显降糖效果，而宁夏枸杞根皮作用甚微。

地骨皮水提物、醇提物30g生药/kg连续灌服数周均能明显降低高脂+小剂量链脲佐菌素2型糖尿病模型大鼠的空腹血糖、甘油三酯、胆固醇、低密度脂蛋白、谷丙和谷草转氨酶，升高高密度脂蛋白，不同程度减轻肝脏的脂肪变性、肝细胞点状坏死和炎性细胞浸润等病理改变[2, 3]。地骨皮醇提物20、40g生药/kg连续灌服4周能提高模型大鼠的SOD活性、NO含量，降低MDA含量，对血管的病理形态有一定改善[4]。

地骨皮醇提物（总黄酮、牛磺酸）400mg/kg连续灌胃6周，能明显降低高糖高脂+小剂量链脲佐菌素2型糖尿病模型大鼠的空腹血糖、餐后2小时血糖，升高血清胰岛素水平，降低总胆固醇、甘油三酯、低密度脂蛋白[5]。地骨皮水提物（CLE）体外对大鼠小肠中α-葡萄糖苷酶具有良好的抑制作用[6]。

地骨皮水提液2g生药/L能部分恢复高糖对人脐血内皮祖细胞的黏附、迁移及增殖能力的抑制，对高糖所致的血管损伤有保护作用[7]。醇提液0.4mg生药/ml对H_2O_2诱导的人脐静脉内皮祖细胞凋亡有明显的抑制作用，对血管内皮具有保护作用[8]。

4. 其他作用　地骨皮尚具有促进成骨细胞增殖、降压等作用。有研究表明，地骨皮水煎剂可抑制正常小鼠脾细胞产生白介素-2（IL-2），但可提高环磷酰胺所致IL-2降低，抑制硫唑嘌呤所致IL-2异常增加。在对小鼠皮肤深Ⅱ度烫伤创面愈合作用观察中，地骨皮的乙醇提取物局部给药10天能明显促进受损皮肤的愈合[9]。

【参考文献】　[1] 张天柱，张景龙，郝彬彬，等．地骨皮水提液对脂多糖诱导小鼠急性肺损伤的保护作用机制．中国实验方剂学杂志，2014，20（22）：147-150．

[2] 严哲琳，刘铜华．地骨皮水提取物对2型糖尿病胰岛素抵抗大鼠糖脂代谢的影响．云南中医中药杂志，2011，32（8）：56-58．

[3] 王东，叶真，倪海祥，等．地骨皮提取液对2型糖尿病肥胖大鼠糖脂代谢影响的实验研究．中华中医药学刊，2010，28（1）：210-213．

[4] 彭红兵．地骨皮醇提物对糖尿病模型大鼠的保护作用．中国药房，2014，25（27）：2513-2515．

[5] 李春英，姜海霞，张晶，等．地骨皮有效成分的提取及其降血糖调血脂作用研究．中国林副特产，2014，131（4）：27-29．

[6] 张丽，邝少轶，刘辰鹏，等．地骨皮提取物对α-葡萄糖苷酶的抑制作用及其降血糖作用机制探讨．海南医学院学报，2012，18（10）：1379-1381．

[7] 沈飞霞，陈光明，叶真，等．地骨皮提取液对内皮祖细胞功能的影响．中国细胞生物学学报，2010，32（2）：246-250．

[8] 王迎昌，叶真．地骨皮提取液对H_2O_2诱导的人脐静脉内皮细胞凋亡的影响．中华中医药学刊，2010，28（7）：1405-1407．

[9] 李志勇，刘洪超，周凤琴．地骨皮治疗小鼠皮肤烫伤的药效学研究．中药材，2011，34（8）：1266-1270．

银柴胡
Yinchaihu

本品为石竹科植物银柴胡 *Stellaria dichotoma* L. var. *lanceolata* Bge.的干燥根。主产于宁夏、甘肃、内蒙古。春、夏间植株萌发或秋后茎叶枯萎时采挖；栽培品于种植后第三年9月中旬或第四年4月中旬采挖，除去残茎、须根及泥沙，晒干。切厚片。以外皮棕黄色、切面黄白色者为佳。

【性味与归经】　甘，微寒。归肝、胃经。

【功能与主治】　清虚热，除疳热。用于阴虚发热，骨蒸劳热，小儿疳热。

【效用分析】　银柴胡甘寒益阴，善清阴分热邪，无升腾发泄之弊，为退虚热、除骨蒸所常用。正如《本草正义》所言："退热而不苦泄，理阴而不升腾，固虚热之良药。"尤宜于阴虚发热，骨蒸劳热，潮热盗汗等。

银柴胡清虚热之中又长于除疳热，《本草从新》云其善治"小儿五疳羸热"，故多用于小儿食滞或虫积所致的疳积发热，腹部膨大，口渴消瘦，毛发焦枯等症。

【配伍应用】

1. 银柴胡配鳖甲　银柴胡善于退虚热，除骨蒸；鳖甲尤善滋补肝肾之阴。二药配伍，清补结合，清中寓补，滋阴退热之功显著。适用于阴虚血热，痨热骨蒸；或热病后期，余热未清以及虚劳低热，日久不退等。

2. 银柴胡配胡黄连　银柴胡甘寒，无苦泄升腾之弊，功专退虚热，除骨蒸；胡黄连苦寒沉降，长于退蒸消疳而兼泄热燥湿。二药配用，增强清虚热、除骨蒸、消疳积作用，适用于血虚热伏之骨蒸潮热以及小儿疳积发热等。

【鉴别应用】 银柴胡与柴胡 二者名称相似且均有退热之功。然银柴胡来源于石竹科植物银柴胡的根，味甘微寒，功专退虚热，除疳热，兼能益阴，尤善治疗阴虚发热，骨蒸潮热及小儿疳热；而柴胡来源于伞形科植物柴胡或狭叶柴胡的根，其性苦泄辛散，功能疏散退热，善治外感发热及邪在少阳之往来寒热。又能疏肝解郁，升阳举陷，亦用于肝郁气滞及中气下陷等证。

【方剂举隅】

1. 清骨散（《证治准绳》）

药物组成：银柴胡、胡黄连、秦艽、鳖甲、地骨皮、青蒿、知母、甘草。

功能与主治：清虚热，退骨蒸。适用于肝肾阴虚，虚火内扰证。症见骨蒸潮热，或低热日久不退，形体消瘦，唇红颧赤，困倦盗汗，或口渴心烦，舌红少苔，脉细数等。

2. 柴胡清肝散（《医宗金鉴》）

药物组成：银柴胡、炒栀子、连翘、胡黄连、生地黄、赤芍、龙胆、青皮、甘草。

功能与主治：清肝热，消疳积。适用于肝疳。症见面目爪甲皆青，眼生眵泪，隐涩难睁，摇头揉目，合面睡卧，耳疮流脓，腹大青筋，身体羸瘦，燥渴烦急，粪青如苔。

【成药例证】

1. 同仁乌鸡白凤丸（水蜜丸、口服液）（《临床用药须知中药成方制剂卷》2020年版）

药物组成：乌鸡（去毛、爪、肠）、人参、黄芪、山药、鹿角、熟地黄、白芍、当归、地黄、天冬、青蒿、银柴胡、香附（醋炙）、丹参、川芎、桑螵蛸、芡实（炒）、牡蛎（煅）、甘草。

功能与主治：益气养血，滋阴清热。用于气血两虚，阴虚有热所致的月经失调、崩漏、带下病。症见经行错后或提前，经水量多，淋漓不净，带下量多，黄白相兼，腰膝酸软，虚热盗汗。

2. 乌鸡白凤丸（片）（《临床用药须知中药成方制剂卷》2020年版）

药物组成：乌鸡（去毛、爪、肠）、人参、黄芪、山药、熟地黄、当归、白芍、川芎、丹参、鹿角霜、鹿角胶、鳖甲（制）、地黄、天冬、香附（醋制）、银柴胡、芡实（炒）、桑螵蛸、牡蛎（煅）、甘草。

功能与主治：补气养血，调经止带。用于气血两虚，身体瘦弱，腰膝酸软，月经不调，崩漏带下。

3. 利儿康合剂（《临床用药须知中药成方制剂卷》2020年版）

药物组成：白术、莲子、北沙参、大枣、麦芽（炒）、谷芽（炒）、鸡内金（炙）、陈皮、白芍、川楝子（粗炒）、柏子仁、龙骨、牡蛎（煅）、银柴胡、甘草。

功能与主治：健脾，消食，开胃。用于脾虚食滞所致的小儿疳积，症见体弱、厌食、多汗、性情急躁、大便异常。

【用法与用量】 3～10g。

【注意】 外感风寒，血虚无热者不宜使用。

【本草摘要】

1.《本草从新》 “治虚劳肌热骨蒸，劳虐热从髓出，小儿五疳羸热。”

2.《本草正义》 “退热而不苦泄，理阴而不升腾，固虚热之良药。”

3.《本草便读》 “银柴胡，无解表之性。从来注《本草》者，皆言其能治小儿疳热，大人劳热，大抵有入肝胆凉血之功。”

【化学成分】 主要含甾醇类成分：α-菠菜甾醇，豆甾-7-烯醇，α-菠菜甾醇葡萄糖苷，豆甾-7-烯醇葡萄糖苷，豆甾醇，棕榈酸豆甾-7-烯醇酯，棕榈酸α-菠菜甾醇酯等；黄酮类成分：麦角-7-烯醇葡萄糖苷，汉黄芩素，芹菜素-6, 8-二-吡喃半乳糖碳苷，异黄芩素-6-吡喃半乳糖碳苷等；还含环肽类等。

胡黄连

Huhuanglian

本品为玄参科植物胡黄连 *Picrorhiza scrophulariiflora* Pennell 的干燥根茎。主产于印度、印度尼西亚。我国主产于西藏。秋季采挖，除去须根及泥沙，晒干。切薄片。以切面灰黑色、味苦者为佳。

【性味与归经】 苦，寒。归肝、胃、大肠经。

【功能与主治】 退虚热，除疳热，清湿热。用于骨蒸潮热，小儿疳热，湿热泻痢，黄疸尿赤，痔疮肿痛。

【效用分析】 胡黄连苦寒，善清脏腑之热和阴分伏热，有退虚热，除骨蒸，凉血清热之功。《本草经疏》曰其“主骨蒸劳热”，《药品化义》亦云其“独入血分而清热”，故常用本品治疗阴虚骨蒸，潮热盗汗，或形瘦颧红，低热不退等。胡黄连又长于除小儿疳热，《本草正义》言其“治小儿疳积腹膨之症”，故本品亦为小儿疳积发热，消化不良，腹胀体瘦，低热不退之常用药。

胡黄连苦寒沉降，能清热燥湿，尤善除胃肠湿热，亦为治湿热泻痢之良药。又入肝经，兼能清利肝胆之湿热，故可用于湿热黄疸尿赤。

胡黄连善清导下焦湿热，又有清热泻火解毒之功，故可用于湿热蕴结大肠，血热瘀结之痔疮肿痛，痔漏脓肿等。

【配伍应用】

1. 胡黄连配鳖甲 胡黄连苦寒，长于退热除蒸；鳖甲咸寒，长于滋阴潜阳。二药配伍，共奏滋补阴液，清退虚热之功，适用于阴虚劳热，骨蒸盗汗。

2. 胡黄连配白术 胡黄连善清小儿疳热，白术甘温健脾益气。二药配伍，能健运脾胃，消积退热，标本兼治，适用于小儿疳积发热，消化不良，腹胀体瘦，低热不退等症。

3. 胡黄连配槐花 胡黄连苦寒沉降，善清大肠湿热火毒；槐花清肝凉血，善治下焦血热出血。二药配伍，共奏泻火解毒，凉血止血之效，适用于大肠湿火蕴结，痔疮肿痛出血。

【鉴别应用】 胡黄连与黄连 二者名称相似，均为苦寒清热燥湿之品，善除胃肠湿热，同为治湿热泻痢之良药。然胡黄连来源于玄参科植物胡黄连的根茎，其性沉降走下，善退虚热、除疳热，常用治骨蒸潮热，小儿疳热；而黄连来源于毛茛科植物黄连、三角叶黄连或云连的根茎，苦寒尤甚，药力颇强，善清心火、泻胃火，为解毒要药，凡湿热火毒诸证均可用之。

【方剂举隅】

1. 清骨散（《证治准绳》）

药物组成：银柴胡、胡黄连、秦艽、鳖甲、地骨皮、青蒿、知母、甘草。

功能与主治：清虚热，退骨蒸。适用于肝肾阴虚，虚火内扰证。症见骨蒸潮热，或低热日久不退，形体消瘦，唇红颧赤，困倦盗汗，或口渴心烦，舌红少苔，脉细数等。

2. 连梅安蛔汤（《通俗伤寒论》）

药物组成：胡黄连、川椒、白雷丸、乌梅肉、生川柏、槟榔。

功能与主治：清热安蛔。适用于肝胃郁热，虫积腹痛。饥不欲食，食则吐蛔，甚则蛔动不安，脘痛烦躁，手足厥逆，面赤口燥，舌红，脉数。

【成药例证】

1. 万应锭（胶囊）（《临床用药须知中药成方制剂卷》2020年版）

药物组成：黄连、胡黄连、熊胆粉、牛黄、牛胆汁、香墨、儿茶、冰片、人工麝香。

功能与主治：清热，解毒，镇惊。用于邪毒内蕴所致的口舌生疮，牙龈、咽喉肿痛，小儿高热，烦躁易惊。

2. 儿童清热导滞丸（《临床用药须知中药成方制剂卷》2020年版）

药物组成：醋鸡内金、焦山楂、焦六神曲、焦麦芽、醋莪术、姜厚朴、枳实、醋青皮、法半夏、酒黄芩、知母、胡黄连、青蒿、薄荷、钩藤、盐车前子、焦槟榔、使君子仁、榧子、苦楝皮。

功能与主治：健胃导滞，消积化虫。用于食滞肠胃所致的疳证，症见不思饮食、消化不良、面黄肌瘦、烦躁口渴、胸膈满闷、积聚痞块，亦用于虫积腹痛。

3. 黄连羊肝丸（《临床用药须知中药成方制剂卷》2020年版）

药物组成：黄连、龙胆、胡黄连、黄芩、黄柏、密蒙花、木贼、茺蔚子、夜明砂、炒决明子、煅石决明、柴胡、醋青皮、鲜羊肝。

功能与主治：泻火明目。用于肝火旺盛，目赤肿痛，视物昏暗，羞明流泪，胬肉攀睛。

4. 乙肝解毒胶囊（《临床用药须知中药成方制剂卷》2020年版）

药物组成：贯众、土茯苓、黄芩、胡黄连、黄柏、大黄、草河车、黑矾。

功能与主治：清热解毒，疏肝利胆。用于肝胆湿热所致的肝区热痛，全身乏力，口苦咽干，头晕耳鸣，心烦易怒，大便干结，小便少而黄，舌苔黄腻，脉滑数或弦数。

5. 麝香奇应丸（《中华人民共和国卫生部药品标准·中药成方制剂》）

药物组成：麝香、冰片、大黄、胡黄连、香墨、儿茶、熊胆、玄明粉。

功能与主治：清热，解毒，镇惊。用于小儿痰热惊风，烦热神昏，咽喉肿痛，无名肿毒。

【用法与用量】 3～10g。

【注意】 脾胃虚寒者慎用。

【本草摘要】

1.《新修本草》 “主骨蒸劳热，补肝胆，明目。治冷热泻痢，益颜色，厚肠胃，治妇人胎蒸虚惊，三消五痔，大人五心烦热。……”

2.《本草正义》 “凡热痢脱肛，痔漏疮疡，血痢血淋，溲血泻血及梅毒疳疮等证，湿火结聚，非此不能直达病所，而小儿疳积腹膨之实证，亦可用之。”

3.《本经逢原》 “胡黄连，苦寒而降，大伐脏腑骨髓邪热，除妇人胎蒸、小儿疳热积气之峻药。”

【化学成分】 主要含环烯醚萜苷类成分：胡黄连苷Ⅰ、Ⅱ、Ⅲ，梓醇，桃叶珊瑚苷等；三萜苷类成分：葫芦素β-2-D-葡萄糖苷，云杉苷等；还含酚苷及有机酸等。

中国药典规定本品含胡黄连苷Ⅰ($C_{24}H_{28}O_{11}$)与胡黄连苷Ⅱ($C_{23}H_{28}O_{13}$)的总量不得少于9.0%。

【药理毒理】 本品具有抗病原微生物、抗炎、抗过敏、保肝、抗氧化等作用。

1. 抗病原微生物作用 胡黄连水提物对体外培养红色毛癣菌、石膏样毛癣菌等多种致病性浅部真菌有不同程度的抑制作用；胡黄连可直接作用于人牙囊原虫虫体表膜，使其出现不同程度凋亡；还可使沙眼衣原体包涵体体积和数量逐渐减少、减小，最后消失，提示具有一定的抗沙眼衣原体作用，其最低抑制浓度(MIC)为4.46mg/ml。

采用乙肝病毒(HBV)表面抗原血样进行的体外实验表明，胡黄连活素(picroliv)及其主要成分胡黄连苷Ⅰ(picrosideⅠ)具有显著的抗乙肝病毒(HBV)活性。胡黄连总苷(picrosides)能够明显抑制 $HepG_{2.2.15}$ 细胞内乙肝病毒复制水平，对乙肝病毒共价闭合环状DNA(cccDNA)也具有抑制作用，其作用机制与减少细胞内乙肝病毒cccDNA内部超螺旋数量，导致cccDNA结构稳定性减低，从而使乙肝病毒cccDNA更易于被清除有关；此外，胡黄连总苷尚能诱导 $HepG_{2.2.15}$ 细胞内MyD88基因活跃转录，并通过该途径促进乙肝病毒前基因组RNA(PgRNA)的降解。此外，胡黄连活素还具有抗多药耐药的约氏疟原虫、利什曼虫等作用。

2. 抗炎作用 胡黄连苷Ⅰ等环烯醚萜苷类成分对甲醛、角叉菜胶、乙酸等多种致炎因素所致大、小鼠炎症均呈良好的抑制作用。其苷元部分即香荚兰乙酮(apocynin)可剂量依赖地抑制豚鼠肺巨噬细胞产生血栓烷 A_2，但也可刺激前列腺素 E_2 和 $F_{2\alpha}$ 的生成，提示香荚兰乙酮可对花生四烯酸来源的炎症介质产生影响。香荚兰乙酮经口给予尚能对抗胶原所致大鼠关节炎的关节肿胀等炎症反应，降低血浆中白介素-6(IL-6)水平。体外研究表明，香荚兰乙酮对能释放超氧化酶和活性氧(ROS)的细胞极为敏感，可抑制中性粒细胞突发性氧化作用，这有可能是其抗炎作用的重要机制之一。

3. 保肝作用 胡黄连的保肝作用是其最重要的药理作用之一，除可直接抑制乙肝病毒外，对多种原因引起的肝损伤均有保护作用，相应作用机制亦涉及肝损伤的多个环节。以胡黄连苷Ⅱ(picrosideⅡ)为主要成分的西藏胡黄连提取物可降低四氯化碳、卡介苗-脂多糖、对乙酰氨基酚(APAP)、硫代乙酰胺(TAA)等多种因素所致肝损伤小鼠血清丙氨酸氨基转移酶(ALT)和天门冬氨酸氨基转移酶(AST)活力，降低α-萘异硫氰酸酯(ANIT)所致黄疸性肝损伤小鼠血清总胆红素(TBiL)含量，且可显著促进正常大鼠胆汁分泌，提示胡黄连保肝的作用机制尚包括稳定肝细胞膜、逆转受抑制的蛋白合成过程等；另有报道，注射用胡黄连总苷0.33～9mg/kg对ANIT所致的胆汁淤积性黄疸有明显的保肝退黄作用，能降低血清转氨酶水平和胆红素、胆汁酸(TBA)水平，改善肝脏病理状态[1]。注射用胡黄连总苷0.5～4mg/kg对植物凝集素刀豆球蛋白A(ConA)引起的急性免疫性肝损伤有明显保护作用，能降低血清转氨酶和乳酸脱氢酶(LDH)水平，改善肝脏病理状态[2]。体外研究表明，该提取物可增强四氯化碳或半乳糖胺损伤的原代培养大鼠肝实质细胞的活性和增殖能力，但不能抑制其分泌ALT。也有报道表明，胡黄连苷、胡黄连提取物等可降低实验性肝损伤小鼠血清ALT和AST活性、TBIL含量、肝脏指数。胡黄连活素、胡黄连总苷等可使四氯化碳、硫代乙酰胺(TAA)、单响尾蛇毒蛋白、半乳糖胺、黄曲霉毒素、疟原虫、肝切除等多种因素所致实验性肝损伤动物的氧化-抗氧化生化指标有所改善，如使血浆或肝脏中5′-核苷酸酶、γ-谷氨酰胺反式肽酶、琥珀酸脱氢酶、铜蓝蛋白、铁离子、铁蛋白、过氧化脂质等水平降低，葡萄糖-6-磷酸酶、细胞色素 P_{450}、还原型谷胱甘肽、谷胱甘肽过氧化酶等水平上升，提示胡黄连活素可通过抗氧化而保肝。此外，胡黄连活素改善镉引起的肝脏损伤亦与其抗氧化作用有关。体外研究表明，胡黄连苷Ⅱ对氧化应激损伤肝细胞株有保护作用，其机制与降低细胞内活性氧含量进而抑制细胞线粒体膜电位的降低，以及上调Bcl-2 mRNA表达从而抑制肝细胞凋亡等有关。

20mg/kg胡黄连苷Ⅱ灌服8周，能降低四氯化碳(CCl_4)腹腔注射肝纤维化模型大鼠血清ALT和AST水平，升高白蛋白(ALB)水平；降低血清透明质酸(HA)、层粘连蛋白(LN)、Ⅳ型胶原(Ⅳ-C)及Ⅲ型前胶原(PCⅢ)。提示，胡黄连苷Ⅱ能保护肝细胞，减轻肝脏胶原纤维蛋白的合成与分泌，减轻肝纤维化程度，对肝纤维化形成有阻抑作用[3]。

4. 对神经系统的影响 胡黄连苷Ⅱ10、30mg/kg静脉注射能明显减少脑缺血再灌注损伤大鼠神经细胞凋亡数量，显著缩小脑梗死体积，明显改善动物神经行为功能[4]；病理研究显示病灶处皮质神经元肿胀坏死减轻，脑匀浆上清超氧化物歧化酶(SOD)活性和谷胱甘肽(GSH)含量升高，丙二醛(MDA)含量显著降低，总NOS(T-NOS)、诱导型NOS(iNOS)、构建型NOS(cNOS)活性均明显降低，提示胡黄连苷Ⅱ能提高模型大鼠脑组织的抗氧化能力[5,6]。从用药剂量最小化和治疗时间窗最大化的角度综合评价，胡黄连苷Ⅱ治疗脑缺血损伤的治疗时间窗和剂量的最佳组合为脑缺血 1.5～2.0 小时腹腔注射 10～20mg/kg 体重[7-11]。胡黄连甲醇提取物灌胃可使线栓造成的脑缺血再灌注模型大鼠脑组织中神经生长因子(NGF)、胶质源神经营养因子(GDNF)分泌及 GDNF mRNA 表达增加，下调 *N*-甲基-D-天门冬氨酸受体1(NMDAR1)mRNA 表达，促进半暗带 Bcl-2 基因表达从而抑制该区细胞凋亡，提示对缺血所致神经损伤有一定保护作用。胡黄连总苷尚可增强半乳糖和亚硝酸钠所致痴呆模型小鼠的学习记忆能力，提示可防治神经退行性变，其机制与该成分的抗氧化作用有关。体外研究亦表明，胡黄连苷Ⅱ对 PC12 神经细胞过氧化损伤有一定保护作用，能明显提高细胞的存活率，减少乳酸脱氢酶释放，降低细胞内活性氧水平，调节凋亡相关基因 Bcl-2 蛋白的表达，且其作用需要神经生长因子的参与，并与后者协同。

胡黄连苷Ⅱ3、10mg/kg 腹腔注射 14 天，能降低抑郁模型大鼠强迫游泳不动时间，增高敞箱实验垂直与水平得分，降低大鼠血浆中肾上腺皮质激素和皮质酮水平，提示胡黄连苷Ⅱ具有缓解抑郁模型大鼠行为学损伤的作用[12]。

5. 抗氧化作用　胡黄连具有强效的抗氧化作用，其许多药理效应均与此有关，除前述保肝、防治神经系统损伤外，研究表明，西藏胡黄连醇提取物(EPS)400mg/kg 灌服 8 周能降低 5/6 肾切除所致慢性肾脏病模型大鼠的尿蛋白排泄率，血清尿素氮、肌酐水平，内生肌酐清除率升高，肾小球硬化和肾小管间质损害程度减轻，血清硒谷胱甘肽过氧化物酶活性和尿丙二醛排泄量显著降低，血清晚期氧化蛋白产物、晚期糖基化终产物含量显著升高，提示西藏胡黄连醇提取物可能通过抑制氧化应激损伤，延缓慢性肾脏病大鼠肾脏病变和肾功能恶化[13]。胡黄连醇提物对缺血再灌注所致大鼠肾损伤和缺氧复氧肾小管上皮细胞均有保护作用，可通过抑制细胞内氧化应激，减少肾小管上皮细胞缺氧复氧后的细胞凋亡坏死[14]，且可抑制异丙肾上腺素所致大鼠心肌脂类及脂质过氧化物含量增加，胡黄连苷Ⅱ10μmol/L 预处理大鼠离体心脏，能减轻心肌缺血再灌注损伤[15]，200mg/L 预处理对乙醇所致 H9C2 心肌细胞氧化应激损伤具有保护作用[16]，其机制均与抗氧化应激有关。香荚兰乙酮对失血性休克和细菌脂多糖二次打击损伤大鼠的保护作用亦与其抗氧化作用有关，可降低肺 MDA 和髓过氧化物酶(MOP)含量。体外研究表明，胡黄连总苷能明显改善高糖诱导的肾小球系膜细胞肥大，降低胶原Ⅳ的分泌，降低细胞内活性氧含量，提高线粒体膜电位(MMP)的水平和降低［Ca^{2+}］i，提示其可通过多种途径对抗细胞的氧化应激损伤。另有研究发现胡黄连提取物可剂量依赖地抑制晚期糖基化终末产物(AGEs)形成。

6. 对免疫系统的影响　胡黄连所含草夹竹桃苷(Androsin)及其衍生物经口给予可抑制卵蛋白和/或血小板活化因子(PAF)引起的支气管痉挛，表现一定的抗过敏作用。胡黄连苷Ⅱ100mg/kg 灌胃，亦可对抗卵蛋白所致大鼠支气管哮喘，降低气道阻力和支气管的炎性病理改变。胡黄连的冷(4℃)和热水提取物冷冻干燥后再用甲醇提取，对经典补体途径有较强的抑制作用，而冷水提取物中不溶于甲醇的部分则对经典补体途径和旁路补体均有较强抑制，其作用与直接消耗补体有关。胡黄连所含 Caffeoyl Glycoside 可增强小鼠脾淋巴细胞增殖，与非特异性丝裂原(ConA 或 LPS)有一定协同作用，且可提高 NK 细胞的杀伤活性，其机制可能与调节 T 细胞亚群的百分率，增加进入 S 期的脾淋巴细胞数量等有关。另一种提取物 RLJ-NE-205 亦可提高细胞免疫和体液免疫水平。

7. 其他作用　胡黄连尚具有降脂、抗镉损伤、促进伤口愈合、降糖、抗胃溃疡、抗肿瘤、抑制 CYP2C19 活性等作用。

8. 药动学　胡黄连苷 Ⅰ 20、40、80mg/kg 大鼠尾静脉注射的 AUC 分别为 342.02、1077.26、2245.92μg/(ml・min)，分布半衰期($t_{1/2\alpha}$)分别为 6.23、5.58、4.94 分钟，消除半衰期($t_{1/2\beta}$)分别为 23.47、30.49、27.86 分钟，提示胡黄连苷Ⅰ在大鼠体内分布代谢与消除较快，符合二室开放模型；胡黄连苷Ⅰ的血浆蛋白结合率分别为 36.66%、35.12%、36.67%，表明药物的结合率较低，在血液中大部分以游离形式存在，使得分布半衰期和消除半衰期较短[17]。

胡黄连苷Ⅰ和胡黄连苷Ⅱ大鼠在体肠吸收动力学研究结果提示，无明显的特异吸收部位，在肠道内的吸收均呈现一级吸收动力学特征[18, 19]。

【参考文献】　［1］梁晓东，张丽，贾志丹，等. 注射用胡黄连总苷对α-萘异硫氰酸酯诱发小鼠胆汁淤积性黄疸的保肝退黄作用. 中国药物警戒，2014，11(8)：453-456.

［2］王淑娟，贾志丹，魏怀玲，等. 注射用胡黄连总苷对 ConA 小鼠急性免疫性肝损伤的保护作用研究. 中国药物警戒，2013，10(12)：705-708.

［3］李爽，崔永康，黄兰蔚，等. 胡黄连苦苷Ⅱ对大鼠肝纤维化的治疗作用. 现代中西医结合杂志，2010，19(5)：1845-1847.

［4］李震，李琴，郭云良，等. 胡黄连苷Ⅱ对大鼠脑缺血再灌

注损伤的干预作用. 解剖学报，2010，41(1)：9-12.

[5] 赵多明，张梓倩，段云霞，等. 胡黄连苷Ⅱ对脑缺血再灌注大鼠神经损伤的保护作用研究. 国际药学研究杂志，2010，37(6)：461-465，468.

[6] 房雷，王岭，孙丽，等. 胡黄连苷Ⅱ在大鼠脑缺血再灌注损伤中的抗氧化作用. 国际老年医学杂志，2011，32(4)：150-153.

[7] 逄芳芳，张美增，张睿，等. 胡黄连苷Ⅱ在大鼠脑缺血损伤中的抗氧化作用及其最佳治疗剂量和时间窗. 中国中医药信息杂志，2013，20(11)：40-43.

[8] 赵丽，李晓丹，郭云良，等. 胡黄连苷Ⅱ在大鼠脑缺血损伤中治疗剂量和时间窗的优化. 中国脑血管病杂志，2013，10(7)：373-378.

[9] 荣丽霞，张睿，赵丽，等. 胡黄连苷Ⅱ治疗脑缺血的机制及最佳剂量和时间研究. 临床医学工程，2013，20(10)：1209-1211.

[10] 王司清，赵丽，徐新颖，等. 胡黄连苷Ⅱ治疗脑缺血损伤最佳剂量和时间窗的研究. 中国当代医药，2013，20(31)：4-6.

[11] 李红云，赵丽，宿希，等. 胡黄连苷Ⅱ治疗脑缺血/再灌注损伤剂量和时间窗的初步探讨. 中国药理学通迅，2012，28(4)：549-553.

[12] 周俊华，熊哲. 胡黄连苷Ⅱ对慢性应激抑郁大鼠的治疗作用及其机制. 医药导报，2011，30(12)：1549-1551.

[13] 冯建勋，李红艳，刘志强，等. 西藏胡黄连醇提取物延缓5/6 肾切除大鼠肾脏病变进展. 南方医科大学学报，2010，30(7)：1505-1508.

[14] 杨永红，王彩霞，张文博，等. 胡黄连提取物对缺氧复氧后肾小管上皮细胞氧化损伤的作用. 武警医学，2013，24(4)：299-301，305.

[15] 吴楠，李雯娜，吕岩，等. 胡黄连苷Ⅱ预处理对大鼠离体心脏缺血再灌注的影响. 医学研究杂志，2013，42(12)：46-49.

[16] 胡军，赵渊源，孙靖涵，等. 胡黄连苷Ⅱ对乙醇诱导的H9C2 心肌细胞损伤的保护作用. 中国医科大学学报，2014，43(6)：523-526，537.

[17] 高宏伟，刁磊，匡海学，等. 胡黄连苷Ⅰ大鼠药动学及血浆蛋白结合率研究. 哈尔滨商业大学学报，2011，27(2)：129-132.

[18] 高宏伟，匡海学，阎雪莹，等. 胡黄连苷Ⅰ大鼠在体肠吸收动力学研究. 中医药信息，2011，28(4)：7-9.

[19] 高宏伟，匡海学，阎雪莹，等. 胡黄连苷Ⅱ大鼠在体肠吸收特征研究. 现代药物与临床，2011，26(4)：284-286.

枸骨叶

Gouguye

本品为冬青科植物枸骨 *Ilex cornuta* Lindl. ex Paxt.的干燥叶。主产于浙江、安徽、江苏。秋季采收，除去杂质，晒干。以叶大、色绿者为佳。

【性味与归经】 苦，凉。归肝、肾经。

【功能与主治】 清热养阴，益肾，平肝。用于肺痨咯血，骨蒸潮热，头晕目眩。

【效用分析】 枸骨叶苦凉入肾，既能清退虚热，又兼能补益肝肾之阴，故常用于肺肾阴虚，劳嗽咳血，骨蒸潮热。

枸骨叶主入肝、肾经，有补益肝肾，平抑肝阳之功，可用于肝肾阴虚，肝阳上亢所致之头痛、眩晕、耳鸣、腰膝酸软等。

【配伍应用】

1. 枸骨叶配地骨皮 枸骨叶功能清热养阴；地骨皮长于凉血除蒸。二药配伍，增强退虚热，除骨蒸之效，适用于肝肾阴虚，骨蒸潮热，虚劳咳嗽。

2. 枸骨叶配白及 枸骨叶能清热养阴；白及能补肺止血。二药配伍，共奏清肺润燥，收敛止血之功，适用于肺痨咳嗽咯血。

3. 枸骨叶配枸杞子 枸骨叶功能益肝肾，平肝阳；枸杞子功善补肝肾，益精血。二药配伍，共奏滋补肝肾，强健腰膝，平抑肝阳之效，适用于肝肾阴虚，阴虚阳亢之眩晕、耳鸣、腰膝痿弱。

【鉴别应用】 **枸骨叶与功劳叶** 二者均能清虚热，益肝肾，均可用于肺痨咳血，骨蒸潮热，头晕耳鸣，腰酸腿痛等证。然枸骨叶长于益肾，又能平肝，多用于肝肾不足，阳亢眩晕；而功劳叶兼能止咳化痰，又能燥湿解毒，多用于久咳痰嗽，湿热黄疸，痢疾，带下，湿疹瘙痒等。临床应用当予以区别。

【成药例证】 **清身饮冲剂**（《中华人民共和国卫生部药品标准·中药成方制剂》）

药物组成：枸骨叶、玄参、地骨皮、煅龙骨、太子参、地黄、糯稻根、甘草。

功能与主治：养阴清热，益气敛汗。用于功能性低热及体虚盗汗等症。

【用法与用量】 9～15g。

【注意】 脾胃虚寒及肾阳不足者慎服。

【本草摘要】

1.《本经逢源》 “治劳伤失血痿软，以其能调养血气。”

2.《本草从新》 “生津止渴，祛风。”

3.《药性切用》 “入肝肾而益阴祛风。”

【化学成分】 主要含三萜类成分：羽扁豆醇，11-酮基-α-香树脂醇棕榈酸酯，2α-羟基-乌索酸，积雪草酸，熊果酸等；黄酮类成分：槲皮素，异鼠李素，金丝桃苷等；还含有机酸、甾醇、鞣质及倍半萜类等。

功 劳 叶

Gonglaoye

本品为小檗科植物阔叶十大功劳 *Mahonia bealei*(Fort.) Carr.的干燥叶。主产于浙江、安徽、江西。秋季采收，除去杂质，晒干。以叶黄绿色者为佳。

【性味与归经】 苦，凉。归肺、肝、肾经。

【功能与主治】 清热，除蒸，止咳化痰，燥湿，解毒。用于肺痨咳血，骨蒸潮热，头晕耳鸣，腰膝酸痛，湿热黄疸，痢疾，带下，湿疹瘙痒，目赤肿痛，痈肿疮毒。

【效用分析】 功劳叶味苦性凉，入肺、肝、肾经，以清凉滋养，补虚强壮为其作用特点，具有滋肾阴、退虚热、清肺火、止咳化痰之功，故常用于肺肾不足，阴虚火旺之肺痨咳嗽、咳血，骨蒸潮热，头晕耳鸣，腰酸腿痛等。

功劳叶尚能清实热，燥湿热，亦可用于湿热壅滞之黄疸、痢疾，湿热下注之带下黄稠以及皮肤湿疹瘙痒。

功劳叶又善清泄脏腑之热毒而消肿止痛，故常用于热毒内盛之目赤肿痛、痈肿疮毒等。

【配伍应用】

1. 功劳叶配知母 功劳叶清热滋养，止咳化痰；知母清热泻火，滋阴润燥。二药配伍，增强滋肾润肺，清热化痰之功，适用于虚劳咳嗽，骨蒸潮热。

2. 功劳叶配怀牛膝 功劳叶补虚强壮；牛膝补肝肾，强筋骨。二药配伍，增强滋补肝肾，强健腰膝之效，适用于肝肾不足，头晕耳鸣，腰酸腿痛。

3. 功劳叶配栀子 功劳叶能燥湿，解毒；栀子能凉血解毒，清热利湿。二药配伍，增强清热解毒，燥湿利湿之功，适用于湿热为患之黄疸，痢疾，带下，湿疹瘙痒等证。

【成药例证】

1. 益气止血颗粒（《临床用药须知中药成方制剂卷》2020年版）

药物组成：白及、党参、黄芪、白术(炒)、茯苓、功劳叶、地黄、防风。

功能与主治：益气，止血，固表，健脾。用于气不摄血所致的咯血、吐血。

2. 滑膜炎颗粒（《临床用药须知中药成方制剂卷》2020年版）

药物组成：夏枯草、土茯苓、汉防己、薏苡仁、丹参、当归、泽兰、川牛膝、丝瓜络、豨莶草、黄芪、女贞子、功劳叶。

功能与主治：清热祛湿，活血通络。用于湿热闭阻、瘀血阻络所致的痹病，症见关节肿胀疼痛、痛有定处、屈伸不利。

3. 豹骨追风膏（《中华人民共和国卫生部药品标准·中药成方制剂》）

药物组成：豹骨、海风藤、青风藤、骨碎补、五加皮、防风、当归、老鹳草、木瓜、麻黄、牛膝、红花、功劳叶、乳香、没药、冰片、丁香。

功能与主治：散风治血，活络止痛。用于风寒湿痹，筋骨疼痛，手足麻木，关节酸痛。

4. 损伤止痛膏（《中华人民共和国卫生部药品标准·中药成方制剂》）

药物组成：独活、桑寄生、豨莶草、当归、红花、老鹳草、地骨皮、牛膝、续断、五加皮、洋金花、延胡索、闹羊花、功劳叶、川乌、草乌、樟脑、冰片、薄荷脑、水杨酸甲酯、白芷粉。

功能与主治：祛风活络，消肿止痛。用于风湿痹痛及跌打损伤，扭伤，瘀血、肿痛。

【用法与用量】 15～30g。外用适量。

【本草摘要】

1.《本草再新》 “治虚劳咳嗽。”

2.《饮片新参》 “治肺劳，止咳化痰，退虚热，杀虫。”

3.《陆川本草》 “泻火退热，治温病发热，心烦，下痢，赤眼。”

【化学成分】 主要含生物碱类成分：小檗碱，小檗胺，尖刺碱等。

病 证 用 药

清热药主要用治温热病高热烦渴、湿热泻痢、温毒发斑、痈肿疮毒及阴虚发热等里热证。由于发病原因不一，病情发展变化的阶段不同，以及患者体质的差异，里热证有多种临床表现，从疾病发展的不同阶段来分有气分实热证和血分实热证的不同；从疾病的性质来分，有实热证和虚热证两种；从感受不同病邪来分，有热毒证和湿热证的不同。不同里热证临床表现不同，现分述如下。

温热病 热入气分可清气，入营犹可透热转气，入血直须凉血散血。

1. 热入气分证 多由外感热病，邪热由卫分转入气分所致，症见高热汗多，面赤心烦，渴喜凉饮，苔黄而燥，脉洪大或滑数。治宜清热泻火，生津止渴，宣畅气机。常用药有石膏、知母、栀子、黄芩、黄连、黄柏、竹叶、芦根、天花粉、鸭跖草等，代表方如白虎汤（《伤寒论》）。

2. 热入营分证 多由外感热病，温邪从气分传入营分，热伤营阴，灼及心包，轻伤络脉所致，症见身热夜甚，口渴或不渴，时有谵语，心烦不眠，斑疹隐隐，舌绛而干，脉细数。治宜清泄营热为主，佐以清气泄热之品。常用药有水牛角、生地黄、玄参、竹叶、金银花、连翘等，代表方如清营汤（《温病条辨》）。

3. 热入血分证 多由外感热病，营热不解，深入血分，迫血妄行而出现吐衄，尿血，便血，热迫血溢，瘀于肌肤则见斑疹紫黑等内外出血症，舌绛起刺也是热入血分的重要征象。治宜清热解毒，凉血散瘀。常用药有生地黄、牡丹皮、赤芍、玄参、紫草、羚羊角、大青叶、板蓝根、升麻等，代表方如犀角地黄汤（《备急千金要方》）。

脏腑火热 治法清脏腑热。

1. 心经热盛 多由心经与小肠有热所致。症见心胸烦热，口渴面赤，意欲冷饮，以及口舌生疮；或心热移小肠，而见小溲赤涩刺痛。治宜清心养阴，利水通淋。常用药有生地黄、木通、竹叶、黄连、黄芩、栀子、牡丹皮、麦冬等，代表方如导赤散（《小儿药证直诀》）。

2. 热邪壅肺 由肺有伏火郁热所致。症见咳嗽，甚则气急欲喘，皮肤蒸热，日晡尤甚，舌红苔黄，脉细数。治宜泻肺清热，止咳平喘。常用药有桑白皮、地骨皮、桑叶、菊花、薄荷、连翘、白茅根、牡丹皮、黄芩、侧柏叶、槐花、生地黄、大蓟、小蓟等，代表方如泻白散（《小儿药证直诀》）。

3. 肝胆实火 多由肝胆实火，肝经湿热循经上扰下注所致。症见头痛目赤，胁痛口苦，耳聋、耳肿，阴肿、阴痒，筋痿阴汗，小便淋浊，妇女湿热带下等。治宜泻肝胆实火，清下焦湿热。常用药有龙胆、黄芩、柴胡、栀子、地骨皮、泽泻、木通、车前子、生地黄、当归、黄连、大黄、滑石、薏苡仁等，代表方如龙胆泻肝汤（《医方集解》）。

4. 胃火上炎 多由胃热循经上攻、脉络损伤所致。症见牙痛牵引头痛，面颊发热，其齿恶热喜冷；或牙龈溃烂；或牙宣出血；或唇舌颊腮肿痛；或口气热臭，口舌干燥，舌红苔黄，脉滑大而数。治宜清胃凉血。常用药有石膏、知母、黄连、生地黄、牡丹皮、牛膝、白茅根、侧柏叶、茜草、大黄等，代表方如清胃散（《兰室秘藏》）。

5. 脾胃伏火 多因脾胃热盛所致。症见口疮口臭，烦渴易饮，口燥唇干，舌红脉数，脾热弄舌。治宜泻脾胃伏火。常用药有栀子、石膏、藿香、防风、甘草等，代表方如泻黄散（《小儿药证直诀》）。

泄泻 治以健脾利湿法。

1. 寒湿泄泻 多因外感寒湿或风寒之邪，侵袭肠胃，或过食生冷，脾失健运所致。症见泄泻清稀，甚至如水样，腹痛肠鸣，脘闷食少，或并有恶寒发热，鼻塞头痛，肢体酸痛，苔薄白或白腻，脉濡缓。治宜解表散寒，芳香化湿。常用药有藿香、白术、茯苓、陈皮、厚朴、大腹皮、紫苏、白芷、半夏等，代表方如藿香正气散（《太平惠民和剂局方》）。

2. 湿热泄泻 多因湿热之邪，或夏令暑湿伤及肠胃所致。症见泄泻腹痛，泻下急迫，或泻而不爽，粪色黄褐而臭，肛门灼热，烦热口渴，小便短黄，舌苔黄腻，脉濡数或滑数。治宜清热利湿。常用药有黄芩、黄连、葛根、金银花、茯苓、木通、车前子等，代表方如葛根芩连汤（《伤寒论》）。

3. 食滞肠胃 多因饮食不节，宿食内停，阻滞肠胃所致。症见腹痛肠鸣，泻下粪便臭如败卵，泻后痛减，伴有不消化之物，脘腹痞满，嗳腐酸臭，不思饮食，舌苔垢浊或厚腻，脉滑。治宜消食导滞。常用药有山楂、神曲、莱菔子、陈皮、半夏、茯苓、连翘等，代表方如保和丸（《丹溪心法》）。

4. 肝气乘脾 多因七情所伤，情绪紧张之时，气机不利，肝失条达，横逆侮脾，失其健运所致。症见平时多有胸胁胀闷，嗳气食少，每因抑郁恼怒或情绪紧张之时，发生腹痛泄泻，舌淡红，脉弦。治宜抑肝扶脾。常用药有白术、白芍、陈皮、防风等，代表方如痛泻要方（《景岳全书》）。

5. 脾胃虚弱 多因脾胃虚弱，运化无权，水谷不化，清浊不分所致。症见大便时溏时泻，水谷不化，稍进油腻之物，则大便次数增多，饮食减少，脘腹胀闷不舒，面色萎黄，肢倦乏力，舌淡苔白，脉细弱。治宜健脾益胃。常用药有党参、白术、茯苓、山药、甘草、砂仁、薏苡仁等，代表方如参苓白术散（《太平惠民和剂局方》）。

6. 肾阳虚衰 多因肾阳虚衰，不能温养脾胃，运化失常所致。症见泄泻多在黎明之前，腹部作痛，肠鸣即泻，泻后则安，形寒肢冷，腰膝酸软，舌淡苔白，脉沉细。治以温肾健脾，固涩止泻。常用药有补骨脂、吴茱萸、肉豆蔻、五味子、附子、炮姜、黄芪、党参、白术等，代表方如四神丸（《证治准绳》）。

痢疾 治以热痢清之，寒痢温之，实痢通之，虚痢补之之法。

1. 湿热痢 多由湿热之邪壅滞肠中，气机不畅，传导失常所致。症见腹痛，里急后重，下痢赤白相杂，肛门灼热，小便短赤，苔腻微黄，脉滑数。治宜清热解毒，调气行血。常用药有黄芩、黄连、大黄、芍药、甘草、当归、木香、槟榔、肉桂、金银花等，代表方如芍药汤（《伤寒论》）。

2. 疫毒痢　多由疫毒熏灼肠道，耗伤气血所致。症见发病急骤，痢下鲜紫脓血，腹痛剧烈，里急后重较湿热痢为甚，或壮热口渴，头痛烦躁，甚则神昏痉厥，舌质红绛，苔黄燥，脉滑数。治宜清热凉血解毒。常用药有白头翁、黄连、黄柏、秦皮、黄芩、金银花、赤芍、牡丹皮、地榆、贯众、羚羊角、鲜生地等，代表方如白头翁汤（《伤寒论》）。

3. 寒湿痢　多由寒湿阴邪留着肠中，气机阻滞，传导失常所致。症见痢下赤白黏冻，白多赤少，或纯为白冻，伴有腹痛，里急后重，饮食乏味，胃脘饱闷，头身重困，舌质淡，苔白腻，脉濡缓。治宜温化寒湿。常用药有苍术、白术、厚朴、桂枝、茯苓、陈皮、芍药、当归、槟榔、木香、炮姜等，代表方如胃苓汤（《丹溪心法》）。

4. 阴虚痢　多由素体阴虚，感邪而病痢，或久痢伤阴所致。症见痢下赤白脓血，或下鲜血黏稠，脐腹灼痛，虚坐努责，食少，心烦口干，舌质红绛少苔，或舌光红乏津，脉细数。治宜养阴清肠。常用黄连、阿胶、当归、炮姜、白芍、甘草、瓜蒌、沙参、石斛、牡丹皮、赤芍、墨旱莲、地榆炭、黄柏、秦皮等，代表方如驻车丸（《备急千金要方》）。

5. 虚寒痢　多由痢久脾虚中寒，寒湿留滞肠中所致。症见下利稀薄，带有白冻，甚则滑脱不禁，或腹部隐痛，食少神疲，四肢不温，腰怕冷，舌淡苔薄白，脉沉细而弱。治宜温补脾肾，收涩固脱。常用药有赤石脂、干姜、粳米、诃子、罂粟壳、肉豆蔻、白术、人参、肉桂、当归、芍药、木香等，代表方如桃花汤（《伤寒论》），或真人养脏汤（《证治准绳》）。

6. 休息痢　多由下利日久，正虚邪恋，寒热夹杂，肠胃传导失司所致。症见下利时发时止，日久难愈，饮食减少，倦怠怯冷，嗜卧，临厕腹痛里急，大便夹有黏液或见赤色，舌质淡苔腻，脉濡软或虚数。治宜温中清肠，佐以调气化滞。常用药有人参、白术、干姜、甘草、黄连、槟榔、木香、枳实等，代表方如连理汤（《张氏医通》）。

急喉痹　治以清热解毒利咽法。

1. 肺经有热证　多由风热邪毒侵犯，伤及咽部所致。症见初起时，咽部干燥灼热，微痛，吞咽感觉不利，其后疼痛逐渐加重，有异物阻塞感。检查见咽部微红，微肿，随症状加重，悬雍垂色红、肿胀，喉底红肿，或有颗粒突起。全身有发热，恶寒，头痛，咳嗽痰黄，苔薄白或微黄，脉浮数等。治宜疏风清热，解毒利咽。常用药有荆芥、防风、牛蒡子、金银花、连翘、黄芩、玄参等，代表方如疏风清热汤（《经验方》）。

2. 肺胃热盛证　多由邪热壅盛传里，火邪蒸灼咽喉所致。症见咽部疼痛逐渐加剧，痰涎多，吞咽困难，言语艰涩，咽喉梗塞感。检查见咽部及喉核红肿，悬雍垂肿胀，喉底滤泡肿大，颌下有核，压痛。全身症状表现为高热，口干喜饮，头痛剧，痰黄而黏稠，大便秘结，小便黄，舌赤苔黄，脉数有力等。治宜泄热解毒，利咽消肿。常用药有金银花、连翘、黄芩、栀子、玄参、大黄、芒硝、防风等，代表方如清咽利膈汤（《喉症全科紫珍集》）。

丹毒　治以清热凉血，解毒化瘀。

多因火邪侵犯，血分有热，郁于肌肤而发。或由于皮肤黏膜破伤（如鼻腔黏膜破碎、皮肤擦破、脚湿气糜烂、毒虫咬伤、臁疮等），毒邪乘隙侵入而成。症见初起往往先有怕冷高热、头痛、骨节酸楚、胃纳不香、便秘溲赤、苔薄白或薄黄、舌质红、脉洪数或滑数等全身症状。继则皮肤先为小片红斑，迅速蔓延成鲜红色一片，稍高出皮肤表面，边界清楚，按压时红色稍退，放手后立即恢复。严重的红肿处可伴发瘀点、紫癜或大小不等的水疱。治宜清热凉血，解毒化瘀。常用药有大青叶、板蓝根、青黛、玄参、黄芩、黄连、马勃、僵蚕、桔梗、甘草、射干、山豆根、薄荷、牛蒡子、连翘、升麻、柴胡等，代表方如普济消毒饮（《东垣十书》）。

痄腮　轻证治以疏风清热；重证治以解毒软坚，消肿止痛。

1. 温毒　在表多因外感风温邪毒，从口鼻而入，壅阻少阳经脉，郁而不散，结于腮部所致。症见轻微发热恶寒，一侧或两侧耳下腮部漫肿疼痛，咀嚼不便或有咽红，舌质红苔薄白或淡黄，脉浮数。治宜疏风清热，散结消肿。常用药有牛蒡子、荆芥、桔梗、连翘、金银花、马勃、板蓝根等，代表方如银翘散（《温病条辨》）。

2. 热毒蕴结　多因温毒由表传变入里，壅滞经脉，发于腮部所致。症见壮热烦躁，头痛，口渴饮水，食欲不振，或伴呕吐，腮部漫肿、胀痛、坚硬拒按，咀嚼困难，咽红肿痛，舌质红苔黄，脉滑数。治宜清热解毒，软坚散结。常用药有升麻、黄连、黄芩、石膏、牡丹皮、生地黄等，代表方如清胃解毒汤（《验方》）。

内伤发热　治以养阴透热，滋阴清热法。

1. 温邪伤阴，邪伏阴分　多因温病后期，真阴耗伤，邪热深伏阴分，正气无力透邪外出所致。症见夜热早凉，热退无汗，舌红少苔，脉细数。治宜养阴透热。常用药有青蒿、鳖甲、生地黄、知母、牡丹皮等，代表方如青蒿鳖甲汤（《温病条辨》）。

2. 阴虚发热，骨蒸劳热 多因阴虚邪伏，真阴渐耗所致。症见午后或夜间潮热，骨蒸心烦，嗌干盗汗，舌红少苔，脉细数。治宜清热透邪，滋肾填阴。常用药有银柴胡、胡黄连、知母、地骨皮、青蒿、秦艽、鳖甲等，代表方如清骨散（《证治准绳》）。

疔疮 治以清热解毒法。

多因恣食膏粱厚味、醇酒辛辣刺激之品，脏腑蕴热，火毒结聚所致；或因感受火热之气；或因昆虫咬伤，抓破皮肤复感毒邪，蕴蒸肌肤，气血凝滞所致。症见初起颜面部有一粟米样脓头，或痒或麻，以后逐渐红肿热痛，肿块不大但多根深坚硬，形如钉丁之状。治宜清热解毒。常用药有金银花、野菊花、蒲公英、紫花地丁、紫背天葵子、黄连、黄芩、黄柏、栀子等，代表方如五味消毒饮（《医宗金鉴》）、黄连解毒汤（《外台秘要》）。

外痈 治以祛除毒邪，流通气血法。

1. 初期 多因饮食不节，或外来伤害感受毒气所致。初起在患处皮肉之间突然肿胀不适，光软无头，很快结块，表皮焮红、灼热疼痛。日后逐渐扩大，变成高肿坚硬。此证轻者无全身不适，经治疗后肿硬变软而消散；重者可有恶寒发热，头痛泛恶，舌苔黄腻，脉象洪数等。治宜疏风清热，行瘀活血。常用药有白芷、贝母、防风、赤芍、当归尾、甘草节、皂角刺、穿山甲、天花粉、乳香、没药、金银花、陈皮等，代表方如仙方活命饮（《校注妇人良方》）。

2. 成脓期 多因积热不散、热胜肉腐所致。成脓期约在 7 天左右，即使体质较差，气虚不易托毒外出成脓，亦不会超过 3 周。当化脓时局部肿势高突，疼痛加剧，痛如鸡啄，全身则有发热持续不退等现象。若局部按之中软应指者，为脓已成。若成脓迟缓的，治宜托里透脓。常用药有黄芪、当归、穿山甲、皂角刺、川芎等，代表方如透脓散（《外科正宗》）。

3. 溃后期 多因脓溃之后，邪毒已去，正虚未复所致。流出脓液，多数为稠厚黄白色，亦有夹杂紫色血块的。若溃后排脓通畅，则局部肿消痛止，全身症状也随之消失，再经 10 天左右收口而愈。若溃后脓出而疮口四周仍坚硬；或脓水稀薄，疮面新肉不生，应考虑是否疮口过小，流脓不畅，或体质虚弱等原因，影响新肉生长，以致不能收口。治宜补益气血。常用药有人参、白术、茯苓、当归、川芎、白芍、熟地黄、炙甘草等，代表方血虚者如四物汤（《仙授理伤续断秘方》），气虚者如四君子汤（《太平惠民和剂局方》）。

肺痈 治以清热解毒，化瘀排脓法。

1. 初期 多由风热初客，卫表不和所致。症见恶寒发热，咳嗽，咯白色黏沫痰，痰量由少渐多，胸痛，咳时尤甚，呼吸不利，口干鼻燥，苔薄黄或薄白，脉浮数而滑。治宜清肺解表。常用药有金银花、连翘、芦根、竹叶、桔梗、甘草、牛蒡子、荆芥、豆豉、薄荷、生石膏、炒黄芩、杏仁、川贝母、前胡、桑皮、冬瓜子、枇杷叶、瓜蒌皮、广郁金等，代表方如银翘散（《温病条辨》）。

2. 成痈期 多由邪热从表入里，热毒内盛，正邪交争所致。症见身热转甚，时时振寒，继则壮热，汗出烦躁，咳嗽气急，胸满作痛，转侧不利，咳吐浊痰，呈黄绿色，自觉喉间有腥味，口干咽燥，苔黄腻，脉滑数。治宜清肺化瘀消痈。常用药有黄芩、黄连、山栀、金银花、红藤、鱼腥草、蒲公英、紫花地丁、桑白皮、瓜蒌、射干、葶苈子等，代表方如苇茎汤（《备急千金要方》）、如金解毒散（《景岳全书》）。

3. 溃脓期 多由血败肉腐，痈脓内溃外泄所致。症见咳吐大量脓血痰，或如米粥，腥臭异常，有时咯血，胸中烦满而痛，甚则气喘不能卧，身热，面赤，烦渴喜饮，苔黄腻、质红，脉滑数或数实。治宜排脓解毒。常用药有桔梗、薏苡仁、贝母、橘红、金银花、白及、鱼腥草、败酱草、黄芩、牡丹皮、山栀、藕节、白茅根、三七、天花粉、知母等，代表方如加味桔梗汤（《医学心悟》）。

4. 恢复期 多由脓溃之后，邪毒已去，正虚未复所致。症见身热渐退，咳嗽减轻，咯吐脓血渐少，臭味亦减，痰液转为清稀，精神渐振，食纳好转，或见胸胁隐痛，难以久卧，气短，自汗，盗汗，低热，午后潮热，心烦，口燥咽干，面色不华，形体消瘦，精神萎靡，舌质红或淡红，苔薄，脉细或细数无力。或见咳嗽，咯吐脓血痰日久不净，或痰液一度清稀而复转臭浊，病情时轻时重，迁延不愈。治宜养阴补肺。常用药有沙参、麦冬、百合、太子参、黄芪、象贝母、冬瓜子、阿胶、白及、桔梗、甘草、功劳叶、青蒿、白薇、地骨皮、白术、山药、茯苓等，代表方如沙参清肺汤（《经验方》）、桔梗杏仁煎（《景岳全书》）。

乳痈 治以清热解毒，化瘀排脓法。

1. 初起 多因毒邪外袭，肝郁胃热，情志不畅，肝气不舒；或产后饮食，胃中积热；或因感受外邪，体虚汗出受风，或露胸哺乳外感风邪；或乳儿含乳而睡，乳汁淤积所致。症见乳房肿胀疼痛，皮肤微红或不红，肿块或有或无，乳汁分泌不畅，伴有恶寒发热、头痛、胸闷不舒，舌苔薄黄或黄腻，脉弦数等。治宜疏肝清热、通乳消肿为主。常用药有瓜蒌、牛蒡子、白芷、贝母、蒲公英、金银花、连翘、牡丹皮、赤芍、丹参、当归、青皮、橘皮、白蒺藜、夏枯草、乳香、没药、皂角刺、穿山甲、柴胡、黄芩、路路通、王不留行、漏芦、芒硝、半边莲等，代表方如瓜蒌牛蒡汤(《医宗金鉴》)。

2. 成脓 多因邪热从表入里，热毒内盛，正邪交争所致。症见肿块逐渐增大，皮色焮红，疼痛加重，壮热不退，口渴喜饮，舌苔黄，脉弦数，已有化脓趋势。若壮热，疼痛十余天不见减轻，硬块中央变软，按之有波动感时，是属成脓阶段；患于乳房深部(乳房后位)的乳痈，常需穿刺确诊。若脓液穿入乳管，有时脓液可从乳窍中流出。治宜清热解毒，托里透脓为主。常用药有黄芪、当归、穿山甲、皂角刺、川芎等，代表方如透脓散(《外科正宗》)。

3. 溃后 多因脓溃之后，邪毒已去，正虚未复所致。症见破溃出脓后，一般热退，肿消痛减，逐渐愈合。若溃破后，脓出不畅，肿痛不减，身热不退，属脓液波及其他乳络，而成“传囊”之变。亦有破溃后，乳汁从疮口溢出，形成乳漏，愈合较慢。溃后热返身凉，肿痛逐渐消退。治宜排脓托毒。常用药有金银花、玄参、当归、甘草等，代表方如四妙汤(《外科精要》)。

肠痈 治以清热解毒，化瘀排脓法。

1. 初期 多因饮食不节、寒温不适、忧思抑郁、暴急奔走或跌仆损伤所致。症见腹痛始于上腹部或绕脐痛，后至右下腹天枢穴附近，有局限性压痛，不同程度腹皮挛急。伴轻度发热、恶心、纳差、便干、尿黄、苔白厚腻、脉弦滑或滑数；若湿热内蕴，气滞血瘀者，宜行气祛瘀、通腑泄热为主。常用药有大黄、丹皮、芒硝、冬瓜仁、赤芍、延胡索、桃仁等，代表方如大黄牡丹汤(《金匮要略》)。

2. 酿脓期 多因积热不散、热胜肉腐所致。症见腹痛加剧，右下腹明显压痛，反跳痛，腹皮挛急较重，甚则全腹，右下腹可触及包块。伴壮热不退，恶心呕吐，纳呆，便秘，尿赤，苔厚腻而黄，脉洪数。治宜通腑泄热、解毒透脓为主。常用药有大黄、牡丹皮、芒硝、冬瓜仁、败酱草、红藤、蒲公英、瓜蒌仁、赤芍、延胡索、桃仁等，代表方如大黄牡丹汤(《金匮要略》)。

3. 溃脓期 多因血败肉腐，痈脓内溃外泄所致。脓成不能局限者，腹痛自右下腹扩展到全腹，腹皮挛急，全腹压痛、反跳痛，腹胀，恶心呕吐，大便次数增多，小便频数，甚则腹部膨胀，转侧闻水声，时时汗出，肌肤甲错，二目下陷，口干而臭，舌红，苔黄燥，脉细数。治宜通腑排脓、养阴清热为主。常用药有大黄、牡丹皮、芒硝、冬瓜仁、败酱草、红藤、蒲公英、瓜蒌仁、地榆、生地黄、麦冬、玄参等，代表方如大黄牡丹汤(《金匮要略》)、薏苡附子败酱散(《金匮要略》)。

蛇虫咬伤 治以活血祛风，清热解毒，凉血止血。

1. 风毒 多因蛇虫咬伤所致。轻者头晕、出汗、胸闷、四肢无力；重者出现瞳孔散大、视力模糊、语言不清、流涎、牙关紧闭、吞咽困难、昏迷、呼吸减弱或停止、脉象迟弱或不整、血压下降，最后呼吸麻痹而死亡。治宜活血祛风。常用药有川芎、当归、红花、白芷、细辛、吴茱萸、威灵仙、桂枝、两面针等。

2. 火毒 多因蛇虫咬伤所致。主要表现有寒战发热、全身肌肉酸痛、皮下或内脏出血(尿血、血红蛋白尿、便血、衄血和吐血)，继而可出现贫血、黄疸等；严重者可出现休克、循环衰竭。治宜清热解毒、凉血止血。常用药有黄连、黄芩、金银花、大黄、穿心莲、田基黄、半边莲、白花蛇舌草、半枝莲、干地黄、牡丹皮、白茅根、仙鹤草等。

3. 风火毒 多因蛇虫咬伤所致。主要表现有头晕头痛、寒战发热、四肢无力、恶心呕吐、全身肌肉酸痛、瞳孔缩小、肝大、黄疸、脉迟或数；严重者可出现心功能衰竭、呼吸停止。治宜活血祛风、清热解毒、凉血止血。常用药有七叶一枝花、半边莲、苍耳草、穿心莲、半边莲等。

第三章　泻下药

【基本概念】 凡以通泻大便，或润滑大肠，或峻下逐水为主要作用，治疗便秘或水肿停饮等病证的药物，称作为泻下药。

【作用特点】 泻下药多为沉降之品，主归大肠经。能泻下通便，清除胃肠宿食积滞及其他有害物质，使之从大便排出，正如《素问·灵兰秘典论》所云："大肠者，传导之官，变化出焉"。有的泻下药具有清热泻火的作用，可使体内火毒、热毒、实热壅滞之邪通过泻下而得到缓解和消除，起到"上病治下""釜底抽薪"的作用。有的泻下药还有逐水退肿，使水湿停饮随大小便排除，达到祛除停饮、消退水肿的目的。

【适应范围】 泻下药主要用治大便不通，胃肠停滞，或实热内结，热结便秘，或寒犯胃肠，冷积便秘；实热内盛；或水饮内停，胸腹积水等里实之证。

现代医学诊断为习惯性便秘、痔疮便秘、急腹症、肠梗阻、肠粘连、急性阑尾炎、胰腺炎、胆囊炎等可用本类药物治疗。部分泻下药也可用于肝硬化、肾炎、晚期血吸虫腹水及渗出性胸膜炎、狂躁型精神分裂症、癫痫属于实证者。

【药物分类】 泻下药根据作用强弱的不同，可分为攻下药、润下药及峻下逐水药。

【配伍规律】 使用泻下药时，应根据病情、兼证及病人体质恰当选药和配伍。若里实兼表邪者，宜先解表后攻里，或表里双解，以免表邪内陷；若里实而正虚者，宜配补虚药，或攻补兼施，以免损伤正气；若属寒积者，可配伍温里药；本类药亦常与行气药配伍，以加强泻下导滞作用。

【使用注意】 使用泻下药应根据里实证的兼证及病人的体质进行适当配伍。使用泻下药中的攻下药、峻下逐水药时，因其作用峻猛，或具有毒性，易伤正气及脾胃，故年老体虚、脾胃虚弱者当慎用；妇女胎前、产后及月经期应当忌用。应用作用较强的泻下药时，当中病即止，慎勿过剂，以免损伤正气。应用作用峻猛而有毒性的泻下药时，一定要严格炮制法度，控制用量，注意用法及禁忌，避免中毒现象发生，确保用药安全。

【药理作用】 泻下药主要具有泻下作用，部分药物还有利尿、保肝、利胆、抗炎、降脂、抗动脉粥样硬化、改善血液流变性、促进凝血、抗病原微生物、抗肿瘤等作用。本类药物可促进肠蠕动，或升高肠腔渗透压，增加肠容积而致泻。如大黄、番泻叶、芦荟等含蒽醌类衍生物，可在肠道菌群作用下水解为苷元，刺激肠管蠕动而引起泻下；芒硝主含硫酸钠，可发挥高渗作用，导致容积性泻下；火麻仁、郁李仁等含有大量脂肪油，可润滑刺激肠道，从而促进排便。部分泻下药如甘遂、芫花、商陆等可引起尿量增加，产生利尿作用。大黄、芦荟等可抗肝损伤，保护肝功能，或促进胆汁分泌。大黄、芒硝、芦荟、商陆等可抑制炎症造成的组织肿胀和毛细血管通透性增加，抑制炎性因子分泌。大黄、火麻仁、亚麻子等可降低血胆固醇、甘油三酯，保护血管内皮，防止动脉粥样硬化。部分泻下药如大黄可通过影响血液流变性、血小板功能及凝血过程，起到活血或止血作用。大黄、番泻叶、巴豆等药物还可对多种细菌、真菌、病毒产生不同程度的抑制作用。此外，大黄、芦荟、商陆、芫花、京大戟等尚具有不同程度的抗肿瘤作用。

一、攻下药

本类药物药性多属苦寒，性沉降，主入胃、大肠经。具有较强的泻下通便作用，并能清热泻火。主要适用于大便秘结，燥屎坚结及实热积滞之证。部分攻下药还可配合温里药或温下药，用治寒结胃肠，冷积便秘。此外，本类药物还可用治外感热病，高热神昏谵语；火热上攻，头痛目赤，咽喉肿痛，牙龈肿痛；火毒炽盛，疮疡肿痛；或血热妄行，吐血衄血，不论有无便秘均可使用攻下药，以清热泻火，消除实热，导热下行，从而起到“上病治下”“釜底抽薪”的治疗作用。本类药物还可用治湿热下痢，里急后重或食积泻痢，泻痢不爽，使用苦寒攻下药可以除湿热，消除积滞，荡涤胃肠，去除病因，则泻痢腹痛自止，这就是中医常说的“通因通用”的治疗方法。

临床常用的药物有大黄、芒硝、番泻叶、芦荟等。

大　黄

Dahuang

本品为蓼科植物掌叶大黄 *Rheum palmatum* L.、唐古特大黄 *Rheum tanguticum* Maxim. ex Balf. 或药用大黄 *Rheum officinale* Baill. 的干燥根和根茎。主产于甘肃、青海、四川。秋末茎叶枯萎或次春发芽前采挖，除去细根，刮去外皮，切瓣或段，绳穿成串干燥或直接干燥。切厚片或块。以切面锦纹明显、气清香、味苦而微涩者为佳。

【性味与归经】 苦，寒。归脾、胃、大肠、肝、心包经。

【功能与主治】 泻下攻积，清热泻火，凉血解毒，逐瘀通经，利湿退黄。用于实热积滞便秘，血热吐衄，目赤咽肿，痈肿疔疮，肠痈腹痛，瘀血经闭，产后瘀阻，跌打损伤，湿热痢疾，黄疸尿赤，淋证，水肿；外治烧烫伤。酒大黄善清上焦血分热毒。用于目赤咽肿，齿龈肿痛。熟大黄泻下力缓，泻火解毒。用于火毒疮疡。大黄炭凉血化瘀止血。用于血热有瘀出血症。

【效用分析】 大黄苦寒沉降，具有较强的泻下作用，能荡涤肠胃，推陈致新，为治疗积滞便秘之要药，因其性寒，善能泄热，故治疗实热积滞便秘尤为适宜。通过配伍还可用于多种病因所致便秘。

大黄苦降之性，能使上炎之火下泄，内服清热泻火，凉血止血；外用泻火解毒、凉血消肿，善治血热吐衄及火邪上炎所致之目赤、咽喉肿痛、牙龈肿痛等及热毒痈肿疔疖、烧烫伤。

大黄主沉降，走下焦，入血分，具有较好的活血逐瘀通经作用，为治疗瘀血证的常用药物，用于产后瘀阻腹痛、恶露不尽，瘀血经闭，跌打损伤，瘀血肿痛等。

大黄泻下通便，能导湿热之邪外出，而收止泻痢、退黄通淋之效，故可治疗湿热痢疾、湿热黄疸、湿热淋证等。此外，本品可“破痰实”，通脏腑，降湿浊，用于老痰壅塞，喘逆不得平卧，大便秘结者。

总之，大黄之功重在苦降，以泻下、泻火、活血为作用核心，这也正符合苦能泄的特点，能够通利大便、清热泻火、清泄湿热。故《药品化义》中云：“大黄气味重浊，直降下行，走而不守，有斩关夺门之力，故号将军。专攻心腹胀满，胸胃蓄热，积聚痰实，便结瘀血，女人经闭。”

【配伍应用】

1. 大黄配茵陈、栀子　大黄泻热逐瘀，通利大便，导瘀热由大便而下；茵陈治黄疸之主药，善能清热利湿退黄；栀子功善清利肝胆湿热。三者相伍，利湿泄热，使二便通利，前后分消，湿热得行，瘀热得下，则黄疸自退。适用于湿热黄疸。

2. 大黄配附子　大黄泻下通便，荡涤里实积滞；附子辛热以温里散寒，止寒凝腹胁疼痛。两者相伍，泻下以祛其结滞，温里以祛寒实，故善治寒实积滞，便秘腹痛。

3. 大黄配枳实　大黄功善泻下通滞除有形之积滞，枳实功善破气除痞消无形之积滞。两者相须为用，相辅相成，其泻下通肠之力峻猛，用于肠胃积滞，大便秘结。

4. 大黄配地榆炭　大黄清热凉血解毒，地榆炭凉血止血，敛疮生肌，二药配伍，共奏凉血解毒，敛疮生肌之效，研细末外敷用于烧烫伤。

5. 大黄配生地黄　大黄既可泻下通便，又可清热凉血止血，兼祛瘀而止血不留瘀；生地黄既可养阴生津，润肠通便，又可清热凉血以止血。两药相伍，达到通便、止血之功，用于肠燥便秘或血热出血证。

6. 大黄配牡丹皮　大黄具有清热解毒，祛瘀通肠之功；牡丹皮具有活血祛瘀止痛之力。两者互用达到清热解毒，祛瘀止痛的作用，用于肠痈腹痛初期。

【鉴别应用】生大黄、酒大黄、熟大黄与大黄炭　四种均为大黄的不同炮制品种，由于炮制方法不同，作用亦各有偏重。生大黄泻下力强，故欲攻下者宜生用，入汤剂应后下，或用开水泡服；久煎则泻下力减弱。酒大黄泻下力较弱，善清上焦血分热毒，宜用于目赤咽肿，齿龈肿痛。熟大黄泻下力缓，泻火解毒，用于火毒疮疡。大黄炭凉血化瘀止血，多用于血热有瘀出血证。

【方剂举隅】

1. 大承气汤(《伤寒论》)

药物组成：大黄、厚朴、枳实、芒硝。

功能与主治：峻下热结。适用于阳明腑实证、热结旁流、里热实证之热厥、痉病或发狂。症见大便不通，频转矢气，脘腹痞满，腹痛拒按，按之则硬，日晡潮热，神昏谵语，手足濈然汗出，舌苔黄燥起刺或焦黑燥裂，脉沉实。

2. 大黄牡丹汤(《金匮要略》)

药物组成：大黄、牡丹皮、桃仁、瓜子、芒硝。

功能与主治：泻热破瘀，散结消肿。主治肠痈初起，右下腹疼痛拒按，或右足屈而不伸，伸则痛甚，甚则局部肿痞，或时时发热，自汗恶寒，舌苔薄腻而黄，脉滑数。

3. 温脾汤(《千金方》)

药物组成：大黄、当归、干姜、附子、人参、芒硝、甘草。

功能与主治：攻下寒积，温补脾阳。主治寒积腹痛。便秘腹痛，脐下绞结，绕脐不止，手足欠温，苔白不渴，脉沉弦而迟。

4. 桃核承气汤(《伤寒论》)

药物组成：大黄、桃仁、桂枝、甘草、芒硝。

功能与主治：破下瘀血。主治下焦蓄血证。少腹急结，小便自利，甚则谵语烦躁，其人如狂，至夜发热。以及血瘀经闭，痛经，脉沉实而涩等。

5. 大黄䗪虫丸(《金匮要略》)

药物组成：大黄、黄芩、甘草、桃仁、杏仁、芍药、干地黄、干漆、虻虫、水蛭、蛴螬、䗪虫。

功能与主治：祛瘀生新。主治五劳虚极。形体羸瘦，腹满不能饮食，肌肤甲错，两目暗黑者。

【成药例证】

1. 清泻丸(《临床用药须知中药成方制剂卷》2020年版)

药物组成：大黄、黄芩、枳实、朱砂粉、甘草。

功能与主治：清热，通便，消滞。用于实热积滞所致的大便秘结。

2. 清宁丸(《临床用药须知中药成方制剂卷》2020年版)

药物组成：大黄、炒白术、半夏(制)、麦芽、牛乳、醋香附、姜厚朴、陈皮、车前草、黑豆、绿豆、桑叶、侧柏叶、桃枝。

功能与主治：清热泻火，消肿通便。用于火毒内蕴所致的咽喉肿痛、口舌生疮、头晕耳鸣、目赤牙痛、腹中胀满、大便秘结。

3. 尿毒清颗粒(《临床用药须知中药成方制剂卷》2020年版)

药物组成：大黄、黄芪、丹参、川芎、何首乌(制)、党参、白术、茯苓、桑白皮、苦参、车前草、半夏(姜制)、柴胡、白芍、菊花、甘草。

功能与主治：通腑降浊，健脾利湿，活血化瘀。用于脾肾亏损，湿浊内停，瘀血阻滞所致的少气乏力，腰膝酸软，恶心呕吐，肢体浮肿，面色萎黄；慢性肾功能衰竭(氮质血症期或尿毒症早期)见上述证候者。

4. 大黄清胃丸(《临床用药须知中药成方制剂卷》2020年版)

药物组成：大黄、木通、槟榔、黄芩、胆南星、羌活、滑石粉、白芷、炒牵牛子、芒硝。

功能与主治：清热通便。用于胃火炽盛所致的口燥舌干、头痛目眩、大便燥结。

5. 胃肠复元膏(《临床用药须知中药成方制剂卷》2020年版)

药物组成：大黄、黄芪、太子参、桃仁、赤芍、麸炒枳壳、紫苏梗、木香、炒莱菔子、蒲公英。

功能与主治：益气活血，理气通下。用于胃肠术后腹胀，胃肠活动减弱，症见体乏气短、脘腹胀满、大便不下；亦可用于老年性便秘及虚性便秘。

【用法与用量】 3～15g；用于泻下不宜久煎。外用适量，研末敷于患处。

【注意】

1. 本品为峻烈攻下之品，易伤正气，如非实证，不易妄用；且性味苦寒，易伤胃气，脾胃虚弱者慎用。

2. 本品性沉降，且善活血祛瘀，故孕妇、月经期、哺乳期慎用。

【本草摘要】

1.《神农本草经》 “下瘀血，血闭，寒热，破癥瘕积聚，留饮宿食，荡涤肠胃，推陈致新，通利水谷，调中化食，安和五脏。”

2.《本草纲目》 “下痢赤白，里急腹痛，小便淋漓，实热燥结，潮热谵语，黄疸，诸火疮。”

3.《药品化义》 “大黄气味重浊，直降下行，走而不守，有斩关夺门之力，故号将军。专攻心腹胀满，胸胃蓄热，积聚痰实，便结瘀血，女人经闭。”

【化学成分】 主要含蒽醌类成分：芦荟大黄素，大黄酸，大黄素，大黄素甲醚，大黄酚等；结合蒽醌类成分：大黄素甲醚-8-葡萄糖苷，芦荟大黄素-8-葡萄糖苷等；双蒽醌类成分：番泻苷A、B、C、D；还含挥发油等。

中国药典规定本品含总蒽醌以芦荟大黄素($C_{15}H_{10}O_5$)、大黄酸($C_{15}H_8O_6$)、大黄素($C_{15}H_{10}O_5$)、大黄酚($C_{15}H_{10}O_4$)和大黄素甲醚($C_{16}H_{12}O_5$)的总量不得少于 1.5%；含游离蒽醌以芦荟大黄素($C_{15}H_{10}O_5$)、大黄酸($C_{15}H_8O_6$)、大黄素($C_{15}H_{10}O_5$)、大黄酚($C_{15}H_{10}O_4$)和大黄素甲醚($C_{16}H_{12}O_5$)的总量计，不得少于 0.20%。

【药理毒理】 本品具有泻下、抗溃疡、保护肠黏膜屏障、抗病原微生物、抗急性胰腺炎、肾脏保护、保肝利胆、抗纤维化等作用。

1. 泻下作用　大黄具有显著的致腹泻作用，为临床常用泻下药。生大黄、酒大黄、熟大黄、大黄炭 4 种饮片中生大黄泻下作用最强，酒大黄的泻下作用较弱，而大黄炭几乎没有泻下作用[1]。大黄水煎液 2.64g/kg 给正常小鼠灌胃，可显著缩短首次排出炭末黑便的时间，增加给药 3 小时内的排便量；同剂量对实热壅滞的粪性腹膜炎小鼠灌胃，显著缩短首次排出炭末黑便的时间，增加给药 4 小时内的排便量；按 1.30g/kg 对禁水所致失水便秘大鼠灌胃，可显著缩短首次排出炭末黑便的时间。生大黄水煎液按 25g/kg 给小鼠灌胃 1 小时后，使小肠推进率明显增加，6 小时后小肠推进率开始明显减少。大黄的致泻成分主要是蒽醌苷类衍生物。大黄中的游离型蒽醌可直接刺激肠蠕动，升高肠腔渗透压，增加肠内容积。大黄素在高糖 K-H 液中明显降低小鼠离体小肠葡萄糖-Na^+转运电位，抑制 Na^+，K^+-ATP 酶活性，在 1～1000μmol/L 范围内可剂量依赖性地增强大鼠结肠短循环电流，刺激结肠上皮 Cl^-分泌，在 1～30μmol/L 范围可浓度依赖性地阻断大鼠近端结肠平滑肌细胞延迟整流性钾通道，30μmol/L 时可抑制快速激活型钾电流，从而影响肠道运动而致泻。大黄中的结合型蒽醌苷经口服后，大部分未经吸收直接到达大肠，在肠内细菌酶的作用下，分解成苷元，进一步还原为蒽酮，刺激大肠黏膜下及肠壁肌层内的神经丛而促进结肠蠕动，并可抑制肠道对葡萄糖、Na^+和水的吸收，致肠腔内渗透压升高，增加肠内容积，间接刺激肠蠕动而致泻。1g/ml 生大黄水煎浓缩液 4ml/只灌胃 42 天，1、4g/(kg·d)灌胃 30 天均可引起豚鼠结肠黑变病，排便减少，结肠呈条纹状、斑片状、虎皮状改变，HE 染色可见结肠黏膜固有层大量棕黑色颗粒沉积，其机制与蒽醌类成分导致结肠上皮细胞凋亡有关[2, 3]。

2. 抗溃疡作用　唐古特大黄多糖(RTP)按 100、200、400mg/kg 对大鼠连续灌胃 5 天，明显降低水浸束缚应激大鼠胃黏膜溃疡指数和胃黏膜丙二醛(MDA)水平，升高血清和胃黏膜超氧化物歧化酶(SOD)活性，对应激性胃溃疡有明显的保护作用。大黄多糖按 400mg/kg 对 2,4,6-三硝基苯磺酸(TNBS)灌肠致小鼠溃疡性结肠炎模型灌胃 3 天，使模型小鼠结肠上皮 caspase-3、Fas、FasL 蛋白表达量显著减少，从而抑制结肠上皮细胞的凋亡，减轻肠道局部免疫反应，发挥治疗溃疡性结肠炎的作用。大黄还可治疗幽门螺杆菌(Hp)所致胃溃疡，25%的大黄醇提物可显著抑制 Hp，其抑菌的 MIC_{50} 和 MIC_{90} 分别为 31、37μg/ml，其醇提物抗 Hp 效果优于水提物 6 倍之多。

3. 保护肠黏膜屏障，抗内毒素损伤作用　生大黄粉胃管内注入有助于改善重症脑卒中患者肠道黏膜通透性，防止肠屏障破坏，减少细菌和内毒素的移位，从而减少细菌移位及肠源性感染，减少多脏器功能障碍的发生，改善预后[4]。生大黄粉 100mg/kg 灌胃，2 次/天，能减少背部烫伤加内毒素“二次打击”大鼠胃肠道细菌和真菌数量及种类，保护肠道正常菌群，减少肠源性感染的发生[5]。大黄酸 100mg/(kg·d)连续灌胃 4 周，能改善实验性大鼠肠黏膜损伤模型的肠黏膜结构，减轻肠绒毛的缩短，促进肠上皮的生长，减轻中央乳糜管的扩张，减少肠黏膜 IgA 的过度分泌，具有保护肠黏膜的作用[6]。大黄酸能改善内毒素血症小鼠肝脏的能量代谢，减轻肝脏的脂质过氧化反应，降低机体的内毒素水平，从而减少炎性因子的产生，阻断内毒素血症的生物学效应[7]。大黄素对急性放射性肠炎肠黏膜屏障具有保护作用[8]。大黄素能降低肠缺血再灌注损伤大鼠血清肠脂肪酸结合蛋白(IFABP)、肿瘤坏死因子-α(TNF-α)及内毒素水平，对小肠缺血再灌注损伤有保护作用[9]。

4. 对微循环、血液流变性、血小板功能的作用　大黄兼有活血与止血作用，通常生大黄或酒大黄偏于活血，大黄炭偏于止血。药理学研究表明大黄对血液循环具有双向调节作用。胃溃疡出血患者胃镜下喷大黄粉可有效降低患者再出血现象的发生率[10]。大黄 2、4、8g/kg 灌胃 1 小时后，能缩短小鼠的凝血时间[11]。大黄炭 2、4、8g/kg 大鼠灌胃给药 6 天，显著提高血小板聚集性，提高血栓素 B_2(TXB_2)水平，促进凝血。小鼠整体实验中，大黄醇提物胃壁滴药 5 分钟后，胃壁微动脉和微静脉中微血流流态均有不同程度改变，表现为直线流减少，粒絮流增多，对局部滴药后小鼠肠系膜微循环及灌胃后小鼠耳廓微循环亦有类似影响，表明大黄可使微循环血流速度变慢，红细胞聚集，使局部血液黏滞性升高而起到止血作用。生大黄及酒制大黄水煎液 6g/kg 大鼠灌胃给药 7 天，显著降低肾上腺素并寒冷所致大鼠血瘀模型的血小板黏附与聚集作用，使凝血酶原时间(PT)、凝血酶时间(TT)、凝血活酶时间(PTT)等延长，并可降低血黏度、血沉、纤维蛋白原含量、红细胞聚集指数，改善大鼠实验性血瘀表现，其中酒制大黄作用强于生品。2.5、5g/kg生、熟大黄灌胃7天均可显著降低热结血瘀模型大鼠的全血黏度、血浆黏度，增加红细胞变形指数，熟大黄还可降低红细胞刚性指数、红细胞压积，与等剂量生大黄相比，熟大黄作用更强[12]。生、熟大黄均具有改善热结血瘀模型大鼠血管内皮细胞损伤和微循环的作用，可调节模型大鼠血清内皮素（ET）、一氧化氮（NO）、前列腺环素2（PGI_2）、血管性血友病因子（vWF）水平[13]。

5. 解热作用　大黄水煎液1.54g/kg灌胃能降低内毒素所致大鼠发热炎症模型体温[14]。生大黄、酒大黄、熟大黄和大黄炭醇提物灌胃均能降低鲜酵母混悬液所致大鼠发热模型体温，生大黄和酒大黄解热作用强于熟大黄和大黄炭，其解热机制与减少下丘脑组织中前列腺素E_2（PGE_2）和环磷酸腺苷（cAMP）的产生使中枢体温调定点下调有关[15]。在注射酵母菌致热前1小时及致热后3小时灌胃，给予大鼠3.5g/kg掌叶大黄能降低大鼠直肠体温，其解热作用机制与抑制下丘脑和背根神经节的TRPV1（transient receptor potential vanilloid 1）和增加同一部位的TRPM8（transient receptor potential melastatin 8）蛋白表达，抑制下丘脑和血清PGE_2、cAMP，增加精氨酸加压素（arginine vasopressin）有关[16]。

6. 镇痛抗炎作用　酒大黄有良好的镇痛抗炎作用，酒大黄以0.5～2g/(kg·d)灌胃7天，能提高热板法疼痛模型小鼠痛阈，抑制醋酸致小鼠扭体反应，并能抑制二甲苯致小鼠耳肿胀和皮下植入棉球所致的小鼠肉芽肿生成[17]。大黄素1次灌胃30、60mg/kg能显著抑制角叉菜胶致小鼠足肿胀；60、100mg/kg显著抑制角叉菜胶致大鼠足肿胀；90、150mg/kg显著抑制醋酸引起的小鼠毛细血管通透性的增加；腹腔注射20、40mg/kg能显著抑制角叉菜胶引起的大鼠急性胸膜炎的渗出与白细胞游走。

7. 抗病原微生物作用

（1）抗菌　大黄在体内外均有抗菌作用。以大黄煎剂10、5g/kg体重分别对腹腔注射大肠埃希菌及变形杆菌的小鼠灌胃，可显著降低动物的菌血症发生率，提高5天内存活率。大黄在体外对金黄色葡萄球菌、产β-内酰胺酶葡萄球菌、痢疾杆菌、大肠埃希菌、伤寒杆菌、铜绿假单胞菌、痤疮丙酸杆菌、淋球菌、白色念珠菌、马拉色菌、唾液链球菌、血链球菌、内氏放线菌等均有抑菌作用。大黄素体外对金黄色葡萄球菌[18]、耐药性大肠埃希菌有抑菌作用[19]。

（2）抗病毒　大黄在体内外均有一定抗病毒作用。以大黄3.3、6.7、11.3g/kg对单纯疱疹病毒（HSV）感染小鼠灌胃7天，可提高小鼠存活率，延长存活时间，加快脑、心、肝、神经节中病毒的清除。大黄醇提液按20、10g/kg剂量对先天感染鸭乙肝模型灌胃给药5、10天和停药3天时，均有显著降低血清HBV-DNA的作用，在体外细胞培养中对HBsAg、HBeAg两抗原的分泌有较好的抑制作用。大黄体外对柯萨奇病毒、带状疱疹病毒、单纯疱疹病毒、流感病毒、呼吸道合胞病毒、新城疫病毒、轮状病毒[20]等多种病毒有抑制作用。

8. 抗急性胰腺炎作用　大黄常用于急性胰腺炎的治疗，能够有效缓解胰腺损伤程度。在基础治疗的基础上，生大黄胃灌注、灌肠，均能促进重症急性胰腺炎患者肠道功能的恢复，缩短腹痛腹胀缓解时间、血清淀粉酶恢复正常时间、全身炎症反应综合征恢复时间、住院时间，降低并发症发生率、死亡率[21]。大黄抗急性胰腺炎的机制包括：①降低淀粉酶水平。②减轻炎症反应[22]。③降低细菌移位和内毒素水平。④促进腺泡细胞凋亡，促进胰腺组织的再生和修复。⑤减轻重症急性胰腺炎大鼠肺损伤、心肌损伤和肾脏损伤[23, 24]。⑥可促进重症急性胰腺炎（SAP）大鼠肺泡巨噬细胞凋亡，其机制可能与抑制JAK2/STAT3信号通路，减轻炎症因子分泌[25]。

9. 抗肺损伤作用　大黄能减轻内毒素所致的肺卫失宣模型大鼠的肺水肿，作用机制与改善肺组织钠离子通道蛋白-α、钠离子通道蛋白-β、钠离子通道蛋白-γ、水通道蛋白（AQP）1、AQP5 mRNA低表达或过表达[26]，及双向调节Na^+, K^+-ATP酶活力有关[27]。大黄素能减轻盲肠结扎穿孔法复制的脓毒症模型、腹腔注射脂多糖（LPS）所致脓毒症模型及急性百草枯中毒大鼠的肺水肿[28-30]。大黄素可能通过调节Nrf-2/ ARE信号通路促进HO-1蛋白表达，降低有机磷中毒大鼠MDA生成，并提高SOD、GSH-Px活力减轻肺损伤[31]。

10. 肾脏保护作用　大黄对肾脏有保护作用，能够抑制肾炎发展，缓解肾脏损害，延缓肾功能衰竭进程。大黄保留灌肠对正常小鼠肝肾功能无明显不良影响，在急性肾功能衰竭病理状态下，有选择性肝肾保护作用，其水溶性成分是保护肝肾功能的主要物质基础[32]。大黄煎液可降低阿霉素肾病小鼠血肌酐含量，降低小鼠尿蛋白水平，减轻其肾脏损伤[33]。以大黄醇提物1g/kg对肾毒血清性肾炎模型大鼠连续灌胃35天，可显著降低血肌酐水平，减小动物肾小球系膜区面积，并可降低肾小球培养上清液中细胞外基质主要成分纤维连接素（Fn）浓度，通过抑制细胞外基质增生而延缓增生性肾小球肾炎的进行性发展，保护肾功能。含大黄素代谢物的大鼠血清（大黄素2.5mg/100g灌服6小时后采血），可明显拮抗白介素-6(IL-6)、肿瘤坏死因子(TNF)及细菌脂多糖(LPS)对肾小球系膜细胞(hMC)的刺激作用，抑制hMC IL-6的产生，从而治疗增殖性肾小球肾炎及延缓慢性肾衰进展。以大黄素混悬液0.001、0.005、0.025、0.125mg/d对BXSB狼疮性肾炎小鼠灌胃30天，可使小鼠24小时尿蛋白含量减少，使肾小球细胞间黏附分子-1(ICAM-1)表达下降，且尿蛋白含量及ICAM-1表达水平与大黄素剂量呈负相关，而尿蛋白含量与ICAM-1表达水平呈正相关，提示大黄素通过下调肾小球ICAM-1表达，而减轻狼疮性肾炎的肾损害程度。大黄总鞣质能保护重铬酸钾肾损伤大鼠肾脏功能，机制与能清除羟自由基(六价铬损伤的主要产物)、促进高价的有毒的铬离子转化成低价的无毒的铬离子、沉淀铬离子，阻止六价铬离子吸收有关，但大黄蒽醌加重重铬酸钾肾损伤[34]。大黄酸能保护IgA肾病、慢性同型异种移植肾病模型大鼠肾功能[35, 36]。大黄总提取物、大黄素、大黄酸均具有抗糖尿病肾病作用。大黄的含水乙醇提取物150mg/kg灌胃4周，能降低四氧嘧啶所致糖尿病大鼠血糖、胆固醇、甘油三酯、尿素、肌酐水平，改善肾功能，使肾小球毛细血管硬化、Bowman's space增加和急性肾小管坏死趋于正常[37]。大黄素能降低链脲佐菌素(STZ)所致糖尿病大鼠24小时尿蛋白定量，延缓糖尿病肾病的进展，其机制与下调肾脏结缔组织生长因子(CTGF)表达[38]、抑制肾脏单核细胞趋化蛋白-1(MCP-1)表达有关[39]。大黄酸可降低STZ诱导的糖尿病大鼠血糖、甘油三酯、总胆固醇、24小时蛋白尿水平，减轻系膜细胞及基质增生，缓解糖尿病肾病的病理变化，机制与其调节肾脏中神经肽Y及其Y1、Y2受体的表达[40]、抑制肾足突细胞nephrin表达[41]，下调肾皮质中血清和糖皮质激素诱导蛋白激酶1(SGK1)mRNA及结缔组织生长因子(CTGF)mRNA水平，降低转化生长因子-β_1(TGF-β_1)及纤维连接蛋白(Fn)表达，抑制糖皮质激素诱导蛋白激酶1(SGK1)信号传导通路，阻止糖尿病大鼠肾脏纤维化有关[42, 43]。大黄素可降低糖尿病大鼠肾重指数、24小时尿蛋白、Cr、BUN，改善大鼠糖尿病肾病进程[44]。并通过下调miR-21促进糖尿病肾病小鼠肾脏细胞自噬，减轻肾脏氧化损伤[45]。

11. 抗糖尿病作用 大黄酸、大黄素有抗糖尿病作用。口服大黄酸120mg/kg 8～16周能降低糖尿病小鼠空腹血糖，提高葡萄糖耐量。腹腔注射大黄素3周能降低高脂饮食和链脲佐菌素(STZ)引起的糖尿病大鼠血糖、血清总胆固醇、甘油三酯，升高血清高密度脂蛋白，升高葡萄糖耐量和胰岛素敏感性。大黄素对糖尿病的治疗作用与激活过氧化酶增殖体激活受体(PPAR)γ和调节与新陈代谢相关的基因表达，保护高血糖诱导的β细胞线粒体超微结构，抑制β细胞凋亡，促进脂肪细胞葡萄糖转运体(GLUT)1和GLUT4 mRNA的表达，促进脂肪细胞的葡萄糖摄取及胰岛素促进的葡萄糖摄取相关[46-48]。

12. 保肝、利胆作用 大黄是中医临床常用的利胆退黄药物，药理学研究表明其具有明显的保肝、利胆作用，能够抗肝损伤，促进胆汁排泌。造模前3天灌胃大黄水煎液10g/(kg·d)，可减轻D-氨基半乳糖/内毒素脂多糖腹腔注射造成急性肝衰竭模型大鼠的肝脏损伤，作用机制与上调B细胞淋巴瘤/白血病-2(Bcl-2)表达、下调半胱天冬酶-3(caspase-3)表达，从而抑制肝细胞凋亡有关[49]。掌叶大黄蒽醌类衍生物以1.5、0.25g/kg灌胃给药10天，能显著降低四氯化碳致急性肝损伤大鼠血清脂质过氧化物丙二醛(MDA)的含量，增强超氧化物歧化酶(SOD)的活性，从而减少脂质过氧化的发生，加速自由基的清除，稳定细胞膜结构而缓解肝细胞损伤。生大黄可降低肝性脑病大鼠血清肿瘤坏死因子-α(TNF-α)和血氨水平，对大鼠肝性脑病有治疗作用[50]。大黄抗肝损伤的有效成分包括大黄素、大黄酸、大黄酚等。按20、40、80mg/kg剂量灌胃大黄素42天，能降低四氯化碳性肝损伤模型大鼠血清丙氨酸氨基转移酶(ALT)、碱性磷酸酶(AKP)，升高总蛋白(TP)及白蛋白(SLB)，使肝细胞损伤明显减轻；以50mg/kg剂量灌胃大黄素42天，可降低四氯化碳(CCl_4)性肝损伤模型大鼠血清TNF-α、白细胞介素-6(IL-6)及一氧化氮(NO)等介质水平。大黄素具有逆转CCl_4诱导大鼠肝纤维化的作用，其机制与上调Smad7，下调Smad3、TGF-β、α-平滑肌肌动蛋白(α-SMA)蛋白表达，进而抑制肝星状细胞活化有关[51, 52]。大黄酸对大鼠非酒精性脂肪肝具有较好的防治作用，其机制与清除氧自由基、减少脂质过氧化产物和改善脂质代谢紊乱有关[53]。大黄酸可防治硫代乙酰胺所致的急性肝损伤，其机制与降低内毒素水平，调节肝脏内皮型一氧化氮合酶(eNOS)与诱导型一氧化氮合酶(iNOS)表达，改善肝脏微循环有关[54]。以1g/kg剂量生大黄对α-异硫氰酸萘酯致急性肝内胆汁淤积大鼠灌胃2天，可较早恢复胃肠消化间期移行性复合肌电活动(MMC)，显著减少胃肠一氧化氮合酶(NOS)表达，显著增加给药后48、96、144、192小时的胆汁排泌量，抑制大鼠肝组织核转录因子(NF-κB)过表达可能是其防治急性肝内胆汁淤积的重要机制之一[55]。

13. 抗纤维化作用 大黄具有抗器官纤维化作用。大黄混悬剂按1000、500、250mg/kg灌胃给药42天，可降低四氯化碳致大鼠肝纤维化模型肝细胞外基质水平，降低肝纤维化程度。大黄素20、40、80mg/kg灌胃给药，可显著降低四氯化碳致肝纤维化模型大鼠血清透明质酸及层粘连蛋白，降低肝组织胶原蛋白含量，使得肝组织纤维化程度明显改善。大黄素对四氯化碳诱导的肝纤维化大鼠有良好的治疗作用，其机制可能与抑制 CTGF、TIMP-1 的合成，促进 MMP-9 表达有关[56]。大黄素以20、40、80mg/kg 浓度灌胃给药，可抑制博来霉素气管内注射诱导的大鼠肺纤维化模型肺组织转化生长因子（TGF-β_1）表达和羟脯氨酸含量，降低肺纤维化程度。100、50、20μg/L 浓度的大黄素可抑制体外培养肺成纤维细胞（LF）增殖，阻止 LF 由 G_1 期进入 S 期和 G_2 期，且随剂量增加而抑制效应增强，有效抑制肺成纤维细胞的过度增生。大黄素、大黄酚能抑制单侧输尿管梗阻法诱导的大鼠肾间质纤维化[57, 58]。大黄酸能改善慢性移植肾肾病大鼠肾功能，减轻肾间质纤维化及间质炎症，延缓肾纤维化进展[58]。

14. 降脂作用　大黄水煎液灌胃可降低高脂血症模型大鼠血清胆固醇（TC）、甘油三酯（TG）浓度[59]。大黄醇提液对高脂饲料致家兔高脂血症及脂肪肝模型灌胃 10 周，可降低 TG、低密度脂蛋白胆固醇（LDL-C），升高高密度脂蛋白胆固醇（HDL-C），保护肝细胞，降低脂肪变性程度，且呈一定量效关系[60]。大黄素对高脂饲料致鹌鹑脂肪肝模型连续灌胃 8 周，可抑制肝脂肪病变、降低甘油三酯和总胆固醇水平，升高高密度脂蛋白胆固醇/总胆固醇比值，并呈剂量依赖性。

15. 抗动脉粥样硬化作用　大黄通过抑制炎症因子、调节脂质代谢、抑制血管平滑肌细胞（SMC）增殖，保护血管内皮、抗血栓等作用防止动脉粥样硬化。酒大黄 780mg/kg 对载脂蛋白 E（ApoE）基因缺陷小鼠灌胃 13 周，可抑制小鼠动脉粥样硬化斑块内炎症因子单核细胞趋化蛋白-1（MCP-1）及肿瘤坏死因-α（TNF-α）的表达，干预成熟斑块进展，具有一定稳定斑块的作用。大黄素在体外可显著抑制血管平滑肌细胞增殖和迁移。大黄素 60mg/（kg・d）灌胃 20 周可通过减少斑块处基质金属蛋白酶（MMP）-2、MMP-9 的表达，上调基质金属蛋白酶的组织抑制剂（TIMP）-1 表达，稳定小鼠动脉粥样硬化斑块[61]。

16. 抗肿瘤作用　大黄素具有抗肿瘤作用。大黄素可抑制胰腺癌细胞株 BXPC-3 细胞在裸鼠体内的生长[62]，抑制裸鼠胰腺癌肝转移瘤[63]。大黄素对体外培养的肝癌细胞 SMMC-7721、Huh7、Hep3B 和 $HepG_2$、肺腺癌细胞、结肠癌细胞、卵巢癌细胞、白血病细胞、胰腺癌细胞、前列腺癌细胞、乳腺癌细胞、宫颈癌 HeLa 细胞、膀胱癌细胞 BIU-87 等有抑制增殖，诱导凋亡作用[64]。大黄素具有逆转 HL-60/ADR 细胞多药耐药作用，对顺铂耐药卵巢癌细胞有耐药逆转作用[65]。大黄素通过活化 JNK 信号转导途径抑制人乳腺癌细胞 MCF-7 增殖、促进凋亡[66, 67]。大黄素可有效抑制黑素瘤 B16F10 细胞增殖，抑制细胞迁移能力，并能促进细胞凋亡[68]。大黄素可以通过上调 Bax/Bcl2，下调 c-myc 和 p-ERK/ERK 的表达从而促进结肠癌细胞的凋亡，阻滞细胞周期和增加 ROS 的产生[69]。芦荟大黄素能明显抑制肝癌 SMMC-7721 细胞增殖，诱导该细胞发生自噬和凋亡，且其机制与芦荟大黄素能促进 Bax、Caspase-3 mRNA 及蛋白表达有关[70]。大黄素可抑制黑素瘤细胞 B16F10 细胞的迁移能力，其机制可能与 NLRP3 炎症小体相关蛋白的下调有关[71]。

17. 其他作用　大黄提取物有抗氧化活性，其抗氧化能力随芦荟大黄素、大黄素量的增加而增加，随大黄酸、大黄酚、大黄素甲醚的增加而降低[72]。大黄素对病毒性心肌炎小鼠有保护作用[73]，可抗脑缺血再灌注损伤[74]。大黄酚、大黄素、芦荟大黄素有改善学习记忆作用[75]。大黄酚可提高铅中毒小鼠免疫功能，改善铅中毒小鼠学习记忆能力，降低铅中毒小鼠各组织的铅水平，提高小鼠肝、肾组织内抗氧化酶的活性，改善铅中毒造成的脂质过氧化[76, 77]。

18. 体内过程　大黄煎剂 10g/kg 对大鼠灌胃 1 次后，共有 22 个成分入血，其中大黄酸含量最高，其他蒽醌类成分量较低。0.5g/kg 大黄游离蒽醌提取物及结合蒽醌提取物分别对大鼠灌胃，存在于血清中的化学成分相似，以芦荟大黄素、大黄酸、大黄素、大黄酚为主。大鼠灌胃大黄酸 70mg/kg 后，血药浓度-时间曲线呈二室模型，主要药动学参数 t_{max}、C_{max}、$AUC_{0\text{-}t}$、MRT、$t_{1/2\alpha}$、$t_{1/2\beta}$ 分别为（0.50±0.27）小时、（54.64±11.60）μg/ml、（164.29±44.77）μg/（h・ml）、（4.03±0.46）小时、（1.48±0.77）小时、（3.68±1.42）小时，说明其在体内吸收和消除均较快。兔耳缘静脉注射 10mg/kg 大黄酚后的药代动力学过程呈二室模型，$t_{1/2\alpha}$ 为 9.60 分钟，分布速率常数α为 0.072/分钟，说明大黄酚在兔体内分布较快；$t_{1/2\beta}$ 为 139.27/分钟，血浆中大黄酚的消除速率常数β为 0.0049/分钟，$t_{1/2\beta}$ 远大于 $t_{1/2\alpha}$，说明大黄酚在兔体内主要以消除过程为主；K_{12} 为（0.039±0.0031）分钟，K_{21} 为（0.016±0.001）分钟，说明大黄酚从中央房室向外周房室转运速率大于从外周房室向中央房室的转运速率。大黄素在大鼠体内的主要吸收部位为十二指肠，其肠吸收过程不受 P-糖蛋白的外排影响，但受到多药耐药相关蛋白（MRP2）的肠道外排转运影响，因此大黄素可能为 MRP2 的底物[78]。静脉注射 ^{131}I-标记大黄素后在体内分布和清除速度较快，主要分布于肺部和肾脏，肝脏、胃、小肠等器官含量较低，不易透过血-脑屏障，主要经肾脏排泄[79]。熟大黄生药12g/kg等量颗粒剂剂量灌胃后2小时，正常大鼠肝脏和肾脏组织的芦荟大黄素和大黄素甲醚的浓度远远高于胰腺组织内的浓度，心、脾和肺等其他器官内的各个成分浓度与胰腺组织比较没有明显区别，而在急性胰腺炎模型大鼠胰腺组织中大黄素、芦荟大黄素、大黄酸和大黄酚的浓度高于其他组织器官，且在胰腺、肾、脾组织内的浓度明显高于正常组，在胰腺具有靶向分布特点[80]。静脉注射大黄素时，大黄素迅速代谢为大黄素葡萄糖醛酸酐，ω-羟基大黄素以及ω-羟基大黄素硫酸结合物/葡萄糖醛酸酐，当灌胃给药时，大黄素的代谢产物只有大黄素葡萄糖醛酸酐[81]。大黄素Ⅰ相代谢主要由CYP3A4介导，对多种P_{450}酶具有抑制作用，大黄苷元对CYP2A6、CYP3A4均有诱导作用，并且随着大黄苷元剂量的增加，诱导作用增强[82]。大黄苷元对大鼠肝微粒CYP_{450}酶的活性有诱导作用，且有随给药剂量的增加而增强的趋势[83]。临床使用含大黄素的相关制剂应注意可能涉及的药物相互作用[84]。

19. 毒理研究

(1) 急性毒性　以大黄汤剂按120g/(kg·d)的大剂量灌胃小鼠，分4次每隔3小时一次，其中大黄生品和热压一次蒸晒制品可使小鼠生长受到非常显著的抑制，并在给药7天内分别引起50%和35%的动物死亡。相同剂量的九蒸九晒和热压三次制品则不引起小鼠死亡和生长抑制。大黄水提液一日内间隔6小时对小鼠灌胃2次，测得最大耐受量(MTD)为120g/kg,服药后动物表现有活动减少，引起稀便甚至腹泻。

(2) 长期毒性　4500mg/kg大黄总蒽醌口服13周引起大鼠肾损伤，肾小管上皮细胞肿胀变性[85]，连续灌胃26周，每周6次，导致大鼠精神不佳，体重增长缓慢，红细胞计数、血红蛋白含量、红细胞压积和Na^+显著低于对照组，而尿素氮、总胆固醇、尿酸、K^+和Ca^{2+}升高，尿β-微球蛋白、总蛋白质等显著升高，并见近曲小管上皮细胞不同程度肿胀变性，对肾脏表现出毒害作用，但该作用是可逆的。12g/kg大黄总提物灌胃30天对肝脏有毒性作用，可使血清谷丙转氨酶(ALT)、谷草转氨酶(AST)显著升高，肝脏水肿[86]。大黄对肝脏的作用与肝脏健康状况相关，正常大鼠和四氯化碳肝损伤大鼠分别给予2、5.4、14.69和40g/kg大黄总提取物治疗12周。对四氯化碳损伤大鼠，2g/kg大黄总提取物能减轻肝脏细胞损伤，机制与抗自由基损伤相关。14.69、40g/kg肝损伤组和所有剂量正常大鼠组的大鼠肝纤维化明显增加[87]。老年大鼠对大黄的肝肾毒性较未成年大鼠敏感[88]。大黄水煎剂分别按2、4g/kg剂量再分别对豚鼠灌胃30、60天，均可致豚鼠结肠产生不同程度黑病变，以盲肠及近端结肠为显著。该现象提示大黄使用中应当注意服药剂量与用药时间，不宜长期过量口服；但临床上按正常剂量给药并控制服药时间一般不会导致结肠黑病变。大黄能损伤结肠壁神经丛，使结肠传输功能下降，因此，慢传输型便秘患者应避免长期使用[89]。

(3) 生殖毒性　生大黄20g/kg对妊娠6～15天大鼠连续灌胃给药，可引起孕鼠腹泻、体重降低、怀孕率显著降低，死胎率升高，胎仔体重增长受到显著抑制，证明大剂量生大黄对孕鼠的毒性显著，但未见引起胎仔畸形；小剂量的生、熟大黄(1g/kg)对妊娠和胚胎无明显影响。长期应用大黄可使成年雌性大鼠子宫和卵巢指数降低，子宫内膜水肿，腺体减少，卵巢萎缩，卵泡数减少，卵泡内细胞排列不规则，影响成年雌性大鼠的生殖功能[90]。2、1g/kg的大黄水提物连续灌胃30天可降低雄性成年及未成年小鼠的睾丸指数，并使睾丸的形态结构出现明显的病理变化[91]，对生殖功能有较强的毒性[92]。生大黄、酒大黄和熟大黄对斑马鱼胚胎均有致死和致畸作用，其中酒大黄对斑马鱼胚胎发育的毒性最强，生大黄次之，熟大黄的影响最弱[93]。

【参考文献】　[1] 闫美娟，隋峰，李燕，等. 大黄各炮制品泻下作用的比较研究. 中国实验方剂学杂志，2010，16(13)：170-171.

[2] 羊燕群，吴之茵，马志杭，等. 生大黄致结肠黑变病豚鼠肠动力评估. 浙江中西医结合杂志，2014，24(8)：678-679.

[3] 张彦，杜永平，王文勇，等. 蒽醌类中药导致结肠黑变病的机制研究. 现代生物医学进展，2013，13(3)：408-415.

[4] 张红，惠凌，姜源涛，等. 生大黄对重症脑卒中患者肠黏膜屏障功能的保护作用. 西部医学，2014，26(12)：1643-1644，1647.

[5] 马丽琼，段金旗，于明克. 大黄对脓毒症大鼠胃肠道菌群的影响. 中华临床医师杂志(电子版)，2012，6(10)：2790-2792.

[6] 彭胜男，曾慧红，傅爱香，等. 大黄酸对大鼠肠黏膜的保护作用观察. 山东医药，2012，52(47)：21-23.

[7] 马超英，彭春荣，耿耘，等. 大黄酸对内毒素血症小鼠保护作用的实验研究. 中华中医药学刊，2012，30(2)：288-289.

[8] 王玉，周冬枝，夏欣欣，等. 大黄素对急性放射性肠炎肠黏膜屏障的保护作用. 西安交通大学学报(医学版)，2013，34(2)：248-252.

[9] 秦春妮，黑飞龙，吴蓓，等. 大黄素对大鼠肠缺血再灌注损伤的保护作用. 中国体外循环杂志，2012，10(1)：54-56.

[10] 龚伟. 胃镜下喷大黄粉治疗胃溃疡出血临床效果分析. 临床医学，2014，34(3)：120-121.

[11] 林声在，张朝凤，刘晓东，等. 大黄、虎杖、何首乌止血作用的比较研究. 西北药学杂志，2012，27(6)：553-555.

[12] 赵玲，胡昌江，耿媛媛，等. 生、熟大黄及其在下瘀血汤中对热结血瘀模型大鼠血液流变学的影响. 药物评价研究，2014，37(2)：113-116.

[13] 赵玲，胡昌江，潘新，等. 生大黄和熟大黄对热结血瘀模型大鼠血管内皮细胞及微循环的影响. 时珍国医国药，2014，25(12)：2895-2896.

[14] 李红，张艳，于宜平，等. 大黄解热作用与降低血浆一氧化氮作用的 PK-PD 研究. 中国中药杂志，2013，38(8)：1231-1236.

[15] 李燕，闫美娟，隋峰，等. 大黄不同炮制品醇提物解热作用及机制的比对研究. 中药材，2012，35(8)：1224-1227.

[16] Kong Xiangying，Wan Hongye，Su Xiaohui，et al. Rheum palmatum L. and Coptis chinensis Franch.，exert antipyretic effect on yeast-induced pyrexia rats involving regulation of TRPV1 and TRPM8 expression. Journal of Ethnopharmacology，2014(153)：160-168.

[17] 王梅，陈俊荣，宋翠荣，等. 酒大黄的镇痛抗炎作用. 中国实验方剂学杂志，2013，19(5)：255-257.

[18] 周磊，云宝仪，汪业菊，等. 大黄素对金黄色葡萄球菌的抑菌作用机制. 中国生物化学与分子生物学报，2011，27(12)：1156-1160.

[19] 黄干荣，李晓华，黄衍强，等. 大黄素等提取物对耐药性大肠埃希菌生物膜形成的影响. 中成药，2013，35(12)：2602-2605.

[20] 贺凤兰，刘强，卫飞，等. 大黄提取物和大黄素体外抗轮状病毒的实验研究. 中国病毒病杂志，2013，3(2)：112-116.

[21] 赵冬雨，邢惠芝，成丽娅，等. 生大黄对重症急性胰腺炎患者肠道功能恢复的影响. 贵阳医学院学报，2014，39(1)：129-131.

[22] 余秀文，吴素芬. 大黄对重症急性胰腺炎患者血清 IL-10、IL-18 影响的研究. 检验医学，2013，28(7)：581-584.

[23] 王鹏利，王建华，杨兴武. 大黄素对大鼠重症急性胰腺炎肾损伤的保护作用研究. 现代中西医结合杂志，2012，21(13)：1388-1390.

[24] 刘波，毕旭东. 大黄素对重症急性胰腺炎大鼠并发心肌损伤的作用机制. 军医进修学院学报，2012，33(12)：1299-1302.

[25] 李孝全，莫静欣. 中药大黄对重症急性胰腺炎肺损伤大鼠肺泡巨噬细胞凋亡的影响. 中国免疫学杂志，2020，36(15)：1839-1843.

[26] 巫莉萍，邓时贵，叶莹仪，等. 大黄对肺卫失宣大鼠肺组织钠离子通道蛋白 mRNA 表达的影响. 广州中医药大学学报，2014，31(2)：256-259.

[27] 黄海定，巫莉萍，邓时贵. 大黄对肺卫失宣大鼠肺泡Ⅱ型上皮细胞超微结构及肺组织 Na^+, K^+-ATP 酶活力的影响. 中国实验方剂学杂志，2011，17(8)：190-193.

[28] 孙燕妮，杨洁，王丽敏，等. 大黄素对脓毒症急性肺损伤大鼠水通道蛋白 1 表达的影响. 临床荟萃，2014，29(8)：903-907.

[29] 陈亮，白静慧，张凯，等. 大黄素对脓毒症急性肺损伤大鼠肿瘤坏死因子-α 及白细胞介素-1β 水平的影响. 广东医学，2013，34(13)：1992-1994.

[30] 王杰赞，陆远强，李江，等. 中药大黄对急性百草枯中毒大鼠肺损伤的影响. 中华危重症医学杂志(电子版)，2013，6(6)：335-338.

[31] 李华，徐鹏，王黎. 大黄素对急性有机磷农药中毒致肺损伤大鼠肺组织 Nrf-2/ARE 信号通路的影响. 临床肺科杂志，2020，25(5)：680-684.

[32] 徐世军，马永刚，邓超，等. 大黄保留灌肠对急性肾功能衰竭模型肝肾功能的影响. 中药药理与临床，2010，26(5)：69-71.

[33] 陈汉卿，谢鑫灵，金笑笑，等. 大黄煎液对阿霉素肾病小鼠的治疗作用研究. 浙江中医药大学学报，2011，35(2)：291-293，296.

[34] Zeng Lingna，Ma Zhijie，Zhao Yanling，et al. The protective and toxic effects of rhubarb tannins and anthraquinones in treating hexavalent chromium-injured rats：The Yin/Yang actions of rhubarb. Journal of Hazardous Materials，2013：246-247.

[35] Peng Shengnan，Zeng Huihong，FU Aixiang，et al. Perotection of rhein on IgA nephropathy mediated by inhibition of fibronectin expression in rats. Indian J Pharmacol，2013，45(2)：174-179.

[36] Su J，Yin LP，Zhang X，et al. Chronic allograft nephropathy in rats is improved by the intervention of rhein. Transplantat Proc，2013，45(6)：2546-2552.

[37] Shokri H，Farokhi F，Heydari R，et al. Renoprotective effect of hydroalcoholic extract of Rheum ribes root in diabetic female rats. Avicenna J Phytomed，2014，4(6)：392-401.

[38] 陶松青，何劲松. 大黄素对糖尿病大鼠肾脏结缔组织生长因子表达的影响. 现代中西医结合杂志，2010，19(24)：3023-3024，3027.

[39] 何劲松，曹东维. 大黄素对糖尿病大鼠肾组织单核细胞趋化蛋白-1 表达的影响. 中国生化药物杂志，2012，33(6)：795-797.

[40] 李琴，杨耀芳. 大黄酸对糖尿病大鼠肾脏中神经肽 Y 及其 Y1、Y2 受体表达的影响. 中国药学杂志，2010，45(10)：747-750.

[41] 陈建伟，刘玲，钟玲. 大黄酸对糖尿病肾病大鼠足突细胞 nephrin 基因表达的影响. 重庆医学，2013，42(31)：3732-3734.

[42] 王学彬，王芳芳，张晓敏. 大黄酸通过抑制 SGK1 信号通路防治糖尿病大鼠肾纤维化. 滨州医学院学报，2013，36(4)：249-252，248.

[43] Liu Jing，Chen Zhaohong，Zhang Yujing，et al. Rhein protects pancreatic β-cells from dynamin-related protein-1-mediated mitochondrial

fission and cell apoptosis under hyperglycemia. Diabetes，2013，62(11)：3927-3935.

［44］齐宝宁，熊永爱，潘艳芳，等．大黄素调控 miR-21 介导细胞自噬减轻糖尿病肾病小鼠肾脏氧化性损伤机制研究．天然产物研究与开发，2020，32(12)：2012-2019.

［45］赵良瑞，李进冬．大黄素对糖尿病状态下大鼠肾功能的保护作用研究．泰州职业技术学院学报，2020，20(Z1)：129-131.

［46］Xue Jianfeng，Ding Wenjun，Liu Yan. Anti-diabetic effects of emodin involved in the activation of PPARγ on high-fat diet-fed and low dose of streptozotocin-induced diabetic mice. Fitoterapia，2010(81)：173-177.

［47］Yang Ying，Shang Wenbin，Zhou Libin，et al. Emodin with PPARc ligand-binding activity promotes adipocyte differentiation amical and increases glucose uptake in 3T3-Ll cells. Biочhed Biophysical Research Communications，2007，353(2)：225-230.

［48］徐礼通，杨平．大黄对急性肝衰竭大鼠细胞凋亡及 Bcl-2 和 caspase-3 表达影响．辽宁中医药大学学报，2014，16(7)：45-46.

［49］李军，周祯祥．生大黄对肝性脑病肿瘤坏死因子-α 和血氨水平的影响．中国中医急症，2011，20(8)：1265-1266.

［50］王晓丽，张英博，李雪岩，等．大黄素对大鼠肝纤维化的影响及机制研究．中药药理与临床，2013，29(4)：56-58.

［51］董妙先，邹宇，刘玉章，等．大黄素对肝纤维化大鼠肝脏组织 Smad3 表达的影响．中华中医药杂志，2013，28(2)：529-531.

［52］岑柏春，张谈，袁建芬，等．大黄酸对高脂饮食诱导的大鼠非酒精性脂肪性肝病的防治作用．中华中医药学刊，2013，31(3)：545-547.

［53］周鑫，赵海珍，韩德五．大黄酸防治大鼠急性重型肝损伤的实验研究．临床和实验医学杂志，2013，12(9)：644-647.

［54］郑婷婷，于芳芳，姚嘉明，等．大黄浸液对急性肝内胆汁淤积大鼠肝脏 NF-κB 表达的影响．浙江中医杂志，2013，48(5)：380-381.

［55］魏建波，刘琴，钟瑜，等．大黄素对大鼠肾间质纤维化干预作用的实验研究．浙江中西医结合杂志，2013，23(5)：337-338，341.

［56］龙丹丹，张清，占凯，等．大黄素对四氯化碳诱导肝纤维化大鼠的干预作用．广西医学，2020，42(16)：2120-2124.

［57］朱祎，唐英，何立群，等．大黄酚对单侧输尿管梗阻模型大鼠肾组织 CTGF、α-SMA 和 FN 的影响．中南药学，2014，12(7)：631-634.

［58］苏健，殷立平，张鑫，等．大黄酸对慢性移植肾肾病大鼠肾组织抗纤维化因子表达的影响．中国临床药理学与治疗学，2011，16(10)：1114-1120.

［59］张雯娟，邢喜平，王虎平．大黄对高脂血症模型大鼠血清总胆固醇、甘油三酯及高密度脂蛋白胆固醇含量的影响．甘肃中医学院学报，2014，31(6)：8-11.

［60］白文武，刘运芳，鹿晓婷，等．大黄素稳定小鼠动脉粥样硬化斑块的机制．中国老年学杂志，2011，31(7)：1167-1169.

［61］张翔，江兴林，周利玲，等．大黄素对大鼠动脉粥样硬化形成的干预及对血清 T-AOC、SOD 和 MDA 水平的影响．新中医，2015，47(12)：230-232.

［62］童洪飞，林海舵，张伟，等．大黄素对胰腺癌细胞 BXPC-3 的体内抑制作用．中华中医药杂志，2010，25(8)：1211-1214.

［63］徐贤绸，温培楠，王兆洪，等．大黄素治疗裸鼠胰腺癌肝转移瘤的实验研究．浙江中西医结合杂志，2014，24(3)：207-210.

［64］Chin-Mu Hsu，Yu-An Hsu，Yuhsin Tsai，et al. Emodin inhibits the growth of hepatoma cells：Finding the common anti-cancer pathway using Huh7，Hep3B，and $HepG_2$ cells. Biochemical and Biophysical Research Communications，2010，392(4)：473-478.

［65］陈英玉，李静，胡建达，等．大黄素对 HL-60/ADR 耐药细胞多药耐药逆转作用的研究．中国实验血液学杂志，2013，21(6)：1413-1422.

［66］李梦佳，马莲顺，杨亚萍，等．大黄素阻抑人乳腺癌 MCF-7 细胞增殖和细胞周期进程．中国病理生理杂志，2013，29(8)：1417-1421.

［67］樊向文，张勇，席量，等．大黄素对人乳腺癌细胞 MCF-7 的促凋亡作用及其与 JNK 信号通路关系．中国肿瘤外科杂志，2015，7(6)：346-350.

［68］袁铭杰，刘天一，陈亮，等．大黄素对黑素瘤 B16F10 细胞增殖、迁移及凋亡的影响．中国麻风皮肤病杂志，2020，36(12)：712-717.

［69］张昊悦，赵蓓，章阳．大黄素对 HCT116 结肠癌细胞凋亡作用及机制研究．南京中医药大学学报，2020，36(4)：485-488.

［70］杜学峰，朱昱，徐永富，等．芦荟大黄素通过 Bax/Caspase-3 信号通路调控肝癌细胞自噬作用研究．新中医，2020，52(20)：6-9.

［71］王万晨，刘驰，袁铭杰，等．大黄素对黑素瘤细胞 B16F10 迁移的影响．中国皮肤性病学杂志，2020，34(6)：622-626.

［72］吕慧英，赵晨曦，吴海，等．大黄提取物抗氧化活性与游离蒽醌相关性的研究．中草药，2010，41(3)：412-415.

［73］蔡泽民，罗永姣．大黄素对实验性病毒性心肌炎小鼠的保护作用及其机制．广东医学，2014，35(9)：1326-1329.

［74］谭力，王联英，向海鹰，等．大黄素对脑缺血再灌注大鼠的保护作用及机制研究．中西医结合心脑血管病杂志，2010，8(9)：1100-1101.

［75］张艳超，张新颜，程敬民，等．大黄素对缺氧性脑损伤大鼠学习记忆能力的影响．第三军医大学学报，2014，36(17)：1813-1816.

[76] 张季，严春临，侯勇，等．大黄酚对铅中毒小鼠学习记忆能力的影响．中国实验方剂学杂志，2012，18(7)：187-190.

[77] 张季，严春临，侯勇，等．大黄酚对铅中毒小鼠免疫功能的影响．中国药理学通报，2014，30(5)：696-700.

[78] 张艳，王平，王进荣，等．在体单向肠灌流模型研究大黄素的大鼠肠吸收特性．中药新药与临床药理，2012，23(3)：286-290.

[79] 杜丹，吴小艾，范成中，等．^{131}I-标记大黄素在动物体内的药物动力学和组织分布．应用基础与工程科学学报，2014，22(1)：53-57.

[80] 竹林，赵健蕾，彭小航，等．大黄中游离蒽醌类化合物在实验性急性胰腺炎大鼠的组织药理学研究．中国中药杂志，2014，39(2)：304-308.

[81] Shia CS，Hou YC，Tsai SY，et al．Differences In pharmacokinetics and ex vivo antioxidant activity following intravenous and oral administrations of emodin to rats．Journal of Pharmaceutical Science，2010，99(4)：2185-2195.

[82] 冯素香，王蒙蒙，吴兆宇，等．大黄苷元对大鼠药物代谢酶 CYP2A6、CYP3A4 活性的影响．暨南大学学报(自然科学与医学版)，2014，35(6)：513-518.

[83] 冯素香，周悌强，李晓玉，等．大黄苷元对大鼠肝微粒体 CYP_{450} 酶活性的影响．中药药理与临床，2013，29(3)：41-43.

[84] 王来友，李镜清，陈涛，等．大黄素的Ⅰ相代谢途径及其对细胞色素 P_{450} 酶的抑制作用．中国临床药理学与治疗学，2014，19(3)：241-245.

[85] Yan Ming，Zhang Luyong，Sun Lixin，et al．Nephrotoxicity study of total rhubarb anthraquinones on Sprague Dawley rats using DNA microarrays．Journal of Ethnopharmacology，2006(107)：308-311.

[86] 柴宝娟，李祥，陈建伟．大黄总提物的大鼠亚急性毒性．药学与临床研究，2011，19(4)：322-324.

[87] Wang Jiabo，Zhao Haiping，Zhao Yanling，et al．Hepatotoxicity or hepatoprotection pattern recognition for the paradoxical effect of the chinese herb rheum palmatum L．in treating rat liver injury．PLoS ONE，2011，6(9)：e24498.

[88] Wang Jia-bo，Kong Weijun，Wang Hongjuan，et al．Toxic effects caused by rhubarb(Rheum palmatum L．)are reversed on immature and aged rats．Journal of Ethnopharmacology，2011(134)：216-220.

[89] 张燕，李红岩，郭伶俐，等．大黄对大鼠结肠动力的影响．北京中医药大学学报，2010，33(3)：187-190.

[90] 卢宁，张树峰，佟继铭．大黄水提物对成年大鼠子宫及卵巢的影响．中国实验方剂学杂志，2013，19(21)：258-261.

[91] 胡晓丞，李亚洲，高冲，等．大黄水提物对雄性小鼠睾丸影响的实验研究．承德医学院学报，2012，29(1)：18-20.

[92] 郭建恩，胡晓丞，佟继铭，等．大黄提取物对雄性未成年大鼠生殖毒性的实验研究．上海中医药杂志，2013，47(12)：82-86.

[93] 朱淑珍，李银保，陈缵光，等．不同酒制大黄对斑马鱼胚胎发育的影响研究．时珍国医国药，2014，25(4)：796-798.

芒 硝

Mangxiao

本品为硫酸盐类矿物芒硝族芒硝，经加工精制而成的结晶体。主含含水硫酸钠($Na_2SO_4 \cdot 10H_2O$)。主产于沿海各产盐区及四川、内蒙古、新疆等内陆盐湖。以类白色、透明、呈结晶块状者为佳。

【性味与归经】 咸、苦，寒。归胃、大肠经。

【功能与主治】 泻下通便，润燥软坚，清火消肿。用于实热积滞，腹满胀痛，大便燥结，肠痈肿痛；外治乳痈，痔疮肿痛。

【效用分析】 芒硝苦寒泄降，能荡涤肠胃，泻热通便；味咸润燥软坚，去除燥屎，为治实热积滞，大便燥结之要药，每与大黄相须为用，协同增效。

本品外用有清火消肿作用，可用于目赤肿痛、口舌生疮、咽喉肿痛、乳痈及痔疮肿痛等多种火热毒盛病证。

【配伍应用】

1. 芒硝配大黄 芒硝咸苦寒，其性降泄，泻热软坚通便；大黄苦寒，善荡涤肠胃，泻热通便力强。二药配伍，相互促进，泻热导滞，攻下破积，增强通便除坚之力，用于实热积滞，大便燥结。

2. 芒硝配半夏 芒硝软坚泻下；半夏燥湿化痰，散结消痞。二药配伍，既能开散痰饮水湿之痞结，又能引之下行使邪有去路，用于痰湿互结之胁下痞满症。

3. 芒硝配甘遂 芒硝咸寒清热，荡涤三焦胃肠湿热；甘遂泻下逐水，消肿散结。二药配伍，破结通利，攻逐水饮，用于水热互结所致的从心下至少腹满痛拒按，大便秘结等症。

4. 芒硝配槟榔、南瓜子 芒硝泻下通便；槟榔、南瓜子均杀虫兼泻下。三者合用，有杀虫通便之功，用于绦虫病。

【鉴别应用】 芒硝与大黄 两者均为作用较强的泻下药，具有泻下通便作用，主治实热积滞，大便秘结；二药外用又能清热消肿，治痈疮肿毒。但芒硝咸苦寒，泻热通便之中，又长于润燥软坚，主治实热积滞，大便燥结证；其外用善治咽喉肿痛、口疮、目赤、乳痈、痔疮肿痛等。而大黄苦寒，泻下攻积力强，为实热积滞便秘之要药；同时，又能清热泻火，凉血解毒，活血祛瘀，利湿退黄，故又治血热吐衄，目赤咽肿，痈肿疔疮，肠痢腹痛，瘀血经闭，产后瘀阻，跌打损伤，湿热痢疾，黄疸尿赤，淋证水肿。

【方剂举隅】

1. 调胃承气汤（《伤寒论》）

药物组成：大黄、甘草、芒硝。

功能与主治：缓下热结。主治阳明腑实证。症见大便不通，恶热口渴，舌苔正黄，脉滑数；以及胃肠积热引起的发斑，口齿咽痛等症。

2. 黄龙汤（《伤寒六书》）

药物组成：大黄、芒硝、枳实、厚朴、甘草、人参、当归。

功能与主治：攻下热结，益气养血。主治阳明腑实，气血不足证。症见自利清水，色纯青，或大便秘结，脘腹胀满，腹痛拒按，身热口渴，神倦少气，谵语甚或循衣撮空，神昏肢厥，舌苔焦黄或焦黑，脉虚。

3. 大陷胸汤（《伤寒论》）

药物组成：大黄、芒硝、甘遂。

功能与主治：治伤寒六七日，结胸热实，脉沉而紧，心下痛，按之石硬者。

【成药例证】 **大黄清胃丸**（《临床用药须知中药成方制剂卷》2020年版）

药物组成：芒硝、大黄、木通、槟榔、黄芩、胆南星、羌活、滑石粉、白芷、炒牵牛子。

功能与主治：清热通便。用于胃火炽盛所致的口燥舌干、头痛目眩、大便燥结。

【用法与用量】 6～12g，一般不入煎剂，待汤剂煎得后，溶入汤液中服用。外用适量。

【注意】

1. 不宜与硫黄、三棱同用。
2. 孕妇慎用。

【本草摘要】

1.《神农本草经》 “除寒热邪气，逐六腑积聚、结固、留癖，能化七十二种石。”

2.《本草纲目》 “《内经》云：咸味下泄为阴。又云：咸以软之，热淫于内，治以咸寒。气坚者以咸软之，热盛者以寒消之，故张仲景大陷胸汤、大承气汤、调胃承气汤皆用芒硝以软坚祛实热。”

3.《药品化义》 “芒硝味咸软坚，故能通燥结，性寒降下，故能去火燥，主治时行热狂，六腑邪热或上焦膈热或下部便坚。”

【化学成分】 主要成分为含水硫酸钠。

中国药典规定本品含硫酸钠（Na_2SO_4）不得少于99.0%。

【药理毒理】 本品具有泻下、抗炎、镇痛等作用。

1. 泻下作用 芒硝具有明显的泻下作用。芒硝水溶剂按9g/kg剂量对小鼠灌胃25分钟后，可显著提高肠内炭末推进百分率，增强小肠运动而导致泻下。

2. 抗炎作用 芒硝水溶液按12g/kg剂量对小鼠灌胃1.5小时后，可显著抑制二甲苯所致小鼠耳廓肿胀。24小时内芒硝湿敷配合冰袋冰敷能减少闭合性足踝部骨折出血及组织充血，消除肿胀[1]。芒硝晶体湿敷对于预防、消除混合痔外剥内扎术后创面水肿，减轻疼痛有明显效果[2]。芒硝按1.68g/kg灌胃可以减少实验性乙酸性结肠炎豚鼠血清白细胞数和前列腺素E_2（PGE_2）含量[3]。

3. 镇痛作用 芒硝具有镇痛作用。芒硝按1.68g/kg灌胃可以减少冰醋酸所致小鼠的扭体次数[3]。

4. 抗大鼠外伤性血瘀作用 铁杵击大鼠后肢软组织造成外伤性皮下出血及肿胀非开放性软组织损伤模型后以药棉吸附芒硝水溶液湿敷，可降低大鼠后肢损伤症状积分，降低全血黏度、全血低切还原黏度及红细胞聚集指数，及全血高切还原黏度、红细胞刚性指数和全血高低切相对黏度，明显降低血浆黏度、红细胞压积，改善动物的病理组织损伤，发挥对外伤性血瘀模型大鼠的治疗作用[4]。

5. 毒理研究 芒硝煎液腹腔注射小鼠LD_{50}为6.738g/kg，给药后1小时死亡，动物表现为肾缺血现象。

【参考文献】
［1］胡雅玲，张丽，马佳牧．芒硝湿敷配合冰袋冰敷治疗闭合性足踝部骨折早期肿胀．长春中医药大学学报，2014，30(5)：920-922．

［2］张晓娇，刘世茹，何炜，等．芒硝晶体湿敷治疗混合痔外剥内扎术后水肿、疼痛的临床观察．黑龙江中医药，2013(2)：19-20．

［3］李敏，王斌，唐志书，等．芒硝及其主成分抗炎镇痛泻下效应差异研究．中药药理与临床，2012，28(5)：55-57．

［4］魏荣锐，曹姗，杨亚蕾，等．外用芒硝对大鼠外伤性血瘀模型的影响．中华中医药杂志，2011，26(8)：1717-1722．

附：玄明粉

本品为芒硝经风化干燥制得。主要含硫酸钠（Na_2SO_4）。性味咸、苦，寒，归胃、大肠经。功能泻下通便，润燥软坚，清火消肿。用于实热积滞，大便燥结，腹满胀痛；外治咽喉肿痛，口舌生疮，牙龈肿痛，目赤；痈肿，丹毒。3～9g，溶入煎好的汤液中服用。外用适量。孕妇慎用；不宜与硫黄、三棱同用。

【药理毒理】 本品具有泻下等作用。

1. 泻下作用 本品内服后硫酸根离子不易被肠黏膜吸收，存留肠内成为高渗溶液，使肠内水分增加，引起机械性刺激，促进肠蠕动，引起泻下作用。40例患者采用造影前 2 小时口服玄明粉 15g，可明显缩短造影时间，明显提高了小肠疾病的检出率[1]。玄明粉服药后 6～9 小时肠道清洁率达 100%，很少有残留肠气，结肠双重造影优良率达 90%以上[2]。

2. 其他作用 于实验性阑尾炎和阑尾穿孔的家兔腹部外敷大黄、玄明粉、大蒜加适量醋的糊剂，对阑尾及脾脏的网状内皮系统有明显刺激作用，可使其增生，吞噬能力有所增加，阑尾炎症减轻。感染性创伤用 10%～25%硫酸钠溶液外敷，有消肿止痛作用。

【参考文献】 [1] 谭江根，谭振宇. 中药玄明粉在小肠双对比造影中的应用价值. 临床放射学杂志，2009，28(11)：1553-1555.

[2] 王东生. 玄明粉与番泻叶冲剂清洁洗肠作用的对比研究. 中国中医药现代远程教育，2010，8(12)：91.

番 泻 叶

Fanxieye

本品为豆科植物狭叶番泻 *Cassia angustifolia* Vahl 或尖叶番泻 *Cassia acutifolia* Delile 的干燥小叶。主产于印度。在开花前采收，除去杂质，晒干。以完整、叶形狭尖、色绿者为佳。

【性味与归经】 甘、苦，寒。归大肠经。

【功能与主治】 泻热行滞，通便，利水。用于热结积滞，便秘腹痛，水肿胀满。

【效用分析】 番泻叶苦寒，其性降泄而不峻，既能泻下导滞，又能清导实热。治热结便秘、腹满胀痛者，可单用，亦可与行气药同用，以增强泻下导滞作用。亦适用于习惯性便秘或老年人便秘，可小剂量单用泡服，以缓泻通便。

番泻叶能泻下行水消胀，治腹水肿胀，二便不利者，可单用泡服，或与其他利水药同用，以增强泻下之功。其还能通畅大便，通导大肠，清除胃内宿食，治疗消化不良、脘闷腹胀。

【配伍应用】

1. 番泻叶配陈皮 番泻叶性味苦寒，入大肠泻积热，通大便为长，小剂量有消积导滞之功；陈皮辛散苦降，芳香醒脾，长于理气健脾和胃。饮食不节，食积内停，正气不良者宜合用二药。食积必兼气滞，气机不疏，积滞难消，故配陈皮以理气，一行一下可助番泻叶消导积滞；又番泻叶苦寒易损脾胃，配陈皮辛温健脾，一寒一温，既有助于防番泻叶苦寒碍胃，又不使克伐伤正。

2. 番泻叶配枳实 番泻叶性味苦寒，泻大肠积热，通大便；枳实行气导滞，消胃肠结气。二药合用泻热通便之功增强，疗热结胃肠之便秘、腹胀。

3. 番泻叶配牵牛子、大腹皮 番泻叶配牵牛子泻下逐水；大腹皮行气利水。三药伍用，有逐水消肿行气之功效，用于治疗水肿鼓胀、大小便不利、腹部胀满等症。

【鉴别应用】 番泻叶与大黄 二药均能泻下导滞，清导实热，用于热结积滞，便秘腹痛。番泻叶小剂量可起缓下作用，大剂量则峻下，其泻下作用强于大黄，且起效比较迅速。而大黄除泻下作用外，尚有较好的清热泻火，凉血解毒，活血逐瘀，利湿退黄之功，用于血热吐衄，目赤咽痛，痈肿疔疮，肠痈腹痛，瘀血证及湿热黄疸、淋证等。

【成药例证】

1. 通便宁片（《临床用药须知中药成方制剂卷》2020年版）

药物组成：番泻叶干膏粉、牵牛子、砂仁、白豆蔻。

功能与主治：宽中理气，泻下通便。用于肠胃实热积滞所致的便秘，症见大便秘结、腹痛拒按、腹胀纳呆、口干苦、小便短赤、舌红苔黄、脉弦滑数。

2. 通便灵胶囊（《临床用药须知中药成方制剂卷》2020 年版）

药物组成：番泻叶、当归、肉苁蓉。

功能与主治：泻热导滞，润肠通便。用于热结便秘，长期卧床便秘，一时性腹胀便秘，老年习惯性便秘。

【用法与用量】 2～6g，后下，或开水泡服。

【注意】 孕妇慎用。

【本草摘要】

1.《饮片新参》 "苦，凉。泄热，利肠府，通大便。中寒泄泻者忌用。"

2.《现代实用中药》 "番泻叶，治食物积滞，胸腹胀满，便秘不通。少用为苦味健胃药，能促进消化；服适量能起缓下作用。"

【化学成分】 主要含双蒽酮类成分：番泻苷 A～D 等；在尖叶番泻叶中还发现少量游离蒽醌类成分：大黄酸，芦荟大黄素，大黄酚等。

中国药典规定本品含番泻苷 A($C_{42}H_{38}O_{20}$)和番泻苷 B($C_{42}H_{38}O_{20}$)的总量不得少于 1.1%。

【药理毒理】 本品具有泻下、止血等作用。

1. 泻下作用 番泻叶具有明显泻下作用，是临床治疗便秘的常用药。0.3ml 番泻叶水提液(1g/ml)灌胃可致小鼠在 1～1.5 小时出现腹泻，并持续 7～8 小时；胃肠运动 X 线分析显示，灌胃 0.4ml 上述提取液可明显缩短钡剂在胃肠道内的传递时间。2g/ml 番泻叶水提物与醇提物按 0.3ml/10g 灌胃，能明显缩短小鼠首次排便时间，增加 6 小时内排便量，提高肠道炭末推进率。番泻叶还常用于手术前或腹部 X 线检查前的清肠及术后促进胃肠运动。用番泻叶代替清洁灌肠，可避免清洁灌肠引起的黏膜水肿和肠道痉挛，减少肠道积气，使摄片对微小及多发病灶的观察尤为清晰；用番泻叶泡服或灌肠后能降低胃肠道的压力，缩短手术后排气、排便的时间，减少肠鸣音的出现，降低术后并发症的发生率。番泻叶浸液口服还可预防胸腰椎骨折、恶性肿瘤化疗患者的便秘[1, 2]。番泻叶冲剂 8g/kg 对腹部术后小鼠灌胃给药，能促进小鼠肠道水分增加，明显缩短首次排便时间，提高肠炭末推进率，并能促进小鼠腹部术后肠功能的恢复。番泻苷的泻下作用与煎煮时间密切相关，水提物中番泻苷 A 和番泻苷 B 的含量与其泻下作用强弱一致，煎煮 15 分钟番泻苷 A 和番泻苷 B 的含量最高，泻下活性较强[3]。人口服番泻叶致泻作用时间约为 6～18 小时[4]。

2. 止血作用　番泻叶口服对急性胃、十二指肠出血患者有止血作用，可增加血小板和纤维蛋白原，能缩短凝血时间、复钙时间、凝血活酶时间与血块收缩时间而有助于止血[5]。

3. 其他作用　番泻叶对多种细菌有抑制作用，如大肠埃希菌、痢疾杆菌、变形杆菌、甲型链球菌及白色念珠菌等。

4. 体内过程　番泻叶导泻作用的主要有效成分番泻苷经口服后在小肠吸收较少，主要在结肠微生物作用下转化为大黄酸蒽酮，产生缓泻作用。

5. 毒理研究　番泻叶乙醇提取物灌胃，对小鼠的 LD_{50} 为 185.44g/kg，相当于正常人用药量的 1112.6 倍。

【参考文献】　[1] 李春梅，马绮慈．不同浓度番泻叶浸剂口服在胸腰椎骨折便秘的疗效观察．中国美容医学，2012，21(11 下)：192-193．

[2] 陶黎明，熊建萍，刘同欣，等．小剂量番泻叶浸液预防治疗化疗后便秘自身交叉对照研究．中国中西医结合杂志，2012，32(1)：47-49．

[3] 沃联群，方琳，杨明华，等．番泻叶不同煎煮时间的水提物对小鼠便秘模型的影响．中药新药与临床药理，2013，24(5)：449-451．

[4]李翠萍．番泻叶致泻作用时间观察．山西中医，2010，26(3)：59．

[5] 金亚城，胡关海，朱正中，等．番泻叶对急性胃、十二指肠出血的临床观察和实验研究．中西医结合杂志，1986，6(8)：455-457．

芦　荟

Luhui

本品为百合科植物库拉索芦荟 *Aloe barbadensis* Miller、好望角芦荟 *Aloe ferox* Miller 或其他同属近缘植物叶的汁液浓缩干燥物。前者习称“老芦荟”，后者习称“新芦荟”。主产于南美洲北岸附近的库拉索。全年均可采收，割取叶片，将叶汁浓缩干燥。砸成小块。以色墨绿、质脆、有光泽、苦味浓者为佳。

【性味与归经】　苦，寒。归肝、胃、大肠经。

【功能与主治】　泻下通便，清肝泻火，杀虫疗疳。用于热结便秘，惊痫抽搐，小儿疳积；外治癣疮。

【效用分析】　芦荟苦寒，性沉降下行，能清胃肠之热而泻热通便，为峻下之品，可用于胃肠积热、热结便秘之症。

芦荟入肝经，长于清泻肝经之实火，“凡属肝脏为病有热者，用之必无疑”（《本草汇言》），适用于肝经火盛所致的便秘溲赤、头晕头痛、烦躁易怒、惊风癫痫等。

芦荟苦寒，为杀虫疗疳之要药，常用于虫积腹痛及面色萎黄、形瘦体弱的小儿疳积证。

本品外用可杀虫止痒，用治癣疮。

【配伍应用】

1. 芦荟配朱砂　芦荟苦寒，泻火通便；朱砂性寒，重坠下达，清心安神。二者互用，清火通便，除烦安神，用治肠胃热结，兼见心烦易怒，睡眠不安之证。

2. 芦荟配胡黄连　芦荟泻热通便，导滞疗疳；胡黄连消疳退热，兼厚胃肠。二者相配，共奏消疳行积退热之功，用于小儿疳积潮热，腹胀便秘，形体消瘦等症。

3. 芦荟配人参　芦荟至苦至寒，消疳除积，清热杀虫；人参甘温益气，补中健脾。二药配伍，消疳除热而不伤正，益气补中而不恋邪，共奏补中消疳除热之功，用于小儿疳积发热、形瘦嗜卧、腹胀便秘等症。

【鉴别应用】

1. 芦荟与番泻叶　二药均苦寒降泻，用于热结便秘。但芦荟既能泻下通便，又能清肝泻火，故既可用于热结便秘，又可用于肝经实火证；芦荟又能杀虫疗疳，而用于小儿疳积。番泻叶既能泻下导滞，又能清导实热，既适用于热结便秘，又适用于习惯性便秘及老年便秘；番泻叶又能泻下行水消胀，可用于水肿胀满之证。

2. 芦荟与龙胆　二药均能清泻肝火，用于肝经实热所致头痛、目赤耳聋、胁痛口苦等。但芦荟苦寒降泄，既能泻下通便，又能清肝火，除烦热，故可用于热结便秘；另能杀虫疗疳而用于小儿疳积。而龙胆清泻肝火力强，又清热燥湿，尤善清下焦湿热，用于阴肿阴痒、带下湿疹、黄疸尿赤。

【方剂举隅】

1. 当归龙荟丸（《丹溪心法》）

药物组成：当归、芦荟、木香、麝香、龙胆草、青黛、黄芩、黄连、黄柏、栀子、大黄。

功能与主治：泻火通便。用于肝胆火旺，心烦不宁，头晕目眩，耳鸣耳聋，胁肋疼痛，脘腹胀痛，大便秘结。

2. 芦荟消疳饮（《外科正宗》）

药物组成：芦荟、银柴胡、胡黄连、川黄连、牛蒡子、玄参、桔梗、山栀、石膏、薄荷、羚羊角、甘草、升麻。

功能与主治：清热除疳。用于小儿走马牙疳，身热气粗，牙龈腐烂，气味作臭，以及穿腮破唇者。

3. 芦荟肥儿丸（《医宗金鉴》）

药物组成：五谷虫、芦荟、胡黄连、川黄连、银柴胡、扁豆、山药、南山楂、虾蟆、肉豆蔻、槟榔、使君子、神曲、麦芽、鹤虱、芜荑、朱砂、麝香。

功能与主治：清肝健脾，消积杀虫。用于治疗肝疳，面目爪甲皆青，眼生眵泪，隐涩难睁，摇头揉目，合面睡卧，耳疮流脓，腹大青筋，身体羸瘦，燥渴烦急，粪青如苔。

【成药例证】 **当归龙荟丸**（《临床用药须知中药成方制剂卷》2020年版）

药物组成：芦荟、龙胆（酒炙）、酒大黄、酒黄连、酒黄芩、盐黄柏、栀子、青黛、酒当归、木香、人工麝香。

功能与主治：泻火通便。用于肝胆火旺，心烦不宁，头晕目眩，耳鸣耳聋，胁肋疼痛，脘腹胀痛，大便秘结。

【用法与用量】 2～5g，宜入丸散。外用适量，研末敷患处。

【注意】

1. 脾胃虚弱，食少便溏者忌用。

2. 孕妇慎用。

【本草摘要】

1.《药性论》 “杀小儿疳蛔。主吹鼻杀脑疳，除鼻痒。”

2.《开宝本草》 “主热风烦闷，胸膈间热气，明目镇心，小儿癫痫惊风，疗五疳，杀三虫及痔病疮瘘。解巴豆毒。”

3.《本草汇言》 “芦荟，凉肝杀虫之药也，凡属肝脏为病，有热者，用之必无疑也。但味极苦，气极寒，诸苦寒药无出其右者。其功力主消不主补，因内热气强者可用，如内虚泄泻食少者禁用。”

【化学成分】 主要含蒽醌类成分：芦荟苷，芦荟大黄素苷，异芦荟大黄素苷，7-羟基芦荟大黄素苷；还含多糖、甾醇及脂肪酸类等。

中国药典规定本品含芦荟苷（$C_{21}H_{22}O_9$）库拉索芦荟不得少于16.0%，好望角芦荟不得少于6.0%。

【药理毒理】 本品具有泻下、抑菌、抗炎、抗氧化、抗衰老、保肝、促进伤口愈合及美容护肤等作用。

1. 泻下作用 芦荟具有明显的泻下作用，主要含羟基蒽醌类衍生物，其中的芦荟大黄素苷在肠道中被氧化成芦荟大黄素，促进肠蠕动和增加肠腔水分，发挥导泻作用。以库拉索芦荟靠近皮下的组织榨汁并以蒸馏水稀释为25%、50%、100%不同浓度，按1ml/只对复方地芬诺酯致便秘模型小鼠灌胃，均能不同程度地缩短首便时间，增加排便的总干重量且湿便较多，提高小鼠肠蠕动的推进百分率，起到治疗便秘的作用。

2. 抑菌、抗炎作用 芦荟对多种致病菌有抑制作用，并能减轻炎症反应。平板法抑菌试验中，5%以上浓度的芦荟榨汁稀释液对大肠埃希菌和白色念珠菌均有显著抑菌效果，30%以上浓度的芦荟榨汁稀释液对金黄色葡萄球菌有较好的抑菌效果。新鲜芦荟可以经皮肤缓慢吸收，能对抗二甲苯浸润所致家兔皮肤接触性皮肤炎症反应[1]，从芦荟叶片中分离得到的一种纯酸性多糖APS-2按120、80、40mg/kg灌胃给药，对二甲苯所致的小鼠耳肿胀有显著缓解作用。芦荟大黄素可抑制脂多糖（LPS）介导的小鼠腹腔巨噬细胞的增殖、吞噬及晚期炎症介质核内非组蛋白HMGB1转位，抑制LPS诱导的小鼠巨噬细胞株RAW264.7细胞iNOS mRNA表达，降低一氧化氮（NO）释放，具有抗炎作用[2]。

3. 抗氧化、抗衰老作用 芦荟具有抗氧化及抗衰老作用。芦荟能延长果蝇平均寿命及最高寿命[3]。芦荟鲜汁0.4ml对小鼠灌胃6周，可提高运动小鼠心肌、肝脏、肾脏、骨骼肌和脑组织总抗氧化能力，降低组织丙二醛（MDA）含量，使小鼠运动能力明显提高。芦荟黄酮能提高高脂血症小鼠肝脏和脂肪组织中总抗氧化能力（T-AOC）、过氧化氢酶（CAT）、谷胱甘肽过氧化物酶（GSH-Px）的活性，抑制MDA的水平[4]。从芦荟中提取的活性成分FA按5mg/kg对老龄大鼠连续灌胃10天，能有效降低老龄大鼠体内的脂质过氧化水平并且防止体内抗氧化酶受自由基诱导的氧化损伤，恢复抗氧化酶的活性。库拉索芦荟多糖按0.1、0.2、0.4g/kg剂量对D-半乳糖致衰老模型小鼠连续灌胃给药30天，可显著对抗衰老模型小鼠胸腺、脾脏及脑组织的萎缩，使胸腺皮质厚度增加、皮质细胞数增加，脾小结增大及淋巴细胞数增加，显示较好的抗衰老作用。

4. 保肝作用　库拉索芦荟多糖按 200mg/kg 连续灌胃预防给药 7 天，对四氯化碳致肝损伤小鼠有显著保护作用，显著降低模型小鼠血清 ALT 水平，抑制肝损伤中脂质过氧化产物 MDA 的产生，明显减轻肝组织结构病变和线粒体变性等亚细胞结构病变。芦荟大黄素浓度为 10^{-4}～10^{-7}mol/L 时能显著抑制四氯化碳体外损伤的原代培养大鼠肝细胞培养液中丙氨酸转氨酶(ALT)、MDA 水平，提高谷胱甘肽-S 转移酶(GSH)水平及细胞存活率，并呈一定的浓度-效应关系，显示有效对抗四氯化碳所致肝细胞损伤的作用。芦荟苷能够降低硫代乙酰胺所致急性肝损伤小鼠血清一氧化氮(NO)、干扰素-γ(IFN-γ)水平，减轻氧化应激损伤[5]。芦荟大黄素能减轻血吸虫性肝纤维化的组织病理改变，使血吸虫肝纤维化小鼠肝脏Ⅰ型胶原和Ⅲ型胶原的表达降低，抑制肝组织转化生长因子-β_1(TGF-β_1)、血管内皮生长因子(VEGF)和局部黏着斑激酶(FAK)的表达，对血吸虫性肝纤维化有治疗作用[6]。

5. 促进伤口愈合及美容护肤作用　芦荟富含多糖、氨基酸、多肽、有机酸和维生素等水溶性成分，是一类优良天然保湿剂和皮肤营养剂，集护肤、美容、药用为一体，有较好的护肤、保湿、美白等作用，并对皮肤伤口有促进愈合的作用，临床上常用以缓解皮肤烧伤及其他创伤。芦荟汁外涂能促进小鼠腹部伤口[7]、太湖猪Ⅱ度烫伤愈合，促进多柔比星外渗性、放射性皮炎伤口愈合。其促进伤口愈合作用的主要成分包括芦荟多糖、芦荟大黄素等。促进伤口愈合的机制包括：止血[8]，减少创面组织一氧化氮(NO)、肿瘤坏死因子-α(TNF-α)、白细胞介素-1β(IL-1β)及白细胞介素-8(IL-8)释放，减少渗出和水肿，促进痂片成熟，并促进其脱落，促进创面组织中透明质酸的生成与分泌、增强创面胶原合成、增强皮肤及皮肤血管相关的生长因子的表达等[9~17]。芦荟中的有效成分芦荟素对 Melan-a 鼠黑素细胞株进行体外培养发现，芦荟素在 0.01～10.00mmol/L 浓度范围内可显著抑制黑素细胞株的酪氨酸酶(TRY)活性和黑素的生成，抑制作用随芦荟素浓度的升高而增加，具有美白功效。芦荟的多糖成分可提高皮肤水合状态，同时降低经皮失水，具有保湿功效[18]。

6. 抗辐射损伤作用　芦荟具有抗辐射损伤的作用，并曾在广岛、长崎原子弹爆炸中显示良好抗辐射性皮肤损伤作用。小鼠接受 ^{60}Co 辐射前 30 分钟腹腔注射芦荟多糖 50mg/kg，降低辐射 4、8、12 小时小鼠胸腺细胞凋亡率，显著提高各时间点 G_0/G_1 期细胞所占比例，降低 G_2/M 期细胞比例，使 DNA 片段明显减少，改善细胞超微结构，减少凋亡小体数量；并能显著提高小鼠 30 天存活率和生存防护能力，提高辐射后第 4、10 天的白细胞、红细胞和血小板数量。芦荟凝胶局部外涂对大鼠Ⅱ度放射性皮炎的发生有抑制作用，可抑制放射性皮炎血管内皮细胞 ICAM1 的过度表达，促进 EGF 和 bFGF 分泌，减轻放射性皮炎发生程度。

7. 抗肿瘤作用　芦荟在体内外均显示有一定的抗肿瘤作用。以芦荟新鲜叶汁 20mg/kg 剂量对 S_{180} 荷瘤小鼠连续灌胃 7 天，能明显抑制肿瘤生长，增强小鼠 T 细胞增殖反应及 NK 细胞毒活性，在抗肿瘤的同时尚可提高机体的免疫功能。芦荟提取物(主要成分为芦荟中总游离蒽醌衍生物)50μg 对小鼠静脉注射，能降低 S_{180} 及 MethA 移植瘤小鼠瘤重，促使肿瘤组织大面积出血坏死及炎细胞浸润，并提高脾细胞 IL-2 分泌活性和 NK 细胞杀伤活性，从而起到抗肿瘤作用。库拉索芦荟多糖和木立芦荟多糖均可抑制 S_{180}、H22 荷瘤小鼠肿瘤生长，延长荷瘤小鼠的生存期[19]。芦荟多糖能增强顺铂对肺腺癌裸鼠移植瘤生长的抑制作用[20]，可增强氟尿嘧啶治疗小鼠荷瘤 H22 的疗效，并降低氟尿嘧啶的毒性[21]。另外，芦荟在体外可抑制多种肿瘤细胞增殖，芦荟大黄素能抑制高转移乳腺癌细胞 MDA-MB-231 体外侵袭能力[22]。

8. 增强免疫作用　芦荟对正常小鼠免疫功能具有促进作用。以芦荟新鲜叶汁 0.4ml/只对正常小鼠连续灌胃 8 天，可显著提高巨噬细胞吞噬功能，促进淋巴细胞增殖反应，提高 T 淋巴细胞转化率，诱导 IL 产生，增加外周血网织红细胞数目。芦荟凝胶原汁及其多糖溶液以 5mg/kg 剂量连续灌胃 10 天，均能使小鼠免疫器官脾脏、胸腺重量有不同程度增加，使小鼠腹腔巨噬细胞吞噬百分数和吞噬指数增加，外周血中 T 淋巴细胞数量和 E 花环形成百分率显著增加。

9. 其他作用　芦荟具有抗大鼠幽门结扎型胃溃疡的作用[23]，芦荟苷和芦荟粗多糖对急性酒精中毒小鼠具有解酒作用[24]。芦荟多糖能对抗大鼠脑缺血损伤[25]，对兔脊髓缺血再灌注损伤有神经保护作用[26]。芦荟多糖能降低四氧嘧啶所致糖尿病小鼠的血糖[27]。

10. 毒理研究

(1) 急性毒性　芦荟小鼠经口给药的最大耐受量为 126g/kg，1 周内无死亡及其他异常发生。如按临床成人每日口服 4.5g 计算，则此最大耐受量为临床成人 1 天口服量的 1400 倍，等效剂量的 127 倍。

(2) 长期毒性　芦荟 4.8、31.5g/kg 对大鼠连续灌胃

60天，对血液学、血液生化学及重要组织形态学的观察未见明显异常改变。

(3) 特殊毒性　芦荟的水研磨液分别按1、2g/kg对小鼠灌胃给药20天，可显著降低雄性小鼠睾丸及贮精囊指数，显著降低雌性小鼠的妊娠率，升高畸胎率。

【参考文献】 [1] 彭单伊，刘珠，程晖，等. 新鲜芦荟抗局部化学接触性皮肤炎症的作用. 时珍国医国药，2011，22(1)：189-191.

[2] 李晓红，齐云，蔡润兰，等. 芦荟大黄素对LPS诱导的RAW264.7细胞NO生成及iNOS表达的影响. 中国药理学通报，2010，26(4)：488-492.

[3] 邓艳美. 芦荟对果蝇寿命及体内超氧化物歧化酶活性的影响. 安徽农业科学，2011，39(26)：16004-16005.

[4] 王文君，蔡教英，蒋艳，等. 芦荟黄酮体内抗氧化活性及对CAT mRNA表达的影响. 中国食品学，2013，13(10)：13-18.

[5] 张国良，黄川锋. 芦荟苷对急性肝损伤小鼠NO和IFN-γ的影响. 中药药理与临床，2010，26(1)：27-29.

[6] 许丹，周巍，于洪刚，等. 芦荟大黄素对血吸虫病性肝纤维化小鼠的影响. 中西医结合肝病杂志，2012，22(2)：107-109.

[7] 漆平强，杨莉，郑慧凝，等. 芦荟汁对小鼠腹部伤口愈合情况影响的研究. 中国卫生产业，2014(15)：29-30.

[8] 阎涛，郭琳，苗明三. 芦荟外用止血作用的实验研究. 河南中医，2014，34(9)：1680-1681.

[9] 李晶哲，夏芸，刘柏东，等. 芦荟大黄素促进皮肤创伤修复作用机制研究. 中国中医基础医学杂志，2011，17(11)：1260-1263.

[10] 邓守恒，蔡晓军，曹风军，等. 芦荟多糖软膏促浅Ⅱ度烫伤小鼠创面愈合作用研究. 中国药房，2011，22(15)：1359-1361.

[11] 陈晓东，江琼，王顺宾，等. 芦荟提取物对烫伤大鼠深Ⅱ度创面组织中透明质酸的影响. 海峡药学，2013，25(11)：54-56.

[12] 邓守恒，杨敬宁，曹风军，等. 芦荟多糖软膏对浅Ⅱ度烫伤小鼠创面组织的促修复作用. 时珍国医国药，2010，21(8)：1981-1982.

[13] 张辉，刘新福，孙建群，等. 芦荟对多柔比星外渗性损伤大鼠创面组织CD105和ICAM-1及VEGF影响的观察. 中华肿瘤防治杂志，2010，17(18)：1418-1421.

[14] 周慧英，沈艳华，李宝明，等. 芦荟凝胶原汁对太湖猪Ⅱ°烫伤的作用. 苏州大学学报(医学版)，2010，30(6)：1204-1206.

[15] 刘雪花，侯小燕，庄英帜，等. 芦荟凝胶对多柔比星外渗性损伤的防治及其机制初探. 南华大学学报·医学版，2010，38(5)：601-605.

[16] 刘新福，张辉，尹婵，等. 芦荟凝胶促进多柔比星外渗性损伤修复及其机制的探讨. 中华肿瘤防治杂志，2012，19(12)：896-898，912.

[17] 刘小平，刘锐，施璠，等. 芦荟凝胶对大鼠Ⅱ度放射性皮炎创面愈合部位新血管生成及VEGF、VEGFR表达的影响. 陕西医学杂志，2014，43(6)：643-645.

[18] 任海毅，董银卯，孟宏，等. 芦荟保湿活性成分筛选及皮肤适应性研究. 中国实验方剂学杂志，2013，19(3)：252-256.

[19] 朱坤杰，宋娟，沈云虹，等. 库拉索芦荟多糖和木立芦荟多糖体内抗肿瘤作用. 中成药，2010，32(11)：1978-1980.

[20] 刘雪花，董琳，侯小燕，等. 芦荟多糖增强顺铂对肺腺癌裸鼠移植瘤生长的抑制作用. 中国现代应用药学，2011，28(12)：1080-1084.

[21] 李志军. 芦荟多糖对氟尿嘧啶抗小鼠荷瘤H22作用的影响. 医学理论与实践，2011，24(17)：2019-2021.

[22] 何振辉，何太平，翁闪凡，等. 芦荟大黄素对高转移乳腺癌细胞MDA-MB-231体外转移潜能的影响. 中国药理学通报，2013，29(8)：1114-1118.

[23] 黄碧兰，余良主，王帮华. 芦荟对大鼠幽门结扎型胃溃疡的影响. 世界华人消化杂志，2010，18(28)：3008-3011.

[24] 叶青，汪何雅，钱和. 芦荟粗多糖和芦荟苷对急性酒精中毒小鼠的解酒作用. 食品工业科技，2012，13：355-357.

[25] 白云，吴童，苏云明. 芦荟多糖对脑缺血模型大鼠脑组织病理学形态变化的影响. 中医药信息，2010，27(6)：89-91.

[26] 衡亮，张昕，钱红. 芦荟多糖对脊髓缺血损伤的神经保护作用. 中国美容医学，2012，21(3)：410-413.

[27] 刘川玉，唐建红，何洁. 芦荟多糖对糖尿病模型小鼠血糖水平和体重的影响. 广西医学，2011，33(11)：1045-1047.

二、润下药

本类药物多为植物种子和种仁，富含油脂，味甘质润，多入脾、大肠经。能润滑大肠，使大便软化易于排出。具有缓泻作用，有的润下药兼有滋补作用。适用于年老津枯、产后血虚、热病伤津及失血等所致的肠燥便秘。使用时还可根据不同病情，配伍其他药物。

临床常用的药物有火麻仁、郁李仁、蓖麻子、亚麻子等。

火 麻 仁
Huomaren

本品为桑科植物大麻 *Cannabis sativa* L.的干燥成熟果实。主产于山东、河北、黑龙江、吉林、辽宁。秋季果实成熟时采收，除去果皮及杂质，晒干。用时捣碎。以种仁色乳白者为佳。

【性味与归经】 甘，平。归脾、胃、大肠经。

【功能与主治】 润肠通便。用于血虚津亏，肠燥便秘。

【效用分析】 火麻仁甘平，质润多脂，能润肠通便，且又兼有滋养补虚作用，常用于老年人、产妇及体弱津血不足的肠燥便秘之症。通过配伍亦可用于阳明热结、大便燥硬难解者。

【配伍应用】

1. 火麻仁配白术 火麻仁润肠通便；白术补气健脾。二药合用，补中有通，泻中有补，益气润肠通便，治疗老年人、产妇及一切气虚之便秘症。

2. 火麻仁配麦冬 火麻仁润燥通便，兼滋养补虚；麦冬养阴生津，清热润燥，滋养肺胃。二者合用，增强养阴生津、润肠通便之功，用于素体虚弱、热病伤津、胃阴不足所致的不饥不饱、潮热不食、大便不通等症。

3. 火麻仁配苦杏仁 火麻仁质润，滋养补虚，润肠通便；苦杏仁肃降肺气，润肠通便。二药合用，共奏润肺通肠，治疗肺热移于大肠，或阴亏肠燥所致的便秘。

4. 火麻仁配紫苏子 火麻仁润燥滑肠，并有一定的滋养补虚作用；紫苏子下气降逆，利膈宽肠。二者配伍，具有养血润燥、降气通便之功，用于治疗产后、病后体弱及老年血虚之肠燥便秘。

【鉴别应用】 **火麻仁与决明子** 二药均具有润肠通便的作用，用于肠燥便秘。但火麻仁甘平，质润多脂，能润肠通便，且又兼有滋养补虚的作用，多用于老年人、产妇及体弱津血不足的肠燥便秘。而决明子性凉润，又有清热润肠通便之效，多用于内热肠燥，大便秘结；决明子苦寒泄热，甘咸益阴，既能清泄肝火，又兼益肾阴的作用，故又可用于目赤目暗。

【方剂举隅】

1. 麻子仁丸（《伤寒论》）

药物组成：麻子仁、芍药、枳实、大黄、厚朴、杏仁。

功能与主治：润肠泄热，行气通便。主治肠胃燥热，津液不足，大便干结，小便频数。

2. 麻仁丸（《证治准绳》）

药物组成：麻仁、枳壳、人参、大黄。

功能与主治：益气润肠，行气通便。用于产后大便秘涩。

【成药例证】

1. 麻仁胶囊（软胶囊、丸）（《临床用药须知中药成方制剂卷》2020年版）

药物组成：火麻仁、大黄、苦杏仁、炒白芍、枳实（炒）、姜厚朴。

功能与主治：润肠通便。用于肠热津亏所致的便秘，症见大便干结难下，腹部胀满不舒；习惯性便秘见上述证候者。

2. 麻仁润肠丸（《临床用药须知中药成方制剂卷》2020年版）

药物组成：火麻仁、炒苦杏仁、大黄、木香、陈皮、白芍。

功能与主治：润肠通便。用于肠胃积热，胸腹胀满，大便秘结。

3. 麻仁滋脾丸（《临床用药须知中药成方制剂卷》2020年版）

药物组成：火麻仁、大黄（制）、炒苦杏仁、郁李仁、当归、白芍、姜厚朴、麸炒枳实。

功能与主治：润肠通便，消食导滞。用于胃肠积热、肠燥津伤所致的大便秘结肠燥津伤所致的大便秘结、胸腹胀满、口苦尿黄。

【用法与用量】 10～15g。

【本草摘要】

1.《本经》 “补中益气，久服肥健。”

2.《药品化义》 “麻仁，能润肠，体润能去燥，专利大肠气结便闭。凡老年血液枯燥，产后气血不顺，病后元气未复，或禀弱不能运行皆治。大肠闭结不通，不宜推荡，亦不容久闭，以此同紫菀、杏仁润其肺气，滋其大肠，则便自利矣。”

【化学成分】 主要含生物碱类成分：胡芦巴碱，甜菜碱，胆碱；黄酮类成分：木犀草素，牡荆素，荭草苷；还含酚类、蛋白质及多种脂肪酸。

【药理毒理】 本品具有泻下、降脂、抗动脉粥样硬化、抗氧化、抗衰老、提高免疫、抗炎、镇痛等作用。

1. 泻下作用 火麻仁是常用的缓泻药，其起泻下作用的主要部位为火麻仁油，水溶性差，故传统用药中多入丸剂，一般不入汤剂使用。药理实验显示，火麻仁油12.0、6.0ml/kg 灌胃能缓解复方地芬诺酯所致的小鼠便秘，显著缩短首粒黑便排出时间，增加6小时内排便量。

2. 降脂、抗动脉粥样硬化作用 火麻仁含丰富的多不饱和脂肪酸，可加速胆固醇分解，从而降低血清胆固醇含量。以添加10%干火麻仁的高脂饲料饲喂大鼠4周，可使实验期内大鼠血清胆固醇水平平稳，第3、4周胆固醇水平显著低于单纯饲喂高脂饲料组。以火麻仁油 1、2ml/kg 对高脂饲料所致高脂血症鹌鹑灌胃8周，可显著降低模型动物血清总胆固醇、甘油三酯、低密度脂蛋白，升高高密度脂蛋白含量，减小主动脉内壁斑块面积，缓解动脉壁各层组织结构病理学改变。

3. 抗氧化、抗衰老作用 火麻仁水提液 20g/kg 灌服60天，可提高D-半乳糖致衰老小鼠学习记忆能力，显著降低跳台电击错误次数，降低脑组织中丙二醛的浓度，增加致衰小鼠的脾指数，其抗衰老机制与提高免疫及抗氧化有关。火麻仁油按 12、6ml/kg 对 D-半乳糖致衰老小鼠灌胃 40 天，能显著降低模型鼠血清一氧化氮(NO)水平，升高血清超氧化物歧化酶(SOD)和谷胱甘肽过氧化物酶(GSH-Px)水平，并降低脂质代谢产物丙二醛(MDA)水平，提高脑组织抗氧化和清除自由基能力，增强中枢胆碱能神经系统功能，改善 D-半乳糖致衰老小鼠学习记忆能力[1]。火麻仁油、火麻仁蛋白粉与火麻仁木脂素酰胺类提取物均能提高自然衰老小鼠体内的 SOD 与 GSH-Px 活力，增强其总抗氧化能力，降低 MDA 含量，调节血脂，增强 ATP 酶活力，改善能量代谢，增加皮肤中羟脯氨酸的含量，增加皮肤胶原蛋白含量，具有抗衰老作用[2]。

4. 提高免疫作用　火麻仁具有一定的提高免疫作用。火麻仁蛋白 2.64g/kg 灌胃 4 周，可显著增强小鼠 Con-A 诱导的脾淋巴细胞增殖，提高小鼠抗体生成数和半数溶血值，增强小鼠巨噬细胞吞噬能力，增加小鼠外周血液中 T 淋巴细胞百分比及 $CD4^+/CD8^+$比值。

5. 抗炎、镇痛作用　火麻仁醇提物 5、15g/kg 灌胃给药，可显著抑制二甲苯引起的小鼠耳肿、角叉菜胶引起的小鼠足跖肿胀和醋酸引起的小鼠腹腔毛细血管通透性增高，减少醋酸引起的小鼠扭体反应次数。

6. 毒理研究

(1) 急性毒性　火麻仁提取物火麻仁蛋白经口急性毒性试验表明，LD_{50}>10g/kg；火麻仁油对雌雄性大、小鼠经口 LD_{50} 均大于 21.5g/kg。

(2) 长期毒性　火麻仁蛋白 5000、10000、20000mg/kg 对大鼠灌胃 90 天，动物体重增加和食物利用率、血液学指标、生化指标值无异常，未见大鼠器官组织病理学改变。添加火麻仁油 2.5%、5%、10%的饲料饲喂大鼠 90 天，均未见明显毒性。

(3) 特殊毒性　火麻仁蛋白 5000、2500、1250mg/kg 对小鼠灌胃 5 天，骨髓嗜多染红细胞微核和精子畸形试验结果阴性，5000、1000、200、40、8μg/ml 下 Ames 试验阴性；火麻仁油 10、5、2.5g/kg 对小鼠骨髓嗜多染红细胞微核和小鼠精子畸形试验结果阴性，5000、1000、20、0.23μg/ml 下 Ames 试验阴性，未显示致突变作用。

【参考文献】　[1] 苏婧，贺海波，石孟琼，等. 火麻仁油对 D-半乳糖致衰老小鼠学习记忆障碍的保护作用研究. 中国临床药理学与治疗学，2011，16(12)：1332-1339.

[2] 蔡霈，付珣，邓安刚，等. 巴马火麻仁油、蛋白粉和木脂素酰胺类提取物对老年小鼠的抗衰老作用研究. 中南药学，2010，8(3)：165-170.

郁李仁

Yuliren

本品为蔷薇科植物欧李 *Prunus humilis* Bge.、郁李 *Prunus japonica* Thunb. 或长柄扁桃 *Prunus pedunculata* Maxim. 的干燥成熟种子。前二者习称“小李仁”，后一种习称“大李仁”。主产于辽宁、吉林、黑龙江、内蒙古、河北。夏、秋二季采收成熟果实，除去果肉及核壳，取出种子，干燥。用时捣碎。以粒饱满、色黄白、不泛油者为佳。

【性味与归经】　辛、苦、甘，平。归脾、大肠、小肠经。

【功能与主治】　润肠通便，下气利水。用于津枯肠燥，食积气滞，腹胀便秘，水肿，脚气，小便不利。

【效用分析】　郁李仁味辛苦甘，质润多脂，润肠通便作用类似火麻仁，且润中兼可行大肠之气滞，李杲谓：“专治大肠气滞，燥涩不通”。故多用于肠燥便秘而有大肠气滞之证。

本品辛开苦泻、甘淡利水，能下气利水消肿，用治肿满小便不利，脚气水肿，或癃闭便秘，二便不通之阳实水肿之证，可与其他利水药同用以增强利水除湿之功。

【配伍应用】

1. 郁李仁配火麻仁　郁李仁体润滑降，下气利水，行气滑肠通便；火麻仁滑利下行，走而不守，功专润燥滑肠，泻下通便。郁李仁偏入大肠气分，火麻仁偏走大肠血分。二药配伍，一气一血，气血双调，以达泻下通便之功，用于热性病后、产后及老年体虚、津枯肠燥之大便秘结等。

2. 郁李仁配苦杏仁　郁李仁开降肺气，润燥滑肠通便；苦杏仁肃降肺气，润肠通便。二药合用，增强降气润肠之功，用于血虚津枯肠燥便秘。

3. 郁李仁配桑白皮　郁李仁开肺通闭，宣通下降，利水除湿；桑白皮泻肺降气，行气消肿。二药合用，有通调水道、利水消肿之功，治疗水湿内盛所致的水肿、小便不利、胸满喘急等症。

【鉴别应用】郁李仁与火麻仁　二药均具质润多脂，均能润肠通便，用于肠燥便秘。然郁李仁质润苦降，又能行大肠气滞，利水消肿，且无补虚之功，多用于便秘气滞实证者，并治水肿胀满、脚气浮肿等。而火麻仁甘平油润，又兼能滋养补虚，故老年人、虚人、产后所致津亏血虚之肠燥便秘者尤为常用。

【方剂举隅】

1. 五仁丸（《世医得效方》）

药物组成：郁李仁、柏子仁、桃仁、杏仁、松子仁。

功能与主治：润肠通便。用于津枯便秘。大便干燥，坚涩难出，以及年老或产后血虚便秘。

2. 郁李仁丸（《圣惠方》）

药物组成：郁李仁、甘遂、葶苈子、茯苓、瞿麦、陈皮。

功能与主治：利水渗湿。用于水气遍身浮肿，皮肤欲裂，心腹急胀，大小便不利。

【成药例证】 **通幽润燥丸**（《临床用药须知中药成方制剂卷》2020年版）

药物组成：郁李仁、火麻仁、炒苦杏仁、桃仁（去皮）、大黄、熟大黄、红花、当归、麸炒枳壳、姜厚朴、木香、槟榔、黄芩、地黄、熟地黄、甘草。

功能与主治：清热导滞，润肠通便。用于胃肠积热所致的便秘，症见大便不通、脘腹胀满、口苦尿黄。

【用法与用量】 6～10g。

【注意】 孕妇慎用。

【本草摘要】

1.《神农本草经》 “主大腹水肿，面目四肢浮肿，利小便水道。”

2.《用药法象》 “专治大肠气滞，燥涩不通。”

3.《本草纲目》 “郁李甘苦而润，其性降，故能下气利水。”

【化学成分】 主要含黄酮类成分：阿弗则林，山柰苷，郁李仁苷，营实苷等；有机酸类成分：香草酸，原儿茶酸等；三萜类成分：熊果酸等；氰苷类成分：苦杏仁苷等；还含脂肪油、皂苷、纤维素等。

中国药典规定本品含苦杏仁苷（$C_{20}H_{27}NO_{11}$）不得少于2.0%。

【药理毒理】 本品具有促进肠蠕动、促排便、抗炎、镇痛等作用。

1. 促进肠蠕动、促排便作用　郁李仁有促进排便的作用，传统用药中多作为缓泻药使用。药理实验显示，郁李仁对实验性动物有缓泻作用。郁李仁水提物及脂肪油给小鼠灌胃均有增加小肠运动，促进排便的作用。

2. 抗炎、镇痛作用　从郁李仁中提得的两种蛋白质成分IR-A和IR-B静脉给药对角叉菜胶性足肿胀和醋酸致小鼠扭体反应有抑制作用，表现出抗炎和镇痛作用。

蓖麻子

Bimazi

本品为大戟科植物蓖麻 *Ricinus communis* L.的干燥成熟种子。全国大部分地区均产。秋季采摘成熟果实，晒干，除去果壳，收集种子。用时去壳，捣碎。以粒大、饱满、油性大者为佳。

【性味与归经】 甘、辛，平；有毒，归大肠、肺经。

【功能与主治】 泻下通滞，消肿拔毒。用于大便燥结，痈疽肿毒，喉痹，瘰疬。

【效用分析】 蓖麻子富含油脂，性善降泄，内服可逐水饮，泻肠滞，利二便，消水肿，故可用于治疗大便燥结、水肿鼓胀等。

本品外用能消肿拔毒，初起者能促其消散，已溃者能提脓拔毒，故常用于痈疽肿毒、喉痹、瘰疬等。

【配伍应用】

1. 蓖麻子配牵牛子　两者均降泄，可逐水饮，泻肠滞，利二便，消水肿。相互为用，常用于水肿腹胀及肠燥便秘。

2. 蓖麻子配松香　蓖麻子能消肿拔毒，松香散结消肿。两者合用，研膏外贴，治疗痈疽肿毒、瘰疬、乳痈等。

【方剂举隅】

1. 千捶膏（《疡医大全》）

药物组成：嫩松香、巴豆仁、蓖麻仁、杏仁、乳香、没药、铜绿。

功能与主治：消肿拔毒。外敷用于痈疽疔疮初起，瘰疬，小儿蟮拱头，臁疮久不收口。

2. 白膏药（《普济方》）

药物组成：蓖麻子。

功能与主治：消肿散毒。外敷用于痈疽、发背、附骨疽等。

3. 蓖麻子丸（《圣济总录》）

药物组成：蓖麻子、矾石、黑豆。

功能与主治：解毒散结。内服用于瘰疬。

【用法与用量】 2～5g。外用适量。

【注意】

1. 脾胃虚弱，大便溏泄者慎用。

2. 孕妇慎用。

【本草摘要】

1.《本草经疏》 “蓖麻，其力长于吸收，故能拔病气出外，其性善收，故能追脓取毒，能出有形之滞物，又能通利关窍，故主水癥。”

2.《本草纲目》“主偏风不遂，失音口噤，头风耳聋，舌胀，喉痹，齁喘，脚气毒肿，丹瘤，汤火伤，针刺入肉，女人胎衣不下，子肠挺出，开通关窍经络，能止诸痛，消肿追脓拔毒。”

【化学成分】 主要含脂肪油：单甘油酯，甘油三酯等；还含蛋白质、酚类、甾醇、磷脂及少量脂肪酸。另外还含有2种有毒成分蓖麻毒蛋白与蓖麻碱。

【药理毒理】 本品具有泻下、抗炎镇痛、抗肿瘤、抗生育等作用。

1. 泻下作用 蓖麻子含丰富脂肪油，具有泻下作用，内服后可被胰脂肪酶水解生成蓖麻油酸，减少小肠对电解质和水分的吸收，加快肠内容物输送速度。以入丸散为宜，水煎有效成分溶出低。由于蓖麻油作用于小肠会影响营养物质的吸收，一般只在需要迅速全肠道排空，如进行肠道检查时才推荐应用。药理实验中常用作致泻造模药。

2. 抗炎镇痛作用 炒蓖麻子可减少醋酸致小鼠扭体反应次数、延长热板法致痛小鼠舔足时间、减轻二甲苯致小鼠耳廓肿胀程度、减轻蛋清致足肿胀程度[1]。

3. 抗肿瘤作用 蓖麻子具有抗肿瘤作用，其所含蓖麻毒素具有很强的抑制蛋白质合成的功能和细胞毒性，已作为抗癌药物使用。实验研究显示，制蓖麻子研碎后用0.5%CMC-Na配成的0.2g/ml的蓖麻子悬液对人未分化型肺腺癌裸小鼠移植瘤模型的抑瘤率为80.6%，其抑瘤效果与丝裂霉素相近。从去壳蓖麻子中提取的天然蓖麻毒素在不同浓度对肿瘤细胞有杀伤作用，其中在高浓度($5\times10^{-8}\sim5\times10^{-10}$mol/L)对正常细胞和结肠癌细胞杀伤效率无差异，而在低浓度($5\times10^{-11}\sim5\times10^{-13}$mol/L)下对结肠癌细胞有选择性抑制作用。

4. 抗生育作用 蓖麻子具有抗着床、抗早孕作用。蓖麻油微胶囊在小鼠合笼成功第1天以0.42、0.84g/kg灌胃给药，连续7天，第14天统计受孕率显著降低，显示蓖麻油具有抗着床作用；在小鼠合笼成功第6天以0.42g/kg灌胃，连续7天，第14天统计受孕率显著降低，显示具有抗早孕作用。

5. 毒理研究 蓖麻毒素是一种毒性很强的天然蛋白质，经消化道摄入、呼吸道吸入和肌内注射均可致中毒。人口服蓖麻子致死剂量为1～20mg/kg(大约相当于8粒蓖麻子)。小鼠口服蓖麻子LD_{50}为30mg/kg；经呼吸道吸入粒径5μm以内的蓖麻毒素气溶胶LD_{50}为3～5μg/kg；注射蓖麻毒素的LD_{50}为5～10μg/kg，最小致死剂量为0.7～2μg/kg。可于摄入数小时内出现恶心、呕吐、腹痛、便血、脱水、低蛋白血症、高热、呼吸困难，水肿、尿少、无尿、血红蛋白尿，黄疸、贫血、剧烈头痛、冷汗、惊厥、昏迷，以致数日内发生多脏器功能衰竭而死亡[2]。

【参考文献】 [1] 胡延，杨光义，叶方. 蓖麻子不同炮制品抗炎镇痛作用比较. 中国医院药学杂志，2011，31(21)：1828-1829.

[2] 王继勋. 急性蓖麻子中毒56例临床分析. 中国社区医师，2013，15(9)：205-206.

亚麻子

Yamazi

本品为亚麻科植物亚麻 *Linum usitatissimum* L.的干燥成熟种子。主产于黑龙江、吉林、辽宁、陕西。秋季果实成熟时采收植株，晒干，打下种子，除去杂质，再晒干。用时捣碎。以粒饱满、色红棕、光亮者为佳。

【性味与归经】 甘，平。归肺、肝、大肠经。

【功能与主治】 润燥通便，养血祛风。用于肠燥便秘，皮肤干燥，瘙痒，脱发。

【效用分析】 亚麻子甘平质润多脂，能润肠通便，多用于肠燥便秘。

亚麻子为足厥阴经血分药，甘温益血而通行，则血自活、风自散，故可用治皮肤干燥瘙痒及脱发等病症。

【配伍应用】

1. 亚麻子配当归 亚麻子性润，专于润燥通便，养血祛风；当归长于养血活血，润肠通便。两者配伍，既养血通便，又兼祛风活血之功，故可治疗老年人肠燥便秘及皮肤干燥、起鳞屑者。

2. 亚麻子配白鲜皮 亚麻子为足厥阴经血分药，祛风止痒；白鲜皮长于清热燥湿，祛风解毒。两者配伍，具清热解毒、祛风止痒之功，故可治过敏性皮炎，皮肤瘙痒。

【鉴别应用】 **亚麻子与蓖麻子** 二者皆甘平，入大肠、肺经，具有通便之功，可用于肠燥便秘。然亚麻子质润多脂，善润肠通便，多用于肠燥便秘；又养血祛风，可用于皮肤干燥、瘙痒，脱发等。而蓖麻子有毒，性善降泄，多用于大便燥结；并能消肿拔毒，治痈疽肿毒、喉痹、瘰疬。

【方剂举隅】 醉仙散(《博济方》)

药物组成：胡麻子(亚麻子)、牛蒡子、枸杞子、蔓荆子、苦参、栝楼根、防风、白蒺藜、轻粉。

功能与主治：养血祛风。用于大风疾，遍身隐疹瘙痒。

【用法与用量】 9～15g。

【注意】 大便滑泻者禁用。

【本草摘要】

1.《本草图经》“味甘，微温，无毒。治大风疾。”

2.《滇南本草》“味甘、辛，性平，无毒。治肺痨吐血。”

【化学成分】主要含脂肪酸类成分：亚油酸，α-亚麻酸，油酸，棕榈酸等；萜类成分：环木菠萝烯醇；黄酮苷类成分：红草素-7-鼠李糖苷等；酚酸类成分：咖啡酸，阿魏酸等。

中国药典规定本品含亚油酸($C_{18}H_{32}O_2$)和α-亚麻酸($C_{18}H_{30}O_2$)的总量不得少于13.0%。

【药理毒理】本品具有缓泻、降脂、抗肾损伤、抗肿瘤等作用。

1. 缓泻作用 亚麻子油具有缓泻作用，可用来缓解便秘。水煎有效成分溶出少，一般作丸剂使用。

2. 降脂作用 亚麻子含丰富不饱和脂肪酸，具有明显降脂作用。按3g/kg和5g/kg给大鼠灌胃亚麻子油14天，可显著降低高脂血症大鼠血清甘油三酯(TG)水平，灌胃给药28天，显著降低高脂血症大鼠血清总胆固醇(TC)水平。成年大鼠摄食含亚麻子油(0.4、0.8、1.2g/kg)的高脂饲料28天后，比单纯摄食高脂饲料的动物血清总胆固醇下降27.0%～35.1%、甘油三酯下降3.8%～28.6%、高密度脂蛋白胆固醇升高3.48～9.28mg/dl。亚麻子油中的α-亚麻酸是其降血脂的有效成分之一[1]。

3. 抗肾损伤作用 亚麻子具有保护肾功能，抗肾损伤作用。以含亚麻子20%的膳食饲喂动物6个月，能显著降低过度肥胖SHR/N-cp糖尿病肾病大鼠的尿蛋白排泄量，降低肾小球系膜膨胀扩展和异常肾小球百分数。亚麻子木酚素提取物以1.2、3.6g/kg剂量分别对糖尿病早期肾损伤模型小鼠连续灌胃8周，能够显著降低肾重及24小时尿白蛋白排泄率，提高肾脏组织SOD、GSH-Px活性，降低MDA含量，减轻肾损伤。

4. 抗肿瘤作用 亚麻子具有一定的抗肿瘤作用。以含10%亚麻子的饲料及含10%亚麻子当量的亚麻子木酚素SDG的饲料饲喂人乳腺癌MDA-MB-231移植瘤裸鼠4周，可显著降低肿瘤表面积、瘤块质量及体积，抑制肿瘤生长。亚麻子木酚素可降低黑素瘤细胞的肺转移并抑制转移细胞的生长[2]，预防和降低化学诱癌剂DMBA所诱发的乳腺癌、癌前病变和单纯性增生的发生[3]；促进肠内脂和肠二醇的产生，预防前列腺癌的发生；抑制促进初级胆酸形成的酶(胆固醇-7α-水解酶)的活性，从而影响胆酸以及胆固醇的新陈代谢，预防结肠癌的发生[2]。

5. 毒理研究 有报道长期使用亚麻子油对肝脏有影响，过量摄入亚麻子油对实验性兔肝脏有损伤。在饲料中加入0、3.0%、6.0%三种含量的亚麻子油喂养新西兰雄兔3个月，结果摄入3.0%亚麻子油饲料时，兔血糖、ALT等指标的影响较轻，肝脏未见明显的病理性损伤；6.0%亚麻子油饲料使兔血糖、ALT、AST明显增高，并出现肝细胞浊肿、坏死、炎细胞浸润。

【参考文献】［1］林非凡，谭竹钧．亚麻子油中α-亚麻酸降血脂功能研究．中国油脂，2012，37(9)：44-47.

［2］田彩平，廖世奇．亚麻子木酚素抗肿瘤作用研究进展．广东农业科学，2010，7：131-133.

［3］刘珊，王小兵，李爱东，等．亚麻子木酚素预防乳腺癌及与雌激素的关系．中国比较医学杂志，2012，22(6)：43-47.

三、峻下逐水药

本类药物大多苦寒有毒，药力峻猛，服药后能引起剧烈腹泻，使体内潴留的水液随大便排出，部分药物还兼有利尿作用。适用于全身水肿、鼓胀、胸胁停饮等正气未衰之证。

本类药物有毒而力峻，易于损伤正气，临床应用当“中病即止”，不可久服，使用时常配伍补益药以保护正气。体虚者及孕妇慎用或忌用本类药物。还要注意本类药物的炮制、剂量、用法及禁忌等，以确保用药安全、有效。

临床常用的药物有甘遂、京大戟、芫花、商陆、牵牛子、巴豆霜、千金子霜等。

甘　遂

Gansui

本品为大戟科植物甘遂 *Euphorbia kansui* T. N. Liou ex T. P. Wang 的干燥块根。主产于陕西、河南、山西。春季开花前或秋末茎叶枯萎后采挖，撞去外皮，晒干。以肥大、色白、粉性足者为佳。

【性味与归经】苦，寒；有毒。归肺、肾、大肠经。

【功能与主治】泻水逐饮，消肿散结。用于水肿胀满，胸腹积水，痰饮积聚，气逆咳喘，二便不利，风痰癫痫，痈肿疮毒。

【效用分析】甘遂苦能泄降，寒可除热，专于行水，善行经隧之水湿，泻水逐饮力峻，使体内潴留之水饮从二便而排出，故凡是水肿，大腹鼓胀，胸胁停饮，而正气未衰者均可用之。

《本草纲目》记载，甘遂能治“痰迷癫痫”。本品苦寒峻下，能荡涤痰涎，故可用于痰热上扰，蒙蔽清窍而癫痫发狂者。

甘遂苦寒有毒，可泄火攻毒，外用有解毒消肿散结之功，可治湿热毒火引起的各种痈肿疮毒。

【配伍应用】

1. 甘遂配大黄 甘遂峻下逐水；大黄清热泻下。两者共用以达逐水、泻下、清热之功，专治水饮与热邪结聚所致的少腹硬满疼痛拒按、便秘等。此外，甘遂消肿散结，大黄清热解毒，共捣外敷患处可疗疮肿、痄腮。

2. 甘遂配半夏 甘遂性猛峻烈，攻逐水饮，行水散结；半夏燥湿化痰，消痞散结。二药合用，攻逐消散，化痰除饮，用于痰饮水湿结聚于胸所致的心下坚硬痞满等。

【鉴别应用】

1. 生甘遂与醋甘遂 生甘遂药力峻烈，临床多入丸、散剂用，可用于胸腹积水，痰迷癫狂，湿热肿毒。醋甘遂毒性减低，泻下作用相对缓和，可用于腹水胀满，痰饮积聚，气逆喘咳，风痰癫痫，二便不利。

2. 甘遂与番泻叶 二药均具有泻下通便的作用，但甘遂苦寒性降，善行经隧之水湿，泻水逐饮力峻，使潴留水饮从二便排出体外，凡水肿、大腹鼓胀、胸胁停饮、正气未衰者，均可用之。甘遂尚有逐痰涎和消肿散结的作用，可用于风痰癫痫、疮痈肿毒之证。而番泻叶苦寒降泄，既能泻下导滞，又能清导实热，适用于热结便秘，习惯性便秘及老年便秘。

【方剂举隅】

1. 大陷胸汤（《伤寒论》）

药物组成：大黄、芒硝、甘遂。

功能与主治：泻热逐水。用于水热互结之结胸证，心下疼痛，拒按，按之硬，或从心下至少腹硬满疼痛，手不可近。伴见短气烦躁，大便秘结，舌上燥而渴，日晡小有潮热，舌红，苔黄腻或兼水滑，脉沉紧或沉迟有力。

2. 十枣汤（《伤寒论》）

药物组成：芫花、甘遂、大戟、大枣。

功能与主治：攻逐水饮。用于咳唾胸胁引痛，心下痞硬胀满，干呕短气，头痛目眩，或胸背掣痛不得息，舌苔滑，脉沉弦。以及一身悉肿，尤以身半以下为重，腹胀喘满，二便不利。

3. 控涎丹（《三因方》）

药物组成：甘遂、紫大戟、白芥子。

功能与主治：祛痰逐饮。用于痰伏胸膈证。忽然胸背、颈项、股胯隐痛不可忍，筋骨牵引钓痛，走易不定，或手足冷痹，或令头痛不可忍，或神志昏倦多睡，或饮食无味，痰唾稠黏，夜间喉中痰鸣，多流涎唾。

【成药例证】

1. 舟车丸（《临床用药须知中药成方制剂卷》2020年版）

药物组成：甘遂（醋制）、红大戟（醋制）、芫花（醋制）、牵牛子（炒）、大黄、青皮（醋制）、陈皮、木香、轻粉。

功能与主治：行气利水。用于水停气滞所致的水肿，症见蓄水腹胀、四肢浮肿、胸腹胀满、停饮喘急、大便秘结、小便短少。

2. 控涎丸（《临床用药须知中药成方制剂卷》2020年版）

药物组成：醋甘遂、红大戟、白芥子。

功能与主治：涤痰逐饮。用于痰涎水饮停于胸膈，胸胁隐痛，咳喘痛甚，痰不易出，以及瘰疬，痰核。

【用法与用量】 0.5～1.5g，炮制后多入丸散用。外用适量，生用。

【注意】

1. 本品苦寒，有毒，作用峻烈，故虚弱者慎用。

2. 不宜与甘草同用。

3. 孕妇禁用。

【本草摘要】

1.《神农本草经》 “主大腹疝瘕，腹满，面目浮肿，留饮宿食，破癥坚积聚，利水谷道。”

2.《珍珠囊》 “味苦气寒，苦性泄，寒胜热，直达水热所结之处，乃泄水之圣药。水结胸中，非此不能除，故仲景大陷胸汤用之，但有毒，不可轻用。”

【化学成分】 主要含萜类成分：大戟二烯醇，α-大戟醇，甘遂醇（20-表大戟二烯醇），巨大戟萜醇，甘遂萜酯A和B；还含棕榈酸、枸橼酸、草酸等。

中国药典规定本品含大戟二烯醇（$C_{30}H_{50}O$）不得少于0.12%。

【药理毒理】 本品具有泻下、利尿、抗急性出血坏死性胰腺炎、抗病毒、抗肿瘤、抗生育等作用。

1. 泻下作用 甘遂具有很强的泻下作用，传统用药中作为峻下药使用，多入丸散或研末冲服，不入煎剂。生甘遂或炙甘遂的混悬液或乙醇浸膏均有较强的泻下作用。小鼠灌服生甘遂或炙甘遂之混悬液6～9g/kg均能导致泻下，但甘遂煎剂无泻下作用。甘遂生品、醋制及甘草制品醇提物对小鼠致泻的半数有效量依次为0.59、3.26、4.79g/kg，炮制后泻下作用显著减弱。甘遂60%醇提取物生药量按9、4.5、2.25mg/kg应用于家兔离体肠管模型，能够显著提高家兔离体回肠平滑肌的平均舒张谷张力、平均收缩峰张力以及平均张力的变化率，并且对阿托品所致家兔离体回肠平滑肌张力的降低有一定拮抗作用。生甘遂、醋甘遂的石油醚部位、三氯甲烷部位、乙酸乙酯部位均能明显促进小肠推进运动，但与生品比较，醋制后各部位促进小肠推进运动皆有所降低，泻下作用有所缓和[1]。甘草甘遂合用后能显著抑制后者促进回肠收缩的作用，两者之间存在配伍禁忌[2]。

2. 利尿作用 甘遂具利尿作用，醋制后毒性明显降低，利尿作用减弱，甘遂炮制以30%醋制为佳，甘草制对利尿作用无明显影响。甘遂醇提取物对水负荷小鼠具有促进利尿的作用，其机制与下调肾脏水通道蛋白(AQP)2 mRNA 表达有关，但甘遂醇提取物同时升高外周血清肌酐，及肾脏肿瘤坏死因子-α(TNF-α)mRNA 表达，对肾脏有一定的损伤[3]。生甘遂有抗尿潴留作用，20%甘遂乙醇提取物可明显增强离体大鼠膀胱逼尿肌收缩作用。醋甘遂与炙甘草以1:15配伍的甘遂半夏汤对癌性腹水模型大鼠有较好的利水及抗细胞因子作用[4]。甘遂半夏汤全方在利水作用方面优于全方去掉甘遂甘草组合中的1味或2味，肾素-血管紧张素-醛固酮系统可能是其发挥利尿作用的一条途径[5]。

3. 抗急性出血坏死性胰腺炎作用 甘遂常作为缓解急腹症的药物使用，对急性坏死性胰腺炎有效。以甘遂粉溶于生理盐水，经灌胃给药200mg/kg，对逆行胰管注射所致犬急性出血坏死性胰腺炎(AHNP)模型，能抑制早期细菌、内毒素易位，显著减少肠腔游离细菌总数、降低肠腔内毒素含量，使腹腔(或血液)中的内毒素自肠道排出，并降低血中肿瘤坏死因子(TNF)、磷脂酶 A_2(PLA$_2$)，从而缓解病理发展。

4. 抗病毒作用 甘遂具有一定抗病毒作用。甘遂醇提物中4种二萜类化合物对鼻吸入流感病毒亚甲型小鼠肺适应株FM1所致小鼠病毒感染模型连续灌胃3天，分别在20、40、50、30mg/kg剂量时，对小鼠肺指数有抑制作用，且活性随剂量增加而增加，显示具有体内抗病毒活性。以 ^{3}H-TdR 渗入法测得该4种二萜类化合物在低浓度(0.025×10^{-4}～7.85×10^{-4}μg/ml)下对 ConA 诱导的小鼠淋巴细胞增殖有显著增强作用，提示甘遂可通过提高机体细胞免疫而增强体内抗病毒作用。

5. 抗肿瘤作用 甘遂具有一定抗肿瘤作用。由甘遂中提取的甘遂甲酯可通过阻断细胞周期的 G_1 期，有效抑制胃癌细胞株(SGC-7901)的增殖。甘遂提取物在50、10、1μg/ml浓度下，体外培养 S_{180} 肿瘤细胞48小时，有明显促进肿瘤细胞凋亡的作用。

6. 抗生育作用 甘遂具有抗生育、引产作用。甘遂乙醇提取物中大戟二烯醇2μl宫内给药，可致小鼠中期妊娠的胚珠死亡。家兔宫内给药结果与小鼠基本相似。

7. 毒理研究

(1) 急性毒性 甘遂生品毒性较大，炮制后毒性可降低。甘遂生品、醋制品及甘草制品的乙醇冷浸提取物分别以0.4ml/20g容积对小鼠灌胃，测得 LD_{50} 分别为(32.10±2.01)g/kg、(103.28±5.11)g/kg、(160.92±6.39)g/kg，可见甘遂炮制后毒性显著下降。另有报道生甘遂及醋制甘遂乙醇回流提取物分别按0.03ml/g容积一次性对小鼠灌胃，测得 LD_{50} 分别为(24.64±6.57)mg/g和(106.35±15.88)mg/g。给药30分钟后部分动物开始出现中毒症状，表现为烦躁、呼吸增强、全身抖动、蜷缩；对死亡小鼠进行尸检发现肠系膜极度充血，肠体积显著膨大。甘遂水提物、醇提物、先醇提后水提物对斑马鱼均表现出急性毒性反应，LC_{50} 分别为31.00、6.89、4.26μg/ml[6]。生甘遂和醋甘遂均具有一定的肠毒性、肝毒性和脾毒性，生甘遂还具有一定的肾毒性和肺毒性。加热是使甘遂毒性降低的主要因素，加醋是次要因素，两者合用更利于毒性的降低，且加热和加醋的顺序对甘遂毒性的降低也有一定的影响，先加醋再加热更利于毒性的降低[7]。

(2) 长期毒性 大鼠以复方甘遂制剂(甘遂乙醇提取物大戟二烯醇与盐酸异丙嗪的复方制剂)按临床用量的1、2、4倍(20、50、100μl/200g)皮下注射，每日1次，连续14日，一般状态、活动、行为等皆未见明显变化；给药各剂量组体重增长较对照组减少，但无显著差异；血液学(WBC、RBC、Hb)、肾功能(血清BUN含量)及肝功能等实验室检查亦未见明显变化。犬按临床用量的1、2倍(0.5、1.0ml/只)皮下注射，每日1次，连续14日，给药组食欲稍减，注射局部有红肿，严重者出现坏死甚至溃破，其他检查结果与大鼠基本相同。

(3) 特殊毒性 甘遂注射液致突变试验为阴性结果，其中包括小鼠骨髓细胞染色体畸变分析和基因突变试验；用甘遂注射液引产后对小鼠再次受孕率无影响，在5mg/kg和1mg/kg剂量下均有明显胚胎毒性，但对存活胎仔无致畸作用；生甘遂有促肿瘤生长作用，而炮制品醋甘遂的促肿瘤作用明显减弱。

(4) 皮肤黏膜刺激性 甘遂中含有的大戟二萜醇类化合物具有皮肤黏膜刺激作用。20%的生甘遂醇提取物对家兔皮肤和眼睛具有强烈刺激性，醋甘遂醇提取物刺激性显著降低，生甘遂水提取物与醋甘遂水提取物均无明显刺激性。生甘遂醇提物涂于鼠耳皮肤，4小时引起鼠耳红肿的 ED_{50} 为59μg生药/耳，醋甘遂、甘草制甘遂的 ED_{50} 分别为109、167μg生药/耳。

(5) 配伍对甘遂毒性的影响 甘遂半夏汤及甘遂半

夏汤去炙甘草、甘遂半夏汤去醋甘遂、甘遂半夏汤去炙甘草醋甘遂、炙甘草、醋甘遂、甘草配醋甘遂对昆明小鼠灌胃，均未做出 LD_{50}，连续给药28天，炙甘草配醋甘遂、炙甘草及甘遂半夏汤 LD_{50} 的值分别为44.21、48.26、51.01g 生药/kg，其余各组连续给药28天仍未达到半数致死量。由此表明，甘遂半夏汤去掉方中甘遂甘草反药组合中的一味或两味没有显示出蓄积毒性，两味反药组合在复方中应用其 LD_{50} 值有增加趋势[8]。甘遂甘草反药组合在复方中应用较二者单独配伍应用对肝脏的损伤小[9]。

【参考文献】［1］刘艳菊，李水清，夏艺，等．甘遂炮制前后不同极性部位泻下作用的药效研究．湖北中医杂志，2010，32(1)：77-78.

［2］丁爱华，华永庆，段金廒，等．甘草与大戟、甘遂、芫花的反药组合对大鼠离体回肠运动的影响．南京中医药大学学报，2012，28(4)：345-349.

［3］李慧玉，雷帆，王玉刚，等．甘遂对水负荷小鼠排尿以及肾脏AQP2，IL-1β，TNF-α mRNA表达的影响．中国中药杂志，2012，37(5)：606-610.

［4］王茜，钟赣生，王宏蕾，等．甘遂半夏汤中甘遂与甘草不同比例配伍对癌性腹水模型大鼠生物效应影响的研究．中国实验方剂学杂志，2013，19(4)：177-181.

［5］柳海艳，钟赣生，刘云翔，等．接近临床应用剂量下甘遂半夏汤加减甘遂甘草反药组合对腹水大鼠利水作用的影响．2014，39(14)：2726-2731.

［6］姜玮，王新敏，唐于平，等．甘遂不同提取物对斑马鱼急性毒性的初步观察．南京中医药大学学报，2012，28(1)：53-56.

［7］张姗姗，孙立立，石典花，等．不同炮制方法对甘遂急性毒性影响的研究．中成药，2012，34(11)：2178-2180.

［8］柳海艳，王茜，钟赣生，等．甘遂半夏汤中甘遂甘草反药组合加减应用的急性毒性研究．科技导报，2013，31(25)：48-52.

［9］柳海艳，王茜，钟赣生，等．甘遂半夏汤中甘遂甘草反药组合加减的急性毒性实验对小鼠肝肾功能的影响．科技导报，2013，31(28/29)：84-93.

京大戟

Jingdaji

本品为大戟科植物大戟 *Euphorbia pekinensis* Rupr. 的干燥根。主产于河北、山西、甘肃、山东、江苏。秋、冬二季采挖，洗净，晒干。切厚片。以切面白色者为佳。

【性味与归经】 苦，寒；有毒。归肺、脾、肾经。

【功能与主治】 泻水逐饮，消肿散结。用于水肿胀满，胸腹积水，痰饮积聚，气逆咳喘，二便不利，痈肿疮毒，瘰疬痰核。

【效用分析】 京大戟苦寒下泄，通利二便，为泻水逐饮之峻药，善逐水邪痰饮、泻湿热胀满，适用于水肿、鼓胀，二便不利，正气未衰者；或可用治痰湿水饮停滞胸膈而致胁肋隐痛、痰唾黏稠者。

京大戟辛能行散、苦可降泄、寒而去热，又能降泻热毒、消肿散结，内服外用均可，但以外用为主，治热毒壅滞之痈肿疮毒及痰火凝结的瘰疬、痰核。

【配伍应用】

1. 京大戟配甘遂、白芥子　京大戟、甘遂泻水逐饮散结；白芥子祛皮里膜外之痰。三者伍用，有祛痰逐饮之功效，用于治疗痰饮停滞膈下之咳嗽、胸痛、胁痛、喉中痰鸣，或胸背、颈项突然隐痛不忍，或手足冷痹等。

2. 京大戟配大枣　京大戟泻水逐饮，性较峻烈；大枣甘温益气，缓急护胃，既能缓解京大戟的峻烈之性，又能顾护胃气，使泻水而不伤正气，用于水肿胀满及悬饮胁痛等症。

3. 京大戟配木香　京大戟攻逐水饮、通利二便；木香行气宽中。二者配伍，有逐水行气、消胀除满之功，用于治疗水湿停留引起的喘息、全身肿满、小便不利等。

【鉴别应用】 生京大戟与醋京大戟　生京大戟泻下力猛，具有解毒疗伤，解毒散结的功效，除用于水肿，鼓胀，二便不利之体质壮实者外，多用于虫蛇咬伤，热毒肿结。醋京大戟缓和峻泻，具有逐水退肿、逐痰止咳的作用，可用于水肿壅盛，痰涎留在上焦，咳唾稠黏，喘急背冷及痰迷心窍等。

【方剂举隅】 四物丸(《外台》卷十二引《范汪方》)

药物组成：大戟、芫花、杏仁、巴豆。

功能与主治：除五脏邪气。适用于心腹积聚，食苦不消，胸胁满。

【成药例证】 十枣丸(《中华人民共和国卫生部药品标准·中药成方制剂》)

药物组成：甘遂、京大戟、芫花、大枣(墨枣)。

功能与主治：攻逐水饮。用于水饮积滞，腹水肿胀，胁下疼痛，喘逆气急。

【用法与用量】 1.5～3g，入丸散服，每次1g；内服醋制用。外用适量，生用。

【注意】

1. 本品有毒，作用峻猛，故体质虚弱者慎用。

2. 不宜与甘草同用。

3. 孕妇禁用。

【本草摘要】

1.《神农本草经》　“主十二水，腹满急痛，积聚，中风皮肤疼痛，吐逆。”

2.《名医别录》　“主颈腋痈肿，头痛，发汗，利大小肠。”

3.《本草正》　“性峻烈，善逐水邪痰涎，泻湿热胀满。”

【药理毒理】　本品具有泻下、利尿、镇痛、镇静、抗肿瘤等作用。

1. 泻下作用　京大戟具有泻下作用，传统作为峻下逐水药使用。京大戟泻下作用的主要部位为乙酸乙酯部位，醋制后泻下作用减弱[1]。大戟、甘草合煎液能显著抑制大戟促进回肠收缩的作用[2]。

2. 利尿作用　京大戟具有利尿作用，其利尿作用的主要部位为乙酸乙酯部位，醋制后利尿作用减弱[1]。京大戟粉末的利尿作用强于其水提液；甘草可抑制京大戟的利尿作用[3]。

3. 镇痛作用　京大戟具有一定镇痛作用。小鼠灌胃京大戟煎剂 10、20g/kg，对电刺激表现出一定镇痛作用，且剂量增大时镇痛效果增加。

4. 镇静作用　京大戟具有镇静作用。京大戟的水难溶物，浓煎剂和醇提物按 200g/kg 给药，在小鼠自发活动实验中均显示出镇静作用；醇提物用一半剂量时，仍有镇静作用，且作用出现亦较快；水难溶物的镇静作用较浓煎剂出现的强而快。

5. 抗肿瘤作用　京大戟具有抗肿瘤作用。以大戟注射液按 1.053、1.554、2.105g/kg 对 L615 白血病小鼠腹腔注射给药 7 天，显著提高小鼠生命延长率，阻断 S 期肿瘤细胞，抑制肿瘤细胞 DNA 合成，从而发挥抗肿瘤作用。

6. 毒理研究

(1) 急性毒性　京大戟的主要毒性部位为乙酸乙酯部位。醋制后京大戟毒性明显降低。小鼠给京大戟和醋京大戟乙酸乙酯部位表现为自主活动减少、进食减少、腹泻、小便失禁等现象。在给药 1 小时后部分动物开始出现烦躁、呼吸增强、全身抖动、蜷缩等中毒症状，直至中毒死亡。对死亡动物进行解剖发现小鼠肠系膜极度充血，肠容积显著膨大[1]。以大戟乙醇提取物对小鼠一次性灌胃给药，0.5 小时后动物出现中毒现象，表现为精神萎靡、活动减少、对外界刺激敏感性减弱、缓慢抽搐、呼吸急促、步态异常、身体发抖，随后正位反射消失、闭眼，直到死亡，测得 LD_{50} 为 19.56g/kg；采用饲料混毒法测定大戟对小鼠的毒性，结果表明饵料中大戟含量为 20%、15%时，对试鼠的毒杀率分别为 60%和 30%，死亡试鼠取食样品的最小量为 1.71g，相当于 75.63g/kg 体重，平均 155.60g/kg 体重，最大为 309.58g/kg 体重。大戟水提物以 7.5g/kg 剂量对大鼠连续灌胃 7 天，可显著升高大鼠血清 ALT 水平，显示大戟具有一定肝毒性。

(2) 其他毒性　京大戟醇提物对家兔眼和破损皮肤有强烈刺激性，水提物有轻度刺激性[4]。京大戟可抑制人正常肝细胞 LO2 细胞增殖，诱导细胞凋亡，引起细胞 S 期阻滞，能升高细胞培养液上清谷丙转氨酶（ALT）、谷草转氨酶（AST）、乳酸脱氢酶（LDH）活力，降低细胞裂解上清超氧化物歧化酶（SOD）活性和谷胱甘肽还原酶（GSH）含量、增加丙二醛（MDA）含量，对 LO_2 有毒性，醋制后毒性降低[5]。京大戟生品对大鼠小肠隐窝上皮细胞 IEC-6 具有较强的肠细胞毒性，醋制可降低京大戟对肠细胞的毒性[6]。

(3) 配伍禁忌　大戟反甘草。大戟、甘草合煎液能显著抑制大戟促进回肠收缩作用[2]。

【参考文献】　[1] 张乐林，葛秀允，孙立立，等. 醋制对京大戟毒性和药效的影响. 中国实验方剂学杂志，2013，19(19)：276-279.

[2] 丁爱华，华永庆，段金廒，等. 甘草与大戟、甘遂、芫花的反药组合对大鼠离体回肠运动的影响. 南京中医药大学学报，2012，28(4)：345-349.

[3] 许瑞，陶伟伟，段金廒，等. 基于对小鼠利尿与泻下作用探讨京大戟与甘草配伍禁忌的理论依据. 中草药，2014，45(14)：2056-2059.

[4] 李兴华，钟丽娟，王晶晶. 京大戟与红大戟的急性毒性和刺激性比较研究. 中国药房，2013，24(3)：208-210.

[5] 陈海鹰，曹雨诞，颜晓静，等. 醋制降低京大戟对人正常肝细胞 LO2 的毒性及机制研究. 中国中药杂志，2013，38(6)：866-870.

[6] 曹雨诞，颜晓静，张丽，等. 醋制降低京大戟对大鼠小肠隐窝上皮细胞 IEC-6 毒性研究. 中国中药杂志，2014，39(6)：1069-1074.

附：红大戟

本品为茜草科植物红大戟 *Knoxia valerianoides* Thorel et Pitard 的干燥块根。性味苦，寒；有小毒。归肺、脾、肾经。功能泻水逐饮，消肿散结。用于水肿胀满，胸腹积水，痰饮积聚，气逆咳喘，二便不利，痈肿疮毒，瘰疬痰核。用量 1.5～3g；入丸散服，每次 1g；内服醋制用。外用适量，生用。孕妇禁用。

【药理毒理】　本品具有抑菌作用。

抑菌作用　红大戟的水、甲醇、乙酸乙酯、三氯甲烷、石油醚 5 种提取物培养 2～4 周，对强毒人型结核杆菌 H37RV 均有不同程度的抑制作用，其中石油醚、三氯甲烷提取物抑菌作用较强[1]。

【参考文献】　[1] 秦海宏，贾琳钰，高阳. 红大戟提取物对结核杆菌的抑制作用观察. 山东医药，2013，53(10)：77-78.

芫 花

Yuanhua

本品为瑞香科植物芫花 *Daphne genkwa* Sieb. et Zucc. 的干燥花蕾。主产于安徽、江苏、浙江、山东、福建。春季花未开放时采收，除去杂质，干燥。以花蕾多而整齐、色淡紫者为佳。

【性味与归经】 苦、辛，温；有毒。归肺、脾、肾经。

【功能与主治】 泻水逐饮，外用杀虫疗疮。用于水肿胀满，胸腹积水，痰饮积聚，气逆咳喘，二便不利；外治疥癣秃疮，痈肿，冻疮。

【效用分析】 芫花辛行苦泄，亦为泻水逐饮之峻药，且以泻胸胁水饮为主，《名医别录》谓其能"消胸中痰水"，使水气随从二便排泄，且又具祛痰止咳之功，可用于胸胁停饮所致的喘咳，胸胁引痛，心下痞硬；以及水肿、鼓胀，二便不利，且正气未衰者。

芫花外用有杀虫疗疮作用，治疥癣秃疮，痈肿，可以为末，调敷患处；治冻疮，可与甘草煎汤外洗。

【配伍应用】

1. 芫花配甘遂 二药均有峻下逐水之功，然芫花善逐胸胁水饮，甘遂善行经遂水饮。二者合用，增强泻水逐饮，通利二便之功，适用于水停胁下，胸腹满痛、呼吸困难等症。

2. 芫花配枳壳 芫花泻水逐饮，除湿消肿；枳壳行气破积，消痞散结。二药配伍，共奏逐水行气，破积除胀之功，用于鼓胀腹满及水肿痰饮。

【鉴别应用】

1. 生芫花与醋芫花 生芫花峻泻逐水力较猛，具有杀虫疗疮的作用，内服较少，多外用于疥癣秃疮、痈肿、冻疮。醋芫花泻下作用相对缓和，毒性降低，具有逐水退肿、涤饮平喘的作用，可用于胸腹水肿、痰饮积聚、气逆咳喘等。

2. 芫花、甘遂与京大戟 三药均味苦泻下，皆为峻下逐水之品，同可治水肿胀满、痰饮积聚、形气俱实者。但甘遂逐水之力最强，京大戟次之，芫花又次之。古人有"甘遂泻经隧之水湿，京大戟泻脏腑之水湿，芫花泻胸肺之水饮"的说法。三药均峻烈有毒，芫花毒性最剧，甘遂、京大戟稍缓。甘遂、京大戟均性寒，同可攻毒消肿散结，而以京大戟之力为胜，治热毒痈肿。芫花性温，外用又可杀虫疗疮，常用于头疮、顽癣。

【方剂举隅】 **五食丸**(《圣济总录》)

药物组成：大戟、甘遂、猪牙皂、胡椒、芫花、巴豆。

功能与主治：泻水，消积。适用于虚积、食气，蛊胀，水气，年深癥癖。

【成药例证】 **舟车丸**(《临床用药须知中药成方制剂卷》2020年版)

药物组成：甘遂(醋制)、红大戟(醋制)、芫花(醋制)、牵牛子(炒)、大黄、青皮(醋制)、陈皮、木香、轻粉。

功能与主治：行气利水。用于水停气滞所致的水肿，症见蓄水腹胀、四肢浮肿、胸腹胀满、停饮喘急、大便秘结、小便短少。

【用法与用量】 1.5～3g。醋芫花研末吞服，每次0.6～0.9g，每日1次。外用适量。

【注意】

1. 本品作用峻猛，易伤正气，故虚弱者慎用。

2. 不宜与甘草同用。

3. 孕妇禁用。

【本草摘要】

1.《本经》 "主咳逆上气，喉鸣喘，咽肿短气……疝瘕，痈肿，杀虫鱼。"

2.《名医别录》 "消胸中痰水，喜唾，水肿。"

3.《本草纲目》 "治水饮痰癖，胁下痛。"

【化学成分】 主要含黄酮类成分：芫花素，3′-羟基芫花素，芹菜素，木犀草素，芫根苷；二萜类成分：芫花酯甲～戊，芫花瑞香宁；还含挥发油、脂肪酸等。

中国药典规定本品含芫花素($C_{16}H_{12}O_5$)不得少于0.20%。

【药理毒理】 本品具有利尿、泻下、抗炎、抗肿瘤、镇咳、祛痰、镇痛、抗生育等作用。

1. 利尿、泻下作用 芫花有利尿和泻下作用，临床中作为峻下逐水药使用。芫花不同炮制品利尿作用有显著差异，其利尿强度依次为：醋炙芫花>生芫花>高压蒸芫花>清蒸芫花>醋煮芫花。芫花、醋芫花醇提物、石油醚部位、乙酸乙酯部位均有利尿作用[1]。甘草可抑制醋芫花的利尿作用[2]。醋芫花 0.18g/kg 单用可显著增加小鼠的干便重量和排便次数[2]。

2. 抗炎作用 芫花具有抗炎作用。芫花根醇提取物以40mg/kg剂量连续给药5天，能显著抑制角叉菜胶致大鼠足肿胀，其抗炎活性主要是通过抑制脂质过氧化反应和炎症介质的释放、增强超氧化物歧化酶(SOD)和过氧化氢酶(CAT)的活力、钝化诱导型一氧化氮合酶(iNOS)的活性以及提升网状内皮系统(RES)的吞噬作用实现的。芫花根醇提物弱极性组分中的苯甲酸酯衍生物、甾族化合物和齐墩果烷衍生物是其具有抗炎活性的物质基础。芫花乙醇提取物的石油醚萃取部位400mg/kg及三氯甲烷萃取部位200mg/kg灌胃给药，对二甲苯致小鼠耳肿胀有显著抑制作用。

3. 抗肿瘤作用　芫花在体内外均显示一定抗肿瘤作用。将芫花根总黄酮（TFRD）以25、50、75mg/kg不同剂量分别在造模的7天前、7天后和造模同时对S_{180}荷瘤小鼠灌胃14天，均对小鼠S_{180}肿瘤生长表现出显著抑制作用；30、55、85mg/kg分别在造模的3天前、3天后和造模同时对小鼠灌胃14天，对小鼠卵巢浆液性上皮癌细胞株HO 8910移植瘤的生长都表现出显著抑制作用[3]。对两种荷瘤小鼠的淋巴细胞增殖、NK细胞的杀伤活性都有明显提升作用，对体外培养的肿瘤细胞的细胞毒活性明显大于对正常细胞K293-T的细胞毒活性。

4. 镇咳、祛痰作用　芫花具有镇咳祛痰作用。芫花素及其醋炙品在0.625g/kg的剂量下灌胃给药，对小鼠SO_2引咳模型均有一定镇咳作用；呼吸道酚红排泌法观察其祛痰作用，祛痰作用二者均较显著。

5. 镇痛作用　芫花具有镇痛作用。对佐剂性关节炎大鼠模型灌服10、30和50mg/kg的芫花根总黄酮，可使佐剂性关节炎大鼠痛阈增加和疼痛级别降低。其镇痛机制与抑制PGE_2和IL-1β的形成、降低脑组织iNOS的活性从而减少NO的生成，以及增强SOD和CAT的活性以抑制脂质过氧化反应有关。

6. 抗生育作用　芫花的水煎剂对子宫平滑肌有明显的兴奋作用。终浓度分别为2×10^{-3}、1×10^{-2}、2×10^{-2}g/ml的芫花水煎剂，可兴奋大鼠离体子宫平滑肌，并有剂量依赖性关系，且其作用不被阿托品、酚妥拉明、六烃季胺、苯海拉明等药物阻断。该兴奋作用可能是通过作用于子宫平滑肌细胞膜的Ca^{2+}通道和刺激前列腺素合成、释放等途径实现。

7. 毒理研究

(1) 急性毒性　芫花生品水浸液及其水煎液，小鼠腹腔注射给药，LD_{50}分别为28.3g/kg和12.3g/kg。乙酸乙酯部位是芫花的毒性部位[1]，醋炙后毒性明显降低。

(2) 长期毒性　长期服用芫花对机体存在一定影响。将芫花的水煎液分成高、中、低三个剂量组，药量相当于LD_{50}的1/4、1/8、1/16，每日1次，连续灌胃给药3个月，可升高大鼠的肝、肺、肾、肾上腺、睾丸、卵巢、脑等多脏器指数，并可使大鼠的体重下降。

(3) 特殊毒性　芫花酯甲在$1:1\times10^{-6}$浓度Kreb营养液培育中对大鼠离体子宫培养48小时，可见未孕与妊娠子宫内膜功能性蜕膜细胞（含纤毛细胞、无纤毛细胞）均有变性，溶酶体、残余体及髓样体增多，部分线粒体嵴模糊或消失。

(4) 配伍禁忌　芫花反甘草。分别给予小鼠灌胃芫花水煎液（相当于原生药0.375g/ml）、甘草水煎液（相当于原生药0.375g/ml）及1:1、1:3芫花-甘草合煎水煎液15g/(kg·d)。于灌胃7天后处死检测，单用芫花水煎液对肝细胞有损伤，单用甘草对肝细胞无明显影响。芫花-甘草1:1合用后对细胞损伤明显增加，芫花-甘草1:3合用后比1:1合用对细胞危害相对较轻。肝细胞膜上Na^+-牛磺酸钠共转运体表达量升高，引起单位质量肝组织内胆汁酸盐显著上升可能是两者配伍导致小鼠肝损害的原因之一[4]。芫花-甘草1:3.3配比时，小鼠出现自发活动抑制现象[5]。

【参考文献】　[1] 代光秀. 醋炙对芫花毒性和药效影响的实验研究. 中华中医药学刊，2012，30(12)：2766-2767.

[2] 余果，陈艳琰，段金廒，等. 基于甘草对醋芫花泻下逐水效应的影响探讨反药组合配伍禁忌机制. 中国药理学与毒理学杂志，2013，27(5)：825-830.

[3] 姚晶萍，倪延群，王莹威，等. 芫花根总黄酮抗肿瘤活性的研究. 首都医药，2011，(7下)：19-22.

[4] 王松原，魏玉辉，张国强，等. 芫花-甘草配伍对雌性小鼠肝损伤的实验研究. 中成药，2014，36(12)：2605-2608.

[5] 陈夏娟，余果，宋宏绣，等. 基于析因设计评价芫花-甘草反药组合对小鼠自发活动的影响. 南京中医药大学学报，2012，28(3)：249-251.

商　陆

Shanglu

本品为商陆科植物商陆 *Phytolacca acinosa* Roxb.或垂序商陆 *Phytolacca americana* L.的干燥根。主产于河南、安徽、湖北。秋季至次春采挖，除去须根及泥沙，切成块或片，晒干或阴干。以片大、色黄白、有罗盘纹者为佳。

【性味与归经】　苦，寒；有毒。归肺、脾、肾、大肠经。

【功能与主治】　逐水消肿，通利二便；外用解毒散结。用于水肿胀满，二便不通；外治痈肿疮毒。

【效用分析】　商陆苦寒降泄，其性下行，专于治水，能通利二便以排泻水湿，具有较好的泻下逐水作用，用治水肿鼓胀，大便秘结，小便不利之水湿肿满实证。

商陆苦寒清泄除热，有消肿散结解毒之功，外用可治疮疡肿毒、痈肿初起者。

【配伍应用】

1. 商陆配赤小豆 商陆峻泻水湿以消肿；赤小豆清热利尿消肿，且兼制商陆毒性。二药合用，可增强逐水消肿之功，治通身水肿胀满、喘急、小便不利等。

2. 商陆配苦参 商陆解毒消肿散结；苦参清热解毒，二药相配，清热解毒，消肿散结，鲜品捣烂敷患处，可治跌打损伤及疮疡肿痛等。

3. 商陆配芫花 二者均有泻下利水之功效。配伍使用，相得益彰，用于治疗湿热所致的水肿。

【鉴别应用】**生商陆与醋商陆** 生商陆泻下力峻猛，易伤脾胃，具有消痈解毒、利尿消肿的作用，主要用于痈疽肿毒，水肿尿少。醋商陆毒性降低，泻下作用相对缓和，长于逐水消肿，主要用于水肿胀满、二便不利等。

【方剂举隅】

1. 商陆豆方(《圣济总录》)

药物组成：生商陆、赤小豆、鲫鱼。

功能与主治：逐水退肿。用于水气肿满。

2. 疏凿饮子(《济生方》)

药物组成：泽泻、商陆、赤小豆、羌活、大腹皮、椒目、木通、秦艽、茯苓皮、槟榔。

功能与主治：泻下逐水，疏风解表。用于阳水实证，症见遍身水肿，气喘，口渴，二便不利。

3. 商陆散(《圣济总录》)

药物组成：商陆、当归、紫葳、蒲黄。

功能与主治：活血散结。用于产后血块时攻心腹，疼痛不可忍。

【用法与用量】 3～9g。外用适量，煎汤熏洗。

【注意】 孕妇禁用。

【本草摘要】

1.《神农本草经》 “主水胀，疝瘕，痹。熨除痈肿。”

2.《药性论》 “能泻十种水病，喉痹不通，薄切醋熬，喉肿处外薄之瘥。”

3.《本草纲目》 “商陆其性下行，专于行水，与京大戟、甘遂盖异性而同功。”

【化学成分】 主要含皂苷类成分：商陆皂苷甲，商陆皂苷辛，商陆苷A～N，美商陆皂苷元，商陆苷元等；还含甾醇、萜类及多糖等。商陆皂苷甲是本品的毒性成分，也是有效成分。

中国药典规定本品含商陆皂苷甲($C_{42}H_{66}O_{16}$)不得少于0.15%，醋商陆不得少于0.20%。

【药理作用】 本品具有利尿、抗肾损伤、抗炎、祛痰、镇咳、抗肿瘤、免疫调节、促进造血、抗生育等作用。

1. 利尿作用 商陆具有利尿作用，常用以消除水肿、腹水。其利尿作用缓和，发挥作用时间长，并可避免常用利尿药利尿作用快带来的电解质紊乱。商陆皂苷甲是商陆中发挥利尿作用的主要成分之一[1]，商陆醋炙后总皂苷和商陆皂苷甲含量均升高，泻下作用缓和，长于利尿逐水[2]。

2. 抗肾损伤作用 商陆具有减轻肾脏病理损害，保护肾功能作用。以商陆水煎剂2、4g/kg对阿霉素肾小球硬化大鼠灌胃93天，可使模型动物尿蛋白排泄显著降低，血清白蛋白含量升高，肌酐、尿素氮下降，肾脏病理损害减轻，肾小球硬化指数减少。商陆皂苷甲(EsA)以20mg/(kg·d)对大鼠腹腔注射治疗7天，可减少大鼠系膜增生性肾炎所造成的尿蛋白排泄，抑制肾小球系膜细胞增殖和基质增生，改善肾脏病理损害。商陆水煎剂可减少阿霉素肾病大鼠肾小球细胞外基质(ECM)蓄积、延缓阿霉素肾病进展[3]。商陆皂苷甲能降低自发性系统性红斑狼疮模型(BXSB小鼠)尿蛋白，降低尿蛋白/肌酐比值，改善肾脏病理变化，其机制与抑制肾组织细胞增殖和促进肾组织细胞凋亡有关[4]。

3. 抗炎作用 商陆具有一定抗炎作用。商陆中的活性成分商陆皂苷甲(EsA)对多种急、慢性炎症模型有抑制作用。5～20mg/kg EsA对小鼠腹腔注射，明显抑制醋酸所致小鼠腹腔毛细血管通透性增高，抑制二甲苯所致的小鼠耳肿胀；5～30mg/kg大鼠腹腔注射，可抑制角叉菜胶致足肿胀；5mg/kg大鼠腹腔注射7天，可抑制棉球肉芽组织增生。

4. 祛痰、镇咳作用 商陆具有祛痰及镇咳作用。商陆煎剂给家兔灌胃(10g/kg)、腹腔注射(3g/kg)，给小鼠灌胃(15g/kg)、气管内给药(0.01g/只)均可使呼吸道酚红排泌量明显增加；商陆乙醇浸膏小鼠灌胃给药(2g/kg)，气管内给药(0.002g/只)均可使气管酚红排泌量增加。其祛痰机制为药物直接作用于气管黏膜，引起腺体分泌增加，使黏痰稀释，易于排出；使气管纤毛黏液运行速度加快，有利于清除气管内痰液；收缩末梢血管，降低毛细血管通透性，减轻炎症，减少渗出，产生祛痰作用。

5. 抗肿瘤作用 商陆中所含的商陆抗病毒蛋白(PAP)及商陆多糖(PEP)均具有抗肿瘤作用。PAP蛋白能改变人神经胶质瘤细胞周期分布，影响细胞周期调控蛋白表达，并可诱导U251细胞凋亡，从而抑制细胞增殖[5, 6]。PAP与特定的瘤细胞衍生的单克隆抗体连接而制备的导向药物(免疫毒素)能有效杀伤瘤细胞，预防白血病细胞在体内的生长。MTT法证实PAP-Ⅱ蛋白体外对人肝癌细胞HEP-G_2和宫颈癌细胞HeLa肿瘤细胞有抑制作用，IC_{50} 分别为 93、102μg/ml；PAP-Ⅱ能抑制 HEP-G_2 和 HeLa 细胞的增殖，可以进一步制成免疫毒素而定向杀死肿瘤细胞。以 PEP-Ⅰ对 S_{180} 荷瘤小鼠按 10、20mg/kg 腹腔注射 10 天，可显著降低瘤重，提高 T 淋巴细胞转化及 IL-2 产生能力，通过增强免疫细胞功能而起到抑制肿瘤作用。

6. 免疫调节及促进造血作用　商陆皂苷辛(EH)10～100μg/ml 浓度范围内在体外能够增强 ConA 诱导的小鼠脾淋巴细胞 IL-3 和 IL-6 活性，并伴随其 mRNA 水平的上升，提示 EH 通过提高 IL-3 和 IL-6 基因转录水平，从而使其产物活性增强，发挥免疫调节功能。商陆素(PWM)是一种淋巴细胞分裂原，能有效地使 T 淋巴细胞和 B 淋巴细胞增殖，同时使其产生各种淋巴因子，发挥调节免疫和造血功能。在常规 CFU-GM 及 CFU-E 培养体系中加入 PWM-SCM(商陆素-脾细胞条件培养基)100μl/ml，与处理小鼠的骨髓单个核细胞一起培育，能够升高骨髓单个核细胞培养形成的细胞集落数，促进骨髓造血功能。

7. 抗生育作用　商陆总皂苷具有抗生育作用，经抑精实验，精子复活实验和精子形态学观察结果表明，商陆总皂苷 4、16g/L 的浓度可分别终止兔精液中全部精子的活性，且有明显的量效关系。

8. 毒理研究　商陆有毒成分主要为商陆毒素，系三萜皂苷类化合物，又称商陆皂苷，可溶解于水。

(1) 急性毒性　商陆根水浸剂、煎剂、酊剂予小鼠灌胃的 LD_{50} 分别为 26、28、46.5g/kg；腹腔注射的 LD_{50} 分别为 1.05、1.3、5.3g/kg。大剂量给药时，小鼠出现活动降低，闭眼伏下不动，呼吸初变快，逐渐变慢变弱，时有全身抽搐现象，中毒死亡多在给药后 3 小时内。对猫以商陆煎剂 2.5、5、10g/只灌胃，可在 15～30 分钟出现阵发性呕吐，并随剂量增大而呕吐剧烈；其呕吐内容物初为灌入的药物，后为黏液或黄色胆汁，最后仅见呕吐动作；大剂量给药者第 2 天仍有呕吐动作，并有部分动物死亡。人商陆中毒后，潜伏期为 20～60 分钟，均以胃肠道不适为首发症状。中毒表现为恶心，呕吐，腹痛，腹泻，呕血，便血，头痛，头晕，烦躁不安，精神恍惚，颜面、口唇及四肢末梢发绀，心悸，胸闷，呼吸困难，血压下降，皮肤湿冷等症状[7]。70%醇浸膏具有显著的致炎毒性，可导致家兔眼结膜水肿、小鼠腹腔渗出液中 PGE_2 含量升高以及巨噬细胞释放 NO 含量升高；经醋制后，对家兔眼结膜刺激性减弱[8]。

(2) 亚急性毒性　以商陆煎剂 5g/kg(相当于临床人用量的 20 倍)对大鼠连续灌胃 3 周，未见显著异常。小鼠连续尾静脉注射 10mg/kg 商陆皂苷甲 7 天，可致血清中 AST 和 ALT 水平明显升高，肝脏出现肝细胞多发灶性坏死及肝细胞再生现象，对肝脏具有一定毒性作用[9]。大鼠商陆水煎液 40、20g/kg 连续灌胃 35 天可致肾损伤，以肾小管上皮细胞变性、蛋白管型为主要病理表现，恢复期部分损伤可逆[10]。

【参考文献】　[1] 崔楠楠，孟祥龙，马俊楠，等. 商陆皂苷甲急性毒性与利尿作用研究. 医药导报，2014，33(8)：981-984.

[2] 陈琳，吴皓. 商陆醋炙前后化学成分和药效比较. 中国实验方剂学杂志，2013，19(21)：5-9.

[3] 李明，张克非，杨亦彬. 商陆对阿霉素肾病肾小球胞外基质影响的实验研究. 遵义医学院学报，2010，33(2)：122-24.

[4] 汤杰印，孟令国，张祥贵. 商陆皂苷甲对 BXSB 小鼠肾组织 PCNA、caspase-3、Fas 和 FasL 表达影响. 实用中医内科杂志，2014，28(5)：76-80.

[5] 向莉，胡亚梅，张杰文. 美洲商陆抗病毒蛋白在毕赤酵母中的表达及其诱发人神经胶质瘤细胞 U251 凋亡的研究. 中国中西医结合杂志，2011，31(8)：1104-1107.

[6] 向莉，李书剑，张杰文. 美洲商陆抗病毒蛋白对人神经胶质瘤细胞 U251 细胞增殖和凋亡的影响. 郑州大学学报(医学版)，2011，46(5)：742-744.

[7] 张金华. 急性商陆中毒 12 例临床治疗观察. 吉林医学，2011，32(4)：734-735.

[8] 宫乐，吴皓，郁红礼，等. 商陆提取物醋制前后毒性作用的比较研究. 中国中药杂志，2013，38(10)：1610-1613.

[9] 周倩，姚广涛，金若敏，等. 商陆皂苷甲致肝毒性的研究. 中成药，2014，36(1)：14-18.

[10] 李一飞，徐婷婷，姚广涛，等. 尿液 NGAL，KIM-1，IL-18 在商陆所致的大鼠肾损伤中的变化特征及其联合检测的意义. 中国中药杂志，2012，37(23)：3611-3617.

牵 牛 子

Qianniuzi

本品为旋花科植物裂叶牵牛 *Pharbitis nil*(L.) Choisy 或圆叶牵牛 *Pharbitis purpurea*(L.) Voigt 的干燥成熟种子。全国大部分地区均产。秋末果实成熟、果壳未开裂时采割植株，晒干，打下种子，除去杂质。用时捣碎。以粒大、饱满者为佳。

【性味与归经】　苦，寒；有毒。归肺、肾、大肠经。

【功能与主治】　泻水通便，消痰涤饮，杀虫攻积。用于水肿胀满，二便不通，痰饮积聚，气逆喘咳，虫积腹痛。

【效用分析】　牵牛子苦寒，其性降泄，善泄湿热，通利水道，能通利二便以排泄水湿，其泻下逐水作用虽较甘遂、京大戟稍缓，但仍属有毒峻下之品，用于水肿鼓胀、二便不利等正气未衰水湿实证为宜。

牵牛子苦寒入肺经，其性降泄，又能泻肺气、逐痰饮，《本草纲目》曰："逐痰消饮"，可用于肺气壅滞、痰饮咳喘、面目浮肿者。

牵牛子苦而泄下，寒能除热，故有泻下、通便、去积作用，可治实热积滞，大便不通；大肠风秘结涩；痢疾里急后重者。

牵牛子还有杀虫去积之功，并借其泻下作用以排除虫体，治蛔虫、绦虫及虫积腹痛。

【配伍应用】

1. 牵牛子配甘遂 二药均有泻下逐水、通利二便的作用，然牵牛子兼可下气，甘遂能通经隧之水。二药相配，有通便利尿、下气消肿之功，用于治疗胸腹积水等。

2. 牵牛子配大黄 牵牛子走气分，峻下逐水而消肿；大黄入血分，荡涤肠胃而除积热。二药合用，泻下通便消积力强，用于肠胃积滞属实证者。

【鉴别应用】

1. 牵牛子与炒牵牛子 生牵牛子有毒偏于逐水消肿，杀虫，用于水肿胀满，二便不通，虫积腹痛。炒牵牛子可降低毒性，缓和药性，免伤正气，易于粉碎和煎出，以消食导滞见长，多用于食积不化，气逆痰壅。

2. 牵牛子与商陆 二药均属峻下药，味苦性寒而偏降泄，功善逐水，同可用于水肿胀满、痰饮喘满、二便不通等。牵牛子毒性较商陆小，入肺经走气道而能逐痰饮止咳喘；还有导滞消积杀虫作用，凡虫积、食滞腹痛均可用之。而商陆外用有解毒散结作用，常治痈肿疮毒。

【方剂举隅】

1. 禹功散（《儒门事亲》）

药物组成：黑牵牛子、茴香。

功能与主治：逐水通便，行气消肿。用于遍身水肿，腹胀喘满，大便秘结，小便不利，脉沉有力。

2. 牵牛汤（《圣济总录》）

药物组成：牵牛子、槟榔、木香、陈皮、茯苓。

功能与主治：逐水退肿。用于水肿实证。

3. 导水丸（《儒门事亲》）

药物组成：黑牵牛、滑石、大黄、黄芩。

功能与主治：泻热逐水。用于遍身浮肿，二便不利，口渴，溲赤，苔黄，脉数；或湿热腰痛，痰湿流注身痛。

【成药例证】

1. 调中四消丸（《临床用药须知中药成方制剂卷》2020 年版）

药物组成：牵牛子（炒）、熟大黄、香附（醋炙）、五灵脂（醋炙）、猪牙皂。

功能与主治：消食化滞。用于饮食不节所致的脘腹胀满、食少纳呆、嗳腐酸臭、二便不利。

2. 宽胸舒气化滞丸（《临床用药须知中药成方制剂卷》2020 年版）

药物组成：牵牛子、青皮、陈皮、沉香、木香。

功能与主治：舒气宽中，消积化滞。用于肝胃不和、气郁结滞引起的两胁胀满、呃逆积滞、胃脘刺痛、积聚痞块、大便秘结。

3. 槟榔四消丸（《临床用药须知中药成方制剂卷》2020 年版）

药物组成：槟榔、炒牵牛子、酒大黄、醋香附、猪牙皂（炒）、五灵脂（醋炒）。

功能与主治：消食导滞，行气泻水。用于食积痰饮，消化不良，脘腹胀满，嗳气吞酸，大便秘结。

4. 烂积丸（《临床用药须知中药成方制剂卷》2020 年版）

药物组成：大黄、牵牛子（炒）、枳实、槟榔、山楂（炒）、青皮（醋制）、陈皮、三棱（麸炒）、莪术（醋制）。

功能与主治：消积，化滞，驱虫。用于脾胃不和所致的食滞积聚、胸满、痞闷、腹胀坚硬、嘈杂吐酸、虫积腹痛、大便秘结。

【用法与用量】 3～6g。入丸散服，每次 1.5～3g。

【注意】

1. 孕妇禁用。

2. 不宜与巴豆、巴豆霜同用。

【本草摘要】

1.《名医别录》 "主下气，疗脚满水肿，除风毒，利小便。"

2.《汤液本草》 "牵牛，以气药引则入气，以大黄引则入血。"

3.《本草纲目》 "逐痰消饮，通大肠气秘风秘，杀虫。"

【化学成分】 主要含苷类成分：牵牛子苷等；生物碱类成分：裸麦角碱，野麦碱，田麦角碱等；有机酸类成分：咖啡酸，咖啡酸乙酯，肉桂酸，阿魏酸，绿原酸，绿原酸甲酯等；还含脂肪油及糖类等。

【药理毒理】 本品具有泻下、改善学习记忆、抗肿瘤等作用。

1. 泻下作用 牵牛子生品和炒品均具有泻下作用，牵牛子苷为其主要泻下成分。牵牛子的乙醇或水浸出液 1.5～3g/kg 灌胃，对小鼠均有泻下作用，而煎剂则失去致泻能力。泻下机制为牵牛子苷在肠内遇胆汁及肠液分解出牵牛子素，刺激肠道，增进肠蠕动，导致泻下。

2. 改善学习记忆作用　牵牛子提取物 EPN 对东莨菪碱所致小鼠记忆获得性障碍有比较明显的改善作用。采用小鼠跳台法检测学习记忆功能，灌胃给予浓度为 0.028mg/kg 和 0.056mg/kg 的 EPN，连续 7 天，结果显示牵牛子提取物可使小鼠触电潜伏期明显延长，错误次数有降低趋势。体外实验表明，EPN 终质量浓度≥0.008g/L 时，对钙调神经磷酸酶 CN 有激活作用，推测 EPN 对东莨菪碱所致记忆获得性障碍的改善作用，可能是通过提高 CN 的活性而发挥作用。

3. 抗肿瘤作用　牵牛子醇提取物能阻止 Lewis 肺癌生长和转移，其机制与增强细胞间连接通讯和下调细胞水通道（AQP）1 有关[1]。

4. 毒理研究　牵牛子具有一定毒性。小鼠以 0.2mg/10g 容积灌胃牵牛子生品及炒品水浸液后，测得 24 小时内的 LD_{50} 分别为 13.46、31.21g/kg，说明牵牛子生品较炮制品毒性大。

【参考文献】　[1] 李佳桓，杜钢军，刘伟杰，等. 牵牛子酒提取物对 Lewis 肺癌的抗肿瘤和抗转移机制研究. 中国中药杂志，2014，39（5）：879-884.

巴 豆 霜

Badoushuang

本品为大戟科植物巴豆 *Croton tiglium* L.的干燥成熟果实。经炮制加工制成。应由具备资质的饮片企业生产，其制法为取巴豆仁碾碎如泥，经微热，压榨除去大部分油脂后，取残渣研制成松散粉末；或取巴豆仁碾细，加适量的淀粉，使脂肪油含量应为 18.0%～20.0%。以粒度均匀、疏松、色淡黄粉末者为佳。

【性味与归经】　辛，热；有大毒。归胃、大肠经。

【功能与主治】　峻下冷积，逐水退肿，豁痰利咽，外用蚀疮。用于寒积便秘，乳食停滞，腹水鼓胀，二便不通，喉风，喉痹；外治痈肿脓成不溃，疥癣恶疮，疣痣。

【效用分析】　巴豆霜辛能行散，热而温通逐寒，能峻下寒积，荡涤胃肠沉寒痼冷，开通闭塞，药力刚猛，有斩关夺门之功，可用于寒滞食积，阻结肠道，大便不通，心腹冷痛，痛如锥刺，起病急骤，气急口噤，暴厥者。

《神农本草经》曰："开通闭塞，利水谷道。"其既荡涤肠胃，又能攻痰逐湿，具有很强的峻下逐水退肿作用，临床常用治腹水鼓胀、二便不通之水湿实证。

巴豆霜能祛痰利咽以利呼吸，还可治痰涎壅塞、胸膈窒闷、寒实结胸及喉痹痰阻证。小儿痰壅咽喉，气逆喘促、乳食停积甚则惊痫者，可"峻药轻投"，以祛痰、消积。

本品外用有蚀腐肉、疗疮毒作用，可促进破溃排脓，用治恶疮疥癣。

【配伍应用】

1. 巴豆霜配大黄、干姜　巴豆霜、大黄均能泻下通便，然巴豆霜性热，大黄性寒。二药配伍，寒热相制为用，攻下积滞。若加干姜温中散寒，制大黄的寒凉之性，则共奏散寒泻积通便之功，用于寒实积滞，猝然腹痛，大便不通。

2. 巴豆霜配胆南星　巴豆霜泻下寒积，祛痰行水；胆南星清热化痰，息风定惊。二药相合，一寒一热，一泻一化，攻逐导痰，用于治疗小儿食积痰壅、腹痛便秘、惊悸不安等。

【鉴别应用】

1. 巴豆霜与大黄　两药均有泻下通便的作用，但巴豆霜有强烈致泻作用，其性味辛热、有大毒，适用于寒积便秘急症；尚能逐水退肿、祛痰利咽，可用于实邪所致的水肿鼓胀以及痰涎壅盛的寒实结胸证；外用还有蚀腐肉、疗疮毒作用，以促进破溃排脓治恶疮。而大黄性味苦寒，适用于实热积滞；另还有泻火解毒、凉血解毒、活血祛瘀之功，可治火毒炽盛的目赤咽肿、血热吐衄、痈肿疮疡及血瘀经闭等。

2. 巴豆霜与牵牛子　二药均具有泻下逐水的作用，用于腹水鼓胀。但巴豆霜辛热，能峻下冷积，开通肠道闭塞，用于寒积便秘急症；巴豆霜又能祛痰利咽以利呼吸，用于寒实结胸及喉痹痰阻；巴豆霜外用有蚀腐肉、疗疮毒的作用，用于痈肿成脓未溃及疥癣恶疮。而牵牛子又能泻肺气、逐痰饮，用于肺气壅滞、痰饮喘咳、面目浮肿者；牵牛子又有泻下、通便、去积的作用，用于肠胃实热积滞，大便秘结，并可杀虫消积，治虫积腹痛。

【方剂举隅】

1. 三物白散（《伤寒论》）

药物组成：巴豆霜、桔梗、贝母。

功能与主治：温下寒实，涤痰破结。用于寒实结胸。

2. 三物备急丸（《金匮要略》）

药物组成：大黄、干姜、巴豆霜。

功能与主治：攻逐寒积。用于猝然心腹胀痛，痛如锥刺，气急口噤，大便不通。

【用法与用量】 0.1～0.3g，多入丸散用。外用适量。

【注意】

1. 孕妇禁用。

2. 不宜与牵牛子同用。

【本草摘要】

1.《神农本草经》“主伤寒温疟寒热，破癥瘕结聚坚积，留饮痰癖，大腹水肿。荡涤五脏六腑，开通闭塞，利水谷道。去恶肉。”

2.《本草纲目》 “巴豆，生猛熟缓，能吐能下，能止能行，是可升可降药也。”“巴豆，峻用则有劫病之功，微用亦有调中之妙。”

3.《本草通玄》“巴豆，禀阳刚雄猛之性，有斩关夺门之功，气血未衰，积邪坚固者，诚有神功，老羸衰弱之人，轻妄投之，祸不旋踵。巴豆、大黄，同为攻下之剂，但大黄性冷，腑病多热者宜之；巴豆性热，脏病多寒者宜之。故仲景治伤寒传里恶热者，多用大黄，东垣治五积属脏者，多用巴豆，世俗未明此义，往往以大黄为王道之药，以巴豆为劫霸之剂，不亦谬乎？”

【化学成分】 主要含脂肪酸类成分：巴豆油酸，巴豆酸，棕榈酸，月桂酸，巴豆醇；毒蛋白类成分：巴豆毒素，巴豆毒素Ⅰ、Ⅱ；还含巴豆苷、巴豆异鸟嘌呤、巴豆生物碱等。

中国药典规定本品含脂肪油 18.0%～20.0%；含巴豆苷($C_{10}H_{13}N_5O_5$)不得少于 0.80%。

【药理毒理】 本品具有泻下、兴奋平滑肌、抗肿瘤、抗菌、抗炎、免疫抑制等作用。

1. 泻下作用 巴豆具有泻下作用，其中巴豆油作用强于巴豆霜，但因巴豆油毒性较大，故临床通常制霜使用。巴豆加水研磨液以 0.249g/只对小鼠灌胃，结果 40%动物于给药 30 分钟内出现软便，60%动物于给药 30～60 分钟出现软便，并有 60%动物在给药 4 小时内出现便溏。巴豆霜 4.6、13.7、41mg/kg 灌胃对正常小鼠胃肠推进率无明显影响，41mg/kg 灌胃对新斯的明引起的小鼠胃肠运动功能亢进有增进作用。灌胃巴豆炭 410mg/kg 可增加正常小鼠胃肠推进率，但对新斯的明引起的小鼠小肠运动功能亢进有抑制作用[1]。巴豆油给小鼠灌胃给药，剂量由第 1 日 0.25mg/只递增至第 10 日 2mg/只，可诱导小鼠小肠组织中蛋白质的差异表达，从而使小鼠胃肠运动增强。

2. 兴奋平滑肌作用 巴豆水煎剂可增高豚鼠离体膀胱逼尿肌肌条的张力。于悬挂豚鼠逼尿肌的离体平滑肌灌流槽内，累积加入浓度分别为 0.01、0.02、0.07、0.20、0.70、1.00g/ml 的巴豆水煎剂，其兴奋作用呈剂量依赖性关系，且不能被六烃季胺、阿托品、酚妥拉明等药物所阻断。

3. 抗肿瘤作用 巴豆有抗肿瘤作用。巴豆霜 50mg/kg 灌胃对小鼠 Lewis 肺癌皮下移植肿瘤有抑制作用，但 50mg/kg 巴豆水煎液灌胃给药无此作用，而 500mg/kg 巴豆霜和巴豆水煎液灌胃均能明显减少小鼠 4T1 乳腺癌肺转移模型肺转移率和转移结节数[2]。巴豆水提液 4mg/ml 浓度处理 HL-60 细胞，可使 HL-60 细胞向正常方向分化。巴豆生物碱有诱导人胃癌细胞 SGC-7901 分化的倾向。巴豆生物碱对人胃癌细胞 SGC-7901、人肝癌细胞 SMMC-7721、人卵巢癌细胞 HO-8910、人宫颈癌 HeLa 细胞有增殖抑制和诱导凋亡作用[3-6]。此外，巴豆挥发油对人肺癌细胞株 A-549 和人结肠腺癌细胞 DLD-1 培养 48 小时，GI_{50} 分别为(27±4)μg/ml 和(28±3)μg/ml，显示其有很强的细胞毒活性。

4. 抗菌作用 巴豆油有一定的抗菌作用。在 1:10～1:40 时对金黄色葡萄球菌杀灭效果明显。巴豆油(1:10～1:250)体外对新鲜的人型结核分枝杆菌标准菌株(H37RV)生长有抑制作用，一定浓度的巴豆油对结核菌有不可恢复的杀灭作用，其中 1:10～1:160 组到培养终止期(40 天)仍无细菌生长，其 1:160 组的抗菌效果与含链霉素(100μg/ml)培养基基本相似。巴豆油体外对耐利福平(RFP)、异烟肼(INH)二重耐药菌株的生长也有抑制作用。1:160 以上浓度的巴豆油培养基有体外抗耐药结核菌的作用，并且没有诱导耐药菌株的产生。

5. 抗炎作用 巴豆制剂 1.5g/kg 灌胃，每日 1 次，共 2 次，对小鼠耳廓肿胀、腹腔毛细血管通透性增高及大鼠白细胞游走、热疼痛反应均有显著的抑制作用。

6. 免疫抑制作用 巴豆霜 2.625g/kg 给小鼠灌服，可抑制小鼠腹腔巨噬细胞的吞噬活性，降低小鼠碳廓清率及胸腺重量。

7. 毒理研究 巴豆油毒性较大，内服巴豆油一滴立即出现中毒症状，20 滴巴豆油可致死。巴豆油主要含有毒性球蛋白，能溶解红细胞，使局部细胞坏死。内服使消化道腐蚀出血，并损坏肾脏，出现尿血；外用过量能引起急性皮炎。

(1) 急性毒性 10%巴豆霜给小鼠灌胃，其 LD_{50} 为 1535mg/kg；40%巴豆霜的 LD_{50} 是 540mg/kg，巴豆油的 LD_{50} 是 506mg/kg。巴豆油及巴豆霜的大剂量组动物在给药后立即出现活动减少，躺卧不起，约半小时出现死亡，个别动物死前痉跳。较小剂量组动物均出现倦怠，毛蓬松，有的出现腹泻，未死动物可恢复正常。

(2) 特殊毒性 巴豆水提液 1、5、10g/kg 灌胃，诱发的胚胎小鼠肝细胞微核率明显高于成年小鼠骨髓细胞微核率。巴豆具有胚胎致畸作用，巴豆能通过胎盘屏障，其致遗传物质损伤作用对胚胎小鼠更明显。巴豆油有弱致癌性，并能增强某些致癌物质的致癌作用。巴豆油每次 0.1ml 接种于小鼠宫颈部，每周 3 次，连续 4 周，对于诱发小鼠宫颈癌的作用有促进效果。巴豆提取物体外 20～40mg/L 使正常人肠上皮细胞株生长延缓或死亡，连续使用巴豆提取物 4～40mg/L 6 周，可诱导细胞增殖加快，异倍体 DNA 含量增加，促使细胞发生恶性转化。

附：巴豆

本品为巴豆的干燥成熟果实。性味辛，热；有大毒。归胃、大肠经。外用蚀疮。用于恶疮疥癣，疣痣。外用适量，研末涂患处，或捣烂以纱布包擦患处。孕妇禁用；不宜与牵牛子同用。

【参考文献】［1］张培芳，苗彦霞，赵勤，等．巴豆不同炮制品对小鼠胃肠运动影响的实验研究．陕西中医，2009，20(2)：241-242．

［2］李佳桓，林海红，杜钢军．巴豆不同给药方式对荷瘤小鼠的影响．河南大学学报(医学版)，2012，31(1)：8-11．

［3］赵小迎，陈俊，蔡平生．巴豆生物碱抑制卵巢癌细胞增殖和诱导其凋亡的实验研究．中国全科医学，2010，13(7)：2345-2348．

［4］许群，方铁，赵小迎．巴豆生物碱诱导 HeLa 细胞凋亡及其作用机制．中国生化药物杂志，2010，31(6)：392-395．

［5］王明艳，瞿融，许冬青．巴豆生物碱诱导人胃腺癌 SGC-7901 细胞凋亡的研究．南京中医药大学学报，2010，26(5)：368-369．

［6］陈武，陈鹏英，刘鹏，等．巴豆生物碱对人肝癌 SMMC-7721 细胞凋亡及 Bax，Bcl-2 蛋白表达的影响．中国实验方剂学杂志，2011，17(11)：199-201．

千金子霜

Qianjinzishuang

本品为大戟科植物续随子 *Euphorbia lathyris* L.的干燥成熟种子。经炮制加工制成。应由具备资质的饮片企业生产。其制法为取千金子仁去皮取净仁碾碎如泥，经微热，压榨除去大部分油脂，取残渣研制成松散粉末，脂肪油含量应为 18.0%～20.0%。以均匀、疏松、色淡黄粉末、味辛辣者为佳。

【性味与归经】 辛，温；有毒。归肝、肾、大肠经。

【功能与主治】 泻下逐水，破血消癥；外用疗癣蚀疣。用于二便不通，水肿，痰饮，积滞胀满，血瘀经闭；外治顽癣，赘疣。

【效用分析】 千金子霜泻下逐水，功似甘遂、京大戟，其性峻猛，宜用于二便不利之水肿鼓胀实证。

千金子霜有破瘀血、消癥瘕、通经脉的作用，用于癥瘕痞块，血瘀经闭。

此外，千金子霜外用还有疗癣蚀疣之功，用治顽癣、赘疣等。

【配伍应用】

1. 千金子霜配葶苈子　千金子霜峻下逐水；葶苈子泻肺平喘利水。二者合用，峻下逐水，用于水肿、腹水之实证者。

2. 千金子霜配大黄　千金子霜性味辛温，功擅逐水消肿；大黄味苦性寒，长于攻积导滞、泻热通肠。二者伍用，共奏泻热通便、逐水消肿之功效，用于治疗阳水肿胀、二便不利。

【鉴别应用】

1. 千金子霜与千金子　千金子生用泻下峻烈，有毒，多外用于顽癣、疣赘及毒蛇咬伤。千金子霜泻下作用相对缓和，毒性降低，具有逐水退肿、破血通经的作用；外用能疗癣蚀疣，主要用于二便不利，周身肿满，喘息不快，血瘀经闭，恶疮肿毒。

2. 千金子霜与牵牛子　二药均有泻下逐水的作用，用于腹水鼓胀。但千金子霜又有破瘀血、消癥瘕、通经脉的作用，用于癥瘕痞块，闭经；还有疗癣蚀疣作用，可治顽癣、恶疮肿毒，赘疣等。而牵牛子又能泻肺气、逐痰饮而用于肺气壅滞、痰饮喘咳，面目浮肿者；牵牛子又有泻下通便、杀虫攻积的作用，用于肠胃实热积滞，大便秘结，虫积腹痛者。

【成药例证】 **紫金锭(散)**(《临床用药须知中药成方制剂卷》2020 年版)

药物组成：人工麝香、山慈菇、雄黄、红大戟、千金子霜、五倍子、朱砂。

功能与主治：辟瘟解毒，消肿止痛。用于中暑，症见脘腹胀痛，恶心呕吐，痢疾泄泻，小儿痰厥；外治疔疮疖肿，痄腮，丹毒，喉风。

【用法与用量】 0.5～1g，多入丸散服。外用适量。

【注意】

1. 体弱便溏者忌服。

2. 孕妇禁用。

【本草摘要】

1.《蜀本草》　“治积聚痰饮，不下食，呕逆及腹内诸疾。”

2.《开宝本草》　“主妇人血结月闭，癥瘕痃癖瘀血，蛊毒……心腹痛，冷气胀满，利大小肠。”

【化学成分】 主要含脂肪油：油酸，棕榈酸，亚油酸；二萜醇酯类成分：巨大戟二萜醇 3-十六烷酸酯，7-羟基千金二萜醇；甾醇类成分：千金子甾醇，菜油甾醇；香豆素类成分：瑞香素，千金子素，异千金子素，七叶内酯等。

中国药典规定本品含脂肪油应为18.0%～20.0%。

【药理毒理】 本品具有泻下、利尿、抗肺纤维化、抗肿瘤等作用。

1. 泻下作用 千金子含有40%～50%的脂肪油，可产生峻烈的泻下作用，致泻成分主要为千金子甾醇(euphorbiasteroid)(千金子素L1)，千金子素L2为另一泻下成分[1]。千金子制霜后泻下作用缓和[1]。

2. 利尿作用 千金子生品利尿作用不明显，含油量22.3%和25%的千金子霜具有利尿作用，给药2～8小时能减轻腹腔注射0.6%的醋酸造成的炎性腹水小鼠体重，减轻炎性水肿。但含油量增至28.4%的千金子霜利尿作用不明显[2]。

3. 抗肺纤维化作用 向处于对数生长期的大鼠肺成纤维细胞中分别加入浓度为500、250、125、62.5、31.25、15.625mg/L的千金子提取液，对大鼠原代培养的肺成纤维细胞生长增殖有抑制作用，呈剂量依赖性抑制。

4. 抗肿瘤作用 千金子提取物按100、150、200mg/kg对S_{180}荷瘤小鼠灌胃12天，对肿瘤的抑制率分别为47.4%、52.6%、63.2%；腹腔注射200mg/kg千金子提取液，对小鼠肉瘤S_{180}和艾氏腹水癌EAC小鼠移植性肿瘤亦显示抑制作用，并可延长小鼠生命。千金子甲醇提取物体外实验研究表明，对人子宫颈癌细胞(HeLa)、人红白血病细胞(K562)、人单核细胞性白血病细胞(U937)、人急性淋巴细胞性白血病细胞(HL60)和人肝癌细胞($HepG_2$)的IC_{50}值分别为15.5、13.1、10.5、17.5、29.6μg/ml。

5. 毒理研究 千金子安全性低，临床用药剂量为1～2g。《中国药典》规定千金子必须去油后使用或炮制去油后使用。其有毒成分为千金子甾醇、殷金醇棕榈酸酯等，对胃肠道有强烈刺激作用，对中枢神经系统也有毒性，初见头晕、头痛、恶心、剧烈呕吐、心悸、冷汗自出、面色苍白等，严重者出现血压下降、大汗淋漓、四肢厥冷、呼吸浅粗脉微欲绝等危症[3]。以0.2g/ml的千金子水煎液对小鼠灌胃给药，测得LD_{50}为1.7950g/kg，95%可信限为1.6211～1.9879g/kg。千金子的毒副作用与其炮制方法有关，可通过久煎降低毒性。昆明小白鼠分别用煮沸2小时以上的千金子醚提物、醇提物及水提物以0.4ml/只容积灌胃，1次/天，连续7天，并未出现死亡，外观行为活动、精神状态、食欲、大小便、皮毛、呼吸等均无异常变化。结果表明，千金子经2小时以上煎煮后，其提取物无明显毒性，内服安全。千金子毒性成分为脂肪油，去油制霜后毒性明显降低[4]。

附：千金子

本品为续随子的干燥成熟种子。性味辛，温；有毒。归肝、肾、大肠经。功能泻下逐水，破血消癥，外用疗癣蚀疣。用于二便不通，水肿，痰饮，积滞胀满，血瘀经闭；外治顽癣，赘疣。用量1～2g，去壳，去油用，多入丸散服。外用适量，捣烂敷患处。孕妇禁用。

【参考文献】 [1] 宋卫国，孙付军，张敏，等. 千金子和千金子霜及其主要成分泻下作用研究. 中药药理与临床，2010，26(4)：40-42.

[2] 孙付军，宋卫国，李英霞. 千金子及不同含油量千金子霜利尿作用研究. 辽宁中医杂志，2011，38(7)：1450-1451.

[3] 高学敏，钟赣生. 实用中药学. 北京：中国中医药出版社，2006：335.

[4] 孙付军，宋卫国，李英霞. 千金子及不同含油量千金子霜急性毒性比较. 中国药物警戒，2011，8(1)：20-23.

病 证 用 药

泻下药主要适用于大便秘结，由于泻下药分类不同，作用有别，适应证各有不同，现分述如下。

便秘 治以泻下通便，补虚通便法。

1. 热结便秘 多由实热积滞所致。症见不恶寒，反恶热，潮热，谵语，矢气频转，大便不通，手足濈然汗出，腹满按之硬，舌苔焦黄起刺，或焦黑燥烈，脉沉实。治宜峻下热结，泻热通肠。常用大黄苦寒泻热，祛瘀通便，荡涤肠胃邪热积滞；合以芒硝咸寒泻热，软坚润燥通便；两者相须为用，则峻下热结之力增强；临床还常配宽肠行气、化滞除满的厚朴及消积导滞、下气除痞的枳实同用，可调畅气机，以增强大黄、芒硝泻下实热积滞的作用。代表方如大承气汤(《伤寒论》)。

2. 冷积便秘 多由阴寒内结、凝滞胃肠所致。症见脘腹冷痛，大便秘结，手足厥逆，脉弦紧。治宜温里散寒，通便止痛。常用大黄通下大便，攻积导滞，配合温里药附子、细辛以温中散寒，解散寒凝。且大黄配辛温大热的附子、细辛同用，可监制其寒，而存走泄之性，三味协力，共成温散寒凝、苦辛通降之剂，是治疗寒实积滞、大便秘结的有效配伍。代表方如大黄附子汤(《金匮要略》)。

3. 气滞便秘 多由腑气郁滞、通降失常所致。症见大便干结，肠鸣矢气，腹中胀痛，胸胁满闷，嗳气频作，食少纳呆，舌苔薄腻，脉弦。治宜顺气导滞。常用木香调气，乌药顺气，沉香降气，大黄、槟榔、枳实破气行滞。代表方如六磨汤(《证治准绳》)。

4. 食积便秘　多由饮食停滞所致。症见脘腹胀满，疼痛拒按，嗳腐吞酸，厌食，大便秘结舌苔厚腻，脉滑。治宜消食导滞。常用大黄、枳实、神曲消食导滞，配以黄芩、黄连、泽泻清热化湿，白术、茯苓健脾和胃；尚可加莱菔子、槟榔以助消食理气。代表方如枳实导滞丸（《内外伤辨惑论》）加减。

5. 肠燥便秘　多由肠燥津亏所致。症见大便干结，小便短赤，身热口干，舌红苔黄，脉滑数。治宜润肠通便。常用质润多脂的麻子仁、苦杏仁，蜂蜜润燥通便，配以大黄、枳实、厚朴通腑泄热，白芍养阴合营。代表方如麻子仁丸（《伤寒论》）。

6. 气虚便秘　多由气虚不行，大肠传导无力所致。症见粪质并不干燥，虽有便意，但临厕努挣乏力，便难排出，汗出气短，便后乏力，面白神疲，肢倦懒言，舌淡苔白，脉弱。治宜补气润肠。常用黄芪补脾肺之气，合以火麻仁、蜂蜜润肠通便，陈皮理气。代表方如黄芪汤（《金匮翼》）。

7. 血虚便秘　多由产后阴血亏虚、大肠不荣所致。症见大便干结，面色无华，心悸气短，失眠多梦，健忘，口唇色淡，舌淡苔白，脉细。治宜养血润燥。常用当归、生地黄滋阴养血，合以火麻仁、桃仁润肠通便，枳壳引气下行。代表方如润肠丸（《沈氏尊生书》）。

8. 阳虚便秘　多由素体虚弱、阳气不足所致。症见大便干或不干，排出困难，小便清长，四肢不温，腹中冷痛，得热则减，舌淡苔白，脉沉迟。治宜温阳通便。常用肉苁蓉、牛膝温补肾阳，润肠通便，配以当归养血润肠，升麻、泽泻升清降浊，枳壳宽肠下气。代表方如济川煎（《景岳全书》）。

第四章　祛风湿药

【基本概念】 凡以祛除风寒湿邪气为主要作用，治疗风湿痹痛的药物，称为祛风湿药。

【作用特点】 祛风湿药大多味辛苦，主入肝、脾、肾经。辛能散风，苦以燥湿，肝主筋，肾主骨，脾主肌肉，故祛风湿药有祛除肌肉、筋骨、关节之间的风湿邪气的作用。多数药物性温热，兼能散寒，适用于风寒湿痹；部分药物性寒凉，寒可清热，故有清热散风、祛湿通络的作用，适用于风湿热痹；另有部分祛风湿药兼有补肝肾，强筋骨的作用，常用于风湿痹痛兼见肝肾不足，筋骨痿软者。

【适应范围】 祛风湿药主要用于风寒湿邪所致的肌肉、筋骨、关节等处疼痛、重着、麻木和关节肿大、筋脉拘挛、屈伸不利等，或热痹关节红肿，兼治痹症兼肝肾不足、外感表证挟湿、伏风头痛等病症。

现代医学诊为风湿或类风湿关节炎、坐骨神经痛、肩周炎、腰椎间盘脱出症、颈椎病、骨关节炎、腰肌劳损、脑血管疾病后遗症等属于风湿为患，经络瘀阻者，可用本类药物治疗。对麻疹、皮肤瘙痒、疥癣、湿疹等也有治疗作用，部分药物尚可用于治疗高血压、冠心病、支气管炎、哮喘等病症。

【药物分类】 祛风湿药根据其药性和功效的不同，分为祛风寒湿药、祛风湿热药、祛风湿强筋骨药三类。

【配伍规律】 临床应用祛风湿药时，须根据痹症的类型和性质、病患部位、病程新久等选择药物，并作适当地配伍。如风邪偏盛的行痹，应选择善能祛风的祛风湿药，佐以活血养营之品；湿邪偏盛的着痹，应选用温燥的祛风湿药，佐以健脾渗湿之品；寒邪偏盛的痛痹，当选用温性较强的祛风湿药，佐以通阳温经之品；外邪入里而从热化或郁久化热的热痹，当选用寒凉的祛风湿药，酌情配伍凉血清热解毒药；感邪初期，病邪在表，当配伍散风胜湿的解表药；病邪入里，须与活血通络药同用；若挟有痰浊、瘀血者，须与祛痰、散瘀药同用；久病体虚，肝肾亏虚，气血不足者，应选用强筋骨的祛风湿药，配伍补肝肾、益气血的药物，扶正以祛邪。

【使用注意】 痹症多属慢性疾病，为服用方便，可制成药酒或丸散剂，也可制成外敷剂型，直接用于患处。辛温性燥的祛风湿药，易伤阴耗血，阴血亏虚者应慎用。

【药理作用】 本类药物药理作用主要为抗炎、镇痛、抑制机体免疫功能。

祛风湿药对急慢性炎症模型有不同程度的抑制作用，其中雷公藤、五加皮、防己对佐剂性关节炎也有抑制作用。川乌、青风藤、独活、秦艽、五加皮、防己有不同程度的镇痛作用，可提高实验动物热刺激、电刺激、化学刺激所致的痛阈，减少醋酸所致小鼠扭体次数。部分药物对免疫功能也有一定的影响，如雷公藤、五加皮、独活、豨莶草、青风藤对机体免疫功能有抑制作用。

一、祛风寒湿药

本类药物性味多为辛、苦，性温热，入肝、脾、肾经。辛祛风，苦燥湿，温散寒，祛风寒湿药有较好的祛风、除湿、散寒、止痛、通经络等作用，尤长于止痛，主要适用于风寒湿痹，肢体关节疼痛，筋脉拘挛，痛有定处，遇寒加重等，经配伍亦可用于风湿热痹。

临床常用的祛风寒湿药有独活、威灵仙、徐长卿、制川乌、制草乌、蕲蛇、乌梢蛇、木瓜、伸筋草、油松节、海风藤、青风藤、丁公藤、雪上一枝蒿、路路通、地枫皮、两头尖、金铁锁、扶芳藤、三分三、野木瓜、凤仙透骨草、汉桃叶、祖师麻、闹羊花等。

独　活

Duhuo

本品为伞形科植物重齿毛当归 *Angelica pubescens* Maxim. f. *biserrata* Shan et Yuan 的干燥根。主产于四川、湖北。春初苗刚发芽或秋末茎叶枯萎时采挖，除去须根及泥沙，烘至半干，堆置 2～3 天，发软后再烘至全干。切薄片。以气香浓者为佳。

【性味与归经】 辛、苦，微温。归肾、膀胱经。

【功能与主治】 祛风除湿，通痹止痛。用于风寒湿痹，腰膝疼痛，少阴伏风头痛，风寒挟湿头痛。

【效用分析】 独活辛散苦燥，气香温通，功善祛风湿，止痹痛，为治风湿痹痛主药，凡风寒湿邪所致之痹证，无论病程长短急缓，均可应用，前人有“治诸风，百节痛风无问久新者”之说；因其主入肾经，性善下行，尤以腰膝、腿足关节疼痛属下部寒湿者为宜，常用于治感受风寒湿邪的风寒湿痹，肌肉、腰背、手足疼痛，或痹证日久正虚，腰膝酸软，关节屈伸不利者。

独活辛散温通，入足太阳膀胱经，可发散肌表的风寒，又借其苦燥之性，可除外感之湿邪，故常用于治疗外感风寒挟湿所致的恶寒发热，无汗，头痛头重，一身尽痛者。本品善入肾经而搜伏风，可治风扰肾经，伏而不出之少阴头痛，痛连齿颊，见风即痛等。

【配伍应用】

1. 独活配桑寄生　独活搜风祛湿而通痹，尤善除肾经伏风；桑寄生祛风湿，补肝肾，强筋骨，养血润筋。二药合用，有祛风除湿、通痹止痛之功，并入足少阴肾经，益肾而壮筋骨。适用于肝肾不足或风湿侵袭之腰膝酸痛，关节屈伸不利，足软麻木，步履维艰等。

2. 独活配细辛　独活祛肾经伏风而除湿，通络止痛；细辛散肾经风寒而使之外达。两药相配，有祛风散寒、除湿，通痹止痛的功效，适用于风寒外邪伏于少阴之头痛，痛连齿颊，遇风更甚，顽固不愈；风寒湿痹腰痛，脊强而冷，下肢痹痛。

3. 独活配防风　独活辛香走窜，能祛风胜湿，通经络，止痹痛；防风升发疏散，善开腠理，祛风湿。独活长于胜湿，防风长于祛风。两药相须为用，适用于风寒挟湿所致的头痛、腰痛、关节痛等。

4. 独活配苍术　两药皆有祛风胜湿除痹之功，独活长于胜湿气，止痹痛；苍术长于开腠理，祛湿浊，燥脾湿。两药合用，有发汗祛风，除湿止痛之功。适用于风寒湿邪所致之头痛、身痛及痹证关节肿胀疼痛等。

【鉴别应用】 **独活与羌活**　两药均具有祛风、散寒、除湿之功，常配伍用于风湿痹痛，外感风寒挟湿头痛身疼等。但独活长于祛风湿，主散在里之寒湿而通利关节止痛，主治腰以下风寒湿痹及少阴伏风头痛；羌活气味雄烈，升散发表，长于祛风寒，主散肌表游风及寒湿而通利关节止痛，主治上半身风寒湿痹，太阳经头痛。

【方剂举隅】

1. 独活寄生汤（《备急千金要方》）

药物组成：独活、桑寄生、杜仲、牛膝、细辛、秦艽、茯苓、桂心、防风、川芎、人参、甘草、当归、芍药、干地黄。

功能与主治：祛风湿，止痹痛，益肝肾，补气血。适用于痹证日久，肝肾两虚，气血不足证。腰膝疼痛、痿软，肢节屈伸不利，或麻木不仁，畏寒喜温，心悸气短，舌淡苔白，脉细弱。

2. 荆防败毒散（《摄生众妙方》）

药物组成：羌活、柴胡、前胡、独活、枳壳、茯苓、荆芥、防风、桔梗、川芎、甘草。

功能与主治：发汗解表，消疮止痛。适用于疮疡初起，红肿热痛，恶寒发热，无汗不渴，舌苔薄白，脉浮数。

3. 三痹汤（《妇人良方》）

药物组成：独活、防风、秦艽、川续断、杜仲、川牛膝、桂心、细辛、黄芪、人参、茯苓、甘草、当归、川芎、白芍、生地黄。

功能与主治：益气活血，祛风除湿。适用于痹证日久耗伤气血证。手足拘挛，或肢节屈伸不利，或麻木不仁，舌淡、苔白，脉细或脉涩。

4. 独活细辛汤（《症因脉治》）

药物组成：独活、细辛、川芎、秦艽、生地、羌活、防风、甘草。

功能与主治：祛风散寒，止痛。适用于外感头痛，邪在少阴，头痛，痛连颊部。

【成药例证】

1. 独活寄生合剂（《临床用药须知中药成方制剂卷》2020 年版）

药物组成：独活、桑寄生、防风、秦艽、桂枝、细辛、川牛膝、杜仲、当归、白芍、熟地黄、川芎、党参、茯苓、甘草。

功能与主治：养血舒筋，祛风除湿，补益肝肾。用于风寒湿闭阻、肝肾两亏、气血不足所致的痹病，症见腰膝冷痛、屈伸不利。

2. 骨筋丸片(《中华人民共和国卫生部药品标准·中药成方制剂》)

药物组成：独活、乳香、没药、白芍、延胡索、三七、木香、制马钱子、郁金、牛膝、秦艽、桂枝、血竭、红花。

功能与主治：活血化瘀，舒筋通络，祛风止痛。用于肥大性脊椎炎、颈椎病、跟骨刺、增生性关节炎、大骨节病等。

3. 骨刺平片(《中华人民共和国卫生部药品标准·中药成方制剂》)

药物组成：独活、黄精、威灵仙、莱菔子、骨碎补、熟地黄、两面针、制川乌、锁阳、狗脊、枸杞子、鸡血藤。

功能与主治：补精壮髓，壮筋健骨，通络止痛。用于骨质增生(包括肥大性腰椎炎，胸椎炎，颈椎综合征，四肢骨节增生)。

4. 风湿药酒料(《中华人民共和国卫生部药品标准·中药成方制剂》)

药物组成：独活、当归、甘草、红花、桔梗、老鹳草、牛膝、茜草、制草乌、制川乌。

功能与主治：舒筋活血、祛湿散寒。用于四肢麻木、周身疼痛。

5. 活血解痛膏(《中华人民共和国卫生部药品标准·中药成方制剂》)

药物组成：独活、冰片、丁香油、干姜、甘松、辣椒、生川乌、樟脑。

功能与主治：祛风散寒，活血止痛。用于扭伤，挫伤，风湿骨痛，腰背酸痛。

【用法与用量】 3～10g。

【注意】 阴虚血燥者慎服。

【本草摘要】

1.《名医别录》 “治诸风，百节痛风无问久新者。”

2.《药性论》 “主中诸风湿冷，奔喘逆气，皮肌苦痒，手足痛，劳损，主风毒齿痛。”

3.《药品化义》 “独活，能宣通气道，自顶至膝，以散肾经伏风，凡颈项难舒，臀腿疼痛，两足痿痹，不能动移，非此莫能效也。能治风，风则胜湿，专疏湿气，若腰背酸重，四肢挛痿，肌黄作块，称为良剂。又佐血药，活血舒筋，殊为神妙。”

【化学成分】 主要含香豆素类成分：蛇床子素，东莨菪内酯，伞花内酯，东莨菪素，异欧前胡素等；挥发油：佛手柑内酯，二氢欧山芹醇当归酸酯，二氢山芹醇，二氢山芹醇乙酸酯，当归醇等；还含甾醇类等。

中国药典规定本品含蛇床子素($C_{15}H_{16}O_3$)不得少于0.50%，含二氢欧山芹醇当归酸酯($C_{19}H_{20}O_5$)不得少于0.080%。

【药理毒理】 本品有抗炎、镇痛、抗心律失常、抗肿瘤等作用。

1. 抗炎镇痛作用 独活提取物大鼠灌胃，对佐剂关节炎、角叉菜胶和蛋清所致的大鼠足肿胀及棉球肉芽肿有抑制作用，且有一定的剂量依存关系。独活15g/kg灌胃给药能减轻大鼠胶原诱导性关节炎炎症[1]。独活挥发油对小鼠巴豆油致耳肿胀有抑制作用，半数抑制量(ID_{50})为80.89mg/kg，在大鼠足肿胀实验中，独活挥发油的抗炎作用时间长达4小时。从独活中分离得到的独活内酯、哥伦比亚苷能抑制小鼠耳肿胀，且独活内酯能抑制大鼠角叉菜胶足肿胀。独活挥发油口服对小鼠化学刺激致痛的半数镇痛有效量(ED_{50})为1.75mg/kg；独活挥发油2mg/kg皮下注射，对热致痛小鼠30分钟后镇痛作用达高峰，持续120分钟。

2. 对心血管系统的作用 独活水提物26g/kg灌服或2.6g/kg静脉注射，可对抗大鼠或小鼠的乌头碱性心律失常。独活水提物静脉注射能降低氯化钙诱发的小鼠室颤和心室停搏的死亡率，减少大鼠冠状动脉结扎后30分钟内室性异位节律的次数，预防小鼠室颤的发生。水提物分离得到的作用于心脏的活性成分是γ-氨基丁酸(GABA)。从独活中分离得到的欧芹酚甲醚具有松弛胸主动脉的作用。

3. 对血液系统的作用 独活醇提物对ADP体外诱导的大鼠血小板聚集有抑制作用，能减轻大鼠动-静脉旁路血栓的湿重，后延大鼠体外血栓形成时间，并使血栓长度缩短、湿重减轻，还可延长小鼠尾出血时间。独活中所含的香豆素类化合物具有抑制血小板聚集和抗血栓形成的作用，独活的二氯甲烷提取物具有体外抑制5-脂肪氧化酶和环氧合酶活性的作用。

4. 延缓衰老作用 独活及其醇提物能改善D-半乳糖脑老化模型小鼠大脑皮层、海马、纹状体部位的细胞膜流动性和膜老化指数，抑制脑组织细胞凋亡。独活可抑制老龄小鼠脑组织的氧化损伤，减少有缺陷的呼吸链，增加细胞所需能量，从而达到维持细胞的正常生理水平，起到延缓脑老化的作用。独活0.365g/ml灌胃给药可减轻Aβ大鼠脑中炎性反应[2]。独活乙醇提取物、石油醚萃取部位及三氯甲烷萃取部位1mg/ml对乙酰胆碱酯酶和丁酰胆碱酯酶均有抑制作用，其中三氯甲烷萃取部位对胆碱酯酶抑制率最高，对老年痴呆模型大鼠和小鼠的学习记忆有一定的改善作用[3]。独活香豆素灌胃给药对帕金森病(PD)模型大鼠的行为异常具有很好的改善作用[4]。

5. 其他作用　独活中的香豆素组分 50mg/kg 灌胃，对小鼠巴比妥催眠潜伏期影响不明显，但延长睡眠时间。对小鼠肝微粒细胞色素 P_{450} 有抑制作用。从独活中分离得到的蛇床子素有抗大鼠血管平滑肌增殖的作用。独活二氯甲烷提取物 50μg/ml 能降低胰腺癌 PANC-1 细胞对营养缺乏的耐受性，抑制癌细胞，且对正常细胞无毒性。独活醇提液能抑制克鲁斯氏锥虫边毛体的形成。

6. 体内过程　独活提取物中 3 种成分(二氢欧山芹醇乙酸酯、蛇床子素及二氢欧山芹醇当归酸酯)在大鼠小肠主要以被动扩散方式吸收；在各肠段均有吸收，但结肠吸收最多。从独活中分离得到蛇床子素 10mg/kg 静脉注射后分布迅速($t_{1/2\alpha}$ 3.59 分钟)，排泄时间($t_{1/2\beta}$)为 41.13 分钟，属快速吸收慢速消除药物。

独活的有效成分蛇床子素在正常和发热大鼠的达峰时间分别为 1.62、4.02 小时，峰值血药浓度分别为 0.03、0.04μg/ml，$t_{1/2}(k_e)$分别为 2.98、2.00 小时，$t_{1/2}(k_a)$分别为 0.43、1.09 小时。发热对蛇床子素的药动学有一定的影响，可延缓吸收，吸收率增加，AUC_{0-t}增大。

7. 毒理研究　独活提取物的小鼠经口 LD_{50} 为 7.35g/kg。灌胃后小鼠出现烦躁不安、多动、呼吸加速及运动失调等。长期毒性试验大鼠分别 150、450、825mg/kg 灌胃，给药后 10 分钟出现烦躁不安、呼吸加快、尾尖发绀等中毒症状，部分小鼠因呼吸衰竭而死亡，但给药 30 天后中毒症状消失，大鼠 825mg/kg 及犬 138mg/kg 灌胃后肝细胞内有玻璃样小体出现，经恢复期观察此种改变为可逆的，各剂量组大鼠、犬的血液学、血液生化学等各指标与对照组相比，均未发生明显变化。

【参考文献】　[1] 邱明山，陈进春，徐振兴，等. 独活对大鼠胶原诱导性关节炎的治疗作用. 中医正骨，2012，24(2)：6-8.

[2] 张杰，谢映红. 独活对痴呆大鼠脑组织中炎性细胞因子的影响. 中医药学报，2015，43(1)：27-29.

[3] 宋波，李宗阳，刘亚旻，等. 独活抑制乙酰胆碱酯酶和丁酰胆碱酯酶活性研究. 中南药学，2011，9(10)：721-724.

[4] 裴媛，马贤德，易杰，等. 独活香豆素对帕金森病模型大鼠抗氧化功能及谷氨酸含量的影响. 中国老年学杂志，2014，34(5)：1272-1224.

威灵仙
Weilingxian

本品为毛茛科植物威灵仙 *Clematis chinensis* Osbeck、棉团铁线莲 *Clematis hexapetala* Pall.或东北铁线莲 *Clematis manshurica* Rupr. 的干燥根和根茎。主产于辽宁、吉林、黑龙江、山东。秋季采挖，除去泥沙，晒干。切段。以皮黑肉白或黄白、质坚实者为佳。

【性味与归经】　辛、咸，温。归膀胱经。

【功能与主治】　祛风湿，通经络。用于风湿痹痛，肢体麻木，筋脉拘挛，屈伸不利。

【效用分析】　威灵仙味辛性温，入膀胱经，其“性猛急，善走而不守，宣通十二经络”(《药品化义》)，“为风药之宣导善走者”(《本草经疏》)，可宣可导，既能除在表之风，又可化在里之湿，恒为治疗风寒湿邪留滞经络，关节不利之风湿痹痛的要药，故常用于风寒湿所致之肢体关节麻木疼痛，屈伸不利，游走不定等。

【配伍应用】

1. 威灵仙配羌活　二药都有祛风除湿止痛之功，但威灵仙性急善走，通达经络力较强；羌活外散风湿力强。二者配伍应用，可增强祛风湿，通经络，止痹痛之疗效，对于痹病关节疼痛，尤以上半身痹痛者多相伍为用。

2. 威灵仙配桑寄生　威灵仙能通十二经络，为祛风湿药中善走而不守者，能祛风湿，通经络；桑寄生祛风湿，补肝肾，强筋骨，养血润筋。两药合用，宣导与补益并举，祛风湿，养气血，走中有守，守中有行，补养而不致留滞，宣导而不致走窜太过，对于素体气血不足而罹患风湿痹痛者可择而用之。

3. 威灵仙配防己　威灵仙辛温，专入足太阳膀胱经，善通经络而止痹痛；防己辛苦寒，归膀胱与肺二经，有祛风止痛，利水消肿之功，其苦能燥湿，寒可清热。二者相须为用，可增祛风除湿通络之力，风湿除而络痹通，对风湿痹痛、关节不利以及下肢水肿疼痛等尤为适用。

4. 威灵仙配苍术　二者均有祛风湿之功，威灵仙长于通经活络，止痹痛；苍术长于发散寒湿，健脾燥湿。两药相配，既能发散在表之寒湿，又能通经络，止痹痛，适用于风湿或寒湿郁滞所致的关节疼痛、腰痛等。

【鉴别应用】　威灵仙与独活　二者都能祛风湿，止痹痛，治疗风湿痹痛。但威灵仙性猛善行，能通行十二经，尤多用于风湿痹痛、肢体麻木、筋脉挛急、屈伸不利。独活性善下行，尤宜用于风寒湿痹下半身酸重疼痛者；另外独活味辛苦，能解表散寒，用于风寒挟湿头痛；其入肾经而祛少阴伏风，用于少阴伏风头痛等。

【方剂举隅】

1. 威灵丸(《丹溪心法》)

药物组成：威灵仙、羌活、防己、南星、苍术、黄柏、川芎、白芷、神曲、桃仁、红花、龙胆草。

功能与主治：祛风散寒，除湿止痛。适用于痛风，上中下疼痛；湿病风痛，周身不已。

2. 威灵仙方（《圣惠方》）

药物组成：威灵仙、牵牛子、陈橘皮、吴茱萸、槟榔、木香。

功能与主治：祛风湿，止痹痛。适用于腰脚疼痛，经年不愈。

【成药例证】

1. 风湿片（《中华人民共和国卫生部药品标准·中药成方制剂》）

药物组成：威灵仙、苍术、马钱子膏、桑寄生、豨莶草。

功能与主治：祛风除湿。用于风湿性关节炎，腰腿疼痛。

2. 风湿灵仙液（《中华人民共和国卫生部药品标准·中药成方制剂》）

药物组成：威灵仙、土茯苓、蚕沙、当归、地龙、桃仁、红花、青风藤、独活、人参、黄柏、粉萆薢、玉竹、防风、桂枝、羌活、五味子等。

功能与主治：祛风除湿，通经活络，止痛。用于类风湿关节炎，风湿性关节炎，坐骨神经痛，骨质增生等症。

3. 骨刺消痛液（《中华人民共和国卫生部药品标准·中药成方制剂》）

药物组成：铁丝威灵仙、制草乌、制川乌、麻黄、桂枝、木瓜、独活、川芎、红花、当归、乌梅、牛膝。

功能与主治：祛风通络、活血止痛。用于颈椎、腰椎、四肢关节骨质增生引起的肿胀、麻木、疼痛等。

4. 骨健灵膏（《中华人民共和国卫生部药品标准·中药成方制剂》）

药物组成：威灵仙、红花、颠茄流浸膏、延胡索、薄荷脑、防风、续断、苯海拉明、蝉蜕、鸡血藤、樟脑、生川乌、冰片、水杨酸甲酯、二甲基亚砜、陈醋、何首乌。

功能与主治：活血化瘀、消肿止痛。用于骨质增生引起的功能性障碍、软组织损伤及大骨节病引起的肿胀疼痛。

5. 筋骨痛消丸（《临床用药须知中药成方制剂卷》2020年版）

药物组成：威灵仙、丹参、秦艽、鸡血藤、香附（醋制）、乌药、川牛膝、桂枝、白芍、地黄、甘草。

功能与主治：活血行气，温经通络，消肿止痛。用于血瘀寒凝所致的骨性关节炎，症见膝关节疼痛、肿胀、活动受限。

【用法与用量】 6～10g。

【注意】 本品辛散走窜，气血虚弱者慎服。

【本草摘要】

1.《本草纲目》“气温，味微辛咸。辛泄气，咸泄水，故风湿痰饮之病，气壮者服之有捷效，其性大抵疏利，久服恐损真气，气弱者亦不可服之。”

2.《本草正义》“以走窜消克为能事，积湿停痰，血凝气滞，诸实宜之。”

3.《药品化义》“性猛急，盖走而不守，宣通十二经络。”

【化学成分】 主要含皂苷类成分：威灵仙皂苷A、B，常春藤皂苷元-3-*O*-β-D-吡喃核糖基(1-3)-γ-L-吡喃鼠李糖基(1-2)-γ-L-吡喃阿拉伯糖苷，齐墩果酸-3-*O*-β-D-吡喃葡萄糖基(1-4)-β-D-吡喃核糖基(1-3)-γ-L-吡喃鼠李糖基(1-2)-γ-L-吡喃阿拉伯糖苷等；黄酮类成分：橙皮苷，柚皮素，大豆素，染料木素等；三萜类成分：齐墩果酸等；还含挥发油等。

中国药典规定本品含齐墩果酸($C_{30}H_{48}O_3$)不得少于0.30%，含常春藤皂苷元($C_{30}H_{48}O_4$)不得少于0.30%。

【药理毒理】 本品有镇痛、抗炎、抗肿瘤、保肝利胆及松弛平滑肌等作用。

1. 镇痛抗炎作用 威灵仙煎剂20g/kg灌胃，可提高小鼠的痛阈值，酒炙品的镇痛作用较强且持久。威灵仙煎剂20g/kg灌胃，2次/天，共5次，对冰醋酸引起的小鼠扭体反应有抑制作用，对大鼠蛋清足肿胀有对抗作用。此外，威灵仙水煎液、总皂苷均有镇痛抗炎的作用。威灵仙水煎剂0.5、1、1.5g/ml外用给药能提高小鼠热板致痛的痛阈值，延长甲醛致痛小鼠疼痛潜伏期和舔足次数，减轻蛋清致大鼠足趾肿胀度，减轻二甲苯致小鼠耳廓肿胀度，提高小鼠痛阈值[1]。威灵仙水煎液可减轻佐剂型关节炎模型小鼠、大鼠关节肿胀程度[2, 3]。

威灵仙总皂苷50、100mg/kg和200mg/kg灌胃给药可减轻佐剂型关节炎大鼠踝关节病理组织改变，缓解大鼠体质量减轻及抑制足肿胀，减少炎细胞浸润、减少血管翳生成、抑制组织增生。肌内注射威灵仙水提液及威灵仙注射液关节腔离子导入均可抑制模型动物关节炎炎症反应，抑制NO、PGE_2、IL-1β、TNF-α含量，改善关节组织病理改变，减轻关节软骨的退变[4-8]。另外，威灵仙提取物在体外可以提高人软骨细胞活力，抑制其凋亡；促进软骨细胞增殖及转化生长因子的表达；促进对软骨缺损的修复[9-11]。

2. 抗肿瘤作用 威灵仙总皂苷可有效抑制体外培养的急性早幼粒细胞白血病NB4细胞及HL60细胞增殖，

并可诱导两种细胞发生凋亡[12-14]；威灵仙总皂苷0.3、0.6、1.2g/kg灌胃对白血病腹水型（P388）小鼠移植性肿瘤抑制率分别为34.50%、46.78%和54.39%[15]。威灵仙水提物及多糖可抑制人肝癌Bel7402细胞的体外增殖，促进细胞凋亡[16,17]；威灵仙总皂苷0.3、0.6、1.2g/kg灌胃对移植性肿瘤（肝癌腹水型）HepA抑制率分别为37.44%、52.05%和59.36%。威灵仙多糖10、20、40mg/L孵育可诱导人胃癌BGC-823细胞、人卵巢癌SKOV3细胞及人乳腺癌MCF-7细胞凋亡[18,19]。威灵仙多糖对人舌鳞癌细胞Tca-8113具有明显的杀伤和抑制作用[20]。

3. 保肝、利胆作用　威灵仙有利胆作用。威灵仙水煎剂及醇提物灌胃2.0g/kg均能促进大鼠的胆汁分泌，且醇提液利胆作用发生快，优于水煎剂。威灵仙煎剂6.0g/kg灌胃，能减轻萘异硫氰酸酯引起的黄疸大鼠肝细胞变性、坏死和肝内胆汁淤积。威灵仙6g/kg灌胃可减轻四氯化碳诱导大鼠肝纤维化[21]。

4. 对平滑肌的作用　威灵仙的水煎剂、醇提物和注射剂均能促进肠平滑肌的运动，松弛鼠离体回肠平滑肌，对抗组胺或乙酰胆碱引起的回肠收缩反应。

5. 促尿酸排泄作用　威灵仙1.5、3.0、6.0g/kg连续灌胃6周，能促进尿酸的排泄，降低血尿酸，且可减轻结晶沉积。威灵仙1.5、3.0、6.0g/kg连续灌胃18天，对尿酸性肾病大鼠肾小管间质病变有保护作用。

6. 其他作用　威灵仙浸膏对离体蟾蜍心脏有先抑制后兴奋作用。浸剂的药效比煎剂约大3～5倍，且能使麻醉后的狗血压下降。威灵仙制剂对小鼠、大鼠、豚鼠有抗利尿作用。50%煎剂0.2ml约相当于垂体后叶素0.1U的抗利尿作用，且作用时间较长。威灵仙抑菌成分白头翁素对葡萄球菌、链球菌、白喉杆菌、结核杆菌、大肠埃希菌有抑菌作用，对革兰阴性菌有效，且有杀真菌活性。威灵仙总苷对体外培养的艾氏腹水瘤（EAC）、肉瘤腹水型（S_{180}）和肝癌腹水型（HepA）细胞有杀伤作用，给药浓度越大，作用越强；对小鼠移植肉瘤S_{180}有一定抑制作用。威灵仙水提液及不同部位对正常小鼠微循环及肾上腺素所致小鼠微循环障碍具有明显的改善作用[22,23]。威灵仙水煎剂0.5g/ml灌胃对单侧输尿管梗阻模型大鼠肾间质纤维化具有抑制作用，改善血液流变学异常[24]。

7. 毒理研究　威灵仙水煎液40mg/kg连续灌胃给药14天，小鼠无死亡，进食、饮水、体重及生理变化无显著差异；小鼠尸检情况及肝肾功能亦无显著差异；病理组织检查发现给药组小鼠肝脏有轻微病变，肝细胞浊肿，有点灶状坏死，肝窦微有扩张，肝胆管增生，叶间静脉扩张，并伴有凋亡小体[25]。威灵仙0.26、0.13、0.065g/ml长期灌胃给药可导致大鼠肾组织病理学改变，对肾脏有一定的毒性[26]。威灵仙的醇提物1mg/ml体外对小鼠的脾脏淋巴细胞的增殖无抑制作用，而对胸腺淋巴细胞的增殖有抑制作用。

【参考文献】［1］苗明三，于舒雁，魏荣瑞．不同品种威灵仙外用抗炎镇痛作用研究．时珍国医国药，2014，25(8)：1836-1839.

［2］吴青业，鞠学鹏，关业枝，等．威灵仙水煎液对佐剂性关节炎模型小鼠的作用及机制研究．中药药理与临床，2011，27(1)：68-70.

［3］于舒雁，魏荣锐，苗明三．不同品种威灵仙水煎液外用对大鼠痔疮、佐剂性关节炎模型的影响．中国现代应用药学，2014，31(4)：391-397.

［4］刘光耀，王海燕，白彩虹，等．威灵仙不同提取部位对脂多糖诱导的RAM264.7细胞NO生成及iNOS和TNF-α表达的影响．三峡大学学报(自然科学版)，2014，36(3)：102-106.

［5］汪永忠，邓龙飞，韩燕全，等．威灵仙总皂苷对佐剂性关节炎（AA）大鼠IL-6、IL-10及滑膜中p-JAK2、p-STAT3表达的影响．中药药理与临床，2015，31(1)：86-90.

［6］周效思，周凯，封芬．威灵仙对兔膝骨关节炎IL-1β、TNF-α、PGE_2的影响．时珍国医国药，2011，22(5)：1143-1144.

［7］周效思，周凯，谭安雄，等．威灵仙对兔膝骨关节炎结构和功能的影响．时珍国医国药，2011，22(10)：2454-2456.

［8］孙必强，张鸣，李美珍，等．威灵仙注射液关节腔离子导入对骨关节炎软骨和滑膜组织形态以及软骨MMP-1的影响．中医临床研究，2014，6(17)：1-3.

［9］徐扬，桂鉴超，高峰，等．威灵仙提取物干预膝骨关节炎软骨细胞的生长活力．中国组织工程研究，2013，17(2)：241-246.

［10］马勇，张允申，陈金飞，等．威灵仙干预体外培养兔膝关节软骨细胞增殖及转化生长因子$β_1$ mRNA基因的表达．中国组织工程研究与临床康复，2010，14(11)：1901-1906.

［11］马勇，陈金飞，张允申，等．可注射性壳聚糖/β-甘油磷酸二钠凝胶复合同种异体软骨细胞修复兔膝关节软骨缺损及威灵仙的干预效应．中国组织工程研究与临床康复，2010，14(16)：2864-2869.

［12］黄莉，黄纯兰．威灵仙总皂苷诱导急性早幼粒细胞白血病细胞株NB4分化作用的研究．中国中医急症，2012，21(8)：1248-1250.

［13］周云，黄纯兰，李录克，等．威灵仙皂苷对急性早幼粒细胞白血病细胞株NB4细胞的凋亡诱导作用及其机制．肿瘤防治研究，2011，38(8)：881-885.

［14］黄莉，黄纯兰．威灵仙总皂苷对HL60细胞株体外作用的研究．中国实验方剂学杂志，2012，18(23)：311-315.

［15］赵英，余春粉，张桂英，等．威灵仙总皂苷抗肿瘤作用及

其对癌细胞增殖周期的影响. 时珍国医国药，2010，21(8)：1908-1909.

［16］张杰，杨旭东，杨骄霞．威灵仙多糖对人肝癌 Bel7402 细胞凋亡的影响．牡丹江医学院学报，2011，32(1)：9-11.

［17］杨旭东，张杰，初彦辉．威灵仙对人肝癌细胞株 Bel7402 增殖及 Bcl-2 和 Bcl-xl 蛋白表达的影响．医学综述，2011，17(10)：1559-1560.

［18］杨旭东，张杰，王桂云，等. 威灵仙多糖对人卵巢癌 SKOV3 细胞凋亡的影响．中医药通报，2011，10(2)：61-62.

［19］张杰，杨旭东，赵容杰．威灵仙多糖对人乳腺癌 MCF-7 细胞凋亡及 Bcl-2、Fas 基因表达的影响．中国优生与遗传杂志，2011，19(8)：17-18.

［20］李俊妍，钟辉，李德超．威灵仙多糖对舌鳞癌细胞生长抑制作用的研究．生物技术通讯，2011，22(2)：255-257.

［21］向虹，琚坚．威灵仙对实验性肝纤维化的干预作用．中国中西医结合消化杂志，2014，22(7)：377-380.

［22］周效思，周凯，易德保. 威灵仙水提取液对微循环的影响. 时珍国医国药，2010，21(12)：3129-3130.

［23］杨文雁，石孟琼，龚学谦，等．威灵仙不同部位对小鼠耳廓微循环的影响．中药材，2013，36(8)：1316-1321.

［24］张翠薇，谢茂，张旭．威灵仙对单侧输尿管梗阻模型大鼠血液流变学及肾间质纤维化的影响．实用医学杂志，2012，28(18)：3022-3024.

［25］廖海浪，杨烨，王祥培．威灵仙及其地方习用品急性毒性的比较研究．时珍国医国药，2014，25(6)：1372-1374.

［26］马书太．威灵仙灌胃对大鼠的肾脏毒性作用研究．山东医药，2014，54(22)：32-34.

徐长卿

Xuchangqing

本品为萝藦科植物徐长卿 *Cynanchum paniculatum* (Bge.) Kitag.的干燥根和根茎。全国大部分地区均产。秋季采挖，除去杂质，阴干。切段。以香气浓者为佳。

【性味与归经】 辛，温。归肝、胃经。

【功能与主治】 祛风，化湿，止痛，止痒。用于风湿痹痛，胃痛胀满，牙痛，腰痛，跌扑伤痛，风疹，湿疹。

【效用分析】 徐长卿辛散温通，入肝、胃二经，能祛筋骨间风寒湿邪，功擅止痛，故风湿痹痛，胃痛胀满，牙痛，腰痛，跌打瘀肿等多种痛症均可用之；又能祛肌肤中风邪而止痒，治疗风疹、湿疹瘙痒等。

【配伍应用】

1. 徐长卿配威灵仙 徐长卿辛散温通，能祛风湿而行气血，并有较明显的止痛作用。威灵仙温通宣导，可祛风湿、通络止痛。两药配伍，可增强祛风湿、蠲痹舒筋、止痛之功，用于风湿痹痛，脘腹疼痛，痛经，跌打伤痛及牙痛等症。

2. 徐长卿配当归 徐长卿味辛，可祛风湿，通经络，止痹痛；当归补血活血，调经止痛。两药相配，祛风与活血并施，止痛与养血兼顾，共奏祛风止痛，调经活血之效，适用于风湿寒痹，脘腹寒痛，经来腹痛等。

【鉴别应用】 徐长卿与威灵仙 二者均可祛风湿，止痹痛，治风湿痹痛。但徐长卿功擅止痛，故对于风湿痹痛，胃痛胀满，牙痛，腰痛，跌打伤痛等多种痛症有较好的疗效；另外，徐长卿又可祛风止痒，治疗风疹，湿疹。威灵仙温通走窜，可通行十二经络，尤多用于风邪偏盛之行痹。

【方剂举隅】

1. 徐长卿散（《圣济总录》）

药物组成：徐长卿、苦参、附子、吴茱萸、旱莲子、细辛、石硫黄、菖蒲、半夏。

功能与主治：祛风，燥湿，止痒。用于诸疥癣，久不愈者。

2. 徐长卿汤（《圣济总录》）

药物组成：徐长卿、茅根、木通、冬葵子、滑石、槟榔、瞿麦穗。

功能与主治：清热利水通淋。适用于气壅，关格不通，小便淋结，脐下烦闷。

【成药例证】

1. 骨刺消痛片（《临床用药须知中药成方制剂卷》2020 年版）

药物组成：徐长卿、制川乌、制草乌、穿山龙、薏苡仁、红花、秦艽、白芷、萆薢、制天南星、当归、甘草。

功能与主治：祛风止痛。适用于风湿痹阻、瘀血阻络所致的痹病，症见关节疼痛、腰腿疼痛、屈伸不利；骨性关节炎、风湿性关节炎、风湿痛见上述证候者。

2. 复方南星止痛膏（《临床用药须知中药成方制剂卷》2020 年版）

药物组成：生天南星、徐长卿、生川乌、丁香、肉桂、细辛、白芷、川芎、乳香(制)、没药(制)、樟脑、冰片。

功能与主治：散寒除湿、活血止痛。适用于骨性关节炎属寒湿瘀阻证，症见关节疼痛、肿胀、功能障碍，遇寒加重，舌质暗淡或瘀斑。

3. 风湿定片(胶囊)（《临床用药须知中药成方制剂

卷》2020 年版）

药物组成：徐长卿、八角枫、白芷、甘草。

功能与主治：散风除湿，通络止痛。适用于风湿阻络所致的痹病，症见关节疼痛；风湿性关节炎，类风湿关节炎，肋神经痛，坐骨神经痛见上述证候者。

4. 骨刺丸（《中华人民共和国卫生部药品标准·中药成方制剂》）

药物组成：徐长卿、制川乌、制草乌、制天南星、秦艽、白芷、当归、薏苡仁、穿山龙、绵萆薢、红花、甘草。

功能与主治：祛风止痛。适用于骨质增生，风湿性关节炎，风湿痛。

5. 山龙药酒（《中华人民共和国卫生部药品标准·中药成方制剂》）

药物组成：徐长卿、大血藤、川芎、当归、白芍、熟地黄等。

功能与主治：追风祛湿，舒筋活血，滋补强身。适用于风湿劳伤，筋骨疼痛，四肢无力，腰膝酸软，活动不利等症。

【用法与用量】 3～12g，后下。

【注意】

1. 体弱者慎服。

2. 本品气味芳香，入煎剂不宜久煎。

【本草摘要】

1.《神农本草经》 “主鬼物百精，蛊毒疫疾，邪恶气，温虐，久服强悍轻身。”

2.《生草药性备要》 “浸酒要药，能除风湿最效。”

3.《福建民间草药》 “益气，逐风，强腰膝，解蛇毒。”

【化学成分】 主要含酚类成分：丹皮酚，异丹皮酚等；苷类成分：丹皮酚原苷，丹皮酚苷，直立白薇苷，白前苷，徐长卿苷 A、B、C 等；还含多糖等。

中国药典规定本品含丹皮酚（$C_9H_{10}O_3$）不得少于1.3%。

【药理毒理】 本品有抗炎、镇痛、免疫调节、松弛胃肠道平滑肌及改善心肌代谢等作用。

1. 抗炎镇痛作用 徐长卿水煎剂 0.06g/(kg·d) 连续5天灌胃给药，可减轻小鼠肉芽肿重量，使小鼠痛阈值提高、扭体反应潜伏期延长、扭体次数较少。此外，徐长卿醇提液 5g/kg 灌胃给药，对眼镜蛇毒引起的大鼠足肿胀及棉球肉芽肿均有抑制作用。徐长卿水煎剂 4g/(kg·d) 灌胃给药 10 天，可改善 2,4,6-三硝基苯磺酸诱导的大鼠结肠炎[1]。

2. 免疫调节作用 徐长卿多糖 CPB64 有一定的促脾细胞增殖的作用，多糖 CPB54 有促脾细胞和淋巴细胞增殖的作用，CPB4 是徐长卿的混合多糖，对以刀豆球蛋白 A（ConA）或 LPS 诱导的 T、B-淋巴细胞有一定抑制作用。丹皮酚 18.9mg/kg 灌胃，可提高小鼠脾脏指数、胸腺指数和淋巴细胞转化率。丹皮酚在低浓度时（10～15mg/kg）能够提高外周血酸性α醋酸萘酯酶阳性淋巴细胞百分率，增强机体细胞免疫功能；并且使外周血中性粒细胞对金黄色葡萄球菌的吞噬作用提高，增强机体非特异性免疫功能，并通过增加 T 淋巴细胞在血液循环中的比例，使 T 淋巴细胞发挥淋巴因子分泌功能。丹皮酚注射液 10mg/kg 皮下注射，可抑制耳变应性接触性皮炎模型小鼠单核细胞、多形核细胞的浸润，表明丹皮酚对小鼠变应性接触性皮炎有抑制作用。

3. 对胃肠道平滑肌的作用 徐长卿注射液可使豚鼠离体回肠张力下降，并可对抗氯化钡引起的回肠收缩，但同时丹皮酚对乙酰胆碱、组胺、氯化钡引起豚鼠离体回肠收缩均有对抗作用，丹皮酚还能防止应激性小鼠溃疡及抑制大鼠胃液分泌，并具有一定的解痉作用。从徐长卿中分离出的 3-羟-4-甲氧苯乙酮（HMA）具有镇痛和抑制胃肠蠕动的作用，其效果与丹皮酚相仿。

4. 对心血管系统的作用 徐长卿提取液 5g/kg 腹腔注射，能增加小鼠冠脉血流量，改善心肌代谢而缓解心脏缺血。徐长卿注射液 0.1g/kg 肌内注射，可提高大鼠因缺血再灌注损伤所致动脉压和左心室内压下降，该作用可能与减轻心肌细胞内钙超载有关。徐长卿醇提物可通过修复内皮细胞损伤来达到治疗动脉粥样硬化的目的[2]。丹皮酚 0.15g/kg 灌胃给药，可舒张血管，抑制血小板积聚和黏附，抑制炎性细胞向内皮迁徙，从而减轻动脉粥样硬化进程。体外实验发现丹皮酚有抗动脉粥样硬化作用可能与抑制平滑肌细胞的异常增殖有关。

5. 其他作用 徐长卿煎剂对福氏痢疾杆菌、伤寒杆菌、大肠埃希菌、甲型链球菌、铜绿假单胞菌、金黄色葡萄球菌有抑制作用。丹皮酚可降低全血黏度，使红细胞压积降低，同时降低红细胞聚集性和血小板黏附性，并使红细胞的变形能力增强。徐长卿醇提液腹腔注射，对眼镜蛇毒（CTX）引起小鼠心脏的毒性有减毒作用。徐长卿多糖有明显对抗 ^{60}Co 辐射引起的小鼠胸腺、脾缩小和骨髓 DNA 降低的作用，同时也有对抗 ^{60}Co 辐射或环磷酰胺引起的白细胞降低的作用[3]。徐长卿的活性成分丹皮酚 75mg/kg 腹腔注射，连续 5 天，可抑制豚鼠 Forssman 皮肤血管反应，大鼠主动和被动 Arthus 型足肿胀；对绵羊红细胞、牛血清蛋白诱导的小鼠迟发型足肿胀，二硝基苯引起的小鼠接触性皮炎均有抑制作用。

6. 毒理研究 徐长卿醇提液 30g/kg 灌胃，小鼠活动正常，连续观察 6 天均无异常情况；40g/kg 灌胃，10 只小鼠中有 3 只倦卧不动，呼吸困难，出现短暂惊厥后死亡，其存活时间为 172 分钟，尸体解剖观察肝脏、肺、心脏、肾脏等器官未发现异常情况。其余 7 只小鼠次日恢复正常，连续观察 6 天未见异常。

【参考文献】 [1] 贺海辉，沈洪，朱宣宣，等. 徐长卿对三硝基苯磺酸诱导的大鼠结肠炎的作用. 世界华人消化杂志，2012，20(24)：2237-2242.

[2] 李阳，孙世光，谢予朋，等. 徐长卿提取物对损伤内皮细胞中乳酸脱氢酶、肿瘤坏死因子及白细胞介素-8 活性的影响. 中国医药导报，2013，10(28)：10-12.

[3] 朱世权，蔡文秀，薛玲，等. 徐长卿多糖的分离纯化及其抗辐射和升高白细胞的作用. 中草药，2010，40(1)：103-106.

制 川 乌

Zhichuanwu

本品为毛茛科植物乌头 *Aconitum carmichaelii* Debx. 的干燥母根。经炮制加工制成。应由具备资质的饮片企业生产。其制法为取净川乌，按大小个分开，用水浸泡至内无干心，取出，加水煮沸 4～6 小时(或蒸 6～8 小时)至取大个及实心者切开内无白心，口尝微有麻舌感时，取出，晾至六成干，切片，干燥。以质脆、断面有光泽、微有麻舌感者为佳。

【性味与归经】 辛、苦，热；有毒。归心、肝、肾、脾经。

【功能与主治】 祛风除湿，温经止痛。用于风寒湿痹，关节疼痛，心腹冷痛，寒疝作痛及麻醉止痛。

【效用分析】 制川乌辛热，药性强悍，《长沙药解》谓："其性疏利迅速，开通关腠，驱逐寒湿之力甚捷，凡历节、脚气、寒疝、冷积、心腹疼痛之类并有良功。"说明本品最善除寒湿，散风邪，止痹痛，故常用于治疗寒湿痹痛日久，关节疼痛不可屈伸、中风手足不仁、痹痛筋脉挛痛；制川乌又能温煦脏腑，善于散寒止痛，温里止痛，故对于心腹冷痛、胸痹心痛、感寒腹痛、寒疝腹痛等均可用之。

【配伍应用】

1. 制川乌配麻黄 制川乌味辛、苦而性热，善疏通阴寒，祛风寒湿，止痹痛；麻黄发散风寒，通调血脉。两药配伍使用，辛散宣通，表里透彻，相得益彰，适用于寒湿痹痛，疼痛剧烈，遇寒更甚，局部不温。

2. 制川乌配当归 制川乌药性燥烈，功善祛风除湿，温经止痛；当归药性柔润，功长补血活血，散寒止痛。两药配伍，逐风寒湿邪与养血活血并用，温而不燥，养而能通，刚柔相济，相辅相成，适用于风寒湿痹疼痛，心腹冷痛，胸痹心痛者。

3. 制川乌配制白附子 制川乌散寒除湿，温经止痛；制白附子祛风涤痰，温通经络。二药合用，可增加温散寒湿，通络止痛的功效，适用于顽痹迁延不愈，关节肿胀，麻木不仁，疼痛，屈伸不利等。

4. 制川乌配生石膏 制川乌辛散，疏利开通，温经止痛，解外郁之寒；生石膏辛寒，清解宣透，祛里结之热。寒热之品同用，疏通清透并施，可治表里寒热互结之痹痛，症见关节红肿热痛，便干，舌红苔黄，脉有力等实热内郁之象；外寒郁遏，里热上扰，或胃火上冲所致的剧烈头痛。

【方剂举隅】

1. 小活络丹(《和剂局方》)

药物组成：制川乌、制草乌、地龙、天南星、乳香、没药。

功能与主治：祛风除湿，化痰通络，活血止痛。适用于风寒湿痹。肢体筋脉疼痛，麻木拘挛，关节屈伸不利，疼痛游走不定，舌淡紫，苔白，脉沉弦或涩。亦治中风手足不仁，日久不愈，经络中有湿痰瘀血，而见腰腿沉重，或腿臂间作痛。

2. 川乌散(《普济方》)

药物组成：川乌、草乌头、藿香叶、川芎、甘草、白芷、川蝎、雄黄。

功能与主治：祛风散寒，活血止痛。适用于偏正头痛，伤寒冷，打扑折碎，破伤风，头面虚肿，呕逆恶心。

3. 乌头汤(《金匮要略》)

药物组成：川乌、麻黄、芍药、黄芪、甘草。

功能与主治：逐湿，行痹、助阳。适用于历节、痛痹、脚气、雷头风。症见历节不可屈伸，疼痛，及脚气疼痛，不可屈伸；以及少阴寒湿病等。

【成药例证】

1. 风湿骨痛丸(胶囊)(《临床用药须知中药成方制剂卷》2020 年版)

药物组成：制川乌、麻黄、制草乌、红花、木瓜、乌梅肉、甘草。

功能与主治：温经散寒，通络止痛。用于寒湿闭阻经络所致的痹病，症见腰脊疼痛、四肢关节冷痛；风湿性关节炎见以上证候者。

2. 寒温痹丸(天麻祛风丸)(《中华人民共和国卫生部药品标准·中药成方制剂》)

药物组成：制川乌、羌活、当归、苍术、制草乌、川芎、制何首乌、石斛、全蝎、防风、麻黄、细辛、天麻、荆芥、雄黄、甘草。

功能与主治：祛风散寒，除湿止痛。用于风寒湿痹，骨节肿痛，四肢麻木，偏瘫。

3. 复方小活络丸（《中华人民共和国卫生部药品标准·中药成方制剂》）

药物组成：制川乌、当归、制草乌、川芎、白芍、地龙、胆南星、制没药、香附、制乳香。

功能与主治：舒筋活络，散风止痛。用于风寒湿邪引起的风寒湿痹，肢节疼痛，麻木拘挛，半身不遂，行步艰难。

4. 追风药酒（《中华人民共和国卫生部药品标准·中药成方制剂》）

药物组成：制川乌、制草乌、防风、炮姜、陈皮、甘草、当归。

功能与主治：活血疏风，散寒和脾。用于风寒湿痹引起的筋骨疼痛，四肢麻木，腰膝疼痛，风湿性关节炎。

5. 寒湿痹颗粒（片）（《临床用药须知中药成方制剂卷》2020 年版）

药物组成：附子（制）、制川乌、麻黄、桂枝、细辛、威灵仙、木瓜、白术（炒）、黄芪、当归、白芍、甘草。

功能与主治：祛寒除湿，温通经络。用于风寒湿闭阻所致的痹病，症见肢体关节疼痛、困重或肿胀、局部畏寒；风湿性关节炎见上述证候者。

【用法与用量】 1.5～3g，先煎、久煎。

【注意】

1. 生品内服宜慎，酒浸、酒煎服易致中毒，应慎用。

2. 孕妇慎用。

3. 不宜与半夏、瓜蒌、瓜蒌子、瓜蒌皮、天花粉、川贝母、浙贝母、平贝母、伊贝母、湖北贝母、白蔹、白及同用。

【本草摘要】

1.《珍珠囊补遗药性赋》 “浮也，阳中之阳也。其用有二：散诸风之寒邪，破诸积之冷痛。”

2.《汤液本草》 “主中风，恶风洗洗，出汗除寒湿痹，咳逆上气，破积聚，寒热。消胸上痰冷，食不下，心腹冷疾，脐间痛，肩胛痛，不可俯仰，目中痛，不可久视，堕胎。其汁煎之，名射罔，杀禽兽。”

3.《长沙药解》 “温燥下行，其性疏利迅速，开通关腠，驱逐寒湿之力甚捷，凡历节、脚气、寒疝、冷积、心腹疼痛之类并有良功。”

【化学成分】 主要含单酯型乌头生物碱类成分：苯甲酰乌头原碱、苯甲酰次乌头原碱、苯甲酰新乌头原碱及酯型生物碱等；还有微量双酯型乌头生物碱。单酯型乌头生物碱的毒性较双酯型生物碱小。

中国药典规定本品含双酯型生物碱以乌头碱（$C_{34}H_{47}NO_{11}$）、次乌头碱（$C_{33}H_{45}NO_{10}$）和新乌头碱（$C_{33}H_{45}NO_{11}$）的总量计不得过 0.040%。含苯甲酰乌头原碱（$C_{32}H_{45}NO_{10}$）、苯甲酰次乌头原碱（$C_{31}H_{43}NO_{9}$）和苯甲酰新乌头原碱（$C_{31}H_{43}NO_{10}$）的总量应为 0.070%～0.15%。

【药理毒理】 本品有抗炎、镇痛及免疫抑制等作用。

1. 抗炎、镇痛及免疫抑制作用 制川乌能抑制小鼠二甲苯耳肿胀，减少醋酸所致小鼠扭体次数，延长小鼠扭体潜伏期；延长热板法小鼠舔后足潜伏期，提高小鼠痛阈值，炮制的最佳煎煮时间为 6 小时。由制川乌组成的复方乌头汤醇提液灌胃可使大鼠及幼年小鼠胸腺萎缩。

制川乌对甲醛和 CFA（完全弗氏佐剂）致慢性炎症性疼痛小鼠具有镇痛作用，且无耐受性；制川乌的镇痛机制主要与活化中枢强啡肽/κ阿片受体系统和抑制外周 TRPV1（瞬态电压感受器阳离子通道 V1）通道活性、降低外周炎性介质释放相关，同时，有效剂量的制川乌没有产生中枢类药物普遍存在的运动活性异常和 TRPV1 拮抗剂引起的体温异常升高等副作用[1]。

2. 其他作用 蒸川乌醇提物 2.0g/kg 或蒸川乌粗多糖 0.30g/kg 灌胃，能延长小鼠常压缺氧条件下的存活时间；但煮乌头粗多糖则无此作用。川乌各炮制品提取物（药典法，蜜炙法，蜜炙酸沉法）对环磷酰胺（CP）引起的小鼠骨髓嗜多染红细胞 MN、骨髓细胞 SCE 和 CA 有抑制作用，其中蜜炙川乌醇提物和蜜炙川乌提取物的抗突变作用优于药典法制川乌提取物。制川乌对由环磷酰胺引起的遗传损伤有拮抗作用，川乌经蜜炙后抗突变性增强。

3. 毒理研究 制川乌粉 LD_{50} 为 10.1g/kg，对离体大鼠心脏毒性的实验结果显示，制乌头生物碱给药浓度 0.125mg/L 时，1 例出现心律不齐，多数表现为节律减慢，偶有节律加快，同时伴有收缩幅度下降，剂量再增加，即心脏即出现收缩抑制，生乌头生物碱对心脏收缩功能毒性远大于制乌头生物碱。

乌头入汤剂，必须先煎 45～60 分钟以减弱其毒性。主要毒性成分是乌头碱类生物碱，久煎可使其水解成毒性较小的苯甲酰乌头胺（乌头次碱），继续水解则生成毒性更小的乌头原碱。乌头生药中含有具很强毒性的生物碱，如次乌头碱、乌头碱和新乌头碱。在炮制过程中，首先是苯甲酰基被水解而脱去，再进一步水解脱去乙酰基而成乌头胺。同时，也伴随发生脱氧作用，生成塔拉乌头胺，毒性降低。在水解的同时乌头碱类生物碱 8 位上的乙酰基在较缓和的加热条件下被一些脂肪酰基置换，生成毒性较小的单酯型生物碱。因而炮制后入药毒性明显较低。

附：川乌

本品为乌头的干燥母根。性味辛、苦，热；有大毒。归心、肝、肾、脾经。功能祛风除湿，温经止痛。用于风寒湿痹，关节疼痛，心腹冷痛，寒疝作痛及麻醉止痛。一般炮制后用。生品内服宜慎。孕妇禁用。不宜与半夏、瓜蒌、瓜蒌子、瓜蒌皮、天花粉、川贝母、浙贝母、平贝母、伊贝母、湖北贝母、白蔹、白及同用。

【药理毒理】 本品及乌头碱有镇痛、抗炎、免疫抑制、降血压及强心等作用。

1. 镇痛作用 乌头有镇痛作用，乌头碱 0.038～0.130mg/kg 皮下注射对大鼠电刺激法、小鼠扭体法及热板法致痛均有剂量依赖性的镇痛作用。将皮下注射剂量的 0.1%～0.5%分别注入大、小鼠侧脑室，出现更明显的镇痛作用，提示乌头碱镇痛作用的主要部位在中枢神经系统。进一步研究表明，乌头碱的镇痛作用可能与中枢去甲肾上腺素能系统及中枢阿片能系统有关，其中蓝斑核可能是一个重要环节。乌头碱的镇痛作用不产生依赖性。进一步探讨发现其镇痛作用可能还与体内五羟色胺分泌量的降低有关[2]。

2. 抗炎及免疫抑制作用 川乌总碱 0.44g/kg 灌胃可抑制大鼠角叉菜胶、蛋清、组胺及 5-羟色胺引起的足肿胀，抑制小鼠二甲苯耳肿胀及组胺和 5-羟色胺引起的毛细血管通透性增加；减少巴豆油引起的大鼠皮下渗出液及肉芽组织重量，抑制大鼠白细胞趋化；抑制大鼠被动可逆性 Arthus 反应、大鼠佐剂关节炎及结核菌素引起的大鼠迟发型皮肤超敏反应。乌头碱 76.8μg/kg 腹腔注射，小鼠脾脏重量减轻，脾溶血空斑形成细胞（PFC）的溶血能力及溶血素产生降低。

3. 对心血管系统的影响 川乌对心脏表现为强心作用和致心律失常作用。生川乌冷提物中乌头碱含量较高，主要表现为引起心率加快、室性早搏、心室颤动甚至停搏。川乌对心脏的作用，部分是由于其对迷走神经的影响，而主要是对心脏的直接作用。川乌致心律失常的主要成分是乌头碱，其作用可能与心肌细胞膜对钠离子通透性增加有关。川乌制剂及乌头碱具有血管舒张作用，但高浓度乌头碱可使血管收缩。用乌头总生物碱给麻醉猫静脉注射，可使冠状动脉血流量增加。乌头碱对钙调蛋白活化的环核苷酸磷酸二酯酶有抑制作用，IC_{50} 值为 1.4mmol/L。乌头碱有降压作用，其可能与血管扩张有关。大剂量应用时血压由不规律而后明显降低，可能是由于心律失常而使心输出量减少。

4. 对肌肉收缩的影响 乌头碱对间接刺激下的大鼠离体膈肌及猫在体腹前肌的影响是先增强后收缩，但不影响注射乙酰胆碱引起的单次收缩。在大鼠离体肠神经-膈肌标本，乌头碱浓度为 17μg/ml，可抑制间接刺激引起的肌肉收缩；100μg/ml 时完全取消猫在体腓肠肌神经复合电位，使神经干完全丧失兴奋性和传导冲动的能力。

5. 抗肿瘤作用 生川乌水煎液可抑制小鼠 S_{180} 实体瘤的生长，对肿瘤细胞 LOVO、MGC-803 的生长有抑制作用。川乌粉混悬液 0.2ml/10g 每日两次灌胃给药，可使昆明小鼠的肿瘤质量减小，胸腺、脾脏指数均增大，抑瘤率为 32.05%[3]。乌头碱可通过线粒体途径抑制 QBC-939 细胞的增殖并诱导其凋亡[4]。

6. 其他 生川乌醇提物 0.5、1.0g/kg 和生川乌粗多糖 0.30g/kg 灌胃，均能延长小鼠常压缺氧条件下的存活时间。乌头碱可抑制呼吸中枢，使呼吸变慢；兴奋迷走中枢，以 0.002μg/kg 注入家兔第四脑室，可引起麻醉现象；使发热及正常动物体温降低；使离体肠管及输精管收缩。

7. 体内过程 以 LD_{50} 补量法测定川乌的体存量，从体存量的经时性变化判断药物在体内的衰减模式，并计算表现药动力学参数，结果表明符合二室模型，分布期及消除相 $t_{1/2}$ 分别为 0.54、12.1 小时。以心电图改变（房室传导阻滞）作为乌头碱吸收的指标，对乌头碱经口给药的吸收部位进行研究发现，乌头碱可在大鼠的食道及胃内吸收，且食道的吸收能力明显高于胃。

8. 毒理研究 随着川乌及其相关制品在临床的使用增加，逐渐发现川乌在发挥治疗作用的同时也会产生不良反应，如中枢毒性、心血管毒性、肝脏毒性等，具体表现为面部麻木、四肢无力、心律失常、低血压等[5]。川乌毒性强，因采集时间、炮制及煎煮时间的不同，毒性差别甚大。

(1) 急性毒性 乌头碱给小鼠灌胃、皮下注射、腹腔注射及静脉注射的 LD_{50} 分别为 1.8、0.26～0.29、0.38mg/kg 及 0.12～0.27mg/kg。乌头碱水解后形成乌头原碱类，毒性大大降低，如 5-乙酰乌头原碱对小鼠静脉注射的 LD_{50} 为 0.67g/kg。小鼠灌胃给药，生川乌的半数致死量为 5.36g/kg，醋制法川乌炮制品的半数致死量为 64.86g/kg，药典法川乌炮制品的半数致死量为 57.15g/kg，黑豆法川乌炮制品的半数致死量为 83.95g/kg，通过改良炮制工艺炮制后的川乌毒性大大降低。生川乌醇提物对禁食与未禁食大鼠灌胃给药，观察14天，禁食组的LD_{50}为12.17g原药材/kg，在4.5g原药材/kg及更高剂量下能观察到明显的中毒症状[6]。

(2) 长期毒性 生乌头提取物1.1g/kg灌胃，大鼠3～6天后死亡。在长期毒性试验中，给生乌头0.08、0.32g/kg，动物谷草转氨酶及乳酸脱氢酶降低，小鼠碱性磷酸酶升高而大鼠则降低，部分小鼠肝脏可见轻度局限性细胞浸润。川乌粉20mg/kg给犬服用，连续3个月，神态呆滞，四肢活动减少，并逐渐发展为站立不稳、行动困难伴四肢肌肉震颤。光镜检查犬脊髓段灰质内部分神经元肿胀，脊髓腰段灰质多数神经元胞浆淡染成细颗粒状，或见脑浆空泡样变性，神经细胞坏死崩解等，但神经根未见异常。

(3) 心血管系统毒性 川乌中的乌头碱能够引起多种中毒症状，心脏毒性是乌头碱中毒的主要特征，可导致心律失常、传导阻滞、心肌损伤等[7]。乌头碱能够导致心肌细胞的死亡，致细胞内出现空泡，钙离子浓度显著增高，诱发钙超载，并且能够显著上调促凋亡蛋白的表达；还能够使乳酸脱氢酶的活性增强，破坏线粒体等细胞器，导致心肌细胞发生能量代谢障碍。川乌致心律失常可能通过引起迷走神经的异常兴奋进而降低和抑制窦房结、房室结的兴奋性，增加异位起搏点的兴奋性有关[8]；此外，乌头碱可使蛋白激酶Cα（PKCα）自身的磷酸化减少，从而导致Cx43蛋白处于磷酸化状态的数量减少，从而影响心肌细胞缝隙连接，导致心律失常[9]。连续灌胃15天不同剂量的川乌醇提物，给药结束时生川乌高剂量组大鼠全部死亡，中剂量组死亡率显著升高，血液中红细胞计数（RBC）、血红蛋白（HGB）、红细胞容积（HCT）、丙氨酸转氨酶（ALT）、尿素（UREA）、葡萄糖（GLU）显著增高；低、中剂量组均出现各种心律失常，其中室性心律失常最为明显。在所给剂量下，生川乌醇提物能造成明显的心脏毒性和神经毒性，并导致血管内皮细胞损伤、凋亡[10]。

【参考文献】 [1] 孙丹妮. 制川乌对慢性炎症性疼痛小鼠的镇痛作用及机制研究. 广州：广州中医药大学，2016.

[2] 辛杨，张滢，张哲，等. 乌头碱给药大鼠尿液生物标记物的检测. 中国实验方剂学杂志，2015，21(3)：89.

[3] 黄秀曼，刘迎辉，杜钢军. 川乌抗肿瘤初步研究. 河南大学学报(医学版)，2014，33(2)：82-84.

[4] Zhang J L，Zhang W H，Wang R C，et al. Effects of aconitine on the proliferation and apoptosis of human cholangiocarcinoma cells. Int J Clin Exp Med，2017，10(1)：826.

[5] 简思刚，刘鑫，张勇. 川乌心血管系统毒性的研究进展. 中国现代应用药学，2019，36(14)：1850-1855.

[6] 刘强强，徐策，郭海东. 禁食对生川乌醇提物急性毒性的影响. 中国中医药信息杂志，2013，20(3)：39-42.

[7] 蒋小花，何柳平，杨仕福，等. 急性乌头碱中毒致心律失常36例临床分析. 蛇志，2017，29(1)：102-103.

[8] 田真，马丕勇，杨春燕，等. 乌头碱诱发大鼠心律失常的研究. 中国实验诊断学，2016，20(9)：1447-1448.

[9] CHEN C C，KUO C Y，CHEN R F. Role of CAPE on cardiomyocyte protection via connexin 43 regulation under hypoxia. Int J Med Sci，2016，13(10)：754-758.

[10] 孙凤姣，张译丹，吴锦，等. 生川乌醇提物致心、脑毒性的表现及其对血管内皮的影响. 中草药，2017，48(6)：1178-1183.

制草乌

Zhicaowu

本品为毛茛科植物北乌头 *Aconitum kusnezoffii* Reichb. 的干燥块根。经炮制加工制成。应由具备资质的饮片企业生产。其制法为取净草乌，按大小个分开，用水浸泡至内无干心，取出，加水煮至取大个切开内无白心、口尝微有麻舌感时，取出，晾至六成干后切薄片，干燥。以质脆、稍有麻舌感者为佳。

【性味与归经】 辛、苦，热；有毒。归心、肝、肾、脾经。

【功能与主治】 祛风除湿，温经止痛。用于风寒湿痹，关节疼痛，心腹冷痛，寒疝作痛及麻醉止痛。

【效用分析】 制草乌味辛性热，入心、肝、肾、脾等经，药性雄烈，功效与制川乌相似，但温里祛寒之药力较强，长于祛寒胜湿，常用于治疗风寒湿痹，顽痹及心腹冷痛、疝痛等。

【配伍应用】 **制草乌配制川乌** 制草乌与制川乌同为辛热有毒之品，具有较强的祛风除湿，温经止痛之功效。两药配伍应用可明显增强祛风散寒，逐湿止痛之药力，药性更峻猛，常用于寒痹重症、顽症及骨节冷痛者。

【方剂举隅】

1. 十三太保丸（《青囊秘传》）

药物组成：草乌、川乌、麻黄、细辛、马钱子、独活、山甲、天麻、防风、白芷、雄黄、朱砂。

功能与主治：祛风散寒，通络止痛。适用于筋骨疼痛。

2. 上清散（《仙拈集》）

药物组成：草乌、白芷、川芎、生甘草。

功能与主治：祛风散寒止痛。适用于偏正头风。

【成药例证】

1. **追风透骨丸（片）**（《临床用药须知中药成方制剂卷》2020年版）

药物组成：制川乌、制草乌、麻黄、桂枝、细辛、白芷、秦艽、防风、羌活、天麻、地龙、当归、川芎、赤芍、乳香(制)、没药(制)、香附(制)、茯苓、白术(炒)、天南星(制)、甘松、赤小豆、甘草。

功能与主治：祛风除湿，通经活络，散寒止痛。用于风寒湿痹，肢节疼痛，肢体麻木。

2. **虎力散（胶囊）**（《临床用药须知中药成方制剂卷》2020年版）

药物组成：制草乌、三七、断节参、白云参。

功能与主治：祛风散寒，活血通络。用于寒湿闭阻，瘀血阻络所致的痹病，症见关节疼痛、冷痛、刺痛或疼痛夜甚、屈伸不利，局部畏恶风寒，肢体麻木，亦用于跌打损伤见瘀血阻络者。

3. **筋骨疼痛酒**（《中华人民共和国卫生部药品标准·中药成方制剂》）

药物组成：制草乌、制川乌、当归、党参、枸杞子、桂枝、红花、虎杖、黄芪、木香、秦艽、肉桂、续断、玉竹、重楼。

功能与主治：祛风除湿，舒筋活血。用于筋骨酸痛，四肢麻木，风湿性关节炎。

4. **小金丸（胶囊）**（《临床用药须知中药成方制剂卷》2020年版）

药物组成：制草乌、地龙、木鳖子(去壳去油)、当归、五灵脂(醋炒)、乳香(制)、没药(制)、枫香脂、香墨、人工麝香。

功能与主治：散结消肿，化瘀止痛。用于痰气凝滞所致的瘰疬、瘿瘤、乳岩、乳癖，症见肌肤或肌肤下肿块一处或数处、推之能动，或骨及骨关节肿大、皮色不变、肿硬作痛。

5. **强筋英雄丸**（《中华人民共和国卫生部药品标准·中药成方制剂》）

药物组成：制草乌、制川芎、石斛、制半夏、川牛膝、制天南星、党参、木瓜、钩藤、续断、陈皮、制马钱子。

功能与主治：祛风除痰，强筋壮骨。用于左瘫右痪，筋骨疼痛，风湿麻木，腰膝痿软。

【用法与用量】 1.5～3g。宜先煎、久煎。

【注意】

1. 生品内服宜慎，酒浸、酒煎服易致中毒，应慎用。

2. 孕妇禁用。

3. 不宜与半夏、瓜蒌、瓜蒌子、瓜蒌皮、天花粉、川贝母、浙贝母、平贝母、伊贝母、湖北贝母、白蔹、白及同用。

【本草摘要】

1.《药性论》 “乌喙，其气锋锐，通经络，利关节，寻蹊达径而直抵病所。言其益阳事，治男子肾气衰弱者，未可遽然也。”

2.《本草纲目》 “乌、附毒药，非危病不用，而补药中少加引导，其功甚捷。草乌头，射罔，乃至毒之药，非若川乌头、附子，人所栽种，加以酿制，杀其毒性之比，自非风顽急疾，不可轻投。”

3.《本草备要》 “搜风胜湿，开顽痰，治顽疮，以毒攻毒，颇胜乌川。然至毒，无所酿制，不可轻投。”

【化学成分】 主要含单酯型乌头生物碱类成分：苯甲酰乌头原碱，苯甲酰次乌头原碱，苯甲酰新乌头原碱及酯型生物碱等；还有微量双酯型乌头生物碱。单酯型生物碱毒性较双酯型生物碱小。

中国药典规定本品含双酯型生物碱以乌头碱($C_{34}H_{47}NO_{11}$)、次乌头碱($C_{33}H_{45}NO_{10}$)和新乌头碱($C_{33}H_{45}NO_{11}$)的总量计不得过0.040%。含苯甲酰乌头原碱($C_{32}H_{45}NO_{10}$)、苯甲酰次乌头原碱($C_{31}H_{43}NO_9$)和苯甲酰新乌头原碱($C_{31}H_{43}NO_{10}$)的总量应为0.020%～0.070%。

【药理毒理】 本品有镇痛、抗炎及增强心脏收缩等作用。

1. **抗炎镇痛作用** 制草乌能抑制小鼠二甲苯耳肿胀；对抗大鼠蛋清足肿胀；抑制大鼠巴豆油炎性肉芽肿的增生，减少炎性渗出液；减少醋酸所致小鼠扭体次数；延长小鼠醋酸扭体及热刺激致痛潜伏期；提高热板小鼠痛阈值。结合临床中制草乌抗炎镇痛功效，有报道称制草乌最佳方法是诃子制[1]。

2. **对心脏的影响** 草乌中双酯型生物碱类成分既是主要的毒性成分也是主要的功效成分，具有极强的心脏毒性作用，能够引起恶性心律失常[2]，通过炮制后毒性可降低，研究发现制乌头生物碱能增加离体大鼠心脏的收缩幅度，加快心率，其作用强度不如生草乌；试验也证明生乌头经炮制后，虽然作用有所下降，但对心脏的毒性也明显降低，制草乌的小鼠急性毒性剂量是炮制前的70.32倍，对心脏影响最小剂量为78.62倍，建议成人日服用限量为54.49mg[3]。

【参考文献】 [1] 安秀梅，盛惟，林燕，等. 草乌不同炮制方法的功效对比研究. 内蒙古中医药，2014，33(7)：89-91.

[2] 汪军，陈玮，丰青龙．以恶性心律失常为主要表现的急性草乌中毒7例救治体会．浙江中西医结合杂志，2015，25（2）：174-175．

[3] 柴玉爽，王玉刚，花雷，等．附子乌头草乌及其炮制品的毒效比较．世界科学技术：中医药现代化，2011，13（5）：847-851．

附：草乌

本品为北乌头的干燥块根。性味辛、苦，热；有大毒。归心、肝、肾、脾经。功能祛风除湿，温经止痛。用于风寒湿痹，关节疼痛，心腹冷痛，寒疝作痛及麻醉止痛。一般炮制后用。生品内服宜慎。孕妇禁用。不宜与半夏、瓜蒌、瓜蒌子、瓜蒌皮、天花粉、川贝母、浙贝母、平贝母、伊贝母、湖北贝母、白蔹、白及同用。

【药理毒理】 本品有镇痛、抗炎、抑菌、局部麻醉、清除自由基及提供免疫力等作用。

1. 镇痛、抗炎作用 生草乌及其乌头碱有镇痛作用。乌头醇提物20g/kg腹腔注射，能提高小鼠热板实验中的痛阈值，并减少小鼠扭体次数。草乌水煎液对青蛙坐骨神经动作电位的传导有可逆性的阻滞作用。乌头醇提物20g/kg腹腔注射，能抑制醋酸致小鼠急性腹膜炎毛细血管通透性的增加。乌头注射液腹腔注射0.3g/kg对巴豆油和琼脂所致的小鼠耳肿胀和足肿胀模型有抗炎作用。乌头醇提物应用促透剂、低频电磁复合脉冲刺激联用能够明显促进乌头醇提物的透皮吸收，增强抗炎作用，并对皮肤没有明显刺激[1]。

2. 局部麻醉作用 草乌对黏膜有局部麻醉作用，将草乌涂于人舌尖有麻木感，可持续4～5小时。家兔角膜试验，麻醉作用能持续40～60分钟以上。草乌所含的北乌头碱、异乌头碱均有局部麻醉作用。

3. 其他作用 草乌有强心作用，其作用与所含非生物碱性成分钙的含量有关。草乌中活性成分对金黄色葡萄球菌、大肠埃希菌和铜绿假单胞菌有抑制作用，但不能抑制真菌的生长。草乌酸水渗漉提取物对小鼠肝癌有抑瘤作用，但水煎剂无抑瘤作用，其抗肝癌活性成分为易水解的酯型生物碱。除此之外，草乌中水溶性多糖具有显著的抗氧化能力，能够明显促进脾淋巴细胞的增殖，增强巨噬细胞吞噬能力。

4. 毒理研究 乌头碱给人4mg口服即能致死。乌头碱经加热分解成乌头次碱和乌头原碱，则毒性大大降低，但仍有镇痛、抗炎等作用。乌头碱易从消化道迅速吸收，误服或过量服用后数分钟内即出现中毒症状。乌头碱对迷走神经有强烈兴奋作用，可引起窦房结抑制、房室传导阻滞，从而导致心率缓慢或心律失常、血压下降，最后则由于呼吸麻痹和中枢抑制而死亡。对神经有先兴奋、后抑制的作用。

应用大鼠着床后体外全胚胎培养模型，将大鼠胚胎与含不同浓度生草乌的大鼠血清共培养48小时，观察其对大鼠胚胎生长发育和组织器官形态分化的影响，生草乌终浓度分别为0.63、1.25、2.5和5mg/ml，结果随着生草乌浓度增加，胚胎生长发育和器官分化的各项指标均呈现下降趋势。生草乌最大无作用浓度为1.25mg/ml，浓度在2.5mg/ml以上可诱发卵黄囊生长和血管分化不良、生长迟缓及形态分化异常，严重者出现体节紊乱、小头、心脏发育迟滞及心脏空泡等。生草乌对体外培养大鼠胚胎具有一定的毒性作用，故妊娠期间（尤其妊娠前3个月）慎用或禁用草乌。

【参考文献】 [1] 程薇，赵淑英，牛欣．草乌提取物外用对大鼠足跖肿胀的影响．中华中医药学刊，2011，29（2）：284-286．

蕲　蛇

Qishe

本品为蝰科动物五步蛇 *Agkistrodon acutus*（Güenther）的干燥体。主产于浙江、江西、福建。多于夏、秋二季捕捉，剖开蛇腹，除去内脏，洗净，用竹片撑开腹部，盘成圆盘状，干燥后拆除竹片。去头、鳞，切成寸段。以花纹斑块明显者为佳。

【性味与归经】 甘、咸，温；有毒。归肝经。

【功能与主治】 祛风，通络，止痉。用于风湿顽痹，麻木拘挛，中风口眼㖞斜，半身不遂，抽搐痉挛，破伤风，麻风疥癣。

【效用分析】 蕲蛇甘、温，性善走窜，为风药中之猛剂。能内走脏腑，外彻皮肤，引诸祛风药至病所，自脏腑而达皮毛，其透骨通络，搜风胜湿之力较强，适用于风湿痹痛，筋脉拘挛，麻木瘫痪及中风口眼㖞斜，半身不遂等，尤宜于病邪较深，顽固难愈的风湿痹痛；本品主入肝经，能息肝风，止痉定惊，尤以搜风见长，凡风毒犯及肌肤筋骨及动风所致之惊搐证均为适用，如破伤风、小儿急慢惊风所致痉挛抽搐、项背强直、角弓反张等；本品又可以毒攻毒，祛风止痒，疗恶疮，除疥癣，实为治疗癣癞恶疮的要药，故常用于治疗因内外风毒壅于血分所致诸皮肤瘙痒难耐或发为瘰疬、恶疮、梅毒等难愈病症。

【配伍应用】

1. 蕲蛇配防风 蕲蛇甘咸温，性善走窜，祛风力猛，善通经活络；防风辛温发散，功善疏风，既散肌表风邪，又可胜湿止痛。两药配伍应用，不仅能增强祛风，通络，除湿之功，还能增加止痛的药效，故常合用治疗风湿顽痹，肢节疼痛，筋脉拘挛及中风口眼㖞斜，半身不遂，麻木不仁等。

2. 蕲蛇配蜈蚣 蕲蛇与蜈蚣均善行走窜，搜风邪，通经络，止痉搐。二药相须为用，药力直入血络，俾祛风除湿，止痉止痛的功效更著，对小儿惊风、破伤风所致的项背强急、筋脉拘挛等及顽痹日久不愈，关节疼痛明显或腰脊拘急疼痛者，常配伍应用。

3. 蕲蛇配全蝎 蕲蛇性善游窜，内走脏腑，外达皮毛，搜风通络；全蝎为息风药，与蕲蛇同具搜风止痉，通络止痛之功。二药相须为用，可增强祛风通络止痛的功效，常用于治疗顽痹关节肿痛、肢体麻木等，也常配伍治疗破伤风、惊风所致的四肢抽搐及风中经络所致的口眼歪斜、半身不遂等。

4. 蕲蛇配蝉蜕 蕲蛇搜血分风毒，外达皮腠；蝉蜕辛凉，散风热止痒。两药相配，祛风止痒的功效更强，常用于治疗隐疹、疥癣、顽癣所致的皮肤瘙痒。

【鉴别应用】

1. 蕲蛇、蕲蛇肉与酒蕲蛇 三者为蕲蛇的不同炮制品种。蕲蛇生品气腥，不利于服用和粉碎，临床较少应用。经酒制后，能增强祛风、通络、止痉的作用，并可矫味，减少腥气，便于粉碎和制剂，临床多用酒制品，用于风湿顽痹，肢体麻木，筋脉拘挛，中风，口眼歪斜，半身不遂，痉挛抽搐，破伤风，麻风疥癣等。

2. 蕲蛇与乌梢蛇 二药均入肝经，具有透骨搜风、息风止痉、祛风通络作用，且其性善行，能内走脏腑，外达皮毛，以除筋骨、经络、肌肉、关节、脏腑的风湿之邪，故常用于治疗风湿顽痹，筋脉拘挛，肌肤麻木不仁；或中风半身不遂、口眼歪斜、言语不利；或破伤风所致的项背强直，角弓反张，抽搐痉挛；或小儿急慢惊风；或皮肤顽癣，麻风，湿疹等。二药作用的强弱略有差异，蕲蛇性温有毒，作用猛烈，祛风定惊作用强，为治风湿顽痹的要药；乌梢蛇性平无毒，作用缓和，祛风定惊的功效较差，更长于祛肌肉、皮肤之风，治疗风痹疥癣之力，又强于蕲蛇。

【方剂举隅】

1. 世传白花蛇酒（《本草纲目》）

药物组成：白花蛇、全蝎、当归、防风、羌活、独活、白芷、天麻、赤芍药、甘草、升麻。

功能与主治：祛风，活络，止痛，止痒。适用于诸风不论新久，手足缓弱，口眼歪斜，语言謇涩，或筋脉挛急，肌肉顽痹，皮肤燥痒，骨节疼痛；或生恶疮、疥癞等疾。

2. 蕲蛇酒（《医林纂要》）

药物组成：白花蛇、蝉蜕、生黄芪、当归、白术、茯苓、防风、羌活、荆芥穗、红花、生甘草、银花、白蒺藜、苦参。

功能与主治：祛风止痒。适用于大麻风。

3. 白花蛇丸（《圣济总录》）

药物组成：白花蛇、羌活、白附子、麻黄、桂枝、川芎、干蝎、防己、附子、干姜、蜀椒、乌头。

功能与主治：祛风，活络，止痛。适用于肾中风，腰膝骨髓疼痛，转动不得及一切风病。

4. 比金丸（《杨氏家藏方》）

药物组成：白花蛇、蜈蚣、全蝎、天南星、草乌头、麝香、乳香、朱砂。

功能与主治：祛风，定惊止痉。适用于小儿胎风、诸风手足瘛疭，目睛上视，头项强直，牙关紧急，口吐涎沫及吐泻昏困，遂成脾风。

【成药例证】

1. 蕲蛇药酒（《中华人民共和国卫生部药品标准·中药成方制剂》）

药物组成：蕲蛇、防风、当归、红花、羌活、秦艽、香加皮。

功能与主治：活血通络，祛风除湿。用于关节疼痛，四肢麻木。

2. 蕲蛇风湿酒（《中华人民共和国卫生部药品标准·中药成方制剂》）

药物组成：蕲蛇、白芍、侧柏叶、称钩风、川牛膝、大血藤、当归、杜仲、甘草、狗脊、桂枝、麻口皮子药、马尾松根、木瓜、桑枝、石南藤、熟地黄、续断、淫羊藿。

功能与主治：祛风除湿，通经活络。用于风湿痹痛，骨节疼痛，四肢麻木，屈伸不利，腰膝酸软，风湿性关节炎，腰肌劳损，跌打损伤后期。

3. 蕲蛇追风酒（《中华人民共和国卫生部药品标准·中药成方制剂》）

药物组成：蕲蛇、白芍、白术、豹骨、鳖甲、制草乌、称钩风、川牛膝、制川乌、川芎、穿山甲、当归、党参、地枫皮、独活、杜仲、附片、甘草、甘松、狗脊、枸杞子、龟板、桂枝、黄芪、木瓜、羌活、秦艽、首乌、熟地黄、松节、天麻、威灵仙、五加皮、细辛、仙茅、续断。

功能与主治：祛风除湿，通经活血。用于风寒湿痹，瘫痪，手足麻木，腰膝酸软。

4. 活络丸（《临床用药须知中药成方制剂卷》2020年版）

药物组成：蕲蛇（酒炙）、乌梢蛇（酒炙）、地龙、全蝎、铁丝威灵仙(酒炙)、附子(炙)、肉桂(去粗皮)、竹节香附、细辛、麻黄、羌活、白芷、防风、松香、广藿香、草豆蔻、豆蔻、乌药、木香、沉香、丁香、青皮(醋炙)、香附(醋炙)、赤芍、没药(醋炙)、乳香(醋炙)、血竭、麝香、安息香、冰片、天麻、天竺黄、僵蚕(麸炒)、黄连、黄芩、葛根、熟大黄、玄参、水牛角浓缩粉、朱砂、人工牛黄、人参、白术(醋炙)、茯苓、甘草、熟地黄、当归、川芎、何首乌(黑豆酒炙)、骨碎补、龟甲(沙烫醋淬)、狗骨(油炙)。

功能与主治：祛风除湿，舒筋活络。用于风寒湿瘀所致的痹病，症见肢体疼痛、手足麻木、筋脉拘挛，或中风偏瘫、口眼歪斜、半身不遂、言语不清。

【用法与用量】 3～9g；研末吞服，一次 1～1.5g，一日 2～3 次。

【注意】 阴虚内热者忌服。

【本草摘要】

1.《药性论》 “主治肺风鼻塞，身生白癜风，疬疡，斑点及浮风隐疹。”

2.《开宝本草》 “主中风湿痹不仁，筋脉拘急，口眼歪斜，半身不遂，骨节疼痛，大风疥癞及暴风瘙痒，脚弱不能久立。”

3.《本草纲目》 “白花蛇能透骨搜风，截惊定搐，为风痹、惊搐、癞癣恶疮要药。取其内走脏腑，外彻皮肤，无处不到也。凡服蛇药酒，切忌见风。”

【化学成分】 主要含蛋白质及脂肪类成分。蕲蛇酶等蛇毒成分为蛋白质类成分。

【药理毒理】 本品有抗炎、抗血栓等作用。

1. 抗炎作用 灌胃给予蕲蛇提取物醇溶性和水溶性部位对小鼠热板及冰醋酸致痛反应有明显镇痛作用，对二甲苯致小鼠耳廓肿胀、冰醋酸致腹腔毛细血管通透性增高均有明显的抑制作用[1]；蕲蛇水提液能对抗大鼠佐剂性、胶原性关节炎[2, 3]；蕲蛇蛇毒灌胃给予 0.10、0.33、1.00mg/kg 体重，可有效减轻对胶原诱导型关节炎 Lewi's 大鼠的关节肿胀和损伤[4]；减轻对胶原诱导性关节炎大鼠的关节病理损伤和血管新生[5]。五步蛇毒素通过降低佐剂性关节炎大鼠的脾脏指数和血清 CIC 水平，抑制大鼠体重增长，对大鼠佐剂性关节炎具有抑制作用[6]。

2. 抗血栓作用 蕲蛇酶是蕲蛇蛇毒中分离纯化的去纤酶。体内给药可使血中纤维蛋白原下降，凝血时间延长，对家兔的动、静脉血栓，大鼠和家兔的脑血栓等均有溶栓作用。此外，蕲蛇酶可致血小板聚集，数目降低，导致凝血酶的聚集减低，同时血中纤维蛋白原降低，故对动脉血小板性血栓也有效[7-11]。

3. 其他作用 从中国五步蛇毒中分离提纯出一种血管紧张素转换酶抑制剂 AI93，经豚鼠回肠测定能加强舒缓激肽的效应。蕲蛇酶 4U/kg 可改善线栓法制备大鼠大脑中动脉栓塞后再灌注模型大鼠神经功能缺失症状，减少梗死灶，保护血管内皮细胞，维持微血管正常结构。蕲蛇酶在 2～5AU/kg 腹腔注射能减少 B16 在 C57BL 小鼠及 S_{180} 鼠的肺转移结节数，但对转移瘤小鼠的生命无明显的延长作用。

4. 毒理研究 五步蛇毒小鼠腹腔注射的 LD_{50} 为 9.58mg/kg，中毒时有呼吸困难，活动减弱，但无共济失调，死前无惊厥。蕲蛇粗毒对小鼠灌胃给药的 LD_{50} 为 0.5g/kg[12]。家兔及猫中毒后的病理检查，见心外膜、心肌及心内膜的出血斑，心内膜血管充血，心肌间质被细胞所浸润。心电图表现 ST 段下降、T 波变平或倒置，严重中毒出现室性早搏、心律不齐、ST 段明显上升，T 波倒置、室性心动过速、室颤和心脏停搏。蕲蛇酶注射液可致血小板减少，比较 24 例患者治疗前后血小板计数变化，其中 3 例患者血小板减少显著(占 12.5%)，其余予停用蕲蛇酶后未行其他治疗，3～7 天血小板恢复正常(87.5%)[13]。

附：金钱白花蛇

本品为眼镜蛇科动物银环蛇 *Bungarus multicinctus* Blyth 的幼蛇干燥体。性味甘、咸，温；有毒。归肝经。功能祛风，通络，止痉。用于风湿顽痹，麻木拘挛，中风口眼歪斜，半身不遂，抽搐痉挛，破伤风，麻风，疥癣。用量 2～5g。研粉吞服 1～1.5g。

【药理毒理】 本品有抗炎、神经节阻滞、抗惊厥及抗肿瘤等作用。

1. 抗炎作用 金钱白花蛇乙醇液(0.23g/kg)对小鼠二甲苯耳肿胀及大鼠、小鼠蛋清性足肿胀有抑制作用，但对摘除肾上腺大鼠蛋清性足肿胀则无抑制作用，其抗炎机制可能与垂体、肾上腺皮质系统有关。

2. 神经节阻断作用 银环蛇毒液中 2 种α-银环蛇毒素能降低细胞培养液中的睫状神经节细胞对 ACh 的感受性。银环蛇毒液中的 K-环毒素，为鸡睫状神经节的烟碱型传递的强抑制剂，在 75nmol/L 时即可产生可逆性的持续数小时的神经节阻断作用，其阻断部位与α-银环蛇毒素不同。Kappa-银环蛇毒素 1μmol/L 缓慢灌流约 60 分钟可完全阻断神经节突触的传递，停药冲洗后瞬膜反应半数恢复时间为 83.6 分钟。1μmol/L 箭筒毒素可拮抗 3μmol/L Kappa-银环蛇毒素对神经节的长效阻断作用。

3. 抗惊厥作用 α-银环蛇毒素 100μg/kg 对大鼠脑室内注射烟碱 50μg/kg 引起的惊厥反应的抑制率为 40%，

d-筒箭毒ED_{50}为12.7μg/kg，六烃季胺ED_{50}为228.2μg/kg。在人工呼吸条件下，以烟碱引起的脑皮质电图去同步化为指标，130μg/kg α-银环蛇毒素对烟碱效应的抑制率可达60%。

4. 抗肿瘤作用　银环蛇毒对白血病K562细胞具有杀伤作用，引起细胞坏死，而粗毒中的某些组分可能具有促K562细胞凋亡作用。

5. 其他作用　k神经毒素是银环蛇毒的基本成分，能阻断小鸡睫状神经节的烟碱传递，并有抑制呼吸中枢的作用。

6. 毒理研究　银环蛇毒液可引起胃肠麻痹和心肌损害。其毒液中所含心脏毒样蛋白质，在10μg/ml浓度，可引起鸡和小鼠骨骼肌收缩，使小鼠膈肌去极化，抑制大鼠心房自发性收缩和心室肌条的电传导，并可使豚鼠红细胞直接溶血，这些作用与眼镜蛇毒液的心脏毒作用相似。银环蛇毒素具有强烈的神经毒性，当被银环蛇咬伤时，局部仅有麻木感，一旦神经症状发作，严重者可因呼吸麻痹而死亡。典型的神经毒症状是咬伤部位不痛、不痒、不红肿，而数小时后神志不清，全身瘫痪，呼吸困难，最后呼吸麻痹而死亡。银环蛇毒液中的心脏毒样蛋白质给小鼠腹腔注射的LD_{50}为2.5mg/kg。

【参考文献】　[1] 蒋福升，马哲龙，陈金印，等．蕲蛇提取物抗炎镇痛药理作用的研究．蛇志，2013，25(2)：97-99.

[2] 谷恒存，丁兴红，马哲龙，等．蕲蛇水提液对佐剂性关节炎大鼠的免疫调节作用．中华中医药杂志，2012，27(10)：2676-2678.

[3] 张纪达，范永升，温成平，等．蕲蛇水提取物对胶原诱导性关节炎大鼠血清TNF-α、IL-6和IL-10的影响．中华中医药杂志，2012，27(5)：1407-1409.

[4] 陶方方，汪丽佩，陈兰，等．蕲蛇蛇毒对胶原诱导型关节炎大鼠血清TNF-α、MMP-9及TIMP-1的影响．中华中医药杂志，2014，29(10)：3309-3311.

[5] 陶方方，汪丽佩，储利胜，等．蕲蛇蛇毒对胶原诱导性关节炎大鼠血管生成的影响．中国实验方剂学杂志，2014，20(14)：168-172.

[6] 文浩平，和七一，邓疆渝，等．五步蛇毒素对大鼠佐剂性关节炎的影响．毒理学杂志，2010，24(4)：306-308.

[7] 吴永雄，严拱榕．蕲蛇酶治疗脑梗死临床观察．海峡药学，2011，23(3)：103-104.

[8] 薛松琴．蕲蛇酶治疗急性脑梗死临床观察．中国社区医师·医学专业，2011，32(13)：203.

[9] 张红霞．蕲蛇酶对糖尿病合并脑梗死高黏血症的影响．医药论坛杂志，2012，33(11)：113-114.

[10] 余雷，何华晋，唐榕英，等．五步蛇毒抗凝血作用机制的研究．山东医药，2013，53(7)：1-3.

[11] 杨亚萍，刘涛，陈家树，等．五步蛇毒纤溶组分FⅨca Ⅰ的分离纯化和生物活性的测定．中国药理学通报，2011，27(11)：1550-1555.

[12] 谢珊．蕲蛇粗毒的经口急性毒性实验．江西中医学院学报，2012，24(5)：80-81.

[13] 林碧英，卓双塔，姚华星，等．蕲蛇酶注射液致血小板减少24例临床观察．海峡药学，2014，26(5)：122-123.

乌梢蛇

Wushaoshe

本品为游蛇科动物乌梢蛇 *Zaocys dhumnades*(Cantor)的干燥体。主产于浙江、江苏、安徽、湖北、湖南。多于夏、秋二季捕捉，剖开腹部或先剥皮留头尾，除去内脏，盘成圆盘状，干燥。切寸段。以皮黑褐色、肉黄白色、脊部有棱者为佳。

【性味与归经】　甘，平。归肝经。

【功能与主治】　祛风，通络，止痉。用于风湿顽痹，麻木拘挛，中风口眼歪斜，半身不遂，抽搐痉挛，破伤风，麻风，疥癣。

【效用分析】　乌梢蛇味甘气厚，性平无毒，善行走窜。《本草分经》谓其："内走脏腑，外彻皮肤，透骨搜风，截惊定搐"，故常用于治疗风湿顽痹，中风瘫痪、半身不遂、破伤风等顽症；另具祛风通络、除湿杀虫之效，尤长于祛肌肉皮肤之风，故亦用于干湿癣、疥疮等。

【配伍应用】

1. 乌梢蛇配全蝎　乌梢蛇甘平，功善搜经络之风邪而止惊搐；全蝎主入肝经，既平息肝风，又能搜风通络，兼具息风止痉及搜风止痉之效。两药配伍应用，可增强搜风息风，定搐止痉之功效，常用于治疗小儿惊痫、风痰所致的筋脉痉挛及破伤风抽搐等。

2. 乌梢蛇配蝉蜕　乌梢蛇甘平，能搜除壅于血分之风毒，外达肌肤皮腠；蝉蜕性凉，能散风止痒。两药相配，可散毒结，祛风止痒，适用于瘾疹，皮肤瘙痒，疥癣等。

【方剂举隅】

1. 三味乌蛇散(《圣济总录》)

药物组成：乌蛇、干荷叶、枳壳。

功能与主治：祛风除湿，止痒。适用于一切干湿癣。

2. 定命散(《圣济总录》)

药物组成：乌蛇、白花蛇、蜈蚣。

功能与主治：祛风止痉。适用于破伤风，项颈紧硬，身体强直。

3. 乌蛇散（《卫生总微》）

药物组成：乌蛇肉、全蝎、赤足蜈蚣、天麻、白茯苓、黑附子、麝香、白附子。

功能与主治：息风止痉。适用于小儿急慢惊风，搐如弓者。

【成药例证】

1. 乌蛇止痒丸（《临床用药须知中药成方制剂卷》2020年版）

药物组成：乌梢蛇（白酒炙）、苍术（泡）、当归、防风、黄柏、苦参、牡丹皮、人参须、人工牛黄、蛇床子、蛇胆汁。

功能与主治：养血祛风，燥湿止痒。用于风湿热邪蕴于肌肤所致的隐疹、风瘙痒，症见皮肤风团色红、时隐时现、瘙痒难忍或皮肤瘙痒不止，皮肤干燥，无原发皮疹；慢性荨麻疹、皮肤瘙痒症见上述证候者。

2. 风湿福音丸（《中华人民共和国卫生部药品标准·中药成方制剂》）

药物组成：乌梢蛇、地枫皮、独活、杜仲、防风、甘草、狗骨胶、桂枝、麻黄、没药、木瓜、牛膝、千年健、羌活、乳香、蜈蚣、榛蘑、制马钱子、自然铜。

功能与主治：祛风散寒，消肿止痛，强筋健骨。用于风湿性关节炎和风湿痛。

3. 风湿药丸（《中华人民共和国卫生部药品标准·中药成方制剂》）

药物组成：乌梢蛇、白芷、川芎、当归、独活、防风、防己、鸡血藤、羌活、熟地黄、威灵仙、豨莶草、制川乌。

功能与主治：祛风除湿，理气活血。用于筋骨酸痛，四肢麻木，关节不利。

4. 青大将丸（《中华人民共和国卫生部药品标准·中药成方制剂》）

药物组成：乌梢蛇。

功能与主治：祛风湿，通经络。用于风湿痹痛，湿疹顽癣。

5. 白癜风胶囊（《临床用药须知中药成方制剂卷》2020年版）

药物组成：乌梢蛇、当归、桃仁、红花、丹参、紫草、川芎、香附、补骨脂、干姜、山药、黄芪、蒺藜、白鲜皮、龙胆。

功能与主治：活血行滞，祛风解毒。用于经络阻隔、气血不畅所致的白癜风，症见白斑散在分布、色泽苍白、边界较明显；白癜风见上述证候者。

【用法与用量】 6～12g。

【注意】 血虚生风者慎服。

【本草摘要】

1.《**本草纲目**》 “性善无毒。其肉治诸风顽痹，皮肤不仁，风瘙隐疹，疥癣。其膏以绵裹豆许塞耳，治耳聋神效。其胆治大风疠疾，木舌胀塞。其皮治风毒瓦斯，眼生翳，唇紧唇疮。其卵治大风癞疾。”

2.《**得配本草**》 “得酿酒。治皮肤不仁，疗风淫热毒，配麝香、荆芥，治小儿撮口。功用与白花蛇同。但白花蛇主肺风，为白癜风之要药，乌梢蛇主肾风，为紫云风之专药。”

3.《**本草分经**》 “内走脏腑，外彻皮肤，透骨搜风，截惊定搐，治风湿瘫痪疥癞。无毒而力浅，大者力更减。”

【化学成分】 主要含蛋白质及脂肪类成分。

【药理毒理】 本品有抗炎、镇痛、镇静及免疫调节等作用。

1. 抗炎、镇痛及镇静作用 乌梢蛇水提物286.5、573.0、859.5mg/kg灌胃给药明显减轻佐剂性关节炎大鼠的关节肿胀度，降低血清中炎性因子TNF-α、IL-1、IL-6水平[1]。乌梢蛇水溶性部位125、250和375mg/kg灌胃给药明显延长热板法所致小鼠疼痛的痛阈时间，抑制醋酸所致疼痛以及醋酸致腹腔毛细血管通透性的增高，抑制二甲苯所致小鼠耳廓肿胀；乌梢蛇醇溶性部位300、600和900mg/kg灌胃给药抑制醋酸所致小鼠疼痛反应以及腹腔毛细血管通透性的增高[2]。乌梢蛇醇提液5g/kg腹腔注射，对戊巴比妥致小鼠惊厥有抑制作用；水煎液及醇提液腹腔注射均有抗电惊厥作用。

2. 免疫调节作用 乌梢蛇的有效成分乌梢蛇Ⅱ型胶原15mg/(kg·d)连续灌胃15天，能降低关节炎大鼠外周血肿瘤坏死因子(TNF)-α水平和提高IL-10水平，从而治疗类风湿关节炎。灌胃给予小剂量乌梢蛇Ⅱ型胶原蛋白可减轻鸡Ⅱ型胶原诱导关节炎，抑制小鼠关节肿胀，改善关节组织病理变化[3, 4]。乌梢蛇血清能升高正常小鼠外周血白细胞数与NK细胞的活性，对环磷酰胺诱导的小鼠NK细胞活性下降也有恢复作用，乌梢蛇血清对机体免疫功能有正向调节作用。

3. 其他作用 乌梢蛇血清对注入全致死量或2倍致死量蛇毒的小鼠均有保护作用，在注射五步蛇毒的小鼠给蛇血清后，可使其凝血时间正常，表现出抗蛇毒作用。

4. 毒理研究 乌梢蛇水煎液和醇提液腹腔注射，小鼠急性毒性症状呈僵直，姿势固定，活动减少等，数小时后出现呼吸抑制，发绀，死亡。乌梢蛇水煎液小鼠腹腔注射的LD_{50}为166.2g/kg、醇提取液为20.41g/kg。

附：蛇蜕

本品为游蛇科动物黑眉锦蛇 *Elaphe taeniura* Cope、锦蛇 *Elaphe carinata*（Guenther）或乌梢蛇 *Zaocys dhumnades*（Cantor）等蜕下的干燥表皮膜。性味咸、甘，平。归肝经。功能祛风，定惊，退翳，解毒。用于小儿惊风，抽搐痉挛，翳障，喉痹，疔肿，皮肤瘙痒。用量2～3g；研末吞服，0.3～0.6g。

【药理毒理】 本品有抗炎等作用。

1. 抗炎作用 蛇蜕水提取液20mg/kg静脉注射，或200mg/kg灌胃，连续5天，均可抑制CMC引起的白细胞游出；蛇蜕提取液50mg/kg灌胃或皮下注射，或20mg/kg静脉注射，对大鼠角叉莱胶足肿胀有抑制作用。

2. 毒理研究 蛇蜕的毒性低，小鼠灌服蛇蜕水提液的LD_{50}大于50g/kg，皮下注射、腹腔注射、静脉注射的LD_{50}分别为11.9、11.25、9.3g/kg。

【参考文献】 ［1］蒋福升，马哲龙，陈金印，等. 乌梢蛇水提物对大鼠佐剂性关节炎作用的实验研究. 中国中医药科技，2013，20(4)：367-368.

［2］马哲龙，梁家红，陈金印，等. 乌梢蛇的抗炎镇痛作用. 中药药理与临床，2011，27(6)：58-60.

［3］王浩，冯知涛，朱俊卿，等. 乌梢蛇Ⅱ型胶原蛋白的鉴定及其对胶原诱导性关节炎小鼠的干预研究. 中药材，2014，37(6)：1020-1024.

［4］王浩，冯知涛，朱俊卿，等. 乌梢蛇Ⅱ型胶原蛋白调控胶原诱导性关节炎小鼠肠系膜淋巴结Treg/Th 17平衡. 南方医科大学学报，2014，34(5)：622-626.

木 瓜
Mugua

本品为蔷薇科植物贴梗海棠 *Chaenomeles speciosa*（Sweet）Nakai 的干燥近成熟果实。主产于安徽、湖南、湖北、浙江、四川。夏、秋二季果实绿黄时采收，置沸水中烫至外皮灰白色，对半纵剖，晒干。切薄片。以外皮抽皱、色紫红、味酸者为佳。

【性味与归经】 酸，温。归肝、脾经。

【功能与主治】 舒筋活络，和胃化湿。用于湿痹拘挛，腰膝关节酸重疼痛，暑湿吐泻，转筋挛痛，脚气水肿。

【效用分析】 木瓜味酸性温，能舒筋活络，除痹止痛，为治疗风湿痹痛的常用药，尤以湿痹腰脚疼重，筋脉拘挛，不能转动者更为适宜；本品气香，入足太阴脾经，能理脾和胃，除湿浊，化饮食，止吐泻而敛气阴，故霍乱吐泻、痢疾腹痛等均可选用；因其能祛风湿，舒筋脉，也可用于寒湿壅滞所致脚气肿痛，上冲胸腹等。

【配伍应用】

1. 木瓜配吴茱萸 木瓜味酸，主入肝、脾二经，能舒筋活络，和胃化湿；吴茱萸辛开苦降，为厥阴经的主药，能温经散寒，疏肝解郁，行气止痛。两药配伍应用，木瓜酸收，吴茱萸辛散，相反相成，共奏和胃化湿，舒筋活络，温中止痛之功，常用于寒湿内侵，霍乱吐泻转筋，或下肢痿软无力，疝气腹痛等。

2. 木瓜配秦艽 木瓜酸而入肝，舒筋活络，除痹止痛；秦艽散风除湿，通络止痛，为“风药之润剂”。两药配伍，俾祛风湿而不温燥劫阴，通经络而不峻猛伤正，常用于风湿痹痛，筋脉挛急等。

3. 木瓜配五加皮 木瓜舒筋活络而通痹除湿；五加皮功能祛风除湿，补益肝肾，强筋壮骨，利水消肿，同为治疗风湿痹证之常用药。二药伍用，可以增强祛风除湿，舒筋通络之功，同时能补益肝肾，强壮筋骨，有助于提高疗效，常用于风湿痹证，以腰膝、下肢痛楚为重者。

4. 木瓜配薏苡仁 木瓜化湿和胃，舒筋活络；薏苡仁除湿利水而通痹。两者配合，健脾利湿，舒筋除痹，适用于湿滞经络之脚气浮肿，夏日伤湿之呕吐、腹痛腹泻等。

【鉴别应用】

1. 木瓜与蚕沙 二者同属祛风湿药，均能祛风除湿，舒筋活络，和胃化湿，故常相须为伍用于治疗湿痹拘挛以及湿浊中阻，升降失常所致的呕吐泄泻、腹痛转筋、脚气肿痛等。但木瓜擅长于舒筋活络，又能除湿和胃，为治疗风湿痹痛、筋脉拘挛的要药，也常用于暑湿吐泻，脚气水肿等。蚕沙既能祛湿，又善祛风，止痒，故常用于治疗风湿痹证者无论风重或湿重以及风疹遍身瘙痒等症。

2. 木瓜与白芍 二者均能柔肝缓急而用于治疗转筋、筋急之症。但木瓜长于化湿而舒筋，常用于治疗湿盛所致的风湿痹证，关节屈伸不利，霍乱吐泻转筋，脚气水肿等。白芍养血敛阴，柔肝舒筋，故主要用于肝血不足，筋脉失养所致的腹痛，胁痛，四肢挛痛等。

【方剂举隅】

1. 实脾散（《重订严氏济生方》）

药物组成：木瓜、附子、干姜、茯苓、白术、厚朴、木香、大腹子、草果、甘草、生姜、大枣。

功能与主治：温阳健脾，行气利水。适用于脾肾阳虚，水气内停之阴水。症见身半以下肿甚，手足不温，口中不渴，胸腹胀满，大便溏薄，舌苔白腻，脉沉弦而迟者。

2. 六和汤（《和剂局方》）

药物组成：木瓜、缩砂仁、半夏、杏仁、人参、炙甘草、赤茯苓、藿香、白扁豆、香薷、厚朴。

功能与主治：祛暑化湿，健脾和胃。适用于湿伤脾胃，暑湿外袭证。症见霍乱吐泻，倦怠适嗜卧，胸膈痞满，舌苔白滑等。

3. 鸡鸣散（《朱氏集验方》）

药物组成：木瓜、吴茱萸、槟榔、陈皮、桔梗、生姜、紫苏。

功能与主治：行气降浊，宣化寒湿。适用于脚气，人感风湿，流注脚足，痛不可忍，用索悬吊，叫声不绝，筋脉肿大。

4. 痹症汤（《脉症正宗》）

药物组成：木瓜、苡仁、黄芪、香附、当归、川芎、附子、熟地。

功能与主治：祛风除湿，舒筋活络。适用于风湿痹证。

【成药例证】

1. 木瓜酒（《中华人民共和国卫生部药品标准·中药成方制剂》）

药物组成：木瓜、陈皮、川牛膝、川芎、当归、独活、红花、千年健、羌活、秦艽、桑寄生、五加皮、玉竹。

功能与主治：祛风活血。用于风湿痹痛，筋脉拘挛，四肢麻木，关节不利。

2. 木瓜丸（《临床用药须知中药成方制剂卷》2020年版）（《中华人民共和国卫生部药品标准·中药成方制剂》）

药物组成：木瓜、白芷、川芎、当归、狗脊、海风藤、鸡血藤、牛膝、人参、威灵仙、制草乌、制川乌。

功能与主治：散风祛寒，活络止痛。用于风寒湿痹，四肢麻木，周身疼痛，腰膝无力，步履艰难。

3. 豹骨木瓜酒（《中华人民共和国卫生部药品标准·中药成方制剂》）

药物组成：木瓜、豹骨、川牛膝、川芎、当归、防风、红花、茄根、秦艽、桑枝、天麻、五加皮、续断、玉竹。

功能与主治：祛风定痛，除湿散寒。用于筋脉拘挛，四肢麻木，骨节疼痛，历节风痛。

4. 参茸木瓜药酒（《中华人民共和国卫生部药品标准·中药成方制剂》）

药物组成：木瓜、白芷、苍术、赤芍、川牛膝、川芎、当归、地龙、独活、防风、甘草、狗脊、桂枝、海风藤、红花、槲寄生、老鹳草、鹿茸、麻黄、羌活、秦艽、青风藤、人参、桃仁、威灵仙、乌梢蛇、五加皮、细辛、续断、制草乌、制川乌。

功能与主治：祛风散寒，舒筋活血。用于腰腿疼痛，肢体麻木，风湿性关节炎。

【用法与用量】 6～9g。

【注意】 内有郁热，小便短赤者慎服。

【本草摘要】

1.《名医别录》“主湿痹邪气，霍乱大吐下，转筋不止。”

2.《本草衍义》“益筋与血，病腰肾脚膝无力，不可阙也。”

3.《本草纲目》“木瓜所主霍乱吐利转筋、脚气，皆脾胃病，非肝病也。肝虽主筋，而转筋则由湿热、寒湿之邪袭伤脾胃所致，故筋转必起于足腓，腓及宗筋皆属阳明。”

【化学成分】 主要含三萜类成分：齐墩果酸，熊果酸，3-*O*-乙酰熊果酸，白桦脂酸；有机酸类成分：苹果酸，酒石酸，枸橼酸，4-甲氧基苯甲酸，3-苯基丙烯酸，琥珀酸，苯甲酸等。

中国药典规定本品含齐墩果酸（$C_{30}H_{48}O_3$）和熊果酸（$C_{30}H_{48}O_3$）的总量不得少于0.50%。

【药理毒理】 本品有镇痛、抗炎、保肝、抗肿瘤、松弛胃肠道平滑肌及抑菌等作用。

1. 抗炎、镇痛作用 木瓜醇提物1g/kg腹腔注射给药或木瓜提取物灌胃给药，对热板法和扭体法小鼠致痛模型有镇痛作用。木瓜提取物灌胃给药可抑制二甲苯致小鼠耳廓肿胀，降低小鼠腹腔毛细血管通透性及抑制大鼠肉芽肿胀度[1]。木瓜中的木瓜总苷灌胃，能降低佐剂性关节炎模型大鼠异常升高的全血浆黏度、红细胞的聚集性和纤维蛋白原含量，且延长模型大鼠凝血时间；对大鼠角叉菜胶足肿胀有抑制作用；并对大鼠棉球肉芽肿有抑制作用。

2. 免疫调节作用 木瓜中的成分原儿茶酸及高分子量多酚对透明质酸酶以及大鼠肥大细胞释放组胺有抑制作用。木瓜总苷60mg/kg灌胃，连续给药10天，可降低接触性超敏反应（CHS）小鼠耳肿胀度、抑制刀豆球蛋白A（Con A）诱导的脾T淋巴细胞过度增殖。

3. 保肝作用 皱皮木瓜醇提物4g/kg灌胃有一定的护肝降酶作用。木瓜醇提物1.5、3.6g/kg灌胃给药可明显降低急性肝损伤和免疫性肝损伤小鼠血清ALT、AST活性，升高肝组织匀浆中SOD水平，减轻肝组织病理损伤程度，表明木瓜醇提物具有保肝作用[2]。

4. 抗肿瘤作用 木瓜总黄酮对 S_{180} 细胞表面程序性死亡因子(PD-L1)表达具有明显抑制作用，对体内淋巴细胞浸润有明显增强作用，表明木瓜总黄酮具有抗肿瘤作用[3]。

5. 其他作用 体外实验表明，木瓜粉能够通过清除神经细胞缺氧损伤产生的大量自由基，抑制脂质过氧化反应，减轻缺氧对细胞损伤的程度，调节细胞的代谢状态，从而促进神经细胞功能的恢复。皱皮木瓜总黄酮有松弛胃肠平滑肌的作用。木瓜有抗菌作用，对多种肠道菌、葡萄球菌、肺炎链球菌及结核杆菌有抑制作用，对恙虫病立克次体混合感染小鼠有保护作用。

【参考文献】 [1] 蒋毅萍，徐江平．木瓜提取物抗炎镇痛作用的实验研究．热带医学杂志，2012，12(11)：1335-1337.

[2] 陈壮，肖刚，覃洪含．木瓜提取物对实验性肝损伤小鼠的保护作用．医药导报，2013，32(5)：506-599.

[3] 刘爱华，田慧群，覃晓琳，等．木瓜总黄酮抗肿瘤活性研究．中国药房，2014，25(7)：599-601.

伸筋草

Shenjincao

本品为石松科植物石松 *Lycopodium japonicum* Thunb. 的干燥全草。主产于湖北。夏、秋二季茎叶茂盛时采收，除去杂质，晒干。切段。以色黄绿者为佳。

【性味与归经】 微苦、辛，温。归肝、脾、肾经。

【功能与主治】 祛风除湿，舒筋活络。用于关节酸痛，屈伸不利。

【效用分析】 伸筋草，顾名思义，即具有伸展舒缓肢节筋脉功效的药草。筋脉之挛急，或因于血亏而失养，或寒凝而收束，或湿阻而痹塞等，伸筋草因其辛温善行，走而不守，功能活血通络，尤以擅长舒缓筋急而得名，恒为治疗久风顽痹、筋脉拘急之要药。常用于治疗风湿阻络所致之肢节筋脉拘急，伸展不利，麻痹酸痛以及久风顽痹，肌肉顽麻不仁，也可用于腿足转筋及跌打损伤之筋络不利。

【配伍应用】

1. 伸筋草配木瓜 伸筋草祛风除湿，舒筋活络；木瓜舒筋活络，和胃化湿，二者均因擅于舒筋缓急，除湿蠲痹而常用于湿痹拘挛及吐泻转筋。两药配伍应用，更能增加除湿通络，舒筋解挛的功效，适用于风寒湿痹，关节屈伸不利或腿足转筋。

2. 伸筋草配桑枝 伸筋草苦辛气温，其性善行，走而不守，具有祛风除湿，活血通络之功；桑枝能祛风湿，通经络，利关节，性质平和，寒热痹证均可使用。两药伍用，适用于风湿痹痛，筋脉拘急，跌打损伤。

3. 伸筋草配鸡血藤 伸筋草祛风除湿而舒筋络；鸡血藤养血活血而舒筋络。两药伍用，通补兼施，既能祛风除湿，又能养血活血，适用于年老或血虚感受风湿所致的肢体麻木不仁或关节疼痛等。

【鉴别应用】 伸筋草与寻骨风 二药皆能祛风湿，止痹痛，均可用于风湿痹痛，筋脉拘急疼痛，跌打损伤等。伸筋草苦辛气温，其性善行，走而不守，具有祛风除湿，活血通络之功，尤长于舒筋活络，为久风顽痹、筋脉拘急之要药。寻骨风辛开苦降，芳香善行，外达四肢，内行脏腑，功善祛风湿，利筋骨，通经脉，止疼痛，故风湿痹痛，肢体顽麻重着，疼痛较著者尤为适宜；又能行滞气，止疼痛，治疗肝胃不调或脾胃不和所致的胃脘疼痛。

【成药例证】

1. 关节风痛丸（《中华人民共和国卫生部药品标准·中药成方制剂》）

药物组成：伸筋草、独活、防己、狗脊、鸡血藤、老鹳草、秦艽、桑枝、五加皮、豨莶草。

功能与主治：祛风，除湿，止痛。用于风湿性筋骨酸痛，关节痛，四肢麻木。

2. 消肿痛醋膏（《中华人民共和国卫生部药品标准·中药成方制剂》）

药物组成：伸筋草、黄柏、生半夏、五倍子。

功能与主治：清热解毒，活血祛瘀，消肿止痛。用于闭合性软组织损伤，带状疱疹，流行性腮腺炎，血栓静脉炎等。

3. 关节解痛膏（《中华人民共和国卫生部药品标准·中药成方制剂》）

药物组成：伸筋草、白芷、半夏、冰片、薄荷脑、独活、二甲苯麝香、防风、防己、骨碎补、凤仙透骨草、海风藤、红花、姜黄、芥子、辣椒、闹羊花、羌活、肉桂、桑枝、麝香草酚、生草乌、生川乌、水杨酸甲酯、天南星、威灵仙、五加皮、细辛、闹羊花、樟脑、颠茄流浸膏、盐酸苯海拉明。

功能与主治：祛风除湿，活血止痛。用于风寒湿痹，关节痛，神经痛，腰痛，肌肉酸痛，扭伤。

4. 疏痛安涂膜剂（《临床用药须知中药成方制剂卷》2020 年版）

药物组成：伸筋草、透骨草、红花、薄荷脑。

功能与主治：舒筋活血，消肿止痛。用于风中经络、脉络瘀滞所致的头面疼痛、口眼歪斜或跌打损伤所致的局部肿痛；头面部神经痛、面神经麻痹、急慢性软组织损伤见上述证候者。

5. 过岗龙片（《中华人民共和国卫生部药品标准·中药成方制剂》）

药物组成：过岗龙(伸筋草)。

功能与主治：祛风除湿，活络止痛。用于风湿性关节炎，腰腿痛，四肢痛痹，大骨节病。

【用法与用量】 3～12g。

【本草摘要】

1.《本草拾遗》 “主人久患风痹，脚膝疼冷，皮肤不仁，气力衰弱。”

2.《滇南本草》 “其性走而不守，其用沉而不浮，得槟榔良。故消胸中痞满横格之气，推胃中隔宿之食，去年久腹中之坚积，消水肿。”

3.《生草药性备要》 “消肿，除风湿。浸酒饮，舒经活络。其根治气结疼痛，损伤，金疮内伤，祛痰止咳。”

【化学成分】 主要含生物碱类成分：石松碱，棒石松宁碱，棒石松毒，烟碱；萜类成分：α-芒柄花醇，石松三醇，石松四醇酮，千层塔烯二醇，二表千层塔烯二醇；有机酸类成分：香草酸，阿魏酸，壬二酸；还含甾醇类成分。

【药理毒理】 本品有抗炎、镇痛和调节免疫、镇静等作用。

1. 抗炎、镇痛作用 伸筋草煎剂灌胃，对小鼠耳肿胀和棉球肉芽肿有抑制作用，对醋酸所致小鼠扭体反应有一定的缓解作用，对热板法致小鼠疼痛有持久的镇痛作用，但起效较慢。伸筋草配方颗粒和水煎液分别灌胃给药，采用小鼠热板法、小鼠醋酸扭体法以及小鼠耳肿胀法，结果两种剂型具有镇痛、抗炎等药理活性[1]。

2. 免疫调节作用 伸筋草煎剂灌胃可抑制小鼠脾脏抗体形成细胞产生和分泌抗体能力，降低血清溶血素水平，对亢进的体液免疫有抑制作用，对免疫超常和免疫抑制小鼠T细胞介导的细胞免疫起到双向调节作用。伸筋草醇提物4.44g/(kg·d)连续灌胃21天，能控制佐剂性关节炎大鼠炎症细胞的数量，对类风湿因子及关节炎指数有降低作用，并能减轻滑膜细胞的病理学改变。伸筋草三氯甲烷提取物灌胃给药能有效降低佐剂性关节炎模型大鼠关节炎症，具有预防和治疗类风湿关节炎的作用[2]。

3. 神经保护作用 伸筋草混悬液每只0.5ml灌胃，能延长戊巴比妥钠催眠小鼠的睡眠时间，但作用较弱，对中枢兴奋药无对抗作用。从伸筋草中分离得到的α-芒柄花素，是一种有效治疗阿尔茨海默病的乙酰胆碱酯酶抑制剂。

4. 其他作用 伸筋草水煎剂有抗氧化和抗菌作用；伸筋草醇提物对卵磷脂脂质过氧损伤有抑制作用，对 $HepG_2$ 有一定的抗氧化和抗增殖作用。伸筋草石油醚提取物和生物碱类有抗副流感病毒作用。1g/ml伸筋草正丁醇、石油醚、三氯甲烷提取物及1.3mg/ml α-玉柏碱均有明显抑制家兔血小板聚集的作用[3]。

5. 体内过程 伸筋草提取物中α-玉柏碱1.51g/ml在大鼠血中处理模型为二室房模型。α-玉柏碱的达峰时间为0.75小时，最大峰浓度为6.306mg/L。线性范围为0.354～14.16μg/ml，r=0.9998。日内和日间精密度均小于5%。α-玉柏碱口服给药后在大鼠体内的主要药动学参数为：$t_{1/2}$ 为2.681小时，t_{max} 为0.75小时，C_{max} 为6.309mg/L，$AUC_{0\to t}$ 为16.626mg/L，$AUC_{(0\to\infty)}$ 为18.798mg/L[4]。

6. 毒理研究 石松碱对小鼠静脉注射 LD_{50} 为27.58mg/kg，腹腔注射为78mg/kg，中毒症状有过度活动，强直性、阵挛性痉挛，麻痹，窒息等；给蛙淋巴囊注射0.05～0.20g/kg可引起肌肉运动不协调、麻痹等。棒石松碱之毒性剂量：猫为0.05g/kg，兔、大鼠为0.1～0.2g/kg。

【参考文献】 [1] 李艳杰，王丽娜. 伸筋草配方颗粒的药理等效性实验研究. 长春中医药大学学报，2014，30(3)：403-404.

[2] 敖鹏，周忠光，韩玉生，等. 伸筋草三氯甲烷提取物对佐剂性关节炎大鼠血清RF、TNF-α、IL-1β、IL-6含量的影响. 中医药信息，2013，30(3)：129-131.

[3] 邹桂欣，尤献民，刘晶，等. 伸筋草提取物及主要药效成分对家兔血小板聚集影响. 亚太传统医药，2012，8(11)：10-11.

[4] 邹桂欣，尤献民，邸子真. 伸筋草提取物中玉柏碱在大鼠体内的药动学研究. 药物评价研究，2013，36(6)：410-413.

油 松 节

Yousongjie

本品为松科植物油松 *Pinus tabuliformis* Carr.或马尾松 *Pinus massoniana* Lamp.的干燥瘤状节或分枝节。全国大部分地区均产。全年均可采收，锯取后阴干。劈成薄片或小块。以色红棕、油性足者为佳。

【性味与归经】 苦、辛，温。归肝、肾经。

【功能与主治】 祛风除湿，通络止痛。用于风寒湿痹，历节风痛，转筋挛急，跌打伤痛。

【效用分析】 油松节苦燥、辛散、温通，长于疏通经络，行气血，利关节，祛风除湿，尤善祛筋骨间风寒湿邪，常用于风寒湿痹，筋骨关节疼痛较剧者，或风湿搏结，气血瘀阻而致历节疼痛，骨节肿大、跌打损伤，瘀肿疼痛亦可用之。

此外，因其可祛风，止痛，故亦可用于牙根虫蛀或齿风而疼痛不止者。

【配伍应用】

1. 油松节配牛膝 油松节苦燥温通，祛风湿，通经止痛，尤善祛筋骨间风寒湿邪；牛膝功能补肝肾，强腰膝。两药配伍，攻补兼施，适用于下半身风寒湿痹者。

2. 油松节配天仙藤 油松节能祛风燥湿，善治关节风湿肿痛；天仙藤活血通络，化湿消肿。两药合用，可增强祛风湿，活血止痛之功。适用于风湿痹痛，关节僵硬，屈伸不利。

【方剂举隅】

1. 松节酒（《圣惠方》）

药物组成：油松节、牛膝、生干地黄、桂心、秦艽、防风、牛蒡根、丹参、萆薢、苍耳子、独活、大麻仁。

功能与主治：祛风除湿，通络止痛。用于脚气，筋挛拘急，四肢掣痛或至软脚。

2. 荣筋活络洗药方（《慈禧光绪医方选议》）

药物组成：油松节、天仙藤、宣木瓜、赤芍、透骨草、青风藤、乳香、红花、全当归。

功能与主治：荣筋活络。用治筋骨病。

3. 松节浸酒（《普济方》）

药物组成：油松节、牛膝、当归、熟地黄、列节。

功能与主治：祛风，活血，止痛。用于历节风。

【成药例证】

1. 狗皮膏（《临床用药须知中药成方制剂卷》2020年版）

药物组成：油松节、白芷、冰片、苍术、赤芍、川芎、大黄、当归、丁香、独活、防风、高良姜、官桂、麻黄、没药、木瓜、羌活、青风藤、肉桂、乳香、蛇床子、生草乌、生川乌、苏木、铁丝威灵仙、香加皮、小茴香、续断、樟脑。

功能与主治：祛风散寒，活血止痛。用于风寒湿邪、气血瘀滞所致的痹病，症见四肢麻木，腰腿疼痛，筋脉拘挛，跌打损伤，闪腰岔气，局部肿痛；或寒湿瘀滞所致的脘腹冷痛，湿寒带下，积聚痞块。

2. 消风止痛宁（《中华人民共和国卫生部药品标准·中药成方制剂》）

药物组成：油松节、山葡萄藤。

功能与主治：祛风通络，消肿止痛。用于急慢性风湿性关节炎，肩周炎。

3. 白树油（《中华人民共和国卫生部药品标准·中药成方制剂》）

药物组成：油松节、桉油、樟油。

功能与主治：皮肤刺激药。用于蚊虫叮咬，皮肤瘙痒。

4. 克伤痛搽剂（《临床用药须知中药成方制剂卷》2020年版）

药物组成：油松节、当归、川芎、红花、丁香、生姜、樟脑。

功能与主治：活血化瘀，消肿止痛。用于急性软组织扭挫伤，症见皮肤青紫瘀斑、血肿疼痛。

【用法与用量】 9～15g。

【注意】 阴虚血燥者慎服。

【本草摘要】

1.《名医别录》“主百节久风，风虚，脚痹疼痛。”

2.《日华子本草》“治脚软，骨节风。”

3.《滇南本草》“行经络，治痰火，筋骨疼痛，湿痹痿软，强筋舒骨。”

【化学成分】 主要含挥发油：α-蒎烯，D-苎烯，樟脑，α-红没药醇，罗汉柏二烯等；还含倍半萜烯类及萜醇类、萜酮类等。

中国药典规定本品含挥发油不得少于0.40%(ml/g)；含α-蒎烯($C_{10}H_{16}$)不得少于0.10%。

海风藤

Haifengteng

本品为胡椒科植物风藤 *Piper kadsura*(Choisy)Ohwi的干燥藤茎。主产于福建、海南、浙江。夏、秋二季采割，除去根、叶，晒干。切厚片。以香气浓者为佳。

【性味与归经】 辛、苦，微温。归肝经。

【功能与主治】 祛风湿，通经络，止痹痛。用于风寒湿痹，肢节疼痛，筋脉拘挛，屈伸不利。

【效用分析】 海风藤辛苦微温，长于祛风湿，行经络，和血脉，止疼痛，为祛风通络止痛的要药。故用于风寒湿痹，肢节酸痛，关节不利，筋脉拘挛等。

此外，又因其能活血通络，舒筋止痛，也可用于跌打损伤，局部肿痛等。

【配伍应用】

1. 海风藤配桂枝 海风藤祛风除湿，通络止痛；桂枝温阳通脉而止痛。二药配伍，则祛风湿止痛功效较佳，适用于风湿痹痛，关节不利，筋脉拘挛等。

2. 海风藤配威灵仙 海风藤祛风通络，缓解拘挛；威灵仙祛风除湿，通络止痛。二者合用，则祛风湿、通络止痛的功效较佳，适用于风湿痹痛，关节不利，筋脉拘挛等。

3. 海风藤配鸡血藤　两药都有祛风通络作用。鸡血藤偏于养血活血舒筋；海风藤偏于祛风通络止痛。二者配伍，增强祛风通络止痛作用，适用于风寒湿痹、肢节酸痛等。

【方剂举隅】

1. 舒筋汤（《医略六书》）

药物组成：海风藤、羌活、当归、片姜黄、炙草、白术、赤芍、生姜。

功能与主治：养血祛风，通络止痛。用于产后拘挛，脉细弦浮涩滞者。

2. 遇仙膏（《遵生八笺》）

药物组成：海风藤、豨莶草、大半夏、蓖麻子、麻黄、川乌、草乌、南星、羌活、桂枝、独活、细辛、玄参、当归、荆芥、金银花。

功能与主治：祛风，散寒，除湿。用于风湿骨节疼痛，或痰核肿痛，皮肤麻木，瘙痒，一切风疾。

【成药例证】

1. 散风活络丸（浓缩丸）（《中华人民共和国卫生部药品标准·中药成方制剂》）

药物组成：海风藤、乌梢蛇、制草乌、制附子、威灵仙、防风、麻黄、细辛、制白附子、胆南星、蜈蚣、地龙、乳香、桃仁、红花、当归、川芎、赤芍、桂枝、牛膝、骨碎补、熟地黄、党参、白术、茯苓、木香、香附、草豆蔻、石菖蒲、黄芩、熟大黄、牛黄、冰片。

功能与主治：舒筋活络，祛风除湿。用于风寒湿痹引起的中风瘫痪，口眼歪斜，半身不遂，腰腿疼痛，手足麻木，筋脉拘挛，步行艰难。

2. 天和追风膏（《中华人民共和国卫生部药品标准·中药成方制剂》）

药物组成：海风藤、生草乌、麻黄、细辛、羌活、乌药、白芷、高良姜、独活、威灵仙、生川乌、肉桂、红花、桃仁、苏木、赤芍、乳香、没药、当归、蜈蚣、蛇蜕、牛膝、续断、香加皮、红大戟、麝香酮、广西血竭、肉桂油、冰片、薄荷脑、辣椒流浸膏、丁香罗勒油、月桂氮䓬酮、樟脑、水杨酸甲酯。

功能与主治：温经通络，祛风除湿，活血止痛。用于风湿痹痛，腰背酸痛，四肢麻木，经脉拘挛等。

3. 豹骨活络丸（《中华人民共和国卫生部药品标准·中药成方制剂》）

药物组成：海风藤、白芷、豹骨、川芎、当归、木瓜、牛膝、青风藤、人参、威灵仙、制草乌、制川乌。

功能与主治：舒筋活络，散风祛湿，止痛。用于腰膝疼痛，筋骨无力，步行艰难，手足麻木。

4. 风伤止痛膏（《中华人民共和国卫生部药品标准·中药成方制剂》）

药物组成：海风藤、八角茴香、白芷、蓖麻子、苍耳子、大黄、当归、丁香、独活、甘松、桂皮、桂枝、桂子、麻黄、羌活、生半夏、生草乌、生川乌、生天南星、豨莶草、细辛。

功能与主治：舒筋活络，行血止痛。用于新、久风湿痹痛，跌打损伤。

【用法与用量】　6～12g。

【本草摘要】

1.《本草再新》　"行经络，和血脉，宽中理气，下湿出风，理腰脚气，治疝，安胎。"

2.《浙江中药手册》　"宣痹，化湿，通络舒筋。治腰膝痿痹，关节疼痛。"

【化学成分】　主要含木脂素类成分：海风藤酮，海风藤酚，甲基海风藤酚，海风藤素A～L，风藤素F、M，夫妥烯酮等；挥发油：α-侧柏烯，α-蒎烯，月桂烯，莰烯等。

【药理毒理】　本品有抗炎镇痛、抑制血小板活化因子、脑缺血保护等作用。

1. 抗炎、镇痛作用　海风藤挥发油6.25、12.5、25g/kg连续灌胃1周，能延长小鼠舔后足时间，可提高小鼠对热板的耐受力，抑制棉球肉芽组织的生长。雾化吸入10和30mg/kg海风藤提取物可减轻急性肺损伤（ALI）新生鼠的肺水肿及出血程度[1]。海风藤正丁醇提取物7.72、15.44、30.88mg/kg灌胃，对热板法、棉球肉芽法、耳肿胀法等建立的炎症和疼痛模型表现出较好的抗炎镇痛效果[2]。

2. 抑制血小板活化因子作用　海风藤具有抑制血小板活化因子（PAF）的作用。海风藤中成分海风藤酚、甲基海风藤酚、海风藤醇A和海风藤醇B能选择性拮抗PAF对兔血小板的聚集作用。海风藤新木脂素类成分100、10mg/kg腹腔注射，可抑制兔PAF和血栓素B的升高，抑制脑缺血后PAF的过量生成，纠正AA代谢紊乱。海风藤酮20μg/ml体外能抑制兔胚胎培养液引起的去脾鼠血小板数量下降的PAF效应。海风藤醇B（10μmol/L）能选择性地拮抗PAF诱导的兔血小板Ca^{2+}内流和胞内游离Ca^{2+}浓度升高。

3. 对缺血脑组织的保护作用　海风藤0.3g/kg十二指肠给药，可降低犬脑干局灶型缺血后细胞内钙含量，改善缺血后神经元超微结构的损害。海风藤醇提取物1g/kg连续5天腹腔注射，可减轻大鼠局灶性脑缺血后血-脑屏障的破坏，减少缺血灶周围坏死细胞、凋亡细胞数量，并具有减少梗死灶直径的趋势，对缺血性脑组织有保护作用。海风藤酮 10mg/kg 腹腔注射，可改善脑动脉闭塞模型大鼠缺血区局部脑血流量，增加脑缺血再灌注期脑组织超氧化物歧化酶活性，抑制鼠脑磷脂酶 A 活性和自由基形成，减轻缺血脑组织水肿及神经元的坏死，从而对实验性脑缺血组织有保护作用。

4. 对生殖系统的作用　海风藤酮在体外可干扰小鼠胚胎细胞之间的识别黏附，破坏胚胎正常生长和发育的内环境，抑制着床过程。

5. 改善学习记忆作用　海风藤提取物 HS2 能改善 AD 小鼠的学习记忆能力。海风藤注射液腹腔注射(1ml/100g 体重)能够明显改善 D-半乳糖脑老化模型小鼠的学习和记忆能力[3]。

6. 其他作用　海风藤酮体外试验对人红细胞膜的氧化性损伤有保护作用。海风藤能够抑制小胶质细胞的激活和相关炎性因子的释放[4]，对神经细胞有保护作用，有防治阿尔茨海默症(AD)的作用。海风藤对叠丹钠诱导的 PC12 细胞损伤具有显著的保护作用。海风藤挥发油在吸收入血后具有很好的免疫调节作用[5]。海风藤正丁醇提取物对类风湿关节炎有一定的治疗作用。

【参考文献】　[1] 郭芳，梁文，周惠联，等. 海风藤对急性肺损伤新生鼠水通道蛋白 5 的影响. 广东医学，2013，34(14)：2121-2124.

[2] 秦晴，阙金花，张玉琴，等. 海风藤正丁醇提取物抗类风湿作用药效学研究. 亚太传统医药，2015，11(4)：13-15.

[3] 马艳，邢华医，马学强，等. 海风藤对β淀粉样蛋白寡聚体激活小胶质细胞的影响. 中国神经免疫学和神经病学杂志，2013，20(2)：110-112.

[4] 韩晓娟，马学强，杜怡峰. 海风藤提取物对 Aβ 寡聚体激活的小胶质细胞释放炎性因子的抑制作用. 山东大学学报(医学版)，2013，51(5)：6-10.

[5] 楼灵英. 海风藤挥发油含药血清影响小鼠脾细胞增殖的实验性研究. 海峡药学，2011，23(10)：43-44.

青风藤

Qingfengteng

本品为防己科植物青藤 *Sinomenium acutum* (Thunb.) Rehd. et Wils. 及毛青藤 *Sinomenium acutum* (Thunb.) Rehd. et Wils. var. *cinereum* Rehd. et Wils.的干燥藤茎。主产于浙江、江苏、湖北、湖南。秋末冬初采割，扎把或切长段，晒干。切厚片。以外皮色绿褐、切面放射状纹理明显者为佳。

【性味与归经】　苦、辛，平。归肝、脾经。

【功能与主治】　祛风湿，通经络，利小便。用于风湿痹痛，关节肿胀，麻痹瘙痒。

【效用分析】　青风藤味苦、辛，性平，《本草纲目》谓其“主治风疾，风湿流注，历节鹤膝”；《本草汇言》记载“青风藤散风寒湿痹之药也，能舒筋活血，久服常大建奇功。”其辛能散风，苦能燥湿，入肝能通经活络，入脾利小便，既可清生湿之源，又俾湿有去路，《金匮玉函经二注》中云：“治湿不利小便，非其治也，使小便得利，则阳气宣通，而水道自行，津液自化，将关节之湿尽泄矣。”故本品以其较强的祛风湿，通经络，利小便之功效，常用于治疗风湿痹痛，关节肿胀，麻痹瘙痒等。

【配伍应用】　**青风藤配海风藤**　青风藤苦、辛，性平，入肝、脾经，长于搜风胜湿，舒筋利痹；海风藤味辛、苦，性微温，入肝经，长于祛风通络，活血通脉。两药配伍应用，可增强祛风除湿，通络止痛之功，治疗风寒湿痹，肢体酸痛麻木，关节不利，筋脉拘挛。

【鉴别应用】　**青风藤与络石藤**　二者均可祛风湿，通经络，为治疗风湿痹证的常用之品。青风藤味苦、辛，性平，入肝、脾二经，长于祛风通络，利小便，多用于风湿痹痛，关节肿胀。络石藤性微寒，入心、肝、肾三经，能祛风湿而舒筋活络，善治风寒湿痹挟有热象者。

【方剂举隅】　**青藤膏**(《濒湖集简方》)

药物组成：青风藤。

功能与主治：祛风湿，通经络。适用于诸风证。风湿流注，历节鹤膝，麻痹瘙痒，损伤疮肿等症。

【成药例证】

1. 风湿寒痛片(《中华人民共和国卫生部药品标准·中药成方制剂》)

药物组成：青风藤、白术、赤芍、当归、党参、独活、茯苓、附子、枸杞子、桂枝、黄芪、黄芩、鹿茸、木香、牛膝、羌活、秦艽、桑寄生、威灵仙、延胡索、薏米。

功能与主治：祛风散寒，除湿活络，滋补肝肾。用于肝肾不足，风寒湿痹之关节肿痛，四肢麻木，腰膝酸痛，筋骨痿软。

2. 风湿止痛药酒(《中华人民共和国卫生部药品标准·中药成方制剂》)

药物组成：青风藤、穿山龙、蜂房、制附子、甘草、桂枝、红花、络石藤、牛膝、全蝎、桑寄生、石楠藤、土鳖虫、乌梢蛇、蜈蚣、豨莶草、制川乌。

功能与主治：祛风散寒，除湿通络。用于风寒湿痹之关节疼痛。

3. 寒痹停片(《临床用药须知中药成方制剂卷》2020

年版）

药物组成：青风藤、马钱子（制）、制川乌、制草乌、地黄、淫羊藿、薏苡仁、乳香（制）、没药（制）、乌梢蛇。

功能与主治：温经散寒，祛风除湿，化瘀通络。用于风寒湿闭阻，瘀血阻络所致的痹病，症见关节冷痛、刺痛或疼痛夜甚，关节肿胀、屈伸不利，局部畏恶风寒。

4. 正清风痛宁片（《临床用药须知中药成方制剂卷》2020 年版）

药物组成：盐酸青藤碱。

功能与主治：祛风除湿，活血通络，消肿止痛。用于风寒湿痹病，症见肌肉酸痛，关节肿胀、疼痛、屈伸不利、僵硬、肢体麻木；类风湿关节炎、风湿性关节炎见有上述证候者。

【用法与用量】 6～12g。

【本草摘要】

1.《本草图经》 “风疾。治风湿流，历节鹤膝，麻痹瘙痒，损伤疮肿。入酒药中用。”

2.《江西草药》 “祛风活血。”

3.《全国中草药汇编》 “主治关节炎，跌打损伤，陈旧腰痛。”

【化学成分】 主要含生物碱类成分：青藤碱，异青藤碱，双青藤碱，四氢表小檗碱等；还含脂类、甾醇类等。

中国药典规定本品含青藤碱（$C_{19}H_{23}NO_4$）不得少于 0.50%。

【药理毒理】 青风藤有镇痛、镇咳、抗炎、镇静、抗惊厥、抗心律失常和降压等作用。

1. 抗炎、免疫调节作用 青风藤有抗炎、免疫调节作用，青风藤醇提物 29g/kg 灌胃，有抗大鼠心脏移植急性排斥作用。青风藤醇提取液 10mg/（kg・d）对胶原诱导关节炎大鼠灌胃给药，能抑制破骨细胞生成，抑制关节骨破坏[1]；青藤碱与青风藤醇提物均能有效缓解胶原诱导的关节肿胀[2]。青藤碱 30mg/（kg・d）灌胃给药，能够有效减轻肾脏病理损害，延缓疾病进展[3]。青藤碱对大鼠蛋清性或甲醛性足肿胀均有抑制作用。口服青藤碱对变应性鼻炎小鼠模型具有一定的治疗作用[4]。青藤碱能对抗蛋清所致兔的过敏性休克。青藤碱能减轻机体的免疫损伤和肾小球病变程度，对肾小球滤过功能有改善作用。染料木素和青藤碱合用能发挥协同作用，降低佐剂型关节炎（AA）大鼠血清 IL-17、Tracp 含量[5]。

2. 镇痛作用 青藤碱口服或皮下注射对小鼠热板法，36.4mg/kg 口服对小鼠醋酸扭体法，161.2mg/kg 皮下注射对小鼠电刺激尾部法均有镇痛作用。青藤碱 200，150 和 100mg/kg 灌胃给药对偏头痛模型大鼠具有镇痛作用[6]。青藤碱 40mg/kg 腹腔注射能够显著减轻部分坐骨神经损伤（SSNI）模型大鼠疼痛敏感行为，提高机械痛阈[7, 8]。此外，青藤碱与苯海拉明、异丙嗪等抗组胺药物合用有明显的协同作用。青藤碱腹腔注射能够减轻切口痛模型大鼠疼痛敏感行为[9]。

3. 镇咳作用 小鼠和豚鼠二氧化碳引咳法及电刺激猫喉上神经法，均表明青藤碱有明显的镇咳作用。对小鼠和猫的镇咳效价与可待因接近，而对豚鼠其效价约为可待因的 1/4。豚鼠与麻醉猫试验均表明，异丙嗪能加强青藤碱的镇咳作用。

4. 对胃肠道的影响 青藤碱对兔或豚鼠离体肠管运动有抑制作用，并能对抗毛果芸香碱、乙酰胆碱、组胺和氯化钡所致痉挛。但静脉注射青藤碱可引起在犬或兔小肠暂时性兴奋现象，运动张力增加，振幅加大；此作用可被苯海拉明、六烃季铵完全阻断，被阿托品部分或全部阻断。此外，犬静脉注射青藤碱尚可增加胃液分泌及其酸度，而胃蛋白酶活性则无明显改变，同时使血浆组胺含量和淋巴液形成增加，皮肤组胺含量下降。故认为胃肠道的兴奋作用，可能与其释放组胺的作用有一定关系。

5. 促组胺释放作用 青藤碱是目前所知的植物中最强的组胺释放剂之一，体外实验发现青藤碱能使豚鼠大动脉、气管、膈肌、心脏、子宫、皮肤、胃等组织和器官释放组胺。用大鼠腹腔中分离出的肥大细胞悬液加入青藤碱，可使肥大细胞 90%脱颗粒。青藤碱可抑制兔肠收缩，还可抑制血管平滑肌细胞增殖反应及合成，呈剂量依赖性。

6. 对中枢神经系统的影响 青藤碱对小鼠戊巴比妥钠所致睡眠时间无明显影响，但能减少小鼠自发活动与被动活动；犬和猴分别口服青藤碱 45mg/kg 和 95mg/kg，都表现活动减少、安静、驯服、眼睑下垂等中枢神经抑制现象；青藤碱 5mg/kg 即可使小鼠和猫的阳性防御运动性条件反射也有部分消失，剂量加大作用增强，表明其镇静作用是通过抑制中枢神经活动的兴奋过程所致。青藤碱尚能消除点刺激小鼠引起的“激怒”反应，提示有安定作用。青藤碱与吗啡一样，虽然对中枢神经系统主要表现为镇静作用，但对中枢某些部位，特别是脊髓呈现兴奋作用。此外，对正常大鼠尚有一定的降温作用。青藤碱能减少中枢神经系统中 P 物质的含量，这可能是青藤碱产生镇痛作用的重要机制之一。

青风藤醇提液 10g/kg 灌胃及青藤碱 60mg/kg 肌内注射，能抑制吗啡依赖豚鼠体外回肠的戒断性收缩反应。青藤碱对吗啡依赖大鼠的催促戒断症状及体重减轻有拮抗作用，并能调节吗啡依赖大鼠脑内神经递质水平的紊乱，降低戒断后骤增的单胺类神经递质。此外，青风藤对脑啡肽受体有抑制作用，提示可对抗吗啡戒断症状。针刺及青藤碱治疗可以减轻海洛因成瘾大鼠的戒断症状，一定程度上纠正成瘾大鼠杏仁核自发放电频率和形式的异常，降低海洛因成瘾大鼠杏仁核突触素的表达，且二者联合应用效果更好[10]。

7. 对心血管系统的影响 青藤碱可拮抗多种因素诱发的心律失常。青藤碱可缩短印防己毒素诱发家兔心律失常的持续时间，对抗 $BaCl_2$ 诱发大鼠和 $BaCl_2$-ACh 诱发小鼠心律失常，并对缺血性心律失常有对抗作用。青藤碱对正常大鼠、犬、麻醉猫及慢性肾型高血压犬均有降压作用，能抑制去甲肾上腺素的升压作用。

8. 毒理研究 青藤碱对小鼠灌胃、腹皮下注射、腔注射的 LD_{50} 分别为 580、535、285mg/kg。犬、猴分别口服 45、95mg/kg，有明显镇静作用及肠胃道反应，静脉注射 5～13.5mg/kg 即出现高度衰弱、血压下降、心率加速及呼吸困难等反应。青藤碱给猴皮下注射 45 天，剂量从 5mg/kg 递增至 80mg/kg，猴无戒断症状，表明无成瘾性，但对其镇痛作用有耐受性。

【参考文献】 [1] 张梦颖，葛卫红，姚瑶，等．青风藤醇提液对关节炎大鼠关节骨破坏的影响．医药导报，2013，32(5)：565-568.

[2] 姚瑶，葛卫红．青风藤醇提物与青藤碱治疗胶原诱导关节炎大鼠药效的比较研究．药学与临床研究，2014，22(1)：25-28.

[3] 方敬，仇新军，闫翠环，等．青藤碱对 MsPGN 大鼠肾脏病理及 ICAM-1 表达的影响．天然产物研究与开发，2011，23：436-439.

[4] 陈哲，陶泽璋，章哪哪，等．青藤碱对变应性鼻炎小鼠的治疗作用及机制研究．临床耳鼻咽喉头颈外科杂志，2013，27(2)：81-84.

[5] 刘益杰，朱鸿飞，冯伟，等．染料木素和青藤碱对佐剂型关节炎大鼠血清 IL-17、Tracp 的影响．学苑春秋，2011，25(1)：46-48.

[6] 杨丽，罗国标，刘晓丽，等．青藤碱对偏头痛模型大鼠血浆 CGRP、SP 含量及脑干 5-HT 表达的影响．中风与神经疾病杂志，2013，30(1)：60-63.

[7] 李鹏，张美玉，王丹巧，等．青藤碱对 SSNI 模型大鼠镇痛效应及脑内兴奋性氨基酸递质的影响．中国药理学通报，2012，28(10)：1365-1369.

[8] 张美玉，李鹏，王丹巧，等．青藤碱对 SSNI 模型大鼠镇痛效应和纹状体细胞外液单胺类递质的影响．中国中药杂志，2013，38(4)：597-604.

[9] 赵小亮，刘洋，王晔，等．青藤碱对切口痛模型大鼠的镇痛效应及其中枢神经系统中 P 物质含量的影响．标记免疫分析与临床，2013，20(6)：422-426.

[10] 徐国强，刘晓红，董宇华，等．青藤碱及针刺治疗对海洛因戒断大鼠杏仁核的影响．中国药理学通报，2010，26(4)：505-508.

丁公藤

Dinggongteng

本品为旋花科植物丁公藤 *Erycibe obtusifolia* Benth. 或光叶丁公藤 *Erycibe schmidtii* Craib 的干燥藤茎。主产于广东。全年均可采收，切段或片，晒干。以切面异型维管束呈花朵状者为佳。

【性味与归经】 辛，温；有小毒。归肝、脾、胃经。

【功能与主治】 祛风除湿，消肿止痛。用于风湿痹痛，半身不遂，跌扑肿痛。

【效用分析】 丁公藤味辛性温，入肝、脾、胃三经，辛温可散风寒除湿邪，通经络舒筋脉，风湿除而痹肿消，经络通而痹痛止，故本品具有祛风除湿，消肿止痛之功，可治疗风寒湿痹，半身不遂。亦可用于外治跌打损伤之筋络不利，瘀肿疼痛等。

【配伍应用】 **丁公藤配桂枝** 丁公藤辛散温通，尤长于发散，善祛风除湿，消肿止痛，桂枝既温散血中之寒凝，又可宣导活血，以增强化瘀止痛之效。二者配伍，可祛风散寒，除湿止痛，适用于风寒湿痹，半身不遂，手足麻木等。

【鉴别应用】 **丁公藤与海风藤** 二者均能祛风除湿，活络止痛，用于风寒湿痹，肢节酸痛，关节不利，筋脉拘挛，以及跌打损伤，瘀肿疼痛等。但丁公藤辛散温通，尤长于发散，善祛风除湿，消肿止痛。海风藤辛苦微温，长于祛风湿，行经络，和血脉，止疼痛，为祛风通络止痛的要药，故用于风寒湿痹，肢节酸痛，关节不利，筋脉拘挛等。另外，丁公藤有小毒，用时当予注意。

【方剂举隅】 **经验九藤酒**（《医学正传》）

药物组成：丁公藤、青藤、钩藤、红藤、桑络藤、菟丝藤、天仙藤、忍冬藤、五味子藤等。

功能与主治：祛风，通络，止痛。适用于远年痛风，及中风左瘫右痪，筋脉拘急，日夜作痛，叫呼不已。

【成药例证】

1. 风痛药酒（《中华人民共和国卫生部药品标准·中药成方制剂》）

药物组成：丁公藤、白芷、川芎、当归、独活、防己、桂枝、麻黄、羌活、青蒿子、威灵仙、香加皮、小茴香、栀子。

功能与主治：疏风通络，散寒止痛。用于风寒湿痹，四肢麻木，筋骨疼痛，腰背酸痛。

2. 冯了性风湿跌打药酒（《临床用药须知中药成方制剂卷》2020年版）

药物组成：丁公藤、白术、白芷、补骨脂、蚕沙、苍术、陈皮、川芎、当归、桂枝、厚朴、黄精、苦杏仁、麻黄、没药、牡丹皮、木香、羌活、乳香、山药、菟丝子、五灵脂、香附、小茴香、泽泻、枳壳、猪牙皂。

功能与主治：祛风除湿，活血止痛。用于风寒湿痹，手足麻木，腰腿酸痛，跌扑损伤，瘀滞肿痛。

3. 骨通贴膏（《临床用药须知中药成方制剂卷》2020年版）

药物组成：丁公藤、金不换、麻黄、海风藤、乳香、干姜、白芷、三七、当归、姜黄、辣椒、樟脑、肉桂油、薄荷脑。

功能与主治：祛风散寒，活血通络，消肿止痛。用于骨痹属寒湿阻络兼血瘀证，症见局部关节疼痛、肿胀、麻木重着、屈伸不利或活动受限；退行性骨性关节炎见上述证候者。

【用法与用量】 3～6g，用于配制酒剂，内服或外搽。

【注意】

1. 本品有强烈的发汗作用，虚弱者慎用。

2. 孕妇禁用。

【本草摘要】

1.《**名医别录**》“主金疮痛，延年。”

2.《**本草图经**》“治腰痛。”

3.《**开宝本草**》“主风血，补衰老，起阳，强腰脚，除痹，变白，排风邪。”

【化学成分】 主要含香豆素类成分：东莨菪内酯（东莨菪素），东莨菪苷；生物碱类成分：丁公藤甲素和丙素。

中国药典规定本品含东莨菪内酯（$C_{10}H_8O_4$）不得少于0.050%。

【药理毒理】 本品有抗炎、调节免疫、缩瞳和降眼压等作用。

1. 抗炎及免疫调节作用　丁公藤有抗炎及免疫调节作用。大鼠吸入雾化丁公藤注射液（含提取物0.05g/ml）可提高大鼠的呼吸道T淋巴细胞数量和肺泡巨噬细胞吞噬功能，使大鼠血液中T淋巴细胞和脾脏特异性抗体形成细胞比率升高。丁公藤注射液2～3ml/kg（含提取物0.05g/ml），皮下注射可提高绵羊红细胞免疫大鼠外周血T淋巴细胞百分比，降低白细胞移行指数，增强中性白细胞的吞噬功能。复方丁公藤胶囊2.15、1.07g/kg灌胃，可抑制大鼠蛋清足肿胀和二甲苯引起血管通透性的增加，表明其对炎症早期血管渗出和水肿有抑制作用。

2. 缩瞳和降眼压作用　丁公藤叶和茎提取物有缩瞳作用，提取物1%浓度时滴于兔眼有缓慢、持久的缩瞳作用，对离体豚鼠眼球亦有缩瞳作用，并能直接收缩虹膜。丁公藤甲素的0.025%滴剂滴眼，有缩瞳、降低眼内压和改善房水流畅系数的作用。丁公藤碱对兔也有缩瞳和降眼压作用，其作用强度随药物浓度的升高而加强，其缩瞳和降眼压作用主要是通过M_3受体介导而产生。

3. 其他作用　丁公藤甲素腹腔注射能兴奋中枢M-胆碱系统而致颤，此外，有解热、降温等作用。大鼠离体心脏试验表明，丁公藤甲素有减慢心率，增强收缩力，降低耗氧量，降低组织间液内的K^+，改善心肌代谢和心脏功能，降低血压，延长动作电位时程等作用。

4. 毒理研究　丁公藤小鼠灌胃最大耐受量为10.48g/kg。丁公藤中的包公藤甲素腹腔注射LD_{50}为8.85mg/kg，家兔静脉注射LD_{50}为0.133mg/kg，2种动物LD_{50}的差异较大，除与给药途径不同有关外，可能提示有种属差异；中毒症状系拟胆碱作用所致，急性中毒病理检查小鼠及猴，主要是内在器官淤血，内脏血管扩张是造成器官病变的主要原因。亚急性毒性试验提示有一定的积蓄性，慢性滴眼试验，兔内眼及外眼部未见明显损害。正常志愿者滴眼，有短暂球结膜血管扩张，但无不适感觉。阿托品为丁公藤的特异性解毒剂。

雪上一枝蒿

Xueshangyizhihao

本品为毛茛科植物雪上一枝蒿 *Aconitum brachypodum* Diels 的干燥块根。主产于云南、四川。秋末冬初采挖，除去须根及泥沙，晒干。炮制方法同草乌。以断面白色、粉性足者为佳。

【性味与归经】 苦、辛，温；有大毒。归肝经。

【功能与主治】 祛风除湿，通络定痛。用于风湿痹痛，跌打伤痛。

【效用分析】 雪上一枝蒿苦燥、辛散、温通，性猛善走，能祛风湿，活血脉，尤擅止痛，为治疗多种疼痛的良药，常用于风湿痹痛，跌打伤痛等。

【鉴别应用】雪上一枝蒿与制川乌　二药均味辛苦，具有祛风除湿，止痛之效，适用于风湿痹痛，跌打伤痛等。但雪上一枝蒿活血止痛之功较佳，为治疗多种疼痛的良药。川乌辛热之性较强，尤多用于风寒湿痹，关节疼痛，心腹冷痛，寒疝作痛，并能温煦脏腑，散寒止痛，温里止痛之功远胜他药。

【成药例证】

1. 雪上一枝蒿片（《中华人民共和国卫生部药品标准·中药成方制剂》）

药物组成：雪上一枝蒿。

功能与主治：祛风，抗炎，镇痛。用于风湿疼痛，关节炎，跌打损伤等。

2. 雪上一枝蒿速效止痛搽剂（《中华人民共和国卫生部药品标准·中药成方制剂》）

药物组成：雪上一枝蒿、冰片、川芎、附子、黑骨头、红花、见血飞、金铁锁、金叶子、乳香、生草乌、生川乌、重楼。

功能与主治：舒筋活血，消肿止痛。用于跌打损伤(软组织扭伤、挫伤等)和各种关节痛。

3. 骨痛灵酊（《临床用药须知中药成方制剂卷》2020年版）

药物组成：雪上一枝蒿、冰片、干姜、国产血竭、没药、乳香。

功能与主治：温经散寒，祛风通络，活血止痛，用于骨性关节炎、风湿性关节炎、类风湿关节炎、风寒瘀阻证，症见筋骨肌肉疼痛麻木、关节不利、活动受限者。

4. 伤痛酊（《中华人民共和国卫生部药品标准·中药成方制剂》）

药物组成：雪上一枝蒿、薄荷脑、芙蓉叶、两面针、肉桂油、徐长卿、樟脑、朱砂根。

功能与主治：祛瘀活血，消肿止痛。用于扭伤、挫伤、挤压伤、腱鞘炎等急性软组织损伤。

5. 一枝蒿伤湿祛痛膏（《临床用药须知中药成方制剂卷》2020年版）

药物组成：复方一枝蒿流浸膏(由雪上一枝蒿、生草乌、生川乌、生水半夏、生南星、红花、豨莶草、羌活、独活、川芎、药用辣椒组成)、樟脑、冰片、薄荷脑、颠茄流浸膏、冬青油。

功能与主治：祛风除湿，散寒活血，消肿止痛。用于寒湿瘀阻经络所致关节疼痛，亦用于扭伤。

【用法与用量】 常用量，口服，一次0.025～0.05g。极量，一次0.07g。

【注意】

1. 本品有大毒，未经炮制，不宜内服。

2. 孕妇、老弱、小儿及心脏病、溃疡病患者禁用。

【本草摘要】

1.《四川中药志》 “麻醉镇痛，除湿消肿。治顽固性风湿性关节剧痛，疔劳伤、跌扑损伤，肢体疼痛及无名肿毒。”

2.《云南中药志》 “用于骨折肿痛，胃痛，痛经。”

3.《云南中草药》 “消炎止痛，祛风除湿。”

【化学成分】 主要含生物碱类成分：乌头碱，次乌头碱，阿替新，雪上一枝蒿甲素、乙素、丙素、丁素等。生物碱是本品的毒性成分，也是有效成分。

【药理毒理】 本品有镇痛、抗炎等作用。

1. 镇痛作用 雪上一枝蒿总生物碱对化学刺激和热刺激致小鼠疼痛均有抑制作用，但治疗指数较低，安全范围较小。雪上一枝蒿甲、乙、丙、丁素1.0mg/kg皮下注射，对电刺激小鼠尾法均有镇痛作用，雪上一枝蒿甲素0.10g/kg皮下注射，可提高40%小鼠热板法痛阈。

2. 抗炎作用 雪上一枝蒿总生物碱皮下注射或腹腔注射，对小鼠巴豆油致耳肿胀，大鼠组胺及小鼠冰醋酸致腹腔毛细血管通透性增高，大鼠蛋清、交叉菜胶及甲醛致足肿胀均有抑制作用；但对大鼠皮下棉球肉芽组织增生无抑制作用。雪上一枝蒿醇提物20、100μg/ml可显著抑制LPS诱导的小鼠巨噬细胞损伤和凋亡[1]。

3. 其他作用 雪上一枝蒿中所含的乌头碱有局部麻醉、抑制肿瘤生长和转移作用。雪上一枝蒿浸液25mg/kg静脉滴注，可引起麻醉猫呼吸抑制，个别动物注射后亦可出现一过性呼吸兴奋现象，维生素C可缓解呼吸困难症状；雪上一枝蒿所含准噶尔乌头碱和欧乌头碱具有抗生育作用。雪上一枝蒿所含乌头碱对离体及在体蛙心脏有短暂的强心作用，随即转为抑制，出现心脏收缩力减弱，心律失常，心跳停止等现象。一枝蒿碱甲、乙素对在体和离体蛙心脏具有乌头碱样作用。雪上一枝蒿浸剂25mg/kg静脉注射，可引起麻醉猫心律失常、血压下降和呼吸困难等症状，亦可兴奋迷走神经，使心跳缓慢，传导阻滞，由于异位节律的直接刺激可使动物出现血压一过性下降，且血压下降多发生于心律失常前，故此作用与外周阻力降低有关，心律失常所致的心搏量减少可使血压进一步下降。雪上一枝蒿总碱0.1mg/kg静脉注射，对大鼠血压出现较小波动的升高或降低，0.2mg/kg时即出现心律失常及血压较大波动。

4. 毒理研究 雪上一枝蒿有强的毒性。家种、野生雪上一枝蒿总碱的LD_{50}分别为16.91、11.01mg/kg。雪上一枝蒿人的口服中毒量为0.15～3.0g，主要毒性成分为乌头碱，主要表现为神经系统、心血管系统、呼吸系统及消化系统方面的毒性反应[2-4]。雪上一枝蒿的三氯甲烷提取物、石油醚提取物、正丁醇提取物对昆明小鼠的经口LD_{50}分别为37.514、6766.928、5492.337mg/kg[5]。

【参考文献】 ［1］黄先菊，任炜．雪上一枝蒿醇提物体外抗炎作用的研究．中南民族大学学报(自然科学版)，2012，31(4)：

36-40.

[2] 罗曙生. 雪上一枝蒿急性中毒致严重室性心律失常 1 例. 中国中医药现代远程教育，2010，8(19)：54.

[3] 段广民，俞峰. 误服大量雪上一枝蒿致持续性室速 1 例. 浙江中西医结合杂志，2012，22(9)：726-727.

[4] 丛紫东，郑玲玲. 雪上一枝蒿中毒 1 例报告. 时珍国医国药，2013，24(8)：2027-2028.

[5] 周欢，蒋逸，任炜，等. 雪上一枝蒿活性部位体内外的毒性. 中国药理学与毒理学杂志，2013，27(3)：569.

路 路 通

Lulutong

本品为金缕梅科植物枫香树 *Liquidambar formosana* Hance 的干燥成熟果序。主产于江苏、浙江、安徽、江西、福建。冬季果实成熟后采收，除去杂质，干燥。用时捣碎。以个大、色灰棕、无果梗者为佳。

【性味与归经】 苦，平。归肝、肾经。

【功能与主治】 祛风活络，利水，通经。用于关节痹痛，麻木拘挛，水肿胀满，乳少，经闭。

【效用分析】 路路通能通行十二经脉，善祛除留于肌肉、筋骨、关节、经络的风寒湿诸邪，故风寒湿痹，筋脉拘挛，周身骨节疼痛宜之。因其能行血通脉，故气血瘀滞，脉络闭阻所致半身不遂以及跌打损伤、瘀血肿痛等亦能取效。因主归肝经，具有祛瘀通经下乳之功，故妇人肝气郁结所致经闭、产后乳汁不通或乳房胀痛等常选用。本品尚有利水消肿作用，故也用治水肿、小便不利等。

【配伍应用】

1. 路路通配益母草 路路通主归肝经，具有祛瘀通经之功；益母草苦泻辛散，主入血分，善于活血祛瘀调经，为妇科经产要药。两药配伍，能活血调经，祛瘀通滞，适用于血滞痛经，经行不畅，经闭，产后腹痛等。

2. 路路通配茯苓 路路通辛开苦降，通行十二经脉，调理一身气机；茯苓甘补淡渗，功能利水渗湿，性平作用和缓，无论寒热虚实各种水肿均可使用。两药配伍，能利水消肿，适用于水肿，小便不利。

3. 路路通配伸筋草 路路通辛散苦燥，长于祛风湿而通络；伸筋草苦辛温，其性善行，走而不守，具有祛风除湿，活血通络之功，尤长于舒筋缓挛。两药配伍，能祛风除湿，通经络，适用于风湿痹痛，麻木，肢体拘挛。

【鉴别应用】 **路路通与穿山甲** 两药均能行气血，通经络，散瘀滞，下乳汁，为通经下乳之要药，常用于经闭，痛经，产后乳汁不下，癥瘕积聚等。但路路通能通行十二经，善祛除留着于肌肉、骨节、经络的风寒湿诸邪，故风寒湿痹，筋脉拘挛，周身骨节疼痛宜之；路路通又善调理一身气机而利水消肿。穿山甲既能活血祛瘀，又能通络搜风，力至全身，与祛风湿药配伍，常用治风湿痹痛，关节强直，手足拘挛者；又因其味咸性寒，气腥走窜，功专行散，而有消肿排脓之功，可使痈肿未成脓者消散，已成脓者溃而脓出，故为疡科常用之品。

【方剂举隅】

1. 和肝益肾饮（《慈禧光绪医方选议》）

药物组成：路路通、石菖蒲、宣木瓜、木香、焦三仙、菊花、菟丝饼、白芍、灯芯。

功能与主治：和肝益肾。适用于肝病。

2. 滋乳汤《医学衷中参西录》

药物组成：路路通、生黄芪、当归、知母、玄参、穿山甲、王不留行。

功能与主治：补益气血，通络下乳。适用于产后少乳，其乳少由于气血虚或经络瘀者。

【成药例证】

1. 抗风湿液（《中华人民共和国卫生部药品标准·中药成方制剂》）

药物组成：牛大力、两面针、七叶莲、半枫荷、黑老虎根、豺皮樟、路路通、血风根、香加皮、虎杖、千斤拔、毛冬青、鸡血藤。

功能与主治：祛风祛湿，活血通络，壮腰健膝。用于慢性风湿性关节炎，类风湿关节炎，腰腿痛，坐骨神经痛，四肢酸痹及腰肌劳损等症。

2. 耳聋通窍丸（《中华人民共和国卫生部药品标准·中药成方制剂》）

药物组成：路路通、磁石、大黄、当归、黄柏、黄连、黄芩、龙胆、芦荟、木香、石菖蒲、栀子。

功能与主治：清热泻火，利湿通便。用于肝胆火盛，头眩目胀，耳聋耳鸣，耳内流脓，大便干燥，小便赤黄。

3. 生乳片（《中华人民共和国卫生部药品标准·中药成方制剂》）

药物组成：路路通、白芷、穿山甲、党参、冬瓜子、漏芦、山药、熟地黄、丝瓜络、王不留行、猪鞭等。

功能与主治：补气生血，通经下乳，具有促进乳汁分泌，改善乳汁质量作用。用于产后气血亏损，乳少，乳汁不通。

4. 通乳颗粒（《中华人民共和国卫生部药品标准·中药成方制剂》）

药物组成：路路通、白芍、柴胡、川芎、穿山甲、当归、党参、黄芪、瞿麦、漏芦、鹿角霜、熟地黄、天花粉、通草、王不留行。

功能与主治：益气养血，通络下乳。用于产后气血亏损，乳少，无乳，乳汁不通等症。

5. 心益好片（《中华人民共和国卫生部药品标准·中药成方制剂》）

药物组成：路路通、冰片、蟾酥、琉璃草、三七、生晒参、猪牙皂。

功能与主治：活血化瘀，行气止痛，益心宁神。用于冠心病，心绞痛，胸闷，心悸，气短等。

【用法与用量】 5～10g。

【注意】 虚寒血崩者勿服；月经过多者禁用。

【本草摘要】

1.《本草纲目拾遗》 “辟瘴却瘟，明目，除湿，舒筋络拘挛，周身痹痛，手脚及腰痛，焚之嗅其烟气皆愈。”

2.《岭南采药录》 “治风湿流注疼痛及痈疽肿毒。”

3.《浙江药用植物志》 “行气宽中，活血通络，利水。治胃痛腹胀，风湿痹痛，乳中结块，乳汁不通，小便不利，月经不调，荨麻疹。”

【化学成分】 主要含萜类成分：路路通酸，路路通内酯，爱波路立克酸，福尔木索立克酸，熊果酸，齐墩果酸等；挥发油：β-松油烯，β-蒎烯，柠檬烯，γ-松油烯等；黄酮类成分：三叶草苷，金丝桃苷，异槲皮素，芸香苷，杨梅树皮素-3-*O*-葡萄糖苷等；环烯醚萜类成分：水晶兰苷等；还含甾醇等。

中国药典规定本品含路路通酸（$C_{30}H_{46}O_3$）不得少于0.15%。

【药理毒理】 本品有抗炎、镇痛等作用。

1. 抗炎、镇痛作用 路路通水煎剂2.5、5.0、10.0g/kg灌胃，对酵母诱发大鼠足肿胀有抑制作用，路路通酸10mg/kg灌胃可对抗小鼠角叉菜胶足肿胀，抑制醋酸所致小鼠腹腔毛细血管通透性增加，对早期炎症和急性渗出性炎症有对抗作用，对醋酸引起小鼠疼痛具有镇痛作用。

2. 抗菌作用 路路通挥发油对枯草杆菌、金黄色葡萄球菌、黄曲霉、青霉、大肠埃希菌均有一定抑制作用，其中对枯草杆菌的抑制作用最强，对大肠埃希菌的抑制作用较弱[1]。

【参考文献】 [1] 刘玉民，刘亚敏，李昌晓，等. 路路通挥发油化学成分与抑菌活性研究. 食品科学，2010，31(7)：90-93.

地 枫 皮

Difengpi

本品为木兰科植物地枫皮 *Illicium difengpi* K. I. B. et K. I. M. 的干燥树皮。主产于广西。春、秋二季剥取，晒干或低温干燥。打碎。以质松脆、气香者为佳。

【性味与归经】 微辛、涩，温；有小毒。归膀胱、肾经。

【功能与主治】 祛风除湿，行气止痛。用于风湿痹痛，劳伤腰痛。

【效用分析】 地枫皮辛散温通，能宣通百脉，调和经络，通行气血，散风除湿，善治风湿痹痛，肢体麻木；也用于治疗劳伤腰痛等。

【配伍应用】

1. 地枫皮配桑枝 地枫皮味辛而涩，走中有守，有祛风行气除湿之功；桑枝祛风湿、通经络、利关节，性质平和，寒热痹均可应用。两药配伍，适用于风湿痹痛，筋脉拘急，跌打损伤。

2. 地枫皮配鸡血藤 地枫皮祛风除湿，止痛；鸡血藤养血活血，舒筋活络。两药相配，既能养血活血，又能祛风除湿，适用于年老或血虚受风湿所致的肢体麻木不仁或关节疼痛。

【成药例证】

1. 风寒双离拐片（《临床用药须知中药成方制剂卷》2020年版）

药物组成：地枫皮、防风、红花、没药（制）、木耳、千年健、乳香（制）、制草乌、制川乌、制马钱子。

功能与主治：祛风散寒，活血通络。用于风寒闭阻，瘀血阻络所致的痹病，症见关节疼痛、腰腿疼痛、冷痛或刺痛、局部畏寒恶风、四肢麻木、屈伸不利。

2. 风湿安泰片（《中华人民共和国卫生部药品标准·中药成方制剂》）

药物组成：地枫皮、甘草、骨碎补、广地龙、桂枝、红参、红花、槲寄生、黄柏、金银花、老鹳草、鹿茸、麻黄、制马钱子、没药、牛膝、羌活、生草乌、生川乌、乌梅、乌梢蛇、五加皮、细辛、续断、淫羊藿。

功能与主治：舒筋活血，祛风镇痛。用于筋骨麻木，手足拘挛，腰腿疼痛，风湿性关节炎。

3. 舒筋止痛酊（《中华人民共和国卫生部药品标准·中药成方制剂》）

药物组成：地枫皮、透骨草、草乌、红花、乳香、骨碎补、急性子、花椒、独活。

功能与主治：舒筋，活血，止痛。用于风寒湿邪引起的四肢关节及周身疼痛。

4. 风湿镇痛丸（《中华人民共和国卫生部药品标准·中药成方制剂》）

药物组成：地枫皮、当归、杜仲、防风、甘草、桂枝、海风藤、黄芪、鸡血藤、麻黄、马钱子粉、没药、木瓜、牛膝、千年健、羌活、秦艽、忍冬藤、乳香、伸筋草、铁丝威灵仙、豨莶草、自然铜。

功能与主治：祛风除湿，散寒止痛。用于风寒邪所致四肢麻木、疼痛。

5. 附桂风湿膏（《中华人民共和国卫生部药品标准·中药成方制剂》）

药物组成：地枫皮、生姜、鲜葱、生附子、生草乌、肉桂、吴茱萸、桂枝、北细辛、麻黄、干姜、羌活、独活、苍术、川芎、白芷、防风、生南星、生白附子、山柰、乳香、没药、当归、冰片、薄荷脑、肉桂油、木香、厚朴、丁香、陈皮、甘草、地黄、杜仲、川牛膝、千年健、骨碎补、锁阳、韭菜子、淫羊藿、水杨酸甲酯。

功能与主治：祛风除湿，散寒止痛。用于腰腿冷痛、四肢麻木，或跌打损伤所致的局部肿痛。

【用法与用量】 6～9g。

【本草摘要】 《新华本草纲要》“味辛、涩，性温；有小毒。有祛风除湿，行气止痛的功能。”

【化学成分】 主要含挥发油：α-蒎烯，β-蒎烯，莰烯，月桂烯，桉叶素，芳樟醇，樟脑，黄樟醚，柏木脑等。

【药理毒理】 本品有抗炎、镇痛作用。

1. 抗炎、镇痛作用 地枫皮水煎剂 6g/kg 灌胃可抑制小鼠醋酸所致的扭体反应，并能提高小鼠对光辐射热的痛阈百分率；对巴豆油所致小鼠耳肿胀，角叉菜胶引起的大鼠关节肿胀及醋酸所致小鼠腹腔毛细血管通透性增高亦有抑制作用。

2. 毒理研究 地枫皮水煎剂小鼠灌胃 LD_{50} 为 75.71g/kg。

两头尖

Liangtoujian

本品为毛茛科植物多被银莲花 *Anemone raddeana* Regel 的干燥根茎。主产于吉林、山东。夏季采挖，除去须根，洗净，干燥。以断面类白色者为佳。

【性味与归经】 辛，热；有毒。归脾经。

【功能与主治】 祛风湿，消痈肿。用于风寒湿痹，四肢拘挛，骨节疼痛，痈肿溃烂。

【效用分析】 两头尖辛热温通，善祛风除湿，消肿止痛，尤长于发散，故常用于风寒湿痹，关节疼痛，又因其味辛性热，散寒之力较强，故多用于寒胜之痛痹；邪毒内蕴，肉腐成痈，治之常以毒攻毒，本品辛热有毒，可与清热解毒药合用之，以发挥其消肿止痛之效，用治痈疖肿痛等。

【配伍应用】 **两头尖配牛膝** 两头尖辛热性燥，专入脾经，祛风除湿，能通能散；牛膝苦酸性平，入肝肾经，活血通经，补肝肾，强筋骨，引血下行。主要用于肝肾亏虚所致之久痹腰膝酸痛乏力及瘀血阻滞的跌打伤痛。二药合用，善疗下肢之疾，故常用于治疗风寒湿闭阻之腰腿疼痛，足挛不易屈伸。

【鉴别应用】 **两头尖与制川乌** 均味辛热，有毒，具有祛风除湿之效，适用于风湿痹痛，肢体关节屈伸不利等。两头尖辛热之性较乌头弱，用于风寒湿痹，关节疼痛症状较轻者。制川乌辛热之性较强，最善除寒湿，且温煦脏腑，温里止痛之功远胜它药，凡风寒湿痹痛甚，以及寒疝腹痛、胸痹心痛、寒疝作痛等均可用之。

【方剂举隅】

1. 草乌头散（《普济方》）

药物组成：两头尖、草乌头、全蝎、僵蚕。

功能与主治：祛风止痛。适用于牙风疼痛。

2. 追风如圣散（《证治准绳·类方》）

药物组成：两头尖、川乌、草乌、苍术、金钗石斛、川芎、白芷、细辛、当归、防风、麻黄、荆芥、何首乌、全蝎、天麻、藁本、甘草、人参。

功能与主治：祛风通络。适用于男妇诸般风证，左瘫右痪，半身不遂，口眼歪斜，腰腿疼痛，手足顽麻，语言謇涩、行步艰难；遍身疮癣，上攻头目，耳内蝉鸣，痰涎不利、皮肤瘙痒；偏正头风，无问新旧；破伤风、角弓反张，蛇犬咬伤，金刃所伤，血出不止。

3. 救苦神白散（《卫生宝鉴》）

药物组成：两头尖、川芎、甘松、白芷、赤芍药、川乌、甘草。

功能与主治：祛风止痛。适用于男子、妇人偏正头痛，眉骨两太阳穴痛，及热上攻头目，目赤不已，项筋拘急，耳作蝉鸣。

【成药例证】

1. 大活络丸（《临床用药须知中药成方制剂卷》2020年版）

药物组成：两头尖、安息香、白术（麸炒）、冰片、沉香、赤芍、大黄、当归、地龙、丁香、豆蔻、防风、甘草、葛根、骨碎补（烫、去毛）、贯众、广藿香、龟甲（醋淬）、何首乌、红参、狗骨（油酥）、黄连、黄芩、僵蚕（炒）、麻黄、没药（制）、木香、牛黄、蕲蛇、羌活、青皮、全蝎、肉桂、乳香（制）、麝香、熟地黄、松香、天麻、天南星（制）、威灵仙、乌梢蛇、乌药、水牛角、细辛、香附（醋制）、玄参、血竭、制草乌。

功能与主治：祛风散寒，除湿化痰，活络止痛。用于风痰瘀阻所致的中风，症见半身不遂，肢体麻木、足痿无力；或寒湿瘀阻之痹病，筋脉拘急，腰腿疼痛；亦用于跌打损伤、行走不利及胸痹心痛。

2. 再造丸（《临床用药须知中药成方制剂卷》2020年版）

药物组成：两头尖、人参、黄芪、白术、制何首乌、熟地黄、当归、玄参、龟甲、骨碎补(炒)、桑寄生、冰片、人工麝香、人工牛黄、黄连、朱砂、水牛角浓缩粉、威灵仙(酒炒)、豹骨(油炙)、白芷、羌活、防风、麻黄、细辛、粉萆薢、蕲蛇肉、葛根、天竺黄、广藿香、豆蔻、草豆蔻、茯苓、母丁香、沉香、檀香、乌药、香附、青皮、化橘红、附子(附片)、肉桂、天麻、全蝎、僵蚕、地龙、三七、血竭、川芎、大黄、赤芍、穿山甲、乳香(制)、没药(制)、片姜黄、油松节、建曲、红曲、甘草。

功能与主治：祛风化痰，活血通络。用于风痰阻络所致的中风，症见半身不遂、口舌歪斜、手足麻木、疼痛拘挛、言语謇涩。

【用法与用量】 1～3g。外用适量。

【注意】 孕妇禁用。

【本草摘要】

1.《名医别录》 “主心痛，血痹，面上病，行药势。”

2.《日华子本草》 “主中风失音，一切冷风气。”

3.《本草品汇精要》 “主小儿惊风。”

【化学成分】 主要含三萜及其苷类成分：竹节香附素A(银莲华素A)，两头尖皂苷D、F、H，齐墩果酸3-*O*-阿拉伯糖苷，五加苷K，3-乙酰齐墩果酸，羽扇豆醇，桦皮醇，桦皮酸，薯蓣皂苷元，齐墩果酸；香豆素类成分：4,7-二甲氧基-5-甲基香豆素。

中国药典规定本品含竹节香附素A($C_{47}H_{76}O_{16}$)不得少于0.20%。

【药理毒理】 本品有抗炎、镇痛及抗肿瘤等作用。

1. 抗炎、镇痛作用 两头尖提取物灌服可抑制二甲苯引起小鼠耳肿胀，抑制醋酸所致小鼠腹腔毛细血管通透性增高，抑制棉球诱导的大鼠肉芽组织增生[1]。两头尖总皂苷对角叉菜胶、甲醛、葡聚糖、新鲜蛋清引起的大鼠足肿胀有抑制作用。两头尖水提取物1.6、0.8g/kg灌服可明显提高小鼠对热板所致疼痛反应的痛阈值[2]。两头尖总皂苷及皂苷D、F、H对醋酸所致小鼠痛觉反应、热刺激引起的疼痛均有镇痛作用。

2. 抗肿瘤作用 两头尖所含的银莲花素A 30μg/ml，在体外能抑制小鼠S_{180}和腹水型肝癌细胞DNA、RNA和蛋白质的合成。两头尖总皂苷1.0g/kg灌胃对S_{180}、H22和EAC的平均抑瘤率分别为68.1%、62.5%和69.3%。

3. 抗纤维化作用 两头尖提取物0.071g/kg灌胃给药可显著降低猪血清免疫诱导大鼠肝纤维化；提取物组炎症活动度、纤维化程度显著减轻，Ⅰ型胶原、Ⅲ型胶原表达面积和强度明显减弱，纤维间隔染色淡，无典型假小叶形成[3]。

4. 其他作用 两头尖挥发油、内酯、总皂苷、皂苷D、F、H对人体致病的乙型链球菌、铜绿假单胞菌、伤寒杆菌、痢疾杆菌、金黄色葡萄球菌等均呈现不同程度的抑菌作用。两头尖总皂苷、皂苷D对正常小鼠自发活动有抑制作用，此外还有抗惊厥、抗组胺作用[2]。两头尖水提物对2,4-二硝基氯苯诱发小鼠迟发型超敏反应具有抑制作用，可降低耳肿胀、胸腺指数和脾指数[2]。

5. 毒理研究 两头尖总皂苷小鼠灌胃、腹腔注射LD_{50}分别为5.7g/kg、106mg/kg。

【参考文献】

[1] 郑洁，徐静华，路金才，等. 两头尖提取物的抗炎镇痛作用初探. 中国医药指南，2012，10(26)：1-2.

[2] 王琳娜，董彦宏. 两头尖水提取物抗炎、镇痛及抗迟发型超敏反应的研究. 中医药信息，2012，29(4)：154-156.

[3] 李孝波，郝瑞春，邓晓鹏，等. 两头尖提取物抗猪血清诱导大鼠肝纤维化的作用研究. 中国实验方剂学杂志，2013，19(2)：201-206.

金铁锁

Jintiesuo

本品为石竹科植物金铁锁 *Psammosilene tunicoides* W. C. Wu et C. Y. Wu 的干燥根。主产于云南。秋季采挖，除去外皮和杂质，晒干。以断面粉性者为佳。

【性味与归经】 苦、辛，温；有小毒。归肝经。

【功能与主治】 祛风除湿，散瘀止痛，解毒消肿。用于风湿痹痛，胃脘冷痛，跌打损伤，外伤出血；外治疮疖，蛇虫咬伤。

【效用分析】 金铁锁辛散温通，能祛风散寒，除湿止痛，一俟寒湿去，经脉通，则肢节痹痛，胃脘冷痛自消；本品专入肝经血分，既能辛散化瘀，还善止血，止血而不留瘀，活血化瘀而消肿定痛，故常用于治疗跌打损伤，瘀肿疼痛，创伤出血；本品有小毒，其外用治疗痈疽疮疖，蛇虫咬伤，乃取其以毒攻毒之意而行解毒消肿，散瘀止痛之功。

【配伍应用】 **金铁锁配三七** 两者均入肝经血分，既能止血，又能化瘀，对人体内外各种出血，无论有无瘀滞，均可应用。金铁锁味苦、辛，散瘀止痛；三七甘、微苦，且有补虚强壮的作用。两者伍用，可增强活血化瘀止痛的功效，适用于跌打损伤，瘀滞肿痛以及风湿痹痛。

【鉴别应用】 金铁锁与接骨木 二者均可祛风湿，止痹痛，用于风湿痹痛，跌打损伤。惟金铁锁辛散温通，活血化瘀力强；接骨木味甘性平，功能缓急，消肿止痛疗伤。此外，金铁锁尚有解毒消痈之功，亦治痈疽疮疖；接骨木则有利湿功效，用治水肿，小便不利。

【成药例证】

1. 云南红药散（《中华人民共和国卫生部药品标准·中药成方制剂》）

药物组成：金铁锁、大麻药、滑叶跌打、三七、石菖蒲、西南黄芩、玉葡萄根、制黄草乌、重楼、紫金龙。

功能与主治：止血镇痛，活血散瘀，祛风除湿。用于胃溃疡出血，支气管扩张咯血，功能性子宫出血，月经过多，眼底出血，眼结膜出血，鼻衄，痔疮出血，软组织挫伤，风湿性关节炎，风湿性腰腿疼痛等。

2. 百宝丹（《中华人民共和国卫生部药品标准·中药成方制剂》）

药物组成：金铁锁、三七、生草乌、重楼。

功能与主治：散瘀消肿，止血止痛。用于刀枪伤，跌打损伤，月经不调，经痛经闭，慢性胃痛及关节疼痛。

3. 一粒止痛丸（《中华人民共和国卫生部药品标准·中药成方制剂》）

药物组成：金铁锁、没药、披麻草、乳香、麝香、重楼。

功能与主治：清热解毒，活血止痛。用于刀枪伤、跌打伤所致的疼痛，妇女经痛及部分晚期恶性肿瘤疼痛等。

【用法与用量】 0.1～0.3g，多入丸散服。外用适量。

【注意】

1. 孕妇慎用。

2. 本品有毒，味辛辣，尝之刺激喉舌，易致呕吐。

【本草摘要】

1.《滇南本草》 “专治面寒疼，胃气、心气疼，攻疮痈，排脓。”

2.《云南中草药》 “止血止痛，活血祛瘀，除风湿。主治跌打损伤，创伤出血，风湿疼痛，胃痛，蛔虫。”

【化学成分】 主要含五环三萜皂苷类成分，主要由丝石竹皂苷元衍生而成；还含环肽类、氨基酸、有机酸等。

【药理毒理】 本品主要有抗炎、镇痛、调节免疫功能等作用。

1. 抗炎、镇痛作用 金铁锁总皂苷腹腔注射，对巴豆油所致小鼠耳肿胀有抑制作用，可减轻大鼠棉球肉芽肿，抑制慢性炎症；皮下注射对冰醋酸所致小鼠扭体反应有抑制作用，并可升高小鼠热刺激的痛阈。金铁锁水煎浸膏灌胃给药对佐剂性关节炎大鼠关节痛具有镇痛作用。金铁锁总皂苷颈背皮下注射给药能降低佐剂性关节炎大鼠的疼痛级别，明显改善动物四肢足爪的红肿，减轻皮肤的肿胀度，有效抑制继发性病变[1]。

2. 免疫调节作用 金铁锁总皂苷 60～100mg/kg 灌胃，能提高细胞免疫抑制小鼠的 DTH 反应；20～80mg/kg 灌胃对小鼠脾淋巴细胞增殖反应有促进作用，在给药的第 15 天均能提升小鼠脾淋巴细胞产生 IL-2 的水平。

3. 其他作用 金铁锁总皂苷 25mg/kg 静脉注射，可使戊巴比妥钠麻醉猫和狗的血压在 1 分钟内发生轻度而短暂的下降，对狗的心率无明显影响；此外，对金黄色葡萄球菌、大肠埃希菌、铜绿假单胞菌、白色念珠菌、石膏样毛癣菌、断发毛癣菌、孢子丝菌等有抑菌作用。金铁锁各部位存在体外抗氧化活性，清除自由基能力顺序为乙酸乙酯部位>正丁醇部位>石油醚部位[2]。

4. 毒理研究 金铁锁醇提液小鼠皮下注射的 LD_{50} 为 15.63g/kg；金铁锁总皂苷小鼠皮下注射的 LD_{50} 为 48.7mg/kg，给药后出现活动减少、肌肉松弛、呼吸加速、毛耸立，部分动物有流涎，死于呼吸困难。金铁锁总皂苷对家兔眼结膜有强刺激性，并有明显的溶血反应。

【参考文献】 [1] 王学勇，张元，许建阳，等．金铁锁总皂苷镇痛作用及其对佐剂性关节炎大鼠 c-fos 基因的表达的影响．中国实验方剂学杂志，2010，16(3)：94.

[2] 袁琳，马银海，尹震花，等．金铁锁体外抗氧化活性研究．中国实验方剂学杂志，2012，18(6)：109-112.

扶芳藤

Fufangteng

本品为卫矛科植物爬行卫矛 *Euonymus fortunei* (Turcz.) Hand.-Mazz. 的干燥地上部分。主产于广西、广东、浙江。全年均可采收，晒干。以枝嫩、叶灰绿色者为佳。

【性味与归经】 微甘、辛，微温。归肝、肾经。

【功能与主治】 益气血，补肝肾，舒筋活络，化瘀止血。用于气血虚弱，肝肾不足，风湿痹痛，劳伤腰痛，跌扑伤痛，外伤出血。

【效用分析】 扶芳藤甘辛微温，主入肝、肾两经，甘能补益，辛能行血，善补肝肾而强筋骨，并能行血化瘀，舒筋活络，故常用于治疗风湿痹痛，尤其适用于肝肾不足之腰膝酸痛，筋骨痿软等病症。因本品能活血化瘀，故可用于妇科瘀滞证，跌打损伤，胸腹胁肋瘀滞疼痛，经脉瘀滞之肢体疼痛、麻木，半身不遂等，以其兼能止血，故亦可用于治疗外伤出血等。

【配伍应用】

1. 扶芳藤配人参 扶芳藤甘能补益，有益气血之功；人参味微苦而甘，为补气要药，气旺而使血生。二者相须为用，增强补益气血之功，可治倦怠乏力、食少便溏、心悸失眠、多梦健忘等气血两虚证。

2. 扶芳藤配地榆 扶芳藤味辛微温，能化瘀止血。地榆苦寒泄降，长于泄热而凉血止血；其味涩，又能收敛止血。两者配伍应用，能达到凉血不凝滞，止血不留瘀之效，宜于下焦血热之便血、痔血、崩漏之症。

【鉴别应用】 **扶芳藤与鸡血藤** 两者性味甘温，归肝肾经，均能舒筋活络，活血消瘀，对腰脚酸痛、风湿痹痛、手足麻木、筋骨无力等肝肾不足兼有风湿痹痛者尤为适宜。扶芳藤补益肝肾作用较好，为治肝肾不足之腰膝酸痛、筋骨痿软的良药。鸡血藤又能补血，凡血瘀、血虚之妇科病证均可应用。

【成药例证】

1. 止血灵胶囊（《临床用药须知中药成方制剂卷》2020 年版）

药物组成：扶芳藤、地榆、黄芪、蒲公英。

功能与主治：清热解毒，益气止血。用于气虚血热所致的出血症，症见月经过多、崩冲漏下，产后恶露不净、痔疮出血、鼻衄；子宫肌瘤、功能性子宫出血、放环出血、产后子宫复旧不全、痔疮、鼻衄见上述证候者。

2. 复方扶芳藤合剂（《临床用药须知中药成方制剂卷》2020 年版）

药物组成：扶芳藤、黄芪、红参。

功能与主治：益气补血，健脾养心。用于气血不足，心脾两虚，症见气短胸闷、少气懒言、神疲乏力、自汗、心悸健忘、失眠多梦、面色不华、纳谷不馨、脘腹胀满、大便溏软、舌淡胖或有齿痕、脉细弱；神经衰弱、白细胞减少症见上述证候者。

【用法与用量】 10～15g。外用适量，捣敷患处。

【本草摘要】

1.《本草拾遗》 “主一切血，一切气，祛百病，久服延年，变白不老，大主风血，以酒浸服。”

2.《药性考》 “行气活血，袪冷除风。”

3.《湖南药物志》 “治半身不遂，胃痛，水肿，两脚转筋，四肢无力，风寒牙痛。”

【化学成分】 主要含卫矛醇，前番茄红素和前-γ-胡萝卜素等。

【药理毒理】 本品有镇痛、镇静及止血等作用。

1. 镇痛、镇静作用 扶芳藤水提液、醇提液 15g/kg 灌胃，可提高小鼠痛阈，具有镇痛作用。扶芳藤水煎醇沉液 8.0g/kg 腹腔注射，能提高小鼠热板法痛阈及抑制化学刺激引起的疼痛反应。

2. 心血管保护作用 扶芳藤水煎醇沉液 8g/kg 腹腔注射，可降低小鼠耗氧量；对离体蟾蜍心脏小剂量呈兴奋作用，剂量增大时呈抑制作用。水煎醇沉液 10、5g/kg 连续灌胃 5 天，可延长小鼠心肌缺氧条件下的存活时间；家兔 2.5、5g/kg 静脉注射，可改善去甲肾上腺素引起的肠系膜微循环障碍，并可扩张耳廓微血管。扶芳藤水煎液 3.6、1.8、0.9g/kg 灌胃给药 7 天，可以剂量依赖性的降低缺血/再灌注造成的兔心肌细胞氧自由基活力及脂质的氧化，从而保护缺血心肌细胞[1]。

3. 止血作用 扶芳藤水煎液 20、10g/kg 灌胃，连续给药 10 天，可抑制家兔血栓形成、延长凝血酶原时间。扶芳藤水提液或醇提液 15g/kg 灌胃，均能使小鼠凝血时间和出血时间缩短，提示有止血作用。扶芳藤浸膏灌胃给药可显著改善大鼠和小鼠的血液流变学及凝血功能[2]。

4. 其他作用 扶芳藤提取液 9g/kg 灌胃，可使小鼠胸腺和脾脏重量增加，有提高机体非特异性免疫功能的作用。扶芳藤水煎醇沉液 8.0g/kg 腹腔注射，可使小鼠自发活动明显减少，延长戊巴比妥钠的入睡和持续时间，有镇静作用。扶芳藤醇煎液 20mg/kg 灌胃给药 2 个月对大鼠急性脑缺血/再灌注损伤具有显著保护作用[3]。扶芳藤醇煎液 200、100mg/kg 灌胃给药 15 天可明显增强小鼠的免疫功能[4]。

5. 毒理研究 扶芳藤水提液 30g/kg 对小鼠一次性灌胃给药，观察 7 天未见中毒反应及死亡。扶芳藤水煎液小鼠口服 LD_{50} 为 214.1g/kg；水煎醇沉液口服的 LD_{50} 为 151.6g/kg，腹腔注射 LD_{50} 为 39.9g/kg。扶芳藤浸膏 2.5、5、10g/kg 灌胃给药对小鼠神经系统无抑制作用；扶芳藤浸膏 5、10g/kg 经十二指肠给药，发现对麻醉猫的呼吸系统、心血管系统无明显的影响；扶芳藤小鼠灌服最大给药量为 141.52g 药材/kg 体质量，小鼠出现嗜睡、行动迟缓，3～6 小时回复正常，14 天内无死亡，处死小鼠后解剖脏器无异常，急毒性低[5]。

【参考文献】 [1] 李成林，王庆高．扶芳藤对兔心肌缺血再灌注损伤血清 SOD、MDA 的影响．广西中医药，2011，34(2)：55-57.

[2] 周智，韦奇志．扶芳藤对血液流变学及凝血功能影响的研究．广西医学，2011，33(7)：810-812.

[3] 肖艳芬，肖健．扶芳藤提取物对大鼠急性脑缺血再灌注后

IL-1β 与 TNF-α 的影响研究. 时珍国医国药，2011，22(2)：404-405.

[4]肖艳芬，黄燕. 扶芳藤提取物对小鼠免疫功能的影响研究. 现代医药卫生，2012，28(12)：1768-1769.

[5] 周智，韦奇志. 扶芳藤一般药理及急性毒性研究. 中国药师，2011，14(8)：1115-1117.

三 分 三
Sanfensan

本品为茄科植物三分三 *Anisodus acutangulus* C. Y. Wu et C. Chen、丽江山莨菪 *Anisodus luvidus* Link et Otto var. *ficheriana*(Pacher) C. Y. Wu et C. Chen、小赛莨菪 *Scopolia carniolicoides* C. Y. Wu et C. Chen var. *dentata* C. Y. Wu et C. Chen 或赛莨菪 *Scopolia carniolicoides* C. Y. Wu et C. Chen 的干燥根。主产于云南。秋季采挖，除去泥沙，切成块片，晒干。以片大、切面灰白色者为佳。

【性味与归经】 苦、辛，温；有大毒。归肝、肾、脾、胃、大肠经。

【功能与主治】 祛风除湿，解痉止痛。用于风湿痹痛，震颤麻木，跌打伤痛，腰痛，胁痛，脘腹挛痛。

【效用分析】 三分三苦燥辛散温通，既能祛风除湿，又有麻醉、解痉止痛之功，常治风湿痹痛，腰膝关节痛，屈伸不利，跌打损伤等；其辛开苦降，入肝经而疏肝气，归脾胃调中焦，缓急解痉，行气止痛，故亦用于治疗胁痛，脘腹挛痛等。

【配伍应用】 **三分三配红花**　三分三解痉镇痛，祛风除湿，主治风湿痹痛，腰腿痛；红花善于活血通经。两药合用，祛风除湿，活血通络，通经止痛的作用增强，适用于风湿痹痛，跌打损伤之瘀血肿痛。

【鉴别应用】 **三分三与细辛**　两药均为辛温有毒之品，其临床用量有严格限制，都有祛风止痛之功。然三分三为大毒，用药量比细辛更小，更严格，多外用于风湿关节痛，腰腿痛。细辛多走清窍，善治风寒表证，头痛，牙痛，鼻渊之症，亦治风湿痹痛。

【成药例证】

1. 外用无敌膏(《临床用药须知中药成方制剂卷》2020 年版)

药物组成：三分三、八角枫、白术、白芷、冰片、苍术、赤芍、刺五加、大黄、当归、党参、地肤子、独活、杜仲、茯苓、骨碎补、海风藤、海马、海螵蛸、鹤虱、红花、猴骨、黄柏、黄连、黄芪、黄芩、苦参、马钱子、没药、木鳖子、牛膝、蕲蛇、千年健、秦艽、肉桂、乳香、三七、桑寄生、伸筋草、生草乌、生川乌、生地黄、熟地黄、四块瓦、苏木、透骨草、土茯苓、威灵仙、五香血藤、细辛、仙鹤草、续断、雪上一枝蒿、血竭、淫羊藿、银花、重楼、钻地风。

功能与主治：活血消肿，祛风除湿，通痹止痛，清热拔毒。用于跌打损伤，风湿麻木，腰肩腿痛，疮疖红肿疼痛。

2. 三分三浸膏片(《中华人民共和国卫生部药品标准·中药成方制剂》)

药物组成：三分三。

功能与主治：解痉止痛。用于胃与十二指肠溃疡及胆、肾、肠绞痛，亦用于震颤麻痹。

【用法与用量】 0.6～0.9g。

【注意】

1. 本品有大毒，慎用。

2. 孕妇及青光眼患者禁用。

【本草摘要】

1.《云南中草药》 “麻醉止痛，除湿祛瘀。”

2.《西藏常用中草药》 “解痉止痛。治胃痛，胆绞痛，急慢性肠胃炎。”

3.《全国中草药汇编》 “麻醉镇痛，祛风除湿。主治骨折，跌打损伤，关节疼痛，胃痛以及胆、肾、肠绞痛。”

【化学成分】 主要含生物碱类成分：莨菪碱，东莨菪碱，红古豆碱；还含东莨菪内酯等。

【药理毒理】 本品有阿托品样作用及降压等作用。

1. 阿托品样作用　三分三根含有莨菪碱及红豆碱等多种生物碱，前者的作用与阿托品相似。三分三流浸膏有使瞳孔扩大、唾液分泌减少、解除平滑肌痉挛等作用，无中枢镇静作用。

2. 降压作用　三分三中红古豆苦杏仁酸酯与三分三浸膏作用相似，狗或猫 10mg/kg 肌内注射有降压作用，使家兔耳血管扩张。

3. 其他　三分三水煎剂 9g/kg 灌胃可延长小鼠热板法舔足时间，抑制酒石酸锑钾所致小鼠扭体次数，有镇痛作用。三分三浸膏片 0.125mg/kg 灌胃可降低高尿酸血症小鼠血清尿酸含量。三分三浸膏片 20、10mg/kg 灌胃可升高小鼠热板痛反应的痛阈值，抑制冰醋酸所致扭体反应；对二甲苯致小鼠耳廓肿胀有明显抑制作用；抑制无水乙醇型胃溃疡溃疡指数；延长氨水引起的咳嗽潜伏期及减少 2 分钟内的咳嗽次数[1]。

4. 毒理研究　红古豆苦杏仁酸酯的小鼠 LD_{50}：灌胃 3.0g/kg、腹腔注射 0.30～0.40g/kg、静脉注射 62mg/kg。家兔皮下注射 0.83g/kg，可出现昏迷、站立不稳、瞳孔散大等中毒现象，剂量增加到 1.40g/kg，10 分钟内可致死亡，死时呼吸先于心跳停止。猫皮下注射 0.30g/kg 可出现中毒，0.50g/kg 可致死。麻醉狗肌内注射 30mg/kg，心电图无变化。

【参考文献】［1］章海泓，吕小波，黄春球，等. 三分三浸膏片与消旋山莨菪碱片的药效对比实验研究. 中国医药指南，2012，10(29)：23-25.

野木瓜

Yemugua

本品为木通科植物野木瓜 *Stauntonia chinensis* DC. 的干燥带叶茎枝。主产于浙江、安徽、江西。全年均可采割，洗净，切段，干燥。以叶色棕绿者为佳。

【性味与归经】 微苦，平。归肝、胃经。

【功能与主治】 祛风止痛，舒筋活络。用于风湿痹痛，腰腿疼痛，头痛，牙痛，痛经，跌打伤痛。

【效用分析】 野木瓜苦平，祛风湿止疼痛力缓，长于舒筋活络，故为治痹证、筋脉拘挛之要药。随证配伍，风湿寒痹、风湿热痹都可用。还有活血止痛之效，可用治头痛，牙痛，痛经，腰膝疼痛，跌打伤痛。又能化湿，利水消肿，可用治湿邪下注引起的水肿，小便不利，脚气，足胫肿痛。

【鉴别应用】 **野木瓜与木瓜** 两者同为祛风湿药，都能够舒筋活络，治疗风湿痹痛。野木瓜祛风止痛，作用较广，用于头痛，牙痛，痛经，跌打伤痛等。木瓜舒筋活络作用良好，是治疗风湿痹痛筋脉拘挛的要药；尚能和胃化湿，用于吐泻转筋。

【成药例证】

1. 野木瓜片（《中华人民共和国卫生部药品标准·中药成方制剂》）

药物组成：野木瓜。

功能与主治：祛风止痛，舒筋活络。用于风邪阻络型三叉神经痛、坐骨神经痛、风湿关节痛。

2. 野苏颗粒（《临床用药须知中药成方制剂卷》2020 年版）

药物组成：野木瓜、陈皮、白矾、碳酸氢钠。

功能与主治：理气调中，和胃止痛。用于气滞寒凝所致的胃脘疼痛、腹胀、嗳气。

3. 祛伤消肿酊（《临床用药须知中药成方制剂卷》2020 年版）

药物组成：野木瓜、连钱草、川芎、莪术、红花、两面针、血竭、威灵仙、海风藤、桂枝、栀子、白芷、冰片、了哥王、茅膏菜、天南星、酢酱草、樟脑、生草乌、薄荷脑。

功能与主治：活血化瘀，消肿止痛。用于跌打损伤，皮肤青紫瘀斑，肿胀疼痛，关节屈伸不利；急性扭挫伤见上述证候者。

【用法与用量】 9～15g。

【本草摘要】

1.《福建药物志》“止痛，祛风，散瘀。治胃痛，神经痛，风湿关节痛，牙痛，脱臼，跌打损伤。”

2.《浙江药用植物志》“舒筋活络，解毒利尿，调经止痛。主治风湿性关节炎，跌打损伤，水肿，脚气，痈肿，尿闭，月经不调，天疱疮。”

3.《广西植物名录》“藤，止痛；藤及根，利尿。”

【化学成分】 主要含皂苷类成分：荷苞花苷 B，野木瓜苷 YM_7、YM_{10}、YM_{11}、YM_{12}、YM_{13} 等；还含酚类、维生素、胡萝卜素及铁、钙、钾等。

中国药典规定本品茎含荷苞花苷 B（$C_{23}H_{26}O_{11}$）不得少于 0.040%。

【药理毒理】 本品有镇痛、抗炎、神经传导阻滞及放射增敏等作用。

1. 镇痛、抗炎作用 野木瓜干浸膏灌胃，对小鼠热板法和扭体法疼痛模型和大鼠三叉神经痛模型均有镇痛作用；对小鼠毛细血管通透性增高、小鼠二甲苯耳肿胀、大鼠蛋清足肿胀均有抑制作用。野木瓜注射液能降低足底皮内注射角叉菜胶制备小鼠炎性疼痛模型中 COX-2 蛋白表达，起到抗炎镇痛的效果[1]。

2. 神经传导阻滞作用 野木瓜皂苷是野木瓜的活性成分之一，将 0.3%野木瓜皂苷涂布于大鼠隐神经，表明野木瓜皂苷可引起髓鞘和轴突膜结构的变化，从而导致神经传导阻滞。野木瓜注射液可以在外周水平上阻滞痛觉信息的传导，这可能是其产生镇痛作用的原因之一[2]。

3. 放射增敏作用 野木瓜注射液对体外培养的人鼻咽癌细胞株有放射增敏作用，其放射增敏率在 27.1%～54.3%之间。

4. 其他作用 野木瓜果实及核仁对蛔虫、鞭虫有驱虫作用，但过于成熟的果实作用较弱。野木瓜丙酮粗提物水溶液对大鼠烧伤感染有治疗作用[3]。正安野木瓜果实乙醇粗提物具有很好的抗菌作用[4]。野木瓜注射液穴位注射能治疗糖尿病下肢周围神经病，明显改善疼痛、麻木感、感觉迟钝等症状[5]。野木瓜注射液局部注射治疗卒中后肩痛效果良好[6]，并且能提高缺血清缺氧神经细胞的细胞活性，但在浓度较高时，对细胞有伤害作用[7]。此外，野木瓜注射液对小鼠皮层神经细胞、髓神经元细胞具有抗氧化保护作用[8]。

【参考文献】［1］杨燕京，李小军，刘力维，等. 野木瓜注射液对炎性疼痛小鼠背根神经节 COX-2 表达的影响．中国病理生理杂志，2014，30(7)：1214-1217.

[2] 刘向明，郭学芹，陈素，等．野木瓜注射液对大鼠外周痛觉信息传导的影响．中南民族大学学报(自然科学版)，2010，29(1)：45-50.

[3] 金李芬，邱顺华，钱民章，等．正安野木瓜丙酮粗提物水溶液治疗烧伤感染创面实验研究．辽宁中医药大学学报，2013，15(5)：36-38.

[4] 邱顺华，金李芬，钱民章，等．正安野木瓜果实乙醇粗提物的抗菌性能及其稳定性研究．时珍国医国药，2013，24(3)：588-590.

[5] 张英泽，边刚．野木瓜注射液穴位注射治疗糖尿病周围神经病变 128 例．光明中医，2011，26(6)：1165.

[6] 马彦，马俊刚，马金萍，等．野木瓜注射液局部注射治疗卒中后肩痛的疗效分析．宁夏医学杂志，2012，34(10)：997-998.

[7] 张秀璋，叶文博，周丽娜，等．野木瓜注射液对体外缺血缺氧培养的小鼠脊髓神经细胞生长的影响．上海师范大学学报(自然科学版)，2010，39(2)：189-193.

[8] 周丽娜，叶文博．野木瓜注射液对小鼠皮层神经细胞的抗氧化保护作用．上海师范大学学报(自然科学版)，2011，40(1)：80-84.

凤仙透骨草

Fengxiantougucao

本品为凤仙花科植物凤仙花 *Impatiens balsamina* L. 的干燥茎。全国大部分地区均产。夏、秋二季采割，除去杂质，干燥。以色红棕者为佳。

【性味与归经】 苦、辛，平；有小毒。归肝、肾经。

【功能与主治】 祛风除湿，活血止痛。用于风湿痹痛，跌打伤痛。

【效用分析】 凤仙透骨草辛散温通，能散风除湿，通行气血，《本草正》谓其“善透骨通窍”，为治疗痹痛之常用药物，凡风寒湿邪闭阻肌肉关节所致痹证疼痛均可应用。因本品善能通经络，透达关节，止痛力强，故亦常作伤科疗伤止痛之品，用治跌打损伤，骨折肿痛，以散瘀消肿止痛。

此外，本品化瘀止痛，亦用于妇科瘀滞所致的闭经、痛经等。

【配伍应用】

1. 凤仙透骨草配当归　凤仙透骨草辛散行血；当归补血活血。两药合用，可活血通络，消肿止痛，用于跌打损伤，内服外用皆可。

2. 凤仙透骨草配桑枝　二者皆能祛风活络，凤仙透骨草尚有活血止痛作用，桑枝横走肢臂而利关节。二者合用，增强祛风活络止痛之功。适用于风湿兼有血瘀之四肢筋骨疼痛。

【鉴别应用】 凤仙透骨草与急性子　凤仙透骨草功能祛风除湿，活血止痛，主治风湿痹痛，跌打肿痛。急性子功善破血，软坚，消积，主治癥瘕痞块、经闭、噎膈等。

【成药例证】

1. 癣湿药水(鹅掌风药水)(《临床用药须知中药成方制剂卷》2020 年版)

药物组成：凤仙透骨草、土荆皮、蛇床子、大风子仁、百部、防风、当归、侧柏叶、吴茱萸、花椒、蝉蜕、斑蝥。

功能与主治：祛风除湿，杀虫止痒。用于风湿虫毒所致的鹅掌风、脚湿气，症见皮肤丘疹、水疱、脱屑，伴有不同程度瘙痒。

2. 筋骨宁膏(《中华人民共和国卫生部药品标准·中药成方制剂》)

药物组成：凤仙透骨草、桉叶油、冰片、当归、骨碎补、红花、没药、蒲公英、羌活、乳香、生天南星、水杨酸甲酯、桃仁、土鳖虫、五加皮、续断、盐酸苯海拉明、樟脑。

功能与主治：活血化瘀，消肿止痛，舒筋活络。用于闭合性骨折及跌打损伤。

3. 阳和解凝膏(《临床用药须知中药成方制剂卷》2020 年版)

药物组成：肉桂、生附子、生川乌、生草乌、鲜牛蒡草(或干品)、荆芥、防风、白芷、鲜凤仙透骨草(或干品)、乳香、没药、五灵脂、大黄、当归、赤芍、川芎、续断、桂枝、地龙、僵蚕、麝香、苏合香、木香、香橼、陈皮、白蔹、白及。

功能与主治：温阳化湿，消肿散结。用于脾肾阳虚、痰瘀互结所致的阴疽、瘰疬未溃、寒湿痹痛。

【用法与用量】 6～9g。外用适量，煎水熏洗患处。

【本草摘要】

1.《本草正》　“透骨通窍。”

2.《中草药学》　“祛风湿，活血，止痛。”

3.《湖北中草药志》　“用于风湿痹痛，跌打损伤，经闭痛经，痈肿疔疖，蛇虫咬伤。”

【化学成分】 主要含黄酮类成分：山柰酚，山柰酚-3-葡萄糖苷，槲皮素-3-葡萄糖苷，矢车菊素-3-葡萄糖苷，飞燕草素-3-葡萄糖苷，芹菜素-4′-*O*-β-D-呋喃木糖基(1→4)-*O*-β-D-吡喃葡萄糖苷等；还含萘醌类等。

【药理毒理】 本品有抗炎、镇痛等作用。

1. 抗炎、镇痛作用　凤仙透骨草有抗炎镇痛作用。

凤仙透骨草水煎剂灌胃可抑制醋酸诱发的小鼠腹痛、腹腔毛细血管通透性增高及热板致小鼠足痛反应。

2. 抑菌作用　凤仙透骨草石油醚和二氯甲烷部位对皮肤癣菌和白色念珠菌有明显的抑制作用，石油醚部位作用较强[1]。凤仙透骨草乙醇提取液具有广谱抗菌性，对供试的霉菌、酵母、革兰阴性和阳性菌均表现出了抑菌活性，其中对真菌的抑制效果优于细菌[2]。凤仙透骨草总黄酮提取物对白色念珠菌和犬小孢子菌具有一定的抑菌活性[3]。从凤仙透骨草中分离出的萘醌类化合物对12种细菌(革兰阳性菌、革兰阴性菌)和8种真菌均有抑制作用。

3. 毒理研究　凤仙透骨草小鼠灌胃的 LD_{50} 为166g/kg[1]。

【参考文献】　[1] 顾媛媛，王建明，田振坤，等. 凤仙透骨草不同萃取部位体外抗真菌作用研究. 时珍国医国药，2013，24(2)：481-482.

[2] 曾荣，苏卜利，陈金印，等. 凤仙透骨草提取液抑菌特性的研究. 江西农业大学学报，2012，34(2)：358-362.

[3] 卞晓霞，罗跃娥，王文洁，等. 凤仙透骨草总黄酮的抑菌活性研究. 中医药信息，2015，32(2)：12-13.

汉桃叶

Hantaoye

本品为五加科植物广西鹅掌柴 *Schefflera kwangsiensis* Merr. ex Li 的干燥茎枝或带叶茎枝。主产于云南、贵州、广东、广西。全年均可采收，洗净，切段，干燥。以枝嫩者为佳。

【性味与归经】　微苦、涩，温。归肝、胃经。

【功能与主治】　祛风止痛，舒筋活络。用于风湿痹痛，腰腿疼痛，头痛，牙痛，跌打伤痛。

【效用分析】　本品性温能散，入肝经，舒筋活络，兼能活血祛瘀，以治风寒湿痹，关节不利等症，亦可治血瘀经闭、痛经、癥瘕积聚、跌打损伤，瘀肿疼痛等。且温通升散，能上行头面，祛风止痛，治疗头痛、牙痛。

【配伍应用】

1. 汉桃叶配乌药　汉桃叶功能祛风止痛，舒筋活络；乌药辛开温通，行气止痛。两药合用，可增强止痛的效果，可用于气滞血瘀之月经不调，痛经，闭经及其他痛证等。

2. 汉桃叶配当归　汉桃叶祛风止痛；当归甘补辛散，质润养血，两药配伍，祛风活血，养血止痛，适用于血虚血瘀之头痛，月经不调，痛经闭经，产后瘀阻腹痛等。

【鉴别应用】

1. 汉桃叶与延胡索　两药均能止痛，均可用治跌打伤痛。汉桃叶性升散，能上行头面，为治头痛牙痛之良药；又治风湿痹痛，腰腿疼痛。延胡索止痛效果卓著，可广泛用于气滞血瘀所致的“一身上下诸痛”。

2. 汉桃叶与川芎　两药均性温，皆有祛风、活血止痛之功，皆可上行头面，为治头痛之要药；并治风湿痹证，妇女血瘀经闭、痛经等。然汉桃叶功兼舒筋活络，风湿痹痛，筋脉拘挛多用。川芎还能行气，有血中之气药之称，广泛用于血瘀气滞诸痛证。

【成药例证】

1. 汉桃叶片(《中华人民共和国卫生部药品标准·中药成方制剂》)

药物组成：本品为汉桃叶浸膏片。

功能与主治：祛风止痛，舒筋活络。用于三叉神经痛，坐骨神经痛，风湿关节痛。

2. 痛肿灵(酊剂)(《中华人民共和国卫生部药品标准·中药成方制剂》)

药物组成：汉桃叶、豆叶九里香、四方木皮、山乌龟、黑吹风、苏木、过岗龙、大驳骨、千斤拔、桂枝、小驳骨、大头陈、牛大力、九里香、竹叶花椒、防己、大风艾、骨碎补、小风艾、木香、白芷、姜黄、朱砂根、当归藤、地瓜藤、走马风、猪牙皂、香附、水泽兰、猪肚木皮、鸡血藤、冰片、樟脑、薄荷脑。

功能与主治：祛风除湿，消肿止痛。用于风湿骨痛，跌打损伤。

3. 七叶莲酊(《中华人民共和国卫生部药品标准·中药成方制剂》)

药物组成：七叶莲酊(汉桃叶酊)。

功能与主治：祛风除湿，活血止痛。用于风湿痹痛，胃痛，跌打骨折，外伤疼痛。

【用法与用量】　15～30g。

【本草摘要】

1.《广西民间常用草药手册》　“壮筋活络，续盘接骨，理跌打，祛风湿。治跌打筋断骨折，风湿关节痛，外伤出血。”

2.《广西本草选编》　“治胃痛，腹痛和各种痛经。”

3.《广西实用中草药新选》　“行气止痛，活血消肿，壮筋骨。治急性风湿性关节炎，胃痛，骨折，扭挫伤，腰腿痛，瘫痪。”

【化学成分】　主要含有机酸类成分：延胡索酸(反丁烯二酸)，琥珀酸，苹果酸，酒石酸等。

祖师麻

Zushima

本品为瑞香科植物黄瑞香 *Daphne giraldii* Nitsche、陕甘瑞香 *Daphne tangutica* Maxim. 或凹叶瑞香 *Daphne retusa* Hemsl. 的干燥茎皮或根皮。主产于陕西、甘肃。春、秋二季采收剥取，干燥。切丝。以皮厚者为佳。

【性味与归经】 辛、苦，温；有小毒。归肝、肾、胃经。

【功能与主治】 祛风除湿，活血定痛。用于风湿痹痛，头痛，胃痛，腰痛，跌打伤痛。

【效用分析】 祖师麻辛温有搜风通络止痛之效，苦能燥湿。对于风寒湿痹日久不愈，筋脉拘挛，甚则关节变形之顽痹，作用颇佳。本品有活血通经，散瘀止痛之功，适用于瘀滞于头部、胃、腰部而引起的疼痛，也用于跌打损伤等；用治顽固性偏头痛，可单用，或与祛风通络舒筋、活血止痛之品配伍以增效。因其性温，故对血瘀有寒者最为适宜。

【配伍应用】

1. 祖师麻配灯盏细辛　祖师麻有搜风通络止痛之效，适用于风寒湿日久不愈，筋脉拘挛之症；灯盏细辛具有祛风散寒，活血通络止痛的功能。两者配伍应用，可温经散寒、疏经络、化湿止痛，常用于治疗寒湿凝滞所致的腰腿痹痛。

2. 祖师麻配独活　祖师麻功能祛风除湿、活血定痛，可用于瘀阻疼痛与跌打损伤；独活归肝、肾经，性善下行，有祛风湿、止痹痛之效，多用于腰以下酸重疼痛。两药相须为用，可彰祛风除湿，活血通络，除痹定痛之功能，常用于治疗风湿痹痛、历节痛、腰腿疼痛等。

【鉴别应用】祖师麻与天麻祖　师麻与天麻两者皆入肝经，皆可祛风通络，治疗风湿痹痛。但祖师麻辛苦性温，有小毒，功偏行血散瘀止痛，常用于风湿痹痛，头痛，胃痛，腰痛，跌打伤痛。天麻性平，功偏息风止痉，平肝潜阳，主要用于肝风内动，急慢惊风，肢体麻木，手足不遂，以及肝阳上亢之眩晕、头痛等。

【成药例证】

1. 祖师麻片（《临床用药须知中药成方制剂卷》2020年版）

药物组成：祖师麻。

功能与主治：祛风除湿，活血止痛。用于风寒湿闭阻、瘀血阻络所致的痹病，症见肢体关节肿痛，畏寒肢冷；类风湿关节炎见上述证候者。

2. 祖师麻关节止痛膏（《临床用药须知中药成方制剂卷》2020年版）

药物组成：祖师麻、樟脑、冰片、薄荷脑、水杨酸甲酯、苯海拉明、二甲苯麝香。

功能与主治：祛风除湿，活血止痛。用于风寒湿闭阻、瘀血阻络所致的痹病，症见肢体关节肿痛、畏寒肢冷。

3. 祖师麻膏药（《临床用药须知中药成方制剂卷》2020年版）

药物组成：祖师麻。

功能与主治：祛风除湿，活血止痛。用于风寒湿闭阻、瘀血阻络所致的痹病，症见肢体关节肿痛、畏寒肢冷。

【用法与用量】 3～6g。

【注意】 孕妇慎用。

【本草摘要】

1.《湖北中草药志》　“舒筋通络，活血止痛。用于胃痛，风湿疼痛，腰痛，跌打损伤，骨折。”

2.《陕西中草药》　“祛风除湿，温中散寒。治感冒，风寒疼痛，中风麻木，半身不遂，皮肤痒疹。”

3.《全国中草药汇编》　“祛风通络，祛瘀止痛。主治牙痛，胃痛，肝区痛。”

【化学成分】 主要含香豆素类成分：瑞香素(祖师麻甲素)，瑞香苷(祖师麻乙素)等；二萜类成分：瑞香毒素，黄瑞香甲素、乙素、丙素等；还含木质素类、黄酮类、蒽醌类及甾醇类等。

【药理毒理】 本品有镇痛、抗炎、镇静、抗心肌缺血、降压等作用。

1. 镇痛、镇静作用　祖师麻提取物0.04g/kg灌胃给药，对冰醋酸所致小鼠的疼痛有抑制作用。祖师麻叶、祖师麻皮提取物30、60、120mg/kg灌胃给药均可延长小鼠热板法痛阈时间，具有很好的镇痛效应[1]。祖师麻总香酮60、120mg/kg灌胃给药能显著增加小鼠热板痛阈时间、减少醋酸引起的扭体次数和延长光电甩尾的潜伏时间[2]。

祖师麻有效成分主要为瑞香素。瑞香素对小鼠热板法、热水刺激小鼠翘尾法、电刺激小鼠或犬测痛法等多种实验模型均具有镇痛作用。此外，瑞香素具有镇静作用，0.10g/kg瑞香素腹腔注射能减少小鼠的自发活动，40mg/kg瑞香素与戊巴比妥钠致中枢神经系统抑制有协同作用。祖师麻毒素40mg/kg可增强戊巴比妥钠对中枢的抑制作用，并能提高士的宁小鼠的LD_{50}，但却降低咖啡因的LD_{50}。

2. 抗炎作用　祖师麻提取物0.08g/kg灌胃给药可抑

制冰醋酸致小鼠毛细血管通透性增加及二甲苯诱导的小鼠耳肿胀；祖师麻提取物 0.04g/kg 灌胃给药 24 天，对佐剂诱发的原发性足肿胀有对抗作用[1]。祖师麻醇提物 1.5g/kg 或 2g/kg 腹腔注射给药，对大鼠蛋清性及右旋糖酐性足肿胀有抑制作用。祖师麻叶、祖师麻皮两个不同部位的提取物灌胃给药可降低大鼠角叉菜胶足趾肿胀率，抑制炎症早期的渗出和水肿[1]。祖师麻总香酮提取物 60、120mg/kg 灌胃给药，能显著地减少二甲苯所致耳肿胀度，通过抑制炎症早期的渗出和水肿而发挥抗急性炎症作用[2]。祖师麻乙酸乙酯提取物和正丁醇提取物 10mg/kg 灌胃给药对佐剂性关节炎大鼠踝关节的肿胀有明显的抑制作用，两者均具有显著的镇痛、抗炎作用[3]。

3. 心血管保护作用 瑞香素 10mg/kg 静脉注射，对垂体后叶素引起的家兔急性心肌缺血有保护作用。对于离体兔心和在位猫心均能扩张冠状血管，增加冠脉流量。瑞香素还可使离体兔耳血管扩张，灌流量增加 1～2 倍。此外，瑞香素 20～40mg/kg 静脉注射，对麻醉猫和麻醉兔有降压作用。

4. 其他作用 瑞香素对减压和常压缺氧小鼠有保护作用；瑞香苷为维生素 K 的拮抗剂，可降低血液凝固性；瑞香素可抑制离体兔肠的运动，对抗垂体后叶素所致大鼠离体子宫平滑肌的收缩；瑞香素体外试验对金黄色葡萄球菌、大肠埃希菌、铜绿假单胞菌及痢疾杆菌有抑制作用，其抑菌活性与结构相似的秦皮乙素（6,7-二羟基香豆素）相同。此外，祖师麻中的二萜原酸酯类化合物具有抗生育活性。

5. 毒理研究 祖师麻醇提物小鼠腹腔注射的 LD_{50} 为 2.97g/kg，灌胃的 LD_{50} 为 3.67g/kg，大鼠腹腔注射的 LD_{50} 为 3.91g/kg。瑞香素给小鼠灌胃、腹腔注射及静脉注射的 LD_{50} 分别为 3.66、0.48 及 0.33g/kg。

【参考文献】 [1] 康阿龙，张娴，汤迎爽，等. 祖师麻不同提取部位的抗炎镇痛作用研究. 中国药物警戒，2012，9(3)：133-136.

[2] 李伟，康阿龙，张琳静，等. 祖师麻总香酮镇痛抗炎作用的实验研究. 西北国防医学杂志，2012，33(1)：1-3.

[3] 陈乐天，静芸芸，狄留庆，等. 祖师麻抗类风湿关节炎有效部位的药效学研究. 现代中药研究与实践，2011，25(2)：37-40.

闹羊花

Naoyanghua

本品为杜鹃花科植物羊踯躅 *Rhododendron molle* G. Don 的干燥花。主产于浙江、湖北、江苏。四、五月花初开时采收，阴干或晒干。以色黄、无叶、无梗者为佳。

【性味与归经】 辛，温；有大毒。归肝经。

【功能与主治】 祛风除湿，散瘀定痛。用于风湿痹痛，偏正头痛，跌扑肿痛，顽癣。

【效用分析】 闹羊花为辛温有大毒之品，专入肝经，《神农本草经》载其“主贼风在皮肤中淫淫痛，温疟，恶毒诸痹”，因其辛散温通，药性峻猛，能祛风湿，除风疾，散瘀血，定痛之力甚强，善治风湿痹痛，风痰走注疼痛，跌扑肿痛，偏正头痛等多种痛症；尚能以毒攻毒，祛风燥湿，杀虫止痒，外用可治皮肤顽癣，疥疮。

【配伍应用】

1. 闹羊花配制天南星 闹羊花祛风除湿，且定痛力强；制天南星辛温，燥湿化痰之功甚。两者配伍，加强祛风湿化痰作用，用治风痰留滞经络所致的肢体麻木、疼痛。

2. 闹羊花配制草乌 二者均是味辛、性温热、有大毒之品，配伍后散寒止痛之功显著，可用于寒邪凝滞所致的多种痛证。

【鉴别应用】 闹羊花与洋金花 二者均辛温，有毒，皆有麻醉止痛作用，用于各种痛证及手术麻醉。然闹羊花还能祛风除湿，善治风湿痹痛；并可除癣，杀虫，治皮肤顽癣，疥疮。洋金花能止咳平喘，解痉，用于咳嗽哮喘，小儿慢惊。

【方剂举隅】

1. 踯躅丸（《圣济总录》）

药物组成：踯躅花（闹羊花），干蝎，乌头，地龙。

功能与主治：祛风除湿，通络止痛。用于妇人血风走注，随所留止疼痛。

2. 羊花散（《外科证治全书》）

药物组成：闹羊花、生南星、生半夏、生川乌、生草乌。

功能与主治：通络散结，消肿止痛。用于跌扑损伤。

3. 琼液膏（《医宗金鉴》）

药物组成：闹羊花、红花、蒲黄、白芷、当归尾。

功能与主治：活血止痛。治跌打损伤。

【成药例证】

1. 损伤止痛膏（《中华人民共和国卫生部药品标准·中药成方制剂》）

药物组成：闹羊花、白芷粉、冰片、薄荷脑、草乌、川乌、当归、地骨皮、独活、功劳叶、红花、老鹳草、牛膝、桑寄生、水杨酸甲酯、五加皮、豨莶草、续断、延胡索、洋金花、樟脑。

功能与主治：祛风活络，消肿止痛。用于风湿痹痛及跌打损伤、扭伤、瘀血、肿痛。

2. 六味木香胶囊(散)(《临床用药须知中药成方制剂卷》2020年版)

药物组成：闹羊花、荜茇、豆蔻、木香、石榴皮、栀子。

功能与主治：开郁行气止痛。用于寒热错杂、气滞中焦所致的胃脘痞满疼痛、吞酸嘈杂、嗳气腹胀、腹痛、大便不爽。

3. 卧龙散(《中华人民共和国卫生部药品标准·中药成方制剂》)

药物组成：闹羊花、冰片、蟾酥、灯心草、荆芥穗、麝香、猪牙皂。

功能与主治：开窍、通关。用于中暑中恶，突然昏厥以及小儿惊厥。

4. 生发酊(《临床用药须知中药成方制剂卷》2020年版)

药物组成：闹羊花、补骨脂、生姜。

功能与主治：温经通脉。用于经络阻隔、气血不畅所致的油风，症见头部毛发成片脱落、头皮光亮、无痛痒；斑秃见上述证候者。

【用法与用量】 0.6～1.5g，浸酒或入丸散。外用适量，煎水洗。

【注意】

1. 不宜多服、久服。
2. 体虚者及孕妇禁用。

【本草摘要】

1.《神农本草经》“主贼风在皮肤中淫淫痛，湿疟，恶毒诸痹。”

2.《本草蒙筌》“主风湿藏肌肉里，濈濈痹麻。”

3.《本经疏证》“羊踯躅，毒药也。然性能祛风寒湿，故可以治恶痹。痹者，风寒湿所成也。然非元气未虚、脾胃尚实之人不可用。凡用此等毒药，亦须杂以安胃和气血药同用。”

【化学成分】 主要含四环二萜类成分(为木藜芦毒烷型二萜类)：闹羊花毒素(八厘麻毒素)Ⅱ、Ⅲ、Ⅵ等。

二、祛风湿热药

本类药物性味多为辛苦寒，入肝脾肾经。辛行散，苦降泄，寒清热。具有祛风除湿、通络止痛、清热消肿之功。主要用于风湿热痹，关节红肿热痛等。经配伍亦可用于风寒湿痹。

临床常用的祛风湿热的药物有秦艽、防己、桑枝、豨莶草、臭梧桐叶、络石藤、雷公藤、老鹳草、穿山龙、丝瓜络、羊耳菊等。

秦　艽

Qinjiao

本品为龙胆科植物秦艽 *Gentiana macrophylla* Pall.、麻花秦艽 *Gentiana straminea* Maxim.、粗茎秦艽 *Gentiana crassicaulis* Duthie ex Burk.或小秦艽 *Gentiana dahurica* Fisch.的干燥根。前三种按性状不同分别习称“秦艽”和“麻花艽”，后一种习称“小秦艽”。主产于甘肃、青海、内蒙古、陕西、山西。春、秋二季采挖，除去泥沙；秦艽及麻花艽晒软，堆置“发汗”至表面呈红黄色或灰黄色时，摊开晒干，或不经“发汗”直接晒干；小秦艽趁鲜时搓去黑皮，晒干。切厚片。以色棕黄、气味浓厚者为佳。

【性味与归经】 辛、苦，平。归胃、肝、胆经。

【功能与主治】 祛风湿，清湿热，止痹痛，退虚热。用于风湿痹痛，中风半身不遂，筋脉拘挛，骨节酸痛，湿热黄疸，骨蒸潮热，小儿疳积发热。

【效用分析】 秦艽辛散苦泄，辛以疏风，苦以燥湿，能散厥阴肝经之风，泄阳明胃腑之湿，为散风除湿，舒筋通络的常用药。其质地滋润，药性平和，前人有“风药中之润剂，散药中之补剂”之称，强调其虽为风药，但祛风除湿而不燥，凡风湿痹痛，无问新久，偏寒偏热，均可应用，因其性微寒，故对发热、关节红肿热痛者尤为适宜。本品又长于舒筋，对于风中经络所致手足不用，半身不遂等亦可用之。因其质润而不燥，能退虚热而无损阴津，故可用治骨蒸劳热、妇人胎热、小儿疳积发热。

此外，秦艽具有清利湿热之功，亦用于治疗湿热黄疸。

【配伍应用】

1. 秦艽配鳖甲　二药均有退蒸除热作用。秦艽为风药中之润剂，退虚热、除骨蒸在于辛散宣清；鳖甲退虚热在于滋阴清热。二者配合，补清共用，共奏养阴透肌退热之功。为治疗骨蒸虚热之常用药对，适用于虚劳潮热、骨蒸盗汗。

2. 秦艽配地骨皮　二药皆能清热除蒸，但秦艽偏于清热邪郁伏；地骨皮偏于凉血滋阴，清阴分之热。二者相配，则清热除蒸之效更佳，适用于温病余邪不尽，邪伏阴分，骨蒸潮热。

3. 秦艽配络石藤　二者均有祛风胜湿，通络止痛和清热之功。二药配伍，常用于治疗风湿热痹，四肢拘急，麻木等。

4. 秦艽配天麻　秦艽可祛风胜湿，通络止痛；天麻能祛外风，通经活络。两药相须为用，有祛风除痹，通络止痛之功，适用于风湿痹证，关节疼痛及中风手足不遂或麻木等。

5. 秦艽配茵陈 二药皆能清热利湿退黄疸，且茵陈为治黄疸要药。两药相配，利湿退黄的作用更著，适用于湿热黄疸，小便不利。

【鉴别应用】

1. 秦艽与独活 二药均能祛风湿，止痹痛，为治疗风湿痹痛的常用药。但秦艽虽为风药，质地滋润，无苦燥伤阴之弊，性微寒，能祛风清热，尤适宜于热痹，关节红肿热痛者；且秦艽还能退虚热，除湿热，用于骨蒸潮热，小儿疳积发热，湿热黄疸等。独活辛苦而温，为祛风除湿散寒要药，以肝肾膀胱为主，且性温而燥，尤适用于风寒湿痹寒湿较重者；独活又能祛风解表，散寒止痛，可用于风寒挟湿表证、少阴伏风头痛、风火牙痛等。

2. 秦艽与防风 两者均为风药中之润药，均能祛风胜湿止痛，用于风湿痹病，肢节疼痛，筋脉挛急等。但秦艽味辛苦，性平，还能通经络，清热除蒸退黄，可用于治疗风中经络，手足不遂，骨蒸潮热，湿热黄疸，小儿疳积发热等。防风为辛甘微温，以辛散解表为主，主治外感表证、风疹瘙痒；又能通治诸风，用治破伤风等。

3. 秦艽与威灵仙 两者同为祛风湿药，均能祛风湿，止痹痛，常用于治疗风湿痹痛。但秦艽性平而偏凉能清热，质地滋润，祛风不燥，故治疗风湿偏热者；秦艽还能清热退蒸，治疗骨蒸劳热及湿热黄疸等。威灵仙性温而善走窜，故治疗风湿偏寒证之疼痛明显或肢体麻木，筋脉拘挛，屈伸不利者较好。

【方剂举隅】

1. 大秦艽汤（《素问病机气宜保命集》）

药物组成：秦艽、羌活、独活、白芷、防风、细辛、当归、白芍、熟地、川芎、白术、茯苓、黄芩、石膏、生地、甘草。

功能与主治：疏风清热，养血活血。适用于风邪初中经络。口眼歪斜，舌强不能言语，手足不能运动，或恶寒发热，苔白或黄，脉浮数或弦细。

2. 秦艽鳖甲散（《卫生宝鉴》）

药物组成：秦艽、鳖甲、知母、当归、柴胡、地骨皮、青蒿、乌梅。

功能与主治：滋阴养血，清热除蒸。用于阴亏血虚，风邪传里化热之风劳病。骨蒸盗汗，肌肉消瘦，唇红颊赤，口干咽燥，午后潮热，咳嗽，困倦，舌红少苔，脉细数。

3. 秦艽散（《小儿药证直诀》）

药物组成：秦艽、甘草、薄荷。

功能与主治：退热除蒸。用于骨蒸潮热，减食，消瘦。

4. 秦艽天麻汤（《医学心悟》）

药物组成：秦艽、天麻、羌活、陈皮、当归、川芎、桑枝、炙甘草、生姜。

功能与主治：祛风，活络，止痛。用于治肩背臂膊痛。

【成药例证】

1. 痛风定胶囊（《临床用药须知中药成方制剂卷》2020年版）

药物组成：秦艽、黄柏、川牛膝、延胡索、赤芍、泽泻、车前子、土茯苓。

功能与主治：清热祛湿，活血通络定痛。用于湿热瘀阻所致的痹病，症见关节红肿热痛，伴有发热，汗出不解，口渴心烦，小便黄，舌红苔黄腻，脉滑数；痛风见上述证候者。

2. 强肝糖浆（丸）（《临床用药须知中药成方制剂卷》2020年版）

药物组成：秦艽、茵陈、板蓝根、当归、白芍、丹参、郁金、生黄芪、党参、泽泻、黄精、地黄、山药、山楂、六神曲、甘草。

功能与主治：健脾疏肝，清利湿热，益气养血。用于肝郁脾虚、湿热蕴结所致的两胁胀痛、乏力、脘痞、腹胀、面色无华、腰膝酸软；慢性肝炎见上述证候者。

3. 追风透骨丸（《中华人民共和国卫生部药品标准·中药成方制剂》）

药物组成：秦艽、制川乌、白芷、制草乌、香附、甘草、白术、没药、川芎、乳香、地龙、当归、茯苓、赤小豆、羌活、天麻、赤芍、制天南星、桂枝、甘松、朱砂、麻黄、细辛、防风。

功能与主治：祛风除湿，通经活络，散寒止痛。用于风寒湿痹，肢节疼痛，肢体麻木。

4. 风湿液（《临床用药须知中药成方制剂卷》2020年版）

药物组成：秦艽、桑寄生、牛膝、鹿角胶、鳖甲胶、羌活、独活、防风、当归、白芍、川芎、红花、白术、红曲、木瓜、甘草。

功能与主治：补益肝肾，养血通络，祛风除湿。用于肝肾血亏、风寒湿邪所致的痹病，症见骨节疼痛、四肢麻木；风湿性关节炎、类风湿关节炎见上述证候者。

5. 祛痹舒肩丸（《临床用药须知中药成方制剂卷》2020年版）

药物组成：秦艽、威灵仙、桂枝、羌活、地龙、黄芪、黄精、当归、淫羊藿、巴戟天、骨碎补、三七、延胡索(醋)、夏天无。

功能与主治：祛风寒，强筋骨，益气血，止痹痛。用于风寒湿闭阻、气血不足、肝肾亏虚所致的肩痹，症见肩部疼痛，日轻夜重，局部怕冷，遇热痛缓，肩部肌肉萎缩；肩周炎见上述证候者。

【用法与用量】 3～10g。

【本草摘要】

1.《神农本草经》 “主寒热邪气，寒湿风痹，肢节痛，下水，利小便。”

2.《名医别录》 “疗风，无问久新；通身挛急。”

3.《本草纲目》 “手足不遂，黄疸，烦渴之病须之，取其祛阳明之湿热也。阳明有湿，则身体酸疼烦热，有热则日晡潮热骨蒸。”

【化学成分】 主要含环烯醚萜类成分：龙胆苦苷，獐牙菜苦苷，秦艽苷，当药苷，马钱苷酸等；生物碱类成分：龙胆碱(秦艽碱甲)，龙胆次碱(秦艽碱乙)等；有机酸类成分：栎瘿酸；还含糖类及挥发油等。

中国药典规定本品含龙胆苦苷($C_{16}H_{20}O_9$)和马钱苷酸($C_{16}H_{24}O_{10}$)的总量不得少于2.5%。

【药理毒理】 本品有抗炎、镇痛、降压和保肝等作用。

1. 抗炎、镇痛作用 秦艽有抗炎镇痛作用，麻花秦艽醇提物灌胃给药对佐剂性关节炎大鼠原发性和继发性足肿胀均有明显的抑制作用，对大鼠体重增长缓慢有一定的改善作用[1]。秦艽醇提物能降低二甲苯炎症模型小鼠的耳廓肿胀度，对角叉菜胶模型大鼠的急性炎症有一定的抑制作用，秦艽醇提物还能提高小鼠的痛阈值，减少冰醋酸引起的小鼠扭体次数[2]。秦艽水煎液灌胃给药能减少小鼠醋酸扭体次数，提高小鼠痛阈值，明显抑制小鼠耳廓肿胀和足肿胀[3]。秦艽总环烯醚萜能够抑制二甲苯致小鼠耳廓肿胀、醋酸致小鼠毛细血管通透性的增加，以及小鼠棉球肉芽肿的形成，明显减少渗出液容积[4]。抑制二甲苯致小鼠耳廓肿胀且提高小鼠热板刺激的痛阈值[5]。秦艽碱甲能提高痛阈值，有镇痛作用，但作用较短暂。试验表明，秦艽碱甲能对抗小鼠热板法镇痛，与天仙子、延胡索、草乌等配伍镇痛作用增强，且作用时间延长；但与吗啡合用无增强作用。

2. 镇静作用 秦艽小剂量灌服或腹腔注射对大鼠和小鼠有镇静作用，但较大剂量则有中枢兴奋作用，最后导致鼠麻痹而死亡。秦艽本身无催眠作用，但能增强戊巴比妥钠的催眠、麻醉作用。

3. 心血管保护作用 秦艽碱甲能降低豚鼠血压，对麻醉犬、兔亦有降压作用，但持续时间较短，且使心率减慢，秦艽碱甲对离体蛙心有较强的抑制作用，故其降压机制可能是对心脏的直接抑制作用。离体蛙心内直接滴注秦艽水煎醇沉液0.1ml(以生药计1.0g/ml)，可使蛙心率减慢、心律失常。家兔耳缘静脉注射秦艽水煎醇沉液2g/kg，血压下降，但心率无变化；应用肾上腺素后再给予秦艽，则血压下降，且心率也有不同程度的减慢。

4. 保肝作用 秦艽水煎液4g/kg灌胃可增强四氯化碳(CCl_4)诱导的肝损伤小鼠肝组织中IL-10的表达[6]。秦艽水提物对酒精性肝损伤和CCl_4所致小鼠急性肝损伤具有保护作用[7]。秦艽提取物龙胆苦苷对化学性及免疫性肝损伤有保护作用[8]。

5. 升血糖作用 秦艽碱甲对大鼠和小鼠均有升高血糖的作用，秦艽碱甲0.18、0.25g/kg腹腔注射30分钟后血糖升高，持续3小时，且血糖升高与剂量成正相关，同时肝糖原降低。切除动物肾上腺则升血糖作用消失。

6. 其他作用 秦艽煎剂给家兔口服后有利尿作用；秦艽可提高胃排空活动、促进小肠推进活动、促进胃液分泌、提高胃蛋白酶活性及增加胃蛋白酶排出量。麻花秦艽对急性胃黏膜损伤大鼠的胃黏膜组织有保护作用。秦艽水煎醇沉液5g/kg腹腔注射、秦艽水浸液10g/kg灌胃给药均能使发热家兔体温降低。秦艽提取物可明显延长氨水所致小鼠的引咳潜伏期、减少咳嗽次数，增加小鼠酚红排出量及大鼠排痰量。秦艽水煎剂灌胃能降低小鼠的胸腺指数。秦艽正丁醇提取物0.40g/kg静脉注射，可抑制刀豆球蛋白A(ConA)诱导的大鼠脾T淋巴细胞增殖。

7. 体内过程 龙胆苦苷在兔体内符合二室模型，$t_{1/2}$为6.727小时。

8. 毒理研究 秦艽提取物小鼠最大量灌胃未见明显毒性反应。秦艽碱甲对小鼠的LD_{50}：口服为0.48g/kg，腹腔注射为0.35g/kg，静脉注射为0.25～0.30g/kg。风湿性关节炎患者4例口服秦艽碱甲0.10g，3次/天，共4～13天，先后出现严重恶心、呕吐等。小鼠腹腔注射秦艽水煎醇沉液最大浓度达150g/kg，未观察到毒性反应。

【参考文献】 [1] 赵勤，王乐乐，魏立鹏，等．麻花秦艽醇提物对佐剂性关节炎大鼠的影响．中药药理与临床，2015，31(1)：145-147.

[2] 林清，高秀娟，喇孝瑾，等．秦艽醇提取物抗炎镇痛作用的实验研究．西部中医药，2013，26(7)：28-30.

[3] 聂继红，张海英，郭亭亭．中药秦艽抗炎镇痛作用的实验研究．中国现代医药杂志，2010，12(12)：12-14.

［4］牛筛龙，孙富增，张兴．秦艽总环烯醚萜苷的抗炎作用及其机制．药学实践杂志，2013，31(3)：198-200.

［5］杨建宏，王莉，马丰才．秦艽提取物镇咳祛痰抗炎镇痛作用的实验研究．中药药理与临床，2010，26(1)：51-52.

［6］苏晓聆，李福安，魏全嘉，等．秦艽水煎液对小鼠急性肝损伤肿瘤坏死因子-α和白细胞介素-10表达的影响．时珍国医国药，2010，21(4)：827-828.

［7］康宏杰，张霞，侯延辉，等．秦艽对四氯化碳致小鼠急性肝损伤的保护作用．中药药理与临床，2012，28(6)：98-100.

［8］张鹏，刘璐，张霞，等．秦艽对小鼠酒精性肝损伤的保护作用．中国医院药学杂志，2014，34(21)：1822-1825.

防　己

Fangji

本品为防己科植物粉防己 *Stephania tetrandra* S. Moore 的干燥根。主产于浙江、江西、安徽、湖北。秋季采挖，洗净，除去粗皮，晒至半干，切段，个大者再纵切，干燥。切厚片。以粉性足者为佳。

【性味与归经】 苦、寒。归膀胱、肺经。

【功能与主治】 祛风止痛，利水消肿。用于风湿痹痛，水肿脚气，小便不利，湿疹疮毒。

【效用分析】 防己苦性寒，苦以泄湿，寒能清热，善走下行。可外散风邪，内清湿热，并以除湿为长，专泻下焦湿热，故风湿热邪阻滞经络所致的关节红肿疼痛尤为适宜。防己苦寒降泄，能清湿热、利水道，性善下行，善祛下焦湿肿，用于治疗下半身水湿停留所致水肿、腹水，治下焦湿热疮毒以及湿热蕴结之脚气水肿，小便不利等。

【配伍应用】

1. 防己配木瓜　防己善祛风通利，以泄经络湿邪为其特长；木瓜功善舒筋活络，以治筋病见长，筋急则能缓之，筋缓则能利之。二药合用，祛风除湿，舒筋活络，止痹痛，适用于风湿侵袭之筋骨酸痛，足膝无力，肌肉挛缩疼痛，关节肿胀不利。

2. 防己配桂枝　防己苦寒降泄，除湿利水，能泻下焦之湿热，并能祛风止痛；桂枝通阳化气，能温通经络，利水除湿。两者相须为用，祛湿除痹之力增强，适用于湿痹、水肿、脚气等。

3. 防己配黄芪　防己苦寒，能利水消肿，除湿止痛；黄芪甘温，益气固表而利水消肿。黄芪可扶正，防己以祛邪，一升一降，补利相兼，升降调和则益气利水效强，适用于风水、风湿，症见脉浮身重，汗出恶风，小便不利，湿痹，肢体沉重麻木等。

4. 防己配茯苓　防己善下行，通腠理，利九窍，清热除湿，利水消肿；茯苓淡渗利湿，健脾补中，扶正祛邪。两药参合，相须为用，泻中有补，共奏健脾利湿，消肿除饮之功，适用于水湿或湿热内停所致的水肿、小便不利及痰饮肿满等。

5. 防己配白术　防己辛散苦降，外能祛风除湿、通痹止痛，内能清利湿热、利水消肿；白术苦甘温燥，补脾益气，燥湿利水，兼能除痹。两药相配，补泻同用，标本兼顾，渗湿、行水、除痹等功效显著，适用于风湿闭阻所致的关节疼痛及水湿内停所致的水肿、痰饮等。

【鉴别应用】

1. 防己与防风　两药名称相近，均能祛风湿、止痹痛，皆可用治风湿痹证。防己苦泄性寒，善走下行，外散风邪，内清湿热，以除湿为长，重在祛湿止痛，并能祛风清热，风湿热痹用之为佳；又苦寒降泄，善祛下焦湿肿，能利水消肿，用治水肿胀满，脚气浮肿；还有清泄湿热之功，用于下焦湿疹疮毒。防风辛散甘缓，性微温，重在辛散，以祛风为主，并能散寒胜湿，风寒湿痹用之为好；且其为治风之通用药，又能发表散寒，祛风止痒，息风止痉，用治风寒表证、风寒挟湿的表证、风疹瘙痒以及破伤风等。

2. 防己与秦艽　二者皆属祛风湿清热药，功能祛风湿，止痹痛，主治风湿热痹，肢体关节红肿热痛。防己祛风除湿止痛的同时，又具有较强的利水消肿作用，也常用治风邪外袭，水湿内阻，发为头面身肿、小便不利的风水证；一身肌肤悉肿，小便短少的皮水证；湿热壅滞，腹胀水肿，脚气浮肿等证；防己苦寒性善下行，能除下焦湿热，故下焦湿疹疮毒用之亦效。秦艽祛风湿，止痹痛，舒筋络作用甚强，凡风湿痹痛，肢体麻木，筋脉拘挛，关节屈伸不利，无论新久上下，偏寒偏热，均可配伍应用；其质润，为“风药中之润剂”，祛风而不燥烈，又能退虚热，清湿热，也常用于中风手足不遂，阴虚发热，骨蒸潮热，湿热黄疸等。

3. 防己与木通　两者均为苦寒之品，善走下行，清热利水作用较强，故湿热蕴结之浮肿，小便不利及风湿痹病等均可应用。但防己既善于利水，又善于祛风，故水肿胀满，痰饮喘息以及风湿痹痛用之更好；木通善清心及小肠之火，又能通利血脉，故心与小肠火盛之口舌生疮，尿涩尿痛及血滞经闭等较为常用。

【方剂举隅】

1. 防己黄芪汤（《金匮要略》）

药物组成：防己、黄芪、甘草、炒白术、生姜、大枣。

功能与主治：益气祛风，健脾利水。适用于表虚不固之风水或风湿证。汗出恶风，身重微肿，或肢节疼痛，小便不利，舌淡苔白，脉浮。

2. 宣痹汤（《温病条辨》）

药物组成：防己、杏仁、滑石、连翘、山栀、薏苡仁、半夏、蚕沙、赤小豆皮。

功能与主治：清热祛湿，通络止痛。适用于湿热痹证。湿聚热蒸，蕴于经络，寒战热炽，骨骱烦疼，面目萎黄，舌色灰滞。

3. 防己茯苓汤（《金匮要略》）

药物组成：防己、茯苓、黄芪、桂枝、甘草。

功能与主治：利水消肿。用于皮水。

【成药例证】

1. 防己关节丸（《中华人民共和国卫生部药品标准·中药成方制剂》）

药物组成：防己、白术、党参、茯苓、甘草、肉桂、制川乌。

功能与主治：祛湿散寒，健脾利水。用于风寒湿痹，关节疼痛。

2. 风湿镇痛膏（《中华人民共和国卫生部药品标准·中药成方制剂》）

药物组成：防己、生川乌、樟脑。

功能与主治：镇痛，除寒湿。用于关节肌肤因受风、寒、湿引起的疼痛。

3. 肾炎舒颗粒（片、胶囊）（《临床用药须知中药成方制剂卷》2020 年版）

药物组成：防己、人参（去芦）、菟丝子、黄精、枸杞子、苍术、茯苓、白茅根、金银花、蒲公英。

功能与主治：益肾健脾，利水消肿。用于脾肾阳虚、水湿内停所致的水肿，症见浮肿、腰痛、乏力、怕冷、夜尿多；慢性肾炎见上述证候者。

4. 风痛安胶囊（《临床用药须知中药成方制剂卷》2020 年版）

药物组成：石膏、黄柏、防己、薏苡仁、连翘、木瓜、滑石粉、通草、桂枝、姜黄、忍冬藤、海桐皮。

功能与主治：清热利湿，活血通络。用于湿热阻络所致的痹病，症见关节红肿热痛、肌肉酸楚；风湿性关节炎见上述证候者。

5. 伸筋丹胶囊（《临床用药须知中药成方制剂卷》2020 年版）

药物组成：制马钱子、地龙、乳香（醋炒）、没药（醋炒）、红花、防己、烫骨碎补、香加皮。

功能与主治：舒筋通络，活血祛瘀，消肿止痛。用于血瘀络阻引起的骨折后遗症、颈椎病、肥大性脊椎炎、慢性关节炎、坐骨神经痛、肩周炎。

【用法与用量】 5～10g。

【注意】 本品大苦大寒易伤胃气，胃纳不佳及体弱者慎服。

【本草摘要】

1.《神农本草经》 “主风寒湿疟，热气诸痫，除邪，利大小便。”

2.《医学启源》 “疗腰以下至足湿热肿盛，脚气。祛膀胱留热。”

3.《本草求真》 “防己，辛苦大寒，性险而健，善走下行，长于除湿、通窍、利道，能泻下焦血分湿热，及疗风水要药。”

【化学成分】 主要含生物碱类成分：粉防己碱（Tet），防己诺林碱，轮环藤酚碱，氧防己碱，防己斯任碱，小檗胺。

中国药典规定本品含粉防己碱（$C_{38}H_{42}N_2O_6$）和防己诺林碱（$C_{37}H_{40}N_2O_6$）的总量不得少于 1.6%，饮片不得少于 1.4%。

【药理毒理】 本品有抗炎、镇痛、免疫抑制、抗肿瘤及心血管保护作用。

1. 抗炎、镇痛 Tet 具有广谱抗炎作用，对炎症反应的各个环节有不同程度的抑制作用。Tet 可使大鼠急性炎症的血管通透性降低，抑制中性白细胞的游出。Tet 抑制磷脂酶 A_2，从而抑制了花生四烯酸代谢的环氧化酶和脂氧化酶两条途径，阻止人单核细胞和中性白细胞的前列腺素和白三烯的产生。Tet 抑制人单核巨噬细胞产生 IL-1 和 TNF-α，抑制淋巴细胞产生 TNF-β。

Tet 灌胃给药，可明显提高小鼠痛阈值[1]。Tet 小鼠腹腔注射给药能明显减少脂多糖诱导的醋酸扭体次数，提高痛阈值[2]。Tet 30mg/kg 腹腔注射给药可缓解急性疼痛大鼠模型的静息痛以及热和机械刺激的诱发痛[3]。

2. 免疫抑制作用 Tet 选择性抑制 T 细胞依赖性免疫反应，尤其是淋巴细胞增殖和分化阶段。Tet 在体外抑制丝裂原诱导的淋巴细胞转化，混合淋巴细胞反应和 NK 细胞的细胞毒作用。Tet 抑制迟发性超敏反应，抑制小鼠心脏排斥反应，延长其存活时间。

3. 心血管保护作用 Tet 有拮抗 Ca^{2+}通道的作用，在离体猫和大鼠右心房可观察到负性频率作用。Tet 0.3μmol/L 再灌注后能使缺血心脏的舒张功能恢复，能促进缺血复灌后心输出量恢复，冠状动脉血流量增加，同时再灌注期间，使心率恢复正常。Tet 3mg/kg 腹腔注射可以减轻大鼠心肌缺血/再灌注损伤[4]。

Tet可拮抗三氯甲烷诱发的豚鼠心律失常，延长猫乳头肌功能，不应期及降低肾上腺素引起的自律性。预先给豚鼠静脉注射 Tet 能推迟毒毛花苷引起的室性早搏的时间，毒毛花苷诱发室上性早搏后再静脉注射Tet，能缩短恢复窦性节律的时间。Tet对兔窦房结传导和自律功能有抑制作用，抑制室上性传导，而对室内传导无影响。

Tet在动物模型上显示降压作用，包括麻醉的猫、狗、豚鼠，清醒的正常大鼠和高血压大鼠。Tet 13mg/kg静脉注射，即刻引起舒张压和平均动脉压的下降，而心率和收缩压不变，提示其降压作用是由动脉平滑肌引起的。Tet对高血压患者具有降压作用，却无明显的反射性心动过速。Tet 60mg/kg灌胃给药能够逆转野百合碱所致的大鼠肺动脉高压模型肺血管重建，降低肺动脉压力，且综合效果要优于硝苯地平[5, 6]。

4. 抗肿瘤作用 粉防己碱不仅能直接抑制多种肿瘤生长，并且具有放疗增敏、逆转耐药、减轻放化疗毒副反应的作用。Tet还会诱发小鼠内皮瘤细胞EOMA的周期阻滞，抑制肿瘤血管新生[7]。Tet可逆转抗性细胞对阿霉素的抗性，增强敏感癌细胞对化疗药（长春新碱或阿霉素）的敏感性[8]。Tet通过增加肿瘤细胞内化疗药物浓度逆转人胰腺癌耐药细胞株多药耐药性从而增强化疗药物抗肿瘤作用[9]。Tet对人鼻咽癌细胞株有放射增敏作用[10]。

5. 其他作用 Tet具有抗矽肺的作用。Tet对瘢痕成纤维细胞增殖具有抑制作用[11, 12]。Tet本身具有清除自由基作用，对脑组织有保护作用。Tet能明显提高VaD大鼠的学习能力和空间记忆能力，发挥对神经元的保护作用[13]，还可改善大鼠脑缺血损伤引起的学习记忆能力障碍[14]。汉防己生物碱对蛙离体神经肌肉标本有神经肌肉阻滞作用，具有肌肉松弛的作用。总碱小鼠腹腔注射25mg/kg，即出现下肢松弛，ED_{50}为17.25mg/kg。此外，Tet及乙素有体外抗阿米巴原虫、降血糖、降血脂及促凝作用。Tet对缺血脑细胞产生保护作用。Tet也可松弛高K^+和催产素引起的大鼠离体子宫收缩。

6. 体内过程 Tet小鼠一次性灌胃给药，生物利用度为80%，给大鼠静注或灌胃后，能广泛分布各脏器，主要蓄积在肺、脾、肝、肾。用^{14}C-Tet研究在病人体内的代谢转化，在血浆中58%～72%与蛋白相结合，83%～91%以原形物从尿中排出。但同时也存在一定量的转化物——去甲汉甲素和氮氧化物。

7. 毒理研究 汉防己总生物碱20mg/kg静脉注射后家兔大部分死亡，25mg/kg犬静脉注射则无明显不良反应。Tet小鼠口服、肌内注射、静脉注射的LD_{50}分别为3.70、1.45g/kg，82.5mg/kg，大鼠口服、肌内注射、静脉注射的LD_{50}分别为2.23、1.5g/kg，38.0mg/kg。Tet静注对麻醉家兔降压的有效量（10mg/kg）与中毒量（15mg/kg）之间的范围窄。用于人相同的治疗剂量每日20mg/kg，连续给大鼠用药21天时，大部分实验动物的肝、肾和肾上腺均出现不同程度的细胞变性、坏死，乃至灶状坏死和继发性炎性反应。当剂量增加至2倍（每日40mg/kg）及4倍（每日80mg/kg），实验动物的肝、肾和肾上腺的毒性损害逐渐加重，当剂量增大至每日0.40g/kg，全部大鼠均于7天内死亡。

【参考文献】 ［1］梁琦，闫润红，王永辉，等．粉防己与其主要组分粉防己碱效、毒作用及关系初探．中国实验方剂学杂志，2015，21（7）：163-166.

［2］代先坤，罗福玲，章卓，等．粉防己碱对脂多糖致小鼠的痛觉增敏的影响及机制．时珍国医国药，2010，21（5）：1049-1050.

［3］阮林，黄焕森，金文香，等．汉防己甲素对急性切口痛大鼠的镇痛作用研究．中国当代医药，2014，21（36）：11-13.

［4］王裕勤，曹雪滨，冯义柏，等．粉防己碱抑制心肌细胞磷酸化减轻缺血/再灌注损伤引发的炎症反应．心血管康复医学杂志，2010，19（1）：57-60.

［5］亓峰，吴乃石．粉防己碱对大鼠肺动脉高压影响的实验研究．黑龙江医学，2010，34（10）：737-741.

［6］亓峰，马东亮，蔡国华，等．粉防己碱与硝苯地平对大鼠肺动脉高压影响对比的实验研究．心肺血管病杂志，2014，33（3）：437-441.

［7］刘畅，赵宝祥．汉防己甲素对小鼠血管内皮瘤细胞的影响及其分子机制研究．中国生化药物杂志，2015，3（35）：54-57.

［8］刘锦裕，李永生，谢恩杰，等．粉防己碱逆转膀胱癌耐药株BIU-87/ADM凋亡抗性的作用．时珍国医国药，2011，22（8）：1932-1934.

［9］顾建华，郭仁德，张志斌，等．汉防己甲素对人胰腺癌耐药细胞株SW1990-GEM多药耐药性的逆转机制．天津医药，2013，41（1）：48-51.

［10］吴喜福，张革化，黎景佳，等．汉防己甲素对人鼻咽癌细胞株的放射增敏作用及其机制．中国病理生理杂志，2012，28（12）：2187-2191.

［11］曹治东，石崇荣，黄崇本，等．汉防己甲素对瘢痕成纤维细胞有丝分裂的调控．重庆医科大学学报，2011，36（8）：965-967.

［12］李岱，孙明，李青春，等．汉防己甲素对人眼Tenon囊成纤维细胞中Bax、Bcl-2、TGF-β_2 mRNA表达的影响．南方医科大学学报，2012，32：97-100.

［13］陈连连，陈力学，曾照芳，等．粉防己碱对血管性痴呆大鼠学习记忆能力及神经元凋亡的影响．激光杂志，2012，32（6）：87-89.

［14］陈连连，陈力学，曾照芳，等．粉防己碱对血管性痴呆大

鼠齿状回 S1000B 蛋白表达的研究. 激光杂志，2012，33(1)：72-73.

桑　枝

Sangzhi

本品为桑科植物桑 *Morus alba* L.的干燥嫩枝。主产于江苏、浙江。春末夏初采收，去叶，晒干，或趁鲜切片，晒干。切厚片。以质嫩、切面黄白色者为佳。

【性味与归经】 微苦，平。归肝经。

【功能与主治】 祛风湿，利关节。用于风湿痹病，肩臂、关节酸痛麻木。

【效用分析】 桑枝微苦性平，通行善走，长于祛风湿，通经络，利关节，前人有“桑枝，功专祛风湿拘挛”之说，常用于治疗风湿痹痛，四肢拘挛之证，作用偏于上肢，尤宜于上肢风湿热痹，肩臂关节疼痛拘挛。

【配伍应用】

1. 桑枝配桑寄生　桑枝横行四肢，除湿消肿，通络止痛；桑寄生补肝肾，强筋骨，祛风湿。桑枝以通为主，桑寄生以补为要。两药伍用，一补一通，相须为用，补肝肾，壮筋骨，祛风湿，通经络，止疼痛的功效显著，适用于风湿痹证所致腰腿酸痛，关节屈伸不利，筋骨疼痛。

2. 桑枝配防己　桑枝味苦性平，祛风通络，舒筋缓脉；防己辛散降泄，祛风除湿，通络止痛。两药相配，有祛风除湿，舒筋活络，除痹止痛之功，适用于风湿所致的四肢拘挛，麻木疼痛等。

3. 桑枝配鸡血藤　桑枝性善走窜，可祛风通络；鸡血藤既能舒筋活络，又能补血活血。二者合用，有活血通络之功。适用于风湿兼有血瘀之四肢筋骨疼痛。

4. 桑枝配油松节　两药均为祛风湿药，桑枝微苦性平，通行善走，功专祛风湿，通经络，利关节，常用治风湿痹痛，四肢拘挛；油松节长于疏通经络，行气血，利骨节，尤善于祛筋骨间风寒湿邪。二药合用，可增强祛风湿、通经络、利关节的功效，适用于风湿痹证所致肢体关节屈伸不利，疼痛麻木等。

【鉴别应用】

1. 桑枝与秦艽　两者均为祛风湿清热药，功能祛风通络，用于风湿痹痛，四肢拘挛，中风手足不遂等。但秦艽味辛苦性平而偏凉，故发热，关节红肿热痛者尤为适用；且退虚热，清湿热，用治骨蒸潮热，湿热黄疸，小儿疳积发热等。桑枝味苦，性平而偏凉，归肝经，善行于上肢，尤宜于肩臂关节疼痛拘挛。

2. 桑枝与桂枝　两者均能祛风通络，皆可用治风湿痹痛。但桑枝以祛风除湿通络为长，桂枝则以温经散寒通络为优，均偏行上肢肩臂，古人认为桑枝得桂枝治肩臂痛，故对于上肢风湿痹痛常相须为用。不同之处在于，桑枝性偏凉，尤宜用于上肢风湿热痹肩臂关节疼痛拘挛。桂枝辛温，以发汗解肌为优，尤宜于风寒感冒；桂枝又温通经脉，多用于上肢肩臂痛偏寒者；且温经通阳之功还可用于胸痹、痛经、脘腹疼痛、痰饮等。

【方剂举隅】

1. 桑枝秦艽汤(《青囊全集》)

药物组成：鲜桑枝尖、桂枝、秦艽、天麻、广皮、当归、川芎、羌活、桔梗、甘草、皂刺。

功能与主治：祛风止痛。用于肩臂肘痛。

2. 沈氏桑尖汤(《杂病源流犀烛》)

药物组成：嫩桑枝尖、防己、当归身、黄芪、茯苓、威灵仙、秦艽、川芎、升麻。

功能与主治：祛风除湿，通络行滞。用于十指尖麻者。

3. 桑枝煎(《圣惠方》)

药物组成：桑枝、黑豆、附子、茄子根、石斛、天雄、天麻、川芎、牛膝、桂心。

功能与主治：祛风通络止痛，用于风湿脚膝软弱。

【成药例证】

1. 桑枝膏(《中华人民共和国卫生部药品标准·中药成方制剂》)

药物组成：本品为桑枝制成的煎膏。

功能与主治：祛风活络。用于四肢关节酸痛。

2. 强身壮骨酒(《中华人民共和国卫生部药品标准·中药成方制剂》)

药物组成：桑枝、白茄根、白术、豹骨、陈皮、川芎、当归、党参、杜仲、防风、甘松、桂枝、红花、红釉、怀牛膝、黄芪、木瓜、秦艽、熟地黄、天麻、菟丝子、五加皮。

功能与主治：滋补健身，强壮筋骨，舒筋活络，追风祛湿。用于风寒湿痹，手足麻木，筋骨疼痛，腰膝无力。

3. 筋骨止痛膏(《中华人民共和国卫生部药品标准·中药成方制剂》)

药物组成：桑枝、槐枝、生姜、大葱、肉桂、丁香、徐长卿、生草乌、冰片、樟脑、鲜松枝。

功能与主治：舒筋活血，搜风散寒。用于筋骨麻木，腰腿臂痛，跌打损伤。

4. 湿热痹颗粒(片)(《临床用药须知中药成方制剂卷》2020 年版)

药物组成：桑枝、苍术、黄柏、粉萆薢、薏苡仁、汉防己、连翘、川牛膝、地龙、防风、威灵仙、忍冬藤。

功能与主治：祛风除湿，清热消肿，通络定痛。用于湿热阻络所致的痹病，症见肌肉或关节红肿热痛，有沉重感，步履艰难，发热，口渴不欲饮，小便色黄。

【用法与用量】 9～15g。

【本草摘要】

1.《本草图经》 “桑枝不冷不热，可以常服。”“疗遍体风痒干燥，脚气风气，四肢拘挛，上气，眼晕，肺气嗽，消食、利小便，兼疗口干。”

2.《本草述》 “祛风养筋，治关节湿痹诸痛。”

3.《岭南采药录》“去骨节风疾，治老年鹤膝风。”

【化学成分】 主要含黄酮类成分：桑酮，桑素，桑色素，桑色烯素，环桑素，环桑色烯素，槲皮素，山柰酚等；还含生物碱、多糖及香豆素等。

【药理毒理】 本品有抗炎、镇痛、降血糖，降血脂等作用。

1. 抗炎、镇痛及免疫调节作用 桑枝水煎剂及提取物有抗炎作用，桑枝多糖则有调节免疫的功能。桑枝水煎剂 20g/kg 灌胃，对小鼠巴豆油致耳肿胀、角叉菜胶致足肿胀有抑制作用，并可抑制醋酸引起的小鼠腹腔液渗出。桑枝乙醇提取物 0.10g/kg、石油醚及正丁醇提取物 0.30g/kg 灌胃，能抑制小鼠二甲苯耳肿胀；桑枝石油醚提取物 0.15g/kg 有抑制小鼠毛细血管通透性增加的作用；桑枝乙酸乙酯和正丁醇提取物可通过抑制过量一氧化氮释放而发挥抗炎作用[1]。桑枝总黄酮和总皂苷能下调巨噬细胞 RAW 264.7 中诱生型一氧化氮合酶、环氧合酶-2、炎性介质白细胞介素-1β 和白细胞介素-6 的表达，上调抗炎系统中血红素加氧酶和过氧化物酶增殖体受体的表达，使细胞内环境趋向致炎和抗炎体系的平衡[2, 3]。桑枝中的桑皮苷 A 25、50mg/kg 灌胃给药，对角叉菜胶所致小鼠足浮肿具有显著的抑制作用，还能有效地缓解由福尔马林所引起的小鼠疼痛反应[4]。

桑枝水提物 241.8、483.6mg/kg 灌胃给药 7 天，能够显著提高正常 ICR 小鼠的胸腺指数和脾脏指数，提高小鼠腹腔巨噬细胞的吞噬率和吞噬指数，提高小鼠淋巴细胞转化率，提高小鼠血溶素含量和溶血空斑，增强免疫能力[5]。桑枝多糖灌胃给药 14 天，600mg/kg 组能有效抑制免疫抑制小鼠胸腺指数和脾脏指数的下降，600、400mg/kg 组能提高腹腔巨噬细胞吞噬率与吞噬指数，提高淋巴细胞转化率，提高血清溶血素含量和溶血空斑形成数量，增强免疫抑制小鼠的免疫功能[6]。

2. 降血糖作用 桑枝有降血糖作用。桑枝水提物给四氧嘧啶高血糖大鼠 50mg/kg 静脉注射，15 天后大鼠空腹和非禁食血糖、食物和水摄取量、血果糖氨及尿糖等指标均降低，糖尿病肾病改善。桑枝颗粒可使培养液中 $HepG_2$ 的葡萄糖消耗量增加，对胰岛素刺激的 $HepG_2$ 葡萄糖消耗有协同作用。桑枝水提取物和桑枝乙醇提取物对α-葡萄糖苷酶活性具有抑制作用[7]。桑枝皮醇提物可以抑制餐后血糖升高[8]。桑枝多糖 200、400、600mg/kg 连续灌胃给药 4 周，可增加糖尿病模型小鼠肝糖原存储量，提高血清胰岛素水平和机体胰岛素敏感性[9]。桑枝多糖 600mg/kg 灌胃给药两周，能降低高糖血症小鼠的糖化血红蛋白水平，增加胰岛素水平，并通过调控胰腺细胞内 JNK/p38 信号通路改善胰腺的代谢功能[10]。桑枝总黄酮提取物 1.0、2.0g/kg 灌胃给药 14 天，能降低 2 型糖尿病大鼠血糖、糖化血清蛋白水平，提高胰岛素敏感性指数，减轻肾脏病理损害[11]。桑枝乙醇提取物 10ml/(kg·d) 灌胃给药，可降低糖尿病大鼠血糖水平[12]。桑枝总生物碱对蔗糖酶和麦芽糖酶活性抑制的 IC_{50} 分别为 21.9 和 40.4ng/ml，桑枝总生物碱 10、20、40mg/kg 单次口服给药，显著降低正常小鼠蔗糖和淀粉负荷后的血糖峰值和血糖时间曲线下面积，桑枝总生物碱 20、40mg/kg 单次口服给药，显著降低四氧嘧啶高血糖小鼠蔗糖和淀粉负荷后的血糖峰值和血糖时间曲线下面积，抑制餐后血糖的升高。含桑枝总生物碱 0.3、0.6、1.2g/kg 高蔗糖饲料饲喂 3 周，各剂量组显著降低链脲霉素糖尿病大鼠随机血糖、TG 水平，1.2g/kg 组显著降低空腹血糖、TC、糖化血清蛋白及尿糖水平。桑叶总生物碱 50mg/kg 灌胃 6 周，能显著降低糖尿病前期肥胖性胰岛素抵抗 C57 小鼠的降低随机和空腹血糖、TC 及基础胰岛素水平，改善糖脂代谢紊乱和胰岛素抵抗状态，改善葡萄糖刺激的胰岛素分泌功能[13]。

3. 降血脂作用 桑枝乙醇提取物 5g/kg 连续灌胃给药 4 周后对高脂血症大鼠具有降血脂作用，能预防动脉硬化。桑枝水提物和醇提物给高血脂模型小鼠灌胃，小鼠体重的降低率分别为 8.9%和 15%，血清中的总胆固醇和甘油三酯水平降低，其中醇提取物作用较明显。桑枝皮水提物 100、300、600mg/kg 灌胃给药对急性高脂血症小鼠具有明显降血脂作用以及降低动脉粥样硬化风险的作用[14]。

4. 其他作用 桑枝水提醇沉液 14g 生药/kg 灌胃给药 7 天，对脑缺血/再灌注小鼠脑血流动力学有改善作用[15]。桑枝中的苯并呋喃类化学成分桑辛素 C、桑辛素 M，对 A549 和 MCF7 细胞株均有明显杀伤力[16]。桑枝中的脱氧野尻霉素能显著抑制小鼠 B-16 肺黑色肿瘤细胞的入侵、迁移和黏附[17]。桑枝乙醇提取物 10、20、40mg/kg

灌胃给药 7 天后促进高尿酸血症小鼠肾脏功能的恢复[18]。桑枝乙醇提取物 4.5g/(kg·d) 及 9.0g/(kg·d) 灌胃给药 14 天，能改善糖尿病肾病模型大鼠血液流变学[19]。桑枝多糖 120mg/kg 灌胃 4 周，可降低链尿佐菌素糖尿病大鼠空腹血糖，改善血管内皮细胞的代谢，保护心肌及肾功能[20]。桑枝多糖 300、600、1200mg/kg 预防性灌胃给药 1 周，各剂量组能明显降低肾缺血再灌注损伤模型小鼠血清中肌酐、尿素氮、白细胞介素-1β、白细胞介素-6 水平，600、1200mg/kg 明显降低肿瘤坏死因子-α 水平，1200mg/kg 组明显升高白细胞介素-10 水平，改善肾组织病理损伤，抑制 TLR4/p38MAPK 通路，减轻炎症反应[21]。

【参考文献】 [1] 凌霜，张洪平，章丹丹，等．桑枝不同溶剂提取物对血小板聚集、血管舒张及巨噬细胞活化的不同作用．中国中药杂志，2010，35(22)：3024-3028.

[2] 章丹丹，凌霜，张洪平，等．桑枝总黄酮体外抗炎活性及机制研究．时珍国医国药，2010，21(11)：2787-2790.

[3] 章丹丹，唐宁，华晓东，等．桑枝提取部位及其组合对巨噬细胞炎症介质的影响．中草药，2013，44(2)：186-192.

[4] Zhang Z，Shi L. Anti-inflammatory and analgesic properties of cis-mulberroside A from Ramulus mori. Fitoterapia，2010，81(3)：214-218.

[5] 洪德志，陈亚洁，蒋学，等．桑枝水提物对正常小鼠免疫功能的影响．蚕桑通报，2012，43(3)：22-25.

[6] 黄世荣，洪德志，李晓童，等．桑枝多糖对免疫抑制小鼠的免疫调节作用．蚕业科学，2017，43(3)：467-471.

[7] 王晓梅，郑涛，魏莉芳，等．桑枝提取物对α-葡萄糖苷酶的作用．世界科学技术-中医药现代化，2012，14(2)：1464-1467.

[8] Li Y G，Ji D F，Zhong S，et al. 1-deoxynojirimycin inhibits glucose absorption and accelerates glucose metabolism in streptozotocin-induced diabetic mice. Sci Rep，2013，20(3)：1-12.

[9] 洪德志，时连根．桑枝多糖对糖尿病模型小鼠的降血糖作用．中国药理学与毒理学杂志，2012，26(6)：806-809.

[10] Xua Lingyuan，Yang Fenglian，Wang Junli. Anti-diabetic effect mediated by Ramulus mori polysaccharides. Carbohydr Polym，2015，117(6)：63-69.

[11] 邢冬杰，李广元，孙永庆，等．桑枝总黄酮提取物对 2 型糖尿病大鼠的作用研究．辽宁中医药大学学报，2010，(7)：57-58.

[12] 邢冬杰，李广元，孙永庆，等．桑枝提取物对糖尿病大鼠的作用研究．中国实用医药，2010，5(9)：29-30.

[13] 刘率男，刘泉，孙素娟，等．α 葡萄糖苷酶抑制剂桑枝总生物碱的抗糖尿病作用研究．药学学报，2019，54(7)：1225-1233.

[14] 刘先明，李琳，王元净，等．桑枝皮提取物对急性高脂血症小鼠血脂水平的影响．蚕业科学，2011，37(4)：771-774.

[15] 韩蕾，黄卫，于滢，等．桑枝对小鼠脑缺血再灌注损伤的保护作用．中华中医药学刊，2012，(9)：1945-1947.

[16] 李孟璇，管福琴，孙视，等．桑枝中苯并呋喃类化合物结构鉴定及抗肿瘤活性的研究．时珍国医国药，2010，(12)：3343-3344.

[17] Wang R J，Yang C H，Hu M L. 1-Deoxynojirimycin inhibits metastasis of B16F10 melanoma cells by attenuating the activity and expression of matrix metalloproteinases-2 and-9 and altering cell surface glycosylation. J Agric Food Chem，2010，58(16)：8988-8993.

[18] Shi YW，Wang CP，Wang X，et al. Uricosuric and nephro protective properties of Ramulus mori ethanol extract in hyperuricemic mice. J Ethnopharmacol，2012，143(3)：896-904.

[19] 邢冬杰，宿世震，陈桂玉，等．中药桑枝提取物对糖尿病肾病大鼠的作用研究．中华中医药学刊，2014，(11)：2730-2732.

[20] 王晶洁．桑枝多糖对 2 型糖尿病大鼠心肌及肾功能的保护作用．中西医结合心脑血管病杂志，2019，17(19)：2936-2938.

[21] 黄倩，林佩璜，郑丹丹，等．桑枝多糖预防性给药对肾缺血再灌注损伤模型小鼠炎症反应的影响及机制研究．中国药房，2019，30(13)：1786-1791.

豨莶草

Xixiancao

本品为菊科植物豨莶 *Siegesbeckia orientalis* L.、腺梗豨莶 *Siegesbeckia pubescens* Makino 或毛梗豨莶 *Siegesbeckia glabrescens* Makino 的干燥地上部分。全国大部分地区均产。夏、秋二季花开前及花期均可采割，除去杂质，晒干。切段。以叶多、质嫩、色灰绿者为佳。

【性味与归经】 辛、苦，寒。归肝、肾经。

【功能与主治】 祛风湿，利关节，解毒。用于风湿痹痛，筋骨无力，腰膝酸软，四肢麻痹，半身不遂，风疹湿疮。

【效用分析】 豨莶草辛散苦燥，善祛筋骨间风湿且能行痹止痛，生用性寒，善化湿热，故风湿痹痛偏湿热者用之甚佳。酒蒸后其性转甘温，泻中有补，于祛风湿中寓有补肝肾、强筋骨之功，适用于风湿日久，肝肾亏虚所致的肢体麻木、中风手足不遂，以及头晕耳鸣、失眠心烦等。豨莶草生用还有祛风止痒之功，用于皮肤风疹、湿热瘙痒等。

【配伍应用】

1. 豨莶草配威灵仙 两药皆有祛风湿、通经络作用。二者相须为用，功效更著，适用于风寒湿痹所致筋骨疼痛、四肢麻木等。

2. 豨莶草配臭梧桐叶 豨莶草祛风湿、利关节；臭梧桐祛风湿、通络止痛。二者相配，祛风除湿，通络止痛的功效显著，适用于风湿痹证，肢体麻木，腰膝酸痛，骨节疼痛，屈伸不利者。

3. 豨莶草配当归 豨莶草祛风湿，舒筋活络，清热解毒；当归补血活血。两药相配，祛风与活血并施，解毒与养血兼顾，共奏养血活血，祛风除痹，清热解毒之功，适用于风寒湿痹，郁久化热，关节肿痛发热、屈伸不利等。

【鉴别应用】 **豨莶草与伸筋草** 两者均为祛风除湿药，功能祛风除湿，舒筋活络，均可用治风湿痹痛。但豨莶草祛风湿中又寓有补肝肾，强筋骨之意，故风湿或肝肾不足所致的腰腿疼痛麻木，酸软无力等，均为适用；且生用能治湿热除风痹，可用于风疹湿疮。伸筋草其性走而不守，擅长舒筋活血而通络，故肢体拘挛，伸展不利等用之较宜。

【方剂举隅】 **豨莶散**（《活人方》）

药物组成：豨莶草。

功能主治：祛风除湿，通利关节。用于风寒湿三气，着而成痹，以致血脉凝涩，肢体麻木，腰膝酸疼，二便燥结。

【成药例证】

1. 豨莶丸（《临床用药须知中药成方制剂卷》2020年版）

药物组成：豨莶草。

功能与主治：清热祛湿，散风止痛。用于风湿热阻络所致的痹病，症见肢体麻木、腰膝酸软、筋骨无力、关节疼痛。亦用于半身不遂、风疹湿疮。

2. 关节风痛丸（《中华人民共和国卫生部药品标准·中药成方制剂》）

药物组成：豨莶草、狗脊、伸筋草、秦艽、鸡血藤、防己、老鹳草、桑枝、五加皮、独活。

功能与主治：祛风，除湿，止痛。用于风湿性筋骨酸痛，关节痛，四肢麻木。

3. 风湿片（《中华人民共和国卫生部药品标准·中药成方制剂》）

药物组成：豨莶草、威灵仙、苍术、马钱子膏、桑寄生。

功能与主治：祛风除湿。用于风湿性关节炎，腰腿疼痛。

【用法与用量】 9～12g。

【注意】 阴血不足者慎用。

【本草摘要】

1.《本草图经》 “治肝肾风气，四肢麻痹，骨间疼，腰膝无力者。”“兼主风湿疮，肌肉顽痹。”

2.《履巉岩本草》 “医软瘫风疾，筋脉缓弱。”

3.《本草纲目》 “豨，生捣汁服则令人吐，故云有小毒；九蒸九暴则补人，祛痹，故云无毒。生则性寒，熟则性温，云热者非也。”

【化学成分】 主要含萜类成分：奇壬醇，豨莶精醇，豨莶酸，豨莶糖苷等；还含内酯类、甾醇类等。

中国药典规定本品含奇壬醇（$C_{20}H_{34}O_4$）不得少于0.050%。

【药理毒理】 本品有抗炎、镇痛、免疫抑制、抗血栓及抗病原体等作用。

1. 抗炎、镇痛作用 豨莶草水提液、甲醇提取物均有抗炎镇痛作用。豨莶草水提液2.0g/kg灌胃，可降低角叉莱胶诱发的大鼠足肿胀，并可预防大鼠佐剂性关节炎的原发病变和继发病变。

豨莶草局部外用具有抗炎、镇痛作用。豨莶草甲醇提取物外用能抑制炎症模型小鼠耳肿胀和足肿胀，延长热痛试验中小鼠舐后足的时间，减少醋酸所致小鼠扭体的次数。豨莶草提取物对单克隆抗体组合诱导类风湿关节炎小鼠具有抗炎作用[1]。

2. 免疫抑制作用 豨莶草有调节免疫作用。豨莶草水煎剂腹腔注射，对小鼠胸腺有抑制作用，使淋巴细胞绝对值减少和Ea、Et花环形成率下降；并使小鼠脾脏重量减轻，血清抗体滴度降低，细胞内DNA和RNA吖啶橙荧光减弱，表明豨莶草对小鼠的细胞免疫和体液免疫均有抑制作用。同时还可抑制小鼠腹腔巨噬细胞的吞噬功能，减低血清溶菌酶的活性，提示豨莶草对非特异性免疫亦有抑制作用。

3. 心血管保护作用 豨莶草乙醚提取液动脉插管灌流0.5ml能使保留神经的兔耳血管舒张，并能阻断刺激神经引起的缩血管反应，其血管舒张作用是通过阻断交感缩血管神经而产生的。豨莶草醇提液涂抹耳部，可促进小鼠肠系膜微循环障碍后的血流恢复，有改善小鼠耳廓微循环的作用。腺梗豨莶草醇提物灌胃具有抗血栓作用。

4. 毒理研究 豨莶草水煎液小鼠灌胃LD_{50}为39.44g/kg。水煎醇沉提取物灌胃的LD_{50}值为19.27g/kg（相当于生药414.3g/kg）。豨莶草醇提物的LD_{50}为267.00g/kg，豨莶草水提物的LD_{50}为147.91g/kg[2]。

附：酒豨莶草

【药理毒理】 **抗炎、抗风湿作用** 豨莶草酒蒸制品6.0、12g/kg灌胃对大鼠棉球肉芽肿和小鼠二甲苯致耳肿胀均有抑制作用，且以黄酒蒸8小时抗炎作用最佳。酒豨莶草水煎液6.0g/kg，可降低角叉莱胶诱发的足肿胀，且可预防大鼠佐剂性关节炎的原发性病变和继发性病变，并且作用效果在起效时间、作用强度、维持时间等方面均明显好于生品。

【参考文献】［1］傅旭春，蒋芳萍，范珈祯，等．豨莶草对单克隆抗体组合诱导的小鼠类风湿关节炎作用．浙江大学学报(医学版)，2013，42(5)：556-560.

［2］蒋芳萍，傅旭春，白海波，等．豨莶草的小鼠急性毒性及抗小鼠急性痛风性关节炎作用．中国现代应用药学，2013，30(12)：1289-1291.

臭梧桐叶

Chouwutongye

本品为马鞭草科植物海州常山 *Clerodendrum trichotomum* Thunb. 的干燥叶。主产于浙江、江苏、江西。夏季结果前采摘，晒干。切丝。以色绿者为佳。

【性味与归经】 辛、苦、甘，平。归肝经。

【功能与主治】 祛风除湿，平肝止痛。用于风湿痹痛，半身不遂，眩晕头痛，风疹湿疮。

【效用分析】 臭梧桐叶辛散苦燥，能祛风湿，通经络，治风湿痹痛，四肢麻木，半身不遂等；又因其辛能散风，燥可除湿，故亦用于治疗风疹等皮肤瘙痒、湿疮等。本品性平偏凉，入肝经，能平肝潜阳，治疗肝阳偏亢，头痛眩晕等。

【配伍应用】 **臭梧桐叶配钩藤**　臭梧桐叶与钩藤，主入肝经，既能清肝热，又能平肝阳。两者配伍，增强平肝潜阳的作用，用于治疗肝阳上亢之眩晕头痛等。

【方剂举隅】 豨桐丸(《济世养生集》)

药物组成：豨莶草、臭梧桐。

功能与主治：祛风除湿，通络止痛。用于感受风湿，或嗜饮冒风，内湿外邪，传于四肢脉络，壅闷不舒，以致两足软酸疼痛，不能步履，或两手牵绊，不能仰举。

【成药例证】

1. 豨桐胶囊(丸)(《临床用药须知中药成方制剂卷》2020年版)

药物组成：豨莶草、臭梧桐叶。

功能与主治：清热祛湿，散风止痛。用于风湿热痹，症见关节红肿热痛；风湿性关节炎见上述证候者。

2. 镇心降压片(《中华人民共和国卫生部药品标准·中药成方制剂》)

药物组成：梧桐叶浸膏、山楂稠膏、僵蚕、珍珠。

功能与主治：降压。用于高血压。

【用法与用量】 9～15g。

【本草摘要】

1.《本草纲目拾遗》 “洗鹅掌风、一切疮疥，煎汤洗汗斑……并能治一切风湿，止痔肿，煎酒服。治臁疮，捣烂作饼，加桐油贴。”

2.《岭南采药录》 “治一切痈疽，捣烂罨之。”

【化学成分】 主要含黄酮类成分：刺槐素-α-二葡萄糖醛酸苷等；还含臭梧桐糖苷、海常山苦素、海州常山素A、B等。

【药理毒理】 本品有镇痛、镇静及降压等作用。

1. 镇痛、镇静作用　臭梧桐煎剂有镇痛、镇静作用。臭梧桐煎剂1.65g/kg灌胃或腹腔注射对热板法小鼠有镇痛作用，其开花前镇痛作用大于开花后；臭梧桐素对热刺激小鼠有持久镇痛作用。

臭梧桐煎剂小鼠灌胃有轻度的镇静作用，加大剂量时不引起睡眠。臭梧桐素A的镇静作用较强，与戊巴比妥钠有协同作用。

2. 降压作用　臭梧桐煎剂、水浸剂等提取物，口服或注射给药，对麻醉或清醒的大鼠、兔、猫、犬及肾性高血压大鼠、犬均有不同程度的降压作用，煎剂与水浸剂的降压作用较强，流浸膏次之，而醇提物则无效；降血压持续时间依次为水浸剂、煎剂、流浸膏。水煎剂对犬、大鼠有明显的二阶段的降压作用，第一阶段与直接扩张血管和阻断神经节有关，第二阶段可能是作用于中枢而引起外周血管扩张，使血压下降。

3. 其他作用　臭梧桐叶的甲醇提取物有抑制肿瘤细胞增殖作用。对B16F10增殖抑制活性(GI_{50})为6.25μg/ml，对MK-1、HeLa的GI_{50}为20～25μg/ml。臭梧桐根分离出的胆甾烷类化合物有抗炎作用，可明显抑制结肠癌细胞HT-29中白细胞介素-8(IL-8)的生成[1]。此外，臭梧桐有抗疟原虫作用。

4. 毒理研究　臭梧桐煎剂小鼠腹腔注射LD_{50}为20.6g/kg；热浸液小鼠静脉注射LD_{50}为19.4g/kg。臭梧桐煎剂给犬口服20g/kg以上时，可引起呕吐。臭梧桐热浸剂0.25～2.5g/(kg·d)连续60天灌胃，除引起部分大鼠饮水量增加、活动减少和大便变稀外，未见其他严重毒性反应，对猫肾脏有一定的毒性。

【参考文献】［1］杨国勋，王文宣，胡长玲，等．臭梧桐根中的甾醇及其抗炎活性研究．中草药，2014，45(18)：2597-2601.

络石藤

Luoshiteng

本品为夹竹桃科植物络石 *Trachelospermum jasminoides* (Lindl.) Lem.的干燥带叶藤茎。主产于浙江、江苏、湖北、安徽。冬季至次春采割，除去杂质，晒干。切段。以叶多、色绿者为佳。

【性味与归经】 苦，微寒。归心、肝、肾经。

【功能与主治】 祛风通络，凉血消肿。用于风湿热痹，筋脉拘挛，腰膝酸痛，喉痹，痈肿，跌扑损伤。

【效用分析】 络石藤味苦性微寒，善走经脉，通达肢节，祛风湿而舒筋活络，故常用于治疗风湿痹痛，筋脉拘挛，屈伸不利，尤以热痹关节肿痛为宜；又能凉血清热而消肿，善治风热引起的咽喉肿痛，痈疽疮肿，也可用于跌打损伤，局部肿痛等。

【配伍应用】**络石藤配蒲公英** 络石藤善疏通经络，凉血消肿；蒲公英苦寒，清热解毒，散结消痈。两药配合，解毒消肿之功更强，适用于乳痈及其他热毒疮疡。

【鉴别应用】

1. 络石藤与桑枝 二者同为祛风湿药，均具有祛风通络的功效，常用治风湿痹痛，肢体麻木，筋脉拘挛，关节屈伸不利者。但络石藤性味苦微寒，又能凉血消肿，对痹痛偏热者较为适宜；取其凉血消肿之功，也可用治喉痹、痈疡。桑枝则性质平和，对于风湿痹证，无论偏寒偏热，均可使用，而尤宜于上肢痹痛。

2. 络石藤与海风藤 同属祛风湿药，两者均善于祛风通络，故常用于风湿所致关节屈伸不利，筋脉拘挛等。络石藤性寒凉，治疗风湿痹痛，偏用于兼有热象者；络石藤又能凉血消肿，故痈肿及跌扑损伤者，也可用之。而海风藤偏性温，适用于风寒湿较重而无热象者。

【方剂举隅】

1. 七味葱白汤（《重订通俗伤寒论》）

药物组成：络石藤、鲜葱白、防风、苏叶嫩枝、生姜皮、淡豆豉、秦艽、嫩桑枝。

功能与主治：通络祛风。主治风湿证，症见头痛发热，微汗恶寒，骨节烦疼，体重微肿，小便欠利，脉来浮缓，属风胜者。

2. 阿胶鸡子黄汤（《重订通俗伤寒论》）

药物组成：络石藤、阿胶、白芍、石决明、钩藤、地黄、甘草、生牡蛎、茯神木、鸡子黄。

功能与主治：滋阴养血，柔肝息风。适用于邪热久羁，阴血不足，虚风内动。筋脉拘急，手足瘛疭，心烦不寐，或头目眩晕，舌绛少苔，脉细数。

【成药例证】

1. 舒筋活血片（《中华人民共和国卫生部药品标准·中药成方制剂》）

药物组成：络石藤、狗脊、红花、槲寄生、鸡血藤、伸筋草、香附、香加皮、泽兰叶、自然铜。

功能与主治：舒筋活络，活血散瘀。用于筋骨疼痛，肢体拘挛，腰背酸痛，跌打损伤。

2. 中风回春胶囊（片、丸）（《临床用药须知中药成方制剂卷》2020年版）

药物组成：络石藤、酒川芎、丹参、酒当归、川牛膝、桃仁、红花、炒茺蔚子、鸡血藤、土鳖虫（炒）、全蝎、蜈蚣、地龙（炒）、炒僵蚕、木瓜、金钱白花蛇、威灵仙（酒制）、忍冬藤、伸筋草。

功能与主治：活血化瘀，舒筋通络。用于痰瘀阻络所致的中风，症见半身不遂、肢体麻木、言语謇涩、口舌歪斜。

3. 盘龙七片（《临床用药须知中药成方制剂卷》2020年版）

药物组成：盘龙七、当归、丹参、红花、乳香、没药、木香、支柱蓼、重楼、过山龙、羊角七、八里麻、老鼠七、青蛙七、珠子参、缬草、秦艽、络石藤、壮筋丹、伸筋草、白毛七、祖师麻、川乌、草乌、铁棒锤、五加皮、竹根七、杜仲、牛膝。

功能与主治：活血化瘀，祛风除湿，消肿止痛，滋养肝肾。用于风湿瘀阻所致的痹病，症见关节疼痛、刺痛或疼痛夜甚、屈伸不利，或腰痛、劳累加重；或跌打损伤，以及瘀血阻络所致的局部肿痛；风湿性关节炎、腰肌劳损、骨折及软组织损伤见上述证候者。

【用法与用量】 6～12g。

【本草摘要】

1.《神农本草经》 “主风热死肌痈伤，口干舌焦，痈肿不消，喉舌肿，水浆不下。”

2.《本草纲目》 “气味平和，其功主筋骨关节风热痈肿。”

3.《要药分剂》 “络石之功，专于舒筋活络，凡病人筋脉拘挛，不易伸屈者，服之无不获效，不可忽之也。”

【化学成分】 主要含黄酮类成分：牛蒡苷，络石苷等；还含二苯丁酸内酯类木质素、三萜及紫罗兰酮衍生物等。

中国药典规定本品含络石苷（$C_{27}H_{34}O_{12}$）不得少于0.45%，饮片不得少于0.40%。

【药理毒理】 本品有抗炎、镇痛、镇静、催眠、抗疲劳及抗肿瘤作用。

1. 抗炎、镇痛作用 络石藤甲醇提取物大鼠腹腔注射有抗炎作用，小鼠皮下注射对醋酸扭体反应有抑制作用。

2. 抗肿瘤作用 络石藤富含具有植物性雌激素样作用及抗癌活性的木脂素类成分。络石藤中的牛蒡子苷对 PHIP（2-氨基-1-甲基-6 苯并咪唑-吡啶）诱发的乳腺癌有预防作用。

3. 镇静、催眠作用　络石藤三萜总皂苷口服给药，能够明显减少小鼠自主活动，缩短睡眠潜伏期，延长翻正反射消失持续时间，对小鼠有一定程度的镇静催眠作用[1]。

4. 抗疲劳作用　络石藤三萜总皂苷口服给药，能够明显延长小鼠负重力竭游泳时间，降低定量负荷游泳后全血乳酸及血浆尿素氮、丙二醛，表明络石藤三萜总皂苷有抗疲劳作用[2]。

5. 其他作用　络石藤煎剂对金黄色葡萄球菌、福氏痢疾杆菌及伤寒杆菌有抑制作用。络石藤中的牛蒡苷可引起血管扩张，血压下降。牛蒡苷对离体兔肠及子宫收缩有抑制作用。络石藤中芹菜素对高血压大鼠的血管重塑具有一定的保护作用[3]。络石藤提取物对高脂血症大鼠有一定的降脂作用，对机体起到保护作用[4]。有报道，络石藤饮对痛风性关节炎具有较好的治疗效果[5]。

6. 毒理研究　牛蒡苷可致动物惊厥，大剂量引起衰竭，并使小鼠皮肤发红、腹泻。络石藤对心脏及血液系统有一定的毒性。

【参考文献】　[1] 谭兴起，金婷，瞿发林．络石藤三萜总皂苷对小鼠镇静催眠作用的实验研究．解放军药学学报，2014，30(1)：34-36.

[2] 谭兴起，郭良君，孔飞飞，等．络石藤三萜总皂苷抗疲劳作用的实验研究．解放军药学学报，2011，27(2)：128-131.

[3] 崔英杰．芹菜素对自发性高血压大鼠心血管重塑的保护作用．中国药物与临床，2013，13(5)：602-603.

[4] 徐梦丹，王青青，蒋翠花．络石藤降血脂及抗氧化效果研究．药物生物技术，2014，21(2)：149-151.

[5] 靳文德．络石藤饮治疗痛风性关节炎36例．实用中医药杂志，2013，29(10)：831-832.

雷 公 藤

Leigongteng

本品为卫矛科植物雷公藤 *Tripterygium wilfordii* Hook. f.的干燥根皮。主产于浙江、安徽、福建、湖南。春、秋二季采挖根部，剥取根皮，晒干。切段。以块大、断面红棕色者为佳。

【性味与归经】　苦，寒；有毒。归肝、肾经。

【功能与主治】　祛风除湿，活血通络，消肿定痛。用于风湿痹痛，关节僵硬，屈伸不利，腰膝疼痛，皮肤瘙痒。

【效用分析】　雷公藤苦寒清热力强，消肿止痛功效显著，常用于治疗顽痹，对风湿痹证，日久不愈，关节红肿热痛，肿胀难消，晨僵，功能受限，甚至关节变形者尤为适宜。本品苦寒有毒，善于以毒攻毒，且有消肿之功，常可用于治疗热毒疔疮、带状疱疹、脓疱疮等；又因其苦燥而能除湿，祛风而可止痒，亦用于治疗皮肤瘙痒等症。

【鉴别应用】雷公藤与海风藤　两药均为祛风湿药，功能祛风除湿，通经活络，皆可用治风湿痹痛。但雷公藤苦寒清热力强，有较好的祛风除湿，活血通络，消肿止痛之功效，擅于治疗热痹、顽痹，常用于风湿痹痛日久不愈，关节红肿热痛，肿胀难消，甚至关节变形者；因其能除湿、消肿，善于以毒攻毒，常可用治皮肤瘙痒等。海风藤辛苦微温，长于祛风湿，行经络，和血脉，止痹痛，多用于风寒湿痹，关节酸痛，屈伸不利，筋脉拘挛等。

【成药例证】

1. 雷公藤片（《临床用药须知中药成方制剂卷》2020年版）

药物组成：雷公藤提取物。

功能与主治：具有抗炎及免疫抑制作用。用于类风湿关节炎。

2. 雷公藤多苷片（《临床用药须知中药成方制剂卷》2020年版）

药物组成：雷公藤多苷。

功能与主治：祛风解毒，除湿消肿，舒筋通络。有抗炎及抑制细胞免疫和体液免疫等作用，用于风湿热瘀、毒邪阻滞所致的类风湿关节炎、肾病综合征、白塞病、麻风反应、自身免疫性肝炎。

【用法与用量】　1～3g，先煎。

【注意】

1. 孕妇禁用。

2. 心、肝、肾功能不全和白细胞减少者均慎用。

【本草摘要】

1.《草药方》　“蒸酒服，治风气。”

2.《湖南药物志》　“杀虫，消炎，解毒。”

3.《福建药物志》　“祛风活络，破瘀镇痛。主治类风湿关节炎，风湿性关节炎，坐骨神经痛，末梢神经炎，麻风，骨髓炎，手指瘰疽。”

【化学成分】　主要含生物碱类成分：雷公藤碱，雷公藤次碱，雷公藤戊碱，雷公藤新碱，雷公藤碱乙，雷公藤碱丁，雷公藤碱戊等；二萜类成分：雷公藤甲素（雷公藤内酯醇），雷公藤乙素，雷公藤酮，雷酮内酯，雷酚萜等；三萜类成分：雷公藤内酯甲，雷公藤内酯乙，雷藤三萜酸等；还含脂肪油、挥发油、蒽醌及多糖等。本品毒性很大，其毒性成分，也是有效成分，主要为二萜类与生物碱类成分。

【药理毒理】 本品有免疫抑制、抗炎镇痛、神经保护、抗肿瘤、保护肾脏及抗纤维化等作用。

1. 免疫抑制作用　雷公藤水提取物、雷公藤内酯醇灌胃给药，具有降低小鼠碳粒廓清指数、脾脏、胸腺指数和血清溶血素含量，抑制迟发性超敏反应的作用。雷公藤对免疫功能的抑制效应可用于预防移植物排斥反应。雷公藤总生物碱及总二萜内酯对小鼠心肌移植的存活时间有延长作用，能延长小鼠尾皮移植的存活时间。雷公藤生物碱对小鼠体液免疫和细胞免疫也有不同程度的抑制，雷公藤春碱和雷公藤新碱能降低小鼠碳粒廓清速度，对网状内皮系统的吞噬功能有抑制作用。雷公藤内酯醇(雷公藤甲素)能够抑制移植后排斥反应，延长小鼠同种异体皮肤移植的存活时间[1]，可治疗小鼠自身免疫性脑脊髓炎[2]。

2. 抗炎、镇痛作用　雷公藤水煎剂对大鼠甲醛性足肿胀、棉球肉芽组织增生及组胺引起的大鼠毛细血管通透性增加均有抑制作用。对早期急性渗出性炎症和晚期慢性增殖性炎症均有抑制作用，其抗炎作用有剂量依赖性。雷公藤总生物碱 1g/kg 灌胃给药，能明显抑制小鼠耳廓肿胀，抑制棉球肉芽肿的增重，降低小鼠腹腔毛细血管通透性[3]。雷公藤内酯醇可以不同程度地抑制小鼠结肠炎[4]，对急性重症胰腺炎(SAP)大鼠有治疗作用，对SAP 肺损伤也有一定保护作用，降低 SAP 大鼠死亡率[5]。雷公藤流浸膏灌胃对小鼠醋酸致扭体反应及热板法致痛均有抑制作用，提示该药有镇痛作用。雷公藤总生物碱 1g/kg 灌胃，对冰醋酸、超声波、热刺激所诱发的小鼠疼痛均有抑制作用[3]。

3. 神经保护作用　雷公藤红素对老年小鼠肝叶部分切除术造成的认知功能障碍具有明显的保护作用，其机制可能与抑制 Tau 蛋白异常磷酸化有关[6]，也可能与 Cdk5 和 p25 蛋白表达下降有关[7]。雷公藤内酯 15μg/kg 连续 7 天腹腔注射给药，可上调癫痫模型大鼠海马神经元 Bcl-2、下调 Bax 蛋白表达，从而抑制大鼠神经元凋亡[8]。雷公藤内酯醇 0.4mg/kg 腹腔注射 15 天，可抑制阿尔茨海默病模型大鼠海马区 IL-1α 的表达而改善认知[9]。雷公藤内酯醇 0.4mg/kg 腹腔注射 15 天，可以抑制 Aβ 诱导的大鼠海马 iNOS 的表达，对突触超微结构的损伤有一定的改善作用[10]。雷公藤内酯 15μg/kg 连续腹腔注射 7 天，可抑制神经元凋亡[11]。

4. 抗肿瘤作用　雷公藤中分离得到的雷公藤甲素(雷公藤内酯醇)、雷公藤红素具有抗癌活性。雷公藤甲素具有抑制鼻咽癌细胞 CNE-2Z 增殖的作用，还可诱导 C6 胶质瘤细胞凋亡[12, 13]。同时，雷公藤甲素对激素依赖性人胃癌细胞株 SGC-7901 增殖有抑制作用[14]。雷公藤内酯醇能在体外抑制肝癌细胞 $HepG_2$、多发性骨髓瘤 U266 细胞的增殖并诱导其凋亡[15, 16]。雷公藤甲素 200μg/kg 能抑制小鼠乳腺癌的增殖[17]。

雷公藤红素可诱导人喉癌 Hep-2 细胞及胃癌细胞株 MGC803 凋亡[18, 19]。雷公藤红素能将人多发性骨髓瘤 LP-1 细胞周期阻断于 G_1 期，从而抑制其后续的 DNA 合成及有丝分裂[20]。雷公藤红素 2.0、4.0mg/kg 腹腔给药对裸鼠肝癌皮下移植瘤具有良好的体内抗肿瘤效果[21]。

5. 肾脏保护作用　体外实验显示，雷公藤甲素对高糖引起的小鼠足细胞损伤有保护作用[22]。雷公藤甲素可改善肾小球硬化及肾间质纤维化[23]。雷公藤内酯醇对肾缺血/再灌注大鼠具有肾保护作用[24]。雷公藤乙素 200μg/kg 灌胃给药，能修复和保护肾脏，对糖尿病肾病起到治疗的作用[25]。

6. 其他作用　体外实验显示，雷公藤红素抑制大鼠骨髓破骨细胞的分化，同时下调趋化因子 CCl_4[26]。雷公藤红素对肝纤维化大鼠有很好的治疗作用[27]。雷公藤红素能抑制人脐静脉血管内皮细胞体外血管生成能力[20]。雷公藤甲素对体外培养的瘢痕成纤维细胞的增殖有抑制作用[28]。雷公藤甲素对糖尿病大鼠脑缺血再灌注损伤具有保护作用[29]。雷公藤内酯醇 75μg/(kg・d)腹腔注射 3 周后，可不同程度缓解 ApoE $^{-/-}$小鼠动脉粥样硬化病变，上调 IL-10、下调 IL-12 的表达水平，抑制炎症反应，减轻粥样斑块的形成[30]。

7. 体内过程　在 0.1～200ng/ml 质量浓度范围内，大鼠血浆雷公藤内酯醇线性关系良好，其定量限为 0.1ng/ml，稳定性良好，回收率均在 95%以上，日内与日间差异均小于 15%。口服与静脉给药后，雷公藤内酯醇在大鼠体内的消除均较快，口服生物利用度为 9.5%[31]。雷公藤甲素药动学参数符合二室模型[32]。

8. 毒理研究　雷公藤有一定的毒性，毒性成分主要为二萜类，其次为生物碱类、三萜类。雷公藤主要毒性为生殖毒性，也可引起肝、肾、心脏和局部刺激等毒性反应。

(1) 急性毒性　雷公藤甲素大鼠灌胃的 LD_{50} 为 1.19mg/kg，在一次性给予 1.2mg/kg 和 2.4mg/kg 时，引起急性心肌组织病理学改变，与心肌细胞肿胀、空泡变性、溶解坏死和收缩带坏死呈剂量相关性[33]。雷公藤总生物碱小鼠灌胃的 LD_{50} 为 5.165g/kg，腹腔注射的 LD_{50} 为 0.7238g/kg。

(2) 长期毒性　雷公藤甲素 0.05、0.1mg/kg 腹腔注射，每2天1次，连续30次，可见小鼠肾小管上皮细胞变性、坏死，肾小管管腔内出现蛋白管型，肾小球囊壁壁层上皮不同程度地增生，BUN（尿素氮）检测提示有可能发展成肾衰，说明甲素对小鼠的肾损害可能是慢性中毒的主要死亡原因之一。

(3) 生殖系统毒性　生殖系统是雷公藤的主要作用靶器官，女性主要表现为月经减少、闭经；男性则表现为精子减少。雷公藤提取物对 SD 大鼠有明显的生殖毒性反应，雄性动物的毒性反应主要表现为附睾尾内未成熟精子率及畸形精子率升高，睾丸和附睾的脏脑系数减小及发生明显病理学变化。雌性动物的毒性反应主要表现为动情周期紊乱，卵巢和子宫发生明显的病理变化[34]。雷公藤甲素可引起小鼠睾丸病变，表现为睾丸萎缩，脏器系数降低，各级生精细胞变性、坏死，数量减少，其中以精子、精子细胞和次级精母细胞最敏感。研究表明，雷公藤甲素 0.6mg/kg 灌胃给药15天，大鼠睾丸、附睾脏体指数均明显降低，雄性大鼠睾丸生精细胞减少，管壁变薄，管腔缩小；附睾管腔缩小，管腔内空虚，睾丸中雄激素受体表达下调，附睾中雄激素受体表达未见明显变化[35]。雷公藤氯内酯醇对雄性大鼠生殖系统有较大毒性。雷公藤地上部分提取物致突变性和致畸试验，染色体畸变和微核试验均为阴性结果。在致畸试验中，对胚胎发育有一定的毒性作用，死胎率明显增加。

(4) 一般毒性　雷公藤乙醇提取物 16.25g/kg 灌胃给药，对小鼠有一定的肝毒性，且主要集中在乙酸乙酯和正丁醇部位[36]。雷公藤提取物在 137～550mg/kg 剂量范围内灌胃给药后对大鼠心脏有急性损伤作用，且给药剂量越大，损伤越明显。血钾降低可能为心脏急性损伤的原因之一[37]。雷公藤甲素 20μg/kg 灌胃给药7周，对大鼠心肌细胞具有毒性作用，体现在左心室心肌间质扩张充血，有灶性出血，心肌水肿等病变[37]。雷公藤甲素 2mg/kg 腹腔注射给药，可在短时间内对大鼠肾脏造成严重损伤，与肾组织的氧化应激损伤相关[38]。

(5) 局部刺激性　雷公藤甲素对完整皮肤和破损皮肤均引起明显的红斑及水肿反应，病理组织学检查，表皮真皮呈炎症反应。局部注射可引起明显的疼痛反应及毛细管通透性增强，具有局部刺激作用，且诱导的炎症反应不能为其自身的抗炎作用所拮抗[39]。

【参考文献】　[1] 梁阔，刘爽，崔叶青，等．小鼠皮肤移植中雷公藤内酯醇的免疫抑制作用及机制研究．中国医药导报，2014，11(23)：12-15.

[2] 陈鸣，孙权业，张霞，等．雷公藤内酯醇治疗实验性自身免疫性脑脊髓炎的免疫调节机制研究．中国免疫学杂志，2011，27(4)：337-341.

[3] 褚克丹，陈立典，倪峰，等．雷公藤总生物碱的药效实验研究．中药药理与临床，2011，27(1)：33-36.

[4] 张霞，周国雄，张海峰，等．雷公藤内酯醇抑制次级淋巴组织趋化因子表达对小鼠实验性结肠炎的影响．世界华人消化杂志，2014，22(20)：2893-2899.

[5] 王萍，高峰，王芳婷，等．雷公藤内酯醇对急性重症胰腺炎大鼠全身炎症反应肺损伤的影响．内蒙古中医药，2014，20：74-75.

[6] 葛叶盈，万燕杰，徐静，等．雷公藤红素对肝叶部分切除老年小鼠术后认知功能及海马 Tau 蛋白磷酸化的影响．中国临床药理学与治疗学，2010，15(8)：841-846.

[7] 许方方，万燕杰，徐静．雷公藤红素对 APPswe/PS1dE9 双转基因阿尔茨海默病模型小鼠肝叶部分切除术后认知功能及海马内 Cdk5、p25 和 p35 表达的影响．临床麻醉学杂志，2014，30(7)：693-696.

[8] 杨宜承，曾常茜，向彬，等．雷公藤内酯对癫痫模型大鼠海马神经元凋亡的保护作用研究．中国药房，2013，24(27)：2516-2518.

[9] 杨宝林，吕诚，胡小令，等．雷公藤内酯醇对阿尔茨海默病模型大鼠海马 IL-1α 表达的影响．神经解剖学杂志，2010，26(5)：497-500.

[10] 胡小令，桂婷，黄涛波，等．雷公藤内酯醇对阿尔茨海默病模型大鼠海马 iNOS 表达和突触超微结构的影响．中国老年学杂志，2014，34(22)：6379-6381.

[11] 杨宜承，赵薇，曾常茜，等．雷公藤内酯对海人酸致痫大鼠神经元 caspase-3 和 caspase-9 蛋白表达的影响．辽宁中医药大学学报，2013，2(2)：48-50.

[12] 王秀，张竞竞，张配，等．雷公藤甲素诱导鼻咽癌细胞凋亡作用．中国药理学通报，2014，30(8)：1147-1150.

[13] 蔡风景，徐朝阳，陈峻严，等．雷公藤甲素对 C6 胶质瘤细胞凋亡及 TNF-α、NF-κB 和 caspase-3 表达的影响．中药药理与临床，2013，29(6)：14-17.

[14] 肖婧薇，江振洲，刘晶，等．雷公藤甲素对人胃癌细胞株 SGC-7901 增殖的抑制作用及其机制．中草药，2011，42(6)：1174-1176.

[15] 王连青，刘剑，钱文斌，等．雷公藤内酯醇对肝癌细胞株 $HepG_2$ 的影响及作用机制．肿瘤学杂志，2013，19(12)：959-963.

[16] 文璐，陈燕，曾令兰，等．雷公藤内酯醇对多发性骨髓瘤 U266 细胞组蛋白去甲基化酶的调节作用，中草药，2012，43(10)：1975-1980.

[17] 潘国凤，高建莉，张奇，等．雷公藤甲素通过抗 ER 磷酸化抑制小鼠 4T1 乳腺癌增殖作用研究．中国中药杂志，2013，38(23)：4129-4133.

[18] 任晓勇，常换换，罗花南．雷公藤红素抑制人喉癌 Hep-2 细胞增殖并诱导其凋亡．西安交通大学学报（医学版），2013，34(6)：

785-788，796.

［19］谢勇，闫燕艳，尉杰忠，等. 雷公藤红素诱导胃癌细胞株 MGC803 凋亡作用研究. 中药药理与临床，2010，26(5)：31-33.

［20］倪海雯，孔祥图，孙雪梅. 雷公藤红素阻断 LP-1 人多发性骨髓瘤细胞周期及抑制血管生成的实验研究. 安徽医药，2012，16(12)：1754-1756.

［21］李景源，吴刘成，郑波，等. 雷公藤红素对裸鼠肝癌皮下移植瘤抑制作用的研究. 中国癌症防治杂志，2014，6(3)：230-234.

［22］王晓彤，崔国峰. 雷公藤甲素干预足细胞 snail1、nephrin 表达的研究. 中国中西医结合肾病杂志，2014，15(10)：903-905.

［23］朱加进，王保法，洪郁芝，等. 雷公藤甲素对糖尿病大鼠肾组织 RANTES 的影响. 中国中西医结合杂志，2014，34(10)：1231-1237.

［24］包自阳，朱彩凤，李苞芳，等. 雷公藤内酯醇对肾缺血再灌注大鼠凋亡诱导因子及细胞间黏附分子-1 表达的影响. 中国中西医结合肾病杂志，2012，13(4)：306-309.

［25］王亚娟. 雷公藤乙素对糖尿病肾病大鼠肾脏中转化生长因子β_1的影响. 浙江中医杂志，2013，48(4)：270-272.

［26］钱晨，彭柳莹，冯小可，等. 雷公藤红素通过抑制趋化因子 CCl_4 减少破骨细胞形成. 辽宁中医杂志，2015，42(2)：415-417.

［27］何伟，宋莎莎，袁平凡，等. 雷公藤红素对二乙基亚硝胺诱导的大鼠肝纤维化的治疗作用及机制. 中国药理学通报，2013，29(4)：519-524.

［28］张诺. 雷公藤甲素对瘢痕成纤维细胞增殖的影响. 医学信息(中旬刊)，2010，(4)：753-754.

［29］关悦，李杨，刘佳维. 雷公藤甲素对糖尿病大鼠脑缺血再灌注损伤的保护作用. 中国医学工程，2012，20(10)：3-4，6.

［30］程治平，余斌，熊军，等. 雷公藤内酯醇对 $ApoE^{-/-}$小鼠动脉粥样硬化的作用研究. 海南医学，2014，25(12)：1725-1729.

［31］秦春雨，周滔，宫雯雯，等. UPLC-MS/MS 法测定大鼠血浆中雷公藤内酯醇及其药代动力学. 首都医科大学学报，2015，36(1)：121-126.

［32］李颖，汪永忠，罗欢，等. 类风湿关节炎患者雷公藤甲素血清浓度测定及其药动学研究. 中国中医药信息杂志，2014，21(1)：85-87.

［33］王菡，黄光照，郑娜，等. 雷公藤甲素急性中毒对大鼠心肌的损伤. 中国药理学与毒理学杂志，2010，24(6)：460-465.

［34］雷夏凌，黄远铿，郭秋平，等. 雷公藤提取物对雄性大鼠生殖系统毒性. 中国药理学与毒理学杂志，2013，27(3)：585.

［35］张俊鹏，张宝婵，李瑞明，等. 雷公藤甲素对大鼠睾丸和附睾的影响. 中成药，2014，26(11)：2258-2260.

［36］王蓓，陈晨，余黎，等. 雷公藤不同提取部位对小鼠肝肾的损伤作用. 中国中医急症，2012，21(3)：383-385.

［37］白静，姜妍，孙效，等. 雷公藤提取物对大鼠心脏急性损伤的影响. 中药药理与临床，2011，27(5)：89-93.

［38］张武，朱建华，关伟. 雷公藤甲素对大鼠心肌毒性的实验病理学研究. 医学研究杂志，2010，39(6)：67-68，137.

［39］杨帆，卓莘，李上勋，等. 雷公藤甲素诱发大鼠急性肾损伤的机制. 中国中药杂志，2011，36(16)：2281-2284.

老鹳草

Laoguancao

本品为牻牛儿苗科植物牻牛儿苗 *Erodium stephanianum* Willd.、老鹳草 *Geranium wilfordii* Maxim.或野老鹳草 *Geranium carolinianum* L.的干燥地上部分，前者习称“长嘴老鹳草”，后两者习称“短嘴老鹳草”。全国大部分地区均产。夏、秋二季果实近成熟时采割，捆成把，晒干。切段。以色灰绿、叶多、果实多者为佳。

【性味与归经】 辛、苦，平。归肝、肾、脾经。

【功能与主治】 祛风湿，通经络，止泻痢。用于风湿痹痛，麻木拘挛，筋骨酸痛，泄泻痢疾。

【效用分析】 老鹳草辛散苦燥，具有走窜之性，能疏利筋骨皮腠，祛风除湿通络，俾风湿去而气血行，气血行而络脉通，络脉通而痹痛止，故风湿闭阻所致筋骨不利，关节肿痛，骨节渐大，肢体麻木者，用之较宜。本品因其苦能燥湿，入脾经，能止泻痢，亦常用于治疗泄泻痢疾，以及久痢迁延不愈。

【配伍应用】

1. 老鹳草配威灵仙　老鹳草辛散苦燥，性善走窜，能疏利筋骨，通络止痛；威灵仙善走不守，为风药之宣导善行者，可祛除在表之风，又能化在里之湿，为治疗风湿痹痛的要药。二者配伍，祛风湿，通络止痛，适用于风湿痹证，肢体关节麻木疼痛。

2. 老鹳草配黄柏　老鹳草可止泻痢，黄柏能清热燥湿止痢。二者配伍，清热燥湿、止泻痢，适用于湿热泻痢，里急后重等。

【鉴别应用】

1. 老鹳草与独活　同属祛风湿药，均为辛苦之品，功能祛风除湿、止痛，主要用于治疗风湿痹痛，筋脉拘挛，关节不利等。老鹳草性善走窜，能疏利筋骨皮腠，多用于关节肿痛，麻木拘挛，筋骨酸痛；又能止泻痢而治泄泻痢疾等。独活药性温燥，善于下行，用治腰以下风湿痹痛，且偏于寒湿者更为适宜；又能解表散寒，入肾经搜伏风而止痛，用治风寒挟湿表证、伏风头痛、风火牙痛等。

2. 老鹳草与豨莶草　两药均能祛风湿，通经络，故风湿痹痛，筋骨不利，肌肤麻木均可应用。老鹳草尚能止泻痢，长于治疗泄泻痢疾。豨莶草生则能解毒，除湿热，用于风疹湿疮；酒制则益肝肾，强筋骨，故多用于治疗肝肾不足之腰膝酸痛，头晕耳鸣等。

【成药例证】

1. 风湿痹痛药酒（《中华人民共和国卫生部药品标准·中药成方制剂》）

药物组成：老鹳草、丁公藤、桑白皮、豨莶草。

功能与主治：祛风除湿，通痹止痛。用于风寒湿痹之四肢麻木，腰膝酸软，骨节疼痛。

2. 祛风止痛片（《临床用药须知中药成方制剂卷》2020年版）

药物组成：老鹳草、槲寄生、续断、威灵仙、独活、制草乌、红花。

功能与主治：祛风寒，补肝肾，壮筋骨。用于风寒湿邪闭阻、肝肾亏虚所致的痹病，症见关节肿胀、腰膝疼痛、四肢麻木。

3. 祛风除湿药酒（《中华人民共和国卫生部药品标准·中药成方制剂》）

药物组成：老鹳草、鸡血藤、寻骨风、骨碎补、狗脊、秦艽、五加皮、栀子、陈皮。

功能与主治：祛风活血，舒筋健骨。用于风湿性筋骨疼痛，四肢麻木。

【用法与用量】　9～15g。

【本草摘要】

1.《药性考》　“祛风，疏经活血。筋健络通。损伤痹证，麻木皮风，浸酒常饮。”

2.《滇南本草》　“祛诸风皮肤发痒。治筋骨疼痛，痰火痿软，手足筋挛，麻木，利小便，泻膀胱积热，攻散诸疮肿毒，退痨热发烧，治风火虫牙，痘疹疥癞等症。”

3.《本草纲目拾遗》　“祛风，疏经活血，健筋骨，通络脉。治损伤，痹证，麻木，皮风，浸酒常饮。”

【化学成分】　主要含黄酮类成分：金丝桃苷等；还含鞣质。

【药理毒理】　本品有抗炎、镇痛、抗溃疡、止泻、抗氧化及抗病原微生物等作用。

1. 抗炎、镇痛作用　鼠掌老鹳草煎剂灌胃给药，能抑制小鼠二甲苯耳肿胀及醋酸致小鼠腹腔毛细血管通透性增加，还能使醋酸所致小鼠扭体次数减少并使扭体反应发生率降低。老鹳草水提物静脉注射可抑制小鼠二甲苯耳肿胀，小鼠棉球肉芽组织增生，醋酸所致小鼠腹腔毛细血管通透性增高以及大鼠佐剂型关节炎性肿胀。

2. 抗溃疡作用　老鹳草水提物、醇提物灌胃给药可减轻吲哚美辛、利血平、无水乙醇所致小鼠的胃黏膜损伤；水提物能提高血清中 NO 含量，降低溃疡指数，从而促进溃疡愈合；而醇提物对血清中 NO 的含量影响不大，但能提高模型小鼠胃黏膜中PGE_2的含量，提示老鹳草醇提物有一定的胃黏膜保护作用。

3. 止泻作用　老鹳草有抗腹泻作用。老鹳草水煎液1.25g/kg 和老鹳草总鞣质 0.1g/kg 灌胃，对蓖麻油、番泻叶致小鼠腹泻有抑制作用，对正常小鼠及推进机能亢进小鼠小肠运动均有抑制作用。

4. 抗病原微生物作用　老鹳草煎剂对金黄色葡萄球菌、乙型链球菌、肺炎双球菌、卡他球菌、福氏痢疾杆菌有抑制作用。煎剂除去鞣质，对大肠埃希菌、变形杆菌、痢疾杆菌有抑制作用，但作用较弱。老鹳草水煎醇沉液可渗入细胞内，参与抑制单纯疱疹病毒的合成，上清液毒价滴定有抑毒作用，老鹳草中多酚类化合物有选择性地抑制流感病毒的活性，并呈量效关系。

5. 抗氧化作用　老鹳草的主要鞣质老鹳草素是抗氧化成分，可通过捕捉反应形成的自由基，而自身形成稳定的游离基而产生抗氧化作用。鼠掌老鹳草水提液3.75g/(kg·d)连续灌胃 5 天，具有抗氧化作用。

6. 其他作用　老鹳草醇沉煎剂对小鼠氨雾致咳嗽有镇咳作用。老鹳草鞣质 25mg/kg 灌胃，能降低肝损伤和脂质代谢紊乱大鼠的血清、肝脏内脂质过氧化物的浓度，并抑制血清 ALT、AST 水平的升高；老鹳草鞣质及其分解产物对致癌物苯并芘的诱变活性有抑制作用，可杀死早幼粒白血病细胞株（HL-60）细胞。老鹳草地上部分1.8g/kg 灌服，有抑制雌性家兔排卵作用，与黄体酮作用相似。

7. 毒理研究　老鹳草水煎剂以小鼠口服最大耐受量250g/kg给药，7天内未见小鼠死亡。老鹳草水煎剂60g/kg灌胃，24 小时内分 2 次给药，给药后连续观察 7 天，未发现小鼠异常反应，心、肝、脾、肺、肾均无异常变化。

穿山龙

Chuanshanlong

本品为薯蓣植物穿龙薯蓣 *Dioscorea nipponica* Makino 的干燥根茎。全国大部分地区均产。春、秋二季采挖，洗净，除去须根及外皮，晒干。切厚片。以切面白色者为佳。

【性味与归经】　甘、苦，温。归肝、肾、肺经。

【功能与主治】　祛风除湿，舒筋通络，活血止痛，止咳平喘。用于风湿痹病，关节肿胀，疼痛麻木，跌扑损伤，闪腰岔气，咳嗽气喘。

【效用分析】 穿山龙苦燥，能祛风除湿，舒筋通络，使滞留在骨节肌肉间之风湿邪气得以祛除，使邪气阻滞之筋经脉络得以柔顺通畅，痹痛之疾即可康复，故可用于治疗风湿痹痛，肌肤麻木，关节屈伸不利等；本品又善于活血止痛，对于跌打损伤，劳损瘀滞之疼痛也有疗效；其入肺经，理肺降气而有止咳平喘之功，故亦可用于肺失清肃之咳嗽气喘。

【配伍应用】

1. 穿山龙配石楠叶 穿山龙入肝经，祛风湿，活血通络；石楠叶祛风湿，通经络兼有补肾之功。二者合用，既可除风湿，又可益肾气，适用于肾虚而有风湿，腰背酸痛，膝软无力者。

2. 穿山龙配延胡索 穿山龙功善活血通络止痛；延胡索辛散温通，“能行血中气滞，气中血滞，故专治一身上下诸痛”，为活血行气止痛之良药。二者配伍，活血止痛力强，适用于闪腰岔气，跌打损伤，瘀血作痛。

3. 穿山龙配人参 穿山龙活血通络，对瘀血阻滞之心痛有效；人参长于补气。二药配伍，一通心脉，一补心气，适用于心气不足、心脉瘀阻之胸痹心痛、心悸气短、头晕胸闷。

4. 穿山龙配黄芩 穿山龙味苦降泄，能止咳平喘；黄芩善清泻肺火及上焦实热。二者配伍，增强清肺化痰，止咳平喘之功，适用于肺热咳喘，痰多黄稠者。

【鉴别应用】穿山龙与络石藤 两药均为祛风湿药，功能祛风通络，主治风湿痹痛，筋脉拘挛等。但穿山龙性味甘苦温，善于活血止痛，常用于跌打损伤，闪腰岔气；兼有止咳平喘之功，用于肺失清肃之咳嗽气喘等。络石藤味苦性微寒，归心、肝、肾经，还能凉血消肿，用于喉痹，痈肿，跌扑损伤。

【成药例证】

1. 骨龙胶囊（《临床用药须知中药成方制剂卷》2020年版）

药物组成：穿山龙、狗腿骨。

功能与主治：散寒止痛，活血祛风，强筋壮骨。用于肝肾两虚，寒湿瘀阻所致的痹病，症见筋骨痿软无力，肢体腰膝冷痛；风湿性关节炎，类风湿关节炎见上述证候者。

2. 骨刺丸（《中华人民共和国卫生部药品标准·中药成方制剂》）

药物组成：穿山龙、制川乌、制草乌、制天南星、秦艽、白芷、当归、甘草、薏苡仁、绵萆薢、红花、徐长卿。

功能与主治：祛风止痛。用于骨质增生，风湿性关节炎，风湿痛。

3. 穿龙骨刺片（《临床用药须知中药成方制剂卷》2020年版）

药物组成：穿山龙、淫羊藿、狗脊、川牛膝、熟地黄、枸杞子。

功能与主治：补肾健骨，活血止痛。用于肾虚血瘀所致的骨性关节炎，症见关节疼痛。

4. 风湿圣药胶囊（《临床用药须知中药成方制剂卷》2020年版）

药物组成：穿山龙、土茯苓、桃仁、玉竹、五味子、黄柏、防风、羌活、独活、防己、威灵仙、蚕沙、绵萆薢、桂枝、当归、红花、人参、青风藤。

功能与主治：清热祛湿，散风通络，用于风湿热瘀阻所致的痹病，症见关节红肿热痛、屈伸不利、肢体困重；风湿性关节炎、类风湿关节炎（关节未变形者）见上述证候者。

5. 风湿痹康胶囊（《临床用药须知中药成方制剂卷》2020年版）

药物组成：土茯苓、穿山龙、青风藤、马钱子、白屈菜、没药（制）、当归、麻黄、桂枝、天麻、穿山甲（烫）、蜈蚣、僵蚕、全蝎、木瓜、川牛膝。

功能与主治：祛风除湿，温经散寒，通络止痛。用于风湿性关节炎寒湿阻络证，症见关节冷痛沉重，屈伸不利，局部畏寒，皮色不红。

【用法与用量】 9～15g；也可制成酒剂用。

【本草摘要】

1.《东北药用植物志》 “舒筋活血，治腰腿疼痛，筋骨麻木。”

2.《湖北中草药志》 “用于牙周疼痛。风湿热。”

3.《陕西中草药》“治咳嗽，风湿性关节炎，大骨节病关节痛，消化不良，疟疾，跌打损伤，痈肿恶疮。”

【化学成分】 主要含甾体皂苷类成分：薯蓣皂苷，纤细皂苷等；还含多糖等。

中国药典规定本品含薯蓣皂苷（$C_{45}H_{72}O_{16}$）不得少于1.3%。

【药理毒理】 本品有抗炎、镇痛、心血管保护、镇咳平喘、祛痰及抗肿瘤作用。

1. 抗炎、镇痛作用 穿山龙水煎剂 2.5g/kg 灌胃能抑制小鼠二甲苯耳肿胀，大鼠角叉菜胶性足肿胀，小鼠腹腔毛细血管通透性及大鼠棉球肉芽肿，并能提高小鼠痛阈值，减少小鼠醋酸扭体次数。

2. 心血管保护作用 穿山龙皂苷类成分（地奥心血

康）可以使心肌缺血/再灌注损伤大鼠心脏ST段抬高幅度显著降低，心律失常评分明显降低，心律失常发生的开始时间明显推后，持续时间明显缩短，心肌梗死面积明显缩小，心肌细胞肿胀和炎性细胞浸润减少，心肌细胞凋亡减少，心肌总超氧化物歧化酶（T-SOD）活力增强，Mn-SOD mRNA 表达增加，血管内皮功能改善[1]。临床上，穿山龙皂苷类成分（地奥心血康）可以改善胸闷、胸痛、心悸、气短等血瘀型心绞痛主次症表现。

3. 免疫调节作用　穿山龙总皂苷 1g/kg 灌胃可降低小鼠绵羊红细胞溶血素抗体生成和二硝基氟苯所致超敏反应，表明穿山龙总皂苷对体液免疫和细胞免疫功能均有抑制作用。穿山龙总皂苷 20mg/kg 连续灌胃给药 8 天，能改善佐剂性关节炎（AA）大鼠的关节及关节外炎性症状，使关节肿胀度和关节炎炎性指数下降，关节外炎性反应发病率降低，严重程度减轻，关节病理结果亦显示用药后大鼠关节滑膜组织增生及炎性细胞浸润均减少，关节软骨破坏减轻。穿山龙总皂苷 160mg/kg 连续灌胃给药 5 天，能够显著抑制大鼠膝关节滑膜组织中 IL-1β 的产生，进而达到治疗痛风性关节炎的目的[2]。穿山龙总皂苷能使大鼠胸腺指数基本恢复到正常，脾指数降低，血清、关节液内炎性细胞因子水平降低，刀豆素 A（ConA）诱导的脾细胞增殖反应提高，表明穿山龙总皂苷有免疫调节作用[3]。

4. 镇咳平喘祛痰作用　穿山龙总皂苷、水溶性或水不溶性皂苷口服或煎剂腹腔注射，对小鼠氨水引咳有镇咳作用。穿山龙煎剂对组胺或乙酰胆碱喷雾引起的支气管痉挛有预防作用。穿山龙流浸膏 5ml/kg 灌胃给药 7 天，能够显著降低卵白蛋白注射和雾化吸入致敏以及激发法导致的哮喘大鼠体内白细胞总数、Eos 数量，能够减轻哮喘大鼠气道炎症表现[4]。穿山龙总皂苷 20、40、80mg/kg 灌胃给药能改善哮喘小鼠气道炎性细胞浸润、肺泡壁水肿，缓解哮喘小鼠的气道增生改变，其治疗哮喘的作用可能是通过抑制前炎性因子 IL-17A 的表达来实现的[5]。

5. 抗肿瘤作用　从穿山龙中提取得到的薯蓣皂苷 25mg/kg 灌胃或 10mg/kg 腹腔注射，对移植性小鼠乳腺癌有抑制生长作用，以腹腔注射给药抑瘤作用较强，但腹腔注射后小鼠出现萎靡、活动减少、反应迟钝，可能与刺激反应有关，口服给药较安全。

6. 其他作用　穿山龙水煎剂有降低小鼠 T_3、T_4 的作用，能改善模型组大鼠甲状腺上皮细胞微绒毛增多，线粒体、粗面内质网、溶酶体丰富，核常染色质增多的现象；具有改善 Graves 病大鼠甲状腺组织超微病理紊乱的作用。穿山龙颗粒剂阻止或减轻 HT 患者甲状腺的病理损害，进而减少甲状腺激素替代治疗剂量，减缓甲状腺功能减退的进程。穿山龙总皂苷可降低兔血胆固醇水平，减慢心率，增强心肌收缩力，增加每日尿量，改善冠脉循环，降低动脉血压；穿山龙水溶性皂苷能增加心肌营养性血流量。穿山龙水提物 20g/kg 连续灌胃给药 5 天能明显延长缺氧小鼠的存活时间，延长小鼠的负重游泳时间[6]。

7. 毒理研究　穿山龙总皂苷小鼠口服的 LD_{50} 为 2.21g/kg；水溶性皂苷的毒性随工艺不同而异，小鼠口服最大耐受量为 15.6g/kg，静脉注射的 LD_{50} 为 0.75g/kg。

【参考文献】　［1］陈虹，朱鲲鹏，张真，等．地奥心血康对心肌缺血再灌注损伤的保护作用及机制研究．中草药，2010，41（12）：2018-2023.

［2］周琦，张宁，卢芳，等．穿山龙总皂苷对痛风性关节炎大鼠关节炎滑膜 IL-1β 及其信号转导通路的影响．中药药理与临床，2013，29（6）：52-56.

［3］高亚贤，郭亚春，肖丽君，等．穿山龙总皂苷含药血清对 IL-17 和 TNF-α 诱导的大鼠滑膜细胞株 RSC-364NF-κB p65 活性、STAT3 及 VEGF mRNA 表达的影响．免疫学杂志，2012，28（10）：848-851.

［4］王媛，陈晓庆，王非，等．穿山龙对哮喘大鼠气道炎症的影响．中国中医药科技，2013，20（3）：250-251，240.

［5］叶育双，宋康，江立斌．穿山龙总皂苷对慢性迁延期哮喘小鼠白介素-17A 表达的影响．中华中医药学刊，2015，33（1）：169-171.

［6］高红莉，周志彩，曲晓兰，等，穿山龙水提物对小鼠耐缺氧及抗疲劳的作用，中国医院药学杂志，2011，31（2）：113-116.

丝 瓜 络

Sigualuo

本品为葫芦科植物丝瓜 *Luffa cylindrica*（L.）Roem.的干燥成熟果实的维管束。主产于江苏、浙江。夏、秋二季果实成熟、果皮变黄、内部干枯时采摘，除去外皮和果肉，洗净，晒干，除去种子。切断。以筋络细、坚韧、色淡黄白者为佳。

【性味与归经】　甘，平。归肺、胃、肝经。

【功能与主治】　祛风，通络，活血，下乳。用于痹痛拘挛，胸胁胀痛，乳汁不通，乳痈肿痛。

【效用分析】　丝瓜络药力平和，能通经络，和血脉，善于祛风通络，可用治风湿痹痛，筋脉拘挛。胁肋乃肝之分野，气血不和，经络不通，则发为胸胁胀痛，本品入肝经，通络活血，俾气血和，肝络通而胸胁自舒，故可用于肝气不舒，气机不畅之胸胁胀痛；又因其具有下乳的功效，也常用治乳汁不通，壅塞乳络所致之乳痈肿痛等。

【配伍应用】

1. 丝瓜络配桑枝　丝瓜络祛风，通经络，行血脉；桑枝祛风湿，利关节。两药伍用，可增强祛风、通络之效，适用于风湿痹痛，或风湿入络之胸胁疼痛。

2. 丝瓜络配瓜蒌　丝瓜络祛风除湿，活血通络；瓜蒌清热化痰，行气散结。丝瓜络行于血分，瓜蒌行于气分。两药相配，气血并调，可增强清肺化痰，通络散结的功效，适用于胸痹胸闷，胸胁疼痛，肺热痰咳，乳痈肿痛。

3. 丝瓜络配蒲公英　丝瓜络甘平，入肺胃肝三经，通络下乳而治乳痈肿痛；蒲公英清热解毒，消肿散结，善疗乳痈。两药配伍应用，清热解毒，消痈散结，适用于乳痈肿痛。

【鉴别应用】**丝瓜络与穿山龙**　两药同为祛风湿药，均能祛风通络活血，用治风湿痹痛，跌扑损伤。但丝瓜络味甘性平，归肺胃肝经，善于祛风，通络，可用于胸胁胀痛者；因其具有和血脉，通络下乳消肿之功，故妇人产后气血壅滞，乳汁不通，乳痈肿痛亦常用之。穿山龙性味甘苦温，归肝肾肺经，又能活血止痛，可用于跌扑损伤，闪腰岔气；另有止咳平喘之功，用于咳嗽气喘等。

【成药例证】

1. 滑膜炎颗粒（《临床用药须知中药成方制剂卷》2020年版）

药物组成：丝瓜络、川牛膝、丹参、当归、汉防己、功劳叶、黄芪、女贞子、土茯苓、豨莶草、夏枯草、薏苡仁、泽兰。

功能与主治：清热祛湿，活血通络。用于湿热闭阻、瘀血阻络所致的痹病，症见关节肿胀疼痛、痛有定处、屈伸不利；急、慢性滑膜炎及膝关节术后见上述证候者。

2. 驱风液（《中华人民共和国卫生部药品标准・中药成方制剂》）

药物组成：丝瓜络、白术、补骨脂、川牛膝、川芎、当归、党参、独活、茯苓、甘草、桂圆肉、桂枝、何首乌、鹿茸、木瓜、秦艽、桑寄生、伸筋藤、熟地黄、锁阳、威灵仙、五加皮、续断、薏苡仁、淫羊藿。

功能与主治：祛风祛湿，舒筋活络。用于四肢酸痛，久积风痛及风湿性关节炎等症。

3. 通络生乳糖浆（《中华人民共和国卫生部药品标准・中药成方制剂》）

药物组成：丝瓜络、北沙参、穿山甲、鹿角、马悬蹄、天花粉。

功能与主治：通经活络下乳。用于气血不足，经络不通，奶汁灰白稀薄。

【用法与用量】5～12g。

【本草摘要】

1.《医林纂要》“凉血渗血，通经络，托痘毒。”

2.《药性切用》“热痹宜之。”

3.《本草再新》“和血脉，化痰顺气。”

【化学成分】主要含多糖类成分：木聚糖，甘露聚糖，半乳聚糖等；还含齐墩果酸等。

【药理毒理】本品具有抗炎、镇痛、镇静、止咳及降血脂等作用。

1. 抗炎、镇痛作用　丝瓜络有抗炎作用，丝瓜络水煎剂10g/kg腹腔注射，可抑制大鼠棉球肉芽肿及大鼠角叉菜胶足肿胀。此外，丝瓜络还具有镇痛作用，其水煎剂腹腔注射能减少小鼠醋酸扭体反应次数，提高小鼠热板和电刺激痛阈值。阿片受体拮抗剂纳洛酮对丝瓜络的镇痛作用无影响，提示该药的镇痛作用与阿片受体无关。

2. 止咳作用　丝瓜藤水煎剂5g/kg灌胃或腹腔注射，对二氧化硫引咳小鼠均有止咳作用，其作用与缓解支气管平滑肌痉挛有关。

3. 心血管保护作用　丝瓜络水煎剂6.7g/kg灌胃，连续14天，对高脂血症大鼠有降血脂作用，使大鼠的TC和TG降低，HDL-C升高，且能减轻大鼠体重。此外，丝瓜络煎剂能降低垂体后叶素所引起的小鼠心电图中T波增高幅度及抑制心率减慢；并降低心肌缺血后造成的血清LDH以及心肌组织内MDA含量的增高，增加心肌组织中SOD活性，表明丝瓜络对急性缺血心肌有保护作用。丝瓜络水煎剂10g/kg灌胃给药28天能显著降低慢性心衰大鼠的心率、左室舒张末压和心脏重量指数，升高左室内压峰值[1]。

4. 抑菌作用　丝瓜络煎剂体外试验对肺炎球菌、甲型链球菌、流感杆菌有抑制作用。乙醇浸剂对肺炎球菌、甲乙型链球菌有抑制作用，但鲜汁无此作用。

5. 其他作用　丝瓜络有镇静作用，小鼠吊笼试验证明丝瓜络能减少小鼠自发活动，对戊巴比妥钠有协同作用。丝瓜络中所含齐墩果叶酸对CCl_4引起的大鼠急性肝损伤有保护作用。齐墩果叶酸还有强心作用及抑制S_{180}瘤株生长的作用。从丝瓜络中还提取出具有核糖体样作用、细胞毒作用的蛋白，从丝瓜子水浸液分离出的成分具有抗早孕等活性；丝瓜络水煎剂10g/kg灌胃给药28天可使慢性充血性心衰大鼠尿量明显增多、后肢容积减小，有利尿消肿作用[2]。此外，丝瓜络还有抗病毒、免疫调节等作用。

6. 毒理研究　丝瓜络水煎剂小鼠腹腔注射的 LD_{50} 为 137.4g/kg，静脉注射的 LD_{50} 为 8.9g/kg。小鼠给药后自发活动减少，呈镇静作用，少数小鼠饮食减少，毛发竖起，严重者死亡。

【参考文献】［1］蒲旭辉，康白，韩慧蓉，等. 丝瓜络对慢性心力衰竭大鼠心功能的作用. 时珍国医国药，2011，4(22)：1020-1022.

［2］许莉莉，康白，韩慧蓉，等. 丝瓜络对慢性充血性心衰模型大鼠利尿作用及机制的研究. 山东中医杂志，2010，11(29)：778-779.

羊耳菊

Yang'erju

本品为菊科植物羊耳菊 *Inula cappa* DC.的干燥全草。主产于江西、福建、湖南。夏、秋二季采挖，除去泥沙，晒干。切段。以根多、茎叶色绿者为佳。

【性味与归经】 辛，凉。归肝、肺、胃经。

【功能与主治】 祛风清热，解毒消肿。用于风湿痹痛，感冒发热，咽喉肿痛，痈疮疔毒，乳痈肿痛。

【效用分析】 本品辛凉，外能散风，内能除湿，祛风解表之力较为缓和，治感冒发热，风湿痹痛、咽喉肿痛，轻证可单用，重证须与其他药合用。本品性凉，可清解火热毒邪，兼能消肿散结，适用于热毒所致咽喉肿痛，乳痈肿痛，痈疮疔毒等。

【配伍应用】 **羊耳菊配苍术**　两药皆有祛风湿除痹之功，羊耳菊长于祛风清热，止痹痛；苍术长于祛湿浊，燥脾湿。两药相合，有发汗祛风，除湿止痛之功，适用于外感风湿所致的头疼，身痛及痹证关节肿胀疼痛等。

【鉴别应用】 **羊耳菊与独活**　两者均能祛风湿，解表，以治风湿痹痛，外感表证。但羊耳菊性凉，祛风解表之力较为缓和，轻证可单用，重证须与其他解表药合用，以治风热表证为宜；尚有解毒消肿之功，用于咽喉肿痛，痈疮疔毒，乳痈肿痛等。独活主归肝肾经，性善下行，故治在下在里之伏风，腰以下酸重疼痛尤为适宜；其性辛散温通，治疗外感表证，尤宜于治疗风寒表证挟湿者。

【成药例证】

1. 正骨水（《临床用药须知中药成方制剂卷》2020年版）

药物组成：羊耳菊、九龙川、猪牙皂、买麻藤、过江龙、香樟、香加皮、海风藤、豆豉姜、虎杖、草乌、碎骨木、千斤拔、穿壁风、横经席、莪术、降香、土鳖虫、五味藤、鹰不扑、朱砂根、木香、徐长卿、两面针、薄荷脑、樟脑。

功能与主治：活血祛瘀，舒筋活络，消肿止痛。用于跌打扭伤、骨折脱位以及体育运动前后消除疲劳。

2. 跌打风湿酒（《中华人民共和国卫生部药品标准·中药成方制剂》）

药物组成：羊耳菊、五加皮、红花、骨碎补、细辛、桂枝、地黄、宽筋藤、千斤拔、当归、莪术、怀牛膝、栀子、九里香、过江龙、枫荷桂、陈皮、泽兰、苍术、麻黄、木香、海风藤、甘草。

功能与主治：祛风除湿。用于风湿骨痛，跌打损伤，风寒湿痹，积瘀肿痛。

【用法与用量】 30～60g；外用鲜品适量，捣敷患处。

【本草摘要】

1.《湖南药物志》　“疏风祛湿，行气，泻肝明目。治伤风头痛，风湿骨痛，腹泻，目痛，疟疾，痔疮，疥癣。”

2.《浙江民间常用草药》　“祛风止痛，消肿解毒。治感冒头痛，乳腺炎，肺结核。”

3.《广西本草选编》　“行气止痛，祛风消肿。治跌打损伤，感冒风寒，慢性气管炎，慢性肝炎，慢性胃炎，月经不调，痛经，下肢溃疡，毒蛇咬伤溃烂。”

【化学成分】 主要含黄酮类成分：木犀草素，芹菜素；酰胺类成分：橙黄胡椒酰胺乙酸酯，橙黄胡椒酰胺苯甲酸酯；蒽醌类成分：大黄素甲醚；有机酸类成分：壬二酸，三十二烷酸，丁香酸；还含东莨菪内酯等。

【药理毒理】 本品有抑菌、抗炎镇痛的作用。

1. 抑菌作用　羊耳菊有体外抑菌作用，白色葡萄球菌对羊耳菊水煎液高度敏感，金黄色葡萄球菌、卡他球菌、大肠埃希菌、铜绿假单胞菌中度敏感。

2. 抗炎镇痛作用　羊耳菊醇提物 5g 生药量/kg 灌胃给药显著抑制二甲苯所致小鼠耳肿胀及醋酸所致小鼠腹腔毛细血管通透性增高，减少醋酸致小鼠 20 分钟内扭体次数，提高热板致痛小鼠的痛阈值[1]。

【参考文献】［1］莫佳佳，徐慕蝶，杨丹丹，等. 侗族药羊耳菊醇提物抗炎镇痛作用的实验研究. 中国实验方剂学杂志，2012，11(18)：258-260.

三、祛风湿强筋骨药

本类药物主入肝肾经，除祛风除湿外，兼有补肝肾，强筋骨作用，主要用于风湿日久，肝肾虚损所致的腰膝酸软，软弱无力等。风湿日久，易损肝肾，肝肾虚损，风寒湿邪又易犯腰膝部位，故此类药有扶正祛邪，标本兼顾的作用。亦可用于肾虚腰痛，骨痿，软弱无力者。

临床常用的祛风湿强筋骨药有五加皮、桑寄生、狗脊、千年健、天山雪莲、鹿衔草、石楠叶等。

五加皮

Wujiapi

本品为五加科植物细柱五加 *Acanthopanax gracilistylus* W. W. Smith 的干燥根皮。主产于湖北、湖南、浙江、四川。夏、秋二季采挖根部，洗净，剥取根皮，晒干。切厚片。以皮厚、色淡黄棕者为佳。

【性味与归经】 辛、苦，温。归肝、肾经。

【功能与主治】 祛风除湿，补益肝肾，强筋壮骨，利水消肿。用于风湿痹病，筋骨痿软，小儿行迟，体虚乏力，水肿，脚气。

【效用分析】 五加皮味辛苦性温，辛则气顺而行散，苦则坚骨而益精，温则祛风而胜湿，功善祛风湿，通经络，健筋骨，起痿弱，故适用于风湿痹痛，关节不利等。本品入肝肾经，既能外散风湿之邪，又能温补肝肾，坚筋骨，故适用于肝肾不足之筋骨痿软，或小儿行迟，肾阳虚所致的阳痿、腰脊冷痛等。本品尚能利水消肿，用于皮肤水肿、脚气等。

【配伍应用】

1. 五加皮配威灵仙 两药均有祛风胜湿之功。五加皮长于补肝肾、强筋骨；威灵仙善于通经络。两药配伍，共增祛风湿，强筋骨，止痹痛的功效，用于肝肾不足之筋骨痿软，屈伸不利等。

2. 五加皮配杜仲 两药均能补肝肾、强筋骨。五加皮还能祛风除湿。两药相配，则增强祛风湿、补肝肾、强筋骨的功效，用于肝肾亏虚或兼风寒湿所致的腰痛及关节酸软疼痛等。

3. 五加皮配茯苓皮 五加皮利水消肿；茯苓皮利水消肿。二者合用，利水消肿，适用于水湿内盛所致的下肢水肿或一身悉肿，小便不利等。

【鉴别应用】 **五加皮与桑寄生** 两者均入肝肾经，都能祛风除湿，补益肝肾，强筋健骨，用治风湿痹痛，四肢拘挛，屈伸不利，腰膝酸软，小儿行迟等。但五加皮味辛苦、性温，还能利水消肿，用于水肿、脚气等。桑寄生味苦甘、性平，补益肝肾之力较强，还能养血安胎，用于肝肾不足，冲任不固所致的胎动不安，妊娠漏血等。

【方剂举隅】

1. 加减地仙丹（《济生方》）

药物组成：五加皮、威灵仙、地龙、五灵脂、乌药、白胶香、椒红、木瓜、赤小豆、黑豆、天仙藤、川乌、苍术、木鳖子。

功能与主治：祛风除湿，通络止痛。用于风冷湿邪，留滞下焦，足膝拘挛、肿满疼痛，不能步履。

2. 五加皮丸（《瑞竹堂方》）

药物组成：五加皮、远志。

功能与主治：进饮食，行有力，不忘事。男子妇人脚气，骨节皮肤肿湿疼痛。

【成药例证】

1. 腰椎痹痛丸（《临床用药须知中药成方制剂卷》2020 年版）

药物组成：五加皮、桂枝、千年健、桃仁、骨碎补、赤芍、防风、独活、萆薢、防已、威灵仙、制草乌、桑寄生、秦艽、红花、海风藤、白芷、续断、当归。

功能与主治：壮筋骨，益气血，祛风除湿，通痹止痛。用于肝肾不足，寒湿阻络所致的腰椎痹痛，症见腰膝酸软，筋骨无力。

2. 精制五加皮酒（《中华人民共和国卫生部药品标准·中药成方制剂》）

药物组成：五加皮、白术、陈皮、党参、地黄、丁香、豆蔻仁、茯苓、红花、姜黄、菊花、麦冬、木瓜、木香、牛膝、肉豆蔻、砂仁、檀香、玉竹。

功能与主治：强筋壮骨，活血祛风，健脾除湿。用于肝肾不足，筋骨痿软，风湿痹痛，筋骨拘挛，四肢麻木，腰腿酸痛，胸膈痞闷。

3. 追风强肾酒（《中华人民共和国卫生部药品标准·中药成方制剂》）

药物组成：五加皮、女贞子。

功能与主治：补肝肾、强筋骨，祛湿活血。用于风湿性关节炎，腰膝酸软，头晕耳鸣，劳伤乏力。

4. 国公酒（《临床用药须知中药成方制剂卷》2020 年版）

药物组成：五加皮、羌活、独活、防风、麸炒苍术、川芎、白芷、广藿香、制天南星、木瓜、炒白术、槟榔、姜厚朴、麸炒枳壳、陈皮、醋青皮、乌药、佛手、红花、牡丹皮、紫草、红曲、当归、白芍、盐补骨脂、枸杞子、牛膝、麦冬、玉竹、栀子。

功能与主治：散风祛湿，舒筋活络。用于风寒湿邪闭阻所致的痹病，症见关节疼痛、沉重，屈伸不利，手足麻木，腰腿疼痛；也用于经络不和所致的半身不遂、口眼歪斜、下肢痿软、行走无力。

【用法与用量】 5～10g。

【本草摘要】

1.《神农本草经》 “益气疗躄，小儿不能行。”

2.《名医别录》 “疗男子阴痿，囊下湿，小便余沥，女人阴痒及腰脊痛，两脚疼痹风弱，五缓虚羸，补中益精，坚筋骨，强志意。”

3.《医林纂要》 “坚肾补肝，燥湿行水，活骨疏筋，为治风痹湿痹良药。”

【化学成分】 主要含苯丙醇苷类成分：紫丁香苷，刺五加苷 B_1，无梗五加苷 A～D、K_2、K_3；萜类成分：16-羟基-(-)-贝壳松-19-酸，左旋对映贝壳松烯酸；还含多糖、脂肪酸及挥发油等。

桑寄生

Sangjisheng

本品为桑寄生科植物桑寄生 *Taxillus chinensis* (DC.) Danser 的干燥带叶茎枝。主产于广西、广东。冬季至次春采割，除去粗茎，切段，干燥，或蒸后干燥。以枝细、质嫩、叶多者为佳。

【性味与归经】 苦、甘，平。归肝、肾经。

【功能与主治】 祛风湿，补肝肾，强筋骨，安胎元。用于风湿痹痛，腰膝酸软，筋骨无力，崩漏经多，妊娠漏血，胎动不安，头晕目眩。

【效用分析】 桑寄生甘平，不寒不热，其质偏润，既能祛风除湿，通调血脉，又能益血补肝肾，故对肝肾不足，营血亏虚，风湿痹痛，或痹痛日久，伤及精血，筋骨失其荣养所致筋骨痿弱无力，腰膝酸软等尤为适宜。本品益精养血而有固冲任，安胎元之效，常用于肝肾不足，冲任不固所致的胎动不安，胎漏下血以及妊娠腰痛等。

【配伍应用】

1. 桑寄生配秦艽 桑寄生祛风湿，补肝肾，强筋骨；秦艽祛风湿，通络止痛。二者伍用，有祛风除湿，补益肝肾，疗痹止痛之功，适用于肝肾不足或风寒湿痹所致的腰膝软弱，筋骨疼痛等。

2. 桑寄生配天麻 桑寄生调补肝肾，益精养血；天麻平抑肝阳。两药相配，能益阴潜阳，适用于肝肾阴虚，肝阳上亢所致的头晕头痛等。

3. 桑寄生配牛膝 二药均有补益肝肾、强筋健骨的作用。桑寄生养血而祛风除湿疗痹；牛膝活血行瘀，壮筋骨而起痿废。二者合用，补肝肾、强筋骨、活血通络，适用于肝肾亏虚、血虚血滞之腰膝痿软，两足无力，肌肤麻木不仁等。

4. 桑寄生配当归 桑寄生补肝肾，养血安胎而除风湿；当归补血和血，血足可以养胎。二者合用，为养血安胎之常用配伍，用于血虚之胎动不安。此外，亦适用于风湿痹痛。

5. 桑寄生配阿胶 桑寄生调补肝肾，养血安胎；阿胶滋阴止血，养血安胎。两药相配，养血安胎止血功效益佳，适用于血虚胎动不安，漏血不止。

【鉴别应用】 **桑寄生与桑枝** 两药同为祛风湿药，都能祛风除湿，用于风湿痹痛，关节酸痛等。但桑寄生味苦甘、性平，归肝、肾经，既能祛风除湿，又可补益肝肾，强壮筋骨，故对肝肾不足，营血亏虚，风湿痹痛，筋骨痿弱无力、腰膝酸软等尤为适宜；并有养血、固冲任、安胎之效，用于肝肾不足，冲任不固所致胎动不安、胎漏下血等。桑枝味苦、性平偏凉，归肝经，善走肢节，功专祛风湿，除拘挛，尤宜于上肢风湿热痹。

【方剂举隅】

1. 寿胎丸（《医学衷中参西录》）

药物组成：桑寄生、菟丝子、川续断、阿胶。

功能与主治：补肝肾，养血安胎。用于滑胎。

2. 桑寄生散（《圣惠方》）

药物组成：桑寄生、秦艽、白芍、独活、熟干地黄、杜仲、牛膝、附子、细辛、白茯苓、羚羊角、防风、芎䓖、人参、当归、桂心、甘草。

功能与主治：祛风湿，补肝肾，强筋骨。用于虚劳痿痹，肢节疼痛或偏枯，或腰痛挛急。

3. 当归寄生汤（《广嗣纪要》）

药物组成：桑寄生、当归、川芎、艾叶、白术、人参、续断、熟地黄。

功能与主治：补肝肾，益气血，固冲任，安胎。用于妊娠漏胎，非时下血，气虚血虚，有热，脉弦细者。

【成药例证】

1. 史国公药酒（《中华人民共和国卫生部药品标准·中药成方制剂》）

药物组成：桑寄生、白术、鳖甲、蚕沙、川芎、当归、独活、防风、甘草、红花、红曲、鹿角胶、木瓜、牛膝、羌活、续断、玉竹。

功能与主治：祛风除湿，活血通络。用于风寒湿痹，骨节疼痛，四肢麻木。

2. 疏风活络片（《临床用药须知中药成方制剂卷》2020 年版）

药物组成：桑寄生、菝葜、防风、甘草、桂枝、虎杖、麻黄、马钱子(炒)、木瓜、秦艽。

功能与主治：祛风散寒，除湿通络。用于风寒湿闭阻所致的痹病，症见关节疼痛，局部畏恶风寒、四肢麻木、腰背疼痛。

3. 舒筋活络酒（《临床用药须知中药成方制剂卷》

2020年版）

药物组成：桑寄生、白术、蚕沙、川牛膝、川芎、当归、独活、防风、甘草、红花、红曲、木瓜、羌活、续断、玉竹。

功能与主治：祛风除湿，活血通络，养阴生津。用于风湿阻络、血脉瘀阻、兼有阴盛所致的痹病，症见关节疼痛，屈伸不利，四肢麻木。

4. 强肾镇痛丸（《中华人民共和国卫生部药品标准·中药成方制剂》）

药物组成：桑寄生、续断、制附子、鹿角、核桃仁、党参、猪脊髓。

功能与主治：温肾散寒。用于肾虚受寒引起的腰腿疼痛，足膝无力。

5. 壮腰健肾口服液（丸）（《临床用药须知中药成方制剂卷》2020年版）

药物组成：桑寄生、狗脊、黑老虎、牛大力、菟丝子（盐制）、千斤拨、女贞子、金樱子、鸡血藤。

功能与主治：壮腰健肾，祛风活络。用于肾亏腰痛，风湿骨痛，膝软无力，小便频数。

【用法与用量】 9～15g。

【本草摘要】

1.《神农本草经》 “主腰痛、小儿背强，痈肿、安胎、充肌肤、坚发齿，长须眉。”

2.《药性论》 “能令胎牢固，主怀妊漏血不止。”

3.《本草求真》 “桑寄生，号为补肾补血要剂。缘肾主骨，发主血，苦入肾，肾得补则筋骨有力，不致痿痹而酸痛矣。甘补血，血得补则发受其灌荫而不枯脱落矣。故凡内而腰痛、筋骨笃疾、胎堕，外而金疮、肌肤风湿，何一不借此以为主治乎。”

【化学成分】 主要含黄酮类成分：广寄生苷，槲皮素，金丝桃苷，槲皮苷等；挥发油：苯甲酰，苯二烯，芳姜黄烯，桉树脑等。

【药理毒理】 本品有镇痛、抗炎、降血脂及抗肿瘤等作用。

1. 镇痛、抗炎作用 桑寄生水煎液 15g/(kg·d) 灌胃，连续5～7天，对醋酸引起的小鼠扭体反应、DNFB所致小鼠耳皮肤迟发型超敏反应有抑制作用。小鼠腹腔注射桑寄生酊剂 2g/kg 能抑制由咖啡因所引起的运动性兴奋和延长戊四唑引起的小鼠死亡时间。桑寄生醇提物在体内外均显示对肥大细胞的脱颗粒反应的抑制作用；口服亦抑制组胺的释放，抑制率达85%。

2. 心血管保护作用 桑寄生水煎剂 5g/kg 腹腔注射（于三氯甲烷致颤前20分钟）有防颤作用。离体心脏灌流无强心作用，浓度升高即抑制心肌收缩力并使心率减慢或停止。阿托品与桑寄生合用，则后者的防颤作用不受影响或稍加强。提示桑寄生的防颤作用不是通过反射性兴奋迷走神经所致。桑寄生经石油醚脱脂、阴干后水煎煮、浓缩加乙醇提取，可降低甘油三酯、总胆固醇，且可提高超氧化物歧化酶活性，降低血清过氧化脂质含量，保护生物膜，对动脉粥样硬化有防治作用。此外，桑寄生通过调节血清激素水平、血管活性物质的释放及碱性成纤维细胞生长因子的含量，达到保护中小动脉内皮细胞、逆转平滑肌细胞增殖、抗动脉粥样硬化等作用。对高血压所致的心、脑、肾病变有防治作用。

3. 抗肿瘤作用 桑寄生有体外抑瘤活性，对肝癌BEL-7402细胞和胃癌MGC-823细胞的 IC_{50} 分别为24.2、20.9μg/ml。从桑寄生中分离的毒蛋白（LPT）对骨癌细胞具有杀伤作用，IC_{50} 为 1.0×10^{-7}mol/L。对兔网织红细胞破碎液中的蛋白质生物合成也具有抑制作用，其 IC_{50} 为 7.0×10^{-6}mol/L。

4. 其他作用 桑寄生煎剂在体外单层猴肾上皮细胞中，对脊髓灰质炎和其他肠道病毒（ECHO 26型、9型，柯萨奇A9、B4、B5）有抑制作用；桑寄生乙醇提取物的乙酸乙酯萃取部分对柯萨奇病毒 B_3(CVB_3)有直接杀灭作用。桑寄生在高糖状态下可使 $HepG_2$ 细胞的葡萄糖消耗量增加，对胰岛素刺激的 $HepG_2$ 细胞的葡萄糖消耗量增加有协同作用。桑寄生醇提物 5g 生药量/kg 灌胃给药能抑制乙醇诱导的大鼠胃黏膜中环氧化酶活性的增高[1]。

5. 毒理研究 桑寄生苷对小鼠腹腔注射的 LD_{50} 为1.173g/kg。小鼠中毒后阵挛性惊厥，致呼吸停止而死亡。桑寄生大剂量可引起呕吐、泄泻甚至死亡。

【参考文献】 [1] 徐清，龙启才，邱建波. 桑寄生、雷公藤醇提物对大鼠胃黏膜环氧化酶的影响. 中国医药导报，2011，8(23)：22-23.

附：槲寄生

本品为桑寄生科植物槲寄生 *Viscum coloratum* (Komar.) Nakai 的干燥带叶茎枝。性味苦，平。归肝、肾经。功能祛风湿，补肝肾，强筋骨，安胎元。用于风湿痹痛，腰膝酸软，筋骨无力，崩漏经多，妊娠漏血，胎动不安，头晕目眩。用量9～15g。

【药理毒理】 槲寄生有提高机体免疫功能、增加冠脉流量、抗心律失常、降血压、抗氧化延缓衰老及抗肿瘤作用。

1. 免疫调节作用 槲寄生提取物在某种条件下可作为生物反应调节剂，刺激免疫系统的所有细胞成分，包括直接参与破坏肿瘤细胞的成分。槲寄生可升高外周血单核细胞和Ⅰ类细胞因子人 IFN-γ、TNF-γ，Ⅱ类细胞因子 IL-5、IL-3，单核巨噬细胞因子 IL-1、TNF-α。槲寄生能减轻手术引起的免疫抑制作用，并能增加 NK 细胞、T 细胞、B 细胞的数量及补体 IgG、IgA、IgM 的含量。槲寄生提取物或其成分能刺激特异及非特异免疫系统，增强 LAK 细胞的杀伤活性，也能诱导 IL-1、IL-6、TNF-α 等细胞因子的释放，且无变态反应等。槲寄生多糖(VSP)及 VSP-1 与小鼠腹腔巨噬细胞共同培养均可增加 TNF-α、IL-1 的分泌，表明槲寄生多糖及中性组分体外可使小鼠腹腔巨噬细胞分泌 TNF-α、IL-1 增强。

2. 增加冠脉血流量　槲寄生黄酮苷45mg/kg小鼠灌胃可减少缺血缺氧后受损细胞内各种酶的漏出，降低乳酸脱氢酶(LDH)及血清丙二醛(MDA)含量，减少脂质过氧化物的形成，使机体免受过氧化损伤。槲寄生无论对整体动物还是离体心脏，正常心脏还是颤动心脏都有增加冠脉流量，改善冠脉循环的作用。槲寄生能改变正常麻醉狗和急性心肌梗死狗的心收缩间期，使射血前期/左室射血时间比值减小，改善右心室收缩功能。

3. 抗心律失常作用　槲寄生黄酮苷可加速犬浦氏细胞及豚鼠心室肌细胞快反应动作电位(FAP)复极化，使动作电位时程(APD)缩短，有效不应期(ERP)缩短或不变，但 AERP/AAP 比值增加，提示槲寄生抗快速型心律失常的细胞电生理机制主要与其相对延长不应期，有利于中止折返有关。槲寄生黄酮苷抑制大鼠心室肌细胞内向整流钾电流和瞬时外向钾电流，可能是其抗心律失常的机制之一。

4. 降血压作用　槲寄生水提液给大鼠 1g/只灌胃，连续 14 天，对肾型高血压大鼠模型有降血压作用。槲寄生短时降压成分为胆碱、乙酰胆碱、丙酰胆碱，持久降压成分为槲寄生毒肽。槲寄生的降压作用机制可能是抑制延脑血管运动中枢引起。

5. 抗肿瘤作用　槲寄生碱体外可抑制乳腺癌、食管癌、肺腺癌及肺鳞癌细胞株细胞生长；在 60～120mg/kg 剂量时，可延长移植胃癌小鼠的生存期；对小鼠肝癌 H_{22} 有抑瘤作用，改善肝细胞线粒体的形态和功能，诱导肝癌细胞的凋亡[1]。

6. 其他作用　槲寄生有抗血小板聚集作用，有效成分是二氢黄酮类化合物高圣草素-7-*O*-β-D-葡萄糖苷(HG)。槲寄生醇提液 10、20g/kg 灌胃，连续 30 天，可提高老年大鼠 CAT、GSH-Px、下丘脑 SOD 酶活性，降低脑组织 MDA 含量、脑及肝脏脂褐质含量，表明槲寄生有延缓衰老作用。

7. 毒理研究　槲寄生的毒性较大，最大耐受量试验中出现了小鼠死亡，可能与槲寄生中的有毒凝集素(VCI)、生物碱等成分有关。槲寄生的粗提物毒性强，小鼠腹腔注射的 LD_{50} 为 0.2g/kg。

【参考文献】［1］孙莉，姚俊涛，王一羽，等．槲寄生碱抑制肺癌细胞增殖作用初步观察．中华肿瘤防治杂志，2013，20(21)：1653-1656．

狗　脊

Gouji

本品为蚌壳蕨科植物金毛狗脊 *Cibotium barometz* (L.) J. Sm.的干燥根茎。主产于四川、浙江、福建、江西。秋、冬二季采挖，除去泥沙，干燥；或去硬根、叶柄及金黄色绒毛，切厚片，干燥，为“生狗脊片”；蒸后晒至六七成干，切厚片，干燥，为“熟狗脊片”。以厚薄均匀、坚实、无毛者为佳。

【性味与归经】　苦、甘，温。归肝、肾经。

【功能与主治】　祛风湿，补肝肾，强腰膝。用于风湿痹痛，腰膝酸软，下肢无力。

【效用分析】　狗脊苦甘性温，入肝肾二经，苦能燥湿，甘温补虚；肝主筋，肾主骨，肝肾充沛，筋骨自能强壮，本品既能补肝肾，强腰脊，坚筋骨，又能祛风散寒除湿，用于肝肾不足又兼风寒湿邪之风湿痹痛，尤宜于腰脊强痛，酸软无力，俯仰不利者。

本品功能补肝肾，尚有温补固摄的作用，故亦可用于治疗肾气不固之小便不禁，以及妇女带下等。

【配伍应用】

1. 狗脊配萆薢　狗脊祛风湿，补肝肾，强腰膝；萆薢祛风利湿除痹。两药相配，既能祛风湿，又能补肾壮腰，适用于年老体弱，感受风湿所致的腰背酸痛，腰膝酸软及周身沉重疼痛等。

2. 狗脊配续断　两药皆有祛风湿，补肝肾，强筋骨的作用。狗脊长于祛风湿、除痹痛；续断长于补肾强筋壮骨，兼能通利血脉。两者相须为用，适用于肝肾不足，感受风湿所致的腰脊疼痛，足膝酸软等。

3. 狗脊配补骨脂　狗脊祛风除湿，强壮筋骨；补骨脂温补肾阳。二药合用，祛风湿，补肝肾，强筋骨，适用于腰膝虚寒冷痛，足膝软弱无力及遗尿尿频等。

4. 狗脊配杜仲　狗脊补肾壮骨，祛风而除寒湿；杜仲补益肝肾，强腰膝。二者合用，祛风湿，补肝肾，强筋骨，适用于老年人肝肾偏虚之寒湿痹痛，腰痛，下肢不利等。

【鉴别应用】

1. 狗脊与烫狗脊　二者为狗脊的不同炮制品种。狗脊为生品，质地坚硬，并在边缘覆有金黄色绒毛，不易除去；以祛风湿，利关节为主，用于风寒湿痹，关节疼痛，屈伸不利。狗脊经砂炒后质变酥脆，便于粉碎和煎出有效成分，也便于除去残存绒毛；以补肝肾，强筋骨为主，用于肝肾不足或冲任虚寒的腰膝酸软，下肢无力，遗精，遗尿，妇女带下等。

2. 狗脊与桑寄生 两者同属祛风湿强筋骨药，归肝肾经，均能祛风除湿，补益肝肾，强筋健骨，用治风湿痹痛，腰脚酸痛，筋骨无力等。但狗脊性温，补益肝肾作用较好，长于强腰脊，善治腰脊强痛不能俯仰者；并能温补固摄，用于肾气不固所致的遗尿尿频，白带过多等。桑寄生性平，长于养血而补肝肾，又能固冲任而安胎，用于肝肾不足，胎漏下血，胎动不安等。

3. 狗脊与五加皮 两者皆为苦温之品，同属祛风湿强筋骨药，均有祛风湿，补肝肾，强筋骨之功，常用于治疗肝肾不足或风寒湿邪所致的腰腿疼痛、足膝痿弱等。然而狗脊长于补肝肾，强腰脊，尤宜于腰脊部之强急疼痛；且兼温补固摄作用，也常用于肾气不固所致的遗尿尿频，白带过多等。五加皮温补肝肾之力较强，常用于治疗肝肾亏虚之腰膝冷痛，小儿行迟等；也可利水消肿，用于水肿脚气等。

【方剂举隅】

1. 狗脊酒（《普济方》）

药物组成：狗脊、萆薢、丹参、黄芪、牛膝、川芎、独活、附子。

功能与主治：祛风湿，强筋骨。用于腰痛强直，不能舒展。

2. 狗脊丸（《圣惠方》）

药物组成：狗脊、牛膝、木香、槟榔、附子、蛇床子、白茯苓、五味子、覆盆子、独活、薯蓣、熟干地黄、桂心。

功能与主治：祛风散寒，补肾强腰。用于肾脏虚冷，气攻腰胯疼痛，羸弱无力。

3. 狗脊散（《圣惠方》）

药物组成：狗脊、附子、薯蓣、熟干地黄、天雄、桂心、山茱萸、秦艽、白蔹。

功能与主治：祛风湿，补肝肾，强筋骨，用于风湿痹，四肢不仁，肌肉瞤动，举体无力。

【成药例证】

1. 壮腰健肾丸（《中华人民共和国卫生部药品标准·中药成方制剂》）

药物组成：狗脊、金樱子、黑老虎根、桑寄生、鸡血藤、千斤拔、牛大力、菟丝子、女贞子。

功能与主治：壮腰健肾，祛风活络。用于肾亏腰痛，风湿骨痛，膝软无力，神经衰弱，小便频数，遗精梦泄。

2. 活络健身液（《中华人民共和国卫生部药品标准·中药成方制剂》）

药物组成：狗脊、春根藤、当归、鸡血藤、两面针、牛膝、千斤拔、五加皮、豨莶草、异型南五味子。

功能与主治：祛风除湿，活血通络，止痹痛，强腰膝。用于筋络不舒，四肢麻木，风湿关节痛，腰肌劳损。

3. 金毛狗脊丸（《中华人民共和国卫生部药品标准·中药成方制剂》）

药物组成：狗脊、川牛膝、杜仲、桂枝、海风藤、木瓜、秦艽、桑枝、续断、油松节。

功能与主治：通经活络，强筋壮骨。用于风湿，手足麻木等症。

4. 补肾强身胶囊(片)（《临床用药须知中药成方制剂卷》2020年版）

药物组成：狗脊(制)、淫羊藿、金樱子、菟丝子、女贞子(制)。

功能与主治：补肾填精。用于肾虚精亏所致的腰膝酸软、头晕耳鸣、目眩心悸、阳痿遗精。

5. 壮骨关节丸（《临床用药须知中药成方制剂卷》2020年版）

药物组成：狗脊、淫羊藿、独活、骨碎补、续断、补骨脂、桑寄生、鸡血藤、熟地黄、木香、乳香(醋炙)、没药(醋炙)。

功能与主治：补益肝肾，养血活血，舒筋活络，理气止痛。用于肝肾不足、血瘀气滞、脉络痹阻所致的骨性关节炎、腰肌劳损，症见关节肿胀、疼痛、麻木、活动受限。

【用法与用量】 6～12g。

【注意】 肾虚有热、小便不利或短涩黄赤、口苦舌干者慎用。

【本草摘要】

1.《神农本草经》 “狗脊，味苦，平。主腰背强，机关缓急，周痹寒湿膝痛，颇利老人。”

2.《本草求真》 “因其味苦，苦则能以燥湿。又因其味甘，甘则能以益血。又因其气温，温则能以补肾养气。盖湿除而气自周，气周而溺不失，血补而筋自强，筋强而风不作，是补而能走之药也。故凡一切骨节诸疾，有此药味燥入，则关节自强，而俯仰亦利。”

3.《本草纲目拾遗》 “金狗脊止诸疮血出，治顽痹，黑色者杀虫更效。”

【化学成分】 主要含挥发油：十六酸，十八碳二烯酸等；蕨素类成分：金粉蕨素，金粉蕨素-2′-*O*-葡萄糖苷，金粉蕨素-2′-*O*-阿洛糖苷，欧蕨伊鲁苷等；有机酸类成分：原儿茶酸等；还含大量淀粉及绵马酚等。

中国药典规定烫狗脊含原儿茶酸($C_7H_6O_4$)不得少于0.020%。

【药理毒理】 本品有抗炎、镇痛、止血、增加心肌血流量及抗骨质疏松等作用。

1. 抗炎、镇痛作用 狗脊水煎剂12g/kg灌胃，可改善佐剂性关节炎大鼠及肾阳虚佐剂性关节炎大鼠血液流变性，改善关节微循环，且砂烫炮制后作用增强。生狗脊醇提物18g/kg腹腔注射，可提高小鼠痛阈值及减少扭体反应次数，具有镇痛作用。

2. 止血作用 狗脊及其不同炮制品均有抑制血小板聚集作用，其作用的强度为：砂烫品>盐制品>酒蒸品>单蒸品>生品。金毛狗脊有促凝作用，可使优球蛋白溶解延长半小时以上。

3. 心肌保护作用 狗脊水煎醇沉液20～30g/kg给小鼠单次腹腔注射，对心肌^{86}Rb摄取无明显影响；但1次/天，连续14天，可增加心肌对^{86}Rb摄取，提示能增加心肌营养血流量，有连续给药的蓄积作用。

4. 抗骨质疏松作用 狗脊及其不同炮制品水煎液均有抗骨质疏松作用，其作用的强度为：砂烫品>酒制品和盐制品>蒸制品>生品[1]。狗脊提取物100、300、500mg/(kg·d)治疗去势雌性大鼠，可提高骨强度，防止骨小梁微结构恶化，提示狗脊提取物对骨质疏松症预防和治疗有一定作用[2]。

附：砂烫狗脊

【药理毒理】 本品有抗炎、镇痛及抗血小板聚集作用。

1. 抗炎镇痛 砂烫狗脊水煎剂12g/kg灌胃，可改善佐剂性关节炎大鼠及肾阳虚佐剂性关节炎大鼠血液流变性，改善关节微循环，且作用强于生品。砂烫狗脊醇提液18g/kg腹腔注射，可提高小鼠痛阈值及减少扭体反应次数，具有镇痛作用。

2. 抗血小板聚集作用 砂烫狗脊有抑制血小板聚集作用，且作用强于生品。

3. 抗骨质疏松作用 砂烫狗脊水煎液具有抗骨质疏松作用，且作用强于生品[1]。

【参考文献】 [1] 徐钢，孙娜，赵敏杰，等. 狗脊不同炮制品水煎液抗维甲酸致雄性大鼠骨质疏松症研究. 中国中药杂志，2014，39(6)：1011-1015.

[2] 李天清，雷伟，马真胜，等. 狗脊提取物对去势大鼠抗骨质疏松活性的试验研究. 中国骨质疏松杂志，2014，20(7)：736.

千 年 健

Qiannianjian

本品为天南星科植物千年健 *Homalomena occulta* (Lour.) Schott 的干燥根茎。主产于广西、云南。春、秋二季采挖，洗净，除去外皮，晒干。切片。以切面红棕色、香气浓者为佳。

【性味与归经】 苦、辛，温。归肝、肾经。

【功能与主治】 祛风湿，壮筋骨。用于风寒湿痹，腰膝冷痛，拘挛麻木，筋骨痿软。

【效用分析】 千年健苦辛而温，气味皆厚，走窜之性较强，故能宣通经络，祛风逐痹，其祛风湿，强筋骨，通络壮筋之力甚强，止痛之功亦佳，常用于肝肾不足，风湿痹痛，尤其多用于老年人肝肾不足，筋骨无力，手足麻木者，前人有“风气痛，老人最宜食此药”之说。(《柑园小识》)

【配伍应用】 **千年健配地枫皮** 千年健辛散苦燥温通，既能祛风湿，又能入肝肾强筋骨；地枫皮可祛风除湿，活血通络止痛。二者配伍，可增强祛除筋骨间风湿邪气的作用，适用于风湿痹证，腰膝冷痛，下肢拘挛麻木等。

【鉴别应用】 **千年健与五加皮** 同属祛风湿强筋骨药，都能祛风除湿，强筋健骨，用治肝肾不足，风湿痹痛，筋骨无力等。但千年健补力较弱，祛风通络止痛作用较好，尤适宜老年人之肝肾不足，风湿痹痛，腰膝冷痛，筋骨无力。五加皮温补肝肾作用较好，还能利水消肿，用于腰膝酸软，小儿行迟以及水肿脚气等。

【成药例证】

1. 舒筋丸(《临床用药须知中药成方制剂卷》2020年版)

药物组成：千年健、地枫皮、独活、杜仲(盐制)、防风、甘草、桂枝、麻黄、马钱子粉、没药(醋制)、木瓜、牛膝、羌活、乳香(醋制)、续断。

功能与主治：祛风除湿，舒筋活血。用于风寒湿痹，四肢麻木，筋骨疼痛，行步艰难。

2. 活血舒筋酊(《中华人民共和国卫生部药品标准·中药成方制剂》)

药物组成：千年健、川芎、当归、桂枝、红花、红曲、老鹳草、木瓜、牛膝、茜草、秦艽、生草乌、生川乌、威灵仙、香加皮、续断。

功能与主治：舒筋活络，祛寒散瘀。用于腰腿疼痛，手足麻木，风湿性关节炎。

3. 疏风定痛丸(《临床用药须知中药成方制剂卷》

2020年版）

药物组成：千年健、地枫皮、独活、杜仲(盐炙)、防风、甘草、桂枝、麻黄、马钱子粉、没药(醋制)、木瓜、牛膝、羌活、乳香(醋制)、自然铜(煅)。

功能与主治：祛风散寒，活血止痛。用于风寒湿闭阻，瘀血阻络所致的痹病，症见关节疼痛、冷痛、刺痛或疼痛至甚、屈伸不利、局部恶寒、腰腿疼痛，四肢麻木及跌打损伤所致的局部肿痛。

4. 风湿关节炎片（《中华人民共和国卫生部药品标准·中药成方制剂》）

药物组成：千年健、地枫皮、苍术、穿山甲、当归、地龙、桂枝、红花、麻黄、制马钱子、没药、木瓜、牛膝、羌活、乳香、桃仁、续断。

功能与主治：祛风燥湿，活血止痛。用于风湿痹痛，腰腿疼痛，风湿性关节炎等。

5. 玄七通痹胶囊（《临床用药须知中药成方制剂卷》2020年版）

药物组成：拟黑多刺蚁、黄芪、千年健、重楼、老鹳草、三七。

功能与主治：滋补肝肾，祛风除湿，活血止痛。用于肝肾不足、风湿痹阻引起的关节肿痛，肿胀，屈伸不利，手中不湿，四肢麻木，类风湿关节炎见上述证候者。

【用法与用量】 5～10g。

【注意】 阴虚内热者慎服。

【本草摘要】

1.《本草纲目拾遗》 “壮筋骨，止胃痛，酒磨服。”

2.《本草求原》 “祛风，壮筋骨，已劳倦。”

3.《草药新纂》 “治妇人月经过多及痛经，疗血痢，肠痛。”

【化学成分】 主要含挥发油：α-蒎烯，β-蒎烯，柠檬烯，芳樟醇，α-松香醇，橙花醇，香叶醇，丁香油酚，香叶醛，异龙脑，广藿香醇等。

中国药典规定本品含芳樟醇($C_{10}H_{18}O$)不得少于0.20%。

【药理毒理】 本品有抗炎、镇痛、抗凝血及强筋健骨作用。

1. 抗炎、镇痛作用 千年健有抗炎镇痛作用，其甲醇提取物可对抗小鼠角叉菜胶炎症反应，抑制小鼠醋酸扭体致痛反应次数。千年健片可抑制小鼠耳肿胀炎症反应，降低大鼠巴豆油气囊法囊内渗出物和肉芽肿重量，对抗大鼠佐剂性关节炎，抑制小白鼠热板法致痛反应。千年健的水提及醇提物灌胃给药抑制二甲苯引起的小鼠毛细血管通透性增高，并能降低冰醋酸引起的小鼠扭体次数[1]。

2. 抗凝血作用 千年健有抗凝血作用，其水提液0.2g/ml稀释5或20倍后，仍可延长抗凝血时间。

3. 其他作用 千年健挥发油有抑制布氏杆菌作用，千年健醇提液可拮抗组胺对离体豚鼠气管平滑肌的收缩作用。千年健对卵巢切除所致的大鼠骨质疏松症具有一定的治疗作用[2]。

【参考文献】
[1] 谢丽莎，蒙田秀，欧阳炜，等．千年健镇痛抗炎药理研究．宁夏农林科技，2012，53(9)：159-160.

[2] 张颖，Gary Guishan Xiao，荣培晶，等．杜仲、千年健对去卵巢大鼠骨质疏松症的治疗作用及其机制探讨．中国中医基础医学杂志，2011，17(9)：690-692.

天山雪莲

Tianshanxuelian

本品系维吾尔族习用药材。为菊科植物天山雪莲 *Saussurea involucrata*(Kar. et Kir.) Sch.-Bip.的干燥地上部分。主产于新疆。夏、秋二季花开时采收，阴干。以叶多者为佳。

【性味与归经】 微苦，温。归肝、肾经。

【功能与主治】 温肾助阳，祛风胜湿，通经活血。用于风寒湿痹痛，类风湿关节炎，小腹冷痛，月经不调。

【效用分析】 天山雪莲味苦燥散，能祛风胜湿，尤宜于风湿痹证而寒湿偏胜者；其入肝肾经，药性温热，可助阳起痿，多用于治肾虚阳痿，腰膝酸软，筋骨无力等；还能活血通经，调理冲任，用于治疗寒凝血脉，宫冷不孕，小腹冷痛，月经不调，经闭，痛经等。

【鉴别应用】 天山雪莲与雪莲花 两者效用基本相似，都有祛风湿，补肾阳，活血通经之功，主要用于风湿痹证，腰膝酸软等。但天山雪莲味苦温，温肾助阳之力大于雪莲花，故主治阳痿宫冷，小腹冷痛，月经不调。而雪莲花苦燥温通，甘而能补，其补肝肾，强筋骨之效强于天山雪莲，尤宜用于治疗风寒湿痹，迁延日久，肝肾亏损，腰膝软弱者。

【成药例证】

1. 鹿骨雪莲酒（《中华人民共和国卫生部药品标准·中药成方制剂》）

药物组成：雪莲、鹿骨、菝葜、五加皮、当归、川牛膝、锁阳、菟丝子、白芍、甘草。

功能与主治：温肾益精，强筋壮骨，养血活血，祛风渗湿。用于肾阳虚衰，筋骨挛痛，四肢麻木，腰膝酸软，小便余沥，月经不调，少腹冷痛。

2. 复方雪莲胶囊（《临床用药须知中药成方制剂卷》

2020 年版）

药物组成：雪莲、制川乌、制草乌、羌活、独活、延胡索（醋制）、木瓜、香加皮。

功能与主治：温经散寒，祛风逐湿，舒筋活络。用于风寒湿闭阻所致的痹病，症见关节冷痛、屈伸不利、局部畏恶风寒；骨关节炎、类风湿关节炎、强直性脊柱炎、风湿性关节炎见上述证候者。

3. 雪莲药酒（《中华人民共和国卫生部药品标准·中药成方制剂》）

药物组成：雪莲花、红花、秦艽、羌活、独活、制川乌、枸杞子、肉苁蓉、当归、熟地黄、新疆藁本。

功能与主治：祛风散寒，补肾活血。用于风寒湿痹，筋骨疼痛，四肢麻木。

4. 雪莲注射液（《临床用药须知中药成方制剂卷》2020 年版）

药物组成：雪莲花。

功能与主治：散寒除湿，活血止痛。用于寒湿闭阻、瘀血阻络所致的痹痛，症见关节或肌肉疼痛；风湿性关节炎、类风湿关节炎、骨关节炎见上述证候者。

【用法与用量】 3～6g，水煎或酒浸服。外用适量。

【注意】 孕妇忌用。

【本草摘要】

1.《本草纲目拾遗》 “能补阴益阳，治一切寒证。治痘不起发及闷痞闷痘，用一瓣入煎药中。”

2.《新疆中草药》 “祛风胜湿，通经活血。”

3.《全国中草药汇编》 “活血通经，散寒除湿，强筋助阳。主治风湿性关节炎，肺寒咳嗽，小腹冷痛，闭经，胎衣不下，阳痿。”

【化学成分】 主要含倍半萜内酯类成分：愈创木内酯，愈创木内酯-β-葡萄糖苷，雪莲内酯，大苞雪莲内酯；黄酮类成分：芦丁，槲皮素-3-*O*-α-L-鼠李糖苷，槲皮素，金合欢素，高丰前素；酚酸类成分：绿原酸；还含大苞雪莲碱。

中国药典规定本品含无水芦丁（$C_{27}H_{30}O_{16}$）不得少于0.15%，绿原酸（$C_{16}H_{18}O_9$）不得少于 0.15%。

鹿衔草

Luxiancao

本品为鹿蹄草科植物鹿蹄草 *Pyrola calliantha* H. Andres 或普通鹿蹄草 *Pyrola decorata* H. Andres 的干燥全草。主产于浙江。全年均可采挖，除去杂质，晒至叶片较软时，堆置至叶片变紫褐色，晒干。切段。以紫红色或紫褐色者为佳。

【性味与归经】 甘、苦，温。归肝、肾经。

【功能与主治】 祛风湿，强筋骨，止血，止咳。用于风湿痹痛，肾虚腰痛，腰膝无力，月经过多，久咳劳嗽。

【效用分析】 鹿衔草味苦能燥，味甘能补，既能祛风湿，又能入肝肾而强筋骨，常用于风湿痹痛，日久不愈，肾虚腰痛，腰膝无力者；尚有止血作用，治疗月经量多，崩漏下血，肺痨咯血，外伤出血等；还能补益肺肾而定喘嗽，治肺虚久咳或肾不纳气之虚喘。

【配伍应用】

1. 鹿衔草配骨碎补 鹿衔草甘苦性温，入肝肾二经，功能祛风湿，强筋骨；骨碎补苦温，亦入肝肾二经，功能活血续伤，补肾强骨。两药合用，可以增强补肝肾，强筋骨，祛风湿之功，善治骨痹，适用于风湿痹痛，腰膝酸软无力。

2. 鹿衔草配白芍 鹿衔草补肾止血；白芍养血柔肝。两药配伍，肝肾兼顾，相得益彰，共收补养肝肾，养血止血之功，适用于肝肾不足，冲任不固所致的妇科出血证等。

3. 鹿衔草配马鞭草 鹿衔草补肝肾兼止血；马鞭草活血散瘀，清湿热，凉血解毒。两药合用，消中兼补，相辅相成，共奏清热化瘀止血之功，适用于月经量多，崩漏，经断复来，产后恶露不绝属湿热或有瘀热者。

4. 鹿衔草配石韦 鹿衔草补肾止血兼祛风湿；石韦清利湿热，两药合用，补而不壅滞，清利而不伤正，共奏补肾，清湿热，固摄肾精之功，适用于肾虚水肿，白浊及肾虚兼挟湿热之淋证。

5. 鹿衔草配豨莶草 鹿衔草可祛风湿，强筋骨；豨莶草功善祛风湿，利关节，能搜风通络。两药配伍，共奏益肝肾，祛风湿，除痹痛之功，适用于肝肾不足，肝阳化风所致之头目眩晕，以及风湿痹痛等。

【鉴别应用】鹿衔草与老鹳草 二者均为祛风湿药，能祛风湿，止痹痛，用于治疗风寒湿痹疼痛。但鹿衔草味苦能燥，味甘能补，既可祛风湿，又能入肝肾而强筋骨，常用于风湿日久，肝肾不足，关节痹痛而腰膝无力者；尚能止血，止咳，治月经过多，肺虚久咳或肾不纳气之虚喘。老鹳草能祛风湿，通经络，用于风湿痹痛，麻木拘挛，筋骨酸痛等；因其具有止泻痢的作用，故又可用于治疗泄泻痢疾。

【成药例证】

1. 壮腰消痛液（《中华人民共和国卫生部药品标准·中药成方制剂》）

药物组成：鹿衔草、枸杞子、淫羊藿、巴戟天、穿山龙、地龙、威灵仙、狗脊、川牛膝、豨莶草、乌梅、鹿角胶、木瓜、没药、海龙、杜仲。

功能与主治：壮腰益肾，疏风祛湿，活络止痛。用于肾虚腰痛，风湿骨质增生引起的疼痛。

2. 壮骨伸筋胶囊（《临床用药须知中药成方制剂卷》2020年版）

药物组成：鹿衔草、淫羊藿、熟地黄、骨碎补(炙)、肉苁蓉、鸡血藤、红参、狗骨、茯苓、威灵仙、豨莶草、葛根、醋延胡索、山楂、洋金花。

功能与主治：补益肝肾，强筋壮骨，活络止痛。用于肝肾两虚，寒湿阻络所致的神经根型颈椎病，症见肩臂疼痛麻木、活动障碍。

3. 蠲痹抗生丸（《中华人民共和国卫生部药品标准·中药成方制剂》）

药物组成：鹿衔草、莱菔子、骨碎补、鸡血藤、肉苁蓉、熟地黄、淫羊藿。

功能与主治：补骨、活血、止痛。用于肥大性脊椎炎、颈椎病、跟骨刺，增生性关节炎，大骨节病。

4. 益肾蠲痹丸（《临床用药须知中药成方制剂卷》2020年版）

药物组成：熟地黄、生地黄、淫羊藿、骨碎补、当归、鸡血藤、延胡索、土鳖虫、炮山甲、寻骨风、老鹳草、徐长卿、虎杖、葎草、鹿衔草、全蝎、僵蚕(麸炒)、蜈蚣、广地龙(酒制)、蜂房(清炒)、乌梢蛇(酒制)。

功能与主治：温补肾阳，益肾壮督，搜风剔邪，蠲痹通络，用于顽痹，症见手指晨僵，关节疼痛、红肿、屈伸不利、肌肉疼痛、瘦削或僵硬畸形；类风湿关节炎见上述证候者。

【用法与用量】 9～15g。

【注意】 阴虚火旺者慎用。

【本草摘要】

1.《滇南本草》 “添精补髓，延年益寿。治筋骨疼痛，痰火之症。”

2.《四川中药志》 “强筋壮骨，祛风除湿，补虚劳，止惊悸、盗汗。治筋骨酸软，各种出血，风湿关节痛，惊痫吐舌及鼠瘘、痈肿等。”

3.《湖南药物志》 “活血止血。治金创出血，一切蛇虫犬咬伤。”

【化学成分】 主要含环烯醚萜类成分：水晶兰苷等；黄酮类成分：金丝桃苷，肾叶鹿蹄草苷等；苷类成分：熊果苷，高熊果苷等；还含有机酸及挥发油等。

中国药典规定本品含水晶兰苷($C_{16}H_{22}O_{11}$)不得少于0.10%。

石楠叶

Shinanye

本品为蔷薇科植物石楠 *Photinia serrulata* Lindl.的干燥叶。主产于江苏、浙江。夏、秋二季采收，晒干。切丝。以叶完整、色红棕者为佳。

【性味与归经】 辛、苦，平；有小毒。归肝、肾经。

【功能与主治】 祛风湿，通经络，益肾气。用于风湿痹痛，腰膝无力，阳痿宫冷，头风头痛，风疹瘙痒。

【效用分析】 石楠叶味辛苦，性平而有小毒，辛散苦燥，能祛风除湿，通经活络，多用于治疗风湿日久而见肾虚腰酸脚弱者；入肝肾二经，补益肾气，适用于肝肾不足，下元虚损所致的男子阳痿，女子宫寒者；本品辛散，能祛风止痛，可治头风头痛；又能祛风燥湿而止痒，常用于治疗风疹瘙痒。

【配伍应用】石楠叶配淫羊藿 石楠叶功能祛风湿，通经络，益肾气；淫羊藿功能补肾壮阳，强筋健骨，祛风除湿。两药配伍，可以增强补肾阳，强筋骨，祛风通络的功效，用于治疗肝肾不足所致的风湿痹痛，腰膝酸软无力等。

【鉴别应用】

1. 石楠叶与五加皮 二者均入肝肾经，为补益性祛风湿止痹痛药，可治肝肾不足，风湿痹痛，腰酸脚弱。而石楠叶辛散，还能祛风止痛，兼治头痛、头风；又能祛风湿之邪而止痒，治风疹瘙痒。五加皮温补肝肾之力较强，治疗腰膝酸软，下肢痿弱无力之功大于石楠叶；还能利水消肿，用于皮肤水肿，脚气等。

2. 石楠叶与千年健 二者均为祛风湿药，可治风湿痹痛。而石楠叶祛风湿、通经络兼有补肾之功，强筋骨之功强于千年健；此外，兼能祛风止痛，可治头风头痛；能祛风湿之邪而止痒，用治风疹瘙痒。千年健苦辛而温，气味皆厚，走窜祛风之力较强，可宣通经络，祛风逐痹，多用于老人痹证。

3. 石楠叶与豨莶草 二药性味均为辛、苦，同入肝肾二经，均有祛风除湿，祛风止痒之效；可治风湿痹痛，风疹瘙痒等。然豨莶草以通利关节为长，善治肢麻骨痛，半身不遂；石楠叶尚能补肾气，以除肾虚之风痹为优，善疗腰酸脚软。

【方剂举隅】

1. 石楠丸（《圣济总录》）

药物组成：石楠、白术、牛膝、防风、天麻、枸杞子、黄芪、桂、鹿茸。

功能与主治：祛风湿，活血脉，益元气。用于脚膝挛痹。

2. 石楠酒(《千金方》)

药物组成：石楠、细辛、天雄、山茱萸、干姜、薯蓣、防风、贯众、独活等。

功能与主治：祛风散寒止痛。用于妇人自少患风，头眩眼痛。

3. 仙灵脾浸酒(《圣惠方》)

药物组成：仙灵脾、石楠叶、牛膝、附子、杜仲。

功能与主治：祛风湿，补肝肾，强筋骨。用于妇人风痹，手足不遂。

【用法与用量】 4.5～9g。

【本草摘要】

1.《本草纲目》 “石楠，古方为治风痹肾弱要药，今人绝不知用，识者亦少，盖由甄氏《药性论》有令阴痿之说也。殊不知服此药者，能令肾强，嗜欲之人，借此放恣，以致痿弱，归咎于药，良可慨也。”

2.《本草从新》 “石楠叶祛风通利，是其所长，补肾之说，未可信也。”

3.《本经逢原》 “辛苦平无毒。本经主养肾气。内伤阴阳。利筋骨皮毛。”

【化学成分】 主要含氢氰酸，熊果酸，野樱皮苷等；还含皂苷及挥发油等。

病证用药

痹证缘由腠理空虚，卫阳不固，风、寒、湿三邪杂至，痹着经络肢节，导致气血运行不畅而成，其证治因其受邪偏盛，病程久渐之不同而不同，又有风寒湿邪郁久化热的不同转机，以及久患痹证导致气血虚弱，肝肾不足，痹证缠绵不愈，气血运行不畅，后期往往又可引起瘀血凝滞，或痰湿阻滞经络，使痹证虚实互见，因此祛风湿药的应用必须要审因论治，才能取得良好疗效。现分述如下。

痹证 治以祛风、散寒、胜湿、清热、祛痰、活血、通络、强筋骨法。

1. 风寒湿痹 临床上根据风、寒、湿三邪偏盛所致痹证的不同特点，将风寒湿痹分为行痹、痛痹、着痹三种，在遣药组方时也有所侧重。

(1) 行痹 多因风邪兼挟寒湿，留滞经脉，闭阻气血。症见肢体关节、肌肉疼痛酸楚游走不定，关节屈伸不利，或有恶风、发热等表证，舌苔薄白，脉浮或浮缓。治宜祛风通络，散寒除湿。常用防风、麻黄、桂枝、葛根以祛风散寒、解肌通络止痛，当归养血活血通络，以茯苓、生姜、大枣、甘草健脾渗湿、调和营卫。若腰背酸痛为主者，多与肾气不足有关，加杜仲、桑寄生、淫羊藿、巴戟天、续断等温补肾气；若见关节肿大，苔薄黄，邪有化热之象者，宜寒热并用，加桂枝、白芍、知母等。代表方如防风汤(《宣明论方》)。

(2) 痛痹 多因寒邪兼挟风湿，留滞经络，闭阻气血所致。症见肢体关节疼痛，痛势较剧，部位固定，遇寒则痛甚，得热则痛缓，关节屈伸不利，局部皮肤或有寒冷感，舌质淡，苔薄白，脉弦紧。治宜散寒通络，祛风除湿。用制川乌、麻黄温经散寒、通络镇痛，白芍、甘草、蜂蜜缓急止痛，黄芪益气固表，利血通痹。若寒湿甚者，制川乌可改用生川乌或生草乌；若关节发凉，疼痛剧烈，遇冷更甚，加附子、细辛、桂枝、干姜温经散寒，通脉止痛。代表方如乌头汤(《金匮要略》)加减。

(3) 着痹 多因湿邪兼挟风寒，留滞经脉，闭阻气血所致。症见肢体关节肌肉酸楚、重着、疼痛，肿胀散漫，关节活动不利，肌肤麻木不仁，舌质淡，舌苔白腻，脉濡缓。治宜除湿通络，祛风散寒。用薏苡仁、苍术、甘草以益气健脾除湿，羌活、独活、防风祛风除湿，麻黄、桂枝、制川乌以温经散寒、祛湿止痛，当归、川芎以养血活血通脉。若关节肿胀甚者，加萆薢、木通以利水通络；若肌肤麻木不仁，加海桐皮、豨莶草以祛风通络；若小便不利、浮肿，加茯苓、泽泻、车前子以利水祛湿；若痰湿盛者，加半夏、制天南星；湿热盛者，加黄柏与苍术，取二妙之功以除湿热。代表方如薏苡仁汤(《类证治裁》)、蠲痹汤(《医学心悟》)等。

2. 风湿热痹 多因素体阳盛，内有蓄热，易受风湿热邪；或阴虚阳盛之体感受风寒湿邪，寒从热化或邪郁化热，以致湿热邪壅滞经脉，气血闭阻不通所致。症见关节疼痛，局部灼热红肿，痛不可触，得冷则舒，关节活动不便，可有皮下结节或红斑，常伴有发热、恶风、汗出、口渴、烦躁不安等全身症状，舌质红，舌苔黄或黄腻，脉滑数或浮数。治宜清热通络，祛风除湿。多用生石膏、知母、黄柏、连翘以清热养阴，桂枝疏风解肌通络，防己、苦杏仁、薏苡仁、滑石、赤小豆、蚕沙以清利湿热，通络宣痹。若皮肤有红斑者，加牡丹皮、赤芍、生地黄、紫草以清热凉血，活血化瘀；若发热、恶风、咽痛者，加荆芥、薄荷、牛蒡子、桔梗疏风清热，解毒利咽；若热盛伤阴，症见口渴心烦者，加玄参、麦冬、地黄以清热滋阴生津；若如热毒炽盛，化火伤津，深入骨节，而见关节红肿、触之灼热，疼痛剧烈如刀割，筋脉拘急抽挛，入夜尤甚，壮热烦渴，舌红少津，脉弦数，加水牛角、黄芩、黄连、黄柏、栀子等。代表方如白虎加桂枝汤(《金匮要略》)合宣痹汤(《温病条辨》)

加减。

3. 痰瘀痹阻证　多因痰瘀互结，留滞肌肤，闭阻经脉所致。症见关节肿大、僵硬、变形、刺痛，关节肌肤紫暗、肿胀，按之较硬，肢体顽麻或重着，屈伸不利，或有硬结、瘀斑，面色暗黧，眼睑浮肿，或胸闷痰多，舌质紫暗或有瘀斑，舌苔白腻，脉弦涩。治宜化痰行瘀，蠲痹通络。多用桃仁、红花、当归、川芎、白芍以活血化瘀，通络止痛，用茯苓、半夏、陈皮、芥子、竹沥、姜汁以健脾化痰。若痰浊滞留，皮下有结节者，加胆南星、天竺黄；若痰瘀不散，疼痛不已者，加穿山甲、蕲蛇、全蝎、蜈蚣、地龙搜剔络道；若有痰瘀化热之象者，加黄柏、牡丹皮；若瘀血痹阻，关节疼痛，甚至肿大、强直、畸形，活动不利，舌质紫暗，脉涩，可加桃仁、红花等。代表方如双合汤(《回春》)合桃红饮(《类证治裁》)加减。

4. 肝肾不足证　多因痹证日久，可累及肝肾，或素体虚弱，气血两亏，或房劳过度，肝肾受损，筋脉失于濡养、温煦所致。症见痹证日久不愈，肌肉瘦削，腰膝酸软，关节屈伸不利，或畏寒肢冷，阳痿、遗精，或骨蒸劳热，心烦口干，舌质淡红，舌苔薄白或少津，脉沉细弱或细数。治宜祛风湿，止痹痛，益肝肾，补气血，强筋骨。多用熟地黄、肉苁蓉、五味子以滋阴补肾，养血暖肝，用鹿茸、菟丝子、牛膝、杜仲以补肝肾、壮筋骨，用桑寄生、天麻、木瓜以祛风湿、舒筋通络止痛。代表方如独活寄生汤(《千金要方》)、补血荣筋丸(《杏苑生春》)。

痿证　治以清湿热，益胃阴，补肝肾，通经络，强筋骨法。

痹证与痿证为两种不同的病证，但二者在病机和某些临床症状上具有相似之处，而在祛风湿药中，也有部分药物不仅可以祛除风寒湿邪，同时还有强筋壮骨，补益肝肾，清热祛湿之功，故临床上也可以在辨证用药的基础上，配伍用治肢体筋脉弛缓，软弱无力，日久不用引起肌肉萎缩或瘫痪的痿证。

1. 肺热津伤证　多由肺燥伤津，五脏失润，筋脉失养所致。症见发病急，病起发热，或热后突然出现肢体软弱无力，皮肤干燥，心烦口渴，咳呛少痰，咽干不利，小便黄赤，大便干燥，舌质红，苔黄，脉细数。治宜清热润燥，养阴生津。多用人参、麦冬、生甘草甘润生津，益气养阴补中；阿胶、苦杏仁、炒胡麻仁养血润燥；生石膏、桑叶、炙枇杷叶清热宣肺。若身热未退、高热口渴有汗，可重用生石膏，加金银花、连翘、知母以消气分之热，解毒祛邪；若咳嗽痰多，加瓜蒌、桑白皮、川贝母宣肺清热化痰；咳呛少痰，咽喉干燥加桑白皮、天花粉、芦根以润肺清热。若身热已退，兼见食欲减退、口干咽干较甚，此胃阴亦伤，宜用益胃汤加石斛、薏苡仁、山药、麦芽。代表方如清燥救肺汤(《医门法律》)。

2. 湿热浸淫证　多因湿热浸淫，壅遏经脉，营卫受阻所致。症见起病较缓，逐渐出现肢体困重，痿软无力，尤以下肢或两足痿弱为甚，肢体微肿，手足麻木，扪及微热，喜凉恶热，或发热，胸脘痞闷，小便赤涩热痛，舌质红，舌苔黄腻，脉濡数或滑数。治宜清热利湿，通利经脉。多用苍术、黄柏以清热燥湿，用萆薢、防己、薏苡仁以渗湿分利，蚕沙、木瓜、牛膝以利湿通经，用龟甲以滋阴益肾强骨。若湿邪偏盛，胸脘痞闷，肢重且肿，加厚朴、茯苓、枳壳、陈皮以理气化湿；夏令季节，加藿香、佩兰芳香化浊，健脾祛湿；热邪偏盛，身热肢重，小便赤涩热痛，加忍冬藤、连翘、蒲公英、赤小豆清热解毒利湿；湿热伤阴，兼见两足焮热、心烦口干、舌质红或中剥、脉细数，可去苍术，重用龟甲，加玄参、山药、生地黄；若病史较久，兼有瘀血阻滞者，肌肉顽痹不仁，关节活动不利或有痛感，舌质紫暗，脉涩，加丹参、鸡血藤、赤芍、当归、桃仁。代表方如四妙丸(《成方便读》)合加味二妙散(《丹溪心法》)加减。

3. 脾胃虚弱证　多因脾虚不健，生化乏源，气血亏虚，筋脉失养所致。症见起病缓慢，肢体软弱无力逐渐加重，肌肉萎缩，神疲肢倦少气懒言，纳呆便溏，面色㿠白或萎黄无华，面浮，舌淡苔薄白，脉细弱。治宜补中益气，健脾升清。多用人参、白术、山药、白扁豆、莲子、甘草、大枣以补脾益气，用黄芪、当归以益气养血，用薏苡仁、茯苓、砂仁、陈皮以健脾理气化湿，用升麻、柴胡以升举清阳，用神曲消食行滞。若脾胃虚者，易兼挟食积不运，当结合运化，导其食滞，酌佐麦芽、山楂、神曲；气血虚甚者，重用黄芪、党参、当归、阿胶；若气血不足兼有血瘀，唇舌紫暗，脉兼涩象者，加丹参、川芎、川牛膝。代表方如参苓白术散(《和剂局方》)合补中益气汤(《内外伤辨惑论》)加减。

4. 肝肾亏损证　多因肝肾亏损，阴精不足，筋脉失养所致。症见起病缓慢，渐见肢体痿软无力，尤以下肢明显，腰膝酸软，不能久立甚至步履全废，腿胫大肉渐脱，眩晕耳鸣，舌咽干燥，遗精或遗尿，或妇女月经不调，舌红少苔，脉细数。治宜补益肝肾，滋阴清热。多用狗骨、牛膝以壮筋骨利关节，熟地黄、龟甲、知母、黄柏以填精补髓、滋阴补肾、清虚热，用锁阳温肾益精，用当归、白芍以养血柔肝，用陈皮、干姜以理气温中和胃，既防苦寒败胃，又使滋补而不滞。若病久阴损及阳，阴阳两虚，证兼有神疲、怕冷、阳痿早泄，晨尿频而清，妇女月经不调，脉沉细无力，不可过用寒凉以伐生气，去黄柏、知母，加淫羊藿、鹿角霜、附子、肉桂；若症见面色无华或萎黄，头昏心悸，加黄芪、党参、何首乌、龙眼肉、当归以补气养血；若腰脊酸软，加续断、补骨脂、狗脊补肾壮腰。

5. 脉络瘀阻证　多因气虚血瘀，阻滞经络，筋脉失养所致。症见久病体虚，四肢痿弱，肌肉瘦削，手足麻木不仁，四肢青筋显露，肌肉活动时隐痛不适，舌萎不能伸缩，舌质暗淡或瘀点、瘀斑，脉细涩。治宜益气养营，活血行瘀。多用人参、黄芪以益气，当归、川芎、熟地黄、白芍以养血和血，用川牛膝、地龙、桃仁、红花、鸡血藤以活血化瘀、通脉。代表方如圣愈汤（《医宗金鉴》）合补阳还五汤（《医林改错》）加减。

第五章　化湿药

【基本概念】 凡气味芳香，性偏温燥，以化湿运脾为主要作用，治疗湿阻中焦病证的药物，称作为芳香化湿药，简称“化湿药”。

中医脏腑学说认为，脾为阴脏，以阳气为用，脾阳健则能运化，故性喜温燥而恶阴湿，有“脾恶湿而喜燥，土爱暖而喜芳香”之说。如果湿浊中阻，必然影响到脾的运化，而芳香化湿药辛香温燥，有疏通气机，宣化湿浊，消胀除痞，复脾健运的功效，中医称之为“醒脾”或“悦脾”和胃的作用。

【作用特点】 本类药物多辛香温燥，主入脾胃经。有化湿醒脾，燥湿健脾，疏畅气机，消胀除痞的作用。部分药物以其辛香温燥之性，兼除四时不正之气，具有解暑，辟秽，截疟等作用。

【适应范围】 化湿药主要适用于湿浊内阻，脾为湿困，运化失常所致的脘腹痞满、呕吐泛酸、大便溏薄、食少体倦、口甘多涎、舌苔白腻等症。此外，湿温、暑湿初起，湿热内蕴，身热不扬，胸脘痞闷等症亦可用之。部分药物还可用治瘟疫、瘴疟等。

现代医学诊为慢性胃肠炎、胃肠神经官能症、胃肠型感冒、急性胃肠炎、肠伤寒等属于湿浊中阻之证者，也可用本类药物治疗。

【配伍规律】 使用化湿药时，应根据湿困的不同情况予以配伍。若寒湿困脾者，配温里药；若湿热中阻者，配清热燥湿药；若寒湿偏盛的痛痹，宜选散寒止痛的祛风湿药，佐以通阳温经活血之品；若湿阻气滞甚者，配行气药；若脾虚生湿者，配补气健脾药。若用于湿温、暑湿证，可配解暑、利湿之品。

【使用注意】 因本类药物多辛香温燥，易耗气伤阴，对阴虚津亏及气虚者慎用。又因芳香辛烈，多含挥发油，故入汤剂不宜久煎，以免降低疗效。

临床常用的药物有广藿香、佩兰、苍术、厚朴、砂仁、豆蔻、草豆蔻、草果等。

【药理作用】 芳香化湿药多具有调节胃肠道功能等作用。如广藿香、佩兰、苍术、厚朴、砂仁、豆蔻等可不同程度地发挥增强胃动力，改善胃肠运动功能障碍，促进消化等作用；广藿香、苍术、厚朴、砂仁等还有保护胃黏膜、抗胃溃疡作用；广藿香、砂仁等尚有一定止泻作用。多数芳香化湿药如广藿香、佩兰、苍术、厚朴、砂仁、草豆蔻等还具有抗炎、抗病原微生物等作用。

广藿香

Guanghuoxiang

本品为唇形科植物广藿香 *Pogostemon cablin* (Blanco) Benth. 的干燥地上部分。主产于广东。枝叶茂盛时采割，日晒夜闷，反复至干。切段。以叶多、香气浓者为佳。

【性味与归经】 辛，微温。归脾、胃、肺经。

【功能与主治】 芳香化浊，和中止呕，发表解暑。用于湿浊中阻，脘痞呕吐，暑湿表证，湿温初起，发热倦怠，胸闷不舒，寒湿闭暑，腹痛吐泻，鼻渊头痛。

【效用分析】 广藿香气味芳香，辛散而不峻烈，微温而不燥热，故能运脾胃、调中焦、化湿浊，为芳香化湿浊要药。正如《本草正义》曰：“藿香，清芬微温，善理中焦湿浊痰涎，为醒脾快胃，振动清阳妙品。”适用于湿阻中焦证。

广藿香辛散温运，能化湿浊，运脾胃，止呕吐，《本草图经》谓："脾胃吐逆为最要之药"。故凡呕吐之证，无论寒热虚实皆可配伍应用，因本品主化湿，和中止呕，故脾胃湿浊引起的呕吐尤宜。

广藿香辛温芳香，外可开肌腠，透毛窍，散表邪；内能醒脾悦胃，化湿浊，辟秽恶。若暑月外感风寒、内伤生冷，或湿温初起等，症见发热倦怠，头痛脘痞，呕恶泄泻等病症常可用之。

【配伍应用】

1. 广藿香配滑石 广藿香芳香化湿，健脾和中；滑石清热解暑，渗湿利水。两药伍用，具有调和脾胃，化湿止呕、止泻之功，用于脾虚湿盛的呕吐泄泻。

2. 广藿香配佩兰 广藿香气味芳香，功能醒脾化湿，为芳香化湿浊的要药，善于化湿浊、止呕吐；佩兰气味清香，性平不燥，善祛中焦秽浊陈腐之气。两药配伍，相须为用，共奏化湿解暑之功，用于治疗夏令伤暑、湿浊中阻的胸闷、腹满、呕恶，或湿热兼杂的脘腹胀满，恶心欲吐诸症。

3. 广藿香配砂仁 广藿香偏于化湿止呕，砂仁偏于健胃和中。两药伍用，可理气和中止呕，用于妊娠呕吐及气滞脘闷的胃纳不佳。

4. 广藿香配陈皮 广藿香长于化湿解暑，辟秽止呕；陈皮功善理气健脾，化湿止呕。两药伍用，可芳香理气，和中止呕，适用于外感暑温，内伤湿滞，脾胃不和所致的脘痞纳呆、呕吐泄泻，脘腹胀痛等症。

5. 广藿香配郁金 广藿香芳香化湿，行气止痛，宣中解郁；郁金行气解郁，活血止痛。两药伍用，具有行气解郁止痛功效，用于治疗湿阻气滞或肝郁气滞所致的胸胁脘腹疼痛痞闷等症。

6. 广藿香配半夏 广藿香化湿浊、悦脾胃，性偏温散；半夏和胃降逆、化痰止呕，性偏温降。两药合用，能理脾胃，除寒湿，止呕吐，用于寒湿内阻，停食气滞，脘腹胀满，呕吐。

7. 广藿香配白术 广藿香化湿和中，白术健脾益气。两药伍用，可健脾益胃，化湿止泻，用于脾胃虚弱，呕吐泄泻。

【鉴别应用】

1. 鲜藿香与生藿香 广藿香常用品种有鲜藿香、生藿香。鲜藿香为广藿香的鲜品，燥性微弱，善于清化暑湿之邪而不伤阴津，暑月湿热蒸腾之际用之尤为适宜。生藿香为广藿香阴干而成，其性辛香疏散，发表而不峻烈；微温芳香，化湿而不燥热，湿化气行而脾胃和则呕逆自止；为治疗夏伤暑湿，寒热身重，头晕头痛，胸膈满闷，脘腹绞痛，吐泻之佳品；感受暑湿重症者尤宜。但辛温发散之性较鲜品强，有伤阴之弊。

2. 广藿香叶与广藿香梗 两者都有芳香化湿，发表解暑，和中止呕之功；用于湿浊内阻、脾失运化、胃失和降所致胸闷脘痞、纳呆不饥，以及暑湿表证、湿温初起、湿阻气滞所致呕吐等。但广藿香叶味辛发散之性较强，长于发散表邪；广藿香梗能宽中畅膈，理气行滞，长于和中止呕。

3. 广藿香与紫苏叶 两者均有发散表邪，行气和中的作用，都可用于外感表证及脾胃气滞所致的胸闷呕吐者。但广藿香的香燥性较强，解表化湿尤适用于湿浊中阻、暑湿表证、湿温初起；又长于化湿止呕，用于湿阻呕吐等。紫苏叶则偏于辛散，发汗散寒的功效较强，善治风寒表证；还可理气安胎止呕，多用于脾胃气滞呕吐、胎动不安等，并能解鱼蟹毒。

4. 广藿香与香薷 二者皆有化湿和中发表的作用，用治湿浊困脾或夏月乘凉饮冷，外感风寒，内伤暑湿，脘痞吐泻，每每相须为用。但广藿香善于止呕，为治疗湿郁呕逆之要药，芳香化湿之力较强，用于湿浊内阻、暑湿表证、湿温初起等。香薷化湿和中，兼利小便，且其发汗解表之力较强，而广藿香次之；香薷善于发越阳气，散水和脾以利水消肿，用于脾虚水肿、小便不利、脚气水肿等。

【方剂举隅】

1. 藿香正气散（《和剂局方》）

药物组成：藿香、大腹皮、白芷、紫苏、茯苓、半夏曲、白术、陈皮、厚朴、苦桔梗、炙甘草。

功能与主治：解表化湿，理气和中。主治外感风寒，内伤湿滞，发热恶寒，头痛，胸膈满闷，脘腹疼痛，恶心呕吐，肠鸣泄泻，舌苔白腻等。

2. 六和汤（《和剂局方》）

药物组成：缩砂仁、半夏、杏仁、人参、赤茯苓、藿香叶、白扁豆、香薷、厚朴、木瓜、炙甘草。

功能与主治：祛暑化湿，健脾和胃。主治湿伤脾胃，湿暑外袭。霍乱吐泻，倦怠嗜卧，胸膈痞满，舌苔白滑等。

3. 藿朴夏苓汤（《感证辑要》）

药物组成：藿香、厚朴、半夏、赤苓、杏仁、生苡仁、白蔻仁、通草、猪苓、淡豆豉、泽泻。

功能与主治：解表化湿。主治湿温初起，身热恶寒，肢体倦怠，胸闷口腻，舌苔薄白，脉濡缓。

4. 甘露消毒丹（《续名医类案》）

药物组成：藿香、飞滑石、绵茵陈、淡黄芩、石菖蒲、川贝母、木通、射干、连翘、薄荷、白豆蔻。

功能与主治：清热解毒，利湿化浊。主治湿温时疫，邪在气分。症见发热困倦，胸闷腹胀，肢酸，咽肿，颐肿口渴，身目发黄，小便短赤，泄泻淋浊等，舌苔淡白或厚腻或干黄者。并主水土不服。

5. 不换金正气散（《易简方》）

药物组成：藿香、厚朴、苍术、陈皮、半夏、甘草。

功能与主治：解表化湿，和胃止呕。用于湿浊内停，兼有表寒证，呕吐腹胀，恶寒发热，或霍乱吐泻，或不服水土，舌苔白腻等。

【成药例证】

1. 藿香正气水（片、颗粒、滴丸、口服液、软胶囊）（《临床用药须知中药成方制剂卷》2020年版）

药物组成：广藿香油、紫苏叶油、白芷、厚朴（姜制）、大腹皮、生半夏、陈皮、苍术、茯苓、甘草浸膏。

功能与主治：解表化湿，理气和中。用于外感风寒，内伤湿滞或夏伤暑湿所致的感冒，症见头痛昏重、胸膈痞闷、脘腹胀痛、呕吐泄泻；胃肠型感冒见上述证候者。

2. 暑湿感冒颗粒（《临床用药须知中药成方制剂卷》2020年版）

药物组成：藿香、佩兰、紫苏叶、白芷、香薷、防风、半夏、陈皮、苦杏仁、茯苓、大腹皮。

功能与主治：消暑祛湿，芳香化浊。用于暑湿感冒，症见胸闷呕吐、腹泻便溏、发热、汗出不畅。

3. 柴连口服液（《临床用药须知中药成方制剂卷》2020年版）

药物组成：麻黄、广藿香、肉桂、柴胡、连翘、桔梗。

功能与主治：解表宣肺，化湿和中。用于感冒风寒挟湿证，症见恶寒发热、头痛鼻塞，咳嗽，咽干，脘闷，恶心。

4. 四正丸（《临床用药须知中药成方制剂卷》2020年版）

药物组成：广藿香、香薷、紫苏叶、白芷、厚朴（姜制）、白扁豆（去皮）、木瓜、大腹皮、茯苓、槟榔、白术（麸炒）、檀香、桔梗、枳壳（麸炒）、法半夏、陈皮、山楂（炒）、六神曲（麸炒）、麦芽（炒）、甘草。

功能与主治：祛暑解表，化湿止泻。用于内伤湿滞，外感风寒，头晕身重，恶寒发热，恶心呕吐，饮食无味，腹胀泄泻。

【用法与用量】 3～10g。

【本草摘要】

1.《名医别录》 “疗风水毒肿，去恶气，疗霍乱，心痛。”

2.《本草正义》 “藿香芳香而不嫌其猛烈，温煦而不偏于燥热，能祛除阴霾湿邪，而助脾胃正气，为湿困脾阳，倦怠无力，饮食不甘，舌苔浊垢者最捷之药。”

3.《本草求真》 “藿香，辛香微温，香甜不峻。但藿香气正能助脾醒胃以辟诸恶。故凡外来恶气内侵，而见霍乱呕吐不止者，须用此投服。”

【化学成分】 主要含挥发油：百秋李醇，广藿香醇，西车烯，α-愈创木烯，δ-愈创木烯，α-广藿香烯，β-广藿香烯，广藿香酮及广藿香二醇等；黄酮类成分：5-羟基-3′,7,4′-三甲氧基黄烷酮，5-羟基-7,4′-二甲氧基黄烷酮，藿香黄酮醇，商陆黄素，芹菜素，鼠李素等。

中国药典规定本品含百秋李醇（$C_{15}H_{26}O$）不得少于0.10%。

【药理毒理】 本品具有调节胃肠道功能、抗菌、止咳、祛痰、平喘、抗炎、镇痛等作用。

1. 调节胃肠道功能作用 广藿香水提物和去油水提物5.0mg生药/ml可抑制家兔离体肠自发性收缩以及氯化钡或乙酰胆碱诱导的痉挛性收缩；2.0、4.0g 生药/kg灌胃给药可抑制正常小鼠肠推进运动和新斯的明引起的小鼠肠推进运动亢进，减少番泻叶引起的腹泻次数；增加胃酸分泌，提高胃蛋白酶活性[1]。广藿香挥发油40.0μl/kg 灌胃给药对正常小鼠胃排空和肠推进运动无明显影响，对番泻叶引起的小鼠腹泻有协同增强作用[1]。广藿香水提物 2.0g 生药/kg 给药 4 周后，可抑制缺锌及锌中毒引起的小鼠体重下降，减轻肠黏膜病理性损害，具有保护肠黏膜的作用。

2. 抗菌作用 广藿香水提物对金黄色葡萄球菌、枯草杆菌、铜绿假单胞菌、肠炎球菌、产气杆菌均有一定的抑制作用。广藿香挥发油对甲氧西林敏感金黄色葡萄球菌和耐甲氧西林金黄色葡萄球菌均有显著的抑制作用，MICs 为 0.51mg/ml；可破坏细菌胞壁结构完整性，损伤胞膜，影响细胞壁与细胞膜通透性，从而抑制细菌生长[2]。耐甲氧西林金黄色葡萄球菌引起的急性上呼吸道感染小鼠滴鼻给予广藿香油乳 12.65、6.33、3.16mg/kg，每天 2 次共 2 天，均可减少鼻黏膜组织中炎性细胞浸润和红细胞渗出，并明显减少鼻咽灌洗液中的菌落数目[3]。广藿香水提物和挥发油对白色念珠菌均有一定抑制作用[4, 5]，挥发油的作用更强。挥发油对白色念珠菌标准株和临床分离株均具有显著抑制作用，MICs 为 0.07～0.27mg/ml[5]。采用白色念珠菌感染性阴道炎小鼠模型，阴道内给予 20 天广藿香油 0.13、0.26、0.53mg/kg，各剂量组均可显著减少阴道菌落数，缩短治愈时间[5]。广藿香挥发油具有抗呼吸道病毒作用，在体外可抑制柯萨奇病毒、腺病毒、甲型流感病毒、呼吸道合胞病毒繁殖，IC_{50}分别为81、84、88、92μg/ml；但对单纯疱疹病毒作用不明显[6]。广藿香甲醇提取物10μg/ml在体外对H1N1流感病毒（A/PR/8/34）具有明显的抑制作用；从甲醇提取物中分离得到的成分广藿香醇2～10μg/ml可剂量依赖性地抑制H1N1流感病毒（A/PR/8/34）增殖，IC_{50}为2.635μM[7]。

3. 止咳、祛痰、平喘作用　广藿香挥发油0.08ml/kg灌胃给药一次，可显著延长氨水诱导小鼠咳嗽的潜伏期，显示有止咳作用；0.04～0.16ml/kg灌胃给药一次，能促进小鼠气管酚红排泌，显示有祛痰作用；水提物400mg/kg灌胃给药5天，可延长豚鼠氨水喷雾致喘的潜伏期，显示有平喘作用。

4. 抗炎、镇痛作用　广藿香挥发油0. 03、0.06、0.12ml/kg和水提物100、200、400mg/kg灌胃给药1次可抑制醋酸所致小鼠扭体反应次数，灌胃给药7天可抑制二甲苯所致小鼠耳廓肿胀；0.56ml/kg灌胃7天，可抑制角叉菜胶诱导的足肿胀大鼠血清PGE_2、MDA和NO等炎性因子产生[8]，进而发挥抗炎作用。

5. 解热作用　含1.0%、2.0%的广藿香挥发油乳剂1ml/kg给内毒素致热大鼠静脉注射后可明显降低血清TNF-α和下丘脑中cAMP的含量，对大鼠具有显著解热作用，作用可持续6小时[9]。

6. 降脂作用　以3g/kg广藿香灌胃营养性肥胖大鼠4周，可显著降低大鼠体重和血清中的TG含量，测序及KEGG富集分析显示，广藿香3g/kg组胰岛素信号通路中Fasn、Ppp1r3b基因显著下调，Socs2基因明显上调，Western Blot检测的蛋白表达与转录组基因表达分析结果相一致，其可能是调控胰岛素信号通路中Fasn、Socs2、Ppp1r3b相关基因和蛋白表达来发挥降脂作用[10]。

7. 抗肿瘤作用　10、20和30μg/ml广藿香酮可通过诱导细胞凋亡抑制人胆囊癌细胞SGC-996细胞的增殖，明显抑制细胞克隆形成，且具有剂量与时间依赖性[11]。

8. 毒理研究　广藿香醇花生油溶液灌胃给药的LD_{50}为4.693g/kg，95%的置信区间为4.038～5.498g/kg；腹腔注射给药的LD_{50}为3.145g/kg，95%的置信区间为2.663～3.675g/kg[12]。

【参考文献】［1］陈小夏，何冰，李显奇，等. 广藿香胃肠道药理作用. 中药材，1998，21（9）：462-466.

［2］万峰，彭成，曹小玉，等. 广藿香精油对金黄色葡萄球菌的抑菌活性剂机制研究. 中成药，2014，36（7）：1376-1381.

［3］周彦希，彭成，万峰，等. 广藿香油对急性细菌性上呼吸道感染小鼠的影响. 中药药理与临床，2014，30（4）：59-62.

［4］吴和珍，苏文炀，付聪，等. 广藿香等五种中药体外抗白色念球菌作用的实验研究. 湖北中医杂志，2013，35（11）：70-71.

［5］王蓬勃，彭成，唐正伟，等. 广藿香油对小鼠白色念珠菌阴道炎治疗作用的实验研究. 时珍国医国药，2014，25（3）：592-594.

［6］魏晓露，彭成，万峰. 广藿香油体外抗呼吸道病毒效果研究. 中药药理与临床，2012，28（6）：65-68.

［7］Kiyohara H，Ichino C，Kawamura Y，et al. Patchouli alcohol：in vitro direct anti-influenza virus sesquiterpene in Pogostemon cablin Benth. J Nat Med，2012，66（1）：55-61.

［8］齐珊珊，胡丽萍. 广藿香叶挥发油抗炎作用机制实验研究. 中国实用医药，2015，10（2）：249-251.

［9］周彦希，彭成，万峰，等. 广藿香油对家兔内毒素性发热的作用. 中国病理生理杂志，2014，30（10）：1883-1886.

［10］朱静，严小军，孙慧娟，等. 广藿香对营养性肥胖大鼠的降脂作用的转录组学研究. 中药药理与临床，2019，35（6）：87-92.

［11］吴瑶诗，黄缘，董家鸿. 广藿香酮抑制人胆囊癌SGC-996细胞的增殖. 肿瘤，2017，37（1）：50-57.

［12］何景进，彭绍忠，谢庆凤，等. 广藿香醇的急性毒性研究. 时珍国医国药，2012，23（2）：274-275.

佩　兰

Peilan

本品为菊科植物佩兰 *Eupatorium fortunei* Turcz.的干燥地上部分。主产于江苏、浙江、河北。夏、秋二季分两次采割，除去杂质，晒干。切段。以叶多、色绿、质嫩、香气浓者为佳。

【性味与归经】　辛，平。归脾、胃、肺经。

【功能与主治】　芳香化湿，醒脾开胃，发表解暑。用于湿浊中阻，脘痞呕恶，口中甜腻，口臭，多涎，暑湿表证，湿温初起，发热倦怠，胸闷不舒。

【效用分析】　佩兰气味芳香，主入脾胃二经，能芳香化湿，醒脾调中，常用于湿阻中焦，脾不健运所致的身热不扬，脘腹痞满，欲发呕恶等症。

佩兰辛平芳香，性发散而能化湿，故有发表解暑之功，故可用于外感暑湿、湿温初起证见发热恶寒，肢体酸重疼痛，头昏重胀痛，胸闷脘痞，时发呕恶者。

佩兰气味清香，性平不燥，善祛中焦秽浊陈腐之气，故又善用治湿阻中焦，秽浊上犯所致的脾瘅证，症见胸闷脘痞，呕恶厌食，口中甜腻，多涎，口臭等。正如《素问·奇病论》曰："津液在脾，故令人口甘也，此肥美之所引发也……治之以兰，除陈气也"。

【配伍应用】

1. 佩兰配黄连 佩兰功善醒脾开胃化湿，黄连功长清中焦胃热又燥湿。两药相伍，清热化浊，适用于脾胃湿滞的胸闷、消化不良、口苦苔腻等症。

2. 佩兰配砂仁 佩兰气味芳香，化湿悦脾；砂仁香浓气浊，行气宽中，化湿止呕。两药相配，有芳香化湿，醒脾开胃，降逆止呕之功。治疗湿阻气滞，呕恶不食，脘闷苔腻等症。

3. 佩兰配荷叶 佩兰解暑化湿，荷叶清热解暑。两药伍用，轻清宣透，清热解暑化湿，用于治疗暑湿内蕴之发热头胀，脘闷不饥等症。

【鉴别应用】

1. 佩兰与广藿香 两者皆味辛气香，主入脾胃，均能芳香化湿，解暑发表，都可用治湿阻中焦所致的脘腹胀满，食欲不振，恶心呕吐，外感暑湿或湿温初起，暑月外感风寒、内伤生冷而致恶寒发热、头痛脘痞、呕恶泄泻等，二者常相须为用。但佩兰则性平，发表之力不如广藿香，以化内湿、祛陈腐、辟秽浊为长，又可用于脾经湿热，口中甜腻、多涎、口气腐臭、舌苔垢腻等。而广藿香微温化湿不燥热，辛散发表不峻烈，为芳香化湿浊之要药，其解表之力较佩兰为强，外感表证多用。广藿香并能化湿和中止呕，最宜于湿浊中阻所致的恶心呕吐，配伍他药也可用于胃寒、胃热、胃虚、妊娠呕吐。

2. 佩兰与香薷 二药皆有芳香化湿、解暑发表作用，治暑月形寒饮冷、脘腹痞满、呕吐泻利等，常相须为用。然佩兰芳香性平，长于祛陈腐、辟秽浊，为治脾湿口甜口臭之良药；香薷发汗解表之力较强，且能和中化湿、兼利小便。

【方剂举隅】 雷氏芳香化浊法（《时病论》）

药物组成：藿香叶、佩兰叶、陈皮、半夏、大腹皮、厚朴、鲜荷叶。

功能与主治：燥湿化浊。用于急性胃肠炎，细菌性痢疾等，症见身热不扬，脘痞腹胀，恶心欲吐，口不渴，渴不欲饮或渴喜热饮，大便溏泄，小便浑浊，舌苔白腻，脉濡缓。

【用法与用量】 3～10g。

【本草摘要】

1.《神农本草经》 “主利水道，杀蛊毒，辟不祥。久服益气，轻身不老，通神明。”

2.《本草经疏》 “兰草辛平，能散结滞，芬芳能除秽恶，则诸证自瘳，大都开胃除恶，清肺消痰，散郁结之圣药也。”

【化学成分】 主要含挥发油：对聚伞花素，乙酸橙醇酯，百里香酚甲醚等；生物碱类成分：宁德络菲碱，仰卧天芥菜碱等；甾醇及其酯类成分：蒲公英甾醇，蒲公英甾醇乙酸酯，蒲公英甾醇棕榈酸酯，β-香树脂醇棕榈酸酯等；有机酸类成分：延胡索酸，琥珀酸等。

中国药典规定本品含挥发油不得少于0.30%(ml/g)，饮片不得少于0.25%(ml/g)。

【药理毒理】 本品具有促消化、抗炎、抗病原微生物等作用。

1. 促消化作用 干、鲜佩兰挥发油体外对唾液淀粉酶水解淀粉的活性均有明显促进作用，在等体积的给药条件下，鲜佩兰(佩兰挥发油0.5ml+唾液0.05ml+1%淀粉液 4.45ml)挥发油对淀粉酶活性的作用强度高于干佩兰挥发油。

2. 抗炎作用 鲜佩兰挥发油0.25、0.5、1ml/kg和干佩兰挥发油0.225、0.45、0.9ml/kg分别灌胃给药，均可明显抑制巴豆油致小鼠的耳廓肿胀度，并呈量效关系。鲜佩兰挥发油的作用强度高于干佩兰。

3. 抗病原微生物作用 佩兰挥发油1:2、1:4、1:8、1:16、1:32、1:64、1:128、1:256、1:512、1:1024、1:2048、1:4096浓度，对金黄色葡萄球菌、黏质沙雷菌、白色念珠菌、大肠埃希菌、黑曲霉均有较强的抑菌或杀菌作用。佩兰挥发油0.125%、0.25%、0.5%、1.0%、2.0%浓度，对枯草杆菌的抑菌效果最好(抑菌圈直径>16mm)，对金黄色葡萄球菌和大肠埃希菌次之，对四联球菌稍差，抑菌效果与挥发油浓度呈正相关[1]。佩兰黄酮1.8、3.0mg/ml浓度，对枯草杆菌的抑菌圈分别为16.5、16.8mm；对金黄色葡萄球菌和大肠埃希菌次之，1.8mg/ml浓度抑菌圈分别为13.0、12.2mm；对四联球菌最差，1.8mg/ml浓度抑菌圈为10.2mm[2]。

【参考文献】 [1]刘杰，金岩．佩兰挥发油的提取与GC-MS分析及其抑菌活性研究．河北农业科学，2011，15(3)：150-154.

[2]刘杰，金岩．佩兰中黄酮类化合物的提取及抑菌活性研究．上海化工，2012，37(1)：15-17.

苍 术
Cangzhu

本品为菊科植物茅苍术 *Atractylodes lancea*(Thunb.) DC. 或北苍术 *Atractylodes chinensis*(DC.) Koidz. 的干燥根茎。主产于江苏、河南、河北、山西、陕西。春、秋二季采挖，除去泥沙，晒干，撞去须根。切厚片。以切面朱砂点多、香气浓者为佳。

【性味与归经】 辛、苦，温。归脾、胃、肝经。

【功能与主治】 燥湿健脾，祛风散寒，明目。用于湿阻中焦，脘腹胀满，泄泻，水肿，脚气痿躄，风湿痹痛，风寒感冒，夜盲，眼目昏涩。

【效用分析】 苍术辛香、苦温，入中焦脾胃能燥湿浊以健脾胃，除秽浊以悦脾气，解湿郁以快气机，具有燥脾湿、健脾气之功。为治疗湿阻中焦，脾失健运而致脘腹胀闷，呕恶食少，吐泻乏力，舌苔白腻等症的要药。

苍术气味雄厚，功彻上下，能燥三焦之湿，搜肌腠、关节之风。为治疗风湿痹证，肢体关节活动不利的常用药，以痹证湿重者尤效。

苍术辛香燥烈，走而不守，兼能散寒解表，并具有一定的发汗作用，适宜于风寒湿邪侵袭肌表所致的恶寒发热，头痛身痛，无汗鼻塞等风寒挟湿表证。

脾喜燥而恶湿，苍术苦燥温通，气芳香，入中焦能醒脾胃，健脾气，脾胃健运，清阳上升，充养清窍则神清目明，故刘完素谓其能“明目”，临床上可用于夜盲、眼目昏涩等目疾。

【配伍应用】

1. 苍术配羌活 苍术辛香燥烈，能开肌腠而发汗，祛肌表之风寒表邪，又长于胜湿；羌活善于升散发表，有较强的解表散寒，祛风胜湿之功。两药伍用，增强发表胜湿之功，故以风寒表证挟湿者最为适宜。

2. 苍术配生石膏 苍术辛温走窜，外能开肌腠以发汗，内能健脾胃以燥湿；生石膏辛甘大寒，既清且散，善清泄热邪。两药合用，外能发汗祛湿以解表邪，内能清热燥湿以除湿热，用于治疗暑温或湿温所致的壮热烦渴、身重溺赤等症。

3. 苍术配厚朴 苍术苦温辛烈，功善燥湿健脾；厚朴苦温辛散，功善燥湿除满。两药伍用，可增强健脾燥湿，下气除满的功效，用于治疗湿滞中焦，脘腹胀满等症。

4. 苍术配香附 苍术辛香燥烈，长于升散，能健脾胃以燥湿，除秽浊以悦脾，解湿郁以快气；香附辛散苦降，长于降泄，能疏肝气以解郁结，宽胸膈以除满胀。两药伍用，一升一降，行气解郁功佳，用于情志不遂，六郁为患所致的胸脘痞满、呕吐吞酸、胁胀腹痛等症。

5. 苍术配黄柏 苍术辛散、苦温燥湿；黄柏苦寒清热燥湿，作用偏下焦。两者伍用，一温一寒，相制相成，治疗湿热下注，下肢水肿，脚气痿躄等症。

【鉴别应用】

1. 苍术与制苍术、麸炒苍术、焦苍术 苍术生品，温燥而辛烈，燥湿，祛风，散寒力强；用于风湿痹痛，肌肤麻木不仁，脚膝疼痛，风寒感冒，肢体疼痛，湿温发热，肢节酸痛等。制苍术功同生品，但经米泔水浸泡后能缓和燥烈之性，降低辛烈温燥的副作用，有和胃的功效。麸炒后辛性减弱，燥性得以缓和，气变芳香，增强了健脾和胃的作用；用于脾胃不和，痰饮停滞，脘腹痞满，青盲，雀目等。焦苍术辛烈之性大减，以固肠止泻为主；用于脾虚泄泻，久痢，或妇女淋带白浊等症。中医临床认为苍术之“燥性”与苍术的挥发油有关，而泔水浸、麸炒、炒焦等炮制方法，都能使挥发油含量降低，起到“缓和燥性”的作用。

2. 苍术与广藿香 两者同属芳香化湿药，具有辛温之性，主入脾胃经，功能芳香化湿，解表；主治湿浊中阻，脘痞腹胀，呕吐泄泻等，也可用于表证、湿温发热等。但苍术又味苦，芳香燥烈之性胜于广藿香，长于燥湿健脾，适用于湿困中焦，脘痞腹胀，呕吐泄泻等；苍术气味雄厚，芳香辟秽，能祛风除湿，故外感寒湿之时行外感、风寒湿痹、下肢痿痹等适用。而广藿香芳香醒脾、化湿开胃之功甚佳，适用于湿浊内阻，脾失运化，胃失和降所致胸脘痞闷、胃呆不饥等；又善和中止呕，湿邪呕吐、妊娠呕吐均可应用；又可发表解暑，适用于夏日形寒饮冷，外伤于寒，内伤暑湿所致暑湿表证。

【方剂举隅】

1. 完带汤（《傅青主女科》）

药物组成：白术、山药、人参、白芍、车前子、苍术、甘草、陈皮、黑芥穗、柴胡。

功能与主治：补脾疏肝，化湿止带。用于脾虚肝郁，湿浊带下，带下色白，清稀如涕，面色苍白，倦怠便溏，舌淡苔白，脉缓或濡弱。

2. 越鞠丸（《丹溪心法》）

药物组成：香附、川芎、苍术、栀子、神曲。

功能与主治：行气解郁。治疗六郁证，胸膈痞闷，脘腹胀痛，嗳腐吞酸，恶心呕吐，饮食不消。

3. 平胃散（《简要济众方》）

药物组成：苍术、厚朴、陈橘皮、甘草。

功能与主治：燥湿运脾，行气和胃。用于湿滞脾胃证，脘腹胀满，不思饮食，口淡无味，恶心呕吐，嗳气吞酸，肢体沉重，怠惰嗜卧，常多自利，舌苔白腻而厚，脉缓。

4. 不换金正气散（《易简方》）

药物组成：藿香、厚朴、苍术、陈皮、半夏、甘草。

功能与主治：解表化湿，和胃止呕。用于湿浊内停，兼有表寒证，呕吐腹胀，恶寒发热，或霍乱吐泻，或不服水土，舌苔白腻等。

5. 柴平汤（《景岳全书》）

药物组成：柴胡、黄芩、人参、半夏、甘草、陈皮、苍术、厚朴、姜、枣。

功能与主治：和解少阳，祛湿和胃。用于湿疟，一身尽痛，手足沉重，寒多热少，脉濡。

6. 二妙散（《丹溪心法》）

药物组成：黄柏、苍术。

功能与主治：清热燥湿。用于湿热下注证，筋骨疼痛，或两足痿软，或足膝红肿疼痛，或湿热带下，或下部湿疮、湿疹、小便短赤，舌苔黄腻者。

7. 三妙丸（《医学正传》）

药物组成：黄柏、苍术、川牛膝。

功能与主治：清热燥湿。用于湿热下注之痿躄，两脚麻木或肿痛，或如火烙之热，痿软无力。

【成药例证】

1. 舒肝平胃丸（《临床用药须知中药成方制剂卷》2020年版）

药物组成：苍术、姜厚朴、麸炒枳壳、法半夏、陈皮、焦槟榔、炙甘草。

功能与主治：疏肝和胃，化湿导滞。用于肝胃不和、湿浊中阻所致的胸胁胀满、胃脘痞塞疼痛、嘈杂嗳气、呕吐酸水、大便不调。

2. 香砂平胃丸（颗粒）（《临床用药须知中药成方制剂卷》2020年版）

药物组成：苍术、厚朴（姜制）、木香、砂仁、陈皮、甘草。

功能与主治：理气化湿，和胃止痛。用于湿浊中阻、脾胃不和所致的胃脘疼痛、胸膈满闷、恶心呕吐、纳呆食少。

3. 御制平安丸（《临床用药须知中药成方制剂卷》2020年版）

药物组成：苍术（炒）、厚朴（炙）、陈皮、枳实（炒）、沉香、木香、檀香、丁香、红豆蔻、白豆蔻、草豆蔻、肉豆蔻、山楂（焦）、老范志万应神曲、麦芽（炒）、甘草。

功能与主治：温中和胃，行气止痛，降逆止呕。用于湿浊中阻、胃气不和所致的晕车晕船、恶心呕吐、胸膈痞满、嗳腐厌食，脘腹胀痛，大便溏泄。

【用法与用量】 3～9g。

【注意】 本品苦温燥烈，故阴虚内热，气虚多汗者忌用。

【本草摘要】

1.《**神农本草经**》 “主风寒湿痹，死肌痉疸。作煎饵久服，轻身延年不饥。”

2.《**本草纲目**》 “治湿痰留饮，或挟瘀血成窠囊，及脾湿下流，浊沥带下，滑泻肠风。”

3.《**药品化义**》 “苍术，味辛主散，性温而燥，燥可祛湿，专入脾胃，主治风寒湿痹，山岚瘴气，皮肤水肿，皆辛烈逐邪之功也。统治三部之湿，若湿在上焦，易生湿痰，以此燥湿行痰；湿在中焦，滞气作泻，以此宽中健脾；湿在下部，足膝痿软，以此同黄柏治痿，能令足膝有力；取其辛散气雄，用之散邪发汗，极其畅快。”

【化学成分】 主要含挥发油：β-橄榄烯，α及δ-愈创木烯，花柏烯，丁香烯，榄香烯，芹子烯，广藿香烯，愈创醇，榄香醇，苍术酮，苍术素，芹子二烯酮等。还含白术内酯，苍术烯内酯丙等。

中国药典规定本品含苍术素（$C_{13}H_{10}O$）不得少于0.30%，麸炒苍术不得少于0.20%。

【药理毒理】 本品具有调节胃肠道功能和抗溃疡、抗病原微生物、改善糖尿病、保肝、治疗暑湿感冒、抗炎等作用。

1. 调节胃肠道功能和抗溃疡作用 大鼠灌胃给予小承气汤15天造成脾虚模型后，再灌胃给予苍术乙醇提取物10g生药/kg，每日1次共10天，可明显加快大鼠胃排空，提高小肠推进功能；同时可以使小承气汤诱导的脾虚大鼠血清中降低的胃泌素、胃动素、血管活性相关肠肽含量明显增高[1]，提示苍术乙醇提取物可调节胃肠激素，改善脾虚大鼠的胃肠动力。苍术的有效成分β-桉叶醇 60、120mg/kg 灌胃可明显促进正常小鼠的胃肠运动；β-桉叶醇对新斯的明引起的小鼠胃肠功能亢进具有抑制作用，故该成分显示对胃肠推进功能具有双向调节作用。茅苍术对胃溃疡大鼠具有胃黏膜保护作用，茅苍术 70%乙醇提取物灌胃给药对无水乙醇或盐酸造成的胃溃疡有抑制作用。麸炒能增强茅苍术对醋酸致胃溃疡大鼠胃黏膜的保护[2]。苍术挥发油灌胃能改善溃疡性结肠炎模型大鼠结肠组织病理损伤[3]。采用饮食不节加力竭游泳方法造成大鼠脾气虚模型，茅苍术和关苍术可调节脾虚大鼠消化系统吸收、分泌和减轻消化道炎症[4]。大鼠灌胃番泻叶水煎液建立脾虚大鼠模型，麸炒苍术、米泔水制苍术、焦苍术、泔浸麻油拌炒苍术和黑芝麻拌蒸苍术可改善脾虚大鼠胃肠运动和消化吸收功能、调节相关胃肠激素分泌及调节机体免疫功能[5]。

2. 抗病原微生物作用 苍术挥发油体外对金黄色葡萄球菌、乙型溶血性链球菌、铜绿假单胞菌、肺炎球菌等具有抑菌活性[6]，并对金黄色葡萄球菌多种毒力因子的表达具有明显的抑制作用[6]。茅苍术挥发油可抑制幽门螺杆菌生长[7]。体外实验显示苍术酮对流感病毒甲型H3N2、流感病毒甲型 H5N1（禽流感病毒）和乙型流感病毒均有灭毒作用，且有量效依赖关系[8]。

3. 治疗糖尿病　茅苍术多糖 100、200mg/kg 口服给药治疗 28 天后，可降低 2 型糖尿病大鼠空腹血糖含量，提升胰岛素水平，改善糖尿病大鼠体质量下降情况。同时还可明显改善糖尿病大鼠的血脂紊乱，降低血清甘油三酯和胆固醇含量。茅苍术多糖还可降低糖尿病大鼠肝组织丙二醛（MDA）含量，提高超氧化物歧化酶（SOD）活性，表现出明显的抗氧化作用[9]。

4. 抗炎　苍术可抑制足肿胀小鼠足肿胀，具有抗炎作用[10]，北苍术粗多糖提取物也具有较好的抗炎活性[11]。苍术素可通过抑制促炎细胞因子以及炎性介质诱导型一氧化氮合酶（iNOS）和 NF-κB，改善大鼠空肠上皮炎症[12]。

5. 其他作用

（1）中枢神经药理作用　苍术及其活性成分β-桉叶醇具有镇静、镇痛、抗电休克癫痫样惊厥和抗抑郁等中枢神经药理作用[13]。苍术蒸馏液对醋酸刺激引起的扭体反应具有明显抑制作用，有一定的镇痛作用。

（2）保肝作用　苍术挥发油 90、180mg/kg 小鼠灌胃给药 8 天对四氯化碳造成的肝损伤具有明显的保肝和降低血清 ALT、AST 的作用。

（3）抑制子宫平滑肌作用　北苍术水提物对未孕大鼠离体子宫平滑肌有显著的抑制作用，能减少收缩波频率、振幅、持续时间以及面积（振幅×持续时间），具有明显量效关系。

（4）治疗痤疮　苍术素可用于制备皮肤外用痤疮丙酸杆菌抑制剂，对痤疮有良好的治疗效果[14]。

（5）抗急性肺损伤　苍术酮对甲型流感病毒诱导的小鼠急性肺损伤具有保护作用，减轻肺部炎症，延长存活时间，提高生存率[15]。

（6）抗癌　茅苍术麸炒品灌胃给药能抑制移植性肝癌裸鼠移植瘤的生长[16]。苍术提取物可预防及治疗乳腺癌、肺癌、胃癌、结肠癌、胰腺癌、宫颈癌、脑胶质瘤、肝癌等恶性肿瘤[17]。苍术酮能抑制结直肠癌细胞 HT29、人肝癌细胞（$HepG_2$）增殖，促进细胞凋亡[18, 19]。苍术素可抑制人结肠腺癌 LS174T 细胞增殖，影响细胞因子分泌和阻断细胞周期[20]。北苍术多糖对人卵巢癌细胞株 Skov3、肝癌细胞株 $HepG_2$ 及 7721、宫颈癌 HeLa 细胞的增殖均有抑制作用[21]。

（7）免疫调节　苍术挥发油、去挥发油的苍术水提物、苍术水提醇沉后的溶液干膏及苍术水提醇沉后的沉淀物均有促进刺激小鼠脾脏淋巴细胞体外增殖的作用[22]。

（8）止泻　焦苍术醇提物与水提物可不同程度减轻脾虚泄泻大鼠腹泻，缓解体质量降低，降低粪便含水率[23]。

6. 毒理研究　生苍术挥发油小鼠经口 LD_{50} 为 2454.71mg/kg，LD_{50} 的 95% 可信限为 2123.24～2837.92mg/kg；麸炒苍术挥发油 LD_{50} 为 5248.07 mg/kg，LD_{50} 的 95%可信限为 4677.35～5888.43 mg/kg[24]。

【参考文献】　［1］刘芬，刘艳菊，田春漫．苍术麸炒前后对脾虚证大鼠免疫系统及胃肠激素的影响．上海交通大学学报（医学版），2015，35（1）：8-28．

［2］于艳，才谦，贾天柱．茅苍术麸炒前后胃黏膜保护作用的变化研究．中药材，2016，39（4）：760-763．

［3］刘晓兰，张永忠，张俊玲，等．苍术挥发油对溃疡性结肠炎大鼠的改善作用．天津医药，2020，48（10）：956-960．

［4］徐小颖，张北雪，逄健，等．白术和 4 种不同来源的苍术对脾气虚大鼠的药效学比较．中国实验方剂学杂志，2020，26（15）：39-45．

［5］曹琰，刘产明，朱月琴，等．孟河医派苍术特色炮制品对脾虚证大鼠的药效作用．中国药理学与毒理学杂志，2019，33（9）：739．

［6］钱静漪，王梦茹，张宁宁，等．亚抑菌浓度茅苍术挥发油对金黄色葡萄球菌毒力因子表达的抑制作用初步研究．中国病原生物学杂志，2014，9（5）：408-411．

［7］翟志刚，余敏，张开军，等．茅苍术挥发油对幽门螺杆菌及其尿素酶B表达的影响．新乡医学院学报，2016，33（12）：1047-1049．

［8］石书江，秦臻，孔松芝，等．苍术抗流感病毒有效成分的筛选．时珍国医国药，2012，23（2）：565-566．

［9］牛月华．茅苍术多糖对Ⅱ型糖尿病大鼠的治疗作用及机制研究．北华大学学报，2014，15（4）：476-479．

［10］李宇馨，李瑞海．苍术挥发油抗炎活性研究．辽宁中医药大学学报，2013，15（2）：71-72．

［11］陈巧玲，袁琳，王也，等．北苍术粗多糖提取工艺优化及体外抗炎活性研究．生物医学工程与临床，2019，113（5）：517-523．

［12］YU CC，XIONG YJ，CHEN DP，et al. Ameliorative effects of atractylodin on intestinal inflammation and co-occurring dysmotility in both constipation and diarrhea prominent rats. Korean J Physiol Pharmacol，2017，21（1）：1-9．

［13］张明发，沈雅琴．苍术及其活性成分β-桉叶醇的神经药理作用的研究进展．抗感染药学，2017，14（1）：6-11．

［14］沈志滨，胡锡昌，张衍湖，等．苍术素在制备痤疮丙酸杆菌抑制剂中的应用．广东省：CN111529519A，2020-08-14．

［15］陈天阳，刘廷亮，侯天禄，等．苍术酮对急性肺损伤小鼠保护作用的研究．现代中西医结合杂志，2018，27（24）：2623-2626．

［16］罗吉辉，杨熙华，肖方涛，等．茅苍术麸炒品对人肝癌 SMMC-7721 细胞的体内外抑制作用．广西医学，2020，42（11）：

1399-1403，1413.

［17］王金辉，黄健，李理．苍术抗肿瘤提取物及其组合物的制备方法和医药应用．辽宁：CN105982937A，2016-10-05.

［18］耿玮，梁巍，叶智斌，等．苍术酮对结直肠癌细胞 HT29 凋亡的机制．中成药，2018，40(4)：937-940.

［19］郭楠楠．苍术酮诱导人肝癌细胞($HepG_2$)凋亡的实验研究．深圳：深圳大学，2015.

［20］邵晨，胡建鹏，严金川，等．苍术素对人结肠癌 LS174T 细胞增殖的影响．江苏大学学报(医学版)，2016，132(6)：480-483.

［21］许静．北苍术多糖的提取、性质及抗肿瘤活性研究．天津：天津医科大学，2015.

［22］许立，倪正，方泰惠，等．苍术胶囊抗炎免疫作用研究．陕西中医，2005(7)：719-721.

［23］石坤，雷林，谢颖，等．焦苍术对肠道损伤保护及抗腹泻效应部位研究．中国医院药学杂志，2019，39(23)：2365-2369.

［24］刘艳菊，肖波，季光琼，等．苍术炮制前后挥发油的急性毒性实验．中国医院药学杂志，2013，33(20)：1670-1673.

厚 朴
Houpo

本品为木兰科植物厚朴 *Magnolia officinalis* Rehd. et Wils. 或凹叶厚朴 *Magnolia officinalis* Rehd. et Wils. var. *biloba* Rehd. et Wils. 的干燥干皮、根皮及枝皮。主产于四川、湖北、浙江。4～6月剥取，根皮及枝皮直接阴干；干皮置沸水中微煮后，堆置阴湿处，“发汗”至内表面变紫褐色或棕褐色时，蒸软，取出，卷成筒状，干燥。切丝。以皮厚、油性足、断面紫棕色、有小亮星、气味浓厚者为佳。

【性味与归经】 苦、辛，温。归脾、胃、肺、大肠经。

【功能与主治】 燥湿消痰，下气除满。用于湿滞伤中，脘痞吐泻，食积气滞，腹胀便秘，痰饮喘咳。

【效用分析】 厚朴味辛而主行散，功长运中焦之气而疏利气机，为行气除胀之要药。凡脾胃枢机不利，而见气滞不舒、脘腹胀满者皆可运用。因其味苦而降泄，性温能燥中焦湿浊，辛散又可行脾胃气滞。故对于湿阻中焦，气机郁滞，脾失健运而致脘腹痞满，胀痛不舒，食积气滞，腹胀便秘者尤为多用。

厚朴能燥湿痰、降肺气，故能消痰涎而平喘咳。常用于治疗痰多壅肺，胸闷气逆而致咳喘。

此外，厚朴能燥湿消痰，下气宽中，可用于七情郁结，痰气互阻，咽中如有物阻，咽之不下，吐之不出的梅核气。

【配伍应用】

1. 厚朴配麻黄 厚朴苦能下气平喘，温能燥湿消痰；麻黄性主升散，宣肺平喘。两药伍用，一宣一降，使肺气得以宣肃，适用于痰饮喘咳。

2. 厚朴配大黄 厚朴味苦而降泄，气辛而散结，故有行气消痞、通积导滞之功；大黄苦寒沉降，善能泄热。两药同用，可增强泻下，消积之功，用于腹胀便秘者。

3. 厚朴配枳壳 厚朴善于除胀，枳壳善于消积。两药配伍，相须为用，下气除满力强，适用于气滞食积、脘腹胀满。

4. 厚朴配山楂 厚朴味苦而降泄，气辛而散结，有行气消痞，通积导滞之功；山楂酸甘，功善消食化积。两药伍用，共奏行气消食之功，用于食积气滞，嗳腐吞酸，脘腹胀痛，痞满不舒。

5. 厚朴配半夏 厚朴能燥湿消痰，下气宽中；半夏能辛开散结，化痰消痞。两药合用，共奏行气解郁，化痰散结之效，适用于七情郁结，痰气互阻之梅核气证。

6. 厚朴配杏仁 厚朴消痰下气散满，杏仁宣肺降逆平喘。两药合用，有宣肺下气，消痰平喘的功效，用于气逆喘咳。

7. 厚朴配苏子 厚朴功善燥湿消痰，下气平喘；苏子长于降肺气，化痰涎。两药伍用，共达消痰涎而平喘咳之功，用于痰饮阻肺，肺气不降，咳喘胸闷者。

【鉴别应用】

1. 生厚朴与姜厚朴 二者均为厚朴的不同炮制品种，由于炮制方法不同，作用亦各有偏重。厚朴燥湿消痰，下气除满，生用药力较为峻烈，姜制后增强宽中和胃止呕的功效。一般认为燥湿、泄满宜生用，止呕宜姜制。

2. 厚朴与苍术 二者均为芳香化湿药，皆辛苦温燥，主入脾胃经，均能燥湿运脾，都常用治湿阻中焦所致的脘腹胀满，食欲不振，恶心呕吐，倦怠乏力，舌苔浊腻等，二者常相须为用。但区别在于，厚朴燥湿之力虽不如苍术，但又能行气、消积，凡湿阻、食积、气滞而致脾胃不和，脘腹胀满者均可使用，为消除胀满的要药；并能下气平喘，也可用治痰饮喘咳、气逆痰多等。苍术为燥湿健脾的要药，凡痰饮、水肿、带下等脾湿偏盛者均可使用；并能祛风湿、发汗、明目，又常用治风寒湿痹，肢节疼痛，以及湿热下注所致的足膝肿痛、痿软无力，外感风寒挟湿之表证，以及夜盲症、眼目昏涩等。

【方剂举隅】

1. 小承气汤（《伤寒论》）

药物组成：大黄、厚朴、枳实。

功能与主治：轻下热结。主治阳明腑实证，大便不通，谵语潮热，脘腹痞满，舌苔老黄，脉滑而疾；痢疾初起，腹中胀痛，里急后重者，亦可用之。

2. 半夏厚朴汤（《金匮要略》）

药物组成：半夏、厚朴、茯苓、生姜、苏叶。

功能与主治：行气散结，降逆化痰。治疗梅核气，咽中如有物阻，咯吐不出，吞咽不下，胸膈满闷，或咳或呕，舌苔白润或白滑，脉弦缓或弦滑。

3. 厚朴温中汤（《内外伤辨惑论》）

药物组成：厚朴、陈皮、甘草、茯苓、草豆蔻仁、木香、干姜。

功能与主治：行气除满，温中燥湿。用于脾胃寒湿气滞证，脘腹胀满或疼痛，不思饮食，四肢倦怠，舌苔白腻，脉沉弦。

4. 平胃散（《简要济众方》）

药物组成：苍术、厚朴、陈橘皮、甘草。

功能与主治：燥湿运脾，行气和胃。用于湿滞脾胃证，脘腹胀满，不思饮食，口淡无味，恶心呕吐，嗳气吞酸，肢体沉重，怠惰嗜卧，常多自利，舌苔白腻而厚，脉缓。

5. 厚朴麻黄汤（《金匮要略》）

药物组成：厚朴、麻黄、石膏、杏仁、甘草。

功能与主治：清热化痰，降气平喘。用于寒饮化热，胸闷气喘，喉间痰声辘辘，烦躁不安者。

【成药例证】

1. 中满分消丸（《临床用药须知中药成方制剂卷》2020年版）

药物组成：厚朴（姜炙）、枳实、姜黄、黄芩、黄连、半夏（制）、知母、猪苓、茯苓、白术（麸炒）、泽泻、陈皮、砂仁、党参、甘草。

功能与主治：健脾行气，利湿清热。用于脾虚气滞、湿热郁结所致的食积，症见脘腹胀痛、烦热口苦、倒饱嘈杂、二便不利。

2. 苏子降气丸（《临床用药须知中药成方制剂卷》2020年版）

药物组成：炒紫苏子、姜半夏、厚朴、前胡、陈皮、沉香、当归、甘草。

功能与主治：降气化痰，温肾纳气。用于上盛下虚、气逆痰盛所致咳嗽，喘息，胸膈痞塞。

3. 开胸顺气丸（《临床用药须知中药成方制剂卷》2020年版）

药物组成：槟榔、姜厚朴、炒牵牛子、醋三棱、醋莪术、木香、猪牙皂、陈皮。

功能与主治：消积化滞，行气止痛。用于气郁食滞所致的胸胁胀满、胃脘疼痛、嗳气呕恶、食少纳呆。

【用法与用量】 3～10g。

【注意】 本品辛苦温燥，易于耗气伤津，故气虚津亏者慎用。

【本草摘要】

1.《神农本草经》 “味苦，温。主治中风，伤寒，头痛，寒热，惊悸，气血痹，死肌，去三虫。”

2.《名医别录》 “主温中，益气，消痰，下气，治霍乱及腹痛，胀满，胃中冷逆，胸中呕逆不止，泄痢，淋露，除惊，去留热，止烦满，厚肠胃。”

3.《药性赋》 “味苦、辛，性温，无毒。可升可降，阴中阳也。其用有二：苦能下气，去实满而泄腹胀；温能益气，除湿满散结调中。”

【化学成分】 主要含酚性成分：厚朴酚，和厚朴酚等；木脂素类成分：木兰醇等；还含挥发油及生物碱等。

中国药典规定本品含厚朴酚（$C_{18}H_{18}O_2$）与和厚朴酚（$C_{18}H_{18}O_2$）的总量不得少于2.0%，姜厚朴不得少于1.6%。

【药理毒理】 本品具有调节胃肠功能、抗病原微生物、抗炎、镇痛等作用。

1. 调节胃肠功能

（1）调节胃肠运动机能作用　厚朴水煎剂10g/kg连续灌胃6天，对盐酸左旋精氨酸所致大鼠胃肠动力障碍有明显改善作用，其机制与提高血浆胃动素水平有关。此外，厚朴水煎剂1.12mg/ml对兔离体十二指肠平滑肌有松弛作用，而对胃底平滑肌的运动具有增强作用；对乙酰胆碱所致的十二指肠平滑肌收缩加强有明显拮抗作用，厚朴增加胃底平滑肌张力作用可被阿托品阻断，表明厚朴对胃肠平滑肌运动的影响可能部分是由M受体所介导。厚朴不同炮制品1次性灌胃给药，姜炙品水煎剂对胃排空功能的促进能力较生品水煎剂强。厚朴水煎剂6.5g/kg一次性灌胃给药，对正常大鼠胃肠电有兴奋作用，并可改善内毒素休克时胃肠电的抑制。连续6天给予由左旋精氨酸引起的胃排空障碍大鼠剂量均为10g/kg的厚朴和“发汗”厚朴，均能显著升高血浆中胃动素水平，使胃排空障碍得到有效改善[1]。采用左旋精氨酸和硫酸阿托品诱导鼠胃动力障碍模型，厚朴水煎剂（2g/ml）的剂量为5、2.5g/kg，连续灌胃给药17天后，可缓解实验性胃肠动力障碍，降低胃内残留率、促进小肠推进率、增加血清D-木糖含量及血清胃动素和胃泌素水平[2]。厚朴总酚对气管平滑肌具有显著舒张作用，其机制与细胞膜上的电压依赖性钙通道及细胞内钙的释放有关系[3]。

（2）促消化及保护胃黏膜作用　厚朴醇提物 5、15g/kg 一次性灌胃给药，可明显抑制小鼠 HCl 型溃疡形成，对抗番泻叶性小鼠腹泻；3、10g/kg 对大鼠胆汁流量有明显促进作用。盐酸雷尼替丁和吲哚美辛-乙醇可引起小鼠胃溃疡，连续给予 10g/kg 的“发汗”厚朴 3 天后，溃疡指数显著降低[1]。幽门螺杆菌是胃炎和消化性溃疡的病原体，高浓度（0.75g/L）和厚朴酚对幽门螺杆菌具有抑制作用；而在远低于最低抑菌浓度时，和厚朴酚可有效抑制空泡毒素 A 的形成和分泌[4]。

2. 抗病原微生物作用　厚朴水煎液对金黄色葡萄球菌、白色葡萄球菌、铜绿假单胞菌、大肠埃希菌、伤寒杆菌、乙型链球菌均有明显抑菌作用。厚朴炮制方法不同，对金黄色葡萄球菌的抑制作用亦有差异，抑菌效果为姜汁厚朴>厚朴生品>姜紫苏汁厚朴>酒制厚朴>醋制厚朴>水制厚朴（不同炮制品的水煎剂浓度分别含生药 1、2g/ml）。厚朴酚及和厚朴酚是厚朴的主要活性成分，3.9μg/ml 的厚朴酚及和厚朴酚对变形链球菌、血链球菌、内氏放线菌、黏性放线菌、乳酸杆菌 5 种口腔浮游细菌及生物膜细菌均有良好的抑制作用，并对实验细菌产酸有不同程度的抑制。此外，和厚朴酚对金黄色葡萄球菌、大肠埃希菌、链球菌均具有较强的抑菌活性，抑菌浓度在 10mg/L 以内，厚朴酚是厚朴中具有广谱抗菌性的活性物质。厚朴可抑制致龋菌的生长，主要是变形链球菌，并干扰其代谢；抑制葡糖基转移酶的活性，阻碍致龋菌在牙面的黏附和聚集，因而有较好的防龋作用[5]。

3. 抗炎、镇痛作用　厚朴乙醇提取物 5、15mg/kg 一次性灌胃给药，可延长热刺激引起的小鼠甩尾反应的潜伏期；连续给药 3 天，末次给药后 30 分钟，可减少醋酸引起的小鼠腹腔毛细血管通透性升高，并明显抑制二甲苯所致小鼠耳肿胀及角叉菜胶型小鼠足肿胀，提示厚朴具有显著的抗炎镇痛作用。厚朴干皮、根皮、枝皮、叶、花水提物均具有镇痛作用，且厚朴根皮、枝皮、叶、花可以代替厚朴干皮用于镇痛[6]。

4. 抗癌作用　和厚朴酚（HNK）能够抑制急性髓系白血病细胞 HL-60 细胞增殖，呈时间剂量依赖性。和厚朴酚阻滞 HL-60 细胞于 G_0/G_1 期，S 期细胞显著减少。和厚朴酚作用 HL-60 细胞 24 小时后，细胞周期酶 D1、A、E，细胞周期蛋白依赖性激酶 2、4、6 表达显著下调，P53、P21 表达显著上调。HNK 作用 24 小时后 HL-60 细胞凋亡增加，活化的 caspase-3、caspase-9 表达显著增加；Bcl-2 和 Bcl-XL 表达下调，而 Bax 表达上调。MEK1/2-ERK1/2 的表达显著下调。和厚朴酚能通过干预 MEK1/2-ERK1/2 信号通路阻滞 HL-60 细胞于 G_0/G_1 期并诱导 HL-60 细胞凋亡[7]。和厚朴酚可抑制人肺小细胞癌 N446 细胞增殖，且抑制作用随浓度的增加和时间的延长呈明显增强趋势。3 种不同浓度的和厚朴酚（5、10、20μg/ml）培养 48 小时均可使 N446 细胞凋亡率升高，厚朴酚可抑制 N446 细胞的增殖，并诱导 N446 细胞的凋亡[8]。和厚朴酚浓度为 5、10、20、40、80μmol/L 作用小鼠黑色素瘤 B16 细胞 12 小时后，经 DAPI 染色，B16 细胞呈现典型的凋亡形态，并出现凋亡小体[9]。HNK 呈剂量依赖性抑制 9L 细胞增殖，其 48 小时的 IC_{50} 为 15μg/ml；HNK 处理过的 9L 细胞，经 Hoechst33258 染色后细胞核出现明显的凋亡形态学变化，并在 DNA 琼脂糖凝胶上可见特征性的细胞凋亡梯状条带；HNK 阻滞 9L 细胞周期于 G_0/G_1 期[10]。和厚朴酚能诱导人急性髓性白血病 KG1a 细胞凋亡，其机制可能与 Bax、Bad 基因表达上调及 NF-κB 基因表达下调有关[11]。厚朴酚可明显诱导人小细胞肺癌 H446 细胞凋亡，形态学观察可见凋亡小体的形成，流式分析提示亚二倍体峰出现[12]。厚朴酚与和厚朴酚对鼻咽癌细胞 HONE1 有较显著的抑制增殖、迁移和侵袭效应，呈显著的剂量依赖性[13]。

5. 保肝作用　和厚朴酚 10、15、25mg/kg 灌胃给药 4 周，使四氯化碳造成的急性肝损伤模型小鼠血清中 ALT、AST 活性降低，肝脏丙二醛含量降低，超氧化物歧化酶活性增强。提示和厚朴酚对 CCl_4 所致小鼠急性肝损伤具有保护作用，作用机制可能与减少自由基的产生有关[14]。和厚朴酚可明显降低伴刀豆球蛋白 A 诱导、急性肝炎模型小鼠血清 ALT、AST 水平，明显减轻急性肝炎小鼠的肝组织损伤和炎性细胞浸润[15]。

6. 其他作用

（1）抗抑郁样作用　厚朴中的厚朴酚 100mg/kg 一次性腹腔注射给药 1 小时后，对强迫游泳引起的杏仁核内多巴胺和 5-羟基三胺转化率降低以及杏仁核和额叶皮层内去甲肾上腺素转化增加有对抗作用。且腹腔注射 0.2mg/kg 多巴胺拮抗剂氟哌啶醇可阻滞强迫游泳实验中厚朴酚的抗不动作用。杏仁核内厚朴酚的多巴胺能样活性在抗抑郁作用中起着重要作用。

（2）抗乙酰胆碱作用　厚朴的水煎液具有抗乙酰胆碱（ACh）样作用，厚朴与芍药同煎，可增强这种活性，且这些拮抗作用均为罂粟碱样的非竞争性拮抗。

（3）降低心肌缺血损伤　采用结扎大鼠左冠状动脉前降支建立急性心肌梗死模型。预先给予 40mg/kg 厚朴酚的大鼠左心室舒张末期压降低，左心室收缩压以及左心室内压上升/下降最大速率升高，40mg/kg 厚朴酚组大鼠 Bcl-2 表达水平较模型组显著增加，厚朴酚减轻大鼠缺血心肌损伤可能与下调$[Ca^{2+}]_i$和抑制心肌细胞凋亡有关[16]。

7. 毒理研究 厚朴甲醇提取物0.25g生药/只灌胃，可使小鼠血清肌酐(Cr)、尿素氮(BUN)、白蛋白和补体3(C_3)均呈增加趋势。厚朴灌胃1个月后，肾小球轻度肿胀，肾小管上皮肿胀、肾小管轻度扩张、部分肾小管内可见沉积物；3个月后肾小球肿胀、呈网状、结构消失，肾小球内可见少量沉积物，肾小管上皮多呈立方状结构。结果表明长期给药后在肾脏有蓄积中毒作用，体内药物浓度升高，消除半衰期延长。厚朴叶无急性毒性，无致骨髓突变毒性，无致精子畸形毒性；厚朴叶有慢性毒性作用，表现在影响食物利用率、血常规、肾功能、器官发育；厚朴叶与厚朴皮、厚朴花的毒性差异表现在慢性毒性中影响血常规[17]。

附：厚朴花

本品为厚朴或凹叶厚朴的干燥花蕾。性味苦，微温。归脾、胃经。功能芳香化湿，理气宽中。用于脾胃湿阻气滞，胸脘痞闷胀满，纳谷不香。用量3～9g。

【参考文献】

[1] 尹爱武，田润，黄国文，等．厚朴“发汗”对大鼠胃动力和抗溃疡作用研究．中国实验方剂学杂志，2012，18(16)：212-215.

[2] 彭博，贺蓉，杨滨，等．厚朴和凹厚朴对实验性胃肠动力障碍的药效作用差异研究．中国中药杂志，2010，35(19)：2624-2627.

[3] 汤翠英．厚朴总酚对豚鼠离体气管平滑肌收缩功能的影响．辽宁中医药大学学报，2010，12(1)：200-201.

[4] 刘丹，廖顺花，王莉新，等．和厚朴酚对幽门螺杆菌生长和空泡毒素A表达及活性的影响．微生物学通报，2013，40(9)：1657-1663.

[5] 汪春平，蓝海．中药厚朴的防龋研究．中医药导报，2015，21(3)：37-40.

[6] 郑丽娟，余晓珊，梁生林，等．厚朴皮、叶、花水提物镇痛作用的比较研究．井冈山大学学报(自然科学版)，2015，35(2)：74-77.

[7] 范佳鑫，曾英坚，翁光样，等．和厚朴酚对HL-60细胞增殖抑制作用及其相关机制研究．中国实验血液学杂志，2014，22(6)：1577-1583.

[8] 黄清松，李红枝，郑敏．和厚朴酚对人肺小细胞癌N446细胞增殖与凋亡的影响．长春中医药大学学报，2013，29(6)：967-967.

[9] 喻丽红，张超，谭茵．和厚朴酚对小鼠黑色素瘤B16细胞增殖以及黑色素合成的影响，广东医学，2012，33(4)：439-441.

[10] 张家明，邵君飞，耿炯，等．和厚朴酚抑制9L胶质瘤细胞增殖和诱导其凋亡的作用．江苏医药，2015，41(4)：393-395.

[11] 孙茂本，郭坤元，胡亮杉，等．和厚朴酚诱导人急性髓性白血病KG1a细胞凋亡．中国肿瘤生物治疗杂志，2011，18(2)：160-164.

[12] 董秀，韩兆峰，王晓波，等．厚朴酚对人小细胞肺癌H446细胞凋亡的影响．中国医药指南，2011，9(8)：200-201.

[13] 秦洁，李晓庆，赵春娟，等．厚朴酚与和厚朴酚抗鼻咽癌作用机制研究．中草药，2015，46(2)：226-230.

[14] 谭志鑫，陈显兵，廖艳华．和厚朴酚对四氯化碳致小鼠肝损伤的保护作用．湖北民族学院学报：医学版，2013，30(3)：15-17.

[15] 伟忠民．和厚朴酚对小鼠急性肝炎的保护作用研究．中国药房，2011，22(7)：600-602.

[16] 宋永辉．厚朴酚减轻缺血大鼠心肌损伤．基础医学与临床，2015，35(4)：518-522.

[17] 徐文慧，黄玉珊，王霞，等．厚朴叶与厚朴皮、厚朴花的毒性比较研究．井冈山大学学报(自然科学版)，2015，35(3)：84-89.

砂 仁

Sharen

本品为姜科植物阳春砂 *Amomum villosum* Lour.、绿壳砂 *Amomum villosum* Lour. var. *xanthioides* T. L. Wu et Senjen或海南砂 *Amomum longiligulare* T. L. Wu的干燥成熟果实。主产于广东、广西、云南、海南。夏、秋二季果实成熟时采收，晒干或低温干燥。用时捣碎。以色棕褐、仁饱满、气味浓者为佳。

【性味与归经】 辛，温。归脾、胃、肾经。

【功能与主治】 化湿开胃，温脾止泻，理气安胎。用于湿浊中阻，脘痞不饥，脾胃虚寒，呕吐泄泻，妊娠恶阻，胎动不安。

【效用分析】 砂仁气辛性温，能散能通，入脾胃两经，长于化湿行气温中，有醒脾和胃之功，“为醒脾调胃要药”（《本草求真》）。大凡脾胃湿阻及气滞所致的脾胃不和、脘腹胀痛均可选用，尤宜于寒湿气滞诸症。

砂仁辛香性温，能温中健脾而止泻，和胃调中而止呕。常用于治疗虚寒吐泻、冷痢，症见大便清稀，甚至如水样，腹痛肠鸣，喜暖喜按，脘腹胀闷不舒，倦怠乏力等。

砂仁尚能行气和中安胎，常用于肝气郁结失于疏泄，冲脉之气上逆，胃失和降而致妊娠恶阻之证。

【配伍应用】

1. 砂仁配厚朴 砂仁偏于行气开胃，厚朴偏于行气消胀除满。两药合用，具有行气宽中、消胀止痛之功，适用于气滞或湿郁的腹痛胀满。

2. 砂仁配桑寄生 砂仁善理气醒脾安胎，桑寄生善补益肝肾安胎。两药伍用，安胎力强，适用于胎动不安的腰坠痛，腹胀满者。

3. 砂仁配枳壳 砂仁行气化湿，和胃止呕，健脾止泻；枳壳行气开郁，消胀除痞，降气消痰。两药伍用，共奏行气和中之功，用于脾胃气滞所致的脘腹胀痛，痞闷不适，呕吐泄泻等症。

4. 砂仁配熟地黄 砂仁辛温可行气导滞，熟地黄功善补血滋阴，益精填髓但过于滋腻。二药合用，砂仁既免除熟地黄滋腻碍胃之弊，又可引熟地黄归肾，用于阴血不足之证。

5. 砂仁配木香 砂仁可行气导滞，木香行气止痛。两药配伍，加强行气止痛之功，用治气滞脘腹胀痛，消化不良。

【鉴别应用】砂仁与紫苏 两药均气味芳香，入脾经，都有行气宽中，止呕安胎的功效；用治脾胃气滞，胸闷食少呕逆，以及妊娠恶阻，胎动不安等。但砂仁芳香温通，化湿行气作用好，湿浊中阻、脾胃气滞所致纳少腹胀等均适用；也能温脾止泻，用于寒湿泄泻等。而紫苏芳香气烈，外能发汗解表，内能宣肺气、化痰止咳；又可解鱼蟹毒，可用于鱼蟹中毒。

【方剂举隅】

1. 香砂六君子汤(《古今名医方论》)

药物组成：人参、白术、甘草、陈皮、半夏、砂仁、木香、生姜。

功能与主治：益气健脾，行气化痰。适用于脾胃气虚，痰阻气滞证，呕吐痞闷，不思饮食，脘腹胀痛，消瘦倦怠，或气虚肿满。

2. 参苓白术散(《和剂局方》)

药物组成：莲子肉、薏苡仁、缩砂仁、桔梗、白扁豆、白茯苓、人参、甘草、白术、山药。

功能与主治：益气健脾，渗湿止泻。适用于脾虚湿盛证，饮食不化，胸脘痞闷，肠鸣泄泻，四肢乏力，形体消瘦，面色萎黄，舌淡苔白腻，脉虚缓。

3. 六和汤(《和剂局方》)

药物组成：缩砂仁、半夏、杏仁、人参、赤茯苓、藿香叶、白扁豆、香薷、厚朴、木瓜、炙甘草。

功能与主治：祛暑化湿，健脾和胃。适用于湿伤脾胃，湿暑外袭，霍乱吐泻，倦怠嗜卧，胸膈痞满，舌苔白滑等。

【成药例证】

1. 香砂枳术丸(《临床用药须知中药成方制剂卷》2020年版)

药物组成：白术(麸炒)、木香、砂仁、麸炒枳实。

功能与主治：健脾开胃，行气消痞。用于脾虚气滞，脘腹痞闷，食欲不振，大便溏软。

2. 复方春砂颗粒(《临床用药须知中药成方制剂卷》2020年版)

药物组成：砂仁叶油、白术、化橘红、枳壳。

功能与主治：温中健脾，行气开胃，止痛消胀。用于脾胃虚寒所致的胃痛，症见胃脘疼痛痞塞、纳呆食少、腹胀；消化不良见上述证候者。

3. 香砂六君丸(《临床用药须知中药成方制剂卷》2020年版)

药物组成：木香、砂仁、党参、炒白术、茯苓、炙甘草、陈皮、姜半夏。

功能与主治：益气健脾，和胃。用于脾虚气滞，消化不良，嗳气食少，脘腹胀满，大便溏泄。

4. 香砂养胃丸(颗粒)(《临床用药须知中药成方制剂卷》2020年版)

药物组成：木香、砂仁、白术、陈皮、茯苓、姜半夏、醋香附、枳实(炒)、豆蔻(去壳)、姜厚朴、广藿香、甘草。

功能与主治：温中和胃。用于胃阳不足、湿阻气滞所致的脘闷不舒、胃痛隐隐、呕吐酸水、嘈杂不适、不思饮食、四肢倦怠。

【用法与用量】 3～6g，后下。

【注意】 阴虚血燥，火热内炽者慎用。

【本草摘要】

1.《药性论》 “主冷气腹痛，止休息气痢劳损，消化水谷，温暖脾胃，治冷滑下痢不禁。”

2.《用药法象》 “治脾胃气结滞不散，主劳虚冷泻，心腹痛，下气，消食。”

【化学成分】 主要含挥发油：乙酸龙脑酯，樟脑，樟烯，柠檬烯等；还含黄酮类等。

中国药典规定阳春砂、绿壳砂种子团含挥发油不得少于 3.0%(ml/g)，海南砂种子团含挥发油不得少于 1.0%(ml/g)；本品含乙酸龙脑酯($C_{12}H_{20}O_2$)不得少于 0.90%。

【药理毒理】 本品具有调节胃肠功能、抗炎、镇痛等作用。

1. 调节胃肠功能作用

(1) 增强胃肠动力作用 砂仁水提液(0.25g/ml)2.5g生药/kg对大鼠灌胃给药，可明显增强大鼠的胃肠动力，增加大鼠血浆、胃窦及空肠组织中胃动素(MTL)和P物质(SP)的含量，上述作用有效时间为给药后1～6小时。砂仁促胃动力作用与浓度相关，砂仁水提液0.1、0.3、1g/ml，2ml/kg剂量对小鼠连续灌胃给药6天，可促进小鼠胃排空，其中0.1g/ml剂量作用最强，随着浓度的增加促胃排空作用逐渐减弱，1g/ml剂量无明显影响。

(2) 抗胃溃疡作用　砂仁挥发油125、75mg/kg剂量连续灌胃给药14天，可减少乙酸性胃溃疡大鼠的溃疡面积和炎性细胞浸润程度，促进溃疡底部肉芽组织形成，提高大鼠血清SOD活性，降低大鼠血清MDA含量。

2. 抗炎、镇痛作用　砂仁挥发油中乙酸龙脑酯(纯度大于95%) 1.1、2.2、4.4g/kg剂量连续灌胃给药3天，可明显抑制二甲苯性小鼠耳廓肿胀度；4.4g/kg单次灌胃给药，药后1.5小时明显延长热致痛小鼠的痛阈时间，提高痛阈值；1.1、2.2、4.4g/kg剂量单次灌胃给药，药后1.5小时明显减少醋酸致痛小鼠扭体反应次数。

3. 抑菌作用　砂仁无水乙醇提取物石油醚层、三氯甲烷层、乙酸乙酯层、正丁醇层和水层5个不同极性层的提取物均具有一定的抑菌效应。石油醚层提取物质量浓度1.5mg/ml对枯草芽孢杆菌、大肠埃希菌和沙门菌有抑菌作用；三氯甲烷层提取物质量浓度0.24mg/ml和水层提取物质量浓度1.5mg/ml对枯草芽孢杆菌、大肠埃希菌、沙门菌、铜绿假单胞菌和葡萄球菌有不同程度抑制作用；乙酸乙酯层提取物质量浓度0.27mg/ml对上述各菌株均有一定程度的抑制作用；正丁醇层提取物质量浓度0.075mg/ml对大肠埃希菌和葡萄球菌有抑菌作用[1]。砂仁挥发油成分(乙酸龙脑酯5%～47%、樟脑4%～17%、龙脑1.5%～6%、莰烯0.2%～3%、α-蒎烯0.2%～3%、β-蒎烯0.2%～5%、α-柯巴烯0.1%～2%)对红色毛癣菌、须毛癣菌、石膏样小孢子癣菌、金黄色葡萄球菌和粪肠球菌均表现出显著的抑制活性[2]。

4. 其他作用　砂仁水提物0.1071g/ml，500mg/kg剂量对未成年雌性大鼠连续灌胃给药3天，每天2次，可明显增加骨生长率，在骨生长面可见胰岛素样生长因子，骨形态生成蛋白2呈现高表达[3]。

【参考文献】　[1] 唐建阳，刘凤娇，苏明星，等. 砂仁提取物的抗菌及抗氧化效应研究. 厦门大学学报(自然科学版)，2012，(4)：789-792.

[2] 张生潭，王兆玉，汪铁山，等. 中药砂仁挥发油化学成分及其抗菌活性(英文). 天然产物研究与开发，2011，(3)：464-472.

[3] Lee SH，Kim JY，Kim H，et al. Amomum villosum induces longitudinal bone growth in adolescent female rats. J Tradit Chin Med，2012，32(3)：453-458.

豆蔻

Doukou

本品为姜科植物白豆蔻 *Amomum kravanh* Pierre ex Gagnep. 或爪哇白豆蔻 *Amomum compactum* Soland ex Maton 的干燥成熟果实。按产地不同分为“原豆蔻”和“印尼白蔻”。原豆蔻主产于泰国、柬埔寨；印尼白蔻主产于印度尼西亚爪哇。用时捣碎。以个大、饱满、果壳完整、气味浓者为佳。

【性味与归经】　辛，温。归肺、脾、胃经。

【功能与主治】　化湿行气，温中止呕，开胃消食。用于湿浊中阻，不思饮食，湿温初起，胸闷不饥，寒湿呕逆，胸腹胀痛，食积不消。

【效用分析】　豆蔻辛温芳香之性能运湿浊、健脾胃而行气化湿，常用于治疗湿阻中焦证及脾胃气滞诸证。

豆蔻辛温，入肺脾二经，善除上、中焦湿浊，可用于湿温初起，胸闷不饥。

豆蔻芳香醒脾，开胃消食，又可温中止呕，常用于脾胃虚寒引起的气逆呕吐，食积不消等症。

【配伍应用】

1. 豆蔻配丁香　豆蔻行气化湿，和中止呕；丁香温中散寒，和胃降气。两药相伍，有温中散寒，行气止痛，和胃降逆之功，用于寒凝气滞所致的胃脘疼痛、呕吐呃逆等症。

2. 豆蔻配陈皮　豆蔻偏于化湿行气，温胃止呕；陈皮偏于理气健脾，燥湿化痰。两药合用，共奏理气健脾化湿之功，适用于脾胃虚弱，湿浊郁滞的胸腹满闷、泛恶纳呆、吐泻等。

3. 豆蔻配杏仁　豆蔻温中化湿，和畅中焦；杏仁宣肺祛痰，通宣上焦。两药伍用，能宣畅上中二焦之湿滞，用于湿温初起、胸闷不饥、头痛身重、午后身热、苔白腻者。

4. 豆蔻配厚朴　豆蔻偏于温中和胃化湿；厚朴偏于行气散满燥湿。二者相配，有理气除胀，开胃化湿的功效，适用于脾胃寒湿气滞、脘腹胀满者。

【鉴别应用】

1. 豆蔻与广藿香　两药均为芳香化湿之常用药，皆辛温，入脾、胃、肺经，都能芳香化湿，和中止呕，用治湿浊中阻，脾胃气滞之脘腹胀满，不思饮食以及胃寒呕吐，湿温初起等。但豆蔻辛香善行脾肺气滞，理气消痞，开胃进食作用优于广藿香，可用于宿食不化，脘痞食少等；又温中行气，故治疗呕吐以胃寒呕吐为主。而广藿香芳香辛散，发表解暑，用治夏日形寒饮冷，外感于寒，内伤暑湿所致暑湿表证；止呕作用广泛，尤善治疗湿阻呕吐。

2. 豆蔻与砂仁 豆蔻辛温香燥，温中化湿，健胃止呕，行气止痛；砂仁辛散温通，醒脾和胃，行气止痛，温脾止泻，理气安胎。豆蔻芳香而气清，功专于中、上二焦；砂仁香窜而气浊，功专于中、下二焦。两者常相须为用，以宣通上、中、下三焦之气机，有开胸顺气，行气止痛，醒脾开胃，和中消食之功；治疗脾胃虚寒，或湿浊内蕴所致的纳呆食少、胸闷不舒、脘腹胀痛、反胃、呕逆等症有良效。

【方剂举隅】

1. 三仁汤（《温病条辨》）

药物组成：杏仁、飞滑石、白通草、白蔻仁、竹叶、厚朴、生薏苡仁、半夏。

功能与主治：宣畅气机，清利湿热。用于湿温初起及暑温挟湿之湿重于热证，头痛恶寒，身重疼痛，肢体倦怠，面色淡黄，胸闷不饥，午后身热，苔白不渴，脉弦细而濡。

2. 黄芩滑石汤（《温病条辨》）

药物组成：黄芩、滑石、茯苓皮、大腹皮、白蔻仁、通草、猪苓。

功能与主治：清热利湿。用于湿温邪在中焦，发热身痛，汗出热解，继而复热，渴不多饮，或竟不渴，舌苔淡黄而滑，脉缓。

【成药例证】

1. 舒肝健胃丸（《临床用药须知中药成方制剂卷》2020 年版）

药物组成：香附（醋制）、柴胡（醋制）、枳壳、厚朴（姜制）、槟榔、陈皮、青皮（醋炒）、牵牛子（炒）、豆蔻、鸡内金（炒）、檀香、香橼、白芍（麸炒）、延胡索（醋炒）、五灵脂（醋制）。

功能与主治：疏肝开郁，导滞和中。用于肝胃不和所致的胃脘胀痛、胸胁满闷、呕吐吞酸、腹胀便秘。

2. 丁蔻理中丸（《临床用药须知中药成方制剂卷》2020 年版）

药物组成：党参、干姜、白术（炒）、丁香、豆蔻、炙甘草。

功能与主治：温中散寒，补脾健胃。用于脾胃虚寒，脘腹挛痛，呕吐泄泻，消化不良。

3. 六味木香散（胶囊）（《临床用药须知中药成方制剂卷》2020 年版）

药物组成：木香、豆蔻、荜茇、石榴皮、闹羊花、栀子。

功能与主治：开郁行气止痛。用于寒热错杂、气滞中焦所致的胃脘痞满疼痛、吞酸嘈杂、嗳气腹胀、腹痛、大便不爽。

【用法与用量】 3～6g，后下。

【注意】 阴虚血燥者慎用。

【本草摘要】

1.《开宝本草》“主积冷气，止吐逆，反胃，消谷下气。”

2.《珍珠囊补遗药性赋》“破肺中滞气，退口中臭气，散胸中冷气，补上焦元气。”

3.《本草纲目》“治噎膈，除疟疾，寒热，解酒毒。”

【化学成分】 主要含挥发油：桉油精（1,8-桉叶素），β-蒎烯，α-蒎烯，丁香烯，乙酸龙脑酯等。

中国药典规定原豆蔻仁含挥发油不得少于5.0%（ml/g），印尼豆蔻仁不得少于 4.0%（ml/g）；本品豆蔻仁含桉油精（$C_{10}H_{18}O$）不得少于 3.0%。

草豆蔻

Caodoukou

本品为姜科植物草豆蔻 *Alpinia katsumadai* Hayata 的干燥近成熟种子。主产于云南、广西。夏、秋二季采收，晒至九成干，或用水略烫，晒至半干，除去果皮，取出种子团，晒干。用时捣碎。以个大、饱满、气味浓者为佳。

【性味与归经】 辛，温。归脾、胃经。

【功能与主治】 燥湿行气，温中止呕。用于寒湿内阻，脘腹胀满冷痛，嗳气呕逆，不思饮食。

【效用分析】 草豆蔻气辛芳香而性温燥，入脾胃二经，其辛散滞气，温兼燥湿，长于燥湿化浊而行气滞，《本草纲目》曰：“除寒燥湿，开郁破气。”故对于中焦不运，寒湿偏盛者宜用。常可用于寒湿内蕴，气机不畅而致脘腹胀满冷痛。

草豆蔻有散寒燥湿，温中止呕之功，对于寒湿内盛而致呕吐尤为适宜。

【配伍应用】

1. 草豆蔻配吴茱萸 草豆蔻行气散寒，燥湿止呕；吴茱萸祛寒止痛。两药相伍，行气散寒、燥湿止痛作用较好，适用于脾胃气滞，寒湿郁阻的腹痛、呕泻。

2. 草豆蔻配高良姜 草豆蔻燥湿行气，兼有开胃消食作用；高良姜温中散寒止痛。两药合用，共奏温中行气止痛之功，适用于脾虚气滞、寒湿中阻的食欲不振，脘腹胀满疼痛。

3. 草豆蔻配厚朴　草豆蔻燥湿健脾，温中止痛，和胃止呕；厚朴行气化浊，温中止痛，消胀除满。两药伍用，具有温中止痛，散寒除湿降逆的功效，用于寒湿困脾，气机不畅所致的脘腹疼痛、呕吐纳呆等症。

4. 草豆蔻配白术　草豆蔻辛香走窜，燥湿悦脾，行气和胃；白术甘补，益气健脾，燥湿。两药合用，共达燥湿健脾和胃之功，用于湿困脾胃或脾虚湿盛所致的纳呆不食，呕吐泄泻、脘痞或痛等症。

【鉴别应用】 草豆蔻与豆蔻　两者均为芳香化湿的常用药，功能行气快胃，温中化湿，止呕，用治湿浊阻滞中焦，腹胀食少，脘腹疼痛，呕逆反胃等。但草豆蔻行气作用较之豆蔻略逊，而温燥湿浊之力则较之略胜。故草豆蔻善治中焦寒湿郁结，又能健脾散寒，涩肠止泻，用于寒湿郁滞，脾虚久泻。而豆蔻善理脾肺气滞，用于脾胃气滞，湿温初起等。

【方剂举隅】

1. 厚朴温中汤（《内外伤辨惑论》）

药物组成：厚朴、陈皮、甘草、茯苓、草豆蔻仁、木香、干姜。

功能与主治：温中行气，燥湿除满。用于脾胃寒湿气滞证，脘腹胀满或疼痛，不思饮食，四肢倦怠，舌苔白腻，脉沉弦。

2. 草豆蔻散（《圣惠方》）

药物组成：草豆蔻、木香、桂心、人参、甘草、白术、干姜、陈橘皮。

功能与主治：益气温中，燥湿止呕。用于霍乱吐泻，脐下气筑，心悸烦闷。

3. 草豆蔻丸（《丹溪治法心要》）

药物组成：白豆蔻、白术、三棱、草豆蔻、半夏、砂仁、片姜黄、枳实、青皮、良姜、陈皮、桂皮、丁香、蓬术、木香、藿香、小草等。

功能与主治：燥湿健脾，行气止痛。用于肥人胃脘当心痛，或痞气在中脘不散。

【成药例证】 健胃片（《临床用药须知中药成方制剂卷》2020年版）

药物组成：柴胡、苍术（米泔制）、草豆蔻、陈皮、延胡索（醋制）、川楝子、白芍、山楂（炒）、鸡内金（醋炒）、六神曲（炒）、麦芽（炒）、槟榔（炒焦）、生姜、甘草浸膏。

功能与主治：疏肝和胃，消食导滞，理气止痛。用于肝胃不和，饮食停滞所致的胃痛，痞满，症见胃脘胀痛，嘈杂食少，嗳气口臭，大便不调。

【用法与用量】 3～6g。

【注意】 本品温燥易伤津耗液，故阴虚血少、津液不足以及未见寒湿者慎用。

【本草摘要】

1.《名医别录》　“主温中，心腹痛，呕吐，去口臭气。”

2.《开宝本草》　“下气，止霍乱。”

3.《本草纲目》　“治瘴疠寒疟，伤暑吐下泄痢，噎膈反胃，痞满吐酸，痰饮积聚，妇人恶阻带下，除寒燥湿，开郁破气，杀鱼肉毒。”

【化学成分】 主要含挥发油：桉油精，蛇麻烯，反-麝子油醇，樟脑等；黄酮类成分：山姜素，乔松素，小豆蔻明等；二苯基庚烃类成分：桤木酮；还含皂苷类等。

中国药典规定本品含挥发油不得少于1.0%（ml/g）；含山姜素（$C_{16}H_{14}O_4$）、乔松素（$C_{15}H_{12}O_4$）和小豆蔻明（$C_{16}H_{14}O_4$）的总量不得少于1.35%，含桤木酮（$C_{19}H_{18}O$）不得少于0.50%。

【药理毒理】 本品具有调节胃肠功能和抗溃疡、抗病原微生物和改善脓毒血症以及抗氧化和抗炎等作用。

1. 调节胃肠功能和抗溃疡作用　草豆蔻煎剂10g/kg生药连续灌胃给药5天，末次十二指肠给药，可增加大鼠胃黏膜的血流量和促进胃酸分泌量。在醋酸造成的大鼠慢性胃溃疡模型上，草豆蔻挥发油150、300mg/kg具有明显的抗溃疡作用，可减少溃疡面积，减低溃疡指数，促进溃疡愈合；可明显抑制总胃酸分泌和胃蛋白酶活性。采用寒凉药（石膏、知母、黄柏、龙胆草）给大鼠灌胃每日2次共2天造成胃黏膜损伤模型后，用草豆蔻挥发油或水煎液20、60g生药/kg每隔12小时灌胃给药1次，共3次，对胃黏膜具有保护作用，可使胃黏膜充血水肿明显改善[1]。草豆蔻中的双苯庚酮类成分—草豆蔻素（katsumadains）A、B具有止吐作用，对硫酸铜诱导的雏鸡呕吐具有止吐作用。草豆蔻中所含的黄酮和双苯庚酮类化合物反，反-1,7-二苯基-4,6-庚二烯-3-酮、山姜素、乔松素、豆蔻明均具有抑制幽门螺杆菌的作用。

2. 抗病原微生物和改善脓毒血症作用　草豆蔻中所含的反，反-1,7-二苯基-4,6-庚二烯-3-酮、山姜素、乔松素、豆蔻明可抑制金黄色葡萄球菌、表皮葡萄球菌、大肠埃希菌等细菌的生长，具有明显的抗菌作用。采用盲肠结扎穿孔和内毒素注射造成小鼠脓毒症模型，草豆蔻乙酸乙酯提取物和正丁醇提取物可提高脓毒血症小鼠存活率，显示有改善脓毒血症作用。乙酸乙酯提取部位中的成分豆蔻明和反，反-1,7-二苯基-4,6-庚二烯-3-酮提高脓毒血症小鼠存活率的作用较强。上述二种成分还可明显抑制内毒素引起的巨噬细胞激活，降低NO、PGE_2产生。豆蔻明30、60mg/kg可降低脓毒血症小鼠血清肿瘤坏死因子-α（TNF-α），白介素-1β（IL-1β）和白介素-6(IL-6)的水平。在体外培养的肺毛细血管内皮细胞上，豆蔻明可剂量依赖性地抑制内皮通透性，显示其具有保护血管内皮的作用。

3. 抗氧化和抗炎作用 草豆蔻具有抗氧化和抗炎活性。草豆蔻水煎液 10g 生药/kg 连续灌胃给药 5 天，可增加胃黏膜中 SOD 活性及减少脂质过氧化产物丙二醛(MDA)的含量。豆蔻明在角叉菜胶诱导足肿胀模型上可明显减轻足肿胀程度，降低足组织 MDA 含量，提高 SOD 活性和 CAT 含量；可降低炎症模型大鼠的血清炎性因子如一氧化氮(NO)，TNF-α，IL-1β和 IL-6 的水平。

4. 毒理研究 草豆蔻挥发油小鼠一次经口给药 LD_{50} 为 237.8g 生药/kg，95%可信限 277.9～203.4g 生药/kg；小鼠腹腔注射 LD_{50} 为 157.9g 生药/kg，95%可信限 176.9～140.9g/kg。小鼠中毒症状主要表现为行动迟缓、步态不稳、心率加快、呼吸急促、抽搐等[2]。

【参考文献】 ［1］柳俊辉，秦华珍，刘磊，等. 3 味山姜属中药不同提取物对胃实寒证大鼠胃黏膜的保护作用. 中国实验方剂学杂志，2013，19(5)：225-229.

［2］陈永顺，吴珍，杜士明，等. 草豆蔻挥发油的小鼠急性毒性实验. 中国药师，2011，14(12)：1740-1741.

草 果

Caoguo

本品为姜科植物草果 *Amomum tsaoko* Crevost et Lemaire 的干燥成熟果实。主产于云南、广西、贵州。秋季果实成熟时采收，除去杂质，晒干或低温干燥。以个大、饱满、色红棕、气味浓者为佳。

【性味与归经】 辛，温。归脾、胃经。

【功能与主治】 燥湿温中，截疟除痰。用于寒湿内阻，脘腹胀痛，痞满呕吐，疟疾寒热，瘟疫发热。

【效用分析】 草果辛温燥烈，入脾胃经，能燥湿健脾，温中和胃，善除寒湿而温燥中焦，为治脾胃寒湿之主药。

草果其性温燥，有散寒燥湿涤痰，芳香辟瘴解瘟之功，对于山岚瘴气，秽浊湿邪所致疟疾寒热，瘟疫发热尤为适宜。

【配伍应用】

1. 草果配槟榔 草果醒脾化浊，宣达伏邪而辟疫；槟榔利水化湿而行气滞。两药伍用，共达化湿，芳香辟疫之功，可用于治疗瘟疫之邪伏膜原而表现憎寒化热、胸闷呕恶、头痛烦躁等症。

2. 草果配常山 草果辛温祛寒，燥湿除痰截疟；常山苦寒清热除痰截疟。两药相合，苦温并用，既除寒热，又化湿浊，用于疟疾反复发作，寒湿内阻，邪伏阴伤而症见胸胁痞满、食欲不振、神疲肢倦、苔浊腻等。

3. 草果配知母 草果辛散温通，温中燥湿，化浊截疟；知母甘苦寒凉，清热泻火，滋阴润燥。两药伍用，一寒一热，共奏和表里、除寒热之功，用于表里不和，乍寒乍热，寒热往来以及疟疾等。

4. 草果配山楂 草果温脾燥湿；山楂消食化积，健脾和胃。两药伍用，有消食导滞之功，治疗饮食积滞所致的脘腹胀痛，嗳腐吞酸等症。

【鉴别应用】

1. 草果与草果仁、姜草果仁 生草果辛温燥烈，作用峻猛；草果仁相对作用和缓，但两者均有燥湿温中作用，长于祛痰截疟，辟瘴解瘟；用于疟疾、瘟疫初起，亦可用于寒湿困脾等。姜草果仁炙后燥烈之性得以缓和，以温中止呕力胜，用于寒湿阻滞脾胃，脘腹胀满，反胃呕吐；亦用于疟疾等。生草果及草果仁气猛燥烈，燥湿温中之力甚强，但因其气浊，临床多用姜制，既可矫正不良气味，又能增加温中止呕作用。

2. 草果与草豆蔻 两药皆味辛性温，主入脾胃，均能燥湿温中散寒，都可用治寒湿中阻所致的脘腹胀痛，呕吐泄泻，舌苔浊腻等。然草果则具有特殊的臭气和辣味，燥烈之性远胜于草豆蔻；并能下气除痰，芳香辟瘴解瘟，又可用于山岚瘴气，秽浊湿邪所致的瘟疫发热等。而草豆蔻气味芳香，其燥烈之性不及草果，又能温胃止呕，也可代替豆蔻用于胃寒呕吐之证。

【方剂举隅】

1. 达原饮（《温疫论》）

药物组成：槟榔、厚朴、草果仁、知母、芍药、黄芩、甘草。

功能与主治：开达膜原，辟秽化浊。适用于温疫或疟疾，邪伏膜原证。憎寒壮热，或一日三次，或一日一次，发无定时，胸闷呕恶，头痛烦躁，脉弦数，舌边深红，舌苔垢腻，或苔白厚如积粉。

2. 柴胡达原饮（《重订通俗伤寒论》）

药物组成：柴胡、生枳壳、川朴、青皮、炙草、黄芩、苦桔梗、草果、槟榔、荷叶梗。

功能与主治：宣湿透达膜原之邪。适用于痰疟，症见胸膈痞满，心烦懊恼，头眩口腻，咳痰不爽，间日发疟，舌苔厚如积粉，扪之糙涩，脉弦滑。

3. 清脾饮（《济生方》）

药物组成：青皮、厚朴、白术、草果仁、柴胡、茯苓、黄芩、半夏、甘草、生姜。

功能与主治：燥湿化痰，和肝清脾。适用于疟疾，症见热多寒少，或但热不寒、胸膈满闷、口苦咽干、心烦、大便秘结、小便赤涩、舌苔白腻或黄腻、脉弦数者。

【用法与用量】 3～6g。

【注意】 本品温燥伤津，凡阴虚血少者忌用，老弱虚怯者，亦当慎用。

【本草摘要】

1.《饮膳正要》 “治心腹痛，止呕，补胃，下气。”

2.《本经逢原》 “除寒，燥湿，开郁，化食，利膈上痰，解面食、鱼、肉诸毒。”

【化学成分】 主要含挥发油：桉油精，2-癸烯醛，香叶醇，2-异丙基苯甲醛，柠檬醛等。

中国药典规定本品种子团含挥发油不得少于1.4%(ml/g)，炒草果仁不得少于1.0%(ml/g)；姜草果仁不得少于0.7%(ml/g)。

【药理毒理】 本品具有调节胃肠功能、镇痛、抗病原微生物、抗肿瘤、降脂降糖等作用。

1. 调节胃肠功能 草果挥发油，给正常小鼠灌胃给予挥发油0.1、0.2、0.3ml/kg，可明显加快小肠炭末推进速度，显示草果挥发油具有促进肠蠕动的作用[1]。草果不同炮制品(生、炒、姜草果)100%水煎液给家兔灌胃给药1ml后，取出十二指肠体外观察肠管收缩，发现生品和炮制品均可使家兔肠管紧张度增高。在体外回肠条上，生草果和炒草果均可拮抗乙酰胆碱引起的肠管收缩，其中姜草果的效应最为显著。

2. 镇痛作用 腹腔注射10%草果不同炮制品(生、炒、姜草果)的水煎液2.5g/kg，均可拮抗冰醋酸引起的小鼠腹痛，减少其扭体次数，其中以姜草果的作用最为显著。

3. 抗病原微生物作用 草果挥发油对桔青霉、黑曲霉、产黄青霉、黑根霉、黄绿青霉菌具有明显的抑制作用。草果乙醇提取物的乙酸乙酯、三氯甲烷、石油醚、正丁醇萃取物对金黄色葡萄球菌具有一定的抑菌作用，MIC分别为1.25、1.25、2.5、5mg/ml[2]。采用HBV-DNA斑点杂交法研究表明，草果提取液40mg/ml对纯化的HBV-DNA具有显著的体外抑制作用。

4. 抗氧化功能 草果的甲醇提取物对D-半乳糖联合高脂饲料所致的衰老小鼠具有抗氧化作用。草果甲醇提取物100、200mg/kg可明显提高血浆超氧化物歧化酶(SOD)活力，提高血浆和肝脏谷胱甘肽(GSH)含量以及谷胱甘肽过氧化物酶(GSH-Px)活力；降低血浆和肝组织的丙二醛(MDA)以及血浆8-异前列腺素F2α(8-ISO-PGF2α)含量[3]。

5. 抗肿瘤作用 草果挥发油可诱导$HepG_2$细胞凋亡[4]。

6. 减肥降脂和降糖作用 草果甲醇提取物能明显减少小鼠血浆和肝脏的甘油三酯和血糖，具有抗氧化活性[5]。在小鼠饲料中添加草果脂类提取物，可降低小鼠血浆葡萄糖和脂质过氧化物浓度[6]。

【参考文献】 [1] 杨小芳，赵成城，汪维云，等. 草果挥发油提取工艺及对小鼠小肠运动影响的研究. 药物生物技术，2011，18(5)：434-437.

[2] 彭美芳，陈文学，李宇真，等. 草果提取物对金黄色葡萄球菌抑菌机制的初探. 食品工业科技，2013，34(24)：79-82.

[3] 闫倩，俞龙泉，陈野，等. 草果甲醇溶出物对D-半乳糖致衰老小鼠的抗氧化作用机制研究. 食品工业科技，2014，35(6)：351-356.

[4] Yang Y，Yue Y，Runwei Y，et al. Cytotoxic，apoptotic and antioxidant activity of the essential oil of Amomum tsao-ko. Bioresour Technol，2010，101(11)：4205.

[5] Yu L，Shirai N，Suzuki H，et al. The effect of methanol extracts of tsao-ko(Amomum tsao-ko Crevost et Lemaire) on digestive enzyme and antioxidant activity in vitro，and plasma lipids and glucose and liver lipids in mice. J Nutr Sci Vitaminol(Tokyo)，2010，56(3)：171.

[6] Yu L，Shirai N，Suzuki H，et al. Effect of lipid extracted from tsao-ko(Amomum tsao-ko Crevost et Lemaire) on digestive enzyme activity，antioxidant activity，plasma and liver lipids，and blood glucose levels of mice. J Nutr Sci Vitaminol(Tokyo)，2008，54(5)：378.

病证用药

芳香化湿药主要适用于湿浊内阻中焦，脾为湿困，运化失职而引起的一系列病证。夏季暑气盛，湿气也较重，湿热合而伤人，多出现湿温和暑湿等证。因其病变部位关键在脾胃，病因属湿邪为患，故也可用芳香化湿药来治疗。

暑湿证 治以解表化湿法。

多由夏季贪凉饮冷，外感风寒，内伤暑湿所致。症见恶寒发热，头痛，胸腹满闷，脘腹疼痛，呕吐恶心，肠鸣泄泻，舌苔白腻等。治宜解表化湿，理气和中。常用藿香、佩兰、香薷、砂仁、豆蔻、白扁豆等药以化湿解暑，紫苏、白芷、生姜等药以解表散寒，同时配伍陈皮、厚朴、半夏、白术、茯苓等药以健脾燥湿，化湿止泻。代表方剂如藿香正气散(《和剂局方》)。

湿温证 治以化湿清热法。

多由湿热病邪郁于肌表，脾胃受伤，运化失常，湿邪停聚，阻遏气机所致。症见头痛恶寒，身体重痛，身热不扬，胸闷脘痞，苔白腻，脉濡缓。治宜宣畅气机，清利湿热。常用淡豆豉、苦杏仁宣肺疏表，藿香、厚朴、半夏、豆蔻芳香化浊，燥湿理气，使里湿除而气机得畅，猪苓、薏苡仁、泽泻、滑石、通草、竹叶淡渗利湿，使湿有出路。代表方如藿朴夏苓汤(《医原》)、三仁汤(《温病条辨》)。

呕吐治 以降逆止呕法。

1. 外邪犯胃证 多由风寒，或夏令暑湿秽浊之邪，侵犯胃腑，浊气上逆所致。症见突然呕吐，伴发热恶寒，头身疼痛，胸脘满闷，苔白腻，脉濡缓。治宜疏邪解表，芳香化浊。常用藿香、紫苏叶、厚朴芳香化浊，散寒疏表，配伍半夏、陈皮、茯苓、大腹皮等药以降逆和胃。代表方如藿香正气散(《和剂局方》)加减。

2. 肝气犯胃证 多由恼怒伤肝，肝失条达，横逆犯胃，胃气上逆而致。症见呕吐吞酸，嗳气频繁，胸胁闷痛，舌边红，苔薄腻，脉弦。治宜疏肝和胃，降逆止呕。常用厚朴、紫苏梗理气宽胸，半夏、生姜、茯苓降逆和胃止呕，黄连、吴茱萸辛开苦降以止呕。代表方如半夏厚朴汤(《金匮要略》)合左金丸(《丹溪心法》)加减。

3. 饮食停滞证 多由饮食过多，或过食生冷油腻不洁食物，损伤脾胃而致。症见呕吐酸腐，脘腹胀满，嗳气厌食，得食愈甚吐后反快，大便秽臭或溏薄或秘结，苔厚腻，脉滑实。治宜消食化滞，和胃降逆。常用神曲、山楂、莱菔子、茯苓消食和胃，陈皮、半夏理气降逆，连翘清积滞中的伏热。代表方如保和丸(《丹溪心法》)加减。

4. 痰饮内阻证 多由脾失健运，痰饮内停，胃失和降而致。症见呕吐多为清水痰涎，脘闷不食，头眩心悸，苔白腻，脉滑。治宜温化痰饮，和胃降逆。常用半夏、生姜和胃降逆，茯苓、桂枝、白术、甘草健脾燥湿，温化痰饮。代表方如小半夏汤(《金匮要略》)合苓桂术甘汤(《金匮要略》)加减。

5. 脾胃虚寒证 多由脾胃虚弱，中阳不振，运化失常而致。症见饮食稍有不慎即易呕吐，时作时止，面色㿠白，倦怠乏力，口干而不欲饮，四肢不温，大便溏薄，舌质淡，脉濡弱。治宜温中健脾，和胃降逆。常用人参、白术健脾益胃，干姜、甘草甘温和中，砂仁、半夏、陈皮理气降逆，吴茱萸温中降逆而止呕吐。代表方如理中丸(《伤寒论》)加减。

6. 胃阴不足证 多由胃热不清，耗伤胃阴，胃失濡养，气失和降而致。症见呕吐反复发作，或时作干呕，口燥咽干，似饥而不欲食，舌红少津，脉多细数。治宜滋养胃阴，降逆止呕。常用人参、麦冬、粳米、甘草、石斛、天花粉、知母等药滋养胃阴，半夏、竹茹等药降逆止呕。代表方如麦门冬汤(《金匮要略》)加减。

某些芳香化湿药还具有芳香辟秽，芳香截疟等作用。可用治瘟疫、瘴疟等。如温疫或疟疾，邪伏膜原证，症见憎寒壮热，或一日三次，或一日一次，发无定时，胸闷呕恶，头痛烦躁，脉弦数，舌边深红，舌苔垢腻，或苔白厚如积粉者，常用厚朴、草果配槟榔、知母、白芍等同用，代表方如达原饮(《温疫论》)加减。

总之，使用芳香化湿药必须根据湿邪内阻性质及兼证的不同，结合芳香化湿药的药性特点，准确选择药物，适当配伍相应的药物，才能取得良好的治疗效果。

第六章　利水渗湿药

【基本概念】 凡以通利水道，渗泄水湿为主要作用，治疗水湿内停病证的药物，称为利水渗湿药。

《素问·至真要大论》曰："湿胜则濡泄，甚则水闭胕肿。"湿为阴邪，其性重浊趋下，若水湿内停多表现为小便不利、水肿、泄泻、淋证等。淡能渗泄，通过渗利之性，使水湿邪气从小便排出体外，而达到治疗水湿病证的作用，故《三因方》曰："治湿不利小便，非其治也。"

【作用特点】 利水渗湿药味多甘淡，主归膀胱、小肠经，作用趋向偏于下行，淡能渗利，苦能降泄，本类药物具有通利小便，渗利水湿，利水消肿的功效，部分药物性寒兼有清利湿热，利尿通淋，利胆退黄和解毒消疮等作用。

【适应范围】 利水渗湿药主要用于小便不利、水肿、泄泻、痰饮、淋证、黄疸、湿疮、带下、湿温等水湿所致的各种病证。

西医学诊为急性肾炎、肝炎、肝硬化腹水、尿路感染、尿路结石、胃肠炎、阴道炎、胆囊炎等属于水湿内停者也可用本类药物治疗。部分利水渗湿药也用治高血压、高血脂、糖尿病等疾病。

【药物分类】 根据药物作用特点及临床应用不同，利水渗湿药分为利水消肿药、利尿通淋药和利湿退黄药三类。

【配伍规律】 应用利水渗湿药，须视不同病证，选用有关药物，作适当配伍。如水肿骤起有表证者，配宣肺解表药；水肿日久，脾肾阳虚者，配温补脾肾药；湿热合邪者，配清热药；寒湿相并者，配温里祛寒药，热伤血络而尿血者，配凉血止血药；至于泄泻、痰饮、湿温、黄疸等，则常与健脾、芳香化湿或清热燥湿等药物配伍。此外，气行则水行，气滞则水停，故利水渗湿药还常与行气药配伍使用，以提高疗效。

【使用注意】 利水渗湿药易耗伤津液，对阴亏津少、肾虚遗精遗尿者，宜慎用。对脾虚的水肿，应以健脾为主，不宜片面强调利水；有些药有较强的滑利作用，故孕妇当慎用。

【药理作用】 利水渗湿药的药理作用主要有利尿作用，大部分利水渗湿药具有不同程度的利尿作用，可使尿量增加，尿中氯离子排出增加；多数药物还具有抗菌作用；利湿退黄类中药尚具有一定的增加胆汁排泄、利胆退黄的作用；利尿通淋药还具有排出泌尿系结石等作用。此外，某些利水渗湿药物尚具有一定的降压作用、影响脂质代谢，如泽泻有抗脂肪肝、降血脂、轻度降血糖作用；某些药物能影响免疫功能，如由茯苓、猪苓中提取的多糖能增强荷瘤小鼠单核巨噬细胞的吞噬功能等。

一、利水消肿药

本类药物性味甘淡平或微寒，淡能渗泄水湿，服药后能使小便畅利，水肿消退，故具有利水消肿作用。用于水湿内停之水肿、小便不利，以及泄泻、痰饮等。

临床常用的利水消肿药有茯苓、薏苡仁、猪苓、泽泻、冬瓜皮、玉米须、葫芦、香加皮、枳椇子、赤小豆、泽漆、蝼蛄、荠菜、蟋蟀等。

茯　苓

Fuling

本品为多孔菌科真菌茯苓 *Poria cocos*(Schw.) Wolf 的干燥菌核。主产于安徽、云南、湖北。多于7～9月采挖，挖出后除去泥沙，堆置“发汗”后，摊开晾至表面干燥，再“发汗”，反复数次至现皱纹、内部水分大部散失后，阴干，称为“茯苓个”，切制成块或厚片；或将鲜茯苓按不同部位切制，阴干，分别称为“茯苓皮”及“茯苓块”。以切面白色细腻、粘牙力强者为佳。

【性味与归经】 甘、淡，平。归心、肺、脾、肾经。

【功能与主治】 利水渗湿，健脾，宁心。用于水肿尿少，痰饮眩悸，脾虚食少，便溏泄泻，心神不安，惊悸失眠。

【效用分析】 茯苓味甘淡，甘能补中，淡能渗利，善于利水，为利水渗湿要药。其药性平和，补而不峻，利而不猛，可用治寒热虚实多种水肿、小便不利。又因其能健脾渗湿，使湿无所聚，痰无由生，为治痰之要药，常用于痰饮目眩、心悸怔忡等。

茯苓味甘，入脾经，能健脾补中，渗湿而止泻，使中焦清升浊降，故常用于脾虚湿盛之食少体倦、便溏泄泻。

茯苓入心脾二经，能补脾而助气血生化之源，使心有所养，又具有宁心安神之功效，临床多用于惊悸失眠，对心脾亏虚所致的心神不安尤为适宜。

【配伍应用】

1. 茯苓配泽泻 茯苓性质平和，既能利水，又能祛邪；泽泻性寒，其利水作用较强。二药配用，泽泻得茯苓，利水而不伤脾气；茯苓得泽泻，利水除湿之力倍增。适用于水湿停留之水肿、淋浊、小便不利、泄泻等。

2. 茯苓配半夏 茯苓补脾能促水湿运化，脾运旺盛则湿无所聚，痰无由生。半夏温燥化湿，脾湿去则中焦土燥，水饮无以生。半夏与茯苓，一为温燥化湿，一为淡渗利湿。二者配用，可健脾利水，燥湿化痰，行水宁心。临床常用于脾虚湿停，胃失和降之心下痞满，呃逆呕吐，头眩心悸，或咳嗽痰多，或下利便溏等证。

3. 茯苓配党参 茯苓甘淡而平，以利水渗湿为主，且有健脾助运之功；党参甘温，最善健脾益气。二药合用，增加健脾益气作用；适用于脾胃虚弱之食少便溏、体倦；脾虚水湿内停之水肿、小便不利、泄泻等。

4. 茯苓配黄芪 茯苓甘淡，具有健脾利水渗湿之功；黄芪甘温，长于补气升阳，健脾利水消肿。二药配用，使健脾益气、利水消肿之力增强。适用于脾胃气虚之食少、体倦、便溏；脾虚所致的水肿、白浊、白带增多者。

5. 茯苓配朱砂 茯苓长于健脾补中，宁心安神；朱砂善于清心镇惊，安神。二药合用，安神之力更强，适用于失眠、惊悸、健忘等心神不安。

6. 茯苓配附子 茯苓甘淡而平，长于健脾利水渗湿；附子辛热，长于温肾助阳。二药合用，温肾暖土，阳气得助，其温阳利水渗湿作用增强。适用于脾肾阳虚、水湿内停之四肢浮肿、小便不利等。

【鉴别应用】 茯苓、茯苓皮、茯神 茯苓所用部位不同，茯苓，偏入气分，长于补脾利湿宁心，可用于小便不利，水肿胀满，痰饮咳喘，呕恶泄泻，遗精淋浊，惊悸健忘等；茯苓皮，最善走表，善利肌表之水，功效方面以利水消肿为长，临床多用于皮肤水肿；惟茯神，宁心安神为其所长，多用治心虚惊悸，健忘失眠，惊痫等。

【方剂举隅】

1. 五苓散（《伤寒论》）

药物组成：猪苓、泽泻、白术、茯苓、桂枝。

功能与主治：利水渗湿，温阳化气。适用于膀胱气化不利之蓄水证，小便不利，头痛微热，烦渴欲饮，甚则水入即吐；或脐下动悸，吐涎沫而头目眩晕；或短气而咳；或水肿，泄泻，舌苔白，脉浮或浮数。

2. 苓桂术甘汤（《金匮要略》）

药物组成：茯苓、桂枝、白术、炙甘草。

功能与主治：温阳化饮，健脾利湿。适用于中阳不足之痰饮，胸胁支满，目眩心悸，短气而咳，舌苔白滑，脉弦滑或沉紧。

3. 参苓白术散（《和剂局方》）

药物组成：莲子肉、薏苡仁、缩砂仁、桔梗、白扁豆、白茯苓、人参、甘草、白术、山药。

功能与主治：益气健脾，渗湿止泻。适用于脾虚湿盛证，饮食不化，胸脘痞闷，肠鸣泄泻，四肢乏力，形体消瘦，面色萎黄，舌淡苔白腻，脉虚缓。

4. 归脾汤（《正体类要》）

药物组成：白术、当归、白茯苓、黄芪、远志、龙眼肉、酸枣仁、人参、木香、炙甘草。

功能与主治：益气补血，健脾养心。适用于心脾气血两虚证，心悸怔忡，健忘失眠，盗汗，体倦食少，面色萎黄，舌淡，苔薄白，脉细弱。也适用于脾不统血证，便血，皮下紫癜，妇女崩漏，月经超前，量多色淡，或淋漓不止，舌淡，脉细弱。

【成药例证】

1. 苓桂咳喘宁胶囊（《临床用药须知中药成方制剂卷》2020年版）

药物组成：茯苓、桂枝、桔梗、苦杏仁、白术（麸炒）、陈皮、法半夏、龙骨、牡蛎、生姜、大枣、甘草（蜜炙）。

功能与主治：温肺化饮，止咳平喘。用于外感风寒、痰湿阻肺所致的咳嗽痰多、喘息胸闷、气短；急慢性支气管炎见上述证候者。

2. 小儿止泻安颗粒（《临床用药须知中药成方制剂卷》2020年版）

药物组成：茯苓、陈皮、木香（煨）、砂仁、肉豆蔻（煨）、赤石脂（煅）、伏龙肝。

功能与主治：健脾和胃，固肠止泻，用于脾胃虚弱所致的泄泻，症见大便溏泻、纳少倦怠；小儿消化不良见上述证候者。

3. 化积口服液（《临床用药须知中药成方制剂卷》2020年版）

药物组成：茯苓（去皮）、海螵蛸、炒鸡内金、醋三棱、醋莪术、红花、槟榔、雷丸、鹤虱、使君子仁。

功能与主治：健脾导滞，化积除疳。用于脾胃虚弱所致的疳积，症见面黄肌瘦、腹胀腹痛、厌食或食欲不振、大便失调。

【用法与用量】 10～15g。

【注意】 本品性泄利，故阴虚而无湿热、虚寒滑精、气虚下陷者慎服。

【本草摘要】

1.《神农本草经》 “主胸胁逆气，忧恚惊邪恐悸，心下结痛，寒热，烦满，咳逆，口焦舌干，利小便。久服安魂、养神、不饥、延年。”

2.《名医别录》 “止消渴，好睡，大腹，淋漓，膈中痰水，水肿淋结。开胸腑，调脏气，伐肾邪，长阴，益气力，保神守中。”

3.《药性论》 “开胃，止呕逆，善安心神。主肺痿痰壅。治小儿惊痫，心腹胀满，妇人热淋。”

4.《日华子本草》 “补五劳七伤，安胎，暖腰膝，开心益智，止健忘。”

【化学成分】 主要含多糖，以β-茯苓聚糖含量最高；三萜类成分：茯苓酸，块苓酸，齿孔酸等；甾醇类成分：麦角甾醇等；还含蛋白质、脂肪、卵磷脂、腺嘌呤等。

【药理毒理】 本品具有利尿、调节免疫、抗移植排斥、抗肿瘤、延缓衰老、降血脂和保肝等作用。

1. 利尿作用 家兔静脉注射给予茯苓的水煎醇沉液1.5、2.5g/kg可见明显的利尿作用[1]。大鼠灌胃给予茯苓皮乙醇提取物150、300和600mg/kg，可使尿量分别增加29%、21%和42%；K^+排泄量分别减少18%、22%和27%；600mg/kg组大鼠尿液Na^+排泄量增加14%。具有利尿作用的茯苓皮乙醇提取物中的主要化学成分为四环三萜类化合物，包括茯苓酸、猪苓酸C、去氢土莫酸、3-表去氢土莫酸、去氢齿孔酸、齿孔酸和去氢齿孔酮酸等[2]。茯苓多糖10mg灌胃4周，对乙二醇诱导的大鼠肾结石模型具有改善作用，给药组的肾内草酸钙结晶面积显著小于成石对照组。

2. 调节免疫作用 茯苓水提取液12g/kg给小鼠灌胃21天，能提高小鼠外周T淋巴细胞α-ANAE阳性淋巴细胞数，增强脾淋巴细胞对ConA刺激的增殖反应，增强小鼠脾脏IL-2的活性和小鼠肝脏超氧化物歧化酶（SOD）活性，抑制丙二醛（MDA）生成，具有明显的清除自由基作用。茯苓水提取液灌胃能明显抑制小鼠2,4-二硝基氟苯变应性接触性皮炎，减少耳肿胀程度以及耳部组织块重量，且呈现一定量效关系。小鼠连续两周灌胃给予茯苓多糖200mg/kg，对环磷酰胺诱导的免疫低下状态具有明显的改善作用，可使小肠派氏结、肠系膜淋巴结和脾脏细胞中的$CD3^+$细胞比例上升，$CD19^+$细胞比例下降，说明茯苓多糖对肠道黏膜免疫具有调节作用[3]。给BALB/c小鼠采用卵清白蛋白5mg/kg灌胃免疫1～3周，免疫前1周开始灌胃给予茯苓多糖200mg/kg，可使小鼠粪便OVA特异性分泌型免疫球蛋白A（sIgA）明显增高，小肠派氏结中B淋巴细胞共刺激分子CD80、CD86表达明显增高。可见茯苓多糖对肠道sIgA分泌具有调节作用，与其活化派氏结B淋巴细胞有关[4]。

3. 抗移植排斥作用 茯苓醇提取物对心脏移植急性排斥反应具有明显的抑制作用，接受茯苓醇提取物25mg/kg或50mg/kg灌胃的大鼠，移植心存活时间显著延长，病理损害程度减轻，外周血IL-2及IFN-γ的含量以及$CD3^+$、$CD4^+$、$CD8^+$细胞百分比和$CD4^+/CD8^+$比值降低。茯苓素50mg/kg灌胃给药，可使大鼠移植肾受者存活时间显著延长，病理损害程度明显减轻；外周血IL-2、IFN-γ的含量和$CD4^+$细胞、$CD8^+$细胞百分比显著降低，说明茯苓素对肾脏移植急性排斥反应有较好的抑制作用[5]。

4. 抗肿瘤作用 茯苓含有多种具有抗肿瘤活性的成分，茯苓素、茯苓多糖，以及茯苓多糖的修饰物除具有直接的抗肿瘤效果外，还通过提高机体免疫功能起到抗肿瘤作用。茯苓素50mg/kg隔天腹腔给药4次，能诱生TNF，从而对肿瘤细胞有一定杀伤作用。茯苓多糖100mg/kg或150mg/kg灌胃小鼠，可以明显抑制小鼠肿瘤S_{180}和艾氏瘤（EAC）的生长，减小瘤重量，并能明显增强荷瘤小鼠NK细胞活性。茯苓多糖的衍生物也有较好的抗肿瘤作用。羧甲基茯苓多糖（CMP）25～500mg/kg腹腔注射对ICR/JCL小鼠肿瘤U14的抑制率为75.5%～92.7%；CMP 5～50mg/kg静脉注射对小鼠S_{180}肉瘤的抑制率为34.8%～61.0%；CMP 25～100mg/kg静脉注射对

小鼠肝癌 H_{22} 的抑制率为 20.1%～36.7%。硫酸酯化的茯苓多糖对小鼠 S_{180} 肿瘤细胞有杀伤和诱导凋亡的作用，抑瘤率为 38.39%，并对机体免疫力有增强作用。磺酰化新茯苓多糖虽不能增强小鼠单核巨噬细胞的吞噬功能，但有显著抗肿瘤作用。茯苓多糖还显示有抗肿瘤转移的作用，Lewis 肺癌小鼠灌胃茯苓多糖(0.5mg/只)后，可显著减少肺转移灶的数目[6]。

5. 延缓衰老和抗疲劳作用 茯苓水提液能提高皮肤中羟脯氨酸的含量。老年大鼠灌胃茯苓水提液 2、4、8g/kg，皮肤羟脯氨酸含量可明显增高。老年大鼠连续 10 天灌胃茯苓多糖 12mg/kg，血清中超氧化物歧化酶(T-SOD、Cu-SOD)活性明显增高，丙二醛(MDA)含量降低。正常小鼠每 12 小时灌胃茯苓多糖 20、40mg/kg 共三次，明显延缓小鼠低温游泳的死亡时间。

6. 镇静催眠、改善记忆作用 茯苓水煎液 5.85g/kg 灌胃连续 7 天，明显增加戊巴比妥钠阈下剂量的动物入睡率，延长阈上戊巴比妥钠小鼠睡眠时间[7]；42.8g/kg 灌胃能明显缩短水迷宫实验中小鼠到达平台的潜伏期，并且降低东莨菪碱所致记忆障碍小鼠大脑乙酰胆碱酯酶活性[8]。

7. 降血脂和保肝作用 采用高脂饲料喂养的大鼠，每日灌胃 1 次茯苓水煎液 15g 生药/kg，共给药 10 周，结合有氧运动训练，可显著抑制血脂异常，减轻内皮和管壁损伤程度，延缓大鼠动脉粥样硬化的发展[9, 10]。羧甲基茯苓多糖在肝炎病毒感染的 $HepG_{2.2.15}$ 细胞株上显示有抗病毒作用，抑制 HBsAg、HBeAg 分泌的半数有效浓度(IC_{50})分别为 4.38、5.78mg/ml。采用四氯化碳复合因素法制作大鼠肝纤维化模型，灌胃羧甲基茯苓多糖 40mg/只，每天一次，共 2 周，可显著降低肝脏组织中的 TGF-β、caspase-3、Ⅲ型胶原、层黏蛋白的表达；降低肝纤维化大鼠 Smad-3 的表达、升高 Smad-7 的表达，提示有显著的抗肝纤维化作用[11]。采用四氯化碳、高脂低蛋白膳食、饮酒等复合病因刺激复制大鼠肝硬化模型，茯苓醇皮下注射 75mg/kg，每天一次，共 3 周，可明显减轻肝纤维化程度，降低肝脏中胶原蛋白含量。

8. 其他药理作用 100%茯苓浸出液滤纸片对金黄色葡萄球菌、白色葡萄球菌、铜绿假单胞菌、炭疽杆菌、大肠埃希菌、甲型链球菌、乙型链球菌均有抑制作用。茯苓水提液可诱导细胞内钙离子浓度升高，茯苓水提液在 31～250mg/L 浓度下可诱导细胞内钙离子浓度升高 9.9%～33.7%，随着给药浓度的增大而增强。茯苓对神经细胞线粒体的功能及微管结构有重要作用，茯苓水提液 10～20mg/L 与细胞孵育 24 小时能明显抵抗叠氮钠引起的神经细胞线粒体对 MTT 的还原能力下降。

9. 毒理研究 小鼠静脉注射羧甲基茯苓多糖的半数致死量(LD_{50})为 3.13g/kg±0.14g/kg，小鼠死亡前中毒症状为活动减少，四肢无力，抽搐，呼吸微弱而停止，在 1～2 天内死亡。小鼠灌胃羧甲基茯苓多糖 15g/kg 一次，未见毒性反应。静脉注射羧甲基茯苓多糖 157、313mg/kg，每日一次，连续 3 个月，未见明显毒性反应。怀孕大鼠于孕 6～15 天腹腔注射羧甲基茯苓多糖，未见胎儿畸形。硫酸化茯苓多糖灌胃给药 LD_{50} 为 7.358g/kg，LD_{50} 的 95%平均可信限为 7.358g/kg±0.894g/kg。

附：

1. 茯苓皮 本品为茯苓的干燥外皮。性味甘、淡，平。归肺、脾、肾经。功能利水消肿。用于水肿，小便不利。用量 15～30g。

2. 茯神 本品为茯苓中间带有松根的部分。性味甘、淡，平。归心、脾经。功能宁心安神。用于惊悸，怔忡，健忘失眠。用量 9～15g。

【参考文献】 [1] 宁康健，杨靖松，石萍萍．茯苓对家兔利尿作用的观察．安徽科技学院学报，2012，26(4)：1-3.

[2] 田婷，陈华，殷璐，等．茯苓和茯苓皮水和乙醇提取物的利尿作用及其活性成分的分离鉴定．中国药理学与毒理学杂志，2014，28(1)：57-62.

[3] 王青，胡明华，董燕，等．茯苓多糖对免疫抑制小鼠黏膜淋巴组织及脾脏中 CD3⁺和 CD19⁺细胞变化的影响．中国免疫学杂志，2011，27(3)：228-231.

[4] 王青，胡明华，董燕，等．茯苓多糖对小鼠肠道分泌型免疫球蛋白 A，CD80，CD86 表达的影响．中国实验方剂学杂志，2011，17(13)：127-129.

[5] 丁晨光，田普训，薛武军，等．茯苓素预防大鼠肾移植急性排斥反应的实验研究．中国中西医结合杂志，2010，30(3)：308-311.

[6] 张密霞，李怡文，张德生，等．茯苓多糖对 Lewis 肺癌小鼠自发肺转移的抑制作用及其机制研究．现代药物与临床，2013，28(6)：842-846.

[7] 游秋云，王平．茯苓、茯神水煎液对小鼠镇静催眠作用的比较研究．湖北中医药大学学报，2013，15(2)：15-17.

[8] 徐煜彬，徐志立，李明玉，等．茯苓及其化学拆分组分学习记忆及镇静催眠的性味药理学研究．中草药，2014，45(11)：1577-1584.

[9] 苗华，张旭．茯苓结合有氧运动对大鼠基于代谢组学表征的血脂紊乱相关指标的影响．中国运动医学杂志，2013，32(11)：1013-1017.

[10] 李骥，王松．茯苓与有氧运动联合干预对大鼠动脉粥样硬

化进程的影响. 哈尔滨师范大学自然科学学报，2011，27(6)：74-77.

[11] 陈继岩. 羧甲基茯苓多糖抗乙型肝炎病毒的体内与体外研究. 中国生化药物杂志，2015，35(2)：66-70.

薏苡仁

Yiyiren

本品为禾本科植物薏苡 *Coix lacryma-jobi* L. var. *ma-yuen*(Roman.) Stapf 的干燥成熟种仁。主产于福建、河北、辽宁。秋季果实成熟时采割植株，晒干，打下果实，再晒干，除去外壳、黄褐色种皮及杂质，收集种仁。以粒大、饱满、色白者为佳。

【炮制】 **炒薏苡仁**　取净薏苡仁，用麸皮炒至微黄色。

【性味与归经】 甘、淡，凉。归脾、胃、肺经。

【功能与主治】 利水渗湿，健脾止泻，除痹，排脓，解毒散结。用于水肿，脚气，小便不利，脾虚泄泻，湿痹拘挛，肺痈，肠痈，赘疣，癌肿。

【效用分析】 薏苡仁淡渗利湿，甘以益脾，健脾利湿为其所长。对于脾虚湿滞者尤为适用。主入脾胃经，既能渗除脾湿，又可补益脾土止泻，为清补淡渗佳品，故用治脾虚湿盛之水肿腹胀，脚气浮肿，小便不利，食少泄泻等症。

薏苡仁善于祛除肌肉筋骨之湿邪，能渗湿除痹，缓和挛急。故风湿久痹，筋脉挛急者可用之。

薏苡仁性凉，能清热排脓，常用治肺痈咳唾脓痰，胸痛以及肠痈等。

薏苡仁能解毒散结，“破毒肿”（《药性论》）。可用于赘疣，癌肿等。

【配伍应用】

1. 薏苡仁配冬瓜皮　薏苡仁长于健脾利水；冬瓜皮长于利水消肿。二药合用，有健脾利水消肿之功，用于治疗湿热盛而脾虚之浮肿、小便短少者。

2. 薏苡仁配白术　薏苡仁长于利水渗湿；白术长于益气健脾燥湿。二药共用，可增强健脾祛湿之功，用于治疗脾虚湿盛之大便溏泻、身倦乏力者。

3. 薏苡仁配麻黄　薏苡仁长于除湿通痹；麻黄长于发汗解表利水。二药伍用，有祛风散寒除湿之功，用于治疗风湿在表、一身尽痛、筋脉不伸之痹证。

【鉴别应用】

1. 生薏苡仁与麸炒薏苡仁　二者均为薏苡仁的不同炮制品种，由于炮制方法不同，作用亦各有偏重。生薏苡仁性偏寒凉，长于利水渗湿，清热排脓，除痹，解毒散结；尤适用于脚气水肿、小便不利、湿痹拘挛、肠痈、肺痈、赘疣，癌肿等；用于水肿，因其利湿作用弱，宜用于轻症。麸炒薏苡仁性偏平和，长于健脾止泻，多常用于脾虚有湿的泄泻。薏苡仁临床生用为主，对于湿热所致下肢痹证，生品尤为适宜。炒制多用于健脾；因作用较弱，用量宜大。

2. 薏苡仁与茯苓　两者都能健脾利湿，且均归脾经，对于脾虚湿盛之证，常相须应用。但薏苡仁作用缓和，需要大量应用才见其效；薏苡仁入肺胃经，性寒能除痹，排脓，解毒散结；对于湿痹拘挛、肺痈、肠痈、赘疣、癌肿为常用。而茯苓性平和缓，为利水渗湿之要药，其利水渗湿、健脾之力较薏苡仁为强；对于水肿，无论寒热虚实，均可配伍使用。取其利水健脾之功，常用治痰饮病眩晕、心悸、咳嗽等，为治痰饮病之要药；又有宁心安神作用，常用治心悸怔忡、失眠多梦等。

【方剂举隅】

1. 参苓白术散（《和剂局方》）

药物组成：莲子肉、薏苡仁、缩砂仁、桔梗、白扁豆、白茯苓、人参、甘草、白术、山药。

功能与主治：益气健脾，渗湿止泻。适用于脾虚湿盛证，饮食不化，胸脘痞闷，肠鸣泄泻，四肢乏力，形体消瘦，面色萎黄，舌淡苔白腻，脉虚缓。

2. 三仁汤《温病条辨》

药物组成：杏仁、飞滑石、白通草、白蔻仁、竹叶、厚朴、薏苡仁、半夏。

功能与主治：宣畅气机，清利湿热。适用于湿温初起及暑温挟湿之湿重于热证，头痛恶寒，身重疼痛，肢体倦怠，面色淡黄，胸闷不饥，午后身热，苔白不渴，脉弦细而濡。

3. 苇茎汤（《外台秘要》引《古今录验方》）

药物组成：苇茎、薏苡仁、瓜瓣、桃仁。

功能与主治：清肺化痰，逐瘀排脓。适用于肺痈，热毒壅滞，痰瘀互结证，身有微热，咳嗽痰多，甚则咳吐腥臭脓血，胸中隐隐作痛，舌红苔黄腻，脉滑数。

4. 薏苡附子败酱散（《金匮要略》）

药物组成：薏苡仁、附子、败酱。

功能与主治：排脓消肿。适用于肠痈脓已成，身无热，其身甲错，腹皮急，按之濡如肿状，脉数。

【成药例证】

1. 四妙丸（《临床用药须知中药成方制剂卷》2020年版）

药物组成：盐黄柏、苍术、薏苡仁、牛膝。

功能与主治：清热利湿。用于湿热下注所致的痹病，症见足膝红肿、筋骨疼痛。

2. 风痛安胶囊(《临床用药须知中药成方制剂卷》2020年版)

药物组成：石膏、黄柏、防己、薏苡仁、连翘、木瓜、滑石粉、通草、桂枝、姜黄、忍冬藤、海桐皮。

功能与主治：清热利湿，活血通络。用于湿热阻络所致的痹病，症见关节红肿热痛，肌肉酸楚；风湿性关节炎见上述证候者。

3. 参苓健脾胃颗粒(《临床用药须知中药成方制剂卷》2020年版)

药物组成：北沙参、白术、茯苓、薏苡仁(炒)、山药(炒)、扁豆(炒)、砂仁(盐炙)、陈皮、莲子、甘草。

功能与主治：补脾益胃，利中止泻。用于脾胃虚弱、气阴不足所致的饮食不消、或吐或泻、不欲饮食、形瘦色萎、神疲乏力。

4. 前列舒丸(《临床用药须知中药成方制剂卷》2020年版)

药物组成：附子(制)、桂枝、淫羊藿、韭菜子、熟地黄、山茱萸、山药、薏苡仁、冬瓜子、苍术、泽泻、茯苓、桃仁、牡丹皮、甘草。

功能与主治：扶正固本，益肾利尿。用于肾虚所致的淋证，症见尿频、尿急、排尿滴沥不尽；慢性前列腺炎及前列腺增生症见上述证候者。

【用法与用量】 9～30g。

【注意】 本品性质滑利，故孕妇慎用。

【本草摘要】

1.《神农本草经》 “主筋急拘挛，不可屈伸，风湿痹，下气。”

2.《本草正》 “薏苡仁，味甘淡，气微凉，性微降而渗，故能祛湿利水，以其祛湿，故能利关节，除脚气，治痿弱拘挛湿痹，消水肿疼痛，利小便热淋，亦杀蛔虫。以其微降，故亦治咳嗽唾脓，利膈开胃。以其性凉，故能清热，止烦渴、上气。但其功力甚缓，用为佐使宜倍。”

3.《本草纲目》 “薏苡仁，阳明药也，能健脾益胃。虚则补其母，故肺痿、肺痈用之。筋骨之病，以治阳明为本，故拘挛筋急、风痹者用之。土能胜水除湿，故泄泻、水肿用之。”

4.《药性论》 “煎服之破毒肿。”

【化学成分】 主要含脂类成分：甘油三油酸酯，α-单油酸甘油酯，α-单亚麻酯等；甾醇类成分：顺、反阿魏酰豆甾醇，顺、反阿魏酰菜油甾醇等；苯并唑酮类成分：薏苡素等；还含葡聚糖和酸性多糖、薏苡多糖等。

中国药典规定本品含甘油三油酸酯($C_{57}H_{104}O_6$)不得少于0.50%，饮片不得少于0.40%。

【药理毒理】 本品具有调节胃肠道、抗肿瘤、降脂、降糖、镇痛、调节免疫、雌激素样、抗辐射等作用。

1. 调节胃肠道作用 薏苡仁75%乙醇提取物相当10g生药/kg剂量，对麻醉大鼠十二指肠给药，药后3小时可明显促进大鼠的胆汁分泌量。薏苡仁75%乙醇提取物，相当于5、15g生药/kg剂量灌胃给药，可显著抑制单次灌胃0.6M盐酸0.35ml/只所致的小鼠胃溃疡形成，抑制率分别为52.3%和55.4%；对水浸应激性小鼠胃溃疡的抑制率分别为33.8%和74.0%，但对吲哚美辛-乙醇所致小鼠胃溃疡无明显抑制作用。上述剂量对小鼠墨汁胃肠推进运动和蓖麻油所致的小肠性腹泻无明显影响，但15g生药/kg剂量可明显减少番泻叶致小鼠腹泻的次数，作用持续时间为3小时。薏苡仁水提液5.4、2.7和1.35g生药/kg连续灌胃14天，能显著改善三硝基苯磺酸(TNBS)致溃疡性结肠炎大鼠的一般状态，减轻其结肠组织病理学损伤，各给药组较模型组疾病活动指数、肠黏膜损伤指数及大鼠血清IL-6均有不同程度降低，而大鼠血清IL-10与模型组相比均有所升高[1]。

2. 抗肿瘤作用 薏苡仁酯10^{-7}～10^{-4}mol/L对体外培养的人鼻咽癌细胞CNE-2Z具有增殖抑制作用，并呈剂量依赖性；薏苡仁酯10^{-7}～10^{-6}mol/L，可提高体外培养的CNE-2Z细胞的辐射敏感性，使乏氧照射剂量减少10.67%～35.69%；薏苡仁酯500、250、125mg/kg可显著抑制S_{180}A小鼠体外红细胞膜Na^+, K^+-ATP酶活性，并呈量效正相关。薏苡仁酯10^{-7}～10^{-4}mol/L，可以量效方式抑制人鼻咽癌细胞CNE-2Z诱导的裸鼠肿瘤在体移植转移率。体外研究发现，薏苡仁酯5、10、20mg/L可明显抑制SW480细胞的增殖，并呈剂量依赖性，且高剂量组明显诱导SW480细胞凋亡[2]；薏苡仁酯5、10、15μl/ml明显抑制体外培养的胃癌细胞BGC-823的增殖，并呈时间和剂量依赖性，可下调B7-H4mRNA及蛋白表达，上调B7-H3mRNA及蛋白表达[3]。

3. 降脂作用 薏苡仁水提物粉末500mg/kg，连续注射4周，显著减少高脂饲料大鼠的摄食量及体重，降低血清甘油三酯、总胆固醇和肿瘤坏死因子的mRNA表达水平。薏苡仁水提物粉末400、200、100mg/kg，显著减少高脂乳剂所致高血脂模型大鼠血清中甘油三酯、低密度脂蛋白胆固醇、总胆固醇含量，显著增加高密度脂蛋白胆固醇含量，改善肝细胞形态，发挥保护高脂乳剂所致高血脂模型大鼠的作用[4]。

4. 降糖作用 薏苡仁多糖100、200mg/kg灌胃给药，对正常小鼠的血糖无明显影响，50、100mg/kg腹腔给药，可降低正常小鼠的血糖水平。给大鼠预先腹腔注射薏苡仁多糖 25、50、100mg/kg，3 小时后再尾静脉注射四氧嘧啶 50mg/kg，48 小时后检测相关指标，发现预防组血糖值及糖耐量曲线下面积明显低于四氧嘧啶组，血中超氧化物歧化酶活性高于四氧嘧啶组，预防组胰岛 B 细胞数目及胰岛素分泌颗粒均与正常大鼠胰岛相同，无形态学改变。

5. 镇痛作用　薏苡仁醇提物(石油醚、乙酸乙酯分离部分)25g 生药/kg，分别连续灌胃 5 天，均能不同程度延长热板法、甩尾法和醋酸扭体法三种疼痛模型致小鼠的疼痛反应，延长小鼠舔爪反应、甩尾反应和扭体反应的潜伏期，减少小鼠扭体反应次数[5]。薏苡仁水煎液和浸泡液，每天 3.75、0.75g 生药/kg，连续灌胃 5 天，在二甲苯致小鼠耳肿胀和角叉菜胶致小鼠足肿胀炎症模型、小鼠热板法镇痛模型和滚笼法镇静模型实验中，水煎液高、低剂量组显著抑制小鼠耳肿胀度；水煎液高剂量组在 3 小时、4 小时均能显著降低小鼠足肿胀度；水煎液高剂量组可明显降低小鼠滚笼次数；薏苡仁浸泡液对上述模型动物相关指标均无显著性差异[6]。

6. 调节免疫作用　薏苡仁多糖每天 1000、500、250mg/kg，连续灌胃 28 天，显著抑制环磷酰胺诱导的免疫抑制模型小鼠脾脏指数和胸腺指数的减小，增强巨噬细胞吞噬指数及淋巴细胞增殖反应，提高血清半数溶血值[7]。

7. 雌激素样作用　薏苡仁水煎液 20、10g 生药/kg，连续灌胃给药 28 天，可显著增加性未成熟小鼠的子宫系数。薏苡仁水煎液 1、0.1、0.01、0.001、0.0001、0.00001mg/ml 体外培养于去雌激素的培养基中，可诱导 MCF-7 人乳腺癌细胞增殖，标准化荧光素酶活性明显升高[8]。

8. 抗辐射作用　薏苡仁水提液 0.88、0.44、0.22g/kg 连续灌胃 14 天，可增加受照射小鼠骨髓有核细胞数，剂量依赖性降低外周血微核数；0.88、0.44g/kg 剂量明显增加小鼠外周血白细胞中 SOD、IL-1、IL-2 表达水平，提示薏苡仁水提液具有促使骨髓有核细胞释放、加快外周白细胞数量恢复、增强自由基清除、抗辐射和免疫保护调节的作用[9]。

9. 其他作用　体外实验研究表明，薏苡仁水提物和醇提物均可不同程度抑制体外嘌呤代谢过程的黄嘌呤氧化酶活性。水提物在浓度 0.5～3mg 粉末/ml 范围内抑制率为 47.1%～52.8%；60%醇提取物在相同浓度范围内，抑制率随浓度的增大而增高，最小抑制率 41.7%，而当浓度为 3mg/ml 时，抑制率达 83.6%；95%醇提取物在上述浓度范围内，抑制率均在 77%～80.7%的较高范围内，且波动幅度小[10]。采用酶促动力学方法探讨薏苡仁提取物对酪氨酸酶的抑制作用类型，结果以最佳工艺 8 倍量 70%乙醇提取 2 小时，提取 2 次得到的薏苡仁提取物对酪氨酸酶的平均抑制率达 33.3%。该提取液在 0.1～2.0mg/ml 浓度范围内，对酪氨酸酶半抑制质量浓度(IC_{50})为 1.4mg/ml。Lineweaver-Burk 双倒数作图显示，薏苡仁提取物对酪氨酸酶的抑制作用属于线性混合型抑制[11]。

10. 毒理研究　薏苡仁油 0.82g/ml，对小鼠灌胃的最大给药量为 32.8g/kg；薏苡仁油 0.5ml 涂于家兔去毛皮肤上，对家兔完整皮肤或破损皮肤均未见红斑、水肿等皮肤刺激性反应；薏苡仁油 2ml 注入家兔直肠，连续 7 天，对家兔直肠黏膜未见充血、水肿和异常分泌物等黏膜刺激性反应[12]。

【参考文献】　[1] 李彦龙，伍春，廖志峰，等. 薏苡仁水提液对溃疡性结肠炎大鼠血清 IL-6、IL-10 的影响. 辽宁中医药大学学报，2013，15(9)：42-45.

[2] 保学明，卢建华，伍兆锋，等. 薏苡仁酯对结肠癌 SW480 增殖和凋亡的影响. 中华实用诊断与治疗杂志，2012，26(3)：260-261.

[3] 郭莉婷，程月新，姜藻. 胃癌中 B7-H4 和 B7-H3 的表达及薏苡仁酯对表达的影响. 现代肿瘤医学，2011，19(9)：1791-1795.

[4] 易辉，林含露，柯洪. 薏苡仁水提物对高血脂模型大鼠的保护作用研究. 中国药房，2013，24(31)：2899-2901.

[5] 吴月国，张萍，赵铮蓉，等. 薏苡仁提取物的镇痛活性部位筛选. 中国现代应用药学，2012，29(6)：503-506.

[6] 李红艳，曹阳，陶小军，等. 薏苡仁水提取物的抗炎、镇痛、镇静作用研究. 亚太传统医药，2013，9(12)：58-60.

[7] 吕峰，林勇毅，陈代园. 薏苡仁活性多糖对小鼠的免疫调节作用. 中国食品学报，2013，13(6)：20-25.

[8] 郑晓珂，张娜，王晓帆，等. 薏苡仁水煎液雌激素样活性筛选研究. 世界科学技术-中医药现代化，2014，16(9)：1974-1979.

[9] 李启杰，吴苹，夏增亮，等. 薏苡仁水提液抗辐射损伤作用机制的研究. 华西医学，2013，28(8)：1211-1214.

[10] 于娟，王晓梅. 薏苡仁和茯苓提取物对黄嘌呤氧化酶的抑制作用. 中国药物与临床，2014，14(1)：30-32.

[11] 严航，唐婷，干丽，等. 薏苡仁提取物对酪氨酸酶抑制作用. 中成药，2013，35(4)：696-699.

[12] 陶小军，徐志立，雷雪霏，等. 薏苡仁油急性毒性和刺激性实验研究. 辽宁中医药大学学报，2013，15(3)：39-40.

猪　苓

Zhuling

本品为多孔菌科真菌猪苓 *Polyporus umbellatus* (Pers.) Fries 的干燥菌核。主产于陕西、山西、河北、云南、河南。春、秋二季采挖，除去泥沙，干燥。切厚片。以外皮色黑、切面色白者为佳。

【性味与归经】 甘、淡，平。归肾、膀胱经。

【功能与主治】 利水渗湿。用于小便不利，水肿，泄泻，淋浊，带下。

【效用分析】 猪苓甘淡性平，入肾、膀胱经，故能通水道，其利水作用较强，用于水湿停滞的小便不利，各种水肿，泄泻，淋浊，带下。

【配伍应用】

1. 猪苓配白术 猪苓长于利水渗湿；白术长于益气健脾燥湿。两药合用，有健脾益气，渗湿利水之功效，用于治疗水湿偏盛、清浊失调之水泻、尿少，身倦纳呆。

2. 猪苓配大腹皮 猪苓长于利水渗湿；大腹皮长于下气行水。二药合用，有利水除胀之功效，用于治疗水肿胀满、小便不利者。

【鉴别应用】 **猪苓与茯苓** 两药同属利水消肿药，味甘淡性平，均为治疗水肿胀满等症所常用；两药都能利水渗湿，对于小便不利，水肿等，常相须为用。但猪苓主入肾与膀胱经，仅有利水渗湿之功，而无补脾益中之效，且利水作用较茯苓强，适用于水湿内停之小便不利，水肿、泄泻、淋浊等。茯苓利中有补，能补脾，宁心安神，用于脾虚湿盛所致食少，便溏泄泻等，以及心神不安，惊悸失眠等；且茯苓又为治痰良药，痰饮所致眩晕、咳嗽、心悸等亦常选用。二者在治疗水肿等疾患时常配伍应用。

【方剂举隅】

1. 五苓散《伤寒论》

药物组成：猪苓、泽泻、白术、茯苓、桂枝。

功能与主治：利水渗湿，温阳化气。适用于膀胱气化不利之蓄水证，小便不利，头痛微热，烦渴欲饮，甚则水入即吐；或脐下动悸，吐涎沫而头目眩晕；或短气而咳；或水肿、泄泻。舌苔白，脉浮或浮数。

2. 猪苓汤《伤寒论》

药物组成：猪苓、茯苓、泽泻、阿胶、滑石。

功能与主治：利水，养阴，清热。适用于水热互结证，小便不利，发热，口渴欲饮，或心烦不寐，或兼有咳嗽、呕恶、下利，舌红苔白或微黄，脉细数。适用于血淋，小便涩痛，点滴难出，小腹满痛者。

【成药例证】 **肾炎灵胶囊**（《临床用药须知中药成方制剂卷》2020年版）

药物组成：猪苓、茯苓、车前子（盐炒）、赤芍、栀子、大蓟、小蓟、地榆、马齿苋、茜草、当归、川芎、旱莲草、女贞子、狗脊（烫）、地黄、山药。

功能与主治：清热利尿，凉血止血，滋阴补肾。用于下焦湿热、热迫血行、肾阴不足所致的浮肿、腰痛、尿频、尿血；慢性肾炎见上述证候者。

【用法与用量】 6～12g。

【本草摘要】

1.《神农本草经》 “主痎疟、解毒……利水道。”

2.《药性论》 “解伤寒温疫大热，发汗，主肿胀，满腹急痛。”

3.《本草纲目》 “开腠理，治淋、肿、脚气，白浊，带下，妊娠子淋，胎肿，小便不利。”

4.《本草衍义》 “猪苓，行水之功多，久服必损肾气，昏人目。”

【化学成分】 主要含多糖：猪苓葡聚糖I，猪苓多糖等；甾醇类成分：麦角甾醇等；还含有机酸、蛋白质等。

中国药典规定本品含麦角甾醇（$C_{28}H_{44}O$）不得少于0.070%，饮片不得少于0.050%。

【药理毒理】 本品具有利尿、抗肾结石形成、抗肿瘤、调节免疫、抗诱变等作用。

1. 利尿作用 猪苓水煮醇提物1.0g（生药）/kg给大鼠连续灌胃10天，可使大鼠尿量明显增加，猪苓的利尿作用在用药后1小时起效，2～4小时作用最显著，药效维持6小时以上，但是1.0g/kg猪苓可引起大鼠肾髓质集合管主细胞呈现不同程度的退行性改变。临床应合理应用该药，防止长期大剂量应用引起不良反应。

2. 抗肾结石形成作用 猪苓提取物乙酸乙酯浸膏、正丁醇浸膏、水浸膏0.5～1.0g/kg给大鼠灌胃5周，各浸膏能明显增加大鼠的尿量；猪苓乙酸乙酯浸膏能抑制10g/L乙二醇和20g/L氯化铵2ml诱导的实验性高草酸尿症大鼠尿草酸钙晶体的形成，但并不影响草酸钙的代谢与分泌，而是通过抑制尿Ca^{2+}分泌以及抑制草酸钙结晶的生成与聚集，减少肾小管内草酸钙晶体的形成和沉积，而抑制尿草酸钙结石形成的。同时猪苓乙酸乙酯浸膏能明显降低血清尿素氮和肌酐的浓度，具有明显的肾保护作用。

3. 抗肿瘤作用 猪苓多糖注射液20mg/kg，腹腔注射15天，能明显抑制荷瘤小鼠肉瘤S_{180}的生长，改善荷瘤小鼠的一般状况并延长其生存期，并能提高荷瘤小鼠脾脏组织中IL15mRNA的表达。用30μg/ml猪苓多糖诱导HL60细胞3天后，HL60细胞不同程度地向成熟单核细胞分化，主要表现为细胞明显贴壁，形成丝状突起，吞噬墨汁能力和NBT还原能力增强，电镜下呈现单核细胞特征，对K562细胞株的诱导分化作用不明显；同时猪苓多糖与维甲酸联合有相互增强诱导的作用。用20mg/L

猪苓多糖对 HL60 细胞胞浆和膜部分酪氨酸蛋白激酶 T 活力有不同程度的抑制作用，而对两部分的磷酸酪氨酸蛋白激酶的活力有不同程度的激活作用。提示猪苓多糖的抗肿瘤作用机制可能与酪氨酸蛋白激酶磷酸化作用有关。猪苓 250～500mg/kg 连续灌胃 12 周，能明显降低 *N*-丁基-*N*-(4 羟基)亚硝胺诱导的膀胱癌模型大鼠膀胱组织 AQP1 和 AQP3 蛋白表达，显著降低 AQP1 和 AQP3 mRNA 相对表达含量，具有抑制膀胱癌发生发展的作用[1]。猪苓多糖 130mg/kg 连续灌胃 12 周，能显著增加 *N*-丁基-*N*-(4-羟丁基)亚硝胺联合糖精诱导的膀胱癌大鼠外周血 $CD8^+$、$CD3^+$、$CD28^+$、$TCR\gamma\delta^+T$ 淋巴细胞水平，增强膀胱癌大鼠对抗原的免疫应答水平，从而促进免疫功能的恢复[2]。猪苓颗粒水溶液 50～500mg/kg，连续灌胃 12 周，能明显下调 *N*-丁基-*N*-(4-羟丁基)亚硝胺联合糖精诱导的 Fisher-344 膀胱癌模型大鼠膀胱组织 AQP1、AQP3mRNA 相对表达量，具有抗膀胱癌的作用[3]。

4. 对免疫功能的作用　猪苓多糖 10mg/kg 灌胃给药，连续 7 天，能显著增加小鼠肝脏、脾脏和胸腺重量指数，具有提高机体免疫活性的作用。猪苓多糖 50～200μg/ml 明显增加γ干扰素诱导的 M1 型巨噬细胞模型白细胞介素-1β、诱导型一氧化氮合成酶、白介素-10、转化生长因子β、肿瘤坏死因子-α的 mRNA 表达[4]。

5. 抗诱变作用　5800、1834、580mg/kg 猪苓水溶性提取物，连续灌胃 5 天，能明显降低硫酸镉诱发的小鼠精子畸形率和小鼠骨髓细胞微核率，具有对环境中的镉明显的抗诱变作用。猪苓多糖 100～400mg/kg 连续腹腔注射 5 天，明显降低腹腔注射 40mg/kg 环磷酰胺 6 天诱导的小鼠骨髓细胞微核率和精子畸形率，具有一定的抗突变作用[5]。

6. 其他作用　猪苓甲醇提取物 2mg 一次性涂于 C3H/He 小鼠背部皮肤有毛发再生长的作用，证实其有效的活性成分是 3,4-二羟苯甲醛。猪苓水煎剂 22g/kg 连续灌胃 28 天，能明显改善博来霉素溶液 0.5mg/100g 气管内注入诱导的肺纤维化模型大鼠的病理学改变，降低血清转化生长因子-β_1、肿瘤坏死因子-α水平，猪苓具有减轻博来霉素诱发肺纤维化进程的作用[6]。

【参考文献】［1］秦桂芳，张国伟，贝佳涛，等．利水渗湿中药猪苓调节膀胱癌大鼠 AQP1 和 AQP3 作用及意义．中华中医药杂志，2014，29(9)：2985-2987．

［2］李彩霞，曾星，黄羽，等．猪苓及猪苓多糖对 BBN 诱导的膀胱癌大鼠外周血 T 淋巴细胞亚群表达的影响．中药新药与临床药理，2010，21(6)：573-576．

［3］张晓雷，张国伟．猪苓介导 AQP1 和 AQP3 在治疗膀胱癌中作用．云南中医学院学报，2013，36(3)：1-3．

［4］江泽波，黄闰月，张娴，等．猪苓多糖对 M1 型巨噬细胞细胞因子表达的调节作用．细胞与分子免疫学杂志，2014，30(10)：1030-1038．

［5］王虹，刘敏玲，邵蕾．猪苓多糖抗突变作用研究．西北农业学报，2014，23(2)：35-38．

［6］刘本佼，胡海波，周兆山，等．猪苓和泽泻对肺纤维化大鼠模型血清 TGF-β_1、TNF-α影响研究．实用中医药杂志，2013，29(4)：236-238．

泽　泻
Zexie

本品为泽泻科植物东方泽泻 *Alisma orientale*(Sam.) Juzep. 或泽泻 *Alisma plantago-aquatica* Linn.的干燥块茎。主产于福建、四川。冬季茎叶开始枯萎时采挖，洗净，干燥，除去须根及粗皮。切厚片。以切面色黄白、粉性足者为佳。

【炮制】　**盐泽泻**　取泽泻片，盐水拌匀后，炒干。

【性味与归经】　甘、淡，寒。归肾、膀胱经。

【功能与主治】　利水渗湿，泄热，化浊降脂。用于小便不利，水肿胀满，泄泻尿少，痰饮眩晕，热淋涩痛，高脂血症。

【效用分析】　泽泻味甘淡而性寒，最长于行水，其利水作用较强，多治疗水湿停蓄之水肿，小便不利。

泽泻能利小便而实大便，多治夏秋湿热伤及脾胃，尿少，泄泻不止者。本品泻水湿，行痰饮，故治痰饮停聚，清阳不升之头目晕眩，恶心呕吐。本品既能渗利水湿，又能泄肾与膀胱之热，故常用于膀胱湿热所致的热淋涩痛。

泽泻善渗湿行痰而化浊降脂，常用于治疗高脂血症。

【配伍应用】

1. 泽泻配白术　泽泻性寒，善于泻肾经之相火，利膀胱之湿热；白术性温，善于健脾而燥湿。二药合用，白术健脾升清阳，泽泻利水降浊阴，共奏健脾利湿之功。适用于脾虚湿停所致的小便不利、水肿泄泻、淋浊带下等症。

2. 泽泻配木通　泽泻长于泻肾经相火，利膀胱湿热；木通则上清心肺之火，下去膀胱小肠之湿，使湿热火邪下行由小便而出。二药配用，其清利湿热、泻火之力增强。适用于热淋、血淋、石淋、小便短赤涩痛、水肿、黄疸等证。

3. 泽泻配牡丹皮　泽泻性寒，善于泻肾经之相火；牡丹皮凉血而清肝胆之火。二药合用，肝肾同治，共奏泻虚火之功效，用于治疗虚火所致之头晕目眩、骨蒸潮热等。

【鉴别应用】

1. 生泽泻与盐泽泻 二者均为泽泻的不同炮制品种，由于炮制方法不同，作用亦各有偏重。生泽泻性味甘，淡，寒，归肾、膀胱经；具有利水渗湿，泄热的功能；常用于小便不利，水肿胀满，泄泻尿少。盐泽泻则善于引药下行，并增强泄热作用，利尿而不伤阴，用小剂量于补益方中，可泻肾降浊，并防止补药之滋腻；也可用于阴虚火旺，以及水热互结，小便不利，腰痛重者。

2. 泽泻与猪苓 两药同属利水消肿常用药，均味甘淡，归肾、膀胱经；皆能利水渗湿，用治水肿，小便不利，泄泻，带下，淋浊等病患，临床常相须为用。但泽泻性寒，又能泄热，尤善于泄肾与膀胱之热，故下焦湿热者尤为适宜；并可用治痰饮眩晕。猪苓性平，作用单纯而利水之力较强，主治水湿为患的诸多病证。

【方剂举隅】

1. 五苓散(《伤寒论》)

药物组成：猪苓、泽泻、白术、茯苓、桂枝。

功能与主治：利水渗湿，温阳化气。适用于膀胱气化不利之蓄水证，小便不利，头痛微热，烦渴欲饮，甚则水入即吐；或脐下动悸，吐涎沫而头目眩晕；或短气而咳；或水肿、泄泻。舌苔白，脉浮或浮数。

2. 胃苓汤(《世医得效方》)

药物组成：猪苓、泽泻、白术、茯苓、桂枝、陈皮、厚朴、苍术、甘草。

功能与主治：祛湿和胃，行气利水。适用于夏秋之间，脾胃伤冷，水谷不分，泄泻如水，以及水肿、腹胀、小便不利者。

3. 泽泻汤(《金匮要略》)

药物组成：泽泻、白术。

功能与主治：通阳除饮，健脾利水。适用于头晕目眩，甚则视物旋转，恶心呕吐，或小便不利，舌苔厚腻，脉弦滑。

【成药例证】

1. 血脂灵片(《临床用药须知中药成方制剂卷》2020年版)

药物组成：泽泻、决明子、山楂、制何首乌。

功能与主治：化浊降脂，润肠通便。用于痰浊阻滞型高脂血症，症见头重体困、大便干燥。

2. 眩晕宁颗粒(片)(《临床用药须知中药成方制剂卷》2020年版)

药物组成：泽泻、菊花、陈皮、白术、茯苓、半夏(制)、女贞子、墨旱莲、牛膝、甘草。

功能与主治：利湿化痰，补益肝肾。用于痰湿中阻、肝肾不足所致的眩晕，症见头晕目眩、胸脘痞闷、腰膝酸软。

【用法与用量】 6～10g。

【注意】肾虚精滑、无湿热者慎用。

【本草摘要】

1.《药性论》“主肾虚精自出，治五淋，利膀胱热，宣通水。”

2.《本草要略》“除湿通淋，止渴，治水肿，止泻痢，以猪苓佐之。”

3.《本草纲目》“渗湿热，行痰饮，止呕吐、泻痢、疝痛、脚气。”

【化学成分】 主要含四环三萜酮醇类成分：泽泻醇A、B、C，泽泻醇A乙酸酯，泽泻醇B单乙酸酯，泽泻醇C乙酸酯，23-乙酰泽泻醇B，表泽泻醇A，泽泻薁醇等；还含挥发油、生物碱、黄酮、磷脂、胆碱、蛋白质及淀粉等。

中国药典规定本品含23-乙酰泽泻醇B($C_{32}H_{50}O_5$)和23-乙酰泽泻醇C($C_{32}H_{48}O_6$)不得少于0.10%，盐泽泻同泽泻。

【药理毒理】 本品具有抗肾结石形成、利尿、抗氧化、抗肾纤维化、抗肺纤维化、抑制α-葡萄糖苷酶、调脂、降糖、扩血管、抗肝损伤等作用。

1. 抗肾结石形成作用 0.45g生药/L泽泻水提取液加入不同离子强度及pH值人工尿作用2小时后，能明显抑制草酸钙结晶生成和聚集，且随着人工尿的离子强度降低和pH值升高，其抑制活性逐渐增强。乙二醇10倍稀释液0.12ml以及活性维生素$D_3$1ml(含0.5μg)建立实验性肾结石大鼠，泽泻水提液的冻干物12mg灌胃给药，每天2次，能明显降低肾钙含量和减少肾小管内草酸钙结晶形成，从而抑制大鼠的实验性肾结石的形成，但对草酸及钙的代谢没有影响。1%乙二醇+2%氯化铵水溶液每天灌胃2ml/只建立实验性草酸钙结石大鼠模型，给予泽泻的乙酸乙酯浸膏灌胃1.0g/只，连续5周，能明显降低大鼠24小时尿Ca^{2+}分泌量和减轻肾小管损伤的程度，减少肾组织的草酸钙晶体沉积，具有抑制体内草酸钙结石形成的作用。泽泻能明显抑制1%乙二醇+1α-羟基维生素D_3诱导建立的草酸钙结石大鼠模型肾小管细胞中骨桥蛋白(OPN)表达。10%的泽泻水煎剂16ml/kg灌胃，连续28天，能降低饮用1%乙二醇和1%氯化铵自来水诱导的泌尿系草酸钙结石大鼠24小时尿Ca^{2+}含量、血Ca^{2+}、血尿素、肌酐、右肾系数及丙二醛含量，并增强总过氧化物歧化酶活性，泽泻具有抗泌尿系结石的作用[1]。泽泻总三萜提取物 22.8～205.2mg/kg 灌胃，连续 28 天，能明显降低 28 天给予 1%乙二醇自来水及隔天灌胃 0.5μg 阿法骨化醇诱导的泌尿系草酸钙结石雄性大鼠的血肌酐、血尿素氮、24 小时尿 Ca^{2+}含量、肾 Ca^{2+}含量及右肾系数水平，增加 24 小时尿量及肾组织 Mg^{2+}含量，表现出减少大鼠肾组织内草酸钙晶体的沉积，改善肾脏组织损伤的作用[2]。

2. 利尿作用　泽泻水提液 2.5～10g(生药)/kg 灌胃给药一次，给药后每隔 1 小时分别收集并记录尿量 1 次，共 8 小时，泽泻水提液能增加正常大鼠排尿量[3]。泽泻 2.5～10g 生药/kg 灌胃给药，给药容量为 20ml/kg，能明显增加以灌胃容量 20ml/kg 蒸馏水灌胃作水负荷建立的水肿模型小鼠的尿量，并明显减轻动物肺水肿程度[4]。泽泻颗粒 100～1000mg/kg 连续灌胃 8 天，能显著增加正常大鼠尿量，升高尿 Na^+、尿 K^+、尿 Cl^-水平，显著降低大鼠肾脏髓质 AQP2 mRNA 相对含量表达[5]。

3. 抗氧化作用　泽泻水提物 300mg(生药)/100g 体重，连续灌胃 30 天，明显降低自发性糖尿病大鼠的自由基，具有一定的抗氧化作用[6]。泽泻水提物 0.36～7.2g 生药/kg 能改善 100μmol/LH_2O_2对血管内皮细胞的损伤，显著增加超氧化物歧化酶活力和一氧化氮的分泌，对血管内皮细胞具有一定保护作用[7]。泽泻水提物 0.72g/ml，0.36～7.2g 生药/kg，连续灌胃 5 天，大鼠颈动脉取血，分离血清，泽泻含药血清可明显改善 100μmol/L ox-LDL 对血管内皮细胞的损伤，增强超氧化物歧化酶活力，增加一氧化氮合酶含量和一氧化氮的分泌，从而保护血管内皮细胞[8]。

4. 抗肾纤维化作用　泽泻水煎剂 9g(生药)/kg 灌胃，连续灌胃 2 周，能明显减轻单侧输尿管梗阻大鼠肾间质纤维化程度，增加 C3 和α-SMA 的表达量，减少 E-cadherin 的表达，具有抑制肾小管上皮细胞间充质转分化的作用[9]。

5. 抗肺纤维化作用　泽泻水煎剂 33g(生药)/kg 连续灌胃 28 天，能明显降低气管内注入博来霉素溶液(0.5mg/100g 加入 0.3ml 生理盐水)诱导的肺纤维化模型大鼠血清转化生长因子-β_1、肿瘤坏死因子-α的水平，具有改善肺纤维病理学病变的作用[10]。

6. α-葡萄糖苷酶抑制作用　泽泻正丁醇萃取物体外能抑制小鼠小肠α-葡萄糖苷酶的活性，IC_{50} 为 126μg/ml；泽泻正丁醇萃取物 1～2g/kg，连续灌胃 10 天，能有效抑制小鼠体内α-葡萄糖苷酶活性，泽泻正丁醇萃取物是潜在的高效α-葡萄糖苷酶抑制剂[11]。

7. 调脂作用　单用泽泻水提物或醇提物每天每只 0.3ml(2g/ml 生药溶液)，连续灌胃给药 10 天，均能明显降低高脂饲料喂养两周诱导的肥胖型小鼠血清中总胆固醇、甘油三酯的浓度，升高高密度脂蛋白-胆固醇浓度。泽泻醇提取物 5g(生药)/kg 灌胃，能使家兔血清中总胆固醇、甘油三酯的浓度降低，血谷胱甘肽水平明显升高，血清中超氧化物歧化酶活性增强，丙二醛、诱导型一氧化氮合酶和一氧化氮合酶水平降低，减轻动脉粥样硬化组织学改变，具有降血脂和抗动脉粥样硬化的作用。泽泻水提物和醇提物 0.3g/ml 生药液，连续灌胃两周，能明显降低喂食高脂饮食连续 2 周所致高脂血症小鼠血甘油三酯、总胆固醇水平，升高高密度脂蛋白水平[12]。

8. 降糖作用　泽泻醇提取物 20g(生药)/kg 灌胃，能使正常小鼠血糖明显降低，体内的胰岛素水平增加，具有降血糖的作用。

9. 扩血管作用　体外实验证明泽泻煎剂(生药浓度 25、50、100g/L)对正常和肝硬变大鼠离体血管有明显的扩血管作用，其作用机制可能是与血管内皮细胞增加前列环素和一氧化氮的释放有关，该作用具有明显的血管内皮依赖性。但对去除内皮的血管，泽泻扩血管效应并未完全被抑制，说明还存在其他的扩血管机制。

10. 抗肝损伤作用　生泽泻及其各炮制品 20g(生药)/kg，均能显著降低腹腔注射 700mg/kg D-氨基半乳糖和腹腔注射 1ml/kg 四氯化碳原液所致的两种急性肝损伤小鼠血清 ALT，其中盐泽泻提取物还能降低血清 AST，具有明显的保肝作用，盐泽泻作用较强。泽泻水煎剂 2～4g(生药)/ml 浓缩液给高脂饲料喂养 8 周诱导的高脂肝损伤大鼠灌胃 12 周，能明显降低肝匀浆 MDA、TC、TG 和血清中 ALT、AST，该药与生山楂、莪术合用降肝脂、降酶的效果最佳。

11. 其他作用　泽泻甲醇提取物 200mg/kg 连续灌胃 20 天，能明显抑制免疫复合物炎性大鼠肾小球细胞浸润、肾小管变性及再生，降低尿蛋白及血液中尿素氮含量等。

12. 毒理研究　小鼠腹腔注射泽泻煎剂的 LD_{50} 为 36.36g/kg；醇提物小鼠静脉注射 LD_{50} 为 0.78g/kg，腹腔注射的 LD_{50} 为 1.27g/kg，用剂量 4g/kg 给小鼠灌服未见死亡。泽泻水煎剂 8.3、16.7、33.3g(生药)/kg(相当于临床剂量 50、100 和 200 倍)给大鼠灌胃 60 天，各组大鼠生长良好，一般状况、体重、血常规、尿常规和大鼠血生化指标未见明显异常；病理组织学检查结果表明各实验组大鼠肝脏、肾脏、脾和睾丸均无明显的病理性损伤；泽泻中、高剂量组尿γ-谷氨酰胺转移酶活性升高，提示泽泻水煎剂可能对大鼠肾脏近曲小管上皮细胞刷状缘有一定损伤，但是未见明显的病理性损伤。其余尿 *N*-已酰-β-葡萄糖苷酶（NAG）、碱性磷酸酶（ALP）和乳酸脱氢酶（LDH）活性无明显变化。泽泻水提物 13.75g/kg 和 8.25g/kg（生药）分别给予雌、雄昆明小鼠连续灌胃 10 周，雌雄小鼠均出现不同程度的肾脏系数降低，血清尿素氮、肌酐、尿 *N*-乙酰-β-葡萄糖苷酶水平升高等慢性肾毒性症状，提示长期大剂量服用泽泻水提物可导致慢性肾毒性[13]。

【参考文献】 ［1］王施广，王振，王养民，等．枸杞、泽泻及其混合物对大鼠泌尿系结石形成的影响．解放军医药杂志，2014，26（9）：8-12.

［2］区淑蕴，苏倩，彭可垄，等．泽泻总三萜提取物对大鼠泌尿系草酸钙结石形成的影响．华中科技大学学报（医学版），2011，40（6）：634-639.

［3］曾春晖，杨柯，刘海燕，等．不同产地泽泻盐炙前后成分差异及利尿作用的研究．中国实验方剂学杂志，2012，18（2）：148-152.

［4］曾春晖，杨柯，卢国安，等．广西泽泻盐炙前后利尿作用的实验研究．广西中医药，2011，34（1）：55-56.

［5］伍小燕，陈朝，张国伟．泽泻水提物对正常大鼠利尿活性及肾脏髓质 AQP2 作用研究．实用临床医药杂志，2014，14（21）：5-10.

［6］施宁川，严超，姚加，等．泽泻、格列齐特对自发性糖尿病大鼠自由基清除作用的 ESR 研究．亚太传统医药，2011，7（1）：31-33.

［7］席蓓莉，谷巍，赵凤鸣，等．泽泻对 H_2O_2 诱导血管内皮细胞损伤的保护作用．南京中医药大学学报，2015，28（3）：232-234.

［8］张春举，王丹，席蓓莉，等．泽泻对 ox-LDL 致血管内皮细胞损伤的保护作用．时珍国医国药，2013，24（4）：796-798.

［9］张瑞芳，许艳芳，万建新，等．泽泻对单侧输尿管梗阻大鼠肾组织补体 C3 及肾纤维化的影响．中国中西医结合肾病杂志，2012，13（8）：672-674.

［10］刘本佼，胡海波，周兆山，等．猪苓和泽泻对肺纤维化大鼠模型血清 TGF-β_1、TNF-α 影响研究．实用中医药杂志，2013，29（4）：236-238.

［11］易醒，桂菲菲，尹红梅，等．泽泻对鼠源α-葡萄糖苷酶的抑制作用．天然产物研究与开发，2013，25：1644-1648.

［12］郁相云，钟建华，张旭．泽泻降血脂药理作用及物质基础研究．中国中医药现代远程教育，2010，8（11）：250.

［13］乐智勇，宋成武，姜淋洁，等．泽泻水提物对不同性别小鼠肾脏的慢性毒性研究．湖北中医杂志，2012，34（7）：22-23.

冬瓜皮

Dongguapi

本品为葫芦科植物冬瓜 *Benincasa hispida*（Thunb.）Cogn.的干燥外层果皮。全国大部分地区均产。食用冬瓜时，洗净，削取外层果皮，晒干。切块或宽丝。以片薄、色灰绿者为佳。

【性味与归经】 甘，凉。归脾、小肠经。

【功能与主治】 利尿消肿。用于水肿胀满，小便不利，暑热口渴，小便短赤。

【效用分析】 冬瓜皮质淡而味甘，能甘淡利湿，善除皮肤之水湿，故用治水肿胀满，小便不利，因其性凉，对于水肿而有热者，更为适用。

本品性凉，有清热解暑的作用，故可用治夏日暑热口渴，小便短赤。

【鉴别应用】 **冬瓜皮与冬瓜子** 冬瓜皮与冬瓜子均味甘、微寒，归脾、小肠经，清热而利湿，亦都治水肿。但冬瓜皮以清热利尿消肿见长，性质平和，故水肿胀满、小便不利常用；又可解暑，多治夏日暑热口渴。冬瓜子性润质滑，上能清肺热，下能导大肠之积滞，且能滑痰排脓，所以对肺热咳嗽、淋浊带下以及湿热内蕴，日久成脓的肺痈、肠痈等，较为常用。

【用法与用量】 9～30g。

【本草摘要】

1.《滇南本草》 “止渴，消痰，利小便。”

2.《药性切用》 “行皮间水湿，善消肤肿。”

3.《本草再新》 “走皮肤，祛湿追风，补脾泻火。”

【化学成分】 主要含挥发性成分：E-2-已烯醛，正己烯醛，甲酸正己醇酯，2,5-二甲基吡嗪；三萜类成分：乙酸异多花独尾草烯醇酯，黏霉烯醇，西米杜鹃；胆甾醇衍生物：24-乙基胆甾-7,25-二烯醇。还含维生素 B_1、B_2、C，烟酸，胡萝卜素等。

附：冬瓜子

本品为冬瓜的干燥成熟种子。性味甘，微寒。归肺、脾、小肠经。清热化痰，排脓，利湿。用于痰热咳嗽，肺痈，肠痈，带下，淋证，水肿。用量 9～30g。

玉米须

Yumixu

本品为禾本科植物玉蜀黍 *Zea mays* L.的干燥花柱和柱头。全国大部分地区均产。夏、秋二季果实成熟时收集，除去杂质，晒干。以柔软、光亮者为佳。

【性味与归经】 甘，平。归肝、肾经。

【功能与主治】 利尿消肿，利湿退黄。用于水肿尿少，湿热黄疸，头晕目昏。

【效用分析】 玉米须甘淡渗泄，主入肾经，功专利水渗湿消肿。适用于水湿停蓄之水肿尿少者。

玉米须性平，归肝经，能利湿而退黄，用治湿热黄疸。

此外，玉米须兼能平肝，也常用于头晕目昏。

【配伍应用】 玉米须配金钱草 玉米须甘淡渗泄，主入肾经，功专利水消肿，又能利湿而退黄。金钱草利尿通淋，善消结石，又能除下焦湿热，有清热利湿退黄之效。二药配用增效，常用于湿热黄疸，石淋，水肿等。

【鉴别应用】玉米须与冬瓜皮 两药作用比较缓和，均能利水消肿，用于小便不利，水肿等。但冬瓜皮性微寒，清热利水，水肿有热者更为适宜。玉米须还有利湿退黄的功效，可用于湿热黄疸。

【用法与用量】 15～30g。

【本草摘要】

1.《岭南采药录》 “治小便淋漓砂石，苦痛不可忍，煎汤频服。”

2.《滇南本草》 “宽肠下气。治妇人乳结红肿，乳汁不通，红肿疼痛，怕冷发热，头痛体困。”

【化学成分】 主要含二十一烷，二十九烷，三十六烷，亚油酸乙酯，豆甾 5-烯-3-醇等；还含皂苷、生物碱、氨基酸等。

【药理毒理】 本品具有利尿、降糖、改善免疫、抗肿瘤、抗菌、抗氧化、解热、肝保护、止血、降脂等作用。

1. 利尿作用 玉米须多糖 1、2g/kg 连续灌胃给药 7 天，可显著增加正常大鼠、小鼠和急性肾衰竭大鼠的尿量，并可提高尿液中 K^+、Cl^-的含量，对 Na^+含量无明显影响。玉米须水提取物 120g(生药)/kg 连续灌胃给药 3 周，可明显降低实验性高尿酸症小鼠肾组织中草酸含量，抑制肾组织中草酸钙结晶的形成。

2. 降糖作用 玉米须水煎剂 7.5～30g(生药)/kg 连续灌胃给药 7 天，可明显降低灌胃给予葡萄糖 2g/kg、腹腔注射肾上腺素 240μg/kg 和静脉注射四氧嘧啶 100mg/kg 分别所致三种糖尿病模型小鼠的血糖水平，但对正常小鼠血糖没有降低作用。玉米须水煎剂 18g(生药)/kg 连续灌胃给药 4 周，可明显降低四氧嘧啶所致糖尿病模型小鼠的血糖、总胆固醇、甘油三酯、游离脂肪酸和丙二醛水平，升高超氧化物歧化酶水平[1]。玉米须水提取物 30g(生药)/kg 连续灌胃 7 天，可明显降低肾上腺素致小鼠血糖值的升高；玉米须乙醇提取物 30g(生药)/kg 连续灌胃 7 天，可明显降低腹腔注射 10%葡萄糖 2g/kg(20ml/kg) 和腹腔注射盐酸肾上腺素注射液 240μg/kg 两种方法分别导致的小鼠血糖值升高。玉米须水提取物和乙醇提取物对正常小鼠血糖值均无明显影响[2]。玉米须多糖 200mg/kg 连续灌胃 30 天，可明显降低腹腔注射 400μg/kg 肾上腺素和四氧嘧啶 200mg/kg 分别所致糖尿病小鼠的血糖水平，促进肝糖原合成，加快糖异生，对正常小鼠有轻微的降血糖作用。玉米须总皂苷 100～400mg/kg 连续灌胃 7 天，可明显降低正常小鼠和腹腔注射肾上腺素 240μg/kg 所致糖尿病模型小鼠的血糖水平；连续灌胃 30 天，可明显降低尾静脉注射 80mg/kg 四氧嘧啶和链脲佐菌素 50mg/kg 分别所致糖尿病模型小鼠的血糖水平。玉米须总皂苷 100、200mg/kg，连续灌胃 30 天，对尾静脉注射链脲佐菌素 60mg/kg 所致糖尿病模型大鼠的胰岛和胸腺损伤有较好的保护作用，可明显减轻胰岛 B 细胞和胸腺的萎缩程度，同时明显减轻肾小管上皮细胞水肿和间质炎细胞浸润的程度。

3. 对免疫系统的作用 玉米须水煎剂与粗多糖能提高老年小鼠脾脏指数、脾脏中巨噬细胞的吞噬功能和 B 淋巴细胞增殖能力；提高老年小鼠胸腺指数，恢复脾脏 T 淋巴细胞亚群比例，提高血清 IL-2 含量；3.0g/kg 玉米须水煎剂与粗多糖连续灌胃给药 15 天，对环磷酰胺所致免疫低下小鼠的胸腺指数及胸腺 DNA 含量有提高作用。玉米须多糖连续灌胃给药 20 天，显著提高小鼠抗体生成脾细胞数、巨噬细胞吞噬指数和小鼠脾脏、胸腺器官重量，具有较强的调节小鼠体液免疫功能和小鼠巨噬细胞吞噬功能的作用。玉米须黄酮提取物 1、0.5g/kg 连续灌胃给药 8 天，明显减轻尿酸钠所致痛风性关节炎大鼠的踝关节肿胀度，降低血浆中白细胞介素-1α、白细胞介素-6、肿瘤坏死因子-α 及血浆细胞间黏附分子 1、基质金属蛋白酶 1 水平，改善造模大鼠关节滑膜组织细胞增生及炎细胞浸润[3]。

4. 抗肿瘤作用 用玉米须的醇提取物 0.5～2.0g/kg，连续灌胃 10 天，对小鼠的 MFC、Hep 及 S_{180} 肿瘤模型均有抑制作用，能延长 S_{180} 荷瘤小鼠的生存时间，增加荷瘤小鼠的免疫器官重量及吞噬功能，保护白细胞；对体外 T 淋巴细胞转化功能亦有增强作用，体外 30～6000μg/ml 对人白血病细胞 K562、10～1000μg/ml、人胃癌细胞 SGC 有较好的抑制作用，最高抑制率分别为 63.03% 和 90.70%。20～80mg/L 玉米须多糖对 SMMC-7721 细胞有明显的抑制作用，诱导其发生凋亡，且具有一定剂量和时间依赖性。玉米须乙醇提取物具有明显的抑癌能力，当浓度为 4mg/ml 时，该多糖对人肝癌细胞 $HepG_2$ 的抑制率达 18.3%[4]。

5. 抗菌作用 玉米须 50%醇提取物对金黄色葡萄球菌和乙型溶血性链球菌有抗菌活性，对金黄色葡萄球菌的最低抑菌浓度为 0.5g/ml；而对大肠埃希菌、福氏志贺菌、伤寒沙门菌和铜绿假单胞菌无抗菌活性。玉米须乙醇提取物对克雷伯杆菌和大肠埃希菌抑制作用显著，培养细菌 6 小时，对大肠埃希菌的抑菌率为(31.3±2.42)%，对克雷伯杆菌的抑菌率是(39.7±1.34)%，可用于慢性泌尿系感染的防治[5]。

6. 抗氧化作用 干燥玉米须粉碎按照料液比 1:20 加入乙醇制备的乙醇提取物有较强的清除 1,1-二苯-2-苦肼基(DPPH)自由基能力和总抗氧化能力，在干燥玉米须中，80%乙醇提取液的抗氧化能力最强；对于新鲜玉米须，无水乙醇提取物的抗氧化能力最强[20]。玉米须黄酮具有较强的还原能力，对亚油酸过氧化及小鼠肝匀浆脂质过氧化产生的丙二醛均有较好的抑制作用。玉米须黄酮粗提物、正丁醇萃取物及乙酸乙酯萃取物对亚油酸与小鼠肝匀浆脂质过氧化有抑制作用，表明玉米须黄酮具有较好的抗氧化作用。玉米须乙醇提取物具有明显的抗氧化作用，利用 DPPH、ABTS 自由基清除实验对该多糖的抗氧化能力进行测定，DPPH 和 ABTS 自由基被清除 50%时该多糖浓度分别为 0.0312mg/ml 和 0.1173mg/ml[4]。成熟期玉米须乙醇提取物 200～400mg/kg 连续灌胃 30 天，能明显降低老年大鼠血清丙二醛含量及脑、肝组织脂褐质含量，明显提高血清超氧化物歧化酶、过氧化氢酶、谷胱甘肽过氧化物酶活性及皮肤羟脯氨酸含量[6]。

7. 解热作用 腹腔注射玉米须多糖 1～2g/kg，对干酵母和 2,4-二硝基苯酚所致大鼠发热有明显的解热作用。

8. 肝保护作用 玉米须多糖 0.5～2g/kg，连续灌胃给药 7 天，对大鼠肝脏胆汁有明显的促分泌作用，并减轻胆囊重量，作用强度随药物剂量增加而增强。玉米须多糖溶液 0.1～0.4ml/只，连续灌胃给药 5 天，显著抑制四氯化碳致小鼠血清 ALT、AST、乳酸脱氢酶及肝脏乳酸脱氢酶含量和肝脏指数的升高，以及肝脏谷胱甘肽含量的降低，并能显著减轻四氯化碳引起的肝小叶内的灶性坏死，具有明显的肝保护作用。玉米须醇提取物 5.4g/kg 连续灌胃给药 8 周，能显著降低四氯化碳所诱导的肝纤维化模型大鼠血清中的层粘连蛋白、Ⅲ型前胶原、透明质酸、Ⅳ型胶原水平，并能明显下调大鼠肝组织内 Smad3 mRNA 的表达，显著减轻大鼠肝纤维组织增生，具有良好的抗肝纤维化效果[7]。玉米须总黄酮 100mg/kg 连续 56 天灌胃，能明显降低四氯化碳诱导的慢性肝损伤大鼠血清中 AST、ALT 和透明质酸水平，并能明显降低血清和肝脏中丙二醛含量，升高超氧化物歧化酶活性，对慢性肝损伤具有较好的保护作用[8]。

9. 止血作用 玉米须多糖 0.5～2g/kg 连续灌胃 7 天，可缩短正常小鼠出血时间、凝血时间、血浆复钙时间，使血小板数增多，缩短大鼠活化部分凝血活酶时间，提高大鼠血小板聚集性[9]。

10. 降脂作用 玉米须水提物 200mg/kg 连续灌胃 10 天，可明显降低正常小鼠、高胆固醇和高脂血症小鼠血中胆固醇含量，明显降低正常小鼠血中甘油三酯含量，对高脂血症小鼠血中甘油三酯含量无明显影响。玉米须总黄酮 100mg/kg 连续灌胃给药 40 天，明显降低高脂高糖饲料喂养结合腹腔注射少量链脲佐菌素所致糖尿病高脂血症大鼠血清总胆固醇、甘油三酯、低密度脂蛋白胆固醇及空腹血糖浓度，升高高密度脂蛋白胆固醇浓度，并可明显降低血清和肝脏中丙二醛含量，显著增加血清超氧化物歧化酶的活性[10]。

11. 其他作用 玉米须总黄酮 0.45g/kg 连续灌胃 14 天，明显降低连续 3 天皮下注射盐酸异丙肾上腺素 10mg/kg 所致心肌缺血大鼠心肌缺血发生率，减轻损伤程度，降低血清磷酸肌酸激酶和乳酸脱氢酶水平，对心肌缺血损伤有一定保护作用[11]。

12. 毒理研究 小鼠急性毒性实验表明，小鼠对玉米须多糖最大耐受量为 45g/kg。玉米须粉末与粉末饲料制成的均匀混合饲料连续给予正常大鼠 77 天，对大鼠认知、学习、记忆及神经兴奋度等神经行为无明显影响[12]。玉米须乙醇提取物小鼠灌胃 LD_{50} 值为 203.106g/kg(95%可信限 188.665～218.652g/kg)，水提取物 LD_{50} 值为 105.203g/kg(95%可信限 95.249～116.197g/kg)，玉米须水和乙醇提取物为无毒级别[2]。

【参考文献】 [1] 宋烨，王明彦，宋成武，等. 玉米须水煎液对 1 型、2 型糖尿病小鼠降血糖活性的研究. 时珍国医国药，2013，24(11)：2627-2630.

[2] 贾淑杰，王蕾，李旭. 玉米须提取物的小鼠急性毒性实验及降血糖作用观察. 天津医药，2012，40(8)：809-811.

[3] 林贺，董金香，邱智东，等. 玉米须黄酮提取物对痛风性关节炎大鼠的影响. 现代食品科技，2015，31(4)：13-16，7.

[4] 朱亮，石海春，罗强，等. 玉米须多糖的提取、组成和生物活性研究. 四川大学学报(自然科学版)，2013，50(3)：631-637.

[5] 蔡洁娜，胡志明，惠宏襄. 玉米须和花青素联合抑制泌尿系感染的常见菌群生长. 中国实验方剂学杂志，2014，20(11)：115-118.

[6] 田龙. 玉米须多糖的提取工艺优化及抗氧化活性研究. 中国粮油学报，2011，26(10)：98-102.

[7] 陈艳军，高旭珍，关大勇，等. 玉米须醇提物对肝纤维化大鼠药效学研究. 中国实验方剂学杂志，2012，18(11)：195-198.

[8] 景怡，胡天惠. 玉米须总黄酮对四氯化碳诱导大鼠慢性肝损伤的保护作用研究. 安徽农业科学，2011，39(28)：17148-17149.

[9] 杜娟，许启泰. 玉米须多糖的止血作用研究. 河南医学研

究，2011，20(4)：398-403.

［10］景怡，景荣琴，胡天惠．玉米须总黄酮对糖尿病高脂血症大鼠血脂、血糖水平的影响及抗氧化作用．中药药理与临床，2011，27(2)：85-86.

［11］赵悦，张永和，钟琳琳．玉米须总黄酮对异丙肾上腺素心肌缺血动物模型心肌损伤的影响．中国社区医师，2011，13(35)：6-7.

［12］刘静波，王翠娜，刘军，等．玉米须对 Wistar 大鼠神经行为的毒性作用．吉林大学学报，2011，41(增刊)：354-358.

葫　芦

Hulu

本品为葫芦科植物瓢葫芦 *Lagenaria siceraria* (Molina) Standl. var. *depressa* (Ser.) Hara 的干燥果皮。全国大部分地区均产。秋季采收成熟果实，除去果瓤及种子，晒干。切丝。以松软、体轻者为佳。

【性味与归经】 甘，平。归肺、脾、肾经。

【功能与主治】 利水消肿，通淋，退黄。用于水肿，腹胀，淋证，黄疸。

【效用分析】 葫芦味甘，性平，功专利水道而消肿，尤宜于水湿停滞之面目浮肿，大腹水肿，小便不利等。

葫芦甘淡渗泄，可通淋而退黄。故热淋、血淋、湿热黄疸均可应用。

【配伍应用】 **葫芦配猪苓**　葫芦功专利水道而消肿，猪苓长于渗湿利水，二药合用，可以增加渗湿利水消肿之功效。用于治疗面目浮肿，大腹水肿，小便不利者。

【鉴别应用】 **葫芦与冬瓜皮**　两者均为利水消肿药，都能利水消肿，用于水肿、小便不利等。但葫芦功专利水消肿、通淋，利水作用胜于冬瓜皮，用于大腹水肿、面目浮肿以及淋证等。冬瓜皮其性微寒，能清热利水消肿，水肿兼有热者尤为适宜。

【方剂举隅】 **葫芦糯米酒散**（《医学从众录》）

药物组成：陈葫芦、糯米。

功能与主治：利水消肿。适用于中满鼓胀。

【用法与用量】 15～30g。

【注意】 中寒者禁服。

【本草摘要】

1.《滇南本草》　“通淋，除心肺烦热。”

2.《本草再新》　“利水，治腹胀，黄疸。”

【化学成分】 主要含葡萄糖、戊聚糖、木质素等。

【药理毒理】 本品具有抗肿瘤、抗肝损伤及抗菌作用。

1. 抗肿瘤作用　0.001～100μmol/L 葫芦素 B 作用于人乳腺癌细胞系 MCF-7 细胞 24、48、72 小时后均能不同程度抑制其增殖，且随着药物浓度的增加和作用时间的延长，抑制率也明显增加；流式细胞仪检测提示，随着葫芦素 B 浓度增高，处于 S 期和 G_2/M 期细胞的比例逐渐升高，同时伴随 G_0/G_1 期细胞的减少以及细胞凋亡率的逐渐升高，表现出典型的细胞凋亡；此外，接种 MCF-7 细胞的裸鼠每天尾静脉注射 27.5、55、110μg/kg 葫芦素 B 2 周，乳腺癌裸鼠移植瘤的生长明显受到抑制作用，且具有剂量依赖性。0.001～100μmol/L 葫芦素 B 对 $HepG_2$ 细胞的增殖抑制作用具有明显的剂量和时间依赖性；Western blot 检测显示葫芦素 B 可剂量依赖性抑制 p-STAT3、cyclinB1 和 Bcl-2 的蛋白表达；27.5～110μg/kg 葫芦素 B 能明显抑制荷瘤裸鼠肿瘤的生长，由此可见葫芦素 B 具有明显的抗喉癌作用。浓度为 0.143～89.5μmol/L 的葫芦素 B 作用于人神经母细胞瘤 SK-N-SH 细胞 48 小时后，以剂量依赖方式抑制 SK-N-SH 细胞生长，葫芦素 B 原料可将 SK-N-SH 细胞抑制在 S 期和 G_2/M 期[1]。0.001～100μmol/L 的葫芦素 B 对人乳腺癌细胞系 MCF-7 和 MDA-MB-435S 均有不同程度的抑制作用，并可引起细胞呈现染色质边集、核固缩、核片断化，伴随凋亡小体形成[2]。葫芦素 E 对 HeLa 细胞增殖有剂量依赖性抑制作用，其 24 小时的 IC_{50} 为 4.01μmol/L。葫芦素 E 可通过抑制 mTORC1 活性而诱导细胞发生自噬作用而发挥抗肿瘤作用[3]。葫芦素 A、葫芦素 B 和葫芦素 E 体外对人子宫颈癌 HeLa 细胞抑制作用的 IC_{50} 分别为 0.176、23.79、2.32μg/ml，对人肝癌 $HepG_2$ 细胞抑制作用的 IC_{50} 分别为 0.216、16.96、2.37μg/ml，对两种细胞都具有较好的抑制作用[4]。

2. 抗肝损伤作用　0.6～3.5g/kg 葫芦素 B 灌胃 6 天，能明显降低 CCl_4 所致急性肝损伤小鼠血清中 GPT、GOT、ALP、TBIL 含量，具有明显的肝保护作用。小鼠每天预防性灌胃 1～3g/kg 葫芦素 B，连续给药 7 天，能明显降低酒精性黄疸小鼠血清中 TP 和肝匀浆中 MDA 含量，降低肝细胞的水肿程度。0.1、0.2mg/kg 葫芦素 B 给脂多糖诱导的肝细胞损伤大鼠皮下注射一次，能明显减少肝细胞凋亡细胞数，并降低肝细胞中凋亡相关基因 Fas 和 FasL 的表达，具有肝保护作用。

3. 抗菌作用　0.25g/ml 葫芦种子蛋白对指状青霉、意大利青霉菌等真菌和臭鼻克雷伯菌、鲍曼不动杆菌等细菌均有抑制作用，其对真菌的抑制效果明显优于对细菌的抑制效果。

【参考文献】 ［1］徐炳欣，郑甲信，赵媛媛，等．葫芦素 B 固体脂质纳米粒对人神经母细胞瘤 SK-N-SH 细胞的体外细胞毒作用评价．中国药学杂志，2012，47(23)：1894-1898.

[2] 张美侠，杨姣，王艳丽，等. 葫芦素 B 体外对乳腺癌细胞的生长抑制作用研究. 实用药物与临床，2010，13(1)：7-9.

[3] 张晓钰，徐丽慧，赵高翔，等. 葫芦素 E 抑制 HeLa 细胞 mTORC1 的活性并诱导细胞自噬. 中国药理学通报，2014，30(6)：807-811.

[4] 唐岚，赵亚，单海峰，等. 甜瓜蒂中葫芦素类成分分离及体外抗癌活性研究. 浙江工业大学学报，2012，40(4)：388-391.

香 加 皮

Xiangjiapi

本品为萝藦科植物杠柳 *Periploca sepium* Bge.的干燥根皮。主产于山西、河北、河南。春、秋二季采挖，剥取根皮，晒干。切厚片。以皮厚、色灰棕、香味浓者为佳。

【性味与归经】 辛、苦，温；有毒。归肝、肾、心经。

【功能与主治】 利水消肿，祛风湿，强筋骨。用于下肢浮肿，心悸气短，风寒湿痹，腰膝酸软。

【效用分析】 香加皮性温而入心肾二经，有温助心肾、利水消肿作用，多治疗下肢浮肿，心悸气短。本品性温又辛散苦燥，祛风湿、强筋骨，为治风湿痹证常用之药。用于风寒湿痹，腰膝酸软。

【配伍应用】香加皮配独活 香加皮长于利水消肿，祛风湿；强筋骨，独活长于祛风湿，止痛，解表。二药合用，祛风胜湿止痛，效力增强，适用于风寒湿痹，腰膝酸痛。

【鉴别应用】 香加皮与五加皮 萝藦科植物杠柳的根皮，为香加皮，习称"北五加皮"。五加科植物细柱五加的根皮，为五加皮，习称"南五加皮"。两者均能祛风湿，强筋骨。但南、北五加皮，科属不同，功效也有不同。南五加皮无毒，祛风湿、补肝肾、强筋骨作用较好；北五加皮有强心利尿作用，有毒，故两药临床不可混用。

【用法与用量】 3～6g。

【注意】 本品有毒，服用不宜过量。

【本草摘要】

1.《四川中药志》 "镇痛，除风湿。治风寒湿痹，脚膝拘挛，筋骨疼痛。"

2.《陕甘宁青中草药选》 "祛风湿，壮筋骨，强腰膝。"

【化学成分】 主要含强心苷类成分：杠柳毒苷，杠柳皂苷等；挥发性成分：4-甲氧基水杨醛，对二甲氨基苯甲醚，对羟基苯甲酸丁酯，α-香树精，β-香树精等；还含甾类及其葡萄糖苷等。

中国药典规定本品含 4-甲氧基水杨醛($C_8H_8O_3$)不得少于 0.20%。

【药理毒理】 本品具有抗炎、抗肿瘤、强心等作用。

1. 抗炎作用 香加皮中的α或β香树酯醇乙酸酯 40mg/kg 连续腹腔注射给药 10 天，可明显抑制角叉菜胶或醋酸所致的小鼠或大鼠的足肿胀。

2. 强心作用 香加皮 4 种强心苷(杠柳毒苷、杠柳毒苷苷元、强心苷 G_1、xysmalogenin) 0.06～0.36mg/只对大鼠离体心脏均兼备正性肌力作用和负性频率作用，其作用强度以杠柳毒苷强度最强，失效最慢；强心苷 G_1 和杠柳毒苷苷元强度次之，失效较快；xysmalogenin 强度最弱，起效最快，失效也最快[1]。

3. 抗肿瘤作用 香加皮水提物 250、125、63μg/ml，0.2ml/10g 连续灌胃 10 天，可明显抑制 S_{180} 和 colon26 荷瘤小鼠肿瘤的生长，延长生存期；香加皮水提物 500、250、125、63、31.2 和 15.6μg/ml 可抑制体外培养人红白血病细胞株 K562、人胃癌细胞株 BGC-823、人食管癌细胞株 TE-13 的增殖，IC_{50} 值分别为 5.2、9.0 和 14.5μg/ml；香加皮水提物 250、125、63g/ml 可明显抑制体外培养 BGC-823、TE-13 和人宫颈癌细胞株 HeLa 细胞的克隆形成。香加皮水提物 250、125、62.5、31.3μg/ml 均可不同程度地诱导体外培养人食管癌细胞 TE13 的凋亡，抑制其生长，并呈剂量依赖性，250μg/ml 香加皮水提物的抑制率为 91.02%；肿瘤细胞大多被阻止于 G_2/M 期。香加皮乙酸乙酯(CPEAE)提取物 0.25、0.5、1.0、2.0、4.0μg/ml，可不同程度抑制体外培养乳腺癌细胞 MCF-7 细胞的增殖，抑制率达 96.52%；透射电镜下可见 MCF-7 细胞凋亡，作用机制与 CPEAE 下调细胞凋亡相关基因 survivin mRNA 的表达，上调凋亡相关基因 Bax mRNA 的表达有关。香加皮中 5 个 C_{21} 甾体化合物：杠柳苷 M，北五加皮苷 E，杠柳苷 L，杠柳苷 F，21-*O*-methyl-5-pregnene-3β, 14β,17β,20,21-pentaol 在 6.25～200.00μM 浓度，可明显抑制体外培养人肝癌细胞株 SMMC-7721、宫颈癌细胞株 HeLa、人乳腺癌细胞株 MCF-7 细胞的增殖，尤以杠柳苷 M 作用较强，IC_{50} 值分别为 12.9、8.63 和 18.5ng/L[2]，香加皮杠柳苷 1.25～20.00μg/L 浓度，明显抑制体外培养人肺癌细胞 QG56 的增殖，凋亡率呈现量效关系；2.50～20.00μg/L 浓度时，随着浓度增加 G_0/G_1 期细胞比例增高，而 S 期和 G_2/M 期细胞比例减少[3]。香加皮宝藿苷-1,10～40μg/ml，明显抑制食管癌细胞 Eca-109 增殖并诱导其凋亡；给药 24 小时后，β-catenin、survivin 和 c-myc 的 mRNA 和蛋白表达水平均降低[4]。

4. 其他作用 香加皮羽扇豆烷乙酸酯(CPLA) 5.0×10^4ng/L 体外培养 5 天，可使人外周血单个核细胞(PBMC)

呈现典型的树突状细胞(DC)形态学特征，并可促进细胞因子 IL-12 和 IFN-γ的分泌，明显增强刺激 T 细胞增殖的能力。

5. 体内过程 采用 HPLC-UV 考察香加皮提取物杠柳毒苷在不同初始浓度 10～100μg/ml，pH1.2～8.7 之间和温度 50～70℃条件下的水解过程，发现杠柳毒苷的水解过程符合一级动力学过程，初始浓度对水解动力学参数没有影响，水解速率与温度和 pH 相关性较大。在 pH2，温度 50℃条件下，杠柳毒苷的水解速率常数不受药物影响；在 pH4，温度 25℃条件下，杠柳毒苷较稳定，半衰期为 56.62 天，水解产物为杠柳苷元[5]。

6. 毒理研究 香加皮有一定毒性。香加皮配方颗粒水提物对小鼠灌胃给药的 LD_{50} 值为 89.11g 生药/kg，95%可信限为 85.44～92.44g 生药/kg；腹腔注射的 LD_{50} 值为 10.35g 生药/kg，95%可信限为 9.66～11.10g 生药/ kg，口服生物利用度为 11.61%。小鼠急毒试验结果显示，香加皮不同组分毒性强度为：醇提组分>水提组分>全组分，全组分 MTD 值为 16.0g/kg，水提组分与醇提组分 LD_{50} 值分别为 93.578g 生药/kg 和 61.388g 生药/kg[6]。中毒后血压先升后降，心收缩力增强，继而减弱，心律不齐，甚至出现心肌纤颤而死亡。香加皮水提组分 13.2、7.9、2.64g 生药/kg 连续灌胃 20 天和醇提组分 10.0、5.0、2.5g 生药/kg 连续灌胃 9 天，均可导致大鼠体重下降，饮食、饮水量下降，血清 ALT、AST、AKP、TPC 增高，ALB、CR 降低，A/G 比值降低，肝脏和肾脏指数增大，肝脏和肾脏组织出现不同程度的损伤，呈剂量依赖性；经过 20 天恢复期后，香加皮水提组分高剂量组大鼠 ALT、AST 与空白对照组比较仍有异常表现，提示上述肝损伤较严重，需更长时间停药可恢复，或者其肝损伤程度为不可逆[7]；香加皮水提组分 15.0、3.12、0.78g 生药/kg 和醇提组分 6.0、3.12、0.78g 生药/kg，连续灌胃 7 天，均可造成小鼠血和肝内 ALT、AST 活性增高，肝脏重量和肝体比值增大，血清碱性磷酸酶(ALP)、胆红素(TBIL)水平增加，血浆清蛋白(ALB)降低；肝组织病理可见肝细胞水肿、脂肪变性、灶性坏死、片状坏死；上述变化随剂量的增加而逐渐加重，呈现一定的剂量依赖性，且醇提组分的肝毒性损伤程度高于水提组分[8,9]；香加皮水提组分和醇提组分均可致血中和肝组织内 MDA 含量增加，同时 SOD 活性下降；血和肝组织中 NO(一氧化氮)含量增加，一氧化氮合酶(NOS)活性升高；血和肝组织中谷胱甘肽(GSH)含量下降，谷胱甘肽过氧化物酶(GSH-Px)活性下降[10]。以小鼠热板法镇痛试验结果为指标进行计算，水提组分的 ED_{50} 为 1.5698g/kg，治疗指数 TI 为 59.611，安全系数 SF 为 17.4702；醇提组分 ED_{50} 为 1.3687g/kg，TI 为 44.853，SF 为 14.2405。提示香加皮水提组分发挥镇痛作用的安全范围大于醇提组分[11]。

【参考文献】 [1] 孙达，张静，陈金堂，等．香加皮中强心苷类对大鼠离体心脏的强心作用比较．中华中医药学刊，2011，29(12)：2633-2635．

[2] 黄炎，刘丽娟，李健，等．香加皮中 C21 甾体化合物的体外抗肿瘤活性及其构效关系研究．中医学报，2014，29(18)：13-14．

[3] 张静，杨光，赵学涛，等．香加皮杠柳苷对人肺癌 QG56 细胞抑制作用的研究．天津医药，2014，42(3)：197-199，290．

[4] 赵连梅，王晓华，颜晰，等．香加皮宝霍苷-Ⅰ抑制人食管癌细胞增殖的机制．肿瘤防治研究，2012，39(6)：662-666．

[5] 冯红，李倩，潘桂湘．香加皮提取物杠柳毒苷水解动力学研究．辽宁中医药大学学报，2012，14(9)：41-44．

[6] 鲍志烨，迟雪洁，孙蓉．提取方式对香加皮“质量-毒性”综合评价模式的影响．中国药物警戒，2012，9(5)：263-265．

[7] 黄伟，张勇，钱晓路，等．香加皮不同组分大鼠长期毒性研究．中国药物警戒，2012，9(1)：9-15．

[8] 张亚囡，黄伟，鲍志烨，等．香加皮不同组分多次给药对小鼠肝毒性损伤作用研究．中国药物警戒，2012，9(1)：20-22．

[9] 鲍志烨，黄伟，张亚囡，等．香加皮不同组分多次给药对小鼠肝毒性“量-时-毒”关系研究．中国药物警戒，2012，9(1)：16-19．

[10] 孙蓉，黄伟，鲍志烨，等．香加皮不同组分致小鼠肝毒性与氧化损伤相关性研究．中国药物警戒，2012，9(1)：23-25．

[11] 朱兰兰，鲍志烨，王会，等．香加皮不同组分发挥镇痛作用的安全范围研究．中国药物警戒，2012，9(6)：333-335．

枳椇子

Zhijuzi

本品为鼠李科植物枳椇 *Hovenia dulcis* Thunb. 的干燥成熟种子。主产于陕西、广东、湖北。秋季果实成熟时采收，晒干，除去果壳、果柄等杂质，收集种子。用时捣碎。以粒大、饱满、色棕红者为佳。

【性味与归经】 甘，平。归胃经。

【功能与主治】 通利二便，解酒毒，止渴除烦。用于二便不利，酒醉，烦热口渴，呕吐。

【效用分析】 枳椇子通利二便而消肿。用于水湿停蓄所致的水肿，二便不利证。本品善解酒毒，清胸膈之热而止渴除烦。多用于治疗酒醉，烦热，口渴，呕吐，大便不通。

【配伍应用】 **枳椇子配麝香** 枳椇子善解酒毒，清胸膈之热而止渴除烦。麝香善通诸窍，解酒毒，消瓜果食积。二药合用，解酒毒，消食积，效力增强。尤其适用于酒醉，烦热，口渴等。

【方剂举隅】 枳椇子丸（《世医得效方》）

药物组成：枳椇子、麝香。

功能与主治：止渴、除烦、解毒。用于治饮酒过多，发积为酷热，熏蒸五脏，津枯血涩，小便并多，肌肉消铄，专嗜冷物寒浆。

【用法与用量】 4.5～9g。

【注意】 脾胃虚寒者慎用。

【本草摘要】

1.《本草拾遗》 “止渴除烦，去膈上热，润五脏，利大小便，功用如蜜。”

2.《滇南本草》 “治一切左瘫右痪，风湿麻木，能解酒毒；或泡酒服之，亦能舒筋络，久服轻身延年。化小儿疳虫，健胃养脾。”

【化学成分】 主要含生物碱类成分：异欧鼠李碱，枳椇碱 A、B，黑麦草碱等；皂苷类成分：北枳椇苷 A_1、A_2，北枳椇皂苷元 A、B，北拐枣皂苷Ⅰ～Ⅴ等；黄酮类成分：双氢山柰酚，槲皮素，落叶黄素，杨梅黄素等。

【药理毒理】 本品具有保肝、解酒、抗肝纤维化、降压、降脂、抗疲劳等作用。

1. 保肝作用 用高脂饮食和35%酒精 15ml/kg 灌胃连续 12 周，诱发大鼠酒精性脂肪肝模型，枳椇子水煎剂2g(生药)/ml 灌胃 90 天，使模型大鼠血清 AST、ALT 显著降低，肝脏脂肪变及炎症显著改善，说明枳椇子早期干预可预防大鼠酒精性脂肪肝。枳椇子水煎剂 2g 生药/ml 连续灌胃 12 周，能明显降低乙醇诱导的酒精性肝纤维化大鼠血清透明质酸、层黏蛋白、Ⅲ型前胶原氨基末端肽、Ⅳ型胶原的含量，在组织学上明显改善肝细胞的炎症坏死和脂肪变性，说明枳椇子能保护肝细胞、减缓肝纤维化发展[1]。

2. 解酒作用 枳椇子具有解酒的功效，灌酒量按 0.01ml/g 体重，灌药量按 0.015ml/g 体重，先药后酒组动物 1 小时血中乙醇浓度比对照组低 60%，先酒后药组降低 30%，酒前服用比酒后服用效果更佳；0.15ml/10g 灌胃给予小鼠白酒，30 分钟后灌胃给予枳椇子水提取液 0.1g 生药/kg 体重，能缩短小鼠醒酒时间。枳椇子水提液 5g 生药/kg 灌胃，连续给药 3 天，通过促进乙醇经 ADH 代谢，从而对 7.11g/kg 乙醇灌胃诱导的乙醇急性中毒小鼠起到保护作用。同时枳椇子水提液 62.5mg 生药/ml 连续灌胃 20 天，能显著增强 0.1ml/10g 体重、56 度白酒灌胃 20 天小鼠肝脏乙醇脱氢酶活性的作用。

3. 抗肝纤维化作用 枳椇子水提液 62.5mg/ml 按 0.15ml/10g 体重灌胃 20 天，可以减轻 0.1ml/10g 体重灌胃 56° 白酒 20 天引起的大鼠肝脏脂肪变性及炎症细胞浸润，减少纤维增生；枳椇子提取物 4.29g 生药/kg 对 50% 四氯化碳（CCl_4）诱导的大鼠实验性肝纤维化有预防作用，其机制可能与减轻有毒物质对肝细胞的损伤、拮抗细胞脂质过氧化、稳定细胞膜有关；也有研究发现其机制可能与抑制肝星状细胞活化有关。

4. 降压作用 股静脉注射 3.4～6.7mg/kg 枳椇水提液、0.2～0.4mg/kg 枳椇正丁醇提取物水溶液，可降低正常麻醉猫的血压，并呈现量效关系。两者相比，枳椇正丁醇提取物的降压效力较强。静脉注射引起的降压持续时间在 2 分钟以内，较为短暂。而枳椇乙酸乙酯提取物水溶液对动物平均动脉压无影响。麻醉猫对药物的降压反应则不呈现快速耐受性。

5. 降脂作用 枳椇子颗粒剂 1～2g/100g 冲泡液，连续灌胃 90 天，能显著降低高脂饮食诱发的非酒精性脂肪肝大鼠肝指数、血胆固醇水平，早期、足量的枳椇子干预能有效降低高脂饮食引起的非酒精性脂肪肝大鼠的总胆固醇水平[2]。枳椇子颗粒剂 10～20g/kg，连续灌胃 90 天，能明显降低高脂饮食诱导的非酒精性脂肪肝大鼠肝组织炎症程度、血清肿瘤坏死因子-α、白介素-6、白介素-8 含量[3]。

6. 抗疲劳作用 枳椇子水提醇沉物 100～300mg/kg，连续灌胃 7 天，能明显增加力竭运动大鼠血糖、肝糖原、肌糖原、血清乙酰胆碱酯酶、血红蛋白水平，降低血清乳酸脱氢酶、血清乳酸、血清尿素氮、血清肌酸激酶水平，说明枳椇子水提醇沉物对力竭运动大鼠具有显著的抗疲劳作用[4]。枳椇子水提醇沉物 16～32mg/kg，连续灌胃 5 天，能够延长低压缺氧（相当于海拔 5000m 高度压力）环境下小鼠游泳至力竭时间，枳椇子提取物能够延缓机体运动性疲劳[5]。

7. 其他作用 对小鼠腹水型肉瘤抑制率达 71.1%；体外试验对癌细胞生长有抑制作用。

【参考文献】 [1] 王文香，田菊霞，关媛媛，等. 枳椇子对大鼠酒精性肝损害的影响. 浙江中医杂志，2012，47(5)：370-371.

[2] 叶蕾，朱肖鸿，赵燕萍，等. 枳椇子对非酒精性脂肪肝大鼠的生化指标及病理学改变的影响. 中国中医药科技，2010，17(5)：411-415.

[3] 徐晶莹，朱肖鸿，胡洁，等. 枳椇子对非酒精性脂肪肝大鼠血清 TNF-α、IL-6、IL-8 水平的影响. 中国中医药科技，2012，19(1)：35-38.

[4] 郑悦，嵇扬. 枳椇子对跑台运动大鼠抗疲劳作用的研究. 解

放军药学学报，2010，26(5)：409-412.

[5] 杨建，裴小玲，嵇扬. 枳椇子提取物对低压缺氧环境下小鼠游泳的影响. 解放军药学学报，2012，28(1)：74-76.

赤小豆

Chixiaodou

本品为豆科植物赤小豆 *Vigna umbellate* Ohwi et Ohashi或赤豆 *Vigna angularis* Ohwi et Ohashi的干燥成熟种子。主产于广东、广西、江西。秋季果实成熟而未开裂时拔取全株，晒干，打下种子，除去杂质，再晒干。以饱满、色紫红者为佳。

【性味与归经】 甘、酸，平。归心、小肠经。

【功能与主治】 利水消肿，解毒排脓。用于水肿胀满，脚气浮肿，黄疸尿赤，风湿热痹，痈肿疮毒，肠痈腹痛。

【效用分析】 赤小豆性平偏凉，能通利水道，使水湿下泄，而收利水消肿，利湿退黄之效，可用于水肿胀满，脚气浮肿及黄疸尿赤。本品尚能解热毒，排痈脓，多治痈肿疮毒，肠痈腹痛。

【配伍应用】 **赤小豆配当归** 赤小豆渗湿清热，解毒排脓。当归活血，去瘀生新。二药合用共奏清热利湿，活血解毒之功。

【方剂举隅】

1. 麻黄连轺赤小豆汤(《伤寒论》)

药物组成：麻黄、连轺、杏仁、赤小豆、大枣、生梓白皮、生姜、炙甘草。

功能与主治：解表散邪，清热除湿退黄。适用于湿热发黄而又兼有表证。

2. 赤小豆当归散(《金匮要略》)

药物组成：赤小豆、当归。

功能与主治：清热利湿，和营解毒。适用于湿热下注，大便下血，先血后便者。

【用法与用量】 9～30g。外用适量，研末调敷。

【本草摘要】

1.《神农本草经》 "主下水，排痈肿脓血。"

2.《名医别录》 "主寒热，热中，消渴，止泄，利小便，吐逆，卒澼，下胀满。"

3.《药性论》 "消热毒痈肿，散恶血不尽、烦满。治水肿，皮肌胀满。捣薄涂痈肿上，主小儿急黄烂疮。取汁令洗之，能令人美食。末与鸡子白调涂热毒痈肿。通气，健脾胃。"

【化学成分】 主要含三萜皂苷成分：赤豆皂苷Ⅰ、Ⅱ、Ⅲ、Ⅳ、Ⅴ、Ⅵ，还含糖类，蛋白质等。

泽　漆

Zeqi

本品为大戟科植物泽漆 *Euphorbia helioscopia* L.的干燥全草。主产于江苏、浙江。4～5月开花时采收，除去根及泥沙，晒干。切段。以茎鲜黄色、无根者为佳。

【性味与归经】 苦，微寒；有小毒。归大肠、小肠、脾经。

【功能与主治】 逐水消肿，化痰散结，杀虫疗癣。用于大腹水肿，咳逆上气，瘰疬，癣疮。

【效用分析】 泽漆苦寒降泄，有较强的逐水消肿作用。多治通身浮肿，腹水胀满。本品苦可降逆，有宣肺降气化痰之功。常用于痰饮咳逆上气。泽漆既能化痰散结又可杀虫。故常用治瘰疬痰核及癣疮。

【配伍应用】

1. 泽漆配白术 泽漆利水消肿，白术补脾燥湿利水。二药合用，利水健脾。可用于腹水肿满，四肢面目浮肿等症。

2. 泽漆配半夏 半夏辛温，燥湿化痰，降逆止咳；泽漆辛凉，化痰止咳。二药合用，则化痰止咳之力增。用治咳逆上气，脉沉者。

【鉴别应用】 **泽漆与泽泻** 两者均为利水消肿药，都能利水消肿，用于水肿，小便不利等。但泽泻性寒，又能泄热，化浊降脂，常用治热淋涩痛，高脂血症。泽漆味辛苦、性微寒，有毒，长于利尿消肿；适用于腹水胀满，四肢面目浮肿，小便不利等；又有化痰散结、杀虫疗癣之功，痰饮咳逆上气，瘰疬痰核及癣疮等均宜之。

【方剂举隅】 **泽漆汤**(《金匮要略》)

药物组成：泽漆、半夏、黄芩、人参、白前、紫参、生姜、甘草、桂枝。

功能与主治：逐水通阳，止咳平喘。适用于水饮内结，咳喘浮肿，胸胁痛，脉沉。

【用法与用量】 3～9g，煎膏内服；外用适量，捣烂敷患处。

【注意】

1. 体质虚弱者慎用。

2. 孕妇禁用。

【本草摘要】

1.《神农本草经》 "主皮肤热，大腹水气，四肢面目浮肿。"

2.《医林纂要》 "泻肺降气，行水去热。"

3.《植物名实图考》 "煎熬为膏，敷无名肿毒。"

【化学成分】 主要含二萜酯类成分：棕榈酸峰花醇

酯，棕榈酸十六醇酯，棕榈酸羽扇醇酯等；黄酮类成分：槲皮素，异槲皮素，新异芸香苷，金丝桃苷，芸香苷等；还含三萜、甾醇、多酚类、氨基酸等。

【药理毒理】 本品具有抗菌、杀虫、抗肿瘤、灭螺等作用。

1. 抗菌作用 泽漆粗提物 0.005～0.01g/ml 对常见植物病原菌(小麦赤霉病菌、小麦根腐病菌、番茄早疫病菌、苹果炭疽病菌、西瓜枯萎病菌、苹果腐烂病菌、葡萄白腐病菌、烟草赤星病菌)等有抑制作用；10%泽漆乙醇提取液对稻曲病菌孢子萌发及菌丝生长有显著抑制作用。

2. 杀虫作用 泽漆乳浆及乙醇提取物对桃蚜、十星瓢萤叶甲幼虫、甘蓝蚜虫有一定的防治效果。

3. 抗肿瘤作用 泽漆水提取液 0.5～10g/kg 灌胃，连续 10 天，能显著抑制接种 S_{180} 瘤株小鼠肉瘤的生长、升高小鼠脾指数及胸腺指数，能增加超氧化物歧化酶活性，降低小鼠血浆中丙二醛含量[1]。

4. 灭螺作用 泽漆乙醇提取物 400、800mg/L 作用于钉螺 48 小时，钉螺死亡率分别为 50.43%、77.50%；作用 96 小时，钉螺死亡率均达 100%。钉螺体内糖原含量随药物浓度的增大而逐步降低，800mg/L 时糖原下降最明显，泽漆具有较好的灭螺效果[2]。

5. 毒理研究 泽漆乙酸乙酯萃取物 179.20～437.50mg/kg 一次性灌胃，LD_{50} 为 314.80mg/kg，95%置信区间是(314.80±38.29)mg/kg，最低致死剂量估计值 LD_{10} 为 220.53mg/kg，LD_{10} 的 95%置信区间是(220.52±35.61)mg/kg。萃取物对灌胃的昆明小鼠造成了体质量、脏器质量系数、血常规等生理指标的显著变化，对昆明小鼠心脏、肝脏、脾脏、肺脏、肾脏均造成不同程度的损伤，并表现出多种明显的中毒症状，泽漆乙酸乙酯萃取物具有灭鼠的毒性[3]。

【参考文献】 [1] 胡志朝，牛明娟，惠秋沙．泽漆提取液抗肿瘤作用的研究．食品与药品，2013，15(5)：330-331.

[2] 张静，刘晨晨，周霞，等．泽漆乙醇提取物灭螺机制初步研究．中国血吸虫病防治杂志，2012，24(5)：567-569.

[3] 孙雪，李明会，张庆，等．泽漆乙酸乙酯萃取物对小鼠经口急性毒性．东北林业大学学报，2015，43(3)：109-111.

蝼　蛄

Lougu

本品为蝼蛄科昆虫蝼蛄 *Gryllotalpa africana* Palisot et Beauvois.或华北蝼蛄 *Gryllotalpa unispina* Saussure 的干燥体。主产于江苏、浙江、山东。夏、秋二季捕捉，除去泥土，置沸水中烫死，晒干或低温干燥。以完整、无泥土者为佳。

【性味与归经】 咸，寒。归胃、膀胱经。

【功能与主治】 利水消肿，通淋，解毒。用于水肿，淋证，小便不利，瘰疬，痈肿恶疮。

【效用分析】 蝼蛄为虫类药，性善通利，有较强的利水消肿作用，并能通利大便，但以利湿最为神效，故头面浮肿、大腹水肿、小便不利、淋证等较为适宜。蝼蛄味咸，咸可软坚，又兼解毒之功，故瘰疬、痈肿恶疮可用之。

【方剂举隅】 **蝼蛄麝香散**(《圣济总录》)

药物组成：蝼蛄、麝香。

功能与主治：利尿通淋。适用于小便不通，诸药无效者。

【用法与用量】 3～4.5g。外用适量，研末撒或吹鼻。

【注意】 体虚者慎用。

【本草摘要】

1.《日华子本草》 “治恶疮，水肿，头面肿。”

2.《本草纲目》 “利大小便，通石淋，治瘰疬，鲠骨。”

【化学成分】 主要含蛋白质和多种氨基酸。

荠　菜

Jicai

本品为十字花科植物荠菜 *Capsella bursa-pastoris* (L.) Medle.的干燥全草。全国各地均产。春末夏初采收，晒干。切段。以茎叶色绿、带果实者为佳。

【性味与归经】 甘、淡，凉。归肝、胃、膀胱经。

【功能与主治】 清热利湿，明目退翳，凉血止血。用于水肿，尿浊，泄泻，痢疾，目赤翳障，吐血，衄血，尿血，便血，月经过多。

【效用分析】 荠菜甘淡渗泄，能利水湿，常治水湿内停之水肿，尿浊。本品性凉清热，益胃止泻，又可治疗湿热泄泻，痢疾等。

荠菜性凉，入肝经，明目退翳，治目赤涩痛，目生翳障。

本品又能凉血止血，常治血热妄行之吐血，便血，尿血，崩漏及月经过多。

【鉴别应用】 **荠菜和马齿苋** 两者都归肝经，均能凉血止血，止痢，用于泻痢，以及血热所致崩漏、便血等出血证。但二者又有不同，荠菜性味甘凉，又归胃经，善于清热利水，用治水肿等；兼能明目退翳，用于目赤涩痛及目生翳障。马齿苋性味酸寒，又归大肠经，以清热解毒，凉血止痢为长，善治湿热下痢；又可凉血消肿，治疗痈肿疮毒。

【用法与用量】 9～15g。

【本草摘要】

1.《日华子本草》“治恶疮，水肿，头面肿。”

2.《食经》“补心脾。”

3.《本草纲目》“利大小便，通石淋，治瘰疬，鲠骨。”

【化学成分】 主要含有机酸类成分：草酸，酒石酸，苹果酸等；黄酮类成分：香叶木苷，3,4′,7-三羟基黄烷酮，洋槐黄素，芸香苷，槲皮素-3-甲醚，棉花皮素六甲醚等；氨基酸类成分：精氨酸，天冬氨酸，脯氨酸，蛋氨酸，亮氨酸等；生物碱类成分：胆碱，乙酸胆碱等。

【药理毒理】 本品具有抗炎、止血、抗氧化、抗菌等作用。

1. 抗炎作用 荠菜水煎液53.0g/kg连续灌胃4天，能明显对抗二甲苯所致小鼠耳廓肿胀；荠菜水煎液21.2、53.0g/kg连续灌胃7天，明显抑制冰醋酸所致腹腔毛细血管通透性增加；荠菜水煎液21.2、53.0g/kg连续灌胃8天，明显抑制小鼠棉球肉芽肿增生。鲜荠菜水煎液10.6、21.2g/kg连续灌胃4天，能明显对抗二甲苯所致耳廓肿胀及角叉菜胶、酵母多糖A所致大鼠足肿胀，减少冰醋酸所致小鼠扭体反应次数和腹腔毛细血管通透性增加，但对制霉菌素所致大鼠足肿胀炎症模型并无明显抑制作用，说明芥菜水煎液对急性和慢性炎症模型均有一定抗炎作用，尤其对炎症早期渗出具有较好抑制作用，但对制霉菌素破坏溶酶体膜稳定性所致炎症反应无明显作用，提示其对溶酶体膜无明显保护作用。

2. 止血作用 荠菜水煎液21.2、53.0g/kg连续灌胃5天，明显缩短小鼠断尾出血时间；53.0g/kg组能显著缩短小鼠血浆复钙时间。提示荠菜水煎液具有止血作用，而且可能是通过影响内凝血因子而止血。

3. 抗氧化作用 荠菜多糖0.02、0.04、0.06、0.08、0.10mg/ml对羟基自由基·OH和超氧阴离子 O^{2-}·自由基都有较强的清除作用，荠菜多糖浓度越高清除能力越强，尤其是对羟基自由基清除能力很强。对·OH的清除率为50%的多糖浓度是0.034mg/ml，对 O^{2-}·的清除率50%的多糖浓度是0.125mg/ml。

4. 抑菌作用 荠菜粗多糖10、20、30、40、50、60mg/ml对大肠埃希菌、枯草芽孢杆菌、金黄色葡萄球菌、沙门菌都有一定的抑制作用，且随着荠菜粗多糖浓度的增加抑菌效果逐渐增强，最小抑菌浓度分别为大肠埃希菌8.0mg/ml，枯草杆菌6.0mg/ml，金黄色葡萄球菌10.0mg/ml，沙门菌10.0mg/ml[1]。

5. 兴奋子宫作用 荠菜水煎剂相当于生药0.2g，加入浴管中，使成1:260的浓度，大鼠离体子宫出现兴奋现象，紧张度增高，收缩加强，节律增快；剂量增加至0.5g生药水煎剂时，浓度为1:100，则大鼠离体子宫呈现紧张度增加，逐渐呈痉挛状态，收缩加强加快；麻醉家兔在位子宫实验显示，0.055g生药水煎剂使在位子宫出现兴奋现象，剂量增至0.1g时，即出现痉挛性收缩。

6. 毒理研究 荠菜水煎液53、80、100g/kg灌胃，2次/天，连续7天，详细记录动物反应情况。发现给药后第2天有大部分小鼠出现活动减少，第4天逐渐恢复正常，7天内无一例小鼠死亡。

【参考文献】

[1] 杨咏洁，梁成云，崔福顺. 荠菜多糖的超声波提取工艺及其抑菌活性的研究. 食品工业科技研究与探讨，2010，(4)：146-151.

蟋　蟀

Xishuai

本品为蟋蟀科昆虫蟋蟀 *Gryllulus chinensis* Weber 的干燥体。主产于江苏、浙江、河北。秋季捕捉，用沸水烫死，晒干。以完整、色黑、腿壮者为佳。

【性味与归经】 辛、咸，温；有小毒。归膀胱、小肠经。

【功能与主治】 利尿消肿，通淋。用于尿少，尿闭，水肿臌胀，淋证涩痛，白浊。

【效用分析】 蟋蟀辛行咸泄，主入膀胱、小肠经。功专利水消肿，主治水肿鼓胀。其性通利，具有通淋之功，也常用于尿少，尿闭，淋证涩痛，白浊。

【鉴别应用】蟋蟀与蝼蛄 两药均为昆虫类利水药，都能利水消肿，用治大腹水肿，面目浮肿，小便不利，闭塞不通等。两者同用，利水消肿之功更速。蟋蟀味辛咸性温，有小毒，为通窍利水之佳品，主治尿少，尿闭，白浊等。但蝼蛄味咸性寒，咸可软坚，又兼解毒之功，故瘰疬、痈肿恶疮可用之。

【用法与用量】 0.3～0.5g；或焙研末服，或入丸剂。

【注意】

1. 体质虚弱者慎用。

2. 孕妇慎用。

【本草摘要】

1.《药性考》“能发痘。”

2.《纲目拾遗》“性通利，治小便闭。”

【化学成分】 主要含脂肪酸：棕榈酸，硬脂酸，油酸，亚油酸，亚麻酸等。

二、利尿通淋药

本类药物性味多苦寒，或甘淡而寒。苦能降泄，寒能清热，走下焦，尤能清利下焦湿热，以利尿通淋为主要作用，主要用于小便短赤，热淋，血淋，石淋及膏淋等证。临床应酌情选用适当配伍，以提高药效。

临床常用的利尿通淋药有车前子、滑石、木通、通草、瞿麦、萹蓄、地肤子、海金沙、石韦、灯心草、粉萆薢、菝葜、三白草等。

车前子

Cheqianzi

本品为车前科植物车前 *Plantago asiatica* L.或平车前 *Plantago depressa* Willd.的干燥成熟种子。全国大部分地区均产。夏、秋二季种子成熟时采收果穗，晒干，搓出种子，除去杂质。以粒大、饱满、色黑者为佳。

【性味与归经】 甘，寒。归肝、肾、肺、小肠经。

【功能与主治】 清热利尿通淋，渗湿止泻，明目，祛痰。用于热淋涩痛，水肿胀满，暑湿泄泻，目赤肿痛，痰热咳嗽。

【效用分析】 车前子甘淡渗利，气寒清热，性专降泄滑利，善于清利膀胱湿热，导湿热下行从小便而出。湿热内蕴之水肿胀满，小便不利等均宜之。对湿热下注而致热淋涩痛者尤为适宜。

车前子归小肠经，能泌清浊、利小便以实大便。故用治湿盛于大肠而小便不利之暑湿泄泻。

车前子入肝走肾，能清肝热而明目，故可治目赤肿痛。

车前子入肺经，能清肺热，化痰浊，止咳嗽，用治肺热咳嗽痰多。

【配伍应用】

1. 车前子配木通　车前子甘寒滑利，能利水通淋、清泄湿热；木通苦寒，能上清心经之热，下则清利小肠、利尿通淋。二药相须为用，其清热渗湿、利水通淋之功增。适用于湿热蕴结膀胱之小便短赤、淋漓涩痛、水肿等症。

2. 车前子配苍术　车前子长于清利湿热；苍术长于燥湿健脾。两药配用，有健脾燥湿之功效。用于治疗妇女带下或泄泻因湿邪所致者。

3. 车前子配熟地黄　车前子长于清泄肝热而明目；熟地黄长于补益肝肾。二药合用，泄肝热明目，补益肝肾。用于治疗肝肾阴虚引起的目暗翳障、视物不清、小便短少等症。

4. 车前子配海金沙　车前子甘寒，功善清利湿热通淋；海金沙长于通淋排石止痛。两药配用，可增强清利湿热通淋之功效，用于治疗湿热蕴结膀胱所引起的小便淋涩疼痛或湿热所引起的结石。

【鉴别应用】

1. 生车前子与盐车前子　二者均为车前子的不同炮制品种，由于炮制方法不同，作用亦各有偏重。生车前子长于利水通淋，清肺化痰，清肝明目，用于水肿、淋证、暑湿泄泻、痰热咳嗽、肝火目赤等。盐车前子泻热利尿而不伤阴，并引药下行，增强在肾经的作用；用于肾虚脚肿，眼目昏暗，虚劳梦泄。

2. 车前子与泽泻　两药均能利水消肿，清泄湿热；对于水肿胀满，小便淋漓不爽以及暑湿泄泻等，常可同用，增强疗效；两药又均入肾经，但前者配益肾药，对肾虚无子常用之；后者入肾以清泄相火，对于阴虚火旺之证多用之。此外，车前子尚能清肝肺二经之热而明目、化痰，用于肝热目赤或痰热咳嗽等。

【方剂举隅】

1. 八正散（《太平惠民和剂局方》）

药物组成：车前子、瞿麦、萹蓄、滑石、栀子、甘草、木通、大黄。

功能与主治：清热泻火，利水通淋。适用于湿热淋证，尿频尿急，溺时涩痛，淋漓不畅，尿色浑赤，甚则癃闭不通，小腹急满，口燥咽干，舌苔黄腻，脉滑数。

2. 济生肾气丸（《济生方》）

药物组成：干地黄、山药、山茱萸、泽泻、茯苓、牡丹皮、桂枝、附子、川牛膝、车前子。

功能与主治：温肾化气，利水消肿。适用于肾（阳）虚水肿，腰重脚肿，小便不利。

【成药例证】

1. 复肾宁片（《临床用药须知中药成方制剂卷》2020年版）

药物组成：车前子、萹蓄、栀子、黄柏（盐）、知母（盐）、大黄（制）、益母草、牡丹皮、附子（炙）、甘草。

功能与主治：清热利湿，通阳化瘀。适用于湿热下注、瘀血阻滞所致的热淋，症见尿频、尿急、尿痛、腰痛；急慢性尿路感染、急慢性膀胱炎、急慢性肾盂肾炎见上述证候者。

2. 八正合剂（《临床用药须知中药成方制剂卷》2020年版）

药物组成：川木通、车前子（炒）、瞿麦、萹蓄、滑石、灯心草、栀子、大黄、甘草。

功能与主治：清热，利尿，通淋。适用于湿热下注，小便短赤，淋漓涩痛，口燥咽干。

3. 排石颗粒（《临床用药须知中药成方制剂卷》2020年版）

药物组成：连钱草、盐车前子、苘麻子、木通、石韦、瞿麦、滑石、徐长卿、忍冬藤、甘草。

功能与主治：清热利水，通淋排石。适用于下焦湿热所致的石淋，症见腰腹疼痛、排尿不畅或伴有血尿；泌尿系结石见上述证候者。

【用法与用量】 9～15g，宜包煎。

【注意】 肾虚精滑及内无湿热者慎服。

【本草摘要】

1.《神农本草经》 “主气癃，止痛，利水道小便，除湿痹。”

2.《名医别录》 “男子伤中，女子淋漓，不欲食。养肺强阴益精，令人有子，明目疗赤痛。”

3.《本草纲目》 “导小肠热，止暑湿泻痢。”

【化学成分】 主要含环烯醚萜类成分：桃叶珊瑚苷，京尼平苷酸，都桷子苷酸等；苯乙醇苷类成分：毛蕊花糖苷；还含消旋-车前子苷，车前子酸，琥珀酸，车前黏多糖A及甾醇等。

中国药典规定本品含京尼平苷酸（$C_{16}H_{22}O_{10}$）不得少于0.50%，盐车前子不得少于0.40%；含毛蕊花糖苷（$C_{29}H_{36}O_{15}$）不得少于0.40%，盐车前子不得少于0.30%。

【药理毒理】 本品具有利尿、降尿酸和抑制痛风性关节炎、通便、抗炎、镇咳祛痰等作用。

1. 利尿、降尿酸和抑制痛风性关节炎作用 车前子免煎制剂灌胃给药（0.6g/只）4周能明显减轻1.25%乙二醇和1%氯化铵造成的肾结石大鼠的肾脏损害。车前子的乙醇回流提取物2.5、10、40g/kg对水负荷大鼠均具有显著的利尿作用，明显增加24小时排尿量和Na^+、K^+、Cl^-排出量，利尿作用可能与下调肾脏髓质水通道蛋白AOP1、AOP2有关[1]。在氧嗪酸钾诱导的大鼠高尿酸血症模型上，车前子水煎液10g生药/kg灌胃7天，可明显降低血浆尿酸含量，对肝脏组织的黄嘌呤氧化酶活性有抑制作用，显示其有治疗痛风的作用。在2.5%尿酸钠足趾注射引起的小鼠急性痛风性关节炎模型上，车前子水煎液的配方颗粒以1.95g/kg灌胃给药5天，明显抑制小鼠足肿胀，降低肿胀指数，对关节的炎症反应具有明显的改善作用[2]。

2. 对胃肠道的调节作用 便秘小鼠灌胃给予车前子多糖80、160mg/kg后可显著缩短首次排便时间、增加5小时内排便粒数、提高粪便含水量，促进小肠推进速度，对便秘模型小鼠有润肠通便作用；车前子多糖还对阿托品引起的肠运动障碍具有明显改善作用，可提高小肠推进率。在普通鼠饲料中掺入车前子壳粉（三种含量分别为每千克饲料掺入3、6、18g），喂饲小鼠10天，能提高肠蠕动抑制模型小鼠的小肠墨汁推进率；车前子多糖0.4g/kg灌胃给药可提高小鼠结肠内容物中的短链脂肪酸、丙酸、n-丁酸浓度，并增高结肠内容物的含水量，说明其对结肠有一定保护作用。

3. 抗炎作用 车前子水提醇沉物以5、10g/kg剂量给小鼠灌胃，对二甲苯致耳廓肿胀、蛋白清致足肿胀有明显抑制作用，能降低皮肤及腹腔毛细血管的通透性及红细胞膜的通透性。车前子水提物对体外内毒素诱导的巨噬细胞RAW264.7的COX-2和炎性因子的产生均具有显著的抑制作用，其中对COX-2的IC_{50}为8.61μg/ml；对TNF-α的IC_{50}为9.63μg/ml，对NO的IC_{50}为8.65μg/ml；还可抑制NF-κB从细胞浆向细胞核移位。提示车前子的抗炎作用可能与其抑制COX-2有关。

4. 镇咳、祛痰作用 家猫灌胃车前子煎剂30～50mg/kg对电刺激引起的咳嗽具有显著的镇咳作用。车前子煎剂0.5～1.0mg生药/kg在体外可明显抑制组胺诱导的豚鼠支气管收缩；小鼠灌胃给予该煎剂可增加酚红排泌，显示有平喘祛痰活性。黄酮类成分车前苷是其止咳、祛痰、平喘的有效成分。

5. 抗氧化、降血脂作用 在高脂饲料造成的高脂血症大鼠模型上，将车前子以2.5、5.0、10.0g/kg比例掺入饲料中喂养，可明显降低大鼠血清胆固醇、甘油三酯和脂质过氧化物丙二醛（MDA）含量，提高高密度脂蛋白胆固醇/胆固醇比例，提高超氧化物歧化酶（SOD）、过氧化氢酶（CAT）活性及一氧化氮（NO）含量，说明车前子对高脂血症大鼠具有明显的降血脂和抗氧化作用。车前子多糖也具有明显的清除超氧离子的作用。车前子多糖还可结合胆汁酸，从而降低胆固醇水平；并可抑制α-淀粉酶活性，降低餐后血糖浓度。

6. 其他作用

（1）改善阴道菌群失调作用：在青霉素钠盐溶液阴道冲洗造成的小鼠阴道菌群失调模型上，车前子多糖液进行阴道冲洗7天可使阴道内乳杆菌数量恢复正常。

（2）调节免疫作用：车前子多糖可促进$CD11C^+MHC\,II^+$双阳性细胞的比率，降低对FITC-dextran的吞噬能力，车前子多糖可以促进树突状细胞的成熟。

（3）抑制5α-还原酶活性：车前子提取物具有抑制良性前列腺增生的作用，其抑制作用与抑制前列腺组织中的5α-还原酶活性，降低组织中双氢睾酮的含量有关。

7. 毒理研究 车前子粗多糖给小鼠灌胃给予10.98g/kg，

未见明显的毒性反应。小鼠最大耐受量为10.98g/kg。100、200、400mg/kg 车前子粗多糖灌胃给药 7 天，对小鼠骨髓细胞和精子细胞染色体无明显影响，均未见明显的致突变作用[4]。

【参考文献】 [1] 颜升，曾金祥，毕莹，等. 车前子提取物对正常大鼠利尿活性及肾脏水通道蛋白与离子通道的作用. 中国医院药学杂志，2014，34(12)：968-970.

[2] 费洪新，韩玉生，廖婷，等. 车前子对小鼠急性痛风性关节炎的影响. 黑龙江科学，2015，5(5)：9-11.

[3] 王毓平，李小林，刘永青，等. 车前子提取物抑制大鼠前列腺增生及对 5α-还原酶的影响. 中国老年学杂志，2013，8(33)：3643-3646.

[4] 郭会彩，孙瑶，王素敏，等. 车前子多糖致突变毒性的实验研究. 河北医科大学学报，2011，32(7)：758-759.

附：车前草

本品为车前或平车前的干燥全草。性味甘，寒。归肝、肾、肺、小肠经。功能清热利尿通淋，祛痰，凉血，解毒。用于热淋涩痛，水肿尿少，暑湿泄泻，痰热咳嗽，吐血衄血，痈肿疮毒。用量 9～30g。

【药理毒理】 本品具有利尿和降尿酸、止咳祛痰、抗抑郁、抗氧化及保肝等作用。

1. 利尿、降尿酸和保护肾脏的作用 车前草饮片水煎液以及车前草水煎液制成的配方颗粒灌胃给药 15、30g 生药/kg，对水负荷小鼠具有明显的利尿所用，二者作用强度相近[1]。车前草乙醇提取物 2.5、10、40g 生药/kg 灌胃给药可明显增加水负荷大鼠的排尿量，10、40g 生药/kg 剂量组的尿液排 Na^+和 K^+明显增多。在尿酸酶抑制剂氧嗪酸钾诱导的小鼠高尿酸血症模型上，车前草乙醇提取物 1.17、2.34、4.68g 生药/kg 灌胃给药 7 天，均可明显降低血浆尿酸、肌酐含量，有治疗痛风的药理作用[2]。车前草的主要成分大车前苷对镉(Cd)引起的大鼠肾脏病理损害具有明显的保护作用，可减轻 Cd 引起的肾脏病理损害，抑制肾脏 ROS、脂质过氧化物增高，降低肾脏组织损伤因子 Kim-1 mRNA 和蛋白表达。

2. 止咳祛痰作用 车前草水煎液灌胃给药20、60mg 生药/kg 对猫电刺激引起的咳嗽有显著的止咳作用；30mg 生药/kg 对小鼠氨水诱导的咳嗽具有明显的镇咳作用。车前草水煎液在体外可明显对抗组胺及氯化乙酰胆碱所致的离体豚鼠气管兴奋作用；同时也有非常显著的祛痰作用。

3. 抗抑郁作用 小鼠灌胃给予车前草的石油醚提取物 2.5、5.0、10mg/kg 连续 5 天，显示出显著的抗抑郁作用，能使获得性无助动物模型的小鼠逃跑失败的次数明显减少。

4. 抗氧化和保肝作用 鲜车前草及干车前草水煎液对氧自由基 O^{2-}·和·OH 均有显著的清除作用。车前草总黄酮可有效地清除 DPPH 自由基和 $ABTS^+$自由基，抑制脂质过氧化，其 IC_{50}分别为 9.0、107.93、18.28mg/ml。采用 D-半乳糖胺造成小鼠氧化损伤模型，灌胃车前草黄酮 100、200、500mg/kg 共 5 周，可显著减轻氧化损伤，降低血清和肝脏中的丙二醛(MDA)含量，提高谷胱甘肽过氧化物酶(GSH-Px)和超氧化物歧化酶(SOD)活性。车前草水提取物与联苯双酯具有作用相当的保肝作用，车前草水提取物能显著抑制 CCl_4和 D-Gal 所致的小鼠血清 ALT 和 AST 升高。车前草中所含的车前草总三萜类 20、40、150mg/kg 连续灌胃 7 天，可明显拮抗四氯化碳诱导的小鼠肝损伤，显著降低血清 AST、ALT 活性，使肝脏病理改变减轻，明显增高肝脏组织的超氧化物歧化酶(SOD)活性，降低丙二醛(MDA)含量[3]。

【参考文献】 [1] 张彤，胡昌江，冯健，等. 车前草配方颗粒与其饮片的利尿药效比较研究. 中国医药指南，2013，11(9)：93-94.

[2] 曾金祥，毕莹，魏娟，等. 车前草提取物降低急性高尿酸血症小鼠血尿酸水平及机制研究. 时珍国医国药，2013，24(9)：2064-2066.

[3] 杨亚军，李庆耀，梁生林，等. 车前草总三萜对四氯化碳致小鼠肝损伤的保护作用. 中成药，2012，34(1)：140-142.

滑　石

Huashi

本品为硅酸盐类矿物滑石族滑石，主含含水硅酸镁[$Mg_3(Si_4O_{10})(OH)_2$]。主产于山东、辽宁、广西。采挖后，除去泥沙及杂石。粉碎或水飞成细粉。以色白、滑润者为佳。

【炮制】 滑石粉　滑石粉碎干燥。

【性味与归经】 甘、淡，寒。归膀胱、肺、胃经。

【功能与主治】 利尿通淋，清热解暑，外用祛湿敛疮。用于热淋，石淋，尿热涩痛，暑湿烦渴，湿热水泻；外治湿疹，湿疮，痱子。

【效用分析】 滑石性滑利窍，寒则清热，故能清膀胱湿热而通利水道，是治淋证常用药，多治湿热下注之热淋，石淋，尿热涩痛等。

滑石甘淡而寒，既能利水湿，又能解暑热，是治暑湿之常用药。若暑湿烦渴，小便短赤宜用之。本品又能清热利湿，分水道，实大肠，利小便而实大便，用治暑湿泄泻。

滑石外用有清热祛湿敛疮之功，是治疗湿疹、湿疮、痱子的常用药。

【配伍应用】

1. 滑石配黄柏　黄柏苦寒沉降，长于泻肾家有余之火，清下焦湿热；滑石甘寒体滑，长于清热利湿、除烦止渴、祛暑止泻。二药配用，其清热祛湿作用增强。适用于湿热下注膀胱之淋证，也可外用于湿疹、湿疮等皮肤病。

2. 滑石配海浮石　滑石甘寒质重而滑，功善利水通淋、清热解暑；海浮石体轻上浮，功善清肃肺气、通利水道、软坚散结。二药配用，滑石以利为主，海浮石以清为主，相互促进，清热渗湿、软坚化石、通淋止痛作用增强。适用于石淋、热淋、癃闭等。

3. 滑石配甘草　滑石甘寒淡，长于清热而利小便；甘草甘平，长于清热而补中。二药配用，有清热、利水、生津之功效，既有清利之功又不伤阴，用于治疗暑邪挟湿之身热烦渴，小便不利，呕吐泄泻以及膀胱湿热之小便短赤、淋漓不爽、滞涩疼痛、砂淋等。

【鉴别应用】

1. 滑石与滑石粉　二者同为一物，性味与归经都甘、淡，寒，归膀胱、肺、胃经；功能与主治均能利尿通淋，清热解暑，外用祛湿敛疮；用于热淋，石淋，尿热涩痛，暑湿烦渴，湿热水泻；外治湿疹，湿疮，痱子。唯滑石为块石状，入药煎服须先煎。而滑石粉为粉状，外治多用，亦入煎剂，入药煎服须包煎。

2. 滑石与石膏　两药均归胃经，能清热止渴，但滑石止渴在于利窍渗湿使脾胃中和而渴自止，故适用于暑热有湿而小便短赤不畅烦渴者，燥热烦渴不宜使用。石膏止烦渴，在于清阳明大热，使热去而津液存留，故阳明热盛烦渴用之合宜。两者外用均能祛湿收敛，但滑石偏用于湿疹、湿疮，痱子；煅石膏偏用于疮疡久不收口者。此外，滑石善于利水通淋，解暑，用于淋证、湿温烦闷，暑湿泄泻等。石膏清热泻火力强，能清泻肺胃二经之热，用治肺热咳喘，胃火牙痛等。

【方剂举隅】

1. 六一散（《黄帝素问宣明论方》）

药物组成：滑石、甘草。

功能与主治：清暑利湿。适用于暑湿证，身热烦渴，小便不利，或泄泻。

2. 三仁汤（《温病条辨》）

药物组成：杏仁、滑石、白通草、白蔻仁、竹叶、厚朴、生薏苡仁、半夏。

功能与主治：宣畅气机，清利湿热。适用于湿温初起及暑温夹湿之湿重于热证，头痛恶寒，身重疼痛，肢体倦怠，面色淡黄，胸闷不饥，午后身热，苔白不渴，脉弦细而濡。

3. 甘露消毒丹《医效秘传》

药物组成：滑石、黄芩、绵茵陈、石菖蒲、川贝母、木通、藿香、连翘、白蔻仁、薄荷、射干。

功能与主治：利湿化浊，清热解毒。适用于湿温时疫，邪在气分，湿热并重证，发热倦怠，胸闷腹胀，肢酸咽痛，身目发黄，颐肿口渴，小便短赤，泄泻淋浊，舌苔白或厚腻或干黄，脉濡数或滑数。

【成药例证】

1. 新雪颗粒（《临床用药须知中药成方制剂卷》2020年版）

药物组成：南寒水石、滑石、石膏、人工牛黄、栀子、竹心、广升麻、穿心莲、珍珠层粉、磁石、沉香、芒硝、硝石、冰片。

功能与主治：清热解毒。用于外感热病，热毒壅盛证，症见高热，烦躁；扁桃体炎，上呼吸道感染，气管炎，感冒见上述证候者。

2. 益元散（《临床用药须知中药成方制剂卷》2020年版）

药物组成：滑石、朱砂、甘草。

功能与主治：清暑利湿。用于感受暑湿，身热心烦，口渴喜饮，小便短赤。

3. 甘露消毒丸（《临床用药须知中药成方制剂卷》2020年版）

药物组成：滑石、茵陈、黄芩、石菖蒲、豆蔻、藿香、薄荷、射干、川贝母、木通、连翘。

功能与主治：芳香化湿，清热解毒。用于暑湿蕴结，身热肢酸，胸闷腹胀，尿赤黄疸。

4. 绿雪（胶囊）（《临床用药须知中药成方制剂卷》2020年版）

药物组成：寒水石、滑石、石膏、青黛、玄参、升麻、水牛角浓缩粉、石菖蒲、朱砂、磁石、土木香、丁香、玄明粉、硝石、甘草。

功能与主治：清热解毒，镇静安神。用于外感热病，热盛动风，症见高热神昏，头痛头胀，咽痛口渴，面赤腮肿，大便秘结及小儿急惊风。

【用法与用量】　10～20g，先煎。外用适量。

【注意】　脾虚、热病伤津者慎用。

【本草摘要】

1.《神农本草经》　"主身热泄澼，女子乳难，癃闭，利小便，荡胃中积聚寒热。"

2.《本草衍义补遗》 "燥湿，分水道，实大肠，化食毒，行积滞，逐凝血，解燥渴，补脾胃，降心火之要药。"

3.《本草纲目》 "疗黄疸，水肿脚气，吐血衄血，金疮出血，诸疮肿毒。"

【药理毒理】 本品具有一定的抗炎、敛疮作用。

1. 抗炎作用 采用大鼠佐剂性关节炎模型，灌胃给予水煎液 1ml（相当于 100g 生药/ml），给药 13～19 天有轻度减轻关节肿胀的作用，可使关节炎大鼠的血液血红蛋白含量降低状况减轻，并降低血液 C 反应蛋白含量。

2. 敛疮作用 采用滑石酊治疗压疮，用药 2 周可减少创面渗出，加快创面干燥，促进肉芽生长和创面愈合[1]。

3. 毒理研究 三个不同产地的滑石酸可溶物经口 LD_{50}（小鼠）为 395.1～658.9g 生药/kg。

【参考文献】 ［1］王春娟. 滑石酊治疗Ⅱ、Ⅲ期压疮效果观察. 中国社区医师（医学专业），2010，12（16）：109-110.

木 通

Mutong

本品为木通科植物木通 *Akebia quinata*（Thunb.）Decne.、三叶木通 *Akebia trifoliate*（Thunb.）Koidz.或白木通 *Akebia trifoliata*（Thunb.）Koidz. var. *australis*（Diels）Rehd. 的干燥藤茎。主产于江苏、湖南、湖北。秋季采收，截取茎部，除去细枝，阴干。切片。以切面黄白色、具放射状纹者为佳。

【性味与归经】 苦，寒。归心、小肠、膀胱经。

【功能与主治】 利尿通淋，清心除烦，通经下乳。用于淋证，水肿，心烦尿赤，口舌生疮，经闭乳少，湿热痹痛。

【效用分析】 木通能利尿通淋，使湿热之邪下行从小便排出。治疗膀胱湿热淋证，水肿等。

木通味苦气寒，性通利而清降，能上清心经之火，下泄小肠之热。常治心火上炎，口舌生疮，或心火下移小肠而致的心烦尿赤等症。

木通既能除湿热，又能通利九窍血脉关节，有通经下乳，活血通痹之效。常用治乳汁短少或不通，血热瘀血经闭，湿热痹痛等。

【配伍应用】

1. 木通配生地黄 木通上可清心经之热，下则清利小肠，利尿通淋；生地黄长于清热凉血，滋阴以制心火。二药相配，则利水而不伤阴，清降心火之力更胜。适用于心热移于小肠之小便短涩刺痛或尿血，心经热盛之心胸烦热、口渴面赤、口舌生疮等。

2. 木通配灯心草 木通功善降火利尿；灯心草功能清心火，利小便。二药相配，功专利水泄热，清心降火。适用于心经有热、下移小肠，或热结膀胱，或湿热下注，症见小便淋漓涩痛者。

3. 木通配防己 木通长于通血脉、利湿热；防己长于祛风湿，止痹痛。二者相须为用，有清热利湿、通脉止痛之功效，用于治疗湿痹、寒痹之关节肿痛，屈伸不利者。

【鉴别应用】 木通与泽泻 两者均通利水道，故水湿内停、水道通畅受阻所致水肿脚气等均可应用。但木通偏清心与小肠之火，善治热淋涩痛，且能通利气血关节，用于经闭乳少，湿热痹痛等；泽泻善清肾经相火，膀胱湿热，故湿热淋证、带下、痰饮眩晕等适宜。

【方剂举隅】 导赤散《小儿药证直诀》

药物组成：生地黄、木通、生甘草梢、竹叶。

功能与主治：清心利水养阴。适用于心经火热证，心胸烦热，口渴面赤，意欲饮冷，以及口舌生疮；或心热移于小肠，小便赤涩刺痛，舌红，脉数。

【成药例证】

1. 八正合剂（《临床用药须知中药成方制剂卷》2020 年版）

药物组成：川木通、车前子（炒）、瞿麦、萹蓄、滑石、灯心草、栀子、大黄、甘草。

功能与主治：清热，利尿，通淋。适用于湿热下注，小便短赤，淋漓涩痛，口燥咽干。

2. 分清五淋丸（《临床用药须知中药成方制剂卷》2020 年版）

药物组成：木通、瞿麦、盐车前子、萹蓄、栀子、黄芩、黄柏、大黄、滑石、茯苓、泽泻、猪苓、知母、甘草。

功能与主治：清热泻火，利尿通淋。用于湿热下注所致的淋证，症见小便黄赤、尿频尿急、尿道灼热涩痛。

【用法与用量】 3～6g。

【注意】 内无湿热，津亏，精滑者慎用。

【本草摘要】

1.《神农本草经》 "主去恶虫，除脾胃寒热，通利九窍血脉关节，令人不忘。"

2.《名医别录》 "疗脾疸常欲眠，心烦哕，出音声，疗耳聋，散痈肿诸结不消，及金疮、恶疮、鼠瘘、踒折、齆鼻息肉，堕胎，去三虫。"

3.《药性论》 "主治五淋，利小便，开关格，治人多睡，主水肿浮大，除烦热。"

4.《本草纲目》 "木通，上能通心清肺，治头痛，利九窍，下能泄湿热，利小便，通大肠，治遍身拘痛。”

【药理毒理】 本品具有抗炎、利尿、抑制血栓形成、降血脂、抗氧化应激等作用。

1. 抗炎作用 三叶木通水提物 117.94、58.97、29.48mg/kg，五叶木通水提物 182.06、91.03、45.50mg/kg 连续灌胃给予 5 天，均有较强的抑制由醋酸诱导的小鼠腹腔毛细血管通透增加及二甲苯诱导的小鼠耳肿胀作用。

2. 利尿作用 三叶木通水提物 74.30、37.15、18.575mg/kg，五叶木通水提物 104.70、57.37、28.675mg/kg 连续灌胃给予 4 天，对水负荷大鼠均具有明显的利尿作用。

3. 对心血管的作用 木通乙醇提取物 100、200mg/kg 连续灌胃 7 天，100mg/kg 剂量组对大鼠静脉血栓形成有一定影响，200mg/kg 组可以明显抑制大鼠静脉血栓形成，减轻血栓湿重和干重，剂量对血栓湿重抑制率分别为 19.9%和 48.6%，对血栓干重抑制率分别为 15.5%和 42.8%。用含甘木通乙醇提取物的饲料喂养高脂血症家兔 8 周，与模型组比较，2.5、5.0g/kg 甘木通组家兔血清 TC、TG、LDL-C 水平明显降低，而 HDL-C 明显升高；动脉硬化指数(AI 值)显著降低，主动脉壁虽然也能观察到动脉粥样硬化斑块及泡沫细胞，但程度明显减轻[1]。甘木通乙醇提取物的乙酸乙酯部分，具有黄酮类成分的特性，10、20mg/kg 静脉给予后，能明显改善家兔心肌缺血后Ⅱ导联心电图 T 波与 S-T 段的偏移，明显降低心肌缺血家兔血清 CK、LDH、MDA 水平和升高 SOD 水平；显著抑制心肌缺血引起的细胞凋亡，增加 Bcl-2 和抑制 Bax 的蛋白表达[2]。甘木通总黄酮 8、16、32mg/kg 连续给药 7 天，可降低急性心肌缺血大鼠不同时间点心电图 ST 段抬高值，降低血清 AST、LDH、CK 含量，降低心肌梗死率，并呈现一定的剂量效应；还可显著延长小鼠常压耐缺氧时间[3]。

4. 抗氧化应激作用 1.0、0.5、0.25g/kg 木通皂苷 D 灌胃 7 天，显著降低 CCl_4 诱导的急性肝损伤小鼠血清中 AST、ALT 的水平，同时升高肝脏组织中 GSH、SOD 的水平，降低肝脏组织中 MDA 含量，对 CCl_4 所致小鼠急性肝损伤有显著的保护作用，其机制可能与抗氧化作用有关[4]。

5. 其他 木通皂苷 D 1.0μmol/L 处理后第 9 天，大鼠骨髓间充质干细胞(BMSCs)成骨性分化标志物 OPG mRNA 表达量明显增高，核因子κB 受体活化因子配体 RANKL mRNA 的表达量明显降低，同时显著提高分化为成骨细胞的碱性磷酸酶(ALP)活性和骨钙素(OC)的表达，而且 p38 丝裂原激活蛋白激酶(p38MAPK)和细胞外信号调节激酶(ERK)活性也显著增加。p38MAPK 抑制剂 SB203580 和 ERK 抑制剂 PD098059 则显著抑制木通皂苷 D 的成骨作用。说明木通皂苷 D 在体外具有促进大鼠 BMSCs 向成骨细胞分化的作用，这一作用与 MAPK 途径的 p38MAPK 和 ERK 蛋白有关[5]。木通皂苷 D100μg/ml 对 Aβ 诱导损伤的 PC12 细胞具有修复作用，在不同给药时间逐渐表现出细胞增殖作用，且在作用 16 小时后产生明显的增殖效应，其机制是通过下调 ECE2 基因和 A2M 基因的相对表达量来修复 $Aβ_{25\sim35}$ 诱导的 PC12 细胞损伤[6]。

6. 毒理研究 关木通、三叶木通及五叶木通对小鼠连续灌胃 28 天，观察小鼠的一般情况、进行血液生化学、病理组织学检查等。剩余 1/2 小鼠进行停药 25 天恢复期观察。关木通的无毒性反应剂量为 0.06g/(kg·d)；在大于等于 0.24g/(kg·d)时见小鼠体重增长缓慢，耗食量减少，肝、肾功能指标异常，高剂量组明显。病理观察可见明显的肾脏毒性，如肾近曲小管明显扩张，小管上皮细胞变性、坏死，肾间质炎症及明显的纤维化。肾脏病变停药后仍不能完全恢复。关木通显示出明显的肾脏毒性，其出现毒性的剂量为 0.24g/kg，等于临床用量。三叶木通组和五叶木通组在整个试验期间未见与药物相关的毒性反应，无毒性反应剂量分别为 0.40g/kg 和>10.00g/kg，为临床用量的 5～25 倍。

通过传统的炮制工艺得到的 29 种关木通炮制品，连同生品共 30 种样品，并采用高效液相色谱法测定了各样品中马兜铃酸 A 的含量，发现石灰水煮、石灰水蒸、甘草汁煮、黑豆汁煮、小苏打水煮及滑石粉炒 6 种样品中马兜铃酸 A 的含量均有显著降低(降低幅度 30%以上)，其他炮制品中马兜铃酸 A 的含量也有一定程度的降低，但降低幅度差异较大。大鼠急性肾损伤毒理试验结果表明，与生品相比，上述 6 种炮制品均能显著减轻对动物肾功能的损害，减轻程度与其中的马兜铃酸 A 含量似有一定的相关性[7]。但也有研究表明关木通的毒性与马兜铃酸 A 无关。用关木通提取物(含马兜铃酸 A 质量分数为 17.98mg/g)按药 5.2、10.4、20.8g/kg 剂量给大鼠灌胃，连续给药 1 周，停药 1 周，隔周给药，试验共进行 6 周。药后第 2 周，高剂量组尿蛋白和尿素氮(BUN)升高；药后第 6 周时，高剂量组尿蛋白、肌酐(Cr)和 BUN 明显升高；病理表现为肾小管细胞空泡变性及小动脉和肾间质病变；高剂量组各种变化较低、中剂量组更为明显。但药后 6 周血浆中马兜铃酸 A 浓度极低。这表明大鼠长期应用关木通提取物可导致肾脏功能和组织学病变，且病变程度与用药时间和剂量有明显的相关性，而与马兜铃酸A血药浓度可能无关[8]。

附：川木通

本品为毛茛科植物小木通 *Clematis armandii* Franch.或绣球藤 *Clematis montana* Buch.-Ham.的干燥藤茎。性味苦，寒。归心、小肠、膀胱经。功能利尿通淋，清心除烦，通经下乳。用于淋证，水肿，心烦尿赤，口舌生疮，经闭乳少，湿热痹痛。用量3～6g。

【参考文献】

[1] 胡宗礼，黄晓萍，陈珺霞. 甘木通醇提物对家兔高脂血症及动脉粥样硬化的预防作用. 中成药，2010，32(9)：1599-1601.

[2] 胡宗礼，黄晓萍，陈珺霞. 甘木通抗心肌缺血的有效部位与作用研究. 中国药学杂志，2011，46(9)：668-670.

[3] 聂阳，陈新颖，杨燕军. 甘木通总黄酮抗心肌缺血的作用. 中国实验方剂学杂志，2014，20(22)：176-179.

[4] 李超，张晓菲，吕亚丽，等. 木通皂苷D对 CCl_4 致小鼠急性肝损伤的保护作用. 华西药学杂志，2012，27(3)：257-259.

[5] 张云辉，刘成成，祝爱珍，等. 木通皂苷D通过丝裂原活化蛋白激酶信号通路促进大鼠骨髓间充质干细胞分化为成骨细胞. 中国病理生理杂志，2012，28(8)：1455-1460.

[6] 陈勇德，章斌，刘志国，等. 木通皂苷D对 Aβ 诱导损伤的PC12细胞修复作用. 中国医院药学杂志，2013，33(16)：1304-1307.

[7] 潘金火，严国俊，宋娟. 关木通不同炮制品中马兜铃酸A的含量测定及其对大鼠肾功能的急性损伤试验. 中药材，2010，33(8)：1228-1233.

[8] 林爱华，刘奕明，欧润妹，等. 关木通提取物诱导的大鼠慢性肾毒性变化及与血药浓度的关系. 中国实验方剂学杂志，2010，16(10)：139-146.

通 草

Tongcao

本品为五加科植物通脱木 *Tetrapanax papyrifer* (Hook.) K. Koch 的干燥茎髓。主产于广西、四川。秋季割取茎，截成段，趁鲜取出髓部，理直，晒干。切段。以色白者为佳。

【性味与归经】 甘、淡，微寒。归肺、胃经。

【功能与主治】 清热利尿，通气下乳。用于湿热淋证，水肿尿少，乳汁不下。

【效用分析】 通草甘淡气寒，渗湿清降，清热利尿，泄降之力缓而无峻利之弊，为滑利通导之常用药。常用治湿热淋证，水肿尿少。

通草又入胃经，能通气上达升提胃气而下乳汁，具有既降又升的特点，适用于产后乳汁不下或不畅。

【配伍应用】 **通草配滑石** 通草长于清热利湿。滑石功善清热利湿、解暑；二药配用，有清暑利湿之功效，用于湿热蕴蒸所致之头痛身重、胸闷、小便滞涩不爽等。

【鉴别应用】 **通草与木通** 二药药名与功效均有相近之处，古人曾有混淆，今之木通，古书有称为“通草”者；今之通草，古书称为“通脱木”，当知区别，不可混淆。木通与通草皆性寒凉通利，均能清热利水渗湿，通乳，同可用治热淋涩痛、小便短赤，水肿、小便不利，以及产后乳汁不下等。不同之处在于，通草甘淡微寒，泄降力缓，入肺以泄降肺之热闭而通水道利小便，善于清肺热，入气分，能通气上达而下乳；又治湿温初起、发热、胸闷不畅等。而木通味苦性寒，泄降力强，善清心与小肠之火，使实热从小便而出，善治心火上炎，口舌生疮，或心热下移于小肠所致之心烦尿赤；且入血分，能通利气血而有通经下乳、通利关节及通经之效，又治乳汁不通，血滞经闭，湿热痹痛等。

【方剂举隅】 **通草饮子**（《普济方》）

药物组成：通草、冬葵子、滑石、石韦。

功能与主治：清热利尿通淋。用于热气淋涩，小便赤如红花汁者。

【成药例证】 **通乳颗粒**（《临床用药须知中药成方制剂卷》2020年版）

药物组成：黄芪、熟地黄、党参、当归、白芍（酒炒）、川芎、漏芦、瞿麦、通草、路路通、穿山甲（烫）、王不留行、天花粉、鹿角霜、柴胡。

功能与主治：益气养血，通络下乳。用于产后气血亏损，乳少，无乳，乳汁不通。

【用法与用量】 3～5g。

【注意】

1. 气阴两虚，内无湿热慎用。

2. 孕妇慎用。

【本草摘要】

1.《日华子本草》 “明目，退热，催生，下胞，下乳。”

2.《医学启源》 “通阴窍涩不利，利小便，除水肿，癃闭，五淋。”

【化学成分】 主要含皂苷类成分：竹节参皂苷V，通脱木皂苷等；还含多糖、氨基酸及铁、钠、锌、钙等。

【药理毒理】 本品具有利尿、抗炎、解热、调节免疫、抗氧化、增加哺乳期乳汁分泌等作用。

1. 利尿作用 通草（通脱木）水提醇沉液4g生药/kg灌胃大鼠（禁食15小时，水负荷5%葡萄糖生理盐水2.5ml/100g）能明显增加实验动物5小时内尿量，增加尿钾排除，对尿钠、尿氯无明显影响。

2. 调节免疫作用　通草多糖有一定的免疫调节作用，通草(通脱木)总多糖提取物 80、40mg/kg 腹腔注射，连续 10 天，可提高小鼠血清溶菌酶活力和单核网状内皮细胞吞噬功能，提高小鼠血清溶血素抗体水平，抑制 DNCB 致小鼠迟发性过敏反应，对小鼠的非特异性和特异性免疫具有促进作用，并能提高小鼠血清过氧化氢酶活性。

3. 抗氧化作用　通草(通脱木)总多糖提取物具有良好的抗氧化作用。通草(通脱木)总多糖提取物 80、160mg/kg 腹腔注射给予 9 月龄小鼠 45 分钟，可明显降低小鼠血清和肝脏过氧化脂质(LPO)含量，降低脑组织和心肌中脂褐素(LF)含量，提高全血超氧化歧化酶(SOD)活力，对肝脏中 LF 含量影响不明显。

4. 增加哺乳期乳汁分泌　通草水提醇沉液 4g 生药/ml 灌胃产后 ICR 母鼠，其产后第 1、3、8、13 和 18 天的泌乳量明显增高，母鼠乳汁中蛋白质含量明显升高，乳汁中乳糖含量减少。100、500μg 生药/ml 通草水提醇沉液处理小鼠 HC11 乳腺上皮细胞，可使细胞中β-酪蛋白及乳清蛋白 mRNA 表达增高、磷酸化 STAT5 蛋白表达水平明显升高[1]。

附：小通草

本品为旌节花科植物喜马山旌节花 *Stachyurus himalaicus* Hook. f. et Thoms.、中国旌节花 *Stachyurus chinensis* Franch.或山茱萸科植物青荚叶 *Helwingia japonica*(Thunb.)Dietr.的干燥茎髓。性味甘、淡，寒。归肺、胃经。功能清热，利尿，下乳。用于小便不利，淋证，乳汁不下。用量 3～6g。

【药理毒理】 本品具有利尿、调节免疫、抗氧化等作用。

1. 利尿作用　小通草(穗序鹅掌柴、西南绣球、中国旌节花)水煎液 4、8g 生药/kg 灌胃，可明显增加水负荷 5%葡萄糖生理盐水 2.5ml/100g 大鼠 5 小时内的排尿量。

2. 调节免疫作用　小通草(喜马山旌节花、西南绣球、棣棠花)总多糖提取物 80、40mg/kg 连续腹腔注射 7～10 天，可明显提高小鼠血清溶菌酶活力和单核网状内皮细胞吞噬功能，提高小鼠血清溶血素抗体水平，抑制二硝基氯苯致小鼠迟发性过敏反应，提高小鼠血清过氧化氢酶活性。

3. 抗氧化作用　小通草(喜马山旌节花、西南绣球、棣堂花)总多糖提取物 80、160mg/kg 连续腹腔注射 45 天，可明显降低小鼠血清和肝脏中过氧化脂质 LPO 含量，降低小鼠脑组织和心肌中 LF 含量，提高小鼠全血超氧化物歧化酶活力，对小鼠肝脏中 LF 含量影响不明显，提示小通草总多糖提取物具有抗氧化作用。

【参考文献】

[1] 郑涛，杨祖菁，钱林溪．通草增加哺乳期乳汁分泌的机制研究．上海交通大学学报(医学版)，2012，32(6)：689-692.

瞿　麦

Qumai

本品为石竹科植物瞿麦 *Dianthus superbus* L.或石竹 *Dianthus chinensis* L.的干燥地上部分。主产于河北、辽宁。夏、秋二季花果期采割，除去杂质，干燥。切段。以茎嫩、色淡绿、叶多者为佳。

【性味与归经】 苦，寒。归心、小肠经。

【功能与主治】 利尿通淋，活血通经。用于热淋，血淋，石淋，小便不通，淋沥涩痛，经闭瘀阻。

【效用分析】 瞿麦苦寒泄降，其性滑利，善清心与小肠火，入小肠经能导热通下窍而有利尿通淋之功，为治淋要药。故多种淋证，小便不利，淋漓涩痛均可应用。尤以热淋、血淋最为适宜。

瞿麦入心经，走血分，能活血散结通经。血热瘀阻之经闭或月经不调尤为适宜。

【配伍应用】

1. 瞿麦配海金沙　瞿麦长于利水通淋；海金沙长于通淋消石。二药配用，有通淋利水消石之功能，用于治疗热淋或石淋之茎中疼痛、尿血。

2. 瞿麦配栀子　瞿麦长于利尿通淋；栀子长于凉血利尿。二药配用，有清热凉血利尿之功能。用于治疗下焦湿热之小便淋漓热痛、血尿等。

【鉴别应用】 **瞿麦与木通**　两者均为利水通淋药，苦寒，归心、小肠经，都能利水通淋，用于淋证，小便淋漓涩痛等；又都能活血通经，用于经闭等。瞿麦又归膀胱经，为治淋专药，利尿通淋止痛作用较好，各种淋证均能用之，尤宜于热淋、血淋。但木通清心除烦，通经下乳；用治心火上炎，口舌生疮以及心火下移于小肠所致心烦尿赤及湿热痹痛，乳汁不下等。

【方剂举隅】 **八正散**(《和剂局方》)

药物组成：车前子、瞿麦、萹蓄、滑石、栀子、甘草、木通、大黄。

功能与主治：清热泻火，利水通淋。适用于湿热淋证，尿频尿急，溺时涩痛，淋漓不畅，尿色浑赤，甚则癃闭不通，小腹急满，口燥咽干，舌苔黄腻，脉滑数。

【成药例证】 **清淋颗粒**(《临床用药须知中药成方制剂卷》2020 年版)

药物组成：瞿麦、木通、萹蓄、盐车前子、滑石、大黄、栀子、炙甘草。

功能与主治：清热泻火，利水通淋。用于膀胱湿热所致的淋证、癃闭，症见尿频涩痛、淋漓不畅、小腹胀满、口干咽燥。

【用法与用量】 9～15g。

【注意】

1. 脾、肾气虚者慎用。

2. 孕妇慎用。

【本草摘要】

1.《本经》 “主关格诸癃结，小便不通，出刺，决痈肿，明目去翳，被胎堕子，下闭血。”

2.《日华子本草》 “催生，治月经不通，破血块，排脓。”

3.《本草备要》 “降心火，利小肠，逐膀胱邪热，为治淋要药。”

【化学成分】 主要含挥发油：丁香酚，苯乙醇，苯甲酸苄酯，水杨酸苄酯等；三萜皂苷类成分：石竹皂苷A、B等。

萹 蓄

Bianxu

本品为蓼科植物萹蓄 *Polygonum aviculare* L.的干燥地上部分。全国大部分地区均产。夏季叶茂盛时采收，除去根及杂质，晒干。切段。以色灰绿、叶多、质嫩者为佳。

【性味与归经】 苦，微寒。归膀胱经。

【功能与主治】 利尿通淋，杀虫，止痒。用于热淋涩痛，小便短赤，虫积腹痛，皮肤湿疹，阴痒带下。

【效用分析】 萹蓄苦能燥湿，微寒清热，沉降下行，专入膀胱经，善清膀胱湿热而利尿通淋。故对于小便短赤、热淋涩痛之证，甚为有效。

萹蓄以清热利湿见长，既能清下焦湿热，解热毒，又善杀虫止痒。故皮肤湿疹，湿疮，阴痒，带下均为适用，还可用治虫积腹痛等。

【配伍应用】 **萹蓄配车前子** 萹蓄味苦而寒，有清热利尿之功。车前子甘寒滑利，通淋渗湿。二药相伍，有较好的利水通淋、清热泻火之功，尤宜用于热淋、癃闭之症。

【鉴别应用】 **萹蓄与瞿麦** 两者均为清热利水通淋药，用治尿涩热痛诸证，两药常相须为用。所不同的是，萹蓄清膀胱湿热，宜于小便不爽，溲短而黄之湿热交阻者。瞿麦利小肠而导热，宜于尿道热痛或热重于湿者。两者均可用于热毒疮肿，但由于萹蓄善于清湿热，故湿热泻痢、黄疸等也为常用；而瞿麦又能破血通经，故妇女经闭也可应用。

【方剂举隅】 **加味八正散**《医宗金鉴》

药物组成：萹蓄、木通、瞿麦、栀子、滑石、甘草、车前子、大黄、石韦、木香、冬葵子、沉香。

功能与主治：清热理气，利尿通淋。肺热而为气淋。

【成药例证】 **复肾宁片**（《临床用药须知中药成方制剂卷》2020年版）

药物组成：车前子、萹蓄、栀子、黄柏（盐）、知母（盐）、大黄（制）、益母草、牡丹皮、附子（炙）、甘草。

功能与主治：清热利湿，通阳化瘀。用于湿热下注、瘀血阻滞所致的热淋，症见尿频、尿急、尿痛、腰痛；急慢性尿路感染、急慢性膀胱炎、急慢性肾盂肾炎见上述证候者。

【用法与用量】 9～15g。外用适量，煎洗患处。

【注意】 脾虚者慎用。

【本草摘要】

1.《神农本草经》 “主浸淫疥瘙，疽痔，杀三虫。”

2.《本草纲目》 “治霍乱，黄疸，利小便。”

3.《滇南本草》 “利小便。治五淋白浊，热淋，瘀精涩闭关窍，并治妇人气郁，胃中湿热，或白带之症。”

【化学成分】 主要含黄酮类成分：萹蓄苷，槲皮苷，槲皮素，杨梅苷，木犀草素，金丝桃苷等；香豆素类成分：伞形花内酯，东莨菪素等；还含多糖及酸性成分等。

中国药典规定本品含杨梅苷（$C_{21}H_{20}O_{12}$）不得少于0.030%。

【药理毒理】 本品具有利尿、抗菌、降脂减肥、抗肝纤维化等作用。

1. 利尿作用 水负荷大鼠灌胃给予萹蓄水煎剂20g/kg后，可增加尿量和尿钠、钾排出。

2. 抗菌作用 萹蓄乙酸乙酯提取物100、200、400mg/ml在体外对大肠埃希菌、金黄色葡萄球菌、伤寒杆菌、痢疾杆菌具有抑菌作用[1]。萹蓄枝提取物和萹蓄叶提取物对革兰阴性菌如大肠埃希菌、奇异变形杆菌、铜绿假单胞菌、伤寒杆菌、副伤寒沙门菌和志贺菌；革兰阳性菌如金黄色葡萄球菌、枯草芽孢杆菌和链球菌；真菌如黄曲霉菌、烟曲霉菌、黑曲霉菌、酵母白色念珠菌均有一定抑菌作用，其中萹蓄枝提取物的抑菌作用比叶提取物的作用强[2]。

3. 降脂减肥作用 萹蓄乙醇提取物具有较好的减肥和降脂效果。采用高脂饲料喂养造成的小鼠肥胖模型添加含萹蓄乙醇提取物的饲料[400mg/(kg·d)]喂养 6 周，或采用 ApoE 敲除小鼠喂食萹蓄乙醇提取物 50、100mg/kg 12 周，均可减轻肥胖，减慢体重增长和减少脂肪组织，降低血脂水平和血压[3, 4]。萹蓄乙醇提取物可剂量依赖性地降低 ApoE 敲除小鼠的动脉粥样硬化斑块和脂肪细胞体积，降低主动脉 ICAM-1、VCAM-1 和 NF-κB 表达。结果提示其有抗动脉粥样硬化效应，作用与 MAPK 途径有关[3]。

4. 抗肝纤维化作用 萹蓄甲醇提取物具有显著的抗小鼠肝纤维化作用。萹蓄甲醇提取物显著降低胆管结扎和分离所致肝纤维化小鼠血清中天冬氨酸转氨酶、丙氨酸转氨酶、碱性磷酸酶的水平，减少肝脏中羟脯氨酸的含量[5]。

5. 其他作用 萹蓄的水及醇提取物静脉注射，对猫、兔、狗有降压作用；能加速血液凝固，使子宫张力增加，可用作流产及分娩后子宫出血的止血剂。萹蓄乙醇提取物冻干粉可清除超氧阴离子自由基、羟基自由基和抗脂质过氧化，具有抗氧化作用[6]。萹蓄的 11 种黄酮醇苷类成分 0.5～10μmol/L 在体外可显著抑制人中性粒细胞的活性氧和弹性蛋白酶产生，呈现出抗炎和抗氧化作用[7]。大鼠口服萹蓄总黄酮后，在其血浆中可以检测到胡桃宁和萹蓄苷。萹蓄苷在膀胱经脏腑中有分布[1]。

【参考文献】 [1] 许福泉，刘红兵，罗建光，等. 萹蓄化学成分及其归经药性初探. 中国海洋大学学报，2010，40(3)：101-104.

[2] Salama HM，Marraiki N. Antimicrobial activity and phytochemical analyses of Polygonum aviculare L. (Polygonaceae)，naturally growing in Egypt. Saudi J Biol Sci，2010，17(1)：57-63.

[3] Park SH，Sung YY，Nho KJ，et al. Anti-atherosclerotic effects of Polygonum aviculare L. ethanol extract in ApoE knock-out mice fed a Western diet mediated via the MAPK pathway. J Ethnopharmacol，2014，151(3)：1109-1115.

[4] Sung YY，Yoon T，Yang WK，et al. The Antiobesity Effect of Polygonum aviculare L. Ethanol Extract in High-Fat Diet-Induced Obese Mice. Evid Based Complement Alternat Med，2013，2013：626-697.

[5] Nan JX，Park EJ，Kim HJ，et al. Antifibrotic effects of the methanol extract of Polygonum aviculare in fibrotic rats induced by bile duct ligation and scission. Biol Pharm Bull，2000，23(2)：240-243.

[6] Hsu CY. Antioxidant activity of extract from Polygonum aviculare L. Biol Res，2006，39(2)：281-288.

[7] Granica S，Czerwińska ME，Zyż ńska-Granica B，et al. Antioxidant and anti-inflammatory flavonol glucuronides from Polygonum aviculare L. Fitoterapia，2013，91：180-188.

地 肤 子

Difuzi

本品为藜科植物地肤 *Kochia scoparia*(L.) Schrad.的干燥成熟果实。主产于河北、山西、山东。秋季果实成熟时采收植株，晒干，打下果实，除去杂质。以饱满、色灰绿者为佳。

【性味与归经】 辛、苦，寒。归肾、膀胱经。

【功能与主治】 清热利湿，祛风止痒。用于小便涩痛，阴痒带下，风疹，湿疹，皮肤瘙痒。

【效用分析】 地肤子味辛苦气寒，性清利而疏散，入膀胱经，能清利下焦湿热，故用于小便不利，淋漓涩痛之证。

地肤子既能内清湿热，又能外散肌肤之风而止痒，为治皮肤病之常用药物。适用于风湿侵袭肌表所致的风疹、湿疹，皮肤瘙痒以及局部瘙痒、带下。

【配伍应用】 地肤子配蛇床子 地肤子性寒，蛇床子性温，二者均有祛风燥湿、杀虫止痒的作用。二者配用，其祛风燥湿、杀虫止痒作用加强。适用于阴部瘙痒、湿疮湿疹、疥癣等。

【鉴别应用】

1. 地肤子与萹蓄 两者同为利水通淋药，皆味苦性寒凉，均能清热利水通淋，杀虫止痒，都可用治热淋涩痛，小便短赤，以及湿疹、湿疮、阴痒、周身瘙痒等皮肤病，二者常相须为用。不同之处在于，萹蓄利尿通淋之力较强，长于清膀胱湿热，治疗淋证小便涩痛尤为多用。地肤子利尿通淋作用平和，且清利湿热，祛风止痒之力较强，故皮肤病尤为多用。

2. 地肤子与苦参 两者均既清湿热，又能祛风止痒，且都有利尿作用，故凡风湿侵袭肌肤所致的皮肤瘙痒，妇女阴痒带下之证以及湿热蕴结小便淋漓涩痛不利之证，均可配伍应用。此外，地肤子以利水通淋为主要功效，用于热淋涩痛等。苦参以清热燥湿为主要作用，故外治热毒疮肿，内治泻痢黄疸等。

【方剂举隅】 地肤子散(《圣惠方》)

药物组成：地肤子、瞿麦、冬葵子、知母、黄芩、升麻、木通、大黄、猪苓。

功能与主治：清热利尿。适用于小儿积热，小便不通。

【成药例证】 洁尔阴泡腾片(洗液)(《临床用药须知中药成方制剂卷》2020 年版)

药物组成：黄芩、苦参、金银花、栀子、土荆皮、黄柏、茵陈、地肤子、蛇床子、薄荷、艾叶、独活、苍术、石菖蒲。

功能与主治：清热燥湿，杀虫止痒。用于妇女湿热带下，症见阴部瘙痒红肿，带下量多、色黄或如豆渣状，口苦口干，尿黄便结；霉菌性、滴虫性及细菌性阴道病见上述证候者。

【用法与用量】 9～15g。外用适量，煎汤熏洗。

【本草摘要】

1.《神农本草经》 “主膀胱热，利小便。补中，益精气。”

2.《名医别录》 “祛皮肤中热气，散恶疮，疝瘕，强阴，使人润泽。”

3.《滇南本草》 “利膀胱小便积热，洗皮肤之风，疗妇人诸经客热，清利胎热，妇人湿热带下用之良。”

【化学成分】 主要含皂苷类成分：地肤子皂苷Ⅰc，地肤子皂苷B2，3-*O*-［β-D-吡喃木糖基(1→3)β-D-吡喃葡萄糖醛酸基］齐墩果酸；甾类成分：20-羟基蜕皮素；三萜类成分：齐墩果酸等。

中国药典规定本品含地肤子皂苷Ⅰc($C_{41}H_{64}O_{13}$)不得少于1.8%。

【药理毒理】 本品具有抗菌、抗过敏、调节胃肠运动和心肌保护等作用。

1. 抗菌作用 地肤子水提液对10种植物病原真菌包括大豆根腐病菌、辣椒立枯病菌、水稻恶苗病菌、玉米弯孢病菌、蕃茄早疫病菌、玉米茎基腐病菌、蕃茄灰霉病菌、黄瓜枯萎病菌、辣椒炭疽病菌、西瓜枯萎病菌均有抑菌效果，其中在质量浓度为10^6mg/L时对辣椒炭疽病菌抑菌活性最强，抑制率为99.96%，EC_{50}值为2.28×10^4mg/L。经大孔树脂分离20%乙醇洗脱液的部位抑制辣椒炭疽病菌活性最强，抑制率达100%，EC_{50}值为5.46×10^3mg/L[1]。地肤子超临界CO_2萃取物对临床分离的金黄色葡萄球菌、表皮葡萄球菌、石膏样毛癣菌、红色毛癣菌、羊毛小孢子菌有一定的抑菌作用，其中对金黄色葡萄球菌、表皮葡萄球菌、红色毛癣菌的效果较好；对10种不同的临床分离阴道滴虫株均有较好的抑制作用，最低抑菌浓度范围为0.32～1.28mg/ml。超临界CO_2萃取物的正丁醇提取部位对白色念珠菌的抑菌活性较强，进一步发现该部位中的3-*O*-［β-D-吡喃葡萄糖(1→2)β-D-吡喃木糖(1→3)β-D-吡喃葡萄糖醛酸］齐墩果酸是其抗白色念珠菌的有效成分[2]。地肤子三萜皂苷类、黄酮类成分对浅部真菌(铁锈色小芽孢癣菌、石膏样小芽孢癣菌、许兰黄癣菌、石膏样毛癣菌、红色毛癣菌及絮状表皮癣菌)均有不同程度的抑制作用。

2. 抗过敏和免疫抑制作用 地肤子乙醇提取物(0.5、1.0mg/ml)在体外对Compound 48/80诱导的肥大细胞组胺释放具有明显的抑制作用，抑制率分别为35.5%、54.5%；在50～200μg/ml浓度范围内呈浓度依赖性地抑制5-羟色胺引起的离体豚鼠回肠收缩，但高于500μg/ml时反而抑制回肠收缩。地肤子乙醇提取物(200、500mg/kg)或总皂苷(50、100、200mg/kg)给Picryl Chloride或绵羊红细胞致敏的小鼠灌胃给药，可明显抑制迟发型变态反应。地肤子水煎液灌胃给药明显减轻2,4-二硝基氯苯诱导的小鼠变应性接触性皮炎，减轻肿胀度，抑制血液白细胞数目和白介素-4水平增高，提高血液γ-干扰素含量。小鼠灌胃给予地肤子总皂苷，可剂量依赖性地对抗4-氨基吡啶所致的小鼠过敏性皮肤瘙痒和组胺所致小鼠足肿胀，有效阈剂量为32mg/kg，150mg/kg剂量的作用显著。比较其三种皂苷成分的作用，其中齐墩果酸3-*O*-β-D-吡喃木糖(1→3)β-D-吡喃葡萄糖醛酸苷的抗过敏作用显著强于齐墩果酸，齐墩果酸3-*O*-β-D-吡喃木糖(1→3)β-D-吡喃葡萄糖醛酸甲酯苷未表现抗过敏作用，说明齐墩果酸3位碳上的二糖链中β-D-吡喃葡萄糖醛酸的羧基是影响其活性的重要官能团，修饰此官能团可能会引起抗过敏活性的较大改变[3]。地肤子水煎液100、500mg/kg给小鼠灌胃，可使小鼠碳末廓清率明显下降，并明显抑制腹腔巨噬细胞对鸡红细胞的吞噬作用。

3. 调节胃肠运动作用 地肤子醇提物100、300mg/kg灌胃给药可抑制小鼠胃排空；醇提物的正丁醇部位50mg/kg和乙酸乙酯部位50mg/kg均可抑制胃排空，但石油醚部位反而促进胃排空。小鼠预先给予乙醇、利血平或吲哚美辛可减弱正丁醇部位的作用，而阿托品预处理则增强正丁醇部位的作用。小鼠灌胃给予地肤子总苷50、100、200mg/kg，可见剂量依赖性的胃排空抑制效应。

4. 心肌保护作用 采用呋喃唑酮诱导的大鼠扩张型心肌病(DCM)模型，灌胃地肤子提取物5、20g/kg共8周。给药组的心功能参数(左室舒张末内径LVDD、左室收缩末内径LVSD、左室舒张末容积LVDV、左室收缩末容积LVSV等)均较模型组明显改善；心肌组织病理学改变明显减轻；血浆和外周血单个核细胞(PBMC)培养上清液中的IFN-γ水平降低，IL-4水平升高，说明地肤子可干预逆转DCM大鼠的Th1/Th2细胞活性失衡，从而减轻免疫反应对心肌的损害[4]。

5. 其他作用 地肤子总苷200mg/kg灌胃给药对正常小鼠的血糖无明显影响，但对四氧嘧啶诱导的糖尿病小鼠具有降血糖作用；对灌胃葡萄糖引起的小鼠血糖升高也有降血糖作用。地肤子的黄酮类组分对自由基

(DPPH·和·OH)具有较强的清除作用[5,6]。

6. 毒理研究　地肤子水煎剂尾静脉注射，其 LD_{50} 为7.15g/kg±0.03g/kg；但以40g/kg灌胃，观察72小时，未发生死亡。

【参考文献】［1］韩璐，赵成爱，马炳阳，等．地肤子水提液及大孔树脂分离物的抑菌作用．吉林农业大学学报，2014，36(4)：442-446，453．

［2］徐云辉，黄浩，郭兆霞，等．地肤子抗真菌化学成分研究．中成药，2012，34(9)：1726-1729．

［3］由宝昌，刘建萍，张晓晖，等．地肤子皂苷抗过敏作用的量效及构效关系．浙江农业科学，2010，(3)：669-670．

［4］丁乐，钟家蓉，白永虹，等．扩张型心肌病大鼠Th细胞活性及中药地肤子的干预作用．江苏医药，2012，38(1)：15-17．

［5］张浩，易华，张欣，等．地肤子黄酮类提取物的抗氧化活性研究．化工时刊，2012，26(7)30-32．

［6］张竞怡，王文杰，史欢，等．地肤子中总黄酮提取工艺及其抗氧化性研究．浙江农业科学，2011，6：1340-1342．

海金沙

Haijinsha

本品为海金沙科植物海金沙 *Lygodium japonicum* (Thunb.) Sw.的干燥成熟孢子。主产于浙江、江苏、湖南。秋季孢子未脱落时采割藤叶，晒干，搓揉或打下孢子，除去藤叶。以色黄棕、质轻、手捻光滑者为佳。

【性味与归经】 甘、咸，寒。归膀胱、小肠经。

【功能与主治】 清利湿热，通淋止痛。用于热淋，石淋，血淋，膏淋，尿道涩痛。

【效用分析】 海金沙甘淡利尿，寒能清热，其性下降，善清小肠、膀胱二经血分湿热而通利水道，功专利尿通淋止痛，尤善止尿道疼痛，为治诸淋涩痛之要药。常用于热淋，石淋，血淋，膏淋诸般淋证。

此外，海金沙又能利水消肿，故水肿亦可使用。

【配伍应用】

1. 海金沙配金钱草　海金沙性善下降，能泻小肠、膀胱血分之湿热，功专通利水道；金钱草利水通淋，尤以排石见长。二药配用，清热利尿、通淋排石作用加强。适用于尿路结石、胆道结石。

2. 海金沙配海浮石　海金沙功善清化小肠、膀胱之湿热而通利水道；海浮石以清肃水之上源而利气道为要。二药配用，其利尿通淋止痛作用增强。适用于砂淋、石淋、湿热蕴结下焦之小便淋漓不畅、热涩刺痛等。

3. 海金沙配甘草　海金沙甘寒，长于清热利尿、通淋止痛；甘草生用，味甘性平，长于泻火解毒、缓急止痛。二药配用，共奏清热泻火解毒、通淋止痛之功效。用于治疗湿热蕴结膀胱所引起的各种淋证。

【鉴别应用】　海金沙与地肤子　海金沙与地肤子均为利水通淋药，性寒，归膀胱经；都能利水通淋，用于热淋涩痛等。而海金沙利水通淋作用强，善止尿道疼痛，善治石淋，也可利尿消肿，用于水肿，小便不利等。但地肤子利水作用平和，更长于清热利湿，祛风止痒，用于皮肤湿疹、周身瘙痒等。

【方剂举隅】　海金沙散(《御药院方》)

药物组成：海金沙、木通、瞿麦、滑石、通草、杏仁、灯心草。

功能与主治：清利湿热，通淋。适用于小便淋涩，及下焦湿热，气不施化，或五种淋疾，癃闭不通。

【成药例证】

1. 五淋化石丸(《临床用药须知中药成方制剂卷》2020年版)

药物组成：广金钱草、海金沙、车前子、石韦、琥珀、沙牛、鸡内金、泽泻、延胡索(醋制)、黄芪、甘草。

功能与主治：利湿通淋，化石止痛。用于淋证，癃闭，尿路感染，尿路结石，前列腺炎，乳糜尿见上述证候者。

2. 复方石淋通片(《临床用药须知中药成方制剂卷》2020年版)

药物组成：广金钱草、海金沙、石韦、滑石粉、忍冬藤。

功能与主治：清热利湿，通淋排石。用于下焦湿热所致的热淋、石淋，症见肾区绞痛、尿频、尿涩痛；尿路结石、泌尿系感染见上述证候者。

3. 五淋丸(《临床用药须知中药成方制剂卷》2020年版)

药物组成：海金沙、石韦(去毛)、川木通、琥珀、茯苓皮、栀子(姜制)、黄连、川芎、当归、白芍、地黄、甘草。

功能与主治：清热利湿，分清止淋。用于下焦湿热所致的淋证，症见尿频、尿急、小便涩痛、浑浊不清。

【用法与用量】 6～15g，包煎。

【注意】 肾阴亏虚者慎用。

【本草摘要】

1.《嘉祐本草》　"主通利小肠。马牙消、蓬砂共疗伤寒热狂，或丸或散。"

2.《本草纲目》　"治湿热肿满，小便热淋、膏淋、血淋、石淋、茎痛，解热毒气。"

3.《本草品汇精要》　"主通关窍，利水道。"

【化学成分】 主要含脂肪油：棕榈酸，油酸，亚油酸，(+)-8-羟基十六酸等；还含金沙素等。

【药理毒理】 本品具有利尿排石、抗菌、抗氧化等作用。

1. 利尿排石作用 采用乙二醇或乙二醇联合氯化铵造成大鼠肾结石模型，在造模的同时灌胃给予海金沙提取物 100、150mg/kg 或通过饮水给予海金沙提取物 400mg/kg，连续用药 4 周，可显著增加排尿量，降低肾结石大鼠尿液中钙、磷和尿酸水平，抑制肾结石形成；还可显著降低肾脏中过氧化物、钙离子、草酸盐以及草酸盐沉积物的含量[1, 2]。

2. 抗菌作用 体外抑菌实验显示海金沙乙醇粗提物对金黄色葡萄球菌、痢疾杆菌和大肠埃希菌均有较好的抑制作用，最小抑菌浓度分别为 0.8、1.0、0.8g/ml[3]；水提物和醇提物对藤黄球菌、乙型溶血性链球菌、枯草芽孢杆菌的最低抑菌浓度分别为 25%、12.5%、12.5%和 3.12%、1.56%、6.25%[4]；水溶性多糖对普通变形杆菌和稻瘟病病原菌有抑制活性。海金沙黄酮是抗菌活性成分[5]。

3. 其他作用 ①抗氧化作用：体外抗氧化试验显示海金沙多糖对超氧阴离子和羟基氧自由基均具有较好的清除作用，当浓度为 83.42、300μg/ml 时对超氧阴离子的清除率分别为 50%、96.26%；浓度为 91.69、300μg/ml 时对羟基氧自由基的清除率为 50%、75.63%[6]。②降血糖作用：海金沙根和根状茎水提液和醇提液 0.13、0.11g/kg 连续灌胃 15 天，对四氧嘧啶所致糖尿病模型小鼠有降血糖作用。③利胆作用：海金沙草的有效成分对-香豆酸和咖啡酸及其衍生物具有一定的利胆作用。④促烫伤愈合：海金沙总提物脂溶性成分用 75%乙醇配成 10%的溶液外用给药，可治疗小鼠烫伤，明显缩短创面脱痂愈合时间[7]。

附：海金沙藤

本品为海金沙的干燥地上部分。性味甘，寒。归膀胱、小肠、肝经。功能利尿通淋，清热解毒。用于石淋，水肿，小便不利，黄疸，乳痈，热疖。用量 9～15g。外用适量。

【参考文献】 [1] 胡露红，卞荆晶，吴晓娟．海金沙提取物对实验性大鼠肾草酸钙结石形成的影响．医药导报，2011，30(8)：1007-1010.

[2] Hyuk Jin Cho, Woong Jin Bae, Su Jin Kim, et al. The inhibitory effect of an ethanol extract of the spores of *Lygodium japonicum* on ethylene glycol-induced kidney calculi in rats. Urolithiasis, 2014, 42(4)：309-315.

[3] 杨斌，陈功锡，唐克华，等. 海金沙提取物抑菌活性研究．中药材，2011，34(2)：267-272.

[4] 欧阳玉祝，唐赛燕，秦海琼，等．海金沙提取物体外抑菌性能研究．中国野生植物资源，2009，(3)：41-44.

[5] 丁利君，孙俊，周送霞．超声波辅助提取海金沙黄酮及其抑菌效果研究．现代食品科技，2009，25(10)：1212-1215.

[6] Xiao Huai-qiu, Li Yu-zhen. Extraction and antioxidation of polysaccharides from *Lygodium japonicum* (Thumb.) Sw. Nat Prod Res Dev, 2012, 24：105-109.

[7] 陈亮．海金沙全草脂溶性成分治疗水烫伤实验研究．中国药业，2011，20(4)：32-33.

石 韦

Shiwei

本品为水龙骨科植物庐山石韦 *Pyrrosia sheareri* (Bak.) Ching、石韦 *Pyrrosia lingua* (Thunb.) Farwell 或有柄石韦 *Pyrrosia petiolosa* (Christ) Ching 的干燥叶。全国大部分地区均产。全年均可采收，除去根茎和根，晒干或阴干。切段。以质厚者为佳。

【性味与归经】 甘、苦，微寒。归肺、膀胱经。

【功能与主治】 利尿通淋，清肺止咳，凉血止血。用于热淋，血淋，石淋，小便不通，淋沥涩痛，肺热喘咳，吐血，衄血，尿血，崩漏。

【效用分析】 石韦甘苦微寒，甘淡渗利，苦寒能上清肺热，下利膀胱，肺为水之上源，清源洁流，故为清热利尿通淋要药。用治癃闭淋漓，热淋血淋涩痛尤宜。

石韦性寒又善于清肺止咳平喘，用于肺热咳嗽气喘证。

石韦既止血又凉血，故对血热妄行之吐血、衄血、尿血、崩漏尤为适合。

【配伍应用】

1. 石韦配海金沙 石韦既能清热利湿、通淋止痛，又能凉血止血；海金沙善利膀胱、小肠之湿热而有凉血通淋之功。二药配用，清热利尿通淋、凉血止血作用加强。适用于石淋、热淋、血淋。

2. 石韦配生蒲黄 石韦既能清热、通淋，又能凉血止血；生蒲黄善于活血散瘀，并能止血利尿。二药配用，利尿通淋、散瘀止血之功效加强，用于治疗小便涩痛、血淋。

【鉴别应用】

1. 石韦与车前子 两药均为利水通淋药，性味甘寒，都能清热通淋；又均入肺经，能清肺化痰，止咳平喘；用治淋证小便淋漓涩痛，肺热咳嗽气喘等。但车前子利尿渗湿，还可用于水肿，暑湿泄泻等；入肝经，能清肝热明目，用于肝热目赤。而石韦又入膀胱经，善清肺与膀胱之热，用治热淋、血淋尤为适宜；还可凉血止血，用治血热妄行之出血证。

2. 石韦与瞿麦 两药同属利水通淋要药，性味苦寒，都能导热下行，清热利水通淋，用治热淋血淋，淋漓涩痛。但瞿麦又入心与小肠经，善清此二经之火；能走血分，破血通经，用于血瘀经闭等。石韦又入肺经，善清肺与膀胱之热，又可清肺化痰，止咳平喘，用于肺热咳嗽；又凉血止血，而用于血热崩漏、吐衄等。

3. 石韦与滑石 两药均性寒，归膀胱经，而能清热利水通淋，对于热淋、石淋尿道涩痛者，均为良剂。但石韦有凉血止血的作用，故尤宜于血淋，热淋；滑石性滑而利湿，对于湿热淋痛及石淋更为适用。此外，石韦清肺止咳，凉血止崩，用于肺热咳嗽，血热崩漏等；滑石清暑止渴，收湿敛疮等，用于暑热烦渴，湿温胸闷，暑湿泄泻，外用治疗湿疹湿疮。

【方剂举隅】 石韦散《集验方》

药物组成：石韦、瞿麦、滑石、车前子、冬葵子。

功能与主治：清热、通淋。适用于热淋，石淋，小便不利，赤涩疼痛。

【成药例证】

1. 荡涤灵颗粒（《临床用药须知中药成方制剂卷》2020年版）

药物组成：石韦、车前子（炒）、猪苓、虎杖、琥珀、地龙、黄连、知母、赤芍、黄芪、当归、地黄、甘草。

功能与主治：清热祛湿，利水通淋。用于下焦湿热所致的热淋，症见尿频、尿急、尿痛；尿路感染见上述证候者。

2. 复方石韦片（《临床用药须知中药成方制剂卷》2020年版）

药物组成：石韦、萹蓄、苦参、黄芪。

功能与主治：清热燥湿，利尿通淋。用于下焦湿热所致的热淋，症见小便不利、尿频、尿急、尿痛、下肢浮肿；急性肾小球肾炎、肾盂肾炎、膀胱炎、尿道炎见上述证候者。

【用法与用量】 6～12g。

【注意】 阴虚及无湿热者忌服。

【本草摘要】

1.《神农本草经》 “主劳热邪气，五癃闭不通，利小便水道。”

2.《本草纲目》 “主崩漏金疮，清肺气。”

【化学成分】 主要含有机酸类成分：绿原酸；黄酮及其苷类成分：山柰酚，槲皮素，异槲皮素，三叶豆苷，紫云英苷，甘草苷，芒果苷，异芒果苷；达玛烷型三萜类成分：达玛辛烷，（18*S*）-18-羟基达玛-21-烯。

中国药典规定本品含绿原酸（$C_{16}H_{18}O_9$）不得少于0.20%。

【药理毒理】 本品具有肾保护作用、镇咳祛痰、降血糖、抗Ⅰ型单纯疱疹病毒、抗炎镇痛、抑菌、抗尿路感染和抗心律失常作用。

1. 肾保护作用 石韦免煎颗粒3g/kg连续灌胃给药4周，可明显减轻1.25%乙二醇和1%氯化铵致肾结石模型大鼠肾脏的炎细胞浸润、充血及肾小管扩张等损伤的程度，可促进大鼠尿中草酸钙结晶的排泄，减少其在肾内的堆积。

2. 镇咳祛痰作用 石韦中提取分离的延胡索酸2g/kg、异芒果苷0.8g/kg和咖啡酸0.3g/kg分别单次腹腔注射给药，可明显延长二氧化硫致小鼠咳嗽反应的潜伏期；咖啡酸0.8g/kg和异芒果苷0.4g/kg分别单次腹腔注射给药，明显降低小鼠酚红实验中酚红排泌量。

3. 降血糖作用 石韦多糖40mg/kg连续腹腔注射给药10天，明显降低四氧嘧啶致糖尿病小鼠空腹血糖浓度及灌胃葡萄糖2g/kg后30分钟、120分钟的血糖浓度，增强糖尿病小鼠的负荷糖耐量，降低糖尿病小鼠血清及胰腺组织中MDA含量。提示其降血糖作用可能与其减轻胰岛细胞氧化损伤有关。

4. 抗病毒作用 庐山石韦对原代人胚肌皮单层细胞感染Ⅰ型单纯疱疹病毒具有抑制作用，最低有效抑菌浓度为250μg/ml。药物在病毒感染同时加入细胞培养瓶内和先感染病毒后加入药物的抑制病毒对数分别为2.55和2.54；先给药物后感染病毒最低有效抑制浓度为500μg/ml，抑制病毒对数为2.00。

5. 抗炎镇痛作用 石韦水提物（0.2g/ml）和醇提物（0.2g/ml），0.1mg/10g，连续灌胃给药7天，均可明显抑制二甲苯致小鼠耳廓肿胀反应，提高热刺激致小鼠疼痛反应的痛阈值。其抗炎、镇痛作用可能与其含有的总黄酮、总皂苷、多糖等活性成分有关[1]。

6. 抑菌作用 光石韦总黄酮100mg/ml对大肠埃希菌、普通变形杆菌、金黄色葡萄球菌和枯草芽孢杆菌均有较强的抑制作用，抑菌圈直径分别为12.7、17.3、11.0和10.0mm；光石韦总皂苷100mg/ml对金黄色葡萄球菌和枯草芽孢杆菌有抑制作用，抑菌圈直径分别为9.2和12.0mm；光石韦多糖（光石韦粉末提取物）100mg/ml对大肠埃希菌、普通变形杆菌、金黄色葡萄球菌和枯草芽孢杆菌有抑制作用，抑菌圈直径分别为8.3，8.7，8.3和9.3mm[2]。

7. 抗心律失常作用 石韦免煎颗粒 3g/kg 连续灌胃给药 4 天，可明显缩短维拉帕米致大鼠慢性心律失常持续的时间，减轻心率减慢的程度[3]。

【参考文献】 ［1］李芸达，黄涛，颜祖弟，等. 石韦不同提取物的抗炎镇痛作用考察. 中国药师，2014(10)：1642-44.

［2］钟霞军，蓝芳，朱丹青，等. 光石韦抑菌活性的研究. 时珍国医国药，2014，3：574-75.

［3］马越，田瑶，姚小芹，等. 石韦抗大鼠缓慢性心律失常作用的实验研究. 吉林中医药，2011(9)：915-16.

灯心草

Dengxincao

本品为灯心草科植物灯心草 *Juncus effusus* L. 的干燥茎髓。主产于江苏、福建、四川、贵州、云南。夏末至秋季割取茎，晒干，取出茎髓，理直，扎成小把。剪段。以色白者为佳。

【性味与归经】 甘、淡，微寒。归心、肺、小肠经。

【功能与主治】 清心火，利小便。用于心烦失眠，尿少涩痛，口舌生疮。

【效用分析】 灯心草性寒，既能入心清心火，又可利尿泄热以引导心火下降。故用于心烦失眠，尿少涩痛，口舌生疮。

【配伍应用】 **灯心草与车前子** 车前子清热渗湿，泻火利尿，通淋止痛。灯心草入心经，清心火，泄小肠实热，导热下行。二药配用，共奏清热，利尿，通淋之功，适用于热淋涩痛。

【鉴别应用】

1. 灯心草与灯心草炭 二者均为灯心草的不同炮制品种，由于炮制方法不同，作用亦各有偏重。灯心草善于清心火，利小便；用于心烦失眠，尿少涩痛，口舌生疮。灯心草炭能凉血止血，清热敛疮，多作外用，治疗咽痹、乳蛾、阴疳等。

2. 灯心草与木通 两者均能清泄心与小肠之火，利小便，故火盛之尿涩热痛，均可应用。但灯心草药力单薄，入心主要用于小儿心热烦躁啼闹，木通苦寒力猛，清心火主要用于口舌生疮，且能通利气血，又用于经闭乳少及湿热痹痛、血瘀经闭等。

【方剂举隅】 **立效散**（《本草纲目》）

药物组成：瞿麦、甘草、栀子仁、灯心草、葱头、生姜。

功能与主治：清热止血。用于下焦结热，小便淋闭或有血出，或大小便出血。

【用法与用量】 1～3g。

【注意】 下焦虚寒，小便失禁者慎用。

【本草摘要】

1.《开宝本草》 "主五淋。"

2.《本草衍义补遗》 "治急喉痹，止夜啼。"

【化学成分】 主要含菲类成分：灯心草二酚，去氢灯心草二酚，去氢灯心草醛，去氢-6-甲基灯心草二酚及二氢菲类化合物；还含木犀草素，酚类及有机酸等。

【药理毒理】 本品具有镇静、抗焦虑、抗菌及抗氧化作用。

1. 镇静作用 灯心草 95%乙醇提取物有镇静和催眠作用。从乙醇提取物分离的 4 个不同极性部位中，三氯甲烷部位和乙酸乙酯部位 20g/kg 灌胃给药均能显著减少小鼠自主活动；乙酸乙酯部位能明显延长阈剂量戊巴比妥钠所导致的睡眠时间。

2. 抗焦虑作用 采用小鼠高架十字迷宫试验证明灯心草的乙醇提取物（剂量 33.1mg/kg）以及从乙醇提取物中分离得到的菲类部分（含去氢厄弗酚 38.4%，剂量 13.1mg/kg）灌胃给药均具有一定抗抑郁作用，能明显提高小鼠进入迷宫开放臂的时间和次数[1]。

3. 抗菌作用 从灯心草分离的化合物 dehydroeffusol 在体外对枯草芽孢杆菌、草分枝杆菌、环状芽孢杆菌 ATCC4513 和金黄色葡萄球菌 4 种革兰阳性菌和白色念珠菌具有一定的抗菌活性，菲类化合物是灯心草的主要抗菌活性成分。

4. 抗氧化作用 灯心草石油醚、乙酸乙酯、正丁醇和水提取物具有一定的抗氧化作用，灯心草乙酸乙酯提取物的抗氧化活性最强，其对 DPPH 自由基的清除能力 IC_{50} 为 10.76mg/ml。

【参考文献】 ［1］李贵云，王小红，杨立华，等. 基于成分敲除技术辨识灯心草抗焦虑的主要有效成分. 中草药，2014，45(6)：825-827.

粉萆薢

Fenbixie

本品为薯蓣科植物粉背薯蓣 *Dioscorea hypoglauca* Palibin 的干燥根茎。主产于浙江、安徽、江西、湖南。秋、冬二季采挖，除去须根，洗净，切片，晒干。以片大而薄、切面色黄白、质松者为佳。

【性味与归经】 苦，平。归肾、胃经。

【功能与主治】 利湿去浊，祛风除痹。用于膏淋，白浊，白带过多，风湿痹痛，关节不利，腰膝疼痛。

【效用分析】 粉萆薢味苦性平，入肾胃二经，性味淡薄，长于利湿而分清去浊，为治小便混浊，或如米泔之膏淋的要药。常用于膏淋，白浊，亦可用治妇女带下属湿盛者。前人称之治湿最长。

粉萆薢能祛风除湿，舒筋活络，适用于风湿痹痛，关节不利，腰膝疼痛。因其治湿最长，故尤善治着痹。

【配伍应用】

1. 粉萆薢配益智仁 萆薢长于利湿而分清别浊；益智仁既能补肾固精缩尿，又能温脾止泻摄唾。二药配用，萆薢以分利为主，益智仁以固涩为要，共奏固下元、利小便、祛湿浊之功。适用于肾虚而见小便频数而少、浑浊不清、淋漓不畅，妇女带下诸证。

2. 粉萆薢配怀牛膝 萆薢长于祛风湿、止痹痛；怀牛膝长于补肝肾、强筋骨。二药配用，扶正祛邪并施，相互为用，共奏祛风湿、补肝肾、强筋骨、止痹痛之功。适用于风湿痹证肢体重痛、腰膝酸软。

【鉴别应用】

1. 粉萆薢与萹蓄 两药同属利水通淋药，均能利湿疗疮；用治淋证以及皮肤湿疹湿疮等。但粉萆薢以利湿分清去浊为长，善治膏淋白浊，带下过多；又能祛风通络，除湿止痛，用治风湿痹痛，湿热疮毒。萹蓄善清膀胱湿热，用于热淋血淋，淋漓涩痛，还能杀虫止痒，用于虫积腹痛，湿疹阴痒。

2. 粉萆薢与土茯苓 两者功能相似，均以除湿见长，均归肝胃二经，对于湿盛之淋浊、湿热疮毒及风湿痹痛均可应用。但粉萆薢除湿分清降浊之功更佳，故尤其适用于湿盛之膏淋、带下之证。土茯苓除湿又善解毒，故善治恶疮，尤为梅毒之要剂，也用治汞中毒。

【方剂举隅】

1. 萆薢分清饮（《杨氏家藏方》）

药物组成：益智、川萆薢、石菖蒲、乌药。

功能与主治：温肾利湿，分清化浊。适用于下焦虚寒之膏淋、白浊。小便频数，浑浊不清，白如米泔，凝如膏糊，舌淡苔白，脉沉。

2. 萆薢散（《普济方》）

药物组成：萆薢、枣肉、生地黄、桂心、杜仲、麦门冬。

功能与主治：滋补肝肾，利湿祛浊。适用于虚劳，阴阳失度，伤筋损脉，嘘吸短气，溢漏泄下，小便赤黄，阴下湿痒，腰脊如折，颜色堕落。

【成药例证】 **萆薢分清丸**（《临床用药须知中药成方制剂卷》2020年版）

药物组成：粉萆薢、盐益智仁、乌药、石菖蒲、甘草。

功能与主治：分清化浊，温肾利湿。用于肾不化气、清浊不分所致的白浊、小便频数。

【用法与用量】 9～15g。

【注意】 本品利湿易伤阴，肾阴亏虚遗精滑泄者慎用。

【本草摘要】

1.《神农本草经》 “主腰背痛，强骨节，风寒湿周痹，恶疮不瘳，热气。”

2.《日华子本草》 “治瘫缓软风，头旋目疾，补水藏，坚筋骨，益精明目，中风失音。”

3.《本草纲目》 “治白浊，茎中痛，痔瘘坏疮。”

【化学成分】 主要含甾体皂苷类成分：薯蓣皂苷，粉背皂苷A，原粉背皂苷A，纤细薯蓣皂苷，原纤细薯蓣皂苷，雅姆皂苷元等。

【药理毒理】 本品具有抗痛风、改善骨质疏松等作用。

1. 抗痛风作用 大鼠右侧肾脏切除术联合氧嗪酸钾造成尿酸性肾病，采用萆薢水提物1、2、4g生药/kg灌胃给药治疗28、56天后，可明显降低血尿酸、尿素氮、肌酐水平；使大鼠肾功能明显改善；同时降低肾脏组织中TNF-α、MCP-1和ICAM-1表达，使血清MCP-1显著降低[1]。萆薢总皂苷(TSD)30、100、300mg/kg灌胃给药6周，对氧嗪酸钾加乙胺丁醇造成的大鼠慢性高尿酸血症具有治疗作用，可剂量依赖性地降低高尿酸血症大鼠的血液尿酸水平，显著增加尿液的尿酸排出以及尿酸清除率(CUr)和肌酐清除率(CCr)[2]。TSD能降低肾脏URAT1 mRNA和URAT1蛋白的高表达，可能通过抑制大鼠肾脏URAT1的高表达而减少尿酸的重吸收[3]。

2. 抗骨质疏松作用 绵萆薢水煎液1、2、4g生药/kg灌胃给药12周，可增加去卵巢大鼠股骨的骨小梁体积，降低骨转换率，改善部分生物力学指标；提高去卵巢大鼠最大载荷、最大应力，降低骨转换，使去卵巢大鼠骨丢失得到改善。

3. 其他作用 萆薢水煎液30g生药/kg灌胃给药能明显促进绵羊红细胞所致的小鼠迟发型超敏反应，对小鼠单核巨噬细胞系统的功能有明显促进作用，能增强小鼠单核巨噬细胞系统对刚果红的廓清功能。体外试验研究表明，萆薢水煎剂对尿路感染的致病菌大肠埃希菌和变形杆菌具有抗菌作用。

附：绵萆薢

本品为薯蓣科植物绵萆薢 *Dioscorea spongiosa* J. Q. Xi，M. Mizuno et W. L. Zhao.或福州萆薢 *Dioscorea futschaauensis* Uline ex R. Kunth 的干燥根茎。性味苦，平。归肾、胃经。功能利湿去浊，祛风除痹。用于膏淋，白浊，白带过多，风湿痹痛，关节不利，腰膝疼痛。用法用量 9～15g。

【参考文献】 [1] 苏筠霞，李建华，刘天喜，等. 萆薢水提物对尿酸性肾病大鼠 TNF-α、MCP-1 和 ICAM-1 表达的影响. 中成药，2013，35(5)：1088-1091.

[2] 陈光亮，武松，那莎，等. 萆薢总皂苷对慢性高尿酸血症大鼠尿酸排泄指标的影响. 中国中西医结合杂志，2014，34(1)：75-80.

[3] 陈光亮，朱立然，那莎，等. 萆薢总皂苷对大鼠慢性高尿酸血症和肾小管尿酸转运体 1 表达的影响. 中国中药杂志，2013，38(14)：2348-2353.

菝 葜

Baqia

本品为百合科植物菝葜 *Smilax china* L.的干燥根茎。主产于江苏、浙江、湖北。秋末至次年春采挖，除去须根，洗净，晒干或趁鲜切片，干燥。以质硬、切面棕黄色者为佳。

【性味与归经】 甘、微苦、涩，平。归肝、肾经。

【功能与主治】 利湿去浊，祛风除痹，解毒散瘀。用于小便淋浊，带下量多，风湿痹痛，疔疮痈肿。

【效用分析】 菝葜入肾经，味甘，性平淡，能利湿而分清去浊，常用于小便淋浊，带下量多。

菝葜味甘缓肝，苦而坚肾，善于走窜，祛风除痹。多用于风湿痹痛，腰背寒痛。

菝葜善解毒散瘀，为疮痈要药，常治疗疮痈肿。

【配伍应用】

1. 菝葜配石菖蒲 菝葜功能利湿去浊；石菖蒲芳香通窍而善除湿浊。二药配用，利湿而分清去浊力强，适用于小便淋浊，妇女带下量多。

2. 菝葜配桑寄生 菝葜善利湿去浊，祛风除痹。桑寄生祛风湿，补肝肾，强筋骨。二药配用，其祛风除湿之功加强，适用于肝肾亏虚、血虚血滞之腰膝痿软，两足无力，肌肤麻木不仁等。

【鉴别应用】 **菝葜与粉萆薢** 两者功能相似，均以祛风利湿见长，对于腰膝筋骨疼痛、风湿痹痛、小便淋漓及带下均可应用。但粉萆薢除湿分清降浊之功更佳，故尤其适用于湿盛之膏淋、白浊，白带过多；菝葜又善解毒散瘀，故善治疗疮痈肿。

【方剂举隅】 **菝葜八味汤**（《外台秘要》）

药物组成：菝葜、土瓜根、黄芪、地骨皮、五味子、人参、石膏、牡蛎。

功能与主治：益气，生津，通淋。用于消渴小便数。肺消饮少溲多；冷淋寒颤涩痛。

【成药例证】 **三金片（颗粒、胶囊）**（《临床用药须知中药成方制剂卷》2020 年版）

药物组成：菝葜、羊开口、积雪草、金沙藤、金樱根。

功能与主治：清热解毒，利湿通淋，益肾。用于下焦湿热所致的热淋，小便短赤、淋漓涩痛、尿急频数；急慢性肾盂肾炎、膀胱炎、尿路感染见上述证候者。

【用法与用量】 10～15g。

【本草摘要】

1.《名医别录》 “主腰背寒痛，风痹，益血气，止小便利。”

2.《日华子本草》 “治时疾瘟瘴。”

3.《本草纲目》 “治消渴，血崩，下利。”

【化学成分】 主要含甾体皂苷类成分：薯蓣皂苷，纤细薯蓣皂苷，甲基原纤细薯蓣皂苷，甲基原薯蓣皂苷，伪原薯蓣皂苷等；黄酮类成分：落新妇苷，黄杞苷等；还含多糖等。

中国药典规定本品含落新妇苷($C_{21}H_{22}O_{11}$)和黄杞苷($C_{21}H_{22}O_{10}$)的总量不得少于 0.10%。

【药理毒理】 本品具有抗炎，降血糖和降血脂，抗肿瘤，抗氧化等作用。

1. 抗炎作用 菝葜水煎液、乙醇提取物、乙酸乙酯提取物均对急、慢性炎症有明显的抑制作用。菝葜水煎液 90～180g 生药/kg 灌胃给药对大鼠角叉菜胶诱导的足肿胀有明显抑制作用，180g 生药/kg 对大鼠皮下注射琼脂法形成的肉芽肿形成有明显抑制作用。菝葜水煎液 90～180g 生药/kg 灌胃给药还对小鼠佐剂性关节炎具有明显的抑制作用，使外周血的 $CD4^{+}T$ 细胞降低，$CD8^{+}T$ 细胞增高，CD4/CD8 比例降低，对 B 细胞和 NK 细胞无明显影响[1]。菝葜乙酸乙酯提取物在 50～100g/kg 剂量水平灌胃给药能显著降低蛋清诱导的大鼠足肿胀度、甲醛诱导的小鼠足肿胀程度、小鼠腹腔毛细血管通透性增高和二甲苯诱导的耳廓肿胀[2]。菝葜 70%乙醇提取物 11.7、23.4、46.8g 生药/kg 灌胃，对小鼠耳肿胀度和大鼠棉球肉芽肿增生均有明显的抑制作用[3]。

2. 改善慢性盆腔炎作用 菝葜水煎液 50、100g 生药/kg 灌胃给药，对大肠埃希菌菌液注入大鼠子宫造成的慢性盆腔炎具有明显的抗炎作用，可使子宫肿胀、充血、粘连等病理变化减轻，血清 IL-2 和 MDA 水平明显降低[4]。菝葜黄酮类成分 8.1、16.2、32.4g 生药/kg 灌胃给药共 14 天，对 25%苯酚胶浆造成的子宫炎具有明显的抗炎作用，能降低大鼠子宫的肿胀率，减少大鼠子宫内膜的炎症细胞，促进其病变上皮细胞增生修复，减轻浆膜充血水肿；可使子宫组织中 TNF-α 的含量明显降低，IL-4 的含量升高[5]。

3. 改善肠易激综合征作用　菝葜乙醇提取物 40、80、160g 生药/kg 灌胃给药 14 天，对便秘型肠易激综合征模型大鼠有明显的治疗作用，其作用机制可能是通过调整模型大鼠血清 5-HT，血浆 SS、SP，结肠 5-HT、SP、SS、MC，脊髓 SP 等水平来实现的[6]。

4. 降血糖和降血脂作用　菝葜水煎液对小鼠糖尿病具有降血糖作用。小鼠灌胃菝葜水煎液 10g 生药/kg 或 20g 生药/kg 连续 3 天或 6 天，均能显著对抗肾上腺素和葡萄糖引起的小鼠血糖升高；降低四氧嘧啶糖尿病小鼠的血糖水平，明显增加肝糖原含量。从菝葜中分离得到的 3(S)-5,7,4′-三羟基二氢黄酮（柚皮素）具有明显的α-葡萄糖苷酶和醛糖还原酶抑制活性，为其降血糖有效成分[7]。在高脂饲料喂养小鼠造成肥胖过程中，添加含菝葜水提物 0.2%、0.5%、1%的饲料喂养 8 周，能显著控制小鼠体重增加，减少腹腔内脂肪重量，降低血清葡萄糖和甘油三酯水平，并能提升肝脏 ACO、CAT、AMPK 等与脂肪酸β-氧化相关的酶的活性[8]。

5. 抗肿瘤作用　菝葜正丁醇提取部位对卵巢癌细胞（A2780 和 HO-8910）增殖具有抑制作用，IC_{50} 分别为 47.5、69.2μg/ml；乙酸乙酯提取部位对 A2780 和 HO-8910 细胞有抑制作用，IC_{50} 分别为 147.9、166.0μg/ml[9]。菝葜的乙醇粗提物、总鞣质、总黄酮 3 个部位对肺癌细胞 A549、NCI-H522、NCI-H23 的细胞存活率均有明显抑制作用[10]。

6. 其他作用　①抗氧化作用：菝葜根甲醇提取物有高浓度 1,1-二苯基-2-间三硝苯肼（DPPH）自由基清除能力和细胞生存保护能力，乙酸乙酯、正丁醇和水的菝葜根提取物都有很强的 DPPH 自由基清除能力。用菝葜根甲醇提取物作用 V79-4 细胞，可呈剂量相关性地增加超氧化物歧化酶、过氧化氢酶、谷胱甘肽过氧化物酶的活性。②抗菌作用：菝葜提取物和碎片对白色念珠菌、光滑念珠菌、克鲁斯念珠菌、近平滑念珠菌、热带念珠菌和新生隐球菌真菌有显著的抑制作用[11]。③抗血栓作用：菝葜水煎液、水提醇沉提取物、碱水渗漉醇沉提取物具有活血化瘀功能，能抑制血小板聚集、延长内源性凝血时间、影响纤维蛋白原生成[12, 13]。④抗衰老作用：菝葜煎液能降低皮肤中脂褐质含量，增加皮肤机能，预防皮肤衰老[14]。⑤治疗特发性血小板减少性紫癜：菝葜有效部位对特发性血小板减少性紫癜有治疗作用，能使血小板明显增多，骨髓细胞成熟障碍减轻，巨核细胞数恢复正常[15]。

【参考文献】［1］吕永宁，陈东生，邓俊刚，等．菝葜对小鼠佐剂性关节炎作用的研究．中药材，2003，26(5)：344-346.

［2］舒孝顺，高中洪，杨祥良．菝葜乙酸乙酯提取物对大鼠和小鼠的抗炎作用．中国中药杂志，2006，31(3)：239-243.

［3］罗艳琴，马云，宋路瑶，等．菝葜不同浓度乙醇提取物的抗炎活性筛选．医药导报，2014，33(7)：858-862.

［4］陈东生，华小黎，于丽秀，等．菝葜对大肠埃希菌诱导大鼠慢性盆腔炎的研究．中国医院药学杂志，2007，27(8)：1023-1025.

［5］罗艳琴，马云，宋路瑶，等．菝葜活性成分对慢性盆腔炎大鼠子宫组织肿瘤坏死因子-α和白介素-4 的影响．南方医科大学学报，2014，34(2)：236-240.

［6］马腾飞，王业秋，张宁，等．菝葜治疗便秘型肠易激综合征作用机制的实验研究．中国药理学通报，2012，28(1)：109-114.

［7］沈忠明，丁勇，施堃，等．菝葜降血糖活性成分及对相关酶的抑制作用．中药材，2008，31(11)：1717-1720.

［8］潘永芳，郑国栋，张清峰，等．菝葜水提物对高脂饮食诱导肥胖小鼠体重和脂肪代谢的影响．现代食品科技，2014，30(2)：12-16.

［9］于丽秀，胡丽玲，廖婧，等．菝葜不同提取部位对卵巢癌细胞的活性影响．中国药师，2015，18(3)：373-375.

［10］邱千，戴琪，陈树和，等．菝葜体外抗非小细胞肺癌细胞活性物质研究．中国现代中药，2014，16(1)：12-13.

［11］Morais MI，Pinto ME，Araujo SG，et al．Antioxidant and antifungal activities of Smilax campestris Griseb．(Smilacaceae)．Nat Prod Res，2014，28(16)：1275-1279.

［12］吕永宁，陈东生，徐楚鸿．菝葜活血化瘀药理作用．中国医院药学杂志，2002，22(9)：538-540.

［13］吕永宁，陈东生，付磊，等．菝葜三种提取物活血化瘀药理作用研究．中国药科大学学报，2001，32(6)：448-450.

［14］李铁男，高贵英，马金龙，等．菝葜对皮肤脂褐质的影响研究．中国现代医药杂志，2007，9(11)：89-90.

［15］华小黎，陈东生．菝葜有效部位对特发性血小板减少性紫癜动物模型的实验研究．世界临床药物，2006，27(2)：123-125.

三 白 草

Sanbaicao

本品为三白草科植物三白草 *Saururus chinensis* (Lour.) Baill. 的干燥地上部分。全国大部分地区均产。

全年均可采收，洗净，晒干。切段。以叶多者为佳。

【性味与归经】 甘、辛，寒。归肺、膀胱经。

【功能与主治】 利尿消肿，清热解毒。用于水肿，小便不利，淋沥涩痛，带下；外治疮疡肿毒，湿疹。

【效用分析】 三白草入肺、膀胱经。味辛宣散，能利尿消肿，多用于水肿，小便不利，淋漓涩痛，带下。本品性寒清利，又清热解毒，外治可用于疮疡肿毒，湿疹。

【配伍应用】 **三白草配萹蓄** 三白草甘寒滑利，性专降泄，有通利小便，渗湿泄热之功；萹蓄苦降下行，能清利膀胱湿热而利水通淋。两药配伍，相须为用，清热通淋力强。用治湿热互结之热淋证。

【鉴别应用】 **三白草与海金沙** 都能利尿消肿，清利湿热而治水肿与淋证。但三白草偏入气分，又能清热解毒；海金沙偏入血分，又可通淋止痛。三白草多用于湿热淋。海金沙多于砂石淋。

【用法与用量】 15～30g。外用鲜品适量，捣烂敷患处。

【注意】 脾胃虚寒者慎用。

【本草摘要】

1.《唐本草》 “主水肿，脚气，利大小便，消痰破癖，除积聚，消疔肿。”

2.《本草拾遗》 “捣绞汁服，令人吐逆，除胸膈热痰，亦主疟及小儿痞满。”

【化学成分】 主要含黄酮及其苷类成分：槲皮素，槲皮苷，异槲皮苷，金丝桃苷；木脂素类成分：三白脂素，三白草酮，三白脂素-8，三白脂素-7；苯丙烷类成分：马兜铃烷；还含挥发油、脂肪酸及氨基酸等。

中国药典规定本品含三白草酮($C_{20}H_{20}O_6$)不得少于0.10%。

【药理毒理】 本品具有抗炎、镇痛，降血糖，保肝、抗肝纤维化，抗氧化，抗菌、抗病毒等作用。

1. 抗炎作用 三白草水煎液2.0、4.0、8.0g/kg灌胃给药，中、高剂量组均能明显抑制二甲苯致小鼠耳廓肿胀、小鼠棉球肉芽肿增长以及醋酸致小鼠腹腔毛细血管通透性增加；同时能减少醋酸所致小鼠扭体反应次数，提高热板法致痛小鼠痛阈值，提示三白草具有抗炎和镇痛作用[1]。三白草中所含的木脂素类成分三白脂素-8(Sc-8)0.05、0.2g/kg连续灌胃6天，对角叉莱胶所致大鼠急性炎症和棉球肉芽肿均具有明显抑制作用，提示Sc-8具有一定的抗炎活性。

2. 降血糖作用 采用四氧嘧啶型糖尿病兔，三白草总黄酮提取物0.5g/kg连续灌胃2周，结果表明，三白草水提液及其总黄酮类化合物在降低血糖的同时使四氧嘧啶型糖尿病兔的超氧化物歧化酶(SOD)值升高，丙二醛下降，这可能是三白草治疗糖尿病作用机制之一。采用Zucker肥胖大鼠模型，三白草水提物350mg/kg灌胃给药，连续干预4周后，发现三白草提取物可显著降低血糖水平，轻度降低血清胰岛素水平，增高葡萄糖输注率，轻度降低肥胖Zucker大鼠体质量，抑制食欲，显著降低血清游离脂肪酸，对血脂无明显影响[2]。采用α-葡萄糖苷酶体外抑制模型，对不同萃取部位的三白草提取物(石油醚、乙酸乙酯、正丁醇)进行活性筛选，发现在1500mg/L浓度时，三白草提取物均有较好的α-葡萄糖酶抑制作用，其中以乙酸乙酯部位活性最好(IC_{50}为122.7mg/L)，其次为石油醚部位和正丁醇部位(IC_{50}为203.3、659.9mg/L)，抑制活性均远大于阳性对照组阿卡波糖(IC_{50}为1103.1mg/L)，说明三白草提取物具有较好的α-葡萄糖酶抑制作用[3]。

3. 保肝作用 三白草的石油醚提取部位500、250、125mg/kg和正丁醇提取部位800、400、200mg/kg连续灌胃8天，明显降低四氯化碳致急性肝损伤小鼠血清中谷草转氨酶和谷丙转氨酶的活力，提高小鼠肝匀浆液中超氧化物歧化酶活力，降低丙二醛的水平，提示三白草的石油醚和正丁醇提取部位对四氯化碳致小鼠急性肝损伤均有一定的保护作用[4]。体外实验发现三白草中主要化学成分异槲皮苷和槲皮苷100μmol/L对H_2O_2损伤人正常肝细胞LO_2具有显著保护作用[5]。

4. 抗肝纤维化 三白草总木脂素含量达到57.3%、45.1%及10.6%时，对肝星状细胞HSC-T6的增殖抑制率分别为65.2%、50.5%及22.3%，呈现出一定的量效关系，说明三白草木脂素对肝星状细胞增殖具有抑制作用[6]。

5. 抗氧化活性 三白草中的脂肪族呋喃二帖类化合物在1～100μM浓度范围内，Saurufuran A对过氧化物酶激活γ受体的活化作用较强（椭圆曲线EC_{50}为16.7μmol/L），而Saurufuran B的作用较弱(EC_{50}大于100μmol/L)。采用烘箱储藏法和Fenton反应体系以及邻苯三酚自氧化法，研究了三白草总黄酮清除超氧阴离子自由基(O_2·)和羟基自由基(·OH)的抗氧化活性，显示三白草总黄酮对O_2·和·OH均有较强的清除能力[7]。

6. 抗菌和抗病毒作用 三白草水提物和醇提物质量浓度≥31.25mg/ml时对金黄色葡萄球菌均有不同程度的抑制作用，在质量浓度≤250mg/ml时对大肠埃希菌均无抑制作用[8]。通过观察HSV-2感染引起的Vero细胞病变效应(CPE)，发现三白草水提物(冻干粉)在0.10、0.03、0.01、0.003g/L时对HSV-2平均抑制率分别为(70.68±

3.39)%、(61.74±2.13)%、(39.31±1.10)%、(18.54±3.44)%；IC_{50} 为(0.023±0.004)g/L，而阳性对照阿昔洛韦 100%抑制浓度为 0.001g/L(5.0×10^{-6}mol/L)；最佳药物添加时间为感染前 2 小时至感染后 6 小时之间。三白草水提物可以通过抑制 HSV-2 诱导的 NF-κB 核转移发挥作用[9]。

7. 其他作用 ①抑瘤作用：三白草醇提物 2.0、4.0、8.0g/kg 处理肝癌 H_{22}、肉瘤 S_{180} 实体瘤小鼠模型，结果三白草醇提物可抑制 H_{22}、S_{180} 实体瘤的生长，并具有一定的免疫促进作用；可延长 H_{22} 腹水瘤小鼠的生存时间，提高生命延长率[10]。②缓解尼古丁依赖小鼠戒断症状：三白草三氯甲烷提取部位 5、10、20g 生药/kg 对以连续递增剂量方式皮下注射尼古丁建立的尼古丁依赖小鼠模型的戒断症状有显著抑制作用，提示三白草三氯甲烷提取部位可以缓解尼古丁依赖小鼠戒断症状[11]。

8. 毒理研究 三白草 95%乙醇提取部位为三白草主要毒性部位，而挥发油和水提物基本没有毒性；三白草地上部分和根茎部分 95%乙醇提取物的小鼠灌胃 LD_{50} 分别为 17.15g/kg 和 3.15g/kg；病变部位为肝细胞轻度变性，而肾脏、胸腺及大脑等其他脏器各组均未见明显病变[12]。

【参考文献】 [1] 曾婉君，余应嘉，王叶茗，等. 三白草抗炎镇痛作用研究. 中国医药导报，2012，9(11)：33-35.

[2] 郭翔宇，段颖，李娟娥，等. 三白草提取物对肥胖 Zucker 大鼠胰岛素抵抗的疗效观察. 中华中医药杂志(原中国医药学报)，2010，25(12)：2291-2294.

[3]巩芳，尹震花，等. 三白草提取物α-葡萄糖苷酶抑制活性. 河南大学学报(医学版)，2011，30(4)：247-249.

[4] 尹震花，顾雪竹，巩芳，等. 三白草对四氯化碳致小鼠急性肝损伤的保护作用. 鲁东大学学报(自然科学版)，2011，27(4)：335-338.

[5] 徐春蕾，李祥，陈宏降，等. 三白草中化学成分对 H_2O_2 损伤 LO_2 细胞保护作用. 南京中医药大学学报，2012，28(2)：163-164.

[6] 黄莉，赵娜，程东岩，等. 三白草总木脂素提取工艺优选及对肝星状细胞增殖的抑制作用研究. 时珍国医国药，2014，25(7)：1771-1773.

[7] 郭凌霄. 三白草总黄酮的提取及抗氧化活性研究. 齐齐哈尔医学院学报，2010，31(14)：2192-2194.

[8]赵锦慧，周琳. 三白草 2 种提取物的体外抑菌活性研究. 江苏农业科学，2012，40(11)，234-235.

[9] 田蕾，李晓艳，徐云霞，等. 三白草抗单纯疱疹病毒作用及机制. 中国中药杂志，2012，37(11)：1642-1645.

[10] 郭凌霄，苏国生. 三白草提取物抑瘤作用初步研究. 国际检验医学杂志，2012，33(6)：643-644.

[11] 匡蕾，颜仁杰，谢富贵，等. 中药三白草提取物对尼古丁依赖小鼠戒断症状的影响. 江西中医学院学报，2011，23(6)：37-38.

[12] 陈宏降，李祥，陈建伟. 三白草不同药用部位不同提取物的急性毒性研究. 中国医药导报，2013，10(22)：13-15.

三、利湿退黄药

本类药物性味多苦寒，主入脾、胃、肝经。苦寒则能清泄湿热，故以利湿退黄为主要作用，主要用于湿热黄疸，症见目黄、身黄、小便黄等。部分药物还可用于湿疮痈肿等证。临证可根据阳黄、阴黄之湿热寒湿偏重不同，选择适当配伍治疗。

临床常用的利湿退黄药有茵陈、金钱草、虎杖、地耳草、垂盆草、鸡骨草、溪黄草等。

茵 陈
Yinchen

本品为菊科植物滨蒿 *Artemisia scoparia* Waldst. et Kit.或茵陈蒿 *Artemisia capillaris* Thunb.的干燥地上部分。主产于陕西、山西、河北。春季幼苗高 6～10cm 时采收或秋季花蕾长成时采割，除去杂质及老茎，晒干。切段。春季采收的习称“绵茵陈”，秋季采割的称“花茵陈”。以质嫩、绵软、色灰白、香气浓者为佳。

【性味与归经】 苦、辛，微寒。归脾、胃、肝、胆经。

【功能与主治】 清利湿热，利胆退黄。用于黄疸尿少，湿温暑湿，湿疮瘙痒。

【效用分析】 茵陈苦泄下降，微寒清热，利湿退黄，乃治脾胃二家湿热之专药，善清利脾胃肝胆湿热，使之从小便出，故为治黄疸要药。身目发黄，小便短赤之阳黄证，或脾胃寒湿郁滞，阳气不得宣运之阴黄，均可配伍应用。

茵陈其气清芬，功专清利湿热，亦治湿温暑湿，湿疮瘙痒。

【配伍应用】

1. 茵陈配附子 茵陈苦泄下降，功专清利湿热以退黄；附子大辛大热，功善温肾暖脾。二药配用，变疗湿热为治寒湿之用，利湿退黄作用仍明显，而免苦寒伤阳之弊，共奏温阳祛寒、利湿退黄之功。适用于阴黄，症见黄色晦暗、胸痞脘胀、神疲畏寒、大便不实等。

2. 茵陈配大黄 茵陈味苦而性凉，功专清热利湿、利胆退黄，为临床退黄之要药；大黄苦寒，善泻火通下。二药配用，使湿热之邪同时从大小便而出，且清热之力加强。适用于黄疸初起，热重于湿者。

3. 茵陈配泽泻 茵陈长于清热利湿、利胆退黄；泽泻利水渗湿。二药合用，有利湿退黄之功，且利水之力增加，用于治疗湿热黄疸、湿重于热而小便不利者。

【鉴别应用】

1. 茵陈与青蒿 两者均气味芳香，能清湿热，故湿热黄疸、湿温、暑湿之证，均可应用。但茵陈主入脾胃，利胆退黄，为治疗湿热黄疸的主药，也治湿疮瘙痒；青蒿主入肝胆，善于清退虚热，凉血除蒸，功专解骨蒸劳热，又能泄暑温之火，为骨蒸劳热、疟疾寒热及暑温壮热所常用。

2. 茵陈与栀子 两者均能清利肝胆湿热而退黄疸，用治肝胆湿热所致黄疸，常相须为用。但茵陈苦微寒，善清肝胆二经湿热，以清热利湿退黄为专长，用治湿热黄疸，湿疹湿疮等。栀子苦寒，善于清泻三焦之火而清心除烦，又能凉血解毒，故用治热病烦闷，血热吐衄，以及热毒疮疡等。

【方剂举隅】

1. 茵陈蒿汤（《伤寒论》）

药物组成：茵陈、栀子、大黄。

功能与主治：清热，利湿，退黄。适用于湿热黄疸，一身面目俱黄，黄色鲜明，发热，无汗或但头汗出，口渴欲饮，恶心呕吐，腹微满，小便短赤，大便不爽或秘结，舌红苔黄腻，脉沉数或滑数有力。

2. 茵陈五苓散（《金匮要略》）

药物组成：茵陈蒿、猪苓、泽泻、白术、茯苓、桂枝。

功能与主治：利湿退黄。适用于湿热黄疸，湿重于热，小便不利者。

3. 茵陈四逆汤（《伤寒微旨论》）

药物组成：甘草、茵陈、干姜、附子。

功能与主治：温里助阳，利湿退黄。适用于阴黄，黄色晦暗，皮肤冷，背恶寒，手足不温，身体沉重，神倦食少，口不渴或渴喜热饮，大便稀溏，舌淡苔白，脉紧细或沉细无力。

【成药例证】

1. 茵莲清肝合剂（《临床用药须知中药成方制剂卷》2020年版）

药物组成：茵陈、柴胡、郁金、板蓝根、绵马贯众、白花蛇舌草、半枝莲、虎杖、重楼、茯苓、广藿香、砂仁、佩兰、白芍（炒）、当归、丹参、红花、泽兰、琥珀。

功能与主治：清热解毒，化湿和胃，舒肝活血。用于肝胆湿热所致的胁痛，症见胁腹胀痛或刺痛、口苦尿黄、纳呆乏力；病毒性肝炎见上述证候者。

2. 黄疸肝炎丸（《临床用药须知中药成方制剂卷》2020年版）

药物组成：滇柴胡、茵陈、炒栀子、青叶胆、醋延胡索、郁金（醋炙）、醋香附、麸炒枳壳、槟榔、青皮、佛手、酒白芍、甘草。

功能与主治：舒肝理气，利胆退黄。用于肝气不舒，湿热蕴结所致的黄疸，症见皮肤黄染、胸胁胀痛、小便短赤；急性肝炎、胆囊炎见上述证候者。

3. 苦黄注射液（《临床用药须知中药成方制剂卷》2020年版）

药物组成：茵陈、柴胡、苦参、大黄、大青叶。

功能与主治：疏肝清热，利湿退黄。用于肝胆湿热所致的黄疸，症见面目悉黄、胸胁胀满、乏力，纳差；急慢性肝炎见上述证候者。

4. 茵陈五苓丸（《临床用药须知中药成方制剂卷》2020年版）

药物组成：茵陈、茯苓、白术（炒）、泽泻、猪苓、肉桂。

功能与主治：清湿热，利小便。用于肝胆湿热、脾肺郁结所致的黄疸，症见身目发黄、脘腹胀满、小便不利。

5. 茵栀黄口服液（《临床用药须知中药成方制剂卷》2020年版）

药物组成：茵陈提取物、栀子提取物、黄芩提取物（以黄芩苷计）、金银花提取物。

功能与主治：清热解毒，利湿退黄。用于肝胆湿热所致的黄疸，症见面目悉黄、胸胁胀痛、恶心呕吐、小便黄赤；急慢性肝炎见上述证候者。

【用法与用量】 6～15g。外用适量，煎汤熏洗。

【注意】 蓄血发黄者及血虚萎黄者慎用。

【本草摘要】

1.《神农本草经》 “主风湿寒热邪气，热结黄疸。”

2.《名医别录》“通身发黄，小便不利，除头痛，去伏瘕。”

3.《医学入门》 “消遍身疮疥。”

【化学成分】 主要含香豆素类成分：滨蒿内酯，东莨菪素等；黄酮类成分：茵陈黄酮、异茵陈黄酮，蓟黄素等；有机酸类成分：绿原酸，水杨酸，香豆酸等；还含挥发油、烯炔、三萜、甾体等。

中国药典规定绵茵陈含绿原酸（$C_{16}H_{18}O_9$）不得少于0.50%，花茵陈含滨蒿内酯（$C_{11}H_{10}O_4$）不得少于0.20%。

【药理毒理】 本品具有抗肝损伤、利胆、抗病原微生物、抗肿瘤、抗氧化及镇痛等作用。

1. 抗肝损伤作用　茵陈蒿水提物0.25g生药/kg灌胃给药，可明显降低四氯化碳致肝纤维化模型大鼠血清转氨酶水平，升高血清白蛋白水平，降低白蛋白/球蛋白比例。茵陈蒿水提物6.9g生药/kg，连续灌胃4周，可明显降低高脂、高糖致脂肪肝大鼠ALT、AST和TGF-β_1水平，改善肝脏脂肪病变，提高SOD和GST活性，降低MDA含量，降低血脂（TC、TG、FFA、LDL-C）水平，升高HDL-C水平；提示茵陈蒿提取物对胰岛素抵抗合并脂肪肝具有调解血脂和保护作用。茵陈水溶性多肽10mg/kg剂量36小时内肌内注射给药3次，可明显改善对乙酰氨基酚致肝损伤小鼠肝组织的病理学损伤。

2. 利胆作用　茵陈水煎液2.7、1.35和0.675g生药/kg，连续灌胃5天，明显改善苯甲酸雌二醇和黄体酮诱导的妊娠肝内胆汁淤积症大鼠的胎盘功能，病理组织观察显示茵陈蒿高剂量组胎盘形态学、胎盘雌激素受体与正常组无显著差异；茵陈多糖100、50mg/kg腹腔注射给药7天，可明显降低妊娠胆汁淤积模型大鼠血清ALT、AST、碱性磷酸酶（ALP）、直接胆红素（DBIL）及间接胆红素（IBLI）水平，降低肝组织MDA水平；提高SOD、谷胱甘肽过氧化物酶（GPx）、过氧化氢酶（CAT）水平，降低Th1/Th2比值；降低IL-6、TNF-α、IFN-γ水平。提示茵陈多糖可能通过减轻妊娠胆汁淤积大鼠肝脏氧化损伤发挥保肝作用，通过调节Th1/Th2免疫失衡减轻免疫损伤[1, 2]。茵陈多糖0.8、0.4mg/kg连续灌胃给药2周，可明显降低梗阻性黄疸幼鼠血清ALT、AST及TBIL、IBIL、DBIL水平，降低血清LA、HA、PC-Ⅲ及Ⅳ-C表达水平，减轻大鼠肝脏组织纤维增生等病理学损伤[3]。

3. 抗病原微生物作用　茵陈蒿水提取物对金黄色葡萄球菌、人肠杆菌、枯草芽孢杆菌、黑曲毒和青毒均有一定的抑菌作用，最低抑菌浓度：枯草芽孢杆菌为4%（含绿原酸0.188mg/ml），黑曲毒为5%（含绿原酸0.235mg/ml），青毒为5%（含绿原酸0.235mg/ml），金黄色葡萄球菌为8%（含绿原酸0.376mg/ml），人肠杆菌为12%（含绿原酸0.564mg/ml）。不同浓度茵陈水提液2000、1000、500、250、125、63、32mg/L对人胚肺成纤维细胞HEL的存活率分别为18.6%，51.7%，81.8%，87.5%，90.8%，98%，100%，半数毒性浓度（TC_{50}）为904.49mg/L；茵陈水提液在500、250、125、63、32mg/L浓度范围内对巨细胞病毒HCMV均有抑制作用，半数有效浓度为195.11mg/L，治疗指数为4.64，10mg生药/ml茵陈水提物和醇提物均对阴道毛滴虫有明显抑制作用，抑制率达81%～100%。

4. 抗炎作用　滨蒿中的绿原酸可通过抑制胰腺酶和巨噬细胞迁移抑制因子（MIF）的活性保护小鼠免受L-精氨酸诱导的胰腺和肺炎症损伤[4]。

5. 抗肿瘤作用　茵陈素（6,7-二甲氧基香豆素）10、20、40、80、160μg/ml浓度，对体外培养人肺癌细胞株PA呈剂量依赖性的抑制作用，以160μg/ml抑制作用最明显，抑制率达52.4%。80μg/ml浓度时，S期和G_2/M期细胞比例开始下降，细胞被阻滞于G_0/G_1期，不能进入S期及G_2/M期，增殖指数明显下降，提示茵陈素可能通过抑制DNA合成，抑制肿瘤细胞增殖。茵陈的主要抗肿瘤成分是茵陈色原酮，其可能通过抑制相关癌基因（K-ras、c-Src、c-Myc）mRNA表达抑制结肠癌细胞增殖，通过逆转细胞上皮间质转化（EMT）过程抑制结肠癌细胞转移[4]。

6. 抗氧化及镇痛作用　茵陈挥发油（主要成分棕榈酸和氧化石竹烯）在25、50、100、200、400μg/ml浓度内，对DPPH·和·OH具有较好的清除作用，提示茵陈挥发油具有一定的抗氧化活性[5]；茵陈黄酮粗提物和纯化物20、40、60、80、100μg/ml浓度对DPPH·和·OH的清除能力及花生油的抗氧化效果均强于维生素C。提示茵陈黄酮具有抗氧化活性。茵陈黄酮粗提物和纯化物每天200mg/kg，连续灌胃9天可显著降低醋酸诱导小鼠的扭体次数，分别连续灌胃5天和7天可减少热刺激和甲醛诱导的小鼠舔足次数[6]。

7. 其他作用　茵陈蒿水煎液每天灌胃20g生药/ kg，连续8天，可明显抑制四氧嘧啶致小鼠空腹血糖的升高，但对正常和高脂小鼠（连续灌胃10天）的空腹血糖未见明显影响。茵陈水煎液每天20g生药/kg，连续灌胃10天，可明显降低高脂血症及上述模型小鼠血清总胆固醇和动脉硬化指数，提高高密度脂蛋白-胆固醇含量，调节内、外源性血脂代谢紊乱。茵陈水提液0.01、0.03、0.1、0.3、1.0、2.0g生药/ml浓度，可显著升高兔胃底和胃体纵行平滑肌条张力，增大胃体收缩波平均振幅，并呈量效关系；阿托品可部分阻断茵陈对胃平滑肌条的兴奋效应，说明茵陈可由胆碱能M受体介导发挥兴奋胃肌条收缩活动的作用。茵陈水煎液0.1g/ml与蒸馏水交替灌流离体大鼠胃模型50分钟，可显著降低胃蛋白酶活性，抑制胃泌素的分泌，对胃液pH影响不大。

【参考文献】　[1] 范丽梅，徐立堃，张兰，等．茵陈多糖对妊娠胆汁淤积大鼠肝脏氧化损伤的保护作用研究．中国医药导报，2013，10(7)：11-13.

[2] 范丽梅，胡春玲，谢琼，等．茵陈多糖对妊娠胆汁淤积大

鼠 Th1/Th2 细胞免疫平衡的影响．中国热带医学，2013，13(3)：267-269.

[3] 赫长胜，李源渊，岳洪义，等．茵陈多糖对梗阻性黄疸幼鼠肝脏纤维化的保护作用研究．中国医药导报，2012，9(8)：25-27.

[4] 刘玉萍，邱小玉，刘 烨，等．茵陈的药理作用研究进展．中草药，2019，50(9)：2235-2241.

[5] 常亮，庞海亮，郭振博，等．茵陈挥发油成分鉴定及抗氧化活性研究．资源开发与市场，2013，29(5)：469-471.

[6] 齐善厚．茵陈黄酮的抗氧化及镇痛作用研究．现代食品科技，2013，19(3)：501-504.

金钱草

Jinqiancao

本品为报春花科植物过路黄 *Lysimachia christinae* Hance 的干燥全草。主产于四川。夏、秋二季采收，除去杂质，晒干。切段。以叶多者为佳。

【性味与归经】 甘、咸，微寒。归肝、胆、肾、膀胱经。

【功能与主治】 利湿退黄，利尿通淋，解毒消肿。用于湿热黄疸，胆胀胁痛，石淋，热淋，小便涩痛，痈肿疔疮，蛇虫咬伤。

【效用分析】 金钱草甘淡渗利，咸能软坚，微寒清热，善清肝胆之火，又能除下焦湿热，有清热利湿退黄，利尿排石之效，尤为排石要药，适用于湿热黄疸，胆胀胁痛，石淋热淋，尿涩作痛等。

金钱草咸可软坚，性寒清热，能清热解毒，消肿止痛，可用治痈肿疔疮，蛇虫咬伤，水火烫伤等。

【配伍应用】 **金钱草配白花蛇舌草** 金钱草鲜用解毒消肿；白花蛇舌草长于清热泻火解毒。二药配用，具有较强清热泻火解毒作用。适用于毒蛇咬伤、疮疡肿毒。

【鉴别应用】

1. 金钱草与茵陈 同属利湿退黄药，均性寒，归肝胆经，功能清利肝胆湿热退黄，用治湿热黄疸，皮肤湿疮肿毒等。但金钱草又归肾、膀胱经，既善清肝胆之火，又能除下焦湿热，利尿通淋作用好，为治淋证专药，砂石淋、热淋适用，肝胆结石用之亦佳；金钱草清热解毒之功较强，善治恶疮肿毒，毒蛇咬伤，水火烫伤等。茵陈又归脾胃经，清热利湿退黄作用最强，专清脾胃湿热，为治疗黄疸的要药，善治湿热黄疸。

2. 金钱草与海金沙 两者均归膀胱经，均能利水通淋，治疗砂淋、石淋之尿道涩痛，常相须为用。但金钱草更长于化石，还有良好的利湿退黄，清肝胆之热的作用，故湿热黄疸及肝胆结石也较为常用；亦可清热解毒，用于恶疮肿毒，毒蛇咬伤，水火烫伤等。海金沙有一定的凉血止血之功，故血淋用之也好；海金沙止尿道疼痛之功尤其显著，淋痛较著者适宜；又取其利水消肿作用，用治湿热所致的水肿，小便不利。

【成药例证】

1. 金龙舒胆颗粒（《临床用药须知中药成方制剂卷》2020 年版）

药物组成：金钱草、柴胡、龙胆、茵陈、黄芩、木香、青皮、滑石、大黄、硝石、丹参、莪术。

功能与主治：清热利胆，疏肝理气。用于湿热气滞所致的两胁胀痛、恶心呕吐、厌油腻；急慢性胆囊炎见上述证候者。

2. 利肝片（《临床用药须知中药成方制剂卷》2020 年版）

药物组成：金钱草、猪胆汁。

功能与主治：清肝利胆。用于肝胆湿热所致的胁痛，症见口苦、尿黄、胁肋胀痛、舌苔黄腻；急慢性肝炎、胆囊炎见上述证候者。

3. 复方石淋通片（《临床用药须知中药成方制剂卷》2020 年版）

药物组成：广金钱草、海金沙、石韦、滑石粉、忍冬藤。

功能与主治：清热利湿，通淋排石。用于下焦湿热所致的热淋、石淋，症见肾区绞痛、尿频、尿涩痛；尿路结石、泌尿系感染见上述证候者。

4. 金胆片（《临床用药须知中药成方制剂卷》2020 年版）

药物组成：金钱草、龙胆、虎杖、猪胆膏。

功能与主治：清利肝胆湿热。用于肝胆湿热所致的胁痛、胆胀，症见胁肋胀痛、口苦、便干、尿黄；胆囊炎、胆石症见上述证候者。

5. 肾石通颗粒（《临床用药须知中药成方制剂卷》2020 年版）

药物组成：金钱草、王不留行(炒)、萹蓄、瞿麦、海金沙、鸡内金(烫)、丹参、牛膝、延胡索(醋制)、木香。

功能与主治：清热通淋，化瘀排石。用于湿热下注、瘀血内阻所致的石淋，症见腰腹疼痛、尿血、尿频、尿急、尿痛；泌尿系统结石见上述证候者。

【用法与用量】 15～60g。

【本草摘要】

1.《采药志》 “反胃噎膈，水肿鼓胀，黄白火丹。”

2.《草木便方》 “除风毒。”

【化学成分】 主要含黄酮类成分：槲皮素，山柰素等；还含苷类、鞣质、挥发油、氨基酸、胆碱、甾醇等。

中国药典规定本品含槲皮素($C_{15}H_{10}O_7$)和山柰素($C_{15}H_{10}O_6$)的总量不得少于0.10%。

【药理毒理】 本品具有利胆、抗泌尿系结石、抗炎、抗氧化等作用。

1. 利胆作用 金钱草渗漉提取物与超临界CO_2萃取物0.83、3.33g/kg十二指肠给药均可促进大鼠的胆汁分泌。金钱草醇提物500mg/kg和乙酸乙酯提取物200mg/kg灌胃给药均能明显促进小鼠和大鼠的胆汁分泌，可能是金钱草利胆作用的有效部位。金钱草水煎剂可增强家兔离体胆囊管的张力，促进胆囊管收缩，防止胆囊管阻塞，以上作用均有利于胆汁排出[1]。

2. 抗泌尿系结石作用 采用25%乙二醇与1%氯化铵联合造成大鼠肾结石，造模的同时给大鼠灌胃金钱草免煎制剂(0.6g溶于2ml水中，2ml/只)，给药组动物肾组织的充血、炎性细胞浸润以及肾小管扩张等病变均轻于模型组，显示金钱草对肾结石造成的肾损害具有保护作用[4]。大鼠自由饮用1%乙二醇溶液造模9周后再灌胃给予金钱草的黄酮提取物(含量50%)100、200、400mg/(kg·d)，连续6周，可明显增加大鼠尿量，有显著的利尿作用；治疗6周后，用药组的大鼠尿液草酸、Ca^{2+}以及血液肌酐、尿素氮均低于模型组，肾脏组织的病理变化明显改善，说明金钱草总黄酮能够抑制实验性高草酸尿症大鼠肾脏草酸钙结石形成，并对肾脏具有保护作用[2]。

3. 抗炎作用 金钱草醇提物500mg/kg和乙酸乙酯提取物200mg/kg能显著抑制二甲苯所致小鼠耳廓肿胀和醋酸所致小鼠腹腔毛细血管通透性亢进，具有一定的抗炎作用。

4. 抗氧化作用 金钱草80%乙醇提取物以及粗多糖在体外试验中显示有显著清除羟自由基和超氧自由基的能力[3]，对羟自由基所致的DNA的氧化损伤有显著抑制作用。金钱草的乙酸乙酯提取物(EAF)对DPPH自由基、羟自由基及过氧自由基表现出明显的清除作用；金钱草对肝脏脂质过氧化有抑制作用；金钱草清除自由基的主要成分为黄酮类成分，如槲皮素、槲皮素-3-*O*-葡萄糖苷和山柰酚-3-*O*-葡萄糖苷等[4]。

【参考文献】 [1] 陈星，张启荣，付亚，等. 金钱草、茵陈对兔胆囊管运动的影响. 中国中医药科技，2014，21(4)：393-394.

[2] 邹志辉，崔维奇，谌辉鹏，等. 金钱草黄酮提取物对大鼠肾脏草酸钙结石形成的影响. 中国实验方剂学杂志，2013，19(4)：195-199.

[3] 吴亚妮，朱意丽，史洁文，等. 对金钱草多糖抗氧化性的研究. 当代医药论丛，2014，12(2)：32-33.

[4] 任雪峰，吴冬青，安红钢，等. 金钱草、白玉兰总黄酮的提取及体外抗氧化性研究. 湖南农业科学，2010(23)：120-122.

附：

1. 广金钱草 本品为豆科植物广金钱草*Desmodium styracifolium*(Osb.) Merr.的干燥地上部分。性味甘、淡，凉。归肝、肾、膀胱经。功能利湿退黄，利尿通淋。用于黄疸尿赤，热淋，石淋，小便涩痛，水肿尿少。用量15～30g。

【药理毒理】本品具有利尿排石、利胆、抗炎等作用。

(1) 利尿排石作用 广金钱草水煎剂20g生药/kg给大鼠一次性灌胃给药可产生明显的利尿、排钠作用。采用1.25%乙二醇和1%氯化铵造成大鼠或小鼠肾结石模型，灌胃给予广金钱草水煎液30g/kg或免煎制剂0.6g/只共4周，均能明显减轻结石造成的肾脏充血、炎细胞浸润、肾小管扩张、萎缩等病理改变，肾组织中草酸钙晶体沉积显著减少。金钱草干预组血清钙和肾组织匀浆中钙含量显著降低，血清磷、尿素氮、肌酐均明显降低。提示金钱草可有效减少草酸钙结石形成[1]。广金钱草的多糖部分可以延缓草酸钙的成核，对尿路结石中最常见的草酸钙的结晶生长有抑制作用。乙二醇与活性维生素D_3联合制备的尿路结石大鼠，灌胃给予广金钱草三萜醇配糖体和黄酮苷配糖体0.6mg/kg共3周后，可将该模型的尿路结石形成率从80.95%降低至28.57%，提示这两种配糖体可能是广金钱草抑制结石形成的有效成分。

(2) 抗炎作用 广金钱草水煎醇沉法注射剂(50g生药/kg)、广金钱草总黄酮水针剂(3.75g生药/kg)腹腔注射，对组胺引起的小鼠血管通透性增加有明显抑制作用；对巴豆油引起的小鼠耳廓炎症、蛋清引起的大鼠足肿胀以及棉球肉芽肿均呈明显的抑制作用。

(3) 利胆作用 麻醉犬灌胃给予广金钱草水煎液1.43g/kg，可促使胆囊收缩变小，血浆胆囊收缩素(CCK)明显升高，从而促进胆汁排泄。ANIT诱导的急性肝内胆汁淤积大鼠灌胃给予广金钱草正丁醇萃取物0.54、1.08、2.16g/kg共7天，可显著增加胆汁分泌量，降低血清中谷丙转氨酶、谷草转氨酶、直接胆红素、谷氨酰转肽酶和碱性磷酸酶的水平；显著降低胆汁中谷胱甘肽含量，显著提高胆汁中总胆汁酸的含量；升高NO、GSH和cAMP水平。提示广金钱草正丁醇萃取物可能通过促进胆汁分泌，减轻氧化损害而发挥保护肝脏的作用[2]。

(4) 其他作用 ①对心脑血管系统的作用：广金钱草水提物3g生药/kg、黄酮60mg/kg、乙酸乙酯提取物

60mg/kg 均能明显增加麻醉犬的脑血流量，同时脑血管阻力下降，血压降低。其中以极性较大的黄酮作用最佳，并且其对由脑垂体后叶素引起的心律不齐和结性早搏有拮抗作用。②益智作用：广金钱草水煎剂 35、50g 生药/kg 连续灌胃 7 天，可改善樟柳碱引起的小鼠记忆障碍和氯霉素引起的记忆巩固不良；可延长断头、亚硝酸钠及常压三种方法造成的小鼠急性脑缺氧耐受时间，提示其具有改善记忆和脑保护作用。③抗氧化作用：从广金钱草中提取的多糖具有清除羟自由基和超氧阴离子自由基的抗氧化作用[3]。

【参考文献】 ［1］李静，胡国全，桂敬强，等．金钱草水提液对小鼠肾脏草酸钙结石形成的干预作用．安徽科技学院学报，2014，28(2)：5-11.

［2］何贵坤，黄小桃，刘美静，等．广金钱草对肝内胆汁淤积大鼠的干预作用．中药新药与临床药理，2015，26(2)：152-154.

［3］崔建敏，裴保方．广金钱草多糖的提取工艺及其体外抗氧化活性研究．新乡医学院学报，2014，31(12)：986-993.

2. 连钱草 本品为唇形科植物活血丹 *Glechoma longituba*(Nakai) Kupr.的干燥地上部分。性味辛、微苦，微寒。归肝、肾、膀胱经。功能利湿通淋，清热解毒，散瘀消肿。用于热淋，石淋，湿热黄疸，疮痈肿痛，跌打损伤。用量 15～30g。外用适量，煎汤洗。

【药理毒理】 连钱草具有利尿利胆、排石、抗炎、调节肠道运动机能、降糖降脂、抗氧化、抗菌及抗肿瘤作用。

(1) 利尿利胆、排石作用 连钱草的石油醚部位、乙酸乙酯部位、正丁醇部位及水部位 20g 生药/kg，灌胃给药，发现连钱草提取物均能有效促进大鼠的胆汁排出，降低胆汁中总胆红素、直接胆红素的浓度，使胆汁酸的浓度增高，减少胆结石的生成。3.3g/kg 生药连钱草水提取物、乙醇提取物和乙酸乙酯提取物 0.5g/ml 灌胃给予豚鼠胆固醇结石模型连续 4 周，发现连钱草水提物、乙醇提取物和乙酸乙酯提取物对胆结石形成有抑制作用，并有一定溶石作用。

(2) 降脂作用 3.3g/(kg・d)生药连钱草水提取物、乙醇提取物和乙酸乙酯提取物 0.5g/ml 灌胃给予豚鼠胆固醇结石模型连续 4 周，可有效地降低血清胆固醇(TC)、甘油三酯(TG)、低密度脂蛋白胆固醇(LDL-C)以及胆汁中胆固醇、蛋白质浓度，提高胆汁中胆汁酸、卵磷脂含量。

(3) 抗炎、镇痛作用 连钱草水提物 1g 生药/ml 与醇提物 1g 生药/ml，10g/kg 剂量，小鼠连续灌胃 3 天，对二甲苯致小鼠耳肿胀及醋酸所致小鼠腹腔毛细血管通透性增高有显著抑制效果；连钱草水提物能显著抑制角叉菜胶致鼠足肿胀[1]和肿胀足组织中 PGE_2 释放；对蛋清所致小鼠肿胀足组织中组胺和 5-羟色胺的释放有明显抑制作用，但连钱草醇提物无相应的作用或作用较弱。提示连钱草提取物可通过抑制内源性炎症递质 5-羟色胺和组胺的释放而发挥抗炎作用，水提物抗炎作用较醇提物明显。连钱草水提物能显著抑制棉球致大鼠肉芽肿组织重量；并能显著减少醋酸引起的小鼠扭体反应次数和延长小鼠热板痛阈值[1]。

(4) 调节胃肠运动机能 连钱草水提物 0.05、0.1、0.2、0.3mg/ml 给药，能够显著兴奋豚鼠回肠的自发活动，使收缩力加强，对阿托品、肾上腺素引起的回肠收缩减弱均有拮抗作用，对盐酸异丙嗪引起的回肠收缩减弱无拮抗作用。连钱草醇提物 0.05、0.1、0.2、0.3mg/ml 给药，能显著抑制豚鼠回肠的自发活动，使收缩力减弱，拮抗乙酰胆碱、组胺、氯化钡对离体豚鼠回肠平滑肌的激动作用。此外，连钱草乙醇提取物 15g 生药/kg 能显著抑制小鼠小肠炭末推进率，缓解大黄所致小鼠腹泻，对抗新斯的明所致的肠蠕动亢进。

(5) 降血糖作用 连钱草乙醇提取物(3.38g/g) 0.1、0.2、0.4g/kg 连续灌胃给药 3 天，能剂量依赖性地降低链脲佐菌素导致的小鼠高血糖，提高小鼠体内 SOD 活性，降低 MDA 含量，抑制氧自由基对胰腺 B 细胞的损伤，保护 B 细胞。

(6) 抑菌活性 连钱草水提物生药 1g/ml、连钱草醇提物生药 1g/ml，连钱草提取物与连钱草挥发油都具有较好的抑菌作用，连钱草挥发油对大肠埃希菌、变形杆菌、金黄色葡萄球菌和铜绿假单胞菌的 MIC 分别是 0.625、2.5、0.156、10g/L，水提物的 MIC 分别是 62.5、15.6、15.6、250g/L；乙醇提物的 MIC 分别是 1、62.5、62.5、1g/L。抑菌作用结果提示，连钱草挥发油是其抑菌作用的主要部位；其治疗腹泻的作用可能与连钱草挥发油与水提物的抑菌作用有关[2]。连钱草对肺炎克雷伯菌耐药菌株和白色念珠菌株也有不同程度的抑制活性[3]。

(7) 抗氧化作用 连钱草总多酚提取物对羟自由基有一定清除作用，具有抗氧化作用[4]。

(8) 抗肿瘤作用 连钱草水溶液能部分阻断促癌物巴豆油和正丁醚联合作用激活 Epstein-barr 病毒(EBV)，从而对鼻咽癌产生一定疗效。

(9) 毒理研究 连钱草水提物生药 1g/ml 和连钱草醇提物生药 1g/ml 以最大给药容积(按每 10g 体重给药 0.3ml)灌胃 1 次，连续观察 7 天，MTD 结果表明小鼠口服连钱草的最大耐受量为 160g/kg，相当于 50kg 成人临床日用量的266倍，说明连钱草的安全性较高[5]。

【参考文献】［1］何平，邹佳峻，费士杰．连钱草水提物抗炎镇痛实验研究．云南中医中药杂志，2014，2：63-64．

［2］陶勇，石米扬．连钱草的抑菌活性研究．中国医院药学杂志，2011，10：824-825．

［3］许莉．连钱草的综合研究进展．中国中医药现代远程教育，2011，6：69-70．

［4］贤景春，谢婷婷．连钱草总多酚提取及其抗氧化性分析．湖北农业科学，2014，17：4139-4141．

［5］陶勇，石米扬．连钱草提取物急性毒性实验研究．海峡药学，2011，4：21-23．

虎　杖

Huzhang

本品为蓼科植物虎杖 *Polygonum cuspidatum* Sieb. et Zucc.的干燥根茎及根。主产于华东、西南。春、秋二季采挖，除去须根，洗净，趁鲜切短段或厚片，晒干。以切面色黄者为佳。

【性味与归经】 微苦，微寒。归肝、胆、肺经。

【功能与主治】 利湿退黄，清热解毒，散瘀止痛，止咳化痰。用于湿热黄疸，淋浊，带下，风湿痹痛，痈肿疮毒，水火烫伤，经闭，癥瘕，跌打损伤，肺热咳嗽。

【效用分析】 虎杖苦寒，善泄中焦瘀滞，能泻湿热，通水道，利胆退黄，为清利湿热之良药。故湿热黄疸，湿热蕴结膀胱之小便涩痛，淋浊带下均常用。

虎杖善于祛风除痹，通利经络骨节，常用于风湿关节痹痛。

虎杖有清热解毒之功，故水火烫伤以及湿毒蕴结肌肤所致痈肿疮毒，毒蛇咬伤均可适用。

虎杖入肝经，走血分，善散瘀止痛，故用治经闭癥瘕，跌打损伤均宜。

虎杖苦降泄热，又能化痰止咳。对于肺热咳嗽痰多有清肺止咳之功。

此外，还有泻下通便作用，可用于热结便秘。

【配伍应用】 **虎杖配大黄**　两药同属蓼科植物，性味苦寒，功能清热、泻下、活血、解毒、利湿，同可用治热结便秘、湿热黄疸、瘀阻经闭、跌打损伤、痈疡肿毒等。然大黄为泻下导滞的要药，凉血止血，故实热积滞、腹满燥结、血热妄行之吐血衄血及火毒上攻所致目赤、牙肿、口疮等，用之效好。虎杖既能活血祛瘀以通经，又善清热利湿以退黄，又可用于风湿痹痛、损伤瘀阻、湿热黄疸及淋浊带下等；其解毒之功对于疮肿及毒蛇咬伤均有效；还有清肺化痰止咳的作用，用于肺热咳嗽。

【鉴别应用】 **虎杖与金钱草**　两者同属利湿退黄常用药，均主归肝胆，都能清热利湿退黄，用于湿热黄疸等，常相须为用；又都能清热解毒，消肿止痛，用治疮疡肿毒之证。但虎杖善于活血通经，清肺化痰，泻下通便，用治血滞经闭，风湿痹痛，跌打肿痛，肺热咳嗽，热结便秘等。而金钱草既善清肝胆之火，又能除下焦湿热，有较好的利尿通淋，清热排石之功，为治淋要药，尤为通淋排石要药，适用于砂石淋、热淋、尿涩作痛等，肝胆结石应用效果亦佳。

【方剂举隅】

1. 虎杖散（《圣济总录》）

药物组成：虎杖、赤芍。

功能与主治：散瘀止痛。适用于损伤后，瘀血腹中不行。折伤，血瘀不散。

2. 虎杖散（《太平圣惠方》）

药物组成：虎杖、牛膝、苏梗、红蓝花、莲子心、当归、桂心、牡丹、干漆、鬼箭羽、狗膝、硇砂、琥珀。

功能与主治：通经散瘀。适用于产后多时，月水不通。

【成药例证】

1. 烧伤灵酊（《临床用药须知中药成方制剂卷》2020年版）

药物组成：虎杖、黄柏、冰片。

功能与主治：清热燥湿，解毒消肿，收敛止痛。用于各种原因所致的Ⅰ、Ⅱ度烧伤。

2. 乙肝清热解毒颗粒（胶囊、片）（《临床用药须知中药成方制剂卷》2020年版）

药物组成：虎杖、白花蛇舌草、野菊花、北豆根、拳参、茵陈、土茯苓、白茅根、茜草、蚕沙、淫羊藿、橘红、甘草。

功能与主治：清肝利胆，解毒。用于肝胆湿热所致的胁痛、黄疸或无黄疸、发热或低热、口干苦或黏臭、厌油、胃肠不适、舌红苔厚腻、脉弦滑数；慢性乙型肝炎见上述证候者。

3. 双虎清肝颗粒（《临床用药须知中药成方制剂卷》2020年版）

药物组成：虎杖、金银花、白花蛇舌草、蒲公英、野菊花、紫花地丁、瓜蒌、法半夏、黄连、麸炒枳实、丹参、甘草。

功能与主治：清热利湿，化痰宽中，理气活血。用于湿热内蕴所致的胃脘痞闷、口干不欲饮、恶心厌油、食少纳差、胁肋隐痛、腹部胀满、大便黏滞不爽或臭秽，或身目发黄，舌质暗、边红，舌苔厚腻或腻，脉弦滑或弦数者；慢性乙型肝炎见上述证候者。

4. 前列安栓（《临床用药须知中药成方制剂卷》2020年版）

药物组成：虎杖、大黄、黄柏、栀子、泽兰、毛冬青、吴茱萸、荔枝核、威灵仙、石菖蒲。

功能与主治：清热利尿，通淋散结。用于湿热流注精室，蕴结壅阻所致的尿道口滴白、不适，会阴、睾丸疼痛，腰胀痛。

【用法与用量】 9～15g。外用适量，制成煎液或油膏涂敷。

【注意】 孕妇慎用。

【本草摘要】

1.《名医别录》 “主通利月水，破流血癥结。”

2.《本草纲目》 “治男妇诸般淋疾。”

3.《日华子本草》 “治产后恶血不下，心腹胀满，排脓，主疮疖痈者，妇人血晕，扑伤瘀血，破风毒结气。”

【化学成分】 主要含游离蒽醌及蒽醌苷类成分：大黄素，大黄素甲醚，大黄酚，大黄素甲醚-8-*O*-β-D-葡萄糖苷，大黄素-8-*O*-β-D-葡萄糖苷，6-羟基芦荟大黄素等；二苯乙烯苷类成分：虎杖苷等；还含多糖及氨基酸等。

中国药典规定本品含大黄素（$C_{15}H_{10}O_5$）不得少于0.60%，含虎杖苷（$C_{20}H_{22}O_8$）不得少于0.15%。

【药理毒理】 本品具有广泛的药理作用，包括稳定血压和抗休克、抗心肌缺血和动脉粥样硬化、抗血栓作用、改善脑缺血和保护脑损伤、抗肺损伤和纤维化、降脂、利胆、保肝、抗炎、抗氧化作用、抗菌、抗病毒、抗肿瘤等作用。

1. 稳定血压、抗休克作用 虎杖苷可呈浓度依赖性地舒张由苯肾上腺素诱导的胸主动脉环收缩，达到最大舒张效应的IC_{50}为6.13mol/L±1.55mol/L，其血管作用依赖于血管内皮。PPARβ阻断剂GSK0660、NF-κB阻断剂、NOS抑制剂L-NAME均可明显抑制其舒张血管效应，COX-2抑制剂美洛昔康对虎杖苷的舒血管作用无影响[1]。虎杖苷100、200μmol/L可显著抑制麻醉大鼠的颈动脉窦压力感受器反射，从而稳定动脉血压，该效应与阻断钙通道有关[2]。在体外培养的失血性休克大鼠肠系膜微动脉平滑肌细胞上，虎杖苷可减轻线粒体损伤，减少平滑肌细胞的ATP敏感钾通道电流。在失血性休克动物体内，虎杖苷可显著增加多巴胺的升压作用，提高动物24小时存活率，可抑制休克时白细胞激活和黏附[3]。栓塞性肺动脉高压的小猪静脉注射虎杖注射液50mg/只后，可使增高的肺动脉压显著下降，心搏指数增加，血氧分压改善，血液一氧化氮和纤溶酶-抗纤溶酶复合物下降，显示有显著降低肺动脉高压的作用。

2. 抗心肌缺血和抗动脉粥样硬化作用 虎杖苷对多种药物诱导的心律失常和急性心肌缺血具有保护作用[4]。在高脂饲料诱发动脉粥样硬化模型上，虎杖苷掺入饲料喂养（剂量为15mg/只）或灌胃给予30、50、70mg/kg共18周，均可显著降低血脂水平，血液胆固醇、甘油三酯、低密度脂蛋白均显著降低；可明显抑制主动脉壁的粥样硬化形成，减小粥样硬化斑块面积和血管内膜的泡沫面积；可改善心脏功能，减轻心肌纤维结构的异常改变[5]。其抗动脉粥样硬化作用机制与抑制HMGB1-NF-κB信号通路有关，从而减少炎症因子和趋化因子如HMGB1、MCP-1的分泌有一定关系[6]。在Ⅲ度烫伤合并心脏功能损伤大鼠模型上，静脉注射给予虎杖苷10mg/kg，可明显改善心脏功能，使左室收缩压、左心室内压力上升最大速率均显著增加；显著抑制心肌细胞肌浆网钙漏流，恢复肌浆网钙库容量水平，增强收缩期钙瞬变和心肌收缩力，从而改善烫伤引起的心功能障碍[7]。虎杖苷对病毒性心肌炎也有一定的保护作用。在柯萨奇病毒感染性小鼠心肌炎模型上，虎杖苷静脉注射可明显抑制病毒繁殖，减轻心肌损伤，减少炎性细胞浸润及心肌坏死，提高小鼠存活率。

3. 改善微循环和抗血栓作用 虎杖水提取物6g/kg灌胃给药2次，可明显改善肾上腺素加冰水浴造成的急性血瘀大鼠的血液流变学指标，降低全血黏度，改善红细胞变形性，降低纤维蛋白原浓度；虎杖苷可能是主要活性成分之一[8]。虎杖水提取物还可明显延长血浆活化部分凝血活酶时间、凝血酶原时间，降低纤维蛋白原含量[9]。虎杖苷25～100mg/kg灌胃给药2周可明显抑制ADP诱导的体外血小板聚集，抑制动静脉吻合所致的血栓形成。

4. 改善脑缺血和脑损伤作用 采用大鼠胶原酶Ⅶ诱导的脑出血模型，灌胃给予虎杖苷50mg/kg每日2次共4天，可明显改善脑神经功能缺损、减轻脑水肿，提高脑出血大鼠脑组织中超氧化物歧化酶活力，降低丙二醛水平，增加Bcl-2蛋白表达，降低血清中白细胞介素β水平，抑制脑出血后脑脊液中天冬氨酸及谷氨酸含量升高。说明虎杖苷能够通过抗氧化、改善脑水肿、抗细胞凋亡以及保护神经细胞来拮抗实验性脑出血后的脑组织损伤[10, 11]。虎杖苷的苷元白藜芦醇20mg/kg灌胃给药2周对帕金森病模型大鼠黑质细胞具有明显的保护作用，能明显改善模型大鼠行为学异常，增加黑质区细胞总数、神经元总数、多巴胺能神经元数量，降低细胞凋亡率，提高组织总抗氧化能力，降低组织总活性氧活力[12]。白藜芦醇对β-淀粉样蛋白等多种原因诱导的神经退行性疾病也有明显的神经保护作用[13]。虎杖苷对体外缺血再灌注肾损伤也具有保护作用，保护作用与其干预 TLR4 表达，影响胞内信号转导途径，抑制 NF-κB，减轻炎症反应有关[14]。

5. 肺损伤保护和抗肺纤维化作用　家兔静脉注射 0.2%虎杖苷（2.5mg/kg），可显著减轻肺缺血/再灌注引起的肺损伤，显微和超微结构改变有明显的改善；可明显提高血清超氧化物歧化酶（SOD）水平，降低丙二醛（MDA）含量。孕兔产后失血性休克模型静脉注射虎杖苷 4mg/kg 后，可快速恢复休克家兔的平均动脉压，提高肺组织热休克蛋白（HSP-70）含量，抑制肺组织 NF-κB 激活和黏附分子 ICAM-1 水平，降低血清中炎性因子 TNF-α 水平，提升抗炎因子 IL-10 水平，减轻由于缺血再灌注造成的肺损伤[15]。博来霉素诱导的肺纤维化大鼠预防性或治疗性灌胃给予虎杖流浸膏 4g 生药/kg，可显著抑制肺纤维化发生和发展，减轻肺组织病理变化，并可增高大鼠血清 IFN-γ 水平，降低 IL-4 水平。

6. 降脂、利胆、保肝作用　采用高脂饲料造成小鼠高脂血症模型，灌胃给予虎杖提取物可显著降低小鼠血清中胆固醇和甘油三酯，提高高密度脂蛋白和 SOD 活力，降低 MDA 含量，显示其具有降血脂、抗脂质过氧化等作用[16]。虎杖具有明显的利胆、保肝作用。大鼠经十二指肠给予虎杖水煎液 20、40g 生药/kg 后，可显著增加大鼠胆汁分泌量和胆汁中的胆红素含量，降低胆汁中的胆固醇含量。大鼠灌胃给予虎杖水煎液 2.5、5.0、10g/kg7 天或小鼠灌胃给予水煎液 20、40g 生药/kg10 天，均对四氯化碳诱导的大鼠急性肝损伤具有明显的保护作用，可明显降低血清丙氨酸氨基转移酶（ALT）、天冬氨酸氨基转移酶（AST）水平，提高超氧化物歧化酶（SOD），降低丙二醛（MDA）。虎杖苷对非酒精性肝损伤（NAFLD）具有显著的改善作用。虎杖苷 80、160mg/kg 灌胃给药 8 周可显著减轻高脂饲料喂养造成的 NAFLD，使肝脏病理变化明显减轻；并可显著降低血液胆固醇、甘油三酯、低密度脂蛋白、空腹血糖，改善胰岛素抵抗状态，提高 SOD 和谷胱甘肽-S-转移酶（GST）水平，降低 MDA，羟自由基（·OH）。提示虎杖苷可通过降脂、抗氧化而对 NAFLD 起到保护作用。在转化生长因子-β_1（TGF-β_1）刺激人肝星状细胞株（LX-2）诱导肝纤维化细胞模型上，采用虎杖苷（20μmol/L）处理，可显著抑制 TGF-β_1 诱导的 LX-2 细胞 α-平滑肌肌动蛋白（α-SMA）的表达，提示其具有显著改善肝纤维化的潜在作用[17-24]。

7. 抗炎作用　虎杖水煎液 4、8g 生药/kg 灌胃给药，可明显减轻二甲苯所致的小鼠耳廓肿胀和鸡蛋清致大鼠足肿胀，降低 LPS 诱导的巨噬细胞 iNOS mRNA 的水平，减少一氧化氮生成[25]。在体外培养的人外周血单核细胞上，虎杖提取物（含大黄素 64.08mg/g，大黄素甲醚 55.59mg/g，虎杖苷 9.18mg/g，白藜芦醇 9.18mg/g）10、100、1000μg/ml 可明显抑制炎性因子 IL-1β、IL-8 的 mRNA 表达，而发挥抗炎作用[26]。虎杖提取物（含虎杖 9.09g 药材/g 提取物）0.09、0.18g/kg 对高尿酸血症和痛风性关节炎具有较好治疗作用，能减少痛风性关节炎大鼠血清中 PGE_2 的含量，抑制动物滑膜组织中 ICAM-1 和 NF-κBP65 的异常表达与激活，并增强 PPAR-γ 蛋白的表达和 PPAR-γ mRNA 的复制[27, 28]。虎杖含的大黄素，可抑制 NF-κB 活化，降低脂多糖诱导的促炎症反应，减轻大鼠急性胰腺炎，增强胰腺炎动物的肺泡上皮细胞屏障功能[29, 30]。

8. 抗氧化作用　虎杖苷具有良好的抗氧化、清除自由基的作用。虎杖苷 2.5mg/kg 静脉注射对家兔肺缺血/再灌注损伤（LI/RI）具有显著的保护作用，可显著提高血清超氧化物歧化酶（SOD）活性，降低丙二醛（MDA）水平，从而产生明显的抗氧化作用，减轻肺组织病理损伤。虎杖苷在 100μg/ml 浓度范围内可显著清除体内自由基 DPPH·和·OH，对紫外线辐射导致的永生化人角质形成细胞损伤具有保护作用[31]。小鼠腹腔注射虎杖苷 3mg/只共 5 天，可有效抑制腹腔巨噬细胞由 ox-LDL 诱导的呼吸爆发，提高 SOD 产生能力，降低 MDA 和 LPO 产生，下调巨噬细胞清道夫受体 CD36 的表达，提示其具有明显的抗氧化能力[32]。虎杖蒽醌类成分、白藜芦醇也可清除羟基自由基，具有一定的抗氧化活性[33, 34]。

9. 抗菌作用　虎杖水煎液在体外对金黄色葡萄球菌、白色葡萄球菌、铜绿假单胞菌、大肠埃希菌、伤寒杆菌、甲型链球菌、乙型链球菌均有明显抑制作用，对多重耐药铜绿假单胞菌和耐甲氧西林的金黄色葡萄球菌也有抗菌作用[35]；乙醇提取物对金黄色葡萄球菌、大肠埃希菌、痢疾杆菌有抑菌作用（MIC 分别为 0.25、0.25、0.5g/ml）。虎杖白藜芦醇对金黄色葡萄球菌和大肠埃希菌都具有较好的抑制活性[36]。虎杖苷对盲肠结扎造成的小鼠脓毒症具有改善作用，可显著降低血清炎性因子 IL-6 的产生，抑制肾脏 iNOS 表达，减轻急性肝、肾损伤[37, 38]。

10. 抗病毒作用　虎杖乙醇提取物在体外有抗艾滋病病毒作用，半数有效浓度（EC_{50}）为（13.94±3.41）mg/L。艾滋病病毒（LP-BM5）感染的 C57BL/6 小鼠灌胃给予 10%虎杖水提液 4～8 周，可明显抑制病毒血症和病毒感染导致的脾肿大，降低脾细胞对刀豆蛋白 A 的刺激应答。

虎杖提取物对柯萨奇病毒 B3(CVB3)有直接杀灭作用，IC_{50} 为 20μg/ml，但不能阻断 CVB3 吸附敏感细胞。将虎杖水提醇沉法得到的多种蒽醌类化合物涂抹至Ⅰ型疱疹病毒(HSV-1)感染的豚鼠皮肤，可显著缩短皮损愈合时间，给药 6～7 天后皮肤病毒滴度比对照组显著降低。虎杖乙酸乙酯提取物可显著抑制 H1N1 流感病毒神经氨酸酶活性[39]；白藜芦醇在体外具有抗艾滋病病毒和肠道 EV71 病毒的活性[40]。白藜芦醇在感染肠道病毒 EV71 的人横纹肌肉瘤细胞(RD)上，显示有明显的抗病毒活性，IC_{50} 为 21.36μg/ml；可抑制病毒感染的 RD 细胞的 NF-κB 信号通路，降低细胞的 TNF-α 和 IL-6 表达，从而干扰病毒复制。

11. 抗肿瘤作用 虎杖乙醇提取组分在体外对人肝癌细胞 $HepG_2$、乳腺癌细胞 SHZ-888 以及耐阿霉素 MCF-7 乳腺癌细胞均有抑制作用，IC_{50} 分别为 38.38、33.60、56.7μg/ml。虎杖白藜芦醇可抑制体外培养的鼻咽癌细胞(CNE-1，CNE-2 和 5～8F)生长，IC_{50} 分别为 0.161、0.187 和 0.174mmol//L；其在 10～100μmol/L 浓度范围可抑制人胃癌 SGC 7901 和人肝癌 $HepG_2$ 细胞的增殖[41, 42]。虎杖大黄素 200μg/ml 可抑制膀胱癌细胞 T24 生长，并诱导细胞凋亡[43]。PD 可剂量依赖性地抑制乳腺癌(MCF-7、MDA-MB-231)、肺癌(A549、NCI-H1975)、宫颈癌(HeLa)、卵巢癌(SKOV-3)、肝癌(SM7721)、鼻咽癌(CNE-1)、白血病(HL-60、K562)等细胞生长。虎杖苷 15mg/kg 灌胃 2 周可抑制裸鼠移植瘤(肺癌 NCI-H1299)的体内生长，显著减小肿瘤体积[44]。虎杖的抗肿瘤机制可能与其对细胞周期的调控、抑制 PI_3K/Akt 信号通路，下调 Bcl-2 蛋白和上调 Bax、caspase-3、caspase-8 和 caspase-9 蛋白表达，诱导肿瘤细胞凋亡等有关[41-45]。

12. 其他作用 虎杖具有降糖活性，其水提取物和鞣质均对α-葡萄糖苷酶有明显的抑制作用，鞣质还可抑制蔗糖酶、乳糖酶的活性[46]。在胰岛素诱导 HUVEC 细胞高糖条件下，白藜芦醇 1μmol/L 可使细胞的 NO 分泌增高，并可上调 ET-1 mRNA 和 E-选择素 mRNA 表达，提示白藜芦醇可能对糖尿病的动脉粥样硬化并发症具有潜在的抑制作用。皮肤烫伤的大鼠用虎杖水煎液局部用药 9～16 天可减轻炎症，加快结痂，促进创面愈合。虎杖苷 10^{-2}～10^{-6}mol/L 可促进成纤维细胞增殖，保护细胞免于凋亡及促进Ⅰ型、Ⅲ型胶原蛋白分泌，有利于创面愈合[47]；在浓度 0.25、0.5、1.0mg/ml 条件下抑制内毒素诱导的小鼠腹腔巨噬细胞 TNF-α 和 *N*-乙酰-β-D 氨基葡萄糖苷酶分泌，可减轻炎症反应；还可改善局部血液循环，改善烧伤后血管通透性，促进局部微循环恢复[48]。虎杖提取物 10g/kg 经口给药对坐骨神经结扎造成的神经病理性疼痛具有显著性的抑制作用，并可抑制脊髓组织的 ERK1/2 和 p38MAPK 磷酸化水平以及脊髓小胶质细胞 IBA-1 表达，降低小胶质细胞活化，减轻脊髓损伤[49]。采用小鼠悬尾、强迫游泳和开场试验等证明虎杖水提物和乙醇提取物 1.5、3.0g/kg 灌胃给药 7 天均具有抗抑郁作用[50]。虎杖所含的多种蒽醌类成分对补体经典途径和旁路途径激活均有显著抑制活性[51]。

13. 毒理研究 大鼠腹腔注射给予虎杖苷 50、150 和 700mg/kg，连续 42 天，各组动物均产生不同程度的腹膜炎，部分肝细胞坏死和骨髓脂肪增生，对体重增长无明显影响。血液和生化学检查表明，大剂量组有白细胞减少现象，肝、肾功能未见明显改变，其余脏器亦未见病理形态改变。

【参考文献】 [1] 吴阳，黄波，杨鑫，等. 虎杖苷扩血管作用及机制初探. 时珍国医国药，2014，25(10)：2336-2338.

[2] 郭赞，杨晶，徐鹏，等. 虎杖苷抑制麻醉大鼠颈动脉窦压力感受器反射的研究. 现代中西医结合杂志，2011，20(13)：1583-1585.

[3] 宋瑞，卞徽宁，黄绪亮，等. 虎杖苷保护平滑肌线粒体损伤和防治休克低血管反应的可能性. 微循环学杂志，2010，20(2)：67-68.

[4] 付国通，于学丽，张鑫，等. 绣球提取物虎杖苷抗心律失常和抗心肌缺血的作用. 哈尔滨医科大学学报，2013，47(6)：495-498.

[5] 程建忠，刘培根，陈向凡，等. 虎杖苷对缺血梗死型大鼠的心肌保护作用研究. 中国医药指南，2013，11(35)：356-358.

[6] 黄珏. 虎杖苷对脂多糖诱导的人单核细胞迁移及高迁移率族蛋白 B1 表达的影响. 长沙：中南大学，2012：5.

[7] 邓建新，蓝莉芹，张翠翠，等. 虎杖苷对严重烫伤大鼠心肌细胞钙信号调控的作用. 心脏杂志，2013，25(6)：639-643.

[8] 王鸣慧，牛雯颖，韩翠翠，等. 虎杖不同提取物对急性血瘀大鼠血液流变学的影响. 中医药信息，2010，27(5)：27-29.

[9] 吕闻闻，阮旭明，程东庆，等. 中药虎杖不同提取物活血化瘀的研究. 临床医药实践，2010，19(16B)：713-716.

[10] 刘铭，刘华，张国平，等. 虎杖苷对脑出血性损伤大鼠血清白细胞介素 IL-1β 和脑组织 Bcl-2 蛋白表达的影响. 中草药，2010，41(12)：2010-2013.

[11] 刘华，张国平，别晓东，等. 虎杖苷对大鼠脑出血性损伤脑脊液中兴奋性氨基酸动态变化的影响. 中国中药杂志，2010，35(22)：3038-3042.

[12] 王彦春，许汉林，傅琴，等. 虎杖白藜芦醇及其脂质体剂型对帕金森病模型大鼠黑质细胞保护作用的研究. 中国中药杂志，2011，36(8)：1060-1066.

［13］Kwon K J，Kim H J，Shin C Y，et al．Melatonin potentiates the neuroprotective properties of resveratrol against beta-amyloid-induced neurodegeneration by modulating AMP-activated protein kinase pathways．J Clin Neurol，2010，6(3)：127．

［14］黎颖，熊维建，杨敬，等．虎杖苷对 NRK-52E 细胞缺血再灌注损伤时 TLR-4 表达的抑制作用．中国中药杂志，2014，39(6)：3157-3161．

［15］盛超．虎杖苷对产兔失血性休克后肺损伤保护作用的研究．广州：南方医科大学，2010：4．

［16］计慧．水飞蓟素和虎杖提取物对高脂血症模型小鼠脂质代谢的影响及其机制．世界华人消化杂志，2014，22(21)：3072-3076．

［17］吴德跃，吴俊标，周玖瑶，等．虎杖水提液利胆保肝作用研究．西北药学杂志，2014，29(2)：167-169．

［18］鲍琛．虎杖提取物对 CCl_4 诱导的小鼠急性肝损伤的保护作用．海峡药学，2010，22(6)：36-38．

［19］谢灵璞．虎杖提取物对 ConA 诱导肝损伤小鼠保护作用的研究．海峡药学，2011，23(11)：26-27．

［20］刘银花，梁利球，沈婕，等．溪黄草、虎杖煎剂对家兔胆囊运动及胆道括约肌紧张性的影响．安徽农业科学，2010，38(15)：7845-7846．

［21］兰天，勾红菊，吴腾，等．虎杖苷抑制肝星状细胞活化研究．亚太传统医药，2013，9(8)：39-40．

［22］张霖，陈育尧，孙学刚，等．虎杖苷对非酒精性脂肪肝大鼠保护作用及机制研究．陕西中医，2010，31(6)：756-758．

［23］杨先振，赵有亮，秦红兵．中药虎杖水煎液对 CCl_4 诱导肝纤维化的保护作用．江苏医药，2011，37(23)：2761-2763．

［24］付翔，陈薇，段小群．虎杖醇提取物对体外诱导肝细胞脂肪变性的影响．华夏医学，2010，23(5)：470-474．

［25］徐新，李德明，徐佳薇，等．虎杖提取物的抗炎作用及对一氧化氮生成的影响．中国医院药学杂志，2013，33(16)：1311-1315．

［26］侯建平，李敏，王斌，等．虎杖对人外周血单个核细胞炎症因子基因表达的影响．中药药理与临床，2012，28(3)：74-77．

［27］侯建平．虎杖提取物对尿酸钠致痛风性关节炎家兔滑膜组织 PPAR-γ 的影响．中药药理与临床，2010，26(5)：76-79．

［28］林金朝．虎杖提取物对实验性痛风的作用及机制分析．亚太传统医药，2012，8(11)：21-22．

［29］Meng G，Liu Y，Lou C，et al．Emodin suppresses lipopoly-saccharide-induced pro-inflammatory responses and NF-κB activation by disrupting lipid rafts in CD14-negative endothelial cells．Br J Pharmacol，2010，161(7)：1628．

［30］Xia X M，Wang F Y，Wang Z K，et al．Emodin enhances alveolar epithelial barrier function in rats with experimental acute pancreatitis．World J Gastroenterol，2010，16(24)：2994．

［31］张迪，王剑波，李文凡，等．槲皮素、虎杖苷和染料木素抗氧化作用及其对中波紫外线致永生化人角质细胞损伤的保护研究．中华临床医师杂志(电子版)，2013，7(12)：5387-5391．

［32］肖铭甲，陈卫红，吴炜，等．虎杖苷抑制 ox-LDL 诱导的脂质过氧化并下调巨噬细胞清道夫受体 CD36 表达．中国病理生理杂志，2010，26(7)：1280-1284．

［33］袁晓，舒楚金，龚二兰，等．虎杖蒽醌化合物的分离及抗氧化活性的研究．食品研究与开发，2013，43(2)：22-24．

［34］刘小丽，张伟，符毅文．虎杖中白藜芦醇的超声提取及其抗氧化性研究．中成药，2011，33(1)：150-153．

［35］古小琼，李朝金，赵峰，等．虎杖对 3 种耐药细菌的抗菌效果分析．检验医学与临床，2012，9(9)：1038-1041．

［36］蔡杨柳，陈劲．响应面法优化虎杖中反式白藜芦醇的提取工艺及抑菌活性．北京化工大学学报(自然科学版)，2010，37(4)：108-112．

［37］吴孟娇，李晓会，郑佳佳，等．虎杖苷对脓毒症致急性肾损伤小鼠的保护作用．中草药，2011，42(10)：2033-2036．

［38］李晓会，吴孟娇，张丽娜，等．虎杖苷对小鼠脓毒症模型 ALT、AST、TNF-α 及 COX-2 的影响．中国中西医结合杂志，2013，33(2)：225-228．

［39］陈考坛，周伟玲，刘嘉炜，等．虎杖抗 H1N1 流感病毒神经氨酸酶活性成分研究．中国中药杂志，2012，37(20)：3068-3073．

［40］张莉，李园园，史梅，等．虎杖苷与白藜芦醇体外抗肠道病毒 71 型的初步研究．临床检验杂志，2014，32(10)：779-783．

［41］刘俊，徐云虹．虎杖提取物白藜芦醇对人胃癌 7901 细胞增殖和凋亡的影响．时珍国医国药，2013，24(7)：1627-1629．

［42］顾生玖，李美波，朱开梅．虎杖中白藜芦醇诱导肝癌细胞 $HepG_2$ 凋亡及其对 Bcl-2 和 Bax 蛋白表达的影响．中国实验方剂学杂志，2014，20(15)：168-172．

［43］王伟，尤伟杰，李辉．虎杖有效成分大黄素抗膀胱癌作用的分子机制研究等．空军医学杂志，2012，28(3)：123-125．

［44］张玉松．虎杖苷抗肿瘤作用及机制研究．苏州：苏州大学，2013：3．

［45］于柏艳，孙抒，杨万山，等．虎杖提取物对人肺癌 A549 细胞株抑制增殖和诱导凋亡作用的研究等．中成药，2010，32(11)：1972-1975．

［46］林玉桓，李晶．虎杖对α-葡萄糖苷酶的抑制作用．安徽农业科学，2010，38(17)：8986-8988．

［47］卞徽宁，孙传伟，陈华德，等．虎杖苷对成纤维细胞生物学特性的影响．中国组织工程研究，2012，16(33)：6111-6115．

［48］卞徽宁，宋瑞，赵克．虎杖苷对烧伤创面微循环改变的影响．微循环学杂志，2010，20(2)：61-62．

［49］唐娟娟．虎杖提取物对神经病理性疼痛模型大鼠的镇痛作

用研究. 中国现代药物应用，2014，8(7)：1-3.

[50] 王君明，张月月，牛会霞，等. 虎杖水提和乙醇提取物抗抑郁作用的比较. 中国实验方剂学杂志，2013，19(12)：185-187.

[51] 沈路路，卢燕，程志红，等. 虎杖的抗补体活性蒽醌类成分及其作用靶点. 中草药，2013，44(18)：2502-2507.

地耳草

Di'ercao

本品为藤黄科植物地耳草 *Hypericum japonicum* Thunb.的干燥全草。主产于广东、广西、四川。春、夏二季花开时采挖，除去杂质，晒干。切段。以色黄绿、带花者为佳。

【性味与归经】 苦、辛，平。归肝、胆经。

【功能与主治】 清利湿热，散瘀消肿。用于湿热黄疸，疮疖痈肿，跌打损伤。

【效用分析】 地耳草主归肝胆，能清泄肝胆湿热，为清热利湿退黄疸之常用药。故湿热黄疸常取用之。地耳草能解毒散瘀消肿，用于跌打损伤，疮疖痈肿等。

【配伍应用】 **地耳草配茵陈** 二药均苦寒，入肝、胆经。地耳草具清热利湿，解毒消肿之功；茵陈有清利湿热，退黄疸之效。二药配合，相辅相成，使利湿退黄作用增强，适用于湿热黄疸证。

【鉴别应用】 **地耳草与金钱草** 同属利湿退黄药，都归肝胆经，能利湿退黄，用于湿热黄疸，又都有清热解毒之功，用治疮痈肿毒等。但地耳草还可活血散瘀消肿，用治跌打损伤、外伤出血等。而金钱草为利水通淋，清热排石要药，善清肝胆之火，又能除下焦湿热，善于治疗砂淋、石淋等淋证。

【成药例证】 **中华跌打丸**（《临床用药须知中药成方制剂卷》2020年版）

药物组成：牛白藤、地耳草、鬼画符、过岗龙、岗梅、建栀、大半边莲、牛尾菜、羊耳菊、刘寄奴、丁茄根、急性子、山香、牛膝、鹅不食草、山橘叶、黑老虎根、穿破石、毛两面针、丢了棒、独活、制川乌、红杜仲、鸡血藤、乌药、香附、丁香、假蒟叶、桂枝、木鳖子、苍术、樟脑。

功能与主治：消肿止痛，舒筋活络，止血生肌，活血祛瘀。用于挫伤筋骨，新旧瘀痛，创伤出血，风湿瘀痛。

【用法与用量】 9～15g。

【本草摘要】

1.《生草药性备要》 “治酒病，消肿胀，解蛊毒，敷大恶疮，理疳疮肿。”

2.《岭南采药录》 “去硝、黄火毒，敷虾箝疮，理跌打、蛇伤。”

【化学成分】 主要含黄酮类成分：槲皮苷，异槲皮苷，田基黄苷（槲皮素-7-鼠李糖苷）；还含香豆素、蒽醌等。

【药理毒理】 本品具有抗肝炎、抑制肝纤维化、抗菌和抗病毒、防治肾衰竭、抗动脉粥样硬化和调节免疫等作用。

1. 抗肝炎和肝纤维化作用 地耳草提取物（含黄酮50%以上）6.5、13.0、26.0mg/kg灌胃给药28天，可显著降低肝炎病毒感染的麻鸭血清中病毒DHBV-DNA滴度和HBsAg水平；减轻肝脏变性、坏死及炎症细胞浸润等病理变化；降低血清AST和ALT水平；停药后未见病毒反弹性复制[1]。地耳草水煎液在体外培养的肝原代细胞上对半乳糖胺或四氯化碳（CCl_4）引起的肝细胞损伤具有保护作用。水煎液5、10、20g生药/kg灌胃给药对CCl_4诱导的小鼠肝损伤具有防治作用，可使肝细胞病理变化明显减轻，血清ALT、AST显著降低；并能提高抗氧化能力和抑制NO、TNF-α、IL-6等炎性因子产生。腹腔注射地耳草乙醇提取物0.6g生药/kg或乙醇提取物的乙酸乙酯萃取部位0.2、0.6、1.8g生药/kg，均对D-半乳糖胺盐酸盐造成的大鼠急性肝损伤具有改善作用，可使血清中的AST、ALT明显降低。小鼠腹腔注射地耳草注射液8、15g生药/kg，可明显抑制CCl_4所致的肝细胞色素P_{450}和磷脂含量降低，肝细胞粗面内质网和滑面内质网异常变化也有明显的改善。本品水煎液4、8g生药/kg灌胃给药8周对CCl_4所致的大鼠肝纤维化具有防治作用，血清的肝功相关酶学指标（ALT、AST）明显降低，肝纤维化血清标志物包括透明质酸（HA）、层粘连蛋白（LN）、Ⅳ型胶原（Ⅳ-C）等明显降低[2]。大鼠行胆总管结扎术后，腹腔注射地耳草苷0.5、1.0、2.0mg/kg 4周，可明显减轻肝脏纤维化病变，减少胆管周围纤维组织增生及肝组织胶原纤维沉积，抑制肝组织α-肌动蛋白（α-SMA）表达；使肝纤维化大鼠增高的血清总胆红素（TBIL）、间接胆红素（DBIL）、ALT、AST、HA、LN、血清Ⅲ型前胶原（PC-Ⅲ）和肝组织中羟脯氨酸（Hyp）含量明显降低，提示其有明显的抗肝纤维化作用[3]。

2. 抗菌、抗病毒作用 本品水煎液对伤寒、副伤寒杆菌有抑制作用。其活性成分地耳草乙素对牛型结核杆菌、肺炎双球菌、金黄色葡萄球菌、链球菌、猪霍乱杆菌和皮肤真菌等均有不同程度的抑制作用；地耳草梭素A、B（SarothralenA、B）对金黄色葡萄球菌、蜡样芽孢杆菌和偌卡菌属有显著抑制作用。本品也有一定的抗病毒作用：水煎液在体外对Ⅱ型单纯疱疹病毒（HSV-2）的复制有明显抑制作用，最低抑制浓度为 2.5mg/ml。小鼠经口给予本品的乙醇提取物 10g/kg，可明显减轻甲 3 型流感病毒感染所致的肺组织炎性病变，降低死亡率。

3. 防治肾衰竭 采用 5/6 肾切除术大鼠肾衰竭模型，术后第 31 天开始灌胃给予本品的总黄酮提取物（含黄酮 65.2%）6、12、24mg/kg 共 14 天，可显著降低 24 小时尿蛋白量和血液 Urea、Crea、Cys-C 浓度，改善肾功能；同时可增强 NK 细胞活性，调节 T 细胞亚群，对免疫功能具有调节作用[4]。总黄酮还可有效降低 5/6 肾切除术大鼠血清纤维化因子（CTGF）、IL-6、纤维粘连蛋白（FN）、层粘连蛋白（LN）含量及肾组织转化生长因子-β_1（TGF-β_1）的表达，减轻残肾组织纤维化[5, 6]。

4. 降血脂及抗动脉粥样硬化作用 地耳草水煎液可明显降低高脂食饵诱导的高脂血症大鼠的血清胆固醇、甘油三酯、低密度脂蛋白、单核细胞趋化蛋白-1（MCP-1）、脂蛋白相关磷脂酶 A_2（Lp-PLA2）及巨噬细胞移动抑制因子（MIF）水平；降低应激负荷下高脂血症大鼠的全血黏度、红细胞压积、血浆黏度、RBC 聚集指数及刚性指数，升高 RBC 变形指数，改善血液流变学状态[7]；对动脉粥样硬化进程有抑制作用[8]，对应激负荷下大鼠动脉粥样硬化斑块的稳定性有改善作用[9]。

5. 免疫调节作用 地耳草注射液在体外能促进中性粒细胞产生超氧化物，增加中性粒细胞的化学发光值，增强中性粒细胞的杀菌能力。大鼠隔天皮下注射 1 次地耳草注射液 2ml/kg 共 7 次，能明显提高外周血和肺部支气管肺泡灌洗液中酸性α-醋酸萘酯阳性的淋巴细胞百分率，地耳草还能提高外周血中性粒细胞吞噬率。

6. 抗肿瘤作用 地耳草对人喉癌 $HepG_2$、宫颈癌 HeLa、子宫颈癌 JTC-26、鼻咽癌 CNE、人肝癌 $HepG_2$ 和舌癌 TSCCa 细胞株等都有抑制作用。其可干扰癌细胞内线粒体和粗面内质网，使癌细胞的线粒体肿胀、耗损和结构模糊，细胞核膜不完整界限不清；还可诱导人鼻咽癌细胞 CNE-2 凋亡；干扰 $HepG_2$ 细胞周期，阻止增殖中的 $HepG_2$ 进入 S 期，有效抑制 $HepG_2$ 细胞增殖。地耳草石油醚、二氯甲烷、乙酸乙酯以及正丁醇提取部位均可剂量依赖性地抑制肝癌细胞 $HepG_2$ 生长[10]；醇提物对 H_{22} 荷瘤小鼠具有一定的生长抑制作用，抑制率最高达 40.98%[11]。

7. 其他作用 地耳草对大鼠离体肝脏丙二醛（MDA）生成有抑制作用，并呈量效关系。地耳草具有一定抗痛风作用，对尿酸（MSU）所致大鼠足爪肿胀有较好的抑制作用，能减轻 MSU 所致家兔急性关节炎炎症，降低高尿酸血症模型小鼠血尿酸水平。

【参考文献】 ［1］李沛波，杨翠平，王永刚，等．田基黄提取物抗鸭乙型肝炎病毒作用的实验研究．中药材，2011，34(6)：956-958.

［2］胡卫东，吴寒，梅广林，等．田基黄水煎液下调羟脯氨酸和丙二醛对大鼠实验性肝纤维化的保护作用．南通大学学报(医学版)，2011，31(4)：273-275.

［3］李沛波，杨翠平，王永刚，等．田基黄苷抗大鼠肝纤维化作用的实验研究．中药材，2011，34(3)：424-428.

［4］高秋莲，梅湘，杨德乾，等．地耳草提取物(MSN)对 5/6 肾切除模型大鼠肾功能及免疫状态的影响．亚太传统医药，2014，10(3)：7-9.

［5］刘伟伟，高永翔，赵静，等．地耳草总黄酮对 5/6 肾切除大鼠 CRF 模型肾纤维化相关因子影响研究．中药与临床，2014，5(3)：28-34.

［6］王强，米军，李兴平，等．地耳草总黄酮对 5/6 肾切除大鼠肾功能及组织纤维化的影响．中药药理与临床，2013，29(2)：61-64.

［7］胡向阳，马义，李莉莉．田基黄水煎液对高脂血症模型大鼠动脉粥样硬化进程的影响．亚太传统医药，2011，7(11)：5-6.

［8］胡向阳，舒晓春，马义．田基黄水煎液对应激+高脂血症模型大鼠血脂、血液流变的作用研究．中药材，2011，34(9)：1418-1420.

［9］胡向阳，李莉莉，马义．田基黄水煎液对应激+动脉粥样硬化模型大鼠血脂、斑块炎性因子的作用研究．时珍国医国药，2011，22(10)：2488-2489.

［10］庄群川，林久茂，李晶，等．田基黄不同提取部位对人肝癌细胞 $HepG_2$ 生长的抑制作用．福建中医药大学学报，2011，21(2)：33-36.

［11］谢佐福，蔡娜，施文荣，等．田基黄醇提液对荷瘤小鼠抗肝癌的作用．福建中医药大学学报，2011，21(3)：26-27.

垂盆草

Chuipencao

本品为景天科植物垂盆草 *Sedum sarmentosum* Bunge 的干燥全草。主产于浙江、江苏。夏秋二季采收，除去杂质，干燥。切段。以叶多、色绿者为佳。

【性味与归经】 甘、淡，凉。归肝、胆、小肠经。

【功能与主治】 利湿退黄，清热解毒。用于湿热黄疸，小便不利，痈肿疮疡。

【效用分析】 垂盆草味甘、淡，性凉，清利湿热，用治湿热黄疸，小便不利等。

垂盆草能清热解毒，用于痈肿疮毒等。

【配伍应用】 **垂盆草配矮地茶** 垂盆草甘、淡，凉，善利湿退黄，又清热解毒；矮地茶苦辛性平，既能清利湿热，又善活血化瘀。二药相合，利湿退黄，清热解毒，适用于湿热黄疸。

【鉴别应用】 垂盆草与金钱草　两者同属利湿退黄药，都能清热利湿退黄，用治湿热黄疸，均可清热解毒，用于痈肿疮毒。但垂盆草清热解毒力量较强，更长于治疗痈肿、水火烫伤、毒蛇咬伤。金钱草甘淡渗利，咸能软坚，微寒清热，善清肝胆之火，又能除下焦湿热，有清热利湿退黄，利尿排石之效，尤为治淋排石要药，适用于石淋热淋，尿涩作痛。

【成药例证】 复方益肝丸（《临床用药须知中药成方制剂卷》2020年版）

药物组成：茵陈、垂盆草、龙胆、车前子、夏枯草、板蓝根、野菊花、蒲公英、山豆根、土茯苓、人工牛黄、胡黄连、大黄、柴胡、枳壳、香附、青皮、槟榔、苦杏仁、蝉蜕、丹参、牡丹皮、红花、人参、炙甘草、桂枝、五味子、鸡内金。

功能与主治：清热利湿，疏肝理脾，化瘀散结。用于湿热毒蕴所致的胁肋胀痛、黄疸、口干口苦、苔黄脉弦；急慢性肝炎见上述证候者。

【用法与用量】 15～30g。

【注意】 脾胃虚寒者慎服。

【本草摘要】

1.《本草纲目拾遗》“性寒，消痈肿，治湿郁水肿。”又“治诸毒及汤烙伤，疗痈，虫蛇螫咬。”

2.《天宝本草》　“利小便，敷火疮肿痛；汤火症，退湿热，兼治淋证。”

【化学成分】 主要含黄酮类成分：槲皮素，山柰酚，异鼠李素，苜蓿素，苜蓿苷，木犀草素，木犀草素-7-葡萄糖苷，甘草素，甘草苷，异甘草素，异甘草苷等；还含三萜、甾醇、生物碱、氰苷、多糖等。

中国药典规定本品含槲皮素（$C_{15}H_{10}O_7$）、山柰素（$C_{15}H_{10}O_6$）和异鼠李素（$C_{16}H_{12}O_7$）的总量不得少于0.10%。

【药理毒理】 本品具有保肝、改善胰腺炎、免疫调节、抗疲劳、抗氧化等作用。

1. 保护肝脏作用　垂盆草的不同提取物在体外和体内均显示有保肝作用[1-3]。垂盆草水煎液2.92g/kg或垂盆草配方颗粒0.29g/kg灌胃给药7天，对四氯化碳（CCl_4）造成的大鼠急性肝损伤具有保护作用[1]。垂盆草水提物或醇提物3.33、6.67g生药/kg灌胃给药8天，对乙醇诱导的小鼠急性肝损伤有保护作用[2]。上述不同提取物可减轻肝细胞病理变化，降低血清ALT、AST水平，并可降低肝组织MDA、NO含量，提高肝组织SOD活力[1]。垂盆草乙醇提取物的乙酸乙酯萃取物和正丁醇萃取物 50g/kg灌胃给药6天，可明显减轻D-氨基半乳糖腹腔注射造成的小鼠急性肝损伤。垂盆草总黄酮是垂盆草中的保肝降酶活性组分，在体内显示明显的保肝作用[3]。黄酮组分中的金丝桃苷、5,4′-二羟基-8,3′-二甲氧基黄酮-3,7-二-*O*-β-D-葡萄糖苷、苜蓿苷、槲皮素在一定浓度范围内对H_2O_2所致LO_2肝细胞损伤有显著的保护作用[4]；异鼠李素-3,7-二-β-D-葡萄糖苷对D-氨基半乳糖致小鼠急性肝损伤有保肝降酶作用。

2. 改善急性胰腺炎合并的肺损伤作用　垂盆草提取物100mg/kg皮下注射（12小时内注射2次）可明显减轻急性胰腺炎合并肺损伤大鼠的肺组织病变程度，明显降低血清淀粉酶（AMS）、炎性因子（IL-1β、IL-6、TNF-α）的含量，下调肺组织中p-ERK、p-P65蛋白表达。提示垂盆草提取物改善大鼠急性胰腺炎合并肺损伤的作用机制可能是通过调控ERK-P65信号通路，减少炎症因子释放，从而减轻炎症反应而实现的[5]。

3. 免疫调节作用　正常小鼠灌胃给予垂盆草水提物100、500mg/kg 6天，可降低小鼠炭粒廓清速率，减少肝脏和脾脏对碳粒的摄取；对2,4,6-三硝基氯苯或绵羊红细胞诱导的迟发型超敏反应具有一定抑制作用。环磷酰胺（CP）诱导的免疫低下小鼠灌胃给予含三萜类成分的垂盆草提取物17.5、35mg/kg共6天，能明显促进脾脏淋巴细胞增殖活性和网状内皮系统的吞噬功能。垂盆草小麦黄素苷对体外培养的小鼠脾脏淋巴细胞增殖具有显著的抑制作用。以上结果说明垂盆草对免疫功能具有调节作用。

4. 抗疲劳作用　持续性跑台运动训练的大鼠灌胃给予垂盆草颗粒8周，显示出抗疲劳作用；可阻止长期大强度训练引起的大鼠体重下降，显著延长大鼠跑台运动力竭时间；使运动大鼠的心脏、肝脏、肾脏、脑、股四头肌组织中Na^+,K^+-ATP酶和Ca^{2+},Mg^{2+}-ATP酶活性以及不同组织中NO的含量显著升高。

5. 抗氧化作用　D-半乳糖造成的急性肝损伤小鼠灌胃给予含三萜类成分的垂盆草提取物17.5、35mg/kg共6天，血清及肝脏中超氧化物歧化酶（SOD）活力明显增高，丙二醛（MDA）明显降低，提示其对实验性肝损伤小鼠具有抗氧化作用。垂盆草的总黄酮部位对羟自由基具有明显的清除作用，并能增加植物油和动物油的抗氧化能力[6]。

6. 其他作用　垂盆草水提物和醇提物对小鼠S_{180}肉瘤的生长有抑制作用[7]；醇提物可明显抑制人肝癌细胞$HepG_2$细胞增殖，阻止细胞进入G_2/M期，通过STAT-3信号通路诱导细胞凋亡[8]。垂盆草对三硝基苯磺酸（TNBS）

诱导的实验性结肠炎具有保护作用，可通过调控 T 细胞分泌 TGF-β_1、IL-2、IL-10 等细胞因子而发挥作用。垂盆草提取物可下调肾小管上皮细胞 MIF 的表达水平从而降低马兜铃酸导致的大鼠肾小管上皮细胞损伤[9]；降低 TGF-β_1 的表达，抑制小管上皮细胞的表型转化，进而抑制胶原的累积，降低马兜铃酸所致的肾纤维化[10]。

7. 毒理作用　垂盆草提取物无明显毒性，小鼠灌胃给予水提物的最大耐受量(MTD)为 206.892g/kg，相当于人服用量的 344.82 倍；醇提物 LD_{50} 为 208.305g/kg[11]。

【参考文献】［1］董亚男，陈逸云，叶青艳，等. 不同剂型的垂盆草对急性肝损伤大鼠的防治作用. 药物评价研究，2013，36(6)：426-430.

［2］李清，刘姣，曹秀莲，等. 垂盆草提取物对乙醇致小鼠肝损伤的保护作用研究. 时珍国医国药，2011，22(1)：3-4.

［3］潘金火，潘萍. 垂盆草总黄酮的保肝降酶作用及其化学成分的鉴别研究. 时珍国医国药，2010，21(8)：1930-1934.

［4］潘金火，潘萍. 垂盆草总黄酮中 8 种单体成分对肝细胞的保护作用. 中国医院药学杂志，2010，30(19)：1621-1623.

［5］刘乐伟，徐志红，汪茂鸣，等. 垂盆草对重症急性胰腺炎肺损伤大鼠的作用及其相关机制研究. 肝胆胰外科杂志，2014，26(2)：121-125.

［6］张俊生，陈莉华，侯孝璇，等. 超声波辅助乙醇提取垂盆草中总黄酮及其抗氧化活性. 食品科学，2012，33(8)：18-23.

［7］李清，刘姣，曹秀莲，等. 垂盆草不同提取物对小鼠移植性肿瘤抑制作用的初步研究. 河北省科学院学报，2010，27(4)：54-56.

［8］曾军英，李胜华，伍贤进，等. 垂盆草醇提物抑制 $HepG_2$ 细胞 STAT-3 信号通路诱导细胞凋亡的研究. 中国中药杂志，2014，39(17)：3349-3352.

［9］陆红，陈必成，胡丽萍，等. 垂盆草提取物对马兜铃酸致大鼠肾小管上皮细胞损伤的改善作用. 中国药理学与毒理学杂志，2013，27(6)988-994.

［10］陆红，胡丽萍，洪丹，等. 马兜铃酸诱导大鼠肾小管上皮细胞表型转化和胶原累积及垂盆草提取物的作用. 中国病理生理杂志，2013，29(12)2172-2178.

［11］李清，刘姣，曹秀莲，等. 垂盆草不同提取物急性毒性实验. 中国现代中药，2010，12(11)：36-38.

鸡骨草

Jigucao

本品为豆科植物广州相思子 *Abrus cantoniensis* Hance 的干燥全株。主产于广东、广西。全年均可采挖，除去泥沙，干燥。切段。以根、茎、叶全者为佳。

【性味与归经】甘、微苦，凉。归肝、胃经。

【功能与主治】利湿退黄，清热解毒，疏肝止痛。用于湿热黄疸，胁肋不舒，胃脘胀痛，乳痈肿痛。

【效用分析】鸡骨草甘苦而凉，具有清热利湿而退黄之功，多治疗肝胆湿热郁蒸引起的黄疸。

本品入肝胃二经，具疏肝止痛功效，也用于肝气郁结之胁肋不舒，胃脘疼痛。鸡骨草还能清热解毒，治疗乳痈肿痛。

【配伍应用】

1. 鸡骨草配茵陈　二药均利湿退黄，清热解毒。鸡骨草又长疏肝止痛；茵陈退黄力强，为治黄疸要药。二药配合，相须使用，可疏肝利湿，解毒退黄，适用于湿热黄疸，胁肋不舒。

2. 鸡骨草配白芍　鸡骨草有疏肝解郁之功，更合白芍养血敛阴，柔肝止痛。二药配合，适用于胸胁疼痛，心烦易怒，纳少化迟等肝胃不和之证。

【成药例证】

1. 鸡骨草胶囊(《临床用药须知中药成方制剂卷》2020 年版)

药物组成：鸡骨草、牛至、茵陈、人工牛黄、猪胆汁、栀子、白芍、枸杞子、三七、大枣。

功能与主治：疏肝利胆，清热解毒。用于肝胆湿热所致的右胁胀痛、脘腹胀满、口苦、尿黄；慢性肝炎、胆囊炎见上述证候者。

2. 结石通片(《临床用药须知中药成方制剂卷》2020 年版)

药物组成：广金钱草、鸡骨草、白茅根、海金沙草、车前草、玉米须、石韦、茯苓。

功能与主治：清热利湿，通淋排石，止痛止血。用于下焦湿热所致淋证，症见小便淋漓混浊、尿道灼痛；泌尿系统感染，尿路结石见上述证候者。

【用法与用量】15～30g。

【注意】凡虚寒体弱者慎用。

【本草摘要】

1.《中国药植图鉴》“治风湿骨痛，跌打瘀血内伤；并作清凉解热药。”

2.《岭南草药志》“清郁热，舒肝，和脾，续折伤。”

【化学成分】主要含三萜及其苷类成分：相思子皂醇 A、B、C、D、E、F、G、L、大豆皂醇，葛根皂醇，相思子皂苷等；蒽醌类成分：大黄酚，大黄素甲醚；还含胆碱，相思子碱等。

【药理毒理】本品具有降血脂、保肝、抗肝纤维化，抗菌和抗病毒，抗炎、抗氧化等作用。

1. 降脂、保肝和抗肝纤维化作用　鸡骨草水煎液

10、20g 生药/kg 灌胃给药 3 周，对脂肪乳诱导的大鼠高脂血症具有明显的降脂作用；鸡骨草乙醇提取物 20～40g 生药/kg 灌胃给药 4 周，对高脂饲料或高脂饲料加四氯化碳（CCl_4）复合诱导的大鼠高脂血症脂肪肝模型具有显著的降血脂和保肝作用。水煎液和乙醇提取物均可降低血液胆固醇、甘油三酯和低密度脂蛋白水平，提升血液高密度脂蛋白含量。同时，对脂肪肝具有明显的改善作用，可减轻肝脏病理损伤，降低血液 AST、ALT 水平[1,2]。小鼠灌胃给予鸡骨草水煎液 60g 生药/kg 10 天，对四氯化碳造成的化学性肝损伤和卡介苗与脂多糖联合造成的免疫性肝损伤均有保护作用，可显著降低模型小鼠的血清 AST（谷草转氨酶）和 ALT（谷丙转氨酶）水平。鸡骨草总黄酮碳苷（含量 50%）200mg/kg 灌胃给药 6 天，可显著降低乙硫氨酸引起的小鼠肝脏脂肪蓄积；减少肝脏组织中的胆固醇和甘油三酯，降低血清 ALT、AST 水平；下调肝脏组织内胆固醇合成相关基因 SREBP-1、SREBP-2 以及羟甲基戊二酰辅酶 A 还原酶（HMGcoAR），上调脂肪酸代谢相关基因肉碱棕榈酰转移酶（GPT-1α）、过氧化物酶体增殖物激活受体-α，从而减轻肝损伤[3]。大鼠灌胃给予鸡骨草胶囊 0.5、1.0、2.0g/kg，可减轻猪血清（腹腔注射）诱导的免疫性肝纤维化，降低血清 ALT、AST 和 MDA 的含量，升高 SOD 水平，减轻肝脏组织病理损伤程度[4]。鸡骨草含有的相思子碱 20、40mg/kg 灌胃给药 7 天，可明显减轻四氯化碳诱导的肝损伤，对异硫氰酸萘酯诱导的胆汁淤积具有显著的改善作用。

2. 抗炎作用　鸡骨草水煎液 20g/kg 灌胃给药对二甲苯所致小鼠耳廓肿胀以及醋酸所致小鼠腹腔毛细血管通透性增高均有明显的抑制作用。鸡骨草含有的相思子碱 20、40mg/kg 灌胃给药，可明显抑制巴豆油诱导的小鼠耳廓肿胀。

3. 抗菌、抗病毒作用　鸡骨草醇提物在体外对大肠埃希菌和铜绿假单胞菌均有抑菌效果（最低抑菌浓度为 1/16g/ml），其中对铜绿假单胞菌抑菌效果最为明显；对金黄色葡萄球菌和肺炎克雷伯杆菌无明显抑菌作用。鸡骨草醇提物在体外具有明显的抗肝炎病毒作用，可抑制 $HepG_{2.2.15}$ 细胞分泌 HBsAg 和 HBeAg，8mg/ml 时对 HBsAg 和 HBeAg 抑制作用最明显[5]。

4. 免疫增强作用　鸡骨草具有免疫调节作用。其水煎液 20g/kg 灌胃给药，每日 1 次共 10 天，可使幼鼠和成年鼠脾脏重量明显增加；明显降低红细胞免疫小鼠的血清溶血素产生；给药 4 天可明显增强腹腔巨噬细胞的吞噬功能。

5. 抗氧化作用　鸡骨草的乙醇提物（0.05～0.6mg/ml）、乙酸乙酯提取物、总黄酮组分（总黄酮含量为 20.6%）以及多糖组分（多糖含量 0.167%）均在体外可清除超氧阴离子自由基（O_2^-·）、羟自由基（·OH）；醇提物和乙酸乙酯提取物对金属离子 Fe^{2+} 有螯合能力。提示鸡骨草的不同提取物具有一定的抗氧化作用[6-8]。总黄酮组分在模拟人体胃液的条件下（pH 为 3.0、温度 37℃）能有效清除亚硝酸盐和阻断亚硝胺合成。

6. 对胃肠平滑肌作用　家兔灌胃鸡骨草根煎剂（10、20g/kg）可使肠管张力提高、蠕动增强；在体外可增强正常状态的家兔离体回肠收缩，使肠管收缩幅度明显增强；对乙酰胆碱导致的豚鼠离体回肠收缩具有抑制作用。

7. 毒理研究　小鼠灌胃给予鸡骨草水煎液的最大耐受量大于 400g 生药/kg 体重，灌胃后小鼠未见明显毒性反应。

【参考文献】［1］张勤，蔡红兵，莫志贤，等．鸡骨草防治大鼠脂肪肝的实验研究．中药材，2012，35（9）：1450-1455.

［2］黄凯文，陈剑梅，苏宁，等．鸡骨草醇提物对大鼠非酒精性脂肪肝的保护作用研究．中国药房，2011，22（31）：2898-2890.

［3］王昀，陈蜜，江振，等．鸡骨草总黄酮碳苷对乙硫氨酸导致的小鼠脂肪肝的影响．中国临床药理学与治疗，2014，19（1）：1-7.

［4］吴茜玉．鸡骨草胶囊对大鼠免疫性肝纤维化的治疗作用．中国医药指南，2010，8（26）：46-48.

［5］韦敏，陈晓白．鸡骨草对 $HepG_{2.2.15}$ 细胞 HBeAg 和 HBsAg 的抑制作用．时珍国医国药，2012，23（4）：972-973.

［6］林明霞，李涂蓝，潘冬，等．鸡骨草醇提物体外抗氧化自由基作用研究．中国现代药学，2013，30（10）：1047-1050.

［7］王晓波，黄叠玲，刘冬英，等．鸡骨草总黄酮清除自由基及抑制亚硝化作用研究．时珍国医国药，2012，23（4）：942-944.

［8］谭冰，严焕宁，黄锁义，等．广西壮药鸡骨草多糖的提取及其对羟自由基清除作用的研究．检验医学教育，2011，18（4）：36-39.

溪黄草

Xihuangcao

本品为唇形科植物线纹香茶菜 *Isodon lophanthoides*（Buch. -Ham. ex D.Don）Hara 的干燥地上部分。主产于广东、广西、湖南。夏、秋二季采收，除去杂质，晒干。以叶多、水浸渍呈黄色液体者为佳。

【性味与归经】　苦，寒。归肝、胆、大肠经。

【功能与主治】　清热利湿，凉血散瘀。用于湿热黄疸，胆胀胁痛，痢疾，泄泻，跌打损伤。

【效用分析】　溪黄草性味苦寒，苦可降泄，寒能清热，入肝胆之经，故能清利肝胆湿热，用于湿热黄疸，胆胀胁痛。

溪黄草善入血分，性寒凉血，入大肠经可起清热利湿凉血作用，常治湿热痢疾，泄泻。

本品味苦通泄，又能散瘀消肿，也常用于跌打损伤。

【配伍应用】 溪黄草配大黄 溪黄草苦寒降泄，功专清热利湿、凉血散瘀；大黄苦寒，善泻火通便。二药配用，使湿热之邪从大小便而出，且清热之力加强。适用于湿热黄疸，热重于湿者。

【鉴别应用】 溪黄草与地耳草 同属利湿退黄药，都归肝胆经，能利湿退黄，用于湿热黄疸，又都有活血散瘀之功，用治跌打损伤等。但溪黄草善入血分性寒凉血，入大肠既清热利湿又凉血，常治湿热或血热痢疾，泄泻。而地耳草还可清热解毒消肿，用治疮痈肿毒等。

【成药例证】

1. 复方胆通片（《临床用药须知中药成方制剂卷》2020年版）

药物组成：溪黄草、茵陈、穿心莲、大黄、羟甲香豆素。

功能与主治：清热利胆，解痉止痛。用于肝胆湿热所致的胁痛，症见胁腹疼痛、便秘尿黄；急慢性胆囊炎、胆管炎、胆囊胆道结石合并感染、胆囊术后综合征、胆道功能性疾患见上述证候者。

2. 消炎利胆片（胶囊）（《临床用药须知中药成方制剂卷》2020年版）

药物组成：溪黄草、穿山莲、苦木。

功能与主治：清热，祛湿，利胆。用于肝胆湿热所致的胁痛、口苦；急性胆囊炎、胆管炎见上述证候者。

【用法与用量】 15～30g。

【注意】 脾胃虚寒者慎服。

【本草摘要】

1.《常用中草药手册》 “清热，利湿，退黄。治急性黄疸型肝炎，急性胆囊炎。”

2.《常用中草药彩色图谱》 “清肝利胆，退黄祛湿，凉血散痰。治急性肝炎，跌打瘀肿。”

【化学成分】 主要含萜类、黄酮类、酚类、氨基酸等。

【药理毒理】 本品具有抗肝损伤、利胆、抗菌、抗炎、抗肿瘤等作用。

1. 抗肝损伤作用 0.5g生药/ml溪黄草水提取物分别按0.375、0.75、1.5ml/kg连续灌胃7天，均可降低四氯化碳（CCl_4）及D-胺基半乳糖（D-Gal）急性肝损伤模型大鼠的血清谷丙转氨酶（ALT）、谷草转氨酶（AST）活性，具有良好的预防大鼠急性肝损伤的作用。溪黄草水煎剂2、4、8ml/kg腹腔注射，每周6次，连续给药8周后可降低CCl_4所致急性肝损伤大鼠血清ALT、AST的活性，升高急性肝损伤大鼠血清超氧化物歧化酶（SOD）、谷胱甘肽过氧化物酶（GSH-Px）的活性及降低丙二醛（MDA）的含量，对CCl_4所致大鼠急性肝损伤有保护作用。1200μg/ml溪黄草有效成分Nodosin 15ml经门静脉灌注大鼠肝脏，可明显提高肝脏缺血期SOD活性，减少MDA生成，减轻细胞水肿，上调肝脏组织血红素加氧酶-1（HO-1）表达，增强供肝自身抗氧化能力[1]。Nodosin 200μg/ml灌注预处理移植肝，对Wister→SD大鼠原位肝移植模型，可降低移植早期供肝组织内的细胞凋亡率、肝脏病理性损伤和坏死；移植原位肝脏中肿瘤坏死因子（TNF-α）和γ干扰素（IFN-γ）表达明显下降、白细胞介素-10（IL-10）表达增高、肝细胞分泌的内皮素（ET-1）含量下降；改变肝移植物周围免疫微环境，降低Th1型细胞免疫应答，促进移植肝脏的存活和功能[2]。

2. 利胆作用 溪黄草水煎剂10^{-3}、3×10^{-3}、10^{-2}、2×10^{-2}g/ml可提高豚鼠离体胆囊平滑肌的张力，加快收缩频率及减少收缩波平均振幅，阿托品、维拉帕米可阻断溪黄草对胆囊平滑肌条的作用，表明其作用可能通过胆囊平滑肌M受体和细胞膜上的Ca^{2+}通道而实现。溪黄草水煎剂1、2、4g/ml经十二指肠给药，可明显增加大鼠胆汁流量，并对胆汁成分有一定影响，可降低胆汁中胆固醇含量，对胆红素和胆汁酸含量则无影响[3]。

3. 抗炎作用 溪黄草水提物4.0g/kg连续灌胃5天，可抑制二甲苯致小鼠耳廓炎症反应，对抗醋酸所致腹腔毛细血管通透性的增加。溪黄草有效成分Nodosin在2.5、5.0mmol/L时可抑制脂多糖（LPS）刺激小鼠巨噬细胞株RAW264.7引起的NO、IL-6、TNF-α表达，促进IL-10表达[4]。

4. 抗菌作用 溪黄草乙醇提取物在浓度25%时对大肠埃希菌有抑菌活性，35%时出现杀菌现象。溪黄草超临界提取物（SFE）对金黄色葡萄球菌和铜绿假单胞菌的最低抑菌浓度（MIC）和抑菌圈值均优于乙醇提取物（EE）及水提物（WE）；溪黄草不同提取物10g/kg连续灌胃7天，可不同程度提高金黄色葡萄球菌及铜绿假单胞菌感染小鼠的平均存活时间、降低死亡率，其中SFE比EE、WE具有更强的抑菌活性，SFE高抗菌活性与所含较高含量的二萜化合物和脂肪酸有关[5]。此外，溪黄草60%乙醇提取物具有较好的抗乙肝病毒（HBV）活性，其半数有毒浓度（TC_{50}）为577.7μg/ml，最大无毒浓度时对HBeAg抑制率为66.3%，对HBeAg半数抑制浓度（IC_{50}）为27.8μg/ml，治疗指数（TI）为20.8[6]。

5. 抗肿瘤作用 溪黄草注射液2415、5000mg/kg连续腹腔注射7天，对肝癌 H_{22} 荷瘤小鼠抑瘤率分别为47.34%、35.5%。溪黄草乙素5、10、20、40、80μmol/L对体外培养的人视网膜母细胞瘤(Rb)细胞增殖具有不同程度抑制作用，抑制率随浓度增加而增加，IC_{50} 为130μmol/L；可阻滞人视网膜母细胞瘤(Rb)细胞进入 G_2/M期，改变细胞周期来诱导细胞凋亡[7]。溪黄草水提物0.25、0.5、0.75g/μl作用于肝癌细胞 $HepG_2$ 24小时抑制率分别为53.4%、69.3%、73.9%，48小时抑制率为70.3%、82.7%、85.0%；0.75g/μl浓度时可显著促进细胞凋亡，且可下调Bcl-2蛋白及上调Bax蛋白表达[8]。溪黄草其有效成分Nodosin 1.25、2.5、5、10、20μmol/L能不同程度抑制肝癌细胞 $HepG_2$ 的体外增殖，IC_{50} 为5.03μmol/L，其机制与降低Bcl-2、增加Bax表达诱导细胞凋亡有关[9]。20μmol/L溪黄草有效成分Nodosin作用大鼠胶质瘤C6细胞24小时，可使细胞增殖率降低至74.6%，促进C6细胞的凋亡[10]。溪黄草所含二萜类化合物Serrin B在浓度1.25、2.50、5.00、10.00、20.00μmol/L作用24小时，对人早幼粒白血病细胞株HL60、人胃腺癌细胞株SGC7901、人结肠癌细胞株LOVO、人胶质瘤细胞株U87、人肺腺癌细胞株AGZY均有较强的细胞毒性作用；Nodosin则在1.25、2.50、5.00、10.00、20.00μmol/L对HL60、SGC7901、LOVO、U87有较强的细胞毒性，对AGZY则无明显毒性作用[11]。

6. 抗氧化作用 溪黄草50%乙醇提取液对由Fenton体系产生的羟自由基有一定清除作用。1%浓度溪黄草乙醇提取物分成石油醚、三氯甲烷、正丁醇及水4个部位体外实验中均可不同程度清除DPPH自由基，其中溪黄草石油醚部位清除DPPH自由基能力最强，可有效抑制羟基自由基(·OH)和超氧阴离子自由基(O_2^-·)的生成以及肝匀浆丙二醛(MDA)的产生[12]。

7. 增强免疫功能 溪黄草水提取物60、30、15mg/kg连续灌胃给药7～9天，可不同程度激活小鼠网状内皮系统，增加小鼠血清溶血素含量，提高淋巴细胞转化程度，影响小鼠的非特异性免疫功能和特异性体液免疫、细胞免疫功能，有较好的增强免疫功能的作用[13]。

8. 毒理研究 溪黄草袋泡茶小鼠灌胃 LD_{50}>21.5g/kg；短期诱变突变试验(Ames试验、小鼠精子畸形试验和骨髓嗜多染红细胞微核试验)表明溪黄草袋泡茶对鼠伤寒沙门突变型菌株TA97、TA98、TA100、TA102 4种试验菌株、小鼠体细胞及生殖细胞无诱变性，属无毒级物质[14]。

【参考文献】 [1] 王震宇，杜隽铭，丁晶，等. 溪黄草有效成分Nodosin保留灌注对供肝缺血期的保护作用. 广东医学，2010，31(5)：540-543.

[2] 许琳，王震宇，王颖，等. Nodosin预处理移植肝对移植早期原位细胞因子格局的影响. 现代免疫学，2011，31(4)：315-320.

[3] 刘银花，梁利球，沈婕，等. 溪黄草与虎杖煎剂利胆作用的实验研究. 时珍国医国药，2009，20(7)：1626-1627.

[4] 陈秋铃，高幼衡，张丽媛. Nodosin对脂多糖刺激RAW264.7细胞分泌NO及细胞因子的影响. 广州中医药大学学报，2013，30(2)：211-213.

[5] 张洪利，莫小路，汪小根. 溪黄草不同提取方法抗菌活性比较研究. 中医药导报，2014，20(5)：78-79.

[6] 张玉强，郑超，杨赟，等. 中草药提取物体外抗乙型肝炎病毒活性的筛选. 中国医药科学，2013，3(5)：37-40.

[7] 海广范，牛秉轩，白素平，等. 溪黄草乙素对人视网膜母细胞瘤细胞生长的影响. 眼科新进展，2010，30(4)：332-334.

[8] 陈源红，曾怡，罗艳红. 溪黄草对肝癌细胞 $HepG_2$ 增殖及凋亡的影响. 山东大学学报(医学版)，2013，51(11)：42-45.

[9] 海广范，牛秉轩，李品品，等. Nodosin对 $HepG_2$ 细胞株的增殖抑制作用及对Bcl-2和Bax表达的影响. 中国病理生理杂志，2014，30(10)：1879-1882.

[10] 陈秋铃，高幼衡，倪林，等. Nodosin对大鼠胶质瘤C6细胞的抗肿瘤作用. 中药新药与临床药理，2012，23(6)：599-602.

[11] 海广范，张慧，郭兰青，等. Serrin B和Nodosin对HL60、SGC7901、LOVO、U87、AGZY细胞株的毒性作用. 新乡医学院学报，2013，30(5)：345-346，352.

[12] 张洪利，莫小路，汪小根. 溪黄草抗氧化活性有效部位筛选. 吉林中医药，2014，34(3)：292-294.

[13] 谢春英. 溪黄草提取物对小鼠免疫功能的影响. 中药材，2008，31(1)：116-117.

[14] 陈秀娟，黄俊明，李欣，等. 溪黄草袋泡茶的急性毒性和遗传毒性研究. 癌变·畸变·突变，2014，26(5)：382-385.

病证用药

利水渗湿药适用于水湿停蓄体内所致的水肿，胀满，小便不利，以及湿邪为患或湿热所致的诸证，如淋证、尿浊、黄疸、脚气、湿温、腹泻等。利水渗湿药由于药性各异，作用机制与部位不同，在治疗水肿、淋证、脚气、尿浊、黄疸、癃闭等病中，具体应用也各不相同。

水肿

1. 风水相搏证 多由风邪袭表，肺失宣降，不能通调水道，下输膀胱所致。症见开始眼睑浮肿，继则四肢全身浮肿，皮肤光泽，按之凹陷易复；伴有发热，咽痛，咳嗽等症，舌苔薄白，脉浮或数。治以散风清热，宣肺行水。常用麻黄宣散肺气，发汗解表，以祛在表之水气；生石膏解肌清热；白术、甘草、生姜、大枣健脾化湿，有崇土制水之意；可酌加浮萍、泽泻、茯苓，以助宣肺利水消肿。若咽喉肿痛，可加板蓝根、桔梗、连翘，以清咽散结解毒；若热重尿少，可加鲜茅根清热利尿；若属风寒偏盛，去石膏，加紫苏叶、防风、桂枝，以助麻黄辛温解表之力；若见咳喘较甚，可加前胡、苦杏仁，降气止喘。代表方如越婢加术汤（《金匮要略》）加减。

2. 水湿浸渍证　多由水湿内侵，脾气受困，脾阳不振。症见全身水肿，下肢为甚，按之没指，不易随复。伴有胸闷腹胀，身重困倦，纳少泛恶，尿短少，舌苔白腻，脉濡缓。治宜健脾化湿，通阳利水。以桑白皮、陈皮、大腹皮、茯苓皮、生姜皮化湿利水；以白术、茯苓健脾化湿；苍术、厚朴燥湿健脾；猪苓、泽泻利尿消肿；肉桂温阳化气行水；若肿甚而喘，可加麻黄、苦杏仁、葶苈子宣肺泻水而平喘。代表方如五皮散（《中藏经》）合胃苓汤（《世医得效方》）加减。

3. 湿热内蕴证　多由水湿之邪，郁而化热，或湿热之邪壅于肌肤经隧之间所致，症见遍体浮肿，皮肤绷急光亮，胸脘痞闷，烦热口渴，小便短赤，或大便干结，苔黄腻，脉细滑数。治宜分利湿热。以羌活、秦艽疏风透表，使在表之水气从汗而疏解；以大腹皮、茯苓皮、生姜皮协同羌活、秦艽以祛肌肤之水；用泽泻、木通、椒目、赤小豆，协同商陆、槟榔通利二便，使在里之水邪从下而夺。疏表有利于通里，通里有助于疏表，如此上下表里分消走泄，使湿热之邪得以清利，则肿势自消。代表方如疏凿饮子（《世医得效方》）加减。

4. 脾阳虚衰证　多由脾阳不振，运化无权，土不制水所致，症见身肿腰以下为甚，按之凹陷不易恢复，纳减便溏，面色萎黄，神倦肢冷，尿少色清，舌质淡，苔白腻或白滑，脉沉缓或沉弱。治宜温运脾阳，以利水湿。以干姜、附子、草果，温阳散寒；白术、茯苓、炙甘草、生姜、大枣健脾补气；大腹皮、茯苓、木瓜利水去湿；木香、厚朴、大腹皮理气，气行则水行；如气短声弱，气虚甚者，可加人参、黄芪健脾补气；若小便短少，可加桂枝、泽泻，以助膀胱化气行水。代表方如实脾饮（《济生方》）。

5. 肾阳衰微证　多由脾肾阳虚，水寒内聚所致。症见面浮身肿，腰以下尤甚，按之凹陷不起，腰部冷痛酸重，尿量减少或增多，四肢厥冷，怯寒神疲，面色灰滞或㿠白，心悸胸闷，喘促难卧，腹大胀满，舌质淡肿，苔白，脉沉细或沉迟无力。治宜温肾助阳，化气行水。故用茯苓、泽泻、地黄、山茱萸、山药、牡丹皮以滋补肾阴；用肉桂、附子，温补肾阳，两相配合，则能补水中之火，温肾中之阳气；用白术、茯苓、泽泻、车前子通利小便；生姜温散水寒之气；白芍调和营阴；牛膝引药下行，直趋下焦，强壮腰膝；若小便清长量多，去泽泻、车前子，加菟丝子、补骨脂，以温固下元；若心悸、唇绀，脉虚数或结代，乃水邪上逆，心阳被遏，瘀血内阻，宜重用附子，再加桂枝、炙甘草、丹参以温阳化瘀；若见喘促、汗出，脉虚浮而数，是水邪凌肺，肾不纳气，宜重用人参、蛤蚧、五味子、山茱萸、牡蛎。代表方如加味肾气丸（《济生方》）合真武汤（《伤寒论》）加减。

淋证　治以实则清利，虚则补益。

此证又可分为热淋、血淋、石淋、膏淋、气淋、劳淋的不同。

1. 热淋　多因湿热蕴结下焦，膀胱气化失司所致。症见小便短数，灼热刺痛，溺色黄赤，少腹拘急胀痛，或有寒热、口苦、呕恶，或有腰痛拒按，或有大便秘结，苔黄腻，脉濡数。治宜清热利湿通淋。以萹蓄、瞿麦、木通、车前子、滑石通淋利湿；大黄、栀子、甘草梢清热泻火；若大便秘结、腹胀者，可重用生大黄，并加用枳实，以通腑泄热；若伴见寒热、口苦呕恶者，可合柴胡、黄芩以和解少阳；若湿热伤阴者去大黄，加地黄、知母、白茅根以养阴清热。代表方如八正散（《和剂局方》）加减。

2. 血淋　多因湿热下注膀胱热甚灼络，迫血妄行所致。症见小便热涩刺痛，尿色深红，或挟有血块，疼痛满急加剧，或见心烦，舌尖红，苔黄，脉滑数。治宜清热通淋，凉血止血。以小蓟、生地黄、蒲黄、藕节凉血止血，木通、竹叶清心火、利小便；栀子清泄三焦之火而利小便；滑石利水通淋；当归引血归经；生甘草梢泻火而能走达茎中以止痛；若血多痛甚者，可另吞参三七、琥珀粉，以化瘀通淋止血。代表方如小蓟饮子（《济生方》）合导赤散（《小儿药证直诀》）加减。

3. 气淋　多因情志怫郁，肝失条达，气机郁结，膀胱气化不利所致。症见郁怒之后小便涩滞，淋沥不宣，少腹满痛，苔薄白，脉多沉弦。治宜理气疏导，通淋利尿。用沉香、陈皮理气；当归、白芍柔肝；甘草清热；石韦、滑石、冬葵子、王不留行利尿通淋；胸闷胁胀者，可加青皮、乌药、小茴香以疏通肝气；日久气滞血瘀者，可加红花、赤芍、川牛膝以活血行瘀。代表方如沉香散（《金匮翼》）加减。

4. 石淋　多因湿热下注，煎熬尿液，结为砂石所致。症见尿中时挟砂石，小便艰涩，或排尿时突然中断，尿道窘迫疼痛，少腹拘急，或腰腹绞痛难忍，尿中带血，舌红，苔薄黄，脉弦或带数。若病久砂石不去，可伴见面色少华，精神萎顿，少气乏力，舌淡边有齿印，脉细而弱，或腰腹隐痛，手足心热，舌红少苔，脉细带数。治宜清热利湿，通淋排石。用石韦、冬葵子、瞿麦、车前子、滑石以清热利湿，通淋排石，可加金钱草、海金沙、鸡内金等以加强排石消坚的作用；腰腹绞痛者，可加白芍、甘草以缓急止痛。如见尿中带血，可加小蓟、生地黄、藕节以凉血止血；如兼有发热，可加蒲公英、黄柏、大黄，以清热泻火。代表方如石韦散加减（《证治汇补》）。

5. 膏淋 多因湿热下注，气化不利，脂液失于约束，也可因日久反复不愈，肾虚下元不固，不能制约脂液所致。实证见小便混浊如米泔水，上有浮油如脂，或夹有凝块，或混有血液；置之沉淀如絮状，尿道热涩疼痛，舌红，苔黄腻，脉濡数；虚证见病久不已，反复发作，淋出如脂，涩痛反见减轻，但形体日渐消瘦，头昏无力，腰酸膝软，舌淡，苔腻，脉细弱无力。实证治宜清热利湿，分清泄浊；虚证治宜补虚固涩。实证用萆薢、石菖蒲清利湿浊；黄柏、车前子清热利湿；白术、茯苓健脾除湿；莲子心、丹参以清心活血通络，使清浊分，湿热去，络脉通，脂液重归其道；若少腹胀，尿涩不畅者，加乌药、青皮以行气止痛；小便挟血者，加小蓟、藕节、白茅根以凉血止血。虚证用党参、山药补脾；熟地黄、芡实滋肾；龙骨、牡蛎收敛固涩。代表方如程氏萆薢分清饮（《医学心悟》）或膏淋汤（《医学衷中参西录》）加减。

6. 劳淋 多因诸淋日久，或过服寒凉，或久病体虚，或劳伤过度，以致脾肾两虚，膀胱气化无权所致。症见小便不甚赤涩，溺痛不甚，但淋沥不已，时作时止，遇劳即发，腰酸膝软，神疲乏力，舌质淡，脉细弱。治宜健脾益肾。以山药、茯苓、泽泻以健脾利湿；熟地黄、山茱萸、巴戟天、菟丝子、杜仲、牛膝、五味子、肉苁蓉以益肾固涩。代表方如无比山药丸（《和剂局方》）加减。

尿浊 实证治宜清热利湿法，虚证治宜培补脾肾，固摄下元法。

1. 湿热内蕴证 多由多食脂甘，脾胃湿热下注膀胱所致。症见小便混浊或夹凝块，上有浮油，或带血色，或夹有血丝、血块，或尿道有涩热感，口渴，苔黄腻，脉濡数。治宜清热化湿。代表方如程氏萆薢分清饮（《医学心悟》）加减。

2. 脾虚气陷证 多由脾虚气陷，精微下泄所致。症见尿浊反复发作，日久不愈，小便混浊如白浆，小腹坠胀，尿意不畅，面色无华，神疲乏力，劳倦或进食油腻则发作或加重，舌淡，脉虚数。治宜健脾益气，升清固涩。若尿浊夹血者，酌加小蓟、藕节、阿胶、墨旱莲；若脾虚及肾，而见肢冷便溏者，可加附子、炮姜。代表方如补中益气汤（《脾胃论》）合苍术难名丹（《世医得效方》）加减。

3. 肾元亏虚证 由于肾失固摄，脂液下流所致。症见尿浊迁延日久，小便乳白如凝脂或冻胶，精神萎顿，消瘦无力，腰酸膝软，头晕耳鸣。偏于阴虚者，烦热，口干，舌质红，脉细数；偏于阳虚者，面色㿠白，形寒肢冷，舌质淡白，脉沉细。偏肾阴虚者，治宜滋阴益肾，药用茯苓、泽泻、熟地黄、山茱萸、山药、丹皮等；偏肾阳虚者，治宜温肾固涩，药用鹿茸、肉桂、附子、桑螵蛸、莲子、龙骨、补骨脂等。代表方知柏地黄丸（《医宗金鉴》）、二至丸（《医方集解》）、鹿茸补涩丸（《沈氏尊生书》）加减。

黄疸 黄疸分阳黄和阴黄。

1. 阳黄 治以清热利湿退黄法。

(1) 热重于湿证 多因湿热蕴蒸困遏脾胃，壅滞肝胆，胆汁泛溢所致。症见身目俱黄，黄色鲜明，发热口渴，或见心中懊侬，腹部胀满，口干而苦，恶心欲吐，小便短少黄赤，大便秘结，舌苔黄腻，脉象弦数。治宜清热利湿，佐以泻下。以茵陈清热利湿、除黄；栀子、大黄清热泻下；并可酌加茯苓、猪苓、滑石等渗湿之品，使湿热之邪从二便而去。如胁痛较甚，可加柴胡、郁金、川楝子等疏肝理气之品；如恶心欲吐，可加陈皮、竹茹；如心中懊侬，可加黄连，龙胆。代表方如茵陈蒿汤（《伤寒论》）加减。

(2) 湿重于热证 多因湿遏热伏，中焦受困，胆汁不循常道，溢于肌肤所致。症见身目俱黄，但不如热重者鲜明，头重身困，胸脘痞满，食欲减退，恶心呕吐，腹胀，或大便溏垢，舌苔厚腻微黄，脉象弦滑或濡缓。治宜利湿化浊，佐以清热。以茵陈为主药，配以茯苓、白术、泽泻、猪苓、桂枝利水渗湿，使湿从小便而去；用黄芩、木通等苦寒清热化湿，藿香、豆蔻等芳香化浊之品，以宣利气机而化湿浊。代表方如茵陈五苓散（《金匮要略》）合甘露消毒丹（《温热经纬》）加减。

(3) 胆腑郁热证 多因湿热砂石郁滞，脾胃不和，肝胆失泄，胆汁泛溢肌肤。症见身目发黄，黄色鲜明，上腹右胁胀闷疼痛，牵引肩背，身热不退，或寒热往来，口苦咽干，呕吐呃逆，尿黄赤，大便秘，舌红苔黄，脉弦滑数。治宜疏肝泄热，利胆退黄。以柴胡、黄芩、半夏和解少阳，和胃降逆；以大黄、枳实通腑泄热；

以郁金、佛手、茵陈、栀子疏肝利胆退黄；以白芍、甘草缓急止痛。若砂石阻滞，可加金钱草、海金沙利胆化石；恶心呕逆明显，加厚朴、竹茹、陈皮和胃降逆。代表方如大柴胡汤（《伤寒论》）加减。

(4) 疫毒炽盛证（急黄） 多因湿热疫毒炽盛，深入营血，内陷心肝所致。症见发病急骤，黄疸迅速加深，其色如金，皮肤瘙痒，高热口渴，胁痛腹满，神昏谵语，或见衄血、便血，或肌肤出现瘀斑，舌质红绛，苔黄而燥，脉弦滑数或细数。治宜清热解毒，凉血开窍。以水牛角、黄连、大黄、板蓝根、栀子清热凉血解毒；茵陈、土茯苓清热利湿退黄；并可加生地黄、牡丹皮、玄参、石斛等药以增强清热凉血之力。如神昏谵语可配服安宫牛黄丸或至宝丹以凉开透窍；如衄血、便血或肌肤瘀斑重者，可加地榆炭、柏叶炭等凉血止血之品；如小便短少不利，或出现腹水者，可加木通、白茅根、车前子、大腹皮等清热利尿之品。

2. 阴黄　治以温阳健脾，利湿退黄法。

(1) 寒湿阻遏证　多因中阳不振，寒湿滞留，肝胆失于疏泄，胆汁外溢肌肤所致。症见身目俱黄，黄色晦暗，或如烟熏，脘腹痞胀，纳谷减少，大便不实，神疲畏寒，口淡不渴，舌质淡苔腻，脉濡缓或沉迟。治宜健脾和胃，温中化湿。以茵陈、附子并用，以温化寒湿退黄；白术、干姜、甘草健脾温中；并可加郁金、厚朴、茯苓、泽泻等行气利湿之品。代表方如茵陈术附汤（《医学心悟》）加减。

(2) 脾虚湿滞证　多因黄疸日久，脾失健运，气血亏虚，湿滞残留所致。症见面目及肌肤淡黄，甚则晦暗不泽，肢软乏力，心悸气短，大便溏薄，舌质淡，苔薄，脉濡细。治宜健脾养血，利湿退黄。以黄芪、桂枝、生姜、白术益气温中；以当归、白芍、甘草、大枣补养气血；以茵陈、茯苓利湿退黄。代表方如黄芪建中汤（《金匮要略》）加减。

脚气　治以利湿消肿法。

1. 寒湿下注证　多因水湿、寒湿下注，壅遏经脉所致。症见足胫肿大重着、软弱麻木无力，行动不便，小便不利，兼发热恶寒，脚肿痛不可忍，苔白腻，脉濡缓。治宜温化寒湿，行气降浊。以苍术燥湿健脾，吴茱萸散寒燥湿下气降浊，蚕沙、木瓜和中化浊，舒筋活络；郁李仁、槟榔下气行水，佐以紫苏、桔梗、陈皮以宣肺散寒，行气燥湿；属寒湿偏盛，可酌加肉桂、胡芦巴以温经散寒，逐湿止痛。代表方如鸡鸣散（《证治准绳》）加减。

2. 湿热下注证　多因饮食失调，水土不服，损伤脾胃，积湿蕴热所致，症见足胫肿大重着、软弱麻木无力，行动不便，小便不利，口渴溲赤，舌苔黄腻，脉濡数。治宜清热利湿。用萆薢、薏苡仁、赤小豆、冬瓜皮、滑石、木通清热利湿消肿，配伍苍术、黄柏、牛膝、防己以清热利湿。代表方如二妙散（《丹溪心法》）加减。

第七章　温里药

【基本概念】 凡以温里祛寒为主要作用，治疗里寒证的药物，称作为温里药，又名祛寒药。

寒证，是指感受寒邪，或机体阳虚阴盛所致的病证。由于导致寒证的病因与病位不同，寒证有表、里、虚、实之分。如感受寒邪，有侵犯表者，有直中内脏者，故有表寒、里寒之别。里寒有寒邪入侵者，有阳虚阴盛者，故有实寒、虚寒之异。因此，寒邪直中脏腑之实寒证，阳虚阴盛之虚寒证，统称里寒证。

【作用特点】 温里药多味辛而性温热，其辛能散、能行，温热能通，善走脏腑而能温里祛寒，温经止痛，部分药物尚能助阳、回阳。即《内经》所谓"寒者热之"、《神农本草经》"疗寒以热药"之意。本类药物因其主要归经的不同而有多种效用，如主入脾胃经者，能温中散寒止痛；主入肺经者，能温肺化饮；主入肝经者，能暖肝散寒止痛；主入肾经者，能温肾助阳；主入心肾两经者，能温阳通脉、回阳救逆等。

【适用范围】 温里药主要用于治疗里寒证，尤以里寒实证为主，包括外寒入侵，直中脾胃或脾胃虚寒证，症见脘腹冷痛、呕吐泄泻、舌淡苔白等；肺寒痰饮证，症见痰鸣咳喘、痰白清稀、舌淡苔白滑等；寒侵肝经的少腹痛、寒疝腹痛或厥阴头痛等；肾阳不足证，症见阳痿宫冷、腰膝冷痛、夜尿频多、滑精遗尿等；心肾阳虚证，症见心悸怔忡、畏寒肢冷、小便不利、肢体浮肿等；或亡阳厥逆证，症见畏寒蜷卧、汗出神疲、四肢厥逆、脉微欲绝等。

现代医学诊断为慢性胃炎、慢性肠炎、胃溃疡、头痛、风湿性关节炎、神经痛、慢性支气管炎、疝气、冠心病、心衰、休克、慢性肾炎等属于里寒证者，也可用本类药物治疗。

【配伍规律】 使用温里药应根据不同证候做适当配伍。若外寒已入里，表寒未解者，当与辛温解表药同用；寒凝经脉、气滞血瘀者，配以行气活血药；寒湿内阻，宜配芳香化湿或温燥祛湿药；脾肾阳虚者，宜配温补脾肾药；亡阳气脱者，宜与大补元气药同用。

【使用注意】 温里药多辛热燥烈，易耗阴动火，故天气炎热时或素体火旺者应减少用量；热伏于里，热深厥深，真热假寒证禁用；凡实热证、阴虚火旺、精血亏虚者忌用；孕妇慎用。

【药理作用】 温里药主要有强心作用，主要表现为正性肌力、正性频率和正性传导作用。附子、肉桂、干姜及其制剂具有强心作用，可使心肌收缩力增强，心率加快，心输出量增加。附子强心主要成分为消旋去甲乌药碱，该成分是β受体的部分激动剂；肉桂的强心作用与其促进交感神经末梢释放儿茶酚胺有关。温里药还具有扩张血管、改善循环作用，附子、肉桂、干姜等温里药可扩张心脑血管，增加心脑血管血流量。部分温里药如胡椒、干姜、肉桂等所含的挥发油或辛辣成分可使体表血管、内脏血管扩张，改善循环，使全身产生温热感。此外，温里药还具有抗心肌缺血作用。附子、肉桂、吴茱萸等能扩张冠脉，增加冠脉流量，改善心肌血液循环，对实验性心肌缺血损伤具有保护作用。另外，温里药还有抗休克作用。附子、肉桂、干姜等及其复方对失血性、内毒素性、心源性及肠系膜上动脉夹闭性休克均有治疗作用，能提高休克模型动物动脉压，延长存活时间、提高存活率。

芳香和辛辣成分能直接刺激口腔和胃黏膜引起局部

血液循环改善，胃液分泌增加，胃蛋白酶活性和唾液淀粉酶活性增加，有助于提高食欲和促进消化吸收。部分温里药含有的挥发油对胃肠道有温和的刺激作用，能使肠肌兴奋，增强胃肠张力，促进蠕动；另一方面，部分温里药能抑制小鼠的胃排空，缓解胃肠痉挛性收缩。此外，温里药还具有抗溃疡、兴奋垂体-肾上腺皮质系统作用、抗炎、镇痛、镇吐、局麻等作用。

临床常用的温里药有附子、干姜、肉桂、吴茱萸、小茴香、丁香、高良姜、胡椒、花椒、荜茇、荜澄茄等。

附 子

Fuzi

本品为毛茛科植物乌头 *Aconitum carmichaelii* Debx. 的子根的加工品。主产于四川。6 月下旬至 8 月上旬采挖，除去母根、须根及泥沙，习称“泥附子”，加工成“盐附子”“黑顺片”“白附片”三个品种。“盐附子”以个大、体重、色灰黑、表面起盐霜者为佳。“黑顺片”以皮黑褐、切面油润有光泽者为佳。“白附片”以片大、色黄白、油润半透明者为佳。

【炮制】 **淡附片** 取盐附子，用清水浸漂，每日换水 2～3 次，至盐分漂尽，与甘草、黑豆加水共煮透心，至切开后口尝无麻舌感时，取出，除去甘草，黑豆，切薄片，晒干。

炮附片 取净附片，用河砂烫至鼓起并微变色。

【性味与归经】 辛、甘，大热；有毒。归心、肾、脾经。

【功能与主治】 回阳救逆，补火助阳，散寒止痛。用于亡阳虚脱，肢冷脉微，心阳不足，胸痹心痛，虚寒吐泻，脘腹冷痛，肾阳虚衰，阳痿宫冷，阴寒水肿，阳虚外感，寒湿痹痛。

【效用分析】 附子大辛大热，纯阳燥烈，能峻补元阳，驱散阴寒，速回散失之元阳于须臾，力挽厥脱之危候于俄顷，素有“回阳救逆第一品药”之称，为治元阳虚脱，肢冷脉微之要药。

附子辛热，其性善走，能通行十二经，温一身之阳气，上助心阳以通脉，中温脾阳以散寒，下补肾阳以益火，外达皮毛除表寒。“凡三焦经络、诸脏诸腑，果存真寒，无不可治”（《本草正义》）。凡心阳不足，胸痹心痛，虚寒吐泻，脘腹冷痛，肾阳虚衰，阳痿宫冷，阴寒水肿，阳虚外感，用之莫不相宜。

附子气雄性悍，走而不守，能温通经脉，逐经络中风寒湿邪，有较强的散寒止痛作用，凡风寒湿痹周身骨节疼痛者均可用之，尤善治寒痹痛剧者。

【配伍应用】

1. 附子配当归 附子辛热燥烈，善于温补阳气；当归甘温滋润，长于补养肝血。因阴根于阳，气能生血，配对合用，附子得当归则入血分，当归得附子则温运力宏，有阴阳兼顾之妙义。用以治疗脾胃虚寒大便下血，及阳虚寒凝兼挟瘀血之痛经、经闭等。

2. 附子配桂枝 附子辛热善走，通行十二经，温阳散寒，逐湿止痛；桂枝辛散风邪，温通经脉。合之则温通心肾阳气，散寒通络除痹之功益增，常用于治心阳衰弱、心悸气短、胸痹心痛及寒痹痛剧者。又因桂枝能温通卫阳，解肌发汗；附子善于补火助阳。二者伍用，有助阳解表之功。可用于阳虚外感风寒。

3. 附子配人参 附子辛甘大热，长于回阳救逆、补火助阳；人参甘温，能大补元气，复脉固脱。两者合用，补气固脱与回阳救逆并举。常用于治疗四肢厥逆，冷汗淋漓，脉微欲绝之阳气暴脱证。

4. 附子配白芍 附子辛热温肾壮阳；白芍甘酸敛阴缓急。两药相配，一温一凉，一辛散一酸收，既可用白芍补虚和营之功缓附子劫夺营阴之弊，又可取附子斩将夺关之力，避白芍酸收之性，如此相反相成，通痹止痛之效尤显。常用于治疗痹证寒邪偏盛者。

5. 附子配黄连 附子辛热温阳以治虚寒；黄连苦寒清心以治实热。以黄连之苦寒、附子之辛热而达寒热互制，清温并施之目的。治疗上热下寒，寒热格拒证。

【鉴别应用】 **生附子、炮附片与淡附片** 三者均为附子的不同炮制品种，由于炮制方法不同，功用亦有不同。生附子具有回阳救逆，补火助阳，散寒止痛之功，用于元阳虚脱，肢冷脉微，阳痿宫冷，胸痹心痛，虚寒吐泻，脘腹冷痛，阴寒水肿，阳虚外感，寒湿痹痛。生附子有毒、加工炮制后毒性降低，便于内服。炮附片以温肾暖脾为主，临床多用治心腹冷痛，虚寒泄泻。淡附片长于回阳救逆，散寒止痛，用于亡阳虚脱，肢冷脉微，阴寒水肿，阳虚外感，寒湿痹痛。

【方剂举隅】

1. 四逆汤（《伤寒论》）

药物组成：附子、干姜、炙甘草。

功能与主治：回阳救逆。适用于心肾阳衰寒厥证，症见四肢厥逆，恶寒蜷卧，神衰欲寐，面色苍白，腹痛下利，呕吐不渴，舌苔白滑，脉微细。

2. 白通汤（《伤寒论》）

药物组成：附子、葱白、干姜。

功能与主治：破阴回阳，宣通上下。适用于少阴病阴盛戴阳证，症见手足厥逆，下利，脉微，面赤者。

3. 麻黄细辛附子汤（《伤寒论》）

药物组成：麻黄、细辛、附子。

功能与主治：助阳解表。适用于素体阳虚，外感风寒证，症见发热，恶寒甚剧，虽厚衣重被，其寒不解，神疲欲寐，脉沉微；暴哑，症见突发声音嘶哑，甚至失音不语，或咽喉疼痛，恶寒发热，神疲欲寐，舌淡苔白，脉沉无力。

【成药例证】

1. 附子理中丸（《临床用药须知中药成方制剂卷》2020年版）

药物组成：附子(制)、干姜、党参、炒白术、甘草。

功能与主治：温中健脾。用于脾胃虚寒，脘腹冷痛，呕吐泄泻，手足不温。

2. 参桂理中丸（《临床用药须知中药成方制剂卷》2020年版）

药物组成：附子(制)、干姜、人参、肉桂、白术(炒)、甘草。

功能与主治：温中散寒，祛湿定痛。用于脾胃虚寒、阳气不足所致的腹痛泄泻、手足厥冷、胃寒呕吐、寒湿疝气及妇女虚寒、痛经。

3. 济生肾气丸（《临床用药须知中药成方制剂卷》2020年版）

药物组成：肉桂、附子(制)、牛膝、熟地黄、山茱萸(制)、山药、茯苓、泽泻、车前子、牡丹皮。

功能与主治：温肾化气，利水消肿。用于肾阳不足、水湿内停所致的肾虚水肿、腰膝酸重、小便不利、痰饮咳喘。

4. 固肾定喘丸（《临床用药须知中药成方制剂卷》2020年版）

药物组成：盐补骨脂、附子(黑顺片)、肉桂、盐益智仁、金樱子肉、熟地黄、山药、茯苓、牡丹皮、泽泻、车前子、牛膝、砂仁。

功能与主治：温肾纳气，健脾化痰。用于肺脾气虚，肾不纳气所致的咳嗽、气喘、动则尤甚；慢性支气管炎、肺气肿、支气管哮喘见上述证候者。

5. 益心丸（《临床用药须知中药成方制剂卷》2020年版）

药物组成：红参、附子(黑顺片)、红花、三七、冰片、人工麝香、安息香、蟾酥、牛角尖粉、人工牛黄、珍珠。

功能与主治：益气温阳，活血止痛。用于心气不足、心阳不振、瘀血闭阻所致的胸痹，症见胸闷心痛、心悸气短、畏寒肢冷、乏力自汗；冠心病心绞痛见上述证候者。

【用法与用量】 3～15g。先煎，久煎。

【注意】

1. 本品辛热燥烈，易伤阴动火，故热证、阴虚阳亢者忌用。

2. 不宜与半夏、瓜蒌、瓜蒌子、瓜蒌皮、天花粉、川贝母、浙贝母、平贝母、伊贝母、湖北贝母、白蔹、白及同用。

3. 孕妇慎用。

【本草摘要】

1.《神农本草经》 “主风寒咳逆邪气，温中，金疮，破癥坚积聚，血瘕，寒湿痿躄，拘挛膝痛，不能行步。”

2.《本草汇言》 “附子，回阳气，散阴寒，逐冷痰，通关节之猛药也。诸病真阳不足，虚火上升，咽喉不利，饮食不入，服寒药愈甚者，附子乃命门主药，能入其窟穴而招之，引火归元，则浮游之火自熄矣。凡属阳虚阴极之候，肺肾无热证者，服之有起死之殊功。”

3.《本草正义》 “附子，本是辛温大热，其性善走，故为通十二经纯阳之要药，外则达皮毛而除表寒，里则达下元而温痼冷，彻内彻外，凡三焦经络，诸脏诸腑，果有真寒，无不可治。”

【化学成分】 主要含双酯型生物碱成分：乌头碱，新乌头碱，次乌头碱，去甲乌头碱，去甲猪毛菜碱，塔拉乌头胺，异飞燕草碱，新乌宁碱等；还含单酯型生物碱：苯甲酰新乌头原碱，苯甲酰乌头原碱，苯甲酰次乌头原碱等。双酯型生物碱是附子的主要活性和毒性成分。

中国药典规定本品含双酯型生物碱以新乌头碱($C_{33}H_{45}NO_{11}$)、次乌头碱($C_{33}H_{45}NO_{10}$)和乌头碱($C_{34}H_{47}NO_{11}$)的总量计，不得过0.020%，淡附片不得过0.010%。含苯甲酰新乌头原碱($C_{31}H_{43}NO_{10}$)、苯甲酰乌头原碱($C_{32}H_{45}NO_{10}$)和苯甲酰次乌头原碱($C_{31}H_{43}NO_{9}$)的总量，不得少于0.010%。

【药理毒理】 本品具有强心、升高血压、扩张血管、保护心肌、促进能量代谢、抗炎、镇痛等药理作用。

1. 对心血管系统的作用

(1) 强心作用　生附子及蒸煮2、4、6、8、10、12小时的附子水煎液对离体蛙心有强心作用，并随蒸煮时间延长作用增强，相反对心脏的毒性降低。附子水煎液6.7、13.3、33.3、66.7mg/ml能增强豚鼠离体心房的收缩力，加快收缩速率。附子水煎液15g生药/kg豚鼠灌胃后60～180分钟的含药血清也有相同的强心作用。附子终浓度15、75mg/ml能增强垂体后叶素豚鼠离体心脏的收缩力。附子炮制前的双酯型生物碱(DDAS)15.6、7.8mg/L

和炮制后的单酯热解型生物碱(MDAP)47、23.5mg/L 均能增加离体蛙心的收缩幅度。生附子、炮附子水煎醇沉液 0.1g 生药/kg、DDAS 浸膏 25mg/kg、MDA-P 浸膏 72.3mg/kg 十二指肠给药对心衰大鼠均有强心作用，附子配干姜有协同作用。去甲乌药碱 $1\times10^{-8}\sim5\times10^{-6}$g/ml 使离体蟾蜍心脏的收缩幅度增加，心输出量增加，能剂量依赖性地增加离体大鼠心脏的收缩力。能增强家兔、豚鼠和狗在体心脏的收缩性，其兴奋心脏作用是通过激动β受体而实现，可见去甲乌药碱是附子的强心成分之一。附子水煎液 27g 生药/kg 给甲状腺素性心肌肥厚模型大鼠给药 4 周，能明显降低心肌和主动脉的胶原含量，增加大鼠心肌和主动脉 MMP2 活性表达。从附子中分离的尿嘧啶 5mg/kg 给失血性休克大鼠静脉注射，能提高大鼠血压回升速率，增加心输出量，但对颈交感活动和心率无影响，提示其抗休克与增加心肌收缩力有关。白附片水煎液 5g 生药/kg 十二指肠给药对普罗帕酮性心衰大鼠血浆肾上腺素、血管紧张素、醛固酮及心钠素、内皮素有改善作用。

生附子提取物 10、5、2.5g/kg 对阿霉素诱导的心功能不全小鼠心肌瘀血、心肌水肿及能量供应障碍有明显缓解，但心肌波浪样变性改变未见明显改善。显示生附子提取物对阿霉素所致心肌瘀血、水肿及能量供应障碍有改善作用[1]。附子水溶性生物碱 1.25×10^{-3}、2.50×10^{-3}、5.00×10^{-3}g/kg 静脉给药，可有效升高急性心力衰竭模型大鼠的心率和 LV+dp/dt_{max}，降低 LV-dp/dt_{max}；且能降低 AHF 大鼠血清 Ang-Ⅱ、TNF-α、ANP、BNP、ALD 水平。结论：附子水溶性生物碱具有强心作用，治疗急性心力衰竭的机制与调节肾素-血管紧张素-醛固酮系统(RAAS)有关[2]。

(2) 升高血压作用　附子水提组分 1.35、1.08、0.81、0.54、0.27g/kg(分别相当于附子 15、12、9、6、3g)5 个剂量组正常大鼠收缩压在药后 30 分钟达峰，其中水提组分 1.35g/kg 剂量组升高幅度最大，药后 120 分钟，5 个剂量组的收缩压均基本回落到给药前水平。水提组分 5 个剂量组给药后 120 分钟内，除了 0.81g/kg 组对大鼠舒张压有先降低后升高的趋势外，其余 4 个剂量组对舒张压较给药前均有不同程度的升高趋势但无显著差异。附子水提组分对大鼠正常血压影响的 ED_{50} 值及其 95%可信限为 0.1474(2.3411～0.3482)g/kg。显示附子水提组分在药典规定剂量范围内使大鼠收缩压升高，并呈现一定的“量-时-效”关系，剂量愈高，升压作用愈大，作用时间愈长[3]。

(3) 扩张血管作用　制附子 1.17g 生药/kg 灌胃 10 天能增加小鼠耳廓微循环血液流速、血流量和毛细血管网点交叉数，能对抗肾上腺素耳廓局部滴加所致的微循环障碍，与干姜或人参配伍作用增强。附子水煎剂 1、2、4、8mg/ml 能舒张去甲肾上腺素预收缩的离体家兔主动脉环，去除内皮或使用 NO 合酶抑制剂左旋硝基精氨酸、甲烯蓝能降低其扩血管作用，但吲哚美辛和普萘洛尔无影响。去甲乌药碱能扩张大动脉，在内皮缺损时，此作用减弱，普萘洛尔能阻断去甲乌药碱对小鼠离体心房的正性肌力作用，却不能完全阻断其扩张大动脉的作用。

(4) 保护心肌细胞作用　激活心肌保护信号传导通路。通过建立乳鼠心肌细胞缺氧/复氧模型，观察附子多糖后处理对此模型的影响，发现 10mg/ml 浓度的附子多糖后处理可促进抑凋亡基因 Bcl-2 的表达，增加锰超氧化物歧化酶(MnSOD)的活性及基因的表达，阻止线粒体膜电位的下降，抑制凋亡诱导因子(AIF)自线粒体向胞浆释放，减少心肌细胞凋亡，并呈一定的浓度依赖性。表明附子多糖后处理对缺氧/复氧后心肌细胞具有保护作用，其机制可能与附子多糖促进锰超氧化物歧化酶的表达合成，抗氧化损伤、抑制细胞凋亡的线粒体信号途径有关[4, 5]。附子多糖可增加缺氧/复氧模型心肌细胞的存活率，抑制促凋亡基因第 2 个线粒体衍生的半胱氨酸蛋白酶激活剂/低等电点的凋亡抑制蛋白直接结合蛋白(Smac/Diablo)的释放，促进磷酸化-信号转导子与转录激活子 3(P-STAT3)的表达，表明其抗心肌细胞凋亡与阻碍细胞凋亡的线粒体信号转导通路有关[6, 7]。研究发现附子多糖预处理可有效抑制缺氧/复氧模型心肌细胞的葡萄糖调节蛋白(GRP78)、内质网相关促凋亡蛋白(CHOP)和 caspase-12 的表达上调。其作用机制与抑制内质网应激反应，维持内质网稳态，阻碍内质网应激诱导的细胞凋亡有关[8]。

减少氧自由基生成附子多糖可减少缺氧/复氧心肌细胞丙二醛(MDA)的生成和乳酸脱氢酶(LDH)的释放，促进金属硫蛋白(MT)的合成，清除活性氧，从而对氧化应激损伤的心肌细胞起到保护作用[9]。附子按 45、75、105g 的临床使用剂量以等效换算系数换算成小鼠给药剂量，煎煮 2 小时，给小鼠灌胃 20 天，小鼠心脏 SOD 活性明显增加，MDA 含量显著降低，NO 含量无显著性变化。显示大剂量使用附子对心脏的 SOD 活力，MDA 和 NO 含量没有负面影响，相反能减轻小鼠心脏组织氧化反应[10]。

抑制细胞钙超载：附子多糖处理可增加心肌细胞存活率，减少肌酸激酶(CK)的释放，降低细胞内钙离子浓度，抑制心肌细胞凋亡。表明附子多糖对缺氧/复氧心肌细胞保护作用机制与抑制钙超载、减轻线粒体损伤有关[11]。附子水溶性生物碱 0.01、0.02、0.04g/L 均能提高心衰细胞的活性，并能升高心衰细胞模型细胞 Na^+，Mg^{2+} 含量，提高细胞内 Ca^{2+}-ATP 酶和 Ca^{2+}，Mg^{2+}-ATP 酶的活性，降低 K^+，Ca^{2+}的含量与 Na^+，K^+-ATP 酶的活性。显示附子水溶性生物碱能调节心衰细胞内酶的活力与离子浓度使之趋于正常，对戊巴比妥钠致心衰细胞模型具有一定的治疗作用[12]。

抑制细胞自噬：附子多糖有可能通过 AMPK 和 mTOR 通路激活细胞自噬防止饥饿诱导的心肌细胞(H9c2)损伤。附子多糖处理后的饥饿大鼠心肌细胞表现出细胞活性增高，线粒体膜电位丢失降低以及自噬水平升高，而且在此过程中伴随 AMPK/mTOR 通路的激活。阿糖腺苷(AMPK 抑制剂)处理后，附子多糖对细胞的保护作用减弱，而 5-氨基-4-咪唑-甲酰胺(AMPK 激活剂)则与附子多糖具有类似的细胞保护作用。因此，细胞自噬能减轻饥饿对心肌细胞的损伤，而附子多糖对心肌的保护作用依赖于 AMPK/mTOR 激活的细胞自噬[13]。

(5) 抗心律失常作用　附子水提物 10g 生药/kg 具有显著抗缓慢性心律失常的作用。附子 10、5、2.5g/kg 能显著升高大鼠心肌 SOD，降低心肌 MDA 和血清 AST、LDH、CK 活性，减轻氧自由基对心肌的损伤，对心肌有一定的保护作用；并能显著升高缓慢性心律失常大鼠心肌 Na^+，K^+-ATP 酶的活性和 cAMP，PKA 的含量。对 cAMP-PKA 信号转导通路的影响可能是附子治疗缓慢性心律失常的机制之一[14]。

附子正丁醇提取物、乙醇提取物及水提物 20g 生药/kg 腹腔注射均对三氯甲烷所致小鼠室颤有预防作用，尿嘧啶可能是其抗心律失常的有效成分。黑顺片经醇提大孔树脂处理的附子总生物碱 25mg/kg 小鼠灌胃 5 天能对抗垂体后叶素引起的心肌缺血，降低心电图 T 波变化率，调节心肌差异性蛋白的表达。附片终浓度 15mg/ml 均能抑制垂体后叶素引起的离体豚鼠心脏心率减慢，均能抑制垂体后叶素致冠脉流量降低。

(6) 抗休克作用　附子抗休克作用是其强心、调节血压、抗缺氧、抗心肌缺血等作用的综合效应。附子及其复方制剂尤其是参附汤、四逆汤、芪附汤及其注射液，具有显著的抗休克作用。对失血性休克、心源性休克、内毒素性休克及肠系膜上动脉夹闭性休克等均能提高平均动脉压，延长动物存活时间及存活百分率。对内毒素休克犬能明显改善每搏输出量、心排出量和心脏指数。对缺氧性、血栓闭塞性休克等亦有明显保护作用。附子的抗休克作用，与其有效成分的强心、抗缺氧、抗心肌缺血、收缩血管、升高血压、扩张血管及改善循环等作用有关。其中，去甲乌药碱，氯化甲基多巴胺可激动α受体强心升压。去甲猪毛菜碱则通过激动α、β受体，兴奋心脏、加快心率、收缩血管、升高血压。附子抗休克作用是其"回阳救逆，挽救虚脱"功能和临床用于心力衰竭、生命垂危的药理作用依据[15]。

2. 促进能量代谢作用　附子水煎浓缩液生药 0.675g/ml 大鼠给药后第 10、20 天趾温在显著升高，单位体重摄入能、单位体重消化能、单位体重可代谢能显著增高，Na^+，K^+-ATP 酶，Ca^{2+}，Mg^{2+}-ATP 酶及 SDH 活力显著升高。附子组与空白组比较有 592 条基因差异表达，其中代谢过程基因功能为最显著性基因功能。显示附子对大鼠物质和能量代谢具有一定促进作用，其机制可能是通过调控代谢相关基因的表达，影响糖、脂类和氨基酸代谢过程，这可能是附子发挥温热效应的主要分子机制[16]。

3. 抗缺氧、抗寒冷作用　黑顺片水煎液按生药 10、20g/kg 小鼠灌胃，能延长断头张口持续时间和 KCN 中毒的存活时间。附子水提醇沉液按生药 0.4、2、10g/kg 和黑顺片按生药 20、10g/kg 小鼠灌胃 5 天也能增强动物的抗缺氧能力。均匀设计表明，不同煎煮时间和剂量的附子能改善肾阳虚动物一般状态，升高体温，恢复体温昼夜节律性，延长动物低温游泳力竭时间，最佳煎煮时间为 6 小时，最佳剂量为 12g/kg。附子水提醇沉液按生药 0.4、2、10g/kg 和黑顺片按生药 10g/kg 小鼠灌胃 5 天，按生药 10g/kg 能增加小鼠-10℃冷冻的动物存活数，增强抗寒冷能力。黑顺片水煎液按生药 10、20g/kg 小鼠灌胃，能增加-18～-20℃的存活时间。附子冷浸液和水煎液均能抑制寒冷引起的鸡和大鼠的体温下降，延长生存时间，减少死亡数[16]。

4. 镇痛作用　附子粉末混悬液 2.0、4.0g 生药/kg 给结扎坐骨神经 14 天的大鼠灌胃能升高压痛阈值，延长热痛潜伏期，κ-阿片受体阻断剂能阻断此作用。制附子粉末 30～300mg/kg 能提高正常小鼠压痛阈值，给药后 1～1.5 小时达峰值，ED_{50} 为 170.1mg/kg；对反复冷应激负荷小鼠进行压尾试验 50～200mg/kg 有镇痛作用，ED_{50} 为 92.9mg/kg；250、500mg/kg 灌胃能降低小鼠醋酸扭体次数、600mg/kg 可降低角叉菜胶致足肿胀大鼠的足压痛阈值，1g/kg 佐剂性关节炎大鼠灌胃可降低足压痛阈值，2g/kg 灌胃能抑制大鼠热辐射引起的甩尾反应，上述作用均能被纳洛酮阻断。黑顺片水煎剂 10、20g 生药/kg 大鼠灌胃，能减少腹腔注射酒石酸锑钾或醋酸引起的扭体反应次数，延长小鼠热板法的痛反应时间。附子水提醇沉液和乙醇提取物小鼠腹腔注射也具有镇痛作用，但去除生物碱后镇痛作用明显降低。附子对大鼠坐骨神经分支选择性损伤（SNI）模型神经病理性疼痛具有镇痛作用。给药 1 小时后组 1、2、4g/kg 组大鼠的机械性缩足反射阈值（MWT）升高，且热缩足反射维持时间（TWD）缩短，并且上述 3 组大鼠术后 7、14、21 天的细胞因子 TNF-α、IL-1 和 IL-6 的含量明显降低。显示附子能明显缓解 SNI 大鼠的机械和热痛觉过敏现象，达到镇痛效果，同时能使脊髓细胞因子的表达减少[17]。

5. 抗炎作用　附片水煎剂 10、5g 生药/kg 灌胃能对抗甲醛或蛋清引起的大鼠踝关节肿胀，抑制二甲苯引起的小鼠耳肿胀。炮附子水煎剂 10g 生药/kg 给佐剂性关节炎大鼠灌胃 14 天，能提高热板法痛阈值，减轻关节肿胀，降低血清 NO、MDA，升高 SOD 活性。黑顺片水煎剂 5、10g 生药/kg 灌胃能对抗甲醛或蛋清引起的大鼠足肿胀，抑制二甲苯引起的鼠耳肿胀。摘除肾上腺后仍有抗炎作用。有研究提示在 120 分钟的煎煮过程中可能存在有毒生物碱向无毒生物碱的转换。三种去毒白附片均有抗关节炎的作用，而且体重、血液生化、大鼠后爪体积以及免疫相关指标与未去毒的附子比较均没有显著性差异。提示去毒白附片在去毒的同时没有损伤其药理作用，在抗关节炎作用上，附子的药理作用成分与其毒性成分不相关[18]。

6. 抗抑郁作用　附子总生物碱对卵巢切除小鼠具有抗抑郁样作用[19]。将正常小鼠给予附子总生物碱 10mg/kg 7 天后，其静止时间较空白对照组显著减少。10mg/kg 和 30mg/kg 附子总生物碱反复给予卵巢切除小鼠后，小鼠的静止时间也显著减少，并与剂量呈正相关。进一步的研究发现，附子总生物碱能增加卵巢切除小鼠额皮层和海马区中 CREB 的磷酸化以及 BDNF 表达，而在正常小鼠中却没有观察到相似的这两个蛋白的变化。提示附子总生物碱对卵巢切除小鼠的抗抑郁样作用可能涉及 CREB/BDNF[19]。附子多糖-1 能增加成年大鼠海马齿状回区新生细胞的数量，且这类新生的细胞大部分分化为神经元。在强迫游泳试验中，附子多糖-1 处理的大鼠表现出更短的静止时间。同时在新环境进食抑制实验中，附子多糖-1 处理后，大鼠进食时间延长。给药 14 天后，附子多糖-1 能够改善由慢性恐惧应激导致的躲避行为和海马区神经新生减少。短期给予附子多糖-1 后，大鼠大脑额皮质内的单胺水平没有显著变化，单海马区 BDNF 的表达却显著增多。附子多糖-1 的这种抗抑郁作用和促进海马区神经新生能够被 trkB 阻断剂（K252a）完全阻断。提示附子多糖-1 的抗抑郁作用和促神经新生作用有赖于 BDNF 通路。附子多糖对去卵巢小鼠能明显缩短强迫游泳不动时间及应激小鼠摄食潜伏期，反转慢性应激导致的回避行为；增加海马区脑源性神经营养因子（BDNF）产生，并可被 K252a（一种酪氨酸激酶受体抑制剂）所阻断，提示附子多糖的抗抑郁作用可能与增加海马齿状回神经元发生及 BDNF 信号传导通路有关[20]。

7. 抗肿瘤作用　生附子及其多种炮制品体内或体外具有抗肿瘤作用。生附子水提取液 0.8、0.64、0.51g/kg 灌胃 18 天，0.8g/kg 能抑制移植 Lewis 肺癌的 C57 小鼠瘤重、降低胸腺系数、减少转移灶数目，0.64、0.51g/kg 也有减少转移灶数目作用，有抑瘤及抑制癌转移作用。附子粗多糖、附子酸性多糖灌胃或腹腔注射 10 天，均能抑制肝癌 H_{22} 小鼠荷瘤小鼠瘤重、延长荷瘤小鼠存活时间、增加 NK 细胞活性，提高肿瘤细胞凋亡，能增加抑癌基因 fas 和 p53 的表达，但对细胞增殖指数无明显影响。附子提取物 1、5、20mg/kg 腹腔注射 10 天均能抑制肝癌 H_{22} 小鼠移植瘤的生长，5mg/kg 可促进移植瘤 TNF-α 和 caspase-3 表达，抑制 NF-κB 表达。附子提取物 500、1000、2000、4000μg/ml 可抑制 B 淋巴瘤细胞株 Raji 细胞的生长。在 500～4000μg/ml 的浓度范围内随着药物浓度增加以及作用时间的延长，Raji 细胞的生长受到抑制，凋亡细胞增多。附子多糖在 10、100mg/L 和 1g/L 浓度作用下，能改善离体培养的人早幼粒细胞白血病 HL-60 细胞株形态，使分叶核与杆状核细胞和晚幼粒细胞增多，早幼粒细胞减少；100mg/L 与 1g/L 的附子多糖能增强 HL-60 细胞 NBT（硝基四唑氮蓝）还原能力，HL-60 细胞内 MPO（鼠抗人髓过氧化物酶）水平上升 HL-60 细胞膜分化抗原 CD11b 上升，CD33 下降。附子抗肿瘤的可能机制与促进肿瘤细胞凋亡，增加抑癌基因活性表达等有关。附子多糖诱导肝癌患者树突状细胞分化成熟的实验研究提示，适当浓度附子多糖能够在体外有效诱导肝癌患者外周血单核细胞分化为树突状细胞并表达成熟表型，从而作为第二信号活化 T 淋巴细胞，激发肿瘤免疫[21]。

8. 保护肾脏作用　附子 3、10g/（kg・d）能显著降低腺嘌呤和关木通两种肾病模型小鼠的血清尿素氮、乳酸含量，以及乳酸脱氢酶活性和左肾系数，显著提高精子数及肾脏蛋白含量；显著降低关木通模型小鼠的肝脏乳酸含量、肾脏的乳酸含量和乳酸脱氢酶活性，显著增加肾脏蛋白含量；显著增加腺嘌呤模型小鼠肾脏、睾丸的乳酸含量，提高肝脏、睾丸乳酸脱氢酶活性，降低肾脏乳酸脱氢酶活性及睾丸蛋白含量。附子剂量与药效呈一定的正相关性。显示附子对关木通致慢性马兜铃酸肾病的肾脏酸中毒的纠正情况最明显，也能使腺嘌呤模型小鼠的肝、肾乳酸含量和乳酸脱氢酶活性趋于正常值。提示附子的温阳、肾脏保护作用与调节乳酸代谢有关[22]。

附子 10g/(kg·d)的水煎液对腺嘌呤所致慢性肾衰小鼠生化指标具有显著改善作用，可降低肾系数以及血清肌酐、尿素氮、乳酸和乳酸脱氢酶水平，提高精子数；可降低小鼠肾组织 GSH 水平，升高 MDA 水平和 ALT 水平。显示附子水煎液对腺嘌呤所致慢性肾功能衰竭小鼠肾功能具有一定保护作用[23]。另一项研究也显示附子 10g/(kg·d)组能降低尿素氮、肾系数，提高精子数、血红蛋白含量，显示附子对腺嘌呤造成的慢性肾衰有一定的治疗作用[24]。附子治疗阿霉素肾病大鼠，可使 24 小时尿蛋白定量、血脂水平显著降低，血清总蛋白、白蛋白水平显著升高，血清肌酐、尿素氮显著降低。显示附子具有降低尿蛋白，升高血清蛋白水平，降低血脂以及减轻肾脏损害的作用[25]。

9. 增强免疫作用 附子 30g 生药/kg 小鼠灌胃 7 天，可促进脾脏淋巴细胞产生 IL-2。附子多糖 50、100、200mg/kg 小鼠灌胃 7 天，能增加 SRBC 抗体生成水平，提高卵清抗体生成率。附子酸性多糖 200、400mg/kg 小鼠灌胃或腹腔注射 15 天，可提高正常小鼠和免疫低下小鼠的脾脏和胸腺指数，提高腹腔巨噬细胞吞噬功能和抗体产生能力，促进淋巴细胞增殖，增强自然杀伤细胞活性，提高白细胞数量。不同的炮制品种黑附片和淡附片均促进淋巴细胞的生长，半数有效量分别为：25mg/ml 和 28mg/ml。附子粗提物以及盐附子对小鼠脾脏淋巴细胞的生长具有抑制作用，半数抑制量分别为 18mg/ml 和 32mg/ml。这样的结果可能与附片炮制品种不同有关[26]。

10. 抑菌作用 附子对于大肠埃希菌具有显著毒性作用。采用微量热法结合化学统计分析评价测得附子对大肠埃希菌的半数抑制浓度为 14.6mg/ml，盐附片为 59.2mg/ml，黑附片为 118.3mg/ml，淡附片为 182.7mg/ml，因此就对大肠埃希菌抑制作用而言，附子>盐附片>黑附片>淡附片[27]。采用微量热法研究附子粗提物的抗菌作用，结果证实附子粗多糖对金黄色葡萄球菌和大肠埃希菌有抑制作用[28]。研究发现随着附子粗多糖浓度的增加，大肠埃希菌和金黄色葡萄球菌的生长速率常数减小，达峰时间延长，抑菌率增大，且对金黄色葡萄球菌抑制效果更明显[29]。

11. 抗癫痫作用 附子总碱能显著减少戊四唑所致小鼠的癫痫潜伏期以及死亡率，能显著增加海马区、内侧前额叶皮质以及梨状皮质 c-Fos 的表达。并且附子总碱的这种抗戊四唑所致癫痫的作用呈现剂量依赖性。附子总碱的这种抗癫痫作用和促 c-Fos 表达的作用能被氟马西尼(GABAA 受体选择性拮抗剂)抑制。这些研究显示，附子总碱的这种抗癫痫作用可能有赖于其对 GABAA 受体复合物的调控[30]。

12. 健骨作用 去毒处理附子能抑制单碘(MIA)导致的严重关节炎模型关节退化，增加骨密度和 Mankin 评分。体外试验中，去毒处理附子能促进软骨细胞的增殖，减轻 MIA 所致的细胞损伤。QTOF-MS(飞行时间质谱)也对去毒处理附子中的 23 种化合物进行了鉴定，其中大部分为无毒的乌头碱类[31]。

13. 对消化系统的作用 附子水煎剂按生药 20g/kg 灌胃一次，能抑制水浸应激、吲哚美辛+乙醇引起的小鼠溃疡的形成，抑制 HCl 引起大鼠胃黏膜损伤和幽门结扎型溃疡的形成，对抗蓖麻油或番泻叶引起的小鼠腹泻。白附片水煎液 10g 生药/kg 灌胃能抑制小鼠胃肠运动，降低半固体糊胃残留率，抑制小肠推进[31]。制附子 1.5g 生药/kg 给食醋致阳虚便秘小鼠灌胃 9 天，能缩短首例排便时间，增加 3 小时内的排便次数，对离体大鼠回肠运动具有增强作用。

14. 降血脂作用 附子多糖能显著抑制高胆固醇血症大鼠血清中总胆固醇(TC)和低密度脂蛋白胆固醇(LDL-C)水平，抑制肝脏羟甲基戊二酰辅酶 A(HMG-CoA)的表达，促进肝脏 LDL-R 和 CYP7α-1 的表达[32-34]。

15. 保肝作用 附子多糖对肝缺血再灌注损伤模型大鼠能明显降低血清 AST、ALT，升高肝脏组织中 SOD、CAT，降低 MDA，并能增强 Na^+, K^+-ATP 酶和 Ca^{2+}-ATP 酶活性。说明附子多糖可以通过其抗氧化效应以及减少肝细胞的坏死来减轻肝缺血再灌注时的损伤。

16. 毒理研究

(1) 毒性成分及其含量 附子毒性部位是二萜双酯类生物碱类，包括乌头碱、中乌头碱，可引起心律失常等。人口服乌头碱 0.2mg 即可致中毒，乌头碱的致死量为 3～4mg。市售乌头中的双酯型乌头碱的含量一般在 2.14～3.88mg/g 之间[35]。附子主产于四川，其中江油、成都、雅安附子块根次乌头碱含量分别为 1.099、1.087、0.755mg/g[36]。王懿[37]等研究了附子不同组分单次给药对小鼠神经毒性的“时-毒”关系。其结果附子水提组分组小鼠自主活动先加强后减弱再加强，血 LDH 药后 60 分钟升高显著；醇提组分组小鼠自主活动先减弱后加强，转棒停留时间先减少或增多，60 分钟降低显著，血 SOD 含量在 15～120 分钟内持续降低；全组分组小鼠自主活动和转棒停留时间均在 90 分钟减少显著，血 SOD 含量减低，但显著性差异小于醇提组分。3 种组分组小鼠血清的神经元特异性烯醇化酶(NSE)含量均有不同程度的升高，且醇提>水提>全组分。认为单次给小鼠灌胃一定剂量的附子不同组分可造成一定的神经损伤，且醇提组分的损伤程度最大，并呈现一定的神经毒性“时-毒”关系。李晓骄阳[38]等研究附子不同组分对正常小鼠的急性毒性实验比较研究。结果附子醇提组分对正常小鼠的 LD_{50} 值及95%可信限为11.7g/(kg・d)和11.1～12.4g/(kg・d)，相当于临床70.0kg的成人每千克体重日用量的54.6倍；附子全组分、水提组分对正常小鼠的MLD为16.0g/(kg・d)和14.4g/(kg・d)，相当于临床70.0kg的成人每千克体重日用量的74.7倍和67.2倍。通过观察发现，附子灌胃小鼠的急性毒性症状主要有：怠动、恶心、四肢麻痹、抽搐、惊厥和俯卧不动，且多发生于6.0小时之内。认为附子不同组分对正常小鼠具有一定的急性毒性，其毒性强度大小为：醇提组分>水提组分>全组分。

(2) 毒性作用系统及其机制　常见的中毒症状主要以神经系统、循环系统和消化系统的表现为主，常见恶心、呕吐、腹痛、腹泻、头昏眼花，口舌、四肢及全身发麻，畏寒。严重者出现瞳孔散大，视觉模糊，呼吸困难，手足抽搐，躁动，大小便失禁，体温及血压下降等。乌头碱对心脏毒性较大，心电图表现为一过性心率减慢，房性、室性期外收缩和心动过速，以及非阵发性室性心动过速和心室颤动等。乌头碱首先兴奋然后麻痹感觉神经和中枢神经，其次是兴奋胆碱能神经和呼吸中枢而出现一系列胆碱能神经M样和N样症状，最后则由于呼吸麻痹和中枢抑制而导致机体死亡。心脏的毒性是其对钠通道的激动作用，严重的心律失常、室颤以及猝死是乌头碱导致心肌兴奋性增高、促进膜去极化而产生异位节律的结果[39]。

(3) 炮制的减毒作用　煎煮、蒸制等炮制方法能使双酯类生物碱分解为苯甲酰单酯型生物碱和氨基醇类生物碱，毒性降低。故经热炮制可以降低附子毒性。未炮制附子小鼠灌胃、腹腔注射、静脉注射的 LD_{50} 分别是5.49、0.71、0.49g/kg，附子经过炮制，乌头碱类生物碱含量大大降低，毒性也明显降低。炮制后附子小鼠灌胃、腹腔注射、静脉注射的 LD_{50} 分别是161、11.5、2.8g/kg[40]。生附子中双酯型生物碱在煎煮过程中极不稳定，总体趋势是双酯型生物碱转化为焦新乌头碱、焦乌头碱、焦次乌头碱和苯甲酰新乌头原碱、苯甲酰乌头原碱、苯甲酰次乌头原碱[41]。有实验表明，100g制附子煎煮时间大于30分钟，其煎煮液所含的乌头碱和次乌头碱含量低于2g/L，也低于20g制附子饮片原药的乌头碱和次乌头碱含量[41]，虽然大大降低了附子的毒性，但药效成分也因久煎而有所流失。多元线性回归分析证实，乌头碱是附子毒性的主要物质基础，而次乌头碱与附子的毒性和“回阳救逆”功效均成正相关。熟附子主要含有单酯型生物碱和微量的双酯型生物碱，龚又明等[42]发现煎煮0.5小时后，3种双酯型生物碱完全消失，而煎煮1小时后，总单酯型生物碱和总生物碱均达到了峰值，分别为2.9、4.8mg/g，随着煎煮时间的延长，单酯型生物碱和总生物碱的含量均逐渐下降。随着炮制时间的延长，附子饮片的心脏毒性和“回阳救逆”(改善心功能)作用降低，饮片中乌头碱、中乌头碱、次乌头碱的含量亦下降。

(4) 配伍的减毒作用　附子通过合理的配伍，可明显降低其毒性和不良反应。附子与干姜、甘草等配伍可以降低毒性。干姜的三氯甲烷及石油醚提取物与附子共煎可减小附子毒性，同时煎液中乌头碱含量明显减小。附子-甘草(5:2)或附子-干姜(5:3)或附子-干姜-甘草(5:3:2)合煎液均能降低附子水煎液所致的死亡率。熟附片4.8g生药/kg给小鼠腹腔注射全部死亡，与干姜、甘草合煎后死亡率降低。对心肌细胞的毒性方面，用甘草苷与乌头碱配伍可以减轻乌头碱的毒性作用，这可能与甘草苷改善了乌头碱对心肌细胞钾、钙离子通道编码基因的异常表达有关[43, 44]。还有硫酸阿托品可通过阻断心肌细胞膜上M胆碱受体，解除迷走神经对心脏的抑制而发挥拮抗MA的作用，其解毒功效也已有多项报道[45]。甘草所含的甘草黄酮能拮抗乌头碱引发的心律失常。干姜成分主要为挥发油和姜辣素，姜辣素可能对乌头碱有制约和解作用，可以抑制附子毒性[46]。张广平[47]研究发现附子分别配伍不同比例防风、黄芪、远志后可不同程度的提高附子的 LD_{50} 和心脏毒性的 TD_{50}，减毒作用与药物的配伍比例有关。张帆[48]按不同组合方式对麻黄、附子和甘草进行配伍，发现配伍后酯型生物碱质量分数从46%下降到10%以下，而非酯型生物碱质量分数从54%上升至89%以上。所以作者认为麻黄和甘草对附子有显著的减毒增效效果，而且三者同煎的减毒效果比其他任何煎煮方式的效果都好。

在以寒制热、以甘缓毒、以柔克刚和扶正抑毒等四种基于药性理论的配伍减毒试验中，附子配伍大黄、黄芩、黄连、栀子、木通等几味寒性中药均有一定的减毒作用，其中以大黄和黄芩的减毒作用最强；以甘缓毒的配伍减毒试验中，在受试的两味药物中，只有甘草具有明显的减毒作用，而另一味甘味中药大枣没有明显减毒作用；在以柔克刚的配伍减毒试验中，在附子配伍地黄(熟地黄或生地黄)、山药和白芍等滋阴药物中，仅有山药在急性毒性中具有减毒作用，而其他药物均没有明显的减毒作用；在扶正抑毒的试验中，附子配伍人参、白术和茯苓的试验中，附子配伍人参具有一定减毒作用，其他皆无减毒作用[49]。

【参考文献】 [1] 李利民，黄利，宁楠，等. 生附子提取物对阿霉素诱导心功能不全小鼠心脏形态的影响. 中药药理与临床，2013，29(5)：72-75.

[2] 贺抒，戴鸥，刘建林，等. 附子水溶性生物碱治疗急性心力衰竭的研究. 中药药理与临床，2014，30(2)：89-92.

[3] 李晓宇，赵庆华，吕莉莉，等. 附子水提组分对正常大鼠血压影响的“量-时-效”关系研究. 中国药物警戒，2014，11(10)：584-585.

[4] 刘颖，纪超. 附子多糖后处理对缺氧/复氧乳鼠心肌细胞锰超氧化物歧化酶表达的影响. 中药药理与临床，2011，27(5)：53-56.

[5] 刘颖，纪超，吴伟康. 附子多糖对缺氧/复氧乳鼠心肌细胞的保护机制. 中国现代应用药学，2012，29(4)：281-284.

[6] 纪超，刘颖. 附子多糖抗心肌细胞凋亡的 Smac/Diablo 机制研究. 中药材杂志，2012，35(8)：1314-1318.

[7] 刘颖，纪超，吴伟康. STAT3 在附子多糖后处理保护缺氧/复氧乳鼠心肌细胞机制中的作用. 北京中医药大学学报，2012，35(3)：169-173.

[8] 刘颖，纪超，吴伟康. 附子多糖保护缺氧/复氧乳鼠心肌细胞及其抗内质网应激的机制研究. 中国病理生理杂志，2012，28(3)：459-463.

[9] 刘颖，纪超，吴伟康. 金属硫蛋白介导附子多糖对缺氧/复氧心肌细胞的保护. 中国实验方剂学杂志，2012，18(4)：172-175.

[10] 陈金月，周芳，周凤玲，等. 附子对小鼠心脏超氧化物歧化酶活性和丙二醛、NO 含量的影响. 中国药师，2011，14(12)：1717-1719.

[11] 刘颖，纪超. 附子多糖对 SD 乳鼠缺氧/复氧心肌细胞的保护作用及其机制研究. 中药新药与临床药理，2012，23(5)：504-507.

[12] 贺抒，谢晓芳，张雪，等. 附子水溶性生物碱对心衰细胞模型的治疗作用. 中国实验方剂学杂志，2014，20(16)：127-131.

[13] Liao L Z，Chen Y L，Lu L H，et al. Polysaccharide from Fuzi likely protects against starvation-induced cytotoxicity in H9c2 cells by increasing autophagy through activation of the AMPK/mTOR pathway. Am J Chin Med，2013，41(2)：353-367.

[14] 童妍，李娜，吴晓. 青附子对缓慢性心律失常大鼠 cAMP-PKA 信号转导通路的影响. 中药药理与临床，2013，29(4)：90-92.

[15] 徐晓玉. 新世纪全国高等医药院校改革教材・中药药理学(供中西医结合专业用)，2010：147-151.

[16] 于华芸，季旭明，吴智春，等. 附子对大鼠能量代谢及相关基因表达的影响. 中国中药杂志，2011，36(18)：2535-2538.

[17] 王铁东，刘皎，曲雷鸣. 附子对神经病理性疼痛大鼠的影响. 中华中医药学刊，2010，28(5)：1083-1085.

[18] Tong Peijian，Wu Chengliang，Wang Xiaofen，et al. Development and assessment of a complete-detoxication strategy for Fuzi (lateral root of Aconitum carmichaeli) and its application in rheumatoid arthritis therapy. Journal of Ethnopharmacology，2013，146：562-571.

[19] Liu Lei，Li Bingjin，Zhou Yang，et al. Antidepressant-like effect of Fuzi total alkaloid on ovariectomized mice. Pharmacol Sci，2012，20：280-287.

[20] Yan Huacheng，Qu Hongda，Sun Lirong，et al. Fuzi polys-accharide-1 produces antidepressant-like effects in mice. International Journal of Neuropsychopharmacology，2010，13：623-633.

[21] 高林林，曾升平，潘力弢. 附子多糖诱导肝癌患者外周血树突状细胞分化成熟的实验研究. 中国肿瘤临床，2012，39(13)：882-885，894.

[22] 范建萍，杨金招，王友群. 附子对两种不同慢性肾病小鼠乳酸代谢的影响. 药学进展，2011，35(7)：323-329.

[23] 杨金招，范建萍，王友群. 附子及附子配伍干姜对腺嘌呤所致慢性肾衰小鼠肾功能的影响. 药学进展，2011，35(5)：224-229.

[24] 刘兰兰，王友群. 附子对腺嘌呤造成的小鼠慢性肾衰的疗效及其机制探讨. 亚太传统医药，2010，6(6)：28-30.

[25] 杨金风，王长松. 附子对阿霉素肾病大鼠的影响. 山西中医，2010，26(2)：39-41.

[26] Liu Tiantian，Zhao Yanling，Wang Jiabo，et al. Action of crude Radix Aconiti Lateralis (Fuzi) and its processed products on splenic lymphocytes growth investigated by microcalorimetry. Thermochimica Acta，2013，571：1-7.

[27] Zhao Yanling，Wang Jiabo，Sun Xiaojiao，et al. Microcalorimetry coupled with chemometric techniques for toxicity evaluation of radix aconiti lateralis Preparata (Fuzi) and its processed products on escherichia coli. Applied Microbiology and Biotechnology January，2014，98(1)：437-444.

[28] Gui-mei Lin，Lian Liu，Wei Shao. Microcalorimetry studies on the antibacterial effect of crude monkshood polysaccharide. Journal of Zhejiang University Science B. 2011，12，(7)：563-567.

[29] Lin Guimei，Liu Lian，ShaoWei. Microcalorimetry studies on the antibacterial effect of crude monkshood polysaccharide. Journal of Zhejiang University Science B，2011，12，(7)：563-567.

[30] Li Bingjin，Tang Fang，Wang Liang，et al. Anticonvulsant effects of Fuzi total alkaloid on pentylenetetrazole-induced seizure in mice. Journal of Pharmacological Sciences，2013，123(2)：195-198.

[31] Tong Peijian, Xu Shibing, Cao Gang, et al. Chondroprotective activity of a detoxicated traditional chinese medicine (Fuzi) of aconitum carmichaeli debx against severe-stage osteoarthritis model induced by mono-iodoacetate. Journal of Ethnopharmacology, 2014, 151: 740-744.

[32] 周芹，段晓云，陆立鹤，等．附子多糖预防高胆固醇血症的作用及其对肝脏 CYP7α-1 表达的影响．中国病理生理杂志，2011，27(5)：991-995.

[33] Huang X, Tang J, Qin Z, et al. Polysaccharide from Fuzi (FPS) prevents hypercholesterolemia in rats. Lipids in Health & Disease, 2010, 9(2): 295-305.

[34] 周芹，段晓云，武林鑫，等．附子多糖对大鼠食诱性高胆固醇血症的预防作用及机制研究．中国药理学通报，2011，27(4)：492-496.

[35] 杨武斌，王平．乌头碱药理作用及毒性研究进展．时珍国医国药，2014，25(2)：427-429.

[36] 邓朝晖，田孟良．生附子中次乌头碱的含量测定及其道地性研究．中国实验方剂学杂志，2012，18(16)：61-63.

[37] 王懿，孙蓉．附子不同组分单次给药对小鼠神经毒性的“时-毒”关系研究，中国药物警戒，2014，11(6)：321-324.

[38] 李晓骄阳，栾永福，孙蓉．附子不同组分对正常小鼠的急性毒性实验比较研究．中国药物警戒，2013，10(10)：583-587.

[39] 刘强强，郭海东，徐策，等．川乌毒理作用研究进展．中国中医药信息杂志，2012，19(8)：110-112.

[40] 徐晓玉．全国中医药高职高专卫生部规划教材·中药药理与应用(第三版)，2014：100-103

[41] 陈荣昌，孙桂波，张强，等．附子毒性研究进展．中国中药杂志，2013，38(8)：1126-1129.

[42] 龚又明，邓广海，林华，等．不同煎煮时间对熟附子生物碱的影响．今日药学，2011，2(12)：727-728.

[43] 解素花，张广平，孙桂波，等．附子与甘草不同配伍比例配伍减毒的实验研究．中国中药杂志，2012，37(15)：2210-2212.

[44] 王律韵，杨洁红，张宇燕，等．附子与甘草配伍减毒增效的物质基础初探．中国中医急症，2011，20(2)：248-249.

[45] 崔力剑，王建明，霍坤，等．基于荧光光谱的硫酸阿托品拮抗中乌头碱毒性的机制研究．中草药，2012，43(7)：1355-1358.

[46] 刘永新．附子与干姜、甘草配伍乌头碱含量的变化．中国中医药杂志，2011，24(9)：60-61.

[47] 张广平，解素花，朱晓光，等．附子相杀、相畏配伍减毒实验研究．中国中药杂志，2012，37(15)：2215-2218.

[48] 张帆，葛亮，夏鹏飞，等．麻黄附子甘草汤的不同配伍方式对其毒性成分的影响．中国实验方剂学杂志，2011，17(6)：83-85.

[49] 张广平，朱晓光，杨海润，等．药性理论指导的附子配伍减毒试验研究．世界中医药，2014，9(2)：129-131.

干　姜

Ganjiang

本品为姜科植物姜 *Zingiber officinale* Rosc.的干燥根茎。主产于四川、贵州、湖北、广东、广西。冬季采挖，除去须根和泥沙，晒干或低温干燥。趁鲜切片晒干或低温干燥者称为“干姜片”。以粉性足、气味浓者为佳。

【炮制】 姜炭　取干姜片或块，炒至表面焦黑色。

【性味与归经】 辛，热。归脾、胃、肾、心、肺经。

【功能与主治】 温中散寒，回阳通脉，温肺化饮。用于脘腹冷痛，呕吐泄泻，肢冷脉微，寒饮喘咳。

【效用分析】 干姜辛热燥烈，主入脾胃而长于温中散寒、健运脾阳，为温暖中焦之主药。适用于外寒内侵或脾胃虚寒引起的脘腹冷痛，呕吐泄泻。

干姜辛热，入心、脾、肾经，有温阳守中、回阳通脉的功效。可用于治心肾阳虚，阴寒内盛所致亡阳厥逆，脉微欲绝者。古人谓之“附子无姜不热”，故每与附子同用。

干姜辛热，入肺经，善能温肺散寒化饮，适用于寒饮喘咳、形寒畏冷、痰多清稀之证。

【配伍应用】

1. 干姜配黄连　干姜辛热燥烈，散寒邪，通凝滞，有温中散寒，回阳通脉，温肺化饮之功，为温中散寒，振奋脾阳之要药；黄连大苦大寒，大寒能清，味苦性燥，功能清热燥湿，泻火解毒。二药配伍用，一热一寒，寒热并施，一辛一苦，辛开苦降。常用于治上热下寒，寒热格拒，食入即吐者。

2. 干姜配五味子　干姜辛散温通，燥脾湿以绝生痰之源；五味子酸涩收敛，养肺金而滋肾水。二药参合，一收一散，一开一敛，互制其短，而展其长，温肺利气，平喘止咳，祛痰化饮。常用于治疗寒饮喘咳，形寒背冷，痰多清稀之证。

3. 干姜配厚朴　干姜辛热，温中散寒，运脾化湿；厚朴芳香苦泻，行气燥湿除满。二药相合，温中化湿以祛中焦寒湿，行气消胀以疗肠胃气滞，具有相互协助作用，可使脾胃枢机运转。适用于脾胃寒湿证。

4. 干姜配甘草　干姜温脾健胃，甘草益脾补气。二药合用，既取甘缓之性制干姜大热之弊，又以甘温之力复建中焦脾胃之阳，作用平和。可治胃寒脾虚之吐涎沫而不渴，苔滑者。

5. 干姜配薤白　干姜温中散寒，回阳通脉；薤白温通心阳，散寒行滞。两药配伍，具有温通心阳，散寒通脉的功效。用于胸阳不振，阴寒凝结，气滞痰阻，胸闷作痛或兼见喘息咳唾之胸痹证。

【鉴别应用】 干姜与姜炭 二者来源同为一物，因炮制不同而成为不同品种。干姜性热而偏燥，以温中散寒，回阳通脉，温肺化饮为主，能守能走，故对中焦寒邪偏胜而兼湿者以及寒饮伏肺的喘咳尤为适宜；又因力速而作用较强，故用于回阳复脉，其效甚佳；常用于脘腹冷痛，呕吐、泄泻，肢冷脉微，痰饮咳喘等。姜炭辛味消失，守而不走，功专止血温经；味苦涩，固涩止血作用较强，临床多用于各种虚寒性出血。

【方剂举隅】

1. 温脾汤（《千金方》）

药物组成：大黄、当归、干姜、附子、人参、芒硝、甘草。

功能与主治：攻下冷积，温补脾阳。适用于阳虚寒积证，腹痛便秘，脐下绞结，绕脐不止，手足不温，苔白不渴，脉沉弦而迟。

2. 理中丸（《伤寒论》）

药物组成：人参、干姜、炙甘草、白术。

功能与主治：温中祛寒，补气健脾。适用于脾胃虚寒证，症见脘腹绵绵作痛，喜温喜按，呕吐，大便稀溏，脘痞食少，畏寒肢冷，口不渴，舌淡苔白润，脉沉细或沉迟无力；阳虚失血证，症见便血、吐血、衄血或崩漏等，血色暗淡，质清稀；脾胃虚寒所致的胸痹，或病后多涎唾，或小儿慢惊等。

3. 附子理中丸（《阎氏小儿方论》）

药物组成：炮黑附子、干姜、人参、白术、甘草。

功能与主治：温阳祛寒，补气健脾。适用于脾胃虚寒较甚，或脾肾阳虚证，脘腹疼痛，下利清谷，恶心呕吐，畏寒肢冷，或霍乱吐利转筋等。

4. 大建中汤（《金匮要略》）

药物组成：蜀椒、干姜、人参、胶饴。

功能与主治：温中补虚，降逆止痛。适用于中阳衰弱，阴寒内盛之脘腹剧痛证。腹痛连及胸脘，痛势剧烈，其痛上下走窜无定处，或腹部时见块状物上下攻撑作痛，呕吐剧烈，不能饮食，手足厥冷，舌质淡，苔白滑，脉沉伏而迟。

【成药例证】

1. 少阳感冒颗粒（《临床用药须知中药成方制剂卷》2020年版）

药物组成：柴胡、黄芩、青蒿、人参、干姜、大枣、半夏、甘草。

功能与主治：解表散热，和解少阳。用于外感病邪犯少阳证，症见寒热往来、胸胁苦满、食欲不振、心烦喜呕、口苦咽干。

2. 肠胃宁片（《临床用药须知中药成方制剂卷》2020年版）

药物组成：黄芪、补骨脂、党参、白术、干姜炭、葛根、防风、木香、砂仁、白芍、当归、延胡索、儿茶、赤石脂、罂粟壳、炙甘草。

功能与主治：健脾益肾，温中止痛，涩肠止泻。用于脾肾阳虚所致的泄泻，症见大便不调、五更泄泻、时带黏液，伴腹胀腹痛、胃脘不舒、小腹坠胀；慢性结肠炎、溃疡性结肠炎、肠功能紊乱见上述证候者。

3. 定喘膏（《临床用药须知中药成方制剂卷》2020年版）

药物组成：干姜、附子、生川乌、制天南星、血余炭、洋葱。

功能与主治：温阳祛痰，止咳定喘。用于阳虚痰阻所致的咳嗽痰多，气急喘促，冬季加重。

4. 健步丸（《临床用药须知中药成方制剂卷》2020年版）

药物组成：醋龟甲、盐黄柏、熟地黄、酒白芍、当归、盐知母、牛膝、豹骨(制)、锁阳、羊肉、干姜、陈皮(盐炙)。

功能与主治：补肝肾，强筋骨。用于肝肾不足，腰膝酸软，下肢痿弱，步履艰难。

【用法与用量】 3～10g。

【注意】

1. 本品辛热燥烈，阴虚内热、血热妄行者忌用。

2. 孕妇慎用。

【本草摘要】

1.《神农本草经》 “主胸满咳逆上气，温中，止血，出汗，逐风湿痹，肠澼下痢。生者尤良。”

2.《珍珠囊》 “干姜其用有四：通心阳，一也；去脏腑沉寒痼冷，二也；发诸经之寒气，三也；治感寒腹痛，四也。”

3.《本草求真》 “干姜，大热无毒，守而不走，凡胃中虚冷，元阳欲绝，合以附子同投，则能回阳立效，故书则有附子无姜不热之句。”

【化学成分】 主要含挥发油：6-姜辣素，α-姜烯，牻牛儿醇，β-甜没药烯等，6-姜辣素是其辛辣成分；姜炭中还含姜酮等。

中国药典规定本品含挥发油不得少于0.8%(ml/g)；含6-姜辣素($C_{17}H_{26}O_4$)不得少于0.60%，姜炭不得少于0.050%。

【药理毒理】 本品具有抗胃溃疡、调节胃肠运动、改善心脏功能、抗缺氧、抗应激等药理作用。

1. 对消化系统的作用

(1) 抗消化性溃疡作用　干姜石油醚脱脂后的水提物10g生药/kg灌胃能对抗大鼠结扎幽门性胃溃疡，石油醚提物45g生药/kg能对抗小鼠吲哚美辛+乙醇性、大鼠盐酸性、小鼠水浸应激性、大鼠结扎幽门性四种胃溃疡。炮姜水煎液按生药4.5g/kg灌胃对大鼠应激、醋酸诱发和幽门结扎引起的胃溃疡有抑制作用。干姜醇提物0.4、0.8g/kg对水浸束缚应激致胃溃疡模型、无水乙醇致胃溃疡模型，0.3、0.6g/kg对幽门结扎致胃溃疡模型的胃黏膜损伤均有良好保护作用，可使实验动物溃疡指数显著降低，但对幽门结扎型大鼠胃液量、胃酸浓度、胃蛋白酶活性无抑制作用。显示干姜醇提物具有较好的抗溃疡作用，其机制可能与增强胃黏膜防御能力有关。

(2) 止泻作用　干姜水煎剂按生药在4×10^{-4}～1.2×10^{-2}g/ml浓度时，呈浓度依赖性地抑制离体兔肠自发收缩活动。干姜乙醇提取物0.7g/kg，使清醒兔在体胃运动幅度受到短暂抑制(持续5分钟)，2.35×10^{-3}g/ml使离体大鼠胃底条运动幅度先增大后减小，降低运动频率。静注6-姜烯酮或6-姜酚0.875～3.5mg/kg，都抑制大鼠在体胃张力和运动。石油醚脱脂后的水提物按生药10g/kg小鼠灌胃能对抗番泻叶引起的腹泻，石油醚提取物对番泻叶腹泻无作用；石油醚提取物按生药22.5、45g/kg小鼠灌胃能对抗蓖麻油引起的腹泻，水提物对蓖麻油腹泻无作用，此剂量的两种提取物均不影响正常小鼠的肠推进。

(3) 镇吐作用　干姜甲醇提取液10g/kg淋巴腔注射能抑制硫酸铜诱发的蛙呕吐反应。灌服给药对硫酸铜引起的狗呕吐有效，但不能抑制阿扑吗啡引起的狗呕吐和洋地黄引起的鸽呕吐。在对100名晚期乳腺癌患者化疗的止吐试验中，姜水煎液1.5g/次每天3次口服，可以显著减少化疗后6～24小时内的恶心发生率[1]。姜酮及姜烯酮混合物为其镇吐有效成分。近年研究发现干姜中所含的6-姜辣素、8-姜辣素、10-姜辣素以及6-姜烯酚已被证实具有拮抗5-羟色胺、抗NK1、抗组胺等效果[2]。

(4) 调节肠运动的作用　姜醇提取物300、600mg/kg能显著促进正常和抑制状态的小鼠小肠运动，对亢进状态的小鼠小肠运动却有明显抑制作用。干姜醇提取物0.5～2.0mg/ml每次0.2ml能显著促进正常家兔体外肠管收缩，对阿托品预孵育的体外肠管也有明显促进收缩作用，对乙酰胆碱(Ach)引起的肠管收缩反应却有拮抗作用，并存在量效关系。干姜醇提取物1mg/ml使无钙离子蒂罗德液中Ach收缩肠管作用明显减弱，但不影响氯化钙引起的肠管收缩。显示干姜醇提取物对肠道平滑肌运动有双向调节作用，这种作用与胆碱能受体有关[3]。

(5) 促进胃排空作用　干姜醇提取物200、400、800mg/kg能促进正常小鼠胃排空，对阿托品、多巴胺引起的胃排空减慢有明显促进作用，对肾上腺素引起的胃排空抑制影响不大。干姜醇提取物有促进胃排空作用，其促进作用可能与胆碱能M受体有关[4]。

(6) 利胆作用　干姜醇提取物9、18g/kg麻醉大鼠灌胃或十二指肠给药能增加胆汁分泌量。干姜醚提取物0.75、1.5ml/kg十二指肠给药也能促进大鼠的胆汁分泌。

(7) 保肝作用　小鼠口服干姜100、1000mg/kg 3天后再腹腔注射脂多糖，可使肝组织损伤明显降低，血清IFN-γ和IL-6显著减少。相关机制研究显示，干姜通过抑制ERK1/2，SAPK/JNK和p38MAPKs磷酸化，达到抑制脂多糖诱导的NF-κB活性改变，同时还伴随着iNOS和COX-2表达的降低。结果表明干姜通过抗炎达到保肝效果[5]。

2. 改善心脏功能的作用　干姜100目粉末的水液0.8g生药/kg给大鼠灌胃3天后的1%、2%、4%的含药血清能降低缺氧缺糖性损伤的离体培养的乳鼠心肌细胞培养液中乳酸脱氢酶(LDH)含量。超临界流体CO_2萃取获取的干姜提取物56mg/kg连续灌胃3天，能使戊巴比妥钠致家兔急性心衰形成所需的时间和造模剂用量增加，血流动力学指标左心室内压变化速率最大值($\pm dp/dt_{max}$)改善，左心室内压峰值(LVSP)升高，心室开始收缩的标志至dp/dt_{max}的间隔时间(t-dp/dt_{max})缩短，表明干姜提取物对兔急性心力衰竭模型形成具有保护作用。进一步研究结果还表明干姜提取物能改善心衰兔的心肌舒缩性能，减轻心衰症状，且作用随剂量增加而增强[6]。干姜乙酸乙酯提取物按生药23.4、11.7g/kg连续灌胃3天，能对抗三氯甲烷诱发小鼠室颤，对抗乌头碱、哇巴因诱发大鼠心律失常，表明干姜乙酸乙酯提取物具有一定抗心律失常作用。干姜水煎液可以改善气管夹闭窒息法致心脏骤停(cA)-心肺复苏后急性心肌缺血大鼠血流动力学部分指标，4～6g/kg可加快心率，6g/kg可升高左心室内压，提高左心室内压最大上升和左心室内压最大下降速率。显示干姜通过增强心肌收缩力，增加心率，提高心输出量等作用，发挥“回阳通脉”功效[7]。

干姜提取物能影响寒凉药复制的大鼠寒证模型交感神经-肾上腺功能。干姜挥发油60、20g/kg与水提液60、20g/kg均能显著增加寒证大鼠尿内17-羟皮质类固醇(17-OHCS)和去甲肾上腺素(NE)的排出量。干姜挥发油

60g/kg 与水提液 60g/kg 能显著增加尿内儿茶酚胺(CAs)类物质肾上腺素(A)、多巴胺(DA)的排出量。显示干姜的有效成分主要集中在挥发油和水提液部分，以水煎剂入药具有科学依据。干姜所含的挥发油与温热药性、温中、回阳等功效有密切的相关性[8]。

3. 抗缺氧作用 干姜石油醚脱脂后的水提取物按生药 10、20g/kg 和石油醚提物 22.5、45g 生药/kg 给小鼠灌胃，石油醚提物 45g 生药/kg 对小鼠耐常压密闭缺氧有保护作用，能延长小鼠断头张口动作持续时程，延长氰化钾(KCN)中毒小鼠存活时间，石油醚干姜生药提取物 22.5g/kg 也有延长氰化钾中毒小鼠存活时间的作用，但对亚硝酸钠中毒无影响，水提物对各种模型均无抗缺氧作用。干姜能够降低细胞 LDH 释放，减少细胞损伤。干姜不同提取物产生抗缺氧能力不同。研究表明，干姜水提物无抗缺氧作用，而醚提物具有抗缺氧作用，其机制可能是通过减慢机体耗氧速度产生的。柠檬醛是其抗缺氧的主要有效成分之一[6]。

4. 抗应激作用 干姜醇提液 5g/kg、水提液 5g/kg 连续灌胃给药 14 天，能显著延长小鼠的游泳时间和小鼠常压耐缺氧的存活时间，显著提高热应激和冷应激小鼠的存活率，能使肝匀浆中的 SOD、CAT 活性显著增加和 MDA 水平显著下降。显示干姜醇提取液和水提取液能增强小鼠的抗疲劳能力、延长常压缺氧小鼠的存活时间、提高低温及高温环境下小鼠的存活率，提高机体对外界应激的反应能力[9]。小鼠连续 14 天隔天腹腔注射给药 120mg/kg 的干姜，对 1/8 半数致死量的草脱净亚急性损害有保护作用。姜可以使升高的肝脏谷胱甘肽恢复到正常水平，显著降低脂质过氧化水平，显著改善并调高肝肾中 SOD 和过氧化氢酶活性[10]。

有报道应用全基因组基因芯片技术进行了干姜温中效应的分子机制研究。试验采用 SPF 级 Wistar 大鼠 20 只，随机分为干姜组和对照组，分别灌胃干姜水煎剂 10ml/kg 和等量 0.9%氯化钠溶液。20 天后，提取肝脏总 RNA，应用 Illumina 大鼠全基因组表达谱基因芯片分析大鼠肝组织差异表达基因。结果干姜组与对照组比较有 1189 条基因差异表达，其中催化活性、脂代谢过程、应激应答为较显著性基因功能。催化活性基因功能涉及 267 条差异基因，其中 62 条与氧化还原酶活性相关；脂代谢过程基因功能涉及 59 条差异基因，其中 20 条与脂肪酸代谢相关；应激应答基因功能包括 74 条差异基因，其中 18 条与氧化应激相关。显示干姜下调超氧阴离子生成催化酶基因水平，上调抗氧化酶基因、氧化应激相关基因表达水平，发挥抗自由基损伤、抗溃疡作用；下调花生四烯酸代谢相关基因表达，发挥抗炎镇痛作用。这可能是干姜温中效应发挥的重要分子机制[11]。

5. 对凝血系统的作用 干姜石油醚脱脂后的水提取物按生药 10、20g/kg 灌胃，干姜石油醚提取物、干姜挥发油 0.75、1.5ml/kg 均能延迟大鼠电刺激颈动脉血栓的形成，石油醚提取物对 TT 时间有延长作用，水提物对大鼠体内血栓模型动物 PT，TT、APTT 及血浆 V 因子、Ⅶ因子等无影响。水提物 25、50、75、100、125、150μg/ml 均能抑制阈浓度 ADP、胶原诱导的离体家兔血小板聚集，呈剂量依赖性关系。

6. 抗炎、解热作用 干姜石油醚脱脂后的水提取物按生药 10、20g/kg，石油醚提取物 1.5、3.0ml/kg 给小鼠灌胃，均可减少醋酸扭体次数，延长热板反应潜伏期，抑制二甲苯耳肿胀及醋酸致腹腔通透性增加，石油醚提取物 0.75、4.5ml/kg，水提取物 5、10g 生药/kg 给大鼠灌胃，可抑制角叉菜胶致大鼠足肿胀。在 RAW264 细胞试验中，姜压榨提取物醇不溶成分 100μg/ml 可以增加肿瘤坏死因子 TNF-α、白细胞介素 IL-6 及单核巨噬细胞趋化因子-1 的表达。小鼠一次或两次灌胃姜压榨提取物醇不溶成分 10mg/(400μl·只)，可使腹腔细胞的 TNF-α 表达增加。小鼠连续 3 天口服给药 10mg/(400μl·只)能达到抗炎效果，可以抑制花生四烯酸诱导的耳肿胀，而且在给药期间血清皮质酮一直处于高水平。提示反复给予姜水溶性成分可增加血清皮质酮水平并逐步诱导机体的抗炎活性[12]。

干姜醇提物按生药 5、10g/kg 给家兔灌胃能抑制伤寒、副伤寒甲乙三联菌苗所致的家兔发热。干姜水提物低剂量 1.5g/kg 可使干酵母致热大鼠体温在 2 小时、4 小时显著下降，高剂量 3g/kg 在给药后第 1 小时使大鼠体温显著降低[13]。干姜水煎剂按生药 20g/kg 灌胃对酵母致热大鼠有退热作用。

7. 镇痛及抗吗啡成瘾作用 干姜醇提物按生药 6.8、13.5、27.0g/kg 灌胃给药，每天 1 次，连续 7 天，能抑制小鼠二甲苯耳肿胀及醋酸扭体反应。干姜水提物 3g/kg 能显著减少发生醋酸扭体反应的鼠数，显著提高小鼠光辐射热甩尾反应的痛阈[13]。姜提取物 50、100mg/kg 可以完全避免大鼠对吗啡的依赖性。吗啡 10mg/kg 联合姜提取物 100、150mg/kg 灌胃可以改善小鼠体重减轻、腹壁痉挛、腹泻、牙颤以及跳跃等几乎所有的纳洛酮停药综合征症状。吗啡在海马中心诱导的 L 型钙离子过表达也会被姜提取物逆转。提示姜提取物 100mg/kg 具有对抗吗啡长期使用导致的耐受性和成瘾性的作用[14]。

8. 抑菌作用 采用超临界 CO_2 萃取黔产干姜挥发

油的化学成分进行抑菌活性研究，结果显示姜挥发油对金黄色葡萄球菌和铜绿假单胞菌均有抑制作用，经测定最低抑菌浓度均为250ml/L[15]。姜酮、姜烯酮等对伤寒杆菌、霍乱弧菌、沙门菌、葡萄球菌、链球菌、肺炎球菌等有明显抑制作用[16]。

9. 抗肿瘤作用 姜提取物对HCT116和HT29细胞的IC_{50}浓度分别为496μg/ml±34.2μg/ml和455μg/ml±18.6μg/ml。姜提取物在上述两种肿瘤细胞的凋亡诱导作用中显示出剂量依赖性，其200、500μg/ml及800μg/ml三种浓度的凋亡诱导率在HCT116细胞分别为11.15%、35.05%和57.49%，在HT29细胞中分别为4.39%、19.81%和28.09%。姜提取物在HCT116和HT29细胞中，通过阻滞G_0/G_1和G_2/M进程来减少S期细胞。提示姜提取物可能通过抑制细胞生长、阻滞细胞G_0/G_1期进程、降低DNA合成以及诱导凋亡，达到其抗肿瘤细胞的作用[17]。

10. 抗生殖毒性作用 口服灌胃给予干姜水提物500mg/(kg·d)，30天后，亚砷酸钠所致雄性大鼠生殖器官的重量降低，精子的数量和运动能力降低形态异常，血浆中GSH、SOD和CAT水平降低，血浆中MDA含量升高等指标均得到逆转。显示干姜水提物对亚砷酸钠所致的生殖毒性具有保护效果，可能与其抗氧化作用和雄激素样特性有关[18]。

11. 抗糖尿病作用 干姜2g/(人·天)口服连续2个月，2型糖尿病患者的血糖水平、HOMA指数以及胰岛素敏感性指数均显著降低，但是糖化血红蛋白没有显著变化。显示干姜可以改善2型糖尿病患者的胰岛素敏感性和部分血脂指标[19]。干姜的主要辛辣性成分姜黄素可通过提高胰岛素敏感性而改善糖尿病。干姜生物乙酸乙酯较提取物显示出较好的抑制与2型糖尿病代谢相关的α-葡萄糖苷酶和α-淀粉酶作用，以及与炎症相关的环氧合酶抑制作用。

12. 抗血栓作用 干姜水提物对ADP、胶原酶诱导的血小板聚集有明显的抑制作用，使血栓形成延迟。可明显抑制去甲肾上腺对血小板聚集的影响，降低患者全血高、低黏度及血浆高黏度，可明显改善冠心病患者症状。姜烯酮对家兔血小板环氧化酶活性和TXA_2的生成有抑制作用。干姜挥发油亦具有抗血栓形成的作用，并能明显延长白陶土凝血活酶时间。干姜挥发油抑制血栓形成的机制与增强内源性凝血功能有关。

13. 毒理研究 干姜的毒性小，水煎口服不良反应少。小鼠灌服干姜醇提取物LD_{50}为108.9g/kg，小鼠灌服石油醚提取物的LD_{50}为26.3ml/kg[20]。干姜浸剂、水煎剂、醇提物、石油醚提取物残渣灌胃小鼠的LD_{50}分别为33.5、250、108.9、120g/kg；姜酚、姜烯酮静脉注射的LD_{50}分别为25.5、50.9mg/kg。姜酚、姜烯酮腹腔注射的LD_{50}分别为58、109mg/kg[21]。干姜石油醚脱脂后的水提取物120g生药/kg灌胃一次，观察7天，无一只动物死亡。干姜醇提物26、18、10g/kg灌胃给药2个月，每天一次，高剂量组出现便稀，停药后消失；高剂量组肝脏重量增加，但病理学未见异常，停药后恢复正常。各剂量组的体重、血液学、血液生化学指标均无异常。

【参考文献】［1］Panahi Y，Saadat A，Sahebkar A，et al. Effect of ginger on acute and delayed chemotherapy-induced nausea and vomiting：a pilot，randomized，open-label clinical trial. Integrative Cancer Therapies，2012，11(3)：204-211.

［2］Haniadka R，Rajeev A G，Palatty P L，et al. Zingiber officinale(ginger) as an anti-emetic in cancer chemotherapy：a review. The Journal of Alternative and Complementary Medicine，2012，18(5)：440-444.

［3］蒋苏贞，陈玉珊. 干姜醇提取物对肠道平滑肌运动的影响. 医药导报，2011，30(1)：11-14.

［4］蒋苏贞，朱春丽. 干姜醇提取物对胃排空的影响. 中国当代医药，2010，17(14)：17-18.

［5］Choi Y Y，Kim M H，Hong J，et al. Dried ginger(Zingiber officinalis) inhibits inflammation in a lipopolysaccharide-induced mouse model. Evidence-based Complementary and Alternative Medicine，2013(2)：386-386.

［6］周静，杨卫平. 干姜的临床应用及药理研究进展. 云南中医中药杂志，2011，32(2)：70-72.

［7］周静，杨卫平，李应龙，等. 干姜水煎液对急性心衰大鼠血流动力学的影响. 时珍国医国药，2011，22(11)：2694-2696.

［8］秦华珍，李世阳，黄燕琼，等. 干姜、高良姜、丁香3种提取物对寒证大鼠交感神经-肾上腺机能的影响. 中国实验方剂学杂志，2010，16(14)：124-127.

［9］张旭，游国叶. 干姜对小鼠抗应激能力的影响. 河南大学学报(医学版)，2014，33(2)：99-103.

［10］Nahla S. Mitigating Effect of Ginger against Oxidative Stress Induced by Atrazine Herbicides in Mice Liver and Kidney. Journal of Biofertilizers & Biopesticides，2011，2：2.

［11］于华芸，吴智春，季旭明，等. 干姜温中功效的分子机制. 中华中医药杂志，2012，27(1)：181-183.

［12］Ueda H，Ippoushi K，Takeuchi A. Repeated oral admini-stration of a squeezed ginger(Zingiber officinale) extract augmented the serum corticosterone level and had anti-inflammatory properties. Bio-science，Biotechnology and Biochemistry，2010，74(11)：2248-2252.

[13] 马晓茜，赵晓民．干姜水提物解热镇痛作用的实验研究．山东医学高等专科学校学报，2011，33(5)：327-329.

[14] Darvishzadeh-Mahani F，Esmaeili-Mahani S，Komeili G，et al．Ginger(Zingiber officinale Roscoe) prevents the development of morphine analgesic tolerance and physical dependence in rats．Journal of Ethnopharmacology，2012，141(3)：901-907.

[15] 谢晓林，杨世祥，胡玉松，等．超临界 CO_2 萃取黔产干姜挥发油的化学成分及抑菌活性研究．贵阳学院学报(自然科学版)，2013，8(3)：15-18.

[16] 徐晓玉．全国中医药高职高专卫生部规划教材•中药药理与应用(第三版)，2014：96-97.

[17] Abdullah S，Abidin S A Z，Murad N A，et al．Ginger extract(Zingiber officinale) triggers apoptosis and G_0/G_1 cells arrest in HCT 116 and HT 29 colon cancer cell lines．Afr J Biochem Res，2010，4：134-142.

[18] Morakinyo A O，Achema P U，Adegoke O A．Effect of Zingiber officinale(Ginger) on sodium arsenite-induced reproductive toxicity in male rats．African Journal of Biomedical Research，2013，13(1)：39-45.

[19] Mahluji S，Attari V E，Mobasseri M，et al．Effects of ginger(Zingiber officinale) on plasma glucose level，HbA1c and insulin sensitivity in type 2 diabetic patients．International journal of food sciences and nutrition，2013，64(6)：682-686.

[20] 徐晓玉．新世纪全国高等医药院校改革教材•中药药理学(供中西医结合专业用)，2010：142-144.

[21] Priya Rani M，Padmakumari K P，Sankarikutty B，et al．Inhibitory potential of ginger extracts against enzymes linked to type 2 diabetes，inflammation and induced oxidative stress．International Journal of Food Sciences and Nutrition，2011，62(02)：106-110.

肉 桂

Rougui

本品为樟科植物肉桂 *Cinnamomum cassia* Presl 的干燥树皮。主产于广西、广东。多于秋季剥取，阴干。用时捣碎。以皮厚、油性大、香气浓者为佳。

【性味与归经】 辛、甘，大热。归肾、脾、心、肝经。

【功能与主治】 补火助阳，引火归元，散寒止痛，温通经脉。用于阳痿宫冷，腰膝冷痛，肾虚作喘，虚阳上浮，眩晕目赤，心腹冷痛，虚寒吐泻，寒疝腹痛，痛经经闭。

【效用分析】 肉桂辛、甘、大热，“大补命门相火，益阳治阴”（《本草求真》），为补火助阳之要药。适用于肾阳不足，命门火衰，阳痿、宫冷、腰膝冷痛、夜尿频多、滑精遗尿，肾虚作喘等。

肉桂补火助阳，能使因下元虚衰所致上浮之虚阳回归故里，名曰引火归元。用治元阳亏虚，虚阳上浮的眩晕面赤、虚喘、汗出、心悸、失眠、脉微弱者。

肉桂甘热助阳以补虚，辛热散寒以止痛，善去痼冷沉寒。用以治疗寒邪内侵或脾胃虚寒的脘腹冷痛、虚寒吐泻，寒疝腹痛。

肉桂辛散温通，能行气血、通经脉、散寒止痛，为治寒凝疼痛之要药。适用于寒凝血滞之月经不调，痛经或经闭，胸阳不振，寒邪内侵之胸痹心痛等。

此外，久病体虚气血不足者，在补益气血方中加入少量肉桂，有鼓舞气血生长之效。

【配伍应用】

1. 肉桂配附子 肉桂、附子均为温里药。肉桂能走能守，偏暖下焦而温肾阳，更使相火归元以摄无根之火；附子辛热燥烈，走而不守，为通行十二经的纯阳之品，彻内彻外，能升能降，回阳救逆。二药相合，能温肾助阳，引火归元。用以治疗肾阳不足，命门火衰的阳痿宫冷、腰膝冷痛、夜尿频多等。

2. 肉桂配黄连 肉桂辛温，蒸腾肾水，引火归元；黄连苦寒，清心降火。二药相合为用，可使肾水上济于心，心火下降于肾，水火即济，火不扰神，则神安而得眠。适用于心肾不交引起的心烦、失眠。

3. 肉桂配大黄 肉桂辛甘大热，性体纯阳，补火助阳，散寒止痛，温经通脉，宣导百药；大黄大苦大寒，气味重浊，沉降不行，走而不守，攻积导滞，导热下行，泻火解毒，凉血行瘀。二者相伍，一热一寒，相互制约，肉桂振脾阳以制大黄苦寒之性，又以大黄之寒凉制肉桂燥热之弊，同时寒热相济，并调阴阳，合收振脾阳、通大便之功。适用于脾阳不足，大便不通。

4. 肉桂配丁香 肉桂长于壮肾阳、暖胞宫；丁香能益命门、壮肾阳。二者均有辛温助阳之功。相伍则温肾助阳效力更强，适用于肾阳不足所致之腰膝冷痛，阳痿宫冷等。

5. 肉桂配当归 肉桂辛散温通，能行气血、温通经脉；当归补血活血、调经止痛，为补血之要药。两药相配，可以温养冲任、活血调经，补阳和活血并举。适用于冲任虚寒、寒凝血滞的闭经、痛经等证。

【鉴别应用】 **肉桂、附子与干姜** 三药性味均辛热，能温中散寒止痛，用治脾胃虚寒之脘腹冷痛、大便溏泻等。然干姜主入脾胃，长于温中散寒、健运脾阳而止呕。肉桂、附子味甘而大热，散寒止痛力强，善治脘腹冷痛甚者及寒湿痹痛证，二者又能补火助阳，用治肾阳虚证及脾肾阳虚证。肉桂还能引火归元、温通经脉，用治虚阳上浮及胸痹、阴疽、闭经、痛经等。附子、干姜能回阳救逆，用治亡阳证；此功附子力强，干姜力弱，常相须为用。干姜尚能温肺化饮，用治肺寒痰饮咳喘。

【方剂举隅】

1. 地黄饮子（《圣济总录》）

药物组成：熟地黄、山茱萸、肉桂、附子、肉苁蓉、巴戟天、石斛、麦冬、五味子、菖蒲、远志、茯苓、生姜、大枣。

功能与主治：滋肾阳，补肾阴，开窍化痰。适用于下元虚衰，痰浊上泛之喑痱证，舌强不能言，足废不能用，口干不欲饮，足冷面赤，脉沉细弱。

2. 右归丸（《景岳全书》）

药物组成：熟地黄、山茱萸、肉桂、附子、山药、枸杞子、菟丝子、鹿角胶、当归、杜仲。

功能与主治：温补肾阳，填精益髓。适用于肾阳不足，命门火衰证，症见畏寒肢冷，腰膝软弱，阳痿遗精，或阳衰无子，或饮食减少，大便不实，或小便自遗，舌淡苔白，脉沉而迟。

3. 右归饮（《景岳全书》）

药物组成：熟地黄、山茱萸、肉桂、山药、枸杞子、附子、杜仲、甘草。

功能与主治：温补肾阳，填精补血。适用于肾阳不足证，症见气怯神疲，腹痛腰酸，手足不温，阳痿遗精，大便溏薄，小便频多，舌淡苔薄，脉来虚细者；或阴盛格阳，真寒假热之证。

4. 少腹逐瘀汤（《医林改错》）

药物组成：小茴香、干姜、肉桂、延胡索、没药、当归、川芎、赤芍、蒲黄、五灵脂。

功能与主治：活血祛瘀，温经止痛。适用于寒凝血瘀证，症见少腹瘀血积块疼痛或不痛，或痛而无积块，或少腹胀满，或经期腰酸，少腹作胀，或月经一月见三五次，接连不断，断而又来，其色或紫或黑，或有瘀块，或崩漏兼少腹疼痛等证。

5. 保元汤（《博爱心鉴》）

药物组成：黄芪、人参、肉桂、甘草、生姜。

功能与主治：益气温阳。适用于虚损劳怯，元气不足证，症见倦怠乏力，少气畏寒；以及小儿痘疮，阳虚顶陷，不能发起灌浆者。

【成药例证】

1. 复方皂矾丸（《临床用药须知中药成方制剂卷》2020年版）

药物组成：海马、西洋参、皂矾、肉桂、核桃仁、大枣（去核）。

功能与主治：温肾健髓，益气养阴，生血止血。用于再生障碍性贫血、白细胞减少症、血小板减少症、骨髓增生异常综合征及放疗和化疗所致的骨髓损伤、白细胞减少属肾阳不足、气血两虚证者。

2. 心宝丸（《临床用药须知中药成方制剂卷》2020年版）

药物组成：附子、鹿茸、人参、肉桂、洋金花、三七、麝香、蟾酥、冰片。

功能与主治：温补心肾，活血通脉。用于心肾阳虚、心脉瘀阻所致的心悸，症见畏寒肢冷、动则喘促、心悸气短、下肢肿胀、脉结代；冠心病、心功能不全、病态窦房结综合征见上述证候者。

3. 桂附地黄丸（胶囊、浓缩丸）（《临床用药须知中药成方制剂卷》2020年版）

药物组成：肉桂、附子（制）、熟地黄、酒萸肉、山药、茯苓、泽泻、牡丹皮。

功能与主治：温补肾阳。用于肾阳不足，腰膝酸冷，肢体浮肿，小便不利或反多，痰饮喘咳，消渴。

4. 痛经宝颗粒（《临床用药须知中药成方制剂卷》2020年版）

药物组成：肉桂、三棱、五灵脂、红花、当归、丹参、莪术、延胡索（醋制）、木香。

功能与主治：温经化瘀，理气止痛。用于寒凝气滞血瘀，妇女痛经，少腹冷痛，月经不调，经色暗淡。

5. 桂附理中丸（《临床用药须知中药成方制剂卷》2020年版）

药物组成：肉桂、附片、党参、炮姜、炒白术、炙甘草。

功能与主治：补肾助阳，温中健脾。用于肾阳衰弱，脾胃虚寒，脘腹冷痛，呕吐泄泻，四肢厥冷。

【用法与用量】 1～5g。

【注意】

1. 本品益火壮阳，辛热耗阴动血，故阴虚火旺者忌服，有出血倾向者慎用。

2. 不宜与赤石脂同用。

3. 孕妇慎用。

【本草摘要】

1.《神农本草经》 “主上气咳逆结气，喉痹吐吸，利关节，补中益气。”

2.《汤液本草》 “补命门不足，益火消阴。”

3.《本草求真》 “大补命门相火，益阳治阴。凡沉寒痼冷、营卫风寒、阳虚自汗、腹中冷痛、咳逆结气、脾虚恶食、湿盛泄泻、血脉不通、胎衣不下、目赤肿痛，因寒因滞而得者，用此治无不效。”

【化学成分】 主要含挥发油：桂皮醛，乙酸桂皮酯，桂皮酸乙酯，肉桂酸等；还含甲基羟基查耳酮等。

中国药典规定本品含挥发油不得少于1.2%(ml/g)；含桂皮醛(C_9H_8O)不得少于1.5%。

【药理毒理】 本品具抗消化性溃疡、止泻、利胆；镇痛等作用。

1. 对消化系统的作用 肉桂对消化系统有抗消化性溃疡、调节胃肠运动、止泻、利胆等作用。肉桂水溶性或脂溶性成分对多种溃疡模型有缓解作用。肉桂水提物按生药0.5、2.5g/kg给小鼠灌胃3天，每天一次，对水浸应激性溃疡形成有抑制作用。肉桂石油醚提取后的水提物按生药10、20g/kg及石油醚提物0.8、1.6ml/kg灌胃可对小鼠水浸应激型、大鼠HCl型、大鼠幽门结扎型胃溃疡有抑制作用；对正常小鼠肠炭末推进有抑制作用，能增加胆总管插管的胆汁流量。

2. 降血糖、降血脂作用 肉桂水煎液按生药295mg/kg给链脲佐菌素合并高脂饲养2型糖尿病大鼠连续灌胃2周，每天一次，能提高糖尿病大鼠糖耐量，增加大鼠肝糖原和肌糖原含量，降低胰岛素水平，降低胰岛素抵抗指数。肉桂水提取物500、250、100mg/kg灌胃7天，每天两次，可降低链脲佐菌素糖尿病小鼠血糖，血糖水平依次下降59.16%，56.79%和49.76%，血浆胰岛素水平也降低。

肉桂总多酚50、10mg/kg灌胃3周对链脲佐菌素(STZ)150mg/kg腹腔注射1次所致糖尿病模型小鼠空腹血糖(FPG)有显著降低作用。显示肉桂总多酚具有明显降低糖尿病小鼠空腹血糖的作用[1]。

肉桂多酚5、10、15mg/L作用细胞24小时可降低葡萄糖转运蛋白2(GLUT2)mRNA的表达；肉桂多酚能够明显降低磷酸烯醇丙酮酸羧激酶(PEPCK)和葡萄糖-6-磷酸酶(G-6-Pase)mRNA的表达。且随着浓度的升高，肉桂多酚对PEPCK和G-6-Pase mRNA表达的抑制作用越明显。显示肉桂多酚对$HepG_2$细胞胰岛素抵抗具有明显的改善作用，其机制可能与降低细胞内GLUT2、PEPCK和G-6-Pase mRNA的表达有关[2]。肉桂多酚0.3、0.6、1.2g/kg连续灌胃14天对腹腔注射链脲霉菌素150mg/kg并喂食高糖、高脂肪食物建立的糖尿病小鼠具有治疗作用。均能导致血清中血糖和胰岛素水平的显著下调，氧化应激标志物的水平也有明显的降低。可不同程度改善模型小鼠胰岛中胰岛B细胞的病理性损伤，肉桂多酚的治疗作用还能造成诱导型NO合成酶(iNOS)和NF-κβ表达的显著减少。显示肉桂多酚对糖尿病小鼠具有降血糖和降血脂作用，其作用机制可能与肉桂多酚能修复糖尿病模型小鼠中胰岛B细胞并提高其抗氧化能力，以及通过抑制iNOS和NF-κβ的激活而减轻细胞毒性等作用相关[3]。

肉桂挥发油2.5ml/kg灌胃连续2周，能显著降低高脂饲料喂饲15天加链脲佐菌素一次性腹腔注射30mg/kg诱发的肥胖高血糖模型大鼠的空腹血糖，能抑制高脂饮食所致雄性模型大鼠的体重增加，光镜下可见大鼠肝脏脂肪细胞浸润明显减少。显示肉桂挥发油具有一定降低血糖作用，能够减少肝细胞脂肪沉积[4]。桂皮油100mg/kg灌胃小鼠35天，空腹血糖极显著降低，血清C肽、血清甘油三酯、总胆固醇及血尿素氮水平显著降低而高密度脂蛋白-胆固醇含量显著升高。同时小鼠葡萄糖耐受能力改善，胰腺胰岛细胞的免疫反应性提升，提示桂皮油具有调节血糖和血脂水平，改善胰岛细胞功能的作用[5]。

肉桂水提物100μg/ml能显著提升葡萄糖转运蛋白(GLUT)基因的表达水平。肉桂水提物作用脂肪细胞2、4、16小时后，GLUT1 mRNA的表达量分别为对照组的1.91±0.15倍、4.39±0.78倍、6.98±2.18倍。肉桂水提物还能进一步抑制编码胰岛素信号通路相关蛋白基因的表达，包括GSK3B、IGF1R、IGF2R以及PIK3R1等蛋白。显示肉桂水提物能够调控脂肪细胞中多种基因的表达，这种作用有助于人体健康[6]。人体胰岛类淀粉多肽(hIAPP)的错误折叠被认为是诱发2型糖尿病的病因。肉桂水提物能够抑制hIAPP中淀粉样蛋白的形成，原花青素是其中抗淀粉样蛋白的主要功效物质。原花青素可影响hIAPP的二级结构，延迟其从非结构型的线圈向β折叠结构的转化，可以抑制hIAPP低聚物的形成，并显著减轻细胞膜的损伤和由hIAPP聚集引起的细胞毒性。显示肉桂可能通过上述途径对2型糖尿病产生治疗作用[7]。研究发现肉桂的提取物(CC-E)和柴桂的提取物(CT-E)中分别富含B类和A类原花青素低聚物。分别每天以200mg/kg CC-E或200mg/kg CT-E连续4周灌胃8周大的糖尿病基因(db/db)小鼠，CC-E和CT-E均显示出抗糖尿病作用。胰腺、肝脏和脂肪组织等的组织病理学显示CC-E主要能促进油脂在脂肪组织和肝脏的聚集，而CT-E则是主要能提升胰岛素在血液和胰腺中的浓度[8]。

肉桂按生药0.9、0.3g/kg治疗，可显著降低高脂饮食诱导肥胖性高血压大鼠模型的收缩压、体重，治疗12周的Lee指数、血清甘油三酯、总胆固醇水平、脂肪系数及不同部位和全身的脂肪质量，脂肪Toll样受体蛋白水平均显著降低，且高剂量肉桂组的改善效果显著优于低剂量组，提示肉桂可改善高脂饮食诱导的肥胖性高血压大鼠的高血压及肥胖症状，其作用可能是通过下调脂肪中的 Toll 样受体蛋白水平来发挥的[9]。按肉桂 20g/食物 kg 比例加入高脂肪/高糖饮食喂养大鼠，造成具有胰岛素抗药性大鼠模型。在肝脏中，肉桂能极其显著地增加高脂高糖食物大鼠肝糖原的合成，对正常食物大鼠肝糖原的合成没有显著影响；肉桂还能逆转肝脏中由高脂/高糖饮食造成的一些蛋白基因表达的减少，这些蛋白为胰岛素受体、胰岛素受体底物 1 和 2、葡萄糖转运蛋白 1 和 2 以及糖原合成酶 1 等。在肌肉中，肉桂亦可扭转由高脂/高糖饮食和葡萄糖转运蛋白 4 引起的上述蛋白基因表达的减少；肉桂还可显著降低高脂/高糖饲养大鼠肌肉中过量表达的糖原合成酶 3β mRNA 和蛋白水平。显示肉桂能够提高胰岛素抗药大鼠对于胰岛素的敏感性，并通过调节胰岛素信号通路和糖原的合成作用增强肝糖原的合成，而对于正常胰岛素敏感性的大鼠并无显著作用[10]。一种从肉桂水提物（CE）中获得的水溶性多酚作为天然的功能性食品配料能够使富含蛋白质分子的矩阵更加稳定，因而能够提高食品的稳定性。肉桂水提物和富含肉桂多酚的脱脂大豆粉（CDSF）分别以 300mg/kg 和 600mg/kg 的剂量作用于饮食诱导的高血糖肥胖小鼠，结果均能快速而有效地降低小鼠的空腹血糖水平。浓度 25μg/ml 的 CE 和 CDSF 洗出液对大鼠肝细胞中葡萄糖的生成具显著的抑制作用。CE 还能下调肝脏中糖异生作用时两种主要调节蛋白的基因表达，即磷酸烯醇式丙酮酸羧基酶和葡萄糖-6-磷酸酶。CE 和 CDSF 的降血糖和胰岛素样作用可能有助于改善 2 型糖尿病患者的病理症状[11]。

对只接受降血糖药物治疗但 HbA1c（糖化血红蛋白）均超过 7%的 58 例 2 型糖尿病患者每天给予 2g 肉桂或安慰剂的治疗持续 12 周，肉桂组的平均 HbA1c 值显著降低，平均血液收缩压和舒张压（SBP 和 DBP）显著减小，空腹血糖、腰围和体重指数均出现显著降低。提示治疗不善的 2 型糖尿病患者每天服用肉桂 2g，12 周后能显著降低其 HbA1c、SBP 和 DBP 的水平。在利用传统药物治疗 2 型糖尿病患者的基础之上，补充使用的肉桂可以被视作一种能调节血糖和血压水平的膳食补充剂[12]。

3. 影响代谢作用　肉桂油 400mg/kg 和肉桂水提物 30g/kg 每天 1 次持续 7 天，对于氢化可的松琥珀酸钠 20mg/kg 肌内注射 21 天所致的虚寒状态大鼠物质代谢、能量代谢、内分泌、免疫系统的部分指标具有相同的影响趋势，表现为纠正 GLU、TC、TAG、TP、ALB、IgM、E_2、CS、VC、17-O HCS 的异常和加重 UA、C3 的异常。肉桂油和肉桂水提物对于 IgG、C4、T_3、T_4 和 ATPase 表现为相反的影响趋势。在 TSH、LAC、SDH 等指标上肉桂水提物的作用不明显，而肉桂油的影响较大。对于 ATPase、LDH、IgG 等指标肉桂水提物的作用则更大。显示肉桂油与肉桂水提物对虚寒状态大鼠生化指标的作用呈现出复杂相关性[13]。

肉桂有显著的改善内分泌功能的作用。肉桂水煎剂灌胃能明显抑制糖皮质激素所致阳虚小鼠胸腺萎缩，可使阳虚模型小鼠肾上腺中维生素 C 含量下降，肾上腺中胆固醇含量降低，提示肉桂对肾上腺皮质功能有明显的促进作用。肉桂水煎液具有改善性功能的作用，给雄性大鼠灌胃，能提高血浆睾丸酮水平和降低血浆三碘甲状腺原氨酸（T_3）水平。肉桂改善内分泌功能的作用亦是其“补火助阳”振奋脏腑、鼓舞正气临床疗效的药理作用基础[14]。

4. 抗氧化作用　以肉桂水提取物 200mg/（kg·d）灌胃给药每周 3 次持续 50 天，在大鼠每次口服化学物质双酚 A（BPA）和辛基酚（OP）前 2 小时给药，[能够改善血清中尿素和肌酐以及肾脏、大脑和睾丸中丙二醛（MDA）的含量以及过氧化氢酶（CAT）和超氧化物歧化酶（SOD）的活性]。肉桂水提取物预给药能够对已经造成的肾脏、大脑和睾丸等组织的病理变化形成保护作用。提示肉桂水提取物能够改善由 BPA 和 OP 引起的氧化毒性作用，具有保护性的抗氧化作用[15]。肉桂提取物于每天照射前和照射后灌胃大鼠，能显著改善由射线引起的大鼠肝免疫系统的异常，提升肝脏中过氧化氢酶、超氧化物歧化酶和谷胱甘肽过氧化物酶的活性，并减少谷胱甘肽的浓度。经肉桂提取物治疗大鼠肝脏中的脂质过氧化作用和蛋白氧化指数都显著降低，辐射引起的黄嘌呤氧化还原酶系统异常变化明显减小，大鼠肝脏中 NO 的含量、血清中肿瘤坏死因子-α 和 C-反应蛋白的水平均明显增高。显示肉桂提取物对射线诱导的氧化和炎症损伤有保护作用[16]。肉桂精油在食品试验中在一定浓度范围内具有良好的抗氧化效果。肉桂精油清除羟自由基的能力随浓度增加而逐渐加强，当浓度为 5.0×10^{-5}mg/ml 时，清除率可达 94.50%，强于合成抗氧化剂 BHT 溶液和 PG 溶液。肉桂精油有较弱的抗脂质过氧化的能力，浓度 1.0g/ml 对亚油酸过氧化的抑制率可达到 23.81%。肉桂精油对 DPPH 自由基有较弱的清除能力，其效果随着浓度的增大而提高，浓度为 2.0mg/ml 时对 DPPH 的清除率达到 30.70%，弱于 BHT 溶液和 PG 溶液[17]。

5. 保护神经细胞作用　肉桂水提液 4.2g/kg 灌胃 4 周，对双侧颈总动脉永久结扎的慢性脑缺血模型大鼠能显著提高脑组织超氧化物歧化酶（SOD）活性、神经生长因子（NGF）及脑源性神经生长因子（BDNF）表达，显著降低丙二醛（MDA）含量。显示肉桂水提液能通过促进神经生长因子，减少氧化应激损伤发挥其脑保护作用[18]。肉桂水提液10、20、40g/kg造模前给药7天，均能显著降低采用4-血管阻断（4-VO）方法建立的全脑缺血再灌注动物模型大鼠心、肝、脑、肾各组织中单胺氧化酶（MAO）的活力，其中10g/kg剂量效果最佳。40g/kg剂量能显著提高心、肝、脑、肾各组织中CAT活力。10g/kg和20g/kg剂量能显著提高心、脑组织中的CAT活力，但对提高肝、肾组织中的CAT活力没有显著性差异。显示肉桂水提液对脑缺血再灌注损伤有保护作用，其机制可能与抗脂质过氧化和抑制单胺氧化酶活力有关[19]。肉桂水提物中的一种原花青素三聚物（三聚物1）对C6神经胶质细胞体外氧糖剥夺5小时、90分钟引起的钙离子内流和细胞肿胀具有显著的抑制作用。三聚物1还可显著抑制氧糖剥夺诱导的谷氨酸摄取减少，线粒体渗透孔阻滞剂环孢素A可以减轻该作用。提示三聚物1减轻氧糖剥夺诱导的谷氨酸摄取障碍的作用与线粒体有关[20]。

肉桂多酚10、20μg/ml能够显著增加体外培养的C6大鼠神经胶质瘤细胞中钙离子结合蛋白S100β蛋白的分泌，并提高S100β在细胞内的表达。肉桂多酚还能提高去乙酰化酶、肿瘤抑制蛋白以及p53等蛋白的表达水平，同时抑制炎症因子、肿瘤坏死因子-α、磷酸化p65等蛋白的表达。肉桂多酚还能够上调磷酸化-p38水平、细胞外信号调节蛋白、丝裂原激活蛋白和激酶激活的蛋白激酶等重要促细胞存活的蛋白。显示肉桂多酚具有上调促细胞生存蛋白分泌，激活丝裂原激活蛋白激酶信号通路并减少促炎症细胞因子的生成等功能，可能具有神经保护作用[21]。

6. 抗菌作用　桂皮油对细菌、自然污染的霉（酵母）菌均有抑制力，能抑制黑曲霉的菌丝生长和孢子形成。肉桂醛对黄曲霉菌、烟曲霉菌的MIC分别为0.10、0.05μg/ml。

肉桂精油具有较强的抑菌作用。肉桂精油对供试的大肠埃希菌、枯草芽孢杆菌、藤黄节杆菌、啤酒酵母、面包酵母、青霉等抑菌圈直径在19.6～43.5mm，对细菌、霉菌和酵母均有很强的抑制作用，对霉菌的抑菌作用高于酵母菌和细菌。120℃加热处理20分钟对肉桂精油的抑菌效果无明显影响，在pH偏酸或偏碱时肉桂精油的抑菌效果增强[22]。从肉桂同属植物中提取的挥发油表现出显著的抗菌活性，对包括甲氧西林耐药性金黄色葡萄球菌（MRSA）、甲氧西林敏感性金黄色葡萄球菌（MSSA）在内的一系列革兰阳性细菌和阴性细菌均具有抑制作用。其中樟属impressicostatum茎皮的水提取物抑菌活性最强，抗MRSA的抑菌圈为21.0mm，而抗MSSA的抑菌圈只有8.5mm。这种水提物对MRSA的最小抑菌浓度（MIC）为19.5μg/ml，最低杀菌浓度（MBC）为39.0μg/ml[23]。

采用肉汤稀释法测得肉桂醛对大肠埃希菌和铜绿假单胞菌的最小抑制浓度分别为2.5mmol/L和5.0mmol/L，经10.0mmol/L肉桂醛分别处理2小时和3小时的大肠埃希菌和铜绿假单胞菌的生长完全受到抑制，扫描电镜结果显示此时大肠埃希菌细胞表面出现凹陷，铜绿假单胞菌周围产生了大量絮状物质。在肉桂醛处理后，大肠埃希菌的过氧化氢（H_2O_2）含量、丙二醛（MDA）含量和超氧化物歧化酶（SOD）活力均有提高，而铜绿假单胞菌没有明显变化，表明肉桂醛可能通过氧化胁迫损伤大肠埃希菌菌体，并导致其死亡。而铜绿假单胞菌在肉桂醛作用下，虽能形成菌膜，保护菌体免受氧化损伤，但抑制了其生长[24]。

肉桂水提物4g/kg连续灌胃30天，能降低梭菌属Ⅳ簇细菌在结肠和直肠中的数量，增加拟杆菌属细菌在结肠和直肠中的数量。该水提物对结肠和直肠的结构均产生影响，但影响并不相同，其中对直肠的影响更大。梭菌属Ⅳ簇和拟杆菌对营养的吸收、短链脂肪酸的产生以及肠道上皮细胞的成熟和维护具有一定的功效，因此肉桂水提物对大鼠肠道菌群的这种影响可能与肉桂治疗肥胖和糖尿病的功效有关[25]。

7. 抗病毒作用　肉桂醛浓度无毒范围（0.0195～0.3125g/L）在噻唑蓝法、比色法和病毒增殖抑制法3种试验中均能够增强腺病毒宿主细胞存活率，降低病毒滴度，且细胞存活率与药物浓度呈正相关。肉桂醛对宿主细胞无保护作用，不能阻断病毒进入细胞，肉桂醛组腺病毒六邻体（hexon）蛋白表达显著降低。显示肉桂醛有抗腺病毒的作用，但却对宿主细胞无保护作用，肉桂醛抗腺病毒作用可能与调节hexon蛋白的表达有关[26]。

肉桂油100mg/kg连续7天静脉注射大鼠后，其含药血清对心肌细胞存活率和柯萨奇病毒B组3型（CVB_3）mRNA的相对含量的影响与肉桂酸的浓度显著相关，而与桂皮醛的浓度无显著相关。显示肉桂油对病毒性心肌炎具有抗病毒活性，肉桂酸是肉桂油抗病毒的活性成分[27]。

在人喉表皮样癌细胞（Hep-2）和人体肺癌细胞（A549）两种细胞系试验中，肉桂都以一种剂量依赖性的方式抑制人体呼吸道合胞体病毒（HRSV）诱导的噬菌斑的形成。肉桂在细胞感染病毒之前使用更加有效，因为此时肉桂能抑制病毒对细胞的吸附作用及内化作用。并且肉桂还能抑制病毒融合蛋白(F)的产生及合胞体的形成，以干扰HRSV的传播。显示肉桂能够通过抑制病毒的吸附、内化及合胞体的形成，防止呼吸道上皮细胞被HRSV感染[28]。

8. 抗炎作用　桂皮水提物提前灌胃小鼠6天，可使LPS刺激后1小时的小鼠血清TNF-α和IL-6水平明显降低，TNF-α的mRNA表达下降，改善LPS诱导的IκBα降解及JNK、p38和ERK1/2的活化，显示肉桂水提物降低了LPS诱导的血清TNF-α水平，阻断了LPS诱导的IκBα降解及JNK、p38和ERK1/2的活化。CWE肉桂水提物的抗炎作用与多酚类物质有关[29]。

9. 镇痛作用　肉桂石油醚提取后的水提物按生药10、20g/kg，石油醚提取物0.8、1.6ml/kg灌胃，可提高热板法小鼠痛阈，减少小鼠醋酸扭体次数。

10. 抗皮肤过敏作用　肉桂水提取物200mg/kg腹腔注射，连续3天，对大鼠被动皮肤过敏反应无影响。肉桂提取物对螨虫侵染的NC/Nga小鼠能显著减轻皮炎症状，显著降低血清中IgE、组胺和TNF-α的表达水平。肉桂提取物对表皮/真皮增厚具有抑制作用，并且减少了炎性细胞对真皮层的渗透。肉桂提取物能够显著抑制皮肤病变区域IL-4、TNF-α以及胸腺活化调节趋化因子(TARC)等蛋白mRNA的表达，并同时显著抑制趋化因子如TARC、巨噬细胞源性趋化因子和源自TNF-α和IFN-γ诱导的人体角质细胞中的趋化因子等的生成，并呈现出剂量依赖性。显示肉桂提取物能够通过抑制2型辅助细胞的反应，抑制NC/Nga小鼠中过敏性皮肤炎病变区域的发展[30]。

11. 抗肿瘤作用　肉桂醛具有体外抗肿瘤活性，能抑制人宫颈癌细胞系HeLa细胞、人肺癌细胞系A549细胞和人肝癌细胞系$HepG_2$细胞增殖，IC_{50}值分为0.20、0.36mg/ml和0.73mg/ml[31]。

肉桂酸1、2、3mmol/L对人肺腺癌A549细胞增殖有抑制作用，且抑制作用随肉桂酸的浓度增加而增强。肉桂酸3mmol/L处理液能明显抑制人骨肉瘤MG-63细胞增殖，处理第7天抑制率达54.94%±4.69%。肉桂酸处理后MG-63细胞G_0/G_1期比例显著升高，细胞形态和超微结构发生明显好转改善。肉桂酸促进成骨细胞分化标志物Ⅰ型胶原、骨黏素和骨钙蛋白的表达与钙沉积以及典型骨结节的形成。显示肉桂酸可抑制人骨肉瘤MG-63细胞增殖并诱导其向成骨细胞分化[32]。

肉桂提取物能够显著抑制人体宫颈癌细胞(SiHa)的生长。能明显减少SiHa细胞在其集落中的数量，明显减弱细胞的迁移能力，其原因可能是由于基质金属蛋白酶-2(MMP-2)表达的下调，并同时伴有细胞中的肿瘤蛋白也明显减少。肉桂提取物能够通过上调细胞内的钙离子浓度，并激活与钙离子相关的信号通路，从而导致线粒体膜电位的缺失，最终引起宫颈癌细胞的凋亡。提示肉桂可以作为一种防治宫颈癌的药物[33]。肉桂提取物0.01、0.1、1mg/ml和2mg/ml能够抑制急性骨髓性白血病HL-60细胞的生长，且抑制作用与浓度和时间呈相关性。当用0.01mg/ml的肉桂提取物作用于HL-60细胞72小时后，生长受到抑制的细胞达到90.1%。肉桂提取物能够将细胞周期停留在G_1期，并能诱导细胞的凋亡过程。提示肉桂可单独或与其他药物联合应用于早幼粒细胞性白血病的治疗[34]。

12. 保护心肌作用　肉桂酸终浓度0.67mmol/L对缺血再灌注离体大鼠心脏再灌注10分钟、15分钟时，能升高最大每搏功指数恢复比率及冠脉流量，抑制心肌细胞释放LDH，降低心肌组织MDA，提高GSH。

肉桂醛22.5、45、90mg/kg和肉桂酸37.5、75、150mg/kg能降低由皮下注射ISO_4mg/kg连续2天所致大鼠急性心肌缺血引起的ST段抬高，降低CK-MB(肌酸激酶同工酶)、乳酸脱氢酶(LDH)、肿瘤坏死因子-α(TNF-α)、白细胞介素-6(IL-6)在血清中的表达水平，同时升高血清中的一氧化氮(NO)活性。肉桂醛和肉桂酸还能提高心肌组织中的超氧化物歧化酶(SOD)活性并显著降低丙二醛(MDA)的含量。显示肉桂醛和肉桂酸对大鼠的心肌缺血性损伤模型具有保护作用，这种保护作用可能与其抗炎、抗氧化的能力，并能促进NO释放有关[35]。肉桂油30mg/kg和肉桂醛30mg/kg治疗后，对腹腔注射0.1ml柯萨奇病毒B组3型(CVB_3)建立的病毒性心肌炎模型小鼠的死亡率均显著降低，中位生存时间延长，第10天心肌中CVB_3mRNA含量和血清NO含量均显著下降。心肌中iNOS，TNF-α，NF-κB P65和TLR_4蛋白质表达显著降低；第10天和第21天病理评分显著降低，两组间比较无统计学差异。证实肉桂油治疗病毒性心肌炎的作用机制可能与其有效成分肉桂醛抑制体内TLR_4-NF-κB信号转导有关[36]。

13. 其他作用　抑制前列腺增生作用。肉桂提取物0.88、0.44、0.22g/kg灌胃给药，1次每天，共28天，能减轻丙酸睾丸酮所致小鼠前列腺增生模型前列腺湿重和前列腺指数，肉桂提取物能抑制良性前列腺增生。

抗血小板聚集作用。肉桂水煎剂6g生药/kg给大鼠静脉注射能抑制体内ADP诱导的大鼠血小板聚集；肉桂水煎剂200mg/ml能抑制ADP诱导的大鼠体外血小板聚集。

14. 毒理研究 肉桂毒性较低。有试验报道以成人常用剂量65倍量连续给药7天，实验小鼠无死亡，未见明显毒副作用。小鼠灌服肉桂水提物120g/kg未见死亡，小鼠灌服肉桂石油醚提取物的 LD_{50} 为8.24ml/kg[14]。小量桂皮醛可引起小鼠运动性抑制，眼睑下垂；大量则引起肢体强烈痉挛，运动失调，耳血管扩张，呼吸急促，死后病检见胃肠道有发炎与腐蚀现象。过量服用的患者可出现头晕眼花、目胀、口干、心烦、咳嗽、身热发痒、喉痛、鼻衄等表现，甚则可见血尿、尿道灼痛等肾炎、膀胱炎症状[37]。

【参考文献】［1］姜琼，邹盛勤，周伟华，等．肉桂总多酚的提取工艺优选及降糖作用考察．中国实验方剂学杂志，2013，19(20)：21-23.

［2］卢兆莲，黄才国．肉桂多酚改善 $HepG_2$ 细胞胰岛素抵抗的分子机制．中国实验方剂学杂志，2012，18(24)：276-279.

［3］Li R，Liang T，Xu LY，et al. Protective effect of cinnamon polyphenols against STZ-diabetic mice fed high-sugar，high-fat diet and its underlying mechanism. Food Chem Toxicol，2013，51(1)：419-425.

［4］李唯佳，王绪平，俞忠明，等．肉桂挥发油对糖尿病大鼠血糖、血脂的影响．中国中医药科技，2012，19(1)：37-38.

［5］Ping H，Zhang G，Ren G. Antidiabetic effects of cinnamon oil in diabetic KK-Ay mice. Food Chem Toxicol，2010，48(8-9)：2344-2349.

［6］Cao H，Graves DJ，Anderson RA，et al. Cinnamon extract regulates glucose transporter and insulin-signaling gene expression in mouse adipocytes. Phytomedicine，2010，17(13)：1027-1032.

［7］Jiao LH，Zhang X，Huang LQ，et al. Proanthocyanidins are the major anti-diabetic components of cinnamon water extract. Food Chem Toxicol，2013，56(2)：398-405.

［8］Chen L，Sun P，Wang T，et al. Diverse mechanisms of antidiabetic effects of the different procyanidin oligomer types of two different cinnamon species on db/db mice. J Agric Food Chem，2012，60：9144-9150.

［9］叶伊琳，李莉，张敏敏，等．肉桂对高脂饮食诱导的肥胖性高血压大鼠症状的改善及Toll样受体的影响．中国老年学杂志，2013，22(2)：606-613.

［10］Couturier K，Qin B，Batandier C，et al. Cinnamon increases liver glycogen in an animal model of insulin resistance. Metabolism：clinical and experimental，2011，60(11)：1590-1597.

［11］Cheng DM，Kuhn P，Poulev A，et al. *In vivo* and *in vitro* antidiabetic effects of aqueous cinnamon extract and cinnamon polyphenol-enhanced food matrix. Food Chem，2012，135：2994-3002.

［12］Akilen R，Tsiami A，Devendra D，et al. Glycated haemoglobin and blood pressure-lowering effect of cinnamon in multi-ethnic Type 2 diabetic patients in the UK：a randomized，placebo-controlled，double-blind clinical trial. Diabet Med，2010，27(10)：1159-1167.

［13］张倩，张冰，金锐，等．肉桂油与肉桂水提物对虚寒证模型大鼠的药理作用及其数理分析．中西医结合杂志，2011，9(9)：983-990.

［14］徐晓玉．新世纪全国高等医药院校改革教材·中药药理学(供中西医结合专业用)，2010：153-154.

［15］Morgan AM，El-Ballal SS，El-Bialy BE，et al. Studies on the potential protective effect of cinnamon against bisphenol A-and octylphenol-induced oxidative stress in male albino rats. Toxicology Reports，2014，1：92-101.

［16］Azab KS，Mostafa AA，Ali EMM，et al. Cinnamon extract ameliorates ionizing radiation-induced cellular injury in rats. Ecotox Environ Safe，2011，74：2324-2329.

［17］李荣，路冠茹，姜子涛．肉桂精油抗氧化性能及清除自由基能力的研究．食品科技，2010，35(2)：166-170.

［18］张文风．肉桂对慢性脑缺血大鼠氧化应激及神经因子表达的影响．中医杂志，2010，51(7)：645-648.

［19］黄宏妙，郭占京，蒋凌风，等．肉桂水提液对全脑缺血再灌注损伤大鼠MAO和CAT的影响．中国实验方剂学杂志，2011，17(23)：159-161.

［20］Panickar KS，Polansky MM，Graves DJ，et al. A procyanidin type A trimer from cinnamon extract attenuates glial cell swelling and the reduction in glutamate uptake following ischemia-like injury in vitro. Neuroscience，2012 Jan 27；202：87-98.

［21］Qin B，Panickar KS，Anderson RA，et al. Cinnamon polyphenols regulate S100β，sirtuins，and neuroactive proteins in rat C6 glioma cells. Nutrition，2014，30：210-217.

［22］王步江，刘金福，樊秀花，等．肉桂精油抑菌活性研究．食品与机械，2011，27(6)：166-182.

［23］Buru AS，Pichika MR，Neela V，et al. *In vitro* antibacterial effects of Cinnamomum extracts on common bacteria found in wound infections with emphasis on methicillin-resistant Staphylococcus aureus. J Ethnopharmacol，2014，153：587-595.

［24］王帆，杨静东，王春梅，等．肉桂醛对大肠埃希菌和铜绿假单胞菌的作用机制．江苏农业学报，2011，27(4)：888-892.

［25］黄丽珠，詹宏林，王聪，等．肉桂水提物对大鼠肠道梭菌属Ⅳ簇细菌和拟杆菌的影响．食品工业科技，2012，33(18)：124-127.

［26］刘蕾，曲章义，王淑秋，等．肉桂醛抗腺病毒作用研究．中国病理生理学杂志，2011，27(8)：1467-1471.

［27］丁媛媛，邱麟，曾明，等．肉桂油抗柯萨奇病毒B3的血清药理学研究．医药导报，2012，31(7)：870-873.

[28] Yeh CF，Chang JS，Wang KC，et al. Water extract of Cinnamomum cassia Blume inhibited human respiratory syncytial virus by preventing viral attachment，internalization，and syncytium formation. J Ethnopharmacol，2013，147(2)：321-326

[29] Hong JW，Yang GE，Kim YB，et al. Anti-inflammatory activity of cinnamon water extract *in vivo* and *in vitro* LPS-induced models. BMC Complement Altern Med，2012，28(12)：237.

[30] Sung YY，Yoon T，Jang JY，et al. Inhibitory effects of Cinnamomum cassia extract on atopic dermatitis-like skin lesions induced by mite antigen in NC/Nga mice. J Ethnopharmacol，2011，133：621-628.

[31] 陈立平，张慧萍，陈光，等. 肉桂油成分分析及肉桂醛体外抗肿瘤活性研究. 中国微生态学杂志，2012，24(4)：327-330.

[32] 王国红，郭直岳，石松林，等. 肉桂酸对人骨肉瘤 MG-63 细胞增殖和分化的影响. 中国药理学通报，2012，28(9)：1262-1266.

[33] Koppikar SJ，Choudhari AS，Suryavanshi SA，et al. Aqueous cinnamon extract(ACE-c) from the bark of Cinnamomum cassia causes apoptosis in human cervical cancer cell line(SiHa) through loss of Mitochondrial Membrane Potential. BMC Cancer，2010，10：742-743.

[34] Assadollahi V，Parivar K，Roudbari NH，et al. The effect of aqueous cinnamon extract on the apoptotic process in acute myeloid leukemia HL-60 cells. Adv Biomed Res，2013，2(2)：25.

[35] Song F，Li H，Sun JY，et al. Protective effects of cinnamic acid and cinnamic aldehyde on isoproterenol-induced acute myocardial ischemia in rats. J Ethnopharmacol，2013，150(1)：125-130.

[36] 丁媛媛，赵钢涛，杨凡，等. 肉桂油对病毒性心肌炎小鼠心肌中 TLR_4-NF-κB 信号转导的影响. 中国药学杂志，2010，45(5)：348-352.

[37] 徐晓玉. 中药药理与应用. 3 版. 北京人民卫生出版社，2014：105-106.

吴茱萸

Wuzhuyu

本品为芸香科植物吴茱萸 *Evodia rutaecarpa*(Juss.) Benth.、石虎 *Evodia rutaecarpa*(Juss.) Benth. var. *officinalis*(Dode) Huang 或疏毛吴茱萸 *Evodia rutaecarpa*(Juss.) Benth.var. *bodinieri*(Dode) Huang 的干燥近成熟果实。主产于贵州、湖南、四川、云南、陕西。8～11 月果实尚未开裂时，剪下果枝，晒干或低温干燥，除去枝、叶、果梗等杂质。以饱满、色绿、香气浓者为佳。

【炮制】 **制吴茱萸** 取净吴茱萸，加甘草水拌润，炒干。

【性味与归经】 辛、苦，热；有小毒。归肝、脾、胃、肾经。

【功能与主治】 散寒止痛，降逆止呕，助阳止泻。用于厥阴头痛，寒疝腹痛，寒湿脚气，经行腹痛，脘腹胀痛，呕吐吞酸，五更泄泻。

【效用分析】 吴茱萸辛散苦泄，性热祛寒，主入肝经，既散肝经之寒邪，又疏肝气之郁滞，为治肝寒气滞诸痛之主药，尤善治寒凝肝经的厥阴头痛。寒疝腹痛，及治冲任虚寒，瘀血阻滞之痛经。

吴茱萸善于散寒温中而止痛，还能疏肝下气而止呕，适用于肝寒犯胃之胁腹疼痛，呕吐吞酸。还因其有散寒止痛之功，可用于寒湿脚气。

吴茱萸性味辛热，入脾肾经。能温脾益肾，助阳止泻，用治脾肾阳虚，五更泄泻。

【配伍应用】

1. 吴茱萸配生姜 二药均有温胃散寒止呕作用。吴茱萸重在降逆，生姜偏于宣通。二药配伍，则降逆功效甚佳。适用于厥阴头痛，干呕吐涎沫，苔白脉迟等。

2. 吴茱萸配川楝子 吴茱萸、川楝子均可疏肝行气止痛。吴茱萸辛温偏于开郁降气，川楝子苦寒偏于清热行气。二者相伍，具有开郁行气止痛之功。适用于寒热郁结、肝胃不和的疼痛、疝气等。

3. 吴茱萸配木瓜 吴茱萸温降下行，散寒燥湿；木瓜和中去湿、舒筋活络。二者相配，既能疏肝通经络，又能驱除寒湿之邪气。用治寒湿脚气、小腹胀满冷痛、吐泻等。

4. 吴茱萸配黄连 吴茱萸辛热，能疏肝解郁，降逆止呕，兼能制酸止痛；黄连清泻肝火、胃热，使肝火得清、胃火得降。两药合用，既疏肝解郁，使肝气调达，郁结得开；又取其下气之用，以和胃降逆。并能反佐以制黄连之寒，可引领黄连入肝经，使泻火而无凉遏之弊。共收清泻肝火、降逆止呕之效。可以用于治疗肝郁化火、肝胃不和所致之胁痛口苦、呕吐吞酸等。

5. 吴茱萸配白芍 吴茱萸辛热，能疏肝解郁；白芍甘酸敛阴，能养血柔肝、缓急止痛。两药相配，一温一凉，一辛散一酸收，既可以白芍补虚和营之功缓吴茱萸伤阴之弊，又可以助吴茱萸疏肝下气之功，行白芍补益之性，使其相反相成。用于治疗脘腹挛急疼痛。

6. 吴茱萸配当归 吴茱萸辛热燥烈，首归于肝，兼入脾胃，疏肝行气，温中散寒，性善下行而温肝肾，暖胞宫；当归辛甘而温，既补血又行血，血中之气药，为妇科养血调经所常用。两药同用，吴茱萸温散，当归行血助之；当归温补，吴茱萸温经而行之。吴茱萸得当归温散而不伤阴血，当归得吴茱萸补血而不碍血行，相辅相助，刚柔相济，温经活血，调经止痛。用于治疗冲任虚寒之月经延期，量少而黑，少腹冷痛等症。

【鉴别应用】生吴茱萸与制吴茱萸 生吴茱萸辛热，有小毒，多外用；长于祛寒燥湿，用于口疮、牙疼、湿疹等。制吴茱萸毒性降低，燥性缓和，常供内服；具有散寒止痛、降逆止呕、助阳止泻的功效，多用于厥阴头痛、行经腹痛、脘腹冷痛，呕吐吞酸，寒疝腹痛，寒湿脚气，五更泄泻。

【方剂举隅】

1. 左金丸（《丹溪心法》）

药物组成：吴茱萸、黄连。

功能与主治：清泻肝火，降逆止呕。适用于肝火犯胃证，症见胁肋疼痛，嘈杂吞酸，呕吐口苦，舌红苔黄，脉弦数。

2. 吴茱萸汤（《伤寒论》）

药物组成：吴茱萸、人参、生姜、大枣。

功能与主治：温中补虚，降逆止呕。适用于肝胃虚寒，浊阴上逆证，食后泛泛欲呕，或呕吐酸水，或干呕，或吐清涎冷沫，胸满脘痛，巅顶头痛，畏寒肢凉，甚则伴手足逆冷，大便泄泻，烦躁不宁，舌淡苔白滑，脉沉弦或迟。

3. 当归四逆加吴茱萸生姜汤（《伤寒论》）

药物组成：当归、芍药、吴茱萸、通草、桂枝、细辛、生姜、大枣、甘草。

功能与主治：温经散寒，养血通脉，和中止呕。适用于血虚寒凝，手足厥冷，兼寒邪在胃，呕吐腹痛者。

4. 温经汤（《金匮要略》）

药物组成：吴茱萸、当归、芍药、川芎、人参、桂枝、阿胶、牡丹皮、生姜、甘草、半夏、麦冬。

功能与主治：温经散寒，养血祛瘀。适用于漏下不止，血色暗而有块，淋漓不畅，或月经超前或延后，或逾期不止等，而见少腹里急，腹满，傍晚发热，手心烦热，唇口干燥，舌质暗红，脉细而涩。亦治妇人宫冷，久不受孕。

5. 香连丸（《和剂局方》）

药物组成：吴茱萸、黄连、木香。

功能与主治：清热化湿，行气化滞。适用于湿热痢疾，症见下痢赤白相兼，腹痛，里急后重。

【成药例证】

1. 复方黄连素片（《临床用药须知中药成方制剂卷》2020 年版）

药物组成：木香、吴茱萸、白芍、盐酸小檗碱。

功能与主治：清热燥湿，行气止痛，止痢止泻。用于大肠湿热，赤白下痢，里急后重或暴注下泻，肛门灼热；肠炎、痢疾见上述证候者。

2. 四神丸（片）（《临床用药须知中药成方制剂卷》2020 年版）

药物组成：补骨脂（盐炒）、肉豆蔻（煨）、吴茱萸（制）、五味子（醋制）、大枣（去核）。

功能与主治：温肾散寒，涩肠止泻。用于肾阳不足所致的泄泻，症见肠鸣腹胀、五更溏泻、食少不化、久泻不止、面黄肢冷。

3. 戊己丸（《临床用药须知中药成方制剂卷》2020 年版）

药物组成：黄连、白芍（炒）、吴茱萸（制）。

功能与主治：泻肝和胃，降逆止呕。用于肝火犯胃、肝胃不和所致的胃脘灼热疼痛、呕吐吞酸、口苦嘈杂、腹痛泄泻。

4. 小儿健脾贴膏（《临床用药须知中药成方制剂卷》2020 年版）

药物组成：吴茱萸、丁香、五倍子、磁石、麝香、冰片。

功能与主治：温中健脾，和胃止泻。用于脾胃虚寒所致的小儿消化不良，症见大便次数增多、内含不消化物。

5. 四方胃片（《临床用药须知中药成方制剂卷》2020 年版）

药物组成：海螵蛸、浙贝母、吴茱萸、川楝子、延胡索、黄连、苦杏仁、柿霜、沉香。

功能与主治：调肝和胃，制酸止痛。用于肝胃不和所致的胃脘疼痛、呕吐吞酸、食少便溏；消化不良、胃及十二指肠溃疡见上述证候者。

【用法与用量】 2～5g，外用适量。

【注意】

1. 本品辛热燥烈，易耗气动火，故不宜多用、久服；阴虚有热者忌用。

2. 孕妇慎用。

【本草摘要】

1.《神农本草经》 “主温中下气，止痛，咳逆寒热，除湿，血痹，逐风邪，开腠理。”

2.《本草纲目》 “开郁化滞，治吞酸，厥阴痰涎头痛，阴毒腹痛，疝气血痢，喉舌口疮。”

3.《本草经疏》 “吴茱萸，辛温暖脾胃而散寒邪，则中自温，气自下，而诸证悉除。”

【化学成分】 主要含生物碱类成分：吴茱萸碱，吴茱萸次碱，吴茱萸新碱、羟基吴茱萸碱、吴茱萸酰胺等；

挥发油：吴茱萸烯、罗勒烯、柠檬苦素（吴茱萸内酯）、吴茱萸内酯醇等；还含吴茱萸酸、吴茱萸啶酮、吴茱萸苦素等。

中国药典规定本品含吴茱萸碱（$C_{19}H_{17}N_3O$）和吴茱萸次碱（$C_{18}H_{13}N_3O$）的总量不得少于0.15%；含柠檬苦素（$C_{26}H_{30}O_8$）不得少于0.20%。

【药理毒理】 本品具有抑制胃肠运动、抗溃疡、止泻，抗心肌损伤、降血压，抗炎镇痛、抗肿瘤、抗血栓等作用。

1. 对消化系统的作用

(1) 抑制胃肠道运动的作用　吴茱萸水煎剂按生药10g/kg灌胃能抑制小鼠墨汁胃肠推进。吴茱萸以生物碱为主的醇溶三氯甲烷萃取物50、100、200mg/kg灌胃，可使小鼠酚红糊排空减慢，拮抗新斯的明、甲氧氯普胺、利血平所致小鼠胃排空亢进，协同阿托品的胃排空抑制作用，且呈一定的量效依赖关系；该三氯甲烷提取物1×10^{-6}、1×10^{-5}、5×10^{-5}、1×10^{-4}g/ml终浓度可拮抗乙酰胆碱致大鼠离体肠管收缩，使氯化钡致大鼠离体肠管收缩减弱。吴茱萸次碱100mg/kg灌胃对正常小鼠离体肠推进运动有抑制作用；10、30、100mg/kg灌胃能拮抗新斯的明促进小鼠离体小肠平滑肌蠕动的作用；拮抗甲氧氯普胺、利血平所致小鼠胃排空亢进，并且呈一定的剂量依赖关系；对抗组胺或乙酰胆碱对豚鼠离体肠管收缩的作用。

(2) 抗胃肠溃疡作用　吴茱萸水煎剂按生药10、20g/kg灌胃，有抗消炎痛加乙醇性小鼠胃溃疡和小鼠水浸应激性胃溃疡的作用，10g/kg对盐酸性或幽门性大鼠胃溃疡均有防治作用[1]。50%吴茱萸甲醇提取物2g/kg灌胃可对抗小鼠水浸应激性溃疡。吴茱萸水提物2g/kg大鼠连续灌胃给药每天1次连续3天，对水浸法引起的大鼠胃黏膜损伤均具有保护作用。吴茱萸能显著降低血清胃泌素，减轻胃酸刺激，显著降低溃疡指数，减少小鼠醋酸扭体次数[1]。吴茱萸水煎液5.4g/kg，吴茱萸多糖5.4、2.7g/kg和吴茱萸内酯5.4、2.7g/kg连续灌胃给药14天，对冷水应激胃溃疡实验大鼠和幽门结扎胃溃疡实验大鼠均能显著降低溃疡指数。显示吴茱萸多糖和吴茱萸内酯对胃溃疡有治疗作用[2]。吴茱萸三氯甲烷提取物50、100、300mg/kg给溃疡性结肠炎小鼠灌胃14天，能增加体重，抑制腹泻及粪便潜血，降低结肠病理性损伤、结肠组织MPO水平、脾指数。

(3) 止泻作用　吴茱萸水煎剂10、20g/kg灌服可对抗番泻叶和蓖麻油引起的小鼠腹泻，吴茱萸生品及甘草制、盐制、醋制炮制品按生药10g/kg给小鼠灌胃可减少番泻叶致小鼠腹泻湿粪数。

(4) 调节胃功能的作用　吴茱萸水煎液4.1g/kg，每隔12小时给药1次共给药3次，对灌服4℃冰知母水提液复制的胃实寒证模型大鼠，能显著升高胃组织细胞内腺苷酸环化酶（AC）含量，降低磷酸二酯酶（PDE）含量，升高环磷酸腺苷（cAMP）含量及cAMP/cGMP比值。提示吴茱萸水煎液是通过升高胃组织AC与cAMP含量，降低PDE含量，调节cAMP/cGMP稳定而恢复胃的生理功能，从而发挥温中散寒功效[3]。

2. 改善循环的作用

(1) 强心作用　吴茱萸对心脏有强心、抗心肌缺血、抗心肌损伤等作用。其有效部位是吴茱萸生物碱。水提醇沉法制的吴茱萸注射液200g/kg给家兔或犬静脉注射，能增加兔在体心肌收缩幅度，麻醉犬射血前期与左室射血期比值变小，心肌收缩功能指数增加，心搏出量、心输出量、心脏指数、心搏指数、左室每搏功增加；1×10^{-4}、1×10^{-3}g/ml可使离体蟾蜍心脏心肌收缩幅度增加；5×10^{-4}～4×10^{-3}g/ml能增加蟾蜍心脏心肌输出量。吴茱萸碱10μmol/L和吴茱萸次碱30μmol/L对离体豚鼠有与Vanilloid受体激动剂辣椒素相似的正性肌力和变时作用，增加剂量即出现脱敏作用。吴茱萸次碱0.3、1μmol/L对豚鼠离体心房肌有正性肌力和正性频率作用。吴茱萸经乙醇提取和乙酸乙酯萃取获得的提取物50、100、200mg/kg腹腔注射每天1次，连续18天，可使野百合碱所致右室肥大模型大鼠的右室肥大指数、右室相对质量和肺重/体重均显著降低，使心肌组织钙调神经磷酸酶（CaN）mRNA和CaN催化亚基（CnA）蛋白表达显著降低。显示吴茱萸提取物能改善野百合引起的大鼠右心室肥大，其机制可能与抑制CaN信号转导通路有关[4]。

(2) 抗心肌缺血作用　吴茱萸次碱60、90mg/kg连续灌胃给药7天，能显著降低垂体后叶素及异丙肾上腺素所致急性心肌缺血小鼠血清中乳酸脱氢酶（LDH）、肌酸激酶（CK）的活性的升高。吴茱萸次碱60mg/kg连续灌胃给药7天，能显著改善冠状动脉结扎大鼠血流动力学指标的变化，显著降低血清中LDH、CK的酶活力及丙二醛（MDA）的含量，显著升高超氧化物歧化酶（SOD）活性。显示吴茱萸次碱对实验动物急性心肌缺血有一定的保护作用[5]。吴茱萸次碱100、300μg/kg对在体心脏缺血-再灌注损伤大鼠静脉注射可缩小心肌梗死面积，降低血清CK，升高血浆CGRP。

(3) 抗心律失常作用　在去氢吴茱萸碱0.1～0.3μmol/L浓度对人类心肌和心肌细胞体外试验中，去氢吴茱萸碱能通过Na^+和Ca^{2+}内流的减少，静止的细胞内pH和

Na^+-H+的交换活性增加，拮抗强心剂引起的心律失常[6]。

(4) 收缩胸主动脉作用　吴茱萸提取物能够诱导大鼠胸主动脉环的收缩，且均具有一定的剂量效应。在肾上腺素收缩血管的基础上，吴茱萸提取物能够引起进一步的收缩反应。250mg/L 的吴茱萸提取物的血管收缩程度是 50mmol/L KCl 收缩的 113%，是 10μmol/L 肾上腺素的 78%，为 20mmol/L 咖啡因的 183%。细胞表面α受体的拮抗剂酚妥拉明，能够明显抑制吴茱萸提取物收缩血管活性，而β、M 和血管紧张素Ⅱ受体拮抗剂普萘洛尔、阿托品和氯沙坦均未对吴茱萸提取物的收缩血管活性带来影响[7]。吴茱萸水煎剂对家兔离体胸主动脉平滑肌具有收缩作用。实验显示：①吴茱萸水煎剂浓度 0.1、0.2、0.4、0.8、1.6mg/ml 可使家兔离体胸主动脉环张力呈浓度依赖性增加，且内皮完整的胸主动脉环收缩作用明显强于去内皮组。②酚妥拉明阻断离体胸主动脉平滑肌α受体后，吴茱萸水煎剂不再使去内皮及内皮完整的胸主动脉环张力增加。③四氨基吡啶与吴芙萸水煎剂的缩血管作用无关，四乙胺与吴茱萸水煎剂的缩血管作用有协同性。说明吴茱萸水煎剂对家兔离体胸主动脉的收缩作用是内皮依赖性的，其机制与α受体有关[8]。用左旋硝基精氨酸甲酯和吲哚美辛苦预孵育血管环后，吴茱萸使血管环张力上升的幅度降低。用 $BaCl_2$ 预孵育血管环后对吴茱萸的缩血管作用没有影响。推测吴茱萸水煎液内还存在可诱导血管内皮细胞释放 NO 和前列环素的成分，使血管舒张，部分抵消其收缩作用[9]。

(5) 促进血循、升高体温　吴茱萸具有增加组织器官血流量的作用。吴茱萸 70%甲醇提取物灌胃可增加大鼠背部皮肤血流量，使其直肠温度上升，并可增加正常大鼠腹主动脉和腔静脉血流量，对水浸应激造成的血流量减少和温度下降有恢复作用。以激光 Doppler 法还可观察到精制吴茱萸可增加大鼠大脑皮质运动区脑血流量作用。吴茱萸乙醇提取物、吴茱萸碱、吴茱萸次碱有升高体温的作用。上述作用可以改善畏寒、肢冷等临床症状，是其辛热之性的具体体现。吴茱萸促进血循，升高体温的作用亦是其“回阳救逆、温中散寒”功能及其临床效果的药理作用基础[10]。

3. 对血管的作用

(1) 扩血管、降血压作用　吴茱萸注射液 60mg/kg 给家兔静脉注射，耳廓微动脉和微静脉管径及毛细血管点数先缩小，然后随时间延长而增大。疏毛吴茱萸甲醇提取物 50、200、500mg/kg 灌胃，可增加正常大鼠背部皮肤血流及直肠温度；恢复浸水处理引起的血流量减少和直肠温度下降，轻微降低麻醉大鼠血压；终浓度 0.1～0.75mg/ml 能抑制 CI 和 NE 诱导的离体主动脉血管收缩。吴茱萸次碱 10、30μmol/L 能降低抗原攻击所致豚鼠离体主动脉血管的收缩效应。吴茱萸甲醇提取物 0.5mg/kg 对自发性高血压大鼠腹腔注射能够降低其动脉血压并持续 4 小时以上。吴茱萸次碱 10、20、40mg/kg 灌胃给药每日 1 次连续 4 周，对于自发性高血压大鼠(SHR)及两肾一夹(2K1C)高血压大鼠两个模型，均有较好的降压作用。并能使 SHR 大鼠血浆血栓素(TXB_2)水平降低，使 6-酮-前列腺-$F_{1\alpha}$(6-Keto-PGF$_{1\alpha}$)水平升高；使 2K1C 大鼠血浆肾素活性(PRA)、心房钠肽(ANP)水平升高。显示吴茱萸次碱能明显降低高血压大鼠的血压，其降压效果可能与调节 TXA_2 水平，改善血管内皮功能及增加舒血管物质 ANP 有关[11]。

(2) 抗血管损伤作用　吴茱萸次碱 10mg/(kg・d)添加于标准饲料中自 12 月龄开始喂养大鼠至 12 月龄，每周按体重调整剂量，对大鼠动脉增龄性衰老变化有延缓的作用。能使衰老大鼠丙二醛水平显著降低，超氧化物歧化酶(SOD)、谷胱甘肽(GSH)、内皮型一氧化氮合酶(eNOS)mRNA、磷酸化 eNOS 和 eNOS 蛋白表达均显著升高。提示吴茱萸次碱可以提高自然增龄大鼠动脉血管的抗氧化能力，增加 eNOS 的表达，从而发挥延缓大鼠血管衰老的作用[12]。吴茱萸碱 0.1μmol/L 和 1.0μmol/L 明显抑制血管紧张素Ⅱ(AngⅡ)诱导的血管平滑肌细胞(VSMC)光密度值的增加，显著抑制 AngⅡ上调细胞外信号调节激酶-1(ERK-1)、VSMC 中增殖细胞核抗原(PCNA)和原癌基因 c-myc mRNA 的表达，显著上调丝裂原活化蛋白激酶磷酸酶-1(MKP-1)蛋白的表达。显示吴茱萸碱能抑制 AngⅡ诱导的 VSMC 增殖，其机制与下调 ERK mRNA、上调 MKP-1 蛋白的表达有关[13]。吴茱萸碱 0.01、0.1、1μmol/L 呈浓度依赖性抑制 AngⅡ引起的 VSMC 细胞培养上清液中一氧化氮合酶(NOS)活性和一氧化氮(NO)的含量减少，内皮型 NOS(eNOS)mRNA 表达下调而增殖细胞核抗原(PCNA)mRNA 表达上调等作用，能减少细胞周期中 S 期而升高 G_0/G_1 期细胞的比率。显示吴茱萸碱可促进 NO 的合成、释放，通过阻滞 VSMCs 于 G_0/G_1 期是抑制 VSMCs 增殖的机制之一[14]。吴茱萸次碱能显著地减弱溶血性磷脂酰胆碱(LPC)导致的人脐静脉内皮细胞活力下降、培养基乳酸脱氢酶(LDH)水平升高、TNF-α 含量升高等内皮细胞损伤作用；还能显著促进降钙素基因相关肽(CGRP)mRNA 的表达。以上作用能被特异性阻断剂 CAPZ(阻断 VR1)或 CGRP8-37(阻断 CGRP 受体)拮抗。显示吴茱萸次碱具有抗动脉粥样硬化内皮损伤的作用，其机制与通过激活 VR1 促进

CGRP的合成和释放有关[15]。

4. 抗炎、镇痛作用　吴茱萸水煎剂10、20g生药/kg给小鼠灌胃，均能减少酒石酸锑钾或醋酸引起的扭体反应次数，延长热痛刺激反应潜伏期，抑制二甲苯耳肿胀、醋酸腹腔毛细血管通透性增高和角叉菜胶足肿胀。吴茱萸生品及甘草制、盐制、醋制炮制品10g生药/kg给小鼠灌胃，均能缩短热痛刺激反应潜伏期，减少醋酸所致扭体次数，抑制蛋清小鼠足肿胀，小鼠二甲苯耳肿胀，抑制醋酸致小鼠腹腔毛细血管通透性增加。吴茱萸分离部位100mg/kg给佐剂性关节炎大鼠于致炎前1天开始连续灌胃14天，可降低非造模侧足肿胀，降低胸腺指数和脾指数。吴茱萸水提组分高2.5g/kg、中1.25g/kg、低0.63g/kg剂量组连续给药7天，可显著减少小鼠扭体反应次数，显著提高小鼠热板痛阈值，且呈现良好的“量-效”关系。其镇痛机制与降低血中PGE_2含量有关[16]。吴茱萸乙醇、甲醇、水3种提取物300mg/kg天灌胃给药连续1周，均能显著抑制小鼠扭体反应及福尔马林致痛小鼠Ⅱ相反应舔足时间具有显著的镇痛作用。其中吴茱萸乙醇提取物的镇痛效果优于甲醇提取物和水提物，且乙醇提取物中的镇痛有效成分含量高于甲醇提取物和水提物[17]。吴茱萸挥发油组分、吴茱萸内酯组分、20%乙醇洗脱组分和生物碱1组分（均为1.95g/kg）对醋酸致小鼠扭体均具有显著镇痛作用[18]。吴茱萸提取物乳膏0.4%双脚均匀涂布约0.2g能缓解热所致小鼠疼痛，涂布小鼠背部0.2g对福尔马林所致两相疼痛均有明显镇痛作用，并呈载药量依赖性。能显著降低福尔马林引起的炎症细胞浸润程度和疼痛部位皮肤中降钙素基因相关肽表达量，且降钙素基因相关肽量随时间的延长而减少。提示局部施用吴茱萸提取物乳膏对小鼠有镇痛作用，有药量依赖性，其镇痛机制可能与耗竭并阻断皮肤中降钙素基因相关肽传导并协同抗炎作用有关[19]。

5. 影响代谢的作用

（1）调节肝能量代谢的作用　吴茱萸水提取物4.2g/kg灌胃大鼠30天，能显著升高大鼠肝组织Na^+，K^+-ATP酶和琥珀酸脱氢酶（SDH）的活性，有升高肝脏Ca^{2+}-ATP酶活性的趋势，能显著降低大鼠肝糖原的含量。提示吴茱萸可能通过促进肝糖原的分解、增加SDH酶活性而产生更多ATP，通过增加肝脏Na^+，K^+-ATP酶和Ca^{2+}-ATP酶活性而增加ATP的消耗，从而起到调节肝脏能量代谢的作用[20]。吴茱萸4.2、2.1g生药/kg灌胃给药12天，对利血平所致虚寒证大鼠均能显著升高血清游离脂肪酸（NEFA）值，升高SDH活力，显著降低ADP、AMP及TAN含量，升高EC值，显著降低Na^+，K^+-ATP酶活力。提示吴茱萸通过提高NEFA含量及SDH活性，促进线粒体呼吸功能，提高线粒体氧化磷酸化效率，可能有利于虚寒证大鼠ATP的生成[21]。吴茱萸能显著影响虚寒证大鼠肝组织线粒体的能量代谢。吴茱萸生药2.1、4.2g/kg灌胃给药12天，能显著升高皮下注射利血平所致的虚寒证大鼠ST3及RCR，2.1g/kg还能明显升高Pgc-1α mRNA表达量，4.2g/kg还能明显增加Cox4、Ucp2 mRNA、Nrf1 mRNA表达量。提示吴茱萸可能通过促进Pgc-1α mRNA和Nrf1 mRNA的表达，调节线粒体呼吸链中Cox4表达量，增加线粒体呼吸功能及氧化磷酸化效率；还可能通过增加Pgc-1α，激活肝脏中Ucp2 mRNA的表达使线粒体解耦联呼吸增强，增加产热[22]。

（2）调节骨能量代谢的作用　吴茱萸水提取物4.2g/kg灌胃大鼠30天，能显著升高骨骼肌Na^+，K^+-ATP酶、Ca^{2+}-ATP酶、SDH活性，显著降低肌糖元含量，显著降低UCP3 mRNA的表达量。提示吴茱萸水提物可能通过促进了肌糖原的分解、增加SDH酶的活性、减少UCP3 mRNA表达减少骨骼肌产热从而产生更多ATP，通过增加Na^+，K^+-ATP酶和Ca^{2+}-ATP酶活性而增加ATP的消耗，起到调节骨骼肌能量代谢的作用[23]。

（3）调节寒证动物能量代谢的作用　吴茱萸水煎液1.35g/kg或吴茱萸挥发油1.35g/kg连续灌胃给药7天，可在不同程度上纠正或缓解水应激寒症大鼠血清中与能量代谢、物质代谢相关的多巴胺（DA）、五羟色胺（5-HT）、去甲肾上腺素（NE）、乙酰胆碱酯酶（AChE）及17-羟皮质类固醇（17-OHCS）等中枢神经递质及激素的含量[24]。吴茱萸水煎液0.42、0.21g生药/ml灌胃连续12天，对先大剂量后小剂量皮下注射利血平所致的虚寒证大鼠模型，均能显著对抗其体质量减轻，体温下降，自主活动次数及耳部微循环血流量减少，可明显增加其自主活动次数及耳部微循环血流量[25]。

（4）降血脂、降血糖作用　吴茱萸提取物相当于吴茱萸碱0.03%比例加入正常饲料或0.02%比例加入高脂饲料中，连续喂养12周，可降低大鼠肾脏和附睾周围脂肪，降低血游离脂肪酸、TG和肝中总脂肪、肝TC、TG水平。吴茱萸次碱25mg/（kg·d）连续给药7周，能明显降低链脲佐菌素注射所致2型糖尿病肥胖大鼠模型的总胆固醇（TC）、甘油三酯（TG）、低密度脂蛋白胆固醇（LDL-C），升高高密度脂蛋白胆固醇（HDL-C），明显降低血清炎症因子C-反应蛋白（CRP），改善2型糖尿病肥胖大鼠的肾、肝、胰的病理变化。但对血糖值没有明显降低（$P>0.05$）。显示吴茱萸次碱能降低2型糖尿病肥胖大鼠的血脂，减轻炎症反应，改善肾、肝、胰的病理变化[26]。吴茱萸碱 0.05%加入正常饲料，饲养 13 周后，肥胖大鼠体重和 Lee's 指数，内脏脂肪重量及指数，血清总胆固醇和甘油三酯含量均显著降低。吴茱萸碱还能逆转肥胖并发的血管肥厚，与正常大鼠相比，肥胖大鼠胸主动脉组织和 DRG 中 TRPV1 表达降低，血清和腹主动脉 CGRP 增加。显示吴茱萸碱对高脂饮食诱导的肥胖具有良好的预防作用，其作用机制可能与调节血清、血管组织和 DRG 中 CGRP 和 TRPV1 的表达有关[27]。AMP 蛋白激酶（AMPK）是维持细胞和机体能量代谢平衡的重要激酶，被认为是 2 型糖尿病、肥胖症等代谢疾病的重要药物靶点。进一步研究发现吴茱萸中的喹唑啉类生物碱吴茱萸碱在人肾上皮细胞系 293T 细胞中能激活 AMPK，吴茱萸碱激活 AMPK 的机制不同于该研究中用到的 AMPK 激活剂。且证明吴茱萸碱是一种新 AMPK 激活剂，它的作用机制不同于小檗碱、AICAR 和 A-769662 等已知的 AMPK 激活剂[28]。

（5）降尿酸　吴茱萸碱 18、9mg/kg 灌胃给药每天 1 次连续 6 天，对于大鼠灌胃次黄嘌呤 100mg/kg 加皮下注射氧嗪酸钾盐 20mg/kg 所致尿酸增高模型能显著降低血尿酸，10、20、40mg/kg 能显著抑制二甲苯致小鼠耳肿胀，显著抑制醋酸引起小鼠扭体反应，9、18、36mg/kg 对大鼠关节足肿胀的抑制有显著性。提示吴茱萸碱具有降血尿酸、抗炎、镇痛作用[29]。吴茱萸碱 16、8、4mg/kg 均可显著降低酵母灌胃所致高尿酸血症模型鹌鹑血清中尿酸（UA）含量。吴茱萸碱 8mg/kg 能显著降低模型动物黄嘌呤氧化酶（XOD）的活性，16mg/kg 能显著降低模型动物鸟嘌呤脱氨酶（GD）的活性。提示吴茱萸碱具有降尿酸的作用，其机制可能与降低模型动物 XOD、GD 活性有关[30]。

6. 改善学习记忆的作用　去氢吴茱萸碱能显著提高衰老小鼠水迷宫定向航行能力和空间探索能力。与 D-半乳糖 120mg/kg 皮下注射 60 天造成的亚急性衰老模型相比，去氢吴茱萸碱 6mg/kg 连续灌胃 70 天的小鼠在水迷宫的逃避潜伏期和搜索距离显著缩短，脑内 SOD 活性明显提高，小鼠在原平台象限探索时间百分比，探索距离百分比均显著提高。显示去氢吴茱萸碱能够改善 D-半乳糖诱导的衰老小鼠模型的学习记忆功能障碍，该作用可能与抗氧化应激有关[31]。提前给予吴茱萸碱 12.5mg/（kg·d）灌胃连续 8 周，可使 D-半乳糖所致记忆障碍模型大鼠的学习和记忆能力显著增强，血浆和脑组织 SOD 显著增加、MDA 的含量显著降低，脑皮质和海马中β淀粉样肽（Aβ）的含量显著降低。提示吴茱萸碱可能通过减少脑组织 Aβ 的产生和增强机体的抗氧化作用来预防 D-半乳糖对大鼠学习记忆的损伤[32]。小鼠脑手术前 30 分钟腹腔注射 0.02ml/kg 吴茱萸次碱 504μg/kg 或 252μg/kg 可不同程度的改善脑缺血再灌注损伤造成的小鼠学习记忆能力障碍。与模型组比较，吴茱萸次碱 504μg/kg 可显著改善小鼠的学习记忆功能障碍，显著降低脑组织中一氧化氮（NO）的含量、一氧化氮合酶（NOS）和诱导性一氧化氮合酶（iNOS）的活性。提示吴茱萸次碱对脑缺血再灌注损伤小鼠的学习记忆能力具有保护作用，其机制可能与降低 NO 的含量，影响 NOS 和 iNOS 的活力有关[33]。与两侧颈总动脉阻断 5 分钟后再恢复血流所造成的脑缺血再灌注损伤小鼠学习记忆障碍模型小鼠相比，术前 30 分钟腹腔注射给予吴茱萸次碱 84、252、504μg/kg 小鼠避暗实验潜伏期显著延长，错误次数显著减少；小鼠脑内丙二醛（MDA）含量显著减少，超氧化物歧化酶（SOD）的活力、谷胱甘肽过氧化物酶（GSH-Px）的活力显著升高。提示吴茱萸次碱可改善脑缺血再灌注损伤造成的小鼠学习记忆障碍，这一作用可能与提高小鼠脑内 SOD 及 GSH-Px 活力减少自由基的产生和造成的损伤有关[34]。

7. 抗肿瘤作用　吴茱萸对多种肿瘤有体内外抑瘤作用，有效成分是吴茱萸碱等。

（1）抗胃癌作用　人胃癌细胞 SGC-7901 经 2.5、5.0、10.0μmol/L 的吴茱萸碱处理后，恶性增殖和穿膜细胞数均明显下降，且呈剂量依赖性；吴茱萸碱处理后，SGC-7901 的 MKmRNA 及蛋白表达均明显下调，且呈时间、浓度依赖性。显示吴茱萸碱可明显抑制胃癌细胞的增殖及侵袭能力，其机制可能与下调 MK 基因表达有关[35]。浓度范围 0.5、1、2.5、5mg/L 的吴茱萸碱对人胃腺癌细胞 SGC-7901 的增殖也有剂量、时间依赖性抑制作用。可使细胞基因组 DNA 电泳出现阶梯状条带，G_0/G_1 期和 S 期细胞减少，细胞核染色质边集、核碎裂及凋亡小体，大量细胞停滞在 G_2/M 期，凋亡细胞增多。显示吴茱萸碱对 SGC-7901 细胞的抑制作用与诱导其凋亡使细胞停滞于 G_2/M 期相关[36]。吴茱萸碱可通过激活 caspase-3，caspase-8，caspase-9 诱导 SGC-7901 细胞凋亡机制，将 SGC-7901 细胞阻滞在 G_2/M 期，抑制癌细胞增殖，增加癌细胞凋亡[37]。吴茱萸碱 0.5、1.0、1.5μmol/L 能显著抑制 SGC-7901 细胞增殖，显著诱导 SGC-7901 细胞凋亡，且随剂量和时间的增加作用增强，胱天蛋白酶抑制剂（Z-VAD-FMK）可使其作用减弱。提示吴茱萸碱诱导胃癌 SGC-7901 细胞凋亡除胱天蛋白酶途径外，还存在其他的诱导凋亡途径[38]。

（2）抗结肠癌作用　吴茱萸碱 1.5、3.0μmol/L 和

6.0μmol/L 作用 24、48、72 小时，均能显著抑制体外培养人结肠癌 HCT-116 细胞增殖受到抑制，且呈时间和浓度依赖性。吴茱萸碱作用 HCT-116 细胞 48 小时后，S 期细胞由正常的 13.9%显著增加至 39.7%，细胞凋亡率由正常 4.2%显著增加至 14.9%。随着药物浓度的增加，细胞的形态发生改变，胞膜破裂，产生细胞碎片，并出现大量漂浮细胞；部分细胞出现细胞核固缩、核发白、染色质凝集等凋亡变化。同时 p53、Bax 和激活型胱天蛋白酶 3 蛋白表达显著增加，Bcl-2、细胞周期蛋白 A1 蛋白表达显著下降。显示吴茱萸碱能够通过下调细胞周期蛋白 A1 的表达，激活 p53 信号通路，下调 Bcl-2，上调 Bax，破坏 Bcl-2/Bax 的比例，激活胱天蛋白酶 3 等途径，共同促进人结肠癌 HCT-116 细胞的凋亡[39]。吴茱萸 0.3g/kg 灌胃 7 天对大鼠结肠肠腺细胞具有抑制细胞增殖、促进凋亡作用[40]。

（3）抗肝癌作用　吴茱萸碱 20、10、5mg/kg 连续灌胃 10 天可降低肝癌腹水型 HepA 荷瘤小鼠肿瘤重量，随着药物浓度的增加，肿瘤重量逐渐下降，抑瘤率提高。吴茱萸碱 64、16、4、1、0.25μmol/L 共同培养 24、48、72 小时，抑制人肝癌细胞 $HepG_2$ 的生长，降低成活率，呈时间与浓度依赖性，降低细胞平均光密度，1μmol/L 吴茱萸碱作用 12、24、36 小时后细胞阻滞于 G_2/M 期。吴茱萸抗肿瘤的可能机制与直接细胞毒、诱导肿瘤细胞凋亡等有关。

（4）抗肉瘤 S_{180} 作用　吴茱萸碱 20、10、5mg/kg 连续灌胃 10 天随着药物浓度的增加，S_{180} 肿瘤重量逐渐下降，抑瘤率提高。吴茱萸碱 50、25、12.5mg/kg 连续灌胃 14 天，可抑制 H_{22} 荷瘤小鼠瘤重，延长 S_{180} 荷瘤小鼠平均存活时间，且呈一定的量效关系。吴茱萸碱对 S_{180} 荷瘤小鼠的肿瘤生长具有较显著的抑制作用。茱萸碱 50mg/kg 每日灌胃 1 次，连续 12 次，抑瘤率可达到 43.6%，并能显著升高 S_{180} 荷瘤小鼠外周血的白细胞，对红细胞和血小板的影响不大。显示吴茱萸碱对小鼠在体肿瘤 S_{180} 具有一定的抑制作用，升高荷瘤小鼠白细胞数量，可能是其抗肿瘤的作用机制之一[41]。

（5）抗乳腺癌作用　随着吴茱萸碱浓度的增加，作用时间的延长，人乳腺癌细胞（MDA-MB-231）的增殖活力抑制率逐渐增高，吴茱萸碱分别作用 MDA-MB-231 细胞 24 小时，48 小时和 72 小时，增殖活力抑制率达到 50% 时的浓度（IC_{50}）为 175.5μmol/L，124.3μmol/L 和 108.7μmol/L。吴茱萸碱对 MDA-MB-231 细胞迁移的抑制作用呈剂量依赖性和时间依赖性，在 24 小时内还能呈剂量依赖性促进细胞凋亡[42]。吴茱萸碱对雌激素依赖性人乳腺癌细胞（MCF-7）和雌激素非依赖性人乳腺癌细胞（MDA-MB- 231）的增殖具有显著抑制作用，且在一定的浓度范围内呈现剂量依赖性增强。吴茱萸碱能显著降低雌激素受体（ER）α 和β 的 mRNA 和蛋白质水平。这表明吴茱萸碱可能部分通过抑制 ER 来抑制乳腺癌细胞增殖[43]。

（6）抗其他肿瘤作用　吴茱萸碱 5、10、25、50μmol/L，对白血病细胞株 K562、Raji、Jurkat 细胞均有显著的抑制作用，并呈时效量效关系。作用 48 小时的 IC_{50} 值分别为 K562 细胞 17.84μmol/L，Raji 细胞 27.49μmol/L，Jurkat 细胞 18.89μmol/L。吴茱萸碱作用后三种细胞阻滞在 G_2/M 期，凋亡率、死亡率及胞内 ROS 水平随着药物浓度增加而增加。显示吴茱萸碱对不同起源的白血病细胞均有抑制增殖的作用[44]。当吴茱萸碱与顺铂（DDP）联用时，可明显提高人肺腺癌耐药株 A549/DDP 细胞对化疗药的敏感性，使凋亡细胞显著增加。吴茱萸碱 0.125、0.25mg/L 针对 A549/DDP 细胞对 DDP 的耐药逆转倍数分别为 3.668 和 11.48。细胞 MDR1、NF-κB、Bcl-2、MMP-2 和 VEGF 的 mRNA 表达均随着吴茱萸碱浓度的增加和时间的延长而逐渐下降。A549/DDP 细胞中 pIκB-α 的表达水平随着吴茱萸碱作用时间的延长逐渐下降，pIKKα 表达则无显著变化。显示吴茱萸碱可以通过抑制 IκB-α 的磷酸化阻断 NF-κB 信号通路，促进细胞凋亡，抑制细胞增殖，增加耐药细胞对 DDP 的敏感性[45]。吴茱萸碱 1、10、100μg/ml 对涎腺腺样囊性癌 ACC-M 细胞具有时间-浓度依赖性生长抑制作用，最大生长抑制率可达 89%。吴茱萸碱可诱导 ACC-M 细胞凋亡，凋亡率随处理时间延长和药物浓度增加而上升。吴茱萸碱同时可引起 ACC-M 细胞死亡。吴茱萸碱可以诱导细胞凋亡和（或）死亡，从而抑制涎腺腺样囊性癌 ACC-M 细胞增殖[46]。吴茱萸碱对人类黑素瘤 A375-S2 细胞的增殖有明显抑制作用，PI3K/Akt 和 Fas-L/NF-κB 信号通路可能是吴茱萸碱诱导 A375-S2 细胞凋亡的原因[47]。肿瘤坏死因子相关凋亡诱导配体（TRAIL）能选择性诱导癌症细胞死亡而不会影响健康细胞。大部分神经胶质瘤细胞对 TRAIL 诱导的凋亡具有耐受作用。吴茱萸碱单独使用可以抑制 U87 胶质母细胞瘤细胞增长。吴茱萸碱与 TRAIL 联合应用，吴茱萸碱能使 U87 胶质母细胞瘤细胞对 TRAIL 的敏感性增强[48]。研究发现吴茱萸碱抗肿瘤作用机制还能通过多条信号通路，如依赖于 caspase、凋亡诱导因子（AIF）或 P38MAPK/ERK 等通路诱导细胞凋亡、坏死，从而提高肿瘤细胞的死亡率。此外，吴茱萸碱还能在体外抑制肿瘤细胞合成血管内皮生长因子

(VEGF)以及与血管生成相关的多种酶的活化，从而抑制血管生成，并且在体内体外抑制肿瘤细胞的浸润和转移[49]。

8. 对凝血系统的作用 吴茱萸对凝血系统有抗血小板聚集、抗血栓等作用。其有效成分是吴茱萸次碱等。吴茱萸次碱 50、100mmol/L 可剂量依赖性地抑制由胶原刺激引起的血小板中钙离子浓度的升高；100、200mmol/L 可抑制由胶原刺激引起的血小板中花生四烯酸的释放；50～200mmol/L 可剂量依赖性地抑制由胶原刺激引起的血小板中磷酸肌醇的生成；200mg/g 静脉注射可延长正常大鼠肠系膜静脉中血栓的形成时间；50mg/g 静脉注射可延长正常大鼠肠系膜动脉的流血时间。吴茱萸次碱 25～200mg/kg，给小鼠静脉注射具有抗在体血栓形成作用。

9. 其他作用

(1) 抗氧化、抗缺氧作用 吴茱萸多糖清除羟自由基达 50%清除率时所需的浓度(IC_{50})为 358.1μg/ml。吴茱萸水煎剂能延长断头小鼠张口动作的持续时间和 KCN 中毒小鼠的存活时间，提高机体抗缺氧能力。

(2) 抗肝纤维化作用 吴茱萸碱 18、9mg/kg 灌胃给药 14 天能显著抑制 CCl_4 诱导的小鼠肝纤维化程度，使血清 ALT、AST 水平及肝脏组织中 MDA 水平显著降低，SOD 显著提高。能显著抑制肝组织中 TGF-1 和 PDGF 的蛋白表达。显示吴茱萸碱具有显著的改善肝纤维化作用[50]。

(3) 抗抑郁作用 吴茱萸碱对慢性温和不可预见应激(CUMS)模型大鼠具有抗抑郁作用，可以扭转 CUMSD 大鼠的过激行为和生化变化。经过吴茱萸碱治愈 CUMSD 症后，大鼠对蔗糖的偏好会减少，5-HT 和 NA 的数量会减少，安静的时间会增多以及还能改善皮质甾酮的分泌过多。吴茱萸碱能上调脑衍生神经营养因子(BDNF)和磷酸化原肌球蛋白-激酶(p-TrkB)的表达，对 TrkB 没有改变。提示吴茱萸碱对 CUMSD 症大鼠具有潜在的抗抑郁作用，它的机制可能是与调节海马中的单胺类递质和脑衍生神经营养因子-受体(BDNF-TrkB)信号有关[51]。

(4) 调节免疫作用 浓度为 10μg/ml 的吴茱萸碱能显著促进成熟小鼠骨髓来源树突状细胞 DC(mDC)和体外诱导培养未成熟 DC 细胞(iDC)抗原提呈功能。经吴茱萸碱处理 iDC 后上调大于 2 倍的细胞因子有 7 个(VEGF、DPPIV/CD26、IGF-1、IL-17BR、MDC、Pro-MMP-9、Eotaxin-2)，处理 mDC 后上调大于 2 倍的细胞因子有 2 个(Eotaxin-2、IL-13)。提示吴茱萸碱处理 mDC 和 iDC 后，细胞因子的分泌功能发生了明显改变，这些细胞因子影响着 DC 的抗原摄取、迁移、抗原提呈[52]。

(5) 抗卵巢囊泡综合征作用 吴茱萸碱 40mg/kg 每天 1 次，连续 22 天灌胃，显著降低多囊卵巢综合征模型大鼠的体重，维持动情周期，降低血清 T、LH 和 INS 水平，使卵巢卵泡壁颗粒细胞层数及黄体数量增加，具有改善多囊卵巢征象和胰岛素抵抗、恢复排卵的作用[53]。

(6) 抗子宫痉挛作用 吴茱萸水煎液终浓度 0.006g/ml 对缩宫素引起的大鼠离体子宫痉挛性收缩有显著的抑制作用[54]。

10. 毒理研究 吴茱萸口服毒性小。吴茱萸水提物和 70%乙醇提取物 1～10g 生药/kg 给小鼠灌胃观察 7 天，未见毒性和异常；Ame 试验、小鼠精子畸变试验、骨髓微核试验均阴性，未见致突变性。综合 Ames 试验、体外 CHL 细胞染色体畸变试验和小鼠骨髓嗜多染红细胞微核试验 3 个遗传试验结果，吴茱萸醇提物无遗传毒性，但在体外试验中茱萸次碱和柠檬苦素有致突变性[55]。生品吴茱萸仅限外用，内服须经炮制后使用。超剂量服用而产生的中毒表现为强烈的腹痛、腹泻、视力障碍、错觉、脱发、胸闷、头痛、眩晕或皮疹、孕妇易流产等症状[56]。

(1) 急性毒性 吴茱萸不同组分对小鼠急性毒性强度为：挥发油>全组分>醇提组分>水提组分。吴茱萸挥发油半数致死量(LD_{50})值为 2.70ml/(kg・d)，95%的可信限为 2.58～2.84ml/(kg・d)；吴茱萸全组分、醇提组分和水提组分无法作出 LD_{50}，半数致死量(LD_{50})试验结果按含生药量计算分别为 15.6、70.6g/(kg・d)和 80.0g/(kg・d)，分别相当于临床 70kg 人每千克体重日用量的 242.7 倍、1098.2 倍和 1244.4 倍。显示吴茱萸药材具有一定的毒性，与药典和文献记载相符[57]。经口灌胃给予吴茱萸水煎剂 40、60、80g/kg 体重 1 次，小鼠的血清 ALT、AST、LDH 和 TBIL 活性均显著升高，肝细胞肿胀或形成液化泡，脂肪变性，细胞边界不清并且有炎症细胞的浸润，甚至肝脏组织呈现出坏死面积。吴茱萸水煎剂三氯甲烷提取物经口以 120g/kg 给予小鼠后血清 ALT 显著升高。吴茱萸水煎剂肝脏毒性成分存在于萃取部分[58]。吴茱萸乙醇提取物 30、60g/kg 灌胃给药大鼠 1 次，3 天后部分大鼠肝组织出现中央静脉、小叶下静脉周围肝细胞疏松及灶性坏死，14 天后部分动物肝组织出现结构紊乱，散在灶性肝细胞变性、坏死等病理改变。显示大鼠一次灌胃给予吴茱萸乙醇提取物后可对其产生一定的毒性，肝脏为其主要毒性靶器官之一，主要表现为血清转氨酶及肝脏系数增加，肝脏中央静脉及小叶下静脉周围肝细胞疏松[59]。

(2) 亚急毒性 吴茱萸水煎液 100、50g/kg 灌胃给药

8天后，小鼠血清ALT、AST、肝脏指数均显著上升，病理形态学改变随剂量增大而损伤严重。吴茱萸水煎液50g/kg连续给药20天，小鼠ALT从31.7U/L升高至621.4U/L，AST从120.0U/L升高至407.6U/L，肝脏指数和病理形态学的改变随时间而加重。显示吴茱萸水煎液小鼠连续口服给药可以造成肝脏的损伤，毒性与时间、剂量呈一定相关性[60]。小鼠灌服吴茱萸水煎液30g生药/kg 21天后，血清中ALT显著升高，肝组织出现肝细胞点状坏死和炎症细胞浸润；与氧化应激相关指标肝SOD/MDA值、GSH-Px和NOS活性明显下降，GSH含量显著升高；炎症因子TNF-α，IL-1β和IL-8含量显著升高。显示吴茱萸致肝毒性的机制与自由基及炎症因子的产生有关[61]。吴茱萸水煎液30、20、10g/kg灌胃小鼠连续21天血清中ALT、AST显著升高；肝脏组织形态学出现肝细胞灶性坏死；肝组织中SOD/MDA，GSH-Px和NOS活性显著下降，GSH含量显著升高；炎症介质TNF-α、IL-1β、IL-6含量显著升高。显示大剂量吴茱萸致小鼠肝毒性的机制可能与自由基及炎症因子的产生有关[62]。吴茱萸水提组分8.0、4.0、2.0g/kg在连续给药35天后可导致大鼠体重、饮食、饮水显著下降，血中丙氨酸转氨酶(ALT)、天冬氨酸转氨酶(AST)、碱性磷酸酶(ALP)、总蛋白(TP)水平显著增高，白蛋白(ALB)及白蛋白/球蛋白(A/G)显著降低，肝脏质量和肝体比值增大，并有不同程度的肝组织损伤。对总胆红素(TBI)、尿素氮(BUN)、肌酐(Cr)、血糖(Glu)、胆固醇(CHO)等指标和血常规影响不明显。上述肝毒性损伤程度与用药剂量呈一定相关性。停药恢复20天大鼠上述各指标仅有高剂量组ALT指标与空白组比较有显著性差异，其余指标未见显著性差异。显示长时间给予一定剂量的吴茱萸水提组分可造成对大鼠明显的蓄积毒性，其毒性损伤部位以肝损伤为主，经过25天恢复期观察，其脏器损伤基本可恢复[63]。

(3) 长期毒性　吴茱萸水提取物16.67g生药/kg每日灌胃给药1次，连续给药30天，大鼠血清谷草转氨酶(AST)、总胆固醇(TC)、睾丸指数显著升高；按生药16.67、4.98、1.67g/kg 3个剂量组血糖(Glu)降低，肝脏指数显著升高。吴茱萸水提取物按生药16.67g/kg给药90天，大鼠总胆固醇(TC)、红细胞分布宽度(RDW)显著升高。生药16.67、4.98、1.67g/kg 3个剂量组血糖(Glu)显著降低、肝脏指数显著升高，生药16.67、4.98g/kg剂量组血红蛋白(HGB)显著降低、脾脏指数显著升高。给药90天高剂量部分大鼠肝脏可见肝细胞灶性坏死，肝细胞胞浆疏松，部分动物染色质固缩凝聚，线粒体不同程度肿胀，胞浆内可见大量脂滴。停药14天，吴茱萸3个剂量组总胆固醇(TC)、肝脏指数升高，生药16.67g/kg脾脏指数、网织红细胞、分布宽度(RDW)仍高于对照组。显示吴茱萸水提物重复灌胃大鼠，可引起肝脏、脾脏指数升高、血胆固醇含量增加，肝细胞形态发生显著病理变化[64]。

(4) 肝脏毒性

①挥发油：小鼠单次灌服1.35ml/kg的吴茱萸挥发油后，血清ALT、AST值随时间不同造成肝损害程度也不同，均可导致肝脏指数明显升高，小鼠血清ALT、AST均在给药后6小时达到高峰；肝组织病理学检查显示，吴茱萸挥发油可在给药8～72小时内对肝组织产生明显损伤。吴茱萸挥发油对肝组织的损伤作用随着剂量增大，ALT、AST升高显著，呈剂量依赖关系。显示小鼠单次灌服吴茱萸挥发油可造成小鼠一定的急性肝损伤，其对肝损伤程度呈现有一定的“量-时-毒”关系[65]。

②水提物：小鼠单次灌服32.5g/kg的吴茱萸水提组分后，血清ALT、AST值随时间不同均造成肝损害程度也不同，均可导致肝脏指数明显升高，小鼠血清ALT、AST均在给药后2小时达到高峰；肝组织病理学检查显示，吴茱萸水提组分可在给药8～72小时内对肝组织产生明显损伤。吴茱萸水提组分不同剂量组对肝组织产生不同程度的损伤，且随着剂量增大，ALT、AST升高显著，呈剂量依赖关系。显示小鼠单次灌服吴茱萸水提组分可造成小鼠一定的急性肝损伤，其对肝损伤程度呈现有一定的“量-时-毒”关系[66]。茱萸水提组分多次给药致小鼠肝毒性研究显示：小鼠血清和肝组织ALT、AST在给药后1天开始升高，3天肝毒性明显，可持续到7天。给药后7天之内，吴茱萸水提组分在0.63～5.0g/kg可造成小鼠显著的肝毒性损伤，表现ALT、AST、碱性磷酸酶(AKP)、总胆红素(TBI)升高，白蛋白(ALB)降低，肝体比值增高，肝细胞出现不同程度的水肿和脂肪变性、间质充血，上述变化随剂量的增加而逐渐加重。显示多次给小鼠灌服一定剂量的吴茱萸水提组分可造成明显的肝损伤，并呈现一定的肝毒性“量-时-毒”关系[67]。吴茱萸水提组分高2.5g/kg、中1.25g/kg、低0.63g/kg剂量组连续灌胃给药7天，小鼠出现腹泻、怠动、烦躁、体重增长缓慢等毒性症状。给药7天后血清和肝组织内谷丙转氨酶(ALT)、谷草转氨酶(AST)活性均显著升高，肝体比值明显增大；血清尿素氮(BUN)、肌酐(Cr)含量无明显变化，肾体比值只有高剂量组出现增大；血中前列腺素E_2(PGE_2)水平、超氧化物歧化酶(SOD)活性、谷胱甘肽(GSH)和谷胱甘肽过氧化物酶(GSH-Px)的含量和活

性明显下降，丙二醛(MDA)含量、一氧化氮(NO)、一氧化氮合酶(NOS)含量和活性明显升高。上述变化随剂量的增加而逐渐加重，呈现一定的量-毒关系。显示连续给小鼠灌服吴茱萸水提组分对肝脏产生毒副作用，并呈现一定的剂量依赖关系，其毒性机制与氧化损伤有一定相关性[68]。吴茱萸水提组分在 0.63～5.0g/kg 连续给药 7 天，可致血中和肝组织内 MDA 含量增加，同时 SOD 活性下降；血和肝组织中一氧化氮(NO)含量增加，一氧化氮合酶(NOS)活性升高；血和肝组织中谷胱甘肽(GSH)含量下降，谷胱甘肽过氧化物酶(GSH-Px)活性下降。上述变化趋势随剂量增加而加重，与空白对照组比较有明显差异。显示连续给小鼠灌服一定剂量的吴茱萸水提组分可致小鼠肝毒性损伤，其损伤途径与引起机体氧化应激后诱导脂质过氧化有关[69]。吴茱萸水提取物或醇提物 16.67g/kg 每天灌胃给小鼠连续 15 天，均可导致小鼠肝脏重量、肝指数显著增加，肝脏磷酸化 Erk1/2、CK1e 和 CDK8 蛋白表达量显著上调，磷酸化 Stat3 和 Src 蛋白表达量显著下调。提示吴茱萸致肝毒性分子机制可能与 Erk1/2、CDK8、CK1e、Stat3 和 Src 信号分子相关[70]。小鼠灌服吴茱萸水煎液 30g 生药/kg 连续给药后，肝损伤早期敏感血清生物标志物α-GST，Arg-1 和 PNP 于 7～35 天持续显著升高，GLDH 于 14～35 天显著升高，停药 7 天两者均有所下降。血常规生化指标 ALT 于 21 天显著升高，肝脏组织于 21 天出现肝细胞点状坏死和炎症细胞浸润。显示大剂量吴茱萸致肝损伤的血清早期生物标志物有α-GST、GLDH、Arg-1 和 PNP[71, 72]。

③吴茱萸次碱：小鼠静脉给予吴茱萸次碱 10mg/kg 连续 7 天后，血清中的 ALP 水平有极显著的上升，AST、丙氨酸转氨酶(ALT)、尿素氮(BUN)、肌酐(Cr)水平只出现升高的趋势，病理学检查发现约 1/3 的小鼠肝脏出现肝细胞核分裂象增多，仅有 1 只小鼠肾脏出现嗜碱性病变[73]。体外实验，吴茱萸次碱 2、4g/ml 使人正常肝细胞(HL7702)、人胚胎肾细胞(HEK293)活力均显著下降，相同浓度下的吴茱萸次碱对肝细胞的抑制作用大于肾细胞；吴茱萸次碱 4μg/ml 使肝细胞上清液中的天冬氨酸转氨酶(AST)、碱性磷酸酶(ALP)、乳酸脱氢酶(LDH)水平均显著升高。导致肝细胞三磷酸腺苷(ATP)耗竭和细胞色素 C 释放，激活细胞死亡信号，可能是吴茱萸肝脏损伤的毒性机制[74]。

【参考文献】 [1] 闫利华，张毅，林岭，等. 不同基原吴茱萸温中止痛疗效及其作用机制的比较研究. 中国药学杂志，2011，46(5)：344-348.

[2] 杨炳友，宋佳欣，孟永海，等. 吴茱萸多糖和吴茱萸内酯抗胃溃疡作用的研究. 中医药信息，2012，29(3)：11-15.

[3] 秦华珍，腾飞，黄燕琼，等. 10 味温中散寒药对胃实寒证大鼠胃组织 AC，PDE，cAMP，cGMP 及 cAMP/cGMP 的影响. 中国中药杂志，2013，38(22)：3967-3969.

[4] 高永双，孙安盛，何娜，等. 吴茱萸提取物对大鼠右室肥大及钙调神经磷酸酶的抑制作用研究. 中国药房，2011，22(27)：2508-2510

[5] 杨建文，吴芹，王玉和. 吴茱萸次碱对实验动物急性心肌缺血损伤的保护作用. 中国生化药物杂志，2012，33(6)：776-779.

[6] Loh. SH，TsaiYT，LeeCY，et al. CI. Antiarrhythmic effects of dehydroevodiamine in isolated human myocardium and cardiomyocytes. J Ethnopharmacol，2014，153(3)：753-62.

[7] Wang Xiukun，Wang Yugang，Zhan Honglei，et al. Omp-reensive study of Evodia rutaecarpa-induced contraction on blood vascular *in vivo* and *in vitro*. Chinese Journal of Natural Medicines，2011，9(1)：65-73.

[8] 陈天琪，杨卫平，王嫣，等. 黔产吴茱萸水煎剂对家兔离体胸主动脉作用及机制的研究. 时珍国医国药，2012，23(12)：3024-3025.

[9] 王嫣，杨卫平，陈天琪，等. 吴茱萸对家兔离体胸主动脉作用机制的实验研究. 中国药学杂志，2013，48(7)：517-520.

[10] 徐晓玉. 新世纪全国高等医药院校改革教材·中药药理学(供中西医结合专业用)，2010：151-153.

[11] 及时雨，齐平建. 吴茱萸次碱对高血压大鼠血压的影响及作用机制. 中国生化药物杂志，2012，33(3)：237-240.

[12] 马懿，吴赛珠，龚勋，等. 吴茱萸次碱对大鼠动脉增龄性改变的干预影响. 中华老年心脑血管病杂志，2014，16(7)：743-746.

[13] 侯化化，徐洋，李强，等. 吴茱萸碱抑制大鼠血管平滑肌细胞增殖及对细胞外信号调节激酶-1 表达的影响. 中国现代医学杂志，2014，24(35)：5-9.

[14] 侯化化，张婧怡，林淑娴，等. 吴茱萸碱抑制血管紧张素Ⅱ致大鼠血管平滑肌细胞增殖的研究. 华西药学杂志，2014，29(6)：645-647.

[15] 邱模昌，余艳荣，张瑜，等. 吴茱萸次碱对内皮细胞损伤的保护效应及机制. 时珍国医国药，2013，24(3)：580-582.

[16] 黄伟，孙蓉. 基于临床药效剂量下的吴茱萸镇痛及伴随毒副作用研究. 中国中药杂志，2013，38(13)：2176-2181.

[17] 蔡卿嫣，魏晶晶，李伟荣. 吴茱萸不同提取物的镇痛作用及其有效成分含量的比较研究. 中药新药与临床药理，2014，25(3)：179-182.

[18] 杨志欣，孟永海，王秋红，等. 吴茱萸化学拆分组分的性味药理学评价. 中医药学报，2011，39(4)：11-13.

[19] 王婷，陈菲，李溯，等. 吴茱萸提取物乳膏镇痛作用及其

机制探讨．中国药学杂志，2013，48(2)：106-110.

[20] 黄丽萍，彭淑红，张甦，等．热性中药对大鼠肝脏能量代谢相关因子的影响．中国中药杂志，2010，35(6)：1470-1472.

[21] 黄丽萍，余日跃，李森，等．吴茱萸对利血平所致虚寒证大鼠肝脏能量代谢的影响．中药药理与临床，2013，29(3)：111-114.

[22] 黄丽萍，余日跃，彭淑红，等．热药吴茱萸对利血平所致虚寒证大鼠肝脏能量代谢相关机制的影响．中国中药杂志，2013，38(20)：3539-3541.

[23] 黄丽萍，彭淑红，胡强，等．6味热性中药对大鼠骨骼肌能量代谢相关因子的影响．中华中医药杂志，2010，25(2)：228-230.

[24] 孟永海，王秋红，杨炳友，等．基于大鼠应激性胃溃疡寒症模型的吴茱萸各性味组分的药性研究．中国中药杂志，2014，39(3)：498-502.

[25] 黄丽萍，余日跃，李森，等．利血平所致大鼠虚寒证模型的研究及热药吴茱萸的干预作用．中华中医药杂志，2014，29(11)：3416-3419.

[26] 聂绪强，俞林花，陈怀红，等．吴茱萸次碱对2型糖尿病肥胖大鼠的干预作用．中国药理学通报，2010，26(7)：872-876.

[27] 石海莲，郑沁乐，吴大正．吴茱萸碱对肥胖并发血管肥厚的作用研究．中国药理学通报，2011，27(12)：1687-1692.

[28] 陈志芬，张志杰，易俊阳，等．吴茱萸碱通过新的机制激活AMP蛋白激酶的研究．南京中医药大学学报，2012，28(4)：342-344.

[29] 宋英，盛蓉，李涓，等．吴茱萸碱治疗痛风的药效学研究．中药药理与临床，2011，27(6)：17-19.

[30] 呼梅，刘金伟，宋英，等．吴茱萸碱对鹌鹑高尿酸血症的影响研究．中药药理与临床，2014，30(5)：38-40.

[31] 康文静，梁冰，李淑芳，等．去氢吴茱萸碱及盐酸小檗碱对 D-半乳糖致衰老模型小鼠学习记忆的影响．中国药科大学学报，2010，41(4)：372-374.

[32] 张常娥，王晓丽，赵灿国，等．去氢吴茱萸碱对 D-半乳糖大鼠学习记忆障碍的预防作用及其机制．广东医学，2012，33(16)：2395-2397.

[33] 严春临，张季，高艳青，等．吴茱萸次碱对脑缺血再灌注小鼠的保护作用及作用机制研究．中国实验方剂学杂志，2013，19(6)：264-266.

[34] 严春临，张季，吴雪智，等．吴茱萸次碱对脑缺血再灌注小鼠学习记忆障碍的改善作用研究．中国药理学与毒理学杂志，2012，26(3)：418.

[35] 祁卫东，周永静，范钰．吴茱萸碱对人胃癌 SGC-7901 细胞增殖、侵袭的影响及机制探讨．山东医药，2010，50(34)：25-26.

[36] 田秀丽，张瑾，王小亮，等．吴茱萸碱对人胃腺癌细胞 SGC-7901 作用的研究．北京中医药大学学报，2011，34(2)：115-117.

[37] Yang L，Liu X，Wu D，et al. Growth inhibition and induction of apoptosis in SGC-7901 human gastric cancer cells by evodiamine. Mol Med Rep，2014，9(4)：1147-1152.

[38] 黄海，张筠源，刘鑫，等．吴茱萸碱抑制胃癌 SGC-7901 细胞生长及诱导凋亡作用的研究．检验医学，2010，25(12)：952-955.

[39] 赵绿翠，张景勍，游智梅，等．吴茱萸碱对人结肠癌细胞周期阻滞及凋亡的影响．中国药理学与毒理学杂志，2014，28(6)：863-869.

[40] 周昕，董立，吴大正，等．黄连、吴茱萸及其药对对 DMH 诱导的大鼠结肠肠腺增殖与凋亡的影响．中药药理与临床，2010，26(3)：35-39.

[41] 李立宏，蒋丽娜，石永威，等．吴茱萸碱对 S_{180} 荷瘤小鼠抑瘤作用及血常规的影响．中国老年学杂志，2013，33：96-98.

[42] 李想，石海莲，谢建群，等．吴茱萸碱对 MDA-MB-231 细胞增殖迁移及 IL-8 表达的影响．中药药理与临床，2014，30(3)：27-30.

[43] Wang KL，Hsia SM，Yeh JY，et al. Anti-proliferative effects of evodiamine on human breast cancer cells. PLoS One，2013，8(6)：67297.

[44] 董瑞红，陆志刚．吴茱萸碱诱导不同起源的白血病细胞凋亡的研究．实用医学杂志，2011，27(10)：1722-1724.

[45] 农丽，伍钢，戴晓芳，等．吴茱萸碱逆转人肺癌细胞株 A549/DDP 耐药机制的实验研究．临床肿瘤学杂志，2010，15(6)：487-492.

[46] 贾志宇，邸永宾，李晓玲，等．吴茱萸碱抑制涎腺腺样囊性癌细胞系 ACC-M 增殖的实验研究．实用口腔医学杂志，2012，28(5)：592-596.

[47] Wang C，Li S，Wang. MWEvodiamine-induced human melanoma A375-S2 cell death was mediated by PI3K/Akt/caspase and Fas-L/NF-kappaB signaling pathways and augmented by ubiquitin-proteasome inhibition. Toxicol in Vitro，2010，24(3)：898-904.

[48] Khan M，Bi Y，Qazi JI，et al. Evodiamine sensitizes U87 glioblastoma cells to TRAIL via the death receptor pathway. Mol Med Rep，2015，11(1)：257-262.

[49] 张醇，梁华平．吴茱萸碱抗肿瘤活性研究进展．中国新药杂志，2010，19(17)：1558-1562.

[50] 张天柱，杨世海，赵雷，等．吴茱萸碱改善 CCl_4 引起的小鼠肝纤维化损伤研究．中药药理与临床，2014，30(3)：63-65.

[51] Jiang ML，Zhang ZX，Li YZ，et al. Antidepressant-like effect of evodiamine on chronic unpredictable mild stress rats. Neurosci Lett，2015，19，588：154-158.

[52] 赖思含，范霞，魏强，等．吴茱萸碱对小鼠树突状细胞分泌细胞因子的影响．中国免疫学杂志，2010，26：787-791.

[53] 杜芳，姚珍薇．吴茱萸碱对多囊卵巢综合征模型大鼠的影

响. 激光杂志，2013，34(2)：86-88.

[54] 王嫣，杨卫平，陈天琪，等. 贵州广西两产地吴茱萸对大鼠离体子宫痛经模型的影响. 时珍国医国药，2013，24(8)：1877-1878.

[55] 夏祺悦，刘燕萍，杨润芳，等. 吴茱萸及其主要成分的遗传毒性研究. 世界中医药，2014，9(2)：145-154.

[56] 徐晓玉. 全国中医药高职高专卫生部规划教材·中药药理与应用(第三版)，2014：103-105.

[57] 黄伟，赵燕，孙蓉. 吴茱萸不同组分对小鼠急性毒性试验比较研究. 中国药物警戒，2010，7(3)：129-134.

[58] 祝靓靓，杨东旭，刘昕，等. 吴茱萸果实的肝脏毒性研究及毒性部位初步探索. 时珍国医国药，2013，24(8)：1810-1813.

[59] 李波，李莉，赵军宁，等. 吴茱萸乙醇提取物对大鼠急性毒性及肝毒性的影响. 中药药理与临床，2013，29(2)：120-124.

[60] 周绮，张茜，金若敏. 吴茱萸致小鼠肝毒性时效、量效关系研究. 中国实验方剂学杂志，2011，17(9)：232-235.

[61] 周璐，金若敏，姚广涛. 吴茱萸的小鼠肝毒性机制. 中国药理学与毒理学杂志，2013，27(3)：494.

[62] 周璐，姚广涛，曹智丽，等. 吴茱萸水煎液致小鼠肝毒性机制研究. 中国实验方剂学杂志，2013，19(22)：269-272.

[63] 黄伟，孙蓉. 吴茱萸水提组分对大鼠长期毒性研究. 中国实验方剂学杂志，2013，19(8)：296-273.

[64] 李莉，赵军宁，鄢良春，等. 吴茱萸水提取物对大鼠的长期毒性试验. 中药药理与临床，2013，29(2)：93-96.

[65] 孙蓉，黄伟，吕丽莉. 吴茱萸挥发油单次给药对小鼠肝毒性“量-时-毒”关系研究. 中药药理与临床，2012，28(3)：55-58.

[66] 黄伟，孙蓉，吕丽莉，等. 吴茱萸水提组分单次给药对小鼠肝毒性“量-时-毒”关系研究. 中药药理与临床，2012，28(5)：96-99.

[67] 黄伟，李晓骄阳，孙蓉. 吴茱萸水提组分多次给药对小鼠肝毒性的“量-时-毒”关系研究. 中国中药杂志，2012，37(15)：2223-2227.

[68] 黄伟，孙蓉. 基于临床药效剂量下的吴茱萸镇痛及伴随毒副作用研究. 中国中药杂志，2013，38(13)：2176-2181.

[69] 黄伟，孙蓉. 吴茱萸水提组分多次给药致小鼠肝毒性氧化损伤机制研究. 中药药理与临床，2012，28(5)：114-116.

[70] 廖文强，李波，李莉，等. 吴茱萸致小鼠肝毒性分子机制研究. 中国中药杂志，2014，39(24)：4865-4867.

[71] 周璐，金若敏，姚广涛. 吴茱萸的小鼠肝毒性血清早期生物标志物变化特征. 中国药理学与毒理学杂志，2013，27(3)：467.

[72] 周璐，徐婷婷，金若敏，等. 吴茱萸致大鼠和小鼠肝损伤血清酶生物标志物变化的研究. 中药新药与临床药理，2014，25(4)：419-423.

[73] 张茜，周绮，金若敏，等. 吴茱萸次碱对肝肾毒性的初步研究. 中国实验方剂学杂志，2011，17(8)：221-225.

[74] Cai Q，Wei J，Zhao W，et al. Toxicity of evodiae fructus on rat liver mitochondria：the role of oxidative stress and mitochondrial permeability transition. Molecules，2014，19(12)：21168-21182.

小茴香

Xiaohuixiang

本品为伞形科植物茴香 *Foeniculum vulgare* Mill.的干燥成熟果实。主产于内蒙古、山西。秋季果实初熟时采割植株，晒干，打下果实，除去杂质。以粒大饱满、色黄绿、香气浓者为佳。

【炮制】 **盐小茴香** 取净小茴香，加盐水拌润，炒至黄色。

【性味与归经】 辛，温。归肝、肾、脾、胃经。

【功能与主治】 散寒止痛，理气和胃。用于寒疝腹痛，睾丸偏坠，痛经，少腹冷痛，脘腹胀痛，食少吐泻。盐小茴香暖肾散寒止痛。用于寒疝腹痛，睾丸偏坠，经寒腹痛。

【效用分析】 小茴香辛温，入肝、肾经，能温肾暖肝，散寒止痛，适用于下焦寒凝气滞诸证。大凡寒滞肝脉之寒疝腹痛，睾丸肿痛，及妇女少腹痛，痛经等皆宜。

小茴香辛温入脾胃经，能温中散寒止痛，并善理脾胃之气而开胃、止呕，治胃寒气滞之脘腹胀痛及脾胃虚寒的脘腹胀痛、呕吐食少。

小茴香盐制后辛散作用稍缓，专行下焦，长于温肾祛寒，疗疝止痛。常用于疝气疼痛，睾丸坠痛，肾虚腰痛。

【配伍应用】

1. 小茴香配乌药 小茴香辛温，能暖肾温肝，散寒止痛；乌药味辛行散，性温祛寒，入肺而宣通，入脾而宽中，能行气散寒止痛。两药配伍，其散寒止痛之力更强，常用于治疗寒疝腹痛。

2. 小茴香配橘核 小茴香辛温，入肝经，能散寒止痛；橘核苦平，入肝经，能理气散结止痛。两者同用，行气止痛功效增加，专治肝气郁滞所致寒疝疼痛、睾丸偏坠胀痛等症。

3. 小茴香配香附 小茴香辛温，能温中散寒止痛，善理脾胃之气而开胃、止呕；香附味辛能行，入脾经，而长于止痛，并能宽中下气。两药相配，取小茴香之辛温散寒，香附之行气止痛，共奏行气散寒止痛之功。适用于胃寒气滞之脘腹胀痛。

4. 小茴香配肉桂 小茴香味辛性温，暖肝散寒，理气止痛；肉桂辛甘大热，温肾暖肝，祛寒止痛。小茴香得肉桂，温肾暖肝散寒，使下元虚寒得温，寒凝气滞得散。适用于睾丸冷痛、少腹疼痛、疝气痛等。

5. 小茴香配沉香 小茴香既能温肾暖肝，行气止痛，又能调中止呕，芳香开胃；沉香既能行气止痛，温中暖肾，又能温中散寒，降逆止呕。两药配伍，可增强行气止痛，降逆止呕的作用。适用于寒凝肝脉之寒疝腹痛及脾胃虚寒之胃痛、呕吐。

【鉴别应用】小茴香与盐小茴香 小茴香生用辛散，理气作用较强，长于温胃止痛，用于呕吐食少，小腹冷痛或脘腹胀痛，亦可用于寒疝疼痛。盐制小茴香辛散作用稍缓，专于下行，善于温肾祛寒，疗疝止痛，用于疝气疼痛、睾丸坠痛、肾虚腰痛等。

【方剂举隅】

1. 温通汤（《医学衷中参西录》）

药物组成：小茴香、椒目、威灵仙。

功能与主治：温通小便。适用于下焦受寒，小便不通。

2. 奔豚丸（《医学心悟》）

药物组成：小茴香、川楝子、茯苓、橘核、荔枝子、木香。

功能与主治：祛寒降逆，温阳理气。适用于下焦有寒，肝气挟寒上逆所致奔豚气，症见先有脐下悸动，旋即逆气上冲，心慌不安，形寒肢冷，苔白腻，脉弦紧。

3. 还少丹（《杨氏家藏方》）

药物组成：小茴香、山药、牛膝、茯苓、山茱萸、楮实子、杜仲、五味子、巴戟天、肉苁蓉、远志、石菖蒲、熟地黄、枸杞子、红枣。

功能与主治：补肾益脾。适用于脾肾两虚，症见饮食少，肌体瘦倦，耳聋目暗，腰脚沉重，牙痛，发热盗汗，遗精白浊。

4. 十香丸（《景岳全书》）

药物组成：沉香、木香、小茴香、丁香、香附、陈皮、乌药、泽泻、荔枝核、猪牙皂。

功能与主治：行气散寒止痛。适用于气滞寒凝所致腹痛、胃痛，诸疝腹痛。

5. 少腹逐瘀汤（《医林改错》）

药物组成：小茴香、干姜、延胡索、没药、当归、川芎、肉桂、赤芍、蒲黄、五灵脂。

功能与主治：活血祛瘀，温经止痛。适用于腹痛，症见少腹积块疼痛或不痛；或痛而无积块；或少腹胀满；或经血见时，先腰酸少腹胀；或月经失调，一月见数次，其色或紫或黑，或有块；或崩漏，兼少腹疼痛，或粉红兼白带。

【成药例证】

1. 千金止带丸（水丸、大蜜丸）（《临床用药须知中药成方制剂卷》2020年版）

药物组成：党参、炒白术、盐杜仲、续断、盐补骨脂、当归、白芍、川芎、醋延胡索、醋香附、木香、小茴香（盐炒）、青黛、鸡冠花、椿皮（炒）、煅牡蛎、砂仁。

功能与主治：健脾补肾，调经止带。用于脾肾两虚所致的月经不调、带下病，症见月经先后不定期、量多或淋漓不净、色淡无块，或带下量多、色白清稀、神疲乏力、腰膝酸软。

2. 妙济丸（《临床用药须知中药成方制剂卷》2020年版）

药物组成：龟甲（制）、盐杜仲、续断、土茯苓、木瓜、苍术、茯苓、当归、酒白芍、川芎、乳香（制）、川牛膝（酒蒸）、盐小茴香、木香、丁香、母丁香、黑木耳（醋制）。

功能与主治：补益肝肾，祛湿通络，活血止痛。用于肝肾不足、风湿瘀阻所致的痹病，症见骨节疼痛、腰膝酸软、肢体麻木拘挛。

3. 尿塞通片（《临床用药须知中药成方制剂卷》2020年版）

药物组成：王不留行、川楝子、败酱、盐小茴香、陈皮、白芷、丹参、桃仁、红花、泽兰、赤芍、盐关黄柏、泽泻。

功能与主治：理气活血，通淋散结，用于气滞血瘀、下焦湿热所致的轻、中度癃闭，症见排尿不畅、尿流变细、尿频、尿急；前列腺增生见上述证候者。

4. 十香暖脐膏（《临床用药须知中药成方制剂卷》2020年版）

药物组成：乌药、小茴香（盐炙）、八角茴香、白芷、母丁香、木香、香附、沉香、乳香（醋炙）、没药（醋炙）、当归、肉桂。

功能与主治：温中散寒，活血止痛。用于寒凝血瘀所致的腹痛，症见脘腹冷痛、腹胀腹泻、食欲减少、喜热喜按，亦可用于妇女宫寒带下。

5. 田七痛经胶囊（《临床用药须知中药成方制剂卷》2020年版）

药物组成：三七、川芎、延胡索、五灵脂、蒲黄、木香、小茴香、冰片。

功能与主治：活血止血，温经止痛。用于血瘀所致月经量多、痛经，症见经血量多有血块、血色紫暗、小腹冷痛喜热、拒按。

【用法与用量】 3～6g。

【注意】 本品辛散温燥，阴虚火旺者慎用。

【本草摘要】

1.《新修本草》 “主诸瘘，霍乱及蛇伤。”

2.《开宝本草》 “主膀胱、肾间冷气及盲肠气，调中止痛，呕吐。”

3.《医林纂要》 “茴香，大补命门，而升达于膻中之上，命门火固，则脾胃能化水谷，而气血生，诸寒皆散矣。肝胆亦行命门之火，肝木气行，则水湿不留，虚风不作，固其功亚于附子，但力稍缓耳。”

【化学成分】 主要含挥发油：反式茴香脑，茴香醛，柠檬烯，小茴香酮，爱草脑，γ-松油烯，α-蒎烯，月桂烯，β-蒎烯，樟脑，甲氧苯基丙酮等。

中国药典规定本品含挥发油不得少于1.5%(ml/g)；含反式茴香脑($C_{10}H_{12}O$)不得少于1.4%；盐小茴香不得少于1.3%。

【药理毒理】 小茴香具有镇痛、抗菌、保肝、抗糖尿病、抗焦虑等药理作用。

1. 抗炎、镇痛、解痉作用 小茴香水煎剂10、20g生药/kg灌胃一次，均能抑制酒石酸锑钾引起的小鼠扭体反应，20g生药/kg能抑制热板法的痛觉反应。小茴香挥发油600、150mg/kg，每日1次连续灌胃3天，能显著抑制二甲苯致小鼠耳廓肿胀、蛋清致大鼠足肿胀动物模型的炎症反应及醋酸引起的小鼠扭体反应。显示小茴香挥发油具有抗炎和镇痛作用[1]。小茴香对乙醇引起的大鼠胃黏膜病变具有保护作用。有解除肠道痉挛和缓解小儿疝气绞痛，对原发性痛经止痛的作用。小茴香中有类似于多巴胺化学结构的成分，多巴胺对肠道有松弛作用，解释了茴香的解痉止痛作用原理[2]。

2. 抗菌、杀蚊作用 小茴香挥发油对金黄色葡萄球菌、枯草芽孢杆菌、变形杆菌、大肠埃希菌有抑制作用，对金黄色葡萄球菌最强，其次是枯草芽孢杆菌和变形杆菌，大肠埃希菌最差。小茴香籽的精油对白色葡萄球菌、枯草芽孢杆菌、鼠伤寒沙门菌、志贺痢疾杆菌和大肠埃希菌都有抗菌效果。其中对痢疾杆菌最敏感，其最小抑制浓度MIC为0.125mg/ml，最小杀菌浓度MBC为0.25mg/ml。小茴香籽精油能破坏痢疾杆菌细胞膜的完整性，使其电解质泄漏和胞内容物(蛋白质、还原糖)损失，是其抗菌的具体机制[3]。茴香种子水提取物对抗链格孢菌有显著抑制效果，抑制食品腐败菌生长的最大直径是32.33mm±2.52mm，而茴香种子乙醇提取物对鲁氏毛霉的生长抑制直径是2.87mm±1.16mm[4]。小茴香精油对早期四龄幼虫的杀灭作用在40分钟内死亡率超过90%。给药后小茴香精油LC_{50}值在60分钟为24.69ppm浓度。大多数精油在120分钟250ppm浓度引起100%的死亡率。显示既是香料精油又是芳香药材来源的小茴香作为安全的杀蚊幼虫剂有巨大的潜力[5]。

3. 保肝、抗肝纤化作用 小茴香干粉混悬液0.5g/kg灌胃1次/天，连续四周，能抑制CCl_4引起的大鼠肝脏炎症、保护肝细胞、促进纤维化肝脏中胶原降解及逆转肝纤维化。小茴香干粉混悬液0.05、0.1、0.2g/d灌胃4周，对CCl_4引起的大鼠肝损伤有保护作用。小茴香生药浓度0.5g/ml按3ml/100g单次灌胃给药后，对川楝子150g/kg所致的急性肝损伤大鼠ALT、AST能显著降低，使SOD、SOD/MDA显著升高。显示小茴香可减轻川楝子引起急性肝损伤，其机制可能与清除自由基抑制脂质过氧化有关[6]。小茴香精油0.3、0.5ml/kg口服给药28天后，使乐斯本(CPF)导致雄性大鼠肝中毒的LD_{50}剂量提高。能改善CPF中毒大鼠肝细胞色素(P_{450})、脂质过氧化(LPO)、血清谷丙转氨酶(ALT)、酸性磷酸酶(ACP)、胆碱酯酶(CHE)、γ谷氨酰(GGT)、白蛋白和总蛋白，以及大鼠肝重指数，退行性变化，肝脏单核细胞浸润和局灶性细胞坏死等病理变化。显示茴香油具有抗CPF诱导的肝毒性的保护作用，其作用机制可能是基于抗氧化活性，清除氧自由基，抑制细胞色素P_{450}和氧磷的形成[7]。

小茴香0.54、1.08、2.16g/kg，连续灌胃8周，能显著改善CCl_4复合因素法复制肝纤维化模型大鼠的肝脏组织炎症与脂肪变性，使模型大鼠外周血清丙氨酸转氨酶(ALT)、天冬氨酸转氨酶(AST)水平显著下降，血清总蛋白(TP)、白蛋白(ALB)含量显著升高；血清及肝组织中羟脯氨酸(HYP)与丙二醛(MDA)含量显著降低，超氧化物歧化酶(SOD)活性显著提高。显示小茴香具有良好的抗肝纤维化作用，其作用机制可能与调节大鼠脂质过氧化水平有关[8]。小茴香0.25、0.5、1.0g/kg连续灌胃6周配合呋塞米治疗，对四氯化碳复合因素法复制的肝纤维化模型大鼠，能显著减轻肝脏组织炎症与脂肪变性，显著减少腹水和血清透明质酸酶，1.0g/kg能显著升高血清钾。显示小茴香具有抗肝纤维化的作用，在肝硬化腹水大鼠消腹水过程中有补钾作用[9]。小茴香蒸馏水混悬液0.25g/kg灌胃给药连续2个月，能使肝硬化腹水大鼠肠蠕动次数、血清K^+显著升高，血清ALT显著降低。显示在大鼠肝硬化去腹水治疗中，小茴香蒸馏水混悬液能够起到保钾作用[10]。

4. 抗糖尿病作用 小茴香水提液5.0、2.5g/kg连续灌胃7天，能显著降低四氧嘧啶和肾上腺素引起的血糖升高，同时提高血清胰岛素(Ins)水平和超氧化物歧化酶(SOD)活性，降低丙二醛(MDA)含量，减轻四氧嘧啶对胰岛细胞的破坏，显示小茴香水提液可能通过提高糖尿病小鼠抗氧化能力，减轻氧自由基对胰岛B细胞的破坏，促进胰岛素的分泌等多种途径调节糖代谢，从而降低血糖[11]。小茴香精油对糖尿病大鼠高血糖症的改善具有显著作用，能显著增加血清谷胱甘肽过氧化物酶，改善糖尿病大鼠的肾和胰腺的病理变化，显示小茴香精油能降低糖尿病大鼠的高血糖，其部分作用机制可能是通过抗氧化作用，使得氧化还原平衡[12]。反式茴香脑作为生物活性成分具有醛糖还原酶抑制作用，其 IC_{50} 值为3.81g/ml。由石油醚馏分得到的小茴香馏出物用于长期治疗链脲霉素诱导的糖尿病大鼠，证明大鼠血液中的葡萄糖、血脂、糖化血红蛋白及其他参数得到改善[13]。

5. 抗焦虑作用　小茴香果实乙醇提取物100～200mg/kg对焦虑模型的小鼠具有抗焦虑作用，使动物表现出类似于安定的行为[14]。小茴香提取物50、100、200mg/kg在诱导压力前1小时腹腔给药，对东莨菪碱1mg/kg诱导的痴呆大鼠能显著逆转大鼠记忆障碍，显著降低大鼠尿中香草酸（VMA）水平，对大鼠肝脏和脑匀浆脂质过氧化也具有抑制作用，且呈剂量依赖性，显示小茴香提取物具有抗精神应激、增强记忆和抗氧化作用[15]。在对小鼠进行高架十字迷宫测试、楼梯测试、旷场测试3种焦虑测试中，小茴香地上部分精油100、200mg/kg均有显著的改善效果，显示小茴香地上部分精油具有抗焦虑作用[16]。

6. 抗骨质疏松作用　茴香种子水提取物30、100mg/(kg·d)给卵巢切除大鼠灌胃6周后，对于预防股骨骨密度丢失和增加骨矿含量有显著效果，能降低由卵巢切除加速的骨转换指标。显示茴香种子水提取物能通过抑制破骨细胞的分化和成熟破骨细胞的骨吸收作用，预防绝经后骨质疏松症骨流失[17]。

7. 改善血液流变性作用　小茴香生品及常用9种炮制品挥发油630mg/(kg·d)提前连续灌胃7天，对皮下注射盐酸肾上腺素及冰水浴复制大鼠急性血瘀模型大鼠，均能显著降低全血还原黏度、红细胞刚性指数和变形指数，使血浆比黏度、红细胞压积、红细胞沉降率和红细胞聚集指数也呈趋势下降。其中蜜制小茴香挥发油对血液流变性的作用最为显著。显示小茴香及其炮制品能明显改善大鼠血瘀模型的血液流变学异常，不同的炮制方法之间有较大差异，而蜜制小茴香改善效果最好[18]。

8. 抗食品氧化作用　茴香提取物掺入干酪中，能提高干酪的抗氧化性能，使保质期从7天延长至14天，而泛黄度没有显著增加，乳糖含量没有显著降低。茴香提取物的抗氧化性能可用作奶酪的自然防腐增强剂[19]。一些体外和体内模型药理学实验已证明小茴香抗真菌、抗细菌、抗氧化剂、抗血栓形成和保肝作用。多酚化合物是已知的抗氧化活性物质，小茴香中提取的酚类化合物被认为是抗氧化活性主要成分[20]。茴香种子甲醇提取物也可作为自由基抑制剂或清除剂[21]。在1mg/ml的浓度小茴香甲醇种子提取物DPPH自由基清除率达96.2%，能减轻芬顿反应诱导的小牛胸腺DNA损害。小茴香籽提取物可作为抗氧剂的生物资源用于食品医药等行业中[22]。

9. 毒理研究　小茴香的不良反应除了过敏反应之外，雌激素样作用带来的不良反应较为明显。如减少男性生殖器官蛋白浓度、酸、碱性磷酸酶，导致女性乳腺增生或是女孩乳房过早发育。怀孕期间不宜食用，但未发现有致畸作用[23]。

附：八角茴香

本品为木兰科植物八角茴香 *Illicium verum* Hook. f. 的干燥成熟果实。性味辛，温。归肝、肾、脾、胃经。功能温阳散寒，理气止痛。适用于寒疝腹痛，肾虚腰痛，胃寒呕吐，脘腹冷痛。用量3～6g。

【参考文献】　[1] 滕光寿，刘曼玲，毛峰峰，等. 小茴香挥发油的抗炎镇痛作用. 现代生物医学进展，2011，11(2)：344-346.

[2] Kaur G J，Arora D S. Bioactive potential of Anethum graveolens，Foeniculum vulgare and Trachyspermum ammi belonging to the family Umbelliferae-Current status. Journal of Medicinal Plants Research，2010，4(2)：87-94.

[3] Diao W R，Hu Q P，Zhang H，et al. Chemical composition，antibacterial activity and mechanism of action of essential oil from seeds of fennel (Foeniculum vulgare Mill.). Food Control，2014，35(1)：109-116.

[4] Suman Singh. Studies on in vitro antifungal activity of Foeniculum vulgare Mill. Against spoilage fungi. Journal of Herbal Medicine and Toxicology，2010，4(2)：107-111.

[5] Rana I S，Rana A S. Efficacy of essential oils of aromatic plants as larvicide for the management of filarial vector Culex quinquefasciatus Say (Diptera ： Culicidae) with special reference to Foeniculum vulgare. Asian Pacific Journal of Tropical Disease，2012，2(3)：184-189.

[6] 黄怡文，梅彩霞，金若敏，等. 小茴香广木香抗川楝子急性肝毒性的实验研究. 上海中医药杂志，2012，46(6)：98-100.

[7] Sameeh A M，Tarek M H，Amal A R，et al. Antihepatotoxic activity of fennel (Foeniculum vulgare Mill.) essential oil against chlorpyrifos-induced liver injury in rats. Global Journal of Environmental Science and Technology，2012，7：2.

[8] 范强，佐合拉古丽. 木塔力甫，阿地力江·伊明，等. 小茴香对大鼠肝纤维化及脂质过氧化的影响. 新疆医科大学学报，2011，

34(9)：958-961.

[9] 王磊，张韬，张建龙，等. 中药小茴香抗纤维化及对肝纤维化腹水大鼠补钾作用的实验研究. 新疆医科大学学报，2012，35(9)：1175-1179.

[10] 海热尼沙·黑提甫. 研究小茴香对大鼠肝硬化去腹水保钾、补钾的作用. 中国医药指南，2013，11(25)：354-355.

[11] 黄彦峰，王彩冰，何显教，等. 小茴香水提液调节血糖及抗氧化作用的实验研究. 广西中医药，2014，37(1)：71-73.

[12] El-Soud N，El-Laithy N，El-Saeed G，et al. Antidiabetic activities of Foeniculum vulgare Mill. essential oil in streptozotocin-induced diabetic rats. Macedonian Journal of Medical Sciences，2011，4(2)：139-146.

[13] Dongare V，Kulkarni C，Kondawar M. Inhibition of aldose reductase and anti-cataract action of trans-anethole isolated from Foeniculum vulgare Mill. fruits. Food Chemistry，2012，132(1)：385-390.

[14] Naga Kishore R，Anjaneyulu N，Naga Ganesh M，et al. Evaluation of anxiolytic activity of ethanolic extract of foeniculum vulgare in mice model. International Journal of Pharmacy & Pharmaceutical Sciences，2012，4(3)：584.

[15] Koppula S，Kumar H. Foeniculum vulgare Mill (Umbelliferae) attenuates stress and improves memory in wister rats. Tropical Journal of Pharmaceutical Research，2013，12(4)：553-558.

[16] Mesfin M，Asres K，Shibeshi W. Evaluation of anxiolytic activity of the essential oil of the aerial part of Foeniculum vulgare Miller in mice. Bmc Complementary & Alternative Medicine，2014，14：310.

[17] Kim T H，Kim H J，Lee S H，et al. Potent inhibitory effect of Foeniculum vulgare Miller extract on osteoclast differentiation and ovariectomy-induced bone loss. International Journal of Molecular Medi-cine，2012，29(6)：1053-1059.

[18] 张帆，张春，李臻. 小茴香及其炮制品挥发油对血瘀模型大鼠血液流变性的影响. 中药药理与临床，2010，26(5)：81-82.

[19] Caleja C，Barros L，Antonio A L，et al. Foeniculum vulgare Mill. as natural conservation enhancer and health promoter by incorporation in cottage cheese. Journal of Functional Foods，2015，12：428-438.

[20] Rather M A，Dar B A，Sofi S N，et al. Foeniculum vulgare：A comprehensive review of its traditional use，phytochemistry，pharmacology，and safety. Arabian Journal of Chemistry，2012，4：1-10.

[21] Sreemoyee C，Nandini G，Pradeep B. Estimation of phenolic components and in vitro antioxidant activity of fennel(Foeniculum vulgare) and ajwain(Trachyspermum ammi) seeds. Advances in Bioresearch，2012，3(2)：109-118.

[22] Goswami N，Chatterjee S. Assessment of free radical scavenging potential and oxidative DNA damage preventive activity of Trachyspermum ammi L. (carom) and Foeniculum vulgare Mill. (fennel) seed extracts. Biomed Research International，2014，2014(7)：871-882.

[23] Roja. Medicinal properties of Foeniculum vulgare Mill. in traditional iranian medicine and modern phytotherapy. Chinese Journal of Integrative Medicine，2013，19(1)：73-79.

丁 香

Dingxiang

本品为桃金娘科植物丁香 *Eugenia caryophyllata* Thunb.的干燥花蕾。主产于桑给巴尔、马达加斯加、斯里兰卡、印度尼西亚。花蕾由绿色转红时采摘，晒干。用时捣碎。以个大、色棕褐、香气浓、油多者为佳。

【性味与归经】 辛，温。归脾、胃、肺、肾经。

【功能与主治】 温中降逆，补肾助阳。用于脾胃虚寒，呃逆呕吐，食少吐泻，心腹冷痛，肾虚阳痿。

【效用分析】 丁香辛温芳香，长于温中散寒、降逆止呕、止呃，为治胃寒呕吐、呃逆之要药。适用于胃寒呕吐、呃逆，及脾胃虚寒所致之食少吐泻，亦治妊娠恶阻。

丁香入脾胃经，温中散寒止痛，可用治胃寒脘腹冷痛。入肾经，有温肾助阳起痿之功，可以治疗肾虚之阳痿、宫冷。

【配伍应用】

1. 丁香配柿蒂 丁香性温，其气芳香，能温中散寒，味辛以行滞气，降逆气，有升清降浊之力；柿蒂苦涩平，降逆气而止呃。两药合用，丁香以辛温升散为主，柿蒂以涩敛下行为要，一散一敛，一升一降，相互制约，相互为用，共奏温中散寒，和胃降逆之功。用以治疗脾胃虚寒，胃气上逆，呕吐等症。

2. 丁香配白术 丁香辛温，能温中降逆；白术甘温，主归脾胃经，益气健脾，被前人誉之为“脾脏补气健脾第一要药”。合之则温中补虚，降逆止呕。用于治疗脾胃虚寒之吐泻、食少。

3. 丁香配延胡索 丁香能温中散寒止痛；延胡索辛散温通，为活血行气止痛之良药，前人谓其能“行血中气滞，气中血滞，故能专治一身上下诸痛”。二者相伍，寓温中散寒中以行气活血，能驱胃中之寒，使止痛之功更显，并能使寒气得去。如此，胃中乃和，脘腹疼痛自止。用以治疗胃寒脘腹冷痛。

4. 丁香配沉香 丁香味辛性温，暖脾胃，快气机而散寒止痛，降浊气而止呕；沉香辛香温通且苦降，除胸腹阴寒而行气止痛，纳气降逆平喘而止呕。二者配伍应用，共奏温中降逆，行气止痛之功。适用于虚寒呃逆，胃寒呕吐、腹痛等症。

5. 丁香配生地黄 丁香辛温芳香，温中行气，降气止呃；生地黄甘寒质润，养阴润燥，凉血清热。两药伍用，寒温并施，润燥并用，相制相济，共奏养阴清热，降逆止呃之功。用于治疗顽固性呃逆属胃热伤阴；或寒热错杂，胃气上逆，呃声低怯，下肢欠温。

【鉴别应用】

1. 丁香与高良姜 两者均能温中止呕、散寒止痛，均能治疗胃寒呕吐，胃寒脘腹冷痛。但丁香性味辛温，入肾经，有温肾助阳起痿之功，尚能治疗肾虚阳痿、宫冷。高良姜散寒止痛力强，善于治疗胃寒疼痛症。

2. 丁香与吴茱萸 两者均辛温，能散寒止痛，行气降逆，均能治疗胃寒呕吐，腹中冷痛。但丁香能温中散寒止痛，可治胃寒脘腹冷痛；又有温肾助阳起痿之功，可以治疗阳痿、宫冷。吴茱萸辛散苦泄，主入肝经，既散肝经之寒邪，又疏肝气之郁结，为治肝寒气滞诸痛之主药，能治疗厥阴头痛、寒疝、冲任虚寒之痛经等；又能温脾益肾、助阳止泻，为治脾肾阳虚、五更泄泻之常用药。

【方剂举隅】

1. 丁香散（《圣惠方》）

药物组成：丁香、厚朴、黄连、当归、诃子皮、白术、灶心土、木香、赤石脂。

功能与主治：理气止痢，和胃健脾。适用于脾胃虚弱之久痢，症见瘦弱，面白神疲，食欲不振，腹中隐痛，大便里急后重，或带黏痰，日久不愈，舌淡红苔腻，脉虚数。

2. 丁香脾积丸（《和剂局方》）

药物组成：丁香、木香、高良姜、皂荚、青皮、橘皮、莪术、三棱、巴豆、百草霜。

功能与主治：消食散满，和胃降逆。适用于伤食积聚不化，症见胸膈胀满，脘腹疼痛，噫气吞酸等。

3. 桂香丸（《三因方》）

药物组成：丁香、茯苓、炮姜、附子、肉豆蔻、桂心、木香。

功能与主治：温中助阳，涩肠止泻。适用于虚寒泄泻，症见冷滑注下不禁。

4. 香棱丸（《济生方》）

药物组成：丁香、木香、三棱、莪术、枳壳、青皮、川楝子、茴香。

功能与主治：行气导滞，开痞消积。适用于小腹胀痛，积块不坚，推之可移，或上或下，时聚时散，痛无定处，苔白润，脉沉弦等症。

5. 丁萸理中汤（《医宗金鉴》）

药物组成：丁香、吴茱萸、人参、白术、干姜、甘草。

功能与主治：温中散寒，降逆止呕。适用于小儿胃寒呕吐，症见朝食暮吐、乳食不化、吐出物不酸不臭、四肢厥冷、口唇色白。

【成药例证】

1. 丁蔻理中丸（《临床用药须知中药成方制剂卷》2020年版）

药物组成：党参、干姜、白术(炒)、丁香、豆蔻、炙甘草。

功能与主治：温中散寒，补脾健胃。用于脾胃虚寒，脘腹挛痛，呕吐泄泻，消化不良。

2. 六应丸（《临床用药须知中药成方制剂卷》2020年版）

药物组成：牛黄、蟾酥、雄黄、冰片、珍珠、丁香。

功能与主治：清热，解毒，消肿，止痛。用于火毒内盛所致的喉痹、乳蛾，症见咽喉肿痛、口苦咽干、喉核红肿；咽喉炎、扁桃体炎见上述证候者。亦用于疖痈疮疡及虫咬肿痛。

3. 痧药（《临床用药须知中药成方制剂卷》2020年版）

药物组成：人工麝香、制蟾酥、冰片、大黄、雄黄、苍术、丁香、天麻、朱砂、麻黄、甘草。

功能与主治：祛暑解毒，辟秽开窍。用于夏令贪凉饮冷，感受暑湿，症见猝然闷乱烦躁，腹痛吐泻，牙关紧闭，四肢逆冷。

4. 泻定胶囊（《临床用药须知中药成方制剂卷》2020年版）

药物组成：铁苋菜、石榴皮、丁香、炮姜、山楂(炭)。

功能与主治：温中燥湿，涩肠止泻。用于小儿寒湿内盛所致的泄泻，症见泄泻清稀，甚则水样，肠鸣辘辘，脘腹冷痛，食少纳呆。

【用法与用量】 1～3g，内服或研末外敷。

【注意】

1. 热证及阴虚内热者忌用。

2. 不宜与郁金同用。

【本草摘要】

1.《日华子本草》 “治口气，反胃，疗肾气，奔豚气，阴痛，壮阳，暖腰膝。”

2.《本草正》 “温中快气。治上焦呃逆，除胃寒泻痢、七情五郁。”

3.《得配本草》“丁香，得五味子治奔豚，配甘蔗、姜汁治干呕。”

【化学成分】主要含挥发油：丁香酚，乙酰丁香酚，β-丁香烯，甲基正戊基酮，水杨酸甲酯等；还含齐墩果酸，鼠李素，山柰素等。

【药理毒理】本品具有调节胃肠运动、抗溃疡、抗炎、镇痛、抗菌、改善学习记忆等药理作用。

1. 调节胃肠运动的作用 丁香水煎液 20g 生药/kg 灌胃，能抑制小鼠小肠推进；水煎醇沉液终浓度 66.7mg/ml 能抑制大鼠离体肠管收缩性。丁香水煎液在 4×10^{-4}～1.2×10^{-2}g/ml 能抑制家兔离体空肠自发收缩性，随浓度的增大而增强。丁香石油醚脱脂后水提物 20g 生药/kg 灌胃一次，能抑制番泻叶引起小鼠的腹泻。丁香醚提物 0.3ml/kg 灌胃，能抑制蓖麻油引起的小鼠腹泻。

2. 抗胃溃疡作用 丁香水提取物、挥发油等对实验性胃溃疡有一定抑制作用。石油醚脱脂后水提物 10、20g/kg 灌胃一次，能抑制小鼠水浸应激溃疡。丁香石油醚提取物 0.3ml/kg 灌胃，能抑制吲哚美辛加乙醇诱发小鼠胃溃疡；丁香水提物 5、10g/kg 及丁香石油醚提物 0.08、0.15ml/kg 灌胃均能抑制 0.6mol/L 盐酸所致大鼠胃黏膜损伤。丁香生药水浸出液 6～8g/只给犬胃内灌注，能使犬的胃液总酸排出量增加 6 倍，胃蛋白酶活力提高 26.9%，阿托品能对抗其促胃酸分泌作用。

3. 抗炎、镇痛作用 石油醚提物和水提物灌胃 3 天，均能抑制二甲苯所致小鼠耳肿胀和增强醋酸所致腹腔毛细血管通透性；上述一半剂量灌胃时能抑制角叉菜胶引起的大鼠足肿胀，其中水提物 5、10g 生药/kg 的抗足肿胀持续时间长于氢化可的松 25mg/kg 组，水提物优于醚提物。丁香酚能抑制角叉菜胶引起的大鼠足肿胀，局部外用能抑制巴豆油、苯甲酸、桂皮醛和山梨酸引起的豚鼠耳壳肿胀。丁香酚是抗炎有效成分。丁香苷对急慢性炎症反应均有明显抑制作用。丁香苷 7.5、15 和 30mg/kg 连续灌胃给药 5 天，对二甲苯致小鼠耳廓肿胀、醋酸致小鼠毛细血管通透性增加、醋酸扭体试验的疼痛反应均有显著的抑制作用。丁香苷 5.5、11 和 22mg/kg 连续灌胃给药 5 天，对角叉菜胶致大鼠足趾肿胀，棉球致大鼠肉芽肿有显著的抑制作用。能明显降低角叉菜胶致足肿胀渗出物中 PGE_2、MDA 和血清中 NO 含量，明显增加血清中 SOD 的活性。显示丁香苷具有较强的抗炎镇痛作用，其机制可能与抑制 PGE_2、NO 等炎症介质生成、增强自由基清除能力有关[1]。

丁香油外用可以治疗口腔溃疡和镇痛。在小鼠尾部涂满浓度为 13.33%、6.67%的丁香香油浸膏 0.5 小时后，可显著提高小鼠机械性压痛痛阈值，可显著治疗 90%苯酚所致的大鼠口腔溃疡[2]。

丁香苷 5.5、11mg/kg 和 22mg/kg 连续灌胃给药 16 天，可使提前给予弗氏完全佐剂 14 天诱发的关节炎大鼠继发侧关节肿胀度、关节疼痛评分、多发性关节炎指数于给药后第 22 天开始不同程度降低，大鼠低下的脾淋巴细胞增殖反应和脾细胞 IL-2 的产生不同程度地提高，腹腔巨噬细胞产生的 IL-1β 和 TNF-α 不同程度地降低。提示丁香苷可以改善完全佐剂诱发的关节炎大鼠异常的细胞免疫功能并调节细胞因子的平衡，这可能是其治疗佐剂性关节炎大鼠继发性炎症的作用机制[3]。

丁香水煎液或水煎醇沉液生药 10、20g/kg 灌胃一次，对热板法引起的小鼠疼痛潜伏期和醋酸扭体反应均有抑制作用。丁香水煎剂生药 5、10、20g/kg 灌胃，能抑制酒石酸锑钾引起的小鼠扭体反应并能延长热痛刺激反应潜伏期。丁香石油醚提取物 0.08、0.15、0.30ml/kg，石油醚脱脂后水提物生药 10、20g/kg 灌胃一次，均可延长热板法引起的小鼠痛觉反应潜伏期；并能抑制小鼠醋酸化学刺激引起的小鼠扭体反应。丁香油 0.1ml/kg 腹腔注射能显著减少福尔马林引起的疼痛反应两个阶段，低剂量 0.025、0.05ml/kg 腹腔注射能减少福尔马林引起的疼痛反应的第二阶段，丁香油 0.1ml/kg 还能显著减少小鼠甩尾测试反应。显示丁香精油具有良好的镇痛作用[4]。

4. 抗菌、杀螨、抗病毒作用 丁香油及丁香油酚在 1:2000～1:8000 浓度时，对金黄色葡萄球菌及肺炎、痢疾、大肠、变形、结核等杆菌均有一定的抑制作用。煎液在浓度为 1:20～1:640 时，也对金黄色葡萄球菌、链球菌及白喉杆菌、变形杆菌、大肠埃希菌、痢疾杆菌、伤寒杆菌及铜绿假单胞菌等有抑制作用。丁香油及丁香油酚在 1:8000～1:16000 浓度，丁香乙醚浸出液、水浸液或煎剂对许兰黄癣菌、白色念珠菌等多种致病性真菌均有抑制作用，浓度较高时对新型隐球菌也有抑制作用[5]。

丁香酚（占丁香油的 80%～87%）体外浓度在 50mg/L 时对石膏毛癣菌、粉小孢子菌、羊毛状孢子菌、红色毛癣菌、黄癣菌、絮状表皮癣菌等常见致病真菌有强的抗菌作用，对 10 种皮肤癣菌的 MIC 平均值为 61.25mg/L，对酵母、酵母样菌和深部真菌的 MIC 平均值为 202.5mg/L，抗皮肤癣菌作用较强。0.5%丁香挥发油对产酸克雷伯菌、肠炎沙门菌、痢疾志贺菌、大肠埃希菌、表皮葡萄球菌和金黄色葡萄球菌均有抗菌作用；0.25%挥发油对痢疾志贺氏菌、表皮葡萄球菌仍有抗菌作用。丁香挥发油 0.024、0.012ml/kg 腹腔注射，或 0.08、0.04ml/kg 灌胃，均可降低由大肠埃希菌和金黄色葡萄球菌引起的小鼠急性感染的死亡率。丁香酚对大肠埃希菌ATCC25922、金黄色葡萄球菌、大肠埃希菌O54、溶血性链球菌、鼠伤寒沙门菌、猪链球菌、猪霍乱沙门菌、李斯特菌、都柏林沙门菌、铜绿假单胞菌、福氏志贺杆菌、蜡状芽孢杆菌等12种常见菌有抑菌作用，其中抗大肠埃希菌ATCC25922作用最强。丁香油和其主要化合物丁香酚和β-丁香烯对口腔细菌均有杀灭作用。丁香油的抗菌活性高于β-丁香烯，但类似于丁香酚。丁香油、丁香酚还有协同抗生素的抗菌作用。提示丁香油和丁香酚可以作为天然抗菌剂与抗龋齿的药物[6]。丁香精油对3种革兰阳性细菌(枯草芽孢杆菌、蜡样芽孢杆菌和金黄色葡萄球菌)和2种革兰阴性菌(大肠埃希菌和鼠伤寒沙门菌)均有显著抑制作用，其主要的有效成分为丁香酚[7]。

经丁香油2%浸泡30分钟处理的合成纤维膜能杀灭户尘螨。用移液器吸取或喷洒2%丁香油到纤维膜上连续进行3天，移液和喷洒杀螨有效率分别为99%、81%，喷洒给药可以维持3个月[8]。

丁香叶乙醇提取物500、250、125mg/(kg·d)于感染前1天开始灌胃给药，每天2次连续4天，可显著升高猪流感病毒感染的Balb/C小鼠血清中IFN-γ、IL-10水平，降低TNF-α、IL-6水平，并且可以显著减轻肺组织病变，降低肺指数[9]。

5. 抗癌作用 丁香石油醚提取物、水提物、乙醇提取物能不同程度的抑制海拉细胞、乳腺癌、前列腺癌、食管癌细胞系的细胞增殖能力。其中丁香石油醚提取物的细胞抑制作用最强[10]。齐墩果酸是丁香乙酸乙酯提取物抗癌作用中的主要成分。丁香乙酸乙酯提取物和齐墩果酸对几种人类癌细胞系均具有细胞毒性作用。丁香乙酸乙酯提取物优于齐墩果酸和化学治疗剂5-fluorouraci对结肠HT-29肿瘤异种移植的抑制作用。丁香乙酸乙酯提取物能升高G_0/G_1细胞周期比例和诱导细胞凋亡，并呈剂量依赖关系。丁香乙酸乙酯提取物和齐墩果酸能选择地上调p21WAF1/Cip1蛋白表达，下调γ-H2AX的表达。显示丁香乙酸乙酯提取物抑制直肠癌的生长，促进肿瘤细胞的凋亡，齐墩果酸似乎是其主要的有效成分之一[11]。

6. 保护大脑作用 腹腔注射丁香酚200mg/kg预处理15天对局灶性脑缺血/再灌注损伤大鼠，能明显改善大鼠的神经行为，缩小梗死面积，使脑组织病理改变减轻，大鼠脑组织匀浆中谷胱甘肽(GSH)、超氧化物歧化酶(SOD)、过氧化氢酶(CAT)活性明显升高，丙二醛(MDA)含量明显降低，下调NF-κB的表达。显示丁香酚可能通过抑制氧化损伤和炎症来减轻大鼠脑缺血/再灌注性损伤，具有神经保护作用[12]。

丁香油0.025、0.05、0.1ml/kg腹腔注射，在水迷宫试验中能显著逆转东莨菪碱引起的小鼠记忆缺失，同时腹腔注射丁香油0.1ml/kg还能增强学习获得能力。显示丁香精油具有减弱东莨菪碱引起的记忆损伤的作用[4]。

7. 其他作用 在高胆固醇斑马鱼模型中表现出降血脂作用。丁香水提取物10μg/ml加入高胆固醇饮食5周后，丁香组斑马鱼体重增长最小，血清胆固醇和甘油三酯水平分别下降68%和80%。丁香水提取物10μg/ml的抗糖基化和抗氧化作用最强，可降低低密度脂蛋白(LDL)和增加低密度脂蛋白被巨噬细胞吞噬的作用，有抑制胆甾醇酯转运蛋白(CETP)活性的作用，并呈浓度药效关系。显示丁香亲水成分有通过抗氧化发挥预防动脉粥样硬化和糖尿病并发症的作用，抑制apoA-I糖基化和胆甾醇酯转运蛋白的活性以及降血脂的作用[13]。

丁香精油能增强一级以及二级体液免疫反应，调节免疫应答，可增强体液免疫反应，但会减弱细胞免疫[14]。

大鼠口服给药后，较快的分配到各脏器组织中，分布范围广，其中以肠、脾中水平较高，脑中较低[15]。

8. 毒理研究 丁香及其水提取物口服毒性较小，挥发油有一定毒性。丁香挥发油小鼠灌胃LD_{50}为4.26ml/kg。也有测得丁香挥发油的LD_{50}为5.5233g挥发油/kg，相当于原生药材的LD_{50}为43.5935g生药/kg[16]。丁香服用过量引起的中毒反应表现为呼吸困难、下肢无力、胃出血、肝大；严重时，下肢麻痹、昏睡、尿失禁、血尿等。丁香油可致变态反应，如皮疹、风团等[17]。

附：母丁香

本品为丁香的干燥近成熟果实。性味辛，温。归脾、胃、肺、肾经。功能温中降逆，补肾助阳。用于脾胃虚寒，呃逆呕吐，食少吐泻，心腹冷痛，肾虚阳痿。用量1～3g。内服或研末外敷。不宜与郁金同用。

【参考文献】 [1] 宋媛媛，李媛，张洪泉. 丁香苷抗炎镇痛作用及部分机制研究. 中国野生植物资源，2010，29(4)：27-41.

[2] 翟华强，王双艳，张硕峰，等. 黄连、丁香外用药理作用研究. 中国实验方剂学杂志，2011，17(11)：192-195.

[3] 宋媛媛，李媛，张洪泉. 丁香苷对大鼠佐剂性关节炎的治疗作用及其机制. 药学学报，2010，45(8)：1006-1011.

[4] Halder S，Mehta A K，Mediratta P K，et al. Acute effect of essential oil of Eugenia caryophyllata on cognition and pain in mice. Archiv Für Experimentelle Pathologie and Pharmakologie，2012，385(6)：587-593.

[5] 徐晓玉. 新世纪全国高等医药院校改革教材·中药药理学(供中西医结合专业用)，2010：144-146.

[6]Moon S E，Kim H Y，Cha J D. Synergistic effect between clove oil and its major compounds and antibiotics against oral bacteria．Archives of Oral Biology，2011，56(9)：907-916.

[7] Fei L U，Ding Y C，Y Xingqian，et al．Antibacterial effect of cinnamon oil combined with thyme or clove oil．Agricultural Sciences in China，2011，10(9)：1482-1487.

[8] Mahakittikun V，Soonthornchareonnon N，Foongladda S，et al．A preliminary study of the acaricidal activity of clove oil，Eugenia caryophyllus．．Asian Pacific Journal of Allergy & Immunology，2014，32(1)：46-52.

[9] 李艳华，李贤贤，陈俭清，等．丁香叶醇提物对猪流感病毒感染 BALB/C 小鼠血清中细胞因子的影响．东北农业大学学报，2013，44(1)：6-9.

[10] Dwivedi V，Shrivastava R，Hussain S，et al．Comparative anticancer potential of clove(Syzygium aromaticum)--an Indian spice--against cancer cell lines of various anatomical origin. Asian Pacific Journal of Cancer Prevention，2011，12(8)：1989-1993.

[11]Liu H，Schmitz J C，Wei J，et al. Clove extract inhibits tumor growth and promotes cell cycle arrest and apoptosis．Oncology Resea-rch Featuring Preclinical & Clinical Cancer Therapeutics，2014，21(5)：247-259(13).

[12] 陶莉，望运玲，武双婵，等．丁香酚对大鼠局灶性脑缺血/再灌注神经保护作用的研究．中国药理学通报，2013，29(8)：1146-1150.

[13] Jin S．Water extracts of cinnamon and clove exhibits potent inhibition of protein glycation and anti-atherosclerotic activity in vitro and in vivo hypolipidemic activity in zebrafish．Food & Chemical Toxicology An International Journal Published for the British Industrial Biological Research Association，2011，49(7)：1521-1529.

[14] Halder S，Mehta A K，Mediratta P K，et al. Essential oil of clove(Eugenia caryophyllata) augments the humoral immune response but decreases cell mediated immunity．Phytotherapy Research，2011，25(8)：1254-1256.

[15] 李婷婷，陈蓉，曾文婷，等．丁香酚在大鼠体内的组织分布研究．中国药房，2012，23(7)：596-598.

[16] 马松涛，刘冬恋，兰小平，等．丁香挥发油对小鼠的半数致死量测定．辽宁中医药大学学报，2010，12(5)：67-68.

[17] 徐晓玉．全国中医药高职高专卫生部规划教材·中药药理与应用(第三版)，2014：97-98.

高 良 姜

Gaoliangjiang

本品为姜科植物高良姜 *Alpinia officinarum* Hance 的干燥根茎。主产于广东、海南。夏末秋初采挖，除去须根及残留的鳞片，洗净，切段，晒干。切薄片。以色棕红、味辛辣者为佳。

【性味与归经】 辛，热。归脾、胃经。

【功能与主治】 温胃止呕，散寒止痛。用于脘腹冷痛，胃寒呕吐，嗳气吞酸。

【效用分析】 高良姜辛散温通，散寒止痛，主入脾、胃经，能驱散胃中之寒邪，善于治疗胃寒脘腹冷痛。

高良姜性热，能温散寒邪、和胃止呕。用治胃寒呕吐、嗳气吞酸，虚寒呕吐。

【配伍应用】

1. 高良姜配炮姜 高良姜辛热，功能散寒止痛，长于治胃寒脘腹之冷痛；炮姜辛热，功能温经止血，温中止痛，善于治疗阳虚之失血。二者同用，能暖脾胃，温中止痛，其效益彰。用以治疗脘腹冷痛。

2. 高良姜配香附 高良姜味辛性热，专散脾胃之寒邪，以温胃散寒止痛降逆为其长；香附辛散苦降性平，善理气开郁，能通行三焦，行血中之气而疏肝理气，调经止痛。两药伍用，高良姜得香附，则可除寒散郁；香附得高良姜则气行寒散，最终寒散气通，气行痛止，通则不痛。治疗肝郁气滞、胃中寒滞之胃脘疼痛，口吐清涎，喜温喜按，胸闷胁痛。

3. 高良姜配生姜 高良姜味辛性热，温中止呕，专散脾胃之寒邪；生姜辛散温通，能温胃散寒，和中降逆，其止呕功良。两药相伍为用，增强温胃之力，使止呕之功更强。用以治疗胃寒呕吐最为适宜。

4. 高良姜配白术 高良姜辛热，长于温中散寒止呕；白术甘苦性温，长于健脾益气。两者合用，刚柔并济，温中止呕之中得以阴配，且白术以其甘温健脾益气之用，可制高良姜温燥之弊，使之温之无虞。适用于治疗虚寒呕吐。

5. 高良姜配荜茇 高良姜辛热温散，以温胃散寒止痛为主，兼能温胃止呕；荜茇辛热，偏走胃肠，能温胃腑痼冷，又解大肠寒郁，善于温中散寒，下气开郁，止呕止痛。两药配伍，可增强温胃散寒，止痛止呕的作用。适用于胃寒冷痛、呕吐等。

【鉴别应用】 高良姜与干姜 两者均辛热，入脾胃经，能温中散寒，治疗脾胃虚寒、脘腹冷痛。然高良姜尚能温散寒邪、和胃止呕，善治胃寒呕吐。而干姜辛热燥烈，主入脾胃而长于温中散寒、健运脾阳，为温暖中焦之主药；且干姜辛热、入心、脾、肾经，有温阳守中，回阳通脉的功效，用治心肾阳虚，阴寒内盛所致亡阳厥逆，脉微欲绝者；同时干姜能入肺经，尚能温肺散寒化饮，可治寒饮喘咳、形寒肢冷，痰多清稀之证。

【方剂举隅】

1. 良附丸（《良方集腋》）

药物组成：高良姜、香附。

功能与主治：行气疏肝，祛寒止痛。适用于肝胃气滞寒凝证，症见胃脘疼痛，胸胁胀闷，畏寒喜温，苔白脉弦，以及妇女痛经等。

2. 常山饮（《奇效良方》）

药物组成：知母、常山、草果、高良姜、乌梅、甘草。

功能与主治：清热散结，祛痰截疟。适用于劳疟，症见寒热时作、倦怠无力、食少、自汗、面色萎黄、形体消瘦，或胁下结块，舌质淡，脉细无力。若疟疾久发不止，湿热偏重者更宜。

3. 高良姜汤（《千金要方》）

药物组成：高良姜、厚朴、当归、桂心。

功能与主治：温中散寒，行气止痛。适用于心腹冷痛，胸胁满痛如刺。

【成药例证】

1. 药艾条（《临床用药须知中药成方制剂卷》2020年版）

药物组成：艾叶、桂枝、高良姜、白芷、生川乌、香附、丹参、广藿香、降香、陈皮。

功能与主治：行气血，逐寒湿。用于风寒湿痹，肌肉酸麻，关节四肢疼痛，脘腹冷痛。

2. 安中片（《临床用药须知中药成方制剂卷》2020年版）

药物组成：高良姜、桂枝、小茴香、砂仁、醋延胡索、煅牡蛎、甘草。

功能与主治：温中散寒，理气止痛，和胃止呕。用于阳虚胃寒所致的胃痛，症见胃痛绵绵、畏寒喜暖、泛吐清水、神疲肢冷；慢性胃炎，胃、十二指肠溃疡见上述证候者。

3. 九气拈痛丸（《临床用药须知中药成方制剂卷》2020年版）

药物组成：醋延胡索、醋香附、木香、陈皮、郁金、醋莪术、五灵脂（醋炒）、高良姜、槟榔、甘草。

功能与主治：理气，活血，止痛。用于气滞血瘀导致的胸胁胀满疼痛、痛经。

4. 虚寒胃痛颗粒（《中华人民共和国卫生部药品标准·中药成方制剂》）

药物组成：党参、黄芪、高良姜、干姜、桂枝、白芍、大枣、甘草。

功能与主治：温胃止痛，健脾益气。用于脾虚胃弱，胃脘隐痛，喜温喜按，遇冷或空腹痛重，十二指肠球部溃疡，慢性萎缩性胃炎等症。

5. 仲景胃灵丸（《临床用药须知中药成方制剂卷》2020年版）

药物组成：肉桂、高良姜、砂仁、延胡索、白芍、小茴香、牡蛎、炙甘草。

功能与主治：温中散寒，健胃止痛。用于脾胃虚弱，食欲不振，寒凝胃痛，脘腹胀满，呕吐酸水或清水。

【用法与用量】 3～6g。

【本草摘要】

1.《名医别录》 “主暴冷，胃中冷逆，霍乱腹痛。”

2.《本草汇言》 “高良姜，祛寒湿、温脾胃之药也。若老人脾肾虚寒，泄泻自利，妇人心胃暴痛，因气怒、因寒痰者，此药辛热纯阳，除一切沉寒痼冷，功与桂、附同。苟非客寒犯胃，胃冷呕逆，及伤生冷饮食，致成霍乱吐泻者，不可轻用。”

3.《本草新编》 “良姜，止心中之痛，然亦必与苍术同用为妙，否则有愈有不愈，以良姜不能祛湿故耳。”

【化学成分】 主要含挥发油，桉油精，桂皮酸甲酯丁香油酚，高良姜酚等；黄酮类成分：高良姜素，槲皮素，山柰酚，异鼠李素，槲皮素-5-甲醚，高良姜素-3-甲醚等。

中国药典规定本品含高良姜素（$C_{15}H_{10}O_5$）不得少于0.70%。

【药理毒理】 本品具有调节胃肠运动、抗胃溃疡、保肝、镇痛、抗菌、脑保护、抗癌等药理作用。

1. 调节胃肠运动的作用 高良姜水煎剂 1.2×10^{-2}g/ml 能增强家兔离体空肠的收缩性。高良姜 CO_2 超临界萃取物 100、200mg/kg 灌胃给药能促进小鼠的小肠推进，但大鼠灌胃 100mg/kg 则能抑制其回肠活动性。高良姜 CO_2 超临界萃取物在 0.013～0.065mg/ml 内呈剂量依赖性地抑制离体兔肠的节律性收缩张力，并对 Ach 所致离体兔肠痉挛有剂量依赖性抑制作用。0.05、0.1mg/ml 高良姜素对家兔离体肠管运动具有抑制作用。高良姜总黄酮 5、10、20mg/ml 能抑制家兔离体胃肠道平滑肌的自发活动，并能拮抗 $BaCl_2$、组胺引起的肠痉挛及 Ach 诱导回肠平滑肌两种收缩成分的影响。高良姜总黄酮 66.4、33.2、16.6g/kg 连续灌胃 5 天对正常小鼠胃排空无显著影响，而对溴吡斯的明所致小鼠胃排空亢进有显著拮抗作用，对乙酰胆碱引起的大鼠离体胃平滑肌痉挛有显著抑制作用，对正常小鼠小肠运动有显著抑制作用，可明显减少推进距离，降低推进率。结论：高良姜总黄酮能显著抑制胃肠运动[1]。

2. 抗胃肠溃疡作用 高良姜石油醚脱脂的水煎剂10、20g生药/kg灌胃能剂量依赖性地抑制水浸应激性小鼠和盐酸性大鼠的溃疡形成，对消炎痛-乙醇性溃疡和幽门结扎性溃疡形成无影响。高良姜总黄酮0.125、0.25、0.5g/kg对大鼠灌胃给药3天，对水浸拘束应激型、幽门结扎型、乙醇胃黏膜损伤等急性胃溃疡模型均有保护作用，延长给药时间至8天，则对醋酸烧灼致慢性胃溃疡模型有保护作用。高良姜油2、4、8ml/kg预防给药6天，能显著降低利血平致胃溃疡小鼠模型的溃疡指数，显著提高溃疡抑制率。高良姜油4、8ml/kg均能显著降低胃溃疡小鼠模型血清胃动素(MOT)、P物质(SP)含量，显著升高血清生长抑素(SS)含量。高良姜油8ml/kg还能显著升高血清血管活性肠肽(VIP)含量，显示高良姜油抗溃疡作用可能与其降低血清MOT、SP的含量，升高血清SS、VIP的含量有关[2]。高良姜水提物、80%乙醇洗脱物均具有较好的抗胃溃疡效果。高良姜水提物12、3g/kg或80%乙醇洗脱物12、3g/kg灌胃给药连续7天，均可显著减少胃溃疡模型小鼠的胃溃疡指数，显著降低血浆血浆胃泌素(GAS)、白介素1(IL-1)、肿瘤坏死因子(TNF-α)含量，显著升高血浆环氧酶2(COX_2)、前列腺素E_2(PGE_2)含量，30%和95%的乙醇洗脱物对溃疡指数无显著影响，但可调节血浆GAS、IL-1、PGE_2含量[3]。

3. 保肝、抗肝纤维化作用 高良姜水提液1.35g/kg一次性灌胃给药后，对采用52°红星二锅头白酒0.14ml/10g灌胃30分钟后造成的急性酒精中毒小鼠，能显著延长小鼠在金属网上的攀附时间；连续灌胃6天能显著降低同时造模6天所导致的急性酒精性肝损伤小鼠血清中GPT的活性。提示水提高良姜具有解酒和保肝效果[4]。高良姜水煎液生药量1g/ml灌胃10天，可显著降低35%二锅头白酒15ml/kg灌胃10天造成的急性酒精性肝损伤小鼠肝脏系数，降低小鼠血清中ALT、AST含量的升高[5]。

高良姜对于CCl_4皮下注射12周所致肝纤维化模型大鼠，能显著逆转大鼠血清中的透明质酸、层黏蛋白、谷丙转氨酶、谷草转氨酶上升，以及总蛋白、血清白蛋白下降；可显著减少大鼠肝脏中的丙二醛和羟脯氨酸浓度，显著提高肝脏中超氧化物歧化酶和谷胱甘肽过氧化物酶的活性；可减轻肝脏的组织细胞形态学损伤。高良姜还可显著下调α-平滑肌肌动蛋白和转化生长因子-β_1。提示高良姜能够抑制由CCl_4诱导的大鼠肝脏纤维化，原因可能与清除氧自由基，降低脂质过氧化，以及抑制肝脏星状细胞的激活与增殖有关[6]。

4. 镇痛作用 高良姜石油醚脱脂的水煎剂10、20g生药/kg灌胃能抑制醋酸引起的小鼠扭体反应和热板法的痛觉反应。高良姜素100mg/kg灌胃对醋酸、甲醛引起的小鼠扭体反应有抑制作用。高良姜水煎剂1.0、0.5、0.25g/ml灌胃给药连续2次间隔4小时，能显著减少小鼠扭体次数，可显著延长小鼠热板反应潜伏期，提高疼痛反应阈值。浓度为1g/ml的高良姜水煎液2ml能显著抑制离体兔肠管运动[7]。

5. 抗真菌、抗耐药菌、抗病毒作用 高良姜挥发油有抑真菌活性，对16株皮肤癣菌有体外抗真菌活性。如絮状表皮癣菌、羊毛状小孢子菌、石膏样小孢子菌、红色毛癣菌、石膏样毛癣菌、断发毛癣菌、大脑状毛癣菌、絮状株絮状表皮癣菌、羊毛小孢子菌、犬小孢子菌、红色毛癣菌、石膏样毛癣菌、无色红毛癣菌、须毛癣菌、猴毛癣菌、白色念珠菌[8]。

从高良姜中提取出来的黄酮类物质高良姜素，能显著抑制青霉素酶和β-内酰胺酶的活性。高良姜素能扭转β-内酰胺抗生素对青霉素金黄色葡萄球菌(PRSA)的耐药性。高良姜素和头孢他啶的联用能损伤细胞的超微结构。其机制可能涉及高良姜素抑制蛋白质的合成以及对PBP2a的影响，与青霉素酶相互作用导致细胞质膜的损害[9]。

从高良姜中分离得到9种二芳基庚烷，其中7种均具有抗呼吸道合胞体病毒(RSV)的作用。所有二芳基庚烷在体外都表现出抗脊髓灰质炎病毒、抗麻疹病毒，或者抗Ⅰ型单纯疱疹病毒(HSV-1)的作用。证明分离自高良姜中的二芳基庚烷具有抗病毒作用，能够在体外抗呼吸道合胞体病毒、脊髓灰质炎病毒、麻疹病毒以及Ⅰ型单纯疱疹病毒[10]。

6. 抗凝血、抗血小板聚集 高良姜石油醚脱脂的水煎剂10、20g生药/kg和石油醚提取物0.2～0.4ml/kg灌胃均抑制大鼠体内血栓形成。石油醚脱脂的水煎剂10g生药/kg或石油醚提取物0.2～0.4ml/kg大鼠灌胃均能延长白陶土部分凝血活酶时间(KPTT)，对血浆凝血酶原时间(PT)、凝血酶原消耗时间(PCT)、凝血酶时间(TT)、Ⅴ因子和Ⅶ因子等无影响，表明水提物或挥发油具有抗凝血作用。水提物体外浓度在10、12.5、17.5g/100ml时能抑制ADP、胶原诱导的兔血小板聚集。

7. 脑保护作用

(1) 增强记忆的作用 高良姜素10、20mg/kg腹腔注射连续2周，均能显著改善衰老小鼠学习记忆能力，提高小鼠海马内超氧化物歧化酶(SOD)、谷胱甘肽过氧化物酶(GSH-Px)、过氧化氢酶(CAT)活性，降低丙二醛

(MDA)含量。显示高良姜素能显著改善半乳糖致衰老小鼠学习记忆能力，具有较好的抗氧化能力[11]。高良姜水提取物 6.66、3.33、1.67mg/kg 或高良姜乙醇提取物 1.67mg/kg 灌胃给药连续 10 天，对莨菪碱所致记忆获得障碍小鼠跳台潜伏期均显著延长，错误次数均显著减少，Morris 水迷宫实验游泳潜伏期均显著缩短，鼠大脑组织中乙酰胆碱酯酶活力均显著降低，乙酰胆碱转移酶活力均显著增强，显著改善海马神经元的变性、脱落。提示高良姜水及乙醇提取物均对东莨菪碱所致小鼠记忆获得障碍有显著改善作用。其作用机制可能与降低 AchE 活力、提高 ChAT 活力，增强中枢胆碱能神经系统功能有关[12]。乙酰胆碱酯酶(AChE)抑制剂被广泛地应用于治疗阿尔茨海默病(AD)。从高良姜根茎中提取获得的黄酮类有效成分高良姜素，对乙酰胆碱酯酶(AChE)具有抑制作用，最高抑制率超过 55%，半数抑制率 IC_{50} 为 120μmol/L，酶与黄酮的抑制常量(K_f)是 74μmol/L[13]。

(2) 抗脑缺血作用　高良姜水提取物 6.66mg/kg、高良姜乙醇提取物 3.33mg/kg 及 1.67mg/kg 连续灌胃 10 天，对采用双侧颈总动脉结扎造成的小鼠急性脑缺血 3 小时后，可使小鼠脑含水量显著降低。高良姜水提取物 6.66、3.33、1.67mg/kg 连续灌胃 10 天，可使小鼠脑组织内透出脑血管外的伊文思蓝含量均显著降低。提示高良姜水及乙醇提物可降低急性脑缺血后脑含水量和脑血管的通透性[14]。

8. 抗癌作用

(1) 抗肝癌作用　高良姜素具有抑制肝癌细胞(HCC)增殖的作用。高良姜素作用后的肝癌细胞中 GRP94、GRP78 和 CHOP 等蛋白表达水平明显上升，胞质中游离的钙离子浓度也显著增加，提示高良姜素能够诱导肝癌细胞内质网应激。进一步的实验结果显示丝裂原活化蛋白激酶(MAPKs)参与了高良姜素诱导的内质网应激。证明高良姜素是一种内质网应激激发剂，能够抑制肝癌细胞的增殖[15]。高良姜素能通过升高人肝癌细胞 $HepG_2$ 细胞中 AMP/TAN 比率而诱发细胞的自噬。高良姜素能促进腺苷酸活化蛋白激酶(AMPK)和 LKB1 的磷酸化，同时抑制 AKT 和 mTOR 的磷酸化。而 AMPK 活化被抑制后能够抑制 mTOR 的去磷酸化，从而封闭了高良姜素诱发细胞自噬的作用。证明高良姜素能够以一种非 LKB1 依赖性的方式，激活 AMPK 而诱发细胞自噬，具有抗肝癌细胞增殖的作用[16]。高良姜素可通过激活转化生长因子(TGF-β)受体/Smad 蛋白信号通路诱导细胞自噬，同时还能提高 TGF-β受体Ⅰ(RⅠ)、TGF-βRⅡ、Smad1、Smad2、Smad3 和 Smad4 等蛋白表达水平，降低 Smad6 和 Smad7 蛋白表达。高良姜素对细胞自噬的诱导作用显示出与 TGF-β受体/Smad 信号通路的相关性，因为运用 siRNA 下调 Smad4 蛋白的表达或者运用拮抗剂 LY2109761 抑制 TGF-β受体的活化均能封闭高良姜素诱导的细胞自噬。Beclin1、自噬相关基因(ATG) 16L、ATG12 和 ATG3 等基因表达的下调能够阻止高良姜素诱导的细胞凋亡，并恢复人肝癌细胞 $HepG_2$ 的增殖。高良姜素可通过激活 TGF-β受体/Smad 信号通路诱导细胞自噬，提示其具有抗肝癌细胞(HCC)增殖的作用[17]。

(2) 抗胃癌作用　高良姜素浓度在 40～200μmol/L 对人胃癌 SGC-7901 细胞有显著的增殖抑制作用，并呈现剂量效应和时间效应依赖关系，作用 24、48、72 小时半数抑制浓度(IC_{50})分别是 160、100、70μmol/L，作用 24 小时后 G_2/M 期细胞比例从 4.40%增加到 18.31%。高良姜素作用后细胞呈现典型的凋亡形态学特征，线粒体膜电位明显降低，160μmol/L 高良姜素作用 24、48 小时凋亡细胞比例分别从 2.6%、4.3%增加至 27.4%、65.6%。显示高良姜素可能通过干扰细胞周期循环和介导线粒体功能障碍，诱导细胞凋亡，从而抑制胃癌 SGC-7901 细胞的生长[18]。

(3) 抗肺癌作用　随高良姜素浓度增高，肺癌 A549 细胞生长抑制率明显上升，IC_{50} 在 30.15mg/L。细胞凋亡可在 10～80mg/L 高良姜素处理后 24 小时出现，呈浓度依赖性。高良姜素使线粒体膜电位降低。caspase 被激活，Bcl-2、Bcl-X_L 表达下调，P53、Bax、Bid 表达呈浓度依赖性上调。结论高良姜素可能是通过线粒体途径诱导细胞发生凋亡[19]。高良姜与肿瘤坏死因子相关的细胞凋亡诱导配体(TRAIL)L 联合应用能够显著抑制 A549 细胞的增殖，并诱发细胞的凋亡，同时还能够诱导核糖聚合酶(PARP)裂解成片段，激活 caspase-8 和 p38 丝裂原活化蛋白激酶(MAPK)。提示高良姜和 TRAIL 联合可用于肺癌治疗[20]。

(4) 抗骨肉瘤作用　高良姜素可导致体外培养人骨肉瘤 MG-63 细胞发生凋亡并抑制其增殖，其作用具有浓度依赖性，在 80mmol/L 最为显著；同时可改变细胞周期分布。80mmol/L 高良姜素处理 24 小时后 MG-63 细胞活力显著降低，凋亡率显著增加；G_0/G_1 期百分比增高，S+G_2+M 期百分比降低；caspase-3、Cytochrome C 蛋白表达显著增加，Bcl-2 蛋白表达显著降低。高良姜素可诱导人骨肉瘤 MG-63 细胞发生凋亡，抑制其增殖，并改变细胞周期分布，其作用与线粒体途径相关[21]。

(5) 抗鳞状上皮癌作用　高良姜素能够在体内抑制人体头颈部鳞状上皮癌细胞(HNSCC)的生长，体外试验能够以一种剂量依赖性的方式抑制 HNSCC 细胞的增殖和细胞集落的形成。高良姜素可诱导肿瘤细胞癌在细胞周期中的 G_0/G_1 期的停滞，并伴随有 AKT 的磷酸化，以及雷帕霉素靶蛋白和 S6 激酶的活化。高良姜素可使 HNSCC 细胞中细胞周期素 D1、周期蛋白依赖性激酶(CDK)4、CDK6 和磷酸化的视网膜母细胞瘤蛋白表达的减少。高良姜素还可诱导 HNSCC 细胞的凋亡，下调抗凋亡蛋白 Bcl-2 和 Bcl-xL，同时上调促凋亡蛋白 Bax 和剪接好的 caspase-3 等蛋白的表达[22]。

(6) 抗其他癌作用 高良姜挥发油浓度 100、300、500、700μg/ml 干预癌细胞 24 小时，可呈剂量依赖性抑制 $HepG_2$、HT29、CNE-2Z、SW579、HeLa 细胞株增殖，IC_{50} 值分别为 2352、717、458、431、329μg/ml。提示高良姜挥发油对多种类型肿瘤细胞的增殖均有一定抑制作用[23]。从高良姜根茎中分离得到的两个新的二聚二芳基庚烷，其中良姜素 1 表现出对乳腺癌 MCF-7MCF-7 和 T98G 细胞有选择性细胞毒性[24]。

9. 抗白癜风作用 经过质量分数为90%或者99%高良姜素 0.425、4.25、42.5mg/kg 灌胃给药连续 40 天治疗后，2.5%氢醌诱导的白癜风小鼠背部毛发颜色均由白变黑，小鼠皮肤含黑色素毛囊数量显著上升。90%高良姜素 4.25mg/kg 可使白癜风小鼠基底层黑素细胞数和含黑素颗粒表皮细胞数显著上升，皮肤酪氨酸酶(TYR)蛋白表达也显著升高；90%高良姜素 0.425、4.25mg/kg 能够显著升高小鼠血清 TYR 水平，降低丙二醛(MDA)水平及胆碱酯酶(CHE)活性。99%高良姜素 4.25、42.5mg/kg 能显著提高基底层黑素细胞数；99%高良姜素 4.25mg/kg 能够显著提高含黑素颗粒表皮细胞数，降低血清 CHE 活性。99%高良姜素 3 个剂量均能够升高血清 TYR 水平，99%高良姜素 0.425、4.25mg/kg 降低血清 MDA 水平。不同质量分数的高良姜素均能够改善氢醌诱导的小鼠白癜风症状，其作用机制可能是提高 TYR 活性，降低机体的 MDA 和 CHE 水平[25]。高良姜素 0.5、1.0、2.0μg/ml 均可显著提高多巴胺处理损伤黑色素细胞 A375 存活率，显著降低细胞中 MDA 生成及促进 SOD 酶活性，并对 A375 细胞 Bcl-2 基因的转录具有上调作用。高良姜素对多巴胺诱导的 A375 细胞凋亡具有显著保护作用，其作用机制可能与其降低细胞 MDA 产生促进 SOD 酶活性及上调 Bcl-2 基因的转录水平有关[26]。

10. 对交感-肾上腺的作用 对于采用寒凉药复制寒证模型大鼠灌胃给药连续 7 天，高良姜水提液 60、20g/kg 和去挥发油水提液 60、20g/kg 均能显著增加大鼠尿内去甲肾上腺素(NE)的排出量。高良姜水提液 60g/kg 还能显著增加肾上腺素(A)和多巴胺(DA)的排出量。高良姜去挥发油水提液 60、20g/kg 能显著增加肾上腺素(A)和羟皮质类固醇(17-OHCS)的排出量。高良姜挥发油 60、20g/kg 能显著增加羟皮质类固醇(17-OHCS)的排出量，提示高良姜的有效成分在水提液、挥发油、去挥发油水提液 3 种提取物中都有存在，以水煎剂入药为佳[27]。

11. 降低血脂作用 高良姜醇提物可有效抑制动物体重的增加，降低血脂。高良姜醇提物 3%、5%与高脂饲料混合喂饲大鼠 6 周后，与单纯高脂饲料大鼠相比，摄食量没有显著差异，但体重增加量显著减少，甚至与正常饲料大鼠相近。高良姜醇提物还能显著降低高脂饲料大鼠血清中的血脂，改善肝组织和脂肪组织中的病理变化，减少附睾和肾周围的白色脂肪组织。其减少脂肪的作用是通过降低血清中总胆固醇(TC)、甘油三酯(TG)和低密度脂蛋白胆固醇(LDL-C)的浓度，瘦素含量以及动脉粥样硬化指数，显著升高高密度脂蛋白胆固醇(HDL-C)浓度及其 HDL-C/TC 比率[28]。

12. 其他作用

(1) 抗铅中毒作用 浓度 289.90mg/g 的高良姜总黄酮 500mg/kg 连续灌胃小鼠 10 天，对已经腹腔注射醋酸铅 20 天建立的铅中毒小鼠血液及组织中铅含量有显著降低作用，且不造成其他必需元素如锌的流失。高良姜总黄酮分别以 100、300、500mg/kg 连续灌胃小鼠 10 天，可显著增加铅中毒小鼠脑、肾还原型谷胱甘肽(GSH)含量和谷胱甘肽过氧化物酶(GSH-Px)、超氧化物歧化酶(SOD)、过氧化氢酶(CAT)等 3 种抗氧化酶活性，并能显著降低丙二醛(MDA)水平。显示高良姜总黄酮可通过提高铅中毒小鼠组织中抗氧化酶的活性，改善脂质过氧化，从而发挥其对铅诱导的脑、肾氧化应激的保护效应[29]。

(2) 体外抗氧化作用 体外抗氧化活性 DPPH 自由基清除试验证明，浓度为 0，01、0.025、0.05、0.1、0.15、1.0、2.0mg/ml 的高良姜黄酮具有一定的抗氧化活性且随着浓度增加，抗氧化性能增强[30]。高良姜总黄酮在质量浓度(0.05～0.5mg/ml)范围内，高良姜总黄酮对 DPPH 自由基、·OH、O_2^-· 的清除率分别为 94.0%、82.1%、16.6%[31]。高良姜多糖浓度 0.3～10g/L 具有较好的体外抗氧化活性，清除自由基能力、还原力和螯合铁离子能力均表现出一定的质量浓度依赖性；高良姜多糖清除 DPPH 自由基、清除羟自由基和螯合铁离子能力的半数有效质量浓度(EC_{50})分别为(0.59±0.01)、(0.05±0.003)g/L 和(2.75±0.2)g/L[32]。

大鼠灌胃给予高良姜水提物 0.5142g/kg 连续 30 天，

对大鼠尿液中内源性代谢物的影响第 8 天最为显著。OSC-PLS-DA 分析有 16 种物质被视为可能生物标记物。显示高良姜的水提物可显著影响细胞信号传导类物质的代谢[33]。

13. 毒理研究 高良姜水煎液毒性较低，小鼠灌胃水提物 120g/kg，观察 7 天，未见死亡。高良姜醚提物小鼠灌胃的半数致死量为 4.2g/kg，中毒表现为翻正反射消失，持续 8 小时以上才会死亡。高良姜能使鼠伤寒沙门菌 TA98 和 TA100 发生诱变[34]。

附：红豆蔻

本品为姜科植物大高良姜 *Alpinia galanga* Willd.的干燥成熟果实。性味辛，温。归脾、肺经。功能散寒燥湿，醒脾消食。用于脘腹冷痛，食积胀满，呕吐泄泻，饮酒过多。用量 3～6g。

【参考文献】 [1] 陈艳芬，江涛，唐春萍，等. 高良姜总黄酮对胃肠运动的影响研究. 中国药房，2010，21(23)：2122-2124.

[2] 王海燕，刘亚明，李海燕，等. 高良姜油对胃溃疡小鼠模型血清胃动素生长抑素物质血管活性肠肽的影响. 中国实验方剂学杂志，2011，17(4)：105-107.

[3] 魏娜，谭银丰，魏晴，等. 高良姜不同提取部位对实验性胃溃疡的影响及作用机制研究. 海南医学院学报，2015，21(2)：158-160.

[4] 周利，葛方，杨中林. 高良姜水提和醇提样品液解酒效果比较研究. 亚太传统医药，2014，10(13)：4-6.

[5] 周园，黎小妍，熊天琴，等. 高良姜对小鼠急性酒精性肝损伤的保护作用. 北方药学，2012，9(7)：30-31.

[6] Wang XH，Gong GQ，Yang WH，et al. Antifibrotic activity of galangin，a novel function evaluated in animal liver fibrosis model. Environmental Toxicology and Pharmacology，2013，36(2)：288-295.

[7] 韩坚，高良姜的镇痛作用及其对肠道运动的影响. 中国药业，2012，21(12)：30-31.

[8] 桂蜀华，蒋东旭，袁捷. 花椒、高良姜挥发油体外抗真菌活性研究. 中国中医药信息杂志，2005，12(8)：21-22.

[9] Eumkeb G，Sakdarat S，Siriwong S，et al. Reversing B-lactam antibiotic resistance of Staphylococcus aureus with galangin from Alpinia of ficinarum Hance and synergism with ceftazidime. Phytomedicine，2010，18(1)：40-45.

[10] Konno K，Sawamura R，Sun Y，et al. Antiviral activities of diarylheptanoids isolated from Alpinia officinarum against respiratory syncytial virus，poliovirus，measles virus，and herpes simplex virus type 1 in vitro. Natural Product Communications，2011，6(12)：1881-1884.

[11] 付联群，李秀英，杨成雄. 高良姜素对衰老小鼠模型学习记忆的影响. 医药导报，2012，31(7)：863-866.

[12] 赵燕燕，刘新霞，陈春生，等. 高良姜提取物对小鼠学习记忆能力及胆碱能神经系统功能的影响. 中药药理与临床，2010，26(2)：49-51.

[13] Guo AJ，Xie HQ，Choi RC，et al. Galangin，a flavonol derived from Rhizoma Alpiniae Officinarum，inhibits acetylcholinesterase activity in vitro. Chemico-Biological Interactions，2010，187(1-3)：246-248.

[14] 赵燕燕，刘新霞，陈春生，等. 高良姜不同提取物对急性脑缺血小鼠脑血管通透性的影响，中国实验方剂学杂志，2011，17(1)：142-144.

[15] Su LJ，Chen XY，Wu J，et al. Galangin inhibits proliferation of hepatocellularcarcinoma cells by inducing endopla smic retic ulum stress. Food and Chemical Toxicology，2013，62(6)：810-816.

[16] Zhang HT，Li N，Wu J，et al. Galangin inhibits proliferation of $HepG_2$ cells by activating AMPK via increasing the AMP/TAN ratio in a LKB1-independent manner. European Journal of Pharmacology，2013，718(1-3)：235-244.

[17] Wang YJ，Wu J，Lin BY，et al. Galangin suppresses $HepG_2$ cell proliferation by activating the TGF-β receptor/Smad pathway. Toxicology，2014，326：9-17.

[18] 许云霞，赵新淮. 高良姜素对人胃癌 SGC-7901 细胞增殖周期循环和凋亡的体外影响. 中国药学杂志，2013，48(18)：1274-1278.

[19] 伍俊，文敏，张海涛. 高良姜素诱导肺癌 A549 细胞凋亡的研究. 肿瘤防治研究，2011，38(11)：1228-1231.

[20] Zhang WJ，Huang QL，Hua ZC，et al. Galangin and TRAIL cooperate to suppress A549 lung cancer proliferation via apoptosis and p38 MAPK activation. Acta Pharmaceutica Sinica B，2012，2(6)：569-574.

[21] 宋宇，赵琦，曹阳，等. 高良姜素对人骨肉瘤 MG-63 细胞增殖的影响及其机制的研究. 中国医学工程，2012，20(5)：56-58.

[22] Zhu LP，Luo QQ，Bi JJ，et al. Galangin inhibits growth of human head and neck squamous carcinoma cells in vitro and in vivo. Chemico-Biological Interactions，2014，224c：149-156.

[23] 李宁，熊勇，张海涛，等. 高良姜挥发油对不同肿瘤细胞株增殖的影响. 山东医药，2012，52(11)：19-21.

[24] Liu D，Liu YW，Guan FQ，et al. New cytotoxic diarylheptanoids from the rhizomes of Alpinia officinarum Hance. Fitoterapia，2014，96：76-80.

[25] 高莉，霍仕霞，彭晓明，等. 高良姜素对氢醌诱导的白癜风小鼠模型的影响. 中草药，2014，45(16)：2358-2363.

[26] 彭晓明，高莉，霍仕霞，等. 高良姜素对多巴胺诱导黑素细胞凋亡的保护作用研究. 时珍国医国药，2014，25(8)：1847-1849.

[27] 秦华珍，李世阳，黄燕琼，等. 干姜、高良姜、丁香 3 种

提取物对寒证大鼠交感神经肾上腺机能的影响．中国实验方剂学杂志，2010，16(14)：124-127.

[28] Xia DZ，Yu XF，Wang HM，et al．Anti-obesity and hypolipidemic effects of ethanolic extract from Alpinia officinarum Hance(Zingiberaceae) inrats fed high-fat diet．Journal of Medicinal Food，2010，13(4)：785-791.

[29] 夏道宗，金相国，陆超，等．高良姜总黄酮对铅中毒致小鼠脑肾氧化应激的保护作用研究．浙江中医药大学学报，2013，37(8)：1018-1022.

[30] 石雪萍，李小华，杨爱萍．高良姜中总黄酮提取与DPPH自由基清除活性研究．中国调味品，2012，37(6)：53-56.

[31] 王蓓蓓，牛付阁，段玉峰．高良姜与大高良姜总黄酮抗氧化活性比较研究．食品科学，2012，32(7)：117-120.

[32] 郑义，王卫东，李勇，等．高良姜多糖提取工艺优化及其抗氧化活性．食品科学，2014，35(2)：126-131.

[33] 张启云，徐国良，李冰涛，等．高良姜水提物对大鼠尿液中内源性物质代谢的影响．华西药学杂志，2010，25(3)：263-266.

[34] 胡佳惠，闫明．高良姜的研究进展．时珍国医国药，2009，20(10)：2544-2546.

胡 椒
Hujiao

本品为胡椒科植物胡椒 *Piper nigrum* L.的干燥近成熟或成熟果实。主产于广东、广西、云南。秋末至次春果实呈暗绿色时采收，晒干，为黑胡椒；果实变红时采收，用水浸渍数日，擦去果肉，晒干，为白胡椒。用时粉碎成细粉。以个大、饱满、香辣气味浓者为佳。

【性味与归经】 辛，热。归胃、大肠经。

【功能与主治】 温中散寒，下气，消痰。用于胃寒呕吐，腹痛泄泻，食欲不振，癫痫痰多。

【效用分析】 胡椒味辛性热，主入胃、大肠经而长于温中散寒止痛，适用于胃寒引起的脘腹冷痛、呕吐。因其能温煦中焦，祛脾胃中焦之寒，常用于脾胃虚寒引起的腹痛泄泻。本品性热入胃经，能散胃中寒邪而开胃，可用于治疗反胃及不欲饮食。

胡椒辛散温通，能下气行滞，消痰宽胸，适用于痰气郁滞、蒙蔽清窍的癫痫痰多等。

此外，作调味品，有开胃进食的作用。

【配伍应用】

1. 胡椒配半夏 胡椒辛热，散寒邪，有温中散寒、开胃止痛、消痰之功；半夏辛苦温，功能燥湿化痰、降逆止呕、消痞散结。二药伍用，既能祛胃中之痰浊，又能温中以止呕。用于治疗寒与痰停滞中焦之反胃及不欲饮食。

2. 胡椒配荜茇 胡椒长于温中散寒，下气消痰；荜茇善于温中散寒，下气止痛。两药配伍，既可增强温中散寒的作用，又具有下气行滞，消痰宽胸的作用。既可用于胃寒冷痛，呕吐，呃逆等症；又可用于痰气郁滞，蒙蔽清窍的癫痫痰多。

【鉴别应用】 **胡椒与高良姜** 胡椒、高良姜性味均为辛热，能温中散寒止痛，治疗胃寒之脘腹冷痛、呕吐泄泻等。但胡椒辛散温通，尚能下气行滞，消痰宽胸，可以用于痰气郁滞，蒙蔽清窍的癫痫痰多证，且有开胃进食的作用。高良姜善于治疗胃寒疼痛。

【方剂举隅】

1. 参苓壮脾丸（《和剂局方》）

药物组成：肉桂、缩砂、茯苓、白术、麦芽、神曲、山药、胡椒、白扁豆、干姜、人参。

功能与主治：益气健脾，温中和胃。适用于脾胃虚弱，脏腑虚寒，症见胸膈痞闷，反胃呕吐，胸满气短，不能饮食及久病泄痢。

2. 万全丸（《杂病源流犀烛》）

药物组成：赤石脂、炮姜、胡椒。

功能与主治：温肾散寒，止泻。适用于大便滑泻，小便精出。

3. 丁胡三建汤（《古今医鉴》）

药物组成：丁香、高良姜、肉桂、胡椒。

功能与主治：温中散寒，和胃止痛。适用于胃阳不足，寒凝于胃，胃脘痛，症见胃脘冷痛，食欲减少，神疲乏力，舌质淡红，苔白，脉沉迟。

4. 逐寒荡惊汤（《福幼编》）

药物组成：丁香、炮姜、肉桂、胡椒。

功能与主治：温中逐寒。适用于小儿体虚久病，或痘疹疮后，或误服凉药，泄泻呕吐，转为慢惊风。

5. 茴椒散（《普济方》）

药物组成：胡椒、茴香、甘草。

功能与主治：温中散寒，行气止痛。适用于胸腹冷痛。

【成药例证】

1. 海洋胃药（《临床用药须知中药成方制剂卷》2020年版）

药物组成：黄芪、白术(炒)、干姜、胡椒、海星、陈皮(炭)、瓦楞子(煅)、牡蛎(煅)、枯矾。

功能与主治：益气健脾，温中止痛。用于脾胃虚弱所致的胃脘疼痛、呕吐吞酸、喜温喜按、大便不调；胃及十二指肠溃疡见上述证候者。

2. 胃肠灵胶囊（《临床用药须知中药成方制剂卷》2020年版）

药物组成：钻地风、干姜、胡椒、党参、砂仁、白及、海螵蛸、山楂、白芍、甘草。

功能与主治：温中祛寒，健脾止泻。用于中焦虚寒、寒湿内盛所致的泄泻，症见脘腹冷痛、大便稀溏、体倦肢冷；用于慢性肠炎见上述证候者。

3. 复方蛤青片（《临床用药须知中药成方制剂卷》2020年版）

药物组成：黄芪、紫菀、苦杏仁、干蟾、白果、前胡、南五味子、附子、黑胡椒。

功能与主治：补气敛肺，止咳平喘，温化痰饮。用于肺虚咳嗽，气喘痰多；老年慢性气管炎，肺气肿，喘息型支气管炎见上述证候者。

4. 小儿腹泻外敷散（《临床用药须知中药成方制剂卷》2020年版）

药物组成：吴茱萸、丁香、胡椒、肉桂。

功能与主治：温中散寒，止痛止泻。用于脾胃虚寒所致的泄泻，症见大便溏泻、脘腹疼痛、喜温喜按。

【用法与用量】 0.6～1.5g，研粉吞服。外用适量。

【注意】 本品性味辛热，易伤阴动火，阴虚内热者慎用。

【本草摘要】

1.《新修本草》 “主下气，温中，祛痰，除脏腑中风冷。”

2.《本草衍义》 “胡椒，去胃中寒痰吐水，食已即吐，甚验。过剂则走气。大肠寒滑亦用，须各以它药佐之。”

3.《本草便读》 “胡椒，能宣能散，开豁胸中寒冷痰气，虽辛热燥散之品，而又极能下气，故食之，即觉胸膈开爽。又能治上焦浮热，口齿诸病，至于发疮助火之说，亦在用之当与不当耳。”

【化学成分】 主要含生物碱类成分：胡椒碱，胡椒林碱，辣椒碱，胡椒油碱A、B、C等；还含挥发油、有机酸及木脂素类等。

中国药典规定本品含胡椒碱（$C_{17}H_{19}NO_3$）不得少于3.3%。

【药理毒理】 本品具有调节中枢神经系统功能、调节代谢、调节免疫、促进消化吸收等药理作用。

1. 神经精神药理作用

（1）镇静、抗惊厥作用　胡椒碱是胡椒科胡椒属植物中的一种酰胺衍生物生物碱，除胡椒属外的其他种属（如荜茇）中也含有丰富的胡椒碱。胡椒碱的生物活性较强[1]，胡椒碱10、20、40mg/kg腹腔注射能减少小鼠的自主活动，延长戊巴比妥钠诱导的小鼠睡眠时间；胡椒碱40mg/kg腹腔注射能增加家兔的深睡眠；胡椒碱40、80mg/kg腹腔注射有抗小鼠MES作用，胡椒碱20、40、80mg/kg腹腔注射能对抗戊四唑引起的小鼠阵挛性发作，胡椒碱20、40mg/kg腹腔注射能增加小鼠脑内单胺类神经递质5-HT的含量。

（2）抗抑郁作用　胡椒碱分别对单胺氧化酶A、单胺氧化酶B具有抑制作用。在小鼠悬尾模型中胡椒碱可减少小鼠悬尾不动时间，提示胡椒碱对单胺氧化酶A、B均具有竞争性抑制作用，而且此种竞争作用是可逆的。对慢性不可预见性应激结合孤养造成的大鼠抑郁模型，胡椒碱不能改变慢性应激大鼠血清中皮质酮含量，但可显著降低血清促肾上腺皮质激素释放激素、促肾上腺皮质激素的含量。胡椒碱的抗抑郁作用可能与其对下丘脑-垂体-肾上腺轴的影响有关[1]。胡椒碱给药1周后，能明显缩短小鼠在开野实验、强迫游泳实验、悬尾实验等行为学实验中的不动状态时间；能显著提高脑内5-羟色胺水平，而对脑内去甲肾上腺素递质水平未见明显影响。提示胡椒碱具有较好的抗抑郁作用，其作用是通过上调中枢神经系统5-羟色胺水平实现的[2]。

2. 对代谢系统的作用

（1）调节甲状腺功能的作用　胡椒碱2.5mg/kg每日口服持续15天，能降低雄性小鼠血清中甲状腺激素、三碘甲状腺原氨酸（T_3）、四碘甲状腺原氨酸（T_4）和葡萄糖浓度，并伴有肝5D酶和葡萄糖-6-磷酸酶（G-6-Pase）活性的降低。胡椒碱降低T_3、T_4、G-6-Pase浓度与抗甲状腺药硫脲嘧啶（PTU）相当。提示胡椒碱能降低雄性小鼠血清中甲状腺激素、葡萄糖、肝5D酶的浓度，对甲状腺功能的影响是通过胡椒碱的调节作用实现的，也说明在甲状腺功能正常下，高剂量胡椒碱可以抑制甲状腺作用，降低葡萄糖浓度[1]。

（2）促进肝能量代谢的作用　胡椒能促进肝糖原的分解，明显降低肝糖原含量，升高LDH酶、Ca^{2+}-ATP酶、Ca^{2+}，Mg^{2+}-ATP酶的活性，从而增加ATP酶的消耗，同时升高大鼠单位体重摄入能、消化能和可代谢能，进而促进大鼠肝脏能量代谢[3]。

（3）降低血脂作用　胡椒碱能降低实验性高胆固醇血症兔的血清TC、IDI-C、ApoB水平，对TG无明显影响。胡椒碱预防给药可使粥样硬化斑块面积显著降低，能有效预防兔实验性粥样斑块的形成[1]。

（4）抗疲劳作用　胡椒碱水溶液20mg/kg灌胃7天，能延长小鼠力竭游泳及负重力竭游泳时间，改善小鼠外周血象，降低小鼠血清中尿素氮、肌酸激酶、血乳酸。胡椒碱及其衍生物均能显著延长小鼠的力竭游泳时间，具有提高小鼠抗运动性疲劳的作用。胡椒碱及其衍生物均能使运动小鼠血乳酸含量显著性降低，其机制为改善骨骼肌利用氧的能力和心血管系统的供氧能力，使有氧代谢能力增强，减少体内乳酸的堆积，以维持内环境的稳态从而达到抗疲劳的作用。胡椒碱及其衍生物对肌细胞膜还有较强的保护作用，其机制可能是胡椒碱及其衍生物消除了一定量的自由基，从而达到保护肌细胞膜，提高运动能力的作用[1]。

3. 抗氧化作用 胡椒碱动物试验能显著降低高脂食物所诱导的大鼠超氧化物歧化酶(SOD)、过氧化酶(CAT)、谷胱甘肽过氧化物酶(GSH-P_X)、谷胱甘肽基群转移酶(GSP)的活性，减少肝、肾、心脏、肠等内谷胱甘肽浓度，提示黑胡椒或胡椒碱能降低高脂食物所诱导的细胞过氧化作用[1]。胡椒碱 7×10^{-6}μmol/L 浓度处理细胞 1 小时后，对低浓度过氧化氢(H_2O_2)建立兔原代左心房肌细胞氧化损伤模型，能显著升高细胞的活力、超氧化物歧化酶(SOD)的活力及还原型谷胱甘肽(GSH)的含量，显著降低丙二醛(MDA)的含量、钙离子浓度和线粒体 mRNA 的表达。提示胡椒碱能够在氧自由基的产生清除等环节，减轻兔原代左心房肌细胞的氧化应激损伤[4]。

体外抗氧化试验显示，胡椒油具有抗氧化活性、清除氧自由基等特性[5, 6]。黑胡椒油树脂、白胡椒油树脂对 DPPH 自由基有较好的清除效果，浓度达到 2mg/ml 后，清除率达到 80%；2 种胡椒油树脂对猪油和芝麻油 2 种油脂均具有较好的抗氧化作用，其抗氧化效果随胡椒油树脂浓度的增大而增强；2 种胡椒油树脂的氧化还原力相当[7]。

4. 促消化吸收作用

(1) 促消化作用 胡椒碱亦能显著促进大鼠胃酸分泌，其效率是组胺的 40 倍。此种作用可被甲氰咪胍所拮抗，而不能被阿托品对抗，提示胡椒碱不是通过胆碱能受体，而是通过 H_2 受体促进胃酸分泌[1]。

(2) 促药物吸收作用 胡椒碱可显著提高许多药物和营养物质的生物利用度，姜黄素和胡椒碱同时服用，能显著增加姜黄素的吸收和生物利用度。胡椒碱可提高胡萝卜素、辅酶 Q10 的血清浓度，同时也能提高维生素 B_6、维生素 C 的吸收。胡椒碱能增加丙酮、氨茶碱的血清浓度，机制可能是通过抑制药物转化酶、肝的 P_{450} 等。胡椒碱制剂 bioperine 是美国从黑胡椒和荜茇中提取制备的含胡椒碱制剂，主要作用是提高各种营养物质的生物利用度。临床研究表明 bioperine 通过增加营养物质的吸收，提高生物利用度，提高辅酶 Q10 吸收高达 30%[1]。

5. 调节免疫作用

(1) 提高免疫的作用 胡椒碱能增加白细胞总数至 138.9%，能显著提高空斑形成细胞的数量，同时也能增加骨髓细胞。提示胡椒碱具有免疫调节作用[1]。

(2) 抗过敏作用 胡椒碱能抑制基于 IgE 调节的抗原诱导肥大细胞脱粒作用的过敏反应。胡椒碱可抑制肥大细胞细胞因子的表达及β-氨基己糖胺酶与组胺的释放，同时显著抑制 IL-4、IL-13、TNF-α的 mRNA 表达水平，从而抑制了抗原刺激肥大细胞激活的过敏反应产生。胡椒碱对肥大细胞细胞因子的抑制作用很可能是抑制了基于免疫球蛋白 E(IgE) 调节的信号通路，包括 Lyn、p38、Erk 和 Ras 的磷酸化作用[8]。

6. 抗肿瘤作用 胡椒具有抗肿瘤作用[6]。10mg/(kg·d)胡椒碱明显抑制 DLA 细胞种植小鼠体内实体瘤的生长，并使 EAC 肿瘤荷瘤小鼠的存活率由 37.3%延长到 58.8%，能显著增加小鼠外周血白细胞和骨髓细胞，还能抑制苯诱导的肺癌[1]。胡椒种子甲醇提取物体外对两种鼠癌细胞(腹水癌 EAC 和黑色素瘤 B-16 细胞)和两种人癌细胞(HeLa，raji)均有显著的抑制作用。胡椒种子甲醇提取物对普通细胞的半抑制浓度显著高于癌细胞，对癌细胞的抑制率显著高于普通细胞，这表明提取物对癌细胞的毒性更大。胡椒种子甲醇提取物对EAC细胞和raji细胞的半抑制浓度低于黑色素瘤B-16细胞核HeLa细胞，这表明提取物对前两者具有更强的敏感性。随着提取物浓度和时间潜伏期的增加，细胞凋亡率也随之增大[9]。

7. 其他作用

(1) 促黑素合成的作用 胡椒碱呈浓度依赖性促进黑素合成，且作用 72 小时效果明显。胡椒碱 0.50mmol/L 作用 72 小时可促进表皮黑素细胞酪氨酸酶 TRP_1 的表达，对 TRP_2 的表达无明显影响。胡椒碱可轻度抑制表皮黑素细胞的生长，明显促进表皮黑素细胞的黑素合成。其机制可能主要是通过上调酪氨酸和 TRP_1 的表达而发挥作用[1]。

(2) 解热作用 胡椒醇提取物 1.25、2.5、5、10g/kg 灌胃给药，对内毒素、酵母和 2,4-二硝基酚致热模型大鼠，均有良好的解热作用，胡椒和荜茇的主要成分胡椒碱 12.5、25、50mg/kg 也有良好的解热作用。胡椒及胡椒碱均有明显的解热作用[10]。

(3) 抗菌作用 胡椒具有抗菌作用[6]。黑胡椒油树脂、白胡椒油树脂对金黄色葡萄球菌、沙门菌、大肠埃希菌均具有良好的抑制能力，最小抑菌浓度分别为 7.5、7.5、15.0mg/ml[7]。

(4) 抗胆结石作用 胡椒碱可通过降低家兔肝氨肽酶 N(APN)的表达及胆汁 APN 酶的活性，抑制 APN 的促成石作用而预防胆固醇结石的形成[1]。

8. 毒理研究 胡椒是药食同用品种，口服毒性小。

【参考文献】［1］宋娜丽，包•照日格图，万春平，等. 胡椒碱的生物活性研究进展. 云南中医中药杂志，2010，31(9)：76-77.

［2］崔广智，金树梅. 胡椒碱抗抑郁作用研究. 辽宁中医药大学学报，2010，12(7)：42.

［3］崔光志，李峰，宋晓玲，等. 胡椒荜茇对正常大鼠肝脏能量代谢因子的影响. 世界科学技术-中医药现代化，2013，15(6)：1314-1317.

［4］田苗，刘屏，王字玲，等. 胡椒碱减轻兔原代左心房肌细胞氧化应激损伤的作用. 心脏杂志，2011，23(4)：426-428.

［5］邢旭，冯建成，窦志浩，等. 胡椒油的研究进展. 农业工程技术(农产品加工业)，2010，11：34-37.

［6］赵秀玲. 胡椒的功能因子、保健功能及其资源开发研究进展. 中国调味品，2012，37(7)：1-5.

［7］刘笑，包振伟，顾林. 胡椒油树脂抗氧化性及抑菌性研究. 安徽农业科学，2014，42(9)：2731-2734.

［8］Huang J，Zhang T，Han S，et al. The inhibitory effect of piperine from Fructus piperis extract on the degranulation of RBL-2H3 cells. Fitoterapia，2014，99c：218-226.

［9］Roy UB，Vijayalaxmi KK. Evaluation of in vitro antitumor property of ethanolic extract of Piper Nigrum seeds. Int J Innov Res Stud. 2013，2：282-302.

［10］李兴平，赵颖韬，邓薏，等. 胡椒及胡椒碱的解热作用研究. 中药药理与临床，2013，29(3)：63-66.

花 椒

Huajiao

本品为芸香科植物青椒 *Zanthoxylum schinifolium* Sieb. et Zucc.或花椒 *Zanthoxylum bungeanum* Maxim.的干燥成熟果皮。主产于辽宁、河北、四川。秋季采收成熟果实，晒干，除去种子及杂质。青椒以色灰绿，花椒以色紫红、均无梗、无椒目者为佳。

【性味与归经】 辛，温。归脾、胃、肾经。

【功能与主治】 温中止痛，杀虫止痒。用于脘腹冷痛，呕吐泄泻，虫积腹痛；外治湿疹，阴痒。

【效用分析】 花椒辛散温燥，入脾、胃经，既能温胃散寒以止痛，又能温脾燥湿以止泻，适用于中寒腹痛，寒湿吐泻。

花椒能杀虫止痒，可外用煎汤熏洗，治疗阴痒、湿疹。且能驱蛔，用以治疗虫积腹痛，手足厥逆，烦闷吐蛔等。

花椒味辛而麻，有祛风止痛及局部麻醉作用，《名医别录》载其能“除齿痛”，历代相传以之用治牙痛。

【配伍应用】

1. 花椒配肉豆蔻 花椒辛散温燥，能温中散寒，温脾燥湿；肉豆蔻辛温而涩，入中焦，能暖脾胃，固大肠，止泻痢。二药配伍，增强温中止泻之功。可用于治疗夏伤湿冷，泄泻不止。

2. 花椒配乌梅 花椒辛温，辛可伏蛔，温可祛寒；乌梅酸涩平，酸能安蛔，使蛔静而痛止。二药参合，一散一收，一开一敛，互制其短，而展其长，辛酸并进，使“蛔得酸则静，得辛则伏，得苦则下”。用以治疗蛔虫证。

3. 花椒配饴糖 花椒辛温燥烈，长于温中散寒止痛；饴糖甘温质润，长于补中缓急止痛。两者合用，润燥相济，饴糖得花椒则益气而不腻滞，花椒得饴糖则温中而不燥烈，共奏温中补虚、散寒止痛之功。用于脾胃虚寒之脘腹冷痛、呕吐、四肢不温。

4. 花椒配苍术 花椒辛热燥散，长于温中止痛；苍术芳香燥烈，善于燥湿健脾。两药配伍，可增强燥湿健脾，温中止泻的作用。适用于脾胃虚寒，湿邪内阻所致泄泻。

【鉴别应用】

1. 花椒与胡椒 二药性味均为辛热，能温中散寒止痛，治疗胃寒之脘腹冷痛、呕吐泄泻等。但花椒还能杀虫止痒，可以外洗治疗湿疹、阴痒；还有驱蛔之功，可以治疗虫积腹痛，手足厥逆，烦闷吐蛔等。胡椒辛散温通，尚能下气行滞，消痰宽胸，可以用于痰气郁滞，蒙蔽清窍的癫痫痰多证。

2. 花椒与蛇床子 二药均辛散温燥，能杀虫止痒，可以治疗阴痒、湿疹。但花椒能入脾胃，长于温中散寒、止呕止泻；且能驱蛔杀虫，可以用来治疗虫积腹痛，手足厥逆，烦闷吐蛔等。蛇床子性温热可助阳散寒，辛苦又具燥湿祛风之功，治带下腰痛，尤宜于寒湿兼肾虚所致者。

【方剂举隅】

1. 大建中汤(《金匮要略》)

药物组成：蜀椒、干姜、人参、饴糖。

功能与主治：温中补虚，降逆止痛。适用于中阳衰弱，阴寒内盛之脘腹剧痛证，症见腹痛连及胸脘，痛势剧烈，其痛上下走窜无定处，或脘腹时见块状物上下攻撑作痛，呕吐剧烈，不能饮食，手足厥冷，舌质淡，苔白滑，脉沉伏而迟。

2. 乌梅丸（《伤寒论》）

药物组成：乌梅、蜀椒、干姜、人参、细辛、黄连、当归、附子、桂枝、黄柏。

功能与主治：温脏安蛔。适用于脏寒蛔厥证，症见脘腹阵痛，烦闷呕吐，时发时止，得食则吐，甚则吐蛔，手足厥冷；或久泻久痢。

3. 理中安蛔汤（《类证治裁》）

药物组成：干姜、人参、白术、川椒、乌梅、茯苓。

功能与主治：温中安蛔。适用于中阳不振，蛔虫腹痛。便溏尿清，腹痛肠鸣，四肢不温，饥不欲食，甚则吐蛔，舌苔薄白，脉沉迟。

4. 连梅安蛔汤（《通俗伤寒论》）

药物组成：胡黄连、川椒、雷丸、乌梅、川柏、槟榔。

功能与主治：清热安蛔。适用于肝胃郁热，虫积腹痛，饥不欲食，食则吐蛔，甚则蛔动不安，脘痛烦躁，手足厥逆，面赤口燥，舌红，脉数。

5. 冷哮丸（《张氏医通》）

药物组成：麻黄、川乌、细辛、蜀椒、白矾、牙皂、半夏曲、胆南星、杏仁、甘草、紫菀、款冬花。

功能与主治：散寒涤痰。适用于寒痰哮喘，症见背受寒邪，遇冷即发，咳嗽痰多，胸膈痞满，倚息不得卧。

【成药例证】

1. 通脉降脂片（《临床用药须知中药成方制剂卷》2020年版）

药物组成：笔管草、荷叶、三七、川芎、花椒。

功能与主治：化浊降脂，活血通络。用于痰瘀阻滞型的高脂血症，症见胸痛肢麻、头重体困。

2. 拨云退翳丸（《临床用药须知中药成方制剂卷》2020年版）

药物组成：蝉蜕、蛇蜕、木贼、密蒙花、蒺藜（盐炒）、菊花、荆芥穗、蔓荆子、薄荷、黄连、地骨皮、楮实子、天花粉、当归、川芎、花椒、甘草。

功能与主治：散风清热，退翳明目。用于风热上扰所致的目翳外障、视物不清、隐痛流泪。

3. 癣湿药水（鹅掌风药水）（《临床用药须知中药成方制剂卷》2020年版）

药物组成：土荆皮、蛇床子、大风子仁、百部、花椒、凤仙透骨草、吴茱萸、防风、蝉蜕、当归、侧柏叶、斑蝥。

功能与主治：祛风除湿，杀虫止痒。用于风湿虫毒所致的鹅掌风、脚湿气，症见皮肤丘疹、水疱、脱屑，伴有不同程度瘙痒。

4. 紫花烧伤膏（《临床用药须知中药成方制剂卷》2020年版）

药物组成：紫草、黄连、地黄、熟地黄、当归、冰片、花椒、甘草、麻油、蜂蜡。

功能与主治：清热凉血，化瘀解毒，止痛生肌。用于Ⅰ、Ⅱ度以下烧伤、烫伤。

5. 康妇软膏（《临床用药须知中药成方制剂卷》2020年版）

药物组成：蛇床子、白芷、花椒、土木香、冰片。

功能与主治：祛风燥湿，杀虫止痒。用于湿热下注所致的阴痒、带下病，症见外阴红肿、瘙痒、带下量多、色黄；外阴炎、外阴溃疡、阴道炎见上述证候者。

【用法与用量】 3～6g。外用适量，煎汤熏洗。

【注意】 本品辛热，伤阴助火，故阴虚内热者慎用。

【本草摘要】

1.《神农本草经》 “主邪气咳逆，温中，逐骨节皮肤死肌，寒湿痹痛，下气。”

2.《本草纲目》 “椒，纯阳之物，其味辛而麻，其气温以热。入肺散寒，治咳嗽；入脾除湿，治风寒湿痹，水肿泻痢；入右肾补火，治阳虚溲数，足弱，久痢诸证。”

3.《本经逢原》 “秦椒，味辛气烈，其温中去痹，除风邪气，治吐逆疝瘕，下肿湿气，皆取辛烈以散邪，乃从治之法也。疮毒腹痛，冷水下一握效，其能通三焦，引正气，下恶气可知也。”

【化学成分】 主要含挥发油：柠檬烯，1,8-桉叶素，月桂烯，α-蒎烯，β-蒎烯，香桧烯，芳樟醇等。

中国药典规定本品含挥发油不得少于1.5%（ml/g）。

【药理毒理】 本品具有调节胃肠运动、抗溃疡、镇痛、抗菌、抗肿瘤、降血脂等药理作用。

1. 调节胃肠运动的作用 花椒水提物5、10g生药/kg灌胃，能抑制小鼠胃肠推进运动。花椒水煎液0.4、4mg/ml，能兴奋家兔离体空肠活动，但12mg/ml能抑制家兔离体空肠活动。花椒12mg/ml对家兔离体小肠作用，可拮抗烟碱、毒扁豆碱、乙酰胆碱、酚妥拉明、氯化钡、组胺、阿托品对家兔离体小肠的作用。花椒水煎液20g生药/kg灌胃，能抑制小鼠胃肠推进运动。花椒水煎液20g生药/kg灌胃，能对抗番泻叶煎剂或蓖麻油引起的小鼠腹泻。

2. 抗胃溃疡作用 花椒水提取物按生药5、10g/kg灌胃，能抑制小鼠水浸应激性溃疡的形成。花椒水提取物按生药10g/kg灌胃，能抑制吲哚美辛加乙醇引起的小鼠溃疡。花椒醚提取物3ml/kg灌胃，能抑制大鼠盐酸性溃疡的形成。花椒水提物按生药5g/kg灌胃，能抑制结扎幽门性小鼠溃疡的形成。

3. 对肠道菌群的作用　花椒精（主要成分为花椒麻素32.18%和花椒挥发油54.64%）15、10mg/（kg·d）灌胃后，对双侧卵巢切除去势大鼠的盲肠壁湿质量显著增加，盲肠内容物pH下降，游离氨浓度下降，盲肠内容物中有害菌下降，总短链脂肪酸（SCFAs）浓度增加。提示花椒精灌胃能促进大鼠肠道的发酵作用，对肠道健康有益[1]。花椒麻味素、花椒精去挥发油成分10mg/kg灌胃4周，对大鼠肠道可使盲肠壁面积减小，游离氨浓度显著升高，盲肠内容物中乳酸菌等有益菌数量减少，大肠埃希菌等有害菌数量显著上升，花椒麻味素效果更显著。去除挥发油和麻味素的花椒精10mg/kg灌胃4周，大鼠肠道短链脂肪酸浓度显著增大，游离氨浓度显著升高，pH呈下降趋势，盲肠壁面积增大，盲肠内容物中部分有益菌和有害菌数量均有上升趋势。提示花椒精去除挥发油成分和麻味素均会抑制大鼠肠道细菌发酵，对肠道健康有害，且麻味素的作用强于去除挥发油成分[2]。

4. 镇痛作用　花椒水提物5、10g生药/kg，醚提取物（油状提取物）3.0、6.0ml/kg灌胃，能抑制醋酸引起的小鼠扭体反应。花椒水煎液按生药10、20g/kg灌胃，能减少酒石酸锑钾引起的小鼠扭体反应。花椒水煎液按生药20g/kg灌胃，能抑制热板法引起的小鼠疼痛。花椒挥发油具有良好的镇痛作用，按60、30mg/kg灌胃给药，容积为2ml/10g，每天1次连续3天，能显著提高小鼠热板法测试的痛阈，减少醋酸所致小鼠疼痛扭体次数[3]。花椒挥发油0.2、0.1、0.05g/kg灌胃给药3天、6天对于醋酸导致的小鼠腹部疼痛均有显著的抑制作用[4]。山椒有效抑制机械伤害性感受器介导的两种尖锐的急性疼痛和炎性疼痛，从而产生对急性疼痛的镇痛作用。青花椒果皮挥发油40、80mg/kg和青花椒果皮挥发油+维拉帕米具有显著的对抗由醋酸诱导小鼠扭体，热板和甩尾测试的疼痛作用。青花椒果皮挥发油20mg/kg没有镇痛作用，但与维拉帕米联用却有显著的镇痛作用。维拉帕米有微弱的镇痛作用，但不能抑制蟾蜍坐骨神经的动作电位传输。青花椒果皮挥发油0.2%和青花椒果皮挥发油0.2%+维拉帕米0.05%能抑制蟾蜍坐骨神经的动作电位传输。相对于青花椒果皮挥发油或者维拉帕米单独使用，青花椒果皮挥发油与维拉帕米联用具有更大的镇痛作用和抑制神经动作电位的传输，能产生协同镇痛作用[5]。

花椒挥发油0.2、0.1、0.05g/kg灌胃给药，在连续给药7天、14天、21天对二甲苯引起的小鼠耳廓肿胀有显著的抑制作用[4]。

5. 抗菌作用　花椒挥发油有抑真菌活性，对16株皮肤癣菌有体外抗真菌活性。如絮状表皮癣菌、羊毛状小孢子菌、石膏样小孢子菌、红色毛癣菌、石膏样毛癣菌、断发毛癣菌、大脑状毛癣菌、絮状株絮状表皮癣菌、羊毛小孢子菌、犬小孢子菌、红色毛癣菌、石膏样毛癣菌、无色红毛癣菌、须毛癣菌、猴毛癣菌、白色念珠菌。花椒挥发油对6种细菌和5种真菌的最低杀菌浓度（MBC或MFC）为：枯草芽孢杆菌和金黄色葡萄球菌为25.00ml/L，大肠埃希菌、蜡状芽孢杆菌和普通变形杆菌为12.50ml/L，沙门菌为6.25ml/L，黑曲霉、青霉、黄曲霉、酵母为12.50ml/L，根霉为25.00ml/L。高温加热减弱挥发油的抑菌活性[6]。汉源花椒精油对供试细菌有较明显的抑制作用。对金黄色葡萄球菌的抑制作用最强，其MIC值为1.25mg/ml、MBC值为2.5mg/ml；对大肠埃希菌最弱，其MIC值为5.0mg/ml、MBC值为20.0mg/ml[7]。花椒总生物碱具有较宽的抗菌谱，对大肠埃希菌、金黄色葡萄球菌、枯草芽孢杆菌、黑曲霉和酿酒酵母的最小抑菌浓度分别为3.91、3.91、7.81、15.63mg/ml和31.25mg/ml。花椒总生物碱的抑菌活性基本不受温度的影响[8]。

6. 抗肿瘤作用　花椒挥发油4mg/ml处理H_{22}细胞72小时可抑制H_{22}细胞增殖，1mg/ml处理H_{22}细胞72小时即可导致亚凋亡峰的出现，且G_0/G_1期细胞增多，S期和G_2/M期细胞减少，对小鼠实体瘤生长具有抑制作用，但不能提高荷瘤小鼠血清中IL-2和IL-12的水平。即花椒挥发油可抑制H_{22}细胞增殖并激发细胞凋亡，但不能通过提高机体的免疫功能发挥抗肿瘤作用。花椒挥发油的体外抗肿瘤活性，对HeLa、A549、K562三种细胞的IC_{50}值分别为11.2、6.26、1.37mg/ml。表明花椒挥发油具有较强的体外抗肿瘤活性，对3种肿瘤细胞的生长均有抑制作用[9]。花椒挥发油浓度>0.5mg/ml作用48小时对嗜铬细胞瘤细胞（PC12）的生长有显著抑制作用，浓度≥2mg/ml对PC12有明显的杀伤作用[10]。花椒超临界萃取物浓度2～4mg/ml体外试验能显著地抑制胃癌SGC-7901细胞的生长，具有抗肿瘤细胞增殖和诱导其凋亡的作用，并与浓度、时间呈正相关性[11]。蚬壳花椒果皮多糖当质量浓度为62.5～1000μg/ml时，对体外培养的人肿瘤细胞HeLa和SMMC-7721的增殖表现出显著的抑制作用，IC_{50}依次为460.9、425.6μg/ml。蚬壳花椒果皮多糖1.5、0.75、0.375g/kg接种次日给药，每日1次连续10天，均能抑制荷瘤小鼠瘤块的生长，抑瘤率依次为41.55%、34.96%、33.71%，能改善肿瘤组织病理。比较给药后荷瘤小鼠的肝脏指数、脾脏指数和胸腺指数后发现，蚬壳花椒果皮多糖毒副作用小，增强免疫功能。显示蚬壳花椒果皮多糖在体内外均有明显的抗肿瘤活性[12]。

7. 降血脂作用 花椒仁油 50、100、200ml/kg 灌胃 4 周，能降低高脂血症小鼠血清中的胆固醇、甘油三酯、低密度脂蛋白，升高 HDL-C，并呈现一定的量效关系。花椒籽仁油 2.5ml/kg 灌胃 10 周，能降低高脂血症大鼠的血脂，改善血流变，防止脂质过氧化。花椒种子油提取物 5g、10g/kg 灌胃 60 天，能显著降低高脂饮食造模成功的高脂血症仓鼠血清中血脂。甘油三酯（TG）分别降低 26%、23%，总胆固醇（TC）分别降低 19%、13%，低密度脂蛋白胆固醇（LDL-C）分别降低 18%、21%，一氧化氮（NO）分别降低 15%、31%，丙二醛（MDA）分别降低 16%、30%。花椒种子油提取物 5、10g/kg 还能显著促进高脂血症仓鼠肝组织中 PPARγ 蛋白表达，分别是 71%、102%，也显著增加肝细胞核中 PPARγ 蛋白的含量。提示花椒种子油提取物可以降低高脂血症和通过激活 PPARγ 来改善高脂血症仓鼠氧化应激。对双侧卵巢切除后雌性激素缺乏大鼠灌胃花椒精（其主要成分花椒挥发油及花椒麻素含量分别为 54.64%、32.18%）15、10、5mg/kg 连续 4 周，可显著降低血清中甘油三酯（TG）、胆固醇（TC）、低密度脂蛋白胆固醇（LDL-C）和非高密度脂蛋白胆固醇（non-HDL-C）的浓度，显著升高 HDL-C 的浓度；显著降低肝脏中脂肪、TC、TG 的浓度；增加大鼠排便量、促进小肠内容物和粪便中胆汁酸以及粪醇、胆固醇等中性固醇的排泄，且存在明显的量效关系。提示花椒精可改善卵巢切除大鼠因雌性激素缺乏而引起的高脂血症，可能与促进胆汁酸和中性固醇的排泄有关[13]。

8. 体外抗氧化作用 花椒果皮黄酮和多酚类物质是花椒果皮抗氧化活性的主要功效成分。总黄酮、多酚含量均与还原力和羟基自由基清除能力之间呈显著正相关关系，成熟花椒果皮中总黄酮含量达到最高，多酚含量也较高[14]。花椒总黄酮纯化品对 DPPH 自由基清除效果强于同质量浓度的 BHT，略低于 VC，其氧化还原能力、总抗氧化能力均与其质量浓度呈正相关性，对 Fe^{2+} 引发的卵磷脂脂质体过氧化也有抑制作用，抑制率随着质量浓度的增加而缓慢增大[15]。花椒皮总黄酮体外试验清除 DPPH 自由基和·OH 的 IC_{50} 分别为 0.855μg/ml 和 132.18μg/ml，同时花椒皮总黄酮也具有很强的还原能力，且高于 BHT[16]。花椒多酚类物质具有良好的体外清除 DPPH（二苯基苦酰肼基自由基）和超氧阴离子自由基的作用。花椒多酚类物质在 HT-29 细胞中能够无细胞毒性地减少活性氧物质[17]。

花椒多糖具有体外抗氧化作用。能有效地清除体外 Fenton 反应产生的·OH，当花椒多糖浓度在 2.0mg/ml 以上时，对羟自由基的清除率在 50%以上[18]。花椒麻素具有一定的体外氧化还原能力和总抗氧化力，但对 DPPH、羟自由基的清除率作用较弱。花椒麻素在 50μg/ml 下可使人肝癌细胞 $HepG_2$ 细胞内 SOD 活性降低，MDA 含量增加，但当花椒麻素浓度达到 100μg/ml 时，细胞 SOD 活性显著增加，MDA 含量则显著降低[19]。花椒生物碱对 DPPH 自由基清除的 IC_{50} 值为 0.0599mg/ml，抑制酪氨酸酶活性的 IC_{50} 为 1.212mg/ml，说明花椒生物碱有一定的抗氧化和抑制酪氨酸酶活性的能力，但此两种活性均弱于 VC[20]。花椒油体外试验浓度为 0.67%对羟基自由基清除率达到 16.96%；浓度为 0.1%的花椒油抑制超氧自由基的作用与同等浓度的 VC 溶液等效；花椒油对油脂的过氧化有明显的抑制作用，其抗氧化性与还原性之间是线性相关[21]。花椒精油对 DPPH 清除能力很强，具有一定的抑制亚油酸氧化能力，较强的还原能力。花椒精油 DPPH 清除能力和抑制亚油酸氧化能力都强于当归精油。当花椒与当归两种精油浓度均为 8.0mg/ml 时，对 ASTS 自由基的清除能力接近同浓度处理的 BHT 和 VC[22]。

9. 其他作用

（1）抗哮喘作用　通过对鼠类动物采用乙酰胆碱/组胺诱导哮喘，卵清蛋白诱导气道炎症，耳水肿和脚肿大，柠檬酸诱导咳嗽以及抗压能力等试验，证明花椒种子对豚鼠致敏具有保护作用，能够剂量依赖性地抑制 RL 的增加和抑制 Cdyn 的减少，这些指标能够减缓小鼠耳廓水肿和脚肿大，同时还具有镇静的作用。验证了花椒种子具有治疗哮喘和其他炎症疾病的作用[23]。

（2）抗银屑病作用　花椒挥发油 20%、5%DMSO 溶液外用涂抹每天 3 次连续 2 周，对于 5%盐酸普萘洛尔软膏涂抹耳部外侧皮肤造模成功的银屑病模型豚鼠，能显著改善局部表皮角化过度、棘层肥厚、真皮毛细血管扩张充血、水肿等皮损组织病理明显改善，显著降低 Baker 评分及炎症细胞浸润数。花椒挥发油 DMSO 溶液外涂未见局部刺激、过敏症状，各组豚鼠主要脏器未发现组织病理学改变[24]。

（3）抗抑郁作用　对双侧颈总动脉结扎加行为限制制备脑卒中后抑郁大鼠模型成功后给药，灌胃给予 200mg/kg 花椒多酚类化合物总提取物每天 1 次连续 3 周，均能显著性升高受试大鼠脑组织去甲肾上腺素（NE）、5-羟色胺（5-HT）含量；花椒多酚类化合物总提取物 100mg/kg 和 200mg/kg 还明显抑制大鼠脑组织单胺氧化酶（MAO-A）活性[25]。

(4) 抗血栓作用　从椒目中分离提取的α-亚麻酸及其与亚油酸的混合物(1:1)具有抗血栓的作用，能够延长出血和凝血时间，也能延长肾上腺素诱导的血栓模型小鼠的存活率。经过α-亚麻酸或其混合物的治疗后，大鼠的血小板聚集和A-V旁路的血栓均减少，Akt和P13K蛋白的表达水平分别减少26%和31%。说明这些混合物能够通过调节P13K/Akt信号来抗血栓[26]。

(5) 抗糖尿病作用　从几种花椒属植物提取物中筛选出了对CB1/CB2受体具有抑制作用的物质，是一种能同时对抗CB1受体和CB2受体激动剂的物质，具有治疗1型糖尿病的潜在可能性[27]。

(6) 抗霉作用　花椒挥发油对黄曲霉、桔青霉、黑曲霉、产黄青霉、黑根霉有抗霉作用。

(7) 保肝作用　花椒水提物5g生药/kg对大鼠灌胃连续5天，能对抗CCl_4升高GPT作用。

(8) 此外，花椒具有抗菌抗病毒、杀虫、止痒、麻醉、抑制血小板凝集等多种功效[28, 29]。花椒水提物可显著影响体内代谢，0.3428g/kg灌胃给药15天，对大鼠尿样中内源性代谢产物的影响最大。给药组大鼠尿样中胞嘧啶，癸酰肉碱，*N*-乙酰氨基葡萄糖-6-磷酸等物质发生了显著变化。花椒水提物显著影响大鼠尿样中与抗肿瘤、镇痛、降血脂等药理作用相关物质的代谢[30]。

10. 毒理研究　花椒急性毒性试验结果：①花椒挥发油给予小鼠1次灌胃、腹腔、肌内和皮下注射的LD_{50}分别为2.27、2.03、4.64、5.32g/kg；②致死剂量给予花椒挥发油后小鼠可见行动迟缓、嗜睡、腹泻、心律和呼吸减慢、四肢抽搐等症状，一般72小时内死亡。花椒挥发油口服和腹腔注射相对毒性更明显，肌内和皮下注射的毒性较小[31]。

【参考文献】［1］刘庆庆，任文瑾，吕娇，等．花椒精灌胃剂量对去势大鼠肠道健康的影响．食品科学，2013，34(17)：241-245.

［2］刘芸，吕娇，任文瑾，等．花椒精非挥发性成分对大鼠肠道健康的影响．食品工业科技，2014，35(9)：338-342.

［3］王朝晖．花椒挥发油镇痛作用的实验研究．中国药房，2011，22(3)：218-219.

［4］袁娟丽．花椒挥发油的抗炎、镇痛作用．中药材，2010，33(5)：794-797.

［5］Gao Wu, Hanbin Wu. Analgesia synergism of essential oil from pericarp of zanthoxylum schinifolium and verapamil. Evidence-Based Complementary and Alternative Medicine，2014：8.

［6］唐裕芳，唐小辉，张妙玲，等．花椒挥发油化学组成及抑菌活性研究．湘潭大学自然科学学报，2013，35(2)：64-69.

［7］祝瑞雪，曾维才，赵志峰，等．汉源花椒精油的化学成分分析及其抑菌作用．食品科学，2011，32(17)：85-88.

［8］谢辉，邵建明，王冠蕾．花椒总生物碱抑菌作用．承德石油高等专科学校学报，2013，15(1)：24-26，31.

［9］韩胜男，李妍，张晓杭，等．花椒挥发油的提取工艺优化及抗肿瘤活性分析．食品科学，2014，35(18)：13-16.

［10］黄海潮，王如意，周伟民．花椒挥发油对嗜铬细胞瘤细胞的杀伤作用．黑龙江医药，2010，23(4)：514-515.

［11］李品艾，李晓莉，张玲．花椒提取物对人胃癌细胞增殖及凋亡作用的研究．安徽农业科学，2011，39(20)：12091-12092.

［12］杨林，邵文斌，于爱红，等．蚬壳花椒果皮多糖抗肿瘤活性研究．中医药学报，2012，49(5)：34-37.

［13］游玉明，任文瑾，刘庆庆，等．花椒精对卵巢切除大鼠脂质代谢的影响．食品科学，2015，05：153-157.

［14］张艳军，杨途熙，魏安智，等．花椒果皮中总黄酮与多酚的积累及其抗氧化活性研究．西北植物学报，2013，33(3)：620-625.

［15］张宇思，龚祝南，石雪萍．花椒总黄酮的抗氧化作用．食品科学，2011，32(15)：70-73.

［16］高亚妮，田呈瑞，康宇新，等．超声波提取花椒皮总黄酮工艺及其抗氧化性研究．食品科学，2012，33(18)：77-82.

［17］Li-Chen Yang，Rong Li，Jin Tan，et al．Polyphenolics Composition of the Leaves of Zanthoxylum bungeanum Maxim．Grown in Hebei，China，and Their Radical Scavenging Activities．J Agric Food Chem，2013，61(8)：1772-1880.

［18］李谷才，袁立华，张儒，等．花椒水溶性多糖的提取及其体外抗氧化活性研究．食品工业科技，2011，31(09)：258-260.

［19］游玉明，周敏，王倩倩，等．花椒麻素的抗氧化活性．食品科学，2015，36(13)：27-31.

［20］王雅，赵春萌，谢婕，等．花椒生物碱提取工艺及抗氧化、抑制酪氨酸酶活性研究．食品工业科技，2014，35(20)：303-307.

［21］徐坤，孟晓，孙俊秀，等．花椒油抗氧化活性研究．中国调味品，2014，35(7)：48-51+59.

［22］沈科萍，刘文妮，毕阳，等．花椒和当归精油抗氧化活性的比较．中国调味品，2014，39(10)：40-44.

［23］Weizhuo Tang, Qiangmin Xie, Jian Guan, et al. Phytochemical profiles and biological activity evaluation of Zanthoxylum bungeanum Maxim seed against asthma in murine models．J Ethnopharmacol，2014，152(3)：444-450.

［24］何洋，庞建新，谢果，等．花椒挥发油对豚鼠耳部银屑病样病理改变的疗效．中国热带医学，2012，12(05)：545-547.

［25］竺平晖．花椒多酚类化合物对脑卒中后抑郁大鼠脑组织NE、5-HT及MAO的影响．浙江中西医结合杂志，2014，24(5)：393-395.

[26] Qian Yang, Weidong Cao, Xuanxuan Zhou, et al. Antithrombotic effects of α-linolenic acid isolated from Zanthoxylum bungeanum Maxim seeds. BMC Complement Altern Med，2014，14：348-356.

[27] Katina S S，Dossou K P D，Cynthia M，et al. Identification of CB1/CB2 Ligands from Zanthoxylum bungeanum. Science Technology and Engineering，2012，12(3)：494-496.

[28] 杜丽君，郑国华，牛先前. 花椒属植物的药理研究进展与展望. 热带作物学报，2013，34(5)：995-999.

[29] 梁辉，赵镭，杨静，等. 花椒化学成分及药理作用的研究进展. 华西药学杂志，2014，29(1)：91-94.

[30] 汤喜兰，徐国良，李冰涛，等. 花椒水提物给药大鼠尿液代谢组学研究. 中国实验方剂学，2010，16(5)：127-131.

[31] 袁娟丽，贺中民，王四旺，等. 花椒挥发油的急性毒性. 时珍国医国药，2010，21(10)：2696-2697.

荜 茇

Bibo

本品为胡椒科植物荜茇 *Piper longum* L.的干燥近成熟或成熟果穗。国内主产于云南、广东。国外主产于印度尼西亚、菲律宾、越南。果穗由绿变黑时采收，除去杂质，晒干。用时捣碎。以肥大、饱满、气味浓者为佳。

【性味与归经】 辛，热。归胃、大肠经。

【功能与主治】 温中散寒，下气止痛。用于脘腹冷痛，呕吐，泄泻，寒凝气滞，胸痹心痛，头痛，牙痛。

【效用分析】 荜茇性味辛热，入胃、大肠经，有温胃散寒止痛、下气止呕止泻之功，主要用于胃寒腹痛、呕吐呃逆及泄泻。荜茇温中散寒力强，又能行气止痛，亦可用于寒凝气滞之胸痹心痛。

荜茇有散寒止痛之功，既可用于寒凝血瘀之痛经，亦可上行治疗寒性之头痛。

此外，取荜茇温通止痛作用，填塞龋齿孔中，可治龋齿疼痛。

【配伍应用】

1. 荜茇配苏合香 荜茇辛热，温中散寒；苏合香辛温，芳香开窍，辟秽化浊，为治寒闭神昏之要药。二药相伍，既增强祛寒止痛开郁之力，又增加温通窍闭，开窍醒神之功。用于寒闭神昏之证。

2. 荜茇配干姜 荜茇味辛性热，能温中散寒；干姜辛热燥烈，散寒邪，通凝滞，有温中散寒，回阳通脉，温肺化饮之功，为温中散寒，振奋脾阳之要药。二药伍用，增强其温中散寒之力。用以治疗胃寒脘腹冷痛、呕吐、呃逆等。

3. 荜茇配厚朴 荜茇味辛性热，能温中散寒；厚朴辛苦温，能行气燥湿除胀。二药相合，能温中运脾化湿，可增加祛中焦寒湿，行气消胀之力，使脾胃枢机得以运转。适用于寒湿内阻，脾胃失和所致脘腹胀满，呕逆等。

4. 荜茇配白术 荜茇温中散寒；白术长于补气以复脾运，又能燥湿、利尿，以除湿邪。两药相伍，意在甘温复建中焦脾胃之阳，温燥以祛脾胃之湿，阳复湿去，脾胃健运。可治脾胃虚寒之腹痛冷泻。

5. 荜茇配肉豆蔻 荜茇辛热，长于温中散寒，止呕止痛；肉豆蔻辛温，善于温中行气，涩肠止泻。两药配伍，可增强温中健胃，下气止痛的作用。适用于脾胃虚寒之腹痛腹泻等。

【鉴别应用】 荜茇与细辛 两药均味辛，归肾经，可治疗牙痛、头痛。但荜茇温散止痛之力佳，主要用于风冷牙痛；细辛辛温香窜性烈，通窍散寒止痛之力较强，根据配伍的不同，可广泛用于各种牙痛。荜茇又具有温中散寒止痛的功效而用于脘腹冷痛，呕吐泄泻；细辛又有发散风寒，温肺化饮之功而用于风寒表证，风寒头痛，鼻塞鼻渊，寒饮咳喘。

【方剂举隅】

1. 木香散（《圣惠方》）

药物组成：荜茇、木香、桂心、炮姜、陈皮、诃子、大腹皮、炮附子、炙甘草。

功能与主治：温阳散寒止呕，健脾消食利咽。适用于五膈气，脾胃虚冷，食不消化，呕吐酸水，四肢不和，面色青黄，渐至羸弱。

2. 大已寒丸（《和剂局方》）

药物组成：荜茇、肉桂、炮姜、高良姜。

功能与主治：温中散寒。适用于脏腑虚弱，久寒积冷，心腹痛，泄泻。症见心腹痛，胁肋胀满，泄泻肠鸣，自利自汗，米谷不化，手足厥冷，神昏脉短。

3. 荜茇散（《外科正宗》）

药物组成：荜茇、阿魏、冰片、麝香。

功能与主治：杀虫止痛。适用于风湿虫牙，作肿痛。

【成药例证】

1. 通窍镇痛散（《临床用药须知中药成方制剂卷》2020年版）

药物组成：苏合香、安息香、冰片、石菖蒲、郁金、乳香、沉香、醋香附、木香、檀香、丁香、荜茇。

功能与主治：行气活血，通窍止痛。用于痰瘀闭阻，心胸憋闷疼痛，或中恶气闭，霍乱，吐泻。

2. 苏合香丸（《临床用药须知中药成方制剂卷》2020年版）

药物组成：苏合香、安息香、人工麝香、冰片、沉香、檀香、木香、香附、乳香(制)、丁香、荜茇、白术、朱砂、水牛角浓缩粉、诃子肉。

功能与主治：芳香开窍，行气止痛。用于痰迷心窍所致的痰厥昏迷，中风偏瘫，肢体不利以及中暑，心胃气痛。

3. 牙痛药水(《中华人民共和国卫生部药品标准·中药成方制剂》)

药物组成：荜茇、丁香、冰片、高良姜、细辛。

功能与主治：止痛杀菌，防蛀。用于风火牙痛、牙龈红肿、虫蛀牙痛及一切神经性牙痛。

4. 三层茴香丸(《中华人民共和国卫生部药品标准·中药成方制剂》)

药物组成：八角茴香、荜茇、川楝子、木香、茯苓、北沙参、槟榔、制附子。

功能与主治：温经散寒，行气止痛。用于寒疝及寒湿所致的少腹疼痛。

【用法与用量】 1～3g。外用适量，研末塞龋齿孔中。

【本草摘要】

1.《本草纲目》 “荜茇，为头痛、鼻渊、牙痛要药，取其辛热能入阳明经散浮热也。”

2.《本草正》 “荜茇，其味大辛，须同参、术、归、地诸甘温补剂用之尤效。”

3.《本草便读》 “荜茇，大辛大热，味类胡椒，入胃与大肠，阳明药也。温中散寒，破滞气，开郁结，下气除痰，又能散上焦之浮热，凡一切牙痛、头风、吞酸等症，属于阳明湿火者，皆可用此以治之。”

【化学成分】 主要含生物碱类成分：胡椒碱，四氢胡椒碱，几内亚胡椒碱，胡椒次碱，胡椒新碱，荜茇宁等；挥发油：β-金合欢烯，β-荜澄茄油烯，α-姜烯，十七烯等。

中国药典规定本品含胡椒碱($C_{17}H_{19}NO_3$)不得少于2.5%。

【药理毒理】 本品具有调节胃肠运动、抗胃溃疡、保肝、降血脂、抗糖尿病等药理作用。

1. 对胃肠运动的作用 荜茇水提取物按生药10、20g/kg灌胃，连续6天，能提高小鼠小肠炭末推进率；对抗阿托品所致的小鼠小肠推进抑制；能降低正常小鼠甲基橙胃残留率，促进正常小鼠胃排空。

2. 抗胃溃疡作用 荜茇挥发油0.25、0.50ml/kg的乳剂灌胃，能抑制应激性、吲哚美辛、利血平、无水乙醇所致的大鼠胃溃疡的形成；0.50ml/kg对结扎幽门性胃溃疡大鼠的胃液量、胃液总酸度均有抑制作用。80目荜茇粉的水溶液1.0g生药/kg灌胃，可预防实验性胃损伤(饥饿大鼠由寒冷应激造成)大鼠的胃黏膜损伤，降低胃溃疡发生率。荜茇乙醇提取物0.25g/kg灌胃，对消炎痛、无水乙醇、阿司匹林、醋酸、利血平所致大鼠溃疡均有抑制作用；对结扎幽门性胃溃疡大鼠的胃液量、胃液总酸度有抑制作用。

3. 抗胃炎作用 荜茇根提取物对模型大鼠胃黏膜有显著保护作用。荜茇根提取物按生药10、5、2.5g/kg灌胃给药，于造模第8天开始连续给药到第35天，对于自制反流液灌胃35天制作的胆汁反流性胃炎大鼠模型，可明显减轻大鼠胃黏膜的炎症反应，提高血清胃泌素(GAS)、黏膜PGE_2含量，降低黏膜TNF-α、TL-8的含量[1]。荜茇根主要成分胡椒碱42.2、21.1、10.5mg/kg，造模连续7日后给药治疗连续35日，对采用自制反流液灌胃建立的实验性胆汁反流性胃炎模型大鼠，能显著降低胃黏膜的炎细胞浸润程度，显著升高大鼠血清胃泌素(GAS)含量，显著升高大鼠胃黏膜P21阳性表达量，显著降低COX-2mRNA表达量。显示荜茇的主要成分胡椒碱对胆汁反流性胃炎模型大鼠胃黏膜具有保护作用[2]。

4. 促消化作用 荜茇2.7g/kg每12小时给药1次，共给药3次，对灌服知母水提液17.5g/kg、2次/天、连续2天建立的胃实寒证模型大鼠，可使其进食量显著增加，大便量显著减少[3]，能改善胃实寒证大鼠的胃黏膜颜色灰暗、皱缩、无光泽，有出血点等病变，显著减少炎细胞浸润和胃黏膜腺体的破坏[4]，并显著升高胃实寒证大鼠血清促甲状腺激素(TSH)、T_3、T_4含量，显著提高肠系膜微循环血流速度和微循环血流的流态，还可增加网交数。显示荜茇能提高胃实寒证大鼠的甲状腺功能而体现温热药性，改善胃实寒证大鼠的肠系膜微循环而发挥温通血脉作用[5]。

5. 保肝作用 荜茇成分荜茇宁10、40mg/(kg·d)灌胃给药，与造模同时进行均连续6周，对高脂饲料加白酒灌胃所致的酒精性脂肪肝小鼠肝损伤具有预防作用。可使肝脏指数与模型组比较均显著降低，血清丙氨酸氨基转移酶(ALT)、天冬氨酸氨基转移酶(AST)活性极显著降低，血清总胆固醇(TC)和甘油三酯(TG)含量极显著降低，能明显改善酒精性脂肪肝小鼠的肝细胞脂肪变性。荜茇宁能预防酒精性脂肪肝的发生或发展[6]。

6. 降低血脂作用 荜茇中提取分离出的荜茇宁2.5、5、10mg/kg灌胃4周，能降低食饵性高脂血症大鼠血清TC、TG、LDL-C动脉硬化指数，升高HDL-C的含量，调节高脂血症大鼠血脂代谢。荜茇宁2.5、5、10mg/kg

灌胃60天，能降低高脂饲料喂养AS模型家兔血清TC、TG、LDL-C，抑制AS斑块的形成和发展。

荜茇非皂化物20mg/kg灌胃15天，能降低高脂血症大鼠、小鼠血清TC含量。荜茇有效成分非皂化物0.5ml/只或者荜茇油灌胃0.5ml/只（含药量均为20mg）连续21天，对食饵性高脂血症小鼠血清中总胆固醇（TC）含量能显著降低。表明荜茇有效成分可降低小鼠血清中的总胆固醇含量[7]。荜茇挥发油非皂化物400、200、100mg/kg灌胃造模后给药连续30天，能显著降低高脂血症大鼠血清TC、HDL-C、DL-C，且能明显减轻肝细胞浊肿。荜茇去油水提液4000、2000、1000mg/kg灌胃造模后给药连续30天，则可降低高脂血症大鼠血清LDL-C。显示荜茇挥发油非皂化物具有显著的降血脂作用[8]。

荜茇提取物（胡椒碱占荜茇提取物的29.63%）96mg/kg灌胃，同时给予高脂饲料建立金黄地鼠高血脂模型，荜茇提取物在第2周和第4周均能显著降低TC，TG和LDL，显著升高HDL，4周时能显著降低肝脂质TC，TG。去胡椒碱荜茇提取物96mg/kg在高血脂模型造模同时灌胃给予金黄地鼠，在第2周能显著降低LDL，升高HDL；在第4周能显著升高HDL和有降低TC、TG、LDL的趋势。荜茇提取物、去胡椒碱荜茇提取物用药4周均能降低动物肝脏指数，在前2周均可使动物体质量显著降低，但后2周无显著效果。显示荜茇提取物可显著改善高脂血症地鼠血脂水平，其中胡椒碱为其主要有效成分，且与其他各成分有协同降血脂作用[9]。荜茇有效部位群乳剂在造模同时灌胃给予动物，采用高脂饲料分别造成的3种高脂血症模型动物，SD大鼠用药80mg/kg灌胃2～8周，金黄地鼠用药96mg/kg灌胃2～4周，昆明小鼠用药180、120、60mg/kg灌胃4周。荜茇有效部位群乳剂既能降低动物血清总胆固醇（TC）、甘油三酯（TG）、低密度脂蛋白（LDL）和肝脏TC、TG含量，又能升高血清高密度脂蛋白（HDL）含量。证明荜茇有效部位群具有显著调节血脂功能[10]。

7. 抗糖尿病作用　荜茇水提液10ml/kg连续灌胃30天，能显著升高正常大鼠肝脏能量代谢相关酶Ca^{2+}-ATP酶、Ca^{2+}，Mg^{2+}-ATP酶以及LDH酶的活性，同时明显降低肝糖原含量，能够明显升高大鼠单位体重摄入能、消化能和可代谢能。提示荜茇能促进肝糖原的分解，增加LDH酶、Ca^{2+}-ATP酶、Ca^{2+}，Mg^{2+}-ATP酶的活性，从而增加ATP酶的消耗，同时升高大鼠单位体重摄入能、消化能和可代谢能，进而促进正常大鼠肝脏能量代谢[11]。荜茇乙醇提取物120、60mg/kg于造模4周开始灌胃连续给药8周，对采用高脂高糖高盐膳食共12周所致胰岛素抵抗综合征模型大鼠，能显著升高T、B淋巴细胞增殖率。荜茇乙醇提取物120、60、30mg/kg能显著提高胰岛素抵抗大鼠自然杀伤细胞（NK）和腹腔巨噬细胞（Mϕ）吞噬能力[12]；并能显著增加胰岛素抵抗模型大鼠的胰岛素敏感指数（ISI），降低血糖值，改善糖耐量，降低肿瘤坏死因子-α（TNF-α）、游离脂肪酸（FFA）、甘油三酯（TG）水平。提示荜茇乙醇提取物具有改善胰岛素抵抗模型大鼠免疫功能的作用[13]。

8. 抗帕金森病作用　荜茇总生物碱50mg/（kg·d）灌胃给药连续6周，能明显改善6-羟基多巴胺（6-OHDA）所致帕金森病大鼠的行为学异常，增加大鼠大脑黑质区TH阳性细胞数及纹状体TH阳性纤维密度，提高黑质及纹状体内超氧化物歧化酶（SOD）、谷胱甘肽过氧化物酶（GSH-Px）、过氧化氢酶（CAT）的活力，降低一氧化氮合酶（NOS）活力，降低丙二醛（MDA）、一氧化氮（NO）含量，提高还原型谷胱甘肽（GSH）含量，显著提高总抗氧化能力。显示荜茇总生物碱对6-OHDA致帕金森病模型大鼠的黑质细胞具有保护作用，其机制可能与抗氧化活性有关[14]。荜茇50mg/kg小鼠灌胃给药连续7天，可拮抗MPTP（1-甲基-4-苯基-1,2,3,6-四氢吡啶）所致帕金森病模型小鼠脑部组织的血管和三磷酸腺苷数量的下降，超氧化物活性的增强，以及三磷酸腺苷活性的下降等变化[15]。

9. 抗癌作用

（1）抗乳腺癌作用　荜茇明碱1、2.5、5、10μmol/L培养24、48、72小时能抑制人乳腺癌MDA-MB-231细胞增殖，其细胞坏死数、早期凋亡数、晚期凋亡数均显著高于放射损伤，Bcl-2蛋白表达显著降低，Bax蛋白表达显著升高，Bcl-2/Bax比值显著降低。荜茇明碱诱导MDA-MB-231细胞凋亡，呈现出浓度、时间依赖性，并且这种作用能被乙酰-L-半胱氨酸抑制。显示荜茇明碱对人乳腺癌MDA-MB-231细胞有明显的生长抑制和诱导凋亡作用，其机制可能与减少Bcl-2蛋白表达和增加Bax蛋白表达有关[16]。荜茇明碱上述浓度处理后再进行X射线照射损伤，与X射线照射损伤比较，MDA-MB-231细胞克隆形成能力下降，存活分数（SF）、平均致死剂量（D_0）、准阈剂量（Dq）均显著下降，细胞凋亡明显增加，使Bcl-2蛋白表达明显减少，Bax蛋白的表达明显增加，DCFH-DA探针结合FCM分析结果显示荜茇明碱提高了X射线照射引起的细胞内活性氧的水平。说明低浓度的荜茇明碱增加了MDA-MB-231细胞的放射敏感性，其机制可能与其调控凋亡相关蛋白表达并升高细胞内活性氧水平，从而增加X射线诱导的细胞凋亡有关[17]。

（2）抗肺癌作用　荜茇酰胺20、30μmol/L作用48

小时后，顺铂对人肺癌A549/顺铂耐药细胞株增殖的抑制率显著升高，顺铂导致的细胞凋亡率和G_2期/M期显著升高，P-糖蛋白(P-gp)表达显著减弱，肿瘤细胞内罗丹明Rht123含量显著增加，多药耐药基因(MDR)1、多药耐药相关蛋白(MRP)1、DNA拓扑异构酶(Top)Ⅱ、谷胱甘肽S-转移酶(GST)-π、凋亡抑制蛋白Survivin、周期蛋白依赖性蛋白激酶(CDK)1和蛋白激酶(PK)Cζ蛋白表达显著减弱，同时MDR1、MRP1、Top-Ⅱ、GST-π、Survivin、CDKmRNA表达显著减弱，含半胱氨酸的天冬氨酸蛋白水解酶caspase-3、8的活性显著增强。显示荜茇酰胺可逆转人肺癌A549/顺铂耐药细胞对顺铂的耐药性，其作用机制可能与其调节多药耐药相关基因表达有关[18]。

10. 抗哮喘作用　荜茇乙醇提取物100、200mg/kg于小鼠第二次致敏后灌胃给药连续10天，最后3天灌胃1小时后再给予雾化吸入，与哮喘模型小鼠相比炎症细胞总数、中性粒细胞、嗜酸性粒细胞、淋巴细胞计数均显著降低，而巨噬细胞并无明显差异，IL-4、IL-5以及NF-κB p65蛋白表达水平均显著降低，干扰素-γ(IFN-γ)水平显著上升。显示荜茇乙醇提取物可能通过NF-κB p65转录因子和IL-4、IL-5细胞因子，调节和缓解变应性炎症发展[19]。

11. 解热作用　荜茇水和醇提取物有良好的解热作用。荜茇醇提物5、10、20g/kg或荜茇水提物10、20g/kg于致热后3小时口服给药连续2日，对内毒素所致大鼠发热均有较强的解热作用，并可持续24小时以上，醇提物的作用比水提物更强。荜茇醇提物提前3天每天1次灌胃给药2.5、5、10g/kg试验，对干酵母所致大鼠发热和对2,4-二硝基苯酚所致大鼠发热，均有显著解热作用[20]。

12. 毒理研究　荜茇口服毒性低。荜茇宁混悬液大鼠妊娠第6～15天分别灌胃500、100、20mg/kg，对孕鼠外观，胎鼠外观、胎鼠生长指标、吸收胎数和胎鼠顶骨、胸骨、肋骨等骨骼的骨化程度以及胎鼠主要脏器，均无明显影响。荜茇宁对孕鼠和胎鼠均未见明显的胚胎毒性和致畸毒性[21]。荜茇600、300、150mg/kg灌胃给药连续5天，可致大鼠精原细胞染色体畸变率均显著增高，大鼠精子畸变数均显著增高，精子的存活率均显著降低，且精原细胞染色体畸变程度和精子存活率下降程度均随剂量的增大而提高。提示荜茇对哺乳动物的雄性生殖细胞有损伤作用[22]。

【参考文献】　[1] 姚萍，高鸿亮，刘发，等. 荜茇根对胆汁反流胃炎大鼠模型的防治作用及对胃泌素、PGE_2、TNF-α、IL-8含量的影响. 中药药理与临床，2012，28(1)：111-114.

[2] 卢婷，高鸿亮，席利力，等. 胡椒碱对胆汁反流性胃炎大鼠胃黏膜的作用研究. 中药药理与临床，2014，30(5)：26-29.

[3] 柳俊辉，秦华珍，刘颖，等. 10味温中散寒药对胃实寒证大鼠的药效观察. 甘肃中医学院学报，2013，30(6)：4-6.

[4] 黄燕琼，刘颖，秦华珍，等. 10味温中散寒药对胃实寒证大鼠胃黏膜组织病理学的影响. 中国实验方剂学杂志，2014，20(2)：105-108.

[5] 柳俊辉，秦华珍，刘颖，等. 基于胃实寒证的10味温中散寒药温热药性与温通作用研究. 中药新药与临床药理，2014，25(4)：414-418.

[6] 昭日格图，白朝鲁门，博格日勒图，等. 荜茇宁对小鼠酒精性脂肪肝的预防作用. 食品科学，2014，35(13)：232-235.

[7] 朱磊. 荜茇有效成分的降血脂作用研究. 中国社区医师·医学专业，2011，13(36)：7-8.

[8] 姚峰，顾健，张亮亮，等. 荜茇挥发油与去油水提物降血脂作用的比较研究. 中药药理与临床，2010，26(1)：39-41.

[9] 陆景坤，包雪梅，包勒朝鲁，等. 荜茇提取物对地鼠脂质代谢紊乱的影响. 中国现代应用药学，2012，29(4)：303-307.

[10] 包雪梅，那生桑，陆景坤，等. 荜茇有效部位群的调血脂研究. 中国中药杂志，2013，38(6)：909-913.

[11] 崔光志，李峰，宋晓玲，等. 胡椒、荜茇对正常大鼠肝脏能量代谢因子的影响. 世界科学技术—中医药现代化，2013，15(6)：1314-1317.

[12] 宋娜丽，包·照日格图，万春平，等. 荜茇醇提物对胰岛素抵抗综合征模型大鼠免疫功能影响的实验研究. 时珍国医国药，2011，22(5)：1081-1083.

[13] 万春平，包·照日格图，却翎，等. 荜茇醇提物对胰岛素抵抗综合征大鼠模型的防治作用研究. 中草药，2010，41(1)：96-98.

[14] 郑丽，王浩，巴寅颖，等. 荜茇总生物碱对6-羟基多巴胺致帕金森病大鼠多巴胺能神经元损伤的保护作用研究. 中国中药杂志，2014，39(9)：1660-1665.

[15] Subburaman T T，Sampath U，Janardhanam V A，et al. Neuroprotective action of piper longum against MPTP-induced changes in mouse brain. Annals of Neurosciences，2010，(1)：18-21.

[16] 姚建新，姚志峰，李占峰，等. 荜茇明碱对人乳腺癌MDA-MB-231细胞增殖及凋亡的影响. 重庆医学，2014，43(32)：4304-4310.

[17] 姚建新，姚志峰，李占峰，等. 荜茇明碱对人乳腺癌MDA-MB-231细胞放射增敏作用. 介入放射学杂志，2014，23(2)：147-152.

[18] 钱钧强，孙蓓，房志仲. 荜茇酰胺对人肺癌A549/DDP细胞耐药性的逆转作用. 中国药房，2014，25(47)：4433-4436.

[19] 柳舟，金延燕，延光海，等. 荜茇对哮喘模型小鼠 Th1/Th2 细胞因子的影响. 中药药理与临床，2013，29(2)：86-88.

[20] LI Xingping，LEI Ling，DENG Wenlong. Antipyretic effects of Fructus piperis longl. Medicinal Plant，2014，5(4)：1-4.

[21] 包勒朝鲁，乌兰图雅，那生桑. 蒙药荜茇提取物荜茇宁的致畸试验研究. 癌变·畸变·突变，2012，24(6)：462-464，473.

[22] 郑敏，李文妍. 荜茇致突变毒理研究. 内蒙古医学院学报，2012，34(2)：139-141.

荜澄茄

Bichengqie

本品为樟科植物山鸡椒 *Litsea cubeba* (Lour.) Pers.的干燥成熟果实。主产于广西、浙江、四川、福建。秋季果实成熟时采收，除去杂质，晒干。以粒大、油性足、香气浓者为佳。

【性味与归经】 辛，温。归脾、胃、肾、膀胱经。

【功能与主治】 温中散寒，行气止痛。用于胃寒呕逆，脘腹冷痛，寒疝腹痛，寒湿郁滞，小便浑浊。

【效用分析】 荜澄茄辛散温通，主归脾胃经而长于温中散寒、行气止痛，常用于治疗胃寒脘腹冷痛、呕吐、呃逆等。

荜澄茄性温，入肾、膀胱经，能暖肾散寒，行气止痛，用治寒疝腹痛及下焦虚寒之小便不利或寒湿郁滞之小便浑浊。

【配伍应用】

1. 荜澄茄配香附 荜澄茄味辛性温，能散寒行气止痛；香附主入肝经气分，芳香辛行，味苦疏泄，善于散肝气之郁结，为疏肝解郁、行气止痛之要药。二药配伍用，既增强散寒之力，又增加行气之功，并有良好的止痛效果。用以治疗寒疝腹痛。

2. 荜澄茄配茯苓 荜澄茄味辛性温，长于温中散寒，行气止痛；茯苓味甘而淡，甘则能补，淡则能渗，药性平和，既可祛邪，又可扶正，利水而不伤正气。二药相伍，寓温阳于利水之中，温阳化气而行水，且茯苓可防荜澄茄辛热太过之弊，互制其短，而展其长，达温阳、行气、利水三效并举。适用于下焦虚寒，小便不利。

3. 荜澄茄配益智仁 荜澄茄长于温中散寒，下气止痛；益智仁善于温肾助阳，固精缩尿。两药配伍，可增强补肾散寒，固精缩尿的作用。适用于寒湿郁滞，尿液浑浊等。

【鉴别应用】 荜澄茄与荜茇 二者均为温热之品，能温中散寒、行气止痛，治疗脾胃虚寒之脘腹冷痛、呕吐等。但荜澄茄味辛性温，入肾、膀胱经，能温暖下元，既能治疗寒疝腹痛，又可治下焦虚寒之小便不利或寒湿郁滞之小便浑浊。荜茇取其温中止痛之功，可将其研末，填塞龋齿孔中，治疗龋齿疼痛。

【方剂举隅】

1. 中满分消汤（《兰室秘藏》）

药物组成：荜澄茄、川乌、泽泻、黄连、人参、青皮、当归、生姜、麻黄、柴胡、干姜、益智仁、半夏、茯苓、木香、升麻、黄芪、吴茱萸、厚朴、草豆蔻、黄柏。

功能与主治：温中燥湿，行气除满。适用于中满寒胀寒疝，大小便不通，阴燥，足不收，四肢厥逆，食入反出，下虚中满，腹中寒，心下痞，下焦燥寒沉厥，奔豚不收。

2. 金铃子散（《太平圣惠方》）

药物组成：荜澄茄、金铃子、砂仁、木香。

功能与主治：行气，调血，止痛。适用于疝气作痛，脚冷唇干，额上多汗，阴囊偏大。

3. 鸡舌香散（《普济方》）

药物组成：荜澄茄、鸡舌香、鹿茸、阳起石、天雄、木香、白龙骨、钟乳粉、附子。

功能与主治：温中健脾，行气散寒。适用于脾脏虚冷，泻痢不止。

4. 桂丁定痛散（《医醇賸义》）

药物组成：荜澄茄、肉桂、丁香、磁石。

功能与主治：温中散寒，行气止痛。适用于夏秋季节因过度饮冷所致的心腹冷痛。

5. 感应丸（《三因方》）

药物组成：荜澄茄、百草霜、杏仁、木香、丁香、炮姜、肉豆蔻仁、巴豆、三棱。

功能与主治：温中消积。适用于寒积内阻，不能运化，心下坚满，两胁膨胀，心腹疼痛，噫宿腐气及霍乱吐泻，久利赤白，脓血相杂，米谷不消。

【成药例证】

1. 荜铃胃痛颗粒（《临床用药须知中药成方制剂卷》2020 年版）

药物组成：荜澄茄、川楝子、醋延胡索、醋香附、佛手、香橼、酒大黄、黄连、吴茱萸、海螵蛸、煅瓦楞子。

功能与主治：行气活血，和胃止痛。用于气滞血瘀所致的胃脘痛；慢性胃炎见有上述证候者。

2. 气管炎橡胶膏（《中华人民共和国卫生部药品标准·中药成方制剂》）

药物组成：荜澄茄、白芥子、生天南星、生草乌、紫苏子、白附子、赤芍、乌药、白芷、桂枝、罂粟壳、皂荚、冰片、樟脑、薄荷脑、松节油、水杨酸甲酯。

功能与主治：温肺化痰，平喘止咳。用于受寒引起的气管炎，并有预防气管炎的作用。

3. 参茸黑锡丸（《临床用药须知中药成方制剂卷》2020年版）

药物组成：鹿茸、附子(制)、肉桂、红参、胡芦巴、益智仁(盐炒)、阳起石(煅)、补骨脂(盐炒)、黑锡、硫黄(制)、荜澄茄、丁香、小茴香(盐炒)、肉豆蔻(制霜)、木香、沉香、橘红、半夏(制)、赭石(煅)、川楝子。

功能与主治：回阳固脱，坠痰定喘。用于肾阳亏虚，痰浊壅肺所致的痰壅气喘，四肢厥冷，大汗不止，猝然昏倒，腹中冷痛。

【用法与用量】 1～3g。

【本草摘要】

1.《海药本草》 “主心腹卒痛、霍乱吐泻、痰癖冷气。”

2.《开宝本草》 “主下气消食，皮肤风，心腹间气胀，令人能食。”

3.《本草纲目》 “暖脾胃，止呕吐哕逆。”

【化学成分】 主要含挥发油：α-蒎烯，β-蒎烯，莰烯，对伞花烃，甲基庚烯酮，丁香酚等；脂肪酸类成分：月桂酸，癸酸，油酸，辛酸，十碳烯酸，棕榈酸等。

【药理毒理】 本品具有调节胃肠运动、抗胃溃疡、镇痛、镇静、利胆、抗胆结石等药理作用。

1. 对胃肠运动的作用 荜澄茄经石油醚脱脂后的水提取物按生药20g/kg，石油醚提取物2.5、5.0ml/kg灌胃，能抑制蓖麻油和番泻叶引起的小鼠腹泻和小鼠墨汁胃肠推进运动。荜澄茄二氧化碳超临界萃取物 0.085、0.160、0.255mg/ml，能抑制卵蛋白攻击后豚鼠离体回肠肌的收缩。

2. 抗胃溃疡作用 荜澄茄经醚脱脂后的水提取物按生药20g/kg，醚提取物2.5、5.0ml/kg灌胃，能抑制水浸应激性和消炎痛加乙醇引起小鼠胃溃疡的形成，并能抑制盐酸引起的大鼠胃溃疡。

3. 抗胃炎作用 荜澄茄2.7g/kg每12小时给药1次，共给药3次，对灌服知母水提液17.5g/kg、2次/天、连续2天建立的胃实寒证模型大鼠，可使其进食量显著增加，大便量显著减少[1]，能改善胃实寒证大鼠的胃黏膜颜色灰暗、皱缩、无光泽，有出血点等病变，显著减少炎细胞浸润和胃黏膜腺体的破坏[2]。

4. 镇痛、镇静作用 荜澄茄经石油醚脱脂后的水提取物按生药20g/kg灌胃，能抑制热刺激引起的小鼠疼痛反应。石油醚提取物2.5、5.0ml/kg灌胃，能抑制醋酸引起的小鼠扭体反应。荜澄茄二氧化碳超临界萃取物按生药4、8g/kg灌胃5天，能抑制0.6%醋酸扭体法及热板法引起的小鼠疼痛。荜澄茄醇提物1.5、3.0、6.0ml/kg用药1小时后注射醋酸，对小鼠扭体反应有显著减轻作用[3]。荜澄茄醚提物1.6、0.8g/kg，荜澄茄醇提物2.4、1.2g/kg，荜澄茄水提物4.0、2.0g/kg，荜澄茄混合物3.6、1.8g/kg灌胃给药每天1次连续7天，能明显延长小鼠甩尾潜伏期[4]。荜澄茄超临界二氧化碳萃取物按生药1.75、5.25、15.75g/kg灌胃给药1小时后，能抑制冰醋酸引起的小鼠扭体反应，具有镇痛作用。

荜澄茄超临界二氧化碳萃取物按生药 1.75、5.25、15.75g/kg灌胃每天给药1次连续4天，均能显著减少小鼠5分钟内的自主活动次数，具有镇静作用。

5. 抗菌作用 荜澄茄提取物对金黄色葡萄球菌、甲型溶性链球菌、乙型溶性链球菌、肺炎链球菌、肠炎杆菌、大肠埃希菌均有不同程度的抗菌作用，对各菌的MIC介于生药 0.05～1.79g/ml之间，其中对金黄色葡萄球菌和乙型溶血性链球菌的作用较强。

6. 抗炎作用 荜澄茄醚提物1.6、0.8g/kg，荜澄茄醇提物2.4g/kg，荜澄茄混合物1.8g/kg灌胃给药每天1次连续7天，能明显减少小鼠耳廓肿胀度[4]。荜澄茄醇提物1.5、3.0、6.0ml/kg，灌胃给药45分钟，对小鼠耳肿胀具有抗炎作用，灌服给药0.5小时，能显著抑制醋酸所致小鼠腹腔毛细血管通透性增强。

7. 利胆、抗胆结石作用 荜澄茄醚提物1.6g/kg、荜澄茄醇提物2.4g/kg、荜澄茄水提物4.0g/kg、荜澄茄混合物3.6g/kg灌胃给药每天1次连续14天，能明显增加小鼠胆汁分泌量。灌胃给药每天1次连续14天，荜澄茄醚提物1.20g/kg能明显增加大鼠1～6小时胆汁分泌量，荜澄茄醇提物1.70g/kg能明显增加大鼠1～5小时胆汁分泌量，荜澄茄水提物2.80g/kg、荜澄茄混合物2.55g/kg能明显增加大鼠1～3小时胆汁分泌量。荜澄茄不同极性提取物具有利胆抗炎镇痛作用，其中荜澄茄醚提物作用较强[4]。荜澄茄水提物5、10g生药/kg，荜澄茄醚提物1.25、2.5ml/kg灌胃单次给药，或者荜澄茄醇提物组 0.75、1.5ml/kg灌胃给药连续7天，均能显著促进大鼠胆汁分泌，并且反复给药仍有显著和持续地促进大鼠胆汁分泌的作用，在利胆的同时降低胆汁中的总胆固醇、胆红素、黏液的含量[3]。将荜澄茄生药5、10g/kg均匀混入致石饲料中，并制成软食喂养动物4周，能显著抑制小鼠胆囊结石的形成[3]。澄茄水提取物5%生药，醚提取物2%置于试管内浸泡人胆石，每天换药液1次作用2周，对人胆石具有体外溶解的作用。显示荜澄茄具有促进低含量胆固醇、胆红素和黏蛋白胆汁分泌以及具有抑制胆石形成和溶解胆石的作用[3]。

8. 解热作用 荜澄茄水提物 15g/kg 和 30g/kg 口服给药，对内毒素所致发热大鼠有良好的解热作用；20g/kg 和 40g/kg 口服给药，对干酵母所致发热大鼠有良好解热作用；40g/kg 口服给药对 2,4-二硝基苯酚所致发热大鼠有良好解热作用。荜澄茄水提物对 3 种发热大鼠模型均具有良好的解热作用[5]。

9. 其他作用 荜澄茄有抗缺氧作用。荜澄茄经醚脱脂后的水提物按生药 20g/kg 灌胃，能延长断头小鼠张口动作持续时间。荜澄茄经醚脱脂后的水提物按生药 10、20g/kg，荜澄茄醚提物 2.5、5.0ml/kg 灌胃，能延长氰化钾中毒小鼠的存活时间。荜澄茄经醚脱脂后的水提物按生药 10g/kg，能延长亚硝酸钠中毒小鼠的存活时间。

10. 毒理研究 荜澄茄口服毒性小。荜澄茄水提物小鼠灌服 120g/kg，观察 7 天，无一死亡；石油醚提物小鼠灌服 LD_{50} 为 24.7ml/kg±2.4ml/kg。

【参考文献】 [1] 柳俊辉，秦华珍，刘颖，等. 10 味温中散寒药对胃实寒证大鼠的药效观察. 甘肃中医学院学报，2013，30(6)：4-6.

[2] 黄燕琼，刘颖，秦华珍，等. 10 味温中散寒药对胃实寒证大鼠胃黏膜组织病理学的影响. 中国实验方剂学杂志，2014，20(2)：105-108.

[3] 张明发，沈雅琴. 荜澄茄的利胆溶石和镇痛抗炎作用的实验研究. 抗感染药学，2013，10(2)：102-106.

[4] 张小丽，姜姗姗，陈瑞明，等. 荜澄茄不同极性提取物的抗炎镇痛利胆作用. 中国药房，2014，25(19)：1744-1746.

[5] 胡竟一，李兴平，白筱璐，等. 荜澄茄的解热作用研究. 中药药理与临床，2012，28(2)：119-121.

病 证 用 药

温里药主要用治里寒证。寒邪为阴邪，其性收引，若客于脏腑，入经络，则脏腑失和，经络失养。如寒入少腹，则引起腹部疼痛；寒侵肝经，则能导致疝气疼痛；若寒邪侵袭日久，损伤阳气，由虚而衰甚则可导致亡阳厥逆证。里寒证因所入脏腑经络不同，而临床表现不同，现分述如下：

亡阳证 治以回阳救逆法。

亡阳证系由素体阳虚，寒邪侵袭，阳不抵邪而寒邪深入于里，或因误治而大汗，或霍乱大吐、大泻，阴液耗伤，气随液脱。阳气大虚，或因热性病后期，发展到液脱阳虚，均可导致肾阳虚衰，阴寒内盛，遂成亡阳虚脱的危重证候。症见四肢厥逆，冷汗自出，下利清谷，神疲欲寐，甚则尿遗手撒，脉沉细微。治宜回阳救逆。补火助阳、回阳救逆的附子、干姜、肉桂，大补元气的人参，通阳散寒的葱白，益气复脉的甘草，均可选用。阳衰阴盛之证，非纯阳之品不能破阴气而复阳气，故辛温大热，纯阳燥烈，竣补元阳，强心复脉的附子为回阳救逆的第一要药，辛热燥烈的干姜，功能温阳守中，回阳通脉，常与附子同用有协同作用，古有“附子无姜不热”的说法。肉桂补火助阳，能走能守，温阳作用持久，配附子同用可以增强回阳救逆的作用。葱白辛温发散，宣通阳气，解散寒结，常配附子、干姜治疗亡阳证，有通阳回厥之效，故有“葱白能率姜附入胃止利，入肾生脉”之说。甘草调合药性，益气复脉，常合诸药同用。若见阳衰气脱，大汗淋漓，气促喘急者，又当配合大补元气，固脱复脉的人参同用，以增强回阳固脱之效，若冷汗不止者，还可配煅龙骨、煅牡蛎、山茱萸以收敛止汗，防止进一步阳衰气脱。代表方如四逆汤(《伤寒论》)、通脉四逆汤（《伤寒论》）、四逆加人参汤（《伤寒论》）、白通汤（《伤寒论》）、参附汤（《正体类要》）等。

腹痛 治以安中止痛法。

1. 寒邪内阻证 多由寒邪凝滞，中阳被遏，脉络痹阻所致。症见腹痛拘急，得温痛减，遇寒尤甚，恶寒身蜷，手足不温，口淡不渴，小便清长，苔白腻，脉沉紧。治宜温里散寒，理气止痛。常用高良姜、干姜、紫苏等温中散寒，配以乌药、陈皮等理气止痛。代表方如良附丸（《良方集腋》）合正气天香散（《医学纲目》）加减。

2. 脾肾虚寒证 多由素体脾阳不振，或久服寒凉之品，损伤脾阳，甚至久病肾阳不足，脏腑虚寒所致。症见腹痛下痢，神疲乏力，形寒肢冷，面色无华，大便溏薄，脉微。治宜温中补虚，缓急止痛。常用附子、干姜温补中、下焦之阳气，配以人参、甘草、白术等健脾益气，固本培元，共奏温中健脾止痛之功，代表方如附子理中丸（《和剂局方》）。

疝气 治以暖肝散寒，行气疏肝，活血止痛法。

1. 寒凝证 初起以寒疝居多，由于久坐湿地或寒冬涉水，感受寒湿之邪致使寒湿凝滞，聚于阴分。症见阴囊肿硬而冷，控睾而痛，痛引少腹，阴茎不举，喜暖畏寒，或形寒足冷，苔白，脉沉弦。治宜暖肝散寒。吴茱萸专散厥阴肝经寒邪而止疝痛，小茴香入肝经理气散寒，也善治疝气，同为治疗寒疝腹痛的要药。荜澄茄、川乌、附子、肉桂、胡芦巴都是温暖下元，散寒止痛的良药，也为治疗寒疝腹痛常用之品。此外，本病由于阴寒内盛，必致寒凝气滞血瘀，故香附、青皮、木香等疏肝理气止痛之品及顺气散寒的乌药，行气活血止痛的延胡索，也在所必用。橘核、山楂、荔枝核均能行气散结止痛，用治疝气睾丸肿硬最为相宜。代表方如暖肝煎(《景岳全书》)合椒桂汤(《温病条辨》)加减。

2. 气滞证　多由肝郁气滞，气机阻滞所致。症见情郁不疏，少腹引控睾丸而痛，偏坠肿胀，常因暴怒而诱发，苔薄白，脉弦。治宜疏肝理气，散寒止痛。常以木香、乌药行气导滞，青皮、川楝子、槟榔疏肝理气止痛。若刺痛如锥者，加桃仁、延胡索活血化瘀止痛；痛引睾丸者，可加用橘核、荔枝核等以散结止痛；寒甚者，可加肉桂、吴茱萸以加强散寒止痛之力。代表方如天台乌药散(《医学发明》)。

3. 血瘀证　若疝气病日久失治，病邪深入血络，亦能使瘀血凝聚而成疝。症见少腹引睾丸而痛，偏坠肿胀，舌质暗，舌边有紫斑，脉细涩。治宜活血化瘀，散结止痛。常用川楝子、枳实、木香等行气破结，三棱、莪术等活血化瘀行滞。代表方如橘核丸(《济生方》)、三层茴香散(《证治准绳》)、香橘散(《张氏医通》)等。

第八章　理气药

【基本概念】 凡以疏理气机为主要作用，治疗气滞或气逆病证的药物，称为理气药，又名行气药。其中，行气力强者，又称破气药。

中医认为，气是不断运动着的具有很强活力的精微物质。气运行于全身各部，无处不至。气的运动谓之气机，人体气机以畅顺为贵。若情志不舒，邪气内阻，正气虚弱等均可导致气机运行不畅，上升太过或下降不及，并由此产生闷胀、疼痛、呕逆、喘息等一系列病症，称为气滞或气逆证。

【作用特点】 理气药性味多辛苦温而芳香，其味辛能行，味苦能泄，芳香以走窜，温性以通行，故有疏理气机即行气、降气、解郁、散结的作用。并可通过畅达气机、消除气滞而达到除满、消胀、止痛之效，即《素问》所谓“逸者行之”“结者散之”“木郁达之”之意。因本类药物主归脾、胃、肝、肺经，以其性能与归经的不同，而分别具有理气健脾、疏肝解郁、理气宽胸、行气止痛、破气散结等功效。

【适用范围】 理气药主要用于治疗脾胃气滞所致之脘腹胀痛、嗳气吞酸、恶心呕吐、腹泻或便秘等；肝气郁滞所致胁肋胀痛、抑郁不乐、疝气疼痛、乳房胀痛、月经不调等；肺气壅滞所致胸闷胸痛、咳嗽气喘等。

现代医学诊断为急性或慢性胃炎、功能性消化不良、溃疡病、胆道疾病、急性或慢性肝炎、肠炎、痢疾，支气管哮喘、痛经、乳腺增生、疝气、前列腺增生等属于气滞或气逆证者，也可用本类药物治疗。

【配伍规律】 使用理气药应根据不同证候做适当配伍。如脾胃气滞者，当与消导药同用；脾胃气虚者，配以补中益气药；湿热阻滞者，宜配清热燥湿药；因于寒湿困脾者，宜配苦温燥湿药；肝气郁滞因于肝血不足者，宜与养血柔肝药同用；因于肝经受寒者，配伍暖肝散寒药。肺气壅滞因于外邪客肺者，配伍宣肺解表药；因于痰饮阻肺者，配伍祛痰化饮药。由于气与血具有“血为气之母，气为血之帅”的密切关系，因此使用理气药时，无论有无瘀血阻滞，常适当的与活血祛瘀药配伍应用。

【使用注意】 行气药多辛温香燥，易耗气伤阴，故气阴不足者慎用；破气药对于孕妇应当忌用；行气药多含挥发性成分，故入汤剂不宜久煎。

【药理作用】 理气药的药理作用主要是对胃肠平滑肌的作用，本类药物大多数具有抑制胃肠平滑肌作用，可以缓解胃肠平滑肌痉挛，有部分理气药则可以兴奋胃肠平滑肌，增强胃肠运动。理气药对消化液分泌具有一定的影响：许多理气药具有不同程度的提高胆汁分泌能力，使胆汁流量明显增加。有些理气药尚具有松弛支气管平滑肌的作用，并能缓解组胺引起的支气管痉挛。此外，某些理气药具有升高血压及抗休克作用，或具有兴奋子宫或抑制子宫平滑肌的药理作用。

临床常用的理气药有陈皮、青皮、枳实、枳壳、木香、沉香、檀香、川楝子、乌药、荔枝核、香附、佛手、香橼、玫瑰花、梅花、娑罗子、薤白、天仙藤、大腹皮、甘松、九香虫、刀豆、柿蒂、贯叶金丝桃、九里香、山柰、预知子等。

陈　皮

Chenpi

本品为芸香科植物橘 *Citrus reticulata* Blanco 及其栽培变种的干燥成熟果皮。主产于广东、广西、福建、四川、江西。药材分为“陈皮”和“广陈皮”。采摘成熟果实，剥取果皮，晒干或低温干燥。切丝。药材以色鲜艳、香气浓者为佳。

【性味与归经】 苦、辛，温。归肺、脾经。

【功能与主治】 理气健脾，燥湿化痰。用于脘腹胀满，食少吐泻，咳嗽痰多。

【效用分析】 陈皮辛散苦降性温，芳香醒脾，长于理气健脾，调中快膈，降逆止呕，适用于脾胃气滞所致之脘腹胀痛、恶心呕吐、泄泻等。

陈皮辛散温通，能行能降，燥湿化痰，为治痰之要药。对于寒痰、湿痰咳嗽，用之最宜。

此外，取本品理气健脾，燥湿和中之功，常与补虚药同用，可使之补而不滞，滋而不腻，更好发挥补益作用。

【配伍应用】

1. 陈皮配苍术 陈皮苦辛性温，入肺脾经，善于理气和胃，燥湿醒脾，为寒湿阻中之气滞最宜；苍术辛香苦温，入中焦能燥湿健脾，使湿去则脾运有权，脾健则湿邪得化。两药相伍，燥湿与行气并用，燥湿以解困脾之湿，行气以疏湿去之道，使湿去脾健，气机调畅，脾胃自和。用以治疗湿滞脾胃证。

2. 陈皮配半夏 陈皮既可理气行滞，又能燥湿化痰；半夏辛温性燥，善燥湿化痰，且能和胃降逆。两药合用，体现治痰先理气，气顺痰自消之意。适用于咳嗽痰多，色白易咯，胸膈痞闷，肢体困重之湿痰证。

3. 陈皮配茯苓 陈皮辛散温通，能行能降，长于行气，燥湿化痰；茯苓甘淡，能健脾渗湿，渗湿以助化痰之力，健脾以杜生痰之源。两药配伍，标本兼顾，燥湿理气祛已生之痰，健脾渗湿绝生痰之源，共奏燥湿化痰，理气和中之功。用以治疗湿痰证。

4. 陈皮配厚朴 陈皮苦辛性温，入肺脾经，善于理气和胃，燥湿醒脾，为寒湿阻中之气滞最宜；厚朴苦燥辛散，能燥湿，又能下气除胀满，为消除胀满的要药。两药合用，共成行气除满，温中燥湿之功，使寒湿得除，气机调畅，脾胃复健，则痛胀自解。用以治疗脾胃寒湿气滞证。

5. 陈皮配人参 陈皮辛苦而温，理气健脾，燥湿化痰，开胃行滞；人参益气健脾，培补中焦。陈皮得人参，不虑其耗气；人参得陈皮，补气而不滞气。两药配对，行气而不耗气，补气不壅滞，使脾胃调和，升降有权，为治脾肺气虚的常用药对。主要用于肺气虚所致的短气喘促，懒言声微，脉虚自汗；脾气虚所致的倦怠乏力，食少便溏。

【鉴别应用】 **陈皮与青皮** 两者皆可理中焦之气而健胃，用于脾胃气滞之脘腹胀痛，食积不化等症。但陈皮辛温而不峻，行气力缓，偏入脾肺，长于燥湿化痰，用于痰饮停滞肺胃之咳嗽痰多、食少吐泻，胸闷气短，偏行脾肺气滞。青皮性较峻烈，行气力猛，苦泄下行，偏入肝胆，能疏肝破气，散结止痛，消积化滞，主治肝郁乳房胀痛或结块，胁肋胀痛，疝气疼痛，食积腹痛，癥瘕积聚等症，偏行肝胃气滞。

【方剂举隅】

1. 平胃散（《简要济众方》）

药物组成：苍术、陈皮、厚朴、生姜、大枣、甘草。

功能与主治：燥湿运脾，行气和胃。适用于湿滞脾胃证，症见脘腹胀满，不思饮食，口淡无味，恶心呕吐，嗳气吞酸，肢体沉重，怠惰嗜卧，舌苔白腻而厚，脉缓。

2. 痛泻要方（《丹溪心法》）

药物组成：白术、白芍、陈皮、防风。

功能与主治：补脾柔肝，祛湿止泻。适用于脾虚肝旺之痛泻，症见肠鸣腹痛，大便泄泻，泻必腹痛，舌苔薄白，脉两关不调，左弦而右缓者。

3. 异功散（《小儿药证直诀》）

药物组成：人参、白术、茯苓、陈皮、甘草。

功能与主治：益气健脾，行气化滞。适用于脾胃气虚兼气滞证，症见饮食减少，大便溏薄，胸脘痞闷不舒，或呕吐泄泻等。

4. 温胆汤（《三因方》）

药物组成：半夏、陈皮、茯苓、生姜、竹茹、枳实、大枣、甘草。

功能与主治：理气化痰，清胆和胃。适用于胆胃不和，痰热内扰，症见虚烦不眠，或呕吐呃逆以及惊悸不宁，癫痫等。

5. 六君子汤（《医学正传》）

药物组成：半夏、陈皮、人参、茯苓、白术、甘草。

功能与主治：益气健脾，燥湿化痰。适用于脾胃气虚兼痰湿证，症见食少便溏，胸脘痞闷，呕逆等。

【成药例证】

1. 启脾丸（《临床用药须知中药成方制剂卷》2020年版）

药物组成：人参、炒白术、茯苓、山药、莲子(炒)、陈皮、炒山楂、六神曲(炒)、炒麦芽、泽泻、甘草。

功能与主治：健脾和胃。用于脾胃虚弱，消化不良，腹胀便溏。

2. 补中益气丸(口服液、合剂)(《临床用药须知中药成方制剂卷》2020年版)

药物组成：炙黄芪、党参、炒白术、炙甘草、当归、陈皮、升麻、柴胡。

功能与主治：补中益气，升阳举陷。用于脾胃虚弱、中气下陷所致的泄泻、脱肛、阴挺，症见体倦乏力、食少腹胀、便溏久泻、肛门下坠或脱肛、子宫脱垂。

3. 复方川贝精片(《临床用药须知中药成方制剂卷》2020年版)

药物组成：麻黄浸膏适量、陈皮、法半夏、远志、桔梗、川贝母、五味子、甘草浸膏。

功能与主治：宣肺化痰，止咳平喘。用于风寒咳嗽、痰喘所致的咳嗽气喘、胸闷、痰多；急慢性支气管炎见上述证候者。

4. 清气化痰丸(《临床用药须知中药成方制剂卷》2020年版)

药物组成：胆南星、酒黄芩、瓜蒌仁霜、苦杏仁、陈皮、枳实、茯苓、半夏(制)。

功能与主治：清肺化痰。用于痰热阻肺所致的咳嗽痰多，痰黄稠黏，胸腹满闷。

5. 杏苏止咳颗粒(糖浆、露、口服液)(《临床用药须知中药成方制剂卷》2020年版)

药物组成：苦杏仁、前胡、紫苏叶、桔梗、陈皮、甘草。

功能与主治：宣肺散寒，止咳祛痰。用于风寒感冒咳嗽，气逆。

【用法与用量】 3～10g。

【注意】 本品苦燥性温，易伤津助热，舌赤少津，内有实热，阴虚燥咳，及咳血、吐血者慎用。

【本草摘要】

1.《神农本草经》 “主胸中瘕热，逆气，利水谷，久服去臭，下气。”

2.《名医别录》 “下气，止呕咳。”“主脾不能消谷，气冲胸中，吐逆霍乱，止泄。”

3.《本草纲目》 “疗呕哕反胃嘈杂，时吐清水，痰痞咳疟，大便闭塞，妇人乳痈。入食料，解鱼腥毒。”“其治百病，总取其理气燥湿之功。同补药则补，同泻药则泻，同升药则升，同降药则降。”

【化学成分】 主要含黄酮类成分：橙皮苷，川陈皮素，5-羟基-6,7,8,3′,4′-五甲氧基黄酮，新橙皮苷，橘皮素，二氢川陈皮素等；还含辛弗林等。

中国药典规定本品含橙皮苷($C_{28}H_{34}O_{15}$)不得少于3.5%；饮片不得少于2.5%

【药理毒理】 本品具有调节胃肠功能、降脂、保肝、改善心血管功能、抗过敏、抗肺纤维化、抗抑郁、降糖等作用。

1. 调节胃肠功能作用 陈皮水煎液对在体动物胃肠动力具有促进作用，并存在一定的剂量-效应关系，但在体外对家兔离体肠管有一定的抑制作用，其抑制效应可能由胆碱能M受体介导[1]。采用利血平注射制备脾虚消瘦小鼠模型，造模成功后灌胃给予陈皮超临界CO_2萃取物，每天1次，连续21天。陈皮提取物可明显改善动物脾虚症状，降低小鼠小肠推进率，提高血清中血液胃泌素(GAS)含量，降低血液胃动素(MOT)和八肽胆囊收缩素(CCK-8)含量，提示陈皮超临界CO_2萃取物改善脾虚和胃肠功能与升高小鼠血清中GAS，降低血浆中MOT、CCK-8水平有关[2]。在寒凝气滞胃实寒大鼠模型上，陈皮挥发油、水煎液能降低胃排空速度，明显提高胃动素分泌；水煎液及醇提液能明显抑制胃泌素分泌；提示陈皮对寒凝气滞胃实寒大鼠的胃肠功能具有调节作用[3]。

2. 降脂、保肝作用 陈皮中的化学成分橙皮苷可显著降低高脂血症大鼠的血液胆固醇、甘油三酯、低密度脂蛋白的含量，升高高密度脂蛋白水平，其机制与抑制血浆和肝脏HMG-CoA还原酶和乙酰CoA-胆固醇转移酶活性有关。橙皮苷对刀豆蛋白A致小鼠免疫性肝损伤具有一定保护作用[4]；可通过抑制肝细胞脂质过氧化反应及调控凋亡相关基因表达，减轻对乙酰氨基酚诱导的小鼠急性肝损伤[5]。橙皮苷可显著减轻顺铂引起的小鼠肝损伤，减轻肝脏水样空泡样变性、炎症浸润和坏死等病理变化；降低血清谷丙转氨酶(ALT)、谷草转氨酶(AST)和丙二醛(MDA)水平，提高超氧化物歧化酶(SOD)活性，抑制谷胱甘肽(GSH)的耗竭[6]。橙皮苷能明显减轻非酒精性脂肪肝大鼠的肝组织脂肪变和炎症，减轻脂质过氧化，抑制肝细胞凋亡[7]；对CCl_4诱导的大鼠肝纤维化具有明显的改善效果。可降低肝纤维化大鼠血清ALT、AST、透明质酸(HA)、层粘连蛋白(LN)、Ⅲ型前胶原氨端肽(PⅢNP)、Ⅳ型胶原(CⅣ)、转化生长因子(TGF-β_1)和肝组织中MDA含量，升高SOD水平，抑制肝组织中TGF-β_1mRNA表达，明显减轻大鼠肝纤维化增生程度[8]。

3. 改善心血管功能作用 陈皮对血管和血压的作用因所含化学成分的不同而有所不同，鲜橘皮煎剂或醇提物对蟾蜍血管有收缩作用；陈皮素给麻醉猫静脉注射，有明显升压效果，而肌内注射或胃肠道给药，对血压却无影响；陈皮中提取的黄酮类成分川陈皮素对二甲苯所致小鼠耳廓肿胀具有明显的抑制作用，能明显缩短小鼠断尾出血时间，显示其具有抗炎和止血作用[9]。

4. 抗过敏、抗肺纤维化作用　陈皮挥发油对磷酸组胺诱导的豚鼠哮喘具有明显的改善作用；陈皮挥发油 50、100、200mg/kg 灌胃给药，可明显改善肺纤维化大鼠的体质，抑制大鼠体重降低。100、200mg/kg 水平可限制抑制肺泡炎、肺纤维化程度，提高血清及肺组织 SOD 活性，降低血清及肺组织 MDA 含量，降低肺组织Ⅰ型胶原蛋白含量和结缔组织生长因子 CTGF 蛋白及 mRNA 表达水平。提示陈皮挥发油对博来霉素诱导的大鼠肺纤维化具有明显的改善效果[10]。

5. 抗抑郁作用　小鼠采用慢性温和不可预知应激(CUMS)刺激形成抑郁模型后，灌胃给予陈皮总黄酮提取物 200、400mg/kg，能显著改善抑郁小鼠行为学指标，显著提高小鼠糖水偏好比；在新奇抑制摄食实验中可显著缩短摄食潜伏期；在强迫游泳实验中明显减少游泳不动的时间，与正常鼠接近。此外还可提高小鼠海马 BDNF 含量。提示其对 CUMS 模型小鼠有抗抑郁作用，其机制可能与增加海马 BDNF 有关[11]。

6. 抗肿瘤作用　陈皮的类黄酮物质橙油素、川陈皮素、橙皮苷等可以预防化学剂诱导的结肠癌的发生。陈皮石油醚提取物对小鼠移植性肿瘤肉瘤 180(S_{180})、肝癌具有明显的抑制作用，且不抑制骨髓造血系统和免疫功能，主要作用于癌细胞增殖周期 G_2-M 期，使 G_0-G_1 期细胞同步化，具有促使癌细胞凋亡的作用。

7. 改善糖尿病作用　陈皮具有显著的降低血糖作用，类黄酮和多糖可能为有效组分[12]。橙皮苷可抑制蛋白非酶糖基化，明显减轻糖尿病肾小球系膜增生和基底膜增厚的现象；改善运动神经传导速度，减轻神经脱髓鞘等病理变。

8. 其他作用　橙皮苷在体外可以抑制幽门螺杆菌(Hp)生长；对小鼠体内的金黄色葡萄球菌也有抑制作用。橙皮苷有清除氧自由基、羟自由基和抗脂质过氧化作用，对自由基引起的细胞膜氧化损伤有保护作用。陈皮纤维对亚硝酸盐有吸附效果，对亚硝酸盐早期中毒患者起到解毒作用，减少亚硝酸对组织的损害[13]。

【参考文献】［1］张旭，纪忠岐，赵长敏，等. 陈皮提取物对小鼠胃排空、肠推进及家兔离体平滑肌的影响. 河南大学学报，2012，3(1)：12-14.

［2］罗琥捷，杨宜婷，区海燕，等. 陈皮超临界 CO_2 萃取物对脾虚消瘦模型小鼠的实验研究. 中国民族民间医药，2013，(5)：33.

［3］郭建生，陈君，聂子文，等. 陈皮不同提取物对寒凝气滞胃实寒模型大鼠的影响. 中成药，2012，34(6)：1158-1160.

［4］李晓冬，李俊，李荣，等. 橙皮苷对刀豆蛋白 A 致小鼠免疫性肝损伤的保护作用. 安徽医科大学学报，2010，45(3)：350-353.

［5］陈秀娟，王超，舒克钢，等. 橙皮苷预处理对 APAP 诱导小鼠急性肝损伤的保护作用及凋亡相关基因的影响. 世界华人消化杂志，2013，21(14)：1278-1285.

［6］姚晓敏，曲均革，凌庆枝，等. 黄芩苷与橙皮苷对顺铂所致小鼠肝损伤的保护作用比较. 辽宁中医药大学学报，2011，13(6)：59-61.

［7］王焱，李俊，王保伟. 橙皮苷对非酒精性脂肪肝大鼠的保护作用及其机制的初探. 安徽医科大学学报，2010，45(3)：646-650.

［8］吴芙蓉，李俊，任丹阳，等. 橙皮苷抗大鼠肝纤维化作用的实验研究. 安徽医科大学学报，2011，46(4)：358-361.

［9］张艳艳，卢艳花. 陈皮黄酮川陈皮素的分离纯化及抗炎止血作用研究. 辽宁中医杂志，2014，41(6)：1238-1239.

［10］周贤梅，赵阳，何翠翠，等. 陈皮挥发油对大鼠肺纤维化的干预作用. 中西医结合学报，2012，10(2)：200-209.

［11］陈雪梅，陈少玫，易立涛，等. 陈皮提取物改善慢性温和不可预知应激小鼠行为和海马 BDNF 的研究. 中国实验方剂学杂志，2014，20(19)：151-153.

［12］马森. 瓯柑橘皮和陈皮降血糖作用研究. 武夷学院学报，2010，29(2)：18-20.

［13］王志宏，薛建斌，平晓丽，等. 陈皮膳食纤维对亚硝酸盐的吸附作用. 中国实验方剂学杂志，2012，18(8)：92-95.

附：

1. 橘红　本品为橘的干燥外层果皮。性味辛、苦，温。归肺、脾经。功能理气宽中，燥湿化痰。用于咳嗽痰多，食积伤酒，呕恶痞闷。用量 3～10g。

2. 橘核　本品为橘的干燥成熟种子。性味苦，平。归肝、肾经。功能理气，散结，止痛。用于疝气疼痛，睾丸肿痛，乳痈乳癖。用量 3～9g。

【药理毒理】本品具有镇痛、抗炎、促进胃肠运动、抗氧化作用。

(1) 镇痛、抗炎作用　生橘核和盐橘核水煎液 1.67、3.33、5.0g 生药/kg 灌胃给药均对醋酸腹腔注射造成的小鼠扭体反应具有明显的抑制作用，使小鼠扭体次数明显减少；盐橘核水煎液 5.0g 生药/kg 对热辐射刺激引起的小鼠疼痛具有抑制作用，使小鼠疼痛阈值提高，表明橘核有镇痛作用，且盐炙后镇痛作用增强。生橘核和盐橘核水煎液在 1.67、3.33、5.0g 生药/kg 剂量水平可抑制二甲苯诱发的小鼠耳肿胀，表明橘核对急性炎症具有一定的抑制作用。

(2) 促进胃肠运动作用　盐橘核水煎液 1.67、3.33、5.0g 生药/kg 灌胃给药能显著增强正常小鼠的肠推进运动。

(3) 抗氧化作用　采用改良微型铁离子还原/抗氧化

力测定法（FRAP）和 1,1-二苯基-2-三硝基苯肼自由基清除能力测定法（DPPH）观察到橘核提取物和橙皮苷具有一定的抗氧化作用，EC_{50}值分别为 24.83、4.62g/L。

3. 橘络 性味甘、苦，平。归肝、肺经。功能行气通络，化痰止咳。用于痰滞经络之胸痛、咳嗽、痰多。用量 3～5g。

4. 橘叶 性味辛、苦，平。归肝经。功能疏肝行气，散结消肿。用于胸胁作痛，乳痈，乳癖。用量 6～10g。

5. 化橘红 性味辛、苦，温。归肺、脾经。功能理气宽中，燥湿化痰。用于咳嗽痰多，食积伤酒，呕恶痞闷。用量 3～6g。

【药理毒理】 本品具有止咳、祛痰、平喘、免疫调节和抗氧化等作用。

（1）止咳、平喘、祛痰作用 化橘红是化州柚的未成熟或近成熟的干燥外层果皮。化州柚的黄酮类组分（含黄酮 70%以上）灌胃给药对氨水诱导的小鼠咳嗽和对枸橼酸引起的豚鼠咳嗽均具有显著的镇咳作用。对小鼠止咳的有效剂量为 20、40、80mg/kg；对豚鼠止咳的有效剂量为 12、24、48mg/kg。该黄酮组分还可促进小鼠气管酚红排泌（剂量 20、40、80mg/kg）和增加大鼠玻管的排痰量（剂量 14、28、56mg/kg），显示出明显的祛痰作用；对组胺与氯乙酰胆碱混合液诱导的豚鼠哮喘具有抑制作用（有效剂量为 12、24、48mg/kg）。干燥化橘红挥发油给小鼠灌胃 20ml/kg 也具有明显的祛痰作用。化橘红多糖对浓氨水刺激引起的小鼠的咳嗽具有明显的止咳作用；能增加小鼠气管酚红排泌量，具有一定的祛痰作用[1]。化橘红提取物对 ACh、His、$BaCl_2$、$CaCl_2$、KCl 等激动剂所致的豚鼠离体气管平滑肌收缩都有抑制作用，其强度依次为 $BaCl_2$>KCl>$CaCl_2$>His>ACh，使上述各激动剂量-效曲线呈非平行右移，最大效应降低，表明化橘红为各激动剂的非竞争性拮抗剂。化橘红中主要活性成分柚皮苷（0.2～2.0mg/ml）对豚鼠气管平滑肌细胞增殖有明显的促进作用，水合橘皮内酯（0.1～1.0mg/ml）对豚鼠气管平滑肌细胞增殖有明显的抑制作用，橘皮内酯（0.05～0.5mg/ml）对豚鼠气管平滑肌细胞的增殖作用不明显[2]。

（2）免疫调节和抗炎作用 化橘红粗多糖（多糖含量 87.3%）100、200mg/kg 剂量组能明显提高正常小鼠的血清溶血素水平，而其 50、100 和 200mg/kg 剂量组能明显促进小鼠 T 淋巴细胞的转化率，增强小鼠的细胞免疫功能[3]。化橘红挥发油小鼠灌胃给药 20ml/kg 具有明显的抗炎作用，可显著减轻二甲苯涂抹引起的耳廓肿胀[2]。

（3）抗氧化作用 化橘红粗多糖（多糖含量 74.29%）及其纯化组分 ECP1（多糖含量 83.39%）和 ECP2（多糖含量 85.77%）在 0.125～2mg/ml 剂量范围内在体外具有清除自由基（DPPH·、·OH、$ABTS^{+}$·）的能力，具有抗氧化作用[4]。纯化的化橘红多糖（含有 D-木糖、D-葡萄糖、D-半乳糖、L-阿拉伯糖、D-甘露糖）在体外可清除邻苯三酚自氧化体系产生的超氧阴离子自由基，具有一定的抗氧化活性。化橘红总黄酮的脂溶性和水溶性部分均能阻断亚硝胺的合成及清除亚硝酸盐，水溶性黄酮提取物作用较强，其中分离得到的 4 个黄酮类化合物中柚皮苷的抑制作用较强，对亚硝胺合成的最大抑制率达 94.7%，对亚硝酸盐的最大清除率可达 92.3%[5]。

【参考文献】 [1] 侯秀娟，沈勇根，徐明生，等. 化州橘红多糖对小鼠消炎、止咳及化痰功效的影响研究. 现代食品科技，2013，29（6）：1227-1229.

[2] 董晶，肖移生，陈海芳，等. 化橘红中主要活性成分对豚鼠气管平滑肌细胞增殖的影响. 井冈山大学学报（自然科学版），2015，36（1）：88-89.

[3] 董宏坡，江明树，朱伟杰. 化橘红多糖对小鼠的免疫调节作用. 中成药，2010，32（3）：491-493.

[4] 侯秀娟，沈勇根，徐明生，等. 化橘红多糖的提取纯化及抗氧化研究. 中国酿造，2012，31（9）：135-138.

[5] 段志芳，付莉，赵则海. 化橘红黄酮类化合物抑制亚硝化反应活性研究. 植物研究，2012，32（2）：253-256.

青 皮

Qingpi

本品为芸香科植物橘 *Citrus reticulata* Blanco 及其栽培变种的干燥幼果或未成熟果实的果皮。主产于福建、浙江。5～6 月收集自落的幼果，晒干，习称“个青皮”；7～8 月采收未成熟的果实，在果皮上纵剖成四瓣至基部，除尽瓤瓣，晒干，习称“四花青皮”。切厚片或丝。个青皮以色黑绿、个匀、质硬、香气浓者为佳。四花青皮以皮黑绿色、内面黄白色、香气浓者为佳。

【炮制】 醋青皮 取青皮片或丝，加米醋拌润，炒至微黄色。

【性味与归经】 苦、辛，温。归肝、胆、胃经。

【功能与主治】 疏肝破气，消积化滞。用于胸胁胀痛，疝气疼痛，乳癖，乳痈，食积气滞，脘腹胀痛。

【效用分析】 青皮辛散温通，苦泄下行，其性峻烈，为肝胆二经气分之药，而有疏肝胆，破气滞，散结止痛之效，尤宜于治肝郁气滞之胸胁胀痛、疝气疼痛、乳房肿痛等。

青皮辛行苦降温通，有消积化滞、和降胃气、行气止痛之功。常用于食积气滞，脘腹胀痛，嗳气吞酸等。

青皮气味峻烈，苦泄力大，辛散温通力强，能破气散结，常与破血消癥药同用，治疗气滞血瘀之癥瘕积聚，久疟痞块等。

【配伍应用】

1. 青皮配陈皮 青皮苦辛燥烈，沉降下行，偏于疏肝胆之气，又能消积化滞；陈皮辛散升浮，偏理脾肺之气，长于行气健脾，燥湿化痰。青皮得陈皮，既能调肝脾，又可调脾胃，共奏疏肝健脾、理气止痛之功。两药同用，适用于肝郁气滞，胃气不和，而见两胁胀痛、胸腹满闷、胃脘胀痛等。

2. 青皮配柴胡 青皮味辛而温，其气峻烈，沉降下行，破肝经气结，善疏达下焦之郁；柴胡香气馥郁，轻清上升，宣透疏达，调达肝气，善疏理下焦之郁。两者伍用，升降相宜，气郁可疏，气滞可行，气结可散。适用于肝经气郁羁久，甚则气滞血瘀，症见胸胁胀痛或刺痛，痛处不移等。

3. 青皮配木香 青皮苦辛温，其性峻烈，沉降下行，行散降泄，有消积化滞之功；木香辛苦温，善通行脾胃之气滞。两药相合，相须为用，有行气消积止痛之功。治疗食积气滞，脘腹胀痛。

4. 青皮配乌药 青皮辛散苦泄温通，疏肝破气，消积化滞。乌药味辛性温，可行气止痛，温肾散寒。两药配伍，疏肝行气，散寒止痛之力增强。适用于寒凝气滞，疝气疼痛。

5. 青皮配黄连 青皮苦温，能行气化积；黄连苦寒，既能清热燥湿，又可凉血止痢。两药相伍，共奏清热止痢，行气导积之功。治疗小儿热痢不愈，血脉妄行，变成血痢者。

6. 青皮配甘遂 青皮苦辛温，能疏肝破气，消积化滞；甘遂甘寒，能泻水逐饮，消肿散结。两药伍用，行气以逐水，共奏逐水消肿之功。治疗小儿脾胃虚损，日久伤肾，水蓄肌肤，通身虚肿者。

【鉴别应用】 青皮、醋青皮与麸炒青皮 三药来源同为一物，因炮制之异而功效各有不同。青皮破气消积力胜，临床上多用于饮食积滞，癥积痞块；醋青皮疏肝止痛，消积化滞力强，多用于胁肋胀痛，乳房胀痛，疝气疼痛；麸炒青皮化积和中力强，多用于食积停滞。

【方剂举隅】

1. 海藻玉壶汤（《外科正宗》）

药物组成：海藻、昆布、半夏、贝母、陈皮、青皮、连翘、当归、川芎、独活、甘草、海带。

功能与主治：化痰软坚，理气散结。适用于肝脾不调，气滞痰凝所致瘿瘤初起，颈部漫肿或结块，皮色不变，不痛，未溃者。

2. 瓜蒌牛蒡汤（《医宗金鉴》）

药物组成：瓜蒌仁、牛蒡子、花粉、黄芩、陈皮、栀子、连翘、金银花、皂刺、青皮、柴胡、甘草。

功能与主治：疏肝清胃，通乳散结。适用于乳痈初起，寒热往来，皮色不变或微红，肿胀疼痛。伴有恶寒发热，头痛，周身酸楚，口渴，便秘，苔薄，脉数。

3. 癫狂梦醒汤（《医林改错》）

药物组成：桃仁、柴胡、香附、木通、赤芍、半夏、陈皮、大腹皮、青皮、桑白皮、苏子、甘草。

功能与主治：理气化痰，疏肝解郁，活血化瘀。适用于癫狂证，有面色晦暗，舌质紫暗，舌下脉络瘀阻，脉沉涩者，或有痰气郁结，表情淡漠，神志呆痴，不思饮食，脉弦滑者。

4. 葛花解酲汤（《内外伤辨惑论》）

药物组成：木香、人参、猪苓、白茯苓、橘皮、白术、干生姜、神曲、泽泻、青皮、缩砂仁、白豆蔻仁、葛花。

功能与主治：分消酒湿，理气健脾。适用于酒积伤脾证，眩晕呕吐，胸膈痞闷，食少体倦，小便不利，大便泄泻，舌苔腻，脉滑。

5. 清脾饮（《济生方》）

药物组成：青皮、厚朴、白术、草果仁、柴胡、茯苓、黄芩、半夏、甘草。

功能与主治：燥湿化痰，泄热清脾。适用于疟疾，热多寒少，口苦咽干，小便赤涩，脉来弦数。

【成药例证】

1. 胆宁片（《临床用药须知中药成方制剂卷》2020年版）

药物组成：青皮、陈皮、郁金、虎杖、山楂、白茅根、大黄。

功能与主治：疏肝利胆，清热通下。用于肝郁气滞、湿热未清所致的右上腹隐隐作痛、食入作胀、胃纳不香、嗳气、便秘；慢性胆囊炎见上述证候者。

2. 中华肝灵颗粒（《临床用药须知中药成方制剂卷》2020年版）

药物组成：柴胡（醋制）、鳖甲（醋制）、木香、香附（醋制）、青皮（醋制）、三七、当归、郁金、川芎、枳实（麸炒）、厚朴（姜制）、糖参。

功能与主治：疏肝理气，化瘀散结。用于肝郁气滞血阻，两胁胀痛，食少便溏，积聚不消，舌有瘀斑，脉沉涩无力。

3. 金嗓利咽丸(胶囊)(《临床用药须知中药成方制剂卷》2020年版)

药物组成：青皮(炒)、枳实(炒)、槟榔、紫苏梗、厚朴(制)、合欢皮、茯苓、砂仁、法半夏、橘红、豆蔻、胆南星、蝉蜕、木蝴蝶、生姜、神曲(炒)。

功能与主治：疏肝理气，化痰利咽。用于痰湿内阻、肝郁气滞所致的咽部异物感、咽部不适、声音嘶哑；声带肥厚见上述证候者。

4. 乳疾灵颗粒(《临床用药须知中药成方制剂卷》2020年版)

药物组成：柴胡、丹参、醋香附、青皮、赤芍、鸡血藤、炒王不留行、牡蛎、昆布、海藻、菟丝子、淫羊藿。

功能与主治：疏肝活血，祛痰软坚。用于肝郁气滞、痰瘀互结所致的乳癖，症见乳房肿块或结节、数目不等、大小不一、质软或中等硬或经前疼痛；乳腺增生病见上述证候者。

5. 黄连羊肝丸(《临床用药须知中药成方制剂卷》2020年版)

药物组成：黄连、龙胆、胡黄连、黄芩、黄柏、密蒙花、木贼、茺蔚子、夜明砂、炒决明子、石决明(煅)、柴胡、醋青皮、鲜羊肝。

功能与主治：泻火明目。用于肝火旺盛，目赤肿痛，视物昏暗，羞明流泪，胬肉攀睛。

【用法与用量】 3～10g。

【注意】

1. 青皮性烈破气，气虚者慎用。

2. 孕妇慎用。

【本草摘要】

1.《本草图经》 “主气滞，下食，破积结及膈气。”

2.《本草纲目》 “治胸膈气逆，胸痛，小腹疝痛，消乳肿，疏肝胆，泻肺气。”“青橘皮，其色青气烈，味苦而辛，治之以醋，所谓肝欲散，急食辛以散之，以酸泄之，以苦降之也。”

3.《本草汇言》 “青橘皮，破滞气，削坚积之药也……此剂苦能泄，辛能散，芳香能避邪消瘴，运行水谷，诚专功也。”

【化学成分】 主要含挥发油：右旋柠檬烯，芳樟醇，伞花烃等；黄酮类成分：橙皮苷等。

中国药典规定本品含橙皮苷($C_{28}H_{34}O_{15}$)不得少于5.0%，饮片不得少于4.0%，醋青皮不得少于3.0%。

【药理毒理】 本品具有调节胃肠运动功能、保肝利胆、保护缺血性脑损伤等作用。

1. 调节胃肠道运动作用

(1) 对胃平滑肌的影响　在猫的在体实验中，青皮的水煮醇提液2g生药/kg静脉给药，可使胃电慢波幅度减少，周期延长，但作用强，药效发生迅速，持续时间短。

(2) 对肠道平滑肌的抑制作用　在猫在体实验中，青皮的水煎醇提液2g生药/kg静脉给药，可使肠电慢波的幅度减小，并即刻使其周期延长。青皮0.1g/ml水煎液0.5～0.9ml和青皮0.1g/ml水煎液0.25～0.5ml，对氯化钡和毛果芸香碱引起的兔离体肠管痉挛性和强制性收缩都有解痉作用。对氯化钡引起的肠管强直性收缩，与阿托品相似，即都是在达到麻痹平滑肌的量时才有解痉效果，因此在肠紧张度下降至原来水平时，肠一般不收缩或收缩很微弱；对毛果芸香碱引起的强直性收缩，青皮的解痉效果不如阿托品，因为阿托品不仅能使肠的紧张度，而且能使收缩次数及幅度都恢复，而青皮仅能使肠紧张度复原，不能使收缩次数及幅度完全恢复。此外，青皮水煎液10^{-3}g/ml能减小大鼠结肠头端和尾端纵行肌的收缩波平均振幅和频率，六烃季铵、普萘洛尔、酚妥拉明、吲哚美辛和N'-硝基-L-精氨酸均不阻断青皮的这种作用，表明青皮该作用的发挥未经胆碱能N受体、肾上腺素能受体、前列腺素合成酶和一氧化氮合成酶途径，可能是对平滑肌直接作用或其他途径。生青皮、醋制青皮0.5g/ml水煎液可抑制大鼠离体胃肠道平滑肌自发活动，且能明显拮抗乙酰胆碱引起的肠道收缩痉挛，使小肠进一步松弛。青皮水煎液0.2×10^{-2}g/ml、挥发油0.4×10^{-4}ml/ml和总黄酮0.3×10^{-2}g/ml，对正常肠肌均有明显的抑制作用，表现为振幅减弱，紧张性下降；亦能拮抗乙酰胆碱引起的兔离体十二指肠痉挛性收缩，并能使先用阿托品而紧张性降低的兔离体肠肌进一步松弛，振幅进一步减弱，说明青皮各部位能协同阿托品对兔离体小肠的抑制作用[1]。

2. 保肝利胆作用　青皮水煎液0.6、0.4、0.2g/kg腹腔注射连续6天，可降低CCl_4所致大鼠血清丙氨酸氨基转移酶(ALT)、天冬氨酸氨基转移酶(AST)活性升高，并呈现明显的量效关系；病理检测显示可使模型大鼠肝细胞肿胀、坏死、肝组织充血现象明显减轻，肝小叶结构较清晰，说明青皮水煎液对CCl_4所致大鼠急性肝损伤具有显著的保护作用。青皮水煎液0.4和0.8g/kg连续灌胃5天，可降低血清AST、ALT活性，降低肝组织中丙二醛(MDA)含量，增加超氧化物歧化酶(SOD)活性，并有效减轻肝细胞变性、坏死，呈明显的量效依赖性。此外，青皮水煎液40g生药/kg灌胃后1小时，可显著增加手术插入胆管的大鼠胆汁流量，提示青皮水煎液具有显著的利胆作用。

3. 保护缺血性脑损伤 水煮醇提法制备青皮注射液，腹腔注射 2g/ml 及其联合亚低温治疗组对神经功能缺失体征评分、脑梗死体积、均低于对照组，且二者联用组低于单独应用组，提示青皮水煮醇提液可保护局灶性脑缺血再灌注大鼠的脑损伤。此外，也有研究表明，采用大鼠大脑中动脉闭塞再灌注模型，在缺血 2 小时后用青皮水煮醇沉注射液(含生药 2g/ml)腹腔注射，可见青皮升压组皮质下梗死灶周边葡萄糖利用率明显高于对侧大脑半球同源区，而青皮组皮质下梗死灶周边的葡萄糖利用率则明显低于对照组，说明青皮水煮醇沉液可改善损伤大鼠皮质下脑梗死灶周边无氧糖酵解，降低皮质下梗死灶周边的糖代谢。

4. 对心血管系统的影响 青皮的水煎醇提液 2g 生药/kg 猫静脉给药可使股动脉血压即刻显著上升，心率明显减慢，脉压明显加大，同时血流量显著减少，5 分钟后，血压、脉压、心率均渐恢复，血流量上升。

5. 其他作用

(1) 对子宫平滑肌的作用 采用累积加药的方法，发现青皮水煎液 0.1%、0.5%、1%和 5%(g/ml)可明显减小大鼠离体子宫平滑肌条的收缩波平均振幅，减慢收缩频率，并呈剂量依赖性关系，六烃季铵、吲哚美辛、左旋精氨酸、雷尼替丁未阻断青皮对大鼠离体子宫平滑肌的作用，而普萘洛尔可完全阻断青皮的作用。提示青皮对大鼠离体子宫平滑肌条的抑制作用，可能是通过作用于平滑肌细胞膜的肾上腺素能β受体而实现。

(2) 镇痛作用 青皮不同炮制品（麸炒和醋制）20g/kg 水煎液灌胃给药 1 小时后，均可降低因醋酸刺激引起的小鼠扭体反应次数，提高热刺激引起疼痛反应的痛阈值，且镇痛作用均以醋制后作用最为显著。

(3) 抑菌作用 青皮挥发油在 6.25、3.13、1.56、0.78、0.30、0.15g/L 浓度范围内，对枯草芽孢杆菌、大肠埃希菌、伤寒沙门菌、金黄色葡萄球菌和藤黄微球菌均有不同程度的抑制作用，其最小抑菌浓度分别为 0.65～1.25、1.25、0.62～1.25、0.62、0.31～0.62g/L。经鉴定青皮挥发油的主要成分为萜类，具有一定的抗菌活性[2]。

【参考文献】 [1] 赵祎姗，黄伟，王晓宇，等. 陈皮和青皮对兔离体肠肌运动的影响. 辽宁中医杂志，2011，38(7)：1451-1452.

[2]陈青，钟宏波. 黔产青皮挥发油化学成分及抑菌活性研究. 中国实验方剂学杂志，2011，5，17(19)：118-120.

枳 实

Zhishi

本品为芸香科植物酸橙 *Citrus aurantium* L.及其栽培变种或甜橙 *Citrus sinensis* Osbeck 的干燥幼果。主产于四川、江西、湖南、湖北、江苏。5～6 月收集自落的果实，除去杂质，自中部横切为两半，晒干或低温干燥，较小者直接晒干或低温干燥。切薄片。以外皮色黑绿、香气浓者为佳。

【炮制】 麸炒枳实 取枳实片，用麸皮炒至色变深。

【性味与归经】 苦、辛、酸，微寒。归脾、胃经。

【功能与主治】 破气消积，化痰散痞。用于积滞内停，痞满胀痛，泻痢后重，大便不通，痰滞气阻，胸痹，结胸，脏器下垂。

【效用分析】 枳实苦降下行，辛能散行，气锐力猛，归脾、胃经，善于破气除痞消积。主要用于食积气滞，脘腹胀痛；胃肠热结便秘，腹满胀痛；及湿热泻痢，里急后重等。

枳实辛散苦泄，性烈而速，善于破气滞而化痰湿，消积滞而通痞塞。可用于胸阳不振，痰阻胸痹，痰热结胸，心下痞满，食欲不振。

此外，枳实常与补气药、升阳药同用，可用于脏器下垂。

【配伍应用】

1. 枳实配黄连 枳实辛苦微寒，既能破气除痞，又可宽肠理气；黄连味苦性寒，泻火解毒，清热燥湿。两药相伍，清消结合，从上而治，一能泄心胃之热，一能破气除痞，共收泄热消痞之功；从下而治，一能除大肠湿热火毒，一能宽肠调气。二者配伍，共奏清热燥湿止泻痢之用。用以治疗湿热泄泻，痢疾。

2. 枳实配瓜蒌 枳实味苦微寒，苦能燥湿，寒能胜热，善于破泄胃肠结气而消痞满，气行则痰行；瓜蒌能清上焦积热，宽胸散结，润肠通便。两药配伍，以枳实破其气结，气行则痰消；用瓜蒌清化胶结之痰浊，痰去则气行，两者相辅相助，可收破气泻痰，消痞开结之效。用以治疗气结不化，痰浊内阻之心下痞坚，胸腹满闷作痛而偏热者。

3. 枳实配白术 枳实苦辛，白术苦甘，两药皆燥。枳实降泄，逐痰散结；白术升补，健脾燥湿。两药合用，降中有升，泄中有补，补不留滞，消不伤正，使结于心下之痰饮、水气、宿食、痞结消散运化，气机升降自复。用以治疗脾胃虚弱，气机阻滞，脘腹痞胀，消化不良，大便不爽，脏器脱垂。

4. 枳实配柴 胡枳实苦泄沉降，下气消痞，理气除满；柴胡辛散升阳，疏肝解郁。两药配伍，一升一降，具升降气机、调理肝脾之功。此外，柴胡主升发少阳之气，透半表之邪外出，枳实行气散结，调畅气机；柴胡得枳实，最善疏肝理气，通阳达郁，使郁于胸胁之阳气外达于四末，下趋于胃肠。适用于肝脾不调，气机逆乱之胸胁胀满，食滞难运，或嗳气频作等。

5. 枳实配厚朴 枳实性苦而微寒，功能“除胀满，消宿食，削坚积，化稠痰，破滞气，平喘咳”，以破气除痞为主；厚朴苦温，以下气为专，以行气降逆消胀除满为其要。枳实有泻痰之力，厚朴有消痰之功。两药配伍，一寒一热，枳实消痞，厚朴除满，相得益彰。适用于食积胀满，大便秘结等证。

【鉴别应用】生枳实与麸炒枳实 枳实生品较峻烈，长于破气消痰，多用于痰阻气滞胸痹，痰饮咳喘，眩晕。麸炒枳实炒后可缓和烈性，这符合古人“麸皮制去燥性而和胃”及“生用峻烈，麸炒略缓”的记载；麸炒枳实长于消积化痞，多用于食积胃脘痞满，积滞便秘，湿热泻痢。

【方剂举隅】

1. 枳实消痞丸（《兰室秘藏》）

药物组成：枳实、厚朴、半夏曲、干姜、黄连、人参、茯苓、白术、甘草、麦芽。

功能与主治：消痞除满，健脾和胃。适用于脾虚气滞，寒热互结证，症见心下痞满，不欲饮食，倦怠乏力，大便不畅，苔腻而微黄，脉弦。

2. 枳实芍药散（《金匮要略》）

药物组成：枳实、芍药。

功能与主治：行气和血，缓急止痛。适用于气血郁滞证，产后腹痛，烦满不得卧。并主痈脓。

3. 涤痰汤（《奇效良方》）

药物组成：胆南星、半夏、枳实、茯苓、橘红、石菖蒲、人参、竹茹、甘草。

功能与主治：涤痰开窍。适用于中风痰迷心窍证，症见舌强不能言，喉中痰鸣，辘辘有声，舌苔白腻，脉沉滑或沉缓。

4. 大承气汤（《伤寒论》）

药物组成：大黄、芒硝、枳实、厚朴。

功能与主治：峻下热结。适用于阳明腑实证，症见大便不通，频转矢气，脘腹痞满，腹痛拒按，按之则硬，甚或潮热谵语，手足濈然汗出，舌苔黄燥起刺，或焦黑燥裂，脉沉实；热结旁流证，症见下利清水，色纯青，其气臭秽，脐腹疼痛，按之坚硬有块，口舌干燥，脉滑实；里热实证之热厥、痉病或发狂等。

5. 小承气汤（《伤寒论》）

药物组成：大黄、枳实、厚朴。

功能与主治：轻下热结。适用于阳明腑实轻证，症见谵语潮热，大便秘结，胸腹痞满，舌苔老黄，脉滑而疾；或痢疾初起，腹中胀痛，里急后重。

【成药例证】

1. 枳实导滞丸（《临床用药须知中药成方制剂卷》2020年版）

药物组成：枳实(炒)、大黄、六神曲(炒)、黄芩、黄连(姜汁炒)、茯苓、白术(炒)、泽泻。

功能与主治：消积导滞，清利湿热。用于饮食积滞、湿热内阻所致的脘腹胀痛、不思饮食、大便秘结、痢疾里急后重。

2. 枳术丸（《临床用药须知中药成方制剂卷》2020年版）

药物组成：枳实(炒)、麸炒白术。

功能与主治：健脾消食，行气化湿。用于脾胃虚弱，食少不化，脘腹痞满。

3. 麻仁胶囊(软胶囊、丸)（《临床用药须知中药成方制剂卷》2020年版）

药物组成：火麻仁、大黄、苦杏仁、炒白芍、枳实(炒)、姜厚朴。

功能与主治：润肠通便。用于肠热津亏所致的便秘，症见大便干结难下，腹部胀满不舒；习惯性便秘见上述证候者。

4. 双虎清肝颗粒（《临床用药须知中药成方制剂卷》2020年版）

药物组成：虎杖、金银花、白花蛇舌草、蒲公英、野菊花、紫花地丁、瓜蒌、法半夏、黄连、麸炒枳实、丹参、甘草。

功能与主治：清热利湿，化痰宽中，理气活血。用于湿热内蕴所致的胃脘痞闷、口干不欲饮、恶心厌油、食少纳差、胁肋隐痛、腹部胀满、大便黏滞不爽或臭秽，或身目发黄，舌质暗、边红，舌苔厚腻或腻，脉弦滑或弦数者；慢性乙型肝炎见上述证候者。

5. 人参保肺丸（《临床用药须知中药成方制剂卷》2020年版）

药物组成：人参、五味子(醋制)、罂粟壳、川贝母、苦杏仁(去皮炒)、麻黄、石膏、玄参、枳实、砂仁、陈皮、甘草。

功能与主治：益气补肺，止嗽定喘。用于肺气亏虚，肺失宣降所致的虚劳久嗽，气短喘促。

【用法与用量】 3～10g。

【注意】 脾胃虚弱者及孕妇慎用。

【本草摘要】

1.《神农本草经》 "主大风在皮肤中如麻豆苦痒，除寒热结，止痢，长肌肉，利五脏，益气轻身。"

2.《名医别录》 "除胸胁痰癖，逐停水，破结实，消胀满，心下急痞痛，逆气，胁风痛，安胃气，止溏泄，明目。"

3.《本草纲目》 "枳实、枳壳大抵其功皆能利气，气下则痰喘止，气行则痰满消，气通则痛刺止，气利则后重除。"

【化学成分】 主要含黄酮类成分：橙皮苷，新橙皮苷，川陈皮素等；挥发油：*d*-柠檬烯，枸橼醛，右旋芳樟醇等；生物碱类成分：辛弗林等；萜类成分：柠檬苦素等。

中国药典规定本品含辛弗林($C_9H_{13}NO_2$)不得少于0.30%。

【药理毒理】 本品具有调节胃肠道运动、增强心肌收缩力、镇痛等作用。

1. 调节胃肠道运动作用 枳实对动物在体、离体的胃肠平滑肌作用效应存在着很大差异，一般而言，对在体胃肠平滑肌呈兴奋作用，对离体平滑肌则呈抑制作用。

(1) 在体胃肠平滑肌实验 在胃瘘、肠瘘狗在体慢性实验中，枳实煎剂使胃肠平滑肌收缩节律增强。枳实能使大鼠消化间期移行性复合运动(MMC)活动时相延长，即使得周期内的峰电位数增加，并能增强绵羊小肠电活动，缩短MMCⅡ相时程，提高Ⅲ相的发生率和峰电强度，因平滑肌的收缩强度和收缩持续时间与峰电位发放的频率多少有关，故枳实能加强平滑肌的收缩强度和收缩持续时间，枳实 1g 生药/ml，每日灌服 100%枳实水煎液8ml/kg，对大鼠胃肠移行性综合肌电 MMC 的影响可能与促进胃肠肌间神经丛 P 物质的分泌有关。雌性杂种犬由胃导管缓慢注入 100%枳实浓缩液 1ml/kg 可使小肠消化间期综合肌电(IDMEC)周期和Ⅰ相时程缩短，Ⅱ相时程延长，峰电位数增加，从而加强小肠运动，枳实增强狗小肠肌电活动的作用可被阿托品阻断，证明对在体平滑肌的兴奋作用与M受体有关。H_1受体参与了枳实加强小肠运动功能的作用，H_1受体使胃肠平滑肌对Ca^{2+}通透性增加，细胞膜去极化，进而促发肌细胞收缩。

(2) 离体胃肠平滑肌实验 10%(g/ml)枳实水煎剂在 pH5.8 和 7.4 的条件下对大鼠胃底、胃体、胃幽门、胃窦等胃各部位的离体肌条均起抑制作用，对大鼠小肠、结肠的离体肌条亦表现为抑制作用。枳实可明显抑制乙酰胆碱(Ach)及高钾去极化后 Ca^{2+}引起的小鼠离体小肠收缩，其作用可通过增加浴液中的 Ca^{2+}浓度而被对抗，对于细胞内 Ca^{2+}收缩反应无明显抑制作用。枳实 1g 生药/ml 抑制小肠收缩的作用不能被六烃季铵、普萘洛尔、吲哚美辛影响，但能被酚妥拉明部分阻断，证明枳实的作用是通过α受体介导的。说明枳实促进胃肠推进的功能是通过体液因素来实现的。枳实的有效成分主要有挥发油、黄酮苷、生物碱等几类，其中黄酮苷 2g 生药/ml 对大鼠离体肠平滑肌的收缩呈抑制作用，挥发油则呈先兴奋后抑制作用，生物碱对其无明显作用。枳实煎剂20ml/kg 经口灌服一次，15 分钟后灌服 2%葡聚糖蓝 2000溶液，每只 0.4ml，可使小鼠相对胃内色素残留率显著减少。枳实能明显提高食积小鼠的酚红排空率，改善食积小鼠胃肠运动功能减弱的状态，兴奋作用可能与胃动素升高有关。枳实水煎液 4～8g/kg，连续灌胃 15 天，能明显增加大黄诱导的慢传输型便秘大鼠肠组织中 P 物质、血管活性肠肽含量，说明枳实能促进肠运动，有治疗便秘的作用[1]。枳实颗粒剂水溶液 0.11g/ml，连续灌胃 4 天，能明显改善大脑中动脉闭塞局灶性脑缺血模型大鼠急性期胃黏膜组织破坏，枳实对胃黏膜损害具有一定的保护性作用[2]。枳实水提物 2.2g/kg，连续灌胃 28 天，其含药血清可以使结肠肌条的运动频率加快，对正常及枳实提取物治疗大鼠离体结肠肌条呈兴奋作用[3]。枳实水提物1g(生药)/ml 连续灌胃 6 天，能明显增加连续 6 天腹腔注射 0.5g/ml 利血平诱导的脾虚模型大鼠胃动素和胃泌素水平，降低血管活性肠肽和生长抑素水平[4]。

2. 对心血管系统的作用 枳实 1g 生药/ml 有显著的升压效应，能加强心肌收缩力，减慢心率和增加心输出量，增加冠脉流量，增加肾血流量等。枳实可浓度依赖性地提高兔主动脉张力，使主动脉平滑肌收缩。酚妥拉明、维拉帕米、无钙 Krebs 液均可明显减弱枳实的作用，此作用可能与激活平滑肌细胞膜上的肾上腺素能α受体、胆碱能 M 受体及维拉帕米 Ca^{2+}敏感通道有关，并对胞外有一定的依赖性；与平滑肌细胞膜上的组胺H_1受体无关。枳实水煎剂 1g/ml 体外有明显抗血小板聚集(超过阿托品的抑制效应)，降低红细胞聚集作用。

3. 对子宫、阴道平滑肌的作用 枳实能使家兔子宫收缩有力，张力增加，收缩节律加强，但对小鼠的离体子宫则主要表现为抑制作用。枳实水提醇沉物 1g 生药/ml能兴奋离体家兔环行阴道平滑肌，并能诱发肌条的节律性收缩活动或加强原有自发性收缩肌条的收缩力及收缩频率。

4. 镇痛作用 枳实挥发油可显著减少腹腔注射

0.6%冰醋酸 10ml/kg 诱导的小鼠扭体反应次数及自发活动次数，表现了一定程度的镇痛作用。

【参考文献】［1］陶春虹．枳实对慢传输型便秘大鼠肠神经递质 SP、VIP 含量的影响．中医药信息，2011，28(4)：14-15.

［2］唐明，安朋朋，任志珍，等．枳实对脑梗死大鼠急性期胃黏膜的保护性作用．中西医结合心脑血管病杂志，2014，12(10)：1255-1256.

［3］刘昳，叶峰，王锐，等．枳实及其含药血清对慢传输性便秘大鼠离体肠平滑肌条的作用．北京中医药大学学报，2010，33(6)：402-405.

［4］林桂梅，张旭，尹丽波，等．枳实生品和麸炒品对利血平致脾虚证大鼠胃肠激素含量的影响．中医药导报，2012，18(12)：11-16.

枳 壳

Zhiqiao

本品为芸香科植物酸橙 *Citrus aurantium* L.及其栽培变种的干燥未成熟果实。主产于四川、江西、湖南、湖北、江苏。7 月果皮尚绿时采收，自中部横切为两半，晒干或低温干燥。切薄片。以外皮色绿褐、香气浓者为佳。

【炮制】 **麸炒枳壳**　取枳壳片，用麸皮炒至色变深。

【性味与归经】 苦、辛、酸，微寒。归脾、胃经。

【功能与主治】 理气宽中，行滞消胀。用于胸胁气滞，胀满疼痛，食积不化，痰饮内停，脏器下垂。

【效用分析】 枳壳辛行苦降，入脾胃二经，长于行气开胸，宽中除胀，适用于胸胁及脘腹胀满、食积不化等。本品能行气消痰(《日华子本草》)，可用于痰饮内停之证。

此外，枳壳常与益气升阳药同用，又能治疗气虚下陷之脱肛、子宫下垂等脏器下垂。

【配伍应用】

1. 枳壳配升麻　枳壳辛行苦泄，性善走下，尤可行痰湿而开通痞塞；升麻辛散上行，微寒清热，入脾胃经，既能清解阳明热毒，又能升脾胃清阳之气而举陷。两药相伍，一升一降，调脾胃气机，使之升降有序，共奏升清降浊，宽肠下气之功。用以治疗胸腹痞满胀闷，大便秘结；及久泻久痢，大便黏滞不爽，肛门坠胀者。

2. 枳壳配郁金　枳壳行气消胀，宽胸利膈；郁金行气化瘀，凉血止血，清心解郁，利胆退黄。枳壳行于气分，功擅理气消胀；郁金既入气分，又入血分，功偏行气解郁，凉血散瘀。两药合用，一气一血，气血并治，行气活血，增强解郁止痛之力。用以治疗气滞血瘀，胁肋胀痛刺痛，胁下痞块等。

3. 枳壳配荆芥穗　枳壳长于行气消积，荆芥穗其性发散，引枳壳入血，借枳壳之力行气活血，通利肠胃，以收逐瘀定痛止便血之效。治疗产后恶露不下，以致败血渗入大肠而便血。

4. 枳壳配枳实　枳壳、枳实来自同一物种，功效大抵相似，皆能破气散结，行气消痞。枳壳为接近成熟果实力缓，枳实则为幼果气锐力峻。枳壳性浮而主上，枳实性沉而主下，枳壳主入脾肺，以行气宽中除胀为主；枳实主入脾胃，破气作用较强，能消积除痞，导滞通便。两药合用，相须为用，使行气破结之力增强，并直通上下，气机得畅，气下则痰喘止，气行则痞胀除，气利则后重除。共治三焦气机壅实之证，症见纳食不消，胸腹胀满疼痛，大便不畅等。

5. 枳壳配白术　秽浊干犯中焦，脾胃不和，升降失常，浊邪上下攻冲，腹满不下食。枳壳下气宽中，降浊泻秽；白术益气健脾，升阳化湿。两药相伍，清升浊降，气机畅舒。用以治疗霍乱，脾胃气攻，腹胀满不下食。

【鉴别应用】

1. 枳壳与枳实　二者皆能理气行滞，虽功效相似但强弱不一。枳壳行气力缓，以理气宽中，行气除胀为主，多用于胸胁气滞，胀满疼痛，食积不化。枳实行气力猛，以破气消积，化痰散痞为主，多用于积滞内停，痞满胀痛，泻痢后重，大便不通，痰阻气滞，胸痹，结胸以及脏器下垂。

2. 生枳壳与麸炒枳壳　枳壳生品较峻烈，偏于行气宽中除胀，用于气实壅满所致之脘腹胀痛或胁肋胀痛，瘀滞疼痛，及子宫下垂，脱肛，胃下垂。麸炒枳壳炒后可缓和烈性，偏于理气健胃消食，多用于宿食停滞，呃逆嗳气，风疹瘙痒。

【方剂举隅】

1. 血府逐瘀汤(《医林改错》)

药物组成：桃仁、红花、桔梗、枳壳、柴胡、赤芍、川芎、牛膝、生地黄、当归、甘草。

功能与主治：活血化瘀，行气止痛。适用于胸中血瘀证，症见胸痛，头痛，日久不愈，痛如针刺而有定处，或呃逆日久不止，或饮水即呛，干呕，或心悸怔忡，失眠多梦，急躁易怒，入暮潮热，唇暗或两目暗黑，舌质暗红，或舌有瘀斑、瘀点，脉涩或弦紧。

2. 槐花散(《普济方》)

药物组成：槐花、侧柏叶、荆芥穗、枳壳。

功能与主治：清肠止血，疏风行气。适用于风热湿毒，壅遏肠道，损伤血络证，症见便前出血，或便后出血，或粪中带血，以及痔疮出血，血色鲜红或晦暗，舌红苔黄，脉数。

3. 杏苏散（《温病条辨》）

药物组成：苏叶、半夏、茯苓、前胡、桔梗、枳壳、甘草、生姜、大枣、杏仁、陈皮。

功能与主治：轻宣凉燥，理肺化痰。适用于外感凉燥证，症见恶寒无汗，头微痛，咳嗽痰稀，鼻塞咽干，苔白脉弦。

4. 柴胡疏肝散（《证治准绳》）

药物组成：柴胡、陈皮、川芎、香附、枳壳、芍药、甘草。

功能与主治：疏肝行气，活血止痛。适用于肝气郁滞证，症见胁肋疼痛，胸闷喜太息，情志抑郁易怒，或嗳气，脘腹胀满，脉弦。

5. 蒿芩清胆汤（《重订通俗伤寒论》）

药物组成：青蒿、黄芩、半夏、竹茹、枳壳、陈皮、碧玉散、赤茯苓。

功能与主治：清胆利湿，和胃化痰。适用于少阳湿热证，症见寒热如疟，寒轻热重，口苦膈闷，吐酸苦水，或呕黄涎而黏，甚则干呕呃逆，胸胁胀疼，小便黄少，舌红苔白腻，间现杂色，脉数而右滑左弦者。

【成药例证】

1. 解肌宁嗽丸（《临床用药须知中药成方制剂卷》2020年版）

药物组成：紫苏叶、葛根、前胡、苦杏仁、桔梗、浙贝母、陈皮、半夏(制)、茯苓、木香、枳壳、玄参、天花粉、甘草。

功能与主治：解表宣肺，止咳化痰。用于外感风寒、痰浊阻肺所致的小儿感冒发热、咳嗽痰多。

2. 参苏丸(胶囊)（《临床用药须知中药成方制剂卷》2020年版）

药物组成：紫苏叶、葛根、前胡、半夏、桔梗、陈皮、枳壳、党参、茯苓、木香、甘草。

功能与主治：益气解表，疏风散寒，祛痰止咳。用于身体虚弱、感受风寒所致感冒，症见恶寒发热、头痛鼻塞、咳嗽痰多、胸闷呕逆、乏力气短。

3. 小儿百部止咳糖浆（《临床用药须知中药成方制剂卷》2020年版）

药物组成：蜜百部、桑白皮、黄芩、知母、苦杏仁、桔梗、制天南星、陈皮、枳壳(炒)、麦冬、甘草。

功能与主治：清肺，止咳，化痰。用于小儿痰热蕴肺所致的咳嗽、顿咳，症见咳嗽、痰多、痰黄黏稠、咯吐不爽，或痰咳不已，痰稠难出；百日咳见上述证候者。

4. 止咳宝片（《临床用药须知中药成方制剂卷》2020年版）

药物组成：紫菀、桔梗、前胡、百部、橘红、陈皮、枳壳、五味子、干姜、罂粟壳浸膏、荆芥、薄荷素油、甘草、氯化铵。

功能与主治：宣肺祛痰，止咳平喘。用于外感风寒所致的咳嗽、痰多清稀、咳甚或喘；慢性支气管炎、上呼吸道感染见上述证候者。

5. 气滞胃痛颗粒(片)（《临床用药须知中药成方制剂卷》2020年版）

药物组成：柴胡、香附(炙)、白芍、延胡索(炙)、枳壳、炙甘草。

功能与主治：疏肝理气，和胃止痛。用于肝郁气滞，胸痞胀满、胃脘疼痛。

【用法与用量】 3～10g。

【注意】 孕妇慎用。

【本草摘要】

1.《药性论》 “治遍身风疹，肌中如麻豆恶痒，主肠风痔疾，心腹结气，两胁胀虚，关膈壅塞。”

2.《日华子本草》 “健脾开胃，调五脏，下气，止呕逆，消痰。治反胃，霍乱泻痢，消食，破癥结痃癖，五膈气，除风明目及肺气水肿，利大小肠，皮肤痒。痔肿可炙熨。”

3.《开宝本草》 “味苦、酸，微寒，无毒。”

【化学成分】 主要含黄酮类成分：柚皮苷，橙皮苷，新橙皮苷，柚皮芸香苷等；还含挥发油、生物碱等。

中国药典规定本品含柚皮苷($C_{27}H_{32}O_{14}$)不得少于4.0%，含新橙皮苷($C_{28}H_{34}O_{15}$)不得少于3.0%。

【药理毒理】 本品具有调节胃肠道运动、心血管系统、子宫，抗溃疡，抗血栓，降脂等作用。

1. 调节胃肠运动作用 30%枳壳水煎液 0.25ml 生药/10g 给予正常小鼠灌胃均能增加小鼠胃肠蠕动。枳壳水煎液20g生药/kg能促进小鼠胃肠推进，显著增强正常小鼠和应用阿托品产生小鼠抑制模型的小肠的推进运动，对离体平滑肌则呈抑制作用。枳壳挥发油具有促进小鼠胃肠推进的作用，挥发油含量和水溶性浸出物的多少与促进小鼠胃肠推进的药理作用呈正相关。枳壳煎剂对小鼠离体肠管，家兔离体和在体肠管及麻醉狗在体胃肠运动均呈显著性抑制作用，但是胃瘘慢性实验和肠瘘慢性实验却出现一定兴奋作用，并使得胃肠收缩有力。生、炒枳壳水煎液 0.1ml 可使兔离体十二指肠的自由活动张力下降，振幅减少，降低其收缩力，使其紧张性下降，且该作用呈一定的量效关系。枳壳可以明显拮抗乙酰胆碱引起的离体回肠强直性收缩，枳壳剂量越大，拮抗作用增强。12.5%、25%、50%、75%、100%枳壳均能拮抗乙酰胆碱、氯化钡、5-羟色胺的致痉作用，主要表现为紧张性下降，振幅减弱。枳壳水煎液的抑制效应主要通过胆碱能受体、5-羟色胺介导或对平滑肌直接作用。枳壳挥发油对大鼠、豚鼠离体肠平滑肌正常收缩有明显抑制作用，对 $BaCl_2$、Ach 及磷酸组胺引起的痉挛性收缩有明显松弛作用。枳壳醇提取物 40～600μg/ml，能明显抑制正常大鼠十二指肠、空肠、回肠及结肠平滑肌的自发性收缩表现，并能够拮抗乙酰胆碱所致的平滑肌收缩功能的亢进[1]。

2. 抗溃疡作用 枳壳 20%挥发油 1.0ml/100g 体重，十二指肠给药一次，能减少结扎胃幽门大鼠胃液量的分泌及降低胃蛋白酶的活性，有预防大鼠幽门结扎性溃疡形成的作用。

3. 对子宫的作用 枳壳煎剂对家兔离体及在体子宫不论已孕未孕和子宫瘘有明显的兴奋作用，能使其收缩有力，张力增加甚至出现强直收缩，但对小鼠离体子宫无论已孕或未孕均呈抑制作用。麸炒枳壳水煎剂对离体子宫的兴奋作用与生品枳壳相似，但作用强度缓和。

4. 对心血管系统的作用 *N*-甲基酪胺对麻醉开胸狗静脉注射，可使冠脉流量显著增加，冠脉阻力指数及动静脉氧分压差显著降低，心肌收缩力增强，心率加快。麻醉犬静脉注射枳壳中 *N*-甲基酪胺 0.02～0.5mg/kg 均呈升压效应，剂量加大，升压作用明显，静脉灌流每分钟 0.2mg/kg 肾血流量增加 75%，尿量增加 1 倍，有很强的诱发心肌节律的作用，其强度与肾上腺素相当，而比多巴胺和辛弗林强，枳壳中所含的辛弗林为肾上腺素α受体兴奋剂，对心脏β受体也有一定的兴奋作用，有收缩血管产生升高血压的作用。

5. 抗血栓形成作用 大鼠服用枳壳中成分川陈皮素有抑制血小板聚集作用，对大鼠有明显的抗血栓作用，3.2mg/kg 的剂量明显比肝素（132U/kg）的作用强。

6. 对气管平滑肌的作用 辛弗林有较强的扩张气管和支气管作用，麻醉猫静脉注射可完全对抗组胺引起的支气管收缩，对豚鼠离体气管也有同样作用。

7. 降脂作用 枳壳总黄酮 100～300mg/kg，连续灌胃 28 天，能明显降低高脂乳剂（高脂乳剂的配方：1L 花生油中含有 100g 胆固醇、30g 丙硫氧嘧啶和 100g 胆酸，每 100g 体重给 1ml，饲养 28 天）诱导的实验性高脂血症模型大鼠血清中的总胆固醇、甘油三酯、低密度脂蛋白，升高高密度脂蛋白水平[2]。

8. 其他作用 枳壳挥发油中的右旋柠檬烯具有溶解胆石作用，尚有镇静、镇痛、镇咳、祛痰、抗菌及中枢抑制作用。川陈皮素用 Unarong 法测得 ED_{50} 为 20mg/kg，抗炎强度为 50U/g，对 Deuterophoma、Tracheiphila 真菌有较强的抑制作用。川陈皮素对鼻咽癌 KB 细胞的 ED_{50} 为 3～28μg/ml。体内对小鼠 Lewis 肺癌和瓦克癌瘤 256 也有效。枳壳醇提脂溶性浸膏，每天 1～6g，连续灌胃 35 天，能提高双侧颈总动脉永久性结扎建立的血管性痴呆大鼠的学习记忆能力，并显著提高大鼠脑内超氧化物歧化酶活性，抑制乙酰胆碱酯酶的活力，显著降低丙二醛含量[3]。枳壳乙醇提取物 5～20g/kg，连续灌胃 21 天，能显著提高慢性轻度不可预见性应激（将倾斜鼠笼 24 小时、明暗颠倒 24 小时、10℃冰水游泳 5 分钟、25℃热水游泳 30 分钟、夹尾 1 分钟、水平摇晃 5 分钟、湿垫料 24 小时，共 7 种刺激随机安排到 21 天内，每日一种应激，每种刺激至少出现 2 次，同种刺激不能连续出现，使动物不能预料刺激的发生，连续给予 21 天的应激）诱导的抑郁大鼠的糖水偏好，显著延长强迫游泳测试中的不动时间，提高大鼠胃动力，上调海马 GRmRNA 表达，降低血浆 COR 浓度，并上调皮层和海马的 BDNFmRNA 表达水平[4]。

【参考文献】 [1] 王刚，张静泽，陈虹，等. 中药枳壳提取物对大鼠不同肠段平滑肌运动功能的影响. 武警后勤学院学报（医学版），2013，22（8）：679-682.

[2] 李顺文，吴琦，赵诗云，等. 枳壳总黄酮降血脂作用的实验研究. 实用中西医结合临床，2013，13（3）：91-94.

[3] 李锦文，陈来，罗小泉. 枳壳醇提物与葡萄内酯对血管性痴呆模型大鼠保护作用的实验研究. 江西中医药，2013，44（12）：57-60.

[4] 徐颖，冯劼，郭建友. 枳壳提取物抗抑郁作用及其机制探讨. 中国临床药理学与治疗学，2013，18（10）：1086-1092.

木 香

Muxiang

本品为菊科植物木香 *Aucklandia lappa* Decne.的干燥根。主产于云南。秋、冬二季采挖，除去泥沙及须根，切段，大的再纵剖成瓣，干燥后撞去粗皮。切厚片。以香气浓、油性足者为佳。

【炮制】 煨木香 取木香片，用草纸，间隔平铺数层，烘煨至木香中所含挥发油渗至纸上，取出。

【性味与归经】 辛、苦，温。归脾、胃、大肠、三焦、胆经。

【功能与主治】 行气止痛，健脾消食。用于胸胁、脘腹胀痛，泻痢后重，食积不消，不思饮食。煨木香实肠止泻。用于泄泻腹痛。

【效用分析】 木香辛行苦泄温通，芳香气烈而味厚，善行脾胃之气滞，既为行气止痛之要药，又为健脾消食之佳品，主治脾胃气滞，脘腹胀痛，食积不消，不思饮食。本品善行大肠之滞气，为治湿热泻痢、里急后重之良药。

木香气香醒脾，味辛能行，味苦主泄，走三焦和胆经，故既能行气健脾又能疏肝利胆，用治脾失运化、肝失疏泄而致湿热郁蒸、气机阻滞之脘腹胀痛、胁痛、黄疸。

此外，取其疏畅气机，调中行滞之功，与补虚药同用，能减轻补益药的腻胃和滞气之弊，有助于消化吸收。

【配伍应用】

1. 木香配大黄　木香苦辛温，有行气止痛，健脾消食之功；大黄苦寒，泻下攻积、清热泻火、解毒、止血、活血化瘀，其性通泄，入血分，调血脉，具有较好的活血祛瘀作用。两药配伍，一行气一活血，互补为用，行气通便，活血止痛效力显著。适用于腹胀胁满，大便不下。

2. 木香配陈皮　木香辛苦温，香气浓郁，行气调中止痛功效优良；陈皮苦辛芳香，乃理气健脾、燥湿化痰常用之品。两药合用，共奏行气宽中、开胃止痛之功。用于脾胃气机呆滞而见脘腹胀满、纳呆、吐泻等症。

3. 木香配人参　木香辛散苦泄温通，芳香醒脾，善行脾胃气滞，有调中宣滞，行气止痛之功；人参味甘微苦，既能缓中补虚，助阳生气，又能大补元气，益气生津，为峻补之品。两药合用，补中有行，动中有静，既可免除人参滋补呆滞之弊，又可防木香行气而耗气之性，共收健脾益气，行气止痛之功。用以治疗脾胃气虚兼有气滞腹胀者。

4. 木香配香附　木香辛苦温，功擅行气止痛，偏于气分；香附苦辛平，功专疏肝理气，调经止痛，既能行气，又能活血，为气中血药及妇科要药。两药伍用，相须为用，使行气止痛，活血调经之功增强。主要用于肝郁气滞之经闭痛经，月经不调。

5. 木香配延胡索　木香性温，功擅行气调中，散胃中之滞气；延胡索辛散，活血止痛，行血中之气滞。两药配伍，具行气活血止痛之效，用于气滞血瘀之胃痛。

【鉴别应用】生木香与煨木香　生木香气芳香而辛散温通，擅于调中宣滞，行气止痛，尤对脘腹气滞胀痛之证，为常用之品。煨木香行气力缓而增强实肠止泻之力，多用于脾虚泄泻，肠鸣腹痛等。

【方剂举隅】

1. 香砂六君子汤（《古今名医方论》）

药物组成：木香、砂仁、人参、白术、陈皮、半夏、生姜、甘草。

功能与主治：益气健脾，行气化痰。适用于脾胃气虚，痰阻气滞证，症见呕吐痞闷，不思饮食，脘腹胀痛，消瘦倦怠，或气虚肿满。

2. 厚朴温中汤（《内外伤辨惑论》）

药物组成：厚朴、陈皮、茯苓、草豆蔻、木香、干姜、生姜、甘草。

功能与主治：行气除满，温中燥湿。适用于脾胃寒湿气滞证，症见脘腹胀满或疼痛，不思饮食，四肢倦怠，舌苔白腻，脉沉弦。

3. 木香槟榔丸（《儒门事亲》）

药物组成：木香、槟榔、青皮、陈皮、莪术、枳壳、黄连、黄柏、大黄、香附、牵牛子。

功能与主治：行气导滞，攻积泄热。适用于积滞内停，湿蕴生热证，症见脘腹痞满胀痛，赤白痢疾，里急后重，或大便秘结，舌苔黄腻，脉沉实。

4. 木香调气散（《张氏医通》）

药物组成：木香、白豆蔻、丁香、檀香、藿香、甘草、砂仁。

功能与主治：理气消滞，降逆止呕。适用于气滞胸膈虚痞，呕逆刺痛。

5. 木香饼子（《和剂局方》）

药物组成：木香、甘松、砂仁、檀香、丁香、莪术。

功能与主治：温中行气。适用于脾络虚冷，胃脘寒痰，胸膈噎痞，口淡舌涩，心腹痛，呕吐宿水，肋下痛闷，喘满气急，倦怠少力，全不思食。

【成药例证】

1. 麻仁润肠丸（《临床用药须知中药成方制剂卷》2020年版）

药物组成：火麻仁、大黄、炒苦杏仁、白芍、陈皮、木香。

功能与主治：润肠通便。用于肠胃积热，胸腹胀满，大便秘结。

2. 木香分气丸（《临床用药须知中药成方制剂卷》2020年版）

药物组成：木香、醋香附、姜厚朴、枳实、豆蔻、砂仁、广藿香、甘松、陈皮、檀香、槟榔、醋莪术、炒山楂、丁香、白术(麸炒)、甘草。

功能与主治：宽胸消胀，理气止呕。用于肝郁气滞，脾胃不和所致的胸膈痞闷，两胁胀满，胃脘疼痛，倒饱嘈杂，呕吐恶心，嗳气吞酸。

3. 木香槟榔丸（《临床用药须知中药成方制剂卷》2020年版）

药物组成：木香、槟榔、炒牵牛子、大黄、枳壳（炒）、黄连、黄柏（酒炒）、青皮（醋炒）、陈皮、香附（醋炙）、醋三棱、莪术（醋炙）、芒硝。

功能与主治：行气导滞，泻热通便。用于湿热内停，赤白痢疾、里急后重、胃肠积滞、脘腹胀痛、大便不通。

4. 香砂平胃丸（颗粒）（《临床用药须知中药成方制剂卷》2020年版）

药物组成：苍术、厚朴（姜制）、木香、砂仁、陈皮、甘草。

功能与主治：理气化湿，和胃止痛。用于湿浊中阻、脾胃不和所致的胃脘疼痛、胸膈满闷、恶心呕吐、纳呆食少。

5. 木香顺气丸（颗粒）（《临床用药须知中药成方制剂卷》2020年版）

药物组成：木香、醋香附、厚朴、青皮、枳壳（炒）、槟榔、陈皮、砂仁、苍术（炒）、甘草、生姜。

功能与主治：行气化湿，健脾和胃。用于湿浊中阻、脾胃不和所致的胸膈痞闷、脘腹胀痛、呕吐恶心、嗳气纳呆。

6. 六味木香胶囊（散）（《临床用药须知中药成方制剂卷》2020年版）

药物组成：木香、豆蔻、荜茇、石榴皮、闹羊花、栀子。

功能与主治：开郁行气止痛。用于寒热错杂、气滞中焦所致的胃脘痞满疼痛、吞酸嘈杂、嗳气腹胀、腹痛、大便不爽。

【用法与用量】 3～6g。

【注意】 本品辛温香燥，易伤阴血，故阴虚、津亏、火旺者慎用。

【本草摘要】

1.《日华子本草》 “治心腹一切气，膀胱冷痛，呕逆反胃，霍乱泄泻痢疾，健脾消食，安胎。”

2.《本草纲目》 “木香乃三焦气分之药，能升降诸气。”

3.《本草汇言》 “气味俱厚，可升可降，阴中阳也。入手太阴、阳明、足太阴、厥阴经。诸经气分药。”

【化学成分】 主要含萜内酯类成分：木香烃内酯，去氢木香内酯，愈创内酯等；还含木香烯，单紫杉烯等。

中国药典规定本品含木香烃内酯（$C_{15}H_{20}O_2$）和去氢木香内酯（$C_{15}H_{18}O_2$）的总量不得少于1.8%；饮片不得少于1.5%。

【药理毒理】 本品具有调节胃肠运动、抗胃溃疡、抗炎、镇痛、利胆及抗肿瘤等作用。

1. 调节胃肠运动 不同剂量的木香煎剂对胃排空及肠推进均有促进作用，并呈剂量依赖关系，这种量效关系在促胃动力作用方面更为明显[1]。川木香生品对麻油所致小鼠腹泻无明显止泻作用；煨制的川木香乙醇提取物灌胃给予小鼠20g/(kg·d)，共7天，可显著抑制麻油所致的小鼠小肠性腹泻；煨制川木香乙醇提取物的石油醚萃取部位可显著减小鼠的小肠推进率，对正常家兔离体肠肌收缩具有抑制作用[2]。在小肠炭末推进实验模型上，川木香及其煨制品9、15g/kg可明显促进正常小鼠的小肠运动，拮抗硫酸阿托品所致小鼠的小肠抑制作用，促进正常小鼠的胃排空，并对肾上腺素所致小鼠胃排空的抑制有明显的拮抗作用。煨制品15g/kg对新斯的明所致的小鼠胃排空亢进有明显的拮抗作用。说明川木香及其煨制品对小鼠的胃肠运动有促进作用，煨制品对不同功能状态的小鼠胃排空有双向调节作用[3]。

2. 保护胃黏膜、抗胃溃疡作用 木香提取物对盐酸-乙醇和利血平诱发的大鼠急性胃黏膜损伤均有明显的保护作用。川木香的95%乙醇回流提取物采用乙酸乙酯萃取后得到乙酸乙酯萃取物。给大鼠灌胃乙酸乙酯萃取物500mg提取物/kg（每日1次，共7日）可显著抑制幽门结扎导致的胃溃疡形成，明显减轻胃溃疡程度，显著抑制胃液分泌和降低总酸度及胃蛋白酶活性，显著增加胃组织中NO含量和SOD活性，降低MDA含量[4]。川木香的乙酸乙酯提取物4.5、9.0g生药/kg、乙醇提取物9.0g生药/kg以及单体成分去氢木香内酯15、45、90mg/kg灌胃给药5天，均可显著预防利血平造成的小鼠胃溃疡形成，降低溃疡指数。

3. 抗炎、镇痛作用 川木香生品与煨制品对二甲苯所致小鼠耳廓炎症模型均具显著抑制作用，并可显著抑制醋酸所致小鼠腹腔毛细血管通透性增加。对热板法所致疼痛，生品高剂量首次给药后60分钟，明显提高小鼠痛阈值；对醋酸所致疼痛，生品与煨制品均有显著的镇痛作用且生品较强[5]。

4. 利胆作用 木香煎剂口服可使健康人胆囊体积较空腹胆囊体积缩小，川木香水提物、醇提物、木香烃内酯、去氢木香内酯对大鼠有很强的利胆作用。

5. 抗菌作用 1:3000浓度木香挥发油能抑制链球菌、金黄色葡萄球菌与白色葡萄球菌的生长，100%木香煎剂对10种真菌也具有抑制作用。土木香根提取物具有较强的抗真菌及结核分枝杆菌活性。土木香石油醚部位的提取物对黄瓜白粉菌、黄瓜霜毒菌、黄瓜炭疽菌、番茄灰霉菌、番茄叶霉菌都有较强的抗菌活性。低质量浓度的异土木香内酯，能够降低金黄色葡萄球菌的表达，呈现出剂量依赖性。国外学者推测，其抗菌机制可能与该化合物中的倍半萜内酯结构能破坏细菌细胞膜有关[6]。

6. 抗肿瘤作用　临床上常用含木香的复方治疗肿瘤，实验研究也证实木香单体对多种肿瘤细胞具有较强的杀伤作用。川木香内酯通过引起线粒体通透性转换(MPT)、细胞色素C释放或破坏线粒体膜电位而诱导人白血病细胞HL-60凋亡。异土木香内酯具有较强的抗肝癌活性，增加机体的免疫能力可能是其抗肿瘤作用的机制之一[7]。

【参考文献】［1］张建春，蔡雅明，周德斌，等. 木香的研究进展. 甘肃科技，2010，26(20)：170-173.

［2］章津铭，傅超美，许丽佳，等. 煨制川木香的止泻作用及其物质基础研究. 时珍国医国药，2010，21(12)：3161-3163.

［3］瞿燕，傅超美，胡慧玲，等. 川木香及其煨制品对小鼠胃排空及肠推进的影响. 华西药学杂志，2010，25(3)：269-271.

［4］何瑶，胡慧玲，傅超美，等. 川木香乙酸乙酯萃取物抗大鼠幽门结扎型胃溃疡作用机制的实验研究. 成都中医药大学学报，2011，34(3)：72-74.

［5］瞿燕，胡慧玲，傅超美，等. 川木香煨制前后抗炎与镇痛作用的试验研究. 时珍国医国药，2010，21(6)：1442-1443.

［6］张乐，方羽，陆国红. 土木香化学成分及药理研究概况. 中药材，2015，37(6)：1313-1316.

［7］陈进军，赵路，董玫，等. 土木香根中5种倍半萜化合物抗肝癌活性的研究. 癌变·畸变·突变，2010，22(6)：440-444.

附：

1. 川木香　本品为菊科植物川木香 *Vladimiria souliei* (Franch.) Ling 或灰毛川木香 *Vladimiria souliei* (Franch.) Ling var. *cinerea* Ling 的干燥根。性味辛、苦，温。归脾、胃、大肠、胆经。功能行气止痛。用于胸胁、脘腹胀痛，肠鸣腹泻，里急后重。用量3～9g。

2. 土木香　本品为菊科植物土木香 *Inula helenium* L.的干燥根。性味辛、苦，温。归肝、脾经。功能健脾和胃，行气止痛，安胎。用于胸胁、脘腹胀痛，呕吐泻痢，胸胁挫伤，岔气作痛，胎动不安。用量3～9g，多入丸散服。

【药理毒理】 本品具有镇痛、抗菌、降血糖、利胆、驱虫等作用。

(1)镇痛作用　土木香的根、种子制剂可延长小鼠疼痛潜伏期；土木香茎和叶制剂及土木香根和种子制剂可延长小鼠在热板上停留的时间。

(2)对平滑肌的作用　土木香能够抑制离体兔肠，降低小肠过高的运动及分泌功能；对离体子宫有抑制作用，低浓度有兴奋作用。

(3)利胆作用　土木香根制剂能促进胆汁分泌。

(4)对心血管系统的作用　低浓度土木香内酯对离体蛙心有兴奋作用，高浓度时有抑制作用。蛙后肢及兔耳血管灌流时，低浓度有轻微扩张用，高浓度则收缩。

(5)降糖作用　家兔口服或皮下注射土木香内酯，可降低血糖，抑制食饵性高血糖。

(6)抗菌作用　体外试验，土木香内酯0.1μg/ml能抑制结核杆菌的生长。感染人型结核杆菌的豚鼠，口服土木香内酯，能延迟发病，但不能完全制止。此外，土木香对金黄色葡萄球菌、痢疾杆菌与铜绿假单胞菌也有抑制作用，对皮肤真菌也有抑制作用。体外实验表明异土木香内酯在2048μg/ml不能抑制金黄色葡萄球菌生长，但在低浓度(1～8μg/ml)时可剂量依赖性地降低金黄色葡萄球菌α-溶血素[1]及主要肠毒素SEA、SEB[2]的表达。

(7)驱虫作用　土木香挥发油中所含土木香内酯及其衍生物，易溶于醇而不溶于水，有驱虫作用。异土木香内酯有较强的抗原虫作用。

(8)抗肿瘤作用　土木香的甲醇提取物对人胃腺癌细胞(MK-1)、人子宫癌细胞(HeLa)和鼠黑素瘤细胞($B_{16}F_{10}$)具有抗增殖的作用。甲醇提取物正己烷萃取部分对上述3个肿瘤细胞系细胞显示较强的抗增殖活性。土木香所含泽兰内酯100μmol/L对人非小细胞肺肿瘤细胞(A549、QG-56)具有较强的抑制增殖作用，其半数抑制浓度(IC_{50})分别为5.29μmol/L和4.29μmol/L，作用强于顺铂；对人小细胞肺肿瘤细胞(PC-6、QG-90)的增殖也具有抑制效应，作用与顺铂相同[3]。所含异土木香内酯10、100mg/kg连续灌胃10天，能显著抑制小鼠移植性肝癌H_{22}生长，抑瘤率分别为65.50%和42.97%[4]；体外实验时1、10、100μmol/L土木香内酯对人脑神经胶质瘤细胞U251SP增殖的抑制率分别为21.48%、54.56%和72.20%，IC_{50}为10.55μmol/L；对人肝癌细胞HLE抑制率分别为21.42%、36.56%和64.13%；对人黑色素瘤细胞MM1-CB抑制率分别为13.77%、61.44%和87.03%；可中等程度抑制人乳腺癌脑转移肿瘤细胞(KT)的增殖，IC_{50}为48.52μmol/L[5]。100μmol/L土木香内酯对人子宫内膜癌细胞(HEC-1)、人卵巢透明细胞癌细胞(HOC-21)和人卵巢囊腺癌细胞(HAC-2)增殖有较强的抑制活性，其IC_{50}分别为32.54、19.65和11.53μmol/L[6]。100μmol/L异土木香内酯和珊塔玛内酯对人乳腺癌细胞(MCF-7)和人乳腺癌脑转移细胞(KT)具有极强的抑制作用，IC_{50}分别为4.40和4.57μmol/L；珊塔玛内酯可显著诱导MCF-7

细胞内 Bax 和 NFAT 基因表达[7]。此外，土木香内酯对慢性髓性白血病耐药细胞株 K562/ADR 细胞的增殖具有显著抑制作用，IC_{50} 约为 4.7μmol/L；2.5、5、7.5μmol/L。土木香内酯 24 小时细胞凋亡率分别为 16.91%、29.61% 和 46.26%，其作用可能是通过 Caspase 依赖的线粒体途径诱导细胞凋亡实现的[8]。

(9)毒理研究 土木香因含毒性很强的蛋白质，过量服用可发生四肢疼痛、吐泻、眩晕及皮疹等症状。

【参考文献】[1] 吴金梅，邱家章，邓旭明．异土木香内酯降低金黄色葡萄球菌α-溶血素的表达．中国农学通报，2011，27(32)：30-33.

[2] 吴金梅，邱家章，邓旭明．异土木香内酯对金黄色葡萄球菌肠毒素表达的影响．中国农学通报，2012，28(8)：51-55.

[3] 李勇，丛斌，赵陆，等．土木香根中 3 种倍半萜内酯化合物抑制人肺肿瘤细胞增殖活性及其构效关系的研究．河北医科大学学报，2010，31(6)：621-624.

[4] 李勇，李铁库，温士旺，等．土木香中纯化的五种倍半萜类化合物抑制肿瘤增殖活性的研究．中国药理学通报，2010，26(1)：112-115.

[5] 于峰，王思明，董玫，等．三种倍半萜类化合物体外抗肿瘤细胞增殖活性研究．天然产物研究与开发，2010，22(3)：506-509.

[6] 司亚茹，李珊珊，姜霞，等．3 种倍半萜化合物抑制妇科肿瘤细胞增殖活性及其作用机制探讨．癌变·畸变·突变，2010，22(1)：28-31.

[7] 李明，刘霞，郭书翰，等．土木香中倍半萜内酯抑制人乳腺癌细胞增殖活性的研究．河北医科大学学报，2013，34(8)：869-872.

[8] 杨春辉，蔡虹，闰江舟，等．土木香内酯对 K562/ADR 细胞增殖的抑制作用及其机制探讨．中华血液病杂志，2014，35(6)：515-518.

沉 香

Chenxiang

本品为瑞香科植物白木香 *Aquilaria sinensis* (Lour.) Gilg 含有树脂的木材。主产于广东、广西。全年均可采收，割取含树脂的木材，除去不含树脂的部分，阴干。劈成小块。用时捣碎或研成细粉。以含树脂多、香气浓、味苦者为佳。

【性味与归经】 辛、苦，微温。归脾、胃、肾经。

【功能与主治】 行气止痛，温中止呕，纳气平喘。用于胸腹胀闷疼痛，胃寒呕吐呃逆，肾虚气逆喘急。

【效用分析】 沉香气芳香走窜，味辛行散，性温祛寒，善温散胸腹阴寒，行气止痛，治寒凝气滞之胸腹胀痛，脾胃虚寒之脘腹冷痛。

沉香辛温散寒，味苦降泄，善温胃散寒、降逆止呕，治寒邪犯胃，呕吐清水，胃寒久呃。

沉香辛温入肾，苦降下气，能温肾纳气，降逆平喘，适用于下元虚冷，肾不纳气之虚喘证。

【配伍应用】

1. 沉香配阿胶 沉香能纳肾气，定喘咳；阿胶能补肺阴，止血。两药配伍，一降一补，且沉香能防阿胶腻膈之弊。治疗肺虚阴亏，火灼肺络，咳嗽咯血。

2. 沉香配麝香 沉香性温气香，降气平逆，兼化湿浊；麝香辛温芳香，性善走窜，通达上下，辟秽化浊。两药配伍，性味相投，功用相似，合为芳香化浊之配对。临床用于小儿因湿浊闭阻，脾胃气滞引起的吐逆之症。

3. 沉香配附子 肾阳虚亏，阴寒内盛，冷痰结聚，格阳于外，治宜甘温出热。沉香引火归原，以治其标；附子甘温大热，壮命火，逐冷痰，以治其本。两药相伍，阴阳通达，其热自除。用于治疗冷痰虚热，诸劳寒热。

4. 沉香配赤茯苓 沉香温肾行气，导水下出；赤茯苓助肾化湿利水，分清别浊。两药相伍，使湿不内停，则白浊不生，小便自利，尿痛自止。治疗肾虚水湿不化，清浊不分，阻滞气机，小便白浊不利，时有作痛者。

【鉴别应用】沉香与木香 两药均芳香辛散温通，均善理气散寒止痛，治寒凝气滞诸证。但沉香味苦质重，沉降下行，又能降逆调中、纳气平喘，且温而不燥，行而不滞，无破气之害，善治胸胁脘腹寒凝气滞诸痛，以及胃寒呕逆、肾虚作喘，上盛下虚之痰饮喘咳等。木香辛行苦降，善行大肠之滞气，为治疗湿热泻痢里急后重之要药；且能健脾消食，可以用于食积不消，不思饮食。

【方剂举隅】

1. 沉香散(《金匮翼》)

药物组成：沉香、陈皮、石韦、滑石、当归、王不留行、白芍、冬葵子、甘草。

功能与主治：行气利水通淋。适用于气淋，小便涩滞，少腹满痛，舌质带青，脉沉弦等，属肝郁气滞者。

2. 五磨饮子(《医方集解》)

药物组成：木香、沉香、乌药、枳实、槟榔。

功能与主治：行气降逆。适用于气厥证，症见胸膈痞满，暴怒猝死，闭厥等；及心腹胀痛，或走注攻痛，情志失调所致肝气上逆。婴儿过伤乳滞，腹胀满，啼哭不止，或伤乳吐泻。

3. 沉香桂附丸(《卫生宝鉴》)

药物组成：沉香、附子、川乌、干姜、良姜、茴香、肉桂、吴茱萸。

功能与主治：温阳祛寒，暖脾调中。适用于脾胃虚寒积冷腹痛，症见脘腹疼痛，胁肋作胀，腹中雷鸣，便利无度，手足厥冷，疝痛引小腹不可忍，腰屈不能伸，热物熨之稍缓。

4. 四磨汤（《济生方》）

药物组成：人参、槟榔、沉香、乌药。

功能与主治：行气降逆，宽胸散结。适用于七情所伤，肝气郁结证，症见胸膈烦闷，上气喘急，心下痞满，不思饮食，苔白脉弦。

5. 礞石滚痰丸（《玉机微义》）

药物组成：大黄、沉香、礞石、黄芩。

功能与主治：泻火逐痰。适用于实热老痰证，症见癫狂昏迷，或惊悸怔忡，或不寐怪梦，或咳喘痰稠，或胸脘痞闷，或眩晕耳鸣，大便秘结，舌苔厚腻，脉滑数有力。

【成药例证】

1. 沉香化滞丸（《临床用药须知中药成方制剂卷》2020 年版）

药物组成：沉香、大黄、牵牛子（炒）、枳实（炒）、青皮、香附（制）、山楂（炒）、木香、枳壳（炒）、厚朴（制）、陈皮、砂仁、三棱（制）、莪术（制）、五灵脂（制）。

功能与主治：理气化滞。用于食积气滞所致的胃痛，症见脘腹胀闷不舒、恶心、嗳气、饮食不下。

2. 苏子降气丸（《临床用药须知中药成方制剂卷》2020 年版）

药物组成：炒紫苏子、姜半夏、厚朴、前胡、陈皮、沉香、当归、甘草。

功能与主治：降气化痰，温肾纳气。用于上盛下虚气逆痰盛所致的咳嗽喘息，胸膈痞塞。

3. 贝羚胶囊（《临床用药须知中药成方制剂卷》2020 年版）

药物组成：川贝母、羚羊角、猪去氧胆酸、人工麝香、沉香、人工天竺黄（飞）、煅青礞石（飞）、硼砂（炒）。

功能与主治：清热化痰，止咳平喘。用于痰热阻肺，气喘咳嗽；小儿肺炎、喘息性支气管炎或成人慢性支气管炎见上述证候者。

4. 宽胸舒气化滞丸（《临床用药须知中药成方制剂卷》2020 年版）

药物组成：牵牛子（炒）、青皮（醋炙）、陈皮、沉香、木香。

功能与主治：舒气宽中，消积化滞。用于肝胃不和、气郁结滞引起的两胁胀满、呃逆积滞、胃脘刺痛、积聚痞块、大便秘结。

5. 沉香化气丸（《临床用药须知中药成方制剂卷》2020 年版）

药物组成：沉香、醋香附、木香、陈皮、六神曲（炒）、炒麦芽、广藿香、砂仁、醋莪术、甘草。

功能与主治：理气疏肝，消积和胃。用于肝胃气滞，脘腹胀痛，胸膈痞满，不思饮食，嗳气泛酸。

【用法与用量】 1～5g，后下。

【注意】 本品辛温助热，故阴虚火旺者慎用。气虚下陷者也应慎用。

【本草摘要】

1.《名医别录》“悉治风水毒肿，去恶气。”

2.《本草经疏》“沉香治冷气，逆气，气结，殊为要药。”

3.《本草通玄》“沉香温而不燥，行而不泄，扶脾而运行不倦，达肾而导火归元，有降气之功，无破气之害，洵为良品。”

【化学成分】 主要含挥发油：白木香酸，白木香醛，呋喃白木香醛，白木香醇，呋喃白木香醇，去氢白木香醇，异白木香醇，沉香四醇，沉香螺旋醇，β-沉香呋喃等；色酮类成分：6-甲氧基-2-（2-苯乙基）色酮，6,7-二甲氧基-2-（2-苯乙基）色酮，5,8-二羟基-2-（2-对甲氧基苯乙基）色酮等。

中国药典规定本品含沉香四醇（$C_{17}H_{18}O_6$）不得少于 0.10%。

【药理毒理】 本品具有调节胃肠运动、镇痛、抗炎、平喘和抑制中枢神经等作用。

1. 调节胃肠运动 沉香水煎液 1.0×10^{-2}g/ml 对离体豚鼠回肠的自主收缩有抑制作用，并能对抗组胺、乙酰胆碱引起的痉挛性收缩。200%水煎醇沉液 0.2ml 给小鼠腹腔注射，能抑制新斯的明引起的小鼠小肠蠕动亢进，呈现肠平滑肌解痉作用。沉香叶醇提物及沉香药材醇提物均可显著提高小鼠的小肠推进率，说明其具有促进肠运动的作用[1]。

2. 镇痛、抗炎作用 采用小鼠热板法和醋酸扭体实验法观察到沉香叶醇提物 2.0、4.0g/kg 和沉香乙醇提取物 2.0g/kg 对热板及醋酸引起的疼痛均具有显著的抑制作用，可提高热痛刺激的痛阈值，减少化学刺激腹膜造成的扭体反应次数[2]。沉香醇提液的石油醚萃取部位对热板法引起的小鼠疼痛有显著抑制作用；正丁醇萃取部位对醋酸引起的小鼠疼痛有显著的抑制作用，其中具有镇痛作用的成分可能为 Aquilarone E[3]。沉香叶提取物可明显降低角叉菜胶所致小鼠足跖肿胀的肿胀率和二甲苯致小鼠耳廓肿胀，显示出显著的抗炎作用[1]。

3. 平喘止咳作用 沉香药材 2.0g/kg、沉香叶 2.0、

4.0g/kg 和沉香醇提物 8.0g/kg 灌胃给药对 0.2%磷酸组胺雾化吸入诱导的豚鼠哮喘具有显著的平喘作用，可使产生哮喘的潜伏期明显延长[4]。

4. 抑制中枢神经作用 沉香苯提取物能降低小鼠自发运动活性，延长环己巴比妥诱导的睡眠时间，降低直肠温度和抑制醋酸扭体反应，苯提取物分离部分的神经药理活性强于原苯提取物；白木香酸对小鼠有一定的麻醉作用；热板法实验显示对小鼠有良好的镇痛作用。

5. 其他作用 沉香挥发油对大肠埃希菌、金黄色葡萄球菌、铜绿假单胞菌、粪链球菌、白色念珠菌等均有抑制作用。将沉香叶总提取物按极性大小分为石油醚、乙酸乙酯、正丁醇水层 3 个部位进行抗肿瘤活性筛选，发现乙酸乙酯部位是白木香叶抑制肿瘤细胞生长的有效部位。沉香药材乙醇提取物 2.0g/kg 和沉香叶醇提物 8.0g/kg 对四氧嘧啶所致糖尿病模型小鼠有降血糖作用[5]。

6. 毒理研究 急性毒性实验显示，沉香叶给药后实验动物无明显中毒反应。对其进行小鼠骨髓微核试验、精子畸形试验和 Ames 试验，未见毒性反应，发现该样品对哺乳类动物体细胞染色体及生殖细胞及基因均无损伤作用[6]。

【参考文献】 [1] 李红念，江展增，梅全喜，等. 沉香叶茶与沉香药材促进小肠推进作用的对比研究. 亚太传统医药，2013，9(6)：24-25.

[2] 李红念，梅全喜，林焕泽，等. 沉香叶与沉香药材镇痛作用的对比研究. 时珍国医国药，2012，23(8)：1958-1959.

[3] 熊礼燕，姬国玺，林励，等. 沉香镇痛有效部位及其物质基础研究. 时珍国医国药，2014，25(8)：1842-1844.

[4] 吴秀荣，李红念，梅全喜，等. 沉香叶与沉香药材平喘作用的对比研究. 今日药学，2013，23(6)：346-347.

[5] 梅全喜，李红念，林焕泽，等. 沉香叶与沉香药材降血糖作用的比较研究. 时珍国医国药，2013，24(7)：1606-1607.

[6] 李庆，黄俊明，杨颖，等. 沉香叶的急性毒性和遗传毒性研究. 中国卫生检验杂志，2015，25(10)：1518-1521.

檀 香
Tanxiang

本品为檀香科植物檀香 *Santalum album* L.树干的干燥心材。主产于印度、澳大利亚、印度尼西亚。全年均可采收，除去外皮及边材，锯成小段，阴干。镑片或锯成小碎块。以色黄、质坚、显油性、香气浓厚者为佳。

【性味与归经】 辛，温。归脾、胃、心、肺经。

【功能与主治】 行气温中，开胃止痛。用于寒凝气滞，胸膈不舒，胸痹心痛，脘腹疼痛，呕吐食少。

【效用分析】 檀香味辛性温，辛散温通，气味芳香，善调肺气，理脾气，利胸膈，有理气散寒止痛、调中之功。用于寒凝气滞，胸膈不舒，胸腹冷痛。

檀香辛散温通，气味芳香，取其理气散寒、宽胸利膈止痛之功，用于寒凝气滞血瘀之胸痹心痛。

檀香辛散温通，性沉降，能理气调中，温中散寒，开胃止痛，用于胃寒脘腹作痛，呕吐食少。

【配伍应用】

1. 檀香配丹参 檀香辛温，主入气分，功偏行气宽中，散寒止痛；丹参苦而微寒，主入血分，功擅活血化瘀。两药相伍，气血双调，活血行气，通络止痛之力得以增强。用以治疗气滞血瘀、心腹疼痛。

2. 檀香配香附 香附与檀香，味辛芳香，均善理气。然檀香醒脾和胃而畅中焦之气；香附疏肝而理气，使肝平而勿克脾土。两药合用，既可加强理气之效，又有调和肝脾之功。适用于肝郁脾虚，脘腹胀痛，嗳气叹息，纳谷不香，甚或呕吐等。

3. 檀香配砂仁 檀香性温祛寒，芳香化浊，行气止痛；砂仁辛温，入脾胃经，辛散温通，善于化湿行气，为醒脾和胃之良药。两药配伍，共奏化湿行气之功。用以治疗脾胃湿阻及气滞所致的脘腹胀痛、不思饮食、胸膈痞满等症。

4. 檀香配干姜 檀香理脾和胃，温通止痛；干姜辛热，入脾胃经，祛脾胃寒邪，助脾胃之阳气。两药合用，共成理脾和胃，温中止痛之功。用以治疗脾胃寒证，脘腹冷痛。

【鉴别应用】 **檀香与沉香** 两药均芳香辛散温通，均善理气散寒止痛，治疗寒凝气滞诸痛证。但檀香善调畅脾肺，利膈宽胸，并兼调中，多用于胸痹冷痛、胃痛及呕吐食少等。沉香味苦质重，沉降下行，又善降逆调中、暖肾纳气，且温而不燥，行而不泄，无破气之害，善治胸胁脘腹寒凝气滞诸痛，以及胃寒呕逆、肾虚作喘、上盛下虚之痰饮咳喘等。

【方剂举隅】

1. 丹参饮（《时方歌括》）

药物组成：丹参、檀香、砂仁。

功能与主治：祛瘀，行气止痛。适用于气滞血瘀，互结于中，胃脘疼痛。

2. 太乙紫金丹（《霍乱论》）

药物组成：苏合油、安息香、檀香、当门子、梅冰、山慈菇、川文蛤、大戟、千金霜、雄黄、琥珀。

功能与主治：开窍通闭，解毒辟秽。适用于霍乱痧胀，岚瘴中恶，水土不服，或暑湿温疫之邪，弥漫熏蒸，神明昏乱，及喉风中毒，蛇犬虫伤，五绝暴厥，癫狂痈疽等危急诸证。

3. 小儿回春丹（《敬修堂药说》）

药物组成：川贝母、陈皮、木香、白豆蔻、枳壳、法半夏、沉香、天竺黄、僵蚕、全蝎、檀香、牛黄、麝香、胆南星、钩藤、大黄、天麻、甘草、朱砂。

功能与主治：开窍定惊，清热化痰。适用于小儿急惊风，痰热蒙蔽心窍证。发热烦躁，神昏惊厥，或反胃呕吐，夜啼吐乳，痰嗽哮喘，腹痛泄泻。

4. 摩风膏（《医宗金鉴》）

药物组成：檀香、麻黄、羌活、升麻、白及、防风、当归。

功能与主治：祛风除湿，润肤止痒。适用于面游风，症见面目突起浮肿，痒如虫行，肌肤干燥，时起白屑。

【成药例证】

1. 胃肠安丸（《临床用药须知中药成方制剂卷》2020年版）

药物组成：厚朴（姜炙）、枳壳（麸炒）、木香、沉香、檀香、川芎、大黄、巴豆霜、朱砂、人工麝香、大枣（去核）。

功能与主治：芳香化浊，理气止痛，健胃导滞。用于湿浊中阻、食滞不化所致的腹泻、纳差、恶心、呕吐、腹胀、腹痛；消化不良、肠炎、痢疾见上述证候者。

2. 胃炎宁颗粒（《临床用药须知中药成方制剂卷》2020年版）

药物组成：檀香、木香（煨）、肉桂、细辛、鸡内金、山楂、薏苡仁（炒）、赤小豆、乌梅、炙甘草。

功能与主治：温中醒脾，和胃降逆，消食化浊。用于脾胃虚寒、湿阻食滞所致的胃痛痞满、遇寒尤甚、喜温喜按、呕恶纳呆；浅表性胃炎、萎缩性胃炎、功能性消化不良见上述证候者。

3. 冠心苏合滴丸（丸、胶囊、软胶囊）（《临床用药须知中药成方制剂卷》2020年版）

药物组成：苏合香、冰片、乳香（制）、檀香、土木香。

功能与主治：理气，宽胸，止痛。用于寒凝气滞、心脉不通所致的胸痹，症见胸闷、心前区疼痛；冠心病心绞痛见上述证候者。

4. 通心络胶囊（《临床用药须知中药成方制剂卷》2020年版）

药物组成：人参、水蛭、土鳖虫、赤芍、乳香（制）、降香、全蝎、蜈蚣、檀香、冰片、蝉蜕、酸枣仁（炒）。

功能与主治：益气活血，通络止痛。用于冠心病心绞痛属心气虚乏、血瘀络阻证。症见胸部憋闷、刺痛、绞痛，固定不移、心悸自汗、气短乏力、舌质紫暗或有瘀斑、脉细涩或结代。亦用于气虚血瘀络阻型中风病，症见半身不遂或偏身麻木、口舌歪斜、言语不利。

5. 琥珀抱龙丸（《临床用药须知中药成方制剂卷》2020年版）

药物组成：琥珀、朱砂、天竺黄、胆南星、枳实（炒）、枳壳（炒）、山药（炒）、茯苓、红参、檀香、甘草。

功能与主治：清热化痰，镇静安神。用于饮食内伤所致的痰食型急惊风，症见发热抽搐、烦躁不安、痰喘气急、惊痫不安。

【用法与用量】 2～5g。

【注意】 阴虚火旺，实热吐衄者慎用。

【本草摘要】

1.《日华子本草》 “止心腹痛。”

2.《本经逢原》 “善调膈上诸气……兼通阳明之经，郁抑不舒、呕逆吐食宜之。”

3.《本草备要》 “调脾肺，利胸膈，为理气要药。”

【化学成分】 主要含挥发油：α-檀香醇，β-檀香醇，β-檀香萜烯，檀香二环酮，檀香酸，α-檀香二环醇，檀香酮，檀油醇，檀烯酮醇，檀香醛，α-姜黄烯，松柏醛，阿魏醛，丁香醛等。

中国药典规定本品含挥发油不得少于3.0%（ml/g）。

【药理毒理】 本品具有调节胃肠运动、抗心律失常、镇静等作用。

1. 调节胃肠运动作用 檀香水提液（1g/ml）、醇提液（1g/ml）、挥发油（2g/ml）、水提液乙醚萃取部位（2g/ml），均按20ml/kg剂量分别对小鼠连续灌胃给药3天，可明显增加正常小鼠的胃残留率，抑制正常小鼠的胃排空作用，可明显降低新斯的明（20ml/kg）致胃排空亢进模型小鼠的胃残留率[1]。

2. 抗心律失常作用 檀香叶水提醇沉液（1g/ml），斯氏法观察到具有明显加强衰竭离体蛙心的正性肌力和心率作用，使心肌收缩最大张力增加、收缩振幅加大、频率加快[2]。

3. 镇静作用 檀香叶水提醇沉液（1g/ml）3.0、6.0g/kg剂量一次性对小鼠灌胃给药，均可明显抑制小鼠的自主活动次数；1.5、3.0、6.0g/kg剂量一次性灌胃给药，均可显著延长阈值戊巴比妥钠小鼠的睡眠时间，作用呈剂量依赖性[3]。

【参考文献】 [1] 郭建生，刘红艳，王小娟，等. 檀香不同提取部位对小肠推进和胃排空的影响. 中国实验方剂学杂志，2012，

2：139-143.

[2] 秦明芳，谢金鲜，周红海，等．檀香茶叶水提醇沉液对心血管的作用及抗疲劳的实验研究．基因组学与应用生物学，2010，5：962-968.

[3] 李萍，彭百承，袁慧星．檀香茶提取物镇静催眠作用的实验研究．内蒙古中医药，2010，11：142-143.

川楝子

Chuanlianzi

本品为楝科植物川楝 *Melia toosendan* Sieb.et Zucc. 的干燥成熟果实。主产于四川。冬季果实成熟时采收，除去杂质，干燥。用时捣碎。以个大、饱满、外皮色金黄、果肉色黄白者为佳。

【炮制】 **炒川楝子** 取净川楝子片或碎块，炒至表面焦黄色。

【性味与归经】 苦，寒；有小毒。归肝、小肠、膀胱经。

【功能与主治】 疏肝泄热，行气止痛，杀虫。用于肝郁化火，胸胁、脘腹胀痛，疝气疼痛，虫积腹痛。

【效用分析】 川楝子苦寒泄降，能清肝火、泄郁热、行气止痛。用于肝郁气滞或肝郁化火所致后胸腹、胁肋疼痛，及疝气疼痛属肝经有热者。

川楝子苦寒泄降，有小毒，既能杀虫，又能行气止痛，用治小儿虫积腹痛，发作有时，口吐清水者，常与驱虫药同用。

此外，川楝子味苦性寒，寒能清热，苦能燥湿，外用具有杀虫疗癣止痒之功，故可用治疥癣瘙痒，可用本品焙黄研末，以油调膏，外涂治头癣、秃疮。

【配伍应用】

1. 川楝子配小茴香 川楝子苦寒泄降，能清肝火、泄郁热、行气止痛；小茴香辛温芳香，可散寒止痛，理气和中。两药合用，一寒一热，可散肝经寒凝气滞，增强止痛之功。共治寒凝肝脉，妇女行经小腹坠胀疼痛，疝气疼痛。

2. 川楝子配香附 川楝子味苦性寒，既行气止痛，又清泄肝经郁热；香附辛甘平，专司疏肝理气。两药配伍，疏肝解郁与行气止痛并举。用以治疗肝气郁结所致胸闷胁胀，乳房胀痛，善太息，月经不调。

3. 川楝子配生地黄 川楝子疏肝泄热，理气止痛，复肝之条达之性；生地黄滋阴养血、补益肝肾，滋水涵木。两药合用，使疏肝与补肝并举，使肝体得养，而无滋腻碍胃之虞，且无伤及阴血之弊。用以治疗肝肾阴虚，肝气郁滞所致的胸脘胁痛，吞酸口苦，咽干口燥，舌红少津，脉细弱或虚弦。

4. 川楝子配郁金 川楝子归肝经，疏肝行气止痛，其性寒凉又能清肝火、泄郁热；郁金性寒，辛散苦降，入肝肺二经，行气解郁，活血散瘀。二者配伍，能疏肝行气，活血止痛。用于治疗肝郁气滞，胁痛，胃痛。

5. 川楝子配泽兰 川楝子苦寒，入于气分，疏肝泄热，解郁止痛；泽兰辛温，入于血分，活血利水，通经化瘀。两药伍用，一气一血，一寒一温，相互制约，相互为用，疏肝行气，活血调经之力益彰。治疗肝郁气滞血瘀，胁肋疼痛，月经不调，经闭痛经，产后腹痛。

【鉴别应用】 **生川楝子、炒川楝子、盐川楝子与焦川楝子** 生川楝子有小毒，长于杀虫、疗癣，亦能泻火止痛，常用于治疗虫积腹痛，头癣。川楝子炒后可缓和苦寒之性，降低毒性，并减轻滑肠之弊，经醋炒后增强了川楝子疏肝行气止痛和驱虫的功效，其疏肝理气力胜，常用于胁肋胀痛及胃脘疼痛。盐制川楝子能引药下行，作用专于下焦，长于疗疝止痛，常用于疝气疼痛。焦川楝子长于消积化痞，多用于食积胃脘痞满。

【方剂举隅】

1. 一贯煎（《续名医类案》）

药物组成：北沙参、麦冬、当归、生地黄、川楝子、枸杞子。

功能与主治：滋阴疏肝。适用于肝肾阴虚，肝气郁滞证，症见胸脘胁痛，吞酸吐苦，咽干口燥，舌红少津，脉细弱或虚弦。亦治疝气瘕聚。

2. 镇肝息风汤（《医学衷中参西录》）

药物组成：牛膝、代赭石、茵陈、川楝子、麦芽、龙骨、牡蛎、龟板、白芍、天冬、玄参、甘草。

功能与主治：镇肝息风，滋阴潜阳。适用于类中风，症见头目眩晕，目胀耳鸣，脑部热痛，面色如醉，心中烦热，或时常噫气，或肢体渐觉不利，口眼渐行歪斜；甚或眩晕颠仆，昏不知人，移时始醒，或醒后不能复元，脉弦长有力。

3. 橘核丸（《济生方》）

药物组成：橘核、海藻、昆布、海带、川楝子、桃仁、厚朴、姜汁、木通、枳实、延胡索、桂心、木香。

功能与主治：行气止痛，软坚散结。适用于寒湿疝气。睾丸肿胀偏坠，或坚硬如石，或痛引脐腹，甚则阴囊肿大，轻者时出黄水，重者成脓溃烂。

【成药例证】

1. 苏南山肚痛丸（《临床用药须知中药成方制剂卷》2020 年版）

药物组成：郁金、香附(制)、白芍、陈皮、木香、川楝子、丹参、乳香(炒)、没药(炒)、血竭、甘草。

功能与主治：行气止痛。用于气滞所致的胃痛、脘腹胀痛、痛经、小肠疝气痛、胁痛。

2. 阴虚胃痛颗粒(片)(《临床用药须知中药成方制剂卷》2020年版)

药物组成：北沙参、麦冬、石斛、玉竹、川楝子、白芍、炙甘草。

功能与主治：养阴益胃，缓急止痛。用于胃阴不足所致的胃脘隐隐灼痛、口干舌燥、纳呆干呕；慢性胃炎、消化性溃疡见上述证候者。

3. 乳块消胶囊(片)(《临床用药须知中药成方制剂卷》2020年版)

药物组成：橘叶、丹参、川楝子、王不留行、皂角刺、地龙。

功能与主治：疏肝理气，活血化瘀，消散乳块。用于肝气郁结、气滞血瘀、乳腺增生、乳房胀痛。

4. 痛经宁糖浆(《临床用药须知中药成方制剂卷》2020年版)

药物组成：香附(制)、当归(炒)、川楝子(炒)、延胡索(炒)、川芎(炒)、丹参、红花、白芍(炒)、炙甘草。

功能与主治：活血理气止痛。用于气滞血瘀所致月经不调、痛经，症见经行后错、经水量少、有血块、行经小腹疼痛、经水畅行后则痛减、经前烦躁。

5. 慢肝养阴胶囊(《临床用药须知中药成方制剂卷》2020年版)

药物组成：地黄、枸杞子、北沙参、麦冬、人参、党参、五味子、当归、川楝子、桂枝。

功能与主治：滋补肝肾，养阴清热。用于肝肾阴虚所致的胁痛、癥积，症见胁痛、乏力、腰酸、目涩；慢性肝炎见上述证候者。

【用法与用量】 5～10g。外用适量，研末调涂。

【注意】

1. 本品苦寒败胃，脾胃虚寒者忌用。

2. 孕妇慎用。

【本草摘要】

1.《本草纲目》 “楝实，导小肠膀胱之热，因引心包相火下行，故心腹痛及疝气为要药。”

2.《本草经疏》 “楝实，主温病伤寒，大热狂烦者，邪在阳明也，苦寒能散阳明之邪热，则诸证自除。”

【化学成分】 主要含三萜类成分：川楝素，苦楝子酮，脂苦楝子醇，川楝醛，甘楝毒素B_1等；苯丙三醇苷：川楝苷A、川楝苷B。

中国药典规定本品含川楝素($C_{30}H_{38}O_{11}$)应为0.060%～0.20%，炒川楝子应为0.040%～0.20%。

【药理毒理】 本品具有镇痛、抗炎、驱虫、抗菌、抗病毒、抗肿瘤等作用。

1. 镇痛、抗炎作用 川楝子不同炮制品对热辐射刺激引起的疼痛反应和醋酸刺激腹膜引起的扭体反应均具有明显的镇痛作用；对巴豆油或二甲苯所致小鼠耳肿胀均有抗炎作用，其中炮制品的作用更强[1]。川楝子乙酸乙酯提取物能抑制冰醋酸所致小鼠扭体反应和甲醛所致鼠足疼痛反应以及能减轻二甲苯诱导的小鼠耳廓肿胀度。川楝子石油醚提取物对甲醛所致的疼痛反应有明显的抑制作用，乙醇提取物能显著降低角叉菜胶诱导的小鼠足肿胀程度及二甲苯诱导的耳廓肿胀度。采用热板法、辐射热刺激法及电刺激法，观察到川楝子提取物可提高小鼠的热痛阈值及尾痛阈值，延缓大鼠坐骨神经的神经传导速度。电镜检查发现川楝子提取物可导致大鼠坐骨神经髓鞘纤维脱髓鞘，雪旺细胞数目减少，提示川楝子提取物能降低小鼠的痛觉敏感性，可能与减少雪旺细胞的数目有关[2]。

2. 驱虫作用 川楝子具有杀虫效果，可以杀鸡球虫，驱猪蛔虫，川楝素是其杀虫有效成分。低浓度川楝素对整条猪蛔虫及其节段(头部及中部)有明显的兴奋作用，持续10～24小时，最后渐转入痉挛性收缩，此浓度川楝素对蛔虫神经-肌肉所致兴奋作用不被阿托品所阻断；较高浓度的川楝素对猪蛔虫特别是头部的神经节有麻痹作用[3]。苦楝子水提取物和乙醇提取物对钉螺具有较强的杀灭作用，水提取物的LD_{50}为433.33μg/ml；30%、50%、70%乙醇提取物的LC_{50}分别为627.5、425.96、381.2μg/ml。苦楝子能够显著降低钉螺体内的糖原含量，可在一定程度上降低钉螺体内的蛋白质含量[4,5]。川楝子的主要成分川楝素60μg/ml对猪蛔虫虫卵有较弱的毒杀作用；川楝素对幼虫有较强的体外杀伤作用，LD_{50}为7.769μg/ml。

3. 抗菌、抗病毒作用 川楝子的柠檬苦素类成分对口腔细菌具有抑制作用，川楝素可显著抑制肝炎病毒复制。川楝素预处理后再用干扰素-α(IFN-α)，可显著增强IFN-α的抗病毒作用[6]。川楝子提取物能显著降低H1N1病毒感染的模型老鼠的死亡率，可抑制神经氨酸酶活性[7]。

4. 抗肿瘤作用 川楝素可诱导细胞分化，抑制包括人源前列腺癌(PC3细胞)、肝癌(SMMC-7721，Hep3B和BEL7404细胞)、中枢神经系统肿瘤(SH-SY5Y和U251细胞)、白血病(K562和HL-60细胞)、组织细胞淋巴瘤(U937细胞)、肺癌(A-549细胞)、乳腺癌(MDA-MB-468细胞)、肾上腺髓质嗜铬细胞瘤(PC12细胞)等多种肿瘤细胞的增殖，且这种抑制作用呈时间依赖和浓度依赖关系[6]；从川楝子中提取纯化的可溶性多糖 pMTPS-3 具有较好的抗肿瘤作用；川楝子抗肿瘤作用可能与其能够阻滞细胞周期诱导细胞凋亡相关[8]。

5. 其他作用 川楝子对 EANKL 诱导的破骨细胞有抑制活性。川楝素是一种神经肌肉接头传递阻断剂，其作用部位在突触前神经末梢，可抑制刺激神经诱发的乙酰胆碱释放，阻断神经-肌肉接头间正常传递功能。正常小鼠灌服苦楝子水煎剂 0.3g/只，连续 7 天，可使小肠运动功能明显提升，小肠推进率加快。

6. 毒理研究 川楝子乙酸乙酯提取物有肝毒性作用。SD 大鼠一次性灌胃给予川楝子乙酸乙酯提取物 62.6～127.5g/kg，1～2 小时后即出现 ALT、AST 显著增高，病理检查显示肝细胞水肿、脂肪变性，剂量大者可见肝坏死。川楝素引起鼠肝细胞死亡的机制为它引起线粒体机能障碍以及激活半胱天冬酶川楝素引起线粒体膜电位降低，向细胞质内释放细胞色素，从而激活了半胱天冬酶 8、9 和 3，最终引起细胞死亡，另外活性氧簇和促分裂素原活化蛋白激酶激活途径也有可能参与肝细胞死亡这个过程。川楝素具有明显的生殖毒性，可致孕鼠流产，呈剂量依赖性，随着注射剂量的增加，小鼠的流产率逐渐上升[9]。川楝子油可使精子丧失活力且为不可恢复性的。雄性 SD 大鼠两侧附睾尾部注射川楝子油，每侧 100μg，10 天后与有生育能力的 SD 雌性大鼠交配生育率降低，检查显示川楝子油能抑制 DNA 合成，增强间质细胞的功能。川楝素对呼吸中枢有抑制作用，而较大剂量会引起大白鼠的呼吸衰竭甚至死亡[10]。

【参考文献】 [1] 李迎春，郑蓓蓓．川楝子不同炮制品镇痛抗炎作用研究．河北北方学院学报(自然科学版)，2013，29(2)：73-75.

[2] 向晓雪，唐大轩，熊静悦，等．川楝子对神经系统的作用及机制探讨．中药材，2013，36(5)：767-771.

[3] 李宗波，孔德江，栋易，等．川楝子治疗鸡球虫病的药效研究．畜牧兽医杂志，2010，29(6)：9-13.

[4]刘金涛，赵红梅．苦楝子对钉螺糖原和总蛋白含量的影响．中兽医医药杂志，2012，2：36-38.

[5] 谢荣，赵红梅．植物苦楝子对钉螺浸杀作用的研究．安徽农学通报(上半月刊)，2012，18(3)：57-58.

[6]Watanabe T，Sakamoto N，Nakagawa M，et al. Inhibitory effect of a triterpenoid compound，with or without alpha interferon，on hepatitis C virus infection. Antimicrob Agents Chemother，2011，55：2537-2540.

[7] Tian L，Wang Z，Wu H，et al. Evaluation of the anti-ncuratninidase activity of the traditional Chinese medicines and determination of the anti-influenza A virus effects of theneuraminidase inhibitory TCMs in vitro and in vivo. J Ethnopharmacol，2011，137(1)：534-537.

[8] Jianming Ju，Zhichao Qi，Xueting Cai，et al. The apoptotic effects of toosendanin are partially mediated by activation of deoxycytidine kinase in HL-60 cells. PloS One，2012，36(7)：789-796.

[9] 刘小玲，王进，张伶，等．川楝素提取物诱导 K562 细胞凋亡的实验研究．重庆医科大学，2010，41(3)：426-431.

[10] 王小娟．川楝子毒性及配伍减毒的代谢组学研究．安徽医科大学，2011.

附：苦楝子

本品为楝科植物楝 *Melia azedarach* L.的干燥成熟的果实。性味苦，寒；有小毒。归肝、小肠、膀胱经。功能疏肝泄热，行气止痛，杀虫。用于肝郁化火，胸胁、脘腹胀痛，疝气疼痛，虫积腹痛。用量 4.5～9g。外用适量，研末调涂。孕妇慎用。

【药理毒理】 本品具有杀虫、促进肠运动功能的作用。

1. 驱虫作用 苦楝子水提取物和乙醇提取物对钉螺具有较强的杀灭作用，水提取物的 LD_{50} 为 433.33μg/ml；30%、50%、70%乙醇提取物的 LC_{50} 分别为 627.5、425.96、381.2μg/ml。苦楝子能够显著降低钉螺体内的糖原含量，可在一定程度上降低钉螺体内的蛋白质含量[1, 2]。川楝子的主要成分川楝素 60μg/ml 对猪蛔虫虫卵有较弱的毒杀作用；川楝素对幼虫有较强的体外杀伤作用，LD_{50} 为 7.769μg/ml。

2. 促进肠运动作用 正常小鼠灌服苦楝子水煎剂 0.3g/只连续 7 天，可使小肠运动功能明显提升，小肠推进率加快。

3. 毒理研究 家兔灌胃给予苦楝素 20mg/kg，隔日 1 次共 2 次，可造成肝脏细胞轻中度肿胀变性；40mg/kg 隔日 1 次共 5 次，可造成肝细胞重度肿胀，胞核缩小，染色质融合，肝窦极端狭窄。猫灌胃给予苦楝素 1mg/kg，隔日 1 次，给药 2～4 次后，出现四肢无力，甚至不能站立的表现。犬灌胃给予 8mg/kg，1 次即可造成死亡。

【参考文献】 [1] 刘金涛，赵红梅．苦楝子对钉螺糖原和总蛋白含量的影响．中兽医医药杂志，2012，2：36-38.

[2] 谢荣，赵红梅．植物苦楝子对钉螺浸杀作用的研究．安徽农学通报(上半月刊)，2012，18(3)：57-58.

乌药

Wuyao

本品为樟科植物乌药 *Lindera aggregata*(Sims) Kosterm.的干燥块根。主产于浙江、安徽、湖南、湖北。全年均可采挖，除去细根，洗净，趁鲜切片，晒干，或直接晒干。以质嫩、粉性大、切面淡黄棕色、香气浓者为佳。

【性味与归经】 辛，温。归肺、脾、肾、膀胱经。

【功能与主治】 行气止痛，温肾散寒。用于寒凝气滞，胸腹胀痛，气逆喘急，膀胱虚冷，遗尿尿频，疝气疼痛，经寒腹痛。

【效用分析】 乌药辛香温散，归肺、脾、肾、膀胱经，善疏通气机，温散寒邪，具有较好的行气散寒止痛之功，为治寒凝气滞胸腹诸痛之要药。诸如寒凝气滞之胸腹胀痛，寒凝肝脉之疝气腹痛，经寒腹痛等皆可运用。

乌药辛行温散，顺气降逆，“凡一切病之属于气逆，而见胸腹不快者，皆宜用此”（《本草求真》），故可用于寒郁气逆，上犯于肺所致的胸闷不舒，喘息咳嗽。

乌药温通行气，下达肾与膀胱，能温肾散寒，除膀胱冷气，有缩尿止遗之功。用治肾阳不足、膀胱虚冷之小便频数、遗尿。

【配伍应用】

1. 乌药配益智仁 乌药辛开温通，上走脾、肺，顺气降逆，散寒止痛，向下达于肾与膀胱，以温下元，调下焦冷气；益智仁辛温芳香，既能温补肾阳，收敛固涩、缩小便，又能温胃逐寒，暖脾止泻、摄涎唾。乌药以行散为主，益智仁以温补收涩为要。两药相伍，一散一收，温下元、散寒邪、补脾肾、缩小便之力益彰。用以治疗下元虚冷，小便频数、小儿遗尿等。

2. 乌药配香附 乌药辛开温通，顺气降逆，散寒止痛，温下元，调下焦冷气；香附辛散苦降，不寒不热，善于理气开郁，又能入血分，故有人称其为“血中气药”，为妇科调经之要药。香附善于疏肝理气，调经止痛。香附以行血分为主；乌药专走气分为要。香附偏于疏肝理气；乌药长于顺气散寒。两药伍用，共奏行气消胀、散寒止痛之效。用于治疗寒凝气滞，腹满胀痛、肠鸣腹泻。

3. 乌药配木香 乌药辛温开通，理气散寒止痛；木香辛散苦降，芳香化湿，能理三焦之气，尤善行脾胃气滞。乌药长于温散下焦寒湿，木香长于行脾胃气滞。两药配伍，理气化湿，散寒止痛。用以治疗脾胃寒湿气滞所致的脘腹胀满疼痛、呕吐嗳气、不思饮食。

4. 乌药配沉香 乌药辛开温通，上走脾肺而顺气降逆，散寒止痛，下达肾与膀胱而温下元，调下焦冷气，既能通理上下诸气，理气散寒，行气止痛，又温下元逐寒湿而缩小便；沉香辛苦芳香，功专行散，能醒脾开胃，祛湿化浊，行气止痛，且本品入于肾经纳气以平喘。两药相配，同走气分，下达下焦，共奏降逆行滞，醒脾散寒之功。用以治疗寒凝气滞，脘腹胀痛、胸闷气短、呕吐等症。

5. 乌药配当归 乌药辛温，气分之品，具行气解郁、散寒止痛之功，偏入下焦而温散少腹之冷气；当归辛甘温，血分之药，有养血活血，调经止痛之效。当归辛散温运，偏走血分；乌药辛开温通，偏走气分。两药配伍，气血同治，具有较好调气理血、散寒止痛之功。主要用于感寒受冷，气血不和之闭经痛经，产后腹痛，寒疝、睾丸偏坠冷痛。

6. 乌药配川芎 乌药辛温，能顺气散寒止痛；川芎辛温香窜，能升能散，能降能泄，可上行巅顶，下达血海，外彻皮毛，旁通四肢，为血中之气药。两药配伍，乌药偏行气，川芎偏活血，共奏活血化瘀，行气止痛之功。临床用于气滞血瘀之月经不调、痛经、闭经等。

【鉴别应用】生乌药、酒炙乌药与乌药炭 生乌药顺气止痛，温肾散寒，常用于胸腹胀痛，气逆喘急，膀胱虚冷，遗尿尿频，寒疝疼痛，痛经。酒炙乌药后，增强其行散温通作用，功偏温通利气，多用于小肠疝气，奔豚气。乌药炒炭后，涩性增加，功专收涩止血，多用于便血，血痢。

【方剂举隅】

1. 五香散（《妇人大全良方》）

药物组成：乌药、白芷、枳壳、白术、高良姜、甘草、莪术。

功能与主治：行气消积，温中止痛。适用于食积伤脾，脘腹胀痛，泄泻不止，或妇人产前产后腹痛。

2. 萆薢分清饮（《杨氏家藏方》）

药物组成：萆薢、益智仁、乌药、石菖蒲。

功能与主治：温肾利湿，分清化浊。适用于下焦虚寒之膏淋、白浊，症见小便频数、浑浊不清，白如米泔，凝如膏糊，舌淡苔白，脉沉。

3. 天台乌药散（《圣济总录》）

药物组成：乌药、木香、小茴香、青皮、高良姜、槟榔、川楝子、巴豆。

功能与主治：行气疏肝，散寒止痛。适用于肝经寒凝气滞证，症见小肠疝气，少腹引控睾丸而痛，偏坠肿胀，或少腹疼痛，苔白，脉弦。

4. 暖肝煎（《景岳全书》）

药物组成：当归、小茴香、枸杞子、肉桂、乌药、沉香、茯苓、生姜。

功能与主治：温补肝肾，行气止痛。适用于肝肾不足，寒凝肝脉证，症见睾丸冷痛，或小腹疼痛，疝气痛，畏寒喜暖，舌淡苔白，脉沉迟。

5. 膈下逐瘀汤（《医林改错》）

药物组成：五灵脂、当归、川芎、桃仁、乌药、丹皮、赤芍、延胡索、香附、红花、枳壳、甘草。

功能与主治：活血祛瘀，行气止痛。适用于瘀血阻滞膈下证，症见膈下瘀血蓄积；或腹中胁下有痞块；或肚腹疼痛，痛处不移；或卧则腹坠似有物者。

【成药例证】

1. 暖脐膏（《临床用药须知中药成方制剂卷》2020年版）

药物组成：乌药、小茴香、八角茴香、白芷、母丁香、木香、香附、人工麝香、沉香、乳香、没药、当归、肉桂。

功能与主治：温里散寒，行气止痛。用于寒凝气滞，少腹冷痛，脘腹痞满，大便溏泻。

2. 抗宫炎片（胶囊）（《临床用药须知中药成方制剂卷》2020年版）

药物组成：广东紫珠干浸膏、益母草干浸膏、乌药干浸膏。

功能与主治：清热，祛湿，化瘀，止带。用于湿热下注所致的带下病，症见赤白带下、量多臭味；宫颈糜烂见上述证候者。

3. 筋骨痛消丸（《临床用药须知中药成方制剂卷》2020年版）

药物组成：丹参、威灵仙、鸡血藤、香附（醋制）、乌药、秦艽、地黄、白芍、桂枝、川牛膝、甘草。

功能与主治：活血行气，温经通络，消肿止痛。用于血瘀寒凝所致的骨性关节炎，症见膝关节疼痛、肿胀、活动受限。

4. 调经活血片（《临床用药须知中药成方制剂卷》2020年版）

药物组成：当归、香附（制）、川芎、赤芍、泽兰、红花、丹参、乌药、木香、吴茱萸（甘草水制）、延胡索（醋制）、鸡血藤、熟地黄、菟丝子、白术。

功能与主治：养血活血，行气止痛。用于气滞血瘀兼血虚所致月经不调、痛经，症见经行错后、经水量少、行经小腹胀痛。

5. 缩泉丸（《临床用药须知中药成方制剂卷》2020年版）

药物组成：益智仁（盐炒）、乌药、山药。

功能与主治：补肾缩尿。用于肾虚所致的小便频数、夜间遗尿。

【用法与用量】 6～10g。

【本草摘要】

1.《本草衍义》 “乌药和来气少，走泄多，但不甚刚猛，与沉香同磨做汤，治胸腹冷气，甚稳当。”

2.《药品化义》 “乌药，气雄性温，故快气宣通，疏散凝滞，甚于香附。外解表而理肌，内宽中而顺气。以之散寒气，则客寒冷气自除；祛邪气则天行疫瘴即却；开郁气，中恶腹痛，胸膈胀痛，顿然可减；疏经气，中风四肢不遂，初产血气凝滞，渐次能通，皆藉其气雄之功也。”

3.《本草求真》 “凡一切病之属于气逆，而见胸腹不快者，皆宜用此。功与木香、香附同为一类。但木香苦温，入脾爽滞，每与食积则宜；香附辛苦入肝胆二经，开郁散结，每于忧郁则妙。此则逆邪横胸，无处不达，故用以为胸腹逆邪要药耳。”

【化学成分】 主要含倍半萜及其内酯类成分：乌药醚内酯，伪新乌药醚内酯，乌药醇，乌药根烯等；生物碱类成分：木姜子碱，波尔定碱，去甲异波尔定碱等；脂肪酸类成分：癸酸，十二烷酸等；挥发油：龙脑，乙酸龙脑酯等。

中国药典规定本品含乌药醚内酯（$C_{15}H_{16}O_4$）不得少于0.030%，含去甲异波尔定（$C_{18}H_{19}NO_4$）不得少于0.40%。

【药理毒理】 本品具有调节胃肠运动、镇痛、抗炎、抗微生物、抗肿瘤等药理作用。

1. 调节胃肠运动作用 乌药水煎液1g生药/ml灌胃家兔，可提高家兔胃电幅度和频率，有兴奋和增强胃运动节律作用，作用潜伏期为30分钟，持续时间达2小时[1]；乌药挥发油溶液1g生药/ml灌胃家兔，可降低家兔肠道的收缩振幅和频率，呈现抑制趋势[2]。乌药醇提物20g/kg及乌药水提物20、10g/kg皮下注射，可促进小鼠胃肠收缩，降低甲基橙胃残留率，增大小肠炭末推进率。乌药不同溶剂提取物3.6g生药/kg连续灌胃3天，乌药醇提液及水提乙醚剩余液可抑制正常小鼠胃酚红的排空，水煎液和水提乙醚萃取液则可促进小肠推进；对阿托品所致小鼠胃排空、小肠推进抑制模型，乌药挥发油可进一步抑制小鼠胃酚红的排空，醇提乙酸乙酯萃取物和水提乙醚剩余液则拮抗阿托品促进胃排空，醇提乙醚剩余液促进小肠推进；对新斯的明所致小鼠胃排空、小肠推进亢进模型，水煎液、水提液、挥发油、醇提液、醇提乙醚萃取物的胃酚红排空率降低[3]。采用寒冷刺激法造模3天制备的胃实寒大鼠模型，乌药不同提取物1.64g生药/kg灌胃，乌药水煎液、挥发油和醇提乙醚萃取物能够明显抑制模型大鼠的胃排空率，明显升高cAMP/cGMP含量[4]。乌药水提物、醇提物20g/kg可抑制家兔离体肠管运动，降低离体肠段的收缩频率和幅度，对抗乙酰胆碱、磷酸组胺、氯化钡所致肠肌痉挛，有良好的解痉作用；乌药水煎醇沉液1.25、2.5、5.0、10、20mg/ml均可使大鼠胃底条收缩幅度增大，对其有兴奋作用，该作用可被异丙嗪和酚妥拉明拮抗，不受阿托品影响，提示乌药对胃底的兴奋作用与H_1受体和α受体有关，与M受体无关[5]。

2. 镇痛、抗炎作用 乌药水提液和醇提水溶液5、10g/kg灌胃给药，可提高小鼠热板痛阈值，水提液20g/kg和醇提液10、20g/kg腹腔注射时可抑制酒石酸锑钾引起的小鼠扭体反应，具有镇痛作用；水提物、醇提物20g/kg灌胃给药均能对抗混合致炎剂所致的小鼠耳肿胀；乌药正丁醇提取物20g/kg连续灌胃3天，可抑制角叉莱胶所致的大鼠足跖肿胀，具有抗炎作用。乌药LEF组分（主要为缩合鞣质类成分）200mg/kg灌胃给药11天，可抑制弗氏完全佐剂性关节炎模型大鼠的继发性肿胀，18、24和28天关节肿胀抑制率分别为32.3%、30.4%和28.8%；100、50mg/kg时亦有一定抑制作用；LEF组分200mg/kg连续给药14天，可降低风寒湿痹证模型大鼠足的肿胀度，降低炎性组织渗出液中前列腺素（PGE_2）含量。乌药的总生物碱100、200mg/kg连续灌胃30天，对弗氏完全佐剂性（AA）关节炎大鼠右后足跖原发性肿胀仅呈抑制趋势，而200mg/kg则可显著抑制AA大鼠左后足跖继发性肿胀，50、100mg/kg时呈现抑制趋势；并可抑制刀豆蛋白A（Con A）所致小鼠脾淋巴细胞增殖及脂多糖（LPS）所致小鼠腹腔巨噬细胞释放NO和L-1，其防治机制可能与下调机体T淋巴细胞和巨噬细胞功能有关。乌药总生物碱20、10、5mg/g可抑制二甲苯致小鼠耳廓肿胀及角叉菜胶致后足跖肿胀，减少小鼠在热板上舔后足次数和减少醋酸致小鼠扭体次数，抗炎镇痛作用明显[6]。

3. 抗病原微生物作用 乌药水煎液10mg/ml体外对呼吸道合胞病毒（RSV）、柯萨奇病毒B1、B3、B4病毒（CBV）具有抑制作用[7]。乌药茎中分离的寡聚缩合鞣质具有抗艾滋病病毒HIV-1整合酶的活性[8]。

4. 抗疲劳作用 乌药水提液0.5、1.0、2.0g/kg连续灌胃30天，其中2.0g/kg剂量时可延长小鼠负重游泳时间和降低运动后血清尿素含量；1.0、2.0g/kg剂量时可增加小鼠肝糖原含量；各剂量组均未见具有降低运动小鼠血乳酸产生的作用，提示乌药具有抗疲劳作用。

5. 降脂作用 乌药水提取物1、3、9g生药/kg连续灌胃高脂血症模型大鼠6周，可不同程度降低大鼠血清TG、TC、LDLC水平；其中9g生药/kg还可升高血清HDLC水平，降低大鼠肝匀浆TG、TC水平[9]。

6. 保肝作用 乌药水提物1、2g/kg每日两次，连续灌胃12天，可降低急性酒精性肝损伤模型大鼠血清及肝组织中MDA含量，提高SOD含量，对酒精性肝损伤有一定的抗氧化作用[10]。乌药水提取物、醇提取物、乌药醇提取物乙酸乙酯萃取物、正丁醇萃取物和萃取后水部位2.0g/kg每日两次，连续灌胃急性酒精性肝损伤模型大鼠10天，可不同程度地降低模型大鼠血清TC、TG含量，其中以醇提取物、醇取物石油醚萃取物及萃取后水层的作用相对较优[11]；并能不同程度地降低模型大鼠血清ALT、AST活性，改善肝组织病理学改变，其中以醇提取物及其石油醚萃取物的作用相对较优，提示乌药保肝成分主要存在于乌药醇提取物及其石油醚萃取物中[12]。乌药不同提取部位对急性酒精性肝损伤的保护作用与抑制CYP2E1mRNA表达，提高肝组织抗氧化能力，减轻脂质过氧化反应有关；其中以乙酸乙酯萃取部位和萃取后水部位作用最强[13]。乌药醚内酯5、15、45mg/kg灌胃6周，能降低CCl_4诱导肝损伤模型大鼠血清ALT、AST；45mg/kg组显著升高SOD、GSH-Px，降低MDA含量，显著降低肝脏组织的病理变化评分[14]。乌药提取液4、2g/kg组能提高ICR小鼠胸腺指数和ConA诱导的淋巴细胞增殖及抗体生成细胞数，增加脾脏指数。乌药提取液2g/kg能降低高脂饲料致实验性脂肪肝大鼠血清TC、LDL-C、ALT、AST水平，降低血清TC、AST水平[15]。

7. 抗肿瘤作用 乌药不同极性的有机溶剂提取物（石油醚、乙酸乙酯、正丁醇、水）对体外培养的4种人癌细胞（Eca-109食道癌细胞、$HepG_2$肝癌细胞、PC-3前列腺癌细胞、SGC-7901胃癌细胞）的增殖均有不同程度的的抑制作用，其中乌药石油醚萃取物对4种人癌细胞的细胞毒性最强；$HepG_2$细胞对其最为敏感，半数抑制率（IC_{50}）为71.9mg/L±1.1mg/L，乌药石油醚萃取物通过诱发细胞凋亡来达到其体外抗$HepG_2$作用；DPPH法、TBA法及FRAP法分别检测不同提取物的体外抗氧化能力，其中乌药乙酸乙酯萃取物抗氧化能力最强[16]。

8. 毒理研究 乌药灌胃给药ICR小鼠的LD_{50}>10.0g/kg；2.5、5.0、10.0g/kg乌药24小时连续灌胃给药2次，各剂量组小鼠微核试验均为阴性；2.5、5.0、10.0g/kg乌药连续灌胃5天，各剂量组小鼠精子畸形试验也均阴性；1.25、2.5、5.0g/kg乌药连续灌胃30天，大鼠高剂量组出现肝脏非病理性相对增大，大鼠生长发育、血生化及病理组织学观察等指标无明显影响，未发现实验动物出现中毒症状。

【参考文献】[1] 许冠苏，张群群，刘清云，等. 枳实、乌药及其复方对家兔胃电图的影响. 安徽中医学院学报，1989，8(3)：74-76.

[2] 聂子文，郭建生，王小娟，等．乌药挥发油的血清药物化学及对兔在体肠运动的影响．西安交通大学学报(医学版)，2013，34(2)：240-243.

[3] 聂子文，郭建生，陈君，等．乌药不同提取部位对小肠推进、胃排空的影响．中药药理与临床，2011，27(2)：93-95.

[4] 聂子文，郭建生，陈君，等．乌药提取物对胃实寒模型大鼠 cAMP，cGMP，GAS，MTL 水平的影响．中国实验方剂学杂志，2011，17(20)：162-165.

[5] 王贵林．乌药对大鼠胃底条的作用机理研究．湖北省卫生职工医学院学报，1999，12(2)：4-5.

[6] 张剑，罗人仕，杨瑜，等．乌药总生物碱抗炎镇痛药理学研究．中国医院药学杂志，2016，36(24)：2187-2190.

[7] 张天民，胡珍姣，欧黎虹，等．三种中草药抗病毒的实验研究．辽宁中医杂志，1994，21(11)：5231.

[8] 张朝凤，孙启时，王峥涛，等．乌药茎中鞣质类成分及其抗 HIV-1 整合酶活性研究．中国药学杂志，2003，38(12)：911-914.

[9] 陈方亮，余翠琴，陈青华，等．天台乌药提取物对高脂血症模型大鼠的降脂作用研究．海峡药学，2013，25(3)：15-17.

[10] 丁慧珍，曹公银，王军伟，等．乌药对急性酒精性肝损伤大鼠的抗氧化作用研究．浙江中医杂志，2012，47(8)：603-604.

[11] 王美娟，王军伟，吴人照，等．乌药不同提取物对急性酒精性肝损伤模型大鼠血脂的影响．浙江中医杂志，2014，49(6)：457-458.

[12] 陈卓亮，王军伟，谭明明，等．乌药不同提取部位对大鼠急性酒精性肝损伤的保护作用研究．浙江中医杂志，2014，49(7)：538-539.

[13] 汤小刚，王军伟，胡培阳，等．乌药不同提取部位对急性酒精性肝损伤模型大鼠的抗氧化作用研究．中华中医药学刊，2014，32(12)：2934-2936.

[14] 陈方亮，黄瑞平，陈青华，等．乌药醚内酯对肝损伤模型大鼠的保护作用．中国现代应用药学，2016，33(12)：1512-1515.

[15] 丁早春，金祖汉．乌药对小鼠免疫功能及大鼠实验性脂肪肝的影响 [J]．中国现代应用药学，2015，32(05)：535-538.

[16] 晏润纬，彭小梅，邹国林．乌药提取物的抗肿瘤及抗氧化活性．武汉大学学报(理学版)：2011，57(3)：265-268.

荔枝核

Lizhihe

本品为无患子科植物荔枝 *Litchi chinensis* Sonn.的干燥成熟种子。主产于福建、广东、广西。夏季采摘成熟果实，除去果皮及肉质假种皮，洗净，晒干。用时捣碎。以粒大、饱满、光亮者为佳。

【炮制】 **盐荔枝核** 取净荔枝核，捣碎，加盐水拌润，炒干。

【性味与归经】 甘、微苦，温。归肝、肾经。

【功能与主治】 行气散结，祛寒止痛。用于寒疝腹痛，睾丸肿痛。

【效用分析】 荔枝核主入肝经，味苦能泄，性温祛寒，有疏肝理气、行气散结、散寒止痛之功。为治寒滞肝脉之疝气疼痛、睾丸肿痛的常用药物。

此外，荔枝核苦泄温通，入肝经，有疏肝、理气止痛作用，也可用于肝气郁结、肝胃不和之胃脘久痛，肝郁气滞血瘀之痛经及产后腹痛。

【配伍应用】

1. 荔枝核配橘核 荔枝核苦温疏散，入肝经，能行肝经气滞，散厥阴之寒邪；橘核沉降，入肝经，功专行气、散结、止痛。两药配伍，相须为用，增强行气散寒止痛之功。用以治疗疝气疼痛，睾丸肿胀疼痛等。

2. 荔枝核配小茴香 荔枝核行气散滞祛寒，小茴香散寒行气止痛。两药均为辛温之品，相辅相成，共奏祛寒散结，行气止痛之功。用以治疗寒疝疼痛。

3. 荔枝核配川楝子 荔枝核微苦性温，具有行气、散寒止痛之功；川楝子苦寒，清肝火、泄肝热、行气止痛。两药配伍，增强其行气止痛之功。用以治疗肝胃气痛及疝气痛。

【鉴别应用】 **生荔枝核与盐荔枝核** 荔枝核生品具有理气散结、祛寒止痛的功效，偏于治肝气郁滞，胃脘疼痛，妇女少腹刺痛，亦治疝气疼痛。盐荔枝核咸以软坚散结，偏入肝经血分，行血中之气，长于疗疝止痛，用于睾丸冷痛及小肠寒疝。

【方剂举隅】

1. 荔枝散(《景岳全书》)

药物组成：荔枝核、大茴香。

功能与主治：行气，散寒，止痛。适用于疝气痛极。

2. 木香楝子散(《张氏医通》)

药物组成：川楝子、川萆薢、石菖蒲、荔枝核、茴香等。

功能与主治：清热利湿，通络止痛。适用于睾丸偏坠，久治不效属湿热者。

【成药例证】

1. 生力胶囊(《临床用药须知中药成方制剂卷》2020年版)

药物组成：人参、肉苁蓉、熟地黄、枸杞子、淫羊藿、沙苑子、丁香、沉香、荔枝核、远志。

功能与主治：益气助阳，补肾填精。用于阴阳两虚所致的腰膝酸软、神疲乏力、头晕耳鸣、阳痿早泄。

2. 十香丸（《临床用药须知中药成方制剂卷》2020年版）

药物组成：香附(制)、小茴香(炒)、乌药、沉香、丁香、荔枝核(炒)、木香、陈皮、猪牙皂、泽泻(盐水炒)。

功能与主治：疏肝行气，散寒止痛。用于气滞寒凝所致的疝气、腹痛。

3. 降糖舒胶囊（《临床用药须知中药成方制剂卷》2020年版）

药物组成：人参、枸杞子、黄芪、葛根、山药、黄精、五味子、熟地黄、地黄、玄参、麦冬、知母、生石膏、天花粉、刺五加、益智仁、牡蛎、芡实、枳壳、丹参、荔枝核、乌药。

功能与主治：益气养阴，生津止渴。用于气阴两虚所致的消渴病，症见口渴、多饮、多食、多尿、消瘦、乏力；2型糖尿病见上述证候者。

4. 补脾益肠丸（《临床用药须知中药成方制剂卷》2020年版）

药物组成：黄芪、党参(米炒)、白术(土炒)、肉桂、炮姜、盐补骨脂、白芍、当归(土炒)、砂仁、木香、醋延胡索、荔枝核、防风、煅赤石脂、炙甘草。

功能与主治：益气养血，温阳行气，涩肠止泻。用于脾虚气滞所致的泄泻，症见腹胀疼痛、肠鸣泄泻、黏液血便；慢性结肠炎、溃疡性结肠炎、过敏性结肠炎见上述证候者。

5. 前列安栓（《临床用药须知中药成方制剂卷》2020年版）

药物组成：虎杖、大黄、黄柏、栀子、泽兰、毛冬青、荔枝核、石菖蒲、吴茱萸、威灵仙。

功能与主治：清热利尿，通淋散结。用于湿热壅阻所致的精浊、白浊、劳淋，症见少腹痛、会阴痛、睾丸疼痛、排尿不利、尿频、尿痛、尿道口滴白、尿道不适；慢性前列腺炎见上述证候者。

【用法与用量】 5～10g。

【本草摘要】

1.《本草衍义》 “治心痛及小肠气。”

2.《本草纲目》 “行散滞气，治㿗疝气痛，妇人血气痛。”

3.《本草备要》 “入肝肾，散滞气，辟寒邪，治胃脘痛，妇人血气痛。”

【化学成分】 主要含脂肪酸类成分：棕榈酸，油酸，亚油酸等；挥发油：3-羟基丁酮，丁二醇，顺式-丁香烯，别香橙烯，葎草烯等；还含黄酮、皂苷、有机酸及多糖等。

【药理毒理】 本品具有降糖、调脂、抗肝损伤、抗肝纤维化、抗病原微生物、抗肿瘤、调节免疫、抗氧化和改善学习记忆等作用。

1. 降血糖作用 荔枝核水提取物(125%浓缩液)5.0g/kg连续灌胃10天，能降低正常小鼠和四氧嘧啶致高血糖小鼠的空腹血糖，荔枝核水提取物(1.2g/ml)1.2g/kg连续灌胃7天，能促进四氧嘧啶糖尿病小鼠糖耐量异常的恢复。荔枝核水提取物制得干膏粉(8.7kg生药/kg)，3.8、7.5、15g/kg连续灌胃30天，能降低由小剂量链脲菌素加高热量饮食的方法制备2型糖尿病伴IR大鼠模型的大鼠空腹血糖和口服葡萄糖耐量试验2小时血糖。荔枝核水和醇两种提取物(2.5kg/L)23g/kg连续灌胃7天，能抑制以肾上腺素、葡萄糖和四氧嘧啶致高血糖、糖尿病大鼠空腹血糖(FBG)的升高作用，同时能调节内、外源性血脂代谢紊乱。荔枝核皂苷(25mg/ml)500mg/kg连续灌胃3周，能降低正常和四氧嘧啶糖尿病小鼠空腹血糖，抑制正常小鼠糖异生作用，同时增加地塞米松诱导的胰岛素抵抗3T3-L1脂肪细胞葡萄糖消耗量，机制与降低RETN、PTP1B及GRP78基因的mRNA表达有关[1]。荔枝核皂苷免煎颗粒0.05、0.1g/kg连续灌胃28天，能降低高脂血症-脂肪肝模型大鼠口服葡萄糖耐量试验后2小时血糖、空腹血清血糖和胰岛素含量，同时发现能降低地塞米松诱导的大鼠胰岛素抵抗模型的血糖水平，提高胰岛素含量和胰岛素敏感指数，从而改善模型大鼠的胰岛素敏感性。

2. 调脂作用 荔枝核水提液(6.0g/L)0.09g/kg连续灌胃4天，能明显升高四氧嘧啶造成糖尿病小鼠血清高密度脂蛋白胆固醇水平；荔枝核水提取物制得干膏粉(8.7kg生药/kg)，3.8、7.5、15g/kg连续灌胃30天，能降低2型糖尿病伴IR大鼠(一次性注射小剂量链脲菌素+高热量饮食的方法制得)血清总胆固醇和甘油三酯水平，升高高密度脂蛋白胆固醇水平。荔枝核皂苷(25mg/ml)500mg/kg连续灌胃3周，能明显降低正常小鼠血清甘油三酯和胆固醇的水平。荔枝核皂苷免煎颗粒0.05、0.1g/kg连续灌胃28天，降低高脂血症-脂肪肝大鼠血清甘油三酯、胆固醇和低密度脂蛋白胆固醇含量，同时升高高密度脂蛋白胆固醇含量。

3. 抗肝损伤、抗肝纤维化作用 早期研究证实荔枝核免煎颗粒41.65、20.83g/kg连续灌胃8天，能抑制卡介苗引起的免疫性肝炎、四氯化碳和硫代硫酰胺所致急性肝损伤小鼠血清丙氨酸转氨酶(ALT)、天冬氨酸转氨酶(AST)活性的升高，并能提高肝组织血清超氧化物歧化酶(SOD)的活力，从而达到治疗肝损伤目的。随后研究采用二甲基亚硝胺(DMN)腹腔注射建立大鼠肝纤维化模型，发现荔枝核总黄酮853g/kg，将药物用纯净水配成100g/L水剂，连续灌胃给药6周，能明显降低血清AST、ALT水平及肝组织丙二醛(MDA)含量和NF-κB蛋白表达，升高SOD含量，证明荔枝核总黄酮可通过抑制肝组织NF-κB的表达和抗氧化作用，改善大鼠肝纤维化程度[2]。成秋宸等[3]采用胆总管结扎建立继发性胆汁淤积性肝纤维化大鼠模型，研究发现荔枝核总黄酮能降低血清ALT、AST的含量，且病理结果显示给药后肝纤维化程度明显改善。进一步研究其作用机制证明，荔枝核总黄酮通过抑制大鼠肝组织Toll样受体TLR2、TLR4、NK-κB的表达来改善胆管阻塞型大鼠肝纤维化程度[4]。傅向阳等[5]证明荔枝核总黄酮通过下调肝纤维化大鼠的细胞因子PDGF、TNF-α mRNA表达水平，发挥抑制二甲基亚硝胺诱导的大鼠肝纤维化的作用。

4. 抗病原微生物的作用　研究表明荔枝的果皮、果核提取物对植物病原性细菌、真菌均表现出一定的抑制作用。Ramesa等[6]采用纸片扩散法证实了荔枝核水提取物100g/L浓度具有抗菌活性，其中对链球菌的抑制作用最强。采用MDCK细胞培养法对荔枝核提取物进行抗流感病毒实验，发现其对流感病毒细胞病变抑制程度达50%以上，证实了荔枝核提取物在体外具有较强的抗流感病毒作用[6]。研究证明荔枝核黄酮类化合物100g/L具有较强的抗流感病毒的作用，荔枝核醇提取物黄酮类化合物40mg/ml可以抑制SARS-CoV 3CL蛋白酶，是潜在的抗SARS药物。荔枝0.3、1.0g生药/kg，单次灌胃给药对小鼠流感病毒性肺炎有明显抑制作用，可降低病毒感染导致的小鼠死亡率，延长感染小鼠的平均存活时间，减轻小鼠肺部病变程度[7]。荔枝核提取物对单纯疱疹病毒吸附到宿主细胞上有一定的抑制作用，其抑制作用可能与包膜病毒表面参与吸附或穿入的糖蛋白(如gB、gC、gD或gE等)有关，抑制此类蛋白可起到控制病毒感染细胞的作用。荔枝核黄酮类化合物(总黄酮含量达853g/kg,)在体外可以抑制呼吸道合胞病毒，其抑制作用存在明显的量效关系；对HEp-2细胞中单纯疱疹病毒1型有明显抑制作用；对腺病毒的抑制率最高可达84.31%，治疗指数为7.56，并推测荔枝核提取物可能通过抑制细胞内某种酶的作用或是通过干扰线粒体功能影响能量合成从而达到抑制病毒生物合成的作用[8]。以$HepG_{2.2.15}$细胞为靶细胞，发现荔枝核提取物对乙肝病毒具有抑制作用。荔枝核总皂苷0.4、0.2、0.1、0.05、0.025g/L能够降低细胞培养上清液中乙肝病毒HBsAg，HBeAg及HBV DNA含量，且随着时间的延长和药物浓度的增高，作用随之增强。采用桂林先天感染鸭乙型肝炎病毒(DHBV)的麻鸭模型，也证明荔枝核总黄酮(含量852g/kg)2、1g/kg连续灌胃15天，发现具有明显的抑制乙肝病毒效应。

5. 抗肿瘤作用　荔枝核抗肿瘤作用已经从荔枝核的水提物、含药血清以及相关活性成分全方位地得到了研究，体外实验证明荔枝核对鼻咽癌CNE-2Z[9]、乳腺癌MCF-7、人神经母细胞瘤SH-SY5Y[10]、肝癌$HepG_2$细胞等均表现明显的抑制肿瘤细胞增殖的作用。体内实验证实，荔枝核对小鼠S_{180}、EAC肿瘤生长有明显抑制作用。其作用机制与调节Bcl-2/Bax、NF-κB的表达以及调节Fas蛋白表达，诱导细胞凋亡，升高血清IgG的含量，提高补体C3b、C3b受体活性，调节体液免疫等有关[11]。

6. 调节免疫作用　荔枝核提取物250、500mg/kg连续对高脂乳剂造成的非酒精性肝炎的模型大鼠灌胃给药6周，发现能显著减轻实验性非酒精性脂肪性肝炎大鼠肝组织巨噬细胞移动抑制因子(MIF)表达，从而达到治疗目的[12]。

7. 抗氧化作用　研究证明荔枝核醇提取物0.02、0.04、0.08、0.10、0.12、0.14mg/ml拥有强大的自由基清除作用，且抗氧化能力与剂量呈正相关，其抗氧化能力大于抗氧化剂2,6-二叔丁基对甲苯酚(BHT)，小于维生素C，并推测每克荔枝核提取物总抗氧化能力相当于210mg维生素C的总抗氧化作用[13]。

8. 改善学习记忆作用　荔枝核水提取物(10:1)15、60g/kg对D-半乳糖诱致小鼠学习记忆障碍有明显改善作用，同时能提高GSH-Px和SOD的活力；减少血清糖基化产物(AGEs)含量，降低脑组织NO含量和NOS活性；减少海马AGEs阳性细胞和Aβ阳性细胞的表达，并能抑制海马细胞线粒体的肿胀、空泡以及丢失。提示荔枝核改善学习记忆的机制与抑制氧化应激反应，抑制过多的AGEs和NO等对脑细胞损伤作用，抑制糖基化，保护线粒体功能有关[14-16]

【参考文献】［1］廖向彬，李常青，李小翚，等．荔枝核有效部位群改善3T3-L1脂肪细胞胰岛素抵抗作用及机制．中药材，2014，37(7)：1247-1250.

［2］罗伟生，孙旭锐，欧士钰，等．荔枝核黄酮抗大鼠肝纤维化的作用及其对核转录因子-κB p65表达的影响．广东医学，2012，33(21)：3201.

［3］成秋宸，赵永忠，肖绪华，等．荔枝核总黄酮改善胆总管结扎大鼠胆汁淤积症状的研究．天津医药，2014，42(3)：224-227.

［4］何志国，赵永忠，卢青，等．荔枝核总黄酮对肝纤维化大鼠肝组织TLR4、NF-κB信号通路的影响．医学导报，2014，33(3)：

286-290.

[5] 傅向阳，喻勤，罗伟生，等. 荔枝核总黄酮对大鼠肝纤维化血小板衍生生长因子、肿瘤坏死因子的影响. 广州中医药大学学报，2013(5)：685-689.

[6] RAMESA S. Antimicrobial activity of Litchi chinensis and Nephelium lappaceum aqueous seed extracts against some pathogenic bacterial strains. JKSUS，2014，26：79-82.

[7] 李伟，朱宇同，黄真炎，等. 荔枝核提取液抗小鼠体内FM1流感病毒的作用. 中国民族民间医药，2011，09：34-36.

[8] 杨艳，彭璇，陈清宙，等. 荔枝核黄酮类化合物的体外抗腺病毒作用. 武汉大学学报：医学版，2014，35(1)：41-45.

[9] 张楠，周志昆，冯鑫，等. 荔枝核与龙眼核水提取物的体外抗肿瘤活性的比较与评估. 湖南中医杂志，2012，28(3)：133-135.

[10]沈伟哉，温晓晓，王辉，等. 荔枝核提取物L2.3对SH-SY5Y细胞的增殖抑制作用及机制. 中药药理与临床，2010，26(6)：45-50.

[11] 陈泳晖，肖柳英，潘竞锵，等. 荔枝核及其含药血清的抗肿瘤作用研究. 中药材，2012，33(12)：1925-1929.

[12] 张巍，马若兰，吴文娟，等. 荔枝核提取物对非酒精性脂肪性肝炎大鼠肝组织巨噬细胞移动抑制因子表达的影响. 中西医结合肝病杂志，2011，21(1)：24-30.

[13] 江敏，胡小军，陈晓林，等. 荔枝核提取物抗氧化活性及红外光谱特性. 食品工业科技，2011，32(10)：170-172.

[14] 叶红梅，钟春燕，吕俊华. 荔枝核提取物改善D-半乳糖诱致小鼠学习记忆障碍与体内抗氧化作用的关系. 海峡药学，2012，01：25-28.

[15] 叶红梅，钟春燕，黄敏贤，等. 荔枝核提取物对D-半乳糖诱致小鼠学习记忆障碍的影响及其机制. 中药材，2013，36(3)：438-440.

[16] 钟春燕，叶红梅，吕俊华，等. 荔枝核提取物对学习记忆障碍小鼠海马AGEs阳性细胞和Aβ阳性细胞表达的影响. 中药材，2013，36(4)：622-625.

香 附

Xiangfu

本品为莎草科植物莎草 *Cyperus rotundus* L.的干燥根茎。主产于山东、浙江、福建、湖南。秋季采挖，燎去毛须，置沸水中略煮或蒸透后晒干，或燎后直接晒干。切厚片或碾成碎粒。以色棕褐、香气浓者为佳。

【炮制】 **醋香附** 取香附片或粒，加米醋拌润，炒干。

【性味与归经】 辛、微苦、微甘，平。归肝、脾、三焦经。

【功能与主治】 疏肝解郁，理气宽中，调经止痛。用于肝郁气滞，胸胁胀痛，疝气疼痛，乳房胀痛，脾胃气滞，脘腹痞闷，胀满疼痛，月经不调，经闭痛经。

【效用分析】 香附味辛、微苦、微甘而性平，入肝经。辛能通行，善散肝气之郁结，微苦能降，以平肝气之横逆，微甘缓急，性平不寒，芳香走窜，善于疏肝理气解郁，通调三焦气滞，有“气病之总司”之称，为疏肝解郁、行气止痛之要药。用治肝郁气滞，胸胁胀痛，痛无定处，脘闷嗳气，精神抑郁，情绪不宁，善太息及寒疝腹痛等。

香附味辛能行而长于止痛，除善疏肝解郁之外，还能入脾经，而有宽中、消食下气等作用，故常用于脾胃气滞证，症见脘腹痞闷，胀满疼痛。

香附辛行苦降甘缓，入肝经，长于疏肝解郁，气行则血行，气血通利，疏泄调达，则月经自调，疼痛自止，为“女科之主帅”，调经止痛之要药，用于肝郁气滞，月经不调，痛经，乳房胀痛等。

【配伍应用】

1. 香附配川芎 香附辛散苦降甘缓，性平无寒热之偏，为气中血药，主行气中之血，能入血而以治气为功；川芎辛散温通，走而不守，为血中气药，主行血中之气，能入气而偏治于血。血随气而行，气行顺畅则血也和畅；气行血乃行，血平则气达。两药配伍，气血并调，共奏理气解郁，活血止痛之功。用以治疗气郁血滞所致的胸胁脘腹疼痛，痛经等。

2. 香附配当归 香附辛平，通行三焦，尤长疏肝解郁，理气止痛，为理气解郁之要药，素有“气病之总司，妇科之主帅”之称；当归辛甘而温，既能补血和血，又能活血通络，为治疗血分诸疾所常用。两药配伍，一主气分，一主血分，气血并治，共奏理气活血之功。用以治疗肝郁气滞血瘀所致胁肋胀痛、月经不调或痛经等。

3. 香附配广藿香 香附辛散行气，芳香疏散，性平无寒热之偏，为理气之良药；藿香辛香，发表而不峻烈，微温芳香，化湿而不燥热，湿化气行则脾胃调和而呕逆自止，故有外散表邪，内化湿浊以和中止呕之功。两药配对，理气与化湿兼备，气行则湿散，湿去则气疏，两者相辅相助，共奏芳化畅中、理气和胃之功，且具有理气而不伤血，化湿而少劫阴之特点。适用于湿郁或气郁致湿，症见胁痛脘胀，呕吐酸水，不思饮食等。

4. 香附配黄连 香附为气药之总司，长于疏肝理气并有止痛作用，因其性平，故寒热均宜；黄连泻心火，解热毒，经云：“诸痛痒疮皆属于心”“火郁发之”。两药合用，行气泻火，一疏一清，使心火去，郁滞解则疼痛除。主要用于肝郁化火胸满胁痛。

【鉴别应用】

1. 生香附、醋炙香附与酒炙香附 生香附长于行气解郁，调经止痛，常用于肝郁气滞，胁肋胀痛，胸膈痞闷，痛经等。醋炙香附偏于疏肝止痛，并能消积化滞，用于伤食腹痛，血中气滞，寒凝气滞，胃脘疼痛等。酒炙香附能通经脉，散结滞，多用于疝气疼痛及流注等。

2. 香附与木香 二药均有理气止痛之功，并能宽中消食，均用于脾胃气滞、脘腹胀痛，食少等症。但木香药性偏燥，主入脾胃，善治脾胃气滞之食积不化，脘腹胀痛，泻痢里急后重，为理气止痛之要药。香附性质平和，主入肝经，以疏肝解郁、调经止痛见长，主治肝气郁结之胁肋胀痛、乳房胀痛、月经不调、癥瘕疼痛等症，为妇科调经之要药。

【方剂举隅】

1. 艾附暖宫丸（《直指方》）

药物组成：艾叶、香附、肉桂、吴茱萸、当归、川芎、白芍、地黄、黄芪、续断。

功能与主治：暖宫温经，养血活血。适用于子宫虚寒，带下白淫，面色萎黄，四肢疼痛，倦怠无力，饮食减少，月经不调，肚腹时痛，久无子息温暖胞宫，养血安胎。

2. 越鞠丸（《丹溪心法》）

药物组成：香附、川芎、苍术、栀子、神曲。

功能与主治：行气解郁。适用于六郁证，胸膈痞闷，脘腹胀痛，嗳腐吞酸，恶心呕吐，饮食不消。

3. 柴胡疏肝散（《医学统旨》）

药物组成：柴胡、陈皮、川芎、香附、枳壳、芍药、甘草。

功能与主治：疏肝行气，活血止痛。适用于肝气郁滞证，胁肋疼痛，胸闷喜太息，情志抑郁易怒，或嗳气，脘腹胀满，脉弦。

4. 香苏散（《和剂局方》）

药物组成：香附、紫苏叶、陈皮、甘草。

功能与主治：疏散风寒，理气和中。适用于外感风寒，气郁不舒证，症见恶寒身热，头痛无汗，胸脘痞闷，不思饮食，舌苔薄白，脉浮。

5. 固经丸（《丹溪心法》）

药物组成：黄芩、香附、白芍、龟板、黄柏、椿树根皮。

功能与主治：滋阴清热，固经止血。适用于阴虚血热之崩漏，症见月经过多，或崩中漏下，血色深红或紫黑稠黏，手足心热，腰膝酸软，舌红，脉弦数。

【成药例证】

1. 定坤丹（《临床用药须知中药成方制剂卷》2020年版）

药物组成：熟地黄、当归、白芍、阿胶、红参、白术、鹿茸、鹿角霜、枸杞子、西红花、三七、川芎、茺蔚子、香附、延胡索、黄芩。

功能与主治：滋补气血，调经舒郁。用于气血两虚，气滞血瘀所致的月经不调、行经腹痛、崩漏下血、赤白带下、血晕血脱、产后诸虚、骨蒸潮热。

2. 养胃颗粒（《临床用药须知中药成方制剂卷》2020年版）

药物组成：党参、炙黄芪、山药、陈皮、香附、白芍、乌梅、甘草。

功能与主治：养胃健脾，理气和中。用于脾虚气滞所致的胃痛，症见胃脘不舒、胀满疼痛、嗳气食少；慢性萎缩性胃炎见上述证候者。

3. 乐脉颗粒（《临床用药须知中药成方制剂卷》2020年版）

药物组成：丹参、川芎、赤芍、红花、香附、木香、山楂。

功能与主治：行气活血，化瘀通脉。用于气滞血瘀所致的头痛、眩晕、胸痛、心悸；冠心病心绞痛、多发性脑梗死见上述证候者。

4. 妇科十味片（《临床用药须知中药成方制剂卷》2020年版）

药物组成：醋香附、当归、醋延胡索、熟地黄、白芍、川芎、赤芍、白术、大枣、甘草、碳酸钙。

功能与主治：养血舒肝，调经止痛。用于血虚肝郁所致月经不调、痛经、月经前后诸证，症见经行后错、经水量少、有血块、行经小腹疼痛、血块排出痛减、经前双乳胀痛、烦躁、食欲不振。

5. 胃康胶囊（《临床用药须知中药成方制剂卷》2020年版）

药物组成：香附、黄芪、白芍、三七、白及、海螵蛸、鸡内金、乳香、没药、百草霜、鸡蛋壳（炒焦）。

功能与主治：行气健胃，化瘀止血，制酸止痛。用于气滞血瘀所致的胃脘疼痛、痛处固定、吞酸嘈杂，或见吐血、黑便；胃及十二指肠溃疡、慢性胃炎、上消化道出血见上述证候者。

【用法与用量】 6～10g。

【本草摘要】

1.《本草纲目》 “利三焦，解六郁，消饮食积聚、痰饮痞满，胕肿腹胀，脚气，止心腹、肢体、头目、齿耳诸痛……妇人崩漏带下，月候不调，胎前产后百病。”“乃气病之总司，女科之主帅也。”

2.《本草求真》 “香附，专属开郁散气，与木香行气，貌同实异，木香气味苦劣，故通气甚捷，此则苦而不甚，故解郁居多，且性和于木香，故可加减出入，以为行气通剂，否则宜此而不宜彼耳。”

3.《本草正义》 “香附，辛味甚烈，香气颇浓，甚以气用事，故专治气结为病。”

【化学成分】 主要含挥发油：香附烯，β-芹子烯，α-香附酮，β-香附酮，广藿香酮等；还含生物碱类、黄酮类及三萜类等。

中国药典规定本品含挥发油不得少于 1.0%(ml/g)，醋香附不得少于 0.8%(ml/g)。

【药理毒理】 本品具有镇痛、抗氧化、抗抑郁等作用。

1. 镇痛作用 鲜香附挥发油 24.3g 生药/kg 灌胃 1 次，可明显减少醋酸致小鼠的扭体反应次数[1]。

2. 抗氧化作用 香附总黄酮 0.4mg/L，体外实验对 O_2^-・、DPPH・和・OH 自由基的清除率分别为 25.5%、67.0%和 28.5%[2]。

3. 抗抑郁作用 香附醇提物乙酸乙酯和正丁醇萃取部位 10g 生药/kg，连续灌胃 15 天，均可明显缩短正常小鼠强迫悬尾不动时间，并可明显升高小鼠大脑额叶皮质 5-羟色胺和多巴胺含量[3]。

4. 其他作用 香附水煎剂 12.5×10^{-3}、25×10^{-3}、50×10^{-3}g/ml 可促进离体大鼠脂肪组织释放游离脂肪酸，且呈量效关系。普萘洛尔 10^{-5}mol/L、维拉帕米 10^{-5}mol/L 和无钙液可部分降低上述香附水煎剂促进离体脂肪组织释放游离脂肪酸的作用。

【参考文献】 [1] 陈运，赵韵宇，王晓轶，等．鲜香附挥发油镇痛活性及其 GC-MS 分析．中药材，2011，34(8)：1225-1229.

[2] 肖刚，周琼花，黄凯铃，等．香附黄酮的体外抗氧化活性研究．安徽农业科学，2012，40(33)：16117-16119.

[3] 周中流，刘永辉．香附提取物的抗抑郁活性及其作用机制研究．中国实验方剂学杂志，2012，18(7)：191-193.

佛　手

Foshou

本品为芸香科植物佛手 *Citrus medica* L. var. *sarcodactylis* Swingle 的干燥果实。主产于四川、广东。秋季果实尚未变黄或变黄时采收，纵切成薄片，晒干或低温干燥。以片大、绿皮白肉、香气浓者为佳。

【性味与归经】 辛、苦、酸，温。归肝、脾、胃、肺经。

【功能与主治】 疏肝理气，和胃止痛，燥湿化痰。用于肝胃气滞，胸胁胀痛，胃脘痞满，食少呕吐，咳嗽痰多。

【效用分析】 佛手辛行苦泄，善疏肝解郁、行气止痛，用治肝郁气滞及肝胃不和之胸胁胀痛，脘腹痞满，常与疏肝解郁药同用。

佛手辛行苦泄，气味芳香，能醒脾理气，和中导滞，治脾胃气滞之脘腹胀痛、呕恶食少等。

佛手芳香醒脾，苦温燥湿而善健脾消痰，辛行苦泄又能疏肝理气，用治咳嗽日久痰多，胸膺作痛者。

【配伍应用】

1. 佛手配陈皮 佛手辛苦温，具有疏肝解郁，理气和中，燥湿化痰之功；陈皮辛苦性温，理气健脾，燥湿化痰。佛手药性平和，善理肝胃之气，陈皮药性较强，善理脾胃气滞又兼健脾之功。两药合用，增强理气燥湿化痰之功。用以治疗脾胃气滞，肝胃不和，湿痰咳嗽。

2. 佛手配生姜 佛手疏肝理气，化湿止呕；生姜温中降逆止呕。两药合用，有理气和胃，降逆止呕之功。用以治疗胃气上逆，呕吐，嗳气等。

3. 佛手配青皮 佛手偏于宣通气机，和胃化痰；青皮偏于开降疏结。两药配伍，能疏肝和胃，理气散结止痛。用以治疗肝郁气滞，胃气不和之两胁胀痛，胸腹满闷等症。

4. 佛手配木香 佛手理气开胃，木香行气止痛。两药合用，共成行气宽中，开胃止痛之功。用以治疗脾胃气滞，脘腹胀满，纳呆，吐泻等症。

5. 佛手配白术 佛手偏于疏肝理脾，白术偏于健脾燥湿。两药配伍，有补脾胃，理气机，燥湿浊之效用，且补而不滞，行而不散。主要用于治疗脾虚湿滞之胃纳不佳等。

【鉴别应用】 **佛手与陈皮** 两者均辛温，能理气和中，燥湿化痰，可以用于治疗痰湿咳嗽、脾胃气滞、呕吐。然陈皮力强，佛手力相对较弱。陈皮辛行苦泄而能宣肺，还能温化寒痰，治疗寒痰咳嗽；且陈皮辛行温通、入肺走胸，而能行气通痹止痛，治疗胸痹胸中气塞短气。佛手入肝经，还能疏肝解郁，可以治疗肝郁胁肋胀痛。

【方剂举隅】 **白术和中汤**(《通俗伤寒论》)

药物组成：白术、佛手、新会皮、焦六曲、茯苓、砂仁、五谷虫、陈仓米。

功能与主治：消食和中，健脾祛湿。适用于食积不消，脾虚湿滞，症见少食体倦，呕恶吞酸，口黏多涎，苔白滑。

【成药例证】

1. 山海丹胶囊(《临床用药须知中药成方制剂卷》

2020年版）

药物组成：黄芪(炙)、人参、三七、红花、川芎、丹参、葛根、山羊血粉、决明子、何首乌、灵芝、海藻、佛手。

功能与主治：益气活血，宣痹通络。用于气虚血瘀、心脉瘀阻所致的胸痹，症见胸闷心痛、心悸气短；冠心病心绞痛见上述证候者。

2. 乌军治胆片(《临床用药须知中药成方制剂卷》2020年版）

药物组成：乌梅、大黄、栀子、枳实、槟榔、姜黄、牛至、佛手、威灵仙、甘草。

功能与主治：疏肝解郁，利胆排石，泄热止痛。用于肝胆湿热所致的胁痛、胆胀，症见胁肋胀痛、发热、尿黄；胆囊炎、胆道感染或胆道术后见上述证候者。

3. 胃苏颗粒(《临床用药须知中药成方制剂卷》2020年版）

药物组成：紫苏梗、香附、陈皮、枳壳、槟榔、香橼、佛手、鸡内金(制)。

功能与主治：疏肝理气，和胃止痛。用于肝胃气滞所致的胃脘痛，症见胃脘胀痛，窜及两胁，得嗳气或矢气则舒，情绪郁怒则加重，胸闷食少，排便不畅，舌苔薄白，脉弦；慢性胃炎及消化性溃疡见上述证候者。

4. 黄疸肝炎丸(《临床用药须知中药成方制剂卷》2020年版）

药物组成：滇柴胡、茵陈、炒栀子、青叶胆、醋延胡索、郁金(醋炙)、醋香附、麸炒枳壳、槟榔、青皮、佛手、酒白芍、甘草。

功能与主治：疏肝理气，利胆退黄。用于肝气不舒，湿热蕴结所致的黄疸，症见皮肤黄染、胸胁胀痛、小便短赤；急性肝炎、胆囊炎见上述证候者。

5. 升血调元汤(《临床用药须知中药成方制剂卷》2020年版）

药物组成：骨碎补、黄芪、何首乌、女贞子、党参、鸡血藤、麦芽、佛手。

功能与主治：补肾健脾，益气养血。用于脾肾不足、气血两亏所致的头目晕眩、心悸、气短、神疲乏力、腰膝酸软、夜尿频数；白细胞减少症见上述证候者。

【用法与用量】 3～10g。

【注意】 阴虚有热、气虚无滞者慎用。

【本草摘要】

1.《本草纲目》 “煮酒饮，治痰气咳嗽。煎汤，治心下气痛。”

2.《本草便读》 “佛手，理气快膈，惟肝脾气滞者宜之，阴血不足者，亦嫌其燥耳。”

【化学成分】 主要含挥发油：柠檬烯，γ-松油烯等；黄酮类成分：橙皮苷，香叶木苷等；香豆素类成分：佛手内酯，柠檬内酯；萜类成分：柠檬苦素等；还含多糖、有机酸等。

中国药典规定本品含橙皮苷($C_{28}H_{34}O_{15}$)不得少于0.030%。

【药理毒理】 本品具有调节胃肠道运动、抗炎、平喘、祛痰、抗抑郁、抗肿瘤等作用。

1. 调节胃肠道运动作用 佛手醇提取物 15g/kg 灌胃可明显促进小鼠的小肠运动功能，对乙酰胆碱引起的家兔离体十二指肠痉挛有显著的解痉作用。在体外能明显增强家兔离体回肠平滑肌的收缩，其作用能被阿托品拮抗。

2. 抗炎作用 佛手挥发油 0.733、0.309、0.154ml/kg 灌胃给药 3 天，对二甲苯致小鼠耳肿胀有明显的抑制作用；0.309、0.154ml/kg 灌胃 1 次对角叉菜胶诱导的大鼠足肿胀具有抑制作用。

3. 平喘、祛痰作用 佛手具有平喘作用。给豚鼠采用组胺雾化吸入诱导哮喘，给予佛手醇提取液灌胃后，哮喘发生的潜伏期显著延长。采用卵清蛋白腹腔注射致敏、雾化吸入诱喘的小鼠，灌胃给予佛手乙酸乙酯提取液 10g/kg，可显著降低外周血白细胞总数、嗜酸性粒细胞和淋巴细胞数目，并明显减轻肺组织的炎症病变。佛手具有祛痰作用，其醇提物能增加小鼠呼吸道酚红排泌量；对氨水诱导的小鼠咳嗽具有镇咳作用，能显著减少咳嗽次数、延长小鼠咳嗽潜伏期。佛手乙酸乙酯提取液 10g/kg 灌胃给药能显著延长氨水引咳致小鼠的咳嗽潜伏期，减少咳嗽次数、增加小鼠呼吸道酚红排泌量。佛手挥发油 0.773ml/kg，灌胃给药每日 1 次共 10 天，可抑制实验性哮喘小鼠外周血、支气管肺泡灌洗液中的嗜酸性粒细胞水平，减少肺组织嗜酸性粒细胞浸润，拮抗气道炎症。

4. 抗抑郁作用 佛手水蒸气蒸馏液制备的挥发油具有一定的抗抑郁作用，可缩短强迫游泳实验和悬尾实验中小鼠游泳不动时间和悬尾不动时间[1]。

5. 抗肿瘤作用 佛手挥发油能抑制体外培养的 MDA-MB-435 人乳腺癌细胞的增殖，将细胞周期阻滞在 S 期和 G_2/M 期[2]；对小鼠体内 B_{16} 黑色素瘤具有抑制作用[3]。佛手柑内酯对鼻咽癌细胞 CNE-2 和 HONE-1 具有较显著的体外抑制活性，并呈明显的浓度依赖性及时间依赖性。使二种鼻咽癌细胞处于 G_0、G_1 期的细胞数目比例上升，S 期与 G_2-M 期的比例下降；显著降低鼻咽癌细胞的 CDK4、CDK6、CDK2、Cyclin D1、Cyclin E_2 和 β-catenin 的蛋白表达量，说明其抗肿瘤作用可能与部分周期蛋白的下调及 Wnt/β-catenin 信号通路的被抑制有关[4]。

6. 其他药理作用 采用水蒸气蒸馏法制备的佛手挥发油具有抑菌作用，最低抑菌浓度（MIC）分别为：枯草杆菌 1.25%、大肠埃希菌 1.25%、金黄色葡萄球菌 2.5%、酿酒酵母 2.5%。佛手水提物每天 1g 生药/kg 灌胃给药 14 天，能明显延长小鼠负重游泳力竭时间，降低小鼠运动后血乳酸、尿素氮浓度，提高小鼠肝脏中糖原的含量，说明其具有抗运动型疲劳的作用[5]。佛手水提物皮肤涂抹能显著提高小鼠皮肤中 SOD 的活性，增加皮肤中胶原蛋白的含量，明显减少脂质过氧化产物丙二醛的含量，促进毛发生长。

7. 毒理研究 小鼠灌胃给予佛手挥发油的 LD_{50} 为（18.845±0.165）ml/kg。

【参考文献】 [1] 芦红，吴月霞，杨丽嘉，等. 川佛手提取物对小鼠的抗抑郁作用. 郑州大学学报（医学版），2011，46（2）：220-222.

[2] 麻艳芳，邵邻相，张均平，等. 佛手挥发油对 MDA-MB-435 人乳腺癌细胞体外增殖的影响. 中国药学杂志，2010，45（22）：1737-1741.

[3] 邵邻相，高海涛，成文召，等. 佛手挥发油对小鼠体内 B16 黑色素瘤生长的影响. 浙江师范大学学报（自然科学版），2012，35（2）：184-186.

[4] 林碧华，万树伟，刘付梅，等. 佛手柑内酯对鼻咽癌细胞周期的影响. 中国药学杂志，2014，49（10）：837-842.

[5] 张颖，江玲丽，赵小平. 佛手水提取物对小鼠抗运动性疲劳作用研究. 淮阴师范学院学报（自然科学版），2014，13（1）：63-64.

香 橼

Xiangyuan

本品为芸香科植物枸橼 *Citrus medica* L.或香圆 *Citrus wilsonii* Tanaka 的干燥成熟果实。主产于四川、云南、福建、江苏、浙江。秋季果实成熟时采收，趁鲜切片，晒干或低温干燥。香橼亦可整个或对剖两半后，晒干或低温干燥。枸橼以片色黄白、香气浓者为佳。香橼以个大、皮粗、色黑绿、香气浓者为佳。

【性味与归经】 辛、苦、酸，温。归肝、脾、肺经。

【功能与主治】 疏肝理气，宽中，化痰。用于肝胃气滞，胸胁胀痛，脘腹痞满，呕吐噫气，痰多咳嗽。

【效用分析】 香橼辛能行散，苦能疏泄，入肝经而能疏理肝气而止痛。可以治疗肝郁胸胁胀痛。本品功同佛手，但效力较逊。

香橼气香醒脾，辛行苦泄，入脾胃以行气宽中，用于治脾胃气滞之脘腹痞满胀痛，嗳气吞酸，呕恶食少。

香橼苦燥降泄以化痰止咳，辛行入肺而理气宽胸，常与化痰止咳药同用，治疗痰多、咳嗽、胸闷等。

【配伍应用】

1. 香橼配陈皮 香橼味辛、微苦、酸，性温，疏肝解郁，理气和中，燥湿化痰；陈皮辛苦温，燥湿化痰，理气和中。香橼药性平和，善理肝胃气滞；陈皮药力较强，善理脾胃气滞。两药相伍，使得理气燥湿化痰之力增强。用以治疗脾胃气滞，肝胃不和，湿痰咳嗽。

2. 香橼配广藿香 香橼气香醒脾，辛行苦泄，入脾胃以行气宽中；藿香辛微温，气味芳香，为芳香化湿浊要药。两药配伍，使化湿行气之功益彰。用以治疗脾胃湿阻气滞之脘腹胀痛。

3. 香橼配茯苓 香橼苦燥降泄以化痰止咳，辛行入肺而理气宽胸；茯苓味甘而淡，甘则能补，淡则能渗，药性平和，既可祛邪，又可扶正，善渗泄水湿，使湿无所聚，痰无由生。两药合用，共成行气化痰止咳之功。用以治疗湿痰咳嗽、痰多、胸闷等。

【鉴别应用】 **香橼与佛手** 均为芸香科植物，皆辛香苦温，归肝脾肺经，药力平和，均能疏肝解郁，理气和中，燥湿化痰，主治肝胃气滞，胸胁胀痛，脘腹痞满，及咳嗽、痰多等。但佛手力较香橼强，又偏理肝胃之气而止痛效佳；香橼力较佛手力缓，又偏理肺脾之气而化痰效佳。

【方剂举隅】

1. 温中平胃散（《医醇賸义》）

药物组成：苍术、陈皮、厚朴、炮姜、木香、香橼、砂仁、枳壳、青皮、谷芽、神曲。

功能与主治：温中和胃，行气消积。适用于胃脘胀满、疼痛，嗳腐吞酸，恶食，嗳气呕逆或大便难。

2. 消臌万应丹（《重订通俗伤寒论》）

药物组成：煅人中白、地骷髅、莱菔子、六神曲、砂仁、陈香橼。

功能与主治：化积消臌。适用于黄疸变臌，气喘胸闷，脘痛翻胃，痞胀结热，伤力黄肿，噤口痢。

【成药例证】

1. 恒制咳喘胶囊（《临床用药须知中药成方制剂卷》2020 年版）

药物组成：法半夏、肉桂、红参、陈皮、沉香、西洋参、砂仁、豆蔻、佛手、香橼、紫苏叶、赭石（煅）、丁香、白及、红花、薄荷、生姜、甘草。

功能与主治：益气养阴，温阳化饮，止咳平喘。用于气阴两虚，阳虚痰阻所致的咳嗽痰喘、胸脘满闷、倦怠乏力。

2. 舒肝和胃丸（口服液）（《临床用药须知中药成方制剂卷》2020年版）

药物组成：柴胡、醋香附、佛手、郁金、木香、乌药、陈皮、焦槟榔、莱菔子、白芍、炒白术、广藿香、炙甘草。

功能与主治：疏肝解郁，和胃止痛。用于肝胃不和，两胁胀满，胃脘疼痛，食欲不振，呃逆呕吐，大便失调。

3. 养胃宁胶囊（《临床用药须知中药成方制剂卷》2020年版）

药物组成：香附（醋）、香橼、土木香、人参、豆蔻、草豆蔻、当归、水红花子（炒）、五灵脂、大黄、莱菔子（炒）、炙甘草。

功能与主治：调中养胃，理气止痛。用于肝胃气滞所致的胃痛，症见胃脘疼痛、窜及两胁，胸胁胀满，嗳气嘈杂；急慢性胃炎、消化性溃疡、胃神经官能症见上述证候者。

4. 醒脾开胃颗粒（《临床用药须知中药成方制剂卷》2020年版）

药物组成：谷芽、稻芽、荷叶、佛手、香橼、使君子、冬瓜子（炒）、白芍、甘草。

功能与主治：醒脾调中。用于脾胃失和所致的食积，症见面黄乏力、食欲低下、腹胀腹痛、食少便多。

【用法与用量】 3～10g。

【注意】 阴虚有热者慎用。

【本草摘要】

1.《本草通玄》 “香橼性中和，单用多用亦损正气，与参、术同行则无弊也。”

2.《本草从新》 “平肝舒郁，理肺气，通经利水。”

3.《本草便读》 “下气消痰，宽中快膈。”

【化学成分】 主要含挥发油：右旋柠檬烯，水芹烯，枸橼醛，乙酸香叶酯等；黄酮类成分：柚皮苷，橙皮苷等；还含二萜内酯类及鞣质等。

中国药典规定香橼含柚皮苷（$C_{27}H_{32}O_{14}$）不得少于2.5%。

玫瑰花
Meiguihua

本品为蔷薇科植物玫瑰 *Rosa rugosa* Thunb.的干燥花蕾。主产于江苏、浙江。春末夏初花将开放时分批采收，及时低温干燥。以色紫红、朵大、香气浓者为佳。

【性味与归经】 甘、微苦，温。归肝、脾经。

【功能与主治】 行气解郁，和血，止痛。用于肝胃气痛，食少呕恶，月经不调，跌扑伤痛。

【效用分析】 玫瑰花芳香行气，味苦疏泄，有疏肝解郁、醒脾和胃、行气止痛之功。用于治肝郁犯胃之胸胁脘腹胀痛，呕恶食少。

玫瑰花芳香疏泄，既能行气解郁，又能活血散瘀，有疏通气血、宣壅导滞之效。可以治肝气郁滞之月经不调，经前乳房胀痛。

玫瑰花味苦疏泄，性温通行，故能活血散瘀以止痛，用于治跌打损伤，瘀肿疼痛，常与活血药同用。

【配伍应用】

1. 玫瑰花配佛手 玫瑰花味甘微苦性温，具有疏肝解郁，活血止痛之功；佛手辛苦温，疏肝解郁，理气和中，燥湿化痰。两药相伍，可增强疏肝解郁，理气和中作用。用以治疗肝胃气痛，肝郁胸胁胀痛。

2. 玫瑰花配当归 玫瑰花善疏解肝郁，活血调经；当归辛行温通，能补血活血，调经止痛。两药配伍，寓行气于活血之中，气行郁解血畅则经自通。用于治疗郁滞肝气郁滞血瘀之月经不调等。

3. 玫瑰花配白芍 玫瑰花善疏肝解郁，活血调经；白芍味酸，收敛肝阴以养血。两药配伍，可增强养血柔肝、调经止痛之功。用以治疗肝气郁滞兼血虚的月经不调等。

4. 玫瑰花配川芎 玫瑰花味苦疏泄，性温通行，能行气解郁、活血散瘀以止痛；川芎辛散温通，既能活血化瘀，又能行气止痛，具通达气血之效。两药合用，共成行气活血调经之功。用以治疗肝郁气滞血瘀之月经不调等。

【鉴别应用】 玫瑰花与月季花 两者皆入肝经，有疏肝解郁、活血调经之功，均可治疗肝气郁滞之月经不调，跌打损伤，瘀肿疼痛。但玫瑰花尚能醒脾和胃，可以用于肝郁犯胃之胸胁脘腹胀痛、呕恶食少。月季花还可消肿解毒，可以治疗痈疽肿毒。

【方剂举隅】 归桂化逆汤（《医醇賸义》）

药物组成：当归、白芍、肉桂、青皮、茯苓、蒺藜、郁金、合欢花、玫瑰花、木香、牛膝、红枣、降香。

功能与主治：解郁和中。适用于肝气犯胃，食入即吐。

【成药例证】

1. 避瘟散（《临床用药须知中药成方制剂卷》2020年版）

药物组成：朱砂、香排草、檀香、冰片、丁香、麝香、薄荷脑、姜黄、白芷、零陵香、甘松、木香、玫瑰花。

功能与主治：祛暑辟秽，开窍止痛。用于夏季暑邪引起的头目眩晕、头痛鼻塞、恶心、呕吐、晕车晕船。

2. 疏肝理气丸（《中华人民共和国卫生部药品标准·中药成方制剂》）

药物组成：柴胡、姜半夏、陈皮、延胡索、玫瑰花、山楂、香附、丹参、甘草、广藿香等。

功能与主治：疏肝理气，解郁。用于胸胁胀闷，气郁不舒。

3. 痛经灵颗粒（《中华人民共和国卫生部药品标准·中药成方制剂》）

药物组成：蒲黄、五灵脂、玫瑰花、元胡、香附、赤芍、丹参、红花、乌药、桂枝。

功能与主治：活血化瘀，理气止痛。用于气滞血瘀所致痛经。

4. 肝郁调经膏（《中华人民共和国卫生部药品标准·中药成方制剂》）

药物组成：白芍、佛手、郁金、玫瑰花、代代花、牡丹皮、川楝子、香附、当归、丹参、葛根、泽泻。

功能与主治：疏肝解郁，清肝泻火，养血调经。用于肝郁所致的月经失调，痛经，乳房胀痛，不孕等症。

【用法与用量】 3～6g。

【本草摘要】

1.《药性考》 “行血破积，损伤瘀痛。”

2.《本草正义》 “玫瑰花，香气最浓，清而不浊，和而不猛，柔肝醒胃，流气活血，宣通窒滞而绝无辛温刚燥之弊，断推气分药之中，最有捷效而最为顺良者，芳香诸品，殆无其匹。”

3.《本草纲目拾遗》 “和血行血，理气，治风痹、噤口痢、乳痈、肿毒初起、肝胃气痛。”

【化学成分】 主要含挥发油、黄酮、多糖及鞣质等。

【药理研究】 本品具有抗心肌缺血、改善微循环、抗氧化、降血糖、调节神经系统功能等作用。

1. 抗心肌缺血作用 新疆玫瑰花水煎液 5.2g/kg 灌胃给予 5 天，可明显降低异丙肾上腺素所致急性心肌缺血模型大鼠心电图 ST 段抬高的幅度，对抗异丙肾上腺素所致大鼠心肌急性缺血的改变。

2. 对血管的作用 20g/L 酸性和中性玫瑰花水煎剂均可明显扩张去甲肾上腺素预收缩的兔离体主动脉平滑肌条。玫瑰花水煎剂可使血管平滑肌扩张，此作用有内皮依赖性，与一氧化氮有关，10^{-4}mol/L 一氧化氮合成酶抑制剂 L-NNA 或 10^{-5}mol/L 亚甲蓝可完全消除玫瑰花舒张血管作用，但 10^{-5}mol/L 吲哚美辛和普萘洛尔无明显影响。

3. 改善微循环作用 1g/ml 玫瑰花总提取物对正常状态以及肾上腺素所致微循环障碍时肠系膜微循环的影响，玫瑰花总提取物局部应用可增加微动脉的血流速度，对微静脉作用不明显。滴加肾上腺素可导致小鼠肠系膜微循环障碍，局部滴加玫瑰花总提取物后，可加快微循环障碍的恢复。

4. 抗氧化作用 新疆玫瑰花水煎液 5.2g/kg 灌胃给予 5 天，可以保护异丙肾上腺素所致急性心肌缺血模型大鼠缺血心肌的过氧化物歧化酶的活性，表现出抗脂质过氧化的作用，同时可明显抑制心肌肌酸激酶的释放，减轻由于氧自由基对心肌细胞膜的破坏所造成的损伤。在 0.2mg 条件下，不同颜色的玫瑰花蕊对 1,1-二苯基-2-苦肼基 DPPH·都有较强的清除能力（r_s>42%），红色和金黄色花瓣对 DPPH 清除能力强于白色和粉红色品种。叶子提取液对 DPPH·清除能力都比较弱（r_s<31%）。粉红色和金黄色的花萼提取液对 DPPH·清除能力强于白色和红色品种。在不同剂量下，红色和金黄色花瓣提取液对 DPPH·清除能力始终比白色和粉红色品种强，且达到显著差异，当剂量大于 0.4mg 时，提取液对 DPPH·清除能力 r_s>70%；4 种玫瑰花的花蕊对 DPPH·清除能力都强于其他部位，当剂量大于 0.4mg 时，提取液对 DPPH·清除能力 r_s>70%；4 种玫瑰花的叶子在低浓度下 DPPH·清除能力较弱，但当剂量大于 0.6mg 时，提取液对 DPPH·清除能力明显上升，r_s>60%；白色和红色玫瑰花的花萼在不同浓度下对 DPPH·清除能力较弱，而粉红色和金黄色玫瑰花的花萼提取液对 DPPH·清除能力明显要强，当剂量大于 0.6mg 时，提取液对 DPPH·清除能力明显上升，r_s>70%[1]。1.00mg 红玫瑰鲜花对 DPPH·的清除能力相当于 18.74μg 维生素 C，对 O_2^-·相当于 39.82μg 维生素 C，对 OH 的清除能力亦优于维生素 C。玫瑰花 80mg/kg 灌胃，对不同月龄小鼠的抗氧化效果不同。对 8 月龄以上的小鼠抗氧化作用效果显著，同时明显提高 SOD 基因的表达量。玫瑰花对衰老的小鼠不仅在组织水平和细胞水平上有显著的抗氧化作用，而且在分子水平上能提高基因表达量，其含有高效抗氧化成分，是一种良好的天然抗氧化剂。玫瑰花对果蝇有显著的延缓衰老的作用，可显著降低果蝇体内的脂褐素水平，起到降低膜脂质过氧化程度的作用。0.05%、0.1%、0.2%玫瑰花露可通过清除紫外线辐射的 HaCaT 细胞 ROS 的释放量，提高 SOD、GSH-Px 和 CAT 的活性，抑制 I_KK-α/IκBα/NF-κB 信号通路的活化，从而抑制 HaCaT 细胞的凋亡[2]。玫瑰花 80%乙醇提取物 200μg/ml

能够显著增强由 $A\beta_{25\sim35}$ 诱导损伤的 PC12 细胞的活力，降低损伤细胞内 MDA 的含量和 Nf-κb 的表达[3]。玫瑰花黄酮 300、600mg/kg 连续灌胃 28 天，能够显著地降低四氧嘧啶所致糖尿病小鼠肝中 MDA 的含量，提高 SOD 和 GSH-Px 的活性[4]。玫瑰花多糖具有清除羟自由基和超氧阴离子的能力，在 0.05～5mg/ml 内呈一定的量效关系。相同浓度的玫瑰花多糖清除羟基自由基和超氧阴离子自由基的能力不同，当多糖浓度达 0.05mg/ml 时，超氧阴离子自由基的清除率可达 53.41%，而此时羟基自由基的清除率为 8.67%，原因可能与多糖类物质的结构有关。

5. 降血糖作用 玫瑰花黄酮 300、600mg/kg 连续灌胃 28 天能够降低四氧嘧啶所致糖尿病小鼠的血糖水平。

6. 对中枢神经系统的作用 玫瑰花微粉以 0.25、0.5、1.0、2.0g/kg 剂量连续灌服 10 天，均能明显缩短两种行为绝望抑郁模型小鼠的不动时间，具有明显的抗抑郁活性[5]。

7. 其他 玫瑰花总多酚 100mg/kg 连续灌胃给予给药 7 天，可以延长小鼠游泳时间，高剂量给药可延长转棒时间，提示其可提高机体运动耐力，延迟疲劳出现的时间[6]。

【参考文献】 [1] 刘红燕，王妮．玫瑰花多糖的体外抗氧化活性研究．食品与药品，2014，16(4)：256-257.

[2] 韩志武．王美芝，王龙源，等．玫瑰花露抑制紫外线诱导 HaCaT 细胞凋亡的研究．中国药房，2013，24(7)：592-595.

[3] 杨庆雄，王聪聪，张万全，等．玫瑰花对β-淀粉样蛋白诱导 PC12 神经细胞毒性的抑制作用．安徽农业科学，2011，39(27)：16548-16550.

[4] 周达，鲁晓翔，罗成．玫瑰花黄酮对糖尿病小鼠的降血糖作用．食品工业科技(营养与健康)，2011，2：319-321.

[5] 李小英，齐美凤，宋达，等．玫瑰花微粉抗抑郁活性及初步安全性研究．云南中医中药杂志，2013，34(3)：46-48.

[6] 马依努尔・拜克力，陈君，阿吉艾克拜尔・艾萨．玫瑰花多酚抗小鼠躯体疲劳研究．中国药理学通报，2015，31(3)：441-442.

梅 花

Meihua

本品为蔷薇科植物梅 *Prunus mume* (Sieb.) Sieb.et Zucc.的干燥花蕾。主产于江苏、浙江。初春花未开放时采摘，及时低温干燥。以完整、含苞未放、气清香者为佳。

【性味与归经】 微酸，平。归肝、胃、肺经。

【功能与主治】 疏肝和中，化痰散结。用于肝胃气痛，郁闷心烦，梅核气，瘰疬疮毒。

【效用分析】 梅花芳香行气，入肝、胃经，有疏肝解郁、理气和胃之功，用于肝气郁滞、肝胃不和所致的胁肋胀痛、郁闷心烦、脘腹痞满、胀痛、嗳气纳呆之症。

梅花芳香走窜，有疏肝解郁、理气化痰之功，可以用于肝气郁滞、痰气凝结所致的梅核气、瘰疬痰核。

【配伍应用】 **梅花配玫瑰花** 梅花味微酸，性平，具有理气化痰之功；玫瑰花味甘微苦性温，疏肝解郁，活血止痛。两药均性平力缓，气味芳香疏理，配伍后，增强疏肝理气止痛之功。用以治疗肝胃气痛证。

【鉴别应用】 **梅花与娑罗子** 两者均能疏肝理气和胃，皆可用治肝郁气滞、肝胃不和所致的胁肋脘腹胀痛、不思饮食等。梅花疏肝悦脾，理气化痰，可用治痰气交阻所致的梅核气。娑罗子以宽中和胃为长，肝胃不和者多用。

【方剂举隅】 **千里梅花丸**（《寿世保元》）

药物组成：梅花、枇杷叶、干葛末、百药煎、乌梅肉、甘草。

功能与主治：生津止渴。适用于夏日长途，津少口渴。

【成药例证】 **绿萼点舌丸**（《中华人民共和国卫生部药品标准・中药成方制剂》）

药物组成：白梅花、沉香、血竭、乳香、没药、葶苈子、硼砂、石决明、雄黄、牛黄、冰片、蟾酥、朱砂、珍珠、麝香、熊胆、牛胆粉。

功能与主治：清热解毒，消肿止痛。用于疔疮痈肿初起，咽喉、龈、舌肿痛。

【用法与用量】 3～5g。

【本草摘要】

1.《本草纲目拾遗》 "《百花镜》：开胃散邪，煮粥食，助清阳之气上升，蒸露点茶，生津止渴，解暑涤烦。"

2.《饮片新参》 "绿萼梅平肝和胃，止脘痛、头晕，进饮食。"

【化学成分】 主要含挥发油：4-松油烯醇，异丁香油酚等；黄酮类成分：芦丁，槲皮素等。

【药理毒理】 本品具有抗氧化、抗炎作用。

1. 抗氧化作用 腊梅花提取物腊梅花黄酮在体外对 $O_2^-\cdot$、$\cdot OH$、DPPH・自由基均有明显的清除作用，其 50%抑制浓度(IC_{50})分别为 147.25、47.71、25.90μg/ml。青梅花总黄酮清除 DPPH・自由基的能力强于竹叶黄酮，但弱于维生素 C 和芦丁[1]。

2. 抗炎作用 20、40、60mg/kg 东北山梅花根总皂苷连续灌胃给予 3 天，能显著抑制由二甲苯引起的小鼠耳廓肿胀，具有显著抗炎活性[2]。

【参考文献】［1］郑小微，夏道宗，张英．梅花总黄酮对黄嘌呤氧化镁抑制作用及其抗氧化活性评价．食品工业科技(研究与探讨)，2011，32(11)：168-173．

［2］盛继文，刘冬梅，李耀辉，等．东北山梅花根总皂苷提取工艺及抗炎活性研究．中国实验方剂学杂志，2010，16(16)：24-26．

娑罗子

Suoluozi

本品为七叶树科植物七叶树 *Aesculus chinensis* Bge.、浙江七叶树 *Aesculus chinensis* Bge. var. *chekiangensis* (Hu et Fang) Fang 或天师栗 *Aesculus wilsonii* Rehd. 的干燥成熟种子。主产于浙江、江苏、河南。秋季果实成熟时采收，除去果皮，晒干或低温干燥。用时打碎。以饱满、种仁黄白色者为佳。

【性味与归经】 甘，温。归肝、胃经。

【功能与主治】 疏肝理气，和胃止痛。用于肝胃气滞，胸腹胀闷，胃脘疼痛。

【效用分析】 娑罗子入肝经，能疏肝解郁以行滞，可用于治疗肝胃气滞之胸闷胁痛等证。

娑罗子性温，入胃经，能理气宽中以和胃止痛，可以用于胃脘疼痛。

【配伍应用】

1. 娑罗子配佛手 娑罗子入肝经，功擅理气宽中；佛手辛行苦泄，善疏肝解郁，理气止痛。两药相伍，使疏肝解郁，理气止痛之力增强。用以治疗肝胃气滞之胸闷胁痛、脘腹胀痛等证。

2. 娑罗子配香附 娑罗子入肝经，能疏肝解郁以行滞；香附辛行苦泄，善于疏肝理气，调经止痛。两药合用，使疏肝行气之功益彰。用以治疗经前乳房胀痛。

3. 娑罗子配郁金 娑罗子入肝，能疏肝中之滞气；郁金味辛能行能散，既能活血，又能行气。两药配伍，行气与活血并举，体现气行则血行，血行则气顺。用以治疗乳房胀痛。

【鉴别应用】 娑罗子与玫瑰花 两者皆甘温，入肝经，能疏肝解郁，和胃止痛，可以用于肝胃气滞之胸胁脘腹胀痛，经前乳房胀痛。然玫瑰花味苦疏泄，性温通行，还可活血化瘀以止痛，治疗跌打伤痛。

【用法与用量】 3～9g。

【本草摘要】

1.《本草纲目拾遗》 “宽中下气，治胃脘肝膈膨胀，疳积疟痢，吐血劳伤，平胃通络。”

2.《本草再新》 “味辛、苦，性平，入脾、肺二经。”

3.《药性考》 “宽中下气，(治)脘痛肝膨，疳积疟痢，吐血劳伤，平胃通络，酒服称良。”

【化学成分】 主要含三萜皂苷类成分：七叶皂苷 A、B、C、D，异七叶皂苷，隐七叶皂苷，七叶苷等；还含黄酮类、香豆素类、有机酸类、甾醇类等。

中国药典规定本品含七叶皂苷 A($C_{55}H_{86}O_{24}$)不得少于 0.70%。

【药理毒理】 本品具有抗胃溃疡、抑制胃酸分泌、抗缺血损伤等作用。

1. 抗胃溃疡作用 娑罗子提取物(含 62%七叶皂苷)7、14mg/kg 连续灌胃给药 5 天，均可明显减轻阿司匹林致胃溃疡模型小鼠胃黏膜出血、糜烂及溃疡程度，明显降低模型小鼠的胃溃疡指数[1]。

2. 抑制胃酸分泌作用 娑罗子 100%水煎液，10g 生药/kg 剂量于胃或十二指肠内单次给药，可明显抑制切除双侧颈部迷走神经大鼠的胃酸分泌；可明显拮抗皮下注射组胺 20mg/kg 或五肽胃泌素 200μg/kg 诱导大鼠的胃酸分泌增加，其中对组胺的拮抗作用强于五肽胃泌素。提示，娑罗子抑制胃酸分泌的作用可能与神经及受体机制相关。娑罗子 100%水煎剂，10g 生药/kg 剂量连续灌胃给药 5 天，每天 2 次，可明显抑制幽门结扎法和胃瘘法致大鼠的胃液分泌量增加，降低总酸排出量。

3. 抗缺血损伤作用

(1) 抗脑缺血损伤作用 娑罗子主要成分β-七叶皂苷钠 5mg/kg 耳缘静脉注射，可减轻脑缺血再灌注模型兔脑皮质组织的含水量，降低脑组织皮质匀浆丙二醛(MDA)的浓度，提高超氧化物歧化酶(SOD)的活性。七叶皂苷钠 5mg/kg 腹腔注射，对大鼠脑缺血再灌注损伤、大鼠短暂性、局灶性脑缺血均具有保护作用。

(2) 抗肝缺血损伤作用 七叶皂苷钠 20mg/kg 剂量股静脉注射，对原位肝脏缺血再灌注(I/R)模型大鼠的肝损伤具有明显保护作用[2]；对急性胰腺炎致大鼠的肝损伤具有明显保护作用。

(3) 抗肢体缺血再灌注损伤作用 β-七叶皂苷钠 10mg/kg 剂量股静脉注射给药，可明显减轻肢体缺血再灌注损伤模型家兔下肢的缺血再灌注损伤程度，对骨骼肌具有保护作用。

(4) β-七叶皂苷钠 1.5mg/kg 剂量腹腔注射，可提高大鼠腹部岛状皮瓣缺血再灌流损伤模型岛状皮瓣的成活率。

4. 其他作用 β-七叶皂苷钠(5.25×10^{-6}～5.0×10^{-5}g/ml)，50、100mg 剂量股动脉注射给药，可明显加强利用蠕动泵建立颈-股动脉体外循环系统在体犬股动脉灌流的静脉张力，加快静脉压上升速率，明显增加股静脉流量及胸导管淋巴液的回流量[3]。

【参考文献】［1］辛文妤，张雷明，王天，等．娑罗子提取物对阿司匹林致胃溃疡作用的研究．中国药物警戒，2010，6：321-323.

［2］刘金彪，王新征，侯永强，等．七叶皂苷钠对肝脏缺血再灌注损伤的保护作用．中国实用医药，2011（03）：133-134.

［3］余志红，苏萍，王奕．β-七叶皂苷钠治疗慢性静脉功能不全的研究．中国实验方剂学杂志，2011，11：220-222.

薤 白

Xiebai

本品为百合科植物小根蒜 *Allium macrostemon* Bge. 或薤 *Allium chinene* G.Don 的干燥鳞茎。主产于东北、河北、江苏、湖北。夏、秋二季采挖，洗净，除去须根，蒸透或置沸水中烫透，晒干。以个大、饱满、色黄白、半透明者为佳。

【性味与归经】 辛、苦，温。归心、肺、胃、大肠经。

【功能与主治】 通阳散结，行气导滞。用于胸痹心痛，脘腹痞满胀痛，泻痢后重。

【效用分析】 薤白辛散苦降，温通滑利，善散阴寒之凝滞，通胸阳之壅结，为治胸痹之要药，适用于寒痰阻滞、胸阳不振所致的胸痹证。

薤白性温滑利，入肺经而能宣壅滞、降痰浊而达下气导滞、止咳平喘之功，用于外感风寒，肺失宣畅，咳喘气急，胸部胀满，痰多稀薄者。

薤白辛温以散凝结之寒邪，并能行气止痛，可用于治胃寒气滞之脘腹痞满胀痛。

薤白辛行苦降，有行气导滞、消胀止痛之功。治胃肠气滞，泻痢里急后重。

【配伍应用】

1. 薤白配黄柏 薤白辛散通降，长于通阳化滞，上开胸痹，下泄大肠气滞；黄柏苦寒降泄，清热燥湿，且以泻肾火，清下焦湿热为专长。两药合用，辛开苦降，以通为主，寒温并用，以清为主。清热之中有通阳之施，以免苦寒清热而遏阳；燥湿之中有理气之用，以免燥湿而气凝。用以治疗湿热疫毒壅滞肠中而致的泻痢后重，大便滞涩之症。

2. 薤白配瓜蒌 薤白通阳散结，行气止痛；瓜蒌清肺化痰，宽胸散结，润燥滑肠。薤白以辛散温通为要，散阴结而开胸痹；瓜蒌甘寒滑润，以清降为主，宽胸利膈而通痹。两药合用，一通一降，通阳行气，上开胸痹，下行气滞，清肺化痰，散结止痛，为治胸痹的常用药对。用以治疗胸痹，症见胸痛胸闷，短气不利，喘息咳唾，时作时止，甚或胸痛彻背，背痛彻心，痛无休止。

3. 薤白配枳实 薤白辛苦而性温，辛散苦降、温通滑利，具有通阳散结，行气止痛之功；枳实苦辛酸性微寒，破气消积，化痰除痞。两药配伍，相使为用，使得通阳消痞、破气导滞、化痰除浊之功增强。用以治疗胸痹，咳唾不舒，脘腹痞结，大便不爽或泄泻不畅等。

4. 薤白配半夏 薤白、半夏均为辛温之品，皆入肺胃大肠经。薤白能理气宽胸，温中通阳；半夏能燥湿化痰，消痞散结，和胃止呕。两药合用，共成化痰散结，行气止痛之功。用以治疗胸痹心痛彻背，气急喘促等症。

5. 薤白配大腹皮 薤白苦辛性温，具有通阳散结，行气止痛之功；大腹皮辛微温，行气导滞，利水消肿。两药配对，使得行气导滞之功增强。适用于胃肠气滞之脘腹痞满胀痛，泻痢里急后重。

【鉴别应用】 **薤白与葱白** 两药均味辛温，归肺胃经，均能宣通阳气散寒邪，但功能相差很大。薤白专攻走里，辛散苦降滑利，除通阳散结外，又善下行导滞，主治痰浊凝滞、胸阳不振之胸痹、泻痢里急后重、脘腹胀满等。葱白则辛温，既走里又达表，可发汗解表，用于风寒感冒之轻证；又散寒通阳，治阴寒内盛格阳于外的厥冷、腹泻、脉微等；外用可解毒散结通乳，治痈疮疔毒、乳房胀痛及乳汁不下等。

【方剂举隅】

1. 枳实薤白桂枝汤（《金匮要略》）

药物组成：枳实、厚朴、薤白、桂枝、瓜蒌。

功能与主治：通阳散结，祛痰下气。适用于胸阳不振痰气互结之胸痹，症见胸满而痛，甚或胸痛彻背，喘息咳唾，短气，气从胁下冲逆，上攻心胸，舌苔白腻，脉沉弦或紧。

2. 瓜蒌薤白白酒汤（《金匮要略》）

药物组成：瓜蒌、薤白、白酒。

功能与主治：通阳散结，行气祛痰。适用于胸阳不振，痰气互结之胸痹轻证，症见胸满而痛，甚或胸痛彻背，喘息咳唾，短气，舌苔白腻，脉沉弦或紧。

3. 瓜蒌薤白半夏汤（《金匮要略》）

药物组成：瓜蒌、薤白、半夏、白酒。

功能与主治：通阳散结，祛痰宽胸。适用于胸痹而痰浊较甚，胸痛彻背，不能安卧者。

4. 柴胡清骨散（《医宗金鉴》）

药物组成：秦艽、知母、胡黄连、鳖甲、青蒿、柴胡、地骨皮、薤白、猪脊髓、猪胆汁、童便、甘草。

功能与主治：清骨退蒸，滋阴降火。适用于骨蒸久不痊愈者。

5. 薤白散(《普济方》)

药物组成：薤白、鳖甲、鹿角胶、炙甘草、阿胶。

功能与主治：滋阴止血，止咳平喘。适用于肺痿久咳，吐血咳血。

【成药例证】

1. 舒心降脂片(《中华人民共和国卫生部药品标准·中药成方制剂》)

药物组成：紫丹参、山楂、桃仁、红花、赤芍、虎杖、鸡血藤、薤白、降香、葛根、荞麦花粉。

功能与主治：活血化瘀，通阳化浊，行气止痛。用于气滞血瘀、痰浊阻络所致的胸闷、胸痛、心悸、乏力、不寐、脘腹痞满；冠心病、高脂血症见上述证候者。

2. 镇心痛口服液(《中华人民共和国卫生部药品标准·中药成方制剂》)

药物组成：党参、三七、肉桂、薤白、葶苈子、延胡索、冰片、薄荷脑、地龙。

功能与主治：益气活血，通络化痰。用于气虚血瘀、痰阻脉络、心阳失展所致的胸痹，症见胸痛、胸闷、心悸、气短、乏力肢冷；冠心病心绞痛见上述证候者。

3. 舒心宁片(《中华人民共和国卫生部药品标准·中药成方制剂》)

药物组成：丹参、川芎、赤芍、红花、当归、太子参、石菖蒲、薤白、瓜蒌皮、降香、远志、甘草。

功能与主治：活血，消瘀，行气止痛。用于改善冠状动脉血液循环，兼治高血压病、胆固醇过高以及冠心病、心绞痛。

【用法与用量】 5～10g。

【注意】

1. 本品性质滑利，无滞者不宜使用。

2. 胃弱纳呆者及不耐蒜味者不宜服用。

【本草摘要】

1.《本草拾遗》 "调中，主久痢不瘥，大腹内常恶者，但多煮食之。"

2.《本草纲目》 "治少阴病厥逆泄痢，及胸痹刺痛，下气散血，安胎。"

【化学成分】 主要含甾体皂苷类成分：薤白苷A～K等；还含前列腺素、生物碱及含氮化合物等。

【药理毒理】 本品具有保护血管内皮、抗心肌缺血、抗血栓形成、调脂、抗氧化、抗炎、平喘等作用。

1. 保护血管内皮作用 薤白20g生药/kg连续灌胃给药4周，可明显降低高L-蛋氨酸附加束缚法致血管内皮损伤模型大鼠环氧合酶-2(COX-2)和诱导性一氧化氮合酶(iNOS)的蛋白含量；降低炎症相关COX-2、COX-1，氧化应激相关iNOS及血管舒缩相关内皮素转化酶(ECE)、内皮型一氧化氮合酶(eNOS)的基因表达，增加抗氧化SOD的基因表达，减轻血管内皮的病理性损伤。薤白提取物1.2g生药/kg连续灌胃给药6周，可明显升高络气郁滞型血管内皮功能障碍模型大鼠血清一氧化氮水平，降低血浆内皮素(ET)水平，减弱主动脉组织内质网标志性蛋白葡萄糖调节蛋白GRP78蛋白表达。提示，薤白可通过抑制内质网应激，发挥防止血管内皮细胞受损作用[1]。

2. 抗心肌缺血作用 薤白水提物58.6、73.2g生药/kg灌胃给药，可明显延长异丙肾上腺素作用小鼠常压缺氧存活时间。薤白水提物24.47、30.60、38.26g生药/kg灌胃给药，可明显对抗垂体后叶素所致大鼠急性心肌缺血心电图ST段降低，薤白提取物19.58、39.16g生药/kg灌胃给药，可明显使大鼠再灌注后心律失常出现时间滞后，心律失常维持时间缩短，使室颤(VF)、室性心动过速(VT)发生数减少，室性早搏波(VPB)显著减少。

3. 抗血栓形成作用 薤白不同溶剂提取物(乙醇提取物、醇提药渣中水提取物、水提取物)5g生药/kg小鼠连续灌胃1周，均可显著延长小鼠的凝血时间，提高胶原蛋白-肾上腺素血栓模型小鼠的存活率。提示，薤白提取物有抑制凝血和抗血栓形成的作用。

4. 调脂作用 薤白水煎剂30g生药/kg剂量连续灌胃给药14天，可显著降低胆固醇和甲硫氧嘧啶所致高血脂大鼠血清总胆固醇、甘油三酯、低密度脂蛋白胆固醇水平和动脉硬化指数。

5. 抗氧化作用 薤白多糖2000μg/ml对羟基自由基(·OH)、超氧阴离子自由基(O_2^-·)的体外清除率分别为40.96%和49.84%，提示，薤白多糖的抗氧化活性与其分子量大小及糖醛酸含量有关。薤白多糖200、400和800mg/kg灌胃给药，可明显抑制急性化学性肝损伤小鼠血清中丙氨酸转氨酶(ALT)和天冬氨酸转氨酶(AST)活性的升高，同时可显著增加小鼠肝脏SOD活性、过氧化氢酶(CAT)活性、谷胱甘肽(GSH)活性以及总抗氧化能力(T-AOC)，丙二醛(MDA)含量显著减少，呈现一定的剂量依赖性[2]。

6. 抗炎作用 薤白皂苷类单体化合物(25*R*)-26-氧-β-D-葡萄吡喃糖基-5α-呋甾-3β,12β,22,26-四醇-3-氧-β-D-葡萄吡喃糖基(1→2)-β-D-葡萄吡喃糖基(1→3)-β-D-葡萄吡喃糖基(1→4)-β-D-半乳吡喃糖苷、(25*R*)-26-氧-β-D-葡萄吡喃糖基-5α-呋甾-3β,12α,22, 26-四醇-3-氧-D-葡萄吡喃糖基(1→2)-β-D-葡萄吡喃糖基

(1→3)-β-D-葡萄吡喃糖基(1→4)-β-D-半乳吡喃糖苷、(25*R*)-26-氧-β-D-葡萄吡喃糖基-5β-呋甾-20(22)-烯-3β,12α,26-三醇-3-氧-β-D-葡萄吡喃糖基(1→2)-β-D-半乳吡喃糖苷在 320μmol/L 浓度时，呈剂量依赖性地抑制体外血小板 CD40L 表达，并明显抑制二磷酸腺苷 ADP 诱导的体外血小板与中性粒细胞之间的黏附，提示，薤白皂苷化合物可能具有抗血小板相关炎症作用[3]。

7. 平喘作用 薤白 95%乙醇及二氯甲烷按比例冷浸提取物 0.04、0.08、0.16g/kg 剂量连续灌胃给药 3 天，均可明显延长磷酸组胺喷雾致豚鼠哮喘的潜伏期。薤白 95%乙醇及二氯甲烷提取物 0.1、0.2、0.4g 生药/kg，连续灌胃 7 天，可明显降低卵白蛋白致敏哮喘豚鼠血清中的 IL-6、血栓烷素 B_2(TXB_2)水平，上调 6-酮-前列腺素 $F_{1\alpha}$(6-Keto-$PGF_{1\alpha}$)水平，降低 TXB_2/6-Keto-$PGF_{1\alpha}$的比值[4]。薤白皂苷部位低剂量 0.125g 生药/ml 有明显舒张组胺致痉的离体豚鼠气管平滑肌作用，舒张率达 115.38%±6.57%；薤白皂苷部位高剂量 0.250g 生药/ml 有非常显著的舒张组胺致痉离体豚鼠气管平滑肌的作用，舒张率达到 178.76%±11.07%，与阳性药物异丙肾上腺素比较无显著性差异[5]。

8. 抑制细胞增殖作用 薤白总皂苷 25、50、100、250、500、1000μg/ml 浓度，可呈时间-剂量依赖性的抑制体外培养 HeLa 细胞的增殖；薤白总皂苷 100、200μg/ml 浓度，可显著降低 HeLa 细胞线粒体膜电位，抑制 HeLa 细胞增殖，促进其凋亡，上调 Bax mRNA 表达，下调 Bcl-2 mRNA 表达和 Bcl-2 与 Bax 的比值，增强 caspase-9 和 caspase-3 的活性[6]。

9. 其他作用 薤白水提物 1.25、2.5g 生药/ml，连续灌胃 14 天，可明显增加正常小鼠脾脏、胸腺的重量，增加炭粒廓清指数 *K* 及吞噬指数α，可增加淋巴细胞介导红细胞溶血的 OD 值。薤白水提物 10g 生药/kg 连续灌胃 10 天，可明显降低小鼠肝微粒 Cty-P_{450} 含量。提示，薤白对肝药酶有抑制作用。

【参考文献】 [1] 吴相锋，李铮，来静，等. 薤白对络气郁滞型血管内皮功能障碍大鼠的作用及机制研究. 中国中医基础医学杂志，2013，19(5)：505-506.

[2] 张占军，王富花，曾晓雄. 薤白多糖体外抗氧化活性及其对小鼠急性肝损伤的保护作用研究. 现代食品科技，2014，30(1)：1-6.

[3] 区文超，钟赟，刘本荣，等. 薤白皂苷化合物对 CD40L 表达及血小板中性粒细胞黏附的影响. 广东医学，2011，32(7)：833-835.

[4] 张海涛，张映铭，王彩英，等. 薤白提取物对哮喘豚鼠血清 IL-6、TXB_2 及 6-Keto-$PGF_{1\alpha}$ 的影响. 放射免疫学杂志，2012，25(2)：154-156.

[5] 谭中英，张锦红，刘瑀曦，等. 薤白平喘作用有效部位的筛选研究. 中国现代中药，2011，08：40-41.

[6] 罗涛，石孟琼，刘雄，等. 薤白总皂苷对人宫颈癌 HeLa 细胞增殖与凋亡作用的影响. 疑难病杂志，2012，11(10)：762-765.

天仙藤

Tianxianteng

本品为马兜铃科植物马兜铃 *Aristolochia debilis* Sieb.et Zucc.或北马兜铃 *Aristolochia contorta* Bge.的干燥地上部分。全国大部分地区均产。秋季采割，除去杂质，晒干。切段。以带叶、色绿者为佳。

【性味与归经】 苦，温。归肝、脾、肾经。

【功能与主治】 行气活血，通络止痛。用于脘腹刺痛，风湿痹痛。

【效用分析】 天仙藤苦泄温通，能理气活血而止痛，治疗肝胃不和之脘腹刺痛。其归肝经，止痛效佳，故又治疝气痛。

天仙藤苦燥温通，活血止痛，故又能治风湿痹痛。

【配伍应用】

1. 天仙藤配乌药 天仙藤苦泄温通，归肝经，能理气活血而止痛；乌药辛开温通，顺气降逆，散寒止痛，温下元，调下焦冷气。两药相伍，使理气止痛之功益增。用以治疗疝气痛。

2. 天仙藤配乳香 天仙藤苦燥温通，活血止痛；乳香辛散走窜，味苦通泄，既入血分，又入气分，能行血中气滞，化瘀止痛，内能宣通脏腑气血，外能透达经络。两药合用，使理气与活血并举。用以治疗气滞血瘀之癥瘕积聚。

3. 天仙藤配独活 天仙藤苦燥温通，活血止痛。独活辛散温燥，气香温通，功善祛风湿，止痹痛。两药配伍，治风先治血，血行风自灭，共奏祛风活血止痛之功。用以治疗风湿痹痛。

【鉴别应用】 **天仙藤与雷公藤** 两者皆味苦，能入肝经，功能祛风湿、活血止痛，可以治疗风湿痹痛。但天仙藤苦温燥湿，还善治妊娠水肿。雷公藤苦燥，有大毒，除湿止痒，杀虫攻毒，对多种皮肤病皆有良效，可以治疗麻风、顽癣、湿疹、疥疮。雷公藤还因其苦寒，能清热解毒，并能以毒攻毒，消肿止痛，可治热毒痈肿疔疮。

【方剂举隅】

1. 天仙藤散(《妇人大全良方》)

药物组成：天仙藤、香附、陈皮、乌药、甘草。

功能与主治：理气行滞，健脾化湿。适用于气滞证，妊娠三四个月后，先由脚肿，渐及于腿，皮色不变，随按随起，头晕胀痛，胸闷胁胀，食少，苔薄腻，脉弦滑。

2. 天仙饮（《仁斋直指方》）

药物组成：天仙藤、姜黄、羌活、白术、白芷、制半夏。

功能与主治：祛风除湿，化痰通络。适用于痰注臂痛。

3. 前胡散（《圣济总录》）

药物组成：天仙藤、前胡、秦艽、当归、知母、贝母、羌活、川芎、甘草、白术、防风、乌头。

功能与主治：祛风散寒，除湿通络。适用于外感风邪，恶寒发热，肢体烦疼。

【用法与用量】 3～6g。

【注意】

1. 本品含马兜铃酸，可引起肾脏损害等不良反应。

2. 孕妇、婴幼儿及肾功能不全者禁用。

3. 儿童及老年人慎用。

【本草摘要】

1.《本草纲目》“流气活血，治心腹痛。”

2.《本草备要》“治风劳腹痛，妊娠水肿。”

【化学成分】 其化学成分研究较少，主要含木兰花碱和β-谷甾醇等；还含马兜铃酸Ⅰ。

中国药典规定本品含马兜铃酸Ⅰ（$C_{17}H_{11}NO_7$）不得过0.01%。

大腹皮

Dafupi

本品为棕榈科植物槟榔 *Areca catechu* L.的干燥果皮。国外主产于印度尼西亚、印度、菲律宾；国内广东、云南、台湾亦产。冬季至次春采收未成熟的果实，煮后干燥，纵剖两瓣，剥取果皮，习称“大腹皮”；切段。春末至秋初采收成熟果实，煮后干燥，剥取果皮，打松，晒干，习称“大腹毛”。以色黄白、质柔韧者为佳。

【性味与归经】 辛，微温。归脾、胃、大肠、小肠经。

【功能与主治】 行气宽中，行水消肿。用于湿阻气滞，脘腹胀闷，大便不爽，水肿胀满，脚气浮肿，小便不利。

【效用分析】 大腹皮辛能行散，主入脾胃经，能行气导滞，为宽中利气之捷药。常用于食积气滞之脘腹痞胀、嗳气吞酸、大便秘结或泻而不爽，以及湿阻气滞之脘腹胀满。

大腹皮辛散温通，能开宣肺气而通利水道，有利水消肿之功，可用于水湿外溢之皮肤水肿，小便不利，脚气浮肿。

【配伍应用】

1. 大腹皮配陈皮 大腹皮行气宽中，利水消肿；陈皮理气健脾，燥湿化痰，理气运脾，疏畅气机，使水湿流通，消胀除满。陈皮“同补药则补，同泻药则泻”，合大腹皮行气通滞，气行则水行，故能消气滞湿阻之水肿胀满。

2. 大腹皮配槟榔 大腹皮质轻上浮，辛温行散，专行无形之滞而行气宽中，利水消肿；槟榔质体沉重，辛行苦降，善行有形之积滞。两药配伍，行气消胀，增强利水消肿之力。适用于腹水，腹大如鼓，面目浮肿，下肢水肿，小便不利，及食积气滞、脘腹胀满、食欲不振、嗳腐口臭等。

3. 大腹皮配白术 大腹皮辛温，性善下行，长于行气消胀，利水消肿；白术健脾益气。两药配伍，一消一补，消补兼施，具有健脾益气，燥湿利水，消胀除满之功。用以治疗脾胃气虚，纳运无力，湿阻气滞所致的胃脘胀满，食少倦怠，腹满水肿等。

4. 大腹皮配茯苓皮 大腹皮味辛微温，能行气利水消肿；茯苓皮甘淡平，可利水消肿。两药合用，可增强利水消肿之功。用以治疗皮肤水肿，脚气肿满。

5. 大腹皮配五加皮 大腹皮味辛微温，具行气利水消肿之功；五加皮辛苦温，利水消肿。两药配伍，增强利水消肿之功。主要用于水肿，小便不利。

6. 大腹皮配生姜皮 大腹皮味辛微温，下气宽中，利水消肿，长于治湿阻气滞的周身浮肿，小便不利；生姜皮味辛性凉，和脾利水，宣散肺气，长于治皮肤水肿，小便不利。两药配伍，宣上通下，气机调则水肿消，共奏宣散肺气、利水消肿之功。用于治疗风水证，周身浮肿，小便不利。

【鉴别应用】大腹皮与槟榔 二者均能行气，利水，可用于气滞脘腹痞闷胀满，水肿，小便不利，脚气等。然大腹皮善辛散温通，尤多用于湿阻气滞，周身水肿。槟榔辛开苦降，有杀虫止痛，消积，截疟之功，用于多种寄生虫病，积滞泻痢，疟疾。

【方剂举隅】

1. 疏凿饮子（《济生方》）

药物组成：泽泻、赤小豆、商陆、羌活、大腹皮、椒目、木通、秦艽、槟榔、茯苓皮。

功能与主治：泻下逐水，疏风发表。适用于水湿壅盛，遍身肿满，喘呼气急，烦躁口渴，二便不利。

2. 藿香正气散（《和剂局方》）

药物组成：藿香、大腹皮、苏叶、白芷、生姜、半夏曲、厚朴、陈皮、茯苓、白术、甘草、桔梗、大枣。

功能与主治：解表化湿，理气和中。适用于外感风寒，内伤湿滞证，症见恶寒发热，头痛，胸膈满闷，脘腹疼痛，恶心呕吐，肠鸣泄泻，舌苔白腻，以及山岚瘴疟等。

3. 黄芩滑石汤（《温病条辨》）

药物组成：黄芩、滑石、茯苓皮、大腹皮、白蔻仁、通草、猪苓。

功能与主治：清热利湿。适用于湿温邪在中焦，发热身痛，汗出热解，继而复热，渴不多饮，或竟不渴，舌苔淡黄而滑，脉缓。

4. 实脾散（《济生方》）

药物组成：厚朴、白术、木瓜、草果、大腹皮、木香、附子、茯苓、干姜、甘草、生姜、大枣。

功能与主治：温阳健脾，行气利水。适用于脾肾阳虚，水气内停之阴水，症见身半以下肿甚，手足不温，口中不渴，胸腹胀满，大便溏薄，舌苔白腻，脉沉弦而迟者。

5. 茯苓导水汤（《医宗金鉴》）

药物组成：大腹皮、木香、木瓜、槟榔、白术、茯苓、猪苓、泽泻、桑白皮、砂仁、苏叶、陈皮。

功能与主治：利水消肿。适用于妊娠水肿胀满，喘而难卧。

【成药例证】

1. 藿香正气水（颗粒、片、合剂、口服液、滴丸、胶囊、软胶囊）（《临床用药须知中药成方制剂卷》2020年版）

药物组成：广藿香油、紫苏叶油、白芷、厚朴（姜制）、大腹皮、生半夏、陈皮、苍术、茯苓、甘草浸膏（水、片、颗粒、滴丸、口服液、软胶囊由以上药物组成）。

功能与主治：解表化湿，理气和中。用于外感风寒，内伤湿滞或夏伤暑湿所致的感冒，症见头痛昏重、胸膈痞闷、脘腹胀痛、呕吐泄泻；胃肠型感冒见上述证候者。

2. 养血调经膏（《临床用药须知中药成方制剂卷》2020年版）

药物组成：当归、白芍、牛膝、续断、鹿茸粉、人参粉、白术、茯苓、艾叶、生姜、川芎、丹参、益母草、泽兰、木香、香附（醋炙）、大腹皮、陈皮、柴胡。

功能与主治：益气养血，温经活血。用于气血两虚、寒凝血瘀所致的月经失调、痛经，症见月经错后、经水量少、经期小腹冷痛、腰腿酸痛。

3. 肾炎解热片（《临床用药须知中药成方制剂卷》2020年版）

药物组成：白茅根、连翘、荆芥、蝉蜕、茯苓、盐泽泻、车前子（炒）、赤小豆、蒲公英、大腹皮、陈皮、石膏、炒苦杏仁、桂枝。

功能与主治：疏风解热，宣肺利水。用于风热犯肺所致的水肿，症见发热恶寒、头面浮肿、咽喉干痛、肢体酸痛、小便短赤、舌苔薄黄、脉浮数；急性肾炎见上述证候者。

4. 肾炎消肿片（《临床用药须知中药成方制剂卷》2020年版）

药物组成：桂枝、茯苓、苍术、陈皮、香加皮、大腹皮、姜皮、冬瓜皮、益母草、泽泻、椒目、黄柏。

功能与主治：健脾渗湿，通阳利水。用于脾虚气滞、水湿内停所致的水肿，症见肢体浮肿、晨起面肿甚、按之凹陷、身体重倦、尿少、脘腹胀满、舌苔白腻、脉沉缓；急慢性肾炎见上述证候者。

5. 四正丸（《临床用药须知中药成方制剂卷》2020年版）

药物组成：广藿香、香薷、紫苏叶、白芷、厚朴（姜炙）、白扁豆（去皮）、木瓜、大腹皮、茯苓、槟榔、白术（麸炒）、檀香、桔梗、枳壳（麸炒）、法半夏、陈皮、山楂（炒）、六神曲（麸炒）、麦芽（炒）、甘草。

功能与主治：祛暑解表，化湿止泻。用于内伤湿滞，外感风寒，头晕身重，恶寒发热，恶心呕吐，饮食无味，腹胀泄泻。

【用法与用量】 5～10g。

【注意】 气虚体弱者慎用。

【本草摘要】

1.《本草纲目》 “降逆气，消肌肤中水气浮肿，脚气壅逆，瘴疟痞满，胎气恶阻胀闷。”

2.《本草经疏》 “方龙谭曰，主一切冷热之气上攻心腹，消上下水肿之气四体虚浮，大肠壅滞之气二便不利，开关膈痰饮之气阻塞不通，能疏通下泄，为畅达脏腑之剂。”

3.《本经逢原》 “槟榔性沉重，泄有形之积滞，腹皮性轻浮，散无形之滞气。故痞满胀，水气浮肿，脚气壅逆者宜之。惟虚胀禁用，以其能泄真气也。”

【化学成分】 主要含生物碱类成分：槟榔碱，去甲基槟榔碱等；还含鞣质等。

【药理毒理】 本品具有促进胃肠运动的作用。

正常小鼠灌胃给予大腹皮水提取物200mg/kg，可见胃排空及小肠推进功能明显增强。大鼠灌服大腹皮水提液 2.5g 生药/kg，可见血浆及胃窦、空肠组织的胃动素含量显著增高；胃窦、空肠肌间神经丛中的乙酰胆碱酯酶阳性神经纤维和神经元显著增多；胃窦、空肠黏膜中一氧化氮合酶阳性反应物明显增加。大腹皮水煎液对豚鼠胃环形肌条收缩具有促进作用，能加快肌条收缩频率，使收缩振幅增高，增高平滑肌条的张力。大腹皮水煎剂对大鼠结肠吻合术后早期肠动力的恢复及肠吻合组织修复具有促进作用。大鼠行结肠吻合术后，大腹皮组的第一次排便时间较模型组明显提前；第 3 天、第 6 天的存活率较模型组明显提高；肠吻合愈合率明显高于模型组；肠组织病理学改变较模型组明显改善。大腹皮水提取液还可以通过调节小肠一氧化氮合酶及 P 物质的分布抑制肠道内毒素移位[1]。

【参考文献】 ［1］廖焕兰，陈富，罗福东，等. 大腹皮水煎剂对结肠术后肠吻合组织的修复作用. 临床医学工程，2015，22(1)：20-22.

甘　松

Gansong

本品为败酱科植物甘松 *Nardostachys jatamansi* DC. 的干燥根和根茎。主产于四川。春、秋二季采挖，除去泥沙及杂质，晒干或阴干。切长段。以主根肥壮、芳香气浓者为佳。

【性味与归经】 辛、甘，温。归脾、胃经。

【功能与主治】 理气止痛，开郁醒脾；外用祛湿消肿。用于脘腹胀满，食欲不振，呕吐；外用治牙痛，脚气肿毒。

【效用分析】 甘松味辛行气，芳香醒脾，性温散寒，故能行气消胀，醒脾开胃，散寒止痛，用于思虑伤脾，寒郁气滞之脘腹胀痛、呕吐、不思饮食。

此外，甘松外用有收湿消肿之功，用治湿脚气。单用泡汤漱口，可治牙痛。

【配伍应用】

1. 甘松配山柰　甘松味辛甘性温而不热，甘而不滞，其气芳香，能开脾郁，其气温通，能行气止痛；山柰辛苦性温，具有温中祛寒，理气止痛之功，还能健胃助消化。甘松得山柰，行气止痛、温中散寒之功增强。用以治疗脾郁胃寒，脘腹胀痛，呕吐，胸闷气郁，食欲不振，久泻。

2. 甘松配白芷　甘松甘温，能行气散寒止痛；白芷辛温，能散风除湿，芳香通窍止痛。两药配伍，相使为用，行气止痛之功增。用以治疗风邪恶气卒中之心腹痛。

3. 甘松配荷叶　甘松辛香甘缓，善能行散解毒；荷叶苦涩性平，功能清热利湿。两药配伍，相使为用，甘松得荷叶，清热解毒之功益增；荷叶得甘松，收湿除湿之效长。用以治疗脚气肿毒。

【鉴别应用】 **甘松与香附**　两者均味辛甘，能行气止痛，解郁，可以治疗肝郁气滞之胸闷、腹胀。但甘松还有祛湿消肿之功，用治湿脚气；单用泡汤漱口，可治牙痛。香附长于疏肝解郁，调经止痛，多用于治疗月经不调，痛经，乳房胀痛等。

【方剂举隅】

1. 海艾汤（《医宗金鉴》）

药物组成：海艾、菊花、藁本、蔓荆子、防风、薄荷、荆芥、藿香、甘松。

功能与主治：杀虫止痒，祛风。适用于眉头、毛发油风，头发脱落成片。

2. 松香丸（《鸡峰普济方》）

药物组成：甘松、天南星、陈皮、生姜。

功能与主治：燥湿化痰。适用于痰湿内阻之眩晕。

3. 甘松汤（《普济方》）

药物组成：甘松、藁本、荷叶心。

功能与主治：收湿拔毒。适用于湿气。

4. 牙痛散（《圣济总录》）

药物组成：甘松、芦荟、腻粉、猪肾。

功能与主治：行气止痛。适用于虚火牙痛。

【成药例证】

1. 牛黄降压丸(胶囊)（《临床用药须知中药成方制剂卷》2020 年版）

药物组成：人工牛黄、羚羊角、珍珠、冰片、水牛角浓缩粉、黄芩提取物、黄芪、党参、白芍、郁金、川芎、决明子、薄荷、甘松。

功能与主治：清心化痰，平肝安神。用于心肝火旺、痰热壅盛所致的头晕目眩、头痛失眠、烦躁不安；高血压病见上述证候者。

2. 癫痫宁片（《临床用药须知中药成方制剂卷》2020 年版）

药物组成：石菖蒲、钩藤、牵牛子、千金子、薄荷脑、缬草、马蹄香、甘松。

功能与主治：豁痰开窍，息风安神。用于风痰上扰所致的癫痫，症见突然昏倒、不省人事、四肢抽搐、喉中痰鸣、口吐涎沫，或眼目上视、少顷清醒。

3. 稳心颗粒（《临床用药须知中药成方制剂卷》2020 年版）

药物组成：黄精、党参、三七、琥珀、甘松。

功能与主治：益气养阴，活血化瘀。用于气阴两虚，心脉瘀阻所致的心悸不宁、气短乏力、胸闷胸痛；室性早搏、房性早搏而见上述证候者。

4. 无烟灸条（《中华人民共和国卫生部药品标准·中药成方制剂》）

药物组成：甘松、艾叶炭、白芷、木香、羌活、细辛。

功能与主治：行气血，逐寒湿。用于风寒湿痹，肌肉酸麻，关节四肢疼痛，脘腹冷痛。

【用法与用量】 3～6g。外用适量，泡汤漱口或煎汤洗脚或研末敷患处。

【本草摘要】

1.《开宝本草》 “主恶气，卒心腹痛满，下气。”

2.《本草纲目》 “甘松芳香，甚开脾郁，少加入脾胃药中，甚醒脾气。”

3.《本草汇言》 “甘松醒脾畅胃之药也。《开宝方》主心腹卒痛，散满下气，皆取香温行散之意。其气芳香，入肠胃药中，大有扶脾顺气，开胃消食之功。”

【化学成分】 主要含倍半萜类成分：缬草萜酮（宽叶甘松酮），甘松新酮等；愈创木烷类成分：甘松愈创木酮A～K，甘松醛等；三萜类成分：齐墩果酸，熊果酸；挥发油：α,α-二甲基-苯丙酸乙烯酯，α,α-二甲基苄基异丙醚等。

中国药典规定本品含挥发油不得少于2.0%(ml/g)；饮片不得少于1.8%(ml/g)；含甘松新酮（$C_{15}H_{22}NO_3$）不得少于0.10%。

【药理毒理】 本品具有调节胃肠运动、抗溃疡、镇静、抗脑缺血和提高学习记忆能力、抗心律失常等作用。

1. 调节胃肠运动、抗溃疡作用 小鼠灌胃给予甘松水提物以及水提物加挥发油6.4g生药/kg，可使小肠推进速度明显加快，提示甘松可促进胃肠运动。大鼠灌胃给予甘松水提浸膏 1.6g/kg、水提浸膏 1.6g/kg 加挥发油0.038ml/kg、水提浸膏1.6g/kg加挥发油0.0095ml/kg，每天1次，共5天，末次给药后90分钟再灌胃给予95%乙醇造成的大鼠胃溃疡模型，可见各给药组胃炎和胃溃疡均较对照组明显减轻，提示甘松具有抗溃疡作用[1]。

2. 镇静作用 小鼠灌胃给予甘松5.46、10.92g/kg显示出一定的镇静作用，可使自发活动次数分别减少15.47%和 37.6%。甘松对电刺激造成的小鼠惊厥具有抑制作用，使电惊厥发生率降低25%。甘松95%乙醇提取物有一定的抗实验性抑郁的作用，能显著降低小鼠悬尾不动时间及强迫游泳不动时间[2]。

3. 抗脑缺血、提高学习记忆能力作用 甘松乙醇提取物200mg/kg灌胃给药8天后对青年小鼠的学习记忆能力有明显提高作用；还可明显改善由于腹腔注射地西泮(1mg/kg)或阿托品(0.4mg/kg)诱导的老年小鼠健忘症的学习记忆功能。甘松乙醇提取物250mg/kg预防性灌胃给药15天，可明显减轻缺血再灌注大鼠的脑组织病理改变，改善自主运动能力和协调运动能力，抑制脑组织 Na^+，K^+-ATP 酶的减少，提示其具有改善脑缺血的作用。甘松乙醇提取物200、400、600mg/kg连续灌胃给药21天，可呈剂量依赖性地减轻 6-羟多巴胺纹状体注射诱导的大鼠帕金森症状，给药组的运动功能以及肌肉协调能力均较模型组有明显的改善。甘松乙醇提取物对 6-羟多巴胺造模后引起的脑组织过氧化脂质增高、谷胱甘肽降低、多巴胺及其代谢物降低以及多巴胺D_2受体增高等异常状况均有明显逆转作用。

4. 抗心律失常和心肌保护作用 甘松乙醇提取液可对抗氯化钡诱发的大鼠心律失常及三氯甲烷-肾上腺素诱发的家兔心律失常，能延长家兔离体心房的不应期。甘松挥发油局部浸润和气道吸入可明显延长心室肌有效不应期。甘松挥发油可呈浓度依赖性抑制大鼠心室肌细胞膜的延迟整流钾电流(I_k)和内向整流钾电流(I_{k1})，使电流密度-电压关系曲线(I-V)下移，使心肌细胞复极化减慢[3]。甘松醇提取物500mg/kg灌胃给药7天，可防止阿霉素诱导的大鼠心肌损伤，提高抗氧化物酶活性和降低脂质过氧化物水平。

5. 其他作用 采用 DPPH、ABTS、羟自由基、超氧阴离子和还原力五种体外抗氧化测定方法，发现甘松95%乙醇提取物、乙酸乙酯萃取物、正丁醇萃取物均表现出抗氧化活性，其活性与总多酚和总黄酮含量呈显著相关。其中，乙酸乙酯萃取物中总黄酮和总多酚含量最高，抗氧化活性更强。甘松甲醇提取物 0.1mg/cm² 有潜在驱蚊作用。甘松精油对金黄色葡萄球菌、大肠埃希菌、枯草芽孢杆菌、酿酒酵母等均有一定的抑制作用[4]。

【参考文献】 [1] 何跃，杨松涛，胡晓梅，等．甘松不同提取成分组合给药预防大鼠急性胃炎的实验研究．实用医院临床杂志，2011，8(1)：27-28.

[2] 武姣姣，石晋丽，唐民科，等．甘松对动物行为绝望模型的影响，2012，18(7)：205-207.

[3] 李翔宇，罗骏，葛郁芝，等．甘松挥发油对大鼠心室肌细胞Ik和Ik1的影响．时珍国医国药，2013，24(8)：1814-1817.

[4] 卢靖，张丽珠，王秀萍，等．甘松精油抑菌活性及抗氧化活性研究．食品工业，2014，35(4)：91-94.

九 香 虫

Jiuxiangchong

本品为蝽科昆虫九香虫 *Aspongopus chinensis* Dallas 的干燥体。主产于云南、四川、贵州。11 月至次年 3 月前捕捉，置适宜容器内，用酒少许将其闷死，取出，阴干；或置沸水中烫死，取出，干燥。以完整、色棕褐、发亮、油性大者为佳。

【炮制】 **炒九香虫**　取净九香虫，炒至有香气。

【性味与归经】 咸，温。归肝、脾、肾经。

【功能与主治】 理气止痛，温中助阳。用于胃寒胀痛，肝胃气痛，肾虚阳痿，腰膝酸痛。

【效用分析】 九香虫性温，入肝、脾经，能温中，行气止痛。适用于肝气郁滞之胸胁胀痛，及肝胃不和之胃脘疼痛、肝胃气痛。

九香虫归肾经。有温肾壮腰、助阳起痿之功。用治肾阳不足之阳痿、腰膝冷痛。

【配伍应用】

1. 九香虫配甘松　九香虫咸温，具有理气止痛、温肾助阳之功；甘松辛甘温，行气止痛，开郁醒脾。九香虫入肝脾，以疏肝理气见长；甘松入脾胃，温而不热，甘而不滞，香而不燥，善开脾郁。两药配伍，增强行气止痛之功。适用于治疗寒郁气滞之胸闷、脘痛、腹胀。

2. 九香虫配补骨脂　九香虫味咸性温，入肾经，能温补肾阳；补骨脂苦辛温燥，善补肾壮阳、固精缩尿。两药配伍，共奏温阳补肾之功。用以治疗肾阳不足，阳痿早泄，夜尿频多等症。

【鉴别应用】 **生九香虫与炒九香虫**　两者功效基本相似。生九香虫作用猛烈，有良好的理气止痛，温肾助阳作用；主治胸胁胀痛、肝胃气痛，肾阳不足之阳痿、腰膝冷痛等。炒九香虫，酒炒后不仅除去腥膻，而且增加其行散理气止痛，温肾助阳作用，临床更为常用。

【方剂举隅】 **乌龙丸**（《摄生众妙方》）

药物组成：九香虫、杜仲、白芷、陈皮、车前子。

功能与主治：补益肝肾。适用于肝肾亏损所致的腰膝酸软、阳痿、遗尿、脘闷胸痛等。

【成药例证】

1. 小儿进食片（《中华人民共和国卫生部药品标准·中药成方制剂》）

药物组成：佛手、石斛、麦芽、枳壳、龙胆、山楂、六神曲、苍术、九香虫、石菖蒲。

功能与主治：健脾消食。用于小儿食积，厌食。

2. 茸血补心丸（《中华人民共和国卫生部药品标准·中药成方制剂》）

药物组成：鹿茸血、川芎、茯苓、首乌藤、酸枣仁、龙齿、当归、谷芽、麦冬、九香虫、人参、石菖蒲、柏子仁、远志、龙眼肉、合欢花、地黄、朱砂、肉桂。

功能与主治：益气养血，养心安神。用于心悸气虚，神志不安，失眠不寐及神经衰弱。

3. 妇科万应膏（《临床用药须知中药成方制剂卷》2020 年版）

药物组成：当归、川芎、苏木、泽兰、茺蔚子、红花、九香虫、小茴香、青皮、干姜、胡芦巴(炒)、艾叶、石楠藤、白芷、拳参、白蔹、桉油。

功能与主治：理气活血，温经散寒。用于寒凝血瘀所致痛经、闭经，症见经前或经期腹痛、得热则舒、经色紫暗有血块，或经水数月不行。

4. 消食健儿冲剂（《中华人民共和国卫生部药品标准·中药成方制剂》）

药物组成：九香虫、南沙参、白术、山药、谷芽、麦芽。

功能与主治：健脾消食。用于小儿慢性腹泻，食欲不振及营养不良等症。

【用法与用量】 3～9g。

【注意】 阴虚内热者慎用。

【本草摘要】

1.《本草纲目》　“治膈脘滞气，脾肾亏损，壮元阳。”

2.《本草新编》　“九香虫，虫中之至佳者，入丸散中，以扶衰弱最宜。”

【化学成分】 主要含脂肪酸类成分：油酸，棕榈酸等；还含锰、镁等微量元素。

【药理毒理】 本品具有抗菌、抗胃溃疡、抗肿瘤、抗凝血等作用。

1. 抗菌作用　九香虫的血淋巴原血对金黄色葡萄球菌、藤黄微球菌、枯草芽孢杆菌、肺炎链球菌、大肠埃希菌、铜绿假单胞菌、伤寒沙门菌、痢疾志贺菌、黏质沙雷菌具有一定的抑菌作用[1]。

2. 体外抑制肿瘤细胞增殖作用　体外实验显示，九香虫的三氯甲烷浸提物能剂量依赖性地抑制 SGC-7901 细胞和 $HepG_2$ 细胞的增殖，IC_{50} 分别为 1.19、0.96mg/ml；该浸提物可降低 $HepG_2$ 细胞的 S 期和 G_2/M 期细胞比例，提高 G_0/G_1 期细胞比例，提示其通过调控细胞周期而发挥抗肿瘤作用[2]。

3. 抗疲劳作用　对大负荷游泳训练的大鼠分别给予 0.5、1.0 和 1.5g/kg 的九香虫乙醇提取物 8 周，九香虫醇提物可明显延长力竭游泳时间，1.5g/kg 剂量组游泳时间较对照组延长 37.1%。九香虫醇提物能够显著提高超氧化物歧化酶活性，降低血清丙二醛浓度，说明其有提高训练大鼠的运动能力及骨骼肌抗氧化酶活性的作用[3]。

4. 抗凝血作用 九香虫水煎液 0.03、0.05、0.1g/kg 灌胃给药可剂量依赖性地显著提高正常小鼠及“寒凝血瘀”模型小鼠的凝血时间，也可抑制家兔的血小板聚集[4]。

【参考文献】 [1] 赵柏松，杜娟，王金固，等. 九香虫血淋巴的抗菌活性初步研究. 贵州农业科学，2011，39(6)：85-89.

[2] 任启俊，刘宝康，戚一曼，等. 九香虫醇提物对大鼠运动能力及骨骼肌抗氧化酶系的影响. 西北农业学报，2013，22(12)：170-173.

[3] 侯晓晖，孙廷，李晓飞. 九香虫粗提物对 SGC-7901 和 $HepG_2$ 细胞增殖及细胞周期的影响. 时珍国医国药，2013，24(1)：108-109.

[4] 高源，陈建伟，李鹏，等. 九香虫抗凝血作用的研究. 现代中药研究与实践，2010，24(3)：34-36.

刀 豆

Daodou

本品为豆科植物刀豆 *Canavalia gladiata*(Jacq.) DC. 的干燥成熟种子。主产于江苏、湖北、安徽。秋季采收成熟果实，剥取种子，晒干。用时捣碎。以粒大、饱满、色淡红者为佳。

【性味与归经】 甘，温。归胃、肾经。

【功能与主治】 温中，下气，止呃。用于虚寒呃逆，呕吐。

【效用分析】 刀豆甘温暖胃，能温中和胃，降气止呃，治疗中焦虚寒之呕吐呃逆。

刀豆甘温助阳，归肾经，能温肾助阳，适用于肾虚腰痛，多与补肾助阳药同用。

【配伍应用】

1. 刀豆配丁香 刀豆甘温，具有温中降逆止呃，温肾助阳之功；丁香辛温，温中降逆，散寒止痛，温肾助阳。两药相伍，增强温中降气止呃，温肾助阳之功。用以治疗胃寒呃逆，肾虚腰痛。

2. 刀豆配杜仲 刀豆甘温能温肾助阳；杜仲甘温，能补肝肾、强筋骨。两药合用，能增强温肾助阳之功。用以治疗肾虚腰痛。

3. 刀豆配白豆蔻 刀豆甘温暖胃，性主沉降，能温中和胃、降气止呃；白豆蔻辛温，归脾胃经，能行气宽中、温胃止呕，尤以胃寒湿阻气滞呕吐最为适宜。两药配伍，标本兼顾，既能祛中焦脾胃之寒，又能行气宽中，共奏温中和胃、降气止呃之功。用以治疗中焦虚寒之呕吐呃逆。

【鉴别应用】 刀豆与柿蒂 刀豆与柿蒂均能降逆止呃，治呃逆呕吐。但刀豆性温，虚寒呃逆宜之，又可温肾助阳，治肾虚腰痛。柿蒂性平，凡呃逆无论寒热均可使用。

【方剂举隅】 刀豆散（《圣济总录》）

药物组成：刀豆子。

功能与主治：温中下气。适于病后呃逆不止。

【用法与用量】 6～9g。

【注意】 胃热炽盛者禁服。

【本草摘要】

1.《本草纲目》 “温中下气，利肠胃，止呃逆，益肾补元。”“主治胸脘滞气，脾肾亏损，壮元阳。”

2.《食物考》 “烧灰，利肠止虚呃逆。”

【化学成分】 主要含胺类成分：刀豆四胺，γ-胍氧基丙胺等；还含赤霉素 A_{21}(刀豆赤霉素Ⅰ)，赤霉素 A_{22}(刀豆赤霉素Ⅱ)及蛋白质等。

【药理毒理】 本品具有免疫刺激作用和抗肿瘤作用。

1. 免疫刺激作用 刀豆中含有的刀豆蛋白是一种植物血凝素，具有很强的促有丝分裂作用，有较强的促淋巴细胞增殖的活性。在 2.5～40mg/L 的浓度范围内可剂量依赖性地促进 T 淋巴细胞的 DNA 合成。用免疫磁珠分离 BALB/c 小鼠脾脏 $CD4^+CD25^+$调节性 T 细胞、$CD4^+CD25^-$效应性 T 细胞后，加入不同浓度的 ConA，能剂量依赖性地升高 $CD4^+CD25^+$调节性 T 细胞和 $CD4^+CD25^-$效应性 T 细胞的 CD69 的表达，对 $CD4^+CD25^-$调节性 T 细胞活化和功能具有促进作用[1]。Balb/c 小鼠脾脏淋巴细胞采用不同浓度的 ConA 20μg/ml 刺激后，其细胞上清液加入到 Transwell 培养的淋巴细胞中，可见淋巴细胞迁移率明显增高，趋化因子 XCL1、CCL4、CCL5、CCL3 的水平明显增高，提示 ConA 对淋巴细胞迁移具有明显的促进作用[2]。

2. 对肿瘤细胞的作用 在人卵巢癌细胞株 SKOV3 细胞中，加入淋巴细胞与 ConA 5μg/ml 共培养，可显著改变 SKOV3 细胞形态，降低细胞活力，促进细胞凋亡，并增加细胞对顺铂的敏感性。而 ConA 或淋巴细胞单独处理 SKOV3 细胞并无上述效应[3]。

3. 毒性作用 刀豆成分 ConA 可引起肝损伤，激活肝星状细胞，导致肝纤维化发生。小鼠尾静脉注射 ConA 20mg/kg 可造成肝坏死，伴有血清丙氨酸氨基转移酶、天冬氨酸转移酶、肿瘤坏死因子-α 和干扰素-γ 含量明显增高。刀豆蛋白在诱导免疫性肝损伤中存在性别差异，雌鼠损伤明显高于雄鼠[4,5]。

【参考文献】[1]胡义平，李晓娟，刘叔文. ConA 对 CD4⁺CD25⁺调节性 T 细胞早期活化和功能的影响. 细胞与分子免疫学杂志，2010，26(2)：118-121.

[2] 周灵，彭代智，陈博，等. PHA、ConA 及 CD3ε单克隆抗体对小鼠淋巴细胞迁移及分泌趋化因子的影响. 免疫学杂志，2012，28(4)：295-299.

[3] 胥琴，刘川桥，郭恩松. 刀豆蛋白 A 联合淋巴细胞对卵巢癌细胞 SKOV3 影响观察. 中华肿瘤防治杂志，2014，21(14)：1068-1072.

[4] 姚晓敏，李宏伟，曲均革，等. 刀豆蛋白 A 引起小鼠免疫性肝损伤机制研究. 蚌埠医学院学报，2011，36(5)：445-447.

[5] 戴绘娟，李大伟，张健健，等. 刀豆蛋白(ConA)在诱导免疫性肝损伤中的性别差异. 肝脏，2014，19(4)：287-288.

柿　蒂

Shidi

本品为柿树科植物柿 *Diospyros kaki* Thunb.的干燥宿萼。主产于河北、河南、山东。冬季果实成熟时采摘，食用时收集，洗净，晒干。以个大、肥厚、质硬、色黄褐者为佳。

【性味与归经】 苦、涩，平。归胃经。

【功能与主治】 降气止呃。用于呃逆。

【效用分析】 柿蒂味苦降泄，专入胃经，善降胃气而止呃逆，为止呃之要药。因其性平和，故凡胃气上逆所致各种呃逆均可以应用。

【配伍应用】

1. 柿蒂配旋覆花　柿蒂苦涩平，善于降逆止呃；旋覆花体轻性降，有降逆止呃之用，两药合用，降逆止呕之力更著。用以治疗胃寒挟湿之呕恶、噫气、心下痞满。

2. 柿蒂配刀豆　柿蒂苦涩平，入胃经，可降逆止呃；刀豆甘温，入胃、肾经，可温中下气，温肾助阳。两药配伍，共奏降逆止呕之功。用以治疗胃寒呃逆，气不得降。

3. 柿蒂配枇杷叶　柿蒂苦涩平，入胃经，善于降逆止呃；枇杷叶苦平，入肺胃二经，有化痰止咳、和胃降逆之功。两药合用，性味与归经相近，降逆止呃，用以治疗胃热呃逆。

【鉴别应用】 **柿蒂与丁香**　二药均能降气止呃，治呃逆呕吐。但柿蒂性平，凡呃逆无论寒热均可使用。而丁香性味辛温，入肾经，有温肾助阳起痿之功，尚能治疗肾虚之阳痿、宫冷。

【方剂举隅】

1. 新制橘皮竹茹汤（《温病条辨》）

药物组成：橘皮、竹茹、柿蒂、姜汁。

功能与主治：清热除湿，降逆止呕。适用于胃热呃逆，胃气不虚者。

2. 柿蒂汤（《济生方》）

药物组成：丁香、柿蒂、生姜。

功能与主治：温中散寒，降逆止呕。适用于呃逆，属寒呃而正气不虚者。

3. 柿钱散（《济生拔萃洁古家珍》）

药物组成：柿蒂、丁香、人参。

功能与主治：温中益气，降逆止呃。适用于呃逆胃气偏虚而寒不甚者。

4. 柿蒂汤（《杂病源流犀烛》）

药物组成：柿蒂、黄柏、黄连、生地黄、侧柏叶、丹皮、白芍、木通、茯苓、泽泻。

功能与主治：凉血止血通淋。适用于血淋，症见血色鲜红，脉数有力，属心与小肠实热者。

5. 丁香柿蒂汤（《症因脉治》）

药物组成：丁香、人参、柿蒂、生姜。

功能与主治：温中益气，降逆止呃。适用于胃气虚寒证，症见呃逆不止，胸痞脉迟者。

【成药例证】 **痔疮栓**（《中华人民共和国卫生部药品标准·中药成方制剂》）

药物组成：柿蒂、大黄、冰片、芒硝、田螺壳、橄榄核。

功能与主治：清热通便，止血，消肿止痛，收敛固脱。用于各期内痔，混合痔之内痔部分，轻度脱垂等。

【用法与用量】 5～10g。

【注意】 气虚下陷者忌用。

【本草摘要】

1.**《本草纲目》** "古方单用柿蒂煮汁饮之，取其苦温能降逆气也。《济生》柿蒂散加以丁香、生姜之辛热，以开痰散郁，盖从治之法，而昔人常用之收效矣。"

2.**《本草求真》** "柿蒂味苦性平，虽与丁香同为止呃之味，然一辛热一苦味，合用兼得寒热兼济之妙。"

【化学成分】 主要含黄酮类成分：三叶豆苷，金丝桃苷，山柰素等；三萜类成分：齐墩果酸，熊果酸等；酚酸类成分：没食子酸，白桦脂酸，丁香酸，香草酸等；还含鞣质等。

贯叶金丝桃

Guanyejinsitao

本品为藤黄科植物贯叶金丝桃 *Hypericum perforatum* L.的干燥地上部分。主产于湖南、湖北、四川、贵州。夏、秋二季开花时采割，阴干或低温烘干。以叶多、带花者为佳。

【性味与归经】 辛，寒。归肝经。

【功能与主治】 疏肝解郁，清热利湿，消肿通乳。用于肝气郁结，情志不畅，心胸郁闷，关节肿痛，乳痈，乳少。

【效用分析】 贯叶金丝桃辛寒，入肝经，有疏肝解郁之功，可以用于治疗情志不畅、肝气郁滞所致之胸中痞闷不舒、胁肋胀痛等症。

贯叶金丝桃味辛，辛能行气，气行则血行，气血行则经络通，可以用于治疗关节肿痛。

贯叶金丝桃入肝经，能疏肝解郁、消肿通乳，可以用于乳痈、乳少。

【配伍应用】贯叶金丝桃配梅花 贯叶金丝桃辛寒，入肝经，有疏肝解郁之功；梅花芳香入肝胃，能疏肝解郁，醒脾，理气和中。两药相伍，使疏肝理气之力增强。用以治疗肝胃气滞之胁肋脘腹胀痛。

【用法与用量】 2～3g。

【化学成分】 主要含黄酮类成分：金丝桃苷，芦丁，金丝桃素，伪金丝桃素，槲皮素，蓄苷，槲皮苷等；还含双蒽酮衍生物、香豆素类、挥发油等。

中国药典规定本品含金丝桃苷（$C_{21}H_{20}O_{12}$）不得少于0.10%。

【药理毒理】 本品具有抗抑郁、抗菌、抗病毒、心肌细胞保护等作用。

1. 抗抑郁作用 小鼠灌胃给予含金丝桃素 0.35%的贯叶金丝桃提取物 0.18、0.72、1.44g/kg，每天 1 次共 6 天，或给予贯叶金丝桃醇提物 1.0、4.0g/kg，每天 1 次共 3 天，可剂量依赖性地缩短尾悬挂失望时间和强迫游泳的不动时间。慢性应激抑郁大鼠灌胃给予含金丝桃素 56%的提取物 37.5、75mg/kg 共 21 天，或双侧嗅球损伤抑郁模型大鼠灌胃给予该提取物 75mg/kg 共 14 天，均显示有明显的抗抑郁作用。贯叶金丝桃提取物可增加抑郁动物的蔗糖水摄入量，增加大鼠走格数与站立数，减少大鼠错误反应的停留期，显著减少跳台实验训练期和测试器的停留时间，明显延长避暗实验中测试期的潜伏时间并减少动物的钻箱次数。贯叶金丝桃提取物的抗抑郁作用机制可能是通过与脑内 5-HT_1 受体结合，上调 5-$HT_{1\alpha}$ 受体表达，提高细胞内游离钙离子浓度，调节细胞内钙依赖的神经递质的释放。

2. 抗菌、抗病毒作用 贯叶金丝桃总提取物对表皮葡萄球菌、类白喉杆菌、金黄色葡萄球菌、木糖葡萄球菌均有抑菌和杀菌作用，MIC 分别为 0.25～0.1mg/ml；对黄色短杆菌、枯草杆菌、谷氨酸棒状杆菌也有抑菌和杀菌作用。贯叶金丝桃提取物作用于 $HepG_{2.2.15}$ 细胞 12 天，显示出抗病毒性肝炎作用，对 HBsAg、HBeAg 的半数抑制浓度分别为 2.23、0.89、3.79、1.91mg/ml，治疗指数分别为 38.45、96.34；15.82、3.139。贯叶金丝桃提取物在体内外均有良好的抗甲Ⅰ型流感病毒活性作用。体外在 63、125μg/ml 浓度下对甲Ⅰ型流感病毒有明显的灭活作用，对病毒吸附侵入有阻断作用。甲Ⅰ型流感病毒性肺炎小鼠灌胃给予贯叶金丝桃提取物 50、100mg/kg 共 5 天，可明显降低肺指数，降低肺组织悬液病毒血凝效价，延长感染小鼠的存活时间，降低其死亡率[1]。

3. 心肌细胞保护作用 贯叶金丝桃苷具有保护心肌细胞、改善慢性免疫性心肌炎以及心肌病的作用。体外 6、60μmol/L 可显著提高 H_2O_2 处理后的心肌细胞存活率，提高心肌细胞 cNOS、tNOS 活性，降低 iNOS 活性；提高心肌细胞 Na^+，K^+-ATP 酶、Ca^{2+}，Mg^{2+}-ATP 酶的活性，降低上清液心肌钙蛋白的含量[2,3]。在慢性自身免疫性心肌炎小鼠模型上，灌胃给予贯叶金丝桃提取物 50、100mg/kg 共 50 天，可以降低Ⅰ型和Ⅲ型胶原蛋白的水平，改善心肌纤维化；降低血清肌球蛋白自身抗体滴度和外周血 T 淋巴细胞 CD4/CD8 比例，减轻心肌淋巴细胞浸润，对小鼠免疫性心肌炎有治疗作用；其作用机制可能与阻断 JAK/STAT 通路有关[4,5]。贯叶金丝桃提取物对扩张型心肌病大鼠的心力衰竭也有改善作用，可降低其死亡率[6]。

4. 其他作用 贯叶金丝桃提取物有明显的抗炎镇痛作用，0.6g/kg 灌胃给药可明显抑制二甲苯引起的小鼠耳廓肿胀和大鼠棉球肉芽肿，对小鼠甲醛致痛有明显的镇痛和消肿作用[7]；6.25～200μg/ml 对人结肠癌 HCT8 细胞有一定的生长抑制作用，并可诱导 HCT8 细胞凋亡[8]。

5. 体内过程和毒理研究 贯叶金丝桃能激活体内药物代谢酶 CYP3A4 的活性，增加 P-糖蛋白的外排转运功能。其提取物与环孢素共孵育能显著抑制环孢素经 CYP3A4 的代谢。大鼠灌胃给予贯叶金丝桃提取物 0.6、1.5g/kg 26 周后可导致肝肾轻度可逆性毒性反应，其毒性程度与给药时间和给药剂量呈正相关性[9]。

【参考文献】［1］蒲秀英，梁剑平，王学红，等．贯叶连翘提取物抗甲Ⅰ型流感病毒活性的研究．中草药，2010（2）：259.

［2］覃振明，孔晓龙，梁凯，等．贯叶金丝桃苷对心肌细胞作用的初步研究．齐齐哈尔医学院学报，2011，32（16）：2572-2573.

［3］梁凯．金丝桃苷对过氧化氢，损伤心肌细胞的保护作用研究．广西医学，2012，34（12）：1600-1603.

［4］廖莹莹．心肌纤维化中 JAK/STAT 通路作用及贯叶连翘提取物干预研究．浙江工业大学，2012.

［5］李乐，张益灵，陶厚权．贯叶连翘提取物对小鼠免疫性心肌炎的作用．中国应用生理学杂志，2013，29(4)：336-338.

［6］尚好，钱雅珍，陶厚权，等．贯叶连翘提取物对扩张型心肌病大鼠缝隙连接蛋白 Cx43 的影响．中国应用生理学杂志，2013，29(4)：330-332.

［7］徐元翠．贯叶连翘提取物抗炎镇痛作用实验研究．中国药师，2010，10：1435.

［8］王丽敏，田寅，杨玉，等．贯叶金丝桃提取物对人结肠癌HCT8 细胞增殖和凋亡的影响．黑龙江医学科学，2012，35(6)：43-44.

［9］谢家骏，周广兴，乔正东，等．贯叶连翘提取物长期给药对大鼠的肝肾毒性．中成药，2013，35(12)：2555-2560.

九 里 香
Jiulixiang

本品为芸香科植物九里香 *Murraya exotica* L.和千里香 *Murraya paniculata*(L.) Jack 的干燥叶和带叶嫩枝。主产于广东、广西。全年均可采收，除去老枝，阴干。切段。以叶黄绿色、气香者为佳。

【性味与归经】 辛、微苦，温；有小毒。归肝、胃经。

【功能与主治】 行气止痛，活血散瘀。用于胃痛，风湿痹痛；外治牙痛，跌扑肿痛，虫蛇咬伤。

【效用分析】 九里香味辛性温，能行能散，能行气止痛，用于中焦气滞所致之胃脘胀满疼痛、痞满等。九里香苦温，苦能燥湿，温能通行，能行气止痛，活血散瘀，祛经络之寒湿，可用于治疗寒湿阻滞经络所致之风寒湿痹。

九里香味辛性温，能行气止痛，活血散瘀，故可外用治牙痛，跌扑肿痛，虫蛇咬伤。

【配伍应用】

1. 九里香配陈皮 九里香味辛性温，能行能散，能行气止痛；陈皮辛散苦降性温，芳香醒脾，长于理气健脾燥湿，调中快膈，降逆止呕，有行气止痛、健脾和中之功。两药相伍，行气与燥湿并用，燥湿以健脾，行气以祛湿，使湿去脾健，气机调畅，脾胃自和。用以治疗湿滞脾胃证。

2. 九里香配川芎 九里香苦温，苦能燥，温能通，能行气止痛，活血散瘀，能祛经络寒湿；川芎辛散温通，既能活血化瘀，又能行气止痛，为"血中之气药"，具通达气血之功效。两药合用，行气与活血并举，疗效增加。用以治疗寒湿阻滞经络所致之寒湿痹痛。

【鉴别应用】 **九里香与九香虫** 两者均性温，入肝经，皆可理中焦之气而健胃，用于肝郁气滞之脘腹胀痛，食积不化等症。但九里香苦温，有小毒，苦能燥，温能通，能行气止痛，活血散瘀，能祛经络寒湿，还可以用于治疗寒湿阻滞经络所致之寒湿痹痛。且九里香味辛性温，能行气止痛，活血散瘀，故还可外用治牙痛，跌扑肿痛，虫蛇咬伤。九香虫味咸性温，归肾经，无毒，还有温肾壮腰、助阳起痿之功，可用治肾阳不足之阳痿、腰膝冷痛。

【成药例证】

1. 三九胃泰胶囊(颗粒)(《临床用药须知中药成方制剂卷》2020 年版)

药物组成：三桠苦、九里香、两面针、木香、黄芩、茯苓、地黄、白芍。

功能与主治：清热燥湿，行气活血，柔肝止痛。用于湿热内蕴，气滞血瘀所致的胃痛，症见脘腹隐痛，饱胀反酸、恶心、呕吐、嘈杂纳减；浅表性胃炎，糜烂性胃炎，萎缩性胃炎等慢性胃炎见上述证候者。

2. 跌打风湿酒(《中华人民共和国卫生部药品标准·中药成方制剂》)

药物组成：九里香、怀牛膝、五加皮、红花、骨碎补、细辛、桂枝、地黄、宽筋藤、千斤拔、当归、莪术、栀子、过江龙、枫荷桂、陈皮、泽兰、苍术、麻黄、木香、羊耳菊、海风藤、甘草。

功能与主治：祛风除湿。用于风湿骨痛，跌打撞伤，风寒湿痹，积瘀肿痛。

3. 晕复静片(《临床用药须知中药成方制剂卷》2020 年版)

药物组成：制马钱子、珍珠、僵蚕、九里香。

功能与主治：化痰，息风。用于痰浊中阻所致的头晕，目眩，耳胀，胸闷，恶心，视物昏旋；梅尼埃病及晕动症见上述证候者。

【用法与用量】 6～12g。

【注意】 本品苦燥性温，易伤津助热，阴虚者慎用。

【本草摘要】

1.《生草药性备要》 "止痛，消肿毒，通窍，能止疮痒，去皮风，杀螆疥。"

2.《本草求原》 "浸酒散脾经风湿。"

【化学成分】 主要含香豆素类成分：九里香甲素、乙素，九里香素等；还含黄酮、氨基酸及生物碱等。

【药理毒理】 本品具有镇痛、降糖、终止妊娠等作用。

1. 镇痛、抗炎作用 九里香叶的乙醇提取物 50、100、200mg/kg 灌胃给药可明显抑制醋酸腹腔注射引起的小鼠扭体反应，减少扭体次数；显著抑制二甲苯及角叉菜胶诱导的组织肿胀，降低角叉菜胶诱导的足趾肿胀和二甲苯引起的耳廓肿胀；还可提高热板致痛的痛阈。研究显示九里香叶具有明显的镇痛、抗炎作用[1]。香豆素类以及 murracarpin 是其抗炎镇痛的活性成分[2]。

2. 抗关节炎作用 九里香的乙醇提取物 50、100、200mg/kg 给去卵巢大鼠灌胃 8 周，可明显提高血液雌激素含量和关节液中的透明质酸含量，显示其具有雌激素样活性，可通过影响透明质酸水平保护关节软骨[3]。九里香含药血清具有抗大鼠关节炎软骨细胞凋亡作用[4]。采用 Hulth's 手术法造成大鼠骨关节病模型（OA），灌胃给予九里香的乙醇提取物 50、100、200mg/kg 一周，可明显降低滑膜液中的炎性因子 TNF-α和 IL-1β含量，可剂量依赖性地抑制软骨细胞凋亡，下调β-catenin 和 COX-2 的 mRNA 和蛋白表达，其抗凋亡作用与抑制β-catenin 信号通路有关[5]。

3. 终止妊娠作用 九里香蛋白多糖有明显的抗生育作用，小鼠腹腔注射蛋白多糖 2.08mg/kg 的抗早孕率达 72%～83%。九里香糖蛋白能终止孕兔妊娠，孕 12～16 天的孕兔腹腔注射 10mg/kg 或羊膜腔内注射 3mg/kg 该糖蛋白胚胎，3～5 天后获得明显的终止妊娠效果。在麻醉状态下，给孕兔静脉注射九里香蛋白多糖 10mg/kg 5～6 分钟后子宫呈张力增强性节律收缩。幼兔连续 4 天腹腔注射 20mg/kg 不能对抗雌二醇和黄体酮所致的内膜增生反应。

4. 对免疫系统的作用 九里香蛋白多糖能增强小鼠腹腔巨噬细胞的吞噬功能，吞噬指数和吞噬百分数分别为对照组的 5.42 和 1.70 倍。能增加致敏动物血清中溶血素含量，小鼠 HC_{50} 为对照组的 5.1 倍，对抗环磷酰胺引起的白细胞减少。

5. 其他作用 九里香蛋白多糖有抗凝血作用，家兔静脉注射九里香蛋白多糖 18mg/kg，凝血时间延长 1.76 分钟。九里香的超临界 CO_2 萃取物——九里香精油对香蕉炭疽菌和芒果炭疽菌具有抑菌作用，EC_{50} 分别为 0.2611、0.2677g/L。

6. 毒理研究 九里香蛋白多糖小鼠腹腔注射 LD_{50} 为（462±56.7）mg/kg。

【参考文献】 [1] 吴龙火，刘昭文，许瑞安. 九里香叶的抗炎镇痛作用研究. 湖北农业科学，2011，5(21)：4435-4438.

[2] Wu L，Li P，Wang X，et al. Evaluation of anti-inflammatory and antinociceptive activities of Murraya exotica. Pharm Biol，2010，48(12)：1344-1353.

[3] 曾发挥，刘海清，李林福，等. 九里香雌激素样作用及其对关节保护作用的初步研究. 安徽农业科学，2013，41(24)：9948-9950.

[4] 吴龙火，温慧玲，李加林，等. 九里香含药血清抗软骨细胞凋亡的机制. 中国老年学杂志，2014，34(17)：4869-4871.

[5] Wu L，Liu H，Zhang R，et al. Chondroprotective Activity of Murraya exotica through Inhibiting β-Catenin Signaling Pathway. Evid Based Complement Alternat Med. 2013：75215-0. doi：10. 1155/2013/752150.

山 柰

Shannai

本品为姜科植物山柰 *Kaempferia galanga* L.的干燥根茎。主产于广东、广西。冬季采挖，洗净，除去须根，切片，晒干。以色白、粉性足、气浓味辣者为佳。

【性味与归经】 辛，温。归胃经。

【功能与主治】 行气温中，消食，止痛。用于胸膈胀满，脘腹冷痛，饮食不消。

【效用分析】 山柰辛散温通，主归胃经，芳香辟秽，能温脾胃，行滞气，消食积，止疼痛，故常用于寒邪中阻所致胸膈胀满、脘腹冷痛、饮食不消等证。

【配伍应用】

1. 山柰配党参 山柰辛散温通，主归胃经，能行气温中止痛；党参性味甘平，主归肺脾二经，既能补气，又能养血。两药相伍，温中与补虚并用，使寒邪得去，正气得复，脾胃自和。用以治疗脾胃虚寒气滞，脘腹胀痛。

2. 山柰配陈皮 山柰辛散温通，主归胃经，芳香辟秽，能温脾胃，行滞气，止疼痛；陈皮辛香而行，善疏理气机、调畅中焦而使之升降有序。两药合用，可散中焦寒邪，疏胃脘气滞。用以治疗寒凝气滞胃脘痛。

3. 山柰配木香 山柰辛散温通，能温脾胃、行滞气、止疼痛；木香辛行苦泄温通，芳香气烈而味厚，善通行脾胃之滞气，为行气止痛之要药，又能健脾消食。两药配伍，使行气止痛之功更强。用以治疗中焦气滞，胀满疼痛、饮食不消者。

【鉴别应用】山柰与甘松 两者均辛温，可入胃经，能行气止痛，理中焦之气而健胃，用于脘腹闷胀疼痛等症。但山柰尚可温中消食，能治疗脘腹冷痛、饮食不消；还有祛风散寒止痛之功，可研末擦牙，治风虫牙痛；并能消肿止痛，可用治跌打肿痛。甘松还有开郁醒脾之功，可治疗气机阻滞之思虑伤脾，不思饮食，胸闷腹胀；且甘松还有祛湿消肿之功，可治湿脚气。

【成药例证】

1. 六味安消胶囊（散）（《临床用药须知中药成方制剂卷》2020年版）

药物组成：藏木香、大黄、山柰、北寒水石（煅）、诃子、碱花。

功能与主治：和胃健脾，消积导滞，活血止痛。用于脾胃不和、积滞内停所致的胃痛胀满、消化不良、便秘、痛经。

2. 奇应内消膏（《临床用药须知中药成方制剂卷》2020年版）

药物组成：生天南星、重楼、乳香、没药（制）、大黄、山柰、姜黄（片）、生半夏、樟脑。

功能与主治：行气活血，消肿止痛。用于跌打扭伤所致的急性闭合性软组织损伤，症见局部肿胀、疼痛、活动受限。

3. 通络去痛膏（《临床用药须知中药成方制剂卷》2020年版）

药物组成：当归、川芎、红花、山柰、花椒、胡椒、丁香、肉桂、干姜、荜茇、大黄、薄荷脑、冰片、樟脑。

功能与主治：活血通络，散寒除湿，消肿止痛。用于瘀血停滞、寒湿阻络所致的腰、膝部骨性关节炎，症见关节刺痛或钝痛、关节僵硬、屈伸不利、畏寒肢冷。

【用法与用量】 6～9g。

【注意】 阴虚血亏，胃有郁火者慎用。

【本草摘要】

1.《本草品汇精要》 “辟秽气，为末擦牙，祛风止痛及牙宣口臭。”

2.《本草纲目》 “暖中，辟瘴疠恶气。治心腹冷气痛，寒湿霍乱，风虫牙痛，入合诸香用。”

【化学成分】 主要含挥发油：对甲氧基肉桂酸乙酯，桂皮酸乙酯，龙脑，樟烯等；黄酮类成分：山柰酚；还含维生素P。

中国药典规定本品含挥发油不得少于4.5%（ml/g）。

【药理毒理】 本品具有抑制肿瘤细胞增殖、抗氧化、降糖等作用。

1. 抑制肿瘤细胞增殖作用 山柰酚对体外培养的多种肿瘤细胞株呈现增殖抑制、诱导凋亡、阻滞细胞周期作用。山柰酚（纯度大于96%）10、20、40、80μmol/L可抑制人小细胞肺癌H446细胞增殖，诱导细胞凋亡，上调p53、Bax的表达，降低Bcl-2的表达，阻滞细胞周期于S期及G_2/M期[1]。山柰酚（纯度大于96%）6.25、12.5、25、50、100μmol/L可抑制大鼠肝癌细胞CBRH7919的增殖，并呈剂量依赖性。DAPI染色显示不同浓度山柰酚均有明显的细胞凋亡特征[2]。山柰酚（纯度大于97%）25、50、100、150和200μmol/L可明显抑制Eca-109细胞增殖，诱导细胞发生凋亡，上调Bax基因表达，下调Bcl-2基因表达，升高caspase-3和caspase-9活性[3]。

2. 抗氧化作用 山柰酚（纯度97%）6、18mg/kg剂量连续灌胃给药7天，可明显降低四氯化碳致急性肝损伤小鼠血清谷丙转氨酶（ALT）和谷草转氨酶（AST）含量，降低肝组织丙二醛（MDA）含量，增加超氧化物歧化酶（SOD）活力，可明显减轻肝细胞炎细胞浸润、坏死范围及程度[4]。山柰酚（纯度98%）300mg/kg和100mg/kg剂量连续灌胃给药6周，可明显降低高脂模型大鼠血清TC、TG、LDL-C、MDA水平，升高HDL-C、SOD、NO水平[5]。

3. 降血糖作用 山柰酚（纯度大于90%）50、200mg/kg剂量连续灌胃给药10周，可明显降低非肥胖型糖尿病小鼠的血糖值，提高谷氨酸脱羧酶65抗体的转阴率，降低IFN-γ含量，升高IL-10含量[6]。山柰酚（纯度大于90%）50、100、200mg/kg剂量连续灌胃给药10周，可明显降低高糖高脂饲料喂养加腹腔注射链脲菌素致2型糖尿病模型大鼠空腹血糖值及胰岛素抵抗水平[7]。

4. 其他作用 山柰酚-3-*O*-芸香糖苷（纯品）10mg/kg剂量、山柰酚-3-*O*-葡萄糖苷（纯品）7.5mg/kg剂量分别静脉注射给药，均可明显改善短暂性大脑中动脉栓塞（tMCAO）大鼠的神经行为学缺陷，降低大鼠脑梗死面积[8]。此外，山柰酚是一种有效的蛋白激酶CK2的抑制剂，其作用机制可能与其阻碍CK2、ATP以及底物的结合有关。

【参考文献】 [1] 仇炜，赵娟，吕雨虹，等．山柰酚诱导人小细胞肺癌H446细胞凋亡及机制．中国药理学通报，2011，27（10）：1422-1425.

[2] 周瑶，杜标炎，谭宇蕙，等．山柰酚对大鼠肝癌细胞CBRH7919的增殖抑制及诱导凋亡作用．广州中医药大学学报，2010，27（3）：250-253.

[3] 李瑞君，梅家转，刘桂举．山柰酚诱导人食管鳞癌Eca-109细胞凋亡及其机制．南方医科大学学报，2011，31（08）：1440-1442.

[4] 童方念，罗超，罗丹，等．山柰酚对四氯化碳致小鼠急性肝损伤的保护作用．西安交通大学学报（医学版），2014，35（6）：816-819.

[5] 何海霞，孔令希，李秀英，等．山柰酚与野马追总黄酮对实验性高脂大鼠的降脂作用及其血液流变学比较．第三军医大学学报，2014，36（11）：1187-1189.

[6] 刘贵波，刘跃光，孙成，等．PPARγ激动剂山柰酚对2型

糖尿病大鼠视网膜病变作用研究. 实用临床医药杂志，2012，16(11)：4-7.

[7] 梁光荣，唐静，李国娟，等. 山柰酚对非肥胖型糖尿病小鼠的治疗作用. 中国医院药学杂志，2011，31(11)：907-909.

[8] 余录，胡光强，李永杰，等. NF-κB 和 STAT3 信号通路在山柰酚糖苷治疗缺血性脑损伤中的作用. 中国药理学与毒理学杂志，2012，26(3)：422-423.

预知子

Yuzhizi

本品为木通科植物木通 *Akebia quinata*(Thunb.) Decne.、三叶木通 *Akebia trifoliata*(Thunb.) Koidz. 或白木通 *Akebia trifoliata*(Thunb.) Koidz. var. *australis*(Diels) Rehd.的干燥近成熟果实。主产于江苏、湖南、湖北。夏、秋二季果实绿黄时采收，晒干，或置沸水中略烫后晒干。用时打碎。以色黄棕、皮皱者为佳。

【性味与归经】 苦，寒。归肝、胆、胃、膀胱经。

【功能与主治】 疏肝理气，活血止痛，散结，利尿。用于脘胁胀痛，痛经经闭，痰核痞块，小便不利。

【效用分析】 预知子苦泄，主入肝经，能疏肝理气，活血止痛，可用于肝气郁滞所致的脘胁胀痛，血瘀经闭、痛经。

预知子功擅疏肝理气、疏肝中之郁滞，使气机得畅，可用于肝气郁滞之痰核痞块。

预知子味苦降泄，能疏通水道，治疗小便不利。

【配伍应用】

1. 预知子配梅花 预知子疏肝理气，和胃开郁；梅花疏肝理气，和胃畅中。两药相伍，有助于恢复气机升降出入之紊乱，而调和脏腑。用以治疗肝胃不和，胁痛、胃痛、嗳腐吞酸等。

2. 预知子配娑罗子 预知子苦泄，入肝胃经，能疏肝理气；娑罗子入肝经，既能疏肝解郁以行滞，又能理气宽中以和胃。两药配伍，可增强疏肝理气和胃之功。用以治疗肝胃气滞之胸闷胁痛、脘腹胀痛等证。

【鉴别应用】 **预知子与川楝子** 两者皆为理气药，入肝经，能疏肝理气止痛，可用于肝气郁滞所致的胸胁胀痛。但川楝子力强，味苦性寒，入肝经，能疏肝郁、行滞气，止疼痛，可治疝气疼痛属肝经有热者；且苦寒泄降，既能杀虫，又能行气止痛，用治小儿虫积腹痛，发作有时，口吐清水者，外用还具有杀虫疗癣止痒之功，故可用治疥癣瘙痒。预知子还有活血止痛之功，能治疗妇女经闭、痛经；又能疏通水道，治疗小便不利、石淋等。

【成药例证】 三金片(《中国药物大全》)

药物组成：金樱根、积雪草、菝葜、金沙藤、羊开口(即预知子)。

功能主治：清热解毒，利湿通淋益肾。用于下焦湿热，热淋，小便短赤，淋漓涩痛，急慢性肾盂肾炎，膀胱炎，尿路感染属肾虚湿热下注证者。

【用法与用量】 3～9g。

【本草摘要】

1.《本草拾遗》 “利大小便，宣通，去烦热，食之令人心宽，止渴，下气。”

2.《食疗本草》 “厚肠胃，令人能食，下三焦，除恶气，和子食之更好。”“续五脏断绝气，使语声足气，通十二经脉。”

3.《本草汇言》 “治噤口热痢。”

【化学成分】 主要含皂苷类成分：木通皂苷 A～G，α-常春藤皂苷等；脂肪油：油酸甘油酯，亚麻酸甘油酯等。

中国药典规定本品含α-常春藤皂苷($C_{42}H_{68}O_{12}$)不得少于 0.20%。

【药理毒理】 本品具有抗抑郁、抗癌作用。

1. 抗抑郁作用 预知子乙醇提取物 50mg/kg 灌胃给药，连续 7 天，能够显著缩短正常小鼠悬尾及强迫游泳不动时间；增加静脉注射亚致死量 100mg/kg 多巴胺致小鼠死亡作用和阿扑吗啡致小鼠刻板运动作用；增加腹腔注射 150mg/kg 5-羟色胺酸致甩头作用，但对去甲肾上腺素 NE 重摄取抑制作用不明显。

2. 抗癌作用 预知子乙醇提取物 5mg/ml 对 SMMC7721 肝癌细胞恶性增殖具有抑制作用[1]。

【参考文献】 [1] 任红艳，方肇勤，梁超，等. 预知子、白花蛇舌草抑制肝癌细胞恶性增殖的研究. 辽宁中医杂志，2013，40(12)：2553-2555.

病 证 用 药

理气药主要用治气滞或气逆证。气滞或气逆证均是由人体某一脏腑经络的气机运行不畅、升降失常所致。常因所累及脏腑、经络不同，患者体质不同，临床表现不同，现分述如下。

胃脘痛 治以和胃止痛法。

1. 脾胃气滞证 多由饮食不节，伐伤胃气，或感受外邪，客于胃府，引起脾胃气机壅滞，失于通降所致。症见胃脘胀痛，食后加重，嗳气，纳呆，舌质淡，苔白厚腻，脉滑。治宜理气和胃止痛。常用陈皮、香附理气燥湿宽中，行气开郁，配之以辛温之紫苏叶，香附得紫苏叶之助，则调畅气机之功益著，佐以甘草健脾和中，共奏和胃止痛之效，代表方如香苏散(《和剂局方》)。

2. 肝气犯胃证　多由情志所伤，肝气失于疏泄调达，横犯脾胃，胃气阻滞所致。症见胃脘胀痛，连及两胁，攻撑走窜，每因情志不遂而加重，喜太息，不思饮食，舌苔薄白，脉弦滑。治宜疏肝和胃，理气止痛。常以柴胡、香附、陈皮、青皮等调肝理气，配以川芎调血中之气，从而达到调和肝胃、消胀止痛之效。代表方如柴胡疏肝散(《证治准绳》)。

3. 肝郁化火证　多由肝胃不和，气机郁滞，久而化热所致。症见胃脘灼痛，痛势急迫，口干口苦，渴喜凉饮，烦躁易怒，舌质红，苔黄，脉弦滑数。治宜清肝泻热，和胃止痛。常以贝母散结疏郁，合白芍、青皮、陈皮、牡丹皮、栀子等，疏肝理气泻热。代表方如化肝煎(《景岳全书》)。

4. 寒邪客胃证　多由外感寒邪或脘腹受凉，寒邪直中，内客于胃，或服药苦寒太过，或寒食伤中，致使寒凝气滞，胃气失和所致。症见胃痛暴作，甚则拘急作痛，得热痛减，遇寒痛增，口淡不渴，或喜热饮，苔薄白，脉弦紧。治宜温胃散寒，理气止痛。常以高良姜温胃散寒，香附行气止痛。若寒重，或胃脘突然拘急掣痛拒按，甚则隆起如拳状者，可加吴茱萸、干姜、丁香、桂枝；气滞重者，可加木香、陈皮；若见寒热身痛等表寒证者，可加紫苏叶、生姜等。代表方如良附丸(《良方集腋》)。

5. 饮食停滞证　多由饮食不节，食滞不化，阻塞胃脘，不通则痛所致。症见胃脘胀痛，嗳腐吞酸，不思饮食，大便不调，舌苔厚腻，脉滑。治宜消食导滞，和胃止痛。常以山楂、神曲、莱菔子消食导滞，配合半夏、陈皮行气散结，茯苓健脾渗湿。代表方如保和丸(《丹溪心法》)。

6. 瘀血停滞证　多由气滞日久，血运不畅，停积胃络所致。症见胃脘疼痛，状如针刺或刀割，痛有定处而拒按，面色晦暗无华，舌暗有瘀斑，脉涩。治宜理气活血，化瘀止痛。常以蒲黄、五灵脂活血化瘀，还可配合以檀香、砂仁等行气止痛，代表方如失笑散(《和剂局方》)合丹参饮(《时方歌括》)加减。

7. 胃阴不足证　多由胃中气郁化热，热伤胃津，或瘀血积留，新血不生，阴津匮乏所致。症见胃脘隐痛或隐隐灼痛，嘈杂似饥，饥不欲食，口干不思饮，咽干唇燥，大便干结，舌体瘦，质嫩红，少苔，脉细而数。常以沙参、玉竹补益气阴，配合以麦冬、生地黄、冰糖等益胃生津，代表方如益胃汤(《温病条辨》)。

8. 脾胃虚寒证　多由胃病日久，累及脾阳，脾胃阳虚，机体失养所致。症见胃脘隐痛，绵绵不休喜暖喜按，面色不华，神疲肢怠，四肢不温，食少便溏，或泛吐清水，舌质淡而胖，苔薄白，脉沉细无力。治宜温中健脾，和胃止痛。常以黄芪补中益气，配合以桂枝、白芍、生姜、大枣、甘草等温中健脾。代表方如黄芪建中汤(《伤寒论》)。

胁痛　实者治以理气、活血，清热化湿通络法；虚者治以滋阴柔肝法。

1. 肝气郁滞证　多由情志抑郁，肝失调达，疏泄失司，气阻络痹所致。症见胁肋胀痛，走窜不定，甚则引及胸背肩臂，疼痛每因情志变化而增减，胸闷腹胀，饮食减少，嗳气频作，善太息，苔薄白，脉弦。治宜疏肝理气。常以柴胡、香附、陈皮、枳壳行气解郁，配合川芎、白芍活血行气，甘草和中。代表方如柴胡疏肝散(《证治准绳》)。

2. 瘀血阻滞证　多由气滞日久，血行不畅，瘀血内停，或负重劳力，闪挫跌扑，损伤脉络所致，症见胁肋刺痛，痛有定处而拒按，入夜尤甚，面色晦暗，或胁肋下有癥块，舌质紫暗，脉沉涩。治宜祛瘀通络。常以旋覆花通络行气，配以新绛活血化瘀，葱茎温通阳气，共奏气行则血行，阳通则瘀化之功，代表方如旋覆花汤(《金匮要略》)。

3. 肝胆湿热证　多由湿热蕴结肝经，肝络失和，疏泄失职所致。症见胁肋胀痛或灼热疼痛，口苦，脘腹痞满，或有身目发黄，舌质红，苔黄腻，脉弦滑。治宜清热利湿。常以龙胆草、黄芩、栀子清热除湿，配合渗湿泄热之泽泻、木通、车前子，导湿热从水道而去，佐以当归、地黄养血滋阴，柴胡疏畅肝胆，甘草护卫安中。代表方如龙胆泻肝汤(《医方集解》)。

4. 肝阴不足证　多由肝郁日久化热，灼伤肝之阴血，或劳欲过度，肾精亏损，精不化血，水不养木，肝脉失养所致。症见胁肋隐痛，悠悠不休，遇劳加重，口干咽燥，心中烦热，舌红少苔，脉弦细数。治宜养阴柔肝。常以生地黄养血滋阴，配合以沙参、麦冬、当归、枸杞子益阴养血柔肝，川楝子疏肝理气。代表方如一贯煎(《续名医类案》)。

痞满　治以理气消痞法。

1. 脾胃气滞证　多由情志不舒，肝气乘脾或饮食不节，阻滞伤中所致，症见脘腹不舒，痞塞满闷，恶心呕吐，不思饮食，大便不调，舌苔白，脉弦。治宜健脾和胃，理气消痞。常以柴胡、香附、枳实等疏肝理气，配合以神曲、苍术、莱菔子等燥湿健脾导滞，茯苓健脾，代表方如柴胡疏肝散(《证治准绳》)合保和丸(《丹溪心法》)加减。

2. 湿滞伤中证 多由脾胃运化失健，不能运化水湿，湿聚气滞，壅塞中焦，清阳不升，浊阴不降而为心下痞所致。症见胸脘痞满，恶心欲吐，口淡不渴，舌淡，苔白腻，脉滑。治宜健脾除湿，理气宽中。常以苍术、半夏燥湿，配合以厚朴、陈皮理气宽中，茯苓、甘草健脾和胃。代表方如平胃散(《简要济众方》)。

3. 肝胃不和证 多由情志不遂，肝气郁结，失于疏泄，肝气乘脾犯胃，脾胃升降失常所致。症见脘腹痞闷，胸胁胀满，心烦易怒，善太息，呕恶嗳气，大便不爽，舌质淡红，苔薄白，脉弦。治宜疏肝解郁，和胃消痞。常以香附、川芎疏肝散结、行气止痛，配合以苍术、神曲燥湿健脾，消食导滞，枳实行气消痞，代表方如越鞠丸(《丹溪心法》)合枳术丸(《脾胃论》)加减。

呃逆 治以降逆平呃法。

1. 胃寒呃逆证 多由过食生冷，或胃本积冷，以致寒邪阻遏，胃气不降，上逆作呃所致。症见呃声沉缓有力，其呃得热则减，遇寒愈甚，恶食冷饮，喜饮热汤，舌质淡，苔白，脉缓。治宜温中散寒，降逆止呃。常以丁香、柿蒂暖胃降逆，配合高良姜温中散寒，炙甘草和胃，代表方如丁香散(《三因方》)加减。

2. 胃火上逆证 多由阳明热盛，胃火上冲所致，症见呃声洪亮，冲逆而出，口臭烦渴，多喜冷饮，大便秘结，小便短赤，舌质红，苔黄，脉滑数。治宜清热和胃，降逆止呃。常以竹叶、石膏清泻胃火，配合麦冬、人参、粳米、甘草等益气和胃生津，法半夏降逆和胃。代表方如竹叶石膏汤(《伤寒论》)。

3. 气机郁滞证 多由七情所伤，肝气郁结，失于条达，肝气逆乘于胃所致。症见呃逆连声，胸胁胀满，恶心嗳气，脘闷食少，舌苔薄腻，脉弦滑。治宜疏肝理气，降逆止呃。常以旋覆花、代赭石降逆下气，配合以法半夏、生姜和胃，人参、甘草、大枣等扶正益胃。若有痰湿，可加陈皮、浙贝母等，代表方如旋覆代赭汤(《伤寒论》)。

4. 脾胃阳虚证 多由素体阳虚，脾胃无以温养，或饮食不节，或劳倦伤中，损伤脾胃之阳，脾难升，胃难降，虚气上逆所致。症见呃声低沉无力，气不得续，面色苍白，手足欠温，食少乏力，泛吐清水，舌质淡，苔白润，脉沉细弱。治宜温补脾胃，和中降逆。常以干姜温中祛寒，配合人参、白术、甘草健脾益胃。代表方如理中丸(《伤寒论》)。

5. 胃阴不足证 多由热病耗伤胃阴，或郁火伤阴，或辛温燥热之品耗损津液，胃失濡养所致。症见呃逆声短促，口干咽燥，烦渴喜饮，不思饮食，舌质红而干，舌苔少而干，脉细数。治宜益气养阴，和胃止呃。常以沙参、麦冬、玉竹、生地黄、冰糖等养阴益胃，可酌加陈皮、竹茹等顺气降逆之品。代表方如益胃汤(《温病条辨》)。

郁证 治以理气开郁法。

1. 肝气郁滞证 多由七情所伤，肝气郁结，疏泄功能失常，经络气机不畅所致，症见精神抑郁，情绪不宁，胸部满闷，胁肋胀痛，痛无定处，脘闷嗳气，不思饮食，舌苔淡红，舌苔薄腻，脉弦。治宜疏肝解郁，理气畅中。常以柴胡、香附、枳壳、陈皮疏肝解郁，配合以川芎活血定痛。甘草、芍药柔肝止痛。代表方如柴胡疏肝散(《证治准绳》)。

2. 气郁化火证 多由肝气郁结，疏泄不利，日久化火所致。症见性情急躁易怒，胸胁胀痛，口苦口干，目赤，大便秘结，舌质红，苔黄，脉弦数。治宜疏肝解郁，清泻肝火。常以柴胡疏肝解郁，配合以当归、白芍、白术、茯苓、甘草等健脾益气柔肝，佐以薄荷、生姜辛散达郁。代表方如丹栀逍遥散(《校注妇人良方》)。

3. 心肝血虚证 多由肝血不足，母病及子，心失所养所致。症见情绪不宁，虚烦失眠，心悸不安，头目眩晕，舌红，脉弦。治宜滋阴养血。常以酸枣仁养血补肝，配合以知母、茯苓滋阴宁心，川芎调肝血而疏肝气，代表方如酸枣仁汤(《金匮要略》)。

乳癖 治以疏肝化痰、调养冲任法。

1. 肝郁痰凝证 多由郁怒伤肝，肝之疏泄失常，不能条畅气血，痰瘀互结所致，症见乳房肿块随喜怒消长，伴有胸闷胁胀，善郁易怒，失眠多梦，心烦口苦，舌苔薄黄，脉弦滑。治宜疏肝解郁，化痰散结。常以瓜蒌、浙贝母、半夏、天南星、生牡蛎等散结消肿，配合以柴胡疏肝解郁，当归、白芍、茯苓、白术等健脾益气补血，代表方如逍遥蒌贝散(《中医外科学》)。

2. 冲任失调证 多由年老体衰，久病及肾，肾之阴阳两虚，不能涵养肝木，肝肾亏损，冲任失调所致，症见乳房肿块月经期加重，经后缓解，伴有腰酸乏力，神疲倦怠，月经先后失调，量少色淡，舌淡，苔白，脉沉细。治宜调理冲任，温阳化痰。常以仙茅、仙灵脾、巴戟天温肾阳，配合以黄柏、知母泻肾火、滋肾阴，当归调理冲任，代表方如二仙汤(《妇产科学》)。

第九章 消食药

【基本概念】 凡以消食化滞为主要作用，治疗食积不化病证的药物，称为消食药或消导药。

【作用特点】 消食药多味甘性平，主归脾、胃二经，既善消食化积、导行积滞，又常兼健脾和中、开胃增食之功，能使食化积消，恢复脾胃之受纳运化，以治食积不化的病证。有的消食药还兼有活血化瘀、降气化痰、回乳、通淋化石等功效。

【适用范围】 消食药主要用治饮食不消，宿食停留所致之脘腹胀闷，不思饮食，嗳腐吞酸，恶心呕吐，大便失常；以及脾胃虚弱，纳谷不佳，消化不良等症。

现代医学诊断为浅表性胃炎，萎缩性胃炎，胃溃疡，十二指肠溃疡，功能性消化不良等消化道疾病，可用本类药物治疗。

【配伍规律】 使用本类药物应根据不同病情予以适当配伍。若宿食内停，气机阻滞，需配行气药；积滞化热，当配苦寒清热或泻下之品；湿困脾胃，当配芳香化湿药；中焦有寒者，宜配温中健脾之品；脾胃虚弱，运化无力，食积内停者，则当配伍健脾益气之品，以标本兼顾。

【使用注意】 消食药为消导祛邪之品，虽多数药性较为缓和，但仍不免有耗气之弊，故虚而无积滞者慎用。

【药理作用】 消食药主要有助消化作用，大多数消食药含有脂肪酶、淀粉酶及维生素等，有促进消化作用；有些消食药具有降血脂及抗动脉粥样硬化作用，如山楂可以降低实验性高脂血症动物的血清胆固醇及对抗动脉粥样硬化作用。此外，某些消食药还具有一定的强心作用、增加冠脉和心肌营养性血流量及抗心肌缺血作用、降压作用。

临床常用的消食药有山楂、六神曲、麦芽、稻芽、莱菔子、鸡内金、鸡矢藤、布渣叶、隔山消、阿魏等。

山 楂
Shanzha

本品为蔷薇科植物山里红 *Crataegus pinnatifida* Bge. var. *major* N.E.Br.或山楂 *Crataegus pinnatifida* Bge.的干燥成熟果实。主产于山东、河南、河北、辽宁。秋季果实成熟时采收，切片，干燥。以片大、皮红、肉厚、核少者为佳。

【炮制】 **炒山楂** 取净山楂片，炒至色变深。

焦山楂 取山楂片，炒至表面焦褐色，内部黄褐色。

【性味与归经】 酸、甘，微温。归脾、胃、肝经。

【功能与主治】 消食健胃，行气散瘀，化浊降脂。用于肉食积滞，胃脘胀满，泻痢腹痛，瘀血经闭，产后瘀阻，心腹刺痛，胸痹心痛，疝气疼痛，高脂血症。焦山楂消食导滞作用增强，用于肉食积滞，泻痢不爽。

【效用分析】 山楂味酸甘，微温不燥，主入脾、胃经，功能健脾开胃、消食化积。能消一切饮食积滞，尤善消油腻食积，为消化油腻肉食积滞之要药。常用治肉食积滞，脘腹胀痛，泻痢腹痛。又本品有良好的行气活血、散瘀止痛之功，且具化瘀血而不伤新血，开郁气而不伤正气之特点。故每用治气滞血瘀所致的经闭，产后瘀阻，心腹刺痛，胸痹心痛，疝气疼痛等。

此外，本品善化浊降脂，为治高脂血症之常用。

【配伍应用】

1. 山楂配麦芽、六神曲 山楂消食化积，尤善消油腻、肉食积滞；麦芽消导积滞、健脾开胃，尤善消面食积滞；六神曲消食和胃，善消谷食积滞。三药合用，炒焦香气大出，有“焦三仙”之称。消食化积、健脾开胃之功增强，适用于饮食停滞之脘腹胀痛、嗳气腐臭、矢气频频或腹泻、大便臭如败卵等。

2. 山楂配白术　山楂酸甘微温，长于消食化积，行气除胀，善消油腻肉食之积；白术甘温味厚，善于补中益气，燥湿健脾。两药配伍，共奏健脾燥湿、消食化积之功，适用于脾胃虚弱，饮食内停，或夹水湿内蓄之积滞证。

3. 山楂配丹参　山楂酸甘微温，既善消油腻肉食积滞，又擅行气散瘀止痛、化浊降脂；丹参苦微寒，长于通行血脉、祛瘀止痛，且能清热凉血、除烦安神。两药相配，祛瘀止痛力增强而不伤正，适用于气滞血瘀所致的胸痹心痛、心悸、头痛眩晕、脘腹刺痛等。

4. 山楂配木香　两药均能健脾消食，行气止痛。山楂酸甘微温，入脾胃经，健脾消食化积功优；木香辛行苦泄温通，芳香气烈而味厚，善行脾胃大肠之气滞，行气止痛力胜。两药配伍，健脾消积化滞、行气除胀止痛之功增强，适用于食积不化，脘腹胀痛等。

5. 山楂配香附　山楂善于行气活血止痛；香附长于疏肝理气，调经止痛。两药配伍，行气活血、调经止痛之功增强，适用于气滞血瘀之痛经，经闭，产后瘀阻腹痛。

【鉴别应用】生山楂、炒山楂、焦山楂与山楂炭　生山楂擅于活血化瘀、化浊降脂，消食作用亦强。常用于血瘀闭经、产后瘀阻、心腹刺痛、胸痹心痛、疝气疼痛、高脂血症、肉食积滞。炒山楂酸味减弱，可缓和对胃的刺激性，善于消食化积，多用于饮食积滞。焦山楂不仅酸味减弱，并增加了苦涩味，长于消食止泻，多用于食积泄泻。山楂炭味微苦涩，功偏止泻、止血，每用于胃肠出血或脾虚腹泻兼食滞者。

【方剂举隅】

1. 保和丸（《丹溪心法》）

药物组成：山楂、六神曲、半夏、茯苓、陈皮、连翘、莱菔子。

功能与主治：消食和胃。适用于脘腹痞满胀痛，嗳腐吞酸，恶食呕逆，或大便泄泻，舌苔厚腻，脉滑。

2. 大安丸（《医方集解》）

药物组成：山楂、六神曲、半夏、茯苓、陈皮、连翘、莱菔子。

功能与主治：健脾和胃消食。适用于脾虚食滞，大便溏薄之证。

3. 大和中饮（《景岳全书》）

药物组成：山楂、麦芽、陈皮、枳实、砂仁、厚朴、泽泻。

功能与主治：消食化积。适用于饮食留滞积聚等证。

4. 通瘀煎（《景岳全书》）

药物组成：山楂、当归尾、香附、红花、乌药、青皮、木香、泽泻。

功能与主治：行气通瘀。适用于妇人气滞血积，经脉不利，痛极拒按，及产后瘀血实痛，并男女血逆血厥等证。

【成药例证】

1. 大山楂丸（《临床用药须知中药成方制剂卷》2020年版）

药物组成：山楂、六神曲（麸炒）、炒麦芽。

功能与主治：开胃消食。用于食积内停所致的食欲不振、消化不良、脘腹胀闷。

2. 山楂化滞丸（《临床用药须知中药成方制剂卷》2020年版）

药物组成：山楂、六神曲、麦芽、槟榔、莱菔子、牵牛子。

功能与主治：消食导滞。用于饮食不节所致的食积，症见脘腹胀满、纳少饱胀、大便秘结。

3. 心可舒胶囊（片）（《临床用药须知中药成方制剂卷》2020年版）

药物组成：山楂、丹参、葛根、三七、木香。

功能与主治：活血化瘀，行气止痛。用于气滞血瘀引起的胸闷、心悸、头晕、头痛、颈项疼痛；冠心病心绞痛、高血脂、高血压、心律失常见上述证候者。

4. 山楂降压丸（《中华人民共和国卫生部药品标准·中药成方制剂》）

药物组成：山楂、夏枯草、菊花、小蓟、盐泽泻、炒决明子。

功能与主治：降血压，降低胆固醇。用于高血压症，头痛眩晕，耳鸣目胀。

5. 山楂降脂片（《中华人民共和国卫生部药品标准·中药成方制剂》）

药物组成：决明子、山楂、荷叶。

功能与主治：清热活血，降浊通便。用于痰浊瘀滞所致的高血压、高脂血症，也可用于预防动脉粥样硬化。

【用法与用量】　9～12g。

【注意】　脾胃虚弱而无积滞者慎用。

【本草摘要】

1.《新修本草》"汁服主水痢，沐头及洗身上疮痒。"

2.《本草纲目》"化饮食，消肉积，癥瘕，痰饮痞满吞酸，滞血痛胀。"

3.《本草求真》"山楂所谓健脾者，因其脾有食积，用此酸咸之味，以为消磨，俾食行而痰消，气破而泄化，谓之为健，止属消导之健矣。"

【化学成分】 主要含有机酸类成分：枸橼酸（柠檬酸），绿原酸，枸橼酸单甲酯，枸橼酸二甲酯，枸橼酸三甲酯等；黄酮类成分：槲皮素，金丝桃苷，牡荆素等；三萜类成分：熊果酸，白桦脂醇等；还含胡萝卜素，维生素C，维生素B_1等。

中国药典规定本品含有机酸以枸橼酸（$C_6H_8O_7$）计，不得少于5.0%；炒山楂、焦山楂不得少于4.0%。

【药理毒理】 本品具有降脂、抗心肌缺血、调节免疫和抗菌等作用。

1. 降脂作用 山楂的水、95%乙醇和50%乙醇提取物降脂作用不同：水、95%乙醇提取物（0.5g/ml），5g/kg连续灌胃5周，每日1次，能明显降低高脂血症模型大鼠TC、LDL-C水平，升高HDL-C水平；50%乙醇提取物组能明显降低TG水平和升高HDL-C水平；山楂水提物仅明显升高HDL-C水平。山楂丙酮提取物（纯度为85.60%）25、50、100mg/kg连续21天灌胃高脂血症模型大鼠，每天1次，显示山楂丙酮提取物能够显著地升高高血脂大鼠的血清高密度脂蛋白胆固醇和降低大鼠血清低密度脂蛋白胆固醇的作用。山楂水提物得浸膏（2.1g生药/g）2.16g/kg剂量连续灌胃给药4周，每天1次，可明显降低通过高血脂大鼠腹腔注射维生素D_3叠加卵清蛋白激发免疫反应制备的动脉粥样硬化模型大鼠血清TC、TG、LDL-C、MDA水平，升高HDL-C、SOD、NO水平[1]。

2. 抗心肌缺血作用 生北山楂、炒黄北山楂水提醇沉液（1g/ml）1、2、4g/kg单次耳缘静脉注射对垂体后叶素导致家兔急性心肌缺血具有保护作用，可明显抑制模型动物心电图T波和ST段增高，炒北山楂的作用优于生北山楂。山楂醇提物（5g/L）25mg/kg单次股静脉注射对心肌缺血再灌注大鼠模型的心肌具有一定的保护作用，可明显抑制模型动物血清LDH的升高，提高SOD的活力，降低MDA的生成量，减轻缺血再灌注导致的心肌细胞损伤。山楂酸（含量大于96%）3×10^{-6}、3×10^{-7}mol/L对$Na_2S_2O_4$导致的心肌细胞缺氧并复氧模型中，缺氧复氧后1.5、3、15、24小时，细胞培养液中肌酸激酶和乳酸脱氢酶活性明显降低；在异丙肾上腺素致心肌细胞钙超载模型中，异丙肾上腺素作用30小时时，3×10^{-6}、3×10^{-7}mol/L山楂酸对心肌细胞存活率显著提高，培养液中肌酸激酶和乳酸脱氢酶活性均明显减小，提示山楂酸对心肌细胞损伤的保护可能与其抗氧化和抑制细胞内钙超载有关。

3. 调节免疫作用 山楂100%水煎剂0.2ml/kg剂量给小鼠连续灌胃给药7天，每天1次，可明显提高小鼠胸腺和脾重量、T淋巴细胞转化率、T淋巴细胞ANAE（+）（酸性α-醋酸萘酯酶）细胞百分率、小鼠红细胞C3b受体花环率及红细胞免疫复合物（IC）花环率。

4. 抗菌作用 山楂粗黄酮对大肠埃希菌、金黄色葡萄球菌、枯草芽孢杆菌体外实验的最低抑菌质量浓度分别为3.125、1.5625、3.125mg/ml，最低致死质量浓度分别为6.25、3.125、6.25mg/ml[2]。

5. 其他作用

（1）抑制畸变作用 山楂水提取物（2g/ml）20、40g/kg连续7天灌胃雄性昆明小鼠，每天1次，对环磷酰胺致小鼠精子畸变有抑制作用。

（2）抗衰老作用 山楂醇提取物（1:15加80%乙醇，在80℃条件下提取2小时，提取3次，冷冻干燥成粉末状）1、5、9mg/ml剂量配制培养基饲喂果蝇，发现可提高果蝇最高寿命和平均寿命，升高SOD、CAT活性，降低MDA含量[3]。

（3）抑制酶活性 山楂水提物（1g生药/ml）10、2.5g/kg剂量连续灌胃给药15天，每天1次，可抑制正常大鼠肝CYP2E1酶活性[4]。

【参考文献】

[1] 王伟，杨滨，王岚，等．丹参-山楂协同抗大鼠动脉粥样硬化的实验研究．中国实验方剂学杂志，2012，18（19）：212-216．

[2] 袁永成．山楂粗黄酮抗氧化能力及抑菌活性研究．农产品加工（学刊），2012（02）：53-56．

[3] 张泽生，左艳博，王浩，等．山楂醇提物对果蝇抗衰老作用的研究．营养学报，2011，33（04）：397-399．

[4] 肖婷．山楂对正常大鼠肝脏CYP2E1活性的影响．现代医药卫生，2011（12）：1764-1765．

附：山楂叶

本品为山里红或山楂的干燥叶。性味酸，平。归肝经。功能活血化瘀，理气通脉，化浊降脂。用于气滞血瘀，胸痹心痛，胸闷憋气，心悸健忘，眩晕耳鸣，高脂血症。用量3～10g；或泡茶饮。

【药理毒理】 本品具有抗心肌缺血、降脂、降低血液黏度、抗氧化等作用。

1. 抗心肌缺血作用 山楂叶60%乙醇提取物

(10mg/ml，主要含总黄酮和花青素)5、10mg/kg 剂量单次股静脉注射给药，可降低急性心肌缺血再灌注后犬的心肌酶水平，抑制血管活性物质升高，减小心肌耗氧量，改善心电图变化，降低梗死面积。山楂叶总黄酮(1.43g 生药/g)5、10mg/kg 单次股静脉给药，可减轻麻醉犬冠脉结扎所致心肌缺血的程度。山楂叶总黄酮(质量分数大于 90%)30、60mg/kg 连续 3 天尾静脉给药，可明显减少大脑中动脉局灶性缺血再灌注损伤模型大鼠脑梗死面积，改善大鼠的行为障碍，降低血清中肌酸激酶(CK)、乳酸脱氢酶(LDH)含量，升高脑组织中 SOD 活性，降低 MDA、NO 含量[1]。山楂叶总黄酮(35g/L)70、140mg/kg 剂量连续灌胃给药 36 天，可明显改善血管性痴呆大鼠空间学习记忆能力，缩短大鼠逃避潜伏期，增加大鼠穿台次数、平台象限游泳距离百分比，增强乙酰胆碱转移酶活性、降低乙酰胆碱酯酶活性[2]。山楂叶总黄酮(含量>80%)120、60mg/kg 于肝门阻断前 30 分钟单次腹腔注射给药，对线栓法制备的大鼠肝缺血再灌注模型具有保护作用[3]。

2. 降脂作用 山楂叶 70%乙醇提取物(1g 生药/ml，总黄酮含量 0.1093g/ml)10.8、2.7g/kg 连续灌胃 4 周，可明显降低灌胃脂肪乳剂致非酒精性脂肪肝模型大鼠和酒精性脂肪肝模型大鼠血清中总胆固醇(CHOL)、甘油三酯(TG)、低密度脂蛋白胆固醇(LDL-C)、谷丙转氨酶(ALT)、谷草转氨酶(AST)含量，升高高密度脂蛋白胆固醇(HDL-C)的含量，改善肝脏的病理性改变[4]。山楂叶乙醇提取物(总黄酮大于 30%)600mg/kg 剂量连续灌胃 4 周，可明显降低高脂饲料喂养 8 周致非酒精性脂肪肝模型大鼠血清、游离脂肪酸、空腹血糖(FBG)、空腹胰岛素(INS)、胰岛素抵抗指数(IRI)，升高脂蛋白酯酶(LPL)及 PPARαmRNA 表达[5]。另有实验研究表明山楂叶总黄酮(含总黄酮 72.3%)52mg/kg，连续灌胃 3 周，可以明显降低维生素 D_3 加脂肪乳剂致高脂血症大鼠血清 TC、TG 和 LDL-C 水平，提高 HDL-C 与 TC 比值。增强大鼠离体血管舒张及收缩反应，且可使血清 NO 的量升高，ET 的量降低。具有调血脂作用，对高脂血症所致大鼠血管功能损伤具有明显保护作用。山楂叶总黄酮(总黄酮大于 30%)6.0、12.0mg/kg 剂量，连续腹腔注射 2 周，可调节腺嘌呤、乙胺丁醇灌胃致高尿酸血症大鼠血中黄嘌呤氧化酶(XOD)活性，降低血中尿酸水平，升高 NO 水平，降低 ET-1 水平，减轻尿酸造成的血管内皮损伤[6]。

3. 改善血液流变性作用 注射用山楂叶总黄酮(益心酮注射液)30、60mg/kg 剂量连续腹腔注射 7 天，可明显降低血瘀模型大鼠全血黏度和血浆黏度，延长电刺激所致大鼠血管内血栓形成时间，抑制血小板聚集[7]。山楂叶总黄酮(总黄酮大于 30%)3.0、6.0、12.0mg/kg，连续 4 周腹腔注射，能够调节高脂血症大鼠血液高黏状态，降低全血黏度、血浆黏度和红细胞压积[8]。

4. 抗氧化作用 山楂叶黄酮类化合物(0.4g/ml)400、800、1200μg/g 剂量连续灌胃给药 15 天，可明显提高半乳糖损伤模型小鼠抗氧化的能力，减轻自由基损伤，增加小鼠肝组织中 SOD 活性，降低 MDA 水平[9]。

5. 其他作用 体外实验证实，山楂叶总黄酮(纯度为 95%)0.005～0.05g/L 对去甲肾上腺素引起的内皮完整的血管收缩有明显舒张作用，对去内皮的大鼠胸主动脉血管环的舒张作用不明显；对高钾去极化引起的血管收缩亦无明显的舒张作用，提示山楂叶总黄酮舒张血管作用具有内皮依赖性，同时通过减少受体操纵的钙通道(ROC)内流发挥舒张血管作用[10]。含 0.5%山楂叶总黄酮(黄酮含量 92%)高脂饲料喂养家兔 80 天，山楂叶总黄酮日摄入量为 260～300mg/kg，对复方高脂饲料形成的家兔动脉粥样硬化有一定的拮抗作用，可提高抗氧化酶 SOD、GSH-Px 活性，降低血清中炎性因子 CRP、IL-6、TNF-α 的生成[11]。镇痛作用：山楂叶乙醇提取物粉末(纯度为 90.8%)，连续灌胃给药昆明小鼠 7 天，能够提高热板法、热水缩尾法、化学刺激法所致疼痛模型小鼠的痛阈值[12]。

【参考文献】 [1] 李红，张爽，纪影实，等. 山楂叶总黄酮对大鼠局灶性脑缺血再灌注损伤的保护作用. 中草药，2010，41(05)：794-798.

[2] 毛晓霞，苗光新，吴晓光，等. 山楂叶总黄酮对血管性痴呆大鼠学习记忆及海马 AChE，ChAT 活性的影响. 中国实验方剂学杂志，2014，20(17)：167-170.

[3] 钟祎，关力理，王南，等. 山楂叶总黄酮对大鼠肝缺血再灌注损伤的保护作用及机制. 医学理论与实践，2014，27(15)：1961-1963.

[4] 王思源，徐秋阳，张文洁，等. 山楂叶提取物治疗实验性大鼠脂肪肝药效研究. 中华中医药杂志，2011，26(12)：2955-2959.

[5] 李中平，宋海坡，沈红艺，等. 山楂叶提取物对非酒精性脂肪性肝病大鼠糖脂代谢作用的研究. 中西医结合肝病杂志，2013，23(05)：286-288.

[6] 张知贵，杨华. 山楂叶总黄酮对高尿酸血症大鼠血尿酸及血管内皮细胞功能的影响. 中国实验方剂学杂志，2012，18(12)：259-261.

[7] 胡敏，张晓丹，涂映，等. 山楂叶总黄酮对缺血性脑卒中活血化瘀作用研究. 实用中西医结合临床，2011，11(05)：1-3.

[8] 杨华，张知贵，李小慧. 山楂叶总黄酮对高脂血症大鼠血脂和血液流变性的影响. 中国实验方剂学杂志，2012，18(12)：

257-259.

［9］高天曙，王宏贤．山楂叶黄酮类化合物对小鼠血清及肝组织SOD、MDA水平的影响．中医研究，2012，5(04)：67-68.

［10］闵清，白育庭，刘晶，等．山楂叶总黄酮对大鼠血管环的作用及其机制探讨．中国药理学通报，2011，27(04)：585-586.

［11］匡荣，陈男，康桦，等．山楂叶总黄酮对家兔动脉粥样硬化作用的机制研究．中国现代应用药学，2013，30(04)：372-375.

［12］王瑛，孙广红，张瑞芬，等．山楂叶提取物镇痛与抗炎作用实验研究．中医药学报，2012，40(01)：38-39.

六 神 曲
Liushenqu

本品为鲜辣蓼、鲜青蒿、苦杏仁等药味加入面粉或麸皮混合，经发酵的炮制加工品。全国各地均有生产。其制法为将苦杏仁粉碎成粗粉，赤小豆煮烂，再将鲜青蒿、鲜苍耳、鲜辣蓼加水适量打汁，与面粉或麸皮混匀，使干湿适宜，放入筐内，覆以麻叶或楮叶。待发酵至表面长出白霉衣时，取出，除去麻叶，切成小块，干燥。以色黄棕，具香气者为佳。

【炮制】 **麸炒六神曲**　取六神曲块，用麸皮炒至深黄色。

焦六神曲　取六神曲块，炒至表面焦褐色。

【性味与归经】 甘、辛，温。归脾、胃经。

【功能与主治】 消食化积，健脾和胃。用于食积不化，脘腹胀满，食少泄泻。

【效用分析】 六神曲辛以行气，甘温和中，主入脾、胃经，既能消食化积，尤善消谷食积滞，又能健脾和胃，且略兼解表之功。故可用治食积不化，脘腹胀满，及脾胃虚弱，食少泄泻等，用于消谷食积滞尤为适宜；亦可用于饮食积滞而挟外感之证。

此外，中药丸剂中有金石药品，难以吸收者，常用其打糊为丸，既可作为成型基质，又能促进消化。

【配伍应用】

1. 六神曲配陈皮　六神曲甘温调中，辛散行滞，具有消谷麦酒食而除陈腐之积，导滞气而和胃调中之功；陈皮辛开苦降，善行脾胃气滞、燥湿化痰而和胃安中。两药配伍，既使健脾和胃、消积化滞之功得以增强，又能燥湿化痰、和胃止呕。故既适用于饮食积滞、胃失和降之腹痛腹胀、嗳腐吞酸；又每用治痰湿停滞所致之恶心呕吐、脘腹胀闷，或咳嗽气逆、胸闷等症。

2. 六神曲配苍术　两药均能健脾、解表。六神曲善于消食和胃；苍术长于燥湿健脾，发散表邪。两药配伍，有健脾化湿、和胃消食之效，适用于食积内停、湿阻脾胃之食欲不振、脘闷腹胀、恶心呕吐、胸膈痞闷。

【鉴别应用】

1. 生六神曲、麸炒六神曲与焦六神曲　生六神曲性味甘辛温，长于健脾开胃，并有发散作用，多用于饮食积滞而挟外感之脘腹胀满、不思饮食、恶寒发热等；麸炒六神曲气味甘香，以醒脾和胃为主，多用于食积不化之不思饮食、脘腹胀满、肠鸣泄泻；焦六神曲味甘、微涩，气焦香，消食化积力胜，以治食积泄泻为主。

2. 六神曲与建神曲　六神曲、建神曲所用原料和制作工艺各不相同，不宜混称与混用。六神曲其性味甘辛温，为消食化积、健脾和胃之常用药。而建神曲是用108种草药发酵制成(又称“百草曲”)，其性味微苦涩温，为健脾消食、理气化湿、解表解毒之品，故风寒感冒、食滞胸闷及小儿感冒挟食者每多用之。

3. 六神曲与半夏曲　两药均性味甘辛温，归脾、胃经，功能健脾消食，可用于脾胃虚弱、食谷不消之泄泻、呕吐、腹胀等症。然六神曲消食化积、健脾和胃力胜，功专于消化谷、麦、酒积，多用于饮食积滞证；而半夏曲尚具化痰止咳、和胃止呕之功，常用治咳嗽痰多、胸膈痞满及饮食不消、呕恶、苔腻等。

【方剂举隅】

1. 曲术丸(《和剂局方》)

药物组成：六神曲、苍术。

功能与主治：健脾化湿，和胃消食。适用于时暑暴泻及饮食所伤，胸膈痞闷。

2. 神曲丸(《全生指迷方》)

药物组成：六神曲、橘皮。

功能与主治：消食和胃，降气止噎。适用于食噎。

3. 消食丸(《和剂局方》)

药物组成：六神曲、乌梅、干姜、小麦蘖。

功能与主治：健脾消食，行气除胀。适用于脾胃俱虚，不能消化水谷，胸膈痞闷，腹胁时胀，食少嗜卧，虚羸少气。

4. 神曲丸(《普济方》)

药物组成：神曲、木香、厚朴、甘草、槟榔、青橘皮、白术、枳壳、京三棱、肉桂、干姜。

功能与主治：温中健脾，行气消积。适用于中焦胃虚，饮食迟化，气不升降，呕逆恶心，留饮寒痰，癖结动气，胁下逆满，有时而痛，按之有形，或按之有声，膈脘虚痞，食物多伤，噫气酸臭，心腹常痛，霍乱吐逆，烦闷不安。

【成药例证】

1. 小儿化食丸(《临床用药须知中药成方制剂卷》

2020年版）

药物组成：六神曲（炒焦）、山楂、焦麦芽、焦槟榔、醋莪术、三棱（制）、牵牛子（炒焦）、大黄。

功能与主治：消食化滞，泻火通便。用于食滞化热所致的积滞，症见厌食、烦躁、恶心呕吐、口渴、脘腹胀满、大便干燥。

2. 启脾丸（《临床用药须知中药成方制剂卷》2020年版）

药物组成：人参、炒白术、茯苓、甘草、陈皮、山药、莲子（炒）、山楂、六神曲（炒）、炒麦芽、泽泻。

功能与主治：健脾和胃。用于脾胃虚弱，消化不良，腹胀便溏。

3. 消食健胃片（《中华人民共和国卫生部药品标准·中药成方制剂》）

药物组成：六神曲（麸炒）、山楂、麦芽（炒）、槟榔。

功能与主治：开胃消食，消积。用于食欲不振，消化不良，脘腹胀满。

4. 楂曲平胃合剂（《中华人民共和国卫生部药品标准·中药成方制剂》）

药物组成：山楂、六神曲、苍术、厚朴、鸡内金、陈皮、甘草。

功能与主治：燥湿健脾，消食散满。用于脾胃不和，不思饮食，脘腹胀满，呕吐恶心，嗳气吞酸，大便溏泄。

【用法与用量】 5～12g。

【本草摘要】

1.《药性论》 “化水谷宿食，癥结积滞，健脾暖胃。”

2.《本草纲目》 “消食下气，除痰逆霍乱泄痢胀满诸气。”

【化学成分】 主要含酵母菌；还含挥发油、苷类、脂肪油及维生素B等。

【药理毒理】 本品具有调节肠道菌群和肠道运动功能的作用。

1. 调节肠道菌群作用 神曲水煎剂（0.5g/ml）7.5g/kg分别灌胃6天、12天，可调节大黄灌胃致脾虚模型小鼠的肠道菌群，使肠杆菌、肠球菌、双歧杆菌、类杆菌和乳酸杆菌数量恢复正常，可增加肠壁肌层厚度，增加杯状细胞数量，调节肠黏膜微绒毛排列紊乱。

2. 调节肠道运动功能作用 20%生六神曲、炒六神曲（纯品）4g/kg剂量，分别对小鼠连续灌胃给药3天，可明显改善复方地芬诺酯混悬液（5mg/kg灌胃）致胃肠动力障碍模型小鼠小肠的推进功能，生品优于炒制品[1]。未炒制和炒焦神曲均能增加家兔离体回肠肌张力变化率；提高小鼠的小肠推进率[2]。

【参考文献】
[1] 张露蓉，江国荣，王斐，等．六神曲生品与炒制品的消化酶活力及胃肠动力比较．中国临床药学杂志，2011，20(03)：148-150.

[2] 刘峰，刘言振，林鲁霞，等．六神曲对实验动物肠道运动功能的影响．中医临床研究，2014，6(08)：56-57.

麦　芽

Maiya

本品为禾本科植物大麦 *Hordeum vulgare* L.的成熟果实经发芽干燥的炮制加工品。全国大部分地区均产。将麦粒用水浸泡后，保持适宜温、湿度，待幼芽长至约5mm时，晒干或低温干燥。以芽完整、色淡黄者为佳。

【炮制】 **炒麦芽** 取净麦芽，炒至棕黄色。

焦麦芽 取净麦芽，炒至焦褐色。

【性味与归经】 甘，平。归脾、胃经。

【功能与主治】 行气消食，健脾开胃，回乳消胀。用于食积不消，脘腹胀痛，脾虚食少，乳汁郁积，乳房胀痛，妇女断乳，肝郁胁痛，肝胃气痛。生麦芽健脾和胃，疏肝行气。用于脾虚食少，乳汁郁积。炒麦芽行气消食，回乳，用于食积不消，妇女断乳。焦麦芽消食化滞，用于食积不消，脘腹胀痛。

【效用分析】 麦芽性味甘平，主入脾、胃经，兼入肝经。功擅行气消食、健脾开胃，尤善“消化一切米、面、诸果食积”（《本草纲目》），为治食积不消、脘腹胀痛及脾虚食少之要药。本品具升发之性，故“虽为脾胃之药，而实善舒肝气”（《医学衷中参西录》），善疏肝行气、回乳消胀，为治乳汁郁积，乳房胀痛，妇女断乳及肝郁胁痛，肝胃气痛之良药。

【配伍应用】

1. 麦芽配山楂 两药均能消食和胃。麦芽长于健脾开胃，消食和中，尤善消化米、面、诸果食积；山楂消食化积力胜，能消一切饮食积滞，尤善消油腻、肉食积滞。两药合用，开胃消食之功增强，适用于诸食积内停所致的食欲不振、消化不良、脘腹胀闷等。

2. 麦芽配白术 麦芽甘平，善于健脾开胃、消食化积；白术甘温，长于补中益气、燥湿健脾。两药伍用，消食化积、健脾开胃作用增强，适用于脾胃虚弱、饮食积滞所致的脘腹胀满，食少便溏。

【鉴别应用】

1. 生麦芽、炒麦芽与焦麦芽 生麦芽性味甘平，消食和胃作用较好，并能疏肝通乳，多用于脾虚食少，乳汁郁积，乳癖及肝郁气滞或肝胃不和证，对食积化热者尤宜。炒麦芽性偏温而气香，长于行气消食、回乳消胀，多用于食积不消，妇女断乳。焦麦芽味甘微涩而性偏温，消食化滞力胜，兼能止泻，多用于食积或脾虚泄泻。

2. 麦芽、山楂与六神曲　三药均能健胃消食，三者炒焦合用，称为“焦三仙”，消食导滞之力增加，常用治食积不消，胃脘胀满，不思饮食等症。然麦芽善消面食，且善疏肝理气、回乳消胀，多用于面食积滞，乳汁郁积不通(生用)，回乳断奶(炒用)。而山楂消食化积力胜，能消一切饮食积滞，尤善消油腻肉食积滞，且有行气散瘀的作用，又用于瘀血阻滞的心腹刺痛，产后腹痛等。六神曲则善消谷食积滞，略兼解表之功，对于食积兼见外感者尤为适宜。

【方剂举隅】

1. 消疳丸(《叶氏录验方》)

药物组成：大麦蘖、神曲、芜荑、黄连。

功能与主治：健脾消疳。适用于小儿疳积，百药不疗。

2. 曲蘖丸(《济生方》)

药物组成：神曲、麦蘖、黄连、巴豆霜。

功能与主治：健脾和胃，消导积滞。适用于酒癖不消，心腹胀满，噫醋吞酸，呃逆不食，胁肋疼痛。

3. 麦芽煎(《妇人大全良方》)

药物组成：炒麦芽。

功能与主治：疏肝行气，回乳消胀。适用于妇人血气方盛，乳房作胀，或无儿饮，胀痛，憎寒壮热。

【成药例证】

1. 健脾丸(糖浆、颗粒)(《临床用药须知中药成方制剂卷》2020年版)

药物组成：党参、炒白术、陈皮、枳实、山楂、炒麦芽。

功能与主治：健脾开胃。用于脾胃虚弱，脘腹胀满，食少便溏。

2. 健胃消食片(《临床用药须知中药成方制剂卷》2020年版)

药物组成：太子参、山药、陈皮、山楂、炒麦芽。

功能与主治：健胃消食。用于脾胃虚弱所致的食积，症见不思饮食、嗳腐酸臭、脘腹胀满；消化不良见上述证候者。

3. 小儿化滞散(《中华人民共和国卫生部药品标准·中药成方制剂》)

药物组成：麦芽、山楂(炒)、六神曲(麸炒)、槟榔(炒)、鸡内金(醋炙)、牵牛子(炒)、木香、砂仁、陈皮、熟大黄。

功能与主治：健脾和胃，消食化滞。用于脾胃不和，伤食伤乳，呕吐腹痛，腹胀便秘。

4. 胃复宁胶囊(《中华人民共和国卫生部药品标准·中药成方制剂》)

药物组成：麦芽(炒)、六神曲(炒)、颠茄浸膏、鸡蛋壳。

功能与主治：消食化积，止痛，制酸。用于胸腹胀满，食欲不振，胃及十二指肠溃疡。

5. 健脾增力丸(《中华人民共和国卫生部药品标准·中药成方制剂》)

药物组成：麦芽(炒)、陈皮、六神曲(麸炒)、芡实(麸炒)、茯苓、苍术(生、米泔水拌炒各半)、山药、甘草、山楂(去子，炒)。

功能与主治：健脾消食。用于脾胃不健，腹胀久泻，面黄肌瘦，消化不良，食欲不振。

【用法与用量】　10～15g；回乳炒用60g。

【注意】　妇女授乳期忌用。

【本草摘要】

1.《名医别录》　“消食和中。”

2.《药性论》　“消化宿食，破冷气，去心腹胀满。”

3.《本草纲目》　“消化一切米面诸果食积。”

【化学成分】　主要含生物碱类成分：大麦芽碱，大麦芽新碱A、B；还含腺嘌呤，胆碱，蛋白质，蛋白水解酶，淀粉水解酶，氨基酸，维生素B、D、E等。

【药理毒理】　本品具有调节激素分泌，改善肾脏、生殖器官功能的作用。

1. 调节激素分泌作用　生麦芽或炒麦芽24g生药/kg，连续服用5天，可降低哺乳妇女血清泌乳素(PRL)[1]。18.26、4.56g/kg生麦芽生物碱连续灌胃给予20天，可明显降低由皮下注射盐酸甲氧氯普胺所致高泌乳素血症模型雌性大鼠血清泌乳素(PRL)和促卵泡激素(FSH)水平、升高雌二醇(E_2)、孕酮(P)水平[2]。

2. 对肾脏功能的影响　尾静脉注射700μmol/L麦芽醇2ml，可降低缺血性急性肾功能衰竭大鼠的肾系数、血清肌酐、尿素氮以及血钾水平[3]。

3. 对生殖器官的影响　尾静脉注射700μmol/L麦芽醇2ml可明显减少子宫缺血再灌注大鼠子宫组织细胞凋亡[4]。

【参考文献】　[1]阳媚，唐茂燕，陈雅君．生麦芽与炒麦芽回乳效果比较及对泌乳素的影响．环球中医药，2014，7(1)：48-49.

[2]胡敦全，陈永，吴金虎，等．生麦芽生物碱对高泌乳素血症模型大鼠激素水平的影响．广东药学院学报，2012，28(5)：545-548.

[3]王璟，吴小燕，姚涛．麦芽醇对缺血性急性肾功能衰竭的影响．武汉大学学报(医学版)，2010，31(4)：514-516.

[4] 刘东宁. 麦芽醇对大鼠子宫缺血再灌注损伤的影响. 湖北科技学院学报(医学版), 2012, 26(6): 475-476.

稻 芽

Daoya

本品为禾本科植物稻 *Oryza sativa* L.的成熟果实经发芽干燥的炮制加工品。全国大部分地区均产。将稻谷用水浸泡后，保持适宜的温、湿度，待须根长至约 1cm 时，干燥。以芽完整、色黄者为佳。

【炮制】 **炒稻芽** 取净稻芽，炒至深黄色。

焦稻芽 取净稻芽，炒至焦黄色。

【性味与归经】 甘，温。归脾、胃经。

【功能与主治】 消食和中，健脾开胃。用于食积不消，腹胀口臭，脾胃虚弱，不饥食少。炒稻芽偏于消食，用于不饥食少。焦稻芽善化积滞，用于积滞不化。

【效用分析】 稻芽性味甘温，入脾、胃经，能温煦脾阳，调理中气，"快脾开胃，下气和中，消食化积"(《本草纲目》)，消食和中、健脾开胃作用较缓和，助消化而不伤胃气，"为消食健脾，开胃和中之要药"(《本草经疏》)。故可用于食积不消、腹胀口臭及脾胃虚弱、不饥食少之证。

【配伍应用】

1. 稻芽配鸡内金 两药均能宽中和胃、消食健脾。稻芽启脾开胃，下气消积，善消谷食；鸡内金消食化滞力胜，能消米面薯芋乳肉等各种食积。两药伍用，开胃启脾、消食化积之力增强，适用于脾胃虚弱，食积不消，食欲不振或久病之后，不饥食少等。

2. 稻芽配木香 两药均能消食和胃。稻芽长于消食健脾和中，木香善于行气止痛。两药合用，共奏和中快脾、化滞消积、行气止痛之功，适用于食积不消，脘腹胀痛。

【鉴别应用】

1. 生稻芽、炒稻芽与焦稻芽 生稻芽性味甘平，养胃消食力胜，具有养胃和中、快脾进食、促进食欲之功，用于热病后期，胃中气阴两伤，不思饮食等。炒稻芽性味甘温，健脾消食力强，健脾启运、开胃进食，多用于脾虚食少，脘腹痞满等。焦稻芽性味甘微涩温，长于消食止泻，多用于食积不化或饮食停滞，腹满便溏。

2. 稻芽与麦芽 两药均具生发之性，能消食开胃，可同治食积不消，脾虚食少之证。然麦芽善消面食，兼可疏肝理气、回乳消胀，多用于面食积滞，乳汁郁积不通(生用)及妇女断乳(炒用)。而稻芽消食之力较缓和，善消谷食，能和中补虚，多用于谷食积滞及脾虚食少等。

【方剂举隅】

1. 谷神丸(《澹寮方》)

药物组成：谷蘖、白术、砂仁、炙甘草。

功能与主治：健脾开胃进食。适用于脾虚少食，饮食不消。

2. 温中平胃散(《医醇賸义》)

药物组成：炮姜、木香、砂仁、陈皮、苍术、厚朴、枳壳、青皮、炒谷芽、炒神曲、陈香橼。

功能与主治：温中健脾，消食化滞。适用于胃胀，腹满胃脘痛，鼻闻焦臭，妨于食，大便难等。

【成药例证】

1. 醒脾开胃颗粒(《临床用药须知中药成方制剂卷》2020 年版)

药物组成：谷芽、稻芽、荷叶、佛手、香橼、使君子、冬瓜子(炒)、白芍、甘草。

功能与主治：醒脾调中。用于脾胃失和所致的食积，症见面黄乏力、食欲低下、腹胀腹痛、食少便多。

2. 肥儿宝冲剂(《中华人民共和国卫生部药品标准·中药成方制剂》)

药物组成：稻芽(炒)、广山楂、甘草、鸡内金、夜明砂、叶下珠、山药(炒)、茯苓、海螵蛸、党参、莲子、使君子。

功能与主治：利湿消积，驱虫助食，健脾益气。用于小儿疳积，暑热腹泻，食呆，自汗，烦躁失眠。

3. 小儿七星茶冲剂(《中华人民共和国卫生部药品标准·中药成方制剂》)

药物组成：薏苡仁、稻芽、山楂、淡竹叶、钩藤、蝉蜕、甘草。

功能与主治：定惊消滞。用于小儿消化不良，不思饮食，二便不畅，夜寐不安。

【用法与用量】 9～15g。

【本草摘要】

1.《名医别录》 "主寒中，下气，除热。"

2.《本草纲目》 "消导米面诸果食积。"

【化学成分】 主要含淀粉、淀粉酶、蛋白质、脂肪、氨基酸等。

附：谷芽

本品为禾本科植物粟 *Setaria italica*(L.) Beauv.的成熟果实经发芽干燥的炮制加工品。性味甘，温。归脾、胃经。功能消食和中，健脾开胃。用于食积不消，腹胀口臭，脾胃虚弱，不饥食少。炒谷芽偏于消食，用于不饥食少。焦谷芽善化积滞，用于积滞不消。用量 9～15g。

莱菔子

Laifuzi

本品为十字花科植物萝卜 *Raphanus sativus* L.的干燥成熟种子。全国各地均产。夏季果实成熟时采割植株，晒干，搓出种子，除去杂质，再晒干。用时捣碎。以粒大、饱满、色红棕者为佳。

【炮制】 **炒莱菔子**　取净莱菔子，炒至微鼓起，断面深黄色。用时捣碎。

【性味与归经】 辛、甘，平。归肺、脾、胃经。

【功能与主治】 消食除胀，降气化痰。用于饮食停滞，脘腹胀痛，大便秘结，积滞泻痢，痰壅喘咳。

【效用分析】 莱菔子辛能行散，主入脾、胃经，消食化积之外，尤善行气开郁、消胀除满，正如《本草纲目》所云："莱菔子之功，长于利气……调下痢后重，止内痛，皆是利气之效。"故用治饮食停滞，脘腹胀痛，大便秘结或积滞泻痢等症每恃为要药。本品又入肺经，具有良好的降气化痰定喘之功，用治痰涎壅盛，咳嗽气喘。如朱震亨所言："莱菔子治痰，有推墙倒壁之功。"

【配伍应用】

1. 莱菔子配木香　莱菔子辛甘性平，善消食化积，行气除胀；木香辛行苦泄温通，芳香气烈而味厚，长于通行脾、胃、大肠之滞气，既为行气止痛及治泻痢里急后重之要药，又为健脾消食之佳品。两药配用，专入脾胃大肠经，消食化积、行气除胀止痛力胜，适用于食积气滞之胃脘痞满胀痛，嗳气酸腐，腹胀肠鸣，矢气频频等。

2. 莱菔子配半夏　莱菔子性味辛甘平，入脾胃肺经，长于利气而消食除胀、降气化痰；半夏性味辛苦温，辛开苦降，主入脾胃经，善于燥湿化痰、和胃消痞、降逆止呕。两药合用，共奏消食化痰、降气除痞之功，适用于食积腹胀，恶食嗳腐，脘腹痞满胀痛及痰壅气逆，咳嗽气喘等。

【鉴别应用】

1. 生莱菔子与炒莱菔子　生莱菔子能升能散，具消食除胀、祛痰之功，长于涌吐痰涎，多用于痰涎壅盛，中风口噤等。炒莱菔子变升为降，有香气，既可缓和药性，避免生品频服后恶心的副作用，又有利于粉碎和有效成分的煎出，功擅消食除胀、降气，多用于食积腹胀，恶食嗳腐，脘腹痞满胀痛，也可用于痰壅气滞，咳嗽喘逆等。正如《医学衷中参西录》所云："莱菔子生用味微辛，性平，炒用气香，性温。其力能升能降，生用则升多于降，炒用则降多于升。取其升气化痰宜用生者，取其降气消食宜用炒者。究之，无论或生或炒，皆能顺气开郁，消胀除满，此乃化气之品，非破气之品"。

2. 莱菔子与芥子　两者均善于祛痰，以治痰多咳嗽。然莱菔子辛甘平，调脾、胃、肺之气机，顺气开郁，以消食除胀，为治饮食停滞，脘腹胀痛，大便秘结或积滞泻痢的要药；又善治痰壅气滞，咳嗽喘逆，无论寒痰热痰均可取用。芥子辛温气锐，性善走散，能散肺寒，利气机，化寒痰，逐水饮，只宜于寒痰壅滞，咳嗽气喘，痰多清稀之证；且能温通经络、利气散结、消肿止痛，善除"皮里膜外之痰"，每用治痰滞经络之阴疽流注，肢体麻木，关节肿痛等。

【方剂举隅】

1. 褐圆子（《百一选方》）

药物组成：莱菔子、蓬莪术、胡椒。

功能与主治：和胃消积，行气除胀。适用于小儿伤食腹胀。

2. 三子养亲汤（《杂病广要》）

药物组成：紫苏子、白芥子、莱菔子。

功能与主治：温肺化痰，降气消食。适用于痰壅气逆食滞证。咳嗽喘逆，痰多胸痞，食少难消，舌苔白腻，脉滑。

3. 莱菔子煎（《圣济总录》）

药物组成：莱菔子、桃仁、杏仁、蜜酥、饧。

功能与主治：化痰止咳平喘。适用于咳嗽多痰，上喘，唾脓血。

【成药例证】

1. 健儿消食口服液（《临床用药须知中药成方制剂卷》2020年版）

药物组成：黄芪、白术(麸炒)、陈皮、麦冬、黄芩、山楂(炒)、莱菔子(炒)。

功能与主治：健脾益胃，理气消食。用于小儿饮食不节损伤脾胃引起的纳呆食少、脘胀腹满、手足心热、自汗乏力、大便不调，以致厌食、恶食等症。

2. 焦楂化滞丸（《中华人民共和国卫生部药品标准·中药成方制剂》）

药物组成：山楂(炒焦)、牵牛子(炒)、六神曲(麸炒)、麦芽(炒)、莱菔子(炒)。

功能与主治：消食宽中，理气消胀。用于饮食停滞，肠胃不和，气滞不舒，膨闷胀饱。

3. 消食化痰丸（《中华人民共和国卫生部药品标准·中药成方制剂》）

药物组成：半夏(制)、苦杏仁(炒)、橘红、山楂(炒)、葛根、莱菔子(炒)、制天南星(制)、青皮(炒)、紫苏子

(炒)、六神曲(炒)。

功能与主治：顺气降逆，消食化痰。用于积食不化，胸膈胀闷，咳嗽痰多，饮食减少。

4. 痰饮丸(《临床用药须知中药成方制剂卷》2020年版)

药物组成：淡附片、肉桂、苍术、麸炒白术、炒紫苏子、炒莱菔子、干姜、白芥子、炙甘草。

功能与主治：温补脾肾，助阳化饮。用于脾肾阳虚，痰饮阻肺所致的咳嗽，气促发喘，咯吐白痰，畏寒肢冷，腰酸背冷，腹胀食少。

【用法与用量】 5～12g。

【注意】

1. 不宜与人参同用。

2. 本品辛散耗气，气虚及无食积、痰滞者慎用。

【本草摘要】

1.《日华子本草》 “水研服吐风痰，醋研消肿毒。”

2.《本草纲目》 “下气定喘，治痰，消食，除胀，利大小便，止气痛，下痢后重，发疮疹。”

3.《医林纂要》 “生用，吐风痰，宽胸膈，托疮疹；熟用，下气消痰，攻坚积，疗后重。”

【化学成分】 主要含脂肪酸类成分：芥酸，亚油酸，亚麻酸，菜籽甾醇，22-去氢菜油甾醇等；挥发油：α、β-己烯醛，β、γ-乙烯醇等；还含莱菔素及芥子碱等。

中国药典规定本品含芥子碱以芥子碱硫氰酸盐($C_{16}H_{24}NO_5 \cdot SCN$)计，不得少于0.40%。

【药理毒理】 本品具有镇咳、祛痰，调节胃肠道运动、降血脂等作用。

1. 镇咳、祛痰作用 生莱菔子0.414g醇提取物/kg和炒莱菔子2.38g醚提取物/kg单次灌胃给药，对氨水气雾引咳法造模小鼠具有明显的镇咳作用。大鼠毛细玻管排痰法研究显示生莱菔子醇提取物具有明显的祛痰作用，炒莱菔子水提取物对氯化乙酰胆碱喷雾导致的豚鼠致喘模型具有一定的平喘作用。

2. 调节胃肠道功能作用 莱菔子水煎液750g生药/L溶液可明显增强家兔离体胃和十二指肠的收缩。莱菔子水浸液500g生药/L可增强豚鼠离体回肠、胃窦环行肌条。含量99.8%莱菔子油对大鼠结肠运动有良好的促进作用。2.4g莱菔子油/kg和2.4g莱菔子水提浸膏/kg剂量连续灌胃3天，能明显缩短地芬诺酯灌胃造成的便秘小鼠排便潜伏期，增加排便率、红便粒数[1]。

3. 对心血管系统的作用

(1)降血压作用　莱菔子水溶性生物碱45、30、15mg/kg(分别相当于生药30、20、10g/kg)连续灌胃给药8周，可明显降低自发性高血压模型大鼠的血压，其降压作用可能与激活了NO-NOS系统相关。可明显降低自发性高血压模型大鼠心脏左室重量指数，抑制心肌细胞肥大，使心脏小动脉管腔变大，管壁变薄，壁厚/腔径及管壁面积/腔径比值均明显减小。提示莱菔子可逆转左室肥厚及心血管重构。莱菔子正丁醇提取物0.28g浸膏/kg(58.65g生药/g浸膏)单次灌胃给药，可明显降低自发性高血压模型的大鼠血压[2]。

(2)降血脂作用　莱菔子水溶性生物碱90、60、30mg/kg(相当于60、40、20g生药/kg)连续灌胃给药8周，均可明显降低ApoE基因敲除小鼠血脂水平[3]。炒莱菔子中芥子碱20、40、80mg/kg连续灌胃给药4周，可明显降低高脂饮食导致高血脂大鼠血清中总胆固醇(TC)、甘油三酯(TG)、低密度脂蛋白胆固醇(LDL-C)含量；显著升高血清HDL-C含量[4]。

(3)抗氧化作用　莱菔子水溶性生物碱90、60、30mg/kg(相当于60、40、20g生药/kg)连续灌胃给药8周，可降低ApoE基因敲除小鼠血清MDA水平[5]，升高血清SOD、NO水平[6]；能抑制载脂蛋白E基因缺陷小鼠胸主动脉核因子-κB蛋白表达，提高小鼠胸主动脉内皮型一氧化氮合酶(eNOS)蛋白表达[7]。

4. 抗肿瘤作用 莱菔子素25、50、75、100μmol/L对体外培养的结肠癌Caco-2细胞的生长具有明显抑制作用，并呈剂量和时间依赖效应，其可能机制是通过下调凋亡抑制基因Bcl-2的表达，上调凋亡促进基因Bax的表达，激活半胱氨酸天冬氨酸蛋白酶，诱导细胞凋亡和抑制细胞增殖两条途径实现的。莱菔子素同系物5、10、20mol/L通过活化P38激酶抑制细胞COX-2 mRNA的表达，从而抑制膀胱癌细胞T24生长[8]。

5. 其他作用 炒莱菔子水煎液114.89g生药/kg剂量连续灌胃给药21天，每天2次，可明显降低皮下注射甲氧氯普胺诱导高泌乳素血症模型小鼠血清泌乳素水平，升高雌二醇水平，从而改善生殖激素的分泌异常[9]。

【参考文献】 [1]刘蕊，卢阳，刘梦洁，等．莱菔子不同提取物对实验性便秘小鼠排便的影响．现代中医药，2010(2)：59-60.

[2]张红岩，韩大庆，刘伟，等．莱菔子抗高血压有效部位筛选实验研究．长春中医药大学学报，2012，28(1)：11-12.

[3]张国侠，盖国忠．莱菔子总生物碱对ApoE基因敲除小鼠血脂的影响．中国老年学杂志，2010，3(30)：844-845.

[4]王群，孙忠迪，刘梅，等．炒莱菔子中芥子碱对高血脂大鼠血脂水平的影响．医学研究杂志，2013，42(5)：60-62.

[5]曹彦，盖国忠．莱菔子水溶生物碱对高脂血症小鼠SOD及MDA指标影响．求医问药(下半月)，2012，10(A11)：94-95.

［6］张国侠，盖国忠．莱菔子水溶性生物碱对 ApoE 基因敲除小鼠内皮细胞的抗氧化保护作用．中国老年学杂志，2010，19：2811-2812．

［7］张国侠，盖国忠．莱菔子水溶性生物碱对载脂蛋白 E 基因缺陷小鼠胸主动脉内皮型一氧化氮合酶、核因子-κB 的影响．环球中医药，2013(8)：570-571．

［8］李宝龙，王凤前，郜明明，等．莱菔子素同系物抑制环氧化酶-2 表达的作用研究．中医药信息，2011，28(2)：88-90．

［9］苗彦霞，傅剑波，吕娟，等．炒莱菔子对雌性小鼠生殖内分泌激素的影响．第三届临床中药学学术研讨会论文集，2010：226-228．

鸡内金

Jineijin

本品为雉科动物家鸡 *Gallus gallus domesticus* Brisson 的干燥沙囊内壁。全国各地均产。杀鸡后，取出鸡肫，立即剥下内壁，洗净，干燥。以色黄、完整不破碎者为佳。

【炮制】 **炒鸡内金**　取净鸡内金，炒或烫至鼓起。

醋鸡内金　取净鸡内金，炒至鼓起，喷醋，取出，干燥。

【性味与归经】 甘，平。归脾、胃、小肠、膀胱经。

【功能与主治】 健胃消食，涩精止遗，通淋化石。用于食积不消，呕吐泻痢，小儿疳积，遗尿，遗精，石淋涩痛，胆胀胁痛。

【效用分析】 鸡内金，“鸡之脾胃也。中有瓷石、铜、铁皆能消化，其善化淤积可知”（《医学衷中参西录》），其性味甘平，主入脾、胃经，消食化积功著，兼能健运脾胃。故广泛用于米面薯芋乳肉等各种食积所致的脘腹胀满，不思饮食，呕吐反胃，泄泻下痢，小儿疳积等。本品入小肠、膀胱经，能分清泌浊，具缩尿涩精止遗之功，可用治遗精、遗尿等；又善通淋化石，为治石淋要药，且疗胆胀胁痛。

【配伍应用】

1. 鸡内金配白术　鸡内金甘平，善消米面薯芋乳肉等各种食积，兼能健运脾胃；白术甘苦温，功擅健脾、燥湿。两药相配，健脾化湿、开胃消食效优，正如《医学衷中参西录》所言：“(鸡内金)与白术等分并用，为消化淤积之要药，更为健补脾胃之妙品，脾胃健壮，益能运化药力以消积也。”适用于脾虚湿困或食积阻滞之食少纳呆，脘腹胀满，呕吐泄泻等。

2. 鸡内金配使君子　鸡内金甘平，善消诸食积滞，兼能健脾，为治疗食积不化，小儿疳积之要药；使君子甘温气香，长于杀虫消积、扶脾消疳。两药相配，健脾消积、杀虫疗疳功著。适用于由乳食积滞内停或夹有虫积、脾胃虚损所致之食欲减退、面色萎黄、脘腹胀满、烦躁多动、睡眠不宁等的疳积证。

3. 鸡内金配金钱草、海金沙　鸡内金甘平，善化坚消石而无伤脾胃之弊；金钱草甘咸微寒，清热利尿、通淋消石力胜；海金沙甘咸寒，利尿通淋之中尤善止尿道疼痛。三药配用，清热利尿、化坚消石、通淋止痛之功增强，适用于湿热蕴结下焦所致的石淋涩痛。

【鉴别应用】

1. 生鸡内金、炒鸡内金、砂炒鸡内金与醋鸡内金　生鸡内金性味甘平，善攻积、化坚消石，多用于食积不消，小儿疳积及石淋、胆胀胁痛。炒鸡内金、砂炒鸡内金性味甘涩、气香，质地酥脆，便于粉碎，长于健脾消积止泻、固精缩尿止遗，多用于饮食停滞，脾虚泄泻及遗精、遗尿等；醋鸡内金味甘微酸涩，不仅能矫正不良气味，使质酥易碎，且善疏肝助脾，多用于脾胃虚弱或肝脾失调，消化失常，脘腹胀满之证。

2. 鸡内金与山楂　两药味甘，同入脾胃经，消食健脾力颇强，同可治各种食积证。然鸡内金消食化积力尤甚，“不但能消脾胃之积，无论脏腑何处有积，鸡内金皆能消之”（《医学衷中参西录》），且其气通达小肠、膀胱二经，分清泌浊，既能涩精止遗，以治遗精遗尿；又善通淋化石，为治石淋涩痛、胆胀胁痛之常品。而山楂酸甘微温，消食化积之中，尤善消油腻肉食积滞；且兼入肝经，善行气散瘀止痛，常用治泻痢腹痛，瘀血经闭，产后瘀阻，心腹刺痛，胸痹心痛，疝气疼痛等；尚擅化浊降脂，为治高脂血症之良品。

【方剂举隅】

1. 鸡肶胵丸（《圣济总录》）

药物组成：鸡内金、栝楼根。

功能与主治：消积和胃，生津止渴。适用于膈消。膀胱有热，消渴饮水，下咽即利。

2. 益脾饼（《医学衷中参西录》）

药物组成：鸡内金、白术、干姜、熟枣肉。

功能与主治：温脾化湿，开胃消食。适用于脾胃寒湿，饮食减少，长作泄泻，完谷不化。

3. 鸡胵汤（《医学衷中参西录》）

药物组成：鸡内金、白术、白芍、柴胡、陈皮、生姜。

功能与主治：疏肝助脾，消积除胀。适用于脾虚肝郁，饮食不消，或气郁成臌胀。

【成药例证】

1. 疳积散（《临床用药须知中药成方制剂卷》2020年版）

药物组成：炒鸡内金、茯苓、使君子仁、石燕(煅)、煅石决明、谷精草、威灵仙。

功能与主治：消积化滞。用于食滞脾胃所致的疳证，症见不思乳食、面黄肌瘦、腹部膨胀、消化不良。

2. 儿童清热导滞丸（《临床用药须知中药成方制剂卷》2020年版）

药物组成：醋鸡内金、醋莪术、姜厚朴、枳实、焦山楂、醋青皮、法半夏、六神曲(焦)、焦麦芽、焦槟榔、榧子、使君子仁、胡黄连、苦楝皮、知母、青蒿、酒黄芩、薄荷、钩藤、盐车前子。

功能与主治：健胃导滞，消积化虫。用于食滞肠胃所致的疳证，症见不思饮食、消化不良、面黄肌瘦、烦躁口渴、胸膈满闷、积聚痞块，亦用于虫积腹痛。

3. 化积散（《中华人民共和国卫生部药品标准·中药成方制剂》）

药物组成：鸡内金、山楂(炒焦)、麦芽(炒)、六神曲(麸炒)、槟榔(炒)、牵牛子(炒)。

功能与主治：消食化积。用于小儿脾胃不和，停食停乳，积聚痞块，肚腹膨胀，四肢倦怠，面色萎黄，不思饮食。

4. 小儿复方鸡内金散（《中华人民共和国卫生部药品标准·中药成方制剂》）

药物组成：鸡内金、六神曲。

功能与主治：健脾开胃，消食化积。用于小儿因脾胃不和引起的食积胀满，饮食停滞，呕吐泄痢。

5. 尿路通片（《临床用药须知中药成方制剂卷》2020年版）

药物组成：金钱草、海金沙、冬葵子、鸡内金(炒)、泽泻、小蓟、郁金、延胡索(醋制)、芒硝。

功能与主治：清热利湿，通淋排石。用于下焦湿热所致的石淋，症见腰痛、尿频、尿急、尿痛、淋漓不爽、苔黄腻、脉弦滑或滑数。

6. 胆石清片（《临床用药须知中药成方制剂卷》2020年版）

药物组成：牛胆汁、羊胆汁、郁金、大黄、皂矾、硝石、芒硝、鸡内金、山楂、威灵仙。

功能与主治：消石化积，清热利胆，行气止痛。用于肝胆湿热、腑气不通所致的胁肋胀痛、大便不通；胆囊结石见上述证候者。

【用法与用量】 3～10g。

【注意】 脾虚无积者慎服。

【本草摘要】

1.《神农本草经》 “主泄利。”

2.《日华子本草》 “止泄精，并尿血、崩中、带下、肠风泻痢。”

3.《滇南本草》 “宽中健脾，消食磨胃。治小儿乳食结滞，肚大筋青，痞积疳积。”

【化学成分】 主要含胃蛋白酶(胃激素)，角蛋白，微量胃蛋白酶，淀粉酶，多种维生素；还含赖氨酸，丝氨酸等18种氨基酸。

【药理毒理】 本品具有调节胃肠功能、抗动脉粥样硬化、降低血脂和血糖等作用。

1. 调节胃肠功能 鸡内金生品和炮制品的水煎液20g/kg连续灌胃7天，均能显著增加大鼠的胃液分泌量和胃蛋白酶分泌量；炮制品可增加大鼠游离胃酸量，而生品对游离胃酸分泌作用不明显。

2. 抗动脉粥样硬化作用 在高脂饲料喂养造成的家兔动脉粥样硬化模型上，将鸡内金制备成冻干粉以12.5mg/kg的剂量灌胃给药8周，对动脉粥样硬化具有明显的改善作用，可明显减轻主动脉斑块大小和面积。鸡内金冻干粉还可显著降低高脂血症动物的血浆黏度和全血黏度，延长PT、APTT，具有改善血液流变学和抗凝作用。

3. 降脂和降糖作用 在高脂与高糖饲料造成的家兔代谢紊乱模型上，鸡内金 27g 生药/(kg·d)与金樱子50g 生药/(kg·d)灌胃给药50天，可显著降低家兔的肝重量，对腹部脂肪有降低趋势；可明显降低血糖和和血甘油三酯水平，提示有降脂、降糖和减少脂肪沉积的作用。采用链脲菌素联合高脂高糖饲养喂养造成的大鼠糖尿病高脂血症模型，灌胃给予鸡内金多糖（含93.13%）80mg/kg，连续40天，可明显降低血液甘油三酯、胆固醇、低密度脂蛋白以及空腹血糖水平，增高高密度脂蛋白水平，同时对高脂血症大鼠的脾脏、胸腺指数以及淋巴细胞转化率均有提升作用，具有降糖、降脂和提高机体免疫功能的作用[1]。

4. 其他作用 采用长期注射雌二醇、黄体酮，联合使用夹尾刺激等因素造成大鼠乳腺增生模型，生鸡内金粉0.75g/(kg·d)灌胃给药3周，用药组的大鼠乳腺增生病理改变较模型组明显减轻，显示鸡内金有抑制乳腺增生的作用。

【参考文献】 [1] 蒋长兴，蒋顶云，熊清平，等. 鸡内金多糖对糖尿病高脂血症大鼠血脂、血糖及细胞免疫功能的影响. 中国实验方剂学杂志，2012，18(20)：255-258.

鸡矢藤

Jishiteng

本品为茜草科植物鸡矢藤 *Paederia scandens*(Lour.) Merr.的干燥地上部分。主产于山东、安徽、江苏、浙江。夏、秋二季采割，阴干。以叶多、气浓者为佳。

【性味与归经】 甘、微苦，微寒。归脾、胃、肝、肺经。

【功能与主治】 消食，止痛，解毒，祛湿。用于食积不化，胁肋脘腹疼痛，湿疹，疮疡肿痛。

【效用分析】 鸡矢藤性味甘微苦微寒，主入脾、胃经，能醒脾开胃，有良好的健运脾胃、消食化积之功，又苦寒降泄，兼能清热解毒、祛湿。故可用治食积不化，胁肋脘腹疼痛，泄泻下痢及疮疡肿痛，湿疹等。

【配伍应用】 **鸡矢藤配白术** 两药均味甘苦，主入脾胃经，有健脾燥湿之功。鸡矢藤性微寒，虽健脾燥湿之力不及白术，但长于消食化积，止痛；白术温燥性大，善于补中益气，燥湿利水。两药配伍，寒热相合，药性平和，有较好的健脾祛湿、消积止痛之功，适用于脾胃虚弱，食积不化，泄泻下痢，脘腹胀痛及脾虚失运，水湿内停之水肿，臌胀，白带过多，或湿疹、湿疮等。

【鉴别应用】 **鸡矢藤与鸡内金** 两药味甘，主入脾、胃经，均具消食化积、健运脾胃之功，同可治食积诸症。然鸡矢藤虽消食化积、健运脾胃力不及鸡内金，但善止痛，为治脘腹胁肋胀痛之佳品；且能解毒、祛湿，每用治疮疡肿痛，湿疹等。而鸡内金消食化积功著，可广泛用于各种食积证；尚善缩尿涩精止遗、通淋化石，为治遗精、遗尿、石淋之要药。

【成药例证】 **暖胃舒乐片**(《中华人民共和国卫生部药品标准·中药成方制剂》)

药物组成：黄芪、大红袍、延胡索、白芍、鸡矢藤、白及、砂仁、五倍子、肉桂、丹参、甘草、炮姜。

功能与主治：温中补虚，调和肝脾，行气活血，止痛生肌。用于脾胃虚寒及肝胃不和型胃溃疡，十二指肠溃疡，慢性胃炎，症见脘腹疼痛，腹胀喜温，反酸嗳气。

【用法与用量】 10～30g。外用适量。

【本草摘要】

1.《生草药性备要》 “其头治新内伤，煲肉食，补虚益肾，除火补血；洗疮止痛，消热散毒。其叶擂米加糖食，止痢。”

2.《本草纲目拾遗》 “治瘰疬用根煎酒，未破者消，已溃者敛。”

【化学成分】 主要含环烯醚萜苷类成分：鸡矢藤苷，鸡矢藤次苷，鸡矢藤苷酸等；还含矢车菊素糖苷，飞燕草素，β、γ-谷甾醇等。

【药理毒理】 本品具有抗炎、镇痛、降尿酸、抗病原微生物等作用。

1. 抗炎、镇痛作用 鸡矢藤水煎液 10g 生药/kg 灌胃给药 3 天，能显著抑制 0.6%醋酸腹腔注射引起的小鼠腹腔毛细血管通透性增高，明显减少醋酸刺激腹膜造成的扭体反应；对二甲苯涂抹造成的小鼠耳廓肿胀有显著的抑制作用，显示有明显的抗炎镇痛作用[1]。鸡矢藤环烯醚萜总苷 90、180、360mg/kg 灌胃给药对甲醛注射引起的小鼠足趾疼痛和醋酸腹腔注射引起的刺激性疼痛均具有明显的镇痛作用。在小鼠醋酸刺激性疼痛模型上，IGPS 的镇痛作用不会被纳洛酮所阻断，说明其镇痛作用可能不是内源性内啡肽系统介导的。L-精氨酸可部分抑制 IGPS 的镇痛作用，提示其镇痛作用可能与抑制 NO 的生成有关[1]。采用蜂毒给大鼠足底皮下注射造成自发疼痛、后期原发性热痛和机械痛模型，可见鸡矢藤注射液可显著抑制自发性疼痛，纳洛酮不能翻转其镇痛作用，但对后期原发性热痛和机械痛无明显作用[1]。

2. 降尿酸作用 在酵母膏和嗪酸钾致高尿酸血症小鼠模型上，鸡矢藤提取物 1.57、3.15、6.30g/kg 灌胃给药 14 天，可显著降低血清尿酸水平，对酵母膏单独导致的高尿酸血症小鼠的血清尿酸水平也有降低作用，但对正常小鼠尿酸无明显影响，其机制可能与抑制黄嘌呤氧化酶和腺苷脱氨酶活性有关。鸡矢藤提取物对尿酸钠晶体诱导大鼠急性痛风性关节炎(GA)有显著的改善作用，并可抑制肿瘤坏死因子(TNF-α)和白介素-1β(IL-1β)的产生。

3. 抗病原微生物作用 鸡矢藤三种多糖组分 PSP、PSP2、PSP2a 对铜绿假单胞菌耐药菌感染造成的小鼠死亡均具有一定的抗感染保护作用[2]。在体外培养的 $HepG_{2.2.15}$ 细胞上，水蒸气蒸馏法提取得到的鸡矢藤挥发油对该细胞的 HBsAg，HBeAg 表达具有明显的抑制作用，显示其具有抗乙肝病毒作用[3]。

4. 其他作用 采用链脲菌素联合高脂高糖饲料喂养造成的小鼠糖尿病高脂血症模型，灌胃给予鸡矢藤的 70%乙醇提取物 0.13、0.26g/kg，每日灌胃给药一次，连续 20 天，可明显缓解动物的体重下降和多食症状；降低空腹血糖水平，但对血脂指标如血液甘油三酯、胆固醇、低密度脂蛋白以及增高高密度脂蛋白水平只有较轻的改善作用。

5. 毒理研究 鸡矢藤环烯醚萜苷 280、700、1750mg/kg，连续灌胃给药 12 周，大鼠未见毒性反应，血液学、血液生化学、尿液等检查指标以及脏器病理检查指标等均未见异常改变[4]。

【参考文献】［1］王昶，周琼，姜宜．鸡矢藤水煎液抗炎与镇痛作用的研究．中医临床研究，2012，4(19)：21-22.

［2］冉靓，张桂玲，杨小生，等．鸡矢藤多糖的分离纯化及体内抗菌活性．中国实验方剂学杂志，2014，20(8)：59-63.

［3］朱宁，黄迪南，侯敢，等．鸡矢藤挥发油体外抗乙型肝炎病毒作用研究．时珍国医国药，2010，21(11)：2754-2755.

［4］庞明群，王双苗，颜海燕，等．鸡矢藤环烯醚萜苷对大鼠的长期毒性试验研究．安徽医科大学学报，2010，45(1)：62-64.

布渣叶

Buzhaye

本品为椴树科植物破布树 *Microcos paniculata* L.的干燥叶。主产于云南、广东、广西。夏、秋二季采收，除去枝梗和杂质，干燥。切丝。以叶大、完整、色绿者为佳。

【性味与归经】 微酸，凉。归脾、胃经。

【功能与主治】 消食化滞，清热利湿。用于饮食积滞，感冒发热，湿热黄疸。

【效用分析】 布渣叶微酸性凉，入脾、胃经，酸可消食健胃，凉能清散热邪，有消食化滞，清热利湿之功。故既可用治饮食积滞，食欲不振，消化不良，脘腹胀痛；又能疗感冒发热，湿热泄泻，湿热黄疸。

【配伍应用】

1. 布渣叶配山楂 布渣叶消食化滞，清热；山楂消食化积，行气。两药配伍，增强消化饮食积滞之效，适用于饮食积滞所致之食欲不振，胸腹胀闷，泄泻腹痛等。

2. 布渣叶配香薷 布渣叶消食化滞，清热利湿；香薷发汗解表，和中化湿。两药配伍，共奏解表清热、化湿消滞之效，适用于感冒挟湿，恶寒发热，头重乏力，胸闷食少。

3. 布渣叶配茵陈 两药均能清热利湿。布渣叶长于消食化滞，茵陈善于利湿退黄。两药配伍，共奏清热利湿、健胃消滞之效，适用于湿热黄疸，胆胀胁痛，食欲不振。

【鉴别应用】 **布渣叶与鸡矢藤** 两药均寒凉，具有消食化滞之功，用于饮食积滞。然布渣叶又清热利湿，可用于感冒发热，湿热黄疸。鸡矢藤又止痛，解毒，祛湿，可用于胁肋脘腹疼痛，湿疹，疮疡肿痛。

【成药例证】

1. 胃肠宁片（《临床用药须知中药成方制剂卷》2020年版）

药物组成：布渣叶、辣蓼、火炭母、功劳木、番石榴叶。

功能与主治：清热祛湿。用于大肠湿热所致的泄泻，症见大便稀溏、腹痛不适、肛门灼热、口苦身热；急性胃肠炎见上述证候者。

2. 快应茶（《中华人民共和国卫生部药品标准·中药成方制剂》）

药物组成：岗梅、金樱根、鸭脚木皮、火炭母、救必应、淡竹叶、山芝麻、金沙藤、广金钱草、五指柑、布渣叶、木蝴蝶、白花茶。

功能与主治：解暑清热，生津止渴。用于伤风感冒等。

3. 保儿安颗粒（《中华人民共和国卫生部药品标准·中药成方制剂》）

药物组成：山楂、稻芽、使君子、布渣叶、莱菔子、槟榔、葫芦茶、孩儿草、莲子心。

功能与主治：健脾消滞，利湿止泻，清热除烦，驱虫治积。用于食滞及虫积所致的厌食消瘦，胸腹胀闷，泄泻腹痛，夜睡不宁，磨牙咬指等。

4. 神农茶颗粒（冲剂）（《中华人民共和国卫生部药品标准·中药成方制剂》）

药物组成：忍冬藤、地胆草、金沙藤、岗梅、布渣叶、水翁花、桑枝、滇竹叶、广金钱草、扭肚藤、狗肝菜、鸭脚木皮。

功能与主治：消暑清热，生津止渴。用于伤风感冒。

5. 广东凉茶（《中华人民共和国卫生部药品标准·中药成方制剂》）

药物组成：岗梅、木蝴蝶、淡竹叶、金沙藤、火炭母、五指柑、金樱根、布渣叶、山芝麻、广金钱草。

功能与主治：清热解暑，去湿生津。用于四时感冒，发热喉痛，湿热积滞，口干尿赤。

【用法与用量】 15～30g。

【本草摘要】

1.《生草药性备要》 “解一切虫胀，清黄气，清热毒，作茶饮，去食积。”

2.《本草求原》 “解一切蛊胀药毒，消积食黄疸，作茶饮佳。”

3.《岭南草药志》 “消滞清热。治热滞腹痛，瓜藤疮。”

【化学成分】 主要含挥发油：2-甲氧基-4-乙烯基苯酚，2,3-二氢苯并呋喃等；黄酮类成分：牡荆苷等；还含脂肪酸等。

中国药典规定本品含牡荆苷($C_{21}H_{20}O_{10}$)不得少于0.040%。

隔山消

Geshanxiao

本品为萝藦科植物耳叶牛皮消 *Cynanchum auriculatum* Royle ex Wight 的干燥块根。主产于江苏、四川、江西。秋季采收，洗净，干燥。切片。以切面淡黄棕色、粉性足者为佳。

【性味与归经】 甘、微苦，平。归脾、胃经。

【功能与主治】 消食健胃，理气止痛。用于食积不化，小儿疳积，脘腹胀痛。

【效用分析】 隔山消性味甘微苦平，主入脾胃经，有消食健胃、理气止痛之功，可用治食积不化，小儿疳积，脘腹胀痛等。

【配伍应用】隔山消配鸡矢藤 两药均能消食健胃、止痛。隔山消性偏微温，消食健胃力较胜；鸡矢藤性偏微寒，气芳香，醒脾祛湿、止痛功强。两药相配，健脾开胃消食、理气祛湿止痛作用增强，适用于脾胃虚弱，消化不良，食积泄泻，湿热泻痢，脘腹胀痛。

【用法与用量】 6～15g。

【本草摘要】

1.《本草纲目》 “主腹胀积滞。”

2.《分类草药性》 “消食积，下乳，补虚弱。”

3.《陕西中草药》 “滋阴养血，健脾顺气，镇静止痛，催乳。”

【化学成分】 主要含多种苷类、甾类、酚酸类、磷脂、糖、维生素及氨基酸等。

【药理毒理】 本品具有助消化、提高记忆力、抗菌、抗炎等作用。

1. 助消化作用 大鼠采用夹尾刺激法造成功能性消化不良模型后，灌胃给予隔山消细粉0.88g/kg共7天，可使大鼠的进食减少、精神萎靡、消瘦等症状明显改善，胃窦组织的一氧化氮(NO)含量明显降低，血清中胆碱酯酶(AchE)活性升高。提示隔山消具有助消化作用，其作用机制可能与降低模型大鼠胃窦NO含量有关。

2. 提高记忆力作用 采用Morrris水迷宫实验证明，隔山消水煎剂7.5、15g/kg灌胃给药可以改善戊巴比妥钠反复注射造成的小鼠空间学习记忆功能减退，提高脑组织中的乙酰胆碱(Ach)含量和胆碱酯酶活性。

3. 抗菌作用 体外抗菌实验显示，隔山消对多种细菌具有抑菌作用，包括对金黄色葡萄球菌、白色葡萄球菌、铜绿假单胞菌、伤寒沙门菌、甲型副伤寒沙门菌、乙型副伤寒沙门菌、大肠埃希菌、痢疾志贺菌等均有不同程度的抗菌活性。体内抗菌实验显示，隔山消4.0g生药/kg对痢疾志贺菌感染的小鼠具有显著的保护作用，可以降低小鼠死亡率[1]。

4. 抗炎作用 隔山消生品及炮制品8、24g/kg对二甲苯诱导的小鼠耳廓肿胀及角叉菜胶诱导的足肿胀均有明显的抑制作用；可显著抑制醋酸刺激诱导的小鼠腹腔毛细血通透性增加，明显降低炎症渗出液中前列腺素E_2(PGE_2)、血清中丙二醛(MDA)和NO含量，明显提高小鼠血清超氧化物歧化酶(SOD)和过氧化氢酶(CAT)的活力[2]。

5. 抗龋作用 牛牙经化学脱矿液造成龋病模型后，采用隔山消水提物处理牙齿，继之再用矿化液处理，可见隔山消具有提高再矿化的效果，提示其有抗牙齿龋病作用。

6. 促进肠运动作用 利用隔山消乙酸乙酯提取物作用于正常小鼠，观察其对正常小鼠小肠运动的影响。结果发现，各个剂量隔山消乙酸乙酯提取物都能使小肠炭末推进率明显提高，而以高剂量200mg/kg作用最明显，推进率达到75%。另外，实验中发现50mg/kg隔山消对阿托品抑制的小肠运动有明显推动作用，表明隔山消对小肠功能障碍确有治疗作用[3]。

【参考文献】 [1] 洪小凤，王涛，施贵荣，等. 隔山消不同极性提取物抗菌作用实验研究. 中成药，2011，33(6)：1052-1054.

[2] 刘刚，朱小珊，陈金利，等. 隔山消及其不同炮制品对小鼠的抗炎作用. 中药药理与临床，2011，27(3)：82-84.

[3] 耿玲，李洪文，陈俊雅，等. 隔山消对小鼠小肠推进作用的研究. 大理学院学报，2014，14(4)：5-7.

阿　魏

Awei

本品为伞形科植物新疆阿魏 *Ferula sinkiangensis* K.M.Shen 或阜康阿魏 *Ferula fukanensis* K.M.Shen 的树脂。主产于新疆。春末夏初盛花期至初果期，分次由茎上部往下斜割，收集渗出的乳状树脂，阴干。以凝块状表面具彩色、断面乳白色或稍带微红色、气味浓厚者为佳。

【性味与归经】 苦、辛，温。归脾、胃经。

【功能与主治】 消积，化癥，散痞，杀虫。用于肉食积滞，瘀血癥瘕，腹中痞块，虫积腹痛。

【效用分析】 阿魏苦泄辛行温通，其气臭极，主入脾胃经，功能消食化积，尤善消肉积，且具杀虫作用，可用于肉食积滞及诸食积，虫积腹痛等。本品又有化癥散痞之功，用治腹中痞块，瘀血癥瘕等。

【配伍应用】

1. 阿魏配槟榔 两药均能消积，杀虫。阿魏长于消积，尤善消肉积；槟榔功擅杀虫，尚善行气。两药合用，共奏消积杀虫、行气止痛之功，适用于气积，肉积，虫积，脘腹膨胀，结块疼痛等。

2. 阿魏配莪术 两药均为苦泄辛散温通之品，既入血分，又入气分，功能消积、消癥。阿魏长于消积；莪术善于行气止痛、破血消癥。两药合用，消积除痞、破血消癥、行气止痛之功增强，适用于气滞血瘀癥瘕积聚，胁下痞块。

【鉴别应用】 **阿魏与乳香** 两药气味均辛苦温。然阿魏辛行温通，走而不守，长于消积、化癥、散痞、杀虫，多用于诸食积滞，虫积腹痛，癥瘕积聚及辟秽解毒。而乳香辛散温通，内能宣通脏腑，外能透达经络，既能活血化瘀，又能行散滞气，止痛之功较著，多用于血瘀气滞诸痛证；且能活血消肿，推陈致新，生肌敛疮，常用于疮疡溃烂，久不收口。

【方剂举隅】

1. 阿魏丸（《济生方》）

药物组成：阿魏、木香、槟榔、胡椒。

功能与主治：消积散痞，除胀止痛。适用于气积，肉积，心腹膨满，结块疼痛或引胁肋疼痛，或痛连背膂，不思饮食。

2. 阿魏麝香散（《张氏医通》）

药物组成：阿魏、肉桂、麝香、雄黄、水红花子、炒神曲、人参、生白术、荸荠、砂仁。

功能与主治：活血化瘀，破积散结。适用于诸积，痞块。

3. 小阿魏丸（《世医得效方》）

药物组成：三棱、蓬术、青皮、胡椒、木香、麝香、阿魏。

功能与主治：消积化癥。适用于胁下积块。

4. 效验疟丹（《直指方》）

药物组成：阿魏、雄黄、朱砂。

功能与主治：截疟消痞。适用于疟母结癖，寒热无已。

【成药例证】

1. 阿魏化痞膏（《临床用药须知中药成方制剂卷》2020年版）

药物组成：阿魏、香附、厚朴、三棱、莪术、当归、生草乌、生川乌、大蒜、使君子、白芷、穿山甲、木鳖子、蜣螂、胡黄连、大黄、蓖麻子、乳香、没药、芦荟、血竭、雄黄、肉桂、樟脑。

功能与主治：化痞消积。用于气滞血凝，癥瘕痞块，脘腹疼痛，胸胁胀满。

2. 阿魏麝香化积膏（《中华人民共和国卫生部药品标准·中药成方制剂》）

药物组成：阿魏、麝香、透骨草、千年健、钻地风、川牛膝、杜仲、附子、当归、防风、高良姜、甘草、川乌、草乌、白芷、穿山甲、细辛、肉桂。

功能与主治：化痞消积，追风散寒，活血祛瘀。用于虚寒痞块，肚腹饱胀，腰腿疼痛，筋骨麻木，脾湿胃寒，妇女血寒，行经腹痛。

【用法与用量】 1～1.5g。多入丸散和外用膏药。

【注意】

1. 本品气味浓烈，散结力峻，故脾胃虚弱之人，虽有痞块坚积不可轻用。

2. 孕妇禁用。

【本草摘要】

1.《新修本草》“主杀诸小虫，去臭气，破癥积，下恶气。”

2.《日华子本草》“治传尸，破癥癖，冷气，辟温，治疟，并主霍乱心腹痛，肾气，温瘴，御一切蕈菜毒。”

【化学成分】 主要含挥发油：(*R*)-仲丁基-1-丙烯基二硫醚等多种硫醚化合物；香豆素类成分：法呢费醇A、B、C等；酚酸类成分：阿魏酸，阿魏酸酯；还含树脂及树胶等。

中国药典规定本品含挥发油不得少于10.0%(ml/g)。

【药理毒理】 本品具有抗溃疡、抗菌、抗炎、抗生育及抗氧化等作用。

1. 抗溃疡作用 在醋酸诱导的大鼠胃溃疡模型上，预先灌胃给予新疆阿魏及其习用炮制品(面粉炒)、清炒炮制品、醋炙炮制品、水煮炮制品等的药粉混悬液0.48g/kg，均显示有明显的抗溃疡作用。阿魏及其炮制品各给药组的胃黏膜溃疡面积均明显小于模型组，其中民间习用炮制品和水煮炮制品的效果最好；醋炙炮制品和水煮炮制品组血清胃泌素(EGF)水平明显提高[1]。新疆阿魏挥发油对幽门结扎所致大鼠胃溃疡、利血平所致小鼠胃溃疡以及冰醋酸烧灼引起的大鼠胃溃疡均有抗溃疡作用，可明显缩小溃疡面积。新疆阿魏树胶也有抗溃疡作用。阿魏挥发油和树胶均可使大鼠胃液pH升高、胃蛋白酶活性降低。

2. 抗菌、抗炎作用 新疆阿魏醇提取物对金黄色葡萄球菌、枯草芽孢杆菌和八叠球菌均具有抑菌作用[2]。新疆阿魏原汁90、650mg/kg灌胃给药对角叉菜胶引起的足跖肿胀和家兔毛细血管通透性均有显著的抑制作用，对绵羊红细胞或二硝基氯苯诱发小鼠的迟发型超敏反应和血清溶血素的生成均有抑制作用[3]；在体外培养的小胶质细胞（BV-2）上，阿魏酸对LPS刺激细胞活化有抑制作用，在1.25～20μmol/L浓度范围呈浓度依赖性地降低细胞的一氧化氮（NO）产生量，明显抑制诱导型一氧化氮合酶（iNOS）、环氧合酶-2（COX-2）的基因和蛋白表达，明显抑制IL-1β、IL-6、TNF-α的表达。阿魏酸预处理对LPS引起的ERK信号通路的磷酸化有抑制作用。因此，阿魏酸具有抑制小胶质细胞活化，抑制神经性炎症的作用，其作用机制与抑制ERK信号通路有关[4]。

3. 降血脂、抗氧化作用 高脂饲料诱发的高脂血症大鼠灌胃给予阿魏胶囊4、8、16生药g/kg连续7周，血清中的胆固醇、甘油三酯均降低，高密度脂蛋白增高。家兔高脂血症模型连续4周灌胃给予阿魏胶囊4.12、8.24生药g/kg，可使血液胆固醇、甘油三酯明显降低，高密度脂蛋白（HDL）增高。小鼠灌胃给予阿魏胶囊16、32g/kg连续7天，可改善小鼠耳廓微循环，使动脉与静脉血管收缩率和毛细血管网交叉点减少率明显降低。高分子右旋糖酐诱导的血瘀大鼠，连续12天灌胃给予阿魏胶囊4、8、16g/kg，可明显降低全血黏度及红细胞压积率，改善血液流变性。阿魏根的80%甲醇提取物及其倍半萜香豆素衍生物可以抑制脂多糖和重组鼠干扰素γ活性的鼠巨噬细胞样细胞系中NO的产生和iNOS基因表达。

4. 抗辐射作用 采用1.0 Gy射线连续5天照射造成小鼠辐射损伤模型，阿魏酸的衍生物FA-Ⅰ、FA-Ⅱ 40～80mg/kg可升高辐射小鼠的外周血白细胞数。在造模后17～25天，FA-Ⅰ、FA-Ⅱ在20～80mg/kg剂量范围可不同程度地升高外周血红细胞数和血红蛋白量；FA-DⅠ及FA-Ⅳ在造模后1天也可明显升高外周血血红蛋白量。FA-Ⅰ、FA-Ⅱ、FA-Ⅳ在不同的剂量水平可升高外周血血小板数。结果提示阿魏酸衍生物具有抗辐射作用[5]。

5. 抗过敏作用 采用大鼠PCA试验证明，腹腔注射新疆阿魏挥发油水乳剂50mg/kg可明显抑制卵清蛋白诱导的过敏反应，阻止大鼠颅骨骨膜肥大细胞脱颗粒，拮抗组胺和SRS-A对气道平滑肌的收缩反应。

6. 其他作用 阿魏提取物对四氧嘧啶造成的大鼠糖尿病模型具有明显的降糖作用，并可提升胰岛素分泌，使血液胰岛素水平增高，因此，阿魏具有一定的抗糖尿病作用[6]。

7. 毒理研究 新疆阿魏原汁 LD_{50} 为（3.92±0.01）g/kg；新疆阿魏挥发油水悬液 LD_{50} 为2.823g/kg；乳剂 LD_{50} 为0.3941g/kg；阜康阿魏挥发油水悬液 LD_{50} 为1.546g/kg；乳剂 LD_{50} 为0.4104g/kg[7]。阿魏醇提物具有抗生育作用，给药6周能够显著降低雌鼠的生育能力和交配能力，降低胎鼠着床和存活率，引起雌鼠卵巢萎缩、伴随结缔组织增大、卵子退化有关。

阿勒泰多伞阿魏挥发油小鼠灌胃给药的 LD_{50} 为10240mg/kg（95%可信限为9140.4～11472mg/kg）；五彩阿魏挥发油小鼠灌胃的 LD_{50} 为491.61mg/kg（95%可信限为422.39～577.8mg/kg）。动物出现呼吸系统、神经系统中毒症状。五彩阿魏挥发油中共鉴定出22种化合物，硫化合物含有量超过挥发油总量的60%；阿勒泰多伞阿魏挥发油中共鉴定出50种化合物，未检出含硫化合物。结论阿勒泰多伞阿魏挥发油急性毒性较小，中毒症状较轻。两种阿魏化学成分种类及含有量差异较大，可能是其毒性差异的物质基础。

【参考文献】 ［1］郭亭亭，卢军，姜林，等．新疆阿魏及其炮制品对大鼠胃溃疡模型作用的实验研究．新疆医科大学学报，2013，36（10）：1463-1466.

［2］高婷婷，余风华，谭勇，等．三种阿魏根提取物的体外抑菌作用研究．北方园艺，2013，24：156-158.

［3］叶尔波，刘发，熊元君，等．新疆三种阿魏的抗炎与免疫抑制作用．西北药学杂志，1993，8（2）：72-75.

［4］吴建良，沈敏敏，杨水新，等．阿魏酸对小胶质细胞炎性反应的抑制作用．中国药理学通报，2015，31（1）：97-102.

［5］谭洪玲，马增春，赵永红，等．阿魏酸及衍生物对γ射线照射小鼠活存率的影响．解放军药学学报，2014，30（6）：507-508.

［6］Abu-Zaiton AS. Anti-diabetic activity of Ferulaassafoetida extract in normal and alloxan-induced diabetic rats. Pak J Biol Sci，2010，13（2）：97-100.

［7］赵保胜，桂海水，朱寅荻，等．阿魏化学成分、药理作用及毒性研究进展．中国实验方剂学杂志，2011，17（17）：279-281.

病 证 用 药

消食药主要用治食积之证。食积之证很少单独存在，往往因体质及挟邪之不同，临床表现各异，治法方药有别，现分述如下。

食积 治以消食导滞，健脾和胃法。

1. 饮食不节，食积内停 多由饮食不节，宿食内停所致。症见腹痛肠鸣，泻下粪便臭如败卵，泻后痛减，伴有不消化物，脘腹痞满，嗳腐酸臭，不思饮食，舌苔垢浊或厚腻，脉滑。治宜消食导滞。可用山楂、神曲、莱菔子等消食药以消导食滞、宽中除满，陈皮、半夏、茯苓和胃除湿，连翘以消食滞之郁热；食滞较重之实证，可加枳实、槟榔、砂仁等以增强消食导滞之力；若坚顽食积停滞肠胃，痛剧不行等，消食药可配用木香、青皮、丁香等药。代表方如保和丸(《丹溪心法》)、大和中饮(《景岳全书》)。

2. 湿阻中焦，食积内停　多因湿浊困脾，脾失健运，胃失和降，食积内停所致。症见脘腹胀满，不思饮食，口淡无味，恶心呕吐，嗳气吞酸，肢体沉重，怠惰嗜卧，常多自利，舌苔白腻而厚，脉缓。治宜燥湿运脾，行气消食和胃。可用山楂、神曲、鸡内金等消食药以消导食滞，配苍术、厚朴、陈皮、炙甘草等以燥湿运脾，行气和胃。代表方如平胃散(《简要济众方》)加减。

3. 脾胃有寒，食积内停　多因寒邪侵袭脾胃，或脾胃虚寒，运化不力，食积内停所致。症见脘痞食少，脘腹绵绵作痛，得温则舒，呕吐，口不渴，常作泄泻，完谷不化，畏寒肢冷，舌淡苔白润，脉沉细或沉迟无力。治宜温暖脾胃，消积止痛。常用鸡内金健脾消积，配干姜、白术、大枣等以温健脾胃、祛寒止痛。化表方如益脾饼(《医学衷中参西录》)。

4. 湿热内蕴，食积内停　多因湿热食滞，内阻胃肠所致。症见脘腹胀痛，下痢泄泻，或大便秘结，小便短赤，舌苔黄腻，脉沉有力。治宜消导化积，清热利湿。常重用大黄攻积泻热，使积热从大便而下；配以枳实行气消积，除脘腹之胀满；黄连、黄芩清热燥湿止痢；白术、茯苓、泽泻健脾渗湿止泻；神曲消食化滞，使食消则脾胃和。代表方如枳实导滞丸(《内外伤辨惑论》)。

5. 脾胃虚弱，食积内停　多因脾虚胃弱，运化失常，食积停滞，郁而生热所致。症见食少难消，脘腹痞闷，大便溏薄，倦怠乏力，苔腻微黄，脉虚弱。治宜健脾和胃，消食止泻。常重用白术、茯苓，健脾祛湿以止泻，人参、山药益气补脾，以助茯苓、白术健脾之力；配以山楂、神曲、麦芽消食和胃，除已停之积；木香、砂仁、陈皮等芳香之品，以理气开胃、醒脾化湿，既可解除脘腹痞闷，又使全方补而不滞；肉豆蔻温涩，合山药以涩肠止泻；黄连清热燥湿，且可清解食积所化之热。代表方如健脾丸(《证治准绳》)。

6. 小儿伤乳　多因乳哺不节，啼哭即乳，或人工喂养，食乳过量，或乳汁变质，冷热不调等使乳汁停积胃中，壅而不化，成为乳积。乳汁停积于胃，胃失和降，脾不运化，中焦气滞。症见呕吐乳片食物，吐物酸馊，不思乳食，脘腹胀痛，大便下利，臭如败卵。治宜健脾消食，行气化积。常用神曲、麦芽等消食药，以消积导滞，配陈皮、砂仁、香附之类，以健脾理气，炙甘草以和中。代表方如消乳丸(《证治准绳》)。

7. 小儿伤食　多因饮食喂养不当，如饱食无度，杂食乱投，生冷不节，食物坚硬不化，或恣食甘肥厚腻，不易消化之物，饮食自倍，损伤脾胃。症见脘腹胀满，疼痛拒按，不思饮食，嗳腐吞酸，恶心呕吐，大便臭秽。治宜消食导滞，可用山楂、神曲、莱菔子等消食药以消导食滞，宽中除满，陈皮、半夏、茯苓和胃除湿，连翘以消食滞之郁热；食滞较重之实证，可加枳实、槟榔、砂仁等以增强消食导滞之力；若坚顽食积停滞肠胃，痛剧不行等，可消食药配用木香、青皮、丁香等药。代表方如保和丸(《丹溪心法》)、大和中饮(《景岳全书》)。

疳积(小儿疳积)　治以消积疗疳法。

1. 积滞伤脾证　多由于乳食不节，杂食乱投，饥饱失常，损伤脾胃所引起。症见形态略较消瘦，面色萎黄少华，毛发稍稀，多数伴有厌食和食欲不振，精神欠佳，易发脾气，大便或溏或秘，舌苔薄或微黄。治宜和脾健运。可用党参益气，山楂、山药、莲子健脾，配合白术、茯苓、薏苡仁、白扁豆、泽泻，在健脾的同时，并有淡渗利湿之功；另有藿香、砂仁、麦芽能和胃醒脾，增进食欲，有助于饮食精微的摄取。代表方如资生健脾丸(《缪仲淳方》)。

2. 脾虚气弱证　多为积滞伤脾者发展而成，积滞内停，壅滞气机，阻滞肠胃，或挟有虫积，导致脾胃虚弱，运化无力。症见形体明显消瘦，肚腹膨胀，甚则青筋暴露，面色萎黄无华，毛发稀黄如穗结，精神不振，或易烦躁激动，睡眠不宁，或伴有揉眉挖鼻，咬指磨牙，动作异常，食欲减退，或多吃多便等。治宜消积理脾。常用神曲、麦芽、山楂等以健脾和胃消积；配以人参、白术、茯苓、甘草以健脾益气利湿，黄连、胡黄连清心泻热，使君子、芦荟杀虫消积。代表方如肥儿丸(《医宗金鉴》)。

3. 气血两虚证　为疳之重证，多进入病证后期，气血俱虚，脾胃衰败。症见极度消瘦，面呈老人貌，皮肤干瘪起皱，大肉已脱，皮包骨头，精神萎靡，目光无彩，啼哭无力，毛发干枯，腹凹如舟，不思饮食，大便溏或清稀，时有低热，口唇干燥等。治宜补益气血。常用人参与熟地黄相配，益气养血；白术、茯苓健脾渗湿，助人参益气补脾，当归、白芍养血和营，助熟地黄滋养心肝；川芎活血行气，使地、归、芍补而不滞；炙甘草益气和中，调和诸药。化表方如八珍汤(《瑞竹堂经验方》)。

总之，使用消食药，应根据不同的病情，配伍其他药物同用才能取得良好的治疗效果。本类药不仅有消食导滞的作用，某些药物还具有行气、散瘀、收涩等作用，可广泛应用于多种病证。

第十章　驱虫药

【基本概念】 凡以驱除或杀灭人体内寄生虫为主要作用，治疗虫证的药物，称为驱虫药。

中医认为寄生虫病多由湿热内蕴或饮食不洁，食入或感染寄生虫卵所致。症见不思饮食或多食善饥，嗜食异物，绕脐腹痛、时发时止，胃中嘈杂，呕吐清水，肛门瘙痒等；迁延日久，则见面色萎黄，肌肉消瘦，腹部膨大，青筋浮露，周身浮肿等症。

【作用特点】 驱虫药主入脾、胃、大肠经，部分药物具有一定的毒性，能杀死、麻痹或刺激虫体，使其排出体外，而起到驱虫作用。部分驱虫药性味甘温，既可驱虫，又可健脾和胃、消积化滞，与清疳热、消积滞之品同用，还可治小儿疳积等症。有的驱虫药还有治癣疗疮的作用。

【适用范围】驱虫药主治肠道寄生虫(如蛔虫、蛲虫、绦虫、钩虫、姜片虫等)所引起的病症，中医称为虫证。还可用于因虫证所致潮热体瘦，腹部膨大，多食体瘦，或厌食形瘦的小儿疳积病。

驱虫药分别对体内寄生虫(如丝虫、血吸虫等)有一定的驱虫作用。

现代医学诊断为蛔虫病、蛲虫病、绦虫病、钩虫病、姜片虫病等多种寄生虫病者可用本类药物治疗。

【配伍规律】 使用驱虫药时，应根据寄生虫的种类及病人体质强弱、证情缓急，选用适宜的驱虫药物，并视病人的不同兼证进行相须用药及适当配伍。若大便秘结者，当配伍泻下药物；兼有积滞者，可与消积导滞药物同用；脾胃虚弱者，配伍健脾和胃之品；体质虚弱者，先补后攻或攻补兼施。使用肠道驱虫药时，多与泻下药同用，以利虫体排出。

【使用注意】 驱虫药多具毒性，故要控制剂量，防止用量过大中毒或损伤正气；对素体虚弱、年老体衰及孕妇，更当慎用。驱虫药一般应在空腹时服用，使药物充分作用于虫体而保证疗效。对发热或腹痛剧烈者，不宜急于驱虫，待症状缓解后，再行使用驱虫药物。

【药理作用】驱虫药有祛除体内各种寄生虫的作用，主要是通过麻痹虫体神经系统或作用于虫体身体的某些部位(头、关节、节段等)使虫体瘫痪麻痹、弛缓伸长而被排出体外；有些药物通过兴奋虫体头部神经环，导致肌肉痉挛性收缩，使寄生虫不能附着于肠壁而随粪便排出；某些药物可以促使虫体节片溶解、破坏而直接杀死虫体；还有一些药物通过抑制虫体细胞的无氧和有氧氧化代谢，从而切断维持生命的能量供给而杀死寄生虫。

临床常用的驱虫药有使君子、苦楝皮、槟榔、南瓜子、鹤草芽、雷丸、鹤虱、榧子、芜荑等。

使 君 子

Shijunzi

本品为使君子科植物使君子 *Quisqualis indica* L.的干燥成熟果实。主产于四川。秋季果皮变紫黑色时采收，除去杂质，干燥。用时捣碎。以个大、仁饱满、色黄白者为佳。

【炮制】 **使君子仁**　取净使君子，除去外壳。

炒使君子仁　取使君子仁，炒至有香气。

【性味与归经】 甘，温。归脾、胃经。

【功能与主治】 杀虫消积。用于蛔虫病，蛲虫病，虫积腹痛，小儿疳积。

【效用分析】 使君子味甘气香，性温入脾胃经，善驱虫消滞，有良好的杀虫消积作用。又“能助饮食之运化，而疏导肠中积滞；且富有脂液，所以滑利流通”（《本草正义》），具缓慢的滑利通肠之性，故可用于蛔虫、蛲虫等肠道虫证。尤以治疗蛔虫为其特点，多用于小儿蛔虫病。

使君子味甘，温而不燥，甘温微补，可健脾胃，消积滞，用于饮食不节，喂养不当，乳食停滞等。既可导出消积，又可健脾疗疳，可以用于乳食不节，杂食乱投兼染虫积所致的小儿疳积证，症见形瘦腹大，面色萎黄，毛发稀疏，青筋暴露，乳食停滞等。

【配伍应用】

1. 使君子配槟榔　使君子味甘性温，既可杀虫，又能消积健脾，善于驱杀蛔虫、蛲虫；槟榔味辛苦性温，既能杀虫消积，又能行气除胀，善于驱杀绦虫、姜片虫、蛔虫、蛲虫。两药相伍，相须为用，能增强杀虫消积之功，用以治疗虫积腹痛，小儿疳积。

2. 使君子配芦荟　使君子甘温，功专杀虫消积疗疳。芦荟苦寒，为攻下通便之品，既能泻热通便，又可驱逐肠虫。两药合用，不仅杀虫之力增强，还有较好的泄热通便作用，用以治疗虫积于肠，热壅便秘。

3. 使君子配神曲　使君子味甘气香，性温又入脾胃经，善驱虫消滞，有良好的杀虫消积作用；神曲味辛以行散消食，甘温健脾开胃，和中止泻。两药配伍，标本兼顾，共奏驱虫健脾消疳之功，用以治疗小儿疳积，症见面色萎黄、形瘦腹大、腹痛有虫。

4. 使君子配厚朴　使君子味甘，温而不燥，可健脾胃，消积滞，杀虫；厚朴苦燥辛散，能燥湿，又下气除胀满，为消除胀满的要药。两药合用，共成行气除满，健脾燥湿，杀虫之功，用以治疗小儿五疳，心腹膨胀，不进饮食。

【鉴别应用】　使君子仁与炒使君子仁　使君子仁擅于杀虫、消积，多用于蛔虫、蛲虫病，虫积腹痛；炒使君子仁健脾消积疗疳之力强，用于小儿疳积、乳食停滞等。

【方剂举隅】

1. 五疳消食丸（《和剂局方》）

药物组成：麦芽、使君子、黄连、橘红、龙胆草、芜荑。

功能与主治：消食祛积，导滞驱虫。适用于小儿疳积。症见面黄肌瘦，肚大青筋，牙疳口臭，或虫积下痢，腹痛等。

2. 肥儿丸（《和剂局方》）

药物组成：神曲、胡黄连、肉豆蔻、使君子、麦芽、槟榔、木香。

功能与主治：杀虫消积，健脾清热。适用于虫积腹痛。症见面黄体瘦，肚腹胀满，发热口臭。

3. 布袋丸（《补要袖珍小儿方论》）

药物组成：夜明砂、芜荑、使君子、茯苓、白术、人参、甘草、芦荟。

功能与主治：驱蛔消疳，补养脾气。适用于小儿虫疳。症见体热面黄，肢瘦腹大，发焦目暗等。

4. 使君子散（《证治准绳》）

药物组成：使君子、甘草、芜荑、苦楝子。

功能与主治：杀虫消疳。适用于疳积虫痛。症见脘腹疼痛，时作时止。

5. 大芦荟丸（《古今医鉴》）

药物组成：芦荟、苍术、陈皮、厚朴、青皮、枳实、槟榔、神曲、山楂、麦芽、三棱、莪术、砂仁、茯苓、黄连、胡黄连、芜荑仁、使君子、青黛。

功能与主治：驱虫消疳，理脾清热。适用于虫积成疳，湿浊阻滞。症见脘腹痞闷，呕恶厌食，寒热错杂。

【成药例证】

1. 磨积散（《中华人民共和国卫生部药品标准·中药成方制剂》）

药物组成：鸡内金、白扁豆、木香、砂仁、使君子仁、三棱、莪术、水红花。

功能与主治：消疳，磨积。用于小儿宿食积滞引起的停食停乳、不思饮食、面黄肌瘦、腹胀坚硬、虫积腹痛。

2. 健脾康儿片（《临床用药须知中药成方制剂卷》2020年版）

药物组成：人参、白术（麸炒）、茯苓、山药（炒）、山楂（炒）、鸡内金（醋炒）、木香、陈皮、使君子肉（炒）、黄连、甘草。

功能与主治：健脾养胃，消食止泻。用于脾胃气虚所致的泄泻，症见腹胀便泻、面黄肌瘦、食少倦怠、小便短少。

3. 疳积散（《临床用药须知中药成方制剂卷》2020年版）

药物组成：炒鸡内金、茯苓、使君子仁、石燕（煅）、煅石决明、谷精草、威灵仙。

功能与主治：消积化滞。用于食滞脾胃所致的疳证，症见不思乳食、面黄肌瘦、腹部膨胀、消化不良。

4. 使君子丸（《中华人民共和国卫生部药品标准·中药成方制剂》）

药物组成：使君子、制天南星、槟榔。

功能与主治：消疳驱虫。用于小儿疳积，虫积腹痛。

5. 消积化虫散（《中华人民共和国卫生部药品标准·中药成方制剂》）

药物组成：使君子仁、白术、茯苓、牵牛子、陈皮、厚朴、槟榔、山楂、六神曲、甘草。

功能与主治：消积化虫，开胃增食。用于小儿厌食纳呆，消化不良，食积虫积，脘腹胀痛。

【用法与用量】 使君子 9～12g，捣碎入煎剂；使君子仁 6～9g，多入丸散或单用，作 1～2 次分服。小儿每岁 1～1.5 粒，炒香嚼服，一日总量不超过 20 粒。

【注意】

1. 本品与热茶同服，能引起呃逆、腹泻，故服药时忌饮浓茶。

2. 本品大量服用可致呃逆、眩晕、呕吐、腹泻等反应。

【本草摘要】

1.《开宝本草》 “主小儿五疳，小便白浊，杀虫，疗泻痢。”

2.《本草正义》 “使君子，甘温是温和之温，殊非温燥可比，故能助饮食之运化，而疏导肠中积滞，且富有脂液，所以滑利疏通。”

3.《本草经疏》 “使君子，为补脾健胃之要药。小儿五疳，便浊泻痢及腹虫，莫不皆由脾虚胃弱，因而乳食停滞，湿热瘀塞而成。脾健胃开，则乳饮自消，湿热自散，水道自利，而前证俱除矣。不苦不辛，而能杀疳蛔，此所以为小儿上药也。”

【化学成分】 主要含有机酸类成分：使君子酸，苹果酸，柠檬酸等；脂肪酸类成分：棕榈酸，油酸，亚油酸，硬脂酸，花生酸等；生物碱类成分：胡芦巴碱等；还含氨基酸等。使君子酸是使君子的有毒成分。

中国药典规定本品种子含胡芦巴碱（$C_7H_7NO_2$）不得少于 0.20%。

【药理毒理】 本品具有驱虫、抗肿瘤等作用。

1. 驱虫作用 使君子干燥粉末灌胃给药，0.15g/只，给药后 24、48、72、96 和 120 小时对感染的蛔虫有明显的驱杀作用[1]。

2. 抗肿瘤作用 使君子三氯甲烷提取部位（主要成分为生物碱、多数苷元、脂肪酸等）抑制肝癌细胞株（SMMC7721）、肝癌细胞株（Bel7402）、卵巢癌细胞（HO8910）、胃癌细胞（SGC7901 细胞）增殖，在一定的药物剂量范围内呈浓度依赖关系[2]。

【参考文献】
[1] 马祥洲，苏畅．使君子、香榧子和川楝子对人蛔虫感染小鼠的驱治效果观察．中国病原生物学杂志，2010，5(6)：480.

[2] 郑志忠．陈良华．郑国华．等．七种中草药提取物抗肿瘤活性部位的筛选研究初报．亚热带植物科学，2011，40(3)：31-35.

苦楝皮

Kulianpi

本品为楝科植物川楝 *Melia toosendan* Sieb.et Zucc. 或楝 *Melia azedarach* L.的干燥树皮及根皮。主产于四川、湖北、安徽、江苏、河南。春、秋二季剥取，晒干，或除去粗皮，晒干。切丝。以皮厚、无粗皮者为佳。

【性味与归经】 苦，寒；有毒。归肝、脾、胃经。

【功能与主治】 杀虫，疗癣。用于蛔虫病，蛲虫病，虫积腹痛；外治疥癣瘙痒。

【效用分析】 苦楝皮气味苦寒，既能清热燥湿，又能杀虫止痛，杀虫为其主要功用，可用于治疗蛔虫病、蛲虫病、虫积腹痛等。

苦楝皮苦寒有毒，能清热燥湿，杀虫止痒，故可用于湿热蕴结，湿疮疥癣，皮肤瘙痒，阴痒带下等症。

【配伍应用】

1. 苦楝皮配槟榔 苦楝皮性味苦寒，具有清热燥湿，杀虫止痒之功，可治疗蛔虫、钩虫、蛲虫等所致的多种虫积之证，杀虫作用较强；槟榔辛散苦泄，既能行气除胀，又能消积导滞，杀虫作用较弱，但行气泻下通便的作用较强。两药相伍，苦楝皮得槟榔之助，可增强杀虫之力，既可用以驱蛔虫，又可治疗钩虫病；槟榔得苦楝皮之助，燥湿利水功能增强，共奏驱虫消积，行气燥湿之功，用以治疗虫积腹痛，钩虫引起的黄肿病。

2. 苦楝皮配大黄 苦楝皮苦寒，既能清热燥湿，又能杀虫止痛；大黄苦寒，能荡涤肠胃，推陈出新。两药合用，可增强杀虫，消积导滞之功，用以治疗虫积腹痛。

【鉴别应用】 **苦楝皮与川楝子** 二药均能杀虫、疗癣。然苦楝皮以杀虫见长，杀虫之力较川楝子为强，且可用于疥疮。而川楝子除杀虫、疗癣外，尚有疏肝行气止痛之功，为治心痛及疝气之要药，偏用于治疗肝气郁结之胁肋疼痛，肝胃不和之脘腹胀痛及疝气疼痛。

【方剂举隅】

1. 化虫丸（《和剂局方》）

药物组成：槟榔、鹤虱、苦楝皮、枯矾、胡粉。

功能与主治：杀肠中诸虫。适用于肠中诸虫。症见腹中痛，腹部有时扪及虫团，痛剧则呕吐清水或吐蛔。

2. 下虫丸（《证治准绳》）

药物组成：苦楝皮。

功能与主治：杀虫攻积。适用于有虫斑、杨梅舌者。

3. 碧金散（《危氏得效方》）

药物组成：苦楝根、鹤虱、槟榔、使君子仁、青黛、猪牙皂、麝香。

功能与主治：行气杀虫。适用于绦虫病、蛔虫病。

【成药例证】

1. 杀虫丸（《中华人民共和国卫生部药品标准·中药成方制剂》）

药物组成：苦楝皮、雷丸、使君子仁、槟榔、鹤虱、牵牛子、大黄、木香。

功能与主治：杀虫导滞。用于肠道虫积引起的虫积腹痛，停食停乳，饮食少进，大便燥结。

2. 小儿疳积糖（《中华人民共和国卫生部药品标准·中药成方制剂》）

药物组成：葫芦茶、独脚金、槟榔、苦楝皮。

功能与主治：健胃消食，去积驱虫。用于小儿疳积，消瘦烦躁，食欲不振，夜睡不宁，腹胀呕吐。

3. 癣药膏（《中华人民共和国卫生部药品标准·中药成方制剂》）

药物组成：硫黄、桃仁、苦楝皮、樟脑、冰片、紫草。

功能与主治：活血祛毒，杀虫止痒。用于皮肤湿毒，身面刺痒，牛皮恶癣，干湿疥癣，金钱癣，瘙痒成疮，溃流脓水，浸淫作痛。

【用法与用量】 3～6g。外用适量，研末，用猪脂调敷患处。

【注意】

1. 本品有毒，不宜过量和持久服用。

2. 肝肾功能不良者慎用。

3. 孕妇、脾胃虚寒者慎用。

【本草摘要】

1.《本草经集注》 “根，以苦酒摩涂疥甚良；煮汁作糜，食之去蛔虫。”

2.《日化子本草》 “治游风热毒，风疹恶疮疥癞，小儿壮热，并煎汤浸洗。”

3.《医林纂要》 “大苦，大寒。”“杀疳，治疸。”

【化学成分】 主要含三萜类成分：川楝素，苦楝素，苦楝萜酮内酯，苦楝萜醇内酯，苦楝皮萜酮，苦楝萜酸甲酯等；还含儿茶素等。

中国药典规定本品含川楝素（$C_{30}H_{38}O_{11}$）应为0.010%～0.20%。

【药理研究】 本品具有杀虫或驱虫、镇痛、抗炎、抗血栓、抗肿瘤等作用。

1. 杀虫、驱虫作用 苦楝皮的80%乙醇热回流提取物可杀死蠕形螨，螨在苦楝皮提取物0.5g/ml作用后的死亡时间为(15.13±1.30)分钟。苦楝皮水煎液1、3、5g生药/kg给狗灌服后可以驱蛔虫；7天为一个周期，共3个周期，可使狗蛔虫病基本治愈[1]。苦楝皮乙醇提取物的对猪蛔虫病的驱虫率可达到87.2%。

2. 镇痛、抗炎作用 苦楝皮乙醇提取物5、15g生药/kg灌胃给药能明显抑制小鼠醋酸刺激腹膜而致的扭体反应和腹腔毛细血管通透性升高，延长小鼠热痛刺激甩尾反应的潜伏期，抑制二甲苯所致的小鼠耳肿胀和角叉菜胶所致的小鼠足跖肿胀。

3. 对消化系统的作用 苦楝皮乙醇提取物5g/kg灌胃给药能显著抑制小鼠水浸应激性胃溃疡或盐酸导致的胃溃疡形成，但对吲哚美辛-乙醇性溃疡的形成无明显抑制作用。乙醇提取物还可减少蓖麻油及番泻叶引起的小鼠腹泻次数，增加麻醉大鼠的胆汁分泌量。提示苦楝皮有抗胃溃疡、抗腹泻和利胆作用。

4. 抗血栓作用 苦楝皮乙醇提取物10g生药/kg灌胃给药可显著延长电刺激麻醉大鼠的颈总动脉血小板性血栓形成时间和凝血时间；对二磷酸腺苷(ADP)和胶原诱导的兔血小板聚集具有明显的抑制作用，半数抑制浓度(IC_{50})分别为3.09mg生药/ml和2.78mg生药/ml。

5. 抗肿瘤作用 川楝素(0.4～40μg/ml)在体外可抑制人胃癌细胞SGC7901。川楝素还对其他多种肿瘤细胞具有抑制作用，包括前列腺细胞(PC3)、肝癌细胞(BEL7404)、神经母细胞瘤细胞(SH-SY5Y和U251)、白血病细胞(HL-60)和淋巴瘤细胞(U937)，其IC_{50}低至1.7×10^{-7}mmol/L，其中对U937和HL-60细胞抑制作用最强，IC_{50}分别为5.4×10^{-9}和6.1×10^{-9}mmol/L。苦楝皮萜酮对人肝癌细胞BEL7402、人肺癌细胞H460和人胃癌细胞SGC-7901的增殖有抑制作用[2]。

6. 降血糖作用 从苦楝皮甲醇提取物中分离得到的苦楝酸体外对11β-羟基类固醇脱氢酶(11β-HSD)有明显的抑制活性，有降血糖的潜力[3]。

7. 其他作用 苦楝皮的主效成分川楝素是一种选择性突触前阻滞剂。川楝素可抑制各种K^+通道介导的K^+电流：抑制小鼠运动神经末梢上的快K^+通道、豚鼠乳头肌上的内向整流K^+通道、小鼠神经母细胞瘤和大鼠神经胶质瘤细胞融合形成的NG108-15细胞上的延迟整流K^+通道、大鼠海马神经元上的内向整流K^+通道和大、小电导Ca^{2+}激活的K^+通道。川楝素对各种Ca^{2+}电流的作用不同。在全细胞模式下记录未分化只表达T型通道的NG108-15细胞的Ca^{2+}流，未观察到川楝素对其Ca^{2+}流有任何影响，这说明川楝素不影响低激活阈值的T型Ca^{2+}

通道。在分化的 NG108-15 细胞，川楝素浓度依赖地增大高激活阈值 Ca^{2+}流，EC_{50}约为 5.13μmol/L。

川楝素具有一定的抗肉毒素中毒作用。川楝素(静脉注射、皮下注射或口服)可减少致死量 A 型肉毒神经毒素(BoNT/A)中毒小鼠的死亡率。恒河猴皮下注射致死量的 BoNT/A，24 小时后静注川楝素 0.1～1.0mg/kg 可增加猴存活数。中药苦楝皮乙醚部分提取物对串珠镰孢菌有一定的抑菌作用。

8. 毒理研究　苦楝皮具有胚胎毒性。怀孕 7 天的小鼠灌胃给予苦楝皮水煎液 0.5g 生药/只，分别于给药后 6、9、12、24 小时剖杀检查，发现苦楝皮在不同时间点均造成多数孕鼠子宫出血，并造成多数胎儿吸收。苦楝皮组的子宫匀浆 TNF-α和 IFN-γ增高。孕 5 天的小鼠腹腔注射川楝素，可致孕鼠流产，其作用呈剂量依赖性。同时，小鼠血清和子宫组织中 IFN-γ、TNF-α的表达水平显著升高，表明川楝素诱导孕鼠流产与 Th1 型细胞因子 IFN-γ、TNF-α含量的增加有关[4]。

【参考文献】［1］徐波，肖啸．苦楝皮驱除犬蛔虫试验效果研究．畜牧与饲养科学，2012，33(1)：87-88.

［2］李桂英，支国．苦楝皮提取物的抗肿瘤活性研究．安徽农业科学 2012，40(11)：6433-6434.

［3］谭钦刚，赖春华，张贵杰，等．苦楝化学成分及抗糖尿病活性研究．天然产物研究与开发，2014，26(2)：162-166.

［4］张建楼，钟秀会．川楝素对早期妊娠小鼠的毒性作用及对 Th1 型细胞因子含量的影响．中国兽医科学，2011，41(1)：94-98.

槟　榔

Binglang

本品为棕榈科植物槟榔 *Areca catechu* L.的干燥成熟种子。主产于广东、云南。国外以菲律宾、印度及印度尼西亚产量最多。春末至秋初采收成熟果实，用水煮后，干燥，除去果皮，取出种子，干燥。切薄片。以切面大理石花纹明显、无虫蛀者为佳。

【炮制】　**炒槟榔**　取槟榔片，炒至微黄色。

焦槟榔　取槟榔片，炒至焦褐色。

【性味与归经】　苦、辛，温。归胃、大肠经。

【功能与主治】　杀虫，消积，行气，利水，截疟。用于绦虫病，蛔虫病，姜片虫病，虫积腹痛，积滞泻痢，里急后重，水肿脚气，疟疾。

【效用分析】　槟榔辛开苦降，其性下行，有杀虫止痛之功，为治疗肠道多种寄生虫病的广谱驱虫药。尤善治绦虫病。

槟榔其辛散苦泄，入胃经，善行胃肠之气，功擅消积导滞，破气除胀，常用治食积气滞，泻痢后重等。

槟榔既能利水，又能行气，气行则助水运，可用治水肿实证，二便不通，寒湿脚气等。

槟榔可“疗诸疟，御瘴疠”(《本草纲目》)，用治疟疾寒热久发不止，痰湿偏盛等。

【配伍应用】

1. 槟榔配木香　两者均有理气之功，槟榔偏于消积导滞，又可杀虫；木香偏于温中助运，行气止痛。两药相伍，不仅可以增强行气止痛作用，而且善于导滞消胀，燥湿杀虫，用以治疗胃肠积滞之脘腹胀满疼痛、食欲不振、大便不爽；以及虫积腹痛、时聚时散，痢疾初起等。

2. 槟榔配沉香　槟榔苦辛芳香能开泄，质重而坚能下降，破滞行气之力较强；沉香降而不泄，既能温中降逆，又能暖肾纳气，且有降气之功，无破气之害。两药合用，相辅相成，降逆行气之力增加，还能下痰平喘，温中降逆。用以治疗肺肾气虚，痰浊壅阻，胸闷喘咳诸症。

3. 槟榔配牵牛子　槟榔辛散苦泄，有杀虫、消积、行气之功；牵牛子苦泄，有泻下逐水、杀虫之效。两药合用，杀虫之力增强，可借其泻下、行气之力，促使虫体排出，用以治疗蛔虫、绦虫等症。

4. 槟榔配常山　槟榔辛苦温，功专破积杀虫，下行降气；常山辛苦而寒，功专消痰截疟，上行涌吐。两药相伍，辛开苦降，寒温相济，升降相因，能使疟邪上下分消，实截疟之佳配，主要用于外邪客于脏腑，生冷之物内伤脾胃所致疟病。

5. 槟榔配半夏　槟榔下气宽中，逐水消肿；半夏燥湿化痰，开胸降逆。两药配伍，相辅相成，则湿毒去，水饮消，邪不上攻，治疗水湿毒邪上冲于心，心神被扰，烦闷气急，坐卧不安。

【鉴别应用】　**槟榔、炒槟榔、焦槟榔与槟榔炭**　四者均来源于一物，因炮制方法不同，其功效有一定差异。槟榔生品味辛、苦微涩，性温；以杀虫破积，行水消肿力胜，常用于肠道寄生虫病，腿足肿痛，胸闷泛恶，筋脉弛缓，麻痹冷痛之寒湿脚气证及遍身水肿，二便不利之水肿实证。槟榔炒制之后，可缓其峻烈之性。而焦槟榔药性缓和，适用于挟虚患者，饮食内停，胃脘痞满，恶心嗳气，腹中胀痛，大便不畅；以免因生品克伐太过，耗损正气，功以下气散满，消食除胀力强。槟榔炭药性更缓，以消积治血痢见长，可用于湿热内阻，肠胃受伤，赤白痢疾，里急后重等。

【方剂举隅】

1. 柴胡达原饮(《重订通俗伤寒论》)

药物组成：柴胡、生枳壳、厚朴、青皮、炙甘草、黄芩、桔梗、草果、槟榔、荷叶梗。

功能与主治：宣湿化痰，透达膜原。适用于痰湿阻于膜原证。胸膈痞满，心烦懊憹，头眩口腻，咳痰不爽，间日发疟，舌苔厚如积粉，扪之糙涩，脉弦而滑。

2. 达原饮(《温疫论》)

药物组成：槟榔、厚朴、草果、知母、芍药、黄芩、甘草。

功能与主治：开达膜原，辟秽化浊。适用于温疫或疟疾，邪伏膜原证。憎寒壮热，或一日三次，或一日一次，发无定时，胸闷呕恶，头痛烦躁，脉弦数，舌边深红，舌苔垢腻，或苔白厚如积粉。

3. 化积丸(《类证治裁》)

药物组成：三棱、莪术、阿魏、浮石、香附、雄黄、槟榔、苏木、瓦楞子、五灵脂。

功能与主治：活血消积。适用于五积，成形坚大之证，凡积块坚硬，面色萎黄，或黧黑，肌肉瘦削，饮食锐减，舌质淡紫等皆可用。

4. 槟榔丸(《医学正传》)

药物组成：槟榔、三棱、莪术、青皮、陈皮、芜荑、鹤虱、干漆、木香、砂仁、高良姜、麦芽、胡黄连、甘草、神曲、山楂。

功能与主治：消疳理气，驱虫。适用于小儿疳病，积气成块。症见腹大有虫。

5. 截疟七宝饮(《杨氏家藏方》)

药物组成：常山、厚朴、青皮、橘皮、甘草、槟榔、草果。

功能与主治：燥湿祛痰。适用于疟疾数发不止，体壮痰湿甚，舌苔白腻，寸口脉弦滑浮大。

【成药例证】

1. 小儿化食丸(《临床用药须知中药成方制剂卷》2020年版)

药物组成：焦山楂、六神曲(炒焦)、焦麦芽、焦槟榔、醋莪术、三棱(制)、牵牛子(炒焦)、大黄。

功能与主治：消食化滞，泻火通便。用于食滞化热所致的积滞，症见厌食、烦躁、恶心呕吐、口渴、脘腹胀满、大便干燥。

2. 开胸顺气丸(《临床用药须知中药成方制剂卷》2020年版)

药物组成：槟榔、姜厚朴、炒牵牛子、木香、醋三棱、醋莪术、猪牙皂、陈皮。

功能与主治：消积化滞，行气止痛。用于气郁食滞所致的胸胁胀满、胃脘疼痛、嗳气呕恶、食少纳呆。

3. 消食退热糖浆(《临床用药须知中药成方制剂卷》2020年版)

药物组成：柴胡、黄芩、知母、荆芥穗、青蒿、牡丹皮、槟榔、厚朴、水牛角浓缩粉、大黄。

功能与主治：清热解毒，消食通便。用于小儿外感时邪、内兼食滞所致的感冒，症见高热不退、脘腹胀满、大便不畅；上呼吸道感染、急性胃肠炎见上述证候者。

4. 舒肝平胃丸(《临床用药须知中药成方制剂卷》2020年版)

药物组成：苍术、姜厚朴、麸炒枳壳、法半夏、陈皮、焦槟榔、炙甘草。

功能与主治：疏肝和胃，化湿导滞。用于肝胃不和、湿浊中阻所致的胸胁胀满、胃脘痞塞疼痛、嘈杂嗳气、呕吐酸水、大便不调。

5. 一捻金(《临床用药须知中药成方制剂卷》2020年版)

药物组成：大黄、炒牵牛子、槟榔、人参、朱砂。

功能与主治：消食导滞，祛痰通便。用于脾胃不和、痰食阻滞所致的积滞，症见停食停乳、腹胀便秘、痰盛喘咳。

【用法与用量】 3～10g；驱绦虫、姜片虫，30～60g。

【注意】

1. 本品下气破积之力较强，能伤正气，气虚下陷或脾虚便溏者忌用。

2. 孕妇慎用。

【本草摘要】

1.《药性论》 “宣利五脏六腑壅滞，破坚满气，下水肿，治心痛，风血积聚。”

2.《名医别录》 “主消谷，逐水，除痰澼，杀三虫伏尸，疗寸白。”

3.《本草纲目》 “治泻痢后重，心腹诸痛，大小便气秘，痰气喘急。疗诸疟，御瘴疠。”

【化学成分】 主要含生物碱类成分：槟榔碱，槟榔次碱，去甲基槟榔碱，高槟榔碱等；脂肪酸类成分：月桂酸，肉豆蔻酸，棕榈酸，硬脂酸，癸酸，油酸，亚油酸，十二碳烯酸，十四碳烯酸，十六碳烯酸等；还含缩合鞣质及氨基酸等。

中国药典规定本品含槟榔碱($C_8H_{13}NO_2$)不得少于0.20%，焦槟榔不得小于0.10%。

【药理毒理】 本品具有驱虫、改善脑功能、调节肠胃运动功能、促进子宫平滑肌收缩、增加膀胱肌条张力、抗血栓形成、抗病原微生物等作用。

1. 驱虫作用　槟榔的主要成分槟榔碱对虫体的前段有麻痹作用，与南瓜子合用制成的槟榔南瓜子合剂可以麻痹整个绦虫而具有驱虫作用[1]。大鼠门静脉实验表明，槟榔碱 10^{-7}～3×10^{-7}mol/L 可以使门静脉的收缩力增强，而 10^{-6}～10^{-4}mol/L 则使收缩力逐渐抑制。将槟榔碱与化学灭螺药或植物灭螺药合用能够阻止钙通道电流而造成钉螺足平滑肌松弛，使钉螺上爬附壁率明显降低，灭螺效果显著增强[2,3]。

2. 改善脑功能作用　槟榔碱 10mg/kg 连续注射 6 天，对老龄鼠的时间知觉损伤有改善作用[4]。小鼠灌胃给予 170、500mg/kg 海南槟榔提取物能显著降低衰老小鼠逃避潜伏期，增加跨越平台次数，提高海马组织超氧化物歧化酶和琥珀酸脱氢酶活性，改善衰老小鼠大脑皮质神经细胞的组织学变化，提示槟榔能够改善衰老小鼠的学习能力、脑组织抗氧化能力和组织学改变，有抗衰老作用[5]。槟榔碱能够促进严重神经损伤的修复，50μg/ml 槟榔碱能够促进体外神经胶质细胞的存活与生长[6]。槟榔碱还可以通过激活非选择性 2 型毒蕈碱（M2）受体而发挥兴奋作用[7]。

3. 促进肠胃运动　槟榔对胃肠运动有促进作用，槟榔水提液 1.25、2.5、5g/kg 可明显加快小鼠胃排空，对小鼠小肠推进也有明显的促进作用。2.5g/kg 的槟榔水提液对阿托品或去甲肾上腺素导致的小鼠胃排空和小肠推进抑制有拮抗作用，对大鼠胃底肌条收缩有明显的促进作用[8]。12.5%的槟榔水溶液（含槟榔碱的浓度为 3.33×10^{-5}mol/L）能使大鼠胃底肌条、结肠及家兔十二指肠、回肠的离体肠管收缩运动明显增强，主要表现在张力的增加和振幅的变化[9]。槟榔水煎液（含生药 0.25g/ml 和 1g/ml）可使大鼠胃排空运动明显增强，胃窦肌间神经丛 P 物质分布明显增加，血管活性肠肽分布明显减少[10]。

4. 促进子宫平滑肌收缩　槟榔碱、槟榔次碱（5×10^{-7}～1.5×10^{-5}mol/L）能促进大鼠子宫平滑肌收缩，给药后平滑肌收缩的频率、振幅、收缩面积显著增强，且存在剂量相关性。该作用主要是通过兴奋 M 受体来实现的[11, 12]。

5. 增加膀胱肌条张力　槟榔可剂量依赖性增加大鼠膀胱肌条张力和收缩波平均振幅，其兴奋大鼠逼尿肌肌条的作用经由胆碱能 M 受体和细胞膜 L 型 Ca^{2+}通道发挥作用，部分作用也可能同胆碱能 N 受体，肾上腺素能 α 受体和前列腺素的合成有关[13]。

6. 抗血栓形成作用　槟榔碱在 0.1～4.0mg/kg 可剂量依赖性抑制角叉菜胶诱发的小鼠尾动脉血栓形成，其作用机制是促进内皮细胞释放 PGI_2 等抑栓物质，通过舒张血管、抑制血小板聚集、加快淤滞的血流等环节而起到抗血栓形成作用；促进内皮细胞释放 t-PA，抑制 PAI-1 的活性而间接激活纤溶系统；抑制血栓形成过程中内皮细胞合成 TXA_2，通过抑制血管平滑肌收缩及血小板聚集等环节产生抗血栓作用[14]。5mg/kg 槟榔碱能抑制高血脂诱发的早期动脉粥样硬化模型中大鼠血液及血管组织中动脉粥样硬化相关因子如 IL-8、黏附分子 ICAM-1 及趋化因子 IL-8 的受体 CXCR2 和 MCP-1mRNA 的过度表达，可以激活血管内皮细胞乙酰胆碱靶标，防止心脑血管疾病[15]。10、30、50mg/kg 槟榔 70%甲醇粗提取物及水溶出物能够极显著降低实验动物的血清总胆固醇、甘油三酯浓度，提高血清高密度脂蛋白胆固醇浓度和降低低密度脂蛋白胆固醇浓度[16]。

7. 抗病原微生物作用　槟榔所含的鞣质对堇色毛癣菌、许兰氏黄癣菌、奥杜盎氏小芽孢癣菌、抗流感病毒 PR3、黏性放线菌，内氏放线菌和血链球菌等均有不同程度的抑制作用[17]。0.5～4.0mg/ml 的槟榔粗提液能显著抑制变形链球菌对唾液包被的羟磷灰石的黏附而产生有效的抗龋作用[18]。槟榔提取物对金黄色葡萄球菌和枯草芽孢杆菌的最小抑菌浓度分别为 12.5 和 6.25mg/ml，对蜡状芽孢杆菌和大肠埃希菌的最小抑菌浓度均为 25mg/ml[19]。10～50mg/kg 槟榔的粗提取物、乙酸乙酯相及水相对小鼠体内金黄色葡萄球菌有明显抑制作用，以水相效果最好[20]。槟榔果实中分离出的巴西红厚壳素对耐甲氧西林金黄色葡萄球菌和金黄色葡萄球菌均有明显抑制作用[21]。

8. 抗氧化作用　小鼠体内的抗氧化作用研究表明：槟榔粗取物及多数萃取物灌胃，对羟自由基具有良好的清除作用。其中水相的清除效果最好，1、3、5mg/ml 的清除率均达到了 79%以上，并且呈现出剂量效应关系；槟榔提取物能显著提高小鼠血清 SOD 水平，在体内具有良好的抗氧化活性[22]。

9. 抗抑郁作用　160mg/kg 槟榔壳、槟榔种子总酚类提取物在小鼠悬尾模型和小鼠强迫游泳模型实验中能显著减少小鼠行为绝望的不动时间，改善小鼠的绝望行为，具有明显的抗抑郁作用[23, 24]。

10. 降血糖作用　槟榔提取物可显著性增加大强度运动后大鼠的肝糖原和肌糖原储量，减缓由于大强度运动导致的体重下降，延长机体大强度运动的持续时间，提高机体的运动能力水平[25]。

11. 镇痛、消炎作用　槟榔提取物对 DNP-BSA 和化合物 48-80 诱导的 RBL-2H3 细胞脱颗粒均有显著抑制作用，IC_{50} 分别是 53 和 52μg/ml；此外，槟榔提取物明显抑制 TNF-α在 RBL-2H3 中的表达和促细胞分裂剂活化蛋白激酶 ERK1/2 的激活，可抑制过敏反应后期炎症因子的产生[26]。

12. 毒理研究 咀嚼槟榔习惯与口腔黏膜下纤维性变的发生密切相关[27]。槟榔碱 60、90、120μg/ml 与口腔黏膜角质形成细胞作用 24 小时后细胞凋亡率显著提高[28]。槟榔碱 50～125μg/L 能够诱导上皮细胞 Hacat 凋亡并呈剂量依赖性，提示槟榔碱能通过诱导上皮细胞凋亡参与口腔黏膜下纤维性变的发生[29]。3.75、7.5、15.00g/kg 槟榔使小鼠授孕率出现随剂量增加而下降的剂量反应关系，仔鼠在出生第 4 天和第 21 天时体重均显著地低于对照组[30]。0.001%～0.04%槟榔碱与斑马鱼胚胎共同孵育，胚胎出现剂量相关的生长迟缓、运动活动量降低，提示槟榔碱具有胚胎毒性[31]。全槟榔、槟榔皮、槟榔仁水提液均可显著提高小鼠精子畸形率，作用槟榔仁>全槟榔>槟榔皮[32]。槟榔碱 50～200μmol/L 能通过降低抗氧化能力和诱导产生氧化应激反应产生神经毒性，高浓度槟榔碱能导致神经元细胞凋亡[33]。对小鼠经口给予槟榔仁汁液的急性毒性实验结果发现槟榔仁汁液可以被认为是实际无毒物质，其半数致死量为 12.425g/kg[34]。槟榔粗提物与槟榔碱（20mg/kg）均使小鼠血清 ALT、AST 和 ALP 显著升高，肝组织病理损伤程度明显加重，肝细胞凋亡率明显升高，提示槟榔碱具有一定的肝毒性[35]。5、10、20g/kg 槟榔碱能够诱导小鼠肾损伤，肾组织形态出现不同程度的病理变化，血清肾功能生化指标肌酐（Cr）、尿素氮（BUN）及 BUN/Cr 值有显著性升高，提示槟榔碱对肾脏具有一定的损害作用[36]。

【参考文献】 ［1］田喜凤，戴建军，董路，等．槟榔南瓜子合剂对猪带绦虫作用的超微结构观察．中国寄生虫病防治杂志，2002，15（6）：363-366.

［2］冯青，李桂玲，杨盈，等．槟榔灭钉螺增效成分的研究．中药材，1999，22（11）：572-574.

［3］姚伟星，夏国瑾，李泱，等．槟榔碱对大鼠门静脉和钙通道电流的剂量与效应关系．中国寄生虫病防治杂志，2001，14（2）：139-141.

［4］Michiko O，Yoshitsugu M，Shigenobu S，et al. Attenuating effect of arecoline and physostigmine on an impairment of mealtime-associated activity rhythm in old rats. Physiol Behav，1995，57（1）：189-191.

［5］刘月丽，徐汪伟，周丹，等．海南槟榔提取物抗衰老作用研究．中国热带医学，2017，17（2）：123-125.

［6］Lee SC，Tsai CC，Yao CH，et al. Effect of arecoline on regeneration of injured peripheral nerves. Am J Chin Med，2013，41（4）：862-885.

［7］Yang YR，Chang KC，Chen CL，et al. Arecoline excites rat locus coeruleus neurons by activating the M2-muscarinic receptor. Chin J Physiol，2000，43（1）：23-28.

［8］倪依东，王建华，王汝俊．槟榔水提液对胃肠运动的影响．中药药理与临床，2003，19（5）：27-29.

［9］倪依东，王建华，王汝俊．槟榔及槟榔碱对胃肠作用的对比研究．中药药理与临床，2004，20（2）：11-21.

［10］郭喜军，郑陇军，王苏霞，等．槟榔对大鼠胃运动的影响及机制研究．山东中医杂志，2008，27（12）：834-835.

［11］韩继超．槟榔次碱对未孕大鼠离体子宫平滑肌运动的影响．中华中医药学刊，2008，26（2）：379-380.

［12］郑雪凌．槟榔碱对未孕大鼠离体子宫平滑肌运动的影响．山东商业职业技术学院学报，2006，6（4）：90-92.

［13］邱小青，张英福，瞿颂义，等．槟榔对大鼠逼尿肌肌条运动的影响．中成药，2000，22（2）：155-157.

［14］陈冬梅，慕邵峰，汪海．激活血管内皮细胞乙酰胆碱作用靶标的抗血栓作用及其分子机制．中国药理学通报，2002，18（5）：527-531.

［15］山丽梅，张锦超，赵艳玲，等．槟榔碱抗动脉粥样硬化分子机制的研究．中国药理学通报，2004，20（2）：146-151.

［16］袁列江，李忠海，郑锦星．槟榔提取物对大白鼠血脂调节作用的研究．食品科技，2009，34（2）：188-192.

［17］张春江，吕飞杰，陶海腾．槟榔活性成分及其功能作用的研究进展．中国食物与营养，2008，6：50-53.

［18］肖悦，刘天佳，黄正蔚，等．5 种天然药物对变形链球菌在唾液获得性膜粘附的影响．四川大学学报（医学版），2004，35（5）：687-689.

［19］刘文杰，孙爱东．RSM 法优化提取槟榔中槟榔碱及其抑菌活性研究．浙江农业科学，2012，6：847-852.

［20］李忠海，钟海雁，郑锦星，等．槟榔提取物在小白鼠体内的抑菌作用．提取与活性，2007，23（5）：81-83.

［21］张兴，梅文莉，曾艳波，等．槟榔果实的酚类化学成分与抗菌活性的初步研究．热带亚热带植物学报，2009，17（1）：74-76.

［22］袁列江，李忠海，郑锦星．槟榔提取物对小白鼠体内抗氧化作用的研究．食品科学，2009，30（7）：225-228.

［23］何嘉泳，陈杰桃，辛志添，等．槟榔壳总酚类提取物抗抑郁作用研究．中国药师，2012，15（8）：1076-1078.

［24］何嘉泳，黄保，辛志添，等．槟榔种子总酚类抗抑郁作用研究．中药材，2013，36（8）：1331-1334.

［25］王博文，马维民．槟榔提取物对训练大鼠糖原及运动能力的影响．食品工业，2014，35（6）：189-191.

[26] Khan S, Mehmood M H, Ali A N, et al. Studies on anti-inflammatory and analgesic activities of betel nut in rodents. J Ethno-pharmacol, 2011, 135(3): 654.

[27] 藺琳，凌天牖．槟榔碱在口腔黏膜纤维性变及癌变发病机制中的作用．临床口腔医学杂志，2006，22(2)：124-125.

[28] 高义军，凌天牖，尹晓敏，等．槟榔碱诱导口腔角质形成细胞凋亡研究．口腔医学研究，2007，23(6)：624-627.

[29] 李明，彭解英，吴颖芳，等．槟榔碱诱导上皮细胞凋亡．国际病理科学与临床杂志，2011，31(4)：282-285.

[30] 胡怡秀，臧雪冰，胡余明，等．槟榔对雄性小鼠生殖功能的影响．中华预防医学杂志，1999，33(1)：59-60.

[31] Peng WH, Lee YC, Chau YP, et al. Short-term exposure of zebrafish embryos to arecoline leads to retarded growth, motor impairment, and somite muscle fiber changes. Zebrafish, 2015, 12(1): 58-70.

[32] 刘书伟，王燕，胡劲召．槟榔不同部位水提液对小鼠生理指标的影响．中国畜牧兽医，2016，43(10)：2648-2654.

[33] Shih YT, Chen PS, Wu CH, et al. Arecoline, a major alkaloid of the areca nut, causes neurotoxicity through enhancement of oxidative stress and suppression of the antioxidant protective system. Free Rad Biol Med, 2010, 49(10): 1471-1479.

[34] 刘书伟，王燕，胡劲召，等．槟榔仁对KM小鼠的急性毒性研究．湖北农业科学，2015，54(18)：4532-4534.

[35] 古桂花，曾薇，胡虹，等．槟榔粗提物及槟榔碱对小鼠肝细胞凋亡的影响．中药药理与临床，2013，29(2)：56-59.

[36] 曾薇，古桂花，李建新，等．槟榔碱的肾毒性实验研究．湖南中医药大学学报，2015，35(6)：6-8.

南 瓜 子

Nanguazi

本品为葫芦科植物南瓜 *Cucurbia moschata* Duch.的干燥成熟种子。主产于浙江、江西、河北、山西。秋季果实成熟时采收，收集种子，洗净，晒干。用时捣碎。以饱满、色黄白者为佳。

【性味与归经】 甘，平。归胃、大肠经。

【功能与主治】 杀虫。用于绦虫病，蛔虫病及血吸虫病。

【效用分析】 南瓜子性味甘平不伤正气，有杀虫之功，主要用于驱杀绦虫。此外，尚可用于蛔虫病、血吸虫病。

【配伍应用】

1. 南瓜子配槟榔　南瓜子性味甘平不伤正气，为杀绦虫之要药；槟榔体重而实，味厚而沉，亦为杀绦虫之要药。二者相伍，杀绦虫之力增强，又借槟榔行气导滞之功而促使虫体排出，用以治疗绦虫病。

2. 南瓜子配榧子　南瓜子甘平不伤正气，有杀虫之功；榧子味甘性平，入胃、大肠经，能杀虫消积，润肠通便，且甘平而不伤胃。两药配伍，可增强其杀虫之功，又具有导滞之力，用以治疗绦虫病。

【鉴别应用】 南瓜子与槟榔　两者均能麻痹虫体，驱虫杀虫，治疗绦虫病。但南瓜子对绦虫的中段和后段有麻痹作用，故专除绦虫，并与槟榔有协同作用，治疗绦虫病及血吸虫病。槟榔作用于绦虫的头和未成熟的节片；此外，槟榔性温，味苦辛，功擅行胃肠之气消积导滞，又有行气利水之功，多用于治食积气滞，腹胀便秘，里急后重，水肿实证，二便不通等。

【用法与用量】 研粉，60～120g。冷开水调服。

【本草摘要】《本草骈比》　“止顿咳，消肿。”“治百日咳，痔疮。”

【化学成分】 主要含脂肪酸类成分：亚油酸，油酸，棕榈酸，硬脂酸，南瓜子氨酸等；还含蛋白质、类脂、维生素等。

【药理毒理】 本品具有驱虫、抗高血压、抗氧化、抗炎等作用。

1. 驱虫作用　南瓜子氨酸可预防小鼠血吸虫病。采用18～22g小鼠，每鼠感染58～62条血吸虫尾蚴，于接种当天分组，分别给予南瓜子氨酸100、200、300、400及500mg/kg，连续灌胃14天，发现每组平均虫数减少依次为26.4、25.3、18.0、11.8及8.8条，与对照组相比均有显著性差异；南瓜子氨酸的预防效果以感染当天及感染后一周开始连续服药28天的效果较佳。

2. 抗高血压作用　南瓜子油40mg/kg单独或与钙拮抗剂非洛地平0.45mg/kg或血管紧张素转换酶抑制剂卡托普利9mg/kg配合给予自发性高血压小鼠，连续4周，结果显示南瓜子油可以改善小鼠体内自由基清除剂的含量，调节非洛地平与卡托普利的影响，延缓高血压的进程。

3. 抗氧化作用　以4%南瓜子粕蛋白为底物，以1,1-二苯基-2-三硝基苯肼(DPPH)自由基清除率为指标，测定酶解物的抗氧化活性。结果在酶解条件为：反应温度55℃，加酶量5%，酶解pH8.0，料液比4%，反应时间4小时时，测定不同时间下DPPH自由基的清除率，在反应6小时时达到最高清除率58.89%。说明南瓜子粕蛋白的碱性蛋白酶水解产物具有一定的抗氧化功效[1]。

4. 抗炎作用　采用弗氏佐剂造模前肌内注射南瓜

子油 100mg/kg 连续 7 天，造模后再连续注射 22 天，可明显减轻模型大鼠足肿胀现象；注射南瓜子油后模型大鼠在急性期(造模第 4 天)，除了血清总巯基含量有下降，其他参数均未见明显变化；到慢性期(造模第 29 天)后，南瓜子油组血清总巯基含量明显升高，血中谷胱甘肽和血浆白蛋白水平有所下降，肝中葡萄糖-6-磷酸脱氢酶水平下降至模型组 50%，足肿胀程度比模型组下降了 44%。

5. 其他作用 腹腔注射南瓜子油乳 5mg/kg 10、20、30 天，对去势 SD 大鼠的前列腺重量、组织细胞结构及增殖细胞核抗原、凋亡抑制基因 Bcl-2 蛋白表达与睾酮组无显著差异，说明南瓜子主要改善前列腺动力因素，对前列腺静力部分影响不明显。

【参考文献】 [1] 孔繁东，谢彬，祖国仁，等. 南瓜子粕蛋白酶解物的制备及清除 DPPH 活性的研究. 食品工业，2012，(1)：51-54.

鹤 草 芽

Hecaoya

本品为蔷薇科植物龙芽草 *Agrimonia pilosa* Ledeb.的干燥带短小根茎的芽。全国各地均产。秋末茎叶枯萎后至次春植株萌芽前采挖，掰下带短小根茎的芽，洗净，晒干或低温干燥。以芽完整者为佳。

【性味与归经】 苦、涩，凉。归胃经。

【功能与主治】 杀虫。用于绦虫病。

【效用分析】 鹤草芽既能驱虫，又能导泻，以利于虫体排出，为治绦虫病之要药。

【配伍应用】 **鹤草芽配槟榔** 鹤草芽专驱绦虫，又能导泻，以利于虫体排出，为治绦虫之要药；槟榔配之，既能杀绦虫消积，又能理气和胃。两药相伍，使杀虫消积之力增强，用以治疗绦虫病。

【鉴别应用】 **鹤草芽与仙鹤草** 鹤草芽具驱杀绦虫、泻下作用，用于治疗绦虫、阴道滴虫病。而仙鹤草味苦涩、性平，归肺、肝、脾经，功能收敛止血、止痢、截疟、解毒杀虫，用治多种出血症、赤白痢疾、疟疾寒热、痈肿疮毒、阴痒带下等。

【成药例证】 **鹤草芽栓**(《中华人民共和国卫生部药品标准·中药成方制剂》)

药物组成：鹤草芽浸膏。

功能与主治：杀滴虫，消炎，止痒。用于阴道滴虫感染，滴虫性阴道炎；因阴道滴虫所致白带增多，外阴瘙痒等症，对子宫宫颈柱状上皮异位有一定疗效。

【用法与用量】 研粉吞服。成人 30～45g，小儿 0.7～0.8g/kg，每日一次，早晨空腹服用。

【注意】 本品不宜入煎剂，有效成分几乎不溶于水，遇热易被破坏。

【本草摘要】

1.《本草汇言》 “味苦、辛，气寒，有毒。”

2.《药性论》 “治浮风瘙痒，杀寸白虫，煎汁洗暗疮。”

【化学成分】 主要含间苯三酚类成分：仙鹤草酚 A～E 等；黄酮类成分：槲皮素等；有机酸类成分：没食子酸，咖啡酸，仙鹤草酸 A、B 等；还含内酯、三萜类等。

【药理毒理】 本品具有驱绦虫及抗菌作用。

1. 驱绦虫作用 0.2mg 鹤草酚具有明显的驱杀绦虫的作用，使绦虫体痉挛而死。

2. 抗菌作用 鹤草芽粉含漱以水煎含漱可以明显抑制艾滋病患者口腔白色念珠菌感染。鹤草芽栓对革兰阳性菌、阴性菌及霉菌均有较强的杀菌和抑制作用。鹤草芽栓对铜绿假单胞菌抑菌作用很小，对金黄色葡萄球菌则有较强的抑制作用。

3. 放射增敏作用 无细胞毒性浓度的鹤草酚作用于肺腺癌 A549 细胞时，可提高其对射线的敏感性，且增敏效能与药物浓度呈正相关[1]。

【参考文献】 [1] 刘晓滨，白淑芝，姜晓姝，等. 鹤草酚对人肺腺癌 A549 细胞株放射增敏作用的实验研究. 中国肿瘤，2012，2(11)：848-851.

雷 丸

Leiwan

本品为白蘑科真菌雷丸 *Omphalia lapidescens* Schroet.的干燥菌核。主产于四川、云南、贵州。秋季采挖，洗净，晒干。粉碎。以个大、质坚、断面色白者为佳。

【性味与归经】 微苦，寒。归胃、大肠经。

【功能与主治】 杀虫消积。用于绦虫病、钩虫病、蛔虫病，虫积腹痛，小儿疳积。

【效用分析】 雷丸苦能泄降，寒以清热，治虫积且有肠胃湿热者较宜，常用于治疗绦虫病、钩虫病、蛔虫病、虫积腹痛等。

雷丸既能杀虫，又能消积，主入阳明经以开滞消疳，用于治疗小儿疳积腹胀。

【配伍应用】 **雷丸配牵牛子** 雷丸既能杀虫，又能消积，主入阳明经以开滞消疳，牵牛子苦寒，能去积杀虫，并可借其泻下通便之力以排出虫体。两药合用，使杀虫消积之功益彰，用以治疗蛲虫病。

【鉴别应用】

1. 雷丸与槟榔 两者皆为杀虫佳品，能驱杀三虫，其中对绦虫疗效最好。但雷丸苦寒，有清热泄降，杀虫消积作用，常用于驱杀绦虫、钩虫、蛔虫，及治小儿疳积等。槟榔辛苦，能开能泄，功擅消积导滞，行气利水，宣壅行滞，又能利气止痛，用治食积气滞，泻痢后重，寒湿脚气，胸腹胀满等；又有截疟之效，用治疟疾寒热久发不止，痰湿偏盛等。

2. 雷丸与使君子 两者皆为杀虫、消积、疗疳之良药。可用于肠道寄生虫，虫积腹痛，小儿疳积。然雷丸苦寒，能泻热通便以杀虫，多用于绦虫病，及虫积有肠胃湿热者。而使君子甘温，即益脾胃，又能杀虫，多用于蛔虫病及小儿疳积。

【方剂举隅】

1. 追虫丸（《证治准绳》）

药物组成：槟榔、雷丸、南木香、苦楝根、皂角、茵陈。

功能与主治：杀虫祛积。适用于一切虫积。症见腹胀痛时作，脉实。

2. 小芦荟丸（《古今医鉴》）

药物组成：胡黄连、黄连、芦荟、雷丸、木香、青皮、鹤虱、芜荑、麝香。

功能与主治：杀虫消疳，清热解毒。适用于疳积。症见身热肌瘦，大便失调。

3. 丹参散（《圣惠方》）

药物组成：雷丸、丹参、人参、苦参、牛膝、防风、炮白附子、白花蛇。

功能与主治：活血通络，祛风除湿。适用于四肢疼痛。

【成药例证】

1. 囊虫丸（《中华人民共和国卫生部药品标准·中药成方制剂》）

药物组成：茯苓、水蛭、雷丸、大黄、僵蚕、桃仁、黄连、牡丹皮、生川乌、芫花、化橘红、五灵脂流浸膏。

功能与主治：杀虫解毒，活血化瘀，软坚消囊，镇静止痛。用于人的猪囊虫病，脑囊虫病及脑囊虫引起的癫痫。

2. 驱虫消食片（《中华人民共和国卫生部药品标准·中药成方制剂》）

药物组成：雷丸、使君子仁、牵牛子、槟榔、鸡内金、茯苓、芡实、甘草。

功能与主治：消积杀虫，健脾开胃。用于小儿疳气，虫积，身体羸瘦，不思饮食。

3. 小儿积散（《中华人民共和国卫生部药品标准·中药成方制剂》）

药物组成：使君子、贯众、雷丸、石榴皮、槟榔、牵牛子、百部、木香、茯苓、山药、甘草。

功能与主治：驱虫止痛，健脾益气。用于小儿蛔虫、蛲虫等症之腹痛、面黄、体弱、偏食、食滞疳积、肛门瘙痒等。

4. 小儿奇应丸（《中华人民共和国卫生部药品标准·中药成方制剂》）

药物组成：胆南星、雄黄、朱砂、天竺黄、天麻、僵蚕、冰片、黄连、雷丸、牛黄、琥珀、桔梗、蟾酥、鸡内金。

功能与主治：解热定惊，化痰止咳，消食杀虫。用于小儿惊风发热，咳嗽多痰，食积，虫积。

【用法与用量】 15～21g，不宜入煎剂，一般研粉服，一次 5～7g，饭后用温开水调服，一日 3 次，连服 3 天。

【本草摘要】

1.《本草经疏》 “作摩膏治小儿百病者，以小儿好食甘肥，胃肠类多湿热虫积，苦能杀虫除湿，咸寒能清热消积，故主之也。”

2.《名医别录》 “雷丸，味咸，微寒，有小毒，逐邪气，恶风，汗出，除皮中热、结积、蛊毒白虫、寸白自出不止。”

3.《本草求真》 “雷丸味苦而咸，性寒小毒，功专入胃除热，消积化虫，故凡湿热内蕴，癫痫狂走，汗出恶风，虫积殆甚，腹大气胀，虫作人声音，服之即能有效。”

【化学成分】 主要含蛋白酶：雷丸素，雷丸蛋白酶等；还含麦角甾醇、多糖等。

中国药典规定本品含雷丸素以牛血清蛋白计，不得少于 0.60%。

【药理研究】 本品具有驱虫及抗肿瘤作用。

1. 驱虫作用 雷丸蛋白酶 1.5、2.5mg/ml 对绦虫病具有驱虫作用，具有水解蛋白的活力及体外杀灭猪囊尾蚴的活性；随着作用时间的增加及浓度的加大，对猪囊尾蚴的皮层、皮层下、肌层直至合体细胞层(实质层)都呈现不同程度的损伤。同时发现，雷丸中性金属蛋白酶对猪蛔虫幼虫(L3)有明显的致死作用，其机制可能与中性金属蛋白酶水解幼虫蛋白质有关[1]。

2. 抗肿瘤作用 雷丸注射液 10ml/kg 皮下注射 6 天和 10 天均能明显抑制小鼠 S_{180} 肉瘤的生长，机制可能与增强机体免疫功能及其有效成分雷丸素对 S_{180} 细胞的直接杀伤作用有关。雷丸菌丝蛋白 1、3、5mg/kg 尾静脉注射给药 8 天，能明显抑制小鼠 H_{22} 肝癌细胞的生长，抑制率分别为 11.9%、20.5%和 36.4%，同时能增加血清 IFN-γ含量，降低血清 IL-4 含量。雷丸提取液(总蛋白含量 1mg/ml)0.1ml 腹腔注射能明显延长小鼠宫颈癌 U14 腹水瘤动物的平均存活时间。雷丸菌核和发酵菌丝蛋白提取物(浓度分别为 7.4、2.5mg/ml)体外对人肝癌 $HepG_2$ 细胞增殖有明显的抑制作用，抑制率最高达 80%。雷丸蛋白 180、120、90μg/ml 能明显抑制人胃癌 MC-4 细胞的增殖和肿瘤转移，机制与细胞毒作用、诱导肿瘤细胞凋亡、抑制肿瘤细胞迁移和降低基底金属蛋白酶表达和活性有关[2, 3]。

3. 其他 雷丸多糖 50mg/kg 皮下或静脉注射对小鼠巴豆油导致的耳肿、大鼠琼脂性和酵母性关节肿均有明显的抑制作用，其中在巴豆油耳肿模型中的 ID_{50} 为 3.55mg/kg；雷丸多糖 20mg/kg 静脉注射，发现能抑制腹腔内羧甲纤维素钠诱导的白细胞游走；雷丸多糖 50mg/kg 皮下注射 4 天，发现能增加刚果红染料在正常小鼠血中的廓清；雷丸多糖 100mg/kg 皮下注射 6 天，发现能增加小鼠体液的免疫功能，提示雷丸多糖对炎症反应有较强的抑制作用，对机体非特异性及特异性免疫功能都有增强作用。雷丸多糖还具有较强的清除 DPPH·自由基的能力，并呈一定量效关系，50%醇沉多糖的清除能力明显强于 70%及 90%醇沉多糖[4]。

4. 毒理作用 急性毒性研究显示，雷丸菌丝冻干粉 2.5、12.5、20g/kg 一次性灌胃正常小鼠，连续观察 14 天，2 天内小鼠表现行为异常；病理检查仅发现脾脏有极轻微影响，局部脾脏可见髓外造血；血液生化学指标和其他各脏器未见明显异常。提示雷丸菌丝对小鼠有轻微毒性，可能引起极轻微的骨髓造血障碍或骨髓纤维化等骨髓方面病变[5]。

【参考文献】 [1] 周立华，许勤勤，张一琼，等. 雷丸的中性金属蛋白酶的分离纯化、酶学性质及体外驱虫活性(英文). Chinese Journal of Chemical Engineering，2010，18(1)：122-128.

[2] 陈宜涛，陆群英，林美爱，等. PVP 荷载雷丸蛋白诱导人胃癌细胞 MC-4 的凋亡作用. 中华中医药学刊，2011，29(6)：1296-1298.

[3] 陈非飞，杨永乐，龚维瑶，等. 雷丸 pPeOp 蛋白抑制胃癌细胞 MC-4 增殖和迁移的作用研究. 浙江中医药大学学报，2015，39(1)：9-14.

[4] 许明峰，沈莲清，王奎武，等. 雷丸多糖的提取分离及其抗氧化活性研究. 中国食品学报，2011，11(6)：42-46.

[5] 周晓芳，陈宜涛，林美爱，等. 药用真菌雷丸菌丝冻干粉对小鼠的毒性实验研究. 中华中医药学刊，2010，28(8)：1689-1691.

鹤 虱
Heshi

本品为菊科植物天名精 *Carpesium abrotanoides* L.的干燥成熟果实。主产于河南、山西、陕西、甘肃、贵州。秋季果实成熟时采收，晒干，除去杂质。以粒均匀、饱满者为佳。

【性味与归经】 苦、辛，平；有小毒。归脾、胃经。

【功能与主治】 杀虫消积。用于蛔虫病、蛲虫病、绦虫病，虫积腹痛，小儿疳积。

【效用分析】 鹤虱辛香味苦，辛行苦降，能降逆气，虫得辛则伏，得苦则下，故有杀虫之功，对蛔虫、蛲虫、钩虫及绦虫所致之虫积腹痛、小儿疳积均有效。

【配伍应用】

1. 鹤虱配木香 鹤虱辛香味苦，能杀虫消积；木香气香醒脾，味辛能行，味苦主泄，善行大肠之滞气。两药合用，能杀虫与行气并举，使得气行通畅，虫体得下，用以治疗湿热蕴结之蛔疳。

2. 鹤虱配苦楝皮 鹤虱味苦辛性平，功擅杀虫；苦楝皮苦寒，有较强的杀虫作用。两药配伍，相须为用，共奏杀虫消积之功，用以治疗虫积所致四肢羸困、面色青黄、不进饮食等。

【方剂举隅】

1. 芦荟肥儿丸(《医宗金鉴》)

药物组成：芦荟、胡黄连、黄连、山药、山楂、虾蟆、神曲、麦芽、鹤虱、芜荑、朱砂、麝香。

功能与主治：驱虫消疳，理脾清热。适用于小儿虫疳。症见面色萎黄，形瘦腹大，手足心热，腹痛时作，常自吐蛔，大便烂。

2. 集效丸(《张氏医通》)

药物组成：木香、鹤虱、槟榔、诃子、芜荑、大黄、附子、炮姜、乌梅。

功能与主治：温阳驱虫。适用于虫积，四肢不温，舌淡苔薄。

3. 石榴散(《圣惠方》)

药物组成：鹤虱、石榴根、干漆、狼牙、槟榔。

功能与主治：杀虫消积。适用于蛲虫病。

4. 葶苈散(《普济方》)

药物组成：鹤虱、葶苈子、藜芦、朱砂、滑石、蟾酥等。

功能与主治：健脾消积，解毒杀虫。适用于小儿脑疳。

【成药例证】

1. 化积口服液(《临床用药须知中药成方制剂卷》

2020 年版）

药物组成：茯苓(去皮)、海螵蛸、炒鸡内金、醋三棱、醋莪术、红花、槟榔、雷丸、鹤虱、使君子仁。

功能与主治：健脾导滞，化积除疳。用于脾胃虚弱所致的疳积，症见面黄肌瘦、腹胀腹痛、厌食或食欲不振、大便失调。

2. 化虫丸（《中华人民共和国卫生部药品标准·中药成方制剂》）

药物组成：鹤虱、玄明粉、大黄、苦楝皮、雷丸、牵牛子、槟榔、芜荑、使君子。

功能与主治：杀虫消积。用于虫积腹痛，蛔虫、绦虫、蛲虫等寄生虫病。

3. 小儿消积化虫散（《中华人民共和国卫生部药品标准·中药成方制剂》）

药物组成：鹤虱、使君子、雷丸、鸡内金、槟榔、三棱、莪术、海螵蛸、茯苓、红花。

功能与主治：消积化虫。用于食积、乳积、虫积、面黄肌瘦，毛发不泽，食欲不振，腹胀腹痛等症。

【用法与用量】 3～9g。

【本草摘要】

1.《本经逢原》 “善调逆气，治一身痰凝气滞，杀虫。”

2.《新修本草》 “主蛔、蛲虫，用之为散，以肥肉臛汁，服方寸匕；亦丸、散中用。”

3.《本草纲目》 “周定王《救荒本草》云：‘野胡萝卜苗、叶、花、实，皆同家胡萝卜，花、子皆大于蛇床。’又云：‘子主治久痢。’”

【化学成分】 主要含挥发油：δ-杜松烯，菖蒲烯等；脂肪酸类成分：棕榈酸，油酸，亚油酸，β-芹子酸，十四烷酸等。

【药理毒理】 本品具有驱虫、抗菌、抗炎、镇痛、调节胃肠运动作用。

1. 驱虫作用 鹤虱的流浸膏口服给药可以驱除豚鼠体内的蛔虫，而其中的正己酸及内酯的衍生物，有驱蛔虫作用。10%鹤虱乙醇提取物可使试管内猪蛔虫挛缩停止。25%浓度的鹤虱液体外实验可致鼠蛲虫死亡。鹤虱有小毒，含鹤虱碱、鞣质、鞣酸等。可治疗多种肠道寄生虫病。常用于驱杀蛔虫、蛲虫、钩虫，也可驱杀绦虫[1]。

2. 抗菌作用 东北鹤虱胶囊对球菌的抗菌作用较明显，尤以金黄色葡萄球菌为显著，但对其他菌尤其是肠道菌群作用不明显。

3. 抗炎作用 东北鹤虱胶囊 10g/kg 灌胃给药 7 天，可以对抗二甲苯引起的小鼠耳肿胀，大剂量以金黄色葡萄球菌最显著，但对肠道菌群影响不明显。

4. 镇痛作用 东北鹤虱胶囊 1g/kg 灌胃给药 7 天，对醋酸致小鼠疼痛模型具有明显的镇痛作用，其抑制率超过 60%。

5. 调节胃肠功能作用 东北鹤虱提取物 6.25g/kg 可抑制小鼠小肠蠕动及大鼠结肠推进运动，剂量依赖性地使大鼠十二指肠平滑肌自主收缩幅度下降。东北鹤虱提取物 0.75g/kg 能拮抗 Ach 和 5-HT 等诱导的十二指肠痉挛性收缩，还促进小肠内水分的吸收。东北鹤虱水提醇沉物中的有机酸、鞣质及香豆素类物质对兔回肠平滑肌的收缩有抑制作用，以后者的作用最强。东北鹤虱中香豆素类物质具有钙拮抗作用，可以剂量依赖地抑制乙酰胆碱引起的兔离体回肠的收缩，非竞争性拮抗氯化钙所致的回肠收缩。

6. 免疫调节作用 东北鹤虱多糖在 0.0156～0.25μg/ml 的浓度范围内可剂量依赖性地增加静止和 ConA 活化的免疫力低下小鼠腹腔巨噬细胞吞噬中性红的能力；在 20～80μg/ml 的浓度范围内可剂量依赖性地增加静止和 ConA 活化的免疫力低下小鼠腹腔巨噬细胞分泌 IL-1β，在 20～80μg/ml 的浓度范围内可增加静止和 ConA 活化的免疫力低下小鼠腹腔巨噬细胞分泌 TNF-α，且刺激具有剂量依赖性。东北鹤虱多糖通过增加 IL-1β 与 TNF-α 的分泌而增强巨噬细胞的免疫调节功能[2]。东北鹤虱水提取物可显著增加 ConA 诱导的小鼠脾淋巴细胞 IL-2 分泌水平，在 6.25～100μg/ml 的剂量范围内呈剂量依赖性，还可增加脾细胞在 ConA 刺激后产生 TNF-α，以实现其免疫调节作用[3]。

7. 抗氧化作用 东北鹤虱提取物对自由基具有清除作用，能抑制 iNOS 表达而减少细胞内 NO 产生，能减少脂质过氧化产物 MDA 的生成量，还能提高抗氧化酶 SOD 活性，表现出多种途径的抗氧化作用[4]。

附：南鹤虱

本品为伞形科植物野胡萝卜 *Daucus carota* L.的干燥成熟果实。性味苦、辛，平；有小毒。归脾、胃经。功能杀虫消积。用于蛔虫病，蛲虫病，绦虫病，虫积腹痛，小儿疳积。用量 3～9g。

【参考文献】 ［1］孙克年．驱虫中草药的临床应用研究．中国动物保健，2011，7：17-20.

［2］杨柳，王萌，于跃，等．东北鹤虱多糖对免疫抑制小鼠腹腔巨噬细胞功能的影响．天津医科大学学报，2011，17(3)：328-337.

［3］于跃，杨柳，郭秀英，等．东北鹤虱水提取物对小鼠脾淋巴细胞体外增殖、分泌 IL-2 和 TNF-α的作用．天津医科大学学报，

2010，16(3)：424-428.

[4] 王萌，杨柳，杨风蕊，等. 东北鹤虱提取物 LEGPS-Ⅱ对小鼠巨噬细胞氧化损伤的保护作用. 天津医科大学学报，2012，18(4)：412-415.

榧 子

Feizi

本品为红豆杉科植物榧 *Torreya grandis* Fort.的干燥成熟种子。主产于浙江、福建。秋季种子成熟时采收，除去肉质假种皮，洗净，晒干。用时捣碎。以完整、饱满、种仁色黄白者为佳。

【性味与归经】 甘，平。归肺、胃、大肠经。

【功能与主治】 杀虫消积，润肺止咳，润肠通便。用于钩虫病，蛔虫病，绦虫病，虫积腹痛，小儿疳积，肺燥咳嗽，大便秘结。

【效用分析】 榧子甘平，能杀虫消积，甘能缓，故不伤脾胃，且兼有缓泻作用，有利于虫体排出，对绦虫、蛔虫、钩虫均有驱杀之功，尤以驱钩虫之效果最佳。

榧子其性味甘润平和，能润肺止咳，可与润肺止咳之药同用，治疗肺燥咳嗽无痰或痰少而黏。

榧子味甘质润，入大肠经，能润肠通便，常配伍润肠通便之品，治疗大便秘结之证。

【配伍应用】

1. 榧子配火麻仁 榧子味甘质润，入大肠经，能润肠通便；火麻仁甘平，质润多脂，能润肠通便，兼有滋养补虚之功。两药合用，标本兼顾，用以治疗肠燥便秘。

2. 榧子配川贝母 榧子味甘质润，入大肠经，能润肠通便；川贝母性寒味微苦，味甘质润能润肺止咳。两药合用，甘润平和，使润肺止咳之功益增，用以治疗肺燥咳嗽。

【鉴别应用】 **生榧子与炒榧子** 榧子生品以杀虫去积，润肠滑肠力胜，多用于虫积腹痛，肺燥干咳，肠燥便秘；榧子炒后长于消积疗疳，多用于小儿疳积。

【方剂举隅】 **扫虫煎**（《景岳全书》）

药物组成：青皮、小茴香、槟榔、乌梅、榧子肉、吴茱萸、甘草、朱砂、雄黄。

功能与主治：杀虫止痛。适用于诸虫上攻，胸腹作痛。症见腹痛时作时止，脉弦。

【成药例证】

1. 健儿疳积散（《中华人民共和国卫生部药品标准·中药成方制剂》）

药物组成：榧子、雷丸、使君子肉、苦楝皮、海螵蛸、小茴香、莲子、徐长卿、炉甘石、鸡内金。

功能与主治：驱蛔虫，消积健脾。用于小儿疳积，消化不良，脾胃虚弱。

2. 小儿康颗粒（《临床用药须知中药成方制剂卷》2020 年版）

药物组成：太子参、白术、茯苓、山楂、葫芦茶、麦芽、白芍、乌梅、榧子、槟榔、蝉蜕、陈皮。

功能与主治：健脾开胃，消食化滞，驱虫止痛。用于脾胃虚弱，食滞内停所致的腹泻、虫积，症见食滞纳少、烦躁不安、精神疲倦、脘腹胀满、面色萎黄、大便稀溏。

3. 婴儿消食散（《中华人民共和国卫生部药品标准·中药成方制剂》）

药物组成：红参、大黄、榧子、槟榔、使君子仁、麦芽、三棱、枳实、莪术、山楂、牵牛子、胡黄连、鸡内金、芦荟、朱砂、冰片。

功能与主治：消食健脾。用于小儿停食伤乳，消化不良，腹胀腹痛，停滞作泻，食火疳积。

4. 儿童清热导滞丸（《临床用药须知中药成方制剂卷》2020 年版）

药物组成：醋鸡内金、焦山楂、六神曲(焦)、焦麦芽、醋莪术、姜厚朴、枳实、醋青皮、法半夏、酒黄芩、知母、胡黄连、青蒿、薄荷、钩藤、盐车前子、焦槟榔、使君子仁、榧子、苦楝皮。

功能与主治：健胃导滞，消积化虫。用于食滞肠胃所致的疳证，症见不思饮食、消化不良、面黄肌瘦、烦躁口渴、胸膈满闷、积聚痞块，亦用于虫积腹痛。

【用法与用量】 9～15g。

【本草摘要】

1.《本草经疏》“榧实，《本经》味甘无毒，然尝其味，多带微涩，详其用，应是有苦，气应微寒，五痔三虫，皆大肠湿热所致，苦寒能泻湿热，则大肠清宁而二证愈矣。”

2.《名医别录》“主治五痔，去三虫蛊毒。”

3.《本草备要》“润肺，杀虫。”

【化学成分】 主要含脂肪酸类成分：亚油酸，油酸，棕榈酸，硬脂酸，亚麻酸，花生酸，花生二烯酸，花生三烯酸，月桂酸，肉豆蔻酸等。

【药理毒理】 本品具有驱虫、降血脂作用。

1. 驱虫作用 榧子对钩虫、绦虫具有抑制和杀灭作用。其种子油能通过麻痹蛙和豚鼠体内寄生虫的神经而在 5～10 分钟内将其杀灭。榧子具有一定的驱蛔虫作用，空腹口服榧子 30g/人可使蛔虫感染者转阴率达到 39.71%。

2. 降血脂作用　在高脂饲料造成的高脂血症合并动脉粥样硬化的大鼠模型造模过程中，将香榧子油掺入饲料（含 2%），使高脂血症大鼠的血清总胆固醇（TC）、甘油三酯（TG）分别较模型组下降 17.6%、16.3%，高密度脂蛋白增高 49.1%。香榧子油还可使血浆 PGI_2 增高，TXA_2/PGI_2 比值和 ET 含量降低[1]。

【参考文献】［1］陈振德，陈志良，侯连兵，等. 香榧子油对实验性动脉粥样硬化形成的影响. 中药材，2000，23（9）：551-553.

芜　荑
Wuyi

本品为榆科植物大果榆 *Ulmus macrocarpa* Hance 果实的加工品。主产于河北、山西。春末夏初，将果实 30kg，加花、叶 10kg 及泥土 10kg 混合成糊状，经数日，至果实与花、叶腐烂并发酵，制成块状，晒干。以块完整、具特异臭气者为佳。

【性味与归经】 辛、苦，温。归肺、脾、胃经。

【功能与主治】 杀虫、消积。用于虫积腹痛，小儿疳积泻痢，疥癣，恶疮。

【效用分析】 芜荑辛散苦降性温，善杀诸虫，消积止痛，为治疗虫积腹痛之要药。芜荑主入脾胃经，既能杀虫止痛，还能消积疗疳，多用于小儿疳积，症见形瘦面黄，腹痛有虫，或泄泻不止。

芜荑味苦，可燥湿杀虫止痒而用于疥癣恶疮。

【配伍应用】

1. 芜荑配使君子　芜荑辛散苦泄，杀虫消积，善于驱杀蛔虫、蛲虫；使君子味甘性温气香，既可杀虫，又可消积健脾，尤宜治疗小儿蛔虫、蛲虫。两药同归脾胃经，芜荑得使君子之助，其消积疗疳之力增强，疳消而正不伤；使君子助芜荑，杀虫温脏之功尤显，虫死而脏不寒，用以治疗小儿疳积。

2. 芜荑配芦荟　芜荑辛散苦降性温，善杀诸虫，消积止痛，为治疗虫积腹痛之要药；芦荟苦寒降泄，既能泻下通便，又能杀虫疗疳。两药合用，杀虫与导滞并举，用以治疗小儿疳积。

3. 芜荑配茯苓　芜荑主入脾胃经，既能杀虫止痛，还能消积疗疳；茯苓味甘而淡，甘则能补，淡则能渗，药性平和，既可祛邪，又可扶正。两药配伍，寓补虚于祛邪之中，使祛邪不伤正，补虚不留邪，用以治疗小儿疳积腹痛有虫、消瘦泄泻者。

【方剂举隅】

1. 芜荑散（《医灯续焰》）

药物组成：芜荑、雷丸、干漆。

功能与主治：驱虫止痛。适用于大人、小儿虫痛不可忍，或吐青黄绿水涎沫，或吐虫。

2. 直指芜荑散（《景岳全书》）

药物组成：芜荑、槟榔、木香。

功能与主治：驱虫。适用肠内虫痛。症见腹痛，吐清涎，面有虫斑。

3. 疳积散（《证治准绳》）

药物组成：厚朴、陈皮、甘草、芦荟、芜荑、青黛、百草霜、旋覆花。

功能与主治：杀虫消积，理脾行气。适用于饮食失调，伤脾成疳。症见面黄腹大，形瘦骨立，夜热早凉，毛发焦枯，目涩羞明，便泄其气酸臭。

4. 四味肥儿丸（《证治准绳》）

药物组成：黄连、芜荑、神曲、麦芽。

功能与主治：驱虫消疳，消食和胃。适用于小儿虫积成疳。症见脘腹痞闷，消化不良，呕吐嘈杂，或发热口臭等。

5. 狼牙散（《圣惠方》）

药物组成：芜荑、狼牙、鹤虱、贯众。

功能与主治：清热杀虫。适用于虫积肠胃，令人心烦，吐逆下虫。

【成药例证】

1. 化虫丸（《中华人民共和国卫生部药品标准·中药成方制剂》）

药物组成：鹤虱、玄明粉、大黄、苦楝皮、雷丸、牵牛子、槟榔、芜荑、使君子。

功能与主治：杀虫消积。用于虫积腹痛，蛔虫、绦虫、蛲虫等寄生虫病。

2. 驱虫片（《中华人民共和国卫生部药品标准·中药成方制剂》）

药物组成：芜荑、使君子、芦荟、牵牛子、槟榔、雄黄、白矾、雷丸、木香、大黄。

功能与主治：杀虫，消积，通便。用于虫积腹痛，不思饮食，面黄肌瘦。

【用法与用量】 4.5～6g。外用适量。

【本草摘要】

1.《神农本草经》　“主五内邪气，散皮肤骨节中淫淫温行毒，去三虫，化食。”

2.《海药本草》　“治冷痢心气，杀虫止痛，又治妇人子宫风虚，孩子疳泻。”

3.《本草拾遗》　“其气膻者良，此山榆仁也。”

【化学成分】 主要含鞣质、糖类等。

【药理毒理】 本品具有抗疟作用。

1. 抗疟作用　芜荑总提取物、醇提取物 100mg/ml 每日两次腹腔注射感染小鼠，其中总提物可抑制小鼠的生长发育，给药第 5 天其虫血症仅为对照组的 1/5；芜荑醇提取物可在第 5 天全部消灭动物红细胞内的疟原虫。芜荑亲脂性提取物 C 的 5 个层析组分(C_1～C_4)中 C_2 和 C_3 10μg/ml 时即可在第 5 天廓清培养基中红细胞内的恶性疟疟原虫 P.falciparum；而 C_1、C_4 及 C_5 未显示抗疟作用。芜荑亲脂性提取物 C 按 10mg/25g 体重腹腔注射给药、每日两次，连续观察 5～6 天，对感染小鼠的 NMRI 及昆明种小鼠表现良好的抗疟效应；亲脂性提取物 C 的 R_f=0.20 层析组分按 100mg/kg 对感染疟原虫 P.yulli 动物有明显抗疟作用，R_f=0 和 R_f=0.27 的组分 10μg/ml 对体外培养的 P.falciparum 具有明显抗疟作用。芜荑亲脂性提取物 C 的 3 个层析组分Ⅰ～Ⅲ22mg/ml 每日两次，连续腹腔注射 5 天，对感染鼠约氏疟原虫小鼠均显示抑制鼠约氏疟原虫配子体的作用；同时组分Ⅰ、Ⅱ156mg/10ml、组分Ⅲ250mg/10ml 每日两次、连续腹腔注射 10 天对感染抗氯喹株鼠伯氏疟原虫小鼠具有显著抗疟作用。

2. 毒理研究　芜荑亲脂性提取物小鼠单次腹腔注射的 LD_{50} 为 1288mg/kg，属于低毒药物[1]。芜荑亲脂性提取物大鼠长期毒性试验显示 12、25.75、128mg/kg 对大鼠的全身反应、体重及血常规无明显影响。128mg/kg 则对肝肾功能有一定的损害，大鼠血清中 TTT(血清麝香草酚浊度)、SALT(丙氨酸转氨酶)、BUN(尿素氮)、CREAT(肌酐)升高；肝窦明显扩张、淤血、肝细胞普遍肿胀、胞体肿大、胞浆疏松或空泡变，小叶中心静脉周围肝细胞变性；肾脏、肾小球充血、血管扩张、淤血、髓袢及近曲小管上皮细胞肿胀、变性[2]。

【参考文献】　[1] 阮和球，雷颖．芜荑亲脂性提取物小鼠的急性毒性实验研究．中国基层医学，1998，5(6)：345-346.

[2] 雷颖，阮和球．芜荑亲脂性提取物对小鼠的慢性毒性实验研究．中国基层医学，1998，5(4)：210-211.

病 证 用 药

驱虫药主要用治虫证。寄生虫病多由湿热内蕴或饮食不洁，食入或感染寄生虫卵所致。而根据寄生虫种类的不同又分为蛔虫病、蛲虫病、绦虫病、钩虫病、姜片虫病等，并且虫证迁延日久，可能会导致小儿疳证、虫瘕证，甚至会出现蛔厥证等危险证候。虫证因寄生虫种类不同及病人体质强弱、证情缓急情况不同，临床表现不同，现分述如下。

蛔虫病　治宜安蛔止痛法。

驱虫药中大多数药物均有驱蛔之功，可以用于治疗蛔虫病。蛔虫病是最常见的寄生虫病，多见于小儿，多由杂食生冷或不洁之瓜果菜蔬、肥甘饮食所致。轻者可无任何症状，或有食欲不佳和腹痛，疼痛一般不重，多位于脐周或稍上方，痛无定时，反复发作，持续时间不定，痛时喜按揉腹部，腹部无压痛，腹壁不紧张；如蛔虫上窜入胃，使胃失和降，引起恶心、呕吐、吐蛔，甚或虫从口鼻而出；钻入胆道，使肝气闭郁、胆气不行，脘腹剧痛而形成蛔厥；如钻入阑门，使气滞血瘀，肉腐血败，则形成肠痈等。治宜安蛔止痛。常以使君子、苦楝皮、槟榔、雷丸、鹤虱等药同用。若大便秘结者，可配伍泻下药物；兼有积滞者，可与消积导滞药物同用；脾胃虚弱者，配伍健脾和胃之品。代表方如使君子散(《证治准绳》)。

蛲虫病　治宜杀虫消积法。

蛲虫病多由小儿卫生习惯不良，沾染虫卵，且素体胃弱阳虚，蛲虫在胃弱阳虚的条件下，下乘大肠、谷道、肠门，引起脾胃失健、虫毒感染、湿热内蕴，耗伤气血所致。症见小儿肛门周围瘙痒，常影响小儿夜间睡眠，可半夜突然惊哭，多烦躁不安、精神不振、食欲不佳、消瘦，舌淡，苔薄，脉细弱。治宜杀虫消积。常以使君子、苦楝皮、槟榔、雷丸、鹤虱等药同用。代表方如追虫丸(《证治准绳》)。

绦虫病　治宜杀虫消积法。

绦虫病主要由于人吃了未煮熟的、含囊虫的猪肉或牛肉，囊虫吸附在肠壁上，颈节逐渐分裂，形成体节，约经 2～3 个月发育为成虫，而发病。症状多轻微，以大便中发现虫体节片最为常见，约占 98%。妊娠节片常在大便时成串排出，或单个爬出肛门，或在衬裤上、衣服上发现。当节片自肛门爬出时，在肛门周围作短时间的蠕动，可有肛门瘙痒或不愉快的感觉，这一症状几乎所有患者都有。腹痛通常并不剧烈，呈隐痛性质，一般限于上腹部或脐周。儿童感染后多出现食欲改变、腹痛、癫痫样发作、发育迟缓等。治宜杀虫消积。常以南瓜子、鹤草芽、苦楝皮、槟榔、雷丸、鹤虱等药同用。代表方如圣功散(《证治准绳》)。

钩虫病　治宜杀虫消积法。

钩虫病多由饮食不当，生食米、茶、菜、土、炭之类，使虫从口而入，损伤脾胃或在机体卫外功能减退，气候炎热潮湿情况下，在劳作时湿热虫毒之邪从皮肤而入，或嗜好烟酒、过食辛辣肥厚以致脾胃失于健运，痰湿内生，湿蕴久化热，湿热内蕴加之虫积而发病。症见脘腹疼痛或胀闷不舒，善食易饥，纳食腹胀，或嗜食生米、茶叶、木炭之类，大便不畅或便秘，矢气奇臭，舌苔厚腻、舌体或有虫斑、脉缓。重者可有面色萎黄或苍白无华，形寒肢冷，唇甲淡白，周身浮肿，甚则可有腹水，小便清长，心悸气短，耳鸣眩晕，异嗜生米、泥土、茶叶等，健忘失眠，精神不振，神疲肢软，男子阳痿，女子经闭、舌质淡红或齿印，脉极虚弱等。治宜杀虫消积。常以鹤虱、苦楝皮、槟榔、雷丸、南瓜子、鹤草芽等药同用。代表方如化虫丸(《和剂局方》)。

姜片虫病 治宜杀虫消积法。

姜片虫病多由姜片虫侵体发病，引起脏腑功能失调，患病初期是湿热虫毒，未经治疗或久治不愈，终致脾虚湿滞、气血两虚。症见初有上腹部或全腹隐隐作痛，腹胀或有腹泻，或出现便秘、食欲不振、营养不良等症状。姜片虫病久治不愈，损伤脾胃，气血两虚，症见面色萎黄，消瘦，疲倦无力，头昏失眠，舌淡，脉细。治宜杀虫消积。常以鹤虱、苦楝皮、槟榔、雷丸、南瓜子、鹤草芽等药同用。代表方如芜荑散(《仁斋直指方论》)。

蛔厥证 治宜温脏安蛔法。

蛔厥证多由患者素有蛔虫，复由肠道虚寒，蛔虫上扰所致。症见脘腹阵痛，烦闷呕吐，时发时止，得食则吐，甚则吐蛔，手足厥冷。治宜温脏安蛔。常以乌梅、细辛、花椒安蛔止痛，配合以黄连、黄柏清热下蛔，佐以附子、桂枝、干姜等温脏祛寒，当归、人参补养气血，共奏温脏安蛔之功。代表方如乌梅丸(《伤寒论》)。

虫瘕证 治宜通腑散结，驱蛔下虫法。

虫瘕证多由大量蛔虫壅积肠中，互相扭结，聚集成团，可致肠道阻塞，格塞不通，形成虫瘕所致。症见突然阵发性脐腹剧烈疼痛，部位不定，频繁呕吐，可呕出蛔虫，大便不下或量少，腹胀，腹部可扪及质软、无痛的可移动团块。病情持续不缓解者，见腹硬、压痛明显，肠鸣，无矢气。舌苔白或黄腻，脉滑数或弦数。治宜通腑散结，驱蛔下虫。常以乌梅、使君子、苦楝皮、槟榔、椒目驱蛔下虫，配合以大黄、玄明粉、枳实、厚朴等药行气通腑散蛔。代表方如驱蛔承气汤(《新急腹症学》)。

第十一章　止血药

【基本概念】 凡以制止体内外出血为主要作用，治疗各种出血病证的药物，称为止血药。

中医认为，血为水谷精微之所化。在正常情况下，血运行于脉管之中，流布于全身，如环无端，运行不息，内以荣养五脏六腑，外以濡养四肢百骸，是人体重要的营养物质之一。若因某种原因而致使血液不循常道，离经妄行，血溢脉外，即为出血，又称为“离经之血”。

【作用特点】 止血药入血分，因心主血、肝藏血、脾统血，故本类药物以归心、肝、脾经为主，尤以归心、肝二经者为多。制止体内外出血是本类药物的基本作用。因其药性有寒、温、散、敛之异，故本类药物分别有凉血止血、温经止血、化瘀止血、收敛止血等不同作用，以消除导致血不循经的原因，从而达到止血的目的。

【适应范围】 止血药主要用治血液不循常道，或上溢于口鼻诸窍，或下泄于前后二阴，或渗于肌肤所导致的咯血、咳血、衄血、吐血、便血、尿血、崩漏、紫癜以及外伤出血等体内外各种出血。

现代医学诊断为肺结核、支气管扩张、胃及十二指肠溃疡、溃疡性结肠炎、痔疮、尿路感染、功能性子宫出血、习惯性或先兆性流产、血小板减少性紫癜、慢性肾小球肾炎，外伤及术后出血等疾病，亦可用本类药物治疗。

【药物分类】 根据止血药的药性和功效不同，可分为凉血止血药、温经止血药、化瘀止血药和收敛止血药四类。

【配伍规律】 血动之由不同，止血之法各异。临证用药，当审证辨之。除有针对性地选用止血药外，还应进行必要的配伍。如血热妄行而出血者，宜配清热泻火、清热凉血药同用；阴虚火旺、阴虚阳亢而出血者，宜配滋阴降火、滋阴潜阳药同用；瘀血内阻而出血者，宜配活血祛瘀药同用；阳虚不能摄血者，宜配温阳益气药同用。

根据前贤“下血必升举，吐衄必降气”的用药经验，故对于便血、崩漏等下部出血病证，应适当配伍升举之品；而对于衄血、吐血等上部出血病证，可适当配伍降气之品。

【使用注意】 出血宜止血，止血易留瘀，这是运用本章药物始终要注意的问题。尤其是凉血止血药和收敛止血药，易凉遏恋邪，有止血留瘀之弊，故出血兼有瘀滞者不宜单独使用。若出血过多，气随血脱者，当急投大补元气之药，以挽救气脱危候为先。

【药理作用】 止血药一般具有止血的药理作用。多数止血药能通过收缩血管，降低毛细血管通透性，激活凝血因子，促进血小板生成、黏附、聚集，抗纤维蛋白溶解等使凝血时间、凝血酶原时间、出血时间缩短发挥止血作用。此外，止血药还有抗血栓、抗凝血、改善微循环、改善血液流变学、促进组织愈合、抗炎、舒张子宫等药理作用。

一、凉血止血药

本类药物性属寒凉，味多甘苦，入血分，既能止血，又能清泄血分之热。适用于热伤血络，迫血妄行所致的各种出血病证。部分药物尚有清热解毒之功，又可治热毒疮疡、水火烫伤。本类药物性寒凝滞，易凉遏留瘀，一般不宜过量使用，或配少量的活血散瘀药同用，使之血止而不留瘀。

临床常用的凉血止血药有小蓟、大蓟、地榆、槐花、槐角、侧柏叶、白茅根、苎麻根、土大黄等。

小　蓟
Xiaoji

本品为菊科植物刺儿菜 *Cirsium setosum*(Willd.)MB.的干燥地上部分。全国大部分地区均产。夏、秋二季花开时采割，除去杂质，晒干。切段。以叶多、色绿者为佳。

【炮制】 **小蓟炭**　取小蓟段，炒至黑褐色。

【性味与归经】 甘、苦，凉。归心、肝经。

【功能与主治】 凉血止血，散瘀解毒消痈。用于衄血，吐血，尿血，血淋，便血，崩漏，外伤出血，痈肿疮毒。

【效用分析】 小蓟味甘，性凉，归心肝二经。心主血，肝藏血。本品性凉，走血分，善清血分之热而凉血止血，兼能散瘀，有止血而不留瘀之特点，适用于血热妄行所致的衄血、吐血、尿血、便血、崩漏，以及外伤出血等多种出血。因其兼能利尿，“通淋治浊，走太阳分利有功”（《本草便读》)，故尤善治尿血、血淋。

小蓟性凉，能活血散瘀，解毒消痈，善“解一切疔疮痈疽肿毒”（《本草纲目拾遗》)，适用于热毒疮疡初起，红肿热痛者，内服外用皆能奏效，以鲜品为佳。

【配伍应用】

1. 小蓟配大蓟　二者性味、功效、主治相似，均能凉血止血，散瘀解毒消痈。两药配伍，相须为用，协同增效，适用于血热出血诸证及热毒疮疡。

2. 小蓟配栀子　小蓟长于清血分之热，凉血止血，兼能利尿通淋；栀子长于清泄三焦之火，导热下行，并能清热凉血。两药配伍，可增强清热凉血止血作用，并能导热下行，利尿通淋，适用于热结下焦，络伤血溢之血淋、尿血。

3. 小蓟配生地黄　小蓟凉血止血，兼可散瘀，利尿通淋；生地黄清热凉血以止血，兼可养阴。两药配伍，可增强清热凉血止血作用，且止血不留瘀，利尿不伤阴，适用于血热妄行之出血诸证，尤善治下焦血热之尿血、血淋。

【鉴别应用】 **生小蓟与小蓟炭**　小蓟生用以凉血止血，散瘀，解毒消肿力胜，多用于血热妄行之出血证及热毒疮疡。小蓟炒炭则凉性减弱，收敛止血作用增强，可广泛用于呕血、咳血、尿血等多种出血证。

【方剂举隅】

1. 小蓟饮子(《济生方》)

药物组成：小蓟、生地黄、滑石、木通、蒲黄、藕节、淡竹叶、当归、山栀子、甘草。

功能与主治：凉血止血，利尿通淋。适用于热结下焦之血淋、尿血。尿中带血，小便频数，赤涩热痛，舌红，脉数。

2. 十灰散(《十药神书》)

药物组成：小蓟、大蓟、荷叶、侧柏叶、茅根、茜草、山栀、大黄、牡丹皮、棕榈皮。

功能与主治：凉血止血。适用于火热炽盛，灼伤血络，迫血妄行之上部出血证。呕血、吐血、咯血、嗽血、衄血等，血色鲜红，来势急暴，舌红，脉数。

3. 清热止血方(《济生方》)

药物组成：小蓟、生地黄、滑石、通草、蒲黄、淡竹叶、藕节、当归、栀子、甘草。

功能与主治：清热凉血止血，利尿通淋。适用于下焦结热血淋。

【成药例证】

1. 止血宝胶囊(《临床用药须知中药成方制剂卷》2020 年版)

药物组成：小蓟。

功能与主治：凉血止血，祛瘀消肿。用于血热妄行所致的鼻出血、吐血、尿血、便血、崩漏下血。

2. 肾炎灵胶囊(《临床用药须知中药成方制剂卷》2020 年版)

药物组成：猪苓、茯苓、车前子、赤芍、栀子、大蓟、小蓟、地榆、马齿苋、茜草、当归、川芎、旱莲草、女贞子、狗脊、地黄、山药。

功能与主治：清热利尿，凉血止血，滋阴补肾。用于下焦湿热、热迫血行、肾阴不足所致的浮肿、腰痛、尿频、尿血；慢性肾炎见上述证候者。

3. 荷叶丸(《临床用药须知中药成方制剂卷》2020 年版)

药物组成：荷叶、藕节、大蓟、小蓟、白茅根、棕榈、栀子、知母、黄芩、地黄、玄参、当归、白芍、香墨。

功能与主治：凉血止血。用于血热所致的咯血、衄血、尿血、便血、崩漏。

4. 伤可贴(《中华人民共和国卫生部药品标准·中药成方制剂》)

药物组成：大黄、氧化钙、小蓟、牛西西、黄柏、呋喃西林、对羟基苯甲酸乙酯。

功能与主治：止血、消炎、愈创。用于小面积外科创伤。

【用法与用量】 5～12g。外用鲜品适量，捣烂敷患处。

【本草摘要】

1.《药性纂要》“小蓟专主小便热淋、尿血。”

2.《本草纲目拾遗》“清火、疏风、豁痰，解一切疔疮痈疽肿毒。”

3.《医学衷中参西录》“鲜小蓟根，善入血分，最清血分之热，凡咳血、吐血、衄血、二便下血之因热者，服者莫不立愈。又善治肺病结核，无论何期，用之皆宜，即单用亦可奏效。并治一切疮疡肿痛、花柳毒淋、下血涩疼，盖其性不但能凉血止血，兼能活血解毒，是以有以上种种诸效也。”

【化学成分】主要含黄酮类成分：蒙花苷，芸香苷；酚酸类成分：原儿茶酸，绿原酸，咖啡酸；甾醇类成分：蒲公英甾醇，蒲公英甾醇乙酸酯，β-谷甾醇，豆甾醇等。

中国药典规定本品含蒙花苷($C_{28}H_{32}O_{14}$)不得少于0.70%。

【药理毒理】本品具有止血、降压、抗菌、抗肿瘤等作用。

1. 止血作用 小蓟不同提取物(正丁醇部位、总黄酮部位、乙酸乙酯部位)1.0g生药/kg灌胃给药，对小鼠具有凝血和止血作用。

2. 降压作用 水提物1.5mg生药/kg耳缘静脉给药，对家兔具有降压和减慢心率的作用[1, 2]；小蓟乙醇提取液1.8g 生药/kg 灌胃给药，对肾性高血压大鼠有降压作用[3, 4]。

3. 抗菌作用 小蓟水煎剂体外对白喉杆菌、肺炎球菌、溶血性链球菌、金黄色葡萄球菌、铜绿假单胞菌、变形杆菌、大肠埃希菌、伤寒杆菌、副伤寒杆菌、福氏痢疾杆菌等均有不同程度的抑制作用。

4. 抗肿瘤作用 小蓟提取液对人白血病细胞K562、肝癌细胞$HepG_2$和Bel7402、肺癌细胞A549、胃癌细胞BGC823、结肠癌细HCT-8、卵巢癌细胞A2780、宫颈癌细胞HeLa的生长有抑制作用[5]。

5. 其他作用 小蓟煎剂对离体蛙心和离体兔心有明显的兴奋作用，并能使兔耳及大鼠下肢血管收缩。小蓟煎剂或酊剂给麻醉犬、猫及家兔静脉注射有明显升压作用，但灌胃给药至42.5g/kg亦无明显升压作用。

【参考文献】[1] 叶莉，梁军，张志宁，等．宁夏小蓟三种提取物降压活性成分的筛选．时珍国医国药，2012，23(3)：620-621.

[2] 梁军，张志宁，叶莉．小蓟水提取物对家兔心血管活动的影响．山西中医，2011，27(6)：50-51.

[3] 梁颖，黎济荣，闫琳，等．小蓟醇提物对两肾一夹高血压大鼠的影响及其机制．辽宁中医杂志，2011，38(10)：2087-2088.

[4] 乔建荣，梁颖，黎济荣，等．小蓟醇提物对肾性高血压大鼠血浆 Intermedin 的干预影响．时珍国医国药，2011，22(10)：2417-2419.

[5] 院珍珍，吴春彦，王阿利，等．小蓟中氧化蒲公英赛酮和醇的分离鉴定和细胞毒活性测试．中国食品学报，2014，14(3)：196-204.

大 蓟
Daji

本品为菊科植物蓟 *Cirsium japonicum* Fisch. ex DC. 的干燥地上部分。全国大部分地区均产。夏、秋二季花开时采割地上部分，除去杂质，晒干。切段。以叶多、色灰绿者为佳。

【炮制】**大蓟炭** 取大蓟段，炒至黑褐色。

【性味与归经】甘、苦，凉。归心、肝经。

【功能与主治】凉血止血，散瘀解毒消痈。用于衄血，吐血，尿血，便血，崩漏外伤出血，痈肿疮毒。

【效用分析】大蓟性凉，入心肝经血分。“最能凉血”(《本草经疏》)，“止血而又能行瘀”(《本草汇言》)。寓行血于凉血止血之中，凉血可使热清血宁，行血不致凉遏留瘀，诚为凉血止血之佳品。适用于热伤血络，迫血外溢之衄血、吐血、尿血、便血、崩漏以及外伤出血等多种出血，内服外用皆效。尤多用于吐血、咯血等，凡“血热妄行，溢于上窍，用此立止”(《本草汇言》)。

大蓟性凉苦泄，有泻火解毒，散瘀消痈之效，大凡内外痈肿皆可用之，尤以血热毒盛者为佳。既可内服，亦可外敷，以鲜品为佳。

【配伍应用】

1. 大蓟配大黄 大蓟凉血止血，兼能散瘀；大黄泻火凉血，活血散瘀。两药配伍，可增强凉血止血之效，能使血热清，气火降，血自宁。且止中有散，行中有止，止血而不留瘀，适用于血热妄行之吐血、便血等多种出血证。

2. 大蓟配牡丹皮 大蓟善于凉血止血，兼能散瘀；牡丹皮偏于清热凉血，活血祛瘀。两药配伍，既能清除血分之热邪而止血，又能行血以防凉遏太过而留瘀，有止血而不留瘀之特点，适用于血热妄行之出血证。

3. 大蓟配金银花 大蓟凉血止血，散瘀消肿；金银花清热解毒，轻宣疏散。两药配伍，共奏清热解毒，散瘀消肿之功，适用于热毒疮疡，无论内痈外痈皆宜。

【鉴别应用】

1. 生大蓟与大蓟炭 生大蓟长于凉血止血，散瘀，解毒消肿，多用于血热出血诸证及热毒疮疡。大蓟炭功专止血，其凉血之力不及生大蓟，而收敛止血作用增强，可广泛用于衄血、吐血、尿血、便血、崩漏、外伤出血等体内外多种出血证。

2. 大蓟与小蓟　二者性味相同，主入心肝二经，走血分，均能凉血止血，散瘀，解毒消痈，适用于血热妄行所导致的出血证及热毒疮疡。大蓟凉血止血，散瘀，解毒消肿力强，多用于吐血、咯血及崩漏。小蓟兼能利尿通淋，以治尿血、血淋为宜，其散瘀，解毒消肿之力略逊于大蓟。

【方剂举隅】

1. 大蓟饮（《奇效良方》）

药物组成：大蓟汁、地黄汁、生姜汁、麦门冬汁、刺蒺汁。

功能与主治：凉血止血。适用于吐血呕血。

2. 大效丸（《普济方》）

药物组成：大蓟、白矾、麝香。

功能与主治：凉血止血。适用于肠风泻血。

3. 清心散（《圣济总录》）

药物组成：大蓟。

功能与主治：凉血止血。适用于舌上出血。

【成药例证】

1. 大蓟止血片（《中华人民共和国卫生部药品标准·中药成方制剂》）

药物组成：大蓟草、干姜。

功能与主治：凉血，止血。用于妇女功能性子宫出血，子宫复旧不全等。

2. 血见宁（散）（《中华人民共和国卫生部药品标准·中药成方制剂》）

药物组成：大蓟根浸膏、继木叶浸膏、白及。

功能与主治：止血。用于消化道出血，肺咯血。

3. 治红丸（《中华人民共和国卫生部药品标准·中药成方制剂》）

药物组成：鲜荷叶、侧柏叶、地黄、荷叶、陈皮、牡丹皮、黄芩、百合、石斛、橘络、地黄、甘草、大蓟、铁树叶、京墨、浙贝母、棕板等。

功能与主治：清热，凉血，止血。用于吐血，便血，咳嗽痰中带血。

4. 祁门蛇药片（《中华人民共和国卫生部药品标准·中药成方制剂》）

药物组成：紫葳根皮、半边莲、大蓟、杏香兔儿风、射干等。

功能与主治：解蛇毒。用于五步蛇、蝮蛇、竹叶青蛇咬伤，亦可用于眼镜蛇、金（银）环蛇咬伤。

【用法与用量】　9～15g。外用鲜品适量，捣烂敷患处。

【本草摘要】

1.《名医别录》　“主女子赤白沃，安胎，止吐血衄鼻，令人肥健。”

2.《本草经疏》　“大蓟根最能凉血，血热解则诸症自愈矣。”

3.《本草新编》　“大蓟，破血止血甚奇，消肿安崩亦效，去毒亦神。”

【化学成分】　主要含黄酮类成分：柳穿鱼叶苷；甾醇类成分：蒲公英甾醇乙酸酯，豆甾醇；挥发油：单紫杉烯，丁香烯等。

中国药典规定本品含柳穿鱼叶苷（$C_{28}H_{34}O_{15}$）不得少于0.20%。

【药理毒理】　本品具有止血、降压、抗菌等作用。

1. 止血作用　大蓟有效成分柳穿鱼苷1mg/kg灌胃，对小鼠的止血活性为47.7%。

2. 降压作用　大蓟水浸剂、乙醇-水浸液和乙醇浸出液，对狗、猫、兔等麻醉动物有降压的作用。大蓟对离体蛙心、兔心的心率及心收缩力有抑制作用，可降低犬血压，并有快速耐受性，尚可抑制双侧颈动脉闭塞（BCO）的加压反射。大蓟水煎液200mg/L能使离体蛙心心缩幅度减少，心率减慢，继而出现不同程度的房室传导阻滞。大蓟水煎液0.5g/kg剂量给离体兔心灌流，对心率及心收缩振幅有显著抑制作用。大蓟水煎液1.5g/kg灌胃给药，可使犬心率和心收缩振幅明显下降。

3. 抗菌作用　大蓟根煎剂或全草蒸馏液1:4000体外能抑制人型有毒结核菌的生长。乙醇浸剂1:3000对人型结核菌即有抑制作用。大蓟正丁醇提取物对4种人型念珠菌（白色念珠菌、热带念珠菌、克柔念珠菌、其他念珠菌）有抑菌作用，MIC为0.25～0.5g/L；对5种革兰阴性菌（大肠埃希菌、铜绿假单胞菌、伤寒沙门菌、福氏痢疾杆菌、变形杆菌）有明显的抑菌活性，MIC为0.5～1.0g/L[1,2]。

4. 其他作用　大蓟提取液2、6、12mg/ml体外对人白血病细胞K562、肝癌细胞$HepG_2$、宫颈癌细胞HeLa、胃癌细胞BGC823生长有抑制作用，可使4种癌细胞形态发生皱缩、变圆、脱壁、碎裂等变化，抑制率最高可达92.34%。大蓟总黄酮对·OH和邻苯三酚自氧化体系所产生的超氧离子自由基O_2^-·有一定的清除作用[3]。

【参考文献】

［1］叶莉，杨风琴，梁军．宁夏大蓟提取物不同极性部位对4种念珠菌的体外抑菌活性．中国实验方剂学杂志，2011，17（19）：222-223．

［2］叶莉，杨凤琴，张志宁．宁夏大蓟提取物不同极性部位对

5种革兰阴性菌的体外抑菌活性研究．辽宁中医杂志，2011，38(10)：2053-2054.

[3] 史礼貌，解成喜．新疆大蓟总黄酮的超声提取及抗氧化性研究．食品科学，2011，32(6)：120-123.

大蓟炭

Dajitan

【药理毒理】 本品具有止血作用。

止血作用 大蓟炭不同提取物(总黄酮、三氯甲烷、乙酸乙酯、乙醇和水部位)3.6g生药/kg灌胃给药，对小鼠具有凝血和止血作用[1, 2]。

【参考文献】 [1] 钟凌云，郑晗，龚千锋．大蓟炭止血药效物质初步研究．中华中医药杂志，2011，26(1)：147-149.

[2] 陈泣，龚千锋．大蓟炭的止血机制的初步研究．西北药学杂志，2013，28(6)：602-604.

地 榆

Diyu

本品为蔷薇科植物地榆 *Sanguisorba officinalis* L.或长叶地榆 *Sanguisorba officinalis* L. var. *longifolia*(Bert.) Yü et Li 的干燥根。前者主产于黑龙江、吉林、辽宁、内蒙古、山西。后者习称"绵地榆"，主产于安徽、江苏、浙江、江西。春季将发芽时或秋季植株枯萎后采挖，除去须根，洗净，干燥，或趁鲜切片，干燥。前者以切面粉红色者为佳。后者以皮部有绵状纤维，切面黄棕色者为佳。

【炮制】 **地榆炭** 取地榆片，炒至表面焦黑色。

【性味与归经】 苦、酸、涩，微寒。归肝、大肠经。

【功能与主治】 凉血止血，解毒敛疮。用于便血，痔血，血痢，崩漏，水火烫伤，痈肿疮毒。

【效用分析】 地榆苦寒清热，酸涩收敛，主入血分，长于清血分之热以治本，又能涩血妄行以治标，且有"清不虑其过泄，涩亦不虑其或滞"(《本草求真》)之特点，故为凉血止血之要药。大凡血热妄行之出血诸证，得此则热清血安，络固血凝。因其性沉降下行，善走下焦，尤宜于便血，痔血，血痢，崩漏等下部出血之证。

地榆苦寒能泻火解毒，味酸涩能敛疮生肌，既能解诸热毒痈，用治疮疡痈肿初起或湿疮溃烂；又能调敷烫伤，促进创面愈合，故为治水火烫伤之要药。

【配伍应用】

1. 地榆配茜草 地榆凉血止血；茜草既能凉血止血，又能化瘀止血。两药配伍，凉血止血之效增，又无凉遏留瘀之弊，适用于血热出血诸证，尤以便血、痔血、崩漏等下部出血证多用。

2. 地榆配冰片 二者均为苦寒之品，能泻火解毒，敛疮生肌。相须为伍，外治诸疮，能协同增效，适用于疮疡溃后日久不敛，水火烫伤，皮肤溃烂。

【鉴别应用】

1. 生地榆与地榆炭 地榆生用以凉血、解毒为主，多用于血热出血诸证及水火烫伤、疮疡痈肿；地榆炭凉血之力不及生地榆，以收敛止血为主，可用于各种出血病证而血热不甚者。

2. 地榆与紫草 二者均能凉血、解毒，用于水火烫伤，痈肿疮毒。然地榆长于清血分之热而止血，兼能收敛止血，适用于血热出血诸证；因其性沉降，善走下焦，故尤宜于便血、痔血、血痢、崩漏等下部出血之证。紫草以透疹见长，能凉血热、行瘀滞，解热毒，透发斑疹，适用于温病血热毒盛，斑疹紫黑，麻疹不透。

【方剂举隅】

1. 地榆汤(《圣济总录》)

药物组成：地榆、甘草。

功能与主治：凉血止血。适用于血痢不止之症。

2. 清肠饮(《辨证录》)

药物组成：银花、当归、地榆、麦冬、元参、生甘草、薏苡仁、黄芩。

功能与主治：活血解毒，滋阴泻火。适用于大肠痈。

3. 地榆丸(《普济方》)

药物组成：地榆、当归、阿胶、黄连、诃子肉、木香、乌梅肉。

功能与主治：清热，凉血，止痢。适用于泻痢或血痢。

【成药例证】

1. 止血灵胶囊(《临床用药须知中药成方制剂卷》2020年版)

药物组成：扶芳藤、蒲公英、黄芪、地榆。

功能与主治：清热解毒，益气止血。适用于气虚血热所致的出血证，症见月经过多、崩冲漏下、产后恶露不净、痔疮出血、鼻衄；子宫肌瘤、功能性子宫出血、放环出血、产后子宫复旧不全、痔疮、鼻衄见上述证候者。

2. 消痔软膏(《临床用药须知中药成方制剂卷》2020年版)

药物组成：熊胆粉、地榆、冰片。

功能与主治：凉血止血，消肿止痛。适用于炎性、血栓性外痔及Ⅰ、Ⅱ期内痔属风热瘀阻或湿热壅滞证。

3. 创灼膏(《临床用药须知中药成方制剂卷》2020

年版）

药物组成：石膏（煅）、炉甘石（煅）、甘石膏粉、苍术、木瓜、防己、延胡索（醋制）、黄柏、郁金、虎杖、地榆、冰片、白及。

功能与主治：清热解毒，消肿止痛，去腐生肌。适用于烧伤，冻疮，压疮，外伤，手术后创口感染，慢性湿疹及常见疮疖。

4. 烫伤油（《临床用药须知中药成方制剂卷》2020年版）

药物组成：马尾连、大黄、黄芩、紫草、地榆、冰片。

功能与主治：清热解毒，凉血祛腐，止痛。适用于Ⅰ、Ⅱ度烧烫伤和酸碱灼伤。

5. 皮肤康洗液（《临床用药须知中药成方制剂卷》2020年版）

药物组成：金银花、蒲公英、马齿苋、土茯苓、蛇床子、白鲜皮、赤芍、地榆、大黄、甘草。

功能与主治：清热解毒，除湿止痒。适用于湿热蕴阻肌肤所致的湿疮、阴痒，症见皮肤红斑、丘疹、水疱、糜烂、瘙痒，或白带量多、阴部瘙痒；急性湿疹、阴道炎见上述证候者。

【用法与用量】 9～15g。外用适量，研末涂敷患处。

【注意】

1. 本品性寒酸涩，凡虚寒性便血、下痢、崩漏及出血有瘀者慎用。

2. 对于大面积烧伤病人，不宜使用地榆制剂外涂，以防其所含鞣质被大量吸收而引起中毒性肝炎。

【本草摘要】

1.《本草纲目》 “地榆，除下焦热，治大小便血证。止血，取上截切片炒用，其梢能行血，不可不知。”

2.《本草求真》 “地榆，诸书皆言因其苦寒，则能入于下焦血分除热，俾热悉从下解。又言性沉而涩，凡人症患吐衄崩中肠风血痢等症，得此则能涩血不解。按此不无两歧，讵知其热不除，则血不止，其热既清，则血自安，且其性主收敛，既能清降，又能收涩，则清不虑其过泄，涩亦不虑其或滞，实为解热止血药也。”

3.《本草正义》 “地榆凉血，故专主血热而治疮疡，能止汗。又苦寒之性，沉坠直降，故多主下焦血证，如溲血、便血、血淋、肠风、血痔、血痢、崩中、带下等皆是。”

【化学成分】 主要含鞣质：地榆素H-1～H-11,1,2, 6-三没食子酰-β-D-葡萄糖等；黄烷-3-醇衍生物：右旋儿茶素等；三萜皂苷类成分：地榆糖苷，地榆皂苷A、B、C、D、E等。

中国药典规定本品含鞣质不得少于8.0%，地榆炭不得少于2.0%；含没食子酸（$C_7H_6O_5$）不得少于1.0%，地榆炭不得少于0.6%。

【药理毒理】 本品有止血、抗炎、抗肿瘤、促进造血、抗菌、抗烫伤等作用。

1. 止血作用　生地榆和地榆炭水提液2.25g生药/kg灌胃给药，能缩短小鼠的出血和凝血时间，1.75g生药/kg灌胃给药，能促进大鼠体外血栓的形成，有促凝血作用，地榆炭作用均优于生地榆[1]。地榆水煎液20g生药/kg灌胃给药，连续2天，能增大家兔全血黏度、血细胞压积。

2. 抗炎作用　生地榆和地榆炭水提液2.25g生药/kg灌胃给药，均能抑制二甲苯致小鼠耳廓肿胀及冰醋酸致小鼠腹腔毛细血管通透性增高；3.5g生药/kg灌胃给药，能显著降低对蛋清致大鼠足跖肿胀度，生地榆作用均优于地榆炭[2]；对前列腺素E引起的皮肤微血管通透性增加，地榆有很强的抑制作用；也能抑制大鼠棉球肉芽肿的增生。

3. 抗肿瘤作用　地榆水提液在0.25～4.0mg/ml剂量范围内体外对人白血病细胞K562、肝癌细胞$HepG_2$、胃癌细胞BGC823、宫颈癌细胞HeLa生长的抑制作用，可使4种癌细胞形态发生皱缩、变圆、脱壁、碎裂等变化，抑制率最高可达85.20%；地榆正丁醇萃取层作用于肝癌$HepG_2$细胞48小时，IC_{50}为222.87μg/ml[3]；地榆总皂苷1～4g/kg灌胃给药，能抑制荷S_{180}肉瘤小鼠肿瘤血管生成[4]。

4. 促造血作用　地榆鞣质5～20mg/kg剂量灌胃给药，可显著升高环磷酰胺所致的小鼠白细胞减少症及保护骨髓DNA[5]。地榆皂苷1、0.5、0.1mg/kg，连续灌胃14天，能明显增强小鼠细胞因子刺激的小鼠骨髓细胞体外增殖，也能升高骨髓抑制小鼠骨髓有核细胞和外周血白细胞、红细胞以及血小板的数量。以地榆为原料制备的地榆升白片能显著升高放、化疗引起的外周血白细胞减少，降低骨髓抑制的发生率，改善癌症患者生活质量[6, 7]。

5. 抗菌作用　地榆水煎液体外对伤寒杆菌、脑膜炎双球菌、福氏痢疾杆菌、宋内痢疾杆菌、乙型溶血性链球菌、金黄色葡萄球菌、肺炎双球菌、白喉杆菌、大肠埃希菌、枯草杆菌、伤寒杆菌、副伤寒杆菌、铜绿假单胞菌、霍乱弧菌及人型结核杆菌均有不同程度的抑制作用。

6. 抗烫伤作用　炒地榆粉外用，对兔及狗的Ⅱ度、Ⅲ度实验性烫伤面有显著收敛作用，能减少渗出，降低感染及死亡率。

【参考文献】 [1] 俞浩，毛斌斌，刘汉珍．炒炭对地榆中鞣质量及止血效果的影响．中成药，2014，36(6)：1317-1320．

[2] 俞浩，方艳夕，毛斌斌．地榆炮制前后水提物抗炎效果研究．中药材，2014，37(1)：34-37．

[3] 宛春雷，柴军红，孙晓薇，等．地榆正丁醇萃取层对人肝癌细胞株 $HepG_2$ 增殖和凋亡的影响及其机制．肿瘤药学，2014，4(2)：112-116．

[4] 秦三海，王燕，周玲，等．地榆总皂苷体内抗小鼠肿瘤组织微血管生成的实验研究．中医药学报，2012，40(5)：38-40．

[5] 杨金辉，杨明，黄晶，等．地榆鞣质的制备及其对环磷酰胺致小鼠白细胞减少症影响的初步研究．中国医药生物技术，2013，8(1)：41-45．

[6] 惠双，张成辉，全运科，等．地榆升白片治疗改良 EOF 方案化疗后骨髓抑制的疗效观察．中国医药导报，2011，8(9)：74-75．

[7] 岳峥，李振国，谷洪永，等．地榆升白片防治老年患者化疗后骨髓抑制的疗效观察．中国医药导报，2011，8(28)：97-98．

槐 花

Huaihua

本品为豆科植物槐 *Sophora japonica* L.的干燥花及花蕾。全国大部分地区均产。夏季花开放或花蕾形成时采收，及时干燥，除去枝、梗及杂质。前者习称“槐花”，后者习称“槐米”。槐花以花整齐不碎、色黄者为佳。槐米以花蕾多、色黄绿者为佳。

【炮制】 **炒槐花** 取净槐花，炒至表面深黄色。

槐花炭 取净槐花，炒至表面焦褐色。

【性味与归经】 苦，微寒。归肝、大肠经。

【功能与主治】 凉血止血，清肝泻火。用于便血，痔血，血痢，崩漏，吐血，衄血，肝热目赤，头痛眩晕。

【效用分析】 槐花味苦，性属寒凉，善清泄血分之热，有凉血止血之效，适用于血热出血诸证。因其偏走下焦，“凉血之功独在大肠”（《药品化义》），故以凉大肠，清血热见长，对大肠火盛或湿热蕴结所致的痔血、便血最为适宜。

槐花苦能清泄，寒能胜热，入肝经，长于清泄肝火。除“足厥阴诸热证尤长”（《本草经疏》）。故可用治肝火上炎所致的头痛、目赤、眩晕等症。

【配伍应用】

1. 槐花配荆芥穗 槐花苦寒，功能泻热清肠，凉血止血；荆芥穗辛散疏风，炒黑入血，能止血。两药配伍，共奏清肠凉血，疏风止血之效，适用于痔疮出血及其他大便出血属血热者。

2. 槐花配黄连 槐花苦微寒，凉血止血；黄连苦寒，清热燥湿。两药配伍，共奏凉大肠血热，清湿热之功，适用于湿热蕴结大肠，络伤血溢之痔血、便血，血色鲜红者。

3. 槐花配夏枯草 二者均为苦寒之品，归肝经，功能清泻肝火。两药配伍，相须为用，适用于肝火上炎之头痛、眩晕、目赤肿痛。

【鉴别应用】

1. 生槐花、炒槐花与槐花炭 槐花生用以凉血止血，清泻肝火见长，凡血热出血，肝热目赤，头痛眩晕多用。炒槐花苦寒之性缓和，清热凉血作用次于生品。槐花炒炭后寒凉之性大减，凉血作用极弱，涩性增加，以收敛止血为主，可广泛用于咯血、衄血、便血、崩漏、痔疮出血等多种出血证。

2. 槐花与地榆 二者均能凉血止血，用治血热妄行之出血诸证，其性下行，以治下部出血证为宜。然槐花无收涩之性，止血功在大肠，故以治便血、痔血为佳。地榆凉血之中兼能收涩，凡下部之血热出血，诸如便血、痔血、崩漏、血痢等皆宜。槐花又能清泻肝火，用治肝火上炎所致诸证。地榆又能解毒敛疮，用治水火烫伤、疮疡痈肿，尤为治水火烫伤之要药。

【方剂举隅】

1. 槐花散（《普济本事方》）

药物组成：槐花、侧柏叶、荆芥穗、枳壳。

功能与主治：清肠止血，疏风行气。适用于风热湿毒，壅遏肠道，损伤血络证。便前出血，或便后出血，或粪中带血，以及痔疮出血，血色鲜红或晦暗，舌红苔黄脉数。

2. 槐香散（《圣济总录》）

药物组成：槐花、麝香。

功能与主治：凉血止血。适用于吐血不止。

3. 万金散（《世医得效方》）

药物组成：槐花。

功能与主治：凉血止血。适用于咯血。

4. 二神散（《医统》）

药物组成：陈槐花、百草霜。

功能与主治：凉血止血。适用于男女吐血，血崩下血，舌上忽然肿破出血。

5. 八仙散（《普济方》）

药物组成：穿山甲、白药子、瓜蒌仁、大黄、木黎、槐花、白矾、山栀子。

功能与主治：清热解毒，通经活络，活血止痛。适用于诸疮。

【成药例证】

1. 止红肠澼丸（《临床用药须知中药成方制剂卷》2020年版）

药物组成：地黄、地榆、槐花、侧柏叶、黄芩、栀子、黄连、荆芥穗、阿胶、白芍、当归、乌梅、升麻。

功能与主治：清热，凉血，养血止血。用于血热所致的肠风便血、痔疮下血。

2. 脏连丸（《临床用药须知中药成方制剂卷》2020年版）

药物组成：黄连、黄芩、槐角、槐花、地榆炭、地黄、赤芍、荆芥穗、当归、阿胶。

功能与主治：清肠止血。用于肠热便血，肛门灼热，痔疮肿痛。

3. 痔炎消颗粒（《临床用药须知中药成方制剂卷》2020年版）

药物组成：地榆、槐花、金银花、茵陈、紫珠叶、三七、火麻仁、枳壳、茅根、白芍。

功能与主治：清热解毒，润肠通便，止血，止痛，消肿。用于血热毒盛所致的痔疮肿痛、肛裂疼痛及痔疮手术后大便困难、便血及老年人便秘。

4. 痔康片（《临床用药须知中药成方制剂卷》2020年版）

药物组成：地榆、槐花、黄芩、大黄、金银花、豨莶草。

功能与主治：清热凉血，泻热通便。用于热毒风盛或湿热下注所致的便血、肛门肿痛、有下坠感；Ⅰ、Ⅱ期内痔见上述证候者。

5. 清肝降压胶囊（《临床用药须知中药成方制剂卷》2020年版）

药物组成：制何首乌、桑寄生、夏枯草、槐花、小蓟、丹参、葛根、川牛膝、泽泻、远志。

功能与主治：清热平肝，补益肝肾。用于肝火上炎、肝肾阴虚所致的眩晕、头痛、面红目赤、急躁易怒、口干口苦、腰膝酸软、心悸不寐、耳鸣健忘、便秘溲黄。

【用法与用量】5～10g。

【注意】脾胃虚寒及阴虚发热而无实火者慎用。

【本草摘要】

1.《本草汇言》“槐花，苦寒下降，凉大肠、清血热之药也。”

2.《药品化义》“槐花味苦，苦能直下，且味厚而沉，主清肠红下血，痔疮肿痛，脏毒淋漓，此凉血之功能独在大肠也。大肠与肺为表里，能疏皮肤风热，是泄肺金之气也。”

3.《药义明辨》“槐花，凉血较胜于实，下焦尤有专功，而疏风则稍逊矣。”

【化学成分】主要含黄酮类成分：槲皮素，芦丁（芸香苷），异鼠李素-3-芸香糖苷，山柰酚-3-芸香糖苷，异鼠李素等；三萜皂苷类成分：赤豆皂苷Ⅰ～Ⅴ，大豆皂苷Ⅰ、Ⅲ，槐花皂苷Ⅰ、Ⅱ、Ⅲ等。

中国药典规定本品含总黄酮以芦丁（$C_{27}H_{30}O_{16}$）计，槐花不得少于 8.0%，槐米不得少于 20.0%；含芦丁（$C_{27}H_{30}O_{16}$）槐花不得少于 6.0%，槐米不得少于 15.0%。

【药理毒理】本品具有止血、抗炎、抗病原微生物等作用。

1. 止血作用　槐花含有红细胞凝集素，能促进红细胞凝集，缩短凝血时间，其所含芦丁能降低毛细血管通透性和脆性，起到内皮细胞稳定作用，预防出血。

2. 抗炎作用　槐花中的芸香苷及槲皮素对组胺、蛋清、5-羟色胺、甲醛、多乙烯吡咯酮引起的大鼠足肿胀及透明酸酶引起的足踝部肿胀有抑制作用。芸香苷能显著抑制大鼠创伤性水肿，能阻止结膜炎、耳廓炎、肺水肿的发展，对芥子油引起的兔结膜水肿有轻微的抑制作用。

3. 对心血管系统的作用　槐花煎液 0.952g/kg 给家兔灌胃，可显著降低心肌收缩力，减慢心率，减少心肌耗氧量，有保护心功能的作用。槐花液对离体蛙心有轻度兴奋作用，对心传导系统有阻滞作用。芸香苷、槲皮素、槲皮苷能增加离体及在位蛙心的收缩力及输出量，并减慢心率。芸香苷使蟾蜍下肢及兔耳血管收缩。槲皮素可扩张冠状血管，改善心肌循环。槐米 400mg/kg 连服 3 天，可增加小鼠的冠状血管流量，对垂体后叶素引起的家兔冠状动脉收缩有轻度的对抗作用，能降低大鼠心肌耗氧量。目前人工合成的许多黄酮衍化物多有扩张冠状血管及抗心律不齐等作用。槐花液、槐花酊剂对麻醉犬、猫有暂时显著的降低血压作用，芸香苷及其制剂有降压作用，槲皮素亦能短时间降压。

4. 抗病原微生物作用　槐花有效成分槲皮素通过抑制病毒复制，有抗病毒作用，与抗病毒药物合用可以增强疗效。槐花浸剂体外对蔓色毛癣菌、奥杜盎小芽孢癣菌、羊毛状小芽孢癣菌、星形奴卡菌等皮肤真菌均有不同程度的抑制作用。槐花中的芦丁对金黄色葡萄球菌 Sortase A 具有抑制作用，浓度达到 64μg/ml 时，黏附率为 27.97%；对金黄葡萄球菌槐花多糖在 2×10^{-3}mol/L 时抑菌活性最强[1, 2]。

5. 其他作用　槐花总黄酮对链脲菌素性大鼠糖尿病模型有良好的治疗作用，可使血清葡萄糖及瘦素水平显著降低，血清胰岛素水平和C-肽水平显著升高[3]。

【参考文献】

[1] 王亚男，柳秉润，邓旭明，等．芦丁对金黄色葡萄球菌 Sortase A 抑制作用的初步研究．吉林农业大学学报，2013,5(7)：5684.

[2] 胡喜兰，姜琴，尹福军，等．正交实验优选槐花多糖的最佳提取工艺及抑菌活性研究．食品科技，2012，37(4)：164-167.

[3] 苗明三，李彩荣，陈元朋．槐花总黄酮对大鼠糖尿病模型血清胰岛素，瘦素和 C-肽水平的影响．中国现代应用药学，2011，28(10)：896-898.

槐 角

Huaijiao

本品为豆科植物槐 *Sophora japonica* L.的干燥成熟果实。主产于河北、山东、江苏、辽宁。冬季采收，除去杂质，干燥。以角长、饱满、色黄绿、质柔润者为佳。

【炮制】 **蜜槐角** 取净槐角，加炼蜜拌润，炒至不粘手。

【性味与归经】 苦，寒。归肝、大肠经。

【功能与主治】 清热泻火，凉血止血。用于肠热便血，痔肿出血，肝热头痛，眩晕目赤。

【效用分析】 槐角苦寒，能入血清热，凉血止血，适用于血热出血诸证。因其性沉降，主入大肠，善走下焦，偏清肠热，故对肠热便血，痔肿出血较为常用。又因其质地滋润，兼能润肠，故上述诸证兼有热结便秘者尤宜。

槐角苦寒沉降，主入肝经，长于清泄肝胆之火，故凡头痛、眩晕、目赤等属肝家血热者用之最宜。

【配伍应用】

1. 槐角配地榆 二者同为苦微寒之品，主沉降，走下焦，入大肠，均能凉血止血。两药配伍，相须为用，凉血止血作用增强，适用于血热妄行之出血诸证，尤宜于痔血、便血等下部出血证。

2. 槐角配大黄 槐角清热泻火，凉血止血，兼能润肠；大黄泻火凉血，祛瘀生新，导滞通便。两药配伍，凉血止血，泻热通便作用增强，适用于肠热便血，痔肿出血兼有便秘者。

【鉴别应用】

1. 生槐角、蜜槐角与槐角炭 生槐角清热泻火，凉血止血力胜，多用于肠热便血，痔肿出血，肝热头痛，眩晕目赤。蜜槐角苦寒之性减弱，清热凉血之力不及生品，兼能润肠，尤宜于便血、痔血兼有便秘者。槐角炭寒性大减，具有涩性，长于收敛止血，多用于便血、痔血较急者。

2. 槐角与槐花 二者性味、功用相似，均为苦寒沉降之品，能凉血止血，清肝泻火，用于血热妄行之便血、痔血等下部出血，肝经热盛之目赤，头痛眩晕。然槐角止血作用较槐花为逊，清降泄热之力较强，兼能润肠，故对痔血、便血兼有热结便秘者尤宜。槐花止血作用优于槐角，无润肠之用。

【方剂举隅】

1. 保元槐角丸（《重订通俗伤寒论》）

药物组成：槐角、当归、生地黄、黄芩、黄柏、侧柏叶、枳壳、地榆、荆芥、防风、川芎、生姜、乌梅。

功能与主治：清火疏风，凉血止血。适用于肠风下血，便后纯下清血，其疾如箭，肛门不肿痛，而肠中鸣响。

2. 槐角丸（《血证论》）

药物组成：槐角、地榆、黄连、黄芩、黄柏、生地黄、当归、川芎、防风、荆芥、侧柏、枳壳、乌梅、生姜。

功能与主治：清热泻火，凉血止血。适用于肠风下血。

3. 槐角地榆丸（《外科大成》）

药物组成：槐角、地榆、地黄、黄芩、荆芥、枳壳、归尾。

功能与主治：清肠疏风，凉血止血。适用于痔漏肿痛出血。

4. 槐角枳壳汤（《证治准绳》）

药物组成：槐角、枳壳、黄连、黄芩、当归、白芍、赤茯苓、甘草、乌梅。

功能与主治：清热泻火，凉血止血。适用于痔漏下血。

【成药例证】

1. 槐角丸（《临床用药须知中药成方制剂卷》2020年版）

药物组成：槐角、地榆、防风、黄芩、当归、枳壳。

功能与主治：清肠疏风，凉血止血。用于血热所致的肠风便血、痔疮肿痛。

2. 痔特佳片（《临床用药须知中药成方制剂卷》2020年版）

药物组成：槐角、地榆炭、黄芩、防风、枳壳、当归、阿胶、鞣质。

功能与主治：清热凉血，收敛止血，祛风消肿。用于血热风盛、湿热下注所致的Ⅰ、Ⅱ期内痔，血栓性外痔，肛窦炎，直肠炎。

3. 地榆槐角丸（《临床用药须知中药成方制剂卷》2020年版）

药物组成：地榆、槐角、槐花、黄芩、大黄、当归、地黄、赤芍、红花、防风、荆芥穗、枳壳。

功能与主治：疏风凉血，泻热润燥。用于脏腑实热、大肠火盛所致的肠风便血、痔疮肛瘘、湿热便秘、肛门肿痛。

4. 脏连丸（《临床用药须知中药成方制剂卷》2020年版）

药物组成：黄连、黄芩、槐角、槐花、地榆炭、地黄、赤芍、荆芥穗、当归、阿胶。

功能与主治：清肠止血。用于肠热便血，肛门灼热，痔疮肿痛。

【用法与用量】 6～9g。

【本草摘要】

1.《本草经疏》 “槐实，味苦气寒而无毒。其主五内邪气热者，乃热邪实也；唾涎多者，脾胃有热也；伤绝之病，其血必热；五痔由于大肠火热，火疮乃血为火伤；妇人乳瘕，肝家气结血热所成；子藏急痛，由于血热燥火。槐为苦寒纯阴之药，为凉血要品，故能除一切热，散一切结，清一切火，如上诸病，莫不由斯三者而成，故悉主之。”

2.《滇南本草》 “治五痔肠风下血，赤白热泻痢疾。”

3.《本草汇言》 “槐实，凉大肠，润肝燥之药也。”

【化学成分】 主要含黄酮类成分：槐角苷，槐属双苷，染料木苷，染料木素，芦丁，槐角黄酮苷，山柰酚，槲皮素等；生物碱类成分：金雀花碱，*N*-甲基金雀花碱，苦参碱，槐根碱等。

中国药典规定本品含槐角苷（$C_{21}H_{20}O_{10}$）不得少于4.0%。

【药理毒理】 本品具有止血、抗炎、抗溃疡等作用。

1. 止血作用 槐角具有改善毛细血管脆性，缩短凝血时间，防止渗透性过高引起的出血证等作用。槐角黄酮栓 0.4、0.2、0.1g/kg 肛门连续给药 8 天，可以明显缩短玻璃毛细管法和断尾法小鼠的出血、凝血时间，槐角黄酮对凝血途径有促进作用，有明显促进止血、凝血作用[1]。

2. 抗炎作用 槐角黄酮栓 0.60、0.30g/kg 剂量，每天 1 次，连续 3 天，对二甲苯引起的小鼠耳廓肿胀有显著的抑制作用。槐角黄酮栓肛门连续给药 8 天，能明显抑制滤纸致小鼠肉芽肿组织增生和冰醋酸致小鼠腹腔毛细血管通透性增高。槐角黄酮栓 0.4、0.2、0.1g/kg 肛门连续给药 8 天，可以显著抑制角叉菜胶致大鼠足肿胀。

3. 抗溃疡作用 槐角黄酮栓以 0.4、0.2、0.1g/kg 直肠连续给药 8 天，能改善醋酸所致大鼠直肠溃疡，明显消退创面的水肿、充血，具有促进溃疡面愈合的作用。

4. 其他作用 槐角苷 150、300、600mg/kg，给妊娠第 1 天小鼠灌胃，能使小鼠胚胎着床数量显著降低、子宫内膜厚度增加、子宫组织病理学增生，具有雌激素样作用[2]。

【参考文献】
［1］王永红，冉茂娟，姜艳，等. 槐角黄酮栓抗炎、止血、抗溃疡作用的实验研究. 现代生物医学进展，2014，14(27)：5247-5252.

［2］瞿成权，孙齐，周建宏，等. 槐角苷对雌性小鼠的抗生育作用研究. 四川动物，2014，33(4)：558-562.

侧柏叶

Cebaiye

本品为柏科植物侧柏 *Platycladus orientalis*(L.) Franco 的干燥枝梢及叶。全国大部分地区均产。多在夏、秋二季采收，阴干。以枝嫩、色深绿者为佳。

【炮制】 **侧柏叶炭** 取净侧柏叶，炒至表面黑褐色。

【性味与归经】 苦、涩，寒。归肺、肝、脾经。

【功能与主治】 凉血止血，化痰止咳，生发乌发。用于吐血，衄血，咯血，便血，崩漏下血，肺热咳嗽，血热脱发，须发早白。

【效用分析】 侧柏叶苦涩性寒，入血分。既能凉血清热以制血动之由，又能固涩宁络以止血溢于外，使热清则血不妄行，络固则血自归经，为凉血、收敛止血之佳品，大凡吐血、衄血、咯血、便血、崩漏下血等出血诸证，因血热流溢于经络者皆宜。若与温里祛寒或温经止血药配伍，亦可用于虚寒出血。

侧柏叶苦能泄降，寒能清热，又入肺经，故能清降肺气，化痰止咳，适用于肺热咳嗽，痰黄稠黏，咯之不爽者。

侧柏叶苦寒，入肝经。肝为风木之脏，主藏血，发乃血之余。本品能凉血祛风而“重生发鬓须眉”（《本草蒙筌》），“黑润鬓发”（《日华子本草》），故有生发乌发之效，适用于血热脱发或须发早白。

【配伍应用】

1. 侧柏叶配生地黄 侧柏叶善于凉血收敛止血，生地黄长于清热凉血，养阴生津。两药配伍，可增强凉血止血之效，适用于血热妄行之出血诸证，对兼有阴津耗伤者尤宜。

2. 侧柏叶配荷叶 侧柏叶凉血、收敛止血，荷叶凉血止血。两药配伍，增强凉血止血之功，使热清血宁，适用于血热妄行所导致的吐血、衄血等出血证。

3. 侧柏叶配地榆 二者性属寒凉，既能凉血止血，又能收敛止血。两药配伍，相须为用，增强清热凉血止血之功，适用于血热妄行所致的各种出血证。

【鉴别应用】

1. 侧柏叶与侧柏叶炭 侧柏叶生用以凉血止血，化痰止咳，生发乌发为主，用于血热妄行所致的各种出血，肺热咳喘，血热脱发，须发早白；炒炭后寒凉之性趋于平和，功专收敛止血，用于热邪不盛的各种出血证。

2. 侧柏叶与槐花 二者均能凉血止血，用于血热出血诸证。然侧柏叶兼能收敛止血，又能化痰止咳，生发乌发，适用于肺热咳喘，痰稠难咯，血热脱发或须发早白。槐花又能清泄肝火，适用于肝火上炎所致的头痛、目赤、眩晕等症。

【方剂举隅】

1. 柏叶汤（《金匮要略》）

药物组成：侧柏叶、干姜、艾叶。

功能与主治：温中止血。适用于中焦虚寒之吐血，症见吐血不止，血色暗淡清稀，面色萎黄，舌淡苔白，脉虚弱无力。

2. 四生丸（《妇人大全良方》）

药物组成：生荷叶、生艾叶、生侧柏叶、生地黄。

功能与主治：凉血止血。适用于血热妄行所致之吐血、衄血，血色鲜红，口干咽燥，舌红或绛，脉弦数。

3. 柏叶汤（《圣济总录》）

药物组成：侧柏叶、当归、禹余粮。

功能与主治：养血止血。适用于产后血不止，兼漏下。

4. 干生地黄散（《医统》）

药物组成：干生地黄、侧柏叶、黄芩、阿胶。

功能与主治：凉血止血。适用于妇人尿血不止。

【成药例证】

1. 止红肠澼丸（《临床用药须知中药成方制剂卷》2020年版）

药物组成：地黄、地榆、槐花、侧柏叶、黄芩、栀子、黄连、荆芥穗、阿胶、白芍、当归、乌梅、升麻。

功能与主治：清热，凉血，养血止血。用于血热所致的肠风便血、痔疮下血。

2. 小儿消咳片（《中华人民共和国卫生部药品标准·中药成方制剂》）

药物组成：白屈菜、百部、天冬、南沙参、白前、侧柏叶、木蝴蝶。

功能与主治：清肺润燥，化痰止咳，解表利咽。用于急慢性气管炎，痰热或燥痰咳嗽。

3. 癣湿药水（《临床用药须知中药成方制剂卷》2020年版）

药物组成：土荆皮、蛇床子、大风子仁、百部、花椒、凤仙透骨草、吴茱萸、防风、蝉蜕、当归、侧柏叶、斑蝥。

功能与主治：祛风除湿，杀虫止痒。用于风湿虫毒所致的鹅掌风、脚湿气，症见皮肤丘疹、水疱、脱屑，伴有不同程度瘙痒。

4. 九华痔疮栓（《临床用药须知中药成方制剂卷》2020年版）

药物组成：大黄、厚朴、侧柏叶、紫草、浙贝母、白及、冰片。

功能与主治：清热凉血，化瘀止血，消肿止痛。用于血热毒盛所致的痔疮、肛裂等肛肠疾病。

【用法与用量】 6～12g。外用适量。

【本草摘要】

1.《名医别录》 “主吐血、衄血、血痢、崩中赤白。”

2.《本草正》 “善清血凉血，去湿热湿痹，骨节疼痛。捣烂可敷火丹，散痄腮肿痛热毒。”

3.《本草求真》 “涂烫火伤损，生肌杀虫，炙罨冻疮，汁染须发最佳。”

【化学成分】 主要含黄酮类成分：槲皮苷，槲皮素，山柰酚等；挥发油：柏木脑，α-蒎烯，乙酸松油酯等。尚含鞣质等。

中国药典规定本品含槲皮苷($C_{21}H_{20}O_{11}$)不得少于0.10%。

【药理毒理】 本品具有止血、抗炎、抗菌等作用。

1. 止血作用 侧柏叶水煎剂 12.5g/kg 灌胃给药 3 天，能缩短小鼠凝血时间。山东地区侧柏叶水煎液及60%醇提物 15g/kg 灌胃给药 1 小时，均能缩短小鼠凝血时间和出血时间，醇提物优于水提物。侧柏叶的水提物中分得的槲皮苷和缩合型鞣质的混合物80mg/kg灌胃1小时，能够缩短小鼠出血时间。

2. 抗炎作用 侧柏总黄酮 12.5、25、50mg/kg 腹腔注射能剂量依赖地抑制二甲苯诱导的小鼠耳肿胀，25mg/kg 能显著抑制大鼠足肿胀，并能抑制大鼠炎症足组织 NO 及 PGE_2 的生物合成。

3. 抗菌作用 侧柏叶水煎液 1g/ml 体外对金黄色葡萄球菌有抑制作用，醇提物 1g/ml 抑制金黄色葡萄球菌的作用强于水煎液，且对卡他球菌也有抑制作用。侧柏叶的酚性物质提取物对各类念珠菌的最小抑菌浓度

(MIC)处于 0.14～9.2mg/ml 之间，显示侧柏叶提取物对念珠菌有显著的抑菌作用。侧柏叶挥发油 95%乙醇溶液对黑曲霉菌、绳状青霉菌、根霉菌有明显的抑制作用，对黑曲霉菌和青霉菌的最低抑菌浓度均为 25.00mg/ml；对根霉菌的最低抑制浓度为 12.50mg/ml[1]。侧柏叶对番茄灰霉病菌、番茄早疫病菌、黄瓜白粉病菌、黄瓜炭疽病菌，耐药性大肠埃希菌均有抑制作用，抑制率达到 78.5%[2]。

4. 其他作用 侧柏叶乙酸乙酯提取物 1mg/ml 体外能抑制乙酰胆碱，氯化钾所致豚鼠气管条平滑肌收缩，能使乙酰胆碱收缩气管平滑肌的量-效曲线右移，并抑制最大效应，其作用有剂量依赖性。侧柏叶挥发油和雪松醇 100μg/ml 体外对人肺癌细胞 NCI-H460 有较高的抑制率，雪松醇的半数抑制浓度为 44.98μg/ml。侧柏叶总黄酮 2.5、5、10mg/ml 可明显抑制 H_2O_2 诱发的人红细胞溶血，溶血度及丙二醛的含量均下降，并具有剂量依赖性。侧柏叶 90%甲醇提取部位 50μg/ml 和从这种提取物分离得到的一种新二萜(15-methoxypinusolidic acid)10μg/ml 对过量谷氨酸诱导的原代培养的大鼠皮层细胞损害具有明显的神经保护作用。侧柏叶黄酮 1.0、2.0g/kg 给小鼠灌胃 30 天可极显著地延长小鼠力竭游泳时间，使小鼠血清尿素氮(BUN)、肝组织丙二醛(MDA)含量下降，肝组织超氧化物歧化酶(SOD)含量上升，说明侧柏叶黄酮能够在一定程度上增强机体的抗疲劳能力[3]。

【参考文献】 ［1］陈兴芬，单承莺，马世宏，等．侧柏叶挥发油抑制真菌实验研究．食品研究与开发，2012，33(6)：198-201.

［2］孟兆明．6 种植物提取物的抑菌活性研究．安徽农业科学，2011，39(8)：4570-4571.

［3］李伟，刘霞．侧柏叶中黄酮的抗疲劳作用研究．湖北农业科学，2012，51(19)：4342-4344.

白茅根
Baimaogen

本品为禾本科植物白茅 *Imperata cylindrica* Beauv. var. *major*(Nees) C. E. Hubb.的干燥根茎。全国大部分地区均产。春、秋二季采挖，洗净，晒干，除去须根和膜质叶鞘，捆成小把。切段。以色白、味甜者为佳。

【炮制】 **茅根炭** 取净白茅根段，炒至焦褐色。

【性味与归经】 甘，寒。归肺、胃、膀胱经。

【功能与主治】 凉血止血，清热利尿。用于血热吐血，衄血，尿血，热病烦渴，湿热黄疸，水肿尿少，热淋涩痛。

【效用分析】 白茅根寒凉而味甘，能清血分之热而不伤于燥；又不黏腻，故凉血而不虑其积瘀。“为热血妄行，上下诸失血之要药”（《本草求原》）。适用于吐血，衄血，尿血等多种血热出血。因其性沉降，入膀胱经，兼能利尿，故对膀胱湿热蕴结之尿血、血淋最为适宜。

白茅根性寒下降，入膀胱经，功能清热利尿，导湿热下行，用治湿热下注膀胱，水肿，小便不利，热淋涩痛；用治湿热熏蒸肝胆，身目发黄如橘子色者，有利湿退黄之用。

此外，白茅根甘能生津，寒能清热，又入气分，“清泄肺胃尤有专长”（《本草正义》），适用于热病烦渴，胃热呕吐，肺热咳嗽等病证。

【配伍应用】

1. 白茅根配车前子 白茅根凉血止血，清热利尿；车前子利尿通淋，清膀胱热结。两药配伍，协同增效，具有较好的凉血止血，清热利尿之功，适用于湿热内停或水热互结之尿少、尿痛及血尿。

2. 白茅根配石膏 白茅根清热生津，清肺胃热；石膏清肺胃热，除烦止渴。两药配伍，清热而不伤阴，生津而不碍胃，共奏清热除烦，生津止渴之效，适用于胃热烦渴，肺热咳喘。

【鉴别应用】

1. 生白茅根与白茅根炭 生白茅根长于凉血止血，清热生津利尿，常用于血热吐血，衄血，尿血，热病烦渴，湿热黄疸，水肿尿少，热淋涩痛。白茅根炭味涩，寒性减弱，清热凉血作用轻微，止血作用增强，专用于出血证，并偏于收敛止血，常用于出血证较急者。

2. 白茅根与芦根 二者均能清肺胃热、利尿，治疗肺热咳嗽、胃热呕吐、小便淋痛，且常相须为用。然白茅根偏入血分，以凉血止血见长，故血热妄行所致的出血证多用。芦根偏入气分，以清热泻火为优，故热病烦渴，胃热呕吐，肺热咳嗽多用。

3. 白茅根与小蓟 二者均能凉血止血，兼能利尿，用治血热出血诸证，尤善治尿血、血淋。然白茅根又能清热利尿，用治水肿，热淋涩痛，黄疸；清肺胃热，用治胃热呕吐，肺热咳嗽。小蓟又能散瘀解毒消肿，用治热毒疮疡。

【方剂举隅】

1. 白茅根汤（《圣济总录》）

药物组成：白茅根。

功能与主治：凉血止血，利尿通淋。适用于热淋，小便赤涩不通。

2. 茅根饮子（《外台秘要》）

药物组成：白茅根、茯苓、人参、干地黄。

功能与主治：益气养阴，凉血止血。适用于气虚血热，小便出血。

3. 白茅根散（《圣惠方》）

药物组成：白茅根、赤芍药、滑石、木通、黄芩、冬葵子、车前子、乱发灰。

功能与主治：凉血止血，清热利尿。适用于血淋，小便中痛不可忍。

4. 如神汤（《圣惠方》）

药物组成：白茅根、桑白皮。

功能与主治：泻肺平喘。适用于肺热喘咳。

【成药例证】

1. 尿毒灵灌肠液（《临床用药须知中药成方制剂卷》2020年版）

药物组成：大黄、土茯苓、连翘、栀子、白茅根、桂枝、金银花、地榆、青黛、黄柏、龙骨、牡蛎、槐米、钩藤、蒺藜、丹参、红花、生晒参、麦冬、枸杞子。

功能与主治：通腑泄浊，通利消肿。用于湿浊内阻、脾肾衰败所致的全身浮肿、恶心呕吐、大便不通、无尿少尿、头痛烦躁、舌黄、苔腻、脉实有力；慢性肾衰竭、尿毒症及肾性高血压见上述证候者。

2. 清热银花糖浆（《临床用药须知中药成方制剂卷》2020年版）

药物组成：金银花、菊花、白茅根、绿茶叶、通草、大枣、甘草。

功能与主治：清热解毒，通利小便。用于外感暑湿所致的头痛如裹、目赤口渴、小便不利。

3. 肾宁散胶囊（《中华人民共和国卫生部药品标准・中药成方制剂》）

药物组成：西瓜翠衣、紫皮大蒜。

功能与主治：消炎，利尿，消除浮肿及尿蛋白。用于急慢性肾盂肾炎，肾小球肾炎。

4. 肾炎片（《中华人民共和国卫生部药品标准・中药成方制剂》）

药物组成：一枝黄花、马鞭草、白茅根、车前草、葫芦壳、白前。

功能与主治：清热解毒，利水消肿。用于急慢性肾炎和泌尿道感染。

5. 出血热预防片（《中华人民共和国卫生部药品标准・中药成方制剂》）

药物组成：地黄、女贞子、白茅根、玄参、丹参、丹皮、板蓝根。

功能与主治：凉血化瘀，清热解毒。用于预防流行性出血热。

【用法与用量】 9～30g。

【本草摘要】

1.《神农本草经》 “主劳伤虚羸，补中益气，除瘀血、血闭，寒热，利下便。”

2.《本草正义》 “白茅根，寒凉而味甚甘，能清血分之热而不伤于燥，又不黏腻，故凉血而不虑其积瘀，以主吐衄呕血。”

3.《医学衷中参西录》 “最善透发脏腑郁热，托痘疹之毒外出；又善利小便淋涩作疼，因热小便短少，腹胀身肿；又能入肺清热以宁嗽定喘；为其味甘，且鲜者嚼之多液，故能入胃滋阴以生津止渴，并治肺胃有热，咳血、吐血、衄血、小便下血，然必用鲜者，其效方著。”

【化学成分】 主要含三萜类成分：芦竹素，白茅素，印白茅素，薏苡素，羊齿烯醇，西米杜鹃素，异山柑子萜醇；内酯类成分：白头翁素；还含有机酸、甾醇及糖类等。

【药理毒理】 本品具有止血、抗炎、增强免疫、利尿等作用。

1. 止血作用　白茅根炮制粉末4.8g/kg灌胃给药1小时，可缩短小鼠的凝血时间。白茅根生品和炭品水煎液15g/kg灌胃给药，均能明显缩短小鼠出血时间、凝血时间，炭品与生品比较有显著性差异。白茅根生品水煎液和炭品水煎液0.5g/ml体外均能缩短小鼠血浆复钙时间，提高大鼠血小板的最大聚集率。白茅根水煎剂1g/ml体外可以促进凝血酶的生成。白茅根高剂量对血热出血大鼠止血效果显著，其止血主要与内源性凝血酶、外源性凝血酶、内外源共同途径有关，与纤维蛋白系统无关[1]。

2. 抗炎作用　白茅根水煎液2.5、5.0g/kg灌胃给药，每天1次，连续4天，能够减轻二甲苯所致小鼠耳廓肿胀；减轻角叉菜胶或酵母多糖A所致大鼠足肿胀；明显抑制冰醋酸所致小鼠腹腔毛细血管通透性的增加。白茅根煎剂2.5、5.0g/kg灌胃给药，每天1次，连续7天，能够抑制醋酸所致的小鼠毛细血管通透性的提高。

3. 增强免疫作用　白茅根煎剂5.0、10g/kg灌胃，每天1次，连续20天，可显著提高小鼠吞噬细胞的吞噬率和吞噬指数、Th细胞数，并能促进白细胞介素-2（IL-2）的产生。白茅根煎剂灌胃给药，每天1次，连续3周，可提高正常及免疫功能低下小鼠外周血淋巴细胞非特异性酯酶染色（ANAEC）阳性细胞百分率. 对T淋巴细胞亚群有一定影响。白茅根多糖5～120μg/ml体外对植物血凝素（PHA）诱导的正常人外周血T淋巴细胞增殖有显著的促进作用，并能促进细胞从G_1期进入S期。

4. 抑菌作用　白茅根煎剂在试管内对弗氏、宋内痢疾杆菌有明显的抑菌作用，对肺炎球菌、卡他球菌、流感杆菌、金黄色葡萄球菌及福氏、宋内痢疾杆菌等有抑制作用，而对志贺及舒氏痢疾杆菌却无作用。白茅根乙酸乙酯提取物对假丝酵母，水煮提取物对于大肠埃希菌，丙酮提取物对金黄色葡萄球菌，50%乙醇提取物对产气肠杆菌，水煮提取物对枯草芽孢杆菌都有较好的抑菌效果[2]。

5. 利尿作用　白茅根水煎剂 5、10g/kg 灌胃，每天 1 次，连续 7 天，可以增加水负荷小鼠的尿量。其利尿作用可能与本品含有丰富的钾盐有关，其主要作用在于缓解肾小球血管痉挛，使肾血流量及肾滤过率增加而产生利尿效果，同时肾缺血改善，肾素产生减少，使血压恢复正常[2]。

6. 抗肿瘤作用　白茅根水提物体外对人肝癌细胞株 SMMC-7721 具有明显的增殖抑制作用并可诱导其凋亡，该作用是通过抑制 G_2/M 期细胞比例，将细胞周期阻滞在 S 期实现的[3]。

7. 降血糖、血脂作用　白茅根多糖可有效改善链脲菌(STZ)诱导的糖尿病小鼠核型的血糖调节能力，对血糖代谢紊乱引发的血脂代谢异常有一定的改善作用，可显著降低糖尿病小鼠体内的 GSP、甘油三酯(TG)、总胆固醇(TC)、低密度脂蛋白(LDL-C)，升高糖尿病小鼠的肝糖原和高密度脂蛋白(HDL-C)水平[4]。

8. 改善肾功能作用　白茅根可明显减少 IgA 肾病大鼠模型血尿、蛋白尿，减轻病理改变，改善肾功能。其机制可能是白茅根通过刺激机体分泌 IL-2，抑制肾脏 TGF-β_1 分泌与表达等而发挥作用[5]。

9. 对肝脑损伤的保护作用　白茅根可以降低、酒精中毒小鼠模型羟自由基，提高机体抗氧化能力，提示白茅根对酒精中毒所致的肝和脑损伤具有保护作用[6]。

10. 毒理研究　小鼠灌胃白茅根煎剂的 LD_{50} 大于 160g/kg；小鼠静脉注射精制水煎剂的 LD_{50} 为(21.4±1.09)g/kg。

【参考文献】
[1] 韦乃球，邓家刚，郝二伟，等. 白茅根艾叶止血与药性寒热相关性的实验研究. 时珍国医国药，2015，26(3)：759-761.

[2] 刘金荣. 白茅根的化学成分，药理作用及临床应用. 山东中医杂志，2014(12)：1021-1024.

[3] 包永睿，王帅，孟宪生，等. 白茅根水提物对人肝癌细胞株 SMMC-7721 细胞周期及细胞凋亡的影响. 时珍国医国药，2013，24(7)：1584-1586.

[4] 崔珏，李超，尤健，等. 白茅根多糖改善糖尿病小鼠糖脂代谢作用的研究. 食品科学，2012(19)：302-305.

[5] 尹友生，欧俊，韦家智，等. 白茅根及其复方汤对大鼠 IgA 肾病模型的干预作用. 时珍国医国药，2011，22(11)：2659-2662.

[6] 蓝贤俊，邓彩霞，陈永兰，等. 白茅根对酒精中毒小鼠肝及脑损伤的保护作用研究. 医学理论与实践，2012，25(2)：125-126.

苎麻根
Zhumagen

本品为荨麻科植物苎麻 *Boehmeria nivea*(L.)Gaud. 的干燥根和根茎。主产于江苏、山东、山西。冬季至次春采挖，除去泥沙，晒干。切片。以切面色灰棕者为佳。

【性味与归经】 甘，寒。归心、肝、肾经。

【功能与主治】 凉血止血，安胎，解毒。用于尿血，胎漏下血，胎动不安；外治痈肿初起。

【效用分析】 苎麻根入血分，“性寒能解热凉血”(《本草经疏》)。凡血分有热，络损血溢之诸出血证，皆可应用。因其入膀胱经，兼能利尿，故对于热盛下焦，脉络受损，迫血妄行之尿血、血淋最为适宜。

苎麻根既能凉血止血，又入肝经，能清肝热而安胎，历来视为安胎之要药。大凡胎动因于血热者多见，故用本品可达清热安胎之效，适用于胎漏，胎热不安。

苎麻根性寒，能清热解毒，可用治热毒痈肿初起，多以外用为主，常以鲜品捣敷患处。

【配伍应用】

1. 苎麻根配大蓟　二者均能凉血止血，大蓟兼能散瘀。两药配伍，凉血止血作用增强，且无凉遏留瘀之嫌，适用于血热妄行所致的出血诸证。

2. 苎麻根配阿胶　苎麻根凉血止血，清热安胎；阿胶滋阴养血，又为止血要药。两药配伍，清热安胎，并养血滋阴，相须为用，安胎之效增，适用于妊娠血虚有热，胎漏，胎动不安。

【鉴别应用】

1. 苎麻根与黄芩　二者均能清热凉血安胎，泻火解毒，适用于胎漏，胎热不安及热毒痈肿。然苎麻根重在凉血止血，兼能利尿，故主治尿血、血淋证属下焦血热盛者。黄芩善能清热燥湿，可用于湿热诸证；又能清泻肺热，用于肺热壅遏之咳嗽痰稠。

2. 苎麻根与白茅根　二者均能凉血止血，兼能利尿，适用于血热出血诸证，尤善治尿血、血淋。然苎麻根又能凉血安胎，清热解毒，可用于胎热不安，热毒痈肿。白茅根尚能清热生津，清肺胃热，可用于热病烦渴，胃热呕吐，肺热咳嗽等病证。

【方剂举隅】

1. 苎根汤(《外台秘要》)

药物组成：苎麻根、干地黄、当归、芍药、阿胶、炙甘草。

功能与主治：凉血止血，安胎止痛。适用于劳损动胎下坠，小腹痛，阴道出血。

2. 治血淋方（《圣济总录》）

药物组成：苎麻根。

功能与主治：凉血止血，利尿通淋。适用于血淋，脐腹及阴茎涩痛。

3. 保胎方（《梅师集验方》）

药物组成：苎麻根。

功能与主治：清热凉血安胎。适用于妊娠胎动，忽下黄汁如胶或如小豆汁，腹痛不可忍者。

4. 生苎根散（《圣惠方》）

药物组成：生苎根、阿胶、黄芩、赤芍药、当归。

功能与主治：凉血止血，清热安胎。适用于妊娠胎动，腹内疼痛，心神烦热，饮食少。

5. 消痈疽方（《梅师集验方》）

药物组成：苎麻根。

功能与主治：本品外敷清热解毒。适用于痈疽发背，或发时乳房初起微赤。

【成药例证】 **腮腺宁糊剂**（《中华人民共和国卫生部药品标准·中药成方制剂》）

药物组成：芙蓉叶、白芷、大黄、苎麻根、赤小豆、乳香、薄荷油。

功能与主治：散瘀解毒，消肿止痛。用于腮腺炎，红肿热痛。

【用法与用量】 9～30g。外用适量，捣烂敷患处。

【本草摘要】

1.《名医别录》 “主小儿赤丹，其渍苎汁疗渴。”

2.《本草经疏》 “解热，凉血。”

3.《医林纂要》 “孕妇两三月后，相火日盛，血益热，胎多不安。苎根甘咸入心，能布散其光明，而不为郁热，此安胎良药也。”

【化学成分】 主要含酚酸类成分：绿原酸，咖啡酸，奎宁酸；三萜类成分：19α-羟基熊果酸等。尚含黄酮，生物碱等。

【药理毒理】 本品具有止血、调节子宫平滑肌、抗菌、抗氧化等作用。

1. 止血作用 5%苎麻根有机酸盐腹腔注射0.5ml能够缩短小鼠断尾后止血时间，使出血部位血小板数增加。5%苎麻根有机酸盐2.0mg/kg体外能减慢家兔、鸡、黄牛凝血块形成时间。苎麻根醇提取物1g/ml体外具有轻度促进健康人血小板凝聚作用。

2. 对子宫平滑肌的作用 苎麻根黄酮苷62.5、125mg/L体外能使兔、豚鼠和小白鼠的怀孕子宫肌收缩力明显减弱，频率减慢，张力减弱，而使未孕子宫肌的收缩力增强，频率加快，张力提高。苎麻根黄酮苷可使怀孕母兔尿中孕二醇葡萄糖醛酸钠含量升高，但对未孕兔尿中孕二醇葡萄糖醛酸钠的含量无明显影响。

3. 抗菌作用 苎麻根有机酸盐和生物碱5mg/ml体外对溶血性链球菌、肺炎球菌、大肠埃希菌、炭疽杆菌及变形杆菌高度敏感，对金黄色葡萄球菌、铜绿假单胞菌、沙门菌、猪丹毒杆菌中度敏感。

4. 抗氧化作用 苎麻根黄酮苷元能清除·OH自由基和O_2^-·自由基，起抗氧化作用[1]。

5. 毒理研究

（1）急性毒性 小鼠腹腔注射苎麻根黄酮苷急性毒性实验的LD_{50}为2369mg/kg。

（2）致突变性 小鼠腹腔注射苎麻根黄酮苷LD_{50}的1/5、1/10、1/20，每日1次，连续7日，试验组的致突变指数与对照组无明显差异。

【参考文献】 [1] 张贤，陈悟，周文聪，等. 苎麻根抗氧化活性部位研究. 时珍国医国药，2011，22(4)：896-898.

土大黄

Tudahuang

本品为蓼科植物巴天酸模 *Rumex patientia* L.或皱叶酸模 *Rumex crispus* L.的干燥根。主产于河北。春季采挖，除去茎叶及须根，洗净，干燥，或趁鲜切厚片，晒干。以切面色棕黄、味苦者为佳。

【性味与归经】 苦、辛，凉。归心、肺经。

【功能与主治】 凉血止血，杀虫，通便。用于衄血，咯血，便血，崩漏，疥癣瘙痒，大便秘结。

【效用分析】 土大黄味辛能行，苦凉泄热，善走血分，既能凉血热而止妄行，又能行血脉而不留瘀。适用于衄血、咯血、便血、崩漏等多种血热出血证。

土大黄外用能清热解毒，杀虫止痒，可用治热毒疮疡，尤以“治疥癣最效”（《质问本草》），故适用于疥、癣等多种瘙痒性皮肤病。

土大黄苦能通泄，凉能清热，有泄热通便之功，适用于热结便秘。

【配伍应用】

1. 土大黄配硫黄 二药外用，均能解毒杀虫止痒。相须为用，杀虫止痒作用增强，适用于干湿顽癣，皮肤瘙痒者。

2. 土大黄配墨旱莲 土大黄凉血止血，兼能散瘀；

墨旱莲凉血止血，又能补阴。两药配伍，凉血止血作用增强，用于衄血、咯血、便血、崩漏等多种血热出血证。

【鉴别应用】 土大黄与大黄 二者名称相似，均能凉血止血，清热泻火解毒，泻下通便。用于血热出血，热毒疮疡及热结便秘。然土大黄以凉血止血为主，又能杀虫止痒，用于疥癣瘙痒；大黄为泻下攻积之要药，又能活血祛瘀，清泄湿热，用于血瘀诸证，湿热黄疸等。

【方剂举隅】 土大黄膏（《外科正宗》）

药物组成：硫黄、生矾、川椒、土大黄。

功能与主治：杀虫止痒。适用于干湿顽癣，不论新久，但皮肤顽厚，串走不定，惟痒不痛者。

【成药例证】 止血片（《中华人民共和国卫生部药品标准·中药成方制剂》）

药物组成：墨旱莲、地锦草、拳参、土大黄、珍珠母。

功能与主治：清热凉血，止血。用于因血热引起的月经过多，鼻衄，咳血，吐血，咯血。

【用法与用量】 9～15g。

【本草摘要】

1.《质问本草》 “治疥癣最效。”“清热可敷火毒。”

2.《本草纲目拾遗》 “破瘀，生新。治跌打，消痈肿，止血，愈疥癣。”

3.《植物名实图考》 “治无名肿毒，消血热。”

【化学成分】 主要含酚酸类成分：大黄素，大黄素甲醚，大黄酚衍生物；还含α-蒎烯，樟烯，α-水芹烯等。

【药理毒理】 本品具有止血、镇咳、平喘、抗病原微生物、抗肿瘤等作用。

1. 止血作用 土大黄水煎剂灌胃可明显缩短小鼠凝血时间，腹腔注射可阻断或推迟由静脉注射伊文思蓝后局部注射组胺引发的渗出反应，有一定的降低血管脆性，增强毛细血管收缩性的作用。

2. 镇咳、平喘作用 土大黄根水煎剂和去蛋白后水煎剂灌胃，对氨水喷雾所致小鼠有明显的祛痰止咳作用。土大黄总蒽醌灌胃，对组胺喷雾所致豚鼠有较明显的平喘作用。

3. 抗病原微生物作用 土大黄根水浸 1g/ml 体外对金黄色葡萄球菌、乙型链球菌、白喉杆菌具有抑制作用。土大黄根酊剂在沙泊培养基上对犬大小孢子霉菌有抑制作用。土大黄根中的大黄素、大黄酸、大黄酚体外试管法对甲型链球菌、肺炎球菌、流感杆菌及卡他球菌有不同程度的抑制作用。大黄素体外试验还对金黄色葡萄球菌、大肠埃希菌有不同程度的抑制作用。

4. 抗肿瘤作用 土大黄煎剂在 0.1、0.25mg/ml 浓度时对食管癌细胞株及原代瘤细胞均有抑制作用。土大黄苷在 100、200、400μmol/L 浓度时可诱导人乳腺癌细胞 SK-BR-3 的早期凋亡[1]。土大黄苷在 100～200μmol/L 的浓度范围内，显著抑制人肝癌细胞 SMMC7721 增殖和分化[2]。

5. 其他作用 土大黄提取物 2、4、6g/kg 均能对实验性小鼠银屑病有治疗作用[3]。土大黄总提取物以及其乙酸乙酯部位均具有较强的抑制α-葡萄糖苷酶的活性，IC_{50} 分别为 1.1μg/ml 和 0.22μg/ml[4]。

【参考文献】 [1] 赵素容，刘浩，梁颖，等. 土大黄苷对人乳腺癌细 SK-BR-3 凋亡的影响. 蚌埠医学院学报，2012，37(7)：845-847.

[2] 时小燕，赵玮，王天晓，等. 土大黄苷对人肝癌细胞 SMMC-7721 增殖和分化的影响. 中国医疗前沿，2012，7(1)：11-13.

[3] 斯拉甫，艾白. 土大黄对实验性银屑病的作用. 中药药理与临床，2012，28(1)：107-109.

[4] 聂昌平，蒋文雯，王兴远，等. 民族药材土大黄中α-葡萄糖苷酶抑制剂的初步研究. 时珍国医国药，2013，24(6)：1399-1401.

二、化瘀止血药

本类药物既能止血，又能化瘀，具有止血而不留瘀的特点，适用于瘀血内阻，血不循经之出血病证。部分药物尚能消肿、止痛，还可用治跌打损伤，经闭，瘀滞心腹疼痛等病证。

临床常用的化瘀止血药有三七、茜草、蒲黄、花蕊石、降香、竹节参等。

三　七
Sanqi

本品为五加科植物三七 *Panax notoginseng*(Burk.) F. H. Chen 的干燥根和根茎。主产于云南、广西。秋季花开前采挖，洗净，分开主根、支根和根茎，干燥。支根习称“筋条”，根茎习称“剪口”。以个大、体重、质坚实、断面灰绿色者为佳。

【炮制】 三七粉 取三七，碾碎。

【性味与归经】 甘、微苦，温。归肝、胃经。

【功能与主治】 散瘀止血，消肿定痛。用于咯血，吐血，衄血，便血，崩漏，外伤出血，胸腹刺痛，跌扑肿痛。

【效用分析】 三七苦泄温通，入肝经血分，善止血妄行，又能活血散瘀，有止血不留瘀，化瘀不伤正的特点，无论上中下之血，凡有外越者，无不奏效。故可广泛适用于血液不循常道，溢出脉外所致的咯血、吐血、衄血、便血、崩漏、外伤出血等全身各部的出血证。因其善“能于血分化其血瘀”（《本草求真》），对瘀阻络损之体内外出血最宜，单味内服外用均有良效，故有“止血之神药”（《本草新编》）称谓。

三七善化瘀血，以通为治，能促进血液运行，使血脉通利，瘀血消散，而达消肿定痛之效，尤以止痛称著，为治瘀血诸痛之佳品，外伤科之要药。凡跌打损伤，瘀血肿痛，或胸腹刺痛，内服外敷，奏效尤捷。对于疮疡初起肿痛者，用之可使肿消痛止。

【配伍应用】

1. 三七配白及 三七化瘀止血，为治体内外出血诸证之佳品；白及收敛止血，为治肺胃出血证之要药。两药配伍，一散一收，祛瘀生新，止血作用增强，可用于各种出血之证，尤多用于咳血、吐血等肺胃出血之证。

2. 三七配丹参 三七性温，活血散瘀，尤擅定痛；丹参性凉，凉血活血，通经止痛。两药配伍，相须为用，活血祛瘀，通经止痛作用增强，适用于血瘀诸痛证，尤宜于心脉瘀阻之心痛彻背、背痛彻心者。

3. 三七配当归 三七化瘀止血，消肿定痛；当归养血活血，调经止痛。两药配伍，可增强其养血活血，祛瘀生新，调经止痛之功，适用于产后瘀血不去，新血不生所致的恶露不尽，少腹疼痛。

4. 三七配大黄 三七化瘀消肿定痛，大黄泻火凉血解毒。两药配伍，共奏泻火凉血，散瘀消肿之效，用于热毒疮疡初起，红肿热痛者。

【鉴别应用】

1. 生三七与熟三七 三七生用化瘀止血，消肿定痛力强，大凡瘀血性出血，跌打损伤，瘀肿疼痛皆宜。熟三七止血化瘀作用较弱，偏于补虚强壮，多用于虚损劳伤，气血不足者。

2. 三七与景天三七 两者均能化瘀止血、止痛，用治瘀血性出血及跌打损伤，瘀血肿痛。然三七化瘀止血、止痛力强，药效卓著。景天三七功似三七，惟药力不及；又能宁心安神，多用治心悸，失眠，烦躁不安等。

【方剂举隅】

1. 生地黄汤（《医学心悟》）

药物组成：生地黄、牛膝、丹皮、黑山栀、丹参、元参、麦冬、白芍、郁金、广三七、荷叶。

功能与主治：清热凉血，活血化瘀。适用于血热妄行所致的吐血。

2. 化血丹（《医学衷中参西录》）

药物组成：花蕊石、三七、血余炭。

功能与主治：化瘀止血。适用于咳血，兼治吐衄，理瘀血及二便下血。

【成药例证】

1. 三七片（《临床用药须知中药成方制剂卷》2020年版）

药物组成：三七。

功能与主治：散瘀止血，消肿定痛。用于咯血，吐血，衄血，便血，崩漏，外伤出血，胸腹刺痛，跌扑肿痛。

2. 舒胸片（《中华人民共和国卫生部药品标准·中药成方制剂》）

药物组成：三七、红花、川芎。

功能与主治：活血，祛瘀，止痛。用于血瘀型冠心病、心绞痛、心律失常，瘀血疼痛，跌打损伤。

3. 康尔心胶囊（《临床用药须知中药成方制剂卷》2020年版）

药物组成：人参、麦冬、三七、丹参、山楂、枸杞子、何首乌。

功能与主治：益气养阴，活血止痛。用于气阴两虚、瘀血阻络所致的胸痹，症见胸闷心痛、心悸气短、腰膝酸软、耳鸣眩晕；冠心病心绞痛见上述证候者。

4. 稳心颗粒（《临床用药须知中药成方制剂卷》2020年版）

药物组成：黄精、党参、三七、琥珀、甘松。

功能与主治：益气养阴，活血化瘀。用于气阴两虚，心脉瘀阻所致的心悸不宁、气短乏力、胸闷胸痛；室性早搏、房性早搏而见上述证候者。

5. 颈痛颗粒（《临床用药须知中药成方制剂卷》2020年版）

药物组成：三七、川芎、延胡索、白芍、威灵仙、葛根、羌活。

功能与主治：活血化瘀，行气止痛。用于血瘀气滞、脉络痹阻所致神经根型颈椎病，症见颈部僵硬疼痛、肩背疼痛、上肢窜麻、窜痛者。

【用法与用量】 3～9g；研末吞服，一次1～3g。外用适量。

【注意】 孕妇慎用。

【本草摘要】

1.《本草求真》“三七气味苦温，能于血分化其血瘀。故凡金刃刀剪所伤，及跌扑杖疮血出不止，嚼烂涂之，或为末掺，其血即止。且以吐血、衄血、下血、血痢、崩漏、经水不止、产后恶露不下，俱宜自嚼，或为末，米饮送下即愈。”

2.《本草新编》“三七根，止血之神药也，无论上中下之血，凡有外越者，一味独用亦效，加入补血补气药之中则更神。盖止药得补而无沸腾之患，补药得止而有安静之休也。”

3.《医学衷中参西录》 “三七，善化瘀血，又善止血妄行，为吐衄要药。”

【化学成分】主要含四环三萜类成分：人参皂苷 Rb_1、Rd、Re、Rg_1、Rg_2、Rh_1，三七皂苷 R_1、R_2、R_3、R_4、R_6、R_7，七叶胆苷，三七皂苷 A、B、C、D、E、G、H、I、J 等。尚含三七素，槲皮素及多糖等。

中国药典规定本品含人参皂苷 Rg_1($C_{42}H_{72}O_{14}$)、人参皂苷 Rb_1($C_{54}H_{92}O_{23}$)和三七皂苷 R_1($C_{47}H_{80}O_{18}$)的总量不得少于 5.0%。

【药理毒理】本品具有抗血栓形成、抗脑缺血、抗心肌损伤、抗心律失常、抗炎、改善学习记忆、抗疲劳等作用。

1. 抗血栓形成作用 三七总皂苷(PNS)、三七有效成分人参皂苷 Rg_1、Rb_1 静脉给药，均可抑制光化学反应诱导的大鼠肠系膜细静脉血栓。三七有效部位人参三醇皂苷(PTS) 50、100mg/kg 腹腔注射可抑制二磷酸腺苷(ADP)诱导的大鼠血小板聚集和大鼠动静脉旁路血栓的形成。三七叶皂苷 50、100、200mg/kg 静脉注射能明显降低 ADP 诱导的兔血小板聚集，三七叶皂苷体外能抑制 ADP 诱导的血小板聚集，IC_{50} 为 89.4mg/L。三七水提物 0.4g 生药/kg 灌胃可有效改善缺血再灌注大鼠肠系膜微循环障碍，抑制白细胞的黏附和肥大细胞脱颗粒。三七 1.2、0.6g/kg 灌胃，每日 1 次，连续 4 周，可以降低高脂所致大鼠胰岛素抵抗的空腹胰岛素，抑制血栓形成相关因子的表达[1]。三七粉 0.63、1.26g/kg 灌胃，连续 14 天，对动、静脉旁路丝线所致大鼠血栓形成有抑制作用，其机制与抑制血小板聚集有关[2]。三七皂苷 R_1(5mg/ml)在 25%血浆抗凝血酶参与下，能明显抑制凝血酶的活性，抑制率达 19.87%[3]。三七粉溶液(0.7g/kg)灌胃能缓解下腔静脉结扎诱导的大鼠血液高凝状态，减轻全身炎性反应，延缓大鼠深静脉血栓的发生发展[4]。

2. 对血管的作用 三七总皂苷 25、50mg/kg 静脉注射能明显扩张麻醉小鼠软脑膜微血管，加快血流速度。三七总皂苷 100～800mg/L 体外对基础状态下及血小板源生长因子诱导的血管平滑肌细胞增殖均具有显著抑制作用，其作用机制与其阻滞血管平滑肌细胞 G_1/G_0 期向 S 期转化以及下调 c-myc 基因表达有关。三七总皂苷 100、400μg/ml 体外能抑制高脂血清所致动脉平滑肌细胞(VSMC)的 DNA 合成及异常增生，能保护高脂血清对 VSMC 的损伤，明显减少细胞的死亡率。三七总皂苷对人胎儿血管平滑肌细胞的增殖有抑制作用，且随浓度加大抑制作用加强。三七总皂苷 600mg/L 可抑制高脂血清对人胎儿血管平滑肌细胞的刺激作用。三七总皂苷 300、450、600μg/L 对血小板衍生生长因子所致大鼠胸主动脉平滑肌细胞(tASMC)增殖，并使细胞内游离钙浓度增高[5]。三七粉 0.125、0.250g/kg 灌胃，每日 1 次，连续给药 6 天，可以加快注血法所致家兔慢性硬膜下血肿局部纤维性修复，减轻外膜炎症和氧化损伤、降低 VEGF 表达，减少病理性血管形成[6]。三七皂苷 R_1 可下调乳腺癌细胞 CD34 及 VEGF 表达，抑制乳腺癌血管生成[7]。

3. 对血液学的作用 三七的水提液和醇提液 0.09g/ml 灌胃，每日 1 次，连续 12 日，2%*N*-乙酰苯肼建立大鼠血虚模型，熟三七(蒸三七、油炸三七)促进造血作用优于生三七，改善微循环效果较好，生三七止血作用最明显[8]。熟三七混悬液 2.25g/kg、熟三七皂苷 0.627g/kg、熟三七多糖 0.372g/kg 灌胃给药，能提高小鼠皮下注射乙酰苯肼造成的溶血性血虚模型和皮下注射盐酸肾上腺素注射液联合冰水浴游泳造成的急性血瘀大鼠模型红细胞、血红蛋白，缓解肝脏、脾脏中含铁血黄素沉积、炎性细胞浸润。生三七混悬液 2.25g/kg、生三七皂苷 0.566g/kg、生三七多糖 0.306g/kg 可降低全血切变率及血浆黏度[9]。三七皂苷 300mg/kg、600mg/kg 体内给药具有抗血小板聚集作用[10]。

4. 抗脑缺血作用 三七有效部位人参三醇皂苷 25、50、100mg/kg 静脉注射给药 3 天，可降低局灶性脑缺血再灌注损伤大鼠模型血浆的 TXB_2 含量及 TXB_2/6-Keto-$PGF_{1\alpha}$(T/P)值，增高 6-Keto-$PGF_{1\alpha}$ 含量，并呈一定的量效关系。三七有效成分人参皂苷 $Rg_1$5mg/kg 灌胃，能明显降低缺血再灌注大鼠皮层脑细胞凋亡与坏死，同时也能明显降低血清中 TNF-α 和 PGE_2 水平及 $cPLA_2$ 在皮层脑细胞中的表达。三七总皂苷 8mg/kg 腹腔注射能抑制大鼠脑出血后脑血流下降及细胞凋亡。三七人参三醇皂苷 0.2～0.4g/L 体外可有效维持模拟缺血再灌注神经元细胞形态，并抑制模拟缺血再灌注诱导的神经元细胞凋亡。三七三醇皂苷(PTS) 50mg/kg 腹腔注射，可以提高改良的线栓法所致大鼠短暂局灶性脑缺血的微管相关蛋白 mRNA、胶质纤维酸性蛋白 mRNA 和蛋白表达[11]。三七皂苷 Rg_1(25、50、100mg/kg)腹腔注射，每天 2 次，可以明显降低线栓法所致大鼠脑缺血损伤后的死亡率和神经缺失评分，大鼠大脑皮质、小脑和延髓 Bcl-2 与 Bax 蛋白表达的比值增加[12]。三七总皂苷 100mg/g 腹腔注射，可以有效降低脑缺血再灌注损伤大鼠的脑梗死体积和血-脑屏障破坏的程度[13]。腹腔注射三七总皂苷(PNS)能降低双侧颈总动脉夹闭法诱导的 Bax 表达水平，增高 Bcl-2/Bax 表达水平[14]。

5. 抗心肌损伤作用 三七总皂苷25mg/kg腹腔注射对梗阻性黄疸心肌组织损伤有明显的保护作用，其机制可能与上调心肌组织 Bcl-2 蛋白、下调 Bax 蛋白有关。三七总皂苷 100、150mg/kg 灌胃，连续 45 天，可下调病毒性心肌炎小鼠慢性期血小板衍化生长因 B(PDGF-B)的表达，抑制心肌胶原的增生。三七皂苷 R_1(5～10mg/kg)连续给药 7 天，可以降低垂体后叶素所致大鼠急性心肌缺血 ST 段抬高值，有效减少血浆心肌酶的水平和心肌缺血面积，并改善心肌缺血病理性损伤[15]。5、12.5、25mg/kg 三七皂苷 R_1 能抑制 LPS 所致小鼠急性内毒素心肌损伤和心肌炎症，抑制心肌组织中 VCAM-1 和 ICAM-1 的表达[16]。三七总皂苷 20mg/kg 灌胃 1 周，能显著改善胸结扎冠状动脉左前降支所致大鼠急性心梗左室收缩和舒张功能，降低血清酶的含量及心律失常发生率[17]。25mg/kg 三七皂苷 R_1 腹腔注射，连续 4 周，可以促进大鼠缺血心肌血管再生，上调缺血心肌 VEGF、bFGF 蛋白水平[18]。三七总皂苷 100、400mg/kg 腹腔注射，有促进心肌梗死后 VEGF 和 miRNA-21 表达、促进血管新生和缩小梗死面积的作用[19]。三七总皂苷(PNS)对异丙肾上腺素诱导的心肌损伤具有防治作用[20]。

6. 抗心律失常作用 三七叶皂苷 20、40mg/kg 静脉注射能明显对抗乌头碱、$BaCl_2$ 和结扎冠状动脉前降支诱发大鼠的室性心律失常；三七有效成分人参皂苷 Rb_1 和 Rg_1 亦可对抗毒毛花苷所致豚鼠室早、室速和室颤作用。三七皂苷 0.18g/L 能明显改善缺氧和再供氧对心肌细胞电效应的影响。

7. 抗炎作用 三七总皂苷 60、120、240mg/kg 可剂量依赖性地抑制角叉菜胶诱导的大鼠气囊滑膜炎白细胞游出和蛋白渗出。三七正丁醇提取物 15mg/kg 灌胃可延迟小鼠胶原性关节炎发作，减轻细胞浸润、滑液增多、软骨损害和骨侵蚀；体外能抑制佛波醇(PMA)刺激的人单核细胞 THP-1 释放 IL-1，抑制 LPS 刺激的鼠巨噬细胞 RAW264-7 细胞中 iNO 的产生，亦抑制 TNF-α 诱导的人软骨肉瘤细胞系 SW1353 细胞分泌 MMP-13。三七总皂苷注射液 5mg/kg 静脉滴注，可有效改善胃肠黏膜的血液灌注和氧供，降低血清 E-选择素、TNF-α 和 IL-6 水平。三七总皂苷对内毒素损伤血管内皮细胞炎症介质 PAF 和 NO 的产生及黏附分子 ICAM-1 表达有抑制作用。三七皂苷 Rg_1(10、20、40μmol/L)对 LPS 刺激 BV-2 细胞构建的激活模型，可以通过抑制 MAPKs 的磷酸化来调控小胶质细胞株 BV-2 细胞激活，发挥其神经抗炎的作用[21]。三七总皂苷 2.5、5.0、10.0 μg/ml 对尿酸钠所致体外急性炎症模型，可以明显抑制细胞凋亡 6.90%±1.07%和炎症因子 ICAM-1 的表达[22]。三七粉腹腔注射，可以减少卵清白蛋白加雾化激发法所致小鼠哮喘的气道上皮黏液的分泌，对肺组织细支气管及血管周围炎性细胞的浸润有减轻作用，改善气道炎症状态[23]。三七总皂苷腹腔注射能干预醋酸诱导的脊髓胶质细胞激活所致的小鼠急性炎性内脏痛[24]。

8. 改善学习记忆作用 三七总皂苷 100、200mg/kg 灌胃，能明显减轻 D-半乳糖和鹅膏蕈氨酸导致的大脑胆碱能神经元数量减少和 ChAT 水平降低；三七总皂苷 50、100mg/kg 静脉给药，可以提高痴呆模型大鼠大脑皮质内的肾上腺素、多巴胺和 5-羟色胺的含量。三七有效成分人参皂苷 Rg_1 200、400mg/kg 灌胃可明显抑制东莨菪碱所致小鼠记忆获得障碍、亚硝酸钠所致小鼠记忆巩固障碍及 40%乙醇所致小鼠记忆再现障碍，明显减少动物避暗试验 5 分钟内的错误次数，并显著延长潜伏期；明显减少水迷宫试验 3 分钟内动物进入盲端的错误次数，显著缩短小鼠游完全程达岸的时间。三七总皂苷 80mg/kg 腹腔注射，连续 3 周，可以有效地改善氧化损伤型类阿尔兹海默症(AD)大鼠脑能量代谢及线粒体功能。三七总皂苷 100、200mg/kg 连续灌胃 4 周，可以提高 AD 大鼠血清 SOD、GSH、CAT 水平。三七总皂苷或含三七总皂苷的大鼠血清显著增强 $Aβ_{25～35}$ 片段诱导的 NG108-15 细胞的存活率。三七皂苷 Rg_1 腹腔注射 100mg/kg，连续 4 周，可提高阿尔兹海默症双转基因小鼠的学习记忆功能[25]。注射三七总皂苷(100、50μg/kg)每天 1 次，连续 30 天，可以改善老年大鼠的学习能力和记忆力，减少海马神经元凋亡[26]。三七皂苷 Rg 灌胃能提高海马组织 SOD 活性及 p-MEK5/MEK5、p-ERK5/ERK5 水平，降低海马 MDA、IL-1β、TNF-α 水平及 cleaved-Caspase-3 蛋白表达，抑制海马神经元凋亡，改善海马组织炎症和氧化损伤，从而提高 VD 大鼠认知功能[27]。

9. 抗疲劳作用 三七总皂苷 25mg/kg 腹腔注射，可以抑制一次性力竭运动后大鼠大脑星形胶质细胞酸性胶质蛋白的高表达。三七总皂苷 30mg/kg 连续灌胃 2 周，能有效减缓大鼠力竭运动训练过程中血糖下降，促进力竭运动训练后 T 淋巴细胞亚群 $CD3^+$、$CD4^+$、$CD8^+$ 等指标的变化。三七总皂苷(5、25、50μg/ml)可通过提高抗氧化能力和减少细胞凋亡来对抗 D-半乳糖所致的 H9c2 细胞衰老[28]。三七总皂苷能抑制芳基烃受体(AHR)、雄激素受体(AR)、细胞色素 P_{450} 酶 3A4(CYP3A4)、核转录因子-κB 抑制剂α(NFKBIA)表达，具有抗疲劳作用[29]。

10. 延缓衰老作用 三七二醇苷150mg/kg灌胃，可增强小鼠性功能，三七二醇苷200、400mg/L可延长果蝇寿命，三七二醇苷还可增强果蝇和小鼠抗饥饿能力，并抑制小鼠体内丙二醛(MDA)含量，提高超氧化物歧化酶(SOD)活性。三七总皂苷能够降低D-半乳糖诱导亚急性衰老大鼠模型肝细胞mtDNA相对含量及血清MDA含量，提高血清SOD活性，增加衰老大鼠血清IL-2含量，降低IL-6含量。三七有效成分人参皂苷Rb_1、Rg_1 90mg/kg连续灌胃给药30天，能显著提高20月龄小鼠红细胞SOD及过氧化氢酶(CAT)活力。三七总皂苷微乳经皮给药对D-半乳糖所致的衰老小鼠皮肤有显著的抗衰作用，提高小鼠背部皮肤组织匀浆中SOD及皮肤羟脯氨酸含量，下调过氧化脂质代谢产物MDA。三七总皂苷200、100mg/kg灌胃，每天1次，连续给药2个月，可以上调快速老化痴呆模型小鼠脑内ADAM9 mRNA和下调ADAM10 mRNA的表达[30]。三七总皂苷(PNS)灌胃给药能够减轻自然衰老大鼠睾丸组织DNA损伤，其机制可能与调控ATR/Chk1/P53信号通路有关[31]。三七软膏可增加D-半乳糖致衰老小鼠皮肤T-SOD、CAT、GSH-Px活力，减轻氧化损伤[32]。

11. 抗氧化作用 三七总皂苷12.5～50μg/ml可显著降低H_2O_2诱导的人皮肤成纤维细胞氧化应激损伤。降低皮肤成纤维细胞的生长抑制率，减少细胞凋亡数量[33]。三七总皂苷40mg/kg腹腔注射，能升高大鼠腹部游离皮瓣成活率，改善微循环和提高机体抗氧化的能力[34]。

12. 调节血脂作用 三七总皂苷45mg/kg灌胃，连续12周，可有效抑制高脂饮食所致兔腹主动脉粥样硬化，降低兔血清总胆固醇(TC)、甘油三酯(TG)和低密度脂蛋白胆固醇(LDL-C)含量。三七总皂苷50mg/kg灌胃3个月，可使老年大鼠血清HDL-C升高54.1%，其亚组分HDL_2-C升高128.6%，同时提高HDL-C/T-C比值。三七总皂苷100、200mg/kg灌胃，连续4周，可以降低脂肪乳剂所致大鼠高脂血症的TC、LDL-C、ALT、AST、MDA，升高SOD水平和HDL-C/TC比值，调节血脂水平和肝功能，抵抗脂质过氧化作用[35]。三七总皂苷50、100μg/ml可以明显抑制3T3-L1细胞的分化，并能抑制PPARγ2、C/EBPα基因的表达[36]。三七总皂苷(PNS)对高脂血症金黄地鼠具有降脂作用，其机制可能与调节PCSK9-LDLR信号通路有关[37]。

13. 调节免疫作用 三七皂苷160mg/kg可使小鼠溶血空斑数增加92%，显著提高小鼠腹腔巨噬细胞吞噬率和吞噬指数。三七皂苷能使红细胞膜上的C3b受体活性增强，使C3b受体的花结率增加。5%三七总皂苷腹腔注射能明显增加老龄大鼠的胸腺指数和脾脏指数，增强腹腔巨噬细胞吞噬功能和分泌TNF-α，促进淋巴细胞增殖，提高NK细胞活性。

14. 抗肿瘤作用 三七中人参皂苷Rg_1 0.4、0.2、0.1mg/ml对S_{180}和H_{22}肿瘤细胞移植性肿瘤均有明显的抑制作用。PNS 120、240、480mg/kg灌胃可增强环磷酰胺的抑小鼠S_{180}实体瘤作用，同时减轻其毒性反应。人参皂苷R_1 150μg/ml体外对HL-60细胞生长抑制率为8.9%，1200μg/ml为73.6%。三七总皂苷100mg/L以上体外可有效抑制肝癌细胞CBRH791细胞增殖，其抑制率随着药物浓度增加而增加。三七总皂苷100、200mg/L体外可明显抑制对数生长的白血病NB4细胞增殖。三七提取物0.16g/kg一次性灌胃比格犬含药血清可增加人胃黏膜上皮细胞系GES-1细胞(MC细胞)Bax和p21表达，抑制Bcl-2表达。三七提取物12.5、125、1250μg/ml对体外胃癌细胞株MKN-28的半抑制浓度为27.44μg/ml，人喉癌细胞株$HepG_2$的半抑制浓度为390.84μg/ml，人皮肤T细胞淋巴瘤Hut-97的半抑制浓度为304.18μg/ml，人白血病细胞株K562的半抑制浓度为465.15μg/ml[38]。三七水煎剂7ml/kg灌胃，可以抑制二乙基亚硝胺(DEN)诱发大鼠肝癌血管生成，可以通过抑制Ang-2、Tie-2HIF-1α及VEGF而发挥作用[39]。三七总皂苷可以通过上凋亡相关基因caspase-3、caspase-9、Bax mRNA表达，下调Bcl-2 mRNA表达水平，抑制骨肉瘤143b细胞的增殖和迁移，促进骨肉瘤143b细胞的凋亡[40]。

15. 保护肝脏作用 三七总皂苷200mg/kg灌胃能显著抑制大鼠脂肪肝组织细胞色素P_{450}-E1的表达，减轻脂质过氧化反应。三七总皂苷100、200mg/kg灌胃30天，可有效降低高脂饮食诱发大鼠非酒精性脂肪肝肝指数、血清瘦素水平，改善胰岛素抵抗和下调瘦素受体表达。三七总皂苷、三七多糖、三七总黄酮0.4g/kg灌胃，连续7天，能显著改善卡介苗、脂多糖所致小鼠免疫性肝损伤小鼠的胸腺、肝脏、脾脏系数，减轻组织细胞炎性浸润[41]。5mg/kg三七皂苷Rg_1、Rb_1腹腔注射，每3天1次，共15次，可以显著抑制5%CCl_4橄榄油胃饲所致大鼠肝纤维化的ALT、PCⅢ、MDA水平，提高线粒体膜Ca^{2+}-ATP酶活性[42]。三七总皂苷50、100、200mg/kg灌胃，每天1次，连续10周，可以减轻CCl_4所致大鼠肝纤维化的程度，降低HA、LN、PⅢNP、CⅣ和MDA含量，升高SOD水平，还可抑制肝组织中Bax的表达，促进Bcl-2的表达[43]。三七总皂苷150μmol/L可以抑制毒胡萝卜素引起的肝细胞应激损伤，提高细胞存活率94.5%±9.84%，其作用机制是减少细胞内活性氧生成，抑制毒胡萝卜素激活磷酸化 c-Jun，提高细胞 Akt、PCNA 水平[44]。

16. 保护肾脏作用 三七总皂苷 50mg/kg 灌胃能有效下调单侧输尿管闭塞（UUO）大鼠肾脏组织 A-SMA mRNA 及其蛋白的表达，具有抗肾小管上皮细胞转分化的作用。三七总皂苷 180mg/kg 灌胃可有效减轻嘌呤性大鼠肾组织中腺嘌呤结晶沉积，降低 P^{3+}，降低 Ca^{2+}、RBC、Hb 水平，改善肾功能。三七总皂苷 400ng/ml 能抑制肝素结合性表皮生长因子样生长因子（HB-EGF）诱导大鼠系膜细胞的增殖，延缓肾小球硬化[45]。PNS（100、200、400mg/kg）灌胃，可升高慢性马兜铃酸肾病大鼠肾组织 SOD 活性和 GSH-Px 含量，明显降低肾组织中 MDA[46]。三七总皂苷（400、600、800μg/ml）可明显抑制人肾成纤维细胞分泌 I 型胶原及转化生长因子-β_1，有抑制肾间质纤维化作用[47]。三七总皂苷（50、100mg/kg）灌胃，可以降低自发性高血压大鼠血压及尿 MA、β_2-MG 和血清 SCr、BUN、UA 水平[48]。三七总皂苷（PNS）可通过上调抗凋亡蛋白 Bcl-2 表达，减少凋亡蛋白 Bax、caspase-9 的表达，抑制细胞凋亡，减轻顺铂肾损害的作用[49]。三七注射液可抑制阿霉素肾纤维化大鼠 TGF-β_1/P38 MAPK 信号通路活化，具有肾保护作用[50]。

17. 对肺保护作用 三七总皂苷 100mg/kg 静脉注射给药 3 天，能升高急性弥散性肺泡损伤（ADAD）大鼠 TNF-α水平、支气管肺泡灌洗液（BALF）蛋白含量和中性粒细胞（PMN）总数、肺组织含水率，降低 SOD 活性[51]，降低急性肺损伤（ALI）大鼠血清炎症细胞因子 IL-6 和 IL-10 水平[52]。三七皂苷 R_1 可降低环匹阿尼酸（cyclopiazonic acid，CPA）诱导慢性低氧（CH）及野百合碱（MCT）致肺高压（PH）大鼠平滑肌细胞钙池操纵性钙内流（store-operated calcium entry，SOCE）作用[53]。

18. 抗菌作用 三七 25、12.5、6.25mg/ml 与铜绿假单胞菌共培养，对弹性蛋白酶活性、铜绿假单胞菌素分泌有抑制作用，并能减少生物被膜形成[54]。三七总皂苷 200mg/kg 灌胃，连续 7 天，可能通过下调大鼠肾纤维化的 TGF-1、Gremlin 等的表达，抑制肾小管上皮间充质转化，阻断了肾间质纤维化[55]。

19. 保护胃黏膜作用 三七总皂苷 0.1、0.2、0.4mg/ml 对人胃癌细胞株 MKN-28 具有抑制增殖和诱导凋亡的作用[56]。三七粉 1.2、0.6、0.3g/kg 灌胃，连续 7 天，可升高腔动脉夹闭法所致大鼠胃缺血-再灌注损伤胃黏膜蛋白 Bcl-2 表达，显著降低 Bax 表达，胃黏膜出血灶数量和损伤指数减小[57]。

20. 保护骨髓作用 三七总皂苷 50、100、200mg/L 与大鼠骨髓基质细胞（BMSCs）培养，可增加骨髓基质细胞中骨保护素的表达，减少核因子 Kappa B 受体活化因子配体的表达[58]。三七总皂苷 20mg/kg 腹腔注射，每天 1 次，能促进大鼠脊髓损伤后运动功能的恢复，与其促进谷氨酰胺合成酶表达，从而改善脊髓再生的微环境有关[59]。三七总皂苷 100、200mg/L 可促进兔骨髓间充质干细胞的成骨分化并刺激其分泌 TGF-β_1[60]。

21. 其他作用 三七叶总皂苷 100mg/kg 灌胃，可使咖啡因对小鼠的运动性兴奋作用明显减弱，活动曲线频率减少，振幅降低，具有镇静作用。三七总皂苷 200、400mg/kg 连续灌胃 10 天，能明显降低肾动脉狭窄性高血压、增加 NO 含量、增强抗氧化能力、保护血管内皮细胞膜结构。三七皂苷 50、100、200mg/kg 灌胃，可抑制大鼠吗啡躯体依赖模型戒断后体重减轻和跳跃的发生，并有效抑制纳洛酮催促戒断所引起的大鼠海马神经元$[Ca^{2+}]$浓度的降低。三七总皂苷 66mg/kg 预防性灌胃给药 3 天，可上调水浸-束缚应激大鼠胃黏膜 NO 含量，下调 MDA 含量和 SOD 活性。三七总皂苷 200mg/kg 静脉注射可有效抑制肺缺血再灌注氧化应激反应，提高血清 SOD 活性，调控肺组织 TXB_2/6-Keto-$PGF_{1\alpha}$（T/P）比值。三七总皂苷 10、50、100μg/ml 灌胃，每天 2 次，间隔 5 小时/次，连续给药 7 天，制备含药血清，放入体外成骨细胞和破骨细胞共培养体系。可以增加小白兔成骨细胞、IGF-1 含量，抑制成骨细胞分泌 IL-6[61]。三七皂苷 Rb_1（60mg/kg），连续 4 周，能明显改善高脂、高胆固醇灌胃和链脲菌素所致 2 型糖尿病大鼠的高脂血症和胰岛素抵抗（IR），提高内源性巯醇抗氧化物酶的含量和减少肝组织的脂质过氧化。三七皂苷 11mg/kg 灌胃，每天 1 次，连续 4 周，能够改善大鼠运动性低血红蛋白机制和机体的氧化环境，提高造血因子的水平，促进红系造血过程[62]。三七总皂苷 0.25g/L 在体外能使骨髓间质干细胞向神经元样细胞转化，且具有神经元样细胞的特性[63]。三七总皂苷对大鼠肝组织 CYP3A 有抑制作用，其 IC_{50} 是 689.54mg/L，其抑制常数 Ki 为 247.79mg/L，Kis 为 321.79mg/L[64]。三七总皂苷 35mg/kg 腹腔注射，可以通过下调腹膜分泌 TGF-β_1，改善试验性腹膜纤维化，保护腹膜功能[65]。三七总皂苷 1、0.1mg/ml，能显著降低 PC12 细胞中的淀粉样前体蛋白、早老素-1 及γ-分泌酶水平，增加α-分泌酶及金属蛋白酶结构蛋白-10 水平。减少 PS-1mRNA 的表达。能抑制由于氧化应激而引发的 PC12 细胞内 Aβ蛋白的堆积，减轻 PC12 细胞在氧化应激后继发的 Aβ级联损伤[66]。三七总黄酮灌胃治疗对糖皮质激素诱发的大鼠骨质疏松具有拮抗作用，其作用与抑制骨吸收及糖皮质激素诱导的钙磷代谢失衡有关[67]。

22. 体内过程　大鼠股静脉注射或口服三七总皂苷生理盐水溶液后，人参皂苷 Rb_1 和人参皂苷 Rg_1 都能用两室模型来描述，人参皂苷 Rb_1：t_{max} 为 1.5 小时，$t_{1/2\alpha}$ 为 23.4 分钟，$t_{1/2\beta}$ 为 17.96 小时，生物利用度为 4.35%，人参皂苷 Rg_1：t_{max} 为 1 小时，$t_{1/2\alpha}$ 为 24 分钟，$t_{1/2\beta}$ 为 14.13 小时，生物利用度为 18.4%。人参皂苷 Rg_3 是人参皂苷 Rb_1 的酸降解产物。Rg_3 口服 3.2mg/kg 的药-时曲线呈有时滞的二室模型，t_{max} 为 (0.66±0.10) 小时，C_{max} 为 (16±6) ng/ml，$t_{1/2\alpha}$ 为 (.46±0.12) 小时，$t_{1/2\beta}$ 为 (4.9±1.1) 小时，$t_{1/2}$(ka) 为 (0.28±0.04) 小时，AUC 为 (77±266) (ng/ml・h)。

23. 毒理研究　三七总皂苷肌内注射 450mg/kg 对大鼠具有明显的肝脏、肾脏毒性。小鼠灌胃三七总皂苷粉的最大耐受量（MTD）大于 20.0g/kg。小鼠灌胃三七皂苷胶囊的 MTD 大于 20000mg/kg；Ames 实验、骨髓细胞微核实验、小鼠精子畸形实验等均为阴性。

【参考文献】［1］于芳芳，陈芝芸，严茂祥. 三七对胰岛素抵抗大鼠血栓形成相关因子的影响. 医学研究杂志，2012，41(3)：44-46.

［2］张海英，盛树东，薛洁. 三七止血与抗血栓作用的实验研究. 新疆医科大学学报，2012，35(4)：487-490.

［3］苏华，何飞，邱宏聪，等. 三七皂苷 R_1 在抗凝血酶参与下对体外凝血酶活性的影响. 中国输血杂志，2013，26(2)：191-194.

［4］冯挺，张家墉. 三七粉对深静脉血栓模型大鼠血栓形成的预防作用. 中医学报，2020，35(03)：623-626.

［5］杨征，郭晓华，李俊萍，等. 三七总皂苷对血小板衍生生长因子诱导的血管平滑肌细胞增殖的影响. 临床合理用药杂志，2012，4(11B)：8-9.

［6］刘建辉，邢海亭，王垣芳，等. 三七粉对实验性慢性硬膜下血肿病理特征与 VEGF 及其受体表达的影响. 中国中西医结合杂志，2013，33(7)：938-943.

［7］赵明慧，王天瑞，潘荣芳，等. 三七皂苷 R_1 对乳腺癌组织血管生成的影响. 精准医学杂志，2019，34(05)：421-426+432.

［8］万晓青，陈素红，彭芸崧，等. 三七及其炮制品对血虚模型大鼠的补血益气作用比较. 中国现代应用药学，2014，31(6)：696-699.

［9］肖锟钰，王洁，吴明，等. 基于不同提取部位的补血活血药效评价验证三七"生打熟补"炮制理论. 中药药理与临床，2020，36(06)：130-136.

［10］周红辉，吴玉婷，赵恒，等. 三七皂苷对 SD 大鼠血小板聚集及人凝血酶时间影响的研究. 实用中西医结合临床，2019，19(10)：1-2+9.

［11］张利军，白宇，侯郁青，等. 三七三醇皂苷对局灶性脑缺血再灌注大鼠 GFAP mRNA 和蛋白表达的影响. 中医药导报，2014，20(6)：8-10.

［12］詹合琴，张文熙，闫福林，等. 三七皂苷 Rg_1 对脑缺血损伤后大鼠脑组织凋亡因子表达的影响. 广东医学，2014，35(10)：1478-1482.

［13］唐婧姝，裴清华. 三七总皂苷对大鼠脑缺血再灌注损伤的神经保护机制研究. 中国实验方剂学杂志，2011，17(15)：210-213.

［14］李衍兴，陈燕珊，潘鹏春，等. 三七总皂苷对小鼠脑缺血再灌注损伤海马 Bax、Bcl-2 表达的影响. 湖南中医杂志，2019，35(10)：141-143+156.

［15］邓海英，赖为国. 三七皂苷 R_1 对急性心肌缺血大鼠模型的保护作用. 中国实验方剂学杂志，2013，19(10)：265-268.

［16］吴颖，孙冰，肖静，等. 三七皂苷 R_1 对 LPS 诱导的小鼠心肌损伤的保护作用. 中国药理学通报，2013，29(2)：179-184.

［17］李娟莉，苏式兵. 三七总皂苷对大鼠急性心肌梗死的保护作用. 中药药理与临床，2013，29(1)：68-72.

［18］于俊民，鞠礼，王慧冬，等. 三七皂苷 R_1 对大鼠缺血心肌 VEGF、bFGF 的影响. 现代生物医学进展，2014(30)：5845-5848.

［19］樊清波，李小威，简立国，等. 三七总皂苷对大鼠心肌梗死后血管新生及微小 RNA-21 表达的影响. 郑州大学学报：医学版，2014(1)：48-52.

［20］杨琴波，崔金刚，王培伟，等. 三七总皂苷防治异丙肾上腺素诱导的心肌损伤实验研究. 中西医结合心脑血管病杂志，2017，15(20)：2534-2539.

［21］宗一，何颖，詹东，等. 三七皂苷 Rg_1 抑制脂多糖诱导小胶质细胞激活的机制研究. 神经解剖学杂志，2012，28(1)：12-16.

［22］陆再华，张福康，杨妍华. 三七总皂苷对痛风的干预. 中国药物经济学，2013(6)：27-28.

［23］赵文娟，韩妮萍，陈静，等. 生三七粉调节哮喘小鼠气道炎症及 Th 亚群相关细胞因子的实验研究. 世界中西医结合杂志，2014，9(12)：1296-1299.

［24］李霞，董航，于江. 三七总皂苷在乙酸所致小鼠急性炎性内脏痛中的镇痛作用. 中国中医急症，2019，28(07)：1171-1173+1187.

［25］李中春，江霞，钱程. 三七皂苷 Rg_1 对阿尔茨海默病双转基因小鼠学习记忆功能及海马神经元内突触素含量的影响. 健康研究，2014，12(6)：619-621.

［26］徐扬，闫中瑞. 三七总皂苷对老年大鼠学习能力、记忆力及海马神经元凋亡的影响研究. 实用心脑肺血管病杂志，2014，22(8)：30-31.

［27］毛成远，顾应江，侯小林，等. 三七皂苷 Rg_1 通过调控 MEK5/ERK5 信号通路改善血管性痴呆大鼠神经损伤及认知功能. 中药材，2020(04)：984-988.

［28］李靳，杨莉，万静枝，等. 三七总皂苷对 D-半乳糖致 H9c2

细胞衰老的保护作用研究. 中药材，2014(8)：1421-1424.

［29］林子璇，刘飞祥，赵玉男，等. 人参“补气”和三七“补血”抗疲劳的共同作用机制和效用比较. 中国实验方剂学杂志，2020，26(15)：81-89.

［30］黄金兰，李霏，吴登攀，等. 三七总皂苷对快速老化 SAMP8 小鼠大脑α-分泌酶 mRNA 表达的影响. 中国中药杂志，2012，37(14)：2127.

［31］刘静，赵海霞，吴秋月，等. 基于 ATR/Chk1/P53 信号通路探讨三七总皂苷对自然衰老大鼠睾丸生殖细胞 DNA 损伤的保护作用. 中草药，2017，48(05)：935-940.

［32］高思宇，霍彤，李学涛，等. 三七提取物的抗衰老功效性研究. 日用化学工业，2020，50(11)：783-787+798.

［33］杜先华，李海燕，王爽，等. 三七总皂苷对 H_2O_2 损伤的皮肤成纤维细胞的保护作用. 时珍国医国药，2011，22(10)：2549-2550.

［34］王智，郅克谦，许志鹏，等. 三七总皂苷对大鼠腹部游离皮瓣存活的影响. 实用药物与临床，2014，17(4)：391-395.

［35］李林子，吕圭源，陈素红，等. 三七叶总皂苷对高脂血症大鼠血脂、肝功能及脂质过氧化的影响. 中国现代应用药学，2014，31(6)：662-666.

［36］刘新迎，周联，王培训. 三七总皂苷对 3T3-L1 细胞增殖分化与分泌功能的影响. 中药新药与临床药理，2013，24(4)：379-382

［37］吴江立，安胜军，常宏. 三七总皂苷对金黄地鼠 PCSK9-LDLR 表达及血脂水平的影响. 中国病理生理杂志，2020，36(01)：140-145.

［38］杨如萍，陈彤，陈亚娟，等. 三七提取物的体外抗肿瘤药理作用及其成分分析. 昆明医学院学报，2012，32(9)：4-6.

［39］邓伟，向清，李宝. 中药三七抑制二乙基亚硝胺诱发大鼠肝癌血管生成的研究. 广西医学，2013，35(11)：1442-1446.

［40］韩广弢，李皓桓. 三七总皂苷对骨肉瘤 143b 细胞增殖、凋亡和迁移的影响. 武汉大学学报(医学版)，2020，41(05)：741-745.

［41］农超鹏，韦维，农凤映，等. 三七提取液对小鼠免疫性肝损伤的保护作用研究. 广西中医药，2014，37(5)：78-80.

［42］武凡，刘鹏年，马玉倩. 三七皂苷 Rg_1、Rb_1 抗大鼠肝纤维化的作用及机制研究. 河北医药，2013，35(18)：2731-2734.

［43］姜辉，高家荣，张家富，等. 三七总皂苷对肝纤维化大鼠的保护作用及机制. 中药药理与临床，2013，29(3)：71-74.

［44］余晶，邱华，龙富立，等. 三七总皂苷对毒胡萝卜素引起的肝细胞内质网应激的作用. 中华中医药学刊，2013，31(7)：1572-1574.

［45］黄美春，胡刚，朱芸芸，等. 三七总皂苷对 HB-EGF 诱导的系膜细胞增殖作用研究. 浙江中西医结合杂志，2013，23(11)：886-888.

［46］苏丽娜，刘华钢，刘丽敏，等. 三七总皂苷对慢性马兜铃酸肾病大鼠体内抗氧化作用的研究. 齐鲁药事，2011，30(4)：190-191.

［47］贾宁，王汉，郑晶，等. 三七总皂苷对人肾成纤维细胞分泌Ⅰ型胶原及转化生长因子-$β_1$ 的影响. 时珍国医国药，2013，24(4)：875-876.

［48］谢燕萍，杨慧文. 三七总皂苷对自发性高血压大鼠肾损害干预作用的实验研究. 宜春学院学报，2012，34(4)：62-63.

［49］刘新文，黄振光，杨玉芳，等. 三七总皂苷通过线粒体途径抑制顺铂诱导的大鼠肾细胞凋亡. 中国药理学通报，2015，31(02)：216-221.

［50］吴金玉，周倍伊，唐宇，等. 三七注射液对阿霉素肾纤维化大鼠 TGF-$β_1$/P38MAPK 信号通路的影响. 中国现代医学杂志，2015，25(10)：1-5.

［51］高风英，李玉霞，王星海，等. 三七总皂苷对博来霉素诱导的大鼠急性弥漫性肺泡损伤的保护作用. 中国临床医学，2014，21(4)：397-399.

［52］陈宇清，荣令，周新. 三七总皂苷对急性肺损伤大鼠血清和支气管肺泡灌洗液肿瘤坏死因子α、白介素-6 和白介素-10 水平的影响. 实用心脑肺血管病杂志，2013，21(2)：89-92.

［53］王瑞幸，戴耄，穆云萍，等. 三七皂苷 R_1 对肺高压大鼠肺动脉平滑肌细胞 SOCE 的抑制作用. 中国药理学通报，2015，31(10)：1463-1468.

［54］王平，夏飞，叶丽华，等. 三七对铜绿假单胞菌密度感应相关毒力因子表达的影响. 中国中医药科技，2013，20(5)：479-481.

［55］高文波，魏军军，翁国斌，等. 三七总皂苷对大鼠肾小管上皮间充质转化过程的影响. 现代实用医学，2013，25(6)：606-608.

［56］吴再起，彭耀金，李有秋. 三七总皂苷对人胃癌细胞株 MKN-28 增殖和凋亡的影响. 肿瘤药学，2012，2(5)：351-355.

［57］邓海洪，肖晓山，马松梅. 三七对胃缺血-再灌注损伤大鼠 Bcl-2 及 Bax 的影响. 广东医学，2014，35(13)：2007-2010.

［58］王云国，刘东昕，王虎，等. 三七总皂苷对大鼠骨髓基质细胞 OPG/RANKL 表达比的影响. 今日药学，2012，22(8)：456-459.

［59］李花，陈安，李亮，等. 三七总皂苷对大鼠脊髓损伤后 GS 的表达及运动功能恢复的影响. 湖南中医药大学学报，2012，32(1)：23-26.

［60］唐弈遥，周诺，郭宇航，等. 三七总皂苷对兔 BMSCs 的成骨分化及 TGF-$β_1$ 表达的影响. 口腔颌面外科杂志，2014，24(4)：261-265.

［61］郭福. 三七对骨重建偶联中细胞因子 IGF-1、IL-6 表达影响. Clinical ournal of Chinese Medicine，2011，3(15)：20-21.

［62］张鹤，周阳，杨月琴，等. 三七皂苷对运动性低血色素大鼠氧化应激的影响. 体育成人教育学刊，2014，30(4)：59-61.

［63］杨捷，王东. 三七总皂苷在骨髓间质干细胞分化为神经元

样细胞中的调解作用研究. 中华中医药学刊，2012，30(4)：891-893.

[64] 杨子明，杨秀芬. 三七总皂苷对大鼠肝组织内药物代谢酶CYP3A的抑制作用及其动力学分析. 中国中药杂志，2012，37(22)：3486.

[65] 胡伟平，张燕林. 三七总皂苷对腹膜纤维化大鼠转化生长因子-β_1的影响. 中国中西医结合肾病杂志，2014，15(12)：1100-1102.

[66] 廖冬燕，肖颖梅，屈泽强，等. 三七总皂苷在氧化应激的PC12细胞中抑制Aβ蛋白生成的作用. 中成药，2014，36(4)：665-669.

[67] 吴丽园，罗夙医，顾永洁，等. 三七总黄酮抗糖皮质激素诱发骨质疏松的效应. 昆明医科大学学报，2020，41(11)：25-29.

附：景天三七

本品为景天科植物景天三七 *Sedum aizoon* L.的干燥全草。性味甘、微酸，平。归心、肝经。功能散瘀止血，安神。用于吐血，咯血，衄血，紫癜，崩漏，外伤出血，心悸失眠，烦躁不安。

【药理毒理】 本品具有抗菌、止血、保护胃黏膜的作用。

1. 抗菌作用 景天三七醇提物(含生药 1g/ml)对球菌的抑菌效果强于杆菌，对热带念珠菌、白色念珠菌、近平滑念珠菌的MIC均大于0.5g/ml[1]。景天三七醇提物0.5g/ml对铜绿假单胞菌的MIC_{50}为0.125g/ml，MIC_{90}为0.25g/ml[2]。

2. 止血作用 景天三七生药2mg/kg灌胃14天，能显著提高阿司匹林大鼠血小板数量、聚集功能，缩短TT、APTT，延长FIB，达到止血作用[3]。

3. 保护胃黏膜 景天三七水提醇沉部位的低、高剂量(干膏 0.32、0.96g/kg)，水提部位高剂量(干膏 1.83g/kg)、石油醚部位高剂量(干膏 0.15g/kg)能明显减少小鼠胃黏膜损伤[4]。

【参考文献】 [1] 张彦霞，乔海霞，单永强，等. 景天三七醇提物体外抗菌作用的研究. 河北北方学院学报：自然科学版，2011，27(5)：78-80.

[2] 张彦霞，续雪红，乔海霞，等. 景天三七对多重耐药铜绿假单胞菌的抑菌作用. 河北北方学院学报：自然科学版，2012，28(4)：76-78.

[3] 刘克芹，尹卫东，郑文芝，等. 景天三七对阿司匹林大鼠血小板及凝血功能影响的实验研究. 标记免疫分析与临床，2011，18(6)：407-410.

[4] 钟露苗，夏新华，姜德建，等. 景天三七药材不同提取部位对小鼠胃黏膜保护作用的研究. 中国临床药理学杂志，2014，30(3)：208-211.

茜 草

Qiancao

本品为茜草科植物茜草 *Rubia cordifolia* L.的干燥根和根茎。主产于陕西、河北、山东、河南、安徽。春、秋二季采挖，除去泥沙，干燥。切厚片或段。以切面色黄红者为佳。

【炮制】 **茜草炭** 取茜草片或段，炒至表面焦黑色。

【性味与归经】 苦，寒。归肝经。

【功能与主治】 凉血，祛瘀，止血，通经。用于吐血，衄血，崩漏，外伤出血，瘀阻经闭，关节痹痛，跌扑肿痛。

【效用分析】 茜草味苦能泄，寒能清热，入肝经血分，既能清血中之热以止血，又能通壅积之瘀以行血，凉血与行瘀并举，止血而无留瘀之患，行血而无妄行之忧，为“行血凉血之要药”(《本草经疏》)。适用于血热出血诸证，对吐血、衄血、崩漏等出血属血热夹瘀者更宜。本品外用亦有较好的止血作用，可用于外伤出血。

茜草寒凉入血，能通经行瘀，为“除瘀去血之品”(《本草求真》)。“凡诸血热血瘀，并建奇功”(《本草正》)。适用于血热瘀阻之经闭，跌打损伤，瘀肿疼痛，以及热邪偏盛之风湿痹痛，凡因瘀血内阻者，用之皆宜。

【配伍应用】

1. 茜草配白及 茜草苦寒，凉血止血，兼能化瘀；白及质黏味涩，为收敛止血之要药。两药配伍，一散一收，止血作用增强而无留瘀之弊，适用于血热妄行之咳血、吐血等肺胃出血证。

2. 茜草配黄芪 茜草苦寒，凉血行瘀而止血；黄芪甘温，益气健脾而摄血。两药配伍，寒温并用，补行兼施，共奏益气止血之功，适用于脾气虚弱，失于统摄之月经过多，或崩漏。

3. 茜草配当归 茜草活血祛瘀，通经止痛；当归养血活血，调经止痛。两药配伍，共奏养血活血，通经止痛之功，适用于血滞经闭，跌打损伤等证。

【鉴别应用】 **生茜草与茜草炭** 茜草生用，凉血止血，祛瘀通经，常用于血热夹瘀的出血证及血瘀经闭，跌打损伤瘀肿疼痛，风湿痹痛；炒炭后寒性减弱，收涩之性增强，功专止血，可用于各种出血证。

【方剂举隅】

1. 茜草饮(《圣济总录》)

药物组成：茜草。

功能与主治：凉血止血。适用于血热所致的吐血不止。

2. 茜梅汤（《普济方》）

药物组成：茜草根、艾叶、乌梅肉。

功能与主治：凉血止血。适用于衄血无时。

3. 固冲汤（《医学衷中参西录》）

药物组成：生黄芪、炒白术、山茱萸、生杭芍、棕边炭、煅龙骨、煅牡蛎、五倍子、茜草、海螵蛸。

功能与主治：固冲摄血，益气健脾。适用于脾肾亏虚，冲脉不固证，猝然血崩或月经过多，或漏下不止，色淡质稀，头晕肢冷，心悸气短，神疲乏力，腰膝酸软，舌淡，脉微弱。

4. 茜根散（《圣惠方》）

药物组成：茜草、黄芩、栀子、阿胶。

功能与主治：清热，凉血，止血。适用于热病下痢脓血不止。

【成药例证】

1. 参茜固经颗粒（《临床用药须知中药成方制剂卷》2020年版）

药物组成：党参、地黄、白术、白芍、女贞子、墨旱莲、茜草、槐米、大蓟、小蓟、蒲黄、山楂。

功能与主治：益气养阴，清热，活血止血。用于气阴两虚、热迫血行所致的月经失调，症见经行提前、经血量多有血块、经水淋漓不净、口干喜饮、体倦乏力、面色少华、脉细或弦细；功能性子宫出血、子宫肌瘤、放置宫内节育环后出血见上述证候者。

2. 化痔片（《中华人民共和国卫生部药品标准·中药成方制剂》）

药物组成：槐米、茜草、枳壳、三棱、三七。

功能与主治：清热，凉血，止血，行气散瘀。用于内痔，外痔，混合痔，内外痔血栓。

3. 风湿药酒料（《中华人民共和国卫生部药品标准·中药成方制剂》）

药物组成：当归、红花、桔梗、独活、牛膝、甘草、茜草、老鹳草、制草乌、制川乌。

功能与主治：舒筋活血，祛湿散寒。用于四肢麻木，周身疼痛。

【用法与用量】 6～10g。

【本草摘要】

1.《本草纲目》 “茜根，气温行滞，味酸入肝而咸走血，手足厥阴血分之药也，专于行血活血。俗方用治女子经水不通，以一两煎酒服之，一日即通，甚效。”

2.《本草经疏》 “茜根，行血凉血之要药也。”

3.《医林纂要》 “茜草，色赤入血分，泻肝则血藏不瘀，补心则血用而能行，收散则用而不费，故能剂血气之平，止妄行之血而祛瘀通经，兼治痔瘘疮疡扑损。”

【化学成分】 主要含萘醌类成分：大叶茜草素，茜草萘酸，茜草萘酸苷Ⅰ、Ⅱ，茜草双酯，呋喃大叶茜草素等；蒽醌类成分：羟基茜草素，异羟基茜草素，伪羟基茜草素，茜草素，茜黄素等。尚含萜类，多糖及环肽化合物等。

中国药典规定本品含大叶茜草素($C_{17}H_{15}O_4$)不得少于0.40%，饮片不得少于0.20%；含羟基茜草素($C_{14}H_8O_5$)不得少于0.10%，饮片不得少于0.080%。

【药理毒理】 本品具有止血、抗炎、抗肿瘤、抗氧化、抗菌、抗肝损伤等作用。

1. 止血作用 茜草温浸液灌胃，能缩短家兔复钙时间、凝血酶原时间及白陶土部分凝血活酶时间。茜草体外对凝血三阶段(凝血活酶生成、凝血酶生成、纤维蛋白形成)均有促进作用。茜草和茜草炭0.05、0.2ml/10g连续灌胃3天，均能缩短小鼠出血及凝血时间，茜草炭作用强于茜草。

2. 抗炎作用 茜草20g/kg灌胃，每天1次，连续6天，能减轻二甲苯致小鼠耳肿胀，茜草炭抗炎作用不及茜草。茜草醇提物灌胃1次，可抑制角叉菜胶致大鼠足肿和小鼠醋酸性炎症渗出，茜草醇提物2g/kg灌胃，连续7天，可抑制大鼠棉球肉芽肿。茜草总蒽醌60、120mg/kg连续灌胃10天，对大鼠佐剂性关节炎有明显的治疗作用，并能降低血清中IL-1、IL-2、IL-6、TNF-α的含量。茜草总蒽醌60、120mg/kg灌胃1次，可抑制角叉菜胶致大鼠足肿和小鼠醋酸性炎症渗出。茜草总蒽醌60、120mg/kg连续灌胃7天，可抑制大鼠棉球肉芽肿。

3. 抗肿瘤作用 茜草提取物水溶液125～500mg/kg灌胃给药，每天1次，连续5天，对小鼠肾包膜下移植入肾癌组织有显著的抑制作用，瘤重平均消退率为27.6%。茜草提取物对A-431表皮癌细胞和3T3成纤维细胞增殖均有抑制作用。茜草化学成分RA-Ⅰ、RA-Ⅱ、RA-Ⅲ、RA-Ⅳ、RA-Ⅴ、RA-Ⅵ、RA-Ⅶ对P388白血病小鼠的生命延长率分别为163.3%、142.2%、196.1%、126.7%、187.4%、173.6%，RA-Ⅶ剂量为4.0mg/kg，其余剂量都是10mg/kg。RA-Ⅴ、RA-Ⅶ对L1-10白血病、B-16黑色素瘤、实体瘤中的结肠癌38、艾氏癌和Lewis肺癌均有抗癌作用。从茜草乙酸乙酯提取物中分离出大黄素甲醚(Ⅴ)，LH1210腹水癌细胞显示了很强的抗癌活性[1]。

4. 抗氧化作用 茜草乙醇提取物灌胃，对大鼠丙二醛(MDA)的形成有抑制作用，能对抗异丙基苗过氧化氢诱导的脂质过氧化反应。茜草多糖溶液 0.1～1.0ml 对小鼠肝匀浆在 37℃生成 MDA 含量的抑制率为 64.1%，对邻苯三酚产生的氧自由基有显著的抑制作用，对 H_2O_2 所致的红细胞溶血率亦有显著的降低作用。茜草粗多糖中的均一多糖 QA 250mg/ml 和均一糖蛋白 QC 50mg/ml 对自由基的清除率分别为 94.59%和 93.24%。茜草多糖 0.5g/kg 腹腔注射能降低大鼠肾缺血再灌注损伤模型 MDA 的含量，增加 SOD、Na^+，K^+-ATP 酶及 Ca^{2+}-ATP 酶的活性，减轻肾功能的损伤。茜草多糖水溶液 26g 生药/kg 灌胃给药，连续 30 天，可明显降低 D-半乳糖致衰老模型小鼠凋亡脑细胞数，增加 Bcl-2 的表达，提高线粒体 cytC 水平和 Ca^{2+}含量，升高小鼠 SOD、Na^+，K^+-ATP 酶和 Ca^{2+}-ATP 酶活性。茜草提取物可显著提高大鼠肾脏组织抗氧化酶的活性，减轻大强度耐力训练对大鼠肾脏组织造成的脂质过氧化损伤，具有明显的抵抗脂质过氧化的功能，对大鼠运动能力的提高有良好的作用[2]。

5. 其他作用　茜草的水提醇沉干膏对环磷酰胺引起的小鼠白细胞降低有升高作用。茜草水提取液体外对金黄色葡萄球菌、白色葡萄球菌、肺炎双球菌、流感杆菌及部分皮肤真菌有抑制作用。茜草不同极性溶剂提取物的抑菌作用研究显示，石油醚提取物浓度为 50mg/ml 时，抑菌率为 25.03%；乙酸乙酯层提取物浓度为 50mg/ml 时抑制率最高，为 48.64%；丙酮层提取物浓度为 50mg/ml 时抑制率最高，为 61.59%；甲醇层提取物浓度为 50mg/ml 时抑制率最高，为 46.09%[3]。用 60%乙醇提取液提取茜草根不同部位发现，基部根、粗根、细根以基部根抑菌效果最好，基部根和粗根的提取液对金黄色葡萄球菌和枯草芽孢杆菌最小抑菌浓度均为 0.125g/ml，对大肠埃希菌最小抑菌浓度为 0.250g/ml，细根对 3 种菌的最小抑菌浓度高于其他两者[4]。小鼠灌胃提取物 500mg/kg 能降低对乙酰氨基酚所引起的小鼠死亡率，并缓解其肝毒性，也能降低四氯化碳所致的肝毒性。茜草总蒽醌 60、120mg/kg 灌胃 1 次，能提高小鼠多种疼痛模型的痛阈值，并降低伤寒菌苗所致发热家兔的体温。茜草提取物 500mg/kg 连续灌胃 6 周，能显著提高大鼠力竭的时间，升高血清睾酮、胰岛素、胰高血糖素、血清生长激素和血清 NO 含量，降低血清皮质醇和大鼠血清酶（ALT、AST、LDH、CK）活性，并可调节 NOS 活性。

6. 毒理研究　小鼠灌胃茜草煎剂 150g/kg 无死亡，剂量增加至 175g/kg，5 只动物中有 1 只死亡。小鼠腹腔注射茜草水提醇沉液的 LD_{50} 为 49g/kg，灌胃给药的 LD_{50} 为 814g/kg。

【参考文献】［1］姜哲，韩东哲，金光洙．茜草化学成分和抗癌活性研究．中国医院药学杂志，2012，32(14)：1126-1128.

［2］陈梅．茜草提取物对大强度耐力运动训练大鼠肾脏组织自由基代谢及抗氧化酶活性影响的实验研究．辽宁体育科技，2011，33(4)：40-42.

［3］刘艳娟，杨世海，陈德仁，等．茜草不同极性提取物的体外抑菌活性研究．人参研究，2013，25(2)：35-38.

［4］于相丽，李勇慧，秦磊．茜草根不同部位提取物的抑菌效果．河南科技大学学报：自然科学版，2013，34(5)：78-81.

蒲　黄
Puhuang

本品为香蒲科植物水浊香蒲 *Typha angustifolia* L.东方香蒲 *Typha orientalis* Presl 或同属植物的干燥花粉。主产于浙江、江苏、山东、安徽、湖北。夏季采收蒲棒上部的黄色雄花序，晒干后碾轧，筛取花粉。剪取雄花后，晒干，成为带有雄花的花粉，即为草蒲黄。以粉细、体轻、色鲜黄、滑腻感强者为佳。

【炮制】　蒲黄炭　取净蒲黄，用中火炒至黑褐色。

【性味与归经】　甘，平。归肝、心包经。

【功能与主治】　止血，化瘀，通淋。用于吐血，衄血，咯血，崩漏，外伤出血，经闭痛经，胸腹刺痛，跌扑肿痛，血淋涩痛。

【效用分析】　蒲黄甘缓不峻，性平而无寒热之偏，长于收敛止血，又能活血行瘀。止血与行血并行，涩血与散瘀兼备，有止血不留瘀的特点，诚为止血行瘀之良药。“上治吐、衄、咯血，下治肠红崩漏”（《药品化义》），外治创伤出血，无论属寒属热，有无瘀滞皆可，但以属实夹瘀者尤宜。

蒲黄入血分，能活血通经，消瘀行滞，“凡一切血分瘀血之病皆可用之”（《本草便读》）。尤多用于经闭痛经，胸腹刺痛，跌扑肿痛等胸、腹瘀血痛证。

蒲黄生用有渗湿之能，善利小便，又能行瘀止血。适用于溺道瘀阻，小便色赤，或血淋涩痛。

此外，本品能化脂降浊，用于高脂血症。

【配伍应用】

1. 蒲黄配茜草　蒲黄收敛止血，兼能行瘀；茜草凉血止血，兼能行瘀。两药配伍，止血作用增强，使血热清则血自宁，瘀滞行则血自归经，适用于血热瘀滞之诸出血证。

2. 蒲黄配阿胶　蒲黄收敛止血，兼能散瘀；阿胶养血补阴，又能止血。两药配伍，相须为用。止中有散，补中有行，止血不留瘀，补虚不碍邪，对于出血兼有血虚者尤为适宜。

【鉴别应用】

1. 生蒲黄与蒲黄炭 生蒲黄性滑，偏于行血化瘀，利尿通淋，多用于跌打损伤、痛经、产后疼痛、心腹疼痛等瘀血作痛者。蒲黄炭性涩，止血作用显著，可用于吐血、衄血、咯血，崩漏、外伤出血等体内外多种出血证。

2. 蒲黄与小蓟 二者均能化瘀止血，利尿通淋，以治尿血、血淋。然蒲黄性平，长于收敛止血，大凡出血，无论属寒属热，有无瘀滞皆可，但以属实夹瘀者尤宜；又长于祛瘀止痛，可用治心腹诸痛。小蓟性凉，偏于凉血止血，以治血热夹瘀之出血为宜；又能解毒消肿，善解一切疔疮痈疽肿毒，可用于热毒疮疡。

【方剂举隅】

1. 蒲黄丸（《圣惠方》）

药物组成：蒲黄、生干地黄、葵子、黄芪、麦门冬、荆实、当归、赤茯苓、车前子。

功能与主治：凉血止血，利尿通淋。适用于膀胱有热，尿血不止。

2. 子芩散（《圣惠方》）

药物组成：子芩、蒲黄、伏龙肝、青竹茹。

功能与主治：清热凉血止血。适用于鼻衄不止。

3. 蒲黄散（《和剂局方》）

药物组成：干荷叶、牡丹皮、延胡索、生干地黄、甘草、蒲黄。

功能与主治：凉血化瘀，收敛止血。适用于产后恶露不绝，血上抢心，烦闷满急，昏迷不醒，或狂言妄语，气喘欲绝。

4. 延胡索汤（《济生方》）

药物组成：当归、延胡索、蒲黄、赤芍、官桂、片子姜黄、乳香、没药、木香、炙甘草。

功能与主治：行气活血，调经止痛。适用于妇人室女，七情伤感，遂使气与血并，心腹作痛，或连腰胁，或连背脊，上下攻刺，经候不调，一切血气疼痛，并可服之。

【成药例证】

1. 宫血停颗粒（《临床用药须知中药成方制剂卷》2020年版）

药物组成：黄芪、益母草、党参、升麻、当归、蒲黄、龙骨、牡蛎、女贞子、旱莲草、枳壳。

功能与主治：益气活血，固涩止血。用于气虚血瘀所致月经量多、崩漏，症见经水量多、过期不止或淋漓日久、有血块、经行小腹隐痛伴神疲乏力。

2. 妇科止血灵（《临床用药须知中药成方制剂卷》2020年版）

药物组成：熟地黄、五味子、白芍、杜仲、续断、槲寄生、山药、牡蛎、海螵蛸、地榆、蒲黄。

功能与主治：补肾敛阴，固冲止血。用于肾阴不足所致的崩漏，症见行经先后无定期、经量多或淋漓不止、经色紫黑、伴头晕耳鸣、手足心热、腰膝酸软；功能性子宫出血见上述证候者。

3. 前列舒乐颗粒（《临床用药须知中药成方制剂卷》2020年版）

药物组成：淫羊藿、黄芪、川牛膝、蒲黄、车前草。

功能与主治：补肾益气，化瘀通淋。用于肾脾两虚、血瘀湿阻所致的淋证，症见腰膝酸软、神疲乏力、小腹坠胀、小便频数、淋漓不爽、尿道涩痛；前列腺增生症、慢性前列腺炎见上述证候者。

4. 产复康颗粒（《临床用药须知中药成方制剂卷》2020年版）

药物组成：人参、黄芪、白术、益母草、当归、桃仁、蒲黄、黑木耳、何首乌、熟地黄、香附、昆布。

功能与主治：补气养血，祛瘀生新。用于气虚血瘀所致的产后恶露不绝，症见产后出血过多、淋漓不断、神疲乏力、腰腿酸软。

5. 宫瘤清胶囊（《临床用药须知中药成方制剂卷》2020年版）

药物组成：熟大黄、土鳖虫、水蛭、桃仁、蒲黄、黄芩、枳实、牡蛎、地黄、白芍、甘草。

功能与主治：活血逐瘀，消癥破积。用于瘀血内停所致的妇女癥瘕，症见小腹胀痛、经色紫暗有块、经行不爽；子宫肌瘤见上述证候者。

【用法与用量】 5～10g，包煎。外用适量，敷患处。

【注意】 孕妇慎用。

【本草摘要】

1.《神农本草经》 "主心腹膀胱寒热，利小便，止血，消瘀血。"

2.《本草纲目》 "凉血，活血，止心腹诸痛。"

3.《药品化义》 "蒲黄，专入脾经。若诸失血久者，炒用之以助补脾之药，摄血归源，使不妄行。又取体轻行滞，味甘和血，上治吐血咯血，下治肠红崩漏。但为收功之药，在失血之初，用之无益。若生用亦能凉血消肿。"

【化学成分】 主要含黄酮类成分：柚皮素，异鼠李素-3-*O*-新橙皮苷，香蒲新苷，槲皮素，山柰酚，异鼠李素等。尚含甾类，挥发油，多糖，酸类及烷类等。

中国药典规定本品含异鼠李素-3-*O*-新橙皮苷($C_{28}H_{32}O_{16}$)和香蒲新苷($C_{34}H_{42}O_{20}$)的总量不得少于0.50%。

【药理毒理】 本品具有抗血栓形成、止血、抗心肌缺血、抗脑缺血、调脂、镇痛、收缩子宫、抗炎等作用。

1. 抗血栓形成作用 蒲黄4g/kg灌胃可抑制大鼠动静脉环路血栓的形成，使血栓湿重降低，抑制率达15%～43%。蒲黄能促使血小板中cAMP增加，抑制5-羟色胺(5-HT)释放，抑制血浆血栓素A_1(TXA_1)的合成和活性，提高前列环素I(PGI)或PGI/TXA的比值。蒲黄有机酸1.6、3.1g/kg耳缘静脉注射，对AA、胶原、ADP诱导的家兔血小板聚集性有抑制作用，体外对ADP、胶原、AA诱导家兔血小板聚集性有剂量依赖性抑制作用。蒲黄水煎液能抑制动静脉吻合血栓的形成，抑制率达15%～43%；同时延长大鼠血浆凝血酶原时间(PT)、活化部分凝血酶时间(APTT)及凝血酶时间(TT)[1]。蒲黄总黄酮0.8、0.5、0.2g/kg灌胃给药，可降低急性血瘀模型家兔全血各切变率黏度，减小红细胞压积，改善急性血瘀症家兔血液流变性，抑制血小板聚集[2]。

2. 止血作用 生蒲黄(含生药量0.1g/ml)具有延长小鼠凝血时间和较大剂量下的促纤维蛋白溶解活性，而炒蒲黄和蒲黄炭(均含生药量0.1g/ml)则能明显缩短小鼠凝血时间，无促纤维蛋白溶解活性。蒲黄中的多糖浓度低于100g/ml时，可加速血浆复钙时间，较高的血药浓度则抑制血浆复钙时间。蒲黄炭3、6、15g/kg灌胃能降低血瘀大鼠全血低切黏度、血沉、红细胞刚性指数，6、15g/kg蒲黄炭均能延长TT、PT、缩短APTT，降低纤维蛋白原含量(FIB)的含量，蒲黄炭3g/kg能缩短PT、APTT。在一定程度上表现出剂量对止血的双向调节作用[3]。蒲黄炭水提液1.2g/kg、蒲黄炭粉1.2g/kg灌胃均能降低血瘀大鼠全血高切黏度、血沉、血沉方程K、红细胞刚性指数[4]。

3. 抗心肌缺血作用 蒲黄总黄酮5、10mg/kg十二指肠一次性给药可减少麻醉开胸犬结扎左冠状动脉前降支(LAD)致急性缺血心肌缺血程度(Σ-ST)，降低缺血范围(N-ST)，缩小缺血心肌的MIS，降低心肌Cu的水平，提高Zn和Ca的水平，降低血清中磷酸肌酸激酶(CPK)、乳酸脱氢酶(LDH)的活性，降低血清中游离脂肪酸(FFA)、过氧化脂质(LPO)含量，提高超氧化物歧化酶(SOD)、谷胱甘肽过氧化物酶(GSH-Px)活性。蒲黄醇提取物25mg/kg静脉注射可抑制由垂体后叶素引起的家兔心室内压峰值下降。蒲黄总黄酮8mg/kg灌胃给药可明显增加麻醉犬冠脉血流量，降低心肌摄氧率和心肌耗氧量。蒲黄水提物2、6g生药/kg连续灌胃3周，可延长氯化钙诱发的大鼠心律失常出现的时间，缩短生存大鼠的窦性心律恢复时间，减少死亡率。蒲黄水煎剂240mg/ml灌胃给药20分钟时明显降低兔离体胸主动脉平滑肌张力[5]。

4. 抗脑缺血作用 蒲黄水煎液0.2、0.4g/kg灌胃给药15天，可显著提高双侧颈总动脉结扎再灌注大鼠脑组织LDH及SOD活性，明显降低MDA含量。蒲黄水提物1.25mg/ml和醇提物体外能增加汞损伤大鼠神经细胞中GSH-Px活性和SOD活性，降低MDA含量。

5. 调脂作用 蒲黄混悬液0.2g生药/ml连续灌胃12周，对试验性动脉粥样硬化(AS)兔血清总胆固醇、甘油三酯、低密度脂蛋白、血清总胆固醇/高密度脂蛋白比值有显著降低作用。蒲黄粉4.0、2.0、1.0g/kg灌胃给药，每天1次，连续8周，高血脂鹌鹑模型血液总胆固醇(TC)、甘油三酯(TG)、内皮素(ET)、一氧化氮(NO)均有降低。蒲黄能抑制脂质在主动脉壁的沉积，抑制胆固醇的吸收、合成，促进胆固醇排泄，维持6-酮-前列腺素IA及血栓素B的正常比值。蒲黄中的不饱和脂肪酸及槲皮素有降低血脂和防治动脉粥样硬化的作用，6-三十一烷醇有降低甘油三酯的作用，β-谷甾醇葡苷可作用于动脉粥样硬化密切相关的多种环节。蒲黄16g生药/kg连续口服给药5周，对高脂血症所致家兔血管内皮损伤有明显的保护作用。蒲黄黄酮(生药含量为1.6%)可提高缺氧时HUVE-12细胞活性，减少NO降低程度($P<0.05$)，抑制ET-1的生成($P<0.05$)，对缺氧损伤的血管内皮细胞HUVE-12具有保护作用，其作用可能与NO和ET-1的生成有关[6]。蒲黄提取物100mg/L可抑制Ox-LDL诱导的内皮细胞IL-8 mRNA的表达，从而起到保护血管内皮细胞的作用[7]。

6. 镇痛作用 100%蒲黄溶液灌胃对物理(热板)和化学(酒石酸锑钾)刺激所致小鼠疼痛模型具有镇痛作用。

7. 收缩子宫作用 蒲黄水煎剂2×10^{-3}g/ml能使子宫平滑肌收缩波的持续时间延长。蒲黄煎剂、酊剂或乙醚浸出物0.05～0.20g/kg静脉注射，对麻醉犬及兔的在位子宫和兔子宫瘘管均有兴奋作用。50%中药蒲黄注射液腹腔注射对豚鼠、小鼠中期引产有明显的效果，有效率为81%。

8. 雌激素样作用 蒲黄黄酮乙醇提取浸膏(生药含量为1.6%)灌胃给药21天，能增加大鼠子宫内膜上雌激素受体ER-α、ER-β和孕激素受体PR的阳性表达，并且能拮抗三苯氧胺的抗雌激素作用，同时还能提高周围血中雌二醇(E_2)和孕酮(P)的含量，促进子宫的生长发育，说明其具有一定的雌激素样效应[8]。

9. 抗炎作用 蒲黄水煎液外敷对大鼠下肢烫伤有明显的消肿作用，腹腔注射蒲黄水煎醇沉制剂可降低小鼠局部注射组胺引起的血管通透性增加，并对大鼠蛋清性肺水肿有一定的消肿作用。蒲黄总黄酮（PTF）200mg/kg 给 2 型糖尿病大鼠灌胃 4 周，能够降低 2 型糖尿病大鼠血浆白细胞介素（IL-6）、肿瘤坏死因子-α（TNF-α）水平，改善其胰岛素敏感性[9]。

10. 其他作用 蒲黄水提物 100、200mg/kg 连续灌服给药 14 天，对小鼠 Lewis 肺癌移植瘤的生长具有明显的抑制作用，对细胞周期阻滞有不同程度的作用，诱导肿瘤细胞凋亡率分别为 20.76%、4.55%。蒲黄醇提物 100mg/kg 连续灌服给药 10 天，能明显抑制小鼠 Lewis 肺癌移植瘤的生长，诱导肿瘤细胞凋亡率为 48.3%，蒲黄醇提物 100 和 200mg/kg 组能显著提高荷瘤小鼠脾淋巴细胞的增殖能力和荷瘤小鼠血清中 IL-2、TNF-α 的水平[10]。蒲黄灌胃能提高大鼠巨噬细胞吞噬率，提高血清溶菌酶活性，可使大鼠胸腺、脾脏明显萎缩，能抑制体液及细胞免疫。蒲黄水煎剂 2×10^{-6}、5.1×10^{-6}、1.4×10^{-5}g/L 离体灌流可增高糖尿病胃轻瘫大鼠胃窦纵行肌条的张力，延长收缩持续时间，增大收缩面积，对频率没有影响。蒲黄煎液 1:100 体外能抑制结核杆菌的生长，对豚鼠实验性结核病具有一定疗效。蒲黄水溶部分体外对金黄色葡萄球菌、铜绿假单胞菌、大肠埃希菌、伤寒杆菌、痢疾杆菌及Ⅱ型副伤寒杆菌均有较强抑制作用，对大鼠桡骨骨折断端注射蒲黄液，可促进愈合，加速血肿吸收，骨母细胞及软骨细胞增生活跃，促进骨痂形成。蒲黄醇提取物 1.1g/kg 能延长小鼠游泳和爬杆时间，有抗疲劳作用。蒲黄总黄酮可提高 3T3-L1 脂肪细胞 PPARα 和 PPARγmRNA 的表达。蒲黄总黄酮 0.5g/L 可使骨骼肌胰岛素抵抗模型细胞葡萄糖转运率增加 32.39%，IL-6mRNA 表达及细胞培养上清液中 IL-6 蛋白水平均显著下降。蒲黄总黄酮 0.5g/L 能提高 C2C12 骨骼肌细胞 β-arrestin-2 蛋白表达、Src 蛋白表达，促进β-arrestin-2 信号复合物形成，提高磷酸化水平和葡萄糖的消耗[11, 12]。

11. 毒理研究 蒲黄 LD_{50} 的量为 35.5g/kg 时有溶血作用；50%蒲黄注射液 5mg/kg 可减少小鼠白细胞、红细胞总数，还可引起豚鼠变态反应作用。

【参考文献】 [1] 赵桂珠，朱群娥. 蒲黄煎液的抗大鼠实验性血栓作用. 中国生化药物杂志，2011，32(3)：222-224.

[2] 杨慧玲，李军. 蒲黄总黄酮对家兔血液流变学参数和血小板聚集的影响. 中国实验方剂学杂志，2012，18(17)：244-246.

[3] 李芳，孔祥鹏，陈佩东，等. 蒲黄炭对血瘀大鼠血液流变性，凝血时间及舌象体征的影响. 中国实验方剂学杂志，2011，17(16)：154-157.

[4] 孔祥鹏，陈佩东，张丽，等. 蒲黄与蒲黄炭对血瘀大鼠血液流变性及凝血时间的影响. 中国实验方剂学杂志，2011，17(6)：129-132.

[5] 张启荣，黎媛，袁美春. 蒲黄对兔离体胸主动脉条作用的实验研究. 中国中医药科技，2013，20(3)：261.

[6] 林洁，贾春燕，王若光，等. 蒲黄黄酮对缺氧损伤血管内皮细胞的保护作用. 湖南中医药大学学报，2011，31(5)：10-12.

[7] 王远航，李微. 蒲黄提取物对内皮细胞 IL-8 表达的影响. 中华中医药学刊，2012，30(6)：1370-1371.

[8] 林洁，王璇，刘超萍，等. 蒲黄黄酮对成年雌性大鼠雌孕激素及其受体的影响. 中国现代医学杂志，2012，22(21)：18-22.

[9] 冯晓桃，陈群，梁霄. 蒲黄总黄酮对 2 型糖尿病大鼠炎症因子和胰岛素敏感性的影响. 广州中医药大学学报，2014，31(6)：936-939.

[10] 李景辉，陈才法，李雯雯. 蒲黄醇提取物对 C57BL/6 荷瘤小鼠免疫功能的影响. 安徽农业科学，2011，39(18)：10813-10815.

[11] 冯晓桃，刘毅，汪天湛，等. 蒲黄总黄酮对 C2C12 骨骼肌细胞β-arrestin-2 基因及蛋白表达的影响. 中华中医药杂志，2012，27(9)：2299-2302.

[12] 刘毅，冯晓桃，王文健，等. 蒲黄总黄酮对 C2C12 骨骼肌细胞葡萄糖消耗及 Src 蛋白表达的影响. 中成药，2014，36(7)：1521-1523.

花蕊石

Huaruishi

本品为变质岩类岩石蛇纹大理岩。主含碳酸钙（$CaCO_3$）。主产于山西、陕西、河南、河北、江苏。采挖后，除去杂石及泥沙。砸成碎块。以质坚硬、色白带“彩晕”者为佳。

【炮制】 **煅花蕊石** 取净花蕊石，煅至红透。

【性味与归经】 酸、涩，平。归肝经。

【功能与主治】 化瘀止血。用于咯血，吐血，外伤出血，跌扑伤痛。

【效用分析】 花蕊石味酸涩，归肝经，入血分，“功专止血”（《玉楸药解》）。既能收敛止血，又能化瘀止血，止中有行，散中有收，止血而不留瘀，散血而不妄行，为止血之佳品。且药性平和，故对于体内外出血诸证，无论有无瘀滞，属寒属热皆可运用，尤宜于出血兼有瘀滞者。

花蕊石尚能化瘀止痛，适用于跌打损伤，瘀肿疼痛。

【配伍应用】

1. 花蕊石配三七　花蕊石止血，收涩与化瘀并举；三七止血力宏，善能化瘀。两药配伍，止血作用增强，且无止血留瘀之弊，适用于体内外各种出血，尤以出血兼有瘀滞者最宜。

2. 花蕊石配乳香　花蕊石化瘀消肿止痛，乳香活血行气止痛。两药配伍，可增强活血行气，消肿止痛之效，适用于血瘀气滞诸痛证，尤宜于跌打损伤，瘀肿疼痛。

【鉴别应用】

1. 花蕊石与煅花蕊石　二者为花蕊石的不同炮制品种。花蕊石生品质地坚硬很难粉碎，临床多煅用，煅后能使质地疏松，易于粉碎，且能缓和酸涩之性，消除伤脾伐胃的副作用，有利于内服，用于咯血、吐血、外伤出血，跌扑伤痛。

2. 花蕊石与茜草　二者均能止血，散瘀，用治瘀血性出血及血瘀诸痛证。然花蕊石收敛止血，兼能行血，且药性平和，故对于出血证，无论有无瘀滞，属寒属热皆可运用；茜草凉血止血，兼能散瘀，以治血热夹瘀之出血证为宜。

【方剂举隅】

1. 花蕊石散（《十药神书》）

药物组成：煅花蕊石。

功能与主治：化瘀止血。适用于劳证五脏崩损，涌吐血出，成斗升者。

2. 花蕊石散（《外科正宗》）

药物组成：乳香、没药、羌活、紫苏、细辛、草乌、蛇含石、厚朴、白芷、降香、当归、苏木、檀香、龙骨、南星、轻粉、麝香、花蕊石。

功能与主治：化瘀止血，行气止痛。适用于跌扑伤损及金疮、刀、箭、兵、刃所伤，断筋损骨，疼痛不止，新肉不生者。

3. 立应散（《疡科选粹》）

药物组成：花蕊石、龙骨、黄丹、没药、黄药子、寒水石。

功能与主治：化瘀止血，生肌敛疮。适用于诸疮出血不止，并久不生肌。

【成药例证】

1. 花蕊石止血散（《中华人民共和国卫生部药品标准・中药成方制剂》）

药物组成：花蕊石。

功能与主治：化瘀，止血。用于咯血，便血，胃及十二指肠等上消化道出血，亦可用于轻度呼吸道出血。

2. 止血定痛片（《中华人民共和国卫生部药品标准・中药成分制剂》）

药物组成：花蕊石、三七、海螵蛸、甘草。

功能与主治：散瘀，止血，止痛。用于十二指肠溃疡疼痛，出血，胃酸过多。

3. 止血宁片（《中华人民共和国卫生部药品标准・中药成方制剂》）

药物组成：三七、紫珠草、马齿苋、槐花、血余炭、花蕊石。

功能与主治：止血，消肿，化瘀。用于功能性子宫出血，崩中下血，衄血，咳血，吐血等出血症。

【用法与用量】　4.5～9g，多研末服。外用适量。

【本草摘要】

1.《本草纲目》　“花蕊石，其功专于止血，能使血化为水，酸以收之也。而又能下死胎，落胞衣，去恶血。”

2.《本草求真》　“花蕊石原属劫药，下血止后，须以独参汤救补，则得之矣。若使过服，则于肌血有损，不可不谨。”

3.《玉楸药解》　“功专止血。治吐衄，崩漏，胎产，刀杖一切诸血。”

【化学成分】　主要含钙、镁的碳酸盐，并有少量铁盐、铝盐，及锌、铜、钴、铬、镉、铅等元素。

中国药典规定本品含碳酸钙（$CaCO_3$）不得少于40.0%。

【药理毒理】　本品具有止血、抗惊厥等作用。

1. 止血作用　花蕊石水煎液10ml/kg灌胃给药，连续4天，可有效缩短小鼠凝血时间和出血时间。花蕊石水煎液10g生药/kg灌胃给药，连续3天，能缩短小鼠凝血时间和出血时间，减少出血量，炮制后止血作用略有增强。彭智聪等从凝血时间、出血量和血小板等方面比较了花蕊石炮制前后止血作用的强度，结果表明，花蕊石确有止血作用，能缩短凝血时间和出血时间，减少出血量，并能增加外周血小板数量，但是炮制前后止血作用无明显差异，认为其炮制作用可能主要还在于煅后易于粉碎[1]。

2. 抗惊厥作用　20%花蕊石混悬液给小鼠灌胃0.2mg/10g，每天1次，连续4天后，对二甲弗林诱发的惊厥有明显抗惊厥作用，且作用优于龙骨和龙齿[2]。

3. 毒理研究　花蕊石煎剂给小鼠静脉注射，急性毒性的LD_{50}为4.22g/kg，静脉注射煅花蕊石煎剂，急性毒性的LD_{50}为21.5g/kg。

【参考文献】［1］李慧芬. 花蕊石现代研究概况. 药学研究，2014，33(2)：103-105.

［2］巩江，付玲，白晗，等. 花蕊石的药学研究概况. 宁夏农林科技，2013,54(7)：75-77.

降 香

Jiangxiang

本品为豆科植物降香檀 *Dalbergia odorifera* T. Chen 树干及根的干燥心材。主产于海南。全年均可采收，除去边材，阴干。研成细粉或镑片。以色紫红、坚实、富油性、香气浓者为佳。

【性味与归经】 辛，温。归肝、脾经。

【功能与主治】 化瘀止血，理气止痛。用于吐血，衄血，外伤出血，肝郁胁痛，胸痹刺痛，跌扑伤痛，呕吐腹痛。

【效用分析】 降香辛散温通，色赤入血，“行瘀滞之血如神，止金疮之血甚验”（《本草征要》）。适用于瘀血阻络所致的体内外出血诸证，研末外敷多用于外伤出血。

降香味辛，入气分能行气，入血分能散瘀，气血兼顾，可使气行瘀散，脉络通畅，通则不痛，故止痛效佳，大凡肝郁胁痛，胸痹刺痛，以及跌打损伤，瘀肿疼痛皆宜。

此外，本品辛温气香，入脾经，其性主降，能理气化湿，和中止呕，适用于湿浊内阻，脘腹痞闷，呕吐腹痛等症。

【配伍应用】

1. 降香配五灵脂 降香化瘀止血，兼能行气；五灵脂活血止痛，又能止血。两药配伍，化瘀止血，行气止痛作用增强，适用于瘀血内阻，血不循经之出血，及血瘀气滞诸痛证。

2. 降香配广藿香 二者气味芳香，均能化湿和中止呕。降香尚能行气，广藿香长于止呕。两药配伍，共奏化湿行气，和中止呕之效，适用于湿阻中焦之呕吐腹痛。

【鉴别应用】

1. 降香与木香 二药均属辛温，具有行气止痛之功，可用于气滞诸痛证。然降香行气活血，止痛，止血，适用于瘀滞性出血、血瘀气滞所致的胸胁心腹疼痛及跌损瘀肿疼痛；又能理气化湿，和中止呕，可用于湿浊内阻所致的呕吐腹痛。木香善行胃肠之滞气而止痛，又可健脾消食，适用于胃肠气滞所致的脘腹胀痛及泻痢后重之证。

2. 降香与姜黄 二药均能活血祛瘀，行气止痛，可用于血瘀气滞诸痛证。然降香又能化瘀止血，适用于瘀血性出血，尤宜于跌打损伤所致的内外出血；尚能化湿止呕，可用于湿浊中阻，胃失和降之脘腹痞闷，呕吐腹痛。姜黄外散风寒，内行气血，长于行肩臂而除痹痛，适用于风湿肩臂疼痛。

【方剂举隅】

1. 立止吐血膏（《重订通俗伤寒论》）

药物组成：鲜生地黄、生锦纹、桑叶、丹皮、血见愁、土牛膝、土三七、苏子、降香。

功能与主治：引血下行，止血逐瘀。适用于伤寒夹血，呕血吐血，表邪虽解，血尚不止者。

2. 七香散（《点点经》）

药物组成：丁香、沉香、木香、乳香、降香、雀香、茴香、陈皮、青皮、枳实、厚朴、槟榔、肉桂、寸香。

功能与主治：行气止痛。适用于血瘀气滞，肚腹疼痛。

【成药例证】

1. 跌打镇痛膏（《临床用药须知中药成方制剂卷》2020 年版）

药物组成：土鳖虫、大黄、草乌、马钱子、薄荷油、薄荷脑、樟脑、冰片、降香、黄芩、黄柏、虎杖、两面针、水杨酸甲酯。

功能与主治：活血止痛，散瘀消肿，祛风胜湿。用于急慢性扭伤挫伤，慢性腰腿痛，风湿关节痛。

2. 正骨水（《临床用药须知中药成方制剂卷》2020 年版）

药物组成：九龙川、猪牙皂、买麻藤、过江龙、香樟、香加皮、海风藤、豆豉姜、羊耳菊、虎杖、草乌、碎骨木、千斤拔、穿壁风、横经席、莪术、降香、土鳖虫、五味藤、鹰不扑、朱砂根、木香、徐长卿、两面针、薄荷脑、樟脑。

功能与主治：活血祛瘀，舒筋活络，消肿止痛。用于跌打扭伤、骨折脱位以及体育运动前后消除疲劳。

3. 荣心丸（《临床用药须知中药成方制剂卷》2020 年版）

药物组成：玉竹、五味子、丹参、降香、山楂、蓼大青叶、苦参、炙甘草。

功能与主治：益气养阴，活血解毒。用于气阴两虚或气阴两虚兼心脉瘀阻所致的胸闷、心悸、气短、乏力、头晕、多汗、心前区不适或疼痛；轻、中型小儿病毒性心肌炎见上述证候者。

4. 冠心安口服液（《临床用药须知中药成方制剂卷》2020 年版）

药物组成：川芎、三七、延胡索、牛膝、降香、珍珠母、野菊花、柴胡、桂枝、半夏、首乌藤、茯苓、大枣、冰片、炙甘草。

功能与主治：活血行气，宽胸散结。用于气滞血瘀所致的胸痹，症见胸闷心悸、心前区刺痛；冠心病心绞痛见上述证候者。

5. 香丹注射液（《临床用药须知中药成方制剂卷》2020年版）

药物组成：降香、丹参。

功能与主治：活血化瘀，行气止痛。用于气滞血瘀所致的胸痹，症见胸闷、心痛、刺痛、痛处固定；冠心病心绞痛见上述证候者。

【用法与用量】 9～15g，后下。外用适量，研细末敷患处。

【本草摘要】

1.《本草纲目》 “疗折伤金疮，止血定痛，消肿生肌。”

2.《本草经疏》 “降真香，香中之清烈者也。上部伤，瘀血停积胸膈骨，按之痛或并胁肋痛，此吐血候也，急以此药刮末，入煎药服之良。治内伤或怒气伤肝吐血，用此以代郁金神效。”

3.《本经逢原》 “降真香色赤，入血分而下降，故内服行血破滞，外涂可止血定痛，又虚损吐红，色瘀昧不鲜者宜加服之，其功与花蕊石散不殊。”

【化学成分】 主要含挥发油：橙花叔醇，β-甜没药烯，反式β-金合欢烯等；黄酮类成分：异柄花素，木犀草素，甘草素，异甘草素，黄檀素等。

中国药典规定本品含挥发油不得少于1.0%(ml/g)。

【药理毒理】 本品具有抗血栓形成、抗凝血、抗惊厥、抗菌、镇痛、抗炎等作用。

1. 对心血管系统作用 降香挥发油灌胃可明显抑制大鼠实验性血栓形成；明显提高孵育兔血小板cAMP的水平，对兔血浆纤溶酶活性有显著促进作用，提示有抗血栓作用。印度黄檀能显著缩短家兔血浆的“再钙化时间”。黄檀素给兔口服50mg/kg，有微弱的抗凝作用。黄檀素对离体兔心有显著增加冠脉流量，减慢心率，轻度增加心跳幅度的作用。降香水煎液的超临界提取物、三氯甲烷提取物、乙酸乙酯提取物、正丁醇提取物和水提取物5g生药/10g给小鼠灌胃，连续给药8天，可以显著缩短体外凝血时间。作用的强弱顺序为：乙酸乙酯提取物>三氯甲烷提取物>水提取物>正丁醇提取物>超临界提取物。表明降香抗凝血的主要有效部位为其乙酸乙酯提取物。降香水煎液的乙酸乙酯提取物和三氯甲烷提取物5g生药/10g给予小鼠灌胃，连续给药7天，可以显著缩短小鼠尾部出血的时间；乙酸乙酯提取物的作用强于三氯甲烷提取物。降香挥发油110.1、27.5g生药/kg和降香饱和芳香水(2g生药/kg)，连续给药2天，可以明显抑制垂体后叶素所致大鼠急性心肌缺血T波抬高，对大鼠心肌缺血有一定的改善作用[1]。

2. 对中枢神经系统作用 降香乙醇提取物250mg/kg灌胃可以明显抑制小鼠的自主活动，对抗电惊厥的发生；100mg/kg灌胃可以显著延长戊巴比妥钠的睡眠时间，且作用呈一定的量效关系；500mg/kg可明显延缓烟碱所致惊厥的出现，缩短惊厥发作时间，但对戊四氮和毒蕈碱所致的惊厥无明显对抗作用。降香水煎液的超临界提取物、石油醚提取物5g生药/10g给予小鼠灌胃，连续6天，可以显著减少醋酸扭体试验的扭体次数。

3. 抗菌作用 降香挥发油对金黄色葡萄球菌和耐甲氧西林金黄色葡萄球菌均具有抑制作用。将浸有降香挥发油(20mg/ml)50μl的灭菌滤纸片贴于已涂供试菌悬液的牛肉膏蛋白胨琼脂培养基上，室温静置培养，12小时出现显著的抑菌圈，抑菌圈直径分别为18.0mm和11.0mm[2]。降香叶精油对金黄色葡萄球菌、白色葡萄球菌、枯草芽孢杆菌、黑曲霉菌和白色念珠菌具有较好的抑制活性，尤其是白色念珠菌，最小抑菌浓度(MIC)和最小杀菌浓度(MBC)分别是0.780%(*V*/*V*)、1.560%(*V*/*V*)；而对大肠埃希菌、变形杆菌、铜绿假单胞菌的抑制活性较弱，MIC和MBC均大于5.000%(*V*/*V*)[3]。

4. 抗炎作用 降香乙醇提取物中的sativanone、甘草素、异甘草素和柚皮素具有抗炎作用，IC_{50}分别为12.48、18.33、42.59、29.43g/ml，在浓度3.125～50g/ml范围内可以抑制脂多糖诱导的RAW264.7细胞NO的释放[4]。

5. 毒理研究 急性毒性：降香挥发油8780、7024、5619、4495、3596g生药/kg，尾静脉注射给药后，连续观察14天，其LD_{50}为5505.7g生药/kg(95%可信限为4 845.6～6240.3g生药/kg)[1]。

【参考文献】

[1] 杨超燕，唐春萍，沈志滨. 降香挥发油对垂体后叶素致大鼠急性心肌缺血的保护作用及急性毒性实验研究. 时珍国医国药，2012，22(1)：2685-2686.

[2] 赵夏博，梅文莉，龚明福，等. 降香挥发油的化学成分及抗菌活性研究. 广东农业科学，2012，39(3)：95-96，99.

[3] 宋辞，邵靖宇，贾琦. 降香叶精油总体抗菌活性的研究. 黑龙江医药科学，2014，37(6)：44-45.

[4] 汪娟，蒋维，王毅. 降香中黄酮类化合物对脂多糖诱导的RAW264.7细胞抗炎作用研究. 细胞与分子免疫学杂志，2013，29(7)：681-684.

竹节参

Zhujieshen

本品为五加科植物竹节参*Panax japonicus* C. A. Mey.的干燥根茎。主产于云南、四川、贵州。秋季采挖，除去主根和外皮，干燥。用时捣碎。以质硬、断面色黄白者为佳。

【性味与归经】 甘、微苦，温。归肝、脾、肺经。

【功能与主治】 散瘀止血，消肿止痛，祛痰止咳，补虚强壮。用于痨嗽咯血，跌扑损伤，咳嗽痰多，病后虚弱。

【效用分析】 竹节参既能止血，又能散瘀，有止血不留瘀之特点，可用于体内外多种出血病证，对于出血兼有瘀滞者尤宜。因其主入肺经，故尤善治痨嗽咯血。

竹节参功能活血散瘀，消肿止痛，可用于血瘀诸痛证，尤为治跌打伤痛之要药。可单用捣烂，温酒冲服，也可磨酒外搽。

竹节参功能祛痰止咳，用于咳嗽痰多。因其又能滋补强壮，故治虚劳咳嗽，有痰无痰者皆宜。

竹节参味甘，能滋补强壮，用于病后体虚，倦怠乏力。诚如《本草纲目拾遗》所云："患虚弱者，以之蒸鸡服，可以医劳弱诸虚百损之病。"

【用法与用量】 6～9g。

【本草摘要】

1.《本草纲目拾遗》 "去瘀损，止吐衄，补而不峻，大能消瘀，疗跌扑损伤。积血不行。"

2.《草木便方》 "散血活血破血，治痈肿，疗犬伤、金刃，跌扑。"

3.《国药提要》 "祛痰。"

【化学成分】 主要含皂苷类成分：竹节参皂苷Ⅲ、Ⅳ、Ⅴ，人参皂苷 Rd、Re、Rg_1、Rg_2、Rh_1，三七皂苷 R_2，伪人参皂苷 F_{11}，竹节人参皂苷Ⅴ甲酯；挥发油：大牻牛儿烯，β-檀香萜烯，β-金合欢烯；还含竹节人参 A、B。

【药理毒理】 本品具有镇静、镇痛、改善学习记忆能力、调节胃肠动力、抗消化性溃疡、抗心脑缺血再灌注损伤、提高免疫力、抗炎、抗疲劳、抗肿瘤等作用。

1. 镇静作用 竹节参总皂苷按 100mg/kg 剂量，给小鼠灌胃，30 分钟后可明显抑制自主活动计数和缩短爬杆时间，表明竹节参总皂苷有明显的镇静作用，并与戊巴比妥及硫喷妥钠有明显的协同作用，可延长小鼠的催眠时间。

2. 镇痛作用 给小鼠按 2g/kg 和 1g/kg 分别灌胃竹节参总皂苷水溶液，给药后 30 分钟起效，60 分钟作用达到高峰，持续至 120 分钟，表现出快速而持久的镇痛作用，结果显示竹节参总皂苷高、低剂量组对小鼠痛阈值明显增加，扭体次数明显减少（$P<0.01$），由此得出结论竹节参总皂苷具有明显的镇痛作用。竹节参总皂苷明显增加小鼠痛阈值，明显减少扭体次数[1]。

3. 降血脂作用 腹腔注射 75%蛋黄生理盐水溶液 0.02ml/g 建立小鼠高血脂动物模型。测定给药后动物血浆中 TG、TC、LDL-C、HDL-C 的浓度，发现竹节参多糖具有一定的降血脂的作用，并存在量效关系[2]。

4. 改善学习记忆功能作用 竹节参总皂苷可提高慢性低灌注血管性痴呆大鼠海马组织γ-氨基丁酸（GABA）含量，降低 Glu/GABA 的比值，并可增加海马组织 GSH-Px、SOD 活性，降低 MDA 含量，明显改善血管痴呆模型大鼠的学习记忆功能[3]。

5. 对胃肠动力的影响作用 竹节参总皂苷能控制因高脂饮食引起的体重增加，能明显提高高脂饲料喂养大鼠的排泄量，通过抑制胰脂肪酶的活性在一定程度上延迟食物中的脂肪在肠内吸收而起到抗肥胖的作用。另外竹节参中的多炔类物质，能有效抑制α-葡萄糖苷酶的活性[4]。

6. 抗消化性溃疡作用 竹节参根茎中的皂苷类成分有保护胃黏膜的作用，研究表明，竹节参中的齐墩果酸寡糖对乙醇和茚甲新引起的胃溃疡。竹节参根茎甲醇提取物中皂苷类成分对盐酸或乙醇所致小鼠溃疡具有修复作用，并能保护胃黏膜，有效防治应激反应或盐酸过多对胃黏膜的刺激。其作用机制可能是竹节参皂苷激活胃黏膜保护因子，清除胃黏膜氧自由基、脂质过氧化物（LPO），提高超氧化物歧化酶、谷胱甘肽过氧化物酶水平，增强组织抗氧化能力，从而达到防治急、慢性胃黏膜损伤的目的[5]。

7. 护肝作用 竹节参提取物对小鼠急性酒精性肝损伤有明显的保护作用，其机制可能是通过上调 SOD1 和 GPX1 的基因表达，从而减轻酒精诱导的氧化应激对肝脏的损伤[6, 7]。

8. 对脑缺血损伤的保护作用 竹节参总皂苷对脑缺血损伤具有保护作用，其作用可能是通过下调 c-fos，c-Jun 蛋白表达，从而干预脑缺血后的神经细胞凋亡[8]。

9. 对心肌缺血再灌注损伤的保护作用 竹节人参提取物对大鼠灌胃 4 周，能明显抑制心肌缺血再灌注损伤后乳酸脱氢酶（LDH）、肌酸激酶（CK）的释放，减少丙二醛（MDA）含量，增强超氧化物歧化酶（SOD）活力，表明竹节人参具有营养心肌保护细胞膜结构，既可直接清除自由基，又可通过提高 SOD 活力来增加机体抗氧化能力，另外竹节人参皂苷能明显促进心肌缺血再灌注损伤 Ca^{2+}-ATP 酶活性恢复，增强 Na^+，K^+-ATP 酶活力[9]。

对大鼠每天灌胃 1ml 竹节参提取物的水溶液，给药 6 周。去葡萄糖竹节参皂苷Ⅳa 有促进 Ca^{2+}内流、延缓

K^+外流的作用，并且对心肌 Na^+内流具有抑制作用，从而降低心肌细胞的自律性和传导性，发挥抗心律失常的作用。竹节参可提高力竭运动大鼠心肌线粒体内 Na^+，K^+-ATP 酶和 Ca^{2+}-ATP 酶的活性，具有保护线粒体的作用[10]。研究发现竹节参总皂苷对心肌梗死大鼠具有保护作用，其作用机制可能与降低氧化应激反应和炎症损伤相关[11]。

10. 对免疫系统的作用　对小鼠高中低剂量组并分别灌服竹节参多糖(125、250、500mg/kg)连续 7 天，发现竹节参多糖能提高免疫低下小鼠的脾脏指数，显著促进脾淋巴细胞的增殖，促进血清溶血素的生成及 QHS 反应，提高外周血 NK 细胞比例，具有较好的免疫增强作用，对免疫低下小鼠的免疫系统具有恢复作用[12]。

11. 抗疲劳作用　竹节参总皂苷提取物可不同程度地延长小鼠负重游泳时间，降低运动后小鼠血乳酸和血清尿素氮(BUN)的含量，提高小鼠肝糖原值，运动后恢复期血乳酸清除速率比对照组显著升高，表明竹节人参在增强机体对运动负荷的适应能力，抵抗疲劳产生和加速疲劳消除方面具有明显的作用[13]。

12. 抗肿瘤作用　竹节参按高剂量组(100mg/kg)、中剂量组(50mg/kg)和低剂量组(25mg/kg)于肉瘤 S_{180} 细胞接种 24 小时后每鼠按 0.1ml/10g 灌胃给药，连续 10 天，研究发现竹节参总皂苷对体外培养的 HL-60 细胞生长有一定抑制作用，其作用机制与诱导细胞分化和周期阻滞有关。另外竹节参总皂苷能明显抑制小鼠移植性肉瘤 S_{180} 的生长，延长 H_{22} 腹水小鼠的生存时间，具有较显著的抗肿瘤作用。40、80、160mg/kg 竹节参总皂苷对移植性 H_{22} 荷瘤小鼠的抑制率分别为 30.7%、38.6%、48%，竹节参总皂苷能增加 H_{22} 荷瘤小鼠小鼠体重，但对其免疫系统无明显毒性。说明竹节参总皂苷具有较显著的抗肿瘤作用，可成为抗癌新药[14]。

13. 毒理研究　竹节参提取物低、中、高剂量(3.2、6.4、12.8g 生药/kg)分别为临床成人用量的 25、50、100 倍，每周 6 次，连续灌胃给药 180 天，停药恢复 30 天。给药期间及恢复期间，观察大鼠的一般状况，并记录每周的进食量和体重变化。给药期结束和恢复期结束后分别检测大鼠血液学指标和血清生化指标，取主要脏器并计算脏器指数，同时进行系统观察和组织病理学检查。研究发现长期、大剂量给予大鼠竹节参提取物可造成一定的毒性，停药 30 天后可恢复正常，且未出现迟发性不良反应，可见竹节参提取物对大鼠造成毒性反应是可逆的[15]。

【参考文献】 [1] 张杰，李春艳，李劲平. 竹节参化学成分与药理活性研究进展. 中华中医药学会中药化学分会第六届(2011)学术年会，2011.

[2] 杨小林，陈平，王如锋，等. 竹节参多糖对高血脂模型小鼠的影响作用. 中国医院药学杂志，2011，31(6)：433-435.

[3] 赵晖，王蕾，张秋霞，等. 竹节参总皂苷对血管痴呆大鼠递质氨基酸及自由基代谢的影响. 中国老年学杂志，2010，30(21)：3096-3098.

[4] 李春艳，张杰，栗会敏，等. 竹节参化学成分与药理活性研究进展. 中医药导报，2012，18(04)：68-71.

[5] 欧阳丽娜，向大位，吴雪，等. 竹节参化学成分及药理活性研究进展. 中草药，2010，41(6)：1023-1027.

[6] 杨小林，陈平. 竹节参多糖、总皂苷对小鼠急性肝损伤保护作用的研究. 中国中医基础医学杂志，2011，17(1)：65-66.

[7] 王洪武，李守超，贺海波，等. 竹节参提取物对小鼠急性酒精性肝损伤的保护作用. 中国临床药理学与治疗学，2012，17(9)：961-966.

[8] 贾占红，赵晖. 竹节参总皂苷对脑缺血大鼠神经细胞凋亡和即早基因表达的影响. 中国实验方剂学杂志，2011，17(21)：168-172.

[9] 向道成. 竹节人参提取物对大鼠肢体缺血-再灌注后心肌损伤的影响. 临床合理用药，2010，3(11)：1-2.

[10] 张翠兰. 竹节参对大强度耐力训练大鼠心肌线粒体抗氧化能力的研究. 中国应用生理学杂志，2010，26(2)：205-206.

[11] 魏娜，袁丁，徐媛青，等. 竹节参总皂苷对大鼠心肌梗死的保护作用. 中药药理与临床，2013，29(3)：75-78.

[12] 张长城，赵海霞，姜美杰，等. 竹节参多糖对环磷酰胺致免疫低下小鼠的恢复作用研究. 中药材，2011，34(1)：91-94.

[13] 张舜波，游秋云，吴鹏，等. 竹节参皂苷提取物对小鼠抗疲劳及耐缺氧作用的实验研究. 湖北中医药大学学报，2013，15(5)：16-17.

[14] 邓旭坤，米雪，蔡俭，等. 竹节参总皂苷的抗肿瘤作用和毒性研究. 中南民族大学学报：自然科学版，2013，32(1)：47-49.

[15] 狄国杰，张海滨，曾晓，等. 竹节参提取物对大鼠长期毒性的实验研究. 安徽医药，2013，17(1)：15-17.

三、收敛止血药

本类药物多味涩，或为炭类，或质黏，故能收敛止血，且药性平和。广泛用于各种出血病证。因其性能收涩，有留瘀恋邪之弊。故每与化瘀止血药或活血祛瘀药配伍同用，使之血止而不留瘀。对于出血有瘀或出血初期邪实者，当慎用之。

临床常用的收敛止血药有白及、仙鹤草、紫珠叶、棕榈、血余炭、藕节、鸡冠花、断血流、松花粉、瓦松等。

白 及

Baiji

本品为兰科植物白及 *Bletilla striata* (Thunb.) Reichb. f.的干燥块茎。主产于贵州、四川、湖南、湖北。夏、秋二季采挖，除去须根，洗净，置沸水中煮或蒸至无白心，晒至半干，除去外皮，晒干。切薄片。以切面色白、角质样者为佳。

【性味与归经】 苦、甘、涩，微寒。归肺、肝、胃经。

【功能与主治】 收敛止血，消肿生肌。用于咯血，吐血，外伤出血，疮疡肿毒，皮肤皲裂。

【效用分析】 白及质极黏腻，性极收涩，为收敛止血之要药，适用于体内外诸出血证，内服外用皆宜。因其主入肺、胃经，故咯血、吐血等肺胃出血之证尤为多用。

白及味苦气寒，能消散血热之痈肿，质黏味涩，收敛生肌，为外疡消肿生肌之要药。对于疮疡肿毒初起未溃者，可使之消肿；疮疡已溃久不收口，或皮肤皲裂者，可使之生肌敛疮。

【配伍应用】

1. 白及配枇杷叶 白及收敛止血，枇杷叶清降肺气而止咳。两药配伍，共奏清降肺气，止咳止血之功，适用于肺虚有热之咳嗽咯血，或劳嗽咯血。

2. 白及配煅石膏 白及收敛止血，消肿生肌；煅石膏清热收湿，敛疮生肌。两药配伍，既可增强敛疮生肌之功，又有收敛止血、收湿之效，适用于疮疡不敛，湿疹瘙痒，水火烫伤，外伤出血等。

【鉴别应用】

1. 白及与三七 二者均能止血，为止血之要药，可用于多种出血之证。然白及收敛止血，主入肺、胃经，以治咯血、吐血等肺胃出血之证尤为多用；又能消肿生肌，适用于疮疡肿毒，皮肤皲裂，水火烫伤等。三七化瘀止血，有止血不留瘀之特点，对出血夹有瘀滞者尤为适宜；又能活血定痛，为治瘀血诸痛之佳品，外伤科之要药。

2. 白及与地榆 二者均能止血，消肿敛疮生肌，可用于多种出血之证，疮疡肿毒，水火烫伤等。然白及以收敛止血见长，主入肺、胃经，多用于咯血、吐血等肺胃出血之证；地榆既能凉血，又能涩血，其性沉降，多用于便血、痔血、血痢、崩漏等下焦出血之证。

【方剂举隅】

1. 白及枇杷丸（《证治准绳》）

药物组成：白及、枇杷、藕节、阿胶、蛤粉、生地黄。

功能与主治：清肺止咳，收敛止血。适用于咯血。

2. 白及散（《赤水玄珠》）

药物组成：白及、藕节。

功能与主治：凉血收敛止血。适用于咯血。

3. 二黄汤（《圣济总录》）

药物组成：黄柏、黄蜀葵花、白及、生干地黄、青黛。

功能与主治：清热解毒，收敛止血。适用于痔疮肿痛出血。

4. 寸金散（《疡医大全》）

药物组成：天花粉、赤芍、白芷、姜黄、白及、芙蓉叶。

功能与主治：活血化瘀，消痈散结。适用于痈疽肿毒。

【成药例证】

1. 益气止血颗粒（《临床用药须知中药成方制剂卷》2020 年版）

药物组成：白及、党参、黄芪、白术、茯苓、功劳叶、地黄、防风。

功能与主治：益气，止血，固表，健脾。用于气不摄血所致的咯血、吐血。

2. 溃平宁颗粒（《临床用药须知中药成方制剂卷》2020 年版）

药物组成：大黄浸膏、白及、延胡索粗碱。

功能与主治：止血止痛，收敛生肌。用于郁热内蕴所致的胃痛，症见胃脘疼痛灼热、吞酸嘈杂，或见吐血、黑便；胃及十二指肠溃疡、上消化道出血见上述证候者。

3. 复方拳参片（《临床用药须知中药成方制剂卷》2020 年版）

药物组成：白及、海螵蛸、拳参、寻骨风、陈皮。

功能与主治：收敛止血，制酸止痛。用于胃热所致的胃痛，症见胃脘疼痛、嘈杂吞酸或见吐血便血。

4. 复胃散胶囊（《临床用药须知中药成方制剂卷》2020 年版）

药物组成：炙黄芪、海螵蛸、白及、白芷、延胡索、白芍、炙甘草。

功能与主治：补气健脾，制酸止痛，收敛止血。用于脾胃气虚所致的胃痛吞酸，症见胃脘疼痛、喜温喜按、食减形瘦、四肢倦怠、泛吐酸水、吐血、黑便；胃及十二指肠溃疡见上述证候者。

5. 抗痨胶囊（《临床用药须知中药成方制剂卷》2020 年版）

药物组成：矮地茶、百部、白及、桑白皮、五指毛桃、穿破石。

功能与主治：散瘀止血，祛痰止咳。用于肺虚久咳，痰中带血。

6. 羊胆丸（《临床用药须知中药成方制剂卷》2020年版）

药物组成：羊胆干膏、浙贝母、百部、白及、甘草。

功能与主治：止咳化痰，止血。用于痰火阻肺所致的咳嗽咯痰，痰中带血；百日咳见上述证候者。

【用法与用量】 6～15g；研末吞服3～6g。外用适量。

【注意】 不宜与川乌、制川乌、草乌、制草乌、附子同用。

【本草摘要】

1.《神农本草经》 “主痈肿恶疮败疽，伤阴死肌，胃中邪气，贼风鬼击，痱缓不收。”

2.《新修本草》 “手足皲裂，嚼以涂之。”

3.《本草汇言》 “白及，敛气、渗痰、止血、消痈之药也。此药质极黏腻，性极收涩，味苦气寒，善入肺经。凡肺叶破损，因热壅血瘀而成疾者，以此研末口服，能坚敛肺藏，封填破损，痈肿可消，溃破可托，死肌可去，脓血可洁，有托旧生新之妙用也。”

【化学成分】 主要含联苄类成分：3,3′-二羟基-2′6′-双羟基-5-甲氧基联苄等；二氢菲类成分：4,7-二羟基-1-对羟苄基-2-甲氧基-9,10-二氢菲等；联菲类成分：白及联菲A、B、C；双菲醚类化合物：白及双菲醚A、B、C、D；二氢菲并吡喃类化合物：白及二氢菲并吡喃A、B、C；具螺类酯的菲类衍生物：白及菲螺醇；菲类糖苷化合物：2,7-二羟基-4-甲氧基菲-2-*O*-葡萄糖苷；苄类化合物：山药素等；蒽醌类成分：大黄素甲醚；酚酸类成分：对羟基苯甲酸，原二茶醛等。

【药理毒理】 本品具有止血、促进伤口愈合、抗胃溃疡、抗肿瘤、抗菌等作用。

1. 止血作用 体外实验显示，白及多糖可使人外周血凝血酶原时间显著缩短。超微导管插至动脉瘤腔并注入白及胶，可修复兔颈总动脉侧壁动脉瘤血管畸形结构，预防瘤体破裂出血。白及多糖86、43、21.5g/kg灌胃，每天1次，连续给药7天，能明显缩短断尾法所致正常小鼠的出血时间、凝血时间[1]。白及多糖12、6g/kg灌胃，每天1次，连续给药14天，对腺苷二磷酸诱导大鼠的血小板最大聚集率有明显的增加作用，缩短血浆凝血酶原、部分凝血活酶和凝血酶时间，显著增加FIB、TXB_2含量和降低6-Keto-$PGF_{1\alpha}$含量[2]。

2. 促进伤口愈合作用 白及胶0.1g/ml涂抹，每次1ml，连续3天，可缩小大鼠皮肤创面残留面积百分率，增加前创面组织蛋白和羟脯氨酸含量，最终缩短创面平均愈合时间。白及胶还能增加埋入条形割伤的聚乙烯醇海绵内的浸润巨噬细胞数量。白及胶0.5mg/ml体外可使培养的大鼠皮肤成纤维细胞的血管内皮生长因子（VEGF）mRNA的表达显著增强，从而达到促进组织生长，促进伤口愈合的作用。白及煎剂上清液2×10^{-2}、2×10^{-3}mg/ml体外能升高大鼠乳鼠表皮角质形成细胞游走的长度。

3. 抗胃溃疡作用 白及普通粉955.5mg/kg和超微粉318.5、637.0、955.5mg/kg灌胃，每日1次，预先给药5天，连续给药13天，均能显著抑制乙醇致大鼠胃溃疡模型中胃腺区黏膜的条状损伤和醋酸致大鼠胃溃疡模型中胃黏膜的片状损伤；超微粉疗效优于普通粉。白及多糖60、30、15mg/kg，每天灌胃1次，连续给药14天，能明显抑制大鼠醋酸性胃溃疡和束缚水浸法所致的大鼠实验性应激性胃溃疡[3,4]。白及超微粉800mg/kg和白及超微粉加蜂蜜（加5%蜂蜜）灌胃，每日1次，连续给药7天，能抑制无水乙醇所致的日本大耳兔的胃黏膜损伤，使胃黏膜细胞保护物质的含量有所增加，且加蜂蜜效果更佳[5]。

4. 抗肿瘤作用 白及微球（直径300～450μm）5.7mg/kg经导管注入肝门静脉，可以显著降低家兔门脉癌栓移植性肝癌模型肿瘤生长率、肿瘤的肝内转移率和门脉主干癌栓发生率。白及微粒4.3mg/kg逆行插管至肝动脉，能抑制大鼠肝包膜下植入肝癌模型肝细胞癌的生长。白及胶0.5、1.0、2.0、4.0、8.0μg/ml体外能抑制ECV-304的生长。白及三氯甲烷提取物和水提取物体外能分别轻度和显著抑制鸡胚绒毛尿囊膜血管生成。白及萜类化合物12.5～100μg/ml体外能够抑制人脐静脉内皮细胞增殖，IC_{50}为45μg/ml；100μg/ml的萜类化合物可诱导人脐静脉内皮细胞凋亡。

5. 抗菌作用 白及水煎剂对导致龋齿的主要致病原变链菌的生长有显著的抑制作用。浸有白及1g/ml水煎剂1ml的纸片，加于接种变链菌的固体培养基上，孵育48小时后，出现显著的抑菌环。白及水煎剂加入含有变链菌的培养基中，在15.6～62.5mg/ml的浓度范围内，显著抑制培养基pH和吸光度的降低。

6. 免疫调节作用 白及多糖500mg/kg灌胃，每天1次，连续4天，能显著提高环磷酰胺致免疫功能低下小鼠的吞噬指数，白及多糖1、3、10μg/ml均可显著提升ConA诱导的小鼠T淋巴细胞增殖的能力，3μg/ml时，提升作用最为显著[6]。

7. 其他作用 白及多糖10、2、0.4mg/kg灌肠给药，每天1次，连续8天，能促进结肠黏膜损伤修复和抑制相关免疫反应，缓解唑酮诱导的小鼠溃疡性结肠炎[7]。白及水提物2、1、0.5、0.25、0.125g/L接种到A375细胞与 Hacat 以 1:2 的比例制成细胞悬液中，对黑素合成有显著抑制作用，且 2、1g/L 白及水提物对黑素合成的抑制作用最强[8]。

8. 毒理研究

(1) 急性毒性　白及多糖胶 1.00、2.15、4.64、10.00g/kg 灌胃给药，观察 1 周，各剂量组小鼠均未见有异常反应和死亡。

(2) 皮肤刺激试验　将白及多糖胶 0.2g 直接涂于新西兰兔一侧皮肤上，另一侧作为对照，每天 1 次，连续涂抹 14 天。白及多糖胶对家兔皮肤刺激值为 11.0，病理积分均值为 2.0。

(3) 皮肤变态反应试验　豚鼠局部封闭涂皮法，诱导 2 周后，涂白及多糖胶持续 6 小时，激发接触后 24 小时和 48 小时，未出现红斑、水肿等症状。

【参考文献】 [1] 武桂娟，刘泓雨，王红，等. 白及多糖对正常小鼠出，凝血时间影响的实验研究. 黑龙江中医药，2011，40(3)：49-50.

[2] 董莉，董永喜，刘星星，等. 白及多糖对大鼠血小板聚集，凝血功能及 TXB_2, 6-Keto-$PGF_{1\alpha}$ 表达的影响. 贵阳医学院学报，2014，39(4)：459-462.

[3] 武桂娟，赵伟丽，赵楠，等. 白及多糖对大鼠乙酸性胃溃疡治疗作用及机制的探讨. 黑龙江中医药，2012，41(2)：50-52.

[4] 武桂娟，苏晓悦，夏学丽，等. 白及多糖对大鼠应激性胃溃疡影响的实验观察. 中医药信息，2011，28(3)：43-45.

[5] 曾颂. 白及不同炮制品对家兔胃黏膜保护作用的研究. 中国医药导刊，2012，14(5)：866，868.

[6] 邱红梅，张颖，周岐新，等. 白及多糖对小鼠免疫功能的调节作用. 中国生物制品学杂志，2011，24(6)：676-678.

[7] 时松，黄振，罗熠，等. 白及多糖对小鼠溃疡性结肠炎的治疗作用. 中国药科大学学报，2012，43(6)：535-540.

[8] 韩莹，张岩，王兴焱，等. 白及水提物对黑素瘤与角质形成细胞共培养模型黑素合成的影响. 贵阳医学院学报，2014，39(1)：77-79.

仙鹤草
Xianhecao

本品为蔷薇科植物龙芽草 *Agrimonia pilosa* Ledeb.的干燥地上部分。主产于浙江、江苏、湖北。夏、秋二季茎叶茂盛时采割，除去杂质，干燥。切段。以茎红棕色、质嫩、叶多者为佳。

【性味与归经】 苦、涩，平。归心、肝经。

【功能与主治】 收敛止血，截疟，止痢，解毒，补虚。用于咯血，吐血，崩漏下血，疟疾，血痢，痈肿疮毒，阴痒带下，脱力劳伤。

【效用分析】 仙鹤草味涩收敛，入血分，长于收敛止血，广泛用于全身各部出血之证。因其药性平和，大凡出血之证，无论寒热虚实，皆可配伍应用。

仙鹤草涩敛之性，能涩肠止痢，因其性平，兼能补虚，又能止血，故对于血痢及久病泻痢尤为适宜。本品尚能截疟、解毒，可用治疟疾寒热，疮疖痈肿。

仙鹤草尚能补虚强壮，可用治劳力过度所致的脱力劳伤，症见神疲乏力而饮食正常者。又能杀虫止痒，用治阴痒带下。

【配伍应用】

1. 仙鹤草配生地黄　仙鹤草收敛止血，生地黄清热凉血止血。两药配伍，使血热得清，妄行得宁，止血作用增强，适用于血热妄行之诸出血证。

2. 仙鹤草配大枣　仙鹤草补虚强壮，大枣补脾养血。两药配伍，相得益彰，补虚作用增强，适用于脾虚血少之脱力劳伤之证。

【鉴别应用】

1. 仙鹤草与三七　二者均能止血，同为止血之要药，广泛用于各种出血之证；又能补虚强壮，用治脱力劳伤。然仙鹤草长于收敛止血，又能截疟，止痢，解毒，用治疟疾寒热，久泻久痢，疮疖痈肿。三七优于化瘀止血，又能活血止痛，用治跌打损伤，或筋骨折伤，瘀血肿痛，为伤科之要药。

2. 仙鹤草与白及　二者均能收敛止血，可用于各种出血之证。然仙鹤草止血力强，运用广泛；又能涩肠止痢，解毒截疟，补虚强壮，可用于血痢，疟疾寒热，疮疖痈肿，脱力劳伤。白及止血，以治肺胃出血之证为优；又能消肿生肌，可用于疮疡肿毒，皮肤皲裂，水火烫伤等。

【成药例证】

1. 维血宁颗粒(合剂)(《临床用药须知中药成方制剂卷》2020 年版)

药物组成：熟地黄、地黄、白芍、太子参、仙鹤草、鸡血藤、虎杖、墨旱莲。

功能与主治：滋阴养血，清热凉血。用于阴虚血热所致的出血；血小板减少症见上述证候者。

2. 达肺草(《中华人民共和国卫生部药品标准·中药成方制剂》)

药物组成：苦杏仁、麻黄、诃子肉、栀子、青黛、白及、商陆、浮海石、蛤壳、仙鹤草、矮地茶、百部、瓜蒌仁。

功能与主治：止血，化痰，顺气，定喘，止汗，退热。用于吐血，咯血，痰中带血，咳嗽，痰喘，气急，劳伤肺痿等症。

3. 溃疡胶囊（《临床用药须知中药成方制剂卷》2020年版）

药物组成：瓦楞子、鸡蛋壳、陈皮、枯矾、水红花子、珍珠粉、仙鹤草。

功能与主治：收敛制酸，和胃止痛。用于胃气不和所致的胃脘疼痛，呕恶泛酸；胃及十二指肠溃疡见上述证候者。

4. 腹安冲剂（《中华人民共和国卫生部药品标准·中药成方制剂》）

药物组成：仙鹤草、火炭母、铁苋菜、鬼针草、土荆芥。

功能与主治：清热解毒，燥湿止痢。用于痢疾，急性胃肠炎，腹泻、腹痛。

5. 养血安神片（糖浆、丸）（《临床用药须知中药成方制剂卷》2020年版）

药物组成：熟地黄、首乌藤、墨旱莲、合欢皮、仙鹤草、地黄、鸡血藤。

功能与主治：滋阴养血，宁心安神。用于阴虚血少所致的头眩心悸、失眠健忘。

【用法与用量】 6～12g。外用适量。

【本草摘要】

1.《滇南本草》 “调治妇人月经或前或后，红崩白带，面寒背寒，腰痛，发热气胀，赤白痢疾。”

2.《生草药性备要》 “理跌打伤，止血，散疮毒。”

3.《本草求原》 “叶蒸醋，贴烂疮，最去腐，消肿，洗风湿烂脚。”

【化学成分】 主要含黄酮类成分：木犀草素-7-葡萄糖苷、芹菜素-7-葡萄糖苷、槲皮素、芸香苷等；间苯三酚类成分：仙鹤草B等；尚含仙鹤草内酯及鞣质等。

【药理毒理】 本品具有抗炎、镇痛、止血、抗肿瘤、降糖、降压等作用。

1. 抗炎作用 仙鹤草水提物、乙醇提取物12g生药/kg灌胃，每天1次，连续3天，可以显著抑制二甲苯致小鼠耳廓肿胀和角叉菜胶致大鼠足肿胀。仙鹤草乙醇提取物溶液8、16g生药/kg灌胃，每天1次，连续5天，可以抑制二甲苯致小鼠耳肿胀。

2. 镇痛作用 仙鹤草水提物、乙醇提取物12g生药/kg分别灌胃，每天1次，连续3天，两种提取物均可以显著延长小鼠热板试验舔足反应时间，乙醇提取物还可以显著减少醋酸致小鼠扭体反应的次数。

3. 止血作用 闪提法是利用高速机械剪切力和超速动态分子渗透原理，使组织细胞内外的化学成分迅速达到平衡。通过闪提法和回流法提取的仙鹤草乙醇提取物33.33、63.33、93.33mg/ml，每天1次，连续4天，可以明显减少醋酸所致的小鼠扭体次数，闪提法和回流法提取液的止血作用相当[1]。

4. 抗肿瘤作用 仙鹤草水煎液10、20、40mg生药/kg灌胃给药，连续13天，可降低S_{180}移植肿瘤重量，40mg生药/kg可以降低H_{22}移植肿瘤重量。仙鹤草水煎剂对荷瘤小鼠IL-2活性有显著增强作用，但对正常机体IL-2活性无影响。仙鹤草水煎剂对荷瘤小鼠脾自然杀伤细胞活性有明显增强作用，仙鹤草对荷瘤机体非特异性免疫，尤其是对肿瘤的免疫监视可能有增强作用，通过增强细胞释放细胞因子IL-1、IL-2、IFN-γ，实现对机体免疫系统功能的调节。同时，仙鹤草煎剂还能增强荷瘤机体红细胞免疫黏附肿瘤细胞能力，提高血清中红细胞免疫促进因子活性和降低抑制作用因子活性。体外实验显示，仙鹤草水煎液可抑制成人T细胞白血病细胞株MTⅡ、小鼠成纤维细胞株L929、人卵巢癌细胞SKV20、人红白血病细胞株K562的增殖。仙鹤草鞣酸体外能抑制宫颈癌HeLa细胞株、肺腺癌SPC-A-1细胞株、乳腺癌MCF7细胞株的活力，IC_{50}分别为6.2、12.4、49.2μg/ml。仙鹤草乙酸乙酯有效部位50、100、150、200、250、300μg/ml作用于$HepG_2$细胞，可显著抑制$HepG_2$细胞的生长，其IC_{50}为127.85μg/ml，Fluo-3/AM荧光探针的作用下，仙鹤草乙酸乙酯有效部位260μg/ml有较强的绿色荧光，细胞内ROS有较明显的增加[2]。仙鹤草水提液20、40mg/ml作用SMMC7721肝癌细胞24、48、72小时后，20mg/ml组的IR分别为0.5%、23.9%、27.5%。40mg/ml组的IR分别为23.3%、51.7%和71.6%。48、72小时后，20mg/ml组的细胞凋亡率分别为19.5%和23.0%，40mg/ml组的细胞凋亡率分别为33.4%和42.7%[3]。仙鹤草总多糖0.1、0.5、1.0、1.5、2.0g/L对脑胶质瘤U251胞株增殖具有明显的体外抑制作用，2.0g/L时抑制率达到72.9%，IC_{50}为1.35g/L[4]。

5. 降糖作用 仙鹤草水煎液30、60g/kg灌胃，每天1次，连续7天，可以降低正常小鼠的血糖。仙鹤草浸膏0.5、1.0g/kg灌胃，每天1次，连续7天，能降低四氧嘧啶诱导的糖尿病小鼠血糖，可降低正常小鼠血糖浓度，可抑制肾上腺素诱导的小鼠血糖浓度的升高。仙鹤草水煎液12、6g/kg灌胃，每天1次，连续4周，能降低高脂饲料喂养加腹腔注射小剂量链脲菌素所致的大鼠2型糖尿病的血糖[5]。

6. 降压作用 仙鹤草水提物和醇提物0.75、1.5、3.0g

生药/kg，给麻醉家兔耳缘静脉注射给药，0.75g 生药/kg 水提物降压作用不明显，但使心率显著加快，1.5 和 3.0g 生药/kg 则使血压下降；0.75、1.5、3.0g 生药/kg 的醇提物均见血压下降，且 1.5、3.0g 生药/kg 可见心率减慢；给药后 0.5～1.5 分钟作用达高峰，3～5 分钟后血压和心率基本恢复正常；醇提物对去甲肾上腺素和异丙肾上腺素的作用无明显影响，但阿托品能显著减弱其降压作用。

7. 抗氧化作用 仙鹤草水提物水煎液 1.0、2.0、4.0g/kg 灌胃，每天 1 次，连续 14 天，对运动性疲劳大鼠有抵抗作用[6]。仙鹤草水提物 1000、300、100mg/kg 灌胃，每天 1 次，连续给药 28 天，能降低脏器中的 MDA 含量，提高 SOD 活力和 GSH 的相对含量，增强小鼠的抗氧化能力[7]。

8. 其他作用 体外实验显示，仙鹤草水煎液 25、12.5、6.25、3.13g/100ml 可以显著减少阴道毛滴虫的数量。仙鹤草 50、200mg/kg 一次性给予大鼠，可以显著缩短氯化钡诱发心律失常的持续时间，心脏停搏。50mg/kg 体重仙鹤草一次性给予大鼠，可以显著增加诱发室性早搏、室性心动过速、心室颤动和心脏停搏所需乌头碱的用量。仙鹤草水提液 0.25、0.5g/kg 灌胃，可提高衰老模型小鼠的学习记忆能力，增加 D-半乳糖所致衰老模型小鼠大脑 SOD 活性、降低 MDA 含量[8]。鹤草酚 0.1、1、10mg/ml 能明显抑制 K562 细胞活性，增加其凋亡率[9]。仙鹤草水提液中黄酮类、总糖苷、三萜皂苷元、鞣质 1mg/g 可以改善环磷酰胺所致小鼠血小板减少模型，总糖苷效果更佳[10]。仙鹤草提取物 1.0、2.0、4.0g/kg 能减少跑台运动法所致的运动性疲劳大鼠的悬挂停止挣扎时间，增加力竭运动时间，以醇提取物效果更佳[11]。

9. 毒理研究

(1) 急性毒性 仙鹤草水煎液 20、40、80g/kg 灌胃给药，连续观察 1 周，未见小鼠有异常反应和死亡[12]。

(2) 遗传毒性 仙鹤草水煎液 20、40、80g/kg 灌胃，2 次接毒，间隔 24 小时，骨髓微核实验结果为阴性，未见有诱发小鼠骨髓微核细胞率增高作用。仙鹤草水煎液 1.0、2.0、4.0、8.0g 生药/kg，给小鼠灌胃，每日 1 次，连续 5 周，对小鼠精子畸形频率和精原细胞姐妹染色单体互换频率没有影响。

【参考文献】 [1] 蒙衍强，唐献兰，黄健军，等. 闪提法对仙鹤草止血镇痛作用的影响. 中成药，2013，35(7)：1560-1562.

[2] 武晓丹，金哲雄，宛春雷，等. 仙鹤草乙酸乙酯有效部位体外诱导人肝癌 $HepG_2$ 细胞凋亡及其机制研究. 现代药物与临床，2011，26(2)：119-122.

[3] 邹夏慧，张焜和，陈江，等. 仙鹤草水提液对 SMMC-7721 肝癌细胞的抗癌作用及其机制. 重庆医学，2013，42(32)：3929-3931.

[4] 朱侃，张颤，汪景，等. 仙鹤草多糖的提取及其体外抗脑胶质瘤 U251 活性研究. 中国实验方剂学杂志，2012，18(12)：188-191.

[5] 秦灵灵，王磊，李娟娥，等. 仙鹤草对 2 型糖尿病大鼠胰岛素抵抗及炎性因子的干预作用. 环球中医药，2013，6(5)：333-336.

[6] 宋李亚，石君杰，梅诗雪，等. 仙鹤草对抗大鼠运动性疲劳的实验研究. 现代中西医结合杂志，2012，20(35)：4481-4482.

[7] 姜成哲，于法岑，冯金曼，等. 仙鹤草水提物对小鼠主要脏器抗氧化指标的影响. 延边大学农学学报，2013，34(4)：344-347.

[8] 陆英，张洁. 仙鹤草水提液对 D-半乳糖衰老模型小鼠的影响. 齐齐哈尔医学院学报，2011，32(10)：1542-1543.

[9] 李鹏，尹雅玲，李嘉，等. 仙鹤草酚对 K562 白血病细胞的抑制作用. 安徽农业科学，2012，39(22)：13417-13418.

[10] 孙静. 仙鹤草不同成分促进小鼠化疗后血小板减少作用研究. 中医药信息，2013，30(2)：17-19.

[11] 宋李亚，石君杰，梅诗雪. 仙鹤草不同提取物对运动性疲劳大鼠下丘脑-垂体-肾上腺轴的影响. 中国中医药科技，2013，22(6)：620-621.

[12] 陆英，张洁. 仙鹤草水提物急性毒性和遗传毒性实验研究. 长春中医药大学学报，2011，27(5)：709-711.

紫 珠 叶

Zizhuye

本品为马鞭草科植物杜虹花 *Callicarpa formosana* Rolfe 的干燥叶。主产于广东、广西。夏、秋二季枝叶茂盛时采摘，干燥。切段。以叶片完整、质嫩者为佳。

【性味与归经】 苦、涩，凉。归肝、肺、胃经。

【功能与主治】 凉血收敛止血，散瘀解毒消肿。用于衄血，咯血，吐血，便血，崩漏，外伤出血，热毒疮疡，水火烫伤。

【效用分析】 紫珠叶苦凉清热，味涩收敛，入血分，长于收敛止血，兼能凉血，广泛用于体内外诸出血证，内服外用皆效。因其主入肺、胃经，故尤多用于咯血、呕血等肺胃出血之证。

紫珠叶苦泄能散瘀消肿，性凉能清热解毒，可外用于热毒疮疡及水火烫伤。

【配伍应用】

1. 紫珠叶配白及 二者均能收敛止血，配伍应用，止血作用增强。可用于体内外多种出血证。因其同归肺、胃经，故以治咯血、呕血等肺胃出血证尤佳。

2. 紫珠叶配地榆 二者功用主治相似，常配伍应用，协同增效，既涩血止溢，又凉血清热，外能泻火解毒敛疮，适用于络伤血溢之多种出血证，及水火烫伤，痈肿疮毒。

【鉴别应用】

1. 紫珠叶与仙鹤草　二者均能收敛止血，用于体内外诸出血证。然紫珠叶兼能凉血止血，主入肺、胃经，故以治肺胃出血之证为宜；又能清热解毒，散瘀消肿，外用于水火烫伤，热毒疮疡。仙鹤草止血力强，广泛用于出血证；又能止痢，解毒，截疟，补虚强壮，可用于血痢，疟疾寒热，疮疖痈肿，脱力劳伤。

2. 紫珠叶与地榆　二者均能凉血收敛止血，清热解毒，用于多种出血及热毒疮疡，水火烫伤。然紫珠叶偏于收敛止血，主入肺胃，主要用于肺胃出血之证。地榆长于凉血止血，性善下行，主要用于下焦出血之证。

【成药例证】

1. 紫珠止血液（《临床用药须知中药成方制剂卷》2020年版）

药物组成：紫珠草叶。

功能与主治：清热解毒，收敛止血。用于热毒所致的胃肠道出血、吐血、便血。

2. 痔炎消颗粒（《临床用药须知中药成方制剂卷》2020年版）

药物组成：火麻仁、紫珠叶、槐花、金银花、地榆、白芍、三七、茅根、茵陈、枳壳。

功能与主治：清热解毒，润肠通便，止血，止痛，消肿。用于血热毒盛所致的痔疮肿痛、肛裂疼痛及痔疮手术后大便困难、便血及老年人便秘。

【用法与用量】 3～15g；研末吞服1.5～3g。外用适量，敷于患处。

【本草摘要】

1.《本草拾遗》　“解诸毒物，痈疽，喉痹，飞尸蛊毒，毒肿，下瘘，蛇虺、虫螫、狂犬毒，并煮汁服；亦煮汁洗疮肿，除血长肤。”

2.《植物名实图考》　“洗疮毒。”

3.《闽东草药》　“治崩漏带下，恶寒发热。”

【化学成分】 主要含黄酮类成分：紫珠萜酮，木犀草素，芹菜素，大波斯菊苷，木犀草苷等；苯乙醇苷类成分：毛蕊花糖苷等；三萜类成分：熊果酸等；还含甾醇等。

中国药典规定本品含毛蕊花糖苷（$C_{29}H_{36}O_{15}$）不得少于0.50%。

【药理毒理】 本品具有止血、促进组织愈合、抗菌、镇痛、抗氧化等药理作用。

1. 止血作用　紫珠叶水煎剂5、10、20g生药/kg灌胃给药，每天1次，连续7天，能缩短小鼠凝血时间、出血时间，增高血小板数。

2. 促进组织愈合作用　紫珠鲜榨汁0.8、1.6g/ml涂抹，每天2次，每次0.2ml，连续25天，皮肤烫伤面积的图纸质量明显减轻，对大鼠实验性烫伤模型有显著的治疗作用。

3. 抗菌作用　体外实验显示，华紫珠和紫珠属植物杜虹花的水溶性浸膏（得量分别为15.2%和14.4%），在药液浓度为1:2～1:1024范围内对金黄色葡萄球菌及沙门菌有高度的抑菌作用，对白色念珠菌、伤寒杆菌及痢疾杆菌有较强的抑菌作用。日本紫珠中的挥发油成分对6种食物传播的微生物有抑制作用，其提取物的挥发性成分尤其2-乙烯醛（107.52mg/L）和1-辛烯-3醇（678.64mg/L）可抑制大多数微生物的生长。

4. 镇痛作用　皮下注射紫珠叶95%醇提物1000mg/kg，能抑制冰醋酸诱发的小鼠扭体次数。紫珠叶醇提物分离得到的单体成分3,5,7-三羟基黄酮-4′-*O*-β-D-葡萄糖苷100mg/kg、2α，3α，24-三羟基-齐墩果-12-烯-28-酸100mg/kg、5,7-二羟基-3′-甲氧基黄酮-4′-*O*-β-D-葡萄糖苷50mg/kg能抑制冰醋酸诱发的小鼠扭体次数，提示该植物的三萜化合物和黄酮类化合物有很好的镇痛作用。

5. 抗氧化作用　紫珠草水提液0.05、0.25g/L显著降低大鼠离体匀浆孵育后产生的MDA含量，对肝、心、脑、肾体外脂质过氧化有很强抑制作用。紫珠水提液0.01、0.5、1g/L可明显抑制大鼠肝、心、肾、脑均浆脂质过氧化及由过氧化氢引发的小鼠红细胞脂质过氧化及溶血过程。小鼠灌服紫珠水提液1g/kg，每天1次，连续6天，全血谷胱甘肽过氧化物酶活力高于正常对照组。枇杷叶紫珠、紫珠及其果实、日本紫珠、华紫珠的60%乙醇提取液0.5g/ml抑制大鼠离体组织体外孵育时自动发生脂质过氧化LPO，其中紫珠果实抑制作用最强，枇杷叶紫珠对·OH引发LPO反应的抑制作用最强。

6. 其他作用　紫珠草水提液2g/kg降低小鼠四氯化碳实验性肝损伤ALT活性，体内外护肝降酶作用明显。紫珠草水提液2、10、50mg/ml能降低半乳糖胺或四氯化碳损伤的原代培养大鼠肝细胞ALT活性。

7. 毒理研究

急性毒性　小鼠灌胃华紫珠和紫珠属植物杜虹花水溶性浸膏药液2.5g/ml，每只1ml，48小时后未出现死亡情况。

附：

1. 大叶紫珠　本品为马鞭草科植物大叶紫珠 *Callicarlpa macrophylla* Vahl.的干燥叶或带叶嫩枝。性味辛、苦，平。归肝、肺、胃经。功能散瘀止血，消肿止痛。用于衄血，咯血，吐血，便血，外伤出血，跌扑肿痛。用量 15～30g。外用适量，研末敷于患处。

【药理毒理】 **抗氧化作用** 大叶紫珠的 60%乙醇提取液 0.5g/ml 能够抑制大鼠离体组织体外孵育时自动发生的脂质过氧化 LPO，其中紫珠果实抑制作用最强[1]。

2. 广东紫珠 本品为马鞭草科植物广东紫珠 *Callicarpa kwangtungensis* Chun 的干燥茎枝及叶。性味苦、涩，凉。归肝、肺、胃经。功能收敛止血，散瘀，清热解毒。用于衄血，咯血，吐血，便血，崩漏，外伤出血，肺热咳嗽，咽喉肿痛，热毒疮疡，水火烫伤。用量 9～15g。外用适量，研粉敷患处。

【药理毒理】 本品具有止血、抗菌的药理作用。

(1) 止血作用 广东紫珠提取物 1.0000～2.0000g/kg 剂量下可明显缩短小鼠断尾出血时间和凝血时间，止血效果显著[2]。

(2) 抗菌作用 广东紫珠的 95%乙醇提取物在 0.0063～0.2g/ml 浓度范围内对体外金黄色葡萄球菌、伤寒沙门菌有较强的抑菌作用[2]。

3. 裸花紫珠 本品为马鞭草科植物裸花紫珠 *Callicarpa nudiflora* Hook.et Arn.的干燥叶。主产于海南、广东、广西。全年均可采收，除去杂质，晒干。性味苦、微辛，平。功能消炎，解肿毒，化湿浊，止血。用于细菌性感染引起炎症肿毒，急性传染性肝炎，内外伤出血。用量 9～30g。外用适量。

【化学成分】 主要含苯丙素类成分：毛蕊花糖苷、连翘酯苷 B；黄酮类成分：木犀草素、木犀草苷；三萜类成分：齐墩果酸、熊果酸；二萜类，环烯醚萜类，酚酸类和甾醇等成分。

中国药典规定本品含木犀草苷 ($C_{21}H_{20}O_{11}$) 不得少于 0.050%，含毛蕊花糖苷 ($C_{29}H_{36}O_{15}$) 不得少于 0.80%。

【药理毒理】 本品具有止血、抗炎、抗菌、抗肿瘤、抗烧烫伤等作用。

(1) 止血 裸花紫珠醇提取物、裸花紫珠总黄酮和裸花紫珠片对小鼠的出血时间和凝血时间均有一定的缩短作用[3-5]。裸花紫珠粗提物组及备洗脱部位组均能明显缩短 PT、APTT、TT 的时间，能明显提高 FIB 含量[6]。裸花紫珠可降低急性血瘀大鼠全血高切黏度、血沉、血沉方程 K、红细胞刚性指数；缩短血瘀大鼠 PT；缩短血瘀大鼠 APTT，降低其 FIB[7]。裸花紫珠提取物可增强 ADP 诱导的血小板聚集反应，可促进血小板释放 TXB_2 和 5-HT，可显著提高 p-PI3K 激酶蛋白表达量[8]。裸花紫珠乙酸乙酯和正丁醇部位均可缩短 BT 和 CT，降低 APTT，可增加血小板数量并刺激血小板活化[9]。

(2) 抗炎 裸花紫珠总黄酮和水煎液可抑制二甲苯所致小鼠耳肿胀和角叉菜胶、蛋清等所致大鼠足肿胀[10-12]，其机制可能与抑制 PGE_2 的合成、对抗自由基损伤有关[13]。裸花紫珠提取物可预防纱布法造成的大鼠术后腹腔粘连[14]。

(3) 抗菌 本品对金黄色葡萄球菌、伤寒沙门氏菌、肺炎双球菌、铜绿假单胞菌、大肠埃希菌、痢疾杆菌、结核分枝杆菌均有不同程度的抑制作用[15, 16]。裸花紫珠颗粒可抵抗肠道病毒 71 型 (EV71) 对细胞的感染，治疗指数为 35.26，并对幽门螺杆菌 (Hp) 具有一定的抗菌活性，100mg/ml 和 50mg/ml 浓度的抑菌圈直径分别为 (19.7±0.45) mm 和 (10.8±0.26) mm[17]。

(4) 抗肿瘤 裸花紫珠黄酮类化合物整体显示出对宫颈癌 HeLa 细胞、肺癌 A549 细胞和乳腺癌 MCF-7 细胞不同程度的抑制作用[18]；环烯醚萜类化合物 nudifloside 和 linearoside 对慢性白血病骨髓内 K562 细胞系具有一定的抑制作用，IC_{50} 值分别为 20.7 和 36.0μg/ml[19, 20]。裸花紫珠乙酸乙酯提取物可抗乳腺癌转移，机制可能与抑制细胞内 p-Snail 的活化有关[21]。

(5) 抗烧烫伤 裸花紫珠石油醚组分可促进 90℃热水致大鼠烫伤模型伤口愈合以及表皮和真皮恢复，作用与上调 VEGF，下调 TGF-β_1 有关[22]。裸花紫珠在治疗烧伤中，可能是通过抑制纤维母细胞的生长，促进蛋白质的合成，加强纤维母细胞的代谢功能而起作用[23]。

(6) 改善学习记忆 本品对东莨菪碱、亚硝酸钠和 40%乙醇所致记忆障碍小鼠的记忆获得、再现和巩固有改善作用，可缩短学习记忆训练潜伏期，增加穿越平台次数与目标象限活动时间，不同程度降低海马组织中 AchE、MDA、IL-1β 及 TNF-α 含量，以及升高 SOD、IL-4、IL-10、TGF-β_1 水平[24]。

(7) 其他 裸花紫珠提取物可增加小鼠鼠尾完整颗粒层鳞片数，上调促凋亡蛋白 caspase-3、Cleaved-caspase-3、Bax 蛋白和 m RNA 表达，下调抗凋亡蛋白 Bcl-2 蛋白和 mRNA 表达[25]。DPPH·自由基清除法实验显示，裸花紫珠醇提物、醇提物的水部位、正丁醇部位、乙酸乙酯部位和化合物木犀草素、木犀草苷、毛蕊花糖苷具有较强的抗氧化活性[26]。本品可对抗酒精造成的平衡失调现象，能缩短醉酒引起的睡眠时间；能明显降低乙醇急性中毒小鼠死亡率；能显著降低血清中 ALT、AST 的含量，对酒精性肝损伤具有一定的保护作用[27]。

(8) 毒理 裸花紫珠片小鼠灌胃最大耐受量>60g/kg[28]。

【参考文献】[1] 蒋惠娣，李燕萍，张水利．紫珠属药用植物体外抗氧化作用．中药材，1999，22(3)：139-141.

[2] 周伯庭，李新中，钟广蓉，等．广东紫珠地上部位主要药效学试验．中国现代医学杂志，2006，16(20)：204-206.

[3] 易博，张旻，林海，等．黎药裸花紫珠在小鼠体内止血活性部位的研究．药学实践杂志，2015，33(03)：235-237+241.

[4] 张洁，李宝泉，冯锋，等．裸花紫珠的化学成分及其止血活性研究．中国中药杂志，2010，35(24)：3297-3301.

[5] 符健，邝少轶，王世雄．裸花紫珠片的抗菌消炎和止血作用研究．海南大学学报(自然科学版)，2002(02)：154-157.

[6] 杨子明，黄胜，颜小捷，等．裸花紫珠凝血活性研究(英文)．Agricultural Science & Technology，2015，16(11)：2509-2512.

[7] 陈铃，夏玉英，林朝展，等．裸花紫珠对血瘀大鼠血液流变学及凝血时间的影响．今日药学，2016，26(02)：73-76.

[8] 付剑江，张舟妙，吕红，等．裸花紫珠提取物促血小板活化作用及其机制．中国实验方剂学杂志，2017，23(12)：109-113.

[9] 罗晨煖．裸花紫珠的止血活性研究．南昌：南昌大学，2016.

[10] 梁纪军，徐凯，李留法，等．裸花紫珠总黄酮的抗炎、止血作用研究．现代中西医结合杂志，2009，18(26)：3161-3162.

[11] 陈颖，杨国才．裸花紫珠对大鼠血液流变学的影响．中国药物与临床，2007(04)：293-294.

[12] 陈颖，杨国才．裸花紫珠抗炎作用及增强免疫功能的实验研究．广东微量元素科学，2006(08)：39-41.

[13] 杨子明，谷陟欣，颜小捷，等．裸花紫珠抗炎活性研究．时珍国医国药，2015，26(11)：2620-2622.

[14] 颜冬兰，夏德艳，袁莉，等．裸花紫珠提取物预防大鼠术后腹腔粘连的实验研究．中南药学，2014，12(03)：225-227.

[15] 裸花紫珠的临床应用(一)．中草药通讯，1972(02)：42-44.

[16] 周覃．裸花紫珠收敛止血及对结核分枝杆菌的抗菌作用研究．湖南师范大学，2014.

[17] 范路路，田景振，耿巧玉，等．裸花紫珠颗粒体外抗肠道病毒71型及幽门螺杆菌的活性研究．山东中医杂志，2018，37(10)：851-855.

[18] 马燕春，张旻，徐文彤，等．裸花紫珠化学成分及细胞毒活性研究．中国中药杂志，2014，39(16)：3094-3101.

[19] Mei W L，Zhuang H，Cui H B，et al. A new cytotoxic iridoid from *Callicarpa nudiflora*. Nat Prod Res，2010，24(10)：899-904.

[20] 冯世秀，张旻，易博，等．裸花紫珠化学成分与药理活性研究进展．中草药，2017，48(05)：1015-1026.

[21] 陈斌，罗跃华，王珊，等．裸花紫珠提取物的抗乳腺癌转移作用及其机制．中国实验方剂学杂志，2015，21(18)：94-98.

[22] 罗喻超，刘辰鹏，黄明浩，等．裸花紫珠治疗烧烫伤模型大鼠活性部位的筛选及其作用机制研究．天然产物研究与开发，2019，31(04)：711-716.

[23] 谢彬，李鹏，蔡尚达，等．中草药裸花紫珠的细胞学作用机理．广东药学院学报，1995(03)：141-145.

[24] 陈铃，夏玉英，林朝展，等．裸花紫珠改善小鼠学习记忆障碍作用的研究．中药材，2017，40(04)：909-915.

[25] 巴立娜．裸花紫珠提取物对银屑病作用及机制研究．中国医药导报，2018，15(21)：14-18.

[26] 潘争红，黄思思，黄胜，等．裸花紫珠提取物及其主要成分抗氧化活性研究．广西植物，2016，36(09)：1107-1111.

[27] 袁莉，黄胜，颜冬兰，等．裸花紫珠解酒作用的实验研究．湖南中医药大学学报，2013，33(03)：17-19.

[28] 曾祥周，符健，邝少轶，等．裸花紫珠片急性毒性及长期毒性研究．中国热带医学，2002(04)：447-449.

棕　榈

Zonglü

本品为棕榈科植物棕榈 *Trachycarpus fortunei* (Hook.f.) H.Wendl.的干燥叶柄。主产于湖南、四川、江苏、浙江。采棕时割取旧叶柄下延部分及鞘片，除去纤维状的棕毛，晒干。切段。以色红棕、质厚者为佳。

【炮制】 **棕榈炭**　取净棕榈，焖煅制炭。

【性味与归经】 苦、涩，平。归肺、肝、大肠经。

【功能与主治】 收敛止血。用于吐血，衄血，尿血，便血，崩漏。

【效用分析】 棕榈性平苦涩，为收敛止血之要药。本品“止上下失血，止下血尤良”（《本草求真》），故可用于吐血、衄血、尿血、便血、崩漏等各种出血之证，尤多用于崩漏。因其收涩性强，止血易于留瘀，故以治出血而无瘀滞者为宜。

此外，本品苦涩收敛，且能止泻止带，尚可用于久泻久痢，妇人带下。

【配伍应用】

1. 棕榈配侧柏叶　棕榈收敛止血，侧柏叶凉血、收敛止血。两药配伍，止血作用增强，适用于血热妄行所致的出血证，尤多用于崩漏。

2. 棕榈配艾叶　棕榈收敛止血，艾叶温经止血。两药配伍，温经止血，适用于虚寒性出血证，妇科崩漏尤为多用。

【鉴别应用】 **生棕榈与棕榈炭**　棕榈生品不入药，制炭后收涩止血，为止血之专药，用于吐血、衄血、尿血、便血、崩漏等多种出血证。

【方剂举隅】

1. 棕榈皮散（《圣济总录》）

药物组成：棕榈皮、侧柏叶。

功能与主治：凉血收敛止血。适用于血热妄行所致的妇人经血不止。

2. 如圣散（《妇人大全良方》）

药物组成：棕榈、乌梅、干姜。

功能与主治：温经止血。适用于冲任虚寒所致的妇人血崩。

3. 棕艾散（《圣济总录》）

药物组成：棕榈灰、艾叶。

功能与主治：温经止血，涩肠止泻。适用于肠风泻血。

4. 黑散子（《仁斋直指方论》）

药物组成：隔年莲蓬、败棕榈、头发。

功能与主治：收敛止血。适用于诸窍出血。

【成药例证】 血安胶囊（《临床用药须知中药成方制剂卷》2020年版）

药物组成：棕榈。

功能与主治：收敛止血。用于月经过多、崩漏，症见月经量多，淋漓不止，或产后恶露不尽。

【用法与用量】 3～9g，一般炮制后用。

【注意】 本品收涩性强，出血兼有瘀滞，湿热下痢初起者慎用。

【本草摘要】

1.《本草拾遗》 “烧作灰，主破血止血。”

2.《本草纲目》 “棕皮性涩，若失血去多，瘀滞已尽者，用之切当，所谓涩可去脱也。与乱发同用更良，年久败棕入药尤妙。”

3.《本草经疏》 “其味苦涩，气平无毒。《本经》主诸病皆烧灰用者，凡血得热则行，得黑灰则止，故主鼻洪、吐衄；苦能泻热，涩可去脱，故主崩中带下及肠风、赤白痢也；止血固脱之性而能消瘀血，故能破癥也。凡失血过多内无瘀滞者，用之切当。”

【化学成分】 主要含黄酮及苷类成分：木犀草素-7-*O*-葡萄糖苷、木犀草素-7-*O*-芸香糖苷、金圣草黄素-7-*O*-芸香糖苷、芹黄素-7-*O*-芸香糖苷、特罗莫那醇-9-葡萄糖苷等；尚含原儿茶醛、原儿茶酸等。

【药理作用】 棕榈具有止血的作用。

1. 止血作用 陈棕皮炭、陈棕炭水煎剂、陈棕水煎剂、陈棕皮炭及陈棕炭混悬剂灌胃给药，能明显缩短小鼠出血、凝血时间，有明显止血作用。棕榈炭、炒棕炭、砂烫棕炭水煎液12.6g生药/kg灌胃给药，能明显降低家兔血小板聚集，改善低切血液黏度，以砂烫棕炭为优，其次为炒棕炭，煅棕炭的药理作用不如生品。砂烫棕炭灌胃给药，能明显缩短小鼠凝血时间，烫棕骨、棕边炭止血效果优于烫棕绳、棕毛炭。

2. 其他作用 棕榈子具有涩肠，止泻痢、肠风、崩中、带下和养血之功效。棕榈子具有较好的抗肿瘤作用，其醇提物经系统溶剂萃取后所得的正丁醇部位，体外对人肝癌细胞株 $HepG_2$ 有较强的生长抑制作用，其 IC_{50} 为 (24.01±2.56)μg/ml[1,2]。棕榈花蕾水提物(10g/kg)具有显著抗着床、抗早孕及避孕作用[3,4]，能明显降低家兔血清中 FT_3 水平、升高孕酮含量[5]。

【参考文献】［1］周晖，陈小会，章亮．棕榈子药效部位体内抗肿瘤研究．Strait Pharmaceutical Journal，2013，25(4)：269-271.

［2］陈小会，周云凯，蒋福升，等．棕榈子提取物抗肿瘤活性研究．海峡药学，2012，24(6)：265-267.

［3］齐汝霞，张鹏，姚晓红．棕榈花蕾水提物抗雌性小鼠生育作用．济宁医学院学报，2013，36(4)：253-255.

［4］齐汝霞，张鹏，王传功，等．棕榈花蕾水提物对动物在体子宫平滑肌的作用．济宁医学院学报，2011，34(1)：14-16.

［5］齐汝霞，张鹏，姚晓红．棕榈花蕾水提物对雌兔激素水平的影响．药物评价研究，2013，36(4)：274-276.

血余炭

Xueyutan

本品为人发制成的炭化物。全国大部分地区均有生产。取头发，除去杂质，碱水洗去油垢，清水漂净，晒干，焖煅成炭，放凉。以体轻、色黑、光亮者为佳。

【性味与归经】 苦，平。归肝、胃经。

【功能与主治】 收敛止血，化瘀，利尿。用于吐血，咯血，衄血，血淋，尿血，便血，崩漏，外伤出血，小便不利。

【效用分析】 血余炭苦泄能散瘀，炭能涩血。本品收敛止血，兼能化瘀，有止血不留瘀之优，且药性平和，故可用于吐血，咯血，衄血，尿血，便血，崩漏，外伤出血等多种体内外出血证，无论寒热虚实，内服外用皆宜。

血余炭苦降下行，能通利水道，可用治小便不利。

此外，本品外用能生肌敛疮，可用治溃疡不敛，水火烫伤。

【配伍应用】

1. 血余炭配三七 血余炭收涩止血，兼能化瘀；三七化瘀止血，功专力宏。两药配伍，可明显增强其止血作用，广泛适用于体内外诸出血证。

2. 血余炭配滑石 血余炭止血消瘀，通利水道；滑石清热，利尿通淋。两药配伍，共奏清热止血，通窍利尿之功，适用于热结膀胱之尿血、血淋、小便不利。

3. 血余炭配冰片　血余炭止血消瘀，生肌敛疮；冰片清热解毒，消肿止痛。两药配伍，共奏解毒消肿，生肌敛疮之功，适用于疮疡溃烂，久不收口者。

【鉴别应用】血余炭与棕榈炭　二药均能收敛止血，可用于多种出血证。然血余炭兼能化瘀，有止血而不留瘀之长，大凡出血，无论有无瘀滞皆宜；棕榈炭收敛止血力强，有止血留瘀之患，以治出血而无瘀滞者为宜。血余炭还能利水、生肌敛疮，用于小便不利，疮疡不敛，烧烫伤等；棕榈炭收敛止泻止带，用治久泻久痢，妇人带下等。

【方剂举隅】

1. 发灰散（《医宗金鉴》）

药物组成：头发(取壮实人者)。

功能与主治：收敛止血。适用于衄血。

2. 百草血余棕灰散（《医学从众录》）

药物组成：陈棕灰、百草霜、头发灰。

功能与主治：收敛止血。适用于血崩。

3. 贝叶膏（《外科大成》）

药物组成：血余、麻油、白蜡。

功能与主治：化瘀定痛，去腐生肌。适用于痈疽发背，一切溃烂诸疮。

4. 滑石白鱼散（《金匮要略》）

药物组成：滑石、乱发、白鱼。

功能与主治：清热利尿。适用于小便不利。

【成药例证】

1. 妇良片（《临床用药须知中药成方制剂卷》2020年版）

药物组成：当归、熟地黄、白芍、阿胶、白术、山药、续断、白芷、地榆、血余炭、牡蛎、海螵蛸。

功能与主治：补血健脾，固经止带。用于血虚脾弱所致月经不调、带下病，症见月经过多、持续不断、崩漏色淡、经后少腹隐痛、头晕目眩、面色无华或带多清稀。

2. 湛江蟾蜍膏（《中华人民共和国卫生部药品标准·中药成方制剂》）

药物组成：蟾蜍、大黄、冰片、蓖麻子、樟脑、大枫子、白芷、木鳖子、血余炭、巴豆。

功能与主治：拔毒消肿。用于痈疽、肿毒、疔疮、瘰疬及一般小疮疖。

3. 京万红（《临床用药须知中药成方制剂卷》2020年版）

药物组成：黄连、黄芩、黄柏、栀子、大黄、地榆、槐米、半边莲、金银花、紫草、苦参、胡黄连、白蔹、地黄、桃仁、红花、当归、川芎、血竭、赤芍、木鳖子、土鳖虫、穿山甲、乳香、没药、木瓜、罂粟壳、五倍子、乌梅、棕榈、血余炭、白芷、苍术、冰片。

功能与主治：清热解毒，凉血化瘀，消肿止痛，祛腐生肌。用于水、火、电灼烫伤，疮疡肿痛，皮肤损伤，创面溃烂。

【用法与用量】　5～10g。

【本草摘要】

1.《神农本草经》　“主五癃，关格不通，利小便水道，疗小儿痫，大人痓。”

2.《名医别录》　“止血，鼻衄烧之吹内立已。”

3.《医学衷中参西录》　“其性能化瘀血、生新血有似三七，故善治吐血、衄血。而常服之又可治劳瘵，因劳瘵之人，其血必虚而且瘀，故《金匮》谓之血痹虚劳。”

【化学成分】　主要含优角蛋白，脂肪；还含黑色素。

【药理毒理】　本品具有止血、抗菌等作用。

1. 止血作用　利用静电纺织技术制备的新型止血材料血余炭纳米纤维膜在给药 7 天后能明显促进家兔背部创面组织大量的新生毛细血管生长，充实肉芽组织，促进肉芽组织形成、创面收缩及组织修复重建，同时改善创面微循环[1]。血余炭止血包和血余炭纳米纤维膜能明显缩短巴马小型猪肝脏、脾脏创伤出血模型中的出血时间，减少出血量，止血实验效果显著；能有效控制模型中股动脉、股静脉致命性出血，降低死亡率[2, 3]。

2. 抗菌作用　血余炭纳米纤维膜对家兔感染创面进行治疗，能使创面组织内细菌[$(7.62\pm1.87)\times10^4$ 个/g 组织]含量低于 10^5 个/g 组织，符合临床无感染的标准，加速伤口的愈合。血余炭纳米纤维膜在体外对金黄色葡萄球菌、大肠埃希菌和铜绿假单胞菌均有一定的抑制效果[4]。

【参考文献】　[1] 邱彦，鲁毅，段靖，等．血余炭纳米纤维膜促进家兔创面愈合的实验研究．药学实践杂志，2013，31(6)：438-441.

[2] 朱元元，邱彦，鲁毅，等．血余炭止血包止血效果的实验研究．药学实践杂志，2012，29(6)：431-434.

[3] 邱彦，朱元元，司梁宏，等．血余炭纳米纤维膜止血作用的实验研究．解放军药学学报，2013，29(5)：428-431.

[4] 章杰兵，于雷，刘梅，等．血余炭纳米纤维膜抗菌活性的实验研究．中国药物应用与监测，2012，9(5)：261-265.

藕　节

Oujie

本品为睡莲科植物莲 *Nelumbo nucifera* Gaertn.的干

燥根茎节部。主产于浙江、安徽、江苏。秋、冬二季采挖根茎(藕)，切取节部，洗净，晒干，除去须根。以表面色灰黄、断面类白色者为佳。

【炮制】 藕节炭 取净藕节，炒至表面焦黑色。

【性味与归经】 甘、涩，平。归肝、肺、胃经。

【功能与主治】 收敛止血，化瘀。用于吐血，咯血，衄血，尿血，崩漏。

【效用分析】 藕节味涩收敛，专司收敛止血，兼能化瘀，为“消瘀血，止血妄行之药也”(《本草汇言》)。适用于吐血，咯血，衄血，尿血，崩漏等各种出血之证。本品性平，主入肺胃经，故对吐血、咳血、咯血等上部出血病证尤宜。因其止血力弱，临床多作辅药用，或配伍其他止血药同用。

【配伍应用】

1. 藕节配生地黄 藕节收敛止血，兼能化瘀；生地黄清热凉血，又能止血。两药配伍，止血作用增强，且凉血止血而无留瘀之患，适用于血热出血诸证。

2. 藕节配蒲黄 二者均能收敛止血，兼能化瘀，有止血不留瘀的特点。配伍应用，止血作用增强，适用于出血诸证，无论属寒属热，有无瘀滞皆宜。

【鉴别应用】 **生藕节与藕节炭** 生藕节偏于凉血止血化瘀，多用于卒暴出血；藕节炭涩性增强，偏于收敛止血，多用于慢性出血。

【方剂举隅】

1. 双荷散(《圣惠方》)

药物组成：藕节、荷叶顶。

功能与主治：收敛止血。适用于卒暴吐血。

2. 三生益元散(《医方考》)

药物组成：生侧柏叶、生藕节、生车前子、益元散。

功能与主治：凉血止血，利尿通淋。适用于热结下焦之血淋。

3. 藕节散(《赤水玄珠》)

药物组成：藕汁、生地黄汁、大蓟汁、生蜜。

功能与主治：凉血止血。适用于血热之吐血不止。

4. 二鲜饮(《医学衷中参西录》)

药物组成：鲜茅根、鲜藕。

功能与主治：清热化瘀止血。适用于虚劳证，痰中带血。

5. 干藕节散(《杂病源流犀烛》)

药物组成：干藕节。

功能与主治：止血，消瘀。适用于坠跌瘀血，积在胸腹，吐血无数者。

【成药例证】

1. 荷叶丸(《临床用药须知中药成方制剂卷》2020年版)

药物组成：荷叶、藕节、大蓟、小蓟、白茅根、棕榈、栀子、知母、黄芩、地黄、玄参、当归、白芍、香墨。

功能与主治：凉血止血。用于血热所致的咯血、衄血、尿血、便血、崩漏。

2. 八宝治红丸(《中华人民共和国卫生部药品标准·中药成方制剂》)

药物组成：荷叶、石斛、大蓟、小蓟、香墨、甘草、白芍、牡丹皮、藕节、黄芩、侧柏叶、栀子、百合、陈皮、浙贝母、棕板、地黄、竹茹。

功能与主治：清热泻火，凉血止血。用于吐血，衄血，咳血。

【用法与用量】 9～15g。

【本草摘要】

1.《本草纲目》 “能止咳血、唾血、血淋、溺血、下血、血痢、血崩。”

2.《本草纲目拾遗》 “藕节粉，开膈，补腰肾，和血脉，散一切瘀血，生一切新血，产后及吐血者食之尤佳。”

3.《本草汇言》 “藕节，消瘀血，止血妄行之药也。”

【化学成分】 主要含淀粉，鞣质，维生素，氨基酸和蛋白质等。

【药理毒理】 本品具有止血作用。

止血作用 藕节醇提物 0.4ml/20g 灌胃给药，能显著缩短小鼠毛细管凝血时间(CT)、剪尾法出血时间(BT)、活化部分凝血酶时间(APTT)、凝血酶原时间(PT)，延长优球蛋白溶解时间(ELT)，具有止血作用[1]。藕节炭水煎液 10.8ml/kg 灌胃给药 1 周，能显著缩短大鼠血浆凝血酶原时间(PT)，活化部分凝血活酶时间(APTT)；增加血浆纤维蛋白原(FIB)的含量，降低血浆中纤维蛋白降解产物的浓度；提高血浆血栓烷 B_2 含量，降低 6-酮-前列腺素 $F_{1\alpha}$ 含量，具有止血、凝血作用[2]。

【参考文献】 [1] 陈菊，张家骊. 藕节止血作用研究. 天然产物研究与开发，2011，23(2)：345-350.

[2] 虞慧娟，孙付军，靳光乾，等. 藕节炭活性部位止血机制的研究. 中药药理与临床，2011，27(3)：65-67.

鸡冠花

Jiguanhua

本品为苋科植物鸡冠花 *Celosia cristata* L.的干燥花序。全国大部分地区均产。秋季花盛开时采收，晒干。

切段。以朵大、色泽鲜艳者为佳。

【炮制】 **鸡冠花炭**　取净鸡冠花，炒至黑褐色。

【性味与归经】 甘、涩，凉。归肝、大肠经。

【功能与主治】 收敛止血，止带，止痢。用于吐血，崩漏，便血，痔血，赤白带下，久痢不止。

【效用分析】 鸡冠花味涩收敛，性凉清热，归肝经，入血分，能凉血收敛止血。适用于热伤血络，迫血外溢之出血诸证。因其走下焦，归大肠，故尤善治崩漏，便血，痔血等下部血热出血证。

鸡冠花味涩收敛，能收涩止带、涩肠止痢，兼能清热除湿，适用于下焦湿热，赤白带下；湿热泻痢，或久泻久痢。

【配伍应用】

1. 鸡冠花配白术　鸡冠花清热燥湿，收涩止带；白术益气健脾，燥湿止带。两药配伍，共奏益气健脾，除湿止带之功，适用于脾虚湿盛，带脉失约而致赤白带下，色白清稀、神疲乏力、腰膝酸软者。

2. 鸡冠花配棕榈　二者均能收敛止血，配伍应用后能协同增效，止血作用增强。因两者同归肝、大肠经，善走下焦，故对便血，痔血等下部出血证最宜。

【鉴别应用】

1. 红鸡冠花与白鸡冠花　鸡冠花有红、白两种颜色，其性味功效相同，习惯上认为色白者质优，色赤者次之。一般治疗赤痢多用红鸡冠花，治疗白痢多用白鸡冠花；治血证用红鸡冠花为多，治带下病以白鸡冠花为多。

2. 鸡冠花与鸡冠花炭　二者为鸡冠花的不同炮制品。鸡冠花生用性凉，收涩之中兼有清热除湿，多用于湿热带下，湿热痢疾，便血和痔血等证；炒炭后凉性减弱，收涩作用增强，常用于吐血、便血、崩漏反复不愈及带下，久痢不止。

【方剂举隅】

1. 鸡冠花散（《圣惠方》）

药物组成：鸡冠花、麝香。

功能与主治：收敛止血。适用于伤寒鼻衄不止。

2. 鸡冠散（《普济方》）

药物组成：鸡冠花、棕榈、羌活。

功能与主治：收敛止血。适用于小儿痔疾，下血不止。

3. 鸡冠丸（《圣济总录》）

药物组成：鸡冠花、椿根皮。

功能与主治：收敛止血。适用于结阴便血不止，疼痛无时；气痔下血，肛边疼痛。

【成药例证】

1. 千金止带丸（水丸、大蜜丸）（《临床用药须知中药成方制剂卷》2020年版）

药物组成：党参、白术、杜仲、续断、补骨脂、当归、白芍、川芎、延胡索、香附、木香、小茴香、青黛、鸡冠花、椿皮、牡蛎、砂仁。

功能与主治：健脾补肾，调经止带。用于脾肾两虚所致的月经不调、带下病，症见月经先后不定期、量多或淋漓不净、色淡无块，或带下量多、色白清稀、神疲乏力、腰膝酸软。

2. 愈带丸（《临床用药须知中药成方制剂卷》2020年版）

药物组成：当归、白芍、芍药花、熟地黄、艾叶、棕榈炭、蒲黄、百草霜、鸡冠花、香附、木香、知母、黄柏、牛膝、干姜、肉桂、甘草。

功能与主治：养血柔肝，固经止带。用于血虚肝郁所致月经不调，带下病，症见月经先后不定期、赤白带下、头晕目眩、神疲乏力、胸闷不舒。

【用法与用量】 6～12g。

【本草摘要】

1.《滇南本草》“止肠风下血，妇人崩中带下，赤痢。”

2.《本草纲目》“治痔漏下血，赤白下痢，崩中，赤白带下，分赤白用。”

3.《玉楸药解》“清风退热，止衄敛营。治吐血，血崩，血淋诸失血证。”

【化学成分】 主要含山柰苷，苋菜红苷，苋菜红素，松醇等。

【药理毒理】 本品具有止血、抗真菌等作用。

1. 止血作用　用石油醚、二氯甲烷、乙酸乙酯、正丁醇对鸡冠花乙醇提取物依次萃取得到相应的部位及水提取物，给小鼠连续灌胃给药7天，末次给药后60分钟，采用断尾法、毛细玻管法、玻片法测定小鼠凝血时间，测定血浆复钙时间来检测其止血作用，结果发现鸡冠花的乙酸乙酯部位、正丁醇部位、水部位均能在一定程度上影响小鼠的出血和凝血时间，具有一定的止血作用[1]。建立大鼠致热复合出血模型，监测10小时内大鼠直肠温度变化，测定大鼠血浆凝血酶时间(TT)、凝血酶原时间(PT)、活化部分凝血酶时间(APTT)和血浆纤维蛋白原(FIB)含量及24小时内全血黏度的变化，观察对胃、肺、肝及子宫等脏器组织的影响。研究发现鸡冠花生品及乙酸乙酯和正丁醇部位具有凉血止血功效，鸡冠花炭品具有止血功效，鸡冠花和鸡冠花炭通过不同环节而发挥止血作用[2]。用鸡冠花的正丁醇部位提取物分别以高、中、低剂量给大鼠连续灌胃给药14天后，剥离腹主动脉，测定大鼠活化部分纤维蛋白原、凝血酶时间、凝血活酶时间、凝血酶原时间各项指标，考察大鼠血液凝集参数的变化情况；给小鼠连续灌胃给药7天后，摘除眼球取血，用ELISA法测定纤溶酶原激活物(t-PA)和纤溶酶原激活物抑制物(PAI-Ⅰ)值。研究发现鸡冠花正丁醇提取物具有良好的止血作用，其作用机制可能与缩短APTT、PT值，抑制纤溶酶原激活物活性，提高纤溶酶原激活物抑制物活性有关[3]。

2. 抗真菌作用 采用培养基药物浓度稀释法测定鸡冠花不同提取部位组分对红色毛癣菌、须癣毛癣菌、犬小孢子菌、絮状表皮癣菌和白色念珠菌的最小抑菌浓度(MIC)及最小杀菌浓度(MFC)，结果发现鸡冠花水提取物及70%乙醇提取物对5种受试真菌具有抑制作用和杀菌活性作用[4]。

【参考文献】 [1] 石朗，杜冰，张婷婷，等．鸡冠花不同提取部位止血作用研究．医药导报，2013，32(9)：1122-1124.

[2] 包贝华，赵显，曹雨诞，等．鸡冠花对致热复合出血模型大鼠的凉血止血效应机制研究．中国药理学通报，2013，29(10)：1457-1461.

[3] 曲艳玲，张海晶，陈大忠．鸡冠花中有效部位止血作用机制的初步研究．时珍国医国药，2014，23(5)：1113-1114.

[4] 张晓茹，李冬冬，陈大忠．鸡冠花不同提取部位体外抗真菌活性的研究．中医药学报，2013，41(3)：33-34.

断 血 流

Duanxueliu

本品为唇形科植物灯笼草 *Clinopodium polycephalum* (Vaniot) C.Y.Wu et Hsuan 或风轮菜 *Clinopodium chinense* (Benth.) O.Kuntze 的干燥地上部分。主产于安徽。夏季开花前采收，除去泥沙，晒干。切段。以叶绿，香气浓者为佳。

【性味与归经】 微苦、涩，凉。归肝经。

【功能与主治】 收敛止血。用于崩漏，尿血，鼻衄，牙龈出血，创伤出血。

【效用分析】 断血流苦凉泄热，味涩收敛，入肝经血分，功专止血，既能凉血止血，又能收敛止血，可用于血热出血诸证，内服外用皆效，对妇科崩漏尤佳。

【鉴别应用】

1. 断血流与鸡冠花 二药均能收敛止血，又能凉血止血，适用于血热出血诸证。然断血流功专止血，尤多用于妇科崩漏。鸡冠花多用于崩漏，便血，痔血等下部出血证；兼能止带、止痢，用于赤白带下，久泻久痢。

2. 断血流与棕榈 二药均能收敛止血，可用于多种出血证，尤多用于崩漏。然断血流功专止血，凉血之中又能涩血，以治血热出血者为宜。棕榈收涩性强，以治出血而无瘀滞者为宜；尚能止泻止带，用于久泻久痢，妇人带下。

【成药例证】 **断血流胶囊(颗粒、片)**(《临床用药须知中药成方制剂卷》2020年版)

药物组成：断血流浸膏。

功能与主治：凉血止血。用于血热妄行所致的月经过多、崩漏、吐血、衄血、咯血，尿血、便血，血色鲜红或紫红；功能失调性子宫出血、子宫肌瘤出血及多种出血症、单纯性紫癜、原发性血小板减少性紫癜见上述证候者。

【用法与用量】 9～15g。外用适量，研末敷患处。

【本草摘要】

1.《安徽中草药》 “活血止血，祛风散热，解毒消肿。主治咳血，衄血，吐血，子宫出血，外伤出血，风热感冒，疮疖，外伤肿痛。”

2.《全国中草药汇编》 “凉血止血，清热解毒。主治各种出血，黄疸型肝炎，胆囊炎，感冒，急性结膜炎；外用治外科疮疡，蛇犬咬伤。”

【化学成分】 主要含皂苷类成分：醉鱼草皂苷Ⅳb，风轮菜皂苷B～G，香蜂草苷等；黄酮类成分：橙皮苷，异樱花素-7-芸香糖苷，芹菜素，洋芹素，柚皮素，7-芸香苷，江户樱花苷等；还含挥发油，多糖，氨基酸等。

【药理毒理】 本品具有止血、血管调节、收缩子宫、抗炎、调节免疫、抗菌等作用。

1. 止血作用 断血流总苷10、20、40mg/kg灌胃给药，连续4天，可明显缩短小鼠出血及凝血时间，减少出血量，且随剂量增加作用增强。大鼠灌胃给药断血流总苷2.5、5、10mg/kg，犬灌胃给药断血流总苷5.36、214.4mg/kg，连续给药4周，可明显缩短大鼠及犬的凝血时间。家兔灌胃给药断血流总苷5、10mg/kg，连续4天，可明显缩短家兔血浆复钙凝血时间、凝血酶原时间和白陶土部分凝血活酶时间。断血流总苷20mg/kg灌胃给药，连续1周，可显著减少药物流产模型大鼠子宫出血量，有显著的止血作用。断血流单味药制成的口服液(2.5、5、10g生药/kg)和片剂(2.5g生药/kg)均能明显缩短小鼠出血时间及凝血时间。断血流口服液7.8、19.5g生药/kg能明显对抗肝素引起的小鼠凝血时间延长。断血流总皂苷体外实验可明显增强血小板聚集。小鼠灌胃给药断血流总皂苷280mg/kg，连续4天，可提高血小板黏附率。断血流总皂苷280mg/kg灌胃给药，连续4天，大鼠血浆及血小板中cAMP、血栓素B_2(TXB_2)含量明显升高。

2. 血管调节作用 断血流醇提物3.3mg/10g可提高

兔离体胸主动脉、肺主动脉、子宫动脉、肾动脉、门静脉等血管的收缩力，其中对子宫动脉作用最强，与去甲肾上腺素比较，作用缓慢、温和而持久，硝普钠可拮抗断血流提取物的收缩血管作用。风轮菜活性部位CCE（$1\times10^{-6}\sim3\times10^{-4}$g/L）能显著降低肾上腺素（PE，$10^{-6}$mol/L）与高钾（60mmol/L）预收缩内皮完整血管的张力，增加大鼠主动脉NO含量，说明CCE对大鼠胸主动脉产生内皮依赖性舒张作用，该作用可能与促进NO的合成释放、促进前列环素的生成及抑制受体操控性钙通道和（或）肌浆网Ca^{2+}释放有关[1]。CCE保护血管内皮细胞抗细胞凋亡的可能机制与减少细胞Bax表达、caspase-3活性以及提高Bcl-2表达有关[2]。

3. 收缩子宫作用　断血流口服液1、2.5、5g生药/kg和片剂2.5g生药/kg十二指肠给药，均能兴奋大鼠子宫，提高子宫肌的张力和收缩强度。断血流总苷0.075、0.15g/L体外实验可显著提高离体大鼠子宫收缩幅度；断血流总苷2.5、5、10mg/kg十二指肠给药，可使兔在体子宫收缩幅度增加，增强子宫活动，且维持时间长。

4. 抗炎作用　断血流总苷20mg/kg能轻度减轻角叉菜胶致大鼠足肿胀。断血流总苷10、20、40mg/kg连续灌胃给药4天，末次给药后45分钟，断血流总苷各剂量组，均可明显抑制小鼠毛细血管通透性。断血流总皂苷120、180mg/kg腹腔注射，对角叉菜胶致大鼠足肿胀有抑制作用。断血流浸膏1.2g生药/kg灌胃给药两次（间隔2小时），对大鼠蛋白性关节肿、甲醛性关节肿、小鼠耳肿、毛细血管通透性增高有抑制作用。

5. 调节免疫作用　断血流总皂苷150mg/kg连续灌胃给药6天，可明显升高小鼠血清IgG水平，并抑制小鼠炭粒廓清速率及鸡红细胞的吞噬百分率和吞噬指数。断血流总皂苷150mg/kg连续灌胃给药5天，可降低豚鼠血清补体总量。

6. 抗菌作用　断血流水提液和醇提液体外对金黄色葡萄球菌、铜绿假单胞菌、痢疾杆菌、肺炎双球菌、大肠埃希菌有抑制作用。

7. 其他作用　断血流总苷10、20、40mg/kg连续灌胃给药14天，可明显增加幼龄小鼠子宫重量。断血流总苷5、10、20mg/kg连续灌胃给药14天，对大鼠雌二醇含量有升高趋势，对黄体酮水平无显著性影响[2]。小鼠灌胃给药断血流浸膏1.2g生药/kg，连续5天，观察30天，可明显提高钴^{60}照射后的小鼠存活率。风轮菜活性部位CCE在3～120mg/L浓度下能有效清除超氧阴离子自由基（$O_2^-\cdot$）、羟基自由基（$\cdot$OH）、自由基（DPPH$\cdot$），其IC_{50}分别为28.6、14.6、32.7mg/L；对亚铁离子-维生素C诱导的肝匀浆脂质过氧化反应有明显的抑制作用，且呈浓度依赖性[3]。

8. 毒理研究

（1）一般药理　①神经系统：断血流总苷10、20、40mg/kg，连续灌胃给药4天，对小鼠爬杆、翻正反射、睡眠及大鼠摄食、外观及大体行为均无明显影响；②呼吸系统：断血流总苷2.2、4.4、8.8mg/kg十二指肠给药，对家猫呼吸频率及呼吸深度无明显影响；③心血管系统：断血流总苷1.6、3.2、6.4mg/kg，连续灌胃给药4天，对犬心率、舒张压和收缩压无显著影响。

（2）急性毒性　断血流总苷800mg/kg灌胃给药，7天内受试小鼠无死亡，且动物进食、活动、毛发、粪便性状等指标未见异常。

（3）长期毒性　断血流总苷235、470、940mg/kg，给大鼠连续灌胃4周和停药2周，无动物死亡，动物未出现明显毒性反应。动物一般状况、其他血液和血液生化指标、脏器系数、病理解剖观察均未见明显异常，停药两周各指标与对照组比较无显著性差异。

【参考文献】［1］吴斐华，刘洋，李娟，等．风轮菜活性部位对大鼠离体胸主动脉的舒张作用及机制研究．时珍国医国药，2012，23(9)：2226-2228.

［2］朱海琳，孟兆青，丁岗，等．断血流的研究进展．世界科学技术：中医药现代化，2013，15(9)：2002-2010.

［3］李娟，吴斐华，苏锦冰，等．风轮菜活性部位体外抗氧化作用的实验研究．海峡药学，2012，24(9)：17-20.

松花粉

Songhuafen

本品为松科植物马尾松*Pinus massoniana* Lamb.、油松*Pinus tabuliformis* Carr.或同属数种植物的干燥花粉。全国大部分地区均产。春季花刚开时，采摘花穗，晒干，收集花粉，除去杂质。以体轻、色淡黄者为佳。

【性味与归经】　甘，温。归肝、脾经。

【功能与主治】　收敛止血，燥湿敛疮。用于外伤出血，湿疹，黄水疮，皮肤糜烂，脓水淋漓。

【效用分析】　松花粉外用，有较强的收敛止血之功，可用于多种出血，尤宜于外伤出血。

松花粉性温燥，能燥除水湿而敛疮，适用于湿疹，湿疮等皮肤糜烂，脓水淋漓者。

【方剂举隅】　**松花散**（《医林纂要》）

药物组成：松花粉。

功能与主治：燥湿，收敛。适用于小儿痘疮，成片作烂，脓水不干者。

【用法与用量】 外用适量，撒敷患处。

【本草摘要】

1.《本草纲目》 “润心肺，益气，除风止血。”

2.《本草汇言》 “疗久痢，解酒毒，清血热。”

3.《本经逢原》 “除风湿，治痘疮湿烂。”

【化学成分】 主要含氨基酸，维生素，蛋白质，核酸，不饱和脂肪酸等。

【药理毒理】 本品具有延缓衰老、抗疲劳、增强免疫、抗前列腺增生、降血脂、降血糖、保肝等作用。

1. 延缓衰老作用 用含2%和5%松花粉饲料喂养，连续30天，能明显增加衰老小鼠血清中超氧化物歧化酶(SOD)、过氧化氢酶(CAT)、谷胱甘肽过氧化物酶(GSH)活性，降低脑组织中丙二醛(MDA)含量及脑组织和肝脏中的脂褐质含量，并增加胸腺和脾脏重量，提高网状内皮系统吞噬功能。松花粉0.35、0.70、0.14mg/kg灌胃给药，连续50天，能显著提高D-半乳糖所致亚急性衰老大鼠血清SOD、GSH和总抗氧化能力(T-AOC)水平，以及胰岛素样生长因子1(IGF-1)、睾酮(T)含量；明显降低血清MDA、黄体生成激素(LH)、促卵泡激素(FSH)、下丘脑促性腺激素释放激素(GnRH)含量；0.35、0.70mg/kg能明显提高大鼠精子数量、活动度和存活率。松花粉175、350mg/kg灌胃给药，连续45天，能明显改善D-半乳糖所致老年性痴呆模型小鼠的学习记忆障碍并降低脑组织单胺氧化酶(MAO)及乙酰胆碱酯酶(AchE)活性[1]。松花粉能够改善衰老成纤维细胞的衰老变化，并能降低衰老细胞mtDNA4977的缺失突变，提高细胞SOD活性及降低其MDA含量[2]。

2. 抗疲劳作用 松花粉500、1000mg/kg灌胃给药，连续30天，能显著延长小鼠负重游泳时间，降低运动后小鼠血乳酸浓度及血清尿素氮含量，增加肝细胞糖原含量。

3. 增强免疫作用 破壁、不破壁松花粉2.5g/kg灌胃给药，连续7天，能明显升高红细胞免疫小鼠的血清溶血素(IgM)含量。破壁松花粉0.5、1.5g/kg灌胃给药，连续30天，均可明显提高小鼠红细胞免疫小鼠腹腔巨噬细胞吞噬能力、NK细胞活性和ConA诱导的脾淋巴细胞转化；1.5g/kg可明显增加二硝基氟苯所致迟发型超敏反应小鼠耳肿胀度。硫酸酯化马尾松花粉多糖终浓度分别为50、100、200、400mg/L，能不同程度地促进B淋巴细胞增殖；200mg/L可显著性地提高B淋巴细胞$[Ca^{2+}]_i$及促进B淋巴细胞分化和抗体的生成[3]。

4. 抗前列腺增生作用 松花粉1、3g/kg灌胃，连续4周，能显著降低丙酸睾酮所致前列腺增生大鼠前列腺重量、指数和体积比，改善前列腺病理改变，显著降低血清睾酮和雌二醇水平。每日喂饲松花粉1g/kg，连续2周，能显著升高丙酸睾酮所致前列腺增生大鼠肝脏和前列腺中SOD，降低MDA水平，明显降低血糖、尿素氮、总胆固醇、甘油三酯以及血浆锌、铜含量。松花粉水煎液24、12、6g/kg灌胃，连续3周，对丙酸睾酮所致的小鼠前列腺增生有抑制作用[4]。

5. 降血脂作用 松花粉2、3g/kg灌胃给药，连续1个月，能显著降低高脂饲料所致高血脂大鼠血清TC含量，3g/kg能降低血清TG含量，升高血清HDL-C含量。含3.5%松花粉的饲料喂养雄性阉割猪1周，粪便中胆固醇、甘油三酯、胆酸、脂肪酸浓度明显升高。马尾松花粉醇提物0.25、0.125、0.0625g/kg灌胃给药，连续6周，可以明显控制小鼠的体重增长以及改善体内脂质代谢水平，能降低血清TC、TG含量，升高血清HDL-C含量、瘦素(LEP)和脂联素(ADP)水平[5]。松花粉提取物0.3、0.15、0.075g/kg灌胃给药，连续8周，对高脂饲料诱发的大鼠实验性高脂血症有一定的预防功效[6]。

6. 降血糖作用 松花粉1.5g/kg灌胃给药，连续30天，能明显降低四氧嘧啶糖尿病小鼠的2、3、7小时时相血糖含量和减小血糖曲线下面积。马尾松花粉硫酸酯化多糖0.1、0.2、0.4mg/ml可以单独促进胰岛素的分泌[7]。

7. 保肝作用 松花粉1.0g/kg灌胃给药，连续30天，能明显降低乙醇所致急性肝损伤小鼠肝组织MDA含量，升高肝组织GSH活力，降低肝细胞内脂滴。松花粉0.5、1.0g/kg灌胃给药，连续30天，能明显降低乙醇所致急性肝损伤大鼠血清TG、肝组织MDA含量；升高肝组织GSH含量，降低肝细胞内脂滴。松花粉水提取物终浓度100、400mg/L对四氯化碳诱导肝细胞形态和功能损伤具有有效保护作用，400mg/L干预组细胞形态接近正常细胞形态[8]。

8. 其他作用 松花粉6.25g/kg灌胃给药，持续45天，可降低亚砷酸钠染毒大鼠血砷含量，升高血清GSH-Px含量。体外实验显示，破壁或未破壁黑松花粉上清液能加强豚鼠小肠和结肠平滑肌活动，提高其张力。进食含5%松花粉饲料，连续7周，可阻止噪声、强迫游泳和头低位束缚所致慢性应激大鼠益生菌双歧杆菌数量的减少。

9. 毒理研究

(1) 急性毒性 松花粉15g/kg灌胃两次，观察2周，小鼠未见明显中毒症状及死亡。

(2) 长期毒性 大鼠喂养破壁松花粉3、6、12g/kg，连续30天，动物一般状况良好，被毛正常，无异常行为表现，试验中动物无死亡。给予相当于人用量的100倍以上，破壁松花粉对大鼠的一般状况、血液学、生化学、脏器指数及病理组织学等指标无明显影响，未发现其有明显的毒性作用。

(3) 骨髓细胞微核试验 破壁松花粉 2.5、5.0、10.0g/kg 灌胃，30 小时内给予两次，小鼠骨髓微核试验结果为阴性。松花粉 2500、5000、10000mg/kg 灌胃，给药体积为 20ml/kg，24 小时内给予两次，小鼠骨髓微核试验结果为阴性，未见致突变作用[9]。

(4) 精子畸形试验 破壁松花粉 2.5、5.0、10.0g/kg 灌胃，连续 5 天，再继续喂养 30 天，小鼠精子畸形试验结果为阴性。松花粉 2500、5000、10000mg/kg 灌胃，连续给药 5 天，于第 35 天制片镜检，小鼠精子畸形试验结果为阴性[9]。

【参考文献】 [1] 李胎煜，李光哲，许妍姬. 松花粉对痴呆模型小鼠记忆障碍及脑组织单胺氧化酶，乙酰胆碱酯酶活性改变的影响. 延边大学医学学报，2012，35(1)：16-18.

[2] 喻陆，史春夏. 松花粉对衰老成纤维细胞线粒体 DNA 缺失突变的影响. 中国老年学杂志，2012，32(24)：5438-5441.

[3] 刘铭，李娜娜，耿越. 硫酸酯化马尾松花粉多糖对小鼠脾脏 B 淋巴细胞免疫调节作用的研究. 中国细胞生物学学报，2014，36(4)：461-469.

[4] 彭修娟，杨志杰，刘半仙. 秦岭松花粉治疗小鼠前列腺增生实验研究. 河南中医，2014，34(6)：1048-1049.

[5] 宋航，张含，刘铭，等. 马尾松花粉醇提物降脂作用与预防肥胖的实验研究. 天然产物研究与开发，2013，25(92)：253-257.

[6] 刘玉玲，王建伟，佟继铭，等. 松花粉提取物对大鼠实验性高脂血症的预防功能研究. 实验动物科学，2013，30(5)：41-43.

[7] 刘月冉，冯潍，耿越. 马尾松花粉酯化多糖对 MIN6 细胞胰岛素分泌和$[Ca^{2+}]_i$的影响. 药物生物技术，2013，20(2)：137-140.

[8] 靳雪源，丛涛，赵霖，等. 松花粉水提取物对四氯化碳诱导肝细胞损伤的保护作用. 北京医学，2014，36(12)：1040-1039.

[9] 陆梅，严峰，罗海燕，等. 松花粉安全性毒理学研究. 药学研究，2015，34(1)：16-19.

瓦 松

Wasong

本品为景天科植物瓦松 *Orostachys fimbriata* (Turcz.) Berg. 的干燥地上部分。主产于吉林、山东、江苏。夏、秋二季花开时采收，除去根及杂质，晒干。切段。以花穗带红色者为佳。

【性味与归经】 酸，苦，凉。归肝、肺、脾经。

【功能与主治】 凉血止血，解毒，敛疮。用于血痢，便血，痔血，疮口久不愈合。

【效用分析】 瓦松味酸收涩，苦凉泻热，入肝经血分，功能收敛、凉血止血，可用于血热妄行所致的多种出血证。因其性下行，善治"水谷血痢，止血"（《新修本草》），故以治血痢、便血等下部出血证为宜。

瓦松苦凉能泻火解毒，味酸能收湿敛疮，善"治百毒，疗火疮"（《本草再新》），"涂诸疮不敛"（《本草纲目》），可用治热毒疮疡，及疮口久溃不敛者。

【方剂举隅】 **川椒丸**（《圣惠方》）

药物组成：川椒、瓦松、茜根、熟干地黄、覆盆子、牛膝、菟丝子、苣藤。

功能与主治：补益，令发黑。适用于血脑虚，发早白。

【用法与用量】 3～9g。外用适量，研末涂敷患处。

【本草摘要】

1.《新修本草》 "主口中干痛，水谷血痢，止血。"

2.《本草纲目》 "大肠下血，烧灰，水服一钱，又涂诸疮不敛。"

3.《本草再新》 "治百毒，疗火疮，消肿，杀虫。"

【化学成分】 主要含黄酮类成分：槲皮素，山柰素，槲皮素-3-葡萄糖苷，山柰素-7-鼠李糖苷，山柰素-3-葡萄糖-7-鼠李糖苷；强心苷类成分：瓦松苷等。

中国药典规定本品含槲皮素($C_{15}H_{10}O_7$)和山柰素($C_{15}H_{10}O_6$)的总量不得少于 0.020%。

【药理毒理】 本品具有强心、抗胃溃疡、抗病原微生物、抗炎及镇痛等作用。

1. 强心作用 10%的瓦松煎剂 0.1ml，可使离体正常和衰竭的蟾蜍心脏收缩振幅增高，剂量加大至 0.5～0.6ml 时出现收缩节律不齐，并停止于收缩或半收缩状态。100%的瓦松煎剂 0.3ml 可使离体兔心脏收缩振幅增高，但随着剂量的增加出现收缩节律不齐，最后停止于半收缩状态。100%的瓦松煎剂 0.7ml/kg，给兔耳静脉注入 2～3 分钟内即可使在体兔心脏收缩振幅增高，20～40 分钟达高峰，作用持续时间在 2 小时以上，同时心律由原来的 200～240 次/分，减少到 140～190 次/分，再注入瓦松煎剂 5～6ml/kg 时心脏停止于舒张状态。瓦松苷对离体蛙心有加强收缩作用。

2. 抗胃溃疡作用 瓦松提取物 100、200、400mg/kg 灌胃给药，每天 1 次，连续 10 天，对乙醇引起的大鼠胃溃疡具有明显的抑制作用，抑制率分别为 33.3%、39.8%。400mg/kg 瓦松提取物能明显缩小醋酸致大鼠胃溃疡面积，有明显促进溃疡愈合的作用。200、400、800mg/kg 瓦松提取物灌胃给药，每天 1 次，连续 7 天，400、800mg/kg 瓦松提取物能明显降低束缚水浸应激致胃溃疡小鼠的溃疡指数。200、400、800mg/kg 瓦松提取物能明显降低吲哚美辛致胃溃疡小鼠的溃疡指数，抑制率分别为31.4%、41.4%和77.1%。

3. 抗病原微生物作用 体外抗菌试验结果表明：瓦松粗提物对10个菌种的216株菌的抗菌敏感性分布中，以金黄色葡萄球菌、枸橼酸杆菌和大肠埃希菌为广，其MIC分别为<3.91～62.5mg/ml，<3.91～12.5mg/ml和<3.91～62.5mg/ml；其次是枯草杆菌、变形杆菌，其敏感性分布范围皆为7.82～62.5mg/ml；再次为铜绿假单胞菌，表葡菌和副伤寒杆菌，敏感范围分别为15.63～62.5，31.25～12.5和31.25～62.5mg/ml。对痢疾杆菌和产气杆菌敏感分布在62.5mg/ml；瓦松粗提物对各菌种216株菌的MIC值以金黄色葡萄球菌敏感性最好，其 MIC_{50} 为7.82mg/ml，对其余9个菌种的195菌株的 MIC_{50} 皆在31.25mg/ml；尤其对金黄色葡萄球菌、枸橼酸菌和大肠埃希菌的抗菌活性较强，对枯草杆菌、铜绿假单胞菌和变形杆菌拮抗作用也较好；此外瓦松粗提物对表葡菌、副伤寒和痢疾杆菌等也有一定的抗菌活性。狼爪瓦松乙醇提取物中三氯甲烷相对金黄色葡萄球菌、枯草杆菌、大肠埃希菌及变形杆菌均有抑制作用，其MIC分别为2、2、4mg/ml及8mg/ml[1]。

4. 抗炎作用 瓦松栓0.2g/只阴道内给药，每天1次，连续10天，对注射蛋清所致大鼠足肿胀、埋入棉球所致炎性肉芽肿均有明显抑制作用。

5. 镇痛作用 瓦松灌胃给药12.32g/kg，连续7天，可提高热板所致小鼠舔足反应的痛阈值。3.08、6.16、12.32g/kg可延长热浴缩尾潜伏期。6.16、12.32g/kg可延长醋酸引起的小鼠扭体反应潜伏期、减少扭体次数。3.08、6.16、12.32g/kg可减轻福尔马林所致的小鼠足底疼痛反应[2]。

6. 其他作用 日本瓦松的10%甲醇提取物能够提高乙醇氧化酶、肝醇脱氢酶（ADH）、微粒体乙醇氧化系统（MEOS）和乙醛脱氢酶（ALDH）的活性，具有肝醇解毒作用，其活性成分没食子酸可能起到部分的作用。日本瓦松甲醇提取物对 H_2O_2 诱导的小鼠下丘脑细胞凋亡具有防护作用，三氯甲烷部位具有最高的保护作用，而水层则无此作用，提示具有该保护作用的活性成分是脂溶性化合物；狗及兔静脉注射黄花瓦松流浸膏，血压先升后降，但很快恢复；对呼吸系统有轻度的兴奋作用；对离体蟾蜍下肢血管灌流可使之收缩；对离体兔肠有明显的兴奋作用；对人工发热的家兔皮下注射流浸膏有明显的解热作用。瓦松黄酮粗提物80mg/kg灌胃给药，连续28天，可使四氧嘧啶诱发糖尿病动物模型大鼠总胆固醇（TC），低密度脂蛋白胆固醇（LDL-C）、谷氨酸丙酮酸转氨酶（GPT）和动脉硬化指数（AI）显著降低[3]。瓦松灌胃200～800mg/kg，连续28天，能有效降低糖尿病大鼠的空腹血糖值，改善经口糖耐受能力，并有一定的量效和时效关系。瓦松灌胃2～6g/kg，连续30天，可明显提高小鼠爬杆和游泳时间，血清尿素氮和血乳酸降低，具有抗体力性疲劳作用[4, 5]。

7. 毒理研究 小鼠腹腔注射瓦松流浸膏50～100g/kg可以致死；豚鼠腹腔注射瓦松流浸膏50g/kg亦可引起死亡；家兔静脉注射瓦松流浸膏20g/kg，可引起跌倒、呼吸加快、战栗，但半小时后能逐渐恢复。

【参考文献】 [1] 丁芬，王亚茹．狼爪瓦松粗提物抑菌效果研究．黑龙江医药，2013，26(2)：227-228.

[2] 张芬，祝慧凤，薛莉君，等．瓦松镇痛作用研究．时珍国医国药，2011，22(10)：2478-2479.

[3] 张桂芳，王颖，郭希娟．瓦松黄酮粗提物对糖尿病大鼠血脂的影响．中国老年学杂志，2014，34(17)：4930-4932.

[4] 张桂芳，张东杰，郭希娟．瓦松乙醇提取物降血糖的试验研究．农产品加工学刊，2010，8(8)：39-41.

[5] 张栓珍，常亮．蒙药瓦松多糖对小鼠抗疲劳作用研究．中国民族医药杂志，2010，12(12)：44-45.

四、温经止血药

本类药物性属温热，能温内脏，益脾阳，固冲脉而统摄血液，具有温经止血之效。适用于脾不统血，冲脉失固之虚寒性出血病证。部分药物兼能温里散寒，调经止痛，可用于脘腹冷痛、痛经、月经不调等。

临床常用的温经止血药有艾叶、炮姜等。

艾 叶

Aiye

本品为菊科植物艾 *Artemisia argyi* Lévl. et Vant.的干燥叶。主产于山东、安徽、湖北、河北。夏季花未开时采摘，除去杂质，晒干。以叶片大、叶背灰白色、绒毛多、香气浓者为佳。

【炮制】 醋艾炭 取净艾叶，用中火炒至表面焦黑色，喷醋，炒干。

【性味与归经】 辛、苦，温；有小毒。归肝、脾、肾经。

【功能与主治】 温经止血，散寒止痛；外用祛湿止痒。用于吐血，衄血，崩漏，月经过多，胎漏下血，少腹冷痛，经寒不调，宫冷不孕；外治皮肤瘙痒。醋艾炭温经止血，用于虚寒性出血。

【效用分析】 艾叶气香味辛，温可散寒，能暖气血而温经脉，为温经止血之要药，适用于虚寒性出血病证。因其主入肝、肾经，故对肝肾不足，下元虚冷，冲任不固所致的崩漏，月经过多等尤为适宜，为妇科止血要药。

艾叶专入三阴经而直走下焦，能散寒止痛，暖宫助孕，凡妇人血气寒凝者最宜用之，故为治下焦虚寒或寒客胞宫之要药。“调女人诸病，颇有深功”（《本草纲目》）。常用于下焦虚寒，月经不调，经行腹痛、宫寒不孕及带下清稀等证。

艾叶苦燥杀虫，辛温除湿，局部煎汤外洗有祛湿止痒之功。可用治湿疹、阴疮、疥癣等瘙痒性皮肤病。

此外，将艾叶捣绒，制成艾条、艾炷等，用以熏灸体表穴位，可使热气内注，能温煦气血，透达经络，有通经活络之效，“主灸百病”（《名医别录》）。

【配伍应用】

1. 艾叶配阿胶　艾叶辛温，能温经止血，暖宫助孕；阿胶甘品，能滋阴、补血、止血。两药配伍，相互为用，止血、安胎作用增强，适用于下焦虚寒所致的月经过多，崩漏，胎漏。

2. 艾叶配香附　艾叶功能温暖下焦而散寒止痛，香附长于疏肝解郁而调经止痛。两药配伍，可增强温经、行气止痛之功，适用于下焦虚寒气滞所导致的月经不调，痛经，或少腹冷痛，宫冷不孕，胎动不安等。

3. 艾叶配苍术　艾叶能温经散寒，苍术能燥湿健脾。两药配伍，温经除湿之力增，适用于寒湿下注所导致的带下清稀，淋漓不止者。

【鉴别应用】

1. 生艾叶与艾叶炭　生艾叶辛温散寒，多用于少腹冷痛，经寒不调，外治皮肤瘙痒。艾叶炭辛散之性大减，温经止血力强，多用于虚寒性出血。

2. 艾叶与苎麻根　二药均能止血、安胎，用于多种出血、胎动不安。艾叶性温，长于温经止血，暖宫助孕，多用于崩漏，月经过多，胎漏等妇科虚寒性出血。艾叶还能散寒止痛，多用于下焦虚寒之证。苎麻根性寒，功能凉血止血，清热安胎，以治血热出血和胎热不安者为宜；苎麻根尚能清热解毒，可用治热毒痈肿。

【方剂举隅】

1. 胶艾汤（《金匮要略》）

药物组成：川芎、阿胶、甘草、艾叶、当归、芍药、干地黄。

功能与主治：养血止血，调经安胎。适用于妇人冲任虚损，血虚有寒证。崩漏下血，月经过多，淋漓不止；产后或流产损伤冲任，下血不绝；或妊娠胞阻，胎漏下血，腹中疼痛。

2. 艾附暖宫丸（《仁斋直指方论》）

药物组成：艾叶、香附、肉桂、吴茱萸、当归、川芎、白芍、地黄、黄芪、续断。

功能与主治：暖宫温经，养血活血。用于子宫虚寒，带下白淫，面色萎黄，四肢疼痛，倦怠无力，饮食减少，月经不调，肚腹时痛，久无子息。

3. 固经丸（《杨氏家藏方》）

药物组成：艾叶、鹿角霜、干姜、伏龙肝。

功能与主治：温经止血。用于冲任虚弱，月经不调，来多不断，淋漓不止。

4. 艾叶汤（《圣惠方》）

药物组成：艾叶、生干地黄、阿胶。

功能与主治：养血，温经止血。用于伤寒衄血及吐血，连日不绝，欲死。

【成药例证】

1. 保胎无忧片（《中华人民共和国卫生部药品标准·中药成方制剂》）

药物组成：艾叶、荆芥、川芎、甘草、菟丝子、厚朴、羌活、川贝母、当归、黄芪、白芍、枳壳。

功能与主治：安胎，养血。用于闪挫伤胎，习惯性小产，难产。

2. 滋肾育胎丸（《临床用药须知中药成方制剂卷》2020年版）

药物组成：熟地黄、人参、杜仲、首乌、枸杞子、阿胶、鹿角霜、巴戟天、菟丝子、桑寄生、续断、党参、白术、艾叶、砂仁。

功能与主治：补肾健脾，养血安胎。用于脾肾两虚、冲任不固所致的胎漏、胎动不安、滑胎，症见妊娠少量下血、小腹坠痛或屡次流产、神疲乏力、腰膝酸软；先兆流产、习惯性流产见上述证候者。

3. 保胎丸（《临床用药须知中药成方制剂卷》2020年版）

药物组成：黄芪、白术、槲寄生、菟丝子、熟地黄、当归、白芍、川芎、枳壳、厚朴、荆芥穗、羌活、艾叶、砂仁、贝母、甘草。

功能与主治：益气养血，补肾安胎。用于气血不足、肾气不固所致的胎漏、胎动不安，症见小腹坠痛，或见阴道少量出血，或屡经流产，伴神疲乏力、腰膝酸软。

4. 洁尔阴泡腾片（洗液）（《临床用药须知中药成方制剂卷》2020年版）

药物组成：黄芩、苦参、金银花、栀子、土荆皮、黄柏、茵陈、地肤子、蛇床子、薄荷、艾叶、独活、苍术、石菖蒲。

功能与主治：清热燥湿，杀虫止痒。用于妇女湿热带下，症见阴部瘙痒红肿，带下量多、色黄或如豆渣状，口苦口干，尿黄便结；霉菌性、滴虫性及细菌性阴道炎见上述证候者。

5. 药艾条（《临床用药须知中药成方制剂卷》2020年版）

药物组成：艾叶、桂枝、高良姜、广藿香、降香、香附、白芷、陈皮、丹参、生川乌、雄黄。

功能与主治：行气血，逐寒湿。用于风寒湿痹，肌肉酸麻，关节四肢疼痛，脘腹冷痛。

【用法与用量】 3～9g。外用适量，供灸治或熏洗用。

【注意】 阴虚血热者慎用。

【本草摘要】

1.《药性论》 “止崩漏，安胎，止腹痛。”

2.《本草纲目》 “艾叶服之则走三阴而逐一切寒湿，转肃杀之气为融合；灸之则透诸经而治百种病邪，起沉疴之人为康泰，其功亦大矣。”

3.《本草正》 “艾叶，能通十二经，而尤为肝脾肾之药，善于温中、逐冷、除湿，行血中之气，气中之滞，凡妇人血气寒滞者，最宜用之。或生用捣汁，或熟用煎汤，或用灸百病，或炒热敷熨可通经络，或袋盛包裹可温脐膝，表里生熟，俱有所宜。”

【化学成分】 主要含挥发油：桉油精，香叶烯，α-及β-蒎烯芳樟醇，樟脑，异龙脑，柠檬烯等；三萜类成分：奎诺酸，羊齿烯醇；黄酮类等成分：异泽兰黄素等。

中国药典规定本品含桉油精（$C_{10}H_8O$）不得少于0.050%。

【药理毒理】 本品具有止血、镇咳、平喘、镇痛、抗炎、抗菌等作用。

1. 止血作用 生艾叶水提物1.35g/kg灌胃给药，每日1次，连续3日，能缩短小鼠凝血时间。醋艾叶炭水提物1.35、2.7g/kg灌胃给药一次，连续3日，能缩短小鼠出血时间和凝血时间。艾叶水煎剂10g/kg灌胃给药，连续15日，能增加小鼠血小板数。艾叶不同炮制方法对缩短小鼠凝血时间的作用强弱排序是：砂烫艾叶炭>生艾叶>烘艾叶>炒艾叶炭>醋艾叶炭[1]。

2. 镇咳平喘作用 艾叶油0.14、0.58、1.16g/kg灌胃给药，每日1次，连续3日，能延长枸橼酸喷雾引咳小鼠的咳嗽潜伏期。艾叶油0.5、1.0g/kg灌胃给药可减少枸橼酸引起的豚鼠咳嗽次数。艾叶油0.24、0.32g/kg灌胃给药或0.5、2.5mg/kg气雾吸入可延长组胺和乙酰胆碱诱发的豚鼠哮喘模型的哮喘潜伏期。艾叶油0.18、0.88、1.75g/kg灌胃给药，能增加小鼠气道酚红的排泄量。艾叶油160、320mg/kg灌胃给药，每日1次，连续10日，可降低慢性支气管炎大鼠模型的肺溢流压力，降低注射组胺后溢流压力的升高，缩短肺溢流压力升高时间和持续时间，减轻组胺引起的支气管平滑肌的收缩。艾叶油2.5mg/ml可直接舒张豚鼠离体气管平滑肌。艾叶油100μl/kg能延长哮喘豚鼠引喘潜伏期[2]。

3. 抗过敏作用 艾叶油0.3、0.6g/kg灌胃给药，可抑制大鼠被动皮肤过敏试验，降低5-羟色胺诱发大鼠皮肤毛细血管通透性的增加。艾叶油50、250mg/L能抑制致敏豚鼠肺组织释放慢反应物质A（SRS-A）。艾叶油10、50、250mg/L能拮抗SRS-A引起豚鼠回肠的收缩。离体实验显示，艾叶油能抑制豚鼠离体气管Schultz-Dale反应，IC_{50}为98.6mg/L。艾叶油100mg/L对组胺和氨甲酰胆碱（CCH）引起的豚鼠器官收缩均有明显的拮抗作用。艾叶挥发油（2.78g生药/ml）可降低变应性鼻炎大鼠血清中IL-4、IL-5和IgE含量，减轻鼻黏膜变应性炎症[3]。大、中、小剂量艾叶水煎液组（1.5、1.0、0.5g生药/ml）可显著减小豚鼠口腔溃疡面积，降低血清TNF-α水平，减轻口腔溃疡水肿程度[4]。

4. 镇痛作用 醋艾叶炭水提物1.35、2.7g/kg灌胃给药，每日1次，连续3日，对醋酸所致小鼠扭体疼痛反应有抑制作用。醋艾叶炭水提物2.7g/kg灌胃给药，每日1次，连续3日，能提高小鼠热板痛阈值。艾叶水提组分（1.17～4.68g/kg），艾叶挥发油组分（34.5～138g/kg）对小鼠热刺激所致疼痛均有明显抑制作用，可显著减少小鼠扭体次数，且呈现一定的剂量依赖关系[5]。

5. 抗炎作用 生艾叶水提物、醋艾叶水提物、煅艾炭水提物400mg/kg、2g/kg，醋艾炭水提物400mg/kg，灌胃给药，每日2次，连续3日，可抑制二甲苯引起的小鼠耳肿胀。艾叶二氧化碳超临界萃取物（5g生药/kg体重）治疗完全弗氏佐剂诱导型关节炎具有显著疗效，能够明显缓解大鼠的关节肿胀现象，改善大鼠关节滑膜组织的病理形态，减少其软骨及滑膜增生，抑制炎性细胞的浸润[6]。

6. 抗菌作用 艾叶提取液1g/ml对耐药金黄色葡萄球菌有明显的抑菌和耐药逆转作用[7]。艾叶挥发油空气清新剂对金黄色葡萄球菌、大肠埃希菌、伤寒杆菌、铜绿假单胞菌、土生克雷伯菌及肺炎克雷伯菌均有一定的抑制作用，尤其对金黄色葡萄球菌的抑菌效果最好[8]。艾叶发酵物200～400mg/kg对系统性白色念珠菌感染有一定治疗作用[9]。

7. 其他作用 艾叶提取物黄酮类、多糖类化合物具有抗羟基自由基和超氧自由基的活性。艾叶挥发油0.12、0.25ml/kg灌胃给药，能抑制小鼠脾脏和胸腺的生长，抑制小鼠体内溶血素的生成，抑制小鼠单核细胞吞噬功能。体外实验表明，艾叶挥发油对化合物48/80、钙离子载体金霉素及抗原马血清诱发的大鼠腹腔肥大细胞脱颗粒均有一定抑制作用，还能抑制大鼠腹腔肥大细胞膜上Ca^{2+}，Mg^{2+}-ATP酶和Mg^{2+}-ATP酶的活性，抑制Ca^{2+}的转运。艾叶多糖100～500μg/ml使能脾细胞的数量明显增多，对ConA和LPS诱导T、B细胞增殖有明显的促进作用，可明显增强NK细胞对靶细胞的杀伤力，对体外小鼠脾细胞具有免疫增强作用[10]。艾叶多糖能使巨噬细胞体积明显变大，可增强巨噬细胞吞噬墨汁和金黄色葡萄球菌的能力，酸性磷酸酶的活性也明显增强[11]。艾叶多糖500μg/ml能明显增强巨噬细胞的行酸性磷酸酶（ACP）、非特异性酯酶（NSE）和琥珀酸脱氢酶（SDH）活性[12]。

8. 毒理研究

（1）急性毒性　艾叶水提液（1.33、1.9、2.74、3.92、5.6、8.0g/kg）单次灌服4小时后和艾叶挥发油（0.13、0.15、0.19、0.27、0.34ml/kg）单次灌服2小时后，能显著升高小鼠血清ALT、AST值，呈一定的“量-毒”关系[13]。艾叶水提液（1.17、4.68、9.0g/kg）和艾叶挥发油（0.13、0.50、1.25ml/kg）连续灌胃7天后，能显著升高小鼠血清ALT、AST值呈一定的“量-毒”关系，且增加血中和肝组织内MDA、NO含量，降低血和肝组织中的GSH含量，降低SOD、GSH-Px活性，升高NOS活性[14, 15]。艾叶挥发油、水提液产生肝脏毒性的剂量范围分别为34.5～138g/kg、2.34～4.68g/kg，且呈现一定的“量-毒”和“时-毒”变化；肾脏的剂量范围分别为69.0～138g/kg、2.34～4.68g/kg，且呈现一定的“量-时-毒”关系。艾叶油灌胃给药，小鼠LD_{50}为4.11ml/kg，艾叶油2ml/kg对成年小鼠及胚胎鼠的遗传物质有潜在的损伤作用，1ml/kg艾叶油仅对胎鼠有潜在的遗传毒性，0.5ml/kg艾叶油对孕鼠、成年雄鼠及胚胎鼠均无遗传毒性[16]。

（2）长期毒性　艾叶水提液（3.3、8.25、16.5g/kg）和艾叶挥发油（0.015、0.075、0.150ml/kg）连续灌胃21天和停药20天，使大鼠体重下降，饮食、饮水不佳，血ALT、AST、AKP、TPC增高，ALB降低、A/G比值降低，肝脏重量和肝体比值增大，病理检查可见不同程度的肝脏病理组织损伤；艾叶不同组分对大鼠给药21天造成的慢性毒性损伤部位以肝损伤为主[17]。2.50、0.50、0.10ml/kg艾叶油雾化吸入给药3个月后，大鼠白蛋白（ALB）含量明显升高[18]。

【参考文献】［1］曾婷，贺卫和，蒋孟良，等．不同炮制方法对艾叶止血作用的影响．湖南中医药大学学报，2011，31（5）：41-43．

［2］万军梅，郭群．艾叶油对豚鼠平喘作用的实验研究．中国民族民间医药杂志，2014，23（9）：10-11．

［3］张枢，王宇，张宇．艾叶挥发油治疗大鼠变应性鼻炎的实验研究．中国免疫学杂志，2012，27（9）：787-789．

［4］汤佩佩，白明，郭晓芳，等．艾叶水煎液外用对豚鼠口腔溃疡模型的影响．中华中医药杂志，2012，27（5）：1286-1289．

［5］王会，黄伟，迟雪洁，等．艾叶不同组分对小鼠镇痛及伴随毒副作用研究．中国药物警戒，2012，9（4）：193-197．

［6］万毅，余炜．艾叶二氧化碳超临界萃取物巴布剂对类风湿性关节炎大鼠的治疗作用．浙江中医药大学学报，2013，37（7）：839-844．

［7］曹琰，游思湘，谭榀新，等．艾叶提取液体外抑菌及耐药抑制作用研究．中兽医医药杂志，2011，13（1）：8-10．

［8］鲁争．艾叶挥发油空气清新剂抑菌作用的研究．时珍国医国药，2011，22（9）：2179-2180．

［9］白静，胡雷，张丽，等．艾叶发酵物治疗系统性白念珠菌感染．医药导报，2014，33（11）：1438-1441．

［10］尹关珍，胡岗，苏振宏，等．艾叶多糖对体外小鼠脾细胞的免疫增强作用．时珍国医国药，2013，24（10）：封3-02．

［11］尹美珍，胡岗，李仲娟，等．艾叶多糖对小鼠腹腔巨噬细胞内酶活性的影响．时珍国医国药，2013，24（9）：2118-2120．

［12］尹美珍，阮启刚，余桂朋，等．艾叶多糖对体外培养巨噬细胞吞噬功能的影响．时珍国医国药，2012，23（1）：162-163．

［13］黄伟，张亚囡，王会，等．艾叶不同组分单次给药对小鼠肝毒性“量-时-毒”关系研究．中国药物警戒，2011，8（7）：392-396．

［14］黄伟，张亚囡，王会，等．艾叶不同组分多次给药对小鼠肝毒性“量-时-毒”关系研究．中国药物警戒，2011，8（7）：397-400．

［15］龚彦胜，张亚囡，黄伟，等．艾叶不同组分致小鼠肝毒性氧化损伤机制研究．中国药物警戒，2011，8（7）：407-409．

［16］刘茂生，李啸红，兰美兵，等．艾叶油对小鼠的遗传毒理学研究．中药药理与临床，2012，28（2）：85-87．

［17］龚彦胜，黄伟，钱晓路，等．艾叶不同组分对正常大鼠长期毒性实验研究．中国药物警戒，2011，8（7）：401-406．

［18］万军梅，郭群，付杰．艾叶油雾化吸入对大鼠的长期毒性研究．亚太传统医药，2013，9（5）：15-18．

炮　姜

Paojiang

本品为姜科植物姜 *Zingiber officinale* Rosc 的干燥根茎。经炮制加工制成。取干姜，用砂烫至鼓起，表面棕褐色。全国大部分地区均可炮制加工。以表面鼓起、棕褐色、内部色棕黄、质疏松者为佳。

【性味与归经】　辛、热。归脾、胃、肾经。

【功能与主治】　温经止血，温中止痛。用于阳虚失血，吐衄崩漏，脾胃虚寒，腹痛吐泻。

【效用分析】 炮姜性热，主入脾经，能温经止血，适用于脾阳不足，脾不统血证。脾阳不足，脾气亦虚，统摄无权，血上溢则为吐衄，下行则为便血、崩漏，本品皆可用之，“最为止血要药”（《本草正》）。

炮姜性热，长于走中焦，振奋脾阳，温中散寒，适用于中焦虚寒所致的腹痛喜温，呕吐泻痢，口淡不渴，舌淡苔白，脉沉迟等。

【配伍应用】 **炮姜配蒲黄** 炮姜辛热，长于温经止血；蒲黄收敛止血，兼能行血。两药配伍，温经止血作用增强，且无止血留瘀之虞，适用脾胃虚寒，失于固摄之吐血、便血。

【鉴别应用】

1. 炮姜、干姜与生姜 三者同出一物，均能温中散寒，用于中焦寒证之腹痛吐泻。然炮姜其辛燥之性较干姜弱，温里之力不如干姜迅猛，但作用缓和持久，尤长于温经止血，多用于虚寒性出血。干姜长于温中散寒，尤为外寒内侵或脾胃虚寒之脘腹冷痛的要药；又能回阳通脉，温肺化饮，用于亡阳证及寒饮喘咳。生姜长于解表散寒，温肺止咳，多用于风寒感冒，肺寒咳嗽之轻证；又长于温中止呕，素有“呕家圣药”之称，大凡呕吐皆可用之，尤宜于胃寒呕吐；又能解鱼蟹中毒。

2. 炮姜与艾叶 二药均能温经止血，散寒止痛，用于虚寒性出血及寒凝诸痛证。然炮姜主要作用于中焦，多用于内科吐血便血，中寒腹痛、吐泻；艾叶主要作用于下焦，多用于妇科崩漏，经寒不调，少腹冷痛，宫寒不孕。

【方剂举隅】

1. 甘草炮姜汤（《不知医必要》）

药物组成：炮姜、炙甘草、五味子。

功能与主治：温经止血。用于大吐大衄，外有寒冷之状者。

2. 乌附椒姜汤（《重订通俗伤寒论》）

药物组成：制川乌、制附子、川椒、黑炮姜。

功能与主治：温阳散寒，止痛。用于寒痹。

3. 二姜丸（《和剂局方》）

药物组成：良姜、炮干姜。

功能与主治：温经散寒，止痛。用于心脾疼痛，一切冷物所伤。

4. 阳和汤（《外科全生集》）

药物组成：熟地黄、麻黄、鹿角胶、白芥子、肉桂、生甘草、炮姜炭。

功能与主治：温阳补血，散寒通滞。用于阴疽。如贴骨疽、脱疽、流注、痰核、鹤膝风等，患处漫肿无头，皮色不变，酸痛无热，口中不渴，舌淡苔白，脉沉细或迟细。

【成药例证】

1. 固本益肠片（《临床用药须知中药成方制剂卷》2020年版）

药物组成：党参、黄芪、补骨脂、白术、山药、炮姜、当归、白芍。

功能与主治：健脾温肾，涩肠止泻。用于脾肾阳虚所致的泄泻，症见腹痛绵绵、大便清稀或有黏液及黏液血便、食少腹胀、腰酸乏力、形寒肢冷、舌淡苔白、脉虚；慢性肠炎见上述证候者。

2. 小儿暖脐膏（《中华人民共和国卫生部药品标准·中药成方制剂》）

药物组成：橘核、小茴香、官桂、炮姜、白胡椒、川楝子、吴茱萸、荔枝核、麝香。

功能与主治：散寒止痛。用于小儿胎寒，肚腹疼痛，积聚痞块，疝气偏坠，虚寒泻痢，胃寒腹胀。

3. 橘核疝气丸（《中华人民共和国卫生部药品标准·中药成方制剂》）

药物组成：川楝子、小茴香、延胡索、炮姜、橘核、荔枝核、制附子、肉桂、泽泻、木香、胡芦巴、苍术、吴茱萸。

功能与主治：散寒止痛。用于疝气疼痛，睾丸肿大，阴囊潮湿。

【用法与用量】 3～9g。

【本草摘要】

1.《本草蒙筌》“调理痼冷沉寒。霍乱腹痛吐泻。”

2.《本草正》“阴盛格阳，火不归元，及阳虚不能摄血而为吐血、下血者，但宜炒熟留性用之，最为止血要药。”

3.《得配本草》“炮姜守而不走，燥脾胃之寒湿，除脐腹之寒痞，暖心气，温肝经，能去恶生新，使阳生阴长，故吐衄下血有阴无阳者宜之。”

【化学成分】 主要含挥发油：姜烯，水芹烯，莰烯、6-姜辣素、姜酮、姜醇等。

中国药典规定本品含 6-姜辣素（$C_{17}H_{26}O_4$）不得少于0.30%。

病 证 用 药

止血药以制止人体内外出血为主要作用。以归心、肝、脾经为主，尤以归心、肝二经者为多，因心主血、肝藏血、脾统血。且药性有寒温散敛之异。又有收涩止血、凉血止血、化瘀止血、温经止血等不同作用。主要用于血热妄行、阴虚阳亢、瘀血阻滞、血不归经及气不摄血引起的咳血、吐血、鼻衄、齿衄、紫斑、尿血、便血、崩漏以及外伤出血等各种出血病证。因临床表现不同，现分述如下。

咳血

1. 燥热伤肺证　多由外感风热温燥之邪，肺失清肃，津液内伤，肺络受损所致。症见身热，咳嗽，痰少，痰中带血，咽喉干燥，鼻燥，舌红，苔薄黄，脉浮数。治宜清肺润燥，宁络止血。常选用桑叶、川贝母、苦杏仁、北沙参、黄芩等清肺润燥，配白茅根、茜草、侧柏叶、藕节等凉血止血。代表方如桑杏汤（《温病条辨》）。

2. 肝火犯肺证　多由肝火炽盛，上炎犯肺，灼伤血络所致。症见咳嗽阵作，痰中带血，或咳血鲜红，胸胁胀痛，烦躁易怒，口苦而干，舌红，苔薄黄，脉弦数。治宜泻肝清肺，凉血止血。常选用桑白皮、地骨皮、青黛、海蛤粉等清肝泻肺，配藕节、白茅根、小蓟、茜草等凉血止血。代表方如泻白散（《小儿药证直诀》）合黛蛤散（《医宗金鉴》）加减。

3. 阴虚肺热证　多由肺阴不足，阴虚火旺，火盛灼肺，损伤肺络所致。症见咳嗽少痰，痰中带血，两颧发红，潮热，盗汗，口干咽燥，舌红少苔，脉细数。治宜滋阴清热，润肺止血。常选用百合、麦冬、川贝母、生地黄、玄参、地骨皮、秦艽、鳖甲等滋阴清热，润肺止咳，配阿胶、大蓟、茜草、三七、仙鹤草、白及等止血。代表方如百合固金汤（《医方集解》）。

吐血

1. 胃热炽盛证　多由酗酒或过食辛燥之物，胃中积热，灼伤胃络，迫血上溢所致。症见吐血鲜红或紫暗，脘腹胀满，或挟有食物残渣，口臭，便秘或大便色黑，舌质红，苔黄腻，脉滑数。治以清胃泻火，凉血止血。常选用大黄、黄连、黄芩等苦寒直折，清胃泻火，配茜草、侧柏叶、大蓟、小蓟、白茅根、藕节等凉血止血。代表方如泻心汤（《金匮要略》）合十灰散（《十药神书》）加减。

2. 肝火犯胃证　多由暴怒伤肝，肝火横逆犯胃，胃络受伤所致。症见吐血鲜红或紫，口苦，胁痛，善怒，寐少梦多，舌质红绛，脉弦数。治以清肝火，泻胃热，凉血止血。常选用龙胆、黄芩、栀子、牡丹皮、生地黄等泻火凉血，配合白茅根、藕节、茜草、墨旱莲等凉血止血。代表方如龙胆泻肝汤（《医方集解》）。

3. 气虚血溢证　多由劳倦过度，损伤脾胃，或久病脾虚，脾气虚弱，失于统血，血液上溢所致。症见吐血，便血，缠绵不止，时轻时重，血色暗淡，面色㿠白，头昏，心悸，神疲乏力，舌淡，脉细无力。治以健脾，益气，摄血。常选用人参、白术、茯苓、甘草、黄芪等健脾益气，配炮姜、阿胶、白及等温经止血。代表方如归脾汤（《济生方》）。

鼻衄

1. 邪热犯肺证　多由风热、风燥之邪犯肺，迫血妄行，上循其窍所致。症见鼻燥衄血，口干咽燥，咳嗽痰少，舌质红，苔薄，脉数。治以清泻肺热，凉血止血。常选用桑叶、菊花、连翘、薄荷、桔梗、苦杏仁等疏风清热，配白茅根、藕节、茜草、牡丹皮等凉血止血。代表方如桑菊饮（《温病条辨》）。

2. 胃热炽盛证　多由胃热炽盛，循经上扰，迫血外溢所致。症见鼻衄，或兼齿衄，血色鲜红，口渴欲饮，鼻干，口感臭秽，烦躁便秘，舌红苔黄，脉数。治以清胃泻火，凉血止血。常选用石膏、知母、麦冬、牛膝等清胃泻火，配茜草、大蓟、生地黄、牡丹皮等凉血止血。代表方如玉女煎（《景岳全书》）。

3. 肝火上扰证　多由肝火上扰，迫血妄行所致。症见鼻衄，头痛，目眩，耳鸣，烦躁易怒，面目红赤，口苦，舌红，脉弦数。治以清泻肝火，凉血止血。常选用栀子、牡丹皮、赤芍、菊花等泻肝火，清血热，配生地黄、白茅根、藕节等凉血止血。代表方如栀子清肝汤（《证治准绳》）。

4. 气血亏虚证　多由气虚不摄，血溢脉外，上出鼻窍所致。症见鼻衄，或兼齿衄、肌衄，神疲乏力，面色㿠白，头晕耳鸣，心悸，夜寐不宁，舌淡，脉细无力。治以补气摄血。常选用人参、白术、茯苓、甘草、黄芪、当归、龙眼肉等补益气血，配仙鹤草、蒲黄、炮姜、艾叶等止血。代表方如归脾汤（《济生方》）。

齿衄

1. 胃热炽盛证　多由胃热炽盛，循经上蒸，血溢脉外所致。症见齿衄，血色鲜红，齿龈红肿疼痛，口臭，口渴欲饮，大便秘结，舌红苔黄，脉滑数。治以清胃泻火，凉血止血。常选用黄连、升麻、连翘、生地黄、牡丹皮等清胃火，凉血热，配茜草、白茅根、藕节等凉血止血。代表方如加味清胃散（《兰室秘藏》）合泻心汤（《金匮要略》）加减。

2. 阴虚火旺证　多由肾阴亏虚，虚火上炎，血随火动所致。症见齿衄，血色淡红，齿摇不坚，多无齿龈红肿，舌红苔少，脉细数。治以滋阴降火，凉血止血。常选用黄芩、阿胶、生地黄、甘草等滋阴降火，配茜草、侧柏叶等凉血止血。代表方如茜草散（《景岳全书》）合六味地黄丸（《小儿药证直诀》）。

紫斑

1. 血热妄行证　多由血热炽盛或胃热亢盛，迫血妄行所致。症见皮肤出现紫红色的斑块或斑点，伴发热，口渴，便秘，舌红，苔薄黄，脉数。治以清热解毒，凉血消斑。常选用水牛角、石膏、知母、玄参、甘草等凉血热，解热毒，消斑疹，可酌情配茜草、藕节、紫草等凉血止血。代表方如化斑汤（《温病条辨》）合十灰散（《十药神书》）加减。

2. 阴虚火旺证 多由阴虚火旺，火热熏灼，血溢脉外所致。症见皮肤斑块、斑点，色红或紫红，伴潮热，盗汗，舌红苔少，脉细数。治以滋阴降火，宁络止血。常选用知母、黄柏、牡丹皮、生地黄等滋阴降火，配茜草、侧柏叶、紫草等凉血止血。代表方如知柏地黄丸（《医宗金鉴》）。

3. 气不摄血证 多由气不摄血，脾不统血所致。症见紫斑色紫暗淡，时起时伏，反复发作，过劳则加重，神疲倦息，心悸气短，舌淡苔白，脉细无力。治以益气摄血，健脾养血。常选用人参、白术、茯苓、甘草、黄芪等健脾益气，配仙鹤草、地榆、蒲黄、紫草等止血消斑。代表方如归脾汤（《济生方》）。

尿血

1. 下焦热盛证 多由热结膀胱，血络受损所致。症见小便黄赤灼热，尿血鲜红，心烦口渴，面赤口疮，夜寐不安，舌质红，脉数。治以清热利尿，凉血止血。常选用淡竹叶、木通、甘草、栀子等清热利尿，配白茅根、小蓟、蒲黄、藕节等凉血止血。代表方如导赤散（《小儿药证直诀》）、小蓟饮子（《济生方》）。

2. 肾虚火旺证 多由肾阴亏耗，阴虚火动，虚火灼伤肾与膀胱血络所致。症见小便短赤带血，目眩耳鸣，腰腿酸软，舌红少苔，脉细数。治以滋阴降火，凉血止血。常选用黄柏、知母、熟地黄、龟甲等滋阴降火，配白茅根、小蓟、墨旱莲等凉血止血。代表方如大补阴丸（《丹溪心法》）加减。

3. 脾肾不固证 多由脾肾亏耗，脾虚统血无力，肾虚不能固涩所致。症见小便频数带血，血色淡红，面色萎黄，精神困倦，食少，腰酸，舌淡，脉虚弱。治以补益脾肾，益气摄血。常选用人参、黄芪、白术、甘草、熟地黄、山药、山茱萸等补益脾肾，配小蓟、仙鹤草、三七等止血。代表方如归脾汤（《正体类要》）、无比山药丸（《千金要方》）。

便血

1. 肠道湿热证 多由嗜食肥甘厚味，湿热蕴结，下注大肠，灼伤血络所致。症见大便下血，或血色鲜红，伴腹部不适，舌苔黄腻，脉濡数。治以清化湿热，凉血止血。常选用黄连、黄芩、栀子、赤小豆等清热祛湿，泻火解毒，配地榆、茜草、侧柏叶、槐花、槐角等凉血止血。代表方如槐花散（《普济本事方》）合赤小豆当归散（《金匮要略》）加减。

2. 脾胃虚寒证 多由脾胃素虚，中气不足，脾不统血，血溢胃肠所致。症见便血紫暗，甚则黑色，腹部隐痛，喜热饮，面色不华，神疲懒言，便溏，舌质淡，脉细。治宜健脾温中，养血止血。常选用白术、制附子、甘草等温阳健脾，生地黄、阿胶养阴止血，配灶心土、炮姜、白及、海螵蛸等温经、收敛止血。代表方如黄土汤（《金匮要略》）。

崩漏

1. 血热妄行证 多由素体阳盛，情志化火，热盛于内，迫血妄行所致。症见阴道骤然大量出血，或淋漓日久，血色深红，烦躁失眠，舌红苔黄，脉滑数。治以清热凉血，固经涩血。常选用黄芩、焦栀子、生地黄、龟甲、牡丹皮等清热凉血药，配地榆、蒲黄、血余炭、藕节等凉血、收涩止血药。代表方如固经丸（《丹溪心法》）。

2. 瘀血阻络证 多由瘀血阻滞，恶血不去，新血不得归经所致。症见漏下淋漓不止，或骤然下血甚多，色紫黑有瘀块，小腹疼痛拒按，血块排出疼痛减轻，舌紫暗，脉沉涩。治以活血化瘀，止血固崩。常选用丹参、乳香、没药、当归、川芎等活血行瘀药，配蒲黄、三七、茜草等化瘀止血。代表方如少腹逐瘀汤（《医林改错》）。

3. 阴虚血热证 多由元阴不足，虚火妄动，精血失守所致。症见出血量少，或淋漓不净，色鲜红，头晕耳鸣，五心烦热，舌红少苔，脉细数。治以滋阴固本，凉血止血。常选用熟地黄、山药、枸杞子、山茱萸等滋补肾阴，配地榆、槐花、蒲黄、藕节等凉血止血。代表方如左归丸（《景岳全书》）。

4. 心脾两虚证 多由素体脾虚，或忧思不解，或饮食劳倦，损伤心脾，气虚下陷，统摄无权，冲任不固所致。症见暴崩下血，或淋漓不净，色淡质薄，面色㿠白，神疲乏力，心神不宁，舌淡苔白，脉细弱。治以益气固本，养血止血。常选用熟地黄、白术、当归、黄芪、人参等益气养血药，配炮姜、艾叶等温经止血药。代表方如固本止崩汤（《傅青主女科》）。

5. 肾阳不足证 多由肾阳不足，命门火衰，不能蒸腾肾阴化生肾气，使精血不固所致。症见出血量多，或淋漓不断，血色淡红，畏寒肢冷，面色晦暗，舌淡，苔薄白。治以温阳止血。常选用熟地黄、山药、山茱萸、菟丝子、鹿角胶、肉桂等温补肾阳，配炮姜、仙鹤草等温经、收涩止血。代表方如右归丸（《景岳全书》）。

第十二章　活血化瘀药

【基本概念】 凡以通利血脉、促进血行、消散瘀血为主要作用，治疗瘀血证的药物，称活血化瘀药或活血祛瘀药，简称活血药。活血作用较强者，又称为破血药，或逐瘀药。

中医认为，血液行于脉中，运行不息，循环流注于全身，血行正常，则百病不生。若因气滞、寒凝、血热、外伤等多种原因，导致血行不畅，阻于脉中，则成瘀血证。

【作用特点】 活血化瘀药大多味辛苦性温，辛散行血，苦则疏泄，温能通利。通过通利血脉、促进血行，可消散停滞于脉中之瘀血。由于瘀血证的成因各异，临床表现有所不同，针对瘀血证的不同主证，活血化瘀药分别具有活血行气止痛，活血祛瘀调经，活血祛瘀疗伤，破血逐瘀消癥等不同功效。

【适应范围】 活血化瘀药主要适用于瘀血证。瘀血证在内、外、妇、伤等各科均可见，故活血化瘀的应用范围较为广泛。如内科的胸痹作痛、胁肋刺痛、癥瘕积聚、中风半身不遂；外科的疮痈肿痛；妇科的月经不调，经闭痛经，产后瘀滞腹痛，恶露不行，乳汁不通，以及伤科的跌打损伤、瘀肿疼痛等，凡属瘀血阻滞者皆可应用。

现代医学诊断为冠心病、心绞痛，脑血栓形成、脑血管意外后遗症，月经失调、子宫肌瘤、宫外孕、流产、痛经、子宫内膜异位症、产后病，以及部分癌肿，肝炎，类风湿关节炎，骨折、骨关节炎等属于瘀血证者，可用本类药物治疗。

【药物分类】 活血化瘀药根据功效主治的不同，可分为活血止痛药、活血调经药、活血疗伤药、破血消癥药四类。

【配伍规律】 由于瘀血形成的原因各异，活血化瘀药中各类药物的功效侧重有所不同，故当根据瘀血成因及临床表现选择不同的药物，进行适当配伍。如寒凝血瘀者，当与温经散寒药同用；瘀热互结者，当配伍清热凉血药；气滞血瘀者，宜与行散气滞药同用；瘀滞癥积者，应配合软坚散结药同用。若瘀滞日久、正气虚亏者，应配伍扶正之品同用。其中，由于“气为血帅”，气行则血行，气血之间关系密切，故应重视理气药与活血药的配伍同用。

【使用注意】 活血化瘀药大多味辛善行，有动血之虞，故孕妇及月经过多者，应当慎用；部分破血药能引动胎气，导致堕胎，孕妇则当禁用。部分破血逐瘀药药性峻猛，且具毒性，过量或久服可损及正气，当加以重视。

【药理作用】 活血化瘀药一般具有改善血流动力学、抗血栓形成、改善微循环、改善血液流变性等药理作用。多数活血化瘀药能通过扩张冠状动脉，增加冠脉血流量，改善心脏功能；通过扩张外周血管，降低外周阻力，增加器官组织血流量，以改善血流动力学；多种活血化瘀药对不同器官的血管具有不同的作用，如丹参、延胡索等对冠状动脉的扩张作用突出，水蛭、益母草等对股动脉的扩张作用突出。多数活血化瘀药能通过抑制血小板聚集，改善纤溶功能等发挥抗血栓、抗凝血作用；多数活血化瘀药能通过改善微血流、改善微血管形态、缓解微血管痉挛、降低毛细血管通透性等改善微循环；多数活血化瘀药能通过改变全血黏度，红细胞聚集等改善血液流变性。此外，活血化瘀药还有镇痛、收缩子宫、抗肿瘤、抗纤维化、调脂、抗炎等药理作用。

一、活血止痛药

本类药物大多味辛善行，功能活血祛瘀，兼行气之功，且以止痛见长，故活血止痛为其主要作用。主治血瘀气滞所致的胸痹胁痛，头痛，痛经，产后腹痛，心腹疼痛，以及跌打损伤、瘀滞肿痛等各种痛证。

临床常用的活血止痛药有川芎、延胡索、郁金、姜黄、银杏叶、乳香、没药、灯盏细辛、夏天无、枫香脂、白屈菜、天仙子等。

川　芎
Chuanxiong

本品为伞形科植物川芎 *Ligusticum chuanxiong* Hort. 的干燥根茎。主产于四川。夏季当茎上的节盘显著突出，并略带紫色时采挖，除去泥沙，晒后烘干，再去须根。切厚片。以切面色黄白、香气浓、油性大者为佳。

【性味与归经】 辛，温。归肝、胆、心包经。

【功能与主治】 活血行气，祛风止痛。用于胸痹心痛，胸胁刺痛，跌扑肿痛，月经不调，经闭痛经，癥瘕腹痛，头痛，风湿痹痛。

【效用分析】 川芎辛散温通，功能活血行气，有“血中气药”（《本草汇言》）之称。既活血祛瘀通脉，善治心脉瘀阻、胸痹心痛；又行气开郁止痛，为肝郁气滞之胸胁刺痛所多用。川芎善于“下调经水”（《本草汇言》）、活血调经，尤为月经不调、痛经、经闭等证之要药；亦治癥瘕腹痛，具有活血祛瘀、消癥散结之功。川芎还能活血散瘀、消肿止痛，为跌打损伤、瘀滞作痛所常用。

川芎味辛升散，能“上行头目”（《本草汇言》），功能祛风止痛，为治头痛要药，故有“头痛不离川芎”之说。无论风、寒、湿、热、瘀、虚所致头痛，皆可随证配伍选用。

川芎辛散祛风、活血散瘀，能“旁通络脉”，还可用治风湿痹痛、肢体关节疼痛。

【配伍应用】

1. 川芎配白芍 川芎辛散温通，功能活血行气，为血中气药；白芍苦酸性凉，功善养血柔肝，敛阴止痛。两药配伍，具有活血行气止痛，养血柔肝调经之功，适用于血虚或阴虚有热之月经不调、痛经、经闭等证。

2. 川芎配柴胡 川芎活血散瘀，行散气滞；柴胡疏理肝郁，条达肝气。两药同用，可增强疏肝解郁、行气止痛之功，适用于肝郁气滞之胁肋疼痛，月经不调等证。

3. 川芎配丹参 川芎辛香温通，功偏活血、行气而为血中气药；丹参味苦微寒，功偏活血、通脉而为治胸痹要药。两药伍用，既活血通脉，又行气止痛，适用于心脉瘀阻之胸痹作痛。

4. 川芎配白芷 川芎辛散祛风，上行头目，为治头痛要药；白芷辛温解表，祛风散寒，为外感头痛常用。两药合用，可增升散祛风之力，适用于外感风寒之头痛。

5. 川芎配独活 川芎活血、祛风止痛，能“旁通络脉”；独活功善祛风除湿、蠲痹止痛。两药伍用，共奏祛风除湿散寒，活血散瘀止痛之功，适用于风寒湿邪阻于经络、筋骨关节间，以致气血停滞所致的痹痛。

【鉴别应用】 川芎与郁金 二者均为活血止痛药，均能活血止痛，行气解郁，用于血瘀气滞诸痛。然川芎味辛性温，能上行头目，下行血海；既为各种头痛之要药，又善治痛经经闭等证；为血瘀气滞兼寒凝诸证的常用之品。郁金则辛苦性寒，能清心凉血，常用治血瘀气滞兼肝郁有热者；且入心经清心解郁，善治痰火蒙蔽心窍之癫狂、癫痫等证；入肝胆清热利湿，治肝胆湿热之黄疸；入血分能凉血清热，治气火上逆之吐血衄血等证。

【方剂举隅】

1. 柴胡疏肝散（《证治准绳》引《医学统旨》）

药物组成：柴胡、芍药、香附、枳壳、陈皮、川芎、炙甘草。

功能与主治：疏肝解郁，行气止痛。适用于肝郁气滞之胁肋疼痛，或寒热往来，脘腹胀满，脉弦。

2. 通窍活血汤（《医林改错》）

药物组成：赤芍、川芎、桃仁、红花、老葱、鲜姜、红枣、麝香、黄酒。

功能与主治：活血通窍。适用于瘀阻头面证。头痛头晕，或耳聋，脱发，面色青紫，或酒渣鼻，或白癜风，以及妇女干血痨，小儿疳积见肌肉消瘦、腹大青筋、潮热等。

3. 川芎散（《卫生宝鉴》）

药物组成：川芎、菊花、石膏、僵蚕。

功能与主治：疏风清热。适用于外感风热所致的头痛、目赤、咽痛等。

4. 川芎茶调散（《和剂局方》）

药物组成：川芎、白芷、防风、细辛、羌活、荆芥、薄荷、甘草、茶。

功能与主治：疏风止痛。适用于外感风邪所致的偏正头痛或巅顶作痛，恶寒发热，目眩鼻塞，舌苔薄白，脉浮。

5. 身痛逐瘀汤（《医林改错》）

药物组成：秦艽、川芎、桃仁、红花、甘草、羌活、没药、当归、五灵脂、香附、牛膝、地龙。

功能与主治：活血行气，通痹止痛。适用于瘀血痹阻经络证。肩痛，臂痛，腰痛，腿痛，或周身疼痛经久不愈。

【成药例证】

1. 清眩片（丸）（《临床用药须知中药成方制剂卷》2020年版）

药物组成：川芎、白芷、薄荷、荆芥穗、石膏。

功能与主治：散风清热。用于风热头晕目眩，偏正头痛，鼻塞牙痛。

2. 速效救心丸（《临床用药须知中药成方制剂卷》2020年版）

药物组成：川芎、冰片。

功能与主治：行气活血，祛瘀止痛，增加冠脉血流量，缓解心绞痛。用于气滞血瘀型冠心病，心绞痛。

3. 脑安颗粒（胶囊）（《临床用药须知中药成方制剂卷》2020年版）

药物组成：川芎、当归、红花、人参、冰片。

功能与主治：活血化瘀，益气通络。用于脑血栓形成急性期，恢复期属气虚血瘀证候者，症见急性起病、半身不遂、肢体麻木、口舌歪斜、舌强语謇、气短乏力、口角流涎、手足肿胀、舌暗或有瘀斑、苔薄白。

4. 消栓通络胶囊（颗粒、片）（《临床用药须知中药成方制剂卷》2020年版）

药物组成：川芎、丹参、三七、黄芪、郁金、桂枝、山楂、木香、泽泻、槐花、冰片。

功能与主治：活血化瘀，温经通络。用于瘀血阻络所致的中风，症见神情呆滞、言语謇涩、手足发凉、肢体疼痛；缺血性中风及高脂血症见上述证候者。

5. 坎离砂（《临床用药须知中药成方制剂卷》2020年版）

药物组成：川芎、防风、透骨草、当归。

功能与主治：祛风散寒，活血止痛。用于风寒湿痹，四肢麻木，关节疼痛，脘腹冷痛。

【用法与用量】 3～10g。

【注意】

1. 本品辛香升散，头痛属阴虚阳亢者慎用；多汗者不宜使用。

2. 孕妇慎用。

【本草摘要】

1.《神农本草经》 “主中风入脑，头痛，寒痹，筋挛缓急，金疮，妇人血闭无子。”

2.《名医别录》 “除脑中冷动，面上游风去来，目泪出，多涕唾，忽忽如醉，诸寒冷气，心腹坚痛，胁风痛，温中内寒。”

3.《本草纲目》 “芎䓖，血中气药也，肝苦急以辛补之，故血虚者宜之；辛以散之，故气郁者宜之。”

【化学成分】 主要含内酯类成分：欧当归内酯A，藁本内酯，3-丁酞内酯，丁烯酞内酯，川芎内酯，新蛇床内酯，双藁本内酯；含氮类成分：川芎嗪，黑麦草碱（川芎哚）；酚酸类成分：阿魏酸，咖啡酸，川芎酚；还含香桧烯等。

中国药典规定本品含阿魏酸（$C_{10}H_{10}O_4$）不得少于0.10%。

【药理毒理】 本品具有改善血液流变性、扩血管、抗心肌缺血、抗脑缺血等药理作用。

1. 改善血液流变性作用 川芎嗪对血小板体内外聚集均有明显的抑制作用，使全血高切比黏度下降，低切比黏度、血浆比黏度、红细胞聚集指数、红细胞压积明显下降，增加红细胞变形指数，对血液流变性具有良好的改善作用。川芎哚在一定程度上也具有上述作用。

2. 扩血管作用 不同产地川芎能显著抑制去甲肾上腺素所致大鼠胸主动脉条收缩，显著地抑制0.04%去甲肾上腺素的Ringer-Locke营养液灌流引起的离体兔耳的灌流量。川芎嗪有明显扩血管作用，除了有类似的“Ca^{2+}通道阻断剂”作用外，对大鼠胸主动脉平滑肌电压依赖性Cl^-通道也有明显的抑制作用。

3. 抗心肌缺血作用 川芎中的不同有效成分对多种心肌缺血动物模型具有保护作用。磷酸川芎嗪注射液20mg/kg腹腔注射，可提高结扎大鼠冠状动脉心肌线粒体琥珀酸脱氢酶（SDH）、细胞色素氧化酶（CCO）、超氧化物歧化酶（SOD）、谷胱甘肽过氧化物酶（GSH-Px）活力，降低丙二醛（MDA）含量。盐酸川芎嗪注射液20mg/kg腹腔注射，可提高盐酸异丙肾上腺素致心肌缺血心肌线粒体SOD、GSH-Px活力，降低氧化氮合酶（NOS）活力、Ca^{2+}、MDA及一氧化氮（NO）含量，减轻受损心肌的变性坏死反应和减少炎性细胞浸润。川芎嗪能升高家兔心肌缺血再灌注损伤模型血清SOD活力，提高清除氧自由基的能力，减少脂质过氧化物的形成，从而抑制了氧自由基介导的心肌细胞损害。川芎嗪或川芎内酯A 0.05mg/ml能增加大鼠离体心脏缺血再灌注损伤模型的再灌注期内的冠脉流量，降低离体心脏缺血再灌注所致室颤（VF）和室速（VT）发生率；川芎内酯A 0.0125、0.025、0.05mg/ml均使室颤（VF）、室速（VT）的持续时间和恢复时间缩短，并推迟其发生时间，提高心肌匀浆SOD活性，降低MDA含量，0.05mg/ml可降低LDH含量。川芎水煎剂 2mg/ml 能显著减少离体心脏灌流 CF，20mg/ml 可降低离体大鼠心脏的 LVSP、$+dp/dt_{max}$、CF、HR 及升$-dp/dt_{max}$。

4. 抗脑缺血作用 川芎萃取液 20、40、80mg/kg 灌胃能缓解急性阻断大脑中动脉所致脑缺血大鼠行为障碍，减小脑损伤面积。川芎挥发油 0.25、0.5、1ml/kg 灌胃给药能降低大鼠脑缺血再灌注损伤大鼠的神经功能损伤评分，降低脑梗死体积，0.25、0.5ml/kg 能降低脑组织 NO、MDA 含量。川芎嗪注射液 40mg/kg 静脉注射能提高脑缺血-再灌流损伤家兔血浆和脑组织中 SOD 活性、降低血浆和脑组织中 ET、MDA 含量。川芎生物碱 50、100、200mg/kg 腹腔注射，能降低局灶性脑缺血-再灌注大鼠血清中 NO 的含量、NOS 的活性。阿魏酸 50、100、200mg/kg 静脉注射可改善大鼠局灶性脑缺血再灌注损伤大鼠神经功能缺损症状，缩小脑梗死体积，降低脑组织 ET 含量，提高 CGRP 含量。

5. 解热作用 川芎挥发油腹腔注射 1 次，对啤酒酵母发热大鼠模型、内毒素发热家兔模型均具有明显的解热作用，能降低发热模型大鼠下丘脑组织中的 cAMP、PGE_2 含量，抑制发热模型大鼠下丘脑 COX-2 的表达，升高发热家兔下丘脑组织 5-HT、DA 的含量。

6. 镇静作用 川芎挥发油对动物大脑的活动有抑制作用，而对延脑的血管运动中枢、呼吸中枢及脊髓反射有兴奋作用，剂量加大，则都转为抑制。川芎水煎剂灌胃，能抑制大鼠的自发活动，延长戊巴比妥钠引起的小鼠睡眠时间，并能拮抗咖啡因的兴奋，但不能防止五甲烯四氮唑、可卡因的惊厥或致死作用，也不能对抗戊四氮所致的大鼠惊厥。

7. 促进骨髓造血作用 川芎嗪能增强再障小鼠骨髓造血细胞和基质细胞上 VCAM-1、单个核细胞 PECAM-1 的表达，加强造血细胞与基质细胞的相互作用，有利于造血细胞的增殖；促进骨髓组织中碱性成纤维细胞 bFGF、VEGF 与单个核细胞表面碱性成纤维细胞受体 bFGFR 的表达而促进造血微环境中微血管的修复；促进骨髓基质细胞表达基质细胞来源因子 SDF-1、单个核细胞表面 CXCR4 的大量表达，激活造血细胞上表达的黏附分子，加快外周血中 HSC 向骨髓的跨内皮迁移，促进 HSC 回髓，加速造血重建。

8. 抗胃溃疡作用 川芎提取物 5、10g/kg 灌胃给药，可使吲哚美辛、幽门结扎法致小鼠和大鼠急性胃溃疡模型的胃溃疡发生率降低，溃疡减轻，溃疡面积明显减小，并能使幽门结扎大鼠的胃液量减少，胃液值提高，溃疡抑制率达 61.5%以上。

9. 抗肾损伤作用 川芎素（阿魏酸）40mg/kg 静脉注射能改善肾缺血再灌注损伤家兔肾的病理改变，升高血清 NO、降低肌酐含量。川芎嗪对大鼠肾小球基底膜抗体肾炎有保护作用，它可使胞浆和线粒体中 GSH-Px、CAT、SOD 等抗氧化酶活性增加，逐渐降低 MDA 含量，保护肾功能。川芎水煎液 1.2g/kg 灌胃，可减轻实验性糖尿病大鼠肾脏形态学改变。川芎能增加甘油致家兔缺血性急性肾衰模型肾内前列腺素，减少血浆血管紧张素Ⅱ，增加肾血流。盐酸川芎嗪能完全抑制环孢素 A 对肾脏血管的收缩作用。川芎制剂或川芎嗪能明显降低慢性肾衰动物模型的血肌酐、尿素氮等，对慢性肾衰也有保护作用。川芎嗪注射液 50mg/kg 腹腔注射 4 周，可通过减少尿蛋白的排泄，改善肾功能，抑制 ET-1 的生成，发挥其对间质小管损伤的保护作用[1]。川芎嗪 200、400μg/ml 体外对人肾小管上皮细胞（HK-2）增殖活性具有一定的抑制作用，可显著诱导细胞核中 SnoN 蛋白的表达，川芎嗪 50μg/ml 能显著抑制 $TGF-\beta_1$ 诱导的 HK-2 细胞α-SMA、p-Smad2 蛋白表达[2, 3]。

10. 其他作用 川芎嗪 60mg/kg 腹腔注射可抑制吗啡戒断大鼠高血压动脉压及血清 NE、DA 单胺类递质的含量。川芎提取物 0.06g/ml 可以抑制胰腺癌 HS766T 细胞体外侵袭，抑制 HS766T 细胞同层粘连蛋白及血管内皮细胞的黏附。川芎提取物可以阻滞胰腺癌 HS766 T 细胞 G_0/G_1 期，增加合成期细胞百分比。

11. 体内过程 川芎水提取物、乙醇提取物、乙酸乙酯提取物大鼠灌胃，阿魏酸的 $t_{1/2\alpha}$ 分别为 1.6、0.6、0.4 小时；$AUC_{0\to t}$ 分别为 1.3、2.9、1.4mg/（L·h）。川芎超临界 CO_2 萃取物的β-环糊精包合物 400mg/kg 灌胃，藁本内酯在大鼠体内符合二室模型，$t_{1/2\alpha}$ 为 1.4 小时，$AUC_{0\to t}$ 为 70.87μg/（ml·h）。川芎挥发油灌胃，藁本内酯在小鼠主要效应器官中浓度分布如下：$C_{肺}>C_{心}>C_{脑}$，在主要消除器官中 $C_{肝}>C_{脾}>C_{肾}$，藁本内酯在肺和脾脏中分布较多。

12. 毒理研究 川芎水煎液 53.2g/kg 灌胃 1 次，观察 2 周，未发现小鼠死亡，也未出现异常现象。川芎水煎液 4.5、13.5、22.5g/kg 灌胃，连续 9 天，22.5g/kg 能使妊娠早期小鼠出现死胎，提示孕妇慎用。

【参考文献】 [1] 费良玉，欧继红，杨波，等. 川芎嗪对阿霉素肾病肾小管间质损伤影响的实验研究. 中国医师杂志，2011，13(12)：1599-1602.

[2] 陆敏，张悦，陆海英，等. 川芎嗪对人肾小管上皮细胞 SnoN 蛋白表达的影响. 中国中医药科技，2011，18(5)：411-413.

[3] 黄琦，马骏，王瑶，等. 川芎嗪对 $TGF-\beta_1$ 诱导人肾小管上

皮细胞转分化抑制作用的实验研究．中国中医药科技，2013，20(4)：365-366．

延胡索(元胡)

Yanhusuo

本品为罂粟科植物延胡索 *Corydalis yanhusuo* W. T. Wang 的干燥块茎。主产于浙江。夏初茎叶枯萎时采挖，除去须根，洗净，置沸水中煮或煮至恰无白心时，取出，晒干。切厚片或用时捣碎。以断面金黄色、有蜡样光泽者为佳。

【炮制】 **醋延胡索**　取延胡索片，加米醋拌润，炒干。或取净延胡索与醋煮至醋吸尽，切厚片或用时捣碎。

【性味与归经】 辛、苦，温。归肝、脾经。

【功能与主治】 活血，行气，止痛。用于胸胁、脘腹疼痛，胸痹心痛，经闭痛经，产后瘀阻，跌扑肿痛。

【效用分析】 延胡索辛散苦泄温通，功能活血、行气、止痛，“能行血中气滞，气中血滞”(《本草纲目》)，故尤为止痛佳品，而治一身上下诸痛。诸如肝郁气滞之胸胁疼痛，气滞血瘀之脘腹疼痛，心脉瘀阻之胸痹作痛，瘀滞经行不畅，痛经经闭，产后瘀阻腹痛，以及跌打损伤、瘀肿作痛等，皆可配伍选用。

【配伍应用】

1. 延胡索配小茴香　延胡索主入血分，长于活血行气止痛，能治“一身上下诸痛”；小茴香专入气分，长于散寒行气止痛，尤为肝经寒凝或寒疝腹痛之要药。两药相配，既散寒温通经脉，又行气止痛，适用于寒客厥阴肝经，以致气血不畅之寒疝腹痛、睾丸偏坠，或少腹冷痛等证。

2. 延胡索配川楝子　延胡索辛苦性温，功善活血化瘀、行气止痛；川楝子味苦性寒，功善疏肝泄热、行气止痛。两药配伍，既疏肝泄热，又活血止痛，适用于肝郁化火所致的胸腹胁肋诸痛。

【鉴别应用】

1. 生延胡索与醋延胡索　二者为延胡索的不同炮制品，均能活血行气止痛。生延胡索虽具活血行气止痛功效，但止痛作用较弱，故临床少用。经醋制后的延胡索止痛之力增强，临床用治气滞血瘀引起的各种疼痛证，多选用醋制延胡索。

2. 延胡索与川芎　二者均有活血行气作用，皆为“血中气药”。延胡索活血行气而尤善止痛，为气滞血瘀所致痛证之要药，一身上下诸痛，皆可选用。川芎下行血海，活血行气调经，为调经要药；上行头目，祛风止痛，为各种头痛不可或缺之品。

【方剂举隅】

1. 金铃子散(《圣惠方》，录自《袖珍方》)

药物组成：延胡索、川楝子。

功能与主治：疏肝泄热，活血止痛。适用于肝郁化火证。胸腹胁肋诸痛，时发时止，口苦，或痛经，或疝气痛，舌红苔黄，脉弦数。

2. 延胡散(《奇方类编》)

药物组成：延胡索，胡椒。

功能与主治：行气活血，散寒止痛。适用于冷气心痛，以及疝气腹痛。

3. 延胡生化汤(《胎产心法》)

药物组成：延胡索、川芎、当归、桃仁、炮姜、炙甘草。

功能与主治：活血祛瘀，温经止痛。适用于产后小腹儿枕块痛。

【成药例证】

1. 安胃片(《临床用药须知中药成方制剂卷》2020年版)

药物组成：醋延胡索、海螵蛸(去壳)、白矾。

功能与主治：行气活血，制酸止痛。用于气滞血瘀所致的胃脘刺痛、吞酸嗳气、脘闷不舒；胃及十二指肠溃疡、慢性胃炎见上述证候者。

2. 复方胃宁片(《临床用药须知中药成方制剂卷》2020年版)

药物组成：延胡索、猴头菌粉、海螵蛸。

功能与主治：理气和胃，制酸止痛。用于肝胃不和的胃脘疼痛、嗳气吞酸、纳呆食少。

3. 元胡止痛片(软胶囊、颗粒、口服液、滴丸)(《临床用药须知中药成方制剂卷》2020年版)

药物组成：醋延胡索、白芷。

功能与主治：理气，活血，止痛。用于气滞血瘀所致的胃痛、胁痛、头痛及痛经。

4. 九气拈痛丸(《临床用药须知中药成方制剂卷》2020年版)

药物组成：醋延胡索、醋香附、木香、陈皮、郁金、醋莪术、五灵脂(醋炒)、高良姜、槟榔、甘草。

功能与主治：理气，活血，止痛。用于气滞血瘀所致之胸胁胀满疼痛，痛经。

5. 妇女痛经丸(《临床用药须知中药成方制剂卷》2020年版)

药物组成：延胡索(醋制)、五灵脂(醋炒)、蒲黄(炭)、丹参。

功能与主治：活血调经止痛。用于气血凝滞所致的痛经、月经不调，症见经期腹痛、经行不畅、有血块、经量较少。

【用法与用量】 3～10g；研末吞服，一次1.5～3g。

【本草摘要】

1.《雷公炮炙论》 “治心痛欲死。”

2.《开宝本草》 “主破血，产后诸病因血所为者；妇人月经不调，腹中结块，崩中淋露，产后血晕，暴血冲上，因损下血。”

3.《本草纲目》 “活血，利气，止痛，通小便。”

【化学成分】 主要含生物碱类成分：延胡索乙素（消旋四氢巴马汀），延胡索甲素（右旋紫堇碱），延胡索丁素（左旋四氢黄连碱），巴马汀，去氢紫堇碱，原阿片碱，黄连碱等。

中国药典规定本品含延胡索乙素（$C_{21}H_{25}NO_4$）不得少于0.050%，饮片和醋延胡索不得少于0.040%。

【药理毒理】 本品具有镇痛、改善血流动力学、改善血液流变性、抗心肌缺血、抗心律失常、抗脑缺血等药理作用。

1. 镇痛作用 生品、醋炙、酒炙及盐炙延胡索水煎液7.5g/kg灌服，能减少小鼠的扭体次数。延胡索乙素对受损背根节（DRG）神经元自发放电的抑制作用具有剂量依赖关系[1]。延胡索乙素制剂2mg/kg腹腔注射可提高三叉神经眶下支的慢性压迫性损伤大鼠模型对机械性刺激的反应阈值和截止阈值[2]。

2. 改善血流动力学作用 延胡索全碱注射液0.2、0.4、0.8g/kg静注后，可明显扩张麻醉犬冠脉血管，增加冠脉流量，降低动脉血压，减慢心率，减小总外周血管阻力，在不明显增加左心室内压的情况下，每搏输出量显著增加，并降低心肌耗氧指数。四氢巴马汀1～10mg/kg静脉给药可降低血压，引起心动过缓，此作用可被5-羟色胺受体2（5-HT_2）拮抗药DOI和多巴胺受体（D_2）拮抗药阿扑吗啡翻转。

3. 改善血液流变性作用 延胡索乙素可改变老龄大鼠红细胞聚集性[3]。延胡索乙素改善老龄血瘀模型大鼠血液流变学的机制可能与提高Na^+，K^+-ATP活性、降低膜胆固醇含量、升高红细胞膜表面巯基含量、提高膜SOD活性、降低MDA含量有关[4]。延胡索乙素20、40、80mg/kg能抑制大鼠静脉血栓形成，降低$FeCl_3$刺激动脉血栓和动静脉旁路血栓重量；延长大鼠血浆活化部分凝血酶时间（APTT）、凝血酶原时间（PT）[5]。

4. 抗心肌缺血作用 延胡索碱注射液0.5、1.0、0.2g生药/kg，能缩小急性心肌梗死大鼠心肌梗死区面积，降低血液黏度和红细胞聚集性，改善红细胞的变形能力，保持正常的微循环灌注。延胡索总生物碱能增加左冠状动脉前降支结扎法复制急性心肌缺血大鼠模型心肌细胞bcl-2基因表达，降低bax和caspase-3基因表达[6]。延胡索主要化学成分延胡索乙素（dl-THP）20mg/kg灌胃可改善垂体后叶素所致急性缺血性大鼠心电图T波变化，还能对抗异丙肾上腺素所致ECG的ST段升高，抑制心肌组织中磷酸肌酸激酶（CPK）、乳酸脱氢酶（LDH）的释放，降低血清CPK和LDH水平，保护心肌组织超氧化物歧化酶（SOD）活性，减少丙二醛（MDA）生成。大鼠在结扎左冠状动脉前降支近段30分钟后再灌注60分钟后，延胡索碱预处理可减少心肌细胞内Ca^{2+}浓度，拮抗Ca^{2+}蓄积超载，从而保护心肌缺血-再灌注损伤[7]。

5. 抗心律失常作用 延胡索主要化学成分延胡索乙素0.1、1、10μmol/L灌注豚鼠单个心室肌细胞，能够明显抑制延迟整流钾电流（I_K）和内向整流钾电流（I_{K1}），使动作电位时程（APD）和有效不应期（ERP）延长[8]。延胡索乙素对大鼠心室肌细胞L-型钙通道有抑制作用，单独使用延胡索乙素（10、30、100μmol/L）对钙电流峰值的抑制率分别为：（22.2±6.4）%、（27.4±1.6）%、（51.0±23.0）%[9]。延胡索碱可降低心肌缺血再灌注后血浆内皮素-1及去甲肾上腺素，阻止氧自由基的损害作用及迟后除极，减少再灌注心律失常的发生[9]。

6. 抗脑缺血作用 延胡索乙素10、20mg/kg静脉注射，可剂量依赖性缩小大脑中动脉栓塞法造成大鼠脑缺血再灌注损伤脑梗死范围，减轻大鼠神经功能障碍，减轻缺血再灌注脑电活动的抑制，明显减轻脑水肿，降低缺血再灌注引起的脑Ca^{2+}聚集，并可阻止缺血再灌注脑组织LDH活性下降及外周血LDH活性增加。

7. 抗氧化作用 延胡索水煎液8、16g/kg灌胃给药，连续15天，能够显著降低心肌、肝脏中丙二醛和脂褐素含量，显著升高肝脏中SOD活力。延胡索总生物碱50、100、200mg/kg灌胃给药，连续8周，可改善D-半乳糖所致衰老模型小鼠痴呆症状，使衰老小鼠脑中SOD和CAT的活力恢复，从而增强清除自由基的能力，延缓衰老。

8. 抗肝损伤作用 延胡索乙素注射液20、40mg/kg腹腔注射，连续9天，可明显降低CCl_4所致急性肝损伤小鼠血清丙氨酸转氨酶（ALT）、天冬氨酸转氨酶（AST）的活性，还能降低肝损伤小鼠的肝脏指数，减轻肝损伤病理改变。

9. 对子宫的作用 延胡索乙素2×10^{-5}、2×10^{-4}、4×10^{-4}、8×10^{-4}、1.6×10^{-3}kg/L，体外能抑制子宫平滑肌及收缩波的振幅，降低持续时间及收缩频率。

10. 其他作用　dl-四氢巴马汀1～10mg/kg灌胃可减轻高架十字迷宫实验中小鼠焦虑表现，其机制可能与GABA受体调节有关。dl-四氢巴马汀20、30mg/kg腹腔注射可显著抑制杏仁核放电引发的癫痫发作，改善发作行为评分和运动反应，表现出良好的抗癫痫、抗惊厥作用。延胡索总生物碱50、100、200mg/kg灌胃给药，连续15天，能够减少小鼠自主活动次数，延长杆停留时间。延胡索总碱对人肝癌细胞系$HepG_2$细胞有显著的增殖抑制作用，其机制可能与miRNA let-7a、miRNA-221、miRNA-222调控的靶基因有关。延胡索生物碱中的延胡索碱、延胡索乙素、小檗碱、黄连碱巴马汀、d-海罂粟碱、d-异波尔定等成分对多种肿瘤细胞具有显著的抑制作用，可能与诱导肿瘤细胞凋亡，逆转肿瘤细胞多药耐药性，抗血管生成作用，调控mRNA表达等有关[10]。延胡索乙素可通过抑制放射诱导人血管内皮细胞株EA.hy926ROS生成，抑制细胞色素C蛋白、caspase-3激酶激活，防治放射所致的内皮细胞损伤[11]。

11. 体内过程　延胡索水煎液给兔子灌胃，延胡索乙素在兔血中的处置过程符合二房室模型，其达峰时间为2小时，最大峰浓度为1.83μg/ml，主要药动学参数为：$t_{1/2\alpha}$为1.98小时，$t_{1/2\beta}$为16.7小时，$t_{1/2(Ka)}$为0.702小时，K_{21}为$0.238h^{-1}$，K_{10}为$0.061h^{-1}$，K_{12}为$0.093h^{-1}$，AUC为34.66μg/(ml·h)，延胡索乙素在兔体内的代谢属于吸收快、消除慢、能保持较长时间内有镇痛作用的药物[12]。延胡索乙素单体、延胡索生品和醋炙品经口服给药，三者在大鼠体内的动力学行为均符合开放型二室模型，主要的药动学参数：$t_{1/2}$为(5166±1192)、(4124±1154)、(4135±1134)小时；t_{max}为(115±15)、(110±155)、(15±168)小时；C_{max}为(171±129)、(137±111)、(167±135)μg/ml；AUC_{0-t}为(2158±185)、(1196±169)、(2195±1161)μg/(ml·h)。延胡索提取物中的延胡索乙素与延胡索乙素单体在大鼠肝微粒体中的代谢动力学有差别，这种差别可能是提取物中其他成分对代谢酶的作用引起的。

【参考文献】［1］杜兰芳，杜永平，徐晖，等．延胡索乙素对大鼠慢性压迫背根节神经元自发放电的影响．中国中西医结合杂志，2010，30(4)：388-392.

［2］黄锦煜，方敏，李嫱婧，等．延胡索在三叉神经痛大鼠模型中的镇痛作用研究．南方医科大学学报，2010，30(9)：2161-2164.

［3］马伯艳，袁良杰，牛雯颖，等．延胡索乙素对老龄大鼠血液粘度及红细胞变形性的影响．中医药信息，2011，28(5)：100-101.

［4］马伯艳，袁良杰，牛雯颖，等．延胡索乙素对老年大鼠红细胞膜影响的实验研究．中医药信息，2012，29(2)：100-102.

［5］杨娟，张莉蓉．延胡索乙素抗大鼠血栓作用研究．药学与临床研究，2012，20(5)：399-401.

［6］孙世晓，杨添淞，赵伟丽，等．延胡索总生物碱对急性心肌缺血大鼠心肌细胞凋亡及凋亡相关基因表达的影响．黑龙江中医药，2012(2)：44-46.

［7］李荣，吴伟，王嵩，等．延胡索碱预处理对大鼠缺血-再灌注损伤心肌细胞内Ca^{2+}浓度的调节．中药材，2010，33(7)：1149-1151.

［8］孟红旭，王宝，刘建勋．丹酚酸B和延胡索乙素对大鼠心室肌细胞L-型钙通道的影响．中国中西医结合杂志，2011，31(11)：1514-1517.

［9］张萍，徐凤芹，马晓昌，等．延胡索碱治疗快速性心律失常的研究进展．中国中西医结合杂志，2012，32(5)：713-716.

［10］万莉，钱晓萍，刘宝瑞．延胡索生物碱化学成分及其抗肿瘤作用的研究进展．现代肿瘤医学，2012，20(5)：1042-1044.

［11］俞静，花宝金，朴炳奎．延胡索乙素对放射所致血管内皮细胞损伤的保护作用．中华肿瘤防治杂志，2011，18(8)：584-587.

［12］陇志功，汪宝琪，汪丝莹，等．兔近浆中延胡索乙素首代动力学的研究，药物分析杂志，1995，15(3)：13-16.

郁　金

Yujin

本品为姜科植物温郁金 *Curcuma wenyujin* Y.H. Chen et C.Ling、姜黄 *Curcuma longa* L.、广西莪术 *Curcuma kwangsiensis* S.G.Lee et C.F.Liang 或蓬莪术 *Curcuma phaeocaulis* Val.的干燥块根。前两者分别习称“温郁金”和“黄丝郁金”，其余按性状不同习称“桂郁金”或“绿丝郁金”。主产于四川、浙江、广西、云南。冬季茎叶枯萎后采挖，除去泥沙及细根，蒸或煮至透心，干燥。切薄片。以切面角质样者为佳。

【性味与归经】　辛、苦，寒。归肝、心、肺经。

【功能与主治】　活血止痛，行气解郁，清心凉血，利胆退黄。用于胸胁刺痛，胸痹心痛，经闭痛经，乳房胀痛，热病神昏，癫痫发狂，血热吐衄，黄疸尿赤。

【效用分析】　郁金辛散苦泄，既为气分之药，又为血分之品。长于活血化瘀、行气止痛、疏解气郁，为治血瘀气滞之胸胁疼痛、胸痹心痛、经闭痛经、乳房胀痛的常用之品。

郁金苦泄性寒，入心经能清心热、解郁结、开心窍，可用治痰浊蒙蔽心窍、热陷心包之神志昏迷，癫痫发狂等证。

郁金药性寒凉，入血分能清血热。对于血热逆血上冲之妇女倒经、血热吐血、衄血，具有凉血止血之功。

郁金苦降泄热，归入肝胆，能清利肝胆湿热、消退黄疸，可用治湿热蕴结肝胆所致的黄疸尿赤等。

【配伍应用】

1. 郁金配柴胡 郁金入血分能活血化瘀，入气分能疏肝解郁；柴胡仅入气分而善疏肝行气。两药配伍，共入肝经，气血同治，增强了疏肝行气、活血止痛之力，适用于肝郁气滞、瘀血内停所致的胸胁胀痛或刺痛、月经不调、经行腹痛等证。

2. 郁金配木香 郁金既活血止痛，又行气解郁；木香功善行气止痛。两药配伍同用，行气止痛力增，适用于气滞或气滞血瘀之痛证。

3. 郁金配茵陈 郁金辛苦性寒，功善清热凉血，利胆退黄；茵陈苦辛微寒，功善清利肝胆湿热，退黄疸。两药配伍同用，能增强清利湿热、利胆退黄之功，适用于肝胆湿热内蕴之黄疸、胁痛等证。

4. 郁金配白矾 郁金辛苦性寒，善清心解郁以开窍；白矾酸苦涌泄，善祛痰以开闭。两药合用，功能清心热、祛痰涎、开心窍，适用于痰火蒙闭心窍所致的癫狂、神志不清等证。

【鉴别应用】 **郁金与香附** 二者均有行气、疏肝、止痛作用，均治肝郁气滞证。郁金为气分、血分兼治之品，药性寒凉，除能行气疏肝解郁外，还入血分以活血凉血，可治血瘀气滞之胸胁疼痛、胸痹心痛、经闭痛经、乳房胀痛，以及血热吐衄；入肝胆以利胆退黄，可治湿热黄疸；入心经以清心开窍，可治热病神昏、癫痫发狂。香附功擅疏肝行气解郁，性平而无寒热之偏，为疏肝行气要药，可用治胸胁胀痛、疝气疼痛、乳房胀痛；又善理气宽中，可治脾胃气滞，脘腹痞闷，胀满疼痛；又肝得疏泄则血行通畅，还能调经止痛，用治月经不调、经闭痛经。

【方剂举隅】

1. 颠倒木金散（《医宗金鉴》）

药物组成：郁金、木香。

功能与主治：行气活血。适用于气滞血瘀之胸痛。

2. 宣郁通经汤（《傅青主女科》）

药物组成：柴胡、香附、川郁金、牡丹皮、白芍、当归、黄芩、白芥子、黑山栀、生甘草。

功能与主治：疏肝清热，活血调经。适用于肝郁有热之乳房胀痛、经行腹痛。

3. 白金丸（《本事方》）

药物组成：郁金、白矾。

功能与主治：清热祛痰。适用于痰气壅阻，闭塞心窍所致之惊痫，癫狂。

【成药例证】

1. 平消胶囊(片)（《临床用药须知中药成方制剂卷》2020年版）

药物组成：郁金、五灵脂、干漆(制)、麸炒枳壳、白矾、硝石、马钱子粉、仙鹤草。

功能与主治：活血化瘀，散结消肿，解毒止痛，对毒瘀内结所致的肿瘤患者具有缓解症状、缩小瘤体、提高机体免疫力、延长患者生存时间的作用。

2. 和胃片（《临床用药须知中药成方制剂卷》2020年版）

药物组成：郁金、丹参、赤芍、川芎、蒲公英、黄芩、洋金花、瓦楞子(煅)、甘草。

功能与主治：疏肝清热，凉血活血，和胃止痛。用于肝郁化火、肝胃不和、气滞血瘀所致的胃痛、腹胀、嗳气吞酸、恶心呕吐、烦热口苦；消化性溃疡见上述证候者。

3. 苏南山肚痛丸（《临床用药须知中药成方制剂卷》2020年版）

药物组成：郁金、香附(制)、白芍、陈皮、木香、川楝子、丹参、乳香(炒)、没药(炒)、血竭、甘草。

功能与主治：行气止痛。用于气滞所致的胃痛、脘腹胀痛、痛经、小肠疝气痛、胁痛。

4. 利肝隆颗粒(片)（《临床用药须知中药成方制剂卷》2020年版）

药物组成：郁金、板蓝根、茵陈、黄芪、当归、刺五加浸膏、五味子、甘草。

功能与主治：疏肝解郁，清热解毒，益气养血。用于肝郁湿热，气血两虚所致的两胁胀痛或隐痛、乏力、尿黄；急慢性肝炎见上述证候者。

5. 羊痫风丸（《临床用药须知中药成方制剂卷》2020年版）

药物组成：白矾、郁金、金礞石(煅)、全蝎、黄连、乌梅。

功能与主治：息风止痉，清心安神。用于痰火内盛所致的癫痫，症见抽搐、口角流涎。

【用法与用量】 3～10g。

【注意】“十九畏”中郁金畏丁香，不宜与丁香、母丁香同用。

【本草摘要】

1.《新修本草》 “主血积，下气，生肌，止血，破恶血，血淋，尿血，金疮。”

2.《本草纲目》 “治血气心腹痛，产后败血冲心欲死，失心癫狂蛊毒。”

3.《本草经疏》 “郁金，本入血分之气药，其治已上诸血证者，正谓血之上行，皆属于内热火炎，此药能降气，气降即是火降，而其性又入血分，故能降下火气，则血不妄行。”

4.《本草备要》　“行气，解郁；泄血，破瘀。凉心热，散肝郁，治妇人经脉逆行。”

【化学成分】 主要含酚性成分：姜黄素，脱甲氧基姜黄素，双脱甲氧基姜黄素等；挥发油：姜黄酮，莪术醇，倍半萜烯醇，莰烯等，不同品种郁金挥发油含量差异较大，以黄丝郁金含量最高，可达 2%，其余各种郁金的挥发油含量为 0.1%～0.7%；还含生物碱、多糖、木脂素、脂肪酸等。

【药理毒理】 本品具有抗凝血、抗肿瘤、抗肝损伤、调节胃肠动力、调脂等药理作用。

1. 抗凝血作用　桂郁金醇提物 8、16、32g/kg，小鼠灌胃给药能缩短小鼠的出血时间[1]。桂郁金多糖 16、8、4g/kg 灌胃，能延长全凝血时间(CT)、活化部分凝血活酶时间(APTT)和凝血酶时间(TT)。

2. 抗肿瘤作用　温郁金水蒸气蒸馏液 0.3ml 灌胃 7 周，对裸鼠皮下移植瘤的生长具有明显的抑制作用，可以明显抑制肿瘤组织中血管内皮生长因子(VEGF)的表达，降低微血管密度(MVD)。温郁金水提物、醚提物 240mg/kg、215.0mg/kg 体外对胃癌细胞的生长有抑制作用，最大抑制率分别达到 34.4%、49.4%、73.1%；醇提液体外能直接抑制 SGC7901 细胞增殖，诱导其凋亡。温郁金超临界二氧化碳萃取物 25、50、100、200mg/L，对胃癌细胞 SGC7901 的生长有显著的抑制作用，抑制率分别为 20.15%、33%、51.59%、64.44%，还能下调 VEGF121 和 VEGF165mRNA 表达。温郁金水蒸气蒸馏提取液 1、2g/ml 灌胃 40 周，可抑制饮用 *N*-甲基-*N′*-硝基-亚硝基胍(MNNG)大鼠胃黏膜 PCNA 的表达。温郁金醚提物二萜类化合物体外可以诱导人肝癌 $HepG_2$ 细胞凋亡，升高 caspase-3 及 PARP 蛋白的表达高[2]。温郁金超临界 CO_2 萃取成分 25、50、100mg/L 体外对食管癌 TE-1 细胞生长有抑制作用，抑制率分别为 19.47%、27.59%、36.29%，能上调基因 NDRGI、elF5A、CDKNlA 的表达，下调基因有 D24、ZBTB7A、Id3 的表达[3]。温郁金醚提物二萜类化合物 C 能抑制 SW620 细胞增殖，诱导 SW620 细胞凋亡[4]。

3. 抗肝损伤作用　郁金灌胃给药，能明显降低 CCl_4 和 D-GlaN 所致小鼠急性肝损伤血清丙氨酸转氨酶(ALT)、天冬氨酸转氨酶(AST)的升高，能显著降低急性肝损伤小鼠肝脏 MDA 含量，提高受损肝脏 SOD 活性，明显减轻肝细胞水肿、气球样变，肝小叶中点状坏死，炎细胞浸润的程度；减少急性肝损伤小鼠肝组织 TUNUL 染色凋亡细胞数；上调 Bcl-2 基因表达，下调 Bax 基因表达，增大 Bcl-2/Bax 比值；增加 Bcl-2 蛋白表达，减少 Bax 蛋白表达阳性细胞数[5]。广西桂郁金水提取物灌胃给药 8～12 周，能降低 CCl_4 诱发肝纤维化大鼠模型肝组织中羟脯氨酸(Hyp)、丙二醛(MDA)含量，升高超氧化物歧化酶(SOD)、谷胱甘肽过氧化物酶(GSH-Px)的活性，减轻肝细胞脂肪样变性、空泡变性及嗜酸性变，减轻小叶周围形成的纤维间隔，减少肝组织胶原纤维增生，减轻炎性细胞浸润[6]。

4. 调节胃肠动力的作用　温郁金水提物、石油醚提取液(醚提物)和乙醇提取液(醇提物)5g 生药/kg 灌胃 3 天，能够提高大鼠胃组织和血浆生长抑素(SS)水平。郁金水煎剂体外能够使胃底、胃体纵行平滑肌张力显著增高，振幅减小，频率不变。郁金水煎液可提高离体兔胆囊纵行肌静息张力，加强其紧张性收缩；可浓度依赖性地降低奥狄括约肌收缩波平均振幅；能够浓度依赖性地提高十二指肠纵行肌收缩波平均振幅和张力，表现出兴奋作用。

5. 抗胃溃疡作用　郁金煎剂 18.8mg 生药/ml 灌胃给药，对小鼠急性水浸应激性胃溃疡、小鼠利血平性胃溃疡、大鼠慢性醋酸性胃溃疡、大鼠幽门结扎性胃溃疡均具有明显的保护作用[7]。温郁金二萜类化合物体外能抑制幽门螺杆菌Ⅰ型菌株感染人胃 GES-1 上皮细胞的增殖，降低 IL-8 水平，升高 IL-4 水平，抑制 P56、IkB_α 磷酸化，下调 IkB_α、IkB_β 的表达[8]。

6. 调脂作用　郁金能够降低高脂血症鹌鹑的胆固醇、甘油三酯的含量，降低血清低密度脂蛋白含量，减轻高脂动物的体重。

7. 抗抑郁作用　广西郁金 1.5、3、6g/kg 灌胃给药，可缩短小鼠强迫游泳、悬尾不动时间，拮抗利血平所致小鼠体温下降作用，拮抗利血平所致小鼠运动不能作用、眼睑下垂作用。温郁金水提物灌胃 14 天，可以明显提高卒中后抑郁症大鼠的行为学评分及蔗糖水消耗量，促进海马区 VEGF 及其受体 FLK-1 的表达[9]。

8. 抗炎镇痛作用　桂郁金醇提物、水提物 8、16 生药 g/kg 灌胃 7 天，可提高小鼠痛阈，扭体反应抑制率分别为 59%、67%、59%、76%；提高二甲苯致小鼠耳廓肿胀抑制率 49%；能抑制冰醋酸致小鼠腹腔毛细血管通透性增高；抑制小鼠棉球肉芽肿增生[10]。郁金提取物灌胃给药，连续给药 14 天，能上调神经病理性疼痛模型大鼠机械缩足阈值[11]。

9. 其他作用　郁金 10、20、40g/kg 连续灌胃 6 天，能够显著延长小鼠急性缺氧条件下的存活时间，可以增加断头喘息时间、断头后张口次数，不同程度地提高小鼠对低张性缺氧的耐受能力，脑组织SOD活性显著提高，MDA含量明显下降。温郁金提取液0.2ml连续灌胃给药7天，可使辐射导致的小鼠LPO含量增高明显降低，CuZn-SOD活力明显升高，GSH-Px活力应激性升高亦明显。郁金二酮1ml/kg，腹腔注射给家猫，能明显延长家猫的总睡眠时间，对慢波睡眠Ⅰ期(SWSⅠ期)有明显的延长作用，特别是对慢波睡眠Ⅱ期(SWSⅡ期)和快动眼睡眠期(REM期)的延长作用更加显著。

10. 毒理研究 温郁金配方颗粒5.785、2.938、1.469mg/kg灌胃90天，5.785mg/kg组大鼠的体重、肝脏系数、肾脏系数、卵巢系数、ALT、AST、γ-GT、AKP、BUN、BCr、T-BiL、D-BiL、尿常规与正常组比较有显著差异；肾小管上皮变性，肝脏汇管区炎症浸润，子宫内膜上皮颗粒样、空泡状变性，部分出现细胞核溶解、坏死；对其他脏器均无明显毒性作用[12]。

【参考文献】 [1] 周芳，杨秀芬，仇霞桂. 郁金醇提物对小鼠出血及凝血时间的影响. 中国实验方剂学杂志，2010，16(1)：143-144.

[2] 党宁. 温郁金二萜类化合物C诱导人肝癌$HepG_2$细胞凋亡及其机制研究. 中国医药导报，2012，10(4)：80-82.

[3] 景钊，邹海洲，许芳，等. 温郁金提取物对食管癌TE-1细胞增殖的抑制作用. 中国中西医结合杂志，2012，32(9)：1219-1222.

[4] 沈雁，吕宾，群张，等. 温郁金中二萜类化合物C抑制结肠腺癌细胞增殖并诱导凋亡的实验研究. 胃肠病学，2011，16(3)：155-159.

[5] 韩向北，许多，郭亚雄，等. 郁金对CCl_4急性肝损伤小鼠肝细胞bcl-2及bax表达的影响. 中国实验诊断学，2010，14(11)：1715-1718.

[6] 秦华珍，李彬，时博，等. 广西桂郁金对肝纤维化大鼠肝脏组织病理的影响. 中国实验方剂学杂志，2010，16(7)：133-133.

[7] 赵雷，张博男，白静，等. 郁金煎剂对实验性胃溃疡的保护作用. 时珍国医国药，2011，22(6)：1446-1447.

[8] 黄宣，吕宾，赵敏，等. 温郁金二萜类化合物C对幽门螺杆菌诱导炎症的抑制作用及对NF-κB信号通路的影响. 中国药理学通报，2013，29(4)：562-567.

[9] 钱海兵，王毅，黄国钧. 温郁金水提物对卒中后抑郁症大鼠行为及血管新生的影响. 时珍国医国药，2012，23(7)：1709-1711.

[10]林国彪，苏姜羽，杨秀芬. 桂郁金提取物的抗炎镇痛作用. 中国实验方剂学杂志，2011，17(1)：171-173.

[11] 厉飞，裘涛，胡娅娜，等. 郁金提取物对CCI模型大鼠痛觉行为及BDNF表达的影响. 中国中医急症，2015，24(1)：30-32.

[12] 刘英杰，陈金春，陈海斌，等. 温郁金免煎颗粒对大鼠亚慢毒性的实验研究. 中国中医药科技，2010，17(2)：131-132.

姜 黄

Jianghuang

本品为姜科植物姜黄*Curcuma longa* L.的干燥根茎。主产于四川。冬季茎叶枯萎时采挖，洗净，煮或蒸至透心，晒干，除去须根。切厚片。以切面色金黄、有蜡样光泽者为佳。

【性味与归经】 辛、苦，温。归脾、肝经。

【功能与主治】 破血行气，通经止痛。用于胸胁刺痛，胸痹心痛，痛经经闭，癥瘕，风湿肩臂疼痛，跌扑肿痛。

【效用分析】 姜黄辛散苦泄温通，为血中气药。功能破血祛瘀，通利经脉，行气止痛，适用于气滞血瘀之胸胁刺痛，胸痹心痛，经闭痛经，癥瘕积聚，以及跌打损伤之瘀肿疼痛等常用。

姜黄外散风寒湿邪，内通经脉气血，长于温通肢臂气血而活血行气止痛，为风湿肩臂疼痛之要药。

【配伍应用】

1. 姜黄配桂枝 姜黄入气走血，功能破血行气、通经止痛；桂枝辛散温通，功能温经通脉，散寒止痛。两药配伍，可增强温通经脉、散寒止痛之力，适用于气滞血瘀或寒凝经脉所致的痛经、经闭，以及风寒湿痹等证。

2. 姜黄配羌活 姜黄辛散温通，苦泄除湿，善行肢臂、除痹痛；羌活辛散苦燥，气味雄烈，善祛风湿、散寒邪。两药配伍，可增祛风散寒、胜湿止痛之功，适用于风寒湿所致的肩臂疼痛，或寒湿客于筋骨、肌肤所致的关节不利，肌肤麻木等证。

3. 姜黄配枳壳 姜黄功能破血行气止痛；枳壳功能破气消积除痞。两药伍用，活血行气、止痛除胀之力得增，适用于气滞血瘀所致的脘腹疼痛。

【鉴别应用】 **姜黄与郁金** 二者均既入气分，又入血分；均有活血祛瘀，行气止痛之功。然姜黄辛散温通，活血行气止痛，除治气滞血瘀诸证外，尤善治肩臂痹痛等证。郁金苦泄性寒，活血凉血清心，为肝郁气滞血瘀诸证、肝胆湿热黄疸、痰蒙心窍神昏癫狂等证常用。

【方剂举隅】

1. 五痹汤(《和剂局方》)

药物组成：姜黄、羌活、白术、甘草、防己。

功能与主治：祛风活血，除湿止痛。适用于风寒湿邪客留肌体，手足缓弱，麻痹不仁，或气血失顺，痹滞不仁。

2. 姜桂散（《圣济总录》）

药物组成：姜黄、肉桂。

功能与主治：活血祛瘀，散寒止痛。适用于寒凝气滞血瘀之心痛。

3. 姜黄散（《圣济总录》）

药物组成：姜黄、丁香、当归、芍药。

功能与主治：活血调经。用于室女月水滞涩。

【成药例证】 **利胆止痛片**（《中华人民共和国卫生部药品标准·中药成方制剂》）

药物组成：柴胡（炒）、赤芍、枳壳（炒）、甘草、茵陈、延胡索（炒）、苍术、川楝子（炒）、仙鹤草、板蓝根、蒲公英、姜黄。

功能与主治：清热利胆，理气止痛。用于肝胆湿热所致的胁痛，黄疸（如急慢性肝炎，胆囊炎）。

【用法与用量】 3～10g。外用适量。

【注意】 本品为破血行气之品，易耗气伤血，故血虚者慎用。

【本草摘要】

1.《日华子本草》 “治癥瘕血块，痈肿，通月经，治扑损瘀血，消肿毒。功力烈于郁金。”

2.《本草图经》 “治气胀及产后败血攻心，祛邪辟恶。”

3.《本草述》 “治气证痞证，胀满喘噎，胃脘痛，腹胁肩背及臂痛，痹，疝。”

【化学成分】 主要含酚性成分：姜黄素，脱甲氧基姜黄素，双脱甲氧基姜黄素等；挥发油：桉叶素，芳樟醇，α-松油烯，姜黄烯，龙脑，异龙脑，松油醇等。

中国药典规定本品含挥发油不得少于7.0%（ml/g），饮片不得少于5.0%（ml/g）；含姜黄素（$C_{21}H_{20}O_6$）不得少于1.0%，饮片不得少于0.90%。

【药理毒理】 本品具有抗心肌缺血、调脂、抗肿瘤、抗肺纤维化、抗组织损伤、调节免疫等药理作用。

1. 抗心肌缺血作用 姜黄水煎剂100、200mg/kg灌胃，能够明显降低左冠状动脉前降支结扎家兔血清CPK活性、心肌组织MDA含量，明显缩小心肌缺血面积，减小ST段抬高总和数（ΣST）。姜黄素20、80mg/kg十二指肠给药，能够降低急性心肌梗死犬冠脉阻力，增加冠脉流量，减少心肌耗氧量，减轻心肌缺血程度和缺血范围，缩小心肌梗死面积，降低血清肌酸磷酸激酶、乳酸脱氢酶活性及游离脂肪酸含量。姜黄素30mg/kg预防给予心肌缺血再灌注家兔，可明显上调血红素氧合酶-1（HO-1）蛋白表达及活性升高，显著抑制心肌中性粒细胞浸润及脂质过氧化反应，明显降低心肌梗死范围及心肌细胞凋亡指数（AI）。姜黄素20、40、100μmol/L体外实验能够使异丙肾上腺素损伤心肌细胞培养液的SOD活性明显升高，MDA及NO含量明显降低。姜黄素25、50μmol/L体外能显著地提高H_2O_2所致乳鼠心肌细胞损伤的心肌存活率，减少LDH和MDA的生成，提高SOD的活性，降低心肌细胞凋亡率。姜黄素体外可抑制TNF-α诱导的HUVEC表面ICAM-1蛋白的表达[1]。

2. 调脂作用 姜黄素10、50、100mg/kg，灌胃给药，连续4周，可以降低高脂饮食兔血清甘油三酯（TG）、总胆固醇（TC）、低密度脂蛋白胆固醇（LDL-C）水平，还可以抑制NF-κB、VCAM-1、VEGF的表达。姜黄素100μg/ml干预人脂肪组织6小时后，肾周及腹部皮下脂肪组织脂联素分泌明显增加，干预6小时和24小时后，肾周及腹部皮下脂肪组织IL-6分泌明显下降。姜黄素还可以显著降低动脉粥样硬化兔主动脉壁基质金属蛋白酶9的表达，抑制动脉粥样硬化的形成。

3. 抗肿瘤作用 姜黄素灌胃给药10天，能够明显减少S_{180}荷瘤小鼠瘤细胞生长、浸润程度、核分裂及血管数目，还能升高凋亡细胞积分，促进凋亡小体形成。姜黄素2.5、5、10、20μmol/L体外处理的人结肠癌细胞SW620软琼脂集落数和穿膜细胞数明显减少，癌细胞基因组DNA凝胶电泳显现明显的梯状图谱，凋亡指数增加。姜黄素对U251细胞有明显的生长抑制作用，生长抑制率达35%，显著增加生长抑制基因家族4（NG4）蛋白表达水平，$p21^{waf/cipl}$和p53蛋白表达明显上调。姜黄素可调节VEGF、IFN-γ的表达抑制新生血管的形成，能改善HeLa细胞裸鼠模型血液的高凝状态[2]。姜黄素体外能显著抑制人甲状腺癌SW579细胞的生长增殖，抑制作用呈现时间及浓度依赖性[3]。姜黄素对肺癌A549细胞株有抑制作用，并呈剂量依赖性，IC_{50}值约为17.5μmol/L。姜黄素可使血管拟态形成数目减少，呈剂量依赖性；随着姜黄素浓度增加，β-catenin基因mRNA表达水平显著降低[4]。姜黄素体外能抑制胆管癌细胞株的增殖，诱导胆管癌细胞株的凋亡；姜黄素能延长荷瘤小鼠生存时间，改善生存状态[5]。姜黄素体外能明显减少胶质瘤U251细胞迁移的距离和穿膜细胞数，明显下降胶质瘤U251细胞内基质金属蛋白酶2和基质金属蛋白酶9蛋白的表达[6]。姜黄素体外干预CNE-2Z细胞后能明显抑制CNE-2Z的细胞增殖，同时减少内源性的8-OHdG生成，可有效促进癌细胞凋亡，下调p-PI3K和p-Akt的表达[7]。此外姜黄素可通过抑制NF-κB信号通路的活化及此信号通路靶基因NGAL的表达降低乳腺癌MDA-MB-231细胞的侵袭性[8]。

4. 抗脑缺血作用 姜黄素 10、50mg/kg 腹腔注射，能够明显改善大鼠脑缺血再灌注引起的损伤，其药效机制可能与抑制 NF-κB、TNF-α、MMP-2 和 MMP-9 蛋白表达有关系[9]。姜黄素 20mg/kg 腹腔注射，能够明显改善小鼠脑缺血再灌注引起的损伤，其神经保护机制之一为减少 caspase-8 的表达，从而减轻细胞凋亡而发挥神经保护作用[10]。姜黄素以 40、80mg/kg 剂量灌胃 14 天，新西兰大白兔脑缺血再灌注损伤脑组织缺血坏死的体积缩小，HIF-1α 和 IL-1β 表达下降[11]。姜黄素能明显减轻大鼠脑缺血再灌注损伤的程度，降低脑组织中 NO 和 S100β 水平[12]。

5. 改善学习记忆作用 姜黄素 45mg/kg 于注入自体血前 7 天开始灌喂给药，1 天 1 次，可明显改善脑出血大鼠神经功能、减轻脑水肿作用。姜黄素 100mg/kg 可明显改善缺血再灌注大鼠神经行为症状，降低大脑皮质和纹状体 MDA 的水平，升高超氧化物歧化酶的活性，同时降低细胞内 Ca^{2+}的水平，从而缩小缺血面积。老年痴呆大鼠尾静脉注射姜黄素 7.5mg/kg，连续 7 天，能够明显减少淀粉样蛋白β的沉积，减少斑块形成，使斑块区域变小，提高斑块清除率，还能逆转营养障碍树突的结构改变，包括异常弯曲和营养不良区域的大小。姜黄素 100mg/kg 连续 7 天给药，能够显著缩短双侧颈总动脉永久性结扎导致血管性痴呆（VD）大鼠的逃避潜伏期，改善学习记忆功能的减退，抑制大鼠海马 CA1 区锥体细胞数量减少和神经细胞死亡。姜黄素 50、100、200mg/kg，灌胃给药，连续 14 天，能够缩短 HIV-1 包膜糖蛋白 gp120 所致大鼠的逃避潜伏期，还能使大鼠海马内 *N*-甲基天冬氨酸受体（$NMDA_{2B}$）的表达上调。姜黄素 300mg/kg 腹腔注射，能防治癫痫持续状态后海马 CA1 区和 CA3 区神经元丢失，使 TUNEL 阳性细胞数显著减少，防治海马神经元程序化死亡。姜黄素连续干预 6 个月可显著减少 APPswe/PS1dE9 双转基因小鼠脑内海马 Aβ40，Aβ42 和 Aβ 寡聚体（ADDLs）的表达[13]。姜黄素可抑制阿尔茨海默病模型小鼠自由基生成并加强其清除而发挥强大的抗氧化保护作用，可以改善 AD 模型小鼠海马功能异常和病理组织学改变[14]。

6. 抗肺纤维化作用 姜黄素 200、100、50mg/kg 灌胃给药，连续 28 天，能够使博来霉素诱导的肺纤维化大鼠吸气阻力降低，最大通气量升高，肺组织中羟脯氨酸的含量明显降低。姜黄素能减轻博来霉素诱导的肺纤维化大鼠胶原沉积，降低肺组织中 TGF-$β_1$ 的表达。姜黄素还能升高肺纤维化大鼠肺组织的谷胱甘肽过氧化物酶（GSH-Px）和超氧化物歧化酶（SOD）水平，降低丙二醛（MDA）水平，调节诱导型一氧化氮合酶（iNOS）的生成。姜黄素对损伤发生的小鼠肺脏具有较好的保护作用，其机制可能与其对抗过度的未折叠蛋白反应中 caspase-12 引起的细胞凋亡有关[15]。此外，姜黄素能有效减轻由内毒素（LPS）诱导的大鼠急性肺损伤，其机制可能与下调基质金属蛋白酶 MMP2 和 MMP9 蛋白的表达、进而减少肺组织中性粒细胞的聚集和活化、最终显著减轻肺组织炎症反应有关[16]。姜黄素可抑制 LPS 诱导肺巨噬细胞分泌 TNF-α、IL-6 和 IL-8 增加及 TLR4 的表达[17]。

7. 抗组织损伤作用

（1）抗肝损伤作用 姜黄素 200mg/kg 灌胃，持续 8 周，能够使早期血吸虫病小鼠肝脏中的炎症细胞浸润减少，肝细胞变性坏死和小叶结构破坏减轻，还能明显升高血及肝匀浆 SOD、GSH-Px 的浓度，显著减少 MDA 的生成。姜黄素 10、20、40mg/100g，灌胃给药 6 周，能明显降低 CCl_4 所致肝纤维化大鼠血清丙氨酸氨基转移酶（ALT）、天冬氨酸氨基转移酶（AST）、透明质酸（HA）、层黏蛋白（LN）、Ⅲ型前胶原肽（PC-Ⅲ）的含量；降低血清细胞因子 NO、TGF-$β_1$、TNF-α 水平，明显改善四氯化碳所致大鼠肝纤维化的病理学改变。姜黄素能够通过增加肝脏谷胱甘肽的含量而降低过氧化氢脂质的水平，降低干扰素-γ、TNF-α 和 IL-6 炎性细胞因子水平，还能增加 PPARγ 水平，减少血小板源性生长因子，转化生长因子β及其受体和Ⅰ型胶原的表达量，来抑制肝脏星形细胞的活性。姜黄素可通过抗氧化作用对衣霉素诱导内质网应激（ERS）E 诱导的肝损伤小鼠发挥保护作用[18]。姜黄素可诱导人肝星状细胞（HSC）中 NGF 和 $P75^{NTR}$ 的蛋白表达[19]。

（2）抗肾损伤作用 姜黄素 200mg/kg 灌胃，连续 2 周，能够使环孢素引起肾毒性的大鼠体重回升，24 小时尿量明显减少，尿素氮（BUN）下降，肌酐（Cr）值降低，局灶性肾小球硬化和肾间质纤维化减轻，肾组织 HO-1 表达显著增加，bFGF 表达明显下降。预防给予肾缺血再灌注大鼠姜黄素，口服给药，连续 7 天，发现姜黄素能明显改善肾脏功能，降低血清中尿素和胱蛋白酶抑制剂 C 的浓度；使血清和组织中 GSH-Px 活性均明显升高，NO 和 PC 含量明显下降，MDA 活性均显著降低。

8. 调节免疫作用 姜黄素 250μg/kg 灌胃，能明显减少大鼠嗜酸性粒细胞的数量，抑制淋巴细胞增殖，使 IL-4、IL-5 和 IL-13 的表达明显减少，抗原呈递细胞表面的共刺激分子 CD80、CD86 和 OX40L 的表达也显著下降，MMP9、OAT 和 TSLP 的基因表达也减少。姜黄素 12.5～30mmol/L 时能够抑制丝裂原、IL-2 及抗原诱导的脾淋巴细胞的增殖，抑制毒性 T 淋巴细胞的产生，抑制淋巴细胞激活的杀伤细胞的产生；姜黄素还能不可逆的抑制脾脏 T 淋巴细胞 IL-2 和 IFN-γ的表达，腹腔巨噬细胞 IL-12 和 TNF-α的表达，抑制 NF-κB 的活化。6.25、12.5、25μmol/L 不同浓度姜黄素均能上调 LPS 和 INF-γ 诱导的RAW264.7巨噬细胞(M1)的M2标志分子的表达，并且抑制炎症因子 IL-1β和 IL-6 的分泌；阻断 PPAR-γ后，RAW264.7巨噬细胞源性M1表型巨噬细胞表达M2标志分子下调[20]。

9. 其他作用　姜黄素灌胃给药(100mg/kg)，连续 4 周，能使三硝基苯磺酸(TNBS)灌肠致溃疡性结肠炎大鼠血清和肠组织中 IL-1 和 IL-6 的含量明显下降，IL-4 含量升高，同时能够明显减轻肠黏膜充血水肿、坏死及溃疡形成。姜黄素 100mg/kg 灌胃给药，连续 6 天，可使小肠炎大鼠一般状况、腹泻、血便症状明显减轻，结肠大体和组织学评分也有所改善，还可明显降低髓过氧化物酶(MPO)活性，增加超氧化物歧化酶(SOD)活性，同时可减轻炎细胞的浸润，还可使大鼠疾病活动指数(DAI)和肠黏膜损伤指数(CMDI)评分降低，抑制 D-乳酸、二胺氧化酶(DAO)、髓过氧化物酶(MPO)的活性，细胞黏附分子 1(ICAM-1)的表达也有不同程度降低。姜黄素 200mg/kg 灌胃给药，可减轻哮喘大鼠发作症状，抑制哮喘大鼠的气道炎症，其作用机制可能是通过抑制 GM-CSF 的表达而导致嗜酸性粒细胞生成减少及存活时间缩短来实现。姜黄素 30、50、100mg/kg，连续灌胃给药 3 天，能明显改善由利血平、丁苯那嗪造成的抑郁症小鼠眼帘下垂、运动不能等抑郁症状，缩短小鼠悬尾不动时间和游泳不动时间，姜黄素还对盐酸色胺引起的大鼠前肢痉挛有明显增强作用。姜黄素能够使单纯性肥胖大鼠血清胰岛素与瘦素浓度明显降低，抑制脂肪组织分泌 TNF-α。姜黄素预处理可减轻大鼠小肠缺血再灌注损伤，其机制可能与抑制肠组织 TNF-α表达有关[21]。姜黄素体外具有促进猪骨髓间充质干细胞(BMSCs)增殖和抑制猪 BMSCs 向脂肪细胞分化的作用[22]。

10. 体内过程　小鼠尾静脉注射姜黄素注射液，按 100mg/kg 一次性静注给药，其体内姜黄素浓度-时间曲线属二室模型分布，消除相半衰期为 7.404 分钟，主要药动学参数为：$t_{1/2\beta}$(分钟)=7.404，V=4.725，$k_{21}\text{min}^{-1}$=0.249，$k_{10}\text{min}^{-1}$=0.715，$k_{12}\text{min}^{-1}$=1.032。实验结果表明，姜黄素注射液在小鼠体内代谢很快。小鼠静注姜黄素 30mg/kg，药动学行为符合三室模型，主要药动学参数为 $t_{1/2\alpha}$ 16.2 分钟，$t_{1/2\beta}$ 73.82 小时，CL 1.22L/h。表明姜黄素静注后在小鼠体内分布消除迅速。100mg/kg 姜黄素小鼠尾静脉注射后，在给药后 20 分钟小鼠肝、肾、肺、心内姜黄素含量分别为 8.00、0.35、0.17、0.06μg/g；在给药后 40 分钟仅在肝脏测得 0.04μg/g，而其他脏器未测得姜黄素含量；在给药后 100 分钟，各脏器均未测得姜黄素含量，表明姜黄素在小鼠体内的分布主要集中于肝脏，并且在小鼠体内各脏器的代谢很快。大鼠经灌胃、腹腔注射和静脉注射姜黄素后，姜黄素在大鼠体内的代谢过程均符合二室模型，消除半衰期分别为(159.28±18.12)、(90.79±11.55)和(11.96±2.64)分钟；$AUC_{(0\to\infty)}$分别为(86.36±12.90)、(73.39±8.72)、(104.62±11.89)mg/(min·L)。按剂量折算，姜黄素经腹腔注射给药的绝对生物利用度为 35.07%，灌胃给药的绝对生物利用度为 4.13%[23]。姜黄素在尿中有原型药及 7 种代谢产物，即二氢姜黄素、姜黄素的葡萄糖醛酸结合物、六氢姜黄素的葡萄糖醛酸结合物、四氢姜黄素、六氢姜黄素、四氢姜黄素的葡萄糖醛酸结合物、姜黄醇。

11. 毒理研究　姜黄素玻璃体内注射 0.2mg 以下剂量是安全可行的。

【参考文献】　[1] 施颖琦，于成功. 姜黄素对 TNF-α 诱导的 HUVEC 表达 ICAM-1 的调节作用. 南京医科大学学报(自然科学版)，2014，34(11)：1476-1480.

[2] 游赣花，罗俊，潘年松，等. 姜黄素对宫颈癌荷瘤裸鼠的作用及机制研究. 华西药学杂志，2015，29(6)：654-656.

[3] 严梅娣，岑雪英. 姜黄素对甲状腺癌细胞 SW579 增殖和凋亡的影响. 中华全科医学，2015，13(3)：396-398.

[4] 汪丛丛，庄静，冯福彬，等. 姜黄素抑制肺癌细胞血管拟态形成机制探讨. 中华肿瘤防治杂志，2015，22(4)：243-246.

[5] 郭兴军，王敏，江建新，等. 姜黄素对胆管癌增殖和凋亡的影响. 世界华人消化病杂志，2014，22(26)：3898-3902.

[6] 蒋杞英，王科文，文曙光. 姜黄素对人脑胶质瘤 U251 细胞侵袭与迁移的抑制作用. 中国药学杂志，2014，49(21)：1908-1912.

[7] 王桂秋. 姜黄素对人鼻咽癌株 CNE-2Z 细胞凋亡的影响及机制研究. 实用药物与临床，2013，16(12)：1126-1129.

[8] 李静，曹友德，江进. 姜黄素对乳腺癌 MDA-MB-231 细胞侵袭的抑制作用. 中国生物制品学杂志，2013，26(11)：1610-1616.

[9] 李冠，夏振. 姜黄素对大鼠脑缺血再灌注损伤炎症反应和血脑屏障通透性的作用研究. 现代中西医结合杂志，2015，24(8)：814-816.

[10] 李焰，刘凤丽，王培培，等. 姜黄素对局灶缺血再灌注损伤小鼠学习记忆功能及 caspase-8 的影响. 河北医药，2015，37(1)：12-15.

[11] 苏峻峰，胡小辉，夏烈新. 姜黄素对新西兰大白兔脑缺血再灌注损伤保护作用及缺氧诱导因子-1α表达的影响. 山西医药杂志，

2015，44(5)：511-514.

［12］赵朝华，吴树强，苟兴春，等. 姜黄素对脑缺血再灌注损伤大鼠脑组织中 NO 和 S100β 水平的影响. 吉林大学学报(医学版)，2014，40(5)：925-928.

［13］冯慧利，樊惠，党惠子，等. 姜黄素对 AD 双转基因小鼠的 Aβ 产生神经保护作用的影响. 中国中药杂志，2014，39(19)：3846-3849.

［14］李厚忠，张羽飞. 姜黄素对阿尔茨海默病模型小鼠抗氧化系统的影响. 中医药学报，2014，42(5)：34-36.

［15］周俊辉，赵珊，陈海娥，等. 姜黄素对肺缺血再灌注损伤小鼠 caspase-12 及细胞凋亡的影响. 中国中西医结合杂志，2014，34(9)：1118-1124.

［16］陈永锋，周向东，杨和平. 姜黄素对内毒素诱导的急性肺损伤的保护作用及机制研究. 第三军医大学学报，2014，36(14)：1492-1495.

［17］文秀芳，陈霞，邬海桥. 姜黄素通过抑制 TLR4 信号通路下调脂多糖诱导的肺巨噬细胞分泌 TNF-α、IL-6 和 IL-8. 云南中医学院学报，2013，36(6)：22-25.

［18］马晓磊，李晓明，储菲，等. 姜黄素对内质网应激诱导小鼠肝损伤的保护作用. 安徽医科大学学报，2014，49(11)：1629-1633.

［19］殷汉华，何雅军，韩馥缦，等. 姜黄素对人肝星状细胞中神经生长因子及其低亲和力受体表达的影响. 胃肠病学和肝病学杂志，2014，23(12)：1444-1447.

［20］陈方圆，袁祖贻，周娟，等. 姜黄素促进 RAW264. 7 源性 M1 巨噬细胞向替代激活 M2 表型极化. 西安交通大学学报(医学版)，2015，36(2)：257-262.

［21］廖美娟，赵伟成，梁幸甜，等. 姜黄素对肠缺血再灌注损伤大鼠肿瘤坏死因子-α 表达的影响. 广东医学，2014，35(14)：2157-2158.

［22］张庆美，李方正，姜忠玲，等. 姜黄素对猪骨髓间充质干细胞增殖和成脂分化的影响. 解剖学报，2014，45(6)：885-889.

［23］张立康，汪小珍，李婉姝，等. 姜黄素在大鼠体内药代动力学和生物利用度研究. 中国药理学通报，2011，27(10)：1458-1462.

银杏叶

Yinxingye

本品为银杏科植物银杏 *Ginkgo biloba* L.的干燥叶。主产于四川、山东、河南。秋季叶尚绿时采收，及时干燥。以叶完整、色黄绿者为佳。

【性味与归经】 甘、苦、涩，平。归心、肺经。

【功能与主治】 活血化瘀，通络止痛，敛肺平喘，化浊降脂。用于瘀血阻络，胸痹心痛，中风偏瘫，肺虚咳喘，高脂血症。

【效用分析】 银杏叶甘苦性平，功善散瘀血、通心脉、止疼痛，为瘀阻心脉的胸痹作痛，以及中风瘀阻脉络，以致偏瘫麻木所常用，具有治疗、预防以上诸证的双重作用。

银杏叶味涩收敛，功善收敛肺气、平定气喘，多用于久咳不止、虚喘不已属肺气虚或肺肾两虚者。

银杏叶苦泄清脂降浊，现今临床常用于高脂血症，具有化浊降脂，改善高脂血症的作用。

【配伍应用】

1. 银杏叶配红花 银杏叶苦泄化浊降脂；红花辛散活血通经。两药配伍合用，既活血通脉，又化浊降脂，适用于高脂血症，胸痹心痛者。

2. 银杏叶配丹参 银杏叶功能活血化瘀、通络止痛；丹参功能活血凉血，尤善活血通脉，为治胸痹要药。两者合用，可增强活血通脉之功，改善胸痹疼痛程度，适用于胸痹作痛。

3. 银杏叶配核桃仁 银杏叶味涩敛肺，平定气喘；核桃仁味甘补肺，益肾平喘。两药配伍，既补肺肾，又止咳喘，可增强平定咳喘之效，适用于肺肾两虚的咳喘证。

【鉴别应用】银杏叶与白果 二者来源于同一植物；均性涩敛肺。然银杏叶功偏活血化瘀、化浊降脂，为胸痹心痛、高脂血症所常用。白果功偏敛肺定喘、止带缩尿，为咳喘不已，以及带下白浊、尿频遗精滑脱诸证多用。

【方剂举隅】 白果叶散(《疡医大全》引《吴氏家秘》方)

药物组成：珍珠、银粉、雄黄、白果叶。

功效主治：消肿散结。适用于瘰疬。

【成药例证】 银杏叶胶囊(口服液、片)(《临床用药须知中药成方制剂卷》2020 年版)

药物组成：银杏叶。

功能与主治：活血化瘀通络。用于瘀血阻络引起的胸痹心痛、中风、半身不遂、舌强语謇；冠心病稳定性心绞痛、脑梗死见上述证候者。

【用法与用量】 9～12g。

【注意】 有实邪者忌用。

【本草摘要】《全国中草药汇编》“活血止痛。主治冠状动脉硬化性心脏病心绞痛，血清胆固醇过高症，痢疾，象皮肿。”

【化学成分】 主要含黄酮、黄酮醇及其苷类成分：山柰素，槲皮素，异鼠李素及其单糖苷和二糖苷、三糖苷等；萜类内酯化合物：银杏内酯 A、B、C、J、M 和白果内酯等；还含聚戊烯醇酯、多糖、有机酸等。

中国药典规定本品含总黄酮醇苷不得少于 0.40%；含萜类内酯以银杏内酯 A（$C_{20}H_{24}O_9$）、银杏内酯 B（$C_{20}H_{24}O_{10}$）、银杏内酯 C（$C_{20}H_{24}O_{11}$）和白果内酯（$C_{15}H_{18}O_8$）的总量不得少于 0.25%。

【药理毒理】本品具有抗心肌缺血、抗脑缺血、抗动脉硬化、抗肝肾损伤、抗氧化、抗衰老、抗肿瘤等药理作用。

1. 抗心肌缺血作用　银杏黄酮灌胃给药，可减轻家兔心肌缺血/再灌注模型心肌梗死范围，减少大鼠心肌再灌注血管内皮细胞的氧化损伤，减少内源性血管活性物质 ET-1 释放，改善血管内皮超微结构的破坏程度[1]。银杏内酯 B 给药 1、5、10μmol/L 体外能抑制 H_2O_2 诱导人脐静脉内皮细胞损伤，减轻 H_2O_2 对内皮细胞的损伤作用[2]。银杏内酯 B 通过阻断血小板活化因子受体信号可抑制炎症或缺血性损伤[3]。

2. 抗脑缺血作用　银杏叶提取物注射液以 6.3～25.2mg/kg 剂量给大鼠腹腔注射 7 日，可降低大鼠血液黏度，抑制红细胞间聚集性，延长凝血酶原时间，能够改善血液循环障碍，防止血栓形成；同时对血管内皮功能、炎症应答及氧化应激等方面具有调控作用；能够促进脑部微血管栓塞部位的血液流动，加快栓块溶解[4]。银杏内酯 A 通过抑制 NF-κB 信号通路，下调 p53、caspase-3 的表达，对缺血/再灌注小鼠脑损伤发挥保护作用。银杏内酯 B 可通过抑制脑缺血-再灌注过程中炎症介质因子的释放改善脑损伤，降低缺血区肿瘤坏死因子-α（TNF-α）、血清白介素-6（IL-6）和血清白介素-1β（IL-1β）的水平、以及细胞间黏附分子 1（ICAM-1）的表达[3]。银杏内酯 N8 尾静脉给药能降低大鼠脑缺血再灌注损伤脑组织中 MDA 含量，升高 SOD 活性[5, 6]。对局部性脑缺血再灌注损伤大鼠具有保护作用，作用机制与降低大鼠脑缺血再灌注后脑组织钙浓度、抗自由基损伤、抑制 Bax 与 Bcl-2 蛋白表达比例及 caspase-3 蛋白表达有关[7]。银杏叶提取物 EGb761（100mg/kg）灌胃 14 天，大鼠细胞外多巴胺和去甲肾上腺素水平升高，纹状体多巴胺含量升高，脑认知功能改善。

3. 抗肝损伤作用　银杏叶提取物 50、100、200mg/kg 灌胃 30 天，对硫代乙酰胺损伤大鼠肝脏有保护作用，可抑制急性肝衰竭大鼠肝细胞凋亡[8]。银杏叶提取物 50、100、200mg/kg 灌服 6 周，可抑制 Leptin 表达，保护酒精性脂肪肝大鼠肝脏损伤[9]，银杏黄酮 0.2、0.4、0.8g/kg 连续灌胃 2 周，对 CCl_4 所致的小鼠肝损伤具有一定保护作用，血清中 ALT 和 AST 活性明显降低，肝组织中 PXR、CYP3A11、CYP3A13 和 RXR 水平显著升高[10]。银杏叶提取物 50mg/kg 腹腔注射 8 周，可使二甲苯中毒小鼠肝组织损伤程度减轻，血中 ALT、AST、TBIL 降低，NF-κB、TNF-α mRNA 和蛋白表达量下降，机制与抑制 NF-κB、TNF-α 炎性因子表达有关[11]。

4. 抗肾损伤作用　银杏叶提取物 500mg/kg 每日灌胃，可抑制肾毒血清性肾炎大鼠中 PAF 水平。银杏叶提取物 25、50mg/kg 灌胃给药，能明显降低鼠急性肾缺血再灌注损伤模型肾皮质丙二醛含量，提高超氧化物歧化酶、Na^+，K^+-ATP 酶及 Ca^{2+}-ATP 酶的活性，降低 BUN 及 Cr 水平。

5. 调节血脂、抗动脉硬化作用　银杏叶茶 0.5、1.0、3.0g/kg 给大鼠灌胃 28 天，能明显降低大鼠总胆固醇（TC）与甘油三酯（TG）值。银杏叶提取物能降低高胆固醇饲料喂养大鼠血中 TC、TG、LDL-C 水平和 NF-κB 表达，使血管内皮细胞存在明显的崩解现象[3]。

6. 抗氧化与抗衰老作用　银杏叶提取物长期用药可改善中年大鼠短期记忆，这与减少额前皮质的自由基产生、增加神经元的存活有关。银杏叶提取物可通过抑制单胺氧化酶活性改善帕金森病。银杏叶提取物还可以通过下调促炎细胞因子表达，上调抗炎细胞因子和精氨酸酶-1（Arg-1），抑制大脑的炎症激活，对 AD 起到预防和治疗作用[3]。银杏黄酮通过抑制 NOX_2 和 NOX_4 等 NADPH 家族的氧化酶的合成，抑制自由基生成；银杏黄酮通过降低一氧化氮的产生，减轻自由基对细胞膜的损伤，抑制神经细胞的凋亡，保护神经细胞，减缓衰老[12]。银杏内酯 N 1、10、100μmol/L 能明显改善谷氨酸诱导损伤的 PC12 细胞的活力，并能使损伤细胞上清液中的 LDH 含量明显减少；可减轻兴奋性氨基酸所致的神经元损伤[13]。银杏双黄酮能通过减少细胞内活性氧水平，维持线粒体膜电位，对 1-甲基-4-苯基-吡啶（MPP +）诱导的细胞损伤有显著的保护作用；其还可通过大幅抑制黑质中酪氨酸羟化酶的表达和纹状体中超氧化物歧化酶活性，可显著改善 1-甲基-4-苯基-1,2,3,6-四氢吡啶（MPTP）诱导的 PD 模型小鼠的协调运动能力；银杏双黄酮能强烈螯合铁离子，通过下调 L-铁蛋白和上调转铁蛋白受体 1，抑制细胞内铁离子水平的升高[14]。

7. 抗肿瘤作用　银杏酚酸能抑制细胞增殖、迁移和浸染活性，促进细胞凋亡；能诱导激活腺苷一磷酸激活的蛋白激酶途径及一些关键酶的合成，表现在体外对人肝癌细胞 SMMC-7721 的毒性作用和体内荷 H_{22} 肝癌小鼠肿瘤生长抑制作用，体内能显著抑制荷 H_{22} 肝癌小鼠肿瘤生长，其抑瘤作用可能与调节机体的免疫功能有关[15]。

银杏黄酮也可通过干预肿瘤组织周围新生血管的生成，使VEGF表达水平下降，从而达到抑制肿瘤的目的[16]。此外，银杏双黄酮对卵巢癌、前列腺癌、肺癌等肿瘤细胞均有一定的抑制作用[14]。

8. 抗病原微生物作用 银杏酚酸对柯萨奇B3病毒有一定的抗病毒作用[15]；在体外还能抑制非细胞体系的人类免疫缺陷病毒(HIV)蛋白酶活性和人体细胞的HIV感染。银杏叶提取物具有广谱杀菌作用，低浓度即可抑制金黄色葡萄球菌、絮状表皮癣菌等常见皮肤致病菌；同时对茄子白绢病菌、茄子立枯病菌等蔬菜病原菌及柿角斑病菌、稻瘟病菌、梨锈病菌等植物病原真菌均有抑制作用[16]。

9. 抗辐射作用 银杏叶提取物12.5、25、50g/kg连续灌胃5天，能增加辐射小鼠白细胞淋巴细胞数量，减轻辐射对肝脏合成功能的损伤，增加SOD、GSH活性，降低MDA量[16]。

10. 毒理研究 银杏叶提取物1.03、4.12g/kg灌胃给药24周，大鼠的脏器系数未发生显著性变化，但多项血液学指标和血液生化指标发生显著改变[17]。银杏酚酸在浓度≥30mg/L时，作用18小时可使细胞HaCaT死亡率从6%上升到80%左右，显示可能是由于溶酶体的酶受到抑制，引起髓鞘质瘤形成。此外银杏酚酸还有致敏、致突变及神经毒性[18]。

【参考文献】

[1] 张锦，罗盛，高尔．银杏黄酮磷脂复合物对血管内皮保护作用初探．数理医药学杂志，2013，26(2)：201-204.

[2] 李芳君，谢少玲，刘永刚．银杏内酯B对氧化应激损伤血管内皮细胞的保护作用．中药材，2011，34(10)：1597-1600.

[3] 李思佳，耿剑亮，张悦，等．银杏药理作用研究进展．药物评价研究，2017，40(6)：731-741.

[4] 谭莉萍，廖弈秋，刘宏，等．银杏叶提取物注射液药效再评价研究．中南药学，2016，14(11)：1159-1162.

[5] 张现涛，梁军，刘红霞，等．银杏叶内酯N对实验性大鼠脑缺血再灌注损伤的保护作用．中国实验方剂学杂志，2012，18(1)：141-144.

[6] 张现涛，马舒伟，吴青业，等．银杏内酯N对局灶性缺血性脑损伤大鼠的保护作用．时珍国医国药，2012，23(4)：797-800.

[7] 马舒伟，张现涛，何盛江，等．银杏叶内酯K对大鼠脑缺血再灌注损伤的保护作用．中国药学杂志，2011，46(13)：993-997.

[8] 王树芳，徐海英，李萌，等．银杏叶提取物对急性肝衰竭大鼠FADD表达的影响．中国现代医学杂志，2012，22(22)：23-26.

[9] 华彩成，万远太．银杏叶提取物对酒精性脂肪肝大鼠肝脏的保护作用．公共卫生与预防医学，2012，23(4)：10-13.

[10] 张韬，金静君，赖力，等．银杏黄酮对四氯化碳诱导的小鼠肝损伤的保护作用．时珍国医国药，2012，23(7)：1704-1706.

[11] 米红梅，张娜，刘宁．银杏叶提取物对二甲苯中毒性肝损伤防治机制的研究．天津医药，2018，46(8)：847-851.

[12] 权明春，苏振宏，方大维，等．银杏黄酮的提取与功能研究进展．今日药学，2020，30(11)：789-792.

[13] 马舒伟，张现涛，刘红霞，等．银杏叶内酯N对谷氨酸损伤PC12细胞的保护作用．华西药学杂志，2011，26(2)：138-140.

[14] 涂清波，孙云，许婷，等．银杏双黄酮药理作用的研究进展．山东医药，2018，58(19)：112-114.

[15] 付强强，高振珅，刘林，等．银杏酚酸的提取分离方法、检测方法、药理作用及制剂研究进展．中国药房，2017，28(4)：547-550.

[16] 金虹，黄毅，王继生．银杏叶提取物对辐射损伤小鼠的保护作用．中草药，2010，41(8)：1339-1342.

[17] 季迁，李哲，李敏，等．银杏叶提取物的长期毒性研究．中国医药指南，2014，12(4)：55-56

[18] 张思珏．银杏酸的药理毒理作用及脱酸方法研究进展．中国社区医师，2019，35(8)：16-17.

乳 香

Ruxiang

本品为橄榄科植物卡氏乳香树 *Boswellia carterii* Birdw.或鲍达乳香树 *Boswellia bhaw-dajiana* Birdw.的干燥树脂。分为索马里乳香和埃塞俄比亚乳香，每种乳香又分为乳香珠和原乳香。主产于埃塞俄比亚、索马里。以淡黄白色、断面半透明、香气浓者为佳。

【炮制】 醋乳香 取净乳香，炒至表面微熔，喷醋，再炒至光亮。

【性味与归经】 辛、苦，温。归心、肝、脾经。

【功能与主治】 活血定痛，消肿生肌。用于胸痹心痛，胃脘疼痛，痛经经闭，产后瘀阻，癥瘕腹痛，风湿痹痛，筋脉拘挛，跌打损伤，痈肿疮疡。

【效用分析】 乳香味辛气香，功善温通行散瘀血，活血祛瘀止痛，且能宣通脏腑气血，为一切气滞血瘀诸证所常用；乳香功擅止痛，能“定诸经之痛”(《珍珠囊》)，常用于气滞血瘀的胸痹心痛、胃脘疼痛，以及产后瘀阻腹痛、癥瘕腹痛等证。乳香温通经脉，活血伸筋，又多用于风寒湿所致的风湿痹痛、筋脉拘挛。

乳香辛香走窜，且能透达经络，尤善活血止痛，消肿生肌，为外、伤科之要药。多用于跌打损伤的瘀肿疼痛，以及疮疡初起肿痛，或疮疡溃久不敛。

【配伍应用】

1. 乳香配当归　乳香气味芳香，功善活血定痛，尤以止痛之功见长；当归功能补血活血，为补而不滞、行中有补之品。两药合用，能增强活血祛瘀止痛之力，适用于气滞血瘀之心腹疼痛、癥瘕积聚等证。

2. 乳香配儿茶　乳香辛香温通，功善活血止痛、消肿生肌；儿茶性涩味苦，功善收敛生肌。两药配伍，既活血消肿止痛，又敛疮生肌收口，适用于疮疡久溃不敛之证。

【鉴别应用】**生乳香与醋乳香**　二者为乳香的不同炮制品，均能活血行气止痛，消肿生肌。生乳香气香辛烈，长于活血消肿止痛，多作外用，多用于疮痈、跌打损伤等。醋乳香行气活血止痛之力更强，多用于内服，适用于气滞血瘀的各种痛证。

【方剂举隅】

1. 活络效灵丹（《医学衷中参西录》）

药物组成：当归、丹参、生乳香、生没药。

功能与主治：活血祛瘀，通络止痛。适用于气血凝滞证。如心腹疼痛，腿疼臂疼，跌打瘀肿，内外疮疡以及癥瘕积聚。

2. 乳香饼子（《圣济总录》）

药物组成：乳香、没药、血竭。

功能与主治：活血止痛，消肿生肌。适用于疮疡肿痛或疮疡溃后不收口。

3. 乳香散（《普济方》引《孙尚药方》）

药物组成：乳香、松节。

功能与主治：活血祛风，伸筋止痛。适用于脚转筋疼痛挛急者。

【成药例证】

1. 瘀血痹颗粒（胶囊）（《临床用药须知中药成方制剂卷》2020 年版）

药物组成：乳香（炙）、没药（炙）、威灵仙、丹参、川芎、当归、红花、川牛膝、姜黄、香附（炙）、炙黄芪。

功能与主治：活血化瘀，通络止痛。用于瘀血阻络所致的痹病，症见肌肉关节剧痛，痛处拒按，固定不移，可有硬节或瘀斑。

2. 活血解毒丸（《临床用药须知中药成方制剂卷》2020 年版）

药物组成：乳香（醋炙）、没药（醋炙）、黄米（蒸熟）、石菖蒲、雄黄粉、蜈蚣。

功能与主治：解毒消肿，活血止痛。用于热毒瘀滞肌肤所致的疮疡、乳痈，症见肌肤红、肿、热、痛、未溃破。

3. 飞龙夺命丸（《中华人民共和国卫生部药品标准·中药成方制剂》）

药物组成：乳香（醋炙）、没药（醋炙）、血竭、蜈蚣、铜绿、胆矾、寒水石（煅）、蜗牛、轻粉、雄黄、麝香、蟾酥（乳炙）、冰片、朱砂。

功能与主治：活血败毒，消肿止痛。用于血瘀化腐成毒引起：痈疽疔毒，脑疽对口，搭背恶疮，乳痈乳癌，溃烂不愈。

【用法与用量】煎汤或入丸、散，3～5g；外用适量，研末调敷。

【注意】

1. 本品辛香走窜，孕妇及无瘀滞者慎用。

2. 本品辛香气浊，易损伤脾胃，影响食欲，或引起呕吐，故脾胃虚弱者慎用；使用时应注意用量不宜过大，不宜多服久服。

【本草摘要】

1.《饮膳正要》“去邪恶气，温中利膈，顺其止痛。”

2.《珍珠囊》“定诸经之痛。”

3.《本草纲目》“消痈疽诸毒，托里护心，活血定痛伸筋，治妇人产难折伤。”

4.《本草正》“通血脉，止大肠血痢疼痛及气逆血滞，心腹作痛。”

【化学成分】主要含挥发油：乙酸辛脂，α-蒎烯，榄香烯，1-辛醇，桉树脑等；树脂类成分：游离α，β-乳香脂酸，香树脂酮，乳香树脂烃等。

中国药典规定含挥发油索马里乳香不得少于6.0%（ml/g），埃塞俄比亚乳香不得少于2.0%（ml/g）。

1. 抗凝血作用　生乳香和醋制乳香 20ml/kg 灌胃给药，连续 3 天，能够降低家兔血小板黏附性，醋制后作用进一步增加。乳香提取物能显著抑制 ADP 诱导的家兔血小板聚集，同时乳香提取物能显著延长家兔血浆凝血时间[1]。

2. 抗炎作用　乳香提取物 0.9g/kg 灌胃，连续 25 天，能明显降低佐剂诱导的关节炎大鼠炎症病变程度的计分，减轻大鼠外周水肿，还能抑制局部组织 TNF-α和 IL-1β的水平。乳香提取物灌胃，可有效增加环磷酰胺诱导的免疫低下模型小鼠总 T 细胞及 $CD4^+T$ 细胞数量；小鼠的 T 细胞对抗 CD3 和 CD28 刺激的增殖反应明显增高；INF-γ、TNF-α、IL-12 和 IL-4 水平上调；骨髓粒系细胞受 GM-CSF 刺激后增殖上调[2]。乳香生品、炒品、醋制品和乳香煎剂、散剂、混悬剂 6、3、1g/kg 灌胃给药，连续 3 天，对外伤引起的小鼠足爪血瘀肿胀均有显著或非常显著的消肿作用。

3. 抗胃溃疡作用 乳香提取物 0.5、1.0g/kg 灌胃给药，连续 22 天，能使醋酸致胃溃疡大鼠的胃溃疡大部分愈合，再生黏膜基本恢复正常厚度，囊状扩张腺体数量减少，且腺体之间结缔组织面积减少，腺体面积相对增多；肉芽组织中胶原面积增多；还能够减少胃溃疡大鼠再生黏膜固有层内的中性粒细胞、淋巴细胞、浆细胞、单核细胞和巨噬细胞浸润程度，改善胃溃疡大鼠的再生黏膜结构质量；具有增加再生黏膜细胞分泌中性黏液作用，提高了胃溃疡大鼠的再生黏膜功能成熟度。

4. 其他作用 乳香提取物 12.5、25、50μg/ml 体外对 ANLL(M3、M2a)两型白血病细胞诱导分化作用增强，能够使细胞增殖能力丧失，NBT 染料还原能力增加。乳香提取物能够诱导急性非淋巴细胞白血病细胞及 HL60 细胞分化，同时也诱导急性非淋巴细胞白血病细胞凋亡。乳香提取物还能够作用于细胞周期，使 G_1 期细胞减少，S 期细胞增多。125mg/L 的乳香提取物促进雪旺细胞增殖的作用极为显著，可使体外培养雪旺细胞内 BDNF、NCAM、PCNA 表达上调[3]。乳香提取物通过激活 ERK1/2 信号通路促进 NIH-3T3 细胞的增殖[4]。乳香酸局部涂抹对化学烧灼法诱导的口腔溃疡大鼠动物模型有明显的促进愈合作用，还能明显减轻溃疡的充血和水肿，其作用机制可能与抗氧化应激和抑制溃疡组织中 TNF-α和 IL-6 的表达水平有关[5]。乳香酸能抑制人口腔鳞癌细胞系 Tca8113 细胞增殖。乳香酸体外能促进 Tca8113 细胞凋亡，呈现一定的浓度依赖关系。乳香酸可以抑制炎症代谢通路中限速酶 5-Lox 表达，且有一定的剂量相关性[6]。

5. 毒理研究 乳香在 6g 生药/kg 剂量下有一定的肝毒性，总乳香酸没有明显的肝损伤；乳香及总乳香酸无明显遗传毒性[7]。

【参考文献】 [1] 蒋海峰，宿树兰，欧阳臻，等. 乳香、没药提取物及其配伍对血小板聚集与抗凝血酶活性的影响. 中国实验方剂学杂志，2011，17(19)：160-165.

[2] 赵艳梅，齐静，郝煜，等. 乳香提取物对免疫低下实验小鼠 T 细胞功能的影响. 现代免疫学，2012，32(3)：248-252.

[3] 陆子音，姜晓文，姜龙，等. 乳香提取物对大鼠雪旺细胞增殖和相关蛋白表达的影响. 中国兽医科学，2013，43(7)：759-764.

[4] 于文会，辛秀，马隽，等. 乳香提取物对 NIH-3T3 细胞增殖及 ERK1/2 信号通路蛋白表达的影响. 中国兽医科学，2015，45(3)：304-308.

[5] 柏景坪，王红健，蓝爱仙，等. 乳香酸治疗口腔溃疡的动物实验研究. 北京口腔医学，2012，20(6)：318-321.

[6] 吴丽琼，张辛燕，孙正，等. 姜黄素和乳香酸对口腔鳞癌细胞系 Tca8113 抑制作用的研究. 北京口腔医学，2011，19(4)：181-185.

[7] 朱桃桃，王安红，孙达，等. 总乳香酸与乳香肝毒性比较研究. 辽宁中医药大学学报，2012，14(9)：48-50.

没 药

Moyao

本品为橄榄科植物地丁树 *Commiphora myrrha* Engl. 或哈地丁树 *Commiphora molmol* Engl.的干燥树脂。分为天然没药和胶质没药。主产于索马里、埃塞俄比亚。以黄棕色、断面微透明、显油润、香气浓、味苦者为佳。

【炮制】 **醋没药** 取净没药，炒至表面微熔，喷醋，再炒至光亮。

【性味与归经】 辛、苦，平。归心、肝、脾经。

【功能与主治】 散瘀定痛，消肿生肌。用于胸痹心痛，胃脘疼痛，痛经经闭，产后瘀阻，癥瘕腹痛，风湿痹痛，跌打损伤，痈肿疮疡。

【效用分析】 没药苦泄辛散，药性平和。功能行散气滞、活血祛瘀、制止疼痛，常与乳香相须为用，用治气行不畅、瘀血阻滞所致的胸痹心痛、胃脘疼痛，以及瘀滞痛经经闭、产后腹痛等诸证，尤善治瘀滞胃脘疼痛。

没药功善活血祛瘀、消肿止痛，且能生肌敛疮收口。古代医家誉其为“疮家奇药”（《医学入门》），是伤科跌打损伤、瘀肿疼痛，外科疮疡肿痛或溃后久不收口等的常用药物。

【配伍应用】

1. 没药配乳香 乳香辛苦性温，功能活血行气止痛，消肿生肌；没药苦辛性平，功能活血止痛，消肿生肌。两药配伍，能增强活血止痛、消肿生肌之功，适用于气滞血瘀之诸痛证，以及疮痈肿痛或疮痈溃久不敛等证。

2. 没药配延胡索 没药功能活血止痛，善治瘀阻胃痛；延胡索活血行气止痛，专治一身上下诸痛。两药配伍合用，可增活血行气止痛之力，适用于瘀阻气滞之胃脘疼痛。

【鉴别应用】

1. 生没药与醋没药 二者为没药的不同炮制品，均能活血止痛，消肿生肌。生没药气香浓烈，多作外用，用治疮痈、跌打损伤等。醋没药增强了活血止痛、收敛生肌之功；且刺激性有所减弱，便于内服，适用于气滞血瘀的各种痛证。

2. 没药与乳香 二者均有活血止痛、消肿生肌之功；常相须为用，治疗气滞血瘀之胸痹心痛、胃脘疼痛、痛经经闭、产后腹痛、风湿痹痛、跌打损伤，以及疮痈肿痛或疮疡溃后不敛等诸证。惟乳香活血兼能伸筋，风湿痹痛、筋脉不利，多用之。没药功偏行气活血，尤为瘀滞胃痛多用。

【方剂举隅】

1. 没药散（《宣明论方》）

药物组成：没药、乳香、穿山甲、木鳖子。

功能与主治：活血祛瘀止痛。适用于气滞血瘀之心腹疼痛，痛不可忍者。

2. 海浮散（《疮疡经验全书》）

药物组成：没药、乳香。

功能与主治：活血消肿，祛腐生肌。适用于疮疡肿痛、脓成未溃，或疮疡脓出已溃而不收口。

3. 手拈散（《百一选方》）

药物组成：草果、延胡索、五灵脂、没药。

功能与主治：顺气宽胸，消胀定痛。适用于疮疡肿痛或疮疡溃后不收口。

【成药例证】

1. 散结灵胶囊（《临床用药须知中药成方制剂卷》2020年版）

药物组成：乳香（醋炙）、没药（醋炙）、五灵脂（醋炙）、木鳖子、草乌（甘草银花炙）、当归、地龙、枫香脂、香墨、石菖蒲。

功能与主治：行气活血，消肿散结。用于气滞痰凝所致的瘰疬、阴疽，症见肌肤或肌肤下肿块一处或数处、按之中硬、推之能动，或骨及骨关节肿、均有皮色不变、肿硬作痛。

2. 风痛灵（《临床用药须知中药成方制剂卷》2020年版）

药物组成：乳香、没药、血竭、樟脑、冰片、麝香草脑、薄荷脑、水杨酸甲酯适量、丁香罗勒油。

功能与主治：活血化瘀，消肿止痛。用于扭挫伤痛，风湿痹痛，冻疮红肿。

【用法与用量】 3～5g，炮制去油，多入丸散。

【注意】

1. 本品气香走窜，孕妇及无瘀滞者慎用。

2. 本品气浊，易损伤脾胃，影响食欲，或引起呕吐，故脾胃虚弱者慎用；使用时应注意用量不宜过大，不宜多服久服。

【本草摘要】

1.《药性论》 “主打磕损，心腹血瘀，伤折踒跌，筋骨瘀痛，金刃所损，痛不可忍，皆以酒投饮之。”

2.《开宝本草》 “破血止痛，疗金疮杖疮，诸恶疮痔漏，卒下血，目中翳晕痛肤赤。”

3.《本草纲目》 “散血消肿，定痛生肌。”

【化学成分】 主要含挥发油：丁香油酚，间甲苯酚，蒎烯，柠檬烯，桂皮醛，罕没药烯等；树脂类成分：α及β罕没药酸，α、β及γ没药酸，没药尼酸，没药萜醇；呋喃倍半萜类化合物：8α-甲氧基莪术呋喃二烯，8α-乙酰基莪术呋喃二烯，莪术呋喃烯，乌药根烯。

中国药典规定含挥发油天然没药不得少于4.0%(ml/g)，胶质没药不得少于2.0%(ml/g)，醋没药不得少于2.0%(ml/g)。

【药理毒理】 本品具有抗血栓生成、抗炎、镇痛、抗肿瘤等药理作用。

1. 抗血栓生成作用 没药提取物对肾上腺素诱导的血栓生成有抑制作用。

2. 抗炎作用 没药甲醇提取物能够抑制脂多糖诱导的一氧化氮的产生。没药油脂对脂多糖诱导的NO合成有抑制作用，其有效成分 *Z*-、*E*-guggulsterones、myrrhanone A和myrrhanol A对脂多糖诱导的一氧化氮的产生具有抑制作用。没药有效成分 *E*-guggulsterone和二萜化合物对环氧化酶具有抑制作用。没药化学成分三萜2α，3β，23-trihydroxyolean-12-ene对鹿角菜胶诱导的炎症反应有抑制作用。没药有效成分曼速宾酸(mansmbinoic acid)，无论对急性炎症或慢性炎症均有良好抑制作用，对生物体内引起炎症的主要物质过氧化物酶有很强的抑制作用。

3. 镇痛作用 没药烷吉酮在4、8mg/kg下对小鼠痛经模型具有明显镇痛作用；没药烷吉酮1.2、1.6μg/ml对缩宫素所致在体、离体子宫收缩均具有明显对抗作用；没药烷吉酮1.6μg/ml能明显抑制$CaCl_2$、KCl、乙酰胆碱所致离体子宫的收缩[1]。

4. 抗肿瘤作用 没药水提取物体外对A549、LLC、Panc-1、Panc-2、MCF-7、MCNeuA、PC-3和LNCaP等肿瘤细胞株的生长有抑制作用，除LNCaP细胞株外，生长抑制率均大于75%。没药两个长链脂肪醇阿魏酸衍生物形成的混合物，能够抑制P糖蛋白介导的肿瘤多药耐药性，对MCF-7和P388肿瘤细胞株的IC_{50}均为25μmol/L。倍半萜1*S*，2*S*-环氧-4*R*-呋喃吉马-10(15)-烯-6-酮对胸腺肿瘤细胞株MCF-7具有细胞毒性，IC_{50}为40μmol/L。没药中环阿尔廷烷型三萜化合物环阿尔廷-24-烯-1α，2α，3β-三醇能通过诱导肿瘤细胞凋亡和细胞周期阻滞，抑制人前列腺肿瘤PC3细胞的增殖[2]。

5. 调脂作用 没药的水煎剂(1:2)中油树脂部分有降血脂的作用，没药油树脂部分能降低血胆固醇量，防止动脉内膜粥样斑块的形成。没药有效成分 *Z*-和 *E*-没药甾酮对总血脂、总胆固醇和血小板凝集有显著的抑制作用，香胶甾酮异构体能够抑制低密度脂蛋白氧化作用。

6. 抗病原微生物作用　没药的水煎剂 1:2 在试管内对多种致病性皮肤真菌都有不同程度的抑制作用，其抗真菌作用可能与其挥发油中所含的丁香油酚有关。没药有效成分 Furanodiene-6-one 和 methoxy furanoguaia-9-ene-8-one 对大肠埃希菌、金黄色葡萄球菌、铜绿假单胞菌和白色念珠菌有很强的抑制活性，其最低有效浓度(MIC)为 0.18～2.8μg/ml。没药挥发油、三氯甲烷提取物和从中分离得到的七个倍半萜成分对18种细菌的抑制作用。

7. 抗肝损伤作用　印度没药榨出物外敷肝区，连续12周，能降低血吸虫病大鼠的存活率，改善肝脏病理学改变。没药甾酮体外可显著抑制肝星状细胞生长，可使 G_2/M 期细胞比例增多，G_0/G_1 和 S 期细胞比例下降；可使丙二醛(MDA)水平下降，还原型谷胱甘肽(GSH)、超氧化物歧化酶(SOD)和过氧化氢酶(CAT)活性升高[3]。

8. 其他作用　没药有效成分 furanodiene-6-one 和 methoxyfuranoguaia-9-ene-8-one 具有局部麻醉作用。没药粗提物具有 DNA 裂解活性，活性物质为 phellamurin。没药乙醇提取物、水提取物具有抗胃溃疡作用。没药提取物能降低正常鼠和糖尿病鼠血糖。

【参考文献】　[1] 吴方方，汪鋆植，黄年玉，等．没药烷吉酮治疗痛经及机制研究．中国药理与临床，2013，29(5)：17-49.

[2] 李国辉，钟庆庆，沈涛．没药中环阿尔廷烷型三萜抑制前列腺肿瘤细胞增殖的研究．中药材，2013，36(10)：1640-1643.

[3] 贾晓黎，石娟娟，封婷，等．没药甾酮对肝星状细胞 HSC-T6 增殖的影响．Chinese H epatology，2013，18(8)：522-525.

灯盏细辛(灯盏花)

Dengzhanxixin

本品为菊科植物短葶飞蓬 *Erigeron breviscapus* (Vant.) Hand.-Mazz.的干燥全草。主产于云南。夏、秋二季采挖，除去杂质，晒干。以根多、叶色黄绿者为佳。

【性味与归经】 辛、微苦，温。归心、肝经。

【功能与主治】 活血通络止痛，祛风散寒。用于中风偏瘫，胸痹心痛，风湿痹痛，头痛，牙痛。

【效用分析】 灯盏细辛辛散温通，能活血通络止痛，故可治疗脑络瘀阻之中风偏瘫，心脉痹阻之胸痹心痛；有温经散寒止痛的作用，是治疗风湿痹痛的要药；并能祛风解表，故亦治风寒感冒，头痛，牙痛。

【配伍应用】灯盏细辛配丹参　灯盏细辛辛温散寒，入心肝经，能通能散；丹参苦能泄降，微寒清热，入心肝二经血分，两药相配，相辅相成，能增强活血散瘀、通脉止痛之功，用于脑络瘀阻，心脉痹阻等有良好的化瘀止痛作用。

【鉴别应用】　灯盏细辛与细辛　二药皆有祛风散寒止痛的作用，均可治疗感冒头痛、牙痛等。然灯盏细辛辛温善行，温经散寒止痛力强，善于活血通络止痛，常用于治疗风寒湿痹。细辛辛温，归肺经，有祛风散寒，通窍，温肺化饮的作用，善于祛风散寒止痛，用治风寒感冒、阳虚外感，鼻渊头痛，寒痰停饮，气逆喘咳等。

【成药例证】

1. 灯盏细辛胶囊(《临床用药须知中药成方制剂卷》2020 年版)

药物组成：灯盏细辛。

功能与主治：活血化瘀，通经活络。用于脑络瘀阻，中风偏瘫，心脉痹阻，胸痹心痛，舌质黯红、紫黯或瘀斑，脉弦细、涩或结代。

2. 益脉康片(《中华人民共和国卫生部药品标准·中药成方制剂》)

药物组成：灯盏细辛浸膏。

功能与主治：活血化瘀，有改善脑血循环，增加脑血流量，增加心肌对缺血、缺氧的耐受性，改善微循环的作用。用于缺血性脑血管病及脑出血后遗瘫痪，眼底视网膜静脉阻塞，冠心病，血管炎性皮肤病，风湿病。

【用法与用量】 9～15g，煎服或研末蒸鸡蛋服。外用适量。

【本草摘要】

1.《滇南本草》　“小儿脓耳，捣汁滴入耳内。左瘫右痪，风湿疼痛，水煎点水酒服。”

2.《云南中草药》　“发表散寒，健脾消积，消炎止痛。”

3.《全国中草药汇编》　“散寒解表，祛风除湿，活络止痛。主治感冒头痛，牙痛，胃痛，风湿疼痛，脑血管意外引起的瘫痪，骨髓炎。”

【化学成分】 主要含黄酮类成分：野黄芩苷，灯盏细辛苷(飞蓬苷)，芹菜素，高山黄芩素，车前黄酮苷等；萜类成分：木栓酮，木栓烷，木栓醇；甾醇类：豆甾醇，Β-甾醇等。

中国药典规定本品含野黄芩苷($C_{21}H_{18}O_{12}$)不得少于0.30%。

【药理作用】 本品具有抗凝血、抗心肌缺血、抗脑缺血、抗氧化、扩张血管等药理作用。

1. 抗凝血作用　灯盏花素片20、40、60mg/kg灌胃1周，能显著延长小鼠凝血时间(CT)；灯盏花素片50、100、200mg/kg灌胃1周，可延长家兔凝血酶原时间(PT)，缩短大鼠优球蛋白溶解时间(ELT)，灯盏花素片40、80mg/kg抑制家兔血小板第3因子(PF3)活性，具有明显的抗凝血作用。灯盏乙素10、20、40mg/kg静脉注射，可延长电刺激诱发大鼠颈动脉血栓形成时间，可抑制AA、ADP、PAF诱导的兔血小板聚集，具有明显的抗血栓形成作用。

2. 抗心肌缺血作用　灯盏花素2、4、8mg/kg能保护缺血再灌大鼠心肌，并能够明显抑制大鼠缺血再灌心肌细胞凋亡，同时抑制基因caspase3 mRNA的表达，减少缺血心肌免遭再灌注损伤。

3. 扩张血管作用　灯盏乙素1、3、10、30μg/ml能减轻乙酰胆碱(ACh)诱导的家兔血管内皮依赖性舒张反应的抑制作用，保护血管功能。

4. 抗心律失常作用　灯盏花素8mg/kg舌下静脉注射对氯化钡及肾上腺素所致的大鼠心律失常均有较好的预防作用，可推迟心律失常的发生时间，缩短持续时间，降低严重心律失常的发生率及死亡率。灯盏花素可开放豚鼠心室肌细胞的K^+通道，促进K^+外流增加，减少心律失常的发生。

5. 抗脑缺血作用　灯盏乙素12.5、25、50mg/kg静脉给药，可缩小大鼠局灶性脑缺血再灌注损伤模型脑梗死体积，降低细胞凋亡百分率，抑制脑组织caspase-3 mRNA及其蛋白的表达。灯盏细辛注射液45mg/kg静脉给药对大鼠脑缺血再灌注损伤有一定改善作用，可改善脑物质代谢，减轻脑缺血损伤。

6. 抗氧化作用　灯盏乙素能够抑制过氧化氢损伤体外培养的血管内皮细胞，其作用可能与抗氧化、增强抗氧化酶SOD、GSH-Px，CAT活力有关[1]。灯盏乙素对H_2O_2诱导PC12细胞损伤具有保护作用，可明显改善细胞形态，显著降低LDH释放量，降低细胞培养液及细胞内MDA含量、提高SOD活性，具有抗氧化、增强抗氧化酶的活力作用。

7. 改善糖尿病视网膜病变　糖尿病小鼠玻璃体腔注射5μl灯盏细辛注射液，小鼠视神经RGC的数量、视网膜厚度以及GAP-43蛋白相对表达水平均随其干预时间逐渐增加[2]。

8. 改善气道重塑作用　对慢性阻塞性肺疾病模型大鼠10 mg/(kg·d)灌胃，可抑制模型大鼠支气管壁厚度及胶原纤维厚度的增加，降低COPD大鼠肺组织中的MMP-9、TGF-β及Smad3 mRNA水平，升高Smad7 mRNA水平，从而可以延缓或改善慢性阻塞性肺疾病气道重塑的疾病进程[3]。

9. 抗炎作用　脂多糖(LPS)诱导的巨噬细胞RAW264.7中，灯盏花乙素能显著抑制NF-κ B转录活性，同时减少炎性因子一氧化氮(NO)生成，降低肿瘤坏死因子-α、白细胞介素-6(IL-6)，白细胞介素-1β(IL-1β)的mRNA表达[4]。

10. 抗肿瘤作用　灯盏花乙素对人结直肠癌细胞SW620，HCT-116，LOVO，HT-29，RKO[5,6]，食管鳞状细胞癌细胞KYSE30，KYE450，KYSE510[7]，肾细胞癌细胞ACHN，786-O[8]，肺癌细胞A549[9]，黑色素细胞瘤细胞A375，乳腺癌细胞MCF-7，宫颈癌细胞HeLa[10]等多种肿瘤细胞具有良好的抑制作用，多呈现时间-剂量依赖性。

【参考文献】［1］崔琳，余海滨，李强，等. 灯盏乙素对过氧化氢致血管内皮细胞损伤的作用及其机制研究. 中医学报，2011，26(1)：57-58.

［2］田蕊，周健，田超伟，等. 玻璃体内注射灯盏细辛对糖尿病小鼠视神经再生的影响及相关机制研究. 临床和实验医学杂志，2020，19(20)：2136-2139.

［3］杜飞，刘代顺，贺刚，等. 灯盏花素对慢性阻塞性肺疾病模型大鼠气道重塑的干预作用. 现代中西医结合杂志，2018，27(02)：136-138.

［4］魏静，陈景瑞，苗琳，等. 灯盏乙素对LPS诱导的RAW264.7细胞炎症介质分泌的影响. 天津中医药，2016，33(08)：487-490.

［5］Yang N，Zhao Y，Wang Z，et al. Scutellarin suppresses growth and causes apoptosis of human colorectal cancer cells by regulating the p53 pathway. Mol Med Rep，2017，15(2)：929-935.

［6］Zhu PT，Mao M，Liu ZG，et al. Scutellarin suppresses human colorectal cancer metastasis and angiogenesis by targeting ephrinb2. Am J Transl Res，2017，9(11)：5094-5104.

［7］Liu F，Zu X，Xie X，et al. Scutellarin Suppresses Patient-Derived Xenograft Tumor Growth by Directly Targeting AKT in Esophageal Squamous Cell Carcinoma. Cancer Prev Res(Phila)，2019，12(12)：849-860.

［8］Deng W，Han W，Fan T，et al. Scutellarin inhibits human renal cancer cell proliferation and migration via upregulation of PTEN. Biomed Pharmacother，2018，107：1505-1513.

［9］Cao P，Liu B，Du F，et al. Scutellarin suppresses proliferation and promotes apoptosis in A549 lung adenocarcinoma cells via AKT/mTOR/4EBP1 and STAT3 pathways. Thorac Cancer，2019，10(3)：492-500.

［10］Hou L，Chen L，Fang L. Scutellarin Inhibits Proliferation,

Invasion, and Tumorigenicity in Human Breast Cancer Cells by Regulating HIPPO-YAP Signaling Pathway. Med Sci Monit, 2017, 23: 5130-5138.

夏天无

Xiatianwu

本品为罂粟科植物伏生紫堇 *Corydalis decumbens* (Thunb.) Pers.的干燥块茎。主产于江西。春季或初夏出苗后采挖，除去茎、叶及须根，洗净，干燥。以个大、质坚、断面色黄白者为佳。

【性味与归经】 苦、微辛，温。归肝经。

【功能与主治】 活血止痛，舒筋活络，祛风除湿。用于中风偏瘫，头痛，跌扑损伤，风湿痹痛，腰腿疼痛。

【效用分析】 夏天无苦泄辛散温通，具有活血止痛、舒筋通络之功，常用于中风瘀阻经脉、气行不畅，以致偏瘫、手足不遂之证。

夏天无入肝经血分，功善活血祛瘀，对瘀滞头痛，以及跌扑损伤的瘀肿疼痛等证，具有散瘀、消肿、止痛之功。

夏天无药性偏温，既活血舒筋通络，又祛风除湿止痛。对因风寒湿邪侵犯人体所致的痹证，症见筋脉拘挛、屈伸不利或腰腿疼痛，具有温通活血、祛风止痛、舒筋活络的作用。

【配伍应用】

1. 夏天无配地龙 夏天无温通活血、通络止痛；地龙性寒清热、息风通络。两药合用，既活血通络，又息风止痉，尤适用于中风后经脉不利、偏瘫不遂之证。

2. 夏天无配威灵仙 夏天无性温辛散，长于活血通络、祛风止痛；威灵仙性猛善走，能通利十二经络，为祛风通络要药。两药配伍，既祛风除湿通络，又活血祛瘀止痛，适用于风湿痹痛之筋脉拘挛，肢体麻木等证。

【鉴别应用】 夏天无与夏枯草 二者药名相似，功效各异。夏天无功能活血止痛，舒筋活络，祛风除湿；多用于中风偏瘫，头痛，跌扑损伤，风湿痹痛，腰腿疼痛等证。夏枯草功能清肝泻火明目，散结消肿；多用于目赤肿痛、目珠夜痛，头痛眩晕，以及痰火瘰疬，瘿瘤等证。

【成药例证】

1. 夏天无片（《临床用药须知中药成方制剂卷》2020年版）

药物组成：夏天无。

功能与主治：活血通络，行气止痛。用于瘀血阻络、气行不畅所致的中风，症见半身不遂、偏身麻木，或跌打损伤、气血瘀阻所致的肢体疼痛、肿胀麻木；风湿性关节炎、坐骨神经痛见上述证候者。

2. 夏天无眼药水（《临床用药须知中药成方制剂卷》2020年版）

药物组成：夏天无提取物。

功能与主治：活血明目舒筋。用于血瘀筋脉阻滞所致的青少年远视力下降、不能久视；青少年假性近视见上述证候者。

【用法与用量】 6～12g，研末分3次服。

【本草摘要】

1.《浙江民间常用草药》“行血，活血，止血，止痛，镇痉。”

2.《全国中草药汇编》“祛风湿，降血压。主治风湿性关节炎、腰肌劳损，高血压病，脑血管意外引起偏瘫。”

【化学成分】 主要含生物碱类成分：原阿片碱，巴马汀，普鲁托品，别隐品碱，隐品碱，隐品巴马汀，延胡索甲素、乙素、丁素，二氢巴马汀，药根碱，白毛茛碱，蝙蝠葛碱等。

中国药典规定本品含原阿片碱（$C_{20}H_{19}NO_5$）不得少于0.30%，含盐酸巴马汀（$C_{21}H_{21}NO_4 \cdot HCl$）不得少于0.080%。

【药理毒理】 本品具有抗血栓形成、抗脑缺血、镇痛、降压、抗心律失常、抗炎等药理作用。

1. 抗血栓形成作用 夏天无总碱0.5、1mg/kg给药7天，可抑制血栓形成，减轻脑栓塞引起的伊文思蓝蓝染和脑水肿。夏天无总碱体内、体外对二磷酸腺苷（ADP）、花生四烯酸（AA）、血流高剪切应力诱导的血小板聚集有明显的抑制作用。夏天无有效成分普鲁托品具有抗血小板聚集、影响血小板活性物质的释放、保护血小板内部超微结构的作用。普鲁托品明显抑制ADP、胶原、AA、烙铁头蛇毒血小板集素（TMVA）诱导的兔血小板聚集、形态的改变和颗粒内含物的释放。

2. 抗脑缺血作用 夏天无注射液含生物碱类成分可降低小鼠脑缺血脑组织内AchE活性，保护神经元、抗神经元凋亡；增加脑缺血再灌注大鼠海马内血管生成素-2、血管内皮细胞生长因子表达。夏天无总碱能显著改善大鼠神经症状、减小脑梗死重量及梗死范围、升高大鼠血清超氧化物歧化酶（SOD）活性、降低丙二醛（MDA）水平、减轻脑组织病变程度[1]。夏天无使脑梗死大鼠的脑组织病理形态改善，调节hs-CRP和BDNF的表达[2]。

3. 镇痛作用 夏天无有效成分普鲁托品10～40kg/mg对化学刺激和电刺激引起的疼痛有明显的镇痛

作用，但镇痛作用较吗啡弱。普鲁托品有明显的镇痛作用，抑制小鼠自发活动，促进戊巴比妥钠诱导的睡眠，延长睡眠时间，缩短潜伏期。夏天无生物碱能提高小鼠对热板试验所致的镇痛效应，能显著抑制醋酸所致的小鼠扭体反应。夏天无超微粉碎提高了生物利用度，其镇痛作用更强[3]。

4. 降压作用　夏天无总碱中的有效成分普鲁托品具有明显的降压作用，呈剂量依赖性，而且起效快，维持时间长。夏天无总碱动脉注射可使麻醉犬脑与下肢血流量增加，血管阻力降低，血压轻度下降。总碱静脉注射可使血压下降，对脑与下肢血流量和血管阻力未见明显影响。总碱可以对抗去甲肾上腺素引起的脑血管和下肢血管的紧张状态。

5. 抗心律失常作用　夏天无总碱对三氯甲烷诱发的小鼠室颤、肾上腺素所致的家兔心律失常、氯化钙引起的大鼠室颤和乌头碱导致的大鼠心律失常均有明显的预防或治疗作用。夏天无总碱可能有抑制心肌细胞膜的Na^+内流的作用。夏天无总碱 2mg/kg 静脉注射具有抗缺血性和复灌性心律失常的作用，特别是能明显抑制猫心肌在复灌期室颤的发生率及严重程度。普鲁托品、夏天无总碱均能明显增加小鼠心肌 ^{86}Rb 的 CPM，能显著增加心肌营养性血流量。夏天无中别隐品碱可阻断 HEK293 细胞表达的 hERG 钾离子通道，能显著抑制中后期动作电位，对早期动作电位没有影响[4]。别隐品碱增加心室肌细胞 L-型钙电流（$I_{Ca\text{-}L}$），增大窗电流[5]。

6. 抗炎作用　夏天无注射液腹腔注射，对角叉胶、蛋清所致大鼠跖趾肿胀，二甲苯所致小鼠耳壳肿胀，滤纸片诱发大鼠肉芽组织增生以及对醋酸所致小鼠腹腔急性炎症均有较好的抑制作用。

7. 改善记忆作用　夏天无总碱提取物 0.5、1.0mg/kg 可显著改善 D-半乳糖制成大鼠痴呆模型的学习记忆能力，并能显著增加痴呆大鼠脑内 5-HT、DA 的含量。夏天无总生物碱对东莨菪碱及 D-半乳糖致大鼠的学习记忆障碍有明显的改善作用。夏天无总生物碱能明显改善血管性痴呆大鼠模型的学习、记忆能力，有效地降低模型大鼠大脑皮层乙酰胆碱酯酶（AChE）的含量，提高大脑皮层总抗氧化能力，减轻自由基的损伤[6]。

8. 抗肝损伤作用　夏天无有效成分普鲁托品 50、100mg/kg 对 CCl_4、硫代己酸胺、对乙酰氨基酚所致的小鼠肝损伤均有保护作用，使 ALT 显著降低，肝病理损伤减轻。原阿片碱 25μmol/L 及别隐品碱 10μmol/L 体外可显著增加人肝细胞和 $HepG_2$ 细胞内细胞色素氧化酶 $P_{450}1A$ 的 mRNA 水平[7]。

9. 其他作用　夏天无总碱和普鲁托品对睫状肌均有解痉作用；夏天无中的四氢巴马汀对突触体及囊泡摄取多巴胺产生影响，且夏天无具有抗疟疾的作用。夏天无注射液对大鼠坐骨神经损伤后的整合素β_1 的表达具有增强作用[8]。

10. 体内过程　夏天无提取物中有效成分原阿片碱和延胡索乙素在回肠吸收较好，原阿片碱的吸收在十二指肠、空肠和回肠可能存在饱和现象[9]。

11. 毒理研究　不同夏天无超临界生物碱提取物给小鼠一次性灌胃，一般在给药后 10 分钟内出现连续的、甚至强直性的抽搐，动物多在惊厥反应出现后 15 分钟内死亡[10]。

【参考文献】［1］姚丽梅，刘瑶，段启．注射用夏天无总碱对大鼠局灶性脑缺血的影响．中成药，2011，33(5)：872-874.

［2］刘晶，李丽．夏天无对脑梗死大鼠脑源性神经营养因子及高敏 C 反应蛋白影响的实验研究．中国医疗前沿，2010，5(6)：23-25.

［3］黄一科，张水寒，冯小燕，等．夏天无饮片超微粉碎前后镇痛作用及其血药浓度相关性研究．中国实验方剂学杂志，2012，18(17)：231-234.

［4］Lin K，Liu Yt，Xu B，et al．Allocryptopine and benzyltetrahydropel matine block hERG potassium channels expressed in HEK 293 cells．Acta Pharm acolog ica sinica，2013，34(6)：847-858.

［5］孙莉萍，徐斌，张德贤．别隐品碱对小鼠心室肌细胞 L-型钙电流的影响．中国心脏起搏与心电生理杂志，2013，27(3)：249-251.

［6］陈伯文，顾振纶，虞燕霞．夏天无总生物碱对鼠血管性痴呆防治作用的研究．抗感染药学，2012，9(3)：199-202.

［7］Vrha J，Vrublova E，Modriansky M，et al．Protopine and allocryptopine increase mRNA levels of cytochromes $P_{450}1A$ in human hepatocytes and $HepG_2$ cells independently of A hR．Toxicol Lett，2011，203(2)：135-141.

［8］钱长晖，何才姑，黄玉梅，等．夏天无注射液对大鼠坐骨神经损伤后的整合素β_1表达的影响．福建中医学院学报，2012，20(1)：29-30.

［9］马宏达，郭涛，何进．夏天无提取物中原片碱和延胡索乙素的大鼠肠吸收特性．医药导报，2011，30(9)：1125-1129.

［10］袁辉，吴春珍，杨义芳，等．夏天无中两种生物碱和总生物碱羟丙基-β-环糊精包合物的急性毒性．中国医药工业杂志，2011，42(12)：922-924，944.

枫香脂

Fengxiangzhi

本品为金缕梅科植物枫香树 *Liquidambar formosana* Hance 的干燥树脂。主产于浙江、江西、福建、云南。7、

8月间割裂树干，使树脂流出，10月至次年4月采收，阴干。以块大、质脆、火燃时香气浓郁者为佳。

【性味与归经】 辛、微苦，平。归肺、脾经。

【功能与主治】 活血止痛，解毒生肌，凉血止血。用于跌扑损伤，痈疽肿痛，吐血，衄血，外伤出血。

【效用分析】 枫香脂味辛微苦，药性平和，功善活血化瘀、消肿止痛，常用于跌扑损伤所致的瘀肿疼痛。

枫香脂既活血凉血，又解毒消肿、生肌敛疮。对疮痈初起红肿疼痛者，具有活血止痛、凉血消肿之功；对于疮疡溃烂不敛者，具有解毒敛疮、生肌收口之效。

枫香脂入血分凉血止血，且为血热出血诸证，如吐血、衄血，以及外伤出血等所常用。

【配伍应用】

1. 枫香脂配乳香 枫香脂辛苦性平，功能活血凉血、消肿生肌；乳香辛香温通，功能活血行气、消肿止痛。两药伍用，可增强活血止痛、消肿生肌之力，既适用于跌打损伤之瘀肿疼痛，又可用于疮痈肿痛或疮疡溃后不敛等证。

2. 枫香脂配玄参 枫香脂入血分能活血、凉血止血；玄参入血分能清热、凉血滋阴。两药配伍，既清血分之热，又增强了止血之功，适用于血热所致的各种出血。

【鉴别应用】 **枫香脂与没药** 二者均为药用树脂，均有活血止痛、消肿生肌之功。然二者应用各有偏重。枫香脂既活血消肿，又解毒凉血，故多用于疮痈初起肿痛或血热出血等症。没药既活血止痛，又行散气滞，故多用于瘀血阻滞、气行不畅的胃脘疼痛。

【方剂举隅】 白香散(《养老奉亲书》)

药物组成：枫香脂、轻粉。

功能与主治：活血止痛，解毒消肿。适用于一切恶疮疼痛不可忍者。

【成药例证】 小金丸(胶囊)(《临床用药须知中药成方制剂卷》2020年版)

药物组成：制草乌、地龙、木鳖子(去壳去油)、酒当归、五灵脂(醋炒)、乳香(制)、没药(制)、枫香脂、香墨、麝香。

功能与主治：散结消肿，化瘀止痛。用于痰气凝滞所致的瘰疬、瘿瘤、乳岩、乳癖，症见肌肤或肌肤下肿块一处或数处、推之能动，或骨及骨关节肿大、皮色不变、肿硬作痛。

【用法与用量】 1～3g，宜入丸散服。外用适量。

【本草摘要】

1.《新修本草》 “主隐疹风痒浮肿，齿痛。”

2.《本草纲目》 “一切痈疽疮疥，金疮，吐衄咯血，活血生肌，止痛解毒。烧过揩牙，永无牙疾。”

3.《本草求原》 “治中风，腰痛，行痹，痿厥，脚气，脾虚久泻。”

【化学成分】 主要含挥发油：阿姆布酮酸，阿姆布醇酸，阿姆布二醇酸，路路通酮，枫香脂熊果酸，枫香脂诺维酸等。

中国药典规定本品含挥发油不得少于1.0%(ml/g)。

【药理毒理】 本品具有抗血栓形成等药理作用。

1. 抗血栓形成作用 枫香脂生药、精制枫香脂、枫香脂挥发油灌胃给药，能抑制大鼠血栓长度，血栓湿重与血栓干重。

2. 对心血管系统的作用 枫香脂生药、精制枫香脂、枫香脂挥发油均能显著降低三氯甲烷诱导的小鼠室颤发生率，均可提高冠脉血流量，体外可使离体猪动脉条明显舒张，提高小鼠常压下的心肌耐缺氧能力。枫香脂挥发油和乙酸乙酯部位可以通过调节血管活性因子在体内的分泌，即减少缩血管物质内皮素-1(ET-2)、血栓素A(TXA)的分泌，促进扩血管成分前列腺素 I_2($PGEI_2$)的分泌，调节两者之间的比例，还能够降低组织型纤维溶酶激活物的浓度，促进其活性升高，从而达到改善小鼠血流状态的作用[1]。

3. 促进药物透皮扩散作用 枫香脂挥发油对双氯酚酸钠、甲硝唑、甲氧氯普胺、川芎嗪和沙丁胺醇等5种药物透皮扩散有明显的促进作用。

4. 毒理研究 枫香脂生药、精制枫香脂5g/kg灌胃1次，观察6天，未见小鼠死亡。枫香脂挥发油灌胃小鼠的 LD_{50} 为2.03g/kg。

【参考文献】 [1] 程再兴，陈卫琳，陈锡铖，等. 枫香脂挥发油及乙酸乙酯部位对小鼠血管活性因子的影响. 中国医药导报，2011，8(34)：37-39.

白屈菜

Baiqucai

本品为罂粟科植物白屈菜 *Chelidonium majus* L.的干燥全草。主产于东北、华北。夏、秋二季采挖，除去泥沙，阴干或晒干。切段。以主根粗、茎叶色黄绿者为佳。

【性味与归经】 苦，凉；有毒。归肺、胃经。

【功能与主治】 解痉止痛，止咳平喘。用于胃脘挛痛，咳嗽气喘，百日咳。

【效用分析】 白屈菜味苦性凉，归入胃经，功善解除痉挛，制止疼痛，尤多用治胃脘挛急疼痛甚者。

白屈菜归入肺经，苦泄降气，具有止咳化痰平喘之功，为肺气上逆之咳嗽、气喘、痰多，以及百日咳之良药。

【配伍应用】

1. 白屈菜配陈皮 白屈菜苦泄性凉，功善解痉止痛，尤为胃痛多用。陈皮辛苦性温，功能行气健脾。两药合用，可增行气止痛之功，适用于气滞胃脘疼痛等证。

2. 白屈菜配甘草 白屈菜味苦降泄，功能止咳平喘；甘草味甘性平，功能祛痰止咳。两药同用，既止咳祛痰，又降逆平喘，适用于痰多咳嗽、气喘等证。

【鉴别应用】 白屈菜与洋金花 二者均有止痛、止咳、平喘功效。然白屈菜味苦性凉，善治慢性咳喘痰多以及胃脘挛痛之证。洋金花味辛性温，善治咳喘无痰或少痰之证；且具有麻醉止痛作用，为心腹冷痛、风湿痹痛等诸痛要药。

【成药例证】

1. 胃痛平胶囊（《中华人民共和国卫生部药品标准·中药成方制剂》）

药物组成：白屈菜。

功能与主治：缓急止痛。用于慢性胃炎，胃溃疡，十二指肠溃疡及胃肠痉挛引起的疼痛。

2. 小儿清热灵（《中华人民共和国卫生部药品标准·中药成方制剂》）

药物组成：白屈菜、北寒水石、黄芩、重楼、柴胡、天竺黄、紫荆皮、射干、板蓝根、牛黄、菊花、冰片、蝉蜕、珍珠、黄连、麝香。

功能与主治：清热解毒，利咽止咳。用于感冒发热，咽喉肿痛，咳嗽气喘，神烦惊搐。

3. 小儿白贝止咳糖浆（《中华人民共和国卫生部药品标准·中药成方制剂》）

药物组成：白屈菜、瓜蒌、半夏(矾制)、平贝母。

功能与主治：清热解毒，化痰止咳。用于痰火壅肺，咳痰黄稠或痰中带血，胸胁胀痛，以及火热灼肺，痰阻气道所致咳嗽。

【用法与用量】 9～18g。

【本草摘要】

1.《中国药用植物志》 "治胃肠疼痛及溃疡，外用为疥癣药及消肿药，以生汁涂布之。"

2.《四川中药志》（1982年版）"用于慢性支气管炎，百日咳，疮痈，稻田皮炎，肿瘤。"

【化学成分】 主要含生物碱类成分：白屈菜红碱，白屈菜碱，原阿片碱，白屈菜定碱，α-高白屈菜碱，氧化白屈菜碱，甲氧基白屈菜碱，二氢白屈菜红碱，二氢血根碱，小檗碱，四氢小檗碱，黄连碱，四氢黄连碱，紫堇沙明碱，木兰花碱，紫堇定，异紫堇定；还含皂苷、黄酮苷及强心苷等。

中国药典规定本品含白屈菜红碱($C_{21}H_{18}NO_4$)不得少于0.020%。

【药理毒理】 本品具有镇痛、镇咳、平喘抗炎、抗肿瘤等药理作用。

1. 镇痛作用 白屈菜碱5、10、20mg/kg灌胃1次，可明显减少腹腔注射酒石酸锑钾引起小鼠扭体反应次数；提高热板法致小鼠疼痛反应的阈值；减少小鼠足底部注射福尔马林引起疼痛反应的积分，均呈现良好的剂量依赖关系。预防性灌胃给予坐骨神经慢性结扎损伤大鼠白屈菜红碱80mg/kg，显示机械缩足反应阈值(MWT)明显降低，热缩足反射潜伏期(TWL)明显缩短，脊髓背角胶质纤维酸性蛋白(GFAP)表达及星形胶质细胞计数明显减少，因此，白屈菜红碱可能通过下调脊髓背角GFAP表达抑制脊髓星形胶质细胞激活，从而减轻神经病理性疼痛的发生[1]。白屈菜提取物可明显抑制冰醋酸引起的小鼠扭体反应次数和扭体反应发生率，提高小鼠光热辐射致疼痛反应的痛阈值，其镇痛作用不受纳洛酮拮抗，主要是外周性的；对二甲苯引起的小鼠耳廓肿胀有显著的抑制作用[2]。

2. 镇咳平喘作用 白屈菜总生物碱5、10、20mg/kg灌胃，可明显延长氨水气雾刺激小鼠呼吸道黏膜下感受器引起的咳嗽的潜伏期、减少咳嗽次数；显著减少枸橼酸气雾刺激豚鼠呼吸道引起的咳嗽次数；延长豚鼠组胺引喘潜伏期、减少抽搐跌倒动物比率。白屈菜总生物碱5、10、20mg/kg灌胃给药，可增加小鼠气管段酚红排泌量，可明显延长小鼠和豚鼠引咳潜伏期、减少咳嗽次数、明显提高猫致咳阈电压，并持续3小时以上。白屈菜总生物碱10、20、40mg/kg灌胃给药，可明显提高电刺激猫喉上神经引咳阈电压，明显增加小鼠气管酚红的排泌量。白屈菜总生物碱还可剂量依赖性地延长豚鼠磷酸组胺和氯化乙酰胆碱及卵蛋白引喘潜伏期，减少抽搐跌倒动物数，显著增加肺支气管灌流量，抑制在体和离体支气管痉挛及卵蛋白引起的过敏性支气管痉挛。

3. 抗炎作用 在LPS的刺激下，白屈菜红碱能够降低CCL-2的表达，升高IL-1 RA的表达，同时降低IL-6 mRNA的表达，白屈菜红碱抗炎作用的机制主要是其对促炎细胞因子和抗炎细胞因子基因表达调控的作用[3]。通过诱导小鼠内毒素休克模型和LPS激活小鼠腹腔巨噬细胞实验，显示白屈菜红碱能够强有力的抑制一氧化氮(NO)和肿瘤坏死因子(TNF-α)分泌，其潜在的分子机制可能是在激活小鼠腹腔巨噬细胞中，白屈菜红碱能通过抑制MAPKs磷酸化水平的刺激反应来抑制LPS诱导的

NO和TNF-α的生成[4]。

4. 抗肿瘤作用 白屈菜碱能够对黑色素瘤细胞系具有较强的抗增殖活性，而且不受p53基因的影响，通过降低抗凋亡蛋白Bcl-2，Mcl-1，XIAP的表达，并伴随着线粒体细胞膜上caspase-3和多聚（ADP-核糖）聚合酶（PARP）片段表达的降低，诱导组蛋白2A变异体（H2AX）磷酸化，从而引起DNA的损伤[5]。白屈菜碱能够产生活性氧簇（ROS）抑制HeLa细胞的增殖，还可通过激活p38-p53通路和PI3K/AKT信号传导通路诱导人宫颈癌HeLa细胞凋亡[6]。白屈菜碱可以显著下调人胃癌SGC-7901细胞Cdk1和CyclinB1的蛋白表达水平，上调p-Cdk1蛋白表达水平，表明白屈菜碱可使SGC-7901细胞大部分的Cdk1处于磷酸化状态而不能活化，进而将SGC-7901细胞阻滞于G_2/M期[7]。白屈菜红碱对肺癌A549细胞具有高效细胞毒作用，IC_{50}值为（9.43±0.52）μmol/L，证明了其具有高效诱导肺癌A549细胞凋亡的活性[8]。白屈菜红碱110、115、210、215μg/ml能够诱导人胃癌BGC823细胞凋亡。白屈菜红碱能通过S期传导阻滞显著地抑制SMMC7721细胞增殖，且呈现剂量依赖性，其诱导凋亡的作用是通过干扰线粒体膜蛋白caspase-3和多聚ADP核糖聚合酶的活化，下调Bcl-2的表达，同时上调Bax和Bid[9]。白屈菜红碱能够通过抑制PK-CA活性，下调MDR1基因转录水平，降低其表达产物P-gp的水平，从而逆转人乳腺癌细胞的多药耐药性有关[10]。

5. 其他作用 白屈菜红碱100、50、25、12.50、6.25、3.13、1.56、0.78、0.39mg/ml体外可抑制变形链球菌，并且白屈菜红碱溶液浓度与变形链球菌抑菌圈大小之间具有高度相关性。白屈菜红碱还能抑制变形链球菌的表面疏水性及黏附作用。白屈菜碱可以通过增加尿排泄而潴留钠离子的作用降低镉中毒肾毒性模型大鼠的肾毒性，从而保护镉中毒大鼠肾脏[11]。白屈菜红碱腹腔注射，能降低四氯化碳诱导肝纤维化大鼠血清透明质酸（HA）的含量，具有抗化学性大鼠肝纤维化作用[12]。

6. 毒理研究 大鼠腹腔注射12.6、8.4、5.6和3.7mg/kg白屈菜红碱，给药6天，停药8天为1个周期，连续给药3个周期，停药观察4周后解剖，大鼠在给药后，12.6和8.4mg/kg剂量组立即出现腹膜刺激征，一周之内出现消瘦和被动体态等，体重增长缓慢，摄食量减少，甚至死亡；白屈菜红碱5.6mg/kg以上剂量组大鼠红细胞系各项指标降低，白细胞数及白细胞分类异常，凝血时间延长，葡萄糖降低，碱性磷酸酶增加；并可观察到肺脏瘀血，腹腔大量血性腹水，脏器粘连并严重变形，肝脏和脾脏明显增大，前列腺和睾丸系数明显减小，睾丸生精上皮细胞和精子明显损伤等，说明白屈菜红碱在≥5.6mg/kg剂量下，可引起大鼠局部刺激和药物毒性所引起的全身性异常反应，以致部分大鼠死亡[13]。

【参考文献】［1］陈勇，梁应平，郭莲，等．白屈菜红碱预先给药对神经病理性疼痛大鼠疼痛行为和脊髓星形胶质细胞活化的影响．临床麻醉学杂志，2014，30（1）：77-80.

［2］李静，田芳，李美艳，等．白屈菜提取物中生物碱的镇痛抗炎作用研究．中国实验方剂学杂志，2013，19（8）：262-265.

［3］KPeˇncˇíková，PKollár，VMüller Závalová，et al. Investigation of sanguinarine and chelerythrine effects on LPS-induced inflam-matory gene expression in THP-1 cell line. Phytomedicine，2012，19（10）：890-895.

［4］Li Weifeng，Fan Ting，Zhang Yanmin，et al. Effect of chelerythrine against endotoxic shock in mice and its modulation of inflammatory media-tors in peritoneal macrophages through the modulation of mitogen-activated protein kinase（MAPK）pathway. Inflammation，2012，35（6）：1814-1824.

［5］Hammerová J，Uldrijan S，Táborská E，et al. Benzo［c］phenanthridine alkaloids exhibit strong anti-proliferative activity in malignant melanoma cells regardless of their p53 status. J Dermatol Sci，2011，62（1）：22-35.

［6］Paul A，Bishayee K，Ghosh S，et al. Chelidonine isolated from ethanolic extract of Chelidonium majus promotes apoptosis in HeLa cells through p38-p53 and PI3K/AKT signalling pathways. 中西医结合学报，2012，10（9）：1025-1038.

［7］季宇彬，孟凡影，曲中原，等．白屈菜碱对SGC-7901细胞Cdk1、cyclinB1表达影响．哈尔滨商业大学学报（自然科学版），2012，28（1）：1-3.

［8］贺云鹏．白屈菜红碱抗肺癌活性及其相关机制．中国老年学杂志，2011，31：4690-4691.

［9］Zhang Zhengfu，Guo Ying，Zhang Jianbin，et al. Induction of apoptosis by chelerythrine chloride through mitochondrial pathway and Bcl-2 family proteins in human hepatoma SMMC-7721 cell. Arch Pharm Res，2011，34（5）：791-800.

［10］曹喆，王丽娟，吴明辉，等．白屈菜红碱逆转人乳腺癌多药耐药的机制．中国医学科学院学报，2011，33（1）：45-50.

［11］Koriem K M，Arbid M S，Asaad G F. *Chelidonium majus* leaves methanol extract and its chelidonine alkaloid ingredient reduce cadmium-induced nephrotoxicity in rats. J Nat Med，2013，67（1）：159-167.

［12］汪煜华，李映菊，刘运美．白屈菜红碱对肝纤维化大鼠血清透明质酸和谷丙转氨酶的影响．南华大学学报：医学版，2010，

38(3)：325-327.

［13］罗飞亚，马新群，林飞．白屈菜红碱对大鼠的长期毒性试验研究．癌变畸变突变，2014，26(6)：459-462.

天仙子

Tianxianzi

本品为茄科植物莨菪 *Hyoscyamus niger* L.的干燥成熟种子。主产于内蒙古、河北、河南、甘肃、陕西。夏、秋二季果皮变黄色时，采摘果实，暴晒，打下种子，筛去果皮、枝梗，晒干。以粒大、饱满者为佳。

【性味与归经】 苦、辛，温；有大毒。归心、胃、肝经。

【功能与主治】 解痉止痛，平喘，安神。用于胃脘挛痛，喘咳，癫狂。

【效用分析】 天仙子苦辛性温，为大毒之品。入胃经，功善解痉止痛，能缓解胃脘挛急作痛，速效且力强，故为胃脘挛急疼痛所常用。

天仙子入心经能“安心定志”（《本草拾遗》）而“疗癫狂”（《名医别录》），常用于心神受扰、心神不安之癫狂、神志不清之证。

天仙子苦降肺气、解痉平喘，对于肺气上逆之咳嗽气喘，具有降气平喘之功。

【配伍应用】

1. 天仙子配延胡索 天仙子苦泄辛行，功善解痉止痛，为胃脘挛急多用；延胡索气血并治，功能活血行气止痛，尤为止痛要药。两药合用，止痛之效增强，适用于气滞血瘀之胃脘挛急疼痛者。

2. 天仙子配朱砂 天仙子性温，功能安神定志；朱砂甘寒质重，功能镇心安神。两药配伍，可安心神、定神志，适用于心神受扰、神志不清的癫狂证。

【鉴别应用】 **天仙子与洋金花** 二者皆辛温有毒，均有解痉止痛、平喘功效。天仙子功偏解痉止痛，多用治胃脘挛急疼痛；且能安神定志而疗癫狂。洋金花功偏止痛平喘，多用于心腹冷痛、风湿痹痛、跌打损伤等诸痛，以及咳喘无痰或少痰等证。

【方剂举隅】

1. 天仙子丸（《圣济总录》）

药物组成：天仙子、干姜、陈皮、诃黎勒。

功能与主治：解痉止痛，温中涩肠。适用于大肠冷积，洞泄不止。

2. 妙功散（《圣济总录》）

药物组成：大黄、莨菪子。

功能与主治：清热燥湿，解痉止痛。适用于赤白痢下，脐腹疼痛，肠滑后重。

3. 莨菪丸（《本草图经》引《小品方》）

药物组成：莨菪。

功能与主治：安神。适用于癫狂。

【成药例证】 **胃痛宁片**（《中华人民共和国卫生部药品标准·中药成方制剂》）

药物组成：蒲公英提取物、氢氧化铝、甘草干浸膏、天仙子浸膏、龙胆粉、小茴香油。

功能与主治：清热燥湿，理气和胃，制酸止痛。用于湿热互结所致胃、十二指肠溃疡，胃炎，症见胃脘痉痛，胃酸过多，脘闷嗳气，泛酸嘈杂，食欲不振，大便秘结，小便短赤。

【用法与用量】 0.06～0.6g。

【注意】

1. 本品有大毒，内服用量不可过大，不可多服久服。

2. 心脏病、心动过速、青光眼患者禁用。

3. 孕妇禁用。

【本草摘要】

1.《名医别录》 “疗癫狂，风痫，颠倒拘挛。”

2.《本草拾遗》 “主痃癖，安心定志，聪明耳目，除邪逐风。”

3.《现代实用中药》 “内服治喘息、胃痛、神经痛，用于剧烈咳嗽、百日咳、胃痉挛痛、三叉神经痛、呕吐、舞蹈病。”

【化学成分】 主要含生物碱类成分：东莨菪碱，莨菪碱，红古豆碱；酯类成分：1,24-二十四烷二醇二阿魏酸酯，1-*O*-十八酰甘油；脂肪酸类成分：肉豆蔻酸，棕榈酸，油酸，亚油酸等。

中国药典规定本品含东莨菪碱（$C_{17}H_{21}NO_4$）和莨菪碱（$C_{17}H_{23}NO_3$）的总量不得少于 0.080%。

【药理毒理】 本品具有抗心肌缺血、抗脑缺血等药理作用，此外对神经系统也具有一定的药理作用。

1. 抗心肌缺血作用 氢溴酸东莨菪碱 1.75mg/L 体外能够改善缺血再灌注心脏模型心功能，改善心肌细胞结构，使 NO 含量明显减少，iNOS 活性显著下降，cNOS 活性略有下降，iNOS 的 mRNA 表达显著下降，而 cNOS 的 mRNA 改变不明显。东莨菪碱 17.5μg/kg 体外能够抑制缺血再灌注心肌顿抑大鼠过量 NO 的产生，减少心肌 MDA、心肌血 cGMP 及 CK 的产生，对顿抑心肌功能有保护作用。东莨菪碱预处理可明显减弱去甲肾上腺素、组胺和 5-HT 分别引起的血管收缩，这种抑制作用不依赖于血管内皮。

2. 抗脑缺血作用 东莨菪碱可使脑缺血再灌注大

鼠脑组织中异常增高的 Ca^{2+}含量降低，组织学及脑电活动也有改善。东莨菪碱 0.45mg/kg 腹腔注射，可减缓脑缺血沙鼠胞浆游离钙升高，它具有 Ca^{2+}通道阻滞作用，抑制 Ca^{2+}跨膜慢向内流和抑制从内质网释放，减缓胞浆[Ca^{2+}]的升高，减缓 ATP 的耗竭，从而预防和减轻神经细胞损伤。阿托品可明显阻止大鼠脑缺血再灌流损伤时大脑皮质单胺和 5-羟吲哚乙酸(5-HIAA)含量减少，促进脑电恢复，有助于打断所形成的恶性循环，发挥脑保护作用。阿托品 0.35、0.7mg/kg 静脉给药，可明显减轻兔大脑中动脉闭塞模型缺血区脑组织 Ca^{2+}、Na^{+}积聚和细胞水肿，随剂量增加作用增强。给予氢溴酸东莨菪碱 0.25mg/kg 静脉注射，对东莨菪碱弥漫性脑损伤大鼠具有改善微循环、阻止脂质过氧化反应、减轻脑水肿的作用。东莨菪碱腹腔注射能降低兔急性脑外伤搏动指数，提高血流速度，缓解脑血管痉挛，增加脑血流，具有脑保护作用。

3. 抗炎镇痛作用 天仙子的甲醇提取物可明显延长小鼠热板反应时间，减少扭体反应，并呈剂量依赖性。其镇痛作用可能与其中枢神经和外周神经作用机制均有关。天仙子还可显著抑制角叉菜胶诱发的大鼠足肿胀和棉球肉芽肿。

4. 对神经系统的作用 东莨菪碱腹腔注射与地西泮联合应用不仅对戊四氮致癫痫大鼠具有抗癫痫作用，而且可减轻发作后脑水肿，地西泮单独应用不能减轻脑水肿。天仙子水甲醇提取物能够明显减轻帕金森症大鼠的运动障碍和纹状体多巴胺损失，这与其能明显抑制线粒体中单胺氧化酶的活性，减少羟自由基的产生有关[1]。给予成年小鼠连续 4 周腹腔注射东莨菪碱，能够干扰小鼠海马齿状回神经元细胞的增殖、分化及迁移，特别是对树突成熟和神经祖细胞复杂性的损害，但是不会导致细胞死亡[2]。东莨菪碱 1.0、2.0mg/kg 腹腔注射，可降低大鼠学习记忆能力。小鼠腹腔注射东莨菪碱 2、3、5mg/kg，小鼠上、下台逃避潜伏期显著缩短，大脑皮质和海马区乙酰胆碱(ACh)、乙酰胆碱酯酶(AChE)及乙酰胆碱转移酶(ChAT)含量和活力受到显著影响，且对小鼠行为和记忆障碍损伤的程度随剂量增大而增强，显著影响小鼠大脑皮质和海马区 ACh 的合成与代谢[3]。大鼠腹腔注射东莨菪碱，经检测发现额叶皮质孕烯醇酮(PREG)的含量显著下降，提示东莨菪碱可能通过影响 PREG 的合成损伤大鼠的学习记忆能力[4]。

5. 抗抑郁作用 给予强迫游泳大鼠腹腔注射东莨菪碱 0.04mg/kg，大鼠强迫游泳不动时间显著减少，海马组织中雷帕霉素靶蛋白(mTOR)及脑源性神经营养因子(BDNF)的表达显著增高，东莨菪碱的抗抑郁作用可能与海马组织中 mTOR 及 BDNF 的上调有关[5]。

6. 其他作用 800mg/kg 的提取物对酵母菌诱发的小鼠发热可产生退热作用[6]。腹腔内注射东莨菪碱 1mg/kg 能够显著降低油酸所致急性肺损伤大鼠肺组织丙二醛(MDA)、脂酰过氧化物(AHP)和 TXA_2、PGI_2 的含量。东莨菪碱静脉注射对家兔、犬具有呼吸抑制作用，且存在剂量依赖关系，尚能拮抗毛果芸香碱的呼吸兴奋效应，但不能拮抗β-乙酰氧基甲托烷呼吸抑制效应，反而起协同作用。东莨菪碱能增加成瘾大鼠下丘脑中β-内啡肽样免疫活性物质含量，降低催产素样免疫活性物质含量，增加垂体中两物质含量。东莨菪碱 0.5mg/kg 静脉注射可使吗啡依赖大鼠血浆 FSH、PRL、ACTH 和皮质醇含量恢复正常，血浆睾酮含量升高。

7. 体内过程 大鼠灌胃给予氢溴酸东莨菪碱，该药物广泛地分布于大鼠各个组织器官，其中在肺、脾脏中的分布较多，并且在脑中也有一定的分布[7]。

【参考文献】 [1] Sengupta T，Vinayagam J，Nagashayana N，et al．Antiparkinsonian effects of aqueous methanolic extract of Hyoscyamus niger seeds result from its monoamine oxidase inhibitory and hydroxyl radical scavenging potency．Neurochem Res．，2011，36(1)：177-186.

[2] Yan Bingchun，Joon Ha Park，Chen Baihui，et al．Long-term administration of scopolamine interferes with nerve cell proliferation，differentiation and migration in adult mouse hippocampal dentate gyrus，but it does not induce cell death．Neural Regeneration Research，2014，9(19)：1731-1739.

[3] 高莉，彭晓明，张富春，等．不同剂量东莨菪碱对小鼠学习记忆功能的影响．医药导报，2013，32(5)：573-576.

[4] 李莎莎，侯艳宁．东莨菪碱致学习记忆损伤大鼠不同脑区 PREG 含量的变化．承德医学院学报，2013，30(2)：100-101.

[5] 朱滨，杨春．东莨菪碱对强迫游泳大鼠雷帕霉素靶蛋白及脑源性神经营养因子表达的影响．齐齐哈尔医学院学报，2014，35(5)：625-626.

[6] Begum S，Saxena B，Goyal M，et al．Study of anti-inflammatory，analgesic and antipyretic activities of seeds of Hyoscyamus niger and isolation of a new coumarinolignan．Fitoterapia，2010，81(3)：178-184.

[7] 夏天，石力夫，胡晋红．LC-MS/MS 法测定氢溴酸东莨菪碱在大鼠体内的组织分布．药物分析杂志，2012，32(1)：26-29.

二、活血调经药

本类药物大多辛散苦泄，入肝经血分，活血祛瘀而善调经水，故活血调经为主要作用。主治瘀血停滞、血行不畅所致的月经不调，经闭痛经，产后恶露不尽、瘀滞腹痛等证。部分药物兼有活血凉血、消肿止痛等作用，亦可用于跌打损伤，癥瘕积聚，疮痈肿痛等。

临床常用的活血调经药有丹参、红花、西红花、桃仁、益母草、泽兰、牛膝、川牛膝、鸡血藤、王不留行、月季花、凌霄花、卷柏、马鞭草、红曲等。

丹　参

Danshen

本品为唇形科植物丹参 *Salvia miltiorrhiza* Bge.的干燥根和根茎。主产于四川、山东、河北。春、秋二季采挖，除去泥沙，干燥。切厚片。以外表皮色红者为佳。

【炮制】 酒丹参　取丹参片，加黄酒拌润，炒干。

【性味与归经】 苦、微寒。归心、肝经。

【功能与主治】 活血祛瘀，通经止痛，清心除烦，凉血消痈。用于胸痹心痛，脘腹胁痛，癥瘕积聚，热痹疼痛，心烦不眠，月经不调，痛经经闭，疮疡肿痛。

【效用分析】 丹参味苦性凉，归心肝经，主入血分，功擅活血祛瘀，应用范围广泛，适用于瘀血阻滞所致诸证。丹参功能活血通经，善调妇女经水不调，尤为调经要药，因其药性偏凉，故多用于血热瘀滞的月经不调、经闭痛经等；丹参活血止痛、消癥散结，善治血行不畅、瘀血阻滞所致的胸胁刺痛、脘腹疼痛，以及癥瘕积聚；丹参活血凉血、通利经脉、除痹止痛，又为热痹关节红肿疼痛所常用。

丹参功能凉血热、清心火、安心神。适用于热入营血所致的高热神昏、烦躁不安，以及血不养心所致的心神不安、心悸失眠。

丹参苦泄清热凉血，味辛行散瘀滞，对于疮疡肿痛之证，有凉血清热、活血消痈的作用，可谓为标本兼治之品。

【配伍应用】

1. 丹参配赤芍　丹参功善活血通经，为妇人月经不调之要药；赤芍功善散瘀清热，为瘀滞血热诸证多用。两药配伍，既活血调经，又清热凉血，适用于血热瘀滞所致的月经不调、经闭痛经等证。

2. 丹参配瓜蒌　丹参能散瘀血、通心脉；瓜蒌能散痰结、通痹塞。两药配伍，功能活血通脉、利气宽胸，适用于痰阻血瘀、胸阳不振的胸痹作痛等证。

3. 丹参配砂仁　丹参活血祛瘀止痛；砂仁芳香行气畅中。两药合用，具有活血止痛、行气宽中的功效，适用于气滞血瘀的胃脘、心腹疼痛。

4. 丹参配乳香　丹参苦泄凉血、活血消痈；乳香辛香活血、消肿止痛。两药配伍，功能凉血消痈、活血消肿，适用于疮痈红肿疼痛。

5. 丹参配人参　丹参入心经，活血兼能养心；人参入心经，补气而安心神。两药配伍，气血充盈，心有所养，适用于气血亏虚的心悸、失眠。

【鉴别应用】

1. 生丹参与酒丹参　二者为丹参的不同炮制品，功效偏重有异。生丹参味苦性凉，功善活血、凉血、清心，多用于瘀滞血热所致诸证，以及热入营血的高热烦躁。酒制的丹参，寒凉药性得缓，通利活血力增，适用于瘀血阻滞所致的血瘀诸证。

2. 丹参与玄参　二者均冠以“参”名，均能凉血。然丹参为活血祛瘀要药，适用于各种瘀血阻滞病证，尤善活血调经，为月经不调、痛经经闭所常用；又能清心除烦，治心烦失眠。玄参为清热凉血之品，适用于热入营血的病证，尤善凉血滋阴，既治热入营血，温毒发斑，又治热病伤阴，舌绛烦渴；还能解毒散结，治瘰疬、疮痈。

3. 丹参与郁金　二者均为药性寒凉的活血药，均有凉血、清心功效。丹参功善活血调经而治月经不调、痛经经闭；又凉血消痈以治疮疡肿毒；清心安神以治心烦失眠。郁金功善活血祛瘀、行气解郁而治气滞血瘀之胸胁疼痛、胸痹心痛、经闭痛经等证；又清心开窍以治热病神昏、癫狂；凉血止血以治血热吐衄；利胆退黄以治黄疸尿赤。

【方剂举隅】

1. 丹参散（《妇人大全良方》）

药物组成：丹参。

功能与主治：活血调经。适用于妇人经脉不调，或前或后，或多或少，产前胎不安，产后恶血不下等。

2. 丹参饮（《时方歌括》）

药物组成：丹参、檀香、砂仁。

功能与主治：活血祛瘀，行气止痛。适用于血瘀气滞之心胃诸痛。

3. 消乳汤（《医学衷中参西录》）

药物组成：知母、穿山甲、瓜蒌、丹参、生明乳香、金银花、连翘、生明没药。

功能与主治：清热解毒，活血消痈。适用于乳痈肿痛。

【成药例证】

1. 复方丹参滴丸（颗粒、片）（《临床用药须知中药成方制剂卷》2020 年版）

药物组成：丹参、三七、冰片。

功能与主治：活血化瘀，理气止痛。用于气滞血瘀所致的胸痹，症见胸闷、心前区刺痛；冠心病心绞痛见上述证候者。

2. 保心片（《临床用药须知中药成方制剂卷》2020年版）

药物组成：丹参、制何首乌、何首乌、川芎、三七、山楂。

功能与主治：滋补肝肾，活血化瘀。用于肝肾不足、瘀血内停所致的胸痹，症见胸闷、胸前区刺痛；冠心病心绞痛见上述证候者。

3. 丹田降脂丸（《临床用药须知中药成方制剂卷》2020年版）

药物组成：人参、丹参、三七、川芎、当归、黄精、何首乌、淫羊藿、肉桂、五加皮、泽泻。

功能与主治：益气活血，健脾补肾。用于脾肾两虚、气虚血瘀所致的头目眩晕、胸膈满闷、气短、乏力、腰膝酸软；高脂血症见上述证候者。

4. 通脉颗粒（《临床用药须知中药成方制剂卷》2020年版）

药物组成：丹参、川芎、葛根。

功能与主治：活血通脉。用于瘀血阻络所致的中风，症见半身不遂、肢体麻木及胸痹心痛、胸闷气憋；脑动脉硬化、缺血性中风及冠心病心绞痛见上述证候者。

5. 脑震宁颗粒（《临床用药须知中药成方制剂卷》2020年版）

药物组成：丹参、当归、川芎、地龙、牡丹皮、地黄、酸枣仁(炒)、柏子仁、茯苓、陈皮、竹茹。

功能与主治：凉血活血，化瘀通络，养血安神。用于瘀血阻络型脑外伤，症见头痛、头晕、烦躁、心悸、健忘、失眠。

【用法与用量】 10～15g。

【注意】“十八反”中丹参不宜与藜芦同用。

【本草摘要】

1.《神农本草经》 “主心腹邪气……寒热积聚，破癥除瘕，止烦满，益气。”

2.《日华子本草》 “养神定志，通利关脉。治冷热劳，骨节疼痛，四肢不遂。排脓止痛，生肌长肉；破宿血，补新生血……止血崩带下，调妇人经脉不匀。血邪心烦，恶疮疥癣，瘿赘肿毒，丹毒。头痛，赤眼。”

3.《滇南本草》 “补心定志，安神宁心。治健忘怔忡，惊悸不寐。”

4.《本草纲目》 “活血，通心包络，治疝痛。”

【化学成分】 主要含醌类成分：丹参酮Ⅰ、Ⅱ、Ⅱ$_A$、Ⅱ$_B$、Ⅲ、Ⅴ、Ⅵ，异丹参酮Ⅰ、Ⅱ$_A$、Ⅱ$_B$，隐丹参酮，异隐丹参酮，甲基丹参酮，羟基丹参酮，丹参新酮，左旋二氢丹参酮Ⅰ等；有机酸类成分：丹酚酸A、B，丹参素，原儿茶醛，原儿茶酸，迷迭香酸，琥珀酸，紫草酸单甲酯，紫草酸二甲酯，紫草酸A、B等；脂肪酸类成分：亚油酸，亚麻酸，油酸，棕榈酸。

中国药典规定本品含丹参酮Ⅱ$_A$($C_{19}H_{18}O_3$)、隐丹参酮($C_{19}H_{20}O_3$)和丹参酮Ⅰ($C_{18}H_{12}O_3$)不得少于0.25%，含丹酚酸B($C_{36}H_{30}O_{16}$)不得少于3.0%。

【药理毒理】 本品有改善血液流变性、改善微循环、抗凝血、抗心肌缺血、抗脑缺血、抗肝纤维化、抗肿瘤等药理作用。

1. 改善血液流变性作用 丹参水煎液、醇提液均有降低肾上腺素加冰水浸泡所致血瘀大鼠全血黏度、血浆黏度、RBC压积、血沉血浆总蛋白、纤维蛋白原、RBC电泳、RBC聚集指数等作用。丹参注射液能降低大鼠高、低切变率时的全血黏度，改善红细胞的变形性。丹酚酸B静脉注射对家兔血浆黏度、红细胞压积和聚集指数有明显的降低作用。丹参素能明显抑制由ADP诱导的大鼠血小板体外聚集活性，延长电刺激大鼠颈总动脉后血栓形成时间，明显降低血瘀大鼠低、中、高切变率的全血黏度，血液黏度，红细胞压积，卡松屈服应力，红细胞电泳时间以及红细胞聚集指数。

2. 改善微循环作用 丹参水煎液、丹参醇提物能明显增加肾上腺素所致血瘀小鼠微血管动、静脉管径和血流速度。丹参不同提取物能增加脑组织、甲皱、耳蜗、烧伤早期创面、肥厚性瘢痕裸鼠模型等多个部位的毛细血管开放，扩张微动脉，增加微循环的血流量，降低毛细血管通透性。丹参涂膜剂能改善肥厚性瘢痕裸鼠模型瘢痕内毛细血管形态，毛细血管流态及毛细血管与周围组织吻合状况[1]。丹参酮Ⅱ磺酸钠静脉给药，能增加冠状动脉左前降支结扎致犬心肌缺血再灌注模型缺血周围区血流量。隐丹参酮体外能诱导人脐静脉内皮细胞NO合成和细胞内cGMP水平，使血管舒张，增加缺血区血流供应。隐丹参酮可减少TNF-α诱导内皮细胞ET-1的合成从而改善血管状态[2]。

3. 抗凝血作用 丹参提取物能明显影响凝血酶原时间(PT)、凝血酶时间(TT)、凝血活酶时间(PTT)等，促进纤维蛋白原溶解，延长血栓形成时间，减少血栓长度和重量。丹参酮Ⅱ$_A$磺酸钠静脉注射，可延长大鼠体外血栓形成时间，缩短血栓长度，减轻血栓干重和湿重，延长复钙时间、凝血酶原时间和白陶土部分凝血活酶时间。丹参酮ⅡA能减少小鼠免疫性血管炎模型血小板数目、降低血小板总聚集[3]。

4. 抗心肌缺血作用　丹参水提取物灌胃能降低垂体后叶素致大鼠心肌缺血的发生率。丹参素腹腔注射能降低异丙肾上腺素诱导的缺血再灌注损伤模型大鼠室性心动过速、心室颤动和心律失常的发生率，抑制血管中膜厚度增加和心肌肥厚，下调血清和心肌中 CK-MB、LDH、MDA 的水平，升高 SOD 活性，抑制 PI3K/Akt 和 ERK1/2 通路，降低缝隙连接蛋白 40、43 的表达；能显著减少结扎左冠状动脉前降支诱导的缺血再灌注损伤模型大鼠的心肌梗死面积，降低血清中 CK-MB、cTnI、IL-1、TNF-α、MDA、Hcy 和 GSH 的含量，提高 IL-10 的含量和 SOD 的活性，通过 PI3K/Akt 和 NF-E_2相关因子 2 信号通路缓解心肌梗死[4, 5]。丹参素静脉给药，可明显降低大鼠心肌缺血/再灌注损伤模型的心梗面积、血清 cTnI、LDH 和 CK-MB 水平。丹酚酸 B 静脉注射，能缩小冠状动脉结扎致大鼠心肌缺血模型梗死区范围，降低血清 CK-MB、LDH 活性，激活 Akt-eNOS 信号通路[6, 7]。丹酚酸 B 灌胃 4 周，能减少急性心肌梗死大鼠心肌细胞凋亡，降低血浆层粘连蛋白和Ⅲ型前胶原氨基端肽的含量，增加整合素和黏着斑激酶的表达[8]。丹参酮ⅡA腹腔注射能显著降低家兔心肌缺血再灌注模型心肌中 MDA 的生成和减少心肌 CK 的释放，减少心肺复苏大鼠模型的肌酸激酶同工酶(CK-MB)、肌钙蛋白 I(cTnI)和 IL-1、IL-6 的释放，升高 IL-10 含量。隐丹参酮能抑制血管平滑肌细胞中 Ca^{2+}内流，对大鼠的冠状动脉有舒张作用。丹酚酸 B 与丹参酮ⅡA体外能诱导骨髓间充质干细胞向心肌样细胞分化，并伴有 wnt 经典信号通路的抑制[9-11]。

5. 抗脑缺血作用　丹参配方颗粒灌胃能显著降低胶原酶复合肝素所致脑出血大鼠脑组织含水量，升高 SOD 活性，降低 MDA 含量，改善脑组织病理改变。丹参提取物喷鼻可显著性减少大鼠脑梗死面积[12]。丹参多酚酸盐能升高大鼠脑中动脉结扎缺血再灌注损伤模型脑组织内 SOD 及 GSH-Px 活性，降低 MDA 含量。丹参酮 B 钠盐能降低局灶性脑缺血再灌注损伤大鼠海马神经递质 Glu、GABA 含量。丹酚酸可缩小小鼠、大鼠脑缺血和脑缺血再灌注引起的缺血区面积，减少脑组织中 MDA 含量，缓解脑缺血引起的行为学障碍。丹参素舌下静脉给药，可以不同程度地减轻中动脉栓塞致脑缺血大鼠的行为障碍，减少脑缺血区梗死面积。隐丹参酮腹腔注射，可显著降低中动脉结扎缺血再灌注损伤模型大鼠神经功能损伤评分、减少脑梗死体积、显著降低脑组织内氧自由基的生成，提高 SOD 活性，并降低 miR-210 的表达[13]。丹参酮ⅡA灌胃能显著减少局灶性脑缺血再灌注大鼠的脑梗死体积，抑制神经细胞的凋亡，降低脑组织 MCP-1、TNF-α、MIF 含量；明显改善线粒体呼吸功能，降低线粒体氧自由基的含量、线粒体呼吸链酶复合物活性及线粒体肿胀度能抑制脑组织炎性因子 ICAM-1、TNF-α、NF-κB p65 的表达[14]。丹酚酸 A 静脉注射，可以减少大鼠脑梗死面积，减轻水肿程度，改善神经功能学评分，显著升高 SOD、GSH-Px 及 CAT 活性[15]。丹酚酸 B 静脉注射，可降低急性脑缺血小鼠神经功能损伤，减轻脑水肿，减少谷氨酸含量，抑制兴奋性氨基酸神经毒性[16]。

6. 调血脂作用　丹参醇提取物可显著降低动脉粥样硬化家兔主动脉弓部斑块面积与最大斑块厚度，降低血清 MDA 含量，增加 SOD 活性。丹参水溶性有效部位群、丹酚酸 B 灌胃能明显降低去卵巢大鼠血清 TC 和 TG 的含量，升高血清 HDL-C 含量。丹参多酚酸盐注射液腹腔注射动脉粥样硬化大鼠，可明显改变大鼠腹主动脉病理结构，降低血清 8-异前列腺素 F2a(8-iSo-PGF2a)和亲环素 A(CyPA)含量；降低 apo$E^{-/-}$小鼠血清 TC 和 LDL-C 含量。丹酚酸 B 灌胃，可以降低糖尿病动脉粥样硬化 apo$E^{-/-}$小鼠模型斑块面积(PA)和斑块内晚期糖基化终末产物及其受体(AGEs/RAGE)的表达[17, 18]。丹参酮ⅡA灌胃，可显著减少 apo$E^{-/-}$小鼠主动脉斑块面积与管腔面积比值，降低血脂中 TC、TG、LDL-C 水平，升高 HDL-C 水平，明显降低血清细胞因子 hs-CRP、TNF-α、MMP-9 水平，降低小鼠主动脉壁 Visfatin 表达[19]；丹参多酚酸 B 灌胃，可以明显下调高脂饲料喂养大鼠主动脉 OX40/OX40L mRNA 水平[20]。丹参酮ⅡA体外可以明显降低 LPS 诱导人脐静脉细胞融合细胞 EA.hy926 的 TLR4、NF-κB 和 TNF-α mRNA 及蛋白质的表达[21]；可明显促进同型半胱氨酸诱导的血管平滑肌细胞的凋亡，增加内质网应激(ERs)相关基因免疫球蛋白重链结合蛋白(BiP)的表达[22]。丹参素能通过活化转硫途径显著降低 Hcy 升高模型大鼠的 Hcy 水平，升高半胱氨酸和 GSH 水平。丹参素体外可促进外周血内皮祖细胞(EPCs)的增殖，显著改善细胞的黏附、迁移和增殖能力。改善 OX-LDL 损伤 EPCs 的增殖、黏附能力，增强 SOD 的活性，降低 MDA 的含量，降低 IL-6 及 TNF-α的含量。隐丹参酮体外可抑制 TNF-α处理的人动脉平滑肌细胞 MMP-9 的生成[23]。

7. 抗血管内皮损伤作用　丹参素能逆转 LPS 诱导的血管内皮细胞中 GPH-Px 活性的降低和 MDA 量的增加；抑制 TNF-α诱导的人脐静脉内皮细胞(HUVEC)中血管内皮生长因子(>EGF)的释放和 ERK 的激活；增强 Hcy 处理的 HU>EC 细胞活力，减少 Hcy 造成的毛细管样结构形成的干扰；抑制过氧化氢处理的HUVEC细胞中ROS的产生和线粒体膜电位的降低以及内皮细胞株CRL-1730的细胞凋亡，抑制NO水平的降低、LDH释放和细胞分化抗原40表达的增加；抑制EGF诱导的HUVEC细胞迁移和血管形成。

8. 降血压作用　丹参素能降低自发性高血压大鼠的收缩压和舒张压以及室性心动过速和心室颤动的发生率，提高血清中NO的水平和诱导型一氧化氮合酶的活性，抑制血管平滑肌细胞Ca^{2+}内流、部分开放K^{+}通道。丹酚酸B灌胃对自发高血压大鼠有明显降血压作用，能够降低大鼠的PRA、Ang-Ⅱ含量，升高ANF含量，降低血清TG、MDA含量[24]。丹酚酸A灌胃，可改善压力超负荷大鼠的心功能减退及包括心肌肥大、纤维化及凋亡在内的心室重构，具有较好的保护作用[25]。

9. 抗肿瘤作用　丹酚酸B可显著降低金仓鼠的鳞状细胞癌发病率，抑制血管生成，降低HIFα和>EGF表达。凤眼草内酯可降低小鼠皮肤瘤的发病率。丹参酮Ⅱ$_A$体外可以抑制多种肿瘤细胞株的生长，如乳腺癌、肺癌、肝癌、白血病和胃癌细胞株等，可以下调人结肠癌细胞的COX-2活性，抑制前列腺癌细胞PI3K/Akt通路，抑制U937细胞株NF-κB活性，下调Bcl-2的表达，诱导细胞凋亡；可以诱导肺癌细胞A549和H596产生大量活性氧，发生DNA损伤及凋亡；能激活KBM-5细胞JNK和p38MAPK，诱导细胞凋亡；还可诱导前列腺癌细胞PC-3、多发性骨髓瘤细胞U266肺癌细胞NCI-H460和乳腺癌细胞MDA-MB-231等细胞的自噬。丹参酮Ⅱ$_A$体内外可以抑制结肠癌细胞、胃癌细胞等的侵袭和迁移，与抑制NF-κB活性，降低MMP-2、MMP-9表达，下调TIMP-1、TIMP-2表达有关[26-31]。隐丹参酮体外对前列腺癌、肝癌、横纹肌肉瘤与黑色素瘤等多种细胞株中具有明显的抑制作用，能促进$HepG_2$细胞Akt磷酸化，能抑制前列腺癌DU145细胞的生长，与抑制mTOR通路有关。可以增强TNF-α诱导的慢性髓性白血病细胞KBM-5的凋亡，作用机制与ROS依赖的caspase-8和p38MAPK的激活有关[32]。隐丹参酮体外可通过引发内质网应激，促进肝癌细胞$HepG_2$和乳腺癌细胞MCF7发生凋亡；可以抑制STAT3的磷酸化，抑制DU145细胞的生长与增殖[33]。隐丹参酮体外可抑制鸡胚血管数，抑制牛动脉内皮细胞(BAECs)小管形成。丹参素可诱导ALP细胞向终末细胞分化，并使细胞生长明显受抑，四唑氮蓝(NBT)还原能力显著下降；CD33表达下降，CD11b表达升高[34, 35]。二氢丹参酮Ⅰ体外可以诱导K562/ADR细胞生长停滞在S相引起细胞凋亡，可抑制内皮细胞的增殖、迁移、侵袭和小管形成来抑制血管生成。丹参酮Ⅰ可下调$HepG_2$细胞的Bcl-2基因表达、上调Bax基因表达，诱导细胞凋亡。新丹参内酯体外对两种ER+人乳腺癌细胞具有明显的抑制作用，可以显著抑制ER-2、HER-2过表达的肿瘤细胞。

10. 抗肝纤维化作用　丹参灌胃可以降低二甲基亚硝胺致大鼠肝纤维化模型肝纤维化积分、胶原含量、Ⅰ型、Ⅲ型前胶原和基质金属蛋白酶组织抑制剂基因的mRNA的表达，降低血清ALT、AST含量。腹腔注射丹参多酚酸盐20mg/kg 6周，能改善肝纤维化大鼠肝脏病理组织学结构，降低血清中ALT、AST、CIV、LN含量，上调细胞质中NF-κB和IκBα蛋白的表达，下调胞核中NF-κB蛋白表达[36]。丹酚酸A腹腔注射，能够显著降低四氯化碳(CCl_4)诱导的肝纤维化大鼠血清ALT和AST的水平，改善大鼠肝脏病理组织学结构，促进肝脏组织中Bcl-2蛋白的表达，抑制Bax蛋白表达。丹参可提高肝纤维化大鼠肝组织MMPs mRNA表达，抑制TIMP-1 mRNA表达。丹参素能有效改善肝脏炎症、减轻细胞外基质沉积和胶原蛋白表达。丹参酮Ⅱ$_A$磺酸钠腹腔注射能改善肝纤维化大鼠肝脏病理组织学结构，降低血清中TBIL、ALT、AST表达，上调大鼠肝脏组织中Bcl-2蛋白的表达，下调Bax蛋白表达[37]。丹酚酸B灌胃，可改善肝纤维化模型大鼠肝功能，抑制肝纤维化程度，降低血清内毒素水平及血浆TNF-α含量及CD14 mRNA和蛋白的表达[38]。

11. 抗肾纤维化作用　丹参总酚酸灌胃能显著减少单侧输尿管梗阻所致肾间质纤维化大鼠肾小管间质TGF-β_1的表达，减轻胶原在肾间质的沉积，改善肾脏病理改变。丹参酮Ⅱ$_A$腹腔注射可减轻结扎大鼠左侧输尿管致肾间质纤维化大鼠模型肾间质纤维化程度，降低肾组织TGF-β_1、α-SMA和Ⅰ型胶原蛋白及mRNA表达。丹酚酸B灌胃可改善单侧输尿管结扎术(UUO)致肾间质纤维化大鼠模型肾组织的病理变化，降低肾组织的MMP-2蛋白、活性和TIMP-2蛋白水平，降低血肌酐、尿素氮和羟脯氨酸含量。丹参注射液体外能够下调血管紧张素AngⅡ诱导的大鼠系膜细胞纤溶酶原激活物抑制剂PAI-1的表达、TGF-β_1的分泌与细胞内活性氧ROS的水平。丹参酮Ⅱ$_A$磺酸钠体外能阻断肾间质成纤维细胞的TGF-β_1-Smads信号传导通路、抑制结缔组织生长因子(CTGF)诱导的大鼠肾间质成纤维细胞增殖和细胞外基质合成、抑制人肾间质成纤维细胞Cyclin D1、CyclinE蛋白表达。丹酚酸B体外能抑制马兜铃酸(AA)诱导人肾小管上皮细胞(HK-2)TGF-β_1、TIMP-1、PAI-1、ET-1的高表达[39]。

12. 抗组织损伤作用　丹参对脂质过氧化、四氯化碳、D-半乳糖胺、酒精等引起的肝脏损伤，庆大霉素、环孢素 A、腺嘌呤、草鱼胆等引起的肾功能损伤，具有明显的保护作用。丹酚酸 B 镁盐可以对抗 D-半乳糖胺引起的大鼠肝损伤，显著降低血清 ALT 和 AST 活性，减轻肝细胞坏死程度。丹酚酸 B 镁盐对肾功能有改善作用，提高尿中 PGE_2 的排泄量。丹参水提物、三氯甲烷萃取物、0.1%EtOH-$CHCl_3$ 萃取物均能显著降低甘油所致急性肾功能衰竭大鼠的血清尿素氮和肌酐含量，提高大鼠生存率，改善肾脏病理损伤程度。丹参酮 $Ⅱ_A$ 能降低刀豆蛋白 A（Con A）介导的肝损伤小鼠血清中 AST、ALT 水平，下调 IL-2、IFN-γ、IL-4、TNF-α的含量，上调 IL-10 的含量，改善肝脏组织病理学。丹参酮 $Ⅱ_A$ 腹腔注射，可改善糖尿病肾病大鼠肾功能、尿白蛋白排泄率、升高肾组织中的总抗氧化能力（T-AOC）、谷胱甘肽-过氧化物酶（GSH-Px）含量及超氧化物歧化酶（SOD）活力，降低丙二醛（MDA）含量[40]。丹参酮 $Ⅱ_A$ 对脂多糖造成的大鼠肺损伤具有一定的保护作用，其机制可能是抑制了 TNF-α、IL-6 的释放，增加 IL-10 的释放。丹酚酸 B 静脉注射能剂量依赖的抑制 LPS 诱导的小鼠支气管肺炎的反应，减少支气管灌流液中白细胞总数、中性粒细胞和巨噬细胞[41]。

13. 抗氧化作用　丹参、丹酚酸对多种原因产生的自由基表现出较强的清除作用，能显著升高血浆及组织中 SOD 活性。体内外实验证明，丹酚酸 B 能清除氧自由基、降低羟自由基活性，显著地抑制由 NADPH-维生素 C 和 Fe^{2+}-半胱氨酸诱导的脑线粒体、肝线粒体和肾线粒体脂质过氧化。

14. 抗菌作用　丹参水煎剂体外对金黄色葡萄球菌、大肠埃希菌、变形杆菌、福氏痢疾杆菌、伤寒杆菌等均有抑制作用。总丹参酮、隐丹参酮、丹参酮 $Ⅱ_B$ 体外对金黄色葡萄球菌及其耐药菌株、人型结核杆菌均有较强的抑制作用[42]。丹参酮体外对多种革兰阳性菌有较强抑制作用，而对革兰阴性菌的作用较弱。丹参水溶性成分与脂溶性成分体外对金黄色葡萄球菌和大肠埃希菌均有抑制作用，水溶性成分的抑菌作用强于脂溶性成分。

15. 抗缺氧作用　丹参水溶性提取物灌胃，能延长小鼠耐常压缺氧的存活时间。丹参酮 $Ⅱ_A$ 磺酸钠、丹参素腹腔注射可显著延长小鼠常压、低压缺氧情况下的存活时间。丹参素静脉给药，可延长断头小鼠的呼吸时间和亚硝酸钠中毒小鼠的生存时间。

16. 镇静作用　丹参水提液腹腔注射可使小鼠自主活动减少，也能明显增强氯丙嗪和 2-甲基-2-正丙基-1,3-丙二醇双氨基甲酸酯的作用。在清醒犬脑室内注入微量丹参素，可使脑电波由低幅快波转变为高幅慢波。

17. 改善学习记忆作用　丹参水煎液灌胃可以延长 D-半乳糖致小鼠衰老模型跳台实验的潜伏期，缩短水迷宫实验的潜伏期，减少跳台的错误次数，降低 MDA 含量，提高 SOD 活性[43]。丹参水提液 5g 生药/kg 灌胃 12 周，能显著改善泼尼松所致脑损伤大鼠中枢神经系统的功能和结构的改变，升高脑组织 SOD 和 AChE 水平，降低 MDA 含量。丹参注射液腹腔注射，可减轻戊四氮慢性点燃幼年大鼠成癫痫模型的发作和延缓点燃，增加脑源性神经营养因子（BDNF）的表达[44]。丹酚酸对樟柳碱或东莨菪碱引起的小鼠记忆获得障碍有一定改善作用。隐丹参酮可加强 APP/PS1 小鼠的空间学习和记忆能力，增加α-分泌酶活性，并在小鼠大脑皮层神经细胞中加速 APP 向非淀粉基因产物的代谢。丹酚酸 B 灌胃，可显著改善 AD 大鼠模型学习记忆能力，明显提高海马组织 CAT、GSH-Px 活力[45]。

18. 抗组织溃疡作用　丹参提取物 F 灌胃，能明显降低醋酸-吲哚美辛所致胃疡大鼠的溃疡指数；降低醋酸所致十二指肠溃疡大鼠的溃疡指数，升高十二指肠壁结合黏液量及黏膜上皮细胞数，增加十二指肠组织 PGE_2 含量；降低乙醇诱导的急性胃黏膜损伤大鼠胃黏膜损伤面积、胃黏膜伊文思蓝含量，升高胃黏膜 SOD、GSH-Px（u）的活性。丹参提取物 F 静脉注射，能显著降低缺血再灌注大鼠胃黏膜损伤指数。丹参素、丹参酮 $Ⅱ_A$ 灌胃能显著改善柳氮磺吡啶诱导的溃疡性结肠炎大鼠结肠损伤程度，降低溃疡点与充血点。

19. 调节免疫作用　丹参提取物 F 灌胃，能显著增强幽门螺杆菌致敏小鼠胃固有层 T 淋巴细胞的细胞毒活性。丹参提取物灌胃能明显增强氧化衰老小鼠脾脏淋巴细胞增殖反应能力，升高脾脏 $CD4^+$、$CD8^+$、$CD28^+$ 细胞比例。丹参多糖灌胃能显著上调环磷酰胺诱导的免疫低下小鼠的脾指数、胸腺指数、炭粒廓清指数 K 及吞噬指数α[46]。丹参素可明显抑制绵羊红细胞初次与再次致敏的脾细胞中溶血斑的形成；对二硝基氯苯所致小鼠皮肤迟发性超敏反应也有一定抑制作用。丹参水煎剂醇提取液体外对肺泡巨噬细胞分泌 IL-1、IL-6 有明显的激活作用。丹参和丹参素对 LPS 刺激下大鼠肝巨噬细胞（KC）分泌多种细胞因子有明显抑制作用，这种抑制作用呈剂量依赖性。丹参酮 $Ⅱ_A$ 体外能抑制 TNF-α对人脐静脉内皮细胞的作用。隐丹参酮体外用药，低浓度时对正常大鼠的淋巴细胞增殖反应具有促进作用，随着浓度的升高开始出现抑制作用；隐丹参酮低浓度时对胶原性关节炎大鼠 ConA 诱导的胸腺细胞低下的免疫功能具有增强作用，高浓度时对 LPS 诱导的脾细胞亢进的免疫功能具有抑制作用[47]。

20. 抗炎作用 丹参能减少炎症渗出、抑制白细胞游走、降低血中的 PGE 水平，抑制溶酶体酶释放，抑制中性粒细胞趋化性，影响巨噬细胞的功能。总丹参酮对巴豆油引起的小鼠实验性炎症有明显的抗炎作用。丹参酮Ⅱ$_A$腹腔注射，可以降低盲肠结扎穿孔术制备脓毒症大鼠模型 IL-1β和 TNF-α水平，改善脑组织损伤和细胞凋亡。丹参注射液静脉注射能够明显改善牛磺胆酸钠诱导的胰腺炎大鼠模型肠黏膜通透性，保护肠黏膜屏障功能，促进肠黏膜 sIgA 的合成与分泌，增强肠道免疫功能。丹参酮Ⅱ$_A$磺酸钠腹腔注射，可以改善胰腺炎大鼠模型的胰腺与肺组织病理形态，降低 IL-1β和 TNF-α含量，抑制 JNK 信号通路[48]。

21. 其他作用 丹参水煎液灌胃 8 周，能明显降低链脲佐菌素合高脂高热量饲料所致 2 型糖尿病大鼠尿微量白蛋白含量，升高血清降钙素基因相关肽含量。丹参水煎液灌胃，能明显升高四氧嘧啶所致糖尿病小鼠血浆、心、肾组织中一氧化氮含量和一氧化氮合酶活性，降低心、肾组织中 MDA、羟脯氨酸含量。丹参注射液腹腔注射可提高小鼠移植卵巢组织各时间段全卵巢卵泡计数及卵泡存活率，减少卵泡凋亡，增加小鼠血管内皮生长因子的表达[49]。丹参注射液能显著降低铁超载小鼠的心脏铁沉积和脂质过氧化产物 MDA 水平，改善心肌 SOD 和 GPH-Px 的水平，下调血清中铁超载诱导的 CK、CK 同工酶、LDH 水平的升高，恢复铁超载诱导的心肌组织形态损伤。丹参注射液可减轻耳蜗螺旋器内、外毛细胞的变性坏死程度，降低顺铂所致听功能损伤模型豚鼠的听性脑干反应(ABR)阈值，缩短Ⅰ波潜伏期。丹参水煎液、丹参总酚酸灌胃，能降低博来霉素致肺纤维化小鼠肺指数、羟脯氨酸(Hyp)含量及结缔组织生长因子(CTGF)的表达，改善肺组织病理形态。丹酚酸 B 可显著降低四氯化碳和二甲基亚硝胺诱导的心肌纤维化大鼠心肌组羟脯氨酸酸和丙二醛含量，并明显改善心肌组织损伤及纤维化程度。隐丹参酮是一个新型 AMPK 通路的激活剂，在体内外都具有潜在的抗肥胖和抗糖尿病作用，也具有抗雄性激素的作用，可降低雄鼠 17-OH$_P$ 的水平。隐丹参酮灌胃，可以降低 Akt2 基因缺失小鼠雄激素水平，其作用机制为调节雄激素合成关键酶的表达水平[50]。丹酚酸 B 灌胃，对日本血吸虫感染所致小鼠肝纤维化具有明显的保护作用[51]。

22. 体内过程 大鼠灌胃丹参醇提物，隐丹参酮和丹参酮Ⅱ$_A$的药动学特征符合二室开放模型，隐丹参酮在体内较丹参酮Ⅱ$_A$分布缓慢，消除时间长；次甲基丹参酮和丹参酮Ⅰ的药动学特征符合一室开放模型，在体内吸收后分布迅速。大鼠灌胃丹参提取物，原儿茶醛呈一室模型，丹酚酸 B、隐丹参酮符合二室模型。家兔灌胃丹参提取物，丹参素的药代动力学参数符合一室开放模型，吸收较好。大鼠在体胃肠吸收实验发现，丹参总酮最佳吸收部位为结肠。丹参酮 A 在大鼠胃肠道的吸收存在饱和现象，不同剂量的丹参酮 A，其吸收速率 K_a 随浓度的增加而呈微小下降，吸收半衰期 $t_{1/2}$ 延长。丹酚酸 A 在大鼠小肠的吸收率较低，平均吸收率为 20.5%。丹参酮Ⅱ$_A$磺酸钠在大鼠中枢神经系统中的脊髓、脑干、灰白质、小脑 2 小时最高，脊髓的分布最高；在主要脏器中，肝脏放射性最高，肾、脾、肺、心次之；在消化系统以十二指肠为最高，其次为直肠和胃。丹酚酸 B 口服生物利用度低，大鼠口服和静注丹酚酸后在各组织器官中的分布情况不同，口服后的分布情况为肾>肺>肝>心>脾>脑，静注后的分布情况为心>肝>肺>肠>肾>脾>胃。丹酚酸 B 对肝药代谢酶 P_{450} 家族中 CYP3A4、CYP2D6、$CYP2C_9$ 和 CYP1A2 具有抑制作用。丹参注射液静脉注射，除脑组织外，丹参素在大鼠肾、脾、心、肝、肺、腹部皮肤、背部皮肤、骨组织中均有分布。

23. 毒理研究 小鼠灌胃 2%丹参酮混悬液连续 14 天，大鼠灌胃 2.5ml，连续 10 天，也未见毒性反应。丹参有效部位 DS-MEF 灌胃，对小鼠精神神经系统未见明显影响；对犬血压、心率和心电图各指标以及呼吸频率和呼吸深度未见明显影响；长期给药 12 周，未见其对大鼠产生显著的毒性反应[52]。小鼠尾静脉注射不同剂量的丹酚酸 B 原料，部分小鼠出现毒性反应并死亡，LD_{50} 为 636.89mg/kg，死亡动物尸检，各主要脏器肉眼未见明显改变[53]。

【参考文献】 [1] 冀黎平，张建华，余安胜．丹参涂膜剂对肥厚性瘢痕裸鼠模型血液流变学及细胞因子 TGF-$β_1$、bFGF 的影响．中华中医药杂志，2011，26(1)：135-137.

[2] 赵杨，陆茵，郑仕中，等．隐丹参酮的药理作用研究进展．中华中医药杂志，2010，25(11)：1839-1841.

[3] 徐筱跃．丹参酮Ⅱ$_A$对免疫性血管炎、血小板及凝血活性的影响．中国老年学杂志，2013，33(17)：4201-4203.

[4] 胡天鑫，文爱东，朱艳荣，等．丹参素、羟基红花黄色素 A 单用及合用对大鼠心肌缺血/再灌注损伤的保护作用．中国现代中药，2015，17(1)：15-19.

[5] 王冰瑶，吴晓燕，樊官伟．丹参素保护心血管系统的药理作用机制研究进展．中草药，2014，45(17)：2571-2575.

[6] 肖玲芳，张卫芳，龚志成．丹酚酸B的心血管药理研究进展．中南医学科学杂志，2015，43(1)：90-94.

[7] 周丹，权伟，关月，等．丹酚酸B通过Akt-eNOS通路对大鼠心肌缺血/再灌注损伤保护作用的研究．陕西中医，2013，34(1)：104-107.

[8] 孟庆楠，李广斌，耿晓丽，等．丹酚酸B干预大鼠急性心肌梗死后心肌细胞失巢凋亡的研究．天津中医药大学学报，2010，29(2)：80-83.

[9] 张云莎，薛亮，范英昌．心肌微环境下丹酚酸B诱导MSCs向心肌样细胞分化的研究．天津中医药，2012，29(3)：278-280.

[10] 季红，高青，胡先同，等．丹酚酸B体外诱导MSCs向心肌细胞分化中β-catenin表达的实验研究．天津中医药，2013(11)：669-673.

[11] 李旭，王亚玲．丹酚酸B及丹参酮Ⅱ$_A$诱导骨髓间充质干细胞分化为心肌样细胞．中国组织工程研究，2013，17(10)：1849-1855.

[12] 李澎灏，王金平．丹参喷鼻剂对实验性脑缺血的保护作用．中国药师，2013，16(8)：1117-1119.

[13] 黄菁菁，冯美江．隐丹参酮对老年大鼠脑缺血再灌注损伤的保护作用及机制研究．亚太传统医药，2014，10(23)：4-7.

[14] 支文煜．脑缺血再灌注损伤引起的线粒体功能障碍及丹参酮Ⅱ$_A$的保护作用研究．实用心脑肺血管病杂志，2010，18(10)：1389-1391.

[15] 魏礼洲，刘卫平，费舟，等．丹酚酸A对大鼠脑缺血/再灌注损伤及抗氧化酶活性的影响．现代生物医学进展，2014，14(23)：4447-4450.

[16] 肖文喜，汪红，钟晓明，等．丹酚酸B对小鼠急性局灶性脑缺血的神经保护作用．中国实验方剂学杂志，2014，20(17)：163-166.

[17] 鲍丽颖，范英昌，顾立彦，等．丹酚酸B对STZ联合高脂饲养ApoE$^{-/-}$小鼠主动脉Bcl-2 Bax蛋白表达的影响．辽宁中医药大学学报，2010(11)：35-36.

[18] 郑纺，姜希娟，王宇春，等．丹酚酸B对糖尿病动脉粥样硬化ApoE基因敲除小鼠斑块面积及斑块内AGEs和RAGE表达的影响．天津医药，2010，38(9)：777-780.

[19] 杨萍，周玉平，谢宪兵．Visfatin在ApoE基因缺陷小鼠动脉粥样硬化发展中的作用及丹参酮Ⅱ$_A$干预研究．中药新药与临床药理，2014，25(6)：674-679.

[20] 陈昕琳，章怡祎，顾仁樾．丹多酚酸B对动脉粥样硬化大鼠OX40/OX40L免疫通路研究．陕西中医，2012，33(6)：758-761.

[21] 贾连群，冯峻屹，杨关林，等．丹参酮Ⅱ$_A$对LPS诱导EA.hy926细胞TLR4和TNF-α的影响．细胞与分子免疫学杂志，2011，27(7)：733-735.

[22] 付强，张妍，沈晓君，等．丹参酮Ⅱ$_A$对血管平滑肌细胞内质网应激相关基因表达的影响．中国实验方剂学杂志，2013，19(14)：280-283.

[23] 郑晓蕾，卢德赵．丹参酮Ⅱ$_A$抗动脉粥样硬化作用的研究进展．浙江中医杂志，2011，46(10)：774-776.

[24] 周才杰，刘江琦，高晗，等．丹酚酸B对原发性高血压大鼠的降压作用机制研究．中药新药与临床药理，2013，24(4)：374-379.

[25] 丁超，谢利平，李荣成．丹酚酸A对压力超负荷大鼠心功能减退和心室重构的改善作用．南京医科大学学报：自然科学版，2014，34(1)：12-17.

[26] 郝文慧，赵文文，陈修平．丹参酮类抗肿瘤作用与机制研究进展．中国药理学通报，2014(8)：1041-1044.

[27] 侯建红，张阳德．不同剂量丹参酮Ⅱ$_A$对SGC7901胃癌细胞抑制作用的研究．中国现代医学杂志，2014，24(22)：10-12.

[28] 马辉，范青，胡增春，等．丹参酮Ⅱ$_A$、苦参碱、川芎嗪对PC12细胞抗肿瘤活性的研究．实用药物与临床，2014，17(12)：1523-1527.

[29] 李健，武彪，李映良．丹参酮Ⅱ$_A$对人乳腺癌细胞MDA-MB-231作用的实验研究．军医进修学院学报，2012，33(7)：754-756．DOI：10．7666/d．y2157496.

[30] 张欣，张蒲蓉，陈洁，等．丹参酮Ⅱ$_A$对乳腺癌抑制作用的体内实验研究．四川大学学报：医学版，2010，41(1)：62-67.

[31] 张玥，张英姿，孙聪聪，等．丹参酮Ⅱ$_A$对子宫内膜癌KLE细胞增殖及凋亡的影响．山东医药，2012，52(19)：32-34.

[32] 洪鎏，李山虎，王洪涛，等．mTORC2/Akt的反馈激活可拮抗隐丹参酮对$HepG_2$细胞的抑制作用．生物技术通讯，2015，26(1)：51-54.

[33] 邓凤春，于占江，杨钰，等．隐丹参酮对人胃癌SGC-7901细胞增殖及血管内皮生长因子mRNA表达的影响．中国医药导报，2015，12(6)：7-10.

[34] 陶丽，王生，赵杨，等．丹参素对非小细胞肺癌A549细胞内氧化还原状态及相关核转录因子的影响．中国中药杂志，2012，37(9)：1265-1268.

[35] 张玥，张英姿，徐天和，等．丹参素对子宫内膜癌KLE细胞体外抑制作用的实验研究．滨州医学院学报，2012，35(1)：5-9.

[36] 毕明慧，陈坚．丹参素诱导人肝癌细胞株SMMC7721凋亡的研究．胃肠病学，2011，16(4)：222-225.

[37] 张曼，王蓉，原永芳．丹参酮Ⅱ$_A$磺酸钠注射液抗四氯化碳诱导的大鼠肝纤维化的作用及机制研究．中华临床医师杂志：电子版，2013，7(19)：90-92.

[38] 刘建国，丁艳蕊，杨胜兰，等．丹酚酸B对实验性肝纤维

化大鼠肝组织 CD14 表达的影响. 中国中西医结合杂志，2011，31(4)：547-551.

[39] 王巍巍，张金元. 丹酚酸 B 对马兜铃酸诱导的 HK-2 细胞 TGF-β_1 与 p38MAPK 表达的影响. 中国中西医结合肾病杂志，2010，11(8)：673-676.

[40] 王俏，吴莘，曹征，等. 丹参酮 Ⅱ$_A$ 对糖尿病肾病大鼠肾组织氧化应激的影响. 中华临床医师杂志：电子版，2015，9(7)：1149-1151.

[41] 梁家红，张水娟，姚立. 丹酚酸 B 对肺上皮细胞凋亡和急性肺损伤的影响. 中国药理学通报，2013，29(4)：531-534.

[42] 李昌勤，赵琳，薛志平，等. 隐丹参酮抑菌作用机制研究. 中国药学杂志，2012，47(21)：1706-1710

[43] 邵荣姿，刘召红，张俭俭. 丹参红花提取物对 D-半乳糖致衰老小鼠学习记忆的调节作用. 实用医药杂志，2011，28(7)：627-629.

[44] 黄秋玲，唐洪丽. 丹参注射液对发育期癫痫大鼠脑源性神经生长因子影响. 江西中医药，2010，41(5)：72-73.

[45] 程继明，周翔鱼，白向东. 丹酚酸 B 对老年性痴呆模型的保护作用. 中国老年学杂志，2013，33(15)：3707-3708.

[46] 汤伟，彭求贤，蔡红兵，等. 丹参多糖对免疫抑制小鼠单核吞噬细胞吞噬功能的影响. 时珍国医国药，2011，22(10)：2484-2485.

[47] 张雷，郑芙林，李珊珊，等. 隐丹参酮对淋巴细胞增殖反应的影响. 时珍国医国药，2010，21(1)：92-93.

[48] 高允海. 丹参对急性胰腺炎大鼠肠黏膜屏障功能和免疫功能的影响. 中国医药指南，2012，10(9)：516-518.

[49] 唐飞，张婵，林海燕，等. 丹参促进小鼠冻融卵巢移植早期血管内皮生长因子的表达. 解剖学报，2010，41(1)：93-99.

[50] 赵玲玲，张跃辉，王娜梅，等. 隐丹参酮对 Akt2 基因缺失雄性小鼠生殖及代谢影响的研究. 中华男科学杂志，2011，17(7)：662-668.

[51] 郭鄂平，杨树国，张珍，等. 丹酚酸 B 抗小鼠日本血吸虫病肝纤维化的实验研究. 现代预防医学，2014，41(19)：3562-3566.

[52] 庞晶，刘尚裕，张伟新，等. 丹参有效部位的一般药理学和长期毒性研究. 中国医药生物技术，2015，10(1)：31-38.

[53] 凌真，董登存，李倚云，等. 丹酚酸 B 对小鼠的急性毒性试验. 齐鲁药事，2012，31(9)：503-504.

红 花

Honghua

本品为菊科植物红花 *Carthamus tinctorius* L.的干燥花。主产于河南、新疆、四川。夏季花由黄变红时采摘，阴干或晒干。以色红黄、鲜艳、质柔软者为佳。

【性味与归经】 辛，温。归心、肝经。

【功能与主治】 活血通经，散瘀止痛。用于经闭，痛经，恶露不行，癥瘕痞块，胸痹心痛，瘀滞腹痛，胸胁刺痛，跌扑损伤，疮疡肿痛。

【效用分析】 红花入心肝血分，秉辛散温通之性，功能活血通经，散瘀止痛，为活血祛瘀要药，广泛用于内、外、妇、伤各科的瘀血证。

红花功善活血通经，常用治血滞经闭、痛经，产后瘀滞恶露不行；且又善活血祛瘀、消癥散结，亦多用于瘀滞所致的癥瘕积聚；红花用于心脉瘀阻的胸痹心痛，以及瘀滞腹痛、胁肋刺痛等诸证，具有活血祛瘀、通脉止痛之功；对于跌扑损伤所致的瘀肿疼痛，红花功能活血消肿、散瘀止痛。若与清热解毒药配伍同用，用治疮痈肿痛，有活血消痈之效。

【配伍应用】

1. 红花配柴胡 红花专入血分，功善活血止痛；柴胡辛散疏肝，行气解郁。两药同用，活血疏肝，气血同治，适用于气滞血瘀的胸胁疼痛，月经不调，经行乳房胀痛。

2. 红花配肉桂 红花辛散温通，活血通经、祛瘀止痛；肉桂辛热纯阳，温散沉寒，通利血脉。两药合用，能散寒通脉，活血止痛，多用于寒凝血脉所致的月经不调、经闭痛经；或胸阳被遏、瘀血阻滞的胸痹心痛等。

3. 红花配紫草 红花活血化瘀以消斑；紫草凉血解毒以透疹。两药配伍，具有凉血活血，解毒消斑之功，适用于热郁血瘀所致的斑疹紫暗，色不红活的病证。

【鉴别应用】红花与丹参 二者均能活血通经止痛，为妇科常用之品；皆治妇人瘀滞经闭或痛经。然红花辛散温通，为活血祛瘀专药，广泛用于内、外、妇、伤各科的瘀血证。丹参味苦性凉，尤善调妇人经水；又能清心除烦，治心烦失眠；凉血消痈，治疮疡肿痛。

【方剂举隅】

1. 红花散（《朱氏集验方》）

药物组成：红花、苏木、当归。

功能与主治：活血通经。适用于妇女血瘀经脉不通之月经不调、经闭痛经。

2. 大红花丸（《宣明论方》）

药物组成：大黄、红花、虻虫。

功能与主治：活血通经消癥。适用于妇人血积癥瘕，经络涩滞。

3. 血府逐瘀汤（《医林改错》）

药物组成：桃仁、红花、当归、生地黄、川芎、赤芍、牛膝、桔梗、柴胡、枳壳、甘草。

功能与主治：活血化瘀，行气止痛。适用于胸中瘀血证。胸痛，头痛，日久不愈，痛如针刺而有定处，或呃逆日久不止，或饮水即呛，干呕，或内热瞀闷，或心悸怔忡，失眠多梦，急躁易怒，入暮潮热，唇暗或两目暗黑，舌质暗红，或舌有瘀斑、瘀点，脉涩或弦紧。

【成药例证】

1. 冠心康颗粒（《临床用药须知中药成方制剂卷》2020年版）

药物组成：丹参、红花、赤芍、川芎、降香。

功能与主治：行气活血，化瘀止痛。用于气滞血瘀所致的胸痹，症见胸闷、心前区刺痛；冠心病心绞痛见上述证候者。

2. 五虎散（《临床用药须知中药成方制剂卷》2020年版）

药物组成：红花、当归、制天南星、白芷、防风。

功能与主治：活血散瘀，消肿止痛。用于跌打损伤，瘀血肿痛。

3. 跌打活血散（《临床用药须知中药成方制剂卷》2020年版）

药物组成：红花、当归、乳香（炒）、没药（炒）、血竭、三七、儿茶、土鳖虫、大黄、烫骨碎补、续断、冰片。

功能与主治：舒筋活血，散瘀止痛。用于跌打损伤，瘀血疼痛，闪腰岔气。

4. 骨友灵搽剂（《临床用药须知中药成方制剂卷》2020年版）

药物组成：红花、醋延胡索、鸡血藤、制川乌、威灵仙、蝉蜕、防风、续断、制何首乌。

功能与主治：活血化瘀，消肿止痛。用于瘀血阻络所致的骨性关节炎、软组织损伤，症见关节肿胀、疼痛、活动受限。

【用法与用量】 3～10g。

【注意】 本品活血通经，易动胎气，孕妇慎用。

【本草摘要】

1.《开宝本草》 “主产后血晕，口噤，腹内恶血不尽，绞痛，胎死腹中，并酒煮服；亦主蛊毒下血。”

2.《本草纲目》 “活血润燥，止痛散肿，通经。”

【化学成分】 主要含黄酮类成分：羟基红花黄色素A，山柰素，红花苷，前红花苷，红花明苷，红花黄色素，6-羟基山柰酚，槲皮素 3-*O*-β-半乳糖苷，山柰酚-7-*O*-β-D-葡萄糖苷，刺槐素等；酚类成分：绿原酸，咖啡酸，儿茶酚，焦性儿茶酚等；脂肪酸类成分：棕榈酸、肉豆蔻酸、月桂酸、油酸、亚油酸等；挥发性成分：马鞭烯酮，桂皮酸甲酯，丁香烯，β-芹子烯等；还含多糖，维生素及微量元素等。

中国药典规定本品含羟基红花黄色素 A（$C_{27}H_{30}O_{15}$）不得少于 1.0%，含山柰素（$C_{15}H_{10}O_6$）不得少于 0.050%。

【药理毒理】 本品具有改善微循环、改善血液流变性、抗血栓形成、抗凝血、抗心肌缺血、抗脑缺血、抗肝纤维化等药理作用。

1. 改善微循环作用 红花注射液 200mg/kg 静脉注射能增加家兔肠系膜细动脉的血流速度，抑制去甲肾上腺素诱导的局部血管运动，改变局部血流量。红花黄色素静脉注射能明显降低急性血瘀证大鼠肠系膜毛细血管的网点数，能增加高分子右旋糖苷所致兔眼球结膜微循环障碍血流速度和毛细血管网开放数目。红花注射液对兔肠缺血再灌注损伤模型微动、静脉管径及血流速度有明显改善作用，能明显减轻肠黏膜超微结构异常改变[1]。

2. 改善血液流变性作用 红花水煎液 5g 生药/kg 灌胃，1 日 1 次，连续 10 天，能明显降低家兔红细胞聚集指数，提高红细胞变形指数，降低全血黏度。红花水煎液 10、20、40mg 生药/kg 灌胃，1 日 2 次，连续 3 天，能明显降低异丙肾上腺素所致心肌缺血大鼠高、低切变率时的全血黏度、血浆黏度和红细胞的聚集性。红花醇提物、水提物 0.81、2.03、4.06g 生药/kg 灌胃，1 日 1 次，连续 28 天，可显著降低高脂血症大鼠血浆黏度。红花黄色素 37.08mg/kg 静脉注射能明显降低急性血瘀证大鼠的全血黏度和血浆黏度。

3. 抗血栓形成作用 红花提取物静脉注射可明显缩短大鼠体外血栓长度，减轻血栓的湿重及干重。红花总黄酮 20、40mg/kg 灌胃可抑制大鼠动-静脉旁路、静脉血栓的形成。红花水煎液 10、20、40mg 生药/kg 灌胃，能明显降低 ADP 诱导的异丙肾上腺素所致心肌缺血大鼠血小板的聚集率。红花总黄酮 20、40mg/kg 灌胃可抑制 ADP 诱导的大鼠血小板聚集。红花提取物 1～16μg/L 体外可明显抑制 ADP 诱导的兔体外血小板聚集。红花黄色素体外能明显抑制血小板活化因子（PAF）介导的人中性粒细胞聚集、黏附及超氧化物的产生。红花总黄色素体外能抑制 PAF 诱发的血小板的聚集、5-HT 的释放，红花总黄色素 4.1～26.7mg/ml 能抑制 PAF 引起的血小板内游离钙增高。红花黄色素 0.25～2、0.074～2、0.063～2mg/ml 体外可抑制 ADP、PAF 和胶原诱导的家兔血小板聚集。

4. 抗凝血作用 红花水煎液 10、20、40mg 生药/kg 灌胃，能明显延长异丙肾上腺素所致心肌缺血大鼠凝血酶原时间（PT）。红花提取物静脉注射可明显延长大鼠的凝血时间（CT）、血浆复钙时间（PRT）、大鼠凝血酶原时间、降低大鼠血纤维蛋白原含量。红花总黄酮200mg/kg灌胃，可明显延长小鼠凝血时间。红花黄色素冻干粉针静脉注射均具有延长小鼠凝血时间的作用[2]。

5. 抗心肌缺血作用　红花醇提物0.18、0.36、0.72g/kg静脉注射1次，可改善犬心肌缺血引起的ST偏移，增加冠脉血流量，降低总外周阻力和左室舒张期末压，明显改善心输出量、左心室做功指数。红花提取物灌胃可明显降低结扎冠状动脉所致急性心肌缺血大鼠缺血心肌J点高度，缩小心肌梗死程度；能降低急性心肌梗死犬的梗死面积、心肌缺血程度和范围，对急性心肌梗死犬的血清游离脂肪酸（FFA）、脂质过氧化物酶（LPO）、超氧化物歧化酶（SOD）、谷胱甘肽过氧化物酶（GSH-Px）有明显的改善，能够增加血液中Zn^{2+}、Ca^{2+}、Mn^{2+}的含量，降低血液中Cu^{2+}的含量，减轻心肌梗死时的病理损伤[3]。红花总黄素5mg/kg静脉注射能明显对抗垂体后叶素引起的急性心肌缺血大鼠T波抬高，提高血清SOD活性，降低MDA、LDH和CK含量。红花总黄素静脉注射能明显增加异丙肾上腺素所致急性心肌缺血大鼠的平均动脉压（MBP），提高左室收缩压（LVSP），降低左室舒张末期压（LVEDP），能明显增加家兔的冠脉血流量，降低心肌耗氧量。红花黄素静脉注射能明显降低心肌缺血犬的心率和心肌缺血区重/心重，抑制ST段抬高，能明显降低缺血再灌注损伤大鼠心肌梗死程度、舒张压和收缩压；降低缺血再灌注损伤大鼠心肌细胞凋亡指数（AI），上调Bcl-2、下调Bax蛋白表达。羟基红花黄色素A静脉注射可明显减弱冠状动脉结扎所致的急性心肌缺血犬心肌缺血的程度和范围，缩小心肌梗死程度[4, 5]。红花黄素静脉注射能减轻家兔缺血心肌超微结构的改变，并通过上调Bcl-2、下调Bax表达抑制细胞凋亡。羟基红花黄色素A体外对猪冠状动脉具有明显的舒张血管作用，主要通过内皮-NO-cGMP途径和肾上腺素受体途径，还能够阻断血管平滑肌上的电压依赖性钙通道[6]。

6. 抗脑缺血作用　红花免煎颗粒灌胃能明显减轻大鼠脑出血后脑组织的含水量。红花注射剂能明显减轻由脑卒中引起的脑水肿，能够降低周围神经缺血再灌注损伤大鼠的神经组织中MDA和钙离子含量，升高SOD活性，改善大鼠肢体功能评分和神经电生理指标。红花提取液可显著减轻大鼠急性缺血脑组织的水肿程度，降低脑毛细血管通透性，改善脑缺血造成的脑组织损伤[7]。红花总黄酮10、20、40mg/kg灌胃能明显改善大脑中动脉栓塞所致脑缺血大鼠的行为障碍，减少脑缺血区面积。红花黄色素静脉注射能明显降低脑缺血/再灌注损伤大鼠的神经功能损伤评分，降低脑组织iNOS、Bax蛋白的表达，升高Bcl-2蛋白的表达及Bcl-2/Bax值；羟基红花黄色素A静脉注射能显著改善大脑中动脉结扎所致的脑缺血大鼠的神经学缺陷，减小脑梗死区比例，显著抑制谷氨酸引起的GSH-Px含量和SOD活性的降低，降低脑组织中BNP的表达[8]。

7. 抗肝纤维化作用　红花总黄素灌胃，能明显降低肝纤维化大鼠血清Bil、GPT、GOT、HA、LN、Ⅳ-C、PC-Ⅲ水平，升高TP、ALB水平[9]。羟基红花黄色素A（HYSA）能降低四氯化碳（CCl_4）诱导的大鼠肝纤维化（HF）血清纤维化指标透明质酸（HA）、层黏蛋白（LN）、Ⅲ型前胶原（PC-Ⅲ）、Ⅳ型胶原（Ⅳ-C）含量，降低肝组织MDA含量，升高SOD活性，抑制肝脏基质金属蛋白酶组织抑制因子（TIMP-1）、转化生长因子-β_1（TGF-β_1）的表达，改善肝脏纤维化程度[10-12]。

8. 抗氧化作用　红花醇提物、水提物灌胃，均显著降低高脂血症大鼠血清MDA含量，醇提物能升高SOD活性。红花水提液体外能明显清除羟自由基，抑制小鼠肝匀浆脂质过氧化。红花红色素体外对超氧自由基和β-胡萝卜素-亚油酸氧化体系均有较明显的抑制作用。红花黄色素体外能明显清除氧自由基，抑制小鼠肝匀浆脂质过氧化，IC_{50}分别为7.5、5.7g/L。红花水提液2.0g生药/L体外能降低嘌呤+黄嘌呤氧化酶所致乳鼠心肌细胞乳酸脱氢酶的释放，增加心肌细胞的存活数。

9. 调脂作用　红花醇提物、水提物灌胃可显著降低高脂血症大鼠血清总胆固醇（TG）、甘油三酯（TC）、低密度脂蛋白（LDL）。静脉注射红花黄色素可明显降低高脂血症大鼠血清TC、TG、LDL-C水平，提高HDL-C水平[13]。

10. 抗缺氧作用　红花水煎液灌胃，能明显延长小鼠常压缺氧、亚硝酸钠中毒条件下的存活时间。红花黄色素静脉注射能明显延长小鼠常压缺氧条件下的存活时间、明显延长断头小鼠张口喘息次数。

11. 改善学习记忆作用　红花注射液腹腔注射，连续6天，能显著减少脑缺血/再灌注损伤小鼠开场试验中的移动格数和后腿站立次数，减少回避反射中进入暗箱遭电击的次数，增加水迷宫试验中正确到达的次数。红花黄色素灌胃能明显改善亚硝酸钠/D-半乳糖诱导的痴呆小鼠模型的学习、记忆能力，降低痴呆小鼠皮层及海马组织中MDA含量，增加痴呆小鼠海马组织中SOD含量与皮层组织中GSH-Px含量[14]。红花苷能提高H_2O_2作用下的神经母细胞瘤SH-SY5Y细胞生存率，减少丙二醛的产生，降低细胞凋亡率。红花黄色素在体外可诱导大鼠骨髓间充质干细胞（BMSCs）可分化为神经元样细胞。

12. 抗肿瘤作用　红花水煎剂灌胃，可明显降低H_{22}

荷瘤小鼠肿瘤重量，明显减少肿瘤组织的微血管密度。红花多糖能抑制 S_{180} 荷瘤鼠肿瘤生长和血管生成，降低荷瘤鼠血清 IL-10、提高荷瘤鼠血清 IL-12 及 TNF-α等，降低 VEGF 的表达，抑制小鼠瘤组织 CD44 和 AMF mRNA 的表达；能抑制 T739 小鼠 Lewis 肺癌移植瘤生长，降低肺转移；体外能抑制人肝癌 SMMc-7721 细胞的增殖和 cyclin B_1、cdc25B 蛋白及 mRNA 表达；诱导人胃癌细胞 SGC-7901 的凋亡；抑制人乳腺癌 MCF-7 细胞具的增殖，下调细胞 MMP-9 的表达，上调 nm23-H_1 的表达；红花注射液能通过抑制 AKT 信号通路，阻碍肝癌 $HepG_2$ 细胞的增殖及诱导凋亡[15, 16]。羟基红花黄色素 A 腹腔注射，能抑制 Lewis 肺癌小鼠肿瘤生长，并能降低小鼠 Lewis 肺癌移植瘤组织中 VEGF 的表达[17]。

13. 抗炎镇痛作用　红花 50%甲醇提取物及水提取物能抑制角叉莱胶所致大鼠的足肿胀度与二甲苯致小鼠的耳肿胀；红花提取物与红花黄色素能够提高热板法和扭体法所致小鼠的痛阈。红花黄素对大鼠甲醛性足肿胀、大鼠棉球肉芽肿和大鼠组胺诱导的皮肤毛细管通透量有明显的抑制作用；能够抑制血小板活化因子（PAF）诱发的血小板聚集、5-羟色胺释放以及血小板内游离钙增加；红花黄色素体外通过抑制 PAF 与其受体的特异性结合缓解了 PAF 诱发的血管内皮细胞炎症介质 IL-1β、IL-6 及 TNF-α的表达。

14. 对免疫系统的作用　红花水煎液能够增强单核细胞吞噬功能，提高血清溶血素浓度以及增加植物血凝素刺激下的淋巴细胞转化率。红花黄色素能够降低小鼠血清溶菌酶含量、腹腔巨噬细胞和全血白细胞吞噬功能；抑制 T、B 淋巴细胞增殖，减轻混合淋巴细胞反应，以及 IL-2 和 Ts 细胞的产生以及活性。红花多糖体外能够促进人单核细胞与 $CD8^+T$ 细胞增殖。

15. 其他作用　红花提取物灌胃，能显著降低自发性高血压大鼠收缩压。红花注射液能显著降低动脉血压，并有剂量关系。红花水煎液灌胃 28 天，可降低博来霉素诱导硬皮病小鼠模型的真皮厚度与皮肤 VEGF、COL-Ⅰ、COL-Ⅲ的表达。红花注射液能够预防和减轻新西兰大白兔脊髓缺血再灌注损伤，增强脊髓组织的抗氧化能力，减轻脊髓组织损伤，抑制 Bcl-2 相关蛋白表达从而抑制脊髓神经细胞凋亡[18]。红花注射液静脉注射能减轻肺缺血再灌注损伤家兔肺脏毛细血管内皮细胞肿胀，降低管腔壁黏附的中性粒细胞数、血浆和肺组织的 TXB_2，和 TXB_2/6-keto-$PGF_{1\alpha}$。腹腔注射红花黄色素可明显减轻腹壁轴形缺血再灌注损伤皮瓣模型的再灌注损伤，促进皮瓣成活，减少中性粒细胞和血小板聚集，提高 SOD 活性[19]。红花注射液含药血清体外能降低缺氧-复氧大鼠肺动脉内皮细胞的 P-选择素、ICAM-1 的表达。红花注射液静脉滴注能明显改善急性胰腺炎大鼠胰腺的病理改变，降低血清淀粉酶、TNF-α和 TXB_2 水平。红花水煎液 6、12g 生药/kg 灌胃，能明显延长小鼠低温条件下的存活时间和常温条件下的游泳时间。红花浸液灌胃能抑制白血病抑制因子（LIF）蛋白在孕鼠子宫内膜表达，抑制小鼠的生育能力，红花煎液灌胃可改变孕鼠子宫内膜细胞形态、促进蜕膜细胞凋亡，影响胚胎发育环境，产生抗早孕作用。红花黄色素对大鼠光化学损伤引起的视网膜变性有一定的保护作用。羟基红花黄色素体外能抑制高糖作用下恒河猴脉络膜-视网膜血管内皮细胞的增殖及 VEGF 的表达[20]。

16. 体内过程　大鼠灌胃羟基红花黄色素 A 12.5mg/kg，主要药动学参数为：t_{max}（28±16）分钟，C_{max}（0.22±0.09）μg/ml，$AUC_{0\to tn}$（40±13）μg/（min·ml）；羟基红花黄色素 A 在肠道内的吸收程度从高到低依次为：空肠、十二指肠、回肠。羟基红花黄色素 A 大鼠尾静脉注射和灌胃，静脉注射符合二室开放模型，胆汁累积排泄量为 1.32%，尿中 24 小时累积排泄率为 88.6%；灌胃的绝对生物利用度是 1.2%，胆汁累积排泄量为 0.062%，尿中 24 小时累积排泄率为 2.9%，粪便 24 小时累积排泄率为 48%。小鼠尾静脉注射红花黄色素 A 3.18mg/kg，药物在小鼠体内 AUC 的大小顺序为血、肾、肝、肺、心、脾，脑中未检测到。红花和羟基红花黄色素 A 灌胃大鼠，药动学参数分别为：C_{max}（4.89±0.61）mg/L 和（4.61±0.19）mg/L；t_{max}（0.75±0.00）和（0.75±0.00）小时；$AUC_{0\to 6}$（7.32±0.44）（mg·h）/L 和（8.68±0.93）（mg·h）/L；$t_{1/2\alpha}$（0.25±0.08）小时和（0.69±0.28）小时；$t_{1/2\beta}$（1.21±0.36）小时和（0.98±0.15）小时。

17. 毒理研究

（1）急性毒性　红花水提物 106.7g 生药/kg 灌胃 2 次，连续观察 14 天，小鼠无死亡，未见明显中毒症状，最大耐受量为 106.7g 生药/kg。

（2）长期毒性　红花水提取物 1.5、3.0、6.0g 生药/kg 灌胃，分别相当于成人日摄入量的 25、50、100 倍，1 日 1 次，连续 4 周，3 周、4 周时雄性动物饲料消耗量、体重明显降低，其他各项指标均在正常范围内波动。大鼠静脉注射红花提取物 80、200、400mg/kg，1 日 1 次，连续 6 周，结果显示，400mg/kg 出现中毒反应，主要表现为对胆碱能系统有兴奋作用，并对锥体外系有一定影响。妊娠大鼠灌胃红花水煎液 0.24、0.48、0.96g 生药/kg，1 日 1 次，连续 10 天，可增加孕鼠流产率，升高肾重指数，降低体重，胚胎死亡率和宫内生长迟缓发生率明显上升，建议孕妇慎用[21]。

(3) 不良反应　红花黄色素注射液所致不良反应涉及人体多个器官系统，主要涉及免疫系统损害、循环系统损害和中枢及神经系统损害[22, 23]。

【参考文献】［1］陈聪德，吴碎春，陈肖鸣，等．红花对兔肠缺血再灌注损伤后微循环改善作用的研究．浙江医学，2013，35(4)：274-276.

［2］刘萍，苏慧，白云，等．红花黄色素冻干粉针对小鼠出凝血时间的影响．中医药信息，2015，32(2)：25-26.

［3］薛世泉，吕铭洋，孙波，等．红花提取物对急性心肌梗死犬血清微量元素和心肌形态学的影响．中国老年学杂志，2010，30(23)：3548-3549.

［4］许爱斌，刘建国，张健，等．羟基红花黄色素 A 改善 SD 大鼠心肌缺血/再灌注损伤．中国循证心血管医学杂志，2014，6(6)：733-736.

［5］付建华，张琼，樊长征，等．注射用红花黄色素与羟基红花黄色素 A 对大鼠急性心肌缺血的保护作用比较．国际中医中药杂志，2011，33(8)：692-694.

［6］李琳，张冬慧，徐培涵，等．羟基红花黄色素 A 对猪冠状动脉环的舒张作用及机制．中药药理与临床，2013，29(6)：22-25.

［7］高天红，张明升，朴晋华．红花提取物对大鼠急性实验性脑缺血的保护作用．山西中医，2011，27(4)：49-50.

［8］王英，梁辉，于群涛，等．羟基红花黄色素 A 对局灶性脑缺血再灌注脑钠肽表达的影响．滨州医学院学报，2011，34(6)：414-416.

［9］李伟镇，张旭红，黄清松．红花总黄素对肝纤维化大鼠肝功能和相关血清指标的影响．江西中医药，2014，45(10)：46-48.

［10］李红星，王东，时彦，等．羟基红花黄色素 A 对实验性大鼠肝纤维化 TGF-β_1-CTGF 的影响．中华临床医师杂志(电子版)，2014，8(4)：61-63.

［11］王艺蓉，李雅娜，李京敏，等．羟基红花黄色素 A 对肝纤维化大鼠血清学指标及脂质过氧化的影响．四川解剖学杂志，2011，19(1)：1-4.

［12］王艺蓉，李雅娜，宁巍巍，等．羟基红花黄色素 A 对四氯化碳致大鼠肝纤维化的干预作用．解剖学杂志，2011，34(4)：454-457.

［13］张宏宇，陈沫，熊文激．红花黄色素抗血栓和降血脂作用的实验研究．中国实验诊断学，2010，14(7)：1028-1031.

［14］徐慧，马勤，王志祥，等．红花黄色素对 D-半乳糖/亚硝酸钠诱导痴呆小鼠学习记忆的影响．中药药理与临床，2013，29(2)：59-61.

［15］梁颖，杨婧，李明琦，等．红花多糖对荷瘤小鼠肿瘤组织血管生成的抑制作用研究．国际免疫学杂志，2014，37(5)：440-443.

［16］马新博，宫汝飞．红花多糖提取工艺及抑癌药理作用研究进展．重庆医学，2014，43(3)：364-366.

［17］谢军平，高亭，李环羽，等．羟基红花黄色素 A 对小鼠 Lewis 肺癌移植瘤的抑制作用及 VEGF 表达的影响．广东医学，2014，35(1)：36-38.

［18］杨欢欢，吕军影，黄李平，等．红花水煎液内服对硬皮病小鼠皮肤血管内皮生长因子表达的影响．风湿病与关节炎，2014(4)：26-30.

［19］王伟，刘涛，程应全．红花黄色素对大鼠皮瓣再灌注损伤的影响．中华实验外科杂志，2013，30(11)：2386-2387.

［20］梁文章，梁勇，黄沁园，等．羟基红花黄色素 A 对高糖作用下恒河猴脉络膜-视网膜血管内皮细胞迁移及 VEGF 表达的影响．广东医学，2010，31(24)：3164-3167.

［21］宋小青，魏会平，李丹丹，等．中药红花抗小鼠早孕的实验研究．中成药，2014，36(11)：2408-2410.

［22］别磊，柴乃俊，常成，等．基于文献的红花注射液安全性研究．中国中医药信息杂志，2014，21(11)：37-41.

［23］张雅兰，陈海默．94 例红花黄色素注射液不良反应文献分析．中国药物评价，2014(3)：173-174.

西红花

Xihonghua

本品为鸢尾科植物番红花 *Crocus sativus* L.的干燥柱头。主产于西班牙；我国上海已引种成功。秋季花开放时采摘花朵，摘下柱头，阴干或低温干燥。以色暗红、花柱少者为佳。

【性味与归经】 甘，平。归心、肝经。

【功能与主治】 活血化瘀，凉血解毒，解郁安神。用于经闭癥瘕，产后瘀阻，温毒发斑，忧郁痞闷，惊悸发狂。

【效用分析】 西红花味甘性平，入肝经血分，功善活血化瘀、通经消癥，且力强效佳，故治瘀滞经闭、癥瘕积聚、产后瘀阻腹痛，被视为良品。

西红花入肝经血分，既活血化瘀，又兼凉血解毒，尤宜于温毒热盛，身发斑疹，疹色晦暗而不红活者，可奏散瘀血、解疹毒、消斑疹之功。

西红花入心经，活血兼能散郁开结、安定心神。对忧郁不解、气结胸闷，甚则导致心神不宁、惊悸恍惚，或发狂等证，能开郁散结，消痞除满，安神定志，故《饮膳正要》有“主心忧郁结，气闷不散，久服令人心喜”之言。

【配伍应用】

1. 西红花配益母草　西红花功善活血化瘀通经，为活血要品；益母草功善活血祛瘀调经，为妇人经产常用。两药配伍，能增强活血祛瘀、通经止痛之功，适用于瘀滞经闭或经行腹痛，以及产后腹痛。

2. 西红花配紫草　西红花活血凉血、解毒消斑；紫草清热解毒、凉血透疹。两药配伍，具有清热凉血、活血消斑之功，适用于温毒斑疹，疹色不红活。

3. 西红花配丹参　西红花活血散瘀兼开郁散结；丹参活血祛瘀兼清心安神。两药配伍，既祛瘀开郁，又安神定志，适用于忧郁气结，心神不安之惊悸恍惚等证。

【鉴别应用】 西红花与红花　二者均有活血祛瘀、通经作用，均可用于瘀血阻滞所致的各种血瘀证。西红花味甘性平，具活血祛瘀功效，且力量较强，兼有凉血解毒之功，尤宜于温毒发斑；斑疹色不红活，或温病热入血分之证。红花味辛性温，为温通散瘀的活血药，与西红花比较，活血功效类似而作用相对较弱，但适应范围较广，可用于内、外、妇、伤各科的瘀血证。

【成药例证】 三花接骨散（《临床用药须知中药成方制剂卷》2020 年版）

药物组成：三七、血竭、西红花、当归、川芎、大黄、续断、牛膝、骨碎补（烫）、冰片、白芷、地龙、马钱子粉、自然铜（煅）、土鳖虫、沉香，木香、桂枝。

功能与主治：活血化瘀，消肿止痛，接骨续筋。用于骨折筋伤，瘀血肿痛。

【用法与用量】　1～3g，煎服或沸水泡服。

【注意】　本品活血作用较强，且能通经，故孕妇慎用。

【本草摘要】

1.《本草品汇精要》　“主散郁调血，宽胸膈，开胃进饮食，久服滋下元，悦颜色，及治伤寒发狂。”

2.《本草纲目》　“活血，又治惊悸。”

【化学成分】　主要含类胡萝卜素类成分：西红花苷-Ⅰ～Ⅳ，西红花酸，西红花二甲酯，α，β-胡萝卜素等；黄酮类成分：山柰素，黄芪苷等；还含挥发油和维生素 B_1、B_2 等。

中国药典规定本品含西红花苷-Ⅰ（$C_{44}H_{64}O_{24}$）和西红花苷-Ⅱ（$C_{38}H_{54}O_{19}$）的总量不得少于 10.0%。

【药理作用】

本品具有抗血栓形成、抗凝血、抗心肌缺血、抗脑缺血、抗炎等药理作用。

1. 抗血栓形成作用　西红花总苷 100、200mg/kg 灌胃，能显著减轻大鼠血栓湿重。西红花酸 25、50mg/kg 灌胃能明显抑制大鼠体外血栓和下腔静脉血栓的形成。西红花总苷 100、200mg/kg 灌胃，能明显抑制 ADP 和凝血酶诱发的家兔体内血小板聚集。

2. 抗凝血作用　西红花总苷 400mg/kg 灌胃，可显著延长正常小鼠的凝血时间。西红花酸灌胃能明显延长小鼠凝血时间，能明显延长小鼠出血时间；能明显延长肾上腺素所致急性血瘀证大鼠复钙时间（RT）、凝血酶原时间（PT）、活化部分凝血激酶时间（APTT）、凝血酶时间（TT）。

3. 抗心肌缺血作用　西红花提取物 100、200mg/kg 腹腔注射，可明显抑制异丙肾上腺素所致急性心肌缺血大鼠心电图 J 点的位移，明显改善心肌病理改变。西红花水提取物 200、400、800mg/kg 灌胃 4 周能保护大鼠缺血心肌，作用机制与其抗氧化活性和保护心脏功能有关[1]。静脉注射西红花苷 25、50mg/kg，可明显降低冠脉结扎所致心肌缺血大鼠心电图的 S 点位移、心肌梗死面积百分率，以及血清 CK、LDH 的含量。西红花酸灌胃，能显著降低心肌缺血再灌注大鼠血清中 LDH 和 CK 水平，提高缺血组织 ATP 含量，保护心肌组织 ATPase 活性；能显著降低异丙肾上腺素所致急性心肌缺血大鼠血清中 LDH 和 CK 水平，降低血清和心脏组织中 MDA 水平，升高心肌组织谷胱甘肽过氧化物酶（GSH-Px）、Na^+，K^+-ATP 酶和 Ca^{2+}，Mg^{2+}-ATP 酶活性，改善心脏病理改变[2]。西红花酸 50mg/kg 十二指肠给药，可显著降低对大鼠心肌缺血再灌注损伤心肌梗死率，降低血清中 CK 和 LDH 的活性，改善心脏功能，减轻心肌顿抑程度，升高心肌组织 ATP 量及 EC 对大鼠心肌缺血再灌注都有治疗作用。西红花苷 25、50、100mg/kg 灌胃可提高异丙肾上腺素所致心肌缺血缺氧模型大鼠存活率，降低血清心肌酶中乳酸脱氢酶 1（LDH-1）、肌酸磷激酶同工酶（CK-MB）、MDA、TNF-α 及 NO 水平，降低大鼠心脏指数（CI）及心肌梗死面积，减轻炎症浸润且提高心肌细胞完整程度，对大鼠缺血缺氧损伤心肌具有明显的保护作用，其机制可能与调节 C/EBP-β/PGC-1α/ UCP3 信号通路相关[3]。

4. 抗脑缺血作用　西红花酸 10、20、40mg/kg 灌胃一周，降低脑组织梗死体积，改善神经功能，减少脑组织 MDA 和 NO 含量，增加脑组织 SOD 活性，对脑缺血再灌注损伤都有保护作用[4]。西红花提取物 3mg/kg 十二指肠给药，可明显降低局灶性脑缺血/再灌注大鼠神经行为学分值，减轻神经元坏死及星形胶质细胞异常活化，并可抑制缺血侧皮层区线粒体分裂融合异常，抑制线粒体分裂基因 Drp1 表达，促进线粒体 Opa1 表达，减轻缺血/再灌注带来的能量代谢紊乱[5]。

5. 抗炎作用　西红花总苷 500mg/kg 灌胃能明显抑

制二甲苯所致小鼠耳肿胀，抑制醋酸所致小鼠腹腔毛细血管通透性增高；能明显抑制蛋清、角叉莱胶所致大鼠足肿胀；能明显抑制绵羊红细胞所致小鼠的迟发超敏反应，能明显抑制2,4,6-三硝基氯苯所致小鼠的迟发超敏反应。

6. 调脂作用　西红花总苷灌胃能明显降低高脂饮食所致高脂血症鹌鹑的血清血胆固醇、甘油三酯、LDL-C、VLDL-C和抗动脉粥样硬化指数，升高HDL、HDL2-C及HDL3-C，改善冠状动脉的病理改变；能明显降低高胆固醇饮食所致高脂血症大鼠血胆固醇、甘油三酯、LDL含量、升高HDL及其亚型含量。西红花酸灌胃，能显著降低维生素D_2高胆固醇饲料所致动脉粥样硬化大鼠血清TC、TG、LDL-C和MDA含量，显著升高血清HDL-C含量、SOD活性和抗动脉粥样硬化指数，明显降低主动脉LOX-1的表达[6]。

7. 抗缺氧作用　西红花水提液12、24、48g生药/kg腹腔注射，可显著延长常压缺氧小鼠的存活时间及盐酸普萘洛尔所致特异性心肌缺氧小鼠的存活时间。西红花苷25、50、100mg/kg肌内注射可降低急性低氧72小时大鼠脑海马$FOXO_3\alpha$mRNA及蛋白表达量，发挥神经保护作用[7]。

8. 抗肝损伤作用　西红花水煎液0.1g生药/kg灌胃，可明显降低白酒和四氯化碳引起的大鼠丙氨酸转氨酶的升高，改变肝脏组织病理性损伤。西红花提取物西红花酸50mg/(kg·d)灌胃可预防性治疗酒精性脂肪肝[8]。西红花酸500mg能明显降低脂多糖和D-氨基半乳糖胺诱导的大鼠肝细胞损伤后ALT、AST和LDH水平，可促进肝细胞损伤的自噬及自噬体的形成，激活肝细胞损伤的自噬通路，减少肝细胞进一步损伤[9]。

9. 其他作用　西红花提取液20、40、80mg/kg静脉注射，能明显降低慢性高眼压家兔视网膜神经节细胞的数目、玻璃体中谷氨酸浓度。西红花总苷200、500mg/kg灌胃能明显抑制醋酸所致小鼠的扭体次数。西红花苷具有治疗大鼠焦虑的作用，西红花水提取物56、80mg/kg具有抗焦虑作用，西红花苷(30、50mg/kg)能减轻大鼠强迫症症状[10]。西红花80%醇提取物30mg/d可改善患者经期综合征的症状。西红花苷20、40、80mg/kg侧脑室注射给药可改善阿尔茨海默病模型大鼠学习记忆能力，增强海马LTP和GAP-43的表达[11]。

10. 体内过程　家兔静脉注射2mg/kg西红花苷-1，其药代动力学参数符合二室开放模型，分布相生物半衰期$t_{1/2\alpha}$为6.9分钟，提示西红花苷-1自中央室向周边室分布迅速；消除相生物半衰期$t_{1/2\beta}$为65.5分钟，提示西红花苷-1在体内消除较快。大鼠灌胃西红花酸25、50、100mg/kg，血药浓度-时间曲线呈二室模型，生物半衰期$t_{1/2}$分别是54.6、66.3、70分钟，组织分布较广，肝脏中含量较高，主要经肝、肾代谢、排泄。

11. 毒理研究　静脉注射0.5%的藏红花，可明显升高家兔血清、尿谷胱甘肽S-转移酶(GST)水平，升高血尿素氮(BUN)水平，对肝脏、肾脏具有一定的损伤作用。

【参考文献】［1］Sachdeva J，Tanwar V，Golechha M，et al．*Crocus sativus* L．(saffron) attenuates isoproterenol-induced myocardial injury via preserving cardiac functions and strengthening antioxidant defense system. Exp Toxicol Pathol，2012，64(6)：557-564.

［2］王平，童应鹏，陶露霞，等．西红花的化学成分和药理活性研究进展．中草药，2014，20(10)：3015-3028.

［3］侯莉，于颖，丁力．西红花苷通过C/EBP-β/PGC-1α/UCP3途径对缺血缺氧损伤心肌的保护作用．中国动脉硬化杂志，2019，27(6)：481-488.

［4］谭安雄，朱耀斌，王玉银．西红花酸对大鼠脑缺血-再灌注氧自由基及一氧化氮的影响．医药导报，2011，30(7)：846-848.

［5］张业昊，姚明江，丛伟红，等．西红花提取物对局灶型脑缺血/再灌注大鼠线粒体分裂融合的影响．中国药理学通报，2018，34(6)：770-775.

［6］蔡恒玲，刘应辉，刘娜娜．西红花酸对动脉粥样硬化大鼠血脂及LOX-1表达的影响．中国现代医药杂志，2011，13(10)：3-5.

［7］张杰，张晓岩，张先钧，等．西红花苷干预对急性低氧条件大鼠脑海马$FOXO_3\alpha$表达的影响．时珍国医国药，2017，28(12)：2844-2846.

［8］王建敏，李伟，刘江．西红花酸改善大鼠酒精性脂肪肝作用机制研究．河北中医2014，36(11)：1703-1707.

［9］郭宏兴，高珂，邹杏坚，等．西红花酸促进脂多糖和D-氨基半乳糖胺诱导的大鼠肝细胞损伤的自噬．南方医科大学学报，2018，38(9)：1121-1125.

［10］Georgiadou G，Tarantilis P A，Pitsikas N. Effects of the active constituents of Crocus sativus L.，crocins，in an animal model of obsessive-compulsive disorder．Neurosci Lett，2012，528(1)：27-30.

［11］林玲，常陆林，刘国良．西红花苷对阿尔茨海默病大鼠学习记忆及海马LTP的影响．神经解剖学杂志，2016，32(4)：482-486.

桃　仁

Taoren

本品为蔷薇科植物桃*Prunus persica*(L.) Batsch或山桃*Prunus davidiana*(Carr.) Franch.的干燥成熟种子。主产于北京、山东、陕西、河南、辽宁。果实成熟后采收，除去果肉及核壳，取出种子，晒干。用时捣碎。以颗粒均匀、饱满者为佳。

【炮制】 **桃仁**　取净桃仁，置沸水中略浸，去皮。用时捣碎。

炒桃仁　取桃仁，炒至黄色。用时捣碎。

【性味与归经】 苦、甘，平。归心、肝、大肠经。

【功能与主治】 活血祛瘀，润肠通便，止咳平喘。用于经闭痛经，癥瘕痞块，肺痈肠痈，跌扑损伤，肠燥便秘，咳嗽气喘。

【效用分析】 桃仁味苦甘，性平和，入心、肝血分，具有活血祛瘀之功，且应用范围广泛。

桃仁功擅活血通经而治经闭痛经；功能活血消癥，为治癥瘕积聚之良品；对于热壅血瘀所致的肺痈、肠痈，桃仁用之，具有活血消痈之功；而治跌扑损伤、瘀肿疼痛，桃仁则能活血止痛、消散瘀肿。

桃仁甘润性滑，入大肠经，功善润肠燥、通积滞、除燥便，为年老或血虚津亏所致肠燥便秘的常用药物。

桃仁苦泄下降，能降肺气、止咳嗽、平气喘，可用治咳嗽气喘等证。

【配伍应用】

1. 桃仁配大黄　桃仁苦泄性平，功善活血祛瘀；大黄苦泄性寒，功善泻热通便，活血祛瘀。两药伍用，功能活血祛瘀，通下泄热，适用于下焦蓄血证。

2. 桃仁配牡丹皮　桃仁苦甘性平，功善活血祛瘀；牡丹皮苦辛微寒，功善凉血、活血。两药配伍，能清血热、祛瘀血，适用于血瘀有热之月经不调，经闭痛经。

3. 桃仁配红花　桃仁性平，功能活血祛瘀；红花性温，功能活血通经。两药合用，活血祛瘀力增，适用于瘀血阻滞所致的痛经经闭、产后腹痛、心腹疼痛、跌打损伤等多种病证。

【鉴别应用】

1. 生桃仁与桃仁　二者为不同炮制品，均有活血祛瘀功效；均可用于经闭痛经，癥瘕痞块，肺痈肠痈，跌扑损伤。生桃仁为除去杂质、未去种皮入药者；桃仁则将生桃仁置于沸水中，除去种皮后入药用。桃仁后除去了非药用部分，有利于有效物质的溶出，可提高药效。

2. 桃仁与火麻仁　二者均为甘润之品，均有润肠通便作用，可用于肠燥便秘。桃仁除润肠燥，且入血分能活血祛瘀，为瘀血阻滞所致各种血瘀证的常用之品；又苦泄降气而止咳平喘，可治咳嗽气喘。火麻仁润肠燥且兼能滋补，《神农本草经》谓其“补中益气，久服肥健”，常用于血虚津亏之便秘。

【方剂举隅】

1. 桃核承气汤（《伤寒论》）

药物组成：桃仁、大黄、桂枝、甘草、芒硝。

功能与主治：逐瘀泻热。适用于下焦蓄血证。少腹急结，小便自利，神志如狂，甚则烦躁谵语，至夜发热；以及血瘀经闭，痛经，脉沉实而涩者。

2. 桃红四物汤（《医垒元戎》，录自《玉机微义》原名“加味四物汤”）

药物组成：熟地黄、当归、白芍、川芎、桃仁、红花。

功能与主治：养血活血。适用于血虚兼血瘀证，妇女经期超前，血多有块，色紫稠黏，腹痛等。

3. 桃仁红花汤（《症因脉治》）

药物组成：桃仁、红花、苍术、延胡索、蒲黄、泽兰、芍药、山楂肉、枳壳。

功能与主治：活血通经，行气止痛。适用于产后恶露不行。

4. 活血散瘀汤（《外科正宗》）

药物组成：川芎、赤芍、当归尾、苏木、牡丹皮、枳壳、瓜蒌仁、桃仁、槟榔、大黄。

功能与主治：活血散瘀，破气消积。适用于肠痈；产后恶露不尽，或经后瘀血作痛等。

5. 膈下逐瘀汤（《医林改错》）

药物组成：五灵脂、当归、川芎、桃仁、丹皮、赤芍、乌药、延胡索、甘草、香附、红花、枳壳。

功能与主治：活血祛瘀，行气止痛。适用于瘀血阻滞膈下证。膈下瘀血蓄积；或腹中胁下有痞块；或肚腹疼痛，痛处不移；或卧则腹坠似有物者。

【成药例证】

1. 血府逐瘀口服液（胶囊）（《临床用药须知中药成方制剂卷》2020年版）

药物组成：炒桃仁、红花、地黄、川芎、赤芍、当归、牛膝、柴胡、桔梗、麸炒枳壳、甘草。

功能与主治：活血祛瘀，行气止痛。用于气滞血瘀所致的胸痹，头痛日久，痛如针刺而有定处，内热烦闷，心悸失眠、急躁易怒。

2. 通经甘露丸（《临床用药须知中药成方制剂卷》2020年版）

药物组成：当归、桃仁（去皮）、红花、三棱（麸炒）、莪术（醋炙）、牡丹皮、牛膝、大黄（酒炒）、干漆（煅）、肉桂（去粗皮）。

功能与主治：活血祛瘀，散结消癥，用于瘀血阻滞所致的闭经、痛经、癥瘕，症见经水日久不行，或经行小腹疼痛、腹中有结块。

3. 润肠丸（《中华人民共和国卫生部药品标准·中

药成方制剂》）

药物组成：桃仁、羌活、大黄、当归、火麻仁。

功能与主治：润肠通便。用于实热便秘。

【用法与用量】 5～10g。

【注意】

1. 本品润燥滑肠，脾虚便溏者慎用。

2. 孕妇慎用。

【本草摘要】

1.《名医别录》 “止咳逆上气，消心下坚，除卒暴击血，破癥瘕，通月水(脉)，止痛。”

2.《珍珠囊》 “治血结血秘血燥，通润大便，破蓄血。”

3.《本草纲目》“主血滞风痹，骨蒸，肝疟寒热……，产后血病。”

【化学成分】 主要含脂类成分：甘油三酯等；苷类成分：苦杏仁苷，野樱苷等；还含糖类、蛋白质、氨基酸、苦杏仁酶、尿囊素酶等。苦杏仁苷在苦杏仁酶等葡萄糖苷酶的作用下，可分解出剧毒成分氢氰酸。

中国药典规定本品含苦杏仁苷($C_{20}H_{27}NO_{11}$)不得少于2.0%，桃仁不得少于1.5%，炒桃仁不得少于1.6%。

【药理毒理】 本品具有抗血栓形成、抗凝血、抗心肌缺血、抗炎等药理作用。

1. 抗血栓形成作用 桃仁乙酸乙酯提取物0.15g/kg、无水乙醇提取物0.41g/kg灌胃，连续7天，均能缩短ADP诱导肺栓塞引起的呼吸喘促时间，乙酸乙酯提取物能明显延长小鼠的凝血时间，延长电刺激大鼠颈总动脉血栓形成的时间。桃仁生药8g/kg，灌胃给药，连续7天，能降低角叉菜胶或寒冷所致的大鼠全血黏度、红细胞压积、红细胞电泳时间、卡松屈服应力，升高红细胞变形指数[1]。桃仁油1.5、3、4.5g/kg，连续7天给药，对肾上腺素复合冰水诱导的寒凝血瘀证大鼠能降低全血黏度、血浆黏度、降低红细胞压积及纤维蛋白原，明显扩大动物耳廓毛细血管开放量、微静脉口径，增加毛细血管开放量，改善大鼠的血流变学及耳廓微循环[2]。

2. 抗凝血作用 桃仁水提物1.8g/kg灌胃，连续3天，对ADP诱导大鼠的血小板聚集具有明显的抑制作用。桃仁水煎液5ml/kg灌胃，能显著降低由高分子右旋糖酐引起的家兔实验性高黏滞血症，并能降低红细胞的聚集性。桃仁注射液0.1、0.5、5.0、50mg/ml体外给药，1g生药/ml灌胃，对小鼠凝血酶和ADP诱导的血小板聚集均有明显的抑制作用。桃仁水煎液1g/ml对刺参酸性黏多糖(SJAMP)诱聚具有双相作用，0.03mg/ml对SJAMP诱导的血小板聚集功能有增强作用。桃仁乙醇提取物2.4、1.2、0.6g/kg，连续15天，小鼠出血时间和凝血时间均明显延长，提示桃仁乙醇提取物具有抗凝血作用[3]。

3. 抗心肌缺血作用 桃仁石油醚提取物2.5g/kg灌胃，连续5天，对结扎大鼠冠状动脉左前降支造成急性心肌梗死引起心电图ST段的升高有明显的降低作用，且可降低血清CPK、LDH，减少心肌梗死面积。

4. 抗炎作用 桃仁提取物0.24、0.48g/kg灌胃给药，对牛磺胆酸钠诱导急性胰腺炎大鼠肠道屏障功能具有保护作用，大鼠血清淀粉酶、D-乳酸、DAO和血浆内毒素水平显著降低，小肠黏膜厚度和绒毛高度均较模型组显著升高；并且能减轻炎症反应，可见大鼠小肠组织HMGB1mRNA和蛋白表达显著降低，大鼠血清IL-6、IL-8和TNF-α显著降低[4]。

5. 抗氧化作用 桃仁提取物10mg/kg腹腔注射，能明显防止乙醇所致小鼠肝脏谷胱甘肽(GSH)的耗竭及脂质过氧化产物丙二醛(MDA)的生成，对半胱氨酸(CYS)所致大鼠肝细胞的脂质过氧化损伤也有明显的防护作用。桃仁醇提制成水煎液20mg/ml灌胃，体外对酪氨酸酶(tyrosinase)活性有激活作用。桃仁乙醇提取物2.4g/kg，连续20天，对CCl_4和乙醇所致小鼠急性肝损伤具有降低血清和肝匀浆谷丙氨酸氨基转移酶(ALT)、天冬氨酸氨基转移酶(AST)活性；降低MDA含量，提高SOD活性和GSH含量[5]。桃仁提取物分别在基础饲料中添加0.1%、0.5%、1%桃仁提取物，连续60天，降低四氯化碳(CCl_4)诱导急性肝损伤模型建鲤的血清天冬氨酸氨基转氨酶(GOT)、丙氨酸氨基转氨酶(GPT)活性，增加血清中总蛋白(TP)、白蛋白(ALB)、总抗氧化能力(T-AOC)、谷胱甘肽(GSH)的含量，增强肝组织匀浆中SOD、GSH-Px活性及降低MDA含量，提示桃仁提取物对于CCl_4致肝组织损伤有一定的保护作用，具有较好的抗氧化功能[6]。

6. 其他作用 桃仁提取物(总蛋白)2.5mg/kg腹腔注射，可纠正荷瘤小鼠外周血T细胞亚群$CD4^+/CD8^+$细胞比值失衡，并且能促进小鼠体内肿瘤细胞的凋亡而发挥抗肿瘤作用。桃仁乙醇提取物2.8g/kg，连续灌胃给药40天，对$AlCl_3$诱导的痴呆小鼠可明显增加1分钟站台穿越次数，并提高抗疲劳能力，使痴呆小鼠脑组织MDA含量和AchE活性明显降低[7]。

7. 毒理研究 苦杏仁苷是桃仁中的主要成分之一。苦杏仁苷600mg/kg灌胃，大鼠出现昏睡、呼吸困难、痉挛，在2～5小时内出现死亡，血中氰化物浓度高达2.6～4.5μg/ml。苦杏仁苷的毒性与给药途径密切相关，500mg/kg静脉注射，小鼠100%存活，而相同剂量灌胃，

48 小时内中毒死亡率达 80%。桃仁蛋白(从中药桃仁炙品中提取的蛋白)25、30、100、300mg/kg 腹腔注射一次，0.2ml/只，连续观察 10 天，未见明显不良反应，小鼠无死亡；30、100、300mg/kg 腹腔注射，1ml/只，连续 30 天，大鼠心、肝、脾、肺、肾、胸腺、睾丸、子宫、胃、肠等 10 个脏器无明显异常。

附：桃枝

本品为蔷薇科植物桃 *Prunus persica*(L.) Batsch 的干燥枝条。性味苦，平。归心、肝经。功能活血通络，解毒杀虫。用于心腹刺痛，风湿痹痛，跌打损伤，疮癣。用量 9～15g。外用适量，煎汤洗浴。

【参考文献】 [1] 郝二伟，邓家刚，杜正彩，等. 平性药桃仁双向适用药性特征的研究. 中药药理与临床，2011，27(1)：56-58.

[2] 裴瑾，颜永刚，万德光，等. 桃仁油对动物血液流变学及微循环的影响. 中成药，2011，33(4)：587-589.

[3] 金松今，张红英，朴惠顺，等. 桃仁乙醇提取物对小鼠出血时间和凝血时间的影响. 延边大学医学学报，2010，33(2)：98-99.

[4] 王桂华，兰涛，吴向军，等. 桃仁提取物对急性胰腺炎大鼠肠道屏障功能及炎性反应的影响. 中药材，2014，37(12)：2267-2270.

[5] 许贞爱，张红英，朴惠顺，等. 桃仁提取物对小鼠急性肝损伤的保护作用. 中国医院药学杂志，2011，31(2)：120-123.

[6] 杜金梁，贾睿，曹丽萍，等. 桃仁提取物抗四氯化碳诱导建立肝组织损伤的试验. 江苏农业科学，2013，41(11)：245-248.

[7] 金慧玲，张红英. 桃仁提取物对痴呆小鼠空间学习记忆和抗疲劳作用的影响. 中国实验方剂学杂志，2013，19(16)：285-288.

益 母 草

Yimucao

本品为唇形科植物益母草 *Leonurus japonicus* Houtt. 的干燥地上部分。全国大部分地区均产。夏季茎叶茂盛、花未开或初开时采割，晒干，或切段晒干。以质嫩、叶多、色灰绿者为佳。

【性味与归经】 苦、辛，微寒。归肝、心包、膀胱经。

【功能与主治】 活血调经，利尿消肿，清热解毒。用于月经不调，痛经经闭，恶露不尽，水肿尿少，疮疡肿毒。

【效用分析】 益母草苦辛性凉，功能活血调经，尤善治妇人经产诸证，故有“益母”之称。其活血通经，祛瘀生新，多用于瘀血阻滞之经闭痛经、月经不调，亦常用治产后瘀滞腹痛、恶露不尽。

益母草既入血分活血祛瘀，又味苦降泄，能利水道，除水湿、消肿胀。常用于水瘀互结之水肿、小便不利等证。

益母草药性寒凉，具有活血凉血、解毒消肿功效。可单用鲜品捣敷或煎汤外洗，治疗疮疡肿毒。亦可用治湿热郁于肌肤的皮肤痒疹，内服外用皆宜。

【配伍应用】

1. 益母草配香附　益母草为血分之品，擅于活血调经，为妇人经产要药；香附为气分之品，擅于疏肝行气、调经止痛。两药配伍，功能疏畅气机，增强血行，适用于肝郁气滞、瘀血阻滞的经前乳房胀痛、痛经、经闭，以及产后瘀阻腹痛等证。

2. 益母草配当归　益母草苦辛性凉，长于活血调经；当归味辛性温，长于补血活血、调经止痛。两药合用，补血不留瘀，行血不伤正，具有活血、补血、调经之功，适用于血虚瘀滞所致的月经不调，经行腹痛，或崩漏下血等证。

3. 益母草配红花　益母草功善活血调经，为经产要药；红花功善活血通经止痛，为瘀血诸证要药。两药配伍同用，活血祛瘀、调经止痛之力得增，适用于瘀阻痛经、经闭，以及产后瘀阻腹痛、跌扑肿痛等证。

【鉴别应用】 **益母草与川芎**　二者均有活血调经之功，均可用于瘀阻所致的月经不调、痛经经闭等。益母草为妇人经产要药，且药性偏凉，尤宜于瘀阻有热之证；还能利水消肿，可治水肿。川芎为“血中气药”，且药性偏温，有活血行气功效，尤宜于气滞血瘀有寒之证；还能祛风止痛，以治头痛。

【方剂举隅】

1. 益母胜金丹(《医学心悟》)

药物组成：当归、熟地、白芍、川芎、丹参、茺蔚子、香附、益母草、白术。

功能与主治：活血调经。适用于月经不调，或前或后之证。

2. 益母地黄汤(《景岳全书》)

药物组成：益母草、生地黄、当归、黄芪。

功能与主治：活血止痛，益气养血。适用于妊娠跌坠，腹痛下血。

3. 益母种子丸(年氏《集验良方》)

药物组成：益母草、人参、白术、当归身、茯苓、川芎、熟地、白芍、生甘草、木香、砂仁。

功能与主治：活血调经，补益气血。适用于妇人一切经水不调，气血两虚，不孕。

【成药例证】

1. 益母丸(《临床用药须知中药成方制剂卷》2020

年版)

药物组成：益母草、当归、川芎、木香。

功能与主治：行气活血，调经止痛。用于气滞血瘀所致的月经量少、错后、有血块、小腹疼痛、经行痛减、产后恶露不净。

2. 益母草颗粒(膏、胶囊、口服液)(《临床用药须知中药成方制剂卷》2020年版)

药物组成：益母草。

功能与主治：活血调经。用于血瘀所致的月经不调，产后恶露不绝，症见经水量少、淋漓不尽，产后出血时间过长，产后子宫复旧不全见上述证候者。

3. 得生丸(《临床用药须知中药成方制剂卷》2020年版)

药物组成：益母草、柴胡、木香、川芎、当归、白芍。

功能与主治：养血化瘀，疏肝调经。用于气滞血瘀所致的月经不调、痛经，症见月经量少有血块、经行后期或前后不定、经行小腹胀痛，或有癥瘕痞块。

4. 复方益母草膏(《临床用药须知中药成方制剂卷》2020年版)

药物组成：益母草、当归、川芎、白芍、地黄、木香。

功能与主治：养血调经，化瘀生新。用于血虚血瘀引起的月经不调、痛经、产后恶露不绝，症见经水量少、有血块、月经错后、行经腹痛，产后恶露不净。

5. 八珍益母丸(《临床用药须知中药成方制剂卷》2020年版)

药物组成：益母草、熟地黄、当归、酒白芍、川芎、党参、白术、茯苓、甘草。

功能与主治：益气养血，活血调经。用于气血两虚兼有血瘀所致的月经不调，症见月经周期错后、行经量少、淋漓不净、精神不振、肢体乏力。

【用法与用量】 9～30g；鲜品12～40g。

【注意】 本品活血祛瘀且易动胎气，故孕妇慎用。

【本草摘要】

1.《神农本草经》 “茎主隐疹痒，可作浴汤。”

2.《新修本草》 “捣茺蔚茎敷疔肿。服汁使疔肿毒内消。又下子死腹中，主产后血胀闷。诸杂毒肿，丹游等肿。取汁如豆滴耳中，主聤耳；中虺蛇毒，敷之良。”

3.《本草纲目》 “活血破血，调经解毒。治胎漏产难，胎衣不下，血晕，血风，血痛，崩中漏下，尿血，泻血，疳痢痔疾，打扑内损瘀血，大便小便不通。”

4.《本草求真》 “益母草，消水行血，去瘀生新，调经解毒，为胎前胎后要剂。”

【化学成分】 主要含生物碱类成分：益母草碱，水苏碱，益母草定等；还含二萜类及挥发油等。

中国药典规定益母草含盐酸水苏碱($C_7H_{13}NO_2 \cdot HCl$)不得少于0.50%，饮片不得少于0.40%；含盐酸益母草碱($C_{14}H_{21}O_5N_3 \cdot HCl$)不得少于0.050%，饮片不得少于0.040%。

【药理毒理】 本品具有改善血液流变性、改善微循环、抗心肌缺血、抗脑缺血、调节子宫、利尿等药理作用。

1. 改善血液流变性作用 益母草水煎液5g/kg灌胃，连续8周，对糖尿病肾病大鼠血流变学指标具有改善作用。益母草注射液静脉给药，可降低失血性休克大鼠血黏度、血小板黏附率和聚集率，增强红细胞变形能力，能明显改善其胃、肠、肝的微区血流量，改善失血性休克时的血液动力学异常。益母草注射液30ml/kg静脉注射，能改善实验性DIC模型大鼠胃、肠、肝的微区血流量，降低血黏度、血小板黏附率和聚集率，使红细胞变形能力增强，对DIC具有治疗作用。益母草注射液腹腔注射，连续3天，能显著降低红细胞压积、全血比黏度低切部分、全血还原比黏度低切部分、黏度指数和红细胞聚集指数，抑制血小板聚集作用，降低血液及血浆黏度，预防和抑制微小血管血栓形成。益母草注射液以16～48mg/kg剂量给药，可使家兔血液黏度及纤维蛋白原降低。益母草碱6.0、3.0、1.5mg/kg静脉注射，能降低血瘀模型大鼠全血黏度、血浆比黏度、纤维蛋白原与红细胞变形指数等指标，从而显著改善血瘀状态。鲜益母草胶囊5.0g/kg灌胃，连续7天，能延长小鼠的凝血时间，明显对抗烫伤大鼠血小板聚集活性的增高，缩短大鼠优球蛋白溶解时间，提高纤溶活性，显著改善大鼠肠系膜微循环。从益母草的乙酸乙酯部位中分离鉴定了10个香豆素类化合物，其中异栓翅芹醇、九里香酮对ADP诱导的血小板聚集有明显的抑制作用[1]。益母草注射液水溶性非生物碱部分50、25mg/ml体外给药能明显延长PT、APTT，益母草注射液水溶性生物碱部分50、25、12.5mg/ml体外给药能明显缩短APTT，两者均抗血小板聚集活性、明显降低血纤维蛋白原含量、延长TT[2]。

2. 改善微循环作用 益母草注射液5g生药/kg静脉注射，可增强大鼠淋巴转运功能、降低淋巴液黏度而改善失血性休克时的淋巴循环障碍。益母草注射液5、10g/kg静脉注射，可使大鼠肠系膜淋巴管口径、收缩幅度增大。益母草注射液2.5、5.0、10g/kg静脉注射，可使失血性休克大鼠微淋巴管的口径增宽，收缩幅度增大，自主收缩频率、收缩指数增高。益母草注射液 6g/kg 静脉注射，可整体水平提升 Dextran500 诱导 DIC 大鼠的平均动脉血压[3]。益母草注射液 5g/ml、5g/kg，输液复苏过程中，使经颈总动脉放血至 40mmHg 失血性休克模型大鼠平均动脉血压(MAP)回升，并在 40、60 分钟时 MAP 显著升高[4]。益母草注射液 5g/ml，增高经颈总动脉放血至 40mmHg 失血性休克模型大鼠的肝、肾组织匀浆 NOS 活性，降低肝、肾、心肌、肺组织匀浆的 NO 含量与心肌、肺组织匀浆的 NOS 活性，提示 LHI 可抑制失血性休克大鼠肝、肾、心、肺等组织器官 NO 的产生与释放[5]。

3. 抗心肌缺血作用　益母草生物碱黄酮混合液 1、4g 生药/kg 灌胃，1 日 1 次，连续 8 天，可降低急性心肌缺血损伤大鼠血清中 CK、LDH 活性、降低缺血心肌组织中 MDA 含量，提高大鼠心肌组织内超氧化物歧化酶的活性。益母草生物碱 30mg/kg 灌胃，每日 1 次，连续 4 周，可提高心肌肌浆网钙泵的活性。益母草生物碱 6、30、60g/kg 灌胃，1 日 1 次，连续 4 周，可降低急性心肌梗死大鼠的左室舒张末压(LVEDP)，增加左室内压最大收缩和舒张速率，改善心功能。益母草注射液 1.5ml/kg 静脉注射，可使兔心肌缺血再灌注损伤 LVEDP 和心电图抬高的 ST 段显著下降，MDA 和 Ca^{2+}含量明显降低，左室内压峰值(LVSP)、左室内压最大变化速率($\pm dp/dt_{max}$)、CK、AST、LDH-L、α-羟丁酸脱氢酶(α-HBDH)、GSH-Px、SOD、ATP 酶的活性均显著增高，提示益母草注射液对兔心肌缺血再灌注损伤有明显治疗作用。益母草碱 3、5、7、9mg/kg 静脉注射，可降低垂体后叶素诱导的急性心肌缺血大鼠心电图上 J 点及 T 波的抬高，并能降低血清和心肌 cTnT 含量，具有对抗垂体后叶素性急性心肌缺血损伤的作用。益母草注射液 7.5g/kg 静脉注射，对兔心肌缺血有明显治疗效果，可减少兔血浆心肌酶谱中 CK、AST、LDHL、α-HBDH 的活性，说明益母草可减轻细胞缺血缺氧引起的损伤，改善心功能。益母草注射液 8mg/kg 静脉注射，对大鼠的急性缺血再灌注损伤心肌有保护作用，对缺血再灌注诱发的心律失常亦有治疗作用，其机制可能与增加 SOD 活性、增强心肌抗氧化能力、稳定生物膜、减轻心肌细胞内钙超负荷及改善微循环及血液流变学有关。益母草水提物 8、16g/kg 灌胃，连续 15 周，益母草可降低异丙肾上腺素诱导心肌重构大鼠左室收缩峰压(LVSP)、左室压力最大上升速率($+dp/dt_{max}$)和 CO，改善左室压力最大下降速率($-dp/dt_{max}$)、心脏质量系数和左室质量系数、心肌组羟脯氨酸含量及下调Ⅰ、Ⅲ型胶原表达、改善Ⅰ/Ⅲ型胶原构成比[6]。益母草水苏碱 10μmol/L 体外能抑制瘦素所致的心肌细胞表面积增加、抑制组蛋白含量增加，减小 β-MHC/α-MHC 比值，能抑制瘦素所致的乳鼠心肌细胞的肥大[7]。益母草碱(Leo)和水苏碱(Sta)合用，抑制异丙肾上腺素诱导急性心肌缺血的模型小鼠 T 波变化，降低血清中 MDA 含量及 LDH 活性，改善心肌缺血的病理损伤[8]。

4. 抗脑缺血作用　益母草注射液静脉注射，1 日 1 次，连续 5 天，可缩短氰化钾致小鼠急性脑缺血后的翻正反射消失时间，降低 MCAO 大鼠脑组织内丙二醛含量、提高超氧化物歧化酶及乳酸脱氢酶活力，对小鼠及大鼠实验性脑缺血具有明显保护作用。

5. 调节子宫作用　益母草总生物碱 0.05、0.1、0.2g/kg 灌胃，1 日 1 次，连续 3 天，对缩宫素引起的大鼠在体子宫和 PGE_2 引起的小鼠在体子宫强烈收缩有显著的缓解作用，能迅速抑制缩宫素和 PGE_2 的活性，且表现出一定的量效关系，对热刺激引起的疼痛反应也具有缓解作用。益母草水煎液 1g/ml 腹腔注射，可使大鼠子宫肌电的慢波、单波及爆发波均发生显著的改变。慢波频率加快、平均振幅增大，单波频率加快、最大振幅增大，爆发波时程延长、串间隔缩小、最大振幅增大，提示益母草对子宫的兴奋作用可能是通过改变一些与电活动有关离子的浓度，使起步细胞活动加强及动作电位去极化加快所致。益母草水提取物、水煎醇提物和醇提取物 100μl 体外能增加大鼠离体子宫的张力、强度、频率和子宫活动力，其中以水提物作用最强。益母草碱对离体子宫、在体子宫和子宫血管均呈兴奋作用，使子宫收缩明显增强，紧张度增加，且持续时间增强。益母草注射液(A2)及从 A2 提取的 B_1(主含水苏碱)、B2(主含水苏碱、胡芦巴碱)、B3(主含胡芦巴碱、胆碱)、B4(主含胡芦巴碱、胆碱、总氨基酸)，可明显升高大鼠离体子宫收缩活力、最大值、最小值和平均值，可缓解缩宫素导致的痉挛[9]。益母草所含结构中水部位(W1)、乙酸乙酯部位(Et)和正丁醇部位(Bu)，对未孕大鼠离体子宫活动力、收缩张力均值和最小值明显增加，可抑制缩宫素对子宫的收缩作用，使子宫活动力、收缩张力的均值和最大值显著降低[10]。益母草提取物配制液 1.8g/kg 灌胃，1 日 1 次，连续 7 天，可降低产后子宫炎症模型大鼠的血清 TNF-α，下调 TIMP-1 的表达，启动止血修复机制，并加快细胞外基质(ECM)降解，从而加速产后子宫复旧[11]。

6. 利尿作用　益母草碱溶液 2.5ml/100g 灌胃，能增加大鼠尿量、Cl^-、Na^+的排出量，而使 K^+的排出量减少，提示益母草可作为一种作用缓和的保钾利尿剂使用。

7. 保护生殖细胞作用　益母草水提取物 2.0～

8.0g/kg 对酸铅所诱发的小鼠精子畸形、精原细胞姐妹染色单体互换和小鼠精子非程序 DNA 合成有明显的抑制作用，对小鼠雄性生殖细胞遗传损伤具有抗诱变的保护作用。益母草制剂 30g 生药/kg 灌胃，1 日 1 次，连续 42 天，可使微波辐射小鼠睾丸细胞的凋亡率明显升高。

8. 其他作用 益母草液 10g 生药/kg 灌胃，连续 7 天，能明显降低庆大霉素诱导急性肾功能衰竭大鼠模型的血尿素氮、血肌酐水平，并使肾小管损伤的程度和范围明显减轻，其机制可能与改善肾内血流动力学、增加肾血流量，保护细胞线粒体功能，稳定溶酶体膜等作用有关。益母草水煎剂 6.25、25g/kg，可明显提高小鼠淋巴因子活化杀伤细胞（LAK）和自然杀伤细胞（NK）的活性，增强机体免疫功能。益母草水提物及益母草醇提物，108、180、300μg/ml 体外培养人子宫颈癌 HeLa 细胞，可显著抑制 HeLa 细胞的增殖[12]。益母草碱 10、5、2.5mg/kg，i.p.，连续 4 周，高中剂量 Leo 可降低高脂血症大鼠血清总胆固醇、甘油三酯、低密度脂蛋白胆固醇的含量[13]。益母草多糖可清除 O_2^-·和 OH·，具有较强的抗氧化作用[14]。外涂益母草赋形剂可增加皮肤光老化模型小鼠的 Hyp、GSH-Px、SOD、CAT 的含量，对紫外线照射所致的小鼠皮肤光老化的损害有保护和修复作用[15]。益母草水煎液或糊剂外用可抑制磷酸组胺引起的瘙痒，改善瘙痒症状；抑制豚鼠湿疹耳廓肿胀度，改善豚鼠接触性湿疹耳廓组织病理学变化；抑制右旋糖酐致小鼠迟发型超敏反应模型耳廓肿胀度和组织病理学改变[16]。

9. 体内过程 益母草碱 7.5mg/kg 静脉注射，进入体内迅速分布，而代谢消除比较缓慢，其血药浓度随时间的变化过程符合二室开放模型，主要的药动学参数为：V_C（0.353 ± 0.023）L/kg，$t_{1/2\alpha}$（0.074 ± 0.020）小时，$t_{1/2\beta}$（6.32±1.35）小时，AUC（6.20±0.47）μg/（h·ml）。

10. 毒理研究 益母草水煎液和益母草石油醚提取物 60g/kg，1 日 1 次，连续给药 15 天，可致大鼠肾损伤，但其对肾组织的病理损伤程度总体较轻，均未见肾组织间质纤维化的病变。益母草水煎液 0.8、1.6、3.2g 生药/3ml 灌胃，大剂量组连续用药 30 天，大鼠出现明显蛋白尿，尿 NAG、尿 THP、尿β_2-MG 都显著升高，提示肾小管、肾间质有损伤，并伴有轻度的血清肌酐及血尿酸的增高，肾脏病理显示肾间质有炎细胞浸润及纤维组织增生，肾小管上皮细胞有空泡变性，而尿糖、尿比重以及肝功能无明显变化；中剂量组连续用药 45 天，大鼠尿 ALT 显著升高，肾间质有轻度炎细胞浸润及纤维组织增生，肾小管有空泡变性，但病变程度较大剂量组减轻；小剂量组连续用药 60 天，肾间质有轻度炎细胞浸润及纤维组织增生。益母草水煎液 60g/kg 灌胃，1 日 1 次，连续使用 1 周和 2 周后大鼠均未出现明显的尿蛋白（Upro）、尿 *N*-乙酰-β-葡萄糖苷酶（NAG）、尿β_2微球蛋白（β_2-MG）、肌酐（Cr）、尿素氮（BUN）以及肾脏病理都未见明显变化，提示益母草在短时间内大剂量使用对大鼠肾脏未造成显著毒副作用[17]。益母草总生物碱提取物（AE）0.615、1.23g/kg，1 日 1 次，连续 15 天，高剂量 AE 小鼠血清 AST 水平显著增高，ALT、BUN、Cr 未见明显异常。短期服用益母草不会对机体产生明显的毒副作用，但高剂量 AE 能使肝细胞通透性增高，影响小鼠肝功能[18]。鲜益母草、干益母草和酒炙益母草不同炮制品 95%乙醇热回流提取物，小鼠给药后活动减少、安静，进而小鼠出现走路不稳、腹卧昏睡、心率加快、呼吸急促、连续性抽搐、神经抑制而死亡。鲜益母草急性毒性最大，干益母草次之，酒炙益母草毒性最低。鲜益母草、干益母草 LD_{50} 按含生药量计算分别为 83.089g/kg 和 102.93g/kg，酒炙益母草 95%乙醇热回流提取物无法作出 LD_{50}，最大耐受量为 98.0g/kg。提示益母草经炮制后可降低毒性，但不同炮制方法的减毒作用有差异[19]。益母草醇提组分 120、60、30g/kg 灌胃，连续 45 天，可见大鼠出现不同程度的肾小管损伤，损伤程度随剂量增加而加重，大鼠血清 MDA、总—SH 含量增加，SOD，GSH-Px 活性下降，GSH 含量降低，提示氧化损伤机制可能是益母草导致肾毒性病理损伤的机制之一[20]。

附：茺蔚子

本品为益母草的干燥成熟果实。性味辛、苦，微寒。归心包、肝经。功能活血调经，清肝明目。用于月经不调，经闭痛经，目赤翳障，头晕胀痛。用量 5～10g。瞳孔散大者慎用。

【参考文献】 [1] 杨槐，周勤梅，彭成，等. 益母草香豆素类化学成分与抗血小板聚集活性. 中国中药杂志，2014，39（22）：4356-4359.

[2] 赵小梅，彭成，熊亮，等. 益母草注射液有效部位提取及其对凝血系统的影响研究. 中国中医基础医学杂志，2014，20（3）：390-392.

[3] 王伟平，雷慧，侯亚利，等. 益母草注射液提升弥散性血管内凝血模型大鼠的平均动脉血压. 时珍国医国药，2011，22（1）：121-122.

[4] 崔张新，王小荣，刘正泉，等. 益母草注射液改善失血性休克大鼠的液体复苏效果. 时珍国医国药，2011，22（10）：2474-2475.

[5] 韩瑞，刘正泉，张玉平. 益母草注射液对失血性休克大鼠多组织器官 NO 的影响. 中国老年学杂志，2011，31（14）：2679-2681.

[6] 章忱，顾燕频，袁宝萍，等. 益母草水提物对异丙肾上腺素致大鼠心肌重构的影响. 中药材，2011，34(9)：1399-1402.

[7] 单晓莉，张欣宇，胡紫洁，等. 益母草水苏碱对瘦素致乳鼠心肌细胞肥大的抑制作用. 中药材，2014，37(5)：852-855.

[8] 程永凤，王效山，陈志武. 益母草碱和水苏碱合用抗小鼠急性心肌缺血的作用. 安徽医科大学学报，2010，45(1)：58-61.

[9] 李燕，谢晓芳，余泉毅，等. 基于大鼠离体子宫活动的益母草注射液缩宫活性部位筛选. 时珍国医国药，2015，26(2)：288-291.

[10] 李丹，谢晓芳，彭成，等. 益母草不同提取物调经作用研究. 中药与临床，2014，5(3)：24-27.

[11] 叶赞，王若光. 益母草对产后子宫内膜炎大鼠内膜止血修复的实验研究. 药物评价研究，2012，35(4)：246-249.

[12] 宋霏. 益母草提取物抗癌研究. 实用中西医结合临床，2010，10(4)：82-83.

[13] 钱海兵，徐玉平，罗魁. 益母草碱对实验性高脂血症大鼠的降脂作用. 华西药学杂志，2012，27(5)：528-530.

[14] 梁绍兰，周金花，黄锁义，等. 益母草多糖的抗氧化性. 光谱实验室，2012，29(6)：3666-3671.

[15] 徐蓉，吴景东. 益母草对紫外线所致皮肤光老化防护作用的研究. 辽宁中医杂志，2012，39(7)：1421-1422.

[16] 苗明三，张雪侠，吴巍. 益母草对瘙痒、湿疹动物模型的影响. 中药新药与临床药理，2013，24(6)：540-543.

[17] 谢敏妍，杨柏雄. 短期大剂量益母草对大鼠肾脏的影响. 中国医药指南，2012，10(19)：8-9.

[18] 罗毅，冯晓东，刘红燕，等. 益母草总生物碱对小鼠肝、肾的亚急性毒性作用. 中国医院药学杂志，2010，30(1)：7-10.

[19] 黄伟，孙蓉，张作平. 益母草不同炮制品的小鼠急性毒性实验研究. 中国药物警戒，2010，2(7)：65-69.

[20] 黄伟，孙蓉. 益母草醇提组分致大鼠肾毒性病理损伤机制研究. 中国实验方剂学杂志，2010，16(9)：111-114.

泽 兰

Zelan

本品为唇形科植物毛叶地瓜儿苗 *Lycopus lucidus* Turcz. var. *hirtus* Regel 的干燥地上部分。全国大部分地区均产。夏、秋二季茎叶茂盛时采割，晒干。切段。以叶多、色灰绿、质嫩者为佳。

【性味与归经】 苦、辛，微温。归肝、脾经。

【功能与主治】 活血调经，祛瘀消痈，利水消肿。用于月经不调，经闭，痛经，产后瘀血腹痛，疮痈肿毒，水肿腹水。

【效用分析】 泽兰辛散苦泄，缓而不峻，药性平和。入肝经血分，长于活血化瘀、调经止痛，为血滞经闭痛经、月经不调，或产后瘀阻腹痛所常用。

疮痈者，热壅血瘀而成。泽兰功能活血消痈，与清热药配伍，可用治疮痈肿毒。

泽兰既活血化瘀，又气香入脾，有悦脾助运、利水除湿之功，常用于水瘀互结所致的水肿腹水等。

【配伍应用】

1. 泽兰配当归 泽兰苦泄辛散，长于活血调经；当归甘补辛行，长于补血活血。两药配伍，既补血扶正，又活血祛瘀，标本兼治，适用于血虚瘀滞的月经不调、经闭痛经诸证。

2. 泽兰配红花 泽兰功能活血化瘀，且药性和缓；红花为血分专药，功能活血通经，且应用广泛。两药配伍，可增强活血祛瘀之力，适用于瘀阻所致的月经不调，痛经经闭，跌打损伤、瘀肿疼痛等。

3. 泽兰配丹参 泽兰功能活血化瘀，为调经之品；丹参长于活血通经，为调经要药。两药伍用，增强了活血通经、祛瘀止痛之力，适用于瘀阻所致的经行腹痛，经行不畅或有瘀块，以及产后瘀阻腹痛、恶露不尽等。

4. 泽兰配防己 泽兰药性微温，既活血化瘀，又利水消肿；防己药性寒凉，既祛风除湿，又利水消肿。两药伍用，具有活血、利水之功，适用于水瘀互结的产后水肿，小便不利。

【鉴别应用】

1. 泽兰与泽泻 二者药名近似，均有利水功效，可用于水肿、小便不利等证。然泽兰苦辛微温，入肝经血分，功偏活血化瘀，为调经的常用药物；又能活血、利水，多用于水瘀互结的水肿、小便不利。泽泻味甘性寒，入肾与膀胱，功偏渗湿利水、泄热，为水湿内停的水肿、小便不利所常用；还用于痰饮、热淋等证。

2. 泽兰与佩兰 二者药名近似，均气香入脾，功能悦脾除湿。然泽兰药性微温，辛行苦泄，能活血化瘀，悦脾助运，除湿利水，多用于水瘀互结的产后水肿，瘀滞月经不调、经行腹痛等证。佩兰药性平和，气味芳香，能醒脾助运，化除脾湿，常用于湿阻中焦证，或湿热困脾之口中甜腻多涎、口气腐臭的脾瘅证；又能解暑，可用于外感暑湿或湿温初起。

3. 泽兰与益母草 二者均有活血调经、利水消肿功效，均治妇女月经不调、经闭痛经证；又治水瘀互结的水肿、小便不利。然泽兰微温，药性平和，活血调经，为瘀滞月经不调等的常用之品。益母草微寒，活血通经，为妇女经产要药，多用治瘀滞经产诸证；又能清热解毒，治疮疡肿毒。

【方剂举隅】

1. 泽兰汤(《鸡峰普济方》)

药物组成：泽兰、当归、白芍、甘草。

功能与主治：活血养血调经。适用于血虚瘀阻之月经量少，逐渐经闭。

2. 泽兰汤(《外科十法》)

药物组成：泽兰、当归、红花、牡丹皮、桃仁、赤芍等。

功能与主治：活血祛瘀，消肿止痛。适用于跌打损伤、瘀滞作痛。

3. 泽兰酒(《仙拈集》引程氏方)

药物组成：泽兰、白及、酒。

功能与主治：活血消肿。适用于一切肿毒或乳痈。

【成药例证】 调经活血片(《临床用药须知中药成方制剂卷》2020年版)

药物组成：当归、香附(制)、川芎、赤芍、泽兰、红花、丹参、乌药、木香、吴茱萸(甘草水制)、延胡索(醋制)、鸡血藤、熟地黄、菟丝子、白术。

功能与主治：养血活血，行气止痛。用于气滞血瘀兼血虚所致月经不调、痛经，症见经行错后、经水量少、行经小腹胀痛。

【用法与用量】 6～12g。

【本草摘要】

1.《神农本草经》 "主乳妇内衄，中风余疾，大腹水肿，身面四肢浮肿，骨节中水，金疮痈肿。"

2.《日华子本草》 "通九窍，利关脉，养气血，破宿血，消癥瘕，产前产后百病。"

3.《医林纂要》 "主治妇人血分，调经去瘀。"

【化学成分】 主要含三萜类成分：桦木酸，熊果酸，乙酰熊果酸，胆甾酸，齐墩果酸等；有机酸类成分：原儿茶酸，咖啡酸，迷迭香酸等；还含挥发油、黄酮、鞣质、皂苷等。

【药理毒理】 本品具有改善血液流变性、抗凝血、改善微循环、镇痛等药理作用。

1. 改善血液流变性作用 泽兰提取物1g/kg腹腔注射给药，家兔全血比黏度、血浆比黏度和红细胞压积均比用药前明显降低，红细胞电泳时间明显缩短。泽兰有效部分0.306、0.612g/kg灌胃给药，均可明显改善高分子右旋糖酐静脉注射所造成的血瘀模型大鼠的红细胞变形性，抑制红细胞聚集，对红细胞膜的流动性也有增加的趋势。

2. 改善微循环作用 泽兰水煎剂10g生药/kg灌胃给药，可通过改善肠黏膜微循环发挥对损伤性休克犬肠道细菌移位的保护作用[1]。泽兰0.5g/kg腹腔给药后30分钟，可增加正常家兔球结膜功能毛细血管的开放数目；改善高分子右旋糖苷致家兔微循环障碍模型微血流流态，粒线流、断线流和絮状流明显减少，功能毛细血管中，无论是交点记数，还是全视野都明显增加。

3. 抗凝血作用 泽兰水煎剂3、9g/kg连续灌胃7天，可延长小鼠凝血时间，减轻大鼠动静脉血栓重量；单次15g/kg灌胃可延长家兔血浆复钙凝血时间(RT)、凝血酶原时间(PT)、白陶土部分凝血活酶时间(KPTT)及凝血酶时间(TT)，升高血浆抗凝血酶(AT)活性。2.0、6.0、18.0mg/ml体外可抑制家兔血小板聚集。泽兰有效成分可明显缩短大鼠急性血瘀证模型血栓长度、显著增加湿重和干重，并明显延长PAPTT、TT和PT，显著降低FIB[2]。

4. 抑菌作用 紫茎泽兰乙酸乙酯粗提物12.5mg/ml对大肠埃希菌、金黄色葡萄球菌、痢疾杆菌有明显的抑制作用，6.25mg/ml对白色念珠菌的抑菌效果明显。紫茎泽兰5种粗提物对白色念珠菌的抑菌作用均大于对大肠埃希菌、金黄色葡萄球菌、痢疾杆菌的抑菌作用[3]。

5. 其他作用 泽兰水提醇沉液2.5～10.0g/kg灌胃给药对四氯化碳所致小鼠、大鼠的肝损伤有明显保护作用，能降低SGPT和SGOT，提高血清总蛋白和白蛋白含量。对正常大鼠有利胆作用，胆汁流量增加持续2小时，熊去氧胆酸流量增加持续1小时。此外研究发现华泽兰具有清热解毒作用[4]，华泽兰可抑制二甲苯所致小鼠耳廓肿胀，并随剂量的增加作用增强；华泽兰能提高糖皮质激素诱导的免疫功能低下小鼠的免疫功能，华泽兰1.5g/kg能降低干酵母所致大鼠发热。

6. 毒理研究 香泽兰总黄酮冻干粉按不同浓度对斑马鱼进行水触媒染毒21天，斑马鱼脾脏显微组织结构出现了不同程度的病变，主要表现含铁血黄素沉着增多，脾窦扩张，脾脏内淋巴细胞增多，血细胞核浓缩、溶解，甚至导致脾脏坏死[5]。

【参考文献】 [1] 罗亚桐，王自明，刘勇，等. 泽兰对创伤性休克犬肠道细菌移位的抑制作用. 湖南师范大学学报(医学版)，2011(3)：43-44.

[2] 周迎春，郭丽新，王世龙. 泽兰有效成分对急性血瘀大鼠凝血功能和体外血栓形成的影响. 中医药学报，2013(1)：22-24.

[3] 池水晶，宝珠鸣，王艳红，等. 紫茎泽兰提取物的体外抗菌活性研究. 广东农业科学，2013(18)：73-74.

[4] 蒋毅萍，徐江平，黄芳. 华泽兰清热解毒作用研究. 医药导报，2013(5)：589-592.

[5] 郑美娜，刘金荣，吴雄宇，等. 香泽兰总黄酮对斑马鱼脾脏毒性病理组织学作用. 中兽医医药杂志，2012(1)：5-8.

牛　膝
Niuxi

本品为苋科植物牛膝 *Achyranthes bidentata* Bl.的干燥根。主产于河南。冬季茎叶枯萎时采挖，除去须根和泥沙，捆成小把，晒至干皱后，将顶端切齐，晒干。切段。以切面淡棕色、略呈角质样者为佳。

【炮制】 **酒牛膝**　取牛膝段，加黄酒拌润，炒干。

【性味与归经】 苦、甘、酸，平。归肝、肾经。

【功能与主治】 逐瘀通经，补肝肾，强筋骨，利尿通淋，引血下行。用于经闭，痛经，腰膝酸痛，筋骨无力，淋证，水肿，头痛，眩晕，牙痛，口疮，吐血，衄血。

【效用分析】 牛膝苦泄直下，味酸性平，归入肝肾。《本草经疏》谓"血行则月水自通，血结自散"，若血不行，则瘀自结。牛膝长于逐瘀通经，故常用于瘀滞所致的经闭、痛经，亦用于跌扑损伤、瘀肿疼痛。

牛膝入血分，善化血滞；入肝肾，善补肝肾、健腰膝、强筋骨，"其滋补筋脉之力如牛之多力"，为肝肾不足或痹证日久所致的腰膝酸痛、筋骨无力之要药。

牛膝苦泄利窍，善治下窍不利之淋证、水肿，可奏活血消肿、利尿通淋之效。

牛膝性善下行，古有牛膝"善引气血下行"之说。对于肝肾阴虚、阴不维阳以致阳亢风动，气血并走于上的头痛眩晕，牛膝能折上亢之阳，引气血下行。

牛膝苦泄导热下降，引血下行，可降上炎之火。对于齿痛口疮、吐血、衄血等实热壅盛的气火上炎诸证，具有开泄宣通，导之下达的功效。

【配伍应用】

1. 牛膝配丹参　牛膝味苦下行，功能逐瘀通经；丹参主入血分，功善活血调经。两药配伍，活血调经之功更为显著，适用于瘀血阻滞所致的经行腹痛，或挟有瘀块，以及产后瘀阻腹痛，恶露不尽等。

2. 牛膝配威灵仙　牛膝性善下行，长于活血通经、通利关节；威灵仙性善走窜，长于祛风除湿、通利十二经络。两药合用，既活血化瘀以祛风，又祛风除湿以通络，以应"治风先治血，血行风自灭"之说，适用于风寒湿所致的痹证，尤以下半身风湿痹痛为宜。

3. 牛膝配山茱萸　牛膝入肝肾经，既逐瘀通经，又补肝肾、强筋骨；山茱萸入肝肾经，既温补肝肾，又滋阴补精。两药配伍，可增补益肝肾之效，适用于肝肾亏虚或风湿久痹所致的腰膝酸软、筋骨无力等。

4. 牛膝配生地黄　牛膝苦泄下行，入肝肾，功能补肝肾；生地黄苦泄清热凉血，甘寒滋阴生津。两药配伍，上下并治，标本兼顾，具有清热、滋阴之功，适用于肾阴亏虚，虚火上炎之牙龈肿痛等。

5. 牛膝配车前子　牛膝能引湿热下行、利尿通淋；车前子药性寒凉，能清热利尿通淋。两药合用，增强了清热利尿通淋的作用，适用于湿热下注膀胱的小便淋漓涩痛，或水肿、小便不利。

【鉴别应用】

1. 生牛膝与酒牛膝　二者为牛膝的不同炮制品，功效偏重有异。生牛膝功善逐瘀通经、引血(热)下行、利尿通淋，多用于瘀滞所致的经闭痛经、跌打损伤，头痛眩晕，火热上炎的齿痛口疮，吐血衄血，以及淋证水肿。经酒炙的牛膝，增强了活血之力，并有补肝肾、强筋骨作用，除用于瘀滞经闭痛经、跌打损伤外，尤善治肝肾亏虚的腰膝酸痛，筋骨无力。

2. 牛膝与五加皮　二者均有补肝肾、强筋骨作用，均可用于肝肾亏虚的腰膝酸软、筋骨无力病证。然牛膝又苦泄性善下行，能引血(热)下行，可治实热壅盛、气火上炎之头痛眩晕、牙痛口疮、吐血衄血等证；还具活血通经功效，为瘀滞痛经、经闭，以及跌打损伤所常用；又利尿通淋，治淋证，水肿。五加皮辛散温通，功偏祛风除湿，兼能温补肝肾，为寒湿痹痛兼肾虚者所常用；又能利尿消肿，治水肿、脚气。

【方剂举隅】

1. 镇肝息风汤(《医学衷中参西录》)

药物组成：怀牛膝、生赭石、生龙骨、生牡蛎、生龟板、生杭芍、玄参、天冬、川楝子、生麦芽、茵陈、甘草。

功能与主治：镇肝息风，滋阴潜阳。适用于类中风。头目眩晕，目胀耳鸣，脑部热痛，面色如醉，心中烦热，或时常噫气，或肢体渐觉不利，口眼歪斜；甚或眩晕颠扑，昏不知人，移时始醒，或醒后不能复元，脉弦长有力。

2. 牛膝散(《圣济总录》)

药物组成：牛膝、肉桂、山茱萸。

功能与主治：补肝肾、强筋骨。适用于肝肾不足，下焦虚寒所致的冷痹脚膝疼痛无力。

3. 牛膝汤(《叶氏女科》)

药物组成：延胡索、牛膝、当归。

功能与主治：活血通经。适用于胞衣不下。

4. 牛膝散(《圣惠方》)

药物组成：牛膝、桂心、赤芍、当归、木香、牡丹皮、延胡索、川芎、桃仁。

功能与主治：活血祛瘀，调经止痛。适用于妇人月水不利，脐腹作痛。

【成药例证】

1. 木瓜丸（《临床用药须知中药成方制剂卷》2020年版）

药物组成：牛膝、制川乌、制草乌、白芷、海风藤、威灵仙、木瓜、狗脊(制)、当归、川芎、鸡血藤、人参。

功能与主治：祛风散寒，除湿通络。用于风寒湿闭阻所致的痹病，症见关节疼痛、肿胀、屈伸不利，局部畏恶风寒、肢体麻木、腰膝酸软。

2. 腰疼丸（《临床用药须知中药成方制剂卷》2020年版）

药物组成：补骨脂(盐炒)、续断、牛膝(酒炒)、南藤(山蒟)、吉祥草、山药。

功能与主治：行气活血，散瘀止痛。用于腰部闪跌扭伤与劳损，症见腰痛，遇劳加重。

【用法与用量】5～12g。

【注意】本品苦泄下行，逐瘀通经，孕妇慎用。

【本草摘要】

1.《神农本草经》“主寒湿痿痹，四肢拘挛，膝痛不可屈伸，逐血气，伤热火烂，堕胎。久服轻身耐老。”

2.《日华子本草》“治腰膝软怯冷弱，破癥结，排脓止痛，产后心腹痛并血晕，落死胎，壮阳。”

3.《汤液本草》“强筋，补肝脏风虚。”

4.《本草纲目》“治久疟寒热，五淋尿血，茎中痛，下痢，喉痹，口疮，齿痛，痈肿恶疮，伤折。”

【化学成分】主要含甾酮类成分：β-蜕皮甾酮等；三萜皂苷类成分：人参皂苷 R_0，牛膝皂苷Ⅰ，牛膝皂苷Ⅱ，正丁基-β-D-吡喃果糖苷；黄酮类成分：芸香苷，异槲皮素，山柰酚-3-*O*-葡萄糖苷；还含多糖及氨基酸等。

中国药典规定本品含β-蜕皮甾酮($C_{27}H_{44}O_7$)不得少于0.030%。

【药理毒理】本品具有抗凝血、抗心肌缺血、抗衰老、增强免疫、抗肿瘤等药理作用。

1. 抗凝血作用 怀牛膝水煎液1ml/100g灌胃，能降低大鼠全血黏度、红细胞压积、红细胞聚集指数，并能延长大鼠凝血酶原时间和血浆复钙时间。怀牛膝多糖2000mg/kg 灌胃能延长小鼠凝血时间、大鼠血浆凝血酶原时间、白陶土部分凝血活酶时间。

2. 抗心肌缺血作用 怀牛膝总皂苷能够显著改善缺血后大鼠心电图的变化，减少心肌酶与cTnT的释放，使SOD活力显著上升，降低MDA的含量，升高NO含量，降低大鼠ET、TXB_2水平，升高6-Keto-$PGF_{1\alpha}$水平，对急性心肌缺血损伤具有良好的保护作用。怀牛膝总皂苷能够显著抑制 ox-LDL 诱导的血管平滑肌细胞增殖和迁移[1]。

3. 抗衰老作用 怀牛膝水煎液灌胃，可明显升高半乳糖所致衰老模型小鼠血清 SOD、过氧化氢酶(CAT)活力、血浆和肝匀浆LPO水平。怀牛膝水煎液100、20g/kg灌胃，可改善戊巴比妥钠所致小鼠记忆障碍，延长小鼠负荷游泳时间，从而增强记忆和提高耐力。怀牛膝水煎液7.1、14.2g/kg灌胃，能增加大鼠的活动能力，阻止维甲酸所致大鼠骨矿质的丢失，增加其骨中有机质的含量，提高骨密度。

4. 对生殖系统的作用 怀牛膝水煎液灌胃，可明显降低小白鼠胚泡着床率，并使子宫内肥大细胞数量显著增多。怀牛膝总苷(0.1～0.4mg/ml)，对离体大鼠子宫有明显的浓度依赖性兴奋作用，怀牛膝总苷和5-羟色胺均能使高钾去极化后的离体大鼠子宫产生收缩。

5. 调血脂作用 怀牛膝水煎液10、20ml/kg预防给药，连续8周，能降低高脂饲料致鹌鹑动脉粥样硬化模型血清 TG、TC、LPO 水平。怀牛膝水提取液能够明显降低采用 75%蛋黄乳造模的小鼠高脂血模型的血清总胆固醇(TC)、甘油三酯(TG)、低密度脂蛋白(LDL-C)和高密度脂蛋白(HDL-C)，有降血脂作用[2]。

6. 增强免疫作用 怀牛膝水煎剂分别以3.2、2.1、1.4g/kg灌胃；怀牛膝水煎剂对重型颅脑损伤后大鼠的免疫功能状态具有改善作用[3]。牛膝多糖1、2、3g/kg灌胃，能提高小鼠对墨汁的吞噬指数，0.25、0.5、1g/kg灌胃，能增加小鼠血清溶血素水平和抗体形成细胞数量；牛膝多糖能增加环孢素A引起的小鼠PFC及IgG的下降，增强二硝基氟苯诱导的迟发型超敏反应和对抗环磷酰胺对NK活性的抑制作用，体外则能促进小鼠脾细胞增殖，增强NK细胞活性，促进ConA诱导的TNF-β产生。牛膝多糖体外能上调人单核细胞 HLA-DR_{α} mRNA 的表达。牛膝多糖能增加正常小鼠外周血中红细胞黏附免疫复合物花环和红细胞C3b受体花环结合率。

7. 抗肿瘤作用 牛膝提取物体外对人淋巴细胞样白血病细胞株K562、人胃癌细胞株BGC823增殖具有明显抑制作用。怀牛膝总皂苷对小鼠肉瘤180腹水型及肝癌实体瘤的抑制率分别为56%和46.2%，体外对艾氏腹水癌细胞有细胞毒作用。怀牛膝多糖对 LTEP-A_1-2的增殖具有抑制作用，可以诱导其凋亡[4]。

8. 其他作用 怀牛膝2.5、1.5、0.5g/kg，能显著改善肾脏功能，明显降低肾组织细胞凋亡，且可下调 p53基因表达、上调mdm2基因表达[5]。牛膝总皂苷30、100、

300mg/kg 灌胃，能减轻大鼠和小鼠的急性炎症反应，降低大鼠琼脂肉芽肿重量，延长热板致小鼠舔足时间，有抗炎镇痛作用。

【参考文献】 ［1］余佳文．怀牛膝总皂苷对 ox-LDL 诱导的大鼠血管平滑肌细胞增殖与迁移的影响．浙江中医药大学学报，2010(3)：416-417.

［2］陈晓慧，戴平，杨中林．怀牛膝对小鼠血脂的影响．海峡药学，2011(3)：32-33.

［3］李凯，潘宇政，黄李平，等．怀牛膝对重型颅脑损伤大鼠血清 IL-2、sIL-2R 及外周血 PMN 吞噬功能的影响．时珍国医国药，2011(2)：349-351.

［4］杨林松，李盼盼，岳婷，等．怀牛膝多糖对肺腺癌细胞系凋亡的调节．河南师范大学学报(自然科学版)，2014(5)：139-142.

［5］张杰，杨旭东，詹必勋．怀牛膝对糖尿病大鼠肾脏保护作用及其机制研究．中医研究，2010(4)：16-18.

川 牛 膝

Chuanniuxi

本品为苋科植物川牛膝 *Cyathula officinalis* Kuan 的干燥根。主产于四川、贵州。秋、冬二季采挖，除去芦头、须根及泥沙，烘或晒至半干，堆放回润，再烘干或晒干。切薄片。以切面色淡黄者为佳。

【炮制】 **酒川牛膝**　取川牛膝片，加黄酒拌润，炒干。

【性味与归经】 甘、微苦，平。归肝、肾经。

【功能与主治】 逐瘀通经，通利关节，利尿通淋。用于经闭癥瘕，胞衣不下，跌扑损伤，风湿痹痛，足痿筋挛，尿血血淋。

【效用分析】 川牛膝味甘微苦，性善下行，功偏逐瘀通经，常用于瘀血阻滞所致的经闭、痛经，难产胞衣不下等证。

川牛膝活血祛瘀力强，具有活血散瘀、消肿止痛之功，又为跌扑损伤所致的瘀肿作痛所常用。

川牛膝活血通利且兼能强筋骨，亦可用于风湿痹痛、气血阻滞之关节不利，以及痹证日久、筋骨失养所致的足痿筋挛。

川牛膝苦泄下行，用治下窍不利之尿血、血淋等证，具有活血祛瘀、利尿通淋之功效。

【配伍应用】

1. 川牛膝配红花　川牛膝功能逐瘀通经、通利关节；红花功能活血祛瘀、通经止痛。两药合用，既祛瘀通经，又活血止痛，适用于瘀滞经行腹痛，或产后瘀阻腹痛，以及瘀血阻滞所致的跌打伤痛、心腹疼痛、痹证关节疼痛等证。

2. 川牛膝配黄柏　川牛膝性善下行，能祛瘀血、利关节；黄柏苦寒下行，能清湿热、利关节。两药配伍，具有清热利湿，消肿止痛的作用，适用于湿热下注的脚膝红肿热痛或两脚麻木。

3. 川牛膝配蒲黄　川牛膝活血祛瘀、利尿通淋；蒲黄化瘀止血、利尿通淋。两药合用，既增强了利尿通淋之力，又具有化瘀止血之功，适用于尿血、血淋等证。

【鉴别应用】

1. 生川牛膝与酒川牛膝　二者为牛膝的不同炮制品，功效大致相同，均有逐瘀通经、通利关节的功效；均可用于经闭癥瘕，风湿痹痛，足痿筋挛。生川牛膝活血及强筋健骨之功较弱；还具利尿通淋之功，可治尿血血淋。经酒炙的川牛膝，活血通利、强筋健骨功效有所增强，故常用治痹证日久、筋骨失养所致的足痿筋挛，风湿痹痛、关节不利，以及瘀滞经闭癥瘕等证。

2. 川牛膝与牛膝　二者名称近似，功用有别，均有活血通经，补肝肾，强筋骨，利尿通淋，引血下行作用，可治瘀滞经闭，痛经，筋骨无力，淋证，水肿，头痛，眩晕等证。其中川牛膝功偏逐瘀通经，通利关节，消肿止痛，以活血逐瘀为主，善治经闭癥瘕、跌打肿痛。牛膝功偏补肝肾、强筋骨，善治肝肾不足、筋骨无力。

【成药例证】

1. 强力天麻杜仲胶囊（《临床用药须知中药成方制剂卷》2020 年版）

药物组成：天麻、杜仲(盐制)、川牛膝、槲寄生、玄参、地黄、当归、附子(制)、制草乌、羌活、独活、藁本。

功能与主治：平肝息风，活血散寒，舒筋止痛。用于肝阳化风，寒湿阻络所致的中风，症见筋脉掣痛，肢体麻木，行走不便，腰腿痛，头昏头痛。

2. 滑膜炎颗粒（《中华人民共和国卫生部药品标准·中药成方制剂》）

药物组成：夏枯草、女贞子、功劳叶、黄芪、防己、薏苡仁、土茯苓、丝瓜络、泽兰、丹参、当归、川牛膝、豨莶草。

功能与主治：清热利湿，活血通络。用于急、慢性滑膜炎及膝关节术后的患者。

【用法与用量】 5～10g。

【注意】 本品逐瘀通经，性善下行，孕妇慎用。

【本草摘要】

1.《本草正义》　“用之于肩背手臂，疏通脉络，流利关节。”

2.《全国中草药汇编》 “治风湿腰膝疼痛，大骨节病，小儿麻痹后遗症，尿痛，尿血，血瘀经闭，难产，胞衣不下，产后瘀血腹痛。”

3.《四川中药志》1979 年版 “活血祛瘀，通经，引血下行，用于血滞经闭、痛经、牙痛、吐血、衄血、关节肿痛和跌打损伤。”

【化学成分】 主要含甾酮类成分：β-蜕皮甾酮，杯苋甾酮，头花蒽草甾酮，促脱皮甾酮，红甾酮；还含多糖及微量元素钛等。

中国药典规定本品含杯苋甾酮($C_{29}H_{44}O_8$)不得少于0.030%。

【药理毒理】 本品具有改善微循环、降压、增强免疫等药理作用。

1. 改善微循环作用 川牛膝水煎液 10ml/kg 灌胃，能降低血瘀大鼠的血浆黏度。川牛膝水煎液 20ml/kg 灌胃，能增加正常小鼠毛细血管开放数，对抗肾上腺素引起的细动脉收缩，改善微循环障碍小鼠的血液流态。

2. 降压作用 川牛膝水煎液 6、12、24g/kg 灌胃可以降低自发性高血压大鼠血压，改善自发性高血压大鼠的左心室肥厚，川牛膝醇提物给药 8 周后明显降低了自发性高血压大鼠血压，其降压机制与其降低大鼠肾脏血管紧张素转换酶(ACE)的表达[1]，促进血浆前列环素(PGI_2)的合成及扩张血管有关。

3. 对子宫的作用 川牛膝浸膏和煎剂离体或在体家兔子宫无论孕否都有兴奋作用，对受孕或未受孕豚鼠子宫呈迟缓效应。

4. 增强免疫作用 川牛膝多糖 20ml/kg 灌胃连续 8 天，能促进小鼠红细胞免疫黏附作用，加强红细胞对循环免疫复合物的清除作用。川牛膝多糖 10～300μg/ml 体外能促进小鼠 B 淋巴细胞增殖、增强 NK 细胞活性和腹腔巨噬细胞吞噬中性红活性。川牛膝多糖高剂量组 100mg/kg 能提高免疫器官指数，不同程度促进细胞免疫、体液免疫及非特异性免疫功能[2]。

5. 抗氧化作用 川牛膝多糖灌胃显著增加衰老模型小鼠脾脏和肝脏指数；增强肝、心、脑总抗氧化能力(T-AOC)、超氧阴离子及羟自由基清除能力；提高肝脏总超氧化物歧化酶(T-SOD)、谷胱甘肽过氧化物酶(GSH-Px)和过氧化氢酶(CAT)活性，心脏 GSH-Px 和 CAT 活性，脑 T-SOD 及 GSH-Px 活性；降低肝、心、脑丙二醛(MDA)含量；上调肝、心、脑 Cu，Zn-SOD、Mn-SOD、GSH-Px 及肝、心 CAT mRNA 表达水平[3]。川牛膝乙酸乙酯、正丁醇提取物及川牛膝 50%醇沉多糖清除自由基的能力大于氧化型谷胱甘肽，而小于还原型谷胱甘肽[4]。

6. 其他作用 川牛膝多糖水溶液 0.2ml/kg 灌胃，对小鼠 H_{22} 肝癌有一定的抑制作用。

【参考文献】［1］王艳．川牛膝醇提物对自发性高血压大鼠血压及血管紧张素转换酶表达的影响．内蒙古中医药，2012(19)：83-84.

［2］陈元娜，徐锦龙，陈武，等．川牛膝多糖对小鼠免疫功能影响的实验研究．海峡药学，2012(6)：17-18.

［3］李俊丽，韩兴发，刘铁秋，等．川牛膝多糖对衰老小鼠模型的体内抗氧化作用．中国抗生素杂志，2014(7)：553-559.

［4］张培全，刘盈萍，张超．川牛膝提取物清除自由基作用的研究．中药材，2013(3)：458-461.

鸡血藤

Jixueteng

本品为豆科植物密花豆 *Spatholobus suberectus* Dunn 的干燥藤茎。主产于广西。秋、冬二季采收，除去枝叶，切片，晒干。以树脂状分泌物多者为佳。

【性味与归经】 苦、甘，温。归肝、肾经。

【功能与主治】 活血补血，调经止痛，舒筋活络。用于月经不调，痛经，经闭，风湿痹痛，麻木瘫痪，血虚萎黄。

【效用分析】 鸡血藤苦泄甘补温通，入肝经血分，既活血止痛，又补血调经，治月经不调，无论血虚、血瘀皆可应用。血虚所致月经不调者，与补血药同用；血瘀所致经行腹痛、月经不调者，与活血通经药配伍。

鸡血藤性善通利，功能养血活血、舒筋活络，又为血虚或瘀滞所致的风湿痹痛、筋脉不利、手足麻木，或中风后半身不遂、肢体瘫痪诸证所常用。

鸡血藤甘温补血，补而不滞，与补血药同用，可治血虚萎黄等证。

【配伍应用】

1. 鸡血藤配当归 鸡血藤甘补温通，功能活血补血；当归甘温质润，功善补血活血。两药配伍，行血而不伤正，补血而不留瘀，更增补血活血、调经止痛之功，适用于血瘀或血虚所致的月经不调、痛经、经闭等证。

2. 鸡血藤配川牛膝 鸡血藤温通善行，功能活血补血、舒筋活络；川牛膝苦泄下行，功能逐瘀通经，兼强筋骨。两药合用，功能活血通络，适用于风湿痹痛、筋脉拘挛、关节不利，或久痹腰膝酸痛，足膝无力。

【鉴别应用】鸡血藤与络石藤 二者均有通络作用。然鸡血藤甘补温通，行中寓补，活血补血，舒筋活络，为血瘀或血虚风湿痹痛，中风半身不遂所常用。络石藤味苦性凉，祛风通络，兼能凉血，为风湿热痹或筋脉拘挛兼热者所常用。

【成药例证】

1. 乳癖消胶囊（颗粒、片）（《临床用药须知中药成方制剂卷》2020 年版）

药物组成：鹿角、鸡血藤、红花、三七、牡丹皮、赤芍、蒲公英、连翘、天花粉、玄参、夏枯草、漏芦、昆布、海藻、木香。

功能与主治：软坚散结，活血消痈，清热解毒。用于痰热互结所致的乳癖、乳痈，症见乳房结节、数目不等、大小形态不一，质地柔软，或产后乳房结块，红热疼痛；乳腺增生，乳腺炎早期见上述证候者。

2. 复方紫参冲剂（《中华人民共和国卫生部药品标准·中药成方制剂》）

药物组成：石见穿、丹参、鸡血藤、当归、香附、郁金、红花、鳖甲。

功能与主治：舒肝理气，活血散结。用于晚期血吸虫病引起的肝脾肿大。

【用法与用量】 9～15g。

【本草摘要】

1.《本草纲目拾遗》 “壮筋骨，已酸痛，和酒服……治老人血气虚弱、手足麻木、瘫痪等证；男子虚损，不能生育及遗精白浊；男妇胃寒痛；妇人经水不调，赤白带下，妇女干血劳及子宫虚冷不受胎。”

2.《饮片新参》 “去瘀血，生新血，流利经脉。治暑痧，风血痹证。”

3.《现代实用中药》 “为强壮性之补血药，适用于贫血性之神经麻痹症，如肢体及腰膝酸痛，麻木不仁等。又用于妇女月经不调，月经闭止等，有活血镇痛之效。”

【化学成分】 主要含黄酮类成分：芒柄花素，芒柄花苷，樱黄素，3,7-二羟基-6-甲氧基二氢黄酮醇，甘草查耳酮 A，大豆异黄酮，异甘草苷元，毛蕊异黄酮，7,3′,4′-三羟基-6-甲氧基二氢黄酮；还含甾醇及挥发油等。

【药理毒理】 本品具有抗血栓形成、抗肿瘤、促进造血、镇痛、抗病毒等药理作用。

1. 抗血栓形成作用 鸡血藤水煎液 5、10g/kg 灌胃给药，连续 7 天，能抑制血瘀大鼠血小板聚集，降低血栓湿重。

2. 促进造血作用 鸡血藤水煎液 0.2ml/只灌胃，连续 6 天，可使骨髓抑制与溶血性贫血小鼠的白细胞回升，并使骨髓粒细胞分裂指数增加。鸡血藤提取物对白细胞低下大鼠模型具有明显的升白细胞作用[1]。鸡血藤总黄酮具有抗贫血作用，其作用机制可能与促进机体分泌 IL-3、调节 EPO 水平，促进红细胞造血有关。鸡血藤活性成分儿茶素具有一定的促进造血细胞增殖的作用，对各系造血祖细胞均有明显刺激作用。鸡血藤乙酸乙酯活性部位中提取的 9 个单体化合物可通过刺激骨髓抑制小鼠造血祖细胞的增殖，缓解由 ^{60}Co γ照射引起的造血祖细胞内源性增殖缺陷，进而促进骨髓抑制小鼠外周血象的恢复，其中儿茶素的刺激增殖作用最强。

3. 镇痛作用 鸡血藤水煎液 25%、50%、100%浓度灌胃，可使热板所致小鼠舔足的痛阈值明显提高，痛阈提高率高达 112.17%；使醋酸所致小鼠扭体潜伏期明显延长，扭体次数明显减少，抑制率高达 64.74%；使热水所致小鼠缩尾潜伏期明显延长，痛阈提高率高达 81.79%。

4. 调脂作用 鸡血藤醇提物 0.2ml/次灌胃，连续 5 周，可使高脂模型大鼠血清胆固醇（CH）和甘油三酯（TG）的含量下降，血浆的脂质过氧化产物（LPO）含量下降，血浆超氧化物歧化酶（SOD）活性升高，并且可使高脂模型大鼠高密度脂蛋白（HDL）升高，低密度脂蛋白（LDL）含量降低。鸡血藤提取物按 40、80mg/kg 灌胃，连续 6 周，可明显降低去卵巢豚鼠 Lee′s 指数，升高豚鼠血清 HDL 含量，降低 LDL、TG、CHO 含量[2]。

5. 抗肿瘤作用 鸡血藤水提物对人肺腺癌 A549、人肠腺癌 HT-29 等多种肿瘤细胞具有抑制作用，凝胶柱层析法分离得到的鸡血藤提取物，对 A549 的抑制率可达到 49.9%。鸡血藤 H-103 树脂分离提纯物，可抑制 MCF-7 和 A549 细胞生长。鸡血藤提取物体内抗肿瘤作用主要表现在抑制肿瘤生长和提高小鼠的免疫活性，其对小鼠 S_{180} 肉瘤的抑瘤率可达到 30%，并能明显提高小鼠的生命延长率；鸡血藤提取液可以使小鼠 NK 和 LAK 细胞的活性显著提高，提示鸡血藤的抑瘤作用还与提高机体免疫细胞的杀伤机制有关[3]。此外，利用 60%乙醇、正丁醇、乙酸乙酯等溶剂提取鸡血藤黄酮类成分，分别对 HT-29、人乳腺癌肿瘤细胞 MCF-7、人宫颈癌细胞 HeLa、小鼠黑色素瘤细胞 B_{16}、人胃癌细胞 SGC7901、淋巴瘤细胞 P388D1 和小鼠白血病细胞 L1210 均表现出抑制肿瘤生长作用[4]。鸡血藤黄酮类成分甘草素能够抑制人肺癌细胞（A549）的增殖，当质量浓度为 200μg/ml 时对 A549 细胞的增殖抑制率为 49.9%[5]。

6. 抗病毒作用 鸡血藤水提物 100、50mg/kg 灌胃，连续 7 天，能明显降低病毒感染小鼠的死亡率、肺指数、肺病理切片坏死和浸润的程度[6]。鸡血藤水提液体外抑制肠道病毒柯萨奇病毒 B3 及 B5、埃可病毒 Echo 9 及 Echo 29、脊髓灰质炎病毒 Polio virus Ⅰ的 IC_{50} 分别为 60.8、47.1、14.8、65.5、29.1μg/ml，治疗指数分别为 4.1、5.3、

16.9、3.8、8.6。鸡血藤水提物在MDCK细胞中对流感病毒A1具有一定的抑制作用，其半数抑制浓度IC_{50}为(74.5±4.7)μg/ml，治疗指数TI为13.3。鸡血藤水提物还能显著的降低CVB3病毒mRNA的表达[7]。鸡血藤提取物对单纯疱疹病毒Ⅰ型有强的作用，其50%细胞病变抑制浓度、50%细胞致死浓度和50%酶活性抑制浓度分别为46.0、630、0.2μg/ml，选择毒性指数为13.7。鸡血藤醇提物无抗柯萨奇B3病毒和呼吸道合胞病毒活性，但具有抗甲型流感病毒、乙型肝炎病毒和单纯疱疹病毒Ⅰ型活性，且抗单纯疱疹病毒Ⅰ型效果显著[8]。

7. 免疫调节作用 鸡血藤水煎液0.25、1g/ml均能提高小鼠淋巴因子活化杀伤细胞(LAK细胞)的活性，1g/ml对小鼠自然杀伤细胞(NK细胞)的活性也有提高作用。鸡血藤6.25～30g/kg对小鼠T细胞的转化功能和IL-2活性均有抑制作用[9]。

8. 其他作用 鸡血藤水提物能明显减少小鼠自主活动次数，增加阈下剂量戊巴比妥钠致小鼠睡眠只数，延长阈上剂量戊巴比妥钠致小鼠睡眠时间，具有镇静催眠作用。

9. 毒理研究 小鼠灌胃鸡血藤水提物，小剂量组反应轻微，未见明显异常；大剂量组动物在给药后3～5分钟内出现精神萎靡、蜷伏不动，稍后精神极差，若动物能耐受则能存活，反之死亡。解剖检查死亡小鼠可见腹腔黏膜、胃、肠充血坏死。小鼠口服鸡血藤水提物的LD_{50}为(800.49±38.75)mg/kg。

【参考文献】 [1] 余弯弯，双鹏程，张凌. 鸡血藤化学成分及药理作用研究概况. 江西中医药大学学报，2014(4)：89-92.

[2] 刘仰斌，张志花. 鸡血藤对去卵巢豚鼠脂代谢影响的实验研究. 宜春学院学报，2014(3)：65-68，117.

[3] 南楠，张甘霖，王笑民. 鸡血藤抗肿瘤作用研究现状. 中华中医药杂志，2014(8)：2563-2566.

[4] 程悦，王志宇，王冬梅，等. 不同溶剂对鸡血藤提取物总黄酮含量及抗肿瘤活性的影响. 中国实验方剂学杂志，2011(9)：142-145.

[5] 冯雪娇，任虹，曹学丽，等. 鸡血藤中黄酮成分的高速逆流色谱分离及其抗肿瘤活性研究. 中草药，2011(11)：2244-2247.

[6] 庞佶，郭金鹏，金敏，等. 鸡血藤水提物抗流感病毒作用的研究. 中国卫生检验杂志，2015(4)：488-490，493.

[7] 庞佶，郭金鹏，金敏，等. 鸡血藤水提取物的体内抗coxsackievirus B3病毒作用. 中国卫生检验杂志，2014(13)：1863-1865.

[8] 曾凡力，程悦，陈建萍，等. 鸡血藤醇提物体外抗病毒活性研究. 中药新药与临床药理，2011(1)：16-20.

[9] 胡利平，樊良卿，杨锋，等. 鸡血藤对小鼠LAK、NK细胞的影响. 浙江中医学院学报，1997，21(6)：29.

王不留行
Wangbuliuxing

本品为石竹科植物麦蓝菜 *Vaccaria segetalis* (Neck.) Garcke 的干燥成熟种子。主产于河北、山东、辽宁。夏季果实成熟、果皮尚未开裂时采割植株，晒干，打下种子，除去杂质，再晒干。以颗粒均匀、饱满、色乌黑者为佳。

【炮制】 **炒王不留行** 取净王不留行，炒至大多数爆开白花。

【性味与归经】 苦，平。归肝、胃经。

【功能与主治】 活血通经，下乳消肿，利尿通淋。用于经闭，痛经，乳汁不下，乳痈肿痛，淋证涩痛。

【效用分析】 王不留行味苦性平，入肝经血分，善于通利，具有活血通经之功，常用于血滞所致的经闭、痛经等证。

古有“血乳同源”之说，血行不畅可致乳汁不下。王不留行入肝、胃二经，苦泄通利，其性行而不住，为通经下乳之要药。凡产后乳汁壅滞不下，或乳汁缺乏者，皆可应用。对于因乳汁壅滞而发为乳痈者，王不留行具有行血脉、通乳汁、消痈肿的功效。

【配伍应用】 王不留行既活血通经，又利尿通淋，常与利尿通淋药配伍同用，治疗热淋、血淋、石淋等证。

1. 王不留行配红花 王不留行性专通利，功善活血通经；红花血分专药，功能活血祛瘀。两药配伍，活血通经功效得增，适用于瘀滞血行不畅之经行腹痛、经闭等证。

2. 王不留行配当归 王不留行为活血通乳要药；当归为补血活血之佳品。两药合用，扶正补虚，活血通乳，寓通于补，标本兼治，适用于产后血虚所致乳汁不下之证。

3. 王不留行配瞿麦 二者均有活血祛瘀、利尿通淋的功效。配伍同用，既可用治瘀滞痛经、经闭，又可用于淋证涩痛、小便不利。

【鉴别应用】

1. 生王不留行与炒王不留行 二者为不同炮制品，均有活血通经，下乳消肿，利尿通淋功效；均可用于经闭，痛经，乳汁不下，乳痈肿痛，淋证涩痛等证。区别在于王不留行生用者长于消痈肿，用于乳痈肿痛；炒制后的王不留行走散力强，长于活血通经，下乳，通淋，多用于经闭痛经，乳汁不下，淋证涩痛。

2. 王不留行与木通　二者均有通经下乳、利尿功效，均可治乳汁不下、淋证涩痛。王不留行味苦性平，功效偏于活血通经，多用于瘀滞经闭、痛经。木通味苦性寒，功效偏于清心除烦、利尿通淋，多用于淋证、水肿，心烦尿赤、口舌生疮。

【方剂举隅】　涌泉散（《卫生宝鉴》）

药物组成：瞿麦、麦冬、王不留行、龙骨、穿山甲。

功能与主治：活血下乳。适用于产后乳汁不下。

【成药例证】

1. 乳泉颗粒（《临床用药须知中药成方制剂卷》2020年版）

药物组成：王不留行、当归、穿山甲(炙)、天花粉、漏芦、炙甘草。

功能与主治：养血通经，下乳。用于气滞血虚所致的产后乳汁过少，症见产后乳汁少或无、乳房柔软，神疲乏力。

2. 尿塞通片（《临床用药须知中药成方制剂卷》2020年版）

药物组成：王不留行、川楝子、败酱、盐小茴香、陈皮、白芷、丹参、桃仁、红花、泽兰、赤芍、盐关黄柏、泽泻。

功能与主治：理气活血，通淋散结，用于气滞血瘀、下焦湿热所致的轻、中度癃闭，症见排尿不畅、尿流变细、尿频、尿急；前列腺增生见上述证候者。

【用法与用量】　5～10g。

【注意】　本品性专通利，活血通经，孕妇慎用。

【本草摘要】

1.《神农本草经》　“主金疮，止血逐痛，出刺，除风痹内寒。”

2.《日华子本草》　“治发背，游风，风疹，妇人血经不匀及难产。”

3.《本草纲目》　“利小便。”“王不留行能走血分，乃阳明冲任之药，俗有‘穿山甲、王不留，妇人服了乳长流’之语，可见其性行而不住也。”

【化学成分】　主要含三萜皂苷类成分：王不留行皂苷A～D，王不留行次皂苷A～H，王不留行环苷A、C、D、E、G、H、I、K；黄酮类成分：异肥皂草苷，芹菜素-6-*C*-阿拉伯糖基葡萄糖苷，王不留行黄酮苷A～D；环肽类成分：王不留行环肽A、B、C、D、E、G、H；还含甾醇，有机酸等。

中国药典规定本品含王不留行黄酮苷($C_{32}H_{38}O_{19}$)不得少于0.40%；炒王不留行不得少于0.15%。

【药理毒理】　本品具有抗肿瘤、抗炎镇痛等药理作用。

1. 抗肿瘤作用　王不留行提取物各组每天给药1次，连续灌胃给药13天，王不留行提取物对H_{22}荷瘤小鼠的抑瘤率达50%，肿瘤细胞凋亡显著增加，CD31表达显著下调，能显著抑制H_{22}移植性肿瘤的生长[1]。

2. 抗炎镇痛作用　生、炒王不留行水提取部位、正丁醇提取部位和乙酸乙酯提取部位都能极显著减轻二甲苯所致小鼠耳廓的炎性肿胀度；炒王不留行抗急性炎症的活性大于王不留行；两种王不留行乙酸乙酯提取物抗急性炎症的活性均最强。王不留行水提取部位、正丁醇提取部位和乙酸乙酯提取部位都能剂量依赖性地显著降低醋酸致小鼠扭体次数和热致小鼠舔足次数的增加，而且相同剂量下正丁醇提取部位的镇痛作用优于其他两个萃取部位的[2]。

3. 对生殖系统作用　王不留行水煎剂能增强平滑肌肌条收缩波的振幅、持续时间、面积和频率，可能是通过L-钙通道和M型受体，升高胞浆内Ca^{2+}浓度而增强子宫平滑肌的收缩作用[3]。

4. 其他作用　王不留行水煎液20g、40g生药/kg灌胃给药3个月，可明显降低去势大鼠血清IL-1、IL-6、TNF-α含量[4]。

5. 毒理研究　王不留行提取物对小鼠的最小致毒量为100mg/kg，最小致死量为1500mg/kg；200mg/kg给药后1天凝血时间缩短，1000mg/kg给药后小鼠自主活动减少，体重增长率明显下降，给药后1天血液凝固时间缩短，主要器官形态学明显改变，心脏SOD活性降低，MDA含量升高，血清BUN含量升高。王不留行提取物1000mg/kg对小鼠凝血系统、心脏和肾脏有一定的毒性[4]。

【参考文献】［1］高越颖，冯磊，邱丽颖．王不留行提取物对H_{22}荷瘤小鼠的抗肿瘤作用研究．中药材，2015(11)：152-154.

［2］牛彩琴，敬华娥，张团笑．王不留行对大鼠子宫平滑肌的影响．河南中医，2014(2)：234-236.

［3］伍杨，邓明会，陈显兵．王不留行防治去势大鼠骨质疏松症的实验研究．四川中医，2010(5)：58-59.

［4］高越颖，冯磊，邱丽颖．王不留行提取物的急性毒理学研究．广州化工，2013(19)：6-8.

月季花

Yuejihua

本品为蔷薇科植物月季 *Rosa chinensis* Jacq.的干燥花。全国大部分地区均产。全年均可采收，花微开时采摘，阴干或低温干燥。以完整、色紫红、气清香者为佳。

【性味与归经】 甘，温。归肝经。

【功能与主治】 活血调经，疏肝解郁。用于气滞血瘀，月经不调，痛经，闭经，胸胁胀痛。

【效用分析】 月季花味甘性温，气香浓郁，专入肝经。既活血祛瘀调经，又疏肝解郁止痛，具有疏利气血之功。常用于肝郁气滞、瘀血停滞所致的月经不调、痛经、经闭，以及胸胁胀痛等证。

【配伍应用】

1. 月季花配益母草 月季花专入肝经，功善调理肝经气血，具有活血调经、疏肝解郁之功；益母草为妇人经产要药，素有“益母”之称，功善活血调经。两药合用，更增活血祛瘀、通经止痛之力，适用于瘀血阻滞的月经不调、经行腹痛、经行不畅，甚则经闭等证。

2. 月季花配柴胡 月季花活血祛瘀；柴胡疏肝理气。两药配伍，气血同治，功能活血祛瘀、疏肝行气，适用于血瘀气滞所致的胸胁疼痛。

【鉴别应用】 **月季花与玫瑰花** 二者均有活血、疏肝功效；均可用治肝郁气滞、瘀血阻滞所致的月经不调、胸胁胀痛等证。然月季花为肝经专药，其功偏于活血调经，以治月经不调、痛经经闭。玫瑰花入肝胃二经，其功偏于行气解郁，和胃止痛，以治肝胃气痛，食少呕恶。

【用量用量】 3～6g。

【本草摘要】

1.《本草纲目》 “活血，消肿，敷毒。”

2.《药性集要》 “活血月经调。”

3.《福建中药志》 “治闭经、咳血、痢疾、高血压病、烫火伤。”

【化学成分】 主要含挥发油：牻牛儿醇，橙花醇，香茅醇，丁香油酚，芳樟醇，玫瑰醚，玫瑰呋喃；黄酮类成分：槲皮苷，异槲皮苷，金丝桃苷，山柰黄素-3-*O*-鼠李糖苷，山柰黄素，槲皮素，山柰素等。

中国药典规定本品含金丝桃苷($C_{21}H_{20}O_{12}$)和异槲皮苷($C_{21}H_{20}O_{12}$)的总量不得少于0.38%。

【药理毒理】 本品具有抗凝血、镇痛、抗氧化等药理作用。

1. 抗凝血作用 月季花主要成分槲皮素 25～40μmol/L 能抑制凝血酶引起人血小板胞浆游离钙[Ca^{2+}]的升高，而使血小板活化聚集受到抑制。

2. 镇痛作用 月季花主要成分槲皮素 60～200mg/kg 灌胃对热板法、扭体反应、电刺激-嘶叫法及福尔马林法所致的疼痛模型有镇痛作用。

3. 抗氧化作用 0.02%～0.2%月季花 95%乙醇粗提物具有对猪油的抗氧化作用。月季花水提物 0.01～1g/L 可减少经外源性一氧化氮作用的离体胰岛细胞释放 NO、MDA，提高 SOD 水平，提高细胞存活率，提高胰岛素分泌功能量，而且对由外源性 NO 导致的 DNA 含量降低有一定的抑制作用。

4. 其他作用 月季花主要成分槲皮素可剂量依赖性抑制细胞体外增殖，槲皮素作用 24、48、72 小时后，其 IC_{50} 分别为 46.6、28.7、14.9μmol/L。月季花主要成分山柰酚 10～80μmol/L 能够明显抑制 HL60 细胞体外增殖，影响其细胞周期。

凌 霄 花

Lingxiaohua

本品为紫葳科植物凌霄 *Campsis grandiflora*(Thunb.) K. Schum.或美洲凌霄 *Campsis radicans*(L.) Seem.的干燥花。全国大部分地区均产。夏、秋二季花盛开时采摘，干燥。以完整、色黄褐者为佳。

【性味与归经】 甘、酸，寒。归肝、心包经。

【功能与主治】 活血通经，凉血祛风。用于月经不调，经闭癥瘕，产后乳肿，风疹发红，皮肤瘙痒，痤疮。

【效用分析】 凌霄花药性寒凉，味酸入肝，为肝经血分之品，功能活血通经、消癥止痛。《本草汇言》称其“性利而善攻，走而不守，破血行血是其专职”。常用于瘀血停滞所致的月经不调、痛经、经闭以及癥瘕积聚等证。

凌霄花性寒清热，入血分能凉血祛风，善治血热生风所致的产后乳肿、风疹、皮肤瘙痒、痤疮等。

【配伍应用】

1. 凌霄花配莪术 凌霄花性寒活血通经；莪术性温破血行气。两药配伍，寒温并用，气血双治，具有破血通经、行气止痛之功，适用于气滞血瘀之经行腹痛，或经闭等证。

2. 凌霄花配甘草 凌霄花性寒活血凉血、祛风止痒；甘草性平善解诸毒，缓和药性。两药合用，活血而不峻，凉血而不滞，具有凉血活血、祛风止痒的功效，适用于风疹隐疹，疹发色红瘙痒。

【鉴别应用】**凌霄花与月季花** 二者均入肝经血分，均有活血祛瘀功效，可用于月经不调、经闭痛经等证。然凌霄花药性寒凉，有活血凉血、祛风止痒作用，常用于血热生风的各种皮肤瘙痒证。月季花药性偏温，既活血调经，又疏肝解郁，除用于肝郁气滞、瘀血阻滞所致的月经不调外，还治气滞血瘀的胸胁胀痛等。

【方剂举隅】

1. 紫葳散(《鸡峰普济方》)

药物组成：凌霄花、当归、莪术。

功能与主治：活血调经止痛。适用于妇女月经不调，经行腹痛，或经闭。

2. 三奇散（《小儿卫生总微论方》）

药物组成：凌霄花、白扁豆、甘草。

功能与主治：凉血祛风，除湿止痒。适用于风瘙隐疹。

3. 紫葳散（《杨氏家藏方》）

药物组成：凌霄花、硫黄、腻粉、胡桃。

功能与主治：祛风凉血。适用于肺有风热，鼻生齄疱。

【用法与用量】 5～9g。

【注意】 本品为破血之品，孕妇慎用。

【本草摘要】

1.《神农本草经》 “主妇人产乳余疾，崩中，癥瘕，血闭，寒热羸瘦。”

2.《药性论》 “主热风，风痫，大小便不利，肠中结实，止产后崩血不定，淋漓。”

3.《医林纂要》 “缓肝风，泻肝热。去血中伏火，治诸血热生风之证。”

【化学成分】 主要含黄酮类成分：芹菜素，柚皮素-7-双鼠李糖苷，二氢山柰酚-3-鼠李糖苷-5-*O*-葡萄糖苷等；环烯醚萜苷类成分：紫葳苷，凌霄苷，5-羟基紫葳苷，黄钟花苷等；还含苯丙醇苷类、生物碱、有机酸及挥发油等。

【药理毒理】 本品具有改善微循环、抗炎、镇痛等药理作用。

1. 改善微循环作用 凌霄花粗提物 75、150、300mg/kg 灌胃能加快老龄大鼠血流速度，扩张小血管管径，增加毛细血管网交叉点，抑制红细胞和血小板聚集，降低血液黏度，改善红细胞功能，对老龄大鼠微循环具有较好的改善作用。

2. 抗凝血作用 凌霄花水提物 300mg/kg、醇提物 200mg/kg 及水提醇沉上清液 300mg/kg 灌胃均具有延长小鼠血浆复钙时间和出血时间；醇提物萃取后正丁醇层 60mg/kg 药效更佳；水提醇沉上清液过大孔树脂后 10%乙醇洗脱部位 20mg/kg 药效最显著[1]。美洲凌霄花醇提物 75、150、300mg/kg 剂量依赖性延长小鼠尾出血时间、毛细管凝血时间，并剂量依赖性缩短小鼠肺栓塞时间[2]。

3. 抗炎镇痛作用 凌霄花喷雾剂(生药 1g/ml)外涂给药对组胺所致小鼠皮肤毛细血管通透性增加有抑制作用，能降低二甲苯致小鼠耳肿胀和琼脂所致小鼠足肿胀。凌霄花喷雾剂(50g 生药/kg)灌胃可提高小鼠慢性疼痛模型(热板法)痛阈值。

【参考文献】 [1] 田璐璐，方昱，祝德秋．凌霄花提取物抗凝血活性部位研究．药物评价研究，2014，37(1)：17-20.

[2]江灵礼，苗明三．凌霄花化学、药理及临床应用特点探讨．中医学报，2014，29(7)：1016-1018.

卷　柏

Juanbai

本品为卷柏科植物卷柏 *Selaginella tamariscina*（Beauv.）Spring 或垫状卷柏 *Selaginella pulvinata*（HooK. et Grev.）Maxim.的干燥全草。主产于山东、辽宁、河北。全年均可采收，除去须根及泥沙，晒干。切段。药材以色绿、叶多者为佳。

【炮制】 **卷柏炭** 取卷柏段，炒至表面黑褐色。

【性味与归经】 辛，平。归肝、心经。

【功能与主治】 活血通经。用于经闭痛经，癥瘕痞块，跌扑损伤。卷柏炭化瘀止血，用于吐血，崩漏，便血，脱肛。

【效用分析】 卷柏味辛行血，药性平和，为肝经血分之品，功能活血祛瘀、通利经脉，《本草汇言》言其为“行血通经之药”。常用治瘀血阻滞所致的痛经、经闭。

卷柏功善活血祛瘀而能消癥散结，可用于癥瘕痞块；其又能活血散瘀、消肿止痛，还可治跌打损伤的瘀肿作痛。

【配伍应用】

1. 卷柏配红花 卷柏、红花两药均入血分，功能活血通经。两药配伍同用，可增强活血祛瘀、通经止痛的功效，适用于瘀阻所致的经行腹痛，经行不畅或下血瘀块，甚则经闭等证。

2. 卷柏配三棱 卷柏功能活血通经、消癥；三棱功能破血行气、止痛。两药合用，活血消癥功效得增，适用于瘀滞所致的癥瘕积块。

3. 卷柏配乳香 卷柏具有活血祛瘀功效；乳香具有活血行气、止痛功能。两药伍用，既行散气滞，又活血散瘀，并增强了止痛之功，适用于跌打损伤的瘀滞肿痛等证。

【鉴别应用】 **生卷柏与卷柏炭** 二者为卷柏的不同炮制品，功效有异。生卷柏功偏活血通经，多用于瘀阻经闭的痛经，以及癥瘕痞块、跌打损伤等证。卷柏炭功偏化瘀止血，多用于吐血，崩漏，便血，脱肛。

【方剂举隅】

1. 三神乌金散（《普济方》引《仁存堂集验方》）

药物组成：卷柏、侧柏、棕榈。

功能与主治：止血。适用于大便下血。

2. 卷柏丸（《杨氏家藏方》）

药物组成：卷柏、熟地黄、川芎、柏子仁、白芷、肉苁蓉、牡丹皮、川椒、艾叶。

功能与主治：活血补血调经。适用于冲任本虚，血海不足，月事不调，妇女带下。

【成药例证】 消痔灵片（《中华人民共和国卫生部药品标准·中药成方制剂》）

药物组成：五倍子、白蔹、卷柏、地榆、槐花、牛羊胆酸。

功能与主治：收敛止血，解毒敛疮。用于内外痔疮。

【用法与用量】 5～10g。

【注意】 本品为活血通经之品，孕妇慎用。

【本草摘要】

1.《神农本草经》“主五脏邪气，女子阴中寒热痛，癥瘕，血闭绝子，久服轻身，和颜色。”

2.《日华子本草》“止咳逆，治脱肛，散淋结，头中风眩，痿厥，强阴益精。”

3.《分类本草》“治跌打损伤，行气，炒黑止吐血。”

【化学成分】 主要含黄酮类成分：芹菜素，扁柏双黄酮，穗花杉双黄酮，苏铁双黄酮，异柳杉素，阿曼托黄素，卷柏苷C等；还含挥发油及氨基酸、海藻糖等。

中国药典规定本品含穗花杉双黄酮（$C_{30}H_{18}O_{10}$）不得少于0.30%。

【药理毒理】 本品具有抗凝血、抗肿瘤、调节免疫等药理作用。

1. 抗凝血作用 卷柏炭20、40g/kg灌胃给药具有缩短小鼠凝血时间、凝血酶原时间（PT）、活化部分凝血活酶时间（APTT），减少纤维蛋白原（FIB）含量的作用。

2. 抗肿瘤作用 卷柏的甲醇提取物能够抑制人肾小球系膜的增殖，IC_{50}值为（5.6±2.0）g/ml。卷柏水提物28.6g/kg及其水萃取部位4.8、9.6g/kg、正丁醇萃取部位108.6g/kg腹腔注射对小鼠肉瘤S_{180}、肝癌H_{22}模型均有不同程度的抑制作用，水萃取部位作用最强。卷柏50%甲醇提取物0～100mg/ml直接影响体外内源性物质对A549和LLC细胞及LLC肿瘤小鼠肿瘤的浸润和转移等过程。江南卷柏总黄酮10、20、40μg/L在体外作用于人结肠癌HT29细胞后，也能在mRNA水平上抑制COX-2，进而抑制COX-2蛋白质表达，从而产生抗癌作用[1]。

3. 调节免疫作用 卷柏水煎液生药20g/kg灌胃，能降低小鼠血清IgG、IgM、IgA的含量，但对胸腺、脾脏及T淋巴细胞没有影响。卷柏水浸液生药20g/kg灌胃能显著降低小鼠血清C3、C4和IgM的量，与环磷酰胺合用具有明显的协同倾向。

4. 降血糖作用 卷柏水煎剂（生药8、16g/kg）灌胃能显著地降低老龄鼠高血糖，并可较好地恢复老鼠体质，而对正常鼠的降血糖作用不明显，其作用机制可能与保护胰岛B细胞不受破坏、促进胰岛细胞恢复、增加胰岛素的生物合成或有关，而且可以提高机体对胰岛素的敏感性，对胰岛素抵抗性有明显的改善作用。

5. 其他作用 卷柏30%醇沉多糖和50%醇沉多糖对体外肠道病毒71型感染RD细胞具有抑制作用，而且可降低经EV71感染的RD细胞培养液中病毒RNA拷贝数，IC_{50}值分别为40.8和26.2mg/L[2]。去势大鼠腹腔注射卷柏水提物665mg/kg、正丁醇部位85mg/kg、水部位490mg/kg可增加股骨中羟脯氨酸含量，对去势大鼠骨质疏松具有一定的干预作用[3]。

【参考文献】 [1] 张艺轩，石钺. 卷柏属药用植物生物学活性研究进展. 中成药，2011，33（4）：664-668.

[2] 韩明明，杨静，高秀梅. 卷柏多糖对肠道病毒71型复制的体外抑制作用. 国际药学研究杂志，2013，40（1）：58-62.

[3] 王小兰，郑晓珂，魏悦，等. 卷柏提取物对去势大鼠股骨中羟脯氨酸含量的影响. 中国实验方剂学杂志，2011，17（10）：132-135.

马鞭草

Mabiancao

本品为马鞭草科植物马鞭草 *Verbena officinalis* L.的干燥地上部分。主产于湖北、江苏、贵州、广西。6～8月花开时采割，除去杂质，晒干。切段。以色绿褐、带花穗者为佳。

【性味与归经】 苦，凉。归肝、脾经。

【功能与主治】 活血散瘀，解毒，利水，退黄，截疟。用于癥瘕积聚，痛经经闭，喉痹，痈肿，水肿，黄疸，疟疾。

【效用分析】 马鞭草味苦性凉，且入血分，具有活血通经、散瘀消癥的作用。既用治瘀滞经闭痛经，又用于癥瘕积聚之证。

马鞭草味苦泄降，性凉清热，又善解毒清热。对于热毒炽盛的喉痹肿痛，常与清热解毒药配伍同用；治疮痈肿痛，既可内服，又可外用。

马鞭草性善通利，具有利水、清热、退黄疸之功，可用治水肿、小便不利，以及热淋涩痛，黄疸不退。

马鞭草的截疟之功，具有悠久的应用历史。《千金要方》中即有用马鞭草“治疟疾无问新久，皆可应用”的记载。

【配伍应用】

1. 马鞭草配泽兰　马鞭草味苦性凉，功能活血散瘀、通经；泽兰药性平和，功能活血调经、止痛。两药配伍，共奏活血调经之功，可用于瘀阻所致的月经不调、经行腹痛，以及经闭等证。

2. 马鞭草配青蒿　马鞭草功能截疟，善治疟疾，且无问新久皆宜；青蒿气味辛香，能清透少阳寒热而善治疟。两药合用，增强了截疟功效，适用于疟疾寒热往来。

3. 马鞭草配射干　马鞭草苦泄性凉，清热解毒；射干为肺经专药，苦寒清热、利咽消肿。两药配伍，可增强清热解毒、利咽消肿之功，适用于热毒壅盛所致的咽喉肿痛，喉痹等证。

4. 马鞭草配泽泻　马鞭草苦泄通利，性凉清热；泽泻甘淡渗利，性寒泄热。两药合用，泄膀胱之热，利膀胱之水，适用于水肿、小便不利，或热淋涩痛。

【鉴别应用】马鞭草与益母草　二者均有活血调经、利水消肿、解毒的功效；均可用于痛经经闭，水肿，疮疡。然马鞭草还能活血消癥，可治癥瘕积聚；其治疟无问新久，为疟疾常用之品；且善解毒，多用于喉痹、疮痈。益母草则长于活血调经，为经产要药；其利水道、消水肿，多用于水瘀互结的水肿证；其凉血解毒，还善治湿热郁于肌肤的湿疹瘙痒。

【方剂举隅】马鞭草散（《妇人大全良方》）

药物组成：马鞭草、荆芥穗、柴胡、乌梅肉、枳壳、白术、羌活、白芍、秦艽、乌药、麻黄、木香、川乌、甘草。

功能与主治：活血散瘀、祛风止痛。适用于血风攻透，肢体疼痛，或觉瘙痒，或觉麻痹。

【用法与用量】　5～10g。

【本草摘要】

1.《药性论》　“主破腹中恶血皆下，杀虫良。”

2.《日华子本草》　“通月经，治妇人血气肚胀，月候不匀。”

3.《生草药性备要》　“活血通经。治洗疳疮，又治生马疮用，能去脓毒，洗痔疮毒。退上部火，理跌打。”

【化学成分】　主要含环烯醚萜苷类成分：马鞭草苷，戟叶马鞭草苷，桃叶珊瑚苷；三萜类成分：3α，24-二羟基-12-乌苏烯-28-羧酸，羽扇豆醇，熊果酸、齐墩果酸；苯丙苷类成分：洋丁香酚苷；黄酮类成分：木犀草素-7-葡萄糖苷，芝麻素-6-葡萄糖苷，芹菜素，4′-羟基汉黄芩素；还含腺苷、β-胡萝卜素及挥发油等。

中国药典规定本品含齐墩果酸（$C_{30}H_{48}O_3$）和熊果酸（$C_{30}H_{48}O_3$）的总量不得少于0.30%。

【药理毒理】　本品有抗早孕、抗肿瘤、抗炎镇痛等药理作用。

1. 抗早孕作用　马鞭草乙醇提物8、16g/kg灌胃能明显抑制小鼠胚胎生长使其固缩死亡，减轻胚胎重量和胎仔长度。马鞭草苷、3,4-二氢马鞭草苷和5-烃基马鞭草苷0.2mg/ml体外均能兴奋大鼠离体子宫肌条，表现为收缩波频率和振幅同时增加；马鞭草苷0.6mg/ml对子宫肌条呈现先短暂兴奋后持续抑制的作用。马鞭草乙醇提取液25、50mg/ml能明显抑制绒毛细胞生长及滋养层细胞分泌绒毛膜促性腺激素（HCG），抑制蜕膜细胞生长，促进凋亡[1]。

2. 抗肿瘤作用　马鞭草的醇提取物和水提取物3.2g/kg灌胃给药，可明显降低H_{22}荷瘤小鼠肿瘤重量，抑瘤率分别为32.5%和40.3%。马鞭草醇提取液12.5、25、50mg/kg对体外培养绒毛膜癌JAR细胞增殖有明显抑制作用。马鞭草提取液的C部位10、20、40mg/ml能明显抑制人绒毛膜癌JAR细胞增殖，能促进JAR细胞凋亡；并能阻滞绒癌JAR细胞于G_2/M期，改变Bax和Bcl-2表达，进一步诱导JAR细胞凋亡[1]。

3. 抗炎镇痛作用　马鞭草水提取物50、100mg/kg灌胃可明显抑制二甲苯致小鼠耳廓肿胀，马鞭草水提取物2g/kg腹腔注射能显著抑制大鼠棉球肉芽肿的增重及醋酸致小鼠扭体反应，并可明显延长热板引起小鼠疼痛反应的痛阈值，马鞭草醇提取物2、4g/kg腹腔注射可明显抑制二甲苯致小鼠耳廓肿胀及角叉菜胶引起的大鼠足跖肿胀[2]。马鞭草总黄酮50～150mg/kg腹腔注射能降低脓毒性急性肺损伤大鼠的炎症递质水平，减轻脂质过氧化，改善肺泡毛细血管通透性，缓解急性肺损伤的发生发展[3]。马鞭草总黄酮50、100、200mg/kg灌胃，对四氯化碳所造成的肝细胞的损伤具有较好的改善和保护作用，可减少炎症的渗出，降低氧化损伤程度[4]。

4. 其他作用　马鞭草水煎剂31mg/ml体外能杀死钩端螺旋体。马鞭草醇提取物20mg/kg腹腔注射具有增强小鼠T、B细胞免疫功能和抑制小鼠吞噬细胞功能的作用，马鞭草醇提取物（20、40mg/kg）腹腔注射对小鼠IL-2的生物活性具有增强作用[4]。马鞭草醇提取液100mg/kg灌胃有明显抑制大鼠局灶性缺血再灌注后脑水肿作用，其作用机制可能与其抑制脑组织AQP4的表达有关[5]。马鞭草水煎液20g/kg能提高AD模型小鼠学习记忆能力，β淀粉样蛋白表达水平降低可能是其作用机制之一[6]。马鞭草水提物（生药16g/kg）灌胃能明显降低实验性高尿酸大鼠肾组织中草酸和钙含量，减少乙二醇诱导的草酸钙结晶在肾中的形成、沉积，从而显著抑制大鼠草酸钙肾结石形成[7]。

5. 体内过程 马鞭草主要成分马鞭草苷和戟叶马鞭草苷在大鼠体内代谢均符合二室模型；马鞭草苷(65.500、7.280、0.808mg/L)的主要药动学参数 $t_{1/2\beta}$ 分别为(63.2±49.0)、(28.2±3.4)、(30.8±8.5)分钟；AUC_{0-t} 分别为(2005.2±726.6)、(598.8±349.1)、(220.4±105.4)mg/(min·L)。戟叶马鞭草苷(70.000、7.780、0.864mg/L)主要药动学参数 $t_{1/2\beta}$ 分别为(50.2±30.2)、(23.3±3.8)、(21.2±6.9)分钟；AUC_{0-t} 分别为(2736.2±971.4)、(842.6±469.3)、(314.5±136.0)mg/(min·L)[8]。马鞭草苷和戟叶马鞭草苷在大鼠体内分布快速而广泛，部分以原形药物的形式经尿排泄[9]。

【参考文献】 [1] 陈兴丽，孟岩，张兰桐．马鞭草化学成分和药理作用的研究进展．河北医药，2010，32(15)：2089-2091.

[2] 钟灵．马鞭草抗炎镇痛作用的实验研究．中国中医药咨讯，2011，3(17)：5-6.

[3] 宋兆华，朱宝安．马鞭草总黄酮对大鼠脓毒性急性肺损伤的保护机制．医药导报，2014，33(4)：429-433.

[4] 于伟凡．马鞭草总黄酮对四氯化碳致小鼠急性肝损伤的影响．医药导报，2013，32(10)：1289-1292.

[5] 谭文波，谭刚．马鞭草醇提液对大鼠局灶性缺血再灌注后脑水肿的影响．中国老年学杂志，2013，3(12)：2815-2817.

[6] 谭文波，王振富．马鞭草水煎液对老年痴呆小鼠学习记忆的影响．中国民族民间医药，2011，20(20)：36-37.

[7] 王海燕，杨静．马鞭草提取液抑制鼠草酸钙结石形成的实验研究．四川中医，2011，29(7)：58-59.

[8] 黄静，何苗，韦忠娜，等．马鞭草提取物在大鼠体内的药动学研究．中国药房，2013，24(39)：3363-3366.

[9] 刘珈伲，何苗，黄静，等．马鞭草提取物在大鼠体内的组织分布及排泄研究．中药药理与临床，2015，31(1)：121-125.

红 曲

Hongqu

本品为曲霉科真菌紫色红曲霉 *Monascus purpureus* Went 寄生在禾本科植物稻 *Oryza sativa* L.的种仁上而成的红曲米。主产于福建。以色紫红者为佳。

【性味与归经】 甘，微温。归脾、大肠、肝经。

【功能与主治】 活血祛瘀，健脾消食，化浊降脂。用于经闭腹痛，产后瘀阻，跌打损伤，饮食积滞，赤白下痢，高脂血症。

【效用分析】 红曲功善活血化瘀，消肿止痛。《本草纲目》有红曲治“女人血气痛，及产后恶血不尽”的记载，故红曲为产后恶露不尽、瘀滞腹痛所常用；亦治跌打损伤、瘀肿疼痛。

红曲甘微温入脾，功能健脾消食、活血暖胃，既治食积不化、脘腹胀满之证，又治冷滞赤白痢下。

此外，红曲具有化浊降脂之功，可用于痰阻血瘀的高脂血症。

【配伍应用】

1. 红曲配乳香 红曲功能活血化瘀、消肿止痛；乳香功能活血化瘀、行气止痛。两药合用，共奏活血止痛之功，适用于产后瘀阻腹痛，或心腹疼痛；或跌打伤痛。

2. 红曲配麦芽 红曲具有健脾消食功效；麦芽具有消食和中功效。两药合用，既健脾助运，又消食除胀，适用于饮食停滞所致的脘腹胀满、嗳气酸腐等证。

【鉴别应用】 **红曲与六神曲** 二者均有消食、健脾的功效。红曲功善活血化瘀，又能化浊降脂，可用于瘀滞经闭痛经、产后腹痛，跌打损伤，高脂血症。六神曲功专消食化积，和胃，可用治食积不化，脘腹胀满，食少泄泻。

【成药例证】 **血脂康胶囊**（《临床用药须知中药成方制剂卷》2020年版）

药物组成：红曲。

功能与主治：化浊降脂，活血化瘀，健脾消食。用于痰阻血瘀所致的高脂血症，症见气短、乏力、头晕、头痛、胸闷、腹胀、食少纳呆；也可用于高脂血症及动脉粥样硬化所致的其他心脑血管疾病的辅助治疗。

【用法与用量】 6～12g。外用适量，捣敷患处。

【本草摘要】

1.《饮膳正要》 “健脾，益气，温中。”

2.《本草衍义补遗》 “活血消食，健脾暖胃，赤白痢下水谷。”

3.《本草纲目》 “治女人血气痛，及产后恶血不尽，擂酒饮之，良。”

【化学成分】 主要含酶类成分：红曲霉葡萄糖淀粉酶 E_1～E_5，糊精化酶，α-淀粉酶，淀粉1-4葡萄糖苷酶，麦芽糖酶，蛋白酶，羧肽酶等；还含红色素。

【药理毒理】 本品具有调血脂、改善血液流变性、抗炎等药理作用。

1. 降血脂作用 红曲 1g/kg 灌胃给药，可降低高血脂模型大鼠血清总胆固醇(TC)和总甘油三酯(TG)，升高高密度脂蛋白胆固醇(HDL-C)。红曲红色素组分Ⅰ10、50、100mg/kg 能够降低高脂血症小鼠血清 AI 值(TC-HDL-C/HDL-C)，升高血清 HDL-C 含量；红曲红色素组分Ⅰ50、100mg/kg 可降低高脂小鼠血清 TC、血清

TG、血清 LDL-C 和肝组织 TC。红曲有效成分洛伐他汀 5、15、30mg/kg 灌胃给药能够降低高脂小鼠动脉硬化指数，显著升高血清高密度脂蛋白-胆固醇（HDL-C）及肝组织中 LPL mRNA 的表达，且呈剂量依赖关系。

2. 改善血液流变性作用　红曲 0.6、1.2g/kg 口服给药可能够显著升高高血脂大鼠红细胞变形指数（IDEI）、降低红细胞聚集指数（AI）、血小板黏附率（PADT）、5s-1 切变率下全血黏度。

3. 抗炎作用　红曲 75、150、300mg/kg 灌胃对巴豆油致小鼠耳肿胀、角叉菜胶致大鼠足肿胀和棉球致小鼠腹腔肉芽肿均有显著的抑制作用。红曲 50、100、200mg/kg 灌胃能明显减少角叉菜胶致大鼠背部气囊滑膜炎模型渗出液体量，降低灌洗液中 WBC、CRP、MDA 含量和血清中 CRP、MDA 含量。红曲 200、400、800mg/kg 灌胃能显著降低血清中细胞因子 TNF-α、IL-6、IL-8 的水平，还可显著降低血清中炎性趋化因子 MCP-1、RANTES 和 IP-10 的表达[1]。

4. 降血压作用　红曲 0.25、0.42、0.84g/kg 灌胃 4 周，能明显降低自发性高血压大鼠（SHR）的血压，能降低肺组织内血管紧张素转换酶（ACE）活性，减少缩血管物质血管紧张素Ⅱ的生成量；明显提高胸主动脉一氧化氮合酶（NOS）活性，释放出大量的舒张血管活性物质一氧化氮（NO）；减少血浆内皮素（ET）含量，增加降钙素基因相关肽（CGRP）的含量。

5. 促进骨形成作用　红曲水提液 6.25g/kg 灌胃给药可明显促进大鼠的骨痂形成，提高 BMP-2 阳性细胞率，促进间充质细胞分泌 BMP-2，并促使其向成骨细胞转化从而加速骨形成，还可提高去卵巢大鼠的血清激素水平和密度，并能改善其骨力学性能[2, 3]。红曲醇提物 3.3g/kg 灌胃可以降低去势大鼠的骨代谢率、减缓骨量减少。红曲水提液 1.25、6.25、12.5g/kg 含药血清体外可明显增加大鼠骨髓基质细胞向成骨细胞分化、增殖、碱性磷酸酶的表达水平及矿化结节的形成，剂量依赖性地促进基质细胞向成骨细胞诱导分化。

6. 降血糖作用　红曲 150mg/kg 灌胃可显著降大鼠血糖大约 19.31%±1.72%。红曲 50～350mg/kg 灌胃可剂量依赖性地减少链脲佐菌素诱发的糖尿病模型大鼠血糖浓度。红曲 350mg/kg 灌胃也可抑制正常大鼠静脉注射葡萄糖之后的血糖浓度的升高。对高果糖餐大鼠，红曲 150mg/kg 灌胃可以逆转血糖-胰岛素指标的升高，也可增加链脲佐菌素诱发的糖尿病模型大鼠外源性胰岛素的反应[4]。

7. 改善肠道屏障功能作用　红曲 0.34g/kg 灌胃 ApoE$^{-/-}$小鼠，可上调结肠 ZO-1 和 claudin-1 紧密连接蛋白，修复结肠绒毛[5]。

8. 抗骨质疏松作用　红曲 12.5g/kg 灌胃去卵巢大鼠，可以提高血清 ALP 表达水平，降低血清 TRAP 表达水平，能够通过降低 TNF-α 水平及 RANK 水平来提高去卵巢大鼠骨密度，其机理与雌激素类似[6]。

9. 其他作用　红曲多糖 100、400、800mg/kg 灌胃均能抑制荷瘤小鼠的肿瘤生长，抑瘤率分别达 24.7%、31.03%、39.82%。

【参考文献】［1］王炎焱，赵征，黄烽，等. 红曲对胶原诱导性关节炎大鼠血清趋化因子的影响. 中华风湿病学杂志，2010，14(2)：80-83.

［2］杨栋，张剑宇. 醇提红曲对去势骨质疏松模型大鼠的影响及作用机制. 山西医科大学学报，2012，43(3)：191-194，240.

［3］董媛，蔡美琴. 红曲非降脂作用及机制研究进展. 中华临床营养杂志，2011，19(1)：59-62.

［4］李雪梅，沈兴海，段震文，等. 红曲生物活性的研究进展. 时珍国医国药，2011，22(12)：2989-2991.

［5］程慧敏，刘曼，杜威，等. 红曲对 ApoE$^{-/-}$小鼠肠道屏障功能影响. 中国公共卫生，2019，35(2)：171-175.

［6］卢建华，卢烨超，金红婷，等. 红曲对去卵巢大鼠骨质疏松模型血清 ALP，TRAP 及骨组织 TNF-α，RANK 表达的影响. 中国中医骨伤科杂志，2017，25(9)：5-8.

三、活血疗伤药

本类药物大多辛散苦泄，味咸入血，以活血化瘀、消肿疗伤、续筋接骨为主要作用。主治跌打损伤、筋伤骨折所致的瘀肿疼痛，以及金疮出血等病证。亦可用于其他瘀血阻滞之肿痛。

临床常用的活血疗伤药有土鳖虫、制马钱子、自然铜、苏木、仙桃草、骨碎补、血竭、儿茶、刘寄奴、两面针等。

土鳖虫（䗪虫）

Tubiechong

本品为鳖蠊科昆虫地鳖 *Eupolyphaga sinensis* Walker 或冀地鳖 *Steleophaga plancyi*（Boleny）的雌虫干燥体。主产于江苏、浙江、湖北、河北、河南。捕捉后，置沸水中烫死，晒干或烘干。以完整、色红褐、质轻者为佳。

【性味与归经】　咸，寒；有小毒。归肝经。

【功能与主治】　破瘀逐血，续筋接骨。用于跌打损伤，筋伤骨折，血瘀经闭，产后瘀阻腹痛，癥瘕痞块。

【效用分析】　土鳖虫咸寒入肝，性善走窜，功能破血逐瘀、续筋接骨、消肿止痛，为骨伤科之要药，善治跌打瘀肿作痛、骨折伤痛等证。

土鳖虫活血力强，为破血之品。功能破血通经、消癥散结。《神农本草经》谓其主“血积癥瘕”、能“下血闭”，常用于瘀阻经闭、产后腹痛以及癥瘕痞块等证。

【配伍应用】

1. 土鳖虫配乳香 土鳖虫咸寒，破血逐瘀、续筋接骨；乳香辛温，活血行气、消肿止痛。两药配伍，寒温并用，功善活血疗伤、续筋接骨，适用于跌打损伤、筋伤骨折之瘀肿作痛。

2. 土鳖虫配大黄 土鳖虫长于破血通经；大黄功能活血祛瘀。两药合用，能增强活血通经之功，适用于瘀血阻滞所致的闭经、腹痛拒按，或产后瘀滞腹痛等。

【鉴别应用】**土鳖虫与乳香** 二者均有活血祛瘀、消肿止痛之功，均可治跌打损伤。土鳖虫性善走窜而破血逐瘀，又能消癥散结，为瘀滞经闭、产后腹痛以及癥瘕痞块的常用之品。乳香辛香温通而活血行气，又能消肿生肌，为胸痹心痛，胃脘疼痛，痛经经闭，产后瘀阻，癥瘕腹痛，风湿痹痛等血瘀气滞诸证，以及疮疡初起红肿或疮疡溃后不敛的常用之药。

【方剂举隅】

1. 下瘀血汤（《金匮要略》）

药物组成：大黄、桃仁、䗪虫。

功能与主治：泻热逐瘀。适用于瘀血化热，瘀热内结证。症见产后少腹刺痛拒按，按之有硬块，或见恶露不下，口燥舌干，大便结燥，甚则肌肤甲错，舌质紫红而有瘀斑瘀点，苔黄燥，脉沉涩有力。亦治血瘀而致经水不利之证。

2. 大黄䗪虫丸（《金匮要略》）

药物组成：大黄、黄芩、甘草、桃仁、杏仁、芍药、干地黄、干漆、虻虫、水蛭、蛴螬、䗪虫。

功能与主治：祛瘀生新。适用于五劳虚极，干血内停证。症见形体羸瘦，少腹挛急，腹痛拒按，或按之不减，腹满食少，肌肤甲错，两目无神，目眶暗黑，舌有瘀斑，脉沉涩或弦。

3. 八厘丸（《杂病源流犀烛》）

药物组成：土鳖虫、自然铜、血竭、无名异、乳香、没药、当归尾、硼砂、巴豆霜。

功能与主治：消瘀散毒。适用于杖伤、夹伤。

4. 八厘散（《惠直堂方》）

药物组成：土鳖虫、麝香。

功能与主治：活血消肿止痛。适用于跌打损伤；烂疮肿毒。

【成药例证】

1. 回生第一丹（《临床用药须知中药成方制剂卷》2020年版）

药物组成：土鳖虫、当归、乳香（醋炙）、血竭、自然铜（煅醋淬）、麝香、朱砂。

功能与主治：活血散瘀，消肿止痛。用于跌打损伤，闪腰岔气，伤筋动骨，皮肤青肿，血瘀疼痛。

2. 跌打镇痛膏（《临床用药须知中药成方制剂卷》2020年版）

药物组成：土鳖虫、大黄、生草乌、马钱子（炒）、薄荷素油、薄荷脑、樟脑、冰片、降香、黄芩、黄柏、虎杖、两面针、水杨酸甲酯。

功能与主治：活血止痛，散瘀消肿，祛风胜湿。用于急慢性扭挫伤，慢性腰腿痛，风湿性关节痛。

3. 伤科八厘散（《中华人民共和国卫生部药品标准·中药成方制剂》）

药物组成：土鳖虫、乳香、没药（制）、血竭、半夏（制）、当归、巴豆霜、砂仁、雄黄、甜瓜子。

功能与主治：祛瘀，活血，止痛。用于跌打损伤，瘀血疼痛，大便秘结。

【用法与用量】3～10g。

【注意】本品活血祛瘀力强，为破血通经之品，孕妇禁用。

【本草摘要】

1.《神农本草经》 “主心腹寒热洗洗，血积癥瘕，破坚，下血闭。”

2.《药性论》 “治月水不调，破留血积聚。”

3.《本草纲目》 “行产后血积，折伤瘀血，治重舌，木舌，口疮，小儿腹痛夜啼。”

4.《医学广笔记》 “消疟母。”

【化学成分】主要含脂肪酸类成分：棕榈油酸，油酸，软脂酸，豆蔻酸，硬脂酸及少量亚油酸；还含尿嘧啶、尿囊素、生物碱、氨基酸等。

【药理毒理】本品具有抗凝血、改善血液流变性、抗心肌缺血、调脂、抗肿瘤等药理作用。

1. 抗凝血作用 土鳖虫提取液1.0g/kg灌胃，1日1次，连续5天，可使家兔血浆白陶土部分凝血酶原时间(KPTT)、血浆凝血酶原时间(PT)及凝血酶时间(TT)延长，土鳖虫提取液0.4、0.2、0.1g/ml体外对家兔血浆KPTT、PT、TT及抗凝血酶Ⅲ(AT-Ⅲ)具有相同的作用。土鳖虫鲜品和干品0.114g、0.067g生药/ml，均具有很强的抗凝血活性。土鳖虫水提液0.3g生药/ml和土鳖虫生药粉1.07g/kg灌胃，1日1次，连续7天，可提高大鼠血液纤溶酶原及纤溶酶原激活剂活性。土鳖虫水提液0.3g生药/ml灌胃，1天1次，连续7天，可明显提高大鼠纤溶酶原激活物(t-PA)活性、提高纤溶酶原活性。土鳖虫水提物1.08g/kg灌胃，1日1次，连续7天，可使葡聚糖诱导大鼠血瘀模型的PAI活性降低，使之不能快速地与t-PA形成1:1分子比的复合物，从而使纤溶活性增加，以达到重新使血液流通的目的。

2. 抗血栓形成作用　土鳖虫多肽0.84、1.68、3.36g/kg灌胃，1日1次，连续3天，能降低血瘀证家兔模型血黏度、抑制血小板聚集和体外血栓形成。土鳖虫水浸膏1.34、2.68、5.36g/kg灌胃，1日1次，连续10天，可降低大鼠实验性血栓重量。地鳖纤溶活性蛋白(EFP)0.01～0.20mg/ml体外具有较强溶栓活性，且随EFP浓度增高，其溶血栓作用明显提高[1]。土鳖虫抗凝组分F2 48、96、2160mg/kg，灌胃7天，可延长皮下注射肾上腺素诱导的急性血瘀症大鼠的PT/APTT，降低FIB含量、血小板聚集率，降低大鼠血浆最大凝固程度[2]。

3. 改善血液流变性作用　土鳖虫注射液1g/kg静脉注射，可改善家兔红细胞变形能力，增快红细胞电泳速度，改善红细胞聚集性。土鳖虫粉1.35、2.70g/kg灌胃，1日1次，连续15天，可降低鼠高脂大鼠红细胞压积，降低红细胞膜MDA、胆固醇含量和膜胆固醇/磷脂比值，增强红细胞变形能力。

4. 抗心肌缺血作用　土鳖虫总生物碱5、10、15、20mg/kg静脉注射，能使家兔左心室收缩压(LVSP)、左心室舒张末期压(LVEDP)、左心室压力最大速率(LVdp/dt_{max})、心率(HR)均在给药后3～10分钟明显下降，右心房压力(RAP)升高，随剂量的增大作用增强。土鳖虫总生物碱提取物40.9mg/kg腹腔注射，能延长大鼠心电消失时间和异丙肾上腺素引起的心肌耗氧量增加导致缺氧死亡的时间，并可明显对抗垂体后叶素引起的大鼠急性心肌缺血的心电图ST-T改变，提示土鳖虫可提高心肌和脑对缺血的耐受力，并可降低心、脑组织的耗氧量。土鳖虫水提物lg/ml静脉注射，可以延长兔缺氧后心肌缺氧的发生时间，推迟缺氧后呼吸停止时间，增强心、脑组织耐缺氧能力。

5. 调脂作用　土鳖虫水煎液2.4g/kg灌胃，1日1次，连续60天，能降低高脂鹌鹑LCAT(卵磷脂胆固醇酰基转移酶)活性，降低低密度脂蛋白胆固醇和总胆固醇，升高HDL-C/TC。土鳖虫水提物2.75、5.5、11.0g/kg灌胃，1日1次，连续80天，均可降低实验性高脂血症大鼠血清TC、LDL-C水平；5.5、11.0g/kg可使血清SOD、NO明显升高，而血浆ET显著降低；对血管内皮细胞有保护作用。土鳖虫粉0.45、0.30、0.15g/kg均能不同程度降低血清胆固醇、甘油三酯、低密度脂蛋白含量和肝脏指数，并升高血清高密度脂蛋白的含量[3]。

6. 抗肿瘤作用　土鳖虫水煎液灌胃，1日2次，连续6天，可抑制EGF刺激后的大鼠囊肿衬里上皮细胞增殖，并随血清浓度的增加抑制作用相应增加。土鳖虫醇提液1.25、2.5、5、10mg/ml体外对人胃低分化腺癌BGC-823细胞增殖有抑制作用，抑制率分别为91.87%、72.56%、24.57%、3.23%、4.68%。土鳖虫糖蛋白0.098、0.98、9.8、98mg/L对HeLa和食管癌Eca109细胞体外均有明显抑制作用。土鳖虫醇提物(ESE)体外对人肝癌细胞株($HepG_2$)和人胃癌细胞株(SGC7901)细胞的增殖具有明显的抑制作用，其半数抑制浓度(IC_{50})分别为0.90μg/ml和0.11μg/ml，并可诱导$HepG_2$肿瘤细胞的凋亡[4]。从中华真地鳖体内分离纯化出一种抗肿瘤活性蛋白成分(EPS72)，5、10、20、30和40μg/ml体外培养人肝癌Bel7402细胞、肺癌A549细胞、宫颈癌HeLa细胞、结肠癌RKO细胞以及胰腺癌Panc-28细胞均具有明显的增殖抑制作用，并且呈明显的量效关系[5]。

7. 促进骨愈合作用　土鳖虫1.1克/只喂饲，连续10～35天，能促进实验性骨折家兔的血管形成，改善局部的血液循环，增加骨生成细胞的活性和数量，加速钙盐沉积和骨质增长，促进骨愈合。

8. 抗氧化作用　土鳖虫多肽40、80、160mg/kg灌胃，连续20天，对腹腔注射15%D-半乳糖诱导的衰老小鼠血液和不同组织中SOD、CAT、GSH-Px活力及GSH含量显著提高，MDA含量降低[6]。土鳖虫抗凝活性组分(F2-2)250、500、1000、2000、4000mg/L，体外培养对H_2O_2诱导的HUVEC细胞损伤具有保护作用，降低LDH漏出率，升高SOD、GSH-Px、NO含量，抑制MDA含量[7]。地鳖多肽6.125mg/ml、多糖525μg/ml和水提物1mg/ml有效的清除3种自由基，即超氧阴离子自由基(O_2^-·)、羟自由基(OH·)和二苯基三硝基自由基(DPPH·)，抑制红细胞溶血和肝脏线粒体肿胀，保护肝肾组织氧化损伤，具有一定程度体外抗氧化活性[8]。土鳖虫提取液1、2、4g/kg灌胃，1天1次，连续7天，明显延长小鼠耐缺氧时间，增强脑组织中SOD的活性，降低NOS活性，增加GSH含量和降低NO、MDA的含量。

9. 其他作用　土鳖虫25g/kg静脉注射，能提高“血虚”小鼠模型红细胞C_3b受体花环率(RBC- C_3bRR)，降低血清抗心磷脂抗体(ACA)IgG、IgA水平，改善环磷酰胺引起的体重下降及增加脾脏、胸腺免疫器官的重量。土鳖虫多肽0.3g/kg，1日1次，连续灌胃10天，提高环磷酰胺诱导的免疫抑制小鼠的单核/巨噬细胞的吞噬功能；提高正常和免疫抑制小鼠血清 IL-2 含量[9]。

10. 毒理研究 金边地鳖水提物、醇提物、醚提物 0.25mg/10g 小鼠灌胃，连续 14 天，小鼠均无异常，体重均有增加，受试小鼠 LD_{50} 均大于 3000mg/kg[10]。

【参考文献】 [1] 黎子蔚，韩雅莉，刘浩，等. 地鳖纤溶活性蛋白的溶栓、溶血与抑瘤作用研究. 中药材，2010，33(6)：859-863.

[2] 黄镇林，何亮颖，王宏涛，等. 土鳖虫活性组分 F2-2 体内抗凝药效实验. 世界科学技术——中医药现代化，2014，6(6)：1359-1363.

[3] 白秀娟，王慧，苏双良，等. 土鳖虫粉对高脂血症家兔肝脏指数及血脂的影响. 东北农业大学学报，2014，45(5)：87-91.

[4] 葛钢锋，余陈欢，吴巧凤. 土鳖虫醇提物对体外肿瘤细胞增殖的抑制作用及其机制研究. 中华中医药杂志(原中国医药学报)，2013，28(3)：826-828.

[5] 王凤霞，刘明，王惠，等. 中华真地鳖抗肿瘤蛋白纯化、鉴定及活性研究. 中国生化药物杂志，2012，33(5)：519-523.

[6] 谷崇高，张永红，白若雨，等. 地鳖多肽提取物的抗氧化衰老机制. 中国实验动物学报，2014，22(6)：66-74.

[7] 杜清华，曹唯仪，王宏涛，等. 土鳖虫活性组分对过氧化氢损伤血管内皮细胞的保护作用. 中医药信息，2014，31(3)：10-14.

[8] 谷崇高，白若雨，官佳懿，等. 地鳖提取物制备和体外抗氧化活性的研究. 中国农学通报，2015，31(2)：67-74.

[9] 严梦思，李兴暖，赵勇，等. 土鳖虫多肽对正常和免疫抑制小鼠免疫功能的影响. 2012，23(8)：1940-1941.

[10] 李永超，李坤，戴仁怀. 金边地鳖对小鼠的急性毒性评价及其有害重金属含量测定. 山地农业生物学报，2013，32(5)：403-407.

制马钱子

Zhimaqianzi

本品为马钱科植物马钱 *Strychuos nux-vomica* L.的成熟干燥种子经炮制加工制成。应由具备资质的饮片企业生产。其制法为取净马钱子用河砂烫至鼓起并显棕褐色或深棕色。以表面鼓起、色棕褐、质酥松者为佳。

【性味与归经】 苦，温；有大毒。归肝、脾经。

【功能与主治】 通络止痛，散结消肿。用于跌打损伤，骨折肿痛，风湿顽痹，麻木瘫痪，痈疽疮毒，咽喉肿痛。

【效用分析】 制马钱子苦泄性温，功善通利经络，制止疼痛，为疗伤止痛之要药，常用于跌打损伤、骨折疼痛。

制马钱子功善钻筋透骨，活络搜风。《医学衷中参西录》谓其“开通经络，透达关节之力，远胜于它药”，故制马钱子又为风湿顽痹、麻木瘫痪之要药。

制马钱子为大毒之品，具有散结消肿功效，并以毒攻毒，而治痈疽疮毒、咽喉肿痛等毒盛之证。

【配伍应用】

1. 制马钱子配乳香 制马钱子味苦性温，功善通络止痛；乳香辛苦性温，功善活血止痛。两药配伍，共奏活血通络、消肿止痛之功，适用于跌打损伤、骨折伤痛等证。

2. 制马钱子配全蝎 制马钱子功能开通经络，活络搜风；全蝎功能搜风通络，制止疼痛。两药配伍，更增搜风通络之功，适用于风湿顽痹，或麻木瘫痪等证。

【鉴别应用】 生马钱子、制马钱子与马钱子粉 三者均有通络止痛，散结消肿之功，均可用于跌打损伤，骨折肿痛，风湿顽痹，麻木瘫痪，痈疽疮毒，咽喉肿痛。生马钱子有大毒，一般不作内服。制马钱子和马钱子粉，经炮制后毒性减轻，功效相同，多入丸散内服。

【方剂举隅】

1. 神效九分散（《春脚集》）

药物组成：马钱子、麻黄、乳香、没药。

功能与主治：活血通络，消肿止痛。适用于跌打损伤、瘀肿疼痛。

2. 小灵丹（《疡医大全》）

药物组成：制马钱子。

功能与主治：搜风通络。适用于中风口眼歪斜。

3. 青龙丸（《集验良方拔萃》）

药物组成：制马钱子、炒甲片、白僵蚕。

功能与主治：消肿散结。适用于痈疽疮肿，瘰疬结核。

4. 马前散（《本草纲目拾遗》引《救生苦海》）

药物组成：制马钱子、山芝麻、乳香、穿山甲等。

功能与主治：活血消肿止痛。适用于痈疽初起，跌扑内伤，风湿痹痛。

【成药例证】

1. 晕复静片（《临床用药须知中药成方制剂卷》2020年版）

药物组成：制马钱子、珍珠、九里香、僵蚕(炒)。

功能与主治：化痰，息风。用于痰浊中阻所致的头晕，目眩，耳胀，胸闷，恶心，视物昏旋，梅尼埃病及晕动症见上述证候者。

2. 马钱子散（《临床用药须知中药成方制剂卷》2020年版）

药物组成：制马钱子、地龙(焙黄)。

功能与主治：祛风湿，通经络。用于风湿闭阻所致的痹痛。症见关节疼痛、臂痛腰痛、肢体肌肉萎缩。

3. 疏风活络丸（《中华人民共和国卫生部药品标准·中药成方制剂》）

药物组成：制马钱子、麻黄、虎杖、菝葜、桂枝、木瓜、甘草、防风、秦艽、桑寄生。

功能与主治：疏风活络，散寒祛湿。用于风寒湿痹，四肢麻木，关节、腰背酸痛。

【用法与用量】 0.3～0.6g。炮制后入丸散用。

【注意】

1. 本品有大毒，且又善于通利走窜，故孕妇禁用。

2. 本品为大毒之品，内服不宜多服久服；生品不可内服，须炮制后服用。

3. 本品所含成分有中枢兴奋作用，故运动员慎用。

4. 本品的有毒成分能经皮肤吸收，外用不宜大面积涂敷。

【本草摘要】

1.《本草纲目》 “伤寒热病，咽喉痹痛，消痞块，并含之咽汁，或磨汁噙咽。”

2.《外科全生集》 “能搜筋骨入骱之风湿，祛皮里膜外凝结之痰毒。”

3.《串雅补》 “能钻筋透骨，活络搜风，治风痹瘫痪，湿痰走注，遍身骨节酸痛，类风不仁等症。”“治痈疽疔毒，顽疮瘰疬，管漏腐骨，跌打损伤，金疮，破伤风，禽兽蛇虫咬伤。”

【化学成分】 主要含生物碱类成分：士的宁，马钱子碱，异士的宁，异马钱子碱，伪士的宁，伪马钱子碱，*N*-甲基-断-伪番木鳖碱，原番木鳖碱，番木鳖次碱，*N*-甲基-断-伪马钱子碱。

中国药典规定本品含士的宁（$C_{21}H_{22}N_2O_2$）应为1.20%～2.20%，含马钱子碱（$C_{23}H_{26}N_2O_4$）不得少于0.80%。

【药理毒理】

本品具有镇痛、抗炎、抗血栓形成、抗肿瘤、调节免疫等药理作用。

1. 镇痛作用 马钱子碱40、80mg/kg涂抹小鼠腹部，分3次给药，每次间隔10分钟，能减少醋酸引起小鼠的扭体次数，有显著的镇痛效果。马钱子碱100μmol/L细胞外液灌流，对大鼠海马CA1锥体神经元的钠通道具有阻断作用。马钱子碱0.48mg/kg，1日1次，连续7天，可显著提高小鼠对热板的疼痛阈值、减少醋酸致痛小鼠扭体次数[1]。马钱子煎膏涂敷于腹部皮肤上1.87g/kg，1日1次，连续7天，可显著提高小鼠的痛阈值，减少小鼠扭体次数，减少耳肿胀，具有良好的抗炎镇痛作用[2]。马钱子对乳腺癌骨转移小鼠癌痛有镇痛作用，采用股骨内注射MDA-MB- 231BO细胞法建立乳腺癌骨转移癌痛小鼠模型，治疗前后小鼠机械痛觉超敏、热板法检测小鼠缩足反应百分率及热刺激痛阈值；采用微计算机断层扫描对各组小鼠股骨转移扫描，通过抗酒石酸酸性磷酸酶染色法来观察各组小鼠骨转移灶中破骨细胞的数量。结果显示马钱子可减轻乳腺癌骨转移小鼠的癌痛程度，其机制可能与马钱子可抑制破骨细胞的活性，并一定程度上减轻骨质的损伤相关[3]。通过冰醋酸所致小鼠扭体法和热板法观察马苏配伍前后镇痛作用的变化。结果显示苏木可降低马钱子毒性，并增强其镇痛作用，两者配伍可减毒增效，配比以马苏1:6为宜[4]。

2. 抗炎作用 马钱子总生物碱0.188mg/ml、马钱子粉12.5mg/ml灌服大鼠，1日1次，连续7天，能抑制大鼠足肿胀与肉芽组织增生。马钱子碱1.49、2.95mg/kg灌胃，1日1次，连续19天，对佐剂诱发的大鼠关节炎有明显的抑制作用。马钱子碱15、30、60mg/kg透皮给药，1日1次，连续给药10天，可明显抑制二硝基氯苯所致小鼠耳肿胀度。马钱子总碱囊泡凝胶25、12.5、6.25mg/kg外用，可抑制佐剂诱发的关节炎大鼠继发侧足爪肿胀度、关节炎指数，减轻关节病理学损伤，降低滑膜组织IL-1、TNF-α、PGF_2、IL-6含量，提高VEGF水平[5]。马钱子总生物碱、马钱子碱和士的宁体外对人类风湿性关节炎成纤维样滑膜细胞（HFLS-RA）增殖表现出良好的抑制作用[6]。制马钱子30、60、120mg/kg灌胃给药，可抑制佐剂性关节炎大鼠足趾肿胀，降低大鼠血清中NO、NOS的含量[7]。

3. 抗血栓形成作用 马钱子碱和马钱子碱氮氧化物灌胃，1日1次，连续3天，能抑制ADP和胶原诱导新西兰兔的血小板聚集，对血栓形成有显著的抑制作用，马钱子碱的作用强于马钱子碱氮氧化物。马钱子碱50mg/kg、马钱子碱氮氧化物100mg/kg口服对大鼠动-静脉短路血栓湿重有抑制作用。

4. 调节免疫作用 马钱子胶囊灌胃，1日2次，连续3周，可显著降低自身免疫性重症肌无力兔血清IgG浓度及CHE的浓度，改善神经肌肉接头处的传导。马钱子碱10、20mg/kg腹腔注射，可增强小鼠对二硝基氯苯的细胞免疫反应。1.61、3.23mg/kg马钱子碱皮下注射，1日1次，连续8天，对小鼠的胸腺、脾脏及其指数均有增加作用。炙马钱子75、150、225mg/kg，1日1次，连续28天，可降低自身免疫性重症肌无力模型大鼠血清乙酰胆碱受体抗体（AChRab）和IL-6含量，抑制T、B细胞活化，减轻对突触后膜AChR的损害，缓解EAMG病情[8]。

炙马钱子对实验性自身免疫性重症肌无力(EAMG)大鼠给药28天，结束后观察各组EAMG大鼠临床表现和体质量的情况，体液免疫指标AChRab及细胞免疫指标TGF-β_1的含量情况。结果显示炙马钱子可能通过降低EAMG大鼠血清中AChRab含量，调节血清中TGF-β_1水平维持机体免疫激活与免疫抑制的动态平衡，从而来减轻对突触后膜AchR的损害[9]。

5. 抗肿瘤作用 马钱子碱1.61、3.23、6.46mg/kg腹腔注射给药，1日1次，连续8天，对移植性肝癌Heps荷瘤小鼠肿瘤有抑制作用，并能降低小鼠因接种肝癌Heps瘤株而造成的AST、ALT和BUN异常升高。50～400mg/L马钱子碱能抑制MDA-MB-231细胞Bcl-2蛋白表达，增加Bax和caspase3蛋白表达，50mg/L马钱子碱可抑制MDA-MB-231细胞的增殖。马钱子碱脂质体1.61、3.23mg/kg皮下注射，1日1次，连续8天，对Heps荷瘤小鼠及S_{180}荷瘤小鼠的肿瘤有显著抑制作用。马钱子碱50、100、200、400μg/ml体外处理人单核细胞白血病THP-1细胞48小时，随着药物浓度增高，细胞凋亡率逐渐上升，细胞周期被阻滞于G_0/G_1期，其作用机制可能与Bcl-2基因表达抑制及Bax基因表达激活有关[10]。

有关体外细胞实验研究结果显示用MTT和划痕试验检测马钱子水煎液对Lewis肺癌细胞的增殖和迁移能力的影响。体内实验：建立小鼠Lewi细胞气管滴注肺癌模型，给予马钱子水煎液0.1g/kg进行灌胃治疗，1日1次，给药期间间隔4天记录1次小鼠的生存状态，连续7周，处死小鼠后HE染色法进一步评价马钱子水煎液对肺部组织病理变化。结果显示马钱子水煎液能有效抑制体外肿瘤细胞增殖和迁移，并且具有体内抗肿瘤作用[13]。马钱子碱可有效抑制结肠癌细胞HT-29增殖并促进凋亡，其主要通过调节IL-6/ STAT3信号通路，抑制细胞中STAT3磷酸化来实现[11]；马钱子碱可通过调节Wnt/β-catenin信号通路抑制结肠癌细胞SW480增殖并将SW480细胞周期阻滞在G_2/M期[12]；也可能通过调节IL-6/STAT3通路，抑制结肠癌SW480细胞中STAT3的磷酸化激活，从而发挥抗肿瘤作用[14]。

6. 抗心律失常作用 马钱子碱7mg/kg腹腔注射、5mg/kg静脉注射对三氯甲烷和氯化钙诱发的小鼠室颤有保护作用，2mg/kg静脉注射对乌头碱诱发大鼠及肾上腺素诱发家兔的心律失常均有对抗作用。马钱子碱体外灌流，能阻断豚鼠心肌Na^+、K^+、Ca^{2+}通道。

7. 其他作用 马钱子碱500、250、125mg/L可降低一氧化氮诱导兔软骨细胞凋亡活性，提示马钱子碱抑制软骨早期凋亡是其保护软骨的机制之一。马钱子碱0.5、0.25、0.125mg/L体外对兔软骨细胞增殖有促进作用，0.5、0.25mg/L能对抗NO抑制软骨细胞增殖的作用。5～250μg/ml的马钱子复合生物碱成分能够显著抑制成年大鼠海马神经前体细胞HEK293的活性，对神经源性的PC12细胞的存活有抑制作用；0.05～0.1mg/ml马钱子复合生物碱可明显抑制BrdU阳性细胞的数目。马钱子散16.9～40mg/kg灌胃给药，可使兔的肌电潜伏期缩短。制马钱子悬浮液100mg/kg，1日1次，连续7天，可以明显减少MCAO模型大鼠神经功能缺损评分[15]。制马钱子40、80mg/kg灌胃给药，1日3次，连续1、7、14天，可减少改良的Allen's法脊髓损伤模型兔的NO、c-fos蛋白表达、下调Bax/Bcl-2，抑制细胞凋亡，阻止脊髓继发性损伤，促进脊髓损伤后神经功能的恢复[16]。

8. 体内过程 马钱子碱10、7.5、5mg/kg小鼠尾静脉注射，3种剂量在小鼠体内的动力学均符合二室开放模型。马钱子碱4mg/kg静脉给药，在家兔体内的药代动力学过程呈二室开放模型。士的宁、马钱子碱、士的宁氮氧化物和马钱子碱氮氧化物大鼠静脉注射，其代谢均符合二室开放模型。马钱子碱和士的宁与血浆蛋白具有中等强度的结合，马钱子总生物碱中马钱子碱与同浓度单体相比，蛋白结合率差异不大；总碱中士的宁与同浓度单体相比，蛋白结合率有所降低[17]。马钱子碱1mg/kg，灌胃，分别于给药后5、10、15、30、60、90、120、180、240、360、480分钟自大鼠眼眶取血，马钱子碱的药动学行为均符合二室模型，AUC_{0-t}(855.060±67.830)μg/(L·min)、$AUC_{0-\infty}$(924.380±83.960)μg/(L·min)、MRT_{0-t}(89.010± 9.2320)分钟、$MRT_{0-\infty}$(113.260±11.210)分钟、CL/F(0.016±0.001)L/(kg·min)、Vz/F(8.773±0.912)L/kg、t_{max}10分钟、C_{max}(510.270±35.280)μg/L[18]。

9. 毒理研究 急性毒性：马钱子碱233mg/kg溶剂一次性灌胃给药，6小时内大鼠精神萎靡，仅进食水，12小时后逐渐恢复活动。马钱子散0.2g/kg灌胃，连续3天，药后5～15分钟小鼠即发生痉挛、抽搐及两下肢直伸、两上肢屈曲性强直，多数小鼠于用药后10分钟左右死亡，20分钟之内不死者，大都于1小时内逐渐恢复正常。生品、沙烫品及醋煮品马钱子不同剂量的混悬液灌胃小白鼠，生品、沙烫品和醋煮品的LD_{50}分别是87.400mg/kg(95%CL：77.654～98.483)、109.014mg/kg(95%CL：97.003～122.685)、137.848mg/kg(95%CL：122.199～155.939)；毒力效价比较生品LD_{50}/沙烫品LD_{50}为0.802(95%CL：0.650～0.952)、生品LD_{50}/醋煮品LD_{50}为0.634(95%CL：0.474～0.768)、沙烫品LD_{50}/醋煮品LD_{50}为0.791(95%CL：0.639～0.924)。生品、沙烫品及醋煮品马钱子的毒力存在差异，以醋煮品的毒性较低[19]。马钱子碱 233、300、350mg/kg 一次性灌胃，给予高剂量马钱子碱大鼠在灌胃给药后 1 小时内死亡，低、中剂量大鼠 6 小时内精神萎靡，仅饮水，12 小时后逐渐恢复活动，正常饮水、进食；病理观察可见三个剂量脑淤血，部分脑神经细胞水肿变性；大鼠在马钱子中毒低、中剂量后的 1～7 天不同时间段内，脑神经细胞 Bcl-2 与 caspase-3 蛋白阳性表达细胞数均升高，提示 Bcl-2 与 caspase-3 参与了马钱子中毒的病理生理过程。制马钱子粉 90.0、80.1、71.3、63.4、56.5、50.0mg/kg 灌胃给药，高剂量组小白鼠大约在 20 秒后，即出现中毒症状，主要表现为烦躁、呼吸增强、心跳加速、全身抖动、痉挛、抽搐，直到呼吸停止而死亡；制马钱子粉小白鼠 LD_{50} 为 66.83mg/kg，LD_{50} 的 95%的可信限为 63.89～69.92mg/kg[20, 21]。

生殖毒性：将受精后 6h（6hpf）胚胎暴露在含有不同浓度马钱子的养殖水中，分别在 24hpf、48hpf 和 72hpf（96hpf）阶段测定自主抽动次数、心率、孵化率、死亡率、畸变率等指标。各暴露组 24hpf 自主抽动次数、48hpf 心率以及孵化率与正常对照组都具有显著性统计学差异；48hpf 后出现脊柱弯曲、心包水肿、卵黄囊水肿，游泳异常的毒性症状；各给药组的畸形率都可达到 100%；在 72hpf 之后，随着浓度的升高胚胎的死亡率升高[22]。

【参考文献】 [1] 郑德俊，潘娅，李晶．马钱子碱、马钱子粉及九分散抗炎镇痛的药效学比较研究．中医药信息，2014，31（4）：1-3.

[2] 郑德俊，潘娅．马钱子-β-环糊精巴布剂的制备及其抗炎镇痛作用研究．上海中医药大学学报，2014，28（4）：79-89.

[3] 乔翠霞，张新峰，程旭锋，等．马钱子水煎液对骨转移小鼠疼痛及骨转移灶中破骨细胞的影响．中成药，2020，42（7）：1907-1910.

[4] 梁晓东，唐迎雪．马钱子苏木配伍前后急性毒性和镇痛作用实验研究．山东中医杂志，2015，34（8）：607-609.

[5] 郑咏秋，吴珍珍，刘建勋，等．马钱子总碱囊泡凝胶对 AA 大鼠的治疗作用．中国中药杂志，2012，37（10）：1434-1439.

[6] 方芳，陈海波，马凤森，等．马钱子生物碱组分对类风湿性关节炎滑膜细胞增殖作用的比较研究．浙江中医药大学学报，2013，37（1）：1-4.

[7] 张董喆，孙曙光，李伟，等．制马钱子对佐剂性关节炎大鼠抗炎作用的实验研究．中医学报，2015，30（4）：539-541.

[8] 邹莹，裘涛，杨峰．炙马钱子对自身免疫性重症肌无力模型大鼠免疫调节机制研究．浙江中西医结合杂志，2014，24（12）：1053-1056.

[9] 邹莹，裘涛，杨峰．炙马钱子对实验性自身免疫性重症肌无力大鼠免疫调节机制研究．中华中医药杂志，2015，30（8）：2994-2998.

[10] 辛菲，魏武，纪爱芳，等．马钱子碱诱导人单核细胞白血病 THP-1 细胞凋亡及作用机制．中国实验血液学杂志，2014，22（3）：681-686.

[11] 王雪，金朗，王炳强．马钱子碱对人结肠癌细胞 HT- 29 增殖与凋亡的影响及相关机制．中国老年学杂志，2017，37（17）：4194-4196.

[12] 王文佳，司方莹，赵飞，等．马钱子碱对人结肠癌细胞 SW480 增殖和周期的影响及机制研究．中华中医药学刊，2020，38（8）：1-4.

[13] 张舒慧，林玉坤，李海云，等．马钱子水煎液对肺癌细胞体内外的抑制作用．河南大学学报（医学版），2017，36（4）：239-404.

[14] 李逦，王纯，卢宏达．马钱子碱通过抑制 IL-6/STAT3 信号通路诱导结肠癌 SW480 细胞凋亡．中国病理生理杂志，2016，32（6）：998-1003.

[15] 陈根成，徐松虎．制马钱子治疗脑梗死的实验研究．中西医结合心脑血管病杂志，2012，10（1）：75-76.

[16] 周红英，侯群，戚观树，等．马钱子抑制兔脊髓损伤的细胞凋亡作用．中国临床药理学与治疗学，2010，15（8）：880-881.

[17] 王绚，何超芹，陈亚，等．马钱子生物碱血浆蛋白结合率的测定与比较．中国中药杂志，2011，36（2）：185-188.

[18] 屈艳格，陈军，王冬月，等．马钱子生物碱类成分经口给药后在大鼠体内的药动学研究．中草药，2013，44（3）：1008-1012.

[19] 王娜，许海江，孙同文，等．生品、沙烫品及醋煮品马钱子的急性毒性试验．中医临床研究，2013，5（4）：25-28.

[20] 雷怀成，姚新，刘涛．马钱子碱中毒脑神经细胞 Bcl-2 和 caspase-3 表达的研究．工业卫生与职业病，2010，36（2）：90-93.

[21] 白明，刘雅敏，娄玉钤．制马钱子粉急性毒性试验研究．风湿病与关节炎，2012，1（1）：41-45.

[22] 赵崇军，田敬欢，倪媛媛，等．马钱子对斑马鱼胚胎发育的影响．中华中医药学刊，2016，36（11）：2773-2775.

自 然 铜

Zirantong

本品为硫化物类矿物黄铁矿族黄铁矿，主含二硫化铁（FeS_2）。主产于四川、云南、广东、湖南。采挖后，除去杂石。用时砸碎。以色黄亮、断面有金属光泽者为佳。

【炮制】 **煅自然铜**　取净自然铜，煅至暗红，醋淬至表面呈黑褐色，光泽消失并酥松。

【性味与归经】　辛，平。归肝经。

【功能与主治】 散瘀止痛，续筋接骨。用于跌打损伤，筋骨折伤，瘀肿疼痛。

【效用分析】 自然铜味辛性平，专入肝经。功善活血散瘀、接骨疗伤，尤长于接骨，能促进骨折愈合，为伤科筋伤骨折之要药。《本草经疏》曰："自然铜乃入血行血，续筋接骨之药也。凡折伤则血瘀而作痛，辛能散瘀滞之血，破积聚之气，则痛止而伤自和也。"故自然铜为跌打损伤、骨折筋伤的常用药物。

【配伍应用】 **自然铜配土鳖虫** 自然铜功专散瘀止痛、接骨疗伤；土鳖虫功善破血逐瘀、续筋接骨。两药配伍，既活血散瘀止痛，又续筋接骨疗伤，适用于跌打损伤、瘀肿作痛，以及骨折伤痛等证。

【鉴别应用】 **生自然铜与煅自然铜** 二者均有散瘀止痛，续筋接骨之功；均治跌打损伤，筋骨折伤，瘀肿疼痛。生自然铜其质坚硬，不易粉碎；煅自然铜易于粉碎，并能有效地发挥药效。

【方剂举隅】 自然铜散(《张氏医通》)

药物组成：煅自然铜、乳香、没药、当归身、羌活。

功能与主治：活血续折，消肿止痛。适用于跌打损伤、骨折肿痛。

【成药例证】 骨折挫伤胶囊(《临床用药须知中药成方制剂卷》2020年版)

药物组成：自然铜(煅)、红花、大黄、猪骨(制)、黄瓜子(制)、当归、乳香(炒)、没药(制)、血竭、土鳖虫。

功能与主治：舒筋活络，消肿散瘀，接骨止痛。用于跌打损伤，扭腰岔气，筋伤骨折属于瘀血阻络者。

【用法与用量】 3～9g，多入丸散服，若入煎剂宜先煎。外用适量。

【本草摘要】

1.《日华子本草》 "排脓，消瘀血，续筋骨，治产后血邪，安心，止惊悸，以酒磨服。"

2.《开宝本草》 "疗折伤，散血止痛，破积聚。"

【化学成分】 主要成分为二硫化铁(FeS_2)。

【药理毒理】 本品具有促进骨折愈合、抑制肿瘤骨转移等药理作用。

1. 促进骨折愈合作用 自然铜灌胃30天，可显著促进家兔桡骨骨折端骨痂的形成，增强骨痂的强度；能加快骨痂的生长，增加骨痂的横截面积，提高骨痂的抗拉伸能力，促进骨痂中总胶原的合成和钙的沉积。

2. 抑制骨转移肿瘤的生长 自然铜6g/kg隔日灌胃3周，能缩小裸鼠肺癌骨转移肿瘤体积，增加肿瘤细胞凋亡率[1]。

【参考文献】 [1] 袁拯忠，曹照文，林思思，等. 自然铜、鹿衔草对裸鼠肺癌骨转移的抑制作用. 中华中医药学刊，2012，30(12)：2723-2725.

苏木

Sumu

本品为豆科植物苏木 *Caesalpinia sappan* L.的干燥心材。主产于广西、广东、台湾、云南、四川。多于秋季采伐，除去白色边材，干燥。劈成片或碾成细粉。以色黄红者为佳。

【性味与归经】 甘、咸，平。归心、肝、脾经。

【功能与主治】 活血祛瘀，消肿止痛。用于跌打损伤，骨折筋伤，瘀滞肿痛，经闭痛经，产后瘀阻，胸腹刺痛，痈疽肿痛。

【效用分析】 苏木甘咸性平，入心肝二经，功能活血祛瘀、消肿止痛，为骨伤诸证常用。

苏木咸入血分，既活血祛瘀，又通经止痛。对于瘀滞所致的经产诸证，亦为常用，多与活血通经药同用，治疗痛经、经闭、产后腹痛等证；亦可用于气滞血瘀之胸腹刺痛。

此外，苏木与清热、凉血药配伍，还可用治痈疽肿痛，有活血消肿之功。

【配伍应用】

1. 苏木配大黄 苏木甘咸性平，功能活血通经；大黄味苦性寒，功能逐瘀通经。两者合用，可增活血祛瘀、通经止痛之功，适用于妇女瘀阻经闭腹痛。

2. 苏木配血竭 苏木功能活血消肿、止痛；血竭功能活血止血、定痛。两药配伍，可增强活血散瘀、消肿止痛功效，适用于跌打损伤、瘀肿疼痛甚者。

【鉴别应用】 **苏木与红花** 二者均有活血通经、止痛疗伤功效，既用于妇女月经不调、经闭腹痛，又可用于跌打损伤、骨折伤痛。然苏木长于活血疗伤，为骨伤诸证所常用；红花功善活血祛瘀，应用范围广泛，瘀血停滞所致的内、外、妇、伤各科病证均可应用。

【方剂举隅】

1. 苏枋木煎(《圣惠方》)

药物组成：苏枋木、硇砂、大黄。

功能与主治：活血通经止痛。适用于妇女月水不通，烦热疼痛。

2. 苏枋饮(《圣济总录》)

药物组成：苏枋木、荷叶、芍药、桂、鳖甲。

功能与主治：活血通络止痛。适用于产后血晕腹痛，气喘急欲死。

【用法与用量】 3～9g。

【注意】 本品具活血通经之功，故孕妇慎用。

【本草摘要】

1.《新修本草》 “主破血、产后血胀闷欲死者。”

2.《日华子本草》 “治妇人血气心腹痛、月候不调及蓐劳。排脓止痛，消痈肿扑损瘀血、女人失音、血噤，赤白痢并后分急痛。”

3.《本草求原》 “治一切腰腹胁痛，痹痛胀满呕吐之败血者，疗产后血肿血晕，产后气喘面黑欲死。”

【化学成分】 主要含色原烷类化合物：3-(3′,4′-二羟基苄基)-7-羟基-4-色原烷酮，苏木酮B，3-(3′,4′-二羟基苄基)-4,7-二羟基色原烷醇，苏木酚，表苏木酚，3′-去氧苏木酚，4-*O*-甲基苏木酚，4-*O*-甲基表苏木酚等。黄酮类成分：商陆黄素，鼠李素，槲皮素，4,4′-二羟基-2′-甲氧基查耳酮，苏木查耳酮，巴西苏木素等；二苯并环氧庚烷类成分：原苏木素A、B、C、E_1、E_2，10-*O*-甲基原苏木素B；还含苏木苦素J、P等。

【药理毒理】 本品具有改善血液流变性、免疫抑制、抗肿瘤、抗肾损伤等药理作用。

1. 改善血液流变性作用 苏木乙酸乙酯提取物、苏木正丁醇提取物、苏木水提取物灌胃给药，能够降低急性血瘀模型大鼠的全血黏度及ADP诱导的血小板聚集率，还能降低血浆TXB_2浓度，提高血浆6-Keto-$PGF_{1\alpha}$浓度[1]。

2. 免疫抑制作用 苏木水提物灌胃，可明显抑制大鼠T淋巴细胞增殖；显著降低溃疡性结肠炎大鼠外周血$CD4^+/CD8^+$比例，血清IgG水平和溶菌酶含量；减轻移植心脏病理损伤程度，降低移植心脏颗粒酶B mRNA的表达，降低血清IL-2、IL-6水平；有效延长大鼠移植皮肤的生存时间；减少混合淋巴细胞培养上清液中的IL-2的生成。苏木醇提物灌胃，能有效延长大鼠移植皮肤的生存时间；抑制大鼠T、B淋巴细胞增殖，降低巨噬细胞和NK细胞的活性；减少混合淋巴细胞培养上清液中的IL-2的生成；显著延长大鼠移植心脏存活时间，减轻心脏病理损伤程度，减少移植心脏ICAM1、VCAM1的表达，降低血清IL-2、INF-γ、TNF-α、IL-4、IL-10水平；缓解实验性自身免疫性重症肌无力小鼠重症肌无力症状，抑制B淋巴细胞和T淋巴细胞的增殖；减缓急性排斥反应的发生，明显延长同种异位心脏移植大鼠存活时间，降低NF-κB的表达水平[2]。苏木乙酸乙酯提取物灌胃，可显著延长大鼠移植心脏存活时间，减轻心脏病理损伤程度，降低心肌GrB mRNA表达；明显延长同种异位心脏移植术后大鼠移植心脏的存活时间，抑制心肌细胞凋亡，升高血清IL-10、IFN-γ的水平[3]。苏木醇提取物100g生药/kg灌胃4周，能明显改善重症肌无力小鼠腓肠肌超微结构，缓解EAMG模型小鼠肌无力的症状；明显降低小鼠巨噬细胞吞噬百分率和吞噬指数[4]。

3. 抗肿瘤作用 苏木水提物腹腔注射可延长腹水型移植瘤（EAC、P388、L1210）小鼠的生存时间，体外对各种瘤细胞均有一定的抑制作用。苏木素200、400mg/kg腹腔注射，可显著延长H_{22}肝癌荷瘤小鼠的生存时间。苏木浸膏灌胃，能降低Lewis肺癌肿瘤模型小鼠的肺转移灶数目[5]。苏木含药血清体外可增加人肺癌PG细胞P16、Rb1 mRNA的表达，引起PG细胞G_0/G_1、S期阻滞，诱导细胞凋亡[6]。

4. 抗肾损伤作用 苏木乙酸乙酯提取物1.15g/kg灌胃，能增加系膜增生性肾炎模型大鼠的尿量，降低尿蛋白含量，改善肾小球系膜细胞、系膜基质的病理损伤，降低肾组织TNF-α mRNA的表达。苏木可显著降低糖尿病肾病大鼠血CRP、IL-6水平，减少尿蛋白排泄率，改善肾脏组织形态学变化[7]；可降低阳离子化牛血清白蛋白（C-BSA）诱导的肾病大鼠模型尿蛋白、IL-18水平，改善肾小球病理组织学异常[8]。

5. 其他作用 苏木乙酸乙酯提取物灌胃，可降低动脉粥样硬化模型大鼠血清MCP-1的含量。苏木乙酸乙酯提取物（700mg/kg）灌胃，可降低慢性病毒性心肌炎动物模型$CD4^+T$、$CD4^+T/CD8^+T$水平，升高$CD8^+T$水平，从而抑制T细胞的杀伤活性，达到治疗病毒性心肌炎的目的[9]。

【参考文献】 [1] 牟艳玲，王鑫，李杰，等. 苏木不同提取物行血祛瘀活性研究. 中国药理学通报，2013，29(10)：1479-1480.

[2] 邹永鹏，吴健，张毛毛，等. 苏木单体物对大鼠心脏移植后NF-κB信号传导途径的影响. 哈尔滨医科大学学报，2010，44(5)：417-419.

[3] 史海蛟，王贺，张芯，等. 苏木乙酸乙酯提取物对大鼠心脏移植细胞凋亡的作用. 中医药信息，2013，30(3)：19-21.

[4] 赖成虹，杜鹃，刘信东，等. 苏木醇提取物对实验性自身免疫性重症肌无力小鼠腓肠肌组织结构的影响. 中国神经免疫学和神经病学杂志，2010，17(6)：431-434.

[5] 田甜，张培彤，于明薇，等. 苏木对C57BL/6小鼠Lewis肺癌不同时间生长和转移的影响. 中国中西医结合杂志，2010，30(7)：733-736.

[6] 郭秀伟，张培彤，杨栋，等. 苏木含药血清对人肺癌PG细胞增殖周期影响的对比研究. 中国中西医结合杂志，2014，34(6)：745-750.

[7] 胡克杰，李红微．苏木防治早期糖尿病肾病的实验研究．中医药信息，2011，28(2)：101-104．

[8] 胡克杰，赵学谦，宋成收，等．苏木治疗大鼠膜性肾病的实验研究．中医药信息，2012，29(1)：108-111．

[9] 刘志平，张晶，陈会君．苏木乙酸乙酯提取物对慢性病毒性心肌炎模型小鼠T细胞亚群的影响．中医药信息，2015，32(2)：22-24．

仙 桃 草

Xiantaocao

本品为玄参科植物蚊母草 *Veronica peregrina* L.带虫瘿的干燥全草。虫瘿内的小虫为象虫科昆虫仙桃草直喙象 *Gymnetron miyoshii* Miyoshi。主产于福建、江苏、浙江。5～6月间虫瘿膨大略带红色时采收，立即干燥或蒸后晒干。以虫瘿多内有小虫者为佳。

【性味与归经】 甘、微辛，平。归肝经。

【功能与主治】 活血消肿，止血，止痛。用于跌打伤痛，咯血，衄血，吐血，便血，疝气肿痛。

【效用分析】 仙桃草味甘微辛，辛散行血，药性平和。功能活血祛瘀、消肿止痛，常用于跌扑损伤、瘀肿作痛，或骨折肿痛。

仙桃草既活血又止血，具有化瘀止血的功效。治疗各种出血证，如咯血、衄血、吐血、便血等，可奏止血不留瘀之功。

【配伍应用】

1. 仙桃草配骨碎补 仙桃草辛散性平，功能活血祛瘀、消肿止痛；骨碎补苦泄性温，功能活血祛瘀，疗伤止痛。两药配伍，能增强活血祛瘀、消肿止痛功效，适用于跌打损伤、筋伤骨折的瘀肿作痛等证。

2. 仙桃草配茜草 仙桃草药性平和，功能活血、止血；茜草药性寒凉，功善止血、化瘀、凉血。两药合用，既减轻茜草寒凉之性，又增强了化瘀止血之功，且具止血不留瘀之特点，适用于血热挟瘀的各种出血。

【鉴别应用】仙桃草与蒲黄 二者均药性平和，均有化瘀、止血功效。然仙桃草功偏活血化瘀、消肿止痛，多用于跌打伤痛。蒲黄功偏止血化瘀，多用于各种出血证；且祛瘀止痛力强，还治瘀滞胸腹疼痛；并能利尿通淋，治血淋涩痛。

【成药例证】仙桃草膏(《中华人民共和国卫生部药品标准·中药成方制剂》)

药物组成：仙桃草。

功能与主治：活血止血，消肿止痛。用于跌打损伤及各种出血。

【用法与用量】 6～15g。外用适量，研末加白酒调敷患处。

【本草摘要】

1.《本草求原》 “活血散瘀。”

2.《江苏省植物药材志》 “带有寄生虫的果实，用于跌打损伤及吐血。”

3.《中国药用植物图鉴》 “用于咯血，伤后慢性吐血，下血，便后见血。”

【化学成分】 主要含木犀草素，金圣草素，原儿茶酸，香草酸，甘露醇。

【药理毒理】 本品具有止血、抗炎、抗肿瘤、抗纤维化等药理作用。

1. 止血作用 仙桃草主要化学成分木犀草素体外能缩短家兔血液的凝血时间。

2. 抗炎作用 仙桃草主要化学成分木犀草素体外5、15、45μmol/L能抑制LPS诱导的RAW264.7细胞PGE_2的生成，降低NF-κB的DNA结合活性；下调LPS诱导的RAW264.7细胞COX-2 mRNA、NF-κB和COX-2蛋白的表达。木犀草素可以抑制免疫球蛋白(IgE)介导的人肥大细胞产生的变态反应递质，包括组胺、白三烯、前列腺素D_2以及粒-单核巨噬细胞集落刺激因子的释放。

3. 抗肿瘤作用 仙桃草主要化学成分木犀草素体外对人肝癌细胞($HepG_2$、J5)、结直肠癌细胞、宫颈癌HeLa细胞、黑色素瘤细胞(SK-MEL-1和SK-MEL-2)、卵巢囊腺癌细胞SK-OV-3、人中枢神经肿瘤细胞XF498、胃癌细胞HGC-27、腹水癌细胞NKLY、白血病细胞(P388、CEM-CT、CEM-27)、平滑肌瘤细胞、上皮细胞癌细胞A431等10多种癌细胞有抑制增殖作用，还可诱导一些癌细胞发生凋亡。木犀草素体外能抑制血管内皮细胞生长，减少肿瘤组织血管生成，限制肿瘤生长；其还可封闭血管内皮细胞黏附分子的黏附，从而限制肿瘤的生长与转移。

4. 抗纤维化作用 仙桃草主要化学成分木犀草素可以降低肝纤维化程度，降低肝组织中羟脯氨酸(HYP)、丙二醛(MDA)的含量以及Ⅰ型前胶原mRNA的表达，体外可以抑制肝星状细胞(HSC)的增殖和胶原合成；可以改善博来霉素所致的肺纤维化组织病理学改变，降低肺重量指数，降低MDA、HYP的升高，抑制肺组织中转化生长因子-β_1(TGF-β_1)mRNA的表达，体外可以抑制人胚肺纤维细胞的增殖，促进其凋亡。

5. 其他作用 仙桃草汤灌胃，可促进骨折早期VEGF的表达，促进骨折愈合[1]。

【参考文献】 [1] 方芳，王平珍，邱芸．仙桃草促进骨折愈合机制探讨. 中国民族民间医药，2014(21)：15.

骨碎补
Gusuibu

本品为水龙骨科植物槲蕨 *Drynaria fortunei*(Kunze) J.Sm.的干燥根茎。主产于湖北、江西、四川。全年均可采挖，除去泥沙，干燥，或再燎去茸毛(鳞片)。切厚片。以色棕者为佳。

【炮制】 **烫骨碎补**　取净骨碎补或片，用河砂烫至鼓起，撞去毛。

【性味与归经】 苦，温。归肝、肾经。

【功能与主治】 疗伤止痛，补肾强骨；外用消风祛斑。用于跌扑闪挫，筋骨折伤，肾虚腰痛，筋骨痿软，耳鸣耳聋，牙齿松动；外治斑秃，白癜风。

【效用分析】 骨碎补苦泄温通，既活血止痛，又疗伤消肿，为伤科常用之品，尤宜于骨折筋伤，内服、外用皆宜。

骨碎补入肝肾二经，有温肾阳、健筋骨，益虚损之功。故又可用治肾虚证，症见腰膝酸痛、筋骨痿软、耳聋耳鸣、牙齿松动等。

骨碎补经乙醇浸泡后外用，具有消风祛斑功效，常用于白癜风或斑秃等病证。

【配伍应用】

1. 骨碎补配没药　骨碎补功能活血续伤、止痛；没药功能活血消肿、止痛。两药合用，增强了活血、消肿、止痛之功，适用于跌打损伤、瘀滞肿痛，或骨折伤痛等证。

2. 骨碎补配补骨脂　骨碎补苦温，入肝肾，能温补肾阳、强筋健骨；补骨脂辛苦性温，入脾肾，能补肾助阳、温暖脾阳。两药合用，能增强补肾温阳、强筋健骨之功，适用于肾虚腰痛、足膝痿弱，以及牙齿松动等证。

【鉴别应用】

1. 生骨碎补与烫骨碎补　二者为骨碎补的不同炮制品。骨碎补生用功偏活血续伤，外用消风祛斑，主要用于跌扑闪挫、白癜风、斑秃等证。烫骨碎补，苦泄之性得减，温补之力增强，功偏补肾强骨，主要用于肾虚腰痛，筋骨痿软，耳鸣耳聋，牙齿松动等。

2. 骨碎补与自然铜　二者均有活血续伤、止痛作用，均为跌打损伤、骨折筋伤所常用。然骨碎补入肝肾经，尚能补肾强骨，为肾虚腰痛足痿多用；自然铜功善接骨，为骨折肿痛多用。

【方剂举隅】 **骨碎补散**(《圣惠方》)

药物组成：骨碎补、自然铜、龟板、没药等。

功能与主治：活血止痛。适用于金疮，筋骨折断，痛不可忍。

【成药例证】 **接骨七厘片**(《临床用药须知中药成方制剂卷》2020年版)

药物组成：自然铜(煅)、土鳖虫、骨碎补(烫)、乳香(炒)、没药(炒)、大黄(酒炒)、血竭、当归、硼砂。

功能与主治：活血化瘀，接骨续筋。用于跌打损伤，闪腰岔气，骨折筋伤，瘀血肿痛。

【用法与用量】 3～9g。

【本草摘要】

1.《雷公炮炙论》　"治耳鸣，亦能止诸杂痛。"

2.《开宝本草》　"主破血，止血，补伤折。"

3.《本草图经》　"治闪折筋骨伤损。"

4.《本草纲目》　"治耳鸣及肾虚久泄，牙疼。"

【化学成分】 主要含黄酮类成分：柚皮苷等；还含三萜及酚酸等。

中国药典规定本品含柚皮苷($C_{27}H_{32}O_{14}$)不得少于0.50%。

【药理毒理】 本品具有促进骨折愈合、抗骨质疏松、抗肾损伤、调脂等药理作用。

1. 促进骨折愈合作用　骨碎补水煎液 20g/kg 灌胃21天，能升高骨折大鼠血钙、磷浓度和血清ALP活性。骨碎补粗提物对小鸡骨发育生长有显著促进作用，能提高小鸡股骨的湿重、体重以及单位长度皮质骨的Ca^{2+}、P、HP、HcxN含量。骨碎补粉2.24g生药/kg灌胃28天，可促进胫骨钻孔大鼠骨形态发生蛋白 BMP-2mRNA 的表达，Ⅱ型前胶原mRNA、Ⅰ型前胶原mRNA表达水平显著上升，软骨形成期及软骨化期转化生长因子TGF-α_1mRNA表达水平亦明显上升。3%骨碎补提取液体外对组织培养中的鸡胚骨基原的Ca^{2+}、P沉积有明显促进作用，提高组织中碱性磷酸酶(ALP)活性，促进蛋白多糖合成，抑制胶原合成。0.01～1mg/L骨碎补水提液体外能增加小鼠成骨细胞株 MC3T3-E1 细胞数量；0.01～1mg/L骨碎补水提液和醇提液能使S期细胞百分率升高、G_1期细胞百分率减少；1～100mg/L骨碎补醇提液能使细胞ALP的活性升高；100mg/L骨碎补醇提液能明显促进细胞骨钙素合成和分泌；1mg/L骨碎补水提液及0.01mg/L骨碎补醇提液均可促进细胞钙化。0.0002～0.002g/L提取液有促进兔骨髓基质细胞增殖的作用，0.02mg/L提取液能抑制骨髓基质细胞增殖。1mg/L的骨碎补水提液、50μg/L的骨碎补醇提液培养液体外能诱导人骨髓间充质干细胞(hMSCs向成骨细胞的分化。骨碎补苯丙素类成分100μg/L、1mg/L、10mg/L可明显提高大鼠类成骨细胞(UMR106)的增殖率。微囊化骨碎补总黄酮(AFDR)预处理转染CNTF基因成肌细胞和BMP的复合移植物有较强的骨愈合能力。骨碎补具有抑制重型颅脑损伤大鼠受伤早期细胞凋亡的作用，可能与其能对抗血清IL-2含量下降有关[1]。

2. 抗骨质疏松作用　骨碎补能显著抑制醋酸可的松引起的骨丢失，防治糖皮质激素引起的大鼠骨质疏松；2.5g生药/kg灌胃给药，1日1次，连续8周，可减少去卵巢大鼠骨质疏松模型大鼠类骨质表面、单标表皮、双标表面、组织水平的骨形成速率，延长类骨质成熟时间。骨碎补5g生药/kg灌胃给药，1日1次，连续12周，可增加去卵巢大鼠骨质疏松模型大鼠的骨小梁宽度和密度，减少骨小梁间隙，改善骨力学。骨碎补总黄酮45、90、180mg/kg灌胃给药，1日1次，连续5天，可明显增加股骨骨密度，增加血钙含量；体外能使细胞附着率增加，铺展过程加快，群体倍增时间缩短，生长饱和密度增大，分裂代数增加，寿命延长，表明骨碎补对体外培养的HGF有明显的延寿作用。骨碎补提取液还可抑制破骨母细胞向成熟破骨细胞转化，从而抑制破骨细胞性骨吸收[2]。20%骨碎补大鼠含药血清体外可使牛骨磨片上形成的吸收陷窝数和面积减少。骨碎补1mg/kg体外能显著增加骨细胞内的ALP量与培养基中酸性磷酸酶(ACP)和前列腺素E_2(PGE_2)含量。骨碎补10mg/ml水提物防止H_2O_2诱导的鼠成骨细胞死亡。骨碎补总黄酮可显著提高血钙、血磷水平，拮抗股骨和腰椎骨密度降低[3]。骨碎补中所分离得到的黄烷-3-醇类成分可促进成骨样细胞ROS17/218的增殖[4]。骨碎补柚皮苷体外能提高MC3T3-E1细胞的增殖[5]。不同浓度柚皮苷能减少兔骨皮质区域内破骨细胞分化，以及骨吸收中的陷窝数量，有效抑制破骨细胞形成，且能抑制聚甲基丙烯酸甲酯(PMMA)诱导的骨溶解[6]。

3. 对牙齿的作用　骨碎补15g/kg灌胃，1天1次，连续给30天，大鼠的实验牙位骨密度显著升高，牙周破骨细胞消失，Howship陷窝明显减少。骨碎补水提醇沉液10、50、100、500、1000μg生药/ml体外能增加人牙龈成纤维(HGF)细胞ALP活性，使细胞器数量增加，胞浆内粗面内质网数量明显增多。骨碎补体外对人的牙髓、牙跟、牙周膜成纤维细胞有促增殖效应[7]。

4. 调脂作用　骨碎补注射液0.8g/kg肌内注射，可以预防高脂血症家兔胆固醇、甘油三酯升高；肌内注射能降低家兔高脂血症，防止动脉粥样硬化斑块的形成，连续用药5～10周，能抵抗实验性高脂血症家兔血管内皮损伤，促进肝、肾上腺内胆固醇代谢过程，从而使无粥样硬化区主动脉、肝脏、肾上腺中胆固醇含量明显下降。骨碎补多糖酸盐10、25、50mg/kg能抑制家兔血清胆固醇含量升高，减少主动脉粥样硬化斑块的形成；50mg/kg饲喂6周，能促进肝及肾上上腺细胞内胆固醇的转化与排出。

5. 抗肾损伤作用　骨碎补黄酮提取物10mg/kg皮下注射，1天1次，连用6天，可降低$HgCl_2$诱导的急性肾衰竭大鼠肾脏组织MDA含量，升高GSH含量，降低血肌酐含量，下调增殖细胞核抗原(PCNA、ED-1)在肾间质表达；对膜性肾炎大鼠有明显减少尿蛋白量及三色染色面积的作用；能减少PCNA、ED-1阳性细胞数，下调α-SMA在肾小球表达，加快模型大鼠肾皮质SOD活性的恢复降低血清Il-6水平[8]。骨碎补能显著改善肺炎链球菌建立小鼠慢性肾衰竭模型肾功能，提高血清肌酐水平，阻断肾近曲小管的病理改变，阻断肾小球的恶化，使肾脏功能得以保留[8]。

6. 抗炎作用　骨碎补总黄酮324mg/kg灌胃给药，1日1次，连续5天，可明显抑制二甲苯所致小鼠耳廓肿胀；明显抑制醋酸所致小鼠腹腔毛细血管扩张和渗透性增高；54、108、216mg/kg对蛋清造成大鼠足肿胀、棉球诱发的肉芽肿有抑制作用。柚皮苷150mg/kg灌胃给药40天，胶原诱导型关节炎模型小鼠炎症评分下降，TNF-α的表达减少[9]。柚皮苷组能有效降低脂多糖(LPS)诱导的肺部损伤模型髓过氧化物酶(MPO)和诱导型一氧化氮合酶(iNOS)活性，减少TNF-α分泌，减少IkB-α表达，降低P56蛋白从细胞质到细胞核的转运[10]。

7. 镇痛作用　骨碎补总黄酮324mg/kg灌胃给药，1日1次，连续5天，可明显延长醋酸引起小鼠的扭体时间，减少扭体次数；升高小鼠热板的痛阈。

8. 其他作用　骨碎补提取液5g生药/kg灌胃，1日2次，连续20天，可使链霉素所致耳蜗一回和二回外毛细胞的损伤减轻。骨碎补可改善链霉素引起的小鼠运动平衡失调、体重增长缓慢、肾功能降低等毒性反应。骨碎补外用能够使实验性白癜风模型有良好的治疗作用，使皮肤黑色素分布含量增加，血液中TYR活力增加、CHE活力增加、MAO活力降低。骨碎补对卡那霉素和庆大霉素引起的耳聋也有解毒和保护作用[11]。骨碎补外用能使实验性斑秃模型小鼠血清ICAM-1和ELAM-1水平降低，毛囊数增多，抑制毛囊进入退行期，对斑秃模型小鼠具有治疗作用[12]。

9. 毒理研究　骨碎补总黄酮灌胃给药，小鼠、大鼠饮食、活动、精神状态等体征均无异常变化。按人临床用量的540、180和60倍的用量灌胃大鼠骨碎补总黄酮

24 周，未发现有明显的毒副作用。

【参考文献】［1］潘宇政，王文竹，韦锦斌，等．骨碎补对重型颅脑损伤大鼠脑细胞凋亡 IL-2 含量及 Casepace-3 表达的影响．山东中医杂志，2012，31(10)：753-756.

［2］梁永红，叶敏，张灵芝，等．骨碎补中的两个新酚酸类化合物．药学学报，2010，45(7)：874-8781.

［3］胡其勇，陈莉丽，王仁飞．骨碎补柚皮苷对人牙周韧带细胞增殖和成骨分化潜能的影响．浙江大学学报，2010，39(1)：79-83.

［4］周荣魁，陈昌红，李贺，等．骨碎补总黄酮对骨关节炎兔膝软骨 MMp-1，MMlp-3 和 TIMP-1 表达的研究．江苏中医药，2011，43(1)：80-81.

［5］Chen LL，Lei LH，Ding PH，et al. Osteogenic effect of Drynariae rhizoma extracts and Naringin on MC3T3-El cells and an induced rat alveolar bone resorption model. Arch Oral Biol，2011，56(12)：1655-1662.

［6］Yu X，Zhao X，Wu T，et al. Inhibiting wear particles-induced osteolysis with naringin. Int Orthop，2013，37(1)：137-143.

［7］刘凤英，许彦枝，陈彦平，等．中药骨碎补对人牙髓、牙龈、牙周膜成纤维细胞体外增殖的实验研究．临床和实验医学杂志，2014，13(24)：2012-2015.

［8］蒋文功，杨乐鹏，谢谦，等．骨碎补总黄酮对系膜增生性肾炎大鼠血清白细胞介素-6 的影响．中国中西医结合肾病杂志，2014，15(6)：484-486.

［9］Kawaguchi K，Maruyama H，Hasunuma R，et al. Suppression of inflammatory responses after onset of collagen-induced arthritis in mice by oral administration of the Citrus flavanone naringin Immunopharmacol. Immunotoxicol，2011，33(4)：723-729.

［10］Liu Y，Wu H，Nic YC，et al. Naringin attenuates acute jury in LPS-treated mice by inhibiting NF-κB pathway. Iint Immunopharmacol，2011，11(10)：1606-1612.

［11］刘玲玲，曲玮，梁敬钰．骨碎补化学成分和药理作用研究进展．海峡药学，2012，24(1)：4-9.

［12］黄云英，张德芹，沈丽，等．骨碎补外用对环磷酰胺致小鼠斑秃模型的影响．天津中医药，2012，29(4)：375-377.

血　竭

Xuejie

本品为棕榈科植物麒麟竭 *Daemonorops draco* Bl.果实渗出的树脂经加工制成。主产于印度尼西亚、马来西亚。采收成熟果实，充分晒干，加贝壳同入笼中，强力振摇，松脆的红色树脂即脱落，筛去果实鳞片等杂质，用布包，入热水中使软化成团，取出，放冷。打成碎粒或研成细末。以表面黑红色、研末血红色、火烧呛鼻者为佳。

【性味与归经】 甘、咸，平。归心、肝经。

【功能与主治】 活血定痛，化瘀止血，生肌敛疮。用于跌打损伤，心腹瘀痛，外伤出血，疮疡不敛。

【效用分析】 血竭甘咸性平，入心肝血分，具有活血祛瘀、疗伤止痛之功，尤善治伤科跌打肿痛。因其擅祛瘀止痛，故亦用治瘀血阻滞的心腹刺痛。

血竭既活血祛瘀，又能止血。治出血证，有止血不留瘀之特点，可用于外伤出血、瘀肿疼痛。

血竭还具有活血消肿、生肌敛疮之功，多用治疮疡溃破，久不收口的病证，有促使疮疡愈合的作用。

【配伍应用】

1. 血竭配三七　血竭功善活血化瘀、止痛；三七同为活血祛瘀、止痛要药。两药配伍，瘀去痛止，尤适用于瘀阻所致的心腹刺痛。

2. 血竭配乳香　血竭既活血祛瘀，又敛疮生肌；乳香既活血行气，又消肿生肌。两药配伍，相须为用，可增强活血消肿定痛、敛疮生肌之功，适用于跌打损伤、瘀肿作痛，以及疮疡溃破不敛等证。

【鉴别应用】 **血竭与没药**　二者均有活血止痛、生肌功效；均治跌打损伤，心腹瘀痛。然血竭又能化瘀止血，可用于外伤出血，具有止血不留瘀之特点。没药功偏活血止痛，为血瘀气滞胃脘疼痛的要药。

【方剂举隅】

1. 麒麟血散（《圣惠方》）

药物组成：血竭、没药、当归、白芷、赤芍、桂心。

功能与主治：活血散瘀、消肿止痛。适用于跌打损伤，瘀肿疼痛不可忍者。

2. 血竭散（《圣济总录》）

药物组成：血竭、硫黄。

功能与主治：活血祛腐、生肌敛疮。适用于疮疡日久不愈。

【成药例证】 **损伤速效止痛气雾剂**（《临床用药须知中药成方制剂卷》2020 年版）

药物组成：血竭、麝香、乳香(醋炙)、红花、冰片、樟脑。

功能与主治：活血化瘀，消肿止痛，舒筋活络。用于跌打损伤、急性运动创伤、瘀血阻络所致的骨关节、肌肉疼痛。

【用法与用量】 研末，1～2g，或入丸剂。外用研末撒或入膏药用。

【本草摘要】

1.《新修本草》“疗心腹卒痛，金疮出血，破积血，止痛，生肌。”

2.《海药本草》“伤折打损，一切疼痛，血气搅刺，内伤血聚。”

3.《日华子本草》“敷一切恶疮疥癣久不合者。”

【化学成分】主要含黄烷及黄酮类成分：血竭素，血竭红素，去甲基血竭红素，去甲基血竭素，2,4-二羟基-5-甲基-6-甲氧基查耳酮，2,4-二羟基-6-甲氧基查耳酮，7-羟基-3′-甲氧基-4′-丁基黄酮和7,4′-二羟基-5-甲氧基-8-甲基黄酮。

中国药典规定本品含血竭素（$C_{17}H_{14}O_3$）不得少于1.0%。

【药理毒理】本品具有抗血栓形成、改善血液流变性、抗心脑缺血、止血、镇痛、促组织愈合等药理作用。

1. 抗血栓形成作用　云南血竭50mg/kg可明显延长大鼠颈动脉血栓形成，62.5～500mg/kg可显著抑制花生四烯酸（AA）、ADP及血小板活化因子（PAF）诱导的血小板聚集；明显降低AA、ADP和PAF诱导的家兔血小板聚集率。广西血竭与印尼血竭0.5、1.0、2.0g/kg灌胃给药，连续7天，对胶原与肾上腺素合用致血栓栓塞小鼠有保护作用。国产血竭能增加血小板cAMP，增加cGMP的含量；能使家兔自身给药前后的优球蛋白溶解时间（ELT）显著缩短，纤维蛋白溶解酶含量显著升高。血竭总黄酮对血瘀大鼠血管性血友病因子（vWF）含量有明显抑制作用，对血小板颗粒膜蛋白（CMP-140）水平有显著降低作用，并能有效抑制大鼠血小板黏附和血小板聚集，对大鼠静脉血栓的形成也有较强的抑制作用[1]。

2. 改善血液流变性作用　广西血竭0.4～1.8g/kg对葡聚糖造成的“急性血瘀”症家兔模型血液的高黏滞状态、全血黏度（高切、低切）、血浆黏度和红细胞压积均有明显降低作用，红细胞电泳时间加快。龙血素B对急性血瘀模型大鼠全血比黏度及血浆黏度均有明显的降低作用。

3. 抗心脑缺血作用　龙血竭总酚滴丸可显著降低大鼠脑缺血后神经功能的评分，缩小脑梗死体积，对大鼠局灶性脑缺血损伤具有较好的保护作用[2]。广西血竭可通过对心脏神经的调节作用对高铝致人鼠心血管功能损伤起保护作用[3]。血竭总黄酮30、60μg/ml体外能降低培缺氧/复氧乳鼠心肌细胞培养液中的LDH浓度，增强细胞活力。15、60μg/ml血竭总黄酮体外能抑制H_2O_2引起的心肌细胞损伤，降低培养液中LDH的浓度，增强受损细胞活力。

4. 止血作用　云南血竭1.72～3.44g/kg可缩短小鼠凝血时间以及小鼠出血时间。广西血竭与印尼血竭0.5、1.0、2.0g/kg灌胃给药，连续7天，能缩短小鼠的凝血时间。1.4g/kg云南血竭超细粉（粒径1.43μm±0.22μm，1.20μm±0.24μm）可缩短小鼠血浆复钙时间；0.8～1.6g/kg广西血竭可缩短家兔血浆复钙时间，但对家兔凝血酶原时间无明显影响。

5. 镇痛作用　血竭1.0g/kg能减少醋酸致小鼠扭体次数；0.05%广西血竭和0.2mmol/L龙血素B可调制三叉神经节和背根神经节细胞膜上电压门控型钠电流，血竭总黄酮可调制三叉神经节细胞河豚毒素不敏感型钠电流，半数抑制浓度IC_{50}为0.9216g/L，且抑制作用可逆；血竭总黄酮1g/L能加速该类钠通道电流的失活过程。血竭总黄酮对背根神经节河豚毒素不敏感型（TTX-R）钠通道电流的峰值具有浓度依赖的抑制作用，且抑制作用可逆；高浓度的血竭总黄酮加速该类钠通道电流的失活过程，延迟其复活过程，而对激活过程无显著影响。龙血竭及其总黄酮能显著提高小鼠热刺激痛阈，减少冰醋酸致小鼠扭体反应次数，抑制二甲苯致小鼠耳肿胀度[4]。龙血竭能明显延长小鼠舔足、甩尾的痛阈反应时间，减少醋酸致小鼠扭体次数；牛蛙坐骨神经滴加龙血竭后，神经干动作电位幅值明显下降，不应期延长，传导速度减慢[5]。血竭中龙血素B对河豚毒素敏感型钠通道电流峰值有浓度依赖的抑制作用，血竭的镇痛作用可能部分是通过龙血素B直接干预初级感觉神经元电压门控性钠通道，阻碍痛觉信息传入而产生的[6]。

6. 降血脂作用　血竭可以降低高脂血症大鼠血清总胆固醇（TC）、甘油三酯（TG）和低密度脂蛋白胆固醇（LDL-C）的水平，升高高密度脂蛋白胆固醇（HDL-C）含量；对高脂血症大鼠肝脏的脂肪变性有不同程度的缓解作用[7]。

7. 促进组织愈合作用　血竭0.002、0.02、0.2mg/ml体外能促进小鼠角质形成细胞的游走。血竭素高氯酸盐20～80μg/ml体外能抑制成纤维细胞的增殖，降低培养基中可溶性胶原的含量，降低成纤维细胞Ⅰ、Ⅲ型前胶原的mRNA表达，增加细胞的凋亡指数。血竭乙酸乙酯提取物0.0625～0.5mg/ml可促进角质形成细胞增殖。0.5～2.0mg/ml能促进成纤维细胞增殖。血竭壳聚糖药膜能够明显促进链脲佐菌素（STZ）诱导的糖尿病大鼠创伤的愈合，明显增加创面组织β-链蛋白（β-catenin）、血管内皮生长因子（VEGF）及细胞周期蛋白（CyclinD1）和mRNA的表达[8]。龙血竭软膏制剂具有促进大鼠急性皮肤创伤愈合的作用，且创伤愈合时间与龙血竭多酚性成分含量有关[9]。血竭能明显诱导胶原-壳聚糖人工真皮支架在修复三度烧伤创中的 VEGF 表达，促进血管化速度，同时可抑制创面的收缩从而抑制瘢痕的增生[10]。龙血竭在小鼠触须创面愈合过程中能促进毛囊干细胞（FSC）向表皮的分化，并促进 FSC 自身的增殖[11]。

8. 抗炎作用　10%广西血竭 0.1～0.2ml 外擦两次（间隔 30 分钟），能明显抑制巴豆引起的小鼠耳廓肿胀；2.5%、5.0%腹部外擦 0.3 毫升/只，可降低小鼠腹腔毛细血管通透性；广西血竭能明显抑制二甲苯所致小鼠耳廓肿胀、家兔烫伤炎症。云南血竭 180mg/kg 可明显抑制肺纤维化大鼠肺组织内的炎性细胞，明显抑制肺组织转化生长因子 TGF-β信号通路分子 TGF-β RⅡ mRNA 表达，从而阻止Ⅰ型胶原过的沉积。血竭在一定程度上可以抑制血小板的活化，降低血浆中 P-选择素、血栓素 B_2（TXB_2）、β-血小板球蛋白（β-TG）的表达水平，是其治疗溃疡性结肠炎（UC）机制之一[12]。

9. 降糖作用　广西血竭提取物 300～500mg/kg 能降低四氧嘧啶糖尿病小鼠血糖水平，增加正常及四氧嘧啶糖尿病模型小鼠对蔗糖的耐受能力，改善糖尿病小鼠多饮、多尿等状况。云南血竭 0.5、1.0g/kg 能降低肾上腺素所致大鼠高血糖，抑制四氧嘧啶致大鼠高血糖，升高血浆胰岛素水平。含血竭 50%的乳剂 125mg/kg 对四氧嘧啶造模糖尿病小鼠有降糖作用，能减低肝糖原和肌糖原含量，下调肝脏和肌肉组织中糖原合成酶激酶（GSK-3β）的蛋白表达。龙血竭三氯甲烷提取部位和乙酸乙酯提取部位能降低链脲佐菌素性高血糖小鼠空腹血糖水平，乙酸乙酯提取部位可上调模型小鼠 GLUT4 mRNA 表达[13]。

10. 抗肿瘤作用　龙血竭有效成分 4′,5-二羟基-3-甲氧基二苯乙烯、白黎芦醇能引起人黑色素瘤细胞株 HSC-1 细胞的极显著凋亡，并使 HSC-1 细胞极显著积聚于 G_0/G_1 期，使 G_0/G_1 期、S 期、G_2/M 期细胞数显著减少[14]。粒径为 171、167 和 23.8nm 的纳米血竭 3.9～31.2mg/L 体外对 HL-60 细胞的杀伤百分率明显高于普通血竭，其主要作用机制是血竭纳米颗粒将 HL-60 细胞阻滞在 G_0/G_1 期。

11. 抗病原微生物作用　龙血竭对金黄色葡萄球菌、白色葡萄球菌、柠檬色葡萄球菌、奈氏球菌、白喉杆菌、福氏痢疾杆菌均有一定的抑制作用。龙血竭中的黄酮类化合物有较强的抗真菌作用，其中紫檀芪对红色毛癣菌、须癣毛癣菌、白色念珠菌、近平滑念珠菌、新生隐球菌、烟曲霉菌等 6 种菌株有效，最低抑菌浓度（MIC）为 66～235.4μg/ml，白黎芦醇仅对红色毛癣菌和须癣毛癣菌有效；7,4-二羟基黄烷，7-羟基-4-甲氧基黄烷和龙血素 A 对禾谷镰刀菌、枝孢嗜果疮霉菌及出芽短梗霉菌均具有显著抗真菌活性[15]。

12. 抗氧化作用　云南丽江草龙血竭醇提物可抑制大鼠肝自发性或 Fe^{2+}-维生素 C 诱发的心、肝、肾丙二醛（MDA）生成，并抑制 H_2O_2 诱导的红细胞溶血和 H_2O_2-Fe^{2+}产生 OH^-·，诱导并增强酵母多糖诱导中性粒细胞释放 O_2^-·。草龙血竭酚类物对氧自由基有清除作用，并能抑制其对机体的损害。

13. 其他作用　广西血竭 1.8g/kg 体外能拮抗己烯雌酚所致大鼠在位子宫平滑肌的收缩。血竭可以调节胰腺微循环，改善耐糖量；改善胃肠筋膜的微循环，促进营养物质的吸收和炎性肠筋膜的脱落；促进宫颈糜烂组织血循环，从而促进创面修复，并不留瘢痕[16]。龙血竭胶囊可降低颅脑损伤大鼠血清中 NO 及 TNF-α 含量，从而对颅脑损伤后机体起保护作用[17]。海南血竭总黄酮可抑制肝纤维化大鼠肝脏Ⅰ、Ⅲ型胶原及转化生长因子 TGF-β_1 表达，发挥对肝纤维化的抑制作用[18]。天然药物血竭素高氯酸盐（Dp）对兔角膜基质细胞的增生具有显著的抑制作用，促进角膜基质细胞发生凋亡。另外 Dp 可以抑制结缔组织生长因子（CTGF）的表达，可能是其防治糖尿病肾病（DN）的部分机制[19]。

【参考文献】［1］贾敏. 血竭总黄酮抗血栓作用及机制研究. 中国药物与临床，2014，14（2）：182-183.

［2］郑焱江，梁楠，廖诗平，等. 龙血竭总酚滴丸对大鼠局灶性脑缺血损伤的保护作用. 华西药学杂志，2014，29（1）：45-47.

［3］何小晖，王若琦. 血竭对高铝致大鼠心血管功能损伤保护作用机制研究. 中国民族民间医药，2011，20（5）：45-46.

［4］陈素，吴水才，曾毅，等. 龙血竭总黄酮抗炎镇痛作用及其镇痛机制探讨. 时珍国医国药，2013，24（5）：1030-1032.

［5］陈玉立，陈素，刘向明. 龙血竭镇痛和阻滞神经传导作用的实验研究. 时珍国医国药，2010，21（10）：2446-2447.

［6］徐红英，张晓燕. 中药血竭研究进展. 中医药学报，2011，39（4）：101-103.

［7］朱名毅，潘征，黄丽花，等. 血竭对高脂血症大鼠脂代谢的影响. 右江民族医学院学报，2014，36（3）：333-335.

［8］朱颉，曹亿，于萌蕾，等. 血竭壳聚糖药膜对大鼠糖尿病创面 Wnt/β-catenin 信号的影响. 岭南现代临床外科，2015，15（1）：99-102.

［9］于浩飞，张兰春，莫娇，等. 龙血竭软膏促进大鼠皮肤创伤愈合作用研究. 中药药理与临床，2013，29（2）：91-93.

［10］滕建英，任园园，徐少骏，等. 血竭负载人工真皮支架对猪Ⅲ°烧伤创面修复中 VEGF 表达及创面收缩的影响. 健康研究，

2013，33(6)：415-418.

[11] 刘爱军，易华，杜标炎．龙血竭对小鼠触须部毛囊干细胞增殖和分化的影响．陕西中医，2011，32(8)：1089-1092.

[12] 李敏，孔鹏飞．血竭对DSS诱导UC大鼠血小板活化影响的研究．川北医学院学报，2012，27(1)：1-5.

[13] 陈洪涛，刘源焕，覃学谦，等．龙血竭不同提取部位对高血糖模型小鼠血糖水平的影响．时珍国医国药，2014，25(9)：2077-2078.

[14] 刘芳，戴荣继，邓玉林，等．龙血竭中芪类化合物对HSC-1细胞的抗癌活性研究．北京理工大学学报，2014，34(10)：1090-1093.

[15] 杨晓宇，姚琳．龙血竭的药理作用及临床应用．黑龙江医药，2011，24(2)：265-266.

[16] 曾令榜，张金平．传统中药材龙血竭药性药理及临床应用探讨．亚太传统医药，2014，10(3)：43-44.

[17] 王梦楠，李建民．龙血竭胶囊对颅脑损伤大鼠血清一氧化氮及肿瘤坏死因子-α的影响．现代中西医结合杂志，2012，21(12)：1279-1280.

[18] 王继浩，蓝永洪，樊守艳，等．海南血竭总黄酮对肝纤维化大鼠 TGFβ_1 及Ⅰ、Ⅲ型胶原蛋白表达的影响．海南医学院学报，2011，17(4)：448-451.

[19] 陈军霞，邱碧菡，潘林梅，等．血竭的现代研究．现代中药研究与实践，2011，25(3)：81-84.

儿 茶

Ercha

本品为豆科植物儿茶 *Acacia catechu*(L.f.) Willd.的去皮枝、干的干燥煎膏。主产于云南。冬季采收枝、干，除去外皮，砍成大块，加水煎煮，浓缩，干燥。用时捣碎。以表面黑褐色或棕褐色、有光泽、味苦涩者为佳。

【性味与归经】 苦、涩，微寒。归肺、心经。

【功能与主治】 活血止痛，止血生肌，收湿敛疮，清肺化痰。用于跌扑伤痛，外伤出血，吐血衄血，疮疡不敛，湿疹、湿疮，肺热咳嗽。

【效用分析】 儿茶味苦泄降，药性偏凉，功能活血疗伤、消肿止痛，常用治跌打损伤，瘀滞肿痛。

儿茶性涩收敛，性凉清热，具有收敛止血，凉血清热的功效，多用于咯血、吐血、衄血等多种出血证，以血热出血者较为适宜，亦用于外伤出血。

儿茶苦燥除湿，性凉清热，味涩收敛，功能解毒收湿，敛疮生肌，故诸疮溃烂、皮肤湿疮、湿疹等证，常选用儿茶。

儿茶性凉苦降，归入肺经，有清肺泄热、化痰止咳之功，可用治肺热咳嗽有痰等证。

【配伍应用】

1. 儿茶配乳香 儿茶苦燥除湿，味涩收敛，功能解毒收湿，敛疮生肌；乳香辛香走窜，功能消肿生肌。两药配伍，能增强祛腐生肌敛疮之功，适用于诸疮溃烂，久不收口等。

2. 儿茶配桑白皮 儿茶性凉苦降，功能清肺化痰；桑白皮味甘性寒，泻肺清热。两药伍用，共奏清肺泄热、化痰止咳之功，适用于痰火郁肺或肺热咳嗽有痰者。

【鉴别应用】 儿茶与血竭 二药均具有活血疗伤、止血、生肌敛疮之功，均可用治跌打损伤、瘀滞肿痛，外伤出血，以及疮疡久溃不敛等。然儿茶性涩收敛，还常用于湿疹湿疮。血竭功善活血散瘀、通经止痛，又可用治血滞心腹刺痛等证。

【方剂举隅】 腐尽生肌散(《医宗金鉴》)

药物组成：儿茶、血竭、乳香、没药、冰片、麝香、三七。

功能与主治：活血止痛，敛疮生肌。适用于一切痈疽等毒，诸疮溃烂不敛者。

【成药例证】 生肌散(《临床用药须知中药成方制剂卷》2020年版)

药物组成：象皮(滑石烫)、乳香(醋炙)、没药(醋炙)、血竭、儿茶、冰片、龙骨(煅)、赤石脂。

功能与主治：解毒生肌。用于热毒壅盛、气血耗伤所致的溃疡，症见疮面脓水将尽、久不收口。

【用法与用量】 1～3g，包煎；多入丸散服。外用适量。

【本草摘要】

1.《饮膳正要》“祛痰热，止渴，利小便，消食下气，清神少睡。”

2.《本草正》“降火生津，清痰涎咳嗽，治口疮喉痹，烦热，止消渴，吐血，衄血，便血，尿血，湿热痢血，……湿烂诸疮，敛肌长肉，亦杀诸虫。”

【化学成分】 主要含黄烷醇衍生物：儿茶素，表儿茶素；黄酮类成分：槲皮素，山柰素等。

中国药典规定本品含儿茶素($C_{15}H_{14}O_6$)和表儿茶素($C_{15}H_{14}O_6$)的总量不得少于21.0%。

【药理毒理】 本品具有抗血栓形成、调脂、抗炎等药理作用，此外，对心血管系统也具有一定的药理作用。

1. 抗血栓形成作用 儿茶有效成分儿茶素对二磷酸腺苷、花生四烯酸和胶原诱导家兔的体外血小板聚集有明显的抑制作用，呈剂量依赖关系，随着剂量的增加而逐渐增强。儿茶素还可显著地抑制大鼠实验性血栓的形成。

2. 对心血管系统的作用　儿茶提取液中所含的儿茶素能收缩离体兔耳血管、使离体蟾蜍心脏振幅先增强后减弱，抑制组胺生成，使体内肾上腺素含量减少，具有良好的抗心律失常作用。儿茶素能够降低小鼠脑、肺、肾及肌肉等毛细血管的通透性，但对肝肾无影响。

3. 调脂作用　儿茶素或表儿茶素 1.5 毫克/只灌胃，连续 7 天，可降低高血脂小鼠 TC、TG、LDL-C 含量，并降低动脉粥样硬化指数和冠心指数，儿茶素效果优于表儿茶素。

4. 抗炎作用　儿茶凝胶对角叉莱胶所致的大鼠足肿胀具有明显的抑制作用[1]。儿茶水煎剂可能通过抑制氧自由基反应，抗氧化损伤，抑制 NO 生成，来减轻结肠炎炎症反应[2]。

5. 抗病原微生物作用　儿茶提取物 3.125～12.5mg/ml，连续给药 5 天，对甲型和乙型流感病毒的增殖具有抑制作用，12.5mg/ml 能完全抑制病毒的增殖。儿茶水煎液体外对金葡菌（112 株）、表皮葡萄球菌（112 株）和肠球菌（28 株）的 MIC_{50} 分别为 0.59、1.19、1.19mg/ml，MIC_{90} 分别为 1.19、2.38 和 1.19mg/ml。对肺炎克雷伯菌和大肠埃希菌的 MIC_{90} 均为 1.19mg/ml。

6. 其他作用　儿茶素 500mg/kg 预防性及治疗性灌胃给药，均可明显下调阿霉素致大鼠肾病综合征模型系膜细胞周期抑制蛋白 p21、周期蛋白 D1（Cyclin D1）及细胞核增殖抗原（PCNA）表达，上调 p27 表达，改善肾脏病理损伤。腹腔注射儿茶素连续 7 天，可促使正常及骨髓抑制小鼠骨髓细胞 G_0/G_1 期细胞比例下降，$S+G_2/M$ 期细胞比例增加，并可使正常及骨髓抑制小鼠脾细胞内白介素 6（IL-6）mRNA 和粒细胞集落刺激生物因子（GM-CSF mRNA）表达显著上调。儿茶水溶液能抑制家兔十二指肠及小肠的蠕动。儿茶素 0.063～1.0mmol/L 体外可抑制叔丁基过氧化氢（tBHP）诱导的 N_9 细胞死亡，可使 N_9 细胞多聚二磷酸腺苷核糖聚合酶（PARP）表达明显升高。

7. 体内过程　机体吸收儿茶素类物质的主要部位在小肠。采用大鼠空肠-回肠原位灌流发现有 35%的儿茶素转运过刷状缘而吸收。如同时摄入碳水化合物可促进儿茶素类物质的吸收。肠道内源性蛋白可结合儿茶素，这可能限制了它从肠道的吸收。172μmol/kg 的表儿茶素，表儿茶素的各种代谢物在 2 小时大鼠血清浓度达到最大，随后开始下降，6 小时后表儿茶素几乎已从血清中完全消失。口服 2 小时后，血浆中甲基-表儿茶素-硫酸盐/葡萄糖苷和表儿茶素-葡萄糖苷是两种重要的表儿茶素代谢物，其浓度分别为 11.5μmol/L 和 10.7μmol/L，每个都占血浆代谢物的 30%，8 小时后下降到 5μmol/L，占整个代谢物的比例达 50%，即口服表儿茶素 8 小时后，它的甲基化衍生物仍是主要代谢物形式。儿茶素类物质及其衍生物主要通过肾脏、胆汁和粪便排泄。静脉给药后，儿茶素和表儿茶素 1/3 经尿排泄，2/3 经粪便排泄；若口服给药，只有 5%出现在尿中。

8. 毒理研究　小鼠肌内注射儿茶素，LD_{50} 大于 1.37g/kg。小鼠静脉注射 200～300mg/kg 儿茶鞣质则可致死亡。

【参考文献】［1］郑晓玲，郑彩虹．儿茶凝胶的制备和抗炎药效学评价．中国中药杂志，2011，36（18）：2493-2497.

［2］陈蕾．儿茶水煎剂对大鼠实验性结肠炎治疗作用及机制的研究．内蒙古中医药，2010，29（8）：37-39.

刘寄奴

Liujinu

本品为菊科植物奇蒿 *Artemisia anomala* S.Moore 的干燥地上部分。主产于江苏、浙江、江西。秋季开花时采割，除去杂质，晒干。以叶绿、花穗黄、香气浓郁者为佳。

【性味与归经】　苦，温。归心、肝、脾经。

【功能与主治】　活血通经，散瘀止痛，止血消肿，消食化积。用于瘀滞经闭，产后腹痛，癥瘕，跌打损伤，外伤出血，疮痈肿毒，食积腹痛。

【效用分析】　刘寄奴味苦性温，入血分而善于活血散瘀，止血止痛疗伤，昔有“金疮要药”之称。除用于跌打损伤、瘀滞肿痛之外，又为外伤出血所常用。

刘寄奴性温通利，善能破血通经，散瘀止痛，常用于血瘀经闭，产后瘀滞腹痛以及癥瘕积聚等证。对于疮痈肿毒，刘寄奴与清热解毒药同用，具有活血消痈之功。

刘寄奴气香入脾，功能醒脾开胃、消食化积，故可用治脾运失健，食积停滞不化，腹痛泻痢等证。

【配伍应用】

1. 刘寄奴配骨碎补　刘寄奴能散瘀疗伤止痛；骨碎补能活血续筋止痛。两药配伍，增强了活血散瘀，消肿止痛之功，常用于跌打损伤、瘀肿作痛。

2. 刘寄奴配桃仁　刘寄奴苦泄温通，善于破血通经；桃仁苦甘性平，善于活血祛瘀。两药配伍，能增强活血通经、祛瘀止痛之功，适用于血瘀经闭、痛经，产后瘀滞腹痛等证。

3. 刘寄奴配山楂　刘寄奴气香醒脾，消食化积；山楂酸甘消食，行气化积。两药合用，既消化食积，又行气醒脾，适用于食积不化，纳呆腹痛等证。

【鉴别应用】　**刘寄奴与北刘寄奴**　二者均有活血疗

伤、通经止痛、止血之功，均可治跌打损伤，瘀滞肿痛，外伤出血，血瘀经闭，产后瘀滞腹痛等。然刘寄奴气味芳香，兼能消食化积，还可用治食积不化、腹痛泻痢等。北刘寄奴味苦性凉，兼能清利湿热、退黄疸，还常用治湿热黄疸等。

【方剂举隅】

1. 刘寄奴散（《圣惠方》）

药物组成：刘寄奴、红花、芫蔚子。

功能与主治：活血通经，止痛。适用于产后瘀阻腹痛。

2. 杖疮丹（《医学纲目》）

药物组成：刘寄奴、马鞭草。

功能与主治：活血消肿，止痛止血。适用于外伤出血、瘀肿疼痛。

3. 刘寄奴汤（《圣济总录》）

药物组成：刘寄奴、赤芍、白茯苓、川芎、当归、艾叶。

功能与主治：活血祛瘀，温经止血。适用于妇人经血下不止。

【用法与用量】 6～10g。外用适量，捣敷或研末撒。

【注意】 本品为破血之品，孕妇慎用。

【本草摘要】

1.《名医别录》 “下血止痛，治产后余疾，止金疮血。”

2.《新修本草》 “主破血，下胀。”

3.《日华子本草》 “心腹痛，下气，水胀，血气，通妇人经脉癥结，止霍乱水泻。”

【化学成分】 主要含黄酮类成分：奇蒿黄酮，异泽蓝黄素，苜蓿素；香豆素类成分：莨菪亭，7-甲氧基香豆素；还含桂皮酸，桂皮酸酯，奇蒿内酯，西米杜鹃醇等。

【药理毒理】 本品具有抗血栓形成、抗凝血等药理作用。

1. 抗血栓形成作用 南北刘寄奴水煎液可影响体外血栓形成长度和聚集指数。南北刘寄奴水煎液灌胃给药后能显著减轻病理状态下大鼠体内静脉血栓形成的湿重，降低血栓形成的百分率，还能显著减少ADP诱导的体内血栓形成的小鼠死亡率。南北刘寄奴水煎液灌胃给药，能降低ADP诱导的大鼠和小鼠血小板聚集的电阻值，有显著的抑制血小板聚集的作用。南刘寄奴的水提取物、乙醇提取物、乙酸乙酯提取物均可明显抑制大鼠血小板聚集。南刘寄奴的主要成分之一7-甲氧基香豆素对不同诱导剂诱导的血小板聚集和抑制 TXB_2 释放方面都具有一定的作用。

2. 抗凝血作用 南北刘寄奴水煎液可显著延长正常实验动物的凝血时间、血浆复钙凝结时间、凝血酶凝结时间等指标。

3. 抗缺氧作用 南刘寄奴提取物(水提醇沉)能增加离体豚鼠冠状动脉灌流量，对由氰化钾或亚硝酸钠所致小鼠组织性缺氧和结扎颈总动脉所致的脑循环性缺氧有明显的保护作用。能降低密闭所致低氧性缺氧小鼠有氧耗速度，延长保低氧环境中小鼠的生存时间。

4. 抗病原微生物作用 南刘寄奴80%乙醇粗提取物对痢疾志贺菌的最小杀菌浓度(MBC)为25mg/ml；南刘寄奴三氯甲烷提取物对大肠埃希菌的MBC为6.25mg/ml；对金黄色葡萄球菌的MBC为12.5mg/ml；刘寄奴乙酸乙酯提取物对福氏志贺菌、痢疾志贺菌、无乳链球菌的MBC均为6.25mg/ml；对金黄色葡萄球菌的MBC为12.5mg/ml；南刘寄奴正丁醇提取物对无乳链球菌的MBC为12.5mg/ml；对痢疾志贺菌的MBC为25mg/ml[1]。

5. 抗氧化作用 南刘寄奴提取物体外对超氧离子自由基有较强的清除作用，清除效果与黄酮浓度有关，当黄酮浓度达到一定值时，对超氧自由基清除率可达88.41%。

6. 抗炎镇痛作用 南刘寄奴总黄酮具有抗炎、抗氧化硝基化、抗血小板聚集及舒张血管效应，可能通过多靶点调控发挥抑制血管炎症的作用[2]。

7. 其他作用 南刘寄奴水煎剂能减少醋酸引起的小鼠扭体反应次数。南刘寄奴总黄酮体外实验中呈剂量依赖性抑制诱导后巨噬细胞内亚硝酸盐的生成；同时提高细胞活力和总抗氧化能力；呈剂量依赖性抑制铜锌超氧化物歧化酶(CuZn-SOD)自身硝基化水平；对肾上腺素(PE)引起的血管收缩呈内皮依赖性的舒张效应。

8. 毒理研究 在南刘寄奴饮料原浆对SD大鼠致畸作用研究中，16.7ml/kg体重剂量组孕鼠总增重与空白对照组比较明显降低，差异有显著性，且胸骨6块明显减少，胸骨4块明显增加[3]。

附：北刘寄奴

本品为玄参科植物阴行草 *Siphonostegia chinensis* Benth.的干燥全草。性味苦，寒。归脾、胃、肝、胆经。功能活血祛瘀，通经止痛，凉血，止血，清热利湿。用于跌打损伤，外伤出血，瘀血经闭，月经不调，产后瘀痛，癥瘕积聚，血痢，血淋，湿热黄疸，水肿腹胀，白带过多。用量6～9g。

【参考文献】 [1] 谭蔚锋，王靖，邢新，等. 中药奇蒿提取物体外抗菌活性的实验研究. 药学实践杂志，2010，28(2)：101-104.

［2］潘一峰，章丹丹，凌霜，等．南刘寄奴总黄酮体外抗血管炎症的机制分析．中国中药杂志，2012，37(17)：2597-2602．

［3］郑云燕，蔡德雷，严峻，等．六月霜饮料原浆对 SD 大鼠致畸作用的研究．中国卫生检验杂志，2010，20(10)：2479-2481．

两 面 针

Liangmianzhen

本品为芸香科植物两面针 *Zanthoxylum nitidum* (Roxb.) DC.的干燥根。主产于广东、广西。全年均可采挖，洗净，切片或段，晒干。以色淡黄、气味浓者为佳。

【性味与归经】 苦、辛，平；有小毒。归肝、胃经。

【功能与主治】 活血化瘀，行气止痛，祛风通络，解毒消肿。用于跌扑损伤，胃痛，牙痛，风湿痹痛，毒蛇咬伤；外治烧烫伤。

【效用分析】 两面针苦泄辛散，性平善走。功能通利血脉、活血化瘀，治跌打损伤、瘀滞作痛，为常用之品，可奏活血、消肿、止痛之功。

两面针入肝、胃二经，既活血散瘀，又行散气滞，尤为气滞血瘀所致胃痛之要药；亦可用治牙痛。

两面针味辛，能活血祛风；味苦，能除湿通络。用治风湿痹痛，既活血化瘀以止痛，又祛风通络以除湿，具有标本兼治的特点。

两面针苦泄解毒，辛散活血，用治毒蛇咬伤、烧烫伤等，有解毒消肿、活血止痛的功效。

【配伍应用】

1. 两面针配木香　两面针入肝胃经，功能活血、行气、止痛；木香入脾胃经，功能行气、调中、止痛。两药同用，气血兼治，具有化瘀血、散气滞、止疼痛的作用，适用于气滞血瘀所致的胃脘痛等证。

2. 两面针配威灵仙　两面针功善活血止痛、祛风通络；威灵仙功善祛风除湿、通利经络。两药配伍，祛风通络、活血止痛之功得增，适用于风湿痹痛、拘挛麻木等。

【鉴别应用】　两面针与川芎　二者均有活血行气、祛风止痛的功效，均治跌打损伤、风湿痹痛。然两面针功能活血、行气，善治气滞血瘀胃痛；又能解毒消肿，治毒蛇咬伤、烧烫伤等。川芎功能活血、行气，善治月经不调、痛经经闭；其祛风止痛更为头痛要药，无论风、寒、湿、热、瘀、虚所致头痛，皆可随证应用。

【成药例证】

1. 三九胃泰胶囊(颗粒)(《临床用药须知中药成方制剂卷》2020 年版)

药物组成：三桠苦、九里香、两面针、木香、黄芩、茯苓、地黄、白芍。

功能与主治：清热燥湿，行气活血，柔肝止痛。用于湿热内蕴、气滞血瘀所致的胃痛，症见脘腹隐痛、饱胀反酸、恶心呕吐、嘈杂纳减；浅表性胃炎、糜烂性胃炎、萎缩性胃炎见上述证候者。

2. 宫炎平片(《临床用药须知中药成方制剂卷》2020 年版)

药物组成：地稔、两面针、当归、穿破石、五指毛桃。

功能与主治：清热利湿，祛瘀止痛，收敛止带。用于湿热瘀阻所致妇人小腹隐痛，带下病，症见小腹隐痛，经色紫黯、有块，带下色黄质稠；慢性盆腔炎见上述证候者。

3. 两面针镇痛片(《中华人民共和国卫生部药品标准·中药成方制剂》)

药物组成：两面针。

功能与主治：清热解毒，理气活血，通络止痛。用于瘀热郁结而致的溃疡病、肠痉挛、胆囊炎、肝癌等引起的腹部疼痛。

【用法与用量】 5～10g。外用适量，研末调敷或煎水洗患处。

【注意】

1. 忌与酸味食物同服。

2. 过量服用可出现眩晕、腹痛、呕吐等症状，不能过量服用。

【本草摘要】

1.《神农本草经》　“主风寒湿痹，历节痛，除四肢厥气，膝痛。”

2.《本经逢原》　“通经脉，去风毒、湿痹。”

3.《岭南采药录》　“理跌打及蛇伤。患牙痛，煎水含漱。”

4.《陆川本草》　“接骨，消肿，止痛，祛瘀。治跌打骨折，损伤肿痛，风湿骨痛，心气胃痛，牙痛。并治蛇伤。”

【化学成分】 主要含生物碱类成分：两面针碱，光叶花椒碱，光叶花椒酮碱，氧化白屈菜红碱，去 *N*-甲基白屈菜红碱，白屈菜红碱，阿尔洛花椒酰胺，鹅掌楸碱，博落回醇碱，德卡林碱。

中国药典规定本品含氯化两面针碱($C_{21}H_{18}NO_4 \cdot Cl$)不得少于 0.13%。

【药理毒理】 本品具有镇痛、抗心肌缺血、抗脑缺血、抗炎、抗肿瘤等药理作用。

1. 镇痛作用　两面针根提取物 S-O 150mg/kg 能明显提高热板法测定的小鼠痛阈值，减少冰醋酸致痛的小鼠扭体反应次数。两面针根提取物 N-4 30mg/kg 腹腔注射可使小鼠扭体反应明显减少，40mg/kg 腹腔注射可提高 K^+透入引起的家兔痛阈，200μg/kg 脑室注射可延长大鼠光照甩尾时间。N-4 分离出的木脂素成分两面针结晶-8（$C_{20}H_{18}O_6$）也有镇痛作用，结晶-8 镇痛作用与脑内单胺类递质有关。两面针中木脂素化合物结晶-815、30 和 60mg/kg 均可明显减少小鼠的扭体反应次数，能延长小鼠舔足后的潜伏期；对福尔马林致痛模型动物的 I 相和 Ⅱ 相疼痛反应均有抑制作用，并能延长小鼠甩尾潜伏期[1]。

2. 抗心肌缺血作用 氯化两面针碱 0.5、1、2mg/kg 静脉给药，能降低心肌缺血再灌注大鼠心律失常的发生率，延迟心律失常的发生时间并缩短其持续时间，降低再灌注 ST 段抬高程度；能减少心肌缺血再灌注大鼠心肌酶的释放，减轻氧自由基损伤程度。氯化两面针碱 10、15、20mg/kg 给麻醉犬静脉滴注，有增加心率、心输出量和呼吸频率的作用，但对血压及肺循环和全身循环的血管阻力无明显影响。此外，氯化两面针碱对家兔有降血压作用。

3. 抗脑缺血作用 在两面针总碱对大鼠局灶性脑缺血的保护作用研究中，发现两面针总碱高、中剂量组脑缺血大鼠神经症状明显减轻，血清中超氧化物歧化酶含量上升，丙二醛含量降低，脑梗死指数和脑指数降低，各组神经元和组织间隙水肿程度明显减轻[2]。

4. 抗炎作用 两面针所含的香叶木苷有明显的抗炎作用，腹腔注射给药抑制大鼠角叉菜胶性足肿胀的 ED_{50} 为 100mg/kg。两面针根的提取物 S-O 150mg/kg 对二甲苯所致小鼠耳廓肿胀有明显抑制作用，抑制率为 63.45%；75、150mg/kg 对冰醋酸所致的小鼠腹腔毛细血管通透性的抑制率分别为 52.00%和 52.94%。高剂量两面针总碱对大鼠溃疡性结肠炎具有治疗作用，其机制可能与减少炎症介质和抗氧自由基有关[3]。

5. 抗肿瘤作用 氯化两面针碱 2.5、5.0、10mg/kg 腹腔注射，1 日 1 次，连续 10 天，对 S_{180} 荷瘤小鼠的抑瘤率分别为 1.95%、27.3%、42.9%，能升高血清 TNF-α、IL-2 的含量。对小鼠肝癌腹水也有效，4mg/kg 对小鼠白血病 P388 和 L1210 的生命延长率分别为 109%和 36%，对 Lewis 肺癌和人体鼻咽癌也有作用。6-甲氧基-5,6-二氢白屈菜红碱对小鼠艾氏腹水癌的抑制率为 145%，并能延长小鼠寿命。6-乙氧基白屈菜红碱对艾氏腹水癌有抗癌作用。白屈菜红碱甲醇提取物在体外对 KB 的细胞毒作用浓度为 4～5μmol/L。氯化两面针碱可以抑制肝癌 $HepG_2$ 的生长，其机制与促进肿瘤细胞凋亡有关[4]。两面针三氯甲烷提取物对人宫颈癌细胞株 HeLa[5]和人胃腺癌细胞 7901[6]有抑制作用。氯化两面针碱可诱导人骨肉瘤 MG-63 细胞凋亡，其诱导凋亡作用与上调 Bax/Bcl-2 比率、激活半胱氨酸天冬氨酸蛋白水酶（caspase）级联反应有关[7]。

6. 抗病原微生物作用 两面针的乙醇提取液体外对溶血性链球菌和金黄色葡萄球菌有较强的抑菌活性。在两面针根和茎的抗菌部位研究中，两面针茎的乙酸乙酯部位抗菌活性最好，对大肠埃希菌、沙门菌、枯草芽孢杆菌、金黄色葡萄球菌和白色念珠菌 5 个菌株均有不同程度的抗菌活性，对大肠埃希菌的最低杀菌浓度（MBC）和最低抑菌浓度（MIC）分别为 93.8 和 46.9μg/ml；对沙门菌的 MBC 和 MIC 分别为 750 和 187.5μg/ml，且杀菌作用迅速。

7. 其他作用 两面针结晶-8 $1\times10^{-6}\sim1\times10^{-4}$g/ml 对乙酰胆碱、普鲁卡因、氯化钡、组胺所致肠肌收缩有明显的松弛作用。两面针经水、乙醇、酸性乙醇分别提取得到 1.1g/ml 的提取物，对全血化学发光有抑制作用，对 O_2^-·有不同程度的清除作用，对由 Fe^{2+}半胱氨酸诱发的肝脂质过氧化有抑制作用。两面针根的提取物 zanthobungeanine 体外活性测试结果表明其具有温和的 NO 释放抑制活性，其 IC_{50} 为 37.26mg/L[8]。两面针提取物 N-4 50mg/kg 腹腔注射可减少小鼠自发活动，40、60mg/kg 腹腔注射，与小剂量的戊巴比妥钠有协同作用。

8. 毒理研究 两面针提取物 N-4 小鼠腹腔注射的 LD_{50} 为 166mg/kg，两面针结晶-8 小鼠腹腔注射的 LD_{50} 为 68.04mg/kg。按临床拟用剂量的 20 及 10 倍一次性给犬灌胃，连续 3 天，观察 7 天，犬较为安静。氯化两面针碱可导致斑马鱼心率值降低，且随着氯化两面针碱浓度的升高其心率值进一步降低，随着给药时间的延长，氯化两面针碱毒性增加[9]。

【参考文献】 [1] 王希斌，刘华钢，杨斌，等．两面针中木脂素化合物结晶-8 的镇痛作用．广西医科大学学报，2010，27(3)：363-365．

[2] 徐露．两面针总碱对大鼠局灶性脑缺血的保护作用．中国中医急症，2011，20(8)：1261-1262．

[3] 徐露，黄彦，董志，等．两面针总碱对溃疡性结肠炎大鼠抗炎作用的实验研究．中国中医急症，2010，19(3)：480．

[4] 刘丽敏，刘华钢．氯化两面针碱对人肝癌 $HepG_2$、裸鼠移植瘤的抑制作用．时珍国医国药，2011，22(1)：1-2．

[5] 王宏虹，刘华钢，黄慧学，等．两面针抗宫颈癌谱-效关系研究．中药药理与临床，2011，27(5)：84-89．

[6] 申庆荣，黄慧学，王宏虹，等．两面针提取物抗胃癌谱-效

关系研究．中国中药杂志，2011，36(19)：2693-2696．

[7] 徐强，李朝旭，叶招明．氯化两面针碱对人骨肉瘤细胞的诱导凋亡作用及其机制．南方医科大学学报，2011，31(2)：361．

[8] 樊洁，李海霞，王炳义，等．两面针中化学成分的分离鉴定及活性测定．沈阳药科大学学报，2013，30(2)：100-105，131．

[9] 黄惠琳，刘华钢，蒙怡，等．氯化两面针碱对斑马鱼胚胎心脏影响的初步研究．广西医学，2011，33(5)：546．

四、破血消癥药

本类药物味多辛苦或咸，其中虫类药居多。药性峻猛，走而不守，故以破血逐瘀、消癥散结为主要作用，主治瘀血停滞较重病证，或经久不愈之顽证，诸如癥瘕积聚、干血经闭等。

临床常用的破血逐瘀药有莪术、三棱、水蛭、虻虫、斑蝥、穿山甲、干漆、急性子、水红花子等。

莪 术
Ezhu

本品为姜科植物蓬莪术 *Curcuma phaeocaulis* Val.、广西莪术 *Curcuma kwangsiensis* S.G. Lee et C.F. Liang 或温郁金 *Curcuma wenyujin* Y.H. Chen et C.Ling 的干燥根茎。后者习称“温莪术”。主产于四川、广西、浙江。冬季茎叶枯萎后采挖，洗净，蒸或煮至透心，晒干或低温干燥后除去须根及杂质。切厚片。以质坚实、香气浓者为佳。

【炮制】 **醋莪术** 取净莪术，加米醋煮至透心，取出，晾至六成干，切厚片。

【性味与归经】 辛、苦，温。归肝、脾经。

【功能与主治】 行气破血，消积止痛。用于癥瘕痞块，瘀血经闭，胸痹心痛，食积胀痛。

【效用分析】 莪术味辛苦性温，入血分，活血力颇强，为破血祛瘀之品；入气分，又能行气止痛。凡癥瘕痞块、瘀血经闭、胸痹心痛等属血瘀气滞之重症者，常选用莪术。

莪术功偏行散气滞且力强，为破气之品，并能消食化积，故常用治食积气滞、脘腹胀痛等证，可奏消食、行气、除胀之功。

【配伍应用】

1. 莪术配大黄 莪术破血行气；大黄活血祛瘀。两药配伍，可增强活血通经之力，有破血通经之功，适用于瘀血停滞，月经不行之证。

2. 莪术配木香 莪术破气滞、消食积；木香行气滞、止疼痛。两药同用，能散脾胃气滞，消宿食积滞，适用于食积气滞之脘腹胀痛。

【鉴别应用】

1. 生莪术与醋莪术 二者为莪术的不同炮制品，功效相同而有偏重。莪术生品，功偏破血、行气，且作用较强，凡属血瘀、气滞诸证，如癥瘕痞块，瘀血经闭，胸痹心痛等皆可选用，但易伤人正气。经醋制后的莪术，主入肝经，功偏破血散瘀止痛，多用于瘀滞所致的疼痛证。

2. 莪术与郁金 二者均有活血祛瘀、行气止痛之功；均治气滞血瘀所致的病证。然莪术辛苦性温，活血、行气力强，为破血、破气之品，故多用于气滞血瘀所致的癥瘕积聚、经闭不行等重证；还能消食除胀，用治食积停滞证。郁金辛苦性寒，功善疏解肝郁，凉血清心，故多用于气滞血瘀、肝郁化火所致的胸胁疼痛，以及血热吐衄、热病神昏等证。

【方剂举隅】

1. 蓬莪术散（《普济方》引《卫生家宝》）

药物组成：莪术、木香。

功能与主治：行气止痛。适用于胃寒冷痛，发即欲死。

2. 莪术丸（《郑氏家传女科万金方》）

药物组成：香附、当归、赤芍、熟地、莪术、延胡索、白术、枳壳、黄芩、青皮、川芎、三棱、砂仁、干漆、红花、甘草。

功能与主治：散血和气。适用于妇人经脉断绝，腹中常有块痛，头晕眼花，饮食少进。

3. 蓬术散（《妇科玉尺》）

药物组成：莪术、干漆、胡桃。

功能与主治：破血行气止痛。适用于妇人血气游走。

【成药例证】 **保妇康栓(泡沫剂)**（《临床用药须知中药成方制剂卷》2020 年版）

药物组成：莪术油、冰片。

功能与主治：行气破瘀，生肌止痛。适用于湿热瘀滞所致的带下病，症见带下量多、色黄，时有阴部瘙痒；霉菌性阴道炎、老年性阴道炎、宫颈糜烂见上述证候者。

【用法与用量】 6～9g。

【注意】

1. 本品为破血之品，月经过多者及孕妇禁用。

2. 本品易伤气耗血，应中病即止，不宜久服。

【本草摘要】

1.《药性论》 “治女子血气心痛，破痃癖冷气。”

2.《日华子本草》 “得酒醋良。治一切气，开胃消食，通月经，消瘀血，止扑损痛，下血及内损恶血等。”

3.《明医指掌》　“止痛消瘀，癥瘕痃癖，通经最宜。”

【化学成分】 主要含挥发油：吉马酮，莪术二酮，莪术醇，莪术螺内酯，温郁金醇，姜烯，龙脑，莪术呋喃酮，松油烯，异龙脑，松油醇，丁香酚等；酚性成分：姜黄素等。

中国药典规定本品含挥发油不得少于1.5%(ml/g)，饮片不得少于1.0%(ml/g)。

【药理毒理】 本品具有抗凝血、改善血液流变性、抗血小板聚集、抗肿瘤、抗纤维化、镇痛等作用。

1. 抗凝血作用　莪术生品、醋炙莪术、醋煮莪术水煎液20g生药/kg灌胃给药，能明显延长正常小鼠的凝血时间，其中以醋炙品作用最为显著。莪术挥发油及三氯甲烷、乙酸乙酯、正丁醇提取物40g生药/kg，莪术水煎液20g生药/kg灌胃给药，能明显延长正常小鼠凝血时间。有效成分莪术二酮灌胃给药，能延长正常小鼠凝血时间及正常大鼠活化部分凝血活酶时间(APTT)和凝血酶时间(TT)[1]。

2. 改善血液流变性作用　莪术水煎液7.5g生药/kg灌胃给药，可降低肾上腺素加寒冷刺激诱导的血瘀证模型大鼠的全血黏度，提高红细胞变形指数；莪术三氯甲烷、乙酸乙酯提取物3.7g生药/kg灌胃给药，可降低肾上腺素加寒冷刺激诱导的血瘀证模型大鼠的全血黏度和血浆黏度。生莪术和醋制莪术水煎液5g生药/kg灌胃给药，可降低肾上腺素加寒冷刺激诱导的血瘀证模型大鼠的全血黏度、血浆比黏度及纤维蛋白原比黏度，醋制莪术作用更强。有效成分莪术醇0.375、0.75、1.5g/kg灌胃给药，能降低氢化可的松加肾上腺素诱导的慢性血瘀证模型大鼠的全血黏度。莪术二酮灌胃给药，可降低肾上腺素加寒冷刺激诱导的血瘀证模型大鼠的全血黏度、血浆黏度及D-二聚体水平[2]。

3. 抗血小板聚集作用　莪术生品、醋炙莪术、醋煮莪术水煎液20g生药/kg灌胃给药，能抑制ADP诱导的正常大鼠血小板聚集，其中醋炙品作用最强；莪术水煎剂、三氯甲烷提取物、乙酸乙酯提取物、正丁醇提取物体外均有减少ADP诱导的家兔血小板聚集率的作用；莪术三氯甲烷提取物、乙酸乙酯提取物、正丁醇提取物体外均可减少胶原诱导的家兔血小板聚集率。莪术二酮体外可减少ADP诱导的家兔血小板聚集率，其最大聚集抑制率为38.49%。

4. 抗肿瘤作用　蓬莪术水煎液5、10、20g生药/kg灌胃给药，能抑制小鼠移植肿瘤宫颈癌U14生长，抑制率达11.8%、39.0%、44.8%；蓬莪术水煎液体外能抑制小鼠白血病P388细胞生长、集落形成。温莪术挥发油25、50、75μg/ml体外能抑制人宫颈癌HeLa细胞的生长。莪术油乳液、莪术超声提取乳液及莪术水提乳液4.0g/kg皮肤给药，均能抑制二甲基苯蒽致小鼠皮肤癌，其抑瘤率分别为32.98%、31.27%及12.96%[3]。莪术油明胶微球10mg/kg经肝动脉灌注对大鼠移植性肝癌的肿瘤生长抑制率为94.5%，平均生命延长率为117.9%。莪术石油醚提取物100、200、300、400、500μg/ml、莪术乙酸乙酯提取物100、200、300、400、500μg/ml及莪术水提物400、500μg/ml对体外培养的人三阴性乳腺癌MDA-MB-231细胞生长均有抑制作用，莪术石油醚提取物抑制作用最强；莪术石油醚提取物和乙酸乙酯提取物均可提高体外生长MDA-MB-231细胞G_1期细胞比率，降低S期和G_2期细胞数[4]。莪术水煎液100mg/ml体外能抑制人肝癌H_{22}细胞、人红白血病K562细胞、小鼠淋巴瘤Yac-1细胞的生长，抑制率分别为33.2%、42.7%、37.0%。蓬莪术挥发油、莪术烯醇、莪术酮及异莪术烯醇体外均能抑制肝癌细胞和子宫内膜癌细胞的生长。莪术醇1、2、5、10、20mg/ml体外均能抑制人肾癌细胞和肺癌细胞的增殖，肾癌细胞生长抑制率达55.36%，肺癌细胞生长抑制率达47.84%[5]。

5. 抗纤维化作用　生莪术、醋莪术水煎液0.95、1.90g/kg灌胃给药，能不同程度降低CCl_4、乙醇复合高脂饲料诱导的肝纤维化模型大鼠的肝脏指数，降低血清ALT、AST、TBiL、HA、LN水平及肝组织Hyp、MDA含量，升高SOD活性，改善肝纤维化程度，醋莪术作用效果优于生莪术[6]。莪术50%甲醇提取物2.15g生药/kg灌胃给药，可降低CCl_4肝纤维化大鼠血浆血管紧张素Ⅱ(ANG Ⅱ)水平，降低肝组织中TGF-β_1和血管紧张素Ⅰ型受体(ATIR)表达水平，减轻肝纤维化。莪术多糖200、400mg/kg灌胃给药，能降低猪血清诱导的肝纤维化模型大鼠血清ALT、AST、ALP水平，减少肝组织中胶原蛋白含量，显著下调肝组织α-平滑肌肌动蛋白(α-SMA)及TGF-β_1的表达水平，缓解肝纤维化病变[7]。

6. 镇痛抗炎作用　生莪术水煎剂、醋制莪术20、30g生药/kg灌胃给药，可减少醋酸刺激引起的小鼠扭体反应次数，提高小鼠痛阈值，其中醋制莪术作用更强。生莪术、醋炙莪术、醋煮莪术20g生药/kg灌胃给药，能减轻二甲苯所致小鼠耳肿胀，其中以醋煮莪术作用最明显，醋煮莪术还能有效抑制由醋酸所致的小鼠毛细血管通透性的增加。

7. 抗病原微生物作用　莪术油40、80、160mg/kg灌胃给药，能降低流感病毒鼠肺适应株(FM_1)和合胞病毒(RSV)引起的小鼠肺炎模型的肺指数，减少动物死亡率。莪术油20、40、80mg/kg灌胃给药，能降低RSV感染小鼠肺指数。莪术油体外对流感病毒A_3、腺病毒7型均有一定的抑制作用，其半数有效浓度分别为0.8μl/ml和0.4μl/ml，其治疗指数分别为15和30。莪术油体外抗流感病毒A/京防/0185株的半数有效浓度(IC_{50})和治疗指数(TI)分别为1.16mg/L、39.72；莪术油体外抗合胞病毒(所用细胞为$HepG_2$)的IC_{50}和TI分别为4.38mg/L、7.59。莪术挥发油体外对白念珠菌、光滑念珠菌、克柔念珠菌、热带念珠菌、近平念珠菌及季也蒙念珠菌等6种临床常见的念珠菌均有不同程度的抑制作用，MIC在189.45～1515.63μg/ml。有效成分莪术醇具有较强的抗真菌活性，体外对石膏样小孢子菌上海株、红色毛癣菌上海株的最低抑菌浓度(MIC)大于50μl/ml，对白色念珠菌武汉株32035、大脑状毛癣菌上海株的MIC为50μl/ml，对上海株(表皮絮状小孢子菌、羊毛状小孢子菌)和武汉株(断发毛癣菌、猴毛癣菌、羊毛状小孢子菌、白色念珠菌38253、红色毛癣菌、近平滑念珠菌、紫色毛癣菌)的MIC均小于0.78μl/ml[8]。

8. 其他作用　莪术水煎剂5g生药/kg灌胃给药，能提高羊红细胞抗体和卵清抗体生成水平。莪术水煎剂30、50g生药/kg灌胃给药，对环磷酰胺引起的骨髓嗜多染红细胞(PCE)微核率(MNR)的聚增以及外周血白细胞值、红细胞值及血红蛋白值的降低有显著的抑制作用或缓解作用。

9. 体内过程　大鼠灌胃莪术95%乙醇提取物0.5g生药/kg，姜黄素的体内过程符合单室模型。大鼠灌胃莪术提取物1.5g/kg，莪术提取物中莪术醇和吉马酮的消除半衰期分别为5.745小时和22.002小时；$AUC_{(0\to t)}$分别为8.814μg/(h·L)和0.739μg/(h·L)，两者的血药浓度-时间曲线符合二室模型[9]。

10. 毒理研究　莪术75%乙醇提取物40g生药/kg灌胃给药，连续7天，小鼠肝脏有散在粟米样白点，肝脏轻度肿大，肾脏明显充血，肾小管上皮细胞明显肿胀。大鼠胚胎器官形成关键期妊娠6～19天分别给正常和肾上腺素加寒冷刺激诱导的血瘀模型孕鼠灌胃莪术水煎液5.6g/kg，正常孕鼠的体重、摄食量、窝均产仔数、活胎体重、胎仔肛殖距等均明显下降，血瘀模型孕鼠及子代各项指标均无明显变化[10]。

附：片姜黄

本品为姜科植物温郁金 *Curcuma wenyujin* Y.H.Chen et C.Ling的干燥根茎。性味辛、苦，温。归脾、肝经。功能破血行气，通经止痛。用于胸胁刺痛，胸痹心痛，痛经经闭，癥瘕，风湿肩臂疼痛，跌扑肿痛。用量3～9g。孕妇慎用。

【参考文献】［1］王秀，夏泉，许杜娟，等．莪术中莪术二酮抗凝血和抗血栓作用的实验研究．中成药，2012，34(3)：550-553.

［2］司力，王秀，陈小欢，等．莪术二酮对大鼠血瘀模型血液流变学指标的影响．安徽医药，2012，16(9)：1229-1231.

［3］钟华，尹蓉莉，谢秀琼，等．不同莪术提取物对小鼠皮肤癌的药效研究．时珍国医国药，2010，21(20)：2566-2567.

［4］李海龙，刘培，高秀飞．中药莪术提取物对人三阴性乳腺癌MDA-MB-231细胞增殖的影响．中华中医药学刊，2014，32(10)：2416-2418.

［5］姜苗，郭晶，陈文强．莪术醇体外抗肿瘤作用的研究．北京中医药，2014，33(8)：623-626.

［6］李金慈，陆兔林，毛春芹，等．莪术醋制前后抗复合因素致大鼠肝纤维化作用的比较研究．中草药，2013，44(19)：2710-2716.

［7］何科，梁韬．莪术多糖对猪血清所致肝纤维化大鼠的保护作用．中药药理与临床，2014，30(1)：64-66.

［8］李业荣，桂蜀华，李翠平，等．莪术挥发油主要成分莪术醇的体外抗真菌活性研究．广州中医药大学学报，2011，28(1)：46-48.

［9］潘瑜，张园，向铮，等．血浆中莪术醇和吉马酮的测定及其大鼠体内的药代动力学研究．中成药，2013，35(2)：252-255.

［10］周丽，邹宇，刘玉章，等．正常和血瘀证大鼠对莪术生殖发育毒性反应的差异．江苏中医药，2013，45(4)：69-71.

三　棱

Sanleng

本品为黑三棱科植物黑三棱 *Sparganium stoloniferum* Buch.-Ham.的干燥块茎。主产于江苏、河南、山东、江西。冬季至次年春采挖，洗净，削去外皮，晒干。切薄片。以色黄白者为佳。

【炮制】 **醋三棱**　取三棱片，加米醋拌润，炒至深黄色。

【性味与归经】 辛、苦，平。归肝、脾经。

【功能与主治】 破血行气，消积止痛。用于癥瘕痞块，痛经，瘀血经闭，胸痹心痛，食积胀痛。

【效用分析】 三棱辛苦性平，入血分能破血祛瘀，入气分能行散气滞，为气血兼治之品，且作用较强。常用于血瘀气滞所致的癥瘕痞块，瘀滞痛经、经闭，以及胸痹心痛等证。

三棱功能行气滞、消食积、除胀痛，亦治食积停滞、气机不畅所致的脘腹胀痛等证。

【配伍应用】

1. 三棱配槟榔　三棱破血行气、消积止痛；槟榔破气除胀、消积导滞。两药合用，具有破气消积、活血祛瘀之功，适用于食积不化、腹胀痞满，以及癥瘕积聚等证。

2. 三棱配红花 三棱功能破血祛瘀、行气除满，为气血兼治之品；红花活血通经、祛瘀止痛，为血分专药。两药合用，既可破血通经，又能行气止痛，适用于血瘀气滞所致的经闭、通经，以及癥瘕积聚等证。

【鉴别应用】

1. 生三棱与醋三棱 二者为三棱的不同炮制品，均有破血行气、消积止痛的功效，均可用于癥瘕痞块、痛经、瘀血经闭、胸痹心痛、食积腹痛。其中，生三棱破气化滞消积的作用较强，常用于食积腹胀。经醋炙后的三棱，入血分能破血祛瘀、软坚，常用于血瘀经闭、癥瘕积聚。

2. 三棱与莪术 二者均有破血行气，消积止痛的功效，均用治血瘀气滞之重症，常相须为用。然三棱偏入血分，以破血祛瘀之功为佳，多用于血瘀气滞所致的经闭、痛经、癥积等证。莪术偏入气分，以破气消积之力为优，多用于食积腹胀、癥积痞块等证。

【方剂举隅】

1. 三棱煎丸（《济生方》）

药物组成：三棱、莪术、芫花、青皮。

功能与主治：活血通经、消癥止痛。适用于瘀阻经闭，癥瘕积聚。

2. 三棱汤（《宣明论方》）

药物组成：三棱、白术、莪术、当归、槟榔、木香。

功能与主治：破血祛瘀、行气消积。适用于气滞血瘀的癥瘕痃癖，坚满痞膈，食积不下，脘腹胀满。

3. 三棱丸（《医宗金鉴》）

药物组成：三棱、陈皮、姜半夏、神曲、黄连、枳壳、丁香。

功能与主治：清胃消积，和中止呕。适用于小儿饮食不节，过食油腻、面食等物，以致壅塞中脘。

【成药例证】

1. 软坚口服液（《临床用药须知中药成方制剂卷》2020年版）

药物组成：白附子（制）、三棱、重楼、半枝莲、山豆根、金银花、板蓝根、山慈菇、延胡索（醋制）、益母草、人参、黄芪。

功能与主治：化瘀软坚，解毒，益气。用于Ⅱ期原发性肝癌瘀毒气虚的患者。对胁肋疼痛、纳呆、腹胀、神疲乏力等症有改善作用，可作为原发性肝癌的辅助治疗药。若配合化疗介入方法，有助于提高疗效。

2. 痛经宝颗粒（《临床用药须知中药成方制剂卷》2020年版）

药物组成：肉桂、三棱、五灵脂、红花、当归、丹参、莪术、延胡索（醋制）、木香。

功能与主治：温经化瘀，理气止痛。用于寒凝气滞血瘀，妇女痛经，少腹冷痛，月经不调，经色黯淡。

【用法与用量】 5～10g。

【注意】

1. "十九畏"中三棱不宜与芒硝、玄明粉同用。

2. 本品为破血之品，有动血堕胎之虞，孕妇禁用。

【本草摘要】

1.《日华子本草》 "治妇人血脉不调，心腹痛。落胎，消恶血。……治气胀，消扑损瘀血，产后腹痛、血运，并宿血不下。"

2.《开宝本草》 "主老癖癥瘕结块。"

3.《本草纲目》 "三棱能破气散结，故能治诸病。其功可近于香附而力峻，故难久服。"

【化学成分】 主要含挥发油：苯乙醇，对二苯酚，3,4-二氢-8-羟基-3-甲基-1*H*-2-苯并吡喃-4-酮，β-榄香烯，2-呋喃醇等；黄酮类成分：山柰酚，5,7,3′,5′-四羟基双氢黄酮醇-3-*O*-β-D-葡萄糖苷；还含脂肪酸及甾醇类等。

【药理毒理】 本品具有抗血栓形成、抗凝血、改善血液流变性、改善微循环、镇痛等作用。

1. 抗血栓形成作用 三棱水煎剂8g/kg灌胃给药，能明显抑制肾上腺素复合寒冷刺激诱导的急性血瘀证模型大鼠体外血栓形成和血小板聚集，减少其血栓长度、湿重、干重、血栓指数及聚集的血小板数[1]。三棱水煎液10g/kg、生三棱、醋炙三棱、醋煮三棱、醋蒸三棱总黄酮各42、44、43、43mg/kg灌胃给药，均具有抑制ADP诱导的大鼠血小板聚集的作用；三棱水煎液20g/kg、生三棱、醋炙三棱、醋煮三棱、醋蒸三棱总黄酮各84、88、86、86mg/kg灌胃给药，均具有抑制胶原蛋白-肾上腺素诱导的小鼠体内血栓形成作用。三棱水煎剂、总黄酮、乙酸乙酯、正丁醇提取物20g/kg灌胃给药，均可抑制胶原蛋白-肾上腺素诱导的小鼠体内血栓形成，其主要表现为增加15分钟内小鼠偏瘫恢复数，提高偏瘫恢复率。生三棱、清蒸三棱、醋炒三棱、醋蒸三棱、麸炒三棱水煎剂1g生药/ml，体外均抑制ADP诱导的家兔血小板聚集，以醋炒三棱抑制作用最强。

2. 抗凝血作用 生三棱、清蒸三棱、醋炒三棱、醋煮三棱、麸炒三棱水煎液25g生药/kg灌胃给药，能延长小鼠出血时间。三棱水煎剂及三棱三氯甲烷、乙酸乙酯、正丁醇提取物20g生药/kg灌胃给药，均有抗凝作用，其中以乙酸乙酯提取物作用最为显著。

3. 改善血液流变性作用　三棱水煎剂 20g 生药/kg 灌服，三棱能降低家兔全血黏度和血沉速率，减少血细胞压积；三棱水煎剂 7.5g 生药/kg 灌胃给药，能降低肾上腺素复合寒冷刺激诱导的血瘀证模型大鼠不同切变率下的全血黏度和平均血小板容积，提高红细胞变形指数。

4. 改善微循环作用　三棱水煎剂 0.8、4g/kg 灌胃给药，可提高内毒素所致大鼠肠系膜微循环血液流速，增加微循环网交点，扩张微血管管径[2]。三棱水煎剂 8g/kg 灌胃给药，能明显改善肾上腺素复合寒冷刺激诱导的急性血瘀证模型大鼠微循环障碍，增加其肠系膜微循环的毛细血管数，毛细血管交叉点的个数，微动脉和静脉的血管直径及血流速度。

5. 镇痛作用　生三棱、醋炙三棱、醋煮三棱、醋蒸三棱水煎剂 20g 生药/kg 灌胃给药，均能减少醋酸引起的小鼠扭体反应次数，提高热刺激引起的小鼠疼痛反应的痛阈值。生三棱、醋炙三棱、醋蒸三棱、醋煮三棱总黄酮各 84、168、88、86、85mg/kg 灌胃给药，均能减少醋酸刺激引起的扭体反应次数，提高热刺激引起的小鼠疼痛反应的痛阈值。三棱水煎剂、三棱三氯甲烷提取物、乙酸乙酯提取物、正丁醇提取物各 20g 生药/kg 灌胃给药，均能减少醋酸刺激引起的小鼠扭体反应次数，提高热刺激引起的小鼠疼痛反应的痛阈值。

6. 抗动脉粥样硬化作用　三棱 10g 生药/kg 灌胃给药，可促进免疫损伤合并高脂饲料喂饲复制家兔实验性动脉粥样硬化模型主动脉 AS 病灶及冠状动脉 AS 病灶消退，并抑制原癌基因 C-myc、C-fos、V-sis 的表达。三棱提取物 10、20μg 生药/ml 体外能抑制兔动脉中膜平滑肌细胞的增殖；10μg/ml 能抑制低密度脂蛋白的氧化修饰。

7. 其他作用　三棱提取液 2.5、5、10、20、40mg 生药/孔体外能诱导 A549 细胞和 MCF-7 细胞的凋亡。

8. 毒理研究　给孕鼠灌胃三棱水煎剂 3.0、9.0、15.0g 生药/kg，妊娠早期小鼠流产率分别为 14.3%、25%、60%，可见随着三棱剂量的增加，小鼠流产率也增加。

【参考文献】［1］李伦，刘琳，李传钰，等. 3 种活血化瘀药对实验性血瘀证模型大鼠作用的比较研究. 中医药学报，2011，39(6)：37-39.

［2］郭宏伟，邓家刚，郑作文，等. 平性药对 LPS 所致瘀热互结证大鼠微循环的影响. 时珍国医国药，2011，22(4)：838-839.

水　蛭

Shuizhi

本品为水蛭科动物蚂蟥 *Whitmania pigra* Whitman、水蛭 *Hirudo nipponica* Whitman 或柳叶蚂蟥 *Whitmania acranulata* Whitman 的干燥体。全国大部分地区均产。夏、秋二季捕捉，用沸水烫死，晒干或低温干燥。切段。以色黑褐者为佳。

【炮制】 **烫水蛭**　取水蛭段，用滑石粉烫至微鼓起。

【性味与归经】　咸、苦，平；有小毒。归肝经。

【功能与主治】　破血通经，逐瘀消癥。用于血瘀经闭，癥瘕痞块，中风偏瘫，跌扑损伤。

【效用分析】　水蛭咸入血，苦泄降，药性平。专入肝经，功能破血通经、逐瘀消癥，力峻效宏，治瘀血停滞所致的经闭，癥瘕痞块，跌打损伤，每恃为要药。

由于水蛭药力峻猛，若遇中风偏瘫属体虚者，宜与补虚扶正药同用。

【配伍应用】

1. 水蛭配桃仁　水蛭功能破血通经；桃仁功能活血祛瘀。两药合用，入血分逐瘀血、通经闭、止疼痛的功效益增，适用于瘀血停滞所致的月经不通，经行腹痛，以及癥瘕积聚等证。

2. 水蛭配乳香　水蛭活血祛瘀力强，能破血逐瘀；乳香活血祛瘀兼行气，能消肿止痛。两药合用，共奏活血消肿止痛之功，适用于跌打损伤的瘀肿作痛。

【鉴别应用】 **生水蛭与烫水蛭**　二者为水蛭的不同炮制品，功效基本相同；均有破血通经，逐瘀消癥之功；均能用于血瘀经闭，癥瘕痞块，中风偏瘫，跌扑损伤。生水蛭破血逐瘀力宏，药性峻猛；烫水蛭变得酥脆，易于粉碎，药性亦较生品缓和。

【方剂举隅】

1. 抵当汤（《金匮要略》）

药物组成：水蛭、虻虫、桃仁、大黄。

功能与主治：活血通经。适用于瘀滞经闭。

2. 接骨如神散（《普济方》）

药物组成：水蛭、没药、乳香、血余。

功能与主治：活血续伤，消肿止痛。适用于跌打损伤、筋伤骨折的瘀肿疼痛。

【成药例证】

1. 脑血康胶囊（片）（《临床用药须知中药成方制剂卷》2020 年版）

药物组成：水蛭。

功能与主治：活血化瘀，破血散结。用于中风瘀血阻络证，症见半身不遂、口眼歪斜、舌强语謇；高血压脑出血后脑血肿、脑血栓见上述证候者。

2. 通心络胶囊（《临床用药须知中药成方制剂卷》2020 年版）

药物组成：人参、水蛭、土鳖虫、赤芍、乳香(制)、降香、全蝎、蜈蚣、檀香、冰片、蝉蜕、酸枣仁(炒)。

功能与主治：益气活血，通络止痛。用于冠心病心绞痛属心气虚乏、血瘀络阻证。症见胸部憋闷、刺痛、绞痛，固定不移，心悸自汗，气短乏力，舌质紫黯或有瘀斑，脉细涩或结代。亦用于气虚血瘀络阻型中风，症见半身不遂或偏身麻木、口舌歪斜、言语不利。

【用法与用量】 1～3g。

【注意】 本品为破血逐瘀之品，月经过多者及孕妇禁用。

【本草摘要】

1.《神农本草经》 “主逐恶血，瘀血，月闭，破血瘕积聚……利水道。”

2.《名医别录》 “堕胎。”

3.《本草衍义》 “治伤折。”

【化学成分】 主要含氨基酸：谷氨酸，天冬氨酸，亮氨酸，赖氨酸，缬氨酸等；溶血甘油磷脂类成分：1-*O*-十六烷基-、1-*O*-十八烷基-、1-*O*-十四烷基-、1-*O*-9-顺-十六烷基-、1-*O*-十六酰-磷酰胆碱，三半乳糖基神经酰胺；还含蛋白质、肝素及抗凝血酶、水蛭素等。

中国药典规定每 1g 含抗凝血酶活性水蛭应不低于 16.0U，蚂蟥、柳叶蚂蟥应不低于 3.0U。

【药理毒理】

本品具有抗凝血、抗血栓形成、改善血液流变性、抗脑出血、调脂等药理作用。

1. 抗凝血作用 水蛭活性物质体外能延长复钙时间及凝血酶原时间，且对凝血酶具有十分显著的抑制作用；水蛭粗粉乙酸乙酯提取物 0.05g/ml 体外能使大鼠的凝血酶原时间(PT)、凝血酶时间(TT)和活化的部分凝血活酶时间(APTT)显著延长，正己烷、水溶液提取物 0.05g/ml 能使大鼠的 PT 显著延长，正丁醇提取物 0.05g/ml 能使大鼠的 APTT 显著延长。水蛭免加热提取物 1.43、2.86、5.72g 生药/kg 灌胃给药，能延长高凝模型小鼠的出血时间(BT)、凝血时间(CT)；能延长高凝模型大鼠的 PT、APTT，抑制凝血因子Ⅱ的活性；能通过抑制大鼠凝血因子Ⅱ、Ⅶ、Ⅹ的活性而抑制内源性和外源性凝血系统功能。水蛭的乙酸乙酯提取物 0.75、1.5、3mg/ml 体外能延长人 PT、APTT、TT 和 FCT。

2. 抗血栓形成作用 水蛭提取液 0.8g/只灌胃给药，能减轻大鼠颈动-静脉血流旁路所致血栓湿重及干重，还可使全血黏度和血浆黏度值及血小板聚集率均降低。水蛭粉混悬液 50mg/只灌胃给药，能降低高脂血症小鼠模型小鼠血清胆固醇、血液黏度；水蛭粉混悬液 0.1g/只灌胃，能抑制大鼠血小板聚集。水蛭配方颗粒 1.0g/kg 灌胃，能显著降低微小血管吻合术后家兔模型低切率全血黏度比及红细胞聚集指数，抑制 ADP 诱导的血小板聚集功能，改善血黏度；还能明显降低 TXB_2 活性，同时提高 6-keto-$PGF_{1\alpha}$活性。水蛭免加热提取物、水蛭煎煮浓缩物 1、2、4g 生药/kg 灌胃，水蛭免加热提取物能减轻大鼠静脉血栓的湿重和干重，延长大鼠颈总动脉血栓形成时间、减轻大鼠血小板血栓的湿重。水蛭注射液 2、4、8mg/kg 腹腔注射给药，能够减少角叉菜胶致小鼠尾部血栓形成长度的百分数；能抑制 ADP 和凝血酶诱导的大鼠血小板聚集，明显延长电刺激大鼠颈动脉闭塞性血栓形成；还可使纤溶酶原激活物抑制物(PAI)明显降低。水蛭提取物 2、4、8g/kg 静脉注射 1 次，能够减轻大鼠体外血栓干、湿重。水蛭提取液 0.5、2、4g/kg 灌胃，对正常和模型大鼠体外血栓形成及血小板聚集功能均有抑制作用。

3. 改善血液流变性作用 水蛭水提、醇提、水煎醇沉液 2g/kg 给正常大鼠灌胃给药 15 天；对正常大鼠的全血黏度、RBC 聚集指数、还原比黏度有明显的降低作用。水蛭生粉、冷水浸渍、热水浸渍、乙醇浸渍 2g 生药/只灌胃给药，均明显降低急性血瘀模型大鼠高、中、低切变率下的全血黏度、血浆黏度及血清黏度。

4. 抗脑出血作用 水蛭粗提液灌胃给药 7 天，可使脑出血模型大鼠 T_3、T_4、GH、PRL 恢复到正常水平，使脑出血模型大鼠神经功能障碍恢复加快，脑组织中 SOD、MDA 异常减轻，改善脑组织病理学异常。水蛭素注入脑出血大鼠经尾状核内，能够降低脑水含量和血脑屏障的通透性，降低水通道蛋白 4(AQP4)mRNA 的表达、蛋白激酶 C 同工酶水平及凋亡细胞的表达，抑制细胞凋亡；显著降低脑含水量及脑细胞水肿程度。水蛭提取液尾静脉注射，能加快急性期脑出血大鼠脑出血后的病理组织修复，促进病灶周围血管内皮细胞、毛细血管和胶质细胞增生；水蛭提取物 2、4g/kg 股静脉注射，可清除脑血栓模型大鼠脑组织的 MDA，减少 SOD 消耗，降低 NO 的毒性，对缺血脑组织有保护作用。水蛭注射液腹腔注射给药，能使犬的颈动脉血流量增加，血管阻力降低；能够明显减少大鼠缺血性脑组织的水含量及脑指数，并能减轻大鼠缺血脑组织的病理学改变；能显著降低脑缺血再灌注损伤大鼠脑组织含水量及 Ca^{2+}含量，降低血清及脑组织中 MDA、NO、TNF-1α、IL-lβ和 ICAM-1 的含量，提高 SOD 的活性。水蛭多肽 5、10mg/kg 尾静脉注射给药 7 天，可改善脑缺血再灌注损伤大鼠神经功能缺损症状，减轻脑梗死体积，改善血脑屏障功能[1]。

5. 调脂作用 水蛭乙醇提取物 3、15、75mg/kg 灌胃给药，能明显降低高脂血症大鼠模型大鼠体内TC、TG、LDL-C、NO浓度，降低血清NOS、iNOS的活性，使cNOS活性升高。水蛭0.57g生药/kg喂饲，能明显降低动脉粥样硬化模型家兔模型家兔血清过氧化脂质（LPO）含量，升高血浆前列腺素（PGI_2）水平，降低血栓素 A_2（TXA_2）水平，并可拮抗内皮素-mRNA（ET-mRNA）在主动脉内膜中内皮细胞（EC）、平滑肌细胞（SMC）、巨噬细胞的过表达。水蛭粉灌胃6周，能显著降低apo$E^{-/-}$敲除小鼠血浆TC及TNF-α水平，减少主动脉粥样硬化斑块面积和斑块中平滑肌细胞比例[2]。水蛭粉喂饲8周，显著降低家兔高血脂模型胸主动脉斑块面积、血清总甘油三酯、LDL、ET-1、TXB_2和CRP含量，提升血清NO、$PGF_{1\alpha}$含量[3]。水蛭0.6、1.2g/kg灌胃8周，可降低高脂血症大鼠TC、LDL-C，升高HDL-C，降低ALT、AST及肝脏指数。降低肝脏组织中酰基辅酶A-胆固醇酰基转移酶-2（ACAT-2），脂肪酸合成酶（Fas）、羧甲戊二酸辅酶A还原酶（HMGCR）表达，减少大鼠肝脏组织中脂质沉积[4]。

6. 抗组织纤维化作用　水蛭粉灌胃，可以降低博莱霉素（BLM_5）诱导的肺纤维化模型小鼠肺指数，减轻肺泡炎及肺纤维化程度，降低肺组织羟脯氨酸（HYP）含量；可以显著改善博来霉素（BLM_5）诱导的大鼠肺纤维化[5]。

7. 抗肾脏损伤作用　水蛭水煎液8.75、17.5g/kg灌胃给药，可明显降低糖尿病肾病大鼠模型大鼠肾脏指数（肾重/体重），降低BUN、CRE及Ccr水平，抑制肾脏肥大，改善肾功能，还可明显降低血浆ET-1水平和肾组织局部ET-1的蛋白表达，使肾损伤程度均明显减轻。水蛭注射液0.9、2.79g/kg腹腔注射，能显著降低糖尿病肾病大鼠的血糖、血肌酐、尿素氮，减少尿蛋白的排泄率，改善肾脏的病理变化。水蛭0.9g/（kg·d）灌胃8周，可降低局灶节段性肾小球硬化模型大鼠24h尿蛋白定量，升高血浆白蛋白，减轻肾脏病理改变，保护肾脏[6]。

8. 抗炎作用　水蛭提取液灌胃，能明显减轻小鼠腹腔毛细血管通透性，对巴豆油诱发的小鼠耳壳炎症和滤纸片法形成的肉芽肿均有明显的抑制作用，对角叉菜胶所致大鼠足跖肿胀均有明显疗效；水蛭乙二醇提取液给予皮肤剥除复合金黄色葡萄球菌感染的小鼠感染面涂抹，8小时后可显著降低感染面的红肿高度、红肿面积[7]。

9. 其他作用　灌胃水蛭粗提物8g/kg，能够显著抑制动脉内膜损伤大鼠动脉损伤后肌性内膜增生。水蛭水煎醇提取液腹腔预防注射，可降低肺缺血/再灌注后细胞凋亡率。水蛭含药血清体外能明显降低经LPS刺激的大鼠肾小球系膜细胞（GMCs）产生纤维连接蛋白（FN）和Ⅳ型胶原（Col-Ⅳ）的含量。水蛭提取液128mg/ml体外能够抑制视网膜色素上皮细胞（RPE）的增殖；水蛭水提醇沉提取液体外抑制牛晶状体上皮细胞生长。水蛭提取液0.5g/只灌胃给药，可诱导荷瘤小鼠（L-1210）肿瘤细胞凋亡，提高荷瘤小鼠的细胞免疫功能，抑制荷瘤小鼠肿瘤的生长，并能显著延长荷瘤小鼠的存活时间。水蛭粉灌胃，可显著抑制Lewis肺癌移植的小鼠肿瘤生长[8]。水蛭提取液能抑制人视网膜母细胞瘤细胞的增殖、侵袭，并诱导细胞凋亡[9]。水蛭提取物体外可增强5-氟尿嘧啶（5-FU）、阿霉素（ADM）对$HepG_2$细胞的增殖抑制作用及诱导细胞凋亡，下调$HepG_2$细胞多药耐药基因（MDR1）和上调Caspase3 mRNA及蛋白表达[10]。

10. 体内过程　采用^{125}I-标记的放射性同位素法（RA法）、三氯醋酸沉淀结合放射性检测法（TCA-RA法）研究重组水蛭素静脉给药在大鼠体内的药动学；大鼠静脉注射0.5、1.0和2.0mg/kg重组水蛭素，以RA法检测，该药的消除半衰期（$t_{1/2ke}$）分别为162.8、147.5和172.8分钟，AUC分别为264.9、429.9和1112.9μg/（min·ml）；以TCA-RA法检测，该药的$t_{1/2ke}$分别为100、101和107分钟，AUC分别为160.7、327.7和551.3μg/（min·ml）。大鼠静脉注射重组水蛭素1.0mg/kg后用RA法和TCA-RA法测定不同组织的药物质量浓度，在各时间点以肾脏含药量显著高于其他组织，肺、胃、脾、心、肝、性腺等组织次之，脑、脂肪最少；用RA法测定不同时间段内尿、粪的放射性总量，在96小时内70.16%放射性从尿中回收，1.35%从粪中回收到，24小时内胆汁排泄量为3.46%，重组水蛭素主要由尿排泄。给大鼠尾静脉注射重组水蛭素，剂量分别为2.0、1.0及0.5mg/kg，三种剂量的重组水蛭素在大鼠体内药动学均符合二室开放模型，三种剂量的重组水蛭素在大鼠体内的动力学参数除AUC外均很接近，$t_{1/2\alpha}$为5～6分钟，说明药物自中央室向外周室分布很快，$t_{1/2\beta}$为45～47分钟，说明重组水蛭素从血浆中消除也较快。

【参考文献】　[1] 林明宝，万丽玲，丁亚思，等. 水蛭多肽对大鼠脑缺血-再灌注损伤的保护作用及其机制. 南昌大学学报（医学版），2015，55（3）：23-26.

[2] 陈国伟，潘阳，商亮，等. 水蛭对载脂蛋白E基因敲除鼠动脉粥样硬化斑块的影响. 武汉大学学报（医学版），2013，34（3）：344-347.

[3] 梁桂文，姜敏辉. 水蛭素对动脉内皮保护作用的实验研究. 天津医药，2012，40（12）：1234-1236.

[4] 吴晶魁，杨乔. 中药水蛭对高脂血症大鼠脂质代谢及肝脏的影响. 中国中药杂志，2018，43（4）：794-799.

[5] 李晓娟，张骞云，蔡志刚，等. 水蛭对肺纤维化大鼠羟脯

氨酸、转化生长因子-β_1及纤溶酶原激活物抑制因子-1 的影响．安徽中医学院学报，2013，32(3)：57-61．

[6] 刘娜，王立范，杨馨，等．水蛭对以血管内皮生长因子为介导的局灶节段性肾小球硬化足细胞损伤的干预作用．黑龙江中医药，2019，48(6)：345-347．

[7] 聂云天，沈雷，何军，等．水蛭提取液对大鼠上皮组织炎症的效果观察．中国卫生产业，2014(9)：24-26．

[8] 田甜，张培彤，于明薇，等．4 种活血化瘀药物对不同阶段 Lewis 肺癌生长和转移影响的实验研究．辽宁中医杂志，2010，37(3)：546-548．

[9] 李园媛，郑燕林，刘晓莉，等．水蛭提取液对人视网膜母细胞瘤细胞的抑制作用．国际眼科杂志，2020，20(10)：1693-1698．

[10] 黄晓蒂，郭永良，黄立中，等．水蛭提取物对人肝癌 $HepG_2$ 细胞化疗药物敏感性的影响及诱导凋亡机制探讨．中华中医药杂志，2015，30(6)：2094-2096．

虻 虫

Mengchong

本品为虻科动物黄绿原虻 *Arylotus bivittateinus* Takahasi、华广原虻 *Tabanus signatipennis* Portsch、指角原虻 *Tabanus yao* Macquart 或三重原虻 *Tabanus trigeminus* Coquillett 的雌性成虫的干燥体。全国大部分地区均产。夏、秋二季捕捉，沸水烫死或用线穿起，干燥。以个大、完整者为佳。

【性味与归经】 苦，微寒；有毒。归肝经。

【功能与主治】 破血消癥，逐瘀通经。用于癥瘕积聚，蓄血，血瘀经闭，跌扑伤痛。

【效用分析】 虻虫味苦泄降，药性寒凉，专入肝经血分，性急破血，药力峻猛，为破血消癥、逐瘀通经之品。善治瘀血阻滞所致的癥瘕积聚、蓄血发狂、瘀滞经闭等证。亦用治跌打损伤之瘀肿疼痛，有活血消肿、疗伤止痛之功。

【配伍应用】

1. 虻虫配土鳖虫 虻虫苦凉有毒，功善逐瘀破血；土鳖虫咸寒小毒，功善破瘀通经。两药合用，更增逐瘀破血之功，以消散癥结，适用于瘀滞癥瘕积聚之证。

2. 虻虫配熟地黄 虻虫药性峻猛，破血通经；熟地黄味甘柔润，补血滋阴。两药配伍，功能逐瘀、补血，既祛邪、扶正，又可防破血之品伤及正气，适用于瘀滞月经不行，或产后瘀滞腹痛等证。

【鉴别应用】 虻虫与水蛭 二者均入肝经血分，为药力峻猛的破血逐瘀药，均治瘀滞所致的癥瘕积聚、经闭等证。然虻虫苦泄性凉，力猛且毒性较强，还治蓄血发狂。水蛭咸苦性平，药力相对和缓，还治中风偏瘫。

【方剂举隅】 地黄通经丸（《鸡峰普济方》）

药物组成：熟地黄、虻虫、水蛭、桃仁。

功能与主治：破血通经，补血滋阴。适用于月经不行，或产后恶露脐腹作痛。

【成药例证】 化癥回生片（《临床用药须知中药成方制剂卷》2020 年版）

药物组成：益母草、桃仁、红花、虻虫、醋三棱、烫水蛭、干漆(煅)、阿魏、醋延胡索、川芎、乳香(醋炙)、没药(醋炙)、五灵脂(醋炙)、蒲黄炭、苏木、降香、大黄、麝香、姜黄、醋香附、炒苦杏仁、紫苏子、盐小茴香、丁香、制吴茱萸、肉桂、高良姜、花椒(炭)、醋艾炭、两头尖、人参、当归、白芍、熟地黄、鳖甲胶。

功能与主治：消癥化瘀。适用于瘀血内阻所致的癥结、妇女干血痨、产后血瘀、少腹疼痛拒按。

【用法与用量】 1.5～3g。

【注意】 本品有毒，且破血通经力猛，故孕妇禁用。

【本草摘要】

1.《神农本草经》 “主逐瘀血，破下血积，坚痞，癥瘕，寒热，通利血脉及九窍。”

2.《名医别录》 “主女子月水不通，积聚，除贼血在胸腹五脏者，及喉痹结塞。”

3.《日华子本草》 “破癥积，消积脓，堕胎。”

【化学成分】 主要含蛋白质、氨基酸、胆固醇及钙、镁、磷、铁等微量元素。

【药理毒理】 本品具有改善血液流变性、抗血小板聚集、抗血栓形成、抗凝血等药理作用。

1. 改善血液流变性作用 虻虫水煎液 560mg/kg 和虻虫粗蛋白液 150mg/kg 灌服给药、虻虫水浸液能显著降低家兔全血黏度、显著抑制家兔血小板黏附性黏度；虻虫粗蛋白液显著降低家兔全血黏度和血小板黏附性。虻虫注射液 1g 生药/kg 耳缘静脉注射可显著降低兔低切速下的全血黏度、降低红细胞压积、改善红细胞变形能力、增加红细胞电泳速度。

2. 抗血小板聚集作用 虻虫 1g/kg 注射液耳缘静脉注射、可显著降低家兔血栓弹力图最大幅度和弹力度、缩短最大凝固时间、降低血小板黏附性和血小板聚集性、降低纤维蛋白原含量。虻虫水浸液 560mg/kg 灌胃给药、能显著减少家兔血浆中纤维蛋白原含量。

3. 抗血栓形成作用 虻虫多糖 20、40、80mg/kg 皮下注射给药，对肾上腺素与胶原混合物造成小鼠体内血栓形成而导致小鼠的死亡与偏瘫有明显的保护作用，即有明显的抗血栓形成的作用；虻虫多糖14、28、56mg/kg能显著抑制大鼠动-静脉旁路血栓的形成。

4. 抗凝血作用　虻虫多糖14、28、56mg/kg皮下注射给药，可显著延长大鼠凝血酶原时间；虻虫多糖20、40、80mg/kg对健康人全血凝块有显著的溶解作用。虻虫纤溶成分(TFC)既具有纤溶酶活性，又具有激活纤溶酶原的活性；既可以降低纤维蛋白，又可以降低纤维蛋白原。

斑　蝥

Banmao

本品为芫青科昆虫南方大斑蝥 *Mylabris phalerata* Pallas或黄黑小斑蝥 *Mylabris cichorii* Linnaeus的干燥体。全国大部分地区均产。夏、秋二季捕捉，闷死或烫死，晒干。以个大、完整、色鲜明者为佳。

【炮制】　**米斑蝥**　取净斑蝥与米拌炒至米呈黄棕色。

【性味与归经】　辛，热；有大毒。归肝、胃、肾经。

【功能与主治】　破血逐瘀，散结消癥，攻毒蚀疮。用于癥瘕，经闭，顽癣，瘰疬，赘疣，痈疽不溃，恶疮死肌。

【效用分析】　斑蝥味辛性热，为大毒之品。内服有破血逐瘀、消癥散结之功，且力峻性猛，常用于经闭、癥瘕积聚等瘀血停滞之重证。

斑蝥外用攻毒蚀疮、消肿散结，可外治顽癣、赘疣、瘰疬、恶疮等证。

【配伍应用】

1. 斑蝥配三棱　斑蝥大毒，破血逐瘀消癥；三棱性平，破血祛瘀行气。两药合用，血行气畅，瘀去癥消，适用于气血停滞所致的癥瘕积聚等证。

2. 斑蝥配大蒜　斑蝥以毒攻毒，蚀疮散结；大蒜辛散温通，解毒消肿。两药伍用，更增攻毒消肿之力，适用于疮痈肿痛，坚硬不溃者。

【鉴别应用】

1. 生斑蝥与米斑蝥　二者为斑蝥的不同炮制品。均能破血逐瘀，散结消癥，攻毒蚀疮；均可用于癥瘕，经闭，以及顽癣，瘰疬等证。然斑蝥生用毒性较大，故多外治用于顽癣、瘰疬等证，具攻毒蚀疮之功。斑蝥米炒后，能降低毒性，矫正气味，多用于内服，以治经闭癥瘕，有破血消癥作用。

2. 斑蝥与虻虫　二者均为虫类药；均为有毒之品；均能破血通经消癥，均治经闭癥瘕。然斑蝥为辛热大毒之品，生品毒性很强，多外治顽癣、瘰疬，且能攻毒蚀疮；米炒后毒减可作内服。虻虫味苦性凉，毒性较之斑蝥为缓，功专破血逐瘀，亦有活血疗伤之功，可治跌打损伤。

【方剂举隅】

1. 行经丹(《普济方》引《仁存方》)

药物组成：斑蝥、杏仁。

功能与主治：破血通经。适用于妇女干血气滞，腰腿脐下痛。

2. 必捷丸(《杨氏家藏方》)

药物组成：斑蝥、薄荷叶。

功能与主治：消肿散结。适用于瘰疬多年不效者。

【成药例证】

1. 复方斑蝥胶囊(《临床用药须知中药成方制剂卷》2020年版)

药物组成：斑蝥、三棱、莪术、人参、黄芪、刺五加、山茱萸、女贞子、半枝莲、熊胆粉、甘草。

功能与主治：破血消癥，攻毒蚀疮。用于瘀毒内结所致的原发性肝癌、肺癌、直肠癌、恶性淋巴瘤、妇科肿瘤。

2. 肝宁片(《临床用药须知中药成方制剂卷》2020年版)

药物组成：紫草、斑蝥、糯米。

功能与主治：清热解毒，化瘀散结。用于热毒瘀滞所致的胁痛，症见胁肋刺痛、赤缕红斑、口苦、尿黄；急慢性肝炎见上述证候者。

3. 艾迪注射液(《临床用药须知中药成方制剂卷》2020年版)

药物组成：斑蝥、人参、黄芪、刺五加。

功能与主治：消瘀散结，益气解毒。用于瘀毒内结、正虚邪实所致的原发性肝癌、肺癌、直肠癌、恶性淋巴瘤、妇科恶性肿瘤。

【用法与用量】　0.03～0.06g，炮制后多入丸散用。外用适量，研末或浸酒醋，或制油膏涂敷患处，不宜大面积用。

【注意】

1. 本品为破血逐瘀之品，力峻性猛，孕妇禁用。

2. 本品有大毒，内服慎用，不宜久服多服，中病即止。

【本草摘要】

1.《神农本草经》　"主寒热，鬼疰，蛊毒，鼠瘘，恶疮疽。蚀死肌，破石癃。"

2.《药性论》　"治瘰疬，通利水道。"

3.《本草纲目》　"治疝瘕，解疔毒、猘犬毒、沙虱毒、蛊毒、轻粉毒。"

【化学成分】 主要含单萜类成分：斑蝥素；还含脂肪、树脂、蚁酸及多种微量元素等。斑蝥素是本品的有效成分，也是毒性成分。

中国药典规定本品含斑蝥素($C_{10}H_{12}O_4$)不得少于0.35%，米斑蝥含斑蝥素($C_{10}H_{12}O_4$)应为0.25%～0.65%。

【药理毒理】 本品具有抗肿瘤等药理作用。

1. 抗肿瘤作用 斑蝥素体外对A549肺癌细胞有抑制作用，能调节Bax、Bcl-2和Survivin等蛋白的表达，出现G_2/M期阻滞，可调节cyclinB1、p21、survivin、ERK1/ERK2、phos-ERK1/phos-ERK2等蛋白表达。斑蝥素体外能抑制BEL-7402肝癌细胞增殖。斑蝥素灌胃，能显著S_{180}荷瘤小鼠抑制肿瘤生长，抑瘤率46.67%[1]。斑蝥素12.5μmol/L体外能够抑制QGY7703肝癌细胞的细胞周期进程基因(如p27、ref-1、DNApolymerase delta、$XRCC_9$等)、能量代谢基因(如malate dehydrogenase、ADP/ATP translocase等)、致瘤活性基因(如c-myctre等)以及肿瘤特异表达基因(如bladder cancer related protein等)表达；促进细胞生长抑制基因(如BCRA 2、BTG_2、dual-specificity protein phosphatase等)以及凋亡相关基因(如ATL-derived PMA-responsive peptide等)的表达。斑蝥素体外能明显抑制卵巢癌HO-8910PM细胞的增殖，诱导细胞凋亡，增加细胞坏死；下调caspase-3、NF-κB、VEGF及Smad3的表达及FAK酪氨酸磷酸化水平，影响细胞体外侵袭转移能力。斑蝥素瘤内注射，能抑制荷瘤鼠胰腺癌移植瘤的生长，降低移植瘤体积增长幅度，减少移植瘤重量。斑蝥素体外对人宫颈癌HeLa细胞的增殖具有抑制作用，细胞周期滞留在G_2期。斑蝥素体外能抑制EJ和T24细胞的增殖，诱导细胞凋亡。斑蝥素体外能抑制舌癌细胞株Tca8113和CAL-2772细胞增殖，呈G_2/M期阻滞，抑制p21和CDK1表达，抑制舌癌细胞的侵袭能力。斑蝥素体外能抑制鸡胚血管生成[2]。

2. 其他作用 斑蝥水煎液灌胃15天，可增加小鼠毛细血管开放数及扩张微血管直径，明显延长凝血时间，并有抗炎、镇痛等作用，斑蝥水煎液还可使雄鼠的睾丸、贮精囊指数显著降低；能显著降低怀孕率，增高畸胎率。斑蝥素体外能抑制成纤维细胞株NIH/3T3的增殖。

3. 体内过程 斑蝥素腹腔注射后在小鼠体内的动态变化符合一级动力学，并可二室开放模型描述。其药动学参数为：A为10.1mg/kg；α为1.56小时；$t_{1/2\alpha}$为0.44小时；B为1.19mg/kg；β为0.123小时；$t_{1/2\beta}$为5.63小时；K_{21}为0.274小时；K_{10}为0.700小时；K_{12}为0.709小时；CL为0.071kg/(kg·h)；AUC为16.15(mg·h)/kg；*V*c为0.102kg/kg；*V*p为0.264kg/kg。

4. 毒理研究 小鼠腹腔注射斑蝥素，其LD_{50}为1.86mg/kg体重。小鼠腹腔注射斑蝥素LD_{50}，血清中谷丙转氨酶(SGPT)和碱性磷酸酶(AKP)的酶活力明显增强，血清总尿素氮(BUN)、肌酐(Crea)含量明显增加。

【参考文献】[1] 廖秀英，陆颂规，封家福．斑蝥素与斑蝥多肽抗肿瘤活性比较．中药材，2013，36(10)：1566-1569.

[2] 杨峰，高启龙，姚亚民，等．19种抗鸡胚尿囊膜血管生成中药成分功效比较研究．中国实验方剂学杂志，2013，19(3)：261-264.

穿山甲

Chuanshanjia

本品为鲮鲤科动物穿山甲 *Manis pentadactyla* Linnaeus的鳞甲。主产于广西、广东、贵州、云南。收集鳞甲，洗净，晒干。以片匀、半透明、不带皮肉者为佳。

【炮制】 **炮山甲** 取净穿山甲，大小分开，用河砂烫至鼓起。用时捣碎。

醋山甲 取净穿山甲，大小分开，用河砂烫至鼓起，醋淬。用时捣碎。

【性味与归经】 咸，微寒。归肝、胃经。

【功能与主治】 活血消癥，通经下乳，消肿排脓，搜风通络。用于经闭癥瘕，乳汁不通，痈肿疮毒，风湿痹痛，中风瘫痪，麻木拘挛。

【效用分析】 穿山甲味咸微寒，归入肝胃二经，性善走窜，能行散瘀滞，通利经水，消癥散结，为治瘀血内阻所致的经闭、癥瘕的常用之品。

中医认为，血乳同源，血行则乳下。穿山甲走窜活血，通经下乳，为气血壅滞、乳汁不下的要药，故《本草纲目》有谚曰："穿山甲、王不留，妇人食了乳长流"之记载。

穿山甲又善活血消肿排脓。治疮疡初起红肿，能消肿止痛；治疮疡脓成未溃，能促溃排脓，故又为疡科要药。

穿山甲既活血祛瘀，又搜风通络。既治风寒湿阻于经脉、气血凝滞之风湿痹痛，又治中风瘫痪、麻木拘挛。

【配伍应用】

1. 穿山甲配柴胡 穿山甲善行瘀滞、活血下乳；柴胡善解肝郁，疏肝行气。两药配伍，功能疏肝行气、下乳除胀，适用于肝郁气滞之乳房胀痛、乳汁不下。

2. 穿山甲配麻黄 穿山甲行散活血、搜风通络；麻黄辛散走表、温散寒凝。两药合用，共达温散寒凝、通络止痛之功，适用于风寒湿痹之关节不利、走注疼痛。

3. 穿山甲配皂角刺 穿山甲活血消肿排脓；皂角刺

消肿托毒排脓。两药配伍，具有活血消肿、攻坚透脓之功，适用于疮痈初起红肿，或疮痈脓成未溃。

【鉴别应用】

1. 穿山甲、炮山甲与醋山甲　三者为穿山甲的不同炮制品。穿山甲质地坚硬，不易煎煮和粉碎，并有腥臭气，故多不直接入药。炮山甲功偏消肿排脓，搜风通络，用于痈肿疮毒，风湿痹痛，中风瘫痪，麻木拘挛。醋山甲除变得酥脆易于粉碎外，其功偏通经下乳，用于经闭癥瘕，乳汁不通。

2. 穿山甲与王不留行　二者均为活血通经下乳之品，均治乳汁不下。穿山甲功善活血消癥、消肿排脓，又为癥瘕、疮疡常用；且性善走窜，搜风通络，常治风湿痹痛。王不留行又兼能利尿通淋，可治热淋、血淋等证。

【方剂举隅】

1. 穿山甲散（《圣惠方》）

药物组成：穿山甲、鳖甲、赤芍、大黄、干漆、桂心、川芎、芫花、当归、麝香。

功能与主治：活血消癥。适用于癥瘕瘀血，心腹作痛。

2. 仙方活命饮（《妇人大全良方》）

药物组成：白芷、贝母、防风、赤芍、当归尾、甘草节、皂角刺、穿山甲、天花粉、乳香、没药、金银花、陈皮。

功能与主治：清热解毒，消肿溃坚，活血止痛。适用于阳证痈疡肿毒初起。红肿焮痛，或身热凛寒，苔薄白或黄，脉数有力。

3. 一醉散（《普济方》）

药物组成：穿山甲、麻黄、高良姜、石膏。

功能与主治：祛风除湿，活血利痹。适用于风湿痹走注，肢节疼痛。

4. 穿山甲散（《普济方》）

药物组成：穿山甲、天花粉、白芷。

功能与主治：活血消肿排脓。适用于痈疽诸痛未溃者。

【成药例证】

1. 一粒珠（《中华人民共和国卫生部药品标准·中药成方制剂》）

药物组成：穿山甲（制）、乳香（醋制）、没药（醋制）、麝香、朱砂、雄黄、冰片、珍珠、牛黄、蟾酥（酒制）。

功能与主治：活血，消肿，解毒。用于痈疽疮疖，乳痈乳岩，红肿疼痛。

2. 黑虎散（《中华人民共和国卫生部药品标准·中药成方制剂》）

药物组成：僵蚕（炭）、丁香（炭）、冰片、全蝎（炭）、麝香、穿山甲（炭）、蜈蚣（炭）、牛黄、蜘蛛（炭）、磁石（炭）。

功能与主治：提脓拔毒，消肿软坚。用于痈疽发背，对口疔疮，无名肿毒，坚硬疼痛。

3. 癃闭通胶囊（《临床用药须知中药成方制剂卷》2020年版）

药物组成：穿山甲（砂烫）、肉桂。

功能与主治：活血软坚，温阳利水。用于血瘀、膀胱气化不利所致的癃闭，症见夜尿频数、排尿不畅、尿细无力、淋漓不尽；前列腺增生症早期见上述证候者。

【用法与用量】　5～10g，一般炮制后用。

【注意】

1. 本品有促溃穿透之性，疮疡溃破者慎用。

2. 本品性善走窜，活血通经，故孕妇慎用。

【本草摘要】

1.《药性论》　“治山瘴疟，恶疮烧敷之。”

2.《本草纲目》　“除痰疟寒热，风痹强直疼痛，通经脉，下乳汁，消痈肿，排脓血，通窍，杀虫。”

3.《本草从新》　“善窜，专能行散，通经络，达病所。”

【化学成分】　主要含氨基酸、角蛋白、挥发油、水溶性生物碱、硬脂酸、胆固醇等。

【药理毒理】　本品具有抗凝血、抗炎、镇痛等药理作用。

1. 抗凝血作用　穿山甲片水煎液300mg/kg腹腔注射1次，能延长大白鼠凝血时间，降低大鼠血液黏度。穿山甲片水液3g/kg灌胃，可延长小白鼠凝血时间，降低小鼠血液黏度。穿山甲液0.5g/ml能显著抑制血小板聚集。水煎液（浓度10%）灌胃小鼠，可明显延长小鼠凝血时间、降低血液黏度[1]。

2. 抗炎作用　穿山甲水煎液3.33g/kg灌胃，连续7天，对大鼠急性炎症模型和慢性炎症模型均有较明显的抗炎作用。穿山甲水煎液3g/kg灌胃，对模型大鼠阑尾脓肿具有消痈排脓的作用。穿山甲片水煎液灌胃小鼠，连续1周，对以巴豆油液涂布鼠耳造成的肿胀重量为指标的耳部炎症模型有明显的抗炎作用[1]。

3. 镇痛作用　穿山甲片水提物灌胃给药连续5天，能提高小鼠热板法的痛阈值，对小鼠醋酸所致的扭体反应有抑制作用[2]。

4. 抗菌作用　体外实验显示，穿山甲0.3g/ml对大肠埃希菌、摩根摩、根氏菌、肺炎克雷伯菌、普通变形杆菌、伤寒沙门菌、丙型副伤寒菌、肠炎沙门菌、金黄色葡萄球菌、福氏志贺氏菌、醋酸钙不动杆菌、铜绿假单胞菌均有杀菌作用。

5. 其他作用 离体实验显示，穿山甲液 6mg/ml 有增强大鼠离体心脏心肌收缩功能、有正性肌力作用。穿山甲 2.5、5、10mg/ml 体外均可抑制人白血病细胞株(HL-60)细胞生长，并诱导其发生凋亡。

【参考文献】[1]杨熙东. 穿山甲的药理作用和临床应用. 中国社区医师，2012，14(26)：194.

[2]吴珊，农彩丽，何显科，等. 穿山甲水提物镇痛作用的实验研究. 广西医学，2012，4(1)：7.

干 漆

Ganqi

本品为漆树科植物漆树 *Toxicodendron vernicifluum*(Stokes)F. A. Barkl. 的树脂经加工后的干燥品。主产于四川、湖北、贵州。一般收集盛漆器具底留下的漆渣，干燥。以块整、色黑、坚硬、漆臭重者为佳。

【炮制】 煅干漆 取净干漆，焖煅制炭。

【性味与归经】 辛，温；有毒。归肝、脾经。

【功能与主治】 破瘀通经，消积杀虫。用于瘀血经闭，癥瘕积聚，虫积腹痛。

【效用分析】 干漆辛散活血，药力颇强，为破血通经之品，多用于瘀血内积、经闭不行，以及癥瘕积聚等瘀血阻滞且难消之证。

干漆性毒而杀虫，又能逐肠胃一切有形积滞，故常用治虫积腹痛，以及小儿疳积等证。

【配伍应用】

1. 干漆配没药 干漆破血逐瘀，通经止痛；没药活血通经，祛瘀止痛。两药合用，更增祛瘀通经止痛之力，适用于产后瘀血阻滞、恶露不尽之腹痛。

2. 干漆配红花 干漆破血通经；红花祛瘀止痛。两药配伍，共达活血通经、祛瘀止痛之效，适用于瘀滞痛经或经闭。

【鉴别应用】

1. 生干漆与煅干漆 二者为干漆的不同炮制品，均有破血通经、杀虫消积之功；均可用于瘀血经闭，癥瘕积聚，虫积腹痛。惟干漆生用有毒，一般不宜内服入药。干漆煅后可降低其毒性和刺激性，有利服用。

2. 干漆与乳香 二者均有活血祛瘀作用。干漆有毒，且活血力强，为破血通经之品，多用于瘀血阻滞难消之证；又能杀虫消积，用治虫积腹痛。乳香功善活血行气，为血中气药，善治气滞血瘀诸证；又能消肿生肌，用治痈肿疮疡。

【方剂举隅】

1. 干漆丸(《普济方》)

药物组成：干漆、陈粳米、陈皮。

功能与主治：杀虫消积。适用于小儿疳积。

2. 干漆汤(《千金方》)

药物组成：干漆、葳蕤、芍药、细辛、甘草、附子、当归、桂心、芒硝、黄芩、大黄、吴茱萸。

功能与主治：活血化瘀，通经止痛。适用于月水不通，小腹坚痛不得近。

【用法与用量】 2～5g。

【注意】

1. 本品有毒，不宜多服久服，宜中病即止。

2. 本品有毒且破血，孕妇禁用。

3. 对漆过敏者禁用。

【本草摘要】

1.《神农本草经》 “主绝伤，补中，续筋骨，填髓脑，安五脏，五缓六急，风寒湿痹。”

2.《药性论》 “能杀三虫，主女子经脉不通。”

3.《本草纲目》 “漆，性毒而杀虫，降而行血，所主诸证虽繁，其功只在二者而已。”

【化学成分】 主要含树脂类成分。

【药理毒理】 本品具有抗心肌缺血等药理作用。

1. 抗心肌缺血作用 干漆浸膏 0.5g/kg 灌胃，能对抗脑垂体后叶素致大鼠急性心肌缺血的影响；对大鼠血小板血栓形成有一定的抑制作用；干漆浸膏灌胃 0.5g/kg，连续 7 天，能明显延长小鼠常压和减压耐缺氧存活时间[1]。

2. 抗凝血作用 干漆提取液(0.2g 生药/ml)显著延长凝血时间[2]。

【参考文献】[1]许芍芳，许静亚，谭宫屏. 干漆治冠心病的实验研究. 中国生漆，2002(1)：4-6.

[2]金莲花. 中药干漆的药理作用及临床应用. 现代医药卫生，2007，23(16)：2467-2468.

急 性 子

Jixingzi

本品为凤仙花科植物凤仙花 *Impatiens balsamina* L. 的干燥成熟种子。全国大部分地区均产。夏、秋二季果实即将成熟时采收，晒干，除去果皮及杂质。以颗粒饱满、色棕褐者为佳。

【性味与归经】 微苦、辛，温；有小毒。归肺、肝经。

【功能与主治】 破血，软坚，消积。用于癥瘕痞块，经闭，噎膈。

【效用分析】 急性子性急速，善行血，为破血祛瘀、消积软坚之品，多用于瘀血停滞所致的癥瘕痞块，以及瘀滞经闭等证。

急性子微苦泄降，能行瘀降气，且能“搜痰”，故可用治痰瘀交阻、胸膈气机不畅之噎膈病证。

【配伍应用】

1. 急性子配泽兰 急性子性急善行，功能破血通经；泽兰平和不峻，功能活血调经。两药配伍，共奏行血散瘀、调经止痛之效，适用于经行腹痛，或瘀滞经闭。

2. 急性子配莪术 急性子功善破血祛瘀、软坚散结；莪术功善破血行气、消积止痛。两药配伍，具有破血行气、软坚消积之功，适用于癥瘕积聚、痞块等证。

3. 急性子配浮海石 急性子破血、软坚；浮海石消痰、软坚。两药配伍，具有破血祛瘀、消痰软坚之功，适用于痰瘀互结、气机不畅的噎膈证。

【鉴别应用】急性子与凤仙花 二者均有活血功效，可治瘀血证。然急性子性急善行，功能行瘀破血，软坚消积，多用于瘀血停滞所致的癥瘕痞块、经闭，以及噎膈等证。凤仙花功能活血通经、祛风通络，多用于经闭痛经、产后腹痛、跌打伤痛，以及风湿痹痛等证；外用解毒杀虫，治鹅掌风、灰指甲。

【方剂举隅】 金箍膏（《疡科选粹》）

药物组成：急性子、大黄、五倍子、皮硝。

功能与主治：消肿止痛。适用于肿毒初起。

【成药例证】 止痛透骨膏（《临床用药须知中药成方制剂卷》2020年版）

药物组成：急性子、白芷、藤黄、威灵仙、川芎、蜂蜜。

功能与主治：祛风散寒，活血行滞，通络止痛。用于风寒瘀阻所致的腰、膝部骨性关节炎，症见关节疼痛、肿胀、功能障碍、舌质黯或有瘀斑。

【用法与用量】 3～5g。

【注意】 本品破血，孕妇慎用。

【本草摘要】

1.《本草纲目》 “治产难，积块，噎膈，下骨鲠，透骨通窍。”

2.《本经逢原》 “软坚，搜顽痰，下死胎。”

3.《本草正义》 “治外疡坚块，酸肿麻木，阴发大症。研末熬膏贴患处，极能软坚消肿。”

【化学成分】 主要含挥发油：十八烷四烯酸等；黄酮类成分：槲皮素，槲皮苷等；香豆素类成分：东莨菪素，东莨菪苷，异秦皮啶等；还含萘醌、甾醇等。

【药理毒理】 本品具有抗氧化、抗炎、镇痛等药理作用。

1. 抗氧化作用 95%醇提急性子脂溶性提取物的乙酸乙酯萃取物，对卵黄脂质过氧化抑制率达到90%以上，对氧自由基抑制率能达到70%，具有良好的抗氧化作用。

2. 抗炎镇痛作用 急性子水提物3、9g/kg灌胃，连续3天，可使冰醋酸致小鼠扭体的次数明显减少。急性子水提物4.2、8.4g/kg灌胃，连续5天，可减轻蛋清致足肿胀大鼠肿胀程度。急性子水提物12g/kg灌胃，连续3天，可延长小鼠疼痛阈值。急性子醇提取物9g/kg灌胃，连续3天，可显著减少小鼠扭体次数，减轻二甲苯致小鼠耳肿胀程度，明显延长30分钟疼痛阈值，8.4g/kg灌胃，连续5天，可减轻蛋清致足肿胀大鼠肿胀程度[1]。

3. 其他作用 急性子乙醇提取液可以改变脱毛小白鼠皮肤角质层的结构，从而达到促进药物的透皮吸收作用。35%乙酸冷浸药液抗皮肤真菌效果显著。

4. 毒理研究 小鼠灌胃急性子油0.04ml/g，24小时内连续2次给药，间隔8小时，观察7天。小鼠灌胃给药后，大量汗出，精神兴奋、狂躁，这可能是由于油中挥发性成分辛、散，容易发汗所致。24小时内连续2次给药，给药初期可见小鼠汗出，躁动不安，饮食减少，第4天起，小鼠状态即有所好转，且日渐恢复。急性子油虽未造成小鼠死亡，但急毒试验中表现出了较大的不良反应，长期用药可能造成伤津及精神异常等不良反应。

【参考文献】 [1] 丁玉峰，胡敦梅，彭金兰，等. 急性子提取物抗炎镇痛作用的实验研究. 医药导报，2015，3：298-301.

水红花子

Shuihonghuazi

本品为蓼科植物红蓼 *Polygonum orientale* L.的干燥成熟果实。全国大部分地区均产。秋季果实成熟时割取果穗，晒干，打下果实，除去杂质。以粒大、饱满、色棕黑者为佳。

【性味与归经】 咸，微寒。归肝、胃经。

【功能与主治】 散血消癥，消积止痛，利水消肿。用于癥瘕痞块，瘿瘤，食积不消，胃脘胀痛，水肿腹水。

【效用分析】 水红花子味咸性微寒，入肝经血分，功能散血消癥，多用治癥瘕痞块、瘿瘤诸证，故古有水红花子为“消血积，化癖散疬之药”之说。

水红花子性微寒入胃，具有消食散积、清热止痛之功，常用于食积不化、积而化热，胃脘胀痛等证。

以水红花子所具有的散血消癥、消积止痛、利水消肿之功，还能用治水肿腹水。

【配伍应用】

1. 水红花子配三棱 水红花子功能散血消癥、消积除痞；三棱功能破血行气、消积止痛。两药合用，共奏活血祛瘀，消积行气之功，适用于癥瘕痞块、瘿瘤诸证。

2. 水红花子配枳壳　水红花子具有清热消积止痛功效；枳实具有行气除痞消积功效。两药合用，能增强消积除痞之功，适用于食积停滞之脘腹胀满。

【鉴别应用】 水红花子与急性子　二者均有活血消癥作用，皆可治癥瘕痞块。水红花子性凉散血，又能消积止痛，还可治食积不化。急性子性温破血，又能软坚消积，还可治噎膈。

【成药例证】 溃疡胶囊（《中华人民共和国卫生部药品标准·中药成方制剂》）

药物组成：瓦楞子、鸡蛋壳、陈皮、枯矾、水红花子、珍珠粉、仙鹤草。

功能与主治：制酸止痛，生肌收敛。用于胃脘疼痛，呕恶泛酸，胃及十二指肠溃疡。

【用法与用量】 15～30g。外用适量，熬膏敷患处。

【本草摘要】

1.《滇南本草》　“破血，治小儿痞块积聚，消年深坚积，疗妇人石瘕症。”

2.《本草汇言》　“消血积，化癖散疠之药也。善消磨，能入血分，逐留滞，去痹气，清血瘴，明目疾。”

【化学成分】 主要含黄酮类成分：花旗松素，槲皮素，花旗松素-3-*O*-β-D-葡萄糖苷，山柰素-3-*O*-α-L-鼠李糖苷等。

中国药典规定本品含花旗松素（$C_{15}H_{12}O_7$）不得少于0.15%。

【药理毒理】 本品具有镇痛、抗氧化等药理作用。

1. 镇痛作用　水红花子水煎液对小鼠热板和醋酸造成锐性和炎性疼痛模型有镇痛作用。

2. 抗菌作用　水红花子水煎剂体外对志贺氏痢疾杆菌及福氏痢疾杆菌均有抑菌作用，抑菌圈直径分别为17mm和13mm。用挖沟法对志贺氏痢疾杆菌和福氏痢疾杆菌的抑制距离分别为16mm和7mm。

3. 抗氧化作用　水红花子醇提物灌胃能降低D-半乳糖所致小鼠衰老模型血清、肝、肾组织中MAD，提高SOD及GSH-Px活力，下降脑组织中LF，具有明显抗氧化作用。

4. 其他作用　水红花子水煎剂连续灌胃1周可明显降低小鼠脾淋巴细胞的转化率，T淋巴细胞的数量，单核-巨噬细胞吞噬活性和IgM抗体生成量，并能明显缓解由DNCB诱导的小鼠迟发型超敏反应[1]。水红花子水煎液灌胃12周，可降低猪血清诱导的免疫肝纤维化大鼠血清LN、PCⅢ、HA、Ⅳ-C含量[2]。10g/kg水红花子煎剂灌胃有利尿作用。

5. 毒理研究　水红花子灌胃的LD_{50}为93.37g/kg±13.9g/kg，毒性甚小。水红花子20g/kg对BCG/LPS致免疫性肝损伤模型小鼠肝脏病理损伤明显，血清ALT、AST均显著升高，肝组织SOD值明显下降，MDA明显升高。水红花子大剂量组2.33g/(kg·d)，中剂量组1.16g/(kg·d)灌胃，连续11天，大剂量组可以使BCG/LPS致免疫性肝损伤小鼠血清ALT、AST均显著升高，小剂量组却可以使血清ALT、AST显著降低，其中AST下降明显，提示对慢性肝炎及肝纤维化的患者使用水红花子进行治疗时应当根据患者情况减量使用，且使用时间不宜过长[3]。

【参考文献】 [1] 王红梅，马素好，张娟. 水红花子对小鼠免疫功能的影响. 河南中医，2010，30(7)：656-658.

[2] 杜宇琼，赵晖，张秋云，等. 水红花子对免疫肝纤维化大鼠肝功能及血清肝纤维化标志物的影响. 中国中医急症，2011，20(9)：1433-1444.

[3] 杜宇琼，赵晖，车念聪，等. 不同剂量水红花子对所致小鼠免疫性肝损伤模型的影响. 吉林中医药，2011，31(1)：78-80.

病证用药

活血化瘀药主要用于瘀血证。瘀血证在临床各科的多种病证中均可见到，其形成原因亦有所不同。根据瘀血证的临床表现，现分述如下。

胸痹　治以活血通脉法。

1. 瘀血闭阻证　多由瘀血内停，心脉不通所致。症见胸部刺痛，固定不移，入夜更甚，舌质紫暗，脉沉且涩。治宜活血通脉，化瘀止痛。常用川芎、丹参、桃仁、红花等活血、止痛药，配伍行气止痛的柴胡、枳壳等，以助血行。代表方剂如血府逐瘀汤（《医林改错》）。

2. 气滞血瘀证　多由气行不畅，瘀血阻滞所致。症见胸闷不适，隐痛阵发，痛无定处。情志不畅可诱发或加重胸痛。或兼有脘腹胀闷，苔薄，脉细弦。治宜活血化瘀、行气止痛。常用川芎、赤芍等活血祛瘀、通脉止痛，配以柴胡、香附等疏利气机，气血并治。代表方剂如柴胡疏肝散（《证治准绳》引《医学统旨》方）加减。

3. 痰浊痹阻证　多由痰浊壅盛，胸阳失展、瘀血阻脉所致。症见胸闷胸痛，或痛引肩背，气短喘促，多形体肥胖，苔腻，脉滑。治宜化痰开结，通阳活血。常用瓜蒌、枳实、半夏、薤白等宣通胸阳、化痰散结之品，并配伍活血化瘀的丹参、川芎、郁金、延胡索等同用，以求证因同治，痰瘀共除。代表方如瓜蒌薤白半夏汤（《金匮要略》）加减。

4. 阴寒凝滞证　多由寒邪入侵、气机不畅、胸阳不运所致。症见胸痛彻背，背有寒冷感，胸闷气短，面色苍白，舌苔白，脉沉细。治宜散寒通阳，开闭止痛。常用瓜蒌、薤白、白酒通阳、散寒，配伍活血化瘀、通脉开闭的红花、桃仁、丹参、乳香，辟秽止痛的苏合香、安息香等同用。代表方如瓜蒌薤白白酒汤（《金匮要略》）、苏合香丸（《和剂局方》）。

5. 气阴两虚证　多由胸痹日久，气阴两虚，血行不畅，脉络不利所致。症见胸闷隐痛，时作时止，心悸气短，倦怠懒言，头晕目眩，遇劳则甚，舌红或有齿印，脉细无力。治宜益气养阴，活血通络。常用人参、麦冬、五味子益气敛阴、生脉。配伍丹参、郁金、桃仁、红花、川芎等活血化瘀以通心脉。代表方如生脉散（《千金方》）加减。

6. 心肾阴虚证　多由胸痹日久，心肾阴虚，瘀滞心脉所致。症见胸闷胸痛，心悸盗汗，心烦不寐，腰膝酸软，耳鸣，头晕，舌红或有瘀斑，脉细数或涩。治宜滋阴益肾，养心安神。常用熟地黄、枸杞子、山茱萸等滋阴补肾；配伍人参、麦冬、酸枣仁养心安神；并根据胸痛症状，配伍丹参、郁金、延胡索等活血通脉之品。代表方如左归饮（《景岳全书》）、天王补心丹（《摄生秘剖》）。

7. 阳气虚衰证　多由胸痹日久，胸阳不运，阳气日衰，气机不畅，瘀血停滞所致。症见胸痛甚剧，心悸冷汗，四肢厥逆，腰酸乏力，面色苍白，唇色青紫，舌淡白或紫暗，脉沉细，或脉微欲绝。治宜温阳益气，活血化瘀。常用附子、人参等益气扶阳，配伍活血止痛、开窍通闭的延胡索、丹参、麝香、冰片等。代表方如参附汤（《妇人良方》）加减。

月经不调　治以调理月经法。

1. 气滞血瘀证　多由情志不畅，肝郁气滞，瘀血停滞所致。症见月经不调，经行迟滞，经前乳胀，经血色黯或有瘀块，少腹胀痛，舌质紫暗或有瘀点，脉弦涩。治宜行气活血、调经止痛。常用川芎、桃仁、红花、赤芍、当归等活血调经，配伍香附、柴胡等疏肝行气之品。代表方如桃红四物汤（《医宗金鉴》）。

2. 肝血不足证　多由失血过多，或生化乏源，以致血海不盈，冲任失养所致。症见经行延后，月经量少色淡，头晕眼花，面色、唇甲苍白，舌淡，脉细。治宜补血养血调经。常用当归、白芍、熟地黄、川芎等补血调经药，适当配伍阿胶、艾叶等补血止血之品。代表方如四物汤（《和剂局方》）。

3. 阴虚血热证　多因阴血不足，虚热内扰所致。症见经行延长，量少色红，面色潮红，手足心热，舌红少津，苔少或无苔，脉细数。治宜滋阴清热、固经止血。常用墨旱莲、女贞子、龟甲、白芍等滋阴养血，配伍黄柏、香附、丹参、郁金、牡丹皮等清热、凉血、调经之品。代表方如二至丸（《证治准绳》）、固经丸《医学入门》）。

4. 下焦虚寒证　多由阳气不足，阴寒内生所致。症见经期延后，月经量少，色淡质稀，小腹隐痛，喜温喜按，腰膝无力，舌淡苔白，脉沉迟。治宜温经散寒调经。常用肉桂、艾叶、干姜、附子等温经散寒，配伍当归、白芍、川芎等养血活血调经。代表方如艾附暖宫丸（《沈氏尊生书》）。

闭经　治以通经调经法。

1. 气滞血瘀证　多由情志不畅，肝失疏泄，气滞血瘀所致。症见月经不行，胸胁、乳房胀痛，精神抑郁，少腹胀痛拒按，舌质紫暗，边有瘀点，脉沉涩或沉弦。治宜行气活血，祛瘀通经。常用川芎、桃仁、红花等活血祛瘀通经药，配伍柴胡、枳壳等疏肝理气之品同用。为增强活血通经之力，可加用丹参、益母草、三棱、土鳖虫等破血通经药。代表方如膈下逐瘀汤（《医林改错》）加减。

2. 痰湿阻滞证　多为素体肥胖，或脾虚生湿聚痰，或痰湿下注，壅滞冲任所致。症见月经延后，渐至停闭，伴形体肥胖，胸闷泛恶，神疲倦怠，或带下量多，苔腻色白，脉滑。治宜燥湿化痰，活血通经。常用苍术、茯苓、陈皮、半夏、天南星、枳壳等燥湿健脾化痰，并配伍川芎、丹参、益母草、泽兰等活血通经之品。代表方如苍附导痰丸（《叶天士女科诊治秘方》）加减。

3. 肝肾不足证　多因先天禀赋不足，肾气未盛，天癸匮乏，精血亏虚所致。症见年逾16岁尚未行经，或月经初潮偏迟，时有停闭，或月经周期延后，渐至经闭；伴头晕耳鸣，腰膝酸软，小便频数，舌淡红，脉沉细。治宜补益肝肾，养血调经。常用熟地黄、肉苁蓉、当归、山茱萸、山药、枸杞子等补益肝肾，并适当配伍活血调经的益母草、鸡血藤、丹参等药。代表方如加味苁蓉菟丝子丸（《中医妇科治疗学》）、六味地黄丸（《小儿药证直诀》）加减。

4. 气血虚弱证　多因脾胃虚弱，或久病大病，以致血虚气弱，冲任失养所致。症见月经周期延迟，量少色淡，渐至经闭不行。伴神疲乏力，面色欠华，头晕眼花，舌淡苔薄，脉细无力。治宜益气养血，活血调经。常用人参、黄芪、当归、熟地黄、白芍等补益气血。并酌情配伍鸡血藤、丹参、泽兰、红花等活血通经。代表方如人参养荣汤（《和剂局方》）加减。

痛经　治以通经止痛法。

1. 气滞血瘀证　多由平素性情抑郁或忿怒伤肝，肝郁气滞，瘀阻子宫所致。症见经前或经期小腹胀痛拒按，经血量少，血色紫暗，下有瘀块。常伴乳房胀痛，胸闷不畅，舌质紫暗有瘀点，脉弦。治宜行气止痛，活血祛瘀。常用香附、枳壳、乌药等以行气散滞止痛，并配伍当归、川芎、赤芍、桃仁、红花、延胡索等活血祛瘀，通经止痛。代表方如膈下逐瘀汤（《医林改错》）加减。

2. 寒湿凝滞证　多因感受寒邪，或过食寒凉生冷，寒客冲任，经血瘀滞不畅所致。症见行经前或经期小腹冷痛，得热痛减，或月经推后，月经量少，经血色暗而有瘀块。伴有肢冷畏寒，面色青白。舌暗苔白，脉沉紧。治宜散寒除湿，通经止痛。常用小茴香、干姜、肉桂等温经散寒；当归、川芎、延胡索、没药、蒲黄、五灵脂等活血通经止痛。适当配伍茯苓、陈皮等健脾除湿。代表方如少腹逐瘀汤（《医林改错》）加减。

3. 阳虚内寒证　多由脾肾阳虚，冲任虚寒，失于温煦所致。症见经期或经后小腹隐痛，喜温喜按，经量少而色暗淡，肢冷畏寒，腰腿酸软，舌淡，苔薄，脉沉细。治宜温经散寒，活血止痛。常用肉桂、艾叶、吴茱萸等暖宫、温经，当归、白芍、熟地、川芎等养血调经。阳虚甚者，可酌情配合鹿角胶、补骨脂、巴戟天等补肾助阳；经行腹痛甚者，可酌加桃仁、红花、牛膝等活血通经药。代表方如艾附暖宫丸（《沈氏尊生书》）加减。

4. 湿热下注证　多因湿热内蕴，流注冲任，气血阻滞所致。症见经行前或经期小腹或胀痛不适，有灼热感。经血量多或经期长，色暗红，质稠或有瘀块；带下量多色黄；舌质红，苔黄腻，脉滑数或弦数。治宜清热除湿，化瘀止痛。常用黄连、牡丹皮等清热除湿，当归、川芎、桃仁、红花、延胡索、莪术、香附等活血止痛。代表方如清热调血方（《古今医鉴》）加减。

5. 肝肾不足证　多由肝肾不足，精亏血少所致。症见经期或经后小腹隐痛，经色暗淡，量少质稀，腰酸耳鸣，头晕眼花，舌淡红，苔薄，脉沉细。治宜益肾、柔肝、止痛。可用山茱萸、巴戟天补肝益肾，白芍、当归、阿胶养血柔肝、调经止痛，配伍山药、甘草调中益脾，以助生化之源。代表方如调肝汤（《傅青主女科》）加减。

6. 气血虚弱证　多由脾胃素弱，化源匮乏，气虚血少所致。症见经期或经后小腹隐痛且喜按；月经量少，色淡质稀；常伴神疲乏力，面色无华，头晕心悸，舌淡，苔薄，脉细无力。治宜益气养血，调经止痛。常用人参、黄芪、当归、白芍、熟地黄、川芎等益气健脾、养血和血之品，并可酌情加用香附、鸡血藤、丹参等行血调经。代表方如圣愈汤（《医宗金鉴》）加减。

头痛　治以止痛法。

1. 风寒头痛证　多由风寒外袭所致。症见头痛起病较急，痛连项背，恶风畏寒，口不渴，苔薄白，脉多浮紧。治宜疏风散寒止痛。可用川芎上行头目、祛风止痛，配伍荆芥、防风、羌活、白芷、细辛等疏风散寒止痛之品。代表方如川芎茶调散（《和剂局方》）加减。

2. 风热头痛证　多由风热外袭所致，症见起病急，头呈胀痛，甚则头痛如裂，发热或恶风，口渴欲饮，面红目赤，便秘溲黄，舌红苔黄，脉浮数。治宜疏风清热止痛。常用川芎、白芷、羌活、藁本等疏风止痛，配伍石膏、菊花疏风泄热。并可酌情加用薄荷、栀子、黄芩等清热之品。代表方如芎芷石膏汤（《医宗金鉴》）加减。

3. 风湿头痛证　多由风湿外感，上犯清窍所致，症见头痛如裹，身重体倦，胸闷纳呆，大便或溏，苔白腻，脉濡。治宜祛风胜湿止痛。常用川芎辛散上行，活血祛风止痛，配伍羌活、独活、防风、蔓荆子、藁本等辛散性温之品，以祛风胜湿。代表方如羌活胜湿汤（《内外伤辨惑论》）加减。

4. 肝火头痛证　多由肝失条达，气郁火旺，上扰清窍所致。症见头痛头胀，或伴眩晕，面红目赤，心烦易怒，口干口苦，便秘，尿赤；舌红苔薄黄，脉弦数。治宜清肝泻火。常用龙胆、黄芩、栀子清热泻肝，配以当归、生地黄活血凉血、清热养阴；车前子、木通、泽泻等清热利尿，使热从下窍而出。代表方如龙胆泻肝汤（《医方集解》）加减。

5. 肝风头痛证　多由阴虚阳亢，升动无制，肝风内动所致。症见头痛伴剧烈眩晕，疼痛有抽掣之感，目闭难睁，痛无定处；舌红，苔黄，脉弦滑或数。治宜平肝息风。常用羚羊角、钩藤平肝阳、清肝热、息肝风，配以桑叶、菊花清肝平肝，白芍、生地黄、甘草酸甘化阴，滋养阴液、柔肝止痛。若阴虚明显者，可酌情配伍龟甲、鳖甲等滋阴潜阳之品。代表方剂如羚羊钩藤汤（《通俗伤寒论》）加减。

6. 痰浊头痛证　多由脾运失常，痰浊内停，蒙蔽清窍所致。症见头痛昏蒙，胸脘满闷，或呕恶痰涎，舌苔白腻，脉滑或弦滑。治宜化痰浊，止头痛。可用半夏、白术、茯苓、陈皮健脾运、消痰浊，天麻平肝祛风、通络止痛。可酌加天南星、白附子等品，以助化痰。代表方如半夏白术天麻汤（《医学心悟》）加减。

7. 瘀血头痛证　多由久病入络或头部外伤，瘀血内停所致。症见头痛经久不愈，痛处固定，痛如锥刺，舌紫苔薄，脉细或细涩。治宜活血化瘀，通络止痛。以桃仁、红花、川芎、当归、赤芍活血和血、通络止痛为主，配伍麝香、生姜、葱白温通脉络。头痛剧烈者，可酌加延胡索、土鳖虫、全蝎等虫类搜剔之品。代表方如通窍活血汤(《医林改错》)加减。

缺乳　治以下乳法。

1. 气血虚弱证　多由素体气血亏虚，或脾胃虚弱，复因分娩失血耗气，以致乳汁化源不足。症见产后乳少，甚或全无，乳汁稀薄，乳房无胀感，面色少华，倦怠乏力，舌淡苔薄，脉细而弱。治宜补益气血，通经下乳。可用人参、黄芪、当归补气养血，配以木通、桔梗通络利气，猪蹄、麦冬滋补阴血。代表方如通乳丹(《傅青主女科》)加减。

2. 肝郁气滞证　多由产后情志抑郁，肝失疏泄所致。症见产后乳少，甚或全无，乳房胀痛。伴胸胁胀闷，情志抑郁，或烦躁易怒，或食欲不振，苔薄黄，脉弦数。治宜疏肝解郁，通络下乳。常用当归、白芍、川芎补血和血，生地黄、天花粉滋补阴液，青皮、柴胡疏肝散结，配以漏芦、穿山甲、王不留行、通草、桔梗等通络下乳。代表方如下乳涌泉散(《清太医院配方》)加减。

恶露不绝　治以活血化瘀法。

多由产后胞脉空虚，寒邪入胞，寒凝血滞，或胞衣残留，瘀血内阻，或情志失调，气滞血瘀所致。症见产后恶露过期不尽，淋漓不爽，量少色紫，或有瘀块，小腹疼痛拒按，舌紫黯或边有紫点，脉沉涩。治宜活血化瘀。常用当归、川芎养血活血、化瘀生新为主，配以桃仁、炮姜温经散寒、破血逐瘀；可酌加红花、丹参、益母草、泽兰、川牛膝、延胡索等，以活血、止痛。代表方如生化汤(《傅青主女科》)加减。

癥瘕积聚　治以破血消癥法。

多由情志郁结，饮食内伤，寒邪侵袭等，以致脏腑失和、气滞血瘀，或痰浊蕴结所致。症见触摸可及包块，或胀或痛。通常癥积是指结块有形，固定不移，痛有定处；瘕聚是指结块时聚时散，痛无定处。癥积瘕聚均可兼见形体消瘦、倦怠乏力，面色欠华，舌青紫暗，脉弦滑。治宜行气活血、破积消癥。常可用干漆、土鳖虫、虻虫、蛴螬、桃仁等功能破血逐瘀、消除癥积、力峻效宏的虫类药物，或与三棱、莪术、阿魏、槟榔等逐瘀、破气药同用，并配伍软坚散结的昆布、牡蛎、鳖甲、海藻等。可酌情加入柴胡、香附、木香等行气消积药。对于正气亏虚者，酌加人参、黄芪、当归等补益气血之品，以扶助正气，消除癥结。代表方如大黄䗪虫丸(《金匮要略》)、膈下逐瘀汤(《医林改错》)、化积丸(《类证治裁》)加减。

跌打伤痛　治以活血疗伤法。

多由跌扑打坠，伤筋及骨，瘀滞局部所致。症见局部皮肤青紫肿痛，或刀伤出血等。治宜活血消肿，疗伤止痛。可用乳香、没药、血竭、红花、麝香等，以活血化瘀、消肿定痛、续折接骨。亦可酌情配伍骨碎补、苏木、土鳖虫等同用，以增活血消肿、疗伤止痛之功。代表方如七厘散(《良方集腋》)、自然铜散(《张氏医通》)加减。

血瘀癫痫　治以通窍活血法。

多因瘀血停滞，清窍受扰所致。症见头痛眩晕，旋即仆地，神志不清，牙关紧闭，两目上视，手足抽搐，口吐涎沫，伴有叫声，少时即苏醒如常，舌紫暗，脉弦滑。治宜逐瘀通窍。常以赤芍、桃仁、川芎、红花、麝香等活血逐瘀药为主，合以老葱、生姜等辛香通窍，酌加郁金、白矾祛痰郁、开心窍。代表方如通窍活血汤(《医林改错》)、白金丸(《医方考》引《普济本事方》)加减。

第十三章 化痰止咳平喘药

【基本概念】 凡以祛痰或消痰为主要作用，治疗痰证的药物，称化痰药；以制止或减轻咳嗽和喘息为主要作用的药物，称止咳平喘药。

痰，常由外感六淫、饮食、七情或劳倦内伤，使肺、脾、肾及三焦功能失常，水液代谢障碍，凝聚而成。既是病理产物，又是致病因素。痰形成后，往往随气机运行，无处不到，为病范围广泛。故元代王珪云："痰为百病之母""百病皆由痰作祟"。肺主气，司呼吸，又为娇脏，不耐寒热燥湿，凡外感六淫，或内伤气火、痰湿等，均可伤及肺，以致宣发肃降失常，肺气上逆或壅塞不畅，则发为咳嗽喘息。肺为气之主，肾为气之根，若肾虚不能摄纳，则气无根，也可见喘息，呼多吸少，气不得续。

【作用特点】 化痰药，大都味苦、辛。苦可清泄、燥湿，辛能散、能行。其中性温而燥者，可温化寒痰，燥化湿痰，分别用于寒痰证，痰白质稀；及湿痰证，痰多色白而黏，苔白腻。亦有性寒凉者，能清化热痰，多用于热痰证，痰多色黄，有腥臭味，苔黄腻；其中兼甘味质润者，能润肺燥，化燥痰，适用于燥痰证，痰少而黏或挟血丝，舌红少津。尚有兼味咸者，"咸能软"，可化痰软坚散结，用于痰核，瘰疬，瘿瘤。

咳喘之证，无论外感内伤、寒热虚实，总因肺失宣降。止咳平喘药，主归肺经，味或苦，或辛，或酸；性或寒、或温。可宣降肺气，以奏止咳平喘之功，兼可润肺燥，化痰湿，清肺热，敛肺气，散肺寒，以适应不同病因、病机所致的咳嗽，气喘。

【适应范围】 化痰止咳平喘药主治各种痰证，如痰阻于肺之咳喘痰多，痰蒙心窍之昏厥、癫痫，痰蒙清阳之眩晕、嗜睡，痰扰心神之失眠、躁动不安，肝风挟痰之中风、惊厥，痰阻经络之肢体麻木、半身不遂、口眼㖞斜，痰火互结之瘰疬、瘿瘤，痰凝肌肉，流注关节之阴疽流注等，以及外感、内伤所致的咳嗽、气喘。

现代医学诊断为急慢性支气管炎、喘息性支气管炎、支气管哮喘、肺源性心脏病、急慢性咽炎、血管神经性头痛、老年性痴呆、脑血管意外、脑血栓、神经衰弱症、淋巴结结核、甲状腺肿大等属于痰浊所致者，可用本类药物治疗。

【药物分类】 化痰止咳平喘药根据药性和功用的不同，可分为温化寒痰药、清化热痰药及止咳平喘药三类。

【配伍规律】 化痰药应用时除分清不同痰证而选用不同的化痰药外，还应根据成痰之因，审因论治。"脾为生痰之源"，脾虚则津液不归正化而聚湿生痰，故常配健脾燥湿药同用，以标本兼顾。又因痰易阻滞气机，"气滞则痰凝，气行则痰消"，故常配理气药同用，以加强化痰之功。此外，痰证表现多样，临床常根据病因、病机、病证不同，分别配伍平肝息风、安神、开窍、温阳、清热、滋阴降火之品。

咳喘之证，病因、病机复杂，有内伤外感之别，寒热虚实之异。临床上应用时应审证求因，随证选用止咳平喘药。又因咳喘每多挟痰，痰多易发咳喘，如刘河间称："治咳嗽者，治痰为先；治痰者，下气为上。"故化痰、止咳、平喘药三者常配伍而用。此外，还需根据病情需要，配伍解表散邪、清热泻火、温肺散寒、补益收敛等药物。

【注意】 凡痰中带血等有出血倾向者，宜慎用温燥之性强烈的刺激性化痰药；麻疹初起有表邪之咳嗽，不宜单投止咳药，尤其是收敛性及温燥之品，当以疏解清宣为主，以免恋邪而致久咳不已或影响麻疹之透发。

【药理作用】化痰止咳平喘药主要具有祛痰、镇咳、平喘等作用。如旋覆花、芥子、白前、半夏、白附子、天南星、紫苏子、百部、紫菀、款冬花、枇杷叶等均有祛痰作用，能增加小鼠呼吸道酚红排泌；旋覆花、芥子、白前、半夏可减少小鼠氨水致咳次数，苦杏仁、百部等的镇咳作用主要在中枢神经系统；旋覆花、芥子、白前、苦杏仁、紫苏子、百部、款冬花、枇杷叶等均有平喘作用。此外，部分药物如旋覆花、芥子、白前、猪牙皂、白附子等有镇痛、抗炎作用，猫爪草、白附子、天南星、半夏、猪牙皂有抗肿瘤作用，尚有部分药物具有抗惊厥、抗溃疡、抗腹泻等作用。

一、温化寒痰药

温化寒痰药，其性多温燥，有温肺祛痰，燥湿化痰之功。温化寒痰药主治寒痰、湿痰证，如咳嗽气喘、痰多色白、苔腻之证，以及由寒痰、湿痰所致的眩晕、中风痰壅、惊厥抽搐、肢体麻木、阴疽流注等。

临床常用的温化寒痰药有半夏、制天南星、制白附子、芥子、猪牙皂、旋覆花、白前、黄荆子、猫爪草等。

半　夏
Banxia

本品为天南星科植物半夏 *Pinellia ternata*(Thunb.) Breit. 的干燥块茎。主产于四川、湖北、河南、安徽、贵州。夏、秋二季采挖，洗净，除去外皮和须根，晒干。以皮净、色白、质坚实、粉性足者为佳。

【炮制】 **清半夏**　取净半夏，大小分开，用8%白矾溶液浸泡至内无干心，口尝微有麻舌感，取出，洗净，切厚片，干燥。

每100kg净半夏，用白矾20kg。

姜半夏　取净半夏，大小分开，用水浸泡至内无干心时，取出；另取生姜切片煎汤，加白矾与半夏共煮透，取出，晾至六成干，切片，干燥。

每100kg净半夏，用生姜25kg，白矾12.5kg。

法半夏　取净半夏，大小分开，用水浸泡至内无干心，取出；另取甘草适量，加水煎煮二次，合并煎液，倒入用适量水制成的石灰液中，搅匀，加上述已浸透的半夏，浸泡，每日搅拌1～2次，并保持浸液pH12以上，至剖面黄色均匀，口尝微有麻舌感时，取出，洗净，阴干或烘干，即得。

每100kg净半夏，用甘草15kg，生石灰10kg。

【性味与归经】 辛，温；有毒。归脾、胃、肺经。

【功能与主治】 燥湿化痰，降逆止呕，消痞散结。用于湿痰寒痰，咳喘痰多，痰饮眩悸，风痰眩晕，痰厥头痛，呕吐反胃，胸脘痞闷，梅核气；外治痈肿痰核。

【效用分析】 半夏性温燥，善燥湿而化痰浊，为燥湿化痰、温化寒痰要药，尤善治脏腑湿痰。入肺经，善燥湿而化痰浊，并有止咳作用，以治湿痰阻肺，肺气壅滞，咳嗽气逆，痰多色白。又可温化寒痰冷饮，以治寒饮咳喘，形寒背冷，痰多清稀，挟有泡沫者。对痰饮内停，上犯清阳，或风痰上扰之眩晕、心悸及痰厥头痛者，均以化痰饮之功奏效。

半夏又入脾胃经，擅燥化中焦痰湿，以助脾胃运化，又能调中和胃，有良好的止呕作用，善治多种呕吐。因其性温燥，长于化痰湿，故尤宜于痰饮或胃寒所致者。

半夏辛散温通，化痰散结，燥湿行滞，化饮消痞，治痰湿互结，气机不畅，脾胃升降失常，心下痞满不痛，或呕吐下利；或痰热互结，气机阻滞，胸脘痞满，按之则痛，每恃为主药。又可用于气滞痰凝之梅核气，咽中哽阻，如有炙脔，吐之不出，吞之不下。

半夏外用散结消肿止痛；有毒之品，又可以毒攻毒，故可用痰滞毒凝所致的瘿瘤痰核、痈疽发背、无名肿毒初起等。

此外，其化痰和胃之功，尚治痰饮内阻，胃气不和，夜卧不安。

【配伍应用】

1. 半夏配制天南星　半夏与制天南星均为辛温燥湿化痰要药。半夏归脾胃肺经，主治寒湿痰浊，且能降逆止呕；制天南星辛开燥烈之性尤过，兼归肝经，善治风痰，又能祛风定惊。二药相配，半夏燥湿运脾，以杜生痰之源；制天南星化痰开滞，以搜经络中风痰，合而散周身痰湿，尤以祛风痰为著，适用于顽痰咳喘，风痰眩晕，中风仆倒，口眼㖞斜，舌强语謇以及癫痫惊风等。

2. 半夏配旋覆花　半夏消痰散结，降逆胃气；旋覆花开结消痰，下气行水，降气止噫。然半夏偏于燥湿化痰，旋覆花侧于宣肺降气行水。二药伍用，祛痰止咳，和胃止呕之效增强，适用于痰饮壅肺之咳喘及寒湿犯胃所致的呕吐噫气。

3. 半夏配天麻　半夏辛温，长于燥湿化痰，为治湿痰要药；天麻甘平，善于平肝息风，为治风要药，前人有“无痰不作眩”之说，故用半夏燥湿化痰以治其本，用天麻息风平肝而治其标。二药配对，标本兼顾，功专化痰息风，适用于风痰上扰之眩晕、头痛。

4. 半夏配黄芩　半夏辛温性燥，入脾胃肺经，功能燥湿化痰，和胃止呕；黄芩苦寒，入肺经，清肺热，燥湿邪。二药合用，脾肺同治，寒温并用，既杜生痰之源，又清贮痰之器，源清流洁，痰化肺清，湿去逆降，适用于痰热壅肺，肺气上逆之咳嗽痰多色黄者；或痰热互结，胸脘痞闷，气逆不降之呕吐。

5. 半夏配生姜　半夏、生姜性味相近，均具降逆、止呕、和胃之功。二药配伍，协同为用，止呕作用明显增强；另半夏为有毒之品，生姜可制半夏之毒，属相畏配对，制其所短，展其所功，更好地发挥和胃降逆作用，适用于水饮停胃而见呕吐清水痰涎，苔白腻等。

6. 半夏配天竺黄　半夏辛开苦泄温燥，燥湿化痰，和胃降逆；天竺黄甘寒，长于清热化痰，清心定惊。二药伍用，化痰之力增强，并有一定的祛风定惊作用，适用于痰湿内停之咳嗽痰多，胸闷胀满；或痰涎壅盛、中风不语，痰热惊搐、癫痫。

7. 半夏配麦冬　半夏辛温燥烈，燥湿化痰；麦冬甘苦微寒，养阴益胃，润肺清心。二药合用，润肺胃而降逆气，清虚热而化痰浊，润而不腻，燥不伤阴，适用于热病伤津、肺胃阴虚及肺痿虚热日久，咳唾气逆，口干舌红，嘈杂欲呕。

8. 半夏配秫米　半夏辛温，燥湿化痰，降逆和胃；秫米甘微寒，健脾益气而安中，且制半夏之辛烈。二药合用，一泻一补，一升一降，具有调和脾胃，舒畅气机的作用，使阴阳通，脾胃和，其人即可入眠，适用于脾胃虚弱，或胃失安和之夜寝不安。

9. 半夏配干姜　半夏辛温而燥，为燥湿化痰，温化寒痰之要药；干姜辛热，有温肺化饮之功。二者合用，既温散肺中寒邪而利肺气之肃降，使水道通调而痰饮可化；又能温脾胃去湿浊而绝生痰之源，适用于寒痰阻肺，咳嗽气喘，咯痰清稀。

【鉴别应用】

1. 清半夏、法半夏、姜半夏、竹沥半夏、半夏曲与生半夏　六者为半夏的不同炮制品，均可化痰，但功效各有特点。其中清半夏辛温燥烈之性较缓，长于燥湿化痰，适用于湿痰咳嗽，胃脘痞满。法半夏温性较弱，功能燥湿化痰，适用于痰多咳嗽，痰饮眩悸，风痰眩晕，痰厥头痛。姜半夏温中化痰，长于降逆止呕，适用于痰饮呕吐，胃脘痞满。竹沥半夏药性变凉，功能清化热痰，适用于胃热呕吐，肺热咳嗽，以及痰热内闭，中风不语等。半夏曲功能燥湿健脾，消食止泻，适用于脾胃虚弱，湿阻食滞，腹痛泄泻，大便不畅，呕恶苔腻。生半夏毒性较大，偏于解毒散结，多外用治痈肿痰核。

2. 半夏与陈皮　二者均为辛温之品，皆能燥湿化痰，常配伍为用，治湿痰、寒痰咳嗽气逆，痰多清稀，胸脘痞满。然半夏属化痰药，温燥之性尤强，燥湿化痰之力更著，又能降逆止呕，消痞散结，用治气逆呕吐，胸脘痞闷，梅核气，瘿瘤痰核等；生品外治痈肿痰核。陈皮属行气药，辛行苦泄，亦可燥湿化痰，但长于理气和中，多用于脾胃气滞，脘腹胀满，食少吐泻等。

3. 半夏与枳实　二者均能化痰、除痞，治结胸。但半夏辛温而燥，长于燥湿化痰，又能降逆止呕，消痞散结，治湿痰、寒痰，以及呕吐呃逆，胸脘痞闷，梅核气，瘰疬痰核等；生用外治痈肿痰核。枳实苦辛善破，既破气滞而化痰湿，又消积导滞，适用于痰滞气阻，胸痹结胸，以及积滞内停，痞满胀痛，泻痢后重，脏器脱垂等。

【方剂举隅】

1. 二陈汤（《和剂局方》）

药物组成：半夏、橘红、白茯苓、炙甘草、生姜、乌梅。

功能与主治：燥湿化痰，理气和中。适用于湿痰证，症见咳嗽痰多，色白易咯，胸膈满闷，恶心呕吐，胸膈痞闷，肢体困重，或头眩心悸，舌苔白滑或腻，脉滑。

2. 小半夏汤（《金匮要略》）

药物组成：半夏、生姜。

功能与主治：化痰散饮，和胃降逆。适用于痰饮呕吐，症见呕吐痰涎，口不渴，或干呕呃逆，谷不得下，小便自利，舌苔白滑。

3. 半夏厚朴汤（《金匮要略》）

药物组成：半夏、厚朴、茯苓、生姜、苏叶。

功能与主治：行气散结，降逆化痰。适用于梅核气，症见咽中如有物阻，咯吐不出，吞咽不下，胸膈满闷，或咳或呕，舌苔白润或白滑，脉弦缓或弦滑。

4. 半夏白术天麻汤（《医学心悟》）

药物组成：半夏、天麻、橘红、茯苓、白术、甘草。

功能与主治：化痰息风，健脾祛湿。适用于风痰上扰证，症见眩晕，头痛，胸膈痞闷，恶心呕吐，舌苔白腻，脉弦滑。

5. 小陷胸汤（《伤寒论》）

药物组成：黄连、半夏、瓜蒌实。

功能与主治：清热化痰，宽胸开结。适用于痰热互结之结胸证，症见心下痞闷，按之则痛，或心胸闷痛，或咳痰黄稠，舌红苔黄腻，脉滑数。

6. 半夏泻心汤（《伤寒论》）

药物组成：半夏、黄芩、人参、炙甘草、黄连、大枣、干姜。

功能与主治：寒热平调，消痞散结。适用于寒热错杂之痞证，症见心下痞，但满而不痛，或呕吐，肠鸣下利，舌苔腻而微黄。

【成药例证】

1. 半夏止咳糖浆（《中华人民共和国卫生部药品标准·中药成方制剂》）

药物组成：半夏、麻黄、苦杏仁、紫菀、款冬花、瓜蒌皮、陈皮、炙甘草。

功能与主治：止咳祛痰。用于风寒咳嗽，痰多气逆。

2. 橘贝半夏颗粒（《临床用药须知中药成方制剂卷》2020年版）

药物组成：橘红、川贝母、枇杷叶、半夏、桔梗、远志、紫菀、款冬花、前胡、苦杏仁霜、麻黄、紫苏子、木香、肉桂、天花粉、甘草。

功能与主治：化痰止咳，宽中下气。用于痰气阻肺所致的咳嗽痰多，胸闷气急。

3. 恒制咳喘胶囊（《临床用药须知中药成方制剂卷》2020年版）

药物组成：法半夏、红花、生姜、白及、佛手、甘草、紫苏叶、薄荷、香橼、陈皮、红参、西洋参、砂仁、沉香、丁香、豆蔻、肉桂、赭石。

功能与主治：益气养阴，温阳化饮，止咳平喘。用于气阴两虚，阳虚痰阻所致的咳嗽痰喘、胸脘满闷、倦怠乏力。

4. 半夏天麻丸（《临床用药须知中药成方制剂卷》2020年版）

药物组成：法半夏、天麻、人参、炙黄芪、白术、苍术、陈皮、茯苓、泽泻、六神曲、麦芽、黄柏。

功能与主治：健脾祛湿，化痰息风。用于脾虚湿盛、痰浊内阻所致的眩晕、头痛、如蒙如裹、胸脘满闷。

5. 胃力片（《临床用药须知中药成方制剂卷》2020年版）

药物组成：半夏、龙胆、木香、大黄、枳实。

功能与主治：行气止痛，通腑导滞，和胃利胆。用于痰食阻滞所致的胃痛，症见胃脘胁肋疼痛、痞满呕吐、食欲不振、大便秘结；急性胃炎、胆囊炎见上述证候者。

【用法与用量】 内服一般炮制后使用，3～9g。外用适量，磨汁涂或研末以酒调敷患处。

【注意】

1. 性温燥，阴虚燥咳、津伤口渴、血证者禁服。
2. 不宜与川乌、制川乌、草乌、制草乌、附子同用。
3. 生品内服宜慎。

【本草摘要】

1.《名医别录》 “消心腹胸膈痰热满结，咳嗽上气，心下急痛坚痞，时气呕逆，消痈肿，堕胎。”

2.《药性论》 “消痰涎，开胃健脾，止呕吐，去胸中痰满，下肺气，主咳。新生者摩涂痈肿不消，能除瘿瘤气。”

3.《本经逢原》 “同苍术、茯苓治湿痰；同瓜蒌、黄芩治热痰；同南星、前胡治风痰；同芥子、姜汁治寒痰。惟燥痰宜瓜蒌、贝母，非半夏所能治也。”

【化学成分】 主要含挥发油：茴香脑，柠檬醛，1-辛烯，β-榄香烯等；还含有机酸等。

中国药典规定本品含白矾的含水硫酸铝钾［$KAl(SO_4)_2 \cdot 12H_2O$］计，姜半夏不得过8.5%，清半夏不得过10.0%。半夏含总酸以琥珀酸（$C_4H_6O_4$）计，不得少于0.25%，清半夏不得少于0.30%。

【药理毒理】 本品具有镇咳、祛痰、止吐、抗肿瘤等药理作用。

1. 镇咳、祛痰作用 半夏煎剂60mg/kg灌胃对电刺激猫喉上神经或胸腔注入碘液引起的咳嗽具有抑制作用。半夏水、醇提液3、6g生药/kg灌胃可使氨水引咳法小鼠咳嗽潜伏期延长，咳嗽次数减少，并呈现时-效关系。半夏醇提液能使氨水引起的小鼠咳嗽次数减少和枸橼酸致豚鼠咳嗽的潜伏期延长，可减少鼻内黏液分泌，半夏10g水煎服，1小时后鼻内黏液分泌可减少一半。半夏醇浸膏0.36、1.8、3.6g生药/kg、总游离有机酸12、60、120mg/kg灌胃，对氨水引咳法小鼠均有镇咳作用，可使小鼠气管酚红排泌增加。姜半夏、姜浸半夏煎剂0.6～1g生药/kg灌胃，对0.1%碘溶液注入猫右胸膜腔引起的咳嗽有镇咳作用，药效维持5小时以上。姜半夏混悬液2.5g生药/kg灌胃3天，可减少氨水引咳小鼠咳嗽次数，延长咳嗽潜伏期。半夏醇提物、水提物、石油醚提取物、乙酸乙酯提取物、正丁醇提取物0.6g/kg分别灌胃给药7天，能增加酚红排泄量，延长小鼠咳嗽潜伏期显著，减少咳嗽次数，其中半夏正丁醇提取物作用最强[1]。

2. 抑制胃肠运动、止呕、抗溃疡、止泻作用 姜半夏混悬液2.5g生药/kg灌胃3天，可抑制正常小鼠胃排空，减缓小肠运动。家鸽口饲姜半夏制剂3g生药/kg，每日2～3次，连服2日，对静脉注射洋地黄酊引起的呕吐有抑制作用。灌胃姜半夏醇提物10g生药/kg一次，可对抗顺铂、阿扑吗啡以及运动致水貂呕吐，拮抗旋转刺激引起的水貂呕吐，减少呕吐次数。姜矾半夏和姜煮半夏表现出良好的胃黏膜保护作用，姜矾半夏和姜煮半夏对大鼠胃液中PEG_2的含量和胃蛋白酶活性无影响，但能抑制小鼠胃肠运动。半夏生品、碱法、酸法炮制品200目粉混悬液100、50g生药/kg每天灌胃一次，连续2天，可减少$CuSO_4$致家鸽呕吐次数。半夏能拮抗皮下注射盐酸去水吗啡犬的呕吐，此作用不受川乌的影响。清半夏混悬液 50、100g 生药/kg 给鸽灌胃，每日 1 次，共 2 次，使硫酸铜 110mg/kg 所致呕吐次数减少。清半夏混悬液 3、6g/kg 灌胃于鸽、犬，对阿扑吗啡、洋地黄、硫酸铜引起的呕吐具有镇吐作用。清半夏水煎醇沉液 5、10、20g 生药/kg 肌注一次，可降低幽门结扎大鼠胃液分泌量、总酸度和游离酸度，抑制幽门结扎大鼠胃蛋白酶活性，减轻幽门结扎灌胃阿司匹林致胃黏膜损伤，并促进黏膜修复。清半夏 75%乙醇提取物 5、15g 生药/kg，能拮抗蓖麻油和番泻叶引起的小鼠腹泻。

3. 抗肿瘤作用　半夏总生物碱体外对慢性髓性白血病细胞（K562）有抑制作用，能损伤悬浮生长的 K562 细胞形态，抑制其增殖。半夏乙醇提取液 150mg 生药/kg 给 S_{180} 荷瘤小鼠连续灌胃 15 天，能抑制小鼠体重增长、增加小鼠生存时间，能减少肿瘤重量，抑制肿瘤生长；8～24μg/ml 能抑制人结肠癌细胞（HT-29）、直肠癌细胞（HRT-18）和肝癌细胞（$HepG_2$）等各癌细胞增殖或有直接杀伤作用；延长肉瘤细胞 S_{180} 腹水模型小鼠的生存时间，抑制瘤体生长。半夏多糖 60、300、600mg/kg 连续灌胃 10 天，对 S_{180}、H_{22}、EAC 荷瘤小鼠均有抑制作用；半夏多糖 15～120mg/L 离体培养的 PC12 细胞有抑制生长及增殖作用，并且随浓度增大抑制作用增强；60mg/L 可抑制离体培养的诱导 SH-SY5Y、PC12 细胞凋亡。半夏蛋白在 0.025～1mg/ml 时对体外培养的 Bcl-7402 细胞均有抑制作用。

4. 解蛇毒作用　半夏乙醇浸膏（25、50、100mg/kg）灌胃给药 7 天，剂量灌胃给药，五步蛇中毒小鼠死亡率均明显下降，半夏乙醇浸膏对五步蛇毒引起的小鼠血浆凝血酶原时间（PT）、凝血酶时间（TT）、活化部分凝血酶时间（APTT）上升和纤维蛋白原（FIB）下降具有显著的抑制作用[2,3]。

5. 其他作用　半夏还有降血脂、抗心律失常、抗血栓、抗炎、镇痛、镇静、促进学习记忆等作用。半夏乙醇浸膏 8、12g 生药/kg 灌胃一次，可增加戊巴比妥钠阈下催眠剂量的入睡动物只数，延长戊巴比妥钠阈上剂量小鼠睡眠时间。半夏水煎剂每天灌胃 1.2ml/200g，可降低实验性高血脂大鼠血清 TG/TC 比，血清 LDL-C 值降低。半夏 53g/kg 灌胃一次可对抗水合氯醛致大鼠心律失常。半夏水煎剂每天灌胃 1ml，可降低全血黏度，抑制红细胞聚集。半夏水提液 10g/kg，连续灌胃给药 12 周，降低高脂血症大鼠血清总胆固醇（TC）、低密度脂蛋白胆固醇（LDL-C）水平[4]。半夏总生物碱（0.25、0.5、1mg/kg）灌胃给药 8 周能缩短帕金森病模型大鼠水迷宫试验逃避潜伏期，改善 PD 大鼠学习记忆功能，增加大脑皮质和血清的 SOD、GSH 含量，抑制了 MDA 和 H_2O_2 的产生，增强抗氧化能力[5,6]。清半夏 75%乙醇提取物灌服能延长大鼠实验性体内血栓形成时间，并具有延长凝血时间的倾向。清半夏能延迟以 ADP、胶原诱导的血小板聚集。清半夏 5、15g 生药/kg 连续灌胃 3 天能抑制小鼠腹腔毛细血管通透性亢进及角叉莱胶致小鼠足跖肿胀。清半夏 75%乙醇提取物灌胃能延长小鼠对热痛刺激甩尾反应的潜伏期，减少由醋酸引起的小鼠扭体反应次数。

6. 毒理研究　生半夏对局部黏膜有刺激性。生半夏 2g 生药/kg 腹腔注射一次可致小鼠扭体反应，混悬液滴眼一次可使正常家兔眼结膜发生炎性反应。生半夏混悬液 0.25g/kg 家兔连续灌胃 40 日，一般情况良好，体重增加，0.50g/kg 则引起腹泻，半数兔死亡。生半夏混悬液 2.25、4.5、9g 生药/kg 连续灌胃 21 日，能抑制小鼠体重增长，各组均有死亡；小鼠腹腔注射半夏浸膏的 LD_{50} 为 131.42g 生药/kg，灌胃的 LD_{50} 为（42.7±1.27）g 生药/kg。生半夏有抗着床、致畸胎和致突变毒副作用。半夏蛋白直接注入子宫角能产生抗兔胚泡着床作用，注射 500μg，抗着床率达 100%。生半夏水煎液 10g 生药/kg 从小鼠受孕第 7 日起连续腹腔注射 10 日有致畸作用。炮制可以降低半夏的毒性。久加热或与白矾共煮能降低其毒性，此外用生姜炮制可以减低半夏对人造成的刺激性，但其毒性成分不能单纯被白矾或姜汁破坏。生半夏混悬剂毒性最大，漂、姜浸及蒸制品毒性依次降低，矾浸及煎剂毒性最小。临床应用半夏，多经生姜或明矾炮制。腹腔注射 2g 生药/kg 姜半夏混悬液对小鼠腹腔有轻微刺激性。姜半夏水煎液 10g 生药/kg，从小鼠受孕第 7 日起腹腔注射，连续 10 日，均有致畸作用，与阳性对照组丝裂霉素相近，尤以生半夏为严重。姜半夏 30g 生药/kg 给妊娠 12～14 天的孕鼠灌服，可使 SCE 频率轻微升高。0.1g/ml 的粉末混悬液致家兔眼结膜产生严重的炎性肿胀，腹腔注射 0.8ml 可使小鼠腹腔渗出液增加，渗出液中炎症介质 PGE_2 含有量显著升高，半夏的毒性表现为接触性刺激导致的严重炎症，半夏醇制能够达到降低半夏刺激性毒性的作用[7,8]。清半夏 80g 生药/kg 灌胃观察一周，对小鼠体重无影响，未见毒性反应。清半夏 10%的混悬液，每只兔眼给药 2 滴，使正常家兔眼结膜有水肿，刺激性较轻。姜半夏和清半夏提取物的 LD_{50} 均大于 21.50g/kg[9]。半夏具有一定的肝肾毒性，生半夏（2. 275 g /kg）连续给药 14 天，小鼠体质量增重显著降低，导致小鼠多数肾小管上皮细胞水肿变性，肾脏毒性明显[10]。

【参考文献】［1］柯昌毅．半夏 5 种不同溶剂提取物对小鼠祛痰镇咳作用的研究. 中国药房，2012，23(39)：3652-3654.

[2] 田莎莎，李伟平，沈嫣婧，等. 半夏、天南星和滴水珠抗五步蛇毒中毒作用的研究. 中药药理与临床，2013，29(3)：136-138.

[3] 施燕娜，李伟平，陶陶，等. 半夏和滴水珠抗五步蛇毒中毒作用的实验研究. 蛇志，2012，24(3)：233-236.

[4] 杨广，江巍，张敏州，等. 化痰中药半夏及山慈菇抗动脉粥样硬化的作用机制研究. 中药新药与临床药理，2013，24(3)：230-233.

[5] 段凯，唐瑛. 半夏总生物碱对帕金森病大鼠的学习记忆及氧化应激反应的影响. 中国实验动物学报，2012，20(2)：49-53.

[6] 周芳，刁波，段凯，等. 半夏总生物碱对帕金森病大鼠学习记忆功能的影响及其机制的初步探讨. 中国临床神经外科杂志，2011，16(7)：413-416.

[7] 陶文婷，郁红礼，吴皓，等. 半夏、醇制半夏和清半夏的刺激性毒性及液相指纹图谱研究. 中成药，2012，34(5)：899-904.

[8] 史闰均，吴皓，郁红礼，等. 生姜解半夏毒的研究——生姜汁对半夏毒针晶所致炎性反应的影响. 中药药理与临床，2010，26(4)：42-44.

[9] 陈小青，虞维娜，马中春. 泽泻、葛根等6种中药提取物的急性毒性效应观察. 浙江中医杂志，2011，46(11)：848-849.

[10] 徐建亚，张衍，谢辉辉，等. 生半夏及干姜人参半夏丸对小鼠生殖相关毒性的影响. 中华中医药杂志，2017，32(7)：3154-3157.

制天南星

Zhitiannanxing

本品为天南星科植物天南星 *Arisaema erubescens* (Wall.) Schott、异叶天南星 *Arisaema heterophyllum* Bl.或东北天南星 *Arisaema amurense* Maxim.的干燥块茎经炮制加工制成。应由具备资质的饮片企业生产。

【炮制】 其制法为取净天南星，按大小分开，用水浸泡，每日换水2～3次，如起白沫时，换水后加白矾(每100kg天南星，加白矾2kg)，泡一日后，再进行换水，至切开口尝微有麻舌感时，取出。将生姜片、白矾各12.5kg置锅内加适量水煮沸后，倒入天南星共煮无干心，取出，除去姜片，晾至四至六成干，切薄片，干燥。以淡黄褐色、半透明、质坚脆者为佳。

【性味与归经】 苦、辛，温。有毒。归肺、肝、脾经。

【功能与主治】 燥湿化痰，祛风止痉，散结消肿。用于顽痰咳嗽，风痰眩晕，中风痰壅，口眼㖞斜，半身不遂，癫痫，惊风，破伤风；外用治痈肿，蛇虫咬伤。

【效用分析】 制天南星苦温，辛烈，温燥之性强，入肺、脾经，能燥湿化痰，利膈通经，“治痰功同半夏”，而甚烈于半夏，善治老痰、顽痰。痰湿壅滞，胶结胸膈而致咳嗽痰白胶黏，胸膈胀闷不爽者，每多用之。如属痰热结甚，亦可借其燥散之性，与寒凉药配伍，共奏清化热痰之功。

制天南星苦泄辛散温行，主入肝经，通行经络，既可化湿痰，更善祛风痰，有化痰祛风，定惊止痉之功，适用于风痰上扰，头痛眩晕；中风痰壅，四肢抽搐，癫痫，以及风痰留滞经络所致的手足顽麻，半身不遂，口眼㖞斜及破伤风，角弓反张属痰涎壅盛者。

此外，本品外用能散结消肿，可用于痈疮肿毒及毒蛇咬伤。

【配伍应用】

1. 制天南星配石菖蒲 制天南星苦温燥烈，化痰力强，主入肝经，善祛经络风痰而解痉；石菖蒲善化痰开窍。两药配伍合用，共奏化痰息风、开窍醒神之功，用于风痰上壅，昏仆，失语，痰阻喉间。

2. 制天南星配枳实 制天南星苦辛温燥，有较强的燥湿化痰之功；枳实辛行苦降，尤善行气化痰。两药伍用，可增强化痰消痞作用，适用于湿痰阻肺，胸膈胀闷。

3. 制天南星配天麻 制天南星辛温苦燥，归肝经，走经络，善祛风痰而止痉厥；天麻甘平入肝经，功能息风止痉。两药伍用，既可祛经络之风痰，又善息肝风而止痉，适用于风痰眩晕。

4. 制天南星配制白附子 制天南星辛温苦燥，归肝经，走经络，善祛风痰而止痉厥；制白附子燥烈之性甚于制天南星，亦善祛风痰而解痉止痛。两药相配，相须为用，可增强祛风解痉之功，多用于肝风夹痰，头痛眩晕，四肢抽搐；风痰手足顽麻，半身不遂，口眼㖞斜，及破伤风、角弓反张。

5. 制天南星配全蝎、蜈蚣 制天南星祛风解痉，化痰解毒；全蝎、蜈蚣息风解痉，通络散结。合用有涤痰息风、通络止痉之效，用治癫痫、惊风，痰涎壅盛，口噤抽搐，或破伤风四肢拘急，角弓反张者。

【鉴别应用】 制天南星与半夏 二者都辛温有毒，均为燥湿化痰、温化寒痰之要药，善治湿痰、寒痰；外用均能消肿止痛，治疗痈疽肿痛及蛇虫咬伤。然制天南星则主归肝经，善走经络，偏于祛风痰而解痉，主治风痰头痛、中风、癫痫、破伤风。半夏主入脾、肺，重在治脏腑湿痰，且能止呕，治疗各种呕吐；又消痞散结，治心下痞，结胸，梅核气等。故《本经逢原》称：“南星、半夏皆治痰药也。然南星专走经络，故中风麻痹以之向导，半夏专走肠胃，故呕逆泄泻以之为向导。”

【方剂举隅】

1. 导痰汤(《传信适用方》引皇甫坦方)

药物组成：半夏、天南星、枳实、橘红、赤茯苓。

功能与主治：燥湿祛痰，行气开郁。适用于痰厥证，症见头目眩晕；或痰饮壅盛，胸膈痞塞，胁肋胀满，头痛呕逆，喘急痰嗽，涕唾稠黏，舌苔厚腻，脉滑。

2. 涤痰汤(《奇效良方》)

药物组成：南星、半夏、枳实、茯苓、橘红、石菖蒲、人参、竹茹、甘草。

功能与主治：涤痰开窍。适用于中风痰迷心窍证，症见舌强不能言，喉中痰鸣，辘辘有声，舌苔白腻，脉沉滑或沉缓。

3. 玉真散(《外科正宗》)

药物组成：天南星、防风、白芷、天麻、羌活、白附子。

功能与主治：祛风化痰，定搐止痉。适用于破伤风，症见牙关紧闭，口撮唇紧，身体强直，角弓反张，甚则咬牙缩舌，脉弦紧。

4. 青州白丸子(《和剂局方》)

药物组成：半夏、川乌头、天南星、白附子。

功能与主治：祛风痰，通经络。适用于风痰阻络，手足麻木，半身不遂，口眼㖞斜；小儿惊风；头风头痛。

5. 天南星丸(《圣济总录》)

药物组成：天南星、半夏、天麻、石膏、白附子、滑石。

功能与主治：祛痰降火。适用于头风头痛，痰逆烦满，筋脉拘急，手足麻痹属痰火上扰者。

【成药例证】

1. 治伤散(《中华人民共和国卫生部药品标准·中药成方制剂》)

药物组成：生关白附、防风、羌活、天南星、白及。

功能与主治：祛风散结，消肿止痛。用于跌打损伤所致之外伤红肿，内伤胁痛等。

2. 蛇胆南星片(《中华人民共和国卫生部药品标准·中药成方制剂》)

药物组成：蛇胆汁、天南星。

功能与主治：祛风化痰。用于风痰嗽喘，风寒呕吐，痰多惊搐。

3. 医痫丸(《临床用药须知中药成方制剂卷》2020年版)

药物组成：生白附子、天南星、半夏、白矾、猪牙皂、乌梢蛇、僵蚕、蜈蚣、全蝎、雄黄、朱砂。

功能与主治：祛风化痰，定痫止搐。用于痰阻脑络所致的癫痫，症见抽搐昏迷、双目上吊、口吐涎沫。

4. 牛黄化毒片(《中华人民共和国卫生部药品标准·中药成方制剂》)

药物组成：制天南星、连翘、金银花、白芷、甘草、乳香、没药、牛黄。

功能与主治：解毒消肿，散结止痛。用于疮疡、乳痈、红肿疼痛。

5. 活络镇痛片(《中华人民共和国卫生部药品标准·中药成方制剂》)

药物组成：天南星、红花、防风、白芷、当归。

功能与主治：舒筋活血，消瘀止痛。用于闪腰岔气，瘀血作痛，筋骨疼痛，腰痛，腿痛。

【用法与用量】 3～9g。

【注意】

1. 孕妇慎用。

2. 阴虚燥咳者禁服。

【本草摘要】

1.《神农本草经》 “主心痛，寒热结气，积聚伏梁，伤筋，痿，拘缓。利水道。”

2.《开宝本草》 “主中风，除痰，麻痹，下气，破坚积，消痈肿，利胸膈，散血坠胎。”

3.《本草纲目》 “乃手、足太阴脾、肺之药。味辛而麻，故能治风散血；气温而燥，故能胜湿除涎，性紧而毒，故能攻积拔肿，而治口歪舌糜。”

【化学成分】 主要含黄酮类成分：夏佛托苷，异夏佛托苷，芹菜素-6-*C*-阿拉伯糖-8-*C*-半乳糖苷，芹菜素-6-*C*-半乳糖-8-*C*-阿拉伯糖苷，芹菜素-6,8-二-*C*-吡喃葡萄糖苷，芹菜素-6,8-二-*C*-半乳糖苷等；还含没食子酸，没食子酸乙酯及氨基酸和微量元素。

中国药典规定本品含白矾以含水硫酸铝钾[$KAl(SO_4)_2 \cdot 12H_2O$]计，不得过12.0%。总黄酮以芹菜素($C_{15}H_{10}O_5$)计，不得少于0.050%。

【药理毒理】 本品有镇静止痛、镇咳祛痰、抗肿瘤、抗凝血、抗黑色素等药理作用。

1. 镇痛作用 小鼠每日一次，连续灌胃给药5天，制天南星或生天南星(均为4.0 g/kg)，末次给药后60分钟腹腔注射0.6% 醋酸0.1ml/10g，15分钟内小鼠扭体反应次数明显减少，说明生天南星和制天南星能减少由醋酸引起的小鼠疼痛[1]。

2. 抗惊厥作用 生天南星和制天南星(4.0 g/kg)口服给药，1次/天，连续5天，末次给药1小时后，将小鼠放入自主活动仪中，进行小鼠自发活动实验；同样给药方法，末次给药1小时后，小鼠腹腔注射3% 尼可刹米溶液 0.2ml/10g，进行小鼠惊厥实验。结果显示，生天南星和制天南星能明显减少小鼠自发活动次数，且均能延长小鼠惊厥潜伏期，其中生天南星还能延长从惊厥到小鼠死亡的时间[1]。

3. 镇咳祛痰作用　每日 1 次，连续 5 天灌胃制天南星(4.0 g/kg)，末次给药 1 小时后，将小鼠放进充满气化氨水的罩中，15 秒后取出小鼠，制天南星能延长小鼠咳嗽潜伏期以及能显著减少 3 分钟内小鼠咳嗽次数[2]。每日 1 次，连续 5 天灌胃制天南星或生天南星(均为 4.0 g/kg)，末次给药后 30 分钟后，腹腔注射 0.5%酚红生理盐水，30 分钟后处死小鼠，获得呼吸道灌洗液，生天南星和制天南星都能增加小鼠气管酚红排泌量，生天南星作用更为明显[1]。

4. 抗肿瘤作用

(1) 呼吸系统　制天南星样品配置为 50mg/ml 的母液，无菌膜过滤，浓度超过 50μg/ml 的时候开始抑制 A549 肺癌细胞生长，IC_{50}=1.126mg/ml[2]。制天南星多糖对人肺癌 A549 细胞系的抑制率 IC_{50} 为 8.625mg/ml[3]，天南星总黄酮能以浓度和时间依赖的方式抑制体外培养肺癌 A549 细胞的增殖[4]。将东北天南星提取的总生物碱、总黄酮和总多糖三种有效组分进行最佳配伍后，对人非小细胞肺癌细胞株 Calu-1、人胚肺细胞 WI-38 的平均抑制率分别达到了 84.62%和 93.76%，表现出显著的抗肺肿瘤活性[5]。

(2) 消化系统　异叶天南星氯仿萃取物处理后，肝癌 $HepG_2$ 细胞生存存在明显抑制作用，镜下观察各组肝癌 $HepG_2$ 细胞，细胞间距增大，细胞核固缩、深染，细胞浓缩、碎裂、形成凋亡小体等一系列凋亡形态[6]。天南星水提取物能以浓度依赖性的方式改善胃癌模型大鼠的胃功能，并能够通过调控丙酮酸激酶 M2(pyruvate kinase M2，PKM2)、雷帕霉素靶蛋白(mammalian target of rapamycin，mTOR)、B 淋巴细胞瘤-2(B-cell lymphoma-2，Bcl-2)、磷脂酰肌醇 3-激酶(phosphatidyl inositol 3-kinase，PI3K)和蛋白激酶 B(protein kinase B，Akt)的表达而促进胃癌模型大鼠癌组织细胞凋亡[7]。

(3) 泌尿、生殖系统　天南星多糖对乳腺癌 MDA-MB-231 细胞的增殖、凋亡及上皮-间质转化均有一定的作用，可抑制 PI3K/Akt 信号通路的激活[8]。天南星多糖对人肾癌细胞系 GRC-1 的增殖有一定抑制作用，同时可诱导细胞凋亡和 G_0/G_1 期阻滞并可抑制 Wnt/β-catenin 通路激活[9]。鲜天南星水提取物能对小鼠子宫纤维瘤起到一定的抑制作用，并能对雌二醇(Estradiol，E2)、孕酮(progesterone，P)、卵泡刺激素(follicle-stimulating hormone，FSH)、黄体生成激素(luteinizing hormone，LH)等激素水平进行调控[10]。

5. 抗凝血作用　酒糊或醋糊天南星、异叶天南星、东北天南星对外伤性模型大鼠血瘀有很好的治疗作用，可明显降低大鼠血瘀模型症状[11]。

6. 抗黑色素作用　天南星中的黄酮类化合物夏佛塔苷可抑制α-黑素细胞刺激素刺激的 B16F1 细胞黑色素生成增加，下调酪氨酸酶(tyrosinase，TYR)和酪氨酸酶相关蛋白 1(tyrosinase-related protein 1，TRP1)的表达，并通过激活黑素细胞的自噬抑制黑色素生成[12]。

毒理研究：天南星为中国药典规定的二类毒性中药品种之一，很多古代文献都有关于它的毒性记载[13]。急性毒性：连续 14 天，小鼠单次腹腔注射(0.2ml/10g)生天南星水提液(28.23g 生药/kg)，数小时后出现明显扭体现象、蜷缩、厌食、凹腹缩胸、软弱无力、步态蹒跚，LD_{50} 为 21.508g/kg，而制天南星腹腔注射无明显毒性表现，说明生天南星有明显急性毒性，而经过炮制后，制天南星毒性明显降低[14]。

天南星中的毒针晶及凝集素蛋白通过活化巨噬细胞激发 NF-κB 信号通路促使 P65 蛋白从胞质转入胞核内，并促使巨噬细胞从早期凋亡到坏死，从而导致炎症因子释放，最终诱导炎症产生[15]。

【参考文献】［1］聂容珍，陈文政，林嘉娜，等．天南星科有毒中药及炮制品的药效比较研究．中药药理与临床，2016，32(4)：53-56.

［2］赵重博，王晶，吴博，等．Box-Behnken 效应面法优化陕西法制天南星提取工艺及抗肿瘤药效研究．中医药导报，2019，25(6)：69-73.

［3］赵重博，张萌萌，刘玉杰，等．天南星炮制前后中性均一多糖的变化．中国医药工业杂志，2018，49(4)：474-478.

［4］黄维琳，梁枫，汪荣斌，等．天南星总黄酮对肺癌 A_{549} 细胞增殖及凋亡作用的影响．齐齐哈尔医学院学报，2017，38(12)：1382-1383.

［5］刘天竹，王帅，李天娇，等．基于均匀设计法东北天南星治疗肺癌药效组分配伍优化研究．时珍国医国药，2017，28(8)：2023-2025.

［6］徐正哲，王飞雪，陈正爱．异叶天南星氯仿萃取物对肝癌 HepG-2 细胞的凋亡作用．延边大学医学学报，2016，39(1)：10-13.

［7］李凤，孔建飞．天南星水提取物对胃癌大鼠细胞中 PKM2、mTOR 基因表达的影响．现代食品科技，2019，35(12)：41-46.

［8］Qiu Li-min，Jiang Shuang．Combined Influence of Arisaematis Rhizoma Polysaccharide with Cisplatin on the Proliferation，Apoptosis and Epithelial Mesenchymal Transition of Breast Carcinoma MDA-MB-231 Cells．Journal of Chinese medicinal materials，2016，39(3)：630-633.

[9] 唐化勇，张万生，于航，等. 天南星多糖对人肾癌细胞系GRC-1增殖及凋亡作用的影响. 中国实验方剂学杂志，2016，22(14)：155-158.

[10] 董微，张博，邵超. 鲜天南星水提取物对小鼠子宫纤维瘤的抑制作用和对小鼠雌激素的影响. 西部医学，2019，31(5)：679-682，688.

[11] 王凤杰，杨玉华，王婷，等. 不同来源天南星外用对大鼠外伤性血瘀模型的影响. 中医学报，2017，32(12)：2408-2414.

[12] Pan Soo Kim，Ji Hyun Shin，Doo Sin Jo，et al. Anti-melanogenic activity of schaftoside in Rhizoma Arisaematis by increasing autophagy in B16F1 cells. Biochemical and Biophysical Research Communications，2018，503(1)：309-315.

[13] 董振飞，王均宁. 毒性中药天南星的本草学研究. 时珍国医国药，2017，28(4)：917-918.

[14] 吴紫君，冯碧川，沈志滨，等. 天南星科有毒中药及其炮制品的急性毒性试验研究. 广东药科大学学报，2018，34(3)：312-315.

[15] 潘耀宗. 天南星科有毒中药毒性作用机制. 南京：南京中医药大学，2016.

附：生天南星

本品为天南星、异叶天南星、东北天南星的干燥块茎。味苦、辛，性温，有毒。归肺、肝、脾经。功能散结消肿。适用于痈肿、蛇虫咬伤。外用生品适量，研末或醋或酒调敷患处。孕妇慎用；生品内服宜慎。

【药理毒理】 本品具有祛痰、镇静、抗惊厥、抗心律失常、抗肿瘤等作用。

1. 祛痰作用 天南星煎剂20g生药/kg给小鼠灌胃可增加呼吸道黏膜分泌液中酚红浓度。天南星煎剂1g/kg给家兔灌胃能增加支气管黏膜分泌，有祛痰作用。

2. 镇静、抗惊厥作用 天南星60%乙醇提取物5.3、10.5g生药/kg给小鼠灌胃可不同程度减少自主活动，协同阈下剂量戊巴比妥钠睡眠，增加入睡率。天南星煎剂3、6、9g生药/kg小鼠腹腔注射数分钟内即出现安静现象，动物头下垂，少动入睡，对声音反应减弱，压尾反应亦较迟钝，持续2小时后逐渐消失。

天南星煎剂1.2g生药/kg给家兔腹腔注射可降低电惊厥阈电压；0.1～9g生药/kg给大鼠腹腔注射不能抑制电惊厥后肢僵直反应，6g生药/kg以上时动物出现安静少动，惊厥持续时间缩短。天南星水浸剂3g生药/kg给小鼠腹腔注射可降低士的宁所致惊厥发生率和死亡率，降低五甲烯四氮唑、咖啡因所致惊厥，但不能对抗电休克的发作。天南星冷浸液10、7.5g生药/kg给小鼠腹腔注射可降低士的宁导致的惊厥和死亡。

3. 对心血管系统的作用 天南星生物碱0.1～10μg对离体犬的心房和乳头肌收缩力及窦房结频率均有抑制作用，其作用随剂量增加而加强，并能拮抗异丙肾上腺素对心脏的作用，其拮抗作用与普萘洛尔相似。天南星的60%乙醇提取物1.4g生药/kg给大鼠灌胃，可拮抗乌头碱诱发大鼠心律失常，延缓心律失常出现的时间，缩短心律失常持续时间。

4. 抗肿瘤作用 天南星水煎液6.3、12.6g/kg灌胃给药8天对小鼠移植性肿瘤H_{22}具有抑瘤作用。天南星乙醇提取物的精制提取物2～8mg/ml对体外培养的肝癌SMMC-7721细胞有抑制生长作用，增加其凋亡及caspase-3表达。天南星醇提物(1、2、4g/kg)灌胃给药10天对S_{180}荷瘤模型小鼠的抑瘤率分别为25.50%、40.40%、35.50%；水提物(0.5、1、2g/kg)抑瘤率分别为24.30%、40.60%、35.70%；并可改善小鼠免疫功能[1]。天南星多糖(0.5、1、2g/kg)灌胃给予S_{180}荷瘤模型小鼠30天，抑瘤率分别为12.2%、28.6%、33.3%；提高荷瘤小鼠血清中TNF-α和IL-2水平[2]。天南星醇提物(31.5、63、126mg/kg)灌胃给药10天，对移植性S_{180}肉瘤的抑瘤率分别为53.45%、49.86%、52.04%；对移植性肝癌H_{22}的抑瘤率分别为28.73%、30.65%、49.39%；同时促进小鼠脾细胞的增殖[3]。

5. 抗炎作用 天南星醇提取物(20mg/kg)、乙酸乙酯提取物(20mg/kg)、天南星石油醚提取物(20mg/kg)分别灌胃给药3天均能抑制二甲苯致小鼠耳肿胀度；灌胃给药7天能减轻小鼠棉球肉芽和降低小鼠毛细血管通透性[4]。

6. 解蛇毒作用 天南星乙醇浸膏(25、50、100mg/kg)灌胃给药7天，能降低五步蛇毒中毒小鼠的死亡率，天南星乙醇浸膏对五步蛇毒引起的小鼠血浆凝血酶原时间(PT)、凝血酶时间(TT)、活化部分凝血酶时间(APTT)上升和纤维蛋白原(FIB)下降均有抑制作用[5]。

7. 毒理研究 天南星口服有一定毒性，有刺激性。天南星200目粉的混悬液给小鼠灌胃的LD_{50}为159.0g生药/kg。天南星水提HCl沉物有刺激性，0.25%～20%浓度混悬液可使兔眼结膜出现水肿反应。天南星生品混悬液、水煎剂、冷浸液，24小时内灌胃3次的最大耐受量为10g/kg；生、制品冷浸液以1.25g/kg和2.5g/kg腹腔注射一次，可使小鼠发生扭体反应。天南星针晶是产生刺激性毒性的主要物质基础，天南星针晶的刺激毒性与其结构形态有关，急性毒性试验表明天南星针晶LD_{50}为42.53mg/kg，生天南星粉末LD_{50}为1062mg/kg。电镜观察，天南星经明矾溶液浸泡 12 小时后，针晶尖端被破坏，可能是明矾炮制减毒的机制[6]。

【参考文献】［1］杨国平，吕小满，甘平．天南星提取物对小鼠 S_(180)肉瘤的抑制作用研究．时珍国医国药，2011，22(3)：752-753．

［2］姜爽，李建春，苑广信．天南星多糖对荷瘤小鼠的抗肿瘤活性．中国老年学杂志，2014，34(18)：5183-5184．

［3］张志林，汤建华，陈勇．中药天南星醇提物抗肿瘤活性的研究．陕西中医，2010，31(2)：242-243．

［4］李杨，陆倩，钱金栿．天南星提取物的抗炎作用及机制研究．大理学院学报，2013，12(9)：14-16．

［5］田莎莎，李伟平，沈嫣婧．半夏、天南星和滴水珠抗五步蛇毒中毒作用的研究．中药药理与临床，2013，29(3)：136-138．

［6］唐力英，吴宏伟，王祝举．天南星炮制减毒机制探讨（Ⅰ）．中国实验方剂学杂志，2012，18(24)：28-31．

制白附子

Zhibaifuzi

本品为天南星科植物独角莲 *Typhonium giganteum* Engl.的干燥块茎。经炮制加工制成。应由具备资质的饮片企业生产。其制法为取净白附子，按大小分开，用水浸泡，每日换水 2～3 次，数日后起黏沫，换水后加白矾(每 100kg 白附子，用白矾 2kg)，泡一日后再进行换水，至口尝微有麻舌感时，取出。将生姜片、白矾各 12.5kg 置锅内加适量水煮沸后，倒入白附子共煮至无白心，取出，除去生姜片，晾至六七成干，切厚片，干燥。以黄色、角质者为佳。

【性味与归经】 辛，温；有毒。归胃、肝经。

【功能与主治】 祛风痰，定惊搐，解毒散结，止痛。用于中风痰壅，口眼㖞斜，语言謇涩，惊风癫痫，破伤风，痰厥头痛，偏正头痛，瘰疬痰核，毒蛇咬伤。

【效用分析】 制白附子辛温燥烈，入胃、肝经，善祛风痰而解痉止搐，故治中风痰盛，口眼㖞斜，惊风癫痫，破伤风。

制白附子辛散温通，其性上行，善逐头面风痰，又具较强的止痛作用，常用治肝风挟痰上扰，头痛、眩晕，偏正头痛等头面部诸疾。

制白附子有解毒散结之功，可外用于痰火郁结之瘰疬痰核，亦可用于毒蛇咬伤。

【配伍应用】

1. 制白附子配僵蚕　制白附子辛温燥烈，功专祛风痰，止痉；僵蚕味辛行散，既能息风止痉，又能化痰定惊。两药伍用，可增强息风化痰，定惊止痉作用，适用于中风痰壅，口眼㖞斜。

2. 制白附子配天麻　制白附子辛温燥烈，长于祛风痰而解痉止痛；天麻甘平质润，既息风止痉，又平抑肝阳。两药配伍，相使为用，可增强息风止痉之功，多用于破伤风。

3. 制白附子配白芷　制白附子其性上行，既祛风痰，又能止痛，尤擅治头面部诸疾；白芷辛散温通，主入足阳明胃经，长于祛风止痛。两药伍用，相得益彰，共奏祛风止痛之功，多用于风痰、风寒及偏正头痛。

【鉴别应用】

1. 关白附与禹白附　二者属于同名异物，其功效相近，但来源不同，均能祛风痰，定惊搐，止痛。然而关白附毒性大，功效偏于散寒湿止痛，现已较少应用，禹白附毒性较小，又能解毒散结，现已作为白附子的正品广泛应用。

2. 制白附子与制天南星　二者均为辛温燥烈有毒之品，具燥湿化痰、祛风解痉之功，主治中风口眼㖞斜，惊风癫痫、破伤风等。但制白附子辛温，其性上行，善祛风痰，定惊搐，止痛，尤擅治头面部诸疾；外敷可治瘰疬痰核及毒蛇咬伤。制天南星兼入肺经，又治寒性顽痰阻肺之喘咳、风痰眩晕、中风痰壅等；外用又能消肿散结止痛，用治痈疽肿痛，毒蛇咬伤。

【方剂举隅】

1. 三生丸（《易简方》）

药物组成：天南星、木香、川乌、白附子。

功能与主治：祛痰通络，助阳散痰。适用于卒中，昏不知人，口眼㖞斜，半身不遂，痰气上壅，咽喉作声，或六脉沉浮，或指下浮盛；兼治痰厥气厥及气虚眩晕。

2. 玉真散（《外科正宗》）

药物组成：天南星、防风、白芷、天麻、羌活、白附子。

功能与主治：祛风化痰，定搐止痉。适用于破伤风，症见牙关紧急，口撮唇紧，身体强直，角弓反张，甚则咬牙缩舌，脉弦紧。

3. 牵正散（《杨氏家藏方》）

药物组成：白附子、白僵蚕、全蝎。

功能与主治：祛风化痰，通络止痉。适用于风中头面经络，症见口眼㖞斜，或面肌抽动，舌淡红，苔白。

【成药例证】

1. 复方牵正膏（《临床用药须知中药成方制剂卷》2020 年版）

药物组成：白附子、地龙、全蝎、僵蚕、白芷、防风、生姜、川芎、当归、赤芍、樟脑、冰片、薄荷脑、麝香草酚。

功能与主治：祛风活血，舒经活络。用于风邪中络，口眼㖞斜，肌肉麻木，筋骨疼痛。

2. 软坚口服液（《临床用药须知中药成方制剂卷》2020年版）

药物组成：制白附子、三棱、重楼、半枝莲、山豆根、金银花、板蓝根、山慈菇、延胡索、益母草、人参、黄芪。

功能与主治：化瘀软坚，解毒，益气。用于Ⅱ期原发性肝癌瘀毒气虚的患者。对胁肋疼痛、纳呆、腹胀、神疲乏力等症有改善作用，可作为原发性肝癌的辅助治疗药。若配合化疗介入方法，有助于提高疗效。

3. 独角膏（《中华人民共和国卫生部药品标准·中药成方制剂》）

药物组成：白附子、乳香、没药、制附子、红花、阿魏、白及、五倍子、樟脑、木鳖子、血竭、紫草、穿山甲、当归。

功能与主治：化毒消肿，活血止痛。用于疔毒恶疮，瘰疬鼠疮等。

4. 独角莲膏（《中华人民共和国卫生部药品标准·中药成方制剂》）

药物组成：白附子。

功能与主治：消肿拔毒。用于疔毒疮疖，手足皲裂。

5. 小儿镇惊散（《中华人民共和国卫生部药品标准·中药成方制剂》）

药物组成：甘草、胆南星、枳壳、朱砂、天竺黄、茯苓、全蝎、蝉蜕、僵蚕、琥珀、硝石、白附子。

功能与主治：镇惊散热。用于小儿急热惊风，痰涎壅盛。

【用法与用量】 3～6g。一般炮制后用，外用生品适量捣烂，熬膏或研末以酒调敷患处。

【注意】

1. 阴虚、血虚动风或热盛动风者不宜使用。
2. 孕妇慎用。
3. 生品内服宜慎。

【化学成分】 化学成分研究较少，目前报道主要含脂肪酸及酯类成分：油酸，油酸甲酯等；还含β-谷甾醇、氨基酸等。

【药理毒理】 本品具有止咳、祛痰、镇静、镇痛、抗惊厥、抗炎等药理作用。

1. 止咳祛痰作用 制白附子4g/kg连续灌胃5天可明显减少氨水诱发小鼠咳嗽次数[1]，制禹白附提取物40、60g生药/kg腹腔注射可促进小鼠气道酚红排泄。

2. 镇静、镇痛作用 制白附子4～10g生药/kg连续灌胃5天可明显减少小鼠自主活动次数、延长戊巴比妥钠阈下剂量小鼠睡眠时间、减少小鼠醋酸及甲醛诱发的痛反应[1, 2]。

3. 抗惊厥作用 制白附子4～10g生药/kg连续灌胃5天可明显延长回苏灵和尼可刹米诱发惊厥的潜伏期[1, 2]。

4. 抗炎作用 白附子法制品、矾制品100目粉末的混悬液5g生药/kg灌胃，每日2次，连续2天，能降低蛋清、酵母性关节炎的肿胀度；水煎剂10g生药/kg灌胃，每日2次，连续2天，也能抑制酵母性关节炎的肿胀度；混悬液4.5g生药/kg给大鼠灌胃，每日2次，连续6天，能抑制甲醛性关节肿胀；混悬液6g生药/kg给小鼠灌胃，每日2次，连续7天，可抑制大鼠棉球肉芽肿；混悬液7.5g生药/kg或水煎剂20g生药/kg给大鼠腹腔注射，每日2次，连续7天，对小鼠棉球肉芽肿增生和渗出有抑制作用。

5. 其他作用 制白附子水溶性均能促使小鼠产生特异性IgG类抗体及非特异性交叉抗体[3]。

6. 毒理研究 制禹白附温浸剂180g/kg给小鼠分8次间隔1小时灌胃，3天内未见动物死亡。禹白附生或制品水煎剂120g/kg小鼠灌胃或生品40g/kg家兔灌胃或制品水煎剂30g/kg家兔灌胃，均未见动物死亡；而采用冷浸液15g/kg腹腔注射可致半数以上小鼠死亡。制白附子70%乙醇提取物25、50、100g/kg给大鼠灌胃给药，3个月后体重、脏器系数、血液生化及血液学指标均有一定变化，部分动物见肝脏、前列腺及心肌组织病理学改变，在恢复期可改善，未见无明显剂量-毒性关系和蓄积作用[4]。小鼠灌胃给予制白附子70%乙醇提取物LD_{50}为250g/kg；小鼠灌胃给予制白附子水提物2次，测得最大给药量为114g/kg。生白附子70%乙醇提取物小鼠灌胃的LD_{50}>364g/kg[5]。

【参考文献】 [1] 聂容珍，陈文政，林嘉娜，等. 天南星科有毒中药及炮制品的药效比较研究. 中药药理与临床，2016，32(4)：53-56.

[2] 熊成成，蔡婉萍，林嘉娜，等. 白附子不同炮制品药理作用评价研究. 中药材，2016，39(8)：1763-1766.

[3] 孙文平，李发胜，侯殿东. 当归、白术、制白附子多糖对小鼠免疫调节作用的影响. 中国中医药信息杂志，2008，15(7)：37-38.

[4] 熊静悦，向晓雪，唐大轩. 制白附子 70%乙醇提取物的长期毒性试验研究. 四川中医，2013，31(10)：41-44.

[5] 熊静悦，牟道华，唐大轩. 白附子急性毒性作用研究. 四

川生理科学杂志，2010，32(3)：101-103.

附：白附子

本品为独角莲的干燥块茎。性味辛，温；有毒。归胃、肝经。功能祛风痰，定惊搐，解毒散结，止痛。适用于中风痰壅，口眼㖞斜，语言謇涩，惊风癫痫，破伤风，痰厥头痛，偏正头痛，瘰疬痰核，毒蛇咬伤。外用生品适量捣烂，熬膏或研末以酒调敷患处。孕妇慎用；生品内服宜慎。

【药理毒理】 本品具有祛痰、镇静、镇痛、抗惊厥等药理作用。

1. 祛痰作用 生禹白附提取物 40、60g 生药/kg 腹腔注射可促进小鼠气道酚红排泄。

2. 镇静、镇痛作用 生禹白附水温浸液 40、30 和 24g 生药/kg 小鼠腹腔注射，能协同戊巴比妥钠的睡眠作用。禹白附水煎液和水溶性部位 25g 生药/kg 腹腔注射一次，有协同戊巴比妥钠阈下剂量致小鼠睡眠的作用，醇溶性部位和脂溶性部位未显示出作用。禹白附生品水浸剂 15g 生药/kg 灌胃给药 5 次(每天 2 次)或 15、25、30g 生药/kg 腹腔注射 1 次，对正常小鼠有镇静作用，对戊巴比妥钠阈下剂量致小鼠睡眠有协同作用。禹白附生品水浸剂 30g/kg 或禹白附水溶性部位 25g/kg，颈背皮下一次注射，可减少醋酸致小鼠扭体次数。

3. 抗惊厥作用 禹白附生品水浸剂 30g/kg，腹腔注射一次，能延迟戊四唑、士的宁所致小鼠惊厥的出现时间和死亡时间，对咖啡因所致小鼠惊厥无影响。温浸-盐析等处理得到的禹白附蛋白 0.25g/kg 给小鼠腹腔注射能对抗士的宁和戊甲烯四氮唑所致的惊厥。

4. 抗炎作用 禹白附 100 目粉混悬液 4.5g 生药/kg、煎剂 8g 生药/kg 大鼠灌胃，每日 2 次，连续 5 日，均能降低蛋清致关节炎的肿胀度；混悬液 4.5g 生药/kg 可抑制大鼠酵母性关节肿；混悬液 9g 生药/kg 或水煎剂 20g 生药/kg 给小鼠腹腔注射，每日 2 次，连续 7 天，均能抑制大鼠棉球肉芽肿。白附子生品 100 目粉末的混悬液 5g 生药/kg 灌胃，每日 2 次，连给 2 天，均能降低蛋清、酵母性关节炎的肿胀度；此外水煎剂 10g 生药/kg 灌胃，每日两次，连续 2 天，也能抑制酵母性关节炎的肿胀度；混悬液 4.5g 生药/kg 给大鼠灌胃，每日两次，连续 6 天，能抑制甲醛性关节肿胀；混悬液 6g 生药/kg 给小鼠灌胃，每日 2 次，连续 7 天，可抑制大鼠棉球肉芽肿；混悬液 7.5g 生药/kg 或水煎剂 20g 生药/kg 给大鼠腹腔注射，每日 2 次，连续 7 天，对小鼠棉球肉芽肿增生和渗出有抑制作用。

5. 抗肿瘤作用 白附子水煎剂、醇提物 25、125mg/kg 灌胃，每天一次，连续 5 天，对小鼠 S_{180} 实体瘤均有抑制作用，抑瘤率在 30%以上，且能延长艾氏腹水癌荷瘤小鼠的生存期，增加荷瘤小鼠淋巴细胞转化率，增强免疫功能。禹白附 95%乙醇回流提取物 10g 生药/kg 连续灌胃 10 天，可抑制小鼠皮下接种 S_{180} 腹水肉瘤的细胞生长。白附子水煎剂 20g 生药/kg 连续灌胃 15 天，每天两次，能提高肝癌腹水型细胞系 HcaF25/CL16A 荷瘤小鼠脾指数，降低瘤重，下调瘤组织 P53 基因的表达。白附子水提取物一定的浓度范围内可抑制离体培养的肝癌细胞 SMMG7721、乳腺癌细胞 MCF-7 的增殖；终浓度约为 1.5g 生药/L 能抑制离体培养的肝癌细胞 SMMG7721、乳腺癌 MCF-7 细胞的生长，细胞被阻滞在 S 期，并能诱导细胞凋亡；30g/L 可抑制肝癌细胞 SMMC7721 相关基因 EST2920 的表达。禹白附水提物能在体外刺激人体淋巴细胞增生，增强细胞毒 T 淋巴细胞、免疫球蛋白(Ig)和白介素(IL)-1 的活性，而不增强 NK 细胞杀伤活性。白附子混悬液 0.25～2.25g/kg 灌胃 10 天，对荷 H_{22} 小鼠的抑瘤率为 14.70%～45.93%[1]。

6. 其他作用 白附子尚有抗破伤风、增强免疫、抗菌等作用。温浸-盐析等处理得到的禹白附蛋白 10mg/kg 对破伤风毒素注射后引起毒素血症有预防和治疗作用，使动物存活率增加。白附子醇提物注射剂(15:1)0.5ml 对皮下注射人型结核菌的豚鼠有治疗作用。白附子对结核杆菌有抑制作用，应用鲜白附子内服外敷治疗淋巴结核有效。

7. 毒理研究 动物试验中白附子口服的毒性小，腹腔注射有一定毒性。生禹白附温浸剂 180g/kg 给小鼠分 8 次灌胃，间隔 1 小时，3 天内未见动物死亡。禹白附生水煎剂 120g/kg 小鼠灌胃或生品 40g/kg 家兔灌胃，均未见动物死亡；而采用冷浸液 15g/kg 腹腔注射可致半数以上小鼠死亡。禹白附粉混悬液 5、10、15g/kg 小鼠连续灌胃 28 天，每天两次，未见血象改变。

生禹白附对口腔、咽喉、眼、胃等黏膜有刺激性。刺激性成分为 $CaC_2O_4 \cdot H_2O$ 针晶，其浓度与家兔眼等刺激程度呈量-效关系。

8. 不良反应 有患者服用白附子 9g 或 20g 出现口唇麻木、面部麻木、肢体麻木、颤抖、视物模糊、大汗、恶心呕吐、频发室性期前收缩等症状，予以输液促进代谢、高压氧等对症治疗后缓解[2, 3]。

【参考文献】
[1] 于晓红，阚洪敏，胡艳文. 白附子混悬液对 H_{22} 荷瘤小鼠肿瘤生长抑制作用及对免疫器官功能的影响. 浙江中医药大学学报，2011，35(5)：735-736，740.

[2] 倪姗姗，戚其华，马慧慧. 急性白附子中毒 1 例报道. 中

国民间疗法，2014，22(6)：59.

[3]崔萍.急性白附子中毒1例报告.内蒙古中医药，2012(21)：62.

芥 子

Jiezi

本品为十字花科植物白芥 *Sinapis alba* L.或芥 *Brassica juncea*(L.) Czern.et Coss.的干燥成熟种子。前者习称“白芥子”，后者习称“黄芥子”。主产于河南、安徽。夏末秋初果实成熟时采割植株，晒干，打下种子，除去杂质。以粒大、饱满者为佳。

【炮制】炒芥子 取净芥子，炒至深黄色(炒白芥子)或棕褐色(炒黄芥子)。用时捣碎。

【性味与归经】 辛，温。归肺经。

【功能与主治】 温肺豁痰利气，散结通络止痛。用于寒痰咳嗽，胸胁胀痛，痰滞经络，关节麻木、疼痛，痰湿流注，阴疽肿毒。

【效用分析】 芥子辛、温，主入肺经。气锐性利，善走散，温通力强，能温肺豁痰，利膈宽胸，正如《本草求真》云：“能治胁下及皮里膜外之痰，非此不达。”适用于寒痰壅肺，气滞不行而致咳喘胸闷，痰多清稀者，以及水停胸胁而致咳喘胸满胁痛者。

芥子辛能散结，温能散寒。能通经走络，搜剔痰涎，故能散结消肿，通络止痛，用于痰滞经络之肢体疼痛、麻木，筋骨腰背疼痛及湿痰阻滞经络引起的阴疽流注，无名肿毒。

【配伍应用】

1. 芥子配制马钱子 芥子辛散温通，既温肺化痰，又通络散结；制马钱子苦泄性温，功善活络搜风，透达关节。两药伍用，温通经络，散寒止痛之力增强，适用于寒湿痹阻之肢体麻木、关节肿痛。

2. 芥子配细辛 芥子辛散温通，长于温化寒痰；细辛辛温发散，外能发散风寒，内能温肺化饮。两药伍用，相辅相成，共奏温化寒痰逐饮之功，适用于寒饮壅肺，咳喘痰多清稀。

3. 芥子配甘遂 芥子辛温，善化寒痰，逐水饮；甘遂苦寒性降，善行经隧之水湿，泻下逐饮力峻。两药相配，寒温并施，共奏豁痰逐饮之功，多用于悬饮咳喘，胸闷胁痛之证。

4. 芥子配肉桂 芥子辛散温通，善消除阻滞于经络之痰而通络散结；肉桂辛甘大热，能温通经脉，运行气血。两药相配，共奏温经通阳、散寒行滞之功，适用于阳虚寒凝之阴疽肿痛。

【鉴别应用】

1. 生芥子与炒芥子 二者为芥子的不同炮制品种。生芥子辛散力强，善于通络止痛，多用于胸闷胁痛，关节麻木、疼痛，痰湿流主，阴疽肿毒。炒芥子可缓和辛散走窜之性，可避免耗气伤阴，并善于顺气豁痰，多用于痰多咳嗽。

2. 芥子与紫苏子 二者皆为辛温之品，均有降气化痰之功，同治痰壅气逆，咳嗽气喘。然芥子辛温走散，偏于温肺化痰逐饮，通经络，善消“皮里膜外之痰”，主治寒痰壅肺之咳喘痰多，胸闷气短；又能消肿散结，通络止痛，治阴疽流注及痰阻经络之肢体麻木、关节肿痛。紫苏子辛温润降，长于降气化痰，润燥滑肠，尤宜喘咯痰多而兼有便秘者。

3. 芥子与莱菔子 二者均能化痰，且可相伍为用。但芥子性温，既善温肺豁痰，又可散结通络止痛，适用于寒痰咳喘气急，痰滞经络痹痛麻木，阴疽流注等。莱菔子性平，功能降气化痰，消食除胀，适用于痰壅咳喘，食积气滞之脘腹胀痛，嗳气吞酸，泻痢不爽等。

【方剂举隅】

1. 三子养亲汤(《韩氏医通》)

药物组成：苏子、白芥子、莱菔子。

功能与主治：温肺化痰，降气消食。适用于痰壅气逆食滞证，症见咳嗽喘逆，痰多胸痞，食少难消，舌苔白腻，脉滑。

2. 控涎丹(《三因极一病证方论》)

药物组成：甘遂、大戟、白芥子。

功能与主治：祛痰逐饮。适用于痰伏胸膈证，症见忽然胸背、颈项、股胯隐痛不可忍，筋骨牵引钓痛，走易不定，或手足冷痹，或令头痛不可忍，或神志昏倦多睡，或饮食无味，痰唾稠黏，夜间喉中痰鸣，多流涎唾。现常用于治疗颈淋巴结核、淋巴结炎、胸腔积液、腹水、精神病、关节痛及慢性支气管炎、哮喘等属痰涎水饮内停胸膈者。

3. 阳和汤(《外科全生集》)

药物组成：熟地黄、肉桂、麻黄、鹿角胶、白芥子、炮姜炭、生甘草。

功能与主治：温阳补血，散寒通滞。适用于阴疽，如贴骨疽、脱疽、流注、痰核、鹤膝风等，症见患处漫肿无头，皮色不变，酸痛无热，口中不渴，舌淡苔白，脉沉细或迟细。

4. 白芥子散(《妇人大全良方》)

药物组成：真白芥子、木鳖子、没药、桂心、木香。

功能与主治：温阳行气，化痰通络。适用于荣卫之气循行失度，痰滞经络，以致臂痛外连肌肉，牵引背胛，时发时止，发则似瘫痪。

【成药例证】

1. 降气定喘丸（《临床用药须知中药成方制剂卷》2020年版）

药物组成：麻黄、葶苈子、紫苏子、桑白皮、白芥子、陈皮。

功能与主治：降气定喘，祛痰止咳。用于痰浊阻肺所致的咳嗽痰多，气逆喘促；慢性支气管炎、支气管哮喘见上述证候者。

2. 气管炎橡胶膏（《中华人民共和国卫生部药品标准·中药成方制剂》）

药物组成：赤芍、乌药、白芷、桂枝、生草乌、紫苏子、白附子、荜澄茄、生天南星、罂粟壳、白芥子、皂荚、冰片、樟脑、薄荷脑、松节油、水杨酸甲酯。

功能与主治：温肺化痰、平喘止咳。用于受寒引起的气管炎，并有预防气管炎的作用。

3. 消喘膏（《中华人民共和国卫生部药品标准·中药成方制剂》）

药物组成：白芥子、鲜姜汁、延胡索、甘遂、细辛。

功能与主治：止咳祛痰，降气降湿，解痉平喘。用于哮喘，喘息型气管炎、支气管哮喘，肺气肿。

4. 痰饮丸（《临床用药须知中药成方制剂卷》2020年版）

药物组成：苍术、干姜、炙附子、肉桂、白术、甘草、白芥子、紫苏子、莱菔子。

功能与主治：温补脾肾，助阳化饮。用于脾肾阳虚，痰饮阻肺所致的咳嗽，气促发喘，咯吐白痰，畏寒肢冷，腰酸背冷，腹胀食少。

5. 吊筋药（《中华人民共和国卫生部药品标准·中药成方制剂》）

药物组成：栀子、红花、苦杏仁、桃仁、芥子。

功能与主治：舒筋活血，消肿止痛。用于内气扭筋，局部肿痛。

【用法与用量】 3～9g。外用适量。

【注意】

1. 本品辛散走窜之性强，非顽痰体壮邪实者慎用；气虚阴亏及有出血倾向者忌用。

2. 本品对皮肤有发泡作用，故皮肤过敏、破溃者不宜外敷。

【本草摘要】

1.《本草纲目》 “利气豁痰，除寒暖中，散肿止痛。治喘嗽反胃，痹木脚气，筋骨腰节诸痛。”

2.《本草经疏》 “白芥子味极辛，气温。能搜剔内外痰结，及胸膈寒痰，冷涎壅塞者殊效。”

3.《药品化义》 “专开结痰，痰属热者能解，属寒者能散。痰在皮里膜外，非此不达，在四肢两胁，非此不通。”

【化学成分】 主要含氮类成分：芥子碱，白芥子苷，4-羟基-3-吲哚甲基芥子油苷，前告伊春；还含脂肪油。

中国药典规定本品含芥子碱以芥子碱硫氰酸盐（$C_{16}H_{24}NO_5 \cdot SCN$）计，不得少于0.50%，炒芥子不得少于0.40%。

【药理毒理】 本品具有镇咳、祛痰、平喘、抗炎、镇痛、抗前列腺增生等药理作用。

1. 镇咳、祛痰、平喘作用 白芥子提取物具有镇咳、祛痰、平喘等作用。白芥子水提取物（0.686、0.343g/kg）、炒白芥子醇提取物（0.311、0.161g/kg）、白芥子醚提取物（0.324、0.162g/kg）灌胃一次对浓氨水诱导的小鼠咳嗽有镇咳作用。白芥子水提取物0.686、0.343g/kg对大鼠有祛痰作用。炒白芥子石油醚提取物2.2、1.1mg/kg可对抗4%氯化乙酰胆碱诱导的豚鼠哮喘。白芥子巴布剂贴于卵清蛋白致哮喘豚鼠背部12次，可延长哮喘潜伏期，哮喘发作程度减轻，持续时间缩短，肺部病理改变减轻。芥子碱（14.8、74mg/kg）灌胃给药，以及芥子碱（91.9、459.5、919.0mg/L）喷雾给药均可明显延长ACh所致豚鼠哮喘的引喘潜伏期；芥子碱能明显增加气道灌流液流速和灌流滴数；芥子碱能通过扩张气道平滑肌，增加肺和气管容量，从而起到平喘作用[1]。

2. 抗炎、镇痛作用 白芥子醇提物300、600mg/kg连续灌胃5天能抑制二甲苯小鼠耳肿胀，抑制毛细血管通透性增加；并能延长小鼠热板痛反应时间，减少醋酸扭体次数。白芥子乙醇回流、乙醇渗漏和水煎提取物20g生药/kg对雄性小鼠灌胃5天，每天一次，能降低二甲苯致耳廓肿胀，延长扭体潜伏时间，减少扭体次数。白芥子苷16mg/kg能降低滤纸片埋藏引起的大鼠肉芽肿增殖；白芥子成分β-谷甾醇8、16mg/kg能降低组胺诱发的小鼠毛细血管通透性增加。芥子碱20、40mg/kg灌胃和皮下给药一次能剂量依赖性地抑制二甲苯引起的小鼠耳肿胀，抑制组胺增高大鼠皮肤毛细血管通透性。白芥子乙酸乙酯提取部位（200、400mg/kg）和水提取部位（300、600mg/kg）灌胃给药7天能减少醋酸所致的小鼠扭体次数和抑制二甲苯所致的小鼠耳廓肿胀，且其水提部位强于乙酸乙酯部位。热板试验中，水提部位能提高小鼠的痛阈值[2]。

3. 抗前列腺增生作用 芥子乙醇回流液、乙醇渗漏液和水煎液 10、20g/kg 灌胃给药 15 天能抑制由丙酸睾酮诱发的去势小鼠前列腺增生，降低小鼠血清酸性磷酸酶活力。白芥子 60%乙醇总提取物、乙醚-乙醇-水连续加热回流提取白芥子提取物Ⅰ和Ⅱ20、10g 生药/kg 灌胃 15 天，每天一次，能抑制由丙酸睾酮诱发的去势小鼠前列腺增生，降低小鼠包皮腺湿重和血清酸性磷酸酶活力。白芥子苷和 β-谷甾醇 8.0、16.0mg/kg 灌胃 15 天能降低由丙酸睾丸酮诱发的去势小鼠前列腺增生，降低小鼠血清酸性磷酸酶活力。芥子碱 8.0、16.0mg/kg 能抑制由丙酸睾酮诱发的去势雄性小鼠前列腺增生，降低小鼠包皮腺湿重和血清酸性磷酸酶活力。

4. 抗肿瘤作用　白芥子挥发油（20、40、80mg/kg）灌胃给药 10 天能够抑制 H_{22} 荷瘤小鼠肿瘤细胞的生长，抑瘤率为 16.13%～46.22%，40、80mg/kg 剂量组小鼠的体质量明显减轻，脾脏指数和胸腺指数也显著下降。抑瘤作用可能与上调 Bax 的表达，下调 Bcl-2 的表达进而诱导细胞凋亡有关[3]。

5. 降血脂作用　芥子碱（20、40、80mg/kg）给药 28 天能降低胃高血脂模型大鼠的 TC、TG、LDL-C，芥子碱 20mg/kg 对 HDL-C 没有明显影响，但 40、80mg/kg 剂量组具有显著性升高 HDL-C[4]。

6. 促进学习记忆功能　芥子碱（30mg/kg）灌胃 3 周，可改善淀粉样蛋白（$A\beta_{25-35}$）诱导的认知功能障碍小鼠的学习和记忆功能障碍，降低海马神经元凋亡，并提高海马区与神经再生相关蛋白及分子 GAP-43 和 P38 水平的下降[5]。

【参考文献】　[1] 王辉，苑艳霞，邱琳，等．芥子碱平喘作用及其机制研究．中草药，2011，42(1)：134-135.

[2] 万军梅，黄红．白芥子不同提取部位抗炎镇痛作用研究．亚太传统医药，2014，10(5)：39-41.

[3] 吴圣曦，吴国欣，何珊，等．白芥子挥发油对小鼠肝癌 H_{22} 移植性肿瘤的抑制作用及其机制研究．中草药，2013，44(21)：3024-3029.

[4] 王群，孙忠迪，刘梅，等．炒莱菔子中芥子碱对高血脂大鼠血脂水平的影响．医学研究杂志，2013，42(5)：60-62.

[5] 宋贵军，林璐璐，李昱，等．芥子碱对 $A\beta_{25-35}$ 诱导的认知功能障碍小鼠海马神经元再生的影响．中国生化药物杂志，2012，33(6)：785-787.

猪牙皂

Zhuyazao

本品为豆科植物皂荚 *Gleditsia sinensis* Lam.的干燥不育果实。主产于四川、山东、陕西、湖北、河南。秋季采收，除去杂质，干燥。用时捣碎。以个小、饱满、色紫褐、有光泽者为佳。

【性味与归经】　辛、咸，温；有小毒。归肺、大肠经。

【功能与主治】　祛痰开窍，散结消肿。用于中风口噤，昏迷不醒，癫痫痰盛，关窍不通，喉痹痰阻，顽痰喘咳，咯痰不爽，大便燥结；外治痈肿。

【效用分析】　猪牙皂味辛而性窜，外用入鼻则嚏，入喉则吐，能祛痰通窍开闭，故凡中风、痰厥、癫痫、喉痹等属痰涎壅盛，关窍阻闭者，均可用此。

猪牙皂辛能通利气道，咸能软化胶结之痰，顽痰胶阻于肺而见咳逆上气，稠痰难咯，不能平卧者尤宜用之。正如徐灵胎所谓："稠痰黏肺，不能清涤，非此不可。"

猪牙皂外用治疮肿未溃者，有散结消肿之效；又其味辛，能"通肺及大肠气"，故有通便作用，可用治大便燥结。

【配伍应用】

1. 猪牙皂配麻黄　猪牙皂辛能通利气道，咸能软化胶结之痰，功专祛除顽痰；麻黄辛散温通，既发汗解表，又宣肺平喘。两药伍用，可增强化痰平喘之力，适用于顽痰阻肺，咳喘痰多。

2. 猪牙皂配白矾　猪牙皂味辛散而性窜，入喉则吐，能开噤通窍；白矾酸苦涌泄而能祛除风痰。两药伍用，温水调服，有涌吐痰涎而豁痰开窍醒神之效，多用于痰涎壅盛之喉痹证。

【鉴别应用】　**猪牙皂与细辛**　两者均味辛走窜而善通窍开闭，治痰涎壅盛，关窍闭阻之证。但猪牙皂味咸能软化胶结之痰，有较强的祛痰导滞作用，故适用于顽痰阻肺，胸闷咳喘，咯痰不爽之证；兼有散结消肿之功，外用治痈肿等证。细辛芳香透达，长于解表散寒，温肺化饮，多用于风寒感冒，头痛牙痛，风湿痹痛，鼻渊，肺寒咳喘。

【方剂举隅】

1. 皂荚丸（《金匮要略》）

药物组成：皂荚、枣膏。

功能与主治：豁痰化浊。适用于痰浊壅肺，咳逆上气，时时吐浊，但坐不得眠。

2. 夺命通关散（《寿世保元》）

药物组成：猪牙皂、生白矾、辽细辛。

功能与主治：开窍通关。适用于中风、中气、痰厥，不省人事，牙关紧闭，汤水不下。

3. 皂荚丸（《圣惠方》）

药物组成：皂荚、羌活、防风、桂心、附子、薄荷。

功能与主治：祛风化痰，温通经络。适用于中风偏枯不遂，行立艰难。

4. 皂矾丸（《古方汇精》）

药物组成：猪牙皂、白矾、真干蟾酥、麝香。

功能与主治：解毒消肿，活血止痛。适用于疔疮初起，或有小白头一粒，或痒或麻木，憎寒发热；及疔毒走黄黑陷，昏愦呕恶。

5. 时珍正容散（《医宗金鉴》）

药物组成：猪牙皂角、紫背浮萍、白梅肉、甜樱桃枝。

功能与主治：祛风消斑。适用于雀斑。

【成药例证】

1. 暑症片（《临床用药须知中药成方制剂卷》2020年版）

药物组成：猪牙皂、细辛、薄荷、白芷、防风、半夏、桔梗、白矾、藿香、陈皮、木香、雄黄、贯众、朱砂、甘草。

功能与主治：祛寒辟瘟，化浊开窍。用于夏令中暑昏厥，牙关紧闭，腹痛吐泻，四肢发麻。

2. 消水导滞丸（《中华人民共和国卫生部药品标准·中药成方制剂》）

药物组成：焦山楂、大黄、牵牛子、猪牙皂。

功能与主治：通腑利水，消食化滞。用于肠胃积滞，宿食难消，蓄水腹胀。

3. 十香丸（《临床用药须知中药成方制剂卷》2020年版）

药物组成：沉香、木香、丁香、小茴香、香附、陈皮、乌药、泽泻、荔枝核、猪牙皂。

功能与主治：疏肝行气，散寒止痛。用于气滞寒凝引起的疝气、腹痛等。

4. 活血丸（《中华人民共和国卫生部药品标准·中药成方制剂》）

药物组成：当归、红花、大黄、猪牙皂、牵牛子。

功能与主治：活血通经。用于血瘀经闭，行经腹痛。

5. 槟榔四消丸（大蜜丸、水丸）（《临床用药须知中药成方制剂卷》2020年版）

药物组成：槟榔、牵牛子、大黄、香附、猪牙皂、五灵脂。

功能与主治：消食导滞，行气泻水。用于食积痰饮，消化不良，脘腹胀满，嗳气吞酸，大便秘结。

【用法与用量】 1～1.5g，多入丸散用。外用适量，研末吹鼻取嚏或研末调敷患处。

【注意】 孕妇及咯血、吐血患者禁用。

【本草摘要】《本经逢原》“大小二皂，所治稍有不同，用治风痰，牙皂最胜，若治湿痰，大皂力优。”

【化学成分】 主要含三萜皂苷类成分：共有19种五环三萜型皂荚皂苷成分；还含鞣质、蜡酸、甾醇等；种子内胚乳含半乳糖与甘露糖组成的多糖。

【药理毒理】 本品具抗炎、抗过敏、抗肿瘤、抗心肌缺血等药理作用。

1. 抗炎、抗过敏作用　猪牙皂提取物对多种炎症模型或过敏模型有抗炎、抗过敏作用。猪牙皂70%乙醇提取物100、200mg/kg灌胃能抑制compound48/80所致小鼠全身过敏性休克及大鼠被动皮肤过敏反应，抑制组胺或5-羟色胺所致大鼠皮肤毛细血管通透性升高；20、50μg/ml体外抑能制compound48/80所致的大鼠腹腔肥大细胞脱颗粒、释放组胺。猪牙皂正丁醇提取物100、200mg/kg灌胃可减少白蛋白致敏小鼠的擦鼻次数，降低鼻黏膜对组胺的敏感性和血清NO水平，抑制大鼠鼻腔嗜酸性粒细胞渗出。猪牙皂总皂苷(50、100、200mg/kg)灌胃给药，能减少醋酸所致小鼠扭体反应次数，提高小鼠在热板上的痛阈，还能抑制二甲苯致小鼠耳廓肿胀、角叉菜胶致大鼠足跖肿胀和大鼠棉球肉芽肿，降低绵羊红细胞所致小鼠血清溶血素水平，抑制绵羊红细胞所致小鼠迟发型足跖肿胀[1]。

2. 抗病毒、抗菌作用　皂荚皂苷对支原体、大肠埃希菌、枯草芽孢杆菌及HIV-1有抑制作用。皂荚皂苷对解脲支原体抑制活性较高，半数最小抑菌浓度MIC_{50}为8mg/L；其次是大肠埃希菌和枯草芽孢杆菌；对HIV-1也有较强的抑制作用，半数有效浓度EC_{50}为24.2mg/L，对白色念珠菌和金黄色葡萄球菌无抑制作用。

3. 抗肿瘤作用　猪牙皂对体内外多种肿瘤模型具有抑制作用。从猪牙皂总浸膏中分离出的乙醚沉淀皂苷物0.3g/kg和正丁醇提取物0.2g/kg灌胃，对接种S_{180}小鼠具有抑制作用，而乙醚沉淀法脂溶物和不同极性溶剂萃取法三氯甲烷和残余水溶物均未见抑瘤效果。皂荚醇提物100～200μg/ml体外对人食管鳞癌细胞EC9706增殖有抑制作用，可诱导EC9706细胞凋亡，抑制EC9706细胞Bcl-2蛋白表达。皂荚提取物0.05～0.2mg/ml体外能抑制人肝癌Bcl-7402细胞增殖，促进细胞凋亡，抑制端粒酶活性，调控癌基因与抑癌基因。猪牙皂具有细胞毒作用，能够抑制乳腺癌细胞MCF-7、食道癌细胞SLMT-1等多种肿瘤细胞的增殖并诱导其凋亡。

4. 抗心肌缺血作用　皂荚皂苷6、12、24mg/kg经十二指肠给药能增加结扎犬冠脉左前降支急性心肌缺血犬的冠脉血流量，减轻心肌缺血程度，缩小心肌梗死面积，降低血清中 AST、CK、LDH 活性，并可增加血清中 SOD 活性及降低血清中 MDA 含量。皂荚皂苷 25、50、100mg/kg 预防性灌胃给药 5 天，可改善结扎左冠状动脉所致的急性心肌缺血大鼠心电图 ST 段的异常改变，抑制心肌酶 AST、CK 和 LDH 的释放，提高 SOD 活性，减少 MDA 生成，减轻缺血缺氧时心肌损伤程度；减小心肌梗死的范围。皂荚皂苷在 6.25～50μg/ml 浓度范围，能剂量依赖性增强体外培养的缺氧/再给氧损伤心肌细胞内 SOD 活性，降低心肌细胞 MDA 产生，减少 CK 释放量；在 3.12～50μg/ml 浓度范围，能剂量依赖性减少缺氧/再给氧损伤时心肌细胞 AST 和 LDH 释放，从而减轻细胞内脂质过氧化反应。

5. 毒理研究 猪牙皂有一定毒性。皂荚乙醇和丙酮提取液灌胃给药，小鼠的 LD_{50} 分别为 2.29、3.25g/kg。

【参考文献】 [1] 焦晓兰，朱文龙，殷志琦，等. 猪牙皂总皂苷的镇痛抗炎作用和免疫抑制活性. 中药药理与临床，2011，27(3)：59-62.

附：

1. 皂角刺 本品为皂荚的干燥棘刺。性味辛，温。归肝、胃经。功能消肿托毒，排脓，杀虫。用于痈疽初起或脓成不溃；外治疥癣麻风。用量 3～10g。外用适量，醋蒸取汁涂患处。痈疽已溃者忌用。

【药理毒理】 本品具抗肿瘤、抗前列腺增生等药理作用。

(1) 抗肿瘤作用 皂角刺醇提物 250、500 和 1000mg/kg 可抑制实体瘤接种宫颈癌模型小鼠肿瘤生长，延长小鼠存活时间。皂角刺总黄酮的 95%乙醇提取物 20μg/L 对细胞因子 TNF-α有抑制作用，具抗肿瘤作用。皂角刺皂苷 2.5mg/L 对体外培养的前列腺癌 PC-3 细胞增殖有抑制作用，2.5～320mg/L 可诱导 PC-3 细胞凋亡并呈浓度依赖关系。皂角刺醇提物黄颜木素 2.5～20mg/L 体外对人肝癌细胞株 Bel7402、人宫颈癌细胞株 HeLa、人纤维肉瘤细胞株 HT1080、人口腔表皮样癌细胞株 KB、人肺癌细胞株 A_{549}、人胃腺癌细胞株 SGC-7901、小鼠肝癌细胞株 HepGs 的增殖有抑制作用。皂角刺总黄酮(50、100、150mg/kg) 灌胃给药 10 天对肝癌 $HepG_2$ 荷瘤小鼠生命延长率分别为 50.2%、67.2%和 74.6%，抑瘤率分别为 55.3%、55.4%和 60.3%[1]。皂角刺总黄酮(30、100mg/kg) 灌胃给药 3 周，对乌拉坦诱导小鼠肺癌有预防作用，能延长荷瘤小鼠的存活时间[2]。皂角刺提取物(50、100mg/kg) 灌胃给药 10 天，对 S_{180} 的生长抑制率分别为 44.59%、53.38%，对 H_{22} 生长抑制率分别为 39.88%、46.63%，且能提高荷瘤小鼠的脾指数和胸腺指数；皂角刺提取物能提高荷瘤小鼠细胞因子 IL-2、IL-6、IL-12、TNF-α的表达水平。皂角刺总黄酮能显著抑制 HCT116 细胞的增殖，IC_{50} 为(104.72±0.96) mg/L。皂角刺总黄酮作用 48 小时后，形态学和流式 AnnexinV/PI 双染法检测皂角刺总黄酮均可诱导 HCT116 细胞凋亡，在 100mg/L 时细胞凋亡率为(35.61±3.76)%[3]。

(2) 抗前列腺增生 皂角刺皂苷(50、100mg/kg) 灌胃给药 10 天，抑制丙酸睾酮模型去势大鼠的前列腺增生[4]。

【参考文献】 [1] 何光志，何前松，李世军，等. 皂角刺总黄酮对体内外人肝癌细胞株 $HepG_2$ 作用活性的研究. 内蒙古中医药，2012，(4)：47-48，119.

[2] 刘伟杰，杜钢军，李佳桓，等. 皂角刺总黄酮对肺癌的防治作用及其机制研究. 中草药，2013，44(20)：2878-2883.

[3]刘明华，姚健，李荣，等. 皂角刺总黄酮诱导结肠癌 HCT116 细胞凋亡的作用. 肿瘤防治研究，2011，38(6)：365-367.

[4] 张长城，袁丁. 皂角刺皂苷对大鼠前列腺增生模型影响的实验研究. 时珍国医国药，2008，19(8)：1683-1684.

2. 大皂角 本品为皂荚的干燥成熟果实。性味辛、咸，温；有小毒。归肺、大肠经。功能祛痰开窍，散结消肿。用于中风口噤，昏迷不醒，癫痫痰盛，关窍不通，喉痹痰阻，顽痰喘咳，咳痰不爽，大便燥结；外治痈肿。用量 1～1.5g，多入丸散用。外用适量，研末吹鼻取嚏或研末调敷患处。孕妇及咯血、吐血患者忌服。

旋覆花

Xuanfuhua

本品为菊科植物旋覆花 *Inula japonica* Thunb.或欧亚旋覆花 *Inula britannica* L.的干燥头状花序。全国大部分地区均产。夏、秋二季花开放时采收，除去杂质，阴干或晒干。以朵大、色浅黄者为佳。

【炮制】 **蜜旋覆花** 取净旋覆花，加炼蜜拌润，炒至不粘手。

【性味与归经】 苦、辛、咸，微温。归肺、脾、胃、大肠经。

【功能与主治】 降气，消痰，行水，止呕。用于风寒咳嗽，痰饮蓄结，胸膈痞闷，喘咯痰多，呕吐噫气，心下痞硬。

【效用分析】 旋覆花苦辛咸而性微温，苦降辛开，咸能软坚，温能宣通，入肺可降气化痰而平喘咳，消痰行水而除痞满，用于痰涎壅肺，痰饮蓄结，胸膈痞闷、喘咳痰多者，不论寒证或热证，皆可应用。因其性温，故治寒痰壅肺，喘咳痞闷尤为适宜。

旋覆花又归脾、胃经，善降胃气，有良好的降气止呕噫作用，常用于痰浊内停，胃气不和所致噫气、呕吐，心下痞满诸证。正如《本草备要》云："入肺、大肠经，消痰结坚痞，唾如胶漆，噫气不除。"

旋覆花质虽轻，却以降为能。既降肺气，又降胃气，故前人有"诸花皆升，旋覆独降"之说。

【配伍应用】

1. 旋覆花配紫苏子 旋覆花辛温性降，功专降气行水化痰；紫苏子辛温润降，长于降肺气，化痰涎。两药伍用，可增强降气化痰作用，气降痰消则咳喘自平，适用于痰壅气逆，咳嗽气喘，痰多胸痞之证。

2. 旋覆花配桑白皮 旋覆花苦降辛开，长于降气化痰而平喘咳；桑白皮甘寒性降，功专泻肺热、平喘咳。两药相配，寒温同用，共奏清肺热而平喘咳之功，适用于肺热痰黄咳喘之证。

3. 旋覆花配瓜蒌 旋覆花辛开散结，降气化痰消痞；瓜蒌利气开郁，导痰浊下行而宽胸散结。两药伍用，可增强化痰散结消痞之功，适用于痰气互结、胸阳不通之胸痹疼痛，不得卧者。

【鉴别应用】

1. 旋覆花与蜜旋覆花 二者为旋覆花的不同炮制品种。旋覆花生品苦辛之味较强，以降气化痰止呕力胜，止咳作用较强，多用于痰饮内停的胸膈满闷及胃气上逆的呕吐。蜜炙后苦辛降逆止呕作用弱于生品，其性偏润，长于润肺止咳，降气平喘，作用偏重于肺，多用于咳嗽痰喘而兼呕恶者。

2. 旋覆花与半夏 二者均属温化寒痰药，功能消痰饮，调逆气，均治痰多胸闷、呕吐呃逆。然旋覆花药性和缓，长于下气消痰，善治痰壅气逆之咳喘痰多；又能降逆止呕，治脾胃不和，痰湿内阻之呕吐噫气。半夏温燥性强，为治湿痰、寒痰要药，亦可治风痰眩晕；又善降逆止呕，适用于多种原因所致呕吐，兼能消痞散结，消肿止痛。

【方剂举隅】

1. 旋覆代赭汤（《伤寒论》）

药物组成：旋覆花、人参、生姜、代赭石、炙甘草、半夏、大枣。

功能与主治：降逆化痰，益气和胃。适用于胃虚痰阻气逆证，症见胃脘痞闷或胀满，按之不痛，频频嗳气，或见纳差、呃逆、恶心，甚或呕吐，舌苔白腻，脉缓或滑。

2. 香附旋覆花汤（《温病条辨》）

药物组成：生香附、旋覆花、苏子霜、广皮、半夏、茯苓块、苡仁。

功能与主治：理气和络，燥湿化痰。适用于伏暑，湿温。湿阻气滞，胁痛，胸闷，气短喘促，或咳，潮热，或寒热如疟状。

3. 旋覆花汤（《圣济总录》）

药物组成：旋覆花、槟榔、柴胡、桔梗，桑根白皮、醋炙鳖甲、大黄、炙甘草。

功能与主治：降气消痰，逐饮平喘。适用于支饮，咳喘短气，胸膈痞实。

4. 和中止眩丸（《慈禧光绪医方选义》）

药物组成：旋覆花、天麻、川芎、菊花、全当归、杭芍、生地、洋参、炒於术、云苓、橘红、炙草。

功能与主治：补气养血，化痰息风。适用于气血两虚，风痰上扰头痛眩晕。

5. 金沸草散（《博济方》）

药物组成：荆芥穗、旋覆花、前胡、半夏、赤芍药、麻黄、甘草。

功能与主治：疏风散寒，宣肺止咳。适用于外感风寒，发热恶寒，无汗恶风，肢体疼痛，鼻塞声重，咳嗽不已，咯痰不爽，胸膈满闷。

【成药例证】

1. 润肺化痰丸（鸡鸣丸）（《中华人民共和国卫生部药品标准·中药成方制剂》）

药物组成：知母、阿胶、款冬花、五味子、马兜铃、麻黄、旋覆花、陈皮、甘草、桔梗、葶苈子、苦杏仁、清半夏、党参。

功能与主治：润肺止嗽，化痰定喘。用于肺经燥热引起的咳嗽痰黏，痰中带血，气喘胸满，口燥咽干。

2. 小儿百日咳散（《中华人民共和国卫生部药品标准·中药成方制剂》）

药物组成：牛蒡子、川贝母、旋覆花、紫苏子、桑白皮、枳壳、陈皮、山楂、葶苈子、百部、桔梗、法半夏、青蒿、麻黄。

功能与主治：止咳，化痰，平喘。用于小儿百日咳及各种咳嗽。

3. 肺安片（《中华人民共和国卫生部药品标准·中药成方制剂》）

药物组成：知母、橘红、桔梗、川贝母、阿胶、款冬花、葶苈子、姜半夏、苦杏仁、甘草膏、麻黄、旋覆花、马兜铃。

功能与主治：润肺定喘，止嗽化痰。用于阴虚久嗽，喘息不宁，痰壅气闷，夜卧不安。

【用法与用量】 3～9g，包煎。

【注意】

1. 阴虚劳嗽、津伤燥咳者慎用。

2. 本品因有绒毛，易刺激咽喉作痒而致呛咳、呕吐，故须布包入煎。

【本草摘要】

1.《神农本草经》“主结气胁下满，惊悸。除水，去五脏间寒热，补中，下气。”

2.《药性论》“主胁肋气，下寒热水肿，主治膀胱宿水，去逐大腹，开胃，止呕逆不下食。”

3.《本草汇言》“旋覆花，消痰逐水，利气下行之药也。主心肺结气，胁下虚满，胸中结痰，呕吐，痞坚嗳气，或心脾伏饮，膀胱留饮，宿水等证。大抵此剂微咸以软坚散痞，性利下气行痰水，实消伐之药也。”

【化学成分】主要含倍半萜内酯类成分：旋覆花素，大花旋覆花素，旋覆花内酯，乙酸蒲公英甾醇酯等；黄酮类成分：槲皮素，异槲皮素，木犀草素等；有机酸类成分：咖啡酸，绿原酸等。

【药理毒理】本品具有镇咳、祛痰、保护血管内皮等药理作用。

1. 镇咳、祛痰作用　旋覆花水煎剂 1.0、1.5g 生药/kg 给小鼠腹腔注射，可延长二氧化硫致小鼠咳嗽的潜伏期，增加小鼠气道酚红排泌。

2. 保护血管内皮作用　欧亚旋覆花总黄酮提取物 12.5、25、50mg/kg 于术前 3 天开始，灌胃 14 天，可剂量依赖性抑制球囊损伤诱导的血管内膜增生；50mg/kg 可降低血大鼠血清 MDA 含量，提高血清和血管组织中 SOD 的活力，降低血管组织中 O_2^-·水平。欧亚旋覆花中的倍半萜内酯 1-*O*-乙酰旋覆花内酯 5、10、20μmol/L 能抑制脂多糖（LPS）诱导的血管环中 iNOS、COX-2、ICAM-1 和 VCAM-1 的表达和抑炎因子 IκBα降解。欧亚旋覆花总黄酮 1.0、2.0、4.0、10μg/g 能浓度依赖性地抑制体外培养的大鼠血管平滑肌细胞的增殖和迁移[4]。旋覆花素 26mg/kg 灌胃 14 天，对大鼠主动脉球囊损伤后血管狭窄动物模型在球囊损伤后，减轻血管内膜增生程度，降低血管壁 OPN、ICAM-1、ILK 的表达。旋覆花素减轻血管损伤后内膜增生，抑制 MMP-2 的蛋白水解活性，降低 MMP-2 和 TIMP-2 的表达以及 MMP-2/TIMP-2 比值，并使其接近正常水平[6]。旋覆花内酯 12.5、25、50μmol/L 可不同程度降低脂多糖诱导的环加氧酶 2 mRNA 表达、细胞间黏附分子 1 的表达；拮抗脂多糖诱导的核因子 κB 亚单位 P65 核移位。

3. 脑保护作用　欧亚旋覆花总黄酮 25、50、100mg/kg 腹腔注射能改善脑缺血-再灌注后大鼠的神经症状，减小梗死面积，提高缺血脑组织 SOD 活性，降低 MDA 含量[1]。旋覆花素 26mg/kg 和旋覆花内酯 26mg/kg 灌胃 21 天改善海马内注射淀粉样蛋白 $Aβ_{25-35}$ 致 AD 模型大鼠认知障碍，降低 AD 大鼠海马 COX-2、iNOS、NF-κB，抑制促凋亡基因 Bax 的表达[2-4]。

4. 其他作用　旋覆花有调节胃肠运动、调节免疫等作用。

旋覆花多糖 100、400mg/kg 灌胃可促进正常小鼠胃肠蠕动，提高推进率，缩短排便时间、增加排便次数，缩短燥结失水型或地芬诺酯便秘小鼠排便时间，增加排便粒数。旋覆花水提液 2.5g 生药/kg 灌胃或 0.5g 生药/kg 腹腔注射，连续 5 周，灌胃组可降低小鼠脾指数、减少初次免疫应答 IgG 量，增加总 B 细胞和激活态 B 细胞比例，减少脾 $CD4^+$T 细胞中 IFN-γ 生成细胞的比例；腹腔注射组可减少抗体生成及 IFN-γ 生成细胞比例，增加 B 细胞、激活态 B 细胞及 IL-4 生成细胞比例；抑制 IFN-γ 和 IL-6 生成，诱导 IL-4 生成。

5. 毒理研究　旋覆花毒性较小。旋覆花水煎剂 50g/kg 灌胃 7 天，小鼠全部存活，无中毒症状，LD_{50} 大于 50g/kg。

【参考文献】［1］王英杰，柴锡庆，王文胜，等．旋覆花素抑制阿尔茨海默病模型大鼠脑海马组织 COX-2 和 iNOS 基因表达．中国新药杂志，2008，17（15）：1318-1322.

［2］王英杰，柴锡庆，王文胜，等．旋覆花素抑制 Aβ 诱导大鼠脑海马组织炎性反应．中国老年学杂志，2009，29（4）：956-959.

［3］王英杰，柴锡庆，黄冬霞，等．旋覆花素对阿尔茨海默病模型大鼠脑海马组织 Bax，Bcl-2 表达的影响．中国老年学杂志，2013，33（18）：4457-4458.

［4］王英杰，柴锡庆，韩梅，等．旋覆花内酯抑制 AD 模型大鼠海马环加氧酶 2 和核转录因子 κB 的表达．中国药理学通报，2008，24（4）：437-440.

附：金沸草

本品为菊科植物条叶旋覆花 *Inula linariifolia* Turcz. 或旋覆花 *Inula japonica* Thunb.的干燥地上部分。性味苦、辛、咸，温。归肺、大肠经。功能降气，消痰，行水。用于外感风寒，痰饮蓄结，咳喘痰多，胸膈痞满。用量 5～10g。

【药理毒理】本品具有抗感染作用。

金沸草（0.15、0.25g/ml）可提高金黄色葡萄球菌感染的豚鼠疮疡模型血清溶菌酶含量，显著降低豚鼠疮疡的症状积分，减轻疮疡局部病理改变[1]。

【参考文献】［1］苗明三，王婷，李艳，等．不同品种金沸草外用对豚鼠疮疡模型的影响．中药新药与临床药理，2015，26（4）：434-437.

白　前

Baiqian

本品为萝藦科植物柳叶白前 *Cynanchum stauntonii* (Decne.) Schltr. ex Lévl. 或芫花叶白前 *Cynanchum glaucescens* (Decne.) Hand.-Mazz. 的干燥根茎和根。主产于浙江、江苏、安徽、湖北。秋季采挖，洗净，晒干。切段。以色黄白者为佳。

【炮制】 **蜜白前**　取白前段，加炼蜜拌润，炒至不黏手。

【性味与归经】 辛、苦，微温。归肺经。

【功能与主治】 降气，消痰，止咳。用于肺气壅实，咳嗽痰多，胸满喘急。

【效用分析】 白前辛、苦，主归肺经，性微温而不燥热，既能降气，又能祛痰止咳，为治疗肺之咳喘之要药。凡肺气壅滞，痰多而咳嗽不爽，胸满喘急之证，不论寒热，皆可应用。其治疗之证虽异，然化痰降气之功则一，总以肺气壅遏，痰多咯出不爽为使用要点。

【配伍应用】

1. 白前配荆芥　白前辛苦微温而不燥烈，功专降气化痰以平咳喘；荆芥辛散气香，长于发表散风。两药伍用，一表一里，升降并举，共奏解表宣肺、化痰止咳之功，适用于外感风寒，咳嗽痰多之证。

2. 白前配桔梗　白前辛开苦降，微温不燥，长于降气化痰；桔梗辛散性升，功专宣肺祛痰利咽。两药相配，一升一降，宣畅上焦，共奏宣肺降气、化痰止咳之功，适用于咳嗽痰多，咽痛，胸闷不畅。

3. 白前配桑白皮　白前辛开苦降，微温不燥，擅祛痰降肺而平咳喘；桑白皮甘寒性降，主入肺经，以泻肺热、平喘咳为专长。两药伍用，可增强泻肺平喘、降气化痰之功，适用于肺热壅盛，咳喘痰黄者。

4. 白前配紫菀　白前辛苦微温，善于降气化痰；紫菀甘润苦泄，善于润肺化痰止咳。两药相配，一温一润，温散寒湿痰浊，又不伤肺气肺阴，痰消则咳嗽自宁，多用于风寒犯肺，咳嗽咽痒，咯痰不爽之证。

5. 白前配百部　白前善于降气消痰止咳，百部长于润肺化痰止咳。两药伍用，相须相辅，化痰中有润肺之力，润肺中又不致留痰，温润平和，适用于感冒日久，肺气肃降失常，咳喘不已，胸闷气逆；或用治肺痨咳嗽。

【鉴别应用】

1. 生白前与蜜白前　二者为白前的不同炮制品种。生白前长于解表理肺，降气化痰，常用于外感咳嗽或痰温咳喘。蜜白前能缓和白前对胃的刺激性：偏于润肺降气，增强止咳作用，常用于肺虚咳嗽或肺燥咳嗽。

2. 白前与旋覆花　二者性味均辛苦微温，归肺经，具有降气化痰之功，用于咳喘痰多，胸满喘急。白前长于祛痰，降肺气，无论属寒属热，外感内伤均可用之。旋覆花兼味咸归胃经，不仅降肺气，而且降胃气而止呕，可用于痰浊中阻，胃气上逆所致呕吐嗳气，心下痞硬。

【方剂举隅】

1. 白前汤（《外台秘要》引《深师方》）

药物组成：白前、紫菀、半夏、大戟。

功能与主治：降气祛痰。适用于咳嗽偏寒者，久咳上气，体肿，短气胀满，昼夜倚壁不得卧，喉常作水鸡鸣。

2. 止嗽散（《医学心悟》）

药物组成：桔梗、荆芥、紫菀、百部、白前、甘草、陈皮。

功能与主治：宣利肺气，疏风止咳。适用于风邪犯肺证，症见咳嗽咽痒，咯痰不爽，或微有恶风发热，舌苔薄白，脉浮缓。

3. 白前汤（《圣济总录》）

药物组成：白前、紫菀、半夏、泽漆根、桂枝、人参、炮姜、瓜蒌、白术、吴茱萸。

功能与主治：化痰降气，利水消肿。适用于咳逆上气，通身浮肿，短气胀满，昼夜倚壁不得卧，喉中水鸡声。

4. 白前散（《圣惠方》）

药物组成：白前、炙甘草、人参、生干地黄、大麻仁、桂心、赤茯苓、黄芪、阿胶、麦门冬、桑根白皮。

功能与主治：补气养阴，化痰止咳。适用于骨蒸肺痿，心中烦渴，痰嗽不止。

【成药例证】

1. 小儿消咳片（《中华人民共和国卫生部药品标准·中药成方制剂》）

药物组成：白屈菜、百部、天冬、南沙参、白前、侧柏叶、木蝴蝶。

功能与主治：清肺润燥，化痰止咳，解表利咽。用于急慢性气管炎，痰热或燥痰咳嗽。

2. 橘红痰咳液（《临床用药须知中药成方制剂卷》2020 年版）

药物组成：化橘红、百部、茯苓、半夏、白前、甘草、苦杏仁、五味子。

功能与主治：理气化痰，润肺止咳。用于痰浊阻肺所致的咳嗽，气喘，痰多；感冒，支气管炎，咽喉炎见上述证候者。

3. 止嗽丸（《中华人民共和国卫生部药品标准·中药成方制剂》）

药物组成：紫菀、白前、荆芥、甘草、百部、桔梗、陈皮。

功能与主治：止咳祛痰、疏风理肺。用于风邪犯肺咳嗽咽痒，痰不易咳出者。

【用法与用量】 3～10g。

【本草摘要】

1.《名医别录》 “主治胸胁逆气，咳嗽上气。”

2.《本草纲目》 “手太阴药也。长于降气，肺气壅实而有痰者宜之。”

3.《本草汇言》 “白前泄肺气，定喘嗽之药也，疗喉间喘呼，为治咳之首剂；宽膈之满闷，为降气之上品。前人又主奔豚及肾气，然则性味功力，三困并施，脏腑咸入，腠里皮毛，靡不前至，盖以功力为名也。”

【化学成分】 主要含皂苷类成分：白前皂苷A～K，白前新皂苷A、B等。

【药理毒理】 本品具有镇咳、祛痰、平喘、镇痛、抗炎等药理作用。

1. 镇咳作用 柳叶白前和芫花叶白前各种提取物具有镇咳作用。柳叶白前醇提物6.5g生药/kg、石油醚提取物20g生药/kg、芫花叶白前水提取物5、10、20g生药/kg、醇提物5g生药/kg、石油醚提取物10g生药/kg连续灌胃5天，对浓氨水刺激诱导的小鼠咳嗽均有镇咳作用，醇提取物呈现良好的量效关系，柳叶水提物20g生药/kg也有一定的镇咳作用。柳叶白前95%乙醇提物5g生药/kg、芫花叶白前水提取物10g生药/kg连续灌胃5天，可使浓氨水诱导的小鼠咳嗽次数减少，有镇咳作用。

2. 祛痰作用 柳叶白前水煎液10g生药/kg、石油醚提取物20g生药/kg、醇提物6.5g/kg及芫花叶白前水提取物10、5g生药/kg灌胃5天，均能促进小鼠气道酚红排泌，有祛痰作用。柳叶白前95%乙醇提物5g/kg、芫花叶白前水提取物10g/kg灌胃给药，连续5天，对小鼠有祛痰作用。

3. 平喘作用 芫花叶白前水提物具有平喘作用。芫花叶白前水提物2.5、5g生药/kg腹腔注射给药一次，对乙酰胆碱和组胺混合液诱发的豚鼠哮喘均有抑制作用。

4. 抗炎、镇痛作用 白前对多种炎症模型有抗炎作用。柳叶白前水提物1.0、2.0g生药/kg能抑制巴豆油致炎所致小鼠耳廓急性渗出。芫花叶白前水提取物1、2、4g生药/kg腹腔注射给药1次，能抑制巴豆油所致小鼠耳肿胀。柳叶白前75%醇提物5、15g生药/kg，灌胃给药，每天1次，连续3天，不同程度抑制二甲苯致小鼠耳壳肿胀作用，呈现持久的抑制角叉菜胶致小鼠足跖肿胀的作用，5g/kg在灌胃给药后2、3h，15g/kg在给药后1、2、3h均能延长热痛刺激小鼠甩尾反应的潜伏期，15g/kg能减少醋酸致小鼠扭体反应次数。

5. 其他作用 白前有抗凝血、抗血栓形成、抗溃疡、抗腹泻等作用。柳叶白前醇提物10g/kg每天灌胃1次，连续3天，能延长实验性体内血栓形成及凝血时间。4～16g/kg白前水提物和2～8g/kg醇提物延长小鼠体外血栓形成时间(毛细玻璃管法)[1]。白前70%醇提物灌胃5或15g/kg能抑制小鼠水浸应激性和小鼠盐酸性溃疡的形成，15g/kg还能抑制小鼠吲哚美辛-乙酸性胃溃疡。白前70%醇提物灌胃5或15g/kg有抗蓖麻油刺激小肠腹泻作用，且作用持续8小时，15g/kg还能降低腹泻发生率，15g/kg能减少番泻叶所致大肠性腹泻的次数，作用持续8小时以上，也降低腹泻发生率；5、15g/kg组分别抑制胃肠墨汁推进率1.6%和14.3%。

6. 毒理研究 白前的两个植物来源口服毒性均小。柳叶白前醇提物灌胃给药的LD_{50}为19.56g/kg；醚提物灌胃给药1次，剂量达80g/kg，1只小鼠死亡；柳叶白前水提物腹腔注射给药1次，LD_{50}为7.9g/kg。芫花叶白前120g/kg分2次灌胃给药，连续观察7天，动物无死亡。一般活动、食量及粪便均正常，解剖未见脏器病变。白前对雄性小鼠经口的LD_{50}为20g/kg，对雌性小鼠的经口LD_{50}>21.5g/kg，最高剂量组有20%动物出现腹泻[2]。

【参考文献】 [1] 黄芳，方悦，郑琦，等. 白前抗血栓形成作用的研究. 浙江中西医结合杂志，2012，22(7)：574-575.

[2] 陈小青，马中春，孙运，等. 白前和合欢皮提取物小鼠急性经口毒性研究. 毒理学杂志，2012，26(2)：150-152.

黄荆子

Huangjingzi

本品为马鞭草科植物牡荆 *Vitex negundo* L.var. *cannabifolia*(Sieb et Zucc.)Hand.-Mazz. 或黄荆 *Vitex negundo* L.的干燥成熟果实。全国大部分地区均产。秋季果实成熟时采收，除去杂质，晒干。用时捣碎。以粒大，饱满者为佳。

【性味与归经】 辛、苦，温。归肺、胃经。

【功能与主治】 祛痰止咳平喘，理气和胃止痛。用于咳喘痰多，胃痛，呃逆。

【效用分析】 黄荆子味苦主降，主入肺经，能祛痰下气以止喘咳。其性温，故因寒痰所致咳喘痰多色白者为宜。

黄荆子辛散温通，又入胃经，能行中焦之气而止痛，多用于寒凝气滞，胃气失和所致的胃脘疼痛，呃逆。

【成药例证】 蠲哮片（《临床用药须知中药成方制剂卷》2020 年版）

药物组成：黄荆子、葶苈子、青皮、陈皮、大黄、槟榔、生姜。

功能与主治：泻肺除壅，涤痰祛瘀，利气平喘。用于支气管哮喘急性发作期热哮痰瘀伏肺证，症见气粗痰涌，痰鸣如吼，咳呛阵作，痰黄稠厚。

【用法与用量】 6～9g。

【本草摘要】

1.《名医别录》 “主除骨间寒热，通利胃气，止咳逆，下气。”

2.《医林纂要》 “补行肝气，祛风燥湿。能发汗行水，治水肿身黄，又消食和脾胃。”

3.《药性考》 “除寒热，疗风止咳，心痛疝疾，带浊耳聋，服之有益。”

【化学成分】 主要含挥发油：桉油精，香桧烯，蒎烯，莰烯，石竹烯等；还含黄酮类及强心苷等。

【药理毒理】 本品具有抗肿瘤、解热、抗炎、镇痛、抗菌等药理作用。

1. 抗肿瘤作用 黄荆子乙酸乙酯萃取出多种木脂类化合物具有抗肿瘤作用[1]。体内外能抑制人卵巢癌 COC1 细胞的生长和增殖，且呈浓度及时间依赖性，效价最高的化合物 IC_{50} 为 1.40μg/ml；连续给药 20 天对人卵巢癌 COC1 细胞裸鼠皮下移植瘤生长抑制率分别为 57.1%，瘤重抑制率为 61.6%[2]。对宫颈癌 HeLa 细胞裸鼠移植瘤瘤重的抑制率为 40.46%～76.12%[3]。黄荆子木脂素 3 抑制人肝癌 $HepG_2$ 细胞的增殖[4]。黄荆子乙酸乙酯提取物 EVn-50 对人乳癌 MDA-MB-435S 细胞核酸合成具有抑制作用，呈剂量依赖性，IC_{50} 为 16.8μg/ml；EVn-50 抑制 MDA-MB-435S 细胞裸鼠异种移植瘤生长，20、40、80μg/ml 的 EVn-50 对移植瘤的瘤重抑制率分别为 18%、31%和 63%，呈浓度依赖性[5]。1、10、100mg/L 的 EVn-50 均能抑制人胃癌 SGC-7901 细胞生长和增殖，呈浓度和时间依赖性；5、10、20mg/kg 的 EVn-50 对 SGC-7901 移植瘤裸鼠瘤重的抑制率分别为 32%、43%和 56%，且呈浓度依赖性，并诱导其凋亡[6]。

2. 解热、抗炎、镇痛作用 黄荆子水提液 12g/kg 灌胃，对 2,4-二硝基酚所致的发热大鼠具有解热作用；8g/kg 灌胃对热板法和醋酸所致小鼠扭体反应具有镇痛作用；与阈下催眠剂量戊巴比妥钠具有协同催眠小鼠的作用[7]。黄荆子的三氯甲烷提取部分 8、16g/kg 对二甲苯诱导的小鼠耳肿胀抑制作用显著，16g/kg 能明显抑制角叉菜胶诱导的大鼠足肿胀；水提物 4、8g/kg 对热和醋酸刺激引起的小鼠疼痛，具有显著的镇痛作用，提示三氯甲烷提取物抗炎作用较强，水提取物的镇痛作用较强[8]。5、10、20g/kg 二甲苯致小鼠耳廓肿胀模型和腹腔注射 0.7%醋酸致小鼠腹腔毛细血管通透性增高模型，12.5、25、50g/kg 鸡蛋清致大鼠足跖肿胀模型，50、100、200g/kg 腹腔注射去甲斑蝥素悬液致大鼠全身性炎症模型，减少 TNF-α、IL-1、IL-6、COX-2 炎性细胞因子表达[9]。

3. 其他作用 黄荆子种仁、甲醇提取物 0.2g/ml，对大肠埃希菌、枯草杆菌、苏云金芽孢杆菌、金黄色葡萄球菌具有抑制作用[10]。黄荆子总黄酮四个不同极性部位均具有不同程度的抗氧化活性[11]。

【参考文献】

［1］申瓘，曾光尧，谭健兵，等. 黄荆子抗肿瘤有效部位化学成分研究. 中草药，2009，40(1)：33-36.

［2］邓宇傲，谢宛玉，李秀云，等. 黄荆子乙酸乙酯提取物及木脂类化合物对人卵巢癌 COC1 细胞体外增殖及裸鼠皮下移植瘤的抑制作用. 现代妇产科进展，2011，20(11)：863-867.

［3］Yanlin Cai，Zhongdong Chen，Aiqiong Tang，et al. 黄荆子抗肿瘤活性成分对宫颈癌裸鼠移植瘤生长的影响(英文). The Chinese-German Journal of Clinical Oncology，2014，13(3)：105-109.

［4］李一春，杨文军，陈艳. 黄荆子木脂素 3 对人肝癌 $HepG_2$ 细胞增殖的抑制作用及对蛋白激酶 Akt、ERK1/2 信号通路的影响. 中国药房，2013，24(33)：3099-3101.

［5］尹婵，姜浩，曹建国，等. 黄荆子乙酸乙酯提取物对人乳癌细胞体内外实验的研究. 中国现代医药杂志，2008，10(9)：1-5.

［6］韩家凯，焦东晓，曹建国，等. 黄荆子乙酸乙酯提取物体内外对胃癌 SGC-7901 细胞作用的研究. 中国药理学通报，2008，24(12)：1652-1656.

［7］钟世同，邱光锋，刘元帛，等. 单叶蔓荆子、蔓荆子、黄荆子和牡荆子的药理活性比较. 中药药理与临床，1996，(1)：37-39.

［8］孔靖，裴世成，陈君. 黄荆子不同溶剂提取物的抗炎镇痛作用. 中国医院药学杂志，2011，31(10)：803-806.

［9］白军，宁映霞，陈砚芬，等. 黄荆子乙酸乙酯提取物体内抗炎作用及机制. 延安大学学报(医学科学版)，2014，12(4)：5-9，13.

［10］熊彪，周毅峰，李健，等. 黄荆不同器官甲醇提取物的抑菌作用. 湖北农业科学，2006，45(6)：741-742.

［11］张旭红，杨慧文，潘育方. 黄荆子总黄酮不同极性部位的体外抗氧化活性分析. 辽宁医学院学报，2014，35(6)：4-6.

猫爪草

Maozhaocao

本品为毛茛科植物小毛茛 *Ranunculus ternatus* Thunb.的干燥块根。主产于河南。春季采挖，除去须根及泥沙，晒干。以色黄褐、质坚实者为佳。

【性味与归经】 甘、辛，温。归肝、肺经。

【功能与主治】 化痰散结，解毒消肿。用于瘰疬痰核，疔疮肿毒，蛇虫咬伤。

【效用分析】 猫爪草味辛行散，能化痰浊，散郁结，可治痰火郁结之瘰疬痰核，内服、外用均可。

猫爪草又具解毒消肿之功，适用于疔疮、蛇虫咬伤，常以鲜品捣敷患处。

【配伍应用】

1. 猫爪草配夏枯草 猫爪草甘辛性温，功能化痰散结，解毒消肿；夏枯草辛苦寒，既能清肝明目，又能散结消肿。两药配伍，寒温并用，共奏化痰散结消肿之功，适用于痰火郁结之瘰疬痰核证。

2. 猫爪草配僵蚕 猫爪草甘辛微温，长于化痰散结，解毒消肿；僵蚕咸辛平，功专祛风定惊，化痰散结。两药伍用，可增强化痰散结之功，适用于痰火郁结之瘰疬痰核证。

【鉴别应用】**猫爪草与夏枯草** 二者均味辛归肝经，皆能散结消肿，治痰火郁结之瘰疬痰核等。然夏枯草苦寒，主归肝、胆经，善清泻肝火以明目，主治目赤肿痛，头痛眩晕，目珠夜痛及乳痈，乳癖，乳房胀痛。猫爪草甘温，又入肺经，长于化痰浊，兼能解毒消肿，善治痰证及疔疮肿毒、蛇虫咬伤等。

【成药例证】 猫爪草胶囊（《中华人民共和国卫生部药品标准·中药成方制剂》）

药物组成：猫爪草。

功能与主治：散结，消肿。适用于瘰疬，淋巴结核未溃疡，亦可用于肺结核。

【用法与用量】 15～30g，单味药可用至120g。

【化学成分】 主要含脂肪酸类成分：肉豆蔻酸十八烷基酯，二十烷酸，软脂酸等；内酯类成分：小毛茛内酯，白头翁素，原白头翁素等；甾醇类成分：豆甾醇，β-谷甾醇等；还含皂苷、多糖和少量生物碱等。

【药理毒理】 本品具有抑菌、抗肿瘤、增强免疫等药理作用。

1. 抑菌作用 猫爪草具有抗结核杆菌及其他细菌作用。猫爪草的煎剂、生药粉末及醇提液在试管内对强毒人型结核菌 H37Rv 有抑制作用，其抑菌浓度分别为1:10、1:100、1:1000。猫爪草水浸液过滤后以 1:200 浓度加入能完全抑制结核菌。猫爪草 75%乙醇浸提物 1g/ml 能够下调临床分离的结核分枝杆菌的 S-腺苷甲硫氨酸合成酶、吲哚-3-甘油磷酸合酶、烯酰-CoA 水合酶、琥珀酰辅酶 A 合成酶等蛋白表达。猫爪草有机酸浸膏 0.1g 体外具有抗结核菌作用。猫爪草有效成分小毛茛内酯可能诱导周围血管宿主细胞颗粒裂解肽（GLS）基因高水平表达，杀灭胞内致病菌，并呈剂量依赖性，对耐药的与未治疗的肺结核患者诱导水平无差异。猫爪草水提液对金黄色葡萄球菌、白色葡萄球菌、四链球菌、痢疾杆菌等均有抑制作用，且可抑制耐药性结核杆菌、能抗约氏鼠疟杆菌、降低原虫感染率。猫爪草多糖和皂苷可增强小鼠腹腔巨噬细胞吞噬功能、促进血清溶血素形成和增加外周血 T 淋巴细胞数。

2. 抗肿瘤作用 猫爪草提取物有抗肿瘤作用，其主要有效部位是猫爪草皂苷、多糖。猫爪草三氯甲烷提取物（115.1、57.5、28.8mg/kg）、乙酸乙酯提取物（325.9、162.9、81.47mg/kg）、正丁醇提取物（115.1mg/kg）对小鼠移植性肝癌 H_{22} 均有抑制作用。猫爪草水提物和乙酸乙酯提取物 325.9、162.9、81.47mg/kg，正丁醇提取物和三氯甲烷提取物 115.1、57.5、28.8mg/kg 均可延长 H_{22} 腹水瘤小鼠生存时间。猫爪草皂苷及多糖 0.2、0.1、0.05mg/ml 可抑制体外培养的肉瘤 S_{180}、艾氏腹水瘤 EAC 及人乳腺癌细胞株 MCF-7 的生长。猫爪草皂苷 50～200mg/L 体外对人乳腺癌 MCF-7 细胞的生长和细胞株集落形成均具抑制作用，并呈量-效关系。猫爪草皂苷 1、10、100 和 500μg/l 体外对人结肠癌 LOVO 细胞的增殖具有抑制作用，G_1 期细胞数量增多，S 期、G_2 期细胞下降。猫爪草 70%的乙醇浸膏 50、100、200μg/ml 体外对 TNF 具诱生作用，从而提高对肿瘤细胞的杀伤活性。猫爪草总皂苷（0.43、0.86、1.73g/kg）灌胃给药 18 天，对人非小细胞肺癌 A549 细胞裸鼠移植瘤的抑瘤率为 13.8%～32.6%。并下调瘤组织 EGFR、MMP-9 的表达[1]。

3. 增强免疫作用 猫爪草多糖和皂苷具有增强免疫作用。猫爪草多糖 600mg/kg 灌胃给药，每天一次，连续 7 天，对环磷酰胺免疫抑制小鼠模型可使腹腔巨噬细胞吞噬百分率、吞噬指数升高，促进溶血素的形成并提高外周血中 T 淋巴细胞数。猫爪草皂苷 2.96、5.93、11.86g/kg 灌胃，每天一次，连续 14 天能提高正常小鼠脾指数。猫爪草多糖（150、300、450mg/kg）灌胃给药 7 天，显著提高免疫抑制小鼠吞噬百分率和吞噬指数；促进溶血空斑的形成、促进淋巴细胞转化；300mg/kg 猫爪草多糖能促进溶血素的形成，可改善环磷酰胺致免疫抑制小鼠免疫功能[2]。

4. 保肝作用 猫爪草多糖（100、200、400mg/kg）灌胃给药 10 天，能改善 CCl_4 所致小鼠急性肝损伤，降低肝体指数及血清 ALT、AST 活性，提高肝组织 T-AOC、SOD 活力，降低 MDA 含量[3]。

5. 毒理研究 猫爪草乙酸乙酯提取物 325.9、162.9mg/kg 及石油醚提取物 115.1、57.5mg/kg 呈现出一定的增加肺水肿和肝损伤的趋势。猫爪草提取物经口急性毒性试验表明，最大耐受量(MTD)>20.0g/kg；Ames 试验、小鼠骨髓嗜多染红细胞微核和小鼠精子畸形试验结果阴性；90 天喂养实验中体重增加和食物利用率、血液学指标值无异常，生化指标值在正常值范围内，未见大鼠主要脏器组织出现有意义的病理学改变[4]。

【参考文献】 [1] 童晔玲，杨锋，戴关海，等. 猫爪草总皂苷对人非小细胞肺癌 A_{549} 细胞裸鼠移植瘤生长及 EGFR、MMP-9 表达的影响. 中华中医药学刊，2015，33(1)：179-181.

[2] 胡泽开，刘会丽，乔靖怡，等. 猫爪草多糖对环磷酰胺致小鼠免疫低下模型免疫功能的影响. 中国现代应用药学，2010，2：89-91.

[3] 韩红霞，吕世静. 猫爪草多糖对小鼠急性化学性肝损伤保护作用的研究. 检验医学与临床，2010，27(9)：769-770.

[4] 聂焱，胡余明，易传祝. 猫爪草提取物安全性毒理学研究. 实用预防医学，2010，17(12)：2507-2509.

二、清化热痰药

清化热痰药药性寒凉，有清化热痰之能。部分药物质润，兼能润燥；部分药物味咸，又可软坚散结。主治热痰证，如咳嗽气喘、痰黄质稠者，其中痰黏稠难咯、唇舌干燥之燥痰证，宜选质润之润燥化痰药；其他如痰火所致的癫痫、中风、惊厥、瘿瘤、瘰疬等，均可用清热化痰药。药性寒凉的清化热痰药、润燥化痰药，寒痰、湿痰证慎用。

临床常用的清化热痰药有川贝母、浙贝母、瓜蒌、竹茹、天竺黄、胆南星、前胡、桔梗、胖大海、海藻、昆布、黄药子、蛤壳、浮海石、瓦楞子、青礞石等。

川贝母
Chuanbeimu

本品为百合科植物川贝母 *Fritillaria cirrhosa* D.Don、暗紫贝母 *Fritillaria unibracteata* Hsiao et K. C. Hsia、甘肃贝母 *Fritillaria przewalskii* Maxim.、梭砂贝母 *Fritillaria delavayi* Franch.、太白贝母 *Fritillaria taipaiensis* P.Y.Li 或瓦布贝母 *Fritillaria unibracteata* Hsiao et K.C.Hsia var.*wabuensis*(S.Y.Tang et S.C.Yue)Z.D.Liu，S.Wang et S.C.Chen 的干燥鳞茎。按性状不同分别习称“松贝”“青贝”“炉贝”和“栽培品”。主产于四川、青海、甘肃、云南、西藏。夏、秋二季或积雪融化后采挖，除去须根、粗皮及泥沙，晒干或低温干燥。以整齐、色白、粉性足者为佳。

【性味与归经】 苦、甘，微寒。归肺、心经。

【功能与主治】 清热润肺，化痰止咳，散结消痈。用于肺热燥咳，干咳少痰，阴虚劳嗽，痰中带血，瘰疬，乳痈，肺痈。

【效用分析】 川贝母苦、甘，微寒，主归肺经。苦寒清热，甘寒润肺，可用于痰热咳嗽，以之清肺化痰；尤多用于肺热燥咳及肺虚久咳，痰少咽燥或痰中带血等证，以之润燥化痰止咳。

川贝母苦寒开泄，有清热散结消痈之效，每与软坚散结、凉血解毒药同用，治疗瘰疬、痈肿之未溃者及乳痈、肺痈等证。

【配伍应用】

1. 川贝母配苦杏仁 川贝母苦泄甘润，微寒清热，善润肺化痰，又能清泄胸中郁结之火；苦杏仁苦温，能宣肺散滞，下气定喘止咳。两者同用，一凉一温，一润一降，使气利痰消，喘咳自宁，用于肺虚久咳，痰少咽燥等；又治外感风寒，痰热郁肺，咳嗽咯吐黄痰。

2. 川贝母配知母 两者皆能清肺润燥，其中川贝母味苦、甘，性寒质润，尤善润肺止咳，兼能清肺化痰；知母苦甘性寒质润，长于泻肺热，润肺燥，生津养阴。两药伍用，相得益彰，既增强清肺润燥之力，又能化燥痰，养肺阴，适用于燥热犯肺或阴虚生燥之干咳无痰，或痰少质黏，咯吐不利。

3. 川贝母配厚朴 川贝母苦甘微寒，归心、肺二经，有清热润肺、化痰散结之效；厚朴苦辛温燥，能行气除满，温中燥湿，湿去则痰消，肺气肃降，呼吸顺畅，咳喘自止。二药配用后，相辅为用，有化痰除湿，降气止咳，开郁消胀之功；又厚朴得川贝母之甘润，无温燥伤阴之弊，适用于气滞痰聚，痰气上逆之咳喘，兼见肺脾气滞之胸腹胀满。

4. 川贝母配北沙参 川贝母甘寒质润，尤善润肺止咳，兼能清肺化痰；北沙参甘润苦寒，长于补肺阴，清肺热。两药伍用，共奏养阴润肺、化痰止咳之功，适用于阴虚肺燥有热之干咳少痰、咯血或咽干音哑等。

【方剂举隅】

1. 贝母汤(《普济本事方》)

药物组成：贝母、黄芩、干姜、陈皮、五味子、桑白皮、半夏、柴胡、桂心、木香、炙甘草。

功能与主治：化痰止咳，适用于咳嗽日久不止。

2. 贝母瓜蒌散(《医学心悟》)

药物组成：川贝母、瓜蒌、天花粉、茯苓、橘红、桔梗。

功能与主治：润肺清热，理气化痰。适用于肺燥咳嗽，症见咳嗽呛急，咯痰不爽，涩而难出。咽喉干燥哽痛，苔白而干。

3. 贝母散（《圣惠方》）

药物组成：川贝母、刺蓟、蒲黄。

功能与主治：清热润肺，凉血止血。适用于热病鼻衄不止。

4. 内消瘰疬丸（《医学启蒙》）

药物组成：夏枯草、玄参、青盐、海藻、川贝母、薄荷叶、天花粉、海蛤粉、白及、连翘、熟大黄、生甘草、生地黄、桔梗、枳壳、当归、硝石。

功能与主治：清热化痰，行气散结。适用于痰凝气滞，瘰疬痰核，颈项瘿瘤，皮色不变，或肿或痛。

5. 养阴清肺汤（《重楼玉钥》）

药物组成：川贝母、丹皮、薄荷、炒白芍、大生地、麦冬、生甘草、玄参。

功能与主治：养阴清肺，解毒利咽。适用于白喉之阴虚燥热证，症见喉间起白如腐，不易拭去，并逐渐扩展，病变甚速，咽喉肿痛，初起或发热或不发热，鼻干唇燥，或咳或不咳，呼吸有声，似喘非喘，脉数无力或细数。

【成药例证】

1. 川贝枇杷糖浆（《临床用药须知中药成方制剂卷》2020年版）

药物组成：川贝母流浸膏、桔梗、枇杷叶、薄荷脑。

功能与主治：清热宣肺，化痰止咳。用于风热犯肺，痰热内阻所致的咳嗽痰黄或吐痰不爽，咽喉肿痛，胸闷胀痛，感冒咳嗽及慢性支气管炎见上述证候者。

2. 川贝梨糖浆（《中华人民共和国卫生部药品标准·中药成方制剂》）

药物组成：川贝母、南沙参、雪梨清膏。

功能与主治：养阴润肺。用于肺热燥咳，阴虚久咳。

3. 复方川贝精片（《临床用药须知中药成方制剂卷》2020年版）

药物组成：川贝母、麻黄浸膏、桔梗、陈皮、法半夏、远志、五味子、甘草浸膏。

功能与主治：宣肺化痰，止咳平喘。用于风寒咳嗽、痰喘所致的咳嗽气喘、胸闷、痰多；急、慢性支气管炎见上述证候者。

4. 复方川贝母片（《中华人民共和国卫生部药品标准·中药成方制剂》）

药物组成：川贝母、麻黄、远志、桔梗、甘草、五味子、法半夏、陈皮、紫菀、浮海石、罂粟壳。

功能与主治：止咳，化痰，平喘。用于咳嗽，痰喘。

5. 川贝银耳糖浆（《中华人民共和国卫生部药品标准·中药成方制剂》）

药物组成：川贝母、银耳、雪梨清膏。

功能与主治：养阴清肺，生津止咳。用于肺虚久咳，痰中带血，津伤烦渴。

【用法与用量】 3～10g；研粉冲服，一次1～2g。

【注意】 不宜与川乌、制川乌、草乌、制草乌、附子同用。

【本草摘要】

1.《神农本草经》 “主伤寒烦热，淋漓邪气，疝瘕，喉痹，乳难，金疮，风痉。”

2.《本草汇言》 “贝母，开郁，下气，化痰之药也，润肺消痰，止咳定喘，则虚劳火结之证，贝母专司首剂。”

3.《本草会编》 “治虚劳咳嗽，吐血咯血，肺痿肺痈，妇人乳痈，痈疽及诸症之证。”

【化学成分】 主要含生物碱类成分：川贝碱，西贝母碱，青贝碱，松贝碱，松贝甲素，贝母辛，贝母素乙，松贝乙素，梭砂贝母碱，梭砂贝母酮碱，川贝酮碱，梭砂贝母芬碱，梭砂贝母芬酮碱；岷山碱甲，岷山碱乙等。

中国药典规定本品含总生物碱以西贝母碱（$C_{27}H_{43}NO_3$）计，不得少于0.050%。

【药理毒理】 本品具有祛痰、镇咳、平喘等作用。

1. 祛痰、镇咳作用 野生、种植以及各种植物来源的川贝母均有不同程度的祛痰、镇咳作用。川贝母细粉4g生药/kg、野生或种植的川贝母流浸膏5g生药/kg灌胃给药能促进小鼠气道酚红排泌，使痰易于咳出，能抑制氨水对小鼠的引咳作用。野生川贝母醇提物3g/kg对氨水引咳小鼠30分钟的镇咳作用最强，抑制率大于50%，1小时后作用开始下降，2小时仍有作用。川贝母醇提物4g/kg猫腹腔注射60分钟能抑制电刺激猫喉上神经引起的咳嗽。川贝母祛痰、镇咳的有效成分为生物碱类、皂苷类。川贝母生物碱11.3mg/kg及贝母皂苷Ⅰ、Ⅱ、Ⅲ号0.5mg/kg均能促进小鼠酚红排泌，以生物碱和皂苷Ⅲ号作用较强，贝母皂苷Ⅱ号0.2g/kg能延长SO_2引咳小鼠的咳嗽潜伏期。

川贝母中的暗紫贝母粉末、醇提取物、水提取物和醇水双提物等多种制剂给多种动物灌胃给药5天表现出明显的祛痰、镇咳和平喘作用，其中2g生药/kg和1g/kg能分别促进小鼠和大鼠的气管腺体分泌，利于痰咳出；5.0g生药/kg、1.5g生药/kg能分别抑制氨水对小鼠、枸橼酸对豚鼠的引咳次数，延长咳嗽潜伏期；1.5g生药/kg能抑制组胺+乙酰胆碱对豚鼠的致喘作用，其镇咳成分主要在醇提物中，祛痰成分主要在水提物中[1, 2]。甘肃贝母和暗紫贝母醇提取物、总碱以及梭砂贝母总碱以5g生药/kg灌胃给药对氨水引咳有镇咳作用，其中甘肃贝母总碱的咳嗽抑制率大于50%。由野生暗紫贝母中提出的贝母皂苷Ⅱ号 0.2g/kg 灌胃能延长二氧化硫引咳小鼠的咳嗽潜伏期。暗紫贝母、梭砂贝母、卷叶贝母组和甘肃贝母超微粉7.7g/kg灌胃3天对小鼠气管排泌酚红、雾化吸入枸橼酸致豚鼠咳嗽均有不同程度的祛痰和镇咳作用，其中暗紫贝母、梭砂贝母的镇咳作用优于甘肃贝母，暗紫贝母祛痰作用优于甘肃贝母、梭砂贝母[3, 4]。暗紫贝母、甘肃贝母和梭砂贝母醇提取物、总碱、总皂苷提取物以25g/kg(按生药计)灌胃给药，均能促进小鼠气道酚红排泌。贝母中的贝母辛0.046、0.092 mmol/L能增大乙酰胆碱(Ach)收缩大鼠、豚鼠离体气管环的半数有效浓度(EC_{50})，阻滞 ACh 引起的平滑肌细胞的内钙释放。0.092mmol/L对组胺(His)、$CaCl_2$引起的平滑肌收缩无显著影响。普萘洛尔和NO合成抑制剂L-NAME均能对抗贝母辛的舒张气管作用。可见贝母辛舒张气管、平喘作用与阻断 M 受体、激动 β 受体、阻滞内钙释放、促进NO生成或释放有关[5]。太白贝母粉末4～20g/kg和醇提取物(每克相当于生药 16g)0.32～1.6g/kg 有祛痰、镇咳作用，能增加小鼠气管酚红的排泌量，抑制氨水所致小鼠咳嗽，能延长枸橼酸致豚鼠咳嗽的潜伏期，减少咳嗽次数[6,7]。

急性支气管炎(痰热咳嗽)患者106例和104例分别口服暗紫贝母、梭砂贝母超细粉2g，每日3次，疗程5天，随着两药使用，患者的咳嗽、咯痰不爽及其他中医证候分值均逐渐减轻或降低。两者均能缓解咳嗽、咯痰不爽等主证以及胸闷、咽干、尿黄、大便干结等症状，在改善咽干、大便干结症状方面暗紫贝母优于梭砂贝母，两者均无严重不良事件发生[8]。

2. 平喘作用　川贝母细粉4g生药/kg灌胃给药一次能延长致喘豚鼠的哮喘潜伏期。暗紫贝母醇提物灌胃给药，10g 生药/kg 能减少组胺+乙酰胆碱引喘豚鼠的窒息数，并能舒张小鼠离体支气管平滑肌。从川贝母中分离得到的西贝素、西贝素苷等甾体生物碱 0.1～10mmol/L能抑制卡巴胆碱引起的离体豚鼠气管收缩。暗紫贝母、甘肃贝母、梭砂贝母、太白贝母、卷叶贝母醇提物830mg生药/kg 灌胃给药 28 天，均能不同程度地减轻卵白蛋白致复发性哮喘小鼠支气管、肺病理性变化，其中在增加肺表面活性物质、维持肺表面张力与肺泡体积上，暗紫贝母和梭砂贝母作用较突出，在减轻细支气管狭窄上，暗紫贝母和太白贝母作用较突出；在减少炎性细胞浸润上，暗紫贝母和甘肃贝母作用较突出；在减轻腺体增生、内膜增厚上，暗紫贝母和太白贝母作用较突出。总体评价以暗紫贝母治疗效果相对较好[9]。

3. 其他作用　川贝母水浸液、川贝母碱水溶液1:25体外对星形奴卡菌有抑菌作用，川贝母醇提物2mg生药/ml在1:100～1:10000浓度时能抑制大肠埃希菌、金黄色葡萄球菌的生长。太白贝母粉末4g/kg～20g/kg和醇提取物(每克相当于生药 16g)0.32g/kg～1.6g/kg 有抗炎作用，能抑制醋酸致小鼠腹腔通透性升高和二甲苯所致的小鼠耳廓肿胀[7]。

西贝母碱对离体豚鼠回肠、兔十二指肠及犬在体小肠有松弛作用，能对抗乙酰胆碱、组胺和氯化钡所致的小肠痉挛。川贝母碱4.2mg/kg猫静脉注射可引起血压下降，并伴有短暂的呼吸抑制，西贝母碱对麻醉犬静脉注射也有降压作用，主要是由于外周血管扩张。

4. 毒理研究　各种植物来源的川贝母口服毒性较小。暗紫贝母醇提物60g生药/kg小鼠口服观察7天未见急性毒性反应发生。川贝母醇提取物LD_{50}>50g生药/kg，西贝母碱大鼠静脉注射的LD_{50}为148.4mg/kg。

附：

1. 平贝母　本品为百合科植物平贝母 *Fritillaria ussuriensis* Maxim.的干燥鳞茎。性味苦、甘，微寒。归肺、心经。功能清热润肺，化痰止咳。用于肺热燥咳，干咳少痰，阴虚劳嗽，咳痰带血。用量3～9g；研粉冲服，一次 1～2g。不宜与川乌、制川乌、草乌、制草乌、附子同用。

2. 伊贝母　本品为百合科植物新疆贝母 *Fritillaria walujewii* Regel或伊犁贝母 *Fritillaria pallidiflora* Schrenk的干燥鳞茎。性味苦、甘，微寒。归肺、心经。功能清热润肺，化痰止咳。用于肺热燥咳，干咳少痰，阴虚劳嗽，咳痰带血。用量3～9g。不宜与川乌、制川乌、草乌、制草乌、附子同用。

【参考文献】　[1] 颜晓燕，童志远，晏子俊，等. 暗紫贝母及浙贝母醇水提取物镇咳、祛痰及平喘作用比较研究. 中国实验方剂学杂志，2012(16)：250-254.

[2] 晏子俊，罗燕秋，李作燕，等. 暗紫贝母及浙贝母镇咳作用的化学刺激引咳法比较. 时珍国医国药，2012，10：2522-2525.

[3] 周宜，丁红，阎博华，等. 不同基源川贝母镇咳、祛痰功效差异性实验研究. 中国临床药理学与治疗学，2010(6)：612-616.

[4] 沈力，马羚，刘书显，等. 太白贝母与暗紫贝母镇咳祛痰药理作用比较研究. 实用中医药杂志，2012(9)：784-785.

[5]赵益，朱卫丰，刘红宁，等. 贝母辛平喘作用及机制研究. 中草药，2009(4)：597-601.

[6]梁惠婵，肖百全，连雪科，等. 太白贝母祛痰实验研究. 中

国民族民间医药，2010，15：82-83.

［7］马鹏，王丽，王娅民，等．太白贝母的止咳、祛痰和抗炎作用研究．中药药理与临床，2014(1)：87-89.

［8］丁红，阎博华，刘松山，等．暗紫贝母和梭砂贝母治疗急性支气管炎(痰热咳嗽)的多中心、随机、双盲、对照试验．中国临床药理学与治疗学，2010(5)：524-529.

［9］杨仕军，祖承哲，赵欣，等．不同品种川贝母对小鼠复发性哮喘的疗效比较．中草药，2013(15)：2124-2129.

浙贝母

Zhebeimu

本品为百合科植物浙贝母 *Fritillaria thunbergii* Miq. 的干燥鳞茎。主产于浙江。初夏植株枯萎时采挖，洗净。大小分开，大者除去芯芽，习称“大贝”；小者不去芯芽，习称“珠贝”。分别撞擦，除去外皮，拌以煅过的贝壳粉，吸去擦出的浆汁，干燥；或取鳞茎，大小分开，洗净，除去芯芽，趁鲜切成厚片，干燥，习称“浙贝片”。以切面白色、粉性足者为佳。

【性味与归经】 苦，寒。归肺、心经。

【功能与主治】 清热化痰止咳，解毒散结消痈。用于风热咳嗽，痰火咳嗽，肺痈，乳痈，瘰疬，疮毒。

【效用分析】 浙贝母苦寒之性较川贝母为甚，清泄力大，长于清热化痰，泄降肺气。常用于外感风热或痰热郁肺之咳嗽。

浙贝母，可清热解毒而消痈，又善化痰而开郁散结，功效强于川贝母。治火毒或痰热互结引起的瘰疬、瘿瘤及疮毒乳痈、肺痈吐脓，较川贝母更为常用。

【配伍应用】

1. 浙贝母配郁金 浙贝母性味苦寒，功能清肺化痰，开郁散结；郁金辛苦而寒，功可解郁行气，宣散郁结。二药合用，一散痰滞，一舒郁结，相辅相成，共奏宣散痰滞郁结之功，适用于痰热瘀滞心胸之胸痹、结胸、乳痈、心烦不眠、咳喘咯痰黄稠。

2. 浙贝母配白芷 浙贝母不仅能清热化痰，且为开郁散结之佳品；白芷消肿排脓，用于疮疡肿痛，未溃者能消散，已溃者能排脓，为外科常用药。二药配伍，共奏清热散结，排脓消肿之功，适用于各种疮痈疔疖，红肿热痛。

3. 浙贝母配瓜蒌 浙贝母苦寒，长于清化热痰，降泄肺气；瓜蒌甘微苦寒，善清肺热、润肺燥而化热痰、燥痰。两药伍用，相得益彰，能增强清肺化痰之功，苦寒降泄中又寓甘缓润养之意，适用于肺热、痰热内蕴，咳喘日久，痰黄口燥咽干。

4. 浙贝母配玄参 浙贝母苦泄清热解毒，化痰开郁散结；玄参苦咸寒，有泻火解毒，软坚散结之功。两药伍用，清痰火，解热毒，散郁结，能增强消瘰散结之力，适用于痰火郁结之瘰疬、瘿瘤、痰核。

5. 浙贝母配海藻 浙贝母苦寒，长于清热化痰，散结消痈；海藻咸寒，功专消痰软坚散结。两药伍用，可增强化痰软坚散结之力，适用于痰火郁结之瘰疬、瘿瘤、痰核。

6. 浙贝母配桑叶 浙贝母善于开宣肺气，清肺化痰；桑叶甘苦寒，既能疏散风热，又能清肺润燥。两药伍用，一表一里，清润并举，共奏清肺化痰、宣降肺气之功，适用于外感风热，咳嗽痰黄之症。

【鉴别应用】浙贝母与川贝母 二者功用基本相同，均能清热化痰，散结消肿。然浙贝母苦寒，长于清肺化痰，宜治风热犯肺或痰热郁肺之咳嗽痰黄。川贝母性味甘微寒，长于润肺止咳，宜治肺热燥咳、虚劳咳嗽。至于清热散结之功，虽然二者均有，但以浙贝母为胜。

【方剂举隅】

1. 久咳神膏（《不局集》）

药物组成：萝卜、生姜、浙贝母。

功能与主治：清肺化痰，降逆止咳。适用于肺热咳嗽，久嗽不止。

2. 和乳汤（《辨证录》）

药物组成：浙贝母、天花粉、当归、蒲公英、生甘草、穿山甲。

功能与主治：清热解毒，消肿散结。适用于乳痈。

3. 消瘰丸（《医学心悟》）

药物组成：贝母、玄参、牡蛎。

功能与主治：化痰散结。适用于瘰疬、痰核、颈项或肌表局部结核，咽干，舌红，脉弦数或弦滑。

【成药例证】

1. 参贝北瓜膏（《临床用药须知中药成方制剂卷》2020 年版）

药物组成：北瓜清膏、党参、南沙参、浙贝母、干姜。

功能与主治：益气健脾，润肺止咳，化痰平喘。用于气阴两虚，痰浊阻肺所致的咳嗽气喘，痰多津少。

2. 清肺抑火丸（《临床用药须知中药成方制剂卷》2020 年版）

药物组成：黄芩、栀子、黄柏、浙贝母、桔梗、前胡、苦参、知母、天花粉、大黄。

功能与主治：清肺止咳，化痰通便。用于痰热阻肺所致的咳嗽，痰黄稠黏，口干咽痛，大便干燥。

3. 橘红丸（片、颗粒、胶囊）（《临床用药须知中药成方制剂卷》2020年版）

药物组成：化橘红、浙贝母、陈皮、半夏、茯苓、甘草、苦杏仁、紫苏子、桔梗、紫菀、款冬花、瓜蒌皮、石膏、地黄、麦冬。

功能与主治：清肺，化痰，止咳。用于痰热咳嗽，痰多，色黄黏稠，胸闷口干。

4. 金贝痰咳清颗粒（《临床用药须知中药成方制剂卷》2020年版）

药物组成：浙贝母、金银花、桑白皮、射干、前胡、桔梗、麻黄、苦杏仁、川芎、甘草。

功能与主治：清肺止咳，化痰平喘。用于痰热阻肺所致的咳嗽咯痰、痰黄黏稠、喘息；慢性支气管炎急性发作见上述证候者。

5. 羊胆丸（《临床用药须知中药成方制剂卷》2020年版）

药物组成：羊胆干膏、浙贝母、百部、白及、甘草。

功能与主治：止咳化痰，止血。用于痰火阻肺所致的咳嗽咯痰，痰中带血；百日咳见上述证候者。

【用法与用量】 5～10g。

【注意】 不宜与川乌、制川乌、草乌、制草乌、附子同用。

【本草摘要】

1.《本草正》 “大治肺痈、肺痿、咳喘、吐血、衄血，最降痰气，善开郁结，止疼痛，消胀满，清肝火，明耳目，除时气烦热，黄疸，淋闭，便血，溺血；解热毒，杀诸虫及疗喉痹，瘰疬，乳痈发背，一切痈疡肿毒……较之川贝母，清降之功，不啻数倍。”

2.《本草纲目拾遗》 “解毒利痰，开宣肺气，凡肺家夹风火有痰者宜此。”

3.《本经逢原》 “同青黛治人面恶疮，同连翘治项上结核。皆取其开郁散结，化痰解毒之功也。”

【化学成分】 主要含生物碱类成分：贝母素甲（浙贝甲素），贝母素乙（浙贝乙素），浙贝母酮，贝母辛，异浙贝母碱，浙贝母碱苷，浙贝母丙素等。

中国药典规定本品含贝母素甲（$C_{27}H_{45}NO_3$）和贝母素乙（$C_{27}H_{43}NO_3$）的总量不得少于0.080%。

【药理毒理】 本品具有祛痰、镇咳、平喘、抗炎、抗菌、抗肿瘤、镇痛、镇静等药理作用。

1. 祛痰、镇咳、平喘作用 浙贝母醇提物2、4g/kg灌胃给药能促进大鼠气管腺体分泌。浙贝母微粉混悬液1.5g生药/kg灌胃能抑制枸橼酸引咳豚鼠5分钟内的咳嗽次数[1]。浙贝醇提物4g生药/kg腹腔注射一次，对电刺激麻醉猫喉上神经引咳具有镇咳作用。浙贝甲素（浙贝母碱）或浙贝乙素（去氢浙贝母碱）4mg/kg灌胃一次对小鼠氢氧化铵引咳、豚鼠机械刺激引咳，一次皮下给药对电刺激猫喉上神经引咳都有镇咳作用。浙贝甲素和浙贝乙素对卡巴胆碱引起的豚鼠离体气管条收缩有抑制作用，在0.1～10μmol/L能浓度依赖性地使卡巴胆碱收缩气管条的量效曲线右移。

2. 抗炎作用 浙贝母醇提物0.8g、2.4 g生药/kg连续灌胃3天能抑制二甲苯所致的小鼠耳肿、角叉菜胶所致的小鼠足跖肿，其中2.4g生药/kg的抗炎作用持续6 h以上，对乙酸提高小鼠腹腔毛细血管通透性的抑制率分别为40.0%和41.5%。

3. 抗菌作用 浙贝母水提物和醇提物对6株幽门螺杆菌的最小抑菌浓度MIC约为60μg/ml。浙贝甲素和浙贝乙素抗菌作用很弱，浙贝甲素对卡他球菌、金黄色葡萄球菌、大肠埃希菌和克雷伯氏肺炎杆菌的MIC均为2mg/ml，浙贝乙素对卡他球菌、金黄色葡萄球菌MIC为2mg/ml。可见浙贝母及其有效成分体外抗菌作用较弱。临床选取慢性支气管炎急性发作期、痰或血培养耐环丙沙星金黄色葡萄球菌感染阳性患者30例，采用浙贝母散剂15g口服+环丙沙星200mg静滴联合治疗，每日2次，连续4周。进行治疗前后、与环丙沙星治疗组比较，结果环丙沙星合用浙贝母散剂后止咳、化痰、退热时间、降低外周血白细胞、缓解肺部哮鸣（缓解平滑肌痉挛）等效果明显优于单用环丙沙星，合用后对耐环丙沙星金黄色葡萄球菌的清除率为93%，而单用环丙沙星只有50%。说明浙贝母在体内却能逆转耐药菌株的耐药性[2]。

4. 抗肿瘤作用 浙贝母水提物1.6g/kg灌胃能抑制小鼠移植Lewis肺癌的生长，降低荷瘤小鼠的胸腺指数。浙贝乙素体外能抑制人骨髓性白血病细胞系HL-60、NB4、U937的增殖，IC_{50}分别为7.5μmol/L、15.2μmol/L和17.4μmol/L，但不引起细胞死亡，异浙贝甲素则无此活性。浙贝甲素在体外能抑制急性白血病细胞膜P糖蛋白的表达，增加癌细胞内抗癌药物浓度而逆转白血病细胞多药耐药活性。浙贝母总生物碱12.5～200mg/L体外作用72小时对人肺腺癌A549、A549耐药顺铂细胞（A549/DDP细胞）存活的半数有效浓度（IC_{50}）分别为141和298mg/L，10%有效浓度（IC_{10}）分别为15.3和9.0mg/L。浙贝母总生物碱9mg/L与顺铂（DDP）0.01～100mg/L合用后，DDP抑制A549/DDP细胞存活的IC_{50}值由14mg/L降至0.79mg/L，抑制A549细胞存活的IC_{50}值无明显变化，浙贝母总生物碱对A549/DDP细胞DDP耐药性的逆转倍数为17.8倍，明显高于环孢菌素A和汉防己甲素。浙贝母总生物碱还能抑制A549/DDP细胞多药耐药基因1(MDR1)mRNA及P-糖蛋白(P-gp)相对表达，可见浙贝母总生物碱9mg/L体外对A549/DDP细胞的耐药性有逆转作用。浙贝母总生物碱及联合DDP给荷人肺腺癌A549/DDP细胞的BALB/c裸鼠连续给药13天，浙贝母总生物碱2mg/kg灌胃的抑瘤率为14.3%，DDP 5mg/kg腹腔注射的抑瘤率为49.9%，但二者联合后的抑瘤率增至67.4%。说明浙贝母总生物碱体内外均能逆转A549/DDP细胞对DDP的耐药性，其作用与抑制MDR1 mRNA和P-gp蛋白表达有关[3]。

5. 镇痛、镇静作用 浙贝母75%乙醇提取物2.4g生药/kg小鼠灌胃，能使乙酸引起的扭体反应减少，抑制热痛刺激引起的甩尾反应。浙贝母碱和去氢浙贝母碱1、2mg/kg皮下给药，对醋酸所致小鼠扭体反应有抑制作用。浙贝乙素2mg/kg灌胃可减少小鼠醋酸致扭体次数；浙贝乙素3mg/kg灌胃可减轻热板法致小鼠疼痛反应。浙贝母碱和浙贝母碱皮下注射2mg/kg可使小鼠自发活动减少，4mg/kg可延长戊巴比妥钠的睡眠时间。

6. 心血管系统作用 浙贝甲素狗5～10mg/kg、猫1～3mg/kg、兔10mg/kg静脉注射均可降低血压。浙贝甲素、浙贝乙素和贝母新碱能抑制血管紧张素转换酶活性，半数抑制浓度分别为312.8μmol/L、165.0μmol/L和526.5μmol/L。浙贝母水煎剂2g生药/kg大鼠灌胃14天不影响心率、平均动脉压、左室内压和左室压最大上升及下降速率，但能拮抗附子水煎剂的强心作用。

7. 其他作用 本品还有抗溃疡、止泻等作用。浙贝母水煎液1.95、1.3、0.65g生药/kg灌胃6天对乙醇引起的小鼠胃黏膜损伤有保护作用，可降低溃疡指数[4]。浙贝母醇提物0.8、2.4g生药/kg灌胃能抑制水浸应激、盐酸致小鼠胃溃疡的形成。浙贝母醇提物能减少蓖麻油、番泻叶引起的小鼠腹泻次数，而不影响小鼠肠推进。浙贝母醇提物0.48、1.60g生药/kg大鼠灌胃3天，能延长电刺激致颈动脉血栓的形成时间、凝血时间和部分凝血活酶时间。浙贝母临床用于甲亢，其提取物3.0、1.5生药g/kg灌胃给药14天能降低甲状腺素致甲亢模型大鼠血清T3、T4、cAMP，抑制模型大鼠的基础代谢，减少模型大鼠的饮水及饮食指数，且能显著提高甲亢模型小鼠的耐缺氧能力，可见浙贝母有抗甲亢作用[5]。

8. 体内过程 采用液相-离子肼质谱联用(LC-TRAP-MS)技术，建立并比较浙贝母药材和浙贝母4g/kg灌胃给药3天的大鼠含药血清LC-MS指纹图，药材中共检测到9个已知成分，其中贝母素甲、贝母素乙、贝母辛、异贝母素甲、去氢鄂贝啶碱、puqiedinone等6个可被吸收入血[6]。

9. 毒理研究 浙贝母水煎或粉剂口服常用剂量毒性较小，但其醇提物、生物碱类提取物对实验动物注射或灌胃给药有一定的急性毒性反应。浙贝母醇提物对小鼠灌胃的LD_{50}为12.2g生药/kg，浙贝母碱、去氢浙贝母碱4mg/kg豚鼠皮下注射，少数动物出现四肢颤动，6mg/kg出现惊厥死亡。去氢浙贝母碱家兔静脉注射的最小致死剂量(MID)为10～12mg/kg，猫为8～10mg/kg，静脉注射15分钟后出现瞳孔扩大、四肢无力，60分钟后出现震颤、惊厥、呼吸困难、死亡。浙贝母碱及去氢浙贝母碱对小鼠静脉注射的MID为9mg/kg。贝母甲素和乙素小鼠静脉注射的MID为9mg/kg，家兔为10～12mg/kg，猫为8～10mg/kg，中毒症状为呼吸抑制，瞳孔散大，震颤及惊厥等。

附：湖北贝母

本品为百合科植物湖北贝母 *Fritillaria hupehensis* Hsiao et K.C.Hsia 的干燥鳞茎。性味微苦，凉。归肺、心经。功能清热化痰，止咳，散结。用于热痰咳嗽，瘰疬痰核，痈肿疮毒。用量3～9g，研粉冲服。不宜与川乌、制川乌、草乌、制草乌、附子同用。

【参考文献】 [1] 晏子俊，罗燕秋，李作燕，等. 暗紫贝母及浙贝母镇咳作用的化学刺激引咳法比较. 时珍国医国药，2012(10)：2522-2525.

[2] 李仝，胡凯文，陈信义，等. 浙贝母对呼吸系统耐药金黄色葡萄球菌逆转作用的临床研究. 北京中医药大学学报，2001(5)：51-52.

[3] 李泽慧，安超，胡凯文，等. 浙贝母总生物碱对人肺腺癌A_{549}/顺铂细胞耐药性的逆转作用(英文). 中国药理学与毒理学杂志，2013(3)：315-320.

[4] 李莉，龚晓娟，杨以阜，等. 5个制酸类中药对乙醇大鼠胃溃疡模型溃疡指数、NO的影响. 湖北中医杂志，2012(12)：3-5.

[5] 林明宝，周志愉，万丽玲. 浙贝母对甲状腺功能亢进模型鼠的保护作用研究. 中国药房，2010(15)：1362-1363.

[6] 马琰岩，温庆辉，佟晓琳，等. 浙贝母大鼠血清药物化学的质谱分析. 中国药物警戒，2014(12)：714-716，720.

瓜 蒌

Gualou

本品为葫芦科植物栝楼 *Trichosanthes kirilowii* Maxim.或双边栝楼 *Trichosanthes rosthornii* Harms 的干燥成熟果实。主产于山东、浙江、河南。秋季果实成熟时，连果梗剪下，置通风处阴干。切丝或切块。以皮厚、皱缩、糖性足者为佳。

【性味与归经】 甘、微苦，寒。归肺、胃、大肠经。

【功能与主治】 清热涤痰，宽胸散结，润燥滑肠。用于肺热咳嗽，痰浊黄稠，胸痹心痛，结胸痞满，乳痈，肺痈，肠痈，大便秘结。

【效用分析】 瓜蒌性寒，味甘而清润，微苦能降泄，主入肺经，善于清肺热，润肺燥，又能化痰导滞，故常用于肺热、痰热咳嗽胸闷，痰黄质稠，不易咯出。因兼润肠通便之效，故上证伴大便干结者尤宜。

瓜蒌苦寒之性，既能清肺胃之热而化痰，又能利气开郁，散结宽胸，故可通利胸膈之痹塞，用治痰热互结心下，气郁不通，升降失职的小结胸证，症见胸脘痞闷，按之则痛，咯痰黄稠；开胸除痹，利气导痰，又为治痰饮停聚，胸阳被遏而见致胸背疼痛，喘息咳唾等胸痹的要药，正如《本草思辨录》云："瓜蒌实之长，在导痰下行，故结胸胸痹，非此不治。"

瓜蒌性寒，能消痈散结，可治肺痈、肠痈、乳痈及痈疽等瘀热、热毒病证，对痈肿初成，未成脓者尤为适宜。

瓜蒌甘寒质润入大肠，能润燥滑肠，多用治胃肠津液不足，肠燥便秘；若津亏伴有气滞，大肠传导失司之便秘，亦可发挥利气通便作用。

【配伍应用】

1. 瓜蒌配枳实 瓜蒌甘寒润降，能清热化痰，宽胸散结，润肠通便；枳实善破结气而散痞消痰。两药合用，瓜蒌清化胶结之痰浊，痰去以使气行；枳实破泄结气，气行则助痰化，共奏破气消痰，消痞开结之功，适用于咳嗽痰黄稠难咯、胸胁闷痛，伴大便秘结；或治气结不行，痰热内阻之心下痞，胸腹满闷作痛；亦可治大肠气滞不通，腹满便秘。

2. 瓜蒌配半夏 瓜蒌清热化痰，宽胸散结；半夏辛温燥烈，化痰降逆，消痞散结。二药配对，相辅为用，化痰散结，宽胸消痞之功显著，适用于痰热互结，气郁不通之胸脘痞满，或痰浊胶结所致的胸痹疼痛；痰热壅肺之胸膈塞满，气逆咳嗽，咯痰黄稠。

3. 瓜蒌配川贝母 二药均味甘质润，清热化痰润燥。二药配对，相须为用，清热润肺，化痰之力增强，适用于痰热、燥热咳嗽，咯痰不利，咽喉干燥。

4. 瓜蒌配桂枝 瓜蒌化痰理气，宽胸散结；桂枝温经通阳而止痛。二药合用，相辅相成，使阳通、痰消、结散、痛止，适用于痰浊胸痹心痛。

5. 瓜蒌配蛤壳 瓜蒌甘寒清润，善化痰宽胸，理气散结；蛤壳苦咸，长于软坚结，化稠痰。二药配用，相须相济，既可增强清肺化痰之力，又具宽胸散结之功，适用于痰热郁结，肺失宣肃，气滞胸胁之咳嗽，咯痰黄稠，胸胁满闷。

【鉴别应用】

1. 瓜蒌皮、瓜蒌子与全瓜蒌 三者同出一源。其中瓜蒌皮长于清热化痰，利气宽胸，散结消肿，多用治痰热咳嗽，结胸痞满，痈肿。瓜蒌子偏于润燥化痰，润肠通便，多用治燥热咳嗽，肠燥便秘。全瓜蒌既清热化痰，利气宽胸，又润肠通便，散结消肿。

2. 瓜蒌与天花粉 二者同出一源，味甘，性寒，均可清热润燥。其中瓜蒌功在清除肺中有形痰热，又可润燥化痰，善治热痰、燥痰咳喘胸闷；又宽胸利气散结，可治心下痞、结胸证。天花粉甘而微苦，功擅清肺中无形之热，又能生津润燥，善治热病烦渴，及燥热伤肺，干咳少痰、痰中带血等肺热燥咳证，内热消渴；又能消肿排脓以疗疮，用治疮疡初起，热毒炽盛，未成脓者可使消散，脓已成者可溃疮排脓。

3. 瓜蒌与芥子 二者均能利气宽胸化痰，皆可治痰浊阻肺所致气机不利、胸脘胀痛。然瓜蒌性寒而润，长于清热润肺化痰，利气宽胸，润肠通便，善治痰热互结引起的咳嗽痰黄、胸膈痞满及胸痹等。芥子辛温燥烈，以温肺化痰、利气散结见长，适宜于寒痰壅滞之胸胁痞满、咳嗽气喘。此外，二者又能治疮疽，但瓜蒌性寒，主治疡疮痈肿、内痈；芥子性温，善祛皮里膜外之痰，利气散结，善治阴疽肿痛。

4. 瓜蒌与川贝母 二者均能清热化痰，润肺，散结，治痰热、燥热咳嗽，痈疮肿毒。然瓜蒌长于清肺化痰，主要用于肺热咳喘，又能宽胸散结，滑肠通便，可治胸痹结胸，肠燥便秘等。川贝母润肺化痰作用更为明显，尤多用于肺热燥咳及肺虚久咳。

【方剂举隅】

1. 瓜蒌汤（《圣济总录》）

药物组成：瓜蒌、杏仁、山芋、甘草、盐。

功能与主治：清肺化痰，润肺止咳。适用于肺热痰实，肺燥咳喘。

2. 瓜蒌薤白白酒汤（《金匮要略》）

药物组成：瓜蒌实、薤白、白酒。

功能与主治：通阳散结，行气祛痰。适用于胸阳不振，痰气互结之胸痹轻证，症见胸部满痛，甚至胸痛彻背，喘息咳唾，短气，舌苔白腻，脉沉弦或紧。

3. 小陷胸汤（《伤寒论》）

药物组成：黄连、半夏、瓜蒌实。

功能与主治：清热化痰，宽胸散结。适用于痰热互结之结胸证，症见心下痞闷，按之则痛，或心胸闷痛，或咳痰黄稠，舌红苔黄腻，脉滑数。

4. 加减瓜蒌散（《外科大成》）

药物组成：大瓜蒌、当归、没药、乳香、甘草、金银花、生姜。

功能与主治：清热解毒，消肿散结。适用于内痈，脑疽，背腋诸毒，瘰疬，便毒，乳疽，乳岩。

5. 托里散（《景岳全书》）

药物组成：瓜蒌、当归、黄芪、白芍、甘草、熟地、天花粉、金银花、皂刺。

功能与主治：益气养血，解毒消肿。适用于气血两虚，热毒内蕴，致患疮疡，红肿焮痛，体弱神疲。

【成药例证】

1. 咳喘静糖浆（《中华人民共和国卫生部药品标准·中药成方制剂》）

药物组成：瓜蒌、桔梗、紫菀、地龙、知母、蒲公英、黄芩、麦冬、苦杏仁、款冬花、百部、甘草、赤芍、丹参。

功能与主治：镇咳平喘，祛痰消炎。用于慢性支气管炎，支气管哮喘，急性咽炎，小儿肺炎等。

2. 解心痛片（《中华人民共和国卫生部药品标准·中药成方制剂》）

药物组成：瓜蒌、淫羊藿、香附。

功能与主治：宽胸理气，通脉止痛。用于冠心病，胸闷，心绞痛。

3. 双虎清肝颗粒（《临床用药须知中药成方制剂卷》2020年版）

药物组成：虎杖、金银花、白花蛇舌草、蒲公英、野菊花、紫花地丁、瓜蒌、法半夏、黄连、麸炒枳实、丹参、甘草。

清热利湿，化痰宽中，理气活血。用于湿热内蕴所致的胃脘痞闷、口干不欲饮、恶心厌油、食少纳差、胁肋隐痛、腹部胀满、大便黏滞不爽或臭秽，或身目发黄，舌质黯、边红，舌苔厚腻或腻，脉弦滑或弦数者；慢性乙型肝炎见上述证候者。

4. 延枳丹胶囊（《临床用药须知中药成方制剂卷》2020年版）

药物组成：延胡索、瓜蒌、薤白、丹参、枳壳、茯苓、黄连。

功能与主治：宣痹豁痰，活血通脉。用于冠心病、心绞痛痰浊壅滞挟瘀证，症见胸闷、胸痛、气短、肢体沉重、形体肥胖、痰多、舌质紫黯、苔浊腻、脉弦滑。

【用法与用量】 9～15g。

【注意】 不宜与川乌、制川乌、草乌、制草乌、附子同用。

【本草摘要】

1.《本草衍义补遗》“洗涤胸膈中垢腻，治消渴之细药也。”

2.《本草纲目》“润肺燥，降火，治咳嗽，涤痰结，利咽喉，止消渴，利大肠，消痈肿疮毒。”

3.《本草述》“瓜蒌实，阴厚而脂润，故热燥之痰为对待的剂。若用寒痰、湿痰、气虚所结之痰，饮食积聚之痰，皆无益而有害者也。”

【化学成分】 主要含有机酸类成分：正三十四烷酸，富马酸，琥珀酸；萜类成分：栝楼萜二醇；还含丝氨酸蛋白酶A和B及甾醇成分。

【药理毒理】 本品具有镇咳、祛痰、抗心肌缺血、抗缺氧、抗溃疡、抗菌、抗血小板聚集、抗肿瘤等作用。

1. 镇咳、祛痰作用 瓜蒌水煎剂1.5、2.0、2.5g生药/kg小鼠灌胃对氨水引咳有镇咳作用，可减少小鼠呼吸道酚红排泌。

2. 对心血管系统的作用

（1）心脏　瓜蒌水煎醇沉液1～30mg/ml能增加豚鼠离体心脏的冠脉流量，高浓度能减慢心率，抑制心肌收缩力，减慢心率的ED_{50}为8.91mg/ml±1.45mg/ml。瓜蒌提取物小鼠灌胃可对抗异丙肾上腺素引起的小鼠死亡、垂体后叶素所致的大鼠急性心肌缺血、大鼠心肌缺血再灌注损伤。瓜蒌水煎液12.5g/kg、瓜蒌-薤白药对（2:1）水煎液18.8g/kg连续灌胃给药14天对结扎冠状动脉所致的大鼠急性心肌缺血以及缺血再灌注损伤均有预防作用，能不同程度地降低模型动物心电图的ST段，降低血清肌酸激酶（CK）、乳酸脱氢酶（LDH）、丙二醛（MDA），升高血清超氧化物歧化酶（SOD），减小心肌梗死面积，改善受损的心肌组织[1, 2]。瓜蒌和瓜蒌-薤白水煎液相同剂量对异丙肾上腺素所致的大鼠心肌缺血也有相似的保护作用[3]。

（2）血管　瓜蒌提取物39.6、79.2、158.4mg/ml能舒张$CaCl_2$、高钾和去甲肾上腺素（NE）收缩的离体兔主动脉条，使NE、KCl、$CaCl_2$的剂量-效应曲线非平行右移，最大效应降低。扩张血管作用不依赖于阻断α受体或β受体，而与钙通道阻滞作用有关。

3. 对消化系统的作用 瓜蒌有抗溃疡、松弛胃肠平滑肌作用。瓜蒌50%乙醇提取物100、500和1000mg/kg可抑制结扎幽门、乙酸引起的大鼠胃溃疡，对抗水浸-压法、5-羟色胺、盐酸-乙醇诱发的胃黏膜损伤；对组胺引起的胃黏膜损伤有所减轻，还可对抗HCl、NaOH、NaCl

导致的胃黏膜严重损伤。体外实验中，瓜蒌 50%乙醇提取物 2.5mg/kg 和 1.0mg/kg 对乙酰胆碱引起的小鼠回肠收缩有松弛作用。

4. 其他作用　瓜蒌还有抗菌、抑制血小板聚集、抗肿瘤、抗缺氧应激等作用。瓜蒌水煎剂体外对大肠埃希菌、痢疾杆菌、霍乱杆菌、变形杆菌、伤寒杆菌、副伤寒杆菌、铜绿假单胞菌等肠道致病菌有抑菌作用；并对肺炎球菌、溶血性链球菌、白喉杆菌、金黄色葡萄球菌、流感杆菌、奥杆小芽孢菌及星形奴卡菌也有抑制作用。瓜蒌醇提物经三氯甲烷-甲醇洗脱后得到的Ⅵ号化合物 0.74mmol/L 及Ⅶ号化合物 0.78mmol/L，体外可对抗 ADP 诱导的血小板凝集，Ⅶ号化合物 IC_{50} 为 0.269mmol/L。20%全瓜蒌煎剂在体外有抑制艾氏腹水瘤的作用；20%乙醇提取物美兰试管法有抗癌作用。瓜蒌煎剂及含药血清在体外对宫颈癌 HeLa 细胞有直接抑制作用，并呈浓度依赖性[4]。瓜蒌注射液能提高正常小鼠对常压、低压缺氧的耐受力，对预先给异丙肾上腺素小鼠也能提高其在低压缺氧情况下的存活率。

5. 毒理研究　瓜蒌毒性小。瓜蒌水煎剂每日 3 次灌胃给药，连续 7 天，最大耐受量大于 70g/kg。犬亚急性毒性试验，每日 30g/kg 给 21 天，除个别犬给药 3 周后胃纳较差和部分犬给药毕后出现肝细胞局部损伤外，未见其他毒性反应。

瓜蒌与生草乌配伍共煎后，生草乌中毒性的双酯型生物碱类成分溶出增加，但在大鼠长期毒性试验中，瓜蒌-生草乌 1:1 配伍后并未见前者增加后者的心、肝、肾的损害作用[5,6]。瓜蒌-生草乌配伍的含药血清对培养心肌细胞有毒性增强现象，其增毒机制为显著增加心肌细胞膜的通透性，破坏细胞能量代谢，诱导细胞凋亡[7]。

附：

1. 瓜蒌皮　本品为栝楼或双边栝楼的干燥成熟果皮。性味甘，寒。归肺、胃经。功能清热化痰，利气宽胸。用于痰热咳嗽，胸闷胁痛。用量 6～10g。不宜与川乌、制川乌、草乌、制草乌、附子同用。

2. 瓜蒌子　本品为栝楼或双边栝楼的干燥成熟种子。性味甘，寒。归肺、胃、大肠经。功能润肺化痰，滑肠通便。用于燥咳痰黏，肠燥便秘。用量 9～15g。不宜与川乌、制川乌、草乌、制草乌、附子同用。

【参考文献】　[1] 雷燕，但汉雄，韩林涛，等．“瓜蒌-薤白”药对对大鼠抗急性心肌缺血的药效学研究．湖北中医杂志，2013，35(1)：68-71.

[2] 张承志，韩林涛，黄芳，等．“瓜蒌-薤白”药对对大鼠心肌缺血再灌注损伤的保护作用．湖北中医杂志，2012，34(7)：19-20.

[3] 严标文，韩林涛，黄芳，等．瓜蒌-薤白对慢性心肌缺血的保护作用．中药药理与临床，2013，29(1)：129-132.

[4] 周艳芬，田景贤，靳祎，等．瓜蒌含药血清对宫颈癌 Hela 细胞增殖的影响．时珍国医国药，2011，22(9)：2119-2121.

[5] 郭建恩，佟继铭，等．生川乌配伍瓜蒌对大鼠长期毒性实验研究．中国实验方剂学杂志，2013，19(22)：273-278.

[6] 张凌，柳芳林，刘长安，等．HPLC 测定草乌与瓜蒌配伍前后 6 种毒性成分量的变化．中草药，2014，45(6)：786-790.

[7] 张凌，刘长安，李文宏，等．草乌与瓜蒌、白及配伍对心肌细胞毒性与增毒机制研究．江西中医药大学学报，2014，26(2)：60-63.

竹　茹

Zhuru

本品为禾本科植物青秆竹 *Bambusa tuldoides* Munro、大头典竹 *Sinocalamus beecheyanus* (Munro) McClure var. *pubescens* P. F. Li 或淡竹 *Phyllostachys nigra* (Lodd.) Munro var. *henonis* (Mitf.) Stapf ex Rendle 的茎秆的干燥中间层。主产于江苏、浙江、江西、四川。全年均可采制，取新鲜茎，除去外皮，将稍带绿色的中间层刮成丝条，或削成薄片，捆扎成束，阴干。前者称“散竹茹”，后者称“齐竹茹”。切段或揉成小团。以色绿、丝细均匀、质柔软、有弹性者为佳。

【炮制】　**姜竹茹**　取净竹茹，加姜汁拌润，炒至黄色。

【性味与归经】　甘，微寒。归肺、胃、心、胆经。

【功能与主治】　清热化痰，除烦，止呕。用于痰热咳嗽，胆火挟痰，惊悸不宁，心烦失眠，中风痰迷，舌强不语，胃热呕吐，妊娠恶阻，胎动不安。

【效用分析】　竹茹甘寒性润，善清化痰热，适用于肺热咳嗽，痰黄黏稠；痰火内扰，胸闷痰多，心烦不寐以及中风痰迷，舌强不语等证。

竹茹微寒入胃经，有清胃热，除烦止呕之效，为治胃热呃逆之要药，适用于胃热或胃虚有热或痰热互结，胃失和降，气逆上冲的呃逆呕哕。经姜汁炙后，其寒凉之性减弱，和胃止呕之功增强，适用于妊娠恶阻，胎动不安。

【配伍应用】

1. 竹茹配瓜蒌　竹茹甘寒而润，功专清化热痰；瓜蒌甘微苦寒，善清肺润燥化痰。两药伍用，相得益彰，可增强清肺化痰之功，适用于肺热壅盛，咳嗽痰黄。

2. 竹茹配枳实　竹茹甘寒清降，清肺化痰，清胃止呕；枳实辛散苦泄，降气消痰，散结除痞。两药伍用，共奏清热化痰、和胃降逆之功，适用于胃热痰盛，胃气上逆，恶心呕吐，胸闷痰多。

3. 竹茹配陈皮 竹茹甘寒清降，清热止呕，下气消痰；陈皮辛温性缓，理气健脾，和胃降逆。两药伍用，一寒一温，温清相济，可增强和胃降逆之功，适用于脾胃虚弱，寒热错杂之脘腹胀满、恶心呕吐，呃逆等。

【鉴别应用】

1. 生竹茹与姜竹茹 二者为竹茹的不同炮制品种。生竹茹具有清热化痰、除烦的功能，多用于痰热咳嗽，胆火挟痰，惊悸不宁，心烦失眠，中风痰迷，舌强不语等。姜竹茹增加降逆止呕的功效，多用于呕哕、呃逆。

2. 竹茹与芦根 二者均甘寒而善清胃止呕、除烦，主治胃热呕吐。但竹茹属清化热痰药，尤善治肺热咳嗽，咯痰黄稠。芦根为清热泻火药，又能生津止渴、利尿，可用于热病伤津口渴、热淋涩痛、小便短赤。

3. 竹茹与半夏 二者均有化痰止呕作用，治痰证及呕吐等。然竹茹甘、微寒，功专清热化痰，除烦止呕，用于痰热咳嗽、心烦不眠、胃热呕吐证。半夏为辛温之品，长于燥湿化痰，降逆止呕，兼能消痞散结，用于寒痰、湿痰、胃寒呕吐及痈疽肿痛、瘰疬痰核等。

【方剂举隅】

1. 温胆汤（《三因极一病证方论》）

药物组成：半夏、竹茹、枳实、陈皮、甘草、茯苓。

功能与主治：理气化痰，和胃利胆。适用于胆郁痰扰证，症见胆怯易惊，头眩心悸，心烦不眠，夜多异梦；或呕恶呃逆，眩晕，癫痫。苔白腻，脉弦滑。

2. 竹茹汤（《普济本事方》）

药物组成：干葛、炙甘草、半夏、竹茹、大枣。

功能与主治：清胃止呕。适用于胃中有热，胃失和降，呕吐不止，心烦喜冷，手足心热，舌红苔黄。

3. 橘皮竹茹汤（《金匮要略》）

药物组成：橘皮、竹茹、人参、甘草、生姜、大枣。

功能与主治：降逆止呃，益气清热。适用于胃虚有热之呃逆，症见呕逆或干呕，虚烦少气，口干，舌红嫩，脉虚数。

4. 竹茹阿胶汤（《产孕集》）

药物组成：青竹茹、阿胶、炒当归、黑山栀、大生地、白芍药、川芎、明天麻、石决明、陈皮、焦术。

功能与主治：滋阴养肝，清热息风。适用于子痫，妊娠七八月间，外感风寒，壅于肺络，内风煽炽，痰气升逆，昏迷不醒，手足拘挛，右手脉闷，左手脉数而涩。

5. 竹茹麦门冬汤（《古今医统》）

药物组成：淡竹茹、麦门冬。

功能与主治：养阴生津，清热除烦。适用于大病后，表里俱虚，内无津液，烦渴心躁及诸虚烦热，不恶寒，身不痛者。

【成药例证】

1. 小儿止嗽丸（《中华人民共和国卫生部药品标准·中药成方制剂》）

药物组成：玄参、麦冬、苦杏仁、胆南星、紫苏子、焦槟榔、天花粉、紫苏叶、川贝母、知母、瓜蒌子、甘草、桔梗、竹茹、桑白皮。

功能与主治：润肺清热，止嗽化痰。用于小儿内热发烧，咳嗽痰盛，腹胀便秘。

2. 脑震宁颗粒（《临床用药须知中药成方制剂卷》2020 年版）

药物组成：当归、地黄、牡丹皮、川芎、地龙、丹参、茯苓、陈皮、竹茹、酸枣仁、柏子仁。

功能与主治：凉血活血，化瘀通络，养血安神。用于瘀血阻络型脑外伤，症见头痛、头晕、烦躁、心悸、健忘、失眠。

3. 抗腮灵糖浆（《中华人民共和国卫生部药品标准·中药成方制剂》）

药物组成：夏枯草、柴胡、枳壳、甘草、竹茹、大青叶、大黄、牛蒡子、生石膏。

功能与主治：清热解毒，消肿散结。用于腮腺炎，淋巴结炎，扁桃体炎，咽颊炎等。

【用法与用量】 5～10g。

【本草摘要】

1.《名医别录》“治呕呃，温气寒热，吐血，崩中，溢筋。”

2.《医学入门》“治虚烦不眠，伤寒劳复，阴筋肿缩腹痛，妊娠因惊心痛，小儿痫口噤，体热。”

3.《本草汇言》“竹茹，清热化痰，下气止呕之药也。如前古治肺热热甚，咳逆上气，呕秽寒热及血溢崩中诸症。此药甘寒而降，善除阳明一切火热痰气为疾，用之立安，如诸病非因胃热者勿用。”

【化学成分】 主要含 2,5-二甲氧基-对苯醌，对羟基苯甲醛，丁香醛，松柏醛，2,5-二甲氧基-对-羟基苯甲醛，苯二甲酸 2′-羟乙基甲基酯等。

【药理毒理】 本品具有延缓皮肤衰老等作用

1. 延缓皮肤衰老作用 竹茹黄酮（含量 30%）5～50mg/L 体外可促进 3 日龄大鼠原代背部皮肤角质形成细胞增殖，5mg/L 可促进大鼠原代皮肤成纤维细胞增殖；

竹茹黄酮 5mg/L、内酯（含量 45%）0.5mg/L、5mg/L 还可抑制皮肤角质形成细胞丙二醛的生成、增高超氧化物歧化酶的活性，具有延缓皮肤衰老作用。

2. 其他作用　竹茹水煎液体外对白色葡萄球菌、枯草杆菌、大肠埃希菌及伤寒杆菌等有抑菌作用。临床用竹茹 10g 水煎服用治疗肺热咳嗽、咳黄痰及胃热呕吐等，姜制竹茹止呕作用增强。

天 竺 黄

Tianzhuhuang

本品为禾本科植物青皮竹 *Bambusa textiles* McClure 或华思劳竹 *Schizostachyum chinense* Rendle 等杆内的分泌液干燥后的块状物。主产于云南、广东、广西；进口天竺黄主产于印度尼西亚、泰国、马来西亚。秋、冬二季采收。以块大、色灰白、质硬而脆、吸湿性强者为佳。

【性味与归经】 甘，寒。归心、肝经。

【功能与主治】 清热豁痰，凉心定惊。用于热病神昏，中风痰迷，小儿痰热惊痫、抽搐、夜啼。

【效用分析】 天竺黄甘寒，既清心、肝之火热，更能豁痰利窍，故为清化热痰，凉心镇惊之良药。《本草汇言》云："竺黄，性寒……解热，而更有定惊安神之妙，故前人治小儿惊风天吊，夜啼不眠，客忤痢疟及伤风痰闭，发热气促。"临床主治心肝有火，痰热惊搐，中风痰壅等证。本品定惊力强，故小儿痰热惊痫，抽搐，夜啼用之尤宜。

【配伍应用】

1. 天竺黄配胆南星　天竺黄长于化痰清热定惊；胆南星清化热痰，息风止痉。二药合用，清热化痰，息风定惊之功更强，适用于痰热惊风及癫痫。

2. 天竺黄配前胡　天竺黄甘寒，长于清肃肺气而降气化痰；前胡苦辛微寒，既能下气化痰，又能宣散风热。二药伍用，一宣一降，使肺之清肃功能恢复正常，则痰可去，嗽可宁，适用于外感风寒、风热或痰浊蕴肺所致胸闷气逆、咳嗽痰多等。

3. 天竺黄配桑白皮　天竺黄甘寒，长于清化热痰，降肺气而平咳喘；桑白皮泻肺热、平喘咳。两药伍用，可增强泻肺平喘、降气化痰之功，适用于肺热壅盛，咳喘痰黄者。

【鉴别应用】 天竺黄、竹茹与竹沥　三者皆性寒，均可清热化痰，治痰热咳喘。天竺黄、竹沥又可定惊，用治热病或者痰热而致的惊风，癫痫，中风昏迷，喉间痰鸣。天竺黄定惊之力尤胜，多用于小儿惊风，热病神昏。竹沥性寒滑利，清热涤痰力强，成人惊痫中风，肺热顽痰胶结难咯者多用。竹茹长于清心除烦，多用于痰热扰心之心烦失眠；又止呕，适用于胃热呕吐，妊娠恶阻。

【方剂举隅】

1. 抱龙丸（《小儿药证直诀》）

药物组成：天竺黄、雄黄、辰砂、麝香、胆南星。

功能与主治：豁痰开窍，镇惊安神。适用于小儿伤风瘟疫，痰蒙心窍，身热昏睡，气粗，风热痰盛咳嗽，惊风抽搐，中暑。

2. 天竺饮子（《和剂局方》）

药物组成：天竺黄、川郁金、炙甘草、大栀子仁、连翘、雄黄、瓜蒌根。

功能与主治：清热化痰，解毒消肿。适用于脏腑积热，烦躁多渴，舌颊生疮，咽喉肿痛，面热口干，目赤鼻衄，丹瘤结核，痈疮肿痛，伏暑燥热，疮疹余毒，及大便下血，小便赤涩。

3. 天竺黄丸（《圣惠方》）

药物组成：天竺黄、黄连、川大黄、牡蛎粉、黄芩、栀子仁、远志。

功能与主治：清热化痰，镇惊安神。适用于小儿壮热，惊悸，不得眠睡。

4. 天竺黄散（《圣惠方》）

药物组成：天竺黄、黄连、赤石脂、栀子仁、葛根、甘草、牛黄、樗树根皮、龙骨、土瓜根等。

功能与主治：清热燥湿，凉血解毒。适用于小儿湿热痢疾，口渴不止，身体壮热。

5. 金露散（《景岳全书》）

药物组成：天竺黄、海螵蛸、月石、朱砂、炉甘石。

功能与主治：消肿除翳。适用于目赤肿痛，翳障。

【成药例证】

1. 育婴丸（《中华人民共和国卫生部药品标准·中药成方制剂》）

药物组成：天竺黄、朱砂、僵蚕、薄荷、黄连、血竭、雄黄、山药、全蝎、牛黄、麝香、胆南星、钩藤。

功能与主治：清热镇惊。用于小儿急热惊风，痰喘咳嗽，发热头痛，恶心吐乳。

功能与主治：清热定惊，驱风祛痰。

2. 珍黄安宫片（《临床用药须知中药成方制剂卷》2020 年版）

药物组成：水牛角片、牛黄、大黄、黄芩提取物、小檗根提取物、朱砂、珍珠、珍珠层粉、竹沥、天竺黄、胆南星、青黛、郁金、冰片、石菖蒲。

功能与主治：镇静安神，清热解毒。用于痰热闭阻所致的高热烦躁、神昏谵语、惊风抽搐、癫狂不安、失眠多梦、头痛眩晕。

3. 娃娃宁（《中华人民共和国卫生部药品标准·中药成方制剂》）

药物组成：白术、天竺黄、茯苓、僵蚕、钩藤、甘草、薄荷、朱砂、党参、琥珀。

功能与主治：解热镇惊，祛风止搐。用于感冒发热，惊风痉挛，呕吐，绿便，脾胃虚弱等。

4. 金黄抱龙丸（《中华人民共和国卫生部药品标准·中药成方制剂》）

药物组成：天竺黄、胆南星、牛黄、朱砂、琥珀粉、雄黄。

功能与主治：清热镇惊，化痰息风。用于痰热内蕴引起的急热惊风，咳嗽痰盛，烦躁不安，昏睡神迷。

【用法与用量】 3～9g。

【本草摘要】

1.《开宝本草》 “治小儿惊风天吊，镇心明目，去诸风热。疗金疮。止血，滋养五脏。”

2.《本草汇言》 “竹黄性缓，清空解热，而更有定惊安神之妙……治婴科惊痰要剂。如大人中风，失音不语，入风痰药中，亦屡见奏效。”

3.《本草正义》 “善开风痰，降痰热。治痰滞胸膈，烦闷，癫痫。清心火，镇心气，醒脾疏肝。明眼目，安惊悸。疗小儿风痰急惊客忤。亦治金疮，并内热药毒。”

【化学成分】 主要含生物碱类成分：胆碱，甜菜碱；还含二氧化硅，氨基酸和有机酸等。

胆南星

Dannanxing

本品为制天南星的细粉与牛、羊或猪胆汁经加工而成，或为生天南星细粉与牛、羊或猪胆汁经发酵加工而成。应由具备资质的饮片企业生产。以色棕黑、气微腥、味苦者为佳。

【性味与归经】 苦、微辛，凉。归肺、肝、脾经。

【功能与主治】 清热化痰，息风定惊。用于痰热咳嗽，咯痰黄稠，中风痰迷，癫狂惊痫。

【效用分析】 胆南星经炮制后，味苦而微辛，其性由温转凉，入肺，功擅清热化痰，又无制天南星燥热伤阴之弊，常用于痰火内蕴之咳嗽痰多，咯痰黄稠，气息喘促。

胆南星又入肝经，可化风痰，息风定惊，因其性凉，故尤宜于痰火内甚，引动肝风之中风痰迷，小儿惊风，癫狂惊痫。

【配伍应用】

1. 胆南星配黄芩 胆南星苦辛凉，善清化热痰；黄芩苦寒，善清肺中之热。两者配伍后，清解肺热之力增强，又能清化痰浊，适用于痰热咳喘，痰多色黄稠厚，胸中满闷。

2. 胆南星配朱砂 胆南星归肝经，清化痰热，息风定惊；朱砂归心经，清心镇惊，安神定志。二者配伍既能清心、肝之火，又化蒙敝神明之痰热，并安神定惊，息风止痉，适用于痰热壅盛或心肝火旺引起的高热痰迷，惊风抽搐。

【鉴别应用】

1. 胆南星、制天南星与生天南星 三药为天南星的不同炮制品种，味苦辛，均为化痰常用药。制天南星气味苦温，入肺、肝、脾三经，辛燥而烈，燥湿化痰力强，性开泄走窜，又能祛风止痉，通经活络，常用于顽痰咳嗽，风痰眩晕，中风痰壅，口眼歪斜，半身不遂，癫痫，惊风，破伤风。生天南星辛温燥烈最甚，辛散走血，可消肿定痛，为通经透络，温化寒凝之佳品；因其有毒，临床多外用，善治疮疡肿痛，瘰疬痰核者。胆南星经牛胆汁炮制后，辛温燥烈之性大为减弱，药性变凉；可清热化痰，息风定惊，多用于热痰壅肺，咯痰黄稠者，以及痰火内蕴之中风昏仆以及癫痫。总之，制天南星苦温辛燥，善祛经络风痰、顽痰；生天南星一般作外用贴敷，消肿定痛；胆南星寒凉，可化痰热，定惊痫。

2. 胆南星与天竺黄 二者均为清热化痰药，并能定惊。但胆南星长于息风定惊，多用于小儿痰热惊风抽搐，咳喘等。天竺黄甘寒，善清心凉肝定惊，凡热病神昏谵语，中风不语，小儿惊痫抽搐属痰热者均可应用。

【方剂举隅】

1. 清气化痰丸（《医方考》）

药物组成：陈皮、杏仁、枳实、黄芩、瓜蒌仁、茯苓、胆南星、制半夏。

功能与主治：清热化痰，理气止咳。适用于痰热咳嗽证，症见咳嗽气喘，咯痰黄稠，胸膈痞闷，甚则气急呕恶，烦躁不宁，舌质红，苔黄腻，脉滑数。

2. 天竺黄饼子（《袖珍方》）

药物组成：牛胆南星、薄荷、天竺黄、朱砂、片脑、茯苓、甘草、天花粉。

功能与主治：清肺化痰，宁心安神。适用于一切痰嗽，上焦有热，心神不宁。

3. 胆星丸（《直指小儿方》）

药物组成：牛胆南星、朱砂、防风、麝香。

功能与主治：化痰息风定惊。适用于小儿惊风。

4. 天南星丸（《圣济总录》）

药物组成：胆南星、炮白附子、石膏、甘草、丹砂等。

功能与主治：清热化痰，息风止痛。适用于头风痛。

【成药例证】

1. 清气化痰丸（《临床用药须知中药成方制剂卷》2020年版）

药物组成：胆南星、黄芩、瓜蒌仁霜、苦杏仁、陈皮、枳实、茯苓、半夏。

功能与主治：清肺化痰。用于痰热阻肺所致的咳嗽痰多，痰黄稠黏，胸脘满闷。

2. 牛黄抱龙丸（《临床用药须知中药成方制剂卷》2020年版）

药物组成：人工牛黄、胆南星、天竺黄、全蝎、僵蚕、朱砂、琥珀、麝香、雄黄、茯苓。

功能与主治：清热镇惊，祛风化痰。用于小儿风痰壅盛所致的惊风，症见高热神昏、惊风抽搐。

3. 保幼化风丹（《中华人民共和国卫生部药品标准·中药成方制剂》）

药物组成：胆南星、薄荷、羌活、独活、天麻、荆芥穗、川芎、全蝎、甘草、人参、防风。

功能与主治：清热散风，止嗽化痰。用于惊风里热，痰涎壅盛，咳嗽发烧，头痛身痛，四肢抽动，睡卧不安。

4. 哮喘宁片（《中华人民共和国卫生部药品标准·中药成方制剂》）

药物组成：胆南星、石膏、甘草、洋金花、五味子、远志、太子参、麻黄。

功能与主治：止咳定喘，消炎化痰。用于支气管哮喘，慢性咳嗽，气急。

【用法与用量】 3～6g。

【本草摘要】

1.《**本草正**》 “降痰因火动如神，治小儿急惊必闻。总之实痰实火壅闭上焦而气喘烦躁，焦渴胀满者所当必用。”

2.《**本草汇言**》 “（治）小儿惊风惊痰，四肢抽搐，大人气虚内热，热郁生痰。”

3.《**药品化义**》 “主治一切中风，风痫，惊风，头风，眩晕，老年神呆，小儿发搐，产后怔忡，为肝胆性气之风调和之神剂也。”

【化学成分】 胆南星为天南星的炮制品，天南星主要含黄酮类成分：夏佛托苷，异夏佛托苷，芹菜素-6-*C*-阿拉伯糖-8-*C*-半乳糖苷，芹菜素-6-*C*-半乳糖-8-*C*-阿拉伯糖苷，芹菜素-6,8-二-*C*-吡喃葡萄糖苷，芹菜素-6,8-二-*C*-半乳糖苷等；还含没食子酸、没食子乙酸乙酯及氨基酸和微量元素等。炮制品胆南星尚含猪去氧胆酸、胆红素等。

【药理毒理】 本品具有清热，抗炎镇痛，抗惊厥，抗氧化，祛痰等作用。

1. 清热作用 胆南星药性偏寒凉，具有清热作用[1]。猪胆汁制胆南星可降低干酵母致发热小鼠体温[2]。

2. 抗炎镇痛作用 胆南星能提高小鼠热板实验痛阈值，减少小鼠扭体反应次数，抑制二甲苯所致小鼠耳廓肿胀。胆南星水提物对脂多糖（LPS）诱导的人单核细胞炎症具有抑制作用，可降低促炎细胞因子白细胞介素1（IL-1）、IL-6、肿瘤坏死因子α（TNF-α）基因及蛋白的表达[3]。

3. 抗氧化作用 胆南星水提物对人成纤维细胞内活性氧以及脂质过氧化均有明显的抑制作用，对1,1-二苯基-2-三硝基苯肼（DPPH）、羟自由基有较好的清除作用，且呈剂量依赖性[4,5]。

4. 抗惊厥作用 胆南星能降低士的宁、戊四氮、咖啡因所致惊厥发生率[6]。

5. 祛痰作用 胆南星具有祛痰作用，可增加小鼠气管段酚红排泌量[7]。牛、羊胆汁制成的胆南星对LPS诱发的大鼠急性肺损伤具有保护作用[8]。

【参考文献】
［1］国家药典委员会．中华人民共和国药典一部．2020年版．北京：中国医药科技出版社，2020．

［2］陈江宁，单国顺，赵启苗，等．不同胆汁制胆南星中胆酸类成分及其解热作用比较．现代药物与临床，2017，32（4）：567-571．

［3］崔小天，殷东风．胆南星抗炎镇痛体内药效学研究．辽宁中医药大学学报，2019，21（6）：54-57．

［4］AHN CB，JE JY．Anti-inflammatory activity of the oriental herb medicine，Arisaema Cum Bile，in LPS-induced PMA-differentiated THP-1 cells．Immunopharm Immunot，2012，34（3）：379-384．

［5］AHN CB，SHIN TS，SEO HK，et al．Phenolic composition and antioxidant effect of aqueous extract of Arisaema Cum Bile，the oriental herb medicine，in human fibroblast cells．Immunopharm Immunot，2012，34（4）：661-666．

［6］徐皓．天南星的化学成分与药理作用研究进展．中国药房，2011，22（11）：1046-1048．

［7］李泽煜，潘多，单国顺，等．原料配比对胆南星成分及药效影响．中成药，2020，42（2）：386-391．

［8］崔亚晨，单丽倩，刘晓峰，等．不同胆汁及其制成的胆南星对LPS诱导的急性肺损伤大鼠保护作用考察．中国实验方剂学杂志，2020，26（1）：1-8．

前 胡

Qianhu

本品为伞形科植物白花前胡 *Peucedanum praeruptorum* Dunn.的干燥根。主产于浙江、湖南、四川。冬季至次春茎叶枯萎或未抽花茎时采挖，除去须根，洗净，晒干或低温干燥。切薄片。以切面淡黄白色、香气浓者为佳。

【炮制】 蜜前胡　取前胡片，加炼蜜拌润，炒至不粘手。

【性味与归经】 苦、辛，微寒。归肺经。

【功能与主治】 降气化痰，散风清热。用于痰热喘满，咯痰黄稠，风热咳嗽痰多。

【效用分析】 前胡辛散苦降，性寒清热，功专降肺气，化痰涎，适用于痰热壅肺，肺气不降，咯痰黄稠量多，或咯出不爽，喘满胸痞等证。因其寒性较弱，亦可用于湿痰、寒痰证。

前胡性寒，味辛散，能宣散风热，常用治外感风热头痛，恶寒发热，口干，咳嗽痰多。

【配伍应用】

1. 前胡配苦杏仁　前胡苦辛微寒，既降气化痰止咳，又能疏散风热；苦杏仁味苦降泄，长于肃降肺气而止咳平喘。两药伍用，可增强宣肺降气，止咳平喘之功，适用于外感风热或痰热壅肺之咳嗽痰黄、喘息不止。

2. 前胡配桑叶　前胡苦辛微寒，既降气化痰止咳，又能疏散风热；桑叶甘苦寒，既能疏散风热，又能清肺润燥。两药相合，疏散风热，清肺化痰之力增强，且不伤肺气、肺阴，适用于外感风热，或肺热咳嗽痰多。

3. 前胡配荆芥　前胡苦辛微寒，功专降气化痰，又能宣散风热；荆芥辛微温不烈，长于祛风散寒解表。两药相配，共奏祛风解表、宣肺止咳之功，适用于外感风寒、风热，邪气束肺之咳嗽气喘。

【鉴别应用】

1. 前胡与白前　二者均能降气化痰，治痰涎壅肺，宣降失司之咳喘胸满，痰多等证，且常相须为用。但前胡性微寒，兼能疏散风热，尤多用于外感风热或痰热咳喘。白前性微温，祛痰作用更强，多用于寒痰或湿痰阻肺之咳喘。

2. 前胡与柴胡　二者皆有宣散风热之功，同治外感风热证。然前胡辛散苦降，长于降气化痰，善治风热、痰热咳喘、痰多色黄。柴胡辛行苦泄，性善条达肝气，既能疏肝解郁，又能升举阳气，适用于肝郁气滞、气虚下陷及脏器脱垂等。

【方剂举隅】

1. 前胡散（《圣惠方》）

药物组成：前胡、桑白皮、地骨皮、桔梗、木通、甘草、杏仁、麦门冬、赤茯苓。

功能与主治：降气化痰，疏风清热。适用于咳嗽痰多，痰黄黏稠，胸闷不畅，胸背烦闷。

2. 前胡丸（《外台秘要》引《广利方》）

药物组成：前胡、白术、炙甘草、旋覆花、豆蔻仁、人参、麦门冬、枳实、大黄。

功能与主治：健脾益气，化饮降逆。适用于中虚痰水内停，呕逆不下食。

3. 前胡汤（《圣济总录》）

药物组成：前胡、龙胆、炙甘草、人参、麦冬。

功能与主治：清心除烦。适用于小儿变蒸，热气乘心，烦躁，啼叫不已及骨蒸烦热。

4. 前胡七物汤（《外台秘要》引《广济方》）

药物组成：前胡、知母、石膏、大青、黄芩、栀子、葱白。

功能与主治：散表解表，清热泻火。适用于妊娠伤寒，头痛壮热，肢节烦疼。

【成药例证】

1. 清肺止咳丸（《中华人民共和国卫生部药品标准・中药成方制剂》）

药物组成：前胡、苦杏仁、天花粉、浙贝母、桔梗、枳壳、茯苓、桑白皮、莱菔子、瓜蒌霜、紫苏子、陈皮。

功能与主治：清肺止咳。用于肺热咳嗽，痰多。

2. 参苏丸（胶囊）（《临床用药须知中药成方制剂卷》2020 年版）

药物组成：紫苏叶、葛根、前胡、半夏、桔梗、陈皮、枳壳、党参、茯苓、木香、甘草。

功能与主治：益气解表，疏风散寒，祛痰止咳。用于身体虚弱，感受风寒所致感冒，症见恶寒发热、头痛鼻塞、咳嗽痰多、胸闷呕逆、乏力气短。

3. 通宣理肺丸（胶囊、口服液）（《临床用药须知中药成方制剂卷》2020 年版）

药物组成：紫苏叶、麻黄、前胡、苦杏仁、桔梗、陈皮、半夏、茯苓、黄芩、枳壳、甘草。

功能与主治：解表散寒，宣肺止嗽。用于风寒束表，肺气不宣所致的感冒咳嗽，症见发热恶寒，咳嗽，鼻塞流涕，头痛无汗，肢体酸痛。

4. 泻白丸（《中华人民共和国卫生部药品标准・中药成方制剂》）

药物组成：紫苏叶、前胡、苦杏仁、紫菀、石膏、麻黄、桑白皮、薄荷、川贝母、款冬花、甘草、瓜蒌子、葶苈子。

功能与主治：宣肺解热，化痰止咳。用于伤风咳嗽，痰多胸满，口渴舌干，鼻塞不通。

【用法与用量】 3～10g。

【本草摘要】

1.《名医别录》 “主疗痰满，胸胁中痞，心腹结气，风头痛，去痰实，下气。治伤寒寒热，推陈出新，明目益精。”

2.《本草纲目》 “清肺热，化痰热，散风邪。”

3.《本经逢原》 “其功长于下气，故能治痰热喘嗽，痞膈诸疾，气下则火降。痰亦降矣，为痰气之要味，治伤寒寒热及时气内外俱热。”

【化学成分】 主要含香豆素类成分：白花前胡甲素、乙素、丙素、丁素等；还含皂苷类与挥发油等。

中国药典规定本品含白花前胡甲素（$C_{21}H_{22}O_7$）不得少于0.90%，含白花前胡乙素（$C_{24}H_{26}O_7$）不得少于0.24%。

【药理毒理】 本品具有祛痰、镇咳、平喘、抗炎和广泛的心血管系统作用。

1. 祛痰、镇咳、平喘作用 白花前胡水煎液45g生药/kg小鼠灌胃1次能促进小鼠气道酚红排泌，20g生药/kg大鼠灌胃1次能增加大鼠气道的排痰量。白花前胡甲素、白花前胡乙素100mg/kg小鼠灌胃3天均能延长小鼠氨水咳嗽潜伏期，但对小鼠气道酚红排泌无影响。白花前胡石油醚提取物终浓度5×10^{-5}g/ml能够抑制乙酰胆碱及KCl引起的家兔气管平滑肌收缩，1×10^{-4}、5×10^{-5}、1×10^{-5}g/ml对乙酰胆碱所致的家兔气管收缩有舒张作用。紫花前胡苷10mg/kg灌胃对卵清蛋白致小鼠支气管哮喘模型，能显著抑制气道炎性反应，降低支气管+肺泡灌洗液（BALF）中的白细胞总数、嗜酸性粒细胞和淋巴细胞数，降低气道阻力，降低血清或BALF中IgE、IL-4、IL-5和IL-13，抑制肺组织细胞系P65、p-P65水平；增加细胞质P65、IκBα蛋白和减弱肺组织NF-κB DNA-结合力。表明紫花前胡苷能对抗过敏性哮喘大鼠的气道炎性反应[1]。

2. 抗炎作用 白花前胡甲素、白花前胡乙素100mg/kg小鼠灌胃3天均能抑制二甲苯致鼠耳肿胀。白花前胡总香豆素100、200mg/kg给大鼠灌胃均能对抗干酵母致大鼠高热；50、100mg/kg灌胃能抑制二甲苯鼠耳肿胀；50、100mg/kg大鼠灌胃能抑制蛋清致大鼠足肿胀，致炎后3小时作用最强，持续6小时以上。

3. 对心血管系统作用

（1）扩血管、降血压 白花前胡水煎液具有舒张家兔离体肺动脉，降低家兔肺动脉环对去甲肾上腺素和KCl所致收缩的反应性。前胡石油醚提取物终浓度1.6×10^{-6}g/L对去甲肾上腺素预收缩的人肺动脉环有舒张作用。前胡成分8-甲氧基补骨脂素4×10^{-5}mol/L可舒张KCl引起的兔离体肺动脉血管收缩，抑制去甲肾上腺素和新福林所诱发的收缩作用。前胡丙素0.5、1、10μmol/L能非竞争性抑制氯化钾所诱导的大鼠尾动脉的收缩反应，对肾型高血压大鼠尾动脉有松弛作用和钙阻滞作用；前胡丙素尚能减弱血管收缩物质如去甲肾上腺素对肾型高血压大鼠的升压反应。

白花前胡提取物70mg/kg每天灌胃2次，连续3周，血管壁厚度减少，内径增加，肺动脉压下降，对野百合碱MCT引起的肺动脉高压大鼠肺循环有改善作用[2]。白花前胡提取物（香豆素类）50、100、150mg/kg灌胃3周能降低野百合碱所致肺动脉高压大鼠肺动脉压[3]。前胡口服液25g生药/kg灌胃给药能降低缺氧性肺动脉高压大鼠收缩压，减小心室肥大指数[4]。白花前胡总香豆素提取物25、50、75 mg/kg灌胃20天，能降低野百合碱致肺动脉高压模型大鼠的肺动脉平均压和右心指数[5]。前胡丙素20mg/kg连续灌胃给药30天或60周均能降低肾性高血压大鼠血压，其中给药30天血压降低约30%[6,7]。前胡总香豆素提取物30mg/kg、白花前胡浸膏2ml/kg灌胃给药9周对肾性高血压大鼠亦有降压作用[8]。白花前胡浸膏（3g原药材/ml）0.2ml/100g灌胃9周能降低正常大鼠和肾性高血压大鼠血压[9]。慢性阻塞性肺炎继发肺动脉高压患者每天口服100g白花前胡水煎液，其肺总阻力、肺血管阻力均降低[10,11]。前胡提取物对此类患者，也能降低肺总阻力、肺动脉平均压和肺血管阻力，但体动脉压和体循环阻力无变化。

（2）抗心肌缺血 白花前胡乙醇提取物0.2、1.0g/kg十二指肠给药能降低冠脉结扎致急性心肌梗死猫的血压和心率，降低冠脉阻力，增加冠状窦流量，降低左室压（LVP）、左室舒张末压（LVEDP）及左室最大上升速率（dp/dt_{max}），降低心肌耗氧量（MCO_2）、心肌氧摄取率（MTO_2）和率压积（RPP），缩小梗死范围和程度。白花前胡石油醚提取物20mg/kg腹腔注射可使犬在低氧下混合静脉血氧分压提高和氧运搬量增加，白花前胡具有提高心肌抗缺血、缺氧的作用。白花前胡浸膏35、180、350mg/kg及其有效成分前胡甲素0.1、0.5、1.0mg/kg均可降低大鼠结扎冠脉致心肌缺血/再灌注损伤时血清中乳酸脱氢酶（LDH）较高的活性，降低，肌酸激酶（CK）及其同工酶（CK-MB）的活性。前胡甲素1.0mg/kg能降低缺血再灌注时血清AST较高的活性。预先静注前胡丙素

15mg/kg 可促进离体大鼠缺血再灌注心脏的冠状动脉血流量(CBF)、心输出量(CO)、心搏量(SV)和HR的恢复，而前胡丙素对正常灌注心脏的影响不明显，且降低缺血再灌注心肌中的CK的释放量及线粒体内 Ca^{2+}含量。前胡丙素具抗缺血再灌注损伤活性。

(3) 抗心力衰竭　白花前胡浸膏灌胃给药0.2ml/100g，每日1次，连续9周，使肾型高血压左心室肥厚(LVH)大鼠CBF、CO提高。静脉注射白花前胡浸膏2.0g/kg能改善猫低氧状态下心脏的功能，降低心肌耗氧量及增加心肌供氧；改善LVH肥厚心肌的收缩和舒张功能，减轻左室僵硬度，改善左室顺应性。预防灌胃给予白花前胡95%乙醇浸膏6g生药/kg可改善LVH大鼠的心脏舒缩功能，提高LVH大鼠CBF和CO均提高，且使左室收缩压(LVSP)增加、左室舒张最大下降速率(-d*p*/d t_{max})提高而LVEDP下降[12]。6g生药/kg灌胃9周则可预防肾型高血压大鼠左室肥厚[12]。前胡丙素1、10μmol/L可以抑制离体豚鼠心房自律性，非竞争性拮抗 $CaCl_2$ 和高钾对兔离体胸主动脉条的收缩作用，缩短心肌功能性不应期，具有浓度依赖性的负性肌力作用。前胡E素0.2、1、10μmol/L能升高离体培养大鼠心肌细胞内游离 Ca^{2+}浓度，有正性肌力作用。

4. 其他作用　前胡提取物等尚有抗脑缺血、抑制血小板聚集和改善血液流变性等作用。白花前胡水、醇提取物40、20mg/kg可改善大脑中动脉阻断大鼠的神经症状分值，减小脑梗死范围，改善脑缺血状况，降低血清白细胞介素-6及白细胞介素-8[12]。白花前胡提取物70mg/kg每天给药两次，连续3周，能降低不同切变率下的全血黏度。白花前胡每天50、100、150mg/kg管饲给药3周，能降低野百合碱致肺动脉高压大鼠全血的表观黏度，还原黏度及红细胞聚积指数。紫花前胡苷能够降低兔血小板聚集。

附：紫花前胡

本品为伞形科植物紫花前胡 *Peucedanum decursivum* (Miq.) Maxim.的干燥根。性味苦、辛，微寒。归肺经。功能降气化痰，散风清热。用于痰热喘满，咯痰黄稠，风热咳嗽痰多。用量3～9g，或入丸、散。

【参考文献】
[1] 熊友谊，时维静，俞浩，等. 紫花前胡苷抑制哮喘小鼠气道炎性反应和NF-κB信号传导通路. 基础医学与临床，2014，34(5)：690-694.

[2] 饶曼人，陈丹. 前胡丙素对高血压大鼠血压及犬血管阻力的影响. 药学学报，2001，36(11)：803-806.

[3] 周荣，王怀良，章新华，等. 白花前胡对肺动脉高压大鼠肺循环血液流变学及血流动力学的影响. 中国医科大学学报，2001，30(5)：325.

[4] 席思川，阮英茆，张迻庄，等. 前胡对大鼠缺氧性肺动脉高压逆转效应的实验观察. 中国中西医结合杂志，1996，16(4)：218.

[5] 王健勇，王怀良，章新华，等. 白花前胡对野百合碱所致大鼠肺动脉高压的影响. 中国药学杂志，2000，35(2)：91-92.

[6] 吴冬梅，李庆平，饶曼人. 前胡丙素对肾性高血压大鼠血压及尾动脉反应性的影响. 中国药理学通报，1997，13(3)：242.

[7] 饶曼人，陈丹. 前胡丙素对高血压大鼠血压及犬血管阻力的影响. 药学学报，2001，36(11)：803-806.

[8] 饶曼人，孙兰，张晓文. 前胡香豆素组分对心脏肥厚大鼠心脏血流动力学、心肌顺应性及胶原含量的影响. 中国药理学与毒理学杂志，2002，16(4)：265.

[9] 季勇，饶曼人. 白花前胡浸膏对肾性高血压左室肥厚大鼠的血压、左室肥厚形成及血流动力学的影响. 中国中西医结合杂志，1996，16(11)：676-677.

[10] 康健，于润江. 白花前胡降低慢阻肺继发性肺动脉高压的临床观察. 中国医科大学学报，1994，23(2)：122-123.

[11] 王秋月，李尔然，赵桂喜，等. 白花前胡提取物对慢性阻塞性肺疾病继发性肺动脉高压的影响. 中国医科大学学报，1998，27(6)：588.

[12] 涂欣，王晋明，周晓莉，等. 白花前胡提取物对大脑中动脉梗塞大鼠IL-6及IL-8的影响. 中国药师，2004，7(3)：163-165.

桔　梗

Jiegeng

本品为桔梗科植物桔梗 *Platycodon grandiflorum* (Jacq.) A.DC.的干燥根。全国大部分地区均产。春、秋二季采挖，洗净，除去须根，趁鲜剥去外皮或不去外皮，干燥。切厚片。以色白、味苦者为佳。

【性味与归经】　苦、辛，平。归肺经。

【功能与主治】　宣肺，利咽，祛痰，排脓。用于咳嗽痰多，胸闷不畅，咽痛音哑，肺痈吐脓。

【效用分析】　桔梗苦、辛、平，主归肺经。苦能泄，辛能散，能开泄肺气而利胸膈咽喉，有较好的祛痰作用，为肺经之要药。治咳嗽痰多，不论属寒属热，皆可用之宣导肺气，祛痰止咳。又善开宣肺气以利咽开音，凡咽喉肿痛、失音诸证，均可随证配伍。

桔梗性散上行，能利肺气以排壅肺之脓痰，常用于咳嗽胸痛、咯痰腥臭之肺痈。

肺与大肠相表里，桔梗有开提肺气作用，故有间接疏通肠胃功能。治下痢、里急后重，常加入桔梗，以调气导滞而除后重之症；治小便癃闭，乃取其宣导肺气之壅滞，使气化得以下通膀胱，则小便自利。

此外，桔梗又为“舟楫之剂”，能载诸药上行。金元时期张元素指出：“桔梗，清肺气，利咽喉……与甘草同行，为舟楫之剂。”故临床治疗胸膈疾患时，常加入桔梗，以引药上行，直达病所。

【配伍应用】

1. 桔梗配苦杏仁　桔梗性升散，功善宣通肺气，升清祛浊；苦杏仁辛散苦降，以降为主，长于宣通肺气，润燥下气。二药相伍，一升一降，升降调和，祛痰止咳平喘之效更佳，适用于咳嗽，痰多，喘息。

2. 桔梗配甘草　桔梗辛苦而平，有宣通肺气，祛痰排脓之功；甘草甘平，生用泻火解毒，祛痰止咳，并能缓急止痛。二药伍用，相得益彰，甘草泻火解毒，桔梗宣通肺气，祛痰排脓。配伍后宣肺祛痰、解毒利咽、消肿排脓之功增强，适用于肺失宣降，咳嗽有痰，咽喉肿痛，肺痈吐脓，胸胁满痛。

3. 桔梗配枳壳桔　梗长于升散，功能宣通肺气，祛痰排脓，清利咽喉；枳壳行气消胀，宽胸快膈，以下降行散为著。二药相伍，一升一降，一宣一散，桔梗开肺气之郁，并可引苦泄降下之枳壳上行于肺；枳壳降肺气之逆，又能助桔梗利膈宽胸，具有升降肺气、宣郁下痰、宽胸利膈作用，适用于肺气不降，咳嗽痰喘，胸膈满闷，脘胀不适，大便不利等。

4. 桔梗配荆芥　桔梗善于升提肺气，祛痰利咽；荆芥辛散疏风，利咽喉。二药合用，疏散不助热，升提不生火，祛痰利咽，散结开音，相辅相成，适用于外感咳嗽伴咽痒，或因咽痒不适而致咳嗽日久不愈。

5. 桔梗配桂枝　桔梗开宣肺气，行上焦之郁滞；桂枝温运中阳，温阳化气。二药合用，开肺气启水之上源与温阳化气行水并用，宣通与温化并施，相辅相成，适用于三焦气机壅滞之水肿，癃闭等。

【鉴别应用】　桔梗与前胡　二者均属化痰药，皆可治咳嗽痰多之证。但桔梗有较强的祛痰作用，善治咳嗽痰多，咯痰不爽者，且可利咽开音，宣肺排脓，又治咽痛失音、肺痈咳吐脓痰及肺气不利，二便不通。前胡长于降气化痰，多用于咳嗽痰多，又能宣散风热，故外感风热亦可治。

【方剂举隅】

1. 桑菊饮（《温病条辨》）

药物组成：杏仁、连翘、薄荷、桑叶、菊花、苦桔梗、甘草、苇茎。

功能与主治：疏风清热，宣肺止咳。适用于风温初起，表热轻证。咳嗽，身热不甚，口微渴，脉浮数。

2. 杏苏散（《温病条辨》）

药物组成：苏叶、半夏、茯苓、前胡、苦桔梗、枳壳、甘草、生姜、大枣、橘皮、杏仁。

功能与主治：轻宣凉燥，理肺化痰。适用于外感凉燥证。恶寒无汗，头微痛，咳嗽痰稀，鼻塞咽干，苔白脉弦。

3. 如圣饮子（《斑论萃英》）

药物组成：桔梗、生甘草、牛蒡子、麦门冬。

功能与主治：祛风清热，化痰利咽。适用于风热上攻，咽中有疮，咽物不下。

4. 如意解毒散（《痈疽神秘验方》）

药物组成：桔梗、甘草、黄连、黄芩、黄柏、山栀。

功能与主治：降火解毒。适用于肺痈，发热烦渴，脉洪大。

【成药例证】

1. 苓桂咳喘宁胶囊（《临床用药须知中药成方制剂卷》2020 年版）

药物组成：茯苓、桂枝、桔梗、苦杏仁、白术、陈皮、法半夏、龙骨、牡蛎、生姜、大枣、甘草。

功能与主治：温肺化饮，止咳平喘。用于外感风寒，痰湿阻肺所致的咳嗽痰多、喘息胸闷、气短；急、慢性支气管炎见上述证候者。

2. 止嗽化痰颗粒（丸）（《临床用药须知中药成方制剂卷》2020 年版）

药物组成：桔梗、苦杏仁、葶苈子、款冬花、前胡、川贝母、瓜蒌子、马兜铃、百部、石膏、知母、玄参、麦冬、天冬、紫苏叶、桑叶、密蒙花、陈皮、半夏、枳壳、木香、罂粟壳、五味子、大黄、炙甘草。

功能与主治：清肺止嗽，化痰定喘。用于痰热阻肺引起的咳嗽气喘，痰黄稠黏。

3. 桔梗冬花片（《临床用药须知中药成方制剂卷》2020 年版）

药物组成：桔梗、款冬花、远志、甘草。

功能与主治：止咳祛痰。用于痰浊阻肺所致的咳嗽痰多；支气管炎见上述证候者。

4. 痰咳净片（散）（《临床用药须知中药成方制剂卷》2020 年版）

药物组成：桔梗、远志、苦杏仁、冰片、五倍子、炙甘草、咖啡因。

功能与主治：通窍顺气，镇咳祛痰。用于痰浊阻肺所致的咳嗽，痰多，胸闷，气促，喘息；急、慢性支气管炎，咽喉炎，肺气肿见上述证候者。

5. 喘咳宁片（《中华人民共和国卫生部药品标准·中药成方制剂》）

药物组成：桔梗、猪胆汁、甘草、苦杏仁霜、麻黄。

功能与主治：止咳平喘。用于内素有里热，外又感受风寒所致的咳喘病。

【用法与用量】 3～10g。

【本草摘要】

1.《神农本草经》 “主胸胁痛如刀刺，腹满肠鸣幽幽，惊恐悸气。”

2.《珍珠囊》 “其用有四：止咽痛，兼除鼻塞；利膈气，仍治肺痈；一为诸药之舟楫；一为肺部之引经。”

3.《本草蒙筌》 “开胸膈，除上气壅，清头目，散表寒邪，驱胁下刺痛，通鼻中窒塞，咽喉肿痛急觅，逐肺热，住咳，下痰，治肺痈排脓，养血，仍消恚怒，尤却怔忡。”

【化学成分】 主要含三萜皂苷类成分：桔梗皂苷A、D，远志皂苷等；还含由果糖组成的桔梗聚糖。

中国药典规定本品含桔梗皂苷D（$C_{57}H_{92}O_{28}$）不得少于0.10%。

【药理毒理】 本品具有祛痰、镇咳、抗炎、降血脂、抗动脉硬化、降血糖抗肿瘤、保肝等药理作用。

1. 祛痰、镇咳作用 桔梗水提物3g生药/kg小鼠灌胃能明显增加气道腺体分泌，3～10g生药/kg能延长浓氨水引咳小鼠的咳嗽潜伏期，减少咳嗽次数。桔梗水提物2.5g生药/kg灌胃给予雾化枸橼酸引咳豚鼠咳嗽也有相同的镇咳作用[1, 2]。桔梗水煎剂3g生药/kg连续灌胃给药7天能促进正常大鼠气道中痰液的分泌，并能明显降低气管注入脂多糖（LPS）导致的肺黏液高分泌症大鼠小支气管上皮组织酸性黏蛋白的分泌，下调MUC5AC黏蛋白的表达，降低肺、支气管灌洗液中的肿瘤坏死因子-α（TNF-α）和白细胞介素-8（IL-8）水平，改善肺组织的病理变化，抑制纤维结缔组织增生和肺间质炎细胞浸润[3]。桔梗水煎剂1g/kg给麻醉犬、麻醉猫灌胃能促进呼吸道腺体分泌，桔梗醇提液25g生药/kg灌胃可增加小鼠酚红排泌，桔梗粗皂苷15mg/kg腹腔注射对豚鼠气管刺激法引咳有镇咳作用，ED_{50}为6.4mg/kg。在体外实验中，桔梗皂苷D和D_3浓度为200mg/L时，大鼠和小鼠气管上皮细胞黏蛋白的分泌增加。在体内桔梗皂苷D_3 20mg/L能增加大鼠黏蛋白释放。可见桔梗有祛痰、镇咳作用，其祛痰有效成分主要为皂苷类成分[4]。

桔梗水煎液19.6生药/kg灌胃给药2周能延长卵白蛋白致支气管哮喘豚鼠的引喘潜伏期，降低血清IL-4、丙二醛（MDA），升高血清干扰素γ（IFN-γ）、脂氧素A4（LXA4）、超氧化物歧化酶（SOD）。由于IL-4是支气管哮喘发病重要的致炎因子，相反IFN-γ能抑制B细胞增殖及IgE产生，LXA4是体内重要的内源性促炎症消退介质[5]。桔梗水煎剂3g生药/kg连续灌胃给药5天，能延长雾化吸入乙酰胆碱+组胺致豚鼠哮喘的潜伏期。桔梗水煎剂2.5g生药/kg连续灌胃给药14天能降低卵白蛋白致实验性支气管哮喘豚鼠外周血的嗜酸性粒细胞（EOS）和WBC数，降低模型动物血中内皮素和细胞黏附分子（ICAM-1）水平，但对NO无明显影响[6]。可见，桔梗具有祛痰、镇咳作用，其治疗支气管哮喘的药理机制与降低血中IL-4/IFN-γ、ET、ICAM-1，升高LXA4，以及抗氧化有关。

2. 抗炎作用 桔梗水提液可增强巨噬细胞的吞噬功能，增强中性粒细胞的抗菌力，提高溶菌酶活性。桔梗皂苷10、30mmol/L体外能抑制大鼠促癌物质12-*O*-十四烷酰佛波醇-13-乙酯（TPA）诱导的腹腔巨噬细胞产生炎症介质前列腺素PGE。对LPS诱导的巨噬细胞炎症模型，桔梗皂苷A、桔梗皂苷D能通过阻止NF-κB（核转录因子κB），抑制iNOS，减少COX-2生成而产生抗炎作用。桔梗皂苷体外能抑制磷脂酶A_2活性，并有剂量依赖性，IC_{50}为1.82mg/ml。

3. 调血脂、抗动脉硬化作用 桔梗皂苷可降低大鼠肝内胆固醇，促进胆固醇、胆酸排泄。桔梗总皂苷200mg/kg灌胃15天可降低高脂饲料所致的高血脂大鼠血清TC、三酰甘油和LDLC，升高HDLC。氧化型低密度脂蛋白（Ox-LDL）能加速动脉硬化的发生发展，当动脉壁氧化压力增强时，血管内皮细胞通过选择性表达黏附分子，如动脉细胞黏附分子（VCAM-1）和ICAM-1，进而结合单核细胞，启始动脉硬化的早期反应。桔梗皂苷D 0.5、0.75、1mg/ml在体外能抑制Ox-LDL诱导的人脐静脉内皮细胞氧化损伤，升高细胞培养液中的NO浓度，降低MDA水平，减少VCAM-1和ICAM-1分子的表达及单核细胞与内皮细胞的黏附作用[7]。

4. 降血糖作用 桔梗水提醇沉液8g生药/kg灌胃28天，能明显改善STZ腹腔注射+高能饲料致糖尿病模型大鼠糖耐量，升高血清胰岛素水平（INS）、胰岛素敏感指数（ISI），减轻胰腺组织损伤[8]。桔梗水提醇沉液12g/kg能降低链脲菌素致高血糖小鼠餐后各时段的血糖水平，桔梗水提醇沉液0.53、0.267、0.0267g生药/ml体外能抑制α-葡萄糖苷酶和小鼠黏膜匀浆中的α-葡萄糖苷酶活性[9]。

桔梗水提醇沉液0.4、0.6、0.8mg生药/ml和桔梗多糖100、200、300mg/L体外能分别对抗H_2O_2和高糖引起的血管内皮细胞损伤，前者26.7、2.67、0.267g/L还能抑制体外蛋白糖基化形成。桔梗水提醇沉液8g生药/kg灌胃28天能不同程度地调节STZ致糖尿病模型小鼠的血清TG、TC、HDL、LDL等血脂指标，改善肾脏组织病理变化。提示，桔梗能通过降低高糖和H_2O_2对血管内皮细胞的损伤，降低蛋白糖基化形成，从而抑制糖尿病血管并发症和肾脏损坏[10]。桔梗总皂苷(纯度80.8%)100、200mg/kg灌胃12周能降低脲尿佐菌素+高脂高糖饮食导致的2型糖尿病肝病模型大鼠的空腹血糖、TG、TC、LDL、ALT、AST，升高HDL，肝组织病理改变明显减轻[11-13]。

5. 抗肿瘤作用　桔梗总皂苷体外对人白血病细胞株U937、卵巢癌细胞SKOV3、乳腺癌细胞株MCF7、宫颈癌U14、小鼠乳腺癌高转移细胞系4T1、人乳腺癌低转移细胞系MDA-MB-231、肺癌细胞株A_{549}有抑制作用，并能诱导肿瘤细胞凋亡。桔梗多糖20、40、60mg/kg灌胃给药15天，能抑制宫颈癌U14小鼠移植瘤的生长，上调p19ARF、Bax等与细胞凋亡相关基因和蛋白的表达，下调诱导突变型p53蛋白表达，提示桔梗多糖能促进肿瘤细胞凋亡[14]。桔梗总皂苷2.5～50μg/ml体外能明显抑制人肺腺癌A_{549}细胞增殖，促进细胞凋亡，细胞周期被阻滞于G_0/G_1期[15]。桔梗皂苷D 10～80μg/ml体外能浓度依赖性地抑制小鼠乳腺癌高转移细胞系4T1、人乳腺癌低转移细胞系MDA-MB-231增殖[16]。肿瘤细胞信号传导与转录激活因子2(STAT2)可介导多种细胞因子和生长因子的信号向细胞核内转导，影响靶基因的转录，从而调节细胞功能，与肿瘤发生、发展和凋亡密切相关。桔梗总皂苷10、20、25mg/kg给荷人肺腺癌细胞系A_{549}移植瘤BALB/c裸小鼠灌胃并观察30天，各剂量均能抑制瘤组织生长，抑瘤率分别为39.2%、47.3%、57.4%，25mg/kg能明显降低移植瘤体积，各剂量能下调移植瘤组织STAT2蛋白表达，并有剂量依赖性[17]。

6. 保肝作用　桔梗水提物能抑制四氯化碳和对乙酰氨基酚诱导的肝毒性，桔梗水提醇沉物150、300mg/kg腹腔注射可降低D-氨基半乳糖+内毒素诱导的暴发性肝衰竭模型小鼠血清ALT和AST，桔梗总皂苷对过氧化叔丁醇引起的肝损伤有保护作用。

7. 其他作用　细胞色素P450酶(CYP450)是参与各种药物、毒物在体内代谢的重要酶系，有许多亚型。桔梗水提液0.9g/kg大鼠给药7天，能降低肝脏微粒体中P450的含量，促进P450亚型CYP1A2，CYP2E1，CYP3A2的mRNA表达，诱导CYP1A2、CYP2E1活性，若与经CYP1A2、CYP2E1、CYP3A2代谢的药物如咖啡因、非那西丁、普萘洛尔、硝苯地平、丙米嗪、蒽氟烷、氟烷、氯唑沙宗、对乙酰氨基酚等合用，有可能促进这些药物的代谢，影响其临床疗效，故应谨慎使用[18]。桔梗多糖0.06mg/ml对羟自由基有清除作用，0.31mg/ml对超氧阴离子自由基有清除作用。桔梗多糖100、200、400mg/kg给环磷酰胺致免疫抑制小鼠灌胃给药1周，能增加模型小鼠的胸腺指数和脾脏指数，提高血清中IL-2和TNF-α，有增强免疫作用[19]。桔梗总皂苷体外抗肺炎支原体(MP)的最小抑菌浓度为16～64μg/ml，最小杀菌浓度为64～128μg/ml。桔梗总皂苷浓度在32～64μg/ml时，可降低MP的生长速率，128μg/ml时则能完全抑制MP的生长繁殖[20]。桔梗生理盐水提取液体外有杀精作用。桔梗水煎剂对顺铂致小鼠肾损伤具有保护作用[21]。

8. 毒理研究　桔梗口服毒性较小。小鼠灌服桔梗煎剂的LD_{50}为24g/kg，粗皂苷小鼠腹腔给药的LD_{50}为2.23mg/kg，大鼠为14.1mg/kg，豚鼠为23.1mg/kg。桔梗皂苷皮下注射对小鼠的最小致死量为7.70mg/kg。桔梗皂苷有溶血作用，对兔的溶血指数为5×10^4，总皂苷溶血指数为10×10^4，故不宜注射给药。桔梗皂苷口服在胃肠道分解，无溶血作用。

【参考文献】
［1］张金艳，赵乐，郭琰，等．苦杏仁与桔梗止咳、祛痰的配伍比例研究．中成药，2011(10)：1677-1680．

［2］袁颖，郭忻，符胜光．五种归肺经中药的止咳及抗炎作用实验研究．新中医，2011(2)：132-133．

［3］郭琰，杨斌，洪晓华，等．苦杏仁和桔梗祛痰作用的配伍研究．中药新药与临床药理，2013(1)：38-43．

［4］郑繁慧，刘文丛，郑毅男，等．桔梗总皂苷与桔梗总次皂苷祛痰作用的比较．吉林农业大学学报，2011(5)：541-544．

［5］于维颖，祝红杰．桔梗治疗支气管哮喘的药理机制研究．中医药学报，2012(3)：38-40．

［6］李寅超，郭琰，张金艳．苦杏仁和桔梗平喘作用的配伍研究．中药药理与临床，2012(2)：112-115．

［7］王茂山，吴敬涛．桔梗皂苷D对氧化型低密度脂蛋白诱导的内皮细胞氧化损伤的作用．食品科学，2013(13)：293-296．

［8］陈美娟，喻斌，江亚兵，等．桔梗水提醇沉上清部分对链脲菌素致糖尿病大鼠糖耐量影响的研究．中药药理与临床，2010(1)：52-55．

［9］陈美娟，喻斌，赵玉荣，等．桔梗对α-葡萄糖苷酶活性的抑制作用及对IGT小鼠糖耐量的影响．中药药理与临床，2009(6)：60-62．

［10］陈美娟，金嘉宁，蒋层层，等．桔梗有效部位对糖尿病大鼠微血管病变干预作用研究．辽宁中医药大学学报，2013(2)：

23-25.

[11] 栾海艳，欧芹，赵晓莲，等．桔梗总皂苷对2型糖尿病大鼠肝脏并发症的治疗作用．中国老年学杂志，2011(17)：3322-3323.

[12] 栾海艳，隋洪玉，张雪松，等．桔梗总皂苷对2型糖尿病肝病大鼠的干预作用．中国老年学杂志，2013(5)：1094-1095.

[13] 栾海艳，张建华，赵晓莲，等．桔梗总皂苷对2型糖尿病肝病大鼠糖脂代谢影响的研究．中成药，2013(6)：1307-1309.

[14] 陆文总，杨亚丽，贾光锋，等．桔梗多糖对U-14宫颈癌抗肿瘤作用的研究．西北药学杂志，2013(1)：43-45.

[15] 易亚乔，伍参荣，葛金文，等．桔梗总皂苷对人肺腺癌A_{549}细胞抑制作用研究．中华中医药杂志，2013(7)：2135-2137.

[16] 韩向晖，叶依依，郭保凤，等．桔梗皂苷D配伍不同中药有效成分对乳腺癌4T1和MDA-MB-231细胞增殖及侵袭的影响．中西医结合学报，2012(1)：67-75.

[17] 易亚乔，葛金文，伍参荣，等．桔梗总皂苷对人肺腺癌细胞系A_{549}移植裸鼠瘤生长和STAT2的影响．湖南中医药大学学报，2014(3)：7-11.

[18] 武佰玲，刘萍，高月，等．酸枣仁、远志和桔梗水提液对大鼠肝CYP450酶活性及mRNA表达的调控作用．中国实验方剂学杂志，2011(18)：235-239.

[19] 贾林，陆金健，周文雅，等．桔梗多糖对环磷酰胺诱导的免疫抑制小鼠的免疫调节．食品与机械，2012(3)：112-114.

[20] 张俊威，姚琳，蒙艳丽，等．桔梗总皂苷体外抗肺炎支原体作用实验研究．中华中医药学刊，2013(4)：868-870.

[21] 吴志丽，张瑶纾，周晶．桔梗水煎剂对顺铂致小鼠肾损伤的影响．山东医药，2015(8)：27-28，111.

胖 大 海

Pangdahai

本品为梧桐科植物胖大海 *Sterculia lychnophora* Hance 的干燥成熟种子。主产于泰国、越南、柬埔寨。4～6月采摘成熟果实，取出种子，晒干。以个大、棕色、表面有细皱纹及光泽、无破皮者为佳。

【性味与归经】 甘，寒。归肺、大肠经。

【功能与主治】 清热润肺，利咽开音，润肠通便。用于肺热声哑，干咳无痰，咽喉干痛，热结便闭，头痛目赤。

【效用分析】 胖大海味甘，性寒，质轻，主归肺经。有开宣肺气，清热化痰的功效，治痰热交阻，肺气闭郁之证，症见咳声重浊不扬，痰多稠黄，口苦咽干。其性甘寒而润，又可清热润肺，利咽开音，故对肺热、燥热津伤所致的声音嘶哑，或高声呼叫，或言语过多，耗气伤阴以至咽痛失音均可使用。

胖大海性寒而清润，归大肠经，又具润肠通便之功，适用于热结肠胃，津液不足，传导失司的便秘。或兼发热、头痛、目赤等。轻证者，单用即有效，但重证者，则须配伍清热泻下药方能见效。

【配伍应用】

1. 胖大海配生地黄 胖大海甘寒质轻，善清宣肺气，利咽开音；生地黄甘寒，既清热凉血，又养阴生津。两药伍用，可增强清肺热、利咽喉之功，适用于阴虚火旺之咽喉肿痛、声音嘶哑。

2. 胖大海配北沙参 胖大海甘寒质轻，善清宣肺气，利咽；北沙参甘润而苦寒，既能补肺阴，又能清肺热。两药伍用，清补相兼，有滋阴润肺，利咽开音之功，适用于阴虚肺燥之干咳少痰、咯血或咽干、咽痛音哑等。

3. 胖大海配桑白皮 胖大海甘寒质轻，善清宣肺气，润燥利咽；桑白皮甘寒性降，主入肺经，以泻肺热、平喘咳为专长。两药伍用，既可增强清泄肺热之功，又有热清肺阴不伤之妙，适用于肺热壅盛，咳喘痰黄者。

4. 胖大海配蝉蜕 胖大海甘寒质润，开宣肺气，清泄肺热而利咽；蝉蜕甘寒清热，质轻上浮，长于疏散肺经风热以宣肺利咽、开音疗哑。两药共用，相辅相成，既能散风热，又能清肺热，还可利咽开音，适用于风热外感，温病初起，兼肺热较甚，阴津耗损，症见声音嘶哑或咽喉肿痛者。

5. 胖大海配桑白皮 胖大海清热利咽，润燥通便，药性较缓；桑白皮泻肺平喘，擅除肺中郁热。二者相配，清泻肺火之力增加，又兼润燥，利咽，适用于肺热伤津，咳喘痰黄质稠，咽干声嘶，大便干结者。

【鉴别应用】

1. 胖大海与桔梗 二者均能宣肺利咽开音，同治咳嗽有痰、咽喉肿痛，咽干失音等。然胖大海甘寒质轻，善清肺润肺，还可润肠通便，多用于肺热声哑、咽喉肿痛及燥热便秘、头痛目赤等。桔梗辛散苦泄，长于开宣肺气，祛痰利气，又能排脓，尤善治邪气壅肺之咳嗽痰多、胸闷不畅、咽痛音哑及肺痈吐脓等。

2. 胖大海与木蝴蝶 二者均能清肺利咽，为治咽喉肿痛之常用药。然胖大海甘寒质轻，善清宣肺气，兼能润燥，多用于肺热声哑、咽喉肿痛及燥热便秘、头痛目赤等；木蝴蝶苦甘性凉，清利之力较强，又疏肝和胃，主治喉痹，音哑，肺热咳嗽及肝胃气痛。

【成药例证】

1. 复方青果冲剂（《中华人民共和国卫生部药品标准·中药成方制剂》）

药物组成：胖大海、青果、金果榄、麦冬、玄参、诃子、甘草。

功能与主治：清热利咽。用于口干舌燥，声哑失音，咽喉肿痛。

2. 黄氏响声丸（《临床用药须知中药成方制剂卷》2020 年版）

药物组成：桔梗、薄荷、薄荷脑、蝉蜕、诃子肉、胖大海、浙贝母、儿茶、川芎、大黄、连翘、甘草。

功能与主治：疏风清热，化痰散结，利咽开音。用于急、慢喉瘖，症见声音嘶哑，咽喉肿痛，咽干灼热，咽中有痰，或寒热头痛，或便秘尿赤；急、慢性喉炎及声带小结、声带息肉初起见上述证候者。

3. 健民咽喉片（《临床用药须知中药成方制剂卷》2020 年版）

药物组成：玄参、麦冬、地黄、板蓝根、西青果、蝉蜕、诃子、桔梗、胖大海、薄荷素油、薄荷脑、甘草。

功能与主治：清利咽喉，养阴生津，解毒泻火。用于热盛津伤、热毒内盛所致的咽喉肿痛，失音及上呼吸道炎症。

4. 金果饮（《中华人民共和国卫生部药品标准·中药成方制剂》）

药物组成：生地、玄参、麦冬、南沙参、西青果、蝉蜕、胖大海、太子参、陈皮、薄荷油。

功能与主治：养阴生津，清热利咽，润肺开音。用于急慢性咽喉炎（喉痹）、放疗引起的咽干不适。

【用法与用量】 2～3 枚，沸水泡服或煎服。

【本草摘要】

1.《本草纲目拾遗》 “治火闭瘖，服之立起，并治一切热证劳伤，吐下血，消毒去暑，时行赤眼，风火牙痛……干咳无痰，骨蒸内热，三焦火证，诸疮皆效。”

2.《本草正义》 “善于开宣肺气，并能通泄皮毛，风邪外闭，不问为寒为热，并皆主之，抑能开音治瘖，爽嗽豁痰。”

【化学成分】 主要含多糖类成分：由 D-半乳糖，L-鼠李糖，蔗糖组成的多糖；有机酸类成分：2,4-二羟基苯甲酸等；还含胡萝卜苷等。

海　藻

Haizao

本品为马尾藻科植物海蒿子 *Sargassum pallidum* (Turn.) C.Ag.或羊栖菜 *Sargassum fusiforme* (Harv.) Setch.的干燥藻体。前者习称“大叶海藻”，后者习称“小叶海藻”。主产于辽宁、山东、浙江、福建、广东。夏、秋二季采捞，除去杂质，洗净，晒干。切段。以色黑褐、白霜少者为佳。

【性味与归经】 苦、咸，寒。归肝、胃、肾经。

【功能与主治】 消痰软坚散结，利水消肿。用于瘿瘤，瘰疬，睾丸肿痛，痰饮水肿。

【效用分析】 海藻性味苦咸，性寒，苦能清泄，咸能软坚，寒能清热，有软坚散结，清热消痰之功，常用治痰火凝聚而成之瘰疬、瘿瘤以及痰凝气滞之睾丸肿痛。

海藻咸寒性降，有利水消肿作用，可用于痰饮水肿，小便不利，但力弱，须配伍他药共用。

【配伍应用】

1. 海藻配猪苓　海藻咸寒，消痰软坚，利水消肿；猪苓甘淡平，利水渗湿。两药相伍，利水消肿之力增强，适用于痰饮水肿之证。

2. 海藻配橘核　海藻咸寒，消痰软坚，利水消肿；橘核苦平，功专理气散结止痛。二药伍用，可增强消痰软坚，散结止痛之功，适用于气滞痰凝之睾丸肿痛。

3. 海藻配夏枯草　海藻咸寒，消痰软坚，利水消肿；夏枯草辛苦寒，长于清肝火，散郁结。两药伍用，共奏软坚散结消肿之功，适用于肝郁化火之瘰疬痰核。

【方剂举隅】

1. 四海疏郁丸（《疡医大全》）

药物组成：陈皮、海蛤粉、海带、海藻、昆布、海螵蛸等。

功能与主治：行气化痰，散结消瘿。适用于肝脾气郁，致患气瘿，结喉之间，气结如胞，随喜怒消长，甚则妨碍饮食。

2. 海藻玉壶汤（《外科正宗》）

药物组成：海藻、浙贝母、陈皮、昆布、青皮、川芎、当归、半夏、连翘、甘草、独活、海带。

功能与主治：化痰软坚、理气散结。适用于瘿瘤初起，或肿或硬，或赤或不赤，但未破者。

3. 橘核丸（《济生方》）

药物组成：橘核、海藻、海带、昆布、川楝子、桃仁、厚朴、木通、枳实、延胡索、桂心、木香。

功能与主治：行气止痛，软坚散结。适用于睾丸肿胀偏坠，或坚硬如石，痛引脐腹，或甚则阴囊肿大，轻者时出黄水，重者成脓溃烂。

【成药例证】

1. 内消瘰疬丸（《临床用药须知中药成方制剂卷》2020 年版）

药物组成：夏枯草、海藻、蛤壳、连翘、白蔹、大青盐、天花粉、玄明粉、浙贝母、枳壳、当归、地黄、熟大黄、玄参、桔梗、薄荷、甘草。

功能与主治：化痰，软坚，散结。用于痰湿凝滞所致的瘰疬，症见皮下结块、不热不痛。

2. 宫炎康颗粒（《中华人民共和国卫生部药品标准·中药成方制剂》）

药物组成：当归、赤芍、北败酱、香附、炮姜、泽兰、川芎、红花、柴胡、海藻、车前子、延胡索。

功能与主治：活血化瘀，解毒消肿。用于慢性盆腔炎。

3. 乳核散结片（《临床用药须知中药成方制剂卷》2020年版）

药物组成：柴胡、当归、黄芪、郁金、光慈菇、漏芦、昆布、海藻、淫羊藿、鹿衔草。

功能与主治：舒肝活血，祛痰软坚。用于肝郁气滞、痰瘀互结所致的乳癖，症见乳房肿块或结节、数目不等、大小不一、质软或中等硬、或乳房胀痛、经前疼痛加剧；乳腺增生症见上述证候者。

【用法与用量】 6～12g。

【注意】 不宜与甘草同用。

【本草摘要】

1.《神农本草经》 “主瘿瘤气，颈下核，破散结气，痈肿癥瘕坚气，腹中上下鸣，下十二水肿。”

2.《本草蒙筌》 “治项间瘰疬，消颈下瘿囊；利水道，通癃闭成淋，泻水气，除胀满作肿。”

3.《本草纲目》 “海藻，咸能润下，寒能泄热引水，故能消瘿瘤、结核、阴之坚聚，而除浮肿、脚气、留饮、痰气之湿热，使邪气自小便出也。”

【化学成分】 主要含多糖：羊栖菜多糖A、B、C，马尾藻多糖等；还含多种维生素、氨基酸与无机元素。

【药理毒理】 本品具有抗甲状腺肿、抗肿瘤等作用。

1. 抗甲状腺肿作用 甲状腺肿属中医“瘿瘤”范畴，缺碘是其病因之一。碘是合成甲状腺激素的原料，长期缺碘甲状腺激素合成减少，通过反馈调节致使促甲状腺激素（TSH）分泌增加，引起甲状腺肿。海藻富含碘化物，有抗甲状腺肿作用。海蒿子水煎剂1g/kg和0.5g/kg对丙硫氧嘧啶致甲状腺肿模型大鼠有一定的消肿作用，但对模型大鼠血清T_3、T_4和TSH无影响。海藻水煎剂12g/kg能部分改善甲状腺肿模型大鼠的甲状腺组织病理改变，减轻滤泡周围毛细血管扩张、充血[1,2]。

2. 抗肿瘤作用 海藻多糖在体内、外对多种肿瘤有抑制作用。海藻多糖50、100mg/kg连续腹腔注射7天，能抑制小鼠S_{180}移植瘤的生长，延长荷H_{22}小鼠的生存时间。海藻多糖10、20、40mg/kg腹腔注射给药7天对小鼠S_{180}肉瘤具生长抑制作用，增高荷瘤小鼠的胸腺指数和脾脏指数，促进ConA诱导的脾T淋巴细胞增殖，升高荷瘤小鼠NK细胞活性，提高腹腔巨噬细胞的吞噬指数。海藻多糖25～100mg/L在体外对肝癌、人宫颈癌、人乳腺癌、人直肠癌、人胃癌、人食管癌等6种瘤细胞有抑制作用，对直肠癌和胃癌尤其显著。海藻多糖50mg/L能增加胃癌细胞凋亡，使G_0/G_1期细胞数增多，能迅速升高瘤细胞内的Ca^{2+}，之后又降低。海藻多糖62.5～1000mg/L体外能抑制人肝癌细胞$HepG_2$。海藻多糖50mg/L体外可阻滞人乳腺癌MCF7细胞由G_0/G_1期进入S期，升高细胞凋亡指数，上调凋亡相关蛋白Fas及FasL mRNA的表达。海藻多糖300mg/L体外能抑制人结直肠腺癌LOVO细胞（源于左锁骨上区转移灶）和人结肠癌RKO细胞（属低分化结肠癌细胞）增殖，可诱导细胞凋亡。海藻多糖300～1000mg/L体外可诱导人白血病HL-60细胞凋亡，呈浓度、时间依赖性，同时G_2/M期细胞比例增多。可见，海藻多糖具有抗肿瘤作用，其机制可能与增强免疫、诱导肿瘤细胞凋亡等有关。

3. 增强免疫功能作用 海藻多糖10、20、40mg/kg腹腔注射给药7天，可增加正常小鼠免疫器官胸腺和脾脏的重量指数，促进ConA诱导的小鼠脾T淋巴细胞增殖反应，小鼠的NK细胞活性、巨噬细胞吞噬鸡红细胞的吞噬率和吞噬指数均增高。

4. 降血脂作用 海藻粉0.6g/kg灌胃30天能降低高血脂模型大鼠血清总胆固醇（TC）、甘油三酯（TG）和低密度脂蛋白胆固醇（LDL-C），增高高密度脂蛋白胆固醇（HDL-C）。海藻多糖300mg/kg、150mg/kg、75mg/kg灌胃15～30天对高脂乳剂致大鼠高脂血症有预防和治疗作用，能降低模型血清总胆固醇（TCHO）、TG和LDL-C等[3]。

5. 其他作用 本品尚有降血糖、促进小肠推进等作用。海藻多糖水溶液对双歧杆菌具有促生长作用，与浓度呈正相关。海藻粉70、105和140mg/kg灌胃4周能降低四氧嘧啶致高血糖大鼠的血糖水平。海藻水煎液0.78、1.56、3.12g/kg灌胃能增加小鼠的小肠推进率，海藻-甘草（1:1）合煎液则无影响。海藻水煎液0.1～2mg生药/ml能浓度依赖性提高大鼠离体回肠的收缩性，与甘草合用后该作用减弱。提示，甘草可能通过抑制肠管运动，影响海藻的润下、利水功效[4]。高氧诱导的新生小鼠连续灌胃80mg/kg海藻提取物岩藻依聚糖3天，可减轻肺纤维化及细胞凋亡，岩藻依聚糖处理可显着抑制MDA的水平，并提高SOD和GSH的水平[5]。

6. 毒理研究 海藻小鼠灌服的半数致死量（LD_{50}）为30g/kg。不同产地的海藻30g/kg（药典高限剂量19倍）

给小鼠灌胃后出现蜷缩、竖毛、扭体、抽搐、死亡等症状，提示超大剂量海藻对中枢神经、自主神经及神经肌肉有急性毒性反应[6]。大鼠喂食含3%海藻的饲料7周，能导致大鼠血液、组织中砷的蓄积，动物体温、血浆磷酸酶活性和无机磷升高，这些表现与砷中毒一致[7]。可见其毒性与产地环境、所含的有机砷和无机盐有关。海藻水煎剂5～25g/L给大鼠离体肝灌流30分钟，灌流液中黄嘌呤氧化酶升高，对肝脏产生损害，并随浓度增加及时间延长损伤作用增强。

甘草反海藻为十八反，是配伍禁忌。甘草大于等于海藻时，表现出增毒效应[6]。海藻及海藻-甘草(1:1)水煎液40g生药/kg小鼠连续灌胃7天，合用组小鼠有不同程度的消化、神经、循环系统反应，血清天门冬氨酸氨基转移酶(AST)、血肌酸激酶(CK)、乳酸脱氢酶(LDH)、α-羟丁酸脱氢酶(α-HBDH)升高，心、肝、肾组织有病理性损害。大鼠8周长期毒性试验显示，海藻-甘草不同配比对心、肝、肾有不同程度的损害作用，且随海藻的增加而增加。表现为AST、ALT、CK和BUN升高，氯离子显著降低，大鼠心、肝、肾脏器系数升高，心肌炎性病变、肝脏点状坏死、肾脏间质性炎[6]。海藻水煎剂2.5、5、10g/L给大鼠离体肝灌流有肝损害，海藻-甘草1:1、1:2、1:3、2:1、3:1合煎液5g/L灌流，除1:1组外其他配比灌流30分钟以上均可有肝损害。结合甘草、海藻所含化学成分及其药理学作用，两个相反的可能机制是：甘草与海藻共煎时，前者含有的皂苷类成分可促进后者所含的砷化合物溶出，甘草盐皮质激素样作用能进一步加重海藻无机盐引起的的电解质紊乱和肾脏毒性。

【参考文献】［1］朱春根，谢东浩，徐卫东，等. 海藻甘草不同比例配伍对甲状腺肿大鼠甲状腺功能和形态的影响. 齐齐哈尔医学院学报，2011(22)：3610-3612.

［2］谢东浩，李伟东，马利华，等. 海藻甘草配伍治疗甲状腺肿大药理作用分析. 中医药临床杂志，2010(7)：623-625.

［3］金春花，赫慧. 海藻多糖胶囊对高脂血症大鼠血脂的影响. 特产研究，2014(2)：51-53，74.

［4］丁爱华，华永庆，洪敏，等. 海藻与甘草反药组合对大鼠离体回肠收缩及小鼠小肠推进功能的影响. 中华中医药杂志，2014(1)：87-90.

［5］Zhang Y，Du H，Yu X，et al. Fucoidan attenuates hyperoxia-induced lung injury in newborn rats by mediating lung fibroblasts differentiate into myofibroblasts. Ann Transl Med，2020，8(22)：1501.

［6］纪美琳，许瑞，王梦，等. 海藻、甘草单用及配伍不同比例对小鼠急性毒性的影响. 南京中医药大学学报，2012(5)：452-456.

［7］曹琰. 基于“十八反”的中药配伍禁忌理论基础研究-中药海藻与甘草配伍毒效表征与物质基础研究. 南京中医药大学博士学位论文，2014：26-46.

昆　布
Kunbu

本品为海带科植物海带 *Laminaria japonica* Aresch.或翅藻科植物昆布 *Ecklonia kurome* Okam.的干燥叶状体。主产于辽宁、山东、浙江、福建。夏、秋二季采捞，晒干。切宽丝。以色黑褐、体厚者为佳。

【性味与归经】 咸，寒。归肝、胃、肾经。

【功能与主治】 消痰软坚散结，利水消肿。用于瘿瘤，瘰疬，睾丸肿痛，痰饮水肿。

【效用分析】 昆布咸寒，消痰软坚散结，常用于瘿瘤、瘰疬等证。正如《本草经疏》说：“昆布，咸能软坚，其性润下，寒能除热散结，故主十二种水肿，瘿瘤聚结，瘘疮。”常与海藻等配伍使用。

此外，昆布与海藻类似，亦具利水消肿之功，用于治痰饮水肿。

【配伍应用】 **昆布配海藻**　均咸寒，可消痰软坚，利水消肿。二药配伍，相须为用，其功益彰，化痰软坚，消瘰化瘤之力增强，适用于瘿瘤、瘰疬之证。

【方剂举隅】

1. 昆布丸(《广济方》)

药物组成：昆布、通草、羊靥、海蛤、海藻。

功能与主治：化痰软坚，散结消瘿，适用于气瘿，胸膈塞满，咽喉项颈渐粗。

2. 活血散瘿汤(《外科正宗》)

药物组成：白芍、当归、陈皮、川芎、半夏、熟地、人参、茯苓、丹皮、红花、昆布、木香、甘草节、青皮、肉桂。

功能与主治：补益气血，散结散瘿。适用于瘿瘤已成，日久渐大，无痛无痒，气血虚弱者。

【成药例证】

1. 骨刺片(《中华人民共和国卫生部药品标准·中药成方制剂》)

药物组成：昆布、骨碎补、党参、桂枝、威灵仙、牡蛎、杜仲叶、鸡血藤、川乌、附片、马钱子粉、三七、延胡索、草乌、白芍。

功能与主治：散风邪，祛寒湿，舒筋活血，通络止痛。用于颈椎、胸椎、腰椎、跟骨等骨关节增生性疾病，对风湿、类风湿关节炎有一定疗效。

2. 乳癖消胶囊（颗粒、片）（《临床用药须知中药成方制剂卷》2020年版）

药物组成：鹿角、鸡血藤、红花、三七、牡丹皮、赤芍、蒲公英、连翘、天花粉、玄参、夏枯草、漏芦、昆布、海藻、木香。

功能与主治：软坚散结，活血消痈，清热解毒。用于痰热互结所致的乳癖、乳痈，症见乳房结节、数目不等、大小形态不一、质地柔软、或产后乳房结块、红热疼痛；乳腺增生，乳腺炎早期见上述证候者。

3. 消瘿丸（《临床用药须知中药成方制剂卷》2020年版）

药物组成：昆布、海藻、蛤壳、浙贝母、夏枯草、陈皮、槟榔、桔梗。

功能与主治：散结消瘿。用于痰火郁结所致的瘿瘤初起；单纯型地方性甲状腺肿见上述证候者。

【用法与用量】 6～12g。

【本草摘要】

1.《**名医别录**》“主十二种水肿，瘿瘤聚结气，瘘疮。”

2.《**本草经疏**》“昆布咸能软坚，其性润下，寒能除热散结，故主十二种水肿，瘿瘤聚结气，瘘疮。东垣云：瘿坚如石者，非此不除。正咸能软坚之功也。详其气味、性能、治疗，与海藻大略相同。”

【化学成分】 主要含有多糖、氨基酸、挥发油及碘等多种微量元素。

中国药典规定本品海带含碘(I)不得少于0.35%；昆布含碘(I)不得少于0.20%。

【药理毒理】 本品具有平喘、调血脂、降血糖、抗肿瘤、增强免疫、抗氧化、抗凝血、降压等作用。

1. 平喘作用 昆布多糖50mg/kg给卵白蛋白哮喘小鼠从第14天起连续灌胃28天，能降低小鼠肺泡冲洗液细胞总数、嗜酸性粒细胞、中心粒细胞淋巴细胞和单核细胞计数、IL-4水平，升高IFN-γ水平减轻小鼠肺组织炎性浸润等病理改变。昆布多糖50mg/kg灌胃14天能抑制腹腔注射卵清蛋白(OVA)致敏+雾化吸入OVA激发2周导致的哮喘模型小鼠的肺组织病理学形态改变，可一定程度地抑制肺泡灌洗液(BALF)中的白细胞介素-13(IL-13)、转化生长因子β1(TGFβ1)表达，促进白细胞介素-12(IL-12)表达[1]。

2. 调血脂、抗动脉粥样硬化作用 昆布粉0.5g生药/kg给实验性高脂血症家兔每天饲喂，连续29天，能降低血TC，β-脂蛋白(β-Lp)水平，同时升高HDLC及其HDL_2C水平，并且可以降低全血比黏度(RBV)、血浆比黏度(RPV)、还原黏度(RV)以及纤维蛋白原(Fbg)水平。昆布醇提物3、6g生药/kg连续灌胃15天，可降低实验性高脂血症大鼠血清卵磷脂胆固醇酰基转移酶(LCAT)活性，升高HDL-C及其分类HDL_2-C水平，降低LPO水平。昆布多糖100、200、300mg/kg连续灌胃40天，对高脂饲料造模的肥胖大鼠具有减肥作用，可减轻肥胖大鼠腹腔、肾、生殖器周围脂肪的重量；降低Lee′s指数；降低TG、TC水平，升高HDL-c水平；并且改善LCAT，LPL和PL酶活性。昆布多糖8、4、2mg/kg翅下静脉注射，连续2周，可降低实验性高血脂鹌鹑血清TC、TG和LDL，升高HDL/TC值；降低肝脏重量和肝脏指数，减少高动脉内膜粥样硬化斑块面积，减轻病理改变。昆布多糖0.25、0.5、1.0g/kg连续灌胃12周，可不同程度的降低动脉粥样硬化大鼠血清TC、TG、LDL，升高HDL，降低血清MDA，升高SOD，减轻动脉血管粥样硬化等组织学病变。

给高脂饲料致高脂血症动物模型雌性大鼠饲喂昆布粉10g/kg，连续两周，能降低模型动物血清TG、TC和LDL，升高HDL。降低模型动物血清、肝组织的MDA和NO，升高超氧化物歧化酶(SOD)和谷胱甘肽过氧化物酶(GSH-Px)活性[2]。炎症和免疫反应是导致动脉粥样硬化(AS)发生发展的危险因素之一。树突状细胞(DCs)参与细胞免疫和T细胞依赖的体液免疫反应，Toll样受体2(TLR2)是DC与病原微生物结合的受体，DC趋于成熟时TLR表达下调。昆布多糖0.5、2.5、5μg/ml在体外能抑制氧化低密度脂蛋白(Ox-LDL)诱导的人外周血单核细胞(单核细胞源性DC)的成熟，下调CD86的表达，上调TLR_2的表达，呈浓度依赖性，抑制DC成熟可能是其抗AS的机制之一[3]。

3. 降血糖作用 昆布水提物100mg/kg灌胃7天，可降低链脲佐菌素诱导的糖尿病大鼠空腹血糖、血清MDA，升高GSH-Px。昆布醇提物0.25、0.5、1.0g/kg灌胃三周，降低四氧嘧啶致高血糖大鼠空腹血糖及糖耐量，降低鼠血清TG和TC水平。饲喂昆布粉10、25g/kg能明显降低四氧嘧啶致高血糖模型大鼠的空腹血糖(FBG)、MDA和NO，升高血清SOD、GSH-Px活性[4]。昆布多糖125mg/kg灌胃21天能明显降低四氧嘧啶致高血糖模型大鼠血糖，125、250mg/kg均能改善模型动物的糖耐量，缩小糖耐量试验的曲线下面积，而对血清胰岛素无影响[5]。昆布多糖125、250、500mg/kg给四氧嘧啶糖尿病小鼠连续灌胃3周，可降低空腹血糖、血清BUN，升高肝糖原、血清胰岛素、血清钙水平。昆布多糖125、250mg/kg灌胃21天，可降低实验性高血糖大鼠空腹血糖，改善高血糖大鼠的糖耐量，但不影响胰岛素含量。昆布寡糖(主要为四糖组成，平均聚合度为6，平均分子量1300)1000、500、250mg/kg灌胃给予高脂饲料联合STZ法2型糖尿病大鼠8周，能明显降低模型大鼠的空腹血糖、血TC、TG、肝脏AST、ALT，降低肝脏和睾丸MDA含量，升高血清胰岛素和睾酮水平、HDL-C及SOD、CAT活性，对模型动物的肝脏和睾丸组织损害有保护作用[6, 7]。

4. 增强免疫作用　昆布对细胞免疫、体液免疫和非特异性免疫均有增强作用。昆布多糖1.0、2.0g生药/kg灌胃10天，可提高小鼠巨噬细胞的吞噬指数、足跖肿胀度、溶血空斑数等。昆布多糖100mg/kg腹腔注射10天可对抗环磷酰胺致小鼠白细胞减少，胸腺、脾指数降低，脾T、B细胞增殖的下降，并能提高免疫低下小鼠脾细胞产生IL-2的能力，促进正常小鼠脾T、B细胞的增殖以及诱导正常小鼠脾细胞产生IL-2；增加正常及免疫低下小鼠血清溶血素的含量，也能促进正常及免疫低下小鼠脾细胞产生溶血素。昆布多糖100、400mg/kg给正常小鼠或400mg/kg给免疫抑制小鼠连续腹腔注射7天或5天，对正常和免疫抑制小鼠的脾系数、胸腺系数、肾上腺系数和肠系膜淋巴结系数有一定的增加作用，对面抑制小数的白细胞数有增加作用，对正常小鼠和免疫抑制小鼠均能增加绵羊红细胞致敏小鼠溶血素生成，400mg/kg组增加正常小鼠脾细胞溶血空斑数，增加正常小鼠外周血T淋巴细胞数，增加正常小鼠腹腔巨噬细胞的吞噬百分数和吞噬指数，促进正常小鼠血碳粒廓清。给小鼠灌胃昆布多糖50、100、200 mg/kg，7天后吸入2376.49 mg/m^{3}苯染毒，连续21天。发现昆布多糖对吸入性苯中毒有一定的保护作用，能拮抗动物苯中毒后出现的外周血WBC、RBC、Hb、PLT减少，以及骨髓有核细胞数量、DNA含量降低，抑制小鼠骨髓微核形成和DNA突变[8]。昆布提取物(含碘量为10mg/L的水提取液)21.2、106 g/kg给正常小鼠灌胃10天，能提高小鼠腹腔吞噬细胞的吞噬百分率及吞噬指数，促进植物凝血素(PHA)诱导的淋巴细胞转化，促进二硝基氯苯(DNCB)引起的皮肤迟发超敏反应及溶血素抗体生成，延长小鼠游泳时间。对小鼠非特异性免疫、细胞免疫及体液免疫均有增强作用，能提高小白鼠的抗疲劳能力[9]。

5. 抗肿瘤作用　昆布对多种肿瘤有体内、外抑瘤作用。昆布多糖0.5、1.0、2.0g/kg连续灌胃10天，可抑制接种H_{22}荷瘤小鼠肿瘤生长。昆布多糖0.1、1.0、10.0mg/ml体外可使sw480、sw620、HT29、LOVO等4种大肠癌细胞的细胞基质和同质黏附性下降，细胞分离率增强，细胞穿过基底膜能力减弱。昆布中分离出的一种多糖-岩藻一半乳聚糖硫酸20～120mg/kg腹腔注射，可促进小鼠腹腔巨噬细胞对体外培养的S_{180}肿瘤细胞的细胞毒活性，有效杀伤S_{180}肿瘤细胞，并表现为一定的剂量相关性，其中最佳作用剂量为40mg/kg。昆布多糖作用人结肠癌LOVO细胞72小时后，随着浓度增高(400、800、1600μg/ml)凋亡细胞数增加。作用24小时后，随浓度增高(400、800、1600μg/ml)凋亡相关的caspase-8、caspase-3、caspase-7活性升高，呈剂量依赖性。昆布多糖能诱导LOVO细胞凋亡，机制与升高caspase-8、caspase-3、caspase-7活性有关[10]。昆布多糖Ⅱ-B(单体多糖)体外对人胃癌SGC-7901、肝癌$HepG_2$有抗肿瘤活性，IC_{50}分别为649.8、592.2μg/ml[11]。

6. 抗氧化作用　昆布水提物100mg/kg连续灌胃7天，可降低大鼠肝组织内谷胱甘肽过氧化物酶(GSH-Px)活性及降低MDA含量。含2.5%昆布粉饲料喂养3周，可提高L-精氨酸致急性胰腺炎小鼠血清淀粉酶活性及胰腺组织SOD的活性，降低MDA含量，增加NO的含量，以及24小鼠胰腺氧化损伤病理改变，对氧化损伤具有保护作用。昆布多糖溶液0.5、1mg/ml腹腔注射一次，能降低皮下注射肾上腺素和耐力游泳应激性小鼠脑组织、肾组织MDA和提高SOD。昆布多糖10、20、50、100mg/kg连续灌胃10天，每日1次，可降低密闭缺氧小鼠脂质过氧化产物量，降低脑组织谷胱甘肽过氧化物酶(GSH-Px)活性及降低MDA含量。

7. 抗血栓、抗血凝作用　昆布胞壁多糖20、100mg/kg给大鼠连续腹腔注射3天，均能抑制动静脉旁路或实验性下腔静脉血栓模型血栓形成，降低血栓湿重；延长大鼠颈总动脉血栓平均堵塞时间，且呈剂量依赖性；延长大鼠CT、PT和APTT。昆布多糖6.4、32、160、800mg/kg给小鼠腹腔注射一次能降低体外血栓湿重，且呈量效关系；50mg/kg给大鼠腹腔注射，连续3天，每天两次，能降低动静脉环路血栓湿重。从昆布中纯化了4种岩藻聚糖(B-Ⅰ、B-Ⅱ、C-Ⅰ、C-Ⅱ)，其中C-Ⅰ有相当于肝素约81%的抗凝活性，C-Ⅱ则高达85%，C-Ⅱ在血浆和纯化系统中抑制凝血酶的产生。血小板颗粒膜蛋白(GMP-140)是静息血小板a颗粒膜上的一种糖蛋白，是血小板活化、释放的特异标志物。昆布多糖400、200、100mg/kg家兔灌胃给药3天能抑制血小板活化因子诱导的血小板聚集，降低GMP-140含量[12]。

8. 其他作用　含10%昆布粉的饲料给SHR大鼠喂饲4周能降低动脉收缩压。昆布多糖(含量74.49%)1、2g/kg给小鼠连续灌胃15天，能抑制环磷酰胺致小鼠脊髓微核率增加。昆布多糖10、20、50、100mg/kg给小鼠连续灌胃10天，能提高小鼠负重游泳时间和常压缺氧下存活时间。昆布多糖392、196、98mg/kg灌胃给药7天，能降低手术梗阻单侧输尿管诱导的肾间质纤维化大鼠的血清Scr、BUN、肾小管间质损伤指数，减轻肾间质纤维化程度。昆布水取液（含碘量10mg/L）4～15ml/kg灌胃10天对甲硫氧嘧啶致大鼠甲状腺肿有保护作用，能升高血清T_3，降低甲状腺指数，抑制滤泡上皮增生，改善甲状腺滤泡增大和胶质形成[14]。

9. 毒理研究 昆布为常用食品，口服其制剂和提取物一般无毒性反应。从昆布中提取的褐藻胶3g/kg小鼠灌胃和1g/kg大鼠灌胃均未见无毒性反应。

【参考文献】 [1] 孟彦，林荣军，许美，等. 昆布多糖对哮喘小鼠气道炎症及肺泡灌洗液相关细胞因子水平影响. 青岛大学医学院学报，2014，4：327-329，332.

[2] 徐新颖，于竹芹，李震，等. 昆布(海带)对高脂血症大鼠血脂的调节作用和机制(英文). 现代生物医学进展，2011，14：2642-2646.

[3] 陈露雨，赵一俏. 昆布多糖对OX-LDL诱导的单核细胞源性树突状细胞成熟的影响. 河北医学，2010，9：1092-1095.

[4] 龙少华，李晓丹，徐新颖，等. 海带面对糖尿病模型大鼠降糖作用的影响. 中国中医药信息杂志，2011(6)：40-42.

[5] 孙炜，王慧铭. 昆布多糖对实验性高血糖大鼠治疗作用的研究. 浙江中西医结合杂志，2004(11)：9-11.

[6] 侯庆华，宋文东. 昆布寡糖对2型糖尿病大鼠肝脏的保护作用. 中国海洋药物，2011(3)：60-64.

[7] 侯庆华，宋文东. 昆布寡糖对2型糖尿病大鼠睾丸的保护作用. 中药新药与临床药理，2011(2)：160-164.

[8] 刘秋英，陈晓燕，赖关朝，等. 昆布多糖对吸入性苯中毒的保护功能. 中国工业医学杂志，2011(5)：333-335，363.

[9] 付彦君，张效禹. 昆布提取物对小鼠免疫功能及抗疲劳能力的影响. 天津中医药大学学报，2013(4)：214-216.

[10] 申奥，汲晨锋，季宇彬. 昆布多糖对结肠癌LOVO凋亡中caspase-8、3、7作用. 哈尔滨商业大学学报(自然科学版)，2010(6)：641-644.

[11] 季宇彬，娄艳华，高世勇. 昆布多糖分离纯化及其抗肿瘤活性的研究. 中草药，2009(1)：132-135.

[12] 曾惠芬，徐露. 昆布多糖对家兔血小板聚集和释放的影响. 中国药业，2011(19)：7-8.

[13] 张翠，关宇飞，张兰，等. 昆布多糖对肾纤维化大鼠肾组织内质网应激的保护作用. 中国海洋药物，2012(4)：34-38.

[14] 付彦君，王卉，韩兆丰，等. 昆布提取液对实验性大鼠甲状腺肿的影响. 新中医，2013(8)：190-191.

黄药子

Huangyaozi

本品为薯蓣科植物黄独 *Dioscorea bulbifera* L.的干燥块茎。主产于湖南、湖北、江苏。夏末至冬初采挖，洗净，趁鲜切片，干燥。以片大、外皮色棕褐、切面色黄者为佳。

【性味与归经】 苦，寒，有小毒。归肺、肝、心经。

【功能与主治】 化痰散结消瘿，清热凉血解毒。用于瘿瘤痰核，癥瘕痞块，疮痈肿毒，咽喉肿痛，蛇虫咬伤。

【效用分析】 黄药子味苦寒清泄，能清化热痰，散结消瘿，故可用于痰火互结所致的瘿瘤结肿，或气滞血瘀所致的癥瘕痞块。

黄药子性寒，入肝经血分，能清热凉血解毒，又可以毒攻毒，常用于热毒疮疡肿毒，咽喉肿痛及蛇虫咬伤。

【配伍应用】 **黄药子配海藻** 黄药子苦寒，功专化痰软坚，散结消瘿；海藻咸寒，长于消痰软坚，利水消肿。两药伍用，可增强化痰软坚之功，适用于痰火郁结之瘿瘤瘰疬。

【鉴别应用】 **黄药子与山慈菇** 二者均能清热解毒，散结消肿，皆可治痈疽疔毒，瘰疬痰核及癥瘕痞块。然黄药子苦寒，尤善化痰散结消瘿，以治瘿瘤为主。山慈菇解毒散结力胜，善治痈疽疔毒、癥瘕痞块。

【方剂举隅】

1. 海药散（《证治准绳》）

药物组成：海藻、黄药子。

功能与主治：化痰软坚，散结消瘿。适用于瘿气。

2. 苦药子散（《圣济总录》）

药物组成：苦药子、僵蚕。

功能与主治：解毒化痰，利咽止痛。适用于小儿热毒咽喉肿痛。

3. 黄药汤（《圣济总录》）

药物组成：黄药、甘草。

功能与主治：解毒消肿。适用于舌肿及重舌。

4. 逼毒散（《刘涓子鬼遗方》）

药物组成：黄药子、白药子、赤小豆。

功能与主治：清热解毒，消疮。适用于发背痈肿脓尽，四面发黏，恐再有脓毒攻起。

【成药例证】

1. 抑亢丸（《中华人民共和国卫生部药品标准·中药成方制剂》）

药物组成：羚羊角、白芍、天竺黄、桑椹、延胡索、青皮、香附、玄参、石决明、黄精、黄药子、天冬、女贞子、地黄。

功能与主治：育阴潜阳，豁痰散结，降逆和中。用于瘿病（甲状腺功能亢进）引起的突眼，多汗心烦，心悸怔忡，口渴，多食，肌体消瘦，四肢震颤等。

2. 红卫蛇药片（《中华人民共和国卫生部药品标准·中药成方制剂》）

药物组成：黄药子、重楼、八角莲、雄黄。

功能与主治：清热解毒，消肿止痛，凉血散瘀。用于蝮蛇、五步蛇、竹叶青蛇、眼镜蛇、银环蛇等毒蛇及毒虫咬伤。

3. 金蒲胶囊（《临床用药须知中药成方制剂卷》2020年版）

药物组成：人工牛黄、金银花、蒲公英、半枝莲、白花蛇舌草、苦参、龙葵、穿山甲、莪术、大黄、乳香、没药、延胡索、红花、蜈蚣、山慈菇、珍珠、黄药子、姜半夏、蟾酥、党参、黄芪、刺五加、砂仁。

功能与主治：清热解毒，消肿止痛，益气化痰。用于晚期胃癌，食管癌患者痰湿瘀阻及气滞血瘀证。

【用法与用量】 4.5～9g。外用适量，研末涂敷患处。

【注意】 本品有毒，不宜过量使用。如多服、久服可引起吐泻腹痛等消化道反应，并对肝肾有一定损害，故脾胃虚弱及肝肾功能损害者慎用。

【本草摘要】

1.《开宝本草》“主诸恶肿疮瘘，喉痹，蛇犬咬毒。”

2.《本草纲目》“凉血，降火，消瘿，解毒。”

【化学成分】 主要含二萜类成分：黄独素A～D等；还含皂苷、鞣质和淀粉等。

【药理毒理】 本品具有抗肿瘤、抗炎、抗甲状腺肿等药理作用肝毒性。

1. 抗肿瘤作用　黄药子单味或复方临床主要用于治疗消化道肿瘤、肺癌、甲状腺癌、子宫肌瘤等。药理实验表明，黄药子水煎剂、醇提物、醚提物均有不同程度的抗肿瘤作用，其中以醇提物较强。黄药子水煎剂20g/kg灌胃3天的含药血清体外对肉瘤S_{180}、肝癌H_{22}细胞增殖有抑制作用，在血清终浓度为20%时，抑制率分别为37.2%和11.9%，与当归按1:2配伍后有增效作用，对两种瘤株的抑制率提高到45.6%和21.5%[1]。黄药子水提醇沉物100mg/kg给荷人胃腺癌SGC7901细胞裸鼠连续腹腔注射3周能明显降低瘤体积和瘤重量，瘤体积抑制率为39.29%，抑瘤率为43.75%，并能降低荷瘤裸鼠血清白细胞介素-8（IL-8）和细胞间黏附分子-1（sICAM-1），提示：黄药子水提醇沉物对裸鼠胃癌移植瘤有抑瘤作用，可能与下调IL-8和sICAM-1表达有关[2]。黄药子水煎醇沉液120、60mg生药/L体外能抑制人胃癌细胞系MGC803的增殖，减少平板克隆形成率，120mg/L能明显降低癌细胞的迁移能力[3]。黄药子醇提物（每克相当于生药6.6g）100mg/kg灌胃给药对肝癌H_{22}、肉瘤S_{180}小鼠移植瘤的抑瘤率分别为36.3%、31.6%，并能延长荷腹水癌（EAC）、肝癌H_{22}和肉瘤S_{180}等腹水瘤小鼠的生存天数，生命延长率分别为74.1%、87.4%和92.5%。黄药子75%乙醇提取物能抑制佛波酯诱导的JB_6小鼠表皮细胞癌变。黄药子醚提物和醇提物均具有抑制肿瘤腹腔积液形成的作用，醚提物作用较强。体内研究发现，醚提物不仅能杀伤腹腔积液中的瘤细胞，还能促进瘤细胞退化，增加机体对肿瘤细胞的反应性，使肿瘤细胞表面结构发生变化，出现微绒毛倒伏、减少，甚至消失。黄药子抗肿瘤有效成分较多。黄药子素A、黄药子素B及黄药子素A2-*O*-葡萄糖苷对小鼠S_{180}实体瘤有抑制作用，黄药子素A2-*O*-葡萄糖苷、黄药子素B、黄药子素A的抑瘤率分别高达70.50%，57.89%和50.19%。0.5～12mg/ml黄药子醇提物和醇提物的石油醚、乙酸乙酯、水萃取物，以及最终浓度为1×10^{-4}、5×10^{-4}、1×10^{-3}、5×10^{-3}、1×10^{-2}、5×10^{-2}、1×10^{-1}、5×10^{-1}mg/ml的黄药子乙素、β-扶桑甾醇体外孵育24小时对人胃癌MGC803、BGC823和SGC 7901细胞株增殖的影响，结果醇提物、醇提石油醚萃取物、黄药子乙素和β-扶桑甾醇均能不同程度地抑制肿瘤细胞增殖。醇提乙酸乙酯萃取物和水萃取物低浓度时能促进肿瘤细胞生长，大于4mg/ml时却能抑制肿瘤细胞生长[4]。黄药子抗肿瘤作用机制除了直接细胞毒作用外，还与诱导癌细胞凋亡有关。Survivin是一种细胞凋亡抑制基因，黄药子提取物200、400mg/kg大鼠灌胃15天的含药血清体外能抑制人甲状腺癌细胞株SW579细胞增殖，下调癌细胞Survivin mRNA和蛋白表达，以此诱导癌细胞凋亡[5]。

2. 抗炎作用　黄药子甲醇提取物对二甲苯所致的鼠耳肿胀、蛋清和角叉菜胶所致的大鼠足跖肿胀和大鼠棉球肉芽肿均有抑制作用，黄药子素为抗炎的活性成分之一[5]。黄药子乙素50、200mg/kg灌胃能抑制大鼠角叉菜胶性足跖肿和大鼠棉球肉芽肿。

3. 抗甲状腺肿作用　黄药子以2%～5%混入饲料中喂饲对缺碘饲料所致大鼠甲状腺肿有治疗作用，对硫氰酸钾所致的轻度甲状腺肿有效，但对硫尿嘧啶所造成的甲状腺肿无影响。

4. 毒理研究　黄药子大剂量灌胃对小鼠有急性毒性反应，主要毒性成分为薯蓣皂苷及薯蓣毒皂苷，二萜内酯类黄药子萜 A、B 和 C 等均可引起急性中毒，毒性与剂量相关。黄药子水煎剂小鼠灌胃 LD_{50} 为 80g/kg，黄药子丙酮和乙酸乙酯提取物的 LD_{50} 分别为 7.20g/kg 和 9.22g/kg，其中高剂量组小鼠给药后 30 分钟内出现烦躁、痉挛、打嗝，持续 10 分钟至数小时，以后活动减少、呼吸急促、精神萎靡，多数小鼠给药后 48 小时内死亡。黄药子醇提物单次灌胃给药的 LD_{50} 为 9.32 g/kg(相当于饮片 58.81g/kg)，约为临床成人剂量的 412～274 倍。给药后多数动物均出现消瘦，竖毛，呼吸急促，精神萎靡等急性毒性反应，1～3 天内有一半的动物死亡，死亡小鼠剖检可见肝脏肿大、颜色不均、偏黄、纹理粗糙。提示，黄药子醇提物小鼠急性毒性的靶器官为肝，并有一定的量-毒关系[6]。黄药子、薯蓣皂苷元、薯蓣毒皂苷元久服亦可引起蓄积中毒。黄药子甲醇提取物 1.0g/kg、萃取物 0.5g/kg 大鼠灌胃 10 天出现肝指数、丙氨酸氨基转移酶(ALT)升高，肝脏组织出现病理变。黄药子中毒死亡小鼠尸检可见胃肠高度胀气、充血，胃幽门部溃疡，病理学检查有胃黏膜上皮坏死、肾组织病理变等。小鼠长期喂养黄药子可出现弥漫性胶质性甲状腺肿。

黄药子中毒多见中毒性肝炎，表现为恶心、呕吐、厌油腻、肝功异常或出现黄疸。研究证明黄药子含有呋喃去甲基二萜类，薯蓣皂苷、薯蓣皂毒苷等成分对肝细胞有直接毒性作用。黄药子水煎剂分别以 240、120、60g 生药/kg 给小鼠连续灌胃 6 天，有肝损害作用，并与剂量呈正相关。表现为血清 ALT 和(AST)和肝脏指数明显升高，肝脏呈暗褐色，体积增大，240、120g 生药/kg 组小鼠有不同程度的肝小叶增多，血管增生、片状水肿变性，中央静脉局部增多、局部缺如，局部可见点状坏死及再生肝细胞、少量炎细胞浸润等病理变[7]。黄药子醇提物(1g 提取物相当于 10g 生药)5 g/kg 大鼠每天灌胃给药，连续 16 天，结果 AST 于给药第 1～7 天升高，总胆红素(TB)第 7 天有升高趋势，第 16 天升高。肝脏指数于给药第 7～16 天升高，第 16 天出现肝细胞肿大和单细胞坏死。TBA 于给药后 1 天就升高，升高倍数均大于 AST 和 TB，并有明显的时-效关系，较 TB 变化更早。提示：TBA 可作为黄药子致肝损伤早期敏感的生化指标[8]，临床使用应注意定期监测 TBA。黄药子醇提取物 2.4g/kg 和黄药子素 B(纯度 97.7%)64mg/kg(相当于 2.4g/kg 醇提取物中黄药子素 B 的含量)小鼠灌胃给药 14 天可见明显的肝毒性，血清 ALT、AST 明显升高，黄药子素 B 为毒性成分。采用超高效液相色谱质谱联用技术(UPLC-MS)分析血清中胆汁酸代谢组学，发现以牛磺酸结合型为主的胆汁酸与 ALT 和 AST 具有很好的相关性，因此以牛磺酸结合型为主的胆汁酸可作为评价黄药子致小鼠肝毒性的生物标识物[9]。采用文献计量方法分析 1980 年～2010 年黄药子及其制剂致肝损害的不良反应报道 48 篇，涉及病例 87 例。结果表明，73.8%的患者在服用黄药子 300～1200g 后发病，剂量越大潜伏期越短，累积剂量越大病情越重，因此临床应严格控制剂量，合理用药，避免肝损害发生[10]。黄药子引起肝损伤的作用机制复杂，与直接毒性、促进自氧化损伤和细胞凋亡、诱导肝细胞 P_{450} 酶系等有关。Caco-2 细胞(人肠癌上皮细胞)模型是研究药物体外吸收的经典模型，用该模型制备得到的黄药子醇提物 Caco-2 细胞摄取液与其口服吸收过程相似。采用体外细胞培养实验，观察黄药子醇提物 Caco-2 细胞摄取液对正常人肝细胞 HL-7702 和肝癌细胞 $HepG_2$ 细胞的毒性作用，结果发现，黄药子醇提物 30、10mg/ml Caco-2 细胞摄取液对 HL-7702 和 $HepG_2$ 细胞有直接的细胞毒性，降低其存活率。黄药子醇提物 30 mg/ml Caco-2 细胞摄取液对 HL-7702 作用 72 小时、$HepG_2$ 作用 48 小时和 72 小时后，细胞上清液中 ALT、AST 均显著升高。黄药子醇提物 30、10mg/ml Caco-2 细胞摄取液对 HL-7702 和 $HepG_2$ 作用 48 小时、72 小时，细胞上清液中 MDA 显著升高，GSH-Px 显著降低。提示：黄药子醇提物 Caco-2 细胞摄取液对 HL-7702 和 $HepG_2$ 细胞有直接毒性，并能促进细胞氧化损伤[11]。细胞凋亡主要有线粒体、ERS 和死亡受体途径。其中 ERS 是指蛋白质折叠异常、内质网内钙流失或超载、蛋白质糖基化形成障碍等导致细胞内质网生理功能发生紊乱的一种亚细胞器病理过程。当 ERS 水平超过细胞自身修复能力时，就会激活内质网细胞凋亡途径而导致细胞损伤，grp78 是 ERS 发生的标志物。bad 通过磷酸化参与细胞生存信号的传导，在线粒体细胞凋亡途径中发挥凋亡促进作用。同时 bad 还参与 ERS 的早期过程，故 bad 的上调又能加快 ERS 的发生，激活内质网、线粒体细胞凋亡而导致细胞大量死亡，脏器损伤。黄药子醇提三氯甲烷萃取液(1ml 相当于黄药子 0.067g)给大鼠每次灌胃 2ml，2 次/天，连续 14 天，采用实时定量聚合酶链式反应的方法测定大鼠肝脏 grp78 和 bad 基因的表达。结果显示，黄药子可上调大鼠肝脏 grp78 和 bad 基因的表达，这可能是黄药子引起肝损伤的机制之一。当归对这一作用有拮抗作用[12]。CYP1A2、CYP2E1 是肝脏细胞色素 P_{450} 酶系的重要亚型，能催化许多前致癌物质和前毒物转化为致癌物质和有机毒物，并对机体造成危害。黄药子水煎颗粒(每 1g 相当于 17.5g 药材)0. 57g /kg 大鼠灌胃能诱导肝脏细胞 CYP1A2 和 CYP2E1 基因 mRNA 表达，使其本身的前毒物转化为肝脏毒性物质，从而导致肝毒性[13]。

当归、甘草能降低黄药子的肝毒性。黄药子水煎颗粒10g/kg小鼠灌胃给药能导致小鼠血清ALT、AST、ALP、总胆红素 TBil 升高及肝组织出现病理性变化，而黄药子-当归(1:2，10g/kg+20g/kg)合煎颗粒小鼠灌胃给药上述指标明显改善，说明当归对黄药子有减毒作用[14]。甘草也能减轻黄药子水煎剂 60g/kg(相当于常人用量的 30 倍)造成的小鼠肝损害，其中黄药子-甘草(1:2)减毒作用较好[15]。

【参考文献】 ［1］索晴，崔立然，刘树民，等．黄药子及配伍当归后含药血清抗肿瘤作用的研究．中国中医药科技，2008(2)：113-114．

［2］陈翔，吴曙辉，袁杰，等．黄药子醇提物对人胃癌裸鼠移植瘤的生长和血清 IL-8 及 sICAM-1 表达的影响．湖南中医杂志，2013(7)：123-125．

［3］王磊磊，王丹丹，陈贯虹，等．黄药子醇提物抑制胃癌细胞功能的研究．天津医药，2015(2)：133-136，225．

［4］李春峰，邱军强，苗晶囡，等．黄药子体外抗胃癌活性成分的筛选及分析．中成药，2014(2)：387-390．

［5］赵艳，褚晓杰，朴宏鹰，等．黄药子对甲状腺癌细胞株SW579 Survivin 基因和蛋白表达的影响．中国中医药科技，2012(4)：320-321．

［6］李刚，赵宜红，孙曼，等．黄药子醇提物的小鼠急性毒性试验．医药论坛杂志，2013(5)：70-72．

［7］陈德煜，禄保平，范普雨．不同剂量黄药子对小鼠血清ALT、AST 活性及肝组织病理形态学的影响．中医学报，2013(4)：541-542，617．

［8］盛云华，金若敏，姚广涛，等．黄药子醇提物致大鼠肝损伤血清总胆汁酸早期变化研究．中药药理与临床，2012(1)：118-121．

［9］徐英，陈崇崇，杨莉，等．基于胆汁酸代谢网络分析中药黄药子的肝毒性．药学学报，2011(1)：39-44．

［10］黄智锋，华碧春，陈小峰，等．黄药子及其制剂致肝损害 78 例临床分析．中国实验方剂学杂志，2013(23)：295-297．

［11］陈莹蓉，王翔，闵丽姗，等．黄药子醇提物 Caco-2 细胞摄取液对 HL-7702 和 $HepG_2$ 细胞毒性研究．中国现代应用药学，2013(4)：368-372．

［12］汤青，刘树民，王加志，等．黄药子及黄药子配伍当归对大鼠肝组织 grp78 和 bad 基因表达的影响．药物不良反应杂志，2010(2)：91-95．

［13］刘树民，张琳，李颖，等．黄药子与当归配伍对大鼠肝脏 CYP1A2、CYP2E1 基因 mRNA 表达的影响．中药药理与临床，2006(3、4)：97-98．

［14］刘树民，李玉洁，罗明媚，等．当归对黄药子的减毒作用 中西医结合肝病杂志，2004(4)：216-218．

［15］华碧春，胡娟，王瑞国，等．甘草降低黄药子致小鼠肝毒性的实验研究．世界中西医结合杂志，2011，6(1)：24-27．

蛤　壳

Geqiao

本品为帘蛤科动物文蛤 *Meretrix meretrix* Linnaeus 或青蛤 *Cyclina sinensis* Gmelin 的贝壳。主产于江苏、浙江、广东。夏、秋二季捕捞，去肉，洗净，晒干。碾碎。以光滑、断面有层纹者为佳。

【炮制】 **煅蛤壳**　取净蛤壳，煅至酥脆。

蛤粉　取煅蛤壳，碾成细粉。

【性味与归经】 苦、咸，寒。归肺、肾、胃经。

【功能与主治】 清热化痰，软坚散结，制酸止痛；外用收湿敛疮。用于痰火咳嗽，胸胁疼痛，痰中带血，瘰疬瘿瘤，胃痛吞酸；外治湿疹，烫伤。

【效用分析】 蛤壳苦寒，入肺经，善清肺热而化稠痰，适用于痰热壅肺，肺失清肃之胸闷咳喘、咯痰黄稠，以及肝火犯肺，痰火灼伤肺络之胸胁疼痛，咳嗽痰中带血。

蛤壳味咸能软坚散结，多用于痰火凝聚所致的瘰疬、痰核、瘿瘤等。

蛤壳煅用，有制酸止痛之效，用治胃痛泛酸证。煅后外用，还有收湿敛疮之效，用治水火烫伤、湿疮等。

【配伍应用】

1. 蛤壳配青黛　蛤壳苦咸寒，长于清肺化痰；青黛咸寒，重在清肝泻火、凉血。两药伍用，共奏清肝泻肺、止血化痰之功，适用于肝火灼肺，咳嗽痰中带血者。

2. 蛤壳配瓜蒌　蛤壳咸寒，长于清肺化痰；瓜蒌甘微苦寒，长于清热润燥化痰。两药伍用，可增强清肺热、化热痰之功，适用于痰热阻肺，咳嗽痰黄，质稠难咯者。

3. 蛤壳配海藻　蛤壳咸寒，功能清热化痰，软坚散结；海藻咸寒，功善消痰软坚。两药相配，化痰软坚散结之力增强，适用于瘿瘤、痰核。

【鉴别应用】 **生蛤壳与煅蛤壳**　二者为蛤壳的不同炮制品种。生蛤壳偏于软坚散结，多用于瘰疬、瘿瘤、痰核等。煅蛤壳易于粉碎，增强了化痰制酸作用，多用于痰火咳嗽，胸胁疼痛，痰中带血，胃痛吞酸。

【方剂举隅】

1. 黛蛤散（《医说》）

药物组成：蛤粉、青黛。

功能与主治：清肝化痰。适用于肝火犯肺，灼津成痰，咳嗽，痰多黄稠，或黄白相兼，胸胁作痛，终夕不寐，面浮如盘。

2. 六一丸（《银海精微》）

药物组成：蛤粉、黄连、木贼、香附米。

功能与主治：清肝泻火，收湿止泪。适用于肝火上炎，目流热泪。

【成药例证】

1. 海蛤散（《中华人民共和国卫生部药品标准·中药成方制剂》）

药物组成：浮海石、蛤壳。

功能与主治：化痰清肝。适用于肝火毒盛所致的咳嗽痰多等症。

2. 消瘿气瘰丸（《中华人民共和国卫生部药品标准·中药成方制剂》）

药物组成：夏枯草、海藻、昆布、海螵蛸、蛤壳、海胆、陈皮、枳壳、黄芩、玄参。

功能与主治：消瘿化痰。适用于肝郁痰结引起；瘿瘤肿胀，瘰疬结核。

3. 青蛤散（《临床用药须知中药成方制剂卷》2020年版）

药物组成：黄柏、青黛、蛤壳、煅石膏、轻粉。

功能与主治：清热解毒，燥湿杀虫。用于湿热毒邪浸淫肌肤所致的湿疮、黄水疮，症见皮肤红斑、丘疹、疱疹、糜烂湿润，或脓疱、脓痂。

4. 妇宁栓（《临床用药须知中药成方制剂卷》2020年版）

药物组成：苦参、黄芩、黄柏、猪胆粉、乳香、没药、莪术、儿茶、蛤壳粉、冰片、红丹。

功能与主治：清热解毒、燥湿杀虫，去腐生肌。用于湿热下注所致的带下病、阴痒、阴蚀，症见黄白带下、量多味臭，阴部瘙痒或有小腹疼痛；阴道炎、阴道溃疡、宫颈糜烂见上述证候者。

5. 黛蛤散（《临床用药须知中药成方制剂卷》2020年版）

药物组成：青黛、蛤壳。

功能与主治：清肝利肺，降逆除烦。用于肝火犯肺所致的头晕耳鸣，咳嗽吐衄，痰多黄稠，咽膈不利，口渴心烦。

【用法与用量】 6～15g，先煎，蛤粉包煎。外用适量，研极细粉撒布或酒调后敷患处。

【本草摘要】

1.《神农本草经》 “主咳逆上气，喘息，烦满，胸痛寒热。”

2.《药性论》 “治水气浮肿，下小便，治嗽逆上气，项下瘤瘿。”

3.《本草纲目》“清热利湿，化痰饮，消积聚，除血痢，妇人血结胸。”

【化学成分】 主要成分为碳酸钙（$CaCO_3$），还含多种微量元素及氨基酸等。

中国药典规定本品含碳酸钙（$CaCO_3$）不得少于95.0%。

浮海石

Fuhaishi

本品为胞孔科动物脊突苔虫 *Costazia aculeata* Canu et Bassler 的干燥骨骼。我国沿海地区多有生产。夏、秋二季收集，洗净，晒干。碾碎。以体轻、色灰白者为佳。

【炮制】 **煅浮海石** 取净浮海石，煅至酥脆。

【性味与归经】 咸，寒。归肺、肾经。

【功能与主治】 清肺化痰，软坚散结。用于肺热咳嗽痰稠，瘰疬痰核。

【效用分析】 浮海石味咸，性寒，体虚轻浮，主归肺经。寒能清热，咸能软坚，清化痰热，化老痰胶结是其所长，临床常用于痰热胶固，质稠难咯，咳久不愈体实者。

浮海石咸能软坚，又常用于瘰疬，痰核。

【配伍应用】

1. 浮海石配瓜蒌 浮海石咸寒，善清肺降火化痰；瓜蒌皮甘微苦寒，长于清肺热、润肺燥而化热痰、燥痰。两药伍用，可增强清肺热、化热痰之功，适用于痰热壅肺，咳喘咯痰黄稠者。

2. 浮海石配海藻 浮海石咸寒，既清肺化痰，又软坚散结；海藻咸寒，消痰软坚。两药相合，相须为用，清化热痰，软坚散结之力增强，适用于痰火互结之瘿瘤、瘰疬等。

【鉴别应用】 **浮海石与蛤壳** 二者均能清肺化痰，软坚散结，皆可治痰热咳喘、瘿瘤瘰疬等，且常相须为用。但浮海石长于清肺降火化顽痰，多用于痰热胶固，咳喘痰黄质稠难咯。蛤壳善清肺热而化痰，兼能制酸、收湿敛疮，尤多用于肝火犯肺之咯吐痰血、胃痛泛酸及湿疮、烫伤。

【方剂举隅】

1. 清膈煎（《景岳全书》）

药物组成：海石、贝母、陈皮、胆星、白芥子、木通。

功能与主治：化痰平喘，清热除烦。适用于痰因火动，气壅喘满，内热烦渴。

2. 海浮石滑石散（《医学从众录》）

药物组成：海浮石、飞滑石、杏仁、薄荷、百部。

功能与主治：清肺化痰，平喘定哮。适用于小儿天哮，一切风湿燥热，咳嗽痰喘。

3. 神效散（《普济本事方》）

药物组成：浮海石、蛤粉、蝉壳。

功能与主治：解热止渴，兼能利水。适用于消渴，饮水不止。

4. 海金散（《仁斋直指方论》）

药物组成：海浮石、生甘草。

功能与主治：清肺利水通淋。适用于血淋，小便涩痛。

【成药例证】

1. 化痰平喘片（《中华人民共和国卫生部药品标准·中药成方制剂》）

药物组成：南沙参、地龙、暴马子皮、百部、浮海石、黄芩、盐酸异丙嗪。

功能与主治：清热化痰，止咳平喘。用于急、慢性气管炎，肺气肿，咳嗽痰多，胸满气喘。

2. 清热镇咳糖浆（《临床用药须知中药成方制剂卷》2020年版）

药物组成：鱼腥草、板栗壳、海浮石、荆芥、前胡、葶苈子、矮地茶、知母。

功能与主治：清热镇咳祛痰。用于痰热蕴肺所致的咳嗽痰黄；感冒、咽炎见上述证候者。

【用法与用量】 10～15g。打碎先煎。

【本草摘要】

1.《本草纲目》 “消瘤瘿结核疝气，下气，消疮肿。”“入肺除上焦痰热，止咳嗽而软坚，清其上源，故又治诸淋。”

2.《本草正》 “消食，消热痰，解热渴，热淋，止痰嗽喘急，软坚癥，利水湿。”

【化学成分】 主要含碳酸钙；还含少量镁、铁。

瓦 楞 子

Walengzi

本品为蚶科动物毛蚶 *Arca subcrenata* Lischke、泥蚶 *Arca granosa* Linnaeus 或魁蚶 *Arca inflata* Reeve 的贝壳。主产于山东、浙江、福建、广东。秋、冬至次年春捕捞，洗净，置沸水中略煮，去肉，干燥。碾碎。以放射肋线明显者为佳。

【炮制】 **煅瓦楞子**　取净瓦楞子，煅至酥脆。

【性味与归经】 咸，平。归肺、胃、肝经。

【功能与主治】 消痰化瘀，软坚散结，制酸止痛。用于顽痰胶结，黏稠难咯，瘿瘤，瘰疬，癥瘕痞块，胃痛泛酸。

【效用分析】 瓦楞子味咸，性平，归肺、胃、肝经。咸能软坚，长于消痰，软坚散结，适用于顽痰胶结，黏稠及瘰疬、痰核、瘿瘤。

瓦楞子味咸，既入肺胃气分，又入肝经血分，消痰之外，又能化瘀散结，故血凝气滞及痰聚所致的癥瘕积聚痞块均可用之。

此外，瓦楞子煅用，可制酸止痛，用于肝胃不和，胃痛嘈杂，泛吐酸水者。

【配伍应用】

1. 瓦楞子配海藻　瓦楞子咸平，功能消痰软坚，化瘀散结；海藻咸寒，功能消痰软坚，利水消肿。两药伍用，可增强消痰、软坚、散结之力，适用于肝郁痰火所致之瘰疬、瘿瘤。

2. 瓦楞子配莪术　瓦楞子咸平，功善化瘀散结，消痰软坚；莪术辛苦温，长于破血散瘀，消癥化积。两药伍用，破血行气、消癥软坚之功更强，适用于气滞血瘀及痰积所致癥瘕痞块。

【鉴别应用】

1. 生瓦楞子与煅瓦楞子　二者为瓦楞子的不同炮制品种。生瓦楞子偏于消痰化瘀，软坚散结，多用于瘿瘤，瘰疬，癥瘕痞块。煅瓦楞子制酸止痛力强，用于胃痛泛酸；且煅后质地酥脆，便于粉碎入药。

2. 瓦楞子与浮海石　二者均善化痰软坚散结，可治痰火郁结之瘰疬、瘿瘤等，且常相须为用。但瓦楞子又能化瘀散结，制酸止痛，治癥瘕痞块，肝胃不和，胃痛吐酸。浮海石长于清肺降火，尤善治痰热咳喘，痰黄质稠难咯。

【方剂举隅】

1. 含化丸（《证治准绳》）

药物组成：海藻、海蛤、昆布、瓦楞子、文蛤、诃子、五灵脂、猪靥等。

功能与主治：消痰散瘀，软坚散结。适用于瘿瘤，瘰疬。

2. 瓦粉瓜蒌丸（《古今医统》）

药物组成：瓦楞子、黄瓜蒌、广陈皮。

功能与主治：化痰散结，理气宽胸。适用于顽痰结滞，咯吐难出，久嗽不已，气塞烦闷，痰火劳嗽。

3. 瓦楞子丸（《女科指掌》）

药物组成：瓦楞子、香附、桃仁、丹皮、川芎、川大黄、当归、红花。

功能与主治：活血散结，调经止痛。适用于临经阵痛血不行，按之硬满，属实痛者。

【成药例证】

1. 溃疡胶囊（《临床用药须知中药成方制剂卷》2020年版）

药物组成：瓦楞子、鸡蛋壳、陈皮、枯矾、水红花子、珍珠粉、仙鹤草。

功能与主治：收敛制酸，和胃止痛。用于胃气不和所致的胃脘疼痛、呕恶泛酸、胃及十二指肠溃疡见上述证候者。

2. 和胃片（《临床用药须知中药成方制剂卷》2020年版）

药物组成：蒲公英、洋金花、川芎、瓦楞子、郁金、赤芍、丹参、甘草、黄芩。

功能与主治：疏肝清热，凉血活血，和胃止痛。用于肝郁化火、肝胃不和、气滞血瘀所致的胃痛、腹胀、嗳气泛酸、恶心呕吐、烦热口苦；消化性溃疡见上述证候者。

【用法与用量】 9～15g，先煎。

【本草摘要】

1.《本草拾遗》 “烧，以米醋三度淬后，醋膏丸，治一切血气，冷气，癥癖。”

2.《医林纂要》 “去一切痰积，血积，气块，破癥瘕，攻瘰疬。”

3.《本草求真》 “此与鳖甲，虻虫同为一类，皆能消痁除积。但虻虫其性最迅，此与鳖甲性稍缓耳。”

【化学成分】 主要含碳酸钙($CaCO_3$)及少量磷酸钙；还含镁，铁等。

青礞石

Qingmengshi

本品为变质岩类黑云母片岩或绿泥石化云母碳酸盐片岩。主产于江苏、湖南、湖北、四川。采挖后，除去杂石和泥沙。砸成小块。以色黑绿、断面有星点者为佳。

【炮制】 **煅青礞石** 取净青礞石，煅至红透。

【性味与归经】 甘、咸，平。归肺、心、肝经。

【功能与主治】 坠痰下气，平肝镇惊。用于顽痰胶结，咳逆喘急，癫痫发狂，烦躁胸闷，惊风抽搐。

【效用分析】 青礞石味甘咸性平质重，药性峻猛，功专镇坠，善下气消痰，宜用于顽痰及老痰胶结，咳逆喘急，痰多质稠难咯者。

青礞石既能攻消痰积，又能平肝镇惊，为治惊痫之良药，常用治热痰壅盛引起的惊风抽搐，癫痫发狂。故《本草备要》谓其“能平肝下气，为治惊利痰之圣药”。

【配伍应用】

1. 青礞石配沉香 青礞石咸平质重，长于坠痰下气，平肝镇惊；沉香辛苦微温，重在温中降气，纳气平喘。两药伍用，共奏坠痰降气，纳气平喘之功，适用于顽痰、老痰胶结，或兼肺肾两亏之咳喘痰壅难咯，气短神疲。

2. 青礞石配黄芩 青礞石咸平质重，长于坠痰下气，平肝镇惊；黄芩苦寒降泄，功善清肺降火。两药伍用，增强降火化痰止咳之功，适用于痰热壅盛之咳喘痰稠难咯。

【鉴别应用】

1. 青礞石与煅青礞石 二者为青礞石的不同炮制品种。青礞石一般不生用。煅后质地酥松，便于粉碎加工，易于煎出有效成分。硝煅后可增强下气坠痰功效，多用于顽痰胶结，咳逆喘急，癫痫发狂，烦躁胸闷，惊风抽搐。

2. 青礞石与浮海石 二者均能降气化痰，皆可治痰壅气阻，宣降失司之咳喘胸满，痰多质黏等证，且常相须为用。但青礞石咸平质重，功专坠降，长于坠痰下气，平肝镇惊，善治顽痰、老痰胶固之证，以及癫狂、惊痫等。浮海石咸寒，功专清肺化痰，软坚散结，多用于痰热咳喘、瘰疬、瘿瘤。

【方剂举隅】

1. 滚痰丸（《泰定养生主论》）

药物组成：大黄、黄芩、礞石。

功能与主治：泻火逐痰。适用于实热老痰证。癫狂昏迷，或惊悸怔忡，或不寐怪梦，或咳嗽痰稠，或胸脘痞闷，或眩晕耳鸣，大便秘结，舌苔黄厚腻，脉滑数有力。

2. 礞石散（《直指小儿方》）

药物组成：煅青礞石、薄荷自然汁、蜂蜜。

功能与主治：坠痰定惊。适用于小儿卒暴中风，痰涎壅塞，牙关紧急，两目上视；小儿惊风，痰涎壅滞于喉间，呼吸不畅，病情危急者。

3. 礞石丸（《圣惠方》）

药物组成：礞石、硼砂、干漆、附子、京三棱、青橘皮、香墨、巴豆。

功能与主治：破积消癥。适用于食癥、宿食不消，心痛，妇人血瘕。

4. 金宝神丹（《杨氏家藏方》）

药物组成：青礞石、赤石脂。

功能与主治：活血化瘀，化积消癥。适用于诸积痞块，攻刺心腹，下痢赤白；及妇人崩中漏下，一切宫冷之疾；饮食过多，脏腑滑泄，久积久痢。

【成药例证】 **至圣保元丸**（《中华人民共和国卫生部药品标准·中药成方制剂》）

药物组成：胆南星、僵蚕、全蝎、蜈蚣、猪牙皂、天麻、天竺黄、青礞石、钩藤、羌活、防风、麻黄、薄荷、陈皮、茯苓、甘草、琥珀粉、牛黄、冰片、珍珠、朱砂。

功能与主治：祛风化痰、解热镇惊。用于小儿痰热内闭、外感风寒、身热面赤、咳嗽痰盛、气粗喘促以及风热急惊。

【用法与用量】 多入丸散服，3～6g；煎汤10～15g，布包先煎。

【本草摘要】

1.《嘉祐本草》 “治食积不消，留滞在脏腑，食积癥块不瘥。”

2.《本草备要》 “能平肝下气，为治惊利痰之圣药。”

【化学成分】 黑云母片岩主要含钾、镁、铁、铝的硅酸盐；绿泥石化云母主含碳酸盐。

附：金礞石

本品为变质岩类蛭石片岩或水黑云母片岩。性味甘、咸，平。归肺、心、肝经。功能坠痰下气，平肝镇惊。用于顽痰胶结，咳逆喘急，癫痫发狂，烦躁胸闷，惊风抽搐。多入丸散服，3～6g；煎汤10～15g，布包先煎。

三、止咳平喘药

止咳平喘药主归肺经，其味或辛或苦或甘，其性或温或寒。由于各药性味不同，质地润燥有别，故其止咳平喘之机理也就有宣肺、清肺、润肺、降肺、敛肺及化痰之异，有的偏于止咳，有的偏于平喘，或兼而有之，大都兼有化痰之功。

止咳平喘药主治咳喘，而咳喘之证，病情较为复杂，不仅有外感、内伤之别，而且有寒热虚实之异。因此，临证应用时必须审证求因，随证选用不同的止咳、平喘药，并相应配伍化痰、清热、散寒、补益药。总之，不可见咳治咳，见喘治喘。

对于表证、麻疹初起，不可单投止咳药，当以疏解宣发为主，少佐止咳药物，更不能过早使用敛肺止咳药。个别麻醉镇咳定喘药，因易成瘾或恋邪，用之宜慎。

临床常用的止咳平喘药有苦杏仁、紫苏子、百部、紫菀、款冬花、枇杷叶、桑白皮、葶苈子、白果、矮地茶、洋金花、华山参、钟乳石、罗汉果、满山红、野马追、胡颓子叶、猪胆粉、瓜子金、暴马子皮等。

苦杏仁
Kuxingren

本品为蔷薇科植物山杏 *Prunus armeniaca* L.var.*ansu* Maxim.、西伯利亚杏 *Prunus sibirica* L.、东北杏 *Prunus mandshurica*(Maxim.) Koehne 或杏 *Prunus armeniaca* L. 的干燥成熟种子。主产于山西、河北、内蒙古、辽宁。夏季采收成熟果实，除去果肉及核壳，取出种子，晒干。以颗粒均匀、饱满、完整、味苦者为佳。

【炮制】 **焯苦杏仁**　取净苦杏仁，置沸水中略浸，去皮。用时捣碎。

炒苦杏仁　取焯苦杏仁，炒至黄色。用时捣碎。

【性味与归经】 苦，微温；有小毒。归肺、大肠经。

【功能与主治】 降气止咳平喘，润肠通便。用于咳嗽气喘，胸满痰多，肠燥便秘。

【效用分析】 苦杏仁味苦而性微温，主入肺经气分，以苦泄肃降为主，兼宣发肺气而能止咳平喘，为止咳平喘要药。凡咳喘之证，总因肺气壅闭不宣或上逆不降所致，苦杏仁能宣、能降，故无论外感内伤，寒热虚实，均可配伍，正如《药性切用》所言：“入肺而疏肺降气，解邪化痰，为咳逆胸满之专药。”

苦杏仁质润多脂，有降气润肠之功，适用于肠胃燥热，或津液不足所致的便秘。

【配伍应用】

1. 苦杏仁配麻黄　苦杏仁味苦泄降，长于下气定喘止咳；麻黄为宣肺平喘之要药，辛散苦泄，既能发汗解表，又能宣肺平喘。两药配伍，一宣一降，宣降并施，使肺经气机调畅，增强止咳平喘之力，适用于风寒束表，肺气壅遏之咳喘实证。

2. 苦杏仁配紫苏子　苦杏仁止咳平喘，润肠通便；紫苏子消痰平喘，降气润肠；两者皆入肺及大肠经而降肺气，润肠燥。配伍为用，能增强理肺降气，润肠通便之功，尤宜于肺气失降而致腑气不通，气逆咳喘兼大便不通者，用之有上下并治之妙。

3. 苦杏仁配厚朴　苦杏仁苦微温，功善降气止咳平喘；厚朴辛苦性温，长于下气降逆，燥湿除满。两药配伍，共降肺气而定喘，且又能燥湿行痰，使湿去而痰无以生，痰消则肺气自利，用治湿邪阻遏上中二焦，气机不利，水湿聚而成痰，咳嗽，痰多，喘逆，胸闷。

4. 苦杏仁配桃仁　二者均为植物种仁，富含油脂，能润燥滑肠。配伍后润肠通便功效更为明显，治津枯肠燥，大便艰难者有良效。但其配伍之功又不限于此，杏仁止咳平喘，具宣降肺气之功；桃仁活血化瘀，消肿止痛，《名医别录》又谓其能“止咳逆上气”，两者一入气分，一入血分，用治喘咳日久，肺失宣降，气机壅滞而有瘀血者，可相辅相成，气血痰瘀同治，有活血降气，止咳平喘之效。

5. 苦杏仁配茯苓 苦杏仁宣通肺气以治上；茯苓健脾利水除饮以调中。二药合用，脾肺同治，肺气肃降，脾胃和畅，相辅相成，共奏开肺运脾，运中畅肺之功，临床应用于脾失健运，痰浊阻肺，肺失宣降，咳嗽痰多等证。

【鉴别应用】

1. 苦杏仁、燀苦杏仁与炒苦杏仁 三者为苦杏仁的不同炮制品种。苦杏仁生者有小毒，剂量过大或使用不当易中毒；性微温而质润，长于降气止咳，润肠通便，多用于咳嗽气喘，肠燥便秘。苦杏仁制后可降低毒性，使用药安全。燀苦杏仁可除去非药用部位，便于有效成分煎出，提高药效，作用与生苦杏仁相同。炒苦杏仁性温，长于温肺散寒，作用与生苦杏仁和燀苦杏仁相同，多用于肺寒咳喘，久患肺喘。

2. 苦杏仁与桔梗 二者均能宣发肺气，善治肺气壅遏不宣之咳喘，且常相须为用。但苦杏仁功专降气止咳平喘，为治咳喘之要药，随证配伍可治多种咳喘证，又能润肠通便，治肠燥便秘。桔梗长于宣肺化痰，利咽，兼能排脓，主治肺气不宣之咳嗽痰多、咽喉肿痛，以及肺痈咳吐脓痰。

3. 苦杏仁与甜杏仁 苦杏仁为止咳平喘要药，可用于多种咳喘，如风寒咳嗽，风热咳嗽，燥热咳嗽，肺热咳嗽。甜杏仁性味甘平，功效与苦杏仁类似，药力较缓，而且偏于润肺止咳，主要用于虚劳咳嗽或者津伤便秘。

【方剂举隅】

1. 三仁汤（《温病条辨》）

药物组成：杏仁、飞滑石、白通草、白蔻仁、竹叶、厚朴、生薏苡仁、半夏。

功能与主治：宣畅气机，清利热湿。适用于湿温初起及暑温夹湿之湿重于热证。头痛恶寒，身重疼痛，肢体倦怠，面色淡黄，胸闷不饥，午后身热，苔白不渴，脉弦细而濡。

2. 麻黄杏仁甘草石膏汤（《伤寒论》）

药物组成：麻黄、杏仁、甘草、石膏。

功能与主治：辛凉疏表，清肺平喘。适用于身热不解，咳逆气急甚则鼻扇，口渴，有汗或无汗，舌苔薄白或黄，脉浮而数者。

3. 麻黄杏仁薏苡甘草汤（《金匮要略》）

药物组成：麻黄、甘草、薏苡仁、杏仁。

功能与主治：发汗解表，祛风除湿。适用于风湿在表，湿郁，化热证。一身尽疼，发热，日晡所剧者。

4. 桑菊饮（《温病条辨》）

药物组成：杏仁、连翘、薄荷、桑叶、菊花、苦桔梗、甘草、苇茎。

功能与主治：疏风清热，宣肺止咳。适用于风温初起，表热轻证。咳嗽，身热不甚，口微渴，脉浮数。

5. 桑杏汤（《温病条辨》）

药物组成：桑枝、杏仁、沙参、象贝、香豉、栀皮、梨皮。

功能与主治：清宣温燥，润肺止咳。适用于外感温燥证。身不甚热，口渴咽干鼻燥，干咳无痰，或痰少而黏，舌薄白而干，脉浮数而右脉大者。

【成药例证】

1. 杏苏止咳颗粒(糖浆)（《临床用药须知中药成方制剂卷》2020 年版）

药物组成：苦杏仁、前胡、紫苏叶、桔梗、陈皮、甘草。

功能与主治：宣肺散寒，止咳祛痰。用于风寒感冒咳嗽，气逆。

2. 橘红痰咳颗粒(煎膏、液)（《临床用药须知中药成方制剂卷》2020 年版）

药物组成：化橘红、苦杏仁、半夏、百部、白前、五味子、茯苓、甘草。

功能与主治：理气化痰，润肺止咳。用于痰浊阻肺所致的咳嗽，气喘，痰多；感冒、支气管炎、咽喉炎见上述证候者。

3. 杏仁止咳糖浆（《临床用药须知中药成方制剂卷》2020 年版）

药物组成：杏仁水、百部流浸膏、远志流浸膏、陈皮流浸膏、桔梗流浸膏、甘草流浸膏。

功能与主治：化痰止咳。用于痰浊阻肺所致的咳嗽痰多；急、慢性支气管炎见上述证候者。

4. 苦甘颗粒（《临床用药须知中药成方制剂卷》2020 年版）

药物组成：苦杏仁、金银花、薄荷、蝉蜕、黄芩、麻黄、桔梗、浙贝母、甘草。

功能与主治：疏风清热，宣肺化痰，止咳平喘。用于风热感冒及风温肺热引起的恶风、发热、头痛、咽痛、咳嗽、咯痰、气喘；上呼吸道感染、流行性感冒、急性支气管-支气管炎见上述证候者。

5. 杏苏二陈丸（《中华人民共和国卫生部药品标准·中药成方制剂》）

药物组成：杏仁、紫苏叶、陈皮、前胡、桔梗、茯苓、姜半夏、炙甘草。

功能与主治：疏风解表，化痰止咳，理气舒郁。用于风寒感冒，鼻塞头痛及外感风寒引起的咳嗽。

【用法与用量】 5～10g，生品入煎剂后下。

【注意】 内服不宜过量，以免中毒。

【本草摘要】

1.《本草拾遗》 “杀虫。以利咽喉，去喉痹、痰唾、咳嗽、喉中热结生疮。”

2.《珍珠囊》 “除肺热，治上焦风燥，利胸膈气逆，润大肠气秘。”

3.《本草便读》 “功专降气，气降则痰消嗽止。能润大肠，故大肠气秘者可用之。”

【化学成分】 主要含氰苷类成分：苦杏仁苷；苦杏仁酶：苦杏仁酶为多种酶复合物，主要有苦杏仁苷酶、樱叶酶、醇腈酶等；脂肪酸类成分：油酸，亚油酸，棕榈酸等；还含雌酮、α-雌二醇及可溶性蛋白等。苦杏仁苷受苦杏仁酶的作用，酶解成剧毒成分氢氰酸。

中国药典规定本品含苦杏仁苷（$C_{20}H_{27}NO_{11}$）不得少于 3.0%，焯苦杏仁不得少于 2.4%，炒苦杏仁不得少于 2.1%。

【药理毒理】 本品具有镇咳、祛痰、平喘、抗炎、镇痛和增强免疫等作用。

1. 镇咳，祛痰、平喘作用 苦杏仁生品及各种炮制品均有镇咳、平喘作用。生苦杏仁、焯苦杏仁、炒苦杏仁水提取物 1.2g 生药/kg 小鼠灌胃、0.72g 生药/kg 豚鼠灌胃均对氨水引起的咳嗽有镇咳作用，能延长 2%乙酰胆碱和 0.4%组胺引起的豚鼠呼吸痉挛潜伏期。苦杏仁苷 34.84mg/kg 灌胃能减少枸橼酸引起的豚鼠咳嗽次数，延长咳嗽潜伏期。镇咳机制与苦杏仁苷经肠道微生物酶和苦杏仁酶分解生成的微量氢氰酸抑制呼吸中枢有关。

2. 抗炎、镇痛作用 苦杏仁苷 20.1mg/kg 灌胃 7 天可抑制佐剂性关节炎大鼠原发病变的足跖肿胀，减轻继发病变的肿胀率；腹腔注射则能抑制二甲苯引起的鼠耳肿胀。

3. 免疫增强作用 苦杏仁苷 150mg/kg 肌注 7 天可促进小鼠肝脏细胞、肺巨噬细胞的吞噬功能，75、150、250mg/kg 能促进小鼠脾脏 T 淋巴细胞增殖，150、200mg/kg 能增强小鼠脾脏 NK 细胞活性；20、10mg/kg 灌胃 7 天能提高小鼠碳粒廓清指数和吞噬指数。

4. 抗动脉粥样硬化作用 苦杏仁苷 1mg/kg 腹腔注射给药 4 周能降低载脂蛋白 E 基因敲除致动脉粥样硬化小鼠的血清 TC、TG 和 LDL-C，可能是通过调节免疫，增强巨噬细胞功能，促进斑块部位细胞凋亡，减少斑块面积和斑块覆盖率。

5. 抗组织纤维化作用 苦杏仁苷 80μg/ml 体外作用 24～48 小时能促进人肾成纤维细胞凋亡，48 小时时抑制Ⅰ型胶原表达，体外有抗肾间质细胞纤维化作用。苦杏仁苷可降低二甲基亚硝胺（DMN）诱导的肝纤维化模型大鼠肝组织中的羟脯氨酸含量，减少 DMN 诱导的肝脏胶原沉积，降低血清 ALT、AST 活性[1]。

6. 抗心肌肥厚作用 苦杏仁苷对异丙肾上腺素所致的心肌肥厚具有保护作用，可能通过抑制心肌局部 AngⅡ的产生，抑制 CaN 信号转导通路，提高心肌组织中 NO 水平，抑制心肌胶原增生，抗氧化作用以及保护心肌损伤起抗心肌肥厚作用[2]。

7. 抗消化性溃疡作用 苦杏仁苷 100、50mg/kg 灌胃 7 天可降低 Freund's 完全佐剂性胃炎模型大鼠的胃蛋白酶活性。苦杏仁苷 40、20mg/kg 小鼠灌胃 7 天能抑制冷冻应激性引起的胃溃疡。苦杏仁苷 5、10、20mg/kg 大鼠灌胃 12 天能减少醋酸烧灼法引起的胃溃疡面积，促进溃疡愈合。苦杏仁苷 10、20mg/kg 大鼠灌胃 7 天能减少幽门结扎法的胃溃疡面积，抑制胃蛋白酶活性，但对胃游离酸度、总酸度无影响。

8. 其他作用 生苦杏仁及各种炮制品的醚提物均有润肠作用，ED_{50} 分别为 42.82g/kg 和 41.94g/kg。苦杏仁提取物 600、300mg/kg 腹腔注射，2100、100mg/kg 灌胃 10 天均能抑制荷瘤小鼠的癌实体瘤瘤和 S_{180}。生苦杏仁醚提物、水提物焯苦杏仁醚提物 4～400μg 生药/ml 对体外培养的 Raji 细胞有诱导 EBv-EA 激活作用。10μg/L 的 IL-1β 诱导大鼠椎间盘软骨终板细胞发生退变，发现 IL-1β 能够增加正常大鼠椎间盘软骨终板细胞的凋亡比例，苦杏仁苷各浓度组均可不同程度的减少细胞凋亡的比例。以苦杏仁苷 1×10^{-4}mol/L 浓度的作用明显[3]。

9. 体内过程 苦杏仁苷在人及兔体内的药动学过程均符合二室开放模型。人静脉给药的 $t_{1/2\alpha}$ 为 6.2 分钟，$t_{1/2\beta}$ 为 120.3 分钟，平均清除率为 99.3ml/min，主要以原形从尿中排泄。家兔快速静脉注射苦杏仁苷 500mg/kg，$t_{1/2\alpha}$ 为 3.4 分钟，$t_{1/2\beta}$ 为 4.9 分钟，在 48 小时内家兔尿中排泄量为注入剂量的 71.4%。

10. 毒理研究 苦杏仁毒性与给药途径密切相关，生苦杏仁口服有毒，炮制可以降低苦杏仁毒性。苦杏仁苷小鼠灌胃的 LD_{50} 为 887mg/kg、静脉注射 LD_{50} 为 25g/kg，大鼠灌胃 LD_{50} 为 0.6g/kg、静脉注射的 LD_{50} 为

25mg/kg、腹腔注射 LD_{50} 为 8g/kg，小鼠、兔灌胃的 MTD 均为 0.075g/kg，而静脉注射或肌内注射的 MTD 均为 3g/kg。

附：甜杏仁

本品为蔷薇科植物杏 *Prunus armeniaca* L.及其栽培变种的干燥成熟味甜的种子。性味甘，平。归肺、大肠经。功能润肺止咳平喘，润肠通便。用于肺虚咳喘，肠燥便秘。用量 4.5～9g。

【参考文献】［1］李雪梅，冯琴，彭景华，等．苦杏仁苷对二甲基亚硝胺诱导的大鼠肝纤维化的防治作用．中西医结合肝病杂志，2011(4)：221-223，259.

［2］陈莹．苦杏仁苷对异丙肾上腺素所致大鼠心肌肥厚的作用研究．延边大学医学学士论文，2014.

［3］郑为超，牛凯，赵永见，等．苦杏仁苷对 IL-1β 诱导后大鼠椎间盘软骨终板细胞凋亡的影响．中国药理学通报，2014(12)：1734-1739.

紫 苏 子

Zisuzi

本品为唇形科植物紫苏 *Perilla frutescens*(L.) Britt. 的干燥成熟果实。主产于湖北、江苏、河南、浙江、河北。秋季果实成熟时采收，除去杂质，晒干。以粒饱满、色灰棕、油性足者为佳。

【炮制】 **炒紫苏子**　取净紫苏子，炒至有爆声灰褐色。

【性味与归经】 辛，温。归肺经。

【功能与主治】 降气化痰，止咳平喘，润肠通便。用于痰壅气逆，咳嗽气喘，肠燥便秘。

【效用分析】 紫苏子质润不燥，善利膈降肺，有消痰降气，止咳平喘之功，适用于痰壅气逆，咳嗽气喘，痰多胸痞，甚则不能平卧之证。气降痰消则咳喘自平。若治上盛下虚之久咯痰喘，宜配温肾化痰下气之品。

紫苏子质润多油，善降肺气以助大肠之传导，故有润肠通便之功，适用于肠燥便秘。

【配伍应用】

1. 紫苏子配芥子　紫苏子辛温性降，长于降肺气，化痰涎而止咳平喘；芥子辛温走散，功善温肺化痰，利气散结。两药伍用，一散一降，共奏温肺散寒、降气化痰，止咳平喘之功，适用于寒痰壅肺，咳喘胸闷，痰多难咯者。

2. 紫苏子配莱菔子　紫苏子辛温性降，长于降肺气，化痰涎；莱菔子味辛行散，既能消食化积，又能降气化痰。两药伍用，可增强降气化痰之功，适用于痰涎壅盛，胸闷气喘，痰多质稠者。

3. 紫苏子配葶苈子　紫苏子辛温性降，长于降肺气，化痰涎；葶苈子苦辛大寒，专泻肺中水饮及痰火而平喘咳。两药相合，降气化痰平喘之力增强，适用于肺热咳嗽，痰多色黄，胸闷气喘者。

4. 紫苏子配肉桂　紫苏子辛温性降，长于降肺气，化痰涎；肉桂辛甘大热，能补火助阳，散寒止痛。两药相配，一上一下，共奏温肾降肺化痰之功，用于上盛下虚之久咳痰喘。

5. 紫苏子配陈皮　二者皆为辛温消痰顺气之药。苏子质润，降肺止咳平喘功著；陈皮性燥，理气化痰效显，且能健脾和胃。两者合用，既可降肺气，消痰湿，又可调中和胃。用治痰涎壅盛，咳喘，胸膈满闷者。

6. 紫苏子配紫菀　紫苏子消痰止咳平喘，开郁利膈；紫菀润肺下气，化痰止咳。紫苏子长于降气，紫菀长于润肺。两药伍用，润肺降气，宜于久咳气喘，咯痰不爽，胸膈满闷者。

7. 紫苏子配火麻仁　紫苏子有降气温润之功；火麻仁功专润肠通便。两者配伍，降气润肠，用于肺气不降，腑气不行，大便燥结、秘涩不通。

【鉴别应用】

1. 紫苏子与苦杏仁　两者均能降气止咳平喘，润肠通便，而用于肺气上逆咳喘及肠燥便秘。但苦杏仁兼能宣肺平喘，经过配伍可用于各种原因所致的咳喘证。而紫苏子兼有化痰之功，且长于降气，善治寒痰、湿痰阻肺，肺气上逆之咳喘证。

2. 紫苏子、紫苏叶与紫苏梗　三药来源为一，药用部位不同，功用有所区别。其中：紫苏叶辛温行散，长于发表散寒，又能行气宽中，临证常用于外感风寒表证，尤以风寒表证兼见胸闷呕恶或咳嗽者最为适宜，又可用于脾胃气滞、胸闷、呕吐之证；此外可解鱼蟹之毒，可用于因食鱼蟹而致的腹痛、呕吐、泄泻。紫苏梗辛甘微温，解表之力不足，而长于理气宽中，止痛，安胎，适用于胸膈痞闷，胃脘疼痛，嗳气呕吐，胎动不安。紫苏子辛温性降，功能降气化痰，止咳平喘，常用于痰壅气逆之咳喘；又因质润入大肠，故有润肠通便之效，还可用于肠燥便秘。

3. 紫苏子与莱菔子　二者均有降气化痰之功，治咳喘痰多之证。但紫苏子性降滑利，富含油脂，又能润燥滑肠，善治肠燥便秘。莱菔子味辛行散，功善消食除胀，多用于食积气滞。

【方剂举隅】

1. 苏子降气汤(《和剂局方》)

药物组成：紫苏子、半夏、当归、前胡、厚朴、肉桂、炙甘草。

功能与主治：降气平喘，祛痰止咳。适用于咳喘痰多，胸膈满闷，喘咳短气，呼多吸少，或腰疼脚弱，肢体倦怠，或肢体浮肿，舌苔白滑或白腻，脉弦滑。

2. 苏子汤（《外台秘要》引古《今录治验》）

药物组成：苏子、五味子、麻黄、细辛、紫菀、黄芩、炙甘草、人参、桂心、当归、半夏、生姜。

功能与主治：宣肺平喘，化痰止咳。适用于风邪犯肺证。外感风寒，内有痰饮，肺气不宣，咳嗽气喘。

3. 苏子煎（《外台秘要》引《深师方》）

药物组成：苏子、生姜汁、白蜜、生地黄汁、杏仁。

功能与主治：散寒清热，止咳平喘。适用于寒邪未除，蕴而化热之气喘咳嗽，久不愈者。

4. 麻子苏子粥（《普济本事方》）

药物组成：紫苏子、麻子仁。

功能与主治：顺气润肠通便。适用于妇人产后郁冒多汗，大便秘，及老人、诸虚人风秘。

5. 苏子汤（《验方新编》）

药物组成：苏子、前胡、赤芍、桔梗、甘草、玄参、连翘、浙贝母。

功能与主治：祛风清热，解毒消肿。适用于风火上攻，致患锁喉、缠喉、乳蛾。

【成药例证】

1. 苏子降气丸（《临床用药须知中药成方制剂卷》2020年版）

药物组成：紫苏子、厚朴、前胡、甘草、姜半夏、陈皮、沉香、当归。

功能与主治：降气化痰，温肾纳气。用于气逆痰盛，咳嗽，喘息，胸膈痞塞。

2. 小儿止嗽丸（《中华人民共和国卫生部药品标准·中药成方制剂》）

药物组成：玄参、麦冬、苦杏仁、胆南星、紫苏子、槟榔、天花粉、紫苏叶、川贝母、知母、瓜蒌子、甘草、桔梗、竹茹、桑白皮。

功能与主治：润肺清热，止嗽化痰。用于小儿内热发烧，咳嗽痰盛，腹胀便秘。

3. 治咳片（《中华人民共和国卫生部药品标准·中药成方制剂》）

药物组成：桔梗、紫苏子、连翘、芦根、菊花、陈皮、桑白皮、远志、白前、款冬花、甘草。

功能与主治：祛痰止咳。用于咳嗽痰多，伤风感冒。

4. 痰饮丸（《临床用药须知中药成方制剂卷》2020年版）

药物组成：炙附子、肉桂、苍术、白术、紫苏子、莱菔子、干姜、白芥子、炙甘草。

功能与主治：温补脾肾，助阳化饮。用于脾肾阳虚，痰饮阻肺所致的咳嗽，气促发喘，咯吐白痰，畏寒肢冷，腰酸背冷，腹胀食少。

5. 咳喘顺丸（《临床用药须知中药成方制剂卷》2020年版）

药物组成：紫苏子、瓜蒌仁、茯苓、鱼腥草、苦杏仁、半夏、款冬花、桑白皮、前胡、紫菀、陈皮、甘草。

功能与主治：宣肺化痰，止咳平喘。用于痰浊壅肺、肺气失宣所致的咳嗽，气喘痰多，胸闷；慢性支气管炎、支气管哮喘、肺气肿见上述证候者。

【用法与用量】 3～10g。

【本草摘要】

1.《名医别录》 “主下气，除寒温中。”

2.《本经逢原》“性能下气，故胸膈不利者宜之……为除喘定嗽，消痰顺气之良剂。但性主疏泄，气虚久嗽，阴虚喘逆，脾虚便溏者皆不可用。”

3.《药品化义》 “苏子主降，味辛气香主散，降而且散，故专利郁痰。咳逆则气升，喘急则肺胀，以此下气定喘。膈热则痰壅，痰结则闷痛，以此豁痰散结。如气郁不舒，乃风寒客犯肺经，久遏不散，则邪气与真气相持，致饮食不进，痰嗽发热，似弱非弱，以此清气开郁，大为有效。”

【化学成分】 主要含脂肪酸类成分：油酸，亚油酸，亚麻酸，棕榈酸等；酚酸类成分：迷迭香酸等；还含氨基酸、维生素与微量元素等。

中国药典规定本品含迷迭香酸（$C_{18}H_{16}O_8$）不得少于0.25%，炒紫苏子不得少于0.20%。

【药理毒理】 本品具有祛痰、镇咳、平喘、抗炎、抗过敏等作用。

1. 镇咳、平喘、祛痰作用

紫苏子和炒紫苏子水提物0.37、0.11mg/kg大鼠灌胃有祛痰作用。紫苏子、炒紫苏子水、醇和醚提物在0.213～1.550mg/kg剂量范围内灌胃能不同程度地抑制氨水喷雾对小鼠引咳。紫苏子油2.5、5g生药/kg灌胃能延长氨水引起的小鼠咳嗽潜伏期，减少咳嗽次数。苏子水提物0.213mg/kg、炒紫苏子醚提物0.69mg/kg豚鼠灌胃和紫苏子油5g生药/kg腹腔注射对乙酰胆碱+组胺诱导的哮喘模型有平喘作用。

2. 抗炎、抗过敏作用

紫苏子所含的迷迭香酸 100mg/kg 能抑制角叉菜胶诱导的大鼠足肿胀，并能抑制小鼠棉球肉芽肿。迷迭香酸体外能抑制 LPS 诱导小鼠 RAW264.7 巨噬细胞 PGE_2、TNF-α及 NO 生成，并抑制 p65 核移位、NFκB 活化和 ERK1/2、p38MAPK、JNK 的磷酸化，表现出显著的抗炎活性[1]。炒紫苏子醇提取物 0.32、0.64、1.28g/kg 灌胃 21 天能降低卵白蛋白（OVA）致敏小鼠和大鼠异种被动皮肤过敏小鼠血清 IgE，抑制主动皮肤过敏反应小鼠的耳肿胀度，降低小鼠 OVA 攻击的死亡率，延长存活时间。炒紫苏子醇提取物 320、640、128μg/ml 体外均能降低 IgE 所致的Ⅰ型过敏反应肥大细胞脱颗粒百分率，抑制组胺释放。紫苏油可降低小鼠实验性过敏性休克的死亡率。抗炎、抗过敏与抑制花生四烯酸（AA）代谢和组胺释放有关。

3. 调血脂作用

紫苏子 0.8、4.2、25.0g 生药/kg 饲料掺入喂饲高脂血症 30 天能降低血清 TC、TG，对 HDL-C 无影响。紫苏子油 0.25、0.50、1.00g/kg 灌胃 2 周能降低高脂血症大鼠血清 LDL-C，升高 HDL-C，预防脂代谢紊乱。紫苏子油 0.20、0.80g/kg 灌胃 8 周能降低高脂血症家兔血清 TC、LDL-C 和 TC/HDL。苏子油软胶囊能够改善高脂血症（痰浊阻遏证）患者的临床症状，可降低 TC、TG 及 LDL-C 水平，具有调血脂作用[2]。

4. 促进学习记忆作用

紫苏子醇提取物、脂肪油和α-亚麻酸能促进小鼠学习记忆能力。炒紫苏子醇提物 268、134、67mg/kg 灌胃 21 天，能降低老年小鼠跳台法错误反应率和 Y 型迷宫错误反应率。紫苏子油 1.35、2.7、5.4g/kg 灌胃 15 天，可减少幼龄小鼠跳台错误次数，能提高小鼠水迷路测验的正确百分率，缩短到达终点时间，调节小鼠脑内单胺类神经递质水平。

5. 其他作用

饲料中掺入α-亚麻酸进行子鼠二代饲养，可提高子代学习记忆能力，使视网膜中的 DHA 增加，视网膜反射能增强。迷迭香酸具有超氧化物自由基清除活性，0.18～1.8mg/L 迷迭香酸可以清除 ROS 的生成，减少 IL-6、caspase-3 和 caspase-9 的活性和分泌，而发挥抗氧化作用，并保护紫外线诱导 HaCaT 表皮细胞 DNA 的损伤[3]。紫苏子水提物 4.2、8.3、25.0g 生药/kg 给 CCl_4 急性肝损伤小鼠灌胃 30 天，能改善肝细胞变性、坏死，25.0g 生药/kg 可降低血清 AST。0.1%紫苏油体外对酵母菌、黑麦曲霉菌、青霉菌、变形杆菌有抗菌作用。

【参考文献】［1］Yu MH，Choi JH，Chae IG，et al. Suppression of LPS-induced inflammatoryactivities by Rosmarinus officinalis L. Food Chemistry，2013，136（2）：1047-1054.

［2］李鑫. 苏子油软胶囊治疗高脂血症（痰浊阻遏证）临床疗效及对 SOD、MDA 影响. 黑龙江中医药学硕士学位论文，2011.

［3］Vostalova J，Zdarilova A，Svobodova A. Prunella vulgaris extract and rosmarinic acid prevent UVB-induced DNA damage and oxidative stress in HaCaT keratinocytes. Archives of Dermatological Research，2010，302（3）：171-181.

百 部
Baibu

本品为百部科植物直立百部 *Stemona sessilifolia*（Miq.）Miq.、蔓生百部 *Stemona japonica*（Bl.）Miq.或对叶百部 *Stemona tuberosa* Lour.的干燥块根。主产于安徽、山东、江苏、浙江、湖北、四川。春、秋二季采挖，除去须根，洗净，置沸水中略烫或蒸至无白心，取出，晒干。切厚片。以质坚实、断面角质样者为佳。

【炮制】 **蜜百部** 取百部片，加炼蜜拌润，炒至不黏手。

【性味与归经】 甘、苦，微温。归肺经。

【功能与主治】 润肺下气止咳，杀虫灭虱。用于新久咳嗽，肺痨咳嗽，顿咳；外用于头虱，体虱，蛲虫病，阴痒。蜜百部润肺止咳。用于阴虚劳嗽。

【效用分析】 百部甘润苦降，微温不燥，主入肺经，功专润肺下气止咳，蜜炙后润肺之功更著，新久咳嗽无不适宜，尤以治阴虚痨咳、小儿顿咳为良。正如《本草正》云："百部虽曰微温，然润而不燥，且能开泄肺气，凡嗽无不宜之，而尤为久嗽必需良药。"

百部有杀虫灭虱作用，宜药物与虫体直接接触，方可发挥作用，可用于蛲虫、头虱、体虱及阴痒等。因其甘润，苦降无毒，适用于灭头虱、体虱，安全可靠。

【配伍应用】

1. 百部配紫菀 百部甘润而平，偏于润肺止咳；紫菀辛散苦降，祛痰作用明显，偏于化痰止咳。二药合用，相得益彰，有降气祛痰，润肺止咳之功，化痰中寓润肺之意，润肺又不碍祛痰，故无论新久虚实之咳嗽均可应用，临床应用于外感咳嗽或久咳不止。

2. 百部配五味子 百部温润肺气而止咳；五味子味酸甘性温，以收敛固涩见长，上能敛肺气，下能滋肾阴。两药合用，标本同治，敛肺补肾，止咳，可用于肺肾不足，咳嗽日久，痰少。

3. 百部配白前 百部、白前同为肺经药，均性微温不燥，具止咳之功。百部偏于润肺止咳；白前长于肃肺降气化痰。二药合用，相须相辅，化痰中有润肺之力，而润肺又不致留痰，具有化痰止咳作用，适用于外感日久，肺失肃降，久咳不已，胸闷气喘。

4. 百部配黄芩　百部甘苦微温，润肺下气，止咳；黄芩性味苦寒，功能清热燥湿，泻火解毒。二药合用，清热与止咳并用，相辅相成，可用于肺结核、其他结核病。

5. 百部配苦参　百部味苦，能燥湿止痒，更长于杀虫；苦参苦寒，既能清热燥湿，又能祛风杀虫。二药合用，杀虫止痒之功更著，可用于蛲虫病、阴痒、头虱、疥癣等。

6. 百部配荆芥　百部甘润苦降，微温不燥，长于润肺止咳；荆芥辛散气香，微温不烈，长于发散风寒。两药伍用，有散表寒、止咳嗽之功，适用于外感风寒，咳嗽痰白者。

7. 百部配北沙参　百部甘润苦降，微温不燥，长于润肺止咳；北沙参甘润而寒，长于养阴润肺，兼清肺热。两药相合，补肺阴、润肺燥、止咳嗽之力增强，适用于阴虚肺燥有热之干咳少痰、咳血或咽干音哑等。

【鉴别应用】

1. 生百部与蜜百部　二者为百部的不同炮制品种。生百部长于止咳化痰，灭虱杀虫，可用于外感咳嗽，疥癣，及头虱、体虱，蛲虫病。蜜百部可缓和对胃的刺激性，并增强润肺止咳的功效，可用于肺痨咳嗽，顿咳。

2. 百部与紫菀　二者均能润肺止咳，皆可治外感、内伤所致咳嗽等证，且常相须为用。但百部甘润苦降，微温不燥，功专润肺止咳，尤善治肺痨久嗽，又能杀虫灭虱。紫菀甘润苦泄，性温不热，长于润肺下气，开肺郁，化痰浊而止咳，故适用于咳嗽有痰。

3. 百部与川贝母　两者均性润，治疗肺燥咳嗽、新旧多种咳嗽及痨咳。但百部性润而温，以止咳为长，兼能杀虫，治蛲虫、阴道滴虫和头虱。川贝母性寒而润，以化痰为优，适宜于热痰、燥痰；又能消肿散结，治疗瘰疬疮疡。

【方剂举隅】

1. 百部丸（《小儿药证直诀》）

药物组成：百部、麻黄、杏仁。

功能与主治：宣肺散寒，止咳平喘。适用于小儿肺寒壅嗽，微喘。

2. 止嗽散（《医学心悟》）

药物组成：桔梗、荆芥、紫菀、百部、白前、甘草、陈皮。

功能与主治：宣利肺气，疏风止咳。适用于风邪犯肺证。咳嗽咽痒，咯痰不爽，或微有恶风发热，舌苔薄白，脉浮缓。

3. 百部汤（《圣济总录》）

药物组成：百部、款冬花、紫菀、贝母、知母、白薇、杏仁。

功能与主治：润肺止咳。适用于风热咳嗽，口干咽痛，痰壅烦闷。

4. 月华丸（《医学心悟》）

药物组成：蒸百部、蒸天冬、蒸麦冬、生地、熟地、山药、沙参、川贝、阿胶、茯苓、獭肝、广三七、白菊花、桑叶。

功能与主治：滋阴降火，消痰祛瘀，止咳平喘。适用于阴虚咳嗽，痰中带血。

5. 百部膏（《外科十法》）

药物组成：百部、白鲜皮、蓖麻子、鹤虱、黄柏、当归、生地、黄蜡、明雄黄。

功能与主治：润肤杀虫。适用于湿热凝聚皮中，致生牛皮癣，皮肤顽厚坚硬。

【成药例证】

1. 复方百部止咳冲剂（《中华人民共和国卫生部药品标准·中药成方制剂》）

药物组成：百部、苦杏仁、桔梗、桑白皮、麦冬、知母、黄芩、陈皮、甘草、天南星、枳壳。

功能与主治：清肺止咳。用于肺热咳嗽，痰黄黏稠，百日咳。

2. 宁嗽露（糖浆）（《临床用药须知中药成方制剂卷》2020 年版）

药物组成：麻黄、百部、紫菀、苦杏仁、甘草。

功能与主治：疏风散寒，止咳化痰。用于风寒犯肺，痰浊内阻所致的咳嗽，痰白；急、慢性支气管炎见上述证候者。

3. 止咳宁嗽胶囊（《临床用药须知中药成方制剂卷》2020 年版）

药物组成：麻黄、荆芥、百部、紫菀、款冬花、前胡、白前、苦杏仁、桔梗、防风、陈皮。

功能与主治：疏风散寒，宣肺解表，镇咳祛痰。用于风寒袭肺所致的咳嗽，症见咯痰稀白、鼻流清涕、恶寒身痛或有呕吐。

4. 复方百部止咳糖浆（颗粒）（《临床用药须知中药成方制剂卷》2020 年版）

药物组成：百部、黄芩、苦杏仁、桑白皮、枳壳、制天南星、桔梗、陈皮、麦冬、知母、甘草。

功能与主治：清热化痰止咳。用于痰热阻肺所致的咳嗽、痰稠色黄；百日咳见上述证候者。

5. 天一止咳糖浆（《中华人民共和国卫生部药品标准·中药成方制剂》）

药物组成：百部流浸膏、桔梗流浸膏、远志流浸膏、盐酸麻黄碱、氯化铵、薄荷脑。

功能与主治：适用于感冒、咳嗽、多痰、支气管性气喘等。

【用法与用量】 3～9g。外用适量，水煎或酒浸。久咳虚嗽宜用蜜炙百部，杀虫灭虱宜用生百部。

【本草摘要】

1.《名医别录》 “主咳嗽上气。”

2.《药性论》 “治肺家热、上气咳逆、主润益肺。”

3.《日华子本草》 “治疳蛔及传尸骨蒸，杀蛔虫，寸白、蛲虫。”

【化学成分】 主要含生物碱类成分：百部碱，原百部碱，对叶百部碱，百部定碱，异百部定碱，直立百部碱，二氢百部碱，原二氢百部碱，蔓生百部碱，异蔓生百部碱等；还含芝麻素等。

【药理毒理】 本品具有抑菌、杀虫、止咳平喘的作用。

1. 抑菌作用 百部乙醇提取液体外对铜绿假单胞菌、肺炎克雷伯杆菌、大肠埃希菌、枯草杆菌、金黄色葡萄球菌、乙型溶血性链球菌、石膏样毛癣菌、红色毛癣菌、絮状表皮癣菌、黑曲霉菌、新型隐球菌、白色念珠菌等都有不同程度的抑制作用[1]。百部煎液或浸液对多种致病菌及皮肤真菌有抑制作用，如对肺炎球菌、乙型溶血性链球菌、脑膜炎球菌、金黄色葡萄球菌、白色葡萄球菌、结核杆菌、痢疾杆菌、伤寒杆菌、副伤寒杆菌、大肠埃希菌、变形杆菌、白喉杆菌、肺炎杆菌、鼠疫杆菌、炭疽杆菌、铜绿假单胞菌等均有不同程度的抗菌作用[1]。生百部水煎液抑制白色念珠菌作用均强于炙品，这可能和其生、炙前后化学成分变化有关[2]。

2. 杀虫作用 百部总生物碱(含 21.8%) 6.5mg/ml 浸泡钉螺 12、24、48、72、96 小时，结果钉螺酯酶活性先升高，后降低，最后几乎完全丧失；体内糖原含量则随浸泡时间的延长而逐步降低。

3. 止咳平喘的作用 采用小鼠氨水引咳法，对叶百部生品及蜜炙品的不同部位，包括水煎液、总生物碱提取物及非生物碱提取液(各设 3 个剂量，按生药量计均为 20、10、5g/kg) 止咳作用进行比较，结果均具有止咳作用[3]。百部剂浓煎干预 COPD 模型大鼠后，肺组织病理结果提示大鼠气管、支气管黏膜上皮肿胀、紊乱、脱落以及杯状细胞增多的情况较模型组有改善，小支气管腔和腺体导管炎性细胞的数量较模型组减少；肺泡壁变薄，肺泡膨大、融合的程度较模型组减轻；百部浓煎剂可以明显减低炎症介质 TNF-α、IL-8 和 LTB4 的浓度。百部浓煎剂可能是通过抑制炎症介质的释放来实现减轻和改善 COPD 大鼠肺部的气道重塑，进而起到延缓肺功能恶化的作用[4]。百部养肺煎膏临床作用于 COPD 稳定期患者疗效显著，可减轻临床症状，减少急性发作次数。其作用机制可能与下调血清中炎症介质 TNF-α、IL-8、LTB4 有关[5]。

4. 抗氧化作用 百部多糖对自由基的清除作用存在明显的量效关系并且有抗氧化能力，对于治疗肺部疾病有效[6]。

【参考文献】 [1] 姜登钊，吴家忠，刘红兵，等. 百部药材的生物碱类成分及生物活性研究进展. 安徽农业科学，2011，39(31)：19097-19099.

[2] 魏熙婷，陈晓霞，侯影，等. 生、炙百部体内外抑制白色念珠菌作用比较. 亚太传统医药，2012，10：9-11.

[3] 陈晓霞，鞠成国，夏林波，等. 对叶百部生品及蜜炙品不同极性部位止咳化痰作用比较. 中国实验方剂学杂志，2011，18(3)：46.

[4] 王振伟，杨佩兰，顾超，等. 百部浓煎剂对 COPD 大鼠肺组织病理及炎性介质的影响. 山东中医杂志，2014，12：1010-1013.

[5] 王振伟，杨佩兰，沈丽，等. 百部养肺煎膏治疗慢性阻塞性肺疾病疗效及机制. 吉林中医药，2014，9：899-902.

[6] 姜登钊，吴家忠，李辉敏. 对叶百部多糖的提取及其抗氧化活性研究. 时珍国医国药，2012，23(6)：1467.

紫菀
Ziwan

本品为菊科植物紫菀 *Aster tataricus* L.f.的干燥根及根茎。主产于河北、安徽。春、秋二季采挖，除去有节的根茎(习称“母根”)和泥沙，编成辫状晒干，或直接晒干。切厚片或段。以色紫、质柔韧者为佳。

【炮制】 **蜜紫菀** 取紫菀片(段)，加炼蜜拌润，炒至不粘手。

【性味与归经】 辛、苦，温。归肺经。

【功能与主治】 润肺下气，消痰止咳。用于痰多喘咳，新久咳嗽，劳嗽咳血。

【效用分析】 紫菀味辛苦而温，质地柔润，温散却不灼热伤阴，质润不燥又不滋腻，长于润肺下气，开肺郁，化痰浊而止咳。临证凡遇咳嗽之证，无论外感、内伤，不问病程长短、寒热虚实，皆可使用，尤宜于肺虚久咳，痰多，或兼咯血者。

【配伍应用】

1. 紫菀配百部　紫菀甘润苦泄，可润肺下气，化痰止咳；百部甘润苦降，两者性俱温润，皆有润肺止咳之力，同为止咳良药。紫菀祛痰作用明显，偏于化痰止咳；百部甘润而平，偏于润肺止咳。两药合用相得益彰，化痰中寓润肺之意，润肺中又不碍祛痰，增强了降气祛痰，润肺止咳之功，无论新久虚实之咳嗽均可应用。

2. 紫菀配阿胶　紫菀润肺下气，化痰止咳；阿胶补肝血，滋肾水，润肺燥，止血。两者伍用，紫菀得阿胶滋阴润肺之功增强，阿胶得紫菀养肺阴而无留痰滞肺之虑，共奏养阴润燥，祛痰止咳，养血止血之功，用治肺虚久咳，痰中带血。

3. 紫菀配荆芥　紫菀质润苦泄，功专润肺化痰止咳；荆芥辛温透散，长于发表散风，且微温不烈，药性和缓。两药伍用，标本兼顾，既祛风解表，又化痰止咳，适用于风寒犯肺，咳嗽气喘者。

【鉴别应用】

1. 生紫菀和蜜紫菀　生紫菀偏于降气化痰，蜜炙紫菀更善于润肺止咳，故外感或实证咳嗽宜生用，肺虚久咳宜蜜炙用。

2. 紫菀与款冬花　二药性皆温，但温而不燥，既可化痰，又能润肺，无论寒热虚实，新久咳嗽都可应用。款冬花长于止咳，紫菀尤善于祛痰，治咳喘方中常配伍使用，则止咳化痰功效更显著。

【方剂举隅】

1. 止嗽散（《医学心悟》）

药物组成：桔梗、荆芥、紫菀、百部、白前、甘草、陈皮。

功能与主治：宣肺利气，疏风止咳。适用于风邪犯肺证。咳嗽咽痒，咯痰不爽，或微有恶风发热，舌苔薄白，脉浮缓。

2. 射干麻黄汤（《金匮要略》）

药物组成：射干、麻黄、生姜、细辛、紫菀、款冬花、五味子、大枣、半夏。

功能与主治：宣肺祛痰，下气止咳。适用于痰饮郁结，气逆喘咳证。咳而上气，喉中有水鸣声者。

3. 紫菀茸汤（《济生方》）

药物组成：紫菀茸、经霜桑叶、款冬花、百合、杏仁、贝母、阿胶、蒲黄、半夏、炙甘草、人参等。

功能与主治：益气补肺，化痰泄热。适用于邪热伤肺、咳嗽咽痒，痰多唾血，喘急，胸胁痛，不得安卧；肺痈已溃，喘满腥臭，浊痰俱退，惟咳嗽咽干，咯吐痰血，胸胁微痛，不能久卧。

4. 紫菀饮（《圣济总录》）

药物组成：紫菀、贝母、五味子、木通、大黄、白前、淡竹茹、杏仁。

功能与主治：清肺泄热，止咳平喘。适用于肺热喘嗽。

5. 紫菀汤（《医略六书》）

药物组成：生地、紫菀、阿胶、白芍、人参、麦冬、桑叶、川贝、米仁。

功能与主治：益气养阴，补血止血，化痰止咳。适用于产后气阴两亏，虚热内迫，血络损伤，吐血不止，脉虚微数。

【成药例证】

1. 止咳宝片（《临床用药须知中药成方制剂卷》2020年版）

药物组成：紫菀、橘红、桔梗、枳壳、百部、五味子、陈皮、干姜、荆芥、罂粟壳浸膏、甘草、氯化铵、前胡、薄荷素油。

功能与主治：宣肺祛痰，止咳平喘。用于外感风寒所致的咳嗽，痰多清稀，咳甚而喘，慢性气管炎、上呼吸道感染见上述证候者。

2. 止嗽丸（《中华人民共和国卫生部药品标准·中药成方制剂》）

药物组成：紫菀、白前、荆芥、甘草、百部、桔梗、陈皮。

功能与主治：止咳祛痰、疏风理肺。用于风邪犯肺咳嗽咽痒，痰不易咳出者。

3. 润肺膏（《临床用药须知中药成方制剂卷》2020年版）

药物组成：莱阳梨清膏、炙黄芪、党参、川贝母、紫菀、百部。

功能与主治：润肺益气，止咳化痰。用于肺虚气弱所致的久咯痰嗽，气喘，自汗，胸闷；慢性支气管炎见上述证候者。

【用法与用量】　5～10g。

【本草摘要】

1.《神农本草经》　“主咳逆上气，胸中寒热结气。”

2.《本草从新》　“专治血痰，为血劳圣药又能通利小肠。”

3.《本草正义》　“紫菀柔润有余，虽曰苦辛而温，非燥烈可比。专能开泄肺郁，定喘降逆，宣通窒滞，兼疏肺家气血。凡风寒外束，肺气壅塞。咳呛不爽，喘促哮吼，及气火燔灼，郁为肺痈，咳吐脓血，痰臭腥秽诸症，无不治之；而寒饮蟠踞，浊涎胶固，喉中如水鸡声者，尤为相宜。”

【化学成分】 主要含萜类成分：紫菀酮，表紫菀酮，表木栓醇；黄酮类成分：槲皮素，山柰酚等；香豆素类成分：东莨菪素等；蒽醌类成分：大黄素，大黄酚，大黄素甲醚等；还含甾醇、有机酸、肽类等。

中国药典规定本品含紫菀酮($C_{30}H_{50}O$)不得少于0.15%，蜜紫菀不得少于0.10%。

【药理毒理】 本品具有祛痰、镇咳、平喘、利尿通便、抗氧化等药理作用。

1. 祛痰作用 紫菀水煎剂10g生药/kg小鼠灌胃1次或1.5g生药/kg灌胃3天能促进气道酚红排泌。生品、酒洗、蜜炙、清炒、醋炙紫菀水提浸膏20、10、5g生药/kg小鼠灌胃，均能增加气管酚红的排泌量，14、7、3.5g生药/kg大鼠灌胃能增加大鼠气管排痰量。紫菀石油醚部分及石油醚提取后的醇提物、紫菀酮、表木栓醇300mg/kg给小鼠灌胃均能增加小鼠呼吸道酚红排泌。

2. 镇咳作用 生紫菀与蜜炙紫菀水提取物20g生药/kg灌胃2次，对氨水、二氧化硫引起的小鼠咳嗽均有止咳作用，且蜜炙紫菀强于生紫菀。紫菀酮、表木栓醇300mg/kg小鼠灌胃能抑制氨水引起的咳嗽反应提高。

3. 利尿、通便作用 紫苑水煎液3g/kg灌胃复方地芬诺酯致便秘小鼠能提高炭末推进率，增加小鼠排尿量，1.5g/kg能减少大肠组织NE含量，提高乙酰胆碱酯酶活性[1, 2]。

4. 抗氧化作用 紫菀花提取物、茎提取物体外都具有抗氧化活性，并且它们的抗氧化活性与浓度和提取溶剂极性有关[3]。

5. 毒理研究 紫菀口服毒性较小。紫菀水煎液小鼠灌胃LD_{50}为54.1g生药/kg；44～68g生药/kg。紫菀水煎液富含肽类，具有一定的肝毒性[4, 5]。

【参考文献】 [1] 贾志新，王永辉，冯五金，等. 紫菀通便作用实验研究. 光明中医，2011(7)：1351-1353.

[2] 贾志新，王世民，冯五金，等. 紫菀通便利尿作用研究. 中药药理与临床，2012(1)：109-111.

[3] 张应鹏，张海雷，杨云裳，等. 紫菀提取物不同极性部位体外抗氧化活性研究. 时珍国医国药，2011(11)：2799-2800.

[4] 程敏，汤俊，高秋芳，等. 川紫菀水提取物中主要生物碱成分clivorine分析及其对大鼠肝毒性初步研究. 中草药，2011(12)：2507-2511.

[5] 王蕾，张勉，金晶，等. 紫菀的毒性部位及对小鼠的急性肝损伤作用研究. 时珍国医国药，2010(10)：2526-2528.

款冬花

Kuandonghua

本品为菊科植物款冬 *Tussilago farfara* L.的干燥花蕾。主产于内蒙古、陕西、甘肃、青海、山西。12月或地冻前当花尚未出土时采挖，除去花梗及泥沙，阴干。以朵大、色紫红、无花梗者为佳。

【炮制】 **蜜款冬花** 取净款冬花，加炼蜜拌润，炒至不粘手。

【性味与归经】 辛、微苦，温。归肺经。

【功能与主治】 润肺下气，止咳化痰。用于新久咳嗽，喘咳痰多，劳嗽咳血。

【效用分析】 款冬花主入肺经，药性虽温，但温而不燥，有邪可散，散而不泄，无邪可润，润而不寒，润肺下气，止咳化痰是其所长。大凡咳喘之证，无论寒热虚实，病程长短，皆可随证配伍，尤宜于肺寒咳嗽者。

【配伍应用】

1. 款冬花配知母 款冬花辛温而润，长于润肺化痰止咳；知母苦甘性寒，清热泻火，滋阴润燥。两药伍用，有养阴清肺、化痰止咳之功，适用于肺热咳嗽、痰黄浓稠者。

2. 款冬花配麦冬 款冬花辛温而润，长于润肺化痰止咳；麦冬味甘柔润，性偏苦寒，养阴生津，润肺清心。两药伍用，寒热相宜，润肺燥，降肺气，化痰浊，用治肺燥有痰或阴虚，久咳不止，痰少咽干，甚或痰中带血者。

3. 款冬花配紫菀 款冬花辛温而润，长于润肺化痰止咳；紫菀甘润苦泄，功专润肺化痰止咳。两药配伍，相须为用，可增强化痰止咳之力，适用于外感、内伤引起的各种咳嗽。

【鉴别应用】 **生款冬花与蜜款冬花** 二者为款冬花的不同炮制品种。生款冬花长于散寒止咳，多用于肺虚久咳或阴虚燥咳。蜜款冬花药性温润，能增强润肺止咳的功效，多用于肺虚久咳或阴虚燥咳。

【方剂举隅】

1. 款冬花散(《和剂局方》)

药物组成：款冬花、知母、桑叶、半夏、甘草、麻黄、阿胶、杏仁、贝母。

功能与主治：宣肺降逆，化痰清热。适用于痰实涎盛，肺气不利，咳嗽喘满，胸膈烦闷，喉中痰鸣，鼻塞清涕，咽嗌肿痛，头痛眩晕，肢体倦痛。

2. 射干麻黄汤(《金匮要略》)

药物组成：射干、麻黄、生姜、细辛、紫菀、款冬花、五味子、大枣、半夏。

功能与主治：宣肺祛痰，下气止咳。适用于痰饮郁结，气逆喘咳证。咳而上气，喉中有水鸣声音。

3. 定喘汤(《摄生众妙方》)

药物组成：白果、麻黄、苏子、甘草、款冬花、杏仁、桑白皮、黄芩、法半夏。

功能与主治：宣降肺气，清化热痰。适用于风寒外束，痰热内蕴证。咳喘痰多气急，质稠色黄，或微恶风寒，舌苔黄腻，脉滑数者。

4. 款冬丸(《圣济总录》)

药物组成：款冬花、麻黄、生甘草、杏仁。

功能与主治：宣肺散寒，化痰止咳。适用于寒邪壅肺，咳嗽，语声不出。

5. 款花贝母散(《普济方》)

药物组成：款冬花、人参、姜半夏、知母、贝母、甜葶苈、御米壳、乌梅肉。

功能与主治：补肺化痰，止咳平喘。适用于肺气虚弱，喘嗽日久不止。

6. 款花汤(《疮疡经验全书》)

药物组成：款冬花、炙甘草、桔梗、薏苡仁。

功能与主治：宣肺排脓。适用于肺痈咳嗽，胸满振寒，脉数，咽干，大渴，时出浊唾腥臭，日久吐肺如米粥状者。

【成药例证】

1. 桔梗冬花片(《临床用药须知中药成方制剂卷》2020年版)

药物组成：桔梗、款冬花、远志、甘草。

功能与主治：止咳祛痰。用于痰浊阻肺所致的咳嗽痰多；支气管炎见上述证候者。

2. 止嗽青果丸(《临床用药须知中药成方制剂卷》2020年版)

药物组成：白果仁、麻黄、西青果、桑白皮、款冬花、半夏、苦杏仁、浙贝母、黄芩、甘草、石膏、紫苏叶、紫苏子、冰片。

功能与主治：宣肺化痰，止咳平喘。用于风寒束肺所致的咳嗽痰盛，胸膈满闷，气粗作喘，口燥咽干。

3. 川贝雪梨膏(《临床用药须知中药成方制剂卷》2020年版)

药物组成：梨清膏、川贝母、麦冬、百合、款冬花。

功能与主治：润肺止咳，生津利咽。用于阴虚肺热，咳嗽，喘促，口燥咽干。

【用法与用量】 5～10g。

【本草摘要】

1.《神农本草经》 “主咳逆上气，善喘，喉痹。”

2.《本经逢原》 “润肺消痰，止嗽定喘。”

3.《本经疏证》 “《千金》、《外台》凡治咳逆久嗽，并用紫菀、款冬者，十方而九。而其异在《千金》、《外台》亦约略可见，凡唾脓血失音者，及风寒水气盛者，多不甚用款冬，但用紫菀；款冬则每同温剂、补剂用者为多。”

【化学成分】 主要含黄酮类成分：芸香苷，金丝桃苷，槲皮素，山柰酚，槲皮素-3-阿拉伯糖苷，山柰酚-3-阿拉伯糖苷，山柰酚-3-葡萄糖苷等；萜类成分：款冬酮，款冬花素，款冬二醇等；生物碱类成分：款冬花碱，克氏千里光碱，千里光宁等；还含有机酸与挥发油等。

中国药典规定本品含款冬酮($C_{23}H_{34}O_5$)不得少于0.070%。

【药理毒理】 本品具有镇咳、祛痰、平喘、抗炎、收缩血管，升高血压、抗肿瘤、抗过敏、抗肺纤维化及消化系统等作用。

1. 镇咳、祛痰、平喘作用 款冬花水煎剂1.5g生药/kg、10g生药/kg能对抗组胺诱导的豚鼠离体气管痉挛。款冬花水提取物和30%、50%、70%、90%醇提取物5g生药/kg小鼠灌胃3天能不同程度地减少氨水引咳次数。款冬花水提物2.5、5.0g生药/kg小鼠灌胃4天能延长引起半数小鼠咳嗽所需的氨水雾化时间，并能增加小鼠气管段酚红排泌量。款冬花水煎剂1.6g/kg灌胃对碘液引咳的麻醉猫有镇咳祛痰作用。款冬花镇咳成分极性较大，易溶于水与乙醇，祛痰成分极性较小，水溶性较小[1]。

2. 抗炎作用 款冬花75%醇提物15g生药/kg小鼠灌胃3天能抑制二甲苯致小鼠耳肿和角叉菜胶所致小鼠足肿胀。款冬花水提60%、90%醇沉物2.5g生药/kg灌胃3天能抑制醋酸所致小鼠腹腔通透性增高，降低小鼠经氨水刺激后支气管灌洗液中的白细胞数目；体外100、300μg/ml能抑制LPS刺激的RAW264.7细胞释放NO。款冬花50、100mg/kg大鼠灌胃可对抗血小板活化因子或角叉菜胶引起的足跖肿胀。款冬花乙酸乙酯部位在不同浓度均可抑制活化的巨噬细胞释放NO，抑制TNF-α、IL-6表达和NF-κB、P-65的磷酸化，款冬花可能通过抑制胞浆内P-65的磷酸化，减少炎症抑制因子NO、TNF-α、IL-6生成，从而起到抗炎作用[2]。

3. 升高血压作用 款冬酮静脉注射对麻醉犬(0.02～0.3mg/kg)、猫(0.02～0.5mg/kg)和大鼠(0.4～4g/kg)有即刻升压作用，无快速耐受现象。清醒犬静脉注射款冬酮0.15mg/kg可使外周阻力增加，心搏出量增加、心率减慢，对失血性休克犬可增加外周阻力、心肌等容收缩速度和心输出量。款冬花醚提取物 0.32g 生药/kg 静脉注射可使清醒兔心率先增加后减慢，并伴有惊厥和呼吸停止。对麻醉猫、兔及犬静脉注射醚提取物 0.1g 生药/kg 均可加快心率，并伴有血压急剧升高而后下降，随血压的恢复心率也逐渐恢复正常。对失血性休克猫静脉注射醚提物 0.2g 生药/kg 可使血压升高。采用离体蛙或蟾蜍后肢血管及离体兔耳灌流试验表明，醇提取物有缩血管作用。

4. 消化系统作用 款冬花有抗腹泻、抗溃疡、利胆等作用。款冬花乙醇提取物 5、15g 生药/kg 灌胃 1 次能对抗蓖麻油和番泻叶引起的小鼠腹泻，还能抑制小鼠水浸应激、盐酸或吲哚美辛-乙醇所致胃溃疡。款冬二醇及 75%醇提液能对抗水浸应激性溃疡形成和盐酸性溃疡形成。款冬花 75%醇提物 3、10g 生药/kg 十二指肠给予麻醉大鼠能弱而持久的促进胆汁分泌。款冬花脂溶性成分能降低组胺对豚鼠离体回肠的收缩作用[3]。

5. 抗氧化作用 款冬花挥发性成分具有不同程度抗氧化能力，而且通过测定挥发性成分总多酚含量，说明挥发性成分抗氧化活性主要来自总多酚[4]。款冬花多糖对·OH 有很好的清除作用，对 O^{2-}·和 H_2O_2 也有一定的清除作用，且浓度与抑制率在一定浓度范围内呈量-效关系。说明款冬花多糖能清除自由基，阻断自由基链式反应，在一定浓度范围内能抑制自由基引起的氧化应激损伤[5]。

6. 抗肿瘤作用 款冬花多糖对小鼠肉瘤 S_{180} 及小鼠腹水型肝细胞癌 H_{22} 均有抑制作用，并对白血病小鼠生存期有明显影响，且药效呈剂量依赖[6]。款冬花多糖作用人非小细胞肺癌 A549 细胞系，随着药物浓度增加抑制率增强。款冬花多糖能上调抑癌基因 P53 的表达，下调癌基因 BCL-2 表达，从而诱发 A549 细胞凋亡[7]。

7. 抗过敏作用 款冬花提取物（B-5-6）对透明质酸酶的抑制率达 70.26%，具有抗过敏作用。豚鼠离体回肠收缩试验表明提取物 B-5-6，B-5-7 均有抗组胺引起的豚鼠离体回肠收缩作用，说明款冬花抗过敏作用并不是由某单一成分起作用[8]。

8. 抗肺纤维化作用 款冬花挥发油可改善肺纤维化大鼠肺功能指标并减少博来霉素所致肺纤维化大鼠细胞外基质成分含量升高[9]。

9. 其他作用 本品尚有抗血栓、抗血小板聚集等作用。款冬花 75%醇提液 3、10g 生药/kg 灌胃 3 天能延长电刺激致大鼠颈动脉的血栓形成时间，不影响大鼠凝血时间、凝血酶原时间和部分凝血活酶时间。款冬素在 150mmol/L NaCl 存在时，阻滞血小板活化因子与兔血小板膜受体的结合，LC_{50} 为 4μmol/L，在无 NaCl 或 10mmol/L $MgCl_2$ 存在时，LC_{50} 为 16μmol/L。款冬素在 20、40μmol/L 时，可使血小板活化因子诱导兔血小板聚集的 ED_{50} 从 0.12nmol/L 分别提高到 1.5、2.7nmol/L。

10. 毒理研究 款冬花水溶性部位和脂溶性部位短期低剂量给药毒性较小，但大剂量长期用药有肝毒性。款冬花中的肝毒性成分是吡咯里西啶生物碱，如千里光宁、肾形千里光碱，千里光非灵、全缘千里光碱等。肾形千里光碱、千里光宁的大鼠腹腔注射的 LD_{50} 分别为 220、85mg/kg。1 次腹腔注射千里光宁 1/5LD_{50} 剂量，就足以导致动物肝损伤；大鼠喂食含 32%款冬花的饲料 4 天，以后改为含 16%款冬花饲料饲养超过 380 天，2/3 大鼠肝脏产生血管内皮肉瘤；大鼠喂食 8%款冬花饲料饲养 600 天，1/10 大鼠肝脏发生血管内皮肉瘤，而喂食 4%款冬花饲料饲养 600 天的大鼠未发生肿瘤。肾形千里光碱 22mg/kg 给大鼠腹腔注射，每周 2 次，共 4 周，之后每周给药 1 次，共 52 周。发现 9/20 产生肝细胞腺瘤。肝脏毒性成分多是脂溶性，在水提取物中的含量很少，故水提取物毒性较小。1/4 和 1/8LD_{50}（按 60kg 的人计算，分别为临床最大剂量 15g/d 的 16 倍和 8 倍）的款冬花水煎液给小鼠灌胃 4 周，未见 ALT，AST 明显升高，镜下观察发现一定的病理改变，雌性动物肝脏病变较雄性动物略重，且伴有肝脏指数的增大，说明款冬花水煎液有一定的肝脏损伤。利用精密肝切片技术对款冬花水煎液及总生物碱进行肝脏毒性的研究表明，款冬花水煎液 0.005、0.05g/L 与肝切片体外共培养 24 小时后，能引起 ALT 升高，总生物碱 0.5g/L 与肝切片培养 6 小时后，可引起 LDH，ALT 漏出率增加，而 2.0g/L 组则表现为 GGT 漏出率增加及蛋白含量下降，表现出一定的肝脏毒性[10]。鉴于款冬花含有肝毒性吡咯里西啶生物碱，德国卫生行政部门规定此类生物碱每日内服不得超过 1μg，外用不得超过 100μg。遵照医嘱，日剂量 0.1～1μg 内服或 10～100μg 外用时，年使用期不得超过 6 周，妇女怀孕期和哺乳期不得服用。

【参考文献】 [1] 凌珊，易炳学，龚千锋，等. 生品和蜜炙款冬花不同提取物的镇咳祛痰作用. 中国实验方剂学杂志，2013，11：187-190.

[2] 王金凤，杨苏蓓，毛培江. 款冬花不同提取物对豚鼠离体回肠收缩作用的研究. 中国现代应用药学，2010（9）：781-784.

[3] 徐玲杰，李聪，张勉，等. 款冬花乙酸乙酯部位对炎症因子释放的影响. 中国药科大学学报，2011（1）：64-67.

[4] 何保江，屈展，曾世通，等. 款冬花和决明子中挥发性成

分及抗氧化性质研究．中国酿造，2014(1)：81-85.

[5] 刘彩红，王爱玲，李玉琴，等．款冬花多糖抗氧化能力测定．中国现代应用药学，2011，10：886-889.

[6] 余涛，宋道，赵鹏，等．款冬花多糖对荷瘤小鼠的抑瘤率及对白血病小鼠生存期的影响．中南药学，2014(2)：125-128.

[7] 罗强，李迎春，任鸿，等．款冬花多糖对肺腺癌 A_{549} 细胞生长及凋亡的影响．河北北方学院学报(自然科学版)，2013(4)：63-66.

[8]陈雪园，金祖汉，张如松，等．款冬花抗过敏作用的研究．中华中医药学刊，2013(4)：866-868.

[9] 滕云，杨斌，周积德，等．款冬花挥发油对肺纤维化大鼠肺功能及肺组羟脯氨酸含量的影响．中国临床研究，2012(7)：632-634.

[10] 回连强，高双荣，刘婷，等．款冬花及其总生物碱的肝脏毒性．中国实验方剂学杂志，2012(4)：238-241.

马兜铃

Madouling

本品为马兜铃科植物北马兜铃 *Aristolochia contorta* Bge.或马兜铃 *Aristolochia debilis* Sieb.et Zucc.的干燥成熟果实。主产于河北、山东、陕西。秋季果实由绿变黄时采收，干燥。以色黄绿、种子充实者为佳。

【炮制】 蜜马兜铃 取净马兜铃，搓碎。加炼蜜拌润，炒至不粘手。

【性味与归经】 苦、微寒。归肺、大肠经。

【功能与主治】 清肺降气，止咳平喘，清肠消痔。用于肺热咳喘，痰中带血，肠热痔血，痔疮肿痛。

【效用分析】 马兜铃味苦而性寒，归肺经，能清肃肺热、泄降肺气，又略有化痰作用。咳嗽痰喘属肺热者皆可用之。

肺与大肠相表里，马兜铃既入肺经，亦入大肠经，能清泄大肠实热，用治大肠壅热所致的痔疮、肿痛出血。

马兜铃苦寒泄降，亦可用于肝阳上亢头晕、面赤者。

【配伍应用】

1. 马兜铃配黄芩 马兜铃辛开苦寒泄降，善清肺热痰火，止咳平喘；黄芩苦寒燥湿，长于清泄肺火及上焦实热。两药伍用，相得益彰，可增强清肺热、化热痰之功，适用于肺热壅遏，宣降失司之咳嗽痰黄，质黏量多等。

2. 马兜铃配阿胶 马兜铃功在清肺降气；阿胶重在补肺益阴。两药配伍，阿胶针对阴虚，以治其本，又能止血，得马兜铃清肺热，降肺气，止咳平喘以治其标。适用于阴虚肺热，咳嗽喘急，痰中带血，共奏清金补肺之功。

3. 马兜铃配桑白皮 马兜铃苦寒泄降，善清肺热痰火，止咳平喘；桑白皮甘寒性降，专泻肺中水饮及痰火而平喘咳。两药配伍，相须为用，共奏清肺化痰，止咳平喘之功，适用于痰热壅肺，宣降失司之咳喘胸满，痰黄质黏等。

4. 马兜铃配地榆、槐花 马兜铃入大肠经能清泄大肠之热；地榆、槐花凉血止血，其性下行，善治下部血热出血证。三者配伍，清泄大肠实热，凉血止血之力增强，适用于大肠邪热壅滞，便血、痔血，痔疮肿痛。

【鉴别应用】

1. 生马兜铃与蜜马兜铃 二者为马兜铃的不同炮制品种。生马兜铃味苦性微寒，具有清肺降气，止咳平喘，清肠消痔的功能，可用于肺热咳嗽或喘逆，痔疮肿痛。肝阳上亢之头昏、头痛。蜜马兜铃能缓和苦寒之性，增强润肺止咳的功效；并可矫味，减少呕吐的副作用；多用于肺虚有热的咳嗽。

2. 马兜铃与枇杷叶 二者均能清肺降气化痰，止咳平喘，可治肺热咳嗽气喘。但马兜铃清火热之力强，又能清大肠积热，故治肺热咳嗽痰喘者尤宜，兼治痔疮肿痛。枇杷叶降气止咳效果佳，又兼化痰作用，又善降逆止呕，故多用于胃热呕逆及烦热口渴。

【方剂举隅】

1. 补肺阿胶散(《小儿药证直诀》)

药物组成：阿胶、杏仁、马兜铃、甘草、粳米、牛蒡子。

功能与主治：补肺清火。适用于肺虚久咳，喘促，久咳少痰，咽喉干燥，咳嗽痰中带血。

2. 补肺汤(《张氏医通》)

药物组成：黄芪、牛蒡子、阿胶、马兜铃、甘草、杏仁、桔梗、糯米。

功能与主治：益气养阴，清肺止咳。适用于气虚，痘毒乘肺，咳嗽不已。

3. 八仙汤(《圣济总录》)

药物组成：马兜铃、桑根白皮、桔梗、麻黄、白茯苓、柴胡、陈橘皮、杏仁。

功能与主治：宣肺化痰，止咳平喘。适用于久患气嗽，发则奔喘，坐卧不安，喉中气欲绝。

【成药例证】

1. 喘息灵胶囊(《中华人民共和国卫生部药品标准·中药成方制剂》)

药物组成：何首乌、甘草、马兜铃、五味子、知母、盐酸克仑特罗、马来酸氯苯那敏。

功能与主治：平喘、止咳、祛痰。用于急慢性支气管炎，支气管哮喘。

2. 润肺化痰丸（鸡鸣丸）（《中华人民共和国卫生部药品标准·中药成方制剂》）

药物组成：知母、阿胶、款冬花、五味子、马兜铃、麻黄、旋覆花、陈皮、甘草、桔梗、葶苈子、苦杏仁、清半夏、党参。

功能与主治：润肺止咳，化痰定喘。用于肺经燥热引起的咳嗽痰黏，痰中带血，气喘胸满，口燥咽干。

3. 胃福颗粒（《中华人民共和国卫生部药品标准·中药成方制剂》）

药物组成：白及、黄芪、蚕沙、延胡索、沉香、威灵仙、地榆、没药、陈皮、马兜铃、木香、马齿苋。

功能与主治：理气和胃，利膈开郁。用于治疗慢性胃炎，胃及十二指肠溃疡等。

【用法与用量】 3～9g。

【注意】

1. 本品含马兜铃酸，可引起肾脏损害等不良反应。儿童及老年人慎用，孕妇、婴幼儿及肾功能不全者禁用。

2. 用量不宜过大，以免引起呕吐。

【本草摘要】

1.《药性论》 “主肺气上急，坐息不得，咳逆连连不止。”

2.《本草经疏》 “马兜铃，入肺除热，而使气下降。咳嗽者，气升之病，气降除热，咳自平矣。痰结喘促，亦肺热病也，宜并主之。血痔瘘疮，无非血热，况痔病属大肠，大肠与肺自表里，清脏热则腑热亦清矣，故亦主之。”

3.《本草正义》 “宣肺之药，紫菀微温，兜铃微清，皆能疏通壅滞，止咳化痰，此二者，有一温一清之分，宜辨寒嗽热嗽，寒喘热喘主治。”

【化学成分】 主要含马兜铃酸类成分：马兜铃酸A～E，7-甲氧基-8-羟基马兜铃酸，青木香酸，7-羟基马兜铃酸，7-甲氧基马兜铃酸；生物碱类成分：木兰花碱，轮环藤酚碱；挥发油：马兜铃烯，1(10)-马兜铃烯，青木香酮，马兜铃酮，9-马兜铃酮等。

【药理毒理】 本品具有镇咳、平喘等药理作用，马兜铃酸具有明显的肾毒性。

1. 镇咳、平喘作用

马兜铃醇提物10g生药/kg小鼠灌胃，能抑制氨水喷雾引起的咳嗽，5g生药/kg灌胃对电刺激猫喉上神经引起的咳嗽有抑制作用。马兜铃水煎液1g/kg生药灌胃，能减轻卵清白蛋白致哮喘模型豚鼠肺组织的损害，使气管内膜脱落、细胞核缩小、胞浆内大量空泡及BALF液中细胞浸润减少。

2. 毒理研究 本品含有马兜铃醇提物小鼠灌胃的LD_{50}为22.02g/kg，马兜铃水煎剂30g生药/kg大鼠灌胃可导致非少尿性肾脏损伤。马兜铃酸(AA)是一种有肾毒性的化学成分，能损害肾小管，导致肾纤维化，严重时引起肾功能衰竭。铃还有致突变、致畸等毒性。肾毒性的作用机制十分复杂，AA可通过刺激HK-2细胞转分化，TGF-β_1的上调促进了ECM积聚，α-SMA、CTGF的表达量上调，通过转染激活细胞AQP11，可减缓AA对细胞毒性，下调TGF-β_1、α-SMA、CTGF的表达，这表明TGF-β_1表达异常与AQP11表达调控异常存在关系，AQP11表达调控异常可能是AAN的一个重要发病机制[1]。马兜铃酸能升高小鼠血清IL-1β和IL-18水平，NLRP3表达亦明显上调，且随剂量增大而升高，表明马兜铃酸介导的急性肾损伤可能与激活NLRP3炎性体-caspase-1-IL-β/IL-18轴有关，而抑制NLRP3的激活可能有助于减轻马兜铃酸肾病的发生与发展[2]。通过对HK-2细胞转染Basigin/CD147干扰质粒发现，在经过AA诱导后，Basigin/CD147 m RNA表达减少，证实Basigin/CD147与AA诱导的细胞损伤有关；而纤维化相关分子α-SMA、TGF-β_1表达的降低，进一步证实了Basigin/CD147调控能减轻AA诱导的HK-2细胞纤维化[3]。血管内皮细胞经不同浓度AA处理24小时后，随着AA浓度增加，呈亮蓝色强荧光的凋亡细胞也随之增加，说明AA可诱导血管内皮细胞发生凋亡。经不同浓度AA分别作用于血管内皮细胞24小时后，内皮细胞凋亡率呈浓度依赖方式增加，进一步说明AA可诱导血管内皮细胞发生凋亡。并进一步研究发现马兜铃酸通过抑制ERK1/2信号传导途径诱导血管内皮细胞凋亡，其可能在肾间质微血管病变发生发展中发挥一定作用[4]。此外，AA还有致癌、致突变作用。马兜铃酸Ⅰ(AAⅠ)和马兜铃内酰胺有促进肿瘤生长作用[5]。

【参考文献】 [1] 邢丽娜，池杨峰，王浩，等. 水通道蛋白11参与马兜铃酸损伤人肾小管上皮细胞的体外实验. 上海中医药大学学报，2014(3)：68-73.

[2] 朱铁锤. NLRP3在马兜铃酸致肾损伤小鼠肾脏组织中的表达及其意义. 吉林大学学报(医学版)，2013(5)：919-922.

[3] 池杨峰，彭文，王云满，等. Basigin/CD147参与马兜铃酸损伤人肾小管上皮细胞的体外实验. 上海中医药大学学报，2014(4)：74-78.

[4] 石红，冯江敏. 马兜铃酸通过ERK1/2信号传导途径诱导

人脐静脉血管内皮细胞凋亡. 基础医学与临床，2013(6)：744-748.

[5] 杨召聪，陆茵，顾亚琴，等. 马兜铃酸Ⅰ致癌作用及其与代谢酶关系的研究进展. 中药新药与临床药理，2014(6)：765-769.

枇杷叶
Pipaye

本品为蔷薇科植物枇杷 *Eriobotrya japonica*(Thunb.) Lindl.的干燥叶。主产于广东、浙江。全年均可采收，晒至七、八成干时，扎成小把，再晒干。切丝。以色灰绿者为佳。

【炮制】 **蜜枇杷叶** 取枇杷叶丝，加炼蜜拌润，炒至不粘手。

【性味与归经】 苦，微寒。归肺、胃经。

【功能与主治】 清肺止咳，降逆止呕。用于肺热咳嗽，气逆喘急，胃热呕逆，烦热口渴。

【效用分析】 枇杷叶苦微寒，性善清降，入肺可清其热，降其气，止咳平喘力佳，为治咳喘之要药。凡邪气壅肺，肺气不降之咳喘者，均可随证配伍用之，肺热或痰热咳嗽，咯痰黄稠，伴口苦咽干用之尤宜。蜜炙后，其性转平，功偏润肺止咳，宜用于肺热伤津或肺燥气逆所致的干咳少痰，质黏难咯，舌红少津。

枇杷叶苦寒，入胃经，长于清胃热，降胃气而止呕逆，故可用于胃热呕吐、呃哕，或伴烦热口渴。

总之，枇杷叶入肺、胃二经，以清降为能。正如《本草纲目》所云："枇杷叶治肺胃之病，大都取其下气之功耳。气下则火降痰顺，而逆者不逆，呕者不呕，渴者不渴，咳者不咳矣。"

【配伍应用】

1. 枇杷叶配半夏 枇杷叶性凉且润，善降肺气而止咳平喘，降胃气而止呕止呃；半夏辛散降逆，燥湿化痰，和胃止呕。两者同入肺、胃经，皆能肃降肺气及和胃降逆，配伍同用，有寒温并施、润燥相兼之妙，枇杷叶得半夏则润肺而无留痰之蔽，半夏得枇杷叶则燥湿而无劫阴之虑，可治咳喘日久，咯吐稀痰者，亦可治痰阻气逆，呕吐而见胃脘胀痛。

2. 枇杷叶配芦根 枇杷叶清胃热、降胃气；芦根清降胃热，更长于生津益胃。二药合用，共奏清胃生津，和胃降逆之功，适用于胃热津伤之消渴或热病、暑热的口渴不解，亦可用于胃热津伤，胃气不和之反胃呕吐。

3. 枇杷叶配黄芩 枇杷叶苦泄清降，功专清肺止咳，降逆止呕；黄芩苦寒降泄，尤善清肺火及上焦实热。两药配伍，相须为用，能增强清肺止咳之力，适用于肺热壅盛之咳嗽痰喘实证。

4. 枇杷叶配栀子 枇杷叶苦泄清降，功专清肺止咳，降逆止呕；栀子苦寒泄利，善清肺胃气分实热。两药伍用，清透并施，有清肺泄热、止咳平喘之功，适用于肺热咳喘，发热口渴者。

5. 枇杷叶配陈皮 枇杷叶苦泄清降，功专清肺止咳，降逆止呕；陈皮辛香通行，善疏理气机、调畅中焦而降逆止呕。两药相合，降逆止呕之力增强，适用于呕吐、呃逆者。

【鉴别应用】

1. 生枇杷叶与蜜枇杷叶 二者为枇杷叶的不同炮制品种。生枇杷叶长于清肺止咳，降逆止呕，多用于肺热咳嗽，气逆喘急，胃热呕哕或烦热口渴。蜜枇杷叶增强润肺止咳的作用，多用于肺燥咳嗽。

2. 枇杷叶与竹茹 二者均能清热化痰，降逆止呕，皆可治肺热咳嗽及胃热呕吐。但枇杷叶偏于清降肺气而止咳，且清胃热力强，主治肺热咳嗽，胃热呕逆等；竹茹偏于清肺化痰，除烦止呕，主治痰热咳嗽，胆火挟痰，惊悸不宁，心烦不眠，中风痰迷，舌强不语等。

【方剂举隅】

1. 清燥救肺汤(《医门法律》)

药物组成：桑叶、石膏、甘草、人参、胡麻仁、真阿胶、麦门冬、杏仁、枇杷叶。

功能与主治：清燥润肺，养阴益气。适用于温燥伤肺，气阴两伤证。身热头痛，干咳无痰，气逆而喘，咽喉干燥，鼻燥，心烦口渴，胸满协同，舌干少苔，脉虚大而数。

2. 枇杷膏(《验方新编》)

药物组成：枇杷叶、大梨、白蜜、大枣、建莲肉。

功能与主治：润肺清热，化痰止咳。适用于阴伤肺燥，干咳气急，咽痛音哑，痰中带血，形体羸弱。

3. 至圣散(《活幼新书》)

药物组成：枇杷叶、半夏。

功能与主治：和胃止呕。适用于胃气不和，老幼暴吐，服药不止。

4. 枇杷叶汤(《圣济总录》)

药物组成：枇杷叶、陈橘皮、甘草。

功能与主治：醒脾和胃，下气降逆。适用于中寒气逆而致哕逆不止，饮食不入。

5. 枇杷清肺饮(《外科大成》)

药物组成：枇杷叶、桑白皮、黄连、黄柏、人参、甘草。

功能与主治：清肺解毒。适用于肺热熏蒸，热毒郁于面部肌肤，颜面及胸背部发丘疹，周围色红，挑破挤压有白色粉状糊汁者。

【成药例证】

1. 复方枇杷止咳冲剂（《中华人民共和国卫生部药品标准·中药成方制剂》）

药物组成：川贝母、枇杷叶、桔梗、薄荷脑。

功能与主治：止咳祛痰。用于伤风咳嗽，支气管炎。

2. 蜜炼川贝枇杷膏（《临床用药须知中药成方制剂卷》2020年版）

药物组成：枇杷叶、水半夏、川贝母、杏仁、款冬花、北沙参、陈皮、桔梗、五味子、薄荷脑。

功能与主治：清热润肺，化痰止咳。用于肺燥咳嗽，痰黄而黏，胸闷，咽喉疼痛或痒，声音嘶哑。

3. 良园枇杷叶膏（《临床用药须知中药成方制剂卷》2020年版）

药物组成：枇杷叶、紫菀、杏仁、桔梗、陈皮、干芦根、甘草浸膏、盐酸麻黄碱。

功能与主治：清热化痰，宣肺止咳。用于外感风热，肺气失宣所致的感冒，症见发热，咳嗽，痰黄，气促。

4. 强力枇杷露（胶囊）（《临床用药须知中药成方制剂卷》2020年版）

药物组成：枇杷叶、罂粟壳、百部、桑白皮、白前、桔梗、薄荷脑。

功能与主治：清热化痰，敛肺止咳。用于痰热伤肺所致的咳嗽经久不愈，痰少而黄或干咳无痰；急、慢性支气管炎见上述证候者。

5. 息咳糖浆（《中华人民共和国卫生部药品标准·中药成方制剂》）

药物组成：枇杷叶、薄荷、百部、陈皮、麻黄、甘草、苦杏仁。

功能与主治：镇咳，祛寒。用于感冒及其他呼吸道感染引起的咳嗽、多痰气急等症。

【用法与用量】 6～10g。

【本草摘要】

1.《滇南本草》 “止咳嗽，消痰定喘，能断痰丝，化顽痰，散吼喘，止气促。”

2.《本草汇言》 “枇杷叶安胃气、润心肺、养肝肾之药也。沈孔庭曰：主呕哕，反胃而吐食不止，安胃气也；或气逆痰滞而咳嗽靡宁，润肺气也；或虚火烦灼而舌干口燥，养肾气也；或瘟疫、暑暍而热渴不解，凉心气也。能使五脏成调，六腑清畅。”

3.《重庆堂随笔》 “凡风温温热暑燥诸邪在肺者，皆可用以保柔金而肃治节，香而不燥，凡湿温疫疠毒之邪在胃者，皆可用以澄浊而廓中州。本草但云其下气治嗽，则伟绩未彰，故发明之。”

【化学成分】 主要含三萜类成分：熊果酸，齐墩果酸等；挥发油：橙花叔醇，金合欢花醇，芳樟醇等；有机酸类成分：酒石酸，柠檬酸，苹果酸，委陵菜酸，马斯里酸，野鸦椿酸等；还含倍半萜类及苦杏仁苷等。

中国药典规定本品含齐墩果酸（$C_{30}H_{48}O_3$）和熊果酸（$C_{30}H_{48}O_3$）的总量不得少于0.70%。

【药理毒理】 本品具有镇咳、祛痰、平喘、抗炎、抗氧化、抗肝损伤等药理作用。

1. 镇咳、祛痰、平喘作用 枇杷叶醇提取物20g生药/kg小鼠灌胃或腹腔注射均能延长氨水致咳小鼠的咳嗽潜伏期，减少咳嗽次数，还可增加小鼠支气管酚红的排泌量。枇杷叶醇提取物乙酸乙酯萃取部分0.435mg/kg和正丁醇萃取部分1.515mg/kg豚鼠灌胃对枸橼酸喷雾引起的豚鼠咳嗽有止咳作用。枇杷叶二氯甲烷、乙酸乙酯提取部位75mg/kg小鼠灌胃、105mg/kg豚鼠灌胃，均能延长二氧化硫、枸橼酸喷雾引起的动物咳嗽潜伏期，减少咳嗽次数。枇杷叶三萜酸75、225、675mg/kg小鼠灌胃，45、135、405mg/kg豚鼠灌胃，除咳延长动物咳嗽潜伏期、减少咳嗽次数外，并可增加小鼠气道酚红排泄量，及延长组胺和氯化乙酰胆碱混合液引起的豚鼠喘息潜伏期，对抗组胺引起的支气管收缩，增加离体豚鼠支气管肺泡灌流量[1]。

2. 抗炎作用 枇杷叶醇提取物中的乙酸乙酯萃取部分0.435mg/kg、正丁醇萃取部分1.515mg/kg、二氯甲烷提取部位105mg/kg、乙酸乙酯提取部位105mg/kg小鼠灌胃3天能对抗二甲苯引起的鼠耳肿胀。枇杷叶三萜酸75、225、675mg/kg小鼠灌胃，50、150、450mg/kg大鼠灌胃对二甲苯诱导的鼠耳肿胀和冰醋酸引起的小鼠腹腔毛细血管渗出有抑制作用；可减轻角叉菜胶诱导的大鼠足肿胀，抑制大鼠棉球肉芽肿。

3. 抗氧化作用 枇杷、老叶、新叶、花、花蕾、花梗各部位均呈现出不同的抗氧化活性，黄酮类、酚酸类成分为其抗氧化活性的重要成分[2]。枇杷总黄酮对猪油有一定的抗氧化效果，能够有效延长猪油氧化的诱导期，降低油脂POV值[3]；还能协同抗坏血酸（VC）的抗氧化作用；并表现出较好的清除DPPH自由基、ABTS自由基的能力。

4. 抗急性肝损伤作用 枇杷叶总黄酮能显著降低肝损伤小鼠血清ALT、AST水平和肝组织MDA含量，提高肝组织SOD、GSH、GSH-Px含量。枇杷叶总黄酮对CCl_4诱导的小鼠急性肝损伤有很好的保护作用，保肝机制可能与提高机体抗氧化酶活力，清除自由基，抑制脂质过氧化有关[4]。

5. 其他作用　枇杷叶紫珠苯乙醇苷能拮抗东莨菪碱所致的记忆获得障碍，提高正常小鼠学习、记忆能力，改善亚硝酸钠引起小鼠记忆巩固障碍[5]。枇杷叶三萜酸75、225、675mg/kg 灌胃能对抗环磷酰胺诱导的免疫低下小鼠碳廓清指数和吞噬指数降低，提高血清 IgM 和 IgG，促进脾细胞溶血素生成；增强环磷酰胺引起的免疫功能低下小鼠的 DTH 反应。

【参考文献】［1］叶广亿，李书渊，陈艳芬，等．枇杷叶不同提取物的止咳化痰平喘作用比较研究．中药药理与临床，2013，29(2)：100-102．

［2］吴媛琳，赵昕，张凯煜，等．枇杷不同部位主要有效成分含量及抗氧化活性比较．西北林学院学报，2015(1)：196-201．

［3］付晓丹，汤春丰，刘壤莲，等．枇杷叶黄酮提取物的抗氧化作用研究．食品工业科技，2015(1)：135-139．

［4］梁树才，李先佳．枇杷叶总黄酮对小鼠急性肝损伤的保护作用．中医临床研究，2014，17(6)：4-7．

［5］林朝展，陈德金，宁娱，等．枇杷叶紫珠苯乙醇苷对学习记忆功能障碍的影响．中药药理与临床，2013(1)：72-74．

桑白皮

Sangbaipi

本品为桑科植物桑 *Morus alba* L.的干燥根皮。全国大部分地区均产。秋末叶落时至次春发芽前采挖根部，刮去黄棕色粗皮，纵向剖开，剥取根皮，晒干。切丝。以色白、皮厚、质柔韧、粉性足者为佳。

【炮制】　**蜜桑白皮**　取桑白皮丝，加炼蜜拌润，炒至不粘手。

【性味与归经】　甘，寒。归肺经。

【功能与主治】　泻肺平喘，利水消肿。用于肺热喘咳，水肿胀满尿少，面目肌肤浮肿。

【效用分析】　桑白皮甘寒，性降，主入肺经，能清泻肺火及肺中水饮之邪，以清肺热、平喘咳为专长，古有“泻肺之有余，非桑白皮不可”之说。肺主气，宜清肃下降，肺热郁结，则气逆不降而为咳喘，故肺有实热痰黄咳喘者，可用本品清泻肺热，化饮平喘。

桑白皮甘寒之性，能清肃肺气，通调水道，为治水气浮肿之常用药。若肺气壅闭，水道不行之水肿实证，症见小便不利，面目浮肿之水饮停肺，胀满喘息，可以此泻肺散邪，行水消肿。

【配伍应用】

1. 桑白皮配地骨皮　桑白皮入气分，重在泻肺热而平喘；地骨皮功能清泄肺热，凉血退蒸。两药伍用，共奏清泄肺热，止咳平喘之功，清肺热而不伤阴，护阴液而不恋邪，适用于肺热咳喘，痰多稠黏，身热口渴者；亦治阴虚火旺，咳喘兼心烦，手足心热。

2. 桑白皮配茯苓皮　桑白皮甘寒，长于泻肺平喘，利水消肿；茯苓皮甘淡平，长于利水渗湿消肿。两药相合，利水消肿之力增强，适用于水肿、小便不利等。

【鉴别应用】　**桑白皮与车前子**　二者均甘寒，归肺经，功能清肺化痰，利水消肿，治肺热咳嗽、水肿、小便不利等。但桑白皮泻肺平喘，利水消肿，偏于利水之上源，常用于肺热痰喘及头面浮肿之风水证。车前子性滑利，偏于利水之下窍，多用于湿热下注膀胱之小便不利、淋沥涩痛等。

【方剂举隅】

1. 泻白散（《小儿药证直诀》）

药物组成：地骨皮、桑白皮、炙甘草。

功能与主治：清泄肺热，止咳平喘。适用于肺热喘咳证。气喘，咳嗽，皮肤蒸热，日晡尤甚，舌红苔黄，脉细数。

2. 补肺汤（《云岐子保命集》）

药物组成：桑白皮、熟地黄、人参、紫菀、黄芪、五味子。

功能与主治：滋阴润肺，补益肺气。适用于肺肾阴虚，日晡潮热，咳嗽痰多，气逆作喘，自汗盗汗；虚劳，短气自汗，易于感冒，时寒时热，舌质淡，脉沉无力。

3. 五皮饮（《中藏经》）

药物组成：生姜皮、桑白皮、陈橘皮、大腹皮、茯苓皮。

功能与主治：行气利水消肿。适用于水湿内停，外溢肌肤，头面四肢悉肿，按之凹陷，气喘胸闷，小便短少。

4. 加味泻白散（《外科证治全书》）

药物组成：桑白皮、地骨皮、生甘草、桔梗、辛夷、黄芩、陈皮、木通。

功能与主治：宣肺清热。适用于鼻痔，气息不通，香臭莫辨，或臭不可近，痛不可止。

【成药例证】

1. 泻白糖浆（《中华人民共和国卫生部药品标准·中药成方制剂》）

药物组成：石膏、桑白皮、瓜蒌子、葶苈子、麻黄、甘草、前胡、紫菀、款冬花、川贝母、苦杏仁、薄荷脑、紫苏叶油。

功能与主治：宣肺解热，化痰止咳。用于伤风咳嗽，痰多胸满，口渴舌干，鼻塞不通。

2. 射麻口服液（《临床用药须知中药成方制剂卷》2020年版）

药物组成：麻黄、射干、苦杏仁、桑白皮、白前、石膏、胆南星、黄芩、莱菔子、五味子。

功能与主治：清肺化痰，止咳平喘。用于痰热壅肺所致的咳嗽、痰多稠黏、胸闷憋气、气促作喘、喉中痰鸣、发热或不发热、舌苔黄或黄白，或舌质红、脉弦滑或滑数。

3. 止嗽青果丸（口服液）（《临床用药须知中药成方制剂卷》2020年版）

药物组成：麻黄、紫苏叶、黄芩、桑白皮、浙贝母、石膏、制半夏、苦杏仁、紫苏子、款冬花、西青果、白果仁、冰片、甘草。

功能与主治：宣肺化痰、止咳平喘。用于风寒束肺所致的咳嗽痰盛，胸膈满闷，气促作喘，口燥咽干。

4. 百咳静糖浆（《临床用药须知中药成方制剂卷》2020年版）

药物组成：黄芩、陈皮、桑白皮、瓜蒌仁、清半夏、炒天南星、麻黄、苦杏仁、紫苏子、桔梗、前胡、葶苈子、黄柏、百部、麦冬、甘草。

功能与主治：清热化痰，止咳平喘。用于外感风热所致咳嗽，咯痰；感冒，急慢性支气管炎，百日咳见上述证候者。

5. 羚羊清肺颗粒（丸）（《临床用药须知中药成方制剂卷》2020年版）

药物组成：羚羊角粉、黄芩、桑白皮、熟大黄、栀子、牡丹皮、大青叶、板蓝根、金银花、苦杏仁、桔梗、陈皮、浙贝母、金果榄、薄荷、枇杷叶、前胡、地黄、玄参、石斛、天冬、麦冬、天花粉、甘草。

功能与主治：清肺利咽，清瘟止嗽。用于感受时邪，肺胃热盛所致的身热头晕，四肢酸懒，咳嗽痰多，咽喉肿痛，鼻衄咳血，口舌干燥。

【用法与用量】 6～12g。

【本草摘要】

1.《名医别录》 “去肺中水气，唾血，热渴，水肿腹胀，利水道。”

2.《药性论》 “治肺气喘满，水气浮肿，主伤绝，利水道，消水气，虚劳客热，头痛，内补不足。”

3.《本草纲目》 “桑白皮，长于利小水，及实则泻其子也。故肺中有水气及肺火有余者宜之。”

【化学成分】 主要含黄酮类成分：桑根皮素，环桑根皮素，桑酮，桑素，桑色烯，环桑素，环桑色烯，环桑色醇，桑苷A～D，摩查尔酮A，桑根酮等；香豆素类成分：伞形花内酯，东莨菪素，东莨菪内酯等；还含多糖、鞣质、挥发油等。

【药理毒理】 本品具有祛痰、镇咳、平喘、抗炎、镇痛、利尿、降血糖等药理作用。

1. 祛痰、镇咳、平端作用 桑白皮多种提取物和成分有不同程度的镇咳、祛痰、平喘作用。生、蜜炙桑白皮水提液3.0g生药/kg豚鼠灌胃1次能抑制SO_2引起的咳嗽；桑白皮丙酮提取物3.0g生药/kg小鼠灌胃能抑制氨水引起的咳嗽反应，抑制乙酰胆碱引起的豚鼠痉挛性哮喘；1.5、3.0g生药/kg可增加小鼠支气管酚红排出量。桑白皮三氯甲烷提取物2.86g生药/kg能延长小鼠的咳嗽潜伏期，并有镇咳作用。桑白皮醇提取物3.0g生药/kg豚鼠灌胃3天能抑制LTD_4+组胺引起的全肺呼吸道微血管渗出和气管水肿，对LTD_4组胺引起的豚鼠气道痉挛性收缩也有改善作用。体外0.01g/ml能抑制组胺引起的离体豚鼠气管条收缩。从桑白皮中提取的桑白皮苷灌胃1次，80、160mg/kg能延长氨水致小鼠咳嗽的潜伏期，减少咳嗽次数；20、40、80mg/kg能减少SO_2引咳小鼠的咳嗽次数；100、200mg/kg能减少枸橼酸引咳豚鼠的咳嗽次数，延长组胺引喘潜伏期。桑白皮水提物可对抗由卵清蛋白及气溶胶过敏原引起的小鼠哮喘反应，推测其平喘机制是通过提高T淋巴细胞亚群$CD4^+$、$CD25^+$、Foxp+的比例，从而降低Th2相关炎性反应因子IL-4、IL-5和IL-13的表达而起作用的[1]。桑白皮水提物能减低模型小鼠肺泡灌洗液中的白细胞、炎症因子含量，提高SOD水平；降低肺组织中MAPK和NF-κB蛋白水平，提示桑白皮水提液可能是通过调节MAPK/NF-κB信号来达到抗急性肺损伤的[2, 3]。桑白皮30%乙醇组分能增加小鼠气管酚红排泌量，并可明显延长豚鼠哮喘反应潜伏期，对组胺致豚鼠气管平滑肌痉挛有松弛作用，脂肪油组分也有止咳、平喘作用[4]。其平喘作用可能与抗氧化、抗炎、调节免疫有关[5]。

2. 抗炎、镇痛作用 桑白皮水提物灌胃能抑制二甲苯致鼠耳肿胀，黄酮提取物可抑制蛋清致大鼠足肿胀、二甲苯致鼠耳肿胀、5-羟色胺致小鼠足肿胀、组胺致小鼠皮肤血管通透性增高，并能延长4-氨基吡啶致小鼠舔体潜伏期，减少舔体次数，具有抗炎作用[6, 7]。桑白皮提取物通过抑制肥大细胞活化、脱颗粒和组胺释放[8, 9]。桑白皮黄酮类化合物能抑制大鼠血小板花生四烯酸代谢，黄酮类成分cudraflavone B能抑制COX-2活性。桑色素也有抗炎作用，此作用与抑制巨噬细胞活性、抑制NO、TNF-α、IL-12表达有关。桑白皮水提物灌胃能抑制乙酸致小鼠痛反应，醇提物15g生药/kg灌胃能延长小鼠热痛刺激甩尾反应潜伏期。

3. 利尿作用　除和未除粗皮的桑白皮水煎剂8.4g/kg 灌胃均能增加家兔尿量。生桑白皮水提液 0.3、1.0、3.0g 生药/kg 灌胃能增加大鼠尿量。桑白皮醇提物的乙酸乙酯萃取部位 46、92g/kg 灌胃 6 小时能增加新西兰兔尿量。桑白皮 30%乙醇组分和脂肪油组分是桑白皮发挥利尿作用的有效部位[10]。

4. 降血糖作用　桑白皮水提取液、水提醇沉液 2g 生药/kg 灌胃 30 天可降低链脲佐菌素致糖尿病大鼠血糖。桑白皮提取物(黄酮含量 30%) 1.875g 生药/kg 灌胃 8 周能降低四氧嘧啶糖尿病大鼠血清糖化血红蛋白。桑白皮生物碱与绿茶茶多酚联合使用，能够显著降低糖尿病模型小鼠的血糖水平，抑制α-糖苷酶活性[11]。桑白皮提取物体外能增加人肝癌细胞株($HepG_2$)的葡萄糖消耗量，并能协同胰岛素的作用。桑白皮 30%乙醇组分和脂肪油组分是其降糖作用的有效部位[12]，可显著抑制餐后血糖的升高，而当它与葛根黄酮联用时，这种降糖作用显著增强[13]。并能促进 $HepG_2$ 模型细胞对葡萄糖的摄取，降低糖尿病小鼠血糖(FBG)、总胆固醇(TC)、甘油三酯(TG)；降低糖尿病小鼠 FINS、HOMA-IR。其作用机理是通过增强胰岛素敏感性，改善胰岛素抵抗，促进胰岛素刺激的葡萄糖转运和提高胰岛素与受体的结合率而实现的[14]。桑白皮总黄酮可以降低糖尿病大鼠的血糖和甘油三酯水平，增加其肝糖原含量。其作用机制可能与促进肝脏葡萄糖代谢和保护胰岛 B 细胞有关[15]。

5. 其他作用　此外桑白皮还有免疫调节、抗肿瘤、降压作用。桑白皮挥发油 12.5mg/kg 灌胃 3 天能促进正常小鼠淋巴细胞转化增殖，对抗 CY 引起的抑制效应。桑白皮提取物含药血清体外能抑制 $HepG_2$ 增殖、迁移、转移，抑制 MMP-9 表达及 mRNA 的表达水平[16]。桑白皮醇提物 6g 生药/kg 麻醉犬和 5g 生药/kg 麻醉兔十二指肠给药均有降压作用。桑白皮醇提物 20g 生药/kg 实验性肾型高血压大鼠灌胃能降低血压。桑白皮乙酸乙酯提取物对血管有显著非内皮依赖性的舒张作用，可能与其直接抑制电压依从性钙通道、受体操纵性钙通道、电压依赖性钾通道、钙激活钾通道、ATP 敏感性钾通道，减少细胞内钙释放等机制相关[17]。

6. 毒理研究　桑白皮口服毒性较小。桑白皮未除粗皮、除粗皮水煎剂小鼠腹腔注射 LD_{50} 分别为 10.33、8.39g/kg。桑白皮醇提物 200g 生药/kg 给小鼠、100g 生药/kg 给大鼠，50、100g 生药/kg 给犬灌胃 24 小时均未见异常的不良反应。20g 生药/kg 犬连续灌胃 30 天对心电图、红细胞总数、白细胞总数及分类以及全血非蛋白氮含量等均未见不良影响。

【参考文献】［1］景王慧，吴文进，燕茹，等. 归肺经中药桑白皮的化学、药理与药代动力学研究进展. 世界中医药，2014(1)：109-112，116.

［2］张天柱，姚金福，赵雷，等. 桑白皮水提液对脂多糖诱导小鼠急性肺损伤的保护作用研究. 时珍国医国药，2015(3)：577-579.

［3］秦向征，李良昌，延光海，等. 桑白皮水提取物对哮喘模型小鼠支气管肺泡灌洗液中炎性细胞的影响. 延边大学医学学报，2011(2)：93-95.

［4］王小兰，赫金丽，张国顺，等. 桑白皮水煎液及化学拆分组分止咳祛痰平喘作用研究. 世界科学技术-中医药现代化，2014(9)：1951-1956.

［5］隋在云，王爱洁，李群. 生品和蜜炙桑白皮对哮喘大鼠血清 NO，LPO，IL-4 和 IFN-γ 的影响. 中国实验方剂学杂志，2015(7)：95-98.

［6］崔珏，李超，姜中生. 桑白皮总黄酮的抗氧化与镇痛活性研究. 食品科学，2011，32(23)：281-284.

［7］Chen YC，Tien YJ，Chen CH，et al. Morus alba and active compound oxyresveratrol exert anti-inflammatory activity via inhibition of leukocyte migration involving MEK/ERK signaling. BMC Complement AlternMED，2013. doi：10. 1186/ 1472-6882/13/45.

［8］马江. 桑白皮提取物对肥大细胞活化影响. 延边大学硕士研究生学位论文，2014.

［9］李良昌，秦向征，延光海，等. 桑白皮水提取物的抗过敏作用. 延边大学医学学报，2011(2)：103-105.

［10］郑晓珂，李玲玲，曾梦楠，等. 桑白皮水煎液及各化学拆分组分利尿作用研究. 世界科学技术-中医药现代化，2014(9)：1946-1950.

［11］耿鹏，石倩，杨洋，等. 桑白皮生物碱与绿茶茶多酚的联合降糖作用. 南开大学学报：自然科学版，2011，4(3)：76-79.

［12］郑晓珂，袁培培，克迎迎，等. 桑白皮水煎液及化学拆分组分降糖作用研究. 世界科学技术-中医药现代化，2014(9)：1957-1967.

［13］肖冰心，王倩，樊利青，等. 葛根黄酮提高桑白皮降糖活性及其机制研究. 中国实验方剂学杂志，2013(3)：179-183.

［14］赵文杰. 桑白皮提取物对胰岛素抵抗实验模型的降糖作用. 吉林农业大学硕士研究生学位论文，2012.

［15］周锋，董志，李晶. 桑白皮总黄酮抗糖尿病作用的初步研究. 激光杂志，2010(5)：93-94.

［16］余丽芳，饶智国，章必成，等. 桑白皮提取物对 $HepG_2$ 细胞增殖和迁移的抑制作用. 华南国防医学杂志，2014(11)：1057-1060.

[17] 汝海龙，林国华，沈礼．桑白皮乙酸乙酯提取物的舒血管作用及其机制初探．基础医学，2012，32(5)：321-324．

葶苈子

Tinglizi

本品为十字花科植物播娘蒿 *Descurainia sophia*(L.) Webb.ex Prantl.或独行菜 *Lepidium apetalum* Willd.的干燥成熟种子。前者习称“南葶苈子”，后者习称“北葶苈子”。主产于河北、辽宁、内蒙古、江苏、安徽。夏季果实成熟时采割植株，晒干，搓出种子，除去杂质。用时捣碎。以粒充实、棕色者为佳。

【炮制】 **炒葶苈子** 取净葶苈子，炒至有爆声，棕黄色。

【性味与归经】 辛、苦，大寒。归肺、膀胱经。

【功能与主治】 泻肺平喘，行水消肿。用于痰涎壅肺，喘咳痰多，胸胁胀满，不得平卧，胸腹水肿，小便不利。

【效用分析】 葶苈子辛散苦降，性寒清热，专泻肺中水饮及痰火，而有泻肺、消痰、平喘作用，适用于痰涎壅盛，肃降失司，咳喘胸闷而不得卧者。

肺为水之上源，肺气壅塞则气化失司，水道不通而水肿胀满，葶苈子性大寒，苦寒泄降，能泻肺气之壅闭，而通调水道，利水消肿。用于饮邪内结，肺气闭塞，水气不化所致的腹水水肿、胸胁积水、小便不利，使水湿之邪从下焦而解。因苦泄之力较峻烈，一般宜用于正气尚实者，对肺虚喘促，脾虚肿满等证则非所宜。

【配伍应用】

1. 葶苈子配麻黄 葶苈子辛散开泄，苦寒沉降，功专泻肺气而平喘咳；麻黄辛温发散，轻扬宣泄，善于宣肺气止咳平喘。二药合用，同入肺经，辛开苦降，寒热互制，宣降得宜，则肺气通利，咳喘可平，适用于风寒外束，肺气郁闭之喘咳以及痰热壅肺所致的喘咳。

2. 葶苈子配防己 葶苈子与防己均苦辛而寒，利水消肿。然葶苈子长于泻肺平喘，行水消肿；防己长于利下焦湿邪。二药合用，上下二焦同治，共奏清泻肺热，开上源，利下窍，行水消肿之功，适用于痰湿水饮证，症见咳喘胸闷痰多，水肿尿少。

3. 葶苈子配大枣 葶苈子入肺经，辛散苦降，有泻肺平喘，利水消肿之功；大枣甘缓补中，能培补脾胃，顾护中气，与葶苈子合用，既能以甘缓和葶苈子峻猛之性，使泻肺而不伤正；又可培土利水，澄源截流，佐葶苈子利水消肿。二药合用，一峻一缓，一补一泻，以缓制峻，以补助泻，共奏泻痰行水，下气平喘之功，可用于痰涎壅盛，咳喘胸满，肺气闭阻，喉中痰声辘辘，甚则咳逆上气不得卧，面目浮肿，小便不利等症。

4. 葶苈子配大黄 葶苈子辛苦大寒，功可泻肺平喘，利水消肿；大黄苦寒泄降，既能泻下通便，又善导湿热外出。二者配用，既增强苦寒降泻之力，攻逐痰浊，清泻肺热平咳喘，又前后分消二便，导湿热之邪，适用于肺热喘嗽而内热较甚或兼大便秘结之证，或结胸、胸水及腹水肿满。

5. 葶苈子配苦杏仁 葶苈子泻肺清热平喘咳；苦杏仁降肺气之中兼宣肺之功。两者合用，平咳喘作用增强；另葶苈子泻肺行水，苦杏仁宣降肺气。两药合伍，则水道通调，水肿可消，适用于痰涎壅盛之咳嗽气喘及水肿腹水。

【鉴别应用】 **葶苈子与桑白皮** 二药均能泻肺平喘，利水消肿，治疗肺热及肺中水气、痰饮咳喘、水肿等常相须为用。葶苈子力峻，重在泻肺中痰涎水气，邪盛喘满而不得卧者尤宜；因有较强的利水作用，又可治疗鼓胀、胸腹积水诸证。桑白皮甘寒，药性较缓，长于清肺热，降肺火，多用于肺热咳嗽、痰黄及皮肤水肿等症。

【方剂举隅】

1. 葶苈大枣泻肺汤(《金匮要略》)

药物组成：葶苈子、大枣。

功能与主治：泻肺行水，下气平喘。适用于痰水壅实之咳喘胸满。

2. 己椒苈黄丸(《金匮要略》)

药物组成：防己、椒目、葶苈子、大黄。

功能与主治：攻逐水饮。适用于水饮停积，走于肠道，辘辘有声，腹满腹秘，口干舌燥，脉象沉弦。

3. 大陷胸丸(《伤寒论》)

药物组成：大黄、葶苈子、芒硝、杏仁。

功能与主治：泻热逐水。适用于水热互结于胸脘之结胸证，胸中硬满而痛，颈项如柔痉状，大便不通，脉象沉实。

4. 必效散(《仁斋直指方论》)

药物组成：葶苈子、龙胆草、山栀仁、山茵陈、黄芩。

功能与主治：清热除湿，利胆退黄。适用于肝胆湿热黄疸。

5. 华盖散(《圣济总录》)

药物组成：甜葶苈、桑根白皮、茯苓、大黄。

功能与主治：泻肺消痈。适用于肺痈，咳嗽气喘，胸膈满闷，口干烦热及吐血。

【成药例证】

1. 葶贝胶囊(《临床用药须知中药成方制剂卷》2020年版)

药物组成：北葶苈子、川贝母、石膏、瓜蒌皮、黄芩、鱼腥草、麻黄、苦杏仁、白果、蛤蚧、旋覆花、赭石、桔梗、甘草。

功能与主治：清肺化痰，止咳平喘。用于痰热壅肺所致的咳嗽、咯痰、喘息、胸闷，苔黄或黄腻，慢性支气管炎急性发作见上述证候者。

2. 润肺化痰丸(鸡鸣丸)(《中华人民共和国卫生部药品标准·中药成方制剂》)

药物组成：知母、阿胶、款冬花、五味子、马兜铃、麻黄、旋覆花、陈皮、甘草、桔梗、葶苈子、苦杏仁、清半夏、党参。

功能与主治：润肺止嗽，化痰定喘。用于肺经燥热引起的咳嗽痰黏，痰中带血，气喘胸满，口燥咽干。

3. 降气定喘丸(《临床用药须知中药成方制剂卷》2020年版)

药物组成：麻黄、葶苈子、桑白皮、紫苏子、白芥子、陈皮。

功能与主治：降气定喘，祛痰止咳。用于痰浊阻肺所致的咳嗽痰多，气逆喘促；慢性支气管炎、支气管哮喘见上述证候者。

4. 葶苈降血脂片(《临床用药须知中药成方制剂卷》2020年版)

药物组成：葶苈子、茵陈、泽泻、山楂、黄芩、大黄、木香。

功能与主治：宣通导滞，消痰渗湿。用于痰湿阻滞所致的眩晕，症见头晕目眩、四肢沉重、肢麻、胸闷、便秘、苔黄或白腻；高脂血症见上述证候者。

5. 清热镇咳糖浆(《临床用药须知中药成方制剂卷》2020年版)

药物组成：葶苈子、矮地茶、鱼腥草、荆芥、知母、前胡、板栗壳、海浮石。

功能与主治：清热镇咳祛痰。用于痰热蕴肺所致的咳嗽痰黄；感冒、咽炎见上述证候者。

【用法与用量】 3～10g，包煎。

【本草摘要】

1.《神农本草经》 “主积聚结气，饮食寒热，破坚逐邪，通利水道。”

2.《名医别录》 “下膀胱水，伏留热气，皮间邪水上出，面目浮肿。身暴中风热痱痒，利小腹。”

3.《开宝本草》 “疗肺痈上气咳嗽，定喘促，除胸中痰饮。”

【化学成分】 主要含黄酮类成分：槲皮素-3-*O*-β-D-葡萄糖-7-*O*-β-D-龙胆双糖苷，槲皮素等；挥发油：芥子油，异硫氰酸苄酯，异硫氰酸烯丙酯，二烯丙基二硫化物等；脂肪酸类成分：亚油酸，亚麻酸，油酸，棕榈酸，硬脂酸及芥酸等；还含生物碱等。

中国药典规定南葶苈子含槲皮素-3-*O*-β-D-葡萄糖-7-*O*-β-D-龙胆双糖苷($C_{33}H_{40}O_{22}$)不得少于0.075%，炒南葶苈子不得少于0.080%。

【药理毒理】 本品具有镇咳、平喘、利尿、抗CHF、抗肿瘤等作用。

1. 镇咳、平喘作用 采用氨水引咳法、气管酚红排泌法、组胺与乙酰胆碱致喘法、离体气管法观察葶苈子及其化学拆分组分的止咳、祛痰、平喘作用，结果水煎液能显著减少小鼠的咳嗽次数，增加呼吸道的酚红排泌量，延长豚鼠哮喘潜伏期，有效部位为20%乙醇组分、脂肪油及水溶性部分[1]。葶苈子中的芥子苷是镇咳有效成分，炒葶苈子中芥子苷的含量是生品的1.77倍，故炒葶苈子镇咳效果好。80μg/ml南葶苈子总黄酮对血小板活化因子(PAF)诱导的大鼠气道平滑肌细胞增殖有抑制作用，可抑制气道平滑肌细胞增殖，对哮喘气道重塑的发生起到防治作用[2]。

2. 利尿、抗CHF作用 采用大鼠腹主动脉缩窄法造CHF模型，8周后给予葶苈子水煎液连续4周，测量6小时内大鼠尿量，结果显示用药后2小时利尿作用最强，且葶苈子中、高剂量还能增加CHF大鼠尿中Na^+、Cl^-的排出。另外，葶苈子高剂量还能减少CHF大鼠尿液K^+的排出[3]。对于异丙肾上腺素诱发的小鼠心室重构、L-甲状腺素诱发的大鼠实验性心室重构，葶苈子水提液连续灌胃，可降低心脏指数和心肌血管紧张素Ⅱ、血浆中醛固酮及心肌羟脯氨酸水平，能明显抑制模型动物的心室肥厚，作用机制可能与抑制交感神经系统的兴奋性，以及抑制AngⅡ、ALD等神经内分泌因子激活有关[4]。

3. 其他作用 葶苈子黄酮0.1、0.2、0.4、0.8g/L能抑制血小板激活因子诱导的家兔中性粒细胞和血小板聚集，葶苈子黄酮0.04、0.08、0.16、0.32g/L能抑制血小板激活因子诱导的家兔中性粒细胞和血小板黏附。葶苈子中的苄基芥子油对酵母菌等20种真菌及其他数十种菌株有抗菌作用。

葶苈子对S_{180}和肝癌H_{22}移植瘤，有一定的抑瘤作用，与环磷酰胺或顺铂合用，有增效作用，并能明显降低不良反应，增加荷瘤小鼠的平均体重，延长荷瘤小鼠的平均生存时间[5, 6]。

4. 毒理作用 葶苈子生品有一定的毒性和刺激性，毒性刺激性成分是芥子油。炒葶苈子芥子油含最降低，刺激性和毒性减少。猫吸入葶苈子雾化气在 200mg/m^2 浓度下 15 分钟未见有任何中毒表现，小鼠能耐受 1.0mg/m^2 的浓度，但浓度较高或时间较长时，可引起动物急性肺水肿。葶苈子毒性反应症状与强心苷相似，其半数致死量为 2.125g 生药/kg。葶苈子对在体蛙心可使之停跳于收缩期，能使心收缩力加强，心率减慢，心传导阻滞。

【参考文献】［1］杨芸，郝金丽，孙亚萍，等．葶苈子化学拆分组分止咳祛痰平喘作用研究．世界科学技术-中医药现代化，2015，17(3)：514-518.

［2］袁方．南葶苈子总黄酮对大鼠气道平滑肌细胞增殖的影响．吉林大学硕士毕业论文，2010：40-41.

［3］张晓丹，范春兰，余迎梅，等．葶苈子水提液对 CHF 大鼠利尿作用的影响．中国现代应用药学，2010(3)：210-213.

［4］郭娟，陈长勋，沈云辉．葶苈子水提液对动物实验性心室重构的影响．中草药，2007，38(10)：1519-1523.

［5］马梅芳，李洁．葶苈子对 S_{180} 荷瘤小鼠动物模型的影响．中华中医药学刊，2014(1)：157-158.

［6］马梅芳，李芳．葶苈子对昆明种小鼠移植 H_{22} 肝癌移植瘤抑瘤作用的研究．中华中医药学刊，2014(2)：385-386.

白 果

Baiguo

本品为银杏科植物银杏 *Ginkgo biloba* L.的干燥成熟种子。主产于河南、四川、广西、山东。秋季种子成熟时采收，除去肉质外种皮，洗净，稍蒸或略煮后，烘干。以粒大、种仁饱满、断面色淡黄者为佳。

【炮制】 **白果仁** 取白果，除去杂质及硬壳，用时捣碎。

炒白果仁 取净白果仁，炒至有香气，黄色。用时捣碎。

【性味与归经】 甘、苦、涩，平。有毒。归肺、肾经。

【功能与主治】 敛肺定喘，止带缩尿。用于痰多喘咳，带下白浊，遗尿尿频。

【效用分析】 白果味涩，涩主收，主入肺经，能敛肺定喘，兼有一定化痰之功，为治咳喘日久痰多之良药。治寒喘由风寒引发者，常配辛散宣肺之品，敛肺而不留邪，宣肺而不耗气。如肺肾两虚之虚喘，宜配伍补肾纳气平喘之品；若外感风寒而内有蕴热而喘者，则配散寒宣肺、清肺之品。

白果收涩而固下焦，适用于妇女带下，小便白浊，遗尿尿频等。

【配伍应用】

1. 白果配麻黄 白果性涩而收，长于敛肺化痰定喘；麻黄辛温宣散，尤善发散风寒，宣肺平喘。两药配伍，一散一收，敛肺而不留邪，宣肺而不耗气，适用于哮喘痰嗽实证。

2. 白果配五味子 白果性涩而收，长于敛肺化痰定喘；五味子味酸收敛，善于敛肺止咳，补肾宁心。两药伍用，可增强敛肺止咳之功，适用于肺虚久咳及肺肾两虚喘咳。

3. 白果配山药 白果性涩而收，既能敛肺化痰定喘，又可止带缩尿；山药甘平，功专补脾养胃，补肾涩精。两药相合，共奏益肾健脾止带、缩尿止遗之功，适用于脾虚带下清稀或色黄腥臭，脾肾两虚之尿频遗尿诸证。

【鉴别应用】 **白果与桑白皮** 二者均属化痰止咳平喘药，均入肺经，能平喘。但白果性平而涩，功能敛肺定喘，化痰力较弱，主治哮喘痰嗽之证；又能止带缩尿，用于带下白浊，遗尿尿频。桑白皮性寒而甘，专泻肺火及肺中水气而平喘，主治肺热咳喘及痰饮停肺之咳喘，又善利水消肿，用治水肿。

【方剂举隅】

1. 定喘汤（《摄生众妙方》）

药物组成：白果、麻黄、苏子、款冬花、杏仁、桑白皮、黄芩、法半夏。

功能与主治：宣降肺气，清化热痰。适用于风寒外束，痰热内蕴证，症见咳嗽痰多气急，质稠色黄，或微恶风寒，舌苔黄腻，脉滑数者。

2. 易黄汤（《傅青主女科》）

药物组成：山药、芡实、黄柏、车前子、白果。

功能与主治：固肾止带，清热祛湿。适用于肾虚湿热带下，症见带下黏稠量多，色如黄茶浓汁，其气腥秽，舌质红，苔黄腻者。

【成药例证】

1. 百咳宁片（《中华人民共和国卫生部药品标准·中药成方制剂》）

药物组成：白果、青黛、平贝母。

功能与主治：清热化痰，止咳定喘。用于小儿百日咳。

2. 复方蛤青片（《临床用药须知中药成方制剂卷》2020 年版）

药物组成：黄芪、紫菀、苦杏仁、干蟾、白果、前胡、五味子、附子、黑胡椒。

功能与主治：补气敛肺，止咳平喘，温化痰饮。用于肺虚咳嗽，气喘痰多；老年慢性气管炎，肺气肿，喘息型支气管炎见上述证候者。

3. 噎膈丸（《中华人民共和国卫生部药品标准·中药成方制剂》）

药物组成：核桃仁、白果仁、柿饼、小茴香、黑芝麻、麻油、大枣、甘草。

功能与主治：补益肺肾，润燥生津，通咽利膈。用于噎膈，咽炎，吞咽不利，咽哽干燥；亦可用于食管黏膜上皮不典型增生及食管癌的辅助治疗。

【用法与用量】 5～10g。

【注意】 本品有毒，不可多用，小儿尤当注意。生食有毒。

【本草摘要】

1.《医学入门》 “清肺胃浊气，化痰定喘，止咳。”

2.《本草纲目》 “熟食温肺益气，定喘嗽，缩小便，止白浊；生食降痰，消毒杀虫；嚼浆涂鼻面手足，去阴虱。”“食多则收令太过，令人气壅昏顿。《三元延寿书》言昔日有饥者，同以白果代饭食饱，次日皆死也。”

3.《本草便读》 “上敛肺金除咳逆，下行湿浊化痰涎。”

【化学成分】 主要含黄酮类成分：山柰黄素，槲皮素，芦丁，白果素，银杏素，穗花双黄酮等；银杏萜内酯类成分：银杏内酯A、C等；酚酸类成分：银杏毒素，白果酸，氢化白果酸，氢化白果亚酸，银杏二酚，白果醇，6-(8-十五碳烯基)-2,4-二羟基苯甲酸，6-十三烷基-2,4-二羟基苯甲酸，腰果酸等。

【药理毒理】 本品有平喘、降低血压、抗心肌缺血、影响中枢神经系统等药理作用。

1. 平喘作用 0.1%白果注射液 0.15mg 腹腔注射 7 天可降低卵蛋白导致的哮喘模型小鼠血清 IL-4、IL-5，白果注射液 0.15mg 腹腔注射，每周 1 次，连续 3 次也有类似的药理作用。

2. 降压作用 白果内酯有降低血压作用，降压作用与舒张血管、减慢心率、抑制心肌收缩有关。2mg/kg 白果内酯体外对大鼠动脉条有舒张作用[1]。

3. 抗心肌缺血作用 白果内酯对心肌细胞有保护作用，其中白果内酯 5mg/ml 能降低心肌细胞和内皮细胞死亡率，该作用呈浓度依赖性[2]。白果内酯能通过保护血管内皮细胞、分泌血管内皮松弛因子、平衡血栓素与前列腺素比例(TXA_2/PGI_2)而调整血管张力、增加冠状血管流量、减慢心率、降低心肌耗氧量来实现抗心肌缺血作用[3]。

4. 促进学习记忆作用 白果内酯能缩短血管性痴呆模型小鼠学习反应时间，延长记忆时间，减少错误次数，能提高小鼠脑组织 SOD 活性，降低 MDA 含量，抑制胆碱酯酶活性，降低 NO 含量，对血管痴呆小鼠脑组织皮层和海马 CA1 区病理形态学变化也有一定的改善作用[4, 5]。大脑中动脉栓塞 24 小时后，白果内酯能明显降低脑组织含水量，减小梗死面积，对大鼠皮质和白质中水通道蛋白 9 的表达有抑制作用[6]。白果内酯能调节淀粉样前体蛋白(APP)的代谢，减少淀粉样蛋白 β 形成。

5. 其他作用 此外，本品还有抗寄生虫、抗炎、延缓衰老等作用。白果内酯 30mg/kg 腹腔注射 8 天能降低地塞米松+卡氏肺孢子虫导致的肺炎模型大鼠肺中卡氏肺孢子虫(Pc)包囊数量，减轻肺部炎症。白果清蛋白(占白果总蛋白 42%)能增加半乳糖亚急性致衰老模型小鼠免疫器官的胸腺指数和脾脏指数，体外能促进活化和未活化的 T、B 淋巴细胞增殖及促进脾淋巴细胞分泌 IL-2，升高血中白细胞数；白果活性蛋白(GAP)能增加自然衰老小鼠的胸腺指数和脾脏指数，增强巨噬细胞吞噬能力和 DTH 反应，升高血清溶血素。GAP 还能延缓自然衰老及半乳糖亚急性衰老模型小鼠的衰老过程，作用机制可能与提高免疫和抗氧化有关。

6. 毒理研究 白果蛋白粗提液以 100mg/ml 的浓度于第 1、7、14 天经口灌胃致敏，以 200mg/ml 于第 21 天腹腔注射激发，致敏量和激发量都为 0.3mg/10g 体重，能明显观察到豚鼠的过敏症状，如呼吸紧促、竖毛、挠鼻等。豚鼠皮肤过敏试验白果蛋白粗提物显示呈阳性反应。50mg/ml 的致敏剂量经口灌胃、100mg/ml 的激发剂量腹腔注射的豚鼠血清中 IgG 水平显著高于其他组别；所有白果蛋白粗提液组别豚鼠血清的 IgG 和 IgE 水平均极显著高于对照组。对豚鼠肠、肺、肝、肾进行石蜡包埋、HE 染色，显微镜观察，通过组织病理学分析发现肺、肠和气管均有炎症细胞浸润。综合分析认为白果蛋白粗提物可致豚鼠发生过敏反应。致敏机制可能为，白果蛋白进入机体后，与 IgE 结合，促使肥大细胞释放出生物活性物质如组胺等，并使得肥大细胞类胰蛋白酶活性升高，机体组织呈现炎症反应，最终表现出过敏症状[7]。

【参考文献】
[1] 刘勇林，张成标，李保民，等. 白果内酯对大鼠动脉血压影响的研究. 陕西中医，2011，32(4)：491-492.

[2] 苟怀宇，陈艳秋，黄晶，等. 银杏叶提取物对异丙肾上腺素诱导的大鼠心肌肥厚的影响. 重庆医科大学学报，2010，35(2)：224-226.

[3] 米娜. 白果内酯经血小板活化因子受体实现对大鼠心脏的抗缺血效应. 复旦大学，2011.

[4] 黄欢，曹明成，朱正义，等. 白果内酯对血管性痴呆小鼠

的保护作用. 安徽医药，2013，17(3)：383-386.

［5］武汪洋，曹明成，朱正义，等. 白果内酯对半乳糖诱导的痴呆小鼠学习记忆功能的保护作用. 安徽医药，2012，11：1575-1577.

［6］秦海明，宋福林，袁鹏程，等. 白果内酯对大鼠栓塞后脑水肿模型脑内水通道蛋白9的影响. 沈阳药科大学学报，2012，8：630-634.

［7］杨剑婷. 白果过敏蛋白及其致敏机理的研究. 南京林业大学，2010.

矮地茶

Aidicha

本品为紫金牛科植物紫金牛 *Ardisia japonica* (Thunb.) Blume 的干燥全草。主产于福建、江西、湖南。夏、秋二季茎叶茂盛时采挖，除去泥沙，干燥，切段。以茎色红棕、叶色绿者为佳。

【性味与归经】 辛、微苦，平。归肺、肝经。

【功能与主治】 化痰止咳，清利湿热，活血化瘀。用于新久咳嗽，喘满痰多，湿热黄疸，经闭瘀阻，风湿痹痛，跌打损伤。

【效用分析】 矮地茶辛散苦泄，有显著的祛痰止咳作用，略兼平喘之功。因其性平，故治咳嗽、喘哮不论寒热，均可配伍应用。

矮地茶又能清利湿热，故治湿热黄疸。

此外，本品还能活血化瘀，通经止痛，尚可用于风湿痹痛、跌打损伤等。

【配伍应用】

1. 矮地茶配枇杷叶　矮地茶苦辛性平，功专止咳祛痰；枇杷叶苦微寒，长于清肺止咳。两药伍用，共奏清肺化痰止咳之功，用于肺热咳嗽，气逆喘急，痰黄浓稠者。

2. 矮地茶配茵陈　矮地茶苦辛性平，既能止咳祛痰，又善清利湿热；茵陈苦辛微寒，尤善清利湿热而退黄，为治黄疸之要药。两药伍用，利湿退黄之功更著，适用于湿热黄疸。

【鉴别应用】矮地茶与苦杏仁　二者均能止咳平喘，皆可治外感、内伤引起的咳嗽气喘证。但矮地茶止咳祛痰力强，略兼平喘之功，尤适用于咳喘痰多属热者，又能清利湿热，活血化瘀。苦杏仁降肺气之中兼有宣肺之功，为治咳喘要药，又能润肠通便。

【成药例证】

1. 复方矮地茶片（《中华人民共和国卫生部药品标准·中药成方制剂》）

药物组成：矮地茶、岗梅、野菊花、枇杷叶、甘草。

功能与主治：清热解毒，化痰止咳。用于肺热咳嗽及慢性气管炎等症。

2. 慢支紫红丸（《中华人民共和国卫生部药品标准·中药成方制剂》）

药物组成：矮地茶、红背叶根、猪胆浸膏、五指毛桃、山药。

功能与主治：健脾去湿，顺气化痰，消炎镇咳。用于咳嗽痰多，气促，慢性支气管炎，肺气肿。

3. 紫茶颗粒（《中华人民共和国卫生部药品标准·中药成方制剂》）

药物组成：紫花杜鹃、矮地茶。

功能与主治：祛痰，止咳。用于寒性咳喘。

4. 支气管炎片（《中华人民共和国卫生部药品标准·中药成方制剂》）

药物组成：矮地茶、黄芩、地龙、甘草、盐酸麻黄碱。

功能与主治：清热化痰，定喘止咳。用于哮喘型慢性支气管炎。

5. 抗痨胶囊（《临床用药须知中药成方制剂卷》2020年版）

药物组成：矮地茶、百部、白及、桑白皮、五指毛桃、穿破石。

功能与主治：散瘀止血，祛痰止咳。用于肺虚久咳，痰中带血。

【用法与用量】 15～30g。

【本草摘要】

1.《植物名实图考》　“治肿毒，血痢，解蛇毒，救中暑。”“又治跌打损伤，风痛。”

2.《天宝本草》　“消风散寒。治诸般咳嗽，安魂定魄，利心肺。”

【化学成分】 主要含内酯类成分：岩白菜素；黄酮类成分：杨梅树苷等；酚类成分：紫金牛素，紫金牛酚等；还含三萜类及苯醌类等。

中国药典规定本品含岩白菜素（$C_{14}H_{16}O_9$）不得少于0.50%。

【药理毒理】 本品具有祛痰、镇咳、平喘等作用。

1. 祛痰、镇咳、平喘作用　矮地茶具有镇咳、祛痰作用，主要镇咳有效成分是矮茶素（岩白菜素）。矮地茶水煎液4g生药/kg灌胃给药能降低二氧化硫引起的小鼠咳嗽次数，延长咳嗽潜伏期。矮茶素的止咳作用强度相当于磷酸可待因的1/10～1/4，连续用药23天，对猫不产生耐受性。矮地茶水煎剂2、2.5g生药/kg灌胃给药有祛痰作用，增加大鼠气管分泌量。矮地茶中的黄酮苷有增加小白鼠（酚红气管排泌法）和大白鼠（毛细管吸取分泌液法)气管分泌的作用，对麻醉猫有促进气管纤毛运动作用。矮地茶黄酮苷 200～400mg/kg 肌内或腹腔注射有平喘作用，但此剂量灌胃无平喘作用。矮地茶水煎剂还可减少实验性气管炎动物气道杯状细胞的增生程度，加速炎症细胞浸润的恢复。

2. 其他作用　矮地茶水提物(9.0、18.0、36.0g 生药/kg)、醇提物(15.0、30.0g 生药/kg)灌胃给药 4 天能抑制二甲苯所致的小鼠耳廓肿胀和减少醋酸所致的小鼠扭体次数，有明显的抗炎、镇痛作用。矮地茶中所含紫金牛酚Ⅰ和紫金牛酚Ⅱ均有较强的抑制结核杆菌生长的作用。

3. 毒理研究　矮地茶口服毒性较小，其水提物及醇提物对小鼠灌胃 LD_{50} 分别为 115.77g 生药/kg±10.31g 生药/kg、94.71g 生药/kg±10.13g 生药/kg。矮茶素小鼠腹腔注射最小致死量为 10g/kg；纯黄酮苷小鼠腹腔注射 LD_{50} 为 0.84g/kg±0.08g/kg。矮地茶煎剂 40g 生药/kg 及矮茶素 2.5g/kg 分别灌胃给药 60 天，对大鼠生长发育及主要脏器均无不良影响。临床人连续服用矮地茶制剂 80 天，未见心、肝、肾和造血系统损害。

洋金花

Yangjinhua

本品为茄科植物白花曼陀罗 *Datura metel* L.的干燥花。全国大部分地区均产。4～11 月花初开时采收，晒干或低温干燥。以朵大、黄棕色、不破碎者为佳。

【性味与归经】　辛，温；有毒。归肺、肝经。

【功能与主治】　平喘止咳，解痉定痛。用于哮喘咳嗽，脘腹冷痛，风湿痹痛，小儿慢惊；外科麻醉。

【效用分析】　洋金花辛温有毒，平喘止咳力强，适用于喘咳无痰，或他药乏效者。因其性温，故尤宜于寒性哮喘。本品为有毒之品，对症治标，宜暂用、少用。

洋金花归肝经，有良好的解痉定惊作用，临床常用治癫痫，小儿慢惊，见肢体痉挛，手足抽搐。

洋金花辛散温通，有良好的麻醉止痛作用，用于心腹冷痛、风湿痹痛、跌打损伤疼痛等证。古代有作麻醉剂的记载。

【配伍应用】

1. 洋金花配枇杷叶　洋金花辛温有毒，功专平喘止咳；枇杷叶苦微寒，长于清肺止咳。两药伍用，有清肺化痰、止咳平喘之功，适用于咳嗽气逆喘急，无痰或痰少而稠者。

2. 洋金花配制天南星　洋金花辛温，既能平喘止咳，又善麻醉镇痛、止痉；制天南星苦辛温，功能燥湿化痰，祛风解痉。两药伍用，可增强制止痉挛抽搐之力，适用于癫痫、小儿慢惊风。

【鉴别应用】

1. 洋金花与制川乌　二者均能止痛，皆可治各种疼痛。但洋金花为麻醉止痛剂，多用于心腹疼痛、跌打损伤及外科手术麻醉；又有良好的平喘止咳之功，对咳喘无痰，他药乏效者尤宜。制川乌祛风散寒力强，偏于温经止痛，善治风寒湿痹，历节疼痛及中风手足不仁等。

2. 洋金花与矮地茶　二者均为化痰止咳平喘药，功能止咳平喘。但洋金花，平喘止咳力强，尤适用于咳喘无痰者；又善麻醉止痛、止痉，以治脘腹冷痛，风湿痹痛，小儿慢惊风。矮地茶止咳祛痰作用显著，略兼平喘之功，故治咳嗽有痰尤宜；又能清利湿热，活血化瘀，以治湿热黄疸，跌打损伤。

【成药例证】

1. 洋金花酊(《中华人民共和国卫生部药品标准·中药成方制剂》)

药物组成：洋金花。

功能与主治：抗胆碱药。作用与硫酸阿托品相似，用于胃及十二指肠溃疡病和胆、肾、肠等绞痛，也可用于震颤性麻痹。

2. 心宝丸(《临床用药须知中药成方制剂卷》2020 年版)

药物组成：洋金花、人参、肉桂、附子、鹿茸、冰片、麝香、三七、蟾酥。

功能与主治：温补心肾，活血通脉。用于心肾阳虚、心脉瘀阻所致的心悸，症见畏寒肢冷，动则喘促，心悸气短，下肢肿胀，脉结代；冠心病、心功能不全、病态窦房结综合征见上述证候者。

3. 和胃片(《临床用药须知中药成方制剂卷》2020 年版)

药物组成：蒲公英、洋金花、川芎、瓦楞子(煅)、郁金、赤芍、丹参、甘草、黄芩。

功能与主治：疏肝清热，凉血活血，和胃止痛。用于肝郁化火、肝胃不和、气滞血瘀所致的胃痛、腹胀、嗳气泛酸、恶心呕吐、烦热口苦；消化性溃疡见上述证候者。

4. 止喘灵注射液(《临床用药须知中药成方制剂卷》2020 年版)

药物组成：麻黄、苦杏仁、连翘、洋金花。

功能与主治：宣肺平喘，祛痰止咳。用于痰浊阻肺，肺失宣降所致的哮喘、咳嗽、胸闷痰多；支气管哮喘，喘息性支气管炎见上述证候者。

5. 风茄平喘膏(复方风茄膏)(《中华人民共和国卫生部药品标准·中药成方制剂》)

药物组成：洋金花、吴茱萸、干姜、白芥子、生川乌、生半夏、花椒、麻黄、丁香、樟脑、冰片、桂皮醛、二甲基亚砜。

功能与主治：止咳，祛痰，平喘。用于防止单纯性、喘息性慢性气管炎和支气管哮喘。

【用法与用量】 0.3～0.6g，宜入丸散，亦可作卷烟分次燃吸(一日用量不超过 1.5g)。外用适量。

【注意】 孕妇、外感及痰热咳喘、青光眼、高血压及心动过速者禁用。

【本草摘要】

1.《履巉岩本草》 “治寒湿脚，面上破，生疮，晒干为末，用少许贴患处。”

2.《本草纲目》 “诸风及寒湿脚气，煎汤洗之；又主惊痫及脱肛；并入麻药。”

3.《本草便读》 “止疮疡疼痛，宣痹着，寒哮。”

【化学成分】 主要含莨菪烷类生物碱成分，以东莨菪碱含量较高，约占总生物碱的 80%，其余为阿托品与莨菪碱等。

中国药典规定本品含东莨菪碱($C_{17}H_{21}NO_4$)不得少于 0.15%。

华 山 参

Huashanshen

本品为茄科植物漏斗泡囊草 *Physochlaina infundibularis* Kuang 的干燥根。主产于河南、陕西。春季采挖，除去须根，洗净，晒干。用时捣碎。以体实、断面色白者为佳。

【性味与归经】 甘，微苦，温；有毒。归肺、心经。

【功能与主治】 温肺祛痰，平喘止咳，安神镇惊。用于寒痰喘咳，惊悸失眠。

【效用分析】 华山参性温，入肺经，能温肺祛痰，平喘止咳，适用于寒痰壅肺之喘息咳嗽，痰多清稀者。

华山参味甘，归心经，有较好的安神镇惊作用，用于痰浊扰心的心神不安，惊悸失眠。

【成药例证】 华山参片(《临床用药须知中药成方制剂卷》2020 年版)

药物组成：华山参。

功能与主治：温肺平喘，止咳祛痰。用于寒痰停饮犯肺所致的咳嗽气喘、咯痰清稀；慢性气管炎、喘息型气管炎见上述证候者。

【用法与用量】 0.1～0.2g。

【注意】

1. 不宜多服，以免中毒。

2. 青光眼患者禁服，前列腺重度肥大者慎用。

3. 孕妇慎用。

【化学成分】 主要含生物碱类成分：东莨菪碱，异东莨菪碱，莨菪碱，山莨菪碱，脱水东莨菪碱；香豆素类成分：东莨菪内酯。

中国药典规定本品含生物碱以莨菪碱($C_{17}H_{23}NO_3$)计，不得少于 0.20%；含东莨菪内酯($C_{10}H_8O_4$)不得少于 0.080%。

【药理毒理】 本品具有镇咳、祛痰、平喘、镇静等作用。

1. 镇咳、祛痰、平喘作用 华山参水煎剂 2g 生药/kg 灌胃给药对浓氨水致咳小鼠有镇咳作用，同样剂量可增加气管酚红排泌，有祛痰作用；对组胺引喘豚鼠有一定的对抗作用[1]。

2. 镇静作用 用华山参水煎剂 2、3、4g 生药/kg 腹腔注射 20～30 分钟后，可使大鼠活动明显减少；水煎剂 2、5g 生药/kg 给犬灌胃，60～90 分钟后出现安静现象，但对外界刺激仍有反应，镇静作用维持 3～5 小时；水煎剂 0.5、1、2、4g 生药/kg 给小鼠腹腔注射，30 分钟后能使自发活动减少，呈量效关系；华山参水煎剂 1g 生药/kg 腹腔注射 30 分钟后可延长大鼠运动性条件反射潜伏期，部分动物条件反射破坏及分化抑制有解除现象；水煎剂 2g 生药/kg 灌胃 1.5 小时后仅使大鼠条件反射潜伏期延长，4g 生药/kg 给小鼠腹腔注射，能协同硫喷妥钠及水合氯醛的中枢抑制作用，对抗苯丙胺、咖啡因的中枢兴奋作用。

3. 毒理研究 华山参水煎剂 20～80g 生药/kg 腹腔注射 20～30 分钟小鼠活动减少，闭眼静卧，呼吸缓慢，给予大剂量多在 1 小时内死亡，LD_{50} 为 43g/kg。华山参生品水煎液腹腔注射小鼠的 LD_{50} 为 36.5g/kg，华山参炮制品水煎液腹腔注射小鼠的 LD_{50} 为 45.66g/kg；华山参生品和炮制品水煎液连续 3 个月灌胃给大鼠后，日常生理活动均未见异常，系统尸解和病理组织学未出现明显异常[2]。临床有华山参中毒的报道，常见中毒症状有面色潮红、口干、发热、瞳孔散大，神志不清、谵语、躁动等[3, 4]。

【参考文献】 [1] 徐志敏，郑淑琴，张会常. 华山参的止咳、祛痰及平喘作用研究. 佳木斯医学院学报，1987(10)：241-243.

[2] 李丹，雷国莲，颜永刚，等. 华山参生品与炮制品急性毒性实验研究. 中国商品学会第一届全国中药商品学术大会论文集. 2008：4.

[3] 朱天忠. 中药单方中毒的临床研究. 实用中医内科杂志，

1991，5(1)：11

[4] 姜希望，周巧玲，谭达人．华山参中毒 7 例报告．湖南中医杂志，1987(4)：50-51.

钟乳石
Zhongrushi

本品为碳酸盐类矿物方解石族方解石，主含碳酸钙($CaCO_3$)。主产于广西、湖北、四川、贵州。采挖后，除去杂石，砸成小块。以色白或灰白、断面有光亮者为佳。

【性味与归经】 甘，温。归肺、肾、胃经。

【功能与主治】 温肺，助阳，平喘，制酸，通乳。用于寒痰咳喘，阳虚冷喘，腰膝冷痛，胃痛泛酸，乳汁不通。

【效用分析】 钟乳石甘温，入肺、肾经。既能温肺散寒，又能温肾纳气，适用于肺寒气逆，咳喘痰清之证，以及肺肾两虚，气虚不得归元的久咳虚喘，痰多气短。

钟乳石甘温补阳，重在壮命门之火，凡肾阳不足，阳痿遗精，腰脚冷痛者，常与其他温补阳气之品同用。

钟乳石煅后，其味由甘转涩，可敛酸和胃止痛，常用于胃酸过多的胃脘疼痛，嘈杂，泛酸。

此外，钟乳石性慓悍，入胃经，有利气通乳之效，可用于产后乳汁不通。

【配伍应用】 **钟乳石配菟丝子** 钟乳石性温，补肾助阳，壮命门之火；菟丝子辛甘平，其性平和，既补肾阳，又补肝肾之阴，为阴阳俱补之品。二者配伍，共奏补肝肾，强腰膝之功。用于肝肾不足，腰膝酸软，阳痿遗精，遗尿尿频。

【方剂举隅】

1. 安神散(《普济方》)

药物组成：钟乳石、款冬花、佛耳草、白矾、生甘草。

功能与主治：温肺益气，止嗽定喘。适用于咳嗽气喘，痰涎甚多，延久不愈。

2. 钟乳石丸(《杨氏家藏方》)

药物组成：钟乳粉、硫黄、白矾、阳起石。

功能与主治：补火助阳，温肾散寒。适用于脏寒腹痛，下利不禁。

3. 石钟乳丸(《圣济总录》)

药物组成：石钟乳(即钟乳石)、菟丝子、五味子、蛇床子、黄芪、续断、萆薢、炮乌头。

功能与主治：补气益肾，强筋健骨。适用于肾脏虚损，骨痿羸瘦，行坐无力，短气不足，腰背相引疼痛。

【成药例证】

1. 子宫锭(《中华人民共和国卫生部药品标准・中药成方制剂》)

药物组成：制乳香、儿茶、钟乳石、硼砂、硇砂、蛇床子、没药、雄黄、血竭、红丹、冰片、麝香、白矾。

功能与主治：活血化瘀，化腐生肌，消肿止痛，燥湿收敛，解毒杀虫，用于妇女带下，阴痒及不孕症。

2. 喉药散(《中华人民共和国卫生部药品标准・中药成方制剂》)

药物组成：人中白、儿茶、青黛、寒水石、硼砂、山柰、射干、黄连、钟乳石、朱砂、冰片、麝香、牛黄、甘草。

功能与主治：清咽利喉，消肿定痛。用于咽喉肿痛，口舌生疮，牙龈溃烂，乳蛾，小儿热盛惊风。

【用法与用量】 3～9g，先煎。

【本草摘要】

1.《神农本草经》 “主咳逆上气，明目益精，安五藏，通百节，利九窍，下乳汁。”

2.《本草求原》 “暖肺纳气，治肺寒气逆，喘咯痰清，肺损吐血。”

3.《本草汇纂》 “久服多服，恐损人气。”

【化学成分】 主要成分为碳酸钙($CaCO_3$)。

中国药典规定本品含碳酸钙($CaCO_3$)不得少于95.0%。

【药理毒理】 本品具有镇咳、祛痰、平喘、镇静等作用。

1. 镇咳、祛痰、平喘作用 华山参水煎剂 2g 生药/kg 灌胃给药对浓氨水致咳小鼠有镇咳作用，同样剂量可增加气管酚红排泌，有祛痰作用。对组胺引喘豚鼠有一定的对抗作用。

2. 镇静作用 用华山参水煎剂 2、3、4g 生药/kg 腹腔注射 20～30 分钟后，可使大鼠活动明显减少；水煎剂 2、5g 生药/kg 灌胃犬，60～90 分钟后出现安静现象，但对外界刺激仍有反应，镇静作用维持 3～5 小时；水煎剂 0.5、1、2、4g 生药/kg 给小鼠腹腔注射，30 分钟后能使自发活动减少，呈量-效关系；华山参水煎剂 1g 生药/kg 腹腔注射 30 分钟后可延长大鼠运动性条件反射潜伏期，部分动物条件反射破坏及分化抑制有解除现象；水煎剂 2g 生药/kg 灌胃 1.5 小时后仅使大鼠条件反射潜伏期延长，4g 生药/kg 给小鼠腹腔注射，能协同硫喷妥钠及水合氯醛的中枢抑制作用，对抗苯丙胺、咖啡因的中枢兴奋作用。

3. 毒理研究 华山参水煎剂 20～80g 生药/kg 腹腔注射 20～30 分钟小鼠活动减少，闭眼匍匐不动，呼吸缓慢，给予大剂量多在 1 小时内死亡，LD_{50} 为 43g/kg，95%

的平均可信限为 28.7～64.5g 生药/kg。华山参生品水煎液小鼠腹腔注射的 LD_{50} 为 36.5g/kg，华山参炮制品水煎液小鼠腹腔注射的 LD_{50} 为 45.66g/kg；华山参生品和炮制品水煎液连续 3 个月灌胃给大鼠后，日常生理活动均未见异常，系统尸解和病理组织学未出现明显异常。临床有华山参中毒的报道，常见中毒症状有面色潮红、口干、发热、瞳孔散大，神志不清、谵语、躁动等。

罗汉果

Luohanguo

本品为葫芦科植物罗汉果 *Siraitia grosvenorii* (Swingle) C.Jeffrey ex A.M.Lu et Z.Y.Zhang 的干燥果实。主产于广西。秋季果实由嫩绿变深绿色时采收，晾数天后，低温干燥。以个大、色黄褐、味甜者为佳。

【性味与归经】 甘，凉。归肺、大肠经。

【功能与主治】 清热润肺，利咽开音，润肠通便。用于肺热燥咳，咽痛失音，肠燥便秘。

【效用分析】 罗汉果为甘凉清润之品，清肺热，润肺燥，且可利咽止痛，常用治肺热或肺燥咳嗽，痰少咽干或咽痛失音。

罗汉果甘润，可生津润肠通便，用治肠燥便秘。

【配伍应用】

1. 罗汉果配桑白皮 罗汉果甘凉质轻，长于清肺利咽开音；桑白皮甘寒性降，尤善泻肺平喘，利水消肿。两药伍用，有清泻肺热、止咳化痰之功，适用于肺热咳喘、痰黄浓稠者。

2. 罗汉果配蜂蜜 罗汉果甘凉质轻，能润肠通便；蜂蜜味甘性平，有润肠通便之效。两药伍用，可增强润肠通便之功，适用于肠燥便秘。

【鉴别应用】 罗汉果与胖大海 二者均为味甘质润之品，能清热润肺，利咽开音，润肠通便，可治肺热、燥热咳嗽、咽痛失音、肠燥便秘等。但罗汉果性凉，长于润肺燥，生津液，肺热津伤，咳喘少痰或无痰，咽干失音者尤宜。胖大海性寒质轻，善清宣肺气，利咽开音，兼能清泄火热，尤多用于肺热声哑、头痛目赤，兼便秘者。

【成药例证】

1. 川贝罗汉止咳冲剂（《中华人民共和国卫生部药品标准·中药成方制剂》）

药物组成：川贝母、枇杷叶、桔梗、薄荷脑、罗汉果。

功能与主治：清肺，止咳，祛痰。用于支气管炎，伤风咳嗽。

2. 罗汉果玉竹颗粒（《临床用药须知中药成方制剂卷》2020 年版）

药物组成：罗汉果、玉竹。

功能与主治：养阴生津，润肺止咳。用于肺燥咳嗽，咽喉干痛。

3. 罗汉果止咳糖浆（《中华人民共和国卫生部药品标准·中药成方制剂》）

药物组成：罗汉果、枇杷叶、桑白皮、白前、百部、桔梗、薄荷油。

功能与主治：祛痰止咳。用于感冒咳嗽及支气管炎。

【用法与用量】 9～15g。

【本草摘要】 《岭南采药录》“理痰火咳嗽。”

【化学成分】 主要含三萜类成分：罗汉果皂苷Ⅴ，罗汉果黄素等；脂肪酸类成分：油酸，亚油酸，硬脂酸等；还含黄酮类、蛋白质、维生素等。

中国药典规定本品含罗汉果皂苷Ⅴ($C_{60}H_{102}O_{29}$)不得少于 0.50%。

【药理毒理】 本品具有镇咳、祛痰、促进排便、增强免疫、降血糖、抗肝损伤、抗氧化等作用。

1. 镇咳、祛痰作用 罗汉果水提醇沉液 25、50g 生药/kg 灌胃给药 3 天能增加大鼠、小鼠的气管酚红排泌量，灌胃给药 4 天能抑制氨水或 SO_2 诱发的小鼠咳嗽。罗汉果水提取物 2.3、4.6、9.2g 生药/kg 灌胃给药，均能减少枸橼酸或辣椒素引起的豚鼠咳嗽次数和延长咳嗽潜伏期；在给药 30、45、60 分钟时均能抑制机械刺激引起的豚鼠咳嗽次数。罗汉果甜苷 0.2、0.4、0.8g/kg 灌胃给药，均可降低氨水引起的小鼠咳嗽次数，0.4、0.8g/kg 给药还可增加气管的酚红排泌量。分别将罗汉果水煎剂 50g 生药/kg、罗汉果水煎剂大孔吸附树脂处理的有效部位 50g 生药/kg、分罗汉果皂苷Ⅴ 75、150、300mg/kg 给小鼠灌胃 3 天，均能对抗氨水引起的咳嗽，还能不同程度增加小鼠气道酚红排泌量，发挥祛痰作用。1.5、4.5g 生药/kg 罗汉果水提液对连续 3 天咽部喷雾氨水引起的大鼠急性实验性咽炎有治疗作用，可增加中性粒细胞，降低血清中 IL-1β、IL-6 和 TNF-α的水平，咽部组织病理改变明显改善[1]。

2. 排便作用 罗汉果水提醇沉液 25g 生药/kg 给正常小鼠灌胃有排便作用，10、25g 生药/kg 灌胃 3 天对禁水燥结型便秘小鼠有排便作用，增加粪便含水率，剂量加大排稀便的动物数增多。有效成分罗汉果甜苷 900mg/kg 灌胃 14 天，能增加复方地芬诺酯导致的便秘小鼠的墨汁推进率，缩短首次排便时间，增加排便次数和重量[2]。

3. 增强免疫作用　罗汉果水提醇沉液25、50g生药/kg大鼠灌胃10天均能提高外周血酸性α-醋酸萘醋酶阳性淋巴细胞的百分率，增强机体细胞免疫；50g生药/kg还能提高脾特异性玫瑰花环形成率。罗汉果甜苷0.75、1.5g/kg给环磷酰胺免疫抑制小鼠灌胃10天，能提高巨噬细胞吞噬功能和T细胞增殖。罗汉果多糖SGPSl 200、100mg/kg分别灌胃给药连续7天能显著增加小鼠胸腺、脾脏指数，提高小鼠血清溶血素水平和淋巴细胞转化率。

4. 降血糖、降血脂作用　罗汉果提取物(含罗汉果皂苷80%)0.5、1.0g/kg灌胃30天能降低四氧嘧啶致糖尿病小鼠的空腹血糖。罗汉果甜苷提取物能改善2型糖尿病大鼠胰岛的反应性，体外进一步研究发现，罗汉果提取物和罗汉果皂苷Ⅴ对胰岛素分泌有促进作用。不同生长期罗汉果提取物均有升高小鼠餐后胰岛素水平的作用，同等剂量下90天成熟罗汉果提取物对胰岛素的刺激作用强于60天果实提取物[3]。饮用2%的罗汉果浓缩汁或0.08%的罗汉果甜苷溶液，连续60天，可以使高脂小鼠血清中的TC、TG降低，HDL-C升高。罗汉果黄酮400、200mg/kg灌胃7天能降低实验性高脂血症小鼠TC和TG含量，提高HDL-C。

5. 抗肝损伤作用　罗汉果甜苷1.5、0.75g/kg灌胃7天对四氯化碳诱导的急性肝损伤和卡介苗+脂多糖诱导的小鼠免疫性肝损伤均有保护作用，能降低血清ALT、AST，升高肝组织SOD活性、降低MDA含量，减轻肝组织病变；罗汉果甜苷0.8、0.4、0.2g/kg连续灌胃8周，可降低CCl_4致慢性肝损伤模型大鼠的血清ALT、AST活性，升高肝组织SOD、GSH-Px活性，降低肝组织MDA，抑制肝组织转化生长因子β1(TGF-β1)的表达，减轻肝组织病理改变[4]。

6. 抗氧化作用　体外试验表明，罗汉果皂苷提取物能有效地清除羟自由基和超氧阴离子自由基，抑制大鼠离体红细胞的自氧化溶血，降低MDA，罗汉果皂苷Ⅴ也具此活性。罗汉果甜苷能明显延长果蝇的半数死亡时间、平均寿命及最高寿命，还能提高D-半乳糖引起的衰老模型小鼠脑组织和血清中SOD含量，降低MDA含量[5]。

7. 抗应激作用　罗汉果提取液15g生药/kg灌胃给药能提高小鼠的运动能力、耐缺氧及耐高温能力。鲜罗汉果素饮料连续灌胃21天，4ml/kg剂量组小鼠力竭游泳时间显著延长，肝糖原(LG)储备增加，乳酸脱氢酶(LDH)活力提高；4ml/kg剂量组及8ml/kg剂量组小鼠运动后血尿素氮(BUN)含量明显下降；灌胃鲜罗汉果素饮料的4、8、20ml/kg剂量组小鼠运动后血乳酸(BLA)水平显著下降，对力竭游泳小鼠有抗疲劳作用[6]。

8. 毒理研究　罗汉果毒性较小。罗汉果水提液口服最大耐受量大于120g生药/kg[7]。罗汉果黄酮对小鼠最大给药量为60.85g/kg。鲜罗汉果素小鼠灌胃剂量达24g/kg，未见异常[8]。

【参考文献】
[1] 刘岩，刘志洋．罗汉果水提液对于急性咽炎模型大鼠的治疗作用．中国实验方剂学杂志，2014，20(19)：159-162.

[2] 陈瑶，王永祥，范小兵，等．罗汉果甜苷的润肠通便和抗炎作用研究．解放军药学学报，2011，27(3)：202-204.

[3] 夏星，钟振国，刘慧娟，等．不同生长期罗汉果提取物对小鼠餐后血糖生成的影响．中国实验方剂学杂志，2012，18(18)：166-170.

[4] 肖刚，王勤．罗汉果甜苷保肝作用实验研究．中国实验方剂学杂志，2013，19(2)：196-200.

[5] 肖刚，陈壮，黎为能．罗汉果甜苷的抗衰老作用．中国老年学杂志，2014，34(15)：4263-4265.

[6] 何伟平，朱晓韵，陈美春，等．鲜罗汉果素饮料缓解体力疲劳作用研究．轻工科技，2012(3)：1-2.

[7] 张红，李啸红，黄代荣，等．罗汉果对雄性小鼠骨髓微核和精子形态的影响．中国组织工程研究与临床康复，2011，15(28)：5249-5252.

[8] 何超文，文君，朱晓韵，等．鲜罗汉果素急性毒性安全性评价研究．广西轻工业，2011(8)：4-5

满山红

Manshanhong

本品为杜鹃花科植物兴安杜鹃 *Rhododendron dauricum* L.的干燥叶。主产于黑龙江、吉林、辽宁。夏、秋二季采收，阴干。以完整、色暗绿、香气浓者为佳。

【性味与归经】　辛、苦，寒。归肺、脾经。

【功能与主治】　止咳祛痰。用于咳嗽气喘痰多。

【效用分析】　满山红苦寒降泄，入肺经。善祛痰止咳，清肺降气，有较好的止咳作用，适用于咳喘痰多气喘者。临床可单用，亦配其他化痰止咳平喘药同用。

【配伍应用】

1. 满山红配枇杷叶　满山红苦寒，功专祛痰止咳；枇杷叶苦微寒，长于清肺止咳。两药伍用，清肺化痰止咳之功更著，适用于肺热咳嗽，气逆喘急，痰黄浓稠者。

2. 满山红配桔梗　满山红善清降肺气，止咳化痰；桔梗宣肺化痰。两药相配，宣降两合，肺气宣通，化痰之力亦增强。适用于肺热或痰热咳嗽痰多。

【成药例证】

1. 满山红油胶丸(《临床用药须知中药成方制剂卷》

2020年版)

药物组成：满山红油。

功能与主治：止咳祛痰。用于寒痰犯肺所致的咳嗽、咯痰色白；急、慢性支气管炎见上述证候者。

2. 强力止咳宁胶囊(《临床用药须知中药成方制剂卷》2020年版)

药物组成：金银忍冬叶干膏粉、满山红油。

功能与主治：清热化痰，止咳平喘。用于痰热壅肺所致的咳嗽、痰黄黏稠；急、慢性支气管炎，感冒见上述证候者。

3. 芩暴红止咳片(颗粒、口服液、胶囊)(《临床用药须知中药成方制剂卷》2020年版)

药物组成：满山红、暴马子皮、黄芩。

功能与主治：清热化痰，止咳平喘。用于痰热壅肺所致的咳嗽、痰多；急性支气管炎及慢性支气管炎急性发作见上述证候者。

4. 消咳喘糖浆(胶囊、片)(《临床用药须知中药成方制剂卷》2020年版)

药物组成：满山红。

功能与主治：止咳，祛痰，平喘。用于寒痰阻肺所致的咳嗽气喘、咳痰色白；慢性支气管炎见上述证候者。

【用法与用量】 25～50g；6～12g，用40%乙醇浸服。

【化学成分】 主要含黄酮类成分：杜鹃素，金丝桃苷，山柰酚，槲皮素，杨梅酮，黄杉素，异金丝桃苷，杜鹃花醇，双氢槲皮素，棉花皮素，萹蓄苷，杜鹃黄素等；挥发油：杜鹃脑，薄荷醇，焦牻牛儿酮，4-苯基丁酮-2，牻牛儿酮，香荚兰酸等。

中国药典规定本品含杜鹃素($C_{17}H_{16}O_5$)不得少于0.080%。

【药理毒理】 本品具有止咳、祛痰、平喘、抗炎、镇痛等作用。

1. 镇咳、祛痰、平喘作用 满山红叶的醇提物4g生药/kg灌胃对电刺激豚鼠喉上神经引起的咳嗽有止咳作用，对家兔也有显著的祛痰作用。满山红的总黄酮有效部位制成的滴丸70、140、280mg/kg灌胃给药3天，能够缩短氨水引咳小鼠的咳嗽潜伏期，减少咳嗽次数；分别以28、56、112mg/kg给豚鼠灌胃，能缩短枸橼酸致咳豚鼠咳嗽的潜伏期、减少咳嗽次数。满山红水提液、醇提液、挥发油部分口服均有祛痰作用，能促进小鼠呼吸道酚红的排出。兔腹腔注射杜鹃素100mg/kg后20～30分钟，气管纤毛-黏液运动显著增快[1]。从挥发油中得到的单体杜鹃酮口服或腹腔注射均具有止咳作用，口服杜鹃酮160mg/kg($1/5LD_{50}$)与口服可待因60mg/kg的止咳作用相当。

满山红乙醇提取物0.2g/kg静脉注射可对抗乙酰胆碱引起的家兔支气管痉挛。水溶部分、去挥发油总提取物腹腔注射均有对抗组胺引起的豚鼠支气管痉挛作用，满山红总黄酮部分制成的满山红软胶囊0.31、0.62、1.24g生药/kg给豚鼠连续灌服8天均能延长组胺引喘的潜伏期，减少抽搐动物数[2]。

2. 抗炎作用 杜鹃素能抑制大鼠烫伤性炎症渗出，使染料渗出减少，皮片水肿程度减轻，其对抗炎症渗出的作用强度呈剂量依赖性。腹腔注射杜鹃素400mg/kg抗炎与水杨酸钠200mg/kg的抗炎作用相当。70、140、280mg/kg满山红滴丸能明显抑制二甲苯所致小鼠的耳廓肿胀，70、140mg/kg大鼠灌胃，能抑制大鼠棉球肉芽肿[3]。

3. 镇痛作用 满山红中含有金丝桃苷，给小鼠侧脑室注射金丝桃苷5μg/20g有显著的中枢镇痛作用，纳络酮不能拮抗其镇痛作用。

4. 对心血管系统作用 满山红水提物对大鼠离体胸主动脉条有舒张作用，能够浓度依赖性降低苯肾上腺素引起的主动脉环张力升高。满山红挥发油对离体小鼠心脏有减慢心率和降低心肌收缩力的作用，还能增加狗颈内动脉血流量和降低血管阻力。

5. 毒理研究 满山红的总黄酮部分小鼠灌胃给药的LD_{50}为12.79g/kg。满山红总有效部分(水溶部分和挥发油)按人用量增大5倍和50倍，分别给犬和大鼠口服，连续60和20天，除动物体重增长有所抑制外，未见各脏器有药物所致的病理形态改变。用临床人用剂量30～60倍的满山红水溶部分给家兔连续灌胃14天，肝功能及心、肝、肾组织病理学检查未见异常；21.0～28.9g/kg灌胃给药，对豚鼠心电图有一定影响，显示Q-T间期延长和轻度ST-T改变。临床服用相当于生药100g的水溶性粗提物可引起口干、恶心、胃不适、食欲减退等消化道反应，还可见心率减慢、血压下降；肝肾功能异常者，可能加重肝肾损害。

【参考文献】 [1] 南京中医药大学. 中药大辞典第2版(修订本). 上海：上海科学技术出版社，2014：3063-3064.

[2] 苏德龙，李桂红，广鸿雁. 满山红软胶囊平喘作用研究. 中国科技纵横，2012(21)：189.

[3] 赵承孝，杨飞，梁泰刚，等. 满山红滴丸平喘抗炎作用的研究. 中国药物与临床，2010，10(7)：756-758.

野马追

Yemazhui

本品为菊科植物轮叶泽兰 *Eupatorium lindleyanum*

DC.的干燥地上部分。全国大部分地区均产。秋季花初开时采割，晒干。切段。以叶多、色绿、带初开的花者为佳。

【性味与归经】 苦，平。归肺经。

【功能与主治】 化痰止咳平喘。用于痰多咳嗽气喘。

【效用分析】 野马追性味苦平，主入肺经，能降泄肺气而化痰止咳平喘，用治痰浊阻肺，肺失宣降所致的咳嗽气喘，痰多。

【成药例证】

1. 野马追糖浆（《中华人民共和国卫生部药品标准·中药成方制剂》）

药物组成：野马追。

功能与主治：清热解毒，化痰止咳平喘。用于慢性气管炎，痰多，咳喘。

2. 复方野马追糖浆（《中华人民共和国卫生部药品标准·中药成方制剂》）

药物组成：野马追、麻黄、桔梗、半夏、甘草。

功能与主治：清热解毒，化痰止咳平喘。用于慢性气管炎，痰多，咳喘。

3. 肺气肿片（《中华人民共和国卫生部药品标准·中药成方制剂》）

药物组成：野马追、红花、桃仁、淫羊藿、补骨脂、黄芪、丹参、牡荆油、盐酸克仑特罗。

功能与主治：补肾益气，活血化瘀，止咳祛痰。用于肺肾不足，痰浊阻肺，胸闷憋气，动辄喘乏，咳嗽痰多，腰膝酸痛，慢性气管炎、阻塞性肺气肿属上述证候者。

【用法与用量】 30～60g。

【化学成分】 主要含黄酮类成分：金丝桃苷，槲皮素等；倍半萜内酯类成分：野马追内酯A；还含生物碱、挥发油、香豆精及萜类等。

中国药典规定本品含金丝桃苷（$C_{21}H_{20}O_{12}$）不得少于0.020%。

【药理毒理】 本品具有镇咳、祛痰、平喘、降血脂、抗病原微生物等作用。

1. 镇咳、祛痰、平喘作用 野马追水提醇沉液对豚鼠离体气管平滑肌的静息张力和乙酰胆碱、组胺、氯化钙、氯化钾、氯化钡所致的收缩均有抑制作用，使以上各致痉剂的量-效曲线非平行右移，最大效应降低。野马追糖浆浓缩液11.3、22.6、45.2g生药/kg灌胃给药，能延长浓氨水引咳小鼠的咳嗽潜伏期，减少咳嗽次数，还能增加小鼠气管段的酚红排泌；4.4、8.8、17.6g生药/kg灌胃给药能延长豚鼠咳嗽潜伏期，减少咳嗽次数，并延长氯化乙酰胆碱合并组胺致喘豚鼠哮喘发作的潜伏期。有效物质基础研究显示，野马追80%乙醇提取物经石油醚萃取部分及有机溶剂萃取后水提取部位有止咳、平喘作用，石油醚萃取部位、三氯甲烷萃取部位及乙酸乙酯萃取部位均有祛痰作用，已从80%乙醇提取物中分离得到了黄酮类、甾体类与三萜类化合物。总黄酮粗品6g/kg灌胃小鼠有镇咳作用。

2. 调血脂作用 野马追水煎液11.2、22.56、45.12g生药/kg灌胃给药，30天能降低小鼠腹腔注射蛋黄乳后升高的血清胆固醇、甘油三酯、LDL-C，升高HDL-C水平；同时，野马追提取液6.00、11.28、22.56g生药/kg灌胃给药30天，对实验性高脂血症（喂饲高脂饲料）大鼠也有治疗作用。野马追总黄酮以及从黄酮中分离的单体成分山柰酚有明显的降脂和改善血液流变学的作用。山柰酚100、300mg/kg以及总黄酮50、100mg/kg灌胃给药连续6周，能改善实验性高脂模型大鼠血脂和血液流变学的异常指标，降低血TC、TG、LDL-C、MDA，升高HDL-C、SOD、NO水平；降低全血高切、低切血液黏度和红细胞刚性指数、红细胞聚集指数。总黄酮和山柰酚比较效果相近；体外细胞试验显示，山柰酚还能有效抑制ox-LDL诱导的巨噬细胞内脂质聚集和泡沫化形成[1]。野马追总黄酮通过促进外周组织细胞中胆固醇向肝脏转运，激活脂代谢相关酶的活性，促进肝脏LDLR mRNA表达来调节脂代谢紊乱[2]。

3. 抗病原微生物作用 野马追醇提液体外对临床分离见的G^+、G^-有抑菌作用，其中对金黄色葡萄球菌、表皮葡萄球菌、腐生葡萄球菌、中间型葡萄球菌以及肺炎链球菌的MIC值均为1/16原液稀释度。对临床分离白色念珠菌的MIC范围为1/16～1/2原液稀释度。

4. 其他作用 野马追水提物可抑制苯肾上腺素、KCl和$CaCl_2$引起的离体大鼠血管环收缩，使上述致痉剂的量-效曲线均非平行右移，并抑制最大效应，对苯肾上腺素引起的大鼠主动脉环内钙释放及外钙内流均有明显的抑制作用。野马追提取液6.0、11.0、22.0g生药/kg灌胃对静脉注射油酸所致大鼠急性肺损伤有保护作用，能降低肺泡灌洗液中炎症因子TNF-α、IL-6、IL-8和血清MDA，升高血氧分压和血清SOD，并能够降低肺泡灌洗液中细胞数量和蛋白含量，减轻肺水肿，降低肺系数和肺血管的通透性[3]。野马追70%乙醇浸提物、水煎剂、渣提物体外均有清除羟自由基、超氧阴离子自由基能力，不同提取物对脂质过氧化反应有抑制作用[4]。野马追类黄酮体外对DPPH自由基有很强的清除活性，且清除率与浓度之间有量效关系，DPPH自由基半数清除剂量IC_{50}

为 10.922μg/ml[5]。

5. 毒理研究 野马追 45g 生药/kg（LD_{50} 的 1/5）、22.5g 生药/kg（LD_{50} 的 1/10）、12g 生药/kg（LD_{50} 的 1/20）灌胃给药，对小鼠自主活动、激怒反应、爬杆运动、神经精神活动无明显影响。同样剂量灌胃大鼠，对血压、心率、心电图均未见明显变化。小白鼠口服野马追干浸膏的 LD_{50} 为 18.20g/kg±1.43g/kg，家兔静脉注射的最小致死量（MLD）约为 2.7g/kg；野马追提取液灌胃的 LD_{50} 为 225.6g 生药/kg。中毒鼠表现为烦躁不安、运动困难、全身肌肉抽搐、四肢痉挛、呼吸困难，直至死亡。多数小鼠于给药后 2～4 小时死亡，少数于 5～6 小时死亡，经解剖后发现小鼠心、肝、肾、胃、肠均未见异常，推测其死于呼吸抑制。大鼠长期毒性试验：野马追提取液 6.0、11.3、22.6g 生药/kg 灌胃给药 4 周，结果大鼠外观体征、毛发、行为活动、体重、食欲均未受影响，除血浆胆固醇降低外，肾功、肝功、血液生化及组织病理学检查均无异常。临床人用后主要为消化道副反应，如偶有上腹部不适，恶心、口干等，但较轻微。

【参考文献】 ［1］何海霞，孔令希，李秀英，等．山柰酚与野马追总黄酮对实验性高脂大鼠的降脂作用及其血液流变学比较．第三军医大学学报，2014，36（11）：1187-1189．

［2］陈万一，秦剑，何海霞，等．野马追总黄酮对实验性高脂血症大鼠脂代谢的影响．第三军医大学学报，2009，31（16）：1589-1591．

［3］杨辉，周远大，何海霞．野马追对急性油酸性肺损伤大鼠肺血管通透性的影响．中国药业，2010，19（9）：5-6．

［4］李姿瑾，纪丽莲．不同提取方法的野马追提取物抗氧化作用的比较研究．食品工业科技，2012，33（8）：164-167．

［5］王乃馨，王卫东，郑义，等．野马追类黄酮清除 DPPH 自由基活性研究．中国食品添加剂，2010，（6）：84-87．

胡颓子叶

Hutuiziye

本品为胡颓子科植物胡颓子 *Elaeagnus pungens* Thunb.的干燥叶。主产于江苏、浙江、江西。秋季采收，晒干。以叶大、色黄绿、上表面具光泽者为佳。

【性味与归经】 酸、平。归肺经。

【功能与主治】 敛肺，平喘，止咳，止血，止泻。用于咳嗽气喘，咯血，吐血，泄泻，痢疾。

【效用分析】 肺主气，司呼吸，肺虚则宣肃失职，而见咳嗽气喘。胡颓子叶味酸，能收敛肺气之耗散，故有平喘止咳之功，临床多用于慢性喘息及咳嗽。其收敛之性，还有止血、止泻作用，多用于咯血、吐血以及久泻、久痢。

【成药例证】

1. 海珠喘息定片（《临床用药须知中药成方制剂卷》2020 年版）

药物组成：胡颓子叶、蝉蜕、防风、天花粉、珍珠层粉、冰片、甘草、盐酸氯喘、盐酸去氯羟嗪。

功能与主治：宣肺平喘，止咳化痰。用于痰浊阻肺，肺气不降所致的咳嗽、咯痰、气喘；慢性支气管炎，支气管哮喘见上述证候者。

2. 消炎止咳片（《中华人民共和国卫生部药品标准·中药成方制剂》）

药物组成：胡颓子叶、桔梗、太子参、百部、罂粟壳、麻黄、黄荆子、南沙参、穿心莲。

功能与主治：消炎，镇咳，化痰，定喘。用于咳嗽痰多，胸满气逆，气管炎。

【用法与用量】 9～15g。

【本草摘要】

1.《中藏经》 “治喘嗽上气。”

2.《本草纲目》 “主治肺虚短气喘咳。”“大抵取其酸涩，收敛肺气耗散之功耳。”

【化学成分】 主要含三萜类成分：熊果酸，齐墩果酸等；甾醇类成分：羽扇豆醇，β-谷甾醇等。

【药理毒理】 本品具有止咳、平喘、祛痰等作用。

1. 平喘、止咳、祛痰作用 胡颓子叶水煎剂 32g 生药/kg 灌胃给药对组胺引起的豚鼠哮喘有直接舒张支气管平滑肌作用。胡颓子叶 70%乙醇提取物 1.379g/kg 可延长组胺和氯化乙酰胆碱联合喷雾诱发豚鼠哮喘的惊厥潜伏期。离体实验显示，胡颓子叶正丁醇部位能明显抑制正常状态及多种致痉剂（乙酰胆碱、组胺、氯化钾等）诱发的豚鼠气管平滑肌收缩[1]。胡颓子叶乙酸乙酯和正丁醇提取物 10.8g/kg 灌胃 7 天，能降低浓氨水引起的小鼠咳嗽次数，延长咳嗽潜伏期，并能增加小鼠气管酚红排泌量，有明显的镇咳、祛痰作用。分别用 5.94g 生药/kg 乙酸乙酯提取物和正丁醇提取物灌胃 7 天均能对抗氯化乙酰胆碱联合组胺引起的豚鼠哮喘[2]。

2. 其他作用 胡颓子叶煎剂体外对肺炎球菌、金黄色葡萄球菌等有抑菌作用。从胡颓子叶醇提取物中分离得到的山柰酚-3-*O*-β-D-6-*O*-（对羟基桂皮酰基）一吡喃葡萄糖苷、葛花苷、3′-甲氧基槲皮素等黄酮类化合物体外对人胃癌 SGC7901 细胞和人宫颈癌 HeLa 细胞增殖有一定的抑制作用。

【参考文献】 ［1］代黔，王园园，葛月宾，等．胡颓子叶对豚鼠离体气管平滑肌收缩功能的影响．中草药，2013，44（10）：

1305-1308.

[2] 李广胜，鲁光华，陈宁，等. 胡颓子叶不同提取物药理活性的比较研究. 中国药理学通报，2014，30(8)：1181-1182.

猪胆粉

Zhudanfen

本品为猪科动物猪 *Sus scrofa domestica* Brisson.胆汁的干燥品。全国大部分地区均产。取猪胆汁，滤过，干燥、粉碎。以色黄、味苦者为佳。

【性味与归经】 苦，寒。归肝、胆、肺、大肠经。

【功能与主治】 清热润燥，止咳平喘，解毒。用于顿咳，哮喘，热病燥渴，目赤，喉痹，黄疸，泄泻，痢疾，便秘，痈疮肿毒。

【效用分析】 猪胆粉，苦寒质润，清降之余复有润燥之功。归肺经，清除肺热，宣降肺气，又不燥劫肺阴，有良好的止咳平喘作用，适用于肺热壅盛或燥热咳喘证，尤宜于顿咳、哮喘。对肺经气分火热之发热，烦渴，配伍它药，可奏清热泻火，除烦止渴之功。归肝、胆经，又可清解肝胆火热，可治肝火上炎之目赤肿痛，及肝胆湿热之黄疸。

猪胆粉，归大肠经，能清解肠经热毒，以治肠热泻痢；清润之性，又可降气滑肠，以治肠燥便秘。

猪胆粉，苦泄，寒清，有清热解毒之效，对于热毒喉痹，痈疮肿毒，无论内服及外用，均可奏效。

【成药例证】

1. 护肝片（《临床用药须知中药成方制剂卷》2020年版）

药物组成：柴胡、茵陈、板蓝根、猪胆粉、绿豆、五味子。

功能与主治：疏肝理气，健脾消食。具有降低转氨酶作用。用于慢性肝炎及早期肝硬化等。

2. 妇宁栓（《临床用药须知中药成方制剂卷》2020年版）

药物组成：苦参、黄芩、黄柏、猪胆粉、乳香、没药、莪术、儿茶、蛤壳粉、冰片、红丹。

功能与主治：清热解毒、燥湿杀虫，去腐生肌。用于湿热下注所致的带下病、阴痒、阴蚀，症见黄白带下、量多味臭，阴部瘙痒或有小腹疼痛；阴道炎、阴道溃疡、宫颈糜烂见上述证候者。

3. 藿胆片（《中华人民共和国卫生部药品标准·中药成方制剂》）

药物组成：藿香提取物、猪胆粉。

功能与主治：芳香化浊，通鼻窍，去肝胆之火；有消除或减轻脓涕、鼻塞和头痛的功效。用于鼻窦炎、鼻炎。

【用法与用量】 0.3～0.6g，冲服或入丸散。外用适量，研末或水调涂敷患处。

【化学成分】 主要含胆甾酸类成分：胆酸，猪去氧胆酸，鹅去氧胆酸，石胆酸等；胆色素类成分：胆红素，胆绿素，二氢胆红素，中胆红素等；还含蛋白质、脂肪酸与镁、铁、钠等。

中国药典规定本品含猪去氧胆酸($C_{24}H_{40}O_4$)不得少于 16.0%。

【药理毒理】 本品具有镇咳、平喘、抗炎、抗过敏、解热、镇痛等作用。

1. 镇咳、平喘作用 猪胆粉 200mg/kg 灌胃给药能减少氨水引咳小鼠的咳嗽次数。提取胆红素后的猪胆汁废液制成的猪胆汁酸 15mg/kg 灌胃给药 2 天能延长小鼠 SO_2 引咳潜伏期和减少单位时间内咳嗽次数[1]。

2. 抗炎、抗过敏作用 猪胆粉 400mg/kg 灌胃可抑制小鼠二甲苯耳水肿胀、蛋清足肿胀、棉球肉芽肿急性炎症和角叉菜胶慢性炎症，并可降低足趾炎性渗出物中组胺含量、气囊炎渗出液中 PGE_2 和 LTB_4 含量[2]。结合型总胆酸 100、200、400mg/kg 灌胃 7 天能明显抑制二甲苯所致的小鼠耳廓肿胀；80、160、320mg/kg 灌胃 7 天能明显抑制角叉菜胶引起的大鼠足趾肿胀[3]。猪胆粉中甘氨胆酸 0.07、0.14g/kg 灌胃给药 4 天对二甲苯所致小鼠耳廓肿胀及皮肤毛细血管通透性增加均有显著抑制作用；同等剂量灌胃给药能对抗甲醛和琼脂引起的大鼠足趾肿胀，对棉球所致的小鼠肉芽增生有抑制作用。猪胆粉有抗过敏作用，0.075mg/ml 对卵蛋白致敏豚鼠离体回肠平滑肌具有快速抑制过敏性收缩作用；146mg/kg 灌胃 14 天对大鼠被动皮肤过敏反应具有明显的抑制作用；292mg/kg 灌胃 9 天对 2,4-二硝基氯苯所致小鼠耳廓皮肤迟发型超敏反应有明显的抑制作用。猪胆粉 1、2、4g/kg 灌胃 9 天可抑制组胺及 5-羟色胺致小鼠血管通透性的增加，具有缓解皮肤Ⅰ型超敏反应作用[3]。

3. 解热、镇痛、抗惊厥作用 猪胆粉 200mg/kg 灌胃给药能对抗酵母引起的小鼠发热，同时降低戊四氮致惊厥发生率，还能减少冰醋酸引起的扭体反应次数。

4. 其他作用 猪胆粉体外对呼吸道常见细菌具有一定的抑菌作用，尤其对肺炎链球菌和流感杆菌较为敏感，对大肠埃希菌和金黄色葡萄球菌中有抑菌作用[4]；猪胆汁乙醇提取物对大肠埃希菌、肺炎球菌等生长有抑菌作用。猪胆汁乙醇提取物能减弱家兔离体肠平滑肌的收缩，降低收缩频率和收缩幅度；0.2g/kg 灌胃能抑制蓖麻油引起的小鼠腹泻。猪胆粉中胆酸类主要成分猪去氧胆酸对连二亚硫酸钠造成ECV304细胞缺氧损伤有保护作用。

5. 毒理研究 猪胆汁有杀精子作用[5]，原理是胆汁可以促使生物膜脂质降解，破坏精子的质膜抗体及线粒体内膜，严重者可引起精子尾部横向断裂甚至整体碎解。

【参考文献】 [1] 鄢海燕，邹纯才. 熊胆粉与其他三种动物胆粉的FT-IR特征分析及药理作用比较. 皖南医学院学报，2012，31(2)：109-111，115.

[2] 张程，郝满良. 猪胆粉抗炎作用研究. 河北农业大学学报，2018，41(2)：89-93.

[3] 何姣. 猪胆粉中结合型胆甾酸的化学成分及生物活性研究. 西北大学博士论文，2012：85-93.

[4] 王乃姣，李建春. 猪胆粉抗皮肤Ⅰ型超敏反应药效学试验的初步研究. 中国中医药咨讯，2011，3(1)：265.

[5] 鄢海燕，邹纯才. 熊胆粉、猪胆粉、牛胆粉及鸡胆粉中总胆酸的含量测定及其抑菌作用. 中国医院药学杂志，2012，32(3)：175-179.

瓜子金
Guazijin

本品为远志科植物瓜子金 *Polygala japonica* Houtt. 的干燥全草。全国大部分地区均产。春末花开时采挖，除去泥沙，晒干。切段。以叶多、带根者为佳。

【性味与归经】 辛、苦、平。归肺经。

【功能与主治】 祛痰止咳，活血消肿，解毒止痛。用于咳嗽痰多，咽喉肿痛；外治跌打损伤，疔疮疖肿，蛇虫咬伤。

【效用分析】 瓜子金苦辛，入肺经，能祛痰止咳，治痰多黏稠，咳吐不爽或外感风寒，咳嗽痰多。

瓜子金辛行苦泄，性平偏凉，能清热解毒，活血消肿止痛。用治咽喉肿痛，有清热解毒，利咽消肿之效。治跌打损伤、疔疮疖肿及蚊虫咬伤等可单用本品捣敷患处。

【成药例证】 **复方瓜子金颗粒**（《临床用药须知中药成方制剂卷》2020年版）

药物组成：瓜子金、白花蛇舌草、大青叶、紫花地丁、野菊花、海金沙。

功能与主治：清热利咽，散结止痛，祛痰止咳。用于风热袭肺或痰热壅肺所致的咽部红肿、咽痛、发热、咳嗽；急性咽炎、慢性咽炎急性发作及上呼吸道感染见上述证候者。

【用法与用量】 15～30g；外用鲜品适量，捣烂敷患处。

【本草摘要】

1.《生草药性备要》 "理跌打，去瘀生新；能接骨续筋，止痛消肿，散毒。"

2.《植物名实图考》 "破血，起伤，通关。"

3.《分类草药性》 "走表散寒，治头风，开胃进食。"

【化学成分】 主要含皂苷类成分：瓜子金皂苷甲、乙、丙、丁、己等；三萜类成分：远志醇。

中国药典规定本品含瓜子金皂苷己（$C_{53}H_{86}O_{23}$）不得少于0.60%。

【药理毒理】 本品具有镇痛、抗炎、镇静等作用。

1. 镇痛、抗炎作用 瓜子金水提物25mg生药/kg能抑制乙酸和组胺诱导的腹腔与皮肤血管通透性增加及2,4,6-三硝基氯苯诱导的耳肿胀；瓜子金水提物12.5mg生药/kg能抑制组胺诱导的大鼠足趾肿胀；瓜子金水提物6.25mg 生药/kg 能减少角叉菜胶诱导的气囊炎性反应中前列腺素 E_2 含量。瓜子金甲醇提取物0.14g生药/kg灌胃可减少醋酸引起的小鼠扭体次数，显示出较好的镇痛活性；还能抑制醋酸所致小鼠腹腔毛细血管通透性增加。瓜子金甲醇提取物正丁醇萃取部位0.14g生药/kg灌胃给药可抑制二甲苯致小鼠耳廓肿胀和角叉菜胶致小鼠足趾肿胀，对炎症早期有较好抑制作用[1]。瓜子金发酵总皂苷3、6g生药/kg灌胃5天，可抑制二甲苯致小鼠耳廓肿胀、冰醋酸致小鼠腹腔毛细血管通透性增加，还能抑制醋酸致小鼠扭体次数增加，并可提高热板致痛小鼠的痛阈值[2]。

2. 镇静作用 瓜子金水煎剂0.5～1.0g生药/kg腹腔注射对小鼠自发活动有抑制作用，0.5～1.0g 生药/kg 腹腔注射或20～40g生药/kg灌胃小鼠，可协同戊巴比妥钠的作用，但不能对抗咖啡因（200mg/kg）引起的小鼠强直性惊厥作用。

3. 其他作用 瓜子金皂苷己（10、1、0.1μmol/L）可增加OGD/R（氧糖剥夺/复灌）、氧化应激和去血清处理细胞的存活率，具有神经保护作用[3]；还能改善东莨菪碱对小鼠记忆的损伤，抑制LPS刺激外周血单核细胞产生炎症因子，抑制脑缺血细胞再灌注损伤、抗神经炎症而抗帕金森病[4]。小鼠强迫游泳实验、小鼠悬尾实验证明，瓜子金乙醇提取物1、2g生药/kg、正丁醇部位（相当于2g生药/kg）灌胃给药7天能缩短强迫游泳小鼠不动时间，显示较好的抗抑郁活性[5]。

4. 毒理研究 小鼠腹腔注射瓜子金水煎剂 1.0g 生

药/kg 时，即出现中毒症状，表现为伏地不动，活动减少，四肢无力，不能攀爬。但经 24 小时后仍能存活。剂量增加症状更加明显，呼吸渐弱，最后死亡。瓜子金水煎剂腹腔注射半数致死量约为 1.7g 生药/kg，小鼠口服瓜子金水煎剂最小致死量为 40g 生药/kg，半数致死量为 46.00g 生药/kg±5.84g 生药/kg[3]。瓜子金发酵总皂苷对小鼠灌胃的最大耐受剂量为 13.3g/kg[2]。

【参考文献】［1］王洪兰，李祥，陈建伟．瓜子金提取物及不同部位的抗炎镇痛作用研究．现代中药研究与实践，2011，25(5)：40-42．

［2］朱婷，刘明星，郭申娥，等．瓜子金发酵总皂苷的抗炎镇痛活性．中国医院药学杂志，2011，31(12)：996-997．

［3］石瑞丽，李培锋，陈乃宏．瓜子金皂苷己神经保护作用的体外研究．中药新药与临床药理，2013，24(1)：1-5．

［4］魏巍，陈乃宏．瓜子金皂苷己的抗帕金森病机制研究．第二届中国药理学会补益药药理专业委员会学术研讨会会议资料，2014：32．

［5］王洪兰，王怡然，周荧，等．植物药瓜子金抗抑郁活性部位初步研究．现代中药研究与实践，2015，29(1)：32-33．

暴马子皮

Baomazipi

本品为木犀科植物暴马丁香 *Syringa reticulata*(Bl.) Hara var. *mandshurica*(Maxim.) Hara 的干燥干皮或枝皮。主产于吉林、辽宁、黑龙江。春、秋二季剥取，干燥。以外皮灰褐色、味苦者为佳。

【性味与归经】 苦，微寒。归肺经。

【功能与主治】 清肺祛痰，止咳平喘。用于咳喘痰多。

【效用分析】 暴马子皮味苦性降，微寒清热，能清降肺气，又可化痰，具有良好的止咳平喘之功。临床常用于肺热或痰热咳喘痰多。

【成药例证】

1. 痰咳清片(《临床用药须知中药成方制剂卷》2020 年版)

药物组成：暴马子皮、满山红、黄芩、盐酸麻黄碱、氯化铵。

功能与主治：清肺化痰，止咳平喘。用于痰热阻肺所致的咳嗽胸闷，痰多黄稠；急慢性支气管炎，支气管哮喘见上述证候者。

2. 化痰平喘片(《中华人民共和国卫生部药品标准・中药成方制剂》)

药物组成：南沙参、地龙、暴马子皮、百部、浮海石、黄芩、盐酸异丙嗪。

功能与主治：清热化痰，止咳平喘。用于急、慢性气管炎，肺气肿，咳嗽痰多，胸满气喘。

【用法与用量】 30～45g。

【化学成分】 主要含苯丙醇苷类成分：紫丁香苷等；环烯醚萜苷类成分：6′-*O*-α-D-吡喃半乳糖丁香苦苷，裂马钱苷-7-甲酯；裂环环烯醚萜类成分：暴马子醛酸甲酯等；还含香豆素等。

中国药典规定本品含紫丁香苷($C_{17}H_{24}O_9$)不得少于 1.0%。

【药理毒理】 本品具有镇咳、祛痰、平喘、抗慢性支气管炎等作用。

1. 镇咳、祛痰、平喘作用 暴马子皮水煎液 2.5g 生药/kg 腹腔注射对氨水引咳的小鼠有止咳作用，暴马子皮和心的乙酸乙酯提取物腹腔注射也有镇咳作用。暴马子全皮水煎剂 20g 生药/kg 灌胃给药，有显著的祛痰作用，与等剂量桔梗的祛痰作用相似；暴马子全皮各部分提取物均能促进小鼠气管的酚红排泌，祛痰有效成分为 β-羟乙基-3,4-二羟基苯。暴马子全皮水煎剂以 20g 生药/kg 剂量灌胃给药，对用组胺喷雾引起的豚鼠喘息有抑制作用。暴马子皮浸膏 20g 生药/kg 灌胃给药 20 天，对 SO_2 刺激诱发的慢性气管炎大鼠有治疗作用，能减少气管、各级支气管的杯状细胞数，抑制气管腺体的肥大增生，导管数、黏液化腺泡数量减少；还能减轻Ⅲ级以下支气管上皮细胞的肥大增生。

2. 其他作用 暴马子全皮水煎剂体外对从慢性气管炎病人呼吸道中分离出的肺炎双球菌、流感杆菌有中度敏感的抑制作用。暴马子皮水提物 1.0、2.0g 生药/kg 灌胃给药 5 天对四氯化碳致小鼠急性肝损伤有保护作用，能降低血清 ALT、AST，提高肝组织中 SOD 活性，降低 MDA。

3. 毒理研究 暴马子全皮水煎剂小鼠腹腔注射的 LD_{50} 为 10.18g 生药/kg±1.03g 生药/kg，给药后动物表现为镇静、肌肉松弛、匍匐不动、肢体瘫痪，最后呼吸抑制死亡。全皮水煎剂 20g 生药/kg(相当于成人量的 20～40 倍)给豚鼠灌胃连续 20 天，除体重增长受明显抑制外，心电图、肝功能、尿蛋白及各主要脏器病理切片检查无明显改变。暴马子无明显的副作用，临床少数病人服药后有感觉胃部不适，恶心、呕吐，头晕，腹泻，口干，停药可消失。

病证用药

化痰止咳平喘药主要用治外感或内伤引起的痰、咳、喘证。痰证又有寒、热、燥、湿之分，化痰药也相应分为温化寒痰药与清化热痰药。由于痰既是病理产物，又是致病因子，它随气机升降，无处不到，因此属于痰的病症甚多，故有“百病皆由痰作祟”“怪病多从痰论治”之说。咳嗽、喘息之证，其病机较为复杂，凡外感六淫或内伤气火、痰湿等，均可引起咳嗽喘息。它与五脏六腑的功效失调有关，因“五脏六腑皆令人咳，非独肺也”，尤其是与肺、肾两脏关系密切。然而，痰、咳、喘证每因四季受邪不同，体质不同，临床表现也不一样，现分述其具体病证用药如下。

内伤咳嗽　治以化痰止咳法。

1. 痰湿蕴肺证　系因饮食不节，损伤脾胃，脾弱不能制湿，湿困脾阳，运化失职，水湿凝聚成痰所致。症见咳嗽反复发作，咳声重浊，痰多色白，痰出咳平，胸膈胀满，呕恶，食少，体倦，苔白润或滑腻，脉滑。治宜燥湿化痰，理气止咳。常用半夏、陈皮、茯苓、苍术、厚朴、芥子、莱菔子、佛手等以燥湿化痰，温肺降气。代表方如二陈汤(《和剂局方》)。

2. 痰热郁肺证　系由脾失健运，津液凝滞，火邪煎熬津液成痰所致。症见咳嗽痰黄，黏稠难咳，胸膈痞满，甚则气急呕恶，舌质红，苔黄腻，脉滑数。治宜清热肃肺，豁痰止咳。常用瓜蒌、浙贝母、前胡、胆南星、桑白皮、葶苈子、竹茹、竹沥、蛤壳、瓦楞子、浮海石、矮地茶、罗汉果及车前子、石韦等以清热化痰，还常配合石膏、黄芩、芦根、黄连等清肺降火药。若兼见肺热喘咳者，又当配地骨皮、桑白皮、葶苈子等清肺降气以平喘；若兼见肝火犯肺，胸胁疼痛，痰中带血者，又当配青黛、栀子清肝泻火，凉血止血。代表方如清气化痰丸(《医方考》)。

3. 肝火犯肺证　多因肝郁化火或肝火素盛，上逆侮肺，木火刑金所致。症见咳逆阵作，咳时面赤，咽干口苦，痰滞咽喉，难以咯出，伴胸胁胀痛，咳时引痛，症状随情绪波动而增减，舌红苔薄黄，脉弦数。治宜清肺泄肝，顺气降火。常用青黛、蛤壳、桑白皮、地骨皮、黄芩、栀子、牡丹皮等清肝泻肺，止咳化痰之品。代表方如黛蛤散(《验方新编》)合泻白散(《小儿药证直诀》)。

4. 肺阴亏耗证　多由肺阴不足，虚火灼肺，炼液为痰所致。症见呛咳气促，咯痰不利，痰稠而黏，甚或成块成条，咽喉干燥哽痛，多咳则声音嘶哑，舌红少苔而干。治宜清肺润燥，化痰止咳。常用川贝母、瓜蒌、苦杏仁、百部、紫菀、款冬花等润肺化痰止咳药及知母、天花粉、沙参、麦冬、天冬、玉竹、阿胶等养阴润肺药。如肺火较重者可配石膏、枇杷叶、栀子等清肺泄火药同用；若阴虚火旺者，又当配生地黄、玄参、黄柏、秦艽、鳖甲等滋阴降火药。代表方如贝母瓜蒌散(《医学心悟》)。

喘证　治以宣肺，化痰，清热，平喘法。

1. 风寒袭肺证　因风寒之邪客于肌表，肺合皮毛，邪从皮毛入肺，肺气壅滞，气机通降失常，而致本证。症见呼吸喘促，深长有余，呼气为舒，兼有咳嗽胸闷，痰白质稀，或恶寒，无汗，舌苔薄白，脉浮紧。治宜发散风寒，宣肺平喘。常用麻黄、苦杏仁、甘草以宣肺平喘；紫苏子、桑白皮、陈皮、茯苓以理气化痰。代表方如华盖散(《和剂局方》)。

2. 肺热壅遏证　多由于风寒袭肺，郁而化热成火；或肺有伏火，复感外邪，新邪引动伏火，热不得泄或为寒郁，肺气失于清肃，终成本证。症见喘逆上气，胸胀或痛，息粗，鼻煽，咳而不爽，吐痰黏稠，或伴形寒身热，烦闷身痛，口渴，苔薄白或薄黄，脉浮数或滑。治宜宣泄肺热。常用麻黄宣肺平喘，石膏清泄肺热，苦杏仁止咳平喘；痰热甚者，加黄芩、桑白皮、瓜蒌等。代表方如麻杏甘石汤(《伤寒论》)加减。

3. 痰热郁肺证　多由外感风寒化热，或风热之邪，郁而化热，灼液为痰，或素有痰湿，久郁化热，致痰热交阻于肺，痰壅火迫，肺气不降，上逆为喘。症见喘咳气涌胸胀作痛，痰多质黏色黄，或夹血色，伴烦闷身热，有汗，口渴喜冷饮，面赤咽干，舌红苔薄黄或腻，脉滑数。治宜清肺泄热，化痰平喘。常选用桑白皮、黄芩等清泄肺热，知母、浙贝母、瓜蒌、地龙、冬瓜子等清热化痰。代表方如桑白皮汤(《景岳全书》)。

4. 痰浊阻肺证　多因饮食失节，脾胃损伤，运化失职，聚湿成痰，上迫于肺，肺气郁阻，或素体痰湿偏盛，痰贮于肺，影响通降之职，引起本证。症见呼吸急促，咯痰黏腻，不易咯出，兼有胸闷脘痞，恶心纳呆，舌苔白腻，脉滑。治宜化浊祛痰，降气平喘。常用药有紫苏子、芥子、莱菔子、半夏、陈皮、茯苓、甘草、生姜、乌梅等。紫苏子降气化痰，芥子消痰利膈，莱菔子行痰消食；以半夏燥湿化痰，陈皮理气祛痰，茯苓利湿健脾，甘草和中补脾，生姜温胃止呕，乌梅敛肺止咳，并制止诸药燥烈之性。若素体脾气虚弱，大便溏薄者，可去莱菔子，加党参、白术补益脾气。代表方如三子养亲汤(《韩氏医通》)合二陈汤(《和剂局方》)。

5. 肺肾不足证　多因久咳伤及肺肾，或素体虚弱，肺肾亏损，致肺肃降失常，肾纳气无权而致本证。症见呼吸喘促，呼多吸少，动则尤甚，咳声低弱，精神衰疲，肢冷汗出，面色黧黑，自汗畏风，或易患感冒，舌淡，脉沉细。治宜补肺益肾，定喘止咳。常用药有人参、麦冬、五味子、熟地黄、山茱萸、山药、蛤蚧、补骨脂、沉香、黄芪等。代表方如生脉散（《医学启源》）或肾气丸（《金匮要略》）合人参蛤蚧散（《博济方》）加减。

痰饮　治以化痰逐饮法。

1. 痰饮　因脾阳虚弱，寒饮内聚，阳气不能外达，津液不能上承所致。症见胸胁支满，心下痞闷，胃中有振水音，脘腹喜温畏冷，背寒，呕吐清水痰涎，口渴不欲饮，头昏目眩，食少便溏，舌苔白滑，脉细滑。治宜温脾化饮。常用药物有桂枝、甘草、白术、茯苓、半夏、生姜、泽泻、猪苓、干姜、吴茱萸、花椒、肉桂、枳实等。桂枝、甘草通阳化气，白术、茯苓健脾渗湿，半夏、生姜和胃降逆，泽泻、猪苓渗湿升清，干姜、吴茱萸、花椒、肉桂温中和胃，枳实行气开痞。代表方为苓桂术甘汤（《伤寒论》）合小半夏加茯苓汤（《金匮要略》）。

2. 悬饮　因肺气郁滞，气不布津，停而为饮。症见胸胁疼痛，咳唾引痛，但胸胁痛势较初期减轻，而呼吸困难加重，咳逆气喘息促，不能平卧，或仅能偏卧于停饮的一侧，病侧肋间胀满，甚则一侧胸廓隆起，舌苔薄白腻，脉沉弦或弦滑。治宜泻肺逐饮。常用药物有甘遂、京大戟、芫花、芥子、葶苈子、桑白皮、紫苏子、瓜蒌皮、陈皮、半夏、椒目、茯苓、生姜皮等。甘遂、京大戟、芫花峻下逐水，芥子、葶苈子、桑白皮泻肺逐饮，紫苏子、瓜蒌皮、陈皮、半夏降气化痰，椒目、茯苓、生姜皮利水导饮。代表方如十枣汤（《伤寒论》）或控涎丹（《三因方》）。

3. 溢饮　由于外感风寒，郁闭玄府，以致肺脾输布失常，水饮流溢四肢肌肤，水寒相杂为患。症见身体疼痛而沉重，甚则肢体浮肿、恶寒、无汗，或有喘咳，痰多白沫，胸闷，干呕，口不渴，舌苔白，脉弦紧。治宜发表化饮。常用药物有麻黄、桂枝、干姜、细辛、半夏、甘草、五味子、白芍、茯苓、猪苓、泽泻等。麻黄、桂枝解表散寒，干姜、细辛温化寒饮，半夏、甘草化痰和中，五味子、白芍敛肺止咳，使散中有收，茯苓、猪苓、泽泻利水化饮。代表方如小青龙汤（《伤寒论》）加减。

4. 支饮　因饮邪上逆犯肺，肺气不降，痰阻气壅所致。症见咳喘不得卧，咯痰白沫量多，往往经久不愈，天冷受寒加重，甚至引起面浮跗肿，舌苔白滑或白腻，脉弦紧。治宜温肺化饮。常用药物有麻黄、桂枝、干姜、细辛、半夏、甘草、五味子、白芍、茯苓、葶苈子、大枣、芥子、莱菔子等。麻黄、桂枝解表散寒，干姜、细辛温化寒饮，半夏、甘草等化痰和中，佐以五味子、白芍，使散中有收。体虚表证不著者，可改用苓甘五味姜辛汤，不宜再用麻黄发表散寒。若饮多寒少，外无表证，喘咯痰盛不得息，可用葶苈大枣泻肺汤泻肺逐饮，芥子、莱菔子豁痰降气。代表方如小青龙汤（《伤寒论》）加减或苓甘五味姜辛汤（《金匮要略》）、葶苈大枣泻肺汤（《金匮要略》）。

风痰证　治以化痰降浊，平肝息风法。

系由痰浊内停，肝风内动，肝风挟痰上涌，形成风痰内盛之证。治宜化痰息风。风痰证有偏寒、偏热之不同，用药又有区别，风痰偏寒者以舌质淡、苔白腻为主要见症，常用白附子、制天南星、半夏、皂荚、石菖蒲、远志、生姜汁等温燥化痰息风药；风痰偏热者，以舌质红、苔黄腻为主要见症，常用天竺黄、竹沥、胆南星、青礞石及牛黄等清热化痰药，同时均须配伍天麻、钩藤、僵蚕、全蝎、蜈蚣等平肝息风药，以增强药效。此外，因患者的体质不同，用药亦有差异。若素体阳虚，阴寒内盛者，可配制川乌、附子以温阳散寒；若肝郁化火，邪热内盛者，可配黄芩、栀子、大黄、龙胆等以清肝泄火。

瘰疬瘿瘤　治以疏肝解郁，化痰软坚法。

皆由肝郁气滞，痰浊阻滞而成，并多伴有烦躁易怒，胸闷心悸多汗等肝郁气滞全身症状。治宜疏肝解郁，化痰软坚。常用药物有浙贝母、黄药子、蛤壳、瓦楞子、海浮石、海藻、昆布、白附子等清热化痰，软坚散结药，以及夏枯草、玄参、生牡蛎、连翘、地龙、穿山甲、牛黄、山慈菇、全蝎、蜈蚣、僵蚕等清肝散结，解毒消肿药，亦可随症选用。代表方如海藻玉壶汤（《外科正宗》）。

梅核气症　治以化痰散结，降逆解郁法。

多因七情郁结，痰凝气滞，上逆于咽喉之间形成的病证。症见自觉咽中梗阻，有异物感，咯之不出，吞之不下，但饮食如常。治宜化痰散结，降逆解郁。常用半夏、厚朴、紫苏叶、茯苓、生姜以化痰散结，通降逆气，宣气解郁，诸药合用，气顺痰消，则咽中异物感可除。临床上还可配旋覆花、赭石、柿蒂以降逆气，配瓜蒌、浙贝母以化痰散结，宽胸理气，配柴胡、郁金、梅花等以疏肝解郁，理气化痰，以增强药效。代表方如半夏厚朴汤（《金匮要略》）加减。

总之，使用化痰止咳平喘药必须根据病证性质的不同，四季气候变化的差异，年龄体质秉赋的不同，结合化痰止咳平喘药的药性特点，准确选择相应的药物，并根据兼证不同而适当地配伍用药，才能取得良好的治疗效果。且化痰止咳平喘药不仅能化痰止咳平喘，往往一药多能，还可广泛用治多种其他病证。

第十四章　安神药

【基本概念】凡以安定神志为主要作用，治疗心神不宁病证的药物，称安神药。

心藏神，肝藏魂，人体的精神、意识、思维活动，与心、肝二脏密切相关。《素问·举痛论》云：“惊则心无所依，神无所归，虑无所定，故气乱矣”。《景岳全书》云：“无邪而不寐者，必营气之不足也，营主血，血虚则无以养心，心虚则神不守舍”。说明心神受扰或心神失养，均会导致心神不宁病证，出现心烦失眠，健忘多梦，惊悸怔忡等神志异常的症状。

【作用特点】本类药主入心、肝经，具有镇惊安神或养心安神之效，即体现了《素问·至真要大论》所谓“惊者平之”，及《素问·阴阳应象大论》所谓“虚者补之，损者益之”的治疗法则。部分安神药除具有重镇安神、养心安神作用外，还兼有清热解毒、平肝潜阳、纳气平喘、敛汗、润肠、祛痰等作用。

【适应范围】安神药主要用治心神不宁的心悸怔忡，失眠多梦；亦可作为惊风、癫狂等病证的辅助药物。部分安神药又可用治热毒疮肿、肝阳眩晕、自汗盗汗、痰多咳喘等。

现代医学诊断为心律失常、神经衰弱、癫痫、精神分裂症、抑郁症、焦虑症等可用本类药物治疗。部分药物也可用治高血压，皮肤浅表化脓性炎症，急、慢性气管炎等疾病。

【药物分类】根据安神药的特点与临床应用不同，可分为重镇安神及养心安神药两类。

【配伍规律】使用安神药时，应针对导致神志不宁的病因、病机与临床表现不同，选用适宜的安神药治疗，并进行相应的配伍。如实证的心神不安，应选用重镇安神药物，若因火热所致者则与清泻心火，疏肝解郁，清肝泻火药物配伍；因痰所致者则与祛痰，开窍药物配伍；因血瘀所致者则与活血化瘀药配伍；肝阳上扰者则与平肝潜阳药配伍；癫狂、惊风等证，应以化痰开窍或平肝息风药为主，本类药物多作为辅药应用。虚证的心神不安，应选用养心安神药物，若血虚阴亏者则与补血、养阴药物配伍；心脾两虚者则与补益心脾药配伍；心肾不交者则与滋阴降火，交通心肾之品配伍。

【使用注意】部分矿物药入丸散服，易伤脾胃，应适当配伍健运脾胃之品；入汤剂宜打碎先煎久煎，不宜久服，中病即止；有毒药物，更应控制用量，以防中毒；多为治标之品，当注意与消除病因的药物配伍使用；治疗失眠时，于睡前 0.5～1 小时服用。

【药理作用】安神药主要有镇静、催眠等作用，其中重镇安神药在镇静、催眠、抗惊厥等中枢抑制作用方面更为突出，养心安神药还具有心血管系统的药理作用。如重镇安神药中的磁石、朱砂均能减少对动物自发活动，协同巴比妥类的中枢抑制作用，拮抗苯丙胺等中枢兴奋作用，对抗戊四氮或士的宁引起的惊厥。养心安神药中的酸枣仁、远志等亦具有不同程度的中枢抑制作用，酸枣仁、灵芝等对非特异性免疫和特异性免疫具有增强作用。酸枣仁、远志、灵芝对心血管系统尚有抗心肌缺血作用。

一、重镇安神药

重镇安神药，重则能镇，重可祛怯，故有镇心安神、平惊定志、平肝潜阳等作用。主要用于心火炽盛、痰火扰心、肝郁化火及惊吓等引起的心神不宁、心悸、失眠，及惊痫、肝阳眩晕等。

临床常用的重镇安神药有朱砂、磁石等。

朱　砂

Zhusha

本品为硫化物类矿物辰砂族辰砂，主含硫化汞(HgS)。主产于贵州、湖南、四川。采挖后，选取纯净者，用磁铁吸净含铁的杂质，再用水淘去杂石和泥沙。以色鲜红、有光泽、无杂石者为佳。

【炮制】 **朱砂粉**　水飞成细粉。

【性味与归经】 甘，微寒；有毒。归心经。

【功能与主治】 清心镇惊，安神，明目，解毒。用于心悸易惊，失眠多梦，癫痫发狂，小儿惊风，视物昏花，口疮，喉痹，疮疡肿毒。

【效用分析】 朱砂甘寒质重，寒能降火，重可镇怯，专入心经，既可重镇安神，又能清心安神，为重镇、清心、安神之要药。主治心火亢盛，内扰神明的心神不宁，心悸易惊，失眠多梦。

朱砂质重镇怯，性寒降火，故有镇惊止痉之功，可用治癫痫发狂，小儿惊风等。

朱砂性寒，内服外用均有较强的清热解毒作用，是治疗疮疡肿毒，红肿热痛，以及口疮，喉痹等的良药。

朱砂具有明目之功，可用于视物昏花。

【配伍应用】

1. 朱砂配磁石　朱砂味甘微寒，长于镇心安神，并能明目；磁石味辛气寒，能平肝安神、聪耳明目。两药合用，可加强重镇安神、明目之效，且能摄纳浮阳，使心火不致上扰，精气得以上承，用于心肾不交所致的心悸失眠，耳鸣耳聋，以及视物昏花等。

2. 朱砂配芒硝　朱砂外用有较好的解毒作用，善疗疮毒痈肿；芒硝外用则能清热消肿。两药研末外用，可增强清热解毒、消肿止痛之功。用于痈肿初起作湿敷外，亦可取药末吹喉，治疗心火热毒所致的口舌生疮，咽喉肿痛等。

【鉴别应用】 **朱砂与黄连**　二者功效近似，均能清心安神，对于心火亢盛之心神不宁等，常相须应用，增强疗效。但朱砂又清心镇惊，故痰热癫狂惊痫用之较好；黄连清热泻火较好，故热病热入营血所致的烦躁、神昏或动血证较常用。两药均能解毒疗疮，用于湿热疮毒，湿热泻痢、脘痞呕恶之证。

【方剂举隅】

1. 朱砂安神丸(《内外伤辨惑论》)

药物组成：朱砂、黄连、炙甘草、生地黄、当归。

功能与主治：镇心安神，清热养血。适用于心火亢盛，阴血不足证，失眠多梦，惊悸怔忡，心烦神乱，或胸中懊，舌尖红，脉细数。

2. 七厘散(《同寿录》)

药物组成：朱砂、麝香、梅花冰片、乳香、红花、没药、血竭、儿茶。

功能与主治：散瘀消肿，定痛止血。适用于跌打损伤筋断骨折之瘀血肿痛，或刀伤出血；并治无名肿毒，烧伤烫伤等。

3. 安宫牛黄丸(《温病条辨》)

药物组成：牛黄、郁金、黄连、朱砂、梅片、麝香、真珠、山栀、雄黄、金箔衣、黄芩等。

功能与主治：解热去毒，通窍镇静。适用于太阴温病，手厥阴暑温，阳明温病之斑疹、温痘、温疹、温毒。

【成药例证】

1. 避瘟散(《临床用药须知中药成方制剂卷》2020年版)

药物组成：朱砂、香排草、檀香、冰片、丁香、人工麝香、薄荷脑、姜黄、白芷、零陵香、甘松、木香、玫瑰花。

功能与主治：祛暑避秽，开窍止痛。用于夏季暑邪所致的头目眩晕、头痛鼻塞、恶心、呕吐、晕车晕船。

2. 琥珀抱龙丸(《临床用药须知中药成方制剂卷》2020年版)

药物组成：琥珀、朱砂、天竺黄、胆南星、枳实(炒)、枳壳(炒)、山药(炒)、茯苓、红参、檀香、甘草。

功能与主治：清热化痰，镇静安神。用于饮食内伤所致的痰食型急惊风，症见发热抽搐、烦躁不安、痰喘气急、惊痫不安。

3. 牙痛一粒丸(《临床用药须知中药成方制剂卷》2020年版)

药物组成：蟾酥、朱砂、雄黄、甘草。

功能与主治：解毒消肿，杀虫止痛。用于火毒内盛所致的牙龈肿痛，龋齿疼痛。

【用法与用量】 0.1～0.5g，多入丸散服，不宜入煎剂。外用适量。

【注意】

1. 本品有毒，不宜大量服用，也不宜少量久服。

2. 孕妇及肝肾功能不全者禁用。

3. 入药只宜生用，忌火煅。

【本草摘要】

1.《神农本草经》　“养精神，安魂魄，益气明目。”

2.《本草纲目》　“治惊痫，解胎毒痘毒，驱邪疟。”

3.《本草从新》 “泻心经邪热，镇心定惊，……解毒，定癫狂。”

【化学成分】 主要成分为硫化汞(HgS)。

中国药典规定本品含硫化汞(HgS)不得少于96.0%，朱砂粉不得少于98.0%。

【药理毒理】 本品具有镇静、抗惊厥、抗抑郁、抗心律失常等作用。

1. 对中枢神经系统的作用

(1) 镇静、抗惊厥作用　朱砂细粉混悬液1.0、1.5g生药/kg给小鼠灌胃，连续5天，可延长水合氯醛小鼠的睡眠时间，一定程度上使苯丙胺兴奋的小鼠自发性活动下降，但对小鼠戊巴比妥钠睡眠时间未见影响。朱砂50g生药/kg给大鼠灌胃一次，可以使脑电图频率减慢，波幅增大。朱砂细粉混悬液1.0、1.5g生药/kg给小鼠灌胃，连续5天，可延长戊四氮小鼠惊厥出现时间，减少惊厥动物数，但对士的宁惊厥小鼠未见影响。朱砂10g生药/kg给小鼠灌胃，连续7天，可延长腹腔注射安钠咖所致惊厥的潜伏期。

(2) 抗抑郁作用　朱砂水煎液浓缩以0.16g生药/kg给小鼠灌胃，连续7天，可明显缩短强迫游泳试验及悬尾试验中小鼠不动的时间，显示出一定的抗抑郁作用[1]。

(3) 保护脑组织作用　朱砂以1、2、4g生药/kg给大鼠灌胃，连续14天，可使脑内氨基酸类神经递质谷氨酸、天门冬氨酸、甘氨酸、γ-氨基丁酸和牛磺酸的含量明显降低，显示对脑内神经递质有抑制作用，这一方面与朱砂的镇静安神作用有关，另一方面也是朱砂神经毒性的表现之一[2]。朱砂及其复方制剂安宫牛黄丸对内毒素所致的脑损伤模型动物皮层单胺类神经递质的改变具有拮抗作用；安宫牛黄丸对脑缺血模型动物神经症状的改善、脑水肿的减轻、抗细胞凋亡及抑制钙超载与其中含有朱砂具有密切的关系[2]。

2. 抗心律失常作用　朱砂混悬液0.6g生药/kg给家兔灌胃一次，可以缩短三氯甲烷-肾上腺素或草乌注射液所致家兔心律失常模型心律失常持续时间，减少异常搏动次数，有抗心律失常作用。

3. 其他作用　体外试验显示，朱砂对伤口感染的常见细菌肺炎克雷伯杆菌、铜绿假单胞菌、枯草芽孢杆菌、普通变形杆菌、非耐药表皮葡萄球菌、金黄色葡萄球菌等均有较好的抑制作用，其中对肺炎克雷伯杆菌、铜绿假单胞菌抑制作用最强[3]。朱砂对BGC-胃癌细胞、A_{549}肺腺癌细胞的增殖具有明显的抑制作用，其半数抑制浓度(IC_{50})分别为3.44、7.69μg/ml，表明具有抗肿瘤作用[4]。

4. 体内过程　朱砂为天然矿物药，主要成分为红色六方晶系α-HgS[5]。朱砂的溶出受pH等的影响，朱砂在胃肠道中的溶出物可能主要为汞的各种含硫化合物。朱砂体外溶出实验显示主要不以纳米颗粒形式溶出，含巯基的氨基酸对朱砂的促溶作用有限，而Na_2S对朱砂中汞溶出量的影响高于其他，pH对朱砂中汞的溶出量也有较大的影响。

朱砂大鼠灌胃给药的最高血药浓度为6.3μg/L±1.3μg/L，达峰时间为1.3小时±0.4小时，半衰期为4.2小时±0.5小时，血药浓度-时间曲线下面积为54.7μg/h·L±8.7μg/h·L，给药12小时后汞在粪便中的排泄量最大，96小时后粪便中仍可检测到少量的汞。说明汞的生物可接受性低，吸收少，滞留时间长，排泄缓慢，长期服用可产生蓄积毒性[6]。

朱砂口服给予孕兔、幼兔、成兔及新生兔，检测血中汞含量显示，其中汞会很快被吸收，被吸收的程度为孕兔>幼兔>成兔；对各脏器汞含量测定发现孕兔胎盘中汞含量最高，表明朱砂中的汞可以透过胎盘屏障进入胎儿体内。

小鼠单次口服朱砂，半衰期为0.2小时，清除半衰期为13.35小时，给药后1.09小时血中最高浓度达2.64μg/ml。汞在脑、心脏、肝脏、肾脏、脾脏、肺脏中均有分布，其中在肾脏中含量最高。

汞在人体内吸收入血后，可侵害脑细胞、胎儿、精子、卵子、心、肝、肾等，还能影响部分酶的功能。汞的排泄很慢，在脑中的半衰期为240天，其他组织中为70天。

口服朱砂主要经肠道排泄，组织内蓄积汞的排泄主要为肾脏[7]。

朱砂以其临床等效剂量灌胃小鼠，显示不同器官对汞的蓄积能力大小依次是肾>肝>脑[5]。

5. 毒理研究　汞的毒性取决于其化学结构、价态和代谢途径，而不同汞化合物的毒性可相差百倍，甚至千倍。朱砂的毒性远远小于氯化汞、甲基汞等其他形式的汞化合物。在器官、系统的急性、亚急性、亚慢性动物实验中均证实朱砂和含朱砂方剂的毒性、细胞和组织蓄积以及毒性机制上均不同于氯化汞和甲基汞[8]。

(1) 急性毒性　朱砂内服过量可引起毒性，因其在肠道可转化为较易吸收的甲基汞，故内服增加了中毒机会。朱砂在HgS含量为98%、可溶性汞为21.5μg/g情况下，给小鼠单次灌胃给药最大耐受量达到24g/kg(等于摄入可溶性汞516μg/kg)未见明显毒性反应。昆明种小鼠1次灌胃给予朱砂混悬液10g/kg，观察1周，结果动物一般状况未见明显异常。

(2) 长期毒性　朱砂不宜久服，久服主要表现为肝、肾毒性。健康大鼠分别灌胃朱砂混悬液 1、2g/kg，连续 6 周，动物体重下降，ALT 及 BUN 有一定升高，肝细胞有浊肿及轻度变性，并有少量点状坏死；肾近曲小管有浊肿及脂肪样变性，间质内充血并有炎症细胞浸润。以上情况 2g/kg 组较为明显，停药后小剂量组病变基本恢复正常。朱砂 0.025、0.05、0.1、0.4、0.8g/kg(相当于《中国药典》剂量高限的 1/2、1、2、8、16 倍)剂量，连续灌胃给药 3 个月，超过一定剂量用药达到 1 个月以上，肾脏和肝脏均可见与朱砂毒性有关的病理改变，其中，肾脏对朱砂更为敏感。连续服用朱砂，其在体内各脏器的蓄积量是肾脏>肝脏>心脏>血清。大鼠灌胃朱砂 1 个月和 3 个月的无明显毒性剂量分别为一日 0.05、0.1g/kg(累积摄入可溶性汞 96.76、64.5μg/kg)。

(3) 胚胎、遗传及生育毒性　以 0.08、0.4、4.0g/kg 剂量给小鼠灌胃朱砂进行遗传毒性观察，结果表明妊娠中晚期用药对胚胎发育无明显影响，妊娠前及妊娠早期用药可能对胎儿造成危害，并且具有明显的量-效关系；如果大剂量给动物灌胃或长期小剂量服用朱砂都可引起染色体损伤，产生遗传毒性[7, 9]。以 0.1、0.3、1.0g/kg 剂量给雄性大鼠灌胃朱砂 6 周，精子活率、精子活力、有效精子数、精子密度均明显下降，精子运动参数如直线运动速度、曲线运动速度、平均路径速度等均降低，性器官病理组织形态观察睾丸及附睾萎缩，曲细精管和附睾管内无成熟精子，表明对雄性生育力具有潜在的危害[10]。

(4) 神经毒性　朱砂中的游离汞和可溶性汞易透过血脑屏障，与神经细胞上的巯基、硒基高度结合，消耗谷胱甘肽，产生自由基，破坏线粒体功能，增加脂质过氧化，减少一氧化氮的产生，激活热休克蛋白，导致细胞膜通透性改变并抑制 Na^+, K^+-ATP 酶活性，非特异性的抑制半胱氨酸。其还可以导致大脑神经递质的失衡，引发神经胶质细胞炎症反应[11]。

(5) 肝毒性　朱砂组以 1.0g/kg 剂量给大鼠灌胃 12 周，血汞、肝汞含量升高，肝细胞出现肿胀、空泡变性和炎症细胞浸润，表明长期过量服用朱砂可导致肝汞蓄积，引起肝损伤[12]。朱砂对肝脏的毒性作用可能与其影响细胞色素 P450 酶的基因表达有关[8]。

(6) 肾毒性　朱砂大剂量或长期小剂量服用均可造成汞在血及肾脏中蓄积，出现肾功能损伤，不仅可诱导大鼠肾脏发生炎症和纤维化病变，还可引起肾脏细胞凋亡[8]。其汞化合物的毒性随鼠年龄而异，胎鼠不敏感，幼鼠轻度敏感，孕母鼠敏感，而老年鼠极易受汞所致的肾毒性[13]。

(7) 其他　朱砂还可以造成肺毒性、免疫系统损伤等[8]。在临床上服用过量还可引起急性胃肠炎，具体表现在腹痛、恶心、呕吐、腹泻[14]，也可产生头痛、视物模糊、昏迷，甚至呼吸衰竭而死亡。朱砂反铝，朱砂采用铝制容器研磨时，会出现颜色由红变灰暗，防止过夜会变成银灰色粉末-“汞铝齐”，该粉末 0.5g 即可以引起中毒反应。朱砂主要成分为硫化汞，如与碘化物或溴化物同时服用，会在肠道内产生刺激作用，导致严重的医源性肠炎。

6. 使用注意事项　朱砂具有明显的药理作用，但服用不当会引起中毒及严重的不良反应，因此使用过程中应注意炮制方法、使用剂量及用药时间，以避免产生毒性及不良反应。炮制方法应采用球磨法联合水飞法，用药剂量应严格按照《中国药典》规定剂量 0.1～0.5g，决不可超量使用，尽量采用外用给药途径，用药时间不宜超过 2 周[15]。如果一旦出现汞中毒，应以“清除汞化合物，阻断或减少消化道对其吸收”为原则，使机体酶系统尽快恢复正常功能，临床常用肌内注射二巯基丙磺酸钠、二巯基丁二酸钠或二巯基丁二酸解救[16]。

【参考文献】［1］戴建国，王中立，陈琳，等．6 种凝神类药物抗抑郁作用动物实验研究．南京中医药大学学报，2014，30(2)：192-194.

［2］丁敬华，吴辉，张颖华，等．大鼠服用朱砂后脑内氨基酸类递质含量的变化．化学研究，2010，21(5)：82-87.

［3］徐韬，徐先祥，林小凤，等．朱砂与石膏体外抑菌作用研究．中国民族民间医药，2011，20(23)：57-58.

［4］徐韬，林小凤，徐先祥，等．朱砂与石膏体外抗肿瘤作用研究．海峡药学，2012，24(1)：233-235.

［5］郑植元，李岑，张明，等．含 HgS 传统药物朱砂和佐太中汞的胃肠道溶出及吸收蓄积研究．中国中药杂志，2015，40(12)：2455-2460.

［6］霍韬光，王海宇，林欣然，等．朱砂中汞的生物可接受性及其吸收与排泄．化学研究，2012，23(4)：52-59.

［7］谷颖敏，李咏梅，姜昕，等．朱砂灌胃给药对大鼠生育力及早期胚胎发育毒性的研究．中国实验方剂学杂志，2011，11(9)：227-231.

［8］丁通，骆骄阳，韩旭，等．朱砂毒性的研究进展及配伍必要性分析．中国中药杂志，2016，41(24)：4533-4540.

［9］张超超，吴文斌，汤家铭，等．微核试验和彗星试验检测朱砂的遗传毒性．中国实验方剂学杂志，2011，17(17)：228-233.

［10］顾祖曦，刘炯，谷颖敏，等．朱砂对雄性大鼠精子质量影响的研究．上海中医药杂志，2012，46(9)：88-91.

[11] 杨海光，李莉，王月华，等．中药朱砂毒的历史认识与评价．中药药理与临床，2018，34(5)：165-167．

[12] 李博雯，王莹，祖禄，等．郁金及其 3 种功效成分对朱砂致大鼠肝毒性的保护作用，毒理学杂志，2020，34(4)：311-314．

[13] 李文楷，侯玮钰，吴青，等．比较佐太、朱砂与汞化合物对胎、幼、孕和老年鼠的肾脏毒性．遵义医学院学报，2016，39(2)：129-133．

[14] 张桂菊，李凯峰．朱砂临床应用的安全性评价．山东中医杂志，2015，34(10)：787-788．

[15] 孔莉．中药朱砂合理应用的探讨与改进．中医药学报，2013，41(4)：144-146．

[16] 牛东霞，李西林，柳国斌，等．朱砂毒性、质量控制与合理使用．中国中医药信息杂志，2015，22(2)：130-131．

磁 石

Cishi

本品为氧化物类矿物尖晶石族磁铁矿，主含四氧化三铁(Fe_3O_4)。主产于辽宁、河北、山东、江苏。采挖后，除去杂石。砸碎。以色灰黑、有光泽、能吸铁者为佳。

【炮制】 **煅磁石** 取净磁石块，反复煅至红透，醋淬，碾成粗粉。

【性味与归经】 咸，寒。归肝、心、肾经。

【功能与主治】 镇惊安神，平肝潜阳，聪耳明目，纳气平喘。用于惊悸失眠，头晕目眩，视物昏花，耳鸣耳聋，肾虚气喘。

【效用分析】 磁石质重能镇，入心经，具有镇惊安神之功，常治疗心神不宁，惊悸，失眠等。

磁石入肝经，味咸沉降，质重潜下，能平肝潜阳，是治疗肝阳上亢之头晕目眩，急躁易怒的要药。

磁石入肾能聪耳，归肝可明目，为治疗耳鸣耳聋，目暗不明，视物昏花的常用药。

磁石质重沉降，归于肾经，具有纳气平喘之功，用治肾气不足，摄纳无权之气喘。

【配伍应用】

1. 磁石配紫石英 磁石重镇安神，潜阳纳气，能坠炎上之火以定志；紫石英镇心安神而定惊。相配后则平肝潜阳，镇心安神之作用更为明显，用于肝阳上亢所致的心悸失眠，耳鸣等。

2. 磁石配石菖蒲 磁石聪耳明目，平肝潜阳，重镇安神；石菖蒲芳香化浊，豁痰开窍。两药合用，平肝潜阳，聪耳明目，豁痰开窍效果明显，适用于肝阳挟痰，上蒙清窍之头痛头重，耳目不聪，夜寐失眠等。

【鉴别应用】

1. 生磁石与煅磁石 二者均为磁石的不同炮制品种，由于炮制方法不同，作用亦各有偏重。生磁石以平肝潜阳、镇惊安神力胜，多用于惊悸，失眠，头晕目眩。煅磁石以聪耳明目，补肾纳气力强，并质地酥脆，易于粉碎及煎出有效成分，缓和了重镇安神功效；外用并有定痛止血作用，多用于肾虚气喘，外伤出血等。

2. 磁石与朱砂 二药均能重镇安神。磁石无毒，长于平潜肝阳，安神定惊，故常用于肾虚肝旺所致的惊悸失眠，头晕目眩等；又能纳气平喘，聪耳明目，可治肾虚气喘及耳鸣耳聋，视物昏花。朱砂有毒，镇心，清心而安神，善治心火亢盛所致的心神不安，胸中烦热，惊悸不眠，安神之功较磁石强；且能解毒疗疮，治疗疮疡肿毒等。

【方剂举隅】 **磁朱丸**(《千金方》)

药物组成：神曲、磁石、光明砂。

功能与主治：益阴明目，重镇安神。适用于心肾不交，耳鸣耳聋，心悸失眠，视物昏花，亦治癫痫。

【成药例证】 **脑立清丸(胶囊)**(《临床用药须知中药成方制剂卷》2020 年版)

药物组成：磁石、珍珠母、赭石、猪胆汁(或猪胆粉)、冰片、薄荷脑、清半夏、熟酒曲、酒曲、牛膝。

功能与主治：平肝潜阳，醒脑安神。用于肝阳上亢，头晕目眩，耳鸣口苦，心烦难寐；高血压病见上述证候者。

【用法与用量】 9～30g，先煎。

【注意】 脾胃虚弱者慎用。

【本草摘要】

1.《神农本草经》 “磁石，味辛寒，主周痹风湿，肢节中痛，不可持物，洗洗酸消，除大热烦满及耳聋。”

2.《本草纲目》 “色黑入肾，故治肾家诸病而通耳明目。”

3.《本草从新》 “色黑入水，能引肺金之气入肾，补肾益精，除烦祛热。”

【化学成分】 主要成分为四氧化三铁(Fe_3O_4)；还含镉、钴等微量元素。

中国药典规定本品含铁(Fe)不得少于 50.0%，煅磁石不得少于 45.0%。

【药理毒理】 本品具有镇静、抗惊厥、抗炎、镇痛、止血等作用。

1. 镇静作用 生、煅磁石混悬液给小鼠连续灌胃 4 天，可缩短阈剂量戊巴比妥钠所致小鼠入睡潜伏期和睡眠维持时间，增加阈下剂量戊巴比妥钠入睡动物数，煅磁石优于生磁石。磁石水煎剂 12.5、50g 生药/kg 给小鼠腹腔注射，可不同程度地减少小鼠自发活动。磁石水煎液 20g 生药/kg 给大鼠连续灌胃 7 天，能延长自由活动大鼠的睡眠时间（TST），在睡眠时相上主要表现为延长深睡阶段（SWS_2）。生、制磁石 15g 生药/kg 水煎液给小鼠灌胃均可增加阈下剂量异戊巴比妥钠小鼠入睡动物数，延长阈剂量异戊巴比妥钠引起的小鼠睡眠持续时间。

2. 抗惊厥作用　生、煅磁石混悬液 4g 生药/kg 给小鼠连续灌胃 4 天，可延长回苏灵诱发的惊厥潜伏期，拮抗戊四氮致小鼠惊厥，生磁石优于煅磁石制。制磁石 15g 生药/kg 水煎液对小鼠士的宁惊厥有对抗作用，可使惊厥潜伏期延长，同剂量生磁石无作用。

3. 抗炎、镇痛作用　生、煅磁石混悬液 4g 生药/kg 给小鼠连续灌胃 4 天，可降低角叉菜胶引起小鼠足肿胀度；抑制小鼠醋酸扭体反应，减少扭体次数，煅磁石优于生磁石。

4. 毒理研究　磁石的水煎液 200g 生药/kg 给小鼠腹腔注射一次，1 周内小鼠的外观、行为未见异常，未发现动物死亡。

磁石主要含有的元素或指标性元素是铁，经过锻制后其铁元素水中的溶出率明显增加；重金属及有害元素汞、镉、铜、砷、铅等水中无法检出或溶出率明显降低，这为煅磁石应用时较生磁石药效作用明显且毒性较低提供了理论依据[1]。

【参考文献】［1］傅兴圣，刘训红，林瑞超，等．商品磁石中水溶性铁、重金属及有害元素分析研究．中国中药杂志，2011，36（12）：1572-1576．

二、养心安神药

养心安神药性多甘润滋养，故有滋养心肝、益阴补血、交通心肾等作用。主要适用于阴血不足、心脾两虚、心肾不交等导致的心悸、怔忡、虚烦不眠、健忘多梦、遗精、盗汗等。

临床常用的养心安神药主要有酸枣仁、柏子仁、灵芝、缬草、首乌藤、合欢皮、远志等。

酸枣仁
Suanzaoren

本品为鼠李科植物酸枣 *Ziziphus jujuba* Mill. var. *spinosa*（Bunge）Hu ex H.F.Chou 的干燥成熟种子。主产于辽宁、河北、山西、内蒙古、陕西。秋末冬初采收成熟果实，除去果肉及核壳，收集种子，晒干。以粒大、饱满、外皮色紫红者为佳。

【炮制】 **炒酸枣仁**　取净酸枣仁，炒至鼓起，色微变深。用时捣碎。

【性味与归经】 甘、酸，平。归肝、胆、心经。

【功能与主治】 养心补肝，宁心安神，敛汗，生津。用于虚烦不眠，惊悸多梦，体虚多汗，津伤口渴。

【效用分析】 酸枣仁味甘能补，入肝、心二经，有养心阴，益肝血而宁心安神之效，为养心安神要药，主治心肝阴血不足、心失所养，神不守舍所致心悸怔忡，虚烦不眠，多梦等。

酸枣仁味酸能敛，有收敛止汗之效，用治体虚自汗，盗汗；并有酸甘化阴、生津止渴之功，可用治津伤口渴咽干之症。

【配伍应用】

1. 酸枣仁配柏子仁　酸枣仁甘酸性平，补肝养心，宁心安神，益阴敛汗；柏子仁质地滋润，甘平入心，养血宁神，又有润肠之功。两药合用，补肝养心，用于心肝血虚，怔忡，惊悸，失眠，多汗，便秘等。

2. 酸枣仁配黄连　酸枣仁养心安神，补肝除烦；黄连清心泻火而除烦。两药合用，一酸甘，一苦寒，酸得苦寒，增强泄热之功，苦得酸甘化阴而不燥，用于心血不足，心火亢盛之烦躁不寐，甚则彻夜不寐，或口腔糜烂，口苦，或伴心悸等。

3. 酸枣仁配浮小麦　酸枣仁甘酸而平，既能养心血而宁心神，又能敛心液而止虚汗；浮小麦甘凉，枯浮体轻，善走表止汗，可除虚热骨蒸。二药相伍，养心敛汗之功增强，多用于虚热内生，心液外泄所致的自汗、盗汗等。

4. 酸枣仁配生地黄　生地黄味厚气薄，善走血分，功能养血滋阴，生津止渴；酸枣仁敛汗生津。二者合用，可以加强敛阴止汗、生津止渴之功效，用治津伤口渴咽干。

【鉴别应用】

1. 生酸枣仁与炒酸枣仁　二者均为酸枣仁的不同炮制品种，由于炮制方法不同，作用亦各有偏重。生酸枣仁养心补肝，宁心安神，敛汗，生津。用于虚烦不眠，惊悸多梦，体虚多汗，津伤口渴。炒酸枣仁使种皮开裂，易于粉碎和煎出；其作用与生酸枣仁相近，养心安神作用强于生酸枣仁。

2. 酸枣仁与朱砂　二者均有安神定志之功，用治心神不宁、心悸怔忡、失眠多梦等。酸枣仁味甘质润，能养心、益肝而宁心安神，主要用于心肝两虚，神失所养引起的虚烦不眠，惊悸，怔忡，多梦等；还有生津止汗作用，用治体虚自汗、盗汗及津伤口渴。朱砂甘寒质重，专入心经，有重镇清心、安神定惊之效，用于心火亢盛，内扰神明之神志不安，惊悸不眠，癫痫等；又能清热解毒，治疗热毒疮疡，咽喉肿痛，口舌生疮。

【方剂举隅】

1. 酸枣仁汤（《金匮要略》）

药物组成：酸枣仁、甘草、知母、茯苓、川芎。

功能与主治：养血安神，清热除烦。适用于肝血不足，虚热内扰证。症见虚烦失眠，心悸不安，头目眩晕，咽干口燥，舌红，脉弦细。

2. 归脾汤（《正体类要》）

药物组成：白术、当归、白茯苓、黄芪、远志、龙眼肉、酸枣仁、人参、木香、甘草。

功能与主治：益气补血，健脾养心。适用于心脾气血两虚证，心悸怔忡，健忘失眠，盗汗，体倦食少，面色萎黄，舌淡，苔薄白，脉细弱。脾不统血证，便血，皮下紫癜，妇女崩漏，月经超前，量多色淡，或淋漓不止，舌淡，脉细弱。

3. 天王补心丹（《校注妇人良方》）

药物组成：人参、茯苓、玄参、丹参、桔梗、远志、当归、五味子、麦门冬、天门冬、柏子仁、酸枣仁、生地黄。

功能与主治：滋阴清热，养血安神。适用于阴虚血少，神志不安证，心悸怔忡，虚烦失眠，神疲健忘，或见梦遗，手足心热，口舌生疮，大便干结，舌红少苔，脉细数。

【成药例证】

1. 安神胶囊（《临床用药须知中药成方制剂卷》2020年版）

药物组成：炒酸枣仁、麦冬、制何首乌、茯苓、知母、五味子、丹参、川芎。

功能与主治：补血滋阴，养心安神。用于阴血不足、失眠多梦、心悸不宁、五心烦热、盗汗耳鸣。

2. 枣仁安神颗粒（《临床用药须知中药成方制剂卷》2020年版）

药物组成：炒酸枣仁、醋五味子、丹参。

功能与主治：养血安神。用于心血不足所致的失眠、健忘、心烦、头晕；神经衰弱症见上述证候者。

【用法与用量】 10～15g。

【本草摘要】

1.《神农本草经》 “主心腹寒热，邪结气聚，四肢酸痛湿痹，久服安五脏，轻身延年。”

2.《名医别录》 “主心烦不得眠，……虚汗，烦渴，补中，益肝气，坚筋骨，助阴气。”

3.《本草纲目》 “其仁甘而润，故熟用疗胆虚不得眠，烦渴虚汗之证；生用疗胆热好眠，皆足厥阴、少阳药也。”

【化学成分】 主要含三萜皂苷类成分：酸枣仁皂苷A、B等；生物碱类成分：荷叶碱，欧鼠李叶碱，原荷叶碱，去甲异紫堇定碱，右旋衡州乌药碱等；黄酮类成分：斯皮诺素，当药素等；还含挥发油、糖类、蛋白质及有机酸等。

中国药典规定本品含酸枣仁皂苷A（$C_{58}H_{94}O_{26}$）不得少于0.030%，含斯皮诺素（$C_{28}H_{32}O_{15}$）不得少于0.080%。

【药理毒理】 本品具有镇静催眠、抗抑郁、抗惊厥、改善记忆、抗心肌缺血降血压、降血脂、增强免疫功能、抗肿瘤等药理作用。

1. 对中枢神经系统的作用

（1）镇静、催眠、抗惊厥作用 酸枣仁生品和各种炮制品均有镇静催眠作用，其镇静的主要有效部位是皂苷类、总黄酮、总生物碱类以及酸枣仁油等。酸枣仁水提物50、80g生药/kg给小鼠灌胃5天，能明显延长小鼠戊巴比妥钠阈上剂量睡眠时间，增加小鼠戊巴比妥钠阈下剂量睡眠率，具有协同戊巴比妥钠的催眠作用[1]；同时可抑制小鼠的自主活动次数和强度，也可抑制苯丙胺的中枢兴奋作用。炒酸枣仁水煎剂给大鼠灌胃，每天两次，连续3天，可延长总睡眠时间（TS）和慢波睡眠第2期（SWS_2）持续时间，对慢波睡眠中的浅睡阶段（SWS_1）和快波睡眠（PS）无影响；脑电图慢波睡眠阶段高幅慢波增多、波幅增大、频率变慢。酸枣仁乙酸乙酯提取物及正丁醇提取物均可缩短小鼠戊巴比妥钠阈上剂量睡眠潜伏期，延长睡眠时间，增加小鼠戊巴比妥钠阈下剂量睡眠率[2]。酸枣仁总生物碱25、50、100mg/kg连续灌胃3天，每天2次，可减少小鼠自发活动，延长阈上剂量戊巴比妥钠致小鼠睡眠时间，增加阈下剂量戊巴比妥钠睡眠动物数。压榨的酸枣仁油和萃取的酸枣仁油1.8、3.6g/kg连续灌胃3天，每天2次，能减少小鼠自主活动次数，具有镇静作用。酸枣仁总皂苷15、30mg/kg给阴虚血亏虚证老年失眠大鼠灌胃3周，可明显改善失眠状态，其作用机制可能与减少脑内氨基酸毒性、下调大脑皮质及海马部位氨基丁酸受体（$GABA_A$）R的表达有关[3]。酸枣仁镇静催眠作用的特点是：主要影响慢波睡眠的深睡阶段，使深睡的平均时间延长，深睡的发作频率也增加，对慢波睡眠中的浅睡阶段和快波睡眠有明显影响。酸枣仁总皂苷中的代表性成分酸枣仁皂苷A可拮抗大脑中兴奋性神经递质谷氨酸，从而影响动物的脑电波和睡眠行为。酸枣仁总皂苷中的另一类镇静催眠作用的有效成分酸枣仁总黄酮中的代表成分斯皮诺素通过影响脑内突触后 $5\text{-}HT_{1A}$ 受体而延长睡眠参数[4, 5]。与化学类镇静催眠药相比，酸枣仁活性成分有多靶点、多效应器官、作用温和等特点。

酸枣仁水提取物对士的宁诱导的小鼠惊厥具有拮抗作用[1]。枣仁水溶性提取物 25g 生药/kg 灌胃，每天 2 次，连续 5 天，可对抗戊四氮小鼠阵挛性惊厥数及死亡率，对士的宁所致惊厥则仅能延长惊厥的潜伏期和死亡时间。

（2）抗抑郁、抗焦虑作用　酸枣仁水煎液、酸枣仁生物碱、酸枣仁总黄酮灌胃给药，均可使小鼠强迫游泳不动时间及悬尾不动时间明显减少[6, 7]；酸枣仁油 100、200mg/kg 给小鼠灌胃 7 天也可以明显缩短小鼠强迫游泳不动时间及悬尾不动时间[8]；显示酸枣仁不同提取物均具有抗抑郁作用。酸枣仁醇提取物 55mg/kg 连续灌胃 3 天，能提高小鼠在高架十字迷宫实验中进入开臂的时间比和次数比，明暗箱中穿箱次数，脑内的 GABA 含量、$GABA_AR_1$ 平均积分光密度，降低谷氨酸（Glu）含量和谷氨酸受体（NMD_A）R_1 平均积分光密度，具有抗焦虑作用。

（3）改善学习记忆作用　酸枣仁水煎剂 10、25g 生药/kg 连续灌胃 8 天，可缩短正常小鼠在水迷宫内由起点抵达终点的时间，减少错误次数，延长记忆获得障碍及记忆再现障碍模型小鼠的首次错误出现时间，减少错误发生率。酸枣仁黄酮提取物灌胃给药 12 天，在避暗法和迷津法试验中可明显延长潜伏期，减少错误次数，缩短遭电击时间，改善记忆功能[9]。酸枣仁油灌胃 5 天，能延长小鼠跳台错误潜伏期，减少错误次数，改善正常和记忆损伤小鼠的记忆功能。

2. 对心血管系统的作用

（1）抗心肌缺血作用　酸枣仁总皂苷 0.3、1g/kg 连续灌胃 6 天，可缩小冠脉结扎所致大鼠心肌梗死面积；降低心率、ST 段、T 波值。酸枣仁总皂苷 120、240、480mg/kg 连续灌胃 7 天，能对抗大鼠注射垂体后叶素后的 T 波抬高。酸枣仁皂苷 A 20mg/kg 腹腔注射给药 3 天，对心肌缺血再灌注损伤大鼠心律失常具有保护作用，可抑制损伤心肌组织 Bcl-2 降低和 Bax 表达的升高[10]。

（2）降血压作用　酸枣仁总皂苷 32mg/kg 静脉注射、64mg/kg 腹腔注射，能降低正常大鼠的血压；16mg/kg 静脉注射可降低猫血压。

（3）降血脂、抗动脉硬化作用　酸枣仁脂肪油提取物 7、14ml/kg 灌胃，可使大鼠血清 TC、TG、LDL 含量均降低；血清 SOD 及全血 CAT 含量均增加，而 MDA 含量降低，并可增强 SOD、CAT 活力，减少脂质过氧化损伤。酸枣仁还可以降低血瘀大鼠全血黏度、血浆黏度、使纤维蛋白原含量减少，从而改善血液流变性。酸枣仁总皂苷 120、240、480mg/kg 连续灌胃 7 天，能降低高脂血症大鼠血清中的 TC、LDL-C 和 TC/HDL 水平。其中的酸枣仁皂苷 A 可以通过减少兔主动脉平滑肌细胞分泌于细胞周围的血小板生长因子（PDGF-BB），使 PDGF-BB 促平滑肌细胞本身及内皮细胞、成纤维细胞等增殖减弱，从而抑制动脉硬化的形成。同时酸枣仁提取物中的白桦脂酸可以增强氧化应激损伤细胞一氧化氮合酶促进因子的活性，减轻氧化应激损伤，提高一氧化氮合酶功能，保护血管内皮细胞。

3. 抗糖尿病肾病作用　采用大鼠腹腔注射链脲佐菌素制备糖尿病大鼠模型，将酸枣仁黄酮以 6.4、12.8mg/kg 剂量连续给大鼠灌胃 28 天。结果大鼠体重及空腹血糖给药组与模型组比无明显差异。但较模型组比较血中肌酐、尿素氮等肾功能指标得到明显改善，肾皮质 MDA 明显降低，SOD 明显升高，肾脏凋亡细胞数明显减少，肾损伤的组织结构改变明显较模型组减轻，表明酸枣仁黄酮可通过抑制氧化应激损伤及细胞凋亡而发挥肾保护作用[11]。

4. 增强免疫作用　酸枣仁乙醇提取物 5g 生药/kg 连续灌胃 20 天，可增加小鼠淋巴细胞转化率和抗体溶血素生成，增强小鼠单核-巨噬细胞的吞噬功能及迟发型超敏反应，拮抗环磷酰胺对迟发型超敏反应的抑制，酸枣仁多糖 0.1g/kg 连续灌胃 16 天能增加小鼠溶血素抗体水平及促进小鼠淋巴细胞转化，对抗 ^{60}Co 照射小鼠白细胞数量的减少及加速对注射的碳粒廓清作用。

5. 抗肿瘤作用　酸枣仁油以 1.2、3.0ml/kg 剂量对 S_{180} 肉瘤小鼠连续灌胃 14 天，能明显抑制肉瘤生长，高剂量组抑瘤率达 58.21%，同时可明显增加荷瘤小鼠胸腺和脾脏指数[12]。体外试验显示，酸枣仁皂苷 A 对正常人肝 LO_2 细胞及肝星状细胞 $HSC\text{-}T_6$ 不具有毒性，但对人肝癌细胞 SMMC7721 具有明显抑制其增值作用，其有效浓度范围为 5～80μg/ml[13]。

6. 其他作用　酸枣仁尚有抗血小板聚集、抗溃疡、抗精神依赖、抗炎等作用。

7. 体内过程　采用体外培养的 Caco-2 单层细胞模型，考察时间、介质 pH、药物浓度、抑制剂对酸枣仁皂苷 A 在 Caco-2 细胞上的转运情况，结果显示酸枣仁皂苷 A 跨膜转运是主动转运与被动转运共同参与的过程[14]。通过收集大鼠胃内容物，在体外环境中孵育酸枣仁皂苷 A，采用 HPLC-MS/MS 检测方法，结果发现酸枣仁皂苷

A 在胃内容物中有明显降解趋势，6 小时后降解百分数达 55.63%，并检测到 3 种相关代谢产物[15]。

8. 毒理研究 酸枣仁及其提取物口服毒性很小，对子宫有兴奋作用，孕妇慎用。

【参考文献】 [1] 孙立梅，张雷．酸枣仁水提取物的镇静催眠试验研究．吉林农业科技学院学报，2012，21(2)：1-3.

[2] 崔思娇，贾英，罗洁，等．酸枣仁镇静催眠活性部位的筛选．中国药房，2013，24(23)：2128-2129.

[3] 张舜波，王平，田代志，等．酸枣仁总皂苷对失眠老年大鼠脑氨基酸类神经递质及受体表达的影响．中国实验方剂学杂志，2014，20(4)：124-127.

[4] Wang LE，Cui XY，Cui SY，et al．Potentiating effect of spinosin，a C-glycoside flavonoid of Semen Zizyphi spinosae，on pentobarbital-induced sleep may be related to postsynaptic 5-HT(1A) recprors．Phytomedicine，2010，17(6)：404-409.

[5] Cao Jiexin，Zhang Qingying，Cui Suying，et al．Hypnotic effect of jujubosides from Semen Zizyphi spinosae．Ethmop harmacol，2010，130(1)：163-166.

[6] 张丹丹，李亚妮，王金龙，等．酸枣仁中有效成分抗抑郁作用的实验研究．山西中医学院学报，2013，14(5)：16-18.

[7] 赵启铎，舒乐新，王颖，等．酸枣仁总黄酮抗抑郁作用的实验研究．天津中医药，2011，28(4)：335-337.

[8] 赵启铎，舒乐新，王颖，等．酸枣仁油对行为绝望小鼠模型的影响．中国实验方剂学杂志，2011，17(18)：190-192.

[9] 王丽娟，张彦青，王勇，等．酸枣仁黄酮对记忆障碍小鼠学习记忆能力的影响．中国中医药信息杂志，2014，21(5)：53-55.

[10] 黄宜生，贾钰华，孙学刚，等．酸枣仁皂苷 A 对缺血再灌注损伤大鼠心律失常及 Bcl-2、Bax 表达的影响．中药新药与临床药理，2011，22(1)：51-54.

[11] 高群．酸枣仁黄酮对糖尿病大鼠肾损伤的保护作用．安徽农业科学，2013，41(6)：2355-2357.

[12] 杜远东，胡锐，刘继平．酸枣仁油对小鼠荷 S_{180} 肉瘤的抑制作用．现代中医药，2011，31(1)：53-55.

[13] 徐吉敏，张世安，黄艳，等．MTT 法研究酸枣仁皂苷 A 对肝细胞、肝星状细胞和肝癌细胞增殖的影响．西北药学杂志，2013，28(3)：281-284.

[14] 章新晶，熊淑华，邹霞．Caco-2 细胞对酸枣仁皂苷 A 的跨膜转运．江西医药，2011，46(1)：8-10.

[15] 马桂劼，张妍，张明春，等．HPLC-MS/MS 方法研究大鼠胃内容物对酸枣仁皂苷 A 的体外代谢作用．食品研究与开发，2013，34(19)：1-4.

柏子仁

Baiziren

本品为柏科植物侧柏 *Platycladus orientalis* (L.) Franco 的干燥成熟种仁。主产于山东、河南、河北。秋、冬二季采收成熟种子，晒干，除去种皮，收集种仁。以粒饱满、色黄白、油性大者为佳。

【炮制】 **柏子仁霜** 取净柏子仁，炒后捣细，反复压榨，去油制霜。

【性味与归经】 甘，平。归心、肾、大肠经。

【功能与主治】 养心安神，润肠通便，止汗。用于阴血不足，虚烦失眠，心悸怔忡，肠燥便秘，阴虚盗汗。

【效用分析】 柏子仁味甘质润，药性平和，主入心经，有养心安神之功。主要用于心阴不足，心血亏虚所致的虚烦失眠，心悸怔忡等。

柏子仁质润多脂，有润肠通便之功，可用于阴虚血亏，老年、产后等肠燥便秘。

柏子仁甘润，又能止汗，多用治阴虚盗汗。

【配伍应用】

1. 柏子仁配龙眼肉 柏子仁质地柔润，养心血安心神；龙眼肉补心脾，养血安神。两药合用，相得益彰，增强补益心脾、安神宁心之功，用于心脾阴血不足之心悸怔忡，虚烦不眠，头晕等。

2. 柏子仁配五味子 柏子仁养心神；五味子敛心气。二者相须为用，养心安神，敛阴止汗，用于虚烦不寐，怔忡、心悸及阴虚盗汗等。

3. 柏子仁配火麻仁 两药都能润肠通便，相须为用，其效更好，用于治老年人及产后肠燥便秘。

【鉴别应用】

1. 柏子仁与柏子仁霜 二者均为柏子仁的不同炮制品种，由于炮制方法不同，作用亦各有偏重。柏子仁有养心安神，润肠通便，止汗之功；用于阴血不足，虚烦失眠，心悸怔忡，肠燥便秘，阴虚盗汗。柏子仁霜可消除呕吐和润肠致泻的副作用，多用于心神不安，虚烦失眠的脾虚患者。

2. 柏子仁与酸枣仁 二者皆味甘性平，入心经，有养心安神之效，用治阴血不足，心神失养所致的心悸怔忡、失眠健忘等，常相须为用。柏子仁质润多脂，能润肠通便而治疗肠燥便秘。酸枣仁安神作用较强，且味酸，收敛止汗作用好，体虚自汗，盗汗常选用。

3. 柏子仁与桃仁、苦杏仁 三药皆有润肠通便的作用，皆可用治肠燥便秘。柏子仁功善养心安神，主治虚烦不眠、惊悸怔忡、体虚多汗等。桃仁有活血祛瘀生新之功，常用于血瘀经闭，蓄血发狂，跌打损伤，瘀血疼痛，以及肠痈和肺痈等。苦杏仁长于降气止咳平喘及宣散肺经风寒，适用于风寒袭肺、咳嗽痰多及风热咳嗽和肺热喘咳者。

【方剂举隅】

1. 柏子养心丸（《体仁汇编》）

药物组成：柏子仁、枸杞子、麦门冬、当归、石菖蒲、茯神、熟地、元参、甘草。

功能与主治：宁心定志，补肾滋阴。适用于劳欲过度，心血亏损，精神恍惚，夜多怪梦，怔忡惊悸，健忘遗泄。

2. 五仁丸（《世医得效方》）

药物组成：桃仁、杏仁、柏子仁、松子仁、郁李仁、陈皮。

功能与主治：润肠通便。适用于肠道干枯之大便干燥，艰涩难出，以及年老或产后血虚便秘。

【成药例证】 柏子养心丸（片）（《临床用药须知中药成方制剂卷》2020 年版）

药物组成：炙黄芪、党参、当归、川芎、柏子仁、酸枣仁、制远志、醋五味子、肉桂、茯苓、半夏曲、朱砂、炙甘草。

功能与主治：补气，养血，安神。用于心气虚寒，心悸易惊，失眠多梦，健忘。

【用法与用量】 3～10g。

【注意】 便溏及痰多者忌服。

【本草摘要】

1.**《神农本草经》** "柏实，味甘平，主惊悸，安五脏，益气，除风湿痹，久服令人润泽，美色，耳目聪明。"

2.**《本草纲目》** "养心气，润肾燥，安魂定魄，益智宁神。"

【化学成分】 主要含二萜类成分：红松内酯，15,16-双去甲-13-氧代-半日花-8(17)-烯-19 酸，15,16-双去甲-13-氧代-半日花-8(17)，11E-二烯-19-酸等；甾醇类成分：柏木醇，谷甾醇等；还含脂肪油、挥发油、皂苷等。

【药理毒理】 本品有镇静等药理作用。

1. 镇静作用 柏子仁油 24、600mg/kg、柏子仁霜 36、900mg/kg 分别给小鼠灌胃 14 天，可明显减少自组活动次数，延长戊巴比妥钠引起的小鼠睡眠时间，增加戊巴比妥钠阈下剂量小鼠睡眠百分率[1]。柏子仁醇提物可使猫的慢波睡眠时间延长，延长深睡时间；柏子仁苷给小鼠灌胃，对阈下剂量巴比妥钠的入睡率有促进作用。

2. 其他作用 柏子仁石油醚提取物对鸡胚背根神经节突起的生长有轻度促生长作用。

【参考文献】

[1] 李彦灵，叶雪兰，李伟民，等. CO_2 超临界制备的柏子仁油及柏子仁霜的安神功效. 北方药学，2011，8(9)：30-31.

灵 芝

Lingzhi

本品为多孔菌科真菌赤芝 *Ganoderma lucidum* (Leyss.ex Fr.) Karst.或紫芝 *Ganoderma sinense* Zhao，Xu et Zhang 的干燥子实体。全国大部分地区均产。全年采收，除去杂质，剪除附有朽木、泥沙或培养基质的下端菌柄，阴干或在 40～50℃烘干。以子实体粗壮、肥厚、皮壳具光泽者为佳。

【性味与归经】 甘，平。归心、肺、肝、肾经。

【功能与主治】 补气安神，止咳平喘。用于心神不宁，失眠心悸，肺虚咳喘，虚劳短气，不思饮食。

【效用分析】 灵芝味甘能补，入心经，能益心气，安心神，故可用治心神失养所致心神不宁，失眠，惊悸等。

灵芝入肺肾二经，补益肺肾之气，止咳嗽，平喘息，常可用治肺虚咳喘，虚劳短气，不思饮食等。

【配伍应用】 灵芝配酸枣仁 灵芝补气安神；酸枣仁养血安神。两药同用，益气补血安神，用于气血不足，心神失养所致失眠多梦之症。

【鉴别应用】 灵芝与云芝 两药均性味甘，平；归心、肝、肾经。但灵芝又入肺经，具补气安神，止咳平喘之功；用于心神不宁，失眠心悸，肺虚咳喘，虚劳短气，不思饮食。云芝又入脾经，功能健脾利湿，清热解毒，用于湿热黄疸，胁痛，纳差，倦怠乏力。

【方剂举隅】 紫芝丸（《圣济总录》）

药物组成：紫芝、山芋、天雄、柏子仁、枳实、巴戟天、茯苓、人参、干地黄、麦门冬、五味子、半夏、牡丹皮、附子、蓼实、远志、泽泻、瓜子仁。

功能与主治：安神保精。适用于虚劳短气，胸胁苦伤，唇口干燥，手足逆冷，或有烦躁，目视，腹内时痛。

【成药例证】

1. 活心丸（《临床用药须知中药成方制剂卷》2020 年版）

药物组成：人参、灵芝、红花、冰片、牛黄、麝香、蟾酥、珍珠、熊胆、附子。

功能与主治：益气活血，芳香开窍，宣痹止痛。用于气虚血瘀、胸阳失展所致的胸痹，症见胸闷、心痛、气短、乏力；冠心病心绞痛见上述证候者。

2. 益心宁神片（《临床用药须知中药成方制剂卷》2020年版）

药物组成：人参茎叶总皂苷、灵芝、合欢藤、五味子。

功能与主治：补气生津，养心安神。用于心气不足、心阴亏虚所致的失眠多梦、心悸、记忆力减退；神经衰弱症见上述证候者。

【用法与用量】6～12g。

【本草摘要】

1.《神农本草经》“紫芝味甘温，主耳聋，利关节，保神益精，坚筋骨，好颜色，久服轻身不老延年。”

2.《药性论》“保神益寿。”

3.《本草纲目》 “疗虚劳。”

【化学成分】主要含多糖：葡聚糖A～G，灵芝多糖；三萜类成分：灵芝酸A、B、C、C_2、D、E、F、K、M等；生物碱类成分：甜菜碱，灵芝碱甲，灵芝碱乙；甾醇类成分：麦角甾醇，麦角甾醇棕榈酸酯，麦角甾4,6,8,(14) 22-四烯-3-酮等；核苷类成分：腺苷，腺嘌呤；还含多种氨基酸、多肽及有机酸等。

中国药典规定本品含灵芝多糖以无水葡萄糖($C_6H_{12}O_6$)计，不得少于0.90%；含三萜及甾醇以齐墩果酸($C_{30}H_{48}O_3$)计，不得少于0.50%。

【药理毒理】本品具有镇静、抗癫痫、保护脑组织、增强免疫、抗肿瘤、保肝、降血糖及抑制糖尿病并发症、抗衰老、降血脂抗动脉粥样硬化、保护肾脏等药理作用。

1. 对中枢神经系统的作用

(1) 镇静作用 灵芝热水浸出物能减少小鼠自发活动次数。灵芝提取物450、1500mg/kg给小鼠连续灌胃30天均能延长戊巴比妥钠睡眠时间、缩短巴比妥钠睡眠潜伏期。灵芝孢子粉给小鼠连续灌胃30天，能明显延长戊巴比妥钠诱导的小鼠睡眠时间，提高睡眠发生率[1]，采用灵芝破壁孢子粉给药30天也可以观察到上述作用[2]。

(2) 抗癫痫作用 灵芝孢子粉150mg/kg连续给大鼠灌胃28天，对戊四氮诱发的癫痫具有明显的抑制作用，可减轻大鼠痫性发作，使发作的潜伏期延长，发作时间缩短，发作级别降低，少有大发作，保护神经元[3]。其作用机制主要是灵芝孢子粉能有效降低癫痫大鼠神经生长因子(NGF)的过度表达；减少脑组织皮质及海马区神经细胞caspase-3、Bax的表达，促进Bcl-2的表达，降低一氧化氮、一氧化氮合酶的水平；抑制癫痫大鼠神经元细胞凋亡[4-7]。

(3) 保护脑组织作用 灵芝、灵芝孢子粉、灵芝多糖、灵芝三萜类化合能抑制缺血引起的脑组织损伤，改善学习记忆等脑功能变化，对阿尔茨海默病、帕金森病等脑功能障碍性疾病有治疗作用。人工培植的赤灵芝水溶性提取物25g生药/kg预防给药5天，可降低化学物质诱导的脑梗死大鼠脑梗死体积，增加脑梗死区SOD、Na^+，K^+-ATP酶活性，抑制脑组织病理改变。人工培植灵芝水煎液给小鼠连续灌胃14天，可改善小鼠学习记忆功能，增加脑组织5-HT、DA等单胺类递质含量。灵芝孢子粉灌胃给药5天，对慢性脑缺血大鼠的学习记忆功能具有明显的改善作用[8]。口服灵芝多糖能明显降低大脑梗死面积及神经功能损伤，抑制活化的caspase-3、caspase-8及Bax的过度表达，抑制Bcl-2表达下调，显示灵芝多糖通过下调caspase-3活性，调节Bcl-2/Bax比例保护大脑局部缺血损伤[9]。灵芝孢子粉25g/kg给大鼠灌胃30天，可明显降低帕金森病模型大鼠脑组织MDA、NO及肿瘤坏死因子含量，增加GSH含量，提高SOD、GSH-Px活性，对帕金森病模型大鼠具有保护作用，其作用机制可能与其抑制氧化应激损伤和神经炎症反应有关[10]。灵芝多糖50mg/kg给阿尔茨海默病模型大鼠连续腹腔注射7天，可改善其学习记忆功能，抑制海马组织细胞凋亡，抑制海马锥体细胞超微结构病理变化；提高海马组织SOD活性及降低MDA含量，抑制海马IL-6、c-fos、caspase-3、FasL的表达水平，改善模型大鼠脑组织海马CAI区神经元的退行性变化。灵芝三萜类化合物250、500、1000mg/kg给阿尔茨海默病大鼠连续灌胃20天，能抑制脑匀浆中ACHE活性或MDA含量升高、过氧化氢酶(CAT)或SOD活性降低，抑制海马神经元的超微结构的改变。

2. 免疫调节作用

(1) 对正常动物的免疫增强作用 灵芝可增强机体细胞免疫、体液免疫、非特异性免疫等。用灵芝水煎液给BALB/c小鼠灌胃30天，能明显增强迟发型变态反应免疫、抗体生成免疫、单核-巨噬细胞免疫力及NK细胞活性，促进小鼠血清溶血素生成，具有免疫增强作用[11]；将灵芝孢子油、灵芝超微粉及破壁灵芝孢子粉分别给小鼠灌胃30天均可显示出上述免疫增强作用[12-14]。灵芝多糖GLB7(分子量9000)给小鼠灌胃15天，可增加绵羊红细胞致敏小鼠脾细胞抗体形成、血清抗绵羊红细胞抗体凝集效价，ConA诱导的脾脏T淋巴细胞增殖、腹腔巨噬细胞对鸡血红细胞的吞噬百分率和吞噬指数、NK细胞活性、迟发型变态反应能力等。灵芝多糖GLB75，10、20、40μg/ml加入离体培养的BALB/c小鼠巨噬细胞(MΦ)或T细胞中共同培养，能剂量依赖性的快速增加小鼠腹腔MΦ中cAMP、cGMP浓度，之后缓慢下降至原来水平；在180秒范围内，20μg/ml刺激MΦ膜电位快速降低；

40μg/ml 能升高小鼠腹腔 MΦ(细胞质蛋白激酶 C)PKC 活性，30 分钟达峰值；还可引起 MΦ中 PKC 发生质膜转位，并拮抗 Staurosporine 对 MΦ中 PKC 的抑制作用；该浓度可引起小鼠腹腔 MΦ和 T 细胞中［Ca^{2+}］$_i$ 及胞内 pH(［pH］$_i$)升高；剂量依赖性增强静息 T 细胞中 IL-2 和 IL-3 mRNA 的表达，分别于 11 小时和 20 小时达到高峰，而对活化的 T 细胞则不产生影响，同时剂量依赖性增加培养上清中 IL-2 和 IL-3 活性。灵芝多糖片段 F3 可提高小鼠体内树突细胞、CD4、CD8、调节性 T 细胞、B 细胞及脾脏 NKT 细胞数量，也可提高小鼠外周血多种细胞因子和趋化因子水平，提高体内 Th1 和 Th2 应答反应；体外试验显示其通过上调 CD40、CD54、CD80、CD83、CD86、HLA-DR 表达，提高混合淋巴细胞反应，诱导人单核来源的树突状细胞成熟[15]；还可通过降低树突细胞状吞噬功能，升高 IL-12 分泌水平，促进树突状细胞功能成熟[16]。

(2) 对免疫低下动物的免疫调节作用　灵芝孢子粉提取物给甲醛致免疫毒性小鼠连续灌胃 14 天，使巨噬细胞吞噬功能及血清溶血素水平明显提高[17]。灵芝孢子油给环磷酰胺致免疫低下小鼠连续灌胃 30 天，可增强机体体液免疫、细胞免疫和非特异性免疫功能，提高小鼠脾淋巴细胞转化率和迟发性变态反应水平，增强血清溶血素水平和抗体生成细胞数，改善小鼠自然杀伤细胞活性[18]。

(3) 对病毒感染动物的免疫调节作用　灵芝孢子油 100、200mg/kg 给 BALB/c 小鼠灌胃 3 周对 Friend 鼠白血病病毒感染具有明显的抑制作用，改善感染动物的体重降低，抑制脾大及胸腺萎缩，升高感染小鼠的 T 淋巴细胞[19]。体外实验显示，灵芝孢子水提物具有良好的抗猴免疫缺陷病毒作用，主要作用在病毒感染的早期阶段，能降低病毒衣壳蛋白 P27 的表达水平[20]。

3. 抗肿瘤作用　灵芝孢子近年来被广泛用于抗肿瘤，其所含灵芝多糖、灵芝酸等物质是灵芝子实体的数十倍。灵芝孢子粉 10、20g/kg 给小鼠灌胃 14 天，对 Lewis 肺癌抑瘤率达 39.9%、41.6%，并能抑制肺癌小鼠突变型癌基因 p53 的表达[21]；除此之外灵芝孢子粉对肝癌、宫颈癌、乳腺癌、卵巢癌等多种肿瘤具有明显的抑制作用，其作用机制主要是增强免疫功能，诱导肿瘤细胞凋亡，可以下调抑凋亡蛋白 Bcl-2、Bcl-xl 表达，上调促凋亡蛋白 Bax 及 p27 的表达，并活化 caspase-3；其对人卵巢癌细胞还有抑制增殖、侵袭及转移的能力，其作用机制与抑制细胞间黏附、调节钙黏连蛋白的变化有关。灵芝孢子粉对肿瘤的抑制效果强弱为全灵芝剥壁孢子>机械破壁灵芝孢子>未破壁灵芝孢子，并且生物酶法破壁能使灵芝孢子的活性成分得到充分释放，大大提高灵芝孢子的功效[22-25]。用灵芝孢子油给 BALB/c 小鼠连续灌胃 20 天，使肝癌 H_{22} 荷瘤小鼠存活率明显提高，并能提高外周血淋巴细胞比率，增加骨髓来源 DC 细胞表面 CD80 和 CD86 分子的表达，具有明显的抑瘤作用[26]。灵芝孢子油也可抑制人肺腺癌肿瘤细胞的生长，通过下调 miR-21 的表达，上调 PTEN 以及 PDCD4 基因的表达来促进肺癌细胞凋亡，达到抗肿瘤的作用[27]。灵芝多糖可降低细胞线粒体膜电位，以时间和剂量依赖方式增加 caspase-3 和 caspase-9、ADP 核糖聚合酶活性，通过线粒体途径诱导乳腺癌细胞凋亡[28]。除此之外灵芝多糖、灵芝三萜类化合物还对人前列腺癌、口腔黏膜癌、鼻咽癌等细胞也具有抑制作用[29, 30]。灵芝多种提取物均有抗肿瘤活性，且具有广谱抑瘤效应。

4. 保肝作用　灵芝煎剂给大鼠灌胃，对亚稀褶黑菇毒素致大鼠急性肝损伤具有明显保护作用，可明显改善中毒大鼠行为状态，降低血中 ALT、AST 活性及总胆红素、直接胆红素、总胆汁酸含量，减轻肝脏病理损害[31]。赤灵芝水煎剂 20、60g 生药/kg 给鹅膏毒蕈致肝损伤家兔连续灌胃 5 天，可以改善大鼠食欲、活动、虹膜颜色、小便颜色等一般表现，抑制血 TP、ALB 降低及 TBIL、ALT 升高，升高 RNA 多聚酶，且有一定的量效关系，改善肝组织病理改变。灵芝孢子粉对给小鼠连续灌胃 2 周，对酒精性脂肪肝具有缓解作用，可抑制 ALT、AST 的升高，使肝脏脂肪样变性和炎症变化减轻[32]。破壁灵芝孢子粉给大鼠连续 6 周，对 CCl_4 诱导的肝纤维化模型大鼠血中 ALT、AST、透明质酸的升高具有明显抑制作用，其抗纤维化作用与下调转化生长因子 $TGFβ_1$ 水平有关[33, 34]。灵芝孢子油给小鼠连续灌胃 2 周，对 CCl_4 诱导的急性肝损伤具有保护作用，可抑制 ALT、AST 的升高[35]。灵芝多糖给小鼠连续灌胃 9 天，CCl_4 诱导的急性肝损伤也具有保护作用。灵芝三萜 50、100、200mg/kg 对复方高质饲料诱导的小鼠非酒精性脂肪肝具有明显的治疗作用，可降低血中 ALT、AST、TG、TC、MDA 含量，升高 SOD 活性，使肝脏脂肪变性程度明显减轻[36]。灵芝多种提取物均能对抗多种化学性肝损伤、病毒性肝炎等。

5. 降血糖及抑制糖尿病并发症作用　灵芝水提取物 10g 生药/kg 腹腔注射能使正常小鼠血糖明显降低，给药 7 小时和 24 小时血糖分别降低 38%和 31%。灵芝多糖 200、400mg/kg 给小鼠或大鼠灌胃，可不同程度地降低四氧嘧啶致糖尿病小鼠给药后 1、2、3 小时的血糖；降低链脲佐菌素糖尿病小鼠给药 3 小时后血糖；给四氧嘧啶糖尿病大鼠连续给药 4 周，可降低第 14、28 天血糖，增加第 14 天血胰岛素水平，降低第 28 天血 TC、TG。灵芝给链脲佐菌素糖尿病大鼠连续灌胃 8 周，可改善动物一般状况，降低动物血糖，血清尿素氮、尿微量白蛋白、高敏 C 反应蛋白水平，降低肾脏 MMP-2、MMP-9、四型胶原（Ⅳ-C）、MCP-1 表达，降低肾脏指数，减轻肾脏病理变化。灵芝多糖 100、200、400mg/kg 给链脲佐菌素致糖尿病大鼠连续灌胃 8 周，升高大鼠肾脏肾小球 MMP-2、降低基质金属蛋白酶抑制因子-2（TIMP-2）的表达。灵芝多种提取物、孢子粉、多糖等对多种实验性糖尿病模型均具有降血糖作用，同时，能保护肾脏、心脏、睾丸、附睾、胰腺、视网膜、大脑等，抑制糖尿病对这些组织气管的损害，改善糖尿病并发症，恢复机体功能。

6. 抗衰老作用　灵芝可延长老年动物或衰老动物寿命，改善机体功能。赤芝给正常老年雌性小鼠连续灌胃 90 天，可不同程度增加血中 SOD 活性，降低 MDA 含量；体外试验显示可不同程度延长果蝇寿命。灵芝水煎剂 2、10g 生药/kg 给老年大鼠连续灌胃 28 天，可增加胸腺组织中 NO、GSH-Px，降低脂褐质（LIP）含量，提高碳粒廓清单核细胞吞噬指数。灵芝多糖 25、50mg/kg 给 24 月龄老年小鼠腹腔注射 4 天，可增强脾细胞内 DNA 多聚酶 a 的活性；100、200μg/ml 体外可提高老年小鼠脾细胞自发增殖能力及自发分泌 IL-2 能力。灵芝三萜类物质（含量 52.79%）1.4、0.35g/kg 给 D-半乳糖胺衰老小鼠连续灌胃 8 周，可改善小鼠 Morris 水迷宫学习记忆能力，增加脑组织总抗氧化能力（T-AOC）、SOD 活力，降低 MDA 含量。

7. 对心血管系统的作用

（1）抗心肌缺血、降血压作用　赤灵芝煎剂 20、60g 生药/kg 给新西兰家兔灌胃 5 天，可减轻鹅膏毒菌心肌损伤大鼠中毒症状，增加存活率，剂量依赖性抑制 AST、LDH、CK、CK-MB 等心肌酶升高，降低心肌组织病理性改变。灵芝孢子粉给大鼠连续灌胃 3 周，可使冠脉结扎大鼠心肌梗死面积明显缩小，血中 MDA 含量明显降低，SOD 活性明显升高，对大鼠心肌缺血具有保护作用[37]。灵芝三萜类物质 450、900mg/kg 给原发性高血压大鼠一次性灌胃，能降低动物血压，3 小时降至最低点，此后 15 小时血压稳定，15 小时后血压上升，21 小时恢复到原来水平，对正常大鼠无降压作用，同质量灵芝子实体和菌丝体灵芝三萜类提取物也有降压作用。

（2）降血脂、抗动脉粥样硬化作用　灵芝、灵芝多糖对高血脂和动脉粥样硬化动物模型有对抗作用。灵芝粉给高脂血症大鼠连续灌胃 56 天，可以改善脂质代谢，使大鼠体重、肝脏指数、脂肪指数明显降低，血中 TC 含量明显降低，TG 含量明显升高，动脉硬化指数明显下降[38]。灵芝多糖 400、800mg/kg 给高脂喂养大鼠灌胃 30 天，可降低大鼠血清 TC、TG、HDL-C，升高 HDL-C，同时升高血清 SOD、GSH-Px 活力，降低 LPO 活性。灵芝多糖 500mg/kg 给高脂喂养动脉粥样硬化模型大鼠连续灌胃 12 周，可降低血清 TC、TG、HDL-C、脂蛋白 a［LP（a）］，升高 HDL-C，减少主动脉内膜泡沫细胞数量，改善动脉粥样硬化的病理等级。

8. 保护肾脏作用

灵芝、灵芝多糖对多种原因引起的肾损伤有保护作用。赤灵芝煎剂 20g 生药/kg 给亚稀褶黑菇急性中毒大鼠造模同时连续灌胃 3 天，可减少动物死亡率，降低尿常规红细胞、白细胞、尿蛋白等，增加尿量，降低 *N*-乙酰-β-D-氨基葡萄糖苷酶（NAG）含量，降低血浆 BUN、Cr 含量，改善肾脏组织病理改变。灵芝多糖 4.4、8.8、17.6g 生药/kg 给顺铂致肾损伤大鼠连续腹腔注射 5 天，可降低血清 BUN、Cr 含量，提高红细胞和肾组织 SOD 活性，降低血清和肾组织 MDA 含量，增加肾小管上皮碱性磷酸酶含量，改善肾组织病理改变。

9. 其他作用　灵芝还有抗炎、镇痛、耐缺氧、抗辐射、抗应激、抗疲劳、平喘等作用。

10. 毒理研究　灵芝口服毒性低，未见致畸、致突变作用。

附：云芝

本品为多孔菌科真菌彩绒革盖菌 *Coriolus versicolor*（L.ex Fr.）Quel 的干燥子实体。性味甘，平。归心、脾、肝、肾经。功能健脾利湿，清热解毒。用于湿热黄疸，胁痛，纳差，倦怠乏力。用量 9～27g。

【参考文献】　［1］孙兰，乔艳玲，隋自洁，等. 灵芝孢子粉改善睡眠的实验研究. 中国实用医药，2013，8（30）：250-251.

［2］张旻璐，包海鹰，付雯雯，等. 灵芝破壁孢子粉改善睡眠作用研究. 人参研究，2013，4：17-19.

［3］赵璐，王淑秋，王喆. 灵芝孢子粉对戊四氮致痫大鼠脑组织 GDNF 与 NT-3 表达的影响. 中国病理生理杂志，2010，26（4）：812-815.

［4］赵春霞，郝冰. 灵芝孢子粉对戊四氮致痫大鼠 NGF 的影响. 牡丹江医学院学报，2013，34（2）：27-29.

［5］张金波，王淑秋，张虎，等. 灵芝孢子粉对戊四氮活化海马神经细胞 Bcl-2 表达的研究. 黑龙江医药科学，2012，35（4）：34-35.

［6］张金波，王淑秋，张淑红，等. 灵芝孢子粉对戊四氮活化海马神经细胞 Bax 表达的研究. 中国优生与遗传杂志，2012，20（12）：27-28.

［7］李晶，于海波，于海涛，等．灵芝孢子粉对戊四氮致痫大鼠 caspase-3、NO、NOS 的影响．中成药，2012，34(10)：2007-2008.

［8］郭泽春，陆晓红，秦丽红，等．灵芝孢子粉对慢性脑缺血模型大鼠行为学的影响．黑龙江医药科学，2012，35(4)：54-55.

［9］Zhou Ziyi，Tang Yuping，Xiang Jun，et al. Neuroprotective effects of water-solrble Ganoderma lucidum polysaccharides on ccrebral ischemic injury in rats. J Ethnopharmacol，2010，131(1)：154-164.

［10］鲍琛．灵芝孢子粉对帕金森病大鼠氧化应激反应和神经炎症反应的影响．实用药物与临床，2014，17(4)：402-404.

［11］许晓燕，余梦瑶，魏巍，等．灵芝对正常动物免疫功能作用的研究．时珍国医国药，2014，25(3)：567-569.

［12］蒋丽，黄远英，殷光玲．灵芝孢子油免疫调节作用的研究．现代食品科技，2013，29(3)：531-534.

［13］张旻璐，包海鹰，于晓凤，等．灵芝人参超微粉对小鼠免疫功能的影响．人参研究，2014，2：20-22.

［14］张荣标，陈润，陈冠敏，等．破壁灵芝孢子粉对小鼠免疫功能影响的研究．预防医学论坛，2013，19(12)：936-938.

［15］Lai Chaoyang，Hung Jungtung，Lin Hsinhung，et al. Immunomodulatory and adjuvant activies of a polsaccharide extract of Ganoderma lucidum in vivo and in vitro. Vaccine，2010，28(31)：4945-4954.

［16］Meng J J，Hu X F，Shan F P，et al. Analysis of maturation of murine dendritic cells induced by purified Ganoderma lucidrm polysaccharides. Int J Biol Macromol，2011，49(4)：693-699.

［17］吕毅，王超群，张婷．灵芝孢子粉提取物对甲醛所致免疫毒性小鼠的影响．吉林医学，2011，32(10)：1877-1878.

［18］易有金，胡瞬，熊兴耀，等．灵芝孢子油对免疫低下模型小鼠的免疫调节作用．浙江大学学报(农业与生命科学版)，2013，39(2)：161-166.

［19］黄鸣清，谢友良，蒋东旭，等．灵芝孢子油体内抗 Friend 鼠白血病病毒的实验研究．中草药，2010，41(3)：423-425.

［20］余雄涛，谢意珍，李婷，等．灵芝体外抑制猴免疫缺血病毒作用的研究．中国试验方剂学杂志，2012，18(13)：173-177.

［21］赵燕，席孝贤．灵芝孢子粉对肺癌小鼠突变型 P53 蛋白表达的影响及抑瘤作用．陕西中医学院学报，2011，34(4)：79-80.

［22］甄作均，王峰杰，范国勇，等．灵芝孢子粉对肝细胞肝癌患者手术后细胞免疫功能的影响．中华肝脏外科手术学电子杂志，2013，2(3)：171-174.

［23］周吉华，张庆华．灵芝孢子对老年宫颈癌患者外周血 T 淋巴细胞亚群及 VEGF 的影响．中国妇幼保健，2014，29(13)：2021-2022.

［24］赵素芬，罗标，程建新．灵芝孢子粉对人卵巢癌细胞侵袭和转移能力的影响．中国中医基础医学杂志，2010，16(6)：524-529.

［25］潘鸿辉，谢意珍，李向敏，等．灵芝孢子对肿瘤细胞生长的抑制效果研究．中国食用菌，2010，29(5)：33-36.

［26］聂运中，赵树立，赵光锋，等．灵芝孢子油的抑瘤作用及对荷瘤鼠免疫功能的影响．免疫学杂志，2010，26(12)：1052-1055.

［27］赵光锋，郭葳，赵晓寅，等．灵芝孢子油通过下调 miR-21 促进人肺腺癌 SPC-A1 细胞凋亡．中国中药杂志，2011，36(9)：1231-1234.

［28］Shang D，Li Y，Wang C，et al. Anovel polysaccharide from Se-enrched Ganoderma lucidum induces apoptosis of human breast cancer cells. Oncol Rep，2011，25(1)：267-272.

［29］蔡研，陈英新，王雷，等．灵芝三萜对口腔黏膜癌防治作用机理的研究．口腔医学研究，2010，26(4)：482-485.

［30］张学鹏，刘锋，李鹏．灵芝三萜组分对人鼻咽癌细胞 CNE2 侵袭转移的影响．湖北中医药大学学报，2014，16(4)：40-42.

［31］杨可达，谷永红，肖宫，等．灵芝煎剂对亚稀褶黑菇急性中毒大鼠肝脏保护作用的实验．中医药导报，2010，16(5)：103-105.

［32］杨丽丽，邓志钦，黄维渊，等．灵芝孢子粉对抗亚急性酒精性肝损伤的实验研究．时珍国医国药，2013，24(3)：513-514.

［33］王嘉淇，关宝生，代倩倩，等．灵芝孢子粉与雌二醇对肝功能影响的比较研究．黑龙江医药科学，2014，37(6)：1-3.

［34］赵宏宇，李文斌，王嘉淇，等．灵芝孢子粉与雌二醇对抗纤维化的比较研究．黑龙江医药，37(4)：5-6.

［35］朴日龙，崔永，许青松．灵芝孢子油对 CCl_4 诱导小鼠肝损伤的保护作用．延边大学医学学报，2011，34(1)：20-22.

［36］鲍琛，李莉．灵芝三萜对小鼠非酒精性脂肪肝的治疗作用．中国现代应用药学，2014，31(2)：148-151.

［37］刘玉莲，方青，纪朋艳，等．灵芝孢子粉对大鼠心肌缺血脂质过氧化损伤的影响．中医药科学，2013，3(21)：24-26.

［38］徐惠龙，杨志坚，郑金贵．3 种食用菌对高脂血症大鼠脂质代谢的影响．福建农林大学学报(自然科学版)，2014，43(4)：430-433.

缬　草
Xiecao

本品为败酱科植物缬草 *Valeriana pseudoffcinalis* C.Y.Cheng et H.H.Chen 的干燥根茎及根。主产于黑龙江、吉林、辽宁。秋季采挖，除去茎叶及泥土，晒干。以须根粗长，色黄棕、香气浓者为佳。

【性味与归经】 辛、甘，温。归心、肝经。

【功能与主治】 安神，理气，止痛。用于心神不安，心悸失眠，郁病，癫痫，脘腹胀痛，腰腿痛，跌打损伤。

【效用分析】 缬草味甘，主入心、肝经，具有安神，理气解郁功效，治疗心神不安，心悸怔忡，郁病，癫痫等。

缬草辛行温通，有理气止痛功效，故可用治脘腹胀痛，腰腿痛，跌打损伤者。

【配伍应用】

1. 缬草配当归 缬草主入心经，能解郁安神；当归功善补血。两药合用，增强养血安神之功，治疗心脾两虚，心神失养之心神不安。

2. 缬草配红花 缬草理气解郁止痛；红花活血祛瘀止痛。两药合用，增强活血行气止痛之功，治疗血瘀气滞之经闭、痛经、跌打损伤等。

【鉴别应用】 **缬草与酸枣仁** 二者皆长于安神，治失眠症有效。但缬草味辛，兼能理气止痛，可治郁病，脘腹胀痛，腰腿痛，跌打损伤。酸枣仁味酸，兼能敛汗，生津，能治体虚多汗，津伤口渴。

【成药例证】

1. 癫痫宁片（《临床用药须知中药成方制剂卷》2020年版）

药物组成：马蹄香、甘松、石菖蒲、钩藤、牵牛子、千金子、薄荷脑、缬草。

功能与主治：豁痰开窍，息风安神。用于风痰上扰所致的癫痫，症见突然昏倒、不省人事、四肢抽搐、喉中痰鸣、口吐涎沫，或眼目上视、少倾清醒。

2. 盘龙七片（《临床用药须知中药成方制剂卷》2020年版）

药物组成：盘龙七、当归、丹参、重楼、红花、乳香、没药、缬草、木香、过山龙、羊角七、八里麻、支柱蓼、老鼠七、青蛙七、珠子参、秦艽、络石藤、壮筋丹、伸筋草、白毛七、祖师麻、川乌、草乌、铁棒锤、五加皮、竹根七、杜仲、牛膝。

功能与主治：活血化瘀，祛风除湿，消肿止痛，滋养肝肾。用于风湿瘀阻所致的痹病，症见关节疼痛、刺痛或疼痛夜甚、屈伸不利，或腰痛、劳累加重，或跌打损伤，以及瘀血阻络所致的局部肿痛；风湿性关节炎、腰肌劳损、骨折及软组织损伤见上述证候者。

【用法与用量】 3～4.5g。

【本草摘要】

1.《山东中药》 “治妇女经闭，月经困难。”

2.《陕西中药志》 “治心悸及腰痛。”

【化学成分】 主要含挥发油：异戊酸龙脑酯，龙脑，莰烯，α-蒎烯，*d*-松油醇，柠檬烯，吡咯基-α-甲基甲酮，α-葑烯，月桂烯，水芹烯等；倍半萜类成分：缬草烯酸，乙酰基缬草烯酸，缬草烯醛，缬草酮等；生物碱类成分：缬草碱，鬃草宁碱，缬草生物碱A、B，猕猴桃碱，缬草宁碱等；还含环烯醚萜类、黄酮类等。

【药理毒理】 本品有镇静、抗抑郁、抗焦虑、抗癫痫、抗惊厥、改善学习记忆、抗脑缺血等中枢神经系统作用，也具有抗心律失常、降血脂、保护肾脏等药理作用。

1. 对中枢神经系统的作用

（1）镇静作用 缬草水提取物、醇提物及黑水缬草挥发油灌胃给药后能抑制小鼠自主活动，与戊巴比妥钠有催眠协同作用，可提高小鼠的入睡率，延长小鼠睡眠时间，挥发油作用强于水提取物[1]。水提物调节睡眠的作用与增加小鼠外周血中睡眠因子-单核细胞IL-1β含量和TNF-α mRNA的表达有关[2]。黑水缬草石油醚部位7.5、15、30g/kg的剂量灌胃给药，改善睡眠的作用机制与脑内神经递质GABA，5-HT的含量有关[3]。原发性失眠症患者冲服缬草生药粉3g/次，每日3次，用药4个月后总有效率为90%，其机制可能与促进松果腺分泌内源性血浆褪黑素（MT），上调血浆MT水平有关[4]。

（2）抗抑郁作用 缬草水提物、醇提物灌服后缩短了小鼠强迫游泳不动时间和悬尾不动时间，表现出抗抑郁作用[5]。缬草连续灌胃3周，能使慢性应激抑郁大鼠恢复正常行为活动，其作用机制可能是通过提高5-HT水平，激活cAMP反应通路，从而使cAMP反应元件结合蛋白（p-CREB）磷酸化，调节相关基因转录，最终保护海马神经元，发挥抗抑郁的效应[6]。

（3）抗惊厥、抗癫痫作用 缬草挥发油给小鼠灌胃，可拮抗戊四氮的阵挛性惊厥，降低电休克强直性惊厥的死亡数。宽叶缬草提取物灌胃，可对抗慢性癫痫大鼠模型中戊四氮的点燃作用，抑制海马的苔藓纤维发芽。

（4）抗焦虑作用 缬草素10mg/kg的剂量给大鼠灌胃10天后，对大鼠高架十字迷宫焦虑模型表现出的焦虑性有明显的对抗性，作用机制可能与调节下丘脑-垂体-肾上腺轴功能有关[7]。

（5）改善学习记忆作用 缬草提取物以及其主要成分缬草烯酸能增强D-半乳糖引起的衰老模型中老年小鼠的记忆能力，促进细胞增殖和分化成神经细胞，降低血清皮质激素水平和脂质过氧化作用[8]。黑水缬草50%乙醇提取物灌胃后能抑制老年痴呆大鼠脑内神经元炎性反应，其作用机制可能是通过减轻iNOs过表达，抑制环氧合酶-2（COX-2）活性及减少核因子（NF-κB）激活，抑制神经元细胞内β-淀粉样肽前体蛋白（β-APP）和$A\beta_{1-40}$阳性细胞过表达，阻止其聚集脑内形成老年斑和神经纤维缠结，并能有效抑制 caspase-3 的活化而减少神经元细胞的凋亡来实现的[9, 10]。

(6) 抗脑缺血作用　缬草提取物挥发油 200、300mg/kg 灌胃能增加正常小鼠大脑放射计数及脑/血比值，增加去甲肾上腺素短暂脑缺血小鼠的大脑放射计数及脑/血比值。宽叶缬草酊剂 500mg 生药/kg 灌胃，连续 5 天，能降低局灶性脑缺血大鼠的脑梗死体积，降低大脑皮层和海马各区神经元损伤及 C-Fos、C-Jun 阳性细胞数密度。

2. 对心血管系统的作用

(1) 抗心律失常作用　缬草提取物预处理 Langendorff 大鼠离体心脏缺血再灌注模型，减弱再灌注痉挛度，恢复心跳迅速，减少心律失常的发生，明显降低 LDH、CK 活性和 MDA 含量，增加 SOD、GSH-Px、ATPase 活性，减少细胞内 Ca^{2+} [11]。缬草单萜氧化物抗心律失常的作用机制是阻滞 Na、Ca 通道的开放。缬草中分离的单体化合物 8-羟基松脂醇苷抑制房颤是通过抑制转基因 Kv1.5 钾通道电流实现的[12]。

(2) 降血脂作用　用缬草油给高胆固醇血症大鼠灌胃 16 周后降低总胆固醇和低密度脂蛋白[13]。

3. 肾脏保护作用　宽叶缬草挥发油灌胃 16 周，能减轻肾小球系膜病变和细胞外基质产生，降低肾小球 TGF-β_1、α-SMA 和Ⅳ型胶原表达；能降低肾衰大鼠 BUN、24 小时尿蛋白及肾皮质 MDA 水平，减少肾小球硬化数量，并能降低肾组织转化生长因子 β_1 及纤维连接蛋白表达。缬草油连续灌胃 12 周，能降低高糖高脂饮食 2 型糖尿病大鼠血 TG、TC、Ser、BUN、UA、肾脏 MDA 含量和肾细胞膜 PKC，升高肾脏抗氧化酶活性，改善肾功能和肾脏形态，降低尿蛋白。缬草油还能降低高胆固醇血症大鼠的尿蛋白和血肌酐，减少肾小管上皮细胞巢蛋白表达，减轻肾间质纤维化，延缓高胆固醇血症肾硬化进程[13]。

4. 抗肿瘤作用　缬草环烯醚萜酯 100、150mg/kg 灌胃给药 13 天，对 S_{180} 的抑瘤率在 58%～68%之间，能显著延长艾氏腹水癌(EAC)的生存时间，延长率在 62%～66%之间；能增加机体对红细胞花结的形成[14]。另有研究表明缬草三氯甲烷萃取相在 0.05～0.20g/L 浓度对体外培养的宫颈癌细胞、骨髓瘤细胞增殖抑制作用明显[15]。

5. 其他作用　缬草提取物还有抗炎、镇痛、抗菌、利胆、抗肝损伤、抗氧化等作用。

6. 毒理研究　缬草根茎粗粉给小鼠灌胃的 LD_{50} 大于 20g 生药/kg；小鼠精子畸形、骨髓微核、Ames 试验结果表明缬草无明显的致突变作用。缬草水提液（人用量为 10ml/日）以相当于人用量的 300、200、100 倍剂量经口灌胃法给予大鼠 90 天后，未观察到明显的毒性反应发生[16]。小鼠灌服缬草挥发油按改良寇氏法 LD_{50} 为 7.14ml/kg±0.03ml/kg。缬草提取物按序贯法给小白鼠静脉注射 LD_{50} 为 2950mg/kg±97mg/kg；按改良寇氏法腹腔注射 LD_{50} 为 4.76g/kg±0.10g/kg。孕期雌性小鼠于怀孕 7～17 天每日腹腔注射 1.2g/kg 体质量的缬草提取物，降低了脑组织中锌的含量，但对胎鼠大脑质量、脑皮质的体积及脑组织中铜的含量没有影响[17]。

【参考文献】［1］丁菲，方颖，文莉，等. 缬草挥发油与水提物镇静催眠作用比较研究. 中国药师，2011，14(10)：1411-1413.

［2］张劲鹏，韩光亭，宫英，等. 缬草对小鼠单核细胞 IL-1β 和 TNF-α基因的影响. 辽宁中医药大学学报，2010，12(11)：237-238.

［3］陈佳帅，吴军凯，刘玲，等. 黑水缬草石油醚部位改善小鼠睡眠作用及相关机制研究. 中国实验方剂学杂志，2013，19(24)：245-249.

［4］黄华斌，沙荣，万仲贤. 缬草对原发性失眠症疗效及内源性血浆褪黑素水平的影响. 亚太传统医药，2013，9(3)：4-7.

［5］赵丽辉，张一折，韩德明，等. 缬草醇提取和水提物萃取组分对小鼠的抗抑郁作用. 郑州大学学报(医学版)，2012，47(1)：47-49.

［6］周春春，曾园山，秦亚静，等. 缬草对慢性应激导致的抑郁大鼠大脑海马 p-CREB 阳性神经元数量的影响. 解剖学研究，2010，32(2)：81-87.

［7］王延丽，刘勇，石晋丽，等. 缬草素抗焦虑作用及其机制的初探. 中国药理学通报，2011，27(4)：501-504.

［8］Sung Min nam，Jung Hoon choi，Dae Young Yoo，et al. Valeriana officinalis extract and its main component，valerenic acid，ameliorated-galactose-induced reductions in memory，cell proliferation，and neuroblast differentiation by reducing corticosterone levels and lipid peroxidation. Exp Gerontol，2013，48(11)：1369-1377.

［9］张忠立，左月明，王秋红，等. 黑水缬草对老年痴呆模型大鼠脑内 iNOs、COX-2、IκB-α表达的影响. 中药材，2010，33(4)：581-583.

［10］左月明，张忠立，王秋红，等. 黑水缬草提取物对老年痴呆大鼠脑内神经元中 β-APP、Aβ_(1-40)和 caspase-3 表达的影响. 中药材，2010，33(2)：233-236.

［11］杨淑红，陈芳，马红梅，等. 缬草提取物预处理对大鼠心肌细胞缺血再灌注损伤的保护作用. 武汉大学学报(医学版)，2012，33(5)：639-643.

［12］方颖，段雪云，王宏飞，等. 缬草提取物 8-羟基松脂醇

苷对 Kv1.5 钾通道电流的影响.医药导报,2011,30(10):1259-1262.

[13] 司晓芸，吴小燕，贾汝汉．缬草油对高胆固醇血症大鼠肾小管上皮细胞巢蛋白表达的影响．中国中西医结合肾病杂志，2010，11(6)：486-488.

[14] 张书勤，薛存宽，何学斌，等．缬草环烯醚萜酯抗小鼠移植肿瘤的作用．中国医院药学杂志，2010，30(12)：1008-1010.

[15] 赵丽辉，张一折，杜娟，等．毛节缬草抗抑郁和抗肿瘤活性组分的研究．东北师大学报(自然科学版)，2011，43(3)：122-125.

[16] 蒋中仁，刘科亮，徐薇，等．缬草液的大鼠 90 天喂养试验．职业卫生与病伤，2012，27(3)：172-176.

[17] Alireza Mahmoudian，Ziba Rajaei，Hossein Haghir，等．孕期小鼠腹腔注射缬草提取物对胎鼠脑皮质体积及脑组织内锌和铜水平的影响．中西医结合学报，2012，10(4)：424-429.

首 乌 藤

Shouwuteng

本品为蓼科植物何首乌 *Polygonum multiflorum* Thunb.的干燥藤茎。主产于河南、湖北、广东、广西、贵州。秋、冬二季采割，除去残叶，捆成把或趁鲜切段。以外皮紫褐色者为佳。

【性味与归经】 甘，平。归心、肝经。

【功能与主治】 养血安神，祛风通络。用于失眠多梦，血虚身痛，风湿痹痛，皮肤瘙痒。

【效用分析】 首乌藤味甘而补，入心、肝经，能养心血，安心神，适用于阴虚血少之心神不宁，失眠多梦等。

首乌藤既可补血，又能通经活络、祛风止痒，故为治疗血虚身痛、风湿痹痛及皮肤瘙痒症的常用药。

【配伍应用】

1. 首乌藤配柏子仁、远志 首乌藤、柏子仁养血宁心；远志化痰安神。三药相伍，化痰安神，适用于痰浊上扰所致的心神不安，惊悸失眠证。

2. 首乌藤配龙骨 首乌藤养心安神；龙骨镇惊安神。二药配伍，一养一镇，增强安神之功，常用于阴血不足所致的虚烦不寐、多梦易惊等。

3. 首乌藤配合欢花 首乌藤、合欢花同为甘平之品，皆有宁心安神之功。首乌藤偏于养血宁心而收安神之效；合欢花偏于开郁解忧以除烦安神。两药并用，具有较好的养血解郁、宁心安神之功，适用于阴虚血少，心神失濡，忧郁不乐，虚烦不眠，多梦易醒等。

4. 首乌藤配酸枣仁 两者皆能养血安神，配用则增强安神之效，适用于血虚失眠，多梦而易醒者。

5. 首乌藤配五加皮 首乌藤祛风活络；五加皮祛风湿、强筋骨。合用则祛风除湿，强筋活络，适用于风湿痹痛，关节肿胀，肢体麻木者。

6. 首乌藤配五味子 两药皆能养心安神，五味子兼能益气生津。合用则补心气，安心神，适用于心气不足之心神不宁，夜寐不安。

【鉴别应用】首乌藤与鸡血藤 两药均能补血、祛风通络，均可治疗血虚证及风湿痹痛等。然首乌藤偏于养心安神，适用于阴虚血少之失眠多梦、心神不宁、头目眩晕等；还有祛风止痒之功，可治疗风疹疥癣等皮肤瘙痒症。鸡血藤以活血调经为主，主治血虚血瘀所致月经病。

【方剂举隅】 甲乙归脏汤(《医醇賸义》)

药物组成：夜交藤、真珠母、龙齿、柴胡、薄荷、生地、归身、白芍、丹参、柏子、夜合花、沉香、红枣。

功能与主治：养血安神。适用于彻夜不寐，间日轻重，如发疟。

【成药例证】

1. 养血安神片(《临床用药须知中药成方制剂卷》2020 年版)

药物组成：熟地黄、首乌藤、墨旱莲、合欢皮、仙鹤草、地黄、鸡血藤。

功能与主治：滋阴养血，宁心安神。用于阴虚血少所致的头眩心悸、失眠健忘。

2. 眠安宁口服液(《临床用药须知中药成方制剂卷》2020 年版)

药物组成：丹参、熟地黄、首乌藤、白术(麸炒)、陈皮、远志(制)、大枣。

功能与主治：补养心脾，宁心安神。用于心脾两虚、心神不宁所致的失眠多梦、气短乏力、心悸；神经衰弱症见上述证候者。

【用法与用量】 9～15g。外用适量，煎水洗患处。

【本草摘要】

1.《本草纲目》 “风疮疥癣作痒，煎汤洗浴，甚效。”

2.《本草从新》 “补中气，行经络，通血脉，治劳伤。”

3.《本草正义》 “治夜少安寐。”

【化学成分】 主要含蒽醌类成分：大黄素，大黄酚，大黄素甲醚等；黄酮类成分：木犀草素木糖苷等；二苯乙烯苷类成分：2,3,5,4′-四羟基二苯乙烯-2-*O*-β-D-葡萄糖苷等。

中国药典规定本品含 2,3,5,4′-四羟基二苯乙烯-2-*O*-β-D-葡萄糖苷($C_{20}H_{22}O_9$)不得少于 0.20%。

【药理毒理】 首乌藤亦称夜交藤。本品具有镇静安神、抗脑缺血、降脂、抗炎抑菌、抗过敏、抗氧化等药理作用。

1. 镇静安神作用 夜交藤20g生药/kg灌胃给大鼠，连续7天，能延长自由活动大鼠总睡眠时间(TS)，在睡眠时相上主要表现为延长SWS_1和SWS_2。夜交藤水煎液9g生药/kg，灌胃给小鼠与戊巴比妥钠阈下剂量有协同作用，增加小鼠入睡率；夜交藤醇提液以20g生药/kg的剂量给小鼠灌胃，连续6天，能减少自发活动，延长异戊巴比妥钠的睡眠时间，增加异戊巴比妥钠阈下剂量的睡眠率，对抗士的宁引起的惊厥[1]。6～12g/kg的夜交藤提取物连续灌胃10天后，可以改善失眠大鼠模型脑皮层线粒体的超微结构的改变，减轻线粒体肿胀，减少嵴断裂，增加皮层线粒体中Na^+，K^+-ATPase和Ca^{2+}，Mg^{2+}-ATPase两种酶的活力[2]。

2. 抗脑缺血作用 夜交藤提取液以20g生药/kg的剂量对完全性脑缺血再灌注损伤模型大鼠连续给药3天后，能升高血清中SOD活性，降低NOS活性和NO、MDA含量，降低兴奋性氨基酸(EAA)含量，进而抑制EAA所导致的兴奋性神经毒性[3]。

3. 降脂作用 首乌藤醇提物灌胃给大鼠，连续10天，能降低血清中TC、TG；其灌胃给鹌鹑，连续4周，亦能降低血清中TC含量。

4. 抗炎、抑菌作用 夜交藤8g生药/kg给小鼠灌胃，连续6天，能降低二甲苯所致小鼠耳肿胀度；抑制大鼠肉芽肿。首乌藤总黄酮对金黄色葡萄球菌、肠炎沙门菌、鼠伤寒杆菌、李斯特杆菌的MIC分别为6.25%、12.5%、12.5%、3.125%[4]。

5. 抗过敏作用 首乌藤水煎液外用可明显抑制磷酸组胺引起豚鼠皮肤的瘙痒，减少右旋糖酐致小鼠瘙痒次数，显著改善瘙痒症状；显著性改善小鼠迟发型超敏反应模型耳廓皮肤病变，起到抑制皮肤过敏作用。首乌藤水煎液显著抑制豚鼠湿疹耳廓水肿症状，改善豚鼠接触性湿疹耳廓皮肤病变，表明其具有治疗皮炎湿疹的作用。外用首乌藤水煎液给予小鼠后显著抑制2,4-二硝基氯苯所致的迟发型变态反应性耳水肿[5]。

6. 抗氧化作用 首乌藤黄酮0.15～0.6g/kg给小鼠连续灌胃30天，能显著降低血清及组织MDA含量，提高血清及组织的SOD、GSH-Px和CAT活力[6]。首乌藤多糖100～400mg/kg连续给小鼠灌胃15天后，能显著提高血清及组织中SOD、GSH-Px活力，显著降低MDA含量；体外给予夜交藤多糖12mg/ml时，对·OH的清除率是51.7%。对O_2^-·的清除率是49.7%[7]。

7. 其他作用 夜交藤对α-淀粉酶和α-葡萄糖苷酶的活性有抑制作用，可以辅助降血糖[8]。

【参考文献】［1］刘琼丽，易继涛，李玉山，等．夜交藤提取物对小鼠中枢神经系统作用的实验研究．临床和实验医学杂志，2014，13(17)：1404-1406.

［2］许晓伍，陈群，郝木峰，等．夜交藤提取物对失眠大鼠额叶皮层神经元线粒体结构和功能的影响．广州中医药大学学报，2013，30(6)：872-875.

［3］刘琼丽，黄信全，易继涛，等．夜交藤提取物对大鼠完全性脑缺血再灌注损伤保护作用研究．临床和实验医学杂志，2014，13(18)：1481-1483.

［4］杨闻，段玉峰，王蓓蓓，等．首乌藤总黄酮的抑菌活性研究．食品工业科技，2012，33(9)：111-113.

［5］苗明三，于舒雁．首乌藤外用对动物迟发超敏反应的影响．中药药理与临床，2014，30(3)：101-104.

［6］戴成国，王纪平，肖扬，等．首乌藤黄酮的体内抗氧化作用研究．陕西师范大学学报(自然科学版)，2011，39(4)：75-78.

［7］张寒娟，李晓坤，杨云，等．首乌藤多糖体内及体外抗氧化活性研究．中国医院药学杂志，2010，30(8)：668-671.

［8］Feng Shengbao，Song Lixia，Liu Y，et al．Hypoglycemic activities of commonly-Used traditional Chinese herbs．The Amercian Journal of Chinese Medicine，2013，41(4)：849-864.

合 欢 皮

Hehuanpi

本品为豆科植物合欢 *Albizia julibrissin* Durazz.的干燥树皮。全国大部分地区均产。夏、秋二季剥取，晒干。切丝或块。以皮细嫩、皮孔明显者为佳。

【性味与归经】 甘，平。归心、肝、肺经。

【功能与主治】 解郁安神，活血消肿。用于心神不安，忧郁失眠，肺痈，疮肿，跌扑伤痛。

【效用分析】 合欢皮甘平，入心、肝经，善解肝郁，能使五脏安和，心志欢悦，收安神解郁之效，为治疗情志不遂，愤怒忧郁，心神不安，忧郁失眠等的要药。

合欢皮入肺经，能消散内外痈肿，可用治肺痈，疮痈肿毒等。

合欢皮入肝经，能活血祛瘀，《本草纲目》云其有“和血消肿止痛”之功，故可用于跌打损伤，血瘀肿痛。

【配伍应用】 **合欢皮配白芍** 合欢皮有解郁和血，宁心安神之功；白芍善于养血柔肝，使肝体得濡，肝用恢复正常。两药配对，有益血和血、柔肝养心、条达肝气、解郁安神之功；适用于肝气郁结、心神不宁而致的神情抑郁，焦虑恍惚，烦躁失眠等。

【鉴别应用】合欢皮与合欢花　两药均性味甘，平，归心、肝经，能解郁安神，用于心神不安，忧郁失眠。而合欢皮又入肺经，活血消肿力强，多用于跌打伤痛，肺痈，疮痈肿毒。合欢花则专解郁安神，常用于心神不安，忧郁失眠。

【方剂举隅】合欢饮（《景岳全书》）

药物组成：合欢皮、白蔹。

功能与主治：活血，解毒，消痈。适用于肺痈久不敛口。

【成药例证】养血安神片（《临床用药须知中药成方制剂卷》2020年版）

药物组成：熟地黄、首乌藤、墨旱莲、合欢皮、仙鹤草、地黄、鸡血藤。

功能与主治：滋阴养血，宁心安神。适用于阴虚血少所致的头眩心悸、失眠健忘。

【用法与用量】6～12g。外用适量，研末调敷。

【本草摘要】

1.《神农本草经》"主安五脏，和心志，令人欢乐无忧。"

2.《日华子本草》"煎膏，消痈肿，续筋骨。"

3.《本草纲目》"和血，消肿，止痛。"

【化学成分】主要含木脂素类成分：(-)-丁香树脂酚-4-*O*-β-D-呋喃芹糖基-(1→2)-β-D-吡喃葡萄糖苷，(-)-丁香树脂酚-4-*O*-β-D-呋喃芹糖基-(1→2)-β-D-吡喃葡萄糖基-4′-*O*-β-D-吡喃葡萄糖苷。还含萜类、皂苷类、鞣质。

中国药典规定本品含(-)-丁香树脂酚-4-*O*-β-D-呋喃芹糖基-(1→2)-β-D-吡喃葡萄糖苷，($C_{33}H_{44}O_{17}$)不得少于0.030%。

【药理毒理】本品有镇静、抗抑郁、增强免疫、抗肿瘤等药理作用。

1. 镇静作用　合欢皮水煎液 8.25、16.50g 生药/kg 灌胃给小鼠，连续 4 天，均能协同戊巴比妥钠缩短睡眠潜伏期及延长睡眠时间；80g 生药/kg 灌胃给小鼠，连续 4 天，反而缩短睡眠时间。

2. 抗抑郁、抗焦虑作用　合欢皮提取物给小鼠灌胃 100、300mg/kg，能缩短小鼠悬尾试验和强迫游泳试验累计不动时间，并能对抗利血平所致小鼠体温下降和眼睑下垂，表现出明显的抗抑郁的作用[1]。合欢皂苷 C1 能增加高架十字迷宫焦虑模型小鼠的开臂时间和进入开场中央的次数，其作用能被 5-HT_{1A} 受体阻断剂、GABA(A)受体阻断剂、苯二氮䓬类受体阻断剂所拮抗[2]。

3. 增强免疫功能作用　合欢皮水提液 100、500mg 生药/kg 给小鼠连续灌胃 6 天，每天一次，均能增加小鼠腹腔巨噬细胞的吞噬率、吞噬指数、腹腔巨噬细胞分泌肿瘤坏死因子(TNF)的水平；500mg 生药/kg 还能增加小鼠脾淋巴细胞 IL-2 分泌水平。合欢皮多糖和皂苷调节红细胞免疫活性作用较强，合欢皮水提物和乙醇提取物次之。

4. 抗肿瘤作用　合欢皮 95%乙醇提取物 25mg/kg 给 C57BL/6 小鼠荷瘤 EL-4 瘤细胞株模型小鼠腹腔注射，可抑制肿瘤生长率和肿瘤重量，能延长小鼠存活率，增加荷瘤小鼠脾细胞 IL-2 活性。合欢皮多糖或合欢皮皂苷于荷瘤后 2～9 天给 S_{180} 荷瘤小鼠腹腔注射，能抑制肿瘤的生长，同时皂苷能提高胸腺指数和脾指数，促进 T、B 淋巴细胞转化，多糖能提高胸腺指数，与环磷酰胺联合使用，抑瘤率增加；也能促进 T 淋巴细胞转化。合欢皮总皂苷的抗肿瘤生长作用与其能抑制新生血管形成作用有关，其作用机制为改变细胞周期，部分引起细胞坏死，进而抑制人微血管内皮细胞(HMEC-1)的增殖和迁移，抑制 Matrigel plug 中的血管新生，下调 pAKT、pERK 的表达[3-7]，能促进肿瘤细胞凋亡和抑制新生血管 CD31 和 FLK-1 的表达[8]。

5. 其他作用　此外，合欢皮尚有抗炎等作用。

6. 毒性研究　合欢皮水提物一日内给予小鼠 21.5、46.4g/kg 后，大部分处于嗜睡状态，其中 46.4g/kg 组全部死亡；21.5g/kg 剂量组动物大部分死亡[9]。合欢皮总皂苷的 LD_{50} 为 2.164g/kg(相当于 73.6g 生药/kg)，毒性表现血液凝固时间缩短，心、肝、肾形态学明显改变，降低肾、肺组织中 SOD 和 GSH-Px 的活性，肾小球内皮细胞和肺间质及支气管黏膜上皮细胞凋亡数目增多，肾 Bcl-2 表达下降，肾、肺 COX-2 表达增加，肾小管 COX-4 表达增加[10-12]。合欢皮总皂苷 135～540mg/kg 灌胃给药 19 天对雄性小鼠具有抗生育作用，主要通过影响精子的生成及破坏生精组织来实现的[13]。

【参考文献】［1］廖颖，王琼，黎霞，等．合欢皮抗抑郁作用研究．安徽农业科学，2014，42(1)：57-58.

［2］Jung YH，Ha RR，Kwon SH，et al. Anxiolytic effects of Julibroside C1 isolated from Albizzia julibrissin in mice . Proq Neuropsvchopharmacol Biol Psychiatry，2013，7(44)：184-192.

［3］花慧，冯磊，张小平，等．合欢皮提取物抑制血管生成作用研究．天然产物研究与开发，2010，22：251-218，260.

［4］冯磊，花慧，邱丽颖，等．合欢皮提取物抑制血管生成的体内药效学研究．天然产物研究与开发，2011，23：328-331.

［5］冯磊，谭莹，陈爽，等．合欢皮总皂苷对人微血管内皮细胞增殖的影响．中药材，2013，36(10)：1667-1670.

［6］马丽萍，邱丽颖，冯磊，等．合欢皮有效部位对 bFGF 诱

导小鼠血管生成的影响及其机制．华西药学杂志，2013，28(6)：583-586.

［7］冯磊，谭莹，陈爽，等．合欢皮总皂苷对人微血管内皮细胞体外增殖的影响．天然产物研究与开发，2014，26：1272-1275.

［8］陈丽敏，康晓星，王华，等．合欢皮不同路线提取皂苷对小鼠移植瘤的影响．海峡药学，2010，22(1)：36-39.

［9］陈小青，马中春，孙运，等．白前和合欢皮提取物小鼠急性经口毒性研究．毒理学杂志，2012，26(2)：150-152.

［10］赵建国，刘玲艳，朱颖越，等．合欢皮总皂苷急性毒理学研究．天然产物研究与开发，2010，22：582-586.

［11］邱丽颖，李倩，许天蟾，等．合欢皮总皂苷所致小鼠肾毒性及其机制的研究．毒理学杂志，2011，25(6)：431-434.

［12］康晓星，高越颖，余行云，等．合欢皮总皂苷对小鼠呼吸系统的毒性及机制研究．中药材，2011，34(3)：428-431.

［13］舒杨，孙潇雅，李平，等．合欢皮总皂苷对雄性小鼠的抗生育作用研究．四川动物，2013，32(5)：746-750.

附：合欢花

本品为合欢的干燥花序或花蕾。性味甘，平。归心、肝经。功能解郁安神。用于心神不安，忧郁失眠。用量5～10g。

【药理毒理】 本品有镇静催眠、抗抑郁等药理作用。

1. 镇静催眠作用 合欢花20g生药/kg灌胃能减少小鼠的自主活动；10g生药/kg灌胃能增加异戊巴以妥钠的小鼠的睡眠率。

2. 抗抑郁作用 合欢花灌胃给药小鼠5次，能明显缩短两种行为绝望小鼠的不动时间，有抗抑郁作用。合欢花总黄酮25、50、100mg/kg连续灌胃21天，可以改善孤养加慢性应激性抑郁症大鼠的抑郁行为，增强学习记忆能力，其作用机制可能与增加脑中单胺类神经递质5-HT、NE、DA含量，降低AChE活性，增加ACh含量及拮抗海马CA3区神经元凋亡，增加海马CA3区BDNF及其受体TrkB的表达，减少Bax表达有关[1-4]。合欢花总黄酮60mg/kg连续灌胃28天后能改善精神分裂症模型大鼠的认知缺陷，对神经的保护作用作用机制可能与其海马组织的S100-β、c-Fos表达下调有关[5]。合欢花30g/日，水煎服用，50例抑郁患者的疗效与盐酸文拉法新缓释片的治疗效果具有等效性，且改善认知功能优于盐酸文拉法新缓释片[6]。

3. 毒性研究 合欢花正丁醇提取物灌胃给药的LD_{50}大于32g生药/kg，小于128g生药/kg。

【参考文献】 ［1］郭超峰，夏猛，银胜高，等．合欢花总黄酮的抗抑郁作用及其机制研究．中国实验方剂学杂志，2013，19(13)：225-228.

［2］施学丽，张琢，银胜高，等．合欢花总黄酮对抑郁模型大鼠学习记忆能力的影响．中药药理与临床，2013，29(5)：61-64.

［3］施学丽，杜正彩，夏猛，等．合欢花总黄酮对抑郁模型大鼠海马CA3区BDNF和TrkB表达的影响．中国实验方剂学杂志，2013，19(18)：198-201.

［4］李万里，王侠，高原，等．合欢花黄酮对慢性应激模型大鼠抗抑郁作用．中国公共卫生，2013，29(4)：515-517.

［5］杜志敏，马倩，宋予娟，等．合欢花总黄酮对精神分裂症模型大鼠学习记忆能力的影响及其机制研究．中国免疫学杂志，2014，30(1)：52-56.

［6］施学丽，蒋春雷，赵晓芳，等．合欢花治疗抑郁症对认知功能及血浆5-HT、NE、DA影响等效性多中心随机平行对照研究．实用中医内科杂志，2013，27(3)：18-20.

远　志

Yuanzhi

本品为远志科植物远志 *Polygala tenuifolia* Willd.或卵叶远志 *Polygala sibirica* L.的干燥根。主产于山西、陕西、河北、河南。春、秋二季采挖，除去须根及泥沙，晒干或抽取木心晒干。切段。以色灰黄、肉厚、去净木心者为佳。

【炮制】 **制远志** 取甘草煎汤，与净远志共煮至汤吸尽，干燥。

【性味与归经】 苦、辛，温。归心、肾、肺经。

【功能与主治】 安神益智，交通心肾，祛痰，消肿。用于心肾不交引起的失眠多梦，健忘惊悸，神志恍惚，咳痰不爽，疮疡肿毒，乳房肿痛。

【效用分析】 远志苦辛性温，入心、肾经。能开心气、通肾气，为交通心肾，安神定志之要药，适用于心肾不交，心神不宁，失眠多梦，健忘惊悸，神志恍惚。

远志入肺经，能祛痰止咳，用治痰多黏稠，咳吐不爽等。

远志辛行苦泄，功善疏通气血之壅滞而消散痈肿，故可用于痈疽疮毒，乳房肿痛。

【配伍应用】

1. 远志配石菖蒲 两药同入心经，均具祛痰宁神之功。但石菖蒲能开窍而醒神；远志可苦降上逆之痰湿。两药配伍，使气自顺而壅自开，痰浊消散不上蒙清窍，适用于痰气上冲、心窍受蒙所致的神志不清，昏聩不语或癫狂惊痫等；也用于痰浊气郁影响神明所致的心悸，健忘，惊恐，失眠以及耳聋，目昏等。

2. 远志配桔梗 两药都可祛痰止咳，远志又能开郁；桔梗又能宣肺。两药同用，可增加祛痰止咳效力，常用于痰气郁滞，肺气失宣之咳嗽痰多。

【鉴别应用】远志与制远志 二者均为远志的不同炮制品种，由于炮制方法不同，作用亦各有偏重。远志功能安神益智、交通心肾、祛痰、消肿，用于心肾不交引起的失眠多梦、健忘惊悸、神志恍惚，咳痰不爽，疮疡肿毒，乳房肿痛。而制远志既能缓和燥性，又能消除麻味，防止刺喉，以安神益智为主，多用于心神不安，惊悸，失眠，健忘。

【方剂举隅】

1. 远志丸（《和剂局方》）

药物组成：远志、牡蛎、茯苓、人参、干姜、辰砂、肉苁蓉。

功能与主治：补肾养心，定志安神。适用于心肾两虚，精神恍惚，健忘多惊，睡卧不宁，遗精淋浊，虚汗盗汗，耳聋耳鸣。

2. 开心散（《千金方》）

药物组成：菖蒲、远志、茯苓、人参。

功能与主治：补益心气、通窍化痰。适用于心气不定，五脏不足，甚者忧愁悲伤不乐，忽忽喜忘。

3. 远志葱蜜饼（《古方汇精》）

药物组成：生葱、黄蜜、远志。

功能与主治：解毒消肿。适用于疽患漫肿多日，脚散顶平；乳硬如石。

【成药例证】远志酊（《临床用药须知中药成方制剂卷》2020年版）

药物组成：远志流浸膏。

功能与主治：祛痰。用于咳痰不爽。

【用法与用量】 3～10g。

【本草摘要】

1.《神农本草经》 “主咳逆伤中，补不足，除邪气，利九窍，益智慧，耳目聪明，不忘，强志，倍力。”

2.《名医别录》 “定心气，止惊悸，益精，去心下膈气，皮肤中热，面目黄。”

3.《药品化义》 “远志，味辛重大雄，入心开窍，宣散之药。凡痰涎伏心，壅塞心窍，致心气实热，为昏聩神呆、语言謇涩，为睡卧不宁，为恍惚惊怖，为健忘，为梦魇，为小儿客忤，暂以豁痰利窍，使心气开通，则神昏自宁也。”

【化学成分】 主要含三萜及其苷类成分：远志酸，细叶远志皂苷，远志皂苷元A、B；呫吨酮类化合物：6-羟基-1,2,3,7-四甲氧基呫吨酮，1,2,3,7-四甲氧基呫吨酮，1,2,3,6,7-五甲氧基呫吨酮；屾酮类成分：远志屾酮Ⅲ等；生物碱类成分：1-丁氧羰基-β-咔啉，1-乙氧羰基-β-咔啉；甾醇类成分：α-菠甾醇葡萄糖苷，α-菠甾醇葡萄糖苷-6′-*O*-棕榈酸酯，豆甾醇等；酚性糖苷类成分：3,6′-二芥子酰基蔗糖，远志糖苷A、B、C、D。

中国药典规定本品含细叶远志皂苷（$C_{36}H_{56}O_{12}$）不得少于2.0%；含远志屾酮Ⅲ（$C_{25}H_{28}O_{15}$）不得少于0.15%，制远志不得少于0.10%；含3,6′-二芥子酰基蔗糖（$C_{36}H_{46}O_{17}$）不得少于0.50%，制远志不得少于0.30%。

【药理毒理】 本品具有镇静催眠、抗抑郁、改善学习记忆、改善心功能、镇咳祛痰、抑制胃肠运动、兴奋子宫平滑肌、抗糖尿病及糖尿病并发症、抗炎、抗肿瘤等药理作用。

1. 对中枢神经系统的作用

（1）镇静、催眠作用　生远志、制远志、蜜远志不同炮制品相同剂量下均可不同程度地减少小鼠自主活动次数，缩短戊巴比妥钠阈下剂量小鼠入睡潜伏期，具有镇静催眠作用，但不同炮制品对药效影响较大[1]。远志乙酸乙酯提取物15、30g生药/kg灌胃，能使戊巴比妥钠引起的小鼠入睡率、入睡时间增加，爬梯数和站立数减少。

（2）抗抑郁作用　将远志水煎剂与远志多糖分别给小鼠灌胃24天，可使抑郁模型小鼠游泳不动时间和悬尾不动时间明显缩短，脑组织中SOD活性升高，MDA含量降低，表现出明显的抗抑郁作用[2]。远志精制醇提物灌胃，能缩短小鼠强迫游泳及悬尾的不动时间；提高慢性抑郁模型大鼠海马区CA3区Bcl-2蛋白的表达、抑制Bax蛋白的表达，调控Bcl-2/Bax比例而抑制神经细胞的凋亡，减少外界刺激对脑部神经元的损害，改善抑郁状态；并能缓慢增加慢性抑郁模型大鼠的体重，降低敞箱实验中的水平运动、垂直运动得分及糖水消耗，增加大鼠血清的促肾上腺皮质激素释放素（CRH）、促肾上腺皮质激素（ACTH）和皮质醇（COR）含量。

（3）改善记忆作用　远志对多种学习记忆障碍模型均有改善学习记忆作用。远志水煎剂给小鼠连续灌胃15天对东莨宕碱造成的记忆获得障碍及亚硝酸钠诱导的记忆巩固障碍均具有拮抗作用，可使动物发生错误的潜伏期延长，错误次数减少[3]。远志水提取6.5、13.0g/kg给小鼠连续灌胃21天，水迷宫测试显示可明显增加学习记忆能力，并且可提高脑组织SOD活性，降低MDA含量[4]。远志提取物连续1周给药，还能使12月龄BALB/C小鼠再获知和巩固阶段的Ts延长、Te缩短。其对学习记忆功能的改善是通过抑制乙酰胆碱酯酶活性、提高抗氧化和突触可塑性来实现的[5]。远志以2.5、5、10g/kg剂量给小鼠连续灌胃4周，对锰中毒所致记忆能力障碍也具有改善作用，其作用机制与增加海马区p-CREB表达有关[6]。

远志以7.5、15g/kg剂量灌胃给予脑内Meynert基底核损毁诱导的阿尔茨海默病（AD）模型大鼠8周，经记忆能力测试显示可明显提高AD模型大鼠的学习记忆能力，对AD具有改善作用[7]。远志皂苷以18.5、37.0、73.0mg/kg剂量灌胃给予$A\beta_{1-40}$诱导的AD模型大鼠30天，大鼠学习记忆能力明显改善[8]。远志对AD的改善作用是通过调节胆碱能系统功能、抗氧化清除自由基、保护神经元、抑制神经细胞凋亡、抗焦虑、抑制中枢神经等多种途径来实现的。

2. 抗心肌缺血、增加心肌收缩力作用 远志皂苷元以30mg/kg给C57BL/6小鼠静脉注射，可明显降低心肌缺血再灌注损伤心肌梗死面积，心肌caspase-3和caspase-12活性程度显著降低，内质网应激标志蛋白GRP78和CHOP的表达也明显降低，表明对小鼠心肌缺血再灌注损伤具有明显保护作用，其机制可能与改善心肌内质网应激介导的心肌细胞凋亡有关[9]。在家兔离体心房灌流模型中远志水提物在0.03、0.1、0.3g/L浓度时可明显增加心房每回搏出量、搏动压和灌流液中环磷腺苷（cAMP）流出量，并具有明显量-效关系；同时可抑制心房尿钠肽的分泌；其对心肌收缩力的增强作用是通过影响β_1-AR（β-肾上腺素受体）-cAMP-Ca^{2+}信号传导途径来实现的[10]。

3. 镇咳、祛痰作用 远志及其各种炮制品均有镇咳、祛痰作用，其镇咳祛痰的有效成分是皂苷。生远志、蜜制远志、炙远志（甘草制）、姜制远志灌胃，均能抑制氨水引起的小鼠咳嗽，生、炙远志、蜜远志还能减少气管酚红排泌量。

4. 抑制胃肠运动作用 生远志、姜远志、甘草制远志的水提物灌胃，均能抑制小鼠甲橙胃排空；抑制大鼠胃蛋白酶活性；降低小肠推进率。生远志、蜜远志、炙远志1.2×10^{-2}g/ml能抑制家兔离体肠肌活动，还能抑制乙酰胆碱、组胺、氯化钡所致的肠肌收缩，其抑制率生远志>远志皂苷>蜜远志。胃肠Cajal间质细胞（ICC）是分布于胃肠道的一类特殊细胞，主要参与胃肠道慢波的起搏和传播及胃肠道神经递质传导，远志及其总皂苷对胃肠运动的抑制作用与其降低胃、小肠肌间神经丛c-kit阳性ICC细胞的含量有关，并且总皂苷是该作用的物质基础，远志经蜜炮制后从某种程度上对胃肠ICC具有了保护作用[11]。

5. 兴奋子宫平滑肌作用 远志水提醇沉液具有兴奋子宫平滑肌作用，其主要成分为远志皂苷。远志水提醇沉液20、40、80mg/kg腹腔注射，可使未孕大鼠子宫平滑肌的电活动频率加快，持续时间延长，峰面积加大。远志水提醇沉液2×10^{-4}g/ml能增加离体子宫平滑肌收缩运动加快收缩波的频率，增大振幅，延长持续时间。

6. 抗糖尿病及糖尿病并发症作用 远志以2.7g生药/kg剂量给大鼠连续灌胃6周，可使链脲佐菌素致糖尿病大鼠空腹血糖明显降低，使尾部感觉神经传导速度明显提高，坐骨神经醛糖还原酶活性减弱，坐骨神经神经丝蛋白的表达升高，对坐骨神经损伤具有保护作用，从而发挥对糖尿病周围神经病变的防治作用[12, 13]。另外远志在该剂量下还可使脑内海马CA1区生存神经细胞数量增多，Bcl-2表达增高，Bax表达降低，从而抑制海马神经细胞凋亡，对糖尿病大鼠海马损伤具有保护作用，可能对糖尿病神经系统并发症轻度认知功能障碍的防治具有临床意义[14]。

7. 抗炎作用 远志水煎液于金黄色葡萄球菌致背部疮疡感染模型大鼠敷药12天，可显著降低疮疡模型大鼠疮疡症状积分，提高感染动物血清中溶菌酶含量，改善大鼠疮疡病理改变，具有促进感染疮疡面愈合，抗菌抗感染作用[15]。研究发现远志中含有远志糖苷A（tenuifoliside A）具有消炎作用，其作用机制是抑制了NF-κB和MAPK途径[16]。

8. 抗肿瘤作用 远志根中的多糖PTP能抑制人卵巢癌SKOV3细胞的增殖，其机制是迅速耗竭癌细胞的谷胱甘肽和细胞内活性氧，从而导致细胞凋亡。PTP给大鼠连续灌胃7周，对卵巢癌具有明显的抑制作用。同时还发现远志根中的2个多糖成分PTP_a和PTP_b对肺癌发生具有预防作用[17,18]。

9. 其他作用 远志还有延缓衰老、抗生殖损伤、体外杀精[19]等作用。

10. 体内过程 远志𠮿酮Ⅲ及糖酯类物质为远志中抗痴呆主要活性成分，其中远志𠮿酮Ⅲ也是《中国药典》中远志药材质量标准主要指标性成分之一。将该化合物以2.8mg/kg剂量给记忆障碍模型大鼠单次灌胃给药，采用RP-HPLC方法测定其血药浓度，其血清在0.0413～1.65mg/L线性关系良好，最低定量限为41.3μg/L。而将含有相同量远志𠮿酮Ⅲ的远志药材和含有远志药材的经典方开心散给上述大鼠一次性灌胃，再次测定动物体内远志𠮿酮Ⅲ的药动学参数，则表现该化合物以不同形式服用其药动学参数存在明显差异，服用单味药材提取物和含有该药材的全方提取物，可提高其生物利用度，加速吸收，延长有效血药浓度时间，调动其药动学参数，更有利于发挥药效[20]。同样采用人肝微粒体体外孵育，通过特异性探针反应方法来评价远志中寡糖类化合物对细胞色素 P450(CYP450)酶活性的影响，结果显示 4 个寡糖类化合物 tenuifoliside C、tenuifoliside D、telephiose A、telephiose C、远志屾酮Ⅲ对 CYP450 酶亚型 CYP2E1 有显著的抑制作用，IC_{50}分别为 38.73、54.14、61.77、62.22、50.56μmol/L。研究提示当远志或含有远志的中药复方与 CYP2E1 底物合并用药时可能存在潜在的有益和不利的药物相互作用[21]。

11. 毒理研究 生远志有一定毒性，主要是胃肠道毒性。生远志的主要毒性成分为皂苷，毒性与总皂苷的含量成正比，皂苷含量越高，毒性越大；制远志、蜜远志等炮制品的毒性低于生远志；不同炮制品的水提液的毒性要比醇提液的毒性小[22]。死亡小鼠均呈现出胃充气，壁薄，体积膨大。生远志、蜜远志水煎液 10g 生药/kg、远志皂苷 5g 生药/kg 给大鼠连续灌胃 14 天均造成胃黏膜损伤，损伤程度生远志>皂苷>蜜远志。

【参考文献】 [1] 王志光，陈林，万德光，等. 不同炮制方法对远志药效学的比较研究. 成都医学院学报，2011，6(4)：280-283.

[2] 任蕾，王金龙，李亚妮，等. 远志及其提取物对抑郁小鼠抗抑郁作用研究. 陕西中医学院学报，2014，15(3)：14-16.

[3] 魏本立，张敏. 远志煎剂改善学习记忆障碍的初步实验研究. 中国民康医学，2011，23(10)：1186-1187.

[4] 王丹，张红英，兰艳. 远志水提取无对小鼠学习记忆及血液学指标的影响. 中国试验方剂学杂志，2012，18(5)：188-191.

[5] Huang Junni, Wang Chunyang, Wang Xiuli, et al. Tenuigenin treatment improves behavioral Y-maze learning by enhancing synaptic plasticity in mice. Behavioural Rarin Research，2013，246：111-115.

[6] 黎文酋，覃丽，郭忠信，等. 远志对锰中毒小鼠学习记忆能力及海马区 p-CREB 表达的影响. 神经解剖学杂志，2014，30(3)：325-329.

[7] 曹杜娟，李新毅，郭芬，等. 远志对阿尔茨海默病模型大鼠学习记忆及在体海马 LTP 的影响. 世界中西医结合杂志，2010，5(8)：661-664.

[8] 叶海燕，陈勤. 远志皂苷对 $A\beta_{1-40}$ 诱导的 AD 大鼠学习记忆功能障碍的保护作用研究. 中国新药杂志，2013，22(22)：2674-2678.

[9] 李子希，陈娟，吕建新. 远志皂苷元通过改善内质网应激保护小鼠心肌缺血再灌注损伤. 华中科技大学学报(医学版)，2014，43(4)：409-412.

[10] 崔昊震，刘丽萍. 远志水提物对家兔心肌收缩力及心房尿钠肽分泌的影响. 中国实验方剂学杂志，2013，19(9)：256-259.

[11] 杨伟峰，王建，刘丽娜，等. 生远志及其总皂苷与蜜远志对胃肠 Cajal 间质细胞的影响. 中药材，2011，34(1)：33-36.

[12] 马洪伟，和亚强，钟美蓉，等. 远志对 DPN 大鼠血糖和尾部 SNCV 的影响. 承德医学院学报，2010，27(4)：351-353.

[13] 马洪伟，付秀美，付文亮，等. 远志对糖尿病周围神经病变大鼠坐骨神经的保护作用. 中国医科大学学报，2010，39(12)：1001-1004.

[14] 李颖，马洪伟，薛景凤. 远志对糖尿病大鼠海马神经细胞凋亡相关蛋白表达的影响. 解剖学杂志，2013，36(2)：206-209.

[15] 苗明三，张雪侠，吴巍. 远志水煎液外用对大鼠疮疡模型的影响. 中华中医药杂志，2014，29(9)：2772-2775.

[16] Kim Kyoungsu，Lee Dongsung，Bae Gisang，et al. The inhibition of JNK MAPK and NF-κB signaling by tenuifoliside A isolated from *Polygala tenuifolia* in lipopolysaccharide-induced macrophages is associated with its anti-inflammatory effect. Eur J Pharmacol，2013，72(1-3)：267-276.

[17] Tao Xin，Zhang Fubin，Jiang Qiuying，et al. Extraction, purificationg and antitumor activity of a water-soluble from the root of *Polygala tenuifolia*. Carbohydrate Polymers，2012，90(2)：1127-1131.

[18] Tao Xin，Zhang Fubin，Jiang Qiuying，et al. Purification and antitumor activity of two acidic polysaccharides from the root of *Polygala tenuifolia*. Carbohydrate Polymers，2012，90(4)：1671-1676.

[19] 邱毅，王磊光，贾颐舫，等. 中药远志提取物体外杀精子效果与机制研究. 中国计划生育学杂志，2010，11：654-655.

[20] 巴寅颖，姜艳艳，刘洋，等. 基于远志屾酮在记忆障碍模型体内药代动力学特性的远志及开心散药物属性研究. 北京中医药大学学报，2012，35(8)：549-553.

[21] 李照亮，董宪喆，王东晓，等. 远志寡糖酯类化合物及远志屾酮Ⅲ对 CYP_{450} 酶的活性影响研究. 中国中药杂志，2014，39(22)：4459-4463.

[22] 官仕杰，闫小平，林敬开，等. 远志不同炮制品的急性毒性比较研究. 中国中西医结合杂志，2012，32(3)：398-401.

病证用药

安神药主要用治心神不宁病证。心神受扰或心神失养，均会导致心神不宁，临床表现不同，现分述如下。

不寐 治以镇惊安神，养心安神法。

1. 肝火扰心证 多因恼怒伤肝，肝失条达，气郁化火，上扰心神所致。症见不寐，性情急躁易怒，不思饮食，口渴喜饮，目赤口苦，小便黄赤，大便秘结，舌红苔黄，脉弦而数。治宜疏肝泻热，镇心安神。常用龙胆、黄芩、栀子、柴胡、泽泻、木通、车前子等疏肝泻热，可加龙骨、牡蛎等镇心安神。代表方如龙胆泻肝汤(《兰室秘藏》)加味。

2. 痰热扰心证 多因宿食停滞，积湿生痰，因痰生热，痰热上扰所致。症见不寐，头重，痰多胸闷，恶食嗳气，吞酸恶心，心烦口苦，目眩，舌质红，苔腻而黄，脉滑数。治宜化痰清热，和中安神。常用半夏、陈皮、竹茹、枳实、黄连、栀子等清心降火，茯苓宁心安神，可再加入朱砂等镇惊定志。代表方如黄连温胆汤（《六因条辨》）。

3. 心肾不交证　多因肾阴不足，不能上交于心，心肝火旺，火性炎上，虚热扰神所致。症见心烦不寐，心悸不安，头晕，耳鸣，健忘，腰酸梦遗，五心烦热，口干津少，舌红，脉细数。治宜滋阴降火，交通心肾。常用朱砂、黄连清热泻火，重镇安神，当归、生地黄滋阴养血，再可加入柏子仁、酸枣仁等养心安神，肉桂引火归元。代表方如六味地黄丸（《小儿药证直诀》）合交泰丸（《韩代医通》）。

4. 心胆气虚证　多因体弱心胆素虚，或因暴受惊骇，情绪紧张所致，症见不寐多梦，易于惊醒，胆怯心悸，遇事善惊，气短倦息，舌淡，脉弦细。治宜益气镇惊，安神定志。常用人参益气，龙齿镇惊，配茯苓、茯神、石菖蒲补气益胆安神。代表方如安神定志丸（《医学心悟》）。

5. 心脾两虚证　多因心脾亏虚，血不养心，神不守舍所致。症见多梦易醒，心悸健忘，头晕目眩，肢倦神疲，饮食无味，面色少华，舌淡，苔薄，脉细弱。治宜补养心脾，养血安神。常用人参、白术、黄芪、甘草补气健脾，远志、酸枣仁、茯神、龙眼肉等安神定志，补心益脾，当归养血。代表方如归脾汤（《济生方》）加减。

心悸　治以安神定悸法。

1. 心血不足证　多因久病体虚，失血过多，或思虑过度，劳伤心脾，使心血不足所致。症见心悸头晕，面色不华，倦怠无力，舌淡，脉细弱。治宜补血养心，益气安神。常用当归、龙眼肉、人参、黄芪、白术、炙甘草等补养心血，益气健脾，酸枣仁、茯神、远志安神定志。代表方如归脾汤（《济生方》）。

2. 心虚胆怯证　多因体弱心胆素虚，暴受惊骇，或大怒伤肝，大恐伤肾，惊则气乱，心神不能自主所致。症见心悸，善惊易恐，坐卧不安，少寐多梦，苔薄白或如常，脉动数或虚弦。治宜镇惊定志，养心安神。常用龙齿、琥珀、磁石镇惊宁心，茯神、石菖蒲、远志安神定志，人参等补益心气。代表方如安神定志丸（《医学心悟》）。

3. 阴虚火旺证　多因久病体虚，或房劳过度，或遗泄频繁，伤及肾阴；或肾水素亏，水不济火，虚火妄动，上扰心神所致。症见心悸不宁，心烦少寐，头晕目眩，手足心热，耳鸣腰酸，舌红少苔或无苔，脉细数。治宜滋阴清火，养心安神。常用生地黄、玄参、麦冬、天冬、当归、丹参、人参等养阴清热，补血养心，补益心气；合朱砂、茯苓、远志、酸枣仁、柏子仁安养心神。代表方如天王补心丹（《摄生秘剂》）合朱砂安神丸（《内外伤辨惑论》）。

4. 心阳不振证　多因大病久病之后，阳气衰弱，不能温养心脉所致。症见心悸不安，胸闷气短，面色苍白，形寒肢冷，舌质淡白，脉虚弱或沉细而数。治宜温补心阳，安神定悸。常用桂枝、甘草温补心阳，龙骨、牡蛎安神定悸。代表方如桂枝甘草龙骨牡蛎汤（《伤寒论》）合参附汤（《正体类要》）。

5. 水气凌心证　多因脾肾阳虚，阳气衰弱，不能温养心脉所致。症见心悸眩晕，胸脘痞满，形寒肢冷，小便短少，或下肢浮肿，渴不欲饮，恶心吐涎，舌苔白略滑，脉弦滑。治宜振奋心阳，化气行水。常用茯苓淡渗利水，桂枝、甘草通阳化气，白术健脾去湿。代表方如苓桂术甘汤（《金匮要略》）加减。

6. 心血瘀阻证　多因心阳不振，血液运行不畅；或由痹证发展而来，风寒湿邪搏于血脉，内犯于心，以致心脉痹阻，营血运行不畅所致。症见心悸不安，胸闷不舒，心痛时作，或见唇甲青紫，舌质紫黯或有瘀斑，脉涩或结代。治宜活血化瘀，理气通络。常用桃仁、红花、丹参、赤芍、川芎等活血化瘀，延胡索、香附、青皮理气通脉，可合龙骨、牡蛎镇心安神。代表方如桃仁红花煎（《素庵医庵》）合桂枝甘草龙骨牡蛎汤（《伤寒论》）。

健忘　治以补养心脾，滋补肾精，化痰宁心，安神强识法。

1. 心脾两虚证　多因劳心过度，思虑伤脾所致。症见精神疲倦，食少心悸，不寐健忘，舌淡，苔薄，脉细弱。治宜补养心脾。常用人参、白术、黄芪、甘草补气健脾，远志、酸枣仁、茯神、龙眼肉等安神定志，补心益脾，当归养血。代表方如归脾汤（《济生方》）。

2. 肾精亏耗证　多因房事不节，精亏髓减，脑失所养而致。症见腰酸乏力，甚则滑精早泄，舌红，脉细数。治宜填精补髓，安神强识。常用龟甲、熟地黄、杜仲、牛膝填精补髓，天冬、麦冬、黄柏养阴清虚热，合酸枣仁、五味子、远志、石菖蒲安神强识。代表方如河车大造丸（《扶寿精方》）化裁。

3. 痰浊扰心证　多因饮食不节，脾胃受损，失于健运，痰湿内生，心神受蒙所致。症见健忘嗜卧，头晕胸闷，呕恶，咳吐痰涎，苔腻，脉弦滑。治宜化痰宁心。常用半夏、苍术、竹茹、枳实以化痰泄浊，白术、茯苓、甘草健脾益气，合石菖蒲、郁金开窍解郁。代表方如温胆汤（《备急千金要方》）加减。

4. 血瘀痹阻证 多因年迈体虚，血脉运行不畅，瘀血痹阻清窍所致。症见遇事善忘，心悸胸闷，伴言语迟缓，神思欠敏，表情呆钝，面唇暗红，舌质紫黯有瘀点，脉细涩或结代。治宜活血化瘀。常用桃仁、红花、当归、生地黄、赤芍、川芎、川牛膝等药以养血活血，柴胡、枳壳、桔梗等行气药以助血行。代表如血府逐瘀汤（《医林改错》）加减。

癫证 治以疏肝理脾，开窍化痰法。

痰气郁结证 多因思虑太过，所求不得，肝气被郁，脾气不升，气郁痰结，阻蔽神明所致。症见精神抑郁，表情淡漠，神志痴呆，语无伦次，或喃喃自语，喜怒无常，不思饮食，苔腻，脉弦滑。治宜理气解郁，化痰醒神。常用半夏、陈皮、胆南星、茯苓等利气化痰，香附、木香、石菖蒲等解郁开窍。代表方如逍遥散（《和剂局方》）合温胆汤（《三因方》）加减。

狂证 治以镇心安神，涤痰化瘀，泻肝清火法。

1. 痰火上扰证 多因暴怒伤肝，肝火暴张，痰随火升，痰热上扰清窍，神明混乱所致。症见病起急骤，先有性情急躁，头痛失眠，两目怒视，面红目赤，突然狂乱无知，逾垣上屋，骂詈叫号，不避亲疏，或毁物伤人，气力逾常，不食不眠，舌红绛，苔黄腻或黄燥，脉弦大滑数。治宜清心泻火，涤痰醒神。常用生铁落、朱砂、石菖蒲、远志、茯神等重镇降逆，宣窍安神；龙胆、黄连、连翘清心泻火；胆南星、浙贝母、橘红等清涤痰浊。代表方如生铁落饮（《医学心悟》）加减。

2. 痰热瘀结证 多因气郁日久，痰气郁阻，血气凝滞，痰热瘀结，神窍被塞所致。症见癫狂日久不愈，面色晦滞，躁扰不安，多言不序，恼怒不休；甚至登高而歌，弃衣而走，妄见妄闻，妄思离奇，心悸而烦，舌质紫黯或有瘀斑，舌苔少或薄黄而干，脉弦细或细涩。治宜豁痰化瘀，调畅气血。常用陈皮、半夏、胆南星理气豁痰，柴胡、香附、青皮等疏肝理气，桃仁、赤芍、丹参等活血化瘀，蕴热者，加黄连、黄芩以清之。代表方如癫狂梦醒汤（《医林改错》）加减。

3. 火盛伤阴证 多因心肝郁火，或阳明腑热久羁，耗津伤液，火失水济，心肾失调，阴虚火旺，神明受扰所致。症见癫狂久延，时作时止，势已较缓，妄言妄为，但能自制，精神疲惫，寝不安寐，口干烦躁，面红而秽，舌尖红无苔，脉细数。治宜育阴潜阳，交通心肾。常用黄连、牛黄、黄芩以清心泻火，生地黄、阿胶、当归、生白芍滋阴养血，人参、茯神、酸枣仁、柏子仁、远志、石菖蒲交通心肾，安神定志，生龙齿、琥珀、朱砂以镇心安神。代表方如二阴煎（《景岳全书》）合琥珀养心丹（《证治汇补》）加减。

痫证 治以涤痰息风，清肝泻火，开窍定痫法。

1. 风痰闭阻证 多因肝风内动，痰随风动，风痰闭阻，心神被蒙所致。症见发作前常有眩晕，胸闷，乏力等；发则突然跌倒，神志不清，抽搐吐涎，或伴尖叫与二便失禁；也有短暂神志不清，或精神恍惚而无抽搐者；苔白腻，脉多弦滑。治宜涤痰息风，开窍定痫。常用竹沥、石菖蒲、胆南星、半夏等豁痰开窍，天麻、全蝎、僵蚕平肝息风镇痉，合琥珀、朱砂、茯神、远志镇心安神。代表方如定痫丸（《医学心悟》）。

2. 痰火内盛证 多因肝火偏旺，火动生风，煎熬津液，结而为痰，风动痰升，阻塞心窍所致。症见发作时昏仆抽搐吐涎，或有叫吼，平日情绪急躁，心烦失眠，咯痰不爽，口苦咽干，便秘，舌红苔黄腻，脉弦滑数。治宜清肝泻火，化痰开窍。常用龙胆、木通、地黄清肝泻火，半夏、天南星、枳实、石菖蒲等涤痰开窍。代表方如当归龙荟丸（《宣明论方》）合涤痰汤（《济生方》）。

第十五章　平肝息风药

【基本概念】 凡以平肝潜阳或息风止痉为主要作用，治疗肝阳上亢或肝风内动病证的药物，称为平肝息风药。

中医理论认为肝为刚脏，主升主动，其体阴而用阳。肝阴肝阳以调节全身气机的升降和动静为主要作用，肝阳促进升和动，肝阴促进降与静。阴存阳守，则全身气机升降合度，动静适中。若肝阴不足，阴不制阳，肝阳偏亢，肝性失柔，升动过度则血随气逆，亢扰于上，而致眩晕耳鸣、头胀头痛、面红目赤、急躁易怒、失眠多梦、腰膝酸软、头重脚轻、脉弦等症状，中医称之为肝阳上亢证。而肝风内动证，则指由肝阳化风、热极生风、阴虚动风和血虚生风等所致之眩晕欲仆、项强肢颤、痉挛抽搐等。

【作用特点】《素问·至真要大论》言："诸风掉眩，皆属于肝。"本类药物皆入肝经，多为介类、昆虫等动物药物及矿石类药物，具有平肝潜阳、息风止痉之主要功效。部分平肝息风药以其质重、性寒沉降之性，兼有清肝明目、镇惊安神、降逆、凉血等作用，某些息风止痉药兼有祛风通络之功。素有"介类潜阳，虫类搜风"之说。

【适应范围】 主要适用于肝阳上亢、肝风内动证。肝阳上亢是由于肝肾阴亏，肝阳亢扰于上所表现出眩晕耳鸣，头目胀痛，面红目赤，急躁易怒，腰膝酸软，头重脚轻，舌红少津，脉弦或弦数。肝风内动则是泛指患者出现眩晕欲仆、抽搐、震颤等具有"动摇"特点为主的一类证候。部分药物兼有清肝明目、安神、清热解毒，祛外风等作用，分别用治肝热目赤、心神不宁、热毒证及风邪中经络之证等。

现代医学诊断为高血压病、脑血管意外及其后遗症、乙型脑炎、流行性脑脊髓膜炎、破伤风、癫痫、小儿惊厥、梅尼埃病、神经官能症等属于肝阳上亢或肝风内动证者，也可用本类药物治疗。

【药物分类】 平肝息风药根据药性及功能与主治的不同，可分为平抑肝阳药和息风止痉药两类。

【配伍规律】 使用平肝息风药时，应根据病因、病机及兼证的不同，进行适当的配伍。如阴虚阳亢，当配伍滋养肝肾之阴药，益阴以制阳；若肝火炽盛，当配伍清泻肝火药。治肝风内动证，若肝阳化风，则平抑肝阳药与息风止痉药合用；若热极生风，当配伍清热泻火药；若阴血亏虚动风，当配伍滋阴补血药；若脾虚慢惊风，当配伍补气健脾药。兼烦躁不眠者，当配伍安神药；兼窍闭神昏者，当配伍开窍醒神药；挟痰者，当配伍化痰药。

【使用注意】 本类药物有性偏寒凉或性偏温燥之不同，故应区别使用。若脾虚慢惊者，不宜用寒凉之品；阴虚血亏者，当忌用温燥之品。贝壳、矿石类入药者，入煎剂时应打碎先煎、久煎。一些药物具有毒性，用量不宜过大，孕妇应慎用。

【药理作用】 平肝息风药主要具有降压、镇静、抗惊厥等作用。平抑肝阳药中牡蛎、赭石可减少动物自发活动，协同戊巴比妥钠睡眠，抗戊四氮诱发的小鼠惊厥；罗布麻具有镇静、降压、扩血管等作用。部分平抑肝阳药还具有保肝、抗炎、抗动脉粥样硬化、抗氧化、抗肿瘤、延缓衰老等作用。息风止痉药中天麻、钩藤、羚羊角、牛黄、地龙、僵蚕、珍珠等能减少小鼠自发活动，协同戊巴比妥钠小鼠睡眠；牛黄、天麻、羚羊角、地龙、僵蚕、蜈蚣、全蝎等能对抗戊四氮、咖啡因、士的宁或电刺激所导致的惊厥；天麻、全蝎等有抗癫痫作用；牛黄、天麻、钩藤、羚羊角、地龙、蜈蚣等均具有不同程度的降压作用。部分息风止痉药还有解热、镇痛、抗炎、抗血栓、抗肿瘤等作用。

一、平抑肝阳药

本类药物多为介类或矿石类药物，性偏寒凉，有质重潜降之性，主入肝经，故有平肝潜阳之功效，有些兼有清肝热、益肝阴作用。主要适用于肝阳上亢所致的头晕目眩、头痛、耳鸣、急躁易怒、少寐多梦以及肝火上炎之面红、口苦、目赤肿痛、目生翳膜等。平抑肝阳药，与息风止痉药配伍，可用于肝风内动、痉挛抽搐；与安神药配伍，可治疗肝阳上扰之烦躁不眠。

临床常用的平抑肝阳药有石决明、珍珠母、牡蛎、紫贝齿、赭石、蒺藜、罗布麻叶、生铁落等。

石决明
Shijueming

本品为鲍科动物杂色鲍 *Haliotis diversicolor* Reeve、皱纹盘鲍 *Haliotis discus hannai* Ino、羊鲍 *Haliotis ovina* Gmelin、澳洲鲍 *Haliotis ruber*(Leach)、耳鲍 *Haliotis asinina* Linnaeus 或白鲍 *Haliotis laevigata*(Donovan)的贝壳。我国主产于广东、山东、福建。进口澳洲鲍，主产于澳洲、新西兰；耳鲍主产于印度尼西亚、菲律宾、日本。夏、秋二季捕捞，去肉，洗净，干燥。碾碎。以内面具珍珠样光彩者为佳。

【炮制】 **煅石决明**　取净石决明，煅至酥脆。

【性味与归经】 咸，寒。归肝经。

【功能与主治】 平肝潜阳，清肝明目。用于头痛眩晕，目赤翳障，视物昏花，青盲雀目。

【效用分析】 石决明咸寒沉降，主归肝经，长于潜降肝阳，清泄肝热，兼益肝阴，《医学衷中参西录》言其“为凉肝、镇肝之要药”，故善治肝肾阴虚，阴不制阳而致肝阳上亢之头痛眩晕。

石决明清肝火、益肝阴而明目退翳，为清肝明目常用之品，治目赤肿痛、翳膜遮睛、视物昏花等症，不论虚实，均可应用，故为治目疾的要药；又因其清肝火作用强，故尤宜于肝火上炎所致之目赤肿痛等。

此外，石决明煅用有收敛、制酸、止血等作用，可用于疮疡久不收口、胃痛泛酸及外伤出血等。

【配伍应用】

1. 石决明配磁石　石决明功善清肝热、潜肝阳；磁石有益阴安神之功。二药伍用，滋水涵木，共奏平肝潜阳安神之功，适用于肝阳上亢所致的头晕，目眩，头痛，耳鸣，失眠等症。

2. 石决明配珍珠母　石决明、珍珠母均性味咸寒，有平肝潜阳，清肝明目作用；珍珠母并能安神定惊。二药配伍，相须为用，平肝潜阳、清肝明目作用增强，兼能安神定惊，适用于肝阳上亢之头痛，眩晕，心烦失眠，以及肝火上炎之目赤肿痛，胬肉翳障等。

3. 石决明配女贞子　石决明咸寒质重，功偏平肝益肝泄热；女贞子甘苦性凉，功善滋补肝肾明目，又兼清虚热，补中有清。二药伍用，增强补益肝肾、明目之力，多用治肝肾阴虚发热，头昏眩晕，耳鸣膝软，目暗不明等。

4. 石决明配珍珠　石决明为清肝明目之良药；珍珠能清肝经之火，明目退翳。二药伍用，可增强清肝明目退翳之功，适用于肝火上炎，目赤翳障。

5. 石决明配栀子　石决明咸寒质重，平肝潜阳，清肝明目；栀子苦寒降泄，气血并走，除三焦之火。二药伍用，可增强平肝明目，清热降火之功，适用于肝火上炎之头痛眩晕，心烦不安等。

【鉴别应用】

1. 生石决明与煅石决明　二者均为石决明的不同炮制品种，由于炮制方法不同，作用亦各有偏重。生石决明长于平肝潜阳，清肝明目，常用于头痛眩晕，目赤翳障，视物昏花，青盲雀目。煅石决明长于收敛、制酸、止血，适用于疮疡久不收口、胃痛泛酸及外伤出血等。

2. 石决明与决明子　二药均有清肝明目之功效，皆可用于肝火上炎之目赤肿痛、翳膜遮睛等。然石决明咸寒质重，凉肝镇肝，滋养肝阴，无论实证、虚证之目疾均可应用，并善治阴虚阳亢之头痛眩晕。决明子苦寒，功偏清泻肝火而明目，常用治肝经实火之目赤肿痛，并能润肠通便，用于肠燥便秘。

【方剂举隅】

1. 石决明散(《证治准绳》)

药物组成：石决明、枸杞子、木贼、荆芥、桑叶、谷精草、金沸草、粉草、蛇蜕、苍术、白菊花。

功能与主治：清肝益阴，明目退翳。适用于目赤肿痛、翳膜遮睛。

2. 阿胶鸡子黄汤(《通俗伤寒论》)

药物组成：陈阿胶、生白芍、石决明、双钩藤、大生地、清炙草、生牡蛎、络石藤、茯神木、鸡子黄。

功能与主治：滋阴养血，柔肝息风。适用于热邪久羁，灼烁阴血，筋脉拘急，手足瘛疭，类似风动，或头目眩晕，舌绛苔少，脉细数者。

3. 羚羊角汤（《医醇賸义》）

药物组成：羚羊角、龟板、生地、白芍、丹皮、柴胡、薄荷、菊花、夏枯草、蝉衣、红枣、生石决。

功能与主治：柔肝息风。适用于肝阳上升，头痛如劈，筋脉掣起，痛连目珠。

【成药例证】

1. 明目地黄丸（《临床用药须知中药成方制剂卷》2020年版）

药物组成：熟地黄、酒萸肉、牡丹皮、山药、茯苓、泽泻、枸杞子、菊花、当归、白芍、蒺藜、煅石决明。

功能与主治：滋肾，养肝，明目。用于肝肾阴虚，目涩畏光，视物模糊，迎风流泪。

2. 复明片（《临床用药须知中药成方制剂卷》2020年版）

药物组成：酒萸肉、枸杞子、菟丝子、女贞子、熟地黄、地黄、石斛、决明子、木贼、夏枯草、黄连、菊花、谷精草、牡丹皮、羚羊角、蒺藜、石决明、车前子、木通、泽泻、茯苓、槟榔、人参、山药。

功能与主治：滋补肝肾，养阴生津，清肝明目。用于肝肾阴虚所致的羞明畏光、视物模糊；青光眼，初、中期白内障见上述证候者。

3. 开光复明丸（《临床用药须知中药成方制剂卷》2020年版）

药物组成：黄连、黄芩、黄柏、栀子(姜炙)、大黄、龙胆、玄参、地黄、菊花、防风、蒺藜(去刺盐炒)、羚羊角粉、石决明、红花、当归、赤芍、泽泻、冰片。

功能与主治：清热散风，退翳明目。用于肝胆热盛引起的暴发火眼、红肿痛痒、眼睑赤烂、云翳气蒙、羞明多眵。

4. 黄连羊肝丸（《临床用药须知中药成方制剂卷》2020年版）

药物组成：黄连、胡黄连、黄芩、黄柏、龙胆、柴胡、青皮、木贼、密蒙花、茺蔚子、炒决明子、石决明(煅)、夜明砂、鲜羊肝。

功能与主治：清肝泻火，明目。用于肝火旺盛，目赤肿痛，视物昏暗，羞明流泪，胬肉攀睛。

【用法与用量】 6～20g，先煎。

【注意】 本品咸寒，易伤脾胃，故脾胃虚寒，食少便溏者慎用。

【本草摘要】

1.《名医别录》 “主目障翳痛，青盲。”

2.《本草经疏》 “石决明……乃足厥阴经药也。足厥阴开窍于目，目得血而能视，血虚有热，则青盲赤痛障翳生焉。咸寒入血除热，所以能主诸目疾也。”

3.《医学衷中参西录》 “石决明味微咸，性微凉，为凉肝、镇肝之要药。肝开窍于目，是以其性善明目。研细水飞作敷药，能除目外障，作丸、散内服，能消目内障。为其能凉肝，兼能镇肝，故善治脑中充血作疼、作眩晕，因此证多系肝气、肝火挟血上冲也。”

【化学成分】 主要含碳酸钙；还含壳角质及钠、钙、钛等微量元素。

中国药典规定本品含碳酸钙($CaCO_3$)不得少于93.0%；煅石决明不得少于95.0%。

【药理毒理】 本品具有降压、抗菌、抗氧化、治疗眼疾、抗肝损伤等作用。

1. 降压作用 石决明提取物0.5、1、1.5mg/kg，大鼠静脉注射，血压迅速下降，峰值分别下降32.7%，40.4%，49.6%，降压作用显著；5、10mg/kg石决明提取物腹腔注射自发性高血压大鼠，1天后血压显著下降(分别下降13.1%、17.8%)，连续给药5天，两组动物血压分别降低26.9%、34.8%，降压作用显著，药3天后基本恢复正常[1]。

2. 抗菌作用 石决明5、10mg/ml药液置于菌液培养基中27℃培育24小时，其对大肠埃希菌、金黄色葡萄球菌、白色念珠菌有较弱的抑菌作用，对铜绿假单胞菌有明显抑菌作用[1]。

3. 抗氧化作用 石决明水提液对D-半乳糖性白内障大鼠点眼，15天后处死大鼠，取出晶状体，测定超氧化物歧化酶(SOD)、谷胱甘肽(GSH)、谷胱甘肽过氧化物酶(GSH-Px)含量。SOD、GSH、GSH-Px含量均有提高，大鼠晶状体混浊程度明显轻，发展缓慢，显示抗氧化作用，即石决明中药水提液对白内障大鼠的晶状体有保护作用，可延缓白内障的发展[2]。

4. 对眼部疾病的影响 石决明过60目筛水提取，制成浓度分别为0.001%、0.01%、0.1%、0.3%的石决明提取液。采用双氧水干预体外培养人晶状体上皮细胞造成氧化损伤模型(HLECs)，同时加入不同浓度的石决明提取液，测定培养液吸光度。据不同时间点各实验组HLECs活力的变化，可知石决明提取液对双氧水引起的晶状体上皮细胞氧化损伤具有保护作用，提高其活力，且在一定的时间和浓度范围内具有浓度依赖性，当石决明提取液浓度升高到0.1%，作用时间维持达到3天时，细胞的活力达到最高；HLECs中SOD活力和GSH含量升高，由H_2O_2加入导致增多的MDA减少，故石决明提取液可通过其内在的离子减轻晶状体上皮细胞毒性，从而抗白内障[3]。

另外石决明对角膜炎有一定治疗作用[4]。

5. 抗肝损伤作用 澳洲鲍、皱纹盘鲍、白鲍的三种石决明的水煎液3.3、6.6g生药/kg，每日2次，连续18天，能对抗CCl_4肝损伤小鼠急性肝损伤，肝细胞肿胀减轻，镜下可见肝细胞再生，汇管区炎症减轻；皱纹盘鲍降SGPT的活性作用>白鲍>澳洲鲍；肝糖原含量检测，提示皱纹盘鲍和白鲍的保肝作用最强。

【参考文献】 [1] 刘爽，肖云峰，李文研．石决明药理作用研究．北方药学，2011，8(11)：21，12.

[2] 祁磊，林媛，徐国兴．石决明对大鼠白内障晶状体中SOD和GSH及GSH-Px的影响．国际眼科杂志，2011，11(12)：2085-2087.

[3] 崔丽金，徐国兴．石决明提取液对晶状体抗氧化能力的影响．医学研究杂志，2014，43(3)：22-25.

[4] 申德昂．石决明散加减治疗病毒性角膜炎 115 例疗效观察．社区中医药，2013，15(1)：214.

珍 珠 母

Zhenzhumu

本品为蚌科动物三角帆蚌 *Hyriopsis cumingii*(Lea)、褶纹冠蚌 *Cristaria plicata*(Leach)或珍珠贝科动物马氏珍珠贝 *Pteria martensii*(Dunker)的贝壳。主产于江苏、浙江、广西、广东、海南。全年均可捕捞，去肉，洗净，晒干，打碎。以色白、内面有光泽者为佳。

【炮制】 **煅珍珠母** 取净珍珠母，煅至酥脆。

【性味与归经】 咸，寒。归肝、心经。

【功能与主治】 平肝潜阳，安神定惊，明目退翳。用于头痛眩晕，惊悸失眠，目赤翳障，视物昏花。

【效用分析】 珍珠母味咸性寒，主入肝经，有平肝潜阳之功，兼能益肝阴、泄肝热，可用于肝肾阴虚，阴不制阳而致肝阳亢盛之头痛眩晕；还用于肝热目赤、羞明怕光、目生翳膜及肝虚目暗，视物昏花，夜盲等。

珍珠母性味咸寒，入心肝经，既能清心肝火热，又可镇惊安神，适用于惊悸失眠，心神不宁等。

此外，珍珠母研末外用，能燥湿收敛，可用于湿疮瘙痒，溃疡久不收口，口舌生疮等。

【配伍应用】

1. 珍珠母配龙齿 珍珠母咸寒，既能潜降肝阳、清泄肝火，又能清心除热、安神定惊；龙齿性凉，长于镇惊安神。二药配对，相辅相助，镇心安神，平肝潜阳作用增强，既用于邪气凌心，神不内守而见心悸怔忡，惊狂烦躁，失眠健忘，神昏谵语等症；又用于肝阳上亢所致的头晕目眩，目赤耳鸣，心烦易怒等症。

2. 珍珠母配地黄 珍珠母益肝阴，潜肝阳，泄肝火；地黄质润，甘寒养阴，苦以泄热，为滋阴降火、凉血止血的要药。二药伍用，滋补肝肾之阴，潜降上亢肝阳之力增强，适用于阴虚阳亢之头痛、眩晕、耳鸣等症。

【鉴别应用】

1. 生珍珠母与煅珍珠母 二者均为珍珠母的不同炮制品种，由于炮制方法不同，作用亦各有偏重。生珍珠母偏重于平肝潜阳，安神定惊，明目退翳适用于头痛眩晕，惊悸失眠，目赤翳障等症。煅珍珠母质地酥脆，研细吞服，偏于收涩制酸，适用于湿疮，出血，胃痛泛酸等。

2. 珍珠母与石决明 二药均能平肝潜阳，清肝明目，用于肝阳上亢之头痛、眩晕、耳鸣及肝热目疾，目昏翳障等症。然珍珠母又入心经，并能安神定惊，用于惊悸失眠，心神不宁等。石决明为平肝凉肝之要药，兼益肝阴，故目赤肿痛、翳膜遮睛、视物昏花等症，不论虚实，均可应用。

【方剂举隅】

1. 珍珠母丸(《医略六书》)

药物组成：珍珠母、生地、熟地、党参、当归、柏子仁、酸枣仁、茯神、龙齿、沉香。

功能与主治：养肝息风。适用于目光不活，言语迟钝，四肢举动亦不灵便，脉象迟缓，兼见头晕、多汗、心悸、难寐。

2. 安眠汤(《临证医案医方》)

药物组成：夜交藤、合欢花、炒枣仁、龙齿、茯神、麦冬、石斛、珍珠母、白芍、夏枯草、朱砂、琥珀。

功能与主治：镇静，安神。适用于失眠，梦多，头昏，头胀，舌质红，脉细数。

【成药例证】

1. 降压平片(《临床用药须知中药成方制剂卷》2020年版)

药物组成：夏枯草、葛根、珍珠母、菊花、淡竹叶、芦丁、槲寄生、黄芩、薄荷脑、地龙、地黄。

功能与主治：清热平肝潜阳。用于肝火上扰所致的头晕、目眩、耳鸣、口苦咽干；高血压病见上述证候者。

2. 冠心安口服液(《临床用药须知中药成方制剂卷》2020年版)

药物组成：野菊花、川芎、延胡索(醋炙)、珍珠母、茯苓、桂枝、首乌藤、牛膝、降香、三七、半夏(炙)、大枣、甘草、柴胡、冰片。

功能与主治：活血行气，宽胸散结。用于气滞血瘀所致的胸痹，症见胸闷、心悸、心前区刺痛；冠心病心绞痛见上述证候者。

3. 安神补心丸（胶囊、颗粒）（《临床用药须知中药成方制剂卷》2020年版）

药物组成：丹参、五味子（蒸）、石菖蒲、安神膏。

功能与主治：养心安神。用于心血不足、虚火内扰所致的心悸失眠、头晕耳鸣。

4. 牛黄消炎灵胶囊（《临床用药须知中药成方制剂卷》2020年版）

药物组成：牛黄、水牛角浓缩粉、黄芩、朱砂、雄黄、珍珠母、栀子、石膏、冰片、郁金、盐酸小檗碱。

功能与主治：清热解毒，镇静安神。用于气分热盛，高热烦躁；上呼吸道感染，肺炎，气管炎见上述证候者。

【用法与用量】 10～25g，先煎。

【注意】 本品咸寒，易伤脾胃，故脾胃虚寒，食少便溏者慎用。

【本草摘要】

1.《本草纲目》 “安魂魄、止遗精白浊，解痘疗毒。”

2.《饮片新参》 “平肝潜阳，安神魂，定惊痫，消热痞，眼翳。”

3.《中国医学大辞典》 “滋肝阴，清肝火。治癫狂惊痫，头眩，耳鸣，心跳，胸腹膜胀，妇女血热，血崩，小儿惊搐发痉。”

【化学成分】 主要含碳酸钙；还含铜、铁、锌等微量元素。

【药理毒理】 本品具有降压、镇静、延缓衰老、抗氧化、抗肿瘤、预防骨质疏松、治疗慢性胃炎等作用。

1. 对心脑血管系统的作用

(1) 降压作用　2.25g/kg 的珍珠母煎煮液灌胃高血压肝阳上亢模型大鼠2周，大鼠血压下降，面部温度降低，可缓解高血压症状，另外大鼠血清中NO含量减少，可知珍珠母并非通过调节NO含量使血压下降[1]。

(2) 镇静安神作用　珍珠母生品、烘烤品、超微粉分别以0.3g/kg给予氯苯丙氨酸（PCPA）致昼夜节律消失的模型小鼠1周，珍珠母生品、烘烤品和超微粉品均能减少小鼠自主活动次数，延长小鼠睡眠时间，增加小鼠脑干内5-HT浓度，其中超微粉作用最强[2]。

2. 延缓衰老作用　珍珠贝肉提取液给小鼠连续灌胃40天，增强老龄鼠在Y2迷宫中的分辨学习能力和学习速度，减少训练次数；对记忆保持率的提高具有促进作用。马氏珍珠贝提取液（含游离混合氨基酸25g/L）可消除O_2^-·和H_2O_2，抑制小鼠肝匀浆丙二醛的生成，提高人体内SOD和GSH-Px的活性，同时可清除活性氧、提高体内抗活性氧酶活性，有延缓衰老的作用。

3. 抗氧化作用　水解珍珠层粉50、100、200mg/kg给小鼠灌胃，连续15天，可提高全血谷胱甘肽过氧化物酶活力，降低血清过氧化脂质的含量，降低肝、心脂褐素的含量。

4. 抗肿瘤作用　三角帆蚌多糖50、250、500mg/kg给小鼠饲喂8天，能抑制HepA腹水瘤的生长，提高胸腺指数和脾腺指数。在离体细胞培养中，三角帆蚌多糖1mg/ml能抑制HepA腹水瘤细胞的DNA合成和细胞增殖。

5. 其他作用　治疗和预防骨质疏松：珍珠母中提取的水溶性基质体外培养鼠骨髓基质细胞和新生鼠颅骨造骨细胞，可以刺激细胞，使其碱性磷酸酶活性升高，激活成骨细胞，诱导新骨生成[3]；治疗慢性胃炎，1g珍珠母可以中和0.1mmol/L的盐酸145ml，故可发挥中和胃酸的作用[4]。此外珍珠母还可治疗过敏性皮炎、压疮等皮肤病[3]。

【参考文献】 [1] 彭倩倩，洪寅，廖广辉．6种介类中药对高血压肝阳上亢大鼠平肝潜阳作用的实验研究．中国中医急症，2014，23(6)：1016-1018.

[2] 刘冬，代婷婷，查荣博，等．珍珠母镇静催眠作用及其不同炮制品对小鼠脑内5-羟色胺浓度的影响．吉林中医药，2014，34(1)：61-63.

[3] 莫红梅，李欣欣．珍珠母化学成分及药用现状研究进展．医药前沿，2011，10：184-186.

[4] 杨丽，刘友平，韦正．贝壳类药材牡蛎石决明珍珠母的研究进展．时珍国医国药，2013，24(12)：2990-2992.

牡　蛎

Muli

本品为牡蛎科动物长牡蛎 *Ostrea gigas* Thunberg、大连湾牡蛎 *Ostrea talienwhanensis* Crosse 或近江牡蛎 *Ostrea rivularis* Gould 的贝壳。主产于广东、福建、浙江、江苏、山东。全年均可捕捞，去肉，洗净，晒干，碾碎。以内面光洁、色白者为佳。

【炮制】 **煅牡蛎**　取净牡蛎，煅至酥脆。

【性味与归经】 咸，微寒。归肝、胆、肾经。

【功能与主治】 重镇安神，潜阳补阴，软坚散结。用于惊悸失眠，眩晕耳鸣，瘰疬痰核，癥瘕痞块。煅牡蛎收敛固涩，制酸止痛。用于自汗盗汗，遗精滑精，崩漏带下，胃痛吞酸。

【效用分析】 牡蛎咸寒质重，入肝肾，敛魂魄，镇惊安神，故可用治心神不安，惊悸失眠等。

牡蛎咸寒沉降，入肝肾经，功能平肝潜阳，兼能益阴清热，主治水不涵木，阴虚阳亢引起的头晕目眩，烦躁不安，耳鸣等症。

牡蛎味咸性寒，功能软坚散结，化痰清热，常用治痰湿留滞，痰火郁结，脏腑失调，痰凝气壅所致之瘰疬、瘿瘤等；亦用于气血瘀滞之癥瘕痞块等。

本品煅用，有收敛固涩之功，可用于自汗盗汗，遗精滑精，崩漏带下等滑脱不固诸证。并能制酸止痛，可用治胃痛泛酸。

【配伍应用】

1. 牡蛎配鳖甲 牡蛎重镇安神，软坚收敛；鳖甲滋阴潜阳，软坚散结。二药伍用，既重镇安神，又滋阴潜阳，还可软痰结、散血坚，为滋阴息风，平肝潜阳，软坚散结之常用对药，适用于阴虚阳亢之头晕目眩，烦躁，心悸失眠，以及热病伤阴，肝风内动之痉挛抽搐等；还适用于癥瘕积聚以及妇人崩中漏下等。

2. 牡蛎配龟甲 牡蛎潜阳安神，重镇力强而滋阴壮骨力弱；龟甲滋阴潜阳，强筋健骨，滋阴健骨力强而重镇力弱。二药伍用，滋阴息风、强筋健骨、重镇安神之功相得益彰，适用于阴虚阳亢，头晕目眩，烦躁不安之症。

3. 牡蛎配白芍 牡蛎平肝潜阳，收敛固涩；白芍养血敛阴，平抑肝阳。二药伍用，一潜肝阳，一养阴血，一固涩，一敛阴，互补为用，标本兼顾，共奏育阴潜阳之功。适用于阴虚阳亢，头晕目眩，烦躁不安，耳鸣目胀等。

【鉴别应用】

1. 生牡蛎与煅牡蛎 二者均为牡蛎的不同炮制品种，由于炮制方法不同，作用亦各有偏重。生牡蛎长于重镇安神、潜阳益阴、软坚散结，常用于惊悸失眠，眩晕耳鸣，瘰疬痰核，癥瘕痞块等。煅牡蛎长于收敛固涩，常用于自汗、盗汗、遗精、滑精、尿频、遗尿、崩漏、带下等滑脱不固之证；并能制酸止痛，用治胃痛泛酸。

2. 牡蛎与龙骨 二者均有镇惊安神，平肝潜阳，收敛固涩之功，均适用于心神不安，惊悸失眠，阴虚阳亢，头晕目眩，烦躁易怒及各种滑脱之证。然牡蛎以入肝经为主，平肝潜阳功效显著，虽安神、收敛固涩作用逊于龙骨，但又能软坚散结，用于瘰疬，痰核，癥瘕积聚等；又制酸止痛，用于胃痛吞酸。龙骨以入心经为主，镇惊安神功效显著，又能收湿敛疮，用于疮疡久不收口。

3. 牡蛎与石决明 二者均能平肝潜阳、益阴清热，适用于阴虚阳亢所致的头晕目眩等。然牡蛎又有镇惊安神、收敛固涩之功，适用于心神不安，惊悸失眠及各种滑脱之证。石决明清肝火、二者益肝阴而明目退翳，适用于目赤肿痛、翳膜遮睛、视物昏花等症。

【方剂举隅】

1. 桂枝龙骨牡蛎汤（《金匮要略》）

药物组成：桂枝、芍药、生姜、甘草、大枣、龙骨、牡蛎。

功能与主治：调阴阳，和营卫，兼固涩精液。适用于男子失精，女子梦交，自汗盗汗，遗尿，心悸多梦，不耐寒热，舌淡苔薄，脉来无力者。

2. 救逆汤（《伤寒论》）

药物组成：桂枝、甘草、生姜、大枣、牡蛎、蜀漆、龙骨。

功能与主治：镇惊安神。适用于伤寒脉浮，医者以火迫劫之，亡阳，必惊狂，卧起不安者；火逆烦躁，胸腹动剧者；及疟疾而有上冲者。

3. 金锁固精丸（《医方集解》）

药物组成：沙苑蒺藜、芡实、莲须、龙骨、牡蛎。

功能与主治：补肾涩精。适用于肾虚不固之遗精滑泄，神疲乏力，腰痛耳鸣，舌淡苔白，脉细弱。

【成药例证】

1. 泻肝安神丸（《临床用药须知中药成方制剂卷》2020 年版）

药物组成：龙胆草、栀子（姜炙）、黄芩、炒酸枣仁、柏子仁、制远志、地黄、当归、珍珠母、牡蛎、龙骨、蒺藜（去刺盐炒）、麦冬、茯苓、盐车前子、盐泽泻、甘草。

功能与主治：清肝泻火，重镇安神。用于肝火亢盛，心神不宁所致的失眠多梦，心烦；神经衰弱症见上述证候者。

2. 金锁固精丸（《临床用药须知中药成方制剂卷》2020 年版）

药物组成：沙苑子（炒）、芡实（蒸）、莲须、莲子、龙骨（煅）、牡蛎（煅）。

功能与主治：固肾涩精。用于肾虚不固，遗精滑泄，神疲乏力，四肢酸软，腰痛耳鸣。

3. 龙牡壮骨颗粒（《临床用药须知中药成方制剂卷》2020 年版）

药物组成：党参、黄芪、炒白术、山药、茯苓、大枣、炒鸡内金、麦冬、醋龟甲、龙骨、煅牡蛎、醋五味子、甘草、乳酸钙、葡萄糖酸钙、维生素 D_2。

功能与主治：强筋壮骨，和胃健脾。用于治疗和预防小儿佝偻病、软骨病；对小儿多汗、夜惊、食欲不振、消化不良、发育迟缓也有治疗作用。

【用法与用量】 9～30g，先煎。

【注意】 脾胃虚寒者慎用。

【本草摘要】

1.《神农本草经》 “主惊恚怒气，除拘缓，鼠瘘，女子带下赤白。”

2.《海药本草》 “主男子遗精，虚劳乏损，补肾正气。止盗汗，去烦热，治伤热疾。能补养安神，治孩子惊痫。”

3.《本草备要》 “咸以软坚化痰，消瘰疬结核，老血瘕疝。涩以收脱，治遗精崩带，止嗽敛汗，固大小肠。”

【化学成分】 主要含碳酸钙；还含蛋白质及镁、钠、锶等微量元素。

中国药典规定本品含碳酸钙($CaCO_3$)不得少于94.0%。

【药理毒理】 本品具有镇静、抗惊厥、镇痛、脑保护、提高免疫、抗肝损伤、抗氧化、抑菌、抗肿瘤等作用。

1. 中枢神经系统作用

(1) 镇静作用　生牡蛎100目粉末的混悬液、水煎不溶解部分的混悬液以及碳酸钙化学药品1.5g生药/kg连续灌胃5天，每日2次，均有协同戊巴比妥钠睡眠的作用；对Fischer系雄性大鼠灌胃给药，自发活动有减少趋势。煅牡蛎100目粉末混悬液1.5g生药/kg连续灌胃5天，每日2次，仅35℃煅制品有协同戊巴比妥钠睡眠作用。

(2) 抗惊厥、抗癫痫作用　牡蛎100目粉末混悬液1g生药/kg灌胃，可降低小鼠上抛诱发惊厥的惊厥率，但对戊四氮、士的宁以及电惊厥无影响。25%牡蛎提取物加入膳食中，连续10天，能抑制Mg缺乏小鼠音源性癫痫的发作。

(3) 镇痛作用　牡蛎小于100目粉末混悬液灌胃给药，可减少小鼠醋酸扭体次数。

2. 增强免疫作用　牡蛎水提物可增强正常小鼠的免疫功能。999～2775μg/ml牡蛎水提液能抑制小鼠腹腔巨噬细胞一氧化氮释放。牡蛎醇提物20mg/kg灌胃给大黄煎剂制造免疫功能低下小鼠，连续4天，可使小鼠外周血T细胞总数(ANAE)升高，而牡蛎水提取物可使外周血淋巴细胞受丝裂原(PFIA)-IJ激化后的转化率(LT)升高。牡蛎糖胺聚糖10、20、40mg/kg腹腔注射小鼠，连续8天，能提高Ⅰ型单纯疱疹病毒感染小鼠胸腺指数和脾脏指数，增强腹腔巨噬细胞吞噬能力，具有免疫增强作用。牡蛎醇提取物10g/kg能提高小鼠外周血淋巴细胞阳性百分率，对小鼠抗体滴度有升高作用。牡蛎水提物50g生药/kg灌胃给小鼠，连续2周，能增加小鼠巨噬细胞功能和血清抗体的生成。

牡蛎多糖体外试验证实可提高小鼠免疫功能。

牡蛎多糖灌胃小鼠，每天1次，连续10天，经过对小鼠的解剖、淋巴细胞和巨噬细胞的分离培养。检测结果表明，能够显著提高脾淋巴细胞的刺激指数，能明显提高正常和免疫抑制小鼠巨噬细胞的吞噬能力，能显著提高正常和免疫抑制小鼠的脾脏指数和胸腺指数。迟发型变态反应结果表明，牡蛎多糖能显著地提高反应强度，但剂量依赖性不明显[1]。

另牡蛎糖胺聚糖可提高正常小鼠的脾指数和胸腺指数，并对CTX引起的免疫器官损伤有一定的修复作用；可提高正常小鼠的血清溶血素含量和抗体生成细胞数，且对CTX引起的体液免疫损伤有一定修复能力；可提高正常小鼠腹腔巨噬细胞吞噬中性红能力和廓清指数；可增强正常小鼠NK细胞活性；促进正常小鼠免疫细胞分泌TNF-α、IFN-γ、IL-2和NO[2]。

3. 抗氧化作用　分别向0.2、0.4、0.6、0.8、1.0ml的0.2mg/ml牡蛎活性多肽溶液中加入磷酸缓冲液的铁氰化钾、氯化铁，吸光度检测得知，牡蛎活性多肽具有较强的还原能力，且随浓度增大而增强；向0.2、0.4、0.6、0.8、1.0ml的0.2mg/ml牡蛎活性多肽溶液中加入Tris-HCl、邻苯三酚溶液，检测发现，活性多肽具有一定的超氧阴离子自由基清除能力，且清除率同样随其加入量的增大而增加[3]。

4. 抑菌作用　在牡蛎多糖中浸泡1小时的滤纸片再吸取菌液0.2ml，然后均匀涂布于培养皿中，37℃培养24小时，结果金黄色葡萄球菌、枯草芽孢杆菌、大肠埃希菌均被抑制，且牡蛎多糖抑制金黄色葡萄球菌效果强于枯草芽孢杆菌，强于大肠埃希菌。

牡蛎多肽样品体外对副溶血弧菌和哈维弧菌均有一定抑制作用，其中对副溶血弧菌的抑菌效果最强，对大肠埃希菌、金黄色葡萄球菌和鳗弧菌没有抑制作用[4]。

5. 抗肿瘤作用　牡蛎低分子活性多肽组分对肺癌细胞具有显著的诱导分化作用，其诱导癌细胞分化机制与其调节和干预c2myc、MTp53等癌基因与p21WAF1/CIP1和Rb等抑癌基因的表达有关。牡蛎提取物0.1g/ml可通过增强宿主免疫功能及自然杀伤细胞活性而抑制肿瘤生长。

体外抗肿瘤实验中牡蛎糖胺聚糖体外对K562、CNE-2Z、HeLa肿瘤细胞增殖均有一定的抑制作用，72小时牡蛎糖胺聚糖粗制品CG、纯化组分CGⅠa、CGⅡa对K562细胞增殖的IC_{50}分别为40.59、1.95、99.02mg/L，CGⅠa、CGⅡa对CNE-2Z细胞增殖的IC_{50}分别为7.36、15.59mg/L。体内抗肿瘤试验中，用小鼠建立移植性S_{180}

肉瘤实体型、Ehrlich 癌即艾氏癌腹水型(EAC)和 L1210 白血病模型，分别经腹腔注射近江牡蛎糖胺聚糖粗制品 CG、纯化组分 CGⅠa、CGⅡa，结果 CG 各剂量组对 S_{180} 肉瘤、L1210 腹水瘤和 EAC 腹水瘤均具有一定抑制作用，其中对 S_{180} 肉瘤的抑制效果明显，抑瘤率可达到 44.66%，且对 CTX 损伤的小鼠免疫功能有一定的修复作用[5]。

6. 抗肝损伤作用 每天灌胃 0.3ml 56 度二锅头酒的小鼠喂食 20%、60%牡蛎肉的饲料，连续 5 周，小白鼠的醉酒率降低，醉酒耐受时间延长，醉酒时间缩短，低剂量组小鼠高剂量组小鼠耐受时间与模型组相比分别延长 8.2%、27.8%，醉酒时间分别减少 30.2%、50.0%；同时，小白鼠血清中 ALT、AST 上升程度降低，肝匀浆谷胱甘肽过氧化物酶 GSH-Px 活性升高，从而催化 GSH 的抗氧化作用而减弱脂质过氧化反应，保护了细胞膜的完整性、稳定性及细胞的正常生理[6]。

牡蛎粉混悬液 0.15、0.753g/kg 给小鼠连续灌胃 4 周，能降低血清丙氨酸氨基转移酶、天门冬氨酸氨基转移酶水平，能减少发生肝细胞气球样变的动物例数。牡蛎提取物 40g/kg 给小鼠灌胃，能减轻小鼠肝细胞变形和肝细胞脂变，能提高小鼠肝内乙醇脱氢酶的活性。

7. 降脂、降糖作用 牡蛎多糖 150mg/kg 给小鼠连续灌胃 4 天，能降低血清总胆固醇含量。牡蛎混悬液 10g/kg 灌胃给鹌鹑，连续 8 周，能减轻鹌鹑主动脉、冠状动脉内膜动脉粥样硬化斑块形成的程度，能降低血浆总胆固醇、甘油三酯、低密度脂蛋白胆固醇和载脂蛋白 B。牡蛎提取物 0.2，0.4，1.2g/kg 小鼠灌胃，能提高四氧嘧啶所致胰岛细胞损伤的小鼠胰岛素水平，能降低血糖和肿瘤坏死因子水平。

9. 其他作用 本品尚有抗凝血、抗血栓、抗胃溃疡、延缓衰老等作用。

【参考文献】 [1] 江长优，张健，赵江贺．牡蛎多糖增强小鼠免疫功能作用研究．中成药，2013，35(5)：1062-1065.

[2] 胡雪琼，吴红棉，范秀萍，等．近江牡蛎糖胺聚糖免疫调节活性的研究．中医药学报，2014，11：1-12.

[3] 卢学敏，王颀林，蓝晓燕，等．牡蛎活性多肽的抑菌作用与抗氧化性能研究．中国酿造，2013，32(2)：77-80.

[4] 田振华，李永斌，李颖，等．牡蛎多糖制备工艺优化及体外抑菌活性的探讨．食品研究与开发，2013，34(17)：23-26.

[5] 吴红棉，范秀萍，胡雪，等．近江牡蛎糖胺聚糖体内外抗肿瘤作用研究．现代食品科技，2014，30(6)：18-23.

[6] 黄健，欧昌荣，王求娟，等．牡蛎预防醉酒及对小鼠酒精性肝损伤保护的研究．中国食品学报，2012，12(10)：29-32.

紫贝齿

Zibeichi

本品为宝贝科动物阿拉伯绶贝 *Mauritia arabica* (Linnaeus) 的贝壳。主产于海南、台湾、福建。夏季捕捞，去肉，洗净，晒干。以壳厚、有光泽者为佳。

【性味与归经】 咸，平。归肝、心经。

【功能与主治】 平肝潜阳，镇惊安神，明目退翳。用于肝阳眩晕，惊悸失眠，目赤翳障。

【效用分析】 紫贝齿性味咸平，主入肝经，质重潜降，具有平肝潜阳的作用，可用于肝阳上亢，头晕目眩等。

紫贝齿质重，又入心经，而有镇惊安神之功，故可用于肝阳上扰，心阳躁动之惊悸心烦、失眠多梦者。

紫贝齿性平偏凉，主入肝经，有清肝明目退翳的作用，故可用治肝火上炎所致的目赤肿痛，目生翳障，视物昏花等症。

【配伍应用】

1. 紫贝齿配磁石 紫贝齿、磁石均味咸、入肝心经，平肝潜阳，镇惊安神。二药配伍，相须为用，增强平肝潜阳，镇惊安神之功，可用于肝阳上亢，头痛眩晕，惊悸心烦、失眠多梦等。

2. 紫贝齿配石决明 紫贝齿、石决明均味咸，主入肝经，功能平肝潜阳，清肝明目。二药配伍，相须为用，适用于肝阳上亢，头痛眩晕，以及肝火上炎，目赤肿痛，目生翳障，视物昏花等。

3. 紫贝齿配菊花 紫贝齿、菊花均有平抑肝阳、清泄肝热之功，二药伍用，平肝阳、清肝热功效增强，适用于肝阳上亢及肝火上攻之头晕目眩，烦躁失眠，以及肝火上炎所致的目赤肿痛，目生翳障等。

【鉴别应用】 紫贝齿与龙齿 紫贝齿、龙齿均入肝经，均能镇惊安神，用于惊悸失眠。然紫贝齿咸平，长于平肝潜阳，用于肝阳上亢，头晕目眩；又有清肝明目作用，用治肝火上炎所致的目赤肿痛，目生翳障，视物昏花等症。龙齿专于镇惊安神，为治惊悸失眠之佳品。

【方剂举隅】

1. 紫贝散(《婴童百问》)

药物组成：紫贝齿、羊子肝、米泔。

功能与主治：清肝明目。适用于小儿痘疹入眼。

2. 七宝膏(《证治准绳》)

药物组成：真珠、琥珀、龙脑、石决明、水晶、紫贝齿、空青、玛瑙。

功能与主治：清肝明目。适用于目赤疼痛，目昏翳障。

【用法与用量】 9～15g，先煎。

【注意】 脾胃虚弱者慎用。

【本草摘要】

1.《新修本草》　“明目，去热毒。”

2.《本草纲目》　“治小儿斑疹，目翳。”

3.《饮片新参》　“清心，平肝安神，治惊惕不眠。”

【化学成分】 主要含碳酸钙；还含磷酸盐、硅酸盐及镁、铁等微量元素。

【药理毒理】 本品具有镇静、降压作用。

建立处于激惹状态、烦躁易怒、同笼打斗的高血压肝阳上亢模型大鼠，紫贝齿水煎液1.35g/kg灌胃2周后，大鼠面部温度降低，血压下降，另外大鼠血清中NO含量减少，可知紫贝齿并非通过调节NO含量使血压下降[1]。

【参考文献】 [1]彭倩倩，洪寅，廖广辉．6种介类中药对高血压肝阳上亢大鼠平肝潜阳作用的实验研究．中国中医急症，2014，23(6)：1016-1018．

赭　石

Zheshi

本品为氧化物类矿物刚玉族赤铁矿，主含三氧化二铁(Fe_2O_3)。主产于山西、河北。采挖后，除去杂石。砸碎。以色棕红、断面显层叠状、有钉头者为佳。

【炮制】 **煅赭石**　取净赭石，煅至红透，醋淬，碾成粗粉。

【性味与归经】 苦，寒。归肝、心、肺、胃经。

【功能与主治】 平肝潜阳，重镇降逆，凉血止血。用于眩晕耳鸣，呕吐，嗳气，呃逆，喘息，吐血，衄血，崩漏下血。

【效用分析】 赭石为矿石类药物，质重沉降，味苦性寒，主归肝经，具有镇潜肝阳，清泄肝火之功，可用治肝阳上亢所致的头晕目眩，烦躁耳鸣。

赭石质重性降，味苦降泄，入肺胃经，为重镇降逆的要药。既可降胃气而治呕吐，嗳气，呃逆，又能降肺气而治气逆喘息。

赭石苦寒泄热，入心、肝经而走血分，《名医别录》言其能“除五脏血脉中热”，故有凉血止血之功效，可用治血热吐衄，崩漏。又因其可降气、降火，故尤适宜于气火上逆，迫血妄行之出血证。正如《医学衷中参西录》所云：“治吐衄之证，当以降胃为主，而降胃之药，实以赭石为最效。”

【配伍应用】

1. 赭石配旋覆花　赭石质重性降，味苦降泄，降肺胃之逆气，为重镇降逆的要药；“诸花皆升，旋覆独降”，旋覆花虽质轻却性降，降气化痰，止呕止呃。二药伍用，为降肺胃逆气之常用药对，可增强降气化痰，止呕止呃之功，适用于肺气上逆之喘息及胃气上逆之呕吐，嗳气，呃逆等症。

2. 赭石配石膏　赭石味苦，性寒，质重坠，有镇逆气、止呕吐之功，火气冲逆之热，非赭石之重坠则其逆莫制；石膏味辛性寒，主清胃热，胃热亢盛之证，非石膏之大寒则其热不除。二药相使为用，共奏清胃降火镇逆之功，适用于胃火上冲，循经上炎所致的呕吐呃逆，牙龈肿痛，口气臭秽，口渴心烦等症。

3. 赭石配牛膝　赭石重镇潜降；牛膝引火下行。二药伍用，平肝降逆功效增强，适用于肝阳上亢，气血上逆的头痛目胀，眩晕耳鸣等。

4. 赭石配白芍　赭石平肝降逆止血；白芍养血柔肝敛阴。二药伍用，平肝柔肝，止血养血，适用于肝阳上亢，眩晕耳鸣及血热妄行，吐血、衄血等。

【鉴别应用】

1. 生赭石与煅赭石　二者均为赭石的不同炮制品种，由于炮制方法不同，作用亦各有偏重。生赭石平肝潜阳，重镇降逆，凉血止血，适用于肝阳上亢，头晕目眩，气逆之喘息，呕吐，嗳气，呃逆及血热吐衄；煅赭石收敛固涩，适用于吐血，衄血，崩漏日久等。

2. 赭石与磁石　赭石、磁石皆为矿石类重镇之品，功能镇潜肝阳、降逆平喘，用于肝阳上亢之头痛眩晕及肺胃气逆之证。然赭石善于降肺胃之逆气而平喘、止呕、止呃、止嗳，凉血止血又可治血热吐衄。磁石主入肾经，偏于益肾阴而镇浮阳，纳气平喘，镇惊安神，故肾虚精亏，眩晕目暗，耳鸣耳聋，肾虚喘息以及惊悸失眠等多用。

【方剂举隅】

1. 镇肝息风汤(《医学衷中参西录》)

药物组成：龟板、玄参、天冬、生白芍、甘草、龙骨、牡蛎、怀牛膝、代赭石、川楝子、麦芽、茵陈。

功能与主治：镇肝息风，滋阴潜阳。适用于肝风内动，产后时有发热，头目晕眩而筋惕，忽然四肢抽动，牙关紧闭，口眼歪斜，不省人事，面色时红时白，舌淡红，苔黄，脉数。

2. 旋覆代赭汤(《伤寒论》)

药物组成：旋覆花、人参、生姜、代赭石、甘草、半夏、大枣。

功能与主治：降逆化痰，益气和胃。适用于胃气虚弱，痰浊内阻，心下痞硬，嗳气不除。

3. 寒降汤(《医学衷中参西录》)

药物组成：代赭石、清半夏、瓜蒌仁、生杭芍、竹茹、牛蒡子、粉甘草。

功能与主治：和胃降逆，凉血止血。适用于胃热而气不降，吐血，衄血，脉洪滑而长，或上鱼际者。

【成药例证】

1. 脑立清丸(胶囊)(《临床用药须知中药成方制剂卷》2020年版)

药物组成：磁石、珍珠母、赭石、猪胆汁(或猪胆粉)、冰片、薄荷脑、清半夏、熟酒曲、酒曲、牛膝。

功能与主治：平肝潜阳，醒脑安神。用于肝阳上亢，头晕目眩，耳鸣口苦，心烦难寐；高血压病见上述证候者。

2. 参茸黑锡丸(《临床用药须知中药成方制剂卷》2020年版)

药物组成：鹿茸、附子(制)、肉桂、红参、胡芦巴、益智仁(盐炒)、阳起石(煅)、补骨脂(盐炒)、黑锡、硫黄(制)、荜澄茄、丁香、小茴香(盐炒)、肉豆蔻(制霜)、木香、沉香、橘红、半夏(制)、赭石(煅)、川楝子。

功能与主治：回阳固脱，坠痰定喘。用于肾阳亏虚，痰浊壅肺所致的痰壅气喘，四肢厥冷，大汗不止，猝然昏倒，腹中冷痛。

【用法与用量】 9～30g，先煎。降逆、平肝宜生用，止血宜煅用。

【注意】

1. 本品苦寒，易伤脾胃，故脾胃虚寒，食少便溏者慎用。

2. 孕妇慎用。

【本草摘要】

1.《神农本草经》 “主鬼疰，贼风，蛊毒……腹中毒邪气，女子赤沃漏下。”

2.《名医别录》 “带下百病，产难，胞衣不出，堕胎，养血气，除五脏血脉中热。”

3.《医学衷中参西录》 “能生血兼能凉血，而其质重坠，又善镇逆气，降痰涎，止呕吐，通燥结。”“治吐衄之证，当以降胃为主，而降胃之药，实以赭石为最效。”

【化学成分】 主要含氧化铁；还含有钙、锰、锶等20多种微量元素。

中国药典规定本品含铁(Fe)不得少于45.0%。

【药理毒理】 本品有镇静、抗惊厥、抗炎、止血等作用。

1. 镇静、抗惊厥作用 生赭石、煅赭石160目粉末的混悬液4g/kg灌胃给予小鼠，均能增加阈剂量戊巴比妥钠小鼠催眠动物数，且煅赭石优于生赭石；煅赭石尚能对抗戊四氮诱发小鼠的惊厥作用，延长抽搐潜伏期，减少惊厥动物数。

2. 抗炎、止血作用 生赭石、煅赭石160目粉末的混悬液4g/kg给小鼠灌胃，每天一次，连续4天，均能抑制角叉菜胶致小鼠足肿胀，且生赭石优于煅赭石。能缩短凝血时间，煅赭石优于生赭石，亦能缩短小鼠尾出血时间，增加血小板数；生、煅赭石水煎液0.6、1.2g/kg给小鼠灌胃，每天1次，连续5天，均能不同程度的缩短小鼠出血时间和凝血时间，煅赭石大剂量效果好；生赭石和煅赭石1.2、0.6g/kg给大鼠灌胃，每天1次，连续14天，均能缩短大鼠凝血酶原时间、活化部分凝血活酶时间、凝血酶时间，同时可以增加大鼠血浆Fg含量。赭石具有促凝、止血作用，其作用机制可能是通过激活内、外源性凝血系统而止血。

肾状、鲕状、豆状赭石生品及其制品在药理作用方面的确存在着不同。在止血和凝血作用方面，3种赭石无论生品及制品均能有效地缩短动物出血时间和凝血时间，说明赭石在止血作用方面疗效确切；在镇静作用方面，3种赭石生品及制品对小鼠均有镇静催眠作用，而且肾状生品明显好于其他制品；在抗惊厥作用方面，3种性状的赭石中只有肾状制品疗效明显，其他均无明显的抗惊厥作用；在抗炎作用方面，除肾状赭石制品外，其他5个样品均有明显抗炎作用。以上研究说明赭石性状不同、加工工艺不同其药理作用也不相同，这对于选择性地使用药物有重要帮助。实验结果提示，在用于镇静催眠时选用肾状生品，在治疗伴有惊厥状的癫痫时应选用肾状制品，在抗炎时不宜选用肾状制品，应以肾状生品为最佳[1]。

3. 其他 本品尚有降逆止呕，促进肠道蠕动、通便等作用[2]。

[1] 熊南燕，王永艳，姜燕．3种不同性状赭石的药理作用研究．时珍国医国药，2010，21(5)：1130-1134．

[2] 王永艳，熊南燕，姜燕，等．代赭石的临床应用．河北中医，2009，31(5)：701．

蒺 藜

Jili

本品为蒺藜科植物蒺藜 *Tribulus terrestris* L.的干燥成熟果实。主产于河南、河北、山东、山西。秋季果实成熟时采割植株，晒干，打下果实，除去杂质。以饱满坚实、色黄绿者为佳。

【炮制】 **炒蒺藜** 取净蒺藜，炒至微黄色。

【性味与归经】 辛、苦，微温；有小毒。归肝经。

【功能与主治】 平肝解郁，活血祛风，明目，止痒。用于头痛眩晕，胸胁胀痛，乳闭乳痈，目赤翳障，风疹瘙痒。

【效用分析】 蒺藜苦以泄降，主入肝经，而有平抑肝阳之效，故可治疗肝阳上亢，头痛眩晕等证。

蒺藜辛散苦泄，疏肝解郁，行气活血，通经下乳，故可用治肝郁气滞，胸胁胀痛，以及肝郁乳汁不通、乳房作痛等。

蒺藜辛以行散，善于疏散肝经风热而有明目退翳之效，《本经逢原》言"为治风明目要药"，故可用治风热上攻，目赤翳障。

蒺藜辛以祛风止痒，用于治疗风疹瘙痒。

【配伍应用】

1. 蒺藜配蔓荆子　蒺藜辛散苦泄，主入肝经，既能祛风明目，又能平抑肝阳；蔓荆子味辛，善于上行而散，长于清利头目、祛风止痛。二药伍用，可增强疏风热、平肝阳、利头目、止头痛之功效，适用于风热上攻，或肝火上炎所致的头痛头昏，目赤翳障。

2. 蒺藜配菊花　蒺藜平肝解郁，祛风明目；菊花平肝清肝，散热明目。二药伍用，可增强平肝明目之功，适用于肝阳上亢，头痛眩晕以及肝火上炎，目赤翳障等证。

【鉴别应用】

1. 生蒺藜与炒蒺藜　二者为蒺藜的不同炮制品种，由于炮制方法不同，作用亦各有偏重。生蒺藜善于疏散肝经风热而有明目退翳之效，用治风热上攻，目赤翳障，并长于祛风止痒，用于风疹瘙痒。炒蒺藜辛散之性减弱，长于平抑肝阳，解郁通经，常用治头痛眩晕，乳汁不通。

2. 蒺藜与石决明　二者均能平肝明目，用治头痛眩晕及目赤翳障。然蒺藜又能解郁活血，祛风止痒，可用治胸胁胀痛，乳闭乳痈，风疹瘙痒。石决明咸寒质重，凉肝镇肝又能滋养肝阴，无论实证、虚证之目疾均可应用，善治阴虚阳亢之头痛眩晕。

3. 蒺藜与沙苑子　二者均有明目之功。然蒺藜辛以行散，善于疏散肝经风热而能明目退翳，多用治风热上攻，目赤翳障。沙苑子味甘能补，长于补肝肾而明目，多用治肝肾不足，目暗不明，头昏眼花。

【方剂举隅】

1. 治风痒方（《方龙潭家秘》）

药物组成：刺蒺藜、胡麻仁、玉竹、金银花。

功能与主治：祛风止痒，解毒。适用于身体风痒，燥涩顽痹。

2. 蒺藜散（《千金方》）

药物组成：刺蒺藜、麻油。

功能与主治：行气解郁止痛。适用于肝郁气滞之痛证。

3. 治乳岩方（《方龙潭家秘》）

药物组成：刺蒺藜。

功能与主治：疏肝解郁通经。适用于乳胀不行，或乳岩作块肿痛。

【成药例证】

1. 白癜风胶囊（《临床用药须知中药成方制剂卷》2020年版）

药物组成：当归、桃仁、红花、丹参、紫草、川芎、香附、补骨脂、干姜、山药、黄芪、蒺藜、白鲜皮、乌梢蛇、龙胆。

功能与主治：活血行滞，祛风解毒。用于经络阻隔、气血不畅所致的白癜风，症见白斑散在分布、色泽苍白、边界较明显；白癜风见上述证候者。

2. 明目蒺藜丸（《中华人民共和国卫生部药品标准·中药成方制剂》）

药物组成：黄连、川芎、白芷、蒺藜（盐水炙）、地黄、荆芥、旋覆花、菊花、薄荷、蔓荆子（微炒）、黄柏、连翘、密蒙花、防风、赤芍、栀子（姜水炙）、当归、甘草、决明子（炒）、黄芩、蝉蜕、石决明、木贼。

功能与主治：清热散风，明目退翳。用于上焦火盛引起的暴发火眼，云蒙障翳，羞明多眵，眼边赤烂，红肿痛痒，迎风流泪。

3. 白蚀丸（《临床用药须知中药成方制剂卷》2020年版）

药物组成：盐补骨脂、制何首乌、灵芝、蒺藜、紫草、丹参、降香、红花、牡丹皮、黄药子、苍术泡、龙胆草、海螵蛸、甘草。

功能与主治：补益肝肾，活血祛瘀，养血祛风。用于肝肾不足、血虚风盛所致的白癜风，症见白斑色乳白、多有对称、边界清楚，病程较久，伴有头晕目眩、腰膝酸痛。

【用法与用量】 6～10g。

【本草摘要】

1.《神农本草经》　"主恶血，破癥结积聚，喉痹，乳难。久服，长肌肉，明目。"

2.《名医别录》　"主身体风痒，头痛。"

3.《本草求真》　"宣散肝经风邪，凡因风盛而见目赤肿翳，并遍身白癜瘙痒难当者，服此治无不效。"

【化学成分】 主要含甾体皂苷类成分：刺蒺藜皂苷A～E等；黄酮类成分：刺蒺藜苷，山柰酚，槲皮素等；还含挥发油、脂肪酸等。

【药理毒理】 本品具有抗急性肝损伤、促进皮肤毛囊黑素细胞增殖、增强生殖功能、抗心肌缺血、脑保护、降血糖、延缓衰老、抗血栓、抗肿瘤等作用。

1. 抗急性肝损伤作用 刺蒺藜总皂苷 0.34、0.68、1.36g/kg，连续给小鼠灌胃 7 天，末次给药 12 小时后，给予雷公藤多苷混悬液 0.27g/kg 建立肝损伤模型，18 小时后检测指标。结果蒺藜总皂苷 0.68、1.36g/kg 能明显改善模型小鼠的一般体征，各剂量组均可降低模型小鼠血清的 ALT、AST，提高模型小鼠的 SOD、GSH-Px 水平，降低 MDA 水平；组织病理学检查显示，刺蒺藜总皂苷各剂量组对模型小鼠肝细胞变性有所改善，以刺蒺藜总皂苷 0.68、1.36g/kg 效果最佳；电镜观察发现，药物组小鼠肝细胞胞浆内由雷公藤多苷造成的脂滴明显减少，线粒体及粗面内质网较丰富，线粒体嵴和嵴间隙基本恢复，粗面内质网明显恢复，具有可增强和恢复线粒体能量代谢作用和内质网蛋白代谢作用，使肝细胞脂肪变性得到明显改善。刺蒺藜总皂苷各剂量组小鼠肝细胞凋亡程度均有所减轻，其中以 1.36g/kg 效果最佳。各给药组小鼠肝组织 caspase-3 表达均有所降低，其中以高剂量组效果最显著[1]。

2. 促进皮肤毛囊黑素细胞增殖作用 刺蒺藜水提液 9.0g/kg 灌胃小鼠，每天 2 次，连续 25 天后，用戊巴比妥麻醉，剪取皮肤数片，处理后显微镜下观察发现，小鼠毛囊黑素细胞胞浆呈颗粒状或团块状，为强阳性或阳性表达。研究表明 9.0g/kg 刺蒺藜水提物可以提高小鼠毛囊黑素细胞雌激素的表达水平，引起α-MSH 在毛囊黑素细胞内聚集，促进黑素细胞有丝分裂，使黑素细胞快速增殖及黑素合成，从而具有治疗白癜风作用[2]。

3. 增强生殖功能作用 用 5mg/kg 蒺藜提取物灌胃 SD 雄性大鼠 8 周后，测定下丘脑神经组织切片中 NADPH 脱氢酶和雄激素受体的免疫活性，分别比空白对照组增加 67%和 58%，说明蒺藜提取物可通过增加雄激素的生成起到增加性欲的作用。雌性幼年小白鼠给予蒺藜总皂苷 0.24g/(kg·d)×14 天可明显增加小白鼠子宫和卵巢重量，表明蒺藜总皂苷具有促性腺激素样作用[3]。

4. 对心血管系统的作用 蒺藜具有抗心肌缺血、抗心肌损伤、负性肌力、扩冠、抗心律失常等作用。

蒺藜对心脏有负性肌力、扩冠等作用，其有效部位是蒺藜皂苷。蒺藜皂苷 6.26、12.52 和 25.00mg/kg 给麻醉开胸犬静脉注射给药一次，能增加冠脉流量，降低平均动脉压、总外周阻力、冠脉阻力，降低心肌耗氧量、心肌耗氧指数及心肌氧摄取率。

蒺藜静脉注射或灌胃对多种动物心肌缺血模型均有对抗作用，对离体培养的正常或缺血、缺氧的动物心肌细胞均有保护作用，有效部位是蒺藜皂苷。蒺藜总皂苷 30、60g/mg 给大鼠灌胃，每天一次，连续 6 天，对大鼠结扎冠状动脉致急性心肌缺血模型可降低 ST 段抬高值，缩小心肌梗死面积；降低垂体后叶素静脉注射致心肌缺血模型各时相 ST 段变化的绝对值；每天两次，连续 7 天，还可以降低缺血大鼠血清 MDA，升高 SOD。蒺藜总皂苷 33.75、67.5mg/kg 连续预防性灌胃 10 天，每天 1 次，均能不同程度的降低血清 LDH、CK、MDA 含量，缩小心肌梗死面积，及减轻心肌组织病理变化程度。注射用蒺藜总皂苷 31.2、20.8 和 10.4mg/kg 给大鼠静脉注射，对垂体后叶素引起的 ST 段变化和心率减慢有对抗作用，可降低异丙肾上腺素心肌缺血大鼠血清 LDH、CPK 含量。蒺藜总皂苷粉针剂 6.2、12.52、25mg/kg 给犬静脉注射，能使结扎冠脉前降支犬心肌缺血程度减轻（心电图 ST 降低），缺血范围缩小（N-ST 降低），血清酶（AST、CK）降低，心肌梗死面积缩小，心肌超微结构改善。蒺藜皂苷 100、50、25mg/kg 于冠状动脉结扎前 0、5、24 小时腹腔注射 1 次，对结扎冠脉前降支家兔心肌梗死再灌注模型能降低心肌梗死范围，增加模型动物超氧化物歧化酶（SOD）的活性，减少丙二醛（MDA）的含量。50、10mg/L 对原代培养的 SD 乳鼠心肌细胞心肌缺氧复氧模型，均可提高灌注后心肌细胞存活率，维持心肌细胞正常形态，恢复心肌搏动功能，抑制心肌细胞 LDH、CPK 等心肌酶的释放，维持细胞正常超微结构，降低心肌细胞 TNF-α和 IL-lβ 含量，50mg/L 也能降低 ICAM-l 蛋白表达量，上调心肌细胞 bcl-2 表达，下调 bax 表达。

5. 降血脂、抗动脉粥样硬化作用 蒺藜对多种高血脂、动脉粥样硬化模型均有对抗作用，其有效部位是蒺藜皂苷。蒺藜皂苷 20、40、80mg/kg 对高脂饲料喂养小鼠在饲喂高脂饲料同时，预防性灌胃给药 28 天，每天一次，20、80mg/kg 在第 21 天能降低小鼠血清 TC，各剂量在第 28 天均能降低血清 TC、LDL，此外，80mg/kg 可降低脾脏 TC，20mg/kg 可以升高小鼠肝脏 SOD，降低肝脏 TC 和 TG。蒺藜皂苷粉（含呋甾皂苷 41.64%）12.15、24.3mg/kg 给大鼠连续灌胃 28 天，对高脂心肌梗死大鼠可以降低血清 TC、LDL，与治疗前比较，TC、LDL 也降低，24.3mg/kg 对血清 INF-α、IL-1β 有降低作用。蒺藜皂苷 7、14、28mg/kg 对维生素 D_3 合并高脂饲料喂养大鼠在造模同时连续灌胃 8 周，每天一次，均能降低大鼠血清 TC、LDL，升高 HDL 及 HDL/LDL 比值，降低血清 MDA 含量，升高血清总抗氧化能力，并且能维持主动脉壁组织和肝组织的正常形态。蒺藜皂苷 6.3、12.6mg/kg 对高脂饲料致动脉粥样硬化（AS）模型家兔在给予高脂饮食喂养 4 周后，伴随造模连续给药 2 周，能降低模型家兔血清 TC 和 TG，降低血清 ICAM-1、TNF-α、CRP、MCP-1、VCAM-1 浓度水平，抑制 AS 家兔血管组织 NF-κB 表达。蒺藜皂苷终浓度分别为 60、120、240μg/ml 能抑制 AngⅡ刺激的体外培养的 VSMC 增殖，具有剂量依赖性，抑制 H_2O_2 所致的 VSMC 内钙离子浓度升高，使血管内皮细胞释放的 NO 增多。蒺藜降血脂、抗动脉粥样硬化与抗脂质过氧化、抑制血管炎症、抑制血管内皮增生等有关。

6. 脑保护作用　蒺藜对多种脑缺血、脑出血等在体脑损伤及缺氧、缺血、氧化损伤等引起的神经元损伤均有保护作用。其有效部位是蒺藜皂苷。

蒺藜总皂苷 20、50、100mg/kg 十二指肠给药一次，结扎大脑中动脉脑缺血大鼠能减慢心率，降低血压，增加脑血流量，降低脑血管阻力，缩小脑梗死面积，降低脑含水量及血管通透性，降低脑缺血后大鼠血中内皮素含量，提高血中 SOD 活性。蒺藜皂苷 50、15mg/kg 给小鼠腹腔注射，30、10mg/kg 给大鼠腹腔注射，连续 3 天，对结扎双侧颈总动脉不完全性大、小鼠缺血模型，能延长小鼠存活时间，降低大、小鼠脑组织匀浆中 MDA、NO 含量，增强 SOD 活性。蒺藜皂苷 30、10mg/kg 给大鼠腹腔注射，对线栓法致大鼠大脑中动脉局灶性脑缺血(再灌注损伤)模型能抑制脑缺血再灌注损伤后血清 CK、LDH 和 NO 的升高，并能明显提高 SOD 活性，降低 MDA 含量，同时能减轻大鼠神经功能障碍，减轻脑组织病理性损害；对实验性脑出血模型可减轻脑出血后神经细胞损伤、降低脑水肿、改善神经行为、降低全血黏度、改善血液流变性，升高脑组织匀浆 SOD 活性，降低 MDA 和 NO 含量；对脑缺血再灌注模型大鼠可降低脑梗死面积，可抑制脑细胞凋亡，降低神经细胞凋亡数，抑制脑梗死区 bax 蛋白表达。

蒺藜皂苷对离体培养的神经元有抗氧化损伤、抗凋亡等作用。观察蒺藜皂苷冻干粉对离体培养缺氧-复氧损伤大鼠皮层神经元凋亡模型的影响发现，6～50mg/L 对损伤模型神经元活力有改善作用，随浓度增大，神经细胞的活力也逐渐升高；25mg/L 可降低神经元细胞凋亡率，升高神经元细胞线粒体膜电位，抑制神经元细胞 LDH 漏出，降低皮层神经元细胞内［Ca^{2+}］，抑制 caspase-3/7 酶活性表达，下调 bax 蛋白的表达。蒺藜皂苷 10、3mg/L 对过氧化氢(H_2O_2)诱导的大鼠肾上腺嗜铬细胞瘤细胞(PC12)凋亡模型，可提高细胞存活率，维持细胞正常形态，降低 Hoechst33258 染色细胞核荧光强度，降低细胞凋亡率，上调 bcl-2，下调 bax，升高线粒体膜电位，细胞核浓染致密数减少，无典型 DNAladder 条带，且在一定范围呈剂量依赖性。

7. 降血糖作用　蒺藜粉末混悬液 2g 生药/kg 或蒺藜水煎剂 10g 生药/kg 连续灌胃 7 天，能降低四氧嘧啶糖尿病小鼠血糖，血清及胰腺组织过氧化脂质含量，提高血清胰岛素水平。刺蒺藜水提物 8.0g 生药/kg 给小鼠连续灌胃 12 天，能抑制正常小鼠的糖异生作用，同时抑制糖异生小鼠血清甘油三酯水平，降低幅度为 27.82%。蒺藜皂苷 150mg/kg 给小鼠灌胃，连续 14 天，能降低正常小鼠和糖尿病小鼠的血糖水平，降低糖尿病小鼠血清甘油三酯水平；同时还能够提高血清 SOD 活力。刺蒺藜皂苷 100mg/kg 给大鼠连续灌胃 14 天，能降低α-葡萄糖苷酶活性，抑制大鼠餐后血糖水平的升高。

8. 抗疲劳作用　蒺藜水溶性提取物 120mg/kg 给伴随跑台运动训练的大鼠连续灌胃 8 周，能延长力竭大鼠的力竭潜伏期，对运动引起的体重下降未见影响；升高训练大鼠肝、肌糖原储备，抑制力竭运动造成的肝、肌糖原下降，升高血睾酮水平，降低训练力竭大鼠肝糖原和血肌酐水平。蒺藜皂苷混悬液 24.3mg/kg 给大鼠在每次跑台运动训练前 2 小时灌胃，连续 6 周，能抑制高强度训练大鼠的血清 AST、ALT、LDH、CK 的升高，增加血清 BUN、NG(睾酮)。

9. 抗血栓、抗血小板聚集、改善微循环作用　注射用蒺藜皂苷 20.8mg/kg 和 31.2mg/kg 能降低血栓湿重，延长血栓形成时间，缩短体内外血栓长度，降低体外血栓湿重和干重，降低血液黏度。蒺藜皂苷给大鼠灌胃，能降低大鼠血液黏度、红细胞电泳时间、纤维蛋白原含量及血栓湿重、干重和长度；延长动脉血栓形成时间，减轻静脉血栓干重，减少脑血栓形成所致染料外渗。蒺藜皂苷 480mg/kg 腹腔注射给小鼠，连续 10 天，能使小鼠红细胞聚集性减少，能改善高分子右旋糖酐引起小鼠微循环障碍。

10. 抗过敏、抗瘙痒作用　刺蒺藜水煎液 10g/kg 给小鼠连续灌胃 3 天，能抑制右旋糖酐所致小鼠全身瘙痒，抑制组胺致小鼠毛细血管通透性增加；还可抑制组胺所致豚鼠局部瘙痒，抑制二甲基亚砜致豚鼠耳肿胀。刺蒺藜水煎液能抑制组胺致豚鼠离体气管收缩，能抑制组胺致豚鼠离体回肠收缩，抑制组胺致豚鼠哮喘，抑制卵蛋白致豚鼠过敏性休克。能抑制小鼠皮肤性过敏，抑制大鼠颅骨骨膜肥大细胞脱颗粒。刺蒺藜灌胃给药可抑制 2,4,6-三硝基氯苯和 2,4-二硝基氯苯所致接触性皮炎。

11. 抗肿瘤作用　蒺藜皂苷 10、20、30、40、50、60、70、80μg/ml 对离体培养的乳腺癌 Bcap-37 细胞增殖

有抑制作用，且呈剂量与时间依赖关系。蒺藜皂苷能剂量依赖地抑制人肝癌细胞 BEL-7402 的增殖。蒺藜皂苷25、50、100、200、500mg/L 对肾癌细胞 786-O 有细胞毒作用，可诱导其凋亡，使 S 期细胞比例增多，下调抗凋亡蛋白 Bcl-2 及细胞周期蛋白 D1 的表达。

【参考文献】 [1] 胡丹华，禄保平．刺蒺藜总皂苷对雷公藤多苷所致急性肝损伤小鼠肝细胞超微结构的立体计量学分析．中医学报，2012，27(5)：588-589.

[2] 杨柳，路建伟，安靓，等．刺蒺藜对小鼠毛囊黑素细胞刺激素表达的影响．南方医科大学学报，2006，26(12)：1777-1779.

[3] 陈伟中．刺蒺藜治疗前列腺炎作用的探讨．新中医，2012，44(7)：201-203.

罗布麻叶

Luobumaye

本品为夹竹桃科植物罗布麻 *Apocynum venetum* L.的干燥叶。主产于内蒙古、甘肃、新疆。夏季采收，除去杂质，干燥。以完整、色绿者为佳。

【性味与归经】 甘、苦，凉。归肝经。

【功能与主治】 平肝安神，清热利水。用于肝阳眩晕，心悸失眠，浮肿尿少。

【效用分析】 罗布麻叶味甘、苦，性凉，主入肝经，有平抑肝阳，清泻肝热，安定神志之功，可用于肝阳上亢及肝火上攻之头晕目眩，以及肝郁化火，内扰神明之心悸失眠，烦躁易怒等。

罗布麻叶味苦性凉，性凉清热，苦以泄降，而有清热利水之功，故可用于水肿，小便不利之证。

【配伍应用】

1. 罗布麻叶配天麻 罗布麻叶性味甘凉，功能平抑肝阳；天麻味甘性平，平抑肝阳、息风止痉。二药伍用，平抑肝阳之功增强，并能息风止痉通络，适用于肝阳化风，头晕抽搐，肢体麻木等。

2. 罗布麻叶配酸枣仁 罗布麻叶主入肝经，有平肝泄热安神之功；酸枣仁味甘、酸，性平，能养心阴、益肝血而有养心安神之效。二药伍用，养血柔肝，宁心安神，适用于血虚肝郁，心悸失眠等。

3. 罗布麻叶配羚羊角 罗布麻叶性凉，平抑肝阳，清泄肝热；羚羊角性寒，清肝火，息肝风，平肝阳。二药伍用，泄火清肝，息风止痉潜阳，多用于热极生风之证。

【鉴别应用】罗布麻叶与菊花 二者均有平抑肝阳、清泻肝热之功，适用于肝阳上亢及肝火上攻之头晕目眩，烦躁失眠等证。然罗布麻叶又能清热利水，可用于水肿，小便不利。菊花还能疏风明目，清热解毒，可用于风热表证，温病初起以及疮痈肿毒等证。

【方剂举隅】

1. 罗布麻茶（《新疆中草药手册》）

药物组成：罗布麻叶。

功能与主治：平肝安神，清热利水。适用于肝阳眩晕，心悸失眠，浮肿尿少。

2. 治肝炎腹胀方（《新疆中草药手册》）

药物组成：罗布麻叶、甜瓜蒂、延胡索、公丁香、木香。

功能与主治：疏肝清热，行气活血。适用于肝胆湿热，腹胀。

【成药例证】

1. 复方罗布麻颗粒（《临床用药须知中药成方制剂卷》2020 年版）

药物组成：罗布麻叶、菊花、山楂。

功能与主治：平肝泄热，镇静安神。用于肝阳上亢，肝火上攻所致的头晕，头胀，失眠；高血压、神经衰弱见上述证候者。

2. 罗布麻叶片（《中华人民共和国卫生部药品标准·中药成方制剂》）

药物组成：罗布麻叶。

功能与主治：降压。用于高血压头晕、心悸。

【用法与用量】 6～12g。

【本草摘要】 《陕西中草药》"清凉泻火，强心利尿，降血压，治心脏病，高血压，神经衰弱，肾炎浮肿。"

【化学成分】 主要含黄酮类成分：金丝桃苷、芸香苷、山柰素、槲皮素等；有机酸类成分：延胡索酸、琥珀酸、绿原酸等；还含鞣质、蒽醌、氨基酸等。

中国药典规定本品含金丝桃苷($C_{21}H_{20}O_{12}$)不得少于0.30%。

【药理毒理】 本品具有镇静、抗抑郁、抗动脉粥样硬化、扩血管、降压、抗炎、保肝等作用。

1. 镇静作用 罗布麻水浸膏的醚溶部分 2、3g/kg 给小鼠灌胃，与戊巴比妥钠阈下催眠剂量有协同作用，入睡动物数增加，且入睡动物数随剂量增大而增加；异秦皮定和金丝桃苷是镇静有效成分。

2. 抗抑郁作用 罗布麻水提物 60mg/kg 给大鼠灌胃，能减少大鼠逃避失败次数。在大鼠获得性无助模型上，罗布麻叶水提物口服给药时具有抗抑郁活性。罗布麻叶水提物 125mg/kg 给大鼠连续灌胃 14 天，能缩短 FST 大鼠的静止时间。罗布麻水提物 60mg/kg 给小鼠灌胃 7 天，能使小鼠海马组织内 5-HT、NA 的含量升高，5-HIAA

的含量下降。

另观察到抑郁症患者血浆皮质酮水平升高，其水平与抑郁严重程度相关。用高、低浓度的皮质酮处理PC12神经细胞，明显可见细胞损伤死亡，而罗布麻总黄酮提取物可防止这种损伤发生。

3. 对心血管的作用

(1) 减慢心率　罗布麻叶煎剂0.25g/kg静脉注射，可使狗心率迅速减慢，30分钟后逐渐恢复正常。

(2) 扩血管、降压　采用双肾双夹法建立Beagle犬高血压模型，将23、46mg/kg剂量水提取物经口给予高血压模型Beagle犬，与给药前相比，23、46mg/kg剂量组均可显著降低模型动物的收缩压、舒张压以及平均血压；另将人脐静脉内皮细胞EAhy926与不同浓度的ELA孵育24小时后，可以显著提高内皮细胞的NO产量，并增加eNOS活性。故罗布麻叶可能是通过提高内皮细胞eNOS活性从而增加NO的生成，内皮细胞不断合成、释放基础量的NO，抑制血管对收缩因子的反应，从而维持血管的舒张状态。同时采用Western blot法考察罗布麻叶对内皮细胞P13K/Akt信号传导通路的影响，发现其可明显促进该信号转导途径的活化，增加磷酸化P13K和Akt的表达。从而活化eNOS，促进NO释放，产生降压作用[1]。

4. 抗炎作用　3、6g/kg罗布麻叶水煎液连续灌胃小鼠8天，每天一次，结果显示3、6g/kg罗布麻叶对二甲苯所致小鼠耳廓肿胀有抑制作用；6g/kg罗布麻叶对稀醋酸所致小鼠毛细血管通透加有抑制作用；罗布麻叶对角叉菜胶所致小鼠足跖肿胀有抑制作用，6g/kg罗布麻叶的抑制作用和醋酸地塞米松相当；罗布麻叶可明显降低小鼠炎性组织中PGE_2的含量，且这种作用存在剂量依赖性[2]。

5. 降血脂、抗动脉粥样硬化作用　罗布麻水浸膏12.5g/kg给腹腔注射Triton溶液致高脂血症大鼠灌胃，能降低大鼠血清中总胆固醇和甘油三酯；5、15g/kg灌胃7天，对饲喂高脂饲料造成的高胆固醇血症小鼠，可以抑制体重，但不影响血清TC。罗布麻水提物350mg/kg给予高胆固醇饲喂大鼠灌胃，能降低大鼠血浆中总胆固醇、游离胆固醇和低密度蛋白胆固醇水平。

6. 脑保护作用　罗布麻叶提取物25、50mg/kg灌胃给予脑缺血模型大鼠5天，能减轻神经症状，缩小缺血面积。罗布麻叶总黄酮提取物体外能有抑制NOS活性，IC_{50}为0.501mg/L。

7. 其他　本品尚有利尿、抗衰老、抗突变、抗脂肪肝等作用。

【参考文献】
［1］付剑江，王曦聆，吕红．等．罗布麻叶提取物的抗高血压作用及其机制研究．中国实验方剂学杂志，2013，19(7)：159-164.

［2］武炜，聂姬锋．罗布麻叶水煎剂抗炎作用的研究．安徽农业科学，2013，44(11)：4789-4790.

生铁落

Shengtieluo

本品为生铁煅至红赤，外层氧化被锤落的铁屑。主含四氧化三铁(Fe_3O_4)。全国各地均产。收集锤铁脱落下来的片状铁屑，除去杂质。以片薄、色黑灰者为佳。

【性味与归经】　辛，凉。归肝、心经。

【功能与主治】　平肝镇惊。用于癫狂，易惊善怒，失眠。

【效用分析】　生铁落性味辛凉，归肝经，质重潜降肝阳，而有平肝潜阳的作用，适用于肝阳上亢，头痛眩晕。

生铁落质重性降，入肝、心二经，能镇潜浮躁之神气，使心有所主，而有镇惊安神之效，适用于易惊善怒，失眠以及癫狂等。

【配伍应用】　**生铁落配甘草**　生铁落质重性降，入肝心经，能镇潜浮躁之神气，使心有所主，而有镇惊安神之功效；甘草味甘能缓急、能补虚，入心经而能补益心气。二者伍用，有镇惊安神，补益心气之效，可用治暴怒发狂。

【鉴别应用】　**生铁落与礞石**　二药均有平肝镇惊安神之效，适用于易惊善怒，失眠以及癫狂等。然生铁落长于潜降肝阳，多用于肝阳上亢，头痛眩晕。礞石功擅坠痰下气，可用于咳喘痰壅难咯之症。

【方剂举隅】

1. 生铁落饮(《医学心悟》)

药物组成：生铁落、生石膏、生地黄、羚羊角、青防风、白茯神、白龙齿、黑元参、真金箔。

功能与主治：清心、安神。适用于狂妄，脉洪数弦急者。

2. 加味生铁落饮(《医学碎金录》)

药物组成：代赭石、丹参、玄参、远志、菖蒲、茯神、川贝、胆星、橘红、麦冬、钩藤。

功能与主治：清心、安神、涤痰。适用于失眠梦多，属虚火者最宜。

【用法与用量】　30～60g，先煎。

【本草摘要】

1.《神农本草经》　“主风寒湿痹，咳逆上气，开心孔、补五脏，通九窍，明耳目，出音声。久服轻身，不忘，不迷惑，延年。”

2.《本草纲目》 “治中恶卒死，客忤癫痫，下血崩中，安胎漏，散痈肿。”

3.《本草从新》 “祛湿除风，逐痰消积，开胃宽中，疗噤口毒痢。”

【化学成分】 主要含四氧化三铁(Fe_3O_4)。

二、息风止痉药

息风止痉药主入肝经，以平息肝风、制止痉挛抽搐为主要功效，适用于温热病热极生风、肝阳化风以及血虚肝风内动所致的眩晕头痛、痉挛抽搐、项强肢颤等。另外，亦可用于风阳挟痰、痰热上扰之癫痫、惊风抽搐或风毒侵袭引动内风之破伤风痉挛抽搐、角弓反张等。部分息风止痉药兼有平肝潜阳，清肝泄火的作用，可以用来治疗肝阳眩晕，肝火上攻之目赤、头痛等。兼有祛散外风作用的部分息风止痉药，可用于治疗风中经络之口眼歪斜，肢体痉挛，头痛，痹证等。

临床常用的息风止痉药有羚羊角、牛黄、珍珠、钩藤、天麻、地龙、全蝎、蜈蚣、僵蚕、壁虎等。

羚 羊 角
Lingyangjiao

本品为牛科动物赛加羚羊 *Saiga tatarica* Linnaeus 的角。主产于俄罗斯。全年均可捕捉，猎取后锯取其角，晒干。以质嫩、光润者为佳。

【炮制】 **羚羊角镑片** 取羚羊角，置温水中浸泡，捞出，镑片，干燥。

羚羊角粉 取羚羊角，砸碎，粉碎成细粉。

【性味与归经】 咸，寒。归肝、心经。

【功能与主治】 平肝息风，清肝明目，散血解毒。用于肝风内动，惊痫抽搐，妊娠子痫，高热痉厥，癫痫发狂，头痛眩晕，目赤翳障，温毒发斑，痈肿疮毒。

【效用分析】 羚羊角味咸性寒，主入肝经，功擅息风止痉、清泄肝热，有“安风定魂”(《本草纲目》)之效，为治肝风内动、惊痫抽搐之要药，尤宜于热极生风所致者。对于妊娠子痫、高热痉厥、癫痫发狂等病证每常用之。

羚羊角质重沉降，性寒泄热，有平肝潜阳、清肝明目之功，故可用治肝阳上亢之头晕目眩，及肝经火盛，上攻头目，导致头痛，目赤肿痛，羞明流泪，翳膜遮睛等。

羚羊角性味咸寒，入肝、心二经，能气血两清，有清心凉肝、散血解毒之良效，可用治温热病壮热神昏，谵语躁狂，甚或痉厥抽搐以及热毒斑疹等。

此外，羚羊角清热解毒凉血之功，还可用治痈肿疮毒。

【配伍应用】

1. 羚羊角配水牛角 羚羊角性味咸寒，功能平肝息风，清肝明目，散血解毒；水牛角性味苦寒，功能清热凉血，解毒，定惊。二药伍用，可增强清热解毒凉血、凉肝息风定惊之功效，可用治温热病壮热神昏，谵语躁狂，甚或痉厥抽搐，以及热毒斑疹，痈肿疮毒等。

2. 羚羊角配钩藤 羚羊角、钩藤均能平肝息风，清热定惊。二药相须配用，平肝息风，清热定惊之功效增强，可用治温热病壮热、神昏，手足抽搐及小儿急惊风证等。

3. 羚羊角配石膏 羚羊角性味咸寒，咸以入血，寒以清热，有清热散血解毒之功；生石膏辛甘大寒，清泄阳明热邪。二药伍用，清气血实热而解毒，可用治温热病壮热发斑，神昏谵语等。

4. 羚羊角配龙胆 羚羊角清泻肝火，解毒；龙胆清泻肝经实火。二药伍用，清肝泻火力强，适用于肝火炽盛所致的眩晕头痛，目赤翳障等。

【鉴别应用】 **羚羊角与石决明** 二者均能平肝潜阳，清肝明目，适用于头痛眩晕，目赤翳障。然羚羊角功擅息风止痉，适用于热极生风，惊痫抽搐，并能散血解毒，用于高热痉厥，癫痫发狂，温毒发斑，痈肿疮毒等；石决明长于镇潜肝阳，兼能益阴，多用治阴虚阳亢，头痛眩晕。

【方剂举隅】

1. 羚角钩藤汤(《通俗伤寒论》)

药物组成：羚角片、霜桑叶、京川贝、鲜生地、双钩藤、滁菊花、茯神木、生白芍、生甘草、淡竹茹。

功能与主治：凉肝息风，增液舒筋。适用于肝风上扰，头晕胀痛，耳鸣心悸，手足躁扰，甚则瘈疭，狂乱痉厥；及孕妇子痫、产后惊风。瘛病属阴虚火旺、肝阳浮越者。

2. 羚角镇痉汤(《温病刍言》)

药物组成：羚羊角粉、生石决明、生石膏、龙胆草、僵蚕、全蝎、钩藤。

功能与主治：清热平肝，息风止痉。适用于温病高热不退，热极动风而致颈项强直，四肢痉挛抽搐。

3. 羚羊角散(《和剂局方》)

药物组成：羚羊角、黄芩、升麻、甘草、车前子、栀子仁、龙胆草、决明子。

功能与主治：清热凉肝，祛风明目。适用于大人小儿一切风热毒邪上攻眼目，暴发赤肿，或生疮疼痛，隐涩羞明。

【成药例证】

1. 羚羊角胶囊（《临床用药须知中药成方制剂卷》2020年版）

药物组成：羚羊角。

功能与主治：平肝息风，清肝明目，散血解毒。用于肝风内动、肝火上扰、血热毒盛所致的高热惊痫、神昏痉厥、子痫抽搐、癫痫发狂、头痛眩晕、目赤、翳障、温毒发斑。

2. 复方羚角降压片（《临床用药须知中药成方制剂卷》2020年版）

药物组成：羚羊角、夏枯草、黄芩、槲寄生。

功能与主治：平肝泄热。用于肝火上炎，肝阳上扰所致的头晕，头胀，头痛，耳鸣；高血压病见上述证候者。

3. 瓜霜退热灵胶囊（《临床用药须知中药成方制剂卷》2020年版）

药物组成：西瓜霜、北寒水石、石膏、滑石、羚羊角、水牛角浓缩粉、人工麝香、冰片、玄参、升麻、丁香、沉香、磁石、朱砂、甘草。

功能与主治：清热解毒，开窍镇惊。用于热病热入心包，肝风内动证，症见高热，惊厥，抽搐，咽喉肿痛。

4. 金羚感冒片（《临床用药须知中药成方制剂卷》2020年版）

药物组成：忍冬藤、野菊花、水牛角浓缩粉、羚羊角、北豆根、阿司匹林、氯苯那敏、维生素C。

功能与主治：疏风解表，清热解毒。用于风热感冒，症见发热头痛，咽干口渴；上呼吸道感染见上述证候者。

5. 羚翘解毒片（《临床用药须知中药成方制剂卷》2020年版）

药物组成：羚羊角粉、金银花、连翘、荆芥穗、薄荷、牛蒡子（炒）、淡豆豉、淡竹叶、桔梗、甘草、冰片。

功能与主治：疏风解表，清热解毒。用于外感温邪或风热所致的感冒，症见恶风发热，四肢酸懒，头痛，鼻塞，咳嗽，咽痛。

【用法与用量】 1～3g，宜另煎2小时以上。磨汁或研粉服，每次0.3～0.6g。

【注意】 脾虚慢惊者忌用。

【本草摘要】

1.《神农本草经》 “主明目，益气起阴，去恶血注下……安心气。”

2.《本草纲目》 “入厥阴肝经甚捷……肝主木，开窍于目，其发病也，目暗障翳，而羚羊角能平之。肝主风，在合为筋，其发病也，小儿惊痫，妇人子痫，大人中风搐搦，及筋脉挛急，历节掣痛，而羚羊角能舒之。”

【化学成分】 主要含角蛋白、磷酸钙及微量元素等。

【药理毒理】 本品具有镇静、抗惊厥、镇痛、解热等作用。现有研究结果显示，羚羊角其他的药理作用主要体现在抗癫痫、抗血栓、改变血管通透性、抗高血压、增强免疫等方面[1]。

1. 镇静作用 羚羊角及其制剂对多种动物均有镇静作用。羚羊角水提液10g/kg给小鼠灌胃可延长硫喷妥钠的睡眠时间；给小鼠腹腔注射能延长硫喷妥钠的促睡眠时间。羚羊角醇提液10g/kg、水煎液4g/kg或水解液80mg/kg给小鼠腹腔注射，延长硫喷妥钠的睡眠时间。羚羊角水提物800、200mg/kg灌胃能抑制正常小鼠的自发活动；800mg/kg对阈下催眠剂量的戊巴比妥钠小鼠睡眠和阈剂量戊巴比妥钠催眠均有协同作用。

2. 抗惊厥作用 羚羊角及其制剂对多种惊厥动物模型均有抗惊厥作用。羚羊角细粉水煎液20g/kg腹腔注射，可对抗苯甲酸钠咖啡因、印防己毒素、硝酸士的宁等引起的小鼠惊厥。羚羊角细粉水煎液腹腔注射可对抗苯丙胺、戊四氮、印防己毒素、电刺激所致的小鼠惊厥，羚羊角水煎剂10g/kg灌胃能降低咖啡因所致小鼠惊厥发生率，加快惊厥小鼠恢复正常，降低死亡率。羚羊角超细粉（400目）混悬液2.2g/kg和其水提液5.5g/kg给小鼠灌胃3天，均能延长戊四氮致小鼠惊厥潜伏期，并降低死亡率。

3. 解热作用 羚羊角对多种发热动物模型均有解热作用。羚羊角超细粉（400目）1.1g/kg给大鼠灌胃、0.6g/kg给家兔灌胃，均能抑制干酵母大鼠发热模型和内毒素家兔发热模型的体温升高。羚羊角超细粉1.08、0.54、0.27g/kg给大鼠灌胃，1小时后就有解热作用，作用持续时间为3小时；同剂量羚羊角粗粉也有解热作用，但不如超细粉迅速。羚羊角水煎液20g/kg或细粉水煎液6g/kg灌胃，能降低伤寒、副伤寒甲乙菌苗致热家兔的体温。羚羊角水提液6g/kg灌胃给药1小时能降低发热家兔的体温，作用维持4～5小时。羚羊角口服液800mg/kg灌胃给药，对2,4-二硝基苯酚致热大鼠的体温有降低作用，作用维持4小时以上。

4. 镇痛作用 羚羊角对多种疼痛模型均有镇痛作用。羚羊角超细粉（400目）和羚羊角粗粉（100～150目）混悬液1.56、0.78、0.39g/kg给小鼠灌胃可减少醋酸扭体次数；0.39g/kg在灌胃后120分钟时可延长热板法痛阈值。羚羊角细粉水煎液 10g/kg 腹腔注射、24g/kg 灌胃均能减少小鼠醋酸扭体次数，24g/kg 灌胃也可在给药 60、90 分钟时延长热板法的疼痛反应时间。羚羊角水提液 10g/kg 给小鼠灌胃能减少醋酸扭体次数，在给药后 30、40、50 分钟均可提高热板法痛阈值。羚羊角醇提液 1.0g/kg 给小鼠腹腔注射对醋酸引起的扭体反应也有抑制作用。

5. 抗脑损伤作用 给自由落体致脑外伤模型大鼠灌胃给予羚羊角粉混悬液 300mg/kg，给药后 1～7 天能不同程度的减轻模型动物的脑水肿和血-脑屏障损伤[2]。

6. 抗高血压作用 将 SD 大鼠麻醉后分离颈动脉并插入聚乙烯导管，测定并记录Ⅰ导联心电图，稳定后静脉注射羚羊角提取液，发现大鼠血压明显下降。羚羊角有降血压作用等。静脉滴注羚羊角提取液 1g/kg 可引起麻醉大鼠血压下降，30 分钟时血压仍低于给药前水平。

7. 毒理学研究 羚羊角的毒性小。两组小鼠分别灌胃羚羊角口服液 40g/kg 和腹腔注射羚羊角口服液 5g/kg，观察 7 天，少数动物当日活动减少，次日后活动、饮食、大便均正常. 体重普遍增加，毛有光泽，无死亡。小鼠尾静脉注射羚羊角水解液 80mg/kg、羚羊角水煎液及醇提液 30g/kg，均未出现死亡。分别以成人口服剂量的 400 倍和 125 倍给小鼠灌胃和腹腔注射羚羊角口服液 40、5g/kg，连续观察 7 天，发现实验小鼠体重普遍增加，毛有光泽，无死亡，认为急性毒性甚低。

【参考文献】 ［1］张龙霏，胡晶红，张永清．羚羊角药理研究概况．中国医药导报，2013，10(28)：23.

［2］赵希敏，刘霞，刘勇．羚羊角粉对创伤性脑水肿影响的实验研究．中国中医急症，2013，22(10)：1681.

牛 黄

Niuhuang

本品为牛科动物牛 *Bos taurus domesticus* Gmelin 的干燥胆结石。主产于华北、东北、西北。宰牛时，如发现有牛黄，即滤去胆汁，将牛黄取出，除去外部薄膜，阴干。以完整、色棕黄、质松脆、断面层纹清晰而细腻者为佳。

【性味与归经】 甘，凉。归心、肝经。

【功能与主治】 清心，豁痰，开窍，凉肝，息风，解毒。用于热病神昏，中风痰迷，惊痫抽搐，癫痫发狂，咽喉肿痛，口舌生疮，痈肿疔疮。

【效用分析】 牛黄性凉，其气芳香，入心经，《本草汇言》言其为"治心之药"，有清心，豁痰，开窍醒神之功，故可用治温热病热入心包及中风、惊风、癫痫等痰热闭阻心窍所致神志昏迷。

牛黄性凉，入心、肝二经，有清心，凉肝，息风止痉之功，适用于热极生风之惊痫抽搐，痰蒙清窍之癫痫发作，以及痰火上扰，蒙蔽心窍之发狂者。

牛黄性凉，为清热解毒之良药，可用治火毒郁结之口舌生疮，咽喉肿痛，牙痛及痈疽、疔毒、疖肿等。

【配伍应用】

1. 牛黄配珍珠 牛黄性寒，清热解毒力甚，并有清心定惊、豁痰开窍、息风止痉之功；珍珠咸寒，镇心安神、定惊息风。二药伍用，可增强清热解毒、息风定惊，豁痰开窍之效，既可内服用于热毒风痰，蒙蔽清窍之高热神昏、惊悸抽搐，又可外用于热毒疮痈、喉痹、牙疳等。

2. 牛黄配水牛角 牛黄清热息风，化痰开窍；水牛角清热凉血，安神定惊。二药配伍，有清热定惊、凉血醒神之功，适用于温热病高热不退，神昏谵语等症。

3. 牛黄配朱砂 牛黄有清心解毒、豁痰开窍、息风止痉之功；朱砂镇心安神、清热解毒。二药伍用，可增强清心豁痰，镇惊安神之效，适用于温邪内陷，热入心包之神昏谵语、烦躁不安或中风痰热窍闭，或小儿热盛惊风。

【鉴别应用】牛黄与羚羊角 二者均性偏寒凉，入心肝经，均有息风止痉，清热解毒之效，用于治疗温热病热极生风和小儿急惊风之高热，神昏谵语，痉挛抽搐以及肝火上炎之眩晕头痛，目赤肿痛。然羚羊角重在治肝，有息肝风、清肝热、平肝阳作用，多用于肝风内动，高热痉挛抽搐及肝火目疾。牛黄重在治心，有清心、开窍醒神、祛痰之长，且解毒力强，多用于热入心包，中风，惊风等痰热闭阻心窍之高热，神昏谵语及恶疮肿毒等。

【方剂举隅】

1. 安宫牛黄丸（《温病条辨》）

药物组成：牛黄、郁金、黄连、朱砂、梅片、麝香、真珠、山栀、雄黄、黄芩等。

功能与主治：清热解毒，开窍醒神。适用于邪热内陷心包证，高热烦躁，神昏谵语，舌謇肢厥，舌红或绛，脉数有力。亦治中风昏迷，小儿惊厥属邪热内闭者。

2. 牛黄清心丸（《痘疹世医心法》）

药物组成：黄连、黄芩、栀子仁、郁金、辰砂、牛黄。

功能与主治：清热解毒，开窍安神。适用于温热病热闭心包证，身热烦躁，神昏谵语，以及小儿高热惊厥，中风昏迷等属热闭心包证者。

3. 牛黄丸（《圣惠方》）

药物组成：牛黄、大黄、蝉壳、龙齿、黄芩。

功能与主治：清热解毒，开窍醒神。适用于小儿惊热，发歇不定。

4. 牛黄散（《鲁府禁方》）

药物组成：牛黄、辰砂、白牵牛。

功能与主治：清热解毒，开窍息风。适用于中风痰厥、不省人事，小儿急慢惊风。

【成药例证】

1. 安宫牛黄丸（胶囊、散）（《临床用药须知中药成方制剂卷》2020年版）

药物组成：牛黄或人工牛黄、水牛角浓缩粉、麝香或人工麝香、黄连、黄芩、栀子、雄黄、冰片、郁金、朱砂、珍珠。

功能与主治：清热解毒，镇惊开窍。用于热病，邪入心包，高热惊厥，神昏谵语；中风昏迷及脑炎、脑膜炎、中毒性脑病、脑出血、败血症等见上述症状者。

2. 局方至宝散（丸）（《临床用药须知中药成方制剂卷》2020年版）

药物组成：牛黄、人工麝香、水牛角浓缩粉、玳瑁、冰片、安息香、朱砂、琥珀、雄黄。

功能与主治：清热解毒，开窍镇惊。用于热病属热入心包、热盛动风证，症见高热惊厥，烦躁不安，神昏谵语及小儿急热惊风。

3. 牛黄醒脑丸（《临床用药须知中药成方制剂卷》2020年版）

药物组成：牛黄、水牛角浓缩粉、栀子、麝香、冰片、朱砂、雄黄、黄连、黄芩、郁金、珍珠、玳瑁。

功能与主治：清热解毒，镇惊开窍。用于热入心包，热盛动风证，症见高热昏迷，惊厥，烦躁不安，小儿惊风抽搐。

4. 珍黄安宫片（《临床用药须知中药成方制剂卷》2020年版）

药物组成：水牛角片、牛黄、大黄、黄芩提取物、小檗根提取物、朱砂、珍珠、珍珠层粉、竹沥、天竺黄、胆南星、青黛、郁金、冰片、石菖蒲。

功能与主治：镇静安神，清热解毒。用于痰热闭阻所致的高热烦躁、神昏谵语、惊风抽搐、癫狂不安、失眠多梦、头痛眩晕。

【用法与用量】 0.15～0.35g，多入丸散用。外用适量，研末敷患处。

【注意】

1. 脾胃虚寒者慎用。

2. 孕妇慎用。

【本草摘要】

1.《神农本草经》 “主惊痫，寒热，热盛狂痓。”

2.《名医别录》 “主治小儿百病，诸痫热，口不开，大人狂癫。又堕胎。”

3.《会约医镜》 “疗小儿急惊，热痰壅塞，麻疹余毒，丹毒，牙疳，咽肿，一切实证垂危者。”

【化学成分】 主要含胆红素；胆甾酸类成分：胆酸，去氧胆酸，牛磺胆酸等；还含脂肪酸、卵磷脂、维生素D等。

中国药典规定本品含胆酸（$C_{24}H_{40}O_5$）不得少于4.0%，含胆红素（$C_{33}H_{36}N_4O_6$）不得少于25.0%。

【药理毒理】 本品具有镇静、抗惊厥、解热、抗炎、强心、降血压、增强免疫、抗氧化等药理作用。

1. 对中枢神经作用

（1）镇静作用　天然牛黄多种给药途径均能抑制小鼠自发活动，协同戊巴比妥钠睡眠。天然牛黄200目粉末的混悬液200mg/kg给小鼠灌胃后活动逐渐减弱，直至安静不动，仅翻正反射依然存在；能增加戊巴比妥钠阈下催眠小鼠的入睡率、延长阈剂量戊巴比妥钠小鼠的睡眠时间。天然牛黄和CMC-Na混悬液2g/kg给小鼠连续灌胃3天或2%吐温80混悬液100mg/kg给小鼠腹腔注射一次，均能抑制正常小鼠的自主活动；腹腔注射能延长戊巴比妥钠小鼠的睡眠时间，灌胃能增加水合氯醛小鼠睡眠动物数。天然牛黄和CMC-Na混悬液200mg/kg给小鼠灌胃，能抑制小鼠自发活动，延长小鼠戊巴比妥钠睡眠时间。牛黄粉末混悬液1g/kg给小鼠连续灌胃5天可增强苯巴比妥钠的安眠作用。

（2）抗惊厥作用　牛黄对多种惊厥动物模型有抗惊厥作用。天然牛黄和CMC-Na混悬液1g/kg给小鼠连续灌胃5天，能抑制安钠咖对小鼠致惊作用；2g/kg连续灌胃7天能抑制印防己毒素对小鼠的致惊作用。天然牛黄和CMC-Na混悬液200mg/kg给小鼠腹腔注射，可延长苯甲酸钠咖啡因所致惊厥或最大电惊厥休克惊厥潜伏期，减少小鼠惊厥的反应率。

2. 解热作用　天然牛黄对多种实验性发热模型均有不同程度的解热作用。牛黄200目粉的混悬液200mg/kg给小鼠灌胃，能使伤寒、副伤寒甲、乙三联菌苗所致发热家兔体温下降，解热快、强，约2小时体温即下降至正常。天然牛黄和CMC-Na混悬液200mg/kg大鼠连续灌胃3天，在给药后5小时内对大肠埃希菌内毒素所致大鼠发热体温有抑制作用。其解热作用持续时间为24小时；对蛋白胨所致的大鼠发热模型2小时、3

小时的发热体温有降温作用，6 小时后解热作用消失。天然牛黄细粉混悬液 2g/kg 连续灌胃 3 天对酵母所致大鼠发热有解热作用。

3. 抗炎作用　天然牛黄和 CMC-Na 混悬液 2g/kg 给小鼠连续灌胃 3 天，能降低巴豆油所致小鼠耳肿胀，2% 吐温 80 混悬液 100mg/kg 连续腹腔注射 3 天，能抑制小鼠二甲苯耳肿胀、抑制小鼠皮肤毛细血管通透性；连续腹腔注射 7 天还能抑制小鼠棉球肉芽肿增生；250mg/kg 腹腔注射也能抑制蛋清致大鼠足肿胀。天然牛黄 200mg/kg 给小鼠灌胃，连续 3 天对二甲苯所致小鼠耳壳肿胀、小鼠皮肤毛细血管通透性均有抑制作用；连续 7 天对小鼠棉球肉芽肿有抑制作用；500mg/kg 给大鼠连续灌胃 3 天，能抑制角叉菜胶和甲醛致炎后的大鼠足肿胀和降低炎性组织中的 PGE_2 含量。

4. 对心血管系统的作用

（1）强心作用　1%天然牛黄生理盐水溶液能增加斯氏法离体蛙心低钙时心肌收缩幅度。天然牛黄在任氏液中对斯氏离体蛙心灌流也有强心作用。天然牛黄终浓度 120μg/ml 可降低离体蛙心的收缩频率和输出量，而对离体蛙心的收缩幅度无影响。

（2）降血压作用　天然牛黄对正常及高血压动物均有不同程度的降压作用。天然牛黄生理盐水溶液 5、10mg/kg 给家兔静脉注射，均能降低正常家兔动脉血压。天然牛黄 200mg/kg 生药给大鼠静脉注射，能降低正常大鼠血压。牛黄 100mg/kg 灌胃，对原发性或肾性高血压大鼠有降压作用，降压值达 40～50mmHg。天然牛黄 20、40、80mg/kg 生药给自发性高血压大鼠单次灌胃能降低大鼠收缩压。

5. 增强免疫、抗过敏作用　牛黄对小鼠非特异性免疫、体液免疫和细胞免疫有促进作用。天然牛黄 50、100mg/kg 连续灌胃 5 天，能增加小鼠碳粒廓清指数，对小鼠溶血素生成，脾溶血空斑数均有促进作用，提高受刺激的淋巴细胞转化，对 ConA 引起的淋转亦有增高趋势，能增强小鼠吞噬细胞吞噬能力，增强小鼠抗体生成能力。牛黄 100mg/kg 每天一次连续灌胃 5 天，可提高小鼠腹腔鸡红细胞吞噬百分率及吞噬指数，提高吞噬细胞的功能。

6. 止咳祛痰作用　牛黄对由氨雾刺激所致的小鼠咳嗽具有明显的抑制作用，并且可使小鼠支气管内酚红的分泌量增加[1]。

7. 抗氧化作用　牛黄悬浊液体外对大鼠肝匀浆中 LPO 的生成有抑制作用。牛黄粉末混悬液 100mg/kg 每天 2 次，连续灌胃 7 天，对四氯化碳引起的小鼠肝损伤均有保护作用，能使升高的 SGPT 降低。天然牛黄 20、40、80mg/kg 给大鼠灌胃，能增加自发性高血压大鼠脑细胞外液 GLU 的含量，可提高 SHR 大鼠海马组织中的 SOD 活性、降低 MDA 含量。牛黄（5、10μmol/L）加入间二硝基苯（m-DNB）诱导氧化损伤模型的原代培养的大鼠肝细胞中，可以降低大鼠肝细胞孵育系统 MDA、GSH 含量，升高 GSH-Px 活力，降低肝细胞孵育系统中 O_2^- 和 OH^- 水平。体外培育牛黄可降低老年小鼠心、脑组织的脂褐素、MDA 含量，提高 SOD 活性，可提高老年小鼠生存率[2]。

8. 抗肿瘤作用　牛黄对多种肿瘤有治疗作用，尤其对消化道肿瘤有效，具有抗癌和提高机体免疫力作用。熊去氧胆酸（ursodeoxycholic acid，UDCA）是牛黄主要化学成分之一，近来发现其对结肠肿瘤的发生具有化学性预防作用。Shiraki 等发现，在超过 48 小时后，UDCA 可以浓度-时间依赖性抑制人类结肠腺癌细胞 HT29 的增殖。此外，抗氧化和清除自由基作用可能是牛黄抗肿瘤的机制之一，以牛黄为主药的中药制剂可以清除活性氧和自由基，拮抗正己烷所致小鼠组织氧化应激损伤。牛黄通常制成复方制剂用于治疗肝癌（犀黄丸）[2]。

9. 镇痛作用　牛黄对电刺激、热刺激、醋酸等导致的小鼠疼痛具有明显抑制作用，降低醋酸所致小鼠扭体反应次数。牛黄的镇痛机制，除抗炎镇痛外，也可能涉及痛觉信息传导的直接干预作用。采用膜片钳技术，在蟾蜍坐骨神经干和培养大鼠三叉神经节细胞上分别记录复合动作电位和电压依赖性钠通道电流，发现体外培育牛黄可抑制复合动作电位和大鼠三叉神经节细胞电压依赖性总钠通道电流，可能是其镇痛作用机制之一。进一步研究显示，体外培育牛黄可以剂量依赖性地抑制大鼠三叉神经节细胞电压依赖性钙通道电流[2]。

10. 抗病原微生物作用　天然牛黄中的鹅脱氧胆酸钠、胆酸钠、脱氧胆酸钠对金黄色葡萄球菌、链球菌、四叠球菌等亦有抑制作用。牛胆汁、脱氧胆酸钠、甘氨胆酸钠能抑制百日咳杆菌生长；胆酸钠、牛黄胆酸钠及鹅脱氧胆酸钠对百日咳杆菌均有不同程度的抗菌作用，结合胆汁酸对结核杆菌有抑制作用。对四联球菌、金黄色葡萄球菌、奈氏双球菌、链球菌等，鹅脱氧胆酸、猪脱氧胆酸及脱氧胆酸均有相似的抑制作用[3]。小鼠皮下感染乙脑病毒素从不同时间滴定脑内毒素，天然牛黄具有抑制作用。体外培育牛黄可降低人冠状病毒感染致疫毒袭肺证复合模型小鼠肺指数，降低肺组织 IL-6、IL-10、TNF-α、IFN-γ 含量，升高 $CD4^+T$ 细胞，减轻肺组织炎性渗出，肺间质水肿及瘀血等病理表现[4]。

11. 其他　牛黄尚可对抗乙酰胆碱所致小鼠离体小

肠痉挛，主要表现为抑制肠道平滑肌活动的解痉作用。牛黄含有的水溶性肽类成分（例如 SMC-S2、SMC-F）则可以兴奋离体豚鼠、小鼠小肠，这种肠道平滑肌兴奋作用可被阿托品阻断，被毒扁豆碱增强[2]。体外培育牛黄可改善卒中或出血性脑血管病伴随的意识障碍或痴呆症状，调控凋亡蛋白 Bax /Bcl-2 表达、升高 NO 含量、减轻海马 CA1 区细胞损伤[5]。

12. 毒理学研究　小鼠腹腔注射天然牛黄的 LD_{50} 为 675.77mg/kg±152.5mg/kg。

附：

1. 培植牛黄　性味甘，凉。归心、肝经。功能清心，豁痰，开窍，凉肝，息风，解毒。用于热病神昏，中风痰迷，惊痫抽搐，癫痫发狂，咽喉肿痛，口舌生疮，痈肿疔疮。用量 0.15～0.35g，多入丸散用；外用适量，研末敷患处。孕妇慎用。

2. 体外培育牛黄　本品以牛科动物牛 *Bos taurus domesticus* Gmelin 的新鲜胆汁作母液，加入去氧胆酸、胆酸、复合胆红素钙等制成。性味甘，凉。归心、肝经。功能清心，豁痰，开窍，凉肝，息风，解毒。用于热病神昏，中风痰迷，惊痫抽搐，癫痫发狂，咽喉肿痛，口舌生疮，痈肿疔疮。用量 0.15～0.35g，多入丸散用。外用适量，研末敷患处。孕妇慎用。偶有轻度消化道不适。

3. 人工牛黄　本品由牛胆粉、胆酸、猪去氧胆酸、牛磺酸、胆红素、胆固醇、微量元素等制成。性味甘，凉。归心、肝经。功能清热解毒，化痰定惊。用于痰热谵狂，神昏不语，小儿急惊风，咽喉肿痛，口舌生疮，痈肿疔疮。用量一次 0.15～0.35g，多作配方用。外用适量敷患处。孕妇慎用。

【参考文献】［1］闫焕，赵文静，常惟智．牛黄的药理作用及临床应用研究进展．中医药信息，2013，30(2)：114-116.

［2］吴涛，张程亮，蔡红娇，等．牛黄及体外培育牛黄的药理作用研究进展．中国药师，2014，17(8)：1396-1399.

［3］贾静，孙佳明，臧浩，等．天然牛黄化学成分及药理活性研究进展．吉林中医药，2013，33(3)：271.

［4］赵荣华，孙静，郭姗姗，等．体外培育牛黄对人冠状病毒肺炎疫毒袭肺证小鼠病证结合模型的效用特点．中国实验方剂学杂志，2021，27(2)：66-73.

［5］张新奇，明淑萍，刘玲．体外培育牛黄对急性中风伴意识障碍患者的影响．数理医药学杂志，2015，28(2)：216-217.

珍　珠

Zhenzhu

本品为珍珠贝科动物马氏珍珠贝 *Pteria martensii* (Dunker)、蚌科动物三角帆蚌 *Hyriopsis cumingii*(Lea)或褶纹冠蚌 *Cristaria plicata*(Leach)等双壳类动物受刺激形成的珍珠。主产于广西、广东、海南。自动物体内取出，洗净，干燥。以粒大个圆、色白光亮、破开面有层纹、无硬核者为佳。

【炮制】　珍珠粉　取净珍珠，水飞成最细粉。

【性味与归经】　甘、咸，寒。归心、肝经。

【功能与主治】　安神定惊，明目消翳，解毒生肌，润肤祛斑。用于惊悸失眠，惊风癫痫，目赤翳障，疮疡不敛，皮肤色斑。

【效用分析】　珍珠咸寒，质重沉降，入心、肝经，重可镇怯，故有安神定惊之效，主治心神不宁，心悸失眠。又因其性寒清热，甘寒益阴，故更适用于心阴虚而有热之心烦不眠、多梦健忘、心神不宁等症。

珍珠性寒质重，甘寒益阴，善清心、肝之热而定惊止痉，故可用治小儿痰热之急惊风，癫痫抽搐等。

珍珠性寒，入肝经，有清肝热，明目退翳之效，故可用治肝经风热或肝火上攻之目赤涩痛，眼生翳膜等多种眼疾。

珍珠有清热解毒，生肌敛疮之功，可用治疮疡溃烂，久不收口，以及口舌生疮，牙龈肿痛，咽喉溃烂等症。

珍珠，《证类本草》云其“傅面，令人润泽，好颜色”，即有润肤祛斑之效，可用于皮肤色斑。

【配伍应用】

1. 珍珠配水牛角　珍珠入心肝经，有安神定惊之效；水牛角性咸寒，入营血，能清热凉血解毒。二药伍用，能清心肝血热，适用于热入心营，高热神昏谵语，惊狂，小儿急惊风等。

2. 珍珠配石膏　珍珠清心肝之火，镇心安神定惊；石膏性大寒，清热泻火力强。二药伍用，清热镇惊安神，可用治小儿痰热之急惊风，高热神昏，痉挛抽搐。

3. 珍珠配冰片　珍珠、冰片均为性寒之品，有解毒，敛疮生肌之功。二药伍用，研粉外敷，治疗疮疡已溃，久不收口以及口舌生疮。

【鉴别应用】

1. 珍珠与珍珠母　二者均有镇心安神、清肝明目、退翳、敛疮之功效，均可用治心悸失眠、心神不宁及肝火上攻之目赤、翳障及湿疮溃烂等症。然珍珠重在镇惊安神，多用治心悸失眠、心神不宁、惊风、癫痫等证；且敛疮生肌作用较佳。珍珠母重在平肝潜阳，多用治肝阳上亢、肝火上攻之头痛眩晕；其安神、敛疮作用均不及珍珠。

2. 珍珠与磁石　二者均能镇惊安神，适用于心神不宁，惊悸，失眠，癫痫等。然珍珠又能明目退翳，解毒生肌，润肤祛斑，可用于目赤翳障，疮疡不敛，皮肤色斑等。磁石还能平肝潜阳，聪耳明目，纳气平喘，适用于头晕目眩，耳鸣耳聋，视物昏花以及肾虚气喘。

【方剂举隅】

1. 珍珠丸（《圣济总录》）

药物组成：珍珠末、伏龙肝、丹砂、麝香。

功能与主治：安神定惊。适用于小儿惊啼及夜啼不止。

2. 珠黄散（《医级》）

药物组成：珍珠、牛黄。

功能与主治：安神定惊，解毒化痰。适用于风痰火毒、喉痹及小儿痰搐惊风。

3. 治发斑药方（《儒门事亲》）

药物组成：珍珠。

功能与主治：解毒消斑。适用于发斑。

【成药例证】

1. 珍珠散（《临床用药须知中药成方制剂卷》2020年版）

药物组成：石决明（煅）、龙骨（煅）、白石脂（煅）、煅石膏（煅）、珍珠、麝香、冰片。

功能与主治：收湿敛疮，生肌长肉。用于热毒蕴结所致的溃疡，症见疮面鲜活，脓腐将尽。

2. 牛黄降压胶囊（《临床用药须知中药成方制剂卷》2020年版）

药物组成：人工牛黄、羚羊角、珍珠、冰片、水牛角浓缩粉、黄芩提取物、黄芪、党参、白芍、郁金、川芎、决明子、薄荷、甘松。

功能与主治：清心化痰，平肝安神。用于心肝火旺、痰热壅盛所致的头晕目眩、头痛失眠、烦躁不安；高血压病见上述证候者。

3. 珠珀惊风散（《中华人民共和国卫生部药品标准·中药成方制剂》）

药物组成：珍珠、琥珀、牛黄、天竺黄、胆南星、僵蚕、全蝎、钩藤、人中白、蝉蜕、麝香、山药、朱砂、冰片。

功能与主治：息风化痰，镇惊安神。用于小儿夜啼，惊跳痰多，高热惊厥。

【用法与用量】 0.1～0.3g，多入丸散用。外用适量。

【注意】 脾胃虚寒者慎用。

【本草摘要】

1.《本草纲目》“安魂魄、止遗精白浊，解痘疔毒。”

2.《饮片新参》“平肝潜阳，安神魂，定惊痫，消热痞，眼翳。”

【化学成分】 主要含碳酸钙；还含氨基酸、微量元素、维生素及肽类等。

【药理毒理】 本品具有镇静抗惊厥、免疫增强、延缓衰老、抗炎镇痛、抗疲劳等药理作用。近年，珍珠粉在营养保健及创伤方面有一定的应用[1]。

1. 对中枢神经的作用 珍珠对中枢神经系统有镇静、抗惊厥等作用。超细珍珠粉600、900mg/kg给小鼠连续灌胃30天，均可缩短小鼠戊巴比妥钠的入睡潜伏期，此外900mg/kg与阈下剂量的戊巴比妥钠有协同作用。珍珠粉混悬液600mg/kg给小鼠腹腔注射，可对抗咖啡因引起的惊厥以及使小鼠脑内单胺类递质5-HT、5-HIAA含量升高，珍珠粉混悬液腹腔注射家兔对皮层电活动具有抑制作用。马贝珍珠水解液3、5g/kg给小鼠连续灌胃2天，可抑制小鼠自主活动，低剂量组抑制率为21.4%，高剂量抑制率为38.6%，呈一定的量-效关系。

2. 增强免疫功能的作用 水溶性珍珠粉75、150、450mg/kg给小鼠连续灌胃30天，可增强小鼠迟发性变态反应，小鼠淋巴细胞增殖能力，NK细胞活性、产生血清溶血素、碳廓清能力。珍珠粉260mg/kg给大鼠连续灌胃10天，能提高外周血T淋巴细胞的比例，降低白细胞移行指数，增强外周血中性粒细胞吞噬细菌功能及提高脾脏抗体形成细胞的比值，提高特异花环比值。马贝珍珠贝珍珠水解液2.4、3.6g/kg给小鼠连续灌胃6天，升高绵羊红细胞致敏小鼠血清半数溶血值。

3. 延缓衰老、抗氧化作用 珍珠粉0.3、1、3g/kg给20周龄大鼠连续灌胃30天，能不同程度降低血MDA含量，提高血SOD活力；0.2、0.6g/100g加入基质中对8小时内新羽化的果蝇成虫能增加雌雄两种性别的平均存活时间和平均最高寿命。珍珠粉、淡水珍珠0.1、0.3g/100g（培养基）能延长果蝇平均寿命。速溶珍珠粉按1.25g/kg体重的比例加入饲料中给15月或2月龄小鼠饲喂两月，均可降低动物心肌组织MDA含量，升高肝脏和血中SOD，提高老年鼠血GSH-Px活力。

4. 抗炎、镇痛作用 珍珠水提液5、10g/kg给大鼠和小鼠腹腔注射，能抑制二甲苯致小鼠耳肿胀、蛋清致大鼠足肿胀和醋酸致小鼠腹腔毛细血管通透性增加。可溶性珍珠粉和珍珠粉5、10g/kg给小鼠连续灌胃8天，能抑制二甲苯致小鼠耳肿胀、角叉菜胶致小鼠的足肿胀，可溶性珍珠粉强于珍珠粉的抗炎作用。珍珠粉600mg/kg给小鼠腹腔注射后30～240分钟不同时相均能增加热板法小鼠痛阈，300mg/kg腹腔注射可减少小鼠酒石酸锑钾扭体反应动物数和扭体次数。

5. 抗疲劳、抗缺氧作用　马氏珍珠或淡水珍珠 300 目粉 600mg/kg 给小鼠连续灌胃 3 天能延长小鼠负重游泳时间。珍珠粉 0.125、0.250、0.500g/kg 给小鼠连续灌胃 30 天，能不同程度延长小鼠负重游泳时间，降低运动(不负重游泳 90 分钟)后血清尿素水平、增加小鼠肝糖原水平。马贝珍珠水解液 3、5g/kg 生药给小鼠连续灌胃 3 天，可延长小鼠常压耐缺氧时间，延长小鼠负重游泳时间。

6. 对心脏的作用　珍珠粉水溶性较差，对其进行处理制成水溶性较好的水溶性珍珠粉。水溶性珍珠粉能提高心肌收缩力，但不影响心率。普通珍珠粉则对上述指标都呈负性作用。水溶性珍珠粉虽不能对抗乌头碱诱发的大鼠心律失常，但一次性给予 1g/kg 却使窦性节律的恢复明显加快。多次给药，血药浓度较高，抗心律失常作用更显著。这佐证了珍珠的镇心安神功效[1]。

7. 对眼睛的作用　珍珠水解液针对实验模型眼球的各种测量结果均证实，其具有明显的抑制眼球外径、内径及赤道半径扩张的作用，显著抑制了眼球形态学的扩张，抑制负性屈光度的增长。珍珠水解液能改善增加兔眼球结膜的毛细血管交点数，增加血流速度，改善实验所致的兔眼球结膜微循环障碍和阻止微循环障碍的形成。珍珠丸能减少视网膜缺血再灌注损伤模型家兔神经元细胞凋亡数目，促 Bcl-2 基因表达，有保护视神经元细胞作用。以上作用可能是珍珠明目功效的药理学基础[1]。

8. 其他　此外，还有抗痤疮、抗骨质疏松、抗辐射、促组织修复等作用。水溶性珍珠粉混悬液和全珍珠粉混悬液 2、5g/kg 灌胃给家兔，连续 7 天，均具有抗痤疮丙酸杆菌感染的作用。用珍珠活性蛋白 50μg/kg 给去卵巢大鼠连续灌胃 10 周，能改善大鼠一般状况，增加股骨骨密度，降低 24 小时空腹尿肌酐、钙及羟脯氨酸含量。珍珠末和淡水珍珠粉 0.3g/kg 给小鼠连续灌胃 14 天，能抑制 ^{60}Co-γ 射线照射致小鼠血细胞数、骨髓有核细胞数下降，延长照射小鼠存活时间。

【参考文献】　[1] 菅原颖，赵文静．珍珠的药理作用及临床应用概述．中医药信息，2010，27(2)：114.

钩　藤
Gouteng

本品为茜草科植物钩藤 *Uncaria rhynchophylla* (Miq.) Miq.ex Havil.、大叶钩藤 *Uncaria macrophylla* Wall.、毛钩藤 *Uncaria hirsuta* Havil.、华钩藤 *Uncaria sinensis* (Oliv.) Havil.或无柄果钩藤 *Uncaria sessilifructus* Roxb.的干燥带钩茎枝。主产于广西、广东、湖南、江西、四川。秋、冬二季采收，去叶，切段，晒干。以茎细、带钩、色紫红者为佳。

【性味与归经】　甘，凉。归肝、心包经。

【功能与主治】　息风定惊，清热平肝。用于肝风内动，惊痫抽搐，高热惊厥，感冒夹惊，小儿惊啼，妊娠子痫，头痛眩晕。

【效用分析】　钩藤味甘性凉，入肝、心包二经，善能泻心包之火，清泄肝热，而有息风止痉之功，为治肝风内动，惊痫抽搐之常用药，尤宜于热极生风，四肢抽搐及小儿高热惊风证。钩藤清泄肝热，息风止痉之功还可用治妊娠子痫。

钩藤主入肝经，既能清泄肝热，又能平抑肝阳，《本草纲目》言可治“大人头旋目眩”，常用治肝火上炎或肝阳上亢之头胀头痛，眩晕等症。

钩藤性凉，轻清走上，而有疏泄风热之性，功能清透邪热，《药性论》又言“主小儿惊啼”，故可用治感冒夹惊，小儿惊啼及风热头痛等。

【配伍应用】

1. 钩藤配蝉蜕　钩藤清泄肝热，平降肝阳，并能清透邪热；蝉蜕长于疏散肺经、肝经风热，明目退翳，凉肝息风止痉。二药伍用，疏风清热，平肝息风，明目退翳，可用治感冒夹惊，小儿惊啼，风热头痛以及头痛眩晕等。

2. 钩藤配牛膝　钩藤清热平肝；牛膝补肝肾，引血、引火下行。二药伍用，一清一补，清上补下，清热平肝，多用治肝阳上亢，头晕目眩。

3. 钩藤配紫草　钩藤性凉轻清走上，功能清透邪热；紫草性寒，凉血活血，解毒透疹。二药伍用，能增强清热凉血，解毒透疹之功，适用于温病血热毒盛，斑疹紫黑以及麻疹透发不畅。

【鉴别应用】　**钩藤与菊花**　二药皆入肝经，既能平肝阳，清肝热，又能透散风热，可用治外感风热表证，肝阳上亢或肝火上炎之眩晕头痛。然钩藤长于息风止痉，为治肝风内动，惊痫抽搐之常用药，可用于高热惊厥，感冒夹惊，小儿惊啼，妊娠子痫等证。菊花长于疏散风热，并能清热解毒，可用治疮痈肿毒。

【方剂举隅】

1. 钩藤饮(《医宗金鉴》)

药物组成：钩藤、人参、全蝎、羚羊角、天麻、甘草。

功能与主治：清热息风，益气解痉。适用于壮热惊悸，牙关紧闭，手足抽搐，头目仰视等。

2. 羚角钩藤汤(《通俗伤寒论》)

药物组成：羚角片、霜桑叶、京川贝、鲜生地、双钩藤、滁菊花、茯神木、生白芍、生甘草、淡竹茹。

功能与主治：凉肝息风，增液舒筋。适用于肝风上扰，头晕胀痛，耳鸣心悸，手足躁扰，甚则瘛疭，狂乱痉厥及孕妇子痫、产后惊风。瘟病属阴虚火旺、肝阳浮越者。

3. 钩藤饮子（《奇效良方》）

药物组成：钩藤、天麻、甘草、人参、全蝎、僵蚕、麻黄、川芎、防风。

功能与主治：清热息风，益气止痉。适用于小儿惊风天吊，卒然惊悸，眼目翻腾。

4. 钩藤散（《本事方》）

药物组成：钩藤、陈皮、半夏、麦冬、茯苓、茯神、甘草、人参、甘菊花、川芎、麝香。

功能与主治：清利头目。适用于肝厥头晕。

【成药例证】

1. 清脑降压片（《临床用药须知中药成方制剂卷》2020 年版）

药物组成：黄芩、夏枯草、决明子、槐米、钩藤、煅磁石、珍珠母、牛膝、地黄、当归、丹参、地龙、水蛭。

功能与主治：平肝潜阳。用于肝阳上亢所致的眩晕，症见头晕、头痛、项强、血压偏高。

2. 癫痫宁片（《临床用药须知中药成方制剂卷》2020 年版）

药物组成：马蹄香、甘松、石菖蒲、钩藤、牵牛子、千金子、薄荷脑、缬草。

功能与主治：豁痰开窍，息风安神。用于风痰上扰所致的癫痫，症见突然昏倒、不省人事、四肢抽搐、喉中痰鸣、口吐涎沫或眼目上视、少倾清醒。

3. 心脉通片（《临床用药须知中药成方制剂卷》2020 年版）

药物组成：当归、决明子、钩藤、牛膝、丹参、葛根、槐花、毛冬青、夏枯草、三七。

功能与主治：活血化瘀，平肝通脉。用于瘀血阻滞、肝阳上亢所致的眩晕，症见头痛、头晕、项强、胸闷；原发性高血压、高脂血症见上述证候者。

4. 天麻钩藤颗粒（《中华人民共和国卫生部药品标准·中药成方制剂》）

药物组成：天麻、钩藤、石决明、栀子、黄芩、牛膝、杜仲、益母草、桑寄生、首乌藤、茯苓。

功能与主治：平肝息风，清热安神。用于肝阳上亢，高血压等所引起的头痛、眩晕、耳鸣、眼花、震颤、失眠。

【用法与用量】 3～12g，后下。

【本草摘要】

1.《名医别录》“主小儿寒热，十二惊痫。”

2.《药性论》“主小儿惊啼，瘛疭热壅。”

3.《本草纲目》“大人头旋目眩，平肝风，除心热，小儿内钓腹痛，发斑疹。”

【化学成分】 主要含吲哚类生物碱：钩藤碱，异钩藤碱，去氢钩藤碱，异去氢钩藤碱等；三萜类成分：常春藤苷元，钩藤苷元等；黄酮类成分：槲皮素，槲皮苷等。

【药理毒理】 本品有抗癫痫、镇静、抗精神依赖、降压、抗脑缺血、抗痉挛、抗焦虑、脑保护等药理作用。

1. 对中枢神经作用

（1）抗癫痫作用　钩藤醇浸液 2g/只腹腔注射可减少使毛果芸香碱致癫痫家兔癫痫发作次数，缩短发作持续时间，延长发作间隔时间。钩藤醇浸液 1g/ml 可使毛果芸香碱致痫大鼠海马离体脑片诱发场电位幅度下降，幅度平均降低 27.64%，平均 8.71 分钟恢复。

（2）镇静作用　钩藤煎剂或醇提物 0.1g 生药/kg 小鼠腹腔注射，能抑制小鼠自发活动，并能对抗咖啡因致小鼠自发活动增强。钩藤碱 5、10、15mg/kg 给大鼠静脉注射，增高正常鼠脑纹状体及海马细胞外液中 5-HIAA 的含量，降低海马和皮层中 NE 的含量。钩藤碱 20mg/kg 给大鼠注射，使大鼠脊髓去甲肾上腺素（NA）含量减少，脑干去甲肾上腺素含量增加，剂量到 40mg/kg 时，下丘脑、皮质、苦杏仁核、脊髓及脑干的去甲肾上腺素含量均减少、钩藤的镇静作用可能与改变脑内单胺类递质及其代谢产物有关。

（3）抗精神依赖性作用　钩藤对多种精神依赖模型有抑制作用，其抗精神依赖的有效成分是钩藤碱。钩藤碱 12.5、25、50mg/kg 在应用纳洛酮 30 分钟前给小鼠皮下注射，对剂量递增法形成的吗啡依赖小鼠催促戒断模型，可明显抑制异常行为动作发生，抑制体重下降，并且成一定的量-效关系。钩藤碱 60mg/kg 给大鼠连续腹腔注射 3 天，能恢复苯丙胺诱导的大鼠位置偏爱模型的全脑分维参数地形图和脑内啡肽的水平，升高脑内抑制性氨基酸水平，降低兴奋性氨基酸水平，消除苯丙胺诱导的大鼠位置偏爱；钩藤碱对正常动物以上指标未见影响，本身不能引起位置偏爱。钩藤碱 40、80mg/kg 和钩藤总碱 80mg/kg 给小鼠灌胃，均能减少小鼠的自发活动，降低苯丙胺的高活动性，抑制小鼠苯丙胺行为敏化的获得和表达。钩藤碱 10、20、60mg/kg 给大鼠连续腹腔注射 3 天，均可消除苯丙胺诱导的位置偏爱效应，随剂量增加其效应加强，且本身无精神依赖性，20、60mg/kg 可抑制位置偏爱模型大鼠伏核和杏仁核 NR2B 蛋白和其 mRNA 的表达增加，钩藤碱本身对 NR2B 蛋白及其 mRNA 表达无影响。

(4) 抗焦虑作用　焦虑是指一种缺乏明显客观原因的内心不安或无根据的恐惧，是预期即将面临不良处境的一种紧张情绪，表现为持续性精神紧张(紧张、担忧、不安全感)或发作性惊恐状态(运动性不安、小动作增多、坐卧不宁或激动哭泣)，常伴有自主神经功能失调表现(口干、胸闷、心悸、出冷汗、双手震颤、厌食、便秘等)。钩藤水提取物启动 $5\text{-}HT_{1A}$ 受体，发挥抗类焦虑作用[1]。

(5) 外周神经阻滞作用　多种钩藤提取物局部注射对动物外周神经有阻滞作用，其中钩藤总碱的阻滞麻醉、浸润麻醉和椎管内麻醉作用最为明显，且起效快，给药后维持时间可达 90 分钟±15 分钟，0.5%钩藤总碱波幅降低幅度比同浓度普鲁卡因稍弱[1]。

2. 对心血管系统的作用

(1) 抑制心脏作用　钩藤对心脏有负性肌力、负性频率等心脏抑制作用，有效部位是钩藤总碱，有效成分是钩藤碱等。钩藤水醇提取物(含钩藤总碱 0.24%)20、40、60mg/ml 的任氏液分别对中华大蟾蜍原位心脏灌流，能降低蟾蜍心肌收缩幅度，减少心输出量，减慢心率，随浓度增加而加重。钩藤总碱 20mg/kg 给犬一次静脉注射，可降低左心室内压、颈动脉血压、心率和总外周阻力、左室张力时间指数，升高左室舒张末期压，降低左室压力最大变化速率、左室壁心肌张力和共同最高等容收缩压时心肌收缩成分缩短速率。钩藤碱呈浓度依赖性抑制离体豚鼠心房肌收缩，10μmol/L 能减慢离体豚鼠右心房频率，延长左心房功能性不应期，0.3mmol/L 能抑制静息后增强效应，0.1、0.3mmol/L 抑制频率依赖性正性阶梯现象，使之翻转为负阶梯现象。对心房的作用可能与其抑制 Ca^{2+} 转运有关。麻醉犬和猫静脉注射钩藤碱 20mg/kg 可降低 VSP，MBP 和 HR。钩藤碱 2.5～25mg/kg 静脉注射能延长大鼠心电图 P-R 间期、Q-T 间期及增宽 QRS 波。

(2) 抑制血管平滑肌细胞增殖作用　血管平滑肌细胞增殖(VSMC)引起的血管重塑是导致高血压病的重要病理变化，也是高血压维持、恶化的结构基础。钩藤碱与异钩藤碱对血管紧张素Ⅱ(AngⅡ)诱导 VSMC 有明显抑制效应，钩藤中的有效成分通过调节肾素-血管紧张素-醛固酮系统(RAAS)，降低血浆中 AngⅡ水平，改善动脉形态学损伤，减少动脉中膜厚度/管腔内径的比值，从而逆转高血压血管的不良重塑[2]。

(3) 扩张血管作用　钩藤有明确的血管扩张作用，其扩血管的有效成分是异钩藤碱、钩藤碱等。钩藤水煎液 0.1、0.3、1.0mg/ml 对血管内皮完整的大鼠离体胸主动脉条有松弛作用，且作用强度与剂量呈正比，但对去掉内皮的大鼠离体胸主动脉仅有较弱的松弛作用。异钩藤碱、钩藤碱对 KCl、$CaCl_2$、NA 所致的家兔离体胸主动脉条收缩呈竞争性拮抗作用，对 NA 依赖 Ca^{2+} 性收缩有抑制作用，异钩藤碱尚能抑制依赖外 Ca^{2+} 性收缩。

(4) 保护心肌细胞作用　心肌肥厚是诱发心血管疾病的危险因素，而心肌细胞肥大是心肌肥厚重要的细胞病理学基础，AngⅡ是心肌细胞肥大的诱导剂。钩藤碱能抑制 AngⅡ诱导的心肌细胞肥大，此外，通过上调心肌及其受体的表达，降低心肌组织内皮素(ET-1)的水平对抗高肾素和 AngⅡ引起心脏负荷增加等效应，降低全心质量指数及心肌组羟脯氨酸，从而产生心肌保护的作用[2]。

(5) 降血压作用　钩藤长期以来被用于治疗高血压，有确切稳定的降血压作用，其降血压主要部位是钩藤总生物碱，有效成分是钩藤碱和异钩藤碱等。钩藤 60～70℃的水煎剂 10g 生药/kg 给自发性高血压大鼠连续灌胃 8 周，第 5 周开始即可抑制血压的升高，第 8 周末血清总胆固醇、高密度脂蛋白、β-脂蛋白、甘油三酯、A/G 比值均有明显改善。钩藤的水泡剂、久煎剂、暂煎剂给家猫静脉注射，均能降低血压，以暂煎剂作用最强。大叶钩藤总碱 45mg/kg 给大鼠灌胃，连续 8 周，能降低自发性高血压大鼠血压。钩藤碱、异钩藤碱、钩藤非生物碱 0.2mg/kg 及钩藤总碱 1.2mg/kg 给大鼠静脉内持续给药，均能降低正常大鼠血压，降压效果异钩藤碱>钩藤碱>钩藤总碱>钩藤非生物碱。

3. 抗脑缺血作用　钩藤可抑制脑缺血损伤。其有效部位是钩藤总碱。钩藤总碱 50、75mg/kg 给小鼠灌胃能延长小鼠断头张口喘气时间；20、40、60mg/kg 给大鼠灌胃，造模前每天 2 次，共 5 次，造模后 1 次，40、60mg/kg 能降低大鼠缺血 2 小时/再灌注 22 小时神经活动评分，降低脑缺血梗死范围及梗死侧含水量，降低脑组织中 NOS 活性和 MDA 含量，升高 SOD 活性，降低半暗带神经细胞凋亡，20mg/kg 也能降低 NOS 活性。钩藤总碱 1×10^{-6}～1×10^{-5}g/ml 预处理可减轻离体培养的原代大鼠海马神经元急性缺氧损伤 Na^+ 电流(I_{Na})的降低幅度，并且随着剂量增加，I_{Na} 的增加幅度也更加明显。钩藤碱 5、10、15mg/kg 给大鼠静脉注射，能增高正常鼠脑纹状体和海马细胞外液中 5-羟吲哚乙酸(5-HIAA)、3, 4-二羟基苯乙酸(DOPAC)、3-甲氧基-4-羟基苯乙酸(HVA)及 NA 等单胺类递质含量，能升高脑缺血后细胞纹状体和海马细胞外液 5-HIAA、DOPAC、HVA 的含量，降低 NA

的含量；能降低鼠脑皮层额顶叶部细胞外液 5-HIAA 及 NA 的含量，但升高该核团内 DOPAC 及 HVA 的含量，能阻止脑缺血引起皮层额顶叶部细胞外液的 5-HIAA、DOPAC、HVA 及 NA 含量的增高。钩藤抗脑缺血的机制可能与影响中枢单胺类物质及其代谢等有关。

4. 抑制血小板聚集、抗血栓作用 钩藤碱 10～20mg/kg 给大鼠静脉注射，可抑制花生四烯酸、胶原及 ADP 诱导的血小板聚集；钩藤碱对胶原及 ADP 诱导大鼠离体血小板聚集有抑制作用，能抑制凝血酶诱导大鼠血小板生成 MDA，0.65～1.30mmol/L 时可抑制 ADP 及胶原所诱导的血小板因子 4 的释放和活化和制凝血酶或 ADP 引起的血小板内 cAMP 下降，但对正常血小板内 cAMP 浓度无影响；钩藤碱 10～20mg/kg 静脉注射可抑制实验性静脉血栓及脑血栓的形成；有改善红细胞变形力的作用。异钩藤碱 10、5mg/kg 静脉注射可降低大鼠动静脉旁路体内血栓模型的血栓湿重，0.33～1.30mmol/L 体外对 ADP 和凝血酶引起的血小板聚集有浓度依赖性的抑制作用，可升高 ADP 作用后的血小板 cAMP 浓度，存在细胞外钙时，异钩藤碱对基础状态血小板的［Ca^{2+}］i 和 ADP 及凝血酶诱导的［Ca^{2+}］i 水平有浓度依赖性的降低作用，而无细胞外钙存在时，则无明显影响，其作用机制可能与抑制血小板外钙内流有关。

5. 抗肿瘤及免疫作用 钩藤中的钩藤酸类及三萜酯类对磷脂酶 Cγ1 具有抑制作用，对磷脂酶 Cγ1 过分表达的 HCT-15（结肠癌）、A_{549}（肺癌）、HT-1197（膀胱癌）、MCF-7（乳腺癌）等肿瘤细胞的增殖有抑制作用。钩藤中的三萜类化合物乌索酸在体内外都具有较强的抗肿瘤活性，对 U20S 骨肉瘤细胞及小鼠体内的 S_{180} 肉瘤都有较强的抑制作用。此外，钩藤提取物能通过不同途径抑制免疫介导的糖尿病的病理过程。给予 50～400mg/kg 的钩藤提取物能够显著降低血糖，50～400mg/kg 能使 $CD4^+$和 $CD8^+T$ 细胞的值与正常动物相似，同时能增加 $CD4^+CD25^+Foxp3^+$调节性 T 细胞的数量[3]。

6. 其他作用 本品尚有平滑肌解痉、镇静等作用。低血压患者慎用[4]。

【参考文献】［1］黄春晖，曾常青．钩藤对神经系统的药理作用．亚太传统医药，2012，8(4)：175-176.

［2］唐丹，宋柏力，冉春艳，等．钩藤在心血管疾病治疗中的应用概况．北方药学，2014(12)：100-101.

［3］叶齐，齐荔红．钩藤的主要成分及生物活性研究进展．西北药学杂志，2012，27(5)：508-510.

［4］奚胜艳，赵敬华，赵晖，等．土家族医药学生药十三反、十四反药物考证及相反药性理论探讨．中国中药杂志，2012，37(10)：1500-1505.

天麻
Tianma

本品为兰科植物天麻 *Gastrodia elata* Bl.的干燥块茎。主产于湖北、四川、云南、贵州、陕西。立冬后至次年清明前采挖，立即洗净，蒸透，敞开低温干燥。切薄片。以色黄白、切面半透明者为佳。

【性味与归经】 甘，平。归肝经。

【功能与主治】 息风止痉，平抑肝阳，祛风通络。用于小儿惊风，癫痫抽搐，破伤风，头痛眩晕，手足不遂，肢体麻木，风湿痹痛。

【效用分析】 天麻味甘质润，“气性和缓”（《药品化义》），而无燥烈之弊，主入肝经而长于息风止痉，大凡各种病因之肝风内动，惊痫抽搐，诸如小儿惊风、癫痫抽搐、破伤风等，不论寒热虚实，皆可配合应用，故《本草纲目》有“天麻乃定风草，故为治风神药”之论。天麻既息肝风，又平肝阳，并可止痛，可用治肝阳上亢，或风痰上扰等所致的眩晕、头痛，为治疗眩晕、头痛之要药，无论属虚属实，均可配伍应用。

天麻又能祛外风，通络止痛，可用治中风偏瘫，手足不遂，肢体麻木以及风湿痹痛，关节屈伸不利等。

【配伍应用】

1. 天麻配钩藤 天麻味甘性平，功能息风止痉，平抑肝阳；钩藤息风定惊，清热平肝。二药相须配对，可增强清热息风，平肝定惊作用，适用于肝风内动，惊痫抽搐，高热惊厥，感冒夹惊，小儿惊啼，妊娠子痫及头痛眩晕等证。

2. 天麻配川芎 天麻为治疗眩晕、头痛之要药，又能祛外风，通络止痛；川芎辛温升散，能“上行头目”，活血、祛风止痛，为治头痛之要药。二药伍用，功能祛风止痛，活血通络，治头痛，眩晕多用，也可用治风湿痹痛，肢体麻木。

3. 天麻配全蝎、僵蚕 天麻功能平肝息风，祛风通络；全蝎息风镇痉，通络止痛；僵蚕息风止痉，祛风止痛。三药功效相近而配用，具有较强的息风止痉，祛风通络作用，善治惊风，抽搐等。

【鉴别应用】

1. 天麻、钩藤与羚羊角 三者均有息风止痉、平抑肝阳之功，可用治肝风内动，肝阳上亢之证。然天麻甘平质润，清热之力虽不及羚羊角和钩藤，但用治肝风内动、惊痫抽搐之证，无论寒热虚实皆可应用，且能祛外风，通络止痛，用治中风偏瘫，手足不遂，肢体麻木以及风湿痹痛等。钩藤性凉，轻清透达，清热息风之功以治小儿高热惊风轻证为宜。羚羊角性寒，清热力强，除用治热极生风证之外，尚能清心解毒，用于高热神昏，热毒发斑等。

2. 天麻与防风　二者均有祛风止痛之功，可用治风湿痹痛，关节屈伸不利；又能止痉而用于破伤风。然天麻甘平质润，长于平息肝风，平抑肝阳，多用治小儿惊风，癫痫抽搐以及肝阳上亢，头痛眩晕等证。防风辛甘微温，长于祛风发表，胜湿止痛，用治外感表证及风疹瘙痒。

【方剂举隅】

1. 天麻钩藤饮（《中医内科杂病证治新义》）

药物组成：天麻、钩藤、生决明、山栀、黄芩、川牛膝、杜仲、益母草、桑寄生、夜交藤、朱茯神。

功能与主治：平肝息风，清热活血，补益肝肾。适用于肝阳偏亢，肝风上扰证，头痛，眩晕，失眠多梦，或口苦面红，舌红苔黄，脉弦或数。

2. 半夏白术天麻汤（《医学心悟》）

药物组成：制半夏、白术、天麻、陈皮、茯苓、甘草、生姜、大枣。

功能与主治：化痰息风，健脾祛湿。适用于风痰上扰证，眩晕，头痛，胸膈痞闷，恶心呕吐，舌苔白腻，脉弦滑。

3. 天麻散（《卫生宝鉴》）

药物组成：天麻、半夏、生姜、茯苓、白术、甘草。

功能与主治：息风化痰。适用于小儿急慢惊风，大人中风涎盛，半身不遂，言语艰难，不省人事。

4. 天麻丸（《卫生宝鉴》）

药物组成：天麻、川乌、草乌、雄黄。

功能与主治：祛风镇痉。适用于破伤风。

【成药例证】

1. 全天麻胶囊（《临床用药须知中药成方制剂卷》2020 年版）

药物组成：天麻。

功能与主治：平肝，息风，止痉。用于肝风上扰所致的眩晕、头痛、肢体麻木、癫痫抽搐。

2. 天麻首乌片（《临床用药须知中药成方制剂卷》2020 年版）

药物组成：天麻、白芷、何首乌、熟地黄、丹参、川芎、当归、炒蒺藜、桑叶、墨旱莲、女贞子、白芍、黄精、甘草。

功能与主治：滋阴补肾，养血息风。用于肝肾阴虚所致的头晕目眩、头痛耳鸣、口苦咽干、腰膝酸软、脱发、白发；脑动脉硬化、早期高血压、血管神经性头痛、脂溢性脱发见上述证候者。

3. 强力天麻杜仲胶囊（《临床用药须知中药成方制剂卷》2020 年版）

药物组成：天麻、杜仲（盐制）、川牛膝、槲寄生、玄参、地黄、当归、附子（制）、制草乌、羌活、独活、藁本。

功能与主治：平肝息风，活血散寒，舒筋止痛。用于肝阳化风，寒湿阻络所致的中风，症见筋脉掣痛，肢体麻木，行走不便，腰腿酸痛，头昏头痛。

4. 天麻头痛片（《临床用药须知中药成方制剂卷》2020 年版）

药物组成：天麻、白芷、川芎、荆芥、当归、乳香（醋制）。

功能与主治：养血祛风，散寒止痛。用于外感风寒、瘀血阻滞或血虚失养所致的偏正头痛、恶寒鼻塞。

5. 天麻头风灵胶囊（《临床用药须知中药成方制剂卷》2020 年版）

药物组成：天麻、钩藤、地黄、玄参、当归、川芎、杜仲、槲寄生、牛膝、野菊花。

功能与主治：滋阴潜阳，祛风湿，强筋骨。用于阴虚阳亢及风湿阻络所致的头痛、手足麻木、腰腿酸痛。

【用法与用量】 3～10g。

【本草摘要】

1.《神农本草经》　“久服益气力，长阴，肥健，轻身，增年。”

2.《开宝本草》　“主诸风湿痹，四肢拘挛，小儿风痫，惊气，利腰膝，强筋力。”

3.《本草汇言》　“主头风，头痛，头晕虚旋，癫痫强痉，四肢挛急，语言不顺，一切中风，风痰。”

【化学成分】 主要含酚类成分：天麻素，对羟基苯甲醇（天麻苷元），4-羟苄基甲醚，4-（4′-羟苄氧基）苄基甲醚；脂肪酸类成分：十六烷酸，十七烷酸；多糖：天麻多糖，杂多糖 GE-Ⅰ、Ⅱ、Ⅲ。

中国药典规定本品含天麻素（$C_{13}H_{18}O_7$）和对羟基苯甲醇（$C_7H_8O_2$）不得少于 0.25%。

【药理毒理】 本品具有抗惊厥、抗癫痫、抗抑郁、镇静、镇痛、降血压、延缓衰老、健脑益智、抗血管性痴呆等药理作用。

1. 对中枢神经的作用

（1）抗惊厥、抗癫痫作用　天麻水提液 5g/kg 灌胃 1 天和 3 天，腹腔注射对戊四唑致小鼠惊厥均有不同程度的保护作用，保护率分别为 55%、33%、86%[1]。种植或野生天麻1g/kg连续灌胃10天，每天一次，均具有抗电惊厥作用，均能不同程度地缩短惊厥潜伏期、强直期与阵挛期。天麻注射液10g/kg或20g/kg腹腔注射能提高戊四氮的半数致惊量，腹腔注射天麻注射液30g/kg可使小鼠对惊厥阈电压的耐受力增加[2]。人工合成天麻素3g/kg能对抗马桑内酯所致家兔癫痫，有延长癫痫发生的潜伏期、减轻大发作程度、缩短大发作时程、降低死亡率的作用[3]。香草醛0.29g/kg无明显镇静作用，但能抑制大鼠点燃效应的全身性阵挛发作，缩短AD时程（刺激后放电），在不产生中枢镇静作用的剂量下就能显著改善脑电，产生抗癫痫作用。

（2）抗抑郁作用　天麻醇提物100、200、300mg/kg给小鼠灌胃7天均可缩短小鼠强迫游泳试验、悬尾试验中不动时间，提高海马区NA的浓度，降低纹状体中DA的浓度，提高纹状体中5-HT的浓度，并且呈一定的量-效关系[4]。天麻75%乙醇提取物200、400mg/kg对慢性应激抑郁模型小鼠灌胃21天，均可抑制小鼠体重减轻，增加CA3区锥体细胞数目，降低抑郁小鼠海马突触体内游离Ca^{2+}浓度，400mg/kg可增加抑郁小鼠的爬格数和糖水消耗量[5]。

（3）镇静作用　天麻有镇静作用，其有效成分是天麻素（天麻苷）等。天麻细粉（粒径125～180μm）和超微粉（粒径10～45μm）0.3、0.6、0.9g生药/kg灌胃，对小鼠自发活动均有抑制作用，能延长戊巴比妥钠的睡眠持续时间，但对入睡时间无影响[6]。天麻1～5g/kg、天麻苷50mg/kg、天麻苷元100mg/kg、香荚兰醇200mg/kg腹腔注射均能抑制小鼠自发活动。天麻注射液10g/kg给小鼠腹腔注射，对戊巴比妥钠、水合氯醛、硫喷妥钠致小鼠睡眠均有协同作用。天麻注射液5g生药/kg腹腔注射可使大鼠丘脑、皮层、脑干及纹状体的DA和NA含量减少。天麻的镇静作用可能与降低脑内单胺类递质有关[7,8]。

（4）镇痛作用　天麻超微粉（粒径10～45μm）0.3、0.6、0.9g生药/kg连续灌胃3天，能减少小鼠醋酸扭体反应次数，具有镇痛作用[6]。天麻75%乙醇提取液5、10g/kg连续灌胃给药3天，能延长热板法痛反应时间和减少醋酸扭体次数。天麻5g/kg皮下注射能对抗小鼠醋酸扭体反应。天麻素和天麻苷元0.24、0.12、0.06g/kg给小鼠灌胃，均能提高热板法致痛小鼠的痛阈，抑制醋酸引起的扭体反应[9]。

（5）改善学习记忆作用　天麻、天麻水提乙酸乙酯萃取部位、天麻水提乙酸乙酯不溶部位20g/kg以及乙酸乙酯萃取部位60g/kg给小鼠灌胃，连续10天，除水溶性部位外均对小鼠学习记忆障碍有改善作用，减少跳台错误次数；均能降低东莨菪碱致脑胆碱酯酶活力升高；均能增加小鼠断头后张口喘气时间，减少脑耗氧量[10]。天麻2、4g/kg给大鼠灌胃，能连续90天，可改善老龄鼠学习记忆功能，增加跳台正确反应率，降低血清中LPO含量[11]。天麻40%乙醇提取物20、30g/kg给小鼠连续灌胃7天，可以减少东莨菪碱、亚硝酸钠、乙醇所致记忆获得障碍、记忆巩固障碍、记忆再现障碍模型的小鼠跳台实验的错误次数，对小鼠的学习记忆能力有明显的改善作用[12]。天麻醇提物10～40g/kg能增加旋转后小鼠的进食，提高旋转后小鼠在方形迷宫中的学习分数及到达安全区小鼠的百分率。10～20g/kg能抑制正常小鼠的自主活动，并能对抗旋转后小鼠自主活动度的降低[13]。天麻干浸膏以1、0.5、0.1g/kg的比例加入饲料，喂养大鼠60天，能使大鼠大脑胶质细胞增生，胶质细胞群面积增大，胶质细胞数量增多。提示天麻可能增强学习记忆与增加胶质细胞数量有关[14]。

2. 对心血管的作用

（1）扩血管、改善微循环作用　静脉注射野生或栽培天麻提取液1g/kg能扩张大鼠肠系膜小动脉[15]。天麻注射液1g/kg颈外静脉注射，可扩张麻醉大鼠肠系膜动脉管径，血流加快，给药1分钟后即可发挥作用，15分钟达最大。给小鼠静脉注射或皮下注射天麻液5～20g/kg，心肌^{86}Rb摄取量增加73.3%～190%。天麻水煎液80mg/ml对家兔无内皮细胞血管环NA和KCl的量-效收缩反应降低。说明其舒张血管效应是内皮依赖性，且与NO释放有关。

（2）降血压作用　天麻注射液1g/kg给家兔静脉注射血压很快下降，总外周阻力最大降低了41.8%。天麻多糖50、100、200mg/kg灌胃给药30天后，能降低RHR大鼠的收缩压和舒张压，血清NO含量增加，血浆ET、AngⅡ含量下降。其作用机制与促进内源性舒血管物质的生成及抑制内源性缩血管物质的释放有关[16]。

3. 对凝血系统的作用　天麻对凝血系统有抗凝血、抗血栓、抗血小板聚集等作用。天麻糖蛋白PGE2-1 30、60、120mg/kg给小鼠腹腔注射，连续7天，各剂量均能使小鼠出血时间延长，60、120mg/kg均能使小鼠凝血时间延长，使小鼠出血量增多，各剂量均能使小鼠血浆复钙时间延长；均能使ADP致体内血栓小鼠消除血栓症状、缩短恢复自主活动时间，并具有量-效关系；给大鼠尾静脉注射PGE2-1 30、60、120mg/kg，连续7天，能缩短大鼠体外血栓长度，减少血栓干重和湿重；能降低大鼠动-静脉旁路血栓的干、湿重量，呈明显的量-效关系，其对血栓的抑制率分别为32.5%、49.0%、61.5%[17]。

天麻提取物G_2在0.3～2.4mg/ml能抑制ADP诱导的家兔体外血小板聚集，其IC_{50}为1.217mg/ml；对AA诱导的家兔体外血小板聚集仅2.4mg/ml有抗血小板聚集作用；2.4mg/ml和1.2mg/ml时有对PAF诱导的血小板聚集也有抑制作用；天麻素对ADP、AA和PAF诱导的血小板聚集均无抑制作用；天麻提取物G_2在150、200、250mg/kg给大鼠连续灌胃给药5天后，对ADP诱导的大鼠血小板聚集有抑制作用；天麻提取物G_2在5、10mg/kg给小鼠连续灌胃给药3天，对ADP诱导小鼠体内血栓模型，可以降低小鼠死亡百分率[18]。

天麻乙酸乙酯萃取物对ADP诱导的家兔血小板聚集有抑制作用，IC_{50}为3.41mg/ml，其中6.6和3.3mg/ml作用明显；对ADP诱导的血小板细胞外钙内流与内钙释放有明显影响，6.6、3.3、1.65mg/ml均能降低细胞总［Ca^{2+}］i。该部位抑制ADP诱导的血小板聚集的机制与降低细胞内Ca^{2+}有关[19]。

4. 增强免疫作用　天麻、天麻多糖、天麻素均能增强机体免疫功能。腹腔注射天麻液0.5mg/kg 4日，可提高小鼠迟发型变态反应(DTH反应)，增强小鼠巨噬细胞的吞噬功能及血清溶菌酶活力，提高PFC值和血清特异性抗体滴度，提高免疫玫瑰花结形成细胞百分率。天麻多糖12.5mg/kg皮下注射7天，可增加C57BL小鼠胸腺重量，增强小鼠移植物抗宿主反应[20]。天麻多糖4、2g/kg连续灌胃7天，能提高免疫抑制小鼠的免疫球蛋白含量，同时也能升高免疫抑制小鼠的胸腺指数。天麻注射液0.625、1.25、2.5、5、10g/kg给小鼠连续腹腔注射4天，对小鼠非特异免疫及特异性免疫中的细胞免疫和体液免疫均有增强作用[21]。

5. 抗炎作用　天麻对多种炎症反应有抑制作用。天麻75%乙醇提取液2.5、5、10g生药/kg，连续灌胃给药3天，在致炎后0.5、1、2、4小时均能不同程度的降低二甲苯耳肿胀和角叉菜胶致小鼠足肿胀；均能抑制醋酸所致小鼠腹腔毛细血管的通透性，使腹腔内伊文思蓝释出量减少；7g/kg给大鼠连续灌胃给药3天，在致炎后、1、2、4、6小时均能抑制角叉菜胶和蛋清致大鼠足肿胀；给小鼠每天一次连续灌胃3天，能抑制致炎小鼠局部肿胀程度，降低血管通透性[22]。

6. 延缓衰老的作用　口服天麻4～8g/kg能提高D-半乳糖衰老模型小鼠被动回避反应能力，提高红细胞中SOD活力及皮肤羟脯氨酸含量，减少心肌脂褐质生成，但对脑、肝脂褐质不明显。天麻含有Mn、Zn、Cr等微量元素，能增强机体的抗氧化作用，减缓细胞的老化及衰老过程，从而起到延缓衰老的作用[23]。

7. 健脑益智、抗血管性痴呆的作用　天麻素给大鼠腹腔注射，对其逃避反应的建立和消退均有促进作用，说明能增强大鼠的学习记忆力。给小鼠连续口服天麻4～8g/kg能提高由D-半乳糖所致的衰老小鼠学习记忆能力。天麻乙醇提取物对由东莨菪碱、亚硝酸钠、乙醇所致的小鼠记忆损伤模型均有明显改善作用。天麻素显著提高血管性痴呆大鼠的学习记忆能力，其作用机制可能与提高脑内胆碱能系统、改善细胞能量代谢、清除脑内自由基相关[23]。

8. 镇静催眠作用　实验猴静脉注射天麻素50mg/kg。2分钟后即出现安静、无紧张样，持续时间达2小时。给小鼠皮下注射天麻素，有明显协同戊巴比妥钠、水合氯醛及硫喷妥钠的中枢抑制作用。天麻素能对抗咖啡因所致的中枢兴奋作用，延长小鼠戊巴比妥钠的睡眠时间。恒河猴、兔及鸽静脉注射天麻素后均产生镇静作用。天麻素可透过血-脑屏障，在脑组织中以较高速度降解为天麻苷元，天麻苷元为脑细胞膜BZ受体的配基。因此天麻苷元作用于γ-氨基丁酸/BZ受体，从而显示镇静、抗惊厥等中枢抑制效应[24]。

9. 神经保护作用　天麻甲醇提取物的乙醚萃取部分可以保护红藻氨酸所致的小鼠神经细胞损伤，减轻惊厥程度。天麻对红藻氨酸所至神经细胞损伤的保护作用可能与抑制γ细胞中一氧化氮合酶(nNOS)的活性、减少凋亡细胞数量有关。香草醛和对羟基苯甲酸可以显著抑制谷氨酸引起的IMR-32人种神经细胞瘤细胞的凋亡和胞内Ca的升高。淀粉样肽引起神经细胞死亡是Alzheimers病的细胞模型，天麻对β-淀粉样肽引起的IMR-32人神经细胞瘤细胞的死亡具有保护作用，并且乙醚萃取部分的保护作用最好。天麻甲醇提取物的乙醚萃取部分可以保护沙鼠短暂局部缺血引起的海马中缝细胞损伤。通过MTT法和Hoechst染色发现天麻甲醇提取物可以保护缺血大鼠的嗜铬细胞瘤系PC12(一种交感神经系统的肿瘤)凋亡，其机制与活化丝氨酸/苏氨酸激酶依赖的通路和制c-Jun氨基末端激酶(JNK)活性有关。天麻素可以显著减小短暂大脑中动脉闭塞的大鼠的脑梗死体积和水肿体积，改善神经学功能；显著抑制缺氧缺糖和谷氨酸引起的神经细胞死亡，降低缺氧缺糖后的胞外谷氨酸水平，并显著抑制缺氧缺糖引起的Ca和NO增加。通过大鼠海马区的脑缺血再灌注模型发现天麻素显著抑制缺血期的谷氨酸(Glu)水平升高，加速再灌注期的胞外GABA增加，从而降低缺血再灌注期间的Glu/GABA[25]。

10. 对心血管系统的作用

(1) 扩张血管、降低血压作用　天麻素静脉注射能明显增加实验狗动脉血管的顺应性，降低外周血管阻力，降低血压[26]。家兔静脉给药后，收缩压和舒张压均显著下降，当天麻素剂量达到 0.96g/kg 时血压降幅最大，收缩压最多可降低 1.9kPa，舒张压降低 1.5kPa[27]。离体豚鼠心脏灌流天麻液（1:2000）冠状动脉血流量先减少后增加，最高血流量增加到 181%[28]。

（2）心肌细胞保护作用　给家兔静脉注射天麻液，观察家兔急性心肌梗死范围及对脂质过氧化的影响，结果：天麻液能减少冠状动脉左室支结扎后心前区心电图标测的病理性 Q 波数目，降低丙二醛水平，减少心肌梗死面积[29]。合成天麻素可使丝裂霉素所致心肌细胞变性减轻，坏死减少。对体外培养乳鼠心脏搏动及心肌组织化学的研究表明，合成天麻素可使心搏频率加快，心肌收缩力加强，而且细胞内糖原、核糖核酸、脱氧核糖核酸、三磷酸腺苷、琥珀酸脱氢酶和乳酸脱氢酶显著增加，表明天麻素可能具有促进心肌细胞能量代谢的作用[30]。

11. 其他药理作用　此外，天麻有抗氧化、抗缺氧等作用。天麻注射液 0.003ml/g 腹腔注射给药 4 天，每天 2 次，可显著升高氟哌啶醇诱导获得性记忆缺失模型大鼠的血清及肝、肾、海马、皮质组织中超氧化物歧化酶（SOD）、谷胱甘肽过氧化物酶（GSH-Px）活性[31]。天麻素 50、100、150mg/kg 灌胃 7 天，能提高长常压密闭缺氧环境下小鼠的存活时间，降低小鼠暴露于急性减压缺氧条件中的死亡率，对模拟高原缺氧小鼠起到一定保护作用[32]。

12. 毒理学研究　天麻毒性较小。小鼠腹腔注射天麻浸膏的 LD_{50} 为 51.4～61.4g/kg，静脉注射天麻液的 LD_{50} 为 39.8g/kg。

【参考文献】［1］代声龙，于榕．天麻对小鼠戊四唑惊厥的保护作用．中国新药与临床杂志，2002(11)：641-644.

［2］邓治文，明德珍，刘常五，等．天麻注射液的初步药理研究．中成药研究，1982(3)：36.

［3］柴慧霞，曾怀德，谢扬高，等．合成天麻素对抗马桑内酯所致家兔癫痫的初步观察．四川医学院学报，1983(3)：288-292.

［4］周本宏，李小军，冯琪，等．天麻醇提取物对小鼠的抗抑郁作用．中国医院药学杂志，2007(11)：1525-1528.

［5］周本宏，杨兰，刘敏，等．天麻乙醇提取物对抑郁模型小鼠行为及海马神经元损伤的影响．中国药师，2008(9)：1011-1013.

［6］刘智，李诚秀，李玲．天麻粉不同粒径的镇静镇痛作用研究．中国现代应用药学，2002(5)：383-385.

［7］黄彬，石京山．天麻对大鼠脑内多巴胺含量及释放的影响．贵州医药，1993(1)：14-15.

［8］黄彬，石京山，吴芹，等．天麻对大鼠脑内去甲肾上腺素含量及释放的影响．贵州医药，1993(6)：331-332.

［9］张怡评，林丽聪，吴春敏．天麻素与天麻苷元的镇痛作用研究．福建中医学院学报，2006(6)：30-31.

［10］林青，田闯，李立纪，等．天麻不同提取部位对学习记忆的影响．中药药理与临床，2002(1)：12-13.

［11］高南南，于澍仁，徐锦堂．天麻对老龄大鼠学习记忆的改善作用．中国中药杂志，1995(9)：562-563，568，577.

［12］周本宏，张洪，罗顺德，等．天麻提取物对小鼠学习记忆能力的影响．中药药理与临床，1996(3)：32-33.

［13］王圣平，刘新民，尚伟芬，等．天麻醇提物对旋转诱发小鼠运动病的影响．航天医学与医学工程，1999(5)：342-345.

［14］刘建新，周天达．天麻对大鼠大脑胶质细胞影响的实验研究．中国中医基础医学杂志，1997(6)：25-27.

［15］许慧琪，朱荃，徐立，等．人培与野生天麻药理作用的比较研究．中药药理与临床，1985(0)：99-100.

［16］缪化春，沈业寿．天麻多糖的降血压作用．高血压杂志，2006(7)：531-534.

［17］丁诚实，沈业寿，李赓，等．天麻糖蛋白的抗凝与抗栓作用．中国中药杂志，2007(11)：1060-1064.

［18］林青，李秀芳，李文军，等．天麻提取物对血小板聚集的影响．中国微循环，2006(1)：33-35.

［19］淤泽溥，林青，李秀芳，等．天麻醋酸乙酯提取物抗 ADP 诱导的家兔血小板聚集作用及机制．中草药，2007(5)：743-745.

［20］朱荃．天麻多糖免疫活性的初步观察．中成药研究，1984(12)：25-26.

［21］田春梅．天麻的药理学研究进展．哈尔滨医药，2010，30(4)：71-72.

［22］杨万兴，吕金胜，封永勇，等．天麻醇提液对动物急性炎症的影响．中国药业，2002(12)：26-27.

［23］徐磊，魏桂芳．天麻的鉴别与药理作用．陕西中医，2011，32(6)：750-751.

［24］杨超，吕紫媛，伍瑞云．天麻的化学成分与药理机制研究进展．中国现代医生，2012，50(17)：27-31.

［25］陶云海．天麻药理研究新进展．中国中药杂志，2008(1)：108-110.

［26］王正荣，罗红琳，肖静，等．天麻素对麻醉狗动脉血管顺应性和血流动力学的作用．航天医学与医学工程，1994(S1)：39-45.

［27］毛跟年，张嫱，聂萌，等．天麻制剂对家兔血压的影响．陕西科技大学学报，2003(4)：50-53.

［28］任世兰，于龙顺，赵国举．天麻对血管阻力和耐缺血缺氧能力的影响．中草药，1992，23(6)：302-304，335.

［29］罗红琳，王玲，陈槐卿，等．天麻注射液对家兔急性心

肌梗塞范围及脂质过氧化的影响．华西医科大学学报，1992(1)：53-56.

［30］黄秀凤，肖颐，雷佩琳．合成天麻素对体外培养乳鼠心肌细胞搏动及组织化学变化的影响．中药通报，1986(5)：51-53.

［31］黄丽亚．天麻注射液上调抗氧化酶表达作用的实验研究．陕西中医，2006(2)：242-243.

［32］邹驰，樊光辉，刘长清，等．天麻素对模拟高原缺氧小鼠的保护作用．华南国防医学杂志，2017，31(8)：501-503，513.

地　龙
Dilong

本品为钜蚓科动物参环毛蚓 *Pheretima aspergillum* (E. Perrier)、通俗环毛蚓 *Pheretima vulgaris* Chen、威廉环毛蚓 *Pheretima guillelmi* (Michaelsen) 或栉盲环毛蚓 *Pheretima pectinifera* Michaelsen 的干燥体。前一种习称"广地龙"，后三种习称"沪地龙"。主产于广东、广西、浙江。广地龙春季至秋季捕捉，沪地龙夏季捕捉，及时剖开腹部，除去内脏和泥沙，洗净，晒干或低温干燥。切段。以条宽、肉厚者为佳。

【性味与归经】 咸，寒。归肝、脾、膀胱经。

【功能与主治】 清热定惊，通络，平喘，利尿。用于高热神昏，惊痫抽搐，关节痹痛，肢体麻木，半身不遂，肺热喘咳，水肿尿少。

【效用分析】 地龙味咸性寒，咸入血分，寒能清热，主入肝经，既可清血分之热，又可凉肝定惊，息风止痉，故可用治热极生风所致的神昏谵语、痉挛抽搐及小儿惊风，或癫痫、发狂等症。本品又能清热平肝，还可用治肝阳上亢，头痛眩晕。

地龙性善走窜，长于通行经络，可治疗气虚血滞，半身不遂，肢体麻木，关节痹痛。因其性寒，故以治关节红肿热痛、屈伸不利之热痹最为适宜。

地龙性寒，入肺经，能清肺热、平喘息，常用治邪热壅肺，肺失肃降之喘息不止，喉中哮鸣有声者。

地龙咸寒，清热结，利水道，《本草纲目》言其主"大人小儿小便不通"，有清热利尿之效，可用于热结膀胱，小便不通，水肿尿少。

【配伍应用】

1. 地龙配天麻　地龙味咸性寒，可凉肝定惊，息风止痉；天麻味甘性平，主入肝经，有息风止痉，平抑肝阳之功。二药伍用，可增强平肝息风，凉肝定惊之功，多用治热极生风所致的惊痫抽搐，小儿惊风以及肝阳上亢或肝火上炎之头痛眩晕等。

2. 地龙配夏枯草　地龙咸寒入肝经，清热凉肝，息风定惊；夏枯草苦寒入肝经，清泄肝火，兼平肝阳。二药伍用，可增强清肝泄火，平降肝阳之力，适用于肝火上炎或肝阳上亢所致头痛眩晕等。

3. 地龙配附子　地龙性善走窜，长于通行经络；附子散阴寒，通关节，祛风除湿。二药伍用，祛风通络，除湿止痛，适用于风湿痹痛不能转侧，骨节烦疼，关节不得屈伸之证。

【鉴别应用】地龙与钩藤　二者均能清热息风止痉，可用治热盛动风、惊痫抽搐之证，也可用治头痛眩晕。然地龙其性走窜，长于通行经络，适用于关节痹痛、肢体麻木、半身不遂；并能清肺平喘、利尿，用治肺热喘咳，水肿尿少。钩藤平降清肝力强，并能清透邪热，可用治感冒夹惊，小儿惊啼及风热头痛等。

【方剂举隅】

1. 地龙散（《奇效良方》）

药物组成：地龙、穿山甲、朱砂、紫草。

功能与主治：祛风止痒。适用于小儿风热隐疹，发热恶寒、耳尖及手足冷。

2. 小金丹（《外科全生集》）

药物组成：白胶香、草乌、五灵脂、地龙、木鳖、没药、归身、乳香、麝香、墨炭。

功能与主治：化痰除湿，祛瘀通络。适用于寒湿痰瘀所致的流注、痰核、瘰疬、乳岩、横痃、贴骨疽、蟮头等病，初起肤色不变，肿硬作痛者。

3. 补阳还五汤（《医林改错》）

药物组成：黄芪、当归尾、赤芍、地龙、川芎、红花、桃仁。

功能与主治：补气，活血，通络。适用于中风之气虚血瘀证，半身不遂，语言謇涩，口角流涎，小便频数或遗尿失禁，舌暗淡，苔白，脉缓无力。

【成药例证】

1. 清肺消炎丸（《临床用药须知中药成方制剂卷》2020年版）

药物组成：麻黄、石膏、地龙、炒苦杏仁、葶苈子、牛蒡子、人工牛黄、羚羊角。

功能与主治：清热化痰，止咳平喘。用于痰热阻肺，咳嗽气喘，胸胁胀痛，吐痰黄稠；上呼吸道感染，急性支气管炎、慢性支气管炎急性发作及肺部感染见上述证候者。

2. 消栓口服液（《临床用药须知中药成方制剂卷》2020年版）

药物组成：黄芪、当归、赤芍、地龙、川芎、桃仁、红花。

功能与主治：补气，活血，通络。用于中风气虚血瘀证，症见半身不遂，口舌歪斜、言语謇涩、气短乏力、面色白；缺血性中风见上述证候者。

3. 复方蛇胆陈皮末（《临床用药须知中药成方制剂卷》2020年版）

药物组成：蛇胆汁、朱砂、地龙、僵蚕（制）、陈皮（炒）、琥珀。

功能与主治：清热化痰，祛风解痉。用于风痰内盛所致的痰多咳嗽、惊风抽搐。

【用法与用量】 5～10g。

【注意】 本品咸寒，易伤脾胃，故脾胃虚寒者慎用。

【本草摘要】

1.《名医别录》“疗伤寒伏热，狂谬，大腹，黄疸。”

2.《滇南本草》“祛风。治小儿瘈疭惊风，口眼歪斜，强筋，治痿软。”

3.《本草纲目》“性寒而下行，性寒故能解诸热疾，下行故能利小便，治足疾而通经络也。”

【化学成分】 主要含蚯蚓解热碱、蚯蚓毒素、6-羟基嘌呤、黄嘌呤、腺嘌呤、鸟嘌呤、胆碱等；还含多种氨基酸、脂肪酸等。

【药理毒理】 本品有解热、镇静、抗惊厥、抗血栓、降血压、抗炎、镇痛、平喘、增强免疫等药理作用。

1. 解热作用 广地龙和沪地龙30g/kg给大鼠灌胃5天，均能降低酵母致大鼠体温升高。地龙粉剂7mg/kg给家兔灌胃，对内毒素致热家兔有解热作用，但与对乙酰氨基酚无协同作用。地龙的解热作用主要是通过调节体温中枢，使散热增加而产生的。其退热的有效成分为解热碱、琥珀酸等。

2. 镇静、抗惊厥作用 地龙乙醇浸出液20g/kg小鼠腹腔注射有抗电惊厥作用。地龙所含的琥珀酸能延长戊巴比妥钠睡眠时间，对抗高压氧引起的惊厥，对抗听源性惊厥及电惊厥，可延迟化学药物引起的惊厥潜伏期。

3. 抗凝血作用 地龙对凝血系统有抗凝血、抗血栓等作用。地龙水提醇沉提取液0.8、1.6、2、6、8mg/kg具有抗凝作用，能延长凝血时间、凝血酶时间、凝血酶原时间，且呈量效关系；能降低血液黏度，抑制血栓形成。地龙石油醚提取液0.55g/kg给小鼠连续灌胃3天能延长小鼠凝血、出血时间。

4. 降血压作用 地龙的多种提取物和多种制剂具有确切的降压作用。广地龙热浸剂或乙醇浸出液100mg/kg静注对麻醉犬有降压作用；正常大鼠一次大量10g/kg灌胃或肾性高血压大鼠每天50mg/kg灌胃二周均有降压作用。地龙乙醇浸液0.1g/kg静脉注射对正常麻醉家兔、麻醉正常大鼠、肾型高血压大鼠均有降压作用。地龙煎剂0.25g/kg给大鼠静脉注射，能降低血压。地龙耐热蛋白800mg/kg给自发性高血压大鼠连续灌胃14天可降低血压。

5. 兴奋子宫平滑肌作用 地龙对离体和在体、已孕和未孕动物的子宫平滑肌均有兴奋作用。地龙水煎剂0.05、0.25、0.75g/kg对大鼠子宫平滑肌有兴奋作用，可增加收缩波持续时间，增加收缩张力及子宫活动力。地龙中提取出引湿性、淡黄色针状结晶1mg/kg给麻醉兔静脉注射，15～30分钟后子宫紧张度升高，维持1.5～3小时。给兔10～20mg/kg灌胃，15～45分钟后子宫收缩明显增强，作用维持7小时以上。

6. 止咳平喘作用 地龙能扩张支气管，缓解支气管痉挛，有良好的止咳平喘作用。地龙水煎液对致敏豚鼠离体气管平滑肌过敏性收缩有显著的抑制作用，对组胺所致过敏性哮喘有阻抗作用。从新鲜赤子爱胜蚓分离得到了一组平喘活性蛋白成分(EP)有良好的平喘活性，进一步分离得到的平喘活性蛋白成分(EP2)能拮抗白三烯D4对气管平滑肌的收缩作用[1]。

7. 保护脑神经细胞作用 给大鼠灌服相当于生药1、4g/kg的地龙水提液，可显著减轻大脑局灶性脑缺血再灌注损伤所致大脑皮层水肿、充血，改善神经元形态结构；降低大脑皮质损伤后的caspase-3蛋白表达，降低神经元凋亡[2, 3]。

8. 其他作用 此外，地龙有抗炎、镇痛、增强免疫、杀精、抗肿瘤等作用。地龙醇提液4.6、9.2g/kg给小鼠连续灌胃3天，能降低二甲苯耳肿胀、角叉菜胶足肿胀，能延长小鼠热板法疼痛反应潜伏期，减少醋酸所致小鼠扭体的次数。地龙20g/kg给大鼠腹腔注射，可提高大鼠对组胺反应的耐受力。地龙肽0.5μg/kg给小鼠连续灌胃7天，能提高小鼠的淋巴细胞增殖率，增强巨噬细胞细胞毒效应，提高巨噬细胞和脾细胞分泌NO的水平，提高免疫抑制小鼠的免疫功能。蚯蚓水粗提物0.5μg/kg连续灌胃7天，能调节B细胞的增殖和分化，使特异性抗体形成和分泌增加。地龙的水煎乙醇提取物对人和小鼠均具有快速杀精作用。地龙乙醇液50、25、10mg/ml体外能抑制精子的运动，使精子出现特殊的凝集现象。地龙提取液50mg/kg灌胃5～8天，可使S_{180}荷瘤小鼠的生存期延长，瘤体缩小。

9. 毒理学研究 广地龙热浸剂小鼠静脉注射的LD_{50}为3.85g/kg；0.1g/kg给大鼠连续灌胃45天，未见毒性反应。广地龙注射液腹腔注射的LD_{50}为95～115g/kg。

蚯蚓素有溶血作用。

【参考文献】［1］刘文雅，王曙东．地龙药理作用研究进展．中国中西医结合杂志，2013，32(2)：282-285.

［2］张晓晨．地龙药理与临床研究进展．中成药，2011(9)：1574-1578.

［3］李青，肖移生，侯吉华，等．地龙抗大鼠大脑局灶性脑缺血诱导的凋亡研究．江西中医学院学报，2010，22(2)：63-66.

全　蝎

Quanxie

本品为钳蝎科动物东亚钳蝎 *Buthus martensii* Karsch 的干燥体。主产于河南、山东、湖北、安徽。春末至秋初捕捉，除去泥沙，置沸水或沸盐水中，煮至全身僵硬，捞出，置通风处，阴干。以完整、色黄褐、盐霜少者为佳。

【性味与归经】 辛，平；有毒。归肝经。

【功能与主治】 息风镇痉，通络止痛，攻毒散结。用于肝风内动，痉挛抽搐，小儿惊风，中风口歪，半身不遂，破伤风，风湿顽痹，偏正头痛，疮疡，瘰疬。

【效用分析】 全蝎性味辛平，主入肝经，为虫类药，能搜风通络，有良好的息风止痉功效，为治疗肝风内动，痉挛抽搐的要药，用于治疗各种原因所致的惊风、痉挛抽搐。《本草求真》言："因外风内客，无不用之"，搜风通络之功并可用治中风口歪，半身不遂，破伤风等。

全蝎有毒，味辛行散，性善走窜，具攻毒散结、消肿止痛之功。凡风热毒邪内侵，或风痰湿邪流注经络，或瘀滞闭阻脉络所致疮疡肿毒、瘰疬痰核等，均宜用之。

全蝎味辛行散，搜风通络止痛力较强，多用治风湿痹痛久治不愈，筋脉拘挛，甚至关节变形的顽痹，以及顽固性偏正头痛。

【配伍应用】

1. 全蝎配蜈蚣 全蝎、蜈蚣均有息风镇痉，通络止痛，攻毒散结之功。二药配伍，相须为用，可增强息风镇痉，通络止痛，攻毒散结之功，可用治肝风内动之痉挛抽搐，疮疡肿毒，瘰疬，风湿痹痛等以抽掣疼痛为主的病证。

2. 全蝎配钩藤 全蝎息风镇痉，通络止痛，解毒散结；钩藤清肝泄热而平肝阳，息风止痉。二药伍用，清热息风，通络止痛功效增强，可用治肝风内动，痉挛抽搐，头痛头晕，烦躁不安，中风口眼歪斜，半身不遂等。

【鉴别应用】

1. 全蝎与地龙 全蝎、地龙均有息风止痉，通络止痛之功，用于中风口眼歪斜，半身不遂，风湿痹痛等证。然全蝎性平，痉挛抽搐之寒证、热证均可用之；并能攻毒散结，用于疮疡肿毒、瘰疬痰核等证。地龙性寒能清热，以治热证为宜；并能清肺平喘，利尿，常用治肺热喘咳，水肿尿少。

2. 全蝎与白附子 二者均可祛风止痉，可用于中风口眼歪斜、破伤风等。然全蝎性平，主入肝经，长于息风止痉，痉挛抽搐之寒证、热证均可用之；又能通络止痛，用于偏正头痛、关节痹痛、疮疡痈肿等。白附子辛温燥烈，善于逐寒痰，祛风止痉，可用治风痰诸证；又因其性升散，善上行治疗头面风邪、风痰所致的口眼歪斜、眩晕、头痛等。

【方剂举隅】

1. 全蝎散（《阎氏小儿方论》）

药物组成：全蝎、僵蚕、赤芍、甘草、桂枝、麻黄、川芎、黄芩、天麻、制天南星。

功能与主治：息风止痉，通络止痛。适用于小儿惊风、中风，口眼歪斜，言语不整，手足偏废不举。

2. 牵正散（《杨氏家藏方》）

药物组成：白附子、白僵蚕、全蝎。

功能与主治：祛风化痰，通络止痉。适用于风中头面经络，面肌抽动，舌淡红，苔白。

3. 全蝎丸（《医林绳墨大全》）

药物组成：全蝎、蜈蚣、雄黄、白矾、象皮、乳香、没药。

功能与主治：祛腐生肌。适用于痔疮。

4. 全蝎膏（《中医外科学》）

药物组成：蜈蚣、冰片、全蝎、凡士林。

功能与主治：祛腐生肌，清热止痛。适用于脱疽。

【成药例证】

1. 羊痫疯丸（《临床用药须知中药成方制剂卷》2020年版）

药物组成：白矾、郁金、金礞石（煅）、全蝎、黄连、乌梅。

功能与主治：息风止惊，清心安神。用于痰火内盛所致的癫痫，症见抽搐、口角流涎。

2. 复方牵正膏（《临床用药须知中药成方制剂卷》2020年版）

药物组成：白附子、地龙、全蝎、僵蚕、白芷、防风、生姜、川芎、当归、赤芍、樟脑、冰片、薄荷脑、麝香草酚。

功能与主治：祛风活血，舒经活络。用于风邪中络，口眼歪斜，肌肉麻木，筋骨疼痛。

3. 癫痫散（《中华人民共和国卫生部药品标准·中

药成方制剂》）

药物组成：郁金、巴豆、全蝎、香附、蜈蚣。

功能与主治：息风，豁痰，定痫。用于羊痫风及一切痰迷癫狂之症。

【用法与用量】3～6g。

【注意】

1. 血虚生风者慎用。

2. 孕妇禁用。

【本草摘要】

1.《开宝本草》“疗诸风隐疹及中风半身不遂，口眼㖞斜，语涩，手足抽掣。”

2.《本草从新》“治诸风掉眩，惊痫抽掣，口眼歪斜……厥阴风木之病。”

3.《本草求真》“全蝎，专入肝祛风，凡小儿胎风发搐，大人半边不遂，口眼歪斜，语言謇涩，手足抽掣，疟疾寒热，耳聋，带下，皆因外风内客，无不用之。”

【化学成分】主要含蛋白质：蝎毒素、酶等；还有多种氨基酸、脂肪酸等。

【药理毒理】本品具有抗癫痫、抗惊厥、镇痛、抗凝血、抗血栓和抗肿瘤等药理作用。

1. 抗癫痫、抗惊厥作用　东亚钳蝎提取物250、500、1000mg/kg连续灌胃3天，可延长戊四氮小鼠惊厥潜伏期，提高大脑皮层$GABA_A$受体的结合活性、降低NMDA受体的结合活性。蝎毒100mg/kg给大鼠连续灌胃3周，能降低红藻氨酸诱发的SD大鼠癫痫发作敏感性，可以提高红藻氨酸诱发的大鼠深梨状皮层T区的GABA免疫反应阳性神经元数目及平均光密度的下降到正常水平，使脑内粒状皮层T区锥体细胞缺失减轻。东亚钳蝎毒的磷酸缓冲液0.3mg/kg及蝎毒中分离的分子量为8300道尔顿的纯品多肽-抗癫痫肽0.28mg/kg静脉注射，均能延长头孢菌素或马桑内酯致癫痫小鼠的癫痫发作的潜伏期，减轻发作程度有所缩短平均总持续时间，且能降低马桑内酯致癫痫小鼠的死亡率。抗癫痫肽2.5μg/kg给家兔侧脑室内注射，对50μV以上ECOG高振幅放电有抑制作用。全蝎抗癫痫、抗惊厥作用的有效部位为蝎毒等肽类物质等。

2. 镇痛作用　全蝎的多种提取物均具有镇痛作用，蝎毒蛋白是其镇痛的主要活性部位，其镇痛的机制是通过激动阿片受体μ等实现镇痛，另外与脑内单胺类递质及其代谢有关。全蝎粉末、水冷浸液、水提液、醇提液2.6g/kg灌胃7天，除水冷浸液外，粉末、水提、醇提组均能抑制小鼠醋酸扭体次数，延长小鼠扭体潜伏期；全蝎粉末、水提液、醇提液0.84g/kg连续灌胃3天对利血平致偏头痛小鼠能提高热板法的痛阈值，升高脑内5-HT、5-HTAA含量，0.58g/kg对硝酸甘油偏头痛大鼠脑组织中过度降低的单胺神经递质NA、DA、5-HT及其代谢产物5-HTAA有升高作用。2μl 0.01%蝎毒pH 6.4的磷酸缓冲液大鼠侧脑室内注射，痛阈立即升高，10分钟时达最高峰，痛阈升高可持续60分钟（以上），纳洛酮可完全阻断这种作用。鼠尾钳夹刺激Pf中记录到的痛兴奋单位和痛抑制单位对痛刺激的反应。主要是通过激动阿片受体μ受体实现的。蝎毒镇痛作用肯定，对内脏痛、躯体痛、癌肿疼痛等有较好的疗效，且无成瘾性。

3. 抗凝血、抗血栓作用　全蝎的多种提取物均有抗凝血、抗血栓作用。全蝎纯化液对凝血酶-纤维蛋白原反应的直接抑制，可能是其抗凝、抗血栓作用的一个重要原因[1]，全蝎纯化液通过增强t-PA的活性、降低PAI-1的活性，从而增强纤溶系统活性，呈现出纤溶作用，进而抑制血栓生成，是血栓溶解[2]。全蝎抗凝血的主要活性成分是蛋白质、氨基酸等物质，其中蛋白质含量最高，是主要活性物质。全蝎粉冷浸、水煎、水煎醇沉、胃蛋白酶酶解、胰蛋白酶酶解、仿生酶解等不同提取工艺产物10g/kg给小鼠灌胃7天，能延长凝血时间；降低肾静脉阻断的大鼠下腔静脉瘀血模型血栓重量；在终浓度0.25g/ml能延长大鼠血液体外凝血酶原时间，增加体外纤溶蛋白溶圈直径。全蝎水提醇沉物1mg/kg给家兔静脉注射，能减少正常家兔体外血栓的血栓长度和重量，降低血浆纤维蛋白原含量，缩短优球蛋白溶解时间；减少颈动脉阻断法家兔体内血栓模型的血栓重量，降低血浆TXB_2、升高血浆6-keto-$PGF_{1\alpha}$，缩短优球蛋白溶解时间，延长APTT、TT、PT时间；175mg/kg给大鼠在给药前后各静脉注射一次，可减少血栓重量，延长APTT、TT、PT时间；10～70mg/ml能不同程度的抑制小鼠体外血小板聚聚；250mg/kg静脉注射能抑制小鼠体内血小板聚集。

4. 抗肿瘤作用　全蝎95%乙醇提取物的水溶液10mg/ml用药48～72小时内使人肝癌BEL-7402细胞和人宫颈癌HeLa细胞全部脱壁死亡。全蝎的一种提取物每天皮下注射0.2mg/只，连用10天，对LA-795肺癌带瘤小鼠可抑制肿瘤生长、降低死亡率；体外在10μg/ml和1μg/ml剂量下，用药后48小时和72小时，可使体外培养的HeLa细胞全部死亡脱壁。蝎毒抗癌多肽组分Ⅲ 0.04mg/kg给小鼠连续腹腔注射10天可抑制H_{22}生长。全蝎水提取液3～10mg/ml体外培养可促进HL-60细胞的程序化死亡，可将HL-60细胞阻断在G_0/G_1期，减少S期细胞，降低细胞增殖指数最高浓度，可上调p53和c-myc、下调bcl-2表达。全蝎蛋白药效组分在浓度大于

37mg/ml 时，对癌细胞有明显抑杀作用，且抑杀效果与剂量呈线性正相关，当全蝎蛋白药效组分含量高于9.25mg/ml时，可显著增加L1210细胞的凋亡率，抑制其增殖。全蝎蛋白药效组分的抗肿瘤生物效应指标为9.25～175mg/ml，可作为全蝎生物效应质量评价的指标之一[3]。在相同浓度下，蝎尾提取物对人前列腺癌 PC-3细胞增殖的抑制作用明显高于蝎身提取物[4]。

5. 增强免疫作用　全蝎煎剂1、2g/kg连续灌胃7天可增加溶血素的形成。全蝎低温粉碎冻干粉的混悬液0.5、1、2g/kg给小鼠连续灌胃7天，可提高小鼠腹腔巨噬细胞对鸡红细胞的吞噬率和吞噬指数，促进小鼠溶血素形成、淋巴细胞转化及溶血空斑形成。东亚钳蝎去除尾部毒腺部分低温粉碎后的醇提部位31、62、124mg/kg连续灌胃21天，能不同程度的抑制佐剂性关节炎大鼠足肿胀，增加胸腺指数。全蝎和蝎身煎剂1、2g/kg连续灌胃6天，可使小鼠网状内皮系统对碳粒的廓清增加。

6. 抗炎作用　CIA大鼠连续40天给予全蝎蜈蚣混悬液0.4、0.2、0.1g/kg(全蝎蜈蚣各半，研末加适量生理盐水调匀)后，可显著降低IL-1β、TNF-α在关节局部组织中的表达，减少炎细胞浸润，同时也可降低CIA大鼠关节足爪容积，缓解CIA大鼠关节肿胀[5]。全蝎蜈蚣可显著减少模型组BALF中细胞总数、中性粒细胞、淋巴细胞、嗜酸粒细胞，减缓气道壁、平滑肌层增厚的趋势，减轻胶原纤维增生，对哮喘气道炎症、气道重塑有一定抑制作用[6]。全蝎乙醇提取物1.5、0.8g/kg灌胃给药一次能降低蛋清致大鼠足肿胀程度和棉球肉芽肿的重量，但对组胺致皮肤黏膜血管通透性增加无明显作用。

7. 其他作用　东亚钳蝎去除毒腺剩余部分低温粉碎的生理盐水溶液36、18、9g/kg及其醇提取部位1、0.5、0.25g/kg给四氯化碳肝损伤小鼠灌胃给药，每天一次，连续5天，均能降低血清ALT、MDA，醇提取部位还能降低血清AST。

8. 毒理研究　全蝎有一定毒性。蝎毒是高毒性物质，直接进入体内会产生强烈的毒性反应。东亚全蝎蝎毒小鼠静脉注射和腹腔注射的LD_{50}分别为1.72mg/kg和2.74mg/kg。

【参考文献】［1］彭延古，徐爱良，黄莺，等．全蝎纯化液对静脉血栓形成大鼠纤溶和凝血系统的影响．中国中医药信息杂志，2011，18(3)：47-48.

［2］赵检英，石雕，谭茜，等．全蝎纯化液对实验性动脉血栓形成t-PA、PAI-1的影响．中西医结合心脑血管病杂志，2012，10(2)：195-196.

［3］王晶娟，张贵君，吴明侠，等．全蝎蛋白药效组分对L1210肿瘤细胞凋亡的影响．国际中医中药杂志，2010，32(6)：488-490.

［4］周青，何清湖，田雪飞，等．全蝎提取物对人前列腺癌PC-3细胞体外抑制作用研究．中医药导报，2011，17(8)：70-72.

［5］赵海梅，左志琴，程绍民，等．全蝎、蜈蚣对CIA大鼠关节和小肠黏膜IL-1β、TNF-α表达的影响．中药药理与临床，2011(3)：54-56.

［6］李海燕，杨佩兰，黄海茵，等．全蝎-蜈蚣药对对哮喘模型大鼠气道炎症及气道重塑的影响．中国实验方剂学杂志，2013，19(1)：206-210.

蜈　蚣
Wugong

本品为蜈蚣科动物少棘巨蜈蚣 *Scolopendra subspinipes mutilans* L.Koch 的干燥体。主产于浙江、湖北、湖南、江苏。春、夏二季捕捉，用竹片插入头尾，绷直，干燥，剪段。以条宽、腹干瘪者为佳。

【性味与归经】　辛，温；有毒。归肝经。

【功能与主治】　息风镇痉，通络止痛，攻毒散结。用于肝风内动，痉挛抽搐，小儿惊风，中风口歪，半身不遂，破伤风，风湿顽痹，偏正头痛，疮疡，瘰疬，蛇虫咬伤。

【效用分析】　蜈蚣辛温，性善走窜，通达内外，搜风定搐力强，为息风止痉的要药，凡肝风内动，惊痫抽搐之证，每与全蝎相须为用。

蜈蚣有毒，味辛行散，性善走窜，能以毒攻毒，故有解毒散结、消肿止痛的作用。凡热毒内侵，或痰湿凝结，或瘀滞闭阻脉络，所致的疮疡、肿毒、瘰疬、痰核等证均可用之，为外科常用药。

蜈蚣为虫类药，《医学衷中参西录》言其"走窜之力最速，内而脏腑，外而经络，凡气血凝集之处皆能开之"，本品搜风通络止痛之力强，多用治风湿顽痹、顽固性偏正头痛等证。

【配伍应用】

1. 蜈蚣配钩藤　蜈蚣善于息风止痉，攻毒散结，通络止痛；钩藤善于息风止痉，清热平肝。二药伍用，有较强的息风止痉、祛风通络、止痛之功，适用于肝风内动，痉挛抽搐，中风半身不遂以及顽固性头痛等。

2. 蜈蚣配地龙　蜈蚣、地龙均为息风止痉的要药。蜈蚣息风力强，对于抽搐频作、手足颤抖、舌强言謇、头摇不止疗效较好；地龙搜风力胜，对于四肢痉挛、颈项强直、角弓反张作用较佳。二药伍用，同入肝经，可增强息风止痉的作用，是常用的息风对药。

3. 蜈蚣配甘草　蜈蚣攻毒散结；甘草生用清热解

毒。二药伍用，可增强解毒散结之力，用治外科疮疡肿毒诸证。

【鉴别应用】 **蜈蚣与全蝎** 蜈蚣、全蝎均有息风镇痉，解毒散结，通络止痛之功，适用于肝风内动，痉挛抽搐，小儿惊风，中风口歪，半身不遂，破伤风，风湿顽痹，偏正头痛，疮疡，瘰疬，蛇虫咬伤等。然蜈蚣力猛性燥，善走窜通达，息风镇痉功效较强，攻毒疗疮，通痹止痛效佳。全蝎性平，息风镇痉，攻毒散结之力不及蜈蚣。

【方剂举隅】

1. 蜈蚣饯（《外科正宗》）

药物组成：蜈蚣、桐油、独活、白芷、甘草。

功能与主治：祛风拔毒，祛腐生肌。适用于臁疮多年，黑腐臭烂作痛，诸药不效者。

2. 蜈蚣油（《疡科选粹》）

药物组成：蜈蚣、麻油。

功能与主治：搜风止痒。适用于疮癣，蛀发癣。

3. 止痉散（《流行性乙型脑炎中医治疗法》）

药物组成：蜈蚣、全蝎。

功能与主治：祛风止痉，通络止痛。适用于痉厥，四肢抽搐等。

【成药例证】

1. 医痫丸（《临床用药须知中药成方制剂卷》2020年版）

药物组成：生白附子、天南星（制）、半夏（制）、白矾、猪牙皂、乌梢蛇（制）、僵蚕（炒）、蜈蚣、全蝎、雄黄、朱砂。

功能与主治：祛风化痰，定痫止搐。用于痰阻脑络所致的癫痫，症见抽搐昏迷、双目上吊、口吐涎沫。

2. 宫糜膏（《中华人民共和国卫生部药品标准·中药成方制剂》）

药物组成：黄柏、冰片、轻粉、雄黄、蜈蚣。

功能与主治：清热燥湿，化腐生肌，泻火解毒。用于宫颈糜烂。

3. 小儿抽风散（《中华人民共和国卫生部药品标准·中药成方制剂》）

药物组成：蜈蚣、全蝎、蝉蜕、僵蚕、半夏、制天南星、厚朴、橘红，枳壳、甘草、朱砂、土鳖虫、钩藤、薄荷。

功能与主治：清热祛风，镇惊安神。用于小儿惊风，四肢抽搐，口眼歪斜。

4. 活血解毒丸（《临床用药须知中药成方制剂卷》2020年版）

药物组成：乳香（醋炙）、没药（醋炙）、黄米（蒸熟）、石菖蒲、雄黄粉、蜈蚣。

功能与主治：解毒消肿，活血止痛。用于热毒瘀滞肌肤所致的疮疡、乳痈，症见肌肤红、肿、热、痛、未溃破。

【用法与用量】 3～5g。

【注意】

1. 血虚生风者慎用。

2. 孕妇禁用。

【本草摘要】

1.《神农本草经》“啖诸蛇、虫、鱼毒……去三虫。”

2.《本草纲目》“小儿惊痫风搐，脐风口噤、丹毒、秃疮、瘰疬、便毒、痔漏、蛇瘕、蛇瘴、蛇伤。”

【化学成分】 主要含蛋白质：包括毒性蛋白，非毒性蛋白；磷酸酶A，蛋白水解酶，乙酰胆碱酯酶，精氨酸酯酶，类凝血酶，纤维素酶，酸性磷酸酶等；还含多种氨基酸、脂肪酸等。

【药理毒理】 本品有抗惊厥、抗炎、镇痛、抗肿瘤、抗心肌缺血等药理作用。

1. 抗惊厥作用 蜈蚣醇提物20.9g/kg给小鼠连续灌胃7天，可延长士的宁所致的小鼠惊厥出现时间。蜈蚣60%乙醇提取物10、20、30、40g/kg灌胃，能不同程度的抑制电惊厥，且量效呈正相关性。少棘巨蜈蚣乙醚提取物与乙醚提取后水提取物的混合物12.5g/kg对士的宁所致惊厥有对抗作用。鲜品少棘蜈蚣匀浆的上清液冻干粉水提物8g/kg连续灌胃7天，水提物对硝酸士的宁所致惊厥有对抗作用，能延长致痫小鼠强直性惊厥的潜伏期。

2. 免疫调节作用 蜈蚣水提物3、5/kg给小鼠连续灌胃27天，能升高小鼠的脾脏指数。蜈蚣混悬液5、3.5g/kg给小鼠连续灌胃7天，能增强机体吞噬细胞的吞噬活性，增强对吞噬细胞 F_c 受体作用，激活的巨噬细胞伸展能力增高，体积变大，表面结合的羊红细胞增多。蜈蚣混悬液5g/kg给小鼠灌胃，连续7天，能抑制抗体的产生，抑制正常小鼠体液免疫。

3. 抗肿瘤作用 蜈蚣醇提物和乙醚提取物8、16、32g/L对宫颈癌Caski细胞、SiHa细胞离体培养，4、8、16g/L对宫颈癌HeLa离体培养能使的宫颈癌Caski细胞形态由梭形逐渐变圆，胞浆皱缩，体积缩小，细胞数量减少能抑制宫颈癌Caski细胞的生长。能使SiHa细胞生长受抑；DNA周期改变，促进凋亡。能使宫颈癌HeLa细胞存活率降低，对HeLa癌细胞生长有抑制作用。蜈蚣醇提物18.75、37.5、75、150、200mg/ml对离体培养的胃癌-823细胞，肝癌 H_{22} 细胞等有杀伤作用，且随剂量增大杀伤率增加。

4. 解热镇痛作用　蜈蚣粗提取物和多肽单体对醋酸引起的腹腔疼痛具有明显的抑制作用，这两种活性成分属于作用于外周部位的抗炎镇痛药。通过抑制花生四烯酸和环氧化酶产生、阻断前列腺素合成、抑制 5-脂氧酶发挥消炎、解热、镇痛作用。

5. 抗炎作用　蜈蚣在一定剂量下可降低 $CD4^+T$ 淋巴细胞数量水平，在外周血可降低 $CD4^+/CD8^+$，而在小肠 PP 结则可升高 $CD4^+/CD8^+$，从而抑制 $CD4^+T$ 淋巴细胞活化，减少 Th1 型炎症因子的表达，从而缓解炎症的反应。蜈蚣水提物 3、5g/kg 给小鼠灌胃，连续 27 天，能降低二甲苯小鼠耳肿胀和棉球肉芽肿[1]。

6. 抗氧化作用　蜈蚣水黄酮类物质对羟自由基有很强的清除能力，当黄酮浓度为 5μg/ml 时，清除率为 70.71%[2]。蜈蚣水提物 2、4g/kg 给大鼠灌胃，连续 3 月，降低大鼠血清中过氧化脂质及肝脑组织中 LPO 含量，可使红细胞 SOD 和 GSH 升高，使胸腺和脾脏重量增加。

7. 其他作用　此外，蜈蚣尚有抗心肌缺血、促消化等作用。蜈蚣超微粉 2.5g/kg 给大鼠灌胃，连续 10 天，可抑制垂体后叶素致心肌缺血心电图改变，增加大鼠血清及心肌 SOD、降低 MDA，降低血清 LDH 活力。蜈蚣水提取物 2.5、5.0g/kg 给家兔灌胃 12 周，能升高家兔血清中 SOD、NO，降低 MDA、ET。蜈蚣水提物冻干粉 20、40mg/kg 给大鼠灌胃 2 天，能增加胃液量、总酸分泌量及胃液酸度、胃蛋白酶总活力；40mg/kg 给大鼠灌胃 2 天，能增加胰液的分泌量、胰蛋白分泌量；25、50mg/kg 给小鼠灌胃 2 天，能促进小肠运动。

8. 毒理研究　蜈蚣口服有一定的毒性，有过敏反应，肝、肾毒性作用，神经系统毒性作用，心肌受损，消化道疾患[3]，致畸、溶血作用。蜈蚣水煎液 50g/kg 小鼠灌胃，观察 7 天，死亡率 10%，体重有所减轻，而 25、12.5g/kg 对小鼠体重无影响，未见动物死亡或异常活动。蜈蚣水煎液 41、205mg/kg 给小鼠连续灌胃 30 天，对小鼠体重、血色素水平、骨髓染色体畸变率均未见影响。蜈蚣水提物 500、1000mg/kg 给小鼠灌胃，连续 11 天，有致畸作用，使死胎，吸收胎比例升高。蜈蚣粗毒冻干粉 16.72～1918.20μg/2ml 对家兔血液有不同程度的体外溶血作用，成一定的剂量依赖性，并且新采集的蜈蚣比放置一年的蜈蚣的溶血活性强。

蜈蚣药材口服毒性很低。用其干粉进行急性毒性试验不能测出 LD_{50}。蜈蚣研粉最大耐受量（MTD）为 9.96g/kg，此量相当于推荐成人临床用量的 140 倍（按临床生药用量 5g/d，成人体重 79kg 计算）。墨江蜈蚣和少棘蜈蚣虫体 0.5g/ml 的悬浮液对小鼠的体重和血红蛋白都未见不良影响[3]。

【参考文献】
［1］元艺兰. 蜈蚣的药理作用及临床应用. 现代医药卫生，2012，28(9)：1411.

［2］贤景春，陈巧劢，赖金辉，等. 水蜈蚣总黄酮提取及对羟自由基的清除作用. 江苏农业科学，2011，39(3)：427-429.

［3］骆灵敏. 中药蜈蚣毒理研究. 临床合理用药杂志，2011，4(27)：65.

僵　蚕

Jiangcan

本品为蚕蛾科昆虫家蚕 *Bombyx mori* Linnaeus 4～5 龄的幼虫感染（或人工接种）白僵菌 *Beauveria bassiana*（Bals.）Vuillant 而致死的干燥体。主产于浙江、江苏。多于春、秋季生产，将感染白僵菌病死的蚕干燥。以肥壮、质硬、色白、断面明亮者为佳。

【炮制】 **麸炒僵蚕**　取净僵蚕，用麸皮炒至黄色。

【性味与归经】 咸、辛，平。归肝、肺、胃经。

【功能与主治】 息风止痉，祛风止痛，化痰散结。用于肝风挟痰，惊痫抽搐，小儿急惊，破伤风，中风口歪，风热头痛，目赤咽痛，风疹瘙痒，发颐痄腮。

【效用分析】 僵蚕味辛、咸，性平，入肝、肺经。《本草思辨录》云其“劫痰湿而散肝风”，能伐肝木以平肝风，宣肺气而涤痰热，有息风止痉，化痰定惊之功效，故可用治肝风夹痰，惊痫抽搐，小儿急惊以及破伤风。

僵蚕味辛行散，能祛风通络，常用治风中经络、口眼歪斜。

僵蚕辛以散风，入肝、肺经，有祛散风热而止痛、明目、利咽、止痒之效，故可用治风热头痛，目赤咽痛，风疹瘙痒。

僵蚕味咸，功能软坚散结，又有化痰之效，故可用治发颐痄腮等。

【配伍应用】

1. 僵蚕配白芷　僵蚕祛外风以止痛，且可化痰散结；白芷辛散祛风，芳香通窍，消肿止痛。二药伍用，有祛风止痛、散结消肿之功，适用于治疗头痛、眉棱骨痛、牙痛、疮疡肿毒等。

2. 僵蚕配蒺藜　僵蚕祛风止痉，化痰散结；蒺藜平肝解郁，祛风止痒。二药伍用，有平肝息风、祛风化痰之功，可适用于痰热壅盛之惊痫抽搐以及头痛眩晕、风疹瘙痒等。

【鉴别应用】

1. 生僵蚕与麸炒僵蚕　二者均为僵蚕的不同炮制

品种，由于炮制方法不同，作用亦各有偏重。生僵蚕辛散之力较强，药力较猛，用于惊痫抽搐，风热之风疹瘙痒，肝风头痛等症。麸炒僵蚕疏风解表力稍减，长于化痰散结；且能降低腥味，起到矫臭矫味作用，用于咽喉肿痛，瘰疬痰核，中风失音等症。

2. 僵蚕、全蝎与蜈蚣 三者均为息风止痉之常用药。僵蚕性平无毒，既息内风，又散外风，并有化痰散结之功，但息风止痉之力不及全蝎、蜈蚣。全蝎性平，息风止痉、攻毒散结之力不及蜈蚣。蜈蚣力猛性燥，善走窜通达，息风止痉作用较强；又能攻毒疗疮，通痹止痛。

3. 僵蚕与地龙 二药均可息风止痉，适用于肝风内动，惊痫抽搐，中风口歪，半身不遂。然僵蚕又有祛风止痛，化痰散结的功效，适用于风热头痛，目赤咽痛，风疹瘙痒，发颐痄腮。地龙清热定惊，又有通络、平喘、利尿的作用，适用于关节痹痛、肺热喘咳以及水肿尿少等。

【方剂举隅】

1. 僵蚕散（《医略六书》）

药物组成：僵蚕、制白附子、制半夏、制天南星、天麻、蝉衣。

功能与主治：涤痰开窍，息风止痉。适用于孕妇中风痰涌，口噤脉滑者。

2. 僵蚕丸（《圣济总录》）

药物组成：白僵蚕、制川乌、没药、蜈蚣。

功能与主治：息风止痉通络。适用于中风手足不遂，言语不正。

3. 普济消毒饮（《东垣试效方》）

药物组成：黄芩、黄连、陈皮、甘草、玄参、柴胡、桔梗、连翘、板蓝根、马勃、牛蒡子、薄荷、僵蚕、升麻。

功能与主治：清热解毒，疏风散邪。适用于大头瘟，恶寒发热，头面红肿痛，目不能开，咽喉不利，舌燥口渴，舌红苔白兼黄，脉浮数有力。

【成药例证】

1. 复方牵正膏（《临床用药须知中药成方制剂卷》2020年版）

药物组成：白附子、地龙、全蝎、僵蚕、白芷、防风、生姜、川芎、当归、赤芍、樟脑、冰片、薄荷脑、麝香草酚。

功能与主治：祛风活血，舒经活络。用于风邪中络，口眼歪斜，肌肉麻木，筋骨疼痛。

2. 小儿咳喘颗粒（《临床用药须知中药成方制剂卷》2020年版）

药物组成：麻黄、石膏、黄芩、鱼腥草、苦杏仁(炒)、川贝母、天竺黄、紫苏子(炒)、莱菔子(炒)、桔梗、僵蚕(炒)、茶叶、细辛、山楂(炒)、甘草。

功能与主治：清热宣肺，化痰止咳，降逆平喘。用于小儿痰热壅肺所致的咳嗽、发热、痰多、气喘。

3. 定搐化风丸（《中华人民共和国卫生部药品标准·中药成方制剂》）

药物组成：全蝎、僵蚕、蝉蜕、防风、羌活、麻黄、桔梗、半夏、黄连、大黄、甘草、人工牛黄、朱砂、麝香、冰片。

功能与主治：清热镇惊，散风化痰。用于小儿脏腑积热，关窍闭塞引起急热惊风，痰涎壅盛，昏睡，神志不清，牙关紧闭，四肢抽搐，颈项强直，二目直视。

【用法与用量】 5～10g。

【本草摘要】

1.《本草纲目》“散风痰结核，瘰疬，头风，风虫齿痛，皮肤风疮，丹毒作痒，痰疟癥结，妇人乳汁不通，崩中下血，小儿疳蚀鳞体，一切金疮，疔肿风痔。”

2.《本草求真》“治中风失音，头风齿痛，喉痹咽肿。”

【化学成分】 主要含脂肪、蛋白质、氨基酸及微量元素等。

【药理毒理】 本品具有镇静、抗惊厥、抗凝血、抗血栓等作用。

1. 镇静作用 僵蚕醇水浸出小鼠灌胃 25g/kg 或家兔皮下注射 12.5g/kg，能诱导动物睡眠。僵蚕水提醇沉提取物给小鼠灌胃20g/kg有减少小鼠自发活动的作用，但同剂量水提物作用不明显；10、20g/kg 给小鼠灌胃，在用药后10、20、30分钟均能减少开阔法平均走动格数，有减少自发活动作用；20g/kg 给小鼠灌胃能增加转棒试验的坠落率，抑制小鼠运动协调功能。

2. 抗惊厥作用 僵蚕多种提取物均有抗惊厥作用。僵蚕水煎液25g/kg灌胃能对抗的士宁诱发的小鼠强直性惊厥。僵蚕 60%乙醇提取后石油醚、三氯甲烷、乙酸乙酯等萃取后的醇提液和醇提后药渣的水煎液 5 个部位均20g/kg 灌胃 3 天，萃取后的醇提液对士的宁所致小鼠惊厥的出现时间有延长作用；三氯甲烷及乙酸乙酯部位能延长尼可刹米致小鼠惊厥出现的潜伏时间；三氯甲烷部位能延长异烟肼所致小鼠惊厥出现的潜伏时间。

3. 对凝血系统的影响作用 僵蚕水煎液 5、10g/kg灌胃20天，能延长小鼠玻片法和毛细玻管法的凝血时间。僵蚕水煮醇沉液 100、50、25μg/ml 3 个不同浓度对内毒素所致离体大鼠全血溶血具有对抗作用，能降低内毒素血红蛋白含量升高，提示僵蚕对红细胞膜具有保护作用。僵蚕水煮醇沉液体外对家兔血浆的对 TT、PT、KPTT 均有延长作用，且呈量-效关系；体外 42mg/ml 对去纤溶酶原血浆和去 AT-Ⅲ血浆均有抗凝作用；2.5g/kg 给家兔静脉注射可使颈动脉血 TT、KPTT 延长。

4. 催眠作用　有试验发现白僵蚕的醇水浸出液对小鼠和兔有催眠作用，小鼠口服 0.5/20g，皮下注射 0.25/20g，约等于 50mg/kg 苯巴比妥注射的催眠效力，说明白僵蚕具有催眠作用[1]。

5. 降脂、降糖作用　临床试验证明僵蚕可以治疗糖尿病及高脂血症。白僵蚕代替家蚕复方蛹油对 20 例轻度高脂血症患者进行了临床试验，结果表明甘油三酯平均下降 47.14mg/100ml，血清胆固醇平均下降 22.4mg/100ml，作用机制可能同其他高度不饱和脂肪酸一样，能抑制体内胆固醇合成，促进胆固醇排泄，提高磷脂合成[1]。

6. 美容作用　《神农本草经》上记载，白僵蚕有“灭黑斑，令人面色好”的功效。白僵蚕含有氨基酸和活性丝光素物质草酸铵，有营养皮肤和美容作用。僵蚕所含蛋白质有刺激上皮脂腺，调节性激素分泌的作用，因而对女性性激素分泌失调引起的黄褐斑有一定疗效。僵蚕维生素 E 的含量为 9.89%，维生素 E 能清除自由基，抗脂质氧化形成的老年斑。其所含的活性丝光素能促使皮肤细胞新生，调节皮脂，改善皮肤微循环，可增白防晒，消除色素沉着，保持皮肤弹性。此外白僵蚕还含有蛋白酶、壳质酶、脂酶等水解酶，可消化角质，分解色素，防疤痕、去粉刺、治瘀斑的作用[1, 4]。

7. 抗菌作用　僵蚕 95%乙醇超声提取，物对大肠埃希菌的最小抑菌浓度(MIC)为 0.625mg/ml。白僵蚕醇提物对苹果炭疽病菌、腐烂病菌、花椒落叶病菌均有一定的抑制作用，其中对炭疽病菌的抑制作用最强[2]。

8. 增强免疫作用　白僵蚕多糖可从多方面促进正常小鼠和免疫抑制小鼠的体液免疫和细胞免疫，对正常小鼠免疫功能的提高和免疫抑制小鼠免疫功能的恢复有促进作用[3]。

9. 神经营养和保护作用　从僵蚕中分离纯化得到的磷脂与鞘脂类化合物可通过刺激神经生长因子(NGF)合成发挥营养神经作用。僵蚕提取物作用于人工培养的大鼠星形胶质细胞，通过抑制脂质过氧化和保护抗氧化酶来对抗淀粉样蛋白诱导的细胞毒性。僵蚕提取物能抗兴奋性氨基酸诱导的神经毒性，从而保护海马神经元、降低脑缺血及其他神经损害导致的神经损伤[3]。

10. 其他作用　僵蚕尚有抗肿瘤、雄激素样作用等。僵蚕醇提物对小鼠 ECA 实体型抑制率为 36%；对小鼠 S_{180} 也有抑制作用；体外可抑制人体肝癌细胞的呼吸，可用于直肠腺癌型息肉等。僵蚕水煎液 5、10g 生药/kg 连续灌胃 21 天，能降低雌性小鼠卵巢、子宫重量，降低妊娠率，增加雄性小鼠睾丸、贮精囊重量。

11. 毒理研究　僵蚕口服的毒性较小。僵蚕水煮醇沉液小鼠腹腔注射的 LD_{50} 为 35.84g/kg。近年来，服僵蚕产生过敏反应病例时有报道，可能是由白厦菌中的异性蛋白引起，故对虫类药物过敏者慎用；由于僵蚕有抗凝作用，能使血小板减少，故凝血机制障碍或有出血倾向者应慎用；僵蚕大剂量时易引起腹胀，可能与其解痉缓解支气管平滑肌痉挛作用有关，僵蚕剂量不宜超过 20g，由于僵蚕抗惊厥作用主要为草酸铵，其代谢易产生氨，肝性脑病患者应慎用，防止加重肝昏迷[4]。

附：蚕蛾

本品为家蚕的干燥雄性成虫。性味咸，温。归肝、肾经。功能补肝益肾，壮阳涩精。用于阳痿早泄，遗精滑精，白浊。用量 1～6g，多入丸、散用；外用适量，研末撒或调敷患处。

【参考文献】［1］米红霞，刘吉平. 白僵蚕应用研究进展. 广东蚕业，2010，44(1)：46-48.

［2］喻静. 僵蚕的临床应用及现代药理研究. 中国中医药咨讯，2010，2(7)：185-186.

［3］徐冲，商思阳，刘梅，等. 僵蚕化学成分和药理活性的研究进展. 中国药房，2014，25(39)：3732-3734.

［4］程锁明，王航宇，李国玉，等. 中药白僵蚕的研究进展. 农垦医学，2014，34(5)：443-448.

壁　虎

Bihu

本品为壁虎科动物多疣壁虎 *Gekko japonicus*(Dumeril et Bibron)或无蹼壁虎 *Gekko swinhonis* Güenther 的干燥体。主产于河北、山东、江苏。夏、秋二季捕捉，低温干燥。以体大、尾全者为佳。

【性味与归经】　咸，寒；有小毒。归肝经。

【功能与主治】　祛风定惊，解毒散结。用于中风不遂，惊痫抽搐，瘰疬，恶疮，噎膈反胃。

【效用分析】壁虎性味咸寒，主入肝经，为虫类药，既能祛风通络，又能息风定惊，故可用治中风半身不遂，口眼歪斜，肝风内动，惊痫抽搐以及破伤风等。

壁虎味咸软坚，性寒清热，有小毒，性善走窜，能以毒攻毒，有软坚散结、清热解毒之功效，可用治热毒内侵，或痰湿凝结，或瘀滞闭阻脉络，所致的瘰疬痰核，疮疡肿毒等证。其攻毒散结之功，也常用治噎膈反胃。

【配伍应用】

1. 壁虎配天南星 壁虎咸寒、有小毒，有祛风定惊，解毒散结之功；天南星苦辛温、有毒，有燥湿化痰，祛风解痉之效。二药伍用，善祛风痰，并能息风定惊止痉，多治风痰留滞经络，半身不遂，手足顽麻，口眼歪斜以及惊痫抽搐，破伤风等。

2. 壁虎配夏枯草 壁虎味咸软坚，性寒清热，有软坚散结、清热解毒之功；夏枯草味辛能散结，苦寒能泄热，有散结消肿、清肝泻火作用。二药伍用，可增强散结消肿，清肝解毒之功效，多用治肝郁化火，痰火凝聚之瘰疬、痰核、瘿瘤以及疮疡肿毒等。

3. 壁虎配钩藤 壁虎咸寒，主入肝经，能息风定惊；钩藤甘凉，主入肝经，有息风止痉及清泄肝热的作用。二药伍用，可增强息风止痉，凉肝定惊之功效，适用于肝风内动，惊痫抽搐，尤宜于热极生风，四肢抽搐及小儿高热惊风证。

【鉴别应用】 壁虎与僵蚕 二者均为虫类药，主入肝经，既能祛风通络，又能息风止痉，可用治中风半身不遂，口眼歪斜，肝风内动，惊痫抽搐，以及破伤风证等。然壁虎性寒有小毒，凉肝定惊，攻毒散结，尤宜于热极生风，四肢抽搐及小儿高热惊风证，并可用于恶疮、瘰疬等。僵蚕味辛行散，长于祛风化痰通络，治风中经络、口眼歪斜之证效佳，也可用于风热头痛，目赤咽痛，风疹瘙痒等。

【方剂举隅】

1. 如神救苦散（《医学正传》）

药物组成：壁虎、乳香、没药、陈皮、御米壳、甘草。

功能与主治：祛风定惊，行气止痛，活血散结。适用于瘫痪，手足走痛不止。

2. 守宫膏（《奇效良方》）

药物组成：壁虎、麝香、珍珠、片脑。

功能与主治：定惊息风，开窍醒神。适用于高热神昏，惊风抽搐。

3. 祛风散（《卫生宝鉴》）

药物组成：壁虎、蚕沙。

功能与主治：祛风通络止痛。适用于疠风。

【成药例证】 **抗栓胶囊**（《中华人民共和国卫生部药品标准·中药成方制剂》）

药物组成：当归尾、丹参、僵蚕、壁虎、土鳖虫、蜈蚣、水蛭、蜂房、地龙、制马钱子、麝香、蟾酥、甘草、土茯苓、延胡索、骨碎补、乌梢蛇、虻虫、穿山甲。

功能与主治：活血化瘀，抗栓通脉。用于血栓闭塞性脉管炎属瘀血阻络证。对脑血栓、心肌梗死、血栓性静脉炎等亦有较好的辅助治疗作用。

【用法与用量】 3～6g；焙研入丸、散。外用适量，研末调敷。

【注意】 孕妇慎用。

【本草摘要】

1.《本草纲目》 “治中风瘫痪，手足不举，或厉节风痛，及风痰惊痫，小儿疳痢，血积成痞，疠风瘰疬；疗蝎螫。”

2.《四川中药志》 “驱风，破血积包块，治肿瘤。”

【化学成分】 主要含蛋白质、马蜂毒样的有毒物质及组胺样物质。

【药理毒理】 本品具有抗肿瘤、平喘等作用。

1. 抗肿瘤作用 壁虎全体细粉混悬液 4.5、9、13.5g/kg 给 S_{180} 移植瘤小鼠灌胃，14 天，均能降低瘤重，能降低白细胞数、降低胸腺指数与脾脏指数，抑制肉瘤组织病理改变，可降低 VEGF、bFGF 蛋白表达，增加小鼠 S_{180} 肉瘤细胞凋亡率。无蹼壁虎冷冻处死的鲜壁虎和冷冻处死后烘干的干壁虎粉碎匀浆后反复冻融的冻干粉均以 1、2、4g/kg，给荷 S_{180} 小鼠灌胃 10 天，均能降低瘤重，不同程度的升高胸腺重量和胸腺指数。无蹼壁虎冷冻处死的为鲜壁虎用清水洗净分成皮肤、头部、肌肉骨骼、内脏、尾部五部分匀浆反复冻融的提取液；皮肤、头部、肌肉骨骼、内脏、尾部五部分及全壁虎在终浓度 40、60μg/ml 均可抑制肝癌 H_{22} 细胞的体外增殖，其抑制率以内脏高剂量最高；鲜壁虎内脏和去除内脏两部分及全壁虎 2、4g 鲜生药/kg 对肝癌 H_{22} 荷瘤小鼠灌胃 12 天，对肿瘤生长有不同程度的抑制作用。无蹼壁虎多糖 20、10mg/kg 给 H_{22} 肝癌细胞荷瘤小鼠灌胃 12 天，对体重、瘤重、胸腺及脾脏重量和指数均未见变化，但终浓度 5、10、15mg/ml 体外对 H_{22} 肝癌细胞有抑制增殖作用。鲜壁虎冻干粉 1.2g/kg 给移植瘤 H_{22} 肝细胞癌模型小鼠灌胃 20 天，可抑制肿瘤生长及诱导肿瘤细胞凋亡，降低肿瘤组织 VEGF、BFGF 蛋白的表达，使肿瘤组织内微血管密度下降。50mg/L 鲜壁虎液处理的 C6 胶质瘤细胞，增殖能力降低；5、30、50mg/L 鲜壁虎液均可以使 C6 细胞显示凋亡征象，有 DNA 断裂现象，并有浓度和时间依赖性。肝癌细胞形态由多变形变为纺锤形，且甲胎蛋白分泌量减少，氨基转移酶分泌量增多，细胞被阻滞于 G/M 期。抗肿瘤作用机制与诱导细胞凋亡、诱导肝瘤细胞分化、抑制新生血管形成和增强机体免疫功能有关[1-3]。

2. 平喘作用 壁虎粉 1g/kg 给卵蛋白致敏激发哮喘豚鼠自致敏后第 1 天灌胃给药 16 天，能改善该模型呼吸困难或咳嗽的症状，降低肺泡灌洗液中EOS含量，能抑制肺部组织局部炎症细胞浸润、保护气管黏膜的完整性。

3. 抗骨质疏松作用　壁虎提取物预防和治疗性给予骨质疏松大鼠后均使大鼠骨骼的生物力学指标发生改善，这表明壁虎提取物具有增加骨强度作用；而且预防用药组骨密度值多项检测指标优于治疗组大鼠的趋势，能预防骨质疏松的发生。另外，预防组及治疗组大鼠的骨密度、骨钙含量及骨皮质厚度均明显高于模型组大鼠，且腰椎骨密度的增加值高于全身骨密度的增加值[4]。

4. 其他作用　壁虎对麻醉兔、猫、犬静脉注射蹼趾壁虎醇提水沉液，血压都有不同程度的下降，停药后恢复正常。壁虎有一定的抗血栓形成作用，能改善动脉血栓形成后的组织血液供应[5]。

5. 毒理学研究　壁虎口服毒性小。无蹼壁虎冷冻处死的鲜壁虎和冷冻处死后烘干的干壁虎粉碎匀浆后反复冻融的冻干粉均以 320g/kg 给小鼠灌胃，给药当日小鼠活动、精神状态、饮食均正常，7天内干、鲜壁虎两组均未见小鼠死亡及其他异常，尸检主要脏器未发现异常病理改变；以 720g/kg 一天内分 3 次给予，小鼠在外表行动、反射活动、饮食量等方面均无异常，仅鲜壁虎在给药第3天体重减轻。

【参考文献】　[1] 王晓兰，宋佳玉，王建刚. 壁虎抗肿瘤作用研究现状. 中国实验方剂学杂志，2011，17(4)：218-220.

[2] 蒋桂香，王春梅，赓迪. 壁虎抗肿瘤活性物质的发现及作用机制研究进展. 中华中医药杂志，2013，28(4)：1037-1040.

[3] 赵华山，余红，王建刚. 中药壁虎抗消化道肿瘤作用机制的研究进展. 河北联合大学学报(医学版)，2013，15(4)：492-494.

[4] 蓝鸣生. 中药壁虎资源、临床及药理学研究进展. 内科，2011，6(4)：331-334.

[5] 张宏波，莫志贤. 壁虎的药理作用与临床应用研究进展. 中医药导报，2010，16(2)：76-78.

病证用药

平抑肝阳药与息风止痉药的作用及适应证各有不同，但因部分药物既能平抑肝阳，又能息风止痉，而且肝阳上亢又极易化风，故这两类药在临床应用中既有区别，又有联系，应根据病情需要，结合药性特点，灵活应用，恰当配伍。

眩晕　治以平抑肝阳，祛痰化浊，补益肝肾，补养气血法。

1. 肝阳上亢证　因素体阳盛，容易上亢，或因长期忧郁恼怒，气郁化火，风阳升动，上扰清空，或肾阴素亏，肝失所养，以致水不涵木，肝阳上亢，发为眩晕。症见眩晕耳鸣，头痛且胀，每因烦劳或恼怒而头晕、头痛加剧，面色潮红，急躁易怒，少寐多梦，口苦，舌质红，苔黄，脉弦。治宜平抑肝阳，滋阴降火。常用的药物有石决明、珍珠母、牡蛎、紫贝齿、赭石、蒺藜、罗布麻叶、生铁落、羚羊角、钩藤、天麻、磁石、龙骨等。如肝火过盛，症见头痛目赤，口苦者，又可配菊花、龙胆、赤芍、栀子、夏枯草、青葙子、黄芩等清肝火、平肝阳的药物同用，以增强清肝泄热之力；如大便秘结者，可加用当归龙荟丸以泄肝通腑；如眩晕急剧，泛泛欲呕，手足麻木，甚则震颤，筋惕肉瞤，有阳动化风之势者，可再加龙骨、牡蛎、珍珠母等以镇肝息风，必要时可加羚羊角以增强清热息风之力；如兼见腰膝酸软，遗精疲乏，脉弦细数，舌质红，苔薄或无苔，则属肝肾阴虚，肝阳上亢，宜用育阴潜阳法，加滋养肝肾之药，如牡蛎、龟甲、鳖甲、何首乌、地黄等；若药后诸症减轻，可服杞菊地黄丸以滋肾养肝、巩固疗效。代表方如天麻钩藤饮（《中医内科杂病证治新义》）加减。

2. 痰浊中阻证　因嗜酒肥甘，饥饱劳倦，伤于脾胃，健运失司，以致水谷不化精微，聚湿生痰，痰浊内盛，肝阳挟痰，上扰于头，则清阳不升，浊阴不降，引起眩晕。症见眩晕而见头重如蒙，呕吐痰涎，胸闷恶心，食少多寐，苔白腻，脉濡滑。治宜燥湿祛痰，健脾和胃。常用天麻息风而治眩晕，二陈汤燥湿化痰，白术健脾，此为标本兼顾之法。若眩晕较甚，呕吐频作者，加赭石、竹茹、生姜、胆南星、旋覆花以镇逆止呕；若脘闷不食，加豆蔻、砂仁等芳香和胃；若耳鸣重听，加葱白、郁金、石菖蒲以通阳开窍；若脾虚生痰者，可用六君子汤加黄芪、竹茹、胆南星、芥子等；若为寒饮内停者，可用苓桂术甘汤加干姜、附子、芥子以温阳化寒饮；若痰阻气机，郁而化火，症见头目胀痛，心烦口苦，渴不欲饮，苔黄腻，脉弦滑数者，又当配竹茹、枳实、胆南星、浙贝母、牛黄、黄连、黄芩等以化痰泄热。代表方如半夏白术天麻汤（《医学心悟》）加减。

3. 肝肾阴虚证　若年老肾精亏虚，或因房事不节，阴精亏耗过甚，或先天不足，或劳役过度，伤骨损髓，或阴虚火旺，扰动精室，遗精频作，或肾气亏虚，精关不固，滑泄无度，均可使肝肾阴虚导致眩晕。症见眩晕，精神萎靡，腰膝酸软，或遗精，滑泄，耳鸣，发落，齿摇，兼见头痛颧红，咽干，形瘦，五心烦热，舌红，少苔，脉细数。治宜补肾益精，益精填髓。常用牡蛎、珍珠母、鳖甲、磁石等；兼肝肾阴虚，症见腰膝酸软，五心烦热者，又当配知母、黄柏、地黄、龟甲、牛膝、杜仲、桑寄生、女贞子、枸杞子、沙苑子、菟丝子等药以滋阴潜阳。代表方如大造丸(《诸证辨疑》)加减。

4. 气血亏虚证 因久病不愈，耗伤气血，或失血之后，虚而不复，或脾胃虚弱，不能健运水谷以生化气血，以致气血两虚，气虚则清阳不升，血虚则脑失所养，皆能发生眩晕。症见眩晕，动则加剧，劳累即发，面色皖白，唇甲不华，发色不泽，心悸少寐，神疲懒言，饮食减少，舌质淡，脉细弱。治宜补养气血，健运脾胃。常用人参、白术、黄芪益气健脾，当归、熟地黄、龙眼肉、大枣以补血养心，茯苓、白扁豆补中健脾，远志、酸枣仁养血安神；若食少便溏，脾胃较弱者，可酌加茯苓、薏苡仁、泽泻、砂仁、神曲等以增强健脾和胃之力；若兼见形寒肢冷，腹中隐痛，可加桂枝、干姜以温中助阳；如血虚甚者，可加熟地黄、阿胶，并重用人参、黄芪以补气生血。因失血引起者，分析其出血病因而治之。如中气不足，清阳不升，时时眩晕，面白少神，便溏下坠，脉象无力者，宜补中益气，升清降浊。代表方如归脾汤(《济生方》)。

5. 瘀血阻窍证 多因跌仆损伤，瘀血内停，阻滞脉络，气血不畅，头目失荣，脑失所养所致。症见眩晕、头痛，兼见健忘、失眠，心悸，精神不振，耳鸣耳聋，面唇紫黯，舌暗有瘀斑，脉涩或细涩。治宜祛瘀生新，活血通窍。常用川芎、赤芍、桃仁、红花活血化瘀，通窍止痛，配伍白芷、石菖蒲等药以通窍理气，温经止痛，加当归以养血活血，加地龙、全蝎镇痉祛风。代表方如通窍活血汤(《医林改错》)加减。

痉证 治以清肝潜阳，息风镇痉，益气补血，养筋缓痉法。

1. 肝经热盛证 多由邪热炽盛，引动肝风，风火相煽所致。症见高热，口噤不开，牙关紧闭，手足躁动，甚则项背强急、四肢抽搐，角弓反张，舌绛而干，脉弦细而数。治宜清肝潜阳、息风镇痉。常用羚羊角以清肝热、息肝风，为治热极生风证的主药，配钩藤、菊花、桑叶等清热凉肝、息风止痉药，以增强清热息风的作用，酌配白芍、生地黄等甘寒养阴药，柔肝舒筋止痉，养血以缓肝急，配竹茹、浙贝母、茯神等，以化痰安神；若抽搐惊厥不止者，可加牛黄、地龙、僵蚕、全蝎等以增进清热止痉之效。代表方如羚角钩藤汤(《通俗伤寒论》)。

2. 痰浊阻滞证 多因痰浊中阻，上蒙清窍，经络阻塞，筋脉失养所致。症见项背强急，四肢抽搐，头痛昏蒙，神识呆滞，胸脘满闷，呕吐痰涎，舌苔白腻，脉滑或弦滑。治宜祛风豁痰开窍，息风镇痉。以羌活、防风祛风通络，半夏、石菖蒲、陈皮、胆南星、姜汁、竹沥豁痰化浊开窍，枳实、茯苓、白术健脾化湿，全蝎、地龙、蜈蚣息风止痉；若言语不利者，加芥子、远志以祛痰开窍醒神；胸闷甚者，加瓜蒌、郁金理气行滞宽胸；若痰郁化热，身热，烦躁，舌苔黄腻，脉滑数者，加瓜蒌、黄芩、天竺黄、竹茹、青礞石等；若痰浊上壅，蒙闭清窍，突然昏厥抽搐者，可急用竹沥加姜汁冲服安宫牛黄丸。代表方如导痰汤(《传信适用方》引皇甫坦方)。

3. 阴血亏虚证 若属于虚风内动者，多由阴血亏耗，不能濡养筋脉所致。症见项背强急、四肢麻木、抽搐，伴有头目昏眩，自汗，神疲短气，舌淡红，脉弦细数无力。治宜滋阴潜阳，益气补血，养筋缓痉。常用龟甲、鳖甲、牡蛎、白芍、阿胶、鸡子黄、麦冬、五味子等滋阴潜阳药，配合天麻、钩藤、地龙、僵蚕等息风止痉药，或用四君子汤补气、四物汤补血，标本兼顾，可使阴液增，气血足，虚风息，为治疗虚风内动的有效配伍。代表方如大定风珠(《温病条辨》)加减。

小儿惊风 治以息风开窍，补虚息风法。

小儿惊风分急惊风、慢惊风。急惊风有肝阳化风证、热盛动风证。慢惊风有脾阳虚弱证、肝肾阴亏证。

1. 肝阳化风证 系由声、光异物刺激过大而造成。小儿阳常有余，肝阳化风，心神怯弱，表现发病较急，暴受外来惊恐后突然抽搐，神志不清，惊跳惊叫，四肢厥冷，苔薄白，脉乱不齐。治宜镇惊安神。选用龙齿、石菖蒲、朱砂、远志镇惊息风，化痰安神；气虚血少者，酌加当归、白芍养血安神。代表方如镇肝息风汤(《医学衷中参西录》)。

2. 热盛动风证 系由原发温热疾病(如麻疹、肺热咳嗽、痄腮等)引起的温热时邪未能及时外泄，内陷心肝所致。症见高热不退，烦躁口渴，突然肢体抽搐，两目上窜，神志昏迷，面色发青，甚则肢冷脉浮，舌红，苔黄腻，脉数。治宜平肝息风，清心开窍。药用羚羊角、钩藤、桑叶、菊花、白芍、地黄等平肝息风、清热凉血；高热者，加栀子、黄芩清热解毒；昏迷狂躁者，加安宫牛黄丸(《温病条辨》)；挟痰者，加石菖蒲、天竺黄、胆南星化痰开窍；大便秘结者，加大黄通腑泻热，釜底抽薪；抽痉频繁者，加全蝎、地龙、石决明平肝息风解痉。代表方如紫雪(《外台秘要》)。

3. 脾阳虚弱证 久泻伤脾，脾阳不振，土弱木乘，木旺化风。症见形神疲惫，面色萎黄，嗜睡露睛，四肢不温，时时抽搐，大便水样，时有腹鸣，舌谈，苔白腻，脉沉弱。治宜温运脾阳，扶土抑木。药用钩藤、白芍平肝息风，党参、白术、炙甘草补脾益胃。若脾虚及肾，肾阳衰微，元气虚弱，火不生土，出现面色皖白、灰滞者，加附子、肉桂、花椒温阳救逆，固本培元；大便溏薄者，加炮姜温运脾阳。代表方如附子理中丸（《阎氏小儿方论》）。

4. 肝肾阴亏证　系由急惊风或其他热证，经久不愈，热久伤阴，以致肝肾阴虚，虚风内动。症见身热、消瘦、手足心热，肢体拘挛或强直，时或抽搐，虚烦疲惫，大便干结，舌绛，少津，苔光剥，脉细弦数。治宜育阴潜阳，滋水涵木。常用鳖甲、牡蛎、龟甲滋养肝肾，潜阳息风。阴虚潮热者，加牡丹皮、银柴胡、地骨皮清退虚热；火热盛者，加黄连、阿胶清热滋阴；肢体强直瘫痪者，加全蝎、蕲蛇、乌梢蛇、僵蚕、地龙等搜风剔邪。代表方如大定风珠（《温病条辨》）。

中风中经络　治以平肝息风，化痰祛瘀通络法。

1. 风痰入络证　系卫外不固，络脉空虚，风邪乘虚入中于络，气滞痰凝，痹阻脉络，筋脉失于濡养所致。症见手足麻木，肌肤不仁或突然口眼歪斜，语言不利，口角流涎，甚则半身不遂，兼见恶寒发热，肢体拘急，关节酸痛，舌苔薄白，脉浮弦或弦细等。治宜祛风化痰通络。常用半夏、天南星、白附子祛风化痰，天麻全蝎息风通络，当归、白芍、鸡血藤、豨莶草养血祛风，若语言不清者，可配伍石菖蒲、远志以祛痰宣窍。代表方如真方白丸子加减（《瑞竹堂方》）加减。

2. 风阳上扰证　系肝火偏旺，肝阳上亢，阳亢化风，上扰清窍，气机逆乱，横窜经络所致。症见头晕头痛，耳鸣目眩，突然发生口眼歪斜，舌强语謇，或手足重滞，半身不遂，舌红苔黄，脉弦。治宜平肝潜阳，活血通络。常用平肝息风之天麻、钩藤为主药，配伍石决明、珍珠母等平肝潜阳，黄芩、栀子清肝泻火，牛膝活血化瘀，引气血下行。夹有痰浊，胸闷苔腻者，酌加胆南星、郁金以清热化痰，头痛甚者，可加羚羊角、夏枯草以清肝息风。代表方如天麻钩藤饮（《杂病证治新义》）加减。

3. 阴虚风动证　系长期烦劳过度，阴精暗耗，肝肾阴虚，水不制火，以致虚火内燔，风阳内动，肝风挟痰流窜经络所致。症见头晕耳鸣，少眠多梦，腰酸腿软，突然一侧手足沉重麻木，口眼歪斜，言语不利，手指瞤动，舌强肢颤，甚则半身不遂，舌强语謇，舌红苔腻，脉弦细而数。治宜滋阴潜阳，息风通络。可用白芍、玄参、天冬、枸杞滋养肝肾之阴，柔肝息风，用龟甲、牡蛎、赭石、龙骨等药平肝潜阳，用牛膝、当归活血化瘀，引气血下行，可配伍天麻、钩藤、菊花清热息风。若痰盛者，可去龟甲加胆南星、竹沥清热豁痰开窍；心中烦热者可加黄芩、栀子清热除烦。代表方如镇肝息风汤（《医学衷中参西录》）。

破伤风　治以祛风解毒定痉法。

破伤风系在创伤之后，风毒由伤口贯入，侵于肌腠经脉，营卫不得宣通，以致筋脉拘挛所致。初起时邪在肌腠经脉，症见牙关紧急，或有头痛恶寒发热，烦躁不安，继则出现肌肉痉挛，面呈苦笑，四肢抽搐，项背强急，甚则角弓反张，反复发作，极为痛苦。风毒在表者，抽搐较轻，痉挛期短，间歇期较长，舌淡红，苔薄白，脉数。治宜祛风镇痉。常用白附子、制天南星等为主药，以祛风化痰、定搐止痉，配合羌活、白芷、防风、蝉蜕及天麻等，既可驱散外风，又可平息内风，以增强祛风解痉之效；若痉挛抽搐，角弓反张病情严重者，酌加僵蚕、全蝎、蜈蚣、地龙等，以息风止痉、通络定搐。风毒入里者，多见高热，全身肌肉痉挛，间歇期短，面色青紫，呼吸急促，痰涎壅盛，胸腹满闷，时时汗出，大便秘结，小便不通，舌红，苔黄，脉弦数。治宜息风镇痉、清热解毒。可选用僵蚕、地龙、全蝎、天麻、白附子、天南星等药物，若高热甚者加黄芩、黄连、金银花、连翘、石膏清热泄火；痰涎壅盛，加竹沥汁、天竺黄化痰祛涎；津伤口干烦渴，加北沙参、麦冬、玉竹；大便秘结，加生大黄、芒硝、枳实、厚朴通腑泄热；小便短少，加车前子、白茅根、金钱草清热通淋利尿。代表方如玉真散（《外科正宗》）。

第十六章 开窍药

【基本概念】 凡具辛香走窜之性，以开窍醒神为主要作用，治疗闭证神昏的药物，称为开窍药。因之气味芳香，又称芳香开窍药。

中医理论认为，心之孔窍透达空灵，则神明有主，神志清醒，思维敏捷。若热邪内陷心包，或痰湿、秽浊、瘀血等各种实邪阻闭心窍，致使神明失用，而见神志昏迷，不省人事，牙关紧闭，两手握固有力等表现，则为闭证。开通心窍可使昏迷、人事不省的患者回苏，而苏醒神识的作用即为开窍醒神。

【作用特点】 本类药味辛、气芳香，善走窜，入心经。味辛能走窜行散，芳香能辟除秽浊之气，有通关开窍，启闭回苏、醒脑复神的作用。部分药物辛香行散，又兼活血、行气、止痛、辟秽、解毒等功效。

【适应范围】 开窍药主要用治热陷心包，痰浊蒙窍之神昏谵语以及惊风，癫痫，中风等猝然昏厥，痉挛抽搐等。其中某些开窍药又可用治湿浊中阻，胸脘冷痛满闷；血瘀气滞疼痛，经闭，癥瘕；湿阻中焦，食少腹胀及目赤咽肿、痈疽疔疮等。

现代医学诊断的由于各种原因出现的急性昏迷、多种急性脑病、癫痫发作、脑震荡后遗症、老年痴呆、冠心病心绞痛、胃肠道疾病、霍奇金病、胆囊及肝外胆管恶性肿瘤、结膜炎、痈疖、蜂窝织炎及脓疡、炭疽病等疾病，也可用本类药物治疗。

【配伍规律】 临床上多根据不同的病因病机及症状，选用相应的开窍药并配伍相应药物，若面青、身凉、苔白、脉迟之寒闭，宜选辛温开窍药，酌配温里祛寒药；若面红、身热、苔黄、脉数之热闭，宜选辛凉开窍药，酌配清热解毒药；若闭证神昏兼惊厥抽搐者，须配息风止痉药；若闭证兼见烦躁不安者，须配安神定惊药物；若以疼痛为主者，可配行气、活血化瘀药物；若痰浊壅盛者，当配化湿、祛痰药物。

【使用注意】 开窍药禁用于脱证之神昏，临床应用时需首先辨清神昏之虚实。开窍药为急救治标之品，辛香走窜，容易伤耗正气，不可久用，当中病即止；少数药物有毒，应注意用法并控制剂量；大多数药物能兴奋子宫，孕妇慎用或忌用。开窍药气味芳香易于挥发，受热后有效成分易被破坏，或有效成分不易溶于水，故内服不宜入煎剂，而多入丸、散剂，或其他新制剂，以便急救之用。

【药理作用】 开窍药的主要药理基础为中枢兴奋作用，亦与镇静、抗惊厥、抗心脑损伤等药理作用有关。多数开窍药可透过血-脑屏障，发挥兴奋中枢，或对中枢神经双向调节作用。如麝香、冰片、石菖蒲等具有兴奋中枢作用，从而起到开窍醒脑的功效；冰片、石菖蒲尚具有镇静、抗惊厥作用；麝香、冰片、苏合香、石菖蒲等还具有抗脑缺血损伤，保护神经，或增加心肌血流量，改善血循环等作用。部分开窍药尚有抗炎、镇痛、改善学习记忆、抗生育等作用。

临床常用的开窍药有麝香、冰片、苏合香、石菖蒲、安息香等。

麝 香

Shexiang

本品为鹿科动物林麝 *Moschus berezovskii* Flerov、马麝 *Moschus sifanicus* Przewalski 或原麝 *Moschus moschiferus* Linnaeus 成熟雄体香囊中的干燥分泌物。主

产于四川、西藏、云南。野麝多在冬季至次春猎取，猎获后，割取香囊，阴干，习称“毛壳麝香”；剖开香囊，除去囊壳，习称“麝香仁”。家麝直接从其香囊中取出麝香仁，阴干或用干燥器密闭干燥。以颗粒色紫黑、粉末色棕褐、质柔、油润、香气浓烈者为佳。

【性味与归经】 辛，温。归心、脾经。

【功能与主治】 开窍醒神，活血通经，消肿止痛。用于热病神昏，中风痰厥，气郁暴厥，中恶昏迷，经闭，癥瘕，难产死胎，胸痹心痛，心腹暴痛，跌扑伤痛，痹痛麻木，痈肿瘰疬，咽喉肿痛。

【效用分析】 麝香辛温，气极香，走窜之性甚烈，主入心经，有极强的开窍通闭作用，为醒神回苏之要药，可用于各种原因引起的闭证神昏。因其性温，属于温开之品，故为寒闭神昏证的首选；又因其开窍通关作用最强，临床配伍清热药又常用于治疗热闭神昏证。

麝香辛温香窜，气烈性猛，入心经，开通心脉，可行血中之瘀滞，开经络之壅遏，有活血通经、破瘀消癥、消肿止痛之效，故为治疗血瘀经闭、癥瘕、胸痹心痛、心腹暴痛、偏正头痛、风湿痹痛之佳品；又为伤科良药，对跌扑损伤，内服外用均有效。

此外，麝香辛香行散，有良好的活血散结、消肿止痛作用，故可用治疮疡肿毒、瘰疬痰核、咽喉肿痛。其走窜之性，力达胞宫，故对妊娠者有催产、下胎作用，可用治难产、死胎、胞衣不下。

【配伍应用】

1. 麝香配苏合香　麝香温通之性，更适用于治寒闭；苏合香属温通之品，力能开窍辟恶。两药同用，温通开窍醒神，用治中风、痰厥、气厥等猝然昏仆，牙关紧闭，不省人事之属于寒闭者。

2. 麝香配木香　麝香活血散结，开经络之壅遏以止痛；木香芳香浓烈，开壅导滞，行气止痛。二药相配，共奏行气活血止痛之功，可用于治疗气血瘀滞所致的心腹疼痛。

3. 麝香配川芎　麝香活血散结，化瘀止痛；川芎活血行气，祛风止痛。二药同用，具有活血行气，开窍止痛之功，用于瘀阻疼痛诸证，如治瘀血阻滞，痛经经闭，癥瘕积聚，跌打损伤，心腹暴痛等。

【鉴别应用】麝香与牛黄　二者均为开窍醒神之药，对于热病神昏及中风痰迷等，常相须为用；二者又均可用于热毒疮肿。但麝香性温，芳香走窜力强，重在开窍，寒闭、热闭均可应用；而牛黄性凉而苦，偏于清心豁痰定惊，故只宜热闭，尤宜于痰热闭阻心窍之神昏、惊狂癫痫之证。麝香性善走窜，功在消散气血瘀滞，故痈肿热毒之病以初起未溃者较好；而牛黄性善清热解毒，以热毒壅盛之疮疡肿毒最为适宜。另外，麝香能活血通经，可用于多种血瘀病证；而牛黄能息风止痉，多用于惊痫抽搐。

【方剂举隅】

1. 安宫牛黄丸（《温病条辨》）

药物组成：麝香、郁金、黄连、朱砂、山栀、雄黄、黄芩、水牛角、冰片、牛黄、珍珠、金箔衣。

功能与主治：清热解毒，开窍醒神。适用于邪热内陷心包证，症见高热烦躁，神昏谵语，舌謇肢厥，舌红或绛，脉数有力。亦治中风昏迷，小儿惊厥属邪热内闭者。

2. 紫雪（《外台秘要》）

药物组成：麝香、石膏、寒水石、滑石、磁石、玄参、沉香、升麻、甘草、丁香、芒硝、硝石、水牛角、羚羊角、朱砂、黄金等。

功能与主治：清热开窍，息风止痉。适用于温热病热闭心包及热盛动风证。症见高热烦躁，神昏谵语，痉厥，口渴唇焦，尿赤便秘，舌质红绛苔黄燥，脉数有力或弦数，以及小儿热盛惊厥。

3. 至宝丹（《苏沈良方》）

药物组成：水牛角、生玳瑁、琥珀、朱砂、雄黄、牛黄、龙脑、麝香、安息香、金银箔。

功能与主治：化浊开窍，清热解毒。适用于痰热内闭心包证。症见神昏谵语，身热烦躁，痰盛气粗，舌绛苔黄垢腻，脉滑数。亦治中风、中暑、小儿惊厥属于痰热内闭者。

4. 苏合香丸（《广济方》，录自《外台秘要》）

药物组成：白术、朱砂、麝香、诃梨勒皮、香附子、沉香、丁香、安息香、白檀香、荜茇、水牛角、薰陆香、苏合香、龙脑香等。

功能与主治：芳香开窍，行气止痛。适用于寒闭证。症见用于突然昏倒，不省人事，牙关紧闭，苔白，脉迟；亦治心腹卒痛，甚则昏厥，属寒凝气滞者。

5. 紫金锭（《片玉心书》）

药物组成：麝香、山慈菇、红大戟、千金子霜、五倍子、朱砂、雄黄。

功能与主治：辟秽解毒，化痰开窍，消肿止痛。适用于暑令时疫。症见脘腹胀闷疼痛，恶心呕吐，泄泻痢疾，舌润苔厚腻或浊腻，以及痰厥。外敷治疗疔疮肿毒，虫咬损伤，无名肿毒以及痄腮，丹毒，喉风等。

【成药例证】

1. 麝香保心丸（《临床用药须知中药成方制剂卷》

2020年版）

药物组成：人工麝香、人参提取物、肉桂、苏合香、蟾酥、人工牛黄、冰片。

功能与主治：芳香温通，益气强心。用于气滞血瘀所致的胸痹，症见心前区疼痛、固定不移；心肌缺血所致的心绞痛、心肌梗死见上述证候者。

2. 麝香心脑乐片（《临床用药须知中药成方制剂卷》2020年版）

药物组成：丹参、人参茎叶总皂苷、葛根、郁金、红花、三七、淫羊藿、麝香、冰片。

功能与主治：活血化瘀，理气止痛。用于瘀血闭阻所致的胸痹、中风，症见胸闷心痛、心悸气短或偏瘫失语者；冠心病心绞痛、脑梗死见上述证候者。

3. 灵宝护心丹（《临床用药须知中药成方制剂卷》2020年版）

药物组成：红参、人工麝香、冰片、三七、丹参、蟾酥、人工牛黄、苏合香、琥珀。

功能与主治：强心益气，通阳复脉，芳香开窍，活血镇痛。用于气虚血瘀所致的胸痹，症见胸闷气短、心前区疼痛、脉结代者；心动过缓型病态窦房结综合征及冠心病心绞痛、心律失常见上述证候者。

4. 麝香祛痛搽剂（《临床用药须知中药成方制剂卷》2020年版）

药物组成：人工麝香、红花、樟脑、独活、冰片、龙血竭、薄荷脑、地黄、三七。

功能与主治：活血祛瘀，舒经活络，消肿止痛。用于各种跌打损伤，瘀血肿痛，风湿瘀阻，关节疼痛。

5. 麝香舒活灵（《临床用药须知中药成方制剂卷》2020年版）

药物组成：人工麝香、血竭、三七、红花、冰片、地黄、樟脑、薄荷脑。

功能与主治：活血化瘀，消肿止痛，舒筋活络。用于闭合性新旧软组织损伤和肌肉疲劳酸痛。

6. 麝香镇痛膏（《临床用药须知中药成方制剂卷》2020年版）

药物组成：人工麝香、生川乌、辣椒、红茴香根、樟脑、水杨酸甲酯、颠茄流浸膏。

功能与主治：散寒，活血，镇痛。用于寒湿瘀阻经络所致痹病及关节扭伤，青紫肿痛，活动受限。

7. 跌打七厘散（《临床用药须知中药成方制剂卷》2020年版）

药物组成：当归（酒制）、红花、乳香（醋制）、没药（醋制）、血竭、三七、麝香、冰片、朱砂、儿茶。

功能与主治：活血散瘀，消肿止痛。用于跌打损伤，外伤出血。

【用法与用量】 0.03～0.1g，多入丸散用。外用适量。

【注意】

1. 本品辛香走窜之性甚烈，易于耗气伤阳，夺血伤阴，故虚证者慎用，而脱证者当忌用。

2. 孕妇禁用。

【本草摘要】

1.《神农本草经》 “主辟恶气……温疟，痫痓，去三虫。”

2.《名医别录》 “疗中恶，心腹暴痛，胀急痞满，风毒，妇人破产，堕胎，去面䵟，目中肤翳。”

3.《本草纲目》 “通诸窍，开经络，透肌骨，解酒毒，消瓜果食积。治中风，中气，中恶，痰厥，积聚癥瘕。”“盖麝走窜，能通诸窍之不利，开经络之壅遏。”

【化学成分】 主要含麝香大环类成分：麝香酮，麝香醇，麝香吡啶，羟基麝香吡啶A、B；甾类成分：5α-雄甾烷-3,17-二酮，5β-雄甾烷-3,17-二酮，3α-羟基-5α-雄甾烷-17-酮，3β-羟基-雄甾-5-烯-17-酮，3α-羟基-5α-雄甾烷-17-酮，雄甾-4-烯-3,17-二酮，雄甾-4,6-二烯-3,17-二酮，5β-雄甾烷-3α-17β-二醇，3α-羟基-雄甾-4-烯-17β-酮，胆酸，胆甾醇；脂肪酸酯类成分：甘油二棕榈酸油酸酯，甘油棕榈二油酸酯，甘油三油酸酯，棕榈酸甲酯，油酸甲酯等；还含蛋白质、多肽、氨基酸等。

中国药典规定本品含麝香酮（$C_{16}H_{30}O$）不得少于2.0%。

【药理毒理】 具有兴奋中枢、抗脑损伤、改善学习记忆、扩张血管、保护血管内皮、抗心肌缺血、抗骨损伤、抗炎、抗癌、抗生育等作用。

1. 兴奋中枢作用 麝香具有兴奋中枢作用，可使正常清醒动物大脑皮层兴奋，对麻醉动物则有唤醒作用。安静清醒兔静脉注射麝香水剂或混悬剂50、25、10mg/kg后，可引起皮层脑电图短时间去同步低幅快波，伴有躁动行为；10～40分钟后单极导联波幅明显增高，额区暴发高幅棘尖波为主的复合波群，间以θ节律，此时兔立即不动，抬头睁眼，处于警戒状态，脑电改变维持时间随给药浓度加大而延长，侧脑室给药可致相似变化。对戊巴比妥钠深麻醉兔静脉或侧脑室注射麝香水液2～13分钟，皮层脑电频率显著增加，继之出现慢波间以梭状放射，最后是θ节律为主的脑电波，伴动物苏醒，其脑电变化过程缩短，说明麝香对戊巴比妥钠麻醉兔有唤醒作用。

2. 抗脑损伤作用 麝香注射液临床治疗脑梗死能

有效改善脑部血液循环，增加脑血流量，恢复梗死区[1]。麝香能够显著延长脑缺血小鼠存活时间[2]。麝香注射液对局灶性脑缺血再灌注损伤模型大鼠腹腔注射，可改善动物神经行为学，缩小脑梗死体积，提高正常神经元存活比例，使 Nestin 和 GFAP 阳性胶质样细胞数目增多，显示对脑缺血再灌注损伤有保护作用。麝香抗脑损伤作用与抑制炎症反应有关。麝香悬浊液对大脑中动脉闭塞和再灌注模型大鼠灌胃 3 天，可降低模型大鼠脑组织白细胞介素-1β(IL-1β)mRNA，减少白细胞向缺血脑组织的浸润从而抑制炎症反应。麝香能明显改善缺血再灌注后神经损伤引起的行为学异常，可降低缺血再灌注损伤动物 5-LOX 活性，降低 COX-2[3]，还可抑制 ICAM-1 的表达[4]；还能通过血-脑屏障后下调 MMP-9 水平发挥保护基膜完整性的作用[5,6]。麝香能改善脑缺血再灌注大鼠的血-脑屏障，对正常动物不能引起各脑区血-脑屏障的显著开放[7]。麝香配伍冰片，减轻血栓后大鼠的氨基酸代谢紊乱，可以减轻脑水肿，调低 AQP-4 蛋白表达[8]。

3. 促进外周神经修复作用　麝香与 NGF 对于增进视网膜神经细胞的存活具有协同作用[9]，人工麝香能促进视神经挤压伤后视网膜中 Müller 细胞表达睫状神经营养因子和睫状神经营养因子受体，能增加外伤的视神经组织中神经营养素的生成；能抑制视神经损伤后细胞间黏附分子-1 的表达，从而修复视神经[10]。麝香注射液以微量注射器坐骨神经损伤大鼠缝合口近侧神经干周围注射 0.05ml，分别连续用药 4、8、12 周，可改善坐骨神经功能指数(SFI)和运动神经传导速度(MNCV)，促进损伤神经的功能恢复。7.5%麝香水溶物能在体外促进大鼠神经干细胞团的分散和细胞贴壁、变形，并有向神经胶质样细胞分化的趋势，同时可以提高神经干细胞对 pEGFP-C1 的电转染率。含 100～150mg/L 的麝香多肽能在体外诱导 rBMMSCs 定向分化为神经元样细胞，而 100～200mg/L 的麝香酮却无此作用。

4. 改善学习记忆作用　麝香酮可显著拮抗 D-半乳糖致痴呆小鼠的学习记忆功能减退，升高其血清 SOD 活力，降低脑组织中升高的 MDA 含量，抑制 MAO 活力。可拮抗东莨菪碱所致的小鼠学习记忆障碍。

5. 对心血管系统的作用　麝香水剂 1、2、4、8、12、16mg 分别由兔耳缘静脉注射，能扩张血管，并且随给药剂量和给药速率增加而增强，即在一定范围内呈量-效关系。

人工麝香体外对人脐静脉血管内皮细胞(HUVEC)有一定的保护作用。对 H_2O_2 引起 HUVEC 的凋亡，人工麝香可以稳定线粒体膜电位，减少钙离子内流，增加细胞的活力[11]，主要是麝香中含有的麝香酮可通过稳定线粒体膜电位，减轻细胞通透性，减少 Ca^{2+} 内流，从而抑制 H_2O_2 所致的 HUVEC 细胞凋亡[12]。

人工麝香对心肌细胞有保护作用。人工麝香增加羟自由基损伤的心肌细胞的存活率，降低缺血所致的 LDH、CK 活力的升高，抑制 SOD 活力的下降[13]。对体外培养的血清剥夺缺血心肌细胞，人工麝香增加 NO 释放，减缓缺血损伤造成的心肌细胞自发性搏动频率下降，降低缺血所致的 LDH 活力升高[14]。

6. 抗骨损伤作用　麝香酮促进外源性骨髓间质干细胞在体内的迁移[15]，促进缺损处的骨痂形成，可以加速骨折的愈合，缩短愈合时间。与麝香促进颅骨骨缺损模型大鼠骨缺损处 SDF-1[16]、MCP-1 的表达有关[17]。同时麝香对肱骨头的坏死还有保护作用[18]。对家兔造成颈椎间盘退变模型，人工麝香具有显著降低退变颈椎间盘中 IgG 含量的作用，可减轻引起退变椎间盘自身的免疫反应和炎症反应。

7. 抗炎作用　静脉注射麝香水提物 0.063～4.0g/kg 可抑制小鼠巴豆油致耳部炎症；腹腔注射麝香水提物 60mg/kg 可抑制大鼠琼脂性关节肿；皮下注射麝香水提物 50、60mg/kg 对大鼠酵母性关节肿及佐剂型关节炎均具有抑制作用；腹腔注射麝香水提物 200mg/kg 可抑制大鼠烫伤性血管渗透性增加；静脉注射麝香水提物 80mg/kg 对羧甲基纤维素引起的腹腔白细胞游走亦有抑制作用。

人工麝香对卵白蛋白 OVA 致敏引发的小鼠气道炎症损伤有保护作用，明显降低小鼠炎症细胞因子 IL-4、IL-5 及 IL-7 的含量，抑制小鼠肺部气道中炎症细胞，特别是中性粒细胞的浸润以及中性粒细胞标志物 Ly6G/Gr-1 的表达[19]。在 LPS 刺激单核-巨噬细胞 BAW264.7 释放炎症因子模型中，人工麝香水提物可明显降低炎性因子 IL-6、IL-10 和肿瘤坏死因子α的释放[20]。

8. 抗肿瘤作用　在血瘀证裸鼠模型中，麝香酮可以显著抑制乳腺癌的生长，其机制可能是通过减少 VEGF 的表达，达到抑制血管生成、阻断肿瘤营养供应，从而影响肿瘤生长。麝香酮可明显抑制新生血管生成相关因子表达[21]。麝香可抑制小鼠乳腺癌的重量和大小、生长速度慢、生存期延长。

9. 抗生育作用　给妊娠第 3～4 天或第 4～6 天或第 7～9 天的孕鼠于鼠蹊部皮下注入人工合成麝香酮 10mg，在妊娠第 10 天处死剖腹检查胚胎发育情况，结果妊娠率降低，表现为终止妊娠，表明麝香酮在小鼠上有抗着床和抗早孕的效应，而且随妊娠时间延长其抗孕效果也有愈加明显的趋势。

10. 体内过程　小鼠尾静脉注射麝香酮，麝香酮能迅速透过血-脑屏障进入中枢神经系统各部位，静脉给药达峰时间快，与其他脏器比较代谢缓慢。麝香酮经胃、肠道黏膜吸收十分迅速，在肝、肺、脾中蓄积量较高，在各主要脏器中消失速度较快，生物半衰期为 9 小时，静脉给药肺脏可能是排泄途径之一。麝香酮用氚标记于小鼠作体内动力学研究证明，^{3}H-麝香酮单次静脉给药，其分布半衰期为 1.4 分钟，说明该药进入体内很快分布到有关器官和组织，迅速发挥药效。单次灌胃给药其吸收半衰期为 12.6 分钟，说明吸收迅速；并且麝香酮在不同肠段有着不同的吸收速率，其中小肠段肠道吸收良好、迅速，在十二指肠中的吸收速率高于空肠和回肠，吸收程度高于回肠[22]。采用大鼠原位肠循环灌注法，与单独给予麝香酮组（MG 组）相比，单次配伍冰片组（BMG 组）后，麝香酮的吸收速率常数（K_a），吸收半衰期（$t_{1/2}$）和单位时间吸收百分率（A）无显著性差异；长期给予冰片后给予麝香酮组（LBMG 组），K_a，$t_{1/2}$，A 增加，有显著性差异。十二指肠、空肠段，LBMG 组优于 MG 组；回肠段，LBMG 组与 MG 组统计学上差异不显著。故冰片能在一定程度上促进麝香酮在小肠段的吸收[23]。采用单向灌流法发现，麝香酮醋酸辛酯胆酸具有广泛的吸收窗，甚至在结肠也有良好吸收；而配伍对麝香酮大鼠肠吸收特性有一定影响，较麝香单味药而言，配伍后麝香酮在小肠中的吸收更好[24]。

11. 毒理研究　麝香酮混悬液腹腔注射，小鼠的 LD_{50} 290.7mg/kg±20.76mg/kg，中毒表现为动物出现四肢伏倒、震颤、双目紧闭、呼吸明显抑制及死亡。麝香酮混悬液腹腔注射 55.56mg/kg 以上，连续给药 20 天时，对大鼠的红细胞、白细胞、肝、脾均有一定影响，但可在停药一周后恢复正常。麝香、麝香酮对体外培养大鼠视网膜神经细胞的最大无毒浓度分别为 1.29、7mg/ml，麝香对 50%细胞产生毒性的剂量为 8.7mg/ml，麝香酮的最大破坏百分率未达到 50%，表明麝香体外对大鼠视网膜神经细胞的毒性高于麝香酮。麝香酮对斑马鱼胚胎发育具有明显的影响，主要表现在使肌肉组织、心脏组织发育异常，从而使其运动能力丧失以及心功能不全，呈现明显的时间剂量依赖性，高浓度下严重的心脏毒性还会导致幼鱼死亡[25]。人工麝香对胚胎发育具有弱毒性[26]。麝香酮能明显增强苯并（a）芘所致的 DNA 损伤作用[27]。麝香酮能在 0.5～1mg/kg 剂量范围内减少海马神经元凋亡，但 2mg/kg 剂量的麝香酮可引起凋亡神经元增加[28]。

【参考文献】［1］陈希源，鲍继奎．麝香注射液治疗脑梗塞 70 例．陕西中医，2012，33（1）：42．

［2］王洋，王建，班炳坤，等．麝香与冰片及其配伍对脑缺血缺氧小鼠模型的影响．中药药理与临床，2011，27（2）：96-98．

［3］段石顽，王欣，王斌，等．麝香、冰片、薯蓣皂苷及栀子苷对大鼠脑缺血再灌注急性期炎性损伤的保护作用．中药药理临床，2012，28（3）：43-46．

［4］沈强，刘亚敏，张赐安．麝香、冰片对全脑缺血再灌注大鼠脑微血管内皮细胞 ICAM-1 表达的影响．中西医结合心脑血管病杂志，2003，1（3）：136-138．

［5］倪彩霞，曾南，许福会，等．芳香开窍药对脑缺血再灌注损伤大鼠血脑屏障影响的实验研究．中国中药杂志，2011，36（18）：2562-2566．

［6］徐秋英，刘亚敏，沈强，等．人工麝香对大鼠局灶性脑缺血再灌注后大脑 MMP-9mRNA 及其蛋白表达的影响．热带医学杂志，2011，11（8）：875-878．

［7］丁洁，张莹，巫悦，等．麝香、安息香和苏合香对血脑屏障脑区特异性开放作用及其机制．中国医院药学杂志，2015，35（4）：279-282．

［8］刘刚强，孟阳，苑亚东，等．麝香配伍冰片对颅脑损伤大鼠脑组织含水量及水通道蛋白-4 表达的影响．武警后勤学院学报（医学版），2012，21（10）：775-777．

［9］张硕，周华祥，谢学军，等．天然麝香对体外培养大鼠视网膜神经细胞的影响．中药药理与临床，2005，21（3）：30．

［10］庞龙，邱波．人工麝香对大鼠视神经钳夹伤后视网膜神经纤维层厚度的影响．泸州医学院学报，2012，35（2）：154-156．

［11］洪艳丽，蒋凤荣．人工麝香对过氧化氢造模的 HUVEC 保护作用机制研究．时珍国医国药，2011，22（2）：402-404．

［12］洪艳丽，蒋凤荣．麝香酮对氧化应激损伤人血管内皮细胞凋亡的影响．中华中医药杂志，2011，26（9）：2178-2180．

［13］穆融融，李海涛．人工麝香对羟自由基损伤的心肌细胞的保护作用．现代中药研究与实践，2012，26（1）：38-41．

［14］穆融融，李海涛．人工麝香对体外培养的心肌细胞的保护作用．中药药理与临床，2011，27（3）：56-58．

［15］谢兴文，侯费炜．李宁，等．不同浓度麝香酮对外源性骨髓间质干细胞在体内迁移的影响．中国中西医结合杂志，2012，32（7）：980-985．

［16］赵永利，谢兴文，李宁，等．麝香对颅骨骨缺损模型大鼠 SDF-1 表达的影响．中国骨质疏松杂志，2013，19（4）：386-390．

［17］赵永利，谢兴文，李宁，等．麝香对颅骨骨缺损模型大鼠单核细胞趋化蛋白 1 表达的影响．中国中医药信息杂志，2013，20（5）：48-51．

［18］王树人，王淑梅，王秀珍，等．麝香对兔肱骨头Ⅰ型胶原 mRNA 水平的影响．中医药信息杂志，2012，29（4）：156-157．

[19] 袁绍鹏，白金叶，章菽，等．人工麝香对卵白蛋白致敏小鼠气道炎症损伤的保护作用．中国医药导报，2014，11(17)：4-7.

[20] 孟迁，邹秦文，白金叶，等．人工麝香水提物对脂多糖诱导 RAW264.7 细胞炎性介质表达的影响．中国医学科学院学报，2014，36(6)：583-586.

[21] 郭少贤，刘永惠，常靖，等．麝香酮干预血瘀证乳腺癌组织血管生成相关因子表达研究．河北中医药学报，2011，26(2)：40-42.

[22] 邹亮，林俊芝，王战国，等．麝香酮在大鼠肠灌注液中 GC-MS/MS 测定方法及其大鼠肠吸收动力学特征．中国中药杂志，2012，37(16)：2456-2460.

[23] 邹亮，林俊芝，胡慧玲，等．冰片对麝香酮在大鼠小肠吸收的影响．中国中药杂志，2012，37(22)：3490-3493.

[24] 王志，冯年平，叶贝妮，等．大鼠在体单向肠灌流模型研究麝香及其复方配伍的肠吸收机制．上海中医药杂志，2013，47(6)：101-106.

[25] 陈怡君，钟玉绪，董武，等．麝香酮对斑马鱼胚胎的发育毒性．中国药理学与毒理学杂志，2014，28(2)：267-273.

[26] 施嘉琛，张晶，邵兵．人工合成麝香对胚胎干细胞发育毒性的初步研究．毒理学杂志，2012，26(6)：412-414.

[27] 鲁文清，Richard G，Volker M S．运用彗星试验检测麝香酮对苯并(a)芘致 DNA 损伤的影响．环境与职业医学，2004，21(1)：10-13.

[28] 石永勇，李向宇，秦凯，等．麝香酮对氯胺酮麻醉后乳鼠海马神经元凋亡的影响．广东医学，2013，34(11)：1645-1646.

冰片(合成龙脑)

Bingpian

本品系以松节油、樟脑等为原料加工合成的龙脑。以片大、色洁白、气清香纯正者为佳。

【性味与归经】 辛、苦，微寒。归心、脾、肺经。

【功能与主治】 开窍醒神，清热止痛。用于热病神昏、惊厥，中风痰厥，气郁暴厥，中恶昏迷，胸痹心痛，目赤，口疮，咽喉肿痛，耳道流脓。

【效用分析】 冰片气味辛香，有开窍醒神功效，功似麝香而药力较缓，常相须为用。其性偏寒凉，为凉开之品，更宜用于热闭神昏；若与温热祛寒之品配伍，亦可用于寒闭神昏。

冰片辛香走窜，以其清香之气可为百药之长，能通诸窍而止痛。入心经而通窍止痛，用于胸痹心痛；入筋骨而通利止痛，用于跌打损伤，筋骨疼痛。

冰片苦寒，外用有清热止痛、明目退翳、生肌敛疮作用，故善治目赤肿痛，喉痹口疮，疮疡肿痛，疮溃不敛，水火烫伤，耳道流脓等。

【配伍应用】

1. 冰片配麝香 二药都有开窍醒神作用，常相须为用，用于温热病邪陷心包，中风痰厥、热痰蒙闭心窍所致的高热烦躁、神昏谵语及中暑，热邪闭窍，神志昏迷等热闭神昏。

2. 冰片配川芎 冰片功善开窍止痛；川芎辛香走窜，活血行气止痛力强。两者相用，活血通窍，行气止痛力捷，多用于瘀血阻络，胸痹心痛。

3. 冰片配丹参 冰片辛香开窍止痛；丹参活血止痛。两药相伍，具有活血通窍止痛之功，用于瘀血阻络，胸痹心痛。

4. 冰片配玄明粉 冰片清热止痛；玄明粉清火消肿。两者合用，可清热消肿止痛，多外用，治疗咽喉肿痛、口舌生疮等症。

【鉴别应用】冰片与麝香 二者皆为开窍醒神之品，均可用治热病神昏、中风痰厥、气郁暴厥、中恶昏迷等闭证。然麝香开窍力强而冰片力逊。此外，冰片性偏寒凉，以清热止痛见长，善治口齿、咽喉、耳目之疾；麝香辛温，活血散结止痛功效显著，善治血瘀经闭，癥瘕及心腹暴痛，跌扑伤痛，难产死胎。

【方剂举隅】

1. 安宫牛黄丸(牛黄丸)(《温病条辨》)

药物组成：牛黄、郁金、水牛角、黄连、朱砂、梅片、麝香、真珠、山栀、雄黄、黄芩、金箔。

功能与主治：清热解毒，开窍醒神。适用于邪热内陷心包证。症见高热烦躁，神昏谵语，舌謇肢厥，舌红或绛，脉数有力。亦治中风昏迷，小儿惊厥属邪热内闭者。

2. 至宝丹(《苏沈良方》)

药物组成：水牛角、生玳瑁、琥珀、朱砂、雄黄、牛黄、龙脑、麝香、安息香、金银箔。

功能与主治：化浊开窍，清热解毒。适用于痰热内闭心包证。证见神昏谵语，身热烦躁，痰盛气粗，舌绛苔黄垢腻，脉滑数。亦治中风、中暑、小儿惊厥属于痰热内闭者。

3. 苏合香丸(《广济方》，录自《外台秘要》)

药物组成：白术、朱砂、麝香、诃梨勒皮、香附子、沉香、丁香、安息香、白檀香、荜茇、水牛角、薰陆香、苏合香、龙脑香等。

功能与主治：芳香开窍，行气止痛。适用于寒闭证。证见突然昏倒，牙关紧闭，不省人事，苔白，脉迟。亦治心腹卒痛，甚则昏厥，属寒凝气滞者。

【成药例证】

1. 速效救心丸（《临床用药须知中药成方制剂卷》2020 年版）

药物组成：川芎、冰片。

功能与主治：行气活血，祛瘀止痛，增加冠脉血流量，缓解心绞痛。用于气滞血瘀型冠心病心绞痛。

2. 复方丹参滴丸（《临床用药须知中药成方制剂卷》2020 年版）

药物组成：丹参、三七、冰片。

功能与主治：活血化瘀，理气止痛。用于气滞血瘀所致的胸痹，症见胸闷、心前区刺痛；冠心病心绞痛见上述证候者。

3. 保妇康栓（《临床用药须知中药成方制剂卷》2020 年版）

药物组成：莪术油、冰片。

功能与主治：行气破瘀，生肌止痛。用于湿热郁滞所致的带下病，症见带下量多、色黄，时有阴部瘙痒；霉菌性阴道炎、老年性阴道炎、宫颈糜烂见上述证候者。

4. 珍珠明目滴眼液（《临床用药须知中药成方制剂卷》2020 年版）

药物组成：珍珠液、冰片。

功能与主治：清肝，明目，止痛。能改善眼胀眼痛、干涩不舒、不能持久阅读等，用于早期老年性白内障、慢性结膜炎、视疲劳见上述证候者。

5. 西瓜霜润喉片（《临床用药须知中药成方制剂卷》2020 年版）

药物组成：西瓜霜、冰片、薄荷素油、薄荷脑。

功能与主治：清音利咽，消肿止痛。用于防治咽喉肿痛，声音嘶哑，喉痹，喉痈，喉蛾，口糜，口舌生疮，牙痈；急、慢性咽喉炎，急性扁桃体炎，口腔溃疡，口腔炎，牙龈肿痛等。

6. 冰硼散（《临床用药须知中药成方制剂卷》2020 年版）

药物组成：冰片、硼砂（煅）、朱砂、玄明粉。

功能与主治：清热解毒，消肿止痛。用于热毒蕴结所致的咽喉疼痛、牙龈肿痛、口舌生疮。

【用法与用量】 0.15～0.3g，入丸散用。外用研粉点敷患处。

【注意】 孕妇慎用。

【本草摘要】

1.《新修本草》“主心腹邪气，风湿积聚，耳聋，明目，去目赤肤翳。”

2.《本草纲目》“疗喉痹、脑痛、鼻瘜、齿痛、伤寒舌出、小儿痘陷。通诸窍，散郁火。”

3.《医林纂要》“冰片主散郁火，能透骨热，治惊痫、痰迷、喉痹，舌胀、牙痛、耳聋、鼻息、目赤浮翳、痘毒内陷、杀虫、痔疮、催生，性走而不守，亦能生肌止痛。然散而易竭，是终归阴寒也。”

【化学成分】 主要成分为：龙脑、异龙脑；还含少量樟脑。

中国药典规定本品含樟脑（$C_{10}H_{16}O$）不得过 0.50%；含龙脑（$C_{10}H_{18}O$）不得少于 55.0%。

【药理毒理】 本品对中枢神经系统具有兴奋和抑制双向作用，并能保护神经细胞，抗心脑缺血损伤等；能增加血-脑屏障的通透性，促进合用药物透皮肤、黏膜、角膜吸收，影响合用药物的分布等；还具有抗炎、镇痛、抗病原微生物等作用。

1. 对神经中枢及脑的保护作用 冰片对中枢神经系统具有兴奋和抑制双向作用，其作用机制与其对中枢兴奋/抑制性氨基酸类神经递质释放的调控有关[1]。冰片能缩短戊巴比妥钠致小鼠睡眠持续时间，延长苯巴比妥钠入睡时间，表现出兴奋作用；冰片还可对抗苦味毒兴奋中枢神经的作用，延长惊厥潜伏期而起镇静、抗惊厥作用。高剂量天然冰片对戊四唑致惊厥小鼠也有较好的拮抗作用，这可能与提高脑内 γ-氨基丁酸（GABA），造成脑内兴奋性和抑制性氨基酸平衡失调有关[2]。天然冰片对癫痫持续状态的小鼠也具有抗惊厥作用，可能是通过抑制海马 CA1 和 CA3 区中 TRPA1 和 TRPV1 的表达，增加 GABA 释放有关[3]。此外最新研究发现 TRPV1 是癫痫发病的重要潜在靶点，而冰片是 TRPA1 的有效抑制剂，这一发现有助于解释冰片的抗癫痫作用机制[4]。冰片可恢复动物的活动能力和认知功能，从而改善其受损的觉醒能力。

冰片还具有调节神经递质分泌的作用。冰片对交感神经的兴奋性和儿茶酚胺类物质的释放有一定抑制作用，可升高大鼠下丘脑组胺（HA）、5-羟色胺（5-HT）水平。在体外实验中，冰片可以促进血旺细胞的生长与分裂，保护谷氨酸诱导的神经元损伤[5, 6]。冰片对 $A\beta_{1-42}$ 诱导的细胞损伤有保护作用，能提高细胞活力，升高 LC3 蛋白的含量，降低细胞内钙离子浓度及升高 MMP，减少自噬体，保护线粒体形态结构[7]；冰片对谷氨酸诱导的神经元损伤具有保护作用[5]。冰片可改善缺血再灌注后神经损伤引起的行为学异常，降低脑内 COX-2 的活力和 5-LOX 活性[6]；冰片配伍麝香可以明显减轻创伤后脑水肿，其作用可能与抑制 AQP-4 在损伤脑组织中的表达有关[7]。冰片可以通过阻断内毒素的神经元作用来减轻败血症小鼠的脑损伤作用[8]。

2. 抗心、脑缺血作用　冰片对小鼠实验性脑缺血有保护作用，可降低不完全脑缺血时小鼠的脑卒中指数，延长氯化镁致小鼠急性脑缺血后的存活时间，延长小鼠断头喘气、双侧颈总动脉及迷走神经结扎及常压耐缺氧小鼠的存活时间，缩短氰化钾致脑缺血后小鼠翻正反射的消失时间，降低脑组织丙二醛（MDA）含量，升高乳酸脱氢酶及超氧化物歧化酶（SOD）活力。麝香配伍冰片可缩小颈内动脉线栓法局灶性脑缺血再灌注模型大鼠脑梗死体积，降低大鼠神经功能行为积分、脑含水量及依文思蓝含量[9]。

冰片具有抗心肌缺血作用。冰片对狗实验性心肌梗死可减慢心率，改善冠脉流量，降低心肌耗氧量。3 种冰片对急性心肌梗死模型大鼠均能发挥不同程度的心肌保护作用，药效呈艾片>天然冰片>合成冰片趋势，天然冰片量效呈负相关、合成冰片呈正相关、艾片无明显量-效关系[10]。冰片能抑制三氯化铁诱导的大鼠动脉血栓形成，升高血小板内 5-HT 含量，抑制 5-HT 诱导的血小板聚集作用；在有无细胞外钙存在时，冰片血清能够明显抑制 5-HT 诱导的血小板胞内钙离子升高；表明冰片具有抗血栓作用，其机制可能与抑制血小板 5-HT 释放和血小板聚集，抑制血小板胞浆钙离子升高有关[11]。

3. 促渗透作用　冰片能促进血-脑屏障的开放，还可以促进其他药物的吸收，对外用皮肤、黏膜、角膜给药及口服给药均有一定的促吸收作用，还能影响药物在体内的分布过程，尤其可增加某些药物在脑组织分布。

（1）促血-脑屏障开放作用　冰片能明显使血-脑屏障体外模型细胞间紧密连接结构减少、细胞吞饮囊泡数量增加、粒径增大，移除冰片血清 24 小时后上述影响可逆转；促进大鼠脑缺血再灌注损伤后 VEGF 表达[12]；促进中枢神经系统脑、脊髓损伤保护剂 MnTBAP 透过血-脑屏障，增加其在脑脊液中的浓度，而不改变其血药浓度。冰片为小分子脂溶性单萜类物质，内服后可经胃肠道迅速吸收，广泛分布于心肌、肺、脾脏，且极易透过血-脑屏障进入脑组织。冰片有促透作用，尤其是对血-脑屏障有明显影响，通过与不同药物（如没食子酸、卡马西平、原儿茶酸、灯盏花素、栀子苷、丹参酮ⅡA、三七总皂苷、顺铂、头孢曲松等）的联合使用可以改变血-脑屏障的通透性来提高药物在脑组织中浓度，最终达到提高药物作用效果的目的[13-19]。小鼠口服冰片 5 分钟后即可通过血-脑屏障，脑内分布相半衰期约是血清的 3 倍（脑与血中冰片的 $t_{1/2\alpha}$分别为 10.3、3.3 分钟），但脑组织和血清中冰片的清除率相近（脑与血中冰片的 $t_{1/2\beta}$ 分别为 228、251 分钟），脑中浓度和血清中浓度平行下降。冰片能促进泛影葡胺透过血-脑屏障，能增加伊文蓝对脑组织的蓝染程度，提高庆大霉素在脑内的浓度，对顺铂透过血-脑屏障亦有一定的促进作用。冰片促进药物透过血-脑屏障的作用还与 P-糖蛋白（P-gp）有关，通过抑制血-脑屏障 P-gp 活性，减少对 P-gp 药物的外排作用，从而增加某些药物向脑组织的分布，而抑制 P-gp 活性可能是通过影响 NF-κB 通路实现的[22]。除了影响 P-gp 活性外，冰片增加血脑屏障通透性还可能与影响 NO、组胺、5-HT 水平以及超微结构有关[23]。

冰片对血-脑屏障通透性的调节实际上是双向性，可以通过增加生理性血-脑屏障通透性引药上行，还可以降低脑组织受损时血-脑屏障的通透性，起到脑保护作用，二者作用机制不同。在这个过程中 NO 水平是影响冰片对血-脑屏障作用方向的重要因素，冰片可通过调控其水平来起到双向调节的作用[23]。

（2）促进透皮吸收作用　冰片能够促进药物的透皮吸收，其促透皮吸收作用主要在角质层，并能增加盐酸川芎嗪的贮库效应；其原理为通过破坏皮肤角质层来促进中药成分的透皮吸收[24]。

（3）促进黏膜吸收作用　冰片在浓度为 0.12%能促进胰岛素口腔喷剂（3U/kg）对大鼠舌下给药的透口腔黏膜吸收，但剂量依赖性不明显。大鼠在体鼻腔重循环实验显示，冰片在 0.5、1.0、2.0、3.0%浓度时可促进川芎嗪（2.5g/L）透鼻腔黏膜吸收，但冰片浓度在 1.0%以下时，可使川芎嗪的吸收速率呈上升趋势，而后却呈下降趋势，提示其促透作用具有饱和性。采用大鼠原位肠循环灌注法显示，冰片在 5、10mg/kg 剂量时可促进 5mg/kg 盐酸小檗碱的经小肠吸收。冰片还可增加显著提高大鼠对利福平经小肠吸收的速率和生物利用度。冰片可以使鼻黏膜给药的灯盏乙素达峰时间缩短，但对灯盏乙素的绝对生物利用度没有明显影响。

（4）促进角膜吸收作用　冰片亦可促进药物透角膜吸收，常作为眼科用药的促透剂。研究显示，冰片可促进眼科外用中药制剂病毒一号滴眼液中秦皮甲素透过兔角膜进入前房，其促透作用与其改善角膜上皮细胞膜磷脂分子排列有关。此外冰片能增加血视网膜屏障的通透性，可能与减少紧密连接相关蛋白 ZO-1 表达，开放大鼠视网膜血管内皮细胞间的紧密连接有关[25]。

4. 抗炎、镇痛作用　冰片具有抗炎、镇痛作用，内服或外用均有效，尤其局部外用镇痛效果明显，外用成药常用之。外敷对 2%巴豆油合剂涂耳所致小鼠炎症反应有抑制作用，腹腔注射对在鼠蛋清性足跖肿胀均有抑制作用，其机制可能与拮抗 PGE 和抑制炎症介质释放有关。冰片可有效抑制大鼠脑缺血-再灌注损伤时白介素-1β(IL-1β)及肿瘤坏死因子-α(TNF-α)等炎症细胞因子的表达，减少白细胞浸润，从而降低脑缺血-再灌注损伤的程度。冰片可通过抑制 MAPKs 和 NF-κB 通路的活化，激活 Nrf2 蛋白，降低相关炎症因子 NO 的表达水平而发挥细胞抗炎活性[26]。

冰片外用对大鼠外伤引起的急性疼痛有抑制作用。冰片外用于损伤部位，继发机械痛阈、继发热痛阈值均高于对照组[27]；升高豚鼠激光烧伤模型的痛阈值，较生理盐水对照高出 6～24 倍，并可减轻局部血管扩张、水肿及炎症反应。除了升高痛阈值外，冰片诱导的局部镇痛作用可能主要由 TRPM8 介导，并涉及脊髓中下游的谷氨酸能机制，其镇痛作用可能比薄荷醇更具优势[28]。冰片可以通过调节 Nrf2/NF-κB 通路减轻氧化损伤和胰腺炎症，从而减轻蛙皮素诱导的急性胰腺炎[29]。冰片对奥沙利铂诱导的小鼠神经性痛觉过敏有减轻作用，这种强大的镇痛作用可能是通过阻断脊髓中 TRPA1 所产生的，且反复治疗不会引起抗伤害性耐受，也不会影响体重和运动能力，因此冰片可能在神经性疼痛的治疗方面存在较大的应用空间[30]。

5. 对病原微生物的作用 冰片对多种细菌、真菌有抑制和杀灭作用。

(1) 抗菌 对金黄色葡萄球菌、乙型溶血性链球菌、绿色链球菌、肺炎链球菌、大肠埃希菌的最小抑菌浓度均为 1.0mg/ml，最小杀菌浓度分别为 1.5、1、5、1.5、1.0、1.5mg/ml。对大肠埃希菌 K88、溶血性大肠埃希菌、猪丹毒杆菌、猪巴氏杆菌均有较强的抑制作用，且抑菌效价均在 1/8 以上[31]。

(2) 抗真菌 冰片对红色癣菌、孢子丝菌、裴氏着色真菌的最低抑真菌浓度(MIC)均为 5%，最低杀真菌浓度(MFC)分别为 10%、5%、5%。冰片对人化脓性中耳炎耳道分泌物分离出的黑曲菌可破坏其细胞超微结构，导致真菌溶解死亡，MIC 和 MFC 均为 10%。

6. 其他作用 冰片也可以逆转小细胞肺癌对 DDP 的耐药，其作用可能与抑制小凹蛋白-1(Caveolin-1)表达有关[32]。此外，天然冰片对 DDP 和阿霉素诱导的人脑胶质瘤细胞的凋亡具有敏感性，对缓解二者治疗恶性肿瘤时存在的副作用和耐药性具有潜在的应用价值，这种敏感性可能是通过激活 ROS 介导的氧化损伤和调节 MAPKs 和 PI3K/AKT 通路产生的[33, 34]。还有研究表明冰片还可以通过 mTORC1/eIF4E 途径调控 HIF-1α的表达直接促进人脑胶质瘤细胞凋亡[35]。

冰片对早期妊娠小鼠无明显作用，对中、晚期妊娠小鼠具有引产作用。冰片能延长正常非孕大鼠的动情周期，并能兴奋正常非孕大鼠在体子宫平滑肌收缩频率。冰片对初孕在体、离体大鼠子宫平滑肌均呈现明显抑制效应；能显著抑制缩宫素、氯化乙酰胆碱所致的非孕、初孕大鼠离体子宫平滑肌兴奋。

7. 体内过程 冰片能抑制 CYP1A2、CYP2B6、CYP2C12、CYP2C13 和 CYP2D2 活性，对 CYP1A2、CYP2B1/2 和 CYP2CL7 mRNA 水平有明显抑制作用[36]。冰片对 CYP1A1、CYP1B1、CYP2B1、CYP2C11、CYP4A1 和 CYP4F4 的 mRNA 表达有下调作用[37]。冰片［33、100 和 300mg/(kg·d)］给药一周对雄性 Wistar 大鼠肝脏 CYP2D1 mRNA 和蛋白表达无明显影响，但却显著诱导了 CYP2D 活性。冰片预给药一周能明显加速 CYP2D 探针底物右美沙芬的体内清除，对大鼠肝脏 CYP2D 活性有诱导作用[38]。

年龄会影响到天然冰片在小鼠的血浆及不同器官内的含量，天然冰片在小鼠体内的含量随着年龄的增长而下降由于幼龄动物的肝脏相关代谢酶系、肾脏排泄功能及血-脑屏障发育未完善，天然冰片在 2 周龄与 4 周龄小鼠肝、肾、脑中的蓄积量，几乎达到成年组的两倍量。在动物服用天然冰片后将在体内转化成一定量的樟脑[39]。小鼠的单个组织内天然冰片浓度随时间变化呈现出多峰现象，在 60 分钟时达到浓度最高峰。天然冰片在肝脏中的含量均比其他组织高，在脑、肾、心等组织的含量也较高[40]。冰片主要以原型从粪、尿排出，在肝、肾、肺中蓄积量的下降都很迅速，冰片不仅通过肝肾排泄，还可以通过肺脏从呼吸或其他途径(如毛孔等)排出。

8. 毒理学研究

(1) 急性毒性 不同条件下冰片的毒理数据有所差别。龙脑、异龙脑、合成冰片以聚乙二醇和吐温 80 配制成的溶液对小鼠灌胃的 LD_{50} 分别为 2.879、2.269、2.507mg/kg。冰片细粉加聚乙二醇制成的水溶性固体分散剂对小鼠口服和腹腔注射的 LD_{50} 分别为 13.68、3.06g/kg；中毒表现与口服给药相似，出现步态不稳，静卧不动甚至呼吸停止死亡，死亡多发生在 24 小时以内，死亡小鼠肉眼尸检未见明显病理变化。

(2) 长期毒性 以冰片 0.4、1、2g/kg 对大鼠灌胃 28 天，动物外观、行为、进食以及大小便正常，无一动物死亡，各组动物体重均有增加，动物血常规、肝功能等均在正常范围内，主要脏器肉眼观察无明显病理变化，内脏系数测定无明显差异。

(3) 特殊毒性 冰片对小鼠早期妊娠无明显引产作

用，但对中晚期妊娠的终止率分别为91%和100%，提示冰片可以影响动物的生殖功能[41]。冰片对亲代雌鼠受孕率、吸收胎及死胎率、活胎率均无显著变化，亲代雄鼠睾丸及附睾质量、精子计数、精子活力及精子畸形率未见显著变化，睾丸组织形态学观察未见异常，但可降低F1代小鼠生长指数。天然冰片及合成冰片的一般无生殖毒性的剂量为0.68、0.75g/kg。围产期毒性结果表明临床剂量的冰片对仔鼠发育无影响，但在较高剂量时存在围产期毒性，1.50g/kg 的合成龙脑能引起 60%孕鼠死亡，而 1.36g/kg 的天然冰片能引起 20%的孕鼠死亡[25]。此外另有研究发现高浓度的冰片能影响斑马鱼的胚胎发育，并导致心脏毒性，且存在剂量依赖性，研究还表明冰片能上调胚胎 Sepn1 mRNA 表达，进而引起肌肉和肌纤维细胞氧化损伤，出现脊柱弯曲、游泳异常等发育异常[41]。

天然冰片和合成冰片 Ames 试验结果均为阴性，对体外培养 CHL 细胞染色体畸变试验结果阴性，提示二者均无致突变与 DNA 损伤的作用，但是高剂量的冰片可能具有遗传毒性[41]。

(4) 其他 天然或合成冰片对眼球及主要脏器未见显著病理改变，对角膜、虹膜和结膜均未见明显刺激性，相比之下天然冰片更为安全。但也有研究认为冰片能抑制兔角膜上皮细胞的正常生长，诱导其凋亡，可能存在一定的眼表毒性[42]。此外眼结膜滴药时异龙脑可致局部轻度充血，刺激性略大于龙脑，肌内注射则相反。合成冰片对胃黏膜屏障功能存在一定影响，提示对胃黏膜可能有刺激性，但是天然冰片未见类似影响[43]。

附：

1. **天然冰片（右旋龙脑）** 本品为樟科植物樟 *Cinnamomum camphora*(L.) Presl 的新鲜枝、叶经提取加工制成。性味辛、苦、凉；归于心、脾、肺经。功能开窍醒神，清热止痛。用于热病神昏，惊厥，中风痰厥，气郁暴厥，中恶昏迷，胸痹心痛，目赤，口疮，咽喉肿痛，耳道流脓。用量 0.3～0.9g，入丸散剂。外用适量，研粉点敷患处。孕妇慎用。

2. **艾片（左旋龙脑）** 本品为菊科植物艾纳香 *Blumea balsamifera*(L.) DC.的新鲜叶经提取加工制成的结晶。性味辛、苦、微寒；归于心、脾、肺经。功能开窍醒神、清热止痛。用于热病神昏，痉厥，中风痰厥，气郁暴厥，中恶昏迷，目赤，口疮，咽喉肿痛，耳道流脓。用量 0.15～0.3g，入丸散用。外用研粉点敷患处。孕妇慎用。

【参考文献】 [1] 李伟荣，陈瑞玉，黄天来，等. 天然冰片对小鼠脑内氨基酸类神经递质含量的影响. 中药新药与临床药理，2011，22(2)：164-167.

[2] 谭东宇，王静宇，康伟聪，等. 冰片对脑部疾病作用机制的研究进展. 中国实验方剂学杂志，2019，25(21)：212-219.

[3] 谭东宇，王静宇，高悦，等. 天然冰片对癫痫持续状态小鼠海马组织 TRPV1、TRPA1 及 GABA 表达的影响. 中华中医药杂志，2019，34(11)：5090-5094.

[4] Sherkheli MA，Schreiner B，Haq R，et al. Borneol inhibits TRPA1，a proinflammatory and noxious pain-sensing cation channel. Pak J Pharm Sci，2015，28(4)：1357-1363.

[5] 陈佳佳，刘金春. 冰片及其类似物对谷氨酸诱导神经元细胞损伤的保护作用. 南京医科大学学报，2013，23(5)：630-635.

[6] 刁尧，刘新宁. 冰片对 MnTBAP 透过大鼠血脑屏障的影响. 解剖科学进展，2013，19(5)：410-412.

[7] 薛中峰，何玉萍，方永奇. β-细辛醚与冰片对 $A\beta_{1-42}$ 损伤 PC12 细胞自噬相关蛋白 LC3 和线粒体功能的影响. 中药新药与临床药理，2014，25(4)：401-405.

[8] Wang L，Liang Q，Lin A，et al. Borneol alleviates brain injury in sepsis mice by blocking neuronal effect of endotoxin. Life Sci，2019，232：116647.

[9] 夏鑫华，刘亚敏，赵光峰. 麝香配伍冰片对大鼠局灶性脑缺血再灌注损伤的脑保护研究. 中国实验方剂学杂志，2009，15(2)：42-45.

[10] 樊亚梅，王立映，王建，等. 3 种冰片防治给药对 AMI 模型大鼠的心肌保护作用. 中国实验方剂学杂志，2020，26(6)：64-72.

[11] 杨蕾，李伟荣，宓穗卿，等. 冰片对三氯化铁诱导的大鼠动脉血栓形成的抑制作用及机制. 中国实验方剂学杂志，2010，16(6)：164-170.

[12] 张青，李茂利，赵阳，等. 黄芪加冰片对大鼠脑缺血再灌注损伤后 VEGF 表达的影响. 山东医药，2010，50(7)：88.

[13] 桑柏，王世祥，兰薇，等. RP-HPLC 研究冰片对广枣中没食子酸在家兔体内的药动学影响. 中国药学杂志，2010，45(7)：548-550.

[14] 张建强，魏玉辉，段好刚，等. 冰片对卡马西平药动学及脑组织分布的影响. 中国医院药学杂志，2011，31(9)：747-750.

[15] 杨洁，王世祥，兰薇，等. 冰片对原儿茶酸在家兔体内药动学的影响. 中国中药杂志，2009，34(9)：1141-1143.

[16] 王文林. 冰片对大鼠经鼻腔给药灯盏花素体内药动学的影响. 中国临床药理学与治疗学，2012，17(4)：417-420.

[17] 田秀峰，李鹏跃，王宏洁，等. 冰片对栀子在小鼠体内药代动力学的影响. 中国实验方剂学杂志，2012，18(14)：135-138.

[18] 张瑶瑶，王宇光，梁乾德，等. 基于 UPLC-TOF-MS 研究冰片对丹参酮ⅡA 在大鼠体内药代动力学的影响. 中国药理学通报，2014，30(6)：862-866.

［19］冯亮，蒋学华．三七总皂苷在大鼠体内的药物动力学研究．华西药学杂志，2010，25(1)：46-49.

［20］段美美，曾式，陈浩，等．天然冰片对顺铂在 C6 脑胶质瘤模型大鼠体内的药动学及脑组织分布的影响．中药药理与临床，2013，29(5)：24-27.

［21］魏宇宁，刘萍，何新荣，等．微透析法研究冰片对头孢曲松在大鼠脑纹状体中含量的影响．中国中药杂志，2010，35(19)：2605-2608.

［22］Fan X，Chai L，Zhang H，et al．Borneol depresses P-glycoprotein function by a NF-κB signaling mediated mechanism in a blood brain barrier in vitro model．Int J Mol Sci，2015，16(11)：27576-27588.

［23］张英睿，王建，董泰玮，等．冰片对血脑屏障通透性影响机制的研究进展．中成药，2020，42(12)：3236-3240.

［24］孙静静，陈俊红，方光远，等．冰片作为涂膜剂促透剂对小鼠经皮给药后皮肤上皮细胞超微结构观察．畜牧与兽医，2014，46(5)：77-79.

［25］闫磊，桂金秋，刘志新，等．冰片对体外培养大鼠视网膜血管内皮细胞屏障通透性的影响．中国临床药理学杂志，2018，34(11)：1371-1374.

［26］孙淑萍，杜云艳，锁孝国，等．冰片对脂多糖诱导的RAW264．7巨噬细胞炎症模型的影响．通化师范学院学报，2019，289(40)：61-68.

［27］赵雨千，吕小星，赵聪颖，等．冰片外用对大鼠后肢穿刺伤急性疼痛的抑制作用．华北国防医药，2010，22(6)：509-511.

［28］Wang S，Zhang D，Hu J，et al．A clinical and mechanistic study of topical borneol-induced analgesia．EMBO Mol Med，2017，9(6)：802-815.

［29］Bansod S，Chilvery S，Saifi MA，et al．Borneol protects against cerulein-induced oxidative stress and inflammation in acute pancreatitis mice model．Environ Toxicol，2020，9.

［30］Zhou H，Zhang L，Zhou Q，et al．Borneol attenuates oxaliplatin-induced neuropathic hyperalgesia in mice．Neuroreport，2016，27(3)：160-165.

［31］何桂芳，宋友文，文晓娟，等．冰片注射液体外抑菌试验观察．中兽医学杂志，2009，146(1)：10-11.

［32］姜志明，王增，覃晶，等．冰片逆转小细胞肺癌顺铂耐药的研究．肿瘤学杂志，2020，26(3)：204-209.

［33］Cao W，Zhai X，Ma J，et al．Natural borneol sensitizes human glioma cells to cisplatin-induced apoptosis by triggering ROS-mediated oxidative damage and regulation of MAPKs and PI3K/AKT pathway．Pharm Biol，2020，58(1)：72-79.

［34］Cao W，Li Y，Hou Y，et al．Enhanced anticancer efficiency of doxorubicin against human glioma by natural borneol through triggering ROS-mediated signal．Biomed Pharmacother，2019，118：109261.

［35］Wang Z，Li Q，Xia L，et al．Borneol promotes apoptosis of Human Glioma Cells through regulating HIF-1a expression via mTORC1/eIF4E pathway．J Cancer，2020，11(16)：4810-4822.

［36］胡东华，王宇光，陈志武，等．复方丹参滴丸对大鼠肝细胞色素 P450 酶的影响．中国药理学与毒理学杂志，2013，27(4)：678-684.

［37］胡东华，王宇光，陈志武，等．复方丹参方对大鼠心脏细胞色素 P450 酶的影响．中草药，2013，44(24)：75-80.

［38］陈静雅，王俊俊，孟沫然，等．冰片对大鼠体内 CYP2D 诱导作用研究．药学学报，2015，50(4)：459-463.

［39］黄萍，廖祥婷，姜晓飞，等．天然冰片在不同年龄和性别小鼠体内的含量及樟脑转化量的比较研究．时珍国医国药，2011，22(4)：810-812.

［40］黄萍，姜晓飞，邹佳丽，等．天然冰片在小鼠组织内的 GC-MS 测定法和组织分布研究．世界科学技术一中医药现代化·中药研究，2009，22(6)：821-827.

［41］路艳丽，耿兴超，汪巨峰，等．冰片的安全性评价研究现状．中国新药杂志，2016，25(6)：645-658.

［42］修春，伍海涛，王奇，等．冰片对兔角膜上皮细胞的损伤作用．广州中医药大学学报，2015，32(5)：903-907.

［43］朱俊清，朱祥根，黄志元．天然冰片(天然右旋龙脑)在眼科应用优于合成冰片．中国医药指南，2019，17(10)：205-206.

苏 合 香

Suhexiang

本品为金缕梅科植物苏合香树 *Liquidambar orientalis* Mill.的树干渗出的香树脂经加工精制而成。主产于土耳其、埃及、叙利亚。初夏采收，将树皮击伤或割破，深达木部，使分泌香脂，渗入树皮内，于秋季剥下树皮，榨取香脂，残渣加水煮后再榨，除去杂质，再溶解于乙醇中，滤过，蒸去乙醇，即得。以棕黄色或暗棕色、半透明、香气浓者为佳。

【性味与归经】 辛，温。归心、脾经。

【功能与主治】 开窍，辟秽，止痛。用于中风痰厥，猝然昏倒，胸痹心痛，胸腹冷痛，惊痫。

【效用分析】 苏合香辛香气烈，有开窍醒神功效，功似麝香而力稍逊，且长于温通、辟秽，故为治寒闭神昏之要药。主要用于寒邪、痰浊内闭所致的闭证神昏。

苏合香其性温通走窜，具有辟秽化浊，行气开郁，祛寒止痛之效，适用于痰湿秽浊，寒凝气血瘀滞所致的胸痹心痛，胸腹满闷冷痛等病证。

【配伍应用】 **苏合香配冰片**　两药皆有开窍醒神之效。冰片辛香开窍；苏合香辟秽止痛。两药配伍，共收开窍、化浊、祛寒止痛之功，用治寒闭神昏或寒凝气滞之胸脘痞满、冷痛等。

【鉴别应用】 **苏合香与麝香**　两药均为辛温芳香走窜之品，有开窍启闭醒神之功，用治窍闭神昏证。苏合香开窍醒神之功与麝香相似，但药力较弱，主要用于寒闭神昏；又长于辟秽化浊、开郁止痛，为治疗胸痹心痛，胸腹冷痛所常用。而麝香辛窜开窍之力较强，经配伍寒闭、热闭皆常应用，为治疗闭证神昏之要药。此外，麝香善于活血散结止痛，可治疗经闭癥瘕、心腹暴痛、跌打损伤、痈肿疮疡、难产死胎等。

【方剂举隅】 **苏合香丸**（《广济方》，录自《外台秘要》）

药物组成：白术、朱砂、麝香、诃梨勒皮、香附子、沉香、丁香、安息香、白檀香、荜茇、水牛角、薰陆香、苏合香、龙脑香等。

功能与主治：芳香开窍，行气止痛。适用于寒闭证。证见突然昏倒，牙关紧闭，不省人事，苔白，脉迟。亦治心腹卒痛，甚则昏厥，属寒凝气滞者。

功能与主治：芳香开窍，行气止痛。适用于寒闭证。证见突然昏倒，牙关紧闭，不省人事，苔白，脉迟。亦治心腹猝痛，甚则昏厥，属寒凝气滞者。

【成药例证】 **冠心苏合丸**（《临床用药须知中药成方制剂卷》2020 年版）

药物组成：苏合香、冰片、乳香、檀香、土木香。

功能与主治：理气，宽胸，止痛。用于寒凝气滞、心脉不通所致的胸痹，症见胸闷、心前区疼痛；冠心病心绞痛见上述证候者。

【用法与用量】 0.3～1g，宜入丸散服。

【本草摘要】

1.《名医别录》　“主辟恶，……温疟，痫痓。去三虫，除邪，令人无梦魇。”

2.《本草备要》　“走窜，通窍开郁，辟一切不正之气。”

3.《本经逢原》　“苏合香，聚诸香之气而成，能透诸窍脏，辟一切不正之气，凡痰积气厥，必先以此开导，治痰以理气为本也。凡山岚瘴湿之气，袭于经络，拘急弛缓不均者，非此不能除。但性燥气窜，阴虚多火人禁用。”

【化学成分】 主要含有挥发油：肉桂酸，α-蒎烯，β-蒎烯，月桂烯，莰烯，柠檬烯，1,8-桉叶素，对聚伞花素，异松油烯，芳樟醇，松油-4-醇，α-松油醇，桂皮醛，反式桂皮酸甲酯，乙基苯酚。

中国药典规定本品含肉桂酸（$C_9H_8O_2$）不得少于5.0%。

【药理毒理】 本品具有增加血脑屏障通透性、抗心肌缺血、抗血栓形成、抗血小板聚集、改善血液流变性等作用。

1. 增加血脑屏障通透性　苏合香 0.3g/kg 对小鼠灌胃 7 天后，尾静脉注射 2.5%的伊文思蓝（EB）生理盐水溶液，可提高 EB 在皮层、海马、下丘脑区域分布，引起皮层、海马和下丘脑区域 BBB 的开放；同时另舌下静脉注射罗丹明 123（Rh123），检测各脑区 Rh123 含量，计算通透指数 K_p（脑区 Rh123 浓度与血浆 Rh123 浓度的比值），苏合香可增加海马和纹状体中 Rh123 的分布，提高海马区域 K_P，海马区域开放效应与抑制 P-糖蛋白功能有关[1]。苏合香和石油醚、乙醚、正丁醇、水提取部位（1.332g/kg）对小鼠灌胃 3 天能提高尾静脉注射 EB 溶液后小鼠脑内 EB 含量，对小鼠生理状态下的血-脑屏障有一定的开放效应[2]。

2. 抗心肌缺氧作用　苏合香 0.8g/kg 对皮下注射盐酸异丙肾上腺素致心肌缺氧小鼠插导管入胃灌胃给药，可提高小鼠常压心肌耐缺氧能力，延长缺氧存活时间。苏合香脂灌胃还可延长密闭容器内小鼠的耐缺氧能力。苏合香全药、石油醚、乙醚、正丁醇、水提取部位（1.332g/kg）对异丙肾上腺素致急性心肌缺血缺氧模型小鼠灌胃 3 天可减少造模后第 5 分钟的耗氧量，具有抗小鼠急性缺氧损伤作用[3]。以苏合香脂 0.5g/只给结扎左冠状动脉前降支狗灌胃 1 小时后，可降低模型动物心率，升高血压，增加冠状窦血流量，降低动静脉血氧差。苏合香 2mg/ml 在体外可使 15-甲基前列腺素所致收缩状态的猪离体冠状动脉条舒张，不仅可使动脉条舒张至给 15-甲基前列腺素前的水平，还可继续使其舒张；但对未加 15-甲基前列腺素的猪离体冠状动脉条无作用明显，提示苏合香在冠状动脉处于紧张状态时才呈现舒张作用。

3. 抗血栓形成作用　苏合香 2.4mg/kg 对灌胃给药大鼠 5 天可抑制大鼠体内血栓形成，降低血栓湿重。苏合香 200mg/kg 对灌胃给药大鼠 1 周能抑制体外血栓形成，降低血栓长度、血栓湿重与干重。苏合香可使兔体外血栓形成长度缩短和重量减轻，提高血小板内 cAMP 含量；苏合香 100mg/kg 对家兔灌胃给药可延长血浆复钙时间、凝血酶原时间、白陶土部分凝血活酶时间，降低纤维蛋白原含量和促进纤维酶活性。

4. 抗血小板聚集作用　苏合香 2.4mg/kg 大鼠灌胃

给药5天可降低ADP诱导的血小板聚集率。苏合香脂及其成分顺式桂皮酸对家兔、大鼠血小板均有抗聚集作用。大鼠腹腔注射桂皮酸20mg/只1小时对ADP或胶原诱导的血小板聚集有抑制作用。苏合香脂1.2mg/kg、顺式桂皮酸0.6mg/kg体外对胶原诱导的兔血小板聚集抑制率分别为33%、52%，对大鼠的抑制率分别为24%、42%，对ADP诱导的兔血小板聚集抑制率分别为32%、72%，对大鼠为35%、77%。

5. 其他作用 苏合香2.4mg/kg预先大鼠灌胃给药5天能降低右旋醣酐致血液高凝模型大鼠的全血黏度、血浆黏度及红细胞压积。苏合香体外有抗菌作用，苏合香脂体外对芽孢杆菌、干燥棒状杆菌、产气肠杆菌、乳酸球菌、克雷伯氏肺炎菌、藤黄微球菌、耻垢分枝杆菌、变形杆菌、铜绿假单胞菌、荧光假单胞菌、金黄色葡萄球菌的抑菌浓度为10.0%。

6. 体内过程 苏合香(按肉桂酸计112.5mg/kg)大鼠灌胃给药后，其主要成分肉桂酸的体内过程符合单室模型，肉桂酸的消除 $t_{1/2}$ 为6.74小时[4]。

7. 毒理研究 苏合香小鼠灌胃给药的 LD_{50} 为2.70g/kg，急性毒性反应的症状为惊厥、四肢瘫痪、呼吸困难甚至死亡。

【参考文献】 [1] 丁洁，张莹，巫悦，等．麝香、安息香和苏合香对血脑屏障脑区特异性开放作用及其抑制．中国医院药学杂志，2015，35(4)：279-282.

[2] 霓彩霞，曾南，汤奇，等．芳香开窍药对正常小鼠血脑屏障通透性的影响．江苏中医药，2011，43(2)：88-89.

[3] 许福会，曾南，彭希，等．芳香开窍药对小鼠急性缺氧损伤的影响．中药药理与临床，2010，5(40)：72-74.

[4] 张博，刘晓娜，周越，等．苏合香不同剂型在SD大鼠体内的口服药代动力学．沈阳药科大学报，2012，29(4)：292-297.

石 菖 蒲
Shichangpu

本品为天南星科植物石菖蒲 *Acorus tatarinowii* Schott 的干燥根茎。主产于四川、浙江、江苏。秋、冬二季采挖，除去须根及泥沙，晒干。切厚片。以切面色类白、香气浓者为佳。

【性味与归经】 辛、苦，温。归心、胃经。

【功能与主治】 开窍豁痰，醒神益智，化湿开胃。用于神昏癫痫，健忘失眠，耳鸣耳聋，脘痞不饥，噤口下痢。

【效用分析】 石菖蒲辛开苦燥温通，芳香走窜，不但有通关开窍醒神之功，并有化湿，豁痰，辟秽之效，擅长治疗痰湿秽浊之邪蒙蔽清窍所致神志昏乱。

石菖蒲入心经，开心窍，益心智，安心神，聪耳明目，故常可用于健忘，失眠，耳鸣，耳聋等。

石菖蒲辛温芳香，归胃经，善化湿浊，醒脾胃，消胀满，故为治疗湿浊中阻所致脘痞胀痛的良药；若与清热燥湿、行气导滞之品配伍，对湿浊热毒蕴结肠中所致的噤口痢有良效。

【配伍应用】

1. 石菖蒲配香附 石菖蒲温中化浊，开胃消胀；香附舒肝行气止痛。二药配伍则温中行气、消胀止痛，可治中寒气滞的脘腹胀痛。

2. 石菖蒲配郁金 石菖蒲开窍宣气，解郁化湿；郁金解肝郁，清心热，凉血消瘀。二药合用，能开窍解郁，清心醒神，可用于热病痰蒙心窍、神志不清等。

3. 石菖蒲配厚朴二药都能化湿，石菖蒲又能辟秽；厚朴兼能行气宽中。两药相伍，有健脾胃、行气、化湿的功效，可治湿浊中阻所致的脘腹痞满，食欲不振。

4. 石菖蒲配佩兰 石菖蒲芳香开窍，温化湿浊，调和中焦；佩兰芳香辟浊，化湿和中，醒脾开胃。两药合用，共达芳香开胃，行气和中之功，用于湿阻中焦及肝胃不和所致的脘闷腹胀，呕恶泄泻，胁痛苔腻等症。

【鉴别应用】

1. 石菖蒲与麝香 两药均为辛温开窍醒神之品，治疗窍闭神昏证。石菖蒲长于豁痰化湿，擅治痰浊蒙闭清窍之神昏证；又能化湿浊而开窍，治疗健忘失眠，耳鸣耳聋，脘痞不饥，噤口下痢。麝香辛香走窜力强，为回苏醒神第一要药，寒闭、热闭皆可应用。此外，麝香辛香走窜入血分，可活血散结、消肿止痛，用治痈肿疮毒、咽喉肿痛、跌打损伤、经闭、难产死胎等。

2. 石菖蒲与苏合香 两药均为芳香性温、开窍醒神之品，同可用治痰浊寒湿闭阻清窍，而见中风痰迷、中恶昏迷等证。但石菖蒲辛开苦泄，长于温化湿浊、祛痰开窍，适于痰阻清窍、神志昏乱、癫痫抽搐；此外，石菖蒲尚可醒神益智，化湿和胃，擅治耳聋健忘证，以及脘腹痞满、纳差、噤口痢等证。苏合香辛散温通，为温开常用药，主治寒邪痰浊内闭神明之证；此外，苏合香又有温通止痛之功，上入心经，中归脾经，可治疗寒凝气滞、痰阻血瘀致胸痹心痛、脘腹冷痛。

3. 石菖蒲与竹沥 两药均可化痰，治疗痰蒙心窍、窍闭神昏，或肝风挟痰、癫痫抽搐、中风痰迷等证。但石菖蒲为辛苦温之品，可化痰湿通窍闭，治疗痰浊上蒙之窍闭神昏；又醒神益智，化湿开胃，可治疗健忘失眠，耳鸣耳聋，脘痞不饥，噤口痢等证。竹沥甘寒，功擅清热化痰，长于治疗肺热痰盛，咳嗽、痰黄、胸闷。

【方剂举隅】

1. 定痫丸（《医学心悟》）

药物组成：明天麻、川贝母、半夏、茯苓、茯神、胆南星、石菖蒲、全蝎、甘草、僵蚕、真琥珀、陈皮、远志、丹参、麦冬、辰砂等。

功能与主治：涤痰息风，开窍安神。适用于风痰蕴热之痫病。症见忽然发作，眩仆倒地，目睛上视，口吐白沫，喉中痰鸣，叫喊作声，甚或手足抽搐，舌苔白腻微黄，脉弦滑略数。亦可用于癫狂。

2. 桑螵蛸散（《本草衍义》）

药物组成：桑螵蛸、远志、菖蒲、龙骨、人参、茯神、当归、龟甲。

功能与主治：调补心肾，涩精止遗。适用于心肾两虚证。症见小便频数，或尿如米泔色，或遗尿，或遗精，心神恍惚，健忘，舌淡苔白，脉细弱。

3. 甘露消毒丹（《续名医类案》）

药物组成：藿香、飞滑石、绵茵陈、淡黄芩、石菖蒲、川贝母、木通、射干、连翘、薄荷、白豆蔻。

功能与主治：利湿化浊，清热解毒。适用于湿温时疫，邪在气分湿热并重证。症见发热倦怠，胸闷腹胀，肢酸，咽肿，颐肿口渴，身目发黄，小便短赤，泄泻淋浊，舌苔白或厚腻或干黄脉濡数或滑数。

4. 萆薢分清饮（《杨氏家藏方》）

药物组成：益智、川萆薢、石菖蒲、乌药。

功能与主治：温肾利湿，分清化浊。适用于下焦虚寒之膏淋、白浊。小便频数，浑浊不清，白如米泔，凝如膏糊，舌淡苔白，脉沉。

【成药例证】

1. 脑脉泰胶囊（《临床用药须知中药成方制剂卷》2020年版）

药物组成：红参、三七、当归、丹参、鸡血藤、红花、银杏叶、葛根、制何首乌、山楂、菊花、石决明、石菖蒲。

功能与主治：益气活血，息风豁痰。用于中风气虚血瘀、风痰瘀血闭阻脉络证，症见半身不遂、口舌歪斜、言语謇涩、头晕目眩、半身麻木、气短乏力；缺血性中风恢复期及急性期轻症见上述证候者。

2. 萆薢分清丸（《临床用药须知中药成方制剂卷》2020年版）

药物组成：粉萆薢、盐益智仁、乌药、石菖蒲、甘草。

功能与主治：分清化浊，温肾利湿。用于肾不化气、清浊不分所致的白浊、小便频数。

【用法与用量】3～10g。

【本草摘要】

1.《神农本草经》 “主风寒湿痹，咳逆上气，开心孔，补五脏，通九窍，明耳目，出音声。久服轻身，不忘，不迷惑，延年。”

2.《本草纲目》 “治中恶猝死，客忤癫痫，下血崩中，安胎漏。散痈肿。”

3.《本草从新》 “辛苦而温，芳香而散，开心孔，利九窍，明耳目，发声音，去湿除风，逐痰消积，开胃宽中，疗噤口毒痢。”

【化学成分】主要含有挥发油：α-细辛醚、β-细辛醚及γ-细辛醚，欧细辛醚，顺式甲基异丁香酚，榄香烯，细辛醛，δ-荜澄茄烯，百里香酚，肉豆蔻酸；黄酮类成分：顺式环氧细辛酮，2′-二羟基细辛酮。

中国药典规定本品含挥发油不得少于1.0%(ml/g)，饮片不得少于0.7%(ml/g)。

【药理毒理】本品具有镇静、抗惊厥、抗抑郁、改善学习记忆、抗缺氧、抗疲劳、抗脑损伤等作用。

1. 镇静，抗惊厥、癫痫作用 石菖蒲水煎液20g/kg大鼠灌胃3天可降低大鼠脑电图频率及振幅，具有镇静作用[1]。石菖蒲水煎剂10mg/kg灌胃30天可降低印防己碱(PTX)癫痫模型大鼠癫痫发作次数和发作级别，能通过促进大鼠内源性神经干细胞的增殖、迁移及分化，降低脑电频率及脑电波幅[1]。0.23mg/ml石菖蒲挥发油、100%石菖蒲水提液及100%石菖蒲去油水煎液分别以2、4、8g/kg给小鼠灌胃给药3天后进行士的宁致惊厥实验，结果石菖蒲挥发油及水提液均能延长士的宁所致小鼠惊厥潜伏期，减少惊厥次数；挥发油、水提液和去油水煎液均能缩短士的宁所致惊厥持续时间；水提液和去油水煎液能延长惊厥小鼠的死亡潜伏期，使小鼠的死亡时间延长，且能降低惊厥所致小鼠死亡率。石菖蒲去油水提液28g/kg和α-细辛醚70mg/kg给戊四唑点燃大鼠模型灌胃36天可减少模型动物癫痫发作次数[2]。

2. 抗抑郁作用 石菖蒲水提液和水提醇沉液按2.5、5.0、10.0g/kg灌胃3天均缩短小鼠悬尾不动时间，5.0、10.0g/kg可缩短大鼠强迫游泳不动时间，10.0g/kg石菖蒲水提醇沉液能增强5-HT P试验小鼠甩头反应，表明石菖蒲有抗抑郁作用。β-细辛醚25mg/kg给抑郁模型大鼠灌胃21天可改善动物的行为障碍表现，促进海马区CREB蛋白和mRNA的活性和表达，减少神经细胞凋亡[3]。

3. 改善学习记忆作用 10g生药/kg的石菖蒲去油

煎剂、总挥发油、α-细辛醚、β-细辛醚给小鼠灌胃21天，可延长正常小鼠跳台试验的跳下潜伏期，减少5分钟内错误次数，并能降低戊巴比妥钠所致记忆障碍小鼠电迷宫试验的错误次数，降低亚硝酸钠所致记忆巩固不良小鼠的跳台错误次数，对正常小鼠和记忆障碍小鼠均显示有促进学习记忆作用。石菖蒲水提取物70、35、17.5、8.75mg/kg分别给予小鼠灌胃2周或大鼠灌胃4周，采用跳台法或避暗法观察均能延长记忆获得障碍、记忆巩固不良和记忆再现障碍模型小鼠跳下平台或进入暗室的潜伏期，能改善由东莨菪碱所致的大鼠空间记忆障碍[4]。

4. 抗疲劳作用 石菖蒲挥发油0.07ml/kg、正丁醇萃取物0.48g/kg、正丁醇萃取物0.67g/kg和水煎液0.87g/kg灌胃小鼠4周，能推迟运动性疲劳相关症状（神疲乏力，活动减少，食欲降低，体重减轻甚至脱毛等症状）的发生，延长力竭游泳时间提高小鼠运动能力。

5. 抗脑损伤作用 石菖蒲滴丸剂1.78g/kg灌胃给药7天，能降低夹闭双侧颈总动脉所致脑缺血大鼠脑含水量和MDA水平，抑制脑组织细胞凋亡；100%石菖蒲挥发油对大鼠灌胃7天可降低缺血再灌注损伤大鼠脑神经细胞凋亡，从而起到脑保护作用。此外，石菖蒲挥发油可有效抑制两侧颈总动脉夹闭致脑缺血-再灌注动物脑内谷氨酸（Glu）、天门冬氨酸（Asp）及γ-氨基丁酸（GABA）的异常升高，从而减轻脑缺血-再灌注损伤。石菖蒲β-细辛醚0.034g/kg大鼠灌胃给药7天，对缺血或再灌注损伤大鼠大脑电活动有抑制作用。

6. 抗动脉硬化、抗心肌缺血作用 石菖蒲挥发油及β-细辛醚分别按75mg/kg、40mg/kg对大鼠灌胃3周可降低动脉粥样硬化模型大鼠血脂，相同剂量预先给药7天可降低高粘血症模型大鼠的全血低切黏度和血浆黏度，改善血液流变性，相同剂量灌胃18天可降低心肌缺血模型大鼠血清内皮素（ET）、升高NO，降低心肌组织损伤程度和梗死率。

7. 调节胃肠运动作用 石菖蒲水煎液体外能增大胃窦环行肌收缩波平均振幅和幽门环行肌运动指数，对大鼠离体胃窦、幽门环行肌有兴奋作用。石菖蒲水提醇沉液4g/kg腹腔注射，能抑制大鼠胃肠肌电活动。石菖蒲去油煎剂、总挥发油、β-细辛醚、α-细辛醚体外均能抑制离体家兔肠管自发性收缩，拮抗乙酰胆碱、组胺及氯化钡引致的肠管痉挛，增强大鼠在体肠管蠕动及小鼠肠道推进功能，还可促进胆汁分泌。

8. 镇咳、祛痰、平喘作用 石菖蒲对豚鼠气管平滑肌具有解痉作用，其有效部位是总挥发油，主要成分有β-细辛醚、α-细辛醚。石菖蒲挥发油26.5μg/ml、β-细辛醚18.5μg/ml、α-细辛醚24.0μg/ml体外能抑制豚鼠气管痉挛性收缩。石菖蒲挥发油39.5mg/kg、β-细辛醚和α-细辛醚16mg/kg能延长卵蛋白雾化吸入致哮喘模型豚鼠的哮喘发作潜伏期，体外能对抗组胺或乙酰胆碱所致豚鼠离体气管片气管平滑肌收缩，表明β、α-细辛醚及石菖蒲挥发油有一定的平喘作用。β-细辛醚16mg/kg喷雾给药7天能增加小鼠气管段酚红排出量，并延长二氧化硫致咳小鼠的咳嗽潜伏期，减少发作次数，显示一定的祛痰和镇咳作用。

9. 其他作用 本品尚有抗炎，抗菌、抗血栓等作用。石菖蒲微波水提液能抑制二甲苯致小鼠耳廓肿胀，体外对金黄色葡萄球菌、铜绿假单胞菌有抑菌作用，最小抑菌浓度为0.6838g/ml，对不动杆菌、大肠埃希菌、宋内志贺菌、表皮葡萄球菌、伤寒沙门菌、乙型副伤寒沙门菌、福氏志贺菌较敏感，最低抑菌浓度均为1.3678g/ml[5, 6]。石菖蒲挥发油75mg/kg大鼠、160mg/kg小鼠，β-细辛醚40mg/kg大鼠、86mg/kg小鼠预给药7天，可抑制大鼠体外血栓形成，降低高分子右旋糖酐所致高黏血症大鼠的血浆黏度，延长小鼠凝血时间，减轻血浆纤维蛋白凝块的重量，起到抑制血栓形成、抗黏、抗凝、溶解血浆纤维蛋白的作用。

10. 体内过程 石菖蒲挥发油中顺式甲基异丁香酚、榄香素、α-细辛醚、β-细辛醚能透过大鼠血-脑屏障进入脑组织，β-细辛醚的吸收存在明显的动物种属差异。家兔及小鼠灌胃β-细辛醚后，体内过程符合一级吸收二室模型，家兔$t_{1/2\alpha}$为7.5分钟，$t_{1/2\beta}$为69.6分钟；与家兔的吸收过程相比，小鼠t_{max}、$t_{1/2\alpha}$以及$t_{1/2\beta}$均提前，而绝对生物利用度提高26.1%。β-细辛醚在大鼠体内的药代动力学过程属一级吸收一室消除的动力学模型，在血清的$t_{1/2}$为43分钟；t_{max}为12分钟。β-细辛醚在大鼠体内吸收、分布、代谢较迅速，极易透过血脑屏障，主要在肝脏代谢，其首过效应应引起注意。

11. 毒理研究 石菖蒲水煎醇沉液、α-细辛醚小鼠腹腔注射的LD_{50}分别为62.13g/kg、338.5mg/kg，中毒表现为肌肉松弛、运动无力、呼吸频率减慢。妊娠6日大鼠灌胃α-细辛醚20.6、31.7mg/kg 10天，妊娠20日时胎鼠外观无畸形，内脏及骨骼未见异常，胎鼠的身长、体重、尾长和胎盘重量均未见明显畸形。但剂量增至185.2mg/kg时可抑制母鼠体重增长，增加不孕率和吸收率。

【参考文献】 [1] 李海峰，王慧，夏哲智，等. 石菖蒲水煎剂对癫痫大鼠脑部神经发生及认知功能的影响. 浙江中西医结合杂志，2013，23（10）：787-789.

[2] 林双峰，邹衍衍，李小兵，等. 石菖蒲不同部位对戊四唑

点燃大鼠药效学研究. 中国实验方剂学杂志，2010，16(9)：159-161.

[3] 高志影，张春，董海影，等. 石菖蒲有效成分对抑郁模型大鼠海马神经元的保护作用. 中国老年学杂志，2014，34(4)：1000-1002.

[4] 顾丰华，陈嘉，许海燕，等. 石菖蒲水提取物 SIPI-SCPd 改善动物学习记忆的研究. 世界临床医学，2012，12(3)：150-155.

[5] 刘扬俊，邱腾颖. 石菖蒲微波水提液的抗炎及体外抗菌作用研究. 海峡药学，2012，24(6)：22-23.

[6] 邱腾颖，郑韵芳，杨宏芳，等. 石菖蒲微波水提液体外抗菌作用研究. 海峡药学，2013，25(7)：50-51.

安息香

Anxixiang

本品为安息香科植物白花树 *Styrax tonkinensis* (Pierre) Craib ex Hart.的干燥树脂。主产于泰国。树干经自然损伤或于夏、秋二季割裂树干，收集流出的树脂，阴干。以表面橙黄色、断面乳白色、显油润、香气浓郁者为佳。

【性味与归经】 辛、苦，平。归心、脾经。

【功能与主治】 开窍醒神，行气活血，止痛。用于中风痰厥，气郁暴厥，中恶昏迷，心腹疼痛，产后血晕，小儿惊风。

【效用分析】 安息香气味辛香，有开窍醒神功效，故常可用治中风痰厥、气郁暴厥、中恶昏迷等闭证。因其性平偏温，又善祛痰辟秽，最宜于痰湿秽浊之邪蒙闭心窍所致的寒闭神昏证，以及中风、厥证、中恶昏迷见痰涎壅盛者。

安息香味辛，有行气活血、通经络、止痛之效，故为治气滞血瘀导致的心腹疼痛所常用。

【配伍应用】

1. 安息香配苏合香 二药均能开窍醒神，辟秽。安息香能行气活血，兼能祛痰；苏合香长于温通。两者相配，具有开窍醒神之功，且能辟恶秽，行气血，常用于中风痰厥、气郁暴厥、猝然昏倒者。

2. 安息香配香附 安息香行气活血止痛；香附理气止痛。两药相伍，行气活血止痛，又可芳香化浊，使气血行，郁闭解，适用于突然昏倒，牙关紧闭，不省人事，心腹卒痛及产后血晕等症。

【鉴别应用】 **安息香与苏合香** 安息香与苏合香均为温开药，同具开窍醒神之效，适应于闭证神昏。然而安息香性平，香气较淡，开窍之功似苏合香而力逊，善治闭证神昏，痰涎壅盛者；还能行气活血止痛，以治气滞血瘀引发的心腹疼痛。苏合香性温气烈，开窍力胜于安息香，又善辟秽化浊，主治中风痰厥、气郁暴厥、中恶昏迷之寒闭证；还能温通行气、散寒止痛，用治胸痹心痛，胸腹冷痛。

【方剂举隅】

1. 至宝丹(《苏沈良方》)

药物组成：水牛角、生玳瑁、琥珀、朱砂、雄黄、牛黄、龙脑、麝香、安息香、金银箔。

功能与主治：化浊开窍，清热解毒。适用于痰热内闭心包证。证见神昏谵语，身热烦躁，痰盛气粗，舌绛苔黄垢腻，脉滑数。亦治中风、中暑、小儿惊厥属于痰热内闭者。

2. 苏合香丸(《广济方》，录自《外台秘要》)

药物组成：白术、朱砂、麝香、诃梨勒皮、香附子、沉香、丁香、安息香、白檀香、荜茇、水牛角、薰陆香、苏合香、龙脑香等。

功能与主治：芳香开窍，行气止痛。适用于寒闭证。证见突然昏倒，牙关紧闭，不省人事，苔白，脉迟。亦治心腹猝痛，甚则昏厥，属寒凝气滞者。

【成药例证】

1. 益心丸(《临床用药须知中药成方制剂卷》2020年版)

药物组成：红参、制附子、红花、三七、冰片、人工麝香、安息香、蟾酥、牛角尖粉、人工牛黄、珍珠。

功能与主治：益气温阳，活血止痛。用于心气不足、心阳不振、瘀血闭阻所致的胸痹，症见胸闷心痛、心悸气短、畏寒肢冷、乏力自汗；冠心病心绞痛见上述证候者。

2. 通窍镇痛散(《临床用药须知中药成方制剂卷》2020年版)

药物组成：苏合香、安息香、冰片、石菖蒲、郁金、乳香、沉香、醋香附、木香、檀香、丁香、荜茇。

功能与主治：行气活血，通窍止痛。用于痰瘀闭阻，心胸憋闷疼痛，或中恶气闭，霍乱，吐泻。

3. 神香苏合丸(庆余救心丸)(《临床用药须知中药成方制剂卷》2020年版)

药物组成：人工麝香、苏合香、冰片、木香、香附、沉香、安息香、乳香(制)、水牛角浓缩粉、白术、丁香。

功能与主治：温通宣痹，行气化浊。用于寒凝心脉、气机不畅所致的胸痹，症见心痛、胸闷、胀满、遇寒加重；冠心病心绞痛见上述证候者。

4. 苏合香丸(《临床用药须知中药成方制剂卷》2020年版)

药物组成：苏合香、安息香、冰片、人工麝香、檀香、沉香、丁香、木香、香附、乳香、荜茇、白术、朱砂、水牛角浓缩粉、诃子肉。

功能与主治：芳香开窍，行气止痛。用于痰迷心窍所致的痰厥昏迷，中风偏瘫，肢体不利以及中暑，心胃气痛。

【用法与用量】 0.6～1.5g，多入丸散用。

【本草摘要】

1.《新修本草》“主心腹恶气。”

2.《日华子本草》“治血邪，霍乱，风痛，妇人血噤并产后血运。”

【化学成分】 主要含树脂类成分：3-桂皮酰苏门树脂酸酯，松柏醇桂皮酸酯，苏合香素，香草醛，桂皮酸苯丙醇酯，苯甲酸，桂皮酸。

中国药典规定本品含总香脂酸以苯甲酸($C_7H_6O_2$)计，不得少于27.0%。

【药理毒理】 本药具有保护脑缺血缺氧损伤细胞、调节血-脑屏障的作用。

1. 抗脑缺血作用　安息香对脑缺血再灌注损伤大鼠血-脑屏障结构的损伤有一定保护作用，但是作用较其他开窍药而言较弱[1]。安息香对缺血缺氧的 PC_{12} 细胞具有保护作用。安息香能显著升高模型细胞的吸光度A值，显著抑制 $Na_2S_2O_4$ 对 PC_{12} 细胞的损伤，同时能显著降低模型细胞内 Ca^{2+} 含量，减轻细胞内钙超载[2]。安息香能对抗不完全缺血再灌注损伤模型小鼠血-脑屏障通透性的异常增高。降低缺血再灌注损伤模型大鼠血清中 TNF-α 的含量，对抗BBB(血-脑屏障)通透性增加。

2. 抗炎解热作用　安息香可降低内毒素或2,4-二硝基酚所致大鼠体温的升高，对醋酸所致小鼠腹腔毛细血管通透性亢进有抑制作用，即具有抗炎解热作用[3]。安息香对D-GalN 敏化小鼠 LPS 的致死性攻击具有一定的对抗作用，提示具有一定抗内毒素作用[4]。

3. 抗动脉粥样硬化　安息香对动脉粥样硬化所致的内皮损伤细胞具有修复作用，可减少 LDH(乳酸脱氢酶)、TNF-α(肿瘤坏死因子)及IL-8(白细胞介素-8)的分泌。这些炎症因子可干扰血管组织的功能，妨碍局部血流供应，使组织缺血缺氧、损伤加重[5]。

4. 其他作用　瓦山安息香种子提取物具有促进雌激素合成的作用，其中的两个分离物龙胆二糖苷和龙胆三糖苷被发现具有促进人卵巢颗粒 KGN 细胞雌激素合成的作用，这两个化合物也可促进小鼠3T3-L1前脂肪细胞的雌激素合成。安息香能增加妊娠大鼠血清中雌性激素水平，同时可能通过阻断妊娠大鼠在体子宫平滑肌的前列腺受体和部分阻断缩宫素受体而抑制子宫平滑肌运动[6]。

【参考文献】 [1] 倪彩霞，曾南，许福会，等．芳香开窍药对脑缺血再灌注损伤大鼠血脑屏障影响的实验研究．中国中药杂志，2011，36(18)：2562-2567.

[2] 王丹丹，王建，彭颖，等．四味芳香开窍药的挥发性成分对缺血缺氧 PC_{12} 细胞及细胞内 Ca^{2+} 的影响．西安交通大学学报(医学版)，2012，33(3)：371-373.

[3] 雷玲，王强，白筱璐，等．安息香的抗炎解热作用研究．中药药理与临床，2012，28(2)：109-110.

[4] 梁珂，曾南，唐永鑫，等．芳香开窍药对 D-氨基半乳糖敏化小鼠内毒素致死性攻击的影响．中药药理与临床，2011，27(1)：58-60.

[5] 谢予朋，李阳，孙晓迪．安息香提取物对损伤内皮细胞中乳酸脱氢酶、肿瘤坏死因子及白细胞介素-8活性的影响．中国医药导报，2014，20(1)：7-10.

[6] 张璐，王建，黄立华，等．安息香对妊娠大鼠血清性激素、在体子宫平滑肌的影响．中药药理与临床，2014，30(5)：92-97.

病证用药

神志昏迷有虚实之别，虚证即脱证，实证即闭证。脱证治当补虚固脱，非本章药物所宜；闭证治当通关开窍，醒神回苏，宜用本类药物治疗。闭证又有寒闭、热闭的不同。现分述如下：

中脏腑闭证　治以开窍醒神法。

1. 寒闭神昏证　多因嗜酒肥甘，饥饱失宜，脾失健运，聚湿生痰，风挟痰湿，上蒙清窍，内闭经络，阻滞阳气所致。症见突然昏仆，不省人事，牙关紧闭，口噤不开，两手握固，大小便闭，肢体强痉，面白唇暗，静卧不烦，四肢不温，痰涎壅盛，苔白腻，脉沉弦滑。治宜豁痰息风，辛温开窍。常用苏合香、安息香、麝香、胆南星、半夏、橘红、竹茹等。代表方如苏合香丸(《和剂局方》)加减。

2. 热闭神昏证　多因素体阴亏，肝阳暴张，阳化风动，血随气逆，挟痰挟火，横窜经络，蒙蔽清窍所致。症见突然昏仆，不省人事，牙关紧闭，口噤不开，两手握固，大小便闭，肢体强痉，面赤身热，气粗口臭，躁扰不宁，苔黄腻，脉弦滑而数。治宜清肝息风，辛凉开窍。常用朱砂、麝香、安息香、牛黄、琥珀、冰片、珍珠、水牛角、黄连、栀子、羚羊角、龟甲、菊花、石决明、夏枯草、蝉衣等。代表方如至宝丹(《和剂局方》)、安宫牛黄丸(《温病条辨》)、羚角钩藤汤(《医醇賸义》)加减。

第十七章　补虚药

【基本概念】 凡以补虚扶弱，纠正人体正气虚衰为主要作用，治疗虚证的药物，称为补虚药。

中医认为脏腑亏损，气血阴阳不足是导致虚证的主要病机；其病理性质主要为气、血、阴、阳的亏耗；其病损部位，主要在于五脏。一般说来，气虚以肺脾为主，病重者可影响心肾；血虚以心肝为主，并与脾虚化源不足有关；阴虚以肾肝肺为主，涉及心胃；阳虚以脾肾为主，重证每易影响到心。临床多见神疲体倦，心悸气短，面容憔悴，自汗盗汗，或五心烦热或畏寒肢冷，脉虚无力等症；若病程较长，久虚不复，症状可逐渐加重。

【作用特点】 《素问·阴阳应象大论》曰："形不足者，温之以气，精不足者，补之以味。"补虚药多甘味，具有补虚扶弱作用，既能甘温益气、助阳、养血，又能甘寒滋养阴液。具体而言，补虚药的补虚作用又有补气、补阳、补血与补阴的不同，分别主治气虚证、阳虚证、血虚证和阴虚证。此外，部分补虚药还分别兼有祛寒、润燥、生津、收涩等功效。

【适应范围】 补虚药主要用于人体久病、大病之后，正气不足或先天不足，体质虚弱，或年老体虚所出现的各种虚证；或用于疾病过程中，邪气未尽，正气已衰，抗病能力下降，正虚邪实的病证，与祛邪药同用，达到扶正祛邪的目的。《内经》所谓"虚则补之""损者益之""扶正祛邪"，就是运用本类药物的指导原则。

现代医学诊断为功能性消化不良，慢性胃炎，胃与十二指肠溃疡病，慢性腹泻，肺换气功能障碍，全身氧代谢障碍，免疫功能低下，贫血，血小板减少性紫癜，白细胞减少症，再生障碍性贫血，性功能障碍，慢性支气管哮喘，风湿性关节炎，糖尿病，骨质疏松症，更年期综合征等属于虚证者，也可用本类药物治疗。

【药物分类】 补虚药根据药性及功效主治的不同，可分为补气药、补阳药、补血药、补阴药四类。

【配伍规律】 一是各类补虚药之间的配伍应用：由于人体是一个有机的整体，各脏腑及其气血阴阳之间在生理上相互依存，在病理上相互影响，故临床上往往是两种或两种以上的虚证并见，因此，治气虚、阳虚、血虚、阴虚之证，除应选择相应的补虚药外，还常辅以其他类的补虚药。如气虚可发展为阳虚；阳虚者，其气必虚，故补气药常与补阳药同用。气虚生化无力而致血虚；血虚则气无所依存，亦可导致气虚，故补气药常与补血药同用。气虚不能生津而致津液不足，津液大量亏耗，亦可导致气随津脱；热邪既易伤阴，壮火也易食气，而致气阴两虚；故补气药亦常与补阴药同用。津血同源，血虚可致阴虚，阴津大量耗损又可致津枯血燥，血虚常伴阴亏，故补血药又常与补阴药同用。阴阳互根，阴或阳的虚损，常可导致阴损及阳或阳损及阴而致阴阳两虚之证，此时，则需补阴药与补阳药同用。二是补虚药与祛邪药之间的配伍应用：邪之所凑，其气必虚。故补虚药在临床上除用于虚证以补虚扶弱外，还常与各类祛邪药物配伍以扶正祛邪，或与容易损伤正气的药物配伍应用以保护正气，预护其虚。

一、补气药

本类药物性味以甘温或甘平为主，以补益脏气，纠正脏气虚衰的病理偏向为主要功效。补气功效主要是补脾气和补肺气，部分药物能补心气、补肾气，个别药物能补元气。因此，补气药的主治有：脾气虚证，症见食欲不振，脘腹胀满，大便溏薄，体倦神疲，面色萎黄，消瘦或一身浮肿，甚或脏器下垂等；肺气虚证，症见气少喘促，动者益甚，咳嗽无力，声音低怯、易出虚汗等；心气虚证，症见心悸怔忡，胸闷气短，活动后加剧等；肾气虚证，症见尿频或尿后余沥不尽，或遗尿，或男子早泄遗精，女子带下清稀等；元气虚之轻症，常表现为某些脏器虚；元气虚极欲脱，可见气息短促，脉微欲绝等。部分补气药还兼有养阴、生津、养血等功效，还可用于治疗气阴(津)两虚或气血俱虚证。本类药物中部分味甘壅中，碍气助湿，对湿盛中满者应慎用，必要时应辅以理气除湿之药。

临床常用的补气药物有人参、党参、西洋参、太子参、黄芪、白术、山药、白扁豆、甘草、大枣、刺五加、绞股蓝、红景天、沙棘、蜂蜜等。

人　参

Renshen

本品为五加科植物人参 *Panax ginseng* C. A. Mey. 的干燥根和根茎。主产于吉林、辽宁、黑龙江。多于秋季采挖，洗净经晒干或烘干。切薄片或用时粉碎。栽培的又称“园参”；播种在山林野生状态下自然生长的又称“林下参”，习称“籽海”。以切面色淡黄白、点状树脂道多者为佳。

【炮制】 润透，切薄片，干燥，或用时粉碎、捣碎。

【性味与归经】 甘、微苦，微温。归脾、肺、心、肾经。

【功能与主治】 大补元气，复脉固脱，补脾益肺，生津养血、安神益智。用于体虚欲脱，肢冷脉微，脾虚食少，肺虚喘咳，津伤口渴，内热消渴，气血亏虚，久病虚羸，惊悸失眠，阳痿宫冷。

【效用分析】 人参味甘、微苦而性微温，主归脾、肺、心、肾经。其补气范围广，既能大补元气，又能补肺气、补脾气、补心气和补肾气，其大补元气、复脉固脱之功无药可代，为拯危救脱要药，最宜于因大汗、大吐、大泻、大失血或大病、久病等所致元气虚极欲脱、脉微欲绝等重危证候，故《神农本草经疏》谓其“能回阳气于垂绝，却虚邪于俄顷”。同时，中医学认为元气是人体生命活动原动力，元气亏虚，必然导致肺脾心肾等脏腑功能低下，出现相应的气虚表现，人参的大补元气功能也间接的达到补肺脾心肾气的作用，因此，人参的补肺气、补脾气、补心气和补肾气的功效既有直接作用，又有间接作用。故人参长于补肺气、脾气，善于补心气，还能补肾气，对于肺气虚、脾气虚、心气虚及肾气虚均有较好的治疗作用，故《本草纲目》谓其“治男妇一切虚证”。

人参既能大补元气以养先天，又能健脾益气以培后天，其甘温入脾，能“调中益气”(《汤液本草》)，“和中健脾”(《本草汇言》)，为补脾要药；凡饮食劳倦，湿邪困脾，思虑过度，所致脾虚之证，均可用本品加味应用。人参“专入肺”(《本草求真》)“能补肺中之气”(《本草纲目》)“定喘咳”(《本草蒙筌》)“消胸中痰”(《药性论》)，为补肺要药；久咳伤肺，燥热伤阴，所致肺虚或肺肾两虚者，均可用本品配伍应用。人参大补元气，气足则津液充盈而口不渴，故人参能生津止渴，用于津亏证、消渴证。人参大补元气，元气充则心气得养，心神得宁，心智得聪，而具安神益智的功效，用于治疗心气不足或心肾气虚、心脾两虚的失眠、健忘等。人参甘温，大补元气，益气以生血，具气血双补之效，故可用治脾胃气虚，化源不足，血虚萎黄之证；又能益气以助阳，故又用治元气不足，命门火衰，阳痿宫冷等证。

总之，人参之功重在大补元气，还可补肺气、补脾气、补心气、补肾气和生津、安神益智，故为治虚劳内伤第一要药。

【配伍应用】

1. 人参配麦冬、五味子 人参甘温，益元气，补肺气，生津液；麦冬甘寒，养阴，润肺，生津；五味子酸温，敛肺止汗，生津止渴。三药合用，一补一润一敛，益气养阴，生津止渴，敛阴止汗，使气复津生，汗止阴存，气充脉复，用于气阴两虚或气虚亡阴证。

2. 人参配蛤蚧 人参大补元气，益肺气，长于补气；蛤蚧补肾纳气，敛肺定喘，长于摄纳。二药相合，则肾气纳，肺气降，共奏益气定喘之功，适用于治疗肺肾两虚之喘咳。

3. 人参配白术 人参甘温入脾，善补脾气；白术补气健脾，又能燥湿，为“脾脏第一要药”，长于健脾。两药合用，益气健脾，治疗脾气虚证。

4. 人参配远志 人参补气，安神益智；远志宁心安神，长于治疗健忘。两药合用，益气安神益智，适用于心气不足的失眠健忘。

5. 人参配熟地黄 人参长于益气补虚；熟地黄善于补阴养血。两药配伍，可增强益气养血的作用，适用于气血两亏之证。

6. 人参配紫苏 人参甘温，大补元气，补脾益肺；紫苏辛温，发汗解表，行气宽中。两药合用，具有益气解表的功效，用于体虚外感，咳嗽痰多，气短乏力等。

7. 人参配石膏、知母 人参补气、生津，石膏、知母清热泻火。三药合用，清热、益气生津，适用于热病气津两伤证。

【鉴别应用】

1. 生晒参、红参与糖参　三者均味甘微苦、性平偏温，归脾、肺、心经，皆具大补元气，复脉固脱，补脾益肺，生津止渴，安神增智之功，用于气虚欲脱、肢冷、脉微欲绝、脾虚食少、肺虚喘咳、津伤口渴、消渴、惊悸健忘、阳痿宫冷。然三者又各有所长。一般认为生晒参味甘、性平，偏重于补气生津，安神，尤以清补为佳，特别适用于气阴不足、肺虚喘咳、津伤口渴、内热消渴。红参味甘而厚，性偏温，具有大补元气，复脉固脱，益气摄血之功，尤以温补见长，用于气血亏虚，脉微肢冷，气不摄血，崩漏下血，以及心力衰竭，心源性休克。糖参功同生晒参而力逊。

2. 人参与三七　两者均为五加科植物，味甘、微苦而温，皆具滋补作用，可治虚损劳伤。然人参属补气药，归心、肺、脾、肾经，功能大补元气，补脾益肺，生津，安神益智，为补虚要药，主治元气衰竭之虚脱证、肺脾气虚、气津两伤、气血亏虚、神志失养等。三七属止血药，主归肝、胃经，功能散瘀止血，消肿定痛，有“止血不留瘀，化瘀不伤正”之特点，且为伤科要药，主治内外出血(有瘀尤宜)、跌打损伤，瘀血肿痛，或胸腹刺痛等。

【方剂举隅】

1. 参附汤(《正体类要》)

药物组成：人参、附子。

功能与主治：益气回阳固脱。适用于阳气暴脱，手足逆冷，头晕气短，汗出脉微。

2. 生脉散(《内外伤辨惑论》)

药物组成：人参、麦冬、五味子。

功能与主治：益气生津，敛阴止汗。适用于暑热汗多，耗气伤液，体倦乏力，咽干口渴，脉虚细；久咳肺虚，气阴两伤，呛咳少痰，气短自汗，口干舌燥，苔薄少津，脉虚数或虚细。

3. 四君子汤(《和剂局方》)

药物组成：人参、白术、茯苓、甘草。

功能与主治：益气健脾。适用于脾气亏虚，面色萎黄，语声低微，四肢无力，食少便溏，舌质淡，脉细缓。

4. 参苓白术散(《和剂局方》)

药物组成：人参、白术、茯苓、莲子肉、薏苡仁、砂仁、桔梗、扁豆、山药、甘草。

功能与主治：益气健脾，渗湿止泻。适用于脾胃虚弱，食少便溏，或泻，或吐，面色萎白，四肢无力，形体消瘦，舌质淡，苔白，脉细缓或虚缓。

5. 人参蛤蚧散(《卫生宝鉴》)

药物组成：人参、蛤蚧、茯苓、杏仁、贝母、桑白皮、知母、甘草。

功能与主治：益气清肺，止咳定喘。适用于咳久气喘，痰稠色黄，或咳吐脓血，胸中烦热，身体日渐消瘦，或面目浮肿，脉浮虚，或日久成为肺痿。

6. 定志小丸(《千金方》)

药物组成：人参、茯苓、远志、石菖蒲。

功能与主治：补气安神。适用于心气不足，失眠多梦，健忘。

7. 白虎加人参汤(《伤寒论》)

药物组成：石膏、知母、粳米、人参、甘草。

功能与主治：清热，益气，生津。适用于白虎汤证，但汗多而脉大无力，气津两伤之证；以及暑病见有气津两伤，症见汗出背微恶寒，身热而渴等症。

【成药例证】

1. 参附注射液(《临床用药须知中药成方制剂卷》2020年版)

药物组成：人参、附子。

功能与主治：回阳救逆，益气固脱。适用于阳气暴脱所致的厥脱，症见四肢厥冷、面色苍白、冷汗不止、脉微细弱。

2. 生脉注射液(《临床用药须知中药成方制剂卷》2020年版)

药物组成：人参、麦冬、五味子。

功能与主治：益气养阴，复脉固脱。适用于气阴两虚所致的脱证、心悸、胸痹，症见心悸气短、四肢厥冷、面白汗出、脉微细。

3. 人参健脾丸(《临床用药须知中药成方制剂卷》2020年版)

药物组成：人参、白术(麸炒)、茯苓、山药、黄芪、木香、陈皮、砂仁、当归、酸枣仁(炒)、远志(制)。

功能与主治：健脾益气，和胃止泻。适用于脾胃虚弱所致的饮食不化、脘闷嘈杂、恶心呕吐、腹痛便溏、不思饮食、体弱倦怠。

4. 参苓白术散(《临床用药须知中药成方制剂卷》2020年版)

药物组成：人参、茯苓、白术(炒)、山药、白扁豆(炒)、莲子、薏苡仁(炒)、砂仁、桔梗、甘草。

功能与主治：补脾胃，益肺气。适用于脾胃虚弱，食少便溏，气短咳嗽，肢倦乏力。

5. 人参固本丸(《临床用药须知中药成方制剂卷》

2020年版）

药物组成：人参、地黄、熟地黄、山茱萸（酒炙）、山药、泽泻、牡丹皮、茯苓、麦冬、天冬。

功能与主治：滋阴益气，固本培元。适用于阴虚气弱，虚劳咳嗽，心悸气短，骨蒸潮热，腰酸耳鸣，遗精盗汗，大便干燥。

【用法与用量】 3～9g，另煎兑服；也可研粉吞服，一次2g，一日2次。

【注意】

1. 实证、热证而正气不虚者忌服。

2. 不宜与藜芦、五灵脂同用。

3. 长期服用人参，可出现腹泻、皮疹、失眠、血压升高、忧郁、性欲亢进或性机能减退、头痛、心悸等不良反应。出血是人参急性中毒的特征。

【本草摘要】

1.《神农本草经》 “主补五脏，安精神，定魂魄，止惊悸，除邪气，明目，开心，益智。”

2.《药性论》 “主五藏气不足，五劳七伤虚损痿弱，吐逆不食，止霍乱烦闷呕哕，补五脏六腑，保中守神。”

3.《本草纲目》 “治男妇一切虚证，发热自汗，眩晕头痛，反胃吐食，痎疟，滑泻久痢，小便频数淋沥，劳倦内伤，中风中暑，痿痹，吐血、嗽血、下血、血淋、血崩，胎前产后诸病。”

4.《得配本草》 “茯苓为之使。畏五灵脂，恶皂荚，反藜芦。”

【化学成分】 主要含皂苷类成分：人参皂苷Ro、Ra_1、Ra_2、Ra_3、Rb_1、Rb_2、Rb_3、Rc、Rd、Rg_1、Rg_3、Rs_3等；多炔类成分：人参炔醇，人参炔二醇，人参炔三醇及人参炔；挥发性成分：别香橙烯，大牦牛儿烯B，异丁香烯，人参烯；脂肪酸类成分：二十碳烯酸。有机酸及其酯类成分：苹果酸，琥珀酸，油酸，亚油酸等；酚酸类成分：对羟基桂皮酸，4-羟基苯乙酸，杜鹃花酸，桂皮酸，对香豆酸，阿魏酸，咖啡酸；甾醇类成分：β-谷甾醇，豆甾醇，菜油甾醇，胡萝卜苷；多糖：人参多糖A～U；含氮类成分：多种氨基酸，黑麦草碱，胆碱等；黄酮类成分：山柰酚，三叶豆苷，人参黄酮苷。

中国药典规定本品含人参皂苷 Rg_1（$C_{42}H_{72}O_{14}$）和人参皂苷Re（$C_{48}H_{82}O_{18}$）的总量不得少于0.30%，人参皂苷Rb_1（$C_{54}H_{92}O_{23}$）不得少于0.20%。

【药理毒理】 本品具有增强免疫功能、抗疲劳、抗应激、改善心功能、降血糖、调血脂、促进食欲和蛋白质合成、延缓衰老、提高记忆、性激素样作用及促进造血、抗肿瘤、神经系统保护等作用。

1. 增强免疫功能 人参、人参总皂苷、三醇皂苷、二醇皂苷以及人参多糖均可调节机体免疫功能。人参水煎液促进环磷酰胺（Cy）致免疫功能低下小鼠的B淋巴细胞增殖[1]。人参70%醇提液25g/kg灌胃，可增加氢化可的松致免疫功能低下小鼠胸腺、脾脏系数，提高巨噬细胞吞噬百分率及吞噬指数、脾细胞分泌溶血素、淋巴细胞转化率和补体活性。人参二醇皂苷和多糖在提升动物免疫器官质量、血浆γ干扰素（IFN-γ）方面作用较优；总皂苷和三醇皂苷可有效增加脾脏天然杀伤细胞活力，二醇皂苷和多糖可以显著增加大鼠血浆促肾上腺皮质激素（ACTH）、皮质酮（CORT）和促甲状腺激素（TSH）含量[2]。人参总皂苷可提高Cy致免疫低下小鼠的脏器指数、碳廓清指数（K）和吞噬指数（α）；提高免疫低下小鼠血清IgM和IgG的生成；促进免疫低下小鼠迟发型超敏反应[3]。人参皂苷Rg_3可提高Cy致免疫功能低下小鼠脾脏指数，增强脾淋巴细胞增殖活性、迟发型变态反应、碳廓清能力、NK细胞杀伤力，减轻免疫抑制的病理特征[4]。人参皂苷Rh_1可明显增加Cy免疫低下小鼠的脾及胸腺指数、增强MΦ吞噬功能、促进T淋巴细胞增殖[5]。人参多糖50～400mg/kg灌胃，增加Cy致免疫低下小鼠腹腔巨噬细胞吞噬百分率、吞噬指数及半数溶血值；增加正常小鼠内皮系统吞噬指数和豚鼠血清补体[6]。人参蛋白可明显提高碳廓清实验小鼠吞噬指数，增加小鼠脾和胸腺脏器指数，延长小鼠游泳时间及耐缺氧时间，提高肝脏SOD活性，并降低MDA含量[7,8]。人参多糖（GPS）能够抑制LPS刺激引起的碱性磷酸酶活性降低，降低LPS诱导的促炎症因子IL-1β、TNF-α水平，降低巨噬细胞TLR4、MyD88、NF-κB mRNA表达[9]。Rg_1及其代谢产物Rh_1可共同作用于T细胞和Mφ而产生免疫调节作用[10]。人参皂苷Rg_1能增强卵清蛋白免疫小鼠的特异性免疫应答；虽不能促进未成熟树突状细胞的成熟，但能促进成熟DCs高表达I-A/I-E分子；人参皂苷Rg_1能增强未成熟DCs的抗原吞噬能力，并能促进成熟DCs的抗原提呈能力；人参皂苷Rg_1对DCs功能基因的调控涉及到DC的迁移、抗原吞噬、处理和提呈、分泌细胞因子等各个环节，尤其是能通过EGFR-MAPK途径调控下游细胞因子IL-10的产生，从而影响T细胞的极化状态调节免疫应答[11]。人参辅酶Q10能提高小鼠迟发型变态反应能力、抗体生成细胞数、NK细胞活性[12]。人参多糖可提高X射线照射后小鼠的脾脏有核细胞数、脾脏淋巴细胞对ConA诱导的增殖反应和ConA诱导脾细胞产生白细胞介素2（IL-2）能力，并提高脾脏的NK细胞活性[13]。

2. 抗疲劳、抗应激作用 人参、人参皂苷、人参皂

苷 Rb_1、Rg_1、Re_1 具有抗应激、抗疲劳作用[14]。人参水煎液 2～10g 生药/kg 饲喂或灌胃给药，增加悬吊或束缚加游泳致慢性疲劳综合征大鼠的体重和食物利用率；增加气虚小鼠游泳时间、首次下沉时间、游泳距离，延长下沉至死亡时间，增加体重，降低运动后血清乳酸和尿素氮水平[15]；增加小鼠缺氧存活时间和游泳存活时间；延长寒冷和高温环境下小鼠存活时间，升高利血平化小鼠体温，降低多巴胺化小鼠体温，调节内毒素引起的体温波动；增加缺氧和非缺氧大鼠全血及血红蛋白中 2,3-二磷酸甘油酸含量，升高缺氧大鼠血浆 pH、氧分压，降低二氧化碳分压。人参总皂苷 50～160mg/kg 灌胃，提高运动性疲劳大鼠肌糖原含量，降低肌钙、MDA 水平等，纠正骨骼肌损伤[16]；延长大鼠力竭游泳时间，下调 caspase-3，上调缺氧诱导因子-1α（HIF-1α）表达，减轻 TEC 细胞凋亡[17]；降低慢性不可预知性应激模型小鼠的血糖[18]。人参二醇组皂苷 30、60mg/kg 灌胃，延长亚硝酸钠致缺氧损伤小鼠的生存时间[19]。人参皂苷 Rb_1、Re_1、Rg_1 50mg/kg 灌胃，降低运动性疲劳大鼠下丘脑 5-羟色胺（5-HT）、γ-氨基丁酸含量，升高下丘脑多巴胺（DA）、乙酰胆碱（ACh）含量，抗中枢疲劳[20]；增加骨骼肌游离钙离子水平，减轻骨骼肌纤维、细胞线粒体和细胞核超微结构损伤[21]；增加束缚结合冷水游泳致慢性疲劳综合征模型大鼠血清 SOD、GSH 活性，降低 MDA 含量[22]。人参皂苷 Rg_1、Rb_1 可提高应激（如失重）状态下动物的认知能力[23]；80%人参蛋白 100～400mg/kg 灌胃，延长小鼠常压耐缺氧时间、亚硝酸钠中毒存活时间和急性脑缺血性缺氧张口喘气时间[24]。采用 70%中段小肠切除端吻合术法建立术后疲劳综合征大鼠模型，人参皂苷 Rb_1 可通过增强中枢抗氧化酶活性减弱氧化应激损伤，保护中枢神经元，增强骨骼肌的能量代谢，对抗术后疲劳[25,26]；人参皂苷 Rb_1 可通过激活 Nrf2/ARE 通路减轻老年大鼠术后疲劳综合征骨骼肌氧化应激所致损伤[27]。人参皂苷 Rg_3 在模拟高原环境下可延长大鼠力竭游泳时间，改善疲劳相关的生化指标，提高骨骼肌线粒体对自由基的消除作用和供能效力[28]。人参皂苷 Rg_1 可改善环磷酰胺+负重游泳力竭致疲劳小鼠的疲劳相关指标，增加肝糖原浓度，降低血清 BUN 以及肝脏和骨骼肌 MDA 水平，提高 LDH 活性，以及骨骼肌中 TFAM、NRF-1 mRNA 基因表达[29,30]。人参皂苷 CK 具有减轻力竭游泳大鼠疲劳的作用，该作用与激活 Nrf2/HO-1 信号通路有关，进而增强骨骼肌的抗氧化应激能力[31]。

3. 改善心功能作用

（1）抗休克作用　人参皂苷延长过敏性休克和烫伤性休克动物的生存时间，增强失血性循环衰竭动物心肌收缩力和频率，提高心源性休克家兔存活率。人参二醇组皂苷 25mg/kg 静脉注射，提高缺血性休克犬存活率，降低血清乳酸脱氢酶（LDH）、肌酸磷酸激酶（CK），减轻心肌细胞、肺Ⅱ型上皮细胞、血小板超微结构损伤；增加正常血压麻醉犬血清去甲肾上腺素（NE）水平，降低失血性休克时血清 NE 水平，具血清 NE 双向调节作用[32]。人参二醇组皂苷可改善内毒素休克大鼠的心肌、肺、肾、肝损伤[33-36]。

人参皂苷 Re 可明显降低失血性休克动物死亡率，延长动物的生存时间，提高休克大鼠的收缩压、舒张压和平均动脉压，减轻休克后心、肝、肾脏的形态学损伤，能够改善微循环，扩充血容量，降低总蛋白的相对浓度；人参皂苷 Re 还可显著降低休克后所出现血清肌酸激酶和乳酸脱氢酶、谷丙转氨酶和谷草转氨酶以及尿素氮和肌酸激酶的增高。人参皂苷 Re 60mg/kg 显著延长胰岛素性休克小鼠的死亡时间，显著缩短了胰岛素小鼠的复苏时间，并提高了胰岛素休克小鼠的血糖[37]。

（2）抗心肌缺血作用　人参皂苷 60mg/kg 灌胃，减少异丙肾上腺素致心肌损伤模型大鼠的心肌坏死面积，增强心肌 ATP 酶、琥珀酸脱氢酶（SDH）活力及糖原含量，改善心电图指标和病理状态，降低血清肌酐磷酸激酶（CPK）、LDH、谷氨酰转肽酶（γ-GT）活性[38]。人参皂苷 Rb_1、Rg_2 50～100mg/kg 灌胃，减小心肌缺血再灌注大鼠心肌梗死面积、梗死/缺血百分比[39]。人参皂苷 Rg_1 可提高心肌细胞存活率，增加抗凋亡蛋白 Bcl-2 表达，降低凋亡蛋白 caspase-3 活性[40]。人参皂苷 Rh_3 预处理可以减少梗死面积，降低心功能指标 LDH、CK，炎性因子 IL-6、TNF-α水平，降低大鼠心肌细胞 caspase-3 mRNA 及蛋白表达[41]。人参皂苷 Rb_1 预处理通过改善自噬流受损发挥抗大鼠离体心肌 I/R 损伤的保护作用[42]。人参皂苷 Rh_2 对缺血再灌注心肌具有一定的保护作用，其作用可能是通过抑制炎性相关因子 NLRP3、IL-1β、TNF-α 表达，增强 SOD 活性来实现的[43]。人参皂苷 Rb_3 对大鼠心肌缺血再灌注损伤有保护作用，其作用机制可能与抗细胞过脂质化、抗自由基、抗炎症反应及影响心肌酶参与体内能量代谢的过程有关[44]。人参皂苷 Rg_1（15～20mg/kg）干预高脂饮食联合注射垂体后叶素致 CHD 大鼠，心脏及冠状动脉病理学损伤明显减轻，炎性细胞浸润和心肌水肿明显减少；人参皂苷 Rg_1 各剂量组大鼠 TG、TC 及 LDL-C 均显著降低，HDL-C 显著增加，左心室收缩压、左室内压最大变化速率及冠状动脉血流量明显升高，左室舒张末期压力明显降低；人参皂苷 Rg_1 各剂量组血清及心肌组织中 SOD 及 NO 水平均明显增加，MDA 及 ET 均明显减少，腹主动脉环对乙酰胆碱的舒张反应均明显增加，对氯化钾及去甲肾上腺素的收缩反应均明显降低[45]。

(3) 抗心律失常作用　人参水煎液 1.8～2.1g/kg 灌胃，降低三氯甲烷诱发的小鼠室性纤颤发生率，推迟乌头碱诱发大鼠室性期前收缩(VP)、室性心动过速(VT)、室性纤颤(VF)和死亡的时间。人参皂苷 Rg_1 可减少大鼠 VP,VT 和 VF 发生次数，降低梗死区与缺血区面积比值，作用机制与抗心肌细胞凋亡有关[46]。

(4) 抗心肌肥厚作用　人参皂苷 Rg_1 2～10mg/kg 或人参多糖 50～200mg/kg 灌胃，降低胸或腹主动脉狭窄致心肌肥厚大鼠心肌细胞截面积(CA)、全心质量指数(HMI)、左室心肌重量指数(LVMI)，降低心肌 FFA 及 LAC，上调 HIF-1α mRNA、IκBα 表达[47]，下调左室心肌组织心房利钠因子(ANF)、B 型脑利钠肽(BNP)、心钠素(ANP)、TLR4、p65、血清 TNF-α、IL-1β水平，升高心肌细胞线粒体膜电位(MMP)[48]。人参皂苷 Rg_1 可抑制 AngⅡ诱导乳鼠心肌细胞肥大[49]。人参皂苷 Rb_1 能改善大鼠心衰症状，提高心功能，抑制心肌重构，效果呈剂量依赖性；并对心衰大鼠循环和局部 RAS 均有抑制作用；其抑制心肌肥大作用机制可能通过抑制 AngⅡ水平，减少 ERK 活化，影响 ANF、β-MHC mRNA 转录有关[50]。

4. 降血糖、调血脂作用　人参水提物、醇提物均显示降低糖尿病动物模型血糖的作用[51]。人参 50%醇提物 0.5g/kg 灌胃，降低四氧嘧啶致糖尿病鼠的血糖水平。人参 75%醇提物 3.4g/kg 灌胃，降低链脲佐菌素(STZ)诱导糖尿病小鼠血糖和血清谷氨酸脱羧酶(GAD)抗体水平，增加血清 C 肽分泌[52]。人参皂苷 Rb_3 30mg/kg 灌胃，降低 STZ 致糖尿病小鼠血糖，提高空腹 INS 水平和血清 SOD 活性[53]。人参皂苷 Re 能降低空腹血糖和血清总胆固醇；能显著提高血清和心肌组织中 SOD 活性，降低 MDA 含量；能改善心肌组织结构的损伤，减少心肌胶原纤维及毛细血管周围胶原纤维含量；能抑制 caspase-9 蛋白，提高 Bcl-xl 蛋白的表达，抑制心肌细胞凋亡，提高心肌细胞存活率，发挥心肌保护作用[54]；增加胰高血糖素样肽-1 分泌和血浆胰岛素含量[55]；升高血清和心肌组织 SOD 活性，降低 MDA 水平，减轻心肌细胞病理学损伤[56]。人参皂苷 Rb_1 可以显著改善糖尿病大鼠心肌细胞的凋亡，改善糖尿病心肌病的预后[57]；并可通过通过调节糖尿病大鼠坐骨神经氧化应激和炎症因子表达保护神经损伤[58]。人参皂苷 Rg_1 可减轻 2 型糖尿病小鼠视网膜病理学损伤，明显降低 2 型糖尿病小鼠视网膜神经节细胞、中网状层和外网状层 NLRP3 和 VEGF 的表达；明显降低 2 型糖尿病小鼠视网膜 p-NF-κB、NLRP3、caspase-1、IL-1β、TRPC6、NFAT2 和 VEGF 的表达[59]。人参皂苷 Rg_1 可降低糖尿病肾病(DN)大鼠血肌酐(Scr)、尿素氮(BUN)、胱抑素 C(Cys C)水平，增加血清 SOD、GSH 水平，降低 MDA 水平。降低血清白细胞介素-6(IL-6)、白细胞介素-1β(IL-1β)、肿瘤坏死因子-α(TNF-α)水平和肾组织 TGF-$β_1$、MCP-1 mRNA 表达水平[60]。人参皂苷 Rg_1 处理能明显减轻 2 型糖尿病小鼠视网膜病变，其机制可能与抑制视网膜 NLRP3 炎症小体和 VEGF 表达有关[61]。

人参总皂苷可降低高脂模型小鼠体质量及血清中 TC、TG、LDL-C 水平，并能改善高脂饲料引起的小鼠肝细胞脂肪变性，作用机制可能与肠道菌群有关[62]。人参皂苷 70mg/kg 灌胃，降低痰湿证大鼠血清 TG、TC、LDL-C，升高 HDL-C 水平，上调肝、肾组织有机阴离子转运肽 oatp2b1 的基因表达[63]。人参多糖 350、700mg/kg 灌胃，降低高胆固醇血症小鼠和高脂血症大鼠血清 TC、TG 含量，升高 HDL/LDL 比值；降低高脂血症大鼠血液黏度，缩短红细胞电泳时间。80%人参蛋白 50～200mg/kg 灌胃，降低高脂饲料致高脂血症大鼠血清 TC、TG、碱性磷酸酶(ALP)含量[64]。人参总皂苷可降低高脂模型小鼠体质量及血清中 TC、TG、LDL-C 水平，改善高脂饲料引起的小鼠肝细胞脂肪变性。人参皂苷 Rb_1 可显著降低 TG、LDL-C，提高 HDL-C 的水平，并降低血清 FFA 水平；增加小鼠骨骼肌运动耐力，改善其口服糖耐量；能上调肥胖小鼠骨骼肌组织 p-AMPKα 蛋白表达[65]。人参皂苷 Rb_1 可能通过降低肝细胞焦亡相关因子的表达而减轻高脂血症大鼠肝脏损伤和脂质沉积[66]。

5. 促进食欲和蛋白质合成作用　人参水煎液 1g/kg 灌胃给予幼年大鼠，增加肝重和雌鼠体重，促进蛋白质合成；降低家兔总氮排泄量。人参液 10g/kg 灌胃，增加大鼠胃 G 细胞、D 细胞，增加 G 细胞中胃泌素和 D 细胞中生长抑素含量。

6. 延缓衰老作用　人参水煎液 1～1.8g/kg 灌胃，提高老年大鼠环磷酸腺苷(cAMP)基础值和系统反应性，提高心脏和肺β受体数目、血清 T_4 和皮质醇水平。人参皂苷 60～100mg/kg 灌胃，增加 D-半乳糖致衰老小鼠耗氧量、胸腺重量，升高全血 GSH-Px、SOD 和 CAT 活性，降低 MDA 含量，升高皮肤 CAT、羟脯氨酸(Hyp)含量，降低心、肝脂褐素含量，升高脑 Na^+，K^+-ATP 酶活力。80%人参蛋白 0.25～1g/kg 灌胃，增加小鼠肝组织 SOD 活性，降低 MDA 含量[67]。人参多糖能够抑制 H_2O_2 诱导的 H9c2 细胞活性氧水平升高，并通过降低 MDA 含量及提高 SOD 减轻氧化应激损伤，人参多糖可通过降低凋亡相关蛋白，减轻氧化应激导致的细胞凋亡[68]。人参皂苷 Rb_1 预处理可以抑制高糖诱导的人脐静脉内皮细胞(HUVEC)早熟性衰老，减少 PAI-1 及 P_{16} 表达，降低 MDA 含量，使 Sirt3 及 SOD2 表达增多[69]。人参皂苷 Rb_1 可增加衰老细胞 Sirt1 和 eNOS mRNA 及蛋白表达水平，降低 PAI-1 mRNA 和蛋白表达水平[70]。人参皂苷 Rg_1 可使辐射小鼠 WBC、RBC、PLT 数量增高，混合集落形成单位(CFU-Mix)数量升高，Sirt6 基因及蛋白表达上调，NF-κB 基因及蛋白表达下调[71]。

7. 提高记忆作用 人参对多种化学药物造成实验动物学习记忆获得、巩固和再现障碍均有明显的改善作用。人参水提物 2～4g/kg 灌胃，增强东莨菪碱致记忆障碍大鼠 T-迷宫交替作业试验空间作业记忆能力。人参皂苷 Rg_1、Rb_1、Rg_1+Rb_1 均可改善东莨菪碱致小鼠认知障碍，作用机制与调节脑内不同类神经递质 ACh、5-HT、Glu 和氧化应激水平 SOD、CAT、GSH、MDA 的能力有关[72]。鲜人参根水煎液 0.5g/kg 灌胃，提高 D-半乳糖致衰老小鼠学习记忆能力，增加脑内 DA 含量，降低脑内单胺氧化酶(MAO-B)和心肌脂褐素。人参粉末 12g/kg 饲喂给药，降低老年小鼠脑内乙酰胆碱酯酶(AChE)活力。人参皂苷 Rg_1 可能通过调节端粒系统、衰老相关基因、炎症因子水平和抗氧化作用拮抗 D-半乳糖致大鼠脑衰老。人参皂苷 Rg_1 可降低缺氧缺血性脑损伤(HIBD)新生小鼠海马 CA1 区 TUNEL 阳性细胞数，提高小鼠学习记忆能力。人参皂苷 Rg_1 具有拮抗 D-gal 所致衰老小鼠海马损伤和延缓海马衰老的作用，其机制可能与抑制氧化应激及下调其下游 p53-p21 信号通路有关[73]。人参皂苷 Rg_1 能够明显地改善利用去卵巢结合 D-半乳糖腹腔注射建立的 AD 大鼠模型的认知功能障碍，作用机制与调节淀粉样前体蛋白水解过程及其神经保护作用有关[74]。人参皂苷 Rg_1 能够显著改善 APP/PS1 模型小鼠的氧化应激状态，减轻炎症反应，抑制神经元凋亡和改善认知功能[75]。

8. 性激素样作用 人参醇提物 2g/kg 及其皂苷 100mg/kg 灌胃，加快幼年小鼠出现动情期，增加小鼠卵巢和子宫重量。0.5%人参水提液培养基培养果蝇，缩短果蝇交配潜伏期，延长交配时间。人参二醇组皂苷 25mg/kg 灌胃，降低精索静脉曲张模型大鼠血清及睾丸中过氧化脂质(LPO)含量，提高睾丸血管紧张素转换酶(ACE)活性。人参皂苷 Rb_1 25mg/kg 灌胃，上调 Cy 致卵巢早衰大鼠血清雌二醇水平，下调促卵泡生成素水平，减少卵巢颗粒细胞的凋亡[76]。人参皂苷 Rg_1 可减少 Cy 致成年雄性小鼠睾丸生精细胞凋亡，提高生精障碍小鼠精子密度和精子存活率，降低精子畸形率，增加睾丸组织匀浆中睾酮水平，CaSR 蛋白表达水平[77]。Rg_1 可通过调控 PI3K/Akt/m TOR 自噬通路延缓由 D-gal 诱导的小鼠卵巢早衰模型的卵巢早衰[78]。Rg_1 可能通过激活 Nrf2/ARE 抗氧化信号通路，拮抗 D-gal 对睾丸间质细胞的氧化应激损伤,进而调控睾丸雄激素的分泌功能[79]。

9. 促进造血作用 人参水溶性非皂苷部分(相当于生药 48g/kg)和 80%人参蛋白 0.5～1g/kg 灌胃，减轻 ^{60}Co-γ 射线照射对小鼠造血细胞辐射损伤[80]。人参总皂苷、人参皂苷 Re 46mg/kg 灌胃，增加 X 射线照射后小鼠脾结节数、脾集落总数、红系、巨核系及混合集落数[81]。人参皂苷 Rg_1 可促进 $CD133^+$ 和 $CD34^+$ hUCB-HSCs 细胞增殖，增加爆式红系集落形成单位，粒-单集落形成单位集落生成，Rg_1 对两种 HSCs 增殖的数量及向红系细胞分化的影响相似[82]。人参二醇组皂苷能够升高再障小鼠外周血象，增加脾脏调节性 T 细胞比例[83]。人参皂苷可以有效抑制电离辐射诱导 $CD34^+$ 造血干细胞的损伤，作用可能与其抗凋亡和抑制氧化应激作用相关[84]。人参皂苷 Rg_1 具有抗辐射致 HSC/HPC 衰老的作用，其机制可能与抑制辐射致 HSC/HPC 氧化应激反应，减少氧化应激介导的 DNA 损伤密切相关[85]。

10. 抗肿瘤作用 人参对肥大细胞瘤、白血病、骨肉瘤、恶性淋巴瘤、肝癌、肺癌、黑色素瘤、卵巢癌、宫颈癌等肿瘤的生长均具有明显的抑制作用，可诱导肿瘤细胞凋亡、分化以及抑制肿瘤细胞的转移、扩散等。人参抗肿瘤作用的机制：一方面可能是通过影响肿瘤细胞的增殖、分化和凋亡等途径实现的，另一方面通过增强机体免疫功能而起到的抗肿瘤作用。人参水煎液 0.8g/kg 灌胃，降低二乙基亚硝胺致肝癌大鼠肝重/体重比值、肝癌结节总体积、γ-GT，减轻癌旁肝组织病变程度，改善肝细胞超微结构，延长生存期。人参须超微粉水提液 0.5～2g/kg、人参皂苷 Rh_4 0.4～10mg/kg、鲜人参膏 300～600mg/kg、人参多糖 370～620mg/kg 灌胃，抑制 S_{180} 肉瘤小鼠肿瘤生长，延长荷瘤 H_{22} 小鼠存活时间[86-88]。20(*S*)-原人参二醇 20～100mg/kg 灌胃，抑制小鼠 Lewis 肺癌、黑色素瘤 B_{16} 及肝癌 H_{22} 生长；抑制前列腺癌 RM-1 细胞在小鼠体内的生长，降低小鼠死亡率，降低肿瘤组织 Cyclin D1 mRNA 和 Cyclin D1 蛋白表达[89]。人参皂苷 Rg_3 可抑制 Lewis 肺癌荷瘤小鼠肿瘤生长[90]；诱导 H_{22} 肝癌小鼠肿瘤细胞凋亡[91]；消除荷卵巢癌联合免疫缺陷小鼠腹水，减少腹腔肿块播散，降低肿瘤组织 VEGF mRNA 和蛋白表达及微血管密度

(MVD)[92]；人参皂苷 Rg_3 50～300mg/kg 灌胃，减少二甲肼致大肠肿瘤小鼠大肠癌发生率、平均荷瘤数、腺癌百分率，降低大肠组织中血管 VEGF 表达和肿瘤中 MVD[93]。建立小鼠自发肺转移和实体瘤模型，Rg_3 通过降低肿瘤细胞中 MMP-9 抑制小鼠黑素瘤细胞的肺转移[94]。20(*S*)-Rg_3 通过抑制 DNMT3A 介导的启动子甲基化而促进卵巢癌细胞中抑癌基因 VHL 的表达[95]。人参皂苷 Rh_2、Rb_2 对小鼠宫颈癌 U14 有显著抑制作用[96]。人参皂苷 Rg_1 热裂解产物(HPPRg1)10～40mg/kg 对 H_{22} 移植瘤具有明显的抑制作用，其机制可能与促进肿瘤细胞凋亡及提高机体免疫力有关[97]。

11. 其他作用 人参水煎液 0.8g/kg 灌胃，增加四血管阻断致脑缺血大鼠各脑区乙酰胆碱含量，使大鼠从浅昏迷状态转入嗜睡站立状态。人参皂苷 Rb_1 50、100mg/kg 灌胃，降低双侧颈总动脉结扎致脑缺血大鼠脑含水量、脑指数及脑 MDA 含量，提高脑 SOD 活性，降低全血黏度、血浆黏度、血浆纤维蛋白原浓度、红细胞沉降率、红细胞比容、红细胞聚集指数及红细胞刚性指数。在脑缺血急性期人参皂苷 Rb_1 可增加局部脑血流量，并促进神经胶质原纤维酸性蛋白(GFAP)的表达，稳定星形胶质细胞形态，保护缺血半暗带细胞[98]。人参皂苷 Rb_1 可促进局灶性脑梗死小鼠在梗死后慢性期的运动功能恢复，可促进局灶性脑梗死小鼠在梗死后慢性期的轴突再生能力[99]；人参皂苷 Rb_1 可改善脑缺血小鼠的行为学评分，减少脑梗死面积，增加 Cav-1 mRNA 和 Cav-1 蛋白表达量、Bcl-2/Bax 比值。人参皂苷 Rb_3 对大鼠脑缺血再灌注损伤具有明显保护作用,其机制可能与抗炎及抗氧化应激有关[100]。在大鼠脑缺血再灌注损伤模型中，人参皂苷 Rg_1 能显著改善大鼠神经功能缺损评分，减轻间质水肿程度，显著减少大鼠脑梗死面积。Rg_1 可通过下调 iNOS、上调 eNOS，抑制 caspase3 的表达，下调 p-JNK、上调 p-ERK 等发挥抗神经细胞凋亡的作用，从而发挥对脑缺血的保护作用[101]。人参皂苷 Rg_1 能明显改善慢性脑缺血导致的白质损伤[102]。人参皂苷 Rg_3 可促进体外培养小鼠神经干细胞向神经元和星形胶质细胞分化[103]。人参皂苷 Rb_1 能通过提高背根神经节 NGF 及其受体 TrkA 表达，维持神经元存活，促进受损神经修复，改善周围神经损伤后大鼠感觉功能[104]。人参皂苷 Rb_1 通过调控 Nrf2/ARE 抗氧化信号通路，从而发挥抗神经细胞焦亡的作用[105]。

人参水煎液、人参二醇组皂苷、人参皂苷 Rg_1、人参皂苷 Rb_1 等对四氯化碳、酒精、刀豆蛋白 A、脂多糖、对乙酰氨基酚、缺血再灌注等造成的肝损伤有一定保护作用。人参须水煎液 10g/kg 灌胃，降低 CCl_4 致肝损伤小鼠的肝、脾脏器指数，降低血清丙氨酸氨基转移酶(ALT)、总蛋白(TP)，减轻 CCl_4 引起的肝坏死病变。人参二醇组皂苷能够通过抑制氧化应激、抗细胞凋亡、减少细胞炎症、减少组织坏死等方面抑制由对乙酰氨基酚所导致的肝损伤[106]。人参皂苷 Rg_1 可降低血清中 AST、ALT 和总胆红素水平，减轻肝功能损害，减缓 BDL 诱导的肝纤维化进程，下调 VCAM-1 蛋白表达，抑制炎症反应，明显降低细胞核内 NF-κB p65 蛋白水平[107]。

人参二醇组皂苷可逆转 LPS 诱导的 AKI 小鼠肾功能损伤，其保护作用机制为抑制肾脏 iNOS 表达，减少 NO 产生与释放，抑制 MDA 的产生和上调 SOD 的表达而起到抗氧化应激的作用[108]。人参皂苷 Rg_3 能显著改善脓毒血症所致 AKI 大鼠的肾功能，降低炎症反应及肾脏组织细胞凋亡，进而起到保护作用，其机制可能与其对 NLRP3/Caspase-1 轴的抑制性调控密切相关[109]。

人参皂苷 Rg_1 可能通过上调 GR 表达，降低 HPA 轴过度兴奋、海马突触相关蛋白(PSD95、Arc、BDNF)表达、抑制中枢炎症反应，发挥抗抑郁作用[110,111]；人参皂苷 Re 30 mg/kg 反复给药 7 天改善利血平诱导抑郁样行为的作用机制与增加 TrkB 蛋白表达密切相关[112]。人参皂苷 $Rg_1$40mg/kg 灌胃，增加抑郁症模型大鼠水平和垂直活动次数，以及海马区氨基丁酸和牛磺酸含量，降低海马区 Glu、Asp 含量[113]。

人参提取物、人参皂苷、人参糖肽显示镇痛抗炎作用[114,115]。人参皂苷 Rg_1 抑制二甲苯致小鼠耳廓肿胀、角叉莱胶致大鼠足趾肿胀和亚急性炎症肉芽组织增生，降低醋酸腹腔注射致小鼠腹腔液渗出量，减少小鼠扭体反应次数。

12. 体内过程 人参皂苷 Rb_1 100mg/kg 大鼠灌胃，其在体内的药动学特征符合一室开放模型，t_{max} 为(7.20±5.49)小时、$t_{1/2}$ 为(25.91±15.84)小时、$AUC_{0→96h}$ 为(88.47±58.99)(μg·h)/ml。人参皂苷 Rg_1(纯度≥95%)150mg/kg 灌胃，47.46%的原型药和代谢产物通过粪便排出体外，51.31%的药物以原型或代谢产物的形式通过尿液排出体外；人参皂苷 Rg_1 300mg/kg 大鼠灌胃，其在体内的药动学特征符合一室开放模型，$AUC_{0→t}$ 为(99.76±8.91)(μg·h)/ml、CL 为(3.01±0.69)L/(kg·h)、*V* 为(22.75±2.09)L/kg、$t_{1/2α}$ 为(0.87±0.21)小时、$t_{1/2β}$ 为(18.68±2.74)小时、MRT 为(8.15±1.05)/h；口服相对生物利用度为 2.58%[116]。

13. 毒理研究 小鼠灌胃给药，人参粉末的 LD_{50} 在 5g/kg 以上；人参根中性皂苷、Rb_1、Rg_1 的 LD_{50} 均为 5g/kg。骨髓细胞微核试验、骨髓染色体畸变试验及精子畸变试验均表明：人参 0.25～2.5g/kg 或 2.15～8.6g/kg、人参浸膏 2～8g/kg、五年生鲜人参 1～4g/kg 及人参皂苷 2.15～8.6g/kg 口服无遗传毒性；Ames 非代谢活化或代谢活化系统试验均表明人参和人参皂苷致突变反应阴性；人参浸膏、五年生鲜人参最大耐受剂量（MTD）均在 15g/kg 以上，急性毒性试验未见明显中毒症状[117,118]。

附：

1. 人参叶　本品为人参的干燥叶。性味苦、甘、寒；归肺、胃经。功能补气，益肺，祛暑，生津。适用于气虚咳嗽，暑热烦躁，津伤口渴，头目不清，四肢倦乏。用量 3～9g。

2. 红参　本品为人参的栽培品经蒸制后的干燥根茎。性味甘、微苦，温。归脾、肺、心、肾经。功能大补元气，复脉固脱，益气摄血。用于体虚欲脱，肢冷脉微，气不摄血，崩漏下血。用量 3～9g。另煎兑付，不宜与藜芦、五灵脂同用。

【参考文献】［1］陈玉春. 人参、附子与参附汤的免疫调节作用机理初探. 中成药，1994(8)：30-31，59.

［2］贾执瑛，谢燮，王晓艳，等. 人参主要成分对大鼠免疫功能的比较研究. 中国中药杂志，2014，39(17)：3363-3366.

［3］周娅红. 人参总皂苷对免疫低下小鼠免疫功能的影响. 中国中医急症，2010，19(9)：1559-1561.

［4］郑厚胜，郑斯文，王英平，等. 人参皂苷 Rg_3 对环磷酰胺致免疫功能低下小鼠的免疫调节作用. 中成药，2021，43(11)：3202-3206.

［5］张才军，郭民，柳波，等. 人参皂苷 Rh_1 对免疫功能降低小鼠的免疫调节作用研究. 昆明医学院学报，2009，30(11)：51-54，58.

［6］王本祥，崔景朝，刘爱晶. 人参多糖对免疫机能的影响. 药学学报，1982(1)：66-68.

［7］李红艳，赵雨，孙晓迪，等. 人参蛋白对小鼠免疫功能影响的研究. 亚太传统医药，2010，6(1)：14-16.

［8］王逸，鲍勇刚，贾韦国，等. 人参蛋白研究进展. 中草药，2013，44(19)：2782-2786.

［9］陈广勇，韩乾杰，张玲玲，等. 人参多糖对脂多糖刺激小鼠巨噬细胞的免疫调控作用. 中国畜牧杂志，2021，57(2)：182-187.

［10］王毅，蒋艳，王本祥，等. 人参皂苷 Rg_1 及其肠内菌代谢产物 Rh_1 对小鼠免疫细胞功能的影响. 药学学报，2002(12)：927-929.

［11］周英武. 人参皂苷 Rg_1 对树突状细胞效应与分子机制的研究. 北京中医药大学，2011.

［12］丁刘刚，郭晓蕾，马忠华，等. 人参辅酶 Q_{10} 复配制剂增强小鼠免疫力的实验研究. 实用预防医学，2017，24(2)：225-227.

［13］田生礼，赵勇，李健超，等. 人参多糖对 X 射线照射小鼠免疫功能的影响. 辐射研究与辐射工艺学报，1992(3)：160-164.

［14］黄超. 人参及其炮制品对小鼠耐缺氧和抗疲劳能力的作用分析. 临床合理用药杂志，2019，12(12)：101-102.

［15］龚梦鹃，谢媛媛，邹忠杰. 基于小鼠游泳计算机自动控制系统的人参抗疲劳作用研究. 中国实验方剂学杂志，2014，20(3)：140-143.

［16］庞贤妹，赵自明，潘华山，等. 人参总皂甙不同给药途径对运动性疲劳大鼠骨骼肌功能的影响. 新中医，2014，46(10)：197-199.

［17］王会玲，李燕，田军，等. 力竭运动对大鼠肾小管凋亡和缺氧诱导因子-1α 表达的影响及人参总皂苷干预研究. 解放军医学杂志，2014，39(2)：161-166.

［18］周丹菲，宋文锋，谭新睿，等. 人参皂苷和氯米帕明对慢性应激小鼠糖代谢和脂代谢的影响. 西北药学杂志，2010，25(5)：361-363.

［19］高峻，王应军，陈颖，等. 人参二醇组皂苷对缺氧损伤的保护作用研究. 安徽农业科学，2012，40(31)：15196，15255.

［20］冯毅翀，潘华山，卞伯高，等. 人参皂甙 Rg_1 和 Rb_1 抗运动性中枢疲劳的实验研究. 军事体育进修学院学报，2010，29(3)：112-115.

［21］冯毅翀，徐志伟，潘华山，等. 人参皂苷 Rg_1 对运动性疲劳大鼠骨骼肌结构及功能的影响. 广州中医药大学学报，2010，27(1)：40-44.

［22］宋妯，刘涛. 人参皂甙 Rg_1 对慢性疲劳综合症大鼠抗氧化酶系统活性的影响研究. 陕西中医，2014，35(1)：101-103.

［23］吕静薇. 人参皂苷 Rg_1 和 Rb_1 改善航天失重效应与睡眠干扰所致认知功能减退作用及机制研究. 北京协和医学院，2021.

［24］徐云凤，赵雨，张惠，等. 人参蛋白对小鼠的耐缺氧及抗氧化作用. 食品科技，2012，37(3)：79-82.

［25］杜璐迪，张昌静，叶星照，等. 人参皂苷 Rb_1 对术后疲劳综合征大鼠中枢氧化应激的影响. 中草药，2013，44(9)：1168-1173.

［26］谈善军，周锋，余震，等. 术后疲劳综合征大鼠骨骼肌能量代谢特点及人参皂苷 Rb_1 的干预研究. 中国中药杂志，2011，36(24)：3489-3493.

［27］毛翔宇，庄成乐，陈伟哲，等. 人参皂苷 Rb1 激活 Nrf2/ARE 通路对术后疲劳综合征老年大鼠骨骼肌氧化应激损伤的影响. 医学研究杂志，2014，43(5)：26-30.

［28］杨佳丹，向荣凤，戴青，等. 人参皂苷 Rg_3 对模拟高原缺氧大鼠的抗疲劳效应和骨骼肌线粒体功能的影响. 第三军医大学学报，2019，41(2)：110-115.

［29］孔凡秀，董佳萍，杨琪，等. 人参皂苷 Rg_1 缓解免疫抑制小鼠运动性疲劳的作用研究. 食品研究与开发，2021，42(8)：

7-11.

［30］孔凡秀，杨琪，董佳萍，等. 人参皂苷 Rg_1 对疲劳小鼠骨骼肌中 TFAM 和 NRF-1 基因表达的影响. 食品与生物技术学报，2022，41(2)：67-72.

［31］蓝瑞高，梁益军. 人参皂苷 CK 对力竭游泳大鼠抗疲劳作用及骨骼肌氧化应激的影响. 云南农业大学学报(自然科学)，2022，37(3)：491-496.

［32］夏映红，刘洁，张大威，等. 人参二醇组皂苷对失血性休克犬心肌收缩功能和血氧饱和度的影响. 中国老年学杂志，2010，30(16)：2315-2317.

［33］陈燕，孟艳，杜艳伟，等. 人参二醇组皂苷改善内毒素诱导急性肾损伤小鼠肾功能的机制. 中国老年学杂志，2014，34(10)：2806-2809.

［34］郭鹏，赵丽晶，闫喜惠，等. 人参二醇组皂苷对内毒素休克大鼠心肌组织 CD14、IkB 和 NF-κ B p65 表达的影响. 中国现代医学杂志，2013，23(26)：16-20.

［35］孙晓霞，王健春，于蕾. 人参二醇组皂苷对内毒素休克大鼠肺损伤的保护作用. 中国现代医学杂志，2014，24(2)：1-4.

［36］李璐，于振香，王星云，等. 内毒素休克大鼠肝脏 AQP1 表达及人参二醇皂苷对其影响. 吉林中医药，2010，30(4)：357-359.

［37］马文慧. 人参皂苷 Re 的抗休克作用. 沈阳药科大学，2009.

［38］冷雪，张立德，贾连群，等. 人参皂苷 Rb_1 对异丙肾上腺素诱导大鼠急性心肌缺血影响的作用机制. 中国实验方剂学杂志，2015，21(24)：104-108.

［39］田建明，李浩，叶金梅，等. 人参皂苷 Rg_2 对大鼠化学性心肌缺血的影响. 中国中药杂志，2003(12)：91-92.

［40］郭施勉，楚英杰. 人参皂苷 Rg_1 对冠心病大鼠心肌细胞凋亡的影响及机制研究. 中西医结合心脑血管病杂志，2021，19(23)：4054-4059.

［41］王俊东，崔勇，王建国，等. 人参皂苷 Rh_3 预处理对大鼠心肌缺血再灌注损伤的保护作用研究. 中华中医药学刊，2017，35(11)：2783-2786.

［42］李洋，姜永良，陆地，等. 人参皂苷 Rb_1 改善自噬流抗离体大鼠心脏心肌缺血再灌注损伤. 解剖学报，2020，51(2)：265-272.

［43］范致星，张伟，唐艳红，等. 人参皂苷 Rh_2 对大鼠心肌缺血再灌注损伤中 NLRP3、IL-1β、TNF-α 表达及 SOD 活性的影响研究. 中国中医急症，2021，30(9)：1541-1544，1549.

［44］吴惠珍，贾庆忠. 人参皂苷 Rb_3 对心肌缺血再灌注损伤模型大鼠的保护. 中国组织工程研究，2016，20(49)：7320-7326.

［45］陈延勋，李松森，张辉锋. 人参皂苷 Rg_1 对冠状动脉粥样硬化性心脏病模型大鼠心功能及血管舒缩功能的影响. 中医学报，2020，35(7)：1491-1496.

［46］申文宇，李玉东，杨守忠. 人参皂苷 Rg_1 对大鼠缺血性/再灌注心律失常的作用. 临床心血管病杂志，2017，33(5)：465-469.

［47］张新磊，李明慧，杨少华，等. 人参皂苷 Rg_1 对心肌肥厚模型大鼠的保护作用及机制研究. 南京医科大学学报(自然科学版)，2013，33(3)：332-336.

［48］姜文大，梁灵君，顾洁莹，等. 人参皂苷 Rg_1 对腹主动脉缩窄致大鼠心肌肥厚和 TLR4 的影响. 中药药理与临床，2013，29(1)：35-38.

［49］孙娜，王洪新，鲁美丽. 人参皂苷 Rg1 通过 SIRT1/PGC-1α 信号通路抑制 AngII诱导乳鼠心肌细胞肥大的研究. 中药药理与临床，2019，35(5)：69-73.

［50］郑娴. 人参皂苷 Rb_1 对心衰大鼠心肌重构的影响及机理研究. 辽宁中医药大学，2016.

［51］陈艳，刘杨，高晓鸽，等. 人参水提物对小鼠血糖及血脂代谢的影响. 东北师大学报(自然科学版)，2009，41(4)：112-115.

［52］王俊霞，张丽，杨泽，等. 人参醇提物对糖尿病小鼠模型的治疗机理研究. 北京中医药，2011，30(2)：146-149.

［53］孟凡丽，苏晓田，郑毅男. 人参皂苷 Rb_3 对糖尿病模型小鼠的降血糖和抗氧化作用. 华南农业大学学报，2013，34(4)：553-557.

［54］张丽英. 人参皂苷 Re 对糖尿病早期抗氧化和抗细胞凋亡作用的研究. 吉林大学，2012.

［55］高钧，卢守四，张蕾，等. 人参皂苷 Re 促进胰高血糖素样肽-1 分泌的研究. 中国药物与临床，2011，11(12)：1383-1385.

［56］李杰，宋嘉懿，张丽英，等. 人参皂苷 Re 对糖尿病大鼠的心肌保护作用及其机制探讨. 山东医药，2013，53(42)：9-11.

［57］张志良，王嘉睿，赵云跃，等. 人参皂苷 Rb_1 对糖尿病大鼠心脏功能和心肌细胞凋亡的影响. 热带医学杂志，2021，21(3)：261-265，275，393.

［58］吴丽娜，范晓萌，武爽，等. 人参皂苷 Rg_1 调节氧化应激和炎症因子表达改善糖尿病大鼠周围神经损伤. 中国免疫学杂志，2021，37(4)：486-491.

［59］李彬，张大传，李学望，等. 人参皂苷 Rg_1 抑制 NLRP3 炎症小体对 2 型糖尿病小鼠视网膜病变的保护作用. 中国中药杂志，2022，47(2)：476-483.

［60］杨敬，代俞燕，熊燕影，等. 人参皂苷 Rg_1 对糖尿病肾病大鼠血清氧化应激指标、炎性因子及肾组织 TGF-β1、MCP-1 mRNA 的影响. 现代生物医学进展，2020，20(5)：853-856，918.

［61］李彬，张大传，李学望，等. 人参皂苷 Rg_1 抑制 NLRP3 炎症小体对 2 型糖尿病小鼠视网膜病变的保护作用. 中国中药杂志，2022，47(2)：476-483.

［62］孙伟，许桂凤，唐小杭，等. 人参总皂苷对高脂模型小鼠的降血脂作用. 中成药，2020，42(7)：1726-1731.

［63］潘爱珍，武志娟，易伟民，等. 人参总皂苷对痰湿证大鼠肝肾组织中有机阴离子转运肽 oatp2b1 基因和蛋白表达的影响. 中药材，2014，37(5)：859-862.

［64］徐云凤，赵雨，幺宝金，等. 人参蛋白对高脂血症模型大鼠的降血脂作用. 中药新药与临床药理，2011，22(2)：138-141.

［65］赵丹丹，白颖，吴瑞，等. 人参皂苷 Rb_1 对肥胖小鼠骨骼肌胰岛素抵抗及 AMPK 信号通路的影响. 世界中医药，2019，14(4)：852-858.

［66］于宁，宋囡，贾连群，等. 人参皂苷 Rb_1 对高脂血症大鼠肝脏细胞焦亡的影响及其可能机制. 中国病理生理杂志，2019，35(7)：1283-1288.

［67］李红艳. 人参蛋白活性研究. 长春中医药大学，2010.

［68］田耀博，赵大庆，李香艳，等. 人参多糖通过抑制 ROS 水平和凋亡保护 H_2O_2 诱导的心肌细胞氧化应激损伤. 华中师范大学学报(自然科学版)，2018，52(2)：240-247.

［69］周彬，余舒杰，刘定辉，等. SIRT1/eNOS/NO 通路在人参皂苷 Rb_1 抗内皮细胞复制性衰老中的作用. 中国病理生理杂志，2018，34(10)：1762-1768.

［70］柯世业，石光耀，刘定辉，等. 人参皂苷 Rb_1 通过 Sirt3/SOD2 通路延缓高糖诱导的人脐静脉内皮细胞衰老. 中山大学学报(医学版)，2019，40(3)：329-336.

［71］李渊，周玥，王亚平，等. 人参皂苷 Rg_1 基于 SIRT6/NF-κB 信号通路对辐射致造血干/祖细胞衰老的保护作用. 中草药，2017，48(21)：4497-4501.

［72］魏山山，王孟迪，姜宁，等. 人参皂苷 Rg1、Rb1、Rg1+Rb1 改善东莨菪碱致小鼠认知障碍的作用比较. 中国比较医学杂志，2022，32(4)：94-101.

［73］向玥，陈粼波，姚辉，等. 人参皂苷 Rg_1 对 D-半乳糖所致衰老小鼠海马的保护机制. 中草药，2017，48(18)：3789-3795.

［74］张潇丹. 人参皂苷 Rg1 对阿尔兹海默病大鼠认知功能障碍的作用及机制研究. 山东大学，2013.

［75］刘琳，张凯，何勐，等. 人参皂苷 Rg_1 对阿尔茨海默病转基因小鼠的神经保护作用. 中草药，2020，51(5)：1264-1272.

［76］唐忠艳. 人参皂苷 Rb_1 对化疗致卵巢早衰大鼠性激素影响. 当代医学，2013，19(5)：30，115.

［77］张明哲，姚观平，刁英，等. 人参皂苷 Rg_1 对环磷酰胺致成年雄性小鼠睾丸生精细胞凋亡的保护作用. 中华中医药学刊，2021，39(4)：45-48，270-271.

［78］刘小虎. 基于 PI3K/Akt/mTOR 自噬通路探讨人参皂苷 Rg_1 延缓 D-gal 诱导的卵巢早衰小鼠模型卵巢早衰的机制. 大理大学，2021.

［79］向叶舟，汪子铃，肖含先之，等. 人参皂苷 Rg_1 拮抗 D-半乳糖致睾丸间质细胞雄激素分泌障碍的机制研究. 中国细胞生物学学报，2021，43(7)：1437-1445.

［80］曹瑞敏，刘春明，林曼，等. 人参水溶性非皂甙成分辐射防护作用的研究. 中国中药杂志，1991(7)：433-434，449.

［81］杨世成，张东吉，杨贵贞. 人参单体皂甙 Re 促辐射损伤模型鼠造血集落生成的研究. 中国免疫学杂志，1993(2)：34.

［82］徐尚福，潘丽，袁毅，等. 人参皂苷 Rg_1 对 $CD133^+$ 和 $CD34^+$ 脐血造血干细胞增殖分化的影响. 中华中医药学刊，2020，38(11)：37-40，260-262.

［83］张爱萍，高瑞兰，尹利明，等. 人参二醇组皂苷对再生障碍性贫血小鼠造血组织 MAPK/ERK 信号通路的诱导作用. 中国病理生理杂志，2018，34(4)：686-692.

［84］黄颖，梁晓燕，李骋进，等. 人参皂苷对不同强度电离辐射损害人造血干细胞的缓解作用. 中国组织工程研究，2015，19(1)：124-129.

［85］陈萃，孙可，耿珊，等. 人参皂苷 Rg_1 对辐射致造血干/祖细胞衰老的影响及其机制. 中国生物制品学杂志，2013，26(11)：1604-1609，1616.

［86］王文婷，王彦珺，林向辉，等. 鲜人参膏对 H_{22} 荷瘤小鼠抗肿瘤作用的初步研究. 人参研究，2021，33(2)：22-26.

［87］张丽媛，吴铁. 人参须超微粉水提液对淋巴肉瘤荷瘤小鼠的抑瘤作用及急性毒性研究. 亚太传统医药，2010，6(5)：15-17.

［88］曲媛，王承潇，崔秀明. 人参皂苷 Rh_4 对小鼠移植性肿瘤的抑制作用. 天然产物研究与开发，2014，26(5)：782-786.

［89］陈明侠，徐华丽，于小风，等. 20(s)-原人参二醇的抗肿瘤及免疫调节作用研究. 中国药师，2007(12)：1165-1168.

［90］董莉真，吴志敏，朱泽，等. 人参皂苷 Rg_3 调控 ERK 通路抑制 Lewis 小鼠肺癌生长的研究. 天津医科大学学报，2014，20(4)：271-274.

［91］马英，孔丽. 人参皂苷 Rg_3 诱导小鼠肝癌细胞凋亡的作用研究. 中国药业，2014，23(24)：21-23.

［92］潘子民，叶大风，谢幸，等. 人参皂甙 Rg_3 对荷卵巢癌的严重联合免疫缺陷鼠的抗肿瘤血管生成作用的研究. 中华妇产科杂志，2002(4)：38-41，69.

［93］聂世鸿，臧健，曹丹，等. 人参皂苷 Rg_3 对小鼠大肠癌细胞的抗肿瘤活性研究. 华西医学，2015，30(3)：411-416.

［94］姜新，辛颖，许天敏，等. 人参皂苷 Rg_3 对小鼠 B16 黑素瘤细胞侵袭、转移及 MMP-9 表达的影响. 肿瘤，2011，31(2)：117-121.

［95］王莉洁，韩曦，郑霞，等. 人参皂苷 20(S)-Rg3 通过抑制 DNMT3A 介导的启动子甲基化促进卵巢癌细胞中抑癌基因 VHL 的表达. 南方医科大学学报，2021，41(1)：100-106.

［96］张兰兰，高文远，马晓慧，等. 人参皂苷 Rh_2 对宫颈癌 U_{14} 荷瘤小鼠的治疗作用研究. 中成药，2013，35(2)：215-219.

[97] 王梓，许兴月，李琼，等. 人参皂苷 Rg_1 热裂解产物对 H_{22} 荷瘤小鼠的抗肿瘤作用. 中国药学杂志，2017，52(15)：1319-1324.

[98] 杨春艳，郭英，李晨，等. 人参皂苷 Rb_1 对脑缺血大鼠 GFAP 及脑血流的影响. 中国实验方剂学杂志，2018，24(1)：119-123.

[99] 高璇. 人参皂苷 Rb1 促进局灶性脑梗死小鼠轴突再生及其机制研究. 河北医科大学，2017.

[100] 曲莉，于晓风，徐华丽，等. 人参皂苷 Rb_3 对大鼠脑缺血再灌注损伤的影响. 中国老年学杂志，2016，36(23)：5791-5793.

[101] 李芳芳，闫旭，陈乃宏. 人参皂苷 Rg_1 在缺血性疾病中的研究进展. 神经药理学报，2018，8(6)：57-58.

[102] 李欣娱，楚世峰，李晚晚，等. 人参皂苷 Rg_1 对慢性脑缺血导致白质损伤的影响. 中国药理学通报，2022，38(4)：576-582.

[103] 张凤兰，赵瑜，袁婧，等. 人参皂苷 Rg_3 对体外培养小鼠神经干细胞增殖的影响. 昆明医科大学学报，2018，39(7)：10-14.

[104] 邓明，谢萍，马永刚，等. 人参皂苷 Rb_1 对周围神经损伤后大鼠背根神经节神经生长因子及其受体酪氨酸激酶 A 表达的影响. 实用预防医学，2019，26(4)：412-415.

[105] 王睿智，陈志文，邵乐，等. 人参皂苷 Rb_1 通过调控 Nrf2/ARE 信号通路抗氧糖剥夺/复氧后神经细胞焦亡的研究. 中国药理学通报，2021，37(10)：1383-1390.

[106] 魏晓萌，焉梦寒，王梓，等. 人参二醇组皂苷对对乙酰氨基酚致实验性肝损伤小鼠的保护作用. 吉林农业大学学报，2020，42(6)：638-645.

[107] 罗飘，楚世峰，彭也，等. 人参皂苷 Rg_1 调节 NF-κB/VCAM-1 减轻胆汁淤积性肝纤维化. 药学学报，2019，54(2)：321-328.

[108] 陈燕，孟艳，杜艳伟，等. 人参二醇组皂苷改善内毒素诱导急性肾损伤小鼠肾功能的机制. 中国老年学杂志，2014，34(10)：2806-2809.

[109] 徐兵，刘明，刘永辉. 人参皂苷 Rg_3 通过调控 NLRP3/Caspase-1 通路对大鼠脓毒血症所致急性肾损伤的保护作用. 中药材，2021，44(3)：706-710.

[110] 王艳芳，朱茂晶，李敏敏，等. 人参皂苷 Rg_1 对 CUMS+LPS 致小鼠抑郁行为的改善作用及其机制. 烟台大学学报(自然科学与工程版)，2021，34(3)：308-314，347.

[111] 王娟，申丰铭，张峥嵘，等. 人参皂苷 Rg_1 对慢性应激小鼠抑郁样行为、海马突触蛋白及胶质细胞的作用. 生物学杂志，2021，38(3)：26-30.

[112] 赵丽红. 人参皂苷 Re 对利血平诱导抑郁样行为的作用及机制探讨. 吉林大学，2021.

[113] 王娟，申丰铭，张峥嵘，等. 人参皂苷 Rg_1 对慢性应激小鼠抑郁样行为、海马突触蛋白及胶质细胞的作用. 生物学杂志，2021，38(3)：26-30.

[114] 胡楚璇，刘洁，郭小东. 人参皂苷 Rg_1 镇痛抗炎实验研究. 中药材，2013，36(3)：464-467.

[115] 田建明，韦康，陈英红，等. 人参糖肽对大鼠的抗炎和镇痛作用. 中国新药杂志，2018，27(14)：1658-1662.

[116] 谭珍媛，熊万娜，黄兴振，等. 人参皂苷 Rg_1 大鼠体内药代动力学及生物利用度研究. 中药材，2013，36(7)：1121-1123.

[117] 杨明，于德伟，杨铭，等. 人参浸膏毒理学实验研究. 中华中医药学刊，2013，31(9)：1940-1942.

[118] 于德伟，陈文学，林贺，等. 五年生鲜人参毒理学研究. 中国热带医学，2012，12(12)：1443-1445.

西洋参
Xiyangshen

本品为五加科植物西洋参 *Panax quinquefolium* L. 的干燥根。主产于美国和加拿大。我国亦有栽培。秋季采挖，洗净，晒干或低温干燥。切薄片或捣碎。以表面横纹紧密、气清香、味浓者为佳。

【炮制】 去芦，润透，切薄片，干燥或用时捣碎。

【性味与归经】 甘、微苦，凉。归心、肺、肾经。

【功能与主治】 补气养阴，清热生津。用于气虚阴亏，虚热烦倦，咳喘痰血，内热消渴，口燥咽干。

【效用分析】 西洋参甘微苦而凉，入肺经，善于益肺气，补肺阴，清虚火，补而兼清，为清补之品，故善治肺虚久咳，耗伤气阴，阴虚火旺，干咳少痰或痰中带血，及燥热伤肺，咽干咳血。《医学衷中参西录》谓："西洋参性凉而补，凡用人参而不受人参之温补者，皆可以此代之"。

西洋参补气养阴，清热生津，《本草从新》云其："生津液，除烦倦，虚而有火者相宜。"故常用于外感热病，热伤气阴，肺胃津枯，烦渴少气，体倦多汗等证。

【配伍应用】

1. 西洋参配生地黄 西洋参甘凉，长于补气益阴，清热生津；生地黄甘苦寒，善于清热凉血，养阴生津。两药配伍，可增强补肺气，益肺阴，清肺热的作用，适用于肺虚久咳，耗伤气阴，阴虚火旺，干咳少痰或痰中带血等。

2. 西洋参配麦冬 西洋参甘凉，长于补气养阴，清热生津；麦冬甘、微寒，善于养阴润肺，益胃生津。两药配伍，可增强补气养阴润肺的作用，适用于外感热病，热伤气阴，肺胃津枯，烦渴少气，体倦多汗等。

3. 西洋参配知母 西洋参功善补气养阴，清热生津；知母功长清热泻火，滋阴润燥。两药配伍，可增强清热泻火，养阴生津的作用，适用于外感热病，热伤气阴，肺胃津枯之烦渴少气、体倦多汗等。

4. 西洋参配桑叶　西洋参甘凉，长于补气益阴，清热生津；桑叶苦寒，善于清泄肺热，凉润肺燥。两药配伍，可增强补气益阴，清泄肺热的作用，适用于燥热伤肺，咽干咳血等。

【鉴别应用】 西洋参与人参　两者均味甘、微苦，皆有补气、生津作用，主治气虚，少气懒言，气虚喘促，面色萎黄，气津两伤及消渴等。然人参微温，西洋参性凉，补而兼清，故《医学衷中参西录》言"西洋参性凉而补，凡用人参而不受人参之温补者，皆可以此代之"。此外，人参还能大补元气，复脉固脱，安神益智，可用于气虚欲脱、脉微欲绝的危重证候，以及失眠健忘，气不摄血及阳痿证。

【方剂举隅】 清暑益气汤(《温热经纬》)

药物组成：西洋参、石斛、麦冬、黄连、竹叶、荷梗、知母、甘草、粳米、西瓜翠衣。

功能与主治：清暑益气，养阴生津。适用于暑热气津两伤证。症见身热汗多，口渴心烦，小便短赤，体倦少气，精神不振，脉虚数等。

【成药例证】

1. 洋参保肺丸(《临床用药须知中药成方制剂卷》2020年版)

药物组成：罂粟壳、五味子(醋炙)、川贝母、陈皮、砂仁、枳实、麻黄、苦杏仁、石膏、甘草、玄参、西洋参。

功能与主治：滋阴补肺，止嗽定喘。用于阴虚肺热，咳嗽痰喘，胸闷气短，口燥咽干，睡卧不安。

2. 健延龄胶囊(《临床用药须知中药成方制剂卷》2020年版)

药物组成：熟地黄、制何首乌、黄芪、黄精、山药、西洋参、黑芝麻、茯苓、芡实、天冬、龙骨、琥珀、黑豆、侧柏叶。

功能与主治：补肾填精，益气养血。用于肾虚精亏、气血不足所致的神疲乏力、健忘失眠、头晕耳鸣、食欲减退。

3. 肾炎康复片(《临床用药须知中药成方制剂卷》2020年版)

药物组成：人参、西洋参、山药、地黄、杜仲(炒)、土茯苓、白花蛇舌草、黑豆、泽泻、白茅根、丹参、益母草、桔梗。

功能与主治：益气养阴，健脾补肾，清解余毒。适用于气阴两虚、脾肾不足、湿热内停所致的神疲乏力、腰膝酸软、面目四肢浮肿、头晕耳鸣。

4. 复方皂矾丸(《临床用药须知中药成方制剂卷》2020年版)

药物组成：海马、西洋参、皂矾、肉桂、核桃仁、大枣(去核)。

功能与主治：温肾健髓，益气养阴，生血止血。适用于再生障碍性贫血、白细胞减少症、血小板减少症、骨髓增生异常综合征及放疗和化疗所致的骨髓损伤、白细胞减少属肾阳不足、气血两虚证者。

5. 通便消痤胶囊(《临床用药须知中药成方制剂卷》2020年版)

药物组成：大黄、西洋参、芒硝、枳实、白术、青阳参、肉苁蓉、小红参、荷叶。

功能与主治：益气活血，通便排毒。适用于气虚、血瘀、热毒内盛所致的粉刺、黧黑斑，症见面部粉刺、褐斑，伴乏力气短、面色不华、大便不畅；痤疮、黄褐斑见上述证候者。

【用法与用量】 3～6g，另煎兑服。

【注意】

1. 中阳虚衰、寒湿中阻及气郁化火者忌服。

2. 不宜与藜芦同用。

【本草摘要】

1.《本草从新》　"补肺降火，生津液，除烦倦。虚而有火者相宜。"

2.《药性切用》　"补气清肺。"

【化学成分】主要含三萜皂苷类成分：人参皂苷Rb_1、Rb_2、Rb_3、Rc、Rd、Re、Rf、Rg_1、Rg_2、Rg_3、Rh_1、拟人参皂苷　F_{11}及绞股蓝苷Ⅺ、Ⅹ、Ⅶ；挥发性成分：β-金合欢烯，辛醇，己酸，十一烷，松香芹醇辛酸，十二烷，3-苯基己烷；多炔类成分：镰叶芹醇，人参炔三醇，人参环氧炔醇；脂肪酸类成分：己酸，庚酸，辛酸，壬酸，棕榈酸，亚麻酸等；磷脂类成分：二磷脂酰甘油、磷脂酰胆碱；氨基酸：天冬氨酸，苏氨酸，丝氨酸等；甾体类成分：豆甾烯醇，3,5-豆甾二烯-3-酮；还含多糖等。

中国药典规定本品含人参皂苷Rg_1($C_{42}H_{72}O_{14}$)、人参皂苷Re($C_{48}H_{82}O_{18}$)和人参皂苷Rb_1($C_{54}H_{92}O_{23}$)的总量不得少于2.0%。

【药理毒理】　本品具有增强免疫功能、抗应激、抗疲劳、降血糖、调血脂、改善心功能、促进唾液分泌等作用。

1. 增强免疫功能　西洋参水煎液5～7.5g生药/kg灌胃给药，增加正常小鼠抗体滴度、脾重、淋巴细胞转化率，在提高脾重和淋巴细胞转化率方面优于红参；促进幼鼠体重增长和胸腺器官发育，抑制正常小鼠红细胞的破裂，保护红细胞膜。西洋参水煎液 0.26、0.52g/kg 灌胃，提高正常豚鼠迟发性超敏反应(DTH)强度，提高正常小鼠单核吞噬细胞的能力，延长氢化可的松致虚证小鼠的游泳时间。西洋参袋泡茶 1.67～5.01g/kg 灌胃，提高正常小鼠脾淋巴细胞增殖能力、碳粒廓清能力、腹腔巨噬细胞吞噬指数，增加绵羊红细胞诱导的足趾肿胀程度和 NK 细胞活性，促进抗体和血清凝血素的生成[1]。

西洋参多糖 100～400mg/kg 灌胃，增加环磷酰胺(Cy)致免疫功能低下小鼠外周血白细胞，增加胸腺和脾脏重量，促进淋巴细胞转化，增强网状内皮系统吞噬功能，抑制 S_{180} 荷瘤小鼠肿瘤生长，诱导脾淋巴细胞合成白细胞介素-3(IL-3)样活性物质；提高 ^{60}Co γ射线(4Gy)照射致免疫抑制小鼠脾 T 淋巴细胞的增殖能力和 DTH 程度，降低血清 MDA 水平，提高碳粒廓清能力[2]。西洋参皂苷 0.12～12g/kg 灌胃，提高 Cy 致免疫抑制小鼠血中血小板(PLT)、白细胞(WBC)、红细胞(RBC)和血红蛋白(Hb)，提高小鼠胸腺、脾脏重量，减轻二硝基氟苯(DNFD)所致的迟发型超敏反应，促进小鼠腹腔巨噬细胞代谢，增强巨噬细胞吞噬功能，诱导巨噬细胞产生 NO，提高脾淋巴细胞转化率及淋转指数[3]。

2. 抗应激作用　西洋参具有耐缺氧、耐高温、耐寒等作用。西洋参水煎液 5g 生药/kg 灌胃给药，提高低压缺氧条件下小鼠存活率，延长窒息性缺氧小鼠生存时间、异丙肾上腺素小鼠的耐缺氧生存时间、两侧颈动脉结扎后小鼠生存时间、氰化钾中毒小鼠生存时间，降低正常小鼠耗氧量，提高肾上腺切除小鼠抗缺氧能力。西洋参不同粒径超微粉(1、5、10μm)和常规粉(150μm)1g 生药/kg 灌胃，延长正常小鼠常压耐缺氧时间。西洋参 60%醇提物 0.29～8.6g 生药/kg 灌胃，延长高原低氧环境(海拔 5000m)小鼠力竭游泳时间，升高静息血糖，降低乳酸曲线下面积和肝糖原含量[4]。

西洋参水煎液 5g 生药/kg 灌胃给药，延长小鼠低温(16℃)游泳时间，降低小鼠高温环境(40～42℃或 45～46℃)60 分钟或 30 分钟内的死亡数，抑制小鼠在 50℃环境中体温升高。西洋参不同粒径超微粉(1、5、10μm)和常规粉(150μm)1g/kg 灌胃，增加氢化可的松致阳虚小鼠在寒冷环境(−14℃，2.5 小时)中存活数[4]。

3. 抗疲劳作用　西洋参含片 325、650mg/kg 灌胃给药，延长正常小鼠负重(5%体重)游泳时间，降低运动后小鼠血乳酸、血清尿素氮(BUN)含量，升高运动后小鼠血清肝糖原含量；西洋参不同粒径超微粉(1、5、10μm)和常规粉(150μm)1.0g/kg 灌胃，延长氢化可的松致阳虚小鼠负重(5%体重)游泳时间，升高运动疲劳小鼠血清肝糖原，降低血清 BUN[4]。西洋参水煎液 8g/kg 灌胃，提高小鼠负重(5%体重)游泳时间，延长耐缺氧存活时间，低温(−10℃)存活数[5]。

4. 降血糖、调血脂作用　西洋参水煎液 0.9～1.8g/kg 灌胃给药，降低高脂膳食配合链脲佐菌素(STZ)致胰岛素抵抗大鼠空腹血糖(FBG)、空腹胰岛素(FINS)，升高胰岛素敏感性指数(ISI)，降低血清甘油三酯(TG)、总胆固醇(TC)、瘦素(leptinz)含量。西洋参干浸膏(3.2g 生药/g 干膏)1～2g/kg 灌胃，降低四氧嘧啶(ALX)致高血糖小鼠血糖。西洋参皂苷 400～800mg/kg 灌胃，降低葡萄糖、肾上腺素和 ALX 致高血糖模型小鼠血糖。

西洋参 30%、60%醇提液和水提液 1.84g 生药/kg 灌胃给药，升高高脂饲料配合 STZ 致胰岛素抵抗(IR)大鼠胰岛素敏感指数(ISI)，下降模型大鼠血清 Leptinz 水平、血清抵抗素(Resistin)水平[6]。30%、60%西洋参醇洗脱液 200mg/kg 灌胃，降低高脂饲料配合 STZ 致 IR 大鼠肿瘤坏死因子(TNF-α)，提高血清脂联素(APN)水平，降低脂肪指数和 Resistin 水平[7]。西洋参二醇皂苷 100～200mg/kg 灌胃，改善 STZ 致糖尿病肾病(DN)大鼠“消瘦、皮毛枯燥、多饮多食、多尿、尿液混浊”的状态，降低血糖、RBC、PLT、Hb、WBC、淋巴细胞，降低尿 $β_2$-微球蛋白($β_2$-MG)数量，减小肾葡萄糖转运蛋白(GLUT-1)面积、积分吸光度、平均吸光度。

5. 改善心功能作用　西洋参水煎液 5g/kg 灌胃给药，改善 CVB_3 致病毒性心肌炎(VMC)大鼠心肌组织病理变化，降低 14 天病毒滴度、心肌细胞凋亡坏死率、外周血抗心磷脂抗体(ACA-IgG)阳性率，提高外周血 T 细胞亚群比例。西洋参提取物 300mg/kg 十二指肠给药，改善冠脉结扎致急性心肌缺血 Beagle 犬心脏血流动力学，提高模型犬左心室收缩期压力(LVP)、最大压力上升速度($+dp/dt_{max}$)、最大压力下降速度($-dp/dt_{max}$)、总外周阻力(TPR)、心输出量(CO)，降低左心室舒张期压力(LVEDP)[8]。西洋参总皂苷 40～200mg/kg 灌胃，缩短蟾酥致心律失常小鼠 Q-T 间期、降低 T 波幅度[9]；降低冠脉结扎致心力衰竭模型大鼠全心质量指数(HW/BW)、左心质量指数(LVW/BW)，升高左心室肌三磷酸腺苷(ATP)浓度，降低左心室肌线粒体膜通透性转变孔道(MPTP)活性。

6. 促进唾液分泌作用　西洋参浸膏(1.52g 生药/g 浸膏)0.5g/kg 灌胃，增加甲状腺素加利血平致甲亢型阴虚小鼠体重、进食量、进水量，改善小鼠虚弱症状，降低死亡率，促进阿托品造模家兔的唾液分泌。

7. 其他作用　西洋参水煎液 0.43～3.4g/kg 灌胃，缩短雄性小鼠跨骑潜伏期，增加小鼠跨骑频度、缩短交尾潜伏期，增加正常幼小鼠睾丸重量。西洋参皂苷 50～100mg/kg 灌胃给药，抑制肾上腺素加冰水致血瘀大鼠血栓形成，降低红细胞压积、血浆比黏度、血清 TC 含量，减少血瘀大鼠红细胞膜的偏振 P 值，增加红细胞膜流动性；增强剥夺快速眼动相睡眠 24 小时小鼠学习记忆力，延长避暗试验潜伏期，减少 5 分钟内受电击次数。西洋参汤 10g 生药/kg 灌胃，升高“彭式”偏食法致脾虚大鼠血清睾酮(T)水平[10]。

8. 毒理研究　西洋参 40%醇提物(总皂苷≥24%、总多糖≥15%、总蛋白≥10%)灌胃给药，24 小时内灌胃两次，雌雄小鼠急性经口的最大耐受剂量(MTD)均大于 10g/kg；2.5、5.0、10g/kg 灌胃给药，小鼠骨髓细胞微核试验、小鼠精子畸形试验以及 Ames 试验均未见致突变作用。西洋参醇提物 0.404、0.808、1.617g/kg(相当于人剂量的 25、50、100 倍)灌胃，大鼠 30 天喂养试验未见明显毒性反应[11]。

【参考文献】［1］张聪恪，张焱，李立，等．西洋参袋泡茶对小鼠免疫功能的影响．中医药临床杂志，2010，22(3)：203-204.

［2］于永超，张佳丽，林兵，等．西洋参多糖对钴-60 辐照小鼠的免疫调节作用．现代预防医学，2012，39(11)：2685-2687.

［3］赵云利，吴华彰，杨晶，等．西洋参皂苷对免疫抑制小鼠免疫功能的影响．中国生物制品学杂志，2011，24(3)：305-312.

［4］周思敏，田怀军，黄庆愿，等．西洋参醇提取液对模拟高原暴露小鼠的抗疲劳作用研究．解放军药学学报，2013，29(4)：297-300.

［5］范少敏，郭琳，冯改利，等．秦巴山区人参属中药抗应激和抗疲劳作用的研究．陕西中医，2014，35(6)：756-757.

［6］葛鹏玲，李冀，盛波，等．西洋参不同提取部位对胰岛素抵抗大鼠血清瘦素及抵抗素的影响．中医药学报，2010，38(5)：16-18.

［7］李冀，尚广巍，葛鹏玲，等．西洋参活性部位对胰岛素抵抗大鼠脂肪细胞因子的影响．中医药学报，2010，38(6)：17-19.

［8］姜水莲，吕圭源，陈素红，等．黄芪、人参、西洋参提取物对心肌缺血犬心脏血流动力学的影响．上海中医药大学学报，2011，25(3)：80-84.

［9］陆文娟，周婧，马宏跃，等．黄芪甲苷、人参总皂苷和西洋参总皂苷对蟾酥致小鼠心律失常的影响．南京中医药大学学报，2012，28(1)：61-64.

［10］滕静如，王昕，晋志高，等．西洋参汤对脾虚证大鼠机体的调节作用初探．中国中医基础医学杂志，2010，16(9)：819-820.

［11］石爱华，李卫东，翟鹏贵，等．西洋参提取物的毒理学试验研究．中华中医药学刊，2014，32(8)：2002-2004.

党　参

Dangshen

本品为桔梗科植物党参 *Codonopsis pilosula*(Franch.) Nannf.、素花党参 *Codonopsis pilosula* Nannf.var.*modesta*(Nannf.) L.T.Shen 或川党参 *Codonopsis tangshen* Oliv. 的干燥根。前二者主产于甘肃、四川；后者主产于四川、湖北、陕西。秋季采挖，洗净，晒干。切厚片。以质柔润、味甜者为佳。

【炮制】　米炒党参　取党参片，照炒法加米拌炒至表面深黄色，取出，筛去米，放凉。

【性味与归经】　甘，平。归脾、肺经。

【功能与主治】　健脾益肺，养血生津。用于脾肺气虚，食少倦怠，咳嗽虚喘，气血不足，面色萎黄，心悸气短，津伤口渴，内热消渴。

【效用分析】　党参甘平，入脾经，不燥不腻，善补脾养胃，健运中气，鼓舞清阳，功效近似人参，为常用补中益气之品。故在临床上可代替人参用于脾虚倦怠，食少便溏及中气下陷，泻利脱肛等证。党参味甘性平，入肺而不燥，有类似人参补肺之功，《本草纲目拾遗》谓其：“治肺虚，能益肺气。”用于肺气不足，声低气怯，动则喘促，或肺肾两虚，呼多吸少，短气喘嗽。

党参有益脾胃，化精微，生阴血，补气生血之效，可治气血双亏，面色萎黄，头晕心悸，体弱乏力。党参有补中州，升清阳，益肺气，布津液，补气生津之功，常用于外感热病，热伤气津，心烦口渴，及热伤气阴，津液大耗，心虚脉微者。

【配伍应用】

1. 党参配白术　党参甘平，长于补脾养胃，健运中气，补气力强；白术甘温苦燥，善于补脾和胃，燥湿化浊，健脾力胜。两药配伍，可增强补气健脾燥湿的作用，适用于脾气虚弱所致食少、便溏、吐泻等。

2. 党参配黄芪　党参长于健脾益气，黄芪善于益气升阳。两药配伍，可增强补脾益肺、升举中阳的作用，适用于肺脾气虚、气短乏力、食少便溏及中气下陷等。

3. 党参配当归　党参长于益气补血，当归善于养血和血。两药配伍，可增强补气养血的作用，适用于内伤气血不足诸证，如头晕、乏力、少气懒言等。

4. 党参配麦冬　党参甘平，补脾益肺，生津养血；麦冬甘微寒，养阴润肺，益胃生津。两药配伍，可增强补气生津的作用，适用于热伤气阴，津液大耗，心虚脉微等。

5. 党参配熟地黄　党参甘平，长于补益脾胃，生化精血；熟地黄甘微温，善于补血滋阴，益精填髓。两药配伍，可增强补气生血的作用，适用于气血双亏所致面色萎黄，头晕心悸，体弱乏力等。

【鉴别应用】

1. 党参与明党参 两者均味甘而入脾肺经，皆能补益脾肺。然党参味甘性平，主入脾肺经，长于补中益气、健脾益肺，善于治疗脾肺虚弱，气短心悸，食少便溏，虚喘咳嗽，内热消渴；又有补气生血之效，可治气血双亏，面色萎黄，头晕心悸，体弱乏力。明党参味微苦而性微寒，主入肺脾经，善于润肺化痰，养阴和胃，主治肺热咳嗽，呕吐反胃，食少口干；明党参又入肝经，有滋阴平肝、清肝降火之功，可用于治疗肝阴不足，肝阳上亢的目赤眩晕；明党参还有解毒之效，可用于杨梅疮毒或疔疮的治疗。

2. 党参与人参 两者均味甘，归脾肺经，皆有补气、养血、生津等功效，适用于脾肺气虚、气津两伤及气血双亏、血虚萎黄之证。但党参作用温和，对病势较缓，虚损较轻者，用党参较好；人参补力较强，对病势较急，虚损较重者，用人参较佳。然气虚欲脱、脉微欲绝的危重证候，非人参不能救其虚脱；心气虚、肾气虚所致痴呆、阳痿、消渴等，须用人参，非党参所宜；脾肺气虚、气津两伤、气血双亏者，党参的作用类似人参，可代人参用之，但用量宜大。

3. 生党参、米炒党参与蜜炙党参 三者均性味甘平，归脾、肺经，都有补中益气，健脾益肺作用。但生党参擅长益气生津，多用于肺气亏虚，气血两亏，气津两伤；米炒党参补气健脾作用强，多用于脾胃虚弱，食少便溏；蜜炙党参则以补中益气、润燥养阴见长，多用于气血两虚之证，如气短乏力、脏器下垂、四肢倦怠及妇女月经不调。

【方剂举隅】 上党参膏（《得配本草》）

药物组成：党参、沙参。

功能与主治：益气健脾，养阴生津。适用于气阴两伤证，症见体倦少气，口渴咽干等。

【成药例证】

1. 参苏丸 （《临床用药须知中药成方制剂卷》2020年版）

药物组成：紫苏叶、葛根、前胡、半夏(制)、桔梗、陈皮、枳壳(炒)、党参、茯苓、木香、甘草。

功能与主治：益气解表，疏风散寒，祛痰止咳。适用于身体虚弱，感受风寒所致感冒，症见恶寒发热、头痛鼻塞、咳嗽痰多、胸闷呕逆、乏力气短。

2. 小柴胡颗粒（《临床用药须知中药成方制剂卷》2020年版）

药物组成：柴胡、黄芩、党参、大枣、生姜、姜半夏、甘草。

功能与主治：解表散热，疏肝和胃。适用于外感病邪犯少阳证，症见寒热往来、胸胁苦满、食欲不振、心烦喜呕、口苦咽干。

3. 强肝糖浆（《临床用药须知中药成方制剂卷》2020年版）

药物组成：生黄芪、党参、山药、当归、白芍、黄精、地黄、丹参、郁金、茵陈、泽泻、秦艽、板蓝根、神曲、山楂、甘草。

功能与主治：健脾疏肝，清利湿热，益气养血。适用于肝郁脾虚、湿热蕴结所致的两胁胀痛、乏力、脘痞、腹胀、面色无华、腰膝酸软。

4. 健脾降脂颗粒（《临床用药须知中药成方制剂卷》2020年版）

药物组成：党参、灵芝、南山楂、丹参、泽泻、远志。

功能与主治：健脾化浊，益气活血。适用于脾运失调、气虚血瘀型高脂血症，症见眩晕耳鸣、胸闷纳呆、心悸气短。

5. 祛痰止咳颗粒（《临床用药须知中药成方制剂卷》2020年版）

药物组成：党参、芫花(醋制)、甘遂(醋制)、水半夏、紫花杜鹃、明矾。

功能与主治：健脾燥湿，祛痰止咳。适用于脾胃虚弱，水饮内停所致的痰多，咳嗽，喘息等。

【用法与用量】 9～30g。

【注意】

1. 实证、热证而正气不虚者不宜使用。

2. 不宜与藜芦同用。

【本草摘要】

1.《本草从新》 “补中，益气，和脾胃，除烦渴。”

2.《药性集要》 “能补脾肺，益气生津。”

3.《本草正义》 “力能补脾养胃，润肺生津，健运中气。……健脾运而不燥，滋胃阴而不滞，润肺而不犯寒凉，养血而不偏滋腻。”

【化学成分】 主要含甾醇类成分：α-菠菜甾醇，豆甾醇，α-菠菜甾醇-β-D-葡萄糖苷等；苷类成分：β-D-吡喃葡萄糖己醇苷，党参苷Ⅰ等；生物碱类成分：胆碱，烟碱，5-羟基-2-羟甲基吡啶等；香豆素类成分：白芷内酯，补骨脂内酯等；挥发性成分：己酸，庚酸，辛酸，壬酸，十二酸，壬二酸等；三萜类成分：蒲公英萜醇，齐墩果酸，乙酰蒲公英萜醇等；黄酮类成分：丁香苷等；

还含氨基酸、多糖等。

【药理毒理】 本品具有增强免疫功能、改善胃肠功能、改善肺功能、降血糖、调血脂、延缓衰老、提高记忆等作用。

1. 增强免疫功能 党参水煎液20g生药/kg灌胃给药，提升环磷酰胺(Cy)致免疫抑制模型大鼠的脾淋巴细胞分泌白介素-2(IL-2)。党参水提液加入鼠J774巨噬细胞培养液中，增强对巨噬细胞的吞噬活性。党参破壁粉粒1.25～5g生药/kg灌胃，增强二硝基氯苯致免疫低下小鼠迟发性超敏反应(DTH)强度，延长小鼠负重游泳时间，提高Cy致免疫抑制小鼠脾脏指数[1]。党参多糖130～520mg/kg灌胃，升高Cy致免疫低下小鼠的脾脏和胸腺指数，增加DTH强度、血清溶血素、抗体生成水平，增加溶血性血虚小鼠的外周血红蛋白含量、小鼠内源性脾结节数。甘肃白条党参95%醇提物、水提物6g生药/kg灌胃，增加尾静脉注射印度墨汁小鼠的吞噬指数[2]。

2. 改善胃肠功能 党参水煎液30～40g生药/kg灌胃给药，促进小鼠小肠炭末推进运动，促进阿托品和去甲肾上腺素造模小鼠的小肠推进；促进阿托品造模小鼠的胃排空，调节在体小鼠胃运动。党参水煎醇沉液10～80g生药/kg灌胃，抑制应激型、慢性醋酸型胃溃疡模型大鼠的溃疡指数，降低幽门结扎型胃溃疡模型大鼠胃液分泌量、总酸排出量、胃蛋白酶活性；改善束缚水浸应激型溃疡模型大鼠的胃基本电节律(BER)紊乱，抑制胃运动亢进。党参水煎剂10g生药/kg预先喂饲，降低无水乙醇致胃黏膜损伤模型大鼠损伤指数。党参水煎剂0.8g生药/kg灌胃，促进兔胃窦及十二指肠黏膜生长抑素分泌。党参多糖50～400mg/kg灌胃，能改善复方地芬诺酯引起的小鼠便秘；增加食物总利用率；提高胃蛋白酶活力及胃蛋白酶排出量，增加大鼠进食量、体重和胃黏膜、胃壁厚度，促进十二指肠、空肠微绒毛生长[3]。

3. 改善肺功能 党参水提物5g生药/kg灌胃给药，提高油酸型呼吸窘迫综合征(RDS)模型大鼠的动脉血氧分压、血氧饱和度，降低二氧化碳分压(PCO_2)，减小肺泡-动脉血氧分压差，纠正酸碱平衡，维持肺有效的摄氧功能，改善大鼠肺泡上皮细胞和毛细血管内皮细胞超微结构变化，使气体通过气-血屏障的弥散基本正常；减轻肺水肿，增加支气管肺泡灌洗液和肺细胞内磷脂(PL)、肺表面活性物质(PS)，改善Ⅱ型肺泡细胞内板层小体的超微结构。

4. 降血糖、调血脂作用 党参多糖100～300mg/kg灌胃给药，降低四氧嘧啶诱导的糖尿病模型小鼠血糖和血清胰岛素，升高血清超氧化物歧化酶(SOD)活性，减少丙二醛(MDA)生成；降低氢化可的松致胰岛素抵抗小鼠血糖，增加胰岛素敏感性。党参总皂苷30、100、300mg/kg灌胃给药，降低高脂血症大鼠血清总胆固醇(TC)、甘油三酯(TG)、低密度脂蛋白胆固醇(LDL-C)，升高高密度脂蛋白胆固醇(HDL-C)、HDL-C/TC比值。党参4g/只喂服，降低高脂饲料致高脂血症家兔的LDL-C、TC、TG。

5. 延缓衰老作用 党参水煎剂5、15g生药/kg灌胃给药，改善D-半乳糖致衰老小鼠的大脑组织神经细胞变性坏死、胶质细胞增生、神经元丢失等病变；增加衰老小鼠胸腺和脾脏指数，降低$CD8^+$ T细胞数量，增加$CD3^+$、$CD4^+$ T细胞数量，降低$CD8^+$ T细胞数量，增加SOD活力，降低MDA含量，减轻肝、肾组织超微结构异常变化[4,5]。党参醇提物2.5g/kg灌胃，增加小鼠血清GSH-Px和SOD水平[6]。党参多糖50、150mg/kg灌胃，升高D-半乳糖致衰老小鼠的胸腺和脾指数，降低血清和肝MDA，升高SOD活力，降低脑脂褐质(LF)，升高肾谷胱甘肽过氧化物酶(GSH-Px)、一氧化氮合酶(NOS)活力。

6. 提高记忆作用 党参水煎液10～50g生药/kg灌胃给药，改善苯异丙基腺苷致小鼠学习记忆障碍和东莨菪碱致小鼠学习记忆获得性障碍，延长小鼠跳台试验的测试潜伏期，减少错误次数；改善东莨菪碱致空间障碍，增加小鼠电迷宫正确次数，增加大脑组织SOD活性。临床记忆量表测试显示，党参水煎剂70～700mg/kg能提高青年或中老年志愿者的左右脑两侧半球的记忆能力。党参水提物2.5g/kg灌胃，增加小鼠经过平台次数、平台停留时间和血清SOD水平[6]。党参多糖200、300mg/kg灌胃，缩短铅中毒小鼠到达平台时间，延长跳下平台的触电潜伏期，降低错误次数和触电时间，增加小鼠穿越平台次数，升高铅中毒小鼠SOD活性，降低MDA含量[7]。

7. 其他作用 党参水煎液30g生药/kg灌胃，增强小鼠急性耐缺氧能力，改善氰化钾与亚硝酸钠中毒性缺氧、异丙肾上腺素引起的小鼠心肌缺氧、两侧颈总动脉结扎所致的小鼠脑部循环障碍性缺氧。党参水煎液5g生药/kg灌胃，降低高强度耐力训练大鼠心肌线粒体MDA、过氧化氢含量，增加过氧化氢酶、GSH-Px、SOD活性，提高线粒体抗氧化能力[8]。党参多糖400、800mg/kg灌胃，延长小鼠负重游泳力竭时间，降低乳酸含量[9]。党参总皂苷400mg/kg灌胃给药，降低^{60}Co-γ射线致辐射损伤模型小鼠MDA含量，提高SOD、GSH-Px活性[10]。

8. 毒理研究 党参水煎液灌服，小鼠LD_{50}为240.3g/kg。党参多糖60g/kg灌胃给药，连续观察7天，小鼠毛色、活动、饮食等均无不良影响[11]。

【参考文献】［1］吴君，黄萍，成金乐，等. 党参破壁粉粒增强免疫功能及抗疲劳作用的研究. 中国实验方剂学杂志，2011，17(4)：179-181.

［2］黄文华. 党参不同极性部位对小鼠免疫功能影响的研究. 抗感染药学，2014，11(4)：309-311.

［3］马方励，沈雪梅，时军. 党参多糖对实验动物胃肠道功能的影响. 安徽医药，2014，18(9)：1626-1630.

［4］侯茜，郭美，张帆. 党参水煎剂对D-半乳糖致免疫衰老小鼠胸腺功能的影响. 细胞与分子免疫学杂志，2014，30(1)：55-57.

［5］侯茜，郭美，张帆. 党参水煎剂对亚急性衰老模型小鼠胸腺自由基代谢和细胞凋亡的影响. 中国老年学杂志，2014，34(23)：6689-6691.

［6］郭军鹏，葛斌. 党参不同提取物对小鼠记忆功能的改善作用. 中国老年学杂志，2014，34(6)：1564-1565.

［7］张立，李丹，刘积平，等. 党参多糖对铅中毒小鼠记忆障碍的影响及其作用机制. 武警医学，2013，24(5)：410-413.

［8］王振富. 党参对大强度耐力训练大鼠心肌线粒体抗氧化能力的影响. 江苏医药，2011，37(13)：1515-1516.

［9］褚海滨，王玉芳. 党参多糖对小鼠抗运动性疲劳作用的研究. 中国现代医生，2011，49(30)：1-2.

［10］孙耀贵，程佳，温伟业. 党参总皂苷抗氧化作用研究. 中兽医医药杂志，2010(3)：37-39.

［11］杨瑾，刘杰书，袁德培. 板桥党参多糖体内抗肿瘤活性实验研究. 中国处方药，2014，12(3)：25-26.

太 子 参

Taizishen

本品为石竹科植物孩儿参 *Pseudostellaria heterophylla* (Miq.) Pax ex Pax et Hoffm. 的干燥块根。主产于江苏、山东。夏季茎叶大部分枯萎时采挖，洗净，除去须根，置沸水中略烫后晒干或直接晒干。以肥厚、黄白色、无须根者为佳。

【性味与归经】 甘、微苦，平。归脾、肺经。

【功能与主治】 益气健脾，生津润肺。用于脾虚体倦，食欲不振，病后虚弱，气阴不足，自汗口渴，肺燥干咳。

【效用分析】 太子参味甘微苦而性平，入脾经，有近似人参的益气生津功效，但力较弱，故脾胃虚弱而不受峻补者，用之较为适合。尤其对小儿虚汗效果较好，故《饮片新参》称其为“孩儿参”，《中国药用植物志》谓其“治小儿虚汗为佳”。

太子参甘平入肺，既能益肺气，又能润肺燥，补中兼清，常用于燥热伤肺，气阴两虚或热病后期，气津两伤。

【配伍应用】

1. 太子参配石斛 太子参甘苦平，既补脾气，又养胃阴；石斛甘微寒，善养胃阴，生津液，止烦渴。两药配伍，可增强补脾气，养胃阴，生津液，止烦渴的作用，适用于脾气虚弱，胃阴不足所致的倦怠乏力，食欲不振，咽干口渴等。

2. 太子参配黄芪 太子参长于补气生津，健脾益肺；黄芪善于补气升阳，益卫固表。两药配伍，可增强补气生津，固表止汗的作用，适用于热病后期，气阴两伤所致自汗心悸，烦热口渴等。

3. 太子参配山药 太子参长于补气生津，山药善于益气养阴。两药配伍，可增强补气生津养阴的功效，适用于脾胃被伤，乏力自汗，饮食减少，初进补剂用之尤宜。

4. 太子参配北沙参 太子参甘平，长于益气生津而润燥；北沙参甘微寒，善于养阴清肺而生津。两药配伍，可增强养阴润肺止咳的作用，适用于燥邪或热邪客肺，气阴两伤所致的肺虚燥咳，气短痰少等。

5. 太子参配青蒿 太子参长于补气生津，青蒿善于退虚热、除骨蒸。两药配伍，具有补气生津，退热除蒸的作用，适用于气阴两虚，虚汗较多者。

【鉴别应用】

1. 太子参与人参 两者均味甘、微苦，入脾、肺经，而具补气生津、补脾益肺之功，可用于脾肺气虚，气津两伤之证。然太子参为石竹科植物，性质平和，补益之力远不如人参，更无大补元气之功，以益气生津为主，用于脾气虚弱，胃阴不足。人参为五加科植物，性微温，又归心、肾经，补益力强，补气范围广，且尚有安神益智、补血之效，可用于惊悸失眠，阳痿宫冷。

2. 太子参与西洋参 两者均有补气生津作用，同用治气阴两伤之证。然太子参源于石竹科，性平力薄，补气、益阴、生津之力均弱于西洋参，且无清火之效用，常用于脾虚气弱、胃阴不足。西洋参源于五加科，性凉，有清火之效，善于养阴清肺，又用于热病气阴两伤之烦倦、口渴，火热之象明显者。

【成药例证】

1. 健胃消食片 （《临床用药须知中药成方制剂卷》2020年版）

药物组成：太子参、山药、陈皮、山楂、炒麦芽。

功能与主治：健胃消食。适用于脾胃虚弱所致的食积，症见不思饮食、嗳腐酸臭、脘腹胀满。

2. 肾衰宁胶囊 （《临床用药须知中药成方制剂卷》2020年版）

药物组成：太子参、大黄、茯苓、半夏（制）、陈皮、黄连、丹参、红花、牛膝、甘草。

功能与主治：益气健脾，活血化瘀，通腑泄浊。适用于脾胃气虚、浊瘀内阻、升降失调所致的面色萎黄、腰痛倦怠、恶心呕吐、食欲不振、小便不利、大便黏滞等。

3. 儿宝颗粒　（《临床用药须知中药成方制剂卷》2020年版）

药物组成：太子参、北沙参、麦冬、炒白芍、茯苓、炒白扁豆、山药、炒山楂、炒麦芽、陈皮、葛根（煨）。

功能与主治：健脾益气，生津开胃。适用于脾气虚弱、胃阴不足所致的纳呆厌食、口干燥渴、大便久泻、面黄体弱、精神不振、盗汗。

4. 小儿康颗粒　（《临床用药须知中药成方制剂卷》2020年版）

药物组成：太子参、白术、茯苓、山楂、葫芦茶、麦芽、白芍、乌梅、榧子、槟榔、蝉蜕、陈皮。

功能与主治：健脾开胃，消食化滞，驱虫止痛。用于脾胃虚弱，食滞内停所致的腹泻、虫积，症见食滞纳少、烦躁不安、精神疲倦、脘腹胀满、面色萎黄、大便稀溏。

【用法与用量】　9～30g。

【注意】　邪实而正气不虚者慎用。

【本草摘要】

1.《中国药用植物志》　“治小儿虚汗为佳”。

2.《江苏药材志》　“补肺阴，健脾胃”。

【化学成分】　主要含皂苷类成分：太子参皂苷A，尖叶丝石竹皂苷D；环肽类成分：太子参环肽A～H；脂肪酸及酯类成分：棕榈酸，亚油酸，1-亚油酸甘油酯；甾醇及其苷类成分：β-谷甾醇，胡萝卜苷，7-豆甾醇-3β-醇；磷脂类成分：溶磷脂酰胆碱，磷脂酰肌醇，磷脂酰丝氨酸，磷脂酰乙醇胺，磷脂酰甘油及磷脂酸等；多糖：太子参多糖PHP-A和PHP-B；还含多种氨基酸。

【药理毒理】　本品具有增强免疫、延缓衰老、抗肺损伤、抗心肌缺血、降血糖等作用。

1. 增强免疫功能　太子参水提液0.2、1、2g/kg及太子参粗多糖灌胃给药，提高小鼠腹腔巨噬细胞吞噬率，升高$CD3^+$、$CD4^+$、$CD4^+/CD8^+$ T细胞数量，降低$CD8^+$ T细胞数量，增加脾脏、胸腺重量，增强小鼠迟发型超敏反应（DTH）。太子参总提取物1、2、4g生药/kg增加环磷酰胺致免疫低下模型小鼠的胸腺、脾脏重量，增加胸腺DNA、RNA和脾脏DNA，增加外周血白细胞数，促进小鼠T、B淋巴细胞转化，增强DTH。太子参极性较大的提取部位（含苷类、多糖等）1.67、5g生药/kg灌胃给药，增加小鼠的半数溶血值、吞噬指数。太子参75%醇提物20g/kg灌胃给药，能增强泼尼松龙免疫抑制小鼠的DTH，提升脾和胸腺指数，且作用接近。太子参多糖4、8g/kg灌胃给药，增加小鼠脾脏和胸腺的重量，提高小鼠免疫后血清溶血素的含量，促进小鼠网状内皮系统（RES）吞噬功能。

2. 延缓衰老作用　太子参水提物、醇提物1.44、2.88、5.76g生药/kg灌胃给药，降低D-半乳糖致衰老模型小鼠心、肝、肾组织丙二醛（MDA），提高超氧化物歧化酶（SOD）及谷胱甘肽过氧化物酶（GSH-Px）活力，降低脑脂褐素。太子参80%醇提物16、32、64g生药/kg灌胃给药，降低大鼠血清MDA含量，提高SOD、GSH-Px活性[1]。太子参0.5%水煎液培养基使两性果蝇成虫的平均寿命延长16.5%～27.4%、最高寿命延长22.9%～31.8%。

3. 抗肺损伤作用　太子参浸膏20g生药/kg灌胃给药，延长长期被动吸烟小鼠的耐缺氧时间，减轻烟雾对小鼠呼吸器官的损伤，改善各级肺内支气管腔面组织的光学显微结构及超微结构病理变化，减轻扫描电镜下被动吸烟小鼠气管上皮细胞纤毛的损伤（改善纤毛数量、长度、排列方式等）。太子参正丁醇提取部位（含皂苷30%）49mg/kg（5g生药/kg）、太子参粗多糖（纯度38.4%）460mg/kg灌胃，降低左冠状动脉结扎致急性心肌缺血大鼠的肺指数，改善肺组织的病理学状态，减轻肺组织充血、水肿及炎细胞浸润等病变[2, 3]。

4. 抗心肌缺血作用　太子参水煎液10、20g生药/kg灌胃给药，改善冠状动脉结扎致心肌缺血诱导慢性心衰模型大鼠的血流动力学，抑制左心室组织MMP-2与MMP-9的活力和mRNA的水平。太子参正丁醇提取部位（含皂苷30%）49mg/kg灌胃，改善冠脉结扎致急性心肌缺血大鼠的血流动力学，升高左室收缩压（LVSP）、左室内压最大升降速率（$\pm dp/dt_{max}$），降低左室舒张末期压（LVEDP）；降低心指数，减小心肌梗死面积；改善左心室的病理学状态[2]。太子参粗多糖（纯度38.4%）460mg/kg灌胃给药，升高冠脉结扎致心肌缺血大鼠的LVSP，降低LVEDP，减小心肌梗死面积，减轻左心室组织心肌细胞减少、成纤维细胞增生、炎细胞浸润等病变[3]。

5. 降血糖作用　太子参水提物20g生药/kg灌胃给药，降低氢化可的松诱导胰岛素抵抗和链脲佐菌素（STZ）诱导糖尿病模型小鼠的血糖、血清胰岛素，升高胰岛素敏感性指数。太子参多糖（纯度>50%）0.75、1.5g/kg灌胃给药，降低四氧嘧啶致糖尿病模型小鼠血糖，增加小鼠体重、肝糖原含量，升高脾脏、胸腺指数[4]；升高血清SOD水平，降低MDA含量，减轻胰腺病理组织学变化[5]。太子参多糖（水提80%醇沉）10、20g生药/kg灌胃给药，改善STZ致糖尿病模型大鼠和小鼠的糖耐量，降低空腹血糖，提高模型大鼠的胰岛素水平，降低模型小鼠血清总胆固醇（TC）、甘油三酯（TG）[6,7]。太子参多糖2.25、4.5、9g/kg灌胃，提高高糖高脂加STZ致糖尿病模型大鼠血清高密度脂蛋白胆固醇（HDL-C）含量，降低血清TC、TG、低密度脂蛋白胆固醇（LDL-C）、肌酐（Scr）、尿素氮（BUN）水平，减轻肾脏病理组织学变化[8]。

6. 其他作用 太子参75%醇提物20g/kg灌胃给药，降低利血平造模小鼠脾虚体征阳性发生率，升高脾虚小鼠体重和肛温，延长低温（15℃）游泳时间，延长常压耐缺氧时间，其中以安徽宣州产太子参效果较突出。太子参多糖0.2～1.2g/kg灌胃给药，延长小鼠游泳时间、常压缺氧存活时间、低温（–20℃）存活时间。

7. 毒理研究 SD大鼠妊娠第6～17天经口灌胃给予太子参提取液1.25、2.5、5g生药/kg，观察母鼠一般状况、体重、窝仔和胎仔参数、胎仔形态变化。结果孕鼠的生殖能力、胚胎形成、胎鼠外观、骨骼及内脏生长发育等指标均无明显异常，未见明显的大鼠母体毒性、胚胎毒性和致畸性[9]。

【参考文献】［1］王军红．太子参抗脂质氧化作用的研究．中国医药指南，2013，11（22）：83-84．

［2］沈祥春，彭佼，李淑芳，等．太子参正丁醇提取部位对大鼠急性心肌梗死诱发心肺损伤的保护作用．中华中医药杂志，2010，25（5）：666-669．

［3］陶玲，彭佼，范晓飞，等．太子参粗多糖对大鼠急性心肌梗死诱发心肺损伤的保护作用．中华中医药杂志，2012，27（8）：2079-2082．

［4］倪受东，夏伦祝，徐先祥，等．太子参多糖对四氧嘧啶糖尿病小鼠的治疗作用．安徽医药，2010，14（5）：521-522．

［5］徐先祥，黄玉香，夏伦祝，等．太子参多糖对糖尿病小鼠抗氧化能力与胰腺病理的影响．食品工业科技，2012，33（24）：392-393．

［6］徐锦龙，徐爱仁，应景艳，等．太子参多糖对实验性糖尿病大鼠血糖及胰岛素的影响．中华中医药学刊，2012，30（2）：423-424．

［7］鲍琛．太子参多糖对链尿佐菌素诱导Ⅰ型糖尿病小鼠的血糖血脂的影响．中华中医药学刊，2010，28（10）：2195-2196．

［8］姚先梅，段贤春，吴健，等．太子参多糖对实验性糖尿病大鼠血糖、血脂代谢和肾脏病理的影响．安徽医药，2014，18（1）：23-26．

［9］黄宗锈，陈冠敏，林健．太子参对大鼠致畸作用的研究．中国卫生检验杂志，2013，23（10）：2262-2263．

黄芪
Huangqi

本品为豆科植物蒙古黄芪 *Astragalus membranaceus* (Fisch.) Bge. var. *mongholicus* (Bge.) Hsiao 或膜荚黄芪 *Astragalus membranaceus* (Fisch.) Bge. 的干燥根。主产于山西、甘肃、黑龙江、内蒙古。春、秋二季采挖，除去须根及根头，晒干。切厚片。以切面色淡黄、粉性足、味甜者为佳。

【炮制】 炙黄芪 取黄芪片，照蜜炙法加炼蜜炒至不粘手。

【性味与归经】 甘，微温。归肺、脾经。

【功能与主治】 补气升阳，固表止汗，利水消肿，生津养血，行滞通痹，托毒排脓，敛疮生肌。用于气虚乏力，食少便溏，中气下陷，久泻脱肛，便血崩漏，表虚自汗，气虚水肿，内热消渴，血虚萎黄，半身不遂，痹痛麻木，痈疽难溃，久溃不敛。

【效用分析】 黄芪味甘微温，入脾经，善于补益脾气，升举中阳，“中气不振，脾土虚弱，清气下陷者最宜”（《本草正义》）。黄芪又能补气生血、摄血、温中、除热，用于气血两虚证、气不摄血证、中焦虚寒证、气虚发热证，尤善治疗脾虚中气下陷所致的久泻脱肛，子宫脱垂以及便血崩漏等。

黄芪“甘温补气，禀升发之性，专走表分而固皮毛”（《本草正义》），“补肺健脾，实卫敛汗”（《本草汇言》），凡脾肺气虚，自汗，盗汗，黄汗，均可用本品补脾肺，温分肉，固表止汗。

黄芪既能补气，又能利水消肿，对于气虚无力推动水液的正常运行而致的水肿有标本兼治之效，故为治气虚水肿尿少的要药。

黄芪甘微温，益气升阳，盖阳生阴长，气旺血生，故有补气生血之功，常用于劳倦内伤，气亏血虚，血虚阳浮，肌热面赤，脉大无力之血虚发热证，及思虑过度，劳伤心脾，气血双亏，面色萎黄，心悸失眠。气行则血行，气滞则血凝，黄芪又有补气行滞之效，故可用治气虚血滞，风湿痹痛，麻木拘挛，及中风气虚血滞，半身不遂者。

黄芪能温养脾胃而生肌，补益气血而托毒，故有补气生肌，托毒排脓之效，可用治疮疡脓成不溃，证属气血不足者尤为适宜。

【配伍应用】

1. 黄芪配人参 黄芪长于补气升阳，益卫固表，偏于温补固护；人参善于大补元气，生津止渴，偏于滋补强壮。两药配伍，相须为用，为甘温补气的重要配伍，适用于气虚所致神疲、食少、自汗等身体虚弱诸证。

2. 黄芪配当归 黄芪补脾肺之气，以益生血之源；当归养心肝之血，以补血和营。两药配伍，可增强益气生血的作用，适用于劳倦内伤、肌热面赤、烦渴、脉虚大乏力及疮疡、血虚发热、诸气血不足等。

3. 黄芪配升麻 黄芪甘温，长于补气升阳；升麻辛甘微寒，善于升阳。两药配伍，可增强升阳举陷的作用，适用于气虚下陷的崩漏、脱肛、子宫脱垂等。

4. 黄芪配防风 黄芪补气固表，防风祛风解表。二药相配，防风能载黄芪补气达于周身，黄芪得防风之疏散而不固邪，防风得黄芪之固表而不疏散。散中寓补、补中兼疏，为相使的应用，可用于虚人四肢酸痛、表虚自汗等。

5. 黄芪配桂枝 黄芪长于益气行血，桂枝善于温经通脉。两药配伍，可增强益气通脉，温经和血的作用，适用于气血营卫不足、肌肉疼痛、肩臂麻木等。

【鉴别应用】 生黄芪与蜜黄芪 两种炮制品均性味甘温，归肺、脾经，皆具补气固表，利尿，托毒排脓，敛疮生肌之功。然而生黄芪擅长固表止汗，利水消肿，托疮排脓，多用于卫气不固，自汗时出，体虚感冒，水肿，疮疡不溃或久溃不敛；蜜黄芪则以益气补中见长，多用于气虚乏力，食少便溏，中气下陷等。

【方剂举隅】

1. 补中益气汤（《内外伤辨惑论》）

药物组成：黄芪、炙甘草、人参、当归、橘皮、升麻、柴胡、白术。

功能与主治：补中益气，升阳举陷。适用于脾虚气陷证，饮食减少，体倦肢软，少气懒言，面色萎黄，大便稀溏，舌淡脉虚；以及脱肛，子宫脱垂，久泻久痢，崩漏等；气虚发热证，身热自汗，渴喜热饮，气短乏力，舌淡，脉虚大无力。

2. 玉屏风散（《医方类聚》）

药物组成：黄芪、白术、防风。

功能与主治：表虚自汗。症见汗出恶风，面色㿠白，舌淡苔薄白，脉浮虚。亦治虚人腠理不固，易感风邪。

3. 黄芪桂枝五物汤（《金匮要略》）

药物组成：黄芪、芍药、桂枝、生姜、大枣。

功能与主治：益气温经，和血通痹。适用于血痹，肌肤麻木不仁，脉微涩而紧者等。

4. 保元汤（《博爱心鉴》）

药物组成：黄芪、人参、炙甘草、肉桂。

功能与主治：益气温阳。适用于虚损劳怯，元气不足证。症见倦怠乏力，少气畏寒；以及小儿痘疮，阳虚顶陷，不能发起灌浆者。

5. 当归补血汤（《内外伤辨惑论》）

药物组成：黄芪、当归。

功能与主治：补气生血。适用于血虚阳浮发热证。症见肌热面赤，烦渴欲饮，脉洪大而虚，重按无力。亦治妇人经期、产后血虚发热头痛；或疮疡溃后，久不愈合者。

【成药例证】

1. 清暑益气丸（《临床用药须知中药成方制剂卷》2020年版）

药物组成：黄芪(蜜炙)、人参、炒白术、葛根、苍术(米泔炙)、升麻、当归、麦冬、醋五味子、泽泻、黄柏、陈皮、醋青皮、六神曲(麸炒)、甘草。

功能与主治：祛暑利湿，补气生津。适用于中暑发热，气津两伤，症见头晕身热、四肢倦怠、自汗心烦、咽干口渴。

2. 净石灵胶囊（《临床用药须知中药成方制剂卷》2020年版）

药物组成：黄芪、淫羊藿、巴戟天、广金钱草、萹蓄、海金沙、车前子、滑石、冬葵子、茯苓、鸡内金、当归、桃仁、赤芍、延胡索(醋制)、夏枯草、甘草。

功能与主治：益气温阳，利尿排石。用于下焦湿热、脾肾亏虚所致的石淋、热淋，症见腰痛、腹痛、乏力、尿频、尿急、尿痛。

3. 三两半药酒（《临床用药须知中药成方制剂卷》2020年版）

药物组成：炙黄芪、当归、牛膝、防风。

功能与主治：益气活血，祛风通络。适用于气血不和、感受风湿所致的痹病，症见四肢疼痛、筋脉拘挛。

4. 黄芪健胃膏（《临床用药须知中药成方制剂卷》2020年版）

药物组成：黄芪、桂枝、白芍、生姜、大枣、甘草。

功能与主治：补气温中，缓急止痛。适用于脾胃虚寒所致的胃痛，症见胃痛拘急、畏寒肢冷、喜温喜按、心悸自汗。

5. 正心泰胶囊（《临床用药须知中药成方制剂卷》2020年版）

药物组成：黄芪、丹参、川芎、槲寄生、山楂、葛根。

功能与主治：补气活血，化瘀通络。适用于气虚血瘀所致的胸痹，症见胸痛、胸闷、心悸、气短、乏力。

6. 补中益气丸（《临床用药须知中药成方制剂卷》2020 年版）

药物组成：炙黄芪、党参、炒白术、炙甘草、当归、陈皮、升麻、柴胡。

功能与主治：补中益气，升阳举陷。用于脾胃虚弱、中气下陷所致的泄泻、脱肛、阴挺，症见体倦乏力、食少腹胀、便溏久泻、肛门下坠或脱肛、子宫脱垂。

【用法与用量】 9～30g。

【注意】 凡表实邪盛，疮疡初起，或溃后热毒尚盛者，均不宜用。

【本草摘要】

1.《珍珠囊》 “益胃气，去肌热，止自汗，诸痛用之。”

2.《本草备要》 “生血，生肌，排脓内托，疮痈圣药。痘疹不起，阳虚无热者宜之。”

【化学成分】 主要含三萜皂苷类成分：黄芪皂苷Ⅰ、Ⅱ、Ⅲ、Ⅳ(黄芪甲苷)，大豆皂苷Ⅰ，夹膜黄芪苷Ⅰ、Ⅱ等；黄酮类成分：芒柄花素，毛蕊异黄酮葡萄糖苷等；还含多糖、氨基酸等。

中国药典规定本品含黄芪甲苷($C_{41}H_{68}O_{14}$)不得少于 0.040%，含毛蕊异黄酮葡萄糖苷($C_{22}H_{22}O_{10}$)不得少于 0.020%；炙黄芪含黄芪甲苷($C_{41}H_{68}O_{14}$)不得少于 0.030%，含毛蕊异黄酮葡萄糖苷($C_{22}H_{22}O_{10}$)不得少于 0.020%。

【药理毒理】 本品有调节免疫功能、抗疲劳、抗应激、调节胃肠运动、抗肺损伤、利尿与抗肾损伤、促进造血、延缓衰老、抗肝损伤、调血脂、降血糖等作用。

1. 调节免疫功能 黄芪、蜜炙黄芪水煎液 6.4～25g 生药/kg 灌胃，提高正常小鼠碳廓清指数；促进肾病综合征大鼠白细胞介素-2 生成。黄芪破壁粉 0.25～2g/kg 灌胃给药，增加环磷酰胺(Cy)致免疫低下模型小鼠的脾脏和胸腺指数，增加小鼠碳粒廓清吞噬指数、吞噬系数；提高单核巨噬细胞的吞噬能力[1]。黄芪多糖(含糖量 65%)1～3mg/kg 灌胃，增加小鼠脾及胸腺指数、吞噬百分率及吞噬指数、脾细胞溶血空斑吸光度[2]。黄芪总黄酮 25～150mg/kg 灌胃，提高经 ^{60}Co-γ 射线照射后小鼠淋巴细胞转化率、吞噬细胞吞噬率、小鼠的生存期和存活率[3]；提高经尾静脉注射印度墨汁小鼠的单核巨噬细胞吞噬功能、血清溶血素水平，抑制小鼠迟发型超敏(DTH)反应，促进小鼠脾淋巴细胞增殖[4]。黄芪多部位组合(黄芪多糖、皂苷、酮及酚)0.06～2g/kg 灌胃，促进刀豆蛋白 A 诱导的肝损伤小鼠脾淋巴细胞增殖，抑制腹腔巨噬细胞肿瘤坏死因子(TNF-α)、白细胞介素 IL-1 的产生；提高肺气虚模型小鼠的胸腺和脾指数、辅助性 T(Th)细胞，降低抑制性 T(Ts)细胞，提高血清 IL-6、干扰素-γ 水平。黄芪皂苷、黄芪多糖各 50、100mg/kg 灌胃，提高脾和胸腺指数，升高 IL-2、IL-6、IL-12、TNF-α 水平。黄芪多糖 100～300mg/kg 灌胃，减小弗氏佐剂致口腔溃疡模型大鼠的溃疡面积，提高表皮细胞生长因子(EGF)、$CD4^+/CD8^+$ 比值[5]；降低卵蛋白致哮喘大鼠的肺泡灌洗液总细胞数、嗜酸性粒细胞数及 IL-3 水平。

2. 抗疲劳作用 黄芪破壁粉粒、黄芪超微粉 0.25～2g/kg 灌胃给药，能延长小鼠负重游泳时间[6]。黄芪水煎液 0.1～0.5g/kg 灌胃，增加小鼠游泳后肝糖原的含量，降低血清乳酸含量；增高运动小鼠腓肠肌肌糖原含量，降低血清肌酐(Scr)含量。黄芪水提醇沉液(含黄芪甲苷 1.97%、毛蕊异黄酮 5.57%、刺芒柄花素 0.45%)0.18g/kg 灌胃，延长大鼠负重游泳时间，降低血清和趾长伸肌乳酸的含量；降低血清乳酸脱氢酶(LDH)、尿素氮(BUN)和丙二醛(MDA)含量。

3. 抗应激作用 黄芪水煎液或冰冻微粉 0.25～2g/kg 灌胃给药，延长小鼠在缺氧条件下存活时间。黄芪口服液 25、50g/kg 灌胃，延长双侧颈总动脉结扎后小鼠和氰化钾中毒后小鼠生存时间；提高异丙肾上腺素造模小鼠常压耐缺氧能力。膜荚黄芪苷 100mg/kg 灌胃给药，减少低温(-5℃冰箱 6 小时)、高温(45℃±1℃孵箱 70 分钟)环境中的小鼠死亡率。黄芪多糖 50、150mg/kg 灌胃，降低小鼠在-24℃低温冰箱中的死亡率，延长小鼠在缺氧条件下存活时间[7]。

4. 调节胃肠运动 黄芪水煎液 2～40g 生药/kg 灌胃给药，增加正常小鼠胃残留率，减弱正常小鼠胃排空，促进阿托品造模小鼠胃排空；促进正常小鼠、阿托品和异丙肾上腺素造模小鼠小肠推进；提高犬空肠运动和平滑肌紧张度；抑制脾虚型肠易激综合征(IBS)模型大鼠的胃肠推进，增加十二指肠的最大收缩力及最小舒张力，减少收缩幅度，减慢收缩频率。黄芪粗多糖 1.4g/kg、黄芪多糖 40%部位和 80%部位 0.8g/kg 灌胃，增加高脂低蛋白饲料加力竭游泳致脾虚水湿不化大鼠的体重、尿 D-木糖排出量、胃排空率与小肠推进率，降低水负荷指数。黄芪甲苷(含量 10.21%)30mg/ml，加入大黄致脾虚模型大鼠胃壁细胞悬液中体外孵育，增加胃泌素受体结合位点数。82%膜荚黄芪多糖 0.4g/kg 灌胃，增加低蛋白饲料加冰水灌胃加强制游泳致体虚大鼠体重，升高血清总蛋白含量，抑制体虚大鼠冷感受受体瞬时型感受器电位 A1(TRPA1)及 5-羟色胺(5-HT)、肠黏膜中 P 物质的异常高表达[8]。黄芪总苷 50～200mg/kg 灌胃，降低冷水-束缚应激状态下脾虚大鼠胃黏膜 H^+，K^+-ATP 酶活性及 mRNA 表达，降低胃蛋白酶及髓过氧化物 MPO 活性[9]。

5. 抗肺损伤　黄芪水煎液 1.8g 生药/kg、黄芪总皂苷(纯度 90%) 15mg/kg、黄芪多糖 1.12g 生药/kg、黄芪甲苷 1～100mg/kg 灌胃给药，降低博来霉素致肺纤维化大鼠肺组织瘦素蛋白及 mRNA 表达[10]，升高血清 IFN-γ 含量[11]；降低博来霉素致肺纤维化小鼠、大鼠肺组织羟脯氨酸(HYP)、MDA 含量和肺泡灌洗液转化生长因子(TGF-β_1)，增加谷胱甘肽(GSH)含量，下调 TGF-β_1 和 TNF-α 的表达水平[12]，减轻肺泡炎分级和肺纤维化程度[13]。黄芪水煎液 1.4～5.4g 生药/kg 灌胃，提高油酸致急性肺损伤(ALI)大鼠血清角质细胞生长因子(KGF)、表面活性蛋白 A(SP-A)的含量，降低大鼠肺系数，增强肺组织 KGFmRNA、SP-AmRNA 表达，减轻肺组织病理损伤[14]。黄芪水煎液 2.5g 生药/kg、黄芪甲苷 0.6～12mg/kg 灌胃，降低脂多糖致急性肺损伤模型大鼠肺湿干比值(W/D)值、肺泡灌洗液(BALF)细胞总数及中性粒细胞百分比、葡萄糖调节蛋白 78(GRP78)、环磷酸腺苷反应元件结合转录因子同源蛋白(ChOP)的蛋白表达，促进大鼠肺组织水通道蛋白-1(AQP-1)和水通道蛋白-5(AQP-5)的表达，对急性肺损伤有防治作用[15-17]。黄芪水煎液 0.3g 生药/kg 灌胃，降低肺缺血再灌注损伤模型大耳白兔的受损肺泡百分率和半胱氨酸天冬氨酸特异性蛋白酶-3 表达量[18]。黄芪甲苷(纯度 99.9%) 30～80mg/kg 灌胃，降低肺缺血再灌注损伤大鼠 W/D 值和肺髓过氧化物酶(MPO)活性，减轻肺毛细血管扩张程度，肺泡腔内无水肿液及漏出的红细胞，减少肺Ⅱ型上皮细胞脱颗粒[19]。

6. 利尿与抗肾损伤作用　人口服黄芪水煎液 0.5g 生药/kg 产生利尿作用。黄芪水煎液 10.5g 生药/kg 灌胃，降低链脲佐菌素(STZ)致糖尿病大鼠 24 小时尿蛋白、尿素氮(BUN)、血清肌酐(Scr)，减轻大鼠肾组织系膜基质增生、肾小管扩张、上皮细胞水肿，减少肾小球硬化、糖原空泡数[20]。黄芪注射液 10g/kg 灌胃给药，降低高糖高脂饮食加 STZ 致 2 型糖尿病大鼠的尿微量白蛋白(UAE)、肾重/体重比值和尿肌酐(Scr)，减少肾小球系膜及基底膜相对面积、肾间质纤维组织相对面积，下调肾组织转化生长因子β_1(TGF-β_1)和 Smad7 蛋白质表达。黄芪总皂苷 150mg/kg、总黄酮 50mg/kg、总多糖 500m/kg 灌胃给药，降低冲击波碎石术致肾损伤大鼠的血浆和肾组织损伤相关因子内皮素(ET-1)、MDA 含量；升高血浆及肾组织匀浆 NO 水平，减轻肾脏形态学和超微结构病变；降低肾间质纤维化大鼠 TGF-β_1、基质金属蛋白酶抑制因子 1(TIMP-1)及血管紧张素Ⅱ(AngⅡ)表达，升高基质金属蛋白酶 2(MMP-2)表达[21]。黄芪多糖 6、8g/kg 灌胃给药，增加 STZ 致糖尿病模型大鼠体重，降低肾脏肥大指数，减少尿微量白蛋白、肾皮质 Na^+，K^+-ATPase 活性；减轻造影剂加单侧肾切除致糖尿病模型大鼠的肾损害，提高内生 Scr，降低肾小管间质 ET-1、内皮素受体(ETR-A、ETR-B)。

7. 促进造血作用　黄芪水煎液 12.5～75g 生药/kg 灌胃给药，促进 ^{60}Co-γ 辐射损伤模型小鼠的骨髓细胞增殖反应；提高 ^{60}Co-γ 射线照射小鼠存活率，降低骨髓嗜多染红细胞微核率；荚膜黄芪苷 6mg/kg、绵毛黄芪苷 3mg/kg 灌胃给药，增加环磷酰胺、^{60}Co-γ 射线造模小鼠的白细胞。黄芪总黄酮 75、150mg/kg 灌胃，提高经 ^{60}Co-γ 射线照射小鼠脾脏指数，减轻辐射对小鼠脾脏的损伤，促进造血功能的恢复[3]。

8. 延缓衰老作用　黄芪水煎液 1.5～6g 生药/kg 灌胃给药，提高 D-半乳糖(D-gal)衰老大鼠红细胞 C3b 受体花环率，降低红细胞免疫复合物花环率；黄芪水煎液 0.1g 生药/kg 或 100g 生药/kg 灌胃，降低小鼠肝、脑匀浆过氧化脂质(LPO)、心肌脂褐素和血清 MDA 含量，提高 RBS-SOD 活性、血清和肝硒含量；缩短大鼠穿梭箱训练时间，提高海马齿状回区牛磺酸含量[22]。70%黄芪多糖 1.05、2.1g/kg 灌胃，提高 D-gal 致衰老模型小鼠的血清 SOD、过氧化氢酶(CAT)、GSH-Px 活力，降低血浆、脑、肝 LPO。黄芪多糖 50、150mg/kg 灌胃，减少老年大鼠 Morris 水迷宫试验逃避潜伏期，改善老年大鼠学习记忆损伤，上调海马区神经可塑性蛋白表达[23]。环黄芪醇 2.5～10mg/kg 灌胃，提高小鼠肝、心和皮肤的 HYP 含量、T-AOC、SOD 活性，降低肝、心和皮肤 MDA 含量[24]。

9. 抗肝损伤作用　黄芪水煎液 2.5～10g 生药/kg 灌胃给药，增加苍耳子致肝毒模型小鼠体重，降低肝脏指数；降低血清天门冬氨酸氨基转移酶(AST)、丙氨酸氨基转移酶(ALT)和肝组织 MDA 含量；升高肝组织 GSH-Px、还原型谷胱甘肽(GST)活力。黄芪总提取物 3.8～15.2g/kg 灌胃，降低砒石致肝肾毒性模型大鼠血清 ALT、BUN、Scr，减轻肝、肾组织损害。黄芪总苷 25～80mg/kg 灌胃，降低 CCl_4、醋氨酚致肝损伤模型小鼠血清 AST、ALT，减轻肝脏病理损伤；提高小鼠存活率，降低肝 MDA，提高 GSH；降低肝缺血/再灌注损伤大鼠 ALT、AST[25]。黄芪多部位组合(黄芪多糖、皂苷、酮及酚) 60、120、240mg/kg 灌胃，降低 D-氨基半乳糖胺(D-GlaN)致肝损伤模型小鼠的肝指数、肝 MDA、血清

ALT，降低卡介苗加脂多糖致免疫性肝损伤小鼠的 AST。黄芪多糖 100～800mg/kg 灌胃给药，降低免疫性肝损伤大鼠血清 AST、ALT、TNF-α，IL-6、肝脏指数、脾脏指数[26]；减少脂多糖联合 D-GlaN 致肝损伤小鼠的肝脏组织 INOS、NO 及 ICAM-1 含量；降低肝脏细胞嗜酸性变性、坏死、出血等病变和肝组织 P65 蛋白荧光 OD 值[27]。

10. 调血脂、降血糖作用 黄芪水煎液 4.5～18g 生药/kg 灌胃给药，降低高脂血症小鼠血清总胆固醇（TC）、甘油三酯（TG）和低密度脂蛋白胆固醇（LDL-C）。黄芪注射液 8～10g/kg 灌胃给药，降低 STZ 致糖尿病大鼠血糖、MDA，增加大鼠体重、血清胰岛素、SOD、GSH-Px 活性；降低高糖高脂饮食加 STZ 致 2 型糖尿病大鼠血糖、血胰岛素、TC、TG，增加大鼠体重。黄芪浓缩颗粒 2g/kg、黄芪多糖 700mg/kg 灌胃，降低高能饮食诱导的胰岛素抵抗小鼠的空腹胰岛素、血糖和肝重，降低舒张压和收缩压。黄芪甲苷（>98.5%）100～400mg/kg 灌胃，降低肾上腺素和四氧嘧啶（ALX）致高血糖小鼠的血糖[28]。

11. 其他作用 黄芪水煎剂 5～10g 生药/kg 灌胃给药，降低自发性高血压大鼠和 2K1C 型大鼠血压、心肌羟脯氨酸含量；降低老年雄性大鼠动脉和肺内胶原含量，预防老年性动脉硬化，改善肺功能。黄芪总皂苷 10～200mg/kg 灌胃给药，抑制胶原蛋白-肾上腺素诱发的小鼠体内血栓形成；抑制大鼠血栓形成和血小板聚集，提高前列环素（PGI_2）、NO，降低 TXA_2/PGI_2 比值；改善冠脉结扎致心梗后心衰大鼠的血流动力学，减少左室舒张末期内径（LVEDd）、左室收缩末期内径（LVEDs），增加大鼠左室射血分数（LVEF）；降低左、右心室质量指数，降低血浆脑钠肽（BNP）水平[29]。黄芪多糖 20～300mg/kg 灌胃，减少光化学诱导的局灶性脑梗死模型大鼠的脑梗死体积，减轻梗死灶缺血性损伤。

黄芪水煎液 125～500mg/kg 灌胃给药，抑制二甲苯所致小鼠耳肿胀，减少小鼠扭体次数。黄芪煎液 2g 生药/ml 滴眼，控制双眼感染 HSV-1 病毒的家兔角膜、结膜病变。黄芪总提物 90mg/kg 灌胃，阶段性对抗大鼠佐剂性关节炎，降低滑膜细胞 MDA。

黄芪水煎液 5g 生药/kg 灌胃给药，减少类固醇性骨质疏松模型大鼠骨吸收，增加骨形成率和骨小梁面积。黄芪多糖 20～100mg/kg 灌胃，升高己烯雌酚致睾丸损伤小鼠睾酮（T）、促黄体生成素（LH）和促性腺激素释放激素（GnRH）含量及 SOD、GSH-Px 活力，降低 MDA 含量[30]。

12. 毒理研究 小鼠灌服黄芪的最大给药量为 100g/kg，黄芪 75g/kg 灌服小鼠 48 小时无异常。98.3%黄芪甲苷纯品对雌、雄性小鼠的急性经口最大耐受剂量（MTD）均大于 15g/kg，三项致突变试验（小鼠精子畸形试验、小鼠骨髓嗜多染红细胞微核试验、Ames 试验）结果均为阴性[31]。

附：红芪

本品为豆科植物多序岩黄芪 *Hedysarum polybotrys* Hand.-Mazz. 的干燥根。性味甘，温；归肺、脾经。功能补气升阳，固表止汗，利水消肿，生津养血，行滞通痹，托毒排脓，敛疮生肌。适用于气虚乏力，食少便溏，中气下陷，久泻脱肛，便血崩漏，表虚自汗，气虚水肿，内热消渴，血虚萎黄，半身不遂，痹痛麻木，痈疽难溃，久溃不敛。用量 9～30g。

【参考文献】 [1] 陈洁君，黄萍，成金乐，等. 黄芪破壁粉粒增强免疫功能及抗疲劳作用的研究. 西北药学杂志，2013，28（3）：287-289.

[2] 蒋瑞雪，赵宪，孙艳，等. 黄芪多糖对小鼠免疫功能的影响. 齐齐哈尔医学院学报，2011，4（32）：510-511.

[3] 杨映雪，陈建业，费中海，等. 黄芪总黄酮对辐射损伤小鼠的防护作用研究. 重庆医科大学学报，2010，4（35）：504-507.

[4] 徐璐，李艳明，刘婧陶，等. 黄芪总黄酮对小鼠免疫功能的影响. 动物医学进展，2013，34（11）：36-39.

[5] 王雪梅，薄磊，祁晶，等. 黄芪多糖对大鼠口腔溃疡治疗作用研究. 天然产物研究与开发，2013，25（3）：321-324.

[6] 程昊. 黄芪超微粉增强免疫功能及抗疲劳作用的研究. 中医临床研究，2011，24（3）：30-31.

[7] 高旭，李丽芬，刘斌钰. 黄芪多糖对小鼠应激能力和自由基代谢的影响. 中国预防医学杂志，2010，2（11）：120-121.

[8] 李东晓，杨薇，张磊，等. 黄芪多糖影响体虚大鼠冷感受受体 TRPA1 及肠道激素的研究. 中药药理与临床，2013，29（2）：69-72.

[9] 米红，李燕舞，王晓燕，等. 黄芪总苷对脾虚大鼠胃黏膜保护机制探讨. 中药药理与临床，2012，28（5）：61-63.

[10] 贺兼斌，廖慧中，向志，等. 黄芪甲苷对实验性肺纤维化大鼠瘦素表达的影响. 中国现代医学杂志，2012，9（22）：1-5.

[11] 李娟，张毅，刘永琦，等. 黄芪多糖对肺纤维化大鼠细胞因子及肺组织病理结构的影响. 时珍国医国药，2011，7（22）：1684-1685.

[12] 王永生，徐小雅，杨波，等. 黄芪甲苷对博来霉素诱导的大鼠肺纤维化的治疗作用研究. 现代预防医学，2012，12（39）：3090-3092.

[13] 刘建，刘燕梅，王玉光. 黄芪甲苷对博来霉素诱导小鼠肺纤维化的干预作用. 北京中医药，2015，6（34）：484-488.

[14] 赵敏，师霞，邱桐，等. 黄芪对急性肺损伤大鼠模型肺组

织中角质细胞生长因子表达的影响．中医临床研究，2013，5(5)：11-13．

［15］刘毅，梅荣，杨明会，等．黄芪对急性肺损伤模型大鼠肺组织水通道蛋白-1和水通道蛋白-5表达的影响．环球中医药，2012，9(5)：651-653．

［16］赵建军，张建勇，陈玲．黄芪甲苷对急性肺损伤大鼠肺水通道蛋白-5 表达的影响．中国医院药学杂志，2013，5(33)：385-389．

［17］张吉，臧东钰．黄芪甲苷对急性肺损伤大鼠内质网应激介导影响．中国民族民间医药，2014，15：19-20．

［18］姚华宁，邹积俊，张家衡．黄芪对兔肺缺血再灌注损伤保护作用的病理观察．云南中医学院学报，2012，3(35)：37-39．

［19］熊平，蒋灵芝，廖秀清．黄芪甲苷保护大鼠肺缺血再灌注肺损伤的形态学研究．南方医科大学学报，2010，30(8)：1864-1867．

［20］邓文超，方敬爱．黄芪对糖尿病肾病大鼠肾间质Wnt/β-catenin及$TGF\beta_1$信号通路表达的影响．中国中西医结合肾病杂志，2012，7(13)：571-574．

［21］陆迅，魏明刚．黄芪多糖对肾间质纤维化大鼠的保护作用．中华中医药杂志，2014，29(6)：1998-2001．

［22］李光燮，王师，王丹，等．黄芪对大鼠海马齿状回区氨基酸物质含量的影响．中国实验诊断学，2014，18(4)：526-529．

［23］姚惠，顾丽佳，郭建友．黄芪多糖改善老年大鼠的学习记忆水平及其机制研究．中国中药杂志，2014，39(11)：2071-2075．

［24］曹艳玲，李文兰，韦玉灵，等．环黄芪醇对 D-半乳糖致衰老小鼠的抗衰老作用．中国实验方剂学杂志，2012，18(19)：208-211．

［25］李铁成，马宝丰，李德生，等．黄芪甲苷对大鼠肝缺血/再灌注损伤的保护作用．天津中医药，2014，31(10)：621-623．

［26］王忠利，王洪新．黄芪多糖对免疫性肝损伤大鼠的保护作用研究．中药药理与临床，2013，29(2)：77-80．

［27］钟振东，苏娟，何永亮．黄芪多糖治疗免疫性肝损伤作用机理研究．时珍国医国药，2013，24(5)：1155-1156．

［28］谢春英．黄芪甲苷降血糖作用的实验研究．中药材，2010，33(8)：1319-1320．

［29］黄健莹，梁健健，陈振宇．黄芪皂苷对慢性心衰大鼠心室重塑及血浆脑钠肽水平的影响．广东药学院学报，2014，30(4)：479-481．

［30］其力根，阿拉坦敖其尔，武飞，等．黄芪多糖对己烯雌酚诱导的小鼠睾丸损伤保护作用研究．动物医学进展，2013，34(6)：47-50．

［31］贾贞超，李岩，张立实．黄芪甲苷的急性毒性和致突变性研究．现代预防医学，2013，40(6)：1032-1034．

白术

Baizhu

本品为菊科植物白术 *Atractylodes macrocephala* Koidz. 的干燥根茎。主产于浙江、安徽。冬季下部叶枯黄、上部叶变脆时采挖，除去泥沙，烘干或晒干，再除去须根。切厚片。以切面黄白色、香气浓者为佳。

【炮制】 **麸炒白术**　取白术片，用麸皮炒至黄色。

【性味与归经】 苦、甘，温。归脾、胃经。

【功能与主治】 健脾益气，燥湿利水，止汗，安胎。用于脾虚食少，腹胀泄泻，痰饮眩悸，水肿，自汗，胎动不安。

【效用分析】 白术甘温苦燥，善于补脾气，燥化水湿，与脾喜燥恶湿之性相合，前人誉为“脾脏第一要药”，凡脾气虚衰、中气下陷，脾不统血、脾阳不足、脾虚水肿、脾虚痰饮等，均可用本品加味应用。白术长于健脾燥湿，尤适合治疗脾虚水肿、脾虚痰饮。

白术既能补气健脾，又能固表止汗，为补气固表止汗之常用药，治表虚自汗，单用白术即效。白术能健脾益气，脾健气旺则胎儿得养，加之白术有安胎之效，故适用于妊娠妇女脾虚气弱，生化无源，胎动不安之证。

【配伍应用】

1. 白术配茯苓　白术长于健脾、燥湿，茯苓长于渗湿、益脾。二药配用，一燥湿一渗湿，使水湿除而脾气健，健脾气而又运水湿。适用于脾虚湿盛之四肢困倦、脘腹胀闷、食欲不振、泄泻、水肿、小便不利、脾虚带下等。

2. 白术配苍术　白术偏于补，健脾之力强，长于健脾燥湿；苍术偏于燥，燥湿之力强，善于燥湿健脾。两药配伍，可增强健脾和燥湿的作用，适用于脾虚湿盛诸证。

3. 白术配半夏　白术功善补气健脾燥湿，半夏功长燥湿化痰止呕。两药配伍，可增强健脾燥湿化痰的功效，适用于脾虚生痰所致眩晕头痛，胸闷呕恶等。

4. 白术配黄芪　白术长于益气健脾，黄芪善于固表止汗。两药合用，能使气旺表实，汗不外泄，适用于表虚自汗或体虚易于感冒者。

【鉴别应用】

1. 生白术、土炒白术、焦白术　白术炮制品主要有生白术、土炒白术、焦白术三种。生白术以燥湿健脾，利水消肿为主，用于痰饮，水肿，以及风湿痹痛等证。土炒白术，补脾止泻力胜，用于脾虚食少，泄泻便溏等证。焦白术能缓和燥性，增强健脾作用，用于脾胃不和，运化失常，食少胀满，倦怠乏力，表虚自汗，胎动不安等证。

2. 白术与苍术　两者均有燥湿健脾作用，用治脾虚水停、湿滞中焦之证，但白术以健脾为主，苍术以燥湿为主。此外，白术还能止汗，安胎，还可治疗脾虚自汗、胎动不安等；苍术还具有发汗解表，祛风胜湿的功效，还可用于治疗外感风寒夹湿及风湿痹证。另外，苍术尚能明目，可用治夜盲及眼目昏涩诸证。

【方剂举隅】

1. 痛泻要方（《丹溪心法》）

药物组成：白术、白芍、陈皮、防风。

功能与主治：补脾柔肝，祛湿止泻。适用于脾虚肝旺之痛泻，肠鸣腹痛，大便泄泻，泻必腹痛，泻后痛缓，舌苔薄白，脉两关不调，左弦而右缓者。

2. 七味白术散（《小儿药证直诀》）

药物组成：人参、茯苓、炒白术、甘草、藿香叶、木香、葛根。

功能与主治：健脾益气，和胃生津。适用于脾胃虚弱，津虚内热证。呕吐泄泻，肌热烦渴。

3. 四君子汤（《和剂局方》）

药物组成：人参、白术、茯苓、甘草。

功能与主治：益气健脾。适用于脾气亏虚，面色萎黄，语声低微，四肢无力，食少便溏，舌质淡，脉细缓。

4. 参苓白术散（《和剂局方》）

药物组成：人参、白术、茯苓、莲子肉、薏苡仁、砂仁、桔梗、扁豆、山药、甘草。

功能与主治：益气健脾，渗湿止泻。适用于脾胃虚弱，食少便溏，或泻，或吐，面色萎黄，四肢无力，形体消瘦，舌质淡，苔白，脉细缓或虚缓。

5. 枳术丸（《内外伤辨惑论》）

药物组成：枳实、白术。

功能与主治：健脾消痞。适用于脾虚气滞，饮食停聚。症见胸脘痞满，不思饮食。

【成药例证】

1. 健脾丸（《临床用药须知中药成方制剂卷》2020年版）

药物组成：党参、炒白术、陈皮、枳实（炒）、炒山楂、炒麦芽。

功能与主治：健脾开胃。适用于脾胃虚弱，脘腹胀满，食少便溏。

2. 和中理脾丸（《临床用药须知中药成方制剂卷》2020年版）

药物组成：白术（麸炒）、苍术（米泔炙）、党参、茯苓、陈皮、法半夏、厚朴（姜制）、枳壳（去瓤麸炒）、砂仁、豆蔻、香附（醋炙）、木香、广藿香、南山楂、六神曲（麸炒）、麦芽（炒）、莱菔子（炒）、甘草。

功能与主治：健脾和胃，理气化湿。适用于脾胃不和所致的痞满、泄泻，症见胸膈痞满、脘腹胀闷、恶心呕吐、不思饮食、大便不调。

3. 香砂枳术丸（《临床用药须知中药成方制剂卷》2020年版）

药物组成：白术（麸炒）、木香、砂仁、麸炒枳实。

功能与主治：健脾开胃，行气消痞。适用于脾虚气滞，脘腹痞闷，食欲不振，大便溏软。

4. 参苓白术散（《临床用药须知中药成方制剂卷》2020年版）

药物组成：人参、茯苓、白术（炒）、山药、白扁豆（炒）、莲子、薏苡仁（炒）、砂仁、桔梗、甘草。

功能与主治：补脾胃，益肺气。适用于脾胃虚弱，食少便溏，气短咳嗽，肢倦乏力。

5. 白带片（《中华人民共和国卫生部药品标准·中药成方制剂》）

药物组成：白术、泽泻、茯苓、车前子、椿皮。

功能与主治：健脾燥湿。用于白浊带下，大便溏泻。

6. 孕妇清火丸（《中华人民共和国卫生部药品标准·中药成方制剂》）

药物组成：黄芩、知母、石斛、柴胡、地黄、薄荷、白芍、白术、甘草。

功能与主治：清火安胎。用于孕妇胎热口干，胸腹灼热，或口舌生疮，咽喉燥痛或大便秘结，小便黄赤。

【用法与用量】　6～12g。

【注意】　阴虚内热或津液亏耗燥渴者慎用，气滞胀闷者忌用。

【本草摘要】

1.《医学启源》　“除湿益燥，和中益气。其用有九：温中一也；去脾胃中湿二也；除胃热三也；强脾胃，进饮食四也；和胃，生津液五也；主肌热六也；治四肢困倦，目不欲开，怠惰嗜卧，不思饮食七也；止渴八也；安胎九也。”

2.《本草衍义补遗》　“除湿之功为胜。又有汗则止，无汗则发。”

【化学成分】　主要含有挥发油：α及β-葎草烯，β-榄香醇，α-姜黄烯，苍术酮，3β-乙酰氧基苍术酮，芹子二烯酮，桉叶醇，棕榈酸，茅术醇。倍半萜内酯类成分：苍术内酯-Ⅰ、Ⅱ、Ⅲ、Ⅳ，双白术内酯，白术内酯胺，8-β-甲氧基苍术内酯等。多炔醇类成分：14-乙酰基-12-

千里光酰基-8-顺式白术三醇，14-乙酰基-12-千里光酰基-8-反式白术三醇，12-千里光酰基-8-顺式白术三醇等；还含东莨菪素，甘露聚糖 AM-3 及多种氨基酸。

【药理毒理】 本品具有促进胃肠运动、增强免疫功能、抑制子宫平滑肌、利尿、延缓衰老、抗肿瘤、抗肝损伤等作用。

1. 改善胃肠功能 白术能增加小鼠炭末推进率，麸炒白术、焦白术、伏龙肝炒白术不明显，与炮制后挥发油含量降低、白术内酯含量升高有关。白术浸膏粉溶液 200mg/kg 灌胃给药，促进小鼠胃排空及小肠推进运动。白术水煎液 2.5～60g/kg 灌胃给药，促进大黄致慢传输型便秘大鼠肠管蠕动，改善结肠组织 Cajal 间质细胞形态和数量[1]；增强 CCl_4 致肝硬化大鼠小肠动力，降低血浆及空肠组织胃动素（MTL）、血管活性肠肽（VIP）及生长抑素（SS），增加胆囊收缩素（CCK），改善小肠运动功能；增加大鼠空肠肌间神经丛中乙酰胆碱酯酶（AChE）阳性神经、空肠黏膜下和肌间神经丛中 SP 阳性神经含量；纠正胃电节律紊乱大鼠胃慢波频率变异系数及异常节律指数，增加胃窦肌间神经丛 P 物质神经含量，减少血管活性肠肽和一氧化氮合酶神经含量；促进小鼠小肠蛋白质合成。

2. 增强免疫功能 白术水煎剂 5～25g/kg 灌胃给药，增加环磷酰胺（Cy）致免疫功能低下小鼠外周血白细胞总数，提高巨噬细胞吞噬功能，缓减小鼠胸腺萎缩，促进溶血素生成[2]；促进小鼠抗体产生和淋巴细胞转化，增强巨噬细胞吞噬功能，促进骨髓细胞增殖和白细胞介素-1（IL-1）表达；促进 S_{180} 荷瘤化疗致免疫功能低下小鼠脾细胞对 T 细胞丝裂原刀豆蛋白 A 诱导转化，促进 IL-2 分泌；上调二硝基氯苯致敏联合醋酸灌肠致溃疡性结肠炎大鼠的 Th 细胞分泌 IL-2，下调 IL-6、IL-17 表达，抑制炎症细胞的分化增殖、炎症介质的释放与聚集，从而抑制炎症的浸润与结构组织的破坏[3, 4]；50mg/kg 灌胃和微量输液泵经胃造口管给药，增加肠道损伤模型大鼠脾细胞 $CD3^+$、$CD3^+CD4^+CD8^-$数量，升高外周血清免疫球蛋白 G（IgG）、免疫球蛋白 M（IgM）含量。

白术 75%醇提液 5、10g 生药/kg 灌胃，提高氢化可的松和 Cy 致免疫低下小鼠的脾和胸腺指数、促单核吞噬细胞吞噬功能，增强迟发型超敏反应（DTH）强度。白术挥发油 15g 生药/kg 灌胃，增强二硝基氯苯所致的小鼠 DTH 强度，提高小鼠腹腔巨噬细胞 EA 花环率，增强巨噬细胞的吞噬能力。饲料中加入 0.2%～2%白术及多糖，增加正常大鼠外周血白细胞、血清溶菌酶含量，增加血清免疫球蛋白和补体，促进外周血、脾脏 T/B 淋巴细胞转化。白术粗多糖（纯度 12.57%）40mg/kg 灌胃，促进 Cy 致免疫抑制小鼠细胞因子 IL-4 表达[5]。白术内酯乳剂 250mg/kg 灌胃，改善肺腺癌细胞致癌性恶病质小鼠的生理状况，降低肿瘤坏死因子（TNF-α）水平，上调 IL-2 表达[6]。

3. 抑制子宫平滑肌作用 白术醇提物 5g 生药/kg 灌胃给药，抑制催产素引起的晚孕豚鼠在体子宫的紧张性收缩；白术醇提物、石油醚提取物 8～20g 生药/L，抑制未孕小鼠离体子宫自发性收缩，抑制催产素、益母草引起的离体子宫收缩。白术提取物 4、8g/L，抑制人正常足月妊娠子宫平滑肌及 IL-6 诱导的子宫平滑肌的收缩[7]。

4. 利尿作用 白术水煎液 1～3g/kg 灌胃给药，利尿作用缓和；白术水煎液 50、250mg/kg 静脉注射，对单侧输尿管瘘模型犬的利尿作用显著而持久，0.5～1 小时开始增加尿量，2 小时达高峰，5 小时尿量仍高于正常；50mg/kg 组尿量比给药前增加 9.2 倍，钠的排泄量增加 35.2 倍，氯、钾排泄量及尿 CO_2 均有不同程度增加。

5. 延缓衰老作用 白术水煎液 3～25g/kg 灌胃给药，提高血清总抗氧化能力，增强老龄大鼠心肌 Na^+，K^+-ATP 酶活性；提高老龄小鼠红细胞过氧化物歧化酶（SOD）活性，抑制脑单胺氧化酶（MAO-B）活性，对抗红细胞自氧化溶血，清除活性氧自由基；降低氢化可的松造模小鼠心、肝过氧化脂质（LPO）。白术多糖 100～300mg/kg 灌胃，提高 D-半乳糖致衰老模型大鼠的大脑皮质神经细胞 SOD、谷胱甘肽过氧化物酶（GSH-Px）活性，降低丙二醛（MDA）含量，减轻 DNA 损伤；降低 D-半乳糖致衰老小鼠的血清及脑组织 MDA、脂褐素含量及 MAO 活性，升高血清 SOD、GSH-Px、过氧化氢酶（CAT）活性及总抗氧化能力（T-AOC）含量，升高脑组织 SOD、T-AOC 活性[8]。

6. 抗肿瘤作用 白术水煎液 5～20g/kg 灌胃给药，白术挥发油乳剂 0.025、0.05、0.1ml/kg 灌胃给药，抑制小鼠 S_{180} 肉瘤，促进肿瘤细胞凋亡及坏死，降低小鼠 S_{180} 肉瘤凋亡相关基因 bcl-2 的表达；抑制 Lewis 肺癌小鼠肿瘤生长，延长 H_{22} 肝癌小鼠平均生存天数[9]。5%白术水煎液自由饮取，升高肝癌细胞皮下荷瘤鼠和腹水瘤小鼠血中β-内啡肽水平[10]。2%～5%白术挥发油 250mg/kg 灌胃给药，增加 Lewis 肺癌细胞致癌性恶病质模型小鼠体重、摄食量，抑制肿瘤生长，升高血清 IL-2，降低 TNF-α；对肝癌 H_{22}、肉瘤 S_{180} 小鼠的抑瘤率分别为 51.6%、53.2%。

7. 抗肝损伤作用 白术多糖 30～400mg/kg 灌胃给药，降低自体移植肝脏缺血再灌注大鼠血清丙氨酸氨基转移酶（ALT）、天冬氨酸氨基转移酶（AST）、总胆红素

(TBIL)、直接胆红素(DBIL)及 MDA 含量，提高 SOD 活性，抑制 NF-κB 蛋白表达，减轻肝脏病理学损伤[11]；减轻肝脏缺血再灌注大鼠的肝细胞结构和功能损伤，降低血清 ALT、AST 含量，下调肝组织 ICAM-1mRNA、IL-1 表达[12]。白术内酯Ⅰ(99.9%)120、240mg/kg 灌胃，降低卡介苗联合脂多糖致免疫性肝损伤小鼠的肝、脾指数，改善肝组织病理学变化和病理学分级，降低血清 ALT、AST，升高肝组织 GSH-Px 活性，降低 MDA、TNF-α、NO、一氧化氮合酶(NOS)水平[13]。

8. 其他作用 白术水煎液 15g/kg 灌胃给药，减少小鼠在陌生环境下的自发活动和探究行为，降低焦虑情绪，提高对环境的适应性；增强小鼠学习记忆能力；提升脑 SOD 活性，降低脂褐素含量。白术醇提液 0.1g/ml，抑制 UVB 照射诱导皮肤色素沉着模型豚鼠的色素沉着。白术挥发油 0.25、0.5、1g/kg 灌胃给药，延长小鼠常压缺氧下存活时间和断头喘气时间，增加亚硝酸钠中毒后呼吸次数，降低血浆 MDA 水平并提高 SOD、CAT 活性[14]。白术内酯类化合物 10～200mg/kg 灌胃，抑制二甲苯致炎症模型小鼠的耳肿胀。白术糖复合物 AMP-B 50、100、200mg/kg 灌胃，降低四氧嘧啶致糖尿病大鼠血糖，减少饮水量和耗食量，改善胰岛损伤，抑制模型大鼠胸腺、胰腺萎缩。

9. 体内过程 SD 大鼠灌胃 100mg/kg 白术内酯Ⅲ，药代动力学过程符合二室开放模型。血浆药峰浓度 C_{max} 为 7.64μg/ml±0.07μg/ml，达峰时间 t_{max} 为 0.85 小时±0.01 小时，$t_{1/2\alpha}$为 0.61 小时±0.03 小时，$t_{1/2\beta}$为 2.84 小时±0.24 小时，表观分布容积 V_c 为 5.48L/kg±0.23L/kg，血浆总清除率 CL 为 4.63L/(h·kg)±0.65L/(h·kg)。给药 1.5 小时后，主要效应器官的浓度分布特点：$C_{肺}>C_{小脑}>C_{心}>C_{大脑}$；主要消除器官的浓度分布特点：$C_{脾}>C_{肝}>C_{肾}$。

10. 毒理研究 2.5%白术挥发油乳剂 100、300mg/kg 灌胃给予大鼠连续 3 个月，经一般状况观察、9 项血液指标、11 项血液生化指标、大体解剖及病理组织学观察，结果显示未见明显毒性。

【参考文献】 [1] 孟萍，尹建康，高晓静，等. 白术对慢传输型便秘大鼠结肠组织 Cajal 间质细胞的影响. 中医研究，2012，25(9)：58-60.

[2] 黄利，李利民，唐丽燕. 白术水煎剂对小鼠免疫功能的影响. 中药药理与临床，2012，28(1)：114.

[3] 朱杭溢，裘生梁，陈武，等. 白术水煎液对溃疡性结肠炎大鼠 Th 细胞相关因子的影响. 中国中医药科技，2014，21(2)：151-153.

[4] 叶涵婷，陈超，朱曙东. 白术水煎液对溃疡性结肠炎大鼠模型及血清 IL-6，IL-17 的影响. 陕西中医学院学报，2014，37(1)：69-71.

[5] 陈红伟，何俭，黄庆洲，等. 不同工艺制备的白术多糖对小鼠血清中细胞因子的影响. 西南大学学报(自然科学版)，2015，37(1)：60-64.

[6] 孙烨，蔡云，刘畊，等. 白术内酯对癌性恶病质小鼠血清细胞因子的影响. 河北中医，2013，35(7)：1059-1062.

[7] 章小莉，汪琳，邹丽，等. 白术对人妊娠子宫平滑肌收缩活动的影响. 武汉大学学报(医学版)，2008，29(3)：383-386.

[8] 石娜，苏洁，杨正标，等. 白术多糖对 D-半乳糖致衰老模型小鼠的抗氧化作用. 中国新药杂志，2014，23(5)：577-581.

[9] 孙兰兰，金策. 白术水煎剂抗小鼠实体瘤的实验研究. 海峡药学，2013，25(6)：23-24.

[10] 李怀荆，毛金军，赵锦程，等. 白术水煎剂对荷瘤小鼠血清β-内啡肽及 P 物质水平的影响. 黑龙江医药科学，2012，35(2)：53-53.

[11] 张培建，金成，郎洁，等. 白术多糖对自体肝移植大鼠缺血再灌注损伤的影响. 中国中西医结合杂志，2010，30(11)：1193-1196.

[12] 张培建，张杰，卜平，等. 白术多糖对缺血再灌注损伤大鼠肝脏的保护作用. 中国普通外科杂志，2011，20(1)：62-66.

[13] 王嫦鹤，耿庆光，王雨轩. 白术内酯Ⅰ对免疫性肝损伤的保护作用. 中国中药杂志，2012，37(12)：1809-1813.

[14] 李昕，何花，肖木欣，等. 白术挥发油对小鼠耐缺氧能力的影响. 湖南师范大学学报(医学版)，2012，9(3)：17-20.

山 药

Shanyao

本品为薯蓣科植物薯蓣 *Dioscorea opposita* Thunb. 的干燥根茎。主产于河南、山西、河北、陕西。冬季茎叶枯萎后采挖，切去根头，洗净，除去外皮和须根，干燥，习称“毛山药”；或除去外皮，趁鲜切厚片，干燥，称为“山药片”；也有选择肥大顺直的干燥山药，置清水中，浸至无干心，闷透，切齐两端，用木板搓成圆柱状，晒干，打光，习称“光山药”。以粉性足、色白者为佳。

【炮制】 **麸炒山药** 取山药片，照麸炒法用麸皮炒至黄色。

【性味与归经】 甘，平。归脾、肺、肾经。

【功能与主治】 补脾养胃，生津益肺，补肾涩精。用于脾虚食少，久泻不止，肺虚喘咳，肾虚遗精，带下，尿频，虚热消渴。麸炒山药补脾健胃。用于脾虚食少，泄泻便溏，白带过多。

【效用分析】 山药甘平，既能补脾、肺、肾之气，又能滋脾、肺、肾之阴，兼能收涩止泻、涩精止带，无论脾气虚弱，脾(胃)阴不足，肺气虚衰，肺阴虚亏，肾虚不固，均可用之。其平补气阴，不热不燥，补而不腻，为其所长。故善治脾虚食少，倦怠乏力，久泻不止，肺虚喘咳，肾虚遗精，带下，尿频等。

山药能补肺脾肾之阴，有养阴生津止渴之效，可用治阴虚内热，口渴多饮，小便频数之消渴病。

【配伍应用】

1. 山药配锁阳　山药长于滋肾涩精，平补阴阳；锁阳善于补肾助阳，强筋壮骨。两药配伍，可增强补肾助阳，涩精止遗的作用，适用于肾阳不足，精关不固，遗精滑精等。

2. 山药配党参　山药偏于补脾益阴，党参偏于补脾益气。两药配伍，可增强补脾益气，养阴生津的作用，适用于脾胃虚弱，胃阴不足的食少纳呆，体倦乏力或泄泻等。

3. 山药配芡实　山药甘平，长于补脾益肾，收涩止泻；芡实甘、涩、平，善于益肾固精，收涩止带。两药配伍，可增强补脾益肾，收涩止泻，固精止带的作用，适用于脾肾两虚之泄泻、遗精、白带、小便不禁等。

4. 山药配天花粉　山药长于益气养阴，天花粉善于润燥生津。两药配伍，可增强益气养阴生津的作用，适用于热病伤津、心烦口渴及消渴等。

5. 山药配山茱萸　山药长于滋肾涩精，平补阴阳；山茱萸善于补益肝肾，固精缩尿。两药配伍，可增强补益肝肾的作用，适用于肝肾不足，精血亏虚所致腰膝酸软，头晕耳鸣等。

【鉴别应用】　生山药、土炒山药、麸炒山药　山药的炮制品主要有生山药、土炒山药、麸炒山药。生山药以补肾益精，益脾肺阴为主，补阴之力较强，多用于肾虚遗精，夜尿频多，肺虚喘咳，阴虚消渴等。土炒山药以补脾止泻为主，土炒能增强补脾止泻之力，多用于脾虚久泻，大便泄泻。麸炒山药以补脾健胃，益肾固精为主，能增加益气健脾补肾之力，多用于脾虚泄泻，久泻不止，尿频遗尿，梦遗精滑，白带不止等。

【方剂举隅】

1. 完带汤（《傅青主女科》）

药物组成：白术、山药、人参、白芍、车前子、苍术、甘草、陈皮、黑芥穗、柴胡。

功能与主治：补脾疏肝，化湿止带。适用于带下色白，清稀如涕，面色㿠白，倦怠便溏，舌淡苔白，脉缓或濡弱。

2. 易黄汤（《傅青主女科》）

药物组成：山药、芡实、黄柏、车前子、白果。

功能与主治：固肾止带，清热祛湿。适用于肾虚湿热带下。症见带下黏稠量多，色黄如浓茶汁，其气腥秽，舌红，苔黄腻。

3. 玉液汤（《医学衷中参西录》）

药物组成：生山药、生黄芪、知母、生鸡内金、葛根、五味子、天花粉。

功能与主治：益气滋阴，固肾止渴。适用于消渴气阴两虚证。症见口干而渴，饮水不解，小便数多，困倦气短，脉虚细无力。

【成药例证】

1. 小儿胃宝丸（《临床用药须知中药成方制剂卷》2020 年版）

药物组成：山药（炒）、山楂（炒）、麦芽（炒）、六神曲（炒）、鸡蛋壳（焙）。

功能与主治：消食化积，健脾和胃。适用于脾虚食滞所致的积滞，症见停食、停乳、呕吐泄泻、消化不良。

2. 薯蓣丸（《临床用药须知中药成方制剂卷》2020 年版）

药物组成：山药、人参、地黄、白术（麸炒）、茯苓、甘草、大枣（去核）、当归、白芍、阿胶、麦冬、川芎、六神曲（麸炒）、干姜、苦杏仁（去皮、炒）、桔梗、桂枝、柴胡、防风、白蔹、大豆黄卷。

功能与主治：调理脾胃，益气和营。适用于气血两虚、脾肺不足所致的虚劳、胃脘痛、痹病，闭经，月经不调。

3. 糖尿乐胶囊（《临床用药须知中药成方制剂卷》2020 年版）

药物组成：天花粉、山药、黄芪、红参、地黄、葛根、枸杞、知母、天冬、茯苓、山茱萸、五味子、鸡内金（炒）。

功能与主治：益气养阴，生津止渴。用于气阴两虚所致的消渴病，症见多食、多饮、多尿、消瘦、四肢无力。

【用法与用量】　15～30g。

【注意】　湿盛中满或有积滞者不宜单独使用，实热邪实者慎用。

【本草摘要】

1.《日华子本草》　“助五脏，强筋骨，长志安神，主泄精健忘。”

2.《本草纲目》　“益肾气，健脾胃，止泄痢，化痰涎，润皮毛。”

【化学成分】　主要含氨基酸：胱氨酸，γ-氨基丁酸等；甾醇类成分：胆甾醇，麦角甾醇，菜油甾醇，豆甾醇等；还含薯蓣皂苷元，多巴胺，盐酸山药碱，尿囊素等。

【药理毒理】 本品有调节胃肠功能、降血糖、增强免疫功能、延缓衰老、抗肾损伤、抗肝损伤等作用。

1. 调节胃肠功能 山药醇提物 5～15g/kg 灌胃给药，抑制大黄致脾虚模型小鼠胃排空，抑制肠管推进运动；体外抑制氯化乙酰胆碱及氯化钡引起的离体回肠强直性收缩。山药粥(4g 生药/kg)灌胃给药，增加食醋致脾虚模型大鼠体重、摄食量、活动次数、尿 D-木糖含量，升高体温、改善便溏。鲜山药提取物 8.3、16.7g 生药/kg 灌胃给药，降低乙酸致胃溃疡大鼠溃疡指数，提高黏液层质量[1]。山药生、制品粗多糖(生品 72.63%，制品 76.44%)10g/kg 灌胃给药，抑制大黄致脾虚模型小鼠胃排空及小肠推进。怀山药多糖(纯度 60.3%)5g/kg 灌胃给药，降低冰乙酸致胃溃疡大鼠的溃疡指数，增加胃黏膜碱性成纤维细胞生长因子受体(bFGFR)表达[2]。

2. 降血糖作用 山药水煎液 3、6、12g/kg 灌胃给药，降低四氧嘧啶(ALX)致糖尿病模型小鼠血糖、血脂、心肌糖原和肝糖原；降低心、肝、肾和胰脏丙二醛(MDA)含量。山药水煎液 30、60g/kg 灌胃给药，降低正常小鼠及 ALX、外源性葡萄糖、肾上腺素致糖尿病模型小鼠血糖。山药多糖 20～60mg/kg 灌胃给药，降低 ALX 致糖尿病模型大鼠或小鼠空腹血糖，升高 C 肽[3]，提高糖耐受量，促进体重恢复[4]；降低链脲佐菌素(STZ)或高热量饮食结合 STZ 致糖尿病模型大鼠摄食量、饮水量及尿量，升高体重、胰岛素及谷胱甘肽(GSH)、总抗氧化能力(T-AOC)水平，降低空腹血糖、血清 MDA、糖化血清蛋白含量[5]，增强己糖激酶(HK)、琥珀酸脱氢酶(SDH)、苹果酸脱氢酶(MDH)活性[6]。

3. 增强免疫功能 山药水煎液 50mg/kg 灌胃给药，延长氢化可的松致免疫机能低下小鼠缺氧耐受时间，延长力竭游泳时间，提高脾指数、胸腺指数，降低血清尿素氮(BUN)、BLA 含量[7]。山药醇提液 25g/kg 灌胃给药，增加小鼠玫瑰花形成细胞(RFC)、脾细胞、T 淋巴细胞数，促进溶血素生成。山药多糖 125g 生药/kg 灌胃给药，增加小鼠碳粒廓清指数 K、增强单核巨噬细胞吞噬功能、提高血清溶血素水平。山药多糖 50～800mg/kg 灌胃给药，提高小鼠腹腔巨噬细胞吞噬百分率和吞噬指数，促进溶血素和溶血空斑形成，提高外周血 T 细胞增殖、NK 细胞活性，促进淋巴细胞转化，增加血清免疫球蛋白 G(IgG)；增加碳廓清指数，增强小鼠淋巴细胞增殖能力；促进黑色素 B_{16} 或 Lewis 致肺癌模型小鼠 T 淋巴细胞增殖，促进脾脏细胞产生 IL-2、腹腔巨噬细胞产生肿瘤坏死因子(TNF-α)。

4. 延缓衰老作用 山药水提液 4g/kg 灌胃给药，提高 D-半乳糖致衰老模型大鼠脑超氧化物歧化酶(SOD)、谷胱甘肽过氧化物酶(GSH-Px)活性，降低 MDA 含量。山药醇提液 3.17、6.33g/kg 及薯蓣皂苷 30、60mg/kg 灌胃给药，降低老龄小鼠血浆过氧化脂质(LPO)和肝脂褐素含量。山药多糖或山药薯蓣皂苷 200～400mg/kg 灌胃给药，拮抗 D-半乳糖致衰老模型小鼠胸腺、脾、脑的萎缩，增加皮质厚度、皮质细胞以及淋巴细胞数量，提高血清、肝脏、脑组织 SOD、GSH-Px 活性，降低 MDA 含量。5%山药粗多糖饲养果蝇，增加其吃食数、性活力、飞翔能力、平均寿命和最高寿命[8]。

5. 抗肾损伤作用 山药水煎液 10g/kg 灌胃给药，降低动脉夹阻断肾蒂血管致肾缺血再灌注损伤模型大鼠血清尿素氮(BUN)、血肌酐(Scr)、MDA，减少肾小管细胞凋亡，增加增殖细胞抗核抗体(PCNA)、阳性肾小管细胞。山药多糖(纯度>90%)2.5～100mg/kg 灌胃给药，降低 STZ 致糖尿病模型大鼠肾重/体重、血糖、血脂、胰高血糖素、血清 BUN、Scr、内生 Scr 排泄率、24 小时尿微量清蛋白排泄率(UAER)和微球蛋白(β_2-MG)[9]、肾组织 MCP-1mRNA 水平[10]，提高胰岛素、肾组织 InsR、IRS-1 和 PI-3K 水平[11]。山药多糖 200mg/kg 灌胃给药，增加肾缺血再灌注损伤大鼠肾组织 HIF-1αmRNA、HIF-1α蛋白、VEGFmRNA[12]及血红素加氧酶-1(HO-1)蛋白表达，升高肾 SOD、GSH-Px 活性，降低血清 BUN、Scr、肾 MDA 含量[13]。

6. 抗肝损伤作用 山药水提物 0.4g/kg 或山药多糖 30～200mg/kg 灌胃给药，升高 CCl_4 致肝损伤模型小鼠肝 SOD、GSH 活性，降低肝指数、肝 MDA 及血清丙氨酸氨基转氨酶(ALT)、天门冬氨酸氨基转移酶(AST)活性，降低 NOS、NO 及 TNF-α水平[14]；降低脂多糖致免疫性肝损伤模型小鼠肝、脾指数、血清 MDA、ALT、AST 水平，升高 GSH 水平及 GSH-Px 活性[15]。山药多糖(纯度 18.67%)2.5～10g/kg 加入常规饲料饲养，提高镉致急性肝损伤小鼠肝 SOD、GSH-Px 活性，降低肝体指数、GSH、MDA 含量及血清 ALT、NO、AST 水平[16]。

7. 其他作用 山药水煎液 10g/kg 灌胃给药，降低高血脂小鼠血清甘油三酯(TG)及总胆固醇(TC)含量。山药多糖 100、200mg/kg 灌胃给药，增加小鼠力竭游泳时间、耐缺氧时间和肝糖原储备，降低运动后血清 BUN 含量[17]。

【参考文献】 [1] 沈金根，沈亚芬，朱曙东．鲜山药提取物对实验性胃溃疡大鼠血清表皮生长因子的影响．中华中医药学刊，2010，28(9)：1986-1988.

[2] 罗鼎天，陆其明，杨志宏，等．怀山药多糖对大鼠胃溃疡的疗效及胃黏膜碱性成纤维细胞生长因子受体表达的影响．世界华人

消化杂志，2014，22(29)：4451-4455.

[3] 朱明磊，唐微，官守涛．山药多糖对糖尿病小鼠降血糖作用的实验研究．现代预防医学，2010，37(8)：1524.

[4] 赵长英，朱伟，胡琼丹，等．山药多糖对实验性糖尿病小鼠的治疗及预防作用．深圳中西医结合杂志，2011，21(3)：133-135.

[5] 李晓冰，裴兰英，陈玉龙，等．山药多糖对链脲菌素糖尿病大鼠糖脂代谢及氧化应激的影响．中国老年学杂志，2014，34(2)：420-422.

[6] 杨宏莉，张宏馨，李兰会，等．山药多糖对 2 型糖尿病大鼠 HK、SDH 及 MDH 活性的影响．辽宁中医药大学学报，2010，12(1)：38-39.

[7] 郑素玲，吉玉英．山药对老龄小鼠游泳耐力和免疫器官形态结构的影响．中国老年学杂志，2010，30(10)：1401-1402.

[8] 刘帅，杨小兰，张晓云．长山药粗多糖对果蝇抗衰老作用的研究．食品工业科技，2013，34(14)：339-341.

[9] 谭春琼．山药多糖对大鼠糖尿病肾病的治疗作用．中国应用生理学杂志，2014，30(5)：437-438.

[10] 黄凌，谢少芳，张丽．山药多糖对糖尿病肾病大鼠肾功能及肾 MCP-1 表达的影响．中国热带医学，2013，13(12)：1456-1459.

[11] 杨宏莉，张宏馨，王燕，等．山药多糖对 2 型糖尿病大鼠肾病的预防作用研究．中国药房，2010，21(15)：1345-1347.

[12] 唐群，吴华，雷久士，等．山药多糖对肾缺血再灌注损伤大鼠肾组织缺氧诱导因子-1α和血管内皮生长因子表达的影响．中国中医药信息杂志，2014，21(2)：56-58.

[13] 唐群，吴华，雷久士．山药多糖预处理对大鼠肾缺血再灌注损伤的抗氧化保护作用．中国医药导报，2013，10(9)：21-22.

[14] 孙设宗，赵杰，官守涛，等．山药多糖对 CCl_4 肝损伤小鼠自由基、TNF-α含量的影响．山西医科大学学报，2011，42(6)：452-454.

[15] 孙延鹏，李露露，刘震坤，等．山药多糖对小鼠免疫性肝损伤的保护作用．华西药学杂志，2010，25(1)：26-28.

[16] 官守涛，唐微，赵杰，等．山药多糖对镉致小鼠急性肝损伤的预防作用．湖北医药学院学报，2013，32(2)：115-117.

[17] 周庆峰，姜书纳，马亢，等．铁棍山药多糖抗疲劳及耐缺氧作用研究．时珍国医国药，2014，25(2)：284-285.

白扁豆

Baibiandou

本品为豆科植物扁豆 *Dolichos lablab* L. 的干燥成熟种子。全国大部分地区均产。秋、冬二季采收成熟果实，晒干，取出种子，再晒干。以粒大、饱满、色白者为佳。用时捣碎。

【炮制】 **炒白扁豆**　取净白扁豆，照清炒法炒至黄色具焦斑。用时捣碎。

【性味与归经】 甘，微温。归脾、胃经。

【功能与主治】 健脾化湿，和中消暑。用于脾胃虚弱，食欲不振，大便溏泻，白带过多，暑湿吐泻，胸闷腹胀。炒白扁豆健脾化湿。用于脾虚泄泻，白带过多。

【效用分析】 白扁豆味甘微温气香，甘温补脾而不滋腻，芳香化湿而不燥烈，有健脾养胃，化湿和中，止泻止带之功，常用于脾虚湿盛，食少便溏，呕吐泄泻；亦可用治妇女脾虚湿盛，湿浊下注，白带过多。如《本草图经》云：主“女子带下。”

白扁豆能补脾和胃，芳香化湿消暑，虽性偏温，但无温燥助热伤津之弊，故可治夏令外感于寒，内伤暑湿，恶寒发热，头重身倦，脘痞吐泻。

【配伍应用】

1. 白扁豆配藿香　白扁豆健脾、化湿、和中，藿香化湿、解表、止呕。两药配伍，可增强解暑、和中、化湿的作用，适用于伤暑吐泻等。

2. 白扁豆配香薷　白扁豆甘温，长于补脾和胃，芳香化湿消暑；香薷辛温，善于发汗解表，化湿和中。两药配伍，可增强化湿解暑的作用，适用于暑令外感于寒，内伤暑湿所致恶寒发热，头重身倦，脘痞吐泻等。

3. 白扁豆配山药　白扁豆健脾、和中、化湿，山药善于补脾益阴。两药配伍，可增强健脾止泻的作用，适用于脾虚泄泻、食欲不振、倦呆乏力及妇女带下等。

4. 白扁豆配白术　白扁豆长于健脾养胃，化湿和中；白术善于补气健脾，燥湿利水。两药配伍，可增强健脾燥湿的作用，适用于脾虚湿盛，食少纳呆，呕吐泄泻，苔腻脉缓等。

5. 白扁豆配苍术　白扁豆长于健脾化湿；苍术善于燥湿健脾。两药配伍，可增强燥湿健脾，止带的作用，适用于妇女脾虚湿盛，湿浊下注之白带清稀量多，体倦乏力等。

6. 白扁豆配白豆蔻　白扁豆长于解酒食毒，和中止泻；白豆蔻善于化湿行气，温中止泻。两药配伍，可增强解酒食毒，和中止泻的作用，适用于酒食中毒，腹泻腹痛等。

【鉴别应用】

1. 生白扁豆、炒白扁豆　白扁豆的炮制品主要有生白扁豆和炒白扁豆。生白扁豆长于消暑解毒，主要用于夏日暑湿伤中，胸闷腹胀，吐泻。炒白扁豆善于健脾止泻，主要用于脾虚泄泻，白带过多。

2. 白扁豆、扁豆衣、扁豆花　三者均味甘、性微温，同入脾胃，皆能健脾和中，解暑化湿，用于脾虚有湿，暑湿内蕴，脾失运化之吐泻、食欲不振、倦怠乏力等证。然白扁豆功用较全面，健脾之力最强，化湿逊于扁豆衣，解暑不如扁豆花，故多用于脾虚有湿诸证。扁豆衣为白扁豆之干燥种皮，健脾和胃之力逊于白扁豆，但清暑利湿之功优于白扁豆，故适用于夏伤暑湿，湿邪偏重之呕吐泄泻。扁豆花为白扁豆之花，健脾祛湿之力逊于白扁豆，但解散暑邪之功优于白扁豆，适用于暑湿内蕴，暑重于湿。

【方剂举隅】

1. 香薷散（《和剂局方》）

药物组成：香薷、白扁豆、厚朴。

功能与主治：祛暑解表，化湿和中。适用于阴暑。症见恶寒发热，头重身痛，无汗，腹痛吐泻，胸脘痞闷，舌苔白腻，脉浮。

2. 参苓白术散（《和剂局方》）

药物组成：人参、白术、茯苓、莲子肉、薏苡仁、砂仁、桔梗、扁豆、山药、甘草。

功能与主治：益气健脾，渗湿止泻。适用于脾胃虚弱，食少便溏，或泻，或吐，面色萎黄，四肢无力，形体消瘦，舌质淡，苔白，脉细缓或虚缓。

【成药例证】

1. 四正丸（《临床用药须知中药成方制剂卷》2020年版）

药物组成：广藿香、香薷、紫苏叶、白芷、厚朴(姜制)、白扁豆(去皮)、木瓜、大腹皮、茯苓、槟榔、白术(麸炒)、檀香、桔梗、枳壳(麸炒)、法半夏、陈皮、山楂(炒)、六神曲(麸炒)、麦芽(炒)、甘草。

功能与主治：祛暑解表，化湿止泻。适用于内伤湿滞，外感风寒，头晕身重，恶寒发热，恶心呕吐，饮食无味，腹胀泄泻。

2. 参苓健脾胃颗粒（《临床用药须知中药成方制剂卷》2020年版）

药物组成：北沙参、白术、茯苓、薏苡仁(炒)、山药(炒)、扁豆(炒)、砂仁(盐炙)、陈皮、莲子、甘草。

功能与主治：补脾益胃，利中止泻。适用于脾胃虚弱、气阴不足所致的饮食不消、或吐或泻、不欲饮食、形瘦色萎、神疲乏力。

3. 止泻灵颗粒（《临床用药须知中药成方制剂卷》2020年版）

药物组成：党参、白术(炒)、薏苡仁(炒)、茯苓、白扁豆(炒)、山药、莲子、陈皮、泽泻、甘草。

功能与主治：健脾益气，渗湿止泻，用于脾胃虚弱所致的泄泻、大便溏泄、饮食减少、腹胀、倦怠懒言。

4. 婴儿健脾颗粒（《临床用药须知中药成方制剂卷》2020年版）

药物组成：白扁豆(炒)、白术(炒)、山药(炒)、木香、鸡内金(炒)、川贝母、人工牛黄、碳酸氢钠。

功能与主治：健脾，消食，止泻。用于脾虚挟滞所致的泄泻，症见大便次数增多、质稀气臭、消化不良、面色不华、乳食少进、腹胀腹痛、睡眠不宁。

【用法与用量】 9～15g。

【注意】 白扁豆含毒性蛋白，生用有毒，加热后毒性减弱，故生用研末服宜慎。

【本草摘要】

1.《名医别录》“主和中，下气。”

2.《食疗本草》“疗霍乱吐痢不止，末，和醋服之。”

3.《本草从新》“补脾除湿，消暑。”

【化学成分】 主要含脂肪酸类成分：棕榈酸，亚油酸，反油酸，油酸，硬脂酸，花生酸，二十二烷酸酯；还含葫芦巴碱，维生素 B_1 及 C，胡萝卜素，蔗糖及植物凝集素等。

【药理毒理】 本品有增强免疫功能的作用。

1. 增强免疫功能 20%白扁豆冷盐浸液 0.3ml，促进活性 E-玫瑰花结的形成，即增强 T 淋巴细胞活性。白扁豆多糖 200～400mg/kg 灌胃给药，升高小鼠腹腔巨噬细胞吞噬百分率、吞噬指数，升高血清超氧化物歧化酶(SOD)、谷胱甘肽过氧化物酶(GSH-Px)活性，促进溶血素生成[1]。

2. 其他作用 平板纸法实验显示，100%白扁豆煎液能抑制痢疾杆菌，对食物中毒引起的呕吐、急性胃肠炎等有解毒作用。白扁豆水提物抑制小鼠 Columbia SK 病毒。白扁豆多糖抑制缺氧诱导的神经细胞凋亡，抑制 caspase-3 的表达，增高 Bcl-2/Bax 比值，减少细胞凋亡[2]。白扁豆多糖体外具有一定的清除羟自由基及超氧阴离子自由基的作用[3]。

3. 毒理研究 白扁豆中含人红细胞非特异性植物凝集素。其中不溶于水的凝集素为毒性成分，抑制胰蛋白酶活性，抑制动物生长。另含有一种非竞争性抑制胰蛋白酶活性的酶，该酶 10mg/kg 使枸橼酸血浆的凝固时间由 20 秒延长至 60 秒，加热可降低该酶活性[1]。

附：

1. 扁豆衣 本品为扁豆的干燥种皮。性味甘、平；归脾胃经。功能健脾消暑化湿。适用于暑湿吐泻及脚气浮肿等证。用量 6～9g。

2. 扁豆花 本品为扁豆的干燥花。性味甘、淡，平；归脾胃经。功能消暑化湿。适用于暑湿泄泻及带下。用量 4.5～9g。

【参考文献】［1］弓建红，许小华，王俊敏，等．白扁豆多糖对正常小鼠体内抗氧化和免疫实验研究．食品工业科技，2010，31(9)：337-338.

［2］胡国柱，姚于飞，文珠，等．白扁豆多糖对神经细胞缺氧性凋亡的保护．中药药理与临床，2012，28(1)：91-94.

［3］刘富岗，弓建红，杨云，等．白扁豆等 4 种中药多糖的体外抗氧化活性研究．河南科学，2009，27(10)：1212-1215.

甘 草
Gancao

本品为豆科植物甘草 *Glycyrrhiza uralensis* Fisch.、胀果甘草 *Glycyrrhiza inflata* Bat. 或光果甘草 *Glycyrrhiza glabra* L. 的干燥根和根茎。主产于内蒙古、陕西、甘肃、东北。春、秋二季采挖，除去须根，晒干。切厚片。以皮细而紧、外皮色红棕、粉性足、味甜者为佳。

【炮制】 **炙甘草** 取甘草片，照蜜炙法加炼蜜炒至不粘手。

【性味与归经】 甘，平。归心、肺、脾、胃经。

【功能与主治】 补脾益气，清热解毒，祛痰止咳，缓急止痛，调和诸药。用于脾胃虚弱，倦怠乏力，心悸气短，咳嗽痰多，脘腹、四肢挛急疼痛，痈肿疮毒，缓解药物毒性、烈性。炙甘草补脾和胃，益气复脉。用于脾胃虚弱，倦怠乏力，心动悸，脉结代。

【效用分析】 甘草味甘性平，入心、肺、脾、胃经；长于补益心气，鼓动血脉，有益气复脉之效，可治心气不足，心动悸，脉结代者，蜜炙后益气之力增强。甘草既能祛痰止咳，又能益气润肺，且性平而药力和缓，无论外感内伤，寒热虚实，新病久咳，均可应用，临床常随证配伍用于风寒咳嗽，风热咳嗽，寒痰咳喘，湿痰咳嗽，肺燥咳嗽等；甘草善于入中焦，具健脾和胃之功，常作辅助用药，能增强补脾药的疗效，又善于缓急止痛，可用于脾胃气虚，倦怠乏力，食少便溏或脘腹或四肢挛急作痛。

甘草味甘，生品性微寒，能清热解毒，常用于治疗咽喉疼痛，痈肿疮毒等证。甘草还有缓和药性、调和百药之功，除用于缓解药物毒性而之外，还可用于调和药物的寒热偏性、烈性及矫味等。

【配伍应用】

1. 甘草配人参 甘草补心气，人参善于补脾益气，安神益智。两药配伍，可增强益气健脾的作用，适用于心脾两虚证。

2. 甘草配附子 甘草甘平，药性和缓，有缓和药性，调和百药之功；附子辛热，有毒，有回阳救逆，补火助阳之用。两药合用，可缓解附子之毒性，保障用药安全。

【鉴别应用】 **生甘草、蜜炙甘草** 甘草炮制品主要有生甘草、蜜炙甘草两种。二者均具补脾益气，祛痰止咳，缓急止痛，调和诸药之效，但各有专长。生甘草味甘偏凉，长于清热解毒，祛痰止咳，多用于肺热咳嗽、痰黄，咽喉肿痛，痈疽疮毒，食物中毒，药物中毒等。蜜炙甘草味甘偏温，以补脾和胃，益气复脉力胜，主治脾胃虚弱，倦怠乏力，心动悸，脉结代等。

【方剂举隅】

1. 炙甘草汤（《伤寒论》）

药物组成：炙甘草、生姜、桂枝、人参、生地黄、阿胶、麦门冬、麻仁、大枣。

功能与主治：益气滋阴，通阳复脉。适用于阴血阳气虚弱，心脉失养证。症见脉结代，心动悸，虚羸少气，舌光少苔，或质干而瘦小者；虚劳肺痿。症见干咳无痰，或咳吐涎沫，量少，形瘦短气，虚烦不眠，自汗盗汗，咽干舌燥，大便干结，脉虚数。

2. 甘草泻心汤（《伤寒论》）

药物组成：甘草、黄芩、人参、干姜、黄连、大枣、半夏。

功能与主治：和胃补中，降逆消痞。适用于胃气虚弱痞证。症见下利日数十行，完谷不化，腹中雷鸣，心下痞硬而满，干呕，心烦不得安。

【成药例证】

1. 炙甘草合剂（《临床用药须知中药成方制剂卷》2020 年版）

药物组成：炙甘草、生姜、人参、地黄、桂枝、阿胶、麦冬、黑芝麻、大枣。

功能与主治：益气滋阴，通阴复脉。用于气虚血少，心动悸，脉结代。

2. 复方甘草片（《临床用药须知中药成方制剂卷》2020 年版）

药物组成：甘草浸膏粉、阿片粉或罂粟果提取物粉、樟脑、八角茴香油、苯甲酸。

功能与主治：祛痰镇咳药。适用于咳嗽咳痰。

3. 脑乐静（《临床用药须知中药成方制剂卷》2020 年版）

药物组成：甘草浸膏、小麦、大枣。

功能与主治：养心安神。适用于心神失养所致的精神忧郁、易惊不寐、烦躁。

4. 清热灵颗粒（《临床用药须知中药成方制剂卷》2020 年版）

药物组成：黄芩、大青叶、连翘、甘草。

功能与主治：清热解毒。适用于感冒热邪壅肺证，症见发热，咽喉肿痛。

【用法与用量】2～10g。

【注意】

1. 本品味甘，能助湿壅气、令人中满，故湿盛而胸腹胀满及呕吐者忌服。

2. 不宜与海藻、京大戟、红大戟、甘遂、芫花同用。

3. 长期大量服用本品，可出现浮肿、血压升高、钠潴留、血钾降低等不良反应。

【本草摘要】

1.《医学启源》“调和诸药相协，共为力而不争，性缓，善解诸急。”

2.《用药心法》“热药用之缓其热，寒药用之缓其寒。”

3.《本草纲目》“补中宜炙用，泻火宜生用。”

【化学成分】主要含有三萜皂苷类成分：甘草酸、乌拉尔甘草皂苷 A、B，22-乙酰光果甘草酸等；黄酮类成分：甘草苷元，甘草苷，异甘草苷，异甘草苷元，新甘草苷，新异甘草苷，甘草西定等；香豆素类成分：甘草香豆素，甘草酚，异甘草酚，新甘草酚等；生物碱类成分：5,6,7,8-四氢-4-甲基喹啉,5,6,7,8-四氢-2,4-二甲基喹啉等；多糖：甘草葡聚糖 GBW，甘草多糖 UA、UB、UC。

中国药典规定本品含甘草苷（$C_{21}H_{22}O_9$）不得少于0.50%，甘草酸（$C_{42}H_{62}O_{16}$）不得少于 2.0%；炙甘草含甘草苷（$C_{21}H_{22}O_9$）不得少于 0.50%，甘草酸（$C_{42}H_{62}O_{16}$）不得少于 1.0%。

【药理毒理】本品具有抗消化道溃疡、调节胃肠功能、调节免疫、抗心肌缺血、止咳平喘祛痰、抗炎、镇痛、解毒及抗肝损伤等作用。

1. 抗消化道溃疡作用 甘草 6～8g 口服，抑制辛可芬造模犬的消化道溃疡。甘草水提物 15g/kg 灌胃给药，减轻水浸-束缚致应激性溃疡大鼠的胃黏膜上皮细胞受损脱落及黏膜间充血水肿，提高胃黏膜多胺水平[1]。甘草浸膏 250mg/kg 或甘草甲醇提取物 FM_{100} 十二指肠给药，抑制急慢性胃瘘或幽门结扎大鼠的基础胃液分泌，抑制蛋白胨、组胺、甲酰胆碱引起的胃液分泌，减少幽门结扎大鼠胃溃疡的发生及结扎 4 小时内的胃液容量、游离酸度、总酸度。甘草甲醇提取物 200mg/kg 灌胃给药，改善三硝基苯磺酸钠和乙醇致溃疡性结肠炎小鼠的体重下降和腹泻症状，减轻结肠局部病理性损伤。

甘草黄酮 150～600mg/kg 灌胃给药，降低氨水致慢性浅表性胃炎大鼠的胃黏膜损伤率，修复损伤黏膜；抑制去氧胆酸钠溶液和乙醇交替饮用致慢性萎缩性胃炎大鼠的胃黏膜腺体萎缩，改善胃病理组织，升高胃液分泌量及胃蛋白酶活性，降低血清胃泌素（GAS）、白介素-6（IL-6）、IL-1β水平[2]。甘草锌 26～52mg/kg 或甘草甜素灌胃给药，减轻大鼠慢性醋酸型、应激型、利血平型、幽门结扎型胃溃疡的症状和胃黏膜损伤程度。甘草次酸 1、8mg/kg 灌胃给药，降低醋酸和幽门螺杆菌感染致胃溃疡大鼠的溃疡指数、胃酸、胃蛋白酶活性，升高胃黏膜 B 淋巴细胞瘤-2（Bcl-2）蛋白表达，降低胱天蛋白酶-3（Caspase-3）蛋白表达[3]。

2. 调节胃肠功能 甘草水煎液 5～40g/kg 灌胃给药，延长小鼠、大鼠胃半排时间；剂量增加，胃半排时间逐渐缩短；抑制大鼠胃电活动，减少胃窦组织 5-羟色胺（5-HT）摄取、脱羧（5-HT APUD）细胞数目及面积[4]；抑制 M 受体激动剂氨甲酰甲胆碱引起的大鼠十二指肠和空肠收缩，降低小肠嗜铬细胞和小肠神经系统中 5-HT，抑制小肠移行性综合肌电（MMC）活动；抑制大鼠十二指肠、空肠黏膜及肌间神经丛 5-HT 的表达，减少小肠肌间神经丛 P 物质（SP），增加血管活性肠肽（VIP），提示甘草对胃、小肠动力的抑制作用与 5-HT、SP、VIP 分泌失调相关。甘草水提液抑制离体兔肠管平滑肌运动，降低肠管蠕动的频率和幅度，加强阿托品对肠管运动的抑制作用。

3. 调节免疫功能 甘草水提物 2.5～25g/kg 灌胃给药，增强小鼠的脾淋巴细胞增殖能力、腹腔巨噬细胞吞噬功能、碳粒廓清指数、抗体生成细胞能力及血清溶血素水平[5]；增强冷（4℃）、热（35℃）、饥饿等应激状态下小鼠的腹腔巨噬细胞的吞噬功能。甘草多糖 0.1～1g/kg 灌胃，提高小鼠的肝脾指数，提高碳粒廓清指数、血清溶血素水平，促进淋巴细胞增殖；升高 O 型口蹄疫疫苗免疫后小鼠的血清 IL-6、IL-2 含量[6]；升高环磷酰胺致免疫低下小鼠的白细胞、血小板及血红蛋白含量，对抗环磷酰胺对造血功能抑制；减少免疫诱导再生障碍性贫血小鼠的骨髓单个核细胞凋亡率。

4. 抗心肌缺血作用 甘草醇提取物 100～800mg/kg 灌胃给药，改善异丙基肾上腺素致心肌缺血大鼠的心脏血流动力学，减轻心肌炎性细胞浸润，升高心肌组织肌酸激酶同工酶（CK-MB）、乳酸脱氢酶（LDH）活性，减轻心肌组织氧化应激损伤[7]。甘草酸 10～200mg/kg 灌胃给药，减轻异丙肾上腺素致心肌缺血大鼠的心肌组织炎性细胞浸润及间质性水肿，降低心电图 ST 段，延长 Q-T 间期，减少心脏组织肌酸激酶（CK）、LDH 活性[8]；减轻脂多糖致急性心肌炎大鼠的心肌纤维损伤，升高心肌组织谷胱甘肽(GSH)含量[9]。甘草次酸 100、200mg/kg 灌胃给药，减轻心脏骤停/心肺复苏大鼠的心肌细胞溶解，改善心脏血流动力学，降低血清 LDH、CK、CK-MB 活性，抑制心肌细胞凋亡[10]。甘草黄酮 5、10、15g/kg 灌胃给药，降低大强度游泳致心肌损伤小鼠的血清 CK-MB、心肌肌钙(cTnI)及心肌组织一氧化氮(NO)、一氧化氮合酶(NOS)、ATPase 活性[11]。

5. 改善肺功能

(1) 止咳作用 甘草水煎液 2.375g/kg 灌胃给药，延长氨水或 SO_2 引咳小鼠的咳嗽潜伏期，减少咳嗽次数[12]。50%甘草黄酮 30、100、300mg/kg 灌胃给药，减少辣椒素诱导的豚鼠咳嗽反射次数。甘草苷 50、100mg/kg 灌胃给药，延长感染后咳嗽(肺阴虚证)小鼠咳嗽潜伏期，减少咳嗽次数，降低血清肿瘤坏死因子-α(TNF-α)、IL-6 等含量，减轻肺组织氧化应激损伤[13]。

甘草黄酮 30mg/kg 灌胃给药，降低脂多糖滴鼻法致急性肺损伤小鼠的肺组织湿干重比，减轻肺组织炎性细胞浸润，抑制 TNF-α、IL-6、IL-1β产生[14]。甘草查尔酮 20、40mg/kg 灌胃给药，降低烟雾致急性肺损伤小鼠的肺泡灌洗液炎症细胞数，阻断 ERK1/2/NF-κB 途径及抑制炎症介质的高表达[15]。

(2) 平喘作用 甘草水煎液 2.5～25g/kg 灌胃给药，减轻卵蛋白致慢性哮喘小鼠肺组织炎症病理变化，升高血清 TNF-α水平，降低 IL-4 水平，抑制慢性哮喘产生的气道炎症；改善长期吸烟致小鼠/大鼠支气管肺部病理组织病变，提高肺超氧化物歧化酶(SOD)活性，降低丙二醛(MDA)及血清 IL-8 含量。甘草次酸 50～200mg/kg 灌胃给药，减轻卵清蛋白加氢氧化铝致哮喘大鼠的支气管与肺间质炎性细胞浸润，降低肺泡灌洗液炎性细胞数，抑制血清及肺组织 TNF-α、IL-4 等炎症因子含量和氧化应激水平[16-18]。

(3) 祛痰作用 甘草水煎液、甘草黄酮、甘草浸膏、甘草次酸等均显示祛痰作用[19,20]。甘草水煎液 2.375g/kg 灌胃给药，降低 SO_2 烟薰致痰浊阻肺大鼠的肺组织 NO 含量及肺泡灌洗液 TNF-α、IL-17、IL-23 水平[21]。甘草粉混悬液 550mg/kg 灌胃给药，减轻猪胰蛋白酶和脂多糖致慢性阻塞性肺病小鼠的肺细支气管上皮变性及炎性细胞浸润，降低平均肺泡直径[22]。甘草多糖 50mg/kg 灌胃给药，减轻烟熏致慢性阻塞性肺疾病小鼠的肺水肿，增加血清和肺组织 IL-10 含量，降低 IL-17、IL-6、TNF-α含量，减轻肺组织氧化应激损伤[23]。甘草酸 2.5、5.0、10.0mg/kg 灌胃给药，减少熏烟和浓氨水致慢性支气管炎小鼠的肺组织 TNF-α，IL-1β蛋白及 mRNA 表达[24]。

甘草醇提物 500mg/kg 灌胃给药，减轻博莱霉素致肺纤维化大鼠的肺组织纤维化程度，降低肺组织羟脯氨酸(HYP)和脂质过氧化物水平[25]。甘草酸 20mg/kg 灌胃给药，减轻博来霉素致肺纤维大鼠的肺泡炎和肺纤维化程度，降低肺组织 HYP 含量、血清透明质酸(HA)、层粘连蛋白(LN)水平。甘草查尔酮 15、30mg/kg 灌胃给药，减轻博来霉素致肺纤维化小鼠的肺泡结构破坏、炎性细胞浸润及胶原纤维增生，降低肺组织 HYP 含量及平滑肌动蛋白(α-SMA)、Ⅰ型胶原(CollagenⅠ)蛋白表达，抑制 TGF-β/Smad 信号通路表达[26]。

6. 抗炎、镇痛作用 甘草水提物 0.6～4g/kg 灌胃给药，抑制二甲苯致小鼠耳肿胀和蛋清致大鼠的足肿胀及棉球肉芽肿，降低小鼠腹膜通透性；提高牙周炎大鼠的血清骨碱性磷酸酶(BALP)及骨形态发生蛋白 4(BMP-4)含量[27]。甘草皂苷 1.1g/kg 灌胃给药，减少角叉菜胶致小鼠足肿胀，降低血浆 TNF-α、IL-1β含量。甘草黄酮 125～500mg/kg 灌胃给药，减轻二甲苯致小鼠耳肿胀和角叉菜胶致大鼠足肿胀，降低爪皮肤组织 TNF-α、IL-1β水平[28]。甘草甜素 25、50、100mg/kg 灌胃给药，抑制二甲苯致小鼠耳肿胀。甘草次酸 2、10mg/kg 灌胃，抑制大鼠肉芽肿生长。甘草液灌胃给药，降低 2,4-二硝基氯苯引起的小鼠耳肿胀度，降低白细胞总数，升高 IFN-γ、可溶性白介素-2 受体(SIL-2R)含量。甘草黄酮 0.5、1.5g/kg 灌胃，抑制右旋糖酐致瘙痒小鼠皮肤组胺释放、降低毛细血管通透性；抑制 4-氨基吡啶致瘙痒大鼠颅骨骨膜肥大细胞脱颗粒反应、2,4-二硝基氯苯致迟发型超敏反应(DTH)。

甘草水煎液 10g/kg 灌胃给药，降低大鼠肾上腺 Vc 及胆固醇水平，表现为肾上腺皮质激素样作用，对抗地塞米松对下丘脑-腺垂体-肾上腺皮质轴的抑制，甘草促皮质激素样作用通过兴奋下丘脑-腺垂体-肾上腺皮质轴产生[29]。蜜炙甘草水煎液 12.5g/kg 灌胃给药，增大正常小鼠和注射醋酸小鼠痛阈值。甘草甜素 25～100mg/kg 灌胃给药，减少小鼠扭体次数，提高小鼠痛阈值[30]。甘草皂苷 1.1g/kg 灌胃给药，减少醋酸致小鼠扭体次数[31]。

7. 解毒作用 甘草能解附子、雷公藤、关木通毒性。甘草与附子 1:2 配伍(75g/kg)灌胃，减轻单用附子致小鼠的体重降低、心率失常及死亡等严重中毒反应。甘草与雷公藤 9:60 配伍(6.21g/kg)灌胃，降低雷公藤引起大鼠的血液葡萄糖、肌酸激酶含量升高。生、炙甘草水煎液 7.5g/kg 灌胃，缓解雷公藤内酯醇致中毒小鼠的肝脏和睾丸病理变化，诱导 CYP3As 蛋白表达，且生甘草作用强于炙甘草[32]。甘草水煎液 2:1 配伍黄药子(27g/kg)灌胃，可降低血清尿素氮（BUN）、肌酐（Cr），表明甘草能减轻黄药子对肾功能和肾脏形态学损伤[33]。

甘草水提物7.69、15.38g/kg灌胃给药，抑制三氧化二砷致遗传毒性小鼠的骨髓嗜多染红细胞微核形成率及精子畸形率[34]。甘草流浸膏5、6.6g/kg灌胃给药，降低扑热息痛（AAP）500mg/kg致中毒小鼠的致死率，阻止AAP引起的肝糖原下降。甘草皂苷240、480、720mg/kg灌胃给药，降低桔梗皂苷1g/kg引起的小鼠中毒死亡率，延长小鼠死亡时间。甘草萜类化合物500mg/kg灌胃给药，降低环磷酰胺诱发的小鼠骨髓细胞微核率，减轻氨基比林和亚硝酸钠对小鼠肝脏的急性毒性。异甘草素5、20mg/kg灌胃，降低镉中毒大鼠的血清丙氨酸氨基转移酶（ALT）、天门冬氨酸氨基转移酶（AST）、LDH活性及肝组织MDA含量[35]。

8. 抗肝损伤作用 甘草水提物0.24～4.5g/kg灌胃给药，降低CCl_4致肝损伤大鼠血清ALT、AST活性[36]；降低雷公藤甲素致肝损伤大鼠的血清ALT、AST活性及肝组织TNF-α蛋白表达，升高IL-10蛋白表达[37]；减轻α-萘异硫氰酸酯致肝内胆汁淤积症小鼠的肝细胞坏死及炎性细胞浸润，降低血清ALT、AST、碱性磷酸酶（ALP）活性和血浆胆汁酸水平，增加细胞色素P450 3A11（CYP3A）等胆汁酸相关代谢酶活性，上调胆酸盐外排泵（BSEP）mRNA表达[38]。甘草醇提物100、200、400mg/kg灌胃给药，降低甲氨蝶呤致肝损伤大鼠的血清ALT、AST活性和TNF-α、IL-1β等含量，减轻肝脏氧化应激损伤[39]。

甘草皂苷228mg/kg灌胃给药，降低CCl_4致肝损伤大鼠的血清ALT、AST活性。甘草黄酮80～400mg/kg灌胃给药，减轻硫代乙酰胺致肝纤维化大鼠的肝细胞变性坏死和纤维组织增生，降低血清AST、ALT、ALP、HA水平和肝组织HYP含量，下调肝组织TGF-β_1、Caspase-3蛋白表达及TGF-β_1 mRNA表达[40]；改善脂多糖诱导小鼠的肝组织巨噬细胞募集及退化，降低血清AST、ALT活性和肝组织TNF-α、IL-1β、诱导型一氧化氮合酶（iNOS）、环氧化酶-2（COX-2）mRNA表达[41]。甘草多糖100～400mg/kg灌胃给药，减轻CCl_4致肝损伤小鼠的肝细胞肿胀、变性坏死及炎性细胞浸润，降低血清ALT、AST活性和肝组织NOS、NO水平[42]。异甘草素10、20、40mg/kg灌胃给药，降低CCl_4致肝损伤大鼠的血清ALT、AST活性和过氧化物终产物，增加肝组织GSH含量，升高SOD和谷胱甘肽过氧化物酶（GSH-Px）活性。

甘草酸75～2500mg/kg灌胃给药，降低五氯硝基苯致肝损伤大鼠的血清AST、ALP活性及肝组织MDA水平；降低CCl_4致肝损伤小鼠的血清ALT、AST活性，升高白蛋白、白蛋白/球蛋白值，甘油三酯（TG）水平，促进骨Ca^{2+}、骨HYP以及骨微量元素的平衡，改善大鼠肝细胞病变。甘草甜素脂质体灌胃，降低急性酒精性肝损伤小鼠的肝组织MDA，升高GSH-Px活性。甘草酸二铵20～70mg/kg灌胃，降低CCl_4致肝损伤大鼠的血清ALT、AST、MDA、HYP和总胆红素（TBIL）水平，升高血清白蛋白、SOD、GSH-Px活性和肝间质性胶原酶活性；升高环磷酰胺致肝损伤大鼠的血清白细胞、红细胞、血小板、总蛋白、白蛋白，降低心、肾、肝MDA；减轻二甲基亚硝胺致肝纤维化大鼠的肝组织纤维化病变，降低血清ALT、AST、ALP、TBIL、HA、LN水平及肝组织HYP、MDA含量，增强基质金属蛋白酶2（MMP-2）表达[43]。

甘草次酸15～100mg/kg灌胃给药，降低CCl_4致肝损伤小鼠的血清ALT、AST活性，减少血清HA、LN、Ⅲ型前胶原、Ⅳ型胶原及肝组织HYP、TGF-β_1含量[44]；改善2-乙酰氨基芴致肝损伤大鼠的肝细胞核肿大及空泡变性，降低血清AST、ALT活性[45]；改善雷公藤甲素致肝损伤大鼠的肝细胞肿胀、空泡化及炎性细胞浸润，降低血清ALT、AST、ALP活性及肝组织TNF-α、IL-6、IL-1β等蛋白表达，减轻肝脏氧化应激损伤[46]。

9. 其他

（1）延缓衰老作用 甘草水提物10g/kg灌胃给药，提高自然衰老大鼠的全血过氧化氢酶（CAT）、GSH-Px活性，降低血浆过氧化脂质（LPO）水平；提高自然衰老小鼠的胸腺SOD活性，降低MDA含量，改善胸腺细胞退行性变化。甘草颗粒剂440mg/kg灌胃，提高D-半乳糖致雌性衰老大鼠的糖耐量，降低血糖，增加体重。生甘草粉250mg/kg拌食喂养，减低中枢神经系统损伤，增强老龄大鼠杏仁中央核内肽类神经元活动，促进肽类物质合成。甘草黄酮0.5～1.5g/kg灌胃，升高D-半乳糖致衰老小鼠的皮肤组织SOD活性、HYP含量，降低皮肤脂褐质和MDA含量[47]；升高肝SOD、GSH-Px活性，降低肝MDA含量。甘草苷80、160mg/kg或甘草酸300mg/kg灌胃，增强D-半乳糖致衰老大鼠的脑组织SOD、GSH-Px活性，降低MDA含量，改善海马神经元损伤，抑制体内增高的醛糖还原酶活性[48]。甘草苷10～60mg/kg灌胃给药，升高黄体酮加紫外线照射致黄褐斑小鼠皮肤组织和血清SOD活性，降低皮肤和血清MDA、NO含量。

（2）调节糖脂代谢作用 甘草水煎液10g生药/kg灌胃给药，降低链脲菌素（STZ）致糖尿病肾病大鼠空腹血糖（FBG）[49]。甘草黄酮4、8、12g/kg灌胃给药，维持长时间运动过程中大鼠体内糖储备、血糖浓度的相对稳定，下调 RBP4 mRNA 表达[50]。甘草黄酮 30～300mg/kg 灌胃给药，降低 STZ 致糖尿病大鼠的 FBG、血清 TG、总胆固醇(TC)、低密度脂蛋白(LDL)、游离脂肪酸(FFA)、TNF-α、瘦素水平，升高脂体比、肝体比[51, 52]；防止高脂饮食致高脂血症大鼠脂质条纹在血管壁堆积。甘草脂溶性黄酮 56、224mg/kg 灌胃给药，降低葡萄糖负荷、四氧嘧啶致糖尿病小鼠 FBG、肝体比和肾体比。甘草酸 150mg/kg 灌胃给药，升高 STZ 致糖尿病小鼠的视网膜总厚度及神经节细胞数量[53]。甘草次酸 360、720mg/kg 灌胃给药，降低 kk-Ay 糖尿病小鼠的血糖和血清 Cr、BUN、TC、TG、LDL 含量，升高血清 HDL 含量，减轻肾小管空泡病变[54]。甘草苷 50、100mg/kg 灌胃给药，调节高脂饮食和维生素 D_3 致动脉粥样硬化大鼠的血脂代谢，降低主动脉 TC 及血清 TG、TC、LDL 含量，升高血清高密度脂蛋白(HDL)，减少 TNF-α、IL-1 炎性因子水平，抑制氧化应激反应[55]。甘草酸 40～50mg/kg 灌胃，降低乳幼大鼠及高血脂小鼠、高血脂家鸽血清 TC、TG 含量。

(3) 改善脑及神经功能　甘草水提物 850mg/kg 灌胃给药，升高打击致颅脑损伤大鼠的脑组织 Bcl-2、神经生长因子(NGF)蛋白表达，抑制 Bcl-2 相关 x 蛋白(Bax)蛋白表达[56]。甘草黄酮 20～100mg/kg 灌胃给药，促进线栓法致大脑中动脉缺血再灌注大鼠的大脑中动脉和缺血再灌注 24 小时后神经功能的恢复，降低血清、脑 MDA、NO 含量，提高 SOD 活性；延长大鼠颈动脉血栓形成时间和凝血时间。异甘草素 20、40mg/kg 灌胃给药，减轻撞击致创伤性脑损伤大鼠的脑含水量和挫伤体积，降低脑脊液及脑组织 TNF-α、IFN-γ、IL-1β等炎性因子含量，调节脑组织 Bax/Bcl-2 蛋白表达[57]；延长脑缺血-再灌注小鼠断头后喘息时间，降低其全血黏度和红细胞压积，延长凝血时间，增加脑 ATP、腺苷酸池和能量复合值。甘草酸 50mg/kg 灌胃给药，减少鱼藤酮致帕金森病大鼠的脑组织多巴胺神经元和纹状体纤维损伤，降低脑组织 IL-1β、IL-6、TNF-α含量，提高脑组织 GSH 含量[58]。

甘草醇提物 200、400mg/kg 灌胃给药，提高记忆障碍大鼠学习记忆能力。异甘草素 10～60mg/kg 灌胃给药，改善丙泊酚致小鼠的学习记忆障碍，增加避暗、跳下潜伏期及一次性正确次数；降低麻醉大鼠脑组织 MDA 含量，升高 GSH 和 SOD 水平；改善剖腹探查术致术后认知功能障碍大鼠的认知功能，提高脑组织磷酸化环腺苷酸应答元件结合蛋白(p-CREB)、c-fos 蛋白表达，激活脑源性神经营养因子/酪氨酸激酶受体 B 通路(BDNF/TrkB)，抑制海马组织氧化应激损伤[59-61]。甘草次酸 48mg/kg 灌胃给药，增加雄黄致学习记忆障碍小鼠的海马 CA1 区突触活性带长度、突触后致密物厚度，减少突触间隙宽度，提高海马组织 GSH 含量[62]。

甘草素 30mg/kg 灌胃给药，减少去卵巢 APP/PS1 双转基因小鼠的脑组织老年斑数量及面积，增加神经元数量，降低β-淀粉样蛋白 40($A\beta_{40}$)、$A\beta_{42}$ 含量，提高雌激素受体β(ERβ)蛋白表达[63]。

(4) 改善肾损伤作用　甘草水提物 2、5g/kg 灌胃给药，降低白蛋白致肾炎大鼠的血清 BUN、Cr、尿蛋白含量及 IL-2、IL-6、TNF-α 水平[64]。甘草醇提取物 100、200、400mg/kg 灌胃给药，降低甲氨蝶呤致肝肾损伤大鼠的血清 Cr、BUN 含量及 TNF-α、IL-1β、IL-6、IL-12 水平，减轻肾脏氧化应激[6]。异甘草素 7.5～30mg/kg 灌胃给药，减轻 STZ 致糖尿病大鼠的肾小管损伤及肾纤维化面积，降低血清 BUN、Cr、尿蛋白及肾组织 TNF-α、IL-1β等炎性因子含量，减轻肾组织氧化应激水平[65]；减轻顺铂致肾损伤小鼠的肾小管上皮细胞坏死及炎性细胞浸润，降低血清 Cr、BUN 含量，下调肾组织 IL-6、IL-1β蛋白及 mRNA 表达[66]。甘草酸 200mg/kg 灌胃，减少阿霉素致肾病大鼠的尿蛋白，升高血浆白蛋白，降低血浆胆固醇，改善肾功能。甘草水提物 10g/kg 灌胃，降低 5/6 肾切除致慢性肾衰大鼠的尿蛋白、血清肌酐、肾及尿 MDA 水平，升高肌酐清除率及血清、肾硒谷胱甘肽过氧化物酶(Se GSH-Px)活性。甘草酸 200mg/kg 灌胃，改善庆大霉素致急性肾衰竭大鼠的肾损伤及调节与水孔蛋白 2 相关的肾浓缩能力。

此外，甘草水提物 1.25～10g/kg 灌胃给药，降低醋酸铅诱发小鼠精子畸形率，保护遗传物质。甘草醇提取物 0.05～2g/kg 灌胃给药，减少来曲唑致多囊卵巢综合征大鼠的卵巢窦腔卵泡数、卵泡囊肿数，提高血浆促卵泡激素含量及卵巢组织细胞色素 P450(CYP11A1)、环氧化酶-2(PTGS2) mRNA 表达[67]；降低高脂饮食诱导大鼠的精子形态异常率[68]；增加苯甲酸雌二醇诱导大鼠的乳腺组织 CYP1A1 mRNA 表达，抑制雌激素氧化代谢[69]。甘草苷 20、40、80mg/kg 灌胃给药，改善卵巢摘除致更年期大鼠的子宫内膜腺体数减少及肾上腺萎缩，升高血清雌二醇(E_2)含量，降低血清促卵泡生成激素(FSH)含量[70]。甘草素 300mg/kg 灌胃给药，改善来曲唑致多囊卵巢综合征大鼠的卵巢组织形态，减少卵巢囊状扩张卵泡及黄体数量，升高血清 E_2 水平，降低血清促黄体生成素(LH)、睾酮(T)水平及卵巢组织 P450 芳香化酶表达[71]。

甘草黄酮 100、300mg/kg 灌胃给药，增加抑郁大鼠在旷场实验中水平活动、垂直活动和修饰次数；促进海马组织蛋白突触素表达，抑制突触后致密物质-95

表达；增加抑郁症大鼠旷场实验水平穿格数，降低旷场实验过程中产生的粪便数、强迫游泳实验的不动时间、悬尾实验不动时间。甘草苷 10、20、40mg/kg 灌胃给药，增加慢性应激抑郁大鼠糖水消耗量，缩短大鼠不运动时间，提高 SOD 活性，降低 MDA 含量[72]。

甘草黄酮 200～300mg/kg 灌胃给药，延长小鼠的常压耐缺氧时间和力竭游泳时间，提高肝糖原含量，降低血清乳酸和 BUN 含量[73]；增强大强度运动大鼠的肝组织 Ca^{2+}-ATP、Mg^{2+}-ATP 酶活性，降低肾组织细胞凋亡；减轻耐力运动训练大鼠的四头肌纤维肿胀、破裂和坏死现象，下调四头肌脂肪酸转移酶蛋白表达[74]。

甘草多糖 150、300、600mg/kg 灌胃给药，抑制肿瘤细胞 S_{180} 的生长。甘草黄酮 60～800mg/kg 灌胃给药，抑制二甲基苯蒽合并巴豆油诱发的小鼠皮肤乳头瘤生成。甘草酸 15～100mg/kg 灌胃给药，降低二甲基肼致结肠肿瘤大鼠的结肠血管生成和细胞增殖，减少肿瘤发生率[75]；缩小荷瘤小鼠瘤块；增强环磷酰胺抗癌活性，二者合用延长腹水型肝癌小鼠存活时间，减小实体型肝癌小鼠瘤块重量。

甘草黄酮 60～120mg/kg 灌胃给药，降低肠缺血再灌注损伤大鼠的血清和肠 MDA、NO，增加 SOD 活性。甘草酸 10、20、30mg/kg 灌胃给药，升高坐骨神经切断致周围神经损伤大鼠的比目鱼肌肌肉指数及脊髓神经纤维直径、数量，降低脊髓神经元细胞凋亡率[76]。

10. 体内过程　甘草甜素在体内可水解生成甘草次酸。胆瘘大鼠分别静脉注射甘草甜素 100mg/kg、甘草次酸 60mg/kg，其在大鼠体内的药动学特征符合二室开放模型，$t_{1/2\beta}$ 分别为 54.31、82.20 分钟，V_d 分别为 29.44、67.66ml。正常非胆瘘鼠因存在肠-肝循环，其 $t_{1/2}$ 约为造瘘鼠的 3 倍，甘草甜素口服、静脉给药的药-时曲线均呈双峰现象。

11. 毒理研究　甘草酸提取物（2%甘草酸）20、30mg/kg 灌胃给药，引起正常大鼠水肿，但停药后即可消失；小鼠灌胃 LD_{50} 为 3g/kg。甘草次酸 1.25g/kg 灌胃给药，使小鼠呼吸抑制、体重下降；甘草浸膏每日 1g 给兔灌服，增加血钠，降低肾上腺功能，并稍有萎缩；2g/kg 灌胃给予豚鼠，增加体重，降低肾上腺重量，组织学检查仅见肾小球若干异常；甘草浸膏 2.5、5、10g/kg 的微核试验及精子畸变试验结果为阴性；8～5000μg/皿剂量组 Ames 试验结果为阴性，0.71～6.42g/kg 剂量对大鼠不具母体毒性、胚胎毒性和致畸作用；90 天喂养的大鼠亚慢性毒性试验，甘草浸膏最大无作用剂量为 6.42g/kg[77]。甘草甜素 200mg/kg 灌胃给药，引起大鼠血压升高致心肌肌间动脉损伤的病理学改变，包括平滑肌细胞的增生和透明变性。

【参考文献】［1］赵世清，李茹柳，年立全，等. 甘草对大鼠应激性溃疡及多胺影响的研究. 中成药，2015，37(3)：626-629.

［2］郑君，林晓春，陈育尧，等. 甘草总黄酮抑制慢性萎缩性胃炎大鼠胃黏膜腺体萎缩及机制研究. 中国药理学通报，2014，30(1)：113-117.

［3］孙俊波，赵璐，史素琴，等. 甘草次酸抑制胃溃疡大鼠胃黏膜细胞的凋亡. 中成药，2017，39(3)：462-466.

［4］税典奎，陈峭，侯秋科. 不同剂量甘草煎剂对大鼠胃电活动、胃窦组织中 5-羟色胺摄取和脱羧细胞的数目、面积及平均灰度值的影响. 湖北中医药大学学报，2014，16(4)：12-15.

［5］徐海星，胡伟. 甘草浸膏对小鼠免疫功能的影响研究. 中国药业，2018，27(4)：3-5.

［6］程鹏，白云静，于晓红，等. 甘草多糖提取工艺的研究及其对小鼠免疫口蹄疫疫苗后细胞免疫的影响. 北京农学院学报，2015，30(3)：30-34.

［7］Ojha Shreesh Kumar，Sharma Charu，Golechha Mahaveer Jain，et al. Licorice treatment prevents oxidative stress，restores cardiac function，and salvages myocardium in rat model of myocardial injury. Toxicol Ind Health，2015，31：140-152.

［8］Li Mengying，Wen Zishuai，Xue Yurun，et al. Cardioprotective effects of glycyrrhizic acid involve inhibition of calcium influx via L-type calcium channels and myocardial contraction in rats. Naunyn Schmiedebergs Arch Pharmacol，2020，393：979-989.

［9］林怡瑄，郑子赫，林悄响，等. 甘草甜素对脂多糖诱导的大鼠心肌炎的保护作用. 福建医科大学学报，2018，52(3)：154-157.

［10］马汉宁，姬艳燕，陈伟，等. 甘草次酸通过抑制 Caspase 3/Bax/Bcl-2 凋亡信号通路保护心脏骤停心肺复苏大鼠心脏功能. 中药药理与临床，2019，35(4)：28-33.

［11］李敏华，唐健，王春亮. 甘草黄酮对长期大强度运动小鼠心肌损伤的保护作用. 基因组学与应用生物学，2015，34(2)：290-295.

［12］杨志军，邓毅，曼琼，等. 甘草水煎液和内生菌止咳祛痰作用的比较研究. 中国临床药理学杂志，2017，33(12)：1143-1148.

［13］陈千，熊富良，张雪琼，等. 甘草苷对感染后咳嗽（肺阴虚证）小鼠的止咳作用机制及抗氧化作用的研究. 华中师范大学学报（自然科学版），2020，54(5)：841-848，873.

［14］张佳莹，魏苗苗，初晓，等. 甘草黄酮对小鼠急性肺损伤保护机制的研究. 中国农学通报，2012，28(8)：56-62.

［15］任倩倩，汪丽佩，赵炜，等. 甘草查尔酮 A 抑制 ERK1/2/NF-κB 途径减轻吸烟诱导的小鼠急性肺损伤. 中国药理学通报，2016，32(5)：643-651.

［16］陈伟，马磊，杨立山. 甘草次酸对支气管哮喘大鼠 IgE、IL-4 及 TNF-α 的影响. 中药药理与临床，2015，31(3)：52-55.

［17］陈伟，马磊，杨立山．甘草次酸对哮喘大鼠的抗氧化应激作用及NF-κB信号通路的调控．郑州大学学报(医学版)，2016，51(6)：762-765.

［18］陈伟，马磊，杨立山．甘草次酸对哮喘大鼠气道重塑及肺组织Casepase-3、Bax、Bcl-2表达的影响．中药药理与临床，2016，32(4)：16-19.

［19］程艳芹，王英姿，李明春．甘草5种方法提取液主要药效学及急性毒性比较．中国医院药学杂志，2013，33(6)：435-439.

［20］俞腾飞，田向东，李仁，等．甘草黄酮，甘草浸膏及甘草次酸的镇咳祛痰作用．中成药，1993(3)：32-33.

［21］杨志军，邓毅、曼琼，等．甘草水煎液和内生菌止咳祛痰作用的比较研究，中国临床药理学杂志，2017，33(12)：1143-1148.

［22］布林白拉，王嘎日迪，咏梅，等．甘草改善慢性阻塞性肺病模型作用研究．亚太传统医药，2017，13(4)：11-12.

［23］武晓英，刘地，李娜，等．甘草多糖对小鼠肺组织炎症及氧化损伤的修复机制．甘肃农业大学学报，2020，55(5)：8-14，30.

［24］王宏英，陈林．甘草甜素抑制小鼠慢性支气管炎模型肺组织中炎性细胞因子表达的作用机制．中国实验诊断学，2016，20(3)：372-374.

［25］Samareh Fekri Mitra，Poursalehi Hamid Reza，Sharififar Fariba，et al. The effects of methanolic extract of Glycyrrhiza glabra on the prevention and treatment of bleomycin-induced pulmonary fibrosis in rat：experimental study. Drug Chem Toxicol，2019，undefined：1-7.

［26］付钰，吴瑕，陈随清．甘草查尔酮A通过调节TGF-β/Smad信号通路抑制小鼠肺纤维化．中国实验方剂学杂志，2019，25(4)：94-100.

［27］刘丽，杨红梅，刘惠文，等．甘草液对大鼠牙周炎模型中BALP及BMP-4的影响．宁夏医学杂志，2017，39(12)：1201-1203.

［28］Guo Jie，Yang Chunxiao，Yang Jiajia，et al. Glycyrrhizic Acid Ameliorates Cognitive Impairment in a Rat Model of Vascular Dementia Associated with Oxidative Damage and Inhibition of Voltage- Gated Sodium Channels. CNS Neurol Disord Drug Targets，2016，15：1001-1008.

［29］张明发，沈雅琴．甘草酸及其苷元甘草次酸的糖皮质激素样作用．现代药物与临床，2011，26(1)：33-35.

［30］潘琼，徐力生，严建依，等．甘草甜素抗炎镇痛作用的研究．时珍国医国药，2013，24(4)：827-828.

［31］Wei Mengying，Ma Yinghui，Liu Yuanyuan，et al. Urinary metabolomics study on the anti-inflammation effects of flavonoids obtained from Glycyrrhiza. J Chromatogr B Analyt Technol Biomed Life Sci，2018，1086：1-10.

［32］刘星雨，吴娜，张娇，等．生、炙甘草对小鼠CYP3As及对雷公藤内酯醇解毒的比较．中成药，2014，36(12)：2451-2457.

［33］范金晶，华碧春，刘娇，等．甘草减轻黄药子对大鼠肾毒性的实验研究．医学研究杂志，2014，43(9)：31-33.

［34］董菊，王子妤，詹臻，等．甘草对As_2O_3诱发的小鼠遗传毒性抑制作用研究．中药药理与临床，2015，31(5)：83-85.

［35］Park Sang Mi，Lee Jong Rok，Ku Sae Kwang，et al. Isoliquiritigenin in licorice functions as a hepatic protectant by induction of antioxidant genes through extracellular signal-regulated kinase-mediated NF-E_2-related factor-2 signaling pathway. Eur J Nutr，2016，55：2431-2444.

［36］王敬，袁天杰，陈乐天，等．甘草总皂苷及水提物对肝损伤大鼠肠道菌群的影响．中草药，2020，51(1)：101-108.

［37］朱胜楠，张靖，谭亲友，等．甘草水提物对雷公藤甲素致大鼠急性肝损伤的改善作用及对其体内IL-10、TNF-α水平的影响．中国药房，2019，30(2)：216-220.

［38］沈淑娇，张志荣，张林林，等．甘草水煎液对α-萘异硫氰酸酯诱导的肝内胆汁淤积性损伤的防治及其机理研究．中国临床药理学与治疗学，2016，21(12)：1321-1327.

［39］Chauhan Prerna，Sharma Himanshu，Kumar Uma，et al. Protective effects of Glycyrrhiza glabra supplementation against methotrexate-induced hepato-renal damage in rats：An experimental approach. J Ethnopharmacol，2020，263：113209.

［40］景晶，赵金英，华冰，等．甘草总黄酮抑制硫代乙酰胺诱导肝纤维化大鼠肝组织中TGF-$β_1$及Caspase-3的表达．中国中药杂志，2015，40(15)：3034-3040.

［41］李冰，杨薇娜，杨广德．甘草黄酮对小鼠急性炎症的影响及机制研究．现代中药研究与实践，2018，32(4)：14-17，21.

［42］陈冬雪，陈亮．甘草多糖对CCl_4诱导急性肝损伤模型小鼠的保护作用及其机制研究．中国药房，2016，27(10)：1322-1325.

［43］李小翚，洪鸿敏，李常青．甘草酸二铵对大鼠实验性肝纤维化的影响．中药材，2011，34(7)：1097-1101.

［44］朱世超，郑学敏，张玥，等．甘草次酸衍生物抗肝纤维化的实验研究．中草药，2017，48(17)：3554-3559.

［45］Hasan S K，Khan R，Ali N，et al. 18-β Glycyrrhetinic acid alleviates 2-acetylaminofluorene-induced hepatotoxicity in Wistar rats：Role in hyperproliferation，inflammation and oxidative stress. Hum Exp Toxicol，2015，34：628-641.

［46］Yang Guanghua，Wang Lan，Yu Xiuting，et al. β Protective Effect of 18-Glycyrrhetinic Acid against Triptolide-Induced Hepatotoxicity in Rats. Evid Based Complement Alternat Med，2017，2017：3470320.

［47］康金森，程路峰，杨建，等．甘草总黄酮对皮肤衰老的影响．山东医药，2012，52(42)：34-35.

［48］孙国庆，罗正里．甘草苷对衰老模型大鼠的抗衰老作用．中

国老年学杂志，2014，7(34)：1895-1896.

[49] 杜华晟，张瑞斌，王璞，等. 甘草提取液对糖尿病大鼠肾脏的保护作用. 山东大学学报(医学版)，2010，48(8)：1-4.

[50] 黄东，卜凯，阳毅. 甘草黄酮对运动大鼠体内糖及脂肪组织 RBP4 mRNA 表达的影响. 中国实验方剂学杂志，2014，20(2)：124-128.

[51] 赵海燕，王勇，程钿，等. 甘草黄酮对大鼠实验性糖尿病的预防作用. 中国现代医学杂志，2010，20(1)：49-53.

[52] 赵海燕，王勇，吴力武，等. 甘草黄酮对 2 型糖尿病大鼠血糖、血脂等生化指标的影响. 中国糖尿病杂志，2012，20(1)：65-69.

[53] 蒋晓梅，刘翀. 甘草甜素对糖尿病视网膜病变的神经保护作用. 中国药科大学学报，2020，51(6)：711-717.

[54] 刘文静，南一，鲁玉梅，等. 甘草次酸对 kk-Ay 糖尿病小鼠早中期肾纤维化的保护作用. 云南中医中药杂志，2020，41(3)：72-78.

[55] 朱有胜，褚俊. 甘草苷对大鼠动脉粥样硬化的作用及机制. 广东医学，2015，36(3)：365-368.

[56] 张慧，潘宇政，王学敏，等. 甘草对重型颅脑损伤大鼠血清炎性细胞因子及 BCL-2、BAX、NGF 表达的影响. 山西中医，2017，33(12)：51-54.

[57] Liu Jingjing，Xiong Xin，Sui Yutong. Isoliquiritigenin Attenuates Neuroinflammation in Traumatic Brain Injury in Young Rats. Neuroimmunomodulation，2019，26：102-110.

[58] Ojha Shreesh，Javed Hayate，Azimullah Sheikh，et al. Glycyrrhizic acid Attenuates Neuroinflammation and Oxidative Stress in Rotenone Model of Parkinson's Disease. Neurotox Res，2016，29：275-287.

[59] 吴艳琼，许先成，孙艳玲，等. 异甘草素预处理对老龄大鼠术后认知功能及 BDNF 通路的影响. 浙江医学，2019，41(8)：743-746.

[60] 吴艳琼，许先成，李清，等. 异甘草素预处理对老龄大鼠全身麻醉后认知功能及相关脑区蛋白表达的影响. 广西医学，2018，40(14)：1582-1584，1590.

[61] 吴艳琼，许先成，魏会霞，等. 异甘草素对大鼠麻醉手术后学习记忆能力及海马组织氧化物的影响. 临床误诊误治，2018，31(7)：25-29.

[62] 王艳蕾，贾雨涵，赵嘉涵，等. 甘草次酸对雄黄致小鼠海马突触超微结构损伤的改善作用. 吉林大学学报(医学版)，2019，45(2)：268-272.

[63] 姚秋会，贺桂琼，骆世芳，等. 甘草素对去卵巢 APP/PS1 双转基因小鼠的保护作用初探. 基因组学与应用生物学，2018，37(3)：1110-1116.

[64] 金亚香，张研，刘天戟，等. 甘草水提物对大鼠 C-BSA 肾炎模型治疗作用的研究. 世界临床药物，2016，37(1)：29-32.

[65] Alzahrani Sharifa，Zaitone Sawsan A，Said Eman，et al. Protective effect of isoliquiritigenin on experimental diabetic nephropathy in rats：Impact on Sirt-1/NFκB balance and NLRP3 expression. Int Immunopharmacol，2020，87：106813.

[66] 文丹，廖媛，李健春，等. 异甘草素通过 Smad3/Arid2-IR/NF-κB 轴改善顺铂诱导的急性肾损伤小鼠炎症反应. 中国比较医学杂志，2020，30(6)：25-30，46.

[67] Yang Hyun，Kim Hye Jin，Pyun Bo-Jeong，et al. Licorice ethanol extract improves symptoms of polycytic ovary syndrome in Letrozole-induced female rats. Integr Med Res，2018，7：264-270.

[68] Ghorbanlou Mehrdad，Rostamkhani Somaye，Shokri Saeed，et al. Possible ameliorating effects of Glycyrrhiza Glabra (Licorice) on the sperm parameters in rats under high fat diet. Endocr Regul，2020，54：22-30.

[69] Wang Shuai，Dunlap Tareisha L，Huang Lingyi，et al. Glycyrrhiza Glabra Evidence for Chemopreventive and Resilience Activity of Licorice：and G. Extracts Modulate Estrogen Metabolism in ACI Rats. Cancer Prev Res (Phila)，2018，11：819-830.

[70] Lan Xin-Yi，Yu Hui，Chen Qiu-Jing，et al. Effect of liquiritin on neuroendocrine-immune network in menopausal rat model. Phytother Res，2020，34：2665-2674.

[71] 江璐，蔡冬明，张海洲. 甘草素对来曲唑诱导的多囊卵巢综合征大鼠的保护作用及机制研究. 中国医院药学杂志，2020，40(7)：791-794，799.

[72] 程瑞凤，华冰，景晶，等. 甘草总黄酮抗大鼠应激抑郁行为作用及对海马脑区神经细胞凋亡调控相关蛋白表达的影响. 中药药理与临床，2014，30(2)：69-72.

[73] 戈胡蓉，王志忠，黄少云. 甘草黄酮增强训练小鼠运动能力及耐缺氧的实验研究. 宁夏医科大学学报，2017，39(12)：1391-1394.

[74] 王兆锋，宫明明，陈家群，等. 甘草黄酮对运动大鼠股四头肌病理学变化及 FAT/CD36 表达的影响. 中国组织工程研究，2018，22(4)：529-534.

[75] Khan Rehan，Rehman Muneeb U，Khan Abdul Quaiyoom，et al. Glycyrrhizic acid suppresses 1,2-dimethylhydrazine-induced colon tumorigenesis in Wistar rats：Alleviation of inflammatory，proliferation，angiogenic，and apoptotic markers. Environ Toxicol，2018，33：1272-1283.

[76] 郭艳峰，周涛，戴巧英，等. 甘草甜素对周围神经损伤模型大鼠神经再生的干预效果及其可能机制. 广西医学，2020，42(14)：1855-1858，1874.

[77] 胡帅尔，陈壁锋，陈美芬，等. 甘草浸膏的遗传毒性、致畸性及亚慢性毒性研究. 中国热带医学，2012，12(1)：18-21.

大 枣

Dazao

本品为鼠李科植物枣 *Ziziphus jujuba* Mill. 的干燥成熟果实。主产于河南、河北、山东、山西、陕西。秋季果实成熟时采收，晒干。以个大、色红、肉厚、味甜者为佳。用时破开或去核。

【炮制】 除去杂质，洗净，晒干。用时破开或去核。

【性味与归经】 甘，温。归脾、胃、心经。

【功能与主治】 补中益气，养血安神。用于脾虚食少，乏力便溏，妇人脏躁。

【效用分析】 大枣甘温，入脾胃经，具补中益气之功，但药力平和，多为调补脾胃的常用辅药，故常用于治疗脾胃虚弱，气虚不足，倦怠乏力，食少便溏等。

大枣甘温，既能通过补气以生血，又具养血安神之效，既可治脾虚不能生血，气虚血少，面色萎黄，心悸失眠，又可治妇女阴血亏虚，情志抑郁，心神不安之脏躁证。

此外，大枣甘缓，有类似甘草的缓和药性作用，常与峻烈之品同用，如《金匮要略》葶苈大枣泻肺汤、十枣汤等。

【配伍应用】

1. 大枣配甘草 大枣补中益气，甘草益气健脾。两药配伍，具补养心脾之功。常作为佐使药，用于心脾气虚证。

2. 大枣配小麦 大枣甘温，有补中益气，养血安神之功；小麦甘凉，养心气，除虚烦，具养心安神之用。两药配伍，具有补养心血，安神除烦的作用，适用于妇女脏躁，悲伤欲哭等。

【鉴别应用】

1. 大枣与酸枣仁 两者均味甘而具养血安神之功，同治血虚所致神志不安。然酸枣仁味酸性平，归心、肝经，功善养血益肝，并有敛汗作用，适用于心肝血虚引起的心悸失眠及体虚多汗。大枣性温而入脾胃，长于补中益气，且能缓和药性，适用于脾虚诸证，血虚萎黄，脏躁，紫癜，以及减缓烈性药毒副作用。

2. 大枣与甘草 两者均味甘而同有补中益气，调和药性之功，用于脾气不足，缓和烈性或减轻毒副作用，以及调和脾胃，固护正气，且常相须为用。然甘草甘平，尚有清热解毒，祛痰止咳，缓急止痛作用，可用于热毒疮疡、咽喉肿痛、药食中毒及痰多咳嗽，脘腹、四肢挛急疼痛。大枣甘温，又有养血安神之效，可用于血虚萎黄及脏躁、神志不安，还可治紫癜出血。

【方剂举隅】

1. 葶苈大枣泻肺汤（《金匮要略》）

药物组成：葶苈子、大枣。

功能与主治：泻肺行水，下气平喘。适用于痰水壅实之咳喘胸满。

2. 甘麦大枣汤（《金匮要略》）

药物组成：甘草、小麦、大枣。

功能与主治：养心安神，和中缓急。适用于脏躁。症见精神恍惚，常悲伤欲哭，不能自主，心中烦乱，睡眠不安，甚则言行失常，呵欠频作，舌淡红苔少，脉细略数。

3. 十枣汤（《伤寒论》）

药物组成：芫花、甘遂、大戟、大枣。

功能与主治：攻逐水饮。适用于：①悬饮。症见咳唾胸胁引痛，心下痞硬胀满，干呕短气，头痛目眩，或胸背掣痛不得息，舌苔滑，脉沉弦；②水肿。一身悉肿，尤以身半以下为重，腹胀喘满，二便不利。

【成药例证】

1. 阿胶三宝膏（《临床用药须知中药成方制剂卷》2020 年版）

药物组成：黄芪、大枣、阿胶。

功能与主治：补气血，健脾胃。适用于气血两亏、脾胃虚弱所致的心悸、气短、崩漏、浮肿、食少。

2. 益气维血颗粒（《临床用药须知中药成方制剂卷》2020 年版）

药物组成：黄芪、大枣、猪血提取物。

功能与主治：补血益气。用于气血两虚所致的面色萎黄或苍白、眩晕、神疲乏力、少气懒言、自汗、唇舌色淡、脉细弱。

3. 夜宁糖浆（《临床用药须知中药成方制剂卷》2020 年版）

药物组成：甘草、浮小麦、大枣、首乌藤、合欢皮、灵芝、女贞子。

功能与主治：养血安神。用于心血不足所致的失眠，多梦、头晕、乏力。

【用法与用量】 6～15g。

【注意】 湿盛脘腹胀满，食积，虫积，龋齿作痛以及痰热咳嗽宜慎用。

【本草摘要】

1.《吴普本草》 “主调中益脾气，令人好颜色，美志气。”

2.《名医别录》 “补中益气，强力，除烦闷，疗心下悬。”

3.《长沙药解》“其味浓而质厚，则长于补血。”

【化学成分】主要含三萜酸类成分：白桦脂酮酸，齐墩果酸，熊果酸，山楂酸，白桦酯酸，麦珠子酸等；皂苷类成分：大枣皂苷Ⅰ、Ⅱ、Ⅲ；生物碱类成分：光千金藤碱，*N*-去甲基荷叶，巴婆碱，斯特法灵，阿西米诺宾，吡咯烷生物碱A；黄酮类成分：6,8-二葡萄糖基-2(*S*)和2(*R*)-柚皮素；还含糖类成分等。

【药理毒理】本品具有增强免疫功能、延缓衰老、促进造血、抗肝损伤等作用。

1. 增强免疫功能 大枣汁(浓度为50%、100%)20ml/kg灌胃给药，改善放疗小鼠脾脏和胸腺组织的病理状态[1]。大枣多糖50～400mg/kg灌胃给药，促进放血与环磷酰胺并用致免疫低下小鼠的脾细胞白细胞介素-2(IL-2)的产生，降低血清可溶性白细胞介素-2受体(SIL-2R)水平；改善放血与环磷酰胺并用致气血双虚模型大鼠的胸腺、脾组织形态，增加胸腺皮质厚度，增大脾小节，升高淋巴细胞数[2]；减轻气血双虚大鼠胸腺和脾脏的淋巴细胞超微结构的病理损伤，升高胸腺和脾脏淋巴细胞的线粒体体密度、比表面、比膜面、常染色质体密度，降低异染色质体密度、核比表面，改善细胞能量代谢；提高氢化可的松致免疫抑制小鼠腹腔巨噬细胞的吞噬百分率和吞噬指数，促进血清溶血素、溶血空斑形成[3]。

2. 延缓衰老作用 大枣水煎液2.6、7.8g生药/kg灌胃给药，提高D-半乳糖致衰老模型小鼠脑组织和红细胞超氧化物歧化酶(SOD)活性，降低丙二醛(MDA)含量；提高心肌细胞膜Na^+,K^+-ATP酶、Ca^{2+}-ATP酶活性，增加心肌线粒体Ca^{2+}含量，降低心肌线粒体MDA、心肌Ca^{2+}含量。大枣多糖200、400mg/kg灌胃给药，提高D-半乳糖致衰老模型小鼠血浆SOD、过氧化氢酶(CAT)活力，降低血浆、肝、脑组织过氧化脂质(LPO)水平。

3. 促进造血功能 50%、100%浓缩大枣汁20ml/kg灌胃给药，升高小鼠放疗后外周血的血红蛋白、白细胞、骨髓有核细胞数[1]。大枣多糖200mg/kg灌胃给药，改善放血与环磷酰胺并用致气血双虚模型大鼠的骨髓造血功能，提升骨髓红系比例，促进骨髓有核增生[2]。

4. 抗肝损伤作用 大枣50%醇提物20mg/kg灌胃给药，降低54°白酒致酒精性肝病模型小鼠的血清丙氨酸氨基转移酶(ALT)、天冬氨酸氨基转移酶(AST)水平，降低肝组织细胞色素P450 2E1、肿瘤坏死因子(TNF-α)表达水平，改善肝组织的病理变化[4]。大枣多糖8、16g生药/kg灌胃给药，升高56°白酒致酒精肝模型大鼠的心、肝、脾、肺、肾的CAT、SOD、谷胱甘肽过氧化物酶(GSH-Px)活性，降低MDA含量[5]。大枣多糖200、400mg/kg灌胃给药，改善CCl_4致肝损伤模型小鼠肝组织病理状态，降低血清ALT、AST活性；降低乙硫氨酸、扑热息痛2种致肝损伤模型小鼠的血清ALT水平，改善肝损伤病理变化；降低乙硫胺酸致肝损伤小鼠肝匀浆的甘油三酯(TG)含量[6]。

5. 其他作用 大枣水煎液10、20g生药/kg灌胃给药，延长小鼠负重游泳时间，增加力竭游泳后肝糖原含量，降低血清乳酸(LAC)、尿素氮(BUN)含量[7]。大枣醇提物、大枣多糖各1g/kg灌胃给药，降低高脂乳剂灌胃致高脂血症模型小鼠血清总胆固醇(TC)、TG、低密度脂蛋白(LDL-C)和MDA水平[8]。大枣多糖200～800mg/kg灌胃给药，增加运动疲劳小鼠肌糖原和肝糖原储备，维持运动时血糖水平；降低四氧嘧啶致糖尿病小鼠血糖，升高血清胰岛素水平[9]。

【参考文献】［1］朱虎虎，康金森，玉苏甫·吐尔逊，等. 新疆大枣汁对放疗小鼠血象、骨髓、胸腺及脾脏的影响. 现代预防医学，2013，40(14)：2693-2696.

［2］苗明三，苗艳艳，方晓艳，等. 大枣多糖对大鼠气血双虚模型胸腺、脾脏中组织形态及骨髓象的影响. 中药药理与临床，2010，26(2)：42-44.

［3］刘丹丹，郑丰渠，苗明三. 大枣多糖对氢化可的松致小鼠免疫抑制模型免疫功能的影响. 中医学报，2011，26(158)：809-810.

［4］申军华，李芳芳. 大枣对酒精性肝病小鼠肝组织CYP2E1和TNF-α表达的影响. 中国中西医结合杂志，2014，34(4)：466-470.

［5］顾有方，张耀中，陈会良，等. 大枣多糖对酒精肝大鼠组织抗氧化功能的影响. 安徽科技学院学报，2012，26(3)：1-5.

［6］苗明三，魏荣锐. 大枣多糖对乙硫氨酸及扑热息痛所致小鼠肝损伤模型的保护作用. 中华中医药杂志，2010，25(8)：1290-1292.

［7］朱虎虎，康金森，玉苏肖·吐尔逊，等. 新疆大枣汁抗小鼠一次性力竭运动疲劳作用的研究. 中国实验方剂学杂志，2013，19(11)：232-234.

［8］康文艺，李晓梅. 大枣对高脂血症小鼠血脂和脂质过氧化作用研究. 中成药，2010，32(1)：127-129.

［9］罗依扎·瓦哈甫，骆新，谢飞，等. 红枣多糖对小鼠血糖及血清胰岛素水平影响的初步研究. 食品工业科技，2012，33(22)：369-371.

刺五加

Ciwujia

本品为五加科植物刺五加 *Acanthopanax senticosus*(Rupr. et Maxim.)Harms的干燥根及根茎或茎。主产于黑龙江。春、秋二季采收，洗净，干燥。切厚片。以香气浓者为佳。

【炮制】 除去杂质，洗净，稍泡，润透，切厚片，干燥。

【性味与归经】 辛、微苦，温。归脾、肺、肾、心经。

【功能与主治】 益气健脾，补肾安神。用于脾肺气虚，体虚乏力，食欲不振，肺肾两虚，久咳虚喘，肾虚腰膝酸痛，心脾不足，失眠多梦。

【效用分析】 刺五加味辛、微苦，性温，入脾、肺、肾、心经；能补脾气，益肺气，助肾气，安心神。刺五加不仅能补脾气、益肺气，并略有祛痰平喘之效；可用于脾肺气虚，体倦乏力，食欲不振，久咳虚喘者。刺五加既能温助阳气，又可强健筋骨；可用于肾中阳气不足，筋骨失于温养而见腰膝酸痛者，或用于阳痿、小儿行迟及风湿痹证而兼肝肾不足者。刺五加不但能补心脾之气，而且能养血安神益志；可用治心脾两虚，心神失养之失眠、健忘。

【配伍应用】

1. 刺五加配杜仲 刺五加甘温，具有温助阳气，强健筋骨的作用；杜仲甘温，具有补益肝肾，强筋健骨的功效。两药配伍，可增强温肾助阳，强筋健骨的作用，适用于肾中阳气不足，筋骨失于温养所致腰膝酸痛等症，亦可用于阳痿、小儿行迟及风湿痹证而兼肝肾不足者。

2. 刺五加配酸枣仁 刺五加具有益气健脾，安神益志的功效；酸枣仁具有养心益肝，宁心安神的作用。两药配伍，可增强补心脾之气，安神益志的作用，适用于心脾两虚，心神失养之失眠、健忘、心悸、怔忡等。

【鉴别应用】

1. 刺五加与酸枣仁 两药均具有安神的作用，用于失眠多梦。然刺五加辛、微苦，温，归脾、肺、心、肾经。能补心脾之气，益气以养血，安神益志，故治心脾两虚，心神失养之失眠、健忘。酸枣仁味甘质润，入心、肝、胆经，能养心肝阴血而安神。主要用于心肝阴血亏虚、神失所养引起的失眠、惊悸怔忡等症。此外，刺五加还能温肾阳，补脾气，益肺气，并略有祛痰平喘之力，用于脾肺气虚，体倦乏力，食欲不振，久咳虚喘者以及肾中阳气不足，筋骨失于温养而见腰膝酸痛者等。酸枣仁还可酸涩收敛止汗，用治体虚多汗及自汗盗汗等。

2. 刺五加与五加皮 两药均具有补肾强筋骨的功效，用于肝肾亏虚所致的腰膝酸软等。然刺五加还具有益气健脾安神之效，可治脾肺两虚及心脾两虚诸证；五加皮则以祛风湿为主，主要用于治疗风湿痹证兼有肝肾亏虚，筋骨不健等。

【成药例证】

1. 心舒宝片（《临床用药须知中药成方制剂卷》2020年版）

药物组成：刺五加、丹参、山楂、白芍、郁金。

功能与主治：益气活血，化瘀止痛。适用于心气不足、心血瘀阻所致的胸痹，症见心悸、气短、胸闷、心前区刺痛。

2. 刺五加片（《临床用药须知中药成方制剂卷》2020年版）

药物组成：刺五加浸膏。

功能与主治：益气健脾，补肾安神。用于脾肾阳虚，体虚乏力，食欲不振，腰膝酸痛，失眠多梦。

3. 五加参精（《中华人民共和国卫生部药品标准·中药成方制剂》）

药物组成：刺五加、蛤蚧、肉苁蓉、人参、人参露。

功能与主治：补肺气、益精血。用于元气亏损，肺虚咳嗽，病后衰弱。

4. 安神宁（《中华人民共和国卫生部药品标准·中药成方制剂》）

药物组成：刺五加浸膏、灵芝、五味子。

功能与主治：扶正固本，益气健脾，补肾安神。用于神经衰弱，食欲不振，全身无力等。

5. 龙蛾酒（《中华人民共和国卫生部药品标准·中药成方制剂》）

药物组成：雄蚕蛾、刺五加、菟丝子、淫羊藿、熟地黄、补骨脂。

功能与主治：壮阳补肾，益精髓。用于肾虚阳痿，梦遗滑泄，小便频数，腰酸背痛，足膝无力等症。

【用法与用量】 9～27g。

【注意】 实证、热证者忌服。

【本草摘要】

1.《东北药用植物志》 "为强壮剂。有驱风、化湿、利尿、健胃之效，治筋骨疼痛、四肢不遂及疝气腹痛等症。"

2.《宁夏中草药手册》 "利尿。治小儿筋骨痿软，行走较迟，气虚浮肿。"

【化学成分】 主要含有多种苷类成分：刺五加苷A、B、B_1、D、E、F、G、I、L、K、M，紫丁香苷，鹅掌楸苷等；香豆素类成分：异秦皮啶等；木脂素类成分：芝麻脂素等；还含糖类、脂肪酸及醌类等。

中国药典规定本品含紫丁香苷（$C_{17}H_{24}O_9$）不得少于0.050%。

【药理毒理】 本品具有抗疲劳、增强免疫功能、催眠、抗抑郁等作用。

1. 抗疲劳作用 南京引种及东北产刺五加水煎液2、4g生药/kg灌胃给药，降低力竭性游泳运动模型大鼠血清乳酸（LD）、丙二醛（MDA）含量，提高血清乳酸脱氢酶（LDH）、超氧化物歧化酶（SOD）活力。刺五加提取物300、500mg/kg灌胃，增加小鼠在烧杯中的走动时间、前肢抬举次数和小鼠负重游泳时间[1]。刺五加水提物或乙醇提取物0.17～3.2g/kg灌胃给药，延长小鼠负重游泳时间，提高无负重游泳小鼠肝糖原储备量和降低血LD；长期给药增加ICR小鼠琥珀酸脱氢酶（SDH）、苹果酸脱氢酶（MDH）活性，短期给药增强ddY小鼠腓肠肌和胫骨前肌SDH、MDH活性。刺五加喷雾干燥粉（含刺五加苷1.1%）0.5、1.0g/kg灌胃，可延长单平台水环境法致睡眠剥夺小鼠的游泳时间和转棒时间[2]。刺五加多糖150、450mg/kg灌胃，提高负重游泳后小鼠血清肌酐，降低尿素氮（BUN）和血清MDA含量，减少体内蛋白质分解，延长小鼠力竭时间。刺五加苷50mg/kg灌胃，增加递增强度跑台训练致运动疲劳大鼠血清肝糖原、肌糖原，降低天冬氨酸氨基转移酶（AST）、丙氨酸氨基转移酶（ALT）、BUN[3]。刺五加皂苷800mg/kg灌胃给药，增加小鼠运动后肌糖原合成。

2. 增强免疫功能 刺五加水提物0.6g/kg灌胃给药，增强环磷酰胺致机体损伤小鼠巨噬细胞吞噬功能，提高白介素-2（IL-2）、肿瘤坏死因子（TNF-α）和SOD水平。刺五加喷雾干燥粉（含刺五加苷1.1%）0.5、1.0g/kg灌胃，可增加睡眠剥夺小鼠廓清指数（K）值和校正廓清指数（α）值[2]。刺五加苷7.2、14.4g/kg灌胃给药，升高D-半乳糖（D-gal）致衰老大鼠胸腺指数，促进T淋巴细胞增殖功能，升高血清IL-2、IL-6浓度，降低血清TNF-α浓度[4]。刺五加皂苷15、30、75mg/kg灌胃，增加X射线损伤小鼠的胸腺指数、淋巴细胞刺激指数及白细胞数、血清SOD和谷胱甘肽过氧化物酶（GSH-Px）活性。

3. 催眠、抗抑郁作用 刺五加水提物11.4g生药/kg灌胃给药，延长大鼠总睡眠时间、快速动眼睡眠和慢波睡眠Ⅱ期时间，减少觉醒时间。刺五加皂苷提取物（25%）10mg/kg灌胃，可延长戊巴比妥钠诱导小鼠睡眠时间，降低戊巴比妥钠诱导的小鼠睡眠潜伏期；增加阈下剂量巴比妥钠诱导小鼠睡眠发生率[5]。刺五加浸膏200、400、600mg/kg灌胃，能缩短慢性温和性不可预知应激加孤养致抑郁大鼠水面停留不动时间[6]。刺五加浸膏50、100、150mg/kg灌胃，能缩短小鼠尾悬挂的失望时间和强迫游泳的不动时间[7]。

4. 其他作用 5%刺五加水煎液加入培养基，延长雌雄果蝇半数死亡时间、最高寿命以及雌果蝇平均寿命。刺五加注射液1.5g/kg灌胃给药，增强老龄小鼠红细胞、心SOD活性，降低血清、心脏过氧化脂质（LPO）水平。刺五加苷3.6、7.2、14.4g生药/kg灌胃给药，升高D-gal致衰老大鼠肝组织SOD、GSH-Px活性，降低MDA浓度[8]。

刺五加水煎液30g生药/kg及其膜分离不同部位60g生药/kg灌胃，提高S_{180}肉瘤小鼠自然杀伤细胞（NK）细胞活性。刺五加提取物10、30、60g生药/kg灌胃，抑制S_{180}肉瘤小鼠癌细胞生长，提高S_{180}肉瘤小鼠NK细胞活性。

6%刺五加混悬液0.6g/kg灌胃给药，推迟地高辛致豚鼠发生心律失常时间，减轻地高辛毒性反应。刺五加皂苷0.2g/kg灌胃，降低链脲佐菌素STZ致糖尿病大鼠血清LPO含量，提高SOD活性。刺五加总黄酮18ml/kg灌胃给药，能提高缺血/再灌注损伤后大鼠脑组织SOD活性，降低MDA含量[9]。

5. 毒理研究 刺五加浸膏含生药量100、200g/kg（临床剂量400、800倍）灌胃，观察7天，小鼠未出现中毒症状；1.25、6.25、12.5g/kg（人剂量5、25、50倍）连续灌胃90天，大鼠产生镇静、鼻衄、鼻尖红等症状，逐渐适应后症状消失，体重、血常规、血液生化、病理检查均无明显改变。刺五加苷（刺五加苷B+E≥0.8%）2.5、5、10g/kg灌胃，小鼠Ames实验、骨髓微核实验、精子畸形实验均为阴性，雌、雄小鼠急性经口MTD均大于30g/kg（人剂量750倍）；1.5、3、6g/kg（人剂量25、50、100倍）灌胃30天，大鼠生长情况良好，血液学检查、生化学检查、主要脏体比及组织学检查均无明显改变[10]。

【参考文献】 ［1］杨敏. 刺五加提取物对小鼠自发活动的影响及抗疲劳作用研究. 中国医药指南，2013，6（11）：66-67.

［2］许光辉，吴艳萍，罗友华，等. 刺五加增强小鼠睡眠剥夺模型免疫功能和抗疲劳能力的实验研究. 中国实验方剂学杂志，2012，18（23）：173-175.

［3］吴丽群，叶齐，齐荔红. 刺五加苷B抗运动性疲劳作用的实验研究. 西北药学杂志，2013，28（1）：50-53.

［4］孟宪军，杨平，张丽. 刺五加苷对D-半乳糖致衰老模型大鼠免疫功能的影响. 中国老年学杂志，2010，30（2）：216-218.

［5］李文仙，周一萍，林玲，等. 刺五加皂苷提取物对小鼠睡眠作用观察. 中国食品添加剂，2010（2）：75-77.

［6］唐晓伟，李伟，林圣斌，等. 刺五加对抑郁症大鼠行为学的影响. 中国应用生理学杂志，2010，26（3）：333-335.

［7］陈忠新，李强，闫丽莉，等. 刺五加浸膏抗抑郁作用的实

验研究. 黑龙江科技信息，2011(13)：48.

[8] 苏丹，杨平，车光升. 刺五加苷对衰老大鼠肝保护作用的实验研究. 中国冶金工业医学杂志，2010，27(5)：581-583.

[9] 张凯波，吴松泉. 两种刺五加提取物对大鼠脑缺血/再灌注损伤后SOD和MDA水平的影响. 中国医药指南，2010，8(29)：44-45.

[10] 杨平，李润国，孟宪军. 刺五加苷食用安全性毒理学评价. 食品科学，2013，34(11)：258-262.

绞股蓝

Jiaogulan

本品为葫芦科植物绞股蓝 *Gynostemma pentaphyllum* (Thunb.) Makino 的干燥地上部分。主产于陕西、福建。夏、秋二季枝叶茂盛时采割，除去杂质，晒干。以叶多、气香者为佳。

【性味与归经】 甘、苦，微寒。归脾、肺经。

【功能与主治】 益气健脾，化痰止咳，清热解毒，化浊降脂。用于脾胃气虚，倦怠食少，肺虚燥咳，咽喉疼痛，高脂血症。

【效用分析】 绞股蓝味甘入脾，能益气健脾，除湿祛痰，化浊降脂。用于脾胃气虚，体倦乏力，脘腹胀闷，纳食不佳或高脂血症。因其性偏苦寒，兼能生津止渴，故用治脾胃气阴两伤之口渴、咽干、心烦者，较为适宜。绞股蓝既能健脾除湿，以杜绝生痰之源；又能化痰止咳，以肃洁贮痰之器；还能益肺气，清肺热。常用于痰浊阻肺所致的咳嗽咳痰以及肺气虚而痰湿内盛等。

绞股蓝苦寒清热，甘寒生津，也常用于治疗热毒所致的咽喉疼痛等。

【配伍应用】

1. 绞股蓝配太子参 绞股蓝具有益气健脾，清热生津的作用；太子参具有补气生津，健脾益肺的功效。两药配伍，可增强益气养阴的作用，适用于脾胃气阴两伤之口渴、咽干、心烦等。

2. 绞股蓝配川贝母 绞股蓝具有益肺清热，化痰止咳的作用；川贝母具有清热化痰，润燥止咳的功效。两药配伍，可增强养阴润肺，化痰止咳的作用，适用于气阴两虚，肺中燥热所致咳嗽痰黏等。

3. 绞股蓝配半夏 绞股蓝具有益肺清热，化痰止咳的作用；半夏具有燥湿化痰，降逆止呕的功效。两药配伍，可增强补肺益气，燥湿化痰的作用，适用于肺气虚弱而痰湿内盛之咳嗽痰多等。

4. 绞股蓝配鱼腥草 绞股蓝长于补益肺气，清肺化痰；鱼腥草善于清热解毒，消痈排脓。两药配伍，可增强清肺化痰，止咳的作用，适用于肺虚有热，咳喘痰稠等。

【鉴别应用】绞股蓝与人参 两药均具有益气健脾、生津的功效，用于气虚乏力，四肢倦怠，津伤口渴等。然绞股蓝又有化痰止咳、清热之功，故常用于痰湿内盛，咳嗽痰多及热毒之证。而人参还具大补元气、补心气、补肾气及益智之效，还可用于治疗元气耗散，体虚欲脱，脉微欲绝之危重证候以及心气亏虚、肾气不足等证。

【成药例证】

1. 金复康口服液（《临床用药须知中药成方制剂卷》2020年版）

药物组成：黄芪、北沙参、天冬、麦冬、女贞子（酒炙）、山茱萸、淫羊藿、胡芦巴（盐炒）、绞股蓝、石上柏、石见穿、重楼。

功能与主治：益气养阴，清热解毒。用于不宜手术、放疗、化疗的原发性非小细胞肺癌属气阴两虚、热毒瘀阻证。与化疗并用，有助于提高化疗疗效，改善免疫功能，减轻化疗所致的白细胞下降等副作用。

2. 绞股蓝总苷片（《临床用药须知中药成方制剂卷》2020年版）

药物组成：绞股蓝总苷。

功能与主治：养心健脾，益气和血，除痰化瘀，降血脂。用于高脂血症，见有心悸气短，胸闷肢麻，眩晕头痛，健忘耳鸣，自汗乏力或脘腹胀满等心脾气虚，痰阻血瘀者。

【用法与用量】 10～20g。

【本草摘要】

1.《全国中草药汇编》 “主治慢性支气管炎，传染性肝炎，肾盂炎，胃肠炎。”

2.《临床中药辞典》 “化痰止咳，健脾理气，益气活血，生津止渴，解毒利湿。”

3.《中华临床中药学》 “健脾益气，化痰止咳，清热解毒。”

【化学成分】 主要含四环三萜皂苷类成分：绞股蓝皂苷，七叶胆皂苷Ⅲ、Ⅳ、Ⅶ、Ⅻ等；黄酮类成分：芸香苷，商陆苷，商陆黄素等。

【药理毒理】 本品具有调血脂、延缓衰老、增强免疫、抗应激、抗胃溃疡、抗肝损伤、调节血糖、抗肾损伤、提高记忆、镇痛等作用。

1. 调血脂作用 绞股蓝粉5g/kg灌胃，提高高脂饲料致动脉粥样硬化(AS)模型兔血清高密度脂蛋白胆固醇(HDL-C)，降低总胆固醇(TC)、甘油三酯(TG)、低密度脂蛋白胆固醇(LDL-C)含量。绞股蓝50%乙醇部位5.44g生药/kg灌胃，降低高脂饲料致高脂血症小鼠体重、血清TC、TG、LDL-C、丙二醛(MDA)及动脉硬化指数

(AI)，提高血清 HDL-C、HDL-C/TC、超氧化物歧化酶(SOD)水平[1]。绞股蓝皂苷 0.04～1g/kg 灌胃给药，降低高脂乳剂致高脂血症大鼠 TC、TG、LDL-C 含量[2]，肝体重比[3]；降低蛋黄乳液致高血脂小鼠血清 TC、TG 含量；降低高脂饲料致高脂血症鹌鹑血清 TC、TG、LDL 含量，升高 HDL/LDL 比值；降低高糖高脂饮食加链脲佐菌素(STZ)致 2 型糖尿病并非酒精性脂肪性肝病模型大鼠的血糖、TG、TC 含量，上调肝组织过氧化物酶体增殖物激活受体γ(PPARγ)表达水平，减轻肝脏脂肪浸润程度[4]；降低高脂饲料致 AS 大鼠血清的氧化型低密度脂蛋白水平(ox-LDL)，下调主动脉壁细胞间黏附分子-1(ICAM-1)、单核细胞趋化蛋白-1(MCP-1)和核因子κBp65表达，升高血清总抗氧化水平[5]。

2. 延缓衰老作用 绞股蓝水煎剂 1.2～5g 生药/kg 灌胃给药，增强老龄小鼠红细胞、心、肝、肾组织 SOD 活性，降低血清、心、肝、肾组织过氧化脂质(LPO)含量[6]；提高小鼠 SOD 活性，降低 LPO 含量；降低老年小鼠皮肤过氧化氢(H_2O_2)含量，提高总抗氧化能力(T-AOC)。绞股蓝皂苷 0.1～4g/kg 口服给药，提高老龄大鼠胸腺、脾脏指数，升高血清、脑组织 SOD 活性，降低 MDA；降低 D-gal 致衰老大鼠 DNA 氧化损伤；降低衰老大鼠血清、心脏 NO、MDA 含量，升高血清和下丘脑、心脏 SOD 活性，升高血清及组织 T-AOC[7]；降低 D-gal 致衰老小鼠脑单胺氧化酶(MAO)活性，提高 Na^+，K^+-ATP 酶活性；降低高脂乳剂、高脂饲料致高脂血症大鼠血 MDA 和肝脏 LPO 含量，提高血清 SOD 活性。

3. 增强免疫功能 绞股蓝水煎液 10、30g 生药/kg 灌胃给药，增加小鼠胸腺、脾脏重量，提高单核巨噬细胞吞噬功能、特异性抗体溶血素含量。绞股蓝水煎液 2.3、6.15g 生药/kg 灌胃，降低环磷酰胺(Cy)诱发的小鼠骨髓多染性红细胞的微核率[8]。绞股蓝浸膏 2.5g/kg 灌胃给药，增加小鼠腹腔巨噬细胞体积，增强吞噬能力。绞股蓝总皂苷 50～400mg/kg 灌胃给药，升高 Cy 造模小鼠的 E 玫瑰花环形成率、脾 NK 细胞活性，提高抗绵羊红细胞(SRBC)溶血素水平；增加小鼠腹腔巨噬功能，增加正常及免疫抑制小鼠白细胞数及吞噬功能；提高小鼠血清 G 型免疫球蛋白(IgG)含量，增强大鼠血清总补体活性；增强小鼠腹腔巨噬细胞内酸性磷酸酶、乳酸脱氢酶(LDH)活性和吞噬能力。绞股蓝多糖 150mg/kg 灌胃给药，延长力竭模型小鼠游泳时间，增强小鼠脾指数，提高刀豆蛋白 A(ConA)诱导小鼠淋巴细胞转化能力。

4. 抗应激作用 绞股蓝水煎液 0.5～1.8g 生药/kg 灌胃给药，延长小鼠游泳时间和爬杆时间；提高小鼠耐缺氧、耐高温(45～47℃)能力。绞股蓝浸膏 0.45g/kg 灌胃，提高小鼠耐高温能力，延长 42℃环境下的生存时间，减少小鼠自发活动。绞股蓝皂苷 100～400mg/kg 灌胃给药，提高常压或异丙肾上腺素造模小鼠耐缺氧能力，延长小鼠游泳时间；提高小鼠耐低温(-10～-11℃)能力。绞股蓝 75%乙醇提取物 2.5、5g/kg 灌胃，缩短抑郁小鼠在悬尾实验及强迫游泳实验的不动时间[9]。

5. 抗胃溃疡作用 绞股蓝总皂苷 45mg/kg 灌胃给药，缩小幽门螺杆菌(HP)醋酸性胃溃疡模型大鼠的溃疡面积，抑制黏膜内 MDA 生成，降低 IL-8、前列腺素 E_2(PGE_2)，促进溃疡愈合。绞股蓝乙酸乙酯提取物 150、750mg/kg 灌胃，增加胃溃疡大鼠的胃黏膜血管活性物质 NO、NOS 水平，降低内皮素(ET)含量。

6. 抗肝损伤作用 绞股蓝提取物 25g 生药/kg 灌胃，减轻 ^{60}Co 辐射损伤模型小鼠白细胞、淋巴细胞数量，减轻辐射对肝脏合成功能的损伤，提高肝组织 SOD、GSH 活性，降低肝 MDA 含量[10]。绞股蓝皂苷 0.5、1g/kg 灌胃给药，降低非酒精性脂肪性肝病模型兔的肝脏脂质沉积量，减轻病变肝脏肿大程度[11]；降低糖尿病合并非酒精性脂肪性肝病大鼠的肝脏脂质沉积量[12]，降低血糖、血 TG、TC 含量，可能与下调肝组织 TNF-α mRNA 表达、升高血浆 H_2S 浓度有关[13]；50～200mg/kg 灌胃，对 CCl_4 致大鼠肝纤维化有显著的抗损伤和抗纤维化作用，能升高肝纤维化大鼠的肝组织 SOD、GSH-Px 活性，降低血清丙氨酸氨基转移酶(ALT)、天冬氨酸氨基转移酶(AST)、谷氨酰转肽酶(GGT)、总胆红素(TBil)、肝组织 MDA、羟脯氨酸(HYP)；下调肝组织α-平滑肌肌动蛋白(α-SMA)、Ⅰ型胶原蛋白(ColⅠ)，血清 TGF-β_1、Smad2、p-Smad2、p-Smad3、TIMP-1、TIMP-2 蛋白表达，减轻肝细胞脂肪变性、纤维增生[14]；降低肝细胞凋亡数，血小板源性生长因子β受体(PDGF-βR)、半胱氨酸天冬氨酸蛋白酶(caspase-7、caspase-9)、Bax 以及 Bak mRNA 表达；升高 Bcl-2 mRNA 表达。绞股蓝多糖 50～200mg/kg 灌胃，降低 CCl_4 致肝损伤小鼠血清 ALT、AST 活性，降低肝组织 MDA 含量，提高肝组织谷胱甘肽(GSH)活性。

7. 调节血糖作用 绞股蓝浸膏粉 100、200mg/kg 灌胃给药，提高老年大鼠血糖，改善血糖耐量。绞股蓝 95%乙醇提取物 1～4g/kg 灌胃，降低四氧嘧啶致高血糖小鼠的血糖，抑制外源性葡萄糖引起的小鼠高血糖[15]。绞股蓝多糖 200mg/kg 灌胃，降低四氧嘧啶致高血糖模型大鼠的空腹血糖及糖耐量；降低高糖高脂饮食加 STZ 致 2 型糖尿病大鼠血清 MDA，提高血清胰岛素水平[16]。绞股蓝皂苷 150mg/kg 灌胃给药，降低 STZ 致糖尿病模型大鼠空腹血糖和胰岛素水平。

8. 抗肾损伤作用　绞股蓝颗粒 0.05～0.2g/kg 灌胃给药，使高糖高脂饮食加 STZ 致 2 型糖尿病模型大鼠的肾组织金属蛋白酶组织抑制物 1（TIMP-1）逐渐降低、基质金属蛋白酶（MMP-9）逐渐增高[17]。绞股蓝总皂苷 0.1～1g/kg 灌胃给药，改善单侧肾切除加 STZ 致糖尿病肾病大鼠足细胞超微结构的病理变化，上调 nephrin mRNA 表达，抑制血管内皮生长因子（VEGF）表达[18]；降低酵母膏加氧嗪酸钾致高尿酸血症大鼠血清尿酸水平[19]；降低阿霉素致肾病大鼠尿蛋白、血清 TC 含量，提高血清总蛋白、白蛋白及血浆皮质酮含量；提高地塞米松致肾上腺皮质病变模型小鼠的肾上腺指数，恢复肾上腺皮质束状带结构，减轻肾上腺内维生素 C 蓄积。绞股蓝皂苷 1.6g/kg 灌胃，恢复腺嘌呤致慢性肾功能衰竭模型大鼠的肾小球结构，改善间质纤维化。绞股蓝乙酸乙酯提取物 2.5、5mg/kg 灌胃，降低 STZ 致糖尿病肾病大鼠血液黏度、血浆黏度、血清 TC、TG、TNF-α、IL-6 及 C 反应蛋白（CRP）水平[20]。

9. 提高记忆作用　绞股蓝提取液 1.5、2.1g/kg 灌胃给药，提高 Y 型迷宫实验大鼠主动回避率与正确反应率；改善东莨菪碱与乙醇造成大鼠学习记忆获取与再现障碍。绞股蓝皂苷 200、300mg/kg 灌胃，缩短嗅球损毁致阿尔茨海默症（AD）模型大鼠 Morris 水迷宫试验潜伏期，增加穿过平台次数，升高海马组织 GAP-43 蛋白和 GAP-43 mRNA 表达，增多内侧隔核和斜角带垂直支中胆碱乙酰转移酶（ChAT）免疫阳性神经元数[21]；提高 D-gal 致 AD 小鼠学习记忆能力及海马 ChAT 活性，降低胆碱酯酶（AChE）活性[22]。

10. 镇痛作用　绞股蓝皂苷 100～500mg/kg 灌胃给药，抑制痛风性关节炎大鼠模型、5-羟色胺（5-HT）致痛小鼠模型 5-HT 的生成，降低外周系统自由结合各种受体的游离 5-HT 浓度，抑制 5-HT_{1B} 受体活性[23]；下调三叉神经神经病理性痛（NP）模型大鼠的三叉神经脊束核尾侧亚核（Vc）内的胶质纤维酸性蛋白（GFAP）的表达以及星形胶质细胞特异性信号通路 JNK 的激活，缓解大鼠三叉神经 NP 的同时下调了 Vc 中星形胶质细胞的激活程度[24]。

11. 其他作用　绞股蓝提取物、皂苷或粗多糖 0.02～2.5g/kg 灌胃给药，增加小鼠睾丸、精囊、前列腺和子宫重量；增加雄性大鼠精子数量。

绞股蓝水煎液 2～12g 生药/kg 灌胃给药，降低口腔白斑癌变模型金地鼠的体内端粒酶阳性率，抑制癌变；抑制移植性肿瘤小鼠肉瘤 S_{180} 生长，延长白血病 L615 小鼠生命。绞股蓝多糖 100、150mg/kg 灌胃，延长艾氏腹水癌小鼠存活时间。绞股蓝总皂苷 37.5～120mg/kg 灌胃，降低舌白斑癌变大鼠舌背黏膜异常增生发生率，增加琥珀酸脱氢酶（SDH）表达[25]；减小弗氏佐剂致口腔溃疡模型大鼠的复发性口腔溃疡面积、直径，促进溃疡愈合[26]。

绞股蓝总皂苷 100～200mg/kg 灌胃给药，改善脑缺血再灌注损伤大鼠行为障碍，提高脑组织中 GSH-Px、SOD 活力，降低 MDA 含量[27]；增加全脑缺血再灌注大鼠海马及齿状回 DNA、RNA 含量；改善阿霉素致心衰大鼠的心脏收缩与舒张功能，升高心肌 ATPase、SDH 活性，减轻心肌细胞变性坏死程度及心肌细胞超微结构形态改变，增加 SERCA2a 活性及 SERCA2a mRNA 表达水平[28]。绞股蓝总黄酮 20～80mg/kg 灌胃，升高异丙肾上腺素致心肌缺血模型大鼠的血清 SOD 活性、NO 含量；降低 MDA、LDH 活性，降低分裂原激活蛋白激酶（P38MAPK）活性和血清肿瘤坏死因子水平。

绞股蓝总皂苷 20～720mg/kg 灌胃给药，抑制二磷酸腺苷（ADP）、花生四烯酸（AA）及胶原诱导的大鼠血小板聚集；抑制大鼠实验性脑血栓、小鼠肺血栓形成；降低高黏血症家兔全血黏度、血浆黏度，升高红细胞变形指数，缩短红细胞电泳时间；扩张高分子右旋糖苷致微循环障碍模型小鼠毛细血管，加快血液流速，抑制红细胞聚集；提高慢性缺氧大鼠的肺组织及血浆 NOS 活性，促进 NO 的产生及释放，降低慢性低氧大鼠的肺动脉压；降低高糖高脂诱导的大鼠高血压[29]。

12. 体内过程　绞股蓝总皂苷 300mg/kg 给家兔肌内注射，其药动学特征符合二室开放模型，最大血药浓度 C_{max} 为 163.598μg/ml，达峰时间 t_{max} 为 1.878 小时，分布相 $t_{1/2\alpha}$ 为 0.289 小时；消除相 $t_{1/2\beta}$ 为 16.440 小时。绞股蓝总皂苷血药浓度-时间曲线出现双峰现象，$t_{max(1)}$ 为 1.8 小时，$t_{max(2)}$ 为 6.0 小时，提示其在兔体内可能有肝-肠循环现象。

13. 毒理研究　绞股蓝总苷浸膏（皂苷 20%）小鼠灌胃 LD_{50} 为 4.5g/kg（36g 生药/kg）。绞股蓝提取物 NIH 小鼠灌胃 LD_{50} 为 48.94g/kg±1.07g/kg；绞股蓝总皂苷 8g/kg 灌胃 1 个月，大鼠一般情况、体重、食量、饮水量、血尿常规、病理检查等均未见异常。以绞股蓝 4g/kg 饲料给药，连续 90 天，大鼠的一般状态、血常规、肾功能、肝功能、心电图及心、肝、肾、睾丸的病理检查均无异常。绞股蓝皂苷 0.1g/kg 及更高剂量对孕鼠具有胚胎毒性。

【参考文献】　[1] 陈桂林，乐智勇，卢锟刚，等. 绞股蓝 50% 乙醇部位调血脂及抗氧化作用研究. 中国药业，2012，21（15）：11-13.

[2] 雷婧，许韩婷，苏洁，等. 不同含量绞股蓝皂苷对高脂血

症大鼠血脂的影响. 上海中医药大学学报，2014，28(2)：60-64.

[3] 沈楠，许文频，李敏，等. 绞股蓝皂苷对高脂血症大鼠脂代谢的影响. 中西医结合心脑血管病杂志，2011，9(9)：1081-1083.

[4] 贺琴，雷飞飞，李儒贵，等. 绞股蓝皂苷降低 2 型糖尿病并非酒精性脂肪性肝病大鼠血糖、血脂的机理研究. 湖北医药学院学报，2013，32(1)：39-43.

[5] 权媛，钱民章. 绞股蓝总苷对高脂诱导动脉粥样硬化大鼠炎性分子表达的影响. 中国中西医结合杂志，2010，30(4)：403-406.

[6] 李楠，谷继卜，曲桂霞. 绞股蓝水煎剂对老龄小鼠 SOD 和 LPO 的抗衰老研究. 黑龙江医药科学，2012，35(4)：41.

[7] 于文会，王坤，戈胜. 绞股蓝总皂苷对衰老大鼠抗氧化功能的影响. 中国兽医杂志，2010，46(1)：40-41.

[8] 龙再慧，倪娅，赵刚. 绞股蓝对环磷酰胺诱发小鼠骨髓微核形成的抑制作用. 湖北中医学院学报，2010，12(3)：19-21.

[9] 王君明，王帅，崔瑛. 绞股蓝提取物抗抑郁活性研究. 时珍国医国药，2012，23(4)：815-817.

[10] 姜新宇，邓霜，王建芬. 绞股蓝提取物防辐射的小鼠实验研究. 长沙医学院学报，2011，6(15)：14-18.

[11] 刘其政，孙希杰，谭华炳，等. 绞股蓝抑制非酒精性脂肪性肝病兔肝脏脂质沉积的实验研究. 中西医结合肝病杂志，2011，21(4)：224-226.

[12] 贺琴，李德梅，李敬会，等. 绞股蓝皂苷对 2 型糖尿病合并非酒精性脂肪性肝病大鼠肝组织脂质沉积的影响. 中国老年学杂志，2014，34(15)：4236-4238.

[13] 闵怀臻，贺琴，李金科，等. 绞股蓝皂苷对 2 型糖尿病并 NAFLD 大鼠肝组织 TNF-α mRNA 表达和血硫化氢的影响. 湖北医药学院学报，2013，32(4)：317-320.

[14] 李雪梅，彭景华，冯琴，等. 绞股蓝总皂苷对四氯化碳诱导大鼠肝纤维化的防治作用. 中西医结合肝病杂志，2012，22(3)：151-154.

[15] 欧守珍，莫燕娜，陈世民，等. 海南绞股蓝乙醇提取物的降血糖作用. 中国热带医学，2014，14(1)：38-40.

[16] 杜小燕，侯颖，覃华，等. 绞股蓝多糖对 2 型糖尿病大鼠血糖的影响及其机制初步研究. 科学技术与工程，2011，11(24)：5754-5758.

[17] 郎志芳，刘兰涛，王洪伟，等. 绞股蓝对 2 型糖尿病大鼠肾脏组织中 MMP-9 与 TIMP-1 表达的影响. 中国药物经济学，2013，6：201-202.

[18] 黄平，王雁秋. 绞股蓝总皂苷对糖尿病肾病大鼠足细胞损伤的影响及机制. 中华中医药杂志，2012，27(3)：723-726.

[19] 史珅，王娜，尚小玉，等. 绞股蓝皂苷对高尿酸血症大鼠血尿酸的影响. 天然产物研究与开发，2014，26：1285-1289.

[20] 张生权. 绞股蓝提取物对糖尿病肾病大鼠血液流变学和炎性因子影响的实验研究. 中国当代医药，2012，19(32)：12-14.

[21] 贺婕，彭贵海，黄琪，等. 绞股蓝皂苷对嗅球损毁大鼠学习记忆能力减退的影响. 中国中医急症，2014，23(1)：22-24.

[22] 周卫华，谭莉明，米长忠，等. 绞股蓝皂苷对阿尔茨海默病小鼠海马胆碱能系统功能的影响. 中国老年学杂志，2012，32(22)：4943-4944.

[23] 史珅，王娜，尚小玉，等. 绞股蓝提取物对痛风性关节炎大鼠的镇痛作用. 营养学报，2013，35(6)：594-598.

[24] 姚凯华，孙辉，孙永，等. 绞股蓝皂苷缓解大鼠三叉神经痛及其机制研究. 神经解剖学杂志，2014，30(2)：227-231.

[25] 娄佳宁，葛姝云，周曾同. 绞股蓝总苷对鼠舌白斑癌变过程中琥珀酸脱氢酶表达影响的研究. 临床口腔医学杂志，2010，26(12)：712-714.

[26] 周芳，王丹杨，王琳，等. 绞股蓝皂苷治疗复发性口腔溃疡大鼠的实验研究. 贵州医药，2014，38(7)：587-590.

[27] 苏显红，余仲平，韩凤英，等. 绞股蓝总苷对大鼠局灶性脑缺血损伤的保护作用. 实用药物与临床，2010，13(4)：246-247.

[28] 葛敏，刘国平，关宿东. 绞股蓝总皂苷对阿霉素致心力衰竭大鼠心功能的影响. 中国老年学杂志，2014，34(16)：4579-4582.

[29] 梁小辉，李伟健，陈文朴，等. 绞股蓝总皂苷对实验性高血压大鼠的降压作用的研究. 时珍国医国药，2012，23(10)：2417-2419.

红景天

Hongjingtian

本品为景天科植物大花红景天 *Rhodiola crenulata* (Hook. f. et. Thoms.) H. Ohba 的干燥根及根茎。主产于云南、西藏、青海。秋季花茎凋枯后采挖，除去粗皮，洗净，晒干。切片。以切面粉红色、气芳香者为佳。

【炮制】 除去须根、杂质，切片，干燥。

【性味与归经】 甘、苦、平。归肺、心经。

【功能与主治】 益气活血，通脉平喘。用于气虚血瘀，胸痹心痛，中风偏瘫，倦怠气喘。

【效用分析】 红景天味甘、苦，性平，入心经，既能益气以行血，又具活血作用，善治气虚血瘀所致的胸痹心痛，中风偏瘫等。红景天入肺经，具益气、平喘之效，常用于治疗肺气亏虚，体倦气喘等。

此外，红景天有活血化瘀之力，可用于治疗跌打损伤等瘀血证。

【配伍应用】

1. 红景天配黄芪 红景天甘平，具有益气活血的作用；黄芪也具补气行血之功。两药配伍，可增强益气行血的作用，适用于气虚血瘀所致的肢体偏瘫、胸痹心痛等。

2. 红景天配沙参 红景天具有益气平喘的功效，沙参具有养阴清肺，益胃生津的作用。两药配伍，可增强养肺阴，清肺热的作用，适用于热伤肺阴所致的干咳痰少，咽干口渴或有咯血等。

【鉴别应用】 红景天与黄芪 两药均有补气活血的作用。用于气虚血瘀所致的肢体偏瘫、胸痹心痛等。然红景天还能补肺气，平喘，可用于治疗肺虚气喘等；黄芪还有补气升阳、固表止汗、托毒生肌、利水消肿的功效，多用于治疗脾虚中气下陷、表虚自汗、气虚水肿及疮疡久溃不敛等。

【成药例证】

1. 诺迪康胶囊（《临床用药须知中药成方制剂卷》2020 年版）

药物组成：圣地红景天。

功能与主治：益气活血，通脉止痛。适用于气虚血瘀所致胸痹，症见胸闷、刺痛或隐痛，心悸气短，神疲乏力，少气懒言，头晕目眩。

2. 洛布桑胶囊（《临床用药须知中药成方制剂卷》2020 年版）

药物组成：红景天、冬虫夏草、手参。

功能与主治：益气养阴，活血通脉。用于气阴两虚、心血瘀阻所致的胸痹心痛、胸闷、胸部刺痛或隐痛、心悸气短、倦怠懒言、头晕目眩、面色少华等症。

【用法与用量】 3～6g。

【本草摘要】

1.《西藏常用中草药》 “活血止血，清肺止咳，解热。治咳血，咯血，肺炎咳嗽，妇女白带等症。外用治跌打损伤。”

2.《青藏高原药物图鉴》 “退烧，利肺，治肺炎，神经麻痹症。”

【化学成分】 主要含苯乙醇苷类成分：红景天苷；黄酮类成分：山柰酚，山柰酚-7-*O*-α-L-鼠李糖苷等；挥发性成分：正辛醇，芳香醇，月桂醇，牦牛儿醇，芳香醇氧化物等。中国药典规定本品含红景天苷（$C_{14}H_{20}O_7$）不得少于 0.50%。

【药理毒理】 本品具有增强免疫功能、耐缺氧、抗疲劳、抗心肌缺血、抗脑缺血、抗肺损伤等作用。

1. 增强免疫功能 红景天水煎液 1～5g/kg 灌胃给药，降低小肠缺血再灌注大鼠血清肿瘤坏死因子（TNF-α）、白介素-6（IL-6）和丙二醛（MDA）含量，提高超氧化物歧化酶（SOD）活性；增强二硝基氟苯（DNFB）诱导小鼠的迟发性超敏反应（DTH），提高血清溶血素试验抗体积数、腹腔巨噬细胞吞噬鸡红细胞能力、自然杀伤细胞（NK 细胞）活性。红景天提取物 133～399mg/kg 灌胃，提高绵羊红细胞诱导小鼠 DTH 能力、腹腔巨噬细胞吞噬能力、小鼠碳廓清能力，促进小鼠抗体生成细胞生成，增强 NK 细胞活性[1]。红景天多糖 75mg/kg 灌胃给药，增加老龄小鼠（12 月龄）的 T 淋巴细胞亚群 $CD4^+$数目及 $CD4^+/CD8^+$比值、外周血白介素-2（IL-2）及抗体 IgG 含量。红景天苷 20～80mg/kg 灌胃给药，增加环磷酰胺（Cy）致骨髓损伤小鼠血小板、骨髓红系祖细胞（CFU-E、BFU-E）及粒系祖细胞（CFU-GM）数，提高血粒细胞集落刺激因子（G-CSF）、促红细胞生成素（Epo）含量，升高白细胞（WBC）数[2]。红景天苷 480、960mg/kg 灌胃，抑制胃腺癌 BGC-823 荷瘤小鼠肿瘤生长，增加体重、脾系数和脾细胞功能、脾淋巴细胞转化率及 IL-2 活性[3]。红景天多糖 75、150、300mg/kg 灌胃给药，增加宫颈癌腹水瘤及实体瘤小鼠存活天数，提高脾脏指数和脾淋巴细胞增殖能力，升高血清 TNF-α、IFN-γ、IL-2 含量[4]。

2. 耐缺氧作用 红景天水煎液 0.5～20g/kg 灌胃给药，提高高原低压缺氧环境（兴海海拔 3500 米、玛多海拔 4200 米）大鼠自动爬杆主动回避反应的保持率，增加 PV 阳性神经元数量和蛋白表达[5]；减轻大鼠到达高原（海拔 4200 米）6 小时后神经功能损伤，改善触觉、痛觉、自主活动异常以及避暗运动迟缓，减少大脑皮质和海马神经细胞变性和凋亡比例[6]；提高大耳白家兔静脉血液氧分压（PO_2）和氧饱和度（SO_2），降低二氧化碳分压（PCO_2）；延长小鼠亚硝酸钠中毒存活时间、急性脑缺血性缺氧存活时间，降低小鼠运动（游泳 10 分钟）后血乳酸（LD）含量，减轻缺氧对大鼠的膈肌损伤。

红景天醇提物 50～250mg/kg 灌胃给药，降低低压低氧环境（海拔 4500～8000 米）大鼠心脏精氨酸、活性氧（ROS）、丙二醛（MDA）及蛋白质羰基含量，减轻氧化应激和心肌细胞凋亡[7]；降低平均肺动脉压、血红蛋白浓度和红细胞数，增加血小板数、血细胞比容，下调肺组织细胞周期蛋白依赖性激酶抑制因子 P27Kip1 蛋白及 mRNA 表达[8]。

红景天苷 20～200mg/kg 灌胃给药，降低低压低氧环境（海拔 6500 米）大鼠 PCO_2 和 LD 含量，增加 SO_2 和 PO_2，增强心肌细胞自噬，抑制心肌细胞凋亡[9]；调控低氧、高寒加口服氯化钴致高原红细胞增多症大鼠的红细胞膜脂质成分，改善红细胞膜功能和细胞代谢活动[10]，降低肾及血清中促红细胞生成素含量，增加粒细胞/有核红细胞比，减轻红细胞氧化应激[11]。

3. 抗疲劳作用 红景天 0.1～3.12g/kg 灌胃给药，延长小鼠负重游泳时间，降低运动后血 LD 含量、血清尿素氮(BUN)含量，增加肝糖原含量[12]。红景天粉末混悬液 100～168mg/kg 灌胃给药，提高小鼠跑台运动前肢握力，延长负重游泳时间，提高骨骼肌过氧化物酶体增殖物激活受体γ辅激活因子 1α(PGC-1α)蛋白表达，降低自噬相关基因 7(Atg7)、自噬微管相关蛋白轻链 3(LC3)-Ⅱ/LC3-Ⅰ蛋白表达[13]；增加力竭游泳和夹尾应激致慢性疲劳大鼠的旷场实验跨格运动和直立运动次数，延长力竭游泳时间[14]。红景天水煎液 4.48g/kg 灌胃给药，减轻 8 周过度游泳训练致运动性肾缺血再灌注大鼠的肾小球瘀血，减轻肾组织超微结构破坏程度和组织病理学改变，降低 Paller 肾小管损害评分，降低血清 BUN 和肌酐(Cr)，抑制血清 IL-1β、TNF-α、IL-6 和 IL-18 含量，降低肾组织 IL-1β、TNF-α、IL-6 和 IL-18 蛋白及 mRNA 表达[15]。红景天醇提物 100～500mg/kg 灌胃，提高大强度负重游泳后大鼠的血清 SOD 活性；延长小鼠跑台运动时间，提高肝糖原和肌糖原含量[16]。

红景天苷 50～300mg/kg 灌胃给药，降低高强度运动致力竭运动性肾损伤大鼠的尿 NAG 酶及血清 BUN、中性粒细胞明胶酶载脂蛋白(NGAL)、TNF-α含量[17]；延长力竭运动致心肌结构损伤和线粒体呼吸功能障碍大鼠的力竭游泳时间，增高心肌线粒体呼吸速率，升高 PGC-1α、核因子 E_2 相关因子 2(Nrf-2)蛋白表达；提高小鼠长时间游泳后血糖、肌糖原和肝糖原含量，降低血浆总胆固醇(TC)、游离脂肪酸(FFA)、色氨酸及总氨基酸含量[18]。

红景天提取物制成的制剂红景天含片、红景天胶囊、红景天口服液具有抗疲劳作用。红景天含片 160～990mg/kg 灌胃给药，延长小鼠负重游泳时间，增加肝糖原含量，降低运动后血 LD 含量[19]。红景天胶囊 120mg/kg 灌胃给药，延长小鼠负重游泳时间[20]。红景天口服液 2.48～24.8g/kg 灌胃给药，升高低温负重游泳力竭小鼠体温，增加脾脏、包皮腺和前列腺的脏器指数，延长游泳时间[21]。

4. 抗心肌缺血作用 红景天水煎液 0.6～5g/kg 灌胃给药，增加异丙肾上腺素致急性心肌缺血大鼠的左心室内压最大变化速率($\pm dp/dt_{max}$)，降低心肌缺血面积，提高血清 SOD 活性[22]；升高冠脉结扎致急性心肌梗死大鼠的梗死边缘区 CD31、肾上腺髓质素(AM)、降钙素受体样受体(CRLR)表达。红景天醇提物 0.82、1.64、3.28g/kg 灌胃给药，降低冠脉结扎致心肌缺血再灌注损伤大鼠的血清肿瘤坏死因子-α(TNF-α)、白细胞介素-6(IL-6)含量，抑制心肌细胞凋亡及半胱氨酸天冬氨酸蛋白酶-3(Caspase-3)蛋白表达[23]。

红景天苷 6～200mg/kg 灌胃给药，降低冠脉结扎致心肌缺血家兔心肌细胞凋亡指数，增加血一氧化氮(NO)、一氧化氮合酶(NOS)含量；减少腹主动脉结扎致心力衰竭大鼠的左室舒张末内径及收缩末期内径，升高左心室射血分数及短轴缩短率，降低左心室指数、心肌胶原容积分数、羟脯氨酸(HYP)含量，抑制血清肾素-血管紧张素-醛固酮系统激活[24]；降低异丙肾上腺素致心肌缺血小鼠 ST 段、血清和心肌组织心肌酶(CK)、乳酸脱氢酶(LDH)活性，减轻氧化应激和心肌细胞凋亡[25]；减少冠脉结扎致急性心肌梗死大鼠的梗死面积及肌钙蛋白 T 活性，升高左室射血分数、左室缩短率[26]，抑制心肌细胞凋亡[27]，升高血管内皮生长因子(VEGF)mRNA 表达及胞浆 VEGF 蛋白表达；减少医用直线加速器致放射性心脏损伤小鼠的心肌细胞凋亡，上调心肌组织 B 淋巴细胞瘤-2(Bcl-2)蛋白表达，降低 B 淋巴细胞瘤-2 相关的 x(Bax)蛋白表达[28]；增加高温热运动和电击致中暑大鼠的心肌线粒体膜电位，降低呼吸控制率，减少心肌细胞凋亡数[29]。

红景天苷 6～24mg/kg 灌胃，降低高分子右旋糖酐致急性血瘀大鼠全血黏度(高、中、低切变率)、血浆黏度、红细胞压积及纤维蛋白原含量，降低血小板聚集率，延长小鼠凝血时间[30]；降低胸主动脉结扎致高血压大鼠血压，降低血管对苯肾上腺素诱导血管环的收缩反应，改善主动脉内皮损伤[31]。

5. 抗脑缺血作用 红景天醇提物 50、100、200mg/kg 灌胃给药，降低线栓法致脑缺血大鼠的脑梗塞率，减少脑组织 LD 含量，增加 ATP 酶活性，抑制脑细胞凋亡[32]。红景天提取物 0.5～5g/kg 灌胃给药，改善左侧颈总动脉结扎致缺氧缺血性脑病新生大鼠的脑组织结构，增加血管内皮细胞、大脑皮层和海马区缺氧诱导因子-1α(HIF-1α)表达；升高双侧颈动脉结扎致血管性痴呆大鼠的血清 SOD 活性，降低血清 MDA、大脑海马组织 IL-1β 含量[33]。

红景天苷 10～160mg/kg 灌胃给药，降低颈内动脉线栓法致右侧大脑中动脉闭塞大鼠的脑卒中评分；降低局灶性脑缺血再灌注大鼠的梗死百分比、脑含水量，改善脑组织学损伤，升高 MDA、LD、NO、谷胱甘肽(GSH)含量，提高 ATP 酶及 SOD 活性，抑制脑 IL-1β表达；降低自体血注入尾状核法致脑出血大鼠的血脑屏障通透性、脑含水量、EB 含量、NF-κB 阳性细胞数[34]；降低Ⅶ型胶原酶致脑出血大鼠的神经功能缺损评分，降低脑含水量和脑组织髓过氧化物酶(MPO)活性，上调脑血肿组织 HIF-1α、VEGF 蛋白及 mRNA 表达[35]；降低双侧椎动脉凝固阻断致全脑缺血再灌注大鼠的神经功能缺损评分，降低海马组织 p53 蛋白表达，提高 Bcl-2/Bax 比值，抑制海马细胞凋亡[36]。

6. 抗肺损伤作用 红景天水煎液 0.5～10g/kg 灌胃给药，减轻缺氧环境下肺动脉高压致慢性高原心脏病大鼠的肺血管内皮细胞损伤，抑制血管内皮细胞增生，降低肺动脉压、右心室压、右心室/(左心室+室间隔)重量比、右心室/体重比值；降低慢性高原心脏病模型大鼠的内皮抑素活性，升高 VEGF 受体表达水平。红景天醇提物 250、500mg/kg 灌胃给药，减轻博来霉素致肺纤维化大鼠的肺组织损伤，减少肺组织胶原蛋白沉积和 HYP 含量，抑制肺组织α-平滑肌肌动蛋白(α-SMA)、金属蛋白酶组织抑制剂-1(TIMP-1)、转化生长因子-β_1(TGF-β_1)蛋白表达，降低肺泡灌洗液 TGF-β_1、TNF-α、IL-6 含量[37]。

红景天苷 10～500mg/kg 灌胃给药，降低慢性间断性缺氧小鼠的肺组织 Bax/Bcl-2 比值和 caspase-3 蛋白表达，抑制肺组织细胞凋亡[38]；减轻香烟烟熏致慢性阻塞性肺病小鼠的肺泡壁炎性细胞浸润和肺内支气管上皮坏死，上调肺组织 Nrf-2/HO-1 通路表达，降低血清 IL-6、TNF-α、IL-1β含量[39]；降低氯气致肺损伤大鼠的血清 LDH、肺组织 ATP 酶活性，改善肺组织线粒体损伤[40]，下调肺组织 HIF-1α、VEGF、紧密连接蛋白 Occludin 及 ZO-1 蛋白表达[41]；增加 95℃水致烫伤兔支气管肺泡灌洗液和血清 NO、BUN 含量，升高肌酸磷酸激酶(CK)活性、心指数及血红蛋白数量，降低外周血管阻力、肺通透指数；降低博来霉素致肺纤维化大鼠的肺泡灌洗液白蛋白(ALB)、碱性磷酸酶(ALP)、LDH 水平，减少肺组织 HYP、血清 PC-Ⅲ、COL4 含量[42]；降低卵清蛋白致哮喘小鼠淋巴细胞、巨噬细胞、中性粒细胞及嗜酸性粒细胞数，下调肺组织 NF-κBp65 和 TGF-β_1 mRNA 表达[43]。

红景天多糖 1.2g/kg 灌胃给药，升高被动吸烟致肺损伤大鼠的血清和肺组织 SOD、GSH 水平，降低 MDA、ROS 含量[44]。红景天口服液 5g/kg 灌胃，减少染矽尘肺纤维化大鼠肺泡灌洗液总细胞、中性粒细胞及巨噬细胞数，降低转化生长因子(TGF-β)、IL-6、TNF-α含量，升高干扰素γ(IFN-γ)含量。

7. 其他

(1) 延缓衰老作用 红景天水煎液、70%醇提液 2g/kg 灌胃给药，抑制老龄小鼠(20 月龄)肝、脾过氧化脂质(LPO)含量。饮用水中加入 1%～2%红景天，延长野亚麻蝇的寿命。红景天多糖 40～200mg/kg 灌胃，提高 D-半乳糖致衰老小鼠皮肤 SOD 活性、脾指数、胸腺指数、脑神经元数、成纤维细胞数和 HYP 含量，降低血清、肝、脑、皮肤组织 MDA 含量[45]；提高老年小鼠 T 淋巴细胞亚群、血清 IL-2 含量。红景天苷 1g/kg 灌胃，降低自然衰老小鼠(16 月龄)心、肝、肾、脑、血清的 MDA、脂褐素(LF)含量，升高 SOD 和谷胱甘肽过氧化酶(GSH-Px)活性[46]。

(2) 抗肝损伤作用 红景天水煎剂 0.1～5g/kg 灌胃给药，减少肝脏缺血再灌注损伤大鼠的血清丙氨酸氨基转移酶(ALT)、肝组织 MDA 含量，降低肝细胞凋亡率[47]；降低二甲基甲酰胺致肝损伤小鼠的血清 ALT、天门冬氨酸氨基转移酶(AST)、LDH、硫代巴比妥酸(TBA)、肝组织 8-羟基脱氧鸟苷(8-OHdG)、MDA 含量，升高肝组织 SOD 活性[48]。红景天醇提物 0.5g/kg 灌胃，改善 CCl_4 致肝纤维化大鼠的肝组织病理学，抑制血清和肝组织对硝基酚 *N*-乙酰-β-D-氨基葡萄苷酶、对硝基酚 *N*-乙酰-β-D-吡喃葡萄苷酶、单胺氧化酶(MAO)、醛缩酶(ALD)活性。

红景天苷 5～300mg/kg 灌胃给药，改善高脂饮食致非酒精性脂肪肝大鼠的脂肪变性程度，降低血清 ALT、AST、TC、TG、MDA 和 8-异前列腺素 $F_{2\alpha}$(8-iso-PGF$_{2\alpha}$)含量，减少肝组织 TG、FFA、脂肪酸合成酶及丙二酰辅酶 A 水平，提高肝组织 SOD 和 GSH，下调肝组织乙酰辅酶 A 羧化酶(ACCase)蛋白及 mRNA 表达[49]；降低乙醇致酒精性肝损伤大鼠的血清 TG、ALT、AST 及肝组织 MDA 含量，增加肝组织 SOD 活性，抑制 NF-κB 介导的炎症反应[50]；降低热应激致热射病小鼠的血清 ALT、AST 活性[51]；降低对乙酰氨基酚致肝损伤小鼠的血清 LDH、ALT、AST、ALP 活性，上调肝组织 Keap1/Nrf2 通路表达[52]。红景天黄酮 100、200mg/kg 灌胃给药，降低 CCl_4 致急性肝损伤小鼠的肝脏指数，降低血清 ALT、AST 和肝组织 MDA 含量，升高肝组织 SOD 活性[53]。

(3) 提高记忆作用 红景天粉末混悬液 15mg/kg 灌胃给药，缩短双侧颈总动脉结扎致血管性痴呆大鼠的逃避潜伏期，增加目标象限停留时间，降低海马组织磷酸化 p38 丝裂原活化蛋白激酶(p-p38)和 Caspase-3 蛋白表达[54]；增加叠氮化钠致阿尔茨海默病大鼠的目标象限停留时间，降低逃避潜伏期，上调海马组织 PI3K/AKT/GSK3β通路表达，抑制海马细胞凋亡[55]。红景天提取物 80、240mg/kg 灌胃给药，降低慢性束缚致焦虑大鼠的海马组织谷氨酸活性，增加旷场试验总活动距离、中央区活动量及逗留时间，增加高架十字迷宫试验进入开放臂次数及开放臂停留时间[56]。

红景天苷 10～200mg/kg 灌胃给药，缩短β淀粉样蛋白(Aβ)致阿尔茨海默病(AD)大鼠逃避潜伏期，增加跨越平台次数，升高海马组织 SOD 活性，抑制 NF-κB、iNOS 及 RAGE 蛋白表达[57]，降低血清和海马组织 Aβ含量、海马神经元 p75NTR 和 p-JNK 阳性表达细胞数[58]；缩短链脲佐菌素结合高脂饮食致糖尿病大鼠的水迷宫实验逃避潜伏期，增加跨越平台次数，延长中心区域停留时间，增加跳台实验潜伏期，减少跳台错误次数[59]，升高海马组织 SOD、GSH-Px、过氧化氢酶(CAT)活性，减轻海马 CA1 区神经元结构模糊、胞体肿胀状态，增加神经元数目[60]；减少双侧颈总动脉结扎或结合硝普钠致血管性痴呆小鼠/大鼠跳台实验错误次数，延长跳台潜伏期，缩短水迷宫实验逃避潜伏期，增加目标象限停留时间，减轻神经细胞层次不清、突触减少、核固缩等病理改变，降低脑组织一氧化氮合酶(NOS)、一氧化氮(NO)、单胺氧化酶(MAO)、乙酰胆碱(Ach)及血清 MDA 含量，升高脑组织乙酰胆碱酯酶(AchE)和血清 SOD 活性，下调海马组织 COX-2、NF-κB 蛋白表达[61, 62]；延长低压致慢性缺氧小鼠有效区停留时间，升高海马组织 Bcl-2 蛋白表达，降低 Bax 蛋白表达[63]；降低百草枯致帕金森小鼠的纹状体多巴胺活性，升高纹状体 3，4-二羟基苯乙酸含量，增加自主活动数，降低脑组织 IL-6、IL-1β、TNF-α等含量[64]。

(4) 调节糖脂代谢作用　红景天提取物 150mg/kg 灌胃给药，降低链脲佐菌素致糖尿病大鼠的牙槽骨边缘破骨细胞数及血清 ALP 活性，增加血清 Ca^{2+}及骨保护素活性[65]。红景天醇提物 250～1000mg/kg 灌胃给药，降低链脲佐菌素致糖尿病大鼠的血糖、糖耐量，降低血清 TC、TG、糖化血红蛋白和 MDA 含量，增加血清 SOD 活性[66]。红景天多糖 100～400mg/kg 灌胃给药，降低四氧嘧啶致高血糖大鼠血糖、血清 MDA 含量，升高血清 SOD 和胰岛素水平，改善胰腺病理损伤；增加链脲佐菌素结合高脂饮食致糖尿病小鼠的肝糖原含量，上调肝脏 PI3K/AKT/GSK3β通路表达[67]。

红景天苷 30～400mg/kg 灌胃给药，降低链脲佐菌素或结合高脂饮食致糖尿病小鼠/大鼠血糖和糖耐量[68]，提高胰岛素水平和胰岛素敏感指数，保护胰岛 B 细胞[69]；降低 Zucker 糖尿病大鼠血糖、胰岛素水平及胰岛素抵抗指数，减少血清 TC、TG 及 FFA 含量，上调肝组织 Nrf2/HO-1 通路表达[70]；降低高脂饮食致肥胖大鼠体重、血糖、胰岛素水平及胰岛素抵抗指数，减少血清 TG、TC、LDL-C 含量及腹部、附睾脂肪指数，增加血清 HDL-C 含量[71]；减少高脂饮食诱导 $ApoE^{-/-}$小鼠动脉粥样硬化斑块面积，增加胶原含量，改善与 eNOS 活化相关的血管内皮功能[72]；抑制低压低氧诱导 $ApoE^{-/-}$小鼠的动脉粥样硬化斑块形成，降低血清和主动脉粥样硬化斑块基质金属蛋白酶-2(MMP-2)、基质金属蛋白酶-2(MMP-9)蛋白表达，增加基质金属蛋白酶组织抑制剂-2(TIMP-2)蛋白表达[73]；降低 db/db 糖尿病肾病小鼠血清 Cr 和 BUN 含量，降低肾组织 TGF-β_1及胶原蛋白Ⅰ蛋白表达[74]；降低链脲佐菌素致糖尿病肾病大鼠的血清 BUN、Cr 含量，减少 IL-1β、TNF-α及肾组织 MDA 含量，升高肾组织 SOD 活性，上调肾组织 Akt/GSK-3β通路[75]。

此外，红景天水煎液 0.068～1.08g/kg 灌胃给药，减少氯化钙致心律失常大鼠室速、室颤发生率及死亡率，提高乌头碱致心律失常大鼠室速、室颤的阈剂量；推迟肾上腺素致大白兔室性心律失常出现时间，缩短发作持续时间、窦性心律恢复时间；降低自发性高血压大鼠(SHR)收缩压，减少左心室重量及指数；减小睡眠剥夺大鼠脑细胞胞浆 Ca^{2+}和 Cyt-c 含量，增加线粒体 Ca^{2+}和 Cyt-c 含量[76]。

红景天水煎液 6g/kg 灌胃给药，降低顺铂致肾损伤小鼠血清 BUN、Cr 含量，提高肾组织 GSH 及 SOD 水平。红景天苷 15mg/kg 灌胃给药，增加吊尾应激小鼠的血清睾酮(T)含量[77]，加快体重增长，减轻肾上腺皮质肥厚及髓质萎缩等病理改变[78]。

红景天苷 12.5～200mg/kg 灌胃给药，促进韧带切断致骨关节炎小鼠的滑膜组织软骨细胞增殖，抑制胶原纤维化和炎症[79]；降低卡介苗致自身免疫性脑脊髓炎小鼠神经评分，减少髓鞘组织细胞凋亡[80]；降低宫颈癌小鼠的瘤重、血清 IFN-γ、TNF-α及 IL-2 含量，增加胸腺指数和脾淋巴细胞 $CD4^+$、$CD8^+$T 细胞水平[81]。

8. 毒理研究　红景天提取物 120、350、1050mg/kg(人剂量的 33、100、300 倍)灌胃给药，未发现大鼠胚胎毒性和致畸毒性，急性经口毒性试验 LD_{50}>2.5g/kg[82]。

【参考文献】［1］李立，王秋水，王亚东，等. 红景天提取物对小鼠免疫功能的影响. 安徽农业科学，2011，39(6)：3301-3302.

［2］吴建良，汪培欢，王翔，等. 红景天苷对环磷酰胺致骨髓损伤小鼠造血功能的影响. 中药新药与临床药理，2013，24(4)：371-374.

［3］覃华，杜小燕，韩燕，等. 红景天苷对荷瘤小鼠抗肿瘤活性和免疫功能的研究. 科学技术与工程，2011，11(28)：6811-6814

［4］李海霞，张伟. 红景天多糖对宫颈癌 U_{14}模型小鼠的治疗作用及机制的实验研究. 中药材，2017，40(6)：1453-1456.

［5］祁存芳，黄明玉，李长兴，等. 红景天对低压缺氧损伤大鼠海马 Parvalbumin 蛋白表达的影响及机制. 青海医学院学报，2013，34(3)：167-172.

［6］祁存芳，黄明玉，李福鑫，等. 红景天对高原环境中大鼠. 神经功能损伤的保护作用. 现代中西医结合杂志，2013，22(9)：934-936.

［7］Hsu Shih-Wei，Chang Tsu-Chung，Wu Yu-Kuan，et al. Rhodiolacrenulata extract counteracts the effect of hypobaric hypoxia in rat heart via redirection of the nitric oxide and arginase 1 pathway. BMC Complement Altern Med，2017，17(1)，29.

［8］Nan Xingmei，Su Shanshan，Ma Ke，et al. Bioactive fraction of Rhodiolaalgida against chronic hypoxia-induced pulmonary arterial hypertension and its anti-proliferation mechanism in rats. J Ethnopharmacol，2018，216：175-183.

［9］马玲，王楠，杜丽. 红景天苷对低氧环境下大鼠心肌自噬的影响. 中国临床药理学杂志，2020，36(21)：3450-3453.

［10］贾守宁，孙梦茹，马春花，等. 红景天苷对高原红细胞增多症大鼠红细胞膜结构和功能的影响. 中草药，2020，51(15)：3960-3967.

［11］贾守宁，陈文娟，李欣，等. 红景天苷对高原红细胞增多症大鼠促红细胞生成素及骨髓病理学影响的研究. 上海中医药杂志，2020，54(7)：94-98.

［12］游小凤，石鹤坤，蔡静静，等. 红景天粉末水提物对小鼠运动性疲劳的改善作用. 中国医药导报，2015，12(34)：30-32.

［13］曹海信，王小梅. 红景天干预可改善大强度运动小鼠骨骼肌细胞线粒体自噬及融合-分裂等功能. 中国组织工程研究，2020，24(1)：136-140.

［14］古春青，王著敏，赵铎. 红景天对复合应激因素致慢性疲劳大鼠体重及一般行为学的影响. 中国处方药，2016，14(4)：29-30.

［15］郭爱民，曹建民，周海涛. 红景天对大鼠运动性肾缺血再灌注血清和肾组织中 IL-1β、TNF-α、IL-6 和 IL-18 水平的影响. 沈阳体育学院学报，2013，32(5)：74-79.

［16］薛红强，康汇. 红景天提取物提高高强度跑台运动小鼠的抗氧化能力. 基因组学与应用生物学，2020，39(2)：955-960.

［17］张景瑞. 红景天苷对大鼠力竭运动性肾损伤的预防和保护作用. 中医临床研究，2019，11(2)：110-111.

［18］豆瑞，马莉，郭晓冬，等. 红景天苷对不同运动状态下小鼠糖、脂肪及蛋白质代谢的影响. 同济大学学报(医学版)，2018，39(1)：59-63.

［19］姚文环，颜燕，杨非，等. 红景天含片缓解小鼠体力疲劳作用的研究. 预防医学论坛，2011，17(8)：713-714.

［20］谢磊，李由，刘新民，等. 小鼠游泳耐力实验系统的建立与红景天抗疲劳作用的验证. 中国比较医学杂志，2016，26(5)：71-76.

［21］曹丹燕，刘振，邓小峰，等. 红景天口服液对雄性小鼠抗应激作用的研究. 广东医学，2010，31(24)：3176-3177.

［22］尹博，马丁，陈鹂，等. 红景天对异丙肾上腺素(ISO)致大鼠急性心肌缺血的保护作用. 复旦学报(医学版)，2015，42(1)：72-76.

［23］贾真，张方毅. 红景天对大鼠心肌缺血再灌注损伤的保护作用研究. 国医论坛，2020，35(4)：62-64.

［24］吴洁，尹涛，邹庆华，等. 红景天苷对慢性心力衰竭大鼠心室重构及肾素血管紧张素醛固酮系统的影响. 中国老年学杂志，2016，36(19)：4728-4730.

［25］常厦云，朱凌鹏，王秋娟，等. 红景天苷对异丙肾上腺素诱导的小鼠心肌缺血的影响. 中药药理与临床，2016，32(2)：67-70.

［26］高静媛，杨雨旸，王志文. 红景天苷对实验性急性心肌梗死大鼠心脏的影响研究. 四川中医，2017，35(6)：56-58.

［27］李杰，李俊锋，魏婷婷，等. 红景天苷对急性心肌缺血大鼠心肌细胞凋亡的作用及机制研究. 临床与病理杂志，2016，36(7)：893-897.

［28］刘子宁，陈凡，殷麟，等. 红景天苷对放射性心脏损伤小鼠 Bcl-2 和 Bax 表达的影响. 中国高原医学与生物学杂志，2018，39(1)：57-61.

［29］李庆敏，瞿武林，陈伯钧. 基于 Smad3/TGF-β/EGF2 通路的红景天苷对重症中暑大鼠心功能损伤保护机制探讨. 时珍国医国药，2020，31(7)：1576-1580.

［30］杜保生，颜天华，马莹，等. 红景天苷对大鼠和小鼠血液系统的影响. 中国实验方剂学杂志，2009，15(2)：51-54

［31］张涵，陈海琪，赖世龙，等. 红景天苷对实验性高血压大鼠血管功能的影响. 中国中医基础医学杂志，2017，23(1)：71-74，102.

［32］陈娟，张珂，李国玉，等. 蔷薇红景天对大鼠脑缺血的保护作用研究. 石河子大学学报(自然科学版)，2017，35(5)：590-601.

［33］陈燕清，郝志红. 红景天对血管性痴呆大鼠血清 SOD、MDA 及海马组织白细胞介素-1β影响的实验研究. 世界中西医结合杂志，2010，5(10)：846-848.

［34］范崇桂，邢娟. 红景天苷对大鼠脑出血后血脑屏障损伤的保护作用研究. 中国社区医师(医学专业)，2013，15(10)：5.

［35］赵辉，白玉彦，温桂莲，等. 红景天苷对急性脑出血大鼠神经功能缺损评分与脑含水量的影响及其作用机制研究. 中西医结合心脑血管病杂志，2019，17(3)：368-371.

［36］Zhang Yue，Guo Xinqing，Wang Guohua，et al. Effects of rhodioloside on the neurological functions of rats with total cerebral ischemia/reperfusion and cone neuron injury in the hippocampal CA1 region. PeerJ，2020，8(6)：e10056.

［37］Zhang Ke，Si Xiao-Ping，Huang Jian，et al. Preventive effects of Rhodiola rosea L. on bleomycin-induced pulmonary fibrosis in rats. Int J Mol Sci，2016，17(6)：879.

［38］皇甫志敏，徐倩，王晓，等. 红景天甙干预可改善慢性间断性缺氧模型小鼠的肺损伤. 中国组织工程研究，2019，23(31)：5036-5040.

［39］姚立军，刘媛. 红景天苷对慢性阻塞性肺疾病小鼠保护作用机制研究. 中国药学杂志，2017，52(17)：1515-1518.

[40] 刘萌萌，李彦文，周庆彪，等. 氯气吸入致大鼠肺血管内皮细胞的线粒体损伤及红景天苷的干预作用. 癌变·畸变·突变，2018，30(1)：31-36，41.

[41] 张晓迪，赵琰，李文丽，等. 红景天苷对氯气致大鼠肺损伤的保护作用. 预防医学情报杂志，2013，29(4)：269-272.

[42] 刘行仁，白义凤，梁良，等. 红景天苷下调组织蛋白酶B和NF-κBp65水平改善大鼠肺纤维化. 中南大学学报(医学版)，2017，42(2)：128-133.

[43] 吴明亮，王志英，孙光胜，等. 红景天苷抑制哮喘小鼠气道重塑及其机制研究. 中国临床药理学杂志，2019，35(14)：1453-1455.

[44] 宋小勇，黄冰洋，李新民，等. 红景天多糖对被动吸烟致大鼠肺氧化损伤的保护作用. 环境与职业医学，2015，32(11)：1062-1066.

[45] 吴正平. 红景天多糖对亚急性衰老模型小鼠皮肤衰老的延缓作用. 中国老年学杂志，2011，31(5)：821-822.

[46] 申佳佳，苑隆国，李电东，等. 红景天苷对自然衰老小鼠模型的抗衰老作用研究. 中国医药生物技术，2012，7(6)：412-417.

[47] 卿德科，罗丁，马根顺. 红景天预处理对大鼠肝脏缺血再灌注损伤细胞凋亡的影响. 贵阳医学院学报，2010，35(1)：30-33.

[48] 赵霞，赵茜，马文军，等. 大花红景天提取物对DMF致小鼠肝损伤的保护作用及其机制研究. 毒理学杂志，2011，25(3)：172-175.

[49] 李红山，陈少东，应豪，等. 红景天苷对高脂饮食诱导的大鼠非酒精性脂肪肝肝脏脂肪合成和氧化环节的干预作用. 中华中医药杂志，2017，32(10)：4625-4628.

[50] 张华，周光群. 红景天甙减轻大鼠酒精性肝损伤. 中国病理生理杂志，2018，34(7)：1311-1316.

[51] 张晓亮，罗雪，杨学森，等. 红景天苷抑制库普弗细胞的 $HMGB_1$ 产生保护热射病小鼠肝损伤. 中国热带医学，2018，18(8)：747-753.

[52] 左玮，张波，梅丹. 红景天苷对对乙酰氨基酚诱导肝损伤模型小鼠 Keap1-Nrf2 信号通路的影响. 中国药房，2018，29(11)：1487-1490.

[53] 王刚. 红景天总黄酮对小鼠急性肝损伤保护作用研究. 实用中医药杂志，2016，32(6)：518-519.

[54] 刘娜，徐明，王华龙，等. 红景天对血管性痴呆大鼠认知功能的影响. 河北医科大学学报，2017，38(6)：621-624，632.

[55] 刘娜，王金华，王华龙，等. 红景天对老年痴呆大鼠认知功能的治疗作用. 河北医科大学学报，2017，38(2)：133-137.

[56] 王也夫，王玉花，吴桐，等. 红景天提取物对慢性束缚应激所致大鼠焦虑障碍的作用. 中国医科大学学报，2020，49(2)：151-155.

[57] 张佳，宋立刚，孔卫娜，等. 红景天苷对 $A\beta_1$-40 所致阿尔茨海默病模型大鼠认知功能改善作用及机制探讨. 中国中药杂志，2012，37(14)：2122-2126.

[58] 杨德森，干国平，李浩浩，等. 红景天苷对阿尔茨海默病模型大鼠学习记忆能力和海马组织Aβ含量及p75NTR表达的影响. 医药导报，2017，36(2)：141-144.

[59] 黄燕燕. 红景天苷减轻STZ诱导的大鼠学习记忆减退. 中医临床研究，2019，11(34)：20-21.

[60] 郎云峰，孟可，赵珩. 红景天苷对糖尿病模型大鼠海马CA1区ChAT和BDNF阳性神经元的影响. 吉林医学，2014，35(19)：4133-4135.

[61] 熊跃，高丽丽. 红景天苷对血管性痴呆大鼠空间记忆及海马区COX-2、NF-κB表达的影响. 中华中医药学刊，2017，35(2)：402-404.

[62] 王金华，张叶青，陶涛涛，等. 红景天苷对血管性痴呆大鼠学习记忆能力的改善作用及机制研究. 浙江医学，2019，41(3)：234-237.

[63] 郭天笑，刘嵩，张琳，等. 红景天苷对慢性缺氧小鼠学习记忆功能障碍的影响. 中国老年学杂志，2017，37(24)：6029-6031.

[64] 周瑞，罗芬，刘静妍，等. 红景天苷对小鼠帕金森模型的保护作用及机制. 药学与临床研究，2017，25(3)：179-182.

[65] 郑红星，黄洁茹，祁珊珊，等. 红景天提取物对糖尿病大鼠牙槽骨丢失的保护作用. 中国药理学通报，2019，35(6)：850-853.

[66]刘素欣，张露，崔承弼. 红景天提取物的降血糖作用研究. 延边大学农学学报，2020，42(2)：21-26.

[67] 凌叶盛，余舒杰，周彬，等. 红景天多糖对糖尿病模型小鼠肝脏信号通路 PI3K/AKT/GSK3β影响的实验研究. 中国中医药科技，2018，25(6)：812-814.

[68] 鞠霖杰，温小花，舒娈. 红景天苷对胰岛β细胞保护作用研究及机制探讨. 南京中医药大学学报，2016，32(5)：456-460.

[69] 冯闯，左中夫，刘文强，等. 红景天苷对糖尿病早期大鼠视网膜Müller细胞的保护作用. 中国中医基础医学杂志，2020，26(5)：609-612.

[70] 候丹，许光远，张苗，等. 红景天苷改善糖尿病大鼠肝脏糖脂水平的作用机制. 中国实验方剂学杂志，2019，25(1)：130-134.

[71] 张继红，冯旻璐，许海燕，等. 红景天苷通过调节Nrf2/HO-1和 PPARγ/CEBPα信号通路抑制高脂诱导的大鼠肥胖. 中药材，2020(5)：1214-1219.

[72] 左晓利，黄红莹，孟祥毅. 红景天苷通过激活 AMPK/PI3K/Akt/eNOS 途径减轻 ApoE(-/-)小鼠动脉粥样硬化. 实用药物与临床，2018，21(5)：481-486.

[73] 张立平，马双陶，杨大春，等. 红景天甙对低压低氧诱导的 $ApoE^{-/-}$ 小鼠动脉粥样硬化斑块及MMP-2、MMP-9和TIMP-2表达

的影响．中华中医药杂志，2015，30(6)：2043-2046．

［74］殷白丁，胡玉霞，靳红，等．红景天苷通过调控 Nrf2 表达对 db/db 型鼠糖尿病肾病保护作用的研究．实用药物与临床，2020，23(9)：787-792．

［75］朴敏虎，王程瑜，李香丹，等．红景天苷对糖尿病肾病大鼠的治疗作用及其机制探讨．山东医药，2017，57(10)：34-36．

［76］栾海艳，王景涛，李廷利．红景天提取物对睡眠剥夺大鼠脑细胞 Ca^{2+}和 Cty-c 量的影响．中成药，2011，33(12)：2144-2146．

［77］张莉，刘晓晖，齐刚．红景天苷对吊尾应激小鼠睾酮水平的影响．中华男科学杂志，2011，17(8)：763-764．

［78］刘晓晖，张莉，张岭，等．红景天苷对慢性重复悬尾应激动物的保护作用．中国实验方剂学杂志，2011，17(9)：199-202．

［79］Gao Hui，Peng Lu，Li Chao，et al．Salidroside alleviates cartilage degeneration through NF-κB pathway in osteoarthritis rats．Drug Des DevelTher，2020，14：1445-1454．

［80］齐彩琴，宗丽莉，张静．红景天苷对实验性自身免疫性脑脊髓炎小鼠的干预作用与机制．临床与病理杂志，2017，37(2)：366-371．

［81］王娜，谢磊．红景天苷调节免疫及抑制宫颈癌 U_{14}荷瘤小鼠肿瘤生长作用的研究．中药材，2020(7)：1736-1740．

［82］赵敏，周铁琳，谭剑斌，等．红景天提取物对 SD 大鼠的致畸作用研究．华南预防医学，2010，36(4)：69-71．

沙　棘

Shaji

本品系蒙古族、藏族习用药材。为胡颓子科植物沙棘 *Hippophae rhamnoides* L. 的干燥成熟果实。主产于内蒙古、新疆。秋、冬二季果实成熟或冻硬时采收，除去杂质，干燥或蒸后干燥。以粒大、肉厚、油润者为佳。

【性味与归经】 酸、涩，温。归脾、胃、肺、心经。

【功能与主治】 健脾消食，止咳祛痰，活血散瘀。用于脾虚食少，食积腹痛，咳嗽痰多，胸痹心痛，瘀血经闭，跌仆瘀肿。

【效用分析】 沙棘入脾胃经，具有温养脾气，开胃消食的作用，多用于治疗脾虚食少或食积腹痛等。沙棘入肺经，既通过健脾杜绝生痰之源，又具有止咳祛痰之功，可用于治疗痰浊阻肺所致的咳嗽痰多等。沙棘入心经，具有活血祛瘀的作用，可用治胸痹心痛，跌打损伤，妇女月经不调等多种瘀血证。因其较长于活血通脉，故胸痹瘀滞疼痛者多用。

【配伍应用】

1. 沙棘配山楂 沙棘具有健脾消食的功效；山楂具有消食化积的作用。两药配伍，可增强消食健胃的作用，适用于脾胃虚弱，食积不化，泻痢日久等。

2. 沙棘配川芎 沙棘具有活血化瘀的功效；川芎具有活血行气，调经止痛的作用。两药配伍，可增强活血化瘀，行气止痛的作用，适用于瘀血阻滞，经闭痛经等。

3. 沙棘配乳香 沙棘具有活血化瘀，通经止痛的功效；乳香具有活血止痛，行气散滞的作用。两药配伍，可增强活血化瘀，行气散滞的作用，适用于跌打损伤，瘀血肿痛等。

【鉴别应用】 沙棘与山楂 两药均具有消食、活血化瘀的功效，均可用于饮食积滞及瘀血阻滞等证。然沙棘还具有健脾、止咳化痰及活血祛瘀的作用，还可用于治疗痰浊阻肺的咳嗽气喘等。

【成药例证】 心达康胶囊 （《临床用药须知中药成方制剂卷》2020 年版）

药物组成：沙棘。

功能与主治：活血化瘀。适用于瘀血痹阻所致的胸痹，症见心悸、心痛、气短、胸闷。

【用法与用量】 3～10g。

【本草摘要】

1.《西藏常用中草药》 “活血散瘀，化痰宽胸，补脾健胃。治跌打损伤，瘀肿，咳嗽痰多，呼吸困难，消化不良。”

2.《内蒙古中草药》 “止咳祛痰，通经。治肺脓肿，经闭。”

【化学成分】 主要含黄酮类成分：异鼠李素，异鼠李素-3-*O*-β-D-葡萄糖苷，异鼠李素-3-*O*-β-芸香糖苷，芸香苷，紫云英苷及槲皮素等；脂肪酸类成分：棕榈酸，硬脂酸，油酸，亚油酸，亚麻酸；还含去氧抗坏血酸，叶酸，5-羟色胺等。

中国药典规定本品含总黄酮以芦丁($C_{27}H_{30}O_{16}$)计，不得少于 0.5%，含异鼠李素($C_{16}H_{12}O_7$)不得少于 0.10%。

【药理毒理】 本品有增强免疫功能、抗胃溃疡、改善血液流变学、调血脂、调血糖、抗应激等作用。

1. 增强免疫功能 沙棘水煎液 1g 生药/kg 灌胃给药，提高 X 射线致辐射损伤大鼠外周淋巴细胞百分率、淋巴细胞绝对值、ANAE 阳性细胞百分率和血清溶菌酶含量。沙棘粉 10g 生药/kg 灌胃，增加正常小鼠巨噬细胞吞噬能力，促进体液免疫，促进淋巴细胞转化。沙棘汁 125～500mg/kg 灌胃，增强 S_{180} 荷瘤细胞小鼠脾脏自然杀伤细胞(NK 细胞)活性，抑制模型小鼠荷瘤生长；增强正常小鼠脾细胞对白细胞介素-2(IL-2)的反应性，提高脾 NK 细胞和 IL-2 活性。50%沙棘汁 0.2、2ml/d 灌胃，升高大鼠免疫球蛋白补体 C_4 水平；提高小鼠抗体生成细胞数和抗体效价；沙棘总黄酮（含量92.8%）1～4g/kg灌胃，提高正常大鼠外周血液T淋巴细胞转化率、血清溶血素和溶血空斑含量[1]。沙棘Vp粉（含Vc1.8%、谷氨酸0.16%）1、2g/kg灌胃，提高环磷酰胺（Cy）致免疫力低下小鼠胸腺指数、脾脏指数、白细胞（WBC）数量，降低淋巴细胞比例，增强脾淋巴细胞的转化能力、单核-巨噬细胞的吞噬系数和血清溶血素水平[2]。沙棘颗粒2.5～10g/kg灌胃给药，增强正常小鼠的脾淋巴细胞增殖、转化作用，提高抗体生成细胞数、血清溶血素、NK细胞活性、促进单核-巨噬细胞碳廓清能力，促进迟发性超敏反应（DTH）。

2. 抗胃溃疡作用 沙棘果油、沙棘籽油3.5、7ml/kg灌胃给药，抑制正常大鼠胃酸及胃蛋白酶分泌，促进胃黏液分泌，降低大鼠幽门结扎型胃溃疡和乙酸型胃溃疡的溃疡指数；降低正常大鼠胃液总酸排出量、水浸应激性和利血平型胃溃疡的溃疡指数。沙棘油1.5、3.0ml/kg灌胃，减少无水乙醇或阿司匹林致大鼠胃黏膜损伤的损伤总面积。

3. 改善血液流变 沙棘水煎液1～8g生药/kg灌胃给药，提高X射线辐射损伤模型大鼠的红细胞超氧化物歧化酶（SOD）、谷胱甘肽过氧化物酶（GSH-Px）活力；改善肾上腺素加冰浴致急性血瘀大鼠的血液流变学，降低血液黏度、红细胞压积（PCV）、血小板聚集率，延长凝血时间和电刺激颈总动脉血栓模型大鼠的血栓形成时间；缩短体外血栓长度、降低血栓干/湿质量[3]。沙棘果油、沙棘种油5g/kg灌胃，抑制去甲肾上腺素加胶原静注致血栓小鼠的血栓形成，延长血栓症状出现时间，减轻血栓形态学改变，降低小鼠死亡率。

4. 调血脂作用 沙棘粉10g生药/kg灌胃给药，降低高脂饲料致高脂血症小鼠血清胆固醇（TC）水平；沙棘果水提物、95%醇提物20mg/kg灌胃，升高高脂乳剂加链脲佐菌素（STZ）模型大鼠血清高密度脂蛋白（HDL-C），降低血清TC、甘油三酯（TG）、低密度脂蛋白（LDL-C）。沙棘油10mg/kg灌胃，降低高脂饲料致高脂血症小鼠的TC、TG含量，改善海马神经元结构，减少斑块状淀粉样蛋白；抑制海马神经元内微管相关蛋白（Tau蛋白）表达，加速淀粉样前体蛋白的代谢；促进脑源性神经营养因子（BDNF）表达，防止神经元受损伤死亡、改善神经元的病理状态、促进受损神经元再生[4]。沙棘籽渣多糖、沙棘果渣多糖0.05～0.15g/kg灌胃给药，降低高脂饲料致高脂血症大鼠肝脏TC，降低血清LDL-C、TC水平。沙棘总黄酮（总黄酮27.2%）50～500mg/kg灌胃，降低正常小鼠血清TC、TG、MDA含量；降低高脂饲料加动脉结扎致高脂血症血管性痴呆（VD）大鼠血清TC、TG、LDL-C、载脂蛋白A1（apoA1）、载脂蛋白B（apoB），提高HDL-C[5]；降低高脂饲料致动脉粥样硬化大鼠主动脉MDA及活性氧（ROS）含量，增加SOD、GSH-Px、过氧化氢酶（CAT）活性及主动脉SIRT1蛋白含量，改善大鼠主动脉内皮损伤，下调Nox4和Ox-LDL的蛋白水平[6, 7]；改善高脂饲料加维生素D_3（VD_3）致动脉粥样硬化大鼠血管内皮损伤，提高血浆SOD、GSH-Px、CAT活性，降低血浆MDA含量，上调主动脉自噬相关基因beclin-1蛋白和LC3蛋白的表达[8]。大果沙棘黄酮3～90mg/kg灌胃，降低四氧嘧啶（ALX）致糖尿病小鼠血清TC、TG、LDL-C水平，升高HDL-C水平[9]。

5. 调血糖作用 沙棘水提物、95%醇提物20mg/kg灌胃给药，改善高脂乳剂加STZ致糖尿病模型大鼠体重减轻、多饮、多食等症状，升高肝糖原含量、肝SOD活性，降低血糖、果糖胺和MDA含量。沙棘提取物50～400mg/kg灌胃，降低STZ致糖尿病小鼠血糖、MDA含量，升高血清和肝组织SOD、GSH-Px、一氧化氮合酶（NOS）活性，改善多饮多食症状[10]；升高肾上腺素致高血糖小鼠和优降糖致低血糖小鼠的血糖水平。沙棘籽渣黄酮、沙棘果渣黄酮3～15mg/kg灌胃，降低正常小鼠、ALX致糖尿病小鼠的血糖水平；调节正常小鼠饮食，提高血清胰岛素、肝（肌）糖元含量、CAT、SOD、GSH-Px活性，降低血清尿素氮（BUN）、MDA含量。沙棘多糖50～960mg/kg灌胃，降低ALX或STZ致糖尿病小鼠血糖，提高正常小鼠糖耐量[11]；抑制正常小鼠α-葡萄糖苷酶（AG），改善糖耐量，降低淀粉、蔗糖和麦芽糖负荷后小鼠的血糖值[12]；降低烟酰胺加STZ致2型糖尿病大鼠的血清葡萄糖、TC和糖基化血清蛋白水平，增加血清胰岛素含量[13]。沙棘籽原花青素10、50、150mg/kg灌胃，提高STZ致糖尿病小鼠心、脑SOD、GSH-Px、NOS活性，降低MDA含量[14]。

沙棘水提物200、400g/kg灌胃给药，对肾上腺素致高血糖小鼠和优降糖致低血糖小鼠具有升高血糖作用。

6. 抗应激作用 沙棘油2.5ml/kg、沙棘原汁2ml/只大鼠灌胃给药，延长大鼠训练6周后一次性运动至力竭的时间，升高血清血睾酮（T）、血红蛋白（Hb）、骨骼肌SOD、CAT、GSH-Px活性，降低血清MDA、肌酸激酶（CK）含量[15]；升高心肌和肝脏CAT、SOD、GSH-Px活性，降低心肌和肝脏MDA含量[16]。25%、50%沙棘粉混悬液0.4ml/只小鼠灌胃，提高正常小鼠耐寒冷能力、常压耐缺氧能力，降低正常小鼠在低温环境下的死亡率，延长低温游泳时间。

7. 其他作用 沙棘籽粕生物碱5、10g/kg灌胃给药，降低二甲苯(MSDS)致耳廓肿胀小鼠和蛋清致足趾肿胀大鼠的肿胀度，提高30分钟热刺激(热板法)小鼠的痛阈值；减缓醋酸致小鼠腹腔毛细血管通透性增高，提高60～120分钟热刺激小鼠的痛阈值，减轻醋酸致小鼠的疼痛(扭体法)[17]。沙棘籽油0.35～2g/kg灌胃，减少正常小鼠悬尾实验和强迫游泳实验中的不动时间，增加慢性温和不可预知应激程序(CUMS)大鼠的体重、糖水偏爱率以及CUMS大鼠旷场行为中的穿越格数和直立次数[18]。

沙棘浓缩汁饮用38周，延缓氨基比林(AP)和$NaNO_2$(混入饲料喂养)致大鼠肝、肺及肾脏肿瘤发生时间，延长大鼠平均寿命，降低肝肿瘤发生率，缩小肝癌变范围，减轻病情。50%沙棘水提物5ml生药/kg灌胃给药，降低老龄大鼠(20月龄)血清LPO、大脑皮质脂褐素(LF)含量，增加血清SOD、GSH-Px活力。沙棘匀浆0.6～6g生药/kg灌胃给药，提高急性酒精摄入小鼠睾丸组织的LDH活性和铜元素的含量，降低酸性磷酸酶(ACP)活性[19]；升高肝和脑GSH活性，提高肝和脑总抗氧化能力(T-AOC)和肝CAT活性。

沙棘总黄酮75～300mg/kg灌胃给药，增加阿霉素(ADR)致心肌梗死大鼠心肌SOD、GSH-Px活性，降低心肌MDA含量，减轻心肌组织损伤[20]。5%沙棘油乳剂1ml/只大鼠灌胃给药，提高维生素D_3致心肌损伤模型大鼠的心肌组织SOD、GSH-Px活性，降低LPO含量。沙棘浓缩果汁(1:5)0.84、1.68g/kg灌胃，降低CCl_4致肝损伤小鼠ALT、MDA含量，降低扑热息痛(AAP)致肝损伤小鼠MDA含量，升高小鼠谷胱甘肽(GSH)水平，延长小鼠睡眠时间。沙棘油2.25～5g/kg灌胃给药，增加顺铂致肾损伤大鼠体重，降低血清BUN；降低CCl_4致肝损伤小鼠MDA、ALT含量，降低AAP致肝损伤小鼠MDA含量，升高AAP致肝损伤小鼠GSH含量。

8. 体内过程 本品口服给药后，其成分沙棘黄酮在Beagle犬体内的药动学特征符合单室模型，最大血药浓度C_{max}为0.2106μg/ml，达峰时间t_{max}为3.0211小时，分布相K_a为0.6812h^{-1}，$t_{1/2K_a}$为0.0998小时；消除相K_e为0.6575h^{-1}，$t_{1/2K_e}$为1.3657小时。沙棘黄酮固体脂质纳米粒在Beagle犬体内的药动学特征符合双室模型，最大血药浓度C_{max}为17.2511μg/ml，达峰时间t_{max}为2.0123小时，分布相K_a为5.8461h^{-1}，$t_{1/2K_a}$为0.1431小时；消除相K_e为0.3156h^{-1}，$t_{1/2K_e}$为2.3288小时。

9. 毒理研究 沙棘籽油(0.96g/ml)、沙棘果油(0.92g/ml)及其混合油分别贮存6、12、24个月后，其急性毒性没有随贮存时间延长而增加，正常小鼠灌胃的最大耐受量皆为50ml/kg(临床用药量的200倍)，正常大鼠灌胃的最大耐受量皆为30ml/kg(临床用药量的120倍)。

沙棘原汁5.4、10.8、16.2g生药/kg灌胃给药，小鼠微核试验、小鼠精子畸形试验以及Ames试验，均未见有致突变、致畸作用。沙棘原汁以172.8、388.8、561.6g/kg加入饲料中，喂饲亲代和子代大鼠3个月，大鼠血常规(红细胞、白细胞、血小板、血色素)、血清BUN、ALT水平均未见异常，心、肝、肾、脾、胃、肠、睾丸、卵巢等脏器的大体解剖及病理组织学检查均未见异常；大鼠繁殖试验显示，大鼠受孕率、出生成活率和哺育成活率均高于对照组，仔鼠未见外观及行为异常；10.8、21.6、32.4g生药/kg(掺入粉料定量喂饲)，大鼠致畸试验未见有致畸作用。

浓缩沙棘汁(640g/L)13.8、16.2、19.2g生药/kg灌胃给药，小鼠LD_{50}为14.7g/kg，95%可信区间为13.6～15.8g/kg。

【参考文献】 [1] 张宏玲，王奔. 沙棘提取物对大鼠非特异性免疫功能的影响. 黑龙江畜牧兽医，2010，13(7)：150-151.

[2] 李刚，何彦峰，丁学峰，等. 沙棘Vp粉的制备及增强免疫功能研究. 食品科学，2014，35(21)：229-233.

[3] 李路平，岳海涛，李天舒，等. 沙棘提取物对急性血瘀模型大鼠血液流变学及血栓形成的影响. 中草药，2010，41(2)：272-274.

[4] 曹雪姣，黄涛，李新莉，等. 沙棘油对高脂小鼠诱发阿尔兹海默症的预防作用. 现代生物医学进展，2014，25(5)：4819-4821.

[5] 乔晓鸣，任延明，包天佑，等. 沙棘总黄酮(TFH)改善血管性痴呆血脂的实验研究. 青海医学院学报，2010，31(3)：193-194.

[6] 王颖超，柳茵，刘维军，等. 沙棘黄酮对动脉粥样硬化大鼠血管的保护作用及机制. 医学研究杂志，2014，43(1)：90-93.

[7]王颖超，柳茵，刘维军，等.沙棘黄酮对粥样硬化大鼠NADPH氧化酶亚基Nox4及Ox -LDL的影响. 云南中医学院学报，2013，36(5)：7-9.

[8] 张启梅，王颖超. 沙棘黄酮调控动脉粥样硬化大鼠自噬相关蛋白的表达. 云南中医学院学报，2014，37(4)：13-16.

[9] 王振宇，刘瑜，周丽萍. 大果沙棘黄酮对糖尿病小鼠血脂与抗氧化水平的影响. 食品科学，2010，31(7)：297-301.

[10] 杨桂珍，穆景阳，梁军，等. 沙棘提取物对糖尿病ICR小鼠血糖及氧化功能的影响. 中国老年学杂志，2011，31(10)：1788-1790.

[11] 郭凤霞，曾阳，马继雄. 沙棘粗多糖对正常和造模糖尿病小鼠血糖影响的研究. 中国药物警戒，2012，9(11)：647-651.

[12] 郭凤霞，曾阳，李锦萍，等. 沙棘多糖对α-葡萄糖苷酶活性及正常小鼠血糖的影响. 药学学报，2013，48(4)：604-608.

[13] 张雯，黄晓青，王捷思，等. 沙棘籽渣多糖对正常及糖尿

病模型动物血糖的影响．天然产物研究与开发，2012，24(9)：1196-1200．

［14］牟景阳，李玉香，梁军，等．沙棘籽原花青素对糖尿病ICR小鼠心、脑组织氧化功能的影响．时珍国医国药，2012，23(8)：1928-1930．

［15］乔秀芳，潘红英．沙棘汁对大鼠骨骼肌自由基代谢和血液血红蛋白、肌酸激酶、睾酮的影响．中国应用生理学杂志，2010，26(3)：345-347．

［16］王世哲，李守汉．沙棘油对运动大鼠心肌及肝脏抗氧化作用的实验研究．中国应用生理学杂志，2013，29(1)：34-37．

［17］郇晓曦，孙婧，曹露晔．沙棘籽粕中生物碱的提取及抗炎镇痛作用研究．时珍国医国药，2013，24(5)：1140-1142．

［18］田俊生，郑晓芬，张丽增，等．沙棘籽油抗抑郁作用．食品科学，2013，34(19)：279-282．

［19］杜鹃，葛红娟，王长文，等．沙棘对急性酒精摄入小鼠的睾丸组织酶活性及微量元素水平的影响．食品工业科技，2015，36(1)：366-368．

［20］古丽米热·阿不都热依木，依巴代提·托乎提，热娜·卡斯木，等．沙棘总黄酮对阿霉素所致大鼠心肌梗死和脂质过氧化保护作用的研究．新疆医科大学学报，2010，33(4)：383-385．

蜂　蜜

Fengmi

本品为蜜蜂科昆虫中华蜜蜂 *Apis cerana* Fabricius 或意大利蜂 *Apis mellifera* Linnaeus 所酿的蜜。全国大部分地区均产。春至秋季采收，滤过。以稠如凝脂、味甜纯正者为佳。

【性味与归经】 甘，平。归肺、脾、大肠经。

【功能与主治】 补中，润燥，止痛，解毒；外用生肌敛疮。用于脘腹虚痛，肺燥干咳，肠燥便秘，解乌头类药毒；外治疮疡不敛，水火烫伤。

【效用分析】 蜂蜜甘平，入脾经，既能补中益气，又能缓急止痛，可用治脾胃虚弱，脘腹作痛。蜂蜜甘平滋润，入肺经，既可补益肺气，又可润燥止咳，常用于肺燥干咳，肺虚久咳。蜂蜜味甘，质润滑利，入大肠经，润肠通便，适用于体虚津枯，肠燥便秘。

蜂蜜的解毒作用，既可解乌头类药毒，又可解食物中毒，外用还能治疗疮疡及水火烫伤。

此外，蜂蜜味甘甜，质稠黏，常在中药炮制、制剂中作为液体辅料，不仅能作为赋性剂、黏合剂、矫味剂，而且能增强药效、缓和药性。

【配伍应用】

1. 蜂蜜配白芍　蜂蜜甘平，具有益气补脾，缓急止痛的作用；白芍甘寒，具有补血柔肝，缓急止痛的功效。两药配伍，可增强益气补中，缓急止痛的作用，适用于脾胃虚弱，脘腹作痛等。

2. 蜂蜜配百部　蜂蜜甘平质润，长于润燥；百部甘润苦降，善于润肺降气止咳。两药配伍，可增强润肺止咳的作用，适用于肺燥干咳，肺虚久咳等。

3. 蜂蜜配当归　蜂蜜味甘，质润滑利，润肠通便；当归味甘，补血润肠通便。两药配伍，可增强润肠通便的作用，适用于体虚津枯，肠燥便秘等。

【鉴别应用】 **蜂蜜与饴糖**　两者均味甘而有补中缓急、润肺止咳作用，用于中虚脘腹疼痛及肺燥干咳少痰。然饴糖性温，以温补为主，善治虚寒性腹痛。蜂蜜性平，又有润肠、滑肠之功，可治肠燥便秘；兼能解毒，可解药物毒。

【方剂举隅】 蜜煎导方（《伤寒论》）

药物组成：蜂蜜。

功效主治：润肠通便。适用于阳明病发汗后，津液内竭，大便燥结。

【成药例证】

1. 五加参精（《临床用药须知中药成方制剂卷》2020年版）

药物组成：刺五加清膏、蜂蜜。

功能与主治：益气健脾，补肾安神。用于脾肾阳虚所致的失眠、多梦、体虚乏力、气短。

2. 苁蓉通便口服液（《临床用药须知中药成方制剂卷》2020年版）

药物组成：何首乌、肉苁蓉(麸炒)、枳实、蜂蜜。

功能与主治：滋阴补肾，润肠通便。用于中老年人、病后产后等虚性便秘及习惯性便秘。

【用法与用量】 15～30g。

【本草摘要】

1.《本草蒙筌》 “润燥。蜜导通大便久闭，蜜浆解虚热骤生。”

2.《医学入门·本草》 “润肺燥，(治)消渴、便难及肛门肿塞。又治目生珠管，肤翳赤肿，口舌生疮，火烧、汤泡、热油烧，丹毒，阴头生疮，诸恶疮癞，俱外敷之。”

【化学成分】 本品主要含葡萄糖和果糖，约占65%～80%；蔗糖极少，不超过5%；还含糊精及挥发油、有机酸、蜡质、酶类等。

中国药典规定本品含还原糖不得少于64.0%。

【药理毒理】 本品具有通便、解川乌毒、促进伤口愈合等作用。

1. 通便作用　100%、50%蜂蜜 8～25ml/kg 灌胃给药，促进小鼠小肠推进运动，缩短排便时间；缩短复方地芬诺酯致便秘小鼠首粒黑便排出时间，增加 6 小时内排便粒数及粪便总重量，增加粪便粒数和粪便重量[1]。

2. 解川乌毒作用　蜂蜜 25ml/kg 灌胃给药，减轻川乌水煎液 30g/kg 灌服引起的小鼠呕吐、腹泻、抽搐等症状；含 50%蜂蜜的川乌粉混悬液 9g/kg 灌服后小鼠平均死亡时间比单用川乌粉延长 5 倍；含 50%蜂蜜的川乌水煎液 80g/kg 灌服后 48 小时内小鼠死亡率比单用川乌水煎液低 3 倍。

3. 促进伤口愈合作用　涂有蜂蜜的消毒纱布覆盖伤口，促进小鼠伤口肉芽增生和边缘上皮增生。20%消毒蜂蜜滴眼，促进角膜碱烧伤模型兔的角膜上皮愈合。蜂蜜 2.7～10.8g/kg，蜂胶乳化剂 50～200mg/kg 外涂伤口给药，提高烫伤大鼠创面愈合面积及血清超氧化物歧化酶(SOD)、羟脯氨酸(Hyp)水平[2]。缩短 NaOH 外涂致溃疡大鼠创面愈合时间；增加大鼠血清 SOD 活性，促进皮肤溃疡创面的愈合[3]。

4. 其他作用　洋槐蜂蜜(浅色)、枣花蜂蜜(深色)与过氧化油(玉米油加热到 180℃通氧制成)按 1:1 混合后(0.3ml/d)灌胃给药，降低小鼠肝脏脂褐质含量，且深色蜂蜜作用大于浅色蜂蜜；增加成年小鼠血清 SOD 活力，降低血清丙二醛(MDA)，不受蜂蜜颜色深浅的影响。洋槐蜜、枸杞蜜、椴树蜜、枣花蜜(10%)，4 种蜂蜜还原糖(含量均≥80%)对羟自由基的清除率分别为 4.96%、5.83%、16.8%、23.2%。1%和 5%的椴树蜜灌胃给药，增加小鼠抗体分泌细胞，增强体液免疫功能；1%的杂花蜜能减少抗体分泌细胞，抑制抗体产生。龙眼蜜、荔枝蜜、八叶五加蜜、桂花蜜、野菊花蜜、桉树蜜、红树林蜜，按两倍稀释法测得最低抑菌浓度(MIC)和最低杀菌浓度(MBC)：桉树蜜对幽门螺杆菌的抑菌 MIC 为 1:8，红树林蜜抑菌 MIC 为 1:2，其他蜜抑菌 MIC 为 1:4；桉树蜜 MBC 为 1:2，其他蜂蜜则无此作用。生蜂蜜 1 滴，滴入细菌培养基上(37℃)观察 24 小时，抑制化脓性金黄色葡萄球菌、乙型溶血性链球菌、铜绿假单胞菌、部分大肠埃希菌。槐花蜜、山茶蜜、党参蜜、益母草蜜和椴树蜜均可在体外抑制铜绿假单胞菌，且对临床分离的 50 株铜绿假单胞菌具有相同的抑菌模式[4]。

5. 毒理研究　蜂蜜 40ml/kg 小鼠一次灌胃给药，数分钟后活动减少，有的俯伏，2 小时后恢复，无死亡和其他异常发生。采自某些有毒植物(如杜鹃花科植物地桂和颠茄类植物等)的花蜜是有毒的，其中毒症状因所含毒性成分的不同而异。

附：蜂胶

本品为蜜蜂科昆虫意大利蜂 *Apis mellifera* Linnaeus 的干燥分泌物。性味苦、辛，寒。归脾、胃经。功能补虚弱，化浊脂，止消渴；外用解毒消肿，收敛生肌。用于体虚早衰，高脂血症，消渴；外治皮肤皲裂，烧烫伤。用量 0.2～0.6g。外用适量。多入丸散用，或加蜂蜜适量冲服。

【参考文献】［1］潘虹，刘红霞，郭莉．蜂蜜对小鼠润肠通便作用的研究．滨州医学院学报，2010，33(4)：277-278.

［2］王元元，黄云英，杜娟，等．蜂蜜、蜂胶对深Ⅱ度烫伤大鼠创面愈合的影响．天津中医药大学学报，2012，31(3)：154-156.

［3］王元元，张德芹，沈丽，等．蜂蜜、蜂胶对大鼠皮肤溃疡创面愈合的影响．天津中医药，2013，30(15)：305-307.

［4］孙艳萍，李萍．不同品牌蜂蜜对铜绿假单胞菌的体外抗菌作用．职业与健康，2012，28(19)：2366-2367.

二、补阳药

本类药物性味多属甘温或甘热，能补助一身之阳气，故以补助阳气为主要作用，且以补肾阳为主。主治肾阳虚证，包括肾阳不足的形寒肢冷，腰膝酸软，性欲淡漠，阳痿早泄，遗精滑精，尿频遗尿，宫冷不孕；肾阳虚而不能纳气的呼多吸少，咳嗽喘促；肾阳衰微，火不生土，脾失温运的腹中冷痛，黎明泄泻；肾阳虚而精髓亦亏的头晕目眩，耳鸣耳聋，须发早白，筋骨痿软，小儿发育不良，囟门不合，齿迟行迟；肾阳虚而气化不行的水泛浮肿；下元虚冷，冲任失调，崩漏不止，带下清稀等。部分补阳药分别兼有祛风湿、强筋骨、固精、缩尿、止泻、固冲任、平喘、益精、补血等功效，又可用治风湿痹证、筋骨痿软、遗精、遗尿、泄泻、胎动不安、咳喘、精血亏虚等兼有肾阳虚证者。

临床常用的补阳药有鹿茸、淫羊藿、巴戟天、仙茅、杜仲、续断、肉苁蓉、锁阳、补骨脂、益智、菟丝子、沙苑子、蛤蚧、核桃仁、冬虫夏草、胡芦巴、韭菜子、阳起石、紫石英、海马、海龙、哈蟆油、紫梢花等。

鹿　茸

Lurong

本品为鹿科动物梅花鹿 *Cervus nippon* Temminck 或马鹿 *Cervus elaphus* Linnaeus 的雄鹿未骨化密生茸毛的幼角。主产于吉林、辽宁、黑龙江、新疆。前者习称“花鹿茸”，后者习称“马鹿茸”。夏、秋二季锯取鹿茸，经加工后，阴干或烘干。横切薄片。以质嫩、油润者为佳。

【炮制】 **鹿茸粉**　取鹿茸，燎去茸毛，打碎，研成细粉。

【性味与归经】 甘、咸，温。归肾、肝经。

【功能与主治】 壮肾阳，益精血，强筋骨，调冲任，托疮毒。用于肾阳不足，精血亏虚，阳痿滑精，宫冷不孕，羸瘦，神疲，畏寒，眩晕，耳鸣，耳聋，腰脊冷痛，筋骨痿软，崩漏带下，阴疽不敛。

【效用分析】 鹿茸甘温能补阳，甘咸能滋养，因其为鹿之督脉所发，精血充足，禀纯阳之性，具生发之气，故能补督脉，壮元阳，益精血，为壮阳起痿，补精填髓之要药，故可用于肾阳不足，精血亏虚，阳痿滑精，宫冷不孕，羸瘦，神疲，畏寒，眩晕，耳鸣耳聋，腰脊冷痛。

鹿茸入肝、肾经，肾藏精主骨，肝藏血主筋，能补肝肾，益精血，肝肾得养，精血充足，筋骨自健，故可用治肝肾不足，筋骨痿软或小儿五迟等。

鹿茸甘咸温，故又能补督脉，固冲任，“主漏下恶血”（《神农本草经》）。故可用于肾阳虚，冲任不固所致的崩漏、带下。

鹿茸又能温补精血，外托疮毒，还可用治疮疡久溃不敛或阴疽内陷不起之症。

【配伍应用】

1. 鹿茸配人参 鹿茸长于峻补元阳，益精血，强筋骨；人参善于补元气，益气生津。两药伍用，一补元气，一壮元阳，阳气旺盛，阴气随生，具有良好的补气壮阳，益精填髓之功。适用于元气不足，诸虚百损所致的畏寒肢冷，阳痿早泄，宫冷不孕，小便频数，疮疡久溃不敛等。

2. 鹿茸配熟地黄 鹿茸长于补肾阳，益精血，强筋骨；熟地黄善于补血滋阴，填精益髓。两药伍用，可滋阴壮阳，益精补血，强筋健骨，阴阳互补。适用于肾阳不足，精血亏虚所致的腰膝酸软，阳痿遗精，宫冷不孕，小儿五迟。

3. 鹿茸配阿胶 鹿茸长于益精血、固冲任；阿胶善于补血滋阴止血。两药伍用，可增强温补肝肾，固崩止带之功。适用于肝肾不足、冲任不固所致的月经过多、崩漏带下等。

4. 鹿茸配肉苁蓉 鹿茸长于补肾助阳，兼能益精血；肉苁蓉善于温肾益精。两药伍用，增强补肾助阳，补精益髓之功。既适用于肾阳不足所致的阳痿早泄，腰膝冷痛等，又可用于肝肾不足，精血亏虚所致的筋骨痿软等。

5. 鹿茸配山药 鹿茸长于补肾助阳，强筋壮骨，调理冲任；山药善于健脾益气，滋肾涩精，平补阴阳。两药伍用，脾肾双补，阴阳并调。适用于脾肾两虚所致的眩晕耳鸣，疲乏无力，腰膝酸软，阳痿遗精，白带过多等。

6. 鹿茸配当归 鹿茸长于补肾阳，固冲任，止带下；当归善于补血活血，调经止痛。两药伍用，增强了补益肝肾，调理冲任，固崩止带，散寒止痛之功。适用于肝肾不足，气血虚弱，冲任不固所致的月经不调，崩漏带下等。

7. 鹿茸配山茱萸 鹿茸长于补肾阳，益精血；山茱萸长于补益肝肾，收敛固涩。两药伍用，增强了补肾壮阳，收敛固涩之功。适用于肾阳亏虚，下元不固所致的腰膝酸软、阳痿、遗精、尿频等。

8. 鹿茸配黄芪 鹿茸长于补阳气，益精血，外托疮毒；黄芪善于补气升阳，托毒生肌。两药伍用，增强了补益气血，托毒排脓之功。适用于疮疡脓成不溃，久溃不敛或阴疽内陷。

【鉴别应用】

1. 鹿茸、鹿角、鹿角胶与鹿角霜 四者均源于梅花鹿或马鹿等雄鹿的角，四味药皆味咸性温，归肝肾经，功能补肾助阳，强筋健骨，善治肾阳不足、精血亏虚诸证。由于炮制方法及药用部分的不同，作用亦各有偏重。鹿茸味咸，温补力最强，多用于肾阳虚衰、筋骨痿软之重证；又能调冲任，托疮毒，可用于冲任虚寒、崩漏带下及疮疡久溃不敛、阴疽疮肿内陷。鹿角味咸，可作为鹿茸代用品，但药力薄弱；兼能活血散瘀消肿，常用于阴疽疮疡，乳痈初起，瘀血肿痛等。鹿角胶味甘黏腻，药力较鹿茸缓和，长于止血，可用于肾阳不足，精血亏虚，虚劳羸瘦，崩漏下血，便血尿血，阴疽肿痛。鹿角霜味咸，温补力虽最小，但不滋腻，而兼具收敛之性，有涩精、止血之功，每用于脾肾阳虚，白带过多，遗尿尿频，崩漏下血，疮疡不敛。

2. 鹿茸与肉桂 两者均味甘而入肝、肾经，同具补肾阳之功，均可用治肾阳不足诸证。然鹿茸咸温，为血肉有情之品，尤善于补益精血，既能壮肾阳，强筋骨，起痿弱，又能调冲任，托疮毒，故适用于肾阳不足，精血亏虚，妇女崩漏带下，疮疡久溃不敛或阴疽内陷。肉桂辛热，又入脾、心经，补益之力较弱，但长于补火助阳，散寒止痛，温通经脉，更有鼓舞气血生长的作用，故适用于心腹冷痛，寒疝腹痛，腰膝冷痛，痛经经闭以及久病体虚气血不足。

3. 鹿茸与附子 两药均有补肾助阳的功效，用于肾阳不足所致阳痿早泄，宫冷不孕等。然鹿茸又能强筋健骨，调冲任，外托疮毒，故用于精血不足，筋骨痿软，神疲，崩漏带下，疮疡久溃不敛或阴疽内陷。附子有大毒，又为回阳救逆第一要药，故为治亡阳证之首选药。附子又可用于阴寒水肿、阳虚外感、胸痹心痛等。附子气雄性悍，走而不守，能温通经脉，逐经络中风寒湿邪，有较强的散寒止痛作用，故又可用于风寒湿痹，尤善治寒痹痛剧者。

【方剂举隅】

1. 十补丸（《济生方》）

药物组成：制附子、五味子、山茱萸、山药、牡丹皮、鹿茸、熟地黄、肉桂、白茯苓、泽泻。

功能与主治：补肾阳，益精血。适用于肾阳虚损，精血不足证，症见面色黧黑，足冷足肿，耳鸣耳聋，肢体羸瘦，足膝软弱，小便不利，腰脊疼痛。

2. 人参鹿茸丸（《医级》）

药物组成：人参、鹿茸、熟地黄、当归、枸杞子、酸枣仁、茯神、附子、牛膝、远志、山药、沉香、苁蓉。

功能与主治：补心肾，益气血。适用于诸虚百损，五劳七伤。

3. 鹿茸丸（《圣济总录》）

药物组成：鹿茸、石斛、山茱萸、远志、杜仲、巴戟天、牛膝。

功能与主治：壮筋骨，暖肾脏，养精神，润颜色。适用于腰痛，症见虚劳，肾气内伤所致的腰痛不能转侧。

4. 小鹿茸丸（《魏氏家藏方》）

药物组成：鹿茸、肉苁蓉、当归、熟地黄、小茴香、补骨脂、石斛、人参、白术、五味子。

功能与主治：补阳益精，强筋健骨。适用于小儿胎气不足，精血虚少，头大开解。

【成药例证】

1. 强龙益肾胶囊（《临床用药须知中药成方制剂卷》2020年版）

药物组成：鹿茸、阳起石、丁香、牡蛎、龙骨、防风、黄芪、海螵蛸、花椒目。

功能与主治：补肾壮阳，安神定志。用于肾阳不足所致的阳痿早泄、腰腿酸软、夜寐不安。

2. 补肾益脑片（《临床用药须知中药成方制剂卷》2020年版）

药物组成：鹿茸（去毛）、红参、熟地黄、当归、茯苓、山药（炒）、枸杞子、盐补骨脂、麦冬、炒酸枣仁、远志（蜜炙）、牛膝、玄参、五味子、川芎、朱砂。

功能与主治：补肾生精，益气养血。用于肾虚精亏、气血两虚所致的心悸、气短、失眠、健忘、遗精、盗汗、腰腿酸软、耳鸣耳聋。

3. 调经促孕丸（《临床用药须知中药成方制剂卷》2020年版）

药物组成：鹿茸（去毛）、炙淫羊藿、仙茅、续断、桑寄生、菟丝子、枸杞子、覆盆子、山药、莲子（去心）、茯苓、黄芪、白芍、炒酸枣仁、丹参、赤芍、鸡血藤、钩藤。

功能与主治：温肾健脾，活血调经。用于脾肾阳虚，瘀血阻滞所致的月经不调、闭经、痛经、不孕，症见月经后错，经水量少、有血块，行经小腹冷痛，经水日久不行，久不受孕，腰膝冷痛。

4. 参茸固本片（《临床用药须知中药成方制剂卷》2020年版）

药物组成：红参、鹿茸（去毛）、熟地黄、五味子、山茱萸、杜仲（炭）、菟丝子（酒制）、山药（炒）、鹿茸血、当归、枸杞子、酒白芍、茯苓、盐泽泻、牡丹皮。

功能与主治：补气养血。用于气血两亏所致的四肢倦怠、面色无华、耳鸣目眩。

【用法与用量】 1～2g，研末冲服。

【注意】

1. 凡阴虚阳亢，血分有热，胃火炽盛，肺有痰热，外感热病者忌用。

2. 服用鹿茸宜从小量开始，缓缓增加，不宜骤用大量，以免阳升风动，头晕目赤、伤阴动血。

【本草摘要】

1.《神农本草经》 “主漏下恶血，……益气强志，生齿不老。”

2.《名医别录》 “疗虚劳，洒洒如疟，羸瘦，四肢酸疼，腰脊痛，小便数利，泄精溺血。”

3.《本经逢原》 “鹿茸功用，专主伤中劳绝，腰痛羸瘦，取其补火助阳，生精益髓，强筋健骨，固精摄便，下元虚人，头旋眼黑，皆宜用之。”

4.《本草纲目》 “生精补髓，养血益阳，强健筋骨。治一切虚损，耳聋目暗，眩晕虚痢。”

【化学成分】 主要含雌二醇，胆固醇，雌酮，卵磷脂，脑磷脂，神经磷脂，磷脂酰胆碱，核糖核酸，脱氧核糖核酸，硫酸软骨素A，前列腺素等；还含蛋白质、多糖、氨基酸、脂肪酸及多种无机元素。

【药理毒理】 本品具有性激素样作用，并有调节骨代谢、抗疲劳、提高免疫等作用。

1. 性激素样作用 鹿茸冻干粉12mg/kg灌胃给药，提高去卵巢大鼠子宫和阴道指数，升高血清雌二醇水平[1]。鹿茸冻干粉6mg/kg交配前对雄鼠灌胃给药，可提高受孕率，且不造成胎鼠畸形[2]。鹿茸粉0.84g/kg灌胃给药，可明显增加肾阳虚不育症模型大鼠精子总数，升高大鼠血浆睾酮(T)、附睾顶体酶水平、附睾质量及系数，降低血浆促卵泡激素(FSH)水平[3]。鹿茸乙醇提取物25～200mg/kg灌胃给药，增加老化小鼠(SAM-P)血浆睾丸酮含量，增加血浆LH含量。鹿茸D组分400mg/kg灌胃给药，增加氢化可的松所致阳虚模型小鼠、环磷酰胺所致骨髓损伤模型小鼠睾丸、包皮腺、附睾、前列腺的重量。

2. 调节骨代谢作用 鹿茸粉混悬液0.4g/kg灌胃给药，能显著提高去卵巢致骨质疏松模型大鼠股骨的骨密度(BMD)，升高血清中碱性磷酸酶(ALP)、骨形成蛋白-2(BMP-2)及骨钙素(BGP)含量，修复骨组织[4]。鹿茸多肽10、20mg/kg骨折断端注射给药，能加速大鼠骨痂形成及骨折愈合，增加骨痂内羟脯氨酸和钙含量，提示其通过促进骨、软骨细胞增殖及促进骨痂内骨胶原的积累、钙盐沉积而加速骨折愈合。鹿茸粉混悬液0.21、0.84g/kg灌胃给药，可上调骨关节炎模型大鼠膝关节软骨组织Smad2、3及转化生长因子β_1(TGF-β_1)mRNA和蛋白的表达[5, 6]。鹿茸多肽关节腔注射，可减少膝骨性关节炎模型家兔软骨细胞的凋亡，增强关节软骨增殖细胞核抗原(PCNA)及关节软骨基质中糖胺多糖(GAG)、Ⅱ型胶原的表达，增加细胞增殖指数(PI)及关节液中转化生长因子β_1(TGF-β_1)含量，降低关节液中白细胞介素1β(IL-1β)、肿瘤坏死因子α(TNF-α)水平，延缓关节软骨破坏和退变[7-9]。鹿茸多肽6.25、12.5、25μg/ml，可降低骨关节炎软骨细胞内活性氧(ROS)及培养上清中NO水平，提高培养上清中SOD和GSH-Px水平[10]。鹿茸多肽5～50μg/ml体外促进兔肋软骨细胞增殖，促进人胚关节软细胞DNA合成，刺激鸡胚成骨样细胞增殖作用；促进传代培养的大鼠软骨细胞的增殖能力，增加PCNA表达。鹿茸含药血清，能显著促进小鼠前成骨细胞(MC3T3-E1)增殖、分化，增强ALP蛋白活性[11]。马鹿茸多肽0.1、1.0、10μg/ml，可促进小鼠MC3T-E1细胞增殖，增强ALP活性[12]。梅花鹿鹿茸Ⅰ型胶原5mg/ml，体外可诱导骨髓基质干细胞(BMSCs)向成骨细胞(OB)分化，上调RunX2、ALP mRNA表达；抑制破骨细胞生成、分化，降低抗酒石酸酸性磷酸酶(TRAP)活性，下调TRAP、NF-κB受体活化因子(RANK)、NF-κB受体活化因子配体(RANKL)及骨保护素(OPG)mRNA表达，降低RANKL/OPG值[13, 14]。

3. 抗疲劳作用 鹿茸提取物(多肽含量80mg/kg)灌胃给药，可明显延长小鼠负重游泳时间，降低小鼠血乳酸(BLA)和血清尿素氮(BUN)含量，提高小鼠体内肝糖原(LG)、肌糖原(MG)含量及运动后乳酸脱氢酶(LDH)活性[15]。鹿茸胶原酶解物0.5g/kg灌胃给药，可明显延长小鼠游泳时间[16]。鹿茸血酒8.33、16.67、50ml/kg灌胃给药，延长小鼠负重游泳时间，大幅度降低运动后20分钟血乳酸。鹿茸多肽10、20、30mg/kg灌胃给药，增加小鼠爬杆时间和负重游泳时间；降低游泳后血清乳酸含量。

4. 提高免疫作用 鹿茸水提物40mg/kg灌胃给药，增强甲氨蝶呤致免疫功能低下小鼠的迟延性免疫反应(DTH)，增加脾细胞中的玫瑰花结细胞(RFC)数量，升高红细胞凝集素和红细胞溶血素。增加环磷酰胺致免疫功能低下小鼠的体重，升高模型小鼠的白细胞、骨髓有核细胞，升高模型小鼠的红细胞C3b受体酵母菌花环率、以鸡红细胞作为抗原的溶血素含量。鹿茸胶原酶解物0.5、1g/kg灌胃给药，能明显提高小鼠巨噬细胞的吞噬功能，抑制二硝基氯苯致小鼠超敏反应足肿胀[16]。鹿茸水提物模拟胃肠消化物(嘌呤和小肽混合物)100μg/ml，可促进小鼠脾细胞增殖，抑制ConA诱导的T淋巴细胞增殖[17]。梅花鹿茸总碱25、50μg/ml，尿嘧啶50、100μmol/L，腺苷12.5、25μmol/L，均具有促进脾细胞增殖的作用[18]。

5. 延缓衰老作用 鹿茸水提物0.5、1.0g/kg，灌胃给药，可明显降低老年小鼠血清中胆固醇(TC)、甘油三酯(TG)含量，增加脑和肝内蛋白质含量及SOD活性，降低脑和肝内MDA含量及B型单胺氧化酶(MAO-B)活性，增加脑内5-羟色胺(5-HT)、去甲肾上腺素(NE)及多巴胺(DA)含量；鹿茸醇提物4g/kg灌胃给药，可明显减少老年小鼠脑和肝内MAO-B活性及MDA含量，增强脑和肝内SOD活性，增加脑5-HT、DA及肝RNA、蛋白质含量；降低垂体、肾上腺组织的LPO含量；提高环磷酰胺造模小鼠血红细胞内SOD活性，降低小鼠肾脏中MDA含量；降低醋酸泼尼松龙致肾阳虚模型大鼠和老年大鼠血清过氧化脂质(LPO)含量，提高超氧化物歧化酶(SOD)活性。

6. 心血管保护作用 鹿茸水提物或醇提物0.25、0.5、1.0g/kg灌胃给药，提高结扎左冠状动脉前降支复制心肌缺血模型大鼠的缺血心肌组织SOD活性、降低MDA含量；减少模型大鼠血浆内皮素(ET)释放、减小心肌梗死面积(MIS)；减轻心肌缺血-再灌注大鼠和家兔的心肌细胞结构损伤，改善左室收缩和舒张功能；增加戊巴比妥钠模型大鼠心缩幅度，减慢心率；舌下静脉给药可对抗氯化钡所致模型大鼠心律失常。鹿茸多肽8、16mg/kg灌胃给药，能上调心肌缺血模型大鼠心肌细胞线粒体中Bcl-2蛋白表达，下调Bax蛋白表达，使Bcl-2/Bax比值升高[19]。鹿茸粉混悬液0.571g/kg灌胃给药，可增加下肢缺血模型大鼠的毛细血管密度(MVD)及肌纤维间血管分布数目，提高缺血下肢CD34$^+$，FLK-1$^+$阳性细胞比例，减少外周血肌酸激酶(CK)、天门冬氨酸氨基转移酶(AST)、乳酸脱氢酶(LDH)含量，下调大鼠内收肌组织血管内皮生长因子(VEGF)的蛋白表达[20-22]。鹿茸多肽20、40、80mg/L，能对H_2O_2诱导的血管内皮细胞损伤产生保护作用，显著增加细胞存活率，降低凋亡率，升高细胞内SOD活性，降低MDA含量，下调细胞内胱天蛋白酶3和热休克蛋白70(HSP70)的蛋白表达[23]。

7. 神经保护作用　鹿茸水提物32.6、66.3mg/kg灌胃给药，提高东莨菪碱和亚硝酸钠所致记忆障碍模型小鼠在Y型电迷宫行为学实验中的学习记忆正确次数。鹿茸精5ml/kg灌胃给药，通过升高己糖激酶、磷酸果糖激酶、醛缩酶和甘油激酶的活性，增加神经组织糖酵解。鹿茸多肽10～60mg/kg注射给药，促进脊髓损伤大鼠的运动功能恢复，减轻组织水肿、炎性细胞浸润；改善切断坐骨神经保留一侧神经外膜模型大鼠在各时间点的坐骨神经功能指数、潜伏期及诱发电位恢复率，促进髓神经纤维数、纤维直径、截面积在各时间点上的恢复，超微结构观察见较成熟、排列致密的骨髓纤维。鹿茸多肽400mg/ml，能抑制辐射诱导大鼠腹部脊髓神经元细胞凋亡，下调神经元细胞caspase-3 mRNA和蛋白表达[24]。

8. 抗肝损伤作用　鹿茸粉1.5g/kg灌胃给药，可减轻CCl_4、乙醇对小鼠肝脏超微结构的损伤，降低小鼠血清ALT、AST含量[25-27]。鹿茸粉1.5g/kg、鹿茸醇提物2.0g/kg灌胃给药，均能降低药物性肝损伤模型小鼠血清丙氨酸氨基转移酶(ALT)、天门冬氨酸氨基转移酶(AST)、总胆红素(TBil)、TG和肝脏MDA、NO含量，升高血清总蛋白(TP)、白蛋白(ALB)含量及肝脏SOD活性[28]。

9. 抗肿瘤作用　梅花鹿茸提取物2.0g/kg灌胃给药，可显著提高S_{180}肉瘤和H_{22}荷瘤小鼠的脾脏、胸腺指数，抑制肿瘤细胞生长，抑制率分别为46.39%和41.39%[29]。鹿茸多肽50μg/kg肌内注射，可明显减小乳腺癌骨转移模型大鼠肿瘤体积，增加骨密度(BMD)，减少骨组织破骨细胞数量[30]。鹿茸多肽50～800μg/ml，能抑制人胶质瘤的增殖，可使肿瘤细胞G_0/G_1期比例增高[31]。

10. 抗缺氧作用　鹿茸粉末、鹿茸酒制粉末50mg/kg灌胃给药，延长小鼠在密闭低氧条件的存活时间。鹿茸多肽10、20、30mg/kg灌胃给药，增加小鼠常压缺氧存活时间、断头喘气时间。鹿茸精(即鹿茸醇提取物)2.5g/kg灌胃给药，提高小鼠对低压缺氧、常压缺氧、异丙肾上腺素致氧耗增加性缺氧的耐受能力，提高小鼠存活率，延长小鼠存活时间。

11. 抗菌抗炎作用　鹿茸胶原酶解物0.2g/kg灌胃给药，可明显抑制角叉菜胶引起的小鼠足肿胀[16]。鹿茸多肽10～50mg/kg静脉注射，抑制大鼠右旋糖酐性足肿胀及棉球肉芽肿等炎症；降低大鼠肾上腺抗坏血酸、胆固醇含量，升高血清皮质醇含量，抑制各种慢性炎症。鹿茸多肽肌内注射、创口外用、肌注与外部混合应用，均可显著缩小大鼠、家兔背部创面，加快愈合速度，减少创面组织块单位质量细菌计数，提高肉芽组羟脯氢酸酸含量，效果以肌注与外部混用应用最佳[32, 33]。总鹿茸多肽0.8、3.2g/kg膏剂外涂能加速修复实验性大鼠的皮肤损伤。

12. 降血糖、血脂作用　马鹿鹿茸提取物1.6、3.2、4.8mg/kg灌胃给药，能降低四氧嘧啶致糖尿病模型小鼠的空腹血糖、血清TC、TG、低密度脂蛋白胆固醇(LDL-C)及BUN水平，升高血清胰岛素及高密度脂蛋白胆固醇(HDL-C)水平[34]。

13. 促进核酸和蛋白质合成作用　鹿茸水提物1g/kg灌胃给药，增加肝蛋白质含量。鹿茸多胺30mg/kg及腐胺21mg/kg灌胃给药，促进^{3}H-亮氨酸和^{3}H-尿嘧啶核苷掺入肝组织蛋白质和RNA；腐胺还促进^{3}H-尿嘧啶核苷掺入肝细胞核的RNA中，并增强RNA聚合酶活性；精脒8mg/kg促进^{3}H-亮氨酸掺入肝组织蛋白。

14. 其他作用　鹿茸提取物30μg/ml，能增强慢性再生障碍性贫血患者骨髓细胞增殖活性，增加CFU-mix集落数，上调Bcl-2表达[35]。鹿茸糖胺聚糖0.5g/kg、鹿茸水提物0.5g/kg灌胃给药，对盐酸-乙醇诱导的胃黏膜损伤具有保护作用，可减少胃黏膜出血，降低胃黏膜损伤指数[36]。

15. 毒理研究　急性毒性试验表明：小鼠一次性灌胃鹿茸精，观察7天，LD_{50}小鼠雌性为123.0g/kg，雄性为117.0g/kg；大鼠雌性为87.8g/kg，雄性为91.0g/kg。鹿茸多肽以人用量的100倍灌胃给药13周，可明显增加雌性小鼠的肝脏指数和胸腺指数，对雄性小鼠的主要脏器指数无影响，对各组小鼠的血糖、血脂、蛋白及转氨酶等生化指标均无明显影响，主要脏器也无组织病理学变化[37]。鹿茸冻干粉12mg/kg灌胃给药，可降低妊娠期雌性小鼠的体质量，增加死胎率、吸收胎率及胎鼠外观、内脏、骨骼畸形率[2]。

附：

1. 鹿角　本品为马鹿或梅花鹿已骨化的角或锯茸后翌年春季脱落的角基，分别习称“马鹿角”、“梅花鹿角”、“鹿角脱盘”。性味咸，温；归肾、肝经。功能温肾阳，强筋骨，行血消肿。用于肾阳不足，阳痿遗精，腰脊冷痛，阴疽疮疡，乳痈初起，瘀血肿痛。用量6～15g。

2. 鹿角胶 本品为鹿角经水煎煮、浓缩制成的固体胶。性味甘、咸，温；归肾、肝经。功能温补肝肾，益精养血。用于肝肾不足所致的腰膝酸冷，阳痿遗精，虚劳羸瘦，崩漏下血，便血尿血，阴疽肿痛。用量3～6g，烊化兑服。

3. 鹿角霜 本品为鹿角去胶质的角块。性味咸、涩，温；归肝、肾经。功能温肾助阳，收敛止血。用于脾肾阳虚，白带过多，遗尿尿频，崩漏下血，疮疡不敛。用量9～15g，先煎。

【参考文献】 ［1］程津津，吴瑕，高健，等．鹿茸对去卵巢小鼠子宫和阴道增重及雌二醇的影响．实验动物科学，2012，29(2)：8-10.

［2］吴瑕，高健，房磊，等．鹿茸对孕鼠和胎鼠的影响．实验动物科学，2011，28(3)：17-21.

［3］黎同明，高洁，贝毓．鹿茸及鹿鞭对肾阳虚大鼠不育症的实验研究．广州中医药大学学报，2011，28(4)：406-408.

［4］龚伟，李峰．以鹿茸对去卵巢骨质疏松症模型大鼠的影响对不同规格鹿茸进行质量评价．中国中药杂志，2014，39(12)：2326-2329.

［5］牛维，孙志涛，曹学伟，等．单味药鹿茸调控大鼠骨关节炎软骨组织Smad2、3表达的研究．中国中西医结合杂志，2014，34(2)：209-213.

［6］牛维，孙志涛，汪睦勋，等．单味中药鹿茸调控骨关节炎软骨组织TGF-β_1表达的研究．时珍国医国药，2014，25(3)：528-531.

［7］修忠标，孙磊．鹿茸多肽对实验性膝骨性关节炎软骨细胞凋亡及相关细胞因子的影响．中国骨伤，2012，25(5)：418-423.

［8］修忠标，江陟郝，孙磊．鹿茸多肽干预膝骨性关节炎软骨细胞的增殖．中国组织工程研究与临床康复，2011，15(24)：4448-4452.

［9］张春霞，孙磊，修忠标．鹿茸多肽对实验性膝骨性关节炎关节软骨中糖胺多糖和Ⅱ型胶原水平的影响．中国骨伤，2012，25(2)：138-142.

［10］李振华，赵文海，周秋丽．鹿茸多肽对抗骨关节炎软骨细胞氧化损伤作用的实验研究．中国骨伤，2011，24(3)：245-248.

［11］龚伟，李峰．基于促MC3T3-E1细胞增殖与分化的不同规格鹿茸聚类分析．时珍国医国药，2014，25(7)：1563-1565.

［12］吕秀华，陈伟，周凡，等．新疆塔里木马鹿茸多肽对小鼠前成骨细胞的影响．中国中医药信息杂志，2015，22(2)：47-50.

［13］王艳双，罗速，张大方，等．梅花鹿鹿茸Ⅰ型胶原诱导骨髓基质干细胞成骨分化及其分子机制的研究．时珍国医国药，2013，24(12)：3056-3059.

［14］王艳双，罗速，张大方，等．梅花鹿茸Ⅰ型胶原对破骨细胞的影响及其分子机制．中草药，2013，44(24)：3503-3509.

［15］张睿，赵玉红，王忠政．鹿茸水提物对小鼠抗疲劳功能的影响．食品工业科技，2011，32(4)：365-367.

［16］李银清，赵雨，孙晓迪，等．鹿茸胶原酶解物抗炎免疫抗应激作用的实验研究．中华中医药杂志，2010，25(7)：1070-1072.

［17］赵磊，籍保平，王成涛．鹿茸水提物模拟胃肠消化物对小鼠脾细胞增殖的影响．食品工业科技，2012，33(16)：350-353.

［18］宗颖，张辉，牛晓晖，等．梅花鹿茸生物碱类成分及其对小鼠脾细胞增殖的影响．中药材，2014，37(5)：752-755.

［19］赵天一，姜彤伟，张永和．鹿茸多肽对缺血动物模型心肌细胞线粒体凋亡相关基因蛋白Bcl-2/Bax的影响．吉林中医药，2013，33(3)：281-282.

［20］化金凤，索炜，李廷荃．鹿茸对大鼠缺血下肢骨骼肌毛细血管密度的影响．中西医结合心脑血管病杂志，2014，12(1)：80-81.

［21］王雁彬，李廷荃，化金凤，等．鹿茸对大鼠下肢缺血模型CD34$^+$、FLK-1$^+$阳性细胞比例影响．辽宁中医药大学学报，2015，17(1)：24-26.

［22］化金凤，索炜，李廷荃．鹿茸对大鼠下肢缺血模型VEGF表达影响．辽宁中医药大学学报，2014，16(2)：34-36.

［23］朱文赫，张巍，李妍，等．鹿茸多肽对过氧化氢所致血管内皮细胞损伤的保护作用．中国药理学与毒理学杂志，2014，28(5)：697-701.

［24］王旭凯，李振华，赵宇，等．鹿茸多肽对辐射诱导大鼠腹部脊髓神经细胞凋亡后caspase-3表达的影响．中国老年学杂志，2013，33(24)：6185-6187.

［25］夏彦玲，李婷婷，李楠楠，等．鹿茸粉对小鼠酒精急性肝损伤的保护作用．东北农业大学学报，2010，41(1)：103-106.

［26］夏彦玲，李和平，刘伟石，等．鹿茸粉对四氯化碳急性肝损伤小鼠肝脏超微结构的影响．东北农业大学学报，2010，14(7)：100-103.

［27］夏彦玲，李和平，宋伟杰．鹿茸粉对四氯化碳急性肝损伤的保护作用．东北林业大学学报，2009，37(7)：132-133.

［28］齐艳萍，李和平，夏彦玲．鹿茸粉及鹿茸醇提物对小鼠药物性肝损伤的作用．中国兽医杂志，2010，46(11)：21-23.

［29］齐艳萍．鹿茸对小鼠肿瘤及免疫功能的影响．黑龙江八一农垦大学学报，2012，24(1)：55-57.

［30］杨吉利，景年财，郭环宇，等．鹿茸多肽对大鼠乳腺癌骨转移模型肿瘤生长及破骨细胞的影响．中国老年学杂志，2014，34(13)：3684-3685.

［31］徐岩，许佳明，何璐，等．鹿茸多肽对人胶质瘤细胞生长抑制率及细胞周期的影响．吉林中医药，2014，34(10)：1019-1021.

［32］牛琼，杨欣建，刘黎军．鹿茸多肽促进皮肤创面愈合的实验研究．现代中西医结合杂志，2012，21(16)：1732-1733.

[33] 牛琼，杨欣建，刘黎军．鹿茸多肽促进皮肤创面愈合的研究．内蒙古中医药，2011，30(23)：72-73．

[34] 刘瑜，王振宇，周丽萍．鹿茸提取物对糖尿病小鼠血糖血脂的影响．食品科技，2010，35(4)：218-221．

[35] 李召，宋振岚，徐晓艳，等．不同加工工艺鹿茸组分对慢性再生障碍性贫血患者骨髓造血细胞体外增殖影响的比较．沈阳药科大学学报，2014，31(9)：715-720．

[36] 赵磊，籍保平，王成涛．鹿茸对盐酸-乙醇诱导胃黏膜损伤保护作用的初探．食品科技，2012，37(7)：71-74．

[37] 雷连成，丁德文，王敏，等．鹿茸多肽亚慢性口服毒性试验的血液学分析．东北农业大学学报，2010，14(6)：105-108．

淫羊藿

Yinyanghuo

本品为小檗科植物淫羊藿 *Epimedium brevicornu* Maxim.、箭叶淫羊藿 *Epimedium sagittatum*(Sieb. et. Zucc.) Maxim.、柔毛淫羊藿 *Epimedium pubescens* Maxim. 或朝鲜淫羊藿 *Epimedium koreanum* Nakai 的干燥叶。主产于山西、四川、湖北、吉林。夏、秋季茎叶茂盛时采收，晒干或阴干。切丝。以叶色黄绿者为佳。

【炮制】 炙淫羊藿 取羊脂油加热熔化，加入淫羊藿丝，用文火炒至均匀有光泽，取出，放凉。

【性味与归经】 辛、甘，温。归肝、肾经。

【功能与主治】 补肾阳，强筋骨，祛风湿。用于肾阳虚衰，阳痿遗精，筋骨痿软，风湿痹痛，麻木拘挛。

【效用分析】 淫羊藿辛甘性温燥烈，归肝肾经，长于补肾壮阳，强阳起痿，为治疗肾阳虚衰，阳痿遗精的良药。

淫羊藿甘温能温补肾阳，辛温可祛风除湿，所以既能内壮肾阳而强筋健骨，又能外散风湿而通痹止痛，可用于筋骨痿软，风湿痹痛，麻木拘挛。

【配伍应用】

1. 淫羊藿配巴戟天 淫羊藿辛燥，助阳散寒力较强；巴戟天微温不燥，暖胞宫效力较好。两药伍用，增强补火助阳之功。适用于肾阳不足所致的阳痿不育，遗精，遗尿，尿频，宫冷不孕。

2. 淫羊藿配威灵仙 淫羊藿味辛、甘而性温，主入肝、肾经，长于补肾壮阳，强筋健骨，祛风除湿；威灵仙辛散温通，性猛善走，通行十二经，善于祛风湿，通经络，止痹痛。两药伍用，增强祛风除湿止痛之功。多用于风湿痹痛，肢体麻木，筋脉拘挛，屈伸不利，无论患处在上在下皆可应用，尤宜于肾虚者。

3. 淫羊藿配补骨脂 淫羊藿长于补肾壮阳；补骨脂善于补肾固摄。两药伍用，增强补肾助阳，固精缩尿之功。适用于肾阳虚，下元不固所致的阳痿遗精、遗尿尿频等。

4. 淫羊藿配杜仲 淫羊藿长于补肾壮阳，强筋健骨，祛风除湿；杜仲善于补益肝肾，强筋壮骨。两药伍用，增强补火助阳，强筋壮骨，祛风除湿之功。适用于风湿痹证，腰膝酸痛，筋骨痿软无力等。

5. 淫羊藿配肉苁蓉 淫羊藿长于补肾助阳，肉苁蓉善于补肾益精。两药伍用，增强补肾助阳益精之功。适用于肾阳不足，精血亏虚所致的阳痿早泄，腰膝冷痛等。

6. 淫羊藿配熟地黄 淫羊藿长于补肾助阳，熟地黄善于滋阴补血。两药伍用，增强补益精血、补肾助阳之功。适用于肾阳不足，精血亏虚所致的阳痿滑精、月经不调等。

7. 淫羊藿配紫石英 淫羊藿长于补肾助阳，紫石英善于温肾助阳。两药伍用，增强补肾助阳之功。适用于肾阳虚所致的宫冷不孕，痛经，经闭以及阳痿不育。

【鉴别应用】

1. 淫羊藿与炙淫羊藿 淫羊藿生用味辛、甘，性温，归肝、肾经，功能补肾阳，强筋骨，祛风湿；长于祛风湿，多用于风寒湿痹，中风偏瘫，小儿麻痹。炙淫羊藿能增强温肾壮阳之功，常用治肾阳不足，阳痿，宫冷不孕。

2. 淫羊藿与鹿茸 两者均味甘性温，归肝、肾经，皆具温肾壮阳，调冲任，强筋骨之功，同治肾阳不足，阳痿遗精，宫冷不孕。然淫羊藿味辛，兼能祛风湿，强筋骨，又用于风寒湿痹，麻木拘挛；鹿茸味咸，既能益精血，调冲任，又能托疮毒，尚可用于肾阳虚、精血不足诸证，冲任不固、崩漏带下，阴疽不敛。

3. 淫羊藿与狗脊 两者均甘温而入肝肾，皆能祛风湿，补肝肾，强腰膝，主治风湿痹痛，腰膝痿软，肾虚阳痿，遗尿尿频，白带过多。然淫羊藿味辛，温肾壮阳之力更强，多用于肾阳虚阳痿、宫冷不孕、遗尿尿频；狗脊味苦，长于祛风湿，强腰膝，善治风湿痹痛，腰痛脊强，不能俯仰，下肢无力。

4. 淫羊藿与桑寄生 两者均具有强筋壮骨，祛风除湿之功，用于风湿痹痛，腰膝酸软。然淫羊藿味甘辛、性温燥烈，长于补肾壮阳，强阳起痿，是治疗阳痿的良药。桑寄生味苦甘、性平，又具有补益肝肾，安胎元的功效，故多用于肝肾不足之腰膝酸软；又可用于肝肾不足，冲任不固所致崩漏经多，妊娠漏血，胎动不安。

【方剂举隅】

1. 仙灵脾散(《圣惠方》)

药物组成：淫羊藿、制附子、当归、萆薢、杜仲、木香。

功能与主治：补肾阳，祛风湿，止痹痛。适用于风腰脚疼痛冷痹及四肢缓弱。

2. 仙灵脾散（《圣惠方》）

药物组成：淫羊藿、牛膝、鬼箭羽、当归、地龙、没药、桂心、威灵仙、骨碎补。

功能与主治：助阳散寒，活血止痛。适用于产后血气攻刺，腰痛不可忍。

【成药例证】

1. 仙乐雄胶囊（《临床用药须知中药成方制剂卷》2020 年版）

药物组成：淫羊藿、鹿茸、狗鞭、牛鞭、人参、熟地黄。

功能与主治：益气助阳，补肾填精。用于肾阳不足、精气亏损所致的腰膝酸软、头昏耳鸣、阳痿不举。

2. 添精补肾膏（《临床用药须知中药成方制剂卷》2020 年版）

药物组成：淫羊藿、巴戟天（酒制）、锁阳（酒蒸）、酒肉苁蓉、盐杜仲、狗脊、川牛膝、龟甲胶、鹿角胶、熟地黄、当归、枸杞子、党参、炙黄芪、茯苓、制远志。

功能与主治：温肾助阳，补益精血。用于肾阳亏虚、精血不足所致的腰膝酸软、精神萎靡、畏寒怕冷、阳痿遗精。

3. 生白口服液（《临床用药须知中药成方制剂卷》2020 年版）

药物组成：淫羊藿、黄芪、补骨脂、附子（制）、枸杞子、麦冬、当归、鸡血藤、茜草、芦根、甘草。

功能与主治：温肾健脾，补益气血。用于癌症放、化疗引起的白细胞减少属脾肾阳虚、气血不足证者，症见神疲乏力、少气懒言、畏寒肢冷、纳差便溏、腰膝酸软。

4. 前列舒乐颗粒（《临床用药须知中药成方制剂卷》2020 年版）

药物组成：淫羊藿、黄芪、川牛膝、蒲黄、车前草。

功能与主治：补肾益气，化瘀通淋。用于肾脾两虚、血瘀湿阻所致的淋证，症见腰膝酸软、神疲乏力、小腹坠胀、小便频数、淋漓不爽、尿道涩痛；前列腺增生症、慢性前列腺炎见上述证候者。

5. 骨松宝颗粒（《临床用药须知中药成方制剂卷》2020 年版）

药物组成：淫羊藿、续断、赤芍、川芎、三棱、莪术、知母、地黄、牡蛎（煅）。

功能与主治：补肾壮骨，活血强筋。用于肝肾不足所致的骨痿，症见背痛，腰痛膝软，骨脆易折；骨性关节炎、骨质疏松症见上述证候者。

【用法与用量】 6～10g。

【注意】 阴虚火旺者慎用。

【本草摘要】

1.《神农本草经》 “主阴痿绝伤，茎中痛，利小便，益气力，强志。”

2.《日华子本草》 “治一切冷风劳气，补腰膝，强心力，丈夫绝阳不起，女子绝阴无子，筋骨挛急，四肢不任，老人昏耄，中年健忘。”

3.《本草纲目》 “生精补髓，养血益阳，强筋健骨，治一切虚损，耳聋目暗，眩晕虚痢。”

【化学成分】 主要含黄酮类成分：淫羊藿苷，宝藿苷Ⅰ、Ⅱ，淫羊藿次苷Ⅰ、Ⅱ，大花淫羊藿苷 A，鼠李糖基淫羊藿次苷Ⅱ，箭藿苷 A、B、C，金丝桃苷等；还含多糖等。

中国药典规定本品含总黄酮以淫羊藿苷（$C_{33}H_{40}O_{15}$）计，不得少于 5.0%，含朝藿定 A（$C_{39}H_{50}O_{20}$）、朝藿定 B（$C_{38}H_{48}O_{19}$）、朝藿定 C（$C_{39}H_{50}O_{19}$）和淫羊藿苷（$C_{33}H_{40}O_{15}$）的总量，朝鲜淫羊藿不得少于 0.50%，淫羊藿、柔毛淫羊藿、箭叶淫羊藿均不得少于 1.5%；炙淫羊藿：含宝藿苷Ⅰ（$C_{27}H_{30}O_{10}$）的总量不得少于 0.030%；含朝藿定 A（$C_{39}H_{50}O_{20}$）、朝藿定 B（$C_{38}H_{48}O_{19}$）、朝藿定 C（$C_{39}H_{50}O_{19}$）和淫羊藿苷（$C_{33}H_{40}O_{15}$）的总量，朝鲜淫羊藿不得少于 0.40%，淫羊藿、柔毛淫羊藿、箭叶淫羊藿均不得少于 1.2%。

含淫羊藿苷（$C_{33}H_{40}O_{15}$）和宝藿苷Ⅰ（$C_{27}H_{30}O_{10}$）的总量不得少于 0.60%。

【药理毒理】 本品具有性激素样作用，并有调节骨代谢、调节免疫、抗疲劳、抗心肌缺血、抗动脉粥样硬化、抗肿瘤、抗老年痴呆等作用。

1. 性激素样作用

（1）雄激素样作用 淫羊藿水提液 15g/kg 灌胃给药，提高大、小鼠血浆睾酮（T）、二氢睾酮（DHT）含量，降低血清促黄体生成素（LH），增加睾丸、附睾、前列腺、精囊腺重量。淫羊藿糖浆 10g/kg 或淫羊藿乙酸乙酯可溶物 50g/kg 灌胃给药，升高雄性家兔血睾酮水平。淫羊藿总黄酮 0.4～1.5g/kg 灌胃给药，增加青春期前睾丸切除模型小鼠萎缩的包皮腺、精囊腺重量；提高雄性大鼠血清 T 水平。淫羊藿苷 22.5～200mg/kg 灌胃给药，增加小鼠附睾及精囊腺重量，促进睾丸间质细胞分泌睾丸酮；提高 D-半乳糖致亚急性衰老模型大鼠血清雄激素水平和 SOD 活性，减少生殖细胞凋亡，改善睾丸组织的退行性变化；

提高环磷酰胺致生殖系统受损、雄激素部分缺乏模型大鼠精囊腺、睾丸重量及血清 T 水平，降低阴茎海绵体平滑肌细胞凋亡。淫羊藿苷 10^{-10}、10^{-8}、10^{-6}mol/L，可降低幼年大鼠 Leydig 细胞凋亡率和死细胞率，增加活细胞率，提高血清的睾酮浓度[1]。淫羊藿苷、淫羊藿次苷Ⅱ分别以 10^{-9}～10^{-4}mol/L 阴茎海绵体内缓慢注射，均可提高大鼠电刺激海绵体神经（CN）时的海绵体压力（ICP）及 ICP/平均动脉血压（MAP）[2]。

（2）雌激素样作用　淫羊藿水煎液 1～10g/kg 灌胃给药，升高小鼠子宫系数，降低血清 FSH 含量；增加正常雌性大鼠垂体前叶、卵巢、子宫重量；提高去卵巢大鼠垂体对黄体生成素释放激素（LRH）的反应性和卵巢对 LH 的反应性，增强下丘脑-垂体-卵巢促黄体功能。淫羊藿总黄酮 150～400mg/kg 灌胃给药，提高雌性大鼠子宫脏器系数，并提高雌、雄血清大鼠 LH、促卵泡生成素（FSH）水平；增加盐酸异丙肾上腺素（ISO）诱导去卵巢大鼠子宫的重量。淫羊藿苷 100mg/kg 灌胃给药，延缓新生大鼠卵母细胞巢破裂，抑制原始卵泡发育，减少卵泡消耗，可能抑制卵母细胞凋亡而延缓卵巢衰老；使去卵巢小鼠的子宫内膜上皮明显增厚，子宫系数及血清雌二醇（E_2）水平显著提高[3, 4]。

2. 调节骨代谢作用　淫羊藿水煎液 5～10g/kg 灌胃给药，升高切除双侧睾丸所致骨质疏松模型大鼠的全身骨密度、血清碱性磷酸酶、护骨素、骨小梁单位面积百分率的微破裂数目和椎体体积；降低尿钙/肌酐（Cr）、尿磷/Cr，防止骨量丢失并提高骨结构性能；减缓去势骨质疏松模型雌性大鼠骨小梁厚度下降、骨小梁分离度，降低多核巨噬细胞/破骨样细胞数。淫羊藿提取物 130、260、520mg/kg 灌胃给药，可显著提高去卵巢大鼠离体股骨密度，增加离体股骨湿重和干重[5]。淫羊藿醇提物 500mg/kg 灌胃给药，降低维甲酸致骨质疏松模型小鼠骨钙素、血清游离钙。淫羊藿黄酮 40～300mg/kg 灌胃给药，改善和提高密室熏烟法致骨丢失和骨质疏松模型大鼠股骨和腰椎骨密度、腰椎骨力学性能、股骨结构力学性能；降低去卵巢大鼠尿钙/肌酐、尿磷/肌酐值[6]。淫羊藿水煎液 6、10g/kg 灌胃给药，促进双前肢桡骨中段骨折模型家兔骨折局部软骨细胞、成骨细胞的增殖和分化，促进破骨细胞形成，从而促进骨痂形成与改建、髓腔的再通，最终促进骨折愈合；提高动静力结合致颈椎退行性改变模型大鼠组织 Ca、P 含量，降低退变颈椎组织碱性磷酸酶（ALP）活性，抑制骨赘形成，减缓颈椎退变[7]。淫羊藿苷浓度高于 10μg/ml 可抑制 LPS 诱导的大鼠成骨细胞炎性反应[8]。淫羊藿苷 1×10^{-4}mmol/L 对 MC3T3-E1 细胞的细胞毒性较低，其成骨诱导作用与骨形态发生蛋白（rhBMP-2）接近[9]。淫羊藿苷 0.1、1、10μg/ml，体外能显著促进 OB 增殖，上调 OB 的 OPG mRNA 表达，下调 RANKL mRNA 表达[10]。淫羊藿次苷Ⅱ 1×10^{-5}mol/L，可明显增强大鼠体外培养骨髓间充质干细胞 ALP 活性，促进骨钙素、Ⅰ型胶原蛋白的分泌和钙盐沉积，上调 OSX 和 Runx-2 mRNA 表达[11]。

3. 调节免疫作用　淫羊藿水煎液 0.5～15g/kg 灌胃给药，促进环磷酰胺造模大鼠脾淋巴细胞产生 IL-2，促进刀豆蛋白 A 活化的小鼠脾淋巴细胞增殖；提高雄性哮喘模型大鼠血清γ-干扰素浓度。淫羊藿总黄酮 0.06～1.5g/kg 灌胃给药，降低睾丸切除所致雄激素缺乏模型小鼠外周血淋巴细胞；促进 D-半乳糖所致亚急性衰老模型小鼠 T 和 B 淋巴细胞增殖；淫羊藿多糖 40mg/kg 灌胃给药，提高小鼠腹腔巨噬细胞对鸡红细胞吞噬。淫羊藿苷 5mg/kg 灌胃给药，可明显抑制老年大鼠脾脏 $CD4^+T$ 淋巴细胞的凋亡，增强 NF-κB 的活性，上调 $CD4^+T$ 淋巴细胞中 P65 的蛋白表达[12]。脱水淫羊藿素 5μmol/L，体外能明显抑制经脂多糖（LPS）刺激的小鼠骨髓巨噬细胞的早期活化，抑制 LPS 活化的巨噬细胞的吞噬功能，抑制活化的巨噬细胞分泌 NO、IL-6、MCP-1 和 IL-12p70[13]。淫羊藿次苷Ⅱ 10^{-12}～10^{-9}mol/L，对正常小鼠脾淋巴细胞体外增殖有促进作用；10^{-7}～10^{-4}mol/L，则呈抑制作用[14]。

4. 抗疲劳作用　淫羊藿水煎液 5g/kg 灌胃给药，能延长大鼠力竭游泳时间，提高力竭游泳大鼠血清 T、尿素水平，提高肝糖原、肌糖原及血红蛋白水平[15]。淫羊藿多糖 50、100mg/kg 灌胃给药，能明显延长小鼠负重游泳时间，增加小鼠常压缺氧存活时间[16]。淫羊藿苷 30、90mg/kg 灌胃给药，能明显延长小鼠的力竭游泳时间，降低力竭游泳小鼠血清 ALT、AST 活性和 MDA、尿素氮（BUN）含量及乳酸脱氢酶（LDH）总活力[17]。

5. 抗甲状腺损伤作用　淫羊藿总黄酮 200mg/kg 灌胃给药，升高醋酸泼尼松龙致肾阳虚模型大鼠血清甲状腺素 T_3、T_4 含量，降低血清促甲状腺激素含量。淫羊藿苷 5mg/kg 预防性或治疗性灌胃给药，降低丙硫氧嘧啶致甲减型肾阳虚模型小鼠死亡率，升高模型小鼠血清甲状腺激素 T_3、rT_3 和 T_4 浓度。

6. 抗心肌缺血作用　淫羊藿提取物 52、104mg/kg 十二指肠给药，增加冠脉结扎致急性心肌缺血模型犬的冠脉流量、静脉氧分压、静脉血氧饱和度。淫羊藿提取物 100、200mg/kg 灌胃给药，可升高大鼠缺血再灌注损伤心肌中肌酸激酶（CK）水平及超氧化物歧化酶（SOD）

活性，降低丙二醛（MDA）含量[18]。淫羊藿总苷 87.5～350mg/kg 灌胃给药，缩小冠脉结扎致急性心肌缺血模型大鼠 24 小时心肌梗死面积，降低肌酸激酶（CK）、乳酸脱氢酶（LDH）活性。

7. 改善肺动脉高压作用 淫羊藿苷 120 和 60mg/kg 灌胃给药 7 天，可改善野百合碱诱导的肺动脉高压大鼠平均肺动脉高压、WA%、心室肥大指数、肺组织匀浆液和肺泡灌洗液 M1/M2 型巨噬细胞的比值，机制与激活 PI3K/Akt 信号通路有关[19]。

8. 改善血管内皮功能，抗动脉粥样硬化作用 淫羊藿苷 60、120mg/kg 灌胃给药，可明显减轻颈动脉球囊损伤部位新生血管内膜增生程度，促进平滑肌细胞的凋亡，下调骨桥蛋白（OPN）、基质金属蛋白酶 2（MMP-2）的蛋白及 mRNA 表达[20-22]。淫羊藿苷 2mg/kg 灌胃给药，能减轻动脉粥样硬化家兔主动脉血管平滑肌细胞损伤，提高血管平滑肌细胞中葡萄糖调节蛋白 78（GRP78）基因表达水平[23]。淫羊藿苷 0.1、0.2、0.4mg/L，体外能抑制氧化低密度脂蛋白（ox-LDL）诱导的血管平滑肌细胞（VSMC）增殖，降低 VSMC 总蛋白含量[24]；增强高浓度葡萄糖诱导损伤的人脐静脉内皮细胞的活性，降低上清中乳酸脱氢酶（LDH）、MDA 含量及谷胱甘肽-过氧化物酶（GSH-Px）活力，增加一氧化氮（NO）含量[25]；抑制同型半胱氨酸（HCY）诱导的兔 VSMC 增殖，促进其凋亡，减少 S 期细胞数量，提高 VSMC caspase-3 酶活性[26-28]。淫羊藿总黄酮 100、200mg/kg 灌胃给药，可减轻高脂血症模型大鼠的主动脉血管内皮损伤，改善平滑肌增生，降低大鼠血清总胆固醇（TC）、甘油三酯（TG）、MPO 及 MDA 水平，提高血清脂联素（ADP）、SOD、NO 及主动脉 NO、构成型一氧化氮合酶（cNOS）水平，上调过氧化物酶体增殖物激活受体γ（PPARγ）的表达与主动脉 ADPR1、R2 的 mRNA 及蛋白表达[29-34]。

9. 抗肿瘤作用 淫羊藿苷 6.25～100mg/L，体外可抑制甲状腺癌细胞系 SW579 细胞增殖，减少细胞周期各时相中 S 期分布，升高 G_0/G_1 分布，降低 SW579 细胞非整倍体 DNA 含量、克隆形成率、细胞基质黏附率及体外细胞侵袭力，下调 Id-1 mRNA 表达，上调 p21 mRNA 表达[35]；抑制肝癌 SMMC-7721 细胞的增殖，增加 G_0/G_1 期细胞数，下调上清中 PCNA 和 Bcl-2 的蛋白表达，上调 Bax 的蛋白表达[36]。淫羊藿素 5～20μmol/L，能抑制体外培养的小鼠 T 淋巴瘤 EL-4 细胞的增殖并诱导其凋亡，增强上清中 caspase-3、caspase-9 酶活力，下调 Bcl-2、P21 mRNA 表达[37]。

10. 改善学习记忆 淫羊藿黄酮 30～700mg/kg 灌胃给药，增加淀粉样β蛋白致阿尔茨海默病模型（AD）大鼠皮质和海马神经元，促进神经细胞增殖；改善模型大鼠学习记忆能力，降低 NOS 活性；降低 $AlCl_3$ 诱导痴呆模型大鼠海马内 AChE 活性，缩短痴呆大鼠在定向航行实验中逃避潜伏期及搜索距离；改善 APP 转基因 AD 模型小鼠 Morris 水迷宫作业成绩，降低海马β-淀粉样肽含量，缩短 Morris 水迷宫定向航行试验平均逃避潜伏期，延长大鼠在原站台象限的活动时间，增加穿越站台次数。淫羊藿次苷Ⅱ可减轻 $A\beta_{25-35}$ 诱导的大鼠学习记忆减退和 PC12 细胞凋亡，其机制可能与降低 PDE 5 和线粒体内活性氧的含量及调控 DNF/TrkB/CREB 信号通路有关[38]。淫羊藿乙醇提取物 3.5、5g/kg 灌胃给药，能减少氢溴酸东莨菪碱致记忆获得障碍、乙醇致记忆再现障碍模型小鼠在迷津实验中的错误次数，延长避暗实验中进入暗室的潜伏期，减少错误反应次数，缩短遭受电击时间[39]。淫羊藿正丁醇提物 85mg/kg 灌胃给药，可明显缩短 D-半乳糖致衰老模型小鼠 Morris 水迷宫测试到达平台的时间和游泳总路程，减少小鼠自主活动，增加睾丸指数[40]。淫羊藿总黄酮 60mg/kg 灌胃给药，可降低老年大鼠海马组织上清液中 TNF-α、IL-6 水平，升高 IL-10 水平，减少 TNF-α/IL-10、IL-6/IL-10 值[41]。淫羊藿苷可缩短 P8 系快速老化小鼠在 Morris 水迷宫测试中寻找水下平台的潜伏期，增加小鼠跨平台象限游泳次数[42]。

11. 抗衰老作用 淫羊藿苷 80～100mg/kg 灌胃给药，改善 D-半乳糖致衰老小鼠的睾丸损伤，显著增加睾丸、附睾及精囊腺指数，提高小鼠睾丸 SOD、酸性磷酸酶（ACP）、谷氨酰转肽酶（γ-GT）、LDH 活性及血清 T 水平，降低 MDA 含量[43]；增加 D-半乳糖致衰老大鼠睾丸中生精细胞数量，显著提高大鼠血清中 T 活性，上调睾丸组织 MMP-2 及 MMP-9 mRNA 表达[44]。

12. 抗血栓作用 淫羊藿总苷 10～600mg/kg 灌胃给药，降低肾上腺素加冰水浴所致急性血瘀模型大鼠全血黏度、减慢血沉速度，减少血栓长度、湿重和干重；降低高分子右旋糖酐致急性血瘀模型大鼠的全血黏度、血浆黏度、红细胞压积及纤维蛋白原含量。淫羊藿苷 0.2mg/ml，体外能抑制胶原、凝血酶、U46619 所诱导的血小板聚集，抑制凝血酶、U46619 诱导的 P-选择素表达和纤维蛋白原的结合，抑制血小板 Akt 的磷酸化[45]。淫羊藿总黄酮 30～400mg/kg 灌胃给药，降低家兔全血黏度、红细胞压积和红细胞聚集指数，抑制腺苷二磷酸诱导的家兔血小板聚集，抑制体外血栓的形成。

13. 促进造血作用 淫羊藿总苷 10～600mg/kg 灌胃给药，增加 ^{60}Co-γ辐射小鼠的外周血白细胞总数，以幼稚细胞增多为主；促进骨髓和脾脏粒细胞/巨噬细胞克隆形成单位（CFU-GM）集落形成；升高骨髓增生异常综合征（MDS）模型大鼠外周血红蛋白含量、白细胞、红细胞、血小板计数，降低骨髓细胞凋亡指数。

14. 降血压作用 淫羊藿水煎液1.58g/kg灌胃给药，可提高自发性高血压大鼠的血清NO含量，降低血浆内皮素（ET-1）含量，上调主动脉内皮eNOS蛋白及mRNA表达，下调主动脉内皮ET-1蛋白及mRNA表达[46]。淫羊藿苷20、40mg/L，体外对NE、KCl及$CaCl_2$收缩兔主动脉条的量效曲线呈非竞争性拮抗作用；淫羊藿苷30mg/L，体外能明显抑制NE诱导的兔主动脉条依赖于细胞外钙的收缩反应。

15. 抗炎作用 脱水淫羊藿素4mg/kg灌胃给药，能提高酵母多糖诱导的腹膜炎模型小鼠的存活率，减少腹腔白细胞数量，降低腹腔NO、IL-10、TNF-α、MCP-1、IL-6水平；脱水淫羊藿素5μmol/L，体外能抑制小鼠巨噬细胞的钙内流，下调诱导型一氧化氮合酶（iNOS）的表达[47]。

16. 保肝作用 淫羊藿水煎液4g/kg、淫羊藿苷10mg/kg灌胃给药，降低CCl_4致肝损伤模型小鼠丙氨酸氨基转移酶（ALT）、天门冬氨酸氨基转移酶（AST）水平；抑制TGFβ_1诱导的肝星状细胞（HSC）增殖，下调平滑肌肌动蛋白α（α-SMA）、NF-κB的蛋白表达，减少TGFβ_1刺激的HSC内NF-κB核转位[48]；增加肝脏P450总酶、CYP1A1含量及CYP3A活性，上调CYP1A1、CPY3A1、CYP3A2 mRNA表达，降低CYP2E1活性，下调CYP2E1 mRNA表达；增加有机阴离子转运多肽2（Oatp）和有机阴离子转运体2（OAT2）含量及其mRNA表达[49, 50]。淫羊藿素0.1～10mg/kg，可显著抑制CCl_4导致的大鼠原代肝细胞凋亡，降低上清中ALT、AST活性及MDA含量，升高SOD活性，减少胶原蛋白Ⅰ沉积[51]。淫羊藿总黄酮20、40mg/kg灌胃给药，升高异烟肼和利福平所致肝损伤模型小鼠肝脏指数，降低小鼠ALT、AST、TG、TC和MDA含量，升高SOD活力，升高GSH含量，改善肝组织的病理变化。

17. 肾保护作用 淫羊藿煎剂1～5g/kg灌胃给药，减轻庆大霉素致急性肾小管损伤模型大鼠肾小管和肾间质的损伤，升高肾皮质Na^+，K^+-ATP酶活性；升高醋酸可的松所致肾上腺损伤模型雌性大鼠肾上腺重量、降低肾上腺胆固醇含量；提高5/6或7/8肾切除大鼠存活率，升高血红蛋白，降低血尿素氮、Cr水平和尿蛋白，增强脾淋巴细胞转化率，减轻肾组织病理改变，抑制肾小球肥大，减少肾内免疫球蛋白IgG在系膜区的沉积，减轻纤维连接蛋白在毛细血管袢上的沉积。

18. 耳保护作用 淫羊藿苷以60mg/kg可减轻庆大霉素致大鼠耳蜗组织病理损伤，升高血清超氧化物歧化酶活性、25-羟维生素D_3、骨钙素、雌二醇的水平均，降低一氧化氮、卵泡刺激素水平，提高耳蜗组织CYP27B1蛋白表达，降低CYP24A1蛋白表达[52]。

19. 其他作用 淫羊藿水煎剂、90%乙醇提取物等各50g/kg灌胃给药，增强小鼠抗缺氧能力。淫羊藿总黄酮8g/kg灌胃给药，提高丝裂霉素C（MMC）所致小鼠骨髓淋巴细胞有丝分裂，降低染色体畸变率，抑制骨髓淋巴细胞核突变。

20. 体内过程 淫羊藿苷C_{max}为（2.29±0.75）mg/L，$AUC_{(0\to t)}$为（14.94±15.11）（mg·h）/L；炙淫羊藿苷C_{max}为（2.80 ± 0.82）mg/L，$AUC_{(0\to t)}$为（25.30 ± 8.12）（mg·h）/L[53]。淫羊藿苷固体脂质纳米粒在体内的药-时曲线呈现双峰，t_{max}为1小时，$t_{1/2}$为3小时，$AUC_{(0\to\infty)}$为（233.6±71.2）（ng·h）/ml[54]。

21. 毒理研究

（1）单次给药毒性观察 淫羊藿苷小鼠急性毒性试验显示，一日内灌胃给药最大给药量为28.8g/kg，相当于临床成人日用量的253.19倍，未见急性毒性反应[55]。

（2）连续给药毒性观察 柔毛淫羊藿生品水煎液15g/kg灌胃给药10天，降低小鼠睾丸、提肛肌、附睾的重量和血浆睾酮含量。淫羊藿水提物以及淫羊藿醇提物以80、40、20g/kg生药量，连续灌胃小鼠8周，4周后雌、雄小鼠体重均显著降低，8周后动物的脏器系数、血常规指标、血清生化学指标均有一定程度变化，显示长时间给予大剂量的淫羊藿提取物对小鼠有一定的毒副作用[56]。

（3）肝毒性观察 以基原、工艺、剂量、疗程为考察因素，采用均匀设计方法对SD大鼠进行连续灌服淫羊藿提取物1、3、6个月后的一般情况、体质量、摄食量、肝功能、脏体比及肝脏病理观察，结果显示朝鲜淫羊藿及巫山淫羊藿存在潜在肝毒性，并与提取工艺、给药剂量和用药疗程存在密切关系[57]。

（4）其他 淫羊藿苷、淫羊藿素10^{-9}～10^{-6}mol/L，体外可显著促进乳腺癌T47D细胞增殖，增加S期细胞比例，上调ER_α、ER_β的蛋白表达[58]。

附：巫山淫羊藿

本品为小檗科植物巫山淫羊藿 *Epimedium wushanense* T.S.Ying 的干燥叶。性味辛、甘，温；归肝、肾经。功能补肾阳，强筋骨，祛风湿。用于肾阳虚衰，阳痿遗精，筋骨痿软，风湿痹痛，麻木拘挛，绝经期眩晕。用量3～

9g。

【参考文献】［1］徐渊，吴斌，江岳方．淫羊藿苷对幼鼠Leydig 细胞增殖、凋亡和睾酮合成的影响．现代中西医结合杂志，2013，22(26)：2864-2866．

［2］张建，刘涛，覃新程，等．淫羊藿次苷Ⅱ对大鼠阴茎海绵体压力、平均动脉血压的影响及其作用机制的研究．中国男科学杂志，2010，24(1)：13-18．

［3］吴炯树，张毅，文娱，等．淫羊藿苷对去卵巢小鼠血清雌二醇水平的影响．贵州医药，2010，34(1)：79-80．

［4］王世平，文娱，张毅，等．淫羊藿苷的拟雌激素作用研究．贵州医药，2010，34(11)：1042-1043．

［5］高小明，师建平．淫羊藿提取物对去卵巢大鼠离体骨骨密度及骨重量的影响．内蒙古医科大学学报，2013，35(6)：442-445．

［6］张伟，李晶，宋敏，等．淫羊藿总黄酮对去势大鼠钙、磷代谢的影响．西部中医药，2012，25(8)：30-32．

［7］赵凯，徐胜春，梁维龙，等．淫羊藿对颈椎病模型大鼠退变颈椎骨组织钙磷代谢及血清中 IL-lβ、IL-6、TNF-α含量变化的实验研究．中国中医骨伤科杂志，2009，17(2)：8-10．

［8］姚年伟，何强，刘易昕．不同浓度淫羊藿苷对胎鼠成骨细胞炎性反应的保护作用研究．海南医学院学报，2020，26(23)：1775-1779．

［9］王建茹，张育敏，韩波．淫羊藿苷对 MC3T3-E1 成骨前体细胞的成骨诱导作用及意义．山东医药，2018，58(16)：17-20．

［10］丁怀利，吴银生，林煜，等．大鼠成骨细胞 RANKL-OPG mRNA 表达的增龄性变化及淫羊藿苷的干预作用．中医正骨，2010，22(4)：7-10．

［11］翟远坤，陈克明，葛宝丰，等．淫羊藿次苷Ⅱ通过激活雌激素信号通路促进骨髓间充质干细胞的成骨性分化．中国药理学通报，2011，27(10)：1451-1457．

［12］汪海东，夏世金，陈颂春，等．淫羊藿苷经 NF-κB 信号通路干预大鼠免疫衰老的作用及机制．中国老年学杂志，2010，30(20)：2938-2941．

［13］赖新强，黄秀艳，曾耀英．脱水淫羊藿素对小鼠巨噬细胞免疫功能的影响．细胞与分子免疫学杂志，2012，28(4)：374-376．

［14］程坚，张新民，陈伟华，等．淫羊藿次苷Ⅱ对小鼠脾淋巴细胞体外增殖的影响及其机制研究．中国免疫学杂志，2012，28(4)：323-327．

［15］周海涛，曹建民，林强，等．淫羊藿对运动训练大鼠睾酮含量、物质代谢及抗运动疲劳能力的影响．中国药学杂志，2013，48(1)：25-29．

［16］张红旭，韩枫．淫羊藿多糖抗疲劳、耐缺氧作用的实验研究．中国药物警戒，2011，8(7)：391-392．

［17］臧洁，李宝茹，吴涛，等．淫羊藿苷对小鼠力竭游泳时间及力竭恢复小鼠血清生化指标的影响．天然产物研究与开发，2013，25(9)：1277-1280．

［18］杨明，周玥．淫羊藿提取物对大鼠缺血再灌注损伤心肌酶活性的影响．亚太传统医药，2011，7(6)：26-27．

［19］唐超，黄波，徐尚福，等．淫羊藿苷通过调节巨噬细胞极化抑制肺动脉高压血管重构．中国药理学与毒理学杂志，2019，33(10)：812．

［20］高爱社，苗丽．淫羊藿苷对大鼠颈动脉损伤后新生内膜增生和平滑肌细胞凋亡的影响．中国实验方剂学杂志，2010，16(18)：163-165．

［21］高爱社，苗莉，沈晓君．淫羊藿苷对大鼠颈总动脉损伤后基质金属蛋白酶-2 表达的影响．中国实验方剂学杂志，2011，17(23)：174-177．

［22］高爱社，苗莉，沈晓君．淫羊藿苷对大鼠颈总动脉内膜损伤后骨桥蛋白表达的影响．中国实验方剂学杂志，2012，18(6)：163-165．

［23］赵君玫，魏群，毕红征，等．淫羊藿苷对动脉粥样硬化家兔血管平滑肌细胞内质网应激的影响．中医学报，2010，25(4)：680-682．

［24］徐向宇，罗珊珊，张霞，等．淫羊藿苷对血管平滑肌细胞增殖活性及总蛋白含量的影响．河南中医，2012，32(7)：835-836．

［25］周华俊．淫羊藿苷对高糖损伤人脐静脉内皮细胞的保护作用及机制研究．中华中医药学刊，2011，29(6)：1378-1380．

［26］赵君玫，魏晏，毕红征，等．淫羊藿苷对家兔血管平滑肌细胞凋亡相关基因表达水平的影响．中医学报，2010，25(3)：462-464．

［27］魏晏，陈芳，沈晓君．淫羊藿苷对 HCY 诱导增殖血管平滑肌细胞的促凋亡作用．中药药理与临床，2010，26(1)：21-23．

［28］马一君，魏晏，朱静媛，等．淫羊藿苷对半胱氨酸刺激的血管平滑肌细胞增殖的影响．时珍国医国药，2010，21(7)：1714-1715．

［29］徐玉顺，沈思钰，蔡辉，等．淫羊藿总黄酮对高脂血症大鼠主动脉脂联素受体表达的影响．中国动脉硬化杂志，2010，18(8)：594-598．

［30］蔡辉，郭郡浩，董晓蕾，等．淫羊藿总黄酮对高脂血症大鼠血清 NO、MPO 的影响．中西医结合心脑血管病杂志，2010，8(10)：1199-1201．

［31］蔡辉，赵凌杰，董晓蕾，等．淫羊藿总黄酮对高脂血症大鼠 PPARγ表达的影响．江苏医药，2011，37(3)：252-254．

［32］蔡辉，赵智明，赵凌杰，等．淫羊藿总黄酮对高脂血症大鼠血清脂联素水平的影响．中国中医急症，2011，20(1)：93-95．

［33］蔡辉，赵凌杰，袁爱红，等．淫羊藿总黄酮对高脂血症大鼠 SOD 活性的影响．广东医学，2011，32(4)：419-422．

［34］徐玉顺，沈思钰，蔡辉．淫羊藿总黄酮对高脂血症大鼠主动脉血管内皮功能的影响．心脏杂志，2011，23(4)：455-458．

［35］顾欣，杨丹丹，王丽，等．淫羊藿苷诱导甲状腺癌细胞系SW579的分化及恶性表型逆转的实验研究．中国现代普通外科进展，2012，15(7)：505-509.

［36］朱燕辉，黄丽霞，石崇军．淫羊藿苷对肝癌细胞株SMMC-7721增殖与凋亡的影响．中国普通外科杂志，2012，21(8)：968-972.

［37］范双翼，余英豪．淫羊藿素体外抗淋巴瘤细胞增殖效应．中国比较医学杂志，2011，21(6)：6-11.

［38］刘双，李小慧，高健美，等．S1-19 磷酸二酯酶 5 抑制剂淫羊藿次苷Ⅱ通过 BDNF/TrkB/CREB 信号通路减轻淀粉样蛋白25-35片段诱导的大鼠学习记忆减退作用及机制研究．神经药理学报，2018，8(2)：40.

［39］王丽娟，王庆妍，王勇，等．淫羊藿对记忆障碍小鼠学习记忆能力的影响．中国中医基础医学杂志，2012，18(6)：665-666.

［40］李建平，张跃文，王静，等．淫羊藿不同提取物对 D-半乳糖致衰老小鼠行为学及脏器指数的影响．中药药理与临床，2010，26(2)：46-49.

［41］夏世金，沈自尹，俞卓伟，等．基于基因表达谱研究淫羊藿总黄酮干预老年大鼠海马炎性衰老的效果与机制．实用老年医学，2010，24(1)：24-27.

［42］张婷，张占伟，董克礼，等．淫羊藿苷对 P8 系快速老化小鼠记忆障碍的改善作用．中国老年学杂志，2013，33(4)：870-871.

［43］陈凯，刘浩然，苏燕慧，等．淫羊藿苷对 D-半乳糖致衰老模型小鼠睾丸病变的影响．中国老年学杂志，2011，31(10)：1816-1818.

［44］谢高宇，陈凯，刘浩然，等．淫羊藿苷对 D-半乳糖致衰老大鼠睾丸组织 MMP-2 及 MMP-9 表达的影响．中国老年学杂志，2012，32(16)：3458-3460.

［45］叶士勇，曾春来，向贻佳，等．淫羊藿苷对血小板活化的影响及其分子机制的研究．浙江中医杂志，2013，48(8)：609-611.

［46］王雪冰，张磊，田允，等．女贞子、淫羊藿补肾中药对自发性高血压大鼠主动脉内皮舒缩功能的影响．中国老年学杂志，2011，31(15)：2924-2927.

［47］赖新强，黄秀艳，曾耀英．脱水淫羊藿素对腹膜炎小鼠的保护作用．细胞与分子免疫学杂志，2013，29(10)：1036-1039.

［48］平键，陈红云，张晶，等．淫羊藿苷干预核因子 NF-κB 抑制肝星状细胞活化的研究．辽宁中医杂志，2013，40(11)：2188-2191.

［49］李利生，陈澜，王安斌，等．淫羊藿苷对不同月龄大鼠肝微粒体细胞色素 P450 的影响．华西药学杂志，2012，27(4)：376-378.

［50］李利生，刘娟，王安斌，等．淫羊藿苷对大鼠肝药物代谢Ⅱ相酶和药物转运体的影响．遵义医学院学报，2012，35(1)：13-16.

［51］钱海华，刘鹏，李晶，等．淫羊藿素通过抗氧化损伤延缓 CCl_4 诱导的大鼠肝硬化进程．第二军医大学学报，2011，32(6)：625-629.

［52］周艳，柴艺汇，曾凡勇，等．淫羊藿苷对大鼠庆大霉素耳毒性的防护作用．中医药导报，2020，26(16)：25-38，48.

［53］周一帆，胡昌江，张雪洁，等．淫羊藿炮制前后在大鼠体内的药代动力学研究．中成药，2013，35(12)：2717-2720.

［54］刘丛丛，张琦，孙学惠，等．淫羊藿苷固体脂质纳米粒的大鼠体内药动学研究．中国药物应用与监测，2013，10(4)：203-206.

［55］牛红妹．淫羊藿苷急性毒性试验研究．神经药理学报，2018，8(2)：40-41.

［56］王琴，张盼阳，袁晓美．淫羊藿不同提取物的小鼠长期毒性研究．中国药物警戒，2018，15(2)：65-69.

［57］张林，张晶璇，范琼尹，等．均匀设计结合多元回归分析用于淫羊藿对大鼠肝毒性的影响．中国实验方剂学杂志，2018，24(6)：189-197.

［58］王洁，陈花，买迪娜，等．淫羊藿苷和淫羊藿素对乳腺癌T47D细胞增殖的影响．中草药，2013，44(11)：1470-1475.

巴 戟 天

Bajitian

本品为茜草科植物巴戟天 *Morinda officinalis* How 的干燥根。主产于广东、广西。全年均可采挖，洗净，除去须根，晒至六七成干，轻轻捶扁，晒干。药材以肉厚、断面色紫者为佳。

【炮制】 **巴戟肉**　取净巴戟天，蒸透，趁热除去木心，切段。

盐巴戟天　取净巴戟天，加盐水拌润，蒸透，趁热除去木心，切段。

制巴戟天　取甘草煎汤，加入净巴戟天共煮透，趁热除去木心，切段，干燥。

【性味与归经】 甘、辛，微温。归肾、肝经。

【功能与主治】 补肾阳，强筋骨，祛风湿。用于阳痿遗精，宫冷不孕，月经不调，少腹冷痛，风湿痹痛，筋骨痿软。

【效用分析】 巴戟天甘辛微温，归肾肝经，其性温润不燥，有补肾助阳益精之功，故可用治肾阳不足，阳痿遗精，宫冷不孕，腰膝冷痛等。

巴戟天又能壮肾阳，补血海，暖下元，而有调经止痛的功效，还可用于下元虚冷，月经不调，少腹冷痛等。

巴戟天甘温能补，辛温能散，有补阳益精，强筋健骨，兼祛风湿的功效，故又可用治风湿痹痛，筋骨痿软。

【配伍应用】

1. 巴戟天配菟丝子　巴戟天长于补肾助阳、益精暖宫；菟丝子善于补阳益阴，固精缩尿。两药伍用，增强了壮肾固精之功。适用于肾阳不足之阳痿遗精、宫冷不孕、少腹冷痛、腰膝无力及崩漏带下等。

2. 巴戟天配杜仲 巴戟天长于补肾阳且祛风湿；杜仲善于补肝肾，强筋骨。两药伍用，增强了补肝肾、祛风湿、强筋骨之功。适用于肝肾亏虚所致的筋骨痿软，风湿痹痛等。

3. 巴戟天配山茱萸 巴戟天味甘、辛而性温，善于补肾助阳益精；山茱萸味酸、涩而性微温，长于补益肝肾涩精。两药伍用，可增强补肾助阳，固精止遗之功。适用于肾阳不足，下元不固所致的遗精滑精，遗尿尿频，白带过多。

4. 巴戟天配橘核 巴戟天长于温肾助阳起痿，橘核善于理气散结止痛。两药伍用，可增强温肾助阳，理气散结之功。适用于寒疝，阴囊肿痛坚硬牵引及腹等。

5. 巴戟天配续断 巴戟天长于补肾壮阳，强筋健骨，祛风除湿；续断善于补益肝肾，续筋接骨，通利血脉。两药伍用，可增强补益肝肾，强筋健骨，祛风除湿之功。适用于风湿痹证，腰酸背痛，下肢无力兼肝肾不足者。

6. 巴戟天配牛膝 巴戟天长于补肾壮阳，强筋健骨，祛风除湿；牛膝善于补益肝肾，活血化瘀，强筋壮骨。两药伍用，可增强补肾助阳，强筋壮骨之功。适用于风湿痹痛，或肌肉萎缩无力，病程迁延日久而有肾虚表现者。

7. 巴戟天配党参 巴戟天长于补肾阳，党参善于补脾气。两药伍用，可增强温肾助阳，补气健脾之功。适用于男子肾虚阳痿，女子宫冷不孕等。

8. 巴戟天配熟地黄 巴戟天长于温肾助阳，熟地黄善于补血滋阴。两药伍用，可增强温肾助阳，补血滋阴之功。适用于肾虚阳痿，早泄遗精等。

【鉴别应用】

1. 生巴戟天(巴戟肉)、盐巴戟天与制巴戟天 三者为巴戟天的不同炮制品种。生巴戟天味辛而温，长于补肝肾、祛风湿，多用于肾虚兼风湿痹痛，如风冷腰痛，步行艰难。盐巴戟天，盐制后引药归肾，温而不燥，补肾助阳作用缓和，久服无伤阴之弊，常用于肾中元阳不足，阳痿早泄，腰膝酸软无力，宫冷不孕，月经不调。制巴戟天味甘，增加甘温补益作用，偏于补肾助阳，强筋骨，适用于肾气虚损，胸中短气，腰脚疼痛，筋骨无力等。

2. 巴戟天与淫羊藿 两者均味辛、甘，性温，归肝、肾经，皆能补肾阳，强筋骨，祛风湿，同治肾阳虚所致的阳痿、宫冷不孕、尿频，风湿痹痛，腰膝痿软无力，拘挛麻木。然巴戟天微温不燥，补肾除湿之力稍逊，主治肾阳虚弱，肝肾不足证。淫羊藿辛温燥烈，长于温肾壮阳，且祛风湿力胜，善治肾阳虚所致的阳痿、宫冷不孕，肢体麻木拘挛。

3. 巴戟天与鹿茸 两者均为甘温之品，入肾、肝经，皆具补肾阳、强筋骨之效，用治肾阳不足，肝肾虚衰，阳痿滑精，宫冷不孕，筋骨痿软。然巴戟天味辛，补益之力不如鹿茸，兼能祛风湿，故多用于风湿日久兼肾虚之证，如风湿痹痛，腰膝冷痛等。鹿茸味咸大补，既能壮元阳，益精血，又可调冲任，托疮毒，适用于肾阳不足，精血亏虚，崩漏带下，阴疽不敛。

4. 巴戟天与桑寄生 两者均具有强筋壮骨，祛风除湿之功，用于风湿痹痛，筋骨痿软。然巴戟天甘温，主入肾经，有补肾助阳益精之功，其性温润不燥，又多可用治阳痿遗精，宫冷不孕，腰膝酸软等。桑寄生又具有补益肝肾，固冲任，安胎元的功效，故多用于肝肾不足之腰膝酸软，筋骨无力，以及冲任不固所致的崩漏经多，妊娠漏血，胎动不安。

【方剂举隅】

1. 地黄饮子(《圣济总录》)

药物组成：熟地黄、巴戟天、山茱萸、石斛、肉苁蓉、制附子、五味子、官桂、白茯苓、麦门冬、菖蒲、远志。

功能与主治：滋肾阴，补肾阳，开窍化痰。适用于下元虚衰，痰浊上泛之喑痱证，症见舌强不能言，足废不能用，口干不欲饮，足冷面赤，脉沉细弱。

2. 巴戟天散(《简要济众方》)

药物组成：巴戟天、茴香、核桃仁。

功能与主治：温阳散寒，止痛。适用于腹痛，症见膀胱气块入腹或下坠，满闷疼痛。

3. 巴戟天丸(《圣济总录》)

药物组成：巴戟天、熟地黄、枸杞子、制附子、菊花、花椒。

功能与主治：益真气，长肌肉，悦颜色，美食明目。适用于虚劳，症见腰膝酸软，面色晦暗，眩晕耳鸣，视物昏花。

4. 巴戟丸(《圣济总录》)

药物组成：巴戟天、肉苁蓉、牛膝、山茱萸、杜仲、续断、蛇床子、菟丝子、白茯苓、五味子、远志。

功能与主治：补肾阳，益精血，强筋骨。适用于虚劳，肾气衰弱，症见小便白浊，阴囊湿痒；羸瘦多忘，面无颜色；男子阳道衰弱。

【成药例证】

1. 巴戟口服液（《临床用药须知中药成方制剂卷》2020年版）

药物组成：巴戟天、狗脊、杜仲、续断、淫羊藿（叶）、仙茅、肉苁蓉、覆盆子、党参、黄芪、何首乌、熟地黄、当归、枸杞子、金樱子、甘草。

功能与主治：补肾壮腰，固精止遗，调经。用于肾阳虚所致的神疲乏力、阳痿、早泄、滑泄、夜尿频、腰膝软弱、月经不调、闭经。

2. 添精补肾膏（《临床用药须知中药成方制剂卷》2020年版）

药物组成：淫羊藿、巴戟天（酒制）、锁阳（酒蒸）、酒肉苁蓉、盐杜仲、狗脊、川牛膝、龟甲胶、鹿角胶、熟地黄、当归、枸杞子、党参、炙黄芪、茯苓、制远志。

功能与主治：温肾助阳，补益精血。用于肾阳亏虚、精血不足所致的腰膝酸软、精神萎靡、畏寒怕冷、阳痿遗精。

3. 固本统血颗粒（《临床用药须知中药成方制剂卷》2020年版）

药物组成：淫羊藿、黄芪、锁阳、巴戟天、菟丝子、党参、山药、附子、肉桂、枸杞子。

功能与主治：温肾健脾，填精益气。用于阳气虚损，血失固摄所致的紫斑，症见畏寒肢冷，腰瘦乏力，尿清便溏，皮下紫斑，其色淡暗。亦可用于轻型原发性血小板减少性紫癜见上述证候者。

4. 温肾助阳药酒（《临床用药须知中药成方制剂卷》2020年版）

药物组成：淫羊藿、肉苁蓉、巴戟天、韭菜子、蛤蚧、阳起石、葱子、补骨脂、菟丝子、熟地黄、山茱萸、山药、泽泻（制）、牡丹皮、茯苓、制何首乌、枸杞子、蜂蜜。

功能与主治：温肾助阳。用于肾阳不足所致的腰膝酸软、畏寒怕冷、精神萎靡、阳痿不举、舌淡苔白、脉沉细。

5. 滋肾育胎丸（《临床用药须知中药成方制剂卷》2020年版）

药物组成：熟地黄、人参、杜仲、首乌、枸杞子、阿胶（炒）、鹿角霜、巴戟天、菟丝子、桑寄生、续断、党参、白术、艾叶、砂仁。

功能与主治：补肾健脾，养血安胎。用于脾肾两虚、冲任不固所致的胎漏、胎动不安、滑胎，症见妊娠少量下血、小腹坠痛或屡次流产、神疲乏力、腰膝酸软；先兆流产、习惯性流产见上述证候者。

【用法与用量】 3～10g。

【注意】 阴虚火旺者不宜用。

【本草摘要】

1.《神农本草经》“主大风邪气，阴痿不起，强筋骨，安五脏，补中增志益气。”

2.《名医别录》“疗头面游风，小腹及阴中相引痛，下气，补五劳，益精，利男子。”

3.《本草纲目》“治脚气，去风疾，补血海。”

4.《本草备要》“强阴益精，治五劳七伤；辛温散风湿，治风气、脚气、水肿。”

【化学成分】 主要含蒽醌类成分：甲基异茜草素，甲基异茜草素-1-甲醚，大黄素甲醚，2-羟基-3-羟甲基蒽醌，1-羟基蒽醌，2-甲基蒽醌；环烯醚萜类成分：水晶兰苷，四乙酰车叶草苷；低聚糖类成分：耐斯糖，1F-果呋喃糖基耐斯糖等。

中国药典规定本品含耐斯糖（$C_{24}H_{42}O_{21}$）不得少于2.0%。

【药理毒理】 本品有性激素样作用，并有提高免疫、抗疲劳、耐缺氧、延缓衰老、抗抑郁、抗骨质疏松、抗炎等作用。

1. 性激素样作用 巴戟天水煎液 0.5～10g/kg 灌胃给药，增加大鼠垂体前叶、卵巢、子宫重量，增加卵巢绒毛膜促性腺激素/黄体生成素（hCG/LH）受体数目，促进 hCG/LH 受体特异结合；促进注射黄体生成素释放激素（LRH）的去卵巢大鼠垂体分泌 LH。巴戟天水煎剂30g/kg 灌胃给药，升高微波辐射致生精功能损伤模型大鼠附睾指数、睾丸指数、精子活性及精子活动率[1]。巴戟天水提物、醇提物各 20g/kg 灌胃给药，升高微波辐射致睾丸生精障碍雄性模型大鼠精子数和精子活动率，降低精子畸形率及血清 LH 含量，升高血清睾酮（T）含量及睾丸组织 LHR（mRNA）表达[2]。

2. 提高免疫作用 巴戟天水煎剂 20～45g/kg 灌胃给药，增加幼年小鼠胸腺重量、白细胞数和γ射线造模小鼠白细胞数；提高老龄小鼠红细胞 C3b 受体花环率、红细胞免疫复合物花环率和白介素-2（IL-2）活性，促进脾淋巴细胞增殖；增加环磷酰胺致血虚模型小鼠红细胞（RBC）、白细胞（WBC）总数和血红蛋白（Hb）含量，增厚胸腺皮质，增大脾小结，增加胸腺皮质淋巴细胞和脾淋巴细胞数量[3]；增强正常小鼠和环磷酰胺造模小鼠腹腔巨噬细胞的吞噬功能。巴戟天醇提物 0.7、2.1g/kg 灌胃给药，升高 D-半乳糖致半衰老模型大鼠胸腺指数，脾脏指数，T、B 淋巴细胞转化指数，IL-2 水平以及 CD28 阳性淋巴细胞数[4]。巴戟天多糖 1～2g/kg 灌胃给药，增加幼年小鼠胸腺重量，提高小鼠巨噬细胞吞噬功能，促进玫瑰花环形成细胞形成。巴戟天粗多糖MOP、巴戟天纯化多糖MOPI-3a、MOPA-2a 30、50mg/kg灌胃给药，提高环磷酰胺致免疫功能低下模型小鼠的胸腺和脾脏质量，升高小鼠腹腔巨噬细胞百分率和吞噬指数，提高顺序为MOPA-2a>MOPI-3a>MOP[5]。

3. 抗疲劳、耐缺氧作用 巴戟天水煎剂4、8、12g/kg灌胃给药，延长大鼠力竭游泳时间，降低大鼠心肌线粒体中MDA含量，升高SOD、GSH-Px活性[6]。巴戟天水煎液或醇提物20～45g/kg灌胃给药，延长小鼠游泳时间，增加甲硫氧嘧啶致甲状腺功能低下小鼠耗氧量，降低脑M受体最大结合容量；提高大鼠心肌抗氧化酶活性，缓解运动疲劳；降低血清AST含量[7]。巴戟天水提液0.5、1.0、1.5g/kg灌胃给药，延长训练小鼠负重游泳时间，提高小鼠肝糖原(LG)含量，降低血乳酸(BLA)、血尿素氮(BUN)含量[8]。巴戟天总黄酮5g/kg灌胃给药，延长小鼠游泳时间，提高小鼠吊网运动能力，延长耐缺氧时间，降低耗氧量。巴戟天低聚糖20、60mg/kg灌胃给药，缩短$A\beta_{25-35}$致拟痴呆模型大鼠定位航行潜伏期，延长游泳时间，升高单胺类神经递质水平，增加海马CA1区椎体细胞、神经元数量及大脑皮质和前脑基底核神经元计数[9]。

4. 延缓衰老作用 巴戟天水煎液0.2～8.58g/kg灌胃给药，提高D-半乳糖致衰老小鼠血清SOD和GSH-Px活性，降低丙二醛(MDA)含量；提高衰老小鼠红细胞和血小板数量。巴戟天水煎剂30、60mg/kg灌胃给药，减少D-半乳糖和亚硝酸钠致老年痴呆模型大鼠学习成绩中错误次数，缩短潜伏期，增强大鼠海马SOD活性，减少MDA含量，减弱MAO-B活性及MAO-B mRNA表达[10]。巴戟天醇提物0.7～3g/kg灌胃给药，升高D-半乳糖致半衰老模型大鼠小脑组织SOD活性、bcl-2蛋白表达，降低MDA含量、蒲肯野细胞凋亡指数及bax蛋白表达[11]，提高衰老大鼠心肌组织SOD、GSH-Px活性，降低MDA含量[12]。

5. 抗抑郁作用 巴戟天醇提物或巴戟天寡糖25～400mg/kg灌胃给药，缩短正常小鼠、大鼠强迫性游泳不动时间；减少获得性无助抑郁大鼠逃避失败次数。

6. 抗骨质疏松作用 巴戟天水煎剂5.6g/kg灌胃给药，提高去卵巢骨质疏松模型大鼠胫骨TBV%，降低TRS%、TFS%及MAR，降低OB、MSC、RANKL的蛋白表达[13]。巴戟天多糖100mg/kg灌胃给药，增加去卵巢骨质疏松模型大鼠骨密度、骨矿物质、1,25-二羟基维生素D及骨钙素含量[14]。

7. 对缺血再灌注损伤保护作用 巴戟天粉剂1.2、3.0g/kg灌胃给药，降低心肌缺血再灌注损伤(MIRI)模型大鼠血清中CK活性，缩小心肌梗死面积，升高心肌组织中Na^+，K^+-ATPase、Ca^{2+}，Mg^{2+}-ATPase、NO、iNOS活性[15]。巴戟天醇提物300、600mg/L灌胃给药，升高心肌缺血再灌注损伤(MIRI)模型大鼠三磷酸腺苷(ATP)、二磷酸腺苷(ADP)、一磷酸腺苷(AMP)、总腺嘌呤核苷酸含量(TAN)及心肌细胞能荷(EC)[16]，降低心肌组织IL-1β、TNF-α，降低凋亡指数[17]。巴戟天醇提物1.5、3.0g/kg灌胃给药，降低肾缺血再灌注损伤(IRI)模型大鼠血清尿素氮(BUN)、肌酐(Cr)水平，升高肾组织SOD、GSH-Px水平，降低MDA水平，降低肾组织细胞凋亡指数[18]。巴戟天醇提物5.0、10.0mg/kg静脉注射，降低心肌缺血模型杂种犬血清CK、AST、LDH、FFA及LPO含量，提高SOD和GSH-Px活性[19]；巴戟天寡糖0.7、1.4、2.8g/kg灌胃给药，改善心肌缺血再灌注损伤(MIRI)模型大鼠心功能，升高心肌组织中Na^+，K^+-ATP酶、Ca^{2+}-ATP酶、Mg^{2+}-ATP酶活性，降低CK含量[20]；降低大鼠心肌缺血再灌注损伤心律失常评分，缩小心肌损伤及梗死面积，升高心肌组织SOD、CAT和GSH-Px酶活性，降低MDA含量[21]。

8. 抗炎镇痛作用 巴戟天乙醇提取物0.2、0.4g/kg灌胃给药，降低完全Freund′s佐剂致类风湿关节炎模型大鼠关节周径及炎性介质PGE_2含量，抑制大鼠足肿胀；巴戟天提取物0.18、0.36、0.72g/kg灌胃给药，减少0.6%冰醋酸致疼痛扭体小鼠扭体次数[22]。

9. 抗肿瘤作用 巴戟天水煎液0.2、0.4、0.6g/kg灌胃给药，降低环磷酰胺造模小鼠微核率(MN)。巴戟天水提液22.5、45g/kg灌胃给药，小鼠腋下接种EAC、S_{180}及肝癌荷瘤瘤株，抑制EAC、S_{180}及肝癌荷瘤瘤株生长，促进凋亡蛋白Bax表达，减少抑制凋亡蛋白Bcl-2表达[23]。巴戟天水提液45g/kg灌胃给药，抑制小鼠HepA肝癌，并与环磷酰胺协同抑制肝癌。

10. 其他作用 巴戟天醇提物6、12g/kg灌胃给药，降低肾上腺素加冰水致血瘀大鼠的高、中、低切变率下全血黏度、全血卡森黏度、全血还原黏度，缩短红细胞电泳时间，抑制血小板最大聚集率。巴戟天糖链100、300、500μg/ml，提高体外骨骼肌成肌细胞正性变时作用，上调心脏转录因子GATA-4 mRNA的表达[24]。

11. 毒理研究 巴戟天水煎液250g/kg灌胃给药，未见小鼠死亡；巴戟天水煎液10、30、60ml对大肠埃希菌PQ37菌株的体外SOS应答系统无影响，提示无诱变或致诱变的遗传作用。

【参考文献】［1］张巍，康锶鹏，陈清瑞，等．巴戟天对微波损伤的雄鼠睾丸生精功能的影响．解剖学研究，2010，32(5)：338-357.

［2］李容，张永红，王凤娟，等．巴戟天对微波辐射致雄性大鼠生精障碍的作用．中国现代医学杂志，2014，24(22)：5-9.

［3］周建辉，阮耀，李克卉，等．巴戟天水提液对血虚型小鼠造血功能的影响．国医论坛，2012，27(6)：47-48.

［4］王雪侠，张向前．巴戟天醇提物对D-半乳糖致衰老大鼠免疫功能的影响．中国医药导报，2013，10(4)：17-19.

［5］何传波，李琳，汤凤霞，等．不同巴戟天多糖对免疫活性的影响．中国食品学报，2010，10(5)：68-72.

［6］朱超，曹建民，周海涛，等．巴戟天对大鼠运动能力和心肌线粒体抗氧化能力的影响．中国实验方剂学杂志，2013，19(3)：219-222.

［7］龙碧波，张新定，徐海衡，等．巴戟天水提液对耐力运动小鼠的抗氧化作用研究．现代预防医学，2013，40(15)：2880-2882.

［8］龙碧波，徐海衡，张新定，等．巴戟天抗疲劳药理活性的实验研究．时珍国医国药，2013，24(2)：298-300.

［9］陈地灵，张鹏，林励，等．巴戟天低聚糖对Aβ_{25-35}致拟痴呆模型大鼠学习记忆障碍的影响．中国药理学通报，2013，29(2)：271-276.

［10］王馨，李晶，廖一兰，等．巴戟天水提物对老年痴呆模型大鼠的保护作用研究．中国药房，2013，24(31)：2908-2910.

［11］陈铸，付润芳，程亮新．巴戟天醇提物对D-半乳糖致衰老大鼠小脑的作用．中医学报，2010，25(150)：903-907.

［12］顾冰．巴戟天醇提物对衰老大鼠心肌组织的抗氧化作用．临床合理用药，2011，4(10B)：62-63.

［13］王莹，王少君，潘静华，等．巴戟天对卵巢切除所致大鼠骨质疏松症的治疗作用及机理探讨．中国中医基础医学杂志，2012，18(10)：1080-1082.

［14］刘亦恒，吴多庆，朱振标，等．巴戟天多糖对去卵巢大鼠骨质疏松症的防治作用．海南医学，2014，25(20)：2973-2975.

［15］李凯，司忠义，李岩欣，等．巴戟天对大鼠心肌缺血再灌注损伤的影响．军医进修学院学报，2012，33(3)：277-301.

［16］刘灵芝．巴戟天醇提物对离体大鼠缺血再灌注损伤心肌能量代谢的影响．中国医药导报，2012，9(28)：9-17.

［17］刘灵芝．巴戟天醇提物对离体大鼠心肌缺血再灌注损伤后白介素-1β、肿瘤坏死因子-α及心肌细胞凋亡的影响．中国医药导报，2012，9(29)：11-15.

［18］张向前，王雪侠．巴戟天醇提物对大鼠肾缺血再灌注损伤的保护作用．中国医药导报，2013，10(5)：22-24.

［19］金辉，岳海波，王丽岩，等．巴戟天醇提物对实验性心肌缺血及缺氧再给氧损伤的影响．中国老年学杂志，2013，33(13)：3122-3124.

［20］汪宝军，付润芳，岳云霄，等．巴戟天寡糖对心肌缺血再灌注损伤大鼠心功能的影响．郑州大学学报(医学版)，2010，45(4)：612-615.

［21］汪宝军，付润芳，岳云霄，等．巴戟天寡糖对大鼠心肌缺血再灌注损伤的影响．郑州大学学报(医学版)，2010，45(5)：792-794.

［22］陈岚，陈翠，高毅，等．巴戟天提取物对大鼠类风湿关节炎作用的观察．东南国防医药，2011，13(4)：305-307.

［23］张学新，肖柳英，潘竞锵，等．巴戟天对小鼠肿瘤细胞增殖及Bax、Bcl-2蛋白表达的影响．中药材，2011，34(4)：598-601.

［24］于爽，察雪湘，吴瑶，等．巴戟天糖链对骨骼肌成肌细胞向心肌样细胞分化的影响．中国老年学杂志，2014，12(34)：6687-6689.

仙　茅

Xianmao

本品为石蒜科植物仙茅 *Curculigo orchioides* Gaertn. 的干燥根茎。主产于四川、云南、广西、贵州。秋、冬二季采挖，除去根头和须根，洗净，干燥。切段。以条粗、质坚、表面色黑者为佳。

【炮制】 酒仙茅　取仙茅片，加黄酒拌润，炒干。

【性味与归经】 辛，热；有毒。归肾、肝、脾经。

【功能与主治】 补肾阳，强筋骨，祛寒湿。用于阳痿精冷，筋骨痿软，腰膝冷痛，阳虚冷泻。

【效用分析】 仙茅辛热燥烈，善补命门而兴阳道，有良好的补火壮阳的功效，故可用于肾阳不足，命门火衰，阳痿精冷，遗尿尿频等证。

仙茅辛散燥烈，补肾阳且兼有祛寒湿，强筋骨之功，《开宝本草》谓其治“腰膝风冷挛痛不能行。”故又可用治肾阳不足，筋骨痿软，腰膝冷痛。

仙茅辛热，善补命门之火以温煦脾土，故有温阳止泻的功效，可用治阳虚冷泻等。

【配伍应用】

1. 仙茅配杜仲　仙茅长于温肾壮阳，杜仲善于补肝肾、强筋骨。两药伍用，增强补肾阳、强筋骨之功。适用于肾阳虚所致的阳痿遗精、腰膝酸痛无力等。

2. 仙茅配细辛　仙茅长于温肾阳、逐寒湿，细辛善于散风寒止痛。两药伍用，增强温肾逐寒、散风寒止痛之功。适用于风寒湿所致的腰膝冷痛。

3. 仙茅配金樱子　仙茅长于温肾助阳，金樱子善于固精缩尿。两药伍用，具有温肾助阳，固精缩尿之功。适用于肾阳虚所致的阳痿、精冷、滑泄无度等。

4. 仙茅配山药　仙茅长于温肾助阳，山药善于补气健脾、益肾。两药伍用，具有温肾助阳，补气健脾之功。适用于脾肾虚弱，腰膝酸软，食欲不振等。

5. 仙茅配补骨脂 仙茅长于温肾助阳，强筋健骨；补骨脂善于温肾助阳，暖脾止泻。两药伍用，具有温肾暖脾止泻之功。适用于脾肾阳虚，脘腹冷痛，腹泻少食等。

【鉴别应用】

1. 生仙茅与酒仙茅 二者为仙茅的不同炮制品种。生仙茅性燥热有毒，以散寒祛湿为主，多用于寒湿痹痛，腰膝冷痛，筋骨痿软；酒仙茅不仅毒性降低，而且更长于补肾壮阳，常用治阳痿精冷，腰膝冷痛，尿频遗尿。

2. 仙茅与淫羊藿 两者均具有补肾壮阳，强筋健骨，祛风除湿的功效，用于肾阳不足，阳痿遗精，遗尿尿频，风湿痹痛，筋骨痿软。然仙茅辛热，善补命门之火衰以温煦脾土，故又有温阳止泻的功效，可用治脾肾阳虚冷泻。淫羊藿辛、甘，温，温肾壮阳，强阳起痿之力更强，为治疗肾虚阳痿的良药。

3. 仙茅与鹿茸 两者均具有补肾壮阳，强筋健骨的功效，用于肾阳不足，阳痿遗精，遗尿尿频，筋骨痿软。然仙茅辛热，善补命门之火衰以温煦脾土，故又有温阳止泻的功效，可用治脾肾阳虚，脘腹冷痛，少食腹泻等；又能祛寒除湿，用于风寒湿痹痛。鹿茸甘温，长于补肾阳，益精血，强督脉，为壮阳起痿，补精填髓的要药；又有补益肝肾，调冲任，固崩止带之功，可用治肝肾不足，冲任不固，四肢厥冷，崩漏。

4. 仙茅与桑寄生 两者均具有强筋壮骨，祛风除湿的功效，用于风湿痹痛，骨痿瘫痪。然仙茅辛热，以温补肾阳为主，多用于肾阳不足，阳痿遗精，遗尿尿频；又善补命门之火以温煦脾土，故又有温阳止泻的功效，可用治脾肾阳虚，脘腹冷痛，食少腹泻等。桑寄生又具有补益肝肾，固冲任，安胎元的功效，故多用于肝肾不足之腰膝酸软；又可用于肝肾不足，冲任不固所致的崩漏经多，妊娠漏血，胎动不安。

【方剂举隅】

1. 草还丹（《博济方》）

药物组成：仙茅、羌活、防风、狗脊、白术、茯苓、干姜、九节石菖蒲、白丑、威灵仙、何首乌、苍术。

功能与主治：补肾壮阳，强筋健骨，保生延寿。适用于肾阳虚证，症见腰膝冷痛，筋骨痿软，眩晕，耳鸣。

2. 仙茅酒（《医学正印》）

药物组成：仙茅、淫羊藿、五加皮、龙眼肉。

功能与主治：温肾壮阳。适用于男子虚损，阳痿不举。

3. 仙茅丸（《本草纲目》）

药物组成：仙茅、苍术、枸杞子、车前子、茯苓、柏子仁、生地黄、熟地黄。

功能与主治：壮筋骨，益精神，明目，黑髭须。适用于肝肾精血不足之早衰，症见腰膝酸软，视物昏花，须发早白，耳鸣耳聋等。

4. 壮阳丹（《医学入门》）

药物组成：仙茅、蛇床子、五味子、白茯苓、肉苁蓉、山药、杜仲、韭子、补骨脂、巴戟、熟地黄、山茱萸、菟丝子、海狗肾、紫梢花。

功能与主治：壮阳补肾。适用于肾阳虚证，症见腰膝冷痛，畏寒肢冷，遗精阳痿，多尿或不禁，面色苍白，舌质淡胖有齿痕，苔白，脉沉迟。

【成药例证】

1. 骨仙片（《临床用药须知中药成方制剂卷》2020年版）

药物组成：熟地黄、骨碎补、仙茅、菟丝子、枸杞子、女贞子、牛膝、黑豆、汉防己。

功能与主治：补益肝肾，强壮筋骨，通络止痛。用于肝肾不足所致的痹病，症见腰膝关节疼痛、屈伸不利、手足麻木；骨质增生见上述证候者。

2. 回春胶囊（《临床用药须知中药成方制剂卷》2020年版）

药物组成：海马、鹿鞭、牛鞭（制）、狗肾（制）、鹿角胶、仙茅（制）、阳起石（煅）、肉苁蓉、韭菜子、淫羊藿、刺五加浸膏、黄柏（盐制）、蛤蚧、五味子。

功能与主治：补肾助阳，益精润燥。用于肾阳亏虚所致的腰痛、神疲、健忘、阳痿。

3. 调经促孕丸（《临床用药须知中药成方制剂卷》2020年版）

药物组成：鹿茸（去毛）、炙淫羊藿、仙茅、续断、桑寄生、菟丝子、枸杞子、覆盆子、山药、莲子（去心）、茯苓、黄芪、白芍、炒酸枣仁、丹参、赤芍、鸡血藤、钩藤。

功能与主治：温肾健脾，活血调经。用于脾肾阳虚，瘀血阻滞所致的月经不调、闭经、痛经、不孕，症见月经后错，经水量少、有血块，行经小腹冷痛，经水日久不行，久不受孕，腰膝冷痛。

4. 蚕蛾公补片（《临床用药须知中药成方制剂卷》2020年版）

药物组成：雄蚕蛾（制）、蛇床子、仙茅、肉苁蓉、淫羊藿、盐补骨脂、盐菟丝子、人参、炒白术、当归、熟地黄、枸杞子。

功能与主治：补肾壮阳，养血，填精。用于肾阳虚损，阳痿早泄，性功能衰退。

【用法与用量】 3～10g。

【注意】

1. 阴虚火旺者忌服。

2. 本品燥烈有毒，不宜大量久服。

【本草摘要】

1.《海药本草》 “主风，补暖腰脚，清安五脏，强筋骨，消食。”“益筋力，填骨髓，益阳。”

2.《开宝本草》 “主心腹冷气不能食，腰脚风冷挛痹不能行，丈夫虚劳，老人失溺，无子，益阳道，……强记，助筋骨，益肌肤，长精神，明目。”

3.《本草纲目》 “仙茅盖亦性热，补三焦命门之药也，惟阳弱精寒，禀赋素怯者宜之。若体壮阳火炽盛者服之，反能动火。”

【化学成分】 主要含酚苷类成分：仙茅苷；三萜类成分：仙茅皂苷A～M，地衣二醇葡萄糖苷，地衣二醇-3-木糖葡萄糖苷A，仙茅素A、B、C，仙茅皂苷元A、B、C，仙茅萜醇，丝兰苷元等；生物碱类成分：石蒜碱，*N*-乙酰基-*N*-羟基-2-氨基甲酸甲酯等；甾醇类成分：环木菠萝烯醇，豆甾醇等。

中国药典规定本品含仙茅苷($C_{22}H_{26}O_{11}$)不得少于0.10%，饮片不得少于0.080%。

【药理毒理】 本品具有性激素样作用，并有提高免疫、心肌保护、抗骨质疏松等作用。

1. 性激素样作用 仙茅水煎液10g/kg灌胃给药，增加大鼠垂体前叶、卵巢和子宫重量；提高卵巢绒毛膜促性腺激素(hCG)/黄体生成素(LH)受体特异结合率；促进注射黄体生成素释放激素(LRH)后去卵巢大鼠分泌LH。仙茅70%醇浸液10g/kg灌胃给药，增加切除两侧睾丸的大鼠精囊腺重量。80%醇提正丁醇萃取部位0.6g/kg或仙茅素A 0.04g/kg灌胃给药，增加去势雄性小鼠附性器官(包皮腺、精囊腺、前列腺)重量。

2. 提高免疫作用 仙茅水提物30g/kg灌胃给药，升高糖皮质激素氢化可的松致类虚寒模型大鼠血清葡萄糖、总胆固醇、总蛋白、促甲状腺素(TSH)、三碘甲状腺原氨酸(T_3)、甲状腺素(T_4)、皮质酮水平[1]。仙茅水提液0.6g/L或其有效成分苔黑酚葡萄糖苷1×10^{-5}mol/L，增强体外虚寒状态L02细胞活力[2]。仙茅水提物或95%醇提物5g/kg灌胃给药，升高氢化可的松致阳虚模型大鼠血清SOD活性、血清Zn/Cu值、血浆环核苷酸cAMP/cGMP值。仙茅70%醇浸液10、20g/kg灌胃给药，增加小鼠腹腔巨噬细胞对鸡红细胞吞噬能力；升高环磷酰胺致免疫低下模型小鼠的T淋巴细胞。仙茅多糖100、200、400mg/kg灌胃给药，能对抗S_{180}实体瘤模型小鼠中顺铂引起的白细胞减少、胸腺萎缩、脾脏肿大；减少血清尿素氮、肌酐含量；增加血清和肾脏SOD活力，降低血清和肾脏MDA含量[3]。

3. 心肌保护作用 仙茅苷0.5、5、50μmol/L，减少体外H_2O_2氧化损伤心肌细胞的乳酸脱氢酶(LDH)、丙二醛(MDA)含量，增加谷胱甘肽过氧化物酶(GSH-Px)活性，降低细胞生长抑制率和凋亡率[4]。仙茅多糖300、400、500mg/kg灌胃给药，降低阿霉素(ADM)致中毒性心肌损伤模型小鼠血清肌酸激酶(CK)、乳酸脱氢酶(LDH)、天门冬氨酸氨基转移酶(AST)和一氧化氮合酶(NOS)，增加心肌SOD活力和降低MDA含量[5]。

4. 抗骨质疏松作用 仙茅苷10^{-9}～10^{-4}mol/L，促进体外MC3T3-E1成骨样细胞增殖，提高MC3T3-E1细胞碱性磷酸酶活性，有效形成骨小结[6]。仙茅甲酸酯类酚6、18、54mg/kg或乙醇提取物3.0g/kg灌胃给药，提高去卵巢骨质疏松模型大鼠骨密度(BMD)及提高骨组织微结构，抑制抗氧化酶如SOD和GSH-Px活性，减少血清MDA含量和尿钙排泄[7]。

5. 毒理研究 小鼠灌服仙茅醇浸剂的最大耐受量为150g/kg，7日内无死亡。仙茅醇提物120g生药/kg灌胃给药，升高大鼠血清BUN、CREA和ALT的含量；增加肝脏、肾脏和睾丸脏器系数；雄性大鼠的睾丸及雌性大鼠的卵巢均呈现线粒体肿胀、空泡等病理改变。停药15天后毒性损害有可逆性[8]。

【参考文献】 [1] 李敏，张冰，刘小青．仙茅对类虚寒大鼠物质代谢及内分泌水平影响的实验研究．中成药，2012，34(6)：1011-1014.

[2] 薛春苗，张冰，林志健．仙茅及其有效成分对不同状态L02细胞PXR-CYP3A的影响研究．中国中药杂志，2013，38(19)：3348-3351.

[3] 姚佳，彭梅，肖雄，等．仙茅多糖对小鼠S_{180}实体瘤的顺铂增敏作用及其机制．华西药学杂志，2014，29(2)：132-134.

[4] 王洁，汪云开，来晏，等．仙茅苷对H_2O_2氧化损伤心肌细胞的保护作用．同济大学学报(医学版)，2014，35(5)：1-5.

[5] 姚佳，彭梅，胡江义，等．仙茅多糖对阿霉素致小鼠心肌损伤的保护作用．中国老年学杂志，2014，34(21)：6079-6081.

[6] 王寅，孙岐振，马丽焱，等．仙茅苷促MC3T3-E1成骨样细胞增殖、分化及钙化作用的研究．世界科学技术-中医药现代化，2011，13(5)：852-855.

[7] Lei Liu，Yuan-hui Guo，Hai-liang Xin，et al. Antiosteoporotic effects of benzylbenzoate glucosides from Curculigo orchioides in

ovariectomized rats. 中西医结合学报，2012，10(12)：14719-1426.

[8] 鲍荟竹，赵军宁，宋军，等. 仙茅醇提取物大鼠长期毒性试验研究. 中药药理与临床，2011，27(3)：70-73

杜 仲
Duzhong

本品为杜仲科植物杜仲 *Eucommia ulmoides* Oliv. 的干燥树皮。主产于陕西、四川、云南、贵州、湖北。4～6月剥取，刮去粗皮，堆置“发汗”至内皮呈紫褐色，晒干。切块或丝。以皮厚、断面白丝多、内表面色暗紫者为佳。

【炮制】 **盐杜仲** 取杜仲块或丝，加盐水拌润，炒至断丝，表面焦黑色。

【性味与归经】 甘、温。归肝、肾经。

【功能与主治】 补肝肾，强筋骨，安胎。用于肝肾不足，腰膝酸痛，筋骨无力，头晕目眩，妊娠漏血，胎动不安。

【效用分析】 《神农本草经疏》言：“肾藏精而主骨，肝藏血而主筋，二经虚则腰脊痛而精气乏，筋骨软而腰脚不能践地也。”本品甘温补肝肾，肝充则筋健，肾充则骨强，故为治肾虚腰痛要药，常用于肝肾不足，腰膝酸痛，筋骨无力。

杜仲味甘能补，性温助阳，归肝、肾经，有补益肝肾之功，故可用治肝肾不足之头晕目眩。

杜仲甘温，入肝、肾经，有补益肝肾，调理冲任，固经安胎之功，常用于肝肾不足，冲任不固，妊娠漏血，胎动不安。

【配伍应用】

1. 杜仲配独活 杜仲长于补肝肾，强筋骨；独活善于祛风湿，止痹痛。两药伍用，增强补益肝肾，强筋壮骨，祛风除湿，通痹止痛之功。适用于风湿腰痛冷重等。

2. 杜仲配川芎 杜仲长于补益肝肾，强筋壮骨；川芎善于活血行气，祛风止痛。两药伍用，增强补益肝肾，强筋壮骨，活血止痛之功。适用于外伤腰痛等。

3. 杜仲配枸杞子 杜仲补肝肾之阳，枸杞子滋肝肾之阴。两药伍用，既补肝肾之阳，又补肝肾之阴。适用于肾虚阳痿遗精，腰膝酸软无力等。

4. 杜仲配当归 杜仲长于补益肝肾，强筋壮骨；当归善于补血活血，调经止痛。两药伍用，具有补益肝肾，调经止痛之功。适用于妇女经期腰痛等。

5. 杜仲配鹿茸 杜仲长于补益肝肾，强筋壮骨；鹿茸善于补肾助阳，生精益血。两药伍用，增强补肾壮阳之功。适用于肾虚阳痿，精冷不固，小便频数等。

6. 杜仲配桑寄生 杜仲长于补益肝肾，固冲任以安胎；桑寄生善于滋补肝肾，养血安胎。两药伍用，增强补肝肾，固冲任以安胎之功。适用于肝肾不足所致的胎动不安。

7. 杜仲配山药 杜仲长于补益肝肾，安胎；山药善于补脾益气，补肾涩精。两药伍用，增强补脾益气，补肾安胎之功。适用于脾肾两虚之胎动不安。

8. 杜仲配牛膝 杜仲长于补肝肾，强筋骨；牛膝善于活血通经，补肝肾，强筋骨。两药伍用，增强补肝肾，强筋骨之功。适用于肝肾亏虚所致的腰痛、下肢筋骨痿软无力。

【鉴别应用】

1. 生杜仲与盐杜仲 二者为杜仲的不同炮制品种。生杜仲较少应用，一般仅用于浸酒，临床以制用为主，以保证和增强疗效，盐炙引药入肾，直达下焦，温而不燥，增强补肝肾，强筋骨，安胎的作用，常用于肾虚腰痛，腰膝酸痛，筋骨无力，头晕目眩，妊娠漏血，胎动不安。

2. 杜仲与菟丝子 两者均味甘性温归肝肾经，皆具补肝肾、安胎之功，同治肾虚腰痛或筋骨痿软无力，阳痿遗精，遗尿尿频，肝肾亏损之胎动不安。然杜仲性偏温燥，补益力更强，长于补肝肾、强筋骨，兼暖下元，善治肝肾亏虚之腰膝酸痛、筋骨痿软，下元虚寒之阳痿，宫冷不孕。菟丝子质润平和而兼固涩，又入脾经，为平补阴阳之品，既固精缩尿，补脾止泻，又能养肝明目，善治肝肾亏虚之目暗不明，脾肾虚泻。

【方剂举隅】

1. 右归丸（《景岳全书》）

药物组成：熟地黄、山药、山茱萸、枸杞子、菟丝子、鹿角胶、杜仲、肉桂、当归、制附子。

功能与主治：温补肾阳，填精益髓。适用于肾阳不足，命门火衰证，症见年老或久病气衰神疲，畏寒肢冷，腰膝软弱，阳痿遗精，或阳衰无子，或饮食减少，大便不实，或小便自遗，舌淡苔白，脉沉而迟。

2. 右归饮（《景岳全书》）

药物组成：熟地黄、山药、枸杞子、山茱萸、甘草、肉桂、杜仲、制附子。

功能与主治：温补肾阳，填精补血。适用于肾阳不足证，症见气怯神疲，腹痛腰酸，手足不温，阳痿遗精，大便溏薄，小便频多，舌淡苔薄，脉来虚细者；或阴盛格阳，真寒假热之证。

3. 独活寄生汤（《千金方》）

药物组成：独活、桑寄生、杜仲、牛膝、细辛、秦艽、茯苓、肉桂心、防风、川芎、人参、甘草、当归、芍药、干地黄。

功能与主治：祛风湿，止痹痛，益肝肾，补气血。适用于痹证日久，肝肾两虚，气血不足证，症见腰膝疼痛、痿软，肢节屈伸不利，或麻木不仁，畏寒喜温，心悸气短，舌淡苔白，脉细弱。

4. 三痹汤（《妇人良方》）

药物组成：续断、杜仲、防风、桂心、细辛、人参、茯苓、当归、白芍、甘草、秦艽、生地黄、川芎、独活、黄芪、牛膝。

功能与主治：益气活血，祛风除湿。适用于痹证日久耗伤气血证，症见手足拘挛，或肢节屈伸不利，或麻木不仁，舌淡苔白，脉细或脉涩。

5. 天麻钩藤饮（《杂病证治新义》）

药物组成：天麻、钩藤、石决明、栀子、黄芩、牛膝、杜仲、益母草、桑寄生、夜交藤、朱茯神。

功能与主治：平肝息风，清热活血，补益肝肾。适用于肝阳偏亢，肝风上扰证，症见头痛，眩晕，失眠多梦，舌红苔黄，脉弦或数。

【成药例证】

1. 杜仲颗粒（《临床用药须知中药成方制剂卷》2020年版）

药物组成：杜仲、杜仲叶。

功能与主治：补肝肾，强筋骨。用于肾气亏虚所致的腰痛、腰膝无力。

2. 强力天麻杜仲胶囊（《临床用药须知中药成方制剂卷》2020年版）

药物组成：天麻、杜仲（盐制）、川牛膝、槲寄生、玄参、地黄、当归、附子（制）、制草乌、羌活、独活、藁本。

功能与主治：平肝息风，活血散寒，舒筋止痛。用于肝阳化风，寒湿阻络所致的中风，症见筋脉掣痛，肢体麻木，行走不便，腰腿痛，头昏头痛。

3. 青娥丸（《临床用药须知中药成方制剂卷》2020年版）

药物组成：盐杜仲、盐补骨脂、核桃仁（炒）、大蒜。

功能与主治：补肾强腰。用于肾虚腰痛，起坐不利，膝软乏力。

4. 滋肾育胎丸（《临床用药须知中药成方制剂卷》2020年版）

药物组成：熟地黄、人参、杜仲、首乌、枸杞子、阿胶（炒）、鹿角霜、巴戟天、菟丝子、桑寄生、续断、党参、白术、艾叶、砂仁。

功能与主治：补肾健脾，养血安胎。用于脾肾两虚、冲任不固所致的胎漏、胎动不安、滑胎，症见妊娠少量下血、小腹坠痛、或屡次流产、神疲乏力、腰膝酸软；先兆流产、习惯性流产见上述证候者。

【用法与用量】 6～10g。

【注意】

1. 阴虚火旺者慎用。

2. 炒用破坏其胶质，更利于有效成分煎出，故比生用效果好。

【本草摘要】

1.《神农本草经》 “主腰脊痛，补中，益精气，坚筋骨，强志，除阴下痒湿，小便余沥。”

2.《日华子本草》 “治肾劳，腰脊挛。入药炙用。”

3.《本草汇言》 “方氏《直指》云：凡下焦之虚，非杜仲不补；下焦之湿，非杜仲不利；腰膝之疼，非杜仲不除；足胫之酸，非杜仲不去。然色紫而燥，质绵而韧，气温而补，补肝益肾，诚为要剂。”

【化学成分】 主要含木脂素类成分：松脂醇二葡萄糖苷、杜仲树脂醇双吡喃葡萄糖苷、杜仲树脂醇双吡喃葡萄糖苷甲醚，橄榄树脂素等；环烯醚萜类成分：京尼平，京尼平苷，京尼平苷酸，桃叶珊瑚苷，筋骨草苷等。

中国药典规定本品含松脂醇二葡萄糖苷（$C_{32}H_{42}O_{16}$）不得少于0.10%。

【药理毒理】 本品具有性激素样作用，并有调节骨代谢、抗疲劳、提高免疫、延缓衰老、抗肝肾损伤、抗心脑缺血、降血压、降血糖、降血脂等作用。

1. 调节骨代谢

（1）抗骨质疏松作用 杜仲水煎液5.6g/kg灌胃给药，可使去卵巢致骨质疏松模型大鼠的胫骨骨小梁体积百分比（TBV%）显著增高，骨小梁吸收表面百分比（TRS%）明显降低，成骨细胞（OB）和骨髓基质细胞（MSC）细胞核因子-κB受体活化因子配基（RANKL）的蛋白及mRNA表达明显降低[1]。杜仲提取物0.35、0.56g/kg灌胃给药，可提高去卵巢致骨质疏松模型大鼠的骨折力和骨压碎力[2]。盐制杜仲醇提物3、6g/kg灌胃给药，可明显增加去卵巢致骨质疏松模型大鼠腰椎及股骨的骨矿物质含量（BMC）和骨矿物质密度（BMD），提高血清雌二醇（E_2）和胰岛素样生长因子（IGF-I）水平[3]。

（2）促进骨折愈合作用 杜仲水煎液8.2g/kg灌胃给药，促进手术造成胫骨中下段骨缺损模型兔的骨折断端骨样组织增生、矿物质的沉积，加速创伤性骨折愈合。杜仲提取液1.7g/kg，2次/天灌胃给药，在骨折愈合早期，能上调大鼠血管内皮生长因子（VEGF）的mRNA表达，降低血钙，升高血磷，使磷钙乘积高峰显著升高和提前出现，提高血清碱性磷酸酶活性，有利于骨折愈合[4, 5]。杜仲总黄酮 10～200μg/ml，体外能促进成骨细胞的增殖，上调成骨细胞护骨素的 mRNA 和蛋白表达[6, 7]。杜仲甲醇提取物 1/1000 浓度，体外能升高大鼠骨髓间充质干细胞 Fzd2、Fzd3 及β-catenin 的 mRNA 表达，降低 WIF1 mRNA 表达，通过 Wnt 信号途径促进骨髓间充质干细胞成骨分化过程[8]。

2. 性激素样作用　杜仲水提物 0.4～0.75g/kg 灌胃给药，提高四氧嘧啶致糖尿病模型大鼠血清、阴茎组织睾酮(T)水平；增加苯甲酸雌二醇致肾阳虚大鼠睾丸、精囊腺系数，提高精浆果糖含量，升高血清促性腺激素释放激素(GnRH)、T 水平，降低雌二醇(E_2)、促卵泡生成素(FSH)、促黄体生成素(LH)水平[9]。杜仲水、正丁醇、乙酸乙酯提取物 1.25g/kg 灌胃给药，提高雌二醇致肾阳虚小鼠睾丸或精囊腺指数。杜仲水提液 0.1、1、10mg/ml，可促进体外幼鼠睾丸间质细胞的增殖，降低细胞凋亡率和死细胞率，提高存活率，增加细胞上清液中 T 浓度，下调 caspase-9 mRNA 表达[10]。

3. 扩张血管，降低血压作用　杜仲水煎液 4.2、15g/kg 灌胃和十二指肠给药，降低肾性高血压雄性大鼠血压和正常大鼠血压。杜仲糖苷 0.15、0.3、0.6g/ml 灌胃给药，能使肾性高血压模型大鼠的血压下降，血浆内皮素(ET)水平降低，一氧化氮(NO)水平提高[11]。杜仲木质素 2、3mg/kg 灌胃给药，可降低自发性高血压大鼠脑卒中行为学评分，降低血压，延长大鼠存活时间，降低死亡率[12]。杜仲水提醇沉液的乙酸乙酯萃取物、水提液乙酸乙酯萃取 95%乙醇大孔树脂洗脱物 0.4、0.8、1.2、1.6、2mg/ml，体外可舒张去甲肾上腺素(NE)收缩的离体大鼠血管[13]。

4. 抗疲劳作用　生杜仲、盐杜仲水煎液 10g/kg 和醇提液 1～6g/kg 灌胃给药，延长小鼠在疲劳仪上跌落时间；延长小鼠负重游泳时间，降低小鼠运动后血清尿素氮(BUN)、血乳酸，增加肝糖原。杜仲水、正丁醇、乙酸乙酯提取物 1.25g/kg 灌胃给药，延长雌二醇致肾阳虚小鼠的游泳时间，降低血清肌酐(Scr)、尿素氮(BUN)含量。

5. 提高免疫作用　杜仲水煎液 1.2、2.4、3.6g/kg 灌胃给药，增强小鼠腹腔巨噬细胞吞噬功能。生杜仲、盐杜仲的水或醇提液 10g/kg 灌胃给药，增加雄性小鼠单核-巨噬细胞的碳粒廓清指数。雌性小鼠长期饮用 1%盐杜仲水提液 0.5g/ml 连续 120 天，胸腺重量增加。

6. 延缓衰老作用　杜仲水煎液 0.1g/kg 灌胃给药，提高 D-半乳糖致衰老模型小鼠血浆一氧化氮(NO)和过氧化氢酶(CAT)、脑组织一氧化氮合酶(NOS)和谷胱甘肽过氧化酶(GSH-Px)活性，降低肝组织丙二醛(MDA)含量。杜仲水煎液 1～10g/kg 灌胃给药，降低小鼠肝、肾组织过氧化脂质(LPO)、提高超氧化物歧化酶(SOD)活性。杜仲提取物 0.8g/kg 灌胃给药，提高小鼠血浆中 SOD 活性，降低 MDA 含量，减轻小剂量照射紫外线致光老化模型小鼠皮肤组织受损程度[14]。杜仲 50%乙醇大孔树脂洗脱部位 125～500μg/ml，分别能提高光老化模型人表皮角质形成细胞 HaCaT、人皮肤成纤维细胞 ESF-1 活性，降低培养液中乳酸脱氢酶(LDH)、MDA 活性，提高 SOD 活性[15-17]；降低光老化模型 ESF-1 细胞上清液中 MMP-1 含量，升高 ColI 含量[18]。

7. 抗肝肾损伤作用　杜仲水提物和醇提物 40.95、81.90、163.80g/kg 灌胃给药，能减轻卡介苗-脂多糖所致的小鼠免疫性肝损伤程度，促进肝细胞再生，降低小鼠的肝脾指数、ALT、AST 及肝组织 MDA 水平，增加肝组织 SOD 活性及 GSH-Px 水平[19]。杜仲多糖 140、70、35mg/kg 灌胃给药，能明显降低 CCl_4 所致肝纤维化大鼠的肝脏、脾脏指数，降低血清 ALT、AST、透明质酸(HA)、层粘连蛋白(LN)、Ⅲ型前胶原(PCⅢ)、Ⅳ型胶原(Ⅳ-C)、球蛋白(GLOB)及肝组织 MDA、羟脯氨酸(Hyp)水平，升高血清总蛋白(TP)、白蛋白(ALB)、ALB/GLOB(A/G)及肝组织 SOD、GSH-Px 值，下调肝组织转化生长因子 β_1(TGF-β_1)表达[20]。免煎中药杜仲 6g/kg 灌胃给药，能减轻单侧输尿管梗阻(UUO)模型大鼠肾纤维化的病程进展，使血尿素氮(BUN)、肌酐(Scr)水平呈下降趋势，抑制肾组织 CTGF 的过度表达，增强 MMP-2 的表达[21, 22]。

8. 抗心脑缺血作用　杜仲水提物 0.4、0.8g/kg 灌胃给药，可改善脑缺血再灌注损伤模型大鼠的神经功能，降低脑含水量，缩小脑梗死范围，下调脑组织肿瘤坏死因子-α(TNF-α)、白细胞介素-1β(IL-1β)及诱导型一氧化氮合酶(iNOS)mRNA 的表达，降低血清和脑组织 MDA、NO 及 iNOS 水平，升高血清和脑组织 SOD 水平[23-25]。杜仲多糖 0.2g/kg 灌胃给药，能减轻家兔心肌缺血再灌注损伤，降低血清肌酸激酶(CK)、肌酸激酶同工酶(CK-MB)、乳酸脱氢酶(LDH)及 MDA 水平，提高 SOD 水平[26]。

9. 降血糖、血脂作用　杜仲多糖 0.1、0.2g/kg 灌胃给药，能明显降低四氧嘧啶致糖尿病小鼠的空腹血糖[27]。杜仲翅果油 0.15g/kg 灌胃给药，能明显降低高脂血症模型小鼠的血清甘油三酯(TG)、总胆固醇(TC)及低密度脂蛋白胆固醇(LDL-C)水平，升高高密脂蛋白胆固醇(HDL-C)水平，减轻脂质在肝脏内沉积[28]。杜仲绿原酸

25、50、100mg/kg 灌胃给药，能降低高脂血症模型小鼠血清和肝脏 TC、TG、LDL-C 水平，减少动脉硬化指数和冠心指数[29]；降低全血黏度、血浆黏度、红细胞压积、血沉、纤维蛋白原、红细胞刚性指数和聚集指数，提高红细胞变形指数；降低血清和肝脏丙二醛 MDA 水平，升高 SOD 和 GSH- Px 水平，提高总抗氧化能力（TAC）和羟自由基清除率[30]。

10. 抗肿瘤作用 杜仲总黄酮 50、100、200mg/kg 灌胃给药，可抑制小鼠 H_{22} 皮下移植瘤生长；升高小鼠血清 SOD 水平，下调肿瘤组织内 Bcl-2 的蛋白表达，上调 Bax 的蛋白表达[31]。杜仲醇提物 25、50、100、200μg/ml，能明显抑制体外培养的人肺腺癌细胞 H1299 细胞增殖[32]。

11. 其他作用 炒杜仲水煎液 10g/kg 及杜仲乙酸乙酯部位、水饱和正丁醇部位和水层溶出部位 12g/kg 灌胃给药，延长戊巴比妥钠小鼠睡眠时间。生杜仲、熟杜仲水煎液 10、20g/kg 灌胃给药，升高痛阈值，其中熟杜仲强于生杜仲。杜仲提取物水溶液 0.69、2.06g/kg 灌胃给药，提高小鼠血红蛋白和红细胞，增加总蛋白及白蛋白。杜仲水、正丁醇、乙酸乙酯提取物 1.25g/kg 灌胃给药，升高雌二醇致肾阳虚小鼠的血红蛋白、血小板。

12. 毒理研究 杜仲水煎液 2.5、5、10、20mg/kg，在代谢活化/非代谢活化（+/-S9）条件下均可诱发小鼠淋巴瘤细胞 L5179Y 细胞 tk 位点突变并导致染色体损伤，对小鼠骨髓细胞染色体无损伤，经体内代谢活化后未显示遗传毒作用[33]。杜仲提取物灌胃给药，小鼠最大耐受量（MTD）为 18.52g/kg，最大耐受倍数为 124；腹腔注射半数致死量（LD_{50}）为（2.57 ± 0.15）g/kg[34]。杜仲提取物 6.17g/kg 灌胃给药，对小鼠血清碱性磷酸酶（ALP）、葡萄糖（Glu）含量及脾、肺、心、肾、性器官指数均无明显影响[35]。

附：杜仲叶

本品为杜仲的干燥叶。性味微辛，温；归肝、肾经。功能补肝肾，强健骨。用于肝肾不足，头晕目眩，腰膝酸痛，筋骨痿软。用量 10～15g。

【参考文献】 [1] 张颖，Gary Guishan Xiao，荣培晶，等. 杜仲、千年健对去卵巢大鼠骨质疏松症的治疗作用及其机理探讨. 中国中医基础医学杂志，2011，17(9)：960-962.

[2] 侯倩，王劲松. 杜仲提取物对去卵巢大鼠骨折力和骨压碎力的影响. 陕西中医学院学报，2010，33(5)：83-84.

[3] 童妍，李娜，李锐，等. 盐制杜仲对去势大鼠骨密度及血清 IGF-I 的影响. 中国实验方剂学杂志，2013，19(17)：255-257.

[4] 汤群珍，邹来勇. 杜仲对 SD 大鼠闭合骨折早期血管内皮生长因子表达的影响. 时珍国医国药，2011，22(5)：1187-1188.

[5] 汤群珍，邹来勇. 杜仲对 SD 大鼠闭合骨折早期血生化指标的影响. 河南中医，2011，31(4)：349-351.

[6] 李三华，何志全，陈全利，等. 杜仲总黄酮对成骨细胞增殖及Ⅰ型胶原蛋白表达的影响. 西北药学杂志，2011，26(4)：272-274.

[7] 李三华，陈全利，何志全，等. 杜仲总黄酮对大鼠成骨细胞护骨素表达的影响. 安徽农业科学，2011，39(25)：15279-15280.

[8] 张贤，朱丽华，钱晓伟，等. 杜仲醇提取物诱导骨髓间充质干细胞成骨分化中的 Wnt 信号途径. 中国组织工程研究，2012，16(45)：8520-8523.

[9] 苏洁，陈素红，吕圭源，等. 杜仲及菟丝子对肾阳虚大鼠生殖力及性激素的影响. 浙江中医药大学学报，2014，38(9)：1087-1090.

[10] 赵茹，华亚军，万俊. 杜仲水提液对幼鼠睾丸间质细胞睾酮合成和 caspase-9 的影响. 儿科药学杂志，2012，18(6)：11-14.

[11] 潘龙，支娟娟，许春国，等. 杜仲糖苷对肾性高血压大鼠血压及血浆 ET、NO 的影响. 现代中医药，2010，30(2)：54-56.

[12] 刘微，秦海翔，黄晓东，等. 杜仲木质素对自发性高血压大鼠脑卒中的治疗作用. 中国老年学杂志，2012，32(24)：5487-5488.

[13] 王虹，瞿晶田，赵鑫，等. 杜仲不同提取部位对离体血管舒张作用的研究. 天津中医药，2012，29(4)：381-383.

[14] 李建民，刘琦，王雪，等. 杜仲提取物对小鼠皮肤光老化保护作用的实验研究. 中国美容医学，2012，31(4)：584-586.

[15] 李建民，徐艳明，陈巧云，等. 杜仲对 UVA 致 HaCaT 细胞光老化保护作用的实验研究. 中国美容医学，2010，19(9)：1316-1318.

[16] 李建民，徐艳明，陈巧云，等. 杜仲抗 UVB 致 HaCaT 细胞光老化活性部位的初步筛选. 中医药信息，2011，28(1)：24-26.

[17] 徐艳明，张宁，井丽巍，等. 杜仲对紫外线致 ESF-1 细胞光老化保护作用的研究. 中国实验方剂学杂志，2011，17(7)：120-123.

[18] 李建民，邹海曼，张宁，等. 杜仲提取物抗 UVA 致 ESF-1 细胞光老化作用的机制研究. 中医药信息，2012，29(4)：31-33.

[19] 高银辉，史秀玲，王美，等. 杜仲醇提物和水提物对小鼠免疫性肝损伤保护作用的研究. 华北煤炭医学院学报，2011，13(2)：141-143.

[20] 周程艳，艾凌艳，王美，等. 杜仲多糖抗肝纤维化作用的实验研究. 中草药，2011，42(2)：324-329.

[21] 骆小娟，刘蒙，张照庆，等. 杜仲对单侧输尿管梗阻大鼠肾间质纤维化的影响. 山东医药，2012，52(28)：47-49.

[22] 刘蒙，宋恩峰，骆小娟. 杜仲对单侧输尿管梗阻大鼠肾组织 MMP-2 表达的影响. 浙江中医药大学学报，2010，34(4)：595-598.

[23] 邓江，张洁，罗洁，等. 杜仲提取物对脑缺血-再灌注大鼠的保护作用. 遵义医学院学报，2011，34(5)：484-486.

[24] 邓江，王义为，张洁，等. 杜仲提取物对大鼠脑缺血再灌注损伤的保护作用及其机制研究. 药物评价研究，2014，37(6)：498-501.

[25] 邓江，张洁，罗洁，等. 杜仲提取物预处理对脑缺血再灌注损伤大鼠抗氧化能力及一氧化氮的影响. 中国新药与临床杂志，2012，31(8)：472-476.

[26] 郧晓臣，欧阳辉，张近宝，等. 杜仲多糖对兔心肌缺血再灌注损伤的保护作用. 药物评价研究，2014，37(1)：34-36.

[27] 刘国荣，邱立朋，周延萌，等. 杜仲多糖对糖尿病小鼠降血糖作用及其机制研究. 泰山医学院学报，2010，31(9)：659-661.

[28] 文飞亚，向志钢，陈军，等. 杜仲翅果油对小鼠实验性高脂血症的影响. 齐齐哈尔医学院学报，2012，33(8)：983-985.

[29] 王建辉，刘永乐，李赤翎，等. 杜仲绿原酸对高脂模型小鼠降血脂作用研究. 食品工业科技，2012，33(15)：360-362.

[30] 王建辉，刘永乐，李赤翎，等. 杜仲绿原酸对高脂小鼠血液流变学作用研究. 天然产物研究与开发，2012，24(9)：1186-1190.

[31] 袁带秀，舒丽霞，黄荣. 杜仲总黄酮对荷瘤小鼠的抗肿瘤作用. 中国临床药理学与治疗学，2014，19(12)：1332-1336.

[32] 邓宏宇. 杜仲总黄酮对人肺腺癌细胞 H1299 细胞增殖的影响. 遵义医学院学报，2010，33(3)：218-219.

[33] 胡燕平，王欣，宋捷，等. 杜仲水煎剂的遗传毒性研究. 华西药学杂志，2009，24(5)：490-493.

[34] 刘月凤，龚朋飞，袁慧，等. 杜仲提取物的急性毒性试验研究. 陕西农业科学，2009，55(3)：52.

[35] 刘月凤，陈建文，龚朋飞，等. 杜仲提取物的亚慢性毒理学研究. 时珍国医国药，2006，17(11)：2185-2187.

续 断

Xuduan

本品为川续断科植物川续断 *Dipsacus asper* Wall. ex Henry 的干燥根。主产于湖北、四川、湖南、贵州。秋季采挖，除去根头及须根，用微火烘至半干，堆置“发汗”至内部变绿色时，再烘干。切厚片。以质软、切面色绿褐者为佳。

【炮制】 酒续断 取续断片，加黄酒拌润，炒至微带黑色。

盐续断 取续断片，加盐水拌润，炒干。

【性味与归经】 苦、辛，微温。归肝、肾经。

【功能与主治】 补肝肾，强筋骨，续折伤，止崩漏。用于肝肾不足，腰膝酸软，风湿痹痛，跌仆损伤，筋伤骨折，崩漏，胎漏。酒续断多用于风湿痹痛，跌仆损伤，筋伤骨折。盐续断多用于腰膝酸软。

【效用分析】 续断苦辛性微温，甘以补虚，温以助阳，入肝肾经，故有补益肝肾，强筋健骨之功，适用于肝肾不足所致的腰膝酸软，或风湿痹痛兼有肝肾不足者。

续断辛以行散，温以通脉，有通行血脉，续折伤之功，为骨伤科要药，常用于跌仆损伤，筋伤骨折。

续断补益肝肾，调理冲任，固经安胎，故可用治肝肾不足，冲任不固所致的崩漏，胎漏。

【配伍应用】

1. 续断配鹿茸 续断苦辛微温，长于补益肝肾，壮阳起痿；鹿茸甘咸温，善于补肾助阳，益精血。两药伍用，增强滋补肾阳之功。适用于肾阳不足，下元虚冷之阳痿不举，遗精滑泄，遗尿尿频等。

2. 续断配龙骨 续断长于补益肝肾；龙骨善于收敛固涩。两药伍用，增强补益肝肾，收敛固涩之功。适用于肝肾亏损之遗精滑泄，遗尿尿频之症。

3. 续断配杜仲 续断长于补益肝肾，强筋壮骨，通利血脉，止崩漏；杜仲善于补益肝肾，强筋壮腰，安胎元。两药伍用，增强补益肝肾，强筋壮骨，安胎之功。适用于肝肾不足，腰膝酸痛以及崩漏，胎漏，胎动不安等。

4. 续断配制川乌 续断长于补益肝肾，强筋壮骨，通利血脉；制川乌善于祛风除湿，温经止痛，通利关节。两药伍用，具有补益肝肾，强筋壮骨，祛风除湿之功。适用于肝肾不足兼寒湿痹痛等。

5. 续断配艾叶 续断长于补益肝肾，调理冲任；艾叶善于温经止血，散寒止痛。两药伍用，具有补益肝肾，止血活血，固本安胎之功。适用于妇科崩漏下血，胎动不安等。

6. 续断配桑寄生 续断长于补益肝肾，固本安胎；桑寄生善于补益肝肾，养血安胎。两药配伍，可增强补益肝肾而安胎的作用，适用于肾气亏损之滑胎证。

7. 续断配苏木 续断长于补益肝肾，强筋健骨，活血化瘀，续筋接骨，疗伤止痛；苏木善于活血祛瘀，消肿止痛。两药伍用，增强活血化瘀，续筋接骨，疗伤止痛之功。适用于跌打损伤，瘀血肿痛，筋伤骨折等。

8. 续断配木瓜 续断长于活血化瘀，续筋接骨，疗伤止痛；木瓜善于舒筋活络。两药伍用，具有活血化瘀，舒筋活络，续筋接骨，疗伤止痛之功。适用于脚膝折损愈后失补，筋缩疼痛等。

【鉴别应用】

1. 生续断、酒续断与盐续断 三者均为续断的不同炮制品种，由于炮制方法不同，作用亦各有偏重。生续断具有补肝肾，强筋骨的功能，常用于腰膝酸软，关节痹痛。酒续断能增强通血脉，续折伤，止崩漏作用，多用于崩漏经多，胎漏下血，跌打损伤，筋伤骨折，乳痈肿痛。盐续断增强补肝肾，强腰膝的作用，宜用于腰背酸痛，足膝软弱。

2. 续断与杜仲 两者均性温、归肝肾经，皆能补肝肾、强筋骨，安胎，用于肝肾亏虚之腰膝酸痛、筋骨软弱及肝肾不足之胎漏、胎动不安等。然续断味苦辛性微温，补力较弱，且补而不滞，又能行血脉而疗伤续折，尤宜于筋骨痿软兼血行不畅，或兼寒湿痹痛及跌打损伤、筋伤骨折；兼止血，又可用于崩漏、胎漏下血、胎动不安。杜仲味甘性温，补益力胜，兼暖下元，善强筋骨，尤宜于肾虚腰痛。

3. 续断与牛膝 两者均归肝肾经，皆具有补益肝肾、强筋健骨、通利血脉的功效，同治肝肾不足之腰膝酸痛、筋骨软弱等。然续断味苦辛性微温，温补力较强，且补而不滞，又能疗伤续折，可用于跌打瘀肿、骨折筋伤。而牛膝味苦泄降，性善下行，直达肝肾二经，能行血脉，消瘀血，通经水，长于活血祛瘀，通经止痛，且其活血祛瘀作用有疏利降泄的特点；牛膝善入肝肾，走而能补，能补肝肾，强筋骨，散瘀血，通经络，故治疗肝肾不足或痹证日久所致的腰膝酸痛、筋骨无力；牛膝性善下行，能利水通淋，善治下窍不利之淋证、水肿；牛膝性平，味苦泄降，能引血下行，以降上炎之火，故可用治齿痛口疮、吐血衄血等实热壅盛、气火上炎诸证。

4. 续断与三七 两者均归肝经，具有疗伤止痛的功效。然续断辛以行散，温以通脉，有通利血脉，续筋接骨之功，为骨伤科要药，常用于跌打损伤，瘀血肿痛，筋骨折伤。续断有补益肝肾，强筋健骨之功，适用于肝肾不足，腰膝酸痛，或兼感风寒湿邪之腰膝痹痛，拘挛麻木；续断又补益肝肾，调理冲任，固经安胎，故可用治肝肾不足，冲任不固所致的崩漏下血，胎动不安。而三七散瘀消肿，止痛效果尤佳，为外伤科良药，多用于跌打损伤，瘀血肿痛，或筋断骨折，以致络损血溢者；三七甘缓苦泄温通，入血分，功善止血，又可活血散瘀，为止血良药，具止血而不留瘀，化瘀而不伤正的特点，对人体内外各种出血均可应用，挟瘀滞者尤为适宜，无论内服外用，单味复方，皆有殊功；三七又具有散瘀止痛、活血消肿之功，对痈疽肿痛，亦有良效，初起者，用三七可促其内消；已溃者用之，则可助其生肌敛疮；三七味甘微温，还有补益气血，强壮身体的作用，故又可用于虚损劳伤者，多与补益药同用，以增强补益气血疗效。

【方剂举隅】

1. 泰山磐石散（《古今医统大全》）

药物组成：人参、黄芪、白术、炙甘草、当归、川芎、白芍、熟地黄、续断、糯米、黄芩、砂仁。

功能与主治：益气健脾，养血安胎。适用于气血虚弱所致的坠胎、滑胎，症见胎动不安，或屡有堕胎宿疾，面色淡白，倦怠乏力，不思饮食，舌淡苔薄白，脉滑无力。

2. 三痹汤（《妇人良方》）

药物组成：续断、杜仲、防风、桂心、细辛、人参、茯苓、当归、白芍、甘草、秦艽、生地黄、川芎、独活、黄芪、牛膝。

功能与主治：益气活血，祛风除湿。适用于痹证日久耗伤气血证，症见手足拘挛，或肢节屈伸不利，或麻木不仁，舌淡苔白，脉细或脉涩。

3. 艾附暖宫丸（《仁斋直指》）

药物组成：艾叶、香附、吴茱萸、川芎、白芍、黄芪、续断、生地黄、官桂、当归。

功能与主治：暖宫温经，养血活血。适用于妇人子宫虚寒，症见带下白淫，面色萎黄，四肢疼痛，倦怠无力，饮食减少，经脉不调，肚腹时痛，久无子息。

4. 寿胎丸（《医学衷中参西录》）

药物组成：菟丝子、桑寄生、续断、阿胶。

功能与主治：补肾，安胎。适用于肾虚滑胎及妊娠下血，胎动不安，胎萎不长者，症见妊娠期腰酸腹痛，胎动下坠，或伴阴道少量流血，色暗淡，头晕耳鸣，两膝酸软，小便频数，或曾屡有堕胎，舌淡，苔白，脉沉细而滑。

【成药例证】

1. 壮骨关节丸（《临床用药须知中药成方制剂卷》2020 年版）

药物组成：狗脊、淫羊藿、独活、骨碎补、续断、补骨脂、桑寄生、鸡血藤、熟地黄、木香、乳香(醋炙)、没药(醋炙)。

功能与主治：补益肝肾，养血活血，舒筋活络，理气止痛。用于肝肾不足、血瘀气滞、脉络痹阻所致的骨性关节炎、腰肌劳损，症见关节肿胀、疼痛、麻木、活动受限。

2. 骨松宝颗粒（《临床用药须知中药成方制剂卷》2020 年版）

药物组成：淫羊藿、续断、赤芍、川芎、三棱、莪术、知母、地黄、牡蛎(煅)。

功能与主治：补肾壮骨，活血强筋。用于肝肾不足所致的骨痿，症见背痛，腰痛膝软，骨脆易折；骨性关节炎、骨质疏松症见上述证候者。

3. 腰疼丸（《临床用药须知中药成方制剂卷》2020 年版）

药物组成：补骨脂(盐炒)、续断、牛膝(酒炒)、南藤(山药)、吉祥草、山药。

功能与主治：行气活血，散瘀止痛。用于腰部闪跌扭伤与劳损，症见腰痛，遇劳加重。

4. 滋肾育胎丸(《临床用药须知中药成方制剂卷》2020年版)

药物组成：熟地黄、人参、杜仲、首乌、枸杞子、阿胶(炒)、鹿角霜、巴戟天、菟丝子、桑寄生、续断、党参、白术、艾叶、砂仁。

功能与主治：补肾健脾，养血安胎。用于脾肾两虚、冲任不固所致的胎漏、胎动不安、滑胎，症见妊娠少量下血、小腹坠痛或屡次流产、神疲乏力、腰膝酸软；先兆流产、习惯性流产见上述证候者。

5. 接骨丸(《临床用药须知中药成方制剂卷》2020年版)

药物组成：土鳖虫、自然铜(煅醋淬)、续断、骨碎补、桂枝(炒)、马钱子粉、甜瓜子、郁金、地龙(广地龙)。

功能与主治：活血散瘀，消肿止痛。用于跌打损伤，闪腰岔气，筋伤骨折，瘀血肿痛。

【用法与用量】 9～15g。

【本草摘要】

1.《神农本草经》 “主伤寒，补不足，金疮，痈疡，折跌，续筋骨，妇人乳难。”

2.《滇南本草》 “补肝，强筋骨，走经络，止经中(筋骨)酸痛，安胎，止妇人白带，生新血，破瘀血，落死胎，止咳嗽咳血，治赤白便浊。”

3.《本草汇言》 “续断，补续血脉之药也。”“大抵所断之血脉，非此不续；所伤之筋骨，非此不养；所滞之关节，非此不利；所损之胎孕，非此不安。久服常用，能益气力，有补伤、生血之效。补而不滞，行而不泄，故女科、外科取用恒多也。”

4.《神农本草经疏》 “入足厥阴、少阴，为治胎产，续绝伤，补不足，疗金疮，理腰肾之要药也。”

【化学成分】 主要含三萜皂苷类成分：常春藤苷，川续断皂苷Ⅵ，刺楸皂苷A，川续断皂苷B，木通皂苷D，林生续断苷等；生物碱类成分：喜树次碱，川续断碱等；萜类成分：熊果酸，番木鳖苷，常春藤皂苷元等；还含黄酮类、甾醇及多糖等。

中国药典规定本品含川续断皂苷Ⅵ($C_{47}H_{76}O_{18}$)不得少于2.0%，续断片、酒续断及盐续断不得少于1.5%。

【药理毒理】 本品具有促进骨损伤愈合、抗骨质疏松、松弛子宫平滑肌、提高记忆力、降脂、提高免疫、抗炎等作用。

1. 促骨损伤愈合作用 续断水煎液10、20、30g/kg灌胃给药，促进后腿膝盖骨损伤模型大鼠骨质愈合。续断20g/kg混合于饲料中喂养，促使兔桡骨骨缺损修复过程中BMP-2呈阳性表达，升高BMP-2基因表达[1]。续断总皂苷粗提物20g/kg与相当剂量的水煎液同效。

2. 抗骨质疏松作用 续断水提液4.5g/kg灌胃后取血清，含药血清浓度2.5%～10%，升高雌性大鼠成骨细胞增殖率、碱性磷酸酶(ALP)和骨钙素(OC)量。续断悬浊液5、10、20g/kg灌胃给药，升高去势大鼠股骨密度和腰椎骨密度[2]。续断流浸膏2g/kg灌胃给药，改善去卵巢致骨质疏松加桡骨远端骨折模型大鼠桡骨骨痂的生物力学性能，增强骨痂最大剪切力、剪切应力，促进骨折愈合；续断总皂苷54mg/kg灌胃给药，升高去卵巢致实验性骨质疏松模型大鼠骨密度、提高骨生物力学及血清ALP水平[3]。川续断皂苷Ⅵ1、10μmol/L，明显提高体外大鼠骨髓间充质干细胞(MSCs)分化为成骨细胞ALP活性和骨钙素含量，升高核心结合因子α-1(Cbfα1)mRNA表达[4]。

3. 松弛子宫平滑肌作用 续断总生物碱100～800mg/kg十二指肠给药，抑制妊娠大鼠在体子宫平滑肌自发收缩，降低收缩幅度和张力；降低催产素诱发的妊娠大鼠在体子宫收缩幅度和张力。川续断成分DA303以12、24、48mg/kg十二指肠给药，抑制未孕和妊娠大鼠离体子宫肌的自发收缩；降低妊娠大鼠在体子宫自发收缩强度及频率，降低催产素引起的收缩强度、频率及张力的提高。

4. 提高记忆作用 川续断提取物10g/kg长期灌胃给药，减少$AlC1_3$致阿尔茨海默病模型大鼠一次性避暗回避受电击次数，延长大鼠受电击的潜伏期；减少和降低顶叶皮质内、海马结构内淀粉样前体蛋白样免疫反应(APP-LI)神经元的数量、截面积，改善大鼠学习记忆力。续断总皂苷2.5mg/L体外给药5天，提高斑马鱼的认知、记忆能力和Na^+, K^+-ATP酶的活力[5]。续断总皂苷水溶液0.72g/L自由饮用，提高$AlCl_3$致阿尔茨海默病模型小鼠学习、记忆能力，增加脑重量及神经细胞，减少颗粒细胞变性和老年斑沉积，无明显胶质细胞增生[6]。

5. 降脂作用 续断粗提物0.8g/kg灌胃给药，减少高脂饲料致非酒精性脂肪肝模型小鼠血清天门冬氨酸氨基转移酶(AST)、丙氨酸氨基转移酶(ALT)、丙二醛(MDA)、游离脂肪酸(FFA)水平以及肝脏指数，显著升高SOD及高密度脂蛋白(HDL)水平，显著降低血清总胆固醇(TC)、低密度脂蛋白(LDL)，修复肝细胞脂肪变性[7]。川续断皂苷Ⅵ10、25、50μmol/L，抑制体外3T3-L1细胞成脂，减少细胞内脂滴聚集，抑制细胞对葡萄糖的吸收利用，减少游离脂肪酸形成，下调成脂过程中过氧化物酶体增殖物激活受体γ(PPARγ)和CCAAT增强子结合蛋白(C/EBPα)mRNA表达，10μmol/L浓度明显促进3T3-L1前脂肪细胞增殖[8]。川续断皂苷Ⅶ1、10、100μmol/L，降低体外油酸致人肝癌细胞株$HepG_2$脂肪堆积细胞中甘油三酯(TG)含量[9]。

6. 提高免疫作用　川续断水煎液20g/kg灌胃给药，促进小鼠巨噬细胞吞噬功能，提高小鼠耐缺氧能力，延长小鼠负重游泳持续时间。续断70%乙醇提取物10、20、40g/kg灌胃给药，升高小鼠腹腔单核吞噬细胞的吞噬指数K和吞噬系数a；促进鸡红细胞免疫所致特异性抗体IgM生成。

7. 抗炎作用　续断70%乙醇提取物10、20、40g/kg灌胃给药，抑制大鼠蛋清性足肿胀、二甲苯致小鼠耳廓肿胀，降低醋酸致小鼠腹腔毛细血管通透性，抑制纸片致肉芽组织增生，降低2,4-二硝基氯苯(DNCB)所诱发的迟发型超敏反应。

8. 其他作用　续断70%乙醇提取物10、20g/kg灌胃给药，增加大鼠肾上腺中维生素C的含量。续断皂苷50μg/ml，抑制体外人急性白血病细胞株U937细胞和人早幼粒白血病细胞株HL-60细胞生长，明显下调bcl-2 mRNA表达，升高P53蛋白表达及U937细胞和HL-60细胞中NO含量[10]。五鹤续断多糖溶液1ml/kg灌胃给药，降低STZ和氢化可的松致糖尿病肾病模型大鼠肾重/体重、血糖(BS)、血脂及改善肾功能[11]。

【参考文献】　[1] 任红革，李林，李振浩，等．续断对兔骨缺损修复中BMP-2基因表达的影响．延边大学医学学报，2012，35(3)：163-166.

[2] 李宝芬，秦晓青，闫国强．续断对去势大鼠骨密度的影响．中国中医骨伤科杂志，2012，20(1)：15-16.

[3] 张琪，成砚萍，马博，等．续断总皂苷和三七总皂苷配伍对去卵巢大鼠骨质疏松症的治疗作用．中药新药与临床药理，2010，21(5)：502-505.

[4] 武密山，赵素芝，任立中，等．川续断皂苷Ⅵ诱导大鼠骨髓间充质干细胞向成骨细胞方向分化的研究．中国药理学通报，2012，28(2)：222-226.

[5] 王言，杨中林．续断总皂苷对斑马鱼空间认知能力的影响研究．中医药学报，2010，38(2)：22-24.

[6] 鄢嘉，曾超，吴云霞，等．续断总皂苷对阿尔茨海默病小鼠学习记忆能力的改善作用．武汉大学学报(医学版)，2010，31(3)：324-326.

[7] 蓝苑元，雷宁，张晓菲，等．续断提取物对非酒精性脂肪肝小鼠调脂保肝作用及其有效部位研究．中草药，2011，42(12)：2497-2501.

[8] 陈小宇，祝爱珍，刘成成，等．川续断皂苷Ⅵ对3T3-L1细胞的增殖和分化影响．中国药理学通报，2013，29(8)：1150-1154.

[9] 孙丽娜，杨中林．川续断皂苷Ⅶ对油酸诱导$HepG_2$细胞脂肪堆积的干预作用．药学与临床研究，2014，22(4)：326-327.

[10] 周鹏，马亮，周珺，等．续断皂苷抗白血病作用的机制探讨．中国中西医结合杂志，2012，32(1)：84-88.

[11] 王振富，钟灵，杨付．五鹤续断多糖对大鼠糖尿病肾病的防治作用．中国老年学杂志，2014，34(23)：6734-6735.

肉苁蓉

Roucongrong

本品为列当科植物肉苁蓉 *Cistanche deserticola* Y. C. Ma或管花肉苁蓉 *Cistanche tubulosa* (Schrenk) Wight的干燥带鳞叶的肉质茎。主产于内蒙古、新疆、甘肃。春季苗刚出土时或秋季冻土之前采挖，除去茎尖。切段，晒干。切厚片。以切面色棕褐、质柔润者为佳。

【炮制】　**酒苁蓉**　取肉苁蓉片，加黄酒炖或蒸至酒吸尽，黑润。

【性味与归经】　甘、咸，温。归肾、大肠经。

【功能与主治】　补肾阳，益精血，润肠通便。用于肾阳不足，精血亏虚，阳痿不孕，腰膝酸软，筋骨无力，肠燥便秘。

【效用分析】　肉苁蓉甘咸温质润，温而不燥，补而不腻，既补肾壮阳，又益精血，故可治肾阳不足，精血亏虚所致的阳痿不孕，腰膝酸软，筋骨无力。

肉苁蓉咸润，补益精血，润燥滑肠，故常用于津枯肠燥便秘，对老人肾阳不足，精血亏虚者尤宜。

【配伍应用】

1. 肉苁蓉配锁阳　肉苁蓉偏温润，润肠、益精血效力胜于锁阳；锁阳偏温燥，兴阳益精功效胜于肉苁蓉。两药伍用，增强补肾阳，益精血，润肠之功。适用于肾虚阳痿，腰膝冷痛或精血不足、大便燥结等。

2. 肉苁蓉配山茱萸　肉苁蓉长于补阳益精；山茱萸善于益肾固精。两药伍用，增强补肾阳，固精气之功。适用于肾亏阳痿，腰膝无力等。

3. 肉苁蓉配杜仲　肉苁蓉长于补肾益精血；杜仲善于补肝肾强筋骨。两药伍用，增强补肾强腰之功。适用于肾虚腰痛，酸楚无力等。

4. 肉苁蓉配火麻仁　肉苁蓉长于补肾益精，润肠通便；火麻仁滋养补虚，润燥滑肠。两药伍用，增强润肠通便之功，兼能温养滋补。适用于老年人气血虚衰的津枯便秘等。

5. 肉苁蓉配菟丝子 肉苁蓉长于温养精血；菟丝子善于补阳益阴固精。两药伍用，增强壮阳益精之功。适用于肾虚阳痿，腰膝冷痛等。

6. 肉苁蓉配补骨脂 肉苁蓉长于补肾益精，润肠通便；补骨脂善于补肾壮阳，固精缩尿。两药伍用，增强补肾益精，固精缩尿之功。适用于肾虚阳痿，早泄，妇女不孕，崩漏带下等。

7. 肉苁蓉配沉香 肉苁蓉长于补肾益精，润肠通便；沉香善于行气散寒止痛。两药配伍，具有润肠通便，行气止痛之功。适用于老人虚秘而多汗，小腹不适等。

8. 肉苁蓉配巴戟天 肉苁蓉长于补肾益精，润肠通便；巴戟天善于补肾助阳，强筋健骨。两药伍用，具有补肾助阳，润肠通便，强筋健骨之功。适用于肾阳不足，腰膝冷痛、阳痿遗精、筋骨痿软及老年便秘等。

9. 肉苁蓉配熟地黄 肉苁蓉长于补肾益精，润肠通便；熟地黄善于补血滋阴，益精填髓。两药伍用，增强补肾益精之功。适用于肾虚所致的阳痿遗精、腰膝冷痛、不孕等。

【鉴别应用】

1. 生苁蓉与酒苁蓉 生苁蓉以补肾止浊，滑肠通便力胜，多用于肾气不足，肠燥便秘，白浊。酒苁蓉补肾助阳之力明显增强，多用于肾阳不足之阳痿，腰痛，不孕。

2. 肉苁蓉与淫羊藿 两者均味辛性温而入肝肾经，皆能温补肾阳，同治肾阳虚之阳痿、不孕等证。然肉苁蓉味咸归大肠经，性质柔润，药力和缓，兼能益精血，润肠通便，可治肾阳不足、精血亏虚，以及肠燥津枯便秘。淫羊藿味甘，功能温肾壮阳，又可强筋骨，祛风湿，适用于肝肾不足之腰膝无力，风寒湿痹，肢体麻木。

3. 肉苁蓉与补骨脂 两者性温而入肾经，均能补肾阳，可治肾阳不足之证。然肉苁蓉味甘咸，性质柔润，药力和缓，偏于益精血，兼可润肠通便，适用于肾阳虚衰，精血不足之腰膝软弱、筋骨无力以及津枯肠燥便秘。补骨脂味辛苦又归脾经，擅长补肾助阳，又能固精缩尿，暖脾止泻，纳气平喘，故可治脾肾阳虚泄泻，肾虚气喘，白癜风等。

4. 肉苁蓉与核桃仁 两者均性温而入肾经，具有补肾壮阳，润肠通便之功，善治肾阳不足，精血亏虚，筋骨无力及肠燥便秘。然肉苁蓉咸而滋润，具有生精益血之功，又可用于精血亏虚所致的宫冷不孕等。核桃仁又入肺经，具有温补肺肾，纳气定喘之功，用于肾不纳气所致的虚喘证。

【方剂举隅】

1. 济川煎(《景岳全书》)

药物组成：肉苁蓉、当归、牛膝、枳壳、泽泻、升麻。

功能与主治：温肾益精，润肠通便。适用于肾阳虚弱，精津不足证，症见大便秘结，小便清长，腰膝酸软，头目眩晕，舌淡苔白，脉沉迟。

2. 地黄饮子(《圣济总录》)

药物组成：熟地黄、巴戟天、山茱萸、石斛、肉苁蓉、制附子、五味子、官桂、白茯苓、麦门冬、菖蒲、远志。

功能与主治：滋肾阴，补肾阳，开窍化痰。适用于下元虚衰，痰浊上泛之喑痱证，症见舌强不能言，足废不能用，口干欲饮，足冷面赤，脉沉细弱。

3. 肉苁蓉丸(《医心方》)

药物组成：肉苁蓉、菟丝子、蛇床子、五味子、远志、续断、杜仲。

功能与主治：补精，益气力，令人好颜色。适用于男子五劳七伤，阳痿不起，积有十年痒湿，小便淋漓，溺时赤时黄。

4. 肉苁蓉丸(《圣惠方》)

药物组成：肉苁蓉、蛇床子、远志、五味子、防风、制附子、菟丝子、巴戟、杜仲。

功能与主治：暖下元，益精髓，利腰膝。适用于虚损，症见腰膝酸痛，痿软无力，阳痿早泄。

【成药例证】

1. 生力胶囊(《临床用药须知中药成方制剂卷》2020年版)

药物组成：人参、肉苁蓉、熟地黄、枸杞子、淫羊藿、沙苑子、丁香、沉香、荔枝核、远志。

功能与主治：益气助阳，补肾填精。用于阴阳两虚所致的腰膝酸软、神疲乏力、头晕耳鸣、阳痿早泄。

2. 强阳保肾丸(《临床用药须知中药成方制剂卷》2020年版)

药物组成：炙淫羊藿、酒肉苁蓉、盐补骨脂、阳起石(煅，酒淬)、沙苑子、盐胡芦巴、蛇床子、韭菜子、醋五味子、覆盆子、麸炒芡实、肉桂、盐小茴香、制远志、茯苓。

功能与主治：补肾助阳。用于肾阳不足所致的腰酸腿软、精神倦怠、阳痿遗精。

3. 苁蓉通便口服液(《临床用药须知中药成方制剂卷》2020年版)

药物组成：何首乌、肉苁蓉、枳实(麸炒)、蜂蜜。

功能与主治：滋阴补肾，润肠通便。用于中老年人、病后产后等虚性便秘及习惯性便秘。

4. 通便灵胶囊（《临床用药须知中药成方制剂卷》2020 年版）

药物组成：番泻叶、当归、肉苁蓉。

功能与主治：泻热导滞，润肠通便。用于热结便秘，长期卧床便秘，一时性腹胀便秘，老年习惯性便秘。

5. 龙凤宝胶囊（《临床用药须知中药成方制剂卷》2020 年版）

药物组成：淫羊藿、白附片、肉苁蓉、党参、黄芪、牡丹皮、冰片、玉竹、山楂。

功能与主治：补肾温阳，健脾益气。用于脾肾阳虚所致绝经前后诸证，症见腰膝酸软、烘热汗出、神疲乏力、畏寒肢冷；更年期综合征见上述证候者。

【用法与用量】 6～10g。

【注意】 阴虚火旺、大便溏泻、热结便秘者不宜服用。

【本草摘要】

1.《神农本草经》 “主五劳七伤，补中，……养五脏，强阴，益精气，多子，妇人癥瘕。”

2.《日华子本草》 “治男绝阳不兴，女绝阴不产，润五脏，长肌肉，暖腰膝，男子泄精，尿血，遗沥，带下阴痛。”

3.《本草汇言》 “养命门，滋肾气，补精血之药也。”“男子丹元虚冷而阳道久沉，妇人冲任失调而阴气不治，此乃平补之剂，温而不热，补而不峻，暖而不燥，滑而不泄，故有从容之名。”

【化学成分】 主要含苯乙醇苷类成分：松果菊苷，毛蕊花糖苷，肉苁蓉苷 A、B、C、H，洋丁香酚苷，海胆苷，鹅掌楸苷；还含甜菜碱、8-表马钱子苷酸、氨基酸及多糖。

中国药典规定肉苁蓉含松果菊苷（$C_{35}H_{46}O_{20}$）和毛蕊花糖苷（$C_{29}H_{36}O_{15}$）的总量不得少于 0.30%；管花肉苁蓉含松果菊苷（$C_{35}H_{46}O_{20}$）和毛蕊花糖苷（$C_{29}H_{36}O_{15}$）的总量不得少于 1.5%。

【药理毒理】 本品有性激素样作用，并有调节胃肠功能、增强免疫、抗疲劳等作用。

1. 雄激素样作用 肉苁蓉水提物 1.3～20g/kg 灌胃给药，增加氢化可的松致肾阳虚小鼠的睾丸和附睾指数，提高精子活力、密度及速度，降低精子畸形率[1]；缩短肾阳虚模型大鼠勃起潜伏期，增加血浆环磷酸腺苷（cAMP）/环磷酸乌苷（cGMP）值，提高血清促卵泡生成激素（FSH）水平[2]；提高肾阳虚模型雄性大鼠的体重及肾上腺、睾丸重量。肉苁蓉苯乙醇总苷 201.48mg/kg 灌胃给药，缩短氢化可的松致肾阳虚大鼠的勃起潜伏期，增加血清睾酮（T）、FSH、促性腺激素释放激素（GnRH）及精浆果糖含量，降低血清雌二醇（E_2）水平[3]。

肉苁蓉水提物 1.0～8.4g/kg 灌胃给药，增加幼年小鼠或去势大鼠精囊腺、前列腺、睾丸重量；提高雄性小鼠精子数量、存活率，加快精子运行速度，降低精子畸形率，增强睾丸生精功能，改善附睾管微环境。肉苁蓉醇提物 400、800mg/kg 灌胃给药，降低大鼠精子畸形率，提高精子数量、运动及血清孕酮（P）和 T 含量，上调睾丸间质细胞的细胞色素 P450 家族成员 11A1（CYP11A1）、CYP17A1 蛋白表达[4]。肉苁蓉混悬液 200mg/kg 可增加双酚 A 致生殖损伤大鼠的精子数量，降低精子畸形率，提高精子乳酸脱氢酶同工酶（LDH-x）、血清 FSH 和 T 水平[5]。肉苁蓉多糖 50、100mg/kg 灌胃给药，可减缓腺嘌呤致睾丸损伤大鼠睾丸损伤，促进睾丸精子生成。肉苁蓉苯乙醇苷 50～289mg/kg 灌胃给药，升高环磷酰胺致生精障碍小鼠精子密度、精子存活率及睾丸组织 T 水平，降低精子畸形率，减轻病理改变[3]；增加氢化可的松致生殖损伤小鼠的睾丸、附睾、精囊和阴茎重量，缩短勃起、捕捉及射精潜伏期，增加捕获次数和射精时间，提高血清 T 水平，上调睾丸 CYP11A1、3β-羟基类固醇脱氢酶（3β-HSD）蛋白表达[6]。

2. 雌激素样作用 肉苁蓉水提物 20g/kg 灌胃给药，促进去卵巢大鼠注射丙氨酸类似物后黄体生成素（LH）分泌，增加雌性大鼠垂体前叶、卵巢、子宫重量，提高卵巢人绒毛膜促性腺激素（hCG/LH）受体特异结合力。肉苁蓉水提物 5～20g/kg 灌胃给药，改善雷公藤多苷致大鼠的卵巢早衰，增加血清 E_2 和抗缪勒氏管激素（AMH）含量，降低 FSH 含量，上调卵巢 B 淋巴细胞瘤-2（Bcl-2）蛋白及 mRNA 表达，下调 Bcl-2 相关 x 蛋白（Bax）和肿瘤坏死因子-α（TNF-α）等蛋白及 mRNA 表达[7]。肉苁蓉苯乙醇苷 66.67、133.33mg/kg 灌胃给药，改善卵巢切除致围绝经期大鼠的卵巢和子宫病理组织病变，提高血清 E_2、T 和骨钙素等水平，降低血清 FSH、GnRH 和 LH 水平，增加下丘脑、垂体及子宫雌激素受体蛋白表达[8]。

肉苁蓉水提物 0.8～3.2g/kg 灌胃给药，提高快速老化骨质疏松模型小鼠（SAMP6）后右股骨骨密度（BMD）、骨形态发生蛋白 2（BMP-2）含量，降低血清骨钙素（BGP）含量；可促进骨质疏松模型大鼠的骨折愈合，降低骨小梁分离度和结构模型指数，提高骨密度、骨体积分数、骨小梁数和厚度[9]。肉苁蓉醇提物 0.2～2g/kg、肉苁蓉苯乙醇苷 60～240mg/kg、毛蕊花糖苷 80mg/kg 灌胃给药，提高去势致骨质疏松症大鼠的骨密度、骨小梁数、骨刚性、骨矿物质及组织矿物质含量，减少骨小梁分离度，降低血清碱性磷酸酶(ALP)、脱氧吡啶酚(DPD)、抗酒石酸酸性磷酸酶(TRAP)、肌酸激酶(CK)水平及尿和血清 Ca^{2+}含量[10-12]。

3. 调节胃肠功能 肉苁蓉水提物 2～20g/kg 灌胃给药，缩短小鼠排便时间；促进大肠蠕动，使粪便变大、变软或不成形，抑制大、小肠吸收水分；拮抗阿托品的抑制排便作用，抑制大肠吸收水分；增加白醋和冰水致阳虚便秘大鼠的结肠肌张力，缩短首次排黑便时间，提高血清胃动素(MTL)水平[13]；增加洛哌丁胺致便秘大鼠的粪便数量和水分含量，提高小肠转运率、结肠绒毛长度和肌肉厚度，增加血清胃泌素(GAS)、MTL 含量，降低血清生长抑素(SS)水平[14]。

肉苁蓉多糖 50～400mg/kg 灌胃给药，增加大黄致脾虚大鼠饲料消耗量和体重，增强胃蛋白酶和唾液淀粉酶活性。肉苁蓉总寡糖 2.7～3.7g/kg 灌胃给药，增加洛哌丁胺致便秘大鼠的血清神经降压素(NT)、血浆P物质(SP)及结肠 5-HT、血管活性肠肽(VIP)含量，降低结肠水通道蛋白-3(AQP3)含量[15]；增加复方地芬诺酯致便秘小鼠的首次排红便动物数，缩短首次排红便时间，增加排便粒数、排便干重及粪便含水量，增加肠推进率[16]。

4. 增强免疫作用 肉苁蓉水提物 0.05～10g/kg 灌胃给药，提高强的松致免疫功能低下小鼠巨噬细胞吞噬率；增加溶血素和溶血空斑值，提高淋巴细胞转化率；升高化疗药物 5-氟尿嘧啶(5-Fu)对 H_{22} 荷瘤小鼠白细胞(WBC)、血小板(PLT)引起的减少，提高脾脏和胸腺指数、脾脏淋巴细胞增殖能力和自然杀伤细胞(NK)活性[17]。

肉苁蓉多糖 25、50、100mg/kg 灌胃给药，升高 D-半乳糖模型小鼠的淋巴细胞增殖反应、腹腔巨噬细胞吞噬功能和外周血白介素-2(IL-2)含量。肉苁蓉总苷 62.5～125mg/kg 灌胃给药，改善 ^{60}Co-γ射线照射小鼠胸腺、脾超微结构变化。肉苁蓉多糖 12.5～200μg/ml，体外单独或协同刀豆球蛋白 A(ConA)、菜豆凝集素(PHA)促进小鼠胸腺淋巴细胞增殖，提高脾淋巴细胞分泌 IL-2 的能力。肉苁蓉多糖培养液 10、50、100μg/L，提高体外人单核细胞株人髓系白血病单核细胞(THP-1)吞噬率，升高干扰素-γ(IFN-γ)、IL-1 水平[18]。

5. 抗疲劳作用 肉苁蓉水提物 100mg/kg 灌胃给药，延长小鼠在跳台实验潜伏期及负重游泳时间[19]。肉苁蓉醇提取物 6.01～17.90g/kg 灌胃给药，延长运动大鼠的力竭游泳时间，增加大鼠体重，降低心肌线粒体丙二醛(MDA)含量，提高心肌线粒体超氧化物歧化酶(SOD)、谷胱甘肽过氧化物酶(GSH-Px)活性[20]；升高大鼠血清 T、肌糖原、肝糖原含量，降低血清尿素含量，升高血红蛋白含量[21]。肉苁蓉醇提物 200、400mg/kg 灌胃给药，增加慢性不可预知应激致抑郁大鼠的开放视野实验中覆盖总距离，减少强迫游泳实验总固定时间[22]。肉苁蓉多糖 100～400mg/kg 灌胃给药，延长 D-半乳糖模型小鼠的负重游泳时间，升高肝糖原和股肌糖原含量，降低血清尿素氮(BUN)、乳酸(LD)水平[23]。肉苁蓉多酚 50～200mg/kg 灌胃给药，延长小鼠游泳力竭时间，降低血清 LD 含量，提高肝糖原和肌糖原含量[24]。

6. 其他

(1) 延缓衰老作用 肉苁蓉水煎液、乙醇提取物或乙酸乙酯提取物 0.2～40g/kg 灌胃给药，降低 D-半乳糖致衰老小鼠/大鼠脑组织单胺氧化酶 B(MAO-B)活力及血浆、脑、肝脂质过氧化物(LPO)含量，升高血清 SOD 活性，降低血清 MDA、一氧化氮(NO)水平[25]；提高臭氧(O_3)致衰老小鼠血清 SOD 活性，降低脑组织 MAO-B 及血浆、脑、肝组织 LPO 活性；提高小鼠红细胞 SOD 活性，降低心肌脂褐素含量；增强大鼠血浆 SOD 活性，抑制大脑皮层 LPO 生成。

肉苁蓉多糖 25～400mg/kg 灌胃给药，降低 D-半乳糖致衰老小鼠心、肝和脑 MDA 含量，升高心和脑组织端粒酶活性；降低 D-半乳糖致衰老小鼠的肝 MDA 含量，提高肝 SOD、GSH-Px 活性[21]。肉苁蓉总苷 31.25～250mg/kg 灌胃给药，提高 D-半乳糖致衰老小鼠血清 SOD 活性，降低血清、脑、肝 LPO 含量，改善海马超微结构；增加快速老化小鼠的海马 CA1 区正常锥体细胞和树突棘数，上调海马 CA1 区突触后致密物-95(PSD-95)和脑源性神经营养因子(BDNF)蛋白表达[26]。

(2) 提高记忆功能 肉苁蓉醇提物 50mg/kg 灌胃给药，缩短七氟醚致神经炎症大鼠的水迷宫实验逃避潜伏期，延长平台中心停留时间，增加神经元存活数量，降低海马组织 IL-1β、IL-6、TNF-α蛋白及 mRNA 表达[27]。肉苁蓉水提物 1.08、2.16g/kg 灌胃给药，增加鱼藤酮葵花油致帕金森大鼠步幅，下调黑质纹状体 Bax 蛋白表达，上调 Bcl-2 和磷脂酰肌醇 3-激酶(PI3K)蛋白表达[28]；增加 6-羟基多巴胺致帕金森大鼠步幅，上调海马组织β-链蛋白(β-catenin)蛋白表达，下调糖原合成酶激酶-3β(GSK-3β)蛋白表达[29]。

肉苁蓉多糖 25～200mg/kg 灌胃给药，缩短 $Aβ_{1-40}$ 侧脑室注射致阿尔茨海默病(AD)大鼠 Morris 水迷宫逃避潜伏期，增加大脑皮质及海马乙酰胆碱酯酶(AChE)含量，提高皮质乙酰胆碱转移酶(ChAT)活性；改善 AD 大鼠学习记忆，提高 SOD 活性，降低 MDA 含量，降低一氧化氮（NO）和活性氧（ROS）含量；缩短 D-半乳糖致衰老小鼠的水迷宫实验逃避潜伏期和首次到达站台时间，增加穿越站台次数[30]；缩短 Morris 水迷宫逃避潜伏期，缩短到站台时间和增加穿越站台次数，减少错误次数，增加脑组织 SOD 活性，降低 MDA 含量，增加脑组织海马 CA1 区神经元数量，减轻病理改变，增加小鼠海马区 cAMP 反应元件结合蛋白（CREB）表达。

肉苁蓉总苷 25～250mg/kg 灌胃给药，提高β-淀粉样肽致老年痴呆症小鼠学习记忆水平；缩短β-淀粉样肽致 AD 大鼠反应时间，减少学习记忆错误次数，减弱海马 AChE 活性，降低海马 CA1 区中细胞内 Ca^{2+}含量[31]；增加 AD 大鼠海马 CA1 区锥体细胞数和突触素（SYN）蛋白表达[32]。肉苁蓉总苷 100mg/d 灌胃给药，缩短 SAMP8 小鼠定位航行逃避潜伏期、上台前路程，降低脑组织 MDA 含量，提高 SOD、GSH-Px 活性，提高海马锥体细胞存活率[33]。

肉苁蓉苯乙醇苷 50～250mg/kg 灌胃给药，缩短东莨菪碱致学习记忆障碍小鼠在方形水迷宫中碰壁次数、找到终点所需时间，减少学习记忆错误次数，缩短学习反应期，延长记忆潜伏期，提高小鼠脑组织 ChAT 含量，降低 AChE 含量，改善胆碱能神经系统功能，提高小鼠血清和脑组织 SOD 活性及降低 MDA 含量[34]；缩短 APP/PS1 双转基因 AD 小鼠的水迷宫实验逃避潜伏期，延长平台目标象限停留时间，增加穿越平台次数，减少跳台实验中跳台错误次数，延长跳台潜伏期，减轻海马 CA1 区神经元病理改变，下调海马 $A\beta_{1-40}$、$A\beta_{1-42}$蛋白表达[35]。肉苁蓉苯乙醇苷 20～300mg/kg 灌胃给药，降低高原环境致脑水肿大鼠的脑组织含水量，改善脑组织病理改变，降低脑组织 AQP4 mRNA 和蛋白表达[36]；增加 1-甲基-4-苯基-1,2,3,6-四氢吡啶（MPTP）致帕金森小鼠的爬杆实验旋转杆停留时间，缩短总时间和转头时间，上调黑质酪氨酸羟化酶（TH）蛋白表达[37]。

（3）抗肝损伤作用 肉苁蓉水提物 0.6～3.0g/kg 灌胃给药，可改善剧烈运动后小鼠肝脏细胞超微结构，促进蛋白质合成；降低酒精性肝损伤小鼠的血清和肝组织甘油三酯（TG）、血清丙氨酸氨基转移酶（ALT）水平，提高肝组织 SOD 活性[38]。肉苁蓉醇提取物 0.25～3.0g/kg 灌胃给药，降低 0.2%CCl_4橄榄油溶液致急性肝损伤小鼠血清 AST、ALT 活力以及肝组织 MDA 含量，升高肝组织 GSH 活性；改善白蛋白致肝纤维化大鼠的肝细胞肿胀，提高血清白蛋白（ALB）水平，降低清总胆红素、直接胆红素、透明质酸、层粘连蛋白、Ⅳ型胶原水平，下调血清和肝组织转化生长因子β_1（TGF-β_1）蛋白表达[39]。

肉苁蓉多糖400mg/kg灌胃给药，降低CCl_4致急性肝损伤小鼠血清ALT、天门冬氨酸氨基转移酶（AST）和MDA含量，提高SOD活性。肉苁蓉总苷62.5、125mg/kg灌胃给药，降低CCl_4致肝脏损伤小鼠肝细胞LD含量，增加LDH、Na^+，K^+-ATPase及Ca^{2+}-ATPase活性[40]。肉苁蓉苯乙醇苷0.5～1.8g/kg灌胃给药，降低酒精性肝损伤小鼠的血清ALT、AST、γ-谷氨酰转肽酶（γ-GGT）活性，降低血清和肝组织TG含量，提高肝组织SOD、谷胱甘肽S转移酶（GST）、GSH、GSH-Px水平[41]；降低白蛋白致肝纤维化大鼠的肝脏指数，减少血清AST、ALT、ALP、TGF-β_1、透明质酸、总胆红素和直接胆红素水平，降低肝组织羟脯氨酸、Ⅰ型/Ⅲ型胶原含量[42]。

（4）改善肺损伤作用 肉苁蓉水提物 1.33g/kg 灌胃给药，改善气管插管致肺损伤大鼠的肺组织病变，提高表面活性物质相关蛋白 A（SP-A）含量[43]。肉苁蓉多糖 50、100mg/kg 灌胃给药，改善衰老小鼠肺组织细胞早期凋亡，延缓肺组织退行性变化；延长臭氧损伤致肺衰老小鼠耐受缺氧时间，减轻臭氧所致肺损伤。肉苁蓉苯乙醇苷 75～500mg/kg 灌胃给药，改善高原肺水肿大鼠肺水肿病理改变，降低肺组织含水量，降低肺组织 IL-6、TNF-α、MDA 含量，提高 SOD 和 GSH-Px 活性[44]；减轻 LPS 致急性肺损伤大鼠的肺后叶炎症，降低全血中性粒细胞比、血清 MDA 和 NO 含量，减少肺泡灌洗液 TNF-α和 IL-6 含量，提高血清 SOD 和 GSH 水平[45]。肉苁蓉苷 A 500mg/kg 灌胃给药，降低放射性肺炎小鼠的肺组织 IL-6、IL-1β及 MDA 水平，提高 IL-10、GSH-Px、总抗氧化能力（T-AOC）、SOD 水平，下调 TGF-β_1、血管内皮生长因子（VEGF）和 VEGFR2 蛋白表达[46]。

此外，肉苁蓉水煎液 0.5～30g/kg 灌胃给药，增加雄性正常大鼠排尿量，但减少肾阳虚大鼠排尿量；增加高氟水造模大鼠的尿氟排泄量，升高 ALP 活性。肉苁蓉苯乙醇苷 250、500mg/kg 灌胃给药，降低庆大霉素致急性肾损伤大鼠的尿量、血清肌酐（Cr）、BUN 及肾组织 MDA 水平，提高肾组织 SOD、GSH-Px、过氧化氢酶（CAT）活性[47]。肉苁蓉总苷 400mg/kg 灌胃给药，降低股动脉放血致急性缺血再灌注肾损伤大鼠的血清 Cr、BUN 和胱抑素 C，抑制肾脏细胞凋亡[48]。

肉苁蓉总苷 62.5～250mg/kg 灌胃给药，改善 ^{60}Co-γ 照射小鼠末梢血红细胞形态；升高异丙肾上腺素致心肌缺血小鼠的心肌 Se GSH-Px、SOD 活性，降低 MDA，减轻心肌超微结构损伤，减少血清磷酸肌酸激酶（CPK）释放。肉苁蓉苯乙醇苷 250、500 mg/kg 灌胃给药，改善腹主动脉结扎致心肌肥厚大鼠的心脏超声指标(LVPWT、LVEDD、LVEF、LVFS),降低血浆ET-1和脑利钠肽(BNP)水平,激活心肌PI3K/PKB信号通路[49]。肉苁蓉总苷280 mg/kg灌胃给药,降低大脑中动脉闭塞再灌注致脑缺血大鼠的脑梗死体积、神经功能缺损评分,改善血脑屏障,增加缺血区半暗带完整细胞数[50]。

肉苁蓉多糖540mg/kg灌胃给药,降低自身免疫性脑脊髓炎小鼠的神经功能评分、髓鞘脱失,增加脊髓组织平滑蛋白(Smo)、神经胶质瘤相关癌基因1(Gli1)mRNA表达,提高音猬因子(Shh)、碎片蛋白-1(Ptc-1)蛋白表达[51]。肉苁蓉低聚糖200、400mg/kg灌胃给药,抑制氟烷和手术切口致脊髓损伤大鼠的脊髓组织炎症和细胞凋亡,降低血清MDA、ROS、IL-6、TNF-α水平[52]。

肉苁蓉提取物100mg/kg灌胃给药,增加蓝色二极管光致视网膜变性大鼠的视网膜厚度,减少视网膜细胞凋亡[53]。肉苁蓉苯乙醇苷250、500 mg/kg灌胃给药,降低肝癌小鼠的瘤重、血清甲胎蛋白(AFP)和TNF-α水平[54]。

12. 毒理研究 小鼠灌服肉苁蓉总苷的最大耐受量(MTD)为20g/kg,观察14天,未见明显中毒症状。浓缩肉苁蓉酒长期服用,对大鼠生长发育、血常规和肝、肾功能无明显毒性作用。肉苁蓉15g/kg灌胃给药14天,对小鼠无明显急性毒性;肉苁蓉5.0g/kg灌胃给药90天,对大鼠无明显毒性反应[55]。肉苁蓉粉末0.83、1.66、3.33g/kg灌胃给药10天,对孕鼠及胎鼠无毒性[56]。

【参考文献】 [1] Guo Yehong, Wang Limin, Li Qian, et al. Enhancement of Kidney Invigorating Function in Mouse Model by Cistanches Herba Dried Rapidly at a Medium High Temperature. J Med Food, 2019, 22(12), 1246-1253.

[2] 王启新,陈则华,罗琥捷,等. 肉苁蓉不同提取部位改善肾阳虚大鼠性能力的影响. 中国实验方剂学杂志,2018,24(22):95-101.

[3] 赵东海,张磊,张艳,等. 肉苁蓉苯乙醇苷对环磷酰胺致小鼠生精障碍的治疗作用及其机制. 吉林大学学报(医学版),2014,40(3):612-615.

[4] Wang Tian, Chen Chen, Yang Man, et al. Cistanche tubulosa ethanol extract mediates rat sex hormone levels by induction of testicular steroidgenic enzymes. Pharm Biol, 2016, 54(3), 481-487.

[5] Jiang Zhihui, Wang Jian, Li Xinping, et al. Echinacoside and Cistanche tu bulosa(Schenk)R. wight ameliorate bisphenol A-induced testicular and sperm damage in rats through gonad axis regulated steroidogenic enzymes. J Ethnopharmacol, 2016, 193: 321-328.

[6] Wang Qixin, Dong Jianteng, Lu Wenji, et al. Phenylethanol glycosides from Cistanche tubulosa improved reproductive dysfunction by regulating testicular steroids through CYP450-3β-HSD pathway. J Ethnopharmacol, 2020, 251: 112500.

[7] 刘涛,殷松娜,栾昕. 肉苁蓉对卵巢早衰大鼠免疫因子和凋亡相关蛋白的影响. 中国临床药理学杂志,2019,35(23):3084-3087.

[8] Tian Shuo, Miao Ming-San, Li Xiu-Min, et al. Study on neuroendocrine-immune function of Phenylethanoid Glycosides of Desertliving Cistanche herb in perimenopausal rat model. J Ethnopharmacol, 2019, 238: 111884.

[9] 俞立新,陈学强,吴群峰,等. 肉苁蓉水提液对大鼠骨质疏松性骨折愈合的影响. 浙江中医杂志,2019,54(6):451-453.

[10] Zhang Bo, Yang Ling-Ling, Ding Shu-Qin, et al. Anti-Osteoporotic Activity of an Edible Traditional Chinese Medicine *Cistanche deserticola* on Bone Metabolism of Ovariectomized Rats Through RANKL/RANK/TRAF6-Mediated Signaling Pathways. Front Pharmacol, 2019, 10: 1412.

[11] 朱刚,孙海斌,徐刚. 肉苁蓉醇提物对去卵巢骨质疏松大鼠的治疗作用及其机制. 吉林大学学报(医学版),2018,44(1):68-72,207.

[12] Yang Lingling, Ding Shuqin, Zhang Bo, et al. Beneficial Effects of Total Phenylethanoid Glycoside Fraction Isolated from *Cistanche deserticola* on Bone Microstructure in Ovariectomized Rats. Oxid Med Cell Longev, 2019: 2370862.

[13] 杜秋,吴震. 基于阳虚便秘模型的肉苁蓉通便作用的量效关系及机制研究[J]. 中南药学,2016,14(1):23-27.

[14] Yan Shuai, Yue Yin-Zi, Wang Xiao-Peng, et al. Herba Cistanche Aqueous Extracts of Promoted Intestinal Motility in Loperamide-Induced Constipation Rats by Ameliorating the Interstitial Cells of Cajal. Evid Based Complement Alternat Med, 2017: 6236904.

[15] 范亚楠,王佳,贾天柱,等. 肉苁蓉不同提取部位对便秘大鼠通便作用的影响. 中国医院药学杂志,2017,37(13):1256-1258.

[16] 高云佳,姜勇,戴昉,等. 肉苁蓉润肠通便的药效物质研究. 中国现代中药,2015,17(4):307-310,314.

[17] 刘智勤,陈鹊汀,李岩,等. 肉苁蓉对化疗荷瘤小鼠造血和免疫功能的影响. 北京中医药大学学报,2010,33(11):758-761.

[18] 张涛,许文胜,贾彦斌,等. 肉苁蓉多糖对THP-1细胞吞噬作用的影响及其机理研究. 生命科学研究,2013,17(2):148-155.

[19] 王小新,骆婷婷. 肉效蓉对小鼠抗疲劳及记忆力的影响. 内蒙古中医药,2014,(22):102-103.

[20] 周海涛,曹建民,林强. 肉苁蓉对大鼠力竭游泳能力和心肌线粒体抗氧化能力的影响. 中国实验方剂学杂志,2012,18(6):229-233.

[21] 周海涛,曹建民,林强. 肉苁蓉对运动训练大鼠睾酮含量、

物质代谢及抗运动疲劳能力的影响. 中国药学杂志，2012，47(13)：1035-1038.

[22] Li Yang，Peng Ying，Ma Ping，et al. Antidepressant-Like Effects of *Cistanche tubulosa* Extract on Chronic Unpredictable Stress Rats Through Restoration of Gut Microbiota Homeostasis. Front Pharmacol，2018，9：967.

[23] 闫磊，胡江平，孙晓冬，等. 肉苁蓉多糖对 D-半乳糖致衰老小鼠抗疲劳作用及机制研究. 河北中医，2019，41(1)：96-100.

[24] 栾朝霞. 肉苁蓉总多酚纯化工艺及其抗运动性疲劳作用研究. 食品工业科技，2020，41(15)：59-64.

[25] 范亚楠，黄玉秋，贾天柱，等. 肉苁蓉炮制前后对衰老模型大鼠抗衰老及免疫功能的影响. 中华中医药学刊，2017，35(11)：2882-2885.

[26] 张静，刘心朗，蔡志平，等. 肉苁蓉总苷改善快速老化小鼠突触可塑性的机制研究. 包头医学院学报，2019，35(11)：43-45，58.

[27] Peng Sheng，Li Pengyi，Liu Peirong，et al. Cistanches alleviates sevoflurane-induced cognitive dysfunction by regulating PPAR-γ-dependent antioxidant and anti-inflammatory in rats. J Cell Mol Med，2020，24(2)，1345-1359.

[28] 林瑶，杨莎莎，刘婷，等. 肉苁蓉对帕金森病模型大鼠PI3K、Akt、Bcl-2、Bax 蛋白表达的影响. 江西中医药大学学报，2019，31(1)：83-86.

[29] 杨莎莎，覃威，陈诗雅，等. 肉苁蓉对帕金森病模型大鼠行为学及海马组织干细胞增殖相关蛋白表达的影响. 康复学报，2016，26(6)：24-27，33.

[30] 武燕，张弘，布仁，等. 肉苁蓉多糖对 D-半乳糖所致急性衰老模型保护作用研究. 中国药理学通报，2017，33(7)：927-933.

[31] 罗兰，吴小川，高惠静，等. 肉苁蓉总苷对阿尔茨海默病模型大鼠的保护作用研究. 中国药房，2013，24(23)：2122-2124.

[32] 王璐，白雨朦，李晓宇，等. 肉苁蓉总苷对阿尔茨海默病模型大鼠学习认知功能和氧化应激的影响. 解剖学杂志，2020，43(3)：194-199，275.

[33] 贾建新，宋嵬，闫旭升，等. 肉苁蓉总苷对 SAMP8 小鼠空间学习记忆的影响及其机制. 包头医学院学报，2014，30(6)：6-8.

[34] 刘美虹，赵国，君陈哲，等. 肉苁蓉苯乙醇苷对东莨菪碱致记忆障碍小鼠保护作用的研究. 包头医学院学报，2011，27(6)：9-14.

[35] 居博伟，杨建华，胡君萍. 肉苁蓉苯乙醇苷对 APP/PS1 双转基因模型小鼠海马脑区β淀粉样蛋白表达的影响. 天然产物研究与开发，2019，31(7)：1155-1162.

[36] 陶义存，董翔，许永华，等. 肉苁蓉苯乙醇总苷对高原脑水肿大鼠水通道蛋白 4 的影响. 中国现代中药，2015，17(4)：302-306.

[37] Gao Mei-Rong，Wang Min，Jia Yan-Yan. et al. Echinacoside protects dopaminergic neurons by inhibiting NLRP3/Caspase-1/IL-1β signaling pathway in MPTP-induced Parkinson's disease model. Brain Res Bull，2020，164：55-64.

[38] Guo Yuanheng，Cao Lili，Zhao Qingsheng，et al. Preliminary characterizations，antioxidant and hepatoprotective activity of polysaccharide from Cistanche deserticola. Int J Biol Macromol，2016，93：678-685.

[39] 由淑萍，赵军，木克热木·吐地买提，等. 肉苁蓉苯乙醇苷类成分对 BSA 诱导的肝纤维化大鼠转化生长因子$β_1$表达的影响. 癌变·畸变·突变，2015，27(6)：409-414.

[40] 罗慧英，黄亚红，朱丽娟. 肉苁蓉总苷对四氯化碳损伤小鼠肝脏能量代谢的影响. 甘肃中医学院学报，2014，31(4)：4-6.

[41] 郭元亨，曹丽丽，赵兵，等. 荒漠肉苁蓉苯乙醇苷对酒精诱导的慢性肝损伤的修复作用(英文). 食品科学，2018，39(13)：176-183.

[42] 木克热木·吐地买提，由淑萍，赵军，等. 肉苁蓉苯乙醇苷类成分对 BSA 致大鼠肝纤维化影响的实验研究. 新疆医科大学学报，2015，38(5)：567-570.

[43] 黄文川，潘宇政，张冉令，等. 肉苁蓉对气管切开插管大鼠肺部病理及肺泡灌洗液 SP-A 浓度的影响. 辽宁中医杂志，2016，43(11)：2436-2438.

[44] 陶义存，李建英，许永华，等. 肉苁蓉苯乙醇苷对大鼠高原肺水肿的防治作用. 中国实验方剂学杂志，2014，20(15)：134-138.

[45] 由淑萍，汪波，赵军，等. 肉苁蓉苯乙醇总苷对脂多糖致大鼠急性肺损伤的抑制作用. 中国药理学与毒理学杂志，2019，33(5)：347-353.

[46] 许东风，杨东明，冯云枝，等. 肉苁蓉苷 A 通过 TGF-$β_1$/VEGF 通路对放射性肺炎小鼠肺部氧化应激和炎症指标影响的研究. 中国免疫学杂志，2019，35(4)：429-434.

[47] 马晓晴，王捷，胡君萍，等. 肉苁蓉苯乙醇总苷对庆大霉素诱导急性肾损伤大鼠的药效学研究. 新疆医科大学学报，2020，43(7)：942-946，950.

[48] 朱军，赵希敏，刘勇. 肉苁蓉总苷对缺血再灌注肾损伤保护作用的实验研究. 世界中西医结合杂志，2015，10(1)：19-21.

[49] 樊琼玲，刘涛，俞金秀，等. 肉苁蓉苯乙醇总苷对压力超负荷大鼠心肌肥厚及 PI3K/PKB 信号通路的影响. 中国药理学通报，2020，36(4)：583-588.

[50] Wang Fujiang，Li Ruiyan，Tu Pengfei，et al. Total Glycosides of *Cistanche deserticola* Promote Neurological Function Recovery by Inducing Neurovascular Regeneration Nrf-2/Keap-1 Pathway in MCAO/R Rats. Front Pharmacol，2020，11：236.

[51] 房东东，刘敏敏，刘海峰，等. 肉苁蓉多糖通过 Shh 通路

缓解 EAE 小鼠的临床症状. 中国神经免疫学和神经病学杂志，2020，27(1)：52-56，60.

[52] Zhang Hong，Xiang Zhou，Duan Xin，et al. Antitumor and anti-inflammatory effects of oligosaccharides from Cistanche deserticola extract on spinal cord injury. Int J Biol Macromol，2019，124，360-367.

[53] Wu Man-Ru，Lin Cheng-Hui，Ho Jau-Der，et al. Novel Protective Effects of Cistanche Tubulosa Extract Against Low-Luminance Blue Light-Induced Degenerative Retinopathy. Cell Physiol Biochem，2018，51(1)，63-79.

[54] 胡琼，由淑萍，刘涛，等. 肉苁蓉苯乙醇总苷抗肝癌作用的实验研究. 癌变·畸变·突变，2018，30(3)：194-199.

[55] 白国辉，张晓丽，曲琳，等. 肉苁蓉急性毒性和 90d 喂养实验毒性研究. 包头医学院学报，2016，32(9)：25-26.

[56] 林健，林蔚，钟礼云，等. 肉苁蓉对大鼠生殖毒性及致畸的研究. 医学动物防制，2016，32(4)：393-395.

锁　阳

Suoyang

本品为锁阳科植物锁阳 *Cynomorium songaricum* Rupr. 的干燥肉质茎。主产于内蒙古、甘肃、新疆。春季采挖，除去花序，切段，晒干。切薄片。以切面浅棕色、显油润者为佳。

【性味与归经】 甘，温。归肝、肾、大肠经。

【功能与主治】 补肾阳，益精血，润肠通便。用于肾阳不足，精血亏虚，腰膝痿软，阳痿滑精，肠燥便秘。

【效用分析】 锁阳甘温，归肝肾经，具有补益肝肾之功，而肝主筋，肾主骨，又可强筋壮骨，用治肾阳不足，精血亏虚之腰膝痿软。

锁阳具有补肾阳，益精血之功，可收益精兴阳之效，故常用于肾阳不足，精血亏虚之阳痿滑精。

锁阳质润，润滑大肠而通便，又益精养血，故适用于老年虚弱，精血亏虚或血虚津亏之肠燥便秘。

【配伍应用】

1. 锁阳配补骨脂　锁阳甘温，长于补肾益精，强筋壮骨；补骨脂辛温，善于补肾壮阳，固精缩尿。两药伍用，增强补肾壮阳，强筋壮骨之功。适用于肾阳不足，命门火衰所致的阳痿不举，遗精遗尿，精冷不育，腰膝冷痛等。

2. 锁阳配熟地黄　锁阳长于补肾益精，强筋健骨；熟地黄善于补血滋阴，益精填髓。两药伍用，增强补益肝肾，强筋健骨之功。适用于肝肾不足，腰膝痿软，足软无力，步履艰难等。

3. 锁阳配桑螵蛸　锁阳长于补肾阳而兼能益精；桑螵蛸善于补肾阳而兼能收涩。两药伍用，增强补肾固涩之功。适用于肾阳虚所致的滑精，遗尿尿频等。

4. 锁阳配当归　锁阳长于补阳而润肠通便；当归善于补血而润肠通便。两药伍用，增强益精养血，润肠通便之功。适用于老年虚弱，精血亏损或血虚津亏之肠燥便秘等。

5. 锁阳配火麻仁　锁阳长于补肾助阳，润肠通便；火麻仁甘平油润，善于润燥滑肠。两药伍用，增强润肠通便之功。适用于肠燥便秘。

6. 锁阳配牛膝　锁阳长于补肾助阳，强筋壮骨；牛膝善于补益肝肾，强筋健骨。两药伍用，增强补益肝肾，强筋壮骨之功。适用于肝肾亏虚之筋骨痿软无力等。

【鉴别应用】

1. 锁阳与肉苁蓉　两者均味甘性温，归肾与大肠经，皆能补肾阳、益精血、润肠通便，同治肾阳虚衰、精血不足之阳痿遗精、宫冷不孕、腰膝酸软、筋骨无力及肠燥便秘。但锁阳性偏温燥，补阳之力较强，润肠作用不及肉苁蓉。肉苁蓉温而不燥，润而不腻，补而不峻，既可补阳，又可益阴。

2. 锁阳与淫羊藿　两者均为甘温之品，归肝肾经，皆有补肾壮阳之功，同治肾阳不足之证。但锁阳温而不燥，又入大肠，兼能益精血，润肠燥，既补阳，又益阴，适用于肾阳不足，精血亏虚之阳痿遗精、腰膝痿软及肠燥便秘。淫羊藿味辛性燥，兼能祛风湿，而无益阴润肠之功，适用于肾阳不足而无阴亏之阳痿尿频、宫冷不孕、精冷不育，及风湿痹痛，肢体麻木。

3. 锁阳与核桃仁　两者均甘温，归肾经，具有补肾壮阳，润肠通便的功效，用治肾阳虚衰，阳痿精冷，肠燥便秘。但锁阳又具有补益肝肾，强筋壮骨之功，用治腰膝痿软，足软无力，步履艰难等。而核桃仁又入肺经，具有补益肺肾，纳气定喘之功，用治肾不纳气的虚喘证。

【成药例证】

1. 锁阳固精丸（《临床用药须知中药成方制剂卷》2020 年版）

药物组成：锁阳、肉苁蓉（蒸）、制巴戟天、补骨脂（盐炒）、菟丝子、杜仲（炭）、鹿角霜、韭菜子、熟地黄、山茱萸（制）、牡丹皮、山药、茯苓、泽泻、知母、黄柏、芡实（炒）、莲子、莲须、牡蛎（煅）、龙骨（煅）、八角茴香、牛膝、大青盐。

功能与主治：温肾固精。用于肾阳不足所致的腰膝痠软、头晕耳鸣、遗精早泄。

2. 肾康宁片（《临床用药须知中药成方制剂卷》2020 年版）

药物组成：黄芪、淡附片、山药、锁阳、丹参、益母草、泽泻、茯苓。

功能与主治：补脾温肾，渗湿活血。用于脾肾阳虚、血瘀湿阻所致的水肿，症见浮肿、乏力、腰膝冷痛；慢性肾炎见上述证候者。

3. 固本统血颗粒（《临床用药须知中药成方制剂卷》2020年版）

药物组成：淫羊藿、黄芪、锁阳、巴戟天、菟丝子、党参、山药、附子、肉桂、枸杞子。

功能与主治：温肾健脾，填精益气。用于阳气虚损，血失固摄所致的紫斑，症见畏寒肢冷，腰酸乏力，尿清便溏，皮下紫斑，其色淡暗。亦可用于轻型原发性血小板减少性紫癜见上述证候者。

4. 颐和春胶囊（《临床用药须知中药成方制剂卷》2020年版）

药物组成：淫羊藿、蛇床子、附子(制)、狗肾(制)、鹿茸(去毛)、鹿鞭(制)、锁阳、覆盆子、韭菜子(炒)、人参、沙参、熟地黄、川牛膝、路路通、冰片。

功能与主治：补肾壮阳。用于肾阳虚衰所致的腰膝酸软、阳痿、遗精。

5. 麒麟丸（《临床用药须知中药成方制剂卷》2020年版）

药物组成：制何首乌、墨旱莲、菟丝子、枸杞子、桑椹、白芍、淫羊藿、锁阳、覆盆子、党参、黄芪、山药、丹参、郁金、青皮。

功能与主治：补肾填精，益气养血。用于肾虚精亏，气血不足所致的腰膝酸软、倦怠乏力、面色不华、阳痿早泄。

【用法与用量】 5～10g。

【注意】 阴虚阳亢、脾虚泄泻及实热便秘者忌服。

【本草摘要】

1.《本草衍义补遗》 “大补阴气，益精血，利大便。虚人大便燥结者，啖之可代苁蓉，煮粥弥佳；不燥结者勿用。”

2.《本草从新》 “益精兴阳，润燥养筋，治痿弱，滑大肠。泄泻及阳易举而精不固者忌之。”

【化学成分】 主要含三萜类成分：锁阳萜，乙酰熊果酸，熊果酸等；挥发油：2-庚酮，正壬醛，1,1-二乙氧基乙烷等；还含黄酮、氨基酸等。

【药理毒理】 本品具有激素样作用，并有提高免疫、延缓衰老、抗缺氧、抗疲劳等作用。

1. 激素样作用 锁阳水提物20g/kg灌胃给药，升高下丘脑-垂体-肾上腺皮质轴受抑雄性小鼠的血清皮质醇浓度；升高阳虚模型小鼠血清皮质醇含量。锁阳醇提物2g/kg灌胃给药，增高幼年雄性大鼠血浆睾酮含量。

2. 提高免疫作用 锁阳水煎液20g/kg灌胃给药，增加氢化可的松致阳虚模型小鼠脾脏重量，增加小鼠中性粒细胞数。锁阳水提物0.3g/kg灌胃给药，升高环磷酰胺免疫抑制小鼠的胸腺和脾脏指数、巨噬细胞吞噬功能和血清溶血素水平。锁阳醇提物0.5～2g/kg灌胃给药，提高氢化可的松模型小鼠吞噬鸡红细胞活性，促进脾淋巴细胞转化，增加正常小鼠脾脏直接溶血空斑形成细胞数，增强体液免疫。

3. 延缓衰老作用 锁阳水提液1g/kg灌胃给药，可减轻D-半乳糖致衰老模型小鼠肝线粒体结构与功能的损伤，升高NADH脱氢酶和H^+-ATP酶活性，降低MDA含量[1]。锁阳水提物、乙醇提取物、乙酸乙酯提取物0.1g/kg灌胃给药，升高D-半乳糖致衰老模型小鼠的过氧化氢酶(CAT)、总抗氧化能力、GSH-Px活性。天然锁阳与栽培锁阳水提液12.5、25mg/kg灌胃给药，提高小鼠血清超氧化物歧化酶(SOD)活性，减少丙二醛(MDA)含量。锁阳多糖咀嚼片0.25g/kg灌胃给药，降低D-半乳糖致衰老模型大鼠血、脑、肾NO含量，降低脾脏指数、胸腺指数，改善脾脏的病理损伤。

4. 抗老年痴呆作用 锁阳水煎液5g/kg灌胃给药，改善慢性铝中毒致痴呆病模型大鼠记忆力下降，缩减通过迷宫时间，增加突触后膜致密物质的厚度。锁阳乙酸乙酯部位提取物33mg/kg灌胃给药，降低去卵巢模型大鼠潜伏路程穿越平台次数，增加大脑海马区GAP-43蛋白含量[2]。

5. 抗缺氧作用 锁阳水煎液0.2g/kg灌胃给药，延长惊厥小鼠存活时间，减少急性脑缺血小鼠断头后张口喘气次数，对抗惊厥小鼠的最大电休克。锁阳水煎液0.1g/kg腹腔注射，延长小鼠耐缺氧时间。锁阳水提物、醇提物0.3g/kg灌胃给药，延长常压密闭缺氧模型小鼠、高原低压缺氧模型小鼠缺氧存活时间；锁阳水提取物的大孔树脂95%乙醇洗脱物延长小鼠缺氧存活时间，减轻缺氧状态下小鼠大脑水肿程度，提高脑、心肌SOD活性，降低脑和心肌MDA含量，减少脑乳酸的积累，增加心肌蛋白含量；保护缺氧小鼠心、脑组织细胞结构。

6. 抗疲劳作用 锁阳水煎剂0.8g/kg灌胃给药，升高大鼠骨骼肌SOD和T-AOC活性，降低大鼠骨骼肌中MDA含量[3]。锁阳水提液0.3g/kg灌胃给药，延长垂体后叶素致心肌缺血模型小鼠的游泳时间。锁阳黄酮0.5～20g/kg灌胃给药，增加老年或正常大鼠游泳运动后的体重，延长总游泳时间，减少下沉次数，降低大鼠游泳后单胺氧化酶(MAO)含量，升高GSH-Px或CuZn-SOD活性。锁阳多糖120mg/kg灌胃给药，提高运动训练大鼠不同组织SOD和过氧化氢酶(CAT)活性，降低MDA含量，延长大鼠跑台运动力竭时间[4]；降低运动大鼠血清琥珀酸脱氢酶(SDH)、肌酸激酶(CK)、乳酸脱氢酶(LDH)、丙氨酸转氨酶(ALT)、天冬氨酸转氨酶(AST)活性和尿液总蛋白(TP)、尿液白蛋白(Alb)和尿液β_2-微球蛋白(β_2-MG)含量，延长大鼠运动时间[5]；升高大鼠肝糖原、肌糖原、肌酐、血红蛋白含量及运动大鼠血清睾酮含量，降低皮质酮血尿素含量[6]。

7. 对胃肠的作用 锁阳水煎液1.25g/kg灌胃给药，降低水浸应激性小鼠胃溃疡面指数，升高利血平诱发胃溃疡大鼠的胃黏膜前列腺素E_2(PGE_2)含量；促进小鼠肠运动，缩短小鼠排便时间，其润肠通便的有效组分为含无机离子部分。锁阳多糖100、200、400mg/kg灌胃给药，升高乙酸致胃溃疡模型大鼠血清SOD活性，降低MAD及血清血小板活化因子(PAF)含量，升高血清前列腺E_2(PGE_2)、表皮生长因子(EGF)水平，促进胃溃疡的愈合[7]；抑制水浸应激性模型大鼠胃溃疡的形成，降低幽门结扎型大鼠胃溃疡指数[8]。

8. 抗氧化作用 锁阳总黄酮0.08、0.17、0.50g/kg灌胃给药，提高衰老小鼠血清SOD活性，降低血清MDA、心肌脂褐素含量[9]。锁阳多糖250、500、1000μg/ml，升高体外H_2O_2致非洲绿猴肾上皮(VERO)氧化损伤细胞存活率，降低细胞内ROS积累量和caspase-3活性，升高细胞内SOD和GSH-Px活性，降低细胞培养液中MDA水平[10]。

9. 其他作用 锁阳水煎液40、80、120mg/kg灌胃给药，可提高丙酸睾酮致前列腺增生模型大鼠组织SOD和谷胱甘肽(GSH)活性，降低MDA含量，具有抑制前列腺增生作用[11]。锁阳总糖、总苷类、总甾体类0.1～0.6g/kg灌胃给药，抑制二磷酸腺苷(ADP)诱导的大鼠体外血小板聚集。

【参考文献】 [1] 李丽华，张涛．锁阳水提液对衰老模型小鼠肝线粒体能量代谢的影响．中国老年学杂志，2010，30(12)：1713-1714.

[2] 田方泽，畅洪昇，周静洋，等．锁阳乙酸乙酯部位对去卵巢痴呆大鼠学习记忆功能和海马神经元形态的影响．北京中医药大学学报，2014，37(11)：763-766.

[3] 芮飞龙，李东哲．锁阳水煎剂对大鼠骨骼肌自由基代谢及运动能力的影响.赤峰学院学报(自然科学版)，2010,26(10)：114-115.

[4] 熊正英，石金丹，池爱平，等．锁阳多糖对运动训练大鼠抗氧化水平与运动能力的影响．辽东学院学报(自然科学版)，2011，18(4)：273-276.

[5] 熊正英，刘海波，池爱平，等．锁阳多糖对运动训练大鼠血清酶活性与尿蛋白含量的影响．陕西师范大学学报(自然科学版)，2012，40(1)：100-103.

[6] 熊正英，马晓莲，孙岩，等．锁阳多糖对运动训练大鼠睾酮含量、物质代谢与运动能力的影响．陕西师范大学学报(自然科学版)，2011，39(1)：103-108.

[7] 杨永生，麻春杰，雷丽，等．锁阳多糖对乙酸损伤性胃溃疡模型的影响．中华中医药学刊，2012，30(2)：385-387.

[8] 杨永生，麻春杰，董平，等．锁阳多糖对实验性急性胃溃疡大鼠模型的影响．安徽医药，2011，15(10)：1204-1206.

[9] 郭豫，赵江燕，栾娜，等. 锁阳中黄酮的抗氧化功能研究. 安徽农业科学，2011，39(32)：19763-19764，19780.

[10] 刘琴，宋珅，郭杰，等．锁阳多糖对H_2O_2诱导非洲绿猴肾上皮细胞氧化损伤的保护作用．中成药，2014，36(10)：2023-2028.

[11] 付雪艳，李红兵，郎多勇，等．中药锁阳水煎剂对大鼠前列腺增生及氧化应激的影响．亚太传统医药，2013，9(11)：20-22.

补骨脂

Buguzhi

本品为豆科植物补骨脂 *Psoralea corylifolia* L. 的干燥成熟果实。主产于河南、四川、安徽、陕西。秋季果实成熟时采收果序，晒干，搓出果实，除去杂质。以粒大、饱满、色黑者为佳。

【炮制】 **盐补骨脂** 取净补骨脂，加盐水拌润，炒至微鼓起。

【性味与归经】 辛、苦，温。归肾、脾经。

【功能与主治】 温肾助阳，纳气平喘，温脾止泻；外用消风祛斑。用于肾阳不足，阳痿遗精，遗尿尿频，腰膝冷痛，肾虚作喘，五更泄泻；外用治白癜风，斑秃。

【效用分析】 补骨脂辛温苦燥，归肾经，长于温补固涩，既能温补肾阳，又能固精缩尿，多用于肾虚下元不固之阳痿遗精，遗尿尿频，腰膝冷痛。

补骨脂还具有补火助阳，纳气定喘之功，故适用于肾阳亏虚，肾不纳气之虚喘。

补骨脂辛温，归肾、脾经，既能温肾助阳，又能温脾止泻，故又常用于脾肾阳虚，五更泄泻。

补骨脂外用尚能消风祛斑，适用于白癜风，斑秃。

【配伍应用】

1. 补骨脂配菟丝子 补骨脂长于助肾阳而固精；菟丝子善于益精髓而固精。两药伍用，增强补肾固精之功。适用于肾阳不足，下元虚冷，肾气不固所致的遗精、滑精等。

2. 补骨脂配杜仲　补骨脂辛温，长于补肾助阳，固精缩尿；杜仲甘温，善于益肝补肾，强筋骨。两药伍用，具有补肝益肾，助阳固精之功。适用于肝肾不足、下元虚冷所致的阳痿遗精，腰膝酸痛等。

3. 补骨脂配桑寄生　补骨脂长于补肾助阳，固精缩尿，温脾止泻；桑寄生善于补益肝肾，强筋壮骨，祛风除湿。两药伍用，具有温肾助阳，强筋壮骨之功。适用于腰膝冷痛，酸软无力等。

4. 补骨脂配小茴香　补骨脂长于补肾壮阳，固精缩尿；小茴香善于温肾暖肝，行气止痛。两药伍用，入下焦则温肾散寒力强；入中焦则温脾暖胃，行气之力佳。适用于肾阳不足，下元不固，遗精遗尿，尿频早泄等。

5. 补骨脂配五味子　补骨脂辛温，长于补火助阳，温脾止泻；五味子酸温，善于补肾涩精，收敛止泻。两药伍用，具有温肾暖脾，涩肠止泻之功。适用于脾肾阳虚，五更泄泻等。

6. 补骨脂配肉桂　补骨脂长于补火助阳；肉桂善于补火助阳，散寒止痛。两药配伍，可增强补火助阳，散寒止痛的作用，适用于肾虚腰膝冷痛等。

7. 补骨脂配罂粟壳　补骨脂长于补火助阳，温脾止泻；罂粟壳善于敛肺止咳，涩肠止泻。两药伍用，标本兼治，补涩并行，可增强温肾暖脾，涩肠止泻之功。适用于久泻久痢、五更泄等。

【鉴别应用】

1. 生补骨脂与盐补骨脂　二者为补骨脂的不同炮制品，由于炮制方法不同，作用亦各有偏重。生补骨脂辛温而燥，温肾助阳作用强，长于温补脾肾而止泻，多用于脾肾阳虚，五更泄泻；外用治白癜风。盐补骨脂辛行温燥之性更和缓，避免伤阴之弊，并引药入肾，增强了温肾助阳，纳气，止泻之功，多用于阳痿遗精，遗尿尿频，腰膝冷痛，肾虚作喘，五更泄泻。

2. 补骨脂与核桃仁　两者均性温，归肾经，均能补肾强腰，纳气定喘，皆可治肾虚腰痛脚弱，肾不纳气之虚喘。然补骨脂辛苦温，兼入脾经，为温补而兼敛涩之品，既善补肾助阳，固精缩尿，又能暖脾止泻，适用于肾阳虚衰、下元不固之腰膝冷痛，阳痿遗精，宫冷不孕，遗尿尿频，脾肾阳虚泄泻。核桃仁甘温油润，又归肺经，长于温肺肾，润肠通便，适用于虚寒性喘咳，肠燥便秘。

3. 补骨脂与骨碎补　两者均味苦性温而入肾经，皆能补肾助阳，同治肾阳不足，命门火衰。然补骨脂辛温而燥，兼入脾经，作用偏于肾，助阳力强，长于补肾壮阳，固精缩尿，兼能温脾止泻，主治肾阳虚衰之阳痿、遗精、遗尿、喘咳及脾肾阳虚之五更泄；酒浸外搽还治白癜风。骨碎补兼归肝经，既补肾强骨，又活血止痛、续筋骨，为伤科常用药，可用治跌打损伤，筋伤骨折，酒浸外搽又治斑秃。

4. 补骨脂与冬虫夏草　两者均性温入肾经，具有补肾助阳，纳气定喘的功效，用于肾阳不足，命门火衰所致的阳痿不举，腰膝冷痛诸证以及肾不纳气的虚喘。然补骨脂又入脾经，尚具有补火助阳，温脾止泻的功效，用治脾肾阳虚，五更泄泻等。冬虫夏草又入肺经，又具有补肺气，益肺阴的功效，为肺肾双补，既可用于肺肾气虚，摄纳无权，久咳虚喘，又可用于肺肾阴虚，劳嗽咳血。

5. 补骨脂与吴茱萸　两药味辛、苦，均具有暖脾散寒，助阳止泻的功效，用于脾肾阳虚之五更泄泻。但补骨脂辛苦性温，兼入脾经，为温补而兼敛涩之品，善补肾助阳，固精缩尿，主要适用于肾阳虚衰、下元不固之腰膝冷痛、阳痿遗精、宫冷不孕等。吴茱萸辛散苦泄，性热祛寒，既散肝经之寒邪，又解肝气之郁滞，为治肝寒气滞诸痛之要药，用治寒疝腹痛，厥阴头痛，冲任虚寒、瘀血阻滞之痛经，以及寒湿脚气肿痛等；吴茱萸又长于疏肝下气而降逆，暖肝散寒和胃，治中焦虚寒之脘腹冷痛，呕吐泛酸及外寒内侵、胃失和降之呕吐。

【方剂举隅】

1. 四神丸（《证治准绳》）

药物组成：补骨脂、肉豆蔻、吴茱萸、五味子、生姜、大枣。

功能与主治：温肾暖脾，固肠止泻。适用于脾肾阳虚之肾泄证，症见五更泄泻，不思饮食，食不消化，或久泻不愈，腹痛喜温，腰酸肢冷，神疲乏力，舌淡，苔薄白，脉沉迟无力。

2. 七宝美髯丹（《本草纲目》引《积善堂方》）

药物组成：制赤何首乌、制白何首乌、赤茯苓、白茯苓、牛膝、当归、枸杞子、菟丝子、补骨脂。

功能与主治：补益肝肾，乌发壮骨。适用于肝肾不足证，症见须发早白，脱发，齿牙动摇，腰膝酸软，梦遗滑精，肾虚不育等。

3. 青娥丸（《摄生众妙方》）

药物组成：补骨脂、萆薢、杜仲、黄柏、知母、牛膝。

功能与主治：补肾壮阳，强筋止痛，乌须，滋肾水，壮骨。适用于肾虚腰膝疼痛无力，不孕，并耳聋，眩晕，足无力，耳鸣，头晕目眩。

4. 补骨脂丸（《本草纲目》卷十四引《和剂局方》）

药物组成：补骨脂、菟丝子、核桃仁、乳香、没药、沉香。

功能与主治：壮筋骨，益元气。适用于下元虚败，脚手沉重，夜多盗汗，纵欲无度。

5. 补骨脂散（《圣济总录》）

药物组成：补骨脂、小茴香。

功能与主治：补肾助阳，固精缩尿。适用于遗精。症见虚劳肾气衰惫，梦寐失精，兼治肾虚腰痛；以及肾气虚冷，小便无度。

【成药例证】

1. 腰疼丸（《临床用药须知中药成方制剂卷》2020年版）

药物组成：补骨脂（盐炒）、续断、牛膝（酒炒）、南藤（山蒟）、吉祥草、山药。

功能与主治：行气活血，散瘀止痛。用于腰部闪跌扭伤与劳损，症见腰痛，遇劳加重。

2. 癃闭舒胶囊（《临床用药须知中药成方制剂卷》2020年版）

药物组成：补骨脂、益母草、琥珀、金钱草、海金沙、山慈菇。

功能与主治：益肾活血，清热通淋。用于肾气不足、湿热瘀阻所致的癃闭，症见腰膝酸软、尿频、尿急、尿痛、尿线细，伴小腹拘急疼痛；前列腺增生症见上述证候者。

3. 固本益肠片（《临床用药须知中药成方制剂卷》2020年版）

药物组成：党参、黄芪、补骨脂、炒白术、麸炒山药、炮姜、酒当归、炒白芍、醋延胡索、煨木香、地榆炭、煅赤石脂、儿茶、炙甘草。

功能与主治：健脾温肾，涩肠止泻。用于脾肾阳虚所致的泄泻，症见腹痛绵绵、大便清稀或有黏液及黏液血便、食少腹胀、腰酸乏力、形寒肢冷、舌淡苔白、脉虚；慢性肠炎见上述证候者。

4. 固肾定喘丸（《临床用药须知中药成方制剂卷》2020年版）

药物组成：盐补骨脂、附子（黑顺片）、肉桂、益智仁（盐制）、金樱子（肉）、熟地黄、山药、茯苓、牡丹皮、泽泻、车前子、牛膝、砂仁。

功能与主治：温肾纳气，健脾化痰。用于肺脾气虚，肾不纳气所致的咳嗽、气喘、动则尤甚；慢性支气管炎、肺气肿、支气管哮喘见上述证候者。

5. 生发酊（《临床用药须知中药成方制剂卷》2020年版）

药物组成：补骨脂、闹羊花、生姜。

功能与主治：温经通脉。用于经络阻隔、气血不畅所致的油风，症见头部毛发成片脱落、头皮光亮、无痛痒；斑秃见上述证候者。

【用法与用量】 6～10g。外用 20%～30%酊剂涂患处。

【注意】 阴虚火旺、大便秘结者忌用。

【本草摘要】

1.《药性论》“主男子腰疼膝冷，囊湿，逐诸冷痹顽，止小便利，腹中冷。”

2.《开宝本草》“主五劳七伤，风虚冷，骨髓伤败，肾冷精流及妇人血气堕胎。”

3.《本草纲目》“治肾泄，通命门，暖丹田，敛精神。”

【化学成分】 主要含香豆素类成分：补骨脂素，异补骨脂素，花椒毒素，补骨脂定，异补骨脂定，补骨脂呋喃香豆素等；黄酮类成分：紫云英苷，补骨脂异黄酮，补骨脂查耳酮等；苯并呋喃类成分：补骨脂苯并呋喃酚，异补骨脂苯丙呋喃酚；脂肪酸类成分：棕榈酸，油酸，亚油酸，硬脂酸，亚麻酸等；还含补骨脂多糖、氨基酸等。

中国药典规定本品含补骨脂素（$C_{11}H_6O_3$）和异补骨脂素（$C_{11}H_6O_3$）的总量不得少于 0.70%。

【药理毒理】 本品具有性激素样作用以及调节肠运动、平喘、提高免疫、抗骨质疏松、抗肿瘤等药理作用。

1. 性激素样作用 补骨脂混悬液 0.59g/kg 灌胃给药，可提高子宫和肾上腺系数，升高血清 E_2 浓度，降低黄体素（LH）、FSH 水平[1]。补骨脂水煎液 3～30g/kg 灌胃给药，提高性未成熟及成年小鼠前列腺、睾丸、附睾、卵巢和子宫重量，增加阴道角化细胞；增加雄性大鼠前列腺、精囊腺重量，促进血清促 LH、睾酮（T）、二氢睾酮（DT）分泌。补骨脂醇提取物 4.5、9、18g/kg 灌胃给药，升高未成熟雌性小鼠子宫系数及血清雌性激素含量[2]。补骨脂提取物 1.5、3g/kg 灌胃给药，抑制己烯雌酚造模引起的大鼠子宫增大，含药血清促进人乳腺癌细胞（MCF7 细胞）增殖；补骨脂石油醚提取部位 5g/kg 灌胃给药，增加雌性小鼠子宫重量。补骨脂素 15～45mg/kg 灌胃给药，缩小丙酸睾丸酮诱导的前列腺增生模型大鼠的前列腺体积，改善组织学增生程度，抑制前列腺细胞雌激素受体（ER）和雄激素受体（AR）的表达。补骨脂素（30、50、100μg/ml）处理前列腺癌 LNCaP-AI 细胞 48 小时后，Ki67 蛋白表达明显降低，ER_β mRNA 表达量明显升高，细胞增殖阻滞于 G_1 和 G_2 期[3]。补骨脂乙醇提取物（3.4g/（kg・d）生药）给予睾酮诱导的前列腺增生小鼠灌胃

28天，补骨脂甲、乙混合物组小鼠前列腺切面蜂窝状程度减轻，内部分泌液较少，增生症状减轻，上皮细胞层变薄，细胞体积明显缩小，腺上皮乳头状凸起明显减少[4]。

2. 调节肠运动 补骨脂水煎剂 2.5～20g/kg 灌胃给药，增加正常豚鼠灌药后在1～2小时时间段胆汁排泄量；增强正常小鼠肠道蠕动，缩短通便时间，促进排便。补骨脂不同炮制品水提液 2.5g/kg 灌胃给药，对抗大黄致泻模型小鼠的肠蠕动亢进，延长开始排便时间、减少总排便点数。

3. 平喘作用 补骨脂醇提物 0.24～0.30mg/kg 滴鼻，延长卵蛋白致过敏性哮喘、组胺性哮喘模型豚鼠的哮喘潜伏期。补骨脂总香豆素 25mg/kg 灌胃给药，延长卵蛋白、组胺致哮喘模型豚鼠的呼吸困难潜伏期，降低动物死亡率；升高卵蛋白致敏哮喘模型大鼠血清 cAMP 含量、cAMP/cGMP 比值。

4. 提高免疫作用 补骨脂及不同炮制品水煎液 1～25g/kg 灌胃给药，增加正常小鼠胸腺和脾脏指数；提高环磷酰胺致免疫低下模型小鼠或正常小鼠白细胞、红细胞和血小板数；增加应激态模型小鼠抗绵羊红细胞抗体、抗卵蛋白抗体；提高小鼠经绵羊红细胞悬液（SRBC）免疫后的抗体滴度、可溶性抗原卵白蛋白免疫后的抗体数；补骨脂多糖 25g/kg 灌胃给药，提高小鼠 20%SRBC 抗体、卵清抗体、血清白细胞介素 2（IL-2）和干扰素-γ（IFN-γ）生成水平。补骨脂素可以通过调节 Th1/Th2 细胞平衡，降低 TNF-α、IL-6 和 IL-1β的水平对牛Ⅱ型胶原诱导的类风湿关节炎小鼠起到免疫调节作用，减缓风湿性关节炎的进程[5]。补骨脂二氢黄酮甲醚浓度为 40 nmol/L 时，可以通过升高γδT 细胞的增殖，增加 PF、GZMB 及 CD107a 的表达来增强对人胃腺癌 SGC-7901 的消减[6]。异补骨脂素可以显著升高人皮肤角质形成细胞光老化模型 p-ERK1/2 细胞 GSH 的活性，降低 LDH 的活性并减少 MDA 的含量，降低 IL-1α和 TNF-α蛋白的表达含量，抑制炎症细胞因子的分泌[7]。

5. 抗骨质疏松作用 补骨脂水煎液 20.6g/kg 连续灌胃给药，提高去卵巢骨质疏松症模型大鼠的骨密度和血清 1,25-二羟基维生素（D_3）、骨钙素，降低血清肿瘤坏死因子（TNF-α）；升高血浆碱性磷酸酶（ALP）等。补骨脂溶液 1.86mg/ml 能抑制体外破骨细胞在骨片上形成吸收陷窝的增加与扩张，促进成骨细胞的增殖与分化。补骨脂定 4、16mg/kg 灌胃给药，提高去卵巢骨质疏松症模型大鼠腰椎及股骨骨密度，提高股骨抗弯强度和骨小梁面积率，增强股骨最大抗弯强度，升高血清 E_2 和 CT 水平[8]。补骨脂二氢黄酮 1.0、5.0、15.0mg/kg 腹腔注射，维持胫骨骨折模型大鼠外周血液中 VEGF 水平，直接促进骨折愈合[9]。异补骨脂素 0.1、1、10、100μmol/L 抑制体外大鼠骨髓基质干细胞（BMSCs）增殖，促进其成骨性分化，提高 BMSCs 的 ALP 活性、促进骨钙素分泌、钙盐沉积量、增加钙化结节数量、提高 bFGF，IGF-1，Osterix，Runx-2 mRNA 表达[10]；提高大鼠骨髓间充质干细胞（BM-MSCs）的总成纤维细胞集落形成单位（CFU-f）及 ALP 阳性 CFU-f 形成效率，并促进成骨相关基因的表达，抑制大鼠 BM-MSCs 诱导脂肪滴的形成及过氧化物酶增殖体激活受体（PPARγ）基因和蛋白表达[11]。甲氧补骨脂素促进体外大鼠颅骨成骨细胞增殖，提高成骨细胞碱性磷酸酶（ALP）活性和骨钙素（BGP）分泌，促进成骨细胞分化[12]。补骨脂水提物 50～200mg/kg 能够增加绝经后骨质疏松大鼠的全身骨密度值，下调 ALP、ACP 的水平，上调 E_2 水平，减小骨髓腔面积，通过下调 OVX 大鼠肾脏中 TGF-$β_1$ 和 Smad4 的蛋白表达水平起到保护作用[13]。补骨脂素能够降低 GRP78/94、IRE1α、XBP1s、p-JNK 等蛋白的表达水平，通过激活 IRE1α-XBP1s-p-JNK 信号通路，明显降低 TCP 磨损颗粒对成骨细胞造成的损伤，降低细胞凋亡率[14]。补骨脂素还可以显著上调成骨细胞内 Bid 蛋白和 Bcl-2 蛋白的表达，并下调 Caspas-3 和 Caspase-9 蛋白的表达量，通过线粒体途径进行细胞凋亡的调控[15]。补骨脂素 15μmol/L 时，大鼠成骨诱导 BMSCs 在补骨脂素的作用下 ALP 染色阳性反应最强，RUNX2、OCN 蛋白的表达随药物浓度增加而升高，成脂诱导 BMSCs 在补骨脂素（20μmol/L）的作用下油红 O 染色阳性反应最低，C/EBP-β、PPAR-γ蛋白的表达均随着补骨脂素浓度的升高而降低[16]。

6. 抗癌作用 补骨脂水溶液灌胃给药，抑制左心室注射人乳腺癌骨高转移细胞株致乳腺癌骨转移模型裸鼠乳腺癌骨转移，降低裸鼠骨转移灶中 PTHrP 和 RANKL 蛋白表达，升高裸鼠乳腺癌骨转移灶中 OPG 蛋白表达[17]。补骨脂水煎液 0.5g/kg 灌胃给药，升高乳腺癌骨痛模型大鼠骨密度（BMD）和骨矿物质含量（BMC）。补骨脂素 5mg/kg 灌胃给药，抑制乳腺癌细胞 EMT_6 裸鼠移植瘤。补骨脂素浓度为 2～500μg/ml 时，对白血病细胞杀伤率为 18%～96%；补骨脂素 10、100μmol/L 抑制体外人黑色素瘤 A375 细胞增殖，降低 TYP、TRP-1、TRP-2 的 mRNA 表达[18]。补骨脂素 160、320、640μmol/L 抑制体外人成骨肉瘤 MG-63 细胞增殖[19]。补骨脂酚 10、100nmol/L 抑制体外人黑色素瘤 A375 细胞的黑素合成和 TYP 活性，拮抗雄激素受体（AR），阻断睾酮诱导的 AR 转录活性，抑制睾酮对 LNCaP 细胞 PSA 表达和增殖的上调作用[20]。补骨脂乙素 20μmol/L 抑制体外人慢性粒细胞白血病伊马替尼敏感细胞株 K562s 和伊马替尼耐药细胞株 K562r 增殖，增加凋亡比例，降低线粒体膜电位，两种细胞发生了 caspase-3 活化和 PARP-1 剪切[21]。补骨脂乙素 3～7mg/ml 抑制体外人肝癌细胞 $HepG_2$ 的增殖，升高细胞凋亡率及促凋亡蛋白 Bax、Bid 表达，减少抗凋亡蛋白 Bcl-2 表达[22]。补骨脂素 2～32μg/ml 可抑制乳腺癌干细胞的增殖，上调 TopoⅡα蛋白和 mRNA 表达，增加化疗药物的作用靶点[23]。补骨脂素 8 mg/L 通过降低谷胱甘肽-S-转移酶π基因和蛋白表达水平，抑制核因子κB 信号通路逆转人乳腺癌 MCF-7/ADR 干细胞耐药性[24]。补骨脂定诱导活性氧介导的 DNA 损伤和自噬抑制乳腺癌细胞的增殖[25]。补骨脂酚抑制表皮生长因子介导的 Hck、Blk、p38 MAPK 信号通路，抑制人上皮癌细胞 A431 的生长[26]。补骨脂素 1μmol/L 能够降低细胞黑色素含量，抑制酪氨酸酶活性，并且降低 MITF、TYRE、TRP-1、TRP-2、p38、P-p38 蛋白表达及 p38、MITF、TRP-1 mRNA 的表达，通过 p38-MAPK 信号通路抑制 A375 细胞黑素的生成[27, 28]。骨补酯通过蛋白酶降解抑制 cyclin D1 和 CDK4 的表达，其中 cyclin D1 的降解与 ERK1/2 和/或 GSK3β密切相关[29]。

7. 保肝作用 补骨脂水煎液 3～8g/kg 灌胃用药，肝组织切片显示健康小鼠细胞质糙面内质隔(RER)增多且排列紧密，扩张滑面内质网(SER)，增强肝微粒体细胞色素 P_{450} 酶系、细胞色素 b_5 活性；增加正常大鼠肝脏微粒体的蛋白含量、还原型辅酶Ⅱ(NADPH)-细胞色素 C 还原酶的活性，降低血清肌酐浓度；补骨脂内酯 5、8mg/kg 灌胃给药，增加大鼠肝脏微粒体的蛋白含量。8-甲氧补骨脂素 20、40mg/kg 灌胃给药，降低对乙酰氨基酚(APAP)致急性肝损伤模型小鼠、可卡因致急性肝损伤模型小鼠血清 ALT、AST 和 LDH 活性及肝组织 MDA 含量，升高 GSH/GSSG 比值，减轻肝组织病理损伤[30, 31]。补骨脂素 0.1、1、10μmol/L 抑制体外大鼠肝星状细胞 HSC-T6 增殖，提高 SOD 和 GSH-Px 活性，降低细胞上清液中 MDA 和 GSH 含量及Ⅰ型胶原表达[32]。补骨脂素 1.125、2.25mg/g 降低幼龄小鼠脂肪肝组织中 HOMA-IR，ALT，AST，空腹血糖、血脂(TC，TG，LDL-C)、肝脏 TG 含量，提高了 HDL-C 水平，降低了 CD44 蛋白的表达和 TNF-α、IL-8、p-p65/p65 水平，减轻了肝细胞脂肪变性，汇管区纤维组织增生和炎细胞浸润，对幼龄小鼠脂肪肝具有防治作用[33]。

8. 血管舒张作用 血管张力的研究表明异补骨脂素 10、100μmol/L 可以通过一氧化氮合酶的内皮依赖途径和抑制平滑肌细胞内钙释放和外钙内流的内皮非依赖途径发挥血管舒张作用[34]。补骨脂素和补骨脂酚 0.1、1、10μmol/L 能够显著降低 NE 和 KCl 预收缩的内皮完整血管环收缩率，显著提高大鼠心脏微血管内皮细胞中 eNOS 蛋白的表达水平，通过内皮依赖性的 NO 途径及上调 eNOS 蛋白表达发挥血管舒张作用。补骨脂酚还可通过开放内向整流型钾离子通道的非内皮依赖途径发挥血管舒张作用[35]。

9. 抗炎作用 补骨脂素和异补骨脂素 0.2mg/L 能降低 PA 诱导 LO_2 损伤细胞中促炎因子 IL-6，TNF-α、趋化因子 IL-8，MCP-1 的表达，以及细胞磷酸化和非磷酸化 NF-κB p65、TGF-$β_1$ 蛋白[36]。补骨脂素(1.5625～12.5μg/ml)、异补骨脂素(3.125～12.5μg/ml)可降低 Pg-LPS 诱导的人牙周膜细胞 IL-1β mRNA 的表达，两者 3.125～12.5μg/ml 均可降低 IL-8 mRNA 的表达[37]。补骨脂 70%乙醇水提取物中的补骨脂酚及其衍生物能够抑制脂多糖诱导的鼠巨噬细胞 RAW264.7 一氧化氮的生成，其中(12′*S*)-双补骨脂酚 C IC_{50} 值为(4.63±0.29)μmol/L，显示出强的抑制作用，具有潜在的抗炎活性[38]。

10. 神经保护作用 补骨脂素能提高去卵巢痴呆大鼠 SOD 氧化酶的活性，降低 MDA 含量，改善海马区椎体细胞形态，缩短大鼠逃避潜伏期，增加平台跨越次数，提高记忆能力[39, 40]。补骨脂 70%乙醇提取物 0.5g/kg 能增加淀粉样前体蛋白/早老素-1 和双转基因小鼠(APP/PS1 小鼠)穿越平台次数及靶象限停留时间，延长潜伏期，减少错误次数，上调下丘脑 ERα、ERβ、FSHR、LHR 蛋白表达量，显著改善 APP/PS1 小鼠的学习记忆能力[41]。补骨酯提取物可显著提高棕榈酸盐处理的 PC12 细胞的细胞活力，并下调 cleaved caspase-3、cleaved poly(ADP-ribose)聚合酶和 bax 蛋白的表达以及上调 bcl-2 蛋白的表达减少细胞凋亡。此外，补骨酯提取物还可降低活性氧的产生，并上调了核因子(erythroid-derived 2)-like 2 和 heme oxygenase 1 等抗氧化基因的 mRNA 水平，恢复自噬标记基因 beclin-1 和 p62 的表达，保护神经细胞免受氧化应激或脂毒性损伤[42]。

11. 治疗白癜风 补骨脂酊 1.0、1.5、2.0ml 外涂，增加氢醌脱色法致白癜风模型豚鼠皮肤黑色素，增加 TYR 含量，降低 CHE、MAO 活力和 MDA 含量，增加免疫脾脏、胸腺重量[43]。补骨脂汤可显著改善白癜风患者皮肤色素及临床症状，43 例临床患者治疗有效率为 97.67%，皮损色素积分为(2.85±0.09)[44]。补骨脂汤联合中波高能紫外线照射对 57 例白癜风患者的治疗显示，总有效率为 91.23%，治疗后血清 IL-6、IL-10、血清抗黑素细胞抗体、TGF-β升高、CD_3^+、CD_4^+、$CD4^+/CD8^+$水平升高，而 IgG、IgA、C3、C4 水平降低[45]。补骨脂注射液外涂后照射窄谱中波紫外线联合他克莫司软膏治疗白癜风，联合治疗组总有效率为 91.9%[46]。补骨脂乙醇提取物（0.25、0.5、0.75mg/μl）能够促进黑素细胞和角质形成细胞增殖，增加酪氨酸酶活性及黑素的合成，其中 0.5mg/μl 效果最佳[47]。

12. 抑制细胞凋亡　异补骨脂素可以显著的升高 GSH 的活性，降低 LDH 活性，降低 MDA 含量，降低 p-ERK1/2、IL-1α及 TNF-α 蛋白表达量，通过抑制 ERK 磷酸化，抑制炎症因子的分泌对老化细胞起到保护作用[48]。异补骨脂素能增加 HDF 细胞 TGF-β_1、Smad3、COL1A1 蛋白及 mRNA 表达，ER/TGF-β_1/Smads 信号通路促进光老化 HDF 细胞胶原合成[49]。补骨脂素能够降低 HaCaT 细胞 JNK、IL-8mRNA 和蛋白的表达量，增强抗氧化酶活性，抑制 JNK 信号通路[50]。补骨脂素可以通过降低细胞 ROS 含量和凋亡率，上调 Bcl-2 表达，下调 p53、Caspase-3 的表达水平，抑制 UVB 诱导的细胞凋亡[51]。

13. 抑菌作用　4%～40%补骨脂水煎液体外作用 30 分钟能使阴道毛滴虫虫体消失；作用 24 小时能杀死囊尾蚴 47.5%～88.0%，大于 40%浓度则明显萎缩猪囊尾蚴的囊包。补骨脂能体外抑制金黄色葡萄球菌、白色葡萄球菌、柠檬色葡萄球菌，最小抑菌浓度分别为 0.5、0.5、1g/ml；补骨脂乙醇提取物（1:30）能抑制红色毛癣菌、石膏样小孢子菌。补骨脂提取物（含 60%补骨脂酚）对可能引起细菌性腹泻的病原菌具有抑制作用，其中蜡样芽孢杆菌、单增李斯特菌、多杀性巴氏杆菌、金黄色葡萄球菌、大肠埃希菌的 MIC 分别为 3.9、25、50、125、250μg/ml[52]。

14. 其他作用　补骨脂乙醇提取物 15～60mg/kg，能够减少小鼠行为受限的不动时间，增加血清和海马组织中 5-羟色胺的含量[53]。补骨脂正丁醇部位萃取物对 HIV-1 感染的 CEMx174 细胞内 HIV RNA 和培养上清中病毒载量的 IC_{50}分别为 3.60μg/ml 和 4.69μg/ml，具有显著抑制 HIV 的作用[54]。

15. 毒理研究　补骨脂生品小鼠灌胃 LD_{50} 为（37.21±0.54）g/kg，盐炙品为（43.25±6.1）g/kg。补骨脂总油小鼠灌胃 LD_{50} 为（38.0±3.5）g（生药）/kg。补骨脂生品、盐制品、酒制品、蒸制品、炒制品按 5g/kg（临床剂量的 25 倍）分别连续灌胃 21 天，小鼠出现肾小球毛细血管丛的内皮细胞及间质细胞核增大、近曲小管上皮细胞浊肿，其中各炮制品对近曲小管上皮细胞毒性较小，酒制品对肾小球的毒性较小，盐制品对肾小管毒性较大。生品 2g/kg、盐制品 1g/kg 连续灌胃 21 天，引起小鼠肾小管上皮细胞浊肿、肾曲小管扩张、管内出现蛋白和管型，炮制品轻于生品。补骨脂酚 0.125～1mg/kg 灌胃给药 28 天，高剂量组动物全部死亡，小鼠肾脏出现病理损害或进行性肾脏损害，停药未见好转，其他脏器未见形态学上改变，提示补骨脂酚具明显的肾毒性。补骨脂生药粉 1.05、2.10g/kg 和补骨脂水提物 2.10g/kg 灌胃给药，可升高肝脏系数；补骨脂生药粉 2.10g/kg 组有 3/12 只大鼠肝脏出现中度弥漫性脂肪变性，补骨脂水提物 2.10g/kg 组有 2/12 只大鼠出现中度弥漫性脂肪变性[55]。补骨脂水提液 8g/kg 大鼠灌胃给药 12 周，组织学检查可见肝细胞部分区域出现浑浊肿胀、脂肪变性、肝细胞坏死。补骨脂素 4mg/kg 给家兔灌服，以暴露于光照射的兔背皮色素出现的时间和程度为致光敏作用的指标，显示有致光敏作用。补骨脂乙醇提取物最大给药量 12.0g/kg 可致 70%小鼠死亡，肝脏中央静脉扩张充血，部分肾小管扩张。亚急性毒性（0.65、1.30g/kg）灌胃给药 14 天对小鼠血液学指标（NEUT、MONO、RBC、HGB、HCT、PLT、PCT）及血液生化学指标（A/G、BUN、ALT、TG、TBIL、TBA、GLOB）有一定的影响，EEPF 组出现肝细胞坏死、肾小球萎缩[56]。

【参考文献】［1］韦妍妍，张紫佳，徐颖，等．补骨脂对去卵巢大鼠雌激素样作用研究．中国实验方剂学杂志，2011，17（13）：158-161．

［2］李璘，邱蓉丽，乐巍，等．补骨脂雌激素样作用实验研究．辽宁中医药大学学报，2012，14（4）：57-58．

［3］李少鹏，蔡建通，翁铭芳，等．补骨脂素对前列腺癌 LNCaP-AI 细胞增殖和周期调控及雌激素受体β表达的影响．中华细胞与干细胞杂志（电子版），2018，8（1）：1-5．

［4］张珍珍，王凯燕，刘莉，等．补骨脂主要活性成分抑制小鼠前列腺增生的作用研究．山东中医杂志，2020，39（5）：504-508，529．

［5］张引红，李美宁，王春芳，等．补骨脂素对类风湿性关节炎小鼠模型的免疫调节作用．中国实验动物学报，2017，25（2）：207-210．

［6］丁钦，吴克俭，郑璐，等．补骨脂二氢黄酮甲醚调控γδT 细胞消减胃癌 SGC-7901 研究．世界中医药，2020，15（20）：3040-3045．

［7］杨柳，王业秋，张宁，等．异补骨脂素对人皮肤角质形成细胞光老化模型 p-ERK1/2 及炎症因子影响．中药新药与临床药理，2016，27（6）：775-778．

［8］李劲平，王小静，曾英，等．补骨脂定抗实验性绝经后骨质疏松的效应及作用机制研究．中国中药杂志，2013，38（11）：1816-1819．

［9］季卫锋，傅永波，陆吴超．脑损伤和补骨脂二氢黄酮对大鼠胫骨骨折愈合过程中 5-HT、VEGF 的影响．中国中医急症，2014，23(9)：1585-1588.

［10］明磊国，葛宝丰，陈克明，等．异补骨脂素对体外培养骨髓间充质干细胞增殖与成骨性分化的研究．中国中药杂志，2011，36(15)：2124-2128.

［11］史春民，王拥军，苗登顺．异补骨脂素促进大鼠骨髓间充质干细胞向成骨细胞分化并抑制其向脂肪细胞分化．南京医科大学学报(自然科学版)，2011，1(5)：606-611.

［12］张红莲，郑龙，边艳珠，等．甲氧补骨脂素对大鼠成骨细胞生物活性影响的实验研究．天然产物研究与开发，2011，23：927-930.

［13］金剑飞，何维英，孙可，等．补骨脂水提取物对去卵巢骨质疏松大鼠肾脏组织中 TGF-β_1/Smad4 信号通路转导的影响．中国中医骨伤科杂志，2020，28(6)：1-5.

［14］陈宇峰，董凡赫，楼云玮，等．补骨脂素对 TCP 磨损颗粒所致大鼠成骨细胞损伤的干预作用及其机制．中国应用生理学杂志，2020，36(3)：255-260.

［15］李颖，黄宏兴，白波，等．补骨脂素对成骨细胞 Caspase-3、8、9 蛋白和 Bcl-2、Bax、Bid 蛋白的调控机制研究．中药新药与临床药理，2017，28(3)：336-341.

［16］张洪跃，周潘宇，汪洋，等补骨脂素对大鼠骨髓间充质干细胞成骨及成脂分化的影响．现代生物医学进展，2017，17(15)：2813-2816，2832.

［17］李琼，刘胜，杨顺芳．补骨脂与蛇床子抑制乳腺癌骨转移的体内实验．上海中医药大学学报，2010，24(1)：53-58.

［18］王帅，耿放，张明磊，等．补骨脂素对 A375 细胞黑素合成及相关细胞信号通路调控的研究．中药新药与临床药理，2014，25(6)：704-708.

［19］芦艳丽，姚立东，孟庆才，等．补骨脂素对人成骨肉瘤 MG-63 细胞增殖及凋亡的影响．新疆医科大学学报，2010，33(8)：888-890.

［20］苗琳，马尚伟，樊官伟，等．补骨脂酚拮抗 AR 转录活性抑制雄激素诱导的前列腺癌细胞 LNCaP 的增殖．天津中医药，2013，30(5)：291-293.

［21］宋利利，王伟卫，孙云，等．补骨脂乙素诱导伊马替尼敏感和耐药的慢性粒细胞白血病细胞凋亡．上海交通大学学报(医学版)，2014，34(9)：1309-1314.

［22］王安红，卢国彦，周昆，等．补骨脂乙素诱导 $HepG_2$ 细胞凋亡及对 Bcl-2 家族表达的影响．中药药理与临床，2012，28(5)：23-24.

［23］沙新海，邢广琳，黄强．补骨脂素对乳腺癌干细胞的毒性作用及 TopoⅡα基因 mRNA 和蛋白表达水平的影响．临床和实验医学杂志，2019，18(22)：2397-2400.

［24］花义同，王晓红，许乘凤，等．补骨脂素逆转谷胱甘肽-S-转移酶π介导的乳腺癌干细胞耐药性．中国组织工程研究，2017，21(13)：2003-2008.

［25］Ren，Guowen，Wang，Yitao，Sun，Wen，et al. Psoralidin induced reactive oxygen species(ROS)-dependent DNA damage and protective autophagy mediated by NOX4 in breast cancer cells. Phytomedicine，2016，23(9)：939-947.

［26］Kim J.，Kim J. Hwan，Lee Y.，etc. Bakuchiol suppresses proliferation of skin cancer cells by directly targeting Hck，Blk，and p38 MAP kinase. Oncotarget. 2016，7：14616-14627.

［27］王月莹，刘斌，雷双媛，等．补骨脂素对 A375 细胞黑素合成的影响及 p38-MAPK 信号通路调控机制的研究．中药材，2018，41(10)：2408-2412.

［28］崔悦，单孟瑶，张丽宏，等．补骨脂素对 A375 细胞黑素合成及 ER/MAPK 信号通路调控机制探讨．中国实验方剂学杂志，2018，24(19)：153-158.

［29］Park，G. H.，Sung，J. H.，Song，H. M. et al. Anti-cancer activity of Psoralea fructus through the downregulation of cyclin D1 and CDK4 in human colorectal cancer cells. BMC Complement Altern Med，2016，16(1)：373.

［30］魏鹏，刘伟霞，贾凤兰，等．8-甲氧补骨脂素对对乙酰氨基酚致小鼠急性肝损伤的保护作用．中国现代应用药学，2012，29(8)：682-686.

［31］魏鹏，刘伟霞，贾凤兰，阮明，等．8-甲氧补骨脂素对可卡因致小鼠急性肝损伤的保护作用．中华中医药杂志，2013，28(3)：662-665.

［32］郭敏，李佃贵，王建华，等．补骨脂素对肝星状细胞(HSC-T6)增殖、氧化应激及Ⅰ型胶原分泌的影响．天然产物研究与开发，2011，23：35-38.

［33］周俪姗，鄢素琪，熊小丽，等．补骨脂抑制肝组织 NF-κB 活性治疗幼龄小鼠脂肪肝的机制研究．中国中药杂志，2017，42(13)：2546-2551.

［34］张冬璇，瞿晶田，窦一田，等．异补骨脂素舒张大鼠胸主动脉血管作用机制研究．辽宁中医杂志，2020，47(7)：189-192.

［35］瞿晶田，王家龙，柴士伟，等．补骨脂素和补骨脂酚舒张血管的作用机制研究．中国药房，2019，30(24)：3364-3368.

［36］周俪姗，鄢素琪，熊小丽，等．补骨脂素和异补骨脂素下调 NF-κB 活性改善 LO_2 细胞脂代谢紊乱的机制研究．中国中药杂志，2019，44(10)：2118-2123.

［37］李笑甜，周薇，宋忠臣．补骨脂素和异补骨脂素对人牙周膜细胞的抗炎作用．上海交通大学学报(医学版)，2018，38(2)：128-132.

[38] 吕倩，许青霞，张英涛，等. 补骨脂中对脂多糖诱导 RAW 264. 7 细胞产生一氧化氮抑制作用的补骨脂酚及其衍生物. 中草药，2020，51(2)：307-314.

[39] 潘永梅，王建华，方敬，等. 补骨脂素对去卵巢痴呆大鼠脑组织海马区的病理形态学影响. 中国当代医药，2016，23(26)：9-11.

[40] 潘永梅，王建华，魏艳静，等. 水迷宫法测定补骨脂素对去卵巢痴呆大鼠行为学的影响. 深圳中西医结合杂志，2016，26(20)：8-10.

[41] 佟玉良，关雨佳，孙慧峰，等. 补骨脂提取物对 APP/PS1 小鼠学习记忆能力的改善作用. 中药材，2020(4)：948-952.

[42] L Yunkyoung，J Hee-Sook，OY Sin. Protective Effect of Psoralea corylifolia L. Seed Extract against Palmitate-Induced Neuronal Apoptosis in PC12 Cells ，Evid Based Complement Alternat Med，2016，5410419.

[43] 朱小兰，盛国荣，杨永美. 补骨脂酊对实验性白癜风模型的影响. 中药药理与临床，2014，30(6)：115-117.

[44] 杜文齐. 补骨脂汤治疗白癜风临床研究. 中医学报，2015，30(11)：1677-1679.

[45] 胡彩霞，张国强，冯佳，等. 补骨脂汤联合中波高能紫外线照射治疗白癜风临床研究. 中医学报，2016，31(11)：1799-1802.

[46] 滕瑞芝. 补骨脂注射液外涂后照射窄谱中波紫外线联合他克莫司软膏治疗白癜风 48 例. 中国老年学杂志，2015，35(2)：513-514.

[47] 刘静野，刘涛. 补骨脂对人黑素细胞酪氨酸酶活性及黑素合成的影响. 皮肤病与性病，2019，41(3)：322-325.

[48] 杨柳，王业秋，张宁，等. 异补骨脂素对人皮肤角质形成细胞光老化模型 p-ERK1/2 及炎症因子影响. 中药新药与临床药理，2016，27(6)：775-778.

[49] 顾婷，徐占玲，朴成玉，等. 异补骨脂素对光老化 HDF 细胞 ER/TGF-β1/Smads 信号通路的调控效应研究. 中药材，2017，40(7)：1683-1686.

[50] 李建民，杨柳，王业秋，等. 补骨脂素对中波紫外线导致人皮肤 HaCaT 细胞光老化的保护作用. 现代生物医学进展，2017，17(2)：214-219，294.

[51] 傅云，廖建，王业秋，等. 补骨脂素对 UVB 诱导 HaCaT 细胞凋亡及相关细胞因子表达的影响. 四川中医，2019，37(9)：30-34.

[52] 王秀云，徐丽，陆赢，等. 补骨脂提取物的体外抑菌活性研究. 中国药房，2016，27(31)：4382-4384.

[53] 王宇，蒋嘉明，郑丹，等. 补骨脂抗抑郁有效成分群药效学与毒理学的初步研究. 世界科学技术-中医药现代化，2019，21(6)：1161-1166.

[54] 刘洪，罗来育，刘翠华，等. 中药补骨脂抗 HIV 作用的实验研究. 中华中医药学会：中华中医药学会防治艾滋病分会，2014：11.

[55] 周昆，代志，柳占彪，等. 补骨脂水提物引起的大鼠肝损害. 天津中医药大学学报. 2013，32(4)：221-224.

[56] 阿卜杜米吉提・阿卜力孜，阿布都吉力力・阿布都艾尼，艾西木江・热甫卡提，等. 补骨脂乙醇提取物小鼠灌胃急性及亚急性毒性试验研究. 中国医药导报，2016，13(31)：20-24.

益　智

Yizhi

本品为姜科植物益智 *Alpinia oxyphylla* Miq. 的干燥成熟果实。主产于海南、广东。夏、秋间果实由绿变红时采收，晒干或低温干燥。以粒大、饱满、气味浓者为佳。

【炮制】 **益智仁**　除去杂质及外壳。用时捣碎。

盐益智仁　取益智仁，加盐水拌润，炒干。用时捣碎。

【性味与归经】 辛，温。归脾、肾经。

【功能与主治】 暖肾固精缩尿，温脾止泻摄唾。用于肾虚遗尿，小便频数，遗精白浊，脾寒泄泻，腹中冷痛，口多唾涎。

【效用分析】 益智辛温，归脾肾经，功能温脾暖胃，兼有固涩作用，为能补能涩，标本兼顾之品。本品有暖肾固精缩尿之功，常用于下元虚冷，肾虚不固之遗尿，小便频数，遗精白浊；具温脾止泻摄唾之功，常用于脾阳不振，腹中冷痛，脾肾阳虚之泄泻以及中寒摄纳失职，水液上泛之口多唾涎。

【配伍应用】

1. 益智配白术　益智长于温肾助阳，温脾止泻；白术善于燥湿利水。两药伍用，具有温肾助阳，补气健脾之功。适用于脾肾阳虚，腹中冷痛，呕吐泄泻，涎多泛酸等。

2. 益智配党参　益智长于温脾摄涎，党参善于补脾益气。两药伍用，增强补脾摄唾之功。适用于脾胃虚寒，口多唾涎，或涎水自流等。

3. 益智配小茴香　益智长于暖脾温肾止泻，小茴香善于温中醒脾开胃。两药伍用，增强温脾开胃，散寒止泻之功。适用于脾胃虚寒之泄泻等。

4. 益智配补骨脂　益智长于温肾助阳，温脾止泻，温脾之力较强；补骨脂善于补火助阳，温脾止泻，补肾之力较强。两药伍用，增强补肾温脾，助阳止泻之功。适用于脾肾阳虚的泄泻、遗精等。

5. 益智配桑螵蛸　益智辛温，偏于补益，温肾助阳，固精缩尿；桑螵蛸甘咸平，偏于固涩，补肾助阳，固精缩尿。两药伍用，增强固精缩尿之功。适用于肾阳亏虚所致的遗尿尿频、遗精等。

6. 益智配诃子　益智长于温肾助阳，温脾止泻；诃子善于涩肠止泻。两药伍用，增强温肾壮阳，涩肠止泻之功。适用于肾阳不足所致的久泻久痢不止等。

7. 益智配茯苓　益智长于温肾壮阳，固精缩尿；茯苓善于健脾补中，利水渗湿。两药伍用，具有温肾助阳，健脾利湿之功。适用于下元虚冷，气化功能失调，小便淋漓不畅，小便浑浊及脾肾阳虚泄泻等。

【鉴别应用】

1. 生益智与盐益智　二者为益智的不同炮制品种。生益智辛温而燥，以温脾止泻，收摄涎唾为主，多用于脾胃虚寒，腹痛吐泻、涎唾常流。盐益智辛燥之性缓和，专行下焦，长于温肾固精缩尿，多用于肾气虚寒之遗精早泄、尿频遗尿、白浊、腹中冷痛。

2. 益智与补骨脂　两者均辛温而入肾脾经，皆有补肾助阳，固精缩尿，温脾止泻之功，同治滑精，遗尿尿频以及脾肾阳虚泄泻。然益智暖脾之力胜于温肾，作用偏于脾，长于温脾开胃摄唾，多用于中气虚寒，腹中冷痛，食少多唾者。补骨脂补肾助阳力强，作用偏于肾，多用于肾阳不足，命门火衰之腰膝冷痛、阳痿；又有纳气平喘之功，可用于肾不纳气虚喘。

3. 益智与山药　两者均入脾肾而具健脾止泻、补肾固精之功，皆可用于脾虚泄泻，肾虚遗精。然益智辛温气香，长于温暖脾阳，散寒摄唾，多用于脾阳亏虚之腹痛泄泻、口多涎唾。山药甘平，又归肺经，为平补脾肺肾气阴之品，既能补肺气，又能养肺阴，适用于肺虚喘咳，虚劳咳嗽。

4. 益智与佩兰　两者均可治涎唾过多之证。但益智为温热补阳之品，有温脾暖胃之效，适用于脾胃虚寒，不能统摄之涎唾过多。佩兰为芳香化湿之品，有化湿醒脾之功，适用于脾胃湿热，湿浊上泛之多涎口甜。

5. 益智与乌药　两者性味均辛、温，入脾、肾经，均具有温肾助阳，止遗缩尿之功，适用于肾阳不足，膀胱虚冷，小便频数及小儿遗尿等。但益智为温热补阳之品，是治疗下焦虚寒，小便频数，小儿遗尿及遗精滑精的良药。乌药为理气止痛之品，有温肾散寒，除膀胱冷气之功，适用于肾阳不足，膀胱虚冷所致小便频数及寒疝腹痛等。

【方剂举隅】

1. 缩泉丸（《魏氏家藏方》）

药物组成：乌药、益智仁、山药。

功能与主治：温肾祛寒，缩尿止遗。适用于膀胱虚寒证，症见小便频数，或遗尿，小腹怕冷，舌淡，脉沉弱。

2. 萆薢分清饮（《杨氏家藏方》）

药物组成：益智、川萆薢、石菖蒲、乌药。

功能与主治：温肾利湿，分清化浊。适用于下焦虚寒之膏淋、白浊，症见小便频数，混浊不清，白如米泔，凝如膏糊，舌淡苔白，脉沉。

3. 益智散（《和剂局方》）

药物组成：益智、干姜、青皮、制川乌。

功能与主治：温肾祛寒，行气止痛。适用于腹痛，症见伤寒阴盛，心腹痞满，呕吐泄利，手足厥冷；及一切冷气奔冲，心胁脐腹胀满绞痛。

【成药例证】

1. 补脑丸（《临床用药须知中药成方制剂卷》2020年版）

药物组成：枸杞子、当归、五味子（酒炖）、肉苁蓉（蒸）、核桃仁、益智仁（盐炒）、柏子仁（炒）、酸枣仁（炒）、远志（制）、石菖蒲、天麻、龙骨（煅）、琥珀、胆南星、天竺黄。

功能与主治：滋补精血，安神健脑，化痰息风。用于精血亏虚、风痰阻络所致的健忘失眠、癫痫抽搐、烦躁胸闷、心悸不宁。

2. 萆薢分清丸（《临床用药须知中药成方制剂卷》2020年版）

药物组成：粉萆薢、盐益智仁、乌药、石菖蒲、甘草。

功能与主治：分清化浊，温肾利湿。用于肾不化气、清浊不分所致的白浊、小便频数。

3. 固肾定喘丸（《临床用药须知中药成方制剂卷》2020年版）

药物组成：盐补骨脂、附子（黑顺片）、肉桂、益智仁（盐制）、金樱子（肉）、熟地黄、山药、茯苓、牡丹皮、泽泻、车前子、牛膝、砂仁。

功能与主治：温肾纳气，健脾化痰。用于肺脾气虚，肾不纳气所致的咳嗽、气喘、动则尤甚；慢性支气管炎、肺气肿、支气管哮喘见上述证候者。

【用法与用量】　3～10g。

【注意】　阴虚火旺及大便秘结者忌服。

【本草摘要】

1.《本草拾遗》　“主遗精虚漏，小便余沥，益气安神，补不足，安三焦，调诸气，夜多小便者。”

2.《神农本草经疏》　“益智子仁，……以其敛摄，故治遗精虚漏，及小便余沥，此皆肾气不固之证也。肾主纳气，虚则不能纳矣。又主五液，涎乃脾之所统，脾肾气虚，二脏失职，是肾不能纳，脾不能摄，故主气逆上浮，涎秽泛滥而上溢也。敛摄脾肾之气，则逆气归元，涎秽下行。”

3.《**本草备要**》“能涩精固气，又能开发郁结，使气宣通。温中进食，摄涎唾，缩小便。治呕吐泄泻，客寒犯胃，冷气腹痛，崩带泄精。”

【化学成分】 主要含挥发油：聚伞花素，桃金娘醇，月桂烯，α-蒎烯，β-蒎烯，1,8-桉叶素等；还含益智仁酮A、B等。

中国药典规定本品种子含挥发油不得少于1.0%(ml/g)。

【药理毒理】 本品具有抗利尿、提高记忆、改善胃肠功能、抗疲劳、性激素样等作用。

1. 抗利尿作用 益智仁生品、盐炙品 9g/kg 灌胃给药，改善腺嘌呤致肾阳虚多尿模型大鼠肾、脾、胸腺指数[1]；升高腺嘌呤致肾阳虚多尿模型大鼠 AQP-2 mRNA 和加压素二型受体(AVPR-V2)mRNA 表达(Q_R)[2]。益智仁盐炙 4.5、9、18g/kg 灌胃给药，降低 0～1 小时段大鼠尿量，延长大鼠首次排尿时间，降低大鼠 6 小时排泄率，升高精氨酸加压素(AVP)含量[3]。

2. 提高记忆作用 益智仁提取物 0.1、0.2、0.4g/kg 灌胃给药，降低东莨菪碱致记忆障碍模型大鼠脑中胆碱酯酶含量，减少 Y 迷宫行为达标所需训练次数[4]；减少 D-半乳糖致脑老化模型小鼠 Y 迷宫或跳台实验大鼠达标所需训练次数、错误次数与受电击时间，提高海马超氧化物歧化酶(SOD)活力，降低丙二醛(MDA)含量，增加脑海马蛋白含量；改善线栓法致右侧大脑中动脉栓塞缺血再灌注模型大鼠神经病学症状，减少大鼠跳台错误次数及 Y 型迷宫累计电击次数，延长潜伏期，增加正确反应次数，降低脑水肿程度及脑梗死体积[5]。益智仁正丁醇提取物 11.1g/kg 灌胃给药，缩短老年痴呆模型小鼠水迷宫定位航行逃避潜伏期，延长游泳时间，升高血清 SOD 和大脑皮质乙酰胆碱转移酶(ChAT)活性，降低海马乙酰胆碱酯酶(AChE)活性[6]。益智仁挥发油乳剂 0.28～2.5ml/kg 灌胃给药，提高 1-甲基-4-苯基-1,2,3,6-四氢吡啶(MPTP)致帕金森模型小鼠游泳评分、逃避潜伏期，减少进入盲端的错误次数。益智仁 0.9、1.8g/kg 灌胃给药，含药血清体外共同培养，升高谷氨酸致皮层神经元损伤模型大鼠皮层神经元 OD 值，降低大鼠皮层神经元 LDH 漏出率[7]。

3. 改善胃肠功能作用 益智仁醇提取物 0.1～20g/kg 灌胃给药，抑制正常小鼠胃排空，抑制家兔离体肠肌收缩，对氯化乙酰胆碱引起的肠肌兴奋有拮抗作用[8]；增加乙酸型大鼠胃溃疡边缘组织 EGF 的表达，促进胃溃疡的愈合[9]；降低水浸泡及 99.5%乙醇所致溃疡模型大鼠溃疡指数。益智丙酮提取物 50mg/kg 灌胃给药，减小盐酸合并乙醇致胃溃疡模型大鼠溃疡面积，抑制率达 57%；益智仁挥发油 0.278、0.833ml/kg 灌胃给药，延长番泻叶致小鼠急性腹泻潜伏期；改善大黄致脾虚泻下模型小鼠体重、体温以及摄食量，提高小鼠胃残留率，升高血浆乳酸脱氢酶(LDH)水平，降低血浆胃动素(MOT)和生长抑素(SS)水平[10]。

4. 抗疲劳作用 益智水提物 10～30g/kg 灌胃 6 周，降低 6 周游泳耐力训练后一次力竭性游泳小鼠的血清丙氨酸氨基转移酶(ALT)、MDA 含量，升高小鼠肝脏 SOD 活性，减轻肝细胞线粒体、肌浆网、肌丝等超微结构的病理改变；提高小鼠常压下耐缺氧存活时间。

5. 性激素样作用 益智仁水提取物 0.2、0.4、0.8g/kg 灌胃给药，提高环磷酰胺致生精障碍模型小鼠精子密度、精子存活率，降低精子畸形率，改善小鼠睾丸组织病理性损害[11]。

6. 其他作用 益智仁乙醇提取物 3～50μg/ml，保护体外 6-羟基多巴胺(6-OHDA)致 PC12 细胞损伤的活力，减少 6-OHDA 引起的 PC12 细胞内 LDH 释放；降低 6-OHDA 刺激的 PC12 细胞内 NO 含量增加，降低诱导型一氧化氮合酶(iNOS)表达[12]。益智仁挥发油 0.833、2.5ml/kg 灌胃给药，提高 1-甲基-4-苯基-1,2,3,6-四氢吡啶(MPTP)致 C57BL 帕金森模型小鼠中黑质神经元内尼氏小体含量；增加酪氨酸羟化酶(TH)表达阳性细胞数，减少凋亡细胞数量[13]。益智水提物 10～30g/kg 灌胃 6 周，延长阈下剂量戊巴比妥小鼠的睡眠持续时间，提高小鼠睡眠率；提高热板法、醋酸扭体法小鼠痛阈值。2%、4%益智粉加入高脂饲料中喂食，降低由花生油、猪油所致高胆固醇血症及动脉硬化模型小鼠的 TC 和动脉硬化指数，升高血清 HDL-C。

7. 毒理研究 小鼠口服益智 LD_{50} 大于 15g/kg。蓄积毒性试验表明：起始剂量 1.5g/kg，终止剂量 11.25g/kg，累加总剂量为 80g/kg，蓄积系数>5.3。骨髓微核试验、Ames 试验、精子畸变试验均未发现其有致突变作用。

【参考文献】 [1] 李文兵，胡昌江，吴珊珊，等. 益智仁盐炙前后对肾阳虚多尿大鼠肾脏改善作用研究. 中成药，2012，34(9)：1767-1769.

[2] 吴珊珊，胡昌，江潘新，等. 益智仁盐炙前后对肾阳虚多尿大鼠 AQP-2 与 AVPR-V2 表达的影响. 中国医院药学杂志，2013，33(21)：1747-1750.

[3] 李文兵，胡昌江，吴珊珊，等. 益智仁盐炙对水负荷多尿模型大鼠缩尿作用的研究. 中国实验方剂学杂志，2013，19(11)：

261-264.

[4] 林耕，郭屹，斯建勇，等. 益智仁水提物的镇静催眠作用及对大鼠学习记忆影响的实验研究. 中国中医药咨讯，2011，3(10)：34-35.

[5] 裴家森，刘永平. 益智仁水提取物对大鼠局灶性脑缺血再灌注损伤的保护作用. 中国民族民间医药，2010，(22)：3-4.

[6] 石绍淮，张晨宁，刘冰，等. 益智仁不同极性提取物抗老年痴呆作用的研究. 中国药房，2013，24(27)：2507-2510.

[7] 李傅尧，刘晓萌，景昊，等. 益智仁对谷氨酸损伤的大鼠离体培养皮层神经元的保护作用研究. 现代生物医学进展，2012，12(35)：6809-6813.

[8] 李兴华，胡昌江，李文兵，等. 益智仁醇提取物对动物胃肠运动的影响. 中国药房，2010，21(39)：3649-3650.

[9] 段胜红. 益智仁乙醇提取物对乙酸型胃溃疡大鼠EGF表达的影响. 中国中医药现代远程教育，2010，8(24)：165-166.

[10] 王生，李永辉，徐鹏，等. 益智挥发油温脾止泻作用及其机制的初步研究. 海南医学院学报，2013，19(4)：433-438.

[11] 范欣，贾燕，孙欣慧，等. 益智仁提取物对小鼠生精能力的影响实验研究. 吉林医药学院学报，2013，34(2)：88-90.

[12] 廖婉莹，张在军，王美薇，等. 益智仁醇提物通过抑制iNOS-NO保护6-OHDA引起的PC12细胞损伤. 中药药理与临床，2010，26(4)：31-35.

[13] 黄凌，朱毅，邝少轶，等. 益智仁挥发油抗帕金森模型小鼠黑质神经元凋亡的作用研究. 中国药房，2011，22(47)：4430-4433.

菟丝子

Tusizi

本品为旋花科植物南方菟丝子 *Cuscuta australis* R. Br. 或菟丝子 *Cuscuta chinensis* Lam. 的干燥成熟种子。全国大部分地区均产。秋季果实成熟时采收植株，晒干，打下种子，除去杂质。以颗粒饱满者为佳。

【炮制】 **盐菟丝子** 取净菟丝子，加盐水拌润，炒至微鼓起。

【性味与归经】 辛、甘，平。归肝、肾、脾经。

【功能与主治】 补益肝肾，固精缩尿，安胎，明目，止泻；外用消风祛斑。用于肝肾不足，腰膝酸软，阳痿遗精，遗尿尿频，肾虚胎漏，胎动不安，目昏耳鸣，脾肾虚泻；外治白癜风。

【效用分析】 菟丝子辛甘平，入肝肾脾经，辛能润，甘能补，其性平和，既补肾阳，又补肾阴，为阴阳俱补之品，功能补益肝肾，固精缩尿，用于肝肾不足，腰膝酸软，阳痿遗精，遗尿尿频。

菟丝子又具有益肾养肝，使精血上注而有明目、聪耳之效，故可用治肝肾不足所致的目昏耳鸣。

菟丝子能补肾益脾而止虚泻，常用于脾肾阳虚之泄泻便溏。

菟丝子能补肝肾、固冲任而安胎，又可用治肝肾不足、胎元不固之肾虚胎漏、胎动不安。

菟丝子外用可消风祛斑，适用于白癜风。

【配伍应用】

1. 菟丝子配熟地黄 菟丝子长于补肾益精；熟地黄善于滋阴养血，益精填髓。两药伍用，增强补肾益精之功。适用于肾精亏损所致的阳痿遗精、腰酸腿软、头晕耳鸣、视物昏花等。

2. 菟丝子配附子 菟丝子长于补肾助阳，固精缩尿；附子善于补火助阳。两药伍用，增强补肾气，壮阳道之功。适用于肾阳虚弱所致的阳痿遗精，遗尿尿频，腰膝酸软等。

3. 菟丝子配杜仲 菟丝子长于补阳益阴；杜仲善于补益肝肾，强筋壮骨。两药伍用，具有补肝肾，强筋骨，壮腰膝之功。适用于肝肾亏虚，腰膝酸痛等。

4. 菟丝子配五味子 菟丝子甘平，长于补阳益阴，固精缩尿；五味子酸温，善于敛肺滋肾，涩精止遗。两药伍用，增强补肾涩精之功。适用于下元不固之阳痿遗精，不育等。

5. 菟丝子配天花粉 菟丝子长于补肾阳，益肾阴；天花粉善于清肺热，养胃阴。两药伍用，具有益阴生津之功。适用于消渴病。

6. 菟丝子配黄芪 菟丝子长于补肾益脾而止泻；黄芪善于补气升阳而止泻。两药伍用，具有温肾补脾，升阳止泻之功。适用于脾肾两虚之便溏泄泻等。

【鉴别应用】

1. 生菟丝子与盐菟丝子 二者为菟丝子的不同炮制品种。生菟丝子长于养肝明目，外用消风祛斑，多用于目暗不明，外用治疗白癜风。盐菟丝子不温不寒，平补肝肾阴阳，并能引药归肾，增强补肾固精安胎作用，常用于阳痿遗精，遗尿尿频，肾虚胎漏，胎动不安等。

2. 菟丝子与补骨脂 两者均入肾经，皆能补肾固精缩尿，温脾止泻，用治肾虚腰痛、阳痿、遗精，以及脾虚或脾肾阳虚之泄泻。然菟丝子辛甘平，又归肝经，性质平和，补阳作用和缓，兼有补肝肾明目、安胎之功，又治肝肾不足之目暗不明、胎动不安。补骨脂苦辛温，又归脾经，性质温燥，助阳作用较强，为温补脾肾之要药，善治脾肾阳虚之五更泄及肾虚之遗精滑精。

3. 菟丝子与山药 两者均入脾肾而具健脾止泻、补肾固精之功，皆可用于脾虚泄泻，肾虚遗精。然菟丝子为平补阴阳之品，能固精缩尿，用于肾气不足，腰膝酸痛，阳痿遗精，尿频遗尿，白带过多等证；又养肝明目，止泻，用于肝肾不足，目暗不明，脾肾虚泻等证。山药甘平，又归肺经，为平补气阴之品，既能补肺气，又能养肺阴，适用于肺虚喘咳，虚劳咳嗽。

4. 菟丝子与桑寄生 两药均归肝肾经，具有补益肝肾，固冲任，安胎的功效，用于肝肾不足，冲任不固所致的胎漏、胎动不安。但菟丝子又可补阳益阴，固精缩尿，用于肾气不足，腰膝酸痛，阳痿遗精，尿频遗尿，白带过多等证；又养肝明目，止泻，用于肝肾不足之目暗不明，及脾肾两虚之便溏泄泻等证。桑寄生又可养血，以养血安胎为主；菟丝子以补肾安胎为主。桑寄生又能祛风除湿，强筋壮骨，用于风湿痹痛，腰膝酸痛，筋骨无力等。

【方剂举隅】

1. 右归丸（《景岳全书》）

药物组成：熟地黄、山药、山茱萸、枸杞子、菟丝子、鹿角胶、杜仲、肉桂、当归、制附子。

功能与主治：温补肾阳，填精益髓。适用于肾阳不足，命门火衰证，症见年老或久病气衰神疲，畏寒肢冷，腰膝软弱，阳痿遗精，或阳衰无子，或饮食减少，大便不实，或小便自遗，舌淡苔白，脉沉而迟。

2. 左归丸（《景岳全书》）

药物组成：熟地黄、山药、枸杞子、山茱萸、牛膝、鹿角胶、龟板胶、菟丝子。

功能与主治：滋阴补肾，填精益髓。适用于真阴不足证，症见头晕目眩，腰酸腿软，遗精滑泄，自汗盗汗，口燥舌干，舌红少苔，脉细。

3. 五子衍宗丸（《摄生众妙方》）

药物组成：枸杞子、菟丝子、五味子、覆盆子、车前子。

功能与主治：补肾益精。用于肾虚精亏所致的阳痿不育、遗精早泄、腰痛、尿后余沥。

4. 七宝美髯丹（《本草纲目》引《积善堂方》）

药物组成：制赤何首乌、制白何首乌、赤茯苓、白茯苓、牛膝、当归、枸杞子、菟丝子、补骨脂。

功能与主治：补益肝肾，乌发壮骨。适用于肝肾不足证，症见须发早白，脱发，齿牙动摇，腰膝酸软，梦遗滑精，肾虚不育等。

5. 石斛夜光丸（《瑞竹堂经验方》）

药物组成：天冬、麦冬、生地黄、熟地黄、人参、茯苓、山药、枸杞子、牛膝、石斛、决明子、杏仁、甘菊花、菟丝子、羚羊角、肉苁蓉、五味子、防风、甘草、沙苑蒺藜、黄连、枳壳、川芎、青葙子等。

功能与主治：滋补肝肾，清热明目。适用于肝肾不足，虚火上扰证，症见瞳神散大，视物昏花，羞明流泪，头晕目眩以及内障等。

【成药例证】

1. 益龄精（《临床用药须知中药成方制剂卷》2020年版）

药物组成：制何首乌、桑椹、女贞子(酒蒸)、菟丝子(酒蒸)、金樱子肉、川牛膝(酒蒸)、豨莶草(蜜酒蒸)。

功能与主治：滋补肝肾。用于肝肾亏虚所致的头晕目眩、耳鸣、心悸失眠、腰膝痿软；高血压病见上述证候者。

2. 蛮龙液（《临床用药须知中药成方制剂卷》2020年版）

药物组成：雄蚕蛾、淫羊藿、菟丝子(酒制)、补骨脂(盐制)、熟地黄(盐制)、刺五加。

功能与主治：补肾壮阳，填精益髓。用于肾虚精亏所致的阳痿、早泄、梦遗、滑精、腰膝酸痛、小便频数。

3. 壮腰健肾口服液（《临床用药须知中药成方制剂卷》2020年版）

药物组成：狗脊、桑寄生、黑老虎、牛大力、菟丝子(盐制)、千斤拔、女贞子、金樱子、鸡血藤。

功能与主治：壮腰健肾，祛风活络。用于肾亏腰痛，风湿骨痛，膝软无力，小便频数。

4. 障眼明片（《临床用药须知中药成方制剂卷》2020年版）

药物组成：熟地黄、菟丝子、枸杞子、肉苁蓉、山茱萸、白芍、川芎、黄精、黄芪、党参、甘草、决明子、青葙子、蕤仁(去内果皮)、密蒙花、蔓荆子、菊花、石菖蒲、车前子、升麻、葛根、关黄柏。

功能与主治：补益肝肾，退翳明目。用于肝肾不足所致的干涩不舒、单眼复视、腰膝酸软、轻度视力下降；早、中期年龄相关性白内障见上述证候者。

5. 滋肾育胎丸（《临床用药须知中药成方制剂卷》2020年版）

药物组成：熟地黄、人参、杜仲、首乌、枸杞子、阿胶(炒)、鹿角霜、巴戟天、菟丝子、桑寄生、续断、党参、白术、艾叶、砂仁。

功能与主治：补肾健脾，养血安胎。用于脾肾两虚、冲任不固所致的胎漏、胎动不安、滑胎，症见妊娠少量下血、小腹坠痛、屡次流产、神疲乏力、腰膝酸软；先兆流产、习惯性流产见上述证候者。

【用法与用量】 6～12g。外用适量。

【注意】 本品虽为平补之药，但偏补阳，阴虚火旺、大便燥结、小便短赤者不宜服用。

【本草摘要】

1.《神农本草经》 “主续绝伤，补不足，益气力，肥健……久服明目，轻身延年。”

2.《药性论》 “治男子女人虚冷，添精益髓，去腰疼膝冷，久服延年，驻悦颜色，又主消渴热中。”

3.《日华子本草》 “补五劳七伤，治……泄精，尿血，润心肺。”

4.《神农本草经疏》 “五味之中，惟辛通四气，复兼四味，《经》曰：肾苦燥，急食辛以润之，菟丝子之属是也，与辛香燥热之辛，迥乎不同矣，学者不以辞害义可也。”

【化学成分】 主要含黄酮类成分：金丝桃苷，菟丝子苷等；有机酸类成分：绿原酸等；还含钙、钾、磷等微量元素及氨基酸等。

中国药典规定本品含金丝桃苷（$C_{21}H_{20}O_{12}$）不得少于0.10%。

【药理毒理】 本品具有性激素样作用，并有延缓衰老、抗骨质疏松、增强免疫、抗心脑肾缺血、促黑色素形成等作用。

1. 性激素样作用 菟丝子煎剂 0.2、1mg/g 灌胃给药，促进热应激小鼠睾丸、附睾的生长发育及生精功能，改善精子活力[1]。菟丝子提取物0.2g/kg灌胃给药，升高环磷酰胺致雄激素部分缺乏模型大鼠血清睾酮（T）；升高苯甲酸雌二醇致肾阳虚模型大鼠睾丸、精囊腺系数、精浆果糖及血清GnRH、T含量，降低E_2、FSH、LH含量[2]。菟丝子黄酮 0.1～0.5g/kg 灌胃给药，减轻雷公藤多苷致雄性睾丸组织损伤模型幼鼠睾丸组织病理改变，降低生精细胞凋亡，增加精原细胞及初级精母细胞数量，升高雌鼠受孕率；升高Bcl-2蛋白表达，降低Bax蛋白表达；升高 EGF mRNA 和 EGF 蛋白表达[3-5]；菟丝子提取物100mg/kg灌胃给药，升高腺嘌呤致肾阳虚不育模型大鼠睾丸P450arom、CYP19表达，增加曲细精管中的精子数量及FSH、LH、T和E_2含量[6]。

菟丝子水提取物 0.3、0.6g/kg 灌胃给药，降低孕马血清促性腺激素加人绒毛膜促性腺激素致卵巢过度刺激综合征模型大鼠卵巢重量及血清、卵巢IL-1、IL-6浓度，恢复IL-10正常水平[7]。菟丝子总黄酮2.6、5.2mg/kg 灌胃给药，降低溴隐亭致流产模型大鼠流产率、Fas/FasL、α肿瘤坏死因子（TNF-α）、γ干扰素（IFN-γ）mRNA表达，增加妊娠率，提高胎仔成活率、胚胎数量，上调HB-EGF、PCNA、IL-4、IL-10 mRNA及PR表达[8]。菟丝子总黄酮10、20mg/kg 灌胃给药，恢复羟基脲致排卵障碍模型大鼠动情周期，升高子宫及卵巢指数，促进卵泡的生长发育，增加次级卵泡数量[9]；升高血清 FSH、LH、E_2及 P水平[10]。菟丝子黄酮 0.1～0.5g/kg 灌胃给药，增加大鼠卵巢、子宫重量，增强 hCG/LH 受体功能，增强垂体对促性腺激素释放激素（LRH）的反应性，促进离体培养人早孕绒毛组织hCG分泌；促进溴隐亭致流产模型孕大鼠母-胎界面蜕膜和胎盘增殖细胞核抗原（PCNA）、胎盘HB-EGF 表达，下调蜕膜和胎盘 Fas/FasL 表达；增加去卵巢雌性大鼠的动脉平滑肌细胞的雌激素受体。

2. 延缓衰老作用 菟丝子水煎液 2～20g/kg 灌胃给药，提高老龄小鼠红细胞膜的超氧化物歧化酶（SOD）活性，降低血清脂质过氧化物（LPO）、脑脂褐素（Lf）含量及肝单胺氧化醇（MAO-B）活性；提高D-半乳糖所致衰老模型小鼠脾淋巴细胞$CD4^+$、$CD4^+/CD8^+$，提高老年小鼠外周血清白细胞介素-2（IL-2）；降低细胞内钙含量，升高bcl-2/bax 比值，减少心肌细胞凋亡指数[11]；提高衰老模型小鼠皮肤SOD活性、羟脯氨酸（Hyp）、皮肤水分含量，降低丙二醛（MDA）、Lf含量，改善衰老皮肤的形态学。菟丝子水提取物 0.1、0.2、0.3g/kg 灌胃给药，降低自然衰老模型小鼠 Y-型电迷宫测试正确次数，提高小鼠脑组织SOD、谷胱甘肽过氧化物酶（GSH-Px）活力，降低MDA含量[12]；增加D-半乳糖致亚急性衰老模型小鼠肝脏和脑组织 SOD 和 GSH-Px 活性，降低 MDA 含量[13]。菟丝子醇提液 0.8g/kg 灌胃给药，降低 D-半乳糖致衰老模型大鼠肝细胞p16基因表达，增强cyclinD1基因表达[14]。菟丝子总黄酮35、70、140mg/kg灌胃给药，增加切除双侧卵巢致内分泌衰退痴呆模型小鼠学习记忆能力，增加血液雌激素水平和Bcl-2蛋白表达，降低海马区神经细胞凋亡率、Cyt-c、caspase-3、Bax 蛋白表达[15]。菟丝子多糖 0.1、0.2、0.4g/kg 灌胃给药，降低游泳小鼠脑 MDA含量，增强 SOD 活性；降低 D-半乳糖致衰老模型小鼠的肝、肾MDA含量，升高SOD和GSH-Px活力，降低脑Lf；降低D-半乳糖致衰老模型大鼠心肌细胞内钙和细胞色素C，减少心肌细胞凋亡指数[16]。

3. 抗骨质疏松作用 菟丝子黄酮3.6g/kg灌胃给药，抑制去卵巢致骨质疏松模型大鼠的骨代谢，降低骨代谢指标如尿钙（u-Ca）/肌酐（Cr）、尿磷（u-P）/Cr、尿脱氧吡啶酚（u-DPD）/Cr 和骨碱性磷酸酶（BALP），降低血清钙（S-Ca）、磷（S-P）、骨密度（BMD），调整骨形成和骨吸收平衡。菟丝子黄酮 12、50mg/kg 灌胃给药，增加去卵巢致骨质疏松模型大鼠股骨骨密度、血清和肾脏组织1,25-二羟基维生素D_3［1,25-$(OH)_2D_3$］含量、腰椎维生素D

受体 mRNA 表达、小肠 CaBp-D9K mRNA 表达[17]。菟丝子总黄酮 1.8g/kg 灌胃给药，雌性大鼠含药血清增强成骨细胞培养 48 小时的培养液及成骨细胞内碱性磷酸酶(ALP)活性。菟丝子提取液 1～10g/L，促进体外培养成骨细胞的增殖，提高成骨细胞内 ALP 活性，增加细胞基质钙；抑制体外培养破骨细胞的生存率，诱导其凋亡；含药血清也促进成骨细胞增殖和分化。菟丝子总多糖凝胶置入家兔骨缺损断端，提高 TGF-β_1 表达[18]。10%菟丝子含药血清，促进骨髓间充质干细胞(MSCs)增殖和 BMP-2 mRNA 表达[19]；促进成骨细胞增殖，提高 ALP 活性和 COL Ⅰ mRNA 表达[20]。

4. 增强免疫作用 菟丝子水提液 1～4g/kg 灌胃给药，促进小鼠免疫器官脾脏、胸腺增长，提高腹腔巨噬细胞吞噬功能，促进脾淋巴细胞增殖反应，诱导白介素产生；提高衰老模型小鼠红细胞 C3b 受体花环率，降低免疫复合物花环率；菟丝子水提物或醇提物或多糖 4g/kg 灌胃给药，增加小鼠吞噬百分率，增重幼龄小鼠的胸腺和脾脏。菟丝子多糖 100～600mg/kg 灌胃给药，增加四氧嘧啶致糖尿病模型小鼠的脾脏和胸腺重量；升高 D-半乳糖致衰老模型小鼠的胸腺指数和脾脏指数。

5. 抗心脑肾缺血作用 菟丝子水提物 150～300mg/kg 灌胃给药，减少脑缺血记忆障碍模型大鼠 Y 迷宫实验训练次数，降低跳台实验错误次数及受电击时间；下调摘除卵巢模型大鼠小脑皮层及小脑深层核团中 Bax 蛋白的表达，上调 Bcl-2 蛋白的表达。菟丝子醇提液 1.6、3.2g/kg 灌胃给药，减少脑缺血再灌注(I/R)模型小鼠避暗实验中错误次数，延长潜伏期，提高肝、脑组织 GSH-Px 活性[21]。菟丝子黄酮 50、100mg/kg 灌胃给药，减少脑缺血再灌注模型大鼠细胞凋亡、Bax 蛋白表达及大脑皮质中 caspase-3 蛋白表达，增加 Bcl-2 表达，改善神经功能缺失症状，减弱 TNF-α、IL-1β、ICAM-1 表达[22, 23]。

菟丝子水煎剂 6.96g/kg 灌胃给药，降低过度训练致运动性肾缺血再灌注模型大鼠血尿素氮、肌酐及 MDA 含量，升高 SOD 活性[24]；降低荧光偏振度 P 和微黏度η[25]。

菟丝子提取物 10、20mg/kg 灌胃给药，减轻夹闭冠状动脉左前降支模型犬心肌损伤程度，缩小心肌损伤范围，增加冠脉血流量。菟丝子提取物 2ml(0.2mg/g)右股静脉注射，降低结扎左冠状动脉前降支致心肌缺血/再灌注损伤模型大鼠心率、再灌注 60、90、120 分钟时 ST 段及心肌酶 CK、CK-MB、LDH、AST 含量，减轻心肌梗死程度[26]。菟丝子醇提物 12.5g/L 灌流 10 分钟，改善离体心肌缺血再灌注损伤模型大鼠左心室舒张末压(LVDP)、左心室内压最大上升/下降速率($\pm dp/dt_{max}$)恢复，提高 SOD 活性，降低 MDA 含量[27]。菟丝子黄酮 50、100mg/kg 灌胃给药，降低心肌缺血再灌注模型大鼠血清肌酸激酶、乳酸脱氢酶含量和凋亡指数，增加 Bcl-2 表达，减少 Bax 表达[28]。

6. 抗疲劳作用 菟丝子水煎剂 1.16、2.32、6.96g/kg 灌胃给药，延长运动大鼠力竭游泳时间，升高血清睾酮、肝糖原、肌糖原及血红蛋白含量，降低血清皮质酮和尿素氮含量[29]；增加运动大鼠体重，延长力竭游泳时间，降低脑组织 MDA 含量，升高 SOD、GSH-Px 活性[30]。菟丝子多糖 150～600mg/kg 灌胃给药，降低四氧嘧啶致糖尿病模型小鼠血糖，增加体重、肝糖原，延长游泳时间。菟丝子水、正丁醇、乙酸乙酯、石油醚 4 个提取部位 1.5g/kg 灌胃给药，提高苯甲酸雌二醇致肾阳虚模型小鼠游泳时间、自主活动、睾丸和精囊腺指数。

7. 促黑色素形成作用 菟丝子 1.86g/kg 外涂，升高 H_2O_2 化学脱色法致白癜风模型豚鼠酪氨酸酶(TYR)和血清胆碱酯酶(CHE)活性，降低单胺氧化酶(MAO)活性[31]。菟丝子醇提取液 1g/(kg·ml)外涂，促进豚鼠黑素细胞中黑素生成及黑素细胞酪氨酸酶的活性，上调酪氨酸酶 mRNA 表达和酪氨酸酶 TRP1 表达[32]。菟丝子醇提物 0.25、0.50、1.0、2.0g/ml 激活体外酪氨酸酶活性[33]。

8. 抗纤维化作用 菟丝子水煎剂 5g/kg 及黄酮 50～100mg/kg 灌胃给药，降低 CCl_4 结合乙醇致慢性肝损伤模型小鼠肝体比、血清 ALT、AST 及 MAD 水平，提高 SOD 和谷胱甘肽(GSH)水平，减轻肝纤维化[34, 35]。菟丝子水提物 10.0g/kg 灌胃给药，降低单侧输尿管结扎致肾间质纤维化模型大鼠血清肌酐和尿素氮水平，减少肾间质胶原沉积和肾组织α-SMA、CTGF、Col Ⅰ 表达[36]。

9. 其他作用 菟丝子水提液 4g/kg 灌胃给药，抑制及纠正白内障大鼠晶状体酶异常变化，延缓大鼠白内障形成。菟丝子醇提物 10、50、100mg/L，改变体外胃癌 SGC7901 细胞形态，诱导胃癌 SGC7901 细胞凋亡[37]。菟丝子黄酮 0.1、0.5mg/L，提高体外人脐静脉内皮细胞(HUVECs)活性；升高体外 H_2O_2 致人脐静脉内皮细胞(HUVECs)氧化损伤的 NO 释放水平和 NOS 活性，下调 ET-1 水平[38]。增加链脲佐菌素(STZ)致糖尿病大鼠体重，降低空腹血糖、糖化血清蛋白、CHO 和 TG 水平[39]。

10. 体内过程 雌性 SD 大鼠灌胃给予菟丝子醇提液 85g/kg，其所含槲皮素在大鼠体内药动学特征符合二室开放模型。血浆药峰浓度 C_{max} 为 0.401μg/ml，达峰时间 t_{max} 为 0.333 小时；分布速率常数α为 3.614/h，$t_{1/2\alpha}$ 为 0.19 小时；消除速率常数β为 0.568/h，$t_{1/2\beta}$ 为 1.22 小时。

结果表明，槲皮素口服给药属吸收快、消除亦快的代谢过程。生菟丝子醇提物32.13mg/kg和盐炙菟丝子醇提物33.39mg/kg灌胃给药，大鼠血浆中槲皮苷的吸收代谢过程均符合二室模型。主要药动学参数分别为$AUC_{(0\to t)}$为(10.419±0.376)μg/(ml·h)，$AUC_{(0\to\infty)}$为(10.745±0.393)μg/(ml·h)，C_{max}为(5.398±0.202)μg/ml，$t_{1/2}$为(1.157±0.156)小时和$AUC_{(0\to t)}$为(16.485±0.351)μg/(ml·h)，$AUC_{(0\to\infty)}$为(18.354±0.715)μg/(ml·h)，C_{max}为(11.465±0.274)μg/ml，$t_{1/2}$为(1.914±0.299)小时，盐炙能促进槲皮苷在体内的吸收，并能延缓其体内消除过程[40]。

11. 毒理研究 菟丝子水提液40g/kg灌胃给药，升高孕鼠骨髓细胞、胚胎肝细胞嗜多染红细胞微核率；最大给药量为80g/kg，肝、心、脾、肾各主要脏器无异常变化[41]。

【参考文献】 [1] 韩洪军，金玉姬，王光慧，等．菟丝子对热应激小鼠精子生成数量及活力的影响．中华临床医师杂志，2012，6(16)：4909-4911.

[2] 苏洁，陈素红，吕圭源，等．杜仲及菟丝子对肾阳虚大鼠生殖力及性激素的影响．浙江中医药大学学报，2014，38(9)：1087-1090.

[3] 任献青，丁樱，崔瑞琴．菟丝子黄酮干预雷公藤多苷所致雄性幼鼠睾丸组织损伤的实验研究．中国中西医结合儿科学，2010，2(4)：302-305.

[4] 马腾，丁樱．菟丝子黄酮对雷公藤多苷损伤雄性幼鼠睾丸组织凋亡相关蛋白Bcl-2和蛋白Bax表达的影响．中医学报，2011，26(11)：1342-1344.

[5] 景晓平，何丽．菟丝子黄酮对雷公藤多苷所致生殖损伤的雄性幼鼠睾丸组织中表皮生长因子表达的影响．中华中医药杂志，2013，28(6)：1884-1886.

[6] 南亚昀，王宗仁，卢兹凡，等．菟丝子提取物对肾阳虚大鼠睾丸P450arom、CYP19表达及性激素和精子的影响．辽宁中医药大学学报，2012，14(2)：20-25.

[7] 谢广妹．菟丝子水提取物对卵巢过度刺激大鼠细胞因子分泌的影响．中药药理与临床，2010，26(1)：45-46.

[8] 刘华，韦炳华，马红霞，等．菟丝子黄酮对流产大鼠模型母胎免疫平衡因子的影响．世界中西医结合杂志，2011，6(10)：837-841.

[9] 罗克燕，杨丹莉，徐敏．菟丝子总黄酮对大鼠排卵障碍的治疗作用及其机制研究．现代中西医结合杂志，2013，22(20)：2184-2188.

[10] 罗克燕，杨丹莉，徐敏．菟丝子总黄酮对排卵障碍大鼠下丘脑-垂体-卵巢轴性激素水平的影响．中国实验方剂学杂志，2013，19(13)：258-260.

[11] 孙守丽，王冰，彭海生，等．菟丝子提取物对衰老小鼠心肌细胞凋亡的抑制作用．中国老年学杂志，2011，31(4)：642-644.

[12] 兰鸿，杜士明．菟丝子提取物对自然衰老小鼠的抗衰老作用研究．中国药房，2010，21(39)：3667-3669.

[13] 刘海云，吴欢欢，何志坚．菟丝子提取物对亚急性衰老小鼠的抗衰老作用研究．江西中医学院学报，2013，25(6)：72-74.

[14] 孙洁，李晶，欧芹，等．菟丝子醇提液对衰老模型大鼠肝细胞p16和cyclinD1基因表达的影响．中国老年学杂志，2011，31(21)：4208-4210.

[15] 彭申明，陈勤，陈逸青，等．菟丝子总黄酮对内分泌衰退痴呆模型小鼠学习记忆功能的影响及保护作用机制．激光生物学报，2014，23(3)：218-226.

[16] 孙守丽，齐玉山，常乃丹，等．菟丝子多糖抑制衰老大鼠心肌细胞凋亡的研究．微量元素与健康研究，2014，31(4)：6-7.

[17] 李小林，武密山，朱紫薇，等．去卵巢骨质疏松模型大鼠小肠钙结合蛋白mRNA表达与菟丝子黄酮的干预．中国组织工程研究，2014，18(27)：4271-4276.

[18] 李绪松，郑臣校，付光明．局部应用菟丝子总多糖对家兔骨折修复中TGF-β_1表达的实验研究．江西中医学院学报，2012，24(1)：61-63.

[19] 黄进，张进，徐志伟．菟丝子含药血清促进骨髓间充质干细胞增殖的效应及机制．中华中医药杂志，2011，26(4)：818-822.

[20] 杜波，王婧．菟丝子含药血清对成骨细胞代谢调控的影响．中医杂志，2011，52(22)：1951-1953.

[21] 王嘉毅，杨柳，郑维兵，等．菟丝子醇提液对小鼠脑缺血再灌注损伤的保护作用．食品与药品，2013，15(4)：242-244.

[22] 张曼，王桂敏．菟丝子黄酮对大鼠脑缺血再灌注损伤后细胞凋亡及Bcl-2、Bax、caspase-3表达的影响．中药药理与临床，2014，30(5)：78-80.

[23] 杨迪，王桂敏，翟宏颖，等．菟丝子黄酮对脑缺血再灌注损伤模型大鼠脑组织中炎症反应的影响．中国药房，2013，24(11)：979-982.

[24] 郭爱民，曹建民，周海涛，等．菟丝子对大鼠运动性肾脏缺血再灌注的保护作用．中国实验方剂学杂志，2013，19(18)：232-236.

[25] 苏波峰，章慧娣，尤小寒．菟丝子对大鼠肾脏缺血再灌注的保护作用．中华中医药学刊，2014，32(11)：2751-2753.

[26] 韩帅先，姚焕玲，李云云，等．菟丝子提取物对大鼠心肌缺血/再灌注损伤的保护作用．中国药理学通报，2011，27(4)：533-536.

[27] 于拔萃，曹国珍，田卉，等．菟丝子醇提液对大鼠离体心缺血再灌注损伤保护作用．石河子大学学报(自然科学版)，2013，31(2)：210-214.

[28] 翟宏颖，王桂敏．菟丝子黄酮对缺血再灌注大鼠心肌细胞

凋亡的影响. 中国动脉硬化杂志，2011，19(3)：211-215.

[29] 周海涛，曹建民，林强，等. 菟丝子对运动训练大鼠睾酮含量、物质代谢及抗运动疲劳能力的影响. 天然产物研究与开发，2013，25：455-465.

[30] 郭爱民，曹建民，朱静，等. 菟丝子对大鼠抗运动性疲劳能力及脑组织自由基的影响. 中国实验方剂学杂志，2013，19(9)：274-277.

[31] 沈丽，黄云英，王雪妮，等. 菟丝子外用对实验性豚鼠白癜风的药效. 中国实验方剂学杂志，2012，18(16)：199-202.

[32] 李洪武，朱文元，夏明玉. 赤芍与菟丝子对豚鼠黑素细胞酪氨酸酶活性及 mRNA 表达的影响. 中国皮肤性病学杂志，2014，28(12)：6-9.

[33] 杜娟，夏佳楠，沈丽，等. 菟丝子、骨碎补提取物体外对酪氨酸酶活性的影响. 天津中医药大学学报，2013，32(1)：52-54.

[34] 宋敏，李世朋，柴连琴. 菟丝子黄酮及其水煎剂的保肝作用研究. 江苏农业科学，2010(3)：280-282.

[35] 宋敏，于季军，杨丹彤，等. 菟丝子黄酮对慢性肝损伤保护作用的研究. 湖南农业科学，2010(23)：151-153.

[36] 徐瑜萍，向铮，潘瑜，等. 菟丝子水提物对肾间质纤维化大鼠肾组织保护作用的研究. 中成药，2013，35(10)：2103-2108.

[37] 金松，辛国荣，孟繁石，等. 菟丝子醇提物对胃癌 SGC7901 细胞凋亡的影响. 中国老年学杂志，2011，31(8)：1389-1390.

[38] 刘海云，崔艳茹，刘海菊，等. 菟丝子黄酮对氧化损伤的人脐静脉内皮细胞的保护作用. 时珍国医国药，2014，25(1)：51-53.

[39] 徐先祥，李道中，彭代银，等. 菟丝子多糖改善糖尿病大鼠糖脂代谢作用. 中国实验方剂学杂志，2011，17(18)：232-234.

[40] 王莉，张学兰，赵资堂，等. 菟丝子生制品提取物中槲皮苷在大鼠血浆的药动学特征比较. 中成药，2014，36(2)：401-404.

[41] 夏卉芳，李啸红. 菟丝子水提液对大鼠的急性毒性及微核试验. 中国实验方剂学杂志，2014，20(13)：185-188.

沙 苑 子

Shayuanzi

本品为豆科植物扁茎黄芪 *Astragalus complanatus* R. Br. 的干燥成熟种子。秋末冬初果实成熟尚未开裂时采割植株，晒干，打下种子，除去杂质，晒干。

【性味与归经】 甘，温。归肝、肾经。

【功能与主治】 补肾助阳，固精缩尿，养肝明目。用于肾虚腰痛，遗精早泄，遗尿尿频，白浊带下，眩晕，目暗昏花。

【效用分析】 沙苑子甘温，补肾助阳，固精缩尿，《本草纲目》云其："补肾，治腰痛泄精，虚损劳乏。"故常用于肾虚腰痛，遗精早泄，遗尿尿频，白浊带下。

沙苑子补益肝肾，益精养肝而明目，故可治肝肾不足，目失所养之眩晕，目暗昏花。

【配伍应用】

1. 沙苑子配芡实 沙苑子甘温，长于补肾助阳，固精缩尿；芡实甘涩平，善于益肾固精，健脾祛湿。两药伍用，增强补肾健脾，固精缩尿之功。适用于肾虚遗精，尿频遗尿等。

2. 沙苑子配杜仲 沙苑子长于补肾固精，养肝明目；杜仲善于补益肝肾，强筋壮骨。两药伍用，增强补益肝肾，强筋壮骨之功。适用于肾虚腰痛，下肢痿软无力等。

3. 沙苑子配决明子 沙苑子甘温，长于补肝肾明目；决明子甘苦微寒，善于清肝明目。两药伍用，增强补肝肾明目之功。适用于肝肾亏虚所致的目暗不明、目赤肿痛等。

4. 沙苑子配枸杞子 沙苑子长于补肾固精，养肝明目；枸杞子善于补益肾精，养肝明目。两药配伍，增强补肾固精，养肝明目之功。适用于肝肾不足之视物昏花等。

5. 沙苑子配石菖蒲 沙苑子长于补肾固精，养肝明目；石菖蒲善于开窍化痰，醒神健脑。两药配伍，可增强补肾固精，养肝明目，醒神健脑的作用，适用于肾虚耳聋，视物昏花，惊悸失眠等。

6. 沙苑子配桑螵蛸 沙苑子长于补肾固精，养肝明目；桑螵蛸善于补肾助阳，固精缩尿。两药伍用，增强补肾助阳，固精缩尿之功。适用于肾虚小便频数或失禁等。

【鉴别应用】

1. 沙苑子与盐沙苑子 二者为沙苑子的不同炮制品种，由于炮制方法不同，作用亦各有偏重。沙苑子明目、缩尿力强，多用于目暗昏花，遗尿尿频。盐沙苑子药性更为平和，能平补阴阳，并可引药入肾，增强补肾固精的作用，多用于肾虚腰痛，梦遗滑精，白浊带下。

2. 沙苑子与菟丝子 两者均味甘，归肝肾经，皆能补肾助阳，养肝明目，固精缩尿，既用于肾虚腰痛，阳痿遗精，遗尿尿频及带下清稀，又可用于肝肾不足之目暗不明、视力减退。然沙苑子味甘性温而不燥，固涩力较强，故善于温涩而固精助阳，多用于肾阳不足，下元不固之遗精尿频，带下清稀。菟丝子辛甘而平，不燥不腻，兼补肾阴，为平补阴阳之品，并治肾虚消渴；又归脾经，善益脾止泻，治脾肾阳虚便溏或泄泻；尚能安胎，治肝肾亏虚之胎动不安。

3. 沙苑子与山药 两药均味甘，归肾经；均具有涩精止带之功，用治肾虚遗精，带下尿频。然沙苑子又具有补肾固精，养肝明目之功，故多用治肝肾不足，目失所养之目暗不明、视力减退。山药滋肾涩精，平补气阴而涩精止带；又可益气养阴，补益肺脾肾，生津止渴，故用治脾虚食少，倦怠泄泻，肺虚久咳，消渴。

4. 沙苑子与杜仲 二药均甘温，归肝肾经；均具有益肝补肾，补肾助阳之功，用于下元虚冷，肾虚腰痛，精关不固，遗精尿频等。然沙苑子又具有补益肝肾功效，益精养肝而明目，故多用治肝肾不足，目失所养之目暗不明、视力减退。杜仲又具有强筋健骨，固经安胎的功效，用治腰膝疼痛，足胫痿软及肝肾亏损，冲任不固所致的妊娠下血，胎动不安之证。

【方剂举隅】

1. 金锁固精丸（《医方集解》）

药物组成：沙苑蒺藜、莲子、莲须、芡实、煅龙骨、煅牡蛎。

功能与主治：涩精补肾。适用于肾虚精关不固之证，症见遗精滑泄，神疲乏力，腰酸耳鸣，舌淡苔白，脉细弱。

2. 三子地黄汤（《张皆春眼科证治》）

药物组成：熟地黄、山药、山萸肉、茯苓、泽泻、牡丹皮、菟丝子、沙苑子、枸杞子。

功能与主治：补肾填精。适用于肾中精气不足，症见神光受截，幻影色黑，不任久视，头晕耳鸣，腰膝酸软。

【成药例证】

1. 益肾灵颗粒（胶囊）（《临床用药须知中药成方制剂卷》2020 年版）

药物组成：沙苑子、补骨脂（炒）、淫羊藿、韭菜子（炒）、附子（制）、覆盆子、金樱子、芡实（炒）、五味子、枸杞子、桑椹、女贞子、车前子（炒）。

功能与主治：温阳补肾。用于肾气亏虚、阳气不足所致的阳痿、早泄、遗精或弱精症。

2. 补益蒺藜丸（《临床用药须知中药成方制剂卷》2020 年版）

药物组成：沙苑子、炙黄芪、菟丝子、芡实（麸炒）、炒白术、山药、白扁豆、茯苓、当归、陈皮。

功能与主治：健脾补肾，益气明目。用于脾肾不足，眼目昏花，视物不清，腰酸气短。

3. 生力胶囊（《临床用药须知中药成方制剂卷》2020 年版）

药物组成：人参、肉苁蓉、熟地黄、枸杞子、淫羊藿、沙苑子、丁香、沉香、荔枝核、远志。

功能与主治：益气助阳，补肾填精。用于阴阳两虚所致的腰膝酸软、神疲乏力、头晕耳鸣、阳痿早泄。

4. 消渴平片（《临床用药须知中药成方制剂卷》2020 年版）

药物组成：黄芪、天花粉、人参、葛根、天冬、黄连、知母、枸杞子、沙苑子、五倍子、五味子、丹参。

功能与主治：益气养阴，清热泻火。用于阴虚燥热，气阴两虚所致的消渴病，症见口渴喜饮、多食、多尿、消瘦、气短、乏力、手足心热；2 型糖尿病见上述证候者。

【用法与用量】 9～15g。

【注意】 阴虚火旺及小便不利者忌服。

【本草摘要】

1.《本草纲目》 “补肾，治腰痛泄精，虚损劳乏。”“古方补肾治风，皆用刺蒺藜。后世补肾多用沙苑蒺藜，或以熬膏和药，恐其功亦不甚相远也。”

2.《本草汇言》 “补肾涩精之药也。其气清香，能养肝明目，润泽瞳人。色黑象肾，能补肾固精，强阳有子。不烈不燥，兼止小便遗沥，乃和平柔润之剂也。”

3.《本经逢原》 “沙苑蒺藜产于潼关，得漠北之气，性降而补，益肾，治腰痛，为泄精虚劳要药，最能固精，故聚精丸用此，佐鳔胶大有殊功。以之点汤代茶，亦甚甘美益人。但肾与膀胱偏热者禁用，以其性温助火也。”

【化学成分】 主要含黄酮类成分：金丝桃苷，菟丝子苷等；有机酸类成分：绿原酸等；还含钙、钾、磷等微量元素及氨基酸等。

中国药典规定本品含金丝桃苷（$C_{21}H_{20}O_{12}$）不得少于 0.10%。

【药理毒理】 本品具有抗肝损伤、抗肺损伤、性激素样、延缓衰老、提高免疫、抗肿瘤、抗炎镇痛、降压降脂等作用。

1. 抗肝损伤作用 沙苑子提取物 5g/kg 灌胃给药，降低 CCl_4 致肝损伤模型大鼠血清丙氨酸氨基转移酶（ALT）、肝胆固醇（TC），降低正常小鼠肝糖原、甘油三酯（TG）、肝总蛋白含量；沙苑子水溶性部位降低模型大鼠肝糖原、肝总蛋白、肝 TG、TC，升高血清 TG 含量；沙苑子乙酸乙酯部位升高模型大鼠肝糖原，降低血 TG、ALT 含量；沙苑子总氨基酸部位降低模型大鼠 TG，升高肝总蛋白含量。沙苑子水溶性部位、沙苑子总黄酮 0.03～0.12g/kg 灌胃给药，降低 CCl_4、D-氨基半乳糖致急性肝损伤模型小鼠血清 ALT、天门冬氨酸氨基转移酶（AST）活性，减轻肝组织损伤程度。沙苑子黄酮 0.03、0.06、0.12g/kg 灌胃给药，降低二甲基亚硝胺（DMN）致肝纤维化模型大鼠血清 ALT、AST、白蛋白（Alb）、透明质酸

(HA)、层粘连蛋白(LN)、Ⅲ型前胶原氨基端肽(PⅢNP)，提高血清干扰素(IFN-7)，降低肝组织丙二醛(MDA)，改善肝小叶结构，减轻胶原纤维增生；降低CCl_4致慢性肝纤维化模型小鼠血清 AST、ALT 及肝组织匀浆 MDA 水平、HYP 含量，升高 ALB 水平、肝组织匀浆超氧化物歧化酶(SOD)活性及 PPARγ表达[1]。

2. 抗肺损伤作用　沙苑子总黄酮 35～140mg/kg 灌胃给药，降低博来霉素致肺纤维化模型大鼠肺组织中羟脯氨酸(HYP)含量，增强总抗氧化能力(T-AOC)，降低肺泡灌洗液中细胞因子 IL-1β及 IL-6 含量，减轻组织病理学观察肺泡炎症及肺组织纤维化程度[2]；减少百草枯中毒后急性肺损伤模型大鼠肺组织MDA含量；增加SOD和过氧化氢酶(CAT)活性，减少细胞凋亡，下调子结合蛋白同源蛋白 CHOP 蛋白表达、活化的转录因子4(ATF4)、X-盒结合蛋白-1(XBP1)和 CHOP 基因表达[3]。

3. 性激素样作用　沙苑子提取物 0.2～0.8g/kg 灌胃给药，增加生精障碍模型大鼠、小鼠的血清睾酮(T)含量，降低促黄体生成素(LH)、促卵泡生成素(FSH)水平；增加精子数、精子活动率及前列腺和精囊腺指数，降低精子畸形数[4]。

4. 延缓衰老作用　沙苑子水煎液 5～40g/kg 灌胃给药，降低 D-半乳糖衰老模型雌性小鼠体内 MDA 含量，提高 SOD、谷胱甘肽过氧化酶(GSH-Px)活性。沙苑子黄酮 50～400mg/kg 灌胃给药，延长 D-半乳糖致亚急性衰老模型小鼠缺氧条件下的存活时间和游泳时间，降低 MDA 含量，提高脾指数和胸腺指数及 SOD 活性[5]。

5. 提高免疫作用　沙苑子煎液 5、10g/kg 和黄酮灌胃给药，提高 615 纯系小鼠的脾细胞或血清溶菌酶活力，促进植物血凝素(PHA)刺激小鼠及正常小鼠脾脏对^{3}H-TdR 的掺入。沙苑子水煎液 5g/kg 灌胃给药，提高 D-半乳糖衰老模型雌性小鼠白细胞介素(IL-1、IL-8)水平。沙苑子甲醇或乙醇提取物 5、10g/kg 灌胃给药，促进健康小鼠生长发育，增加胸腺、脾脏湿重，促进肝脏 Kupffer 细胞和脾脏细胞的吞噬功能，增加绵羊红细胞免疫所致小鼠溶血素生成；提高^{60}Co-γ射线照射小鼠 21 天存活率，促进胸腺细胞和脾脏细胞增殖，延长受辐射小鼠的存活时间，升高外周血中的白细胞、红细胞、血小板和血红蛋白。

6. 抗肿瘤作用　沙苑子黄酮 50～400mg/kg 灌服给药，能抑制肝癌 H_{22} 移植瘤模型小鼠移植瘤的生长，升高小鼠脾指数及白细胞总数、淋巴细胞、单核细胞、中性粒细胞数，增强刀豆蛋白刺激下小鼠脾淋巴细胞转化作用；抑制 S_{180} 肉瘤移植小鼠肉瘤生长，提高小鼠存活率；降低人肝癌细胞皮下移植瘤模型裸小鼠肿瘤体积和重量，肿瘤组织坏死明显增多。沙苑子总黄酮 0.0625、0.125、0.25、0.5mg/ml 体外培养，抑制人乳腺癌细胞 MCF-7 增殖，诱导细胞凋亡，减弱核转录因子κB(NF-κB)与 c-Myc 表达，增强 p53 表达，并向细胞核内聚集[6]。沙苑子黄酮 25、50、100、200mg/L 体外培养，降低人肝癌细胞($HepG_2$)集落形成率，抑制肝癌细胞增殖[7]。

7. 抗炎镇痛作用　沙苑子水煎液 5～40g/kg 灌胃给药，抑制大鼠甲醛性关节肿的形成和组胺诱发的离体豚鼠回肠平滑肌兴奋，降低组胺引起的大鼠毛细血管通透性。沙苑子水煎醇沉液 10～40g/kg 灌胃给药，延长小鼠痛反应潜伏期，延迟小鼠的舔足趾反应，镇痛作用维持 150 分钟以上；降低 0.05%酒石酸锑钾所致小鼠的扭体反应次数；增加小鼠自发活动；协同阈下剂量的硫喷妥钠的中枢抑制作用。

8. 降血脂作用　沙苑子水提液、油提液、50%乙醇提取液和 95%乙醇提取液 20、45、90g/kg 灌胃给药，降低高脂血症大鼠血 TC、TG 及肝脂肪，升高血清高密度脂蛋白(HDL-C)。沙苑子总黄酮 30g/kg 灌胃给药，降低喂饲高脂饲料所致高脂血症大鼠血清 TC、TG、低密度脂蛋白胆固醇(LDL-C)，升高 HDL-C，减轻肝脂肪病变，改善厌食及活动减少状况。沙苑子醇提黄酮类部位 0.05、0.15g/kg 或三萜苷类部位 0.15g/kg 灌胃给药，降低高脂血症模型雄性大鼠血清 TG、LDL-C、TC，提高 HDL-C。沙苑子乙酸乙酯部位和氨基酸部位灌胃给药，降低 CCl_4 致肝损伤模型大鼠血 TG，升高肝总蛋白。沙苑子总黄酮(相当于生药 30g/kg)灌胃给药，降低高脂饲料所致高脂血症大鼠全血比黏度、全血还原黏度，升高红细胞压积，减慢血沉，缩短红细胞电泳时间。

9. 降血压作用　沙苑子总黄酮 0.1、0.2g/kg 灌胃给药，降低二肾一夹法肾血管性高血压模型大鼠(RHR)血压；降低自发性高血压大鼠(SHR)收缩压、舒张压。

10. 其他作用　沙苑子水煎液 5～40g/kg 灌胃给药，降低伤寒-副伤寒甲、乙混合疫苗致发热家兔及小鼠体温；延长小鼠游泳时间和低温存活时间；沙苑子提取物 0.2～0.8g/kg 灌胃给药，降低丝裂霉素 C 致骨髓细胞遗传损伤模型小鼠骨髓淋巴细胞拖尾率及平均尾长、微核率和染色体畸变率，提高有丝分裂指数[8]；增强辐射小鼠 SOD、GSH-Px 活力，降低 MDA 含量，增强清除自由基作用，抑制线粒体肿胀和红细胞溶血，减轻辐射对小鼠肝脏造成的坏死、肿胀、炎症浸润[9]。

11. 毒理研究　沙苑子 100%水煎醇沉液灌胃给药，大鼠 LD_{50} 为(37.75±1.05)g/kg。

【参考文献】［1］孙利兵，王尉平，顾振纶，等．沙苑子黄酮对 CCl_4 致小鼠慢性肝纤维化的保护作用．苏州大学学报(医学版)，2010，30(1)：90-93．

［2］侯燕，冯一中，蒋小岗，等．沙苑子总黄酮对博来霉素致大鼠肺纤维化的干预作用及其机制研究．中国药理学通报，2013，29(1)：88-93．

［3］张志坚，吴灿，田黎，等．沙苑子总黄酮对内质网应激诱导的细胞凋亡在百草枯致大鼠肺损伤中的保护作用．医学研究生学报，2014，27(8)：806-809．

［4］黄崇刚，李恒华，梅小利，等．沙苑子补肾固精的作用研究．中国实验方剂学杂志，2011，17(1)：123-126．

［5］韦翠萍，常唐喜，於学良，等．沙苑子黄酮对D-半乳糖所致亚急性衰老模型小鼠的抗衰老作用研究．中国药房，2009，20(36)：2807-2809．

［6］韦翠萍，邱秀芹，顾振纶．沙苑子黄酮对人乳腺癌细胞MCF-7增殖抑制、诱导凋亡及上调p53表达、下调NF-κB、c-Myc表达作用．南京医科大学学报(自然科学版)，2010，30(11)：1556-1563．

［7］杜崇民，刘春宇，吴文倩，等．沙苑子黄酮对人肝癌 $HepG_2$ 细胞的体外抑制作用．辽宁中医杂志，2010，37(5)：900-902．

［8］陈逸青，刘丛云，陈勤，等．沙苑子提取物对丝裂霉素C致小鼠骨髓细胞遗传损伤的保护作用．癌变·畸变·突变，2012，24(4)：279-282．

［9］齐琳，吴文倩，陈韶华，等．沙苑子黄酮对辐射损伤的抗氧化保护作用．上海中医药杂志，2011，45(5)：73-77．

蛤　蚧

Gejie

本品为壁虎科动物蛤蚧 *Gekko gecko* Linnaeus 的干燥体。主产于广西、广东，进口蛤蚧主产于越南。全年均可捕捉，除去内脏，拭净，用竹片撑开，使全体扁平顺直，低温干燥。以体大、尾全、不破碎者为佳。

【炮制】 **蛤蚧**　除去鳞片及头足，切成小块。

酒蛤蚧　取蛤蚧块，加黄酒浸润，烘干。

【性味与归经】 咸，平。归肺、肾经。

【功能与主治】 补肺益肾，纳气定喘，助阳益精。用于肺肾不足，虚喘气促，劳嗽咳血，阳痿，遗精。

【效用分析】 蛤蚧咸平，为血肉有情之品，平而偏温，温养肺肾，咸以益精血；入肾，壮肾阳，益精血；入肺，补肺气，定喘咳。为肺肾两虚，肾不纳气，久咳虚喘要药，故常用于肺肾两虚，肾不纳气的虚喘气促，劳嗽咳血。

蛤蚧有补肾助阳，益精养血之功，《本草备要》谓其："补肺润肾，益精助阳。"故常用于肾阳不足，精血亏虚之阳痿，遗精。

【配伍应用】

1. 蛤蚧配川贝母　蛤蚧长于补肺气，纳气定喘；川贝母善于清热化痰，润肺止咳。两药伍用，增强补肺清热，化痰止咳之功。适用于肺虚而有痰热的咳喘。

2. 蛤蚧配益智仁　蛤蚧质润不燥，补肾助阳兼能益精养血；益智仁辛温入肾，暖肾温脾兼能固精缩尿。两药伍用，增强温补肾阳，固本培元之功。适用于肾虚阳痿，遗精遗尿等。

3. 蛤蚧配地黄　蛤蚧长于补肺益肾，纳气定喘；地黄善于清热凉血，养阴生津。两药伍用，具有补肺益肾，清热凉血之功。适用于肺肾亏虚，久喘失音或痰中带血等。

4. 蛤蚧配枸杞子　蛤蚧长于补肺益肾，枸杞子善于补益肝肾。两药伍用，增强助阳益精之功。适用于肾阳不足，阳痿遗精等。

5. 蛤蚧配百部　蛤蚧长于补肺益肾，纳气定喘；百部甘润苦降，善于润肺止咳。两药伍用，补肺益肾，纳气定喘，润肺止咳之功更著。适用于肺痨咳嗽，痰中带血等。

6. 蛤蚧配巴戟天　蛤蚧长于补肺益肾，巴戟天善于补肾助阳。两药伍用，增强补肾助阳之功。适用于肾阳不足之阳痿等。

7. 蛤蚧配沙参　蛤蚧长于补肺益肾，沙参善于养阴润肺。两药伍用，具有养阴润肺止咳之功。适用于肺痨久咳。

8. 蛤蚧配五味子　蛤蚧长于补肺益肾，五味子功善敛肺滋肾。两药伍用，具有补益肺肾，敛肺止咳之功。适用于肺肾两虚之久咳虚喘等。

【鉴别应用】

1. 蛤蚧与酒蛤蚧　二者为蛤蚧的不同炮制品种，由于炮制方法不同，作用亦各有偏重。蛤蚧以补肺益精，纳气定喘见长，常用于肺虚咳嗽或肾虚作喘。酒炙蛤蚧可增强补肾壮阳作用，多用于肾阳不足，精血亏损的阳痿。

2. 蛤蚧与冬虫夏草　两者均归肺、肾经，皆能补肾益肺，纳气平喘，均可用于肺虚咳嗽及肾不纳气之喘促及肾阳不足之腰膝酸痛。然蛤蚧性味咸平，力强，偏补肺气，尤善纳气定喘，为肺肾虚喘之要药；兼益精血，用于肾虚阳痿。而冬虫夏草性味甘平，力缓，偏平补肺肾阴阳，为诸虚劳损调补之要药；兼止血化痰，多用于劳嗽痰血。

3. 蛤蚧与补骨脂　两者均入肾经而温肾助阳，纳气平喘，主治肾阳不足之阳痿、遗精及肾不纳气之虚喘等证。然蛤蚧咸平，又入肺经，兼可补肺气，定喘嗽，益精血，善治肺虚咳嗽、肾虚喘咳，尤其对肾不纳气之虚喘效佳。补骨脂辛苦温，又归脾经，兼敛涩之性，又能固精缩尿，暖脾止泻，善治阳虚火衰、下元不固之腰膝冷痛，宫冷不孕，遗尿尿频以及脾肾阳虚泄泻。

4. 蛤蚧与核桃仁 两者均归肾、肺经，具温补肺肾、纳气平喘之功，主治肺虚咳嗽，肾虚喘咳。然蛤蚧咸平，兼可益精血，善治肾阳不足、精血亏虚之阳痿、遗精等。核桃仁甘温油润，兼入大肠经，又能润肠通便，适用于津亏肠燥便秘。

5. 蛤蚧与哈蟆油 两药均咸平，归肺肾经，均能补肺益肾，用于肺肾不足之虚劳久咳。但蛤蚧又具有补肾益精，阴阳并补的功效，故又可用于肾虚精亏，阳痿宫冷等。哈蟆油味甘，善能补益肺肾之精血，有强壮体魄，补虚扶羸之功，故多用治病后、产后、伤血耗气，虚弱羸瘦，神衰盗汗等；其味甘咸而润，滋补肺肾，润泽五脏，故用治肺肾阴伤，痨嗽咯血。

【方剂举隅】

1. 人参蛤蚧散（《卫生宝鉴》）

药物组成：蛤蚧、甘草、杏仁、人参、茯苓、贝母、桑白皮、知母。

功能与主治：益气清肺，止咳定喘。适用于肺肾虚衰，兼有痰热，气逆不降之证，症见久咳气喘，痰稠色黄，身体羸瘦，脉浮虚。

2. 加味地黄丸（《不知医必要》）

药物组成：蛤蚧、紫菀、款冬、鳖甲、贝母、皂荚子仁、杏仁。

功能与主治：补肺益肾，纳气定喘。适用于虚劳咳嗽。

3. 天雄丸（《御药院方》）

药物组成：蛤蚧、朱砂、沉香、丁香、阳起石、钟乳粉、木香、紫梢花、晚蚕蛾、牡蛎粉、天雄、桂、石燕子、鹿茸、白术、肉苁蓉、菟丝子、龙骨、海马、乳香。

功能与主治：助阳益精。适用于阳痿，症见真气不足，阳气衰惫，失精腰痛，脐腹疼急及阳事不兴，男子本气脱者。

【成药例证】

1. 蛤蚧定喘胶囊（丸）（《临床用药须知中药成方制剂卷》2020年版）

药物组成：蛤蚧、百合、炒紫苏子、炒苦杏仁、紫菀、瓜蒌子、麻黄、黄芩、黄连、煅石膏、醋鳖甲、麦冬、甘草、石膏。

功能与主治：滋阴清肺，止咳平喘。用于肺肾两虚、阴虚肺热所致的虚劳久咳、胸满郁闷，自汗盗汗。

2. 葶贝胶囊（《临床用药须知中药成方制剂卷》2020年版）

药物组成：葶苈子、川贝母、石膏、瓜蒌皮、黄芩、鱼腥草、蜜麻黄、苦杏仁、白果、蛤蚧、旋覆花、赭石、桔梗、甘草。

功能与主治：清肺化痰，止咳平喘。用于痰热壅肺所致的咳嗽、咯痰、喘息、胸闷，苔黄或黄腻；慢性支气管炎急性发作见上述证候者。

3. 海龙蛤蚧口服液（《临床用药须知中药成方制剂卷》2020年版）

药物组成：海龙、蛤蚧、鹿茸、淫羊藿（羊油炙）、羊鞭、阳起石、肉苁蓉、锁阳、羊外肾、莲须、菟丝子、韭菜子、蛇床子、肉桂、熟地黄、地黄、枸杞子、何首乌、川芎、当归、人参、黄芪、花椒、豆蔻、陈皮、沉香、泽泻、黄芩、甘草。

功能与主治：温肾壮阳，补益精血。用于肾阳虚衰所致的腰膝酸软、面色无华、头目眩晕、阳痿、遗精、宫冷不孕。

4. 回春胶囊（《临床用药须知中药成方制剂卷》2020年版）

药物组成：海马、鹿鞭、牛鞭（制）、狗肾（制）、鹿角胶、仙茅（制）、阳起石（制）、肉苁蓉、韭菜子、淫羊藿、刺五加浸膏、黄柏（盐制）、蛤蚧、五味子。

功能与主治：补肾助阳，益精润燥。用于肾阳亏虚所致的腰痛、神疲、健忘、阳痿。

【用法与用量】 3～6g，多入丸散或酒剂。

【注意】 风寒或实热咳喘忌服。

【本草摘要】

1.《海药本草》 “主肺痿上气，咯血咳嗽。”

2.《本草纲目》 “补肺气，益精血，定喘止嗽，疗肺痈，消渴，助阳道。”

3.《本草备要》 “补肺润肾，益精助阳，治渴通淋，定喘止嗽，肺痿咯血，气虚血竭者宜之。”

【化学成分】 主要含磷脂类成分：溶血磷脂酰胆碱，神经鞘磷脂，磷脂酰胆碱，磷脂酰乙醇胺；脂肪酸类成分：月桂酸，豆蔻酸，花生酸，亚油酸，硬脂酸，油酸，花生四烯酸，棕榈酸，棕榈油酸，亚麻酸；还含蛋白质、氨基酸、微量元素等。

【药理毒理】 本品具有平喘、提高免疫、抗肿瘤、性激素样等作用。

1. 平喘作用 黑斑蛤蚧粉 1g/kg 灌胃给药，下调哮喘模型小鼠血清 IL-4、IL-5 水平，上调 IFN-γ水平[1]。蛤蚧尾、体乙醇提取物 3g/kg 皮下注射，减缓氯化乙酰胆碱所致豚鼠哮喘，松弛组胺和氯化乙酰胆碱所兴奋的豚鼠离体气管平滑肌。

2. 性激素样作用 蛤蚧乙醇提取物 2～15g/kg 灌胃给药，使未成年雌性大鼠出现动情期，且潜伏期短，增加子宫重量；提高胰岛素样生长因子(IGF-1)和颗粒细胞抑制素(InhA)在雌性大鼠卵巢中表达，改善卵巢功能，促进优势卵泡和黄体发育；抑制大鼠卵巢颗粒细胞凋亡[2]；增加 18 月龄大鼠子宫、卵巢重量；增加小鼠子宫、睾丸重量。蛤蚧体、尾乙醇提取物 3g/kg 皮下注射，增加去势雄性大鼠的前列腺与精囊腺重量。

3. 提高免疫作用 蛤蚧肽 0.2、0.4g/kg 灌胃给药，提高环磷酰胺(CTX)致免疫功能低下模型小鼠脾淋巴细胞增殖指数和 NK 细胞活性；恢复 CTX 鼠巨噬细胞杀瘤活性及溶血素抗体形成[3]。蛤蚧尾、体乙醇提取物 3g/kg 肌内注射，提高正常小鼠淋巴细胞转化率、血清溶菌酶活性，提高抗体效价；皮下注射，加强正常小鼠白细胞运动能力，加强豚鼠肺、支气管、腹腔吞噬细胞的吞噬功能。

4. 抗肿瘤作用 蛤蚧 3～20KD 蛋白 10μl 体外培养，抑制人肝癌细胞 $HepG_2$ 生长，增加坏死细胞和凋亡细胞，增高 Bax 基因 mRNA 表达[4]。蛤蚧肽 400mg/kg 灌胃给药，提升 S_{180} 荷瘤小鼠腹腔巨噬细胞杀瘤活性及 $HepG_2$ 荷瘤小鼠腹腔巨噬细胞吞噬功能；提高 S_{180} 及 $HepG_2$ 荷瘤小鼠脾淋巴细胞增殖能力及 NK 细胞活性[5]。

5. 其他作用 蛤蚧乙醇提取液 15g/kg 灌胃给药，增加去势大鼠胫骨 TGF-β_1 表达，提高全身骨密度(BMD)，抑制破骨样细胞生成[6]。蛤蚧尾、体乙醇提取物 3g/kg 皮下注射，降低四氧嘧啶致高血糖模型小鼠血糖含量。

6. 毒理研究 蛤蚧醇提取物 135g/kg 灌胃给药，未见小鼠毒性反应。蛤蚧乙醇提取物腹腔注射，72 小时内小鼠 LD_{50} 为 5.24g/kg。小鼠灌服蛤蚧眼匀浆或乙醇提取物(相当于成人剂量 50、100、200 倍)以及蛤蚧脑匀浆(相当于成人剂量 50 倍)，犬灌服蛤蚧头乙醇提取物(相当于成人剂量 50、100、200 倍)，观察 72 小时，活动、进食均未见异常反应。

【参考文献】 [1] 廖成成，臧宁，班建东，等. 黑斑蛤蚧对哮喘模型小鼠的免疫调节的影响. 中成药，2014，36(10)：2037-2040.

[2] 蒋兴伟，胡丽娜. 蛤蚧乙醇提取液对大鼠卵巢颗粒细胞凋亡的影响. 实用妇产科杂志，2010，26(4)：290-292.

[3] 杨帆，席伟，谢裕安，等. 蛤蚧肽对小鼠免疫功能的调节作用. 广西医科大学学报，2011，28(3)：342-344.

[4] 李蕾，杨帆，匡志鹏，等. 蛤蚧蛋白组分对肝癌 $HepG_2$ 细胞生长抑制作用的研究. 中国癌症防治杂志，2011，3(1)：15-19.

[5] 席玮，谢裕安，杨帆，等. 蛤蚧肽对荷瘤小鼠的免疫调节及抗肿瘤作用. 内科，2011，6(1)：5-8.

[6] 张胜昌，白鹭，蓝玲，等. 蛤蚧乙醇提取液影响去势大鼠胫骨 TGF-β_1 表达的研究. 广西医科大学学报，2010，27(2)：191-194.

核 桃 仁
Hetaoren

本品为胡桃科植物胡桃 *Juglans regia* L. 的干燥成熟种子。主产于陕西、山西、河北、东北、内蒙古。秋季果实成熟时采收，除去肉质果皮，晒干，再除去核壳及木质隔膜。以个大、饱满、断面色白者为佳。

【性味与归经】 甘，温。归肾、肺、大肠经。

【功能与主治】 补肾，温肺，润肠。用于肾阳不足，腰膝酸软，阳痿遗精，虚寒喘嗽，肠燥便秘。

【效用分析】 核桃仁甘温，归肾、肺、大肠经，入肾，能补肾固精，宜于肾阳不足，腰膝酸软，阳痿遗精。

核桃仁甘温，归肾、肺经，具有补肾纳气，温肺定喘之功，故用于肺肾不足，肾不纳气所致的虚寒喘嗽证。

核桃仁甘润富含油脂，尚具有润肠通便的作用，故可用于老人，虚人，津液不足，肠燥便秘。

【配伍应用】

1. 核桃仁配补骨脂 核桃仁甘温，具有补益肺肾，纳气定喘之功；补骨脂辛苦温，具有补肾壮阳，纳气平喘之功。两药伍用，既可用于肾阳不足，命门火衰，阳痿不举，腰膝冷痛；又可用于肾不纳气，呼多吸少，虚寒喘咳。

2. 核桃仁配人参 核桃仁甘温，长于补益肺肾，纳气定喘；人参甘、微苦而微温，善于大补元气，补肺定喘。两药伍用，增强补益肺肾，纳气定喘之功。适用于肺肾两虚，摄纳无权所致的咳嗽虚喘者。

3. 核桃仁配杏仁 核桃仁长于补益肺肾，纳气定喘，润肠通便；杏仁善于止咳平喘，润肠通便。两药伍用，增强止咳平喘，润肠通便之功。适用于肺肾两虚所致的咳喘以及津枯肠燥便秘。

4. 核桃仁配紫菀 核桃仁长于补益肺肾，纳气定喘；紫菀善于润肺下气，化痰止咳。两药伍用，可增强止咳平喘化痰的作用，适用于肾虚咳喘，痰多等。

5. 核桃仁配萆薢 核桃仁长于补益肺肾；萆薢善于祛风除湿。两药伍用，增强补益肺肾，祛风除湿之功。适用于肾虚腰痛，腰脚痿弱等。

【鉴别应用】 **核桃仁与火麻仁** 两者均味甘油润、归大肠经，皆能润肠通便，同治津亏之肠燥便秘。然核桃仁性温，兼入肾、肺经，属补阳药，又能温肺止嗽，多用于虚寒性喘咳。火麻仁性平，又入脾经，属润下药，兼有滋养补虚之功，善治年老体弱、津血不足之肠燥便秘。

【方剂举隅】

1. 胡桃汤（《景岳全书》）

药物组成：核桃仁、补骨脂、杜仲。

功能与主治：补肾壮阳，强健腰膝。适用于肾虚腰痛。

2. 观音人参胡桃汤（《百一选方》引《夷坚·已志》）

药物组成：人参、胡桃肉。

功能与主治：定嗽止喘。适用于肺肾虚衰喘嗽，痰喘气乏。

3. 三生丸（《儒门事亲》）

药物组成：胡桃仁、生姜、杏仁。

功能与主治：温补肺肾，纳气平喘。适用于咳嗽。

【成药例证】

1. 补脑丸（《临床用药须知中药成方制剂卷》2020年版）

药物组成：枸杞子、当归、五味子（酒炖）、肉苁蓉（蒸）、核桃仁、益智仁（盐炒）、柏子仁（炒）、酸枣仁（炒）、远志（制）、石菖蒲、天麻、龙骨（煅）、琥珀、胆南星、天竺黄。

功能与主治：滋补精血，安神健脑，化痰息风。用于精血亏虚、风痰阻络所致的健忘失眠、癫痫抽搐、烦躁胸闷、心悸不宁。

2. 青娥丸（《临床用药须知中药成方制剂卷》2020年版）

药物组成：盐杜仲、盐补骨脂、核桃仁（炒）、大蒜。

功能与主治：补肾强腰。用于肾虚腰痛，起坐不利，膝软乏力。

3. 复方皂矾丸（《临床用药须知中药成方制剂卷》2020年版）

药物组成：海马、西洋参、皂矾、肉桂、核桃仁、大枣（去核）。

功能与主治：温肾健髓，益气养阴，生血止血。用于再生障碍性贫血、白细胞减少症、血小板减少症、骨髓增生异常综合征及放疗和化疗所致的骨髓损伤、白细胞减少属肾阳不足、气血两虚证者。

4. 消石片（《临床用药须知中药成方制剂卷》2020年版）

药物组成：半边莲、郁金、铁线草、猪苓、琥珀、核桃、红穿破石、水河剑、威灵仙、乌药。

功能与主治：清热利尿，通淋排石。用于湿热下注所致的石淋，症见尿频、尿急、尿涩痛、腰痛；泌尿系结石见上述证候者。

【用法与用量】 6～9g。

【注意】 阴虚火旺、痰热咳嗽、便溏者不宜服用。

【本草摘要】

1.《开宝本草》 “食之令人肥健，润肌黑发。”

2.《本草纲目》 “补气养血，润燥化痰，益命门，利三焦，温肺润肠，治虚寒喘嗽，腰脚重痛。”

【化学成分】 主要含脂肪油，含量约58%～75%，主要成分为不饱和脂肪酸：亚油酸，油酸，亚麻酸等；氰苷类成分：苦杏仁苷，野樱苷等；还含蛋白质及氨基酸、多糖等。

【药理毒理】 本品具有延缓衰老、改善记忆、提高免疫、抗肿瘤等作用。

1. 延缓衰老作用 核桃仁 2.8～10g/kg 长期喂食，抑制16月龄大鼠血浆、肝、脑组织脂质过氧化物（LPO）生成，提高红细胞超氧化物歧化酶（SOD）活性；降低$HgCl_2$致衰老模型大鼠血浆和脑LPO，升高红细胞SOD活性，降低胸骨的骨髓细胞微核率；降低小鼠血浆及脑组织LPO含量。核桃仁水提物4.0、8.0g/kg灌胃给药，增加D-半乳糖和紫外线照射致皮肤衰老小鼠皮肤胶原纤维厚度，升高羟脯氨酸（HYP）含量，减少MMP-9阳性细胞率及表达量[1]。核桃仁丙酮提取物4g/kg灌胃给药，增强D-半乳糖致衰老模型小鼠脑组织SOD、过氧化物酶（POD）、过氧化氢酶（CAT）活性，减少脑组织LPO；核桃仁乙醇提取物4g/kg增强衰老模型小鼠脑组织SOD活性。

2. 改善记忆作用 核桃提取物0.2、0.4g/kg连续喂养，缩短雌性小鼠水迷宫试验到达终点时间，减少错误次数，缩短潜伏期；回避跳台试验显示延长小鼠跳台潜伏期，减少受电击次数；提高小鼠脑NO、乙酰胆碱酯酶（AChE）含量。核桃仁水提物、乙醇提物或丙酮提取物3～4g/kg灌胃给药，增强$A\beta_{1-40}$淀粉蛋白致阿尔茨海默模型大鼠海马和皮质区胆碱乙酰转移酶（ChAT）和乙酰胆碱酯酶（AChE）活性[2]；降低大鼠脑内IL-1和IL-6含量[3]。

3. 提高免疫作用 核桃仁水提液1、2、4g/kg灌胃给药，增加环磷酰胺致免疫功能低下模型小鼠免疫器官脾和胸腺重量、白细胞数，提高腹腔巨噬细胞的吞噬功能、血清溶血素含量，促进T淋巴细胞转化。

4. 抗肿瘤作用 核桃仁醇提取12.5～1600mg/L，抑制体外人骨肉瘤细胞株Hosp36、乳腺癌细胞株MCF-7、人卵巢癌细胞株SKOV3和人肺癌细胞株A549生长，各癌细胞IC_{50}分别为108.050、216.654、254.153、

593.244mg/L[4]；抑制癌细胞中表皮生长因子受体(EGFR)、磷脂酶 C-γ1(PLC-γ1)、蛋白激酶 Cα(PKCα)蛋白表达，作用强弱依次为骨肉瘤、乳腺癌、卵巢癌、肺癌细胞[5]。核桃仁蛋白木瓜酶水解物 2、3、4mg/ml 体外培养，抑制人乳腺癌细胞(MCF-7)、人结肠癌细胞(Caco-2)及人宫颈癌细胞(HeLa)生长；促进小鼠脾淋巴细胞增殖[6]。

5. 其他作用 核桃油 1g/kg 连续灌胃，降低高脂饲料所致高脂血症和动脉粥样硬化模型大鼠血浆甘油三酯(TG)，升高载脂蛋白 AI(αpoAI)，降低雄性大鼠血浆总胆固醇(TC)含量。

6. 毒理研究 核桃提取物灌胃半数致死量(LD_{50})大于 10g/kg。核桃提取物 1、2、4g/kg 灌胃给药，小鼠骨髓多染红细胞微核试验、小鼠睾丸染色体畸变试验、单细胞凝胶电泳试验结果为阴性；Ames 试验结果为阴性，表明无致突变性。

【参考文献】 [1] 陈勤，姚媛媛，徐柯乐，等. 核桃仁水提物对皮肤老化小鼠皮肤胶原纤维的作用. 中国老年学杂志，2013，11(33)：5383-5385.

[2] 周丽莎，朱书秀，张雯娟，等. 核桃仁提取物对 AD 模型大鼠海马和皮质区 ChAT、AChE 活性的影响. 江汉大学学报(自然科学版)，2011，39(2)：70-72.

[3] 周丽莎，朱书秀，王小月. 核桃仁提取物对老年痴呆模型大鼠 IL-1、IL-6 含量影响的实验研究. 江汉大学学报(自然科学版)，2012，40(1)：89-91.

[4] 司高. 核桃仁醇提物抑制癌细胞生长的实验研究. 中医研究，2011，24(1)：19-22.

[5] 司高. 核桃仁醇提物抑制癌细胞生长相关蛋白表达的作用. 中医研究，2011，24(2)：9-10.

[6] 翟梦新，赖莹，崔犁，等. 核桃仁蛋白木瓜酶水解物抑制癌细胞增殖. 食品科技，2013，38(9)：6-10.

冬虫夏草

Dongchongxiacao

本品为麦角菌科真菌冬虫夏草菌 *Cordyceps sinensis*(Berk.) Sacc.寄生在蝙蝠蛾科昆虫幼虫上的子座和幼虫尸体的干燥复合体。主产于四川、西藏、青海。夏初子座出土、孢子未发散时挖取，晒至六七成干，除去似纤维状的附着物及杂质，晒干或低温干燥。以虫体色黄发亮、丰满肥壮、断面淡黄白色、子座短者为佳。

【性味与归经】 甘，平。归肺、肾经。

【功能与主治】 补肾益肺，止血化痰。用于肾虚精亏，阳痿遗精，腰膝酸痛，久咳虚喘，劳嗽咯血。

【效用分析】 冬虫夏草甘平，入肺肾经，平补肺肾，既补肺气，益肺阴，又助肾阳，益精血，兼能止血化痰，正如《本草从新》所言："保肺益肾，止血化痰，已劳嗽。"故可用治肺肾两虚，摄纳无权之久咳虚喘，以及肺肾阴虚之劳嗽咳血。

冬虫夏草能助肾阳，益精血，有补肾起痿固精之功，故又常用于肾阳不足，精血亏虚所致的阳痿遗精，腰膝酸痛。

此外，冬虫夏草又可补肺肾，益精血，实卫气，固腠理，故适用于病后体虚不复，自汗畏寒，易感风寒者。

【配伍应用】

1. 冬虫夏草配北沙参 冬虫夏草长于补肺气，益肺阴；北沙参善于养肺阴，清肺热。两药伍用，润肺化痰，止咳平喘之功更著。适用于肺之气阴两虚所致的久咳劳嗽等。

2. 冬虫夏草配补骨脂 冬虫夏草长于温肾补肺，止嗽定喘；补骨脂善于补肾壮阳，纳气平喘。两药伍用，增强补肾壮阳，纳气定喘之功。适用于肺肾两虚，摄纳无权所致的久咳虚喘等。

3. 冬虫夏草配枸杞子 冬虫夏草长于温肾补肺；枸杞子善于补益肝肾。两药伍用，增强温肾补肝之功。适用于肝肾亏虚之腰痛乏力等。

4. 冬虫夏草配阿胶 冬虫夏草长于温肾补肺；阿胶善于养血止血，滋阴润肺。两药伍用，增强温肾助阳，滋阴润肺，养血止血之功。适用于气阴不足，劳嗽咳血等。

【鉴别应用】

1. 冬虫夏草与核桃仁 两者均味甘而入肺、肾经，皆能补肾益肺，纳气平喘，均可用于肾阳不足之腰膝酸痛，肺虚咳嗽及肾不纳气之喘促。然冬虫夏草性质平和，为平补肺肾之品，能补肾益精，兴阳起痿；兼能止血化痰，善治肾虚阳痿遗精，劳嗽咳血及病后体虚自汗畏寒；惟药力缓和，久服方效。核桃仁性温而质地油润，兼有润肠通便之功，常用治津亏肠燥便秘。

2. 冬虫夏草与人参 两者均味甘而入肺、肾经，皆能补肺肾，用于肺虚咳嗽。然冬虫夏草性质平和，能补肾益精，兼能止血化痰，善治肾虚阳痿遗精，劳嗽咳血及病后体虚自汗畏寒；惟药力缓和，久服方效。而人参大补元气，益气固脱，多用于气虚欲脱，脉微欲绝以及肺气虚证；人参又入脾经，补脾调中，鼓舞脾气，助生化之源，为补脾要药，用治脾气虚弱，运化失司，生化无权所致的神疲乏力，少气懒言，食少便溏等；人参甘微温不燥，又具有生津止渴之功，可用于津伤口渴，内热消渴；又能补益心气，安神益智，适用于惊悸失眠等；人参又大补元气，益气生血，气血俱补，用治气血亏虚，久病虚羸；大补元气，益气助阳，用治元气不足，命门火衰，阳痿宫冷等。

【成药例证】

1. 固本强身胶囊（《临床用药须知中药成方制剂卷》2020年版）

药物组成：冬虫夏草、人参、乌鸡（去毛、爪、肠）、淫羊藿、枸杞子、何首乌、花粉。

功能与主治：补虚益气，润肺养肝。用于气阴两虚、精血不足所致的神疲乏力、头昏目眩、气短憋闷、腰膝酸软、四肢麻木。

2. 洛布桑胶囊（《临床用药须知中药成方制剂卷》2020年版）

药物组成：红景天、冬虫夏草、手参。

功能与主治：益气养阴，活血通脉。用于气阴两虚、心血瘀阻所致的胸痹心痛、胸闷、胸部刺痛或隐痛、心悸气短、倦怠懒言、头晕目眩、面色少华等症；冠心病、心绞痛见上述证候者。

3. 麝珠明目滴眼液（《临床用药须知中药成方制剂卷》2020年版）

药物组成：麝香、珍珠（水飞）、石决明（煅）、炉甘石（煅）、黄连、黄柏、大黄、猪胆（膏）、蛇胆、紫苏叶、荆芥、冬虫夏草、冰片。

功能与主治：清热，消翳，明目。用于肝虚内热所致的视物不清、干涩不舒、不能久视。早、中期年龄相关性白内障见上述证候者。

【用法与用量】 3～9g。

【注意】 阴虚火旺者，不宜单独使用。

【本草摘要】

1.《本草从新》 “保肺益肾，止血化痰，已劳嗽。”

2.《药性考》 “秘精益气，专补命门。”

【化学成分】 主要含核苷类成分：腺苷，腺嘌呤核苷，次黄嘌呤核苷，次黄嘌呤，腺嘌呤，鸟嘌呤，尿嘧啶等；甾醇类成分：麦角甾醇等；还含蛋白质、脂肪酸、氨基酸、多糖等。

中国药典规定本品含腺苷（$C_{10}H_{13}N_5O_4$）不得少于0.010%。

【药理毒理】 本品具有调节免疫、改善肾损伤、改善肺损伤、改善肝损伤、性激素样作用、抗疲劳等作用。

1. 调节免疫作用

(1) 增强免疫功能　冬虫夏草水煎液0.5～10g/kg灌胃给药，增强小鼠腹腔巨噬细胞吞噬功能，提高血清碳廓清能力；提高小鼠肝细胞吞噬功能、巨噬细胞内酸性磷酸酶活性，促进脾巨噬细胞增殖，增强小鼠NK细胞活性；增加γ射线照射后小鼠脾重；升高环磷酰胺致免疫低下小鼠的碳廓清能力、抗体形成细胞数和溶血素-IgM含量；提高化疗后H_{22}肝癌小鼠的NK细胞活性、白介素-2（IL-2）水平，促进淋巴细胞转化；提高5/6肾切除致慢性肾功能不全大鼠的脾淋巴细胞转化率，促进脾细胞、淋巴细胞产生IL-2，增强免疫功能。

冬虫夏草粉混悬液0.2～5g/kg灌胃给药，提高血清溶血素水平、碳廓清能力、腹腔巨噬细胞吞噬荧光微球能力和NK细胞活性[1]；增加环磷酰胺致免疫低下小鼠的脾脏IL-2、IL-6、肿瘤坏死因子-α（TNF-α）及干扰素-γ（IFN-γ）水平，升高白细胞、中性粒细胞、淋巴细胞及红细胞数，提高胸腺、脾脏指数和碳廓清能力[2, 3]；促使慢性阻塞性肺病大鼠的树突状细胞产生TNF-α、IL-12 p70，使T细胞产生Th1型细胞因子IFN-γ，调节Th1/Th2平衡[4]；升高正常或γ射线照射后小鼠的血小板数，提高免疫功能。

(2) 抑制免疫功能　冬虫夏草水煎液0.5～10g/kg灌胃给药，抑制细菌脂多糖诱导小鼠脾细胞的增殖反应及IL-1合成，减少脾抗体形成细胞。冬虫夏草60%乙醇提取物1、3g/kg皮下注射，使615系小鼠胸腺明显萎缩。冬虫夏草素10 mg/kg灌胃给药，抑制Ⅱ型胶原致关节炎小鼠的免疫反应，降低血清IL-1β水平，升高IL-10水平[5]。

2. 改善肾损伤作用　冬虫夏草原粉混悬液2～5g/kg灌胃给药，改善他克莫司致糖尿病肾病大鼠的肾小管间质纤维化，降低尿蛋白排泄率和血尿8-羟基脱氧鸟嘌呤（8-OHdG）水平，下调肾小管炎性介质单核细胞趋化蛋白-1（MCP-1）、IL-17和转化生长因子β_1（TGF-β_1）表达[6]；减轻链脲佐菌素联合碘克沙醇致糖尿病对比剂肾病模型大鼠的肾小球及肾小管损伤，减少尿蛋白排泄率，降低血清肌酐（Cr）、尿素氮（BUN）及尿中性粒细胞明胶酶相关脂质运载蛋白（NGAL）、肾损伤因子-1（KIM-1）水平，减少肾脏细胞凋亡[7, 8]。

冬虫夏草水提液0.5～6g/kg灌胃给药，提高庆大霉素或环孢素A致肾损伤大鼠的菊糖清除率，增加尿量及滤过钠重吸收，提高肾小管浓缩尿能力，降低血清Cr水平，加速肾小管修复和促进肾功能恢复；降低钳夹肾蒂致缺血性急性肾功能衰竭大鼠的血清Cr水平和尿*N*-乙酰-β-D-葡萄糖苷酶（NAG）、溶菌酶活性；提高5/6肾切除慢性肾功能衰竭大鼠的存活率，延缓慢性肾功能衰竭的进展；降低5/6肾切除致肾小球硬化模型大鼠的肾小球硬化指数，减轻肾脏病理变化，减轻肾小球硬化细胞外基质的积聚，升高模型大鼠的血浆和肝脏白蛋白（ALB）水平，降低血清 Cr 水平、24 小时尿蛋白排泄量。

发酵冬虫夏草菌粉混悬液 0.2～6g/kg 灌胃给药，改善顺铂致肾损伤小鼠的肾小管损伤，降低血清 BUN、Cr 水平，减少肾组织丙二醛（MDA）、TNF-α、IL-1β、IL-6 水平，抑制胱氨酸蛋白酶-3（Caspase-3）蛋白表达，升高超氧化物歧化酶（SOD）活性[9, 10]；升高高糖高脂饲料喂养联合链脲佐菌素注射致糖尿病肾病大鼠的内生肌酐清除率，降低 24 小时尿白蛋白排泄率，增强肾小管 Bcl-2 蛋白表达，降低 Bax 蛋白表达，减少肾脏细胞凋亡率；减轻链脲佐菌素注射致糖尿病肾病大鼠的肾小管损伤，降低血清 Cr 和尿蛋白水平[11]；减轻糖尿病对比剂肾病模型大鼠的肾小球及肾小管损伤，减少尿蛋白排泄率，降低血清 Cr、BUN 和尿 NGAL、KIM-1 水平[12]；减轻肾缺血-再灌注损伤小鼠的肾功能损害，降低血清半胱氨酸蛋白酶抑制剂 C（CysC）、Cr、BUN、MDA 和尿磷水平，升高 SOD 活性[13]；减轻输尿管结扎致梗阻性肾病大鼠的肾间质纤维化，升高肾组织表皮生长因子-β_1（EGF）含量，下调肾组织 TGF-β_1 蛋白表达[14]；降低 5/6 肾切除致慢性肾功能衰竭大鼠的 24 小时尿蛋白和血清 Cr、C 反应蛋白（CRP）和 IL-6 浓度，抑制肾脏核因子 κB-p65（NF-κB-p65）mRNA 和蛋白表达，对该模型大鼠的微炎症反应起到治疗作用[15]；减小 5/6 肾切除致慢性肾病大鼠的肾小球硬化指数，减轻肾小管间质纤维化及炎症细胞浸润，降低 24 小时尿蛋白、NAG 和血清 Cr、BUN、MDA 水平，升高抗氧化酶锰超氧化物歧化酶（MnSOD）、谷胱甘肽过氧化物酶（GSH-Px）活性[16]。

冬虫夏草菌提取物 0.2～10g/kg 灌胃给药，减轻肾缺血-再灌注损伤大鼠的肾小管坏死及炎症细胞浸润，降低血清 Cr、BUN、TNF-α、IL-1β水平，上调肾组织水通道蛋白 1（AQP-1）蛋白表达[17, 18]；减轻盲肠结扎穿刺致脓毒症小鼠的肾小管及间质炎性细胞浸润、系膜基质增生，减少血浆巨噬细胞、中性粒细胞和腹水巨噬细胞数，降低肾组织α-平滑肌肌动蛋白（α-SMA）、纤维连接蛋白（FN）表达，下调肾组织 IL-1β、TNF-α、TIMP-1、TGF-β_1、基质金属蛋白酶-9（MMP-9）mRNA 表达[19]；抑制急性肾损伤小鼠的肾小管病变，降低肾脏 Toll 样受体 4（TLR4）、TNF-α蛋白表达[20]。

3. 改善肺损伤作用 冬虫夏草粉混悬液或水提液 0.3～2g/kg 灌胃给药，降低油酸致急性呼吸窘迫综合征兔的肺系数、支气管肺泡灌洗液中白细胞总数、血清 MDA 含量，提高 SOD 活性；减轻博来霉素致肺纤维化大鼠的肺组织纤维化病变，降低肺系数，升高动脉血氧分压。冬虫夏草液 5g/kg 灌胃给药，可使慢性阻塞性肺病大鼠的气道阻力下降，肺顺应性上升，减轻肺组织、支气管损伤，降低血浆内皮素-1（ET-1）和血清血管内皮生长因子（VEGF）水平，升高血清一氧化氮（NO）含量[21]。

冬虫夏草菌醇提物 123～750mg/kg 灌胃给药，减少卵清蛋白和氢氧化铝致过敏性鼻炎小鼠的擦鼻次数和打喷嚏次数，降低鼻腔灌洗液免疫球蛋白 E（IgE）、IL-4 及 IL-13 含量；降低辣椒素致哮喘大鼠的血清 IgE 水平、肺泡灌洗液 IgE 和促红细胞生成素（EPO）水平，降低肺组织 IL-4、IL-5 和 IL-13 含量[22]。

4. 改善肝损伤作用 冬虫夏草水煎液 1～5g/kg 或冬虫夏草多糖 5～500mg/kg 灌胃给药，减轻 CCl_4 或 D-氨基半乳糖致肝损伤小鼠的肝细胞坏死或肝细胞变性程度，降低血清丙氨酸氨基转移酶（ALT）、天冬氨酸氨基转移酶（AST）活性和血清甘油三酯（TG）、肝 MDA 含量，升高血清 SOD、谷胱甘肽（GSH）活性；降低硫代乙酰胺致肝损伤小鼠的肝系数和血清 ALT 活性；降低卡介苗和脂多糖致免疫肝损伤小鼠的脂质过氧化物（LPO）水平，降低肝脏 MDA 和血清 ALT、AST、TNF-α水平，升高 SOD 活性；减少 CCl_4 致肝纤维化大鼠的肝脏Ⅰ、Ⅲ型胶原蛋白水平；提高糖尿病小鼠的肝线粒体呼吸活性及线粒体膜 H^+-ATP 合酶活力，减少线粒体氧自由基生成，保护肝线粒体氧化磷酸化功能[23, 24]。冬虫夏草醇提物 12.5mg/kg 灌胃给药，降低二乙基亚硝胺模型大鼠的肝组织病理损伤，降低血清 AST 和 ALT 活性，抑制肝组织特定癌基因 C-Myc、抗氧化基因醌烟酰胺腺嘌呤二核苷酸磷酸脱氢酶 1（NQO_1）及α-SMA 蛋白的表达[25]。

冬虫夏草菌提取物 5～10g/kg 灌胃给药，减轻 CCl_4 致肝损伤小鼠的肝细胞坏死程度，降低血清 ALT 水平；减轻 CCl_4 致肝纤维化大鼠的肝细胞肿胀、气球样变和脂肪变性，下调肝组织 TGF-β、α-SMA、p38 丝裂素活化蛋白激酶（p38MAPK）、结缔组织生长因子（CTGF）及Ⅳ型胶原蛋白 mRNA 表达[26]。

5. 性激素样作用 冬虫夏草水煎液 1.75g/kg 灌胃给药，改善子宫内膜，增加受孕率和产子数，调节小鼠母体雌激素水平。冬虫夏草提取物 50～100mg/kg 灌胃给药，升高去卵巢大鼠的血清雌二醇（E_2）水平，降低卵泡刺激素（FSH）、促黄体生成素（LH）水平[27]。冬虫夏草子实体细粉 1.5g/kg 喂饲，改善腺嘌呤致肾阳虚模型小鼠的睾丸形态，增加仔鼠数和仔鼠体重。

6. 抗疲劳作用 冬虫夏草固体发酵物水提液 1.27g/kg 灌胃给药，能延长小鼠负重游泳时间[28]。冬虫夏草子实体提取物 250mg/kg 或冬虫夏草菌丝体多糖

150mg/kg 灌胃给药，能使小鼠耐缺氧存活时间、负重游泳时间延长，降低游泳后小鼠的全血乳酸、血清尿素氮含量，增加肝糖原含量[29, 30]，提高小鼠的抗疲劳能力。

7. 其他作用　冬虫夏草水煎液 1～6g/kg 灌胃给药，减小链脲菌素致糖尿病大鼠的肾小管间质损伤指数和胶原面积，降低血清 TG、总胆固醇(TC)、低密度脂蛋白胆固醇(LDL-C)水平，降低尿蛋白排泄量，升高高密度脂蛋白胆固醇(HDL-C)水平，降低 24 小时尿蛋白排泄量，增加肾小管上皮细胞 E 钙黏蛋白(E-cad)表达；提高四氧嘧啶致糖尿病模型小鼠的肝线粒体 GSH、GSH-Px 活性，降低 MDA 含量。含冬虫夏草粉的全价饲料喂养，减轻链脲佐菌素致糖尿病模型大鼠的肾脏病理变化，降低血清 TC、TG 水平。冬虫夏草提取物 200mg/kg 灌胃给药，降低高脂血症黄金地鼠的血清 TC、TG 及 LDL-C 含量，升高 HDL-C/LDL-C[31]。

冬虫夏草 7.5g/kg 灌胃给药，可降低病毒性心肌炎慢性期小鼠的左室舒张末期内径(LVEDd)和左室收缩末期内径(LVEDs)及胶原容积积分(CVF)、血清血管紧张素Ⅱ(AngⅡ)、心肌胶原-Ⅰ和胶原-Ⅲ表达，抗心肌纤维化[32]。冬虫夏草粉末混悬液 5mg/kg 灌胃给药，纠正糖尿病大鼠纤溶酶原系统的紊乱，上调纤溶酶原激活物(tPA)的蛋白表达，下调纤溶酶原激活物抑制剂(PAI)、Ⅳ型胶原(ColⅣ)及 FN 的表达[33]。冬虫夏草粉混悬液 0.1～1.0g/kg 灌胃给药，增加 D-半乳糖致衰老小鼠的脑细胞数量，改善脑组织形态，降低脑 MDA 含量和环氧合酶-2(COX-2)活性，升高脑 SOD、CAT、GSH-Px、T-AOC 活性。

冬虫夏草子实体提取物 1g/kg 灌胃给药，可使亚硝酸致记忆障碍模型小鼠的跳台和避暗潜伏期延长，错误次数减少；使东莨菪碱致记忆障碍模型小鼠的大脑组织内乙酰胆碱酯酶(AChE)活性升高，Morris 水迷宫试验中发现隐匿平台时间缩短，90 秒内跨越原平台次数增加，目标象限中停留时间及行驶路程的百分比增加[34]。

8. 毒理研究　冬虫夏草小鼠灌服耐受量为 45g/kg，冬虫夏草水提液对小鼠腹腔注射的 LD_{50} 为(21.7±1.3)g/kg。冬虫夏草菌丝体对雌、雄小鼠和大鼠经口 LD_{50} 均大于 20.0g/kg。小鼠骨髓细胞微核试验、小鼠精子畸形试验、Ames 试验均未见致突变作用。大鼠 30 天喂养试验，未见明显毒性反应[35]。

【参考文献】［1］陈炜，张雪元，杨跃军，等. 不同产地冬虫夏草对小鼠免疫功能的影响. 医药导报，2016，35(7)：710-713.

［2］郑健，霍晓奎，王妍，等. 野生及人工繁育冬虫夏草调节免疫和抗衰老作用的对比研究. 中国药学杂志，2018，53(20)：1742-1747.

［3］李如意，林也，魏艳霞，等. 冬虫夏草对免疫抑制模型小鼠免疫功能调节作用的研究. 湖南中医药大学学报，2017，37(12)：1316-1319.

［4］李洪涛，张天托，黄静，等. 冬虫夏草对慢性阻塞性肺疾病大鼠树突状细胞功能的影响. 中国病理生理杂志，2011，27(12)：2372-2375.

［5］胡敏，程震勇. 冬虫夏草素对小鼠胶原诱导性关节炎的治疗作用以及免疫调节机制研究. 时珍国医国药，2019，30(9)：2125-2128.

［6］张隆业，金健，金吉哲，等. 虫草提取物 CS-4 对他克莫司所致大鼠胰腺和肾脏损伤的保护. 中国老年学杂志，2019，39(2)：361-367.

［7］戈立秀，赵凯，高巧营，等. 叉头转录因子 O_1 在冬虫夏草预防糖尿病模型大鼠对比剂肾病中的机制. 中国老年学杂志，2019，39(20)：5050-5055.

［8］宗春辉，赵凯，张琦，等. 冬虫夏草预防糖尿病大鼠对比剂肾病机制研究. 中国中西医结合杂志，2020，40(2)：204-210.

［9］单娟萍，官继超，董志超，等. 冬虫夏草通过抗氧化抗炎抑制细胞凋亡改善顺铂肾损伤. 中国中西医结合肾病杂志，2019，20(6)：474-477，565.

［10］单娟萍，沈水娟，官继超，等. 冬虫夏草对顺铂肾损伤小鼠模型肾组织 Caspase-3 表达的影响. 中华中医药学刊，2015，33(8)：2014-2016，2085-2086.

［11］徐喆，赵凯，李志军. 冬虫夏草对糖尿病肾病大鼠肾小管细胞中 AMPK/mTOR 信号传导途径的影响. 中国现代医学杂志，2018，28(3)：1-5.

［12］许蔚，赵凯，高巧营，等. 冬虫夏草菌粉对糖尿病大鼠对比剂肾损伤的影响. 中国实验诊断学，2018，22(12)：2136-2140.

［13］李莉，杨敏，何华琼，等. 冬虫夏草菌粉对肾缺血-再灌注损伤大鼠 Klotho 基因和免疫调节的影响. 中国中医急症，2016，25(7)：1290-1292，1311.

［14］张惠丽，徐米清，肖洁. 冬虫夏草对梗阻性肾病大鼠肾间质表皮生长因子及转化生长因子-β_1 表达的影响. 广东医学，2015，36(2)：174-177.

［15］吴涛，高蕾，李学刚，等. 虫草菌丝对慢性肾功能衰竭大鼠微炎症反应的影响. 中国药理学与毒理学杂志，2010，24(4)：274-279.

［16］张明辉，潘明明，倪海峰，等. 冬虫夏草菌粉对 5/6 肾大部切除大鼠肾脏氧化应激及线粒体功能的影响. 中国中西医结合杂志，2015，35(4)：443-449.

［17］黄仁发，杜登攀，梁群卿，等. 冬虫夏草对肾缺血-再灌注大鼠血清及肺泡灌洗液 HGMB1、TNF-α和 IL-6 的影响. 时珍国医

国药，2017，28(12)：2876-2879.

[18] 黄仁发，李贺生，梁群卿，等. 冬虫夏草对肾缺血-再灌注损伤大鼠血清和肺泡 TNF-α、IL-1β以及肾和肺组织水通道蛋白 1 表达的影响. 中国中西医结合杂志，2018，38(7)：844-850.

[19] 岳会敏，刘飞，李范林，等. 冬虫夏草菌丝体提取物调控免疫改善肾纤维化的实验研究. 中国免疫学杂志，2016，32(3)：354-357.

[20] 公伟，刘丹，岳会敏，等. 冬虫夏草菌丝体提取物抑制顺铂诱导的肾小管上皮细胞损伤. 中国免疫学杂志，2016，32(5)：669-672.

[21] 吴雪琴. 冬虫夏草早期干预对 COPD 模型大鼠气道重塑及血管内皮功能的影响. 中华全科医学，2015，13(4)：594-595，620，689.

[22] Chen Jihang，Chan WingMan，Leung HoiYan，et al. Anti-inflammatory effects of a Cordyceps sinensis mycelium culture extract(cs-4) on rodent models of allergic rhinitis and asthma. Molecules，2020，25(18)：4051.

[23] 张蕾，陈顺志，刘树森. 冬虫夏草提取液对糖尿病小鼠肝线粒体氧化损伤的保护效应. 中国临床康复，2006，10(39)：132-134.

[24] 张蕾，陈顺志，刘树森. 冬虫夏草提取液对糖尿病小鼠肝线粒体氧化磷酸化功能保护作用. 现代预防医学，2010，37(11)：2031-2033.

[25] Wang PeiWen，Hung YuChiang，Li WenTai，et al. Systematic revelation of the protective effect and mechanism of Cordycep sinensis on diethylnitrosamine-induced rat hepatocellular carcinoma with proteomics. Oncotarget，2016，7(37)：60270-60289.

[26] 钱福永，王家传，王玉梅. 人工冬虫夏草菌液预防实验性肝纤维化的作用机制. 广东医学，2016，37(3)：346-348.

[27] Zhang DaWei，Wang ZhenLin，Qi Wei，et al. The effects of Cordyceps sinensis phytoestrogen on estrogen deficiency-induced osteoporosis in ovariectomized rats. BMC Complement Altern Med，2014，14(37)：484.

[28] 闫文娟，李泰辉，劳景辉，等. 冬虫夏草固体发酵物水提液抗疲劳作用初步研究. 食用菌学报，2012，20(1)：61-64.

[29] 栾洁，陈雅琳，储智勇，等. 冬虫夏草子实体对小鼠抗疲劳及耐缺氧能力的影响. 时珍国医国药，2013，24(1)：47-48.

[30] 王玢，朱培新，梁运祥，等. 冬虫夏草菌丝体多糖对小鼠抗疲劳和耐缺氧能力的影响. 食品科技，2012，37(10)：164-167.

[31] 姜微哲，渠凯，朱海波. 冬虫夏草提取物调血脂与抗氧化活性. 中国实验方剂学杂志，2011，17(12)：127-131.

[32] 吴岚，宋丽君，张春艳，等. 冬虫夏草抗病毒性心肌炎慢性期小鼠心肌纤维化的研究. 临床儿科杂志，2013，31(4)：359-362.

[33] 陈叶，傅余芹，方华伟，等. 冬虫夏草对糖尿病大鼠纤溶系统的影响. 中国老年学杂志，2010，30(12)：1674-1676.

[34] 拱梅芳，徐江平，储智勇，等. 冬虫夏草子实体对小鼠学习记忆的影响. 中药材，2011，34(9)：1403-1405.

[35] 陈建国，来伟旗，梅松，等. 冬虫夏草菌丝体的安全性毒理学评价. 中国卫生检验杂志，2009，10(2)：417-419.

紫 河 车

Ziheche

本品为健康人的干燥胎盘。将新鲜胎盘除去羊膜和脐带，反复冲洗至去净血液，蒸或置沸水中略煮后，干燥。砸成小块或研成细粉。以色黄、血管内无残血者为佳。

【性味与归经】 甘、咸，温。归肺、肝、肾经。

【功能与主治】 温肾补精，益气养血。用于虚劳羸瘦，阳痿遗精，不孕少乳，久咳虚喘，骨蒸劳嗽，面色萎黄，食少气短。

【效用分析】 紫河车乃血肉有情之品，禀受精血结孕之余，甘咸性温，入肺肝肾三经，肺主气，肝藏血，肾藏精，为温肾补精，益气养血之品，用于虚劳羸瘦，阳痿遗精，不孕少乳，骨蒸劳嗽，面色萎黄，食少气短；紫河车能补肺气，益肾精，常用于肺肾两虚，摄纳无权，呼多吸少之久咳虚喘证，且平素单用本品，可扶正固本。

【配伍应用】

1. 紫河车配牛膝 紫河车长于补肾益精，养血益气；牛膝善于补益肝肾，强筋壮骨。两药伍用，增强滋补肝肾，强筋壮骨之功。适用于肾阳虚衰，精血不足所致的足膝无力，眩晕耳鸣，男子遗精，女子不孕等。

2. 紫河车配当归 紫河车长于养血益气；当归善于补血活血。两药伍用，增强补益气血之功。适用于气血不足之产后乳汁缺少，面色萎黄，消瘦，体倦乏力等。

3. 紫河车配冬虫夏草 紫河车长于补肾益精，纳气平喘；冬虫夏草长于补肺气，益肺阴，止嗽定喘。两药伍用，增强补肺益肾，纳气定喘之功。适用于肺肾两虚，摄纳无权所致的久咳虚喘。

4. 紫河车配五味子 紫河车长于助阳益气，五味子善于敛肺滋肾。两药伍用，增强温肾助阳，纳气定喘之功。适用于肺肾两虚所致的喘咳。

5. 紫河车配山茱萸 紫河车长于补精助阳，养血益气；山茱萸善于补益肝肾，涩精缩尿。两药伍用，增强补益肝肾之功。适用于阴阳两虚之形寒肢冷，腰膝酸软，阳痿遗精等。

【鉴别应用】

1. 紫河车与人参 两者均味甘性温而入肺经，皆能益气养血，治肺气虚弱及肺肾两虚之久咳虚喘，气血双亏之心悸失眠、消瘦乏力。然紫河车味咸，兼归肝肾经，温而不燥，为平补气血阴阳之品，长于补精助阳，主治肾虚精血不足之阳痿、遗精、不孕。人参味微苦而入心脾经，为补气救脱第一要药，善于大补元气，生津止渴，安神益智，主治气虚欲脱，气津两伤之口渴或消渴，及气血双亏之失眠健忘。

2. 紫河车与鹿茸　两者均为血肉有情之品，性味甘咸温，皆具补肾益精助阳之功，同治肾虚精血不足之阳痿遗精、不孕、腰膝酸痛、头晕耳鸣。然紫河车温而不燥，兼能益气养血，为平补气血阴阳之品，可用于肺肾两虚之喘嗽，气血双亏之虚劳羸瘦，虚喘劳嗽，食少气短，面色萎黄，不孕少乳等。而鹿茸补阳力强，为峻补之品，偏壮肾阳益精血，使阳生阴长，多用于肾阳虚重证及兼精血亏虚证；又强筋骨，治疗肾虚骨弱，腰膝无力及小儿五迟等证；兼调冲任、托疮毒，治疗冲任虚寒、崩漏带下及疮疡久溃，阴疽疮肿内陷不起。

3. 紫河车与核桃仁　两药均性味甘温，归肺肾经，具有温补肾阳，补肺气，纳气平喘之功，用于肾阳不足，精血虚少所致的阳痿遗精，头晕耳鸣，腰膝酸痛及肺肾虚喘。然紫河车尚具有养血益气的功效，用于气血双亏之虚劳羸瘦，食少气短，面色萎黄，不孕少乳等。核桃仁尚具有润肠通便的功效，用于肠燥便秘。

4. 紫河车与冬虫夏草　两药均性味甘咸温，归肺肾经，具有温补肾阳，补肺气，纳气平喘的功效，适用于肾阳不足，精血虚少所致的阳痿遗精，头晕耳鸣，腰膝酸痛及肺肾虚喘。然紫河车尚具有养血益气的功效，用于气血双亏之虚劳羸瘦，食少气短，面色萎黄，不孕少乳等。冬虫夏草平补肺肾，兼止血化痰，用于久咳虚喘，劳嗽痰血，为诸痨虚损调补之要药。

【方剂举隅】

1. 补真汤（《医醇賸义》）

药物组成：紫河车、熟地黄、附子、山茱萸、当归、白芍、茯神、丹参、远志、麦冬、石斛、独活、牛膝、红枣、生姜。

功能与主治：益气养血，温阳祛风。中风僵卧，气血皆虚，手不能举，足不能行，语言謇涩。

2. 固本保元丸（《玉案》）

药物组成：人参、茯苓、紫河车、枸杞子、五味子、知母、锁阳、仙茅、当归、生地黄、黄芪、杜仲、天雄、甘草。

功能与主治：补肾阳，益精血。诸虚百损，精血不固，元神不足，四肢乏力，肌肉消瘦，朝凉暮热，梦寐遗精，阳事不举。

3. 紫河车丸（《医略六书》）

药物组成：紫河车、熟地黄、当归、白芍药、白术、山药、香附、人参、紫石英、枸杞子、艾叶、川芎。

功能与主治：补气血，调冲任，适用于妇女虚寒不孕，脉软弱者。

【成药例证】

1. 益气养元颗粒（《临床用药须知中药成方制剂卷》2020年版）

药物组成：党参、熟地黄、炙黄芪、白术（麸炒）、当归、白芍、麦冬、紫河车、陈皮、远志（甘草炙）、肉桂。

功能与主治：益气补血，养心安神。用于气血两亏所致的头晕目眩、精神恍惚、肢体倦怠、气短自汗、心悸失眠、月经过多。

2. 河车大造丸（《临床用药须知中药成方制剂卷》2020年版）

药物组成：熟地黄、醋龟甲、紫河车、天冬、麦冬、盐杜仲、牛膝（盐炒）、盐黄柏。

功能与主治：滋阴清热，补肾益肺。用于肺肾两亏，虚劳咳嗽，骨蒸潮热，盗汗遗精，腰膝酸软。

3. 补金片（《临床用药须知中药成方制剂卷》2020年版）

药物组成：鹿角胶、紫河车、龟甲胶、蛤蚧（去头、足）、哈蟆油、鸡蛋黄油、乌梢蛇（去头，炒）、红参、当归、核桃仁、黄精（蒸）、麦冬、茯苓、陈皮、浙贝母、百部（蜜炙）、桔梗、白及。

功能与主治：补肾益肺，健脾化痰，止咳平喘。用于肺脾两虚，肾不纳气所致的久病咳喘，神疲乏力；肺结核，慢性支气管炎，肺气肿，肺心病缓解期见上述证候者。

4. 胎产金丸（《临床用药须知中药成方制剂卷》2020年版）

药物组成：紫河车、鳖甲（沙烫醋淬）、肉桂、人参、白术（麸炒）、茯苓、五味子（醋炙）、当归、地黄、川芎、牡丹皮、益母草、延胡索（醋炙）、没药（醋炙）、香附（醋炙）、沉香、黄柏、青蒿、白薇、艾叶炭、赤石脂（煅）、藁本、甘草。

功能与主治：补肾填精，益气养血，化瘀调经。用于肾精亏损、气血两虚挟瘀所致的产后恶露不绝，症见失血过多、腰酸腹痛、足膝浮肿、倦怠乏力。

【用法与用量】　2～3g，研末吞服。

【注意】　阴虚火旺者不宜单独使用。

【本草摘要】

1.《本草拾遗》“治血气羸瘦，妇人劳损，面䵟皮黑，腹内诸病渐瘦者。”

2.《本草纲目》“治男女一切虚损劳极，癫痫失志恍惚，安神养血，益气补精。”

3.《神农本草经疏》“人胞乃补阴阳两虚之药，……如阴阳两虚者，服之有反本还元之功，诚为要药也。然而阴虚精涸，水不制火，发为咳嗽吐血、骨蒸盗汗等证，此属阳盛阴虚，法当壮水之主以制阳光，不宜服此并补之剂，以耗将竭之阴也。胃火齿痛，法亦忌之。”

4.《本经逢原》“紫河车禀受精血结孕之余液，得母之气血居多，故能峻补营血。用以治骨蒸羸瘦，喘嗽虚劳之疾，是补之以味也。”

【化学成分】主要含蛋白质、多肽、磷脂及多种激素；还含多种氨基酸、维生素等。

【药理毒理】本品具有抗骨质疏松作用。

抗骨质疏松作用 紫河车胶囊口服，1g/次，2～3次/天，可显著改善患者腰腿疼痛症状，降低血中骨碱性磷酸酶含量，升高降钙素、骨钙素含量[1]。

【参考文献】［1］桂志芳，曾卫华，谢小芹，等．紫河车对骨质疏松症的治疗效果．中医中药，2013，20(32)：122-123.

胡 芦 巴

Huluba

本品为豆科植物胡芦巴 *Trigonella foenum-graecum* L. 的干燥成熟种子。主产于河南、甘肃、四川、安徽。夏季果实成熟时采割植株，晒干，打下种子，除去杂质。以粒大、饱满、坚硬者为佳。

【炮制】**盐胡芦巴** 取净胡芦巴，加盐水拌润，炒至鼓起，有香气溢出。用时捣碎。

【性味与归经】苦，温。归肾经。

【功能与主治】温肾助阳，祛寒止痛。用于肾阳不足，下元虚冷，小腹冷痛，寒疝腹痛，寒湿脚气。

【效用分析】胡芦巴苦，温，归肾经，具有温肾助阳，祛寒逐湿，温经止痛之功，为温肾阳，暖下元，逐寒湿，止冷痛的良药，故可用治肾阳不足，下元虚冷，小腹冷痛，寒疝腹痛，寒湿脚气。

【配伍应用】

1. 胡芦巴配附子 胡芦巴长于温肾助阳，散寒止痛；附子善于补火助阳，散寒止痛。两药伍用，增强温肾助阳，散寒止痛之功。适用于肾脏虚冷，胁胀腹痛等。

2. 胡芦巴配覆盆子 胡芦巴长于温肾助阳，散寒止痛；覆盆子善于补肾固精，缩尿止遗。两药伍用，增强补肾固精之功。适用于肾阳亏虚所致滑精、腰酸背痛、阳痿早泄等。

3. 胡芦巴配香附 胡芦巴长于温肾助阳，散寒止痛；香附善于疏肝理气，调经止痛。两药伍用，增强散寒理气，调经止痛之功。适用于妇女冲任虚寒，经行腹痛等。

4. 胡芦巴配干姜 胡芦巴长于温肾助阳，散寒止痛；干姜善于温中散寒，回阳通脉。两药伍用，增强温中散寒止痛之功。适用于中焦虚寒所致腹痛腹泻等。

5. 胡芦巴配巴戟天 胡芦巴长于温肾助阳，散寒止痛；巴戟天善于补肾壮阳，强筋健骨。两药伍用，增强温肾助阳，散寒止痛，强筋健骨之功。适用于肾阳不足之遗精阳痿等。

6. 胡芦巴配补骨脂 胡芦巴长于温肾助阳，散寒止痛；补骨脂善于补肾助阳，温脾止泻。两药伍用，增强补肾助阳，散寒止痛，温脾止泻之功。适用于脾肾阳虚之泄泻、脘腹冷痛、阳痿遗精等。

【鉴别应用】

1. 胡芦巴与盐胡芦巴 二者为胡芦巴的不同炮制品种，由于炮制方法不同，作用亦各有偏重。生胡芦巴长于散寒逐湿，多用于寒湿脚气。盐制胡芦巴可引药入肾，温补肾阳力专，常用于疝气疼痛，肾虚腰痛，阳痿遗精。

2. 胡芦巴与吴茱萸 两者皆善于助阳散寒止痛，同治阳虚肝寒之疝气痛，痛经，寒湿脚气肿痛或上冲入腹。然胡芦巴苦温而燥，专入肾经，长于温肾阳，逐寒湿，止疼痛，善治肾阳不足而兼寒湿诸证。而吴茱萸性味辛热，入肝脾胃经，性热燥烈，为温燥疏降之品，兼有疏肝下气作用，善治中焦虚寒之脘腹冷痛，肝胃不和之呕吐吞酸及寒凝肝脉之厥阴头痛。

3. 胡芦巴与木瓜 两药均可散寒除湿而用于寒湿脚气。但胡芦巴苦温而燥，专入肾经，长于温肾阳、逐寒湿、止疼痛，善治肾阳不足而兼寒湿诸证。木瓜味酸入肝，有舒筋活络，祛湿除痹之功，为治风湿痹痛的要药，尤以湿痹，筋脉挛急者更为适宜。木瓜尚入脾经，能化中焦之湿而醒脾和中，能舒筋活络而缓急，用治呕吐泄泻转筋。

4. 胡芦巴与小茴香 两药均辛温，入肝肾二经，均具有散寒止痛之功，适用于寒疝腹痛。不同之处在于胡芦巴善于温肾助阳，祛寒除湿，温经止痛，多用于肾阳不足，寒湿凝滞诸痛。小茴香辛温芳香，长于温肾暖肝，行气止痛，故凡下焦寒凝气滞诸证每多用之。胡芦巴温阳散寒力强，兼能逐寒湿，又治寒湿脚气。小茴香尚入脾胃，能温中理气，调中止呕，芳香开胃，用治脾胃虚寒气滞诸证。

【方剂举隅】

1. 胡芦巴丸(《和剂局方》)

药物组成：胡芦巴、吴茱萸、川楝子、大巴戟、制川乌、小茴香。

功能与主治：温肾助阳，散寒止痛。适用于疝气痛，症见大人、小儿小肠气，偏坠阴肿，小腹有形如卵，上下来去，痛不可忍，或绞结绕脐攻刺，呕恶闷乱。

2. 胡芦巴丸(《圣济总录》)

药物组成：胡芦巴、制附子、硫黄。

功能与主治：温肾助阳，散寒止痛。适用于肾脏虚冷，腹胁胀满。

3. 胡芦巴丸(《杨氏家藏方》)

药物组成：胡芦巴、补骨脂。

功能与主治：温阳散寒。适用于脚气，症见一切寒温脚气，腿膝疼痛，行步无力。

【成药例证】

1. 强阳保肾丸(《临床用药须知中药成方制剂卷》2020年版)

药物组成：炙淫羊藿、酒肉苁蓉、盐补骨脂、阳起石(煅，酒淬)、沙苑子、盐胡芦巴、蛇床子、韭菜子、醋五味子、覆盆子、麸炒芡实、肉桂、盐小茴香、制远志、茯苓。

功能与主治：补肾助阳。用于肾阳不足所致的腰酸腿软、精神倦怠、阳痿遗精。

2. 参茸黑锡丸(《临床用药须知中药成方制剂卷》2020年版)

药物组成：鹿茸、附子(制)、肉桂、红参、胡芦巴、益智仁(盐炒)、阳起石(煅)、补骨脂(盐炒)、黑锡、硫黄(制)、荜澄茄、丁香、小茴香(盐炒)、肉豆蔻(制霜)、木香、沉香、橘红、半夏(制)、赭石(煅)、川楝子。

功能与主治：回阳固脱，坠痰定喘。用于肾阳亏虚，痰浊壅肺所致的痰袭气喘，四肢厥冷，大汗不止，猝然昏倒，腹中冷痛。

3. 肾宝合剂(《临床用药须知中药成方制剂卷》2020年版)

药物组成：蛇床子、补骨脂、小茴香、淫羊藿、胡芦巴、菟丝子、肉苁蓉、制何首乌、枸杞子、熟地黄、五味子、金樱子、覆盆子、红参、黄芪、茯苓、白术、山药、当归、川芎、炙甘草、车前子。

功能与主治：温补肾阳，固精益气。用于肾阳亏虚、精气不足所致的阳痿遗精、腰腿酸痛、精神不振、夜尿频多、畏寒怕冷、月经过多、白带清稀。

【用法与用量】 5～10g。

【注意】 阴虚火旺者忌用。

【本草摘要】

1.《嘉祐本草》 “主元脏虚冷气。得附子、硫黄，治肾虚冷，腹胁胀满，面色青黑；得茴香子、桃仁，治膀胱气甚效。”

2.《本草纲目》 “治冷气疝瘕，寒湿脚气，益右肾，暖丹田。”“胡芦巴，右肾命门药也。元阳不足，冷气潜伏，不能归元者宜之。”

3.《本草求真》 “胡芦巴，苦温纯阳，亦能入肾补命门。”“功与仙茅、附子、硫黄恍惚相似，然其力则终逊于附子、硫黄，故补火仍须兼以附、硫、茴香、吴茱萸等药同投，方能有效。”

【化学成分】 主要含生物碱类成分：胡芦巴碱等；黄酮类成分：牡荆素，异牡荆素，异荭草素，牡荆素-7-葡萄糖苷等。

中国药典规定本品含胡芦巴碱($C_7H_7NO_2$)不得少于0.45%。

【药理毒理】 本品具有降血糖、降血脂、抗肝损伤、抗生育、抗肿瘤等作用。

1. 降血糖、血脂作用 胡芦巴水煎液1～18g/kg灌胃给药，降低链脲佐菌素(STZ)致糖尿病模型大鼠血糖；降低血清甘油三酯(TG)、胆固醇(TC)，升高血清高密度脂蛋白(HDL-C)；降低尿蛋白、血肌酐、尿素氮，升高肾SOD、CAT活性，降低MDA，减小肾指数、肾小球体积，减轻肾病变程度；降低四氧嘧啶致糖尿病模型小鼠空腹血糖，使正常大鼠糖耐量曲线趋于平稳。胡芦巴乙醇提取物0.3～4g/kg灌胃给药，降低葡萄糖致糖尿病模型雄性小鼠、降低四氧嘧啶或STZ致糖尿病模型大鼠的血糖。胡芦巴总皂苷20～160mg/kg灌胃给药，降低肾上腺素诱发高血糖模型小鼠和正常小鼠空腹血糖；降低STZ加高脂诱发糖尿病模型大鼠空腹血糖和动态血糖，升高空腹血清胰岛素；降低高糖高脂饮食致营养性肥胖模型大鼠体质量和附睾周围脂肪沉积，抑制脂肪细胞增生肥大，降低TG、TC、LDL-C和HOMA-IR水平[1]。葫芦巴提取物4-羟基异亮氨酸(4-HIL)5、10、20μmol/L，改善高糖致脂肪细胞胰岛素抵抗模型小鼠体外前脂肪细胞3T3-11对胰岛素抵抗作用，降低脂肪细胞TNF-α mRNA表达及TNF-α分泌水平[2]。

2. 抗肝损伤作用 胡芦巴混悬液0.5、1、2g/kg灌胃给药，降低CCl_4或D-氨基半乳糖致急性肝损伤模型小鼠血清丙氨酸氨基转移酶(ALT)、天门冬氨酸氨基转移酶(AST)和 MDA，升高谷胱甘肽过氧化酶(GSH-Px)活性。胡芦巴提取物 0.5、1mg/kg 灌胃给药，降低 CCl_4 致慢性肝损伤模型大鼠的血清胆汁酸、MDA，升高 GSH-Px 活性。胡芦巴多糖 10、20mg/kg 灌胃给药，降低 $CC1_4$ 或扑热息痛致急性肝损伤模型小鼠 ALT。

3. 抗生育作用 胡芦巴提取物 100mg/d(含 0.6%胆固醇皂苷)灌胃给药，减少雄性大鼠精液量，降低精子能动力，减轻睾丸、附睾、前列腺、精囊重量；降低附睾、精囊和前列腺总蛋白质和唾液酸浓度，降低睾丸总蛋白、睾丸糖原、精囊果糖浓度，增加睾丸和血清胆固醇，降低血清蛋白、磷脂和 TG 含量。胡芦巴乙醇提取物 1、2g/kg 灌胃给药，缩小前列腺增生模型大鼠前列腺体积，降低前列腺重量、前列腺指数(PI)、前列腺腺腔直径和腺上皮高度及前列腺组织中α-SMA 表达[3]。

4. 抗肿瘤作用 胡芦巴中性多糖酸解或酶解产物 40、80、160mg/kg 灌胃给药，提高 S_{180} 腹水瘤模型小鼠肝、肾等内脏器官 SOD 活性，减少膜脂过氧化产物 MDA 生成。

5. 其他作用 胡芦巴水煎液 15g/kg 灌胃给药，使甲基硫氧嘧啶致甲减模型小鼠脑组织 M 受体恢复至正常水平。胡芦巴总皂苷 80、160mg/kg 灌胃给药，延长结扎双侧颈总动脉所致不完全性脑缺血模型小鼠的存活时间、凝血时间、断颅后喘息时间。

6. 毒理研究 大鼠皮下注射葫芦巴碱的 LD_{50} 为 5g/kg；番木瓜碱对中枢神经系统有麻痹作用，小鼠及兔在中毒末期出现轻度惊厥。

【参考文献】 [1] 卢芙蓉，杨胜兰，沈霖，等. 葫芦巴提取物对营养性肥胖大鼠糖脂的调节效应. 世界华人消化杂志，2012，20(30)：2902-2906.

[2] 余海，吴萌，卢芙蓉，等. 葫芦巴 4-羟基异亮氨酸对高糖诱导小鼠 3T3-L1 脂肪细胞胰岛素抵抗的影响. 中国中西医结合杂志，2013，33(10)：1394-1399.

[3] 胡露，李鹏，贾淑芳. 葫芦巴对大鼠实验性前列腺增生的影响. 中药药理与临床，2011，27(4)：52-54.

韭 菜 子
Jiucaizi

本品为百合科植物韭菜 *Allium tuberosum* Rottl. ex Spreng. 的干燥成熟种子。全国各地均产。秋季果实成熟时采收果序，晒干，搓出种子，除去杂质。以粒饱满、色黑者为佳。

【炮制】 盐韭菜子 取净韭菜子，加盐水拌润，炒干。

【性味与归经】 辛、甘，温。归肝、肾经。

【功能与主治】 温补肝肾，壮阳固精。用于肝肾亏虚，腰膝酸痛，阳痿遗精，遗尿尿频，白浊带下。

【效用分析】 韭菜子辛甘温，归肝、肾经，补肾壮阳，兼有收涩之性而能固精止遗，缩尿止带，故韭菜子用治肾阳虚衰，下元虚冷之阳痿不举、遗精遗尿、白浊带下之证。

韭菜子温补肝肾，强筋壮骨，又可用治肝肾亏虚，腰膝酸痛。

【配伍应用】

1. 韭菜子配益智仁 韭菜子长于壮阳固精；益智仁善于温肾助阳，固精缩尿。两药伍用，增强补肾壮阳，固精缩尿之功。适用于下焦虚寒，遗尿尿频，遗精滑精等。

2. 韭菜子配巴戟天 韭菜子长于补肾壮阳，又能温补肝肾，强筋壮骨；巴戟天善于补肾助阳，又能强筋壮骨，祛风除湿。两药伍用，增强补肾壮阳，强筋壮骨之功。适用于肝肾不足，筋骨痿软，步履艰难，屈伸不利等。

【鉴别应用】

1. 炒韭菜子与盐韭菜子 二者为韭菜子的不同炮制品种。韭菜子炒后气香，增强其辛温散寒作用，其性偏燥，多用于肾虚而兼寒湿的腰膝酸软冷痛，小便频数，白带过多。盐韭菜子可引药下行，增强补肾固精作用，多用于阳痿遗精，遗尿尿频，白浊带下。

2. 韭菜子与菟丝子 两药味均辛甘，归肝肾经，具有补肾壮阳的功效，用治肾阳虚衰，下元虚冷之阳痿不举，遗精遗尿之证。但韭菜子尚具有温补肝肾，强筋壮骨的功效，用治肝肾不足，筋骨痿软，步履艰难，屈伸不利。菟丝子质润平和而兼固涩，又入脾经，为平补阴阳之品，既固精缩尿，补脾止泻，又能养肝明目，固冲任而安胎，善治肝肾亏虚之目暗不明、视力减退，脾肾两虚之便溏或泄泻，胎动不安，妊娠漏血。

【方剂举隅】 龙牡菟韭丸（方出《种福堂方》，名见《医学实在易》）

药物组成：龙骨、生牡蛎、生菟丝粉、生韭菜子粉。

功能与主治：壮阳固精。适用于色欲过度，精浊白浊，小水长而不痛者，并治妇人虚寒，淋、带、崩漏。

【成药例证】

1. 益肾灵颗粒(胶囊)（《临床用药须知中药成方制剂卷》2020 年版）

药物组成：沙苑子、补骨脂(炒)、淫羊藿、韭菜子

(炒)、制附子、覆盆子、金樱子、芡实(炒)、五味子、枸杞子、桑椹、女贞子、车前子(炒)。

功能与主治：温阳补肾。用于肾气亏虚、阳气不足所致的阳痿、早泄、遗精或弱精症。

2. 颐和春胶囊(《临床用药须知中药成方制剂卷》2020年版)

药物组成：淫羊藿、蛇床子、附子(制)、狗肾(制)、鹿茸(去毛)、鹿鞭(制)、锁阳、覆盆子、韭菜子(炒)、人参、沙参、熟地黄、川牛膝、路路通、冰片。

功能与主治：补肾壮阳。用于肾阳虚衰所致的腰膝酸软、阳痿、遗精。

3. 前列舒丸(《临床用药须知中药成方制剂卷》2020年版)

药物组成：附子(制)、桂技、淫羊藿、韭菜子、熟地黄、山茱萸、山药、薏苡仁、冬瓜子、苍术、泽泻、茯苓、桃仁、牡丹皮、甘草。

功能与主治：扶正固本，益肾利尿。用于肾虚所致的淋证，症见尿频、尿急、排尿滴沥不尽；慢性前列腺炎及前列腺增生症见上述证候者。

4. 回春胶囊(《临床用药须知中药成方制剂卷》2020年版)

药物组成：海马、鹿鞭、牛鞭(制)、狗肾(制)、鹿角胶、仙茅(制)、阳起石(煅)、肉苁蓉、韭菜子、淫羊藿、刺五加浸膏、黄柏(盐制)、蛤蚧、五味子。

功能与主治：补肾助阳，益精润燥。用于肾阳亏虚所致的腰痛、神疲、健忘、阳痿。

5. 温肾助阳药酒(《临床用药须知中药成方制剂卷》2020年版)

药物组成：淫羊藿、肉苁蓉、巴戟天、韭菜子、蛤蚧、阳起石、葱子、补骨脂、菟丝子、熟地黄、山茱萸、山药、泽泻(制)、牡丹皮、茯苓、制何首乌、枸杞子、蜂蜜。

功能与主治：温肾助阳。用于肾阳不足所致的腰膝酸软、畏寒怕冷、精神萎靡、阳痿不举、舌淡苔白、脉沉细。

【用法与用量】 3～9g。

【注意】 阴虚火旺者忌用。

【本草摘要】

1.《名医别录》“主梦泄精、溺白。”

2.《滇南本草》“补肝肾，暖腰膝，兴阳道，治阳痿。”

3.《本草纲目》“补肝及命门。治小便频数、遗尿，女人白淫白带。”

【化学成分】 主要含硫化物、黄酮类、生物碱、蛋白质、维生素等。

【药理毒理】 本品有性激素样、提高免疫等作用。

1. 性激素样作用 韭菜子醇提物10、20、40g/kg灌胃给药，增加幼年雄性小鼠体重、睾丸、附睾、精囊腺、包皮腺重量；增加去势雄性小鼠精液囊和包皮腺重量，提高去势大鼠阴茎对电刺激的兴奋性，缩短阴茎勃起潜伏期。生品韭菜子、盐炙韭菜子、酒炙韭菜子含水乙醇提取物各21.6g/kg灌胃给药，生品及盐炙品提高氢化可的松致肾阳虚模型小鼠交配能力，酒炙品提高正常或肾阳虚小鼠交配能力[1]。

2. 提高免疫作用 韭菜子醇提物10、20、40g/kg灌胃给药，增加氢化可的松致肾阳虚模型小鼠体重、体温、胸腺和脾脏重量；延长模型小鼠低温(14℃±1℃)游泳时间，增加自主活动[2]。韭菜子石油醚提取物0.01%浓度加入果蝇培养基中，降低刚出生、未交配果蝇在高、低温刺激下的死亡率。

【参考文献】 ［1］吴文辉，胡昌江，刘俊达，等．韭菜子不同炮制品对正常和肾阳虚小鼠交配能力的影响．中成药，2012，34(7)：1322-1324．

阳起石

Yangqishi

本品为硅酸盐类矿物角闪石族透闪石。主含碱式硅酸钙镁［$Ca_2Mg_5(Si_4O_{11})_2(OH)_2$］，主产于湖北、河南、山西。采挖后，除去杂石。砸成碎块。以色淡绿、有光泽、质松软者为佳。

【性味与归经】 咸，微温。归肾经。

【功能与主治】 温肾壮阳。用于肾阳不足，阳痿不孕，腰膝酸软。

【效用分析】 阳起石咸微温，能温肾壮阳，强阳起痿，常用于肾阳不足，阳痿，腰膝酸软。

【配伍应用】

1. 阳起石配鹿茸 阳起石长于温肾壮阳，强阳起痿；鹿茸善于补肾助阳，生精益血。两药伍用，增强壮阳起痿，补精填髓之功。适用于肾阳不足，精血亏虚，阳痿早泄，宫冷不孕，遗精滑精，遗尿尿频，耳聋耳鸣，肢冷神疲等。

2. 阳起石配吴茱萸 阳起石长于温肾壮阳，吴茱萸善于散寒止痛。两药伍用，增强温肾散寒之功。适用于肾阳不足，宫冷不孕。

【鉴别应用】

1. 阳起石与胡芦巴 两者均性温归肾经，皆具温补肾阳之功，均治肾阳不足证。然阳起石味咸，功专温肾壮阳，善治肾虚阳衰所致的阳痿、宫冷、带下清稀。胡芦巴苦温而燥，兼能逐寒湿、止疼痛，主治肾阳不足而有寒湿之腹痛、疝痛、脚气肿痛。

2. 阳起石与淫羊藿 两者均性温归肾经，皆具温肾壮阳之功，同治肾阳虚衰之阳痿，精冷不育，宫冷不孕。然阳起石味咸，功专温肾壮阳，善治下焦虚寒之腰膝冷痛，惟有毒不宜久服。淫羊藿味辛甘，又入肝经，兼能祛风除湿，并治风湿痹痛或肢体麻木等证。

【方剂举隅】

1. 阳起石丸（《和剂局方》）

药物组成：阳起石、吴茱萸、熟地黄、牛膝、干姜、白术。

功能与主治：益子宫，消积冷。适用于不孕，症见妇人子脏虚冷，劳伤过度，风寒搏结，久不受胎，遂致绝子不产。

2. 阳起石丸（《普济方》引《孟氏诜诜方》）

药物组成：远志、阳起石、沉香、五味子、鹿茸、酸枣仁、桑螵蛸、龙骨、白茯苓、钟乳粉、天雄、菟丝子。

功能与主治：助阴壮阳。适用于阳痿，症见丈夫阴阳衰微，阳事不举，才交即泄，寒精自流，胸中短气，阴汗盗汗，冷痛或痒而生疮，出黄脓水。

3. 阳起石丸（《济生方》）

药物组成：阳起石、鹿茸。

功能与主治：温肾壮阳，固精止血。适用于崩漏，症见冲任不交，虚寒之极，崩中不止，变生他证。

【成药例证】

1. 强龙益肾胶囊（《临床用药须知中药成方制剂卷》2020年版）

药物组成：鹿茸、阳起石、丁香、牡蛎、龙骨、防风、黄芪、海螵蛸、花椒目。

功能与主治：补肾壮阳，安神定志。用于肾阳不足所致的阳痿早泄、腰腿酸软、夜寐不安。

2. 回春胶囊（《临床用药须知中药成方制剂卷》2020年版）

药物组成：海马、鹿鞭、牛鞭（制）、狗肾（制）、鹿角胶、仙茅（制）、阳起石（煅）、肉苁蓉、韭菜子、淫羊藿、刺五加浸膏、黄柏（盐制）、蛤蚧、五味子。

功能与主治：补肾助阳，益精润燥。用于肾阳亏虚所致的腰痛、神疲、健忘、阳痿。

3. 参茸黑锡丸（《临床用药须知中药成方制剂卷》2020年版）

药物组成：鹿茸、制附子、肉桂、红参、胡芦巴、益智仁（盐炒）、阳起石（煅）、补骨脂（盐炒）、黑锡、硫黄（制）、荜澄茄、丁香、小茴香（盐炒）、肉豆蔻（制霜）、木香、沉香、橘红、半夏（制）、赭石（煅）、川楝子。

功能与主治：回阳固脱，坠痰定端。用于肾阳亏虚，痰浊壅肺所致的痰壅气喘，四肢厥冷，大汗不止，猝然昏倒，腹中冷痛。

4. 强阳保肾丸（《临床用药须知中药成方制剂卷》2020年版）

药物组成：炙淫羊藿、酒肉苁蓉、盐补骨脂、阳起石（煅，酒淬）、沙苑子、盐胡芦巴、蛇床子、韭菜子、醋五味子、覆盆子、麸炒芡实、肉桂、盐小茴香、制远志、茯苓。

功能与主治：补肾助阳。用于肾阳不足所致的腰酸腿软、精神倦怠、阳痿遗精。

【用法与用量】 4.5～9g，多入丸剂服。

【注意】 阴虚火旺者忌用。

【本草摘要】

1.《神农本草经》 “主崩中漏下，破子脏中血，癥瘕结气，寒热腹痛，无子，阴痿不起，补不足。”

2.《名医别录》 “疗男子茎头寒，阴下湿痒，去臭汗，消水肿。久服不饥，令人有子。”

3.《药性论》 “主补肾气精乏，腰疼膝冷湿痹，能暖女子子宫久冷，冷癥寒瘕，止月水不定。”

【化学成分】 主要成分为碱式硅酸镁钙［$Ca_2Mg_5(Si_4O_{11})_2\cdot(OH)_2$］，并含有少量锰、铝、钛、铬、镍等。

【药理毒理】 本品有改善性功能作用。

1. 改善性功能作用 阳起石混悬液5.0g/kg灌胃给药，增加正常小鼠交尾次数，提高雄性小鼠血清睾酮含量[1]。含有硅、钙、镁、铁、铜、锌等多种成分，服用后能增加血中矿物质。

2. 毒理研究 系统分析法测定阳起石含Cr^{3+}，易蓄积中毒；有致癌性。

【参考文献】 ［1］杨明辉，王久源，张蜀武，等．中药阳起石壮阳作用实验研究．中国药业，2010，19(6)：17-18.

紫石英

Zishiying

本品为氟化物类矿物萤石族萤石，主含氟化钙（CaF_2）。主产于山西、甘肃。采挖后，除去杂石。砸成碎块。以色紫、有光泽者为佳。

【炮制】 **煅紫石英** 取净紫石英，煅淬至酥脆。

【性味与归经】 甘，温。归肾、心、肺经。

【功能与主治】 温肾暖宫，镇心安神，温肺平喘。用于肾阳亏虚，宫冷不孕，惊悸不安，失眠多梦，虚寒咳喘。

【效用分析】 紫石英甘温，能助肾阳，暖胞宫，调冲任，《神农本草经》云其："补不足，女子风寒在子宫，绝孕十年无子。"故常用治元阳衰惫，血海虚寒，宫冷不孕。

紫石英甘温能补，质重能镇，为温润镇怯之品，故用治惊悸不安，失眠多梦。

紫石英温肺散寒，止喘嗽，《神农本草经》云其："主心腹咳逆邪气。"故用治虚寒咳喘。

【配伍应用】

1. 紫石英配当归 紫石英长于温肾阳，暖胞宫，调理冲任；当归善于补血活血，调经止痛。两药伍用，增强温补肾阳，调经止痛之功。适用于元阳衰惫，血海虚寒，宫冷不孕，崩漏带下诸证。

2. 紫石英配酸枣仁 紫石英甘温能补，质重能镇，为温润镇怯之品，长于镇心安神；酸枣仁味甘质润，能养心阴，益肝血，善于宁心安神。两药伍用，增强养血补心，镇静安神之功。适用于心肝血虚，神失所养所致的失眠、惊悸怔忡等。

3. 紫石英配五味子 紫石英长于温肺寒，止喘嗽；五味子善于敛肺气，滋肾水。两药伍用，增强温肺散寒，敛肺气，止喘嗽之功。适用于肺寒气逆，痰多喘咳等。

4. 紫石英配龙骨 紫石英长于镇心安神；龙骨善于镇惊安神。两药伍用，增强定惊安神之功。适用于心经痰热，惊痫抽搐等。

5. 紫石英配花椒 紫石英甘温，长于温肺散寒，止咳定喘；花椒辛热，善于温肾助阳。两药伍用，增强温肺寒，止喘嗽之功。适用于肺寒气逆，痰多喘咳等。

【鉴别应用】

1. 紫石英与煅紫石英 二者为紫石英的不同炮制品种，由于炮制方法不同，作用亦各有偏重。紫石英偏于镇心安神，多用于心悸易惊，失眠多梦。煅紫石英质地疏松，便于粉碎加工，易于煎出有效成分，温肺降逆，散寒暖宫力强，多用于肺虚寒咳，宫冷不孕等。

2. 紫石英与冬虫夏草 两药均归肺肾经，均具有温肾助阳的功效，用于肾阳虚衰所致的阳痿遗精，腰膝酸软等症；均具有温肺平喘的功效，用于肺肾两虚的咳嗽气喘等。然紫石英为温肺平喘，多用于肺寒气逆，短气喘乏等；另外紫石英甘温能补，质重能镇，为温润镇怯之品，故用治心悸怔忡，虚烦失眠，惊痫抽搐等症；还具有暖胞宫，调冲任，常用治元阳衰惫，血海虚寒，宫冷不孕，崩漏带下诸证。而冬虫夏草甘平，为平补肺肾之品，为补肾益肺，止血化痰，止咳平喘，尤为劳嗽痰血多用。

【方剂举隅】

1. 小灵丹（《杨氏家藏方》）

药物组成：代赭石、赤石脂、紫石英、禹余粮石、乳香、没药、五灵脂。

功能与主治：助养真气，补暖丹田，活血驻颜，健骨轻身。适用于虚劳，症见真元虚损，精髓耗惫，本气不足，面黑耳焦，腰膝沉重，膀胱疝瘕，手足麻痹，筋骨拘挛，心腹疠痛，冷积泻利，肠风痔漏，八风五痹，头目昏眩，饮食不进，精神恍惚，疲倦多睡，渐成劳疾，妇人胎脏久冷，绝孕无子，赤白带下，月经不调，风冷血气。

2. 风引汤（《金匮要略》）

药物组成：大黄、干姜、龙骨、桂枝、甘草、牡蛎、寒水石、滑石、赤石脂、白石脂、紫石英、石膏。

功能与主治：除热瘫痫；除热镇心。适用于大人风引，小儿惊痫瘈疭，日数十发，医所不药者。

【成药例证】 **芪冬颐心口服液**（《临床用药须知中药成方制剂卷》2020年版）

药物组成：人参、黄芪、麦冬、茯苓、地黄、龟甲（烫）、丹参、郁金、桂枝、紫石英（煅）、淫羊藿、金银花、枳壳（炒）。

功能与主治：益气养心，安神止悸。用于气阴两虚所致的心悸、胸闷、胸痛、气短乏力、失眠多梦、自汗、盗汗、心烦；病毒性心肌炎、冠心病心绞痛见上述证候者。

【用法与用量】 9～15g，先煎。

【注意】 阴虚火旺、肺热咳喘者忌用。

【本草摘要】

1.《神农本草经》 "主心腹咳逆邪气，补不足，女子风寒在子宫，绝孕十年无子。久服温中，轻身延年。"

2.《名医别录》 "疗上气心腹痛，寒热邪气结气，补心气不足，定惊悸，安魂魄，填下焦，止消渴，除胃中久寒，散痈肿，令人悦泽。"

3.《本草纲目》 "上能镇心，重以去怯也；下能益肝，湿以去枯也。"

【化学成分】 主要成分为氟化钙。

中国药典规定本品含氟化钙（CaF_2）不得少于85.0%，煅紫石英不得少于80.0%。

【药理毒理】 本品有促卵巢分泌等功能。

1. 促卵巢分泌功能 紫石英0.24g/kg灌胃给药，降低排卵障碍模型大鼠卵巢局部转化因子α（TGF-α）与表皮生长因子(EGF)表达[1]。紫石英 4.8g/kg 灌胃给药，提高排卵障碍模型大鼠组织中促卵泡激素受体(FSHR)表达和抑制黄体生成素受体(LHR)表达[2]。

2. 毒理研究 紫石英主含 CaF_2。人体过量摄入氟，会损害牙齿、骨骼、神经系统、肾脏、心血管及甲状腺，不宜久服。

附：白石英

本品为氧化物类矿石石英族白石英，主含二氧化硅。性味甘、辛，微温；归肺、肾、心经。功能温肺肾，安心神，利小便。用于虚寒咳喘，阳痿，惊悸不安，善忘，水肿。用量 10～15g，入汤剂先煎。

【参考文献】 [1] 付灵梅，谭朝阳，曾光辉，等. 紫石英对排卵障碍大鼠卵巢局部 TGF-α、EGF 的影响. 中国中医药科技，2011，18(6)：483-485.

[2] 付灵梅，谭朝阳，王丽君，等. 紫石英对排卵障碍大鼠卵巢局部卵泡激素受体、黄体生成素受体表达的影响. 中国实验方剂学杂志，2011，17(5)：184-186.

海 马
Haima

本品为海龙科动物线纹海马 *Hippocampus kelloggi* Jordan et Snyder、刺海马 *Hippocampus histrix* Kaup、大海马 *Hippocampus kuda* Bleeker、三斑海马 *Hippocampus trimaculatus* Leach 或小海马（海蛆）*Hippocampus japonicus* Kaup 的干燥体。主产于广东、福建、台湾。夏、秋二季捕捞，洗净，晒干；或除去皮膜及内脏，晒干。用时捣碎或碾粉。以个大、色黄白、头尾齐全者为佳。

【性味与归经】 甘、咸，温。归肝、肾经。

【功能与主治】 温肾壮阳，散结消肿。用于阳痿，遗尿，肾虚作喘，癥瘕积聚，跌仆损伤；外治痈肿疔疮。

【效用分析】 海马甘咸性温，为血肉有情之物，功善温肾阳，壮阳道，《本草纲目》谓其："暖水脏，壮阳道"，是治肾阳不足所致的阳痿不举，肾关不固，遗精遗尿等病证的常用药。

海马又具有补益肾阳，引火归原，接续真气之功，故又可用于肾阳不足，摄纳无权之虚喘。

海马入血分，有助阳活血，调气散结而止痛之能，故适用于气滞血瘀，聚而成形之癥瘕积聚、跌仆损伤。

海马还具有调气活血之功，能使血瘀得散，气滞得通，故用治气血凝滞，营卫不和，经络阻塞，肌肉腐溃之痈肿疔疮。

【配伍应用】

1. 海马配鹿茸 海马甘温，长于温肾阳，壮阳道；鹿茸甘温补阳，甘咸滋肾，功善壮肾阳，益精血。两药伍用，增强补肾壮阳之功。适用于肾阳虚，精血不足所致的畏寒肢冷、阳痿早泄、宫冷不孕、小便频数、腰膝冷痛、头晕耳鸣、精神疲乏等。

2. 海马配蛤蚧 海马入肝肾经，长于补益肾阳，引火归原，接续真气；蛤蚧归肺肾经，善于补肺益肾，纳气平喘。两药伍用，增强补肾纳气之功，适用于肾阳不足，摄纳无权所致的咳喘证。

3. 海马配木香 海马甘温入血分，有助阳活血，调气止痛的功效；木香辛行苦泄，性温通行，有通畅气机，行气活血的作用。两药伍用，增强活血行气止痛之功。故用于气滞血瘀，聚而成形之癥瘕积聚、跌打瘀肿。

4. 海马配穿山甲 海马长于调气活血，能使血瘀得散，气滞得通；穿山甲善于走窜，性专行散，能活血消癥。两药伍用，具有活血化瘀，散结消肿之功。适用于气血凝滞，营卫不和，经络阻塞，肌肉腐溃之疮疡肿毒。

5. 海马配血竭 海马长于调气活血；血竭善于活血定痛。两药伍用，具有散瘀止痛之功。适用于气血不畅，跌打瘀肿。

【鉴别应用】

1. 海马与海狗肾 两者均为咸温之品，归肾经，皆有补肾壮阳益精之功，同治肾阳虚衰之阳痿精冷，宫寒不孕，腰膝酸软，遗精尿频等。然海马味甘又入肝经，兼能活血散结，消肿止痛，又可用于癥瘕积聚及跌仆损伤，阴疽疮肿，外伤出血。海狗肾性热而专入肾经，有较强的壮阳补精作用，尤善治阳痿精冷及精少不孕。

2. 海马与骨碎补 两者均性温而入肝肾，皆具温补肾阳之功，同治肾阳不足，跌仆损伤。然海马味咸，以补肾壮阳益精见长，善治肾阳不足之阳痿遗精，宫冷不孕，腰膝酸软，阳痿，遗尿，肾虚作喘；兼可散结消肿，又治癥瘕积聚，跌仆损伤；外治痈肿疔疮。骨碎补苦温，偏于活血续伤，强筋骨，多用治跌仆闪挫，筋骨折伤；外治斑秃、白癜风。

【方剂举隅】海马散（《青囊秘传》）

药物组成：海马、朱砂、雄精、麝香、梅片、穿山甲。

功能与主治：活血消疮。适用于痈疽发背，不腐溃者。

【成药例证】

1. 复方皂矾丸（《临床用药须知中药成方制剂卷》2020 年版）

药物组成：海马、西洋参、皂矾、肉桂、核桃仁、大枣（去核）。

功能与主治：温肾健髓，益气养阴，生血止血。用于再生障碍性贫血、白细胞减少症、血小板减少症、骨髓增生异常综合征及放疗和化疗所致的骨髓损伤、白细胞减少属肾阳不足、气血两虚证者。

2. 回春胶囊（《临床用药须知中药成方制剂卷》2020年版）

药物组成：海马、鹿鞭、牛鞭（制）、狗肾（制）、鹿角胶、仙茅（制）、阳起石（煅）、肉苁蓉、韭菜子、淫羊藿、刺五加浸膏、黄柏（盐制）、蛤蚧、五味子。

功能与主治：补肾助阳，益精润燥。用于肾阳亏虚所致的腰痛、神疲、健忘、阳痿。

3. 海马多鞭丸（《临床用药须知中药成方制剂卷》2020年版）

药物组成：牛鞭、驴鞭、狗鞭、貂鞭、蛤蚧、海马、鹿茸（去毛）、附子（制）、肉桂、母丁香、补骨脂（制）、巴戟天、淫羊藿、肉苁蓉、韭菜子、锁阳、菟丝子（制）、沙苑子（制）、杜仲（盐制）、牛膝、枸杞子、山茱萸（制）、当归、熟地、雀脑、红参、黄芪、白术（炒）、茯苓、山药、小茴香（制）、龙骨（煅）、五味子、甘草（制）。

功能与主治：补肾壮阳，填精益髓。用于肾精亏虚所致的腰腿酸软、疲乏无力、阳痿不举、遗精早泄。

4. 龟龄集（《临床用药须知中药成方制剂卷》2020年版）

药物组成：红参、鹿茸、海马、枸杞子、丁香、穿山甲、雀脑、牛膝、锁阳、熟地黄、补骨脂、菟丝子、杜仲、石燕、肉苁蓉、甘草、天冬、淫羊藿、大青盐、砂仁。

功能与主治：强身补脑，固肾补气，增进食欲。用于肾亏阳弱，记忆减退，夜梦精溢，腰酸腿软，气虚咳嗽，五更溏泻，食欲不振。

【用法与用量】 3～9g。外用适量，研末敷患处。

【注意】 阴虚火旺者忌服。

【本草摘要】

1.《本草拾遗》 “主妇人难产。”

2.《本草纲目》 “暖水脏，壮阳道，消瘕块，治疔疮肿毒。”“海马，雌雄成对，其性温暖，有交感之义，故难产及阳虚房中方术多用之，如蛤蚧、郎君子之功也。”

3.《本草品汇精要》“调气和血。”

【化学成分】 主要含蛋白质，含量为70%。还含甾体及氨基酸和脂肪酸、微量元素等。

【药理毒理】 本品具有雄激素样作用，并有调节免疫、抗疲劳、抗血栓、抗脑损伤等药理作用。

1. 雄激素样作用 小海马混悬液 3～5g/kg 灌胃给药，增加幼年小鼠前列腺、精囊、睾丸重量，提高睾丸组织 cAMP 水平；提高氢化可的松致阳虚模型小鼠血清睾酮；增加去势大鼠精囊腺和前列腺重量；提高正常及去睾后幼年大鼠血浆睾酮水平；改善去睾大鼠精囊腺和前列腺组织学异常。海马乙醇提取液 3g/kg 灌胃给药，增加正常雄性小鼠精子数和精子活力，提高环磷酰胺造模小鼠的精子数与精子活力、睾丸和前列腺重量。海马水、石油醚等提取物 1g/kg 灌胃给药，改善苯甲酸雌二醇致肾阳虚小鼠体征，升高精囊腺和睾丸指数。

2. 调节免疫作用 小海马混悬液、大海马醇提物 5、10g/kg 灌胃给药，提高小鼠碳粒廓清吞噬指数和吞噬活性，升高环磷酰胺造模小鼠血清溶血素含量；增加小鼠腹腔巨噬细胞吞噬鸡红细胞数量，提高其吞噬指数。

3. 抗疲劳作用 小海马或斑海马水提取物、乙酸乙酯提取物 5、10g/kg 灌胃给药，延长氢化可的松致阳虚模型小鼠游泳时间；延长小鼠常规、负重、高温（50℃±1℃）游泳时间及缺氧条件下存活时间；降低小鼠游泳 20、50 分钟后血清乳酸含量。大海马酶解提取物 0.05、0.1、0.2g/kg 灌胃给药，降低一次性运动疲劳模型小鼠血乳酸、血清尿素氮含量，促进运动后 90 分钟乳酸和尿素氮的清除；降低递增运动量疲劳模型小鼠血乳酸、血清尿素氮含量；延长小鼠耐缺氧和寒冷的时间。

4. 抗血栓作用 大海马乙醇提取物 10g/kg 灌胃给药，加速小鼠红细胞电泳速率，降低全血黏度。小海马水提物 0.5g/kg 灌胃给药，改善雄性大鼠腹腔注射苯甲酸雌二醇或雌性大鼠腹注丙酸睾酮所致肾阳虚模型的血液流变学，降低血沉方程 K 值、红细胞压积。

5. 抗脑损伤作用 海马提取物 1.6g/kg 灌胃给药，降低大脑中动脉阻断致局灶性脑缺血/再灌注（I/R）模型大鼠神经功能缺失，减少 I/R 后脑含水量及脑梗死体积。大海马提取物 10g/kg 灌胃给药，降低脑组织单胺氧化酶B（MAO-B）活性，增加小鼠红细胞超氧化物歧化酶（SOD）活性；减少小鼠在 Y 形记忆仪上的平均错误次数，缩短到达安全区的平均时间。

6. 其他作用 海马的水、正丁醇、乙酸乙酯、石油醚 4 个提取物 1g/kg 灌胃给药，改善苯甲酸雌二醇致肾阳虚小鼠肛温、抓力、自主活动；升高血液红细胞（RBC）、血红蛋白浓度（Hb）、血小板数量（PLT），降低血清尿素（UR）。大海马提取物 10g/kg 灌胃给药，降低肝细胞过氧化脂质（LPO）水平。

7. 毒理研究 海马乙醇提取物未能测出小鼠 LD_{50}；大鼠长期毒性试验表明：1、2.5、5g/kg 灌胃给药未见明显毒性反应及组织病理改变；兔的完整皮肤和破损皮肤试验未见毒性反应；豚鼠皮肤、兔眼睛及阴道局部未见刺激和皮肤过敏反应。

海 龙
Hailong

本品为海龙科动物刁海龙 *Solenognathus hardwickii* (Gray)、拟海龙 *Syngnathoides biaculeatus* (Bloch) 或尖海龙 *Syngnathus acus* Linnaeus 的干燥体。主产于广东、福建、山东。多于夏、秋二季捕捞，刁海龙、拟海龙除去皮膜，洗净，晒干；尖海龙直接洗净，晒干。用时捣碎或切段。以条大、色黄白、头尾齐全者为佳。

【性味与归经】 甘、咸，温。归肝、肾经。

【功能与主治】 温肾壮阳，散结消肿。用于肾阳不足，阳痿遗精，癥瘕积聚，瘰疬痰核，跌仆损伤；外治痈肿疔疮。

【效用分析】 海龙甘咸性温，功能温肾阳，壮阳道，《本草纲目拾遗》谓其："功倍海马。"适用于肾阳不足所致的阳痿不举，肾关不固，遗精遗尿等。

海龙入血分，有助阳活血，调气止痛之能，故适用于气滞血瘀，聚而成形之癥瘕积聚、跌仆损伤。

海龙还具有调气活血之功，能使血瘀得散，气滞得通，故用治气血凝滞，营卫不和，经络阻塞，肌肉腐溃之疮疡肿毒，恶疮发背。

【配伍应用】

1. 海龙配鹿茸 海龙甘温，长于温肾阳，壮阳道；鹿茸甘温补阳，甘咸滋肾，功善壮肾阳，益精血。两药伍用，增强补肾壮阳之功。适用于肾阳亏虚，精血不足所致的畏寒肢冷、阳痿早泄、宫冷不孕、小便频数、腰膝冷痛、头晕耳鸣、精神疲乏等。

2. 海龙配蛤蚧 海龙入肝肾经，长于补益肾阳，引火归原，接续真气；蛤蚧归肺肾经，善于补肺益肾，纳气平喘。两药伍用，增强补肾纳气之功，适用于肾阳不足，摄纳无权所致的咳喘证。

3. 海龙配木香 海龙甘温入血分，有助阳活血，散结消肿的功效；木香辛行苦泄，性温通行，有通畅气机，行气止痛的作用。两药伍用，增强活血止痛之功。故用于气滞血瘀，聚而成形之癥瘕积聚、跌仆损伤，瘀血肿痛。

4. 海龙配穿山甲 海龙长于散结消肿；穿山甲善于走窜，性专行散，能活血消癥。两药伍用，具有活血化瘀，散结消肿之功。适用于气血凝滞，营卫不和，经络阻塞，肌肉腐溃之疮疡肿毒。

5. 海龙配血竭 海龙长于散结消肿，血竭善于活血定痛。两药伍用，增强散瘀止痛之功。适用于气血不畅，跌仆损伤，瘀血肿痛。

【鉴别应用】

1. 海龙与海狗肾 两者均为咸温之品，归肾经，皆有补肾壮阳益精之功，同治肾阳虚衰之阳痿精冷，宫冷不孕，腰膝酸软，遗精尿频等。然海龙味甘又入肝经，兼能散结消肿，又可用于癥瘕积聚，瘰疬痰核，跌扑损伤；外治痈肿疔疮。海狗肾性热而专入肾经，有较强的壮阳补精作用，尤善治阳痿精冷及精少不孕。

2. 海龙与海马 两者性味均为甘、咸，温；归肝、肾经；均能壮阳，散结消肿，适用于阳痿遗精，癥瘕积聚，跌扑损伤；外治痈肿疔疮。临床可互换使用，唯海龙功效强于海马。

【方剂举隅】 涌泉膏（《理瀹骈文》）

药物组成：海龙（或海马）、附子、零陵香、穿山甲、锁阳、黄丹、阳起石、冬虫夏草、高丽参、川椒、丁香。

功能与主治：温肾壮阳。适用于命门火衰，真阳上浮者。

【成药例证】

1. 海龙蛤蚧口服液（《临床用药须知中药成方制剂卷》2020年版）

药物组成：海龙、蛤蚧、鹿茸、淫羊藿（羊油炙）、羊鞭、阳起石、肉苁蓉、锁阳、羊外肾、莲须、菟丝子、韭菜子、蛇床子、肉桂、熟地黄、地黄、枸杞子、何首乌、川芎、当归、人参、黄芪、花椒、豆蔻、陈皮、沉香、泽泻、黄芩、甘草。

功能与主治：温肾壮阳，补益精血。用于肾阳虚衰所致的腰膝酸软、面色无华、头目眩晕、阳痿、遗精、宫冷不孕。

2. 深海龙胶囊（《临床用药须知中药成方制剂卷》2020年版）

药物组成：海龙、淫羊藿、海马、鹿茸、羊鞭（砂烫）、蛇床子、肉苁蓉、五味子、熟地黄、当归、枸杞子、天冬、麦冬、人参、黄芪、大枣、山药、茯苓、附片、干姜、牛膝、桃仁、水蛭、牡丹皮、砂仁、炙甘草。

功能与主治：温补肾阳，益髓填精。用于肾阳虚所致的腰膝酸软、畏寒肢冷、神疲乏力、头晕、耳鸣、心悸、失眠、小便频数及性功能减退。

【用法与用量】 3～9g。外用适量，研末敷患处。

【注意】 阴虚火旺、有外感者禁服。

【本草摘要】《本草纲目拾遗》"功倍海马，……催生尤捷效，握之即产。"

【化学成分】 主要含甾体类成分：胆甾-4-烯-3-酮，胆甾-5-烯-3-酮，胆甾-4,6-二烯-3-酮；脂肪酸类成分：6,9,12-十八碳三烯酸等；还含蛋白质、氨基酸、微量元素等。

【药理毒理】 本品有性激素样、抗疲劳等作用。

1. 性激素样作用　刁海龙、拟海龙、尖海龙乙醇提取物各 3g/kg 灌胃给药，提高正常和环磷酰胺造模雄性小鼠睾丸、精囊腺、附睾、前列腺重量和精子数、精子活力。尖海龙醇提油溶液、醇提水溶液和水煎液，增加小鼠子宫重量。

2. 抗疲劳作用　尖海龙粉悬乳液、酶解液、总脂肪各 5g/kg 灌胃给药，延长小鼠负重游泳时间，减少运动后血乳酸含量，加速运动后血乳酸代谢，增加小鼠肌糖原和肝糖原的储备。

哈蟆油

Hamayou

本品为蛙科动物中国林蛙 *Rana temporaria chensinensis* David 雌蛙的输卵管，经采制干燥而得。主产于黑龙江、吉林、辽宁。秋季捕捉，用麻绳从口部穿过，挂于露天处风干，再用热水浸润，立即捞出，闷润一夜，次日剖开腹皮，取输卵管，去净卵子及其内脏，置通风处阴干。以色黄白、有光泽、片大肥厚、表面不带皮膜者为佳。

【性味与归经】 甘、咸，平。归肺、肾经。

【功能与主治】 补肾益精，养阴润肺。用于病后体弱，神疲乏力，心悸失眠，盗汗，痨嗽咳血。

【效用分析】 哈蟆油甘平补益，咸以入血，归肺、肾二经，善能补益肺肾之精血，故有强壮体魄，补虚扶羸的功效。适用于病后体弱，神疲乏力，心悸失眠，盗汗等。

哈蟆油甘咸而润，滋补肺肾，故用治肺肾阴伤，痨嗽咳血。

【配伍应用】

1. 哈蟆油配党参　哈蟆油甘咸平，归肺、肾经，长于补肾益精；党参甘平，归脾、肺经，善于补脾益肺。两药伍用，具有补肾益精，补脾益肺之功。适用于病后、产后、伤血耗气，虚弱羸瘦等。

2. 哈蟆油配黄芪　哈蟆油甘平，长于补肾益精；黄芪甘温，善于益卫固表。两药配伍，可增强补肾益精，益卫固表的作用，适用于肺肾两虚，卫阳不固所致的自汗盗汗等。

3. 哈蟆油配蛤蚧　哈蟆油长于补肾益精，养阴润肺；蛤蚧善于补肺益肾，纳气定喘。两药配伍，可增强补肺益肾，纳气定喘的作用，适用于肾不纳气的虚喘。

【鉴别应用】

1. 哈蟆油与党参　两药均甘平，归肺经，具有补肺益气的功效，用于病后、产后、伤血耗气，虚弱羸瘦等。然哈蟆油又具有补肾益精的功效，多用治肺肾两虚的精血不足之证，又具有补肺益肾，用治肺肾阴伤，痨嗽咯血。党参又具有补中益气的作用，多用于脾虚倦怠，食少便溏及中气下陷，泻利脱肛等症；又能补气生津，用于津伤口渴，内热消渴；党参亦有补气生血之效，适用于气血双亏，面色萎黄，头晕心悸，体弱乏力等。

2. 哈蟆油与核桃仁　两药均具有补益肺肾的功效，用于虚喘劳嗽。然哈蟆油以补肺益肾，养阴润肺为主，多用于肺肾阴伤，劳嗽咯血；哈蟆油又甘平补益，咸以入血，归肺、肾二经，善能补益肺肾之精血，有强壮体魄，补虚扶羸之功，适用于病后、产后、伤血耗气，虚弱羸瘦，神衰盗汗等。核桃仁尚具有温补肾阳的功效，用治肾阳不足，精血虚少所致阳痿遗精，头晕耳鸣，腰膝酸痛；又能润肠通便，用于肠燥便秘。

3. 哈蟆油与冬虫夏草　两药均具有补益肺肾的功效，用于肺肾阴虚之劳嗽咳血。然哈蟆油甘平补益，咸以入血，归肺、肾二经，善能补益肺肾之精血，有强壮体魄，补虚扶羸的功效，用治病后、产后、伤血耗气，虚弱羸瘦，神衰盗汗等。冬虫夏草甘平，平补肺肾，既补肺气，益肺阴，又助肾阳，益精血，兼能止血化痰，故多用治肺肾两虚，摄纳无权之久咳虚喘；冬虫夏草有助肾阳，益精血，有补肾起痿之功，常用于肾阳不足，精血亏虚所致的阳痿遗精，腰膝酸痛；冬虫夏草又可补肺肾，益精血，实卫气，固腠理，故适用于病后体虚不复，血虚头晕，自汗畏寒，易感风寒。

【用法与用量】 5～15g，用水浸泡，炖服，或作丸剂服。

【注意】 外感初起及食少便溏者慎用。

【本草摘要】 《饮片新参》“养肺、肾阴，治虚劳咳嗽。”

【化学成分】 主要含杂环类成分：1-甲基海因等；还含蛋白质、脂肪、维生素、雌二醇、睾酮、孕酮等。

【药理毒理】 本品具有性激素样、提高免疫、抗疲劳、延缓衰老、调节血脂等作用。

1. 性激素样作用　哈蟆油 0.3～2.8g/kg 灌胃给药，缩短雌性小鼠性成熟时间，增加成年雄性大鼠、幼年去势雄性大鼠精囊腺和前列腺重量；提高 D-半乳糖致衰老模型小鼠雌激素水平，延长小鼠动情期，增加卵巢和子宫指数，改善卵巢和子宫的萎缩性病理变化，降低卵巢、子宫丙二醛（MDA），提高超氧化物歧化酶（SOD）活性。

2. 提高免疫作用 哈蟆油混悬液0.033～1g/kg灌胃给药，增强刀豆蛋白A（ConA）诱导的小鼠脾淋巴细胞转化；提高X射线照射致免疫低下模型小鼠免疫器官2种单不饱和脂肪酸n-7与n-3、n-6系脂肪酸含量。哈蟆油提取物0.1、0.2、0.4、0.8g/kg灌胃给药，提高环磷酰胺致免疫功能低下模型小鼠吞噬系数、脾指数和胸腺指数[1]。哈蟆油醇提物100mg/kg灌胃给药，能明显增强正常小鼠NK细胞的杀伤活性，提高T淋巴细胞增殖活性[2]。

3. 抗疲劳作用 哈蟆油1～3g/kg灌胃给药，延长小鼠负重游泳时间，降低游泳后血清尿素氮和血乳酸，增加肝糖原；延长小鼠常压耐缺氧时间、断头后至张口喘气停止时间。哈蟆油混悬液及其石油醚提取物、甲醇提取物0.085～0.68g/kg灌胃给药，延长氢化可的松致肾虚模型小鼠或正常小鼠的爬杆、滚棒、游泳时间、耐缺氧时间。哈蟆油水溶性总蛋白75、150、300mg/kg灌胃给药，高剂量延长亚硝酸中毒小鼠存活时间、中剂量延长急性脑缺血性缺氧小鼠存活时间，升高肝组织和血液SOD活性，降低肝组织和血液MDA含量[3]。哈蟆油非水溶性成分酶解物0.15、0.30、0.60g/kg灌胃给药，延长小鼠常压缺氧下存活时间；延长小鼠负重游泳时间，降低血乳酸含量[4]。

4. 延缓衰老作用 哈蟆油0.17～4.25g/kg灌胃给药，降低小鼠肝、脑过氧化脂质（LPO）含量，升高血浆SOD活性；提高老年雌性大鼠血清SOD、谷胱甘肽过氧化物酶（GSH-Px）活性，降低肝脏MDA、血清LPO。哈蟆油1、2g/kg添加入饲料喂食，抑制老龄大鼠自由基产生，降低LPO。哈蟆油水溶性总蛋白0.075、0.15、0.30g/kg灌胃给药，降低D-半乳糖致过氧化小鼠肝脏和血液MDA含量，提高肝脏和血液SOD的活力[3]。果蝇培养基中加哈蟆油0.65、0.34g/kg，延长果蝇寿命，增加低温环境（-5℃）存活率，降低脂褐素含量。

5. 调节血脂作用 哈蟆油0.25～8g/kg添加入饲料喂食或灌胃给药，降低高脂血症模型家兔总胆固醇（TC）、甘油三酯（TG），提高高密度脂蛋白胆固醇（HDL-C）；降低高脂乳剂致高脂血症模型大鼠血清TC、TG和低密度脂蛋白（LDL-C）。

6. 其他作用 哈蟆油0.68g/kg及其甲醇提取物0.17g/kg、石油醚提取物0.136g/kg灌胃给药，延长二氧化硫及氨水致小鼠咳嗽潜伏期，增加小鼠酚红排出量，大鼠排痰量。哈蟆油0.3、0.9g/kg灌胃给药，增加大黄等致体虚小鼠体重。哈蟆油1.4～5.6g/kg灌胃给药，减少爬梯试验中小鼠站立数；延长或增加大鼠在十字迷路开放通路连续停留时间和进入次数。哈蟆油5g/kg添加入饲料喂食，提高大鼠的防御性条件反射。哈蟆油0.926～2.750μl/ml，体外抑制ADP诱导的大耳白兔血小板聚集。

7. 毒理研究 哈蟆油30g/kg灌胃给药，每天4次，连续7天，未见小鼠异常。

【参考文献】 [1] 谢程，张兰杰，张炜煜，等．哈蟆油对免疫功能低下或增强小鼠的免疫调节作用．中国老年学杂志，2010，30(21)：3132-3133．

[2] 顾红缨，林卓，徐云，等．哈蟆油调节小鼠细胞免疫功能的实验研究．吉林中医药，2010，30(12)：1103-1104．

[3] 吴运明，赵雨，王思明，等．哈蟆油水溶性总蛋白对小鼠耐缺氧及抗氧化能力的影响．食品科技，2012，37(4)：47-50．

[4] 杨士慧，赵雨，张梅，等．哈蟆油非水溶性成分酶解物药理活性研究．食品科技，2012，37(4)：44-47．

紫 梢 花

Zishaohua

本品为淡水海绵科动物脆针海绵 *Spongilla fragilis* Leidy 或刻盘海绵 *Ephdatia muelleri* var. *japonica* (Hilgendorg) 的干燥群体。主产于江苏。秋、冬二季采收，当湖泽水退后，在岸边拾取，除去两端树枝及杂草，晒干。以个大、体轻者为佳。

【性味与归经】 甘，温。归肾经。

【功能与主治】 补肾助阳，固精缩尿。用于肾阳不足，阳痿，遗精，小便不禁，寒湿带下。

【效用分析】 紫梢花性味甘温，归肾经；《本草纲目》言其“益阳秘精，疗真元虚惫，阴痿遗精，余沥白浊如脂，小便不禁。”具有补肾助阳，固精缩尿之功，适用于肾阳不足，阳痿，遗精，小便不禁，寒湿带下。

【配伍应用】

1. 紫梢花配龙骨 紫梢花长于补肾固精缩尿，龙骨善于收敛固涩。二药伍用，增强补肾固精缩尿之功。适用于肾虚阳痿，遗精。

2. 紫梢花配蛇床子 紫梢花长于补肾助阳，固精缩尿；蛇床子善于温肾壮阳。二药伍用，增强补肾壮阳之功。适用于肾虚阳痿，带下。

【鉴别应用】 **紫梢花与补骨脂** 二者均性温、归肾经，均能补肾助阳，固精缩尿，用于肾虚阳痿，遗精，遗尿。然紫梢花又固涩下元，温肾散寒，用于妇女带下，男性阴囊湿痒。补骨脂又为苦辛，归脾经，又有温脾止泻，纳气定喘之功，又常用于脾肾阳虚，五更泄泻，以及肾不纳气，呼多吸少，虚寒喘咳。

【方剂举隅】

1. 紫梢花散（《圣济总录》）

药物组成：紫梢花、肉桂、制附子、马蔺花、牡蛎粉、蛇床子、五加皮、地骨皮、花椒、白矾灰、防风。

功能与主治：温肾壮阳。适用于肾阳虚，症见形寒肢冷，尿有余沥，阴囊湿痒。

2. 九仙灵应散（《回春》）

药物组成：黑附子、蛇床子、紫梢花、远志、菖蒲、海螵蛸、木鳖子、丁香、潮脑。

功能与主治：散寒杀虫止痒。适用于男子阴湿，阳痿。

【用法与用量】 1.5～3g。外用煎汤洗局部。

【注意】 阴虚内热者忌用。

【本草摘要】

1.《本草拾遗》 “风肿痈毒，瘾疹赤瘙，病疥痔瘘，皮肤顽痹，踠跌折伤，内损瘀血。以脂涂上，炙手热摩之，即透。”

2.《本草纲目》 “益阳秘精，疗真元虚惫，阳痿遗精，余沥白浊如脂，小便不禁，囊下湿痒，女人阴寒冷带，入丸散及坐汤用。”

【化学成分】 主要含甾醇类成分：胆甾醇，22-去氢胆甾醇，菜子甾醇，豆甾醇等；还含蛋白质及磷酸盐、碳酸盐等。

三、补血药

本类药物性味多属甘温或甘平，主入心、肝、脾、肾经，质地滋润，甘能补益，故以补血为主要作用。主治血虚证，症见面色苍白无华或萎黄，舌质较淡，脉细或细数无力等。偏于血虚心失所养者，可见心悸、怔忡、心烦、失眠、健忘。偏于血虚肝失所养者可见眩晕、耳鸣、两目干涩、视力减退、或肢体麻木、拘急、震颤；妇女肝血不足，不能充盈冲任之脉，可见月经愆期、量少色淡，甚至经闭。部分补血药分别兼有滋肾、润肺、补脾等功效，又可用治肝肾阴虚证，阴虚肺燥证或心脾气虚、气血不足之证。

临床常用的补血药有当归、熟地黄、白芍、阿胶、何首乌、龙眼肉等。

当 归

Danggui

本品为伞形科植物当归 *Angelica sinensis*(Oliv.) Diels 的干燥根。主产于甘肃。秋末采挖，除去须根及泥沙，待水分稍蒸发后，捆成小把，上棚，用烟火慢慢熏干。切薄片。以质柔、切面黄白色、气香浓郁者为佳。

【炮制】 **酒当归** 取当归片，加黄酒拌润，炒干。

【性味与归经】 甘、辛，温。归肝、心、脾经。

【功能与主治】 补血活血，调经止痛，润肠通便。用于血虚萎黄，眩晕心悸，月经不调，经闭痛经，虚寒腹痛，风湿痹痛，跌扑损伤，痈疽疮疡，肠燥便秘。酒当归活血通经。用于经闭痛经，风湿痹痛，跌扑损伤。

【效用分析】 当归味甘、辛而性温，入肝、心、脾经。心主血，肝藏血，脾统血。其甘润以补血，辛散温通以活血，善能补血，又能活血，“诚为血中之气药，亦血中之圣药”。

当归甘温，养血补虚，为补血良药，故可用治心肝血虚，面色萎黄，眩晕心悸。当归既甘温补血，又辛散活血，有调经止痛之效，故凡血虚、血滞、气血不和，冲任失调之月经不调，经闭痛经皆可应用。

当归补血活血，又兼能散寒止痛，故可除血虚、血瘀、血寒所致的虚寒腹痛，风湿痹痛。

当归味辛，能活血化瘀，瘀血消散，则肿去痛止，故可用于跌扑损伤，瘀血肿痛及血瘀心腹刺痛等诸痛证。

当归补血活血，有托毒消肿之功，又为外科常用药，多用于痈疽初起，红肿热痛及气血亏虚，脓成不溃或溃后不敛。

当归补血、润肠通便，故可用治年老体弱、妇女产后血虚津枯之肠燥便秘。

【配伍应用】

1. 当归配白芍 当归长于补血活血，止痛；白芍善于敛阴养血，柔肝止痛。两药伍用，有养血理血的作用，适用于心血不足的心悸不宁；肝血不足的头晕耳鸣，筋脉挛急；血虚血瘀之妇女月经不调、痛经等。

2. 当归配川芎 当归长于补血活血，调经止痛；川芎善于活血行气。两药伍用，当归得川芎则祛瘀生新，补而不滞；川芎得当归，行血而不伤血，共奏补血活血之功，且为补血调经之要药，适用于血虚诸证及血虚兼血瘀所致的月经不调、痛经、经闭等。

3. 当归配肉苁蓉 当归长于养血补血，润肠通便；肉从蓉善于补阳益精，润肠通便。两药伍用，可增强温润通便的作用，适用于血虚津亏之肠燥便秘等。

4. 当归配熟地黄 当归补血且能行血调经，熟地黄补血且能滋阴、填精益髓。两药伍用，可增强补血养阴的作用，适用于血虚兼有阴虚所致的月经不调、崩漏等。

5. 当归配荆芥　当归长于补血活血；荆芥善于散风止血。两药伍用，可增强补血活血，祛风止血的作用，适用于产后血虚，风动晕仆，不省人事；或血虚生风，手足瘈疭，皮肤瘙痒；肠风下血、痔疮便血等。

6. 当归配赤芍　当归长于养血行血止痛；赤芍善于清热凉血，散瘀止痛。两药伍用，可增强活血止痛的作用，适用于痢疾腹痛，便脓血，及肝脾不和，腹中拘挛，绵绵作痛等。

7. 当归配火麻仁　当归补血润肠通便；火麻仁甘平质润，润肠通便。两药伍用，可增强补血润肠通便的作用，适用于血虚肠燥便秘等。

【鉴别应用】

1. 生当归、酒当归、炒当归与当归炭　四者均为当归的不同炮制品种，由于炮制方法不同，作用亦各有偏重。生当归质润，长于补血，调经，润肠通便，常用于血虚证、血虚便秘、痈疽疮疡等。酒当归功善活血调经，常用于血瘀经闭、痛经，风湿痹痛，跌扑损伤等。炒当归既能补血，又不致滑肠，多用于血虚便溏，腹中时痛，及中焦虚寒腹痛。当归炭以止血和血为主，多用于崩中漏下，月经过多，血虚出血。

2. 当归头、当归身、当归尾与全当归　当归可分为头、身、尾三个部位，既可分别入药即当归头、当归身、当归尾；又可合而用之即全当归。中医传统习惯认为，当归头、当归尾偏于活血破血，当归身偏于补血，全当归补血活血两者均可。

3. 当归与三七　两者均味甘性温，归肝、心经，皆能活血止痛，同治跌打损伤、瘀血肿痛。然当归味辛入脾经，长于补血，调经，润肠，善治血虚诸证，虚寒腹痛，风湿痹痛，痈疽疮疡，肠燥便秘。三七为化瘀止血药，味微苦入胃经，兼滋补之功，有止血不留瘀、化瘀不伤正之特点，善治各种内外出血，兼瘀血者尤佳。

4. 当归与鸡血藤　两者均味甘性温入肝经，皆具补血活血，调经止痛之功，既治血虚萎黄，又治血虚或血虚兼血瘀有寒之月经不调、痛经、闭经，以及跌打损伤，风湿痹痛。然当归味辛入心、脾经，药力较强，兼能止痛，血瘀痛甚兼有寒邪者宜投，并治虚寒腹痛、疮肿初起或日久不溃或久溃不敛；尚可润肠，用治血虚肠燥便秘。鸡血藤味苦入肾经，药力较弱，又善舒筋活络，适用于血瘀或脉络痹阻者。

【方剂举隅】

1. 当归补血汤（《内外伤辨惑论》）

药物组成：黄芪、当归。

功能与主治：补气生血。适用于血虚阳浮发热证，症见肌热面赤，烦渴欲饮，脉洪大而虚，重按无力；亦治妇人经期、产后血虚发热头痛，或疮疡溃后，久不愈合者。

2. 当归四逆汤（《伤寒论》）

药物组成：当归、桂枝、芍药、细辛、甘草、通草、大枣。

功能与主治：温经散寒，养血通脉。适用于血虚寒厥证，症见手足厥寒，或腰、股、腿、足、肩臂疼痛，口不渴，舌淡苔白，脉沉细或细而欲绝。

3. 活络效灵丹（《医学衷中参西录》）

药物组成：当归、丹参、生乳香、生没药。

功能与主治：活血祛瘀，通络止痛。适用于气血凝滞证，症见心腹疼痛，腿痛臂痛，跌打瘀肿，内外疮疡以及癥瘕积聚等。

4. 生化汤（《傅青主女科》）

药物组成：当归、川芎、桃仁、干姜、甘草。

功能与主治：养血祛瘀，温经止痛。适用于血虚寒凝，瘀血阻滞证，症见产后恶露不行，小腹冷痛。

5. 当归六黄汤（《兰室秘藏》）

药物组成：当归、生地黄、黄芩、黄柏、黄连、熟地黄、黄芪。

功能与主治：滋阴泻火，固表止汗。适用于阴虚火旺盗汗，症见发热盗汗，面赤心烦，口干唇燥，大便干结，小便黄赤，舌红苔黄，脉数。

【成药例证】

1. 当归流浸膏（《临床用药须知中药成方制剂卷》2020年版）

药物组成：本品为当归经加工制成的流浸膏。

功能与主治：养血调经。用于血虚血瘀所致的月经不调、痛经。

2. 当归补血口服液（丸）（《临床用药须知中药成方制剂卷》2020年版）

药物组成：黄芪、当归。

功能与主治：补养气血。用于气血两虚证。

3. 当归养血丸（《临床用药须知中药成方制剂卷》2020年版）

药物组成：当归、炙黄芪、白芍（炒）、地黄、阿胶、白术、茯苓、杜仲（炒）、牡丹皮、香附（制）。

功能与主治：益气养血调经。用于气血两虚所致的月经不调，症见月经提前、经血量少或量多、经期延长、肢体乏力。

4. 当归苦参丸（《临床用药须知中药成方制剂卷》2020年版）

药物组成：当归、苦参。

功能与主治：活血化瘀，燥湿清热。用于湿热瘀阻所致的粉刺、酒皶，症见颜面、胸背粉刺疙瘩，皮肤红赤发热，或伴脓头、硬结、酒皶鼻、鼻赤。

5. 当归龙荟丸（《临床用药须知中药成方制剂卷》2020年版）

药物组成：龙胆（酒炙）、酒大黄、芦荟、酒黄连、酒黄芩、盐黄柏、栀子、青黛、酒当归、木香、人工麝香。

功能与主治：泻火通便。用于肝胆火旺，心烦不宁，头晕目眩，耳鸣耳聋，胁肋疼痛，脘腹胀痛，大便秘结。

【用法与用量】 6～12g。

【注意】 本品甘温，湿热中阻、肺热痰火、阴虚阳亢者不宜应用；又因润燥滑肠，大便溏泻者慎用。

【本草摘要】

1.《神农本草经》 “主咳逆上气……妇人漏下，绝子，诸恶疮疡、金疮。”

2.《日华子本草》 “破恶血，养新血，及主癥癖。”

3.《本草纲目》 “治头痛、心腹诸痛，润肠胃、筋骨、皮肤。治痈疽，排脓止痛，和血补血。”

【化学成分】 主要含挥发油：藁本内酯，正丁烯呋内酯，香荆芥酚，马鞭草烯酮，黄樟醚，对乙基苯甲醛等；有机酸类成分：阿魏酸，香草酸，烟酸，琥珀酸；还含多糖等。

中国药典规定本品含挥发油不得少于0.4%；含阿魏酸（$C_{10}H_{10}O_4$）不得少于0.050%。

【药理毒理】 本品具有促进造血、调节血压、抑制子宫平滑肌收缩、抗肝损伤、抗炎镇痛、降血脂等作用。

1. 促进造血作用 当归多糖2、8mg/kg腹腔注射，显著增加辐射损伤小鼠外周血各指标计数，骨髓单个核细胞（BMNC）贴壁细胞数增多且折光性变好，达80%贴壁时间缩短，G_0/G_1期细胞比例及细胞凋亡率显著降低，血管内皮生长因子（VEGF）mRNA的表达显著增加[1]。当归多糖200mg/kg灌胃给药，抑制衰老模型小鼠造血干细胞SA-β-Gal染色阳性率、细胞周期G_1期比例的增加和S期比例的减少；下调细胞周期调控蛋白P16和P21表达，上调CFU-Mix、CDK6、CyclinD及CyclinE的表达[2]。

2. 调节血压作用 当归超滤膜液3g生药/kg灌胃给药，降低自发性高血压大鼠的收缩压，上调动脉粥样硬化抑制因子TNFα-IP 8L2基因、AHSG基因及TLR3基因的表达[3]。

3. 抑制子宫平滑肌收缩作用 当归1g生药/kg灌胃给药，减少痛经模型雌性大鼠扭体次数，抑制家兔离体子宫收缩[4]。当归水提液0.5g生药/L，抑制缩宫素致小鼠离体子宫平滑肌收缩幅度，增加子宫收缩平均肌张力的抑制率[5]。当归醇提液200mg/L，抑制未孕小鼠子宫平均肌张力和平滑肌的收缩幅度，但对子宫平滑肌收缩频率无显著影响[6]。0.001%、0.01%、0.1%当归精油能抑制催产素致大鼠子宫平滑肌的收缩幅度和收缩频率[7]。

4. 抗肝损伤作用 当归多糖100、200mg/kg灌胃，降低酒精性及四氯化碳性肝损伤模型小鼠血清ALT，AST含量，减轻肝损伤；抑制肝损伤引起的抗氧化功能的下降[8]。当归多糖70、140、280mg/kg灌胃，连续4周，显著降低Graves病模型大鼠血液中AST、ALT以及肝组织中MDA含量，增强SOD、CAT、GSH-Px活性[9]。当归多糖200mg/kg灌胃，显著降低地塞米松致肝损伤模型小鼠血清ALT、AST、肝脏SOD、GSH、MDA的含量，调节肝脏抗氧化功能以及糖代谢功能[10]。

5. 抗炎镇痛作用 当归水煎液90、360、1440mg/kg灌胃给药，对机械性刺激的正常大鼠具有明显的镇痛作用，15分钟时镇痛效果最佳[11]。当归油15mg/kg、当归多糖500、1000mg/kg以及二者配伍应用，灌胃14周，显著抑制AOM/DSS诱导的炎症相关结直肠癌模型小鼠的肿瘤个数和体积，降低肿瘤发生率及高级别上皮内瘤病变发生率，降低不典型增生的PCNA、COX-2、iNOS蛋白，当归油与高剂量当归多糖配伍应用，效果更佳[12]。藁本内酯12、20mg/d灌胃，连续3天，减少醋酸致疼痛小鼠30分钟内扭体次数，提高热刺激致疼痛小鼠的痛阈；藁本内酯200、600、1000mg/kg灌胃给药，降低实验性非细菌性前列腺炎模型大鼠前列腺中NGF mRNA表达水平，呈量效关系[13]。

6. 提高免疫作用 当归水煎液20g生药/kg灌胃给药，改善免疫功能低下小鼠免疫器官指数、巨噬细胞吞噬功能和小鼠廓清指数[14]。当归总提取物0.91g/kg灌胃给药，升高冷应激小鼠胸腺、脾脏指数[15]。当归多糖、水提醇沉物中除多糖以外的小分子物质分别灌胃给药0.48、2.44mg/kg，增强高原低氧模型小鼠脾淋巴细胞增殖、转化能力以及NK细胞的杀伤活力，并能升高小鼠血清IL-2含量[16]。当归挥发油0.176ml/kg灌胃，升高正常大鼠尿液中的乌头酸、琥珀酸、苹果酸、柠檬酸、甘氨酸、α-酮戊二酸的含量，增强机体的能量代谢，降低大鼠尿液中前列腺素的含量，增强机体的抗炎作用[17]。

7. 抗凝血作用 当归挥发油50、75、100mg/kg灌胃脑缺血大鼠，及5、10、15mg/kg灌胃血栓模型小鼠，显著改善大鼠全血黏度等血液流变学多项指标，减少小鼠死亡数，增加小鼠偏瘫恢复数[18]。当归总苯酞1、2、

4g 生药/kg 灌胃，延长电刺激引起的大鼠动脉血栓形成时间，抑制 ADP、AA、CG 诱导的血小板聚集；并降低高黏血症模型大鼠全血黏度、血浆黏度、血清黏度、血沉，延长 TT、PT、APTT[19]。

8. 改善微循环作用 当归多糖 50、100、200mg/kg 灌胃给药，降低脑梗死模型大鼠血脑屏障(BBB)通透性，上调紧密连接蛋白 Claudin-5 及 ZO-1 的表达，从而减少脑梗死体积[20]。当归总苯酞 0.1、0.2g/kg 灌胃，缩小大脑中动脉缺血再灌注大鼠脑梗死面积，减轻脑水肿，升高 SOD 活性，降低脑组织 MDA 含量，改善高黏血症模型大鼠软脑膜微循环[21]。

9. 抗衰老作用 当归水煎液 7.713、15.426g/kg 灌胃给药，减少痴呆模型小鼠在水迷宫测试、跳台测试和避暗测试中的错误次数，升高脑 ChAT 活性，降低 AChE 活性[22]。当归多糖 0.48mg/d 灌胃给药，升高衰减模型小鼠胸腺 GSH-Px 及血 SOD 活性，降低脾脏 GSH-Px 及血清 MDA[23]。当归多糖 50、100mg/kg 灌胃给药，改善慢性脑低灌注大鼠空间学习记忆能力[24]。当归多糖 100、200、400mg/kg 灌胃给药，延长小鼠负重游泳时间和力竭游泳时间，升高胸腺指数，增强脑 SOD 活性；显著改善 AD 小鼠学习记忆能力，降低脑 NO 含量、NOS 和 AChE 活性、p16 蛋白表达[25]；提高血和脑中端粒酶活性，降低脑组织 Ca^{2+}浓度，升高 Ca^{2+}-ATPase、Ca^{2+}, Mg^{2+}-ATPase 活性；提高脑 Bcl-2 蛋白含量，降低 Bax 蛋白含量[26]。当归多糖 100、200、300mg/kg 灌胃给药，提高衰老小鼠血清中 SOD、CAT 及 GSH-Px 的活性，降低血浆、脑及肝中 LPO[27]。

10. 降血脂作用 当归提取液 10、30g/kg 灌胃给药，降低蛋黄乳致高脂血症小鼠血清 TC 和动脉粥样硬化指数(AI)；降低高脂饲料致高脂血症大鼠 TC、LDL-C。当归醇提物 3、6g/kg 灌胃给药，可升高去势大鼠血钙、TG，降低血清及肝脏 MDA。当归多糖 200mg/kg 灌胃 6 周，降低 2 型糖尿病大鼠 TC、TG 和 LDL-C，升高 HDL-C。

11. 其他 当归挥发油 1.33、2.67mg/kg 灌胃给药，显著降低胃肠痉挛小鼠胃排空率和肠推进率[28]。当归挥发油 160mg/kg 灌胃实验性哮喘大鼠，增加体质量，改善肺功能，降低 IgE，抑制肺组织的炎症反应[29]。当归精油 40、80、160mg/kg 灌胃给药，缓解哮喘大鼠哮喘发作程度，增加呼气峰流量，降低支气管肺泡灌洗液(BALF)中 IL-17A，提高 IL-10[30]。

12. 体内过程 当归提取液 5.4g/kg 灌胃大鼠，阿魏酸和藁本内酯的消除半衰期分别为 379.13、269.72 分钟；$AUC_{(0\rightarrow t)}$分别为 15419.63、1889.52(ng・min)/ml；清除率分别为 0.1577L/(min・kg)、0.0492L/(min・kg)，符合一室模型[31]。

13. 毒理研究 当归总酸 200mg/kg 小鼠腹腔注射，观察 3 天，LD_{50}为 1.05g/kg±0.49g/kg，小鼠步态蹒跚、安静、中枢抑制死亡、呼吸先停于心跳。当归挥发油小鼠皮下注射和灌胃的 LD_{50}为 298、960mg/kg；阿魏酸钠小鼠静脉注射和灌胃的 LD_{50}为 1.7、3.6g/kg。藁本内酯小鼠腹腔注射的 LD_{50}为 520mg/kg。复方中重用岷当归 60～90g(超过药典规定 2～8 倍)，用药前后及用药过程中肝功、肾功、血脂、血液流变学、免疫球蛋白、补体 C3 等无异常改变。

【参考文献】［1］陈凤鸣，关雪晶，吴宏，等. 当归多糖对急性辐射损伤小鼠骨髓基质细胞及血管内皮生长因子的影响. 重庆医科大学学报，2014，39(5)：612-616.

［2］张先平，王乾兴，陈斌，等. 当归多糖对小鼠衰老造血干细胞细胞周期蛋白的调控. 基础医学与临床，2013，33(3)：320-324.

［3］伊琳，赵昕，李屹. 当归对自发性高血压大鼠脑组织 Tnfaip812、Ahsg 及 Tlr3 基因表达的影响. 中国动脉硬化杂志，2013，21(10)：891-893.

［4］孙绪美，范同梅，姜国云，等. 当归-川芎不同配比的中医应用及其抗子宫痉挛的活性分析. 吉林中医药，2011，31(9)：906-908.

［5］朱敏，段金廒，唐于平，等. 四物汤及其组方药物对小鼠离体子宫收缩的影响. 中国实验方剂学杂志，2011，17(5)：149-152.

［6］李伟霞，华永庆，唐于平，等. 川芎药对对小鼠离体子宫收缩多动的影响. 南京中医药大学学报，2010，26(2)：120-122.

［7］王志旺，魏舒畅，冯祥瑞，等. 不同提取工艺所得当归精油对平滑肌作用的比较. 中国医院药学杂志，2013，33(13)：1061-1065.

［8］刘娟. 当归多糖对不同化学性肝损伤的干预作用. 中国现代药物应用，2011，5(9)：52-54

［9］李伟，王加志，李健民，张宁. 当归多糖对 Graves 病模型大鼠肝脏保护作用研究. 中医药学报，2012，40(5)：57-59.

［10］刘娟. 当归多糖对地塞米松所致肝损伤的干预作用. 中国生化药物杂志，2012，33(1)：55-57.

［11］张镜宇，王宏，王学斌，等. 当归对正常大鼠痛觉调节活动的影响. 中国老年学杂志，2014，34(10)：2792-2793.

［12］安静，赵博琛，吴清，等. 当归提取物配伍应用对小鼠结直肠癌的预防作用. 北京中医药大学学报，2014，37(5)：309-311.

［13］杨晶，袁博，颜红. 当归挥发油中藁本内酯对实验性非细菌性前列腺炎镇痛作用的研究. 中国中医急症，2014，23(8)：1425-1427.

［14］杨志军，李初谊，郭胜，等. 当归及不同配伍对环磷酰胺诱导的小鼠免疫器官、吞噬功能的影响. 西部中医药，2013，26(4)：

8-11.

［15］骆亚莉，刘永琦，李应东，等. 当归有效部位对冷应激小鼠脾淋巴细胞增殖及细胞周期的影响作用. 中成药，2014，36(10)：2190-2193.

［16］安方玉，刘永琦，骆亚莉，等. 当归不同有效部位对高原低氧模型小鼠免疫功能的影响. 中国中医药信息杂志，2015，22(2)：51-54.

［17］李锦霞，张蔓，孙立博，等. 当归挥发油给药大鼠尿液比较代谢组学研究. 中国中药杂志，2014，39(7)：1293-1299.

［18］罗慧英，杨林，杨焕，等. 当归挥发油对脑缺血大鼠血液流变学的影响及防止血栓形成的研究. 甘肃中医学院学报，2012，29(4)：1-4.

［19］宋书辉，徐旭，于冰，等. 当归总苯酞活血化瘀作用的实验研究. 中草药，2012，43(5)：952-956.

［20］夏旺旭，徐露. 当归多糖对脑梗死大鼠血脑屏障通透性影响及 MRI 评价. 遵义医学院学报，2014，37(6)：601-604.

［21］宋书辉，徐旭，于冰，等. 当归总苯酞对大鼠脑缺血再灌注损伤的改善作用. 中国药理学与毒理学杂志，2013，27(1)：39-44.

［22］吴红彦，李海龙，王虎平，等. 大剂量当归对东莨菪碱致痴呆小鼠模型学习记忆及 AChE、ChAT 活性的影响. 时珍国医国药，2013，24(3)：552-554.

［23］安方玉，刘雪松，李雪燕，等. 当归多糖对衰老模型小鼠胸腺指数、脑组织 SOD 活性的影响及其抗疲劳作用. 中医研究，2013，26(10)：78.

［24］李岩，东红，李妍怡，等. 当归多糖对慢性脑低灌注大鼠学习记忆能力的影响. 医药卫生，2013，42(5)：135-137.

［25］安方玉，刘雪松，李艳霞，等. 当归多糖对 AD 模型小鼠抗衰老作用研究. 中国药事，2014，28(11)：1123-1126.

［26］李雪燕，安方玉，李世功，等. 当归多糖对老年痴呆小鼠脑组织钙超载及胆碱能神经损伤的影响. 中医研究，2013，26(3)：68-70.

［27］李雪燕，陈开兵，张丽云. 当归多糖对衰老模型小鼠行为学、血清和脑 SOD、端粒酶活性的影响. 现代中医药，2013，33(2)：101-104.

［28］洪秋菊，吴国泰，王瑞琼，等. 当归挥发油对小鼠胃排空和肠推进的影响. 甘肃中医，2011，24(3)：45-46.

［29］王志旺，李永华，任远，等. 当归挥发油对实验性哮喘大鼠肺功能及其组织病理学的影响. 中成药，2013，35(10)：2098-2103.

［30］王志旺，蔺兴遥，任远，等. 当归精油对哮喘模型大鼠的平喘作用及其对 IL-10、IL-17A 的影响. 中药药理与临床，2015，31(3)：76-78.

［31］Luo N，Li Z，Qian D，et al. Simultaneous determination of bioactive components of Radix Angelicae Sinensis-Radix Paeoniae Alba herb couple in rat plasma and tissues by UPLC-MS/MS and its application to pharmacokinetics and tissue distribution. Journal of Chromatography B，2014，963：29-39.

熟地黄

Shudihuang

本品为玄参科植物地黄 *Rehmannia glutinosa* Libosch. 的干燥块根，经炮制加工制成。其制法为：①取生地黄，加黄酒炖至酒吸尽，取出，晾晒至外皮黏液稍干时，切厚片或块。②取生地黄，蒸至黑润，取出，晒至约八成干时，切厚片或块。全国大部分地区均可炮制加工。以块肥大、断面乌黑色、味甜者为佳。

【性味与归经】 甘，微温。归肝、肾经。

【功能与主治】 补血滋阴，益精填髓。用于血虚萎黄，心悸怔忡，月经不调，崩漏下血，肝肾阴虚，腰膝酸软，骨蒸潮热，盗汗遗精，内热消渴，眩晕，耳鸣，须发早白。

【效用分析】 熟地黄甘微温，入肝肾经，质地柔润。肝藏血，肾藏精，精血同源，熟地黄长于生精血，为补血要药，可用治血虚诸证，症见面色萎黄，心悸怔忡，眩晕，耳鸣等。

熟地黄入肾，质润滋腻，有极好的滋补肾阴之效，常用于肾阴不足之腰膝酸软，骨蒸潮热，盗汗遗精，内热消渴。

熟地黄补血滋阴，益精填髓，故尚可用治肝肾不足，精血亏虚之眩晕，耳鸣，须发早白。

【配伍应用】

1. 熟地黄配山茱萸 熟地黄长于滋补肝肾，养血填精；山茱萸善于温补肝肾，固精缩尿。两药伍用，可增强滋肾养阴，固涩精气的作用，适用于肝肾阴虚所致的头晕目眩、耳鸣耳聋、腰膝酸软、阳痿遗精、盗汗等。

2. 熟地黄配山药 熟地黄长于补血养阴，填精益髓；山药善于益肾固精，补脾益阴。两药配伍，可增强滋阴补肾，固精止遗的作用，适用于肾虚遗精、遗尿等。

3. 熟地黄配白芍 熟地黄长于补血滋阴，填精益髓；白芍善于养血敛阴，柔肝止痛。两药伍用，可增强滋阴补肾，补血养血的作用，适用于肝血不足、肝肾亏虚所致的月经不调，两目昏花，视物不明等。

4. 熟地黄配细辛 熟地黄长于补血养阴，细辛善于祛风散寒。两药伍用，可增强补肾散寒的作用，适用于肾虚腰痛。

5. 熟地黄配桑寄生 熟地黄长于补血滋阴，填精益髓；桑寄生善于补益肝肾，养血安胎。两药伍用，可增强补肾填精，养血安胎的作用，适用于肝肾精血亏虚所致的胎动不安等。

6. 熟地黄配五味子　熟地黄长于补肾填精，五味子善于敛肺滋肾。两药伍用，可增强补肾纳气，敛肺止咳的作用，适用于肺肾两虚所致的咳嗽气喘，呼多吸少。

【鉴别应用】 清蒸熟地黄、酒制熟地黄、熟地黄炭　生地黄经蒸制后的熟地黄，质厚味浓，其性由寒转温，其味由苦转甘，其功能由清转补，以补血滋阴、益精填髓为主，但尚有滋腻碍脾之弊。酒制熟地黄，其性转温，主补阴血，且可借酒力行散，起到行药势、通血脉之功，更有利于补血，并使之补而不腻。熟地黄炭以补血止血为主，用于崩漏或虚性出血。

【方剂举隅】

1. 四物汤（《仙授理伤续断秘方》）

药物组成：熟地黄、当归、白芍、川芎。

功能与主治：补血调血。适用于营血虚滞证，症见头晕目眩，心悸失眠，面色无华，妇人月经不调，量少或经闭不行，脐腹作痛，甚或瘕块硬节，舌淡，口唇、爪甲色淡，脉细弦或细涩。

2. 六味地黄丸（《小儿药证直诀》）

药物组成：熟地黄、山茱萸、山药、泽泻、牡丹皮、茯苓。

功能与主治：滋补肝肾。适用于肝肾阴虚证，症见腰膝酸软，头晕目眩，耳鸣耳聋，盗汗，遗精，消渴，骨蒸潮热，手足心热，口燥咽干，牙齿动摇，足跟作痛，小便淋漓，以及小儿囟门不合，舌红少苔，脉沉细数。

3. 地黄饮子（《圣济总录》）

药物组成：熟干地黄、巴戟天、山茱萸、石斛、肉苁蓉、炮附子、五味子、肉桂、茯苓、麦冬、菖蒲、远志。

功能与主治：滋肾阴，补肾阳，开窍化痰。适用于下元虚衰，痰浊上犯之喑痱证，症见舌强不能言，足废不能用，口干不欲饮，足冷面赤，脉沉细弱。

4. 左归丸（《景岳全书》）

药物组成：熟地黄、山药、枸杞子、山茱萸、牛膝、菟丝子、鹿角胶、龟板胶。

功能与主治：滋阴补肾，填精益髓。适用于真阴不足证，症见头晕目眩，腰酸腿软，遗精滑泄，自汗盗汗，口燥舌干，舌红少苔，脉细。

5. 大补阴丸（《丹溪心法》）

药物组成：熟地黄、龟板、黄柏、知母。

功能与主治：滋阴降火。适用于阴虚火旺证，症见骨蒸潮热，盗汗遗精，咳嗽咯血，心烦易怒，足膝疼热，舌红少苔，尺脉数而有力。

【成药例证】

1. 归芍地黄丸（《临床用药须知中药成方制剂卷》2020年版）

药物组成：熟地黄、当归、白芍（酒炒）、山茱萸（制）、山药、茯苓、牡丹皮、泽泻。

功能与主治：滋肝肾，补阴血，清虚热。用于肝肾两亏，阴虚血少，头晕目眩，耳鸣咽干，午后潮热，腰膝酸痛，足跟疼痛。

2. 维血宁颗粒（糖浆）（《临床用药须知中药成方制剂卷》2020年版）

药物组成：熟地黄、地黄、炒白芍、墨旱莲、太子参、鸡血藤、虎杖、仙鹤草。

功能与主治：滋阴养血，清热凉血。用于阴虚血热所致的出血；血小板减少症见上述证候者。

3. 健延龄胶囊（《临床用药须知中药成方制剂卷》2020年版）

药物组成：熟地黄、制何首乌、黄芪、黄精、山药、西洋参、黑芝麻、茯苓、芡实、天冬、龙骨、琥珀、黑豆、侧柏叶。

功能与主治：补肾填精，益气养血。用于肾虚精亏、气血不足所致的神疲乏力、健忘失眠、头晕耳鸣、食欲减退。

4. 还少胶囊（《临床用药须知中药成方制剂卷》2020年版）

药物组成：熟地黄、山药（炒）、枸杞子、山茱萸、五味子、牛膝、楮实子、杜仲（盐制）、巴戟天（炒）、小茴香（盐制）、肉苁蓉、远志（甘草炙）、石菖蒲、茯苓、大枣（去核）。

功能与主治：温肾补脾，养血益精。用于脾肾两虚、精血亏耗所致的腰膝酸痛、阳痿、遗精、耳鸣、目眩、肌体瘦弱、食欲减退、牙根酸痛。

5. 更年宁心胶囊（《临床用药须知中药成方制剂卷》2020年版）

药物组成：熟地黄、黄芩、黄连、白芍、阿胶、茯苓。

功能与主治：滋阴清热，安神除烦。用于绝经前后诸症阴虚火旺证，症见潮热面红、自汗盗汗、心烦不宁、失眠多梦、头晕耳鸣、腰膝酸软、手足心热；更年期综合征见上述证候者。

【用法与用量】 9～15g。

【注意】 本品性质滋腻，易妨碍消化，故脾胃虚弱、中满便溏、气滞痰多者慎用。

【本草摘要】

1.《珍珠囊》“大补血虚不足，通血脉，益气力。”

2.《本草纲目》“填骨髓，长肌肉，生精血，补五脏内伤不足，通血脉，利耳目，黑须发。”

3.《本草从新》“滋肾水，封填骨髓，利血脉，补益真阴，聪耳明目，黑发乌须。”

【化学成分】熟地黄是地黄的炮制品，其化学成分与生地黄相类似，主要含苯乙烯苷类成分：毛蕊花糖苷等；还有单糖及多氨基酸等。

中国药典规定本品含毛蕊花糖苷（$C_{29}H_{36}O_{15}$）不得少于0.020%。

【药理毒理】本品具有促进造血、降血糖、增强记忆、增强免疫等作用。

1. 促进造血作用 熟地黄100mg/kg灌胃给药，显著降低辐射损伤小鼠骨髓和外周血中B细胞的比例，增加粒细胞的比例并增加长期造血干细胞数量，促进造血干细胞恢复[1]。熟地黄煎液40g生药/kg灌胃，显著升高骨髓抑制小鼠及环磷酰胺致血虚小鼠外周血WBC数量、骨髓细胞增殖能力、CFU-GM集落数[2, 3]。熟地黄水煎液28g/kg或地黄多糖200、400mg/kg灌胃给药，升高环磷酰胺（CY）致气血双虚模型小鼠RBC、WBC、PLT、HGB及血清粒-巨噬细胞集落刺激因子；地黄多糖1.73、3.46g/kg灌胃给药，增加血虚模型小鼠骨髓有核细胞数；增加^{60}Co γ射线辐照小鼠脾结节和全血细胞，提高外周血象各项指标。

2. 降血糖作用 熟地黄6g/kg灌胃给药，降低STZ致2型糖尿病小鼠血糖及血脂[4]。地黄寡糖0.5、1、2g/kg灌胃给药，降低STZ致2糖尿病小鼠血糖及血脂，2g/kg组降糖效果与二甲双胍50mg/kg相当[5]。地黄多糖20、30mg/kg腹腔注射，显著降低糖尿病大鼠空腹血糖、TC、TG、胰岛素、血肌酐水平，升高血清中GLP-1、GIP水平[6, 7]。地黄寡糖200mg/kg灌胃给药，显著升高2型糖尿病大鼠肝糖原含量，增加GK活性和基因表达，减弱G-6-Pase活性和基因表达[8]。

3. 提高记忆作用 地黄寡糖100、500mg/kg饮水给药，显著缩短糖尿病大鼠水迷宫逃避潜伏期；增加在原平台象限游泳时间占总游泳时间的百分比[9]。熟地黄水煎液4.5、9g/kg灌胃给药，改善谷氨酸单钠（MSG）毁损下丘脑弓状核大鼠学习记忆力，降低脑组织中Glu含量，升高GABA含量，提高海马组织中NMDAR1和GABAR的表达[10]。熟地黄含药血清对AD神经细胞模型具有保护作用；抑制APP、β-分泌酶及γ-分泌酶的mRNA表达[11]。熟地黄中有效成分5-羟甲基糠醛（5-HMF）0.5mg/L细胞培养，保护大鼠海马神经细胞模型免遭高浓度皮质酮的损伤，显著下调细胞内β-半乳糖苷酶活性，提升学习记忆相关蛋白（GCR）、脑源性神经营养因子（BDNF）、血清和糖皮质激素调节蛋白激酶（SGK）蛋白基因表达[12]。熟地黄2.4g/kg灌胃4周，能减少幼年注意缺陷多动障碍模型大鼠自发性行为、冲动行为，提高学习记忆能力[13]。熟地黄水提物4g/kg灌胃4周，能缩短D-半乳糖致衰老大鼠水迷宫逃避潜伏期，增加穿越原平台位置次数，减少脑内β-半乳糖苷酶、MDA含量，增强SOD活性，增加脑内促红细胞生成素（EPO）表达，改善衰老大鼠的学习记忆能力[14]。

4. 提高免疫作用 熟地黄40g/kg灌胃给药，升高骨髓移植小鼠外周血WBC，脾脏和胸腺指数，提高淋巴细胞增殖和产生IL-2的能力[15]。熟地黄水提取物（0.049、0.49、4.9mg/ml）和粗多糖（0.032、0.32、3.2mg/ml）细胞培养，均可显著促进ConA刺激前后小鼠胸腺及脾的淋巴细胞的增殖，提高上清液IL-2、IL-4、IL-5、IFN-γ，并呈现剂量依赖性[16]。熟地黄多糖50、250、500mg/kg灌胃给药，显著升高骨髓抑制小鼠WBC、PLT，稳定小鼠的体重、脾指数、胸腺指数[17]。熟地黄多糖500mg/kg灌胃给药，显著抑制H_{22}、S_{180}荷瘤小鼠肿瘤生长，延长存活时间，改善肝/体比及脾脏指数[18]。

5. 其他 熟地黄4.05g/kg灌胃给药，能明显升高血清TC、LDL-C、HDL-C和Glu，降低AST[19]。炒、煅熟地黄1g/kg灌胃给药，均能显著缩短小鼠出血时间与凝血时间[20]。地黄多糖20mg/kg腹腔注射，降低局灶性大脑中动脉栓塞小鼠神经功能评分、前肢踩空次数、脑含水量以及脑指数和脑缺血体积，增加缺血区线粒体SOD，降低MDA[21]。

地黄寡糖9、45g/kg灌胃给药，减轻血管性痴呆大鼠海马CA1区神经组织的病理性改变，升高CA1区神经元细胞中Bcl-2蛋白表达，降低Bax蛋白表达，从而降低神经元细胞凋亡比例，显著提高血清和海马组织中SOD的活性，降低MDA和谷氨酸的含量[22]。

6. 体内过程 熟地黄有效成分梓醇50mg/kg大鼠灌胃，梓醇的消除半衰期为1.212小时，$AUC_{(0\to\infty)}$为69520（ng·h）/ml，清除率为0.824L/（h·kg），符合一室模型[23]。

【参考文献】［1］白琳，石桂英，杨亚军，等. 罗汉果和熟地增加小鼠造血干细胞的数量和功能. 中国比较医学杂志，2014，24（3）：50-54.

［2］罗晶，李欣，林卓. 红景天与熟地配伍对骨髓抑制小鼠骨

髓功能的影响. 中国中西医结合杂志，2010，30(11)：1190-1192.

[3] 林卓，罗晶. 红景天熟地黄合煎液对血虚模型小鼠造血系统的影响. 吉林中医药，2010，30(1)：74-75.

[4] 吴金环，顾红岩，喇孝瑾，等. 地黄与熟地黄对糖尿病小鼠血糖血脂的影响. 中国实验方剂学杂志，2011，17(8)：161-163.

[5] 仝国辉，张懿，谭壮生. 地黄寡糖对实验性高血糖小鼠糖脂代谢的影响. 毒理学杂志，2011，25(2)：117-119.

[6] 蔡春沉，王洪玺，王肃. 地黄多糖对肥胖糖尿病大鼠模型的治疗作用及对血清 GLP-1、GIP 水平的影响. 中国老年学杂志年，2013，9(33)：4506-4507.

[7] 康伟，徐燕颖. 地黄多糖对糖尿病肾病大鼠模型的治疗作用及对 RAGE/NF-κB 信号通路的影响. 天津中医药，2015，32(6)：364-367.

[8] 张汝学，贾正平，刘景龙，等. 地黄寡糖对 2 型糖尿病大鼠肝脏糖代谢关键酶活性及基因表达的影响. 中草药，2012，43(2)：316-320.

[9] 于涛，宋杨，杨菁，等. 地黄寡糖对糖尿病大鼠空间学习记忆的影响. 中国医学工程，2011，19(1)：5-8.

[10] 崔瑛，颜正华，侯士良，等. 熟地黄对动物学习记忆障碍及中枢氨基酸递质、受体的影响. 中国中药杂志，2003，28(9)：862-866.

[11]胡海燕，金国琴，张学礼，等. 中药对 $A\beta_{25-35}$ 损伤的 $SH\text{-}SY_5Y$ 细胞的保护作用. 上海中医药大学学报，2013，27(5)：77-81.

[12] 张丽娜，金国琴. 熟地黄有效成分 5-HMF 对皮质酮损伤性海马神经元 GCR、BDNF、SGK 表达的影响. 中华中医药杂志，2012，4(27)：853-857.

[13] 袁海霞，倪新强，吴正治，等. 基于“肾脑相关”探讨熟地黄对 ADHD 模型大鼠行为学的影响. 中药材，2018，41(8)：1970-1974.

[14] 李许，何然，王红玉，等. D-半乳糖致衰老大鼠脑内促红细胞生成素表达下调及熟地黄的逆转作用. 中国药学杂志，2016，51(18)：1562-1568.

[15] 李欣，罗晶. 红景天、熟地黄配伍对骨髓抑制小鼠免疫功能的影响. 吉林中医药，2012，32(5)：499-501.

[16] 郑晓珂，候委位，段鹏飞，等. 熟地黄提取物体外免疫调节作用实验研究. 中国药学杂志，2012，47(24)：1995-2000.

[17] 管斯琪，陈培丰，祝雨田，等. 熟地黄多糖对阿霉素致小鼠骨髓抑制及免疫功能损伤的影响. 浙江中医药大学学报，2014，38(3)：312-315.

[18] 吴勃岩，王雪，王君龙，等. 熟地黄多糖对 H_{22}、S_{180} 荷瘤小鼠抑瘤作用及存活时间的影响. 中医药信息，2012，29(6)：19-21.

[19] 马志会，张静，朱桃桃，等. 熟地黄口服给药大鼠慢性毒性实验研究. 中国药物警戒，2011，8(6)：330-333.

[20] 李娴，卫向龙，李凯，等. 生地黄炭及熟地黄炭对小鼠出、凝血时间的影响. 中华中医药杂志，2013，28(4)：927-929.

[21] 朱敏丰. 地黄多糖对局灶性脑缺血小鼠线粒体过氧化损伤的影响. 中药药理与临床，2015，31(2)：40-43.

[22] 蒋青，沈明勤，石磊，等. 地黄寡糖对血管性痴呆大鼠海马区神经细胞凋亡及相关蛋白表达的影响. 中国实验方剂学杂志，2013，19(3)：192-196.

[23] Lu R，Gu Y，Si D，et al. Quantitation of catalpol in rat plasma by liquid chromatography/electrospray ionization tandem mass spectrometry and its pharmacokinetic study. Journal of Chromatography B，2009，877(29)：3589-3594.

白 芍

Baishao

本品为毛茛科植物芍药 *Paeonia lactiflora* Pall. 的干燥根。主产于浙江、安徽。夏、秋二季采挖，洗净，除去头尾和细根，置沸水中煮后除去外皮或去皮后再煮，晒干。切薄片。以质坚实、类白色、粉性足者为佳。

【炮制】 **炒白芍** 取白芍片，炒至微黄色。

酒白芍 取白芍片，加黄酒拌润，炒至微黄色。

【性味与归经】 苦、酸，微寒。归肝、脾经。

【功能与主治】 养血调经，敛阴止汗，柔肝止痛，平抑肝阳。用于血虚萎黄，月经不调，自汗，盗汗，胁痛，腹痛，四肢挛痛，头痛眩晕。

【效用分析】 白芍苦酸微寒，主入肝脾经。有养血敛阴，调经止痛之功，适用于血虚萎黄，月经不调。

白芍味酸收敛，敛阴而止汗，为止汗之佳品，故适用于营卫不和之表虚自汗，阴虚盗汗不止。

白芍主入肝经，补肝血，敛肝阴，“肝为刚脏”，主藏血，体阴而用阳，依赖阴血滋养而柔和，血旺则肝柔不痛，阴充则肝阳不亢；故白芍益肝血，养肝阴，以柔肝止痛，平抑肝阳，常用于肝脾不和所致的胁痛，腹痛，四肢挛痛；以及肝阴不足，肝阳上亢之头痛眩晕等。

【配伍应用】

1. 白芍配甘草 白芍酸寒，养血敛阴，柔肝止痛；甘草甘平，健脾益气，缓急止痛。两药伍用，有酸甘化阴，柔肝止痛之功，适用于肝脾不和，筋脉失濡所致的脘腹、四肢挛急作痛。

2. 白芍配龟甲 白芍长于敛阴泄热，龟甲善于滋阴潜阳。两药伍用，可增强敛阴潜阳，柔肝息风之功，适用于肝肾不足、肝阳上亢所致的眩晕头痛；热病伤津，虚风内动所致的手足瘈疭。

3. 白芍配石决明 白芍长于养血柔肝，石决明善于平肝潜阳。两药伍用，具有益肝阴，平肝阳之功，适用于阴虚阳亢，头痛眩晕等。

4. 白芍配木香 白芍长于养血柔肝止痛，木香善于行气止痛。两药伍用，具有行气和血，缓急止痛之功，适用于气血凝滞所致的腹痛下痢等。

5. 白芍配枸杞子 白芍长于养血柔肝，缓急止痛；枸杞子善于补肾益精，养肝明目。两药伍用，具有养血柔肝，补肾益精之功，适用于肝肾阴亏所致的头晕目眩，眼目干涩等。

6. 白芍配钩藤 白芍长于养血柔肝，平抑肝阳；钩藤善于清肝平肝，息风止痉。两药伍用，具有养肝敛阴，息风止痉之功，适用于肝阴血不足，肝阳上亢所致的头痛、眩晕、急躁易怒、失眠多梦等。

7. 白芍配柴胡 白芍长于养血柔肝，缓急止痛；柴胡善于疏肝解郁。两药伍用，疏肝与柔肝并用，理气与和血并行。具有养血柔肝，疏肝解郁之功，适用于肝气郁结、气血不和所致的胁肋胀痛，乳房胀痛，月经不调等症。

8. 白芍配生姜 白芍长于养血柔肝，生姜善于温胃散寒。两药伍用，具有养血散寒的作用，适用于血虚有寒所致的痛经或产后腹痛等。

9. 白芍配香附 白芍长于养血敛阴，柔肝止痛；香附善于疏肝解郁，调经止痛。两药伍用，具有疏肝理气、养血调经之功，适用于肝郁气滞所致的月经不调、痛经等。

【鉴别应用】

1. 生白芍、炒白芍与酒白芍 三者为白芍的不同炮制品种。生白芍擅长养血敛阴，平抑肝阳，用于血虚月经不调，痛经，头痛眩晕以及自汗、盗汗等。炒白芍性稍缓，以养血和营，敛阴止汗为主，用于血虚萎黄，腹痛，四肢挛痛，自汗盗汗等。酒白芍酸寒之性降低，入血分，善于调经止血，柔肝止痛，用于肝郁血虚，胁痛腹痛，月经不调，四肢挛痛。

2. 白芍与赤芍 赤芍、白芍，一类二种，《神农本草经》通称芍药，梁代·陶弘景《本草经集注》首言赤、白两种，并指出白者质优，赤者功异。两者虽均性微寒，但效用迥异。白芍味酸苦归肝脾经，为养血敛阴、平肝止痛之品，功能养血敛阴，柔肝止痛，平抑肝阳，敛汗，尤宜于阴血亏虚肝旺者，既善治血虚肝旺之头晕目眩，肝郁胁痛，又善治血虚萎黄，四肢或脘腹挛急疼痛以及血虚月经不调、痛经等，还治阴虚盗汗。赤芍味苦归肝经，为清凉行散之品，功善清热凉血，化瘀止痛，尤宜于血热血瘀者，既善治肝火上攻之目赤肿痛、肝郁化火之胁肋疼痛，又善治热入营血、血热斑疹吐衄、瘀血经闭、痛经、跌打损伤及火毒疮疡。

3. 白芍与石决明 两药均归肝经，具有平肝潜阳的功效，用于肝肾阴虚，肝阳上亢所致的头痛，眩晕等。然白芍酸收敛补，有补血敛阴，调经止痛之效，既可用治肝脾血虚之面色萎黄，头晕眼花，心悸乏力，又可治月经不调，崩漏经多，经行腹痛；白芍又补血敛阴而止汗，为止汗之佳品，故适用于营卫不和之表虚自汗，阴虚盗汗不止；白芍又补肝血，敛肝阴，有补血柔肝，缓急止痛之功，既治血虚肝旺，气郁胁痛，肝脾不和，腹部挛急作痛或肝血不足，筋脉失养，四肢挛急作痛，又治脾虚肝实，腹痛泄泻，及下痢脓血，里急后重。而石决明咸寒入肝经，又可清泄肝火，滋补肝阴而有明目退翳之效，为治目疾的要药，无论虚证、实证均可配用。

【方剂举隅】

1. 芍药汤（《素问病机气宜保命集》）

药物组成：芍药、当归、黄连、槟榔、木香、甘草、大黄、黄芩、官桂。

功能与主治：清热燥湿，调气和血。适用于湿热痢疾，症见腹痛，便脓血，赤白相兼，肛门灼热，小便短赤，舌苔黄腻，脉弦数。

2. 四物汤（《仙授理伤续断秘方》）

药物组成：熟地黄、当归、白芍、川芎。

功能与主治：补血调血。适用于营血虚滞证，症见头晕目眩，心悸失眠，面色无华，妇人月经不调，量少或经闭不行，脐腹作痛，甚或瘕块硬节，舌淡，口唇、爪甲色淡，脉细弦或细涩。

3. 四逆散（《伤寒论》）

药物组成：甘草、枳实、柴胡、芍药。

功能与主治：透邪解郁，疏肝理脾。适用于阳郁厥逆证，症见手足不温，或腹痛，或泄利下重，脉弦；肝脾气郁证，症见胁肋胀闷，脘腹疼痛，脉弦。

4. 桂枝汤（《伤寒论》）

药物组成：桂枝、芍药、甘草、生姜、大枣。

功能与主治：解肌发表，调和营卫。适用于外感风寒表虚证，症见恶风发热，汗出头痛，鼻鸣干呕，苔白不渴，脉浮缓或浮弱。

5. 逍遥散（《和剂局方》）

药物组成：甘草、当归、茯苓、白芍、白术、柴胡、生姜、薄荷。

功能与主治：疏肝解郁，养血健脾。适用于肝郁血虚脾弱证，症见两胁作痛，头痛目眩，口燥咽干，神疲食少，或月经不调，乳房胀痛，脉弦而虚者。

【成药例证】

1. 加味逍遥丸（《临床用药须知中药成方制剂卷》2020年版）

药物组成：柴胡、栀子(姜炙)、牡丹皮、薄荷、白芍、当归、白术(麸炒)、茯苓、甘草。

功能与主治：舒肝清热，健脾养血。用于肝郁血虚，肝脾不和，两胁胀痛、头晕目眩、倦怠食少、月经不调、脐腹胀痛。

2. 四逆散（《临床用药须知中药成方制剂卷》2020年版）

药物组成：柴胡、白芍、枳壳(麸炒)、甘草。

功能与主治：透解郁热，疏肝理脾。用于肝气郁结所致的胁痛、痢疾，症见脘腹胁痛、热厥手足不温、泻痢下重。

3. 心痛康胶囊（《临床用药须知中药成方制剂卷》2020年版）

药物组成：白芍、红参、淫羊藿、北山楂。

功能与主治：益气活血，温阳养阴，散结止痛。用于气滞血瘀所致的胸痹，症见心胸刺痛或闷痛、痛有定处、心悸气短或兼有神疲自汗、咽干心烦；冠心病、心绞痛见上述证候者。

4. 胃舒宁颗粒（《临床用药须知中药成方制剂卷》2020年版）

药物组成：党参、白术、海螵蛸、延胡索、白芍、甘草。

功能与主治：补气健脾，制酸止痛。用于脾胃气虚、肝胃不和所致的胃脘疼痛、喜温喜按、泛吐酸水；胃及十二指肠溃疡见上述证候者。

5. 更年宁心胶囊（《临床用药须知中药成方制剂卷》2020年版）

药物组成：熟地黄、黄芩、黄连、白芍、阿胶、茯苓。

功能与主治：滋阴清热、安神除烦。用于绝经前后诸症阴虚火旺证，症见潮热面红、自汗盗汗、心烦不宁、失眠多梦、头晕耳鸣、腰膝酸软、手足心热；更年期综合征见上述证候者。

【用法与用量】 6～15g。

【注意】 不宜与藜芦同用。

【本草摘要】

1.《神农本草经》 “主邪气腹痛，除血痹，破坚积，寒热疝瘕，止痛，利小便，益气。”

2.《滇南本草》 “收肝气逆疼，调养心肝脾经血，舒经降气，止肝气疼痛。”

3.《本草纲目》 “白芍药益脾，能于土中泻木。赤芍药散邪，能行血中之滞。”

【化学成分】 主要含单萜类成分：芍药苷，氧化芍药苷，苯甲酰芍药苷，白芍苷，芍药苷元酮，没食子酰芍药苷，芍药内酯A、B、C；甾醇类成分：β-谷甾醇；鞣质类成分：1，2，3，6-四没食子酰基葡萄糖，没食子酸，右旋儿茶素；酚类成分：丹皮酚。

中国药典规定本品含芍药苷($C_{23}H_{28}O_{11}$)不得少于1.6%，白芍片、炒白芍及酒白芍不得少于1.2%。

【药理毒理】 本品具有保肝、促进造血、抗肾损伤、镇静、抗抑郁、调节胃肠运动、抗缺血、抗炎等作用。

1. 抗肝损伤作用 白芍水提醇沉液能对抗川楝子水提醇沉液导致的肝损伤，包括抑制肝TNF-α、IL-6水平的升高，增强NF-κB、ICAM-1蛋白表达，调节肝caspase-3、Bcl-2的基因表达[1]。白芍乙醇提取物300mg/kg灌胃给药，降低CCl_4诱导的急性肝损伤模型大鼠血清中ALT、AST、ALP，提高肝中SOD、CAT，降低MDA含量[2]。白芍总皂苷60mg/kg灌胃给药，降低酒精性脂肪肝模型大鼠血中ALT、AST、TBiL、MDA含量，升高SOD、GSH-Px活性，明显减轻肝脏脂肪变性，降低肝NF-κB和TNF-α表达[3]。白芍总皂苷100、200mg/kg灌胃给药，能降低高脂加果糖所致非酒精性脂肪肝模型大鼠的空腹血糖、空腹胰岛素含量，提高胰岛素敏感指数，降低血和肝中TG，降低血中ALT、AST、FFA、脂肪因子Apelin、visfatin、COLⅢ及COLⅣ的含量，改善肝脏脂质浸润及纤维化的病理改变[4]。

2. 对造血系统的影响 白芍水提物2g/kg灌胃给药，升高环磷酰胺所致血虚模型小鼠WBC、胸腺指数、IL-3、降低TNF-α[5]；显著升高综合放血法所致血虚模型小鼠RBC和HGB[6]。芍药水煎液2.4g/kg灌胃给药，显著升高综合放血法所致血虚证小鼠模型RBC和HGB，增强红细胞膜Na^+，K^+-ATP酶活性[7]。

3. 抗肾损伤作用 白芍总皂苷50、100、200mg/kg灌胃给药，降低STZ诱导的糖尿病大鼠尿蛋白排泄率(AER)、尿白蛋白排泄率(UAER)；降低肾小管-间质中GRP78、p-PERK、TLR2、p-eIF2α的蛋白表达，及肾小球中p-eIF2α的蛋白表达；降低肾组织Toll样受体TLR2、TLR4、MyD88 mRNA表达，肾脏$PCNA^+$细胞数、浸润巨噬细胞数及$PCNA^+$巨噬细胞数，进而减轻糖尿病大鼠早期肾脏损害[8-10]；显著降低高糖高脂诱导的糖尿病模型大鼠血肌酐、尿素氮、24小时尿蛋白、平均肾小球面积，改善肾组织病理学形态，抑制肾Wnt/β-catenin信号通路活化[11]。

4. 镇静、抗抑郁作用　白芍水提物45、90mg/kg灌胃给药，显著缩短小鼠悬尾及强迫游泳不动时间；并显著对抗利血平所致的小鼠体温下降[12]。白芍提取物（含48.89%芍药苷和18.99%芍药内酯苷）35、70mg/kg灌胃给药，显著改善慢性应激模型大鼠行为学变化，增加大鼠脑内单胺类神经递质NE、5-HT的含量[13]；显著降低嗅球损毁后大鼠水平运动和垂直运动的得分，及跳台试验中大鼠训练期和测试期的触电次数，并降低下丘脑CRH、垂体ACTH和血清CORT含量[14]。芍药内酯苷7、14mg/kg显著缩短小鼠悬尾及强迫游泳不动时间，对小鼠自主活动无明显影响[15]。芍药苷12mg/kg灌胃给药，明显促进大鼠脑脊液中内源性物质的分泌，改善睡眠[16]。

5. 调节胃肠运动作用　白芍水煎液10g生药/kg灌胃给药，改善隔日禁食造成胃电节律失常模型大鼠的慢波频率变异系数和异常节律指数；延迟炭末实验小鼠炭末的排出时间，降低小肠推进率，增加豚鼠离体回肠平滑肌振幅变化[17]。白芍及芍药苷降低豚鼠离体肠管的自发收缩和张力，缓解氯化钡所致的肠管痉挛；白芍醋炒、酒炒及清炒品能兴奋肾上腺素所引起的肠管活动[18]。白芍总苷50、100mg/kg灌胃给药，降低肠易激综合征（IBS）大鼠血清、结肠黏膜IL-2水平，升高IL-5水平，调节血清、结肠黏膜中Th1/Th2的表达失衡[19]。

6. 抗缺血作用　白芍苷20、40mg/kg灌胃给药，显著改善中动脉阻塞模型大鼠神经缺损症状，缩小脑梗死体积，降低缺血侧脑含水量，抑制海马CA1区COX-2阳性表达，减少促炎症因子TNF-α、IL-1β和花生四烯酸代谢产物TXA_2的释放，提高PGI_2水平[20]。白芍总皂苷50、100、200mg/kg灌胃给药，在缺血30分钟及再灌注90分钟后升高LVSP、$\pm dp/dt_{max}$，促进心肌GRP78表达[21]。芍药苷40mg/kg腹腔注射，改善局灶性脑缺血再灌注模型大鼠神经功能评分，降低梗死体积及缺血侧脑含水量，减轻脑组织病变，抑制海马CA1区caspase-3和COX-2的表达[22]。芍药苷10、20mg/kg尾静脉注射，缩小心肌缺血再灌注损伤模型大鼠心肌梗死面积，降低血清CK、LDH活性和MDA含量，升高SOD活性[23]。

7. 抗炎作用　白芍醇提物1、2、4g生药/kg灌胃给药，缓解耳肿胀模型小鼠和肉芽肿模型小鼠炎性肿胀，降低琼脂肉芽肿炎症模型小鼠血清PGE_2水平[24]。白芍总苷25、50、100mg/kg灌胃给药，缓解胶原性关节炎模型大鼠关节肿胀，抑制滑膜MAPKs的磷酸化水平[25]；减轻模型大鼠多发性关节炎指数，抑制成纤维样滑膜细胞增殖反应[26]。白芍水提醇沉液2.5、5、10mg/kg腹腔注射，显著抑制大鼠角叉菜胶足肿胀和大鼠佐剂性关节炎足肿胀，抑制中性粒细胞cAMP-PDE活性[27]。白芍总苷160mg/kg灌胃给药，降低佐剂性关节炎模型大鼠血清中促炎因子TNF-α、sICAM-1水平。白芍总苷100mg/kg灌胃给药，降低脓毒症模型大鼠血清IL-1、IL-6及TNF-α水平，提高存活率；减少肺TLR-4 mRNA及NF-κB p65 mRNA的表达[29]。白芍总苷25、50、100mg/kg灌胃给药，显著降低葡聚糖硫酸钠和三硝基苯磺钠实验性结肠炎模型大鼠血清炎症因子TNF-α、PGE_2、IL-6、IL-8，升高IL-10[29, 30]。

8. 调节免疫作用　白芍总苷600mg，2次/日，连续12周，能调节部分慢性荨麻疹患者T细胞功能，降低复发率达18.7%、降低血清IgE值达0.22[31]。白芍总苷50、100μg/ml可体外抑制类风湿关节炎患者T细胞表达破骨细胞分化因子（RANKL），减慢破骨细胞活化及骨质破坏[32]。白芍总苷脂质体50、100、200mg/kg灌胃给药，对S_{180}的抑瘤率为33.51%、47.03%、57.83%，对H_{22}的抑瘤率为25.53%、41.96%、49.22%，且能提高荷瘤小鼠的脾指数和胸腺指数，增强荷瘤小鼠腹腔巨噬细胞的吞噬功能，促进淋巴细胞转化反应，上调荷瘤小鼠细胞因子IL-2，IL-12，TNF-α的蛋白表达[33]。白芍总皂苷100、200mg/kg灌胃给药，延长S_{180}腹水瘤模型小鼠的存活时间，对S_{180}抑瘤率为18%、30%；增加荷瘤小鼠的体重及脏器指数；增加T-淋巴细胞的转化率，升高血清TNF-α水平，增加荷瘤小鼠的免疫功能，对环磷酰胺的抗肿瘤起增效减毒作用[34]。白芍总苷200mg/kg灌胃给药，增加对非肥胖型糖尿病模型小鼠唾液流量，减轻颌下腺炎性浸润，降低血清自身抗体水平，改善Th1/Th2型细胞因子表达失调[35]。

9. 镇痛作用　白芍醇提液1、2、4g生药/kg灌胃给药，延长小鼠热水缩尾反应的缩尾潜伏期，减少醋酸致痛小鼠的反应潜伏期和扭体次数；提高光热法致痛小鼠痛阈值[36]。

10. 其他　白芍提取物3g生药/kg灌胃给药，连续15天，显著升高MPTP致帕金森病模型小鼠自发站立次数，缩短爬杆时间，提高附着能力分值，提高脑内SOD、GSH-Px、MDA水平[37]。白芍总苷150mg/kg灌胃给药，改善代谢综合征-高血压模型大鼠胰岛素抵抗、增强胰岛素敏感性、纠正高胰岛素血症，拮抗ET-1、肾素-AngⅡ系统和氧化应激反应，提高NO和NOS功能，降低血压，并呈量效关系[38]。

11. 体内过程　大鼠灌胃白芍提取液5.4g/kg，芍药苷和芍药内酯苷的消除半衰期分别为243.89、265.88分钟；$AUC_{(0\to t)}$分别为3029、16141(ng·min)/ml；清除率分别为 0.7555L/(min・kg)，0.0678L/(min・kg)，符合一室模型[39]。免疫性肝损伤大鼠灌胃白芍总苷(芍药苷、内酯苷)0.47、1.41、2.82g/kg，模型组白芍总苷的 C_{max}、$AUC_{(0→t)}$和 $AUC_{(0→∞)}$明显增大，t_{max} 明显提前，$t_{1/2}$ 明显延长；各剂量间白芍总苷 t_{max} 和 $t_{1/2}$ 没有差异，剂量与 C_{max}、$AUC_{(0→t)}$和 $AUC_{(0→∞)}$有一定的相关性。提示临床要针对不同的机体状态，设计合理安全的剂量，以免给药量过大引起蓄积和毒性反应[40]。

12. 毒理研究 白芍醇提物灌胃给予小鼠 LD_{50} 为 979.82g/kg；白芍总皂苷 2500mg/kg 灌胃给予小鼠，观察 1 周，未见异常；白芍总皂苷静脉、腹腔注射给予小鼠的 LD_{50} 分别为 159、230mg/kg。白芍总皂苷 50、1000、2000mg/kg(相当于临床剂量的 50、100、200 倍)灌胃给予大鼠连续 30、90 天，或白芍总皂苷 280、560mg/kg 灌胃给予狗连续 90 天，除血小板数目增加及伴有一过性稀便外，外观、行为活动、心电图及重要脏器的病理组织学检查均未见异常[41]。

【参考文献】 [1] 齐双岩，金若敏，梅彩霞，等. 白芍对川楝子减毒作用机制研究. 中成药，2011，33(3)：404-406.

[2] 金香兰. 白芍乙醇提取物对四氯化碳诱导的急性肝损伤的保护作用. 中国实用医药，2011，6(30)：234-235.

[3] 赵侠，田图磊. 白芍总苷对大鼠酒精性脂肪肝的保护作用及其机制. 山东医药，2014，54(41)：25-27.

[4] 韩超，郑琳颖，吕俊华，等. 白芍总苷对非酒精性脂肪性肝病大鼠脂质浸润及纤维化的抑制作用. 医药导报，2014，33(10)：1294-1298.

[5] 朱映黎，张建军，黄银峰，等. 白芍和赤芍对环磷酰胺致血虚小鼠的补血作用及对 IL-3、TNF-α影响的比较研究. 中华中医药杂志，2014，4(29)：1058-1060.

[6] 张建军，黄银峰，王丽丽，等. 白芍、赤芍及芍药苷、芍药内酯苷对综合放血法致血虚小鼠补血作用的比较研究. 中国中药杂志，2013，28(19)：3358-3362.

[7] 伍文彬，张廷模，王飞. 赤白芍对血虚证动物模型补血作用及机制研究. 中药药理与临床，2012，28(3)：69-71.

[8] 沈阳，王坤，吴永贵，等. 白芍总苷对糖尿病大鼠肾脏巨噬细胞浸润及增殖的影响. 安徽医学，2011，32(6)：709-712.

[9] 武晓旭，章超群，吴永贵，等. 白芍总苷对糖尿病大鼠肾组织中内质网应激的影响. 安徽医科大学学报，2014，49(6)：768-771.

[10] 章超群，武晓旭，吴永贵，等. 白芍总苷对糖尿病大鼠肾组织 Toll 样受体信号通路调节的研究. 中国药理学通报，2014，30(3)：354-359.

[11] 常保超，陈卫东，张燕，等. 白芍总苷对 2 型糖尿病大鼠肾组织 Wnt/β-catenin 信号通路表达的影响. 中国中药杂志，2014，39(19)：3829-3835.

[12] 王景霞，张建军，李伟，等. 白芍提取物治疗抑郁症的实验研究. 中国实验方剂学杂志，2010，16(7)：183-184.

[13] 王景霞，张建军，李伟，等. 白芍提取物对慢性应激抑郁模型大鼠行为学及大脑皮质单胺类神经递质的影响. 中华中医药杂志，2010，25(11)：1895-1897.

[14] 王景霞，张建军，苗春平，等. 白芍提取物对嗅球损毁抑郁模型大鼠行为学及下丘脑-垂体-肾上腺轴的影响. 中国实验方剂学杂志，2011，17(3)：155-158.

[15] 张建军，王景霞，李伟，等. 芍药内酯苷抗抑郁作用的实验研究. 中药与临床，2011，2(6)：35-37.

[16] 李越峰，张泽国，徐福菊，等. 白芍改善睡眠作用的药效物质基础研究. 中国实验方剂学杂志，2014，20(15)：127-130.

[17] 朱力萤，李雅杰，贾玉石，等. 白芍作为低张力胃肠造影药物的实验研究. 中国中医药科技，2014，21(5)：520-521.

[18]王浴生，邓文龙，薛春生，等. 中药药理与应用(第二版). 人民卫生出版社，1998：350-351.

[19] 石君杰，金方，宋李亚. 白芍总苷对肠易激综合征大鼠 Th1/Th2 表达失衡的影响. 中国中西医结合消化杂志，2012，20(10)：450-452.

[20] 饶梦琳，唐蜜，何锦悦，等. 芍药苷对中动脉阻塞模型大鼠环氧酶通路表达的影响. 中成药，2014，36(9)：1793-1798.

[21] 郭道华，韦颖梅，王小静，等. 白芍总苷对大鼠心肌缺血再灌注损伤保护作用及对 GRP78 表达的影响. 中西医结合心脑血管病杂志，2010，8(5)：556-557.

[22] 蔡江晖，饶梦琳，唐蜜，等. 芍药苷激活 2 型大麻素受体保护脑缺血再灌注大鼠海马神经元. 细胞与分子免疫学杂志，2015，31(4)：443-447.

[23] 刘文霞，树俊莲，徐丽，等. 芍药苷预处理对大鼠心肌缺血再灌注损伤的保护作用. 中西药师，2015，18(6)：926-928.

[24] 周晓涛，周文涛，何佳颖，等. 雷公藤、白芍总苷、苦杏仁水煎剂对佐剂型关节炎大鼠治疗效果及机制的比较. 现代中西医结合杂志，2012，21(10)：1048-1050.

[25] 贾晓益，常艳，张磊，等. 白芍总苷对胶原性关节炎滑膜组织 MAPKs 信号通路的调控作用. 安徽医科大学学报，2013，48(9)：1067-1070.

[26] 吴华勋，陈镜宇，汪庆童，等. 白芍总苷对胶原性关节炎大鼠滑膜β抑制蛋白的影响与其抑制滑膜细胞增殖的关系. 中国药理学通报，2012，28(7)：934-937.

[27] 陈益山，巩忠福，姜代勋，等. 白芍水提物对 cAMP 磷酸二酯酶活性影响及其抗炎效果观察. 中国兽医杂志，2010，8(46)：20-22.

[28] 谢长江，谢富华，张珊珊，等. 白芍总苷对大鼠脓毒症的

抗炎作用及机制研究．现代医药卫生，2012，28(16)：2417-2418.

[29] 肖娴，李秀琼，刁建新，等．白芍总苷对葡聚糖硫酸钠致大鼠实验性结肠炎作用机制研究．佛山科学技术学院学报，2012，30(2)：78-81.

[30] 吴慧丽，李慧．白芍总苷对溃疡性结肠炎大鼠细胞因子影响的研究．中南药学，2010，8(2)：128-131.

[31] 李平，李世根，刘永刚，等．白芍总苷对慢性荨麻疹患者辅助T细胞和复发率的影响研究．今日药学，2013，23(3)：135-137.

[32] 贾敏，张寒．白芍总苷对RA患者T细胞表达RANKL的影响．中药药理与临床，2011，27(6)：36-38.

[33] 唐燕，张丹，孟祥林，等．白芍总苷脂质体对荷瘤小鼠肿瘤生长及免疫功能的影响．中国新药杂志，2014，23(21)：2547-2551.

[34] 刘浩，杨芬，余美玲，等．白芍总苷对荷瘤小鼠化疗的增效减毒作用研究．蚌埠医学院学报，2011，36(9)：917-920.

[35] 李春蕾，何菁，华红．中药白芍总苷预防非肥胖型糖尿病小鼠自发性涎腺炎的研究．华西口腔医学杂志，2011，9(2)：187-190.

[36] 徐娟，郭洪科，彭延娟．白芍醇提物抗炎镇痛作用与前列腺素 E_2 的相关性研究．成都医学院学报，2014，9(6)：679-682.

[37] 郑梅竹，范亚军，时东方，等．白芍提取物对致帕金森病小鼠的保护作用及机制的研究．湖北农业科学，2015，54(12)：2960-2963.

[38] 冯瑞儿，郑琳颖，吕俊华，等．白芍总苷对代谢综合征-高血压大鼠改善胰岛素敏感性、降压和抗氧化作用．中国临床药理学与治疗学，2010，15(2)：154-159.

[39] Luo N，Li Z，Qian D，et al. Simultaneous determination of bioactive components of Radix Angelicae Sinensis-Radix Paeoniae Alba herb couple in rat plasma and tissues by UPLC-MS/MS and its application to pharmacokinetics and tissue distribution. Journal of Chromatography B，2014，963：29-39.

[40] 张玲非，刘敏彦，潘会敏，等．白芍总苷在免疫性肝损伤大鼠体内的药代动力学研究．中国药理学通报，2012，27(10)：1462-1466.

[41] 李骏，李延凤，周爱武，等．白芍总苷的毒性研究．中国药理学通报，1991，7(1)：53-55.

阿　胶

Ejiao

本品为马科动物驴 *Equus asinus* L. 的干燥皮或鲜皮经煎煮、浓缩制成的固体胶。主产于山东。捣成碎块，以乌黑、断面光亮、质脆、味甘者为佳。

【炮制】 **阿胶珠**　取阿胶，烘软，切成丁，用蛤粉烫至成珠，内无溏心。

【性味与归经】 甘，平。归肺、肝、肾经。

【功能与主治】 补血滋阴，润燥，止血。用于血虚萎黄，眩晕心悸，肌痿无力，心烦不眠，虚风内动，肺燥咳嗽，劳嗽咯血，吐血尿血，便血崩漏，妊娠胎漏。

【效用分析】 阿胶味甘性平，质地滋润，入肝补血，为补血之佳品，可用治血虚诸证，症见面色萎黄，眩晕心悸，心烦不眠等。

阿胶味甘质润，入肾滋阴，可用治热邪伤阴，心烦不眠，及邪热将尽，真阴欲竭，虚风内动。

阿胶味甘质润，入肺可滋阴润燥，可用于肺燥咳嗽，劳嗽咯血。

阿胶甘平，质黏凝血络而止血，适用于吐血尿血，便血崩漏，妊娠胎漏。因其还长于补血、滋阴，故尤宜于吐血尿血、便血崩漏、妊娠胎漏而有血虚、阴虚表现者。

【配伍应用】

1. 阿胶配黄连　阿胶甘平而善滋肾水，补心血；黄连苦寒而善清心火，除烦。两药伍用，清、补并投，肾水得养则能上济心火，心火得降则心神自宁，水火既济，心肾交合，适用于热邪伤阴，阴虚火旺所致的心悸失眠者。

2. 阿胶配桑白皮　阿胶甘平质润，滋阴润燥；桑白皮甘寒，泻肺平喘。两药伍用，既能相互制约，桑白皮能制阿胶黏腻壅滞肺气之弊，阿胶补肺而防桑白皮泻肺太过；又相辅相成，共奏滋阴润燥，平喘止咳之功，适用于肺阴虚燥热所致的咳嗽痰少，咽干，痰中带血等。

3. 阿胶配龟甲　阿胶甘平，长于补血滋阴；龟甲甘寒，善于滋阴潜阳而息风。两药伍用，可增强补血养阴，息风止痉的作用，适用于温热病后期，真阴欲绝，阴虚风动，手足瘈疭等。

4. 阿胶配人参　阿胶长于补血滋阴，润肺止血，为补血的要药；人参善于大补元气，补益肺气，为补气的要药。两药伍用，可增强补血滋阴，益肺止咳，止血之功，适用于肺气阴不足所致的咳嗽、咳血等。

5. 阿胶配麦冬　阿胶长于润肺燥养阴且止血；麦冬善于养阴润燥而生津。两药伍用，可增强养阴润燥，止咳止血的作用，既适用于热病伤阴所致的虚羸少气、舌红少津等；又可用于虚劳咳嗽、咳嗽不爽或痰中带血等。

6. 阿胶配鹿角胶　阿胶甘腻醇厚，补血，滋阴润燥，止血；鹿角胶咸温以温补肝肾，益精养血，止血。两药伍用，既能阴阳兼顾、形气俱补，又能增强止血之功，适用于肾之精气俱损，气血两虚所致的虚羸瘦弱、腰膝酸软冷痛，男子精少阳痿、女子宫冷不孕、闭经等，以及脾肾阳虚所致的月经过多、崩漏、便血等。

【鉴别应用】

1. 阿胶丁、蛤粉炒阿胶、蒲黄炒阿胶 阿胶古代炮制方法有20余种，现代仍沿用的炮制品主要包括阿胶丁、蛤粉炒阿胶、蒲黄炒阿胶 3 种，中国药典中的阿胶珠即用蛤粉炒阿胶。阿胶丁擅长补血滋阴，用于血虚萎黄，眩晕心悸、心烦失眠、虚风内动等。蛤粉炒阿胶既降低了滋腻之性，又矫正了不良气味，善于益肺润燥，用于阴虚咳嗽、久咳少痰或痰中带血。蒲黄炒阿胶则以止血安络为主，多用于阴虚咳血、崩漏、便血。

2. 阿胶与熟地黄 两者均味甘，归肝、肾经，皆能补血滋阴，用治阴血亏虚诸证。然阿胶性平又入肺经，为血肉有情之品，长于润肺止血，补血之力胜于熟地黄，兼能润肠，治吐、衄、咳、便血及崩漏等多种出血证，阴虚心烦失眠或虚风内动以及阴虚燥咳，肠燥便秘。熟地黄性微温质润，善于滋肾益精，滋阴之力大于阿胶，治一切肝肾不足、血虚阴亏精少之证。

3. 阿胶与白芍 两者均归肝经而善养血调经，皆治阴亏血少之月经不调、痛经、崩漏等。然阿胶甘平滋润，兼入肺肾经，尤善补血，又能止血，滋阴润燥，故可治血虚萎黄、眩晕心悸，多种出血证，阴虚心烦失眠及虚风内动，虚劳喘咳及肠燥便秘。白芍味苦酸性微寒，兼入脾经，又能敛阴止汗，柔肝止痛，平抑肝阳，善治阴虚盗汗、表虚自汗，血虚肝郁之胁痛，血虚之脘腹、四肢拘挛疼痛，肝阳上亢之头痛眩晕。

【方剂举隅】

1. 补肺阿胶汤（《小儿药证直诀》）

药物组成：阿胶、牛蒡子、甘草、马兜铃、杏仁、糯米。

功能与主治：养阴补肺，清热止血。适用于小儿肺阴虚兼有热证，症见咳嗽气喘，咽喉干燥，喉中有声，或痰中带血，舌红少苔，脉细数。

2. 胶艾汤（《金匮要略》）

药物组成：川芎、阿胶、甘草、艾叶、当归、芍药、干地黄。

功能与主治：养血止血，调经安胎。适用于妇人冲任虚损，血虚有寒证，症见崩漏下血，月经过多，淋漓不止，产后或流产损伤冲任，下血不绝；或妊娠胞阻，胎漏下血，腹中疼痛。

3. 清燥救肺汤（《医门法律》）

药物组成：桑叶、石膏、甘草、人参、胡麻仁、真阿胶、麦门冬、杏仁、枇杷叶。

功能与主治：清燥润肺，养阴益气。适用于温燥伤肺，气阴两伤证，症见身热头痛，干咳无痰，气逆而喘，咽喉干燥，鼻燥，心烦口渴，胸满胁痛，舌干少苔，脉虚大而数。

4. 大定风珠（《温病条辨》）

药物组成：生白芍、阿胶、生龟板、干地黄、麻仁、五味子、生牡蛎、麦冬、炙甘草、鸡子黄、鳖甲。

功能与主治：滋阴息风。适用于阴虚风动证，症见手足瘛疭，形消神倦，舌绛少苔，脉气虚弱，时时欲脱者。

5. 阿胶鸡子黄汤（《通俗伤寒论》）

药物组成：陈阿胶、生白芍、石决明、双钩藤、大生地、清炙草、生牡蛎、络石藤、茯神木、鸡子黄。

功能与主治：滋阴养血，柔肝息风。适用于邪热久羁，阴血不足，虚风内动，症见筋脉拘急，手足瘈疭，心烦不寐，或头目眩晕，舌绛少苔，脉细数。

【成药例证】

1. 复方阿胶浆（《临床用药须知中药成方制剂卷》2020 年版）

药物组成：阿胶、熟地黄、人参、党参、山楂。

功能与主治：补气养血。用于气血两虚，头晕目眩、心悸失眠、食欲不振及白细胞减少症和贫血。

2. 阿胶补血膏(颗粒，口服液)（《临床用药须知中药成方制剂卷》2020 年版）

药物组成：阿胶、党参、熟地黄、枸杞子、白术、黄芪。

功能与主治：补益气血，滋阴润肺。用于气血两虚所致的久病体弱、目昏、虚劳咳嗽。

3. 肝肾滋（《临床用药须知中药成方制剂卷》2020 年版）

药物组成：枸杞子、党参、阿胶、麦冬、黄芪。

功能与主治：滋养肝肾，补益气血，明目安神。用于肝肾阴虚、气血两亏所致的目眩昏暗、心烦失眠、肢倦乏力、腰腿酸软。

4. 驴胶补血颗粒（《临床用药须知中药成方制剂卷》2020 年版）

药物组成：阿胶、黄芪、党参、白术、熟地黄、当归。

功能与主治：补血，益气，调经。用于久病气血两虚所致的体虚乏力、面黄肌瘦、头晕目眩、月经过少、闭经。

5. 山东阿胶膏（《临床用药须知中药成方制剂卷》2020 年版）

药物组成：阿胶、黄芪、枸杞子、白芍、党参、白术、甘草。

功能与主治：补益气血，润燥。用于气血两虚所致的虚劳咳嗽、吐血、妇女崩漏、胎动不安。

【用法与用量】 3～9g。烊化兑服。

【注意】 本品性黏腻，有碍消化，脾胃虚弱便溏者慎用。

【本草摘要】

1.《神农本草经》“主心腹内崩，劳极洒洒如疟状，腰腹痛，四肢酸疼，女子下血，安胎，久服轻身益气。”

2.《汤液本草》“益肺气，肺虚极损，咳嗽唾脓血，非阿胶不补。”

3.《本草纲目》“疗吐血、衄血、血淋、尿血、肠风下痢，女人血痛血枯，经水不调，无子崩中带下，胎前产后诸疾。”

【化学成分】 主要含蛋白及肽类成分，水解可产生多种氨基酸：甘氨酸，L-脯氨酸，L-羟脯氨酸，谷氨酸，丙氨酸，精氨酸，天冬氨酸，赖氨酸，苯丙氨酸，丝氨酸，组氨酸等。

中国药典规定本品含L-羟脯氨酸不得少于8.0%，甘氨酸不得少于18.0%，丙氨酸不得少于7.0%，L-脯氨酸不得少于10.0%。

【药理毒理】 阿胶具有促进造血、止血、调节卵巢与子宫功能、增强免疫、改善肺损伤等作用。

1. 促进造血作用 阿胶0.87～1.5g/kg灌胃给药，提高乙酰苯肼加环磷酰胺致血虚大鼠的红细胞（RBC）数量、血红蛋白（HGB）浓度和淋巴细胞百分比，延长游泳时间，降低血清丙二醛（MDA）水平[1]；增加氟尿嘧啶致贫血小鼠的骨髓有核细胞数量，促进造血干细胞的增殖和造血祖细胞的分化[2]。阿胶2.43、7.29g/kg灌胃给药，升高环磷酰胺致贫血大鼠的白细胞（WBC）数量。阿胶酶解液60、180、300mg/d灌胃给药，提升放血或环磷酰胺致贫血小鼠的RBC数量、HGB浓度[3]。阿胶酶解组分1、2g/kg（分子量<8 kDa）灌胃给药，增加氟尿嘧啶或辐射致贫血小鼠的WBC及RBC数量[4]；增加环磷酰胺致贫血小鼠的骨髓有核细胞数量、骨髓细胞中造血干/祖细胞集落形成数量（CFU-GM、BFU-E、CFU-E）和CD34含量，提高骨髓细胞中S期细胞比率。小分子阿胶肽（分子量<5kDa）65mg/kg灌胃给药，提升盐酸苯肼致贫血家兔的HGB浓度、RBC及WBC数量；增加免疫低下小鼠脾重指数[5]。阿胶泡腾颗粒1.4、2.8、5.6g/kg灌胃给药，升高盐酸苯肼致贫血小鼠的RBC数量及HGB浓度，延长平均游泳时间，提高肝糖原含量[6]。

2. 止血作用 阿胶或小分子阿胶1.5g/kg灌胃给药，增加血热复合出血大鼠的血小板、RBC、WBC数量及HGB浓度，提高纤维蛋白原水平，缩短凝血酶原时间；缩短肝素化出血大鼠的凝血酶原时间；缩短正常小鼠的出血及凝血时间[1, 7]。40%阿胶溶液15ml/kg灌胃给药，降低烫伤后兔血管通透性，改善正常兔球结膜微循环。

3. 调节卵巢与子宫功能 阿胶160、320mg/kg灌胃给药，改善自然衰老致围绝经期大鼠的卵巢功能，抑制卵巢颗粒细胞凋亡，上调B淋巴细胞瘤-2（Bcl-2）蛋白表达，下调卵巢Bcl-2相关x蛋白（Bax）蛋白表达[8]。阿胶480mg/kg灌胃给药，改善顺铂致卵巢损伤小鼠的卵巢功能，提高卵巢系数，降低卵巢炎症[9]。阿胶3.5、7.0g/kg灌胃给药，提高孕马血清促性腺激素和人绒毛膜促性腺激素致超促排卵大鼠的子宫内膜雌二醇受体（ER）及血管内皮生长因子（VEGF）蛋白表达[10]。阿胶8、16g/kg灌胃给药，提高正常小鼠的子宫系数，调节雌孕激素水平，促进子宫生长发育[11]。

4. 增强免疫功能 阿胶160、320mg/kg灌胃给药，升高氢化可的松致免疫低下小鼠的胸腺指数、血清溶血素水平，促进迟发型变态反应和淋巴细胞的增殖能力，升高腹腔巨噬细胞对鸡红细胞的吞噬率和吞噬指数，提高血清白介素-3（IL-3）和干扰素-γ（IFN-γ）水平，降低IL-4水平[12]。阿胶3g/kg灌胃给药，提高环磷酰胺致免疫低下小鼠的血清溶血素水平和T淋巴细胞及其亚群比例[13]。阿胶泡腾颗粒2.8g/kg灌胃给药，增加免疫抑制小鼠的脾脏、胸腺指数，升高正常小鼠的碳廓清指数和足肿胀度[6]。小分子阿胶肽（分子量<1kDa）0.35、1.05g/kg灌胃给药，提高正常小鼠的血清溶血素水平及足肿胀度[14]。

5. 改善肺损伤作用 阿胶34、100mg/kg灌胃给药，降低卵蛋白致敏哮喘大鼠的肺嗜酸性细胞浸润程度和血清IL-4水平；改善注射油酸引起的兔肺部病变。阿胶40mg/d灌胃给药，减轻香烟熏致气道炎症小鼠的肺组织炎症，减少肺组织Th17及Treg细胞亚群比例，降低血清和肺组织IL-17A、IL-6等细胞因子表达[15, 16]；阿胶1.2g/kg灌胃给药，提升人工细颗粒物（PM2.5）致肺损伤大鼠的呼吸功能，抑制肺组织巨噬细胞增多，降低肺泡灌洗液WBC数量[17]。

6. 其他 45%阿胶3g/kg灌胃给药，降低内毒素性休克狗的血液黏度，改善微循环，促进动脉血压恢复及稳定。阿胶300、900mg/kg灌胃给药，降低高糖高脂复合酒饮致高脂血症大鼠的血液黏度与红细胞聚集性[18]。阿胶添加入饲料喂养，能够改善缺铁性耳聋模型大鼠的畸变产物耳声发射（DPOAE）幅值及听觉脑干诱发电位

(ABR)阈值[19]。

【参考文献】 [1] 邸志权，胡金芳，张路，等．阿胶补血、抗疲劳以及止血作用研究．药物评价研究，2018，41(4)：562-566.

[2] Zhang Yan，Ye Tingting，Gong Shuqing，et al．RNA-sequencing based bone marrow cell transcriptome analysis reveals the potential mechanisms of E'jiao against blood-deficiency in mice．Biomed Pharmacother，2019，118：109291.

[3] 庞萌萌，李敏，田晨颖，等．阿胶酶解液相对分子质量分布及其补血升白作用．中国实验方剂学杂志，2017，23(12)：13-17.

[4] Wu Hongzhong，Ren Chunyan，Yang Fang，et al．Extraction and identification of collagen-derived peptides with hematopoietic activity from Colla Corii Asini．J Ethnopharmacol，2016，182：129-136.

[5] 付英杰，曲立生，田景振．阿胶低肽不同给药途径的药效学研究．中国药房，2010，21(3)：217-218.

[6] 宋怡敏，毛跟年，黄晓双，等．阿胶泡腾颗粒对小鼠造血功能及抗疲劳作用的影响．动物医学进展，2011，32(10)：83-86.

[7] 姜一朴，邸志权，王延涛，等．小分子阿胶抗疲劳、抗氧化及止血作用研究．中国药理学通报，2019，35(2)：203-208.

[8] 汝文文，和娴娴，钤莉妍，等．阿胶对围绝经期大鼠卵巢颗粒细胞凋亡及 Bcl-2 和 Bax 表达的影响．中国药物评价，2015，32(3)：147-150.

[9] 孙银红，张孝忠，王延涛，等．东阿阿胶促进小鼠卵泡发育和卵巢分泌的分子机制．青岛农业大学学报(自然科学版)，2020，37(4)：264-270，276.

[10] 王芳，温勤坚．阿胶对正常大鼠及超促排卵大鼠子宫内膜的作用．延安大学学报(医学科学版)，2018，16(1)：1-7.

[11] 刘颖，胡锐，白璐，等．阿胶对正常雌性小鼠雌激素样作用研究．山东中医杂志，2018，37(8)：681-683，687.

[12] 张珣，王静凤，李冰，等．阿胶对小鼠免疫功能的影响．食品工业科技，2011，11(32)：400-402，433.

[13] 安梦培，张守元，张淹，等．阿胶对免疫低下模型小鼠免疫功能的影响．药物评价研究，2018，41(4)：567-571.

[14] 梁荣，樊琛，李燕，等．小分子阿胶肽的免疫调节作用．食品工业科技，2019，40(22)：306-310，315.

[15] 张喆，胡晶红，姚成芳，等．阿胶、黄明胶对被动吸烟小鼠肺脏 Th17/Treg 细胞亚群分化及相关细胞因子表达的影响差异．中国免疫学杂志，2019，35(1)：35-40.

[16] 张喆，马云，胡晶红，等．阿胶对气道炎症小鼠 Th17/Treg 亚群失衡的逆转作用．山东医药，2018，58(6)：11-14.

[17] 张飘飘，凌亚豪，阎晓丹，等．阿胶对人工细颗粒物所致大鼠呼吸系统损伤的保护作用．癌变·畸变·突变，2017，29(5)：346-351.

[18] 杨敏春，李清林．阿胶、鳖甲胶对高血脂症大鼠血脂水平及血液流变学的影响．中华中医药学刊，2016，34(4)：849-854.

[19] 赵乌兰，王枫，袁玉轩，等．阿胶对缺铁性耳聋大鼠 DPOAE 及 ABR 的影响．浙江中医杂志，2012，47(5)：368-369.

何首乌
Heshouwu

本品为蓼科植物何首乌 *Polygonum multiflorum* Thunb. 的干燥块根。主产于河南、湖北、广东、广西、贵州。秋、冬二季叶枯萎时采挖，削去两端，洗净，个大的切成块，干燥。切厚片或块。以切面有云锦状花纹、粉性足者为佳。

【炮制】 **制何首乌** 取何首乌片或块，加黑豆汁拌匀，炖或蒸至内外均呈棕褐色。

【性味与归经】 苦、甘、涩，微温。归肝、心、肾经。

【功能与主治】 制何首乌补肝肾，益精血，乌须发，强筋骨，化浊降脂。用于血虚萎黄，眩晕耳鸣，须发早白，腰膝酸软，肢体麻木，崩漏带下，高脂血症。何首乌解毒，消痈，截疟，润肠通便。用于疮痈，瘰疬，风疹瘙痒，久疟体虚，肠燥便秘。

【效用分析】 制何首乌长于补肝肾，益精血，且微温不燥，补而不腻，实为滋补之良药，常用治血虚萎黄。

制何首乌味甘主补，长于补肝血，益肾精，强筋骨。发为血之余，肾之所荣，精血得充，则善乌须发；且味涩兼能收敛精气，苦泄微温，不寒不燥，还可用于肝肾不足，精血亏虚，眩晕耳鸣，须发早白，腰膝酸软，肢体麻木，崩漏带下等证。

制何首乌还能化浊降脂，用于高脂血症。

何首乌苦泄，长于解毒，消痈，截疟，用于疮痈，瘰疬，风疹瘙痒，久疟体虚等。

何首乌苦泄甘润，既能润肠通便，又能补益精血，故适用于年老体弱、久病、产后、血虚津亏之肠燥便秘。

【配伍应用】

1. 何首乌配人参 何首乌长于截疟，解毒，补益精血；人参善于补气健脾。二药伍用，可增强益气养血、扶正截疟之功，适用于疟久不愈，气血两虚者。

2. 何首乌配熟地黄 何首乌长于补肝肾，益精血，乌须发，补而不腻；熟地黄善于补血滋阴，填精益髓，滋味醇厚。二药伍用，可增强滋阴养血，补精益髓之功，适用于肝肾不足，精血亏虚所致的面色萎黄，眩晕耳鸣，腰膝酸软，须发早白，遗精，小儿发育迟缓者。

3. 何首乌配牛膝 何首乌长于补肝肾，益精血，强筋骨；牛膝善于补益肝肾，强筋壮骨。二药伍用，可增强补益肝肾，益精养血，强筋壮骨之功，适用于肝肾精血亏虚所致的腰膝酸软，肢体麻木者。

4. 何首乌配连翘　何首乌长于补益精血，兼具解毒之功；连翘善于清热解毒，消痈散结。二药伍用，可增强解毒散结的作用，适用于瘰疬疮肿者。

5. 何首乌配桑寄生　何首乌长于补肝肾，益精血，强筋骨；桑寄生善于祛风湿，补肝肾，强筋骨。二药伍用，可增强滋肾柔肝，益精养血，强筋壮骨之功，适用于肝肾亏虚或痹证日久，伤及肝肾所致的腰膝酸软，筋骨无力。

6. 何首乌配苦参　何首乌长于补益精血；苦参善于清热燥湿，杀虫止痒。二药伍用，可增强养血祛风，燥湿止痒之功，适用于风疹瘙痒。

【鉴别应用】

1. 生何首乌与制何首乌　何首乌的古代炮制方法多达30余种，现代主要有生何首乌与制何首乌两种。生何首乌苦泄性微温，具有解毒，消痈，截疟，润肠通便的作用，主治疮痈，瘰疬，风疹瘙痒，久疟体虚，肠燥便秘。制何首乌味甘而厚，功善补肝肾，益精血，强筋骨，乌须发，用于血虚萎黄，眩晕耳鸣，须发早白，腰膝酸软，肢体麻木，崩漏带下，高脂血症等。

2. 何首乌与白首乌　何首乌在古代有赤、白之分，赤首乌即正品何首乌，来源于蓼科植物，白首乌则有多种植物来源，其中以萝藦科植物耳叶牛皮消的块根较为常用，又叫耳叶白首乌。两者功效相似，均有补益精血之功，皆治精血亏虚，腰膝酸软，眩晕耳鸣等；又均能解毒疗疮、润肠通便，而用于痈疽疮毒、肠燥便秘。然何首乌制后甘涩微温，滋补之力更强，但不腻滞，生品又能截疟。白首乌性质平和，滋补之力较弱，适用于病情较轻者。且又能健脾消食、下乳。

3. 何首乌与首乌藤　两者均味甘入肝经而具补血作用。然何首乌性微温入肾经，制用甘补兼涩，功善补肝肾、益精血，为滋补良药，主治血虚萎黄、精血亏虚之头晕眼花、须发早白、腰膝酸软、肢体麻木；生用苦多行泄，补益力弱，功能截疟、解毒、润肠通便，主治久疟体虚、疮痈，瘰疬，风疹瘙痒，肠燥便秘。而首乌藤性平入心经，善于养血安神，祛风通络，主治失眠多梦及血虚身痛，风湿痹痛；煎汤外洗，又能祛风止痒，治皮肤瘙痒。

【方剂举隅】

1. 七宝美髯丹（《本草纲目》引《积善堂方》）

药物组成：制赤何首乌、制白何首乌、赤茯苓、白茯苓、牛膝、当归、枸杞子、菟丝子、补骨脂。

功能与主治：补益肝肾，乌发壮骨。适用于肝肾不足证，症见须发早白，脱发，齿牙动摇，腰膝酸软，梦遗滑精，肾虚不育等。

2. 大活络丹（《兰台轨范》）

药物组成：白花蛇、乌梢蛇、威灵仙、两头尖、草乌、天麻、全蝎、制首乌、龟板、麻黄、贯众、炙甘草、羌活、官桂、藿香、乌药、黄连、熟地、大黄、木香、沉香、细辛、赤芍、没药、丁香、乳香、僵蚕、制天南星、青皮、骨碎补、白蔻、安息香、制黑附子、黄芩、茯苓、香附、玄参、白术、防风、葛根、豹骨、当归、血竭、地龙、麝香、松脂、牛黄、片脑、人参等。

功能与主治：祛风湿，益气血，活络止痛。适用于风湿痰瘀阻于经络，正气不足之中风瘫痪、痿痹、阴疽、流注以及跌打损伤等。

3. 何首乌丸（《宣明论方》）

药物组成：制何首乌、肉苁蓉、牛膝。

功能与主治：乌发，填精补髓。适用于男子元脏虚损。

4. 何首乌汤（《疡医大全》）

药物组成：何首乌、防风、金银花、荆芥、苍术、白鲜皮、甘草、苦参、连翘、木通。

功能与主治：解毒收湿敛疮。适用于湿热风毒，遍身脓窠，症见黄水淋漓，肌肉破烂。

5. 何人饮（《景岳全书》）

药物组成：何首乌、当归、人参、陈皮、生姜。

功能与主治：补气血，截虚疟。适用于疟疾久发不止，气血两虚，症见寒热时作，稍劳即发，面色萎黄，倦怠乏力，食少自汗，形体消瘦，舌淡，脉缓大而虚者。

【成药例证】

1. 人参首乌胶囊(精)（《临床用药须知中药成方制剂卷》2020年版）

药物组成：红参、制何首乌。

功能与主治：益气养血。用于气血两虚所致的须发早白、健忘失眠、食欲不振、体疲乏力；神经衰弱见上述证候者。

2. 首乌丸（《临床用药须知中药成方制剂卷》2020年版）

药物组成：制何首乌、桑椹、墨旱莲、酒女贞子、黑芝麻、酒牛膝、菟丝子(酒蒸)、盐补骨脂(盐炒)、熟地黄、金樱子、豨莶草(制)、桑叶(制)、金银花(制)。

功能与主治：补肝肾，强筋骨，乌须发。用于肝肾两虚，头晕眼花、耳鸣、腰酸肢麻、须发早白；亦用于高脂血症。

3. 益龄精（《临床用药须知中药成方制剂卷》2020年版）

药物组成：制何首乌、桑椹、女贞子(酒蒸)、菟丝子(酒蒸)、金樱子肉、川牛膝(酒蒸)、豨莶草(蜜酒蒸)。

功能与主治：滋补肝肾。用于肝肾亏虚所致的头昏目眩、耳鸣、心悸失眠、腰膝酸软；高血压病见上述证候者。

4. 苁蓉通便口服液（《临床用药须知中药成方制剂卷》2020年版）

药物组成：何首乌、肉苁蓉、枳实(麸炒)、蜂蜜。

功能与主治：滋阴补肾，润肠通便。用于中老年人，病后产后等虚性便秘及习惯性便秘。

5. 降脂灵颗粒(片)（《临床用药须知中药成方制剂卷》2020年版）

药物组成：制何首乌、枸杞子、黄精、决明子、山楂。

功能与主治：补肝益肾，养血明目。用于肝肾不足型高脂血症，症见头晕、目眩、须发早白。

【用法与用量】 制何首乌6～12g。何首乌3～6g。

【注意】

1. 本品制用偏于补益，且兼收敛之性，湿痰壅盛者忌用。

2. 本品生用滑肠，大便溏泄者忌用。

【本草摘要】

1.《开宝本草》 “主瘰疬，消痈肿，疗头面风疮，治五痔，止心痛，益血气，黑髭鬓，悦颜色。久服长筋骨，益精髓，延年不老。亦治妇人产后及带下诸疾。”

2.《本草纲目》 “此物气温，味苦涩。苦补肾，温补肝，能收敛精气。所以能养血益肝，固精益肾，健筋骨，乌髭发，为滋补良药。不寒不燥，功在地黄、天门冬诸药之上。”

3.《本经逢原》 “何首乌，生则性兼发散，主寒热痎疟，及痈疽背疮皆用之。今人治津血枯燥及大肠风秘，用鲜者数钱，煎服即通。”

【化学成分】 主要含蒽醌类成分：大黄素，大黄酚，大黄素甲醚，大黄酸，大黄酚蒽酮等；二苯乙烯苷类成分：2,3,5,4′-四羟基二苯乙烯-2-*O*-β-D-葡萄糖苷，2″-*O*-单没食子酰基乙酯-2,3,5,4′-四羟基二苯乙烯-2-*O*-β-D-葡萄糖苷等。

中国药典规定本品含2,3,5,4′-四羟基二苯乙烯-2-*O*-β-D-吡喃葡萄糖苷($C_{20}H_{22}O_9$)不得少于1.0%，制何首乌不得小于0.70%；结合蒽醌以大黄素($C_{15}H_{10}O_5$)和大黄素甲醚($C_{16}H_{12}O_5$)的总量计，不得少于0.10%，饮片不得小于0.05%，制何首乌不得少于0.10%。

【药理毒理】 本品具有促进造血、增强记忆、降血脂、抗动脉粥样硬化、抗氧化、增强免疫、抗肿瘤等作用。

1. 促进造血作用 何首乌40%乙醇提取物125mg/kg腹腔注射急性骨髓抑制模型小鼠3周，能提高骨髓PLT生成、WBC数量，促进模型小鼠骨髓CFU-F生长[1]。10%何首乌含药血清促进骨髓间充质干细胞(MSCs)增殖，显著促进干细胞因子(SCF)mRNA表达及可溶性SCF蛋白的分泌[2]。制何首乌提取液20g/kg灌胃给药，能够升高血虚模型大鼠RBC、HCT，降低骨髓单个核细胞黏附分子CD54的表达水平，含药血清能促进造血细胞CFU-GM的增殖[3]。制首乌总多糖25mg/kg腹腔注射，升高骨髓抑制贫血模型小鼠外周血RBC、PLT值，诱导脾脏组织EpoR和GATA-1 mRNA的表达上调，增强造血细胞对EpoR的反应性，促进造血功能的恢复[4]。

2. 增强记忆作用 何首乌水提液23.4g/kg灌胃给药，显著减少小鼠在跳台实验、水迷宫实验的错误次数，延长爬杆和负重试验中的坚持和生存时间[5]。何首乌醇提取物1g/kg灌胃给药，明显缩短血管性痴呆模型大鼠d4逃避潜伏期，增加穿过平台次数，延长平台象限游泳时间，升高血清SOD活性，降低MDA含量来改善其学习记忆功能；增强模型大鼠5-HT_{2A}受体的表达[6]。何首乌流浸膏25g/kg灌胃给药，提高原发性痴呆模型大鼠分辨学习及记忆保持能力，增加海马CA1区神经元的细胞数，抑制海马细胞凋亡[7]。TSG 100mg/kg灌胃给药，改善AD大鼠学习记忆能力，抑制和清除海马结构中的老年斑的沉积[8]。TSG 0.1、0.3g/kg灌胃给药，促进AD小鼠脑组织中ACh的合成并减少分解，促进单胺类神经递质的合成[9]。TSG 10^{-6}mol/L细胞培养，促进$Aβ_{25-31}$诱导的NSCs向神经元方向分化的趋势，抑制向星形胶质细胞的分化[10]。

3. 降血脂、抗动脉粥样硬化作用 何首乌总皂苷25、150mg/kg灌胃给药，能明显下调$apoE^{-/-}$小鼠主动脉斑块基质金属蛋白酶(MMP-9)表达[11]。何首乌多糖50、200mg/kg灌胃给药，能降低高脂模型小鼠体重、TC、TG、动脉硬化指数(AI)，升高HDL-C、LPL、HL以及LA的含量[12]。TSG60、120mg/kg灌胃给药，显著抑制AS大鼠主动脉中波形蛋白的表达，其机制可能是在转录水平[13]。

4. 抗氧化作用 何首乌不同提取成分清除羟自由基的活性能力大小顺序：醇提水沉物>醇提物>醇提水溶

物/总提物>水提醇溶物>水提物>水提醇沉物[14]。何首乌水提物 1.89g/kg 灌胃给药，能提高心肌缺血模型大鼠的 GSH-Px 水平，增强 T-SOD 活性和 MDA 的水平，改善缺血损伤[15]。何首乌总蒽醌提取液 14.6mg/kg 灌胃非酒精性脂肪肝小鼠，增强血中 SOD、肝 Na^+，K^+-ATPase 和 Ca^{2+}，Mg^{2+}-ATPase 的活性，降低血中 NO 的含量[16]。何首乌有效成分二苯乙烯苷（TSG）20mg/kg 腹腔注射糖尿病大鼠，能改善肾脏病理损伤、降低 UAER、MAU/Ucr、MDA，升高 SOD[17]；明显减轻糖尿病肾病早期模型大鼠肾脏病理学、超微结构变化，降低肾小管上皮细胞中 iNOS 蛋白和肾脏 NT 蛋白的表达[18]。TSG 0.001、0.01、0.1、1mmol/L，细胞培养，对于长波紫外线诱导的体外培养角质形成细胞的氧化应激均具有保护作用，提高细胞 SOD 和 GSH-Px 的活性[19]。制何首乌水提物及 TSG 不仅能在细胞外生化水平上起到抗氧化作用，还可以通过影响细胞内的抗氧化相关酶的表达起到抗氧化作用[20]。

5. 增强免疫、抗肿瘤作用 制何首乌水煎液 40g/kg 灌胃给药，可显著增强小鼠网状内皮系统（RES）对血流中惰性炭粒的吞噬廓清功能，提高非特异性免疫功能[21]。何首乌 R50 部位 50、100、200、300μg/ml 能够通过胱天蛋白酶依赖凋亡信号通路诱导人结直肠癌 HCT116 和 HT29 细胞凋亡，呈量效关系[22]。何首乌中大黄素-8-*O*-β-D-葡萄糖苷 50、100、200、300μg/ml 对人肝癌细胞 $HepG_2$、人结直肠癌细胞 HT29、人神经母细胞瘤细胞 SH-SY5Y 有细胞毒活性，对人肝癌细胞有显著抑制作用，机制与阻滞癌细胞周期和诱导细胞凋亡有关[23]。

6. 其他 何首乌水提物 0.8g/kg 灌胃给药，显著延长血栓模型大鼠血栓出现时间及血栓面积占血管面积一半所需时间，清除黏附在肠系膜细静脉内膜上的血小板和血栓，抑制细静脉周围肥大细胞脱颗粒[24]。何首乌水煎液 2g/kg 灌胃给药，增加慢性应激抑郁模型大鼠水平运动、蔗糖水偏嗜度，以及海马 5-HT_{1A}mRNA 表达；何首乌水煎液 2.85g/kg 灌胃给药，增加慢性应激抑郁模型小鼠脑组织中 Brdu 含量，以上作用与氟西汀相似[25]。何首乌水提液 2.5g/kg 灌胃给药，有效对抗高脂血症骨丢失模型大鼠胫骨上段、中段骨、第五腰椎的骨丢失[26]。何首乌水提液 0.036g 生药/ml，能提高人精子冻存复苏后的存活率和活动力，在冻存过程中对精子有保护作用[27]。何首乌醇提液 300μg/L，诱导体外培养的小鼠毛囊生长，使其从休止期进入生长期，加快毛发的生长[28]。何首乌浸膏 0.1、0.5、1.0mg/ml 细胞培养，显著提高 B16 黑色素瘤细胞增殖率、酪氨酸酶活性、黑色素合成能力，促进酪氨酸酶和 MITF 的基因表达和蛋白质的合成[29]。

7. 体内过程 何首乌有效成分大黄酸分别对大鼠静脉注射和灌胃给药，剂量分别为 5、200mg/kg，大黄酸的消除半衰期分别为 2.59 小时、12.56 小时；$AUC_{(0\rightarrow t)}$ 分别为 38.39、343.56（μg·h）/ml，符合二室模型[30]。何首乌水醇提取物 100mg/kg 灌胃大鼠，TSG 的消除半衰期为 20.43 分钟，$AUC_{(0\rightarrow t)}$为 892.91（μg·min）/ml，清除率为 111ml/（min·kg），符合二室模型[31]。

8. 毒理研究 生何首乌水煎液 30g/kg 灌胃大鼠 90 天，显著升高 ALT、降低 ALB，引起肝微粒体的异常以及不同程度影响血液生化酶以及胸腺的重量，对肝脏物质代谢有一定的影响[32]。何首乌水提组分和醇提组分分别为 30.75、24.5g/kg 灌胃小鼠，时-毒分析显示醇提组分是其肝毒性主要物质基础。单次灌服较高剂量的水提组分或醇提组分后，均可升高血清 ALT、AST 以及肝脏指数，且在一定范围内呈剂量依赖性[33]。何首乌醇提液 40g 生药/kg 灌胃大鼠 28 天，抑制体重增长，肝、肾和肺脏均有明显病理损伤，ALT 和 AST 对何首乌肝损伤不敏感，提示何首乌肝损伤的机制可能与 CCl_4 所造成的肝损伤机制不同[34]。小鼠急性毒性观察显示，生首乌醇提液的 LD_{50} 为 287.87g/kg，水提液最大给药量为 184g/kg[35]。何首乌鞣质 1.1、2.2、4.4g/kg 灌胃大鼠 90 天，中、高剂量会引起肝损伤，但停药后恢复[36]。TSG300、600mg/kg 灌胃大鼠 90 天，能显著升高血清 ALT、AST，停药 15 天后，各项指标基本恢复正常[37]。何首乌大黄素、大黄酸浓度 6.25～50μmol/L，TSG 浓度 5～400μmol/L，在 27 小时内对 L-02 及 BEL 细胞存活率的影响结果表明，大黄素、大黄酸是何首乌肝毒性的主要成分[38]。

制（生）何首乌混悬液 8g 生药/kg 灌胃小鼠，2 次/天，连续 14 天，可减少自主活动次数，但 2 小时后恢复正常，小鼠毛发、进食量、大小便、分泌物以及呼吸均正常；解剖检查所有的主要脏器也未见异常[39]。制何首乌 4、9.6、22、40g 生药/kg 灌胃大鼠 3 个月，仅高剂量 AST 升高，个别肝脏略黄，镜下血窦充血及炎细胞浸润明显，枯否氏细胞增生并可见吞噬色素颗粒，其余未见明显变化[40]。制首乌提取液 144g 生药/kg 单次灌胃小鼠，连续观察 15 天，未见异常，给药量相当于人临床剂量（0.1g/kg 生药）的 1440 倍；制首乌提取液 2、10、20g/kg 灌胃大鼠 26 周，仅高剂量组大鼠出现稀软便，肝脏有一定损伤，停药可逆[41]。

【参考文献】 ［1］黄伟哲，肖大伟，杨默，等．何首乌提取物对放射线照射小鼠血小板生成的保护作用．汕头大学医学报，2013，26（1）：9-14.

［2］张进，黄进，徐志伟．何首乌含药血清促进 MSCs 增殖的效应及机理研究．中药新药与临床药理，2011(1)：12-15.

［3］卓丽红，陈庆堂，危建安，等．制何首乌对大鼠造血祖细胞增殖及骨髓细胞黏附分子表达的影响．时珍国医国药，2012(1)：5-6.

［4］冯雪梅，祝彼得，吕艳．制首乌总多糖对骨髓抑制贫血小鼠脾脏促红细胞生长素受体和转录因子 GATA-1mRNA 表达的影响．中草药，2010，41(1)：93-96.

［5］杨萍，王璐．何首乌对记忆和抗疲劳作用的实验研究．广东药学院学报，2010，26(4)：396-399.

［6］易传安，汪冶，胡祥上，等．何首乌提取物对血管性痴呆大鼠 5-HT 受体及生化指标的影响．中国老年学杂志，2014(4)：945-947.

［7］朱秋双，任春清，包利泽，等．何首乌对阿尔茨海默病大鼠学习记忆能力的作用．黑龙江医药科学，2011(3)：8-9.

［8］罗洪波，杨金升，石向群．二苯乙烯苷对 AD 模型鼠老年斑和行为障碍的影响．现代生物医学进展，2010，10(5)：872-874.

［9］黄忠仕，黎昀，黄健，等．二苯乙烯苷对 SAMP8 鼠脑组织胆碱能及单胺类神经递质的影响．左江医学，2010，38(4)：381-383.

［10］张玉莲，周震，韩文文，等．何首乌有效成分二苯乙烯苷对 $A\beta_{25-31}$ 诱导神经干细胞定向分化的影响．中医杂志，2014，55(4)：323-327.

［11］魏雪梅，李丽英，靳文军，等．何首乌总苷对载脂蛋白 E 基因缺陷小鼠动脉粥样硬化斑块部位 MMP-9 蛋白表达的影响．河北中医药学报，2010(2)：32-33.

［12］翟蓉，吕丽爽，金邦荃．何首乌多糖降血脂作用的研究．食品与机械，2010(5)：87-90.

［13］姚文娟，范文俊，顾承静，等．二苯乙烯苷对动脉粥样硬化大鼠主动脉波形蛋白表达的影响．中国药理学通报，2013，29(9)：1260-1264.

［14］李奇，王伽伯，肖小河，等．何首乌不同提取物清除羟自由基的活性研究．中国药房，2013(19)：1760-1762.

［15］姜金奇，周忠光，贾博宇．何首乌水提物对大鼠心肌缺血模型血清中 SOD、MDA 和 GSH-Px 的影响．中医药信息，2013(6)：28-29.

［16］王世姣，杨长福，王和生．何首乌蒽醌类有效成分对非酒精性脂肪性肝小鼠血清中超氧化物歧化酶、一氧化氮和肝组织三磷酸腺苷酶的影响．贵阳中医学院学报，2014(1)：19-21.

［17］苑天彤，龚正堂，迟继铭，等．何首乌提取物二苯乙烯苷对糖尿病大鼠肾脏氧化应激的影响．中国中西医结合肾病杂志，2014(10)：870-872.

［18］苑天彤，冯丽辉，迟继铭，等．何首乌提取物对糖尿病肾病早期大鼠肾组织 iNOS 和 NT 表达的影响．中国中医药科技，2015(3)：280-283.

［19］廖勇，周南，谢少琼，等．何首乌二苯乙烯苷抑制长波紫外线诱导的 HaCaT 细胞氧化损伤．中国皮肤性病学杂志，2010，24(7)：609-612，633.

［20］冯光远，石璐缘，崔宝弟，等．制何首乌提取物及主要单体成分对细胞酪氨酸酶及抗氧化保护作用研究．天然产物研究与开发，2015(27)：578-584.

［21］韩宁娟，王莉，方欢乐，等．制何首乌致小鼠网状内皮系统对血流中惰性炭粒的吞噬廓清能力的影响．杨凌职业技术学院学报，2013(3)：16-17.

［22］杨红莉，李瑞婧，李子木，等．何首乌 R50 部位诱导人结直肠癌细胞凋亡的作用机制．中国药理学与毒理学杂志，2014(1)：51-56.

［23］李登科，李宝赛，崔宝弟，等．何首乌中大黄素-8-*O*-β-D-葡萄糖苷的分离纯化与体外抗癌活性研究．癌变・畸变・突变，2014(6)：401-406.

［24］芦瑀，刘育英，刘涟祎，等．何首乌水提物对光化学反应诱导的大鼠肠系膜细静脉血栓形成的抑制作用．微循环学杂志，2012(2)：6-8.

［25］畅洪昇，鲁艺，王伟明，等．何首乌的抗抑郁作用及其对海马 5HT1A 受体表达和神经细胞发生的影响．北京中医药大学学报，2012，35(12)：822-825.

［26］张新乐，吴铁，崔燎，等．骨形态计量学观察何首乌对高脂大鼠骨骼的影响．中国现代医学杂志，2012，22(7)：1-7.

［27］石碧炜，徐晨明．何首乌在人精液冻存中对精子保护作用的初步研究．浙江中医杂志，2010，45(8)：610-612.

［28］何红梅，朱红霞，刘强，等．何首乌提取物对 C57BL/6J 小鼠毛囊生长和毛发生长周期的影响．中国实验方剂学杂志，2012，18(23)：216-219.

［29］姜泽群，吴琼，许继敏，等．中药何首乌促进黑色素生成的作用机理研究．南京中医药大学学报，2010，26(3)：190-194.

［30］Cong X，Fu P，Dai D，et al．Pharmacokinetic behavior of argirein，derived from rhein，is characterized as slow release and prolonged T1/2 of rhein in rats．European Journal of Pharmaceutical Sciences，2012，46(5)：468-474.

［31］Lv G，Lou Z，Chen S，et al．Pharmacokinetics and tissue distribution of 2，3，5，4′-tetrahydroxystilbene-2-*O*-β-d-glucoside from traditional Chinese medicine Polygonum multiflorum following oral administration to rats．Journal of Ethnopharmacology，2011，137(1)：449-456.

［32］王文静，李娅琳．生何首乌、制何首乌对大鼠肝微粒体 CYP_{450} 的影响．现代中医药，2014(2)：76-79.

［33］黄伟，张亚囡，孙蓉．何首乌不同组分单次给药对小鼠肝

毒性“量-时-毒”关系研究. 中国药物警戒，2011(4)：193-197.

[34] 李奇，赵奎君，赵艳玲，等. 大剂量何首乌醇提物致大鼠多脏器损伤研究. 环球中医药，2013(1)：1-7.

[35] 李玥，徐立，刘若囡，等. 炮制对何首乌小鼠急性毒性的影响. 辽宁中医药大学学报，2011(5)：248-249.

[36] 胡锡琴，李娅琳，王磊. 何首乌中鞣质对大鼠肝脏生化指标的影响. 药物评价研究，2010(1)：63-65.

[37] 胡锡琴，禚君，李娅琳，等. 何首乌中二苯乙烯苷对大鼠肝酶及蛋白的影响. 辽宁中医杂志，2011，38(5)：988-990.

[38] 孙向红，孙玉维，李红，等. 何首乌主要成分大黄素、大黄酸和二苯乙烯苷对肝细胞、肝癌细胞的影响. 现代中西医结合杂志，2010(11)：1315-1317.

[39] 林昶，杨长福，王和生，等. 何首乌游离蒽醌提取物对高脂血症大鼠肝肾功能的影响及急性毒性研究. 时珍国医国药，2014(6)：1292-1294.

[40] 耿增岩，陈金铭，于德红. 制何首乌对大鼠肝损伤的实验研究. 时珍国医国药，2010(4)：1006-1007.

[41] 张思玉，朱晓光，张广平，等. 制首乌提取液毒理学研究. 毒理学杂志，2013，27(4)：216-219.

龙眼肉

Longyanrou

本品为无患子科植物龙眼 *Dimocarpus longan* Lour. 的假种皮。主产于广东、广西、福建。夏、秋二季采收成熟果实，干燥，除去壳、核，晒至干爽不黏。以肉厚、片大、色棕黄、味甜者为佳。

【性味与归经】 甘，温。归心、脾经。

【功能与主治】 补益心脾，养血安神。用于气血不足，心悸怔忡，健忘失眠，血虚萎黄。

【效用分析】 龙眼肉甘温，入心脾二经。功善补益心脾，养血安神，既不滋腻，又不壅滞，实为滋补良药，故适用于思虑过度，劳伤心脾所致的气血不足，心悸怔忡，健忘失眠，血虚萎黄。

【配伍应用】

1. 龙眼肉配人参 龙眼肉长于补益心脾，养血安神；人参善于大补元气，安神益智。两药伍用，可增强大补元气，补养心脾，安神益智之功，适用于思虑过度，劳伤心脾所致的惊悸怔忡，失眠健忘及脾虚气弱，统摄无权所致的崩漏便血等症。

2. 龙眼肉配枸杞子 龙眼肉长于补益心脾，养血安神；枸杞子善于滋肝肾之阴。两药伍用，一偏于下益真阴，一偏于上养营血，相辅相助，滋阴养血之功更著，适用于年老体弱、病后失养所致的心悸、健忘、失眠、烦躁、头目眩晕，倦怠无力，腰酸腿软等症。

3. 龙眼肉配鸦胆子 龙眼肉长于养血益脾，鸦胆子善于凉血解毒止痢。两药伍用，龙眼肉之甘缓补中，以减少鸦胆子刺激胃肠，引起恶心呕吐，胸闷腹痛等症状，适用于热毒痢疾。

4. 龙眼肉配百合 龙眼肉长于养血安神，百合善于清心安神。两药伍用，可增强宁心安神之功，适用于失眠多梦，心悸怔忡。

5. 龙眼肉配当归 龙眼肉长于补益心脾，养血安神；当归善于补血活血，调经止痛。两药伍用，可增强养血活血，养心安神之功，适用于血虚所致的失眠、健忘多梦、惊悸怔忡及眩晕。

6. 龙眼肉配远志 龙眼肉长于补益心脾，养血安神；远志善于交通心肾，安神益智。两药伍用，可增强养心安神益智之功，适用于失眠多梦、健忘等症。

【鉴别应用】

1. 龙眼肉与大枣 两者均甘温入脾而具养血益气安神之功，皆治血虚及气血两亏之萎黄乏力、心神不安。然龙眼肉归心脾经，长于补心脾益气血而安神，且性平和不滋腻，常用于心脾两虚之心悸、失眠、健忘，又用于老弱体虚证属气血两亏者。而大枣归脾胃经，长于补中益气而养血安神，且性较滋腻，多用于血虚脏躁，神志不宁，并用于中气虚弱所致的乏力、食少便溏等症；还能缓解甘遂、大戟等药毒烈之性。

2. 龙眼肉与酸枣仁 两者均味甘入心经而养心安神，皆可用于虚烦不眠、惊悸多梦。然龙眼肉性温又入脾经，善补心脾，益气血，且不滋腻，用于思虑过度、劳伤心脾之证，亦可治一般气血不足证。而酸枣仁味酸性平兼入肝胆经，又能益肝血，兼可敛汗生津，为止汗佳品，主治体虚多汗、津伤口渴。

【方剂举隅】

1. 归脾汤（《正体类要》）

药物组成：白术、白茯苓、黄芪、龙眼肉、酸枣仁、人参、木香、甘草、当归、远志、生姜、大枣。

功能与主治：益气补血，健脾养心。适用于心脾气血两虚证，症见心悸怔忡，健忘失眠，盗汗，体倦食少，面色萎黄，舌淡，苔薄白，脉细弱；脾不统血证，症见便血，皮下紫癜，妇女崩漏，月经超前，量多色淡，或淋漓不止，舌淡，脉细弱。

2. 定心汤（《医学衷中参西录》）

药物组成：龙眼肉、酸枣仁、山茱萸、柏子仁、生龙骨、生牡蛎、乳香、没药。

功能与主治：养心，镇惊，安神。适用于心虚怔忡。

3. 扶中汤（《医学衷中参西录》）

药物组成：白术、山药、龙眼肉、椒目。

功能与主治：益气养血，健脾补中。适用于泄泻久不止，气血俱虚，身体羸弱，将成劳瘵之候。

4. 五果膏（《医钞类编》）

药物组成：龙眼肉、红枣肉、核桃肉、莲子肉、榧子肉。

功能与主治：生津止嗽。适用于虚证咳嗽。

【成药例证】

1. 人参归脾丸（《临床用药须知中药成方制剂卷》2020年版）

药物组成：人参、炙黄芪、当归、龙眼肉、白术（麸炒）、茯苓、远志（去心甘草炙）、酸枣仁（炒）、木香、炙甘草。

功能与主治：益气补血，健脾养心。用于心脾两虚，气血不足所致的心悸、怔忡、失眠健忘、食少体倦、面色萎黄以及脾不统血所致的便血、崩漏、带下。

2. 升气养元糖浆（《临床用药须知中药成方制剂卷》2020年版）

药物组成：党参、黄芪、龙眼肉。

功能与主治：益气，健脾，养血。用于气血不足、脾胃虚弱所致的面色萎黄、四肢乏力。

3. 消疲灵颗粒（《临床用药须知中药成方制剂卷》2020年版）

药物组成：人参、当归、黄芪、茯苓、龙眼肉、阿胶、麦冬、五味子、灵芝、鸡血藤、丹参、枣仁、肉桂、山楂。

功能与主治：益气健脾，养血活血，宁心安神。用于过度疲劳或病后气血两虚所致的心悸气短、四肢酸痛、全身无力、精神疲惫、烦躁失眠、食欲不振。

4. 归脾丸（合剂）（《临床用药须知中药成方制剂卷》2020年版）

药物组成：炙黄芪、龙眼肉、党参、炒白术、当归、茯苓、炒酸枣仁、制远志、木香、炙甘草、大枣（去核）。

功能与主治：益气健脾，养血安神。用于心脾两虚，气短心悸，失眠多梦，头晕头昏，肢倦乏力，食欲不振，崩漏便血。

【用法与用量】 9～15g。

【注意】 湿盛中满或有停饮、痰、火者忌用。

【本草摘要】

1.《神农本草经》 “主五脏邪气，安志，厌食，久服强魂，聪明，轻身不老，通神明。”

2.《本草求真》 “龙眼，气味甘温，多有似于大枣，但此甘味更重，润气尤多，于补气之中，又更存有补血之力。故书载能益脾长智，养心保血，为心脾要药。是以心思劳伤，而见健忘怔忡惊悸，及肠风下血，俱可用此为治。”

【化学成分】 主要含葡萄糖，果糖，蔗糖，腺嘌呤和胆碱等；还含有机酸、蛋白质及脂肪等。

【药理毒理】 本品具有一定的提高免疫、改善记忆等作用。

龙眼多糖200、400mg/kg灌胃给药，抑制肉瘤小鼠（S_{180}）肿瘤生长，提高T淋巴细胞介导的细胞免疫，增强B淋巴细胞介导的体液免疫，提高小鼠巨噬细胞吞噬能力[1]。龙眼肉多糖LPⅡ 100、200、400μg/ml，细胞培养，增强B淋巴细胞增殖，刺激B淋巴细胞分泌绵羊红细胞溶血素，增强巨噬细胞的活化和增殖作用，呈剂量依赖性，但对T细胞激活作用不明显[2]。龙眼肉水提物6、12g生药/kg灌胃给药，改善痴呆模型大鼠学习记忆障碍，提高血清、脑皮质以及海马SOD和GSH-Px活性，降低MDA[3]。龙眼肉乙醇提取物2.5、5g/kg腹腔注射，降低雌性大鼠血浆中PRL、E_2、睾酮（T）的含量，增加其FSH、孕激素（P）的含量。

【参考文献】 [1] 刘秀珍，陈进，孟祥云．龙眼多糖抗肿瘤及免疫增强活性的实验研究．中医药临床杂志，2011，23（4）：949-952.

[2] 易阳，张名位．龙眼肉多糖LPⅡ的体外免疫调节活性评价．现代食品科技，2014，30（4）：57-58.

[3] 骆萍，林军，李雪华．龙眼肉水提物对东莨菪碱痴呆大鼠学习记忆的影响．时珍国医国药，2011，22（10）：2469-2472.

四、补阴药

本类药物大多性寒味甘，以滋养阴液，生津润燥，纠正阴液不足，消除阴虚内热为主要功效，包括补肺阴、补胃（脾）阴、补心阴、补肝阴、补肾阴等具体功效。阴液不足，不能滋润脏腑组织，常出现皮肤、咽喉、口鼻、眼目干燥或肠燥便秘；阴虚生内热，常出现潮热、盗汗、五心烦热、两颧发红等表现。不同脏腑的阴虚证还有各自的特殊表现：肺阴虚证，常见干咳少痰，咳血或声音嘶哑等；胃阴虚证，常见口干咽燥，胃脘隐痛，饥不欲食等；肝阴虚证，常见头晕耳鸣，两目干涩，或肢体麻木等；肾阴虚证，常见头晕目眩，耳鸣耳聋，牙齿松动，腰膝酸痛等。部分补阴药还兼有补气、养血等功效，还可用于治疗气阴（津）两虚或血虚证。本类药物大多甘寒滋腻，凡脾胃虚弱、腹满便溏、痰湿内阻者慎用。

临床常用的药物有北沙参、南沙参、百合、麦冬、天冬、石斛、玉竹、黄精、明党参、枸杞子、墨旱莲、女贞子、桑椹、黑芝麻、黑豆、龟甲、鳖甲、珠子参、楮实子等。

北沙参
Beishashen

本品为伞形科植物珊瑚菜 *Glehnia littoralis* Fr. Schmidt ex Miq. 的干燥根。主产于山东、河北、辽宁。夏、秋二季采挖，除去须根，洗净，稍晾，置沸水中烫后，除去外皮，干燥。或洗净直接干燥。切段。以色黄白者为佳。

【性味与归经】 甘、微苦，微寒。归肺、胃经。

【功能与主治】 养阴清肺，益胃生津。用于肺热燥咳，劳嗽痰血，胃阴不足，热病津伤，咽干口渴。

【效用分析】 北沙参味甘而微苦，性微寒入肺经，既善养肺阴，又能清肺热，是典型的清补药物，故既可用治燥热犯肺所致的身热微恶风寒，干咳少痰或无痰，鼻燥咽干等症，又可用于肺阴虚的干咳少痰，咽干音哑等，特别是治疗阴虚劳热，咳嗽咳血，有标本兼顾之效，故《本草从新》谓其“专补肺阴，清肺火，治久咳肺痿”。北沙参又入胃经，善于滋胃阴，生津液，常用于温热病邪热伤津或胃阴亏虚，症见口燥咽干，烦热口渴等。

【配伍应用】

1. 北沙参配麦冬　北沙参长于养阴清肺，麦冬善于养阴润肺。两药配伍，可增强养肺阴，清肺热，润肺燥的作用，适用于热伤肺阴所致的干咳痰少，咽干口渴等。

2. 北沙参配知母　北沙参甘寒，长于滋养肺阴，清泻肺热；知母苦寒，善于清热泻火，滋阴润燥。两药配伍，可增强养阴润肺，滋阴润燥的作用，适用于阴虚劳热，咳嗽咳血等。

3. 北沙参配杏仁　北沙参长于养阴润肺，杏仁善于止咳化痰。两药配伍，可增强滋阴润肺，止咳化痰的作用，适用于肺虚燥咳或劳嗽久咳，干咳少痰，咽干音哑等。

4. 北沙参配川贝母　北沙参功善养阴清肺，川贝母功长清热化痰、润肺止咳。两药配伍，可增强润燥化痰的效力，可治肺燥咳嗽、痰稠咳吐不爽，舌红而干等。

5. 北沙参配桑叶　北沙参长于滋养肺阴，清泻肺热；桑叶善于疏散风热，清肺润燥。两药合用，可增强滋养肺阴，清肺润燥的作用，适用于燥热犯肺所致的身热微恶风寒，干咳少痰等。

【鉴别应用】北沙参与知母　两药均具有养肺胃阴，清肺胃热的功效，用于肺阴虚有热、胃阴虚有热等。然北沙参甘、微寒，以养阴为主；而知母甘、苦、寒，以清热泻火，滋阴润燥为主，其滋阴范围较广，既可滋肺阴，又可生胃津，还能滋肾阴，故还可用于阴虚火旺所致的骨蒸潮热等。

【方剂举隅】　一贯煎（《续名医类案》）

药物组成：北沙参、麦冬、当归、生地黄、枸杞子、川楝子。

功能与主治：滋阴疏肝。适用于肝肾阴虚，肝气郁滞证。胸脘胁痛，吞酸吐苦，咽干口燥，舌红少津，脉细弱或虚弦。亦治疝气瘕聚。

【成药例证】

1. 秋燥感冒颗粒（《临床用药须知中药成方制剂卷》2020年版）

药物组成：桑叶、菊花、苦杏仁（炒）、伊贝母、桔梗、前胡、北沙参、麦冬、山豆根、竹叶、甘草。

功能与主治：清燥退热，润肺止咳。用于感冒秋燥证，症见恶寒发热、鼻咽口唇干燥、干咳少痰、舌边尖红、苔薄白而干或薄黄少津。

2. 蜜炼川贝枇杷膏（《临床用药须知中药成方制剂卷》2020年版）

药物组成：枇杷叶、水半夏、川贝母、陈皮、杏仁、款冬花、北沙参、桔梗、五味子、薄荷脑。

功能与主治：清热润肺，化痰止咳。用于肺燥咳嗽，痰黄而黏，胸闷，咽喉疼痛或痒，声音嘶哑。

3. 参苓健脾胃颗粒（《临床用药须知中药成方制剂卷》2020年版）

药物组成：北沙参、白术、茯苓、薏苡仁（炒）、山药（炒）、扁豆（炒）、砂仁（盐炙）、陈皮、莲子、甘草。

功能与主治：补脾益胃，利中止泻。用于脾胃虚弱、气阴不足所致的饮食不消、或吐或泻、不欲饮食、形瘦色萎、神疲乏力。

4. 养胃舒胶囊（颗粒）（《临床用药须知中药成方制剂卷》2020年版）

药物组成：黄精（蒸）、党参、白术（炒）、山药、菟丝子、北沙参、玄参、乌梅、陈皮、山楂、干姜。

功能与主治：益气养阴，健脾和胃，行气导滞。用于脾胃气阴两虚所致的胃痛，症见胃脘灼热疼痛、痞胀不适、口干口苦、纳少消瘦、手足心热。慢性胃炎见上述证候者。

【用法与用量】 5～12g。

【注意】

1. 本品性凉，风寒咳嗽、脾胃虚寒及寒饮喘咳者不宜服用。

2. 不宜与藜芦同用。

【本草摘要】

1.《饮片新参》“养肺胃阴，治劳咳痰血。”

2.《得配本草》“补阴以制阳，清金以滋水，治久咳肺痿，皮热瘙痒。”

【化学成分】主要含香豆素类成分：补骨脂素，香柑内酯，花椒毒素，异欧前胡内酯，欧前胡内酯，香柑素，9-牻牛儿醇基补骨脂素，9-甲氧基异欧前胡内酯；单萜苷类成分：(+)和(-)-5-羟基龙脑-2-*O*-β-D-吡喃葡萄糖苷；炔类成分：人参炔醇。

【药理作用】本品具有镇咳、祛痰平喘、抗胃溃疡、调节免疫等作用。

1. 镇咳、祛痰、平喘作用 北沙参乙醇浸膏0.4g/ml灌胃给药，延长氨水引发的小鼠咳嗽潜伏期，减少咳嗽次数，增加呼吸道酚红排出量。北沙参欧前胡素灌胃给药，减轻组胺喷雾所致豚鼠的实验性哮喘；带皮的北沙参乙醚提取物则具有祛痰作用。

2. 抗胃溃疡作用 北沙参多糖250、500mg/kg灌胃给药，减轻大鼠困束应激性溃疡、消炎痛型溃疡及幽门结扎型溃疡的损伤程度，降低幽门结扎型溃疡大鼠胃酸、胃蛋白活性；增高胃液前列腺素E_2水平，降低胃蛋白酶活性。

3. 调节免疫作用 北沙参水煎液2.5、25g生药/kg及水煎醇沉液6.25g生药/kg，提高小鼠巨噬细胞的吞噬功能、血清溶菌酶水平、迟发型超敏反应(DTH)强度，提高血清抗体水平；北沙参水煎液25g/kg促进B细胞增殖，而水煎醇沉液、多糖均抑制B细胞增殖；北沙参水煎液25g/kg、多糖5g/kg，抑制T细胞增殖。北沙参1、2、4g生药/kg灌胃给药，增加小鼠胸腺、脾脏重量，增强腹腔巨噬细胞吞噬能力，提高淋巴细胞的杀瘤率和增强自然杀伤细胞能力[1]。北沙参粗多糖5、10g生药/kg灌胃给药，增强正常小鼠腹腔巨噬细胞的吞噬功能，纠正强的松造成的吞噬功能低下状态。北沙参多糖400、600、800mg/kg灌胃给药，增加甲状腺素和利血平致阴虚小鼠体重，增加脾脏抗体生成细胞(AFC)的数量，增强DTH强度；增加甲状腺片致甲亢型阴虚小鼠体重，增强脾脏NK细胞杀伤率和T淋巴细胞转化功能，升高血清IgM和IgG含量[2]。

4. 其他作用 北沙参水煎液5、10、20g生药/kg灌胃给药，减少醋酸致小鼠腹膜刺激扭体次数。北沙参乙醇提取物0.3g/kg灌胃给药，降低四氯化碳致急性肝损伤大鼠血清丙氨酸氨基转移酶(ALT)、天门冬氨酸氨基转移酶(AST)、碱性磷酸酶(ALP)含量[3]。

【参考文献】[1] 李建业，刘运周，张薇，等. 北沙参对小鼠免疫功能的影响研究. 中国实验诊断学，2012，16(9)：1599-1601.

[2] 荣立新，鲁爽，刘咏梅. 北沙参多糖对甲亢型阴虚小鼠的免疫调节作用. 中国中医基础医学杂志，2013，19(6)：640-641.

[3] 金香男，郑明昱. 北沙参乙醇提取物对四氯化碳诱导急性肝损伤的保护作用. 长春中医药大学学报，2010，26(6)：828-829.

南沙参
Nanshashen

本品为桔梗科植物轮叶沙参 *Adenophora tetraphylla* (Thunb.) Fisch. 或沙参 *Adenophora stricta* Miq. 的干燥根。主产于安徽、浙江、江苏、贵州。春、秋二季采挖，除去须根，洗后趁鲜刮去粗皮，洗净，干燥。切厚片。以色黄白者为佳。

【性味与归经】甘，微寒。归肺、胃经。

【功能与主治】养阴清肺，益胃生津，化痰，益气。用于肺热燥咳，阴虚劳嗽，干咳痰黏，胃阴不足，食少呕吐，气阴不足，烦热口干。

【效用分析】南沙参味甘微寒，入肺经，功似北沙参，也能清肺热养肺阴，养阴清热之力虽不及北沙参，但还能益肺气、化痰，既可用于热伤肺阴所致的干咳痰少，咽干口渴，又可用于风温燥邪侵袭肺卫，灼伤肺阴所致的咳嗽少痰，口渴咽干，还可用于肺痨咳嗽，症见干咳无痰或少痰，甚则痰中带血、潮热盗汗等，尤善治气阴两伤的干咳痰黏，气短喘促等。

南沙参味甘微寒，入胃经，能清胃热、养胃阴、益气，用于温热病邪热耗伤气阴，症见咽干口渴、食少呕吐，乏力等。

【配伍应用】

1. 南沙参配麦冬 南沙参善养阴清肺，麦冬养阴润肺。两药配伍，协同增效，可增强清肺热，养肺阴的作用，适用于热伤肺阴所致的干咳痰少、咽干口渴等。

2. 南沙参配桑叶 南沙参长于养阴清肺，化痰；桑叶善于清肺润燥，止咳。两药配伍，可增强清肺润燥，止咳化痰的作用，适用于风温燥邪侵袭肺卫，灼伤肺阴所致的咳嗽少痰，咽干口渴等。

3. 南沙参配生地黄 南沙参长于养阴清胃，生津止渴；生地黄善于清热养阴，生津止渴。两药配伍，可增强清胃热、养胃阴而生津液的作用，用于温热病邪热伤津，或胃阴不足，口燥咽干，烦热口渴等。

【鉴别应用】

1. 南沙参与北沙参 沙参原指南沙参，现分为南沙参和北沙参两种。南沙参为桔梗科沙参属多年生草本植物轮叶沙参或杏叶沙参的干燥根，各地均有野生，以安徽、江苏、四川等地产量尤大；北沙参为伞形科多年生草本植物珊瑚菜的干燥根，主产于山东等地，多系栽培品种。两者均具养阴清肺，益胃生津之功，同治肺热燥咳，津伤口渴。然南沙参养阴清肺、益胃生津之功不及北沙参，故燥咳无痰、阴虚劳嗽及胃阴伤甚者多用北沙参，而南沙参兼能化痰、益气，适用于肺热燥咳、劳嗽有痰及气津两伤证。

2. 南沙参与人参　两药均具有益肺气、生津止渴之功，然人参性温、且补气作用较强，南沙参性偏寒，以养阴清肺为主，补气之力较缓。

【方剂举隅】

1. 桑杏汤（《温病条辨》）

药物组成：桑叶、杏仁、沙参、象贝、香豉、栀皮、梨皮。

功能与主治：清宣温燥，润肺止咳。适用于外感温燥证所致的身热不甚，口渴，咽干鼻燥，干咳无痰或痰少而黏，舌红，苔薄白而干，脉浮数而右脉大者。

2. 益胃汤（《温病条辨》）

药物组成：沙参、麦冬、生地、玉竹。

功能与主治：养阴益胃。适用于胃阴损伤症见胃脘灼热隐痛，饥不欲食，口干咽燥，大便干结，或干呕、呃逆，舌红少津，脉细数者。

3. 沙参麦冬汤（《温病条辨》）

药物组成：沙参、麦冬、桑叶、玉竹、天花粉、白扁豆、甘草。

功能与主治：清养肺胃，生津润燥。适用于燥伤肺胃所致的咽干口渴，或热，或干咳少痰。

【成药例证】

1. 参贝北瓜膏（《临床用药须知中药成方制剂卷》2020年版）

药物组成：北瓜清膏、党参、南沙参、浙贝母、干姜。

功能与主治：益气健脾，润肺止咳，止咳平喘。用于气阴两虚，痰浊阻肺所致的咳嗽气喘，痰多津少。

2. 胃安胶囊（《临床用药须知中药成方制剂卷》2020年版）

药物组成：南沙参、白芍、石斛、黄精、山楂、枳壳（炒）、黄柏、甘草。

功能与主治：养阴益胃，柔肝止痛。用于肝胃阴虚、胃气不和所致的胃痛、痞满，症见胃脘隐痛、纳少嘈杂、咽干口燥、舌红少津、脉细数。萎缩性胃炎见上述证候者。

3. 健儿素颗粒（《临床用药须知中药成方制剂卷》2020年版）

药物组成：党参、白术（炒）、薏苡仁、南沙参、麦冬、白芍、稻芽（炒）、诃子。

功能与主治：益气健脾，和胃运中。用于脾胃气虚所致的疳证，症见食欲不振、消化不良、腹满腹痛、面黄肌瘦。

【用法与用量】　9～15g。

【注意】

1. 本品性凉，风寒咳嗽、脾胃虚寒及寒饮喘咳者宜慎用。

2. 不宜与藜芦同用。

【本草摘要】

1.《本草纲目拾遗》　“止嗽宁肺。”

2.《药性通考》　“补阴泻火，专补肺气，清肺养肝，兼益脾胃。”

3.《本草正义》　“清肺胃之热，养肺胃之阴。”

【化学成分】　本品主要含三萜类成分：羽扇豆烯酮，蒲公英萜酮，β-谷甾醇棕榈酸酯等；其它还含生物碱类、黄酮类、鞣质等。

【药理毒理】　本品具有镇咳祛痰、延缓衰老、抗辐射、抗肝损伤、提高记忆等作用。

1. 镇咳祛痰作用　南沙参乙醇提取物100、200mg/kg及南沙参乙酸乙酯提取物10、20、40mg/kg灌胃给药，减少枸橼酸引咳模型豚鼠咳嗽次数；南沙参乙酸乙酯提取物120mg/kg灌胃给药，增加正常小鼠气管酚红的排泌量。

2. 延缓衰老作用　南沙参多糖0.5、1、2g/kg灌胃给药，降低老龄小鼠肝、脑脂褐素及B型单胺氧化酶活性，提高血清睾酮；降低老龄小鼠血清中丙二醛（MDA），提高红细胞超氧化物歧化酶（SOD）及全血谷胱甘肽过氧化物酶（GSH-Px）活性。

3. 抗辐射作用　南沙参多糖0.5～2g/kg灌胃给药，增加^{60}Co-γ射线照射小鼠外周血白细胞、胸腺和脾重量，升高外周血淋巴细胞Th/Ts比值，增强腹腔巨噬细胞吞噬功能，减轻小鼠胸腺、脾脏病理损伤，提高小鼠存活率；增加^{60}Co-γ射线间断照射小鼠血小板，降低精原细胞染色体畸变、细胞微核率及精子畸形率；增加^{60}Co-γ射线照射小鼠体重、脾指数和胸腺指数，降低血清丙氨酸氨基转移酶（ALT）、天冬氨酸氨基转移酶（AST）和肝MDA，增强血清SOD及全血GSH-Px活力。

4. 抗肝损伤作用　南沙参多糖0.5、1、2.0g/kg灌胃给药，降低CCl_4致肝损伤模型小鼠血清ALT、AST；降低D-氨基半乳糖（D-Gal）致急性肝损伤模型小鼠血清ALT、AST和肝组织MDA，增强肝组织GSH-Px、SOD

活力，减轻肝组织炎症细胞浸润以及肝细胞点状坏死、碎屑样坏死程度。

5. 提高记忆作用 南沙参多糖 0.5、1、2g/kg 灌胃给药，增加东莨菪碱致学习记忆障碍模型大鼠脑去甲肾上腺素(NE)、多巴胺(DA)、5-羟色胺(5-HT)和血糖，降低脑乙酰胆碱酯酶(AChE)活性；延长东莨菪碱、亚硝酸钠、乙醇致学习记忆障碍小鼠跳台训练时在平台上停留潜伏期(SDL)，缩短四肢均接触铜栅后再跳上平台时间(EL)，减少错误反应，降低脑 MAO-B 和 MDA 含量，提高脑 SOD 活性。

6. 其他作用 南沙参水提取物 0.6g/kg 灌胃给药，增加小鼠碳粒廓清法吞噬指数、胸腺重量；水提取物 1.2g/kg 灌胃给药，增加二硝基氟苯致迟发型超敏反应(DTH)强度；南沙参多糖 0.4、0.8g/kg 灌胃给药，增加小鼠脾脏和胸腺重量、碳粒廓清法吞噬指数，增强 DTH 强度。南沙参多糖 0.5、1、2g/kg 灌胃给药，增强 Lewis 肺癌瘤株感染模型小鼠的血清 SOD 和 GSH-Px 活性，减少 MDA；体外清除羟氧自由基(·OH)的 IC_{50} 为 126.22μg/ml。

百 合
Baihe

本品为百合科植物卷丹 *Lilium lancifolium* Thunb.、百合 *Lilium brownii* F. E. Brown var. *viridulum* Baker 或细叶百合 *Lilium pumilum* DC. 的干燥肉质鳞叶。主产于湖南、湖北、江苏、浙江、安徽。秋季采挖，洗净，剥取鳞叶，置沸水中略烫，干燥。以肉厚、质硬、色白者为佳。

【炮制】 **蜜百合** 取净百合，照蜜制法炒至不粘手。

【性味与归经】 甘，寒。归心、肺经。

【功能与主治】 养阴润肺，清心安神。用于阴虚燥咳，劳嗽咯血，虚烦惊悸，失眠多梦，精神恍惚。

【效用分析】 百合甘寒，归肺经，善清肺润燥而又能止咳，《本草纲目拾遗》谓其“清痰火，补虚损”，适用于肺热伤阴，干咳痰少而黏或痰中带血，以及劳嗽咯血，干咳无痰，潮热盗汗等。亦可用于痰热壅肺，热灼津伤，肺失清肃，咳嗽气喘，痰中带血等。

百合入心经，又能养心阴，清心热而安心神，《本草衍义》云：“治伤寒坏后百合病”。故可用于治热病伤阴，气津不足，虚烦惊悸，心烦口渴，失眠多梦，甚则神志恍惚，沉默寡言之证；亦可用于百合病邪郁日久，心烦口渴，小便赤涩者。

【配伍应用】

1. 百合配川贝母 百合甘寒，长于清肺润燥止咳；川贝母甘苦微寒，善于清热化痰，润肺止咳。两药配伍，可增强清热润肺，化痰止咳的作用，适用于痰热壅肺，热灼津伤，肺失清肃，咳嗽气喘，痰中带血等。

2. 百合配款冬花 百合甘寒质润，长于润肺止咳，滋补肺阴；款冬花辛温而润，善于润肺止咳化痰。两药配伍，可增强润肺滋阴，止咳化痰的作用，适用于肺热久咳伤阴，肺肾阴虚，劳嗽咯血等。

3. 百合配麦门冬 百合甘寒质润，长于润肺止咳，滋补肺阴；麦门冬甘寒质润，善于清热养阴，润肺止咳。两药配伍，可增强润肺，止咳，养阴的作用，适用于肺肾阴虚劳嗽咳血等。

4. 百合配知母 百合归心经，具有养心阴，清心热，安心神的作用；知母归肾经，具有滋肾阴，润肺燥，退骨蒸，降虚火的功效。两药配伍，可具有养心润燥，滋阴降火的作用，适用于热病伤阴，气津不足，虚烦惊悸，心烦口渴，失眠多梦，甚则神志恍惚，沉默寡言，如寒无寒等。

5. 百合配鸡子黄 百合长于清心安神，养阴；鸡子黄善于养心除烦，益胃。两药配伍，具有滋阴益胃，降逆除烦的作用，适用于百合病邪郁日久，心烦口渴，且小便赤涩者。

【鉴别应用】 **生百合、蜜百合** 生百合性寒，以清心安神为主，主治热病后余热未清，虚烦惊悸，失眠多梦，精神恍惚。蜜百合长于润肺止咳，多用于肺虚久咳，肺痨咳嗽，痰中带血及肺阴亏损，虚火上炎等。

【方剂举隅】 **百合固金汤**(《慎斋遗书》)

药物组成：熟地、生地、当归、白芍、甘草、桔梗、玄参、贝母、麦冬、百合。

功能与主治：滋养肺肾，止咳化痰。适用于咳嗽气喘，痰中带血，咽喉燥痛，头晕目眩，午后潮热，舌红少苔，脉细数。

【成药例证】

1. 百合固金丸(口服液)(《临床用药须知中药成方制剂卷》2020 年版)

药物组成：百合、熟地黄、麦冬、川贝母、玄参、地黄、当归、白芍、桔梗、甘草。

功能与主治：养阴润肺，化痰止咳。用于肺肾阴虚，燥咳少痰，痰中带血，咽干疼痛。

2. 川贝雪梨膏(《临床用药须知中药成方制剂卷》2020 年版)

药物组成：梨清膏、川贝母、麦冬、百合、款冬花。

功能与主治：润肺止咳，生津利咽。用于阴虚肺热，咳嗽，喘促，口燥咽干。

3. 蛤蚧定喘胶囊(丸)(《临床用药须知中药成方制剂卷》2020年版)

药物组成：蛤蚧、百合、炒紫苏子、炒苦杏仁、紫菀、瓜蒌子、麻黄、黄芩、黄连、煅石膏、石膏、醋鳖甲、麦冬、甘草。

功能与主治：滋阴清肺，止咳平喘。用于肺肾两虚、阴虚肺热所致的虚劳久咳，胸满郁闷，自汗盗汗。

4. 解郁安神颗粒(《临床用药须知中药成方制剂卷》2020年版)

药物组成：柴胡、郁金、龙齿、炒酸枣仁、制远志、百合、炒白术、茯苓、炒栀子、石菖蒲、胆南星、姜半夏、当归、炙甘草、大枣、浮小麦。

功能与主治：舒肝解郁，安神定志。用于情志不畅、肝郁气滞所致的失眠、心烦、焦虑、健忘。神经官能症，更年期综合征见上述证候者。

【用法与用量】 6～12g。

【注意】 脾虚便溏及风寒咳嗽者不宜。

【本草摘要】

1.《药性论》 “主百邪鬼魅，涕泣不止，除心下急、满、痛，治脚气，热咳逆。”

2.《医学入门》 “治肺痿，肺痈。”

【化学成分】 主要含生物碱类成分：秋水仙碱等；甾体皂苷成分：岷江百合苷A、D,26-*O*-β-D-吡喃葡萄糖基-奴阿皂苷元-3-*O*-α-L-吡喃鼠李糖基-(1→2)-β-D-吡喃葡萄糖苷，百合皂苷，去乙酰百合皂苷等。

【药理毒理】 本品具有镇咳祛痰、镇静、抗抑郁、调节免疫、耐缺氧、抗疲劳等作用。

1. 镇咳、祛痰作用 百合水煎液20g生药/kg灌胃给药，延长SO_2引发的小鼠咳嗽潜伏期，减少2分钟内咳嗽次数；增加小鼠气管酚红排出量。百合干品、鲜品水提物各20g生药/kg灌胃，延长SO_2引发的小鼠咳嗽潜伏期。生百合、蜜炙百合水煎液各20g生药/kg灌胃，延长浓氨水、SO_2引发的小鼠咳嗽潜伏期，降低2分钟内咳嗽次数。

2. 镇静作用 百合水提液20g/kg灌胃给药，延长戊巴比妥钠小鼠翻正反射消失至恢复的时间(即睡眠时间)，提高戊巴比妥钠阈下剂量睡眠率；百合鲜品水提物、水提物30%醇沉液各20g/kg灌胃给药，缩短戊巴比妥钠小鼠翻正反射消失时间(即入睡时间)。百合正丁醇提取物10g/kg灌胃给药，能减少2分钟内小鼠自发活动次数。

3. 抗抑郁作用 百合总皂苷(纯度≥62%)33、65、130mg/kg灌胃给药，缩短小鼠悬尾的不动时间和游泳时间[1]。采用慢性不可预见性温和刺激配合孤养致抑郁症大鼠模型，百合皂苷(纯度70%)12、24、48mg/kg灌胃给药，能改善模型大鼠脑内单胺类神经递质的紊乱状态，提高大脑皮层多巴胺(DA)、5-羟色胺(5-HT)含量。

4. 调节免疫作用 百合水煎液10g生药/kg灌胃给药，降低正常小鼠2，4-二硝基氯苯致迟发型超敏反应强度。百合多糖200、400mg/kg灌胃给药，提高环磷酰胺(Cy)致免疫抑制小鼠腹腔巨噬细胞吞噬指数，提高胸腺和脾脏指数，促进溶血素、溶血空斑形成和淋巴细胞转化；增强Cy致免疫抑制小鼠的迟发型超敏反应强度，提高碳廓清指数、吞噬指数、免疫器官指数。百合多糖50、100、200mg/kg灌胃给药，抑制H_{22}荷瘤小鼠肿瘤的生长，增加胸腺、脾脏重量，提高腹腔巨噬细胞吞噬功能、血清溶血素水平。百合多糖100、200、400mg/kg灌胃给药，提高免疫抑制模型小鼠的免疫器官指数，促进正常及免疫抑制小鼠碳粒廓清率，提高血清溶血素含量[2]。

5. 耐缺氧作用 卷丹、龙芽、细叶3种百合水煎液各30g生药/kg分别灌胃给药，均能明显增强小鼠的耐低氧作用。卷丹、百合水煎液各2.5、5、10g/kg灌胃给药，卷丹能明显延长小鼠的常压耐缺氧时间、亚硝酸钠中毒存活时间和急性脑缺血性缺氧小鼠的耐缺氧时间，百合能延长亚硝酸钠中毒存活时间，卷丹的耐缺氧作用强于百合。卷丹、百合水煎液各10g生药/kg灌胃给药，延长甲状腺素致甲亢阴虚模型小鼠的常压耐缺氧时间。百合正丁醇提取物10g/kg灌胃，能延长小鼠常压耐缺氧时间。百合多糖400mg/kg灌胃给药，延长甲状腺片致肾阴虚模型小鼠常压耐缺氧时间。

6. 抗疲劳作用 卷丹、龙芽、细叶3种百合水煎液各30g生药/kg分别灌胃给药，均能明显延长小鼠的游泳时间，其中以细叶百合作用最佳。卷丹、百合水煎液各10g生药/kg灌胃给药，延长烟熏致肺气虚模型小鼠冷水游泳时间，延长肾上腺皮质激素致阴虚模型小鼠的负重游泳时间。百合正丁醇提取物10g/kg灌胃，延长小鼠冰水游泳时间。百合多糖0.75、1.50、2.25g/kg灌胃给药，延长负重小鼠游泳时间，升高小鼠血清超氧化物歧化酶(SOD)活力，减少丙二醛(MDA)生成。

7. 其他作用 百合多糖200、400mg/kg灌胃给药，提高甲状腺素致肾阴虚小鼠血清SOD活力，MDA；提高D-半乳糖致衰老小鼠血清SOD、过氧化氢酶(CAT)和谷胱甘肽过氧化物酶(GSH-Px)活力，降低血浆、脑和肝过氧化脂质(LPO)。百合多糖100、200mg/kg灌胃给药，降低四氧嘧啶致高血糖模型小鼠血糖；降低链脲菌素致1型糖尿病模型大鼠血清MDA含量，升高已糖激酶、琥珀酸脱氢酶和SOD活性[3]。

【参考文献】［1］傅春燕，刘永辉，李明娟，等. 百合总皂苷提取工艺及抗抑郁活性研究. 天然产物研究与开发，2012，24(5)：682-686.

［2］李新华，弥曼，李汾，等. 百合多糖免疫调节作用的实验研究. 现代预防医学，2010，37(14)：2708-2709.

［3］肖遐，吴雄，何纯莲. 百合多糖对 1 型糖尿病大鼠的降血糖作用. 食品科学，2014，35(1)：209-213.

麦冬

Maidong

本品为百合科植物麦冬 *Ophiopogon japonicus*(L.f) Ker-Gawl.的干燥块根。主产于浙江、四川。夏季采挖，洗净，反复暴晒、堆置，至七八成干，除去须根，干燥。轧扁。以个肥大、色黄白、半透明、质柔者为佳。

【炮制】 除去杂质，洗净，润透，轧扁，干燥。

【性味与归经】 甘、微苦，微寒。归心、肺、胃经。

【功能与主治】 养阴生津，润肺清心。用于肺燥干咳，阴虚痨嗽，喉痹咽痛，津伤口渴，内热消渴，心烦失眠，肠燥便秘。

【效用分析】 麦冬味甘微苦微寒，入肺经，善于养阴润肺，兼能清热，既可用治燥伤肺阴，又可用于阴虚肺热，《名医别录》还谓其治“虚劳客热”，故肺燥干咳，阴虚痨咳等属肺阴虚兼热者常选用。

麦冬入胃经，长于益胃生津清热，常用于热病津伤所致的烦热口渴以及胃阴虚的消渴；胃阴不足或燥热伤阴，致肠燥津亏之便秘，中医称为“无水舟停”者，麦冬能养阴生津兼清热以达“增水行舟”之效，故肠燥便秘也可用之。

麦冬还入心经，长于清心除烦安神，《名医别录》言其能“去心热”、《日华子本草》谓其可“安魂定魄”，对于阴虚火旺、心肾不交以及外感热病等多种原因所致的心神不安均可选用。

此外，麦冬入肺胃二经，而咽喉为肺胃之门户，麦冬养阴清热，对肺胃阴虚及火热之气所致喉痹、咽干、咽痛等咽喉不利者多选用。

【配伍应用】

1. 麦冬配桑叶 麦冬甘而微寒，长于养阴润肺清热；桑叶善于疏散风热，清肺润肺止咳。两药配伍，可增强清热养阴，润肺止咳的作用，适用于燥热伤肺，干咳痰黏等。

2. 麦冬配五味子 麦冬长于养阴润肺，五味子善于敛肺止咳。两药配伍，可增强养阴润肺，敛肺止咳的作用，适用于阴虚燥咳较重，少动则喘，咳嗽吐痰不已等。

3. 麦冬配玄参 麦冬长于养阴润肺，玄参善于养阴润燥。两药配伍，可增强滋阴润燥的作用，适用于肺阴不足而致喉痒，咳嗽无痰，口渴咽干以及肠燥便秘等。

4. 麦冬配人参 麦冬长于清热养阴，润肺止咳；人参善于补气。两药配伍，适用于气阴两伤，症见神疲体倦，口渴多汗以及短气等。

5. 麦冬配知母 麦冬长于养阴润肺，知母善于滋阴清热。两药配伍，可增强清热润肺，滋阴止咳的作用，适用于燥热伤肺，咳嗽喘逆，痰黏难咯，胸中烦满等。

6. 麦冬配柏子仁 麦冬入心经，具有清心除烦之功；柏子仁甘平，入心经，具有养心安神，润肠通便之效。两药合用，增强了清心除烦，养心安神的功效，适用于阴虚火旺，心肾不交，心烦失眠，惊悸神疲，多梦健忘等。

【鉴别应用】 **麦冬与北沙参** 两者均归肺胃经，皆有养阴清肺，益胃生津之功，同治肺热燥咳，胃阴不足之证。然北沙参以养阴清热见长，麦冬又入心经，还可清心除烦，可治多种原因所致之心烦失眠。

【方剂举隅】

1. 麦门冬汤(《金匮要略》)

药物组成：麦冬、半夏、人参、甘草、粳米、大枣。

功能与主治：滋养肺胃，降逆和中。适用于肺阴不足之咳逆上气、口干咽燥、手足心热、舌红少苔、脉虚数等以及胃阴不足之气逆呕吐、口渴咽干、舌红少苔、脉虚数等。

2. 玉女煎(《景岳全书》)

药物组成：石膏、熟地、麦冬、知母、牛膝。

功能与主治：清胃热，滋肾阴。适用于胃热阴虚证。头痛，牙痛，齿松牙衄，烦热干渴，舌红苔黄而干。亦治消渴，消谷善饥等。

3. 增液汤(《温病条辨》)

药物组成：玄参、麦冬、生地。

功能与主治：增液润燥。适用于津亏便秘证。大便秘结，口渴，舌干红，脉细数或沉而无力。

4. 养阴清肺汤(《重楼玉钥》)

药物组成：生地、麦冬、生甘草、玄参、贝母、丹皮、薄荷、白芍。

功能与主治：养阴清肺，解毒利咽。适用于白喉之阴虚燥热证。喉间起白如腐，不易拭去，并逐渐扩展，病变甚速，咽喉肿痛，初起或发热或不发热，鼻干唇燥，或咳或不咳，呼吸有声，似喘非喘，脉数无力或细数。

【成药例证】

1. 养阴清肺膏(糖浆，口服液，丸)(《临床用药须

知中药成方制剂卷》2020年版)

药物组成：地黄、玄参、麦冬、白芍、牡丹皮、川贝母、薄荷、甘草。

功能与主治：养阴润燥，清肺利咽。用于阴虚肺燥，咽喉干痛，干咳少痰或痰中带血。

2. 二冬膏(《临床用药须知中药成方制剂卷》2020年版)

药物组成：天冬、麦冬。

功能与主治：养阴润肺。用于肺阴不足所致的燥咳痰少，痰中带血，鼻干咽痛。

3. 滋心阴口服液(颗粒，胶囊)(《临床用药须知中药成方制剂卷》2020年版)

药物组成：麦冬、北沙参、赤芍、三七。

功能与主治：滋养心阴，活血止痛。用于阴虚血瘀所致的胸痹，症见胸闷胸痛、心悸怔忡、五心烦热、夜眠不安、舌红少苔，冠心病心绞痛见上述证候者。

4. 芪冬颐心口服液(《临床用药须知中药成方制剂卷》2020年版)

药物组成：黄芪、麦冬、生晒参、茯苓、地黄、龟甲(烫)、丹参、郁金、桂枝、紫石英(煅)、淫羊藿、金银花、枳壳(炒)。

功能与主治：益气养心，安神止悸。用于气阴两虚所致的心悸、胸闷、胸痛、气短乏力、失眠多梦、自汗、盗汗、心烦，病毒性心肌炎，冠心病心绞痛见上述证候者。

5. 阴虚胃痛颗粒(片)(《临床用药须知中药成方制剂卷》2020年版)

药物组成：北沙参、麦冬、石斛、玉竹、川楝子、白芍、炙甘草。

功能与主治：养阴益胃，缓急止痛。用于胃阴不足所致的胃脘隐隐灼痛、口干舌燥、纳呆干呕，慢性胃炎，消化性溃疡见上述证候者。

【用法与用量】 6～12g。

【注意】 脾胃虚寒泄泻、风寒感冒以及痰湿咳喘者不宜。

【本草摘要】

1.《本草衍义》 “治心肺虚热，并虚劳客热。”

2.《本草发挥》 “成聊摄云：肺燥气热，以酸收之，以甘缓之。门冬之甘，润肺除热。”

【化学成分】 主要含皂苷类成分：麦冬皂苷 B、D 等；高异类黄酮类成分：甲基麦冬黄烷酮 A、B，麦冬黄烷酮 A、B 等。

中国药典规定本品含麦冬总皂苷以鲁斯可皂苷元($C_{27}H_{42}NO_4$)计，不得少于 0.12%。

【药理毒理】 本品具有降血糖、平喘、增强免疫、延缓衰老、改善心脏功能、改善血液流变学等作用。

1. 降血糖作用 麦冬多糖 100、300mg/kg 灌胃给药，降低葡萄糖、四氧嘧啶、肾上腺素致高血糖小鼠以及正常小鼠的血糖水平。麦冬总皂苷 200、400mg/kg 灌胃给药，降低葡萄糖、四氧嘧啶、肾上腺素致高血糖小鼠的血糖水平。麦冬多糖 75、300mg/kg 灌胃给药，改善自发性肥胖型 2 型糖尿病 KKay 小鼠多饮、多食等症状，降低空腹血糖值[1]。

2. 平喘作用 麦冬多糖 200mg/kg 灌胃给药，延长乙酰胆碱和组胺混合液引起的豚鼠喘息性抽搐、翻倒的潜伏期；延长卵白蛋白致敏豚鼠的呼吸困难性抽搐和跌倒的潜伏期；对小鼠耳异种被动皮肤过敏(PCA)反应的抑制率为 32.79%。

3. 增强免疫作用 麦冬水煎液 6g 生药/kg 灌胃给药，能增加 D-半乳糖致衰老模型大鼠红细胞免疫功能，升高红细胞 C3b 受体花环率(C3bRR)、肿瘤细胞花环率(CaR)，降低红细胞免疫复合物花环率(ICR)。麦冬水煎液和膨化品浸剂灌胃给药，升高环磷酰胺致免疫抑制小鼠血清溶血素含量和白细胞数目，提高小鼠腹腔巨噬细胞吞噬功能。麦冬多糖 200、400、800mg/kg 灌胃给药，提高运动训练大鼠外周血 WBC 和淋巴细胞数量，增加 $CD4^+$百分比、$CD4^+/CD8^+$，提高血清 SIgA、IgM、IgG 含量和超氧化物歧化酶(SOD)水平，降低血清丙二醛(MDA)水平，增加脾指数和胸腺指数，提高肝糖原和肌糖原含量[2]。

4. 延缓衰老作用 麦冬水煎液 3～6g 生药/kg 灌胃给药，提高 D-半乳糖致衰老模型大鼠红细胞 SOD 活性、血清总抗氧化能力，降低血清 MDA；提高脑 SOD、肝谷胱甘肽过氧化酶(GSH-Px)活性，降低肝 MDA。麦冬多糖 4～16g/L 能延长家蚕幼虫期、雄蛾及家蚕全期寿命；麦冬多糖含药培养基(浓度 0.3%、0.6%)，延长果蝇的平均寿命，延长率为 13%～18%；麦冬多糖 200、400mg/kg 灌胃给药，降低 D-半乳糖致衰老小鼠脑内单胺氧化酶(MAO-B)活力[3]。

5. 改善心脏功能 麦冬水煎液 20g/kg 灌胃给药，降低肾性高血压大鼠的动脉血压，减轻体重、左心室重量、心肌胶原含量，防止心肌重构。麦冬水提物(分子量<10000)0.25～1g/kg 灌胃给药，能延长垂体后叶素致急性心肌缺血模型小鼠的存活时间，降低 T 波变化幅度，降低血清肌酸激酶(CK)、乳酸脱氢酶(LDH)活力，抑制心肌缺血造成的 MDA 增加[4]。麦冬多糖 40mg/kg

灌胃给药，降低异丙肾上腺素致心肌缺血大鼠血浆 LDH 活性。麦冬总多糖、麦冬总皂苷各 60g 生药/kg 分别灌胃给药，均能增加小鼠心肌营养血流量。

6. 改善血液流变学 麦冬水煎液 6～15g/kg 灌胃给药，降低 D-半乳糖致衰老模型大鼠全血高切黏度、全血低切黏度、血浆黏度、红细胞压积、红细胞聚集指数、血小板聚集率；提高正常新西兰家兔血浆 6-酮-前列腺素含量，增加前列环素(PGI_2)/血栓素 A_2(TXA_2)，降低血浆纤维蛋白原含量、红细胞电泳率，抑制血小板聚集，降低血清甘油三酯和尿 3-甲氧-4-羟扁桃酸含量。麦冬水、乙醇和石油醚提取液 6～25g/kg 灌胃给药，降低大鼠血小板聚集率；扩张正常小鼠耳廓微动脉、微静脉，改善血液流态，加快血流速度。

7. 其他作用 麦冬水煎液、麦冬正丁醇粗提物、麦冬乙酸乙酯粗提物各 10g 生药/kg 分别灌胃给药，均能减少小鼠自主活动次数；麦冬水煎液能延长戊巴比妥钠阈剂量的睡眠时间，协同增强氯丙嗪的镇静作用。麦冬水煎液 3.4、6.8、13.6g/kg 灌胃给药，降低镉诱发体细胞遗传损伤模型小鼠的骨髓细胞微核率。

8. 毒理研究 SD 大鼠妊娠第 6～17 天经口灌胃给予麦冬水浸提液 26.9g 生药/kg，观察母体动物的临床症状、体重变化、黄体数、着床数、胚胎存亡情况以及生存胎仔的体重、性别、外观、内脏及骨骼检查等指标，未见明显的大鼠母体毒性与胚胎/胎儿发育毒性[5]。

附：山麦冬

本品为百合科植物湖北麦冬 *Liriope spicata*(Thunb.) Lour. var. *prolifera* Y. T. Ma 或短葶山麦冬 *Liriope muscari*(Decne.)Baily 的干燥块根。性味甘、微苦，微寒；归心、肺、胃经。功能养阴生津，润肺清心。适用于肺燥干咳，阴虚痨嗽，喉痹咽痛，津伤口渴，内热消渴，心烦失眠，肠燥便秘。用量 9～15g。

【参考文献】 [1] 王令仪，王硕，王源，等. 麦冬多糖 MDG-1 对糖尿病小鼠糖耐量及肠道菌群的影响. 世界华人消化杂志，2011，19(19)：2058-2062.

[2] 李明. 麦冬多糖对训练大鼠免疫及抗氧化功能的影响. 食品科技，2014，39(8)：182-186.

[3] 史建勋，茅海琼，胡卓逸. 麦冬多糖对家蚕，果蝇寿命和对衰老小鼠单胺氧化酶及血清溶血素的影响. 中国中药杂志，2009，34(13)：1737-1740.

[4] 马艳春，朱丹妮，余伯阳. 麦冬水提物抗急性心肌缺血活性部位的初步筛选. 时珍国医国药，2013(3)：561-563.

[5] 张旻，刘晓萌，宋捷，等. 麦冬水浸提液对大鼠胚胎/胎儿发育毒性研究. 中国中药杂志，2010，35(17)：2334-2337.

天冬

Tiandong

本品为百合科植物天冬 *Asparagus cochinchinensis* (Lour.) Merr. 的干燥块根。主产于贵州、四川、云南、广西。秋、冬二季采挖，洗净，除去茎基和须根，置沸水中煮或蒸至透心，趁热除去外皮，洗净，干燥。切薄片。以色黄白、半透明者为佳。

【炮制】 除去杂质，迅速洗净，切薄片，干燥。

【性味与归经】 甘、苦，寒。归肺、肾经。

【功能与主治】 养阴润燥，清肺生津。用于肺燥干咳，顿咳痰黏，腰膝酸痛，骨蒸潮热，内热消渴，热病津伤，咽干口渴，肠燥便秘。

【效用分析】 天冬味甘、苦，性寒，归肺、肾经，既有较强的滋阴润肺和养肾阴之效，又具较强的清肺降火之功，《本草纲目》谓其："润燥滋阴，清金降火"。对燥热伤肺、肺热咳嗽、肺肾阴虚而见肺燥干咳，顿咳痰黏，腰膝酸痛，骨蒸潮热，内热消渴等，可达标本同治之效。本品还可益胃阴、清胃热、生津、润肠，亦用于津伤口渴，燥热消渴及肠燥便秘等。

此外，天冬入肺、肾二经，而咽喉为肺之门户，肾经上循喉咙夹舌本，天冬滋阴润燥，清金降火，也可用于阴虚燥热或肺热所致咽喉干燥、咽喉肿痛、喑哑失音等咽喉不利诸证的治疗，《长沙药解》谓其"清金化水，生津止渴，消咽喉肿痛"。

【配伍应用】

1. 天冬配麦冬 天冬善于滋阴润燥，清肺降火；麦冬长于养阴润肺，益胃生津。两药配伍，可增强滋阴润肺的作用，适用于阴虚肺热，劳嗽咯血等。

2. 天冬配川贝母 天冬甘苦寒凉，长于滋肺肾之阴、清热；川贝母甘苦微寒，善于清泄肺热而化痰。两药配伍，可增强滋阴润肺，清化痰热的作用，适用于痰热壅肺，伤津耗液，痰黏难咯等。

3. 天冬配阿胶 天冬甘苦寒凉，长于滋阴清热；阿胶味甘性平，善于滋阴润燥而止血。两药配伍，可增强滋阴降火，止血的作用，适用于肺阴虚内热，咳痰带血等。

4. 天冬配人参 天冬长于滋阴润燥，清肺降火；人参善于补气。两药配伍，可具有双补气阴，滋阴润肺清热的作用，适用于肺热耗伤气阴等。

5. 天冬配黄柏 天冬长于滋阴降火，生津止渴；黄柏善于清相火，退虚热。两药配伍，可增强滋阴降火，退虚热，生津止渴的作用，适用于阴虚火旺，潮热盗汗，梦遗滑精，头晕目眩，腰膝无力，咽干口燥，舌红苔少等。

【鉴别应用】

1. 天冬与麦冬　两者均为百合科植物块根，皆能养阴清肺、润燥生津，同治肺热燥咳、阴虚劳嗽咯血、内热消渴及津枯肠燥便秘。但天冬清肺热、养肺阴的作用强于麦冬。此外，天冬还能滋肾阴，善治肾阴亏虚之骨蒸潮热盗汗、遗精等，麦冬还能养胃生津、清心除烦，善治温热病或久病胃阴被伤之口干舌燥、阴虚有热或温病热入营血之心烦不眠等。

2. 天冬与知母　两者均归肺肾经，皆能清热降火、滋阴润燥，同治肺热燥咳、阴虚劳嗽、热病伤津口渴、内热消渴、肾阴亏虚之骨蒸潮热盗汗以及阴虚津枯之肠燥便秘。然知母清热泻火力较强，且兼入胃经，有益胃生津止渴之功，多用于外感热病及胃火牙痛、口舌生疮和胃阴不足之口干舌燥等。

【方剂举隅】

1. 天王补心丹（《校注妇人良方》）

药物组成：人参去芦、茯苓、玄参、丹参、桔梗、远志、当归、五味子、麦门冬、天门冬、柏子仁、酸枣仁、生地黄。

功能与主治：滋阴清热，养血安神。适用于阴虚血少，神志不安，症见心悸怔忡，虚烦失眠，神疲健忘，或梦遗，手足心热，口舌生疮，大便干结，舌红少苔，脉细数。

2. 三才汤（《温病条辨》）

药物组成：天冬、生地黄、人参。

功能与主治：滋阴清热，益气养阴。适用于热病气阴两伤，舌干口渴，或津亏消渴。

【成药例证】

1. 润肺止嗽丸（《临床用药须知中药成方制剂卷》2020年版）

药物组成：天冬、瓜蒌子（蜜炙）、桑白皮（蜜炙）、地黄、天花粉、知母、紫苏子（炒）、苦杏仁（去皮炒）、紫菀、浙贝母、款冬花、桔梗、前胡、黄芩、淡竹叶、陈皮、青皮（醋炙）、炙黄芪、五味子（醋炙）、酸枣仁（炒）、炙甘草。

功能与主治：润肺定喘，止嗽化痰。用于肺气虚弱所致的咳嗽喘促，痰涎壅盛，久嗽声哑。

2. 口炎清颗粒（《临床用药须知中药成方制剂卷》2020年版）

药物组成：天冬、麦冬、玄参、山银花、甘草。

功能与主治：滋阴清热，解毒消肿。用于阴虚火旺所致的口腔炎症。

【用法与用量】 6～12g。

【注意】 脾虚便溏、虚寒泄泻及风寒咳嗽者忌服。

【本草摘要】

1.《药性论》　“主肺气咳逆，喘息促急，除热，通肾气。疗肺痿生痈吐脓，治湿疥，止消渴，去热中风。”

2.《本草衍义》　“治肺热之功为多。其味苦，但专泄而不专收，寒多人禁服。”

【化学成分】 主要含甾体皂苷类成分：天冬呋甾醇寡糖苷 Asp-Ⅳ、Asp-Ⅴ、Asp-Ⅵ、Asp-Ⅶ，甲基原薯蓣皂苷，伪原薯蓣皂苷等；寡糖和多糖：寡糖Ⅰ-Ⅶ，天冬多糖 A、B、C、D；氨基酸：瓜氨酸，天冬酰胺，丝氨酸，苏氨酸等。

【药理毒理】 本品具有镇咳、祛痰、平喘、降血糖、延缓衰老等作用。

1. 镇咳、祛痰、平喘作用　天冬水煎液 5～20g 生药/kg 灌胃给药，减少氨水诱发的小鼠咳嗽次数，减轻组胺诱发的豚鼠咳嗽次数和哮喘发作症状，增加小鼠呼吸道酚红排出量；减少 SO_2 引起的小鼠咳嗽次数。

2. 降血糖作用　天冬提取物 5、10、20g 生药/kg 灌胃给药，能使四氧嘧啶致糖尿病模型大鼠血糖水平降低 69.3%、78.8%、92.4%，饮水量减少约 50%，体重增加 16%～28%；能升高糖尿病大鼠的胰岛素水平，改善胰岛细胞形态超微结构。

3. 延缓衰老作用　天冬水煎液 1.25～4g 生药/kg 灌胃给药，升高 D-半乳糖致衰老模型小鼠血清一氧化氮（NO）、一氧化氮合酶（NOS），降低肝线粒体脂褐素（LPF）含量；增强心肌线粒体超氧化物歧化酶（SOD）、谷胱甘肽过氧化物酶（GSH-Px）活性，降低心肌线粒体丙二醛（MDA）含量；提高脑和肝 Na^+，K^+-ATP 酶活性，降低脑、肝和血浆 MDA 含量。天门冬水提和榨汁液 2g 生药/kg 灌胃给药，提高 D-半乳糖致衰老模型小鼠脑、肝、血清、心和肺的 NOS、过氧化氢酶（CAT）、SOD 活性，降低 MDA 含量，升高 NO 水平[1]。天冬水、乙醇、三氯甲烷三个提取物 2～5g/kg 灌胃给药，升高 D-半乳糖致衰老模型小鼠心肌 GSH-Px 活性，降低肝细胞膜 MDA；三氯甲烷提取物还能降低心肌 LPF 和红细胞膜 MDA，升高脑 NOS、SOD 活性，降低脂质过氧化物；乙醇提取物还能提高脑 SOD、Na^+，K^+-ATP 酶、肝细胞膜 Na^+，K^+-ATP 酶和睾丸线粒体 GSH-Px、Na^+，K^+-ATP 酶活力，降低脑、肝细胞膜、睾丸线粒体 MDA 含量。天冬总皂苷（纯度 98%）3～12g 生药/kg 灌胃给药，降低 D-半乳糖致衰老大鼠血清 Cr、Urea，增高血清和肾脏 SOD 活性，降低血清和肾脏 MDA 含量，改善肾小球硬化程度，降低肾组织

p53 mRNA 表达[2]；升高脾指数、脾脏淋巴细胞增殖能力，改善脾组织病理学变化，促进脾脏 Bcl-2 mRNA 的表达[3]；增高心脏 SOD 活性，降低心脏 MDA 含量，改善心脏病理学变化，降低心脏组织 P_{16} mRNA 的表达[4]。

4. 其他作用 天冬水煎液 5～20g 生药/kg 灌胃给药，增加 S_{180} 肉瘤小鼠体重和抑瘤率，延长 S_{180} 腹水型小鼠的存活时间；增加 Hep 荷瘤小鼠的胸腺和脾指数、碳廓清指数和半数溶血值，抑瘤率为 31.2%。天冬 80% 乙醇沉淀物 8～27g 生药/kg 灌胃，抑制 S_{180} 肉瘤小鼠肿瘤，最高抑瘤率为 44.67%。天冬水煎液、总多糖 4g 生药/kg 灌胃，均能增加小鼠耐缺氧时间和冰水游泳时间；总多糖能增加胸腺、脾脏重量。

天冬水提液 0.8～5g/kg 灌胃给药，减少蛋清致炎症大鼠足跖肿胀率、棉球致大鼠肉芽肿重量。天冬 75%乙醇提物 3～15g 生药/kg 灌胃给药，降低盐酸性胃溃疡模型小鼠、吲哚美辛-乙醇性胃溃疡模型小鼠的溃疡指数；减少蓖麻油致腹泻模型、番泻叶致腹泻模型小鼠 4 小时内的腹泻次数；延长电刺激大鼠颈总动脉致血栓模型大鼠凝血时间、凝血酶原时间。

5. 毒理研究 天冬乙醇提取液 75g 生药/kg 灌胃给药，观察 7 天，未见小鼠死亡。

【参考文献】 [1] 欧立军，赵丽娟，刘良科，等．天门冬不同提取液对 D-半乳糖衰老小鼠部分生理指标的影响．中成药，2013，35(11)：2520-2522.

[2] 李艳菊，李琴山，田硕，等．天冬总皂苷对 D-半乳糖致衰老大鼠肾脏 p53 基因表达的影响．中国老年学杂志，2012，23(18)：3961-3963.

[3] 李艳菊，王季石，李琴山，等．天冬总皂苷对衰老大鼠脾脏Bcl-2基因表达水平的影响．时珍国医国药，2012，23(5)：1192-1193.

[4] 李艳菊，丁文，刘洋，等．天冬总皂苷对衰老大鼠心脏 P_{16} 基因表达的影响．重庆医科大学学报，2012，37(6)：511-513.

石 斛

Shihu

本品为兰科植物金钗石斛 *Dendrobium nobile* Lindl.、霍山石斛 *Dendrobium huoshanense* C. Z. Tang et S. J. Cheng、鼓槌石斛 *Dendrobium chrysotoxum* Lindl. 或流苏石斛 *Dendrobium fimbriatum* Hook. 的栽培品及其同属植物近似种的新鲜或干燥茎。主产于广西、贵州、云南、湖北。全年均可采收，鲜用者除去根和泥沙，切段；干用者采收后，除去杂质，用开水略烫或烘软，再边搓边烘晒，至叶鞘搓净，干燥，切段。霍山石斛 11 月至翌年 3 月采收，除去叶、根须及泥沙等杂质，洗净，鲜用，或加热除去叶鞘制成干条；或边加热边扭成螺旋状或弹簧状，干燥，称霍山石斛枫斗。鲜石斛以青绿色、肥满多汁、嚼之发黏者为佳；干石斛以色金黄、有光泽、质柔韧者为佳。

【炮制】 **干石斛** 除去残根，洗净，切段，干燥。**霍山石斛** 除去杂质。鲜品洗净，切段。

【性味与归经】 甘，微寒。归胃、肾经。

【功能与主治】 益胃生津，滋阴清热。用于热病津伤，口干烦渴，胃阴不足，食少干呕，病后虚热不退，阴虚火旺，骨蒸劳热，目暗不明，筋骨痿软。

【效用分析】 石斛甘而微寒，入胃经，擅长养胃阴，生津液，止烦渴，兼清胃热，故可用于热病伤津所致的咽干舌燥、低热烦渴、汗出、舌绛苔黑以及胃阴不足，症见饮食不香、胃中嘈杂、胃脘隐痛或灼痛、干呕或呃逆、舌光红少苔。

石斛甘寒入肾经，既能滋养肾阴，又能清退虚热，兼有补肾、养肝、明目及强筋骨的作用。可治肾阴不足或肝肾阴虚所致咽干而痛、虚热不退、筋骨痿软，腰膝酸痛、目暗不明。

【配伍应用】

1. 石斛配生地黄 石斛长于养胃阴，生津液，止烦渴；生地黄善于清热养阴，生津止渴。两药配伍，可增强滋养胃阴，生津止渴，清热除烦的作用，适用于热病伤津，口干咽燥，低热烦渴，舌绛苔黑等。

2. 石斛配沙参 石斛长于养阴清热，益胃生津；沙参善于养阴清肺，益胃生津。两药配伍，可增强益胃生津的作用，适用于杂病胃阴不足，饮食不香，胃中嘈杂，胃脘隐痛或灼痛，干呕或呃逆，舌光红少苔等。

3. 石斛配天花粉 石斛长于益胃生津，天花粉善于生津止渴。两药配伍，可增强益胃生津止渴的作用，适用于胃火炽盛，胃阴不足等。

4. 石斛配黄芪 石斛长于益胃生津，黄芪善于益气升阳。两药配伍，可增强益气养阴的作用，适用于气阴不足，低热不退，心烦口渴，倦呆乏力等。

5. 石斛配枸杞子 石斛入肾经，有补肾益精明目之功；枸杞子入肾经，具补肝肾，益精血，明目之用。两药配伍，可增强补肝肾，益精血，明目的作用，适用于肝肾不足，眼目失养而致两眼昏花等。

【鉴别应用】 **铁皮石斛、金钗石斛、耳环石斛** 铁皮石斛滋阴生津除热之力最佳，金钗石斛作用较弱，耳环石斛为铁皮石斛去除部分须根后，边炒边扭成螺旋形或弹簧状，形如耳环而得名，其生津之力好而能降低寒凉之性，可以代茶饮。

【方剂举隅】

1. 清暑益气汤（《温热经纬》）

药物组成：西洋参、石斛、麦冬、黄连、竹叶、荷梗、知母、甘草、粳米、西瓜翠衣。

功能与主治：清暑益气，养阴生津。适用于暑热气津两伤。症见身热汗多，口渴心烦，小便短赤，体倦少气，精神不振，脉虚数。

2. 地黄饮子（《圣济总录》）

药物组成：熟地黄、巴戟天、山茱萸、石斛、肉苁蓉、附子、五味子、官桂、白茯苓、麦门冬、石菖蒲、远志。

功能与主治：滋肾阴，补肾阳，开窍化痰。适用于下元虚衰，痰浊上泛之喑痱、舌强不能言、足废不能用、口干不欲饮、足冷面赤、脉沉细弱等。

【成药例证】

1. 养阴清胃颗粒（《临床用药须知中药成方制剂卷》2020 年版）

药物组成：石斛、知母、黄芪、茯苓、白术、黄连、苦参、白及、地榆、枳壳、威灵仙、射干、连翘、马齿苋。

功能与主治：养阴清胃，健脾和中。用于郁热蕴胃、伤及气阴所致的胃痛，症见胃脘痞满或疼痛、胃中灼热、恶心呕吐、泛酸呕苦、口臭不爽、便干。

2. 石斛夜光颗粒（丸）（《临床用药须知中药成方制剂卷》2020 年版）

药物组成：石斛、天冬、麦冬、地黄、熟地黄、枸杞子、肉苁蓉、菟丝子、五味子、牛膝、人参、山药、茯苓、甘草、水牛角浓缩粉、羚羊角、黄连、决明子、青葙子、菊花、盐蒺藜、川芎、防风、苦杏仁、麸炒枳壳。

功能与主治：滋阴补肾，清肝明目。用于肝肾两亏，阴虚火旺，内障目暗，视物昏花。

【用法与用量】 6～12g；鲜品 15～30g。入复方宜先煎，单用可久煎。

【注意】 本品能敛邪，故温热病不宜早用；又能助湿，若湿温病尚未化燥伤津者或脾胃虚寒，大便溏薄，舌苔厚腻者忌服。

【本草摘要】

1.《本草衍义》 “治胃中虚热。”

2.《本草蒙筌》 “益精强阴。壮筋骨，补虚羸，健脾膝，驱冷痹。皮外邪热堪逐，胃中虚火能除。”

【化学成分】 金钗石斛主要含生物碱类成分：石斛碱，石斛酮碱，6-羟基石斛碱，石斛醚碱，6-羟基石斛醚碱等。还含石斛菲醌，β-谷甾醇等。鼓槌石斛主要含菲类成分：鼓槌菲，毛兰菲等；联苄类成分：毛兰素，鼓槌联苄等。流苏石斛主要含菲类成分：流苏菲，毛兰菲等；还含大黄酸，大黄素甲醚等。铁皮石斛主要含多糖：铁皮石斛多糖 DT2、DT3；生物碱类成分：石斛碱等。

中国药典规定金钗石斛含石斛碱（$C_{16}H_{25}NO_2$）不得少于 0.40%；霍山石斛含多糖以无水葡萄糖（$C_6H_{12}O_6$）计，不得少于 17.0%；鼓槌石斛含毛兰素（$C_{18}H_{22}O_5$）不得少于 0.030%。铁皮石斛含铁皮石斛多糖以无水葡萄糖（$C_6H_{12}O_6$）计，不得少于 25.0%；含甘露糖（$C_6H_{12}O_6$）应为 13.0%～38.0%。

【药理毒理】 本品具有降血糖、抗白内障、调节胃肠功能等作用。

1. 降血糖作用 石斛水煎液 5～20g 生药/kg 灌胃给药，降低高脂饮食加链脲菌素（STZ）致高血糖模型大鼠的空腹血糖（FBG）、糖化血红蛋白，降低甘油三酯（TG）、胆固醇（TC）含量。金钗石斛水煎液 5～20g 生药/kg 灌胃，降低 STZ 致糖尿病大鼠的 FBG，降低 24 小时尿蛋白、血尿素氮含量，升高 24 小时肌酐清除率，降低血清 AGE，降低肾组织糖基化终产物受体 mRNA 和蛋白表达水平[1]；降低血清光抑素 C、尿β_2-微球蛋白，改善肾组织形态超微结构，增加肾皮质过氧化物酶体增殖物激活受体γ（PPARγ）表达[2]。金钗石斛多糖或生物碱 80、160mg/kg 灌胃，降低肾上腺素致高血糖模型小鼠的 FBG 水平。细茎石斛多糖 100、200mg/kg 灌胃给药，降低肾上腺素、四氧嘧啶致 DM 模型小鼠的 FBG，提高糖耐量。迭鞘石斛多糖 30～300mg/kg 灌胃，降低四氧嘧啶致高血糖模型小鼠的 FBG 水平，增强高血糖大鼠的糖耐量。金钗石斛生物碱 20～80mg/kg 灌胃，降低 STZ 致高血糖大鼠的 FBG、空腹胰岛素、胰岛素抵抗指数、游离脂肪酸、TG 水平[3]；增加肝组织胰岛素受体底物 2 mRNA、胰岛素样生长因子 1 mRNA 表达[4]。

2. 抗白内障作用 石斛水煎液 4g 生药/kg 灌胃给药，延缓 D-半乳糖致衰老小鼠白内障的发展，降低白内障晶状体的浑浊度。霍山石斛多糖 50～200mg/kg 灌胃，增加 STZ 致糖尿病性白内障大鼠晶状体组织谷胱甘肽（GSH）水平、降低丙二醛（MDA）及羰基含有量，提高 GSH-Px、谷胱甘肽还原酶、谷胱甘肽-S-转移酶、超氧化物歧化酶（SOD）、过氧化氢酶（CAT）酶活力[5]。金钗石斛总生物碱 180、360mg/kg 灌胃给药，逆转 D-半乳糖致衰老白内障大鼠晶状体浑浊度，下调晶状体内一氧化氮合酶（iNOS）基因的表达，抑制 NOS 活性，减少一氧化氮（NO）产生。

3. 调节胃肠功能 石斛水煎液 7.5g 生药/kg 灌胃给药，升高氨水、乙醇和去氧胆酸钠致慢性浅表性胃炎模型大鼠的胃黏膜血流量、前列腺素 E_2 含量；石斛水煎液 0.5～2g 生药/kg 灌胃，增加去神经支配的海氏小胃犬胃酸排量和血清胃泌素（GAS）浓度；降低干姜致胃热证大鼠血液 IL-8、GAS、血栓素 B_2，升高 6-酮-前列腺素 F1a[6]。迭鞘石斛乙酸乙酯提取物 20g 生药/kg 灌胃给药，促进炭末在正常小鼠肠道的推进距离。金钗石斛水煎液（20g/人）口服给药，升高慢性浅表性胃炎患者 1 小时、2 小时胃酸排量及血清 GAS 浓度。

4. 其他作用 石斛水浸液 50mg/kg 灌胃给药，升高氢化可的松致阴虚模型大鼠 SOD、GSH-Px 活性，降低乳酸脱氢酶（LDH）活性[7]。金钗石斛 4、8g 生药/kg 灌胃给药，提高切除卵巢致骨质疏松症大鼠的骨密度，改善骨质疏松程度[8]。

石斛多糖（含量 81.6%）50～500mg/kg 灌胃给药，抑制 S_{180} 肉瘤小鼠的瘤体生长和离体肝肿瘤细胞生长，提高荷瘤小鼠胸腺、脾脏指数及外周血 IL-2、TNF-α 含量[9]。鼓槌石斛中毛兰素、毛兰菲、鼓槌菲各 0.01g/kg 以及鼓槌石斛乙醇提取物 100mg/kg 分别灌胃，增加 S_{180} 荷瘤小鼠体重和抑瘤率，其中毛兰素对小鼠肝癌抑制率达 50.82%，鼓槌菲对艾氏腹水癌抑制率达 62.25%。

金钗石斛多糖、金钗石斛生物总碱（含量 98%）80、160mg/kg 灌胃给药，降低高脂饲料致高脂血症大鼠血清 TC、TG、低密度脂蛋白（LDL-C）含量，升高高密度脂蛋白（HDL-C）水平[10]；降低大鼠肝组织 MDA 含量，升高 SOD 活性，减轻肝脏脂肪变性[11]。霍山石斛多糖 50～200mg/kg 灌胃给药，降低四氯化碳致急性肝损伤小鼠血清 ALT、AST 的升高，降低肝组织 MDA 含量，增强 SOD 活性，抑制肝细胞 TNF-α表达[12]。

金钗石解生物总碱（含量 73%）20～80mg/kg 灌胃，能预防线栓法致局灶性脑缺血模型大鼠的大脑中动脉阻塞[13]。4 个石斛提取物 0.63～2.5g 生药/kg 分别灌胃，束花石斛乙醇提取物延长全血凝血时间效果最明显；束花石斛乙酸乙酯提取部位延长小鼠全血凝血时间、断尾出血时间，抑制大鼠颈总动脉-颈外静脉血流旁路实验性血栓形成。

5. 毒理研究 小鼠急性经口给药最大耐受量为霍山石斛 30g 生药/kg（相当于人 150 倍）。霍山石斛 0.5、1、2g 生药/kg（相当于人 2.5、5、10 倍）灌胃，小鼠骨髓微核试验、小鼠精子畸形试验结果为阴性，Ames 试验结果为阴性，表明霍山石斛无致突变作用。霍山石斛 6、13、20g 生药/kg（相当于人体推荐剂量 30、65、100 倍）灌胃给药 30 天，大鼠生长发育、血液学、血液生化、脏体比及组织病理学未见异常[14]。

【参考文献】 [1] 金徽，杨贵忠，李小琼，等. 金钗石斛对糖尿病大鼠肾组织中糖基化终产物表达的干预作用. 中国生化药物杂志，2011，32（3）：209-212.

[2] 刘园园，张艳磊，何晓然，等. 金钗石斛水煎剂对糖尿病肾病大鼠肾脏 PPARγ 表达的影响. 医药导报，2014，33（12）：1545-1548.

[3] 黄琦，廖鑫，吴芹，等. 金钗石斛生物总碱对糖尿病大鼠血糖及肝脏脂肪变性的影响. 中国新药与临床杂志，2013，6：490-493.

[4] 黄琦，廖鑫，吴芹，等. 金钗石斛生物总碱对糖尿病大鼠血糖及肝脏组织 IRS-2mRNA，IGF-1mRNA 表达的影响. 中国实验方剂学杂志，2014，19：155-158.

[5] 李秀芳，邓媛元，潘利华，等. 霍山石斛多糖对糖尿病性白内障大鼠眼球晶状体组织抗氧化作用的研究. 中成药，2012，34（3）：418-421.

[6] 黄雪群，李续娥，黄彩珠. 中药石斛对大鼠胃热证的作用研究. 临床合理用药杂志，2011，4（10）：4-6.

[7] 王冬梅，杜静，黄林芳. 石斛抗氧化和滋阴作用的试验研究. 安徽农业科学，2013，41（15）：6655-6657.

[8] 王津英，高彬. 石斛对去卵巢大鼠骨质疏松的影响. 解放军药学学报，2011，27（3）：218-220.

[9] 金乐红，刘传飞，唐婷，等. 石斛多糖抗肿瘤作用的实验研究. 中国药学杂志，2010，45（22）：1734-1737.

[10] 李向阳，龚其海，吴芹，等. 金钗石斛多糖对大鼠高脂血症和肝脏脂肪变性的影响. 中国药学杂志，2010，45（15）：1142-1144.

[11] 李向阳，杨丹莉，吴芹，等. 金钗石斛生物总碱对大鼠高脂血症和肝脏脂肪变性的影响. 中国新药与临床杂志，2011，30（7）：529-532.

[12] 黄静，李胜立，赵宏伟，等. 霍山石斛多糖对四氯化碳致急性肝损伤小鼠的保护作用. 中国中药杂志，2013，38（4）：528-532.

[13] 刘俊，吴芹，龚其海，等. 金钗石斛生物总碱对大鼠急性脑缺血的保护作用. 中国新药与临床杂志，2010，29（8）：606-610.

[14] 李滨，陈锋，王新生，等. 霍山石斛安全性评价研究. 食品研究与开发，2014，35（12）：85-91.

附：铁皮石斛

本品为兰科植物铁皮石斛 *Dendrobium officinale* Kimura et Migo 的干燥茎。性味甘，微寒；归胃、肾经。功能益胃生津，滋阴清热。适用于热病津伤，口干烦渴，胃阴不足，食少干呕，病后虚热不退，阴虚火旺，骨蒸劳热，目暗不明，筋骨痿软。用量 6～12g，鲜品 15～30g。

【药理毒理】 本品具有增强免疫、调节胃肠、降血糖、促进唾液分泌、抗肝损伤、降血压等作用。

1. 增强免疫功能　铁皮石斛水煎液 0.75～3g 生药/kg 灌胃给药，提高环磷酰胺致免疫低下模型小鼠的白细胞，增强巨噬细胞吞噬功能，促进淋巴细胞转化[1]。铁皮石斛超微粉末、水煎液 0.5～4.5g/kg 灌胃给药，增强绵羊红细胞致迟发型超敏反应（DTH）强度，提高小鼠单核巨噬细胞吞噬功能和 NK 细胞活性[2]。铁皮石斛多糖 5～20g 生药/kg 灌胃，提高 Lewis 肺癌模型小鼠碳廓清水平和 NK 细胞活性[3]。铁皮石斛多糖 0.4～1.6g 生药/kg 给药，提高 S_{180} 荷瘤小鼠巨噬细胞吞噬百分率及吞噬指数；提高荷瘤小鼠的 T 淋巴细胞转化功能和溶血素水平，提高荷瘤小鼠 NK 细胞活性[4]。铁皮石斛多糖 25mg/kg 灌胃，提高环磷酰胺致免疫低下模型小鼠的外周白细胞数，促进淋巴细胞产生移动抑制因子[5]。

2. 调节胃肠功能　铁皮石斛水煎液 1.25g 生药/kg、超微粉 0.625g 生药/kg 灌胃，升高番泻叶加饮食失节致脾虚小鼠血小板、红细胞数量和比容；降低红细胞体积分布宽度、血红蛋白含量、白细胞和淋巴细胞数量、红细胞平均血红蛋白含量和浓度[6]。铁皮石斛水提物 50、100、200mg/kg 灌胃，可降低乙醇加盐酸致胃损伤模型大鼠的胃损伤程度，抑制率分别为 76.6%、57.3%、46.0%；降低胃液分泌量，升高胃液 pH 值；降低血清 IL-6、TNF-α 细胞因子水平[7]。

3. 降血糖作用　铁皮石斛膏 3～6g 生药/kg 灌胃给药，可降低四氧嘧啶致糖尿病模型小鼠的空腹血糖值，改善模型小鼠的糖耐量，减少血糖曲线下面积；改善正常小鼠糖耐量[8]。铁皮石斛浸膏 0.45、0.9g 生药/kg 灌胃给药，降低链脲菌素（STZ）致糖尿病大鼠血糖值、胰高血糖素水平，升高血清胰岛素水平，增加胰岛 B 细胞数量，减少α细胞数量，对正常小鼠血糖及血清胰岛素水平无明显影响；降低肾上腺素性高血糖小鼠血糖、增高肝糖原含量[9]。

4. 促进唾液分泌作用　铁皮石斛浸膏 125～500g 生药/kg 灌胃给药，促进阿托品造模家兔的唾液分泌；增加甲状腺和利血平所致甲亢阴虚模型小鼠的体重、进食量和饮水量[10]。

5. 抗肝损伤作用　铁皮石斛鲜品 3～9g 生药/kg、铁皮枫斗 0.45～1.35g 生药/kg 灌胃，降低急性酒精性肝损伤模型小鼠血清丙氨酸氨基转移酶（ALT）、天门冬氨酸氨基转移酶（AST）、胆固醇（TC）水平[11]；升高血清和肝组织超氧化物歧化酶（SOD）、谷胱甘肽过氧化物酶（GSH-Px）活性，降低血清和肝丙二醛（MDA）含量[12]。铁皮石斛鲜榨汁 0.5、2g 生药/kg 灌胃，降低四氯化碳肝损伤小鼠血清 AST、ALT 活性，降低亚急性酒精性肝损伤小鼠血清 AST 活性[13]。

6. 降血压作用　铁皮石斛提取物 0.25～1g 生药/kg 灌胃给药，改善易卒中型自发性高血压（SHR-sp）大鼠体征，提高生存率，降低血压作用缓和持久[14, 15]。铁皮枫斗冲剂 0.7g 生药/kg 灌胃给药，改善长期饮酒致高血压大鼠体征，降低血压，降低眩晕时间，增加自主活动次数，升高抓力；改善长期饮酒大鼠的肝肾功能和血脂生化指标异常，降低血清 ALT、AST、碱性磷酸酶、尿酸、肌酐、甘油三酯水平[16]。

7. 其他作用　铁皮石斛水提物 1.5～4.5g 生药/kg 灌胃给药，促进大强度耐力训练大鼠蛋白质合成，抑制氨基酸和蛋白质分解，提高血红蛋白含量和糖原的储备[17]。铁皮石斛水煎液 15、30g 生药/kg 灌胃给药，增加小鼠肺酚红排泄率；铁皮石斛水煎液体外在 1.0×10^{-4}～1.0×10^{-2}g/ml 浓度时促进兔离体气管纤毛运动[18]。

铁皮石斛 0.417～2.5g 生药/kg 灌胃给药，延长负重小鼠游泳时间，降低血乳酸和肌酸激酶含量[19]。铁皮石斛细粉 1.5、3g/kg 灌胃给药，降低αpoE$^{-/-}$小鼠血清 TG、TC、低密度脂蛋白（LDL-C）水平，下调血清 TNF-α、IL-6 表达[20]。铁皮石斛多糖 0.4、0.8、1.6g 生药/kg 灌胃给药，对接种 S_{180} 肉瘤小鼠的抑瘤率分别为 9.7%、19.5%、26.8%[4]。铁皮石斛多糖 50mg/kg 灌胃给药，能促进脱毛膏脱毛小鼠的毛发生长[21]。

8. 毒理研究　铁皮石斛 10g 生药/kg 灌胃给药，大、小鼠均未见异常；Ames 试验、小鼠微核试验、小鼠精子畸形试验结果为阴性，表明铁皮石斛无致突变作用[22]。

【参考文献】　[1] 高建平，金若敏，吴耀平，等. 铁皮石斛原球茎与原药材免疫调节作用的比较研究. 中药材，2002，25(7)：487-489.

[2] 吴维佳，庞璐，胡日红，等. 铁皮石斛对小鼠免疫功能的影响. 湖南中医杂志，2012，28(2)：113-114.

[3] 葛颖华，王杰，杨锋，等. 鲜铁皮石斛多糖对 Lewis 肺癌小鼠免疫功能的影响. 浙江中医杂志，2014，49(4)：277-279.

[4] 张红玉，戴关海，马翠，等. 铁皮石斛多糖对 S_{180} 肉瘤小鼠免疫功能的影响. 浙江中医杂志，2009，44(5)：380-381.

[5] 黄民权，蔡体育，刘庆伦. 铁皮石解多糖对小白鼠白细胞数和淋巴细胞移动抑制因子的影响. 天然产物研究与开发，1996，8(3)：39-41.

[6] 赵兴兵，肖嫩群，蔡光先，等. 超微铁皮石斛对脾虚便秘小鼠血常规的影响. 中国中医药信杂志，2014，21(5)：68-71.

[7] 冯霞，赵欣. 铁皮石斛水提物对 SD 大鼠胃损伤的预防效果. 江苏农业科学，2013，41(7)：294-296.

[8]陈爱君，李钦，张信岳，等．铁皮石斛膏降糖作用的研究．中国中医药科技，2009，16(6)：457-458．

[9]吴昊姝，徐建华，陈立钻，等．铁皮石斛降血糖作用及其机制的研究．中国中药杂志，2004，29(2)：160-163．

[10]徐建华，李莉，陈立钻．铁皮石斛与西洋参的养阴生津作用研究．中草药，1995，26(2)：79-81．

[11]吕圭源，陈素红，张丽丹，等．铁皮石斛对小鼠慢性酒精性肝损伤模型血清2种转氨酶及胆固醇的影响．中国实验方剂学杂志，2010，16(6)：192-193．

[12]汤小华，陈素红，吕圭源，等．铁皮石斛对小鼠急性酒精性肝损伤模型SOD、MDA、GSH-Px的影响．浙江中医杂志，2010，45(5)：369-370．

[13]梁楚燕，李焕彬，侯少贞，等．铁皮石斛护肝及抗胃溃疡作用研究．世界科学技术-中医药现代化，2013，15(2)：233-237．

[14]吴人照，杨兵勋，李亚平，等．铁皮石斛对易卒中型自发性高血压大鼠(SHR-sp)36 周血压影响的实验研究．浙江中医杂志，2010，45(10)：723-725．

[15]吴人照，杨兵勋，李亚平，等．铁皮石斛多糖对 SHR-sp 大鼠抗高血压中风作用的实验研究．中国中医药科技，2011，18(3)：204-205．

[16]吕圭源，夏超群，陈素红，等．铁皮枫斗冲剂对长期饮酒致高血压模型大鼠的影响．中国中药杂志，2013，38(20)：3560-3565．

[17]周海涛，曹建民，林强，等．铁皮石斛对运动训练大鼠物质代谢及抗运动疲劳能力的影响．中国药学杂志，2013，48(19)：1684-1688．

[18]郑高利，周彦刚，许衡均，等．铁皮石斛提取物的祛痰作用．浙江省医学科学院学报，1998(35)：24-25．

[19]鹿伟，陈玉满，徐彩菊，等．铁皮石斛抗疲劳作用研究．中国卫生检验杂志，2010，20(10)：2488-2490．

[20]李亚梅，吴萍，谢雪姣，等．铁皮石斛对$\alpha poE^{-/-}$小鼠血脂及 TNF-α，IL-6 的影响．中国实验方剂学杂志，2013，19(18)：270-274．

[21]陈健，戚辉，李金标，等．铁皮石斛多糖促进毛发生长的实验研究．中国中药杂志，2014，39(2)：291-295．

[22]许燕，李姿，秦光和．铁皮石斛对小鼠致突变作用的检测研究．中国卫生检验杂志，2014，24(9)：1248-1249．

玉 竹
Yuzhu

本品为百合科植物玉竹 *Polygonatum odoratum* (Mill.) Druce 的干燥根茎。主产于湖南、湖北、河南、江苏、浙江。秋季采挖，除去须根，洗净，晒至柔软后，反复揉搓、晾晒至无硬心，晒干；或蒸透后，揉至半透明，晒干。切厚片或段。以肉厚、半透明、色黄白者为佳。

【炮制】 除去杂质，洗净，润透，切厚片或段，干燥。

【性味与归经】 甘，微寒。归肺、胃经。

【功能与主治】 养阴润燥，生津止渴。用于肺胃阴伤，燥热咳嗽，咽干口渴，内热消渴。

【效用分析】 玉竹甘而微寒，入肺经，长于滋肺阴，润肺燥，略兼退虚热之功，且滋阴而不敛邪，既可用于治疗阴虚久咳、阴虚痨咳，又可用于治疗燥邪犯肺，阴液被伤所致的干咳无痰或痰少而黏。玉竹又入胃经，能滋养胃阴而生津，可用治热病伤阴，津亏液少，烦热口渴，口舌干燥以及阴虚消渴。

【配伍应用】

1. 玉竹配沙参 玉竹长于养阴润燥，生津止渴；沙参善于养阴清肺，益胃生津。两药配伍，可增强滋阴润燥、生津止渴作用，适用于燥热伤肺，干咳少痰，以及热病伤津等。

2. 玉竹配生地黄 玉竹长于养阴润燥，生津止渴；生地黄善于清热养阴，生津止渴。两药配伍，可增强清热养阴，生津止渴的作用，适用于热病伤阴，津亏液少，烦热口渴，口舌干燥等。

3. 玉竹配薄荷 玉竹滋阴而不恋邪；薄荷轻扬升浮，发散而清利头目。两药配伍，可增强养阴、发散风热的作用，适用于阴虚之人，外感风热，头痛身热，心烦口渴，舌质红，脉浮数等。

4. 玉竹配党参 玉竹长于养阴润燥，生津止渴；党参善于补中益气，生津养血。两药配伍，可增强益气养阴的作用，适用于虚热发热，气阴两虚，形体羸瘦，神疲乏力，自汗盗汗等。

5. 玉竹配白薇 玉竹长于养阴润燥，生津止渴；白薇善于清热凉血，益阴除热。两药配伍，可增强滋阴清热的作用，适用于阴虚外感之证。

【鉴别应用】

1. 玉竹与北沙参 两者均味甘性微寒，归肺胃经，皆具养阴润肺，益胃生津之功，同治肺热燥咳、津伤口渴及内热消渴。然北沙参味兼微苦，长于养阴清肺，善治热伤肺阴之干咳少痰、咽干口渴，阴虚劳嗽咯血。玉竹滋阴而不恋邪，长于益胃阴而生津止渴，善治热病伤阴之口渴舌燥以及阴虚外感证。

2. 玉竹与知母 两者均归肺胃经，具有滋阴润肺，生津止渴的功效，用于阴虚燥咳，干咳少痰及热病伤阴，津亏液少，烦热口渴，口舌干燥等。然知母还能清肺胃气分实热，而除烦止渴，又能滋肾阴，润肺燥而退骨蒸，又有润肠通便之功，而用于阴虚肠燥便秘。

【方剂举隅】

1. 加减葳蕤汤（《重订通俗伤寒论》）

药物组成：生葳蕤、生葱白、桔梗、白薇、淡豆豉、薄荷、炙甘草、红枣。

功能与主治：滋阴解表。适用于素体阴虚，外感风热证，症见头痛身热，微恶风寒，无汗或有汗不多，咳嗽，心烦，口渴，咽干，舌红，脉数。

2. 益胃汤（《温病条辨》）

药物组成：沙参、麦冬、冰糖、细生地、玉竹。

功能与主治：养阴益胃。适用于胃阴损伤证，症见胃脘灼热隐痛，饥不欲食，口干咽燥，大便干结，或干呕、呃逆，舌红少津，脉细数者。

【成药例证】

1. 罗汉果玉竹颗粒（《临床用药须知中药成方制剂卷》2020年版）

药物组成：玉竹、罗汉果。

功能与主治：养阴生津，润肺止咳。用于肺燥咳嗽，咽喉干痛。

2. 消渴安胶囊（《临床用药须知中药成方制剂卷》2020年版）

药物组成：地黄、知母、人参、枸杞子、玉竹、黄连、地骨皮、丹参。

功能与主治：清热生津，益气养阴，活血化瘀。用于阴虚燥热兼气虚血瘀所致的消渴病，症见口渴多饮、多食易饥、五心烦热、大便秘结、倦怠乏力、自汗。

【用法与用量】　6～12g。

【注意】　脾胃虚弱、痰湿内蕴、中寒便溏者不宜服用。

【本草摘要】

1.《药性论》　“主时疾寒热，内补不足，去虚劳客热。头痛不安，加而用之，良。”

2.《长沙药解》　“清肺金而润燥。”

【化学成分】　主要含多糖：玉竹黏多糖，玉竹果聚糖A、B、C、D；甾类成分：黄精螺甾醇PO_a，黄精螺甾醇苷PO_b、PO_c、PO_1、PO_2、PO_3、PO_4、PO_5，黄精呋甾醇苷等；糖苷类成分：β-谷甾醇-3-*O*-β-D-吡喃葡萄糖苷，铃兰苦苷，铃兰苷等。

中国药典规定本品含玉竹多糖以葡萄糖（$C_6H_{12}O_6$）计，不得少于6.0%。

【药理毒理】　本品具有降血糖、延缓衰老、增强免疫等作用。

1. 降血糖作用　玉竹总醇提物1、2g生药/kg、玉竹三氯甲烷分离部位32、64mg/kg、玉竹正丁醇分离部位76、152mg/kg分别灌胃80天，给药前期均能降低链脲佐菌素（STZ）致高血糖模型大鼠的空腹血糖（FBG）水平，后期作用不明显，其中三氯甲烷分离部位的降血糖作用维持时间更长；总醇提物及三氯甲烷分离部位可降低血清肌酐、尿素、尿白蛋白排泄率，减轻肾脏病变程度；三氯甲烷分离部位还降低血糖化血红蛋白含量；正丁醇分离部位降低尿白蛋白排泄率。玉竹30%醇提物4、8g生药/kg灌胃，降低STZ致高血糖模型小鼠FBG水平，改善胰腺病理学变化，降低脾细胞分泌的IFN-γ水平、IFN-γ/IL-4比值[1]。玉竹多糖（含量86%、88.65%）0.5～10g/kg灌胃给药，降低四氧嘧啶致糖尿病模型大鼠FBG水平，减缓大鼠体重的负增长，降低血甘油三酯（TG）、血清和肝组织丙二醛（MDA）含量，升高血高密度脂蛋白（HDL-C）、血清和肝组织血清超氧化物歧化酶（SOD）活性；降低胰腺组织MDA含量，升高胰腺组织SOD、谷胱甘肽过氧化物酶（GSH-Px）、CAT活力，改善胰岛组织病理形态学，增加胰岛数目和胰岛内细胞数；降低STZ致高血糖模型小鼠FBG水平，升高血清胰岛素、白细胞介素-4（IL-4）、IL-10，降低细胞因子干扰素-γ（IFN-γ），降低TG含量。玉竹总皂苷（含量65%）300、600mg/kg灌胃给药，改善四氧嘧啶致糖尿病模型小鼠的糖耐量，降低FBG水平；体外对α-葡萄糖苷酶活性的最高抑制率为58%[2]。

2. 延缓衰老作用　玉竹水煎液15g生药/kg灌胃给药，升高D-半乳糖致衰老模型血浆SOD活力，降低肝组织MDA含量。玉竹水煎液2.5、5g生药/kg灌胃给药，升高小鼠心、脑SOD水平，降低MDA含量。玉竹水煎液1g/d加入饮水中给予3个月，上调18月龄老年小鼠脑M受体。玉竹水、乙酸乙酯、无水乙醇、80%乙醇提取部位各30mg/kg分别灌胃给药，均延长D-半乳糖致衰老模型小鼠游泳时间，降低肝MDA含量；水提部位提高血浆SOD活性。玉竹粗糖蛋白200～800mg/kg灌胃给药，提高小鼠血清、肝脏和脑SOD、CAT及GSH-Px活性，降低肝脏和脑组织MDA含量[3]。

3. 增强免疫作用　玉竹水提液30g生药/kg灌胃给药，升高D-半乳糖衰老模型小鼠胸腺指数和脾指数，改善胸腺和脾病理学变化。玉竹水煎液12.5g/kg灌胃给药，升高环磷酰胺致免疫抑制小鼠胸腺和脾脏重量、吞噬指数，促进溶血素、溶血斑形成，提高淋巴细胞转化率[4]。玉竹85%乙醇提取浸膏10.4g/kg灌胃给药，升高烧伤小鼠血清溶血素水平、腹腔吞噬细胞的吞噬指数，促进脾淋巴细胞增殖。玉竹多糖2g生药/kg皮下注射，促进D-

半乳糖致衰老模型小鼠脾 B、T 淋巴细胞转化，抑制脾淋巴细胞凋亡；升高 $CD8^+$细胞数，降低 $CD4^+/CD8^+$比值。

4. 其他作用 玉竹水煎液 2.5、5g 生药/kg 灌胃给药，延长小鼠常压缺氧存活时间、亚硝酸钠中毒的存活时间；抑制大鼠动-静脉旁路血栓形成，减轻血栓湿重和干重，降低血浆 TXB_2，增加血浆 6-keto-PGF1α[5]。玉竹多糖 100～400mg/kg 灌胃，提高小鼠缺氧 30 分钟的存活率。玉竹多糖 60mg/kg 灌胃，提高 S_{180} 实体瘤荷瘤小鼠的体重和抑瘤率，增加 ECA 腹水瘤小鼠体重，延长存活天数。玉竹粉末 2.5～3.75g/kg 与饲料混合喂养 4 周，降低肺结核杆菌致小鼠的死亡指数和肺结核指数，延长平均寿命。

【参考文献】 [1] 张立新，庞维，付京晶，等．玉竹对 STZ 诱导的 1 型糖尿病小鼠的降糖作用．中药药理与临床，2012，28(2)：107-110.

[2] 郭常润，戴平，张欣，等．玉竹总皂苷降血糖作用实验研究．海峡药学，2011，23(4)：19-21.

[3] 陈双，张娜，牛付阁．玉竹糖蛋白体内抗氧化作用研究．食品与药品，2012，14(7)：250-253.

[4] 吴国学．玉竹对小鼠免疫抑制调节作用的研究．中国医学创新，2013，10(9)：13-14.

[5] 邓藻镛，程全芬．玉竹水提物对大鼠血栓形成的影响．实用心脑肺血管病杂志，2012，20(7)：1131-1132.

黄 精

Huangjing

本品为百合科植物滇黄精 *Polygonatum kingianum* Coll. et Hemsl.、黄精 *Polygonatum sibiricum* Red. 或多花黄精 *Polygonatum cyrtonema* Hua 的干燥根茎。按形状不同习称“大黄精”“鸡头黄精”“姜形黄精”。主产于贵州、湖南、湖北、四川、安徽。春、秋二季采挖，除去须根，洗净，置沸水中略烫或蒸至透心，干燥。切厚片。以色黄、切面角质样、味甜者为佳。

【炮制】 **酒黄精** 取净黄精，照酒炖法或酒蒸法炖透或蒸透，稍晾，切厚片，干燥。

【性味与归经】 甘，平。归脾、肺、肾经。

【功能与主治】 补气养阴，健脾，润肺，益肾。用于脾胃气虚，体倦乏力，胃阴不足，口干食少，肺虚燥咳，劳嗽咳血，精血不足，腰膝酸软，须发早白，内热消渴。

【效用分析】 黄精味甘性平，主入脾经，既能滋养脾阴，又善补益脾气，是治疗脾胃虚弱，体倦乏力，口干食少之良药，故《名医别录》言其“补中益气”、《本草便读》称“此药味甘如饴，性质平润，为补养脾阴之正品”。黄精甘润性平，入肺经，既补肺阴，又兼能益气，为治疗肺虚之佳品，阴伤燥咳、肺虚劳嗽咳血及肺虚喘咳均可选用。黄精入肾经，长于滋阴，又兼益气，通过平补脾肺肾而能填精生髓，强壮固本，常用于治疗精血不足，腰膝酸软，须发早白，内热消渴。

【配伍应用】

1. 黄精配沙参 黄精滋肺阴、补肺气；沙参养肺阴、清肺热。两药配伍达清热益气滋阴之效，适用于燥热耗伤气阴所致的烦渴、短气乏力、干咳无痰或少痰等。

2. 黄精配枸杞子 黄精长于滋阴润肺，枸杞子善于滋肾益精。两药配伍，可增强补虚而益精气，润肺而止咳的作用，适用于肺肾亏虚所致腰酸遗精，咳嗽等。

3. 黄精配制首乌 黄精甘平，能补诸虚，填精髓；制首乌甘涩，能补精血，乌须发。两药配伍，可增强补精血，填精髓，乌须发的作用，适用于病后虚羸，精血亏虚，眩晕心悸，腰膝酸软，须发早白等。

4. 黄精配山药 两药均可平补脾肺肾之气阴，合用可增强益气养阴的作用，适用于消渴症等。

【鉴别应用】 **黄精与山药** 两者均味甘性平，同归肺、脾、肾三经，均能益气养阴，而为平补肺、脾、肾三经之良药，同可用治肺虚咳嗽，脾虚食少倦怠，肾虚腰痛足软及消渴等证。但山药兼涩，能收涩止泻，固精缩尿止带，适用于脾虚便溏、肺虚喘咳，肾虚遗精、遗尿尿频及白带过多等证；黄精则滋阴润燥之力胜于山药，脾虚便溏者忌用；而阴虚燥咳及脾胃阴伤之口干食少、大便燥结、舌红无苔者多用之。

【方剂举隅】 **九转黄精丹**（《全国中药成药处方集》）

药物组成：当归、黄精。

功能与主治：补血益气。适用于身体衰弱，面黄肌瘦，饮食减少。

【成药例证】

1. 参精止渴丸（《临床用药须知中药成方制剂卷》2020 年版）

药物组成：红参、黄精、黄芪、白术、茯苓、葛根、五味子、黄连、大黄、甘草。

功能与主治：益气养阴，生津止渴。用于气阴两亏、内热津伤所致的消渴，症见少气乏力、口干多饮、易饥、形体消瘦。

2. 养胃舒胶囊（《临床用药须知中药成方制剂卷》2020 年版）

药物组成：黄精(蒸)、党参、白术(炒)、山药、菟丝子、北沙参、玄参、乌梅、陈皮、山楂、干姜。

功能与主治：益气养阴，健脾和胃，行气导滞。用于脾胃气阴两虚所致的胃痛，症见胃脘灼热疼痛、痞胀不适、口干口苦、纳少消瘦、手足心热。

3. 精乌胶囊（《临床用药须知中药成方制剂卷》2020年版）

药物组成：黄精（制）、制何首乌、女贞子（酒蒸）、墨旱莲。

功能与主治：补肝肾，养精血。用于肝肾亏虚所致的失眠多梦、耳鸣健忘、须发早白。

4. 降脂灵颗粒（《临床用药须知中药成方制剂卷》2020年版）

药物组成：制何首乌、枸杞子、黄精、决明子、山楂。

功能与主治：补肝益肾，养血明目。用于肝肾不足型高脂血症，症见头晕、目眩、须发早白。

【用法与用量】 9～15g。

【注意】 痰湿壅滞，中寒便溏、气滞腹胀者不宜服用。

【本草摘要】

1.《本草纲目》 “补诸虚，止寒热，填精髓。”

2.《本草从新》 “平补气血而润。”

【化学成分】 主要含多糖类成分：黄精低聚糖A、B、C等；甾体皂苷类成分：黄精皂苷A、B，新巴拉次薯蓣皂苷元A-3-*O*-β-石蒜四糖苷，薯蓣皂苷，毛地黄糖苷，拔葜皂苷，滇黄精皂苷A、B、C、D等；黄酮类成分：芹菜黄素等；萜类成分：积雪草苷，羟基积雪草苷等。

中国药典规定本品含黄精多糖以无水葡萄糖（$C_6H_{12}O_6$）计不得少于7.0%，酒黄精不得少于4.0%。

【药理毒理】 本品具有增强免疫、降血糖、延缓衰老、抗疲劳、提高记忆等作用。

1. 增强免疫功能 黄精水煎液5～30g生药/kg灌胃给药，提高环磷酰胺致免疫低下模型小鼠腹腔巨噬细胞吞噬功能，提高其骨髓造血机能，升高白细胞和红细胞数值，降低骨髓嗜多染红细胞微核率；促进正常小鼠、S_{180}荷瘤小鼠或甲基硝基亚硝基胍（MNNG）诱癌大鼠脾细胞产生白细胞介素-2（IL-2），增强自然杀伤细胞及T淋巴细胞活性；升高D-半乳糖致亚急性衰老小鼠胸腺和脾脏指数；升高脑组织超氧化物歧化酶（SOD）含量，降低谷氨酸含量[1]。黄精生品、制品浸膏0.5g生药/只灌胃，提高正常小鼠单核-巨噬细胞的吞噬指数和碳粒廓清指数[2]。黄精多糖（纯度22.8%）360、720mg/kg灌胃，提高二硝基氟苯诱导的小鼠耳肿胀程度，提高血清溶血素水平，增强单核-巨噬细胞的吞噬能力[3]。黄精炮制前后多糖30mg/kg灌胃，增加小鼠胸腺、脾脏重量，提高血清免疫球蛋白A（IgA）、IgM、IgG含量。

2. 降血糖作用 黄精水提物5、10g生药/kg灌胃给药，降低链脲佐菌素加高脂高热量饲料喂养致2型糖尿病胰岛素抵抗模型大鼠空腹血糖（FPG），增高肌肉组织葡萄糖转运蛋白-4基因表达[4]。滇黄精提取物20、25g生药/kg灌胃，对正常小鼠血糖无明显作用，降低葡萄糖、肾上腺素致生理性高血糖模型小鼠的血糖水平；降低四氧嘧啶致糖尿病模型小鼠FPG[5]。黄精粗多糖100、200、400mg/kg灌胃，升高温热药致阴虚模型小鼠体重增长率和痛阈，降低肝丙二醛（MDA）含量，升高血浆SOD、肝谷胱甘肽过氧化物酶（GSH-Px）活性。黄精多糖（纯度≥60%）250、500、1000mg/kg灌胃，降低四氧嘧啶致糖尿病模型小鼠FPG，提高胸腺、脾、肝指数，升高血清和肝T-SOD、GSH-Px活性，降低MDA含量。

3. 延缓衰老作用 黄精水煎剂8、24g生药/kg灌胃给药，降低D-半乳糖致衰老模型小鼠脑MDA含量，增强脑SOD、GSH-Px活性，提高脑细胞Na^+,K^+-ATP酶及Ca^{2+}-ATP酶的活性；缩短D-半乳糖致衰老模型大鼠的Morris水迷宫实验逃避潜伏期，升高海马组织SOD活性，降低MDA含量[6]，改善海马CA1区神经元的数目及形态结构[7]。黄精水煎剂15、30g生药/kg灌胃，缩短β-淀粉样蛋白致阿尔茨海默病模型大鼠逃避潜伏期，改善海马神经元损伤[8]。黄精多糖（纯度90%）22.4～97.2mg/kg灌胃，降低16月龄老年大鼠迷宫测试错误次数，缩短迷宫实验潜伏期。黄精多糖（纯度97%）40、160mg/只灌胃，增加APP转基因小鼠海马CA1区突触数量和突触后膜厚度，增加突触界面曲率和缩短突触间隙，减小突触截面积，减轻变性程度，增多突触小泡数量[9, 10]；增加APP转基因小鼠CA1区线粒体密度，减轻线粒体变性程度[11]。4%、16%黄精多糖灌胃给药，降低6-羟基多巴胺致帕金森病大鼠腹腔注射阿扑吗啡后的旋转次数，上调过氧化物酶体增殖物激活受体-γ蛋白表达和酪氨酸羟化酶（TH）的表达，增加黑质TH阳性细胞数[12]。

4. 抗疲劳作用 黄精水煎液2.5～15g生药/kg灌胃给药，延长正常小鼠负重游泳时间，增加肌肉组织SOD活力，降低MDA水平[13]；增加长期超负荷游泳致阴虚内热模型大鼠的体重和抓力，降低面温及痛阈敏感性，升高血清IgA、IgM及IL-6、IL-2含量，降低血浆环磷酸腺苷（cAMP）含量、cAMP/cGMP比值[14]。黄精粗多糖（纯度22.8%）180、360、720mg/kg灌胃，延长正常小鼠负重游泳时间，降低运动后小鼠血清尿素氮（BUN）含量，增加肝糖原含量[15]。

5. 提高记忆作用 黄精水提醇沉液 5、35g 生药/kg 灌胃给药，延长氢溴酸东莨菪碱致记忆障碍模型、亚硝酸钠致记忆巩固障碍模型、40%乙醇致记忆再现障碍模型小鼠的触电潜伏期，延长 16 月老龄小鼠触电潜伏期，减少错误次数；延长记忆障碍模型小鼠的大脑皮层和海马乙酰胆碱，提高胆碱乙酰转移酶活性[16]。黄精乙醇提取物 0.25、1g 生药/kg 或总皂苷(纯度 91%)200、400、800mg/kg 灌胃，减少东莨菪碱致记忆获得性障碍模型小鼠跳台错误次数，提高小鼠学习能力。

6. 其他作用 黄精水提液 1、5、10g 生药/kg 灌胃给药，对 S_{180} 瘤重抑制率为 28%～40%，使 MNNG 诱导的大鼠消化道肿瘤发生率降低到 45%。黄精多糖(纯度 17.2%)100、200、400mg/kg 灌胃给药，抑制 H_{22} 移植瘤小鼠的肿瘤生长，提高肿瘤组织 caspase-3，8，9 活性，影响肿瘤细胞的周期分布，抑制肿瘤细胞增殖[17]。

黄精水提醇沉液 5、10、15g 生药/kg 灌胃给药，降低 CCl_4 致肝损伤小鼠血清谷氨酸转氨酶、天门冬氨酸氨基转移酶，降低肝 MDA 活性，升高肝 SOD 活性[18]。黄精粗多糖(纯度 22.8%)180、360、720mg/kg 灌胃给药，降低溴苯致肝损伤模型小鼠肝 MDA 含量，增加 GSH-Px 含量。黄精水煎液 2.5、5、7.5g 生药/kg 灌胃给药，降低高脂饲料喂养致营养性肥胖模型小鼠的体重、肥胖指数、脂肪重量和脂体比，升高血清瘦素含量[19]。

黄精多糖(纯度 50%)5、20g/kg 灌胃给药，降低顺铂致肾损害模型大鼠血清肌酐、BUN 含量，升高肾组织 SOD、GSH-Px 活性，降低 MDA 含量[20]。黄精多糖 400mg/kg 灌胃给药，降低卵巢切除致骨质疏松性骨折模型大鼠的骨钙素、抗酒石酸酸性磷酸酶的阳性表达活性[21]，降低血清 IL-1、IL-6 表达，促进骨折愈合[22]。

【参考文献】 [1] 齐冰，丁涛，常正尧，等. 泰山黄精对 D-半乳糖所致衰老小鼠的抗衰老作用研究. 时珍国医国药，2010，21(7)：1811-1812.

[2] 张莹，钟凌云. 黄精炮制前后对小鼠免疫功能的影响. 江苏中医药，2010，42(10)：78-79.

[3] 石娟，邓兴安，周玲，等. 黄精粗多糖对正常小鼠免疫功能的影响. 中国现代应用药学，2011，28(1)：18-21.

[4] 董琦，董凯，张春军. 黄精对 2 型糖尿病胰岛素抵抗大鼠葡萄糖转运蛋白-4 基因表达的影响. 新乡医学院学报，2012，29(7)：493-495.

[5] 陈兴荣，赖泳，王成军. 滇黄精对诱导性高血糖小鼠血糖影响的实验研究. 时珍国医国药，2010，21(12)：3163-3164.

[6] 马凤巧，张海艳. 黄精对衰老大鼠学习记忆能力的改善及机制. 中国老年学杂志，2010，30(15)：2191-2192.

[7] 李弋，马凤巧. 黄精对阿尔茨海默病大鼠海马组织形态学的影响. 中国老年学杂志，2013，33(9)：51.

[8] 王涛涛，程娟，姚余有. 黄精水煎剂对β-淀粉样蛋白诱导的大鼠学习记忆能力下降的保护作用研究. 安徽农业大学学报，2013，40(1)：95-99.

[9] 成威，李友元，邓洪波，等. 黄精多糖对阿尔茨海默病小鼠海马 CA1 区突触界面的影响. 临床与病理杂志，2014，34(4)：400-404.

[10] 成威，田伟，李友元，等. 黄精多糖对 APP 转基因小鼠海马 CA1 区突触结构的影响. 中国实验方剂学杂志，2010，16(10)：165-167.

[11] 成威，李友元，邓洪波，等. 黄精多糖对痴呆小鼠海马线粒体超微结构的影响. 中南药学，2014，12(10)：969-972.

[12] 陈娟，李友元，田伟，等. 黄精多糖对帕金森病大鼠脑组织中 PPAR-γ表达的影响. 现代生物医学进展，2010，10(5)：814-817.

[13] 卢焕俊，刘思源，李香兰. 黄精提取液对正常小鼠抗疲劳能力的影响及机制探讨. 山东医药，2014，54(27)：39-41.

[14] 吴柳花，吕圭源，李波，等. 黄精对长期超负荷游泳致阴虚内热模型大鼠的作用研究. 中国中药杂志，2014，39(10)：1886-1891.

[15] 石娟，赵煜，雷杨，等. 黄精粗多糖抗疲劳抗氧化作用的研究. 时珍国医国药，2011，22(6)：1409-1410.

[16] 杨文明，韩明向，周宜轩，等. 黄精易化小鼠学习记忆功能的实验研究. 中医药研究，2000，16(3)：45-47.

[17] 段华，王保奇，张跃文. 黄精多糖对肝癌 H_{22} 移植瘤小鼠的抑瘤作用及机制研究. 中药新药与临床药理，2014，25(1)：5-7.

[18] 张光海，王盟，刘亚楠. 黄精提取物对急性肝损伤小鼠的保护作用. 医药导报，2013，32(5)：593-595.

[19] 李彩君，操红缨，刘静，等. 黄精对营养性肥胖小鼠的减肥作用研究. 时珍国医国药，2013，21(1)：99-100.

[20] 李超彦，周媛媛，赵克芳，等. 黄精多糖对顺铂致肾损害大鼠的肾功能和抗氧化指标的影响. 中国老年学杂志，2014，34(21)：6120-6121.

[21] 曾高峰，张志勇，鲁力，等. 黄精多糖对骨质疏松性骨折大鼠骨代谢因子的影响. 中国组织工程研究，2011，15(33)：6199-6202.

[22] 曾高峰，张志勇，鲁力，等. 黄精多糖干预骨质疏松性骨折大鼠白细胞介素 1 和白细胞介素 6 的表达. 中国组织工程研究，2012，16(2)：220-222.

明党参

Mingdangshen

本品为伞形科植物明党参 *Changium smyrnioides*

Wolff 的干燥根。主产于江苏、安徽、浙江。4～5 月采挖，除去须根，洗净，置沸水中煮至无白心，取出，刮去外皮，漂洗，干燥。切厚片。以色黄白、切面角质样者为佳。

【炮制】 洗净，润透，切厚片，干燥。

【性味与归经】 甘、微苦，微寒。归肺、脾、肝经。

【功能与主治】 润肺化痰，养阴和胃，平肝，解毒。用于肺热咳嗽，呕吐反胃，食少口干，目赤眩晕，疔毒疮疡。

【效用分析】 明党参甘微苦微寒，入肺经，有类似北沙参的养阴润肺清热之功，可用于肺热伤阴所致的咳嗽少痰，喘逆上气之证，《本草从新》谓其："治咳嗽喘逆"。明党参又入中焦脾胃，既能补脾阴，又能安胃腑而和中，故可用于呕吐反胃，食少口干，《安徽中草药》谓其："和胃止呕"。

明党参入肝经，略有滋阴平肝，清肝降火之功，可用于治疗肝阴不足，肝阳上亢的目赤眩晕。还有解毒之效，可用于杨梅疮毒或疔疮的治疗。

【配伍应用】

1. 明党参配沙参　明党参长于润肺化痰，沙参善于养阴清肺。两药配伍，可增强清热，润肺，化痰的作用，适用于肺热伤阴而致咳嗽少痰，喘逆上气等。

2. 明党参配石斛　明党参长于养阴和胃，石斛善于益胃养阴。两药配伍，可增强益胃和中的作用，适用于胃阴亏虚所致的呕吐反胃、食少口干等。

【鉴别应用】 **明党参与北沙参**　两药均具有养肺胃阴、清肺胃热的功效，均可用于治疗肺阴虚有热及胃阴虚有热。然明党参还能和胃止呕、平肝、解毒，还可用于胃热津伤的呕吐、肝阳上亢的目赤眩晕及杨梅疮毒或疔疮等。

【成药例证】

1. 健儿散（《中华人民共和国卫生部药品标准·中药成方制剂》）

药物组成：山药、川明参、薏苡仁（炒）、麦芽、稻芽（炒）、鸡（鸭）内金（炒）。

功能与主治：调理脾胃，促进食欲。用于厌食，消瘦，消化不良。

2. 参苓健体粉（《中华人民共和国卫生部药品标准·中药成方制剂》）

药物组成：茯苓、白术、莲子、薏苡仁、山药、广藿香、白扁豆、甘草、明党参、砂仁。

功能与主治：补气健脾，和胃渗湿。用于消化不良、食欲不振、面黄肌瘦，精神疲乏，慢性腹泻。

3. 补脾消食片（《中华人民共和国卫生部药品标准·中药成方制剂》）

药物组成：明党参、白术、茯苓、麦芽、六神曲、陈皮、山楂、半夏、砂仁、甘草、大枣。

功能与主治：补脾健胃、消食化滞。用于脾胃虚弱，消化不良，腹胀腹泻，食欲不振。

【用法与用量】 6～12g。

【注意】 本品性寒，脾虚泄泻者慎用。

【本草摘要】

1.《本草求原》　"养血生津，清热解毒。姜汁炒则补气、生肌、托散疮疡。"

2.《安徽中草药》　"滋补，润肺化痰，和胃止呕，解毒消肿。"

【化学成分】 主要含挥发油：丙烯酸甲酯，β-蒎烯，橙花叔醇，橙花醇甲酯等；脂肪酸类成分：9，11-十八碳二烯酸，6-苯基壬酸，棕榈酸，2-羟基-1-(羟基-甲基)9，12-十八碳二烯酸，2-甲基-十六烷酸，十六碳烯酸，硬脂酸，亚油酸等；还含氨基酸、多糖等。

【药理毒理】 本品具有镇咳、祛痰、平喘、增强免疫等作用。

1. 镇咳、祛痰、平喘作用　明党参水煎液 12.5～100g/kg 灌胃给药，减少氨水致小鼠咳嗽次数；增加小鼠呼吸道酚红排出量；延长组胺或乙酰胆碱等过敏介质喷雾诱发的幼年豚鼠哮喘潜伏期；明党参水提液 0.5、1g/ml 滴加 1ml 到蛙食道黏膜，能促进蛙气道纤毛运动。

2. 增强免疫功能　明党参水煎液 5～15g/kg、明党参多糖 50～400mg/kg 灌胃给药，增加小鼠胸腺和脾脏重量，促进外周血淋巴细胞转化，升高氢化可的松模型小鼠的白细胞总数和淋巴细胞数，增加小鼠碳廓清率；提高正常小鼠腹腔巨噬细胞 YC-花环形成率，激活巨噬细胞 C3b 受体。明党参渗漉法提取液 5g/kg 灌胃给药，提高脾系数。

3. 其他作用　明党参水煎液 5g/kg、明党参多糖 50mg/kg 灌胃给药，延长小鼠常压耐缺氧、45℃恒温箱内小鼠存活、氰化钾中毒小鼠的生存时间；明党参水煎液 5g/kg、明党参多糖 50mg/kg 灌胃给药，提高正常小鼠小肠炭末推进率。明党参水煎液、甲醇提取液灌胃给药，延长小鼠凝血时间；明党参石油醚、三氯甲烷、丙酮、甲醇、水提液，体外延长家兔凝血酶原时间和凝血酶时间，抑制 ADP 诱导的血小板聚集。

4. 毒理研究　遗传毒性试验表明：明党参水煎液 5、10、20、30g/kg 灌胃给药 10 天，对正常小鼠微核率、姐妹染色单体互换率均无明显影响。

枸杞子

Gouqizi

本品为茄科植物宁夏枸杞 *Lycium barbarum* L. 的干燥成熟果实。主产于宁夏。夏、秋二季果实呈红色时采收，热风烘干，除去果梗，或晾至皮皱后，晒干，除去果梗。以粒大、肉厚、色红、质柔润、味甜者为佳。

【性味与归经】 甘，平。归肝、肾经。

【功能与主治】 滋补肝肾，益精明目。用于虚劳精亏，腰膝酸痛，眩晕耳鸣，阳痿遗精，内热消渴，血虚萎黄，目昏不明。

【效用分析】 枸杞子味甘性平，入肝肾经，长于滋肾精，补肝血，《本草经疏》言其："为肝肾真阴不足，劳乏内热补益之要药"，对肝肾精血亏虚所致腰膝酸软、眩晕耳鸣、遗精滑精、不孕不育、目昏不明等均可应用。

枸杞子能益精血、"安神"（《药性论》），可用于血虚面色萎黄，心悸乏力；产后风虚劳损，四肢疼痛，心神虚烦，不欲饮食；血虚咳嗽，盗汗自汗，骨蒸潮热，五心烦热；劳伤虚损，四肢羸瘦乏力；妇人产后气血虚弱，乳汁过少等。

【配伍应用】

1. 枸杞子配熟地黄 枸杞子长于滋补肾阴，益肾填精；熟地黄善于补血滋阴，益精填髓。两药配伍，可增强滋补肾阴，益精填髓的作用，适用于肾阴不足，精衰血少，腰膝酸软，形容憔悴，阳痿遗精等。

2. 枸杞子配何首乌 枸杞子功善补肾益精，养肝明目；何首乌功长补益精血，固肾乌发。两药配伍，可增强补肝肾，益精血，强筋骨，乌须发的作用，适用于肝肾不足，精血亏损所致早衰诸证，如目暗不明，视物昏花，头晕目眩，须发早白，夜尿频多等。

3. 枸杞子配当归 枸杞子既补肝肾之阴，又有养血之功；当归补血和血。两药配伍，可具有补血养血的作用，适用于产后风虚劳损，四肢疼痛，心神虚烦，不欲饮食等。

4. 枸杞子配菊花 枸杞子甘平，益精明目；菊花清肝平肝明目。两药配伍，具明目之效，适用于肝肾阴虚、肝阳上亢等多种原因引起的视物昏花。

【鉴别应用】

1. 枸杞子与当归 两者均有补肝血之功，均可用于治疗血虚萎黄。但枸杞子性平，还具有补肾益精和明目之效，还可治疗肾精不足诸证；当归性温，主归心肝经，还具有调经、活血、润肠通便及止痛的功效，还可治疗心血亏虚的惊悸怔忡、血虚血瘀所致的月经不调、津血亏虚的肠燥便秘及疼痛诸证等。

2. 枸杞子与菊花 两者均味甘归肝经而有益明目的作用，皆可治肝肾不足之目暗昏花。然菊花味辛苦性微寒，主入肺经，益阴力较小，功专疏散风热，清热解毒，兼能平肝潜阳，主治风热感冒、发热头痛、疔疮肿毒、眩晕惊风。枸杞子甘平质润，又归肾经，为平补阴阳之品，且益阴力较强，长于补肾益精，养肝明目，兼可润肺止咳，善治肾虚腰痛、遗精滑精、血虚萎黄、阴虚劳嗽、潮热盗汗。

3. 枸杞子与熟地黄 两者均味甘归肝肾经，皆具滋补肝肾、填精益髓之功，同治一切精血亏虚之证，包括肝肾不足之头晕目眩、视物昏花、耳聋耳鸣、腰膝酸软、须发早白等，以及血虚萎黄、心悸失眠、月经不调等。然枸杞子性平，滋补力较小，又长于明目，略兼助阳，且滋腻性较小，治上述诸证较轻或脾胃功能弱者多用；熟地黄性微温质润，滋补力较强，又长于补血，为补血要药，且滋腻性较大，常与消导之砂仁、陈皮同用以防其腻隔碍胃，治上述诸证较重或脾胃功能强者宜用。

【方剂举隅】

1. 杞菊地黄丸（《麻疹全书》）

药物组成：枸杞子、菊花、熟地黄、山药、山茱萸、茯苓、泽泻、牡丹皮。

功能与主治：滋肾养肝明目。适用于肝肾阴虚证，症见两目昏花，视物模糊，或眼睛干涩，迎风流泪等。

2. 一贯煎（《续名医类案》）

药物组成：北沙参、麦冬、当归、生地黄、枸杞子、川楝子。

功能与主治：滋阴疏肝。适用于肝肾阴虚，肝气郁滞证。胸脘胁痛，吞酸吐苦，咽干口燥，舌红少津，脉细弱或虚弦。亦治疝气瘕聚。

3. 右归饮（《景岳全书》）

药物组成：熟地黄、山药炒、枸杞子、山茱萸、炙甘草、肉桂、杜仲、制附子。

功能与主治：温补肾阳，填精补血。适用于肾阳不足证，症见气怯神疲，腹痛腰酸，手足不温，阳痿遗精，大便溏薄，小便频多，舌淡苔薄，脉来虚细者；或阴盛格阳，真寒假热之证。

4. 暖肝煎（《景岳全书》）

药物组成：当归、枸杞子、小茴香、肉桂、乌药、沉香、茯苓。

功能与主治：温补肝肾，行气止痛。适用于肝肾不足，寒滞肝脉证，症见睾丸冷痛，或小腹疼痛，疝气痛，畏寒喜暖，舌淡苔白，脉沉迟。

【成药例证】

1. 五子衍宗丸（《临床用药须知中药成方制剂卷》2020年版）

药物组成：枸杞子、菟丝子（炒）、覆盆子、五味子（蒸）、盐车前子。

功能与主治：补肾益精。用于肾虚精亏所致的阳痿不育、遗精早泄、腰痛、尿后余沥。

2. 杞菊地黄丸（《临床用药须知中药成方制剂卷》2020年版）

药物组成：熟地黄、酒萸肉、山药、枸杞子、菊花、茯苓、泽泻、牡丹皮。

功能与主治：滋肾养肝。用于肝肾阴亏，眩晕耳鸣，羞明畏光，迎风流泪，视物昏花。

3. 补脑丸（《临床用药须知中药成方制剂卷》2020年版）

药物组成：枸杞子、当归、五味子（酒炖）、肉苁蓉（蒸）、核桃仁、益智仁（盐炒）、柏子仁（炒）、酸枣仁（炒）、远志（制）、石菖蒲、天麻、龙骨（煅）、琥珀、胆南星、天竺黄。

功能与主治：滋补精血，安神健脑，化痰息风。用于精血亏虚、风痰阻络所致的健忘失眠、癫痫抽搐、烦躁胸闷、心悸不宁。

4. 蚕蛾公补片（《临床用药须知中药成方制剂卷》2020年版）

药物组成：雄蚕蛾（制）、蛇床子、仙茅、肉苁蓉、淫羊藿、人参、炒白术、当归、熟地黄、枸杞子、盐补骨脂、盐菟丝子。

功能与主治：补肾壮阳，养血，填精。用于肾阳虚损，阳痿早泄，宫冷不孕，性功能衰退。

5. 肝肾滋（《临床用药须知中药成方制剂卷》2020年版）

药物组成：枸杞子、党参、阿胶、麦冬、黄芪。

功能与主治：滋养肝肾，补益气血，明目安神。用于肝肾阴虚、气血两亏所致的目眩昏暗、心烦失眠、肢倦乏力、腰腿酸软。

【用法与用量】 6～12g。

【注意】 脾虚便溏者慎用。

【本草摘要】

1.《本草经集注》 “补益精气，强盛阴道。”

2.《药性论》 “能补益精诸不足，易颜色，变白，明目，安神，令人长寿。”

【化学成分】 主要含枸杞多糖；生物碱类成分：甜菜碱，莨菪亭等。

中国药典规定本品含枸杞多糖以无水葡萄糖（$C_6H_{12}O_6$）计，不得少于1.8%；含甜菜碱（$C_5H_{11}NO_2$）不得少于0.30%。

【药理毒理】 本品具有增强免疫、延缓衰老、性激素样、抗肝损伤、降血糖、改善视网膜病变、调血脂、抗疲劳等药理作用。

1. 增强免疫作用 枸杞水煎液5～25g生药/kg灌胃给药，提高卵清蛋白致免疫小鼠抗体和血清白介素-2（IL-2）；促进^{60}Co-γ射线照射小鼠骨髓细胞增殖，促进淋巴细胞转化，增强腹腔巨噬细胞吞噬功能；促进D-半乳糖致衰老模型小鼠胸腺和脾T淋巴细胞生成。枸杞多糖5～100mg/kg灌胃给药，增加绵羊红细胞致免疫小鼠胸腺重量、白细胞和抗体；增加小鼠红细胞C3b受体花环率及红细胞免疫复合物花环率；提高S_{180}荷瘤小鼠胸腺指数，增强巨噬细胞吞噬功能，促进脾细胞抗体形成和淋巴细胞转化；增加D-半乳糖致衰老模型小鼠T淋巴细胞、IL-2及受体；增强小鼠或环磷酰胺致免疫低下模型小鼠自然杀伤细胞（NK）活性；抑制H_{22}肝癌模型小鼠癌细胞的生长，降低血清甲胎蛋白（AFP）、癌胚抗原（CEA）、肿瘤坏死因子（TNF-α）含量，增强NK活性，增强铁蛋白（SF）、IL-2、γ干扰素（INF-γ）含量[1]。

2. 延缓衰老作用 枸杞水提液0.5～2g生药/kg灌胃给药，增加老年大鼠脑组织一氧化氮（NO）、谷胱甘肽过氧化物酶（GSH-Px）活力，降低脂褐素含量；降低老年小鼠肝过氧化脂质（LPO），增强血浆GSH-Px、超氧化物歧化酶（SOD）活力。枸杞多糖10～400mg/kg灌胃，提高D-半乳糖致衰老模型小鼠脑NO和一氧化氮合酶（NOS）活力；提高衰老模型小鼠血清、肝脏及脑组织SOD活性，降低MDA含量，提高小鼠脾和胸腺指数[2]；提高衰老小鼠皮肤含水量，增加表皮厚度、真皮厚度及成纤维细胞。枸杞多糖50、100mg/kg灌胃，改善各月龄快速老化模型小鼠SAMP8的老化征象和学习记忆能力[3]。

3. 性激素样作用 枸杞多糖10～200mg/kg灌胃给药，减轻己烯雌酚（DES）致成年雄性仓鼠生精损害，提高睾丸重量，使曲细精管排列有序、生精细胞清晰；升高DES致生殖损伤成年雄性仓鼠SOD、GSH-Px水平，降低MDA水平，缓解DES致成年雄性仓鼠睾丸生精损伤[4]；增加束缚制动加噪音致应激模型大鼠精子数量和活力，降低精子畸形率，提高血清睾酮（T）水平，促进睾丸生殖细胞正常发育；升高睾丸损伤雄性大鼠血清T、促甲状腺激素（TSH）、促卵泡激素（FSH）水平，增加睾丸、附睾的脏器系数，提高睾丸SOD活性，降低MDA含量；

缩短半去势大鼠阴茎勃起潜伏期、增加骑跨动物次数，提高血清 T，降低雌激素(E_2)，提高精子数及活力；恢复高温损伤小鼠生精细胞；增加雌性幼年和成年大鼠子宫、卵巢重量；缩短低剂量辐照损伤雄性大鼠阴茎勃起潜伏期、扑捉潜伏期和射精潜伏期，增加扑捉次数和射精次数，提高睾丸脏器系数、精子计数及活率[5]；改善自身免疫性卵巢早衰小鼠性周期紊乱，降低血清抗透明带抗体、FSH 浓度，提高血清雌二醇浓度[6]。

4. 抗肝损伤作用　枸杞水煎液 1～10g 生药/kg 灌胃给药，降低醋氨酚致肝损伤模型小鼠血清丙氨酸氨基转移酶(ALT)和肝 LPO 水平；降低 CCl_4 致肝损伤模型大鼠血清 ALT 与胆红素水平。枸杞拌入饲料喂养，增强酒精致肝损伤模型大鼠的肝脏 SOD、过氧化氢酶(CAT)活性，降低血清和肝 ALT、MDA 含量。枸杞多糖 0.25、1g/kg 灌胃，降低酒精性肝损伤模型大鼠血清 ALT，提高肝 SOD 和 GSH 活性，降低肝 MDA 含量；降低喂高脂饲料脂肪肝模型大鼠 ALT，减轻肝脂肪变性，降低肝 MDA 含量，提高 SOD 和 GSH 活性[7]。

5. 降血糖作用　枸杞多糖 20～500mg/kg 灌胃给药，降低链脲佐菌素(STZ)致糖尿病模型大鼠空腹血糖(FBG)水平，升高空腹胰岛素(FINS)及 B 细胞功能指数；降低高糖高脂饮食加 STZ 致 2 型糖尿病小鼠 FBG 水平，升高 FINS，增加 B 细胞数量，减小 A 细胞数量；降低高糖高脂饮食加 STZ 致 2 型糖尿病小鼠 FBG 水平，提高神经传导速度，降低坐骨神经组织 MDA，提高 GSH-Px 水平，改善周围神经的超微结构和功能[8]；降低高糖高脂饮食加 STZ 致 2 型糖尿病大鼠的 FBG 水平，升高 FINS、C-P、HbA1c 水平，改善胰腺组织病理形态，减轻糖尿病大鼠胰岛 B 细胞损伤，促进胰岛 B 细胞分泌胰岛素[9]；降低高脂饮食加 STZ 致 2 型糖尿病模型大鼠 FBG、空腹血清胰岛素(FINS)和胰岛素抵抗指数(IRI)；降低高糖饲喂加 STZ 致 2 型糖尿病模型大鼠的 FBG、FINS，上调大鼠胰腺 B 细胞 PDX-l 与胰岛素 mRNA 表达水平，改善 B 细胞胰岛素合成和分泌功能的损伤[10]。

6. 改善视网膜病变作用　枸杞多糖 150、300、600g/kg 灌胃给药，降低高糖高脂饮食加 STZ 致 2 型糖尿病模型大鼠的视网膜组织 TNF-α、IL-6、CRP 水平[11]。枸杞多糖 100、200、400mg/kg 灌胃，改善玻璃体内注射 *N*-甲基-D 天门冬氨酸(NMDA)致视网膜损伤模型大鼠的视网膜病理组织学，增加模型大鼠视网膜神经节细胞，增厚内丛状层；下调视网膜 NMDAR2A、iNOS 蛋白表达，上调 eNOS 蛋白表达[12]。枸杞子提取液 1mg/kg 灌胃，对视觉剥夺性弱视大鼠视网膜在视觉发育可塑期内具有保护作用，上调 Bcl-2、下调 Bax 及抑制 caspase-3 的表达，减少细胞凋亡[13]；对遗传性视网膜变性早期 RCS 大鼠的神经元起保护作用，抑制细胞凋亡和 caspase-2 的表达。

7. 调血脂作用　枸杞水煎浸膏 1.7、5.2、15.6g/kg 灌胃给药，降低高脂饲料致营养性肥胖大鼠体质量和体内脂肪重量，降低血清甘油三酯(TG)、胆固醇(TC)、Lee′s 指数[14]。枸杞水提液可降低高脂饲料致高脂血症大鼠血清 TG、TC、LDL-C/HDL-C 比值，提高 HDL-C 水平。枸杞多糖 250、1000mg/kg 灌胃，降低酒精性肝损伤模型大鼠 LDL-C、TG、TC 水平。枸杞多糖 10～60mg/kg 降低下丘脑损伤肥胖小鼠血清 TG、TC 水平，提高血清 HDL-C 水平，缩小脂肪细胞；降低高脂饲料所致动脉粥样硬化模型家兔 TC、TG、LDL-C，升高 HDL-C 水平，降低基质金属蛋白酶(MMP-2)活性；降低高脂饲料致高脂血症大鼠平滑肌细胞凋亡率，延缓动脉粥样硬化的发生[15]。

8. 抗疲劳作用　枸杞水煎液 10、20g 生药/kg 灌胃给药，延长小鼠室温游泳时间、常压耐缺氧时间，提高小鼠低温环境的耐寒冷能力。宁夏鲜枸杞原汁(粗多糖含量 5.5mg/ml)91.3、137.5mg/kg 灌胃，延长小鼠负重游泳至力竭死亡时间，降低小鼠运动后血乳酸(LAC)、尿素氮(BUN)，升高肝糖原。枸杞多糖 500mg/kg 灌胃，延长小鼠游泳时间，提高耗竭游泳小鼠血浆、肝、后肢肌肉 SOD、GSH-Px 活性；枸杞水煎液 2.5、5g 生药/kg 灌胃给药，延长小鼠常压密闭耐缺氧时间和游泳时间[16]。

9. 其他作用　枸杞水煎液 8g 生药/kg 灌胃给药，降低氟尿嘧啶和呋氟尿嘧啶致小鼠染色体畸变率。0.8%枸杞多糖配方饲料，降低辐射小鼠骨髓红细胞微核率、精子畸形率和睾丸染色体畸变率。枸杞多糖 25mg/ml 灌胃，抑制氯化甲基汞引起的大鼠生殖毒性[17]。

枸杞干果 2、4、6g/kg 浸泡喂饲，调节束缚加噪声复合应激模型大鼠的 HPA 轴，降低血清皮质醇(FC)水平，降低海马组织谷氨酸受体 2(NMDAR2)表达，减轻脑损害[18]。枸杞多糖 250、500mg/kg 灌胃给药，抑制水应激型和无水乙醇型大鼠胃溃疡[19]。枸杞多糖 25mg/kg 灌胃给药，缩小肾性高血压大鼠肾小球，扩大肾小囊，降低血清肌酐(Cr)和 BUN，降低 24 小时尿蛋白和尿沉渣中管型细胞。枸杞多糖 10、40mg/kg 降低骨质疏松大鼠血清Ⅰ型前胶原羧基端前肽(PICP)、Ⅰ型胶原交联羧基末端肽(ICTP)及钙、磷、镁、碱性磷酸酶水平，降低骨质疏松症的高骨代谢状态[20]；降低氧化铍致肺损伤模型大鼠肺组织匀浆、肺泡灌洗液中 SOD、NOS 活力和 NO 水平，升高 MDA 水平和 GSH-Px 活力[21]。枸杞多糖

15、30、60mg/kg 灌胃给药，减少脑缺血再灌注损伤模型大鼠脑含水量，减弱 caspase-12 mRNA 和蛋白表达[22]。

【参考文献】［1］刘静. 枸杞多糖对小鼠移植性肝癌抑制作用的实验研究. 中医药报，2013，19(5)：89-91.

［2］龚涛，王晓辉，赵靓，等. 枸杞多糖抗氧化作用的研究. 生物技术，2010，20(1)：84-86.

［3］苗珍花，于建春，苗永霸，等. 枸杞叶及枸杞多糖对快速老化模型小鼠行为学的影响. 宁夏医科大学学报，2013，35(2)：117-121.

［4］张彩利，刘玉姣，王安忠，等. 枸杞多糖对己烯雌酚生殖损伤仓鼠抗氧化能力及生殖激素水平的影响. 中国兽医学报，2014，34(8)：1364-1368.

［5］李菁菁，罗琼，闫俊，等. 枸杞多糖对低剂量辐照雄性大鼠性功能损伤恢复的影响. 营养学报，2014，36(4)：356-360.

［6］黄恬，郑晓霞，邱小华，等. 枸杞多糖对自身免疫性卵巢早衰模型小鼠的保护作用. 药学研究，2014，33(8)：437-440.

［7］李国莉，杨建军，赵伟明，等. 枸杞对酒精性肝损伤大鼠保护作用的实验研究. 宁夏医学院学报，2007，29(3)：275-277.

［8］吴庆秋，何兰杰. 枸杞多糖对 2 型糖尿病大鼠周围神经病变的保护作用. 中国糖尿病杂志，2013，21(7)：647-650.

［9］尹长江，杨坤宝，张学军，等. 枸杞总多糖对 2 型糖尿病大鼠的降糖作用研究. 中成药，2014，36(8)：1750-1753.

［10］刘峰，黄国栋，朱凌燕，等. 枸杞多糖对 2 型糖尿病大鼠胰腺β细胞 PDX-1 基因表达的实验研究. 中国医药科学，2013，3(1)：34-36.

［11］魏燕华，成差群，徐建平. 枸杞多糖对 2 型糖尿病大鼠视网膜炎症因子表达的影响. 中国药业，2014，23(9)：12-14.

［12］白双，于鑫，杜瑛培，等. 枸杞多糖对 NMDA 致大鼠视网膜损伤保护作用的研究. 中国药理学通报，2013，29(5)：670-674.

［13］王文宏，刘相和，迟焕芳. 枸杞子提取液对单眼视觉剥夺性弱视大鼠视网膜的保护作用. 神经解剖学杂志，2010，26(3)：268-272.

［14］王兴. 单味药枸杞对营养性肥胖大鼠模型的影响研究. 中医药导报，2014，20(7)：89-90.

［15］姜清茹，李丽芳，李桂忠，等. 枸杞多糖对高脂血症大鼠主动脉平滑肌细胞凋亡的影响. 宁夏医学杂志，2011，33(2)：110-111.

［16］尹晓雯，王莉. 枸杞子对小鼠抗缺氧抗疲劳能力的影响. 农业科学研究，2010，31(1)：40-43.

［17］曹池，刘香，陈海斌，等. 枸杞多糖对新生鼠氯化甲基汞慢暴露染毒致成年期生育能力下降的干预作用. 世界中医药，2013，8(12)：1471-1473.

［18］周健，李鸿成，杨惠芳，等. 枸杞对慢性心理应激大鼠海马 CA3 区谷氨酸受体 NMDAR2 表达的影响. 卫生研究，2011，40(6)：753-755.

［19］张一芳，冯怡，徐德生. 枸杞多糖对大鼠实验性胃溃疡的作用研究. 中国药业，2011，20(1)：14-15.

［20］马进峰，王一农，金锐. 枸杞多糖对骨质疏松大鼠血清 PICP，ICTP 及钙，磷，镁和碱性磷酸酶水平的影响. 郑州大学学报：医学版，2012，47(2)：247-249.

［21］张庆锋，刘志宏，龚爱红，等. 氧化铍致大鼠肺损伤与枸杞多糖保护作用实验研究. 中国职业医学，2014，41(6)：620-626.

［22］王昕，陈莉芬，谭昌洪，等. 枸杞多糖对脑缺血再灌注损伤模型大鼠的保护作用. 中国药房，2014，25(15)：1365-1367.

墨 旱 莲
Mohanlian

本品为菊科植物鳢肠 *Eclipta prostrata* L. 的干燥地上部分。主产于江苏、浙江、江西、湖北、广东。花开时采割，晒干。以色墨绿、叶多者为佳。

【炮制】 除去杂质，略洗，切段，干燥。

【性味与归经】 甘、酸，寒。归肾、肝经。

【功能与主治】 滋补肝肾，凉血止血。用于肝肾阴虚，牙齿松动，须发早白，眩晕耳鸣，腰膝酸软，阴虚血热吐血，衄血，尿血，血痢，崩漏下血，外伤出血。

【效用分析】 墨旱莲甘酸性寒，入肝肾经，长于滋补肝肾之阴，固齿乌须发，常用于肝肾阴虚所致牙齿松动，头晕目眩，视物昏花，须发早白，腰膝酸软等。墨旱莲味酸性寒，滋阴又善凉血止血，故又可用治血热或阴虚血热所致的咳血、鼻衄、尿血、血淋、崩漏等多种出血病证。

【配伍应用】

1. 墨旱莲配女贞子 墨旱莲甘、酸、寒，滋补肝肾；女贞子甘、苦、凉，滋补肝肾。两药配伍，可增强滋补肝肾的作用，适用于肝肾阴虚所致头晕目眩，视物昏花，须发早白，腰膝酸软等。

2. 墨旱莲配车前草 墨旱莲性寒，长于凉血止血；车前草性寒，善于利尿通淋。两药配伍，可具有凉血止血，利尿通淋的作用，适用于血淋、尿血等。

【鉴别应用】 **枸杞子与墨旱莲** 两者均味甘归肝肾经，皆善滋补肝肾之阴，同治肝肾阴虚之头晕目眩、须发早白、腰膝酸软及耳鸣等症。然枸杞子还能补精血、明目，善治肾精不足诸证、血虚萎黄及血虚视物昏花。墨旱莲性寒兼凉血止血，善治阴虚火旺、血热妄行之多种出血证。

【方剂举隅】 二至丸（《医方集解》）

药物组成：女贞子、墨旱莲。

功能与主治：补肾养肝。适用于肝肾阴虚之口苦咽干、头晕眼花、失眠多梦、腰膝酸软、须发早白等。

【成药例证】

1. 复方首乌地黄丸（《中华人民共和国卫生部药品标准·中药成方制剂》）

药物组成：制何首乌、地黄、女贞子、墨旱莲。

功能与主治：滋阴补肾，乌须黑发，壮筋骨。用于腰膝酸软，头痛眩晕，须以早白。

2. 健神片（《中华人民共和国卫生部药品标准·中药成方制剂》）

药物组成：墨旱莲、鸡血藤、金樱子、艾叶、桑椹、菟丝子、仙鹤草、牡蛎、狗脊、女贞子、甘草、合欢皮、首乌藤、五味子。

功能与主治：固肾涩精。用于带下遗精，四肢酸软。

3. 维血宁（《中华人民共和国卫生部药品标准·中药成方制剂》）

药物组成：虎杖、白芍、仙鹤草、地黄、鸡血藤、熟地黄、墨旱莲、太子参。

功能与主治：补血活血，清热凉血。用于血小板、白细胞减少症，并可作一般性贫血的补血健身剂。

4. 止血片（《中华人民共和国卫生部药品标准·中药成方制剂》）

药物组成：墨旱莲、地绵草、拳参、土大黄、珍珠母。

功能与主治：清热凉血，止血。用于因血热引起的月经过多，鼻衄，咳血，吐血，咯血。

5. 甲亢灵片（《临床用药须知中药成方制剂卷》2020年版）

药物组成：夏枯草、墨旱莲、龙骨（煅）、牡蛎、丹参、山药。

功能与主治：平肝潜阳，软坚散结。用于阴虚阳亢所致的心悸、汗多、烦躁、易怒、咽干；甲状腺功能亢进见上述证候者。

6. 麒麟丸（《临床用药须知中药成方制剂卷》2020年版）

药物组成：制何首乌、墨旱莲、菟丝子、枸杞子、桑椹、白芍、淫羊藿、锁阳、覆盆子、党参、黄芪、山药、丹参、郁金、青皮。

功能与主治：补肾填精，益气养血。用于肾虚精亏，气血不足所致的腰膝酸软、倦怠乏力、面色不华、阳痿早泄。

【用法与用量】 6～12g。

【注意】 脾胃虚寒者忌用。

【本草摘要】

1.《滇南本草》“固齿，乌须。”

2.《本草纲目》“乌须发，益肾阴。”

【化学成分】 主要含黄酮类成分：槲皮素，木犀草素，芹菜素，异鼠李素，木犀草素-7-*O*-葡萄糖苷等；香豆素类成分：蟛蜞菊内酯，去甲基蟛蜞菊内酯等；三萜类成分：刺囊酸，齐墩果酸，旱莲苷A、B、C等；还含生物碱及含硫化合物等。

中国药典规定本品含蟛蜞菊内酯（$C_{16}H_{12}O_7$）不得少于0.040%。

【药理毒理】 本品具有止血、调节免疫、抗肝损伤等作用。

1. 止血作用 墨旱莲水煎液9、18、32g生药/kg灌胃给药，提高卡铂致血小板减少模型小鼠的血小板数量[1]。墨旱莲乙醇提取液30g生药/kg灌胃，抑制短尾蝮蛇毒、蛇岛蝮蛇毒、白眉蝮蛇毒或尖吻蝮蛇毒所引起的小鼠皮下出血。

2. 调节免疫作用 墨旱莲水煎液2～25g生药/kg灌胃给药，促进环磷酰胺（Cy）致免疫损伤模型小鼠迟发性超敏反应，升高小鼠耳增重及胸腺、脾指数，提高血清溶血素抗体；降低模型小鼠胸腺细胞凋亡率，减轻Cy所致的DNA损伤。墨旱莲多糖0.4、0.8、1.2g/kg灌胃，增加正常小鼠腹腔巨噬细胞的吞噬百分率和吞噬指数，增加血清溶血素含量和溶血空斑的形成[2]。墨旱莲乙酸乙酯提取物8、16mg/kg灌胃，抑制氢化可的松致免疫低下模型小鼠碳粒廓清率，提高胸腺、脾指数。

3. 抗肝损伤作用 墨旱莲水煎剂6～32g生药/kg灌胃给药，升高D-半乳糖致衰老模型小鼠肝超氧化物歧化酶、谷胱甘肽过氧化物酶活性，降低丙二醛含量；光镜和电镜下形态学观察显示其能减轻肝细胞损伤[3]。墨旱莲乙酸乙酯提取物5～20g生药/kg灌胃，降低醋氨酚致急性肝损伤模型小鼠血清丙氨酸氨基转移酶、天冬氨酸氨基转移酶。墨旱莲醇提取物20g生药/kg灌胃，降低刀豆蛋白A致肝损伤模型小鼠的血清ALT水平，减少肝细胞凋亡[4]。

4. 其他作用 墨旱莲乙醇提取液15g生药/kg灌胃给药，抑制短尾蝮蛇毒、蛇岛蝮蛇毒、白眉蝮蛇毒或尖吻蝮蛇毒致急性炎症模型大鼠的足肿胀。旱莲草水煎液10～30g/kg灌胃，提高小鼠光辐射热致痛的痛阈，抑制冰醋酸所致的扭体反应，抑制二甲苯所致的小鼠耳廓炎性肿胀；缩短戊巴比妥钠对小鼠的催眠潜伏期及催眠时间[5]。

5. 毒理研究　墨旱莲浸膏溶液灌胃给药，正常小鼠的 LD_{50} 为 163.4g/kg±21.4g/kg，安全系数为 700～750 倍。

【参考文献】 ［1］何风，李明子，袁彬，等. 墨旱莲水煎剂对卡铂致小鼠血小板减少的治疗研究. 中医药学报，2012，40(1)：30-32.

［2］许小华，郝鹏飞，杨云，等. 墨旱莲多糖对正常小鼠免疫功能的实验研究. 中国实验方剂学杂志，2010，16(5)：181-182.

［3］石变华，庄晓燕，白秀珍. 墨旱莲水煎剂延缓肝脏衰老作用的研究. 数理医药学杂志，2010，23(3)：336-339.

［4］徐汝明，邓克敏，陆阳. 墨旱莲活性成分对刀豆蛋白 A 诱导的小鼠肝损伤的作用. 上海交通大学学报(医学版)，2010，30(1)：50.

［5］蒋宝安，郑辉，王志亮，等. 旱莲草水提物对戊巴比妥钠催眠作用的影响. 齐鲁药事，2012，31(1)：9-10.

女贞子

Nüzhenzi

本品为木犀科植物女贞 *Ligustrum lucidum* Ait. 的干燥成熟果实。主产于浙江、江苏、湖北、湖南、江西。冬季果实成熟时采收，除去枝叶，稍蒸或置沸水中略烫后，干燥；或直接干燥。以粒大、饱满、色黑紫者为佳。

【炮制】 **酒女贞子**　取净女贞子，照酒炖法或酒蒸法炖至酒吸尽，色黑润呈黑褐色或灰黑色。

【性味与归经】 甘、苦，凉。归肝、肾经。

【功能与主治】 滋补肝肾，明目乌发。用于肝肾阴虚，眩晕耳鸣，腰膝酸软，须发早白，目暗不明，内热消渴，骨蒸潮热。

【效用分析】 女贞子味甘性凉，药性缓和，药力持久，长于补肝肾，强腰膝，乌须发，故常用于治疗久病虚损，肝肾不足，腰膝酸痛，精亏早衰，须发早白。

女贞子甘苦性凉，功善滋补肝肾，又兼清虚热，补中有清，补益兼能清解，实为清补退热之品，故可用治肝肾不足，阴虚发热，骨蒸劳热，盗汗遗精，甚或心烦口渴，面赤颧红等症，有标本兼治之功。

女贞子滋补肝肾，益阴培本，而上荣头目，又具养肝明目之功，而收明目之能，故多用于肝肾不足，阴虚阳亢，头晕目眩，视物模糊，耳鸣健忘等。

【配伍应用】

1. 女贞子配桑椹　女贞子长于补肝肾，强腰膝，乌须发；桑椹功专滋阴补血，“久服黑发明目”（《滇南本草》）。两药配伍，可增强补肝肾、益精血的作用，适用于肝肾亏虚，腰膝酸软，头晕目眩，视物模糊，耳鸣健忘，须发早白等。

2. 女贞子配菟丝子　女贞子长于滋补肝肾，益阴培本；菟丝子善于补肾固精，养肝明目。两药配伍，可增强滋补肝肾，养肝明目的作用，适用于肝肾不足，阴虚阳亢，头晕目眩，视物模糊，耳鸣健忘等。

【鉴别应用】

1. 女贞子与酒女贞子　生用补而兼清，故可用治肝肾不足，阴虚发热，骨蒸劳热等。酒制后能增强补肝肾作用，多用于头晕耳鸣，视物不清，须发早白。

2. 女贞子与墨旱莲　两者均味甘归肝肾经，功能滋补肝肾之阴，常相须为用治肝肾阴虚之头晕目眩、须发早白、腰膝酸软及耳鸣等。然女贞子性凉味苦，长于滋阴，阴虚热轻者宜用；又能明目、退虚热，治目暗不明、阴虚发热。墨旱莲性寒味酸，长于清热，阴虚热盛者宜之；又善凉血止血，治阴虚血热之各种出血证。

【成药例证】

1. 益龄精（《临床用药须知中药成方制剂卷》2020 年版）

药物组成：制何首乌、桑椹、女贞子(酒蒸)、菟丝子(酒蒸)、金樱子肉、川牛膝(酒蒸)、豨莶草(蜜酒蒸)。

功能与主治：滋补肝肾。用于肝肾亏虚所致的头晕目眩、耳鸣、心悸失眠、腰膝痿软。

2. 精乌胶囊（《临床用药须知中药成方制剂卷》2020 年版）

药物组成：黄精(制)、制何首乌、女贞子(酒蒸)、墨旱莲。

功能与主治：补肝肾，养精血。用于肝肾亏虚所致的失眠多梦、耳鸣健忘、须发早白。

3. 健身药酒（《中华人民共和国卫生部药品标准·中药成方制剂》）

药物组成：女贞子、菟丝子、金樱子、肉苁蓉、黄精、熟地黄、当归、锁阳、淫羊藿、远志、甘草、附子、黄芪、蚕蛾、鸡睾丸。

功能与主治：提神补气，壮腰固肾。用于身体虚弱，头晕目眩，健忘疲倦，夜多小便，贫血萎黄，食欲不振。

4. 冬青补汁（《中华人民共和国卫生部药品标准·中药成方制剂》）

药物组成：女贞子、金樱子肉、大枣、桑椹、菟丝子、黄精、锁阳、熟地黄、胡芦巴、淫羊藿、五味子。

功能与主治：温补肝肾，滋阴益精。用于肝肾不足，头昏目眩，小便频繁，腰膝酸软，高血压病，神经衰弱。

【用法与用量】 6～12g。

【注意】 脾胃虚寒泄泻者忌服。

【本草摘要】

1.《景岳全书》“能养阴气，平阴火，解烦热骨蒸，……明目止泪。”

2.《本经逢原》“女贞少阴之精，但性禀纯阴，味偏寒滑，脾胃虚人服之，往往减食作泻。”

【化学成分】 主要含三萜类成分：齐墩果酸，乙酰齐墩果酸，熊果酸，乙酰熊果酸；环烯醚萜苷类成分：女贞苷，特女贞苷，橄榄苦苷，10-羟基橄榄苦苷，女贞果苷A、B，女贞苦苷，女贞酸等；黄酮类成分：外消旋圣草素，右旋-花旗松素，槲皮素；脂肪酸类成分：棕榈酸，硬脂酸，油酸，亚麻酸；还含磷脂、挥发油等。

中国药典规定本品含特女贞苷（$C_{31}H_{42}O_{17}$）不得少于0.70%。

【药理毒理】 本品有降血糖、性激素样、调节免疫、延缓衰老、抗肝损伤、调血脂、抗疲劳等作用。

1. 降血糖作用 女贞子水煎液15、30g生药/kg灌胃给药，降低正常小鼠和肾上腺素、四氧嘧啶或葡萄糖致高血糖模型小鼠空腹血糖（FBG）水平。女贞子三萜100～400mg/kg灌胃给药，降低四氧嘧啶和肾上腺素致高血糖模型大鼠FBG水平，改善糖耐量，降低血清甘油三酯（TG）。女贞子齐墩果酸60、100mg/kg灌胃给药，降低四氧嘧啶致高血糖模型大鼠FBG水平，一次给药降糖作用维持6小时，长期给药有效。女贞子多糖对α-葡萄糖苷酶的体外最佳抑制浓度为1mg/ml，抑制率为88%。

2. 性激素样作用 女贞子干粉（含齐墩果酸4.25%）500mg/kg灌胃给药，减少去卵巢致骨质疏松模型大鼠尿钙及粪钙的排泄，升高血钙，改善雌激素缺乏所引起的钙失衡状态；抑制去卵巢引起的小肠维生素D受体（VDR）mRNA表达下降，提高肾脏钙结合蛋白-9k（CaBP-9k）及钙结合蛋白-28k（CaBP-28k）的基因表达。女贞子齐墩果酸50mg/kg灌胃给药，提高更年期模型小鼠雌二醇（E_2）、超氧化物歧化酶（SOD）、谷胱甘肽过氧化物酶（GSH-Px）水平，降低丙二醛（MDA）含量；改善卵巢的病理形态和功能，低倍光镜下发育正常的卵泡较多，生长卵泡增多，退化卵泡少，黄体数目较多；改善肾上腺的病理形态和功能，高倍光镜下肾上腺皮质球状带、网状带变薄，束状带增厚。

3. 调节免疫作用 女贞子水煎液12.5、25g生药/kg灌胃给药，均增加幼龄小鼠胸腺、脾脏重量，增加成年小鼠的脾脏重量，提高血清溶血素抗体活性，升高环磷酰胺（Cy）造模小鼠及正常小鼠的血清IgG含量，降低碳粒廓清指数，抑制吞噬活性；抑制2,4-二硝基-1-氯苯致小鼠接触性皮炎，降低豚鼠血清补体总量。女贞子多糖（含量>50%）1～4g/kg灌胃，促进荷S_{180}实体瘤小鼠B淋巴细胞、T淋巴细胞的增殖，提高自然杀伤（NK）细胞活性，增强单核巨噬细胞的吞噬功能。女贞子多糖500、1000mg/kg灌胃给药，增加Cy致免疫抑制小鼠和正常小鼠的腹腔巨噬细胞的吞噬功能，促进淋巴细胞转化；增强Cy致免疫抑制小鼠的迟发型超敏反应（DTH）强度，增加外周血淋巴细胞非特异性酯酶（$ANAE^+$）活性。女贞子多糖10～80mg/kg灌胃，促进肾上腺皮质激素致阴虚模型小鼠的T淋巴细胞增殖，促进刀豆蛋白（ConA）诱导的脾淋巴细胞增殖。

4. 延缓衰老作用 女贞子水煎液8～24g生药/kg灌胃给药，延长D-半乳糖致衰老模型小鼠跳台潜伏期，减少错误次数，增加小鼠脑SOD、GSH-Px、Na^+，K^+-ATP酶活性，降低MDA含量。女贞子多糖100～400mg/kg灌胃给药，升高D-半乳糖诱导衰老模型小鼠的胸腺指数、脾指数，降低心、肝、肾MDA含量，升高SOD及GSH-Px活力，降低脑脂褐素含量。

5. 抗肝损伤作用 女贞子水提浸膏1.2g生药/kg灌胃给药，增加正常雌雄小鼠金属硫蛋白（MT-1）、核因子相关因子2（NRF 2）mRNA的表达[1]。女贞子70%醇提物150、300、600mg/kg灌胃给药，降低高脂饮食加CCl_4致非酒精性脂肪肝模型大鼠血清丙氨酸氨基转移酶（ALT）、门冬氨酸氨基转移酶（AST）活性，降低血清TG、TC、LDL-C，升高血清HDL-C，降低肝组织TG、TC水平；改善肝组织病理变化，减少肝细胞气球样变、坏死[2]。女贞子多糖（纯度92.4%）50～200mg/kg灌胃给药，降低CCl_4致肝损伤小鼠血清ALT、AST、γ-谷氨酰转移酶（γ-GT）、碱性磷酸酶（AP）活性及肝脏指数[3]。

6. 调血脂作用 女贞子粗粉20g/只拌饲料喂养，降低长期灌服含胆固醇猪油致高脂血症家兔的血清TC、TG，减轻冠状动脉粥样硬化和管腔闭塞。女贞子齐墩果酸60、100mg/kg灌胃给药，降低四氧嘧啶致高血糖大鼠的血TC、TG含量、LDL-C，升高HDL-C含量。女贞子总黄酮（含量85%）15～150mg/kg灌胃，降低Triton致高脂血症大鼠的血清TC、TG含量，促进肝组织脂蛋白脂酶（LPL）、过氧化物酶体增殖物激活受体α（PPARα）的表达，抑制羟甲戊二酰辅酶A还原酶（HMGCR）mRNA的表达。

7. 抗疲劳作用 女贞子提取物400mg/kg灌胃给药，延长大强度耐力训练大鼠力竭运动时间23.09%，升高大鼠骨骼肌的抗氧化酶活性和GSH-Px含量，降低骨骼肌MDA含量及血清乳酸脱氢酶（LDH）、肌酸激酶（CK）活性[4]；升高力竭运动后大鼠心肌抗氧化酶TSOD、Cu，Zn-SOD、Mn-SOD、GSH-Px、CAT、TAOC活性和GSH

含量，降低心肌 MDA 含量，降低血清 AST/ALT[5]；降低力竭运动后大鼠不同组织 Na^+，K^+-ATPase 活性，下降幅度最大的是心脏(36.59%)，其后依次是股四头肌、肾脏、脑，降低幅度最少的是肝脏(7.62%)[6]。女贞子水煎液 15g 生药/kg 灌胃给药，改善大鼠垂体促肾上腺皮质激素细胞超微结构，增加胞浆中的分泌颗粒、核糖体和线粒体数量，提高细胞合成促肾上腺皮质激素(ACTH)的能力。

8. 其他作用 女贞子提取物(含齐墩果酸 42.8%、熊果酸 16.5%)250～1000mg/kg 灌胃给药，抑制小鼠移植性肝癌 H_{22}、S_{180} 肉瘤生长。女贞子水煎液 12.5、25g 生药/kg 灌胃给药，抑制Ⅰ、Ⅱ、Ⅲ型变态反应，抑制大、小鼠的被动皮肤过敏反应，降低乙酸引起的小鼠腹腔毛细血管通透性、组胺引起的大鼠皮肤毛细血管通透性，抑制角叉菜胶、蛋清、甲醛性大鼠足肿胀以及二甲苯致小鼠耳廓肿胀。

9. 毒理研究 兔一次灌胃新鲜成熟女贞子果实 75g/只，未见异常。女贞子超临界 CO_2 萃取物 11、13、15g/kg 一次灌胃，连续观察 7 天，未发现小鼠中毒症状和死亡；女贞子超临界 CO_2 萃取物 0.75、2.25、3.75g/kg 掺入正常基础日粮饲喂连续 30 天，Wistar 大鼠一般行为学、血液学、血液生化指标、主要脏器重量和脏器系数等均在正常范围内；大体解剖和病理组织学观察均未发现异常病变[7]。

【参考文献】 [1] 苏慧，李翔，李志毅，等．女贞子保肝作用机制的研究．华西药学杂志，2014，29(4)：380-382.

[2] 杨念云，汪六英，秦欢，等．女贞子对实验性非酒精性脂肪肝大鼠防治作用．中国现代中药，2013，15(8)：638-641.

[3]吕娟涛，汤浩．女贞子多糖对肝损伤保护作用的实验研究．中国医院药学杂志，2010，30(12)：1024-1025.

[4] 戚世媛，熊正英．女贞子提取物对大鼠骨骼肌抗氧化作用和运动能力的影响．西安交通大学学报(医学版)，2011，32(2)：187-189.

[5] 戚世媛，熊正英．女贞子提取物对大鼠心肌的保护作用及对运动能力的影响．山东体育学院学报，2011，27(1)：53-57.

[6] 马云慧．女贞子提取物对大鼠不同组织 Na^+，K^+-ATPase 活性的影响．西北林学院学报，2011，26(1)：143-146.

[7] 董茜，单安山，刘化伟，等．女贞子超临界 CO_2 萃取物急性毒性及 30 天饲养试验的研究．东北农业大学学报，2011，42(3)：29-33.

桑 椹

Sangshen

本品为桑科植物桑 *Morus alba* L. 的干燥果穗。主产于江苏、浙江、湖南、四川。4～6 月果实变红时采收，晒干，或略蒸后晒干。以个大、色暗紫、肉厚者为佳。

【性味与归经】 甘、酸，寒。归心、肝、肾经。

【功能与主治】 滋阴补血，生津润燥。用于肝肾阴虚，眩晕耳鸣，心悸失眠，须发早白，津伤口渴，内热消渴，肠燥便秘。

【效用分析】 桑椹味甘酸，功专滋阴补血，《滇南本草》云：“益肾脏而固精，久服黑发明目”。故常用于肝肾不足，阴血亏虚之眩晕耳鸣，目暗昏花，腰膝酸软，须发早白等。

桑椹甘寒，长于滋阴除热，生津止渴，《新修本草》言其：“单食，主消渴”。既可用治热盛津伤口渴，又可用治阴虚内热消渴。

桑椹滋阴补血，生津润肠，故又可用治阴亏津枯之肠燥便秘证。

【配伍应用】

1. 桑椹配何首乌 桑椹甘寒质润，长于滋补阴血，生津润肠；何首乌甘涩微温，善于补益精血，固肾乌发。两药配伍，可增强滋补阴血，固肾乌发的作用，适用于肝肾不足，阴血亏虚之眩晕耳鸣，目暗昏花，腰膝酸软，须发早白等。

2. 桑椹配鸡血藤 桑椹长于滋补阴血，鸡血藤善于补血活血。两药配伍，可具有滋补阴血，活血的作用，适用于阴血亏虚诸证。

3. 桑椹配肉苁蓉 桑椹长于滋阴养血，生津润燥；肉苁蓉善于补阳益精，润肠通便。两药配伍，可增强滋阴益精，润肠通便的作用，适用于大肠津亏之大便秘结等。

【鉴别应用】

1. 桑椹与墨旱莲 两者均味甘酸性寒归肝肾经，皆能滋补肝肾之阴，治肝肾阴虚之头晕耳鸣、须发早白、腰膝酸软。然墨旱莲长于清热，又能凉血止血，善治阴虚火旺、血热妄行的多种出血证。桑椹兼入心经，有补血之功，尚可生津润肠，又治津伤口渴、内热消渴及肠燥便秘。

2. 桑椹与何首乌 两者均味甘归肝肾心经，皆具补肝肾、益精血、润肠之功，治肝肾不足、精血亏虚之头晕眼花、须发早白、腰膝酸软及血虚萎黄、心悸乏力、肠燥便秘。然何首乌味苦涩性温，不燥不腻，兼能涩精止带，生品长于解毒、润肠通便，又治遗精崩漏带下、痈疽瘰疬、久疟体虚。桑椹味酸性寒，善于滋阴除热，生津止渴，又治热盛伤津口渴、阴虚内热消渴。

【方剂举隅】 桑椹酒(《中国医学大词典》)

药物组成：桑椹。

功能与主治：补肾肝，益精血。适用于肝肾不足，精血亏虚所致的头晕眼花、耳鸣耳聋、腰膝酸软、须发早白等。

【成药例证】

1. 益龄精（《临床用药须知中药成方制剂卷》2020年版）

药物组成：制何首乌、桑椹、女贞子（酒蒸）、菟丝子（酒蒸）、金樱子肉、川牛膝（酒蒸）、豨莶草（蜜酒蒸）。

功能与主治：滋补肝肾。用于肝肾亏虚所致的头晕目眩、耳鸣、心悸失眠、腰膝酸软。

2. 首乌丸（《临床用药须知中药成方制剂卷》2020年版）

药物组成：制何首乌、桑椹、墨旱莲、酒女贞子、黑芝麻、酒牛膝、菟丝子（酒蒸）、盐补骨脂（盐炒）、熟地黄、金樱子、豨莶草（制）、桑叶（制）、金银花（制）。

功能与主治：补肝肾，强筋骨，乌须发。用于肝肾两虚所致的头晕眼花、耳鸣、腰酸、肢麻、须发早白；高脂血症见上述证候者。

【用法与用量】 9～15g。

【注意】 脾虚便溏者忌服。

【本草摘要】

1.《本草经疏》 “桑椹者，桑之精华所结也。其味甘，其气寒，其色初丹后紫，味厚于气。合而论之，甘寒益血而除热，其为凉血补血益阴之药无疑矣。消渴由于内热津液不足，生津故止渴。五脏皆属阴，益阴故利五脏。阴不足则关节之血气不通，血生津满，阴气长盛，则不饥而血气自通矣。热退阴生则肝心无火，故魂安而神自清宁，神清则聪明内发，阴复则变白不老。甘寒除热，故解中酒毒。性寒而下行利水，故利水气而消肿。”

2.《本草备要》 “桑椹，甘凉。色黑入肾而补水，利五脏关节，安魂镇神，聪耳明目，生津止渴，炼膏，治服金石药热渴。”

【化学成分】 主要含黄酮及其苷类成分：矢车菊-葡萄糖苷，矢车菊-芸香糖苷等；脂肪酸类成分：亚油酸，油酸，硬脂酸等；挥发油：桉油精，香叶醇等；还含有机酸类、糖类、胡萝卜素、维生素等。

【药理毒理】 本品具有延缓衰老、增强免疫、降血糖、调血脂、抗疲劳等作用。

1. 延缓衰老作用 12%桑椹果汁饲喂8周，降低6月龄雄性大鼠血浆和肝丙二醛（MDA）含量，升高红细胞和肝超氧化物歧化酶（SOD）活性；延长果蝇的平均寿命、最高寿命和半数死亡时间，对雌蝇的延寿率高于雄蝇。10%桑葚果汁饲喂8周，降低老年大鼠红细胞膜、血浆及肝MDA含量，升高红细胞膜唾液酸、巯基含量和Na^+，K^+-ATP酶活性，升高全血、肝谷胱甘肽过氧化物酶（GSH-Px）和肝SOD活性。桑椹水煎液2、4、6g生药/kg灌胃给药，能提高D-半乳糖致衰老模型小鼠血清和肝SOD、GSH-Px活性，降低MDA含量，降低血清肌酐（Cr）、尿素氮[1]。桑椹提取物（95%乙醇:0.1%HCl=1:1）1、10g生药/kg灌胃，升高D-半乳糖致衰老模型小鼠血清SOD活性，降低MDA含量[2]。桑椹素0.2、0.4g/kg灌胃，升高氢化可的松致老龄阳虚模型小鼠肝ATP酶活性，降低肝丙酮酸、甘油三酯（TG）含量，升高血清SOD活性、血清和肝GSH含量，降低肝MDA含量，减轻肝细胞浊肿、脂肪变形等病理变化。

2. 增强免疫功能 6%桑椹果汁饲喂或桑椹水煎液10g生药/kg灌胃给药，增加氢化可的松致免疫低下模型小鼠体重、胸腺、脾重量，提高血清溶血素、巨噬细胞吞噬率和吞噬指数；提高单核巨噬细胞碳廓清功能，增强二硝基氯苯所致迟发型超敏反应（DTH）。桑椹混悬液12.5、25g生药/kg灌胃，增加甲状腺素加利血平致阴虚模型小鼠淋巴细胞和刺激指数，提高白细胞介素-2诱生活性和杀伤细胞杀伤率。桑椹多糖（纯度95.62%）100、200、400mg/kg灌胃，升高妊娠小鼠的胸腺指数、脾脏指数、腹腔巨噬细胞吞噬廓清能力和速度，升高血清溶血素抗体含量，增强DTH强度，改善免疫功能[3]。

3. 降血糖作用 桑椹多糖（纯度91.05%）150、300、450mg/kg灌胃给药，降低2型糖尿病模型大鼠空腹血糖（FBG）、血浆糖化血红蛋白，升高血清胰岛素（Ins）水平[4]。桑椹多糖150、300、450mg/kg灌胃，降低链脲佐菌素（STZ）致糖尿病模型大鼠血糖水平，降低血清MDA含量，升高血清SOD、GSH-Px活性和总抗氧化能力水平[5]。桑椹乙酸乙酯萃取物0.2g/kg灌胃，增加STZ致高血糖大鼠的体重，降低FBG、血清糖化血清蛋白水平，升高Ins含量，降低血清MDA含量[6]。

4. 调血脂作用 10%桑椹果粉加入高脂饲料喂养，降低高脂模型大鼠血清和肝总胆固醇（TC）、TG、低密度脂蛋白（LDL-C）和致动脉硬化指数，升高高密度脂蛋白（HDL-C）和抗动脉硬化指数。桑椹汁1、5、10g/kg灌胃给药，降低高脂饮食喂养致动脉粥样硬化模型兔血清TC、TG、LDL-C水平[7]。桑椹多糖150、300、450mg/kg灌胃，降低STZ致糖尿病模型大鼠或STZ联合高能量饲料诱发的2型糖尿病模型大鼠血清TC、TG、LDL-C，升高HDL-C水平[4, 5]。

5. 抗疲劳作用 桑椹粉460mg/kg灌胃给药，延长小鼠负重游泳时间，降低运动后血清尿素和血乳酸，增加小鼠肝糖原。桑椹粗多糖(纯度48.7%)900mg/kg灌胃，增加正常小鼠游泳时间，降低运动后血清Cr含量，增加肝糖原含量[8]。

6. 其他作用　桑椹花色苷2.5、5、10g/kg灌胃给药，升高异丙肾上腺素诱导急性心肌缺血模型大鼠血浆T-SOD活性、心肌ATP酶活性，降低血浆MDA含量[9]。

7. 毒理研究　桑椹乙酸乙酯萃取物0.2g/kg灌胃给药，升高血清天冬氨酸氨基转移酶活性，提示可能会引起一定的肝功能异常[7]。

【参考文献】［1］李朝敢，韦星，宾晓芸，等．桑椹提取液对衰老小鼠抗氧化能力和血脂影响．辽宁中医药大学学报，2014，16(5)：7-8.

［2］陈周明，朱莉．桑椹提取物对小鼠血清SOD及MDA的影响．浙江中医杂志，2014，49(7)：537-537.

［3］姚肖华．桑椹多糖对妊娠小鼠免疫功能的影响．营养学报，2013，35(5)：492-495.

［4］田春雨，薄海美，李继安．桑椹多糖对实验性2型糖尿病大鼠血糖及血脂的影响．中国实验方剂学杂志，2011，17(10)：158-160.

［5］王强，王睿，王存，等．桑椹多糖调节血糖代谢及体外抗氧化效果研究．食品科学，2014，35(11)：260-264.

［6］王瑞坡，王珂，李姣，等．桑椹乙酸乙酯萃取物对链脲佐菌素致高血糖大鼠的降血糖作用．中成药，2011，33(10)：1668-1672.

［7］王晓杨，毛宇飞，张志琴，等．桑椹提取物对实验性兔动脉粥样硬化形成过程中细胞间黏附分子-1表达的影响．中国老年学杂志，2011，31(6)：1009-1012.

［8］王忠，厉彦翔，骆新．桑椹多糖抗疲劳作用及其机制．中国实验方剂学杂志，2012．18(17)：234-236.

［9］曾洁，王春晓，杨人泽，等．桑椹花色苷对大鼠心肌保护作用．中国现代药物应用，2013，7(19)：240-241.

黑芝麻
Heizhima

本品为脂麻科植物脂麻 *Sesamum indicum* L. 的干燥成熟种子。主产于山东、河南、湖北、四川。秋季果实成熟时采割植株，晒干，打下种子，除去杂质，再晒干。以颗粒饱满、色黑者为佳。用时捣碎。

【炮制】 **炒黑芝麻**　取净黑芝麻，照清炒法炒至有爆声。用时捣碎。

【性味与归经】 甘，平。归肝、肾、大肠经。

【功能与主治】 补肝肾，益精血，润肠燥。用于精血亏虚，头晕眼花，耳鸣耳聋，须发早白，病后脱发，肠燥便秘。

【效用分析】 黑芝麻甘平，入肝肾二经，有补肝肾、益精血、乌发明目之功，故常用于肝肾不足，精血亏虚引起的须发早白，腰膝酸软，头晕耳鸣及视物昏花，目暗不明等，因其药性平和，味香可口，既可在配方中使用，又可作为食疗佳品久服。

黑芝麻补益精血，且富含油脂，长于滑肠通便，又善治血虚津枯之肠燥便秘。

【配伍应用】

1. 黑芝麻配何首乌　黑芝麻甘润而平，长于补益肝肾，益精养血；何首乌甘涩微温，善于补益精血，固肾乌发。两药配伍，可增强补益肝肾，固肾乌发的作用，适用于肝肾不足，精血亏虚引起的腰膝酸软，头晕耳鸣，须发早白，脱发等。

2. 黑芝麻配肉苁蓉　黑芝麻补益精血，润燥滑肠；肉苁蓉温肾助阳，润肠通便。两药配伍，可增强润燥滑肠通便的作用，适用于血虚津枯之肠燥便秘等。

【鉴别应用】 **生黑芝麻与炒黑芝麻**　黑芝麻现有生黑芝麻与炒黑芝麻两种，但生黑芝麻已很少用，一般多用炒黑芝麻。古代医家认为生黑芝麻能滑痰，凉血解毒，可治小儿瘰疬，浸淫恶疮，小儿头疮。炒黑芝麻香气浓郁，善补益肝肾，填精补血，润肠通便，用于肝肾精血不足之头晕眼花，须发早白或脱发，妇人乳少，肠燥便秘。

【方剂举隅】 **黑芝麻粥**(《锦囊秘录》)

药物组成：黑芝麻、粳米。

功能与主治：补益肝肾。适用于身体虚弱、头发早白、大便干燥、头晕目眩等症。

【成药例证】

1. 遐龄颗粒(《临床用药须知中药成方制剂卷》2020年版)

药物组成：制何首乌、枸杞子、黑芝麻(炒)、桑椹、菟丝子、楮实子、黄精(制)、山楂、三七、菊花。

功能与主治：滋补肝肾，生精益血。用于肝肾亏损、精血不足所致的神疲体倦、失眠健忘、腰膝酸软。

2. 首乌丸(《临床用药须知中药成方制剂卷》2020年版)

药物组成：制何首乌、桑椹、墨旱莲、酒女贞子、黑芝麻、酒牛膝、菟丝子(酒蒸)、盐补骨脂(盐炒)、熟地黄、金樱子、豨莶草(制)、桑叶(制)、金银花(制)。

功能与主治：补肝肾，强筋骨，乌须发。用于肝肾两虚所致的头晕眼花、耳鸣、腰酸、肢麻、须发早白；高脂血症见上述证候者。

3. 健延龄胶囊（《临床用药须知中药成方制剂卷》2020 年版）

药物组成：熟地黄、制何首乌、黄芪、黄精、山药、西洋参、黑芝麻、茯苓、芡实、天冬、龙骨、琥珀、黑豆、侧柏叶。

功能与主治：补肾填精，益气养血。用于肾虚精亏、气血不足所致的神疲乏力、健忘失眠、头晕耳鸣、食欲减退。

【用法与用量】 9～15g。

【注意】 脾虚大便溏泻者忌用。

【本草摘要】

1.《神农本草经》 “补五内，益气力，长肌肉，填脑髓。”

2.《本草备要》 “补肝肾……滑肠，……乌须。”

【化学成分】 主要含脂肪酸类成分：油酸，亚油酸，棕榈酸，花生酸等；还含芝麻素、芝麻酚、植物蛋白等。

【药理毒理】 本品具有抗肝损伤、调血脂、降血糖、降血压等作用。

1. 抗肝损伤作用 黑芝麻 50%醇提液 120、240mg/kg 灌胃给药，降低乙醇致急性肝损伤模型小鼠血清丙氨酸氨基转移酶(ALT)、天冬氨酸氨基转移酶(AST)活性，降低乙醇或 CCl_4 致急性肝损伤模型小鼠肝丙二醛(MDA)，升高肝超氧化物歧化酶(SOD)活性。含有 10%黑芝麻饲料饲养，降低发育期小鼠肝、脑 MDA 含量，提高肾谷胱甘肽(GSH)含量。芝麻素(纯度 99%)18、54mg/kg 灌胃，降低 CCl_4 致慢性肝损伤模型大鼠血清的 ALT、AST 水平，减轻肝组织结构的破坏程度，减轻肝细胞脂肪变性程度，减轻肝细胞坏死[1]。芝麻素(纯度 98%)8～225mg/kg 灌胃给药，降低高脂饮食家兔的血清 ALT、AST 含量，减轻肝脏湿重及其脏器系数，减少肝脏细胞脂滴空泡的数目，改善脂肪肝的炎症程度[2]；降低非酒精性脂肪肝病小鼠血清 ALT、AST 水平；降低肝 MDA 含量，提高肝脏总抗氧化能力(T-AOC)[3]；降低高脂饲料喂养致脂肪肝模型大鼠肝指数、肝胆固醇(TC)、甘油三酯(TG)、低密度脂蛋白胆固醇(LDL-C)，提高 SOD 活性，降低 MDA 含量，抑制细胞色素 P4502E1 的表达，减轻肝组织脂肪变性程度[4]；降低 CCl_4 致肝损伤模型大鼠血清 ALT、AST 水平，升高肝组织 SOD 活性，降低 MDA 含量，减轻慢性肝损伤的程度[5]；减轻 $AlCl_3$ 联合 D-半乳糖致肝损伤模型大鼠的肝细胞损伤和胶原纤维增生，降低肝一氧化氮合酶(iNOS)蛋白表达水平及 MDA、NO 含量，升高肝 T-AOC、SOD 活性[6]；降低两肾一夹术伴高脂高糖饮食致代谢综合征性(MS)模型大鼠肝脏游离脂肪酸；减轻体重、内脏脂肪，降低肥胖指数；减轻肝脏指数，减少脂肪及肝脏细胞中脂滴空泡数；降低肝 MDA 含量，提高 SOD 活性；抑制肝 iNOS 和硝基络氨酸(NT)的蛋白表达，减轻肝组织脂肪变性[7, 8]。

2. 调血脂作用 黑芝麻油 3g/d 或芝麻素混悬液 4mg/d 灌胃给药，降低高胆固醇饲料致动脉粥样硬化模型大白兔血清 TC、LDL-C；减轻主动脉病理改变。芝麻素 25、225mg/kg 灌胃，降低高脂饮食致高脂血症家兔的血清 TC、TG、LDL-C 含量，升高高密度脂蛋白胆固醇(HDL-C)含量[2]。芝麻素(≥93.7%)60、120mg/kg 灌胃，降低两肾一夹术伴 MS 模型大鼠血清 TC、TG[7,9,10]；降低血清肿瘤坏死因子(TNF-α)、白细胞介素-6(IL-6)[7]。芝麻素 40、80、160mg/kg 灌胃，降低高脂饲料喂养致高脂血症大鼠血清 TC、TG、LDL-C 及载体蛋白 B(apoB)，升高 HDL-C 和 apoA 含量，提高肝 SOD 活性，降低肝 MDA 含量，缓解肝脏脂肪变性[11]。

3. 降血糖作用 芝麻素(纯度 95.87%)60、120mg/kg 灌胃给药，降低两肾一夹术伴 MS 模型大鼠血糖、改善糖耐量异常；降低血清胰岛素水平，升高胰岛素敏感性；减轻胰腺系数，减少胰岛细胞增生[7]。芝麻素(纯度>94%)120mg/kg 灌胃，增强高脂饮食加链脲佐菌素致 2 型糖尿病模型大鼠内皮依赖性血管舒张功能，升高血管 NO 活性；降低血清 MDA 含量，升高 T-AOC 水平；增高主动脉一氧化氮合酶(eNOS)蛋白表达，降低 NT 和 NADPH 氧化酶亚基 $P47^{phox}$ 蛋白表达[12]。

4. 降血压作用 芝麻素(纯度≥93.7%)80、160mg/kg 灌胃给药，降低自发性高血压大鼠颈总动脉插管收缩压(SBP)、舒张压、平均动脉压，升高主动脉 NO 含量，增加内皮型 eNOS mRNA 的表达，减少 $p22^{phox}$ 和 $p47^{phox}$mRNA 表达，降低过氧化氢含量[13]；降低血清肌酐、尿素氮含量，改善肾小球变形、萎缩、硬化、玻璃样变等病理改变，减轻肾小管细胞损伤和间质纤维化[14]。芝麻素(纯度>94%)60、120mg/kg 灌胃，降低两肾一夹术伴 MS 模型大鼠血压[7, 9]。芝麻素(纯度 93.7%)33、100mg/kg 灌胃，降低两肾一夹术伴 MS 模型大鼠 SBP，升高主动脉环对乙酰胆碱、硝普钠诱导的舒张反应及 NO 活性[10]。

5. 其他作用 芝麻素(纯度≥98%)20、40、100mg/kg 灌胃给药，降低 2,4,6-三硝基苯磺酸诱导溃疡性结肠炎模型大鼠血清 TNF-α、IL-6 含量，升高 IL-10 含量；降低结肠组织髓过氧化酶活性、NO、MDA 含量，升高 SOD 活性、GSH 含量[15]。芝麻素(纯度>94%)60、120mg/kg 灌胃，降低两肾一夹术伴 MS 模型大鼠全心湿重，降低心肌 NT、核因子-kB 和基质金属蛋白酶-9 蛋白表达，升高血清 T-AOC[9]。

芝麻素(纯度 94%)23、100mg/kg 灌胃，降低无水乙醇 2.5～5g/kg 灌胃后小鼠血液中乙醇浓度，增加自主活动次数，缩短翻正反射消失时间[16]。芝麻素 0.5、1g/kg 灌胃，抑制 S_{180} 荷瘤小鼠的肿瘤生长，延长寿命，增加骨髓有核细胞数和外周白细胞数[17]。芝麻酚 10mg/kg 灌胃，增加 4Gy ^{137}Cs γ射线一次性全身照射小鼠骨髓有核细胞数和粒单系克隆形成能力[18]。

【参考文献】 [1] 乔义岭，魏艳静，姜秀芳．芝麻素对四氯化碳慢性肝损伤大鼠肝脏的保护作用．河北中医，2010，32(11)：1711-1713.

[2] 陈祥攀，杨解人，刘艳，等．芝麻素对高脂血症家兔的调脂与保肝作用．皖南医学院学报，2012，31(3)：173-176.

[3] 雷红，王毅，蔡亮亮，等．芝麻素防治非酒精性脂肪肝作用及机理．食品科学，2012，99(23)：331-335.

[4] 代利，李绣花，赵新平，等．芝麻素对大鼠非酒精性脂肪肝的预防作用．中国老年学杂志，2011，31(10)：1833-1835.

[5] 徐芳，蔡缨．芝麻素对大鼠慢性肝损伤的保护作用．中国高等医学教育，2010，5：133-135.

[6] 赵梦秋，郑书国，杨解人，等．芝麻素对 $AlCl_3$ 及 D-半乳糖所致大鼠肝损伤的保护作用．皖南医学院学报，2014，33(4)：283-286.

[7] 吴向起，杨解人．芝麻素对肾性高压伴高脂高糖饮食大鼠的抗脂毒作用．药学学报，2012，47(1)：58-65.

[8] 郭莉群，杨解人，孔祥．芝麻素对代谢综合征性脂肪肝大鼠肝组织 iNOS 和 NT 表达的影响．中国病理生理杂志，2010，26(2)：337-340.

[9] 孔祥，杨解人，张明义，等．芝麻素对代谢综合症大鼠心肌 NT、NF-κB 和 MMP-9 蛋白表达的影响．中国药理学通报，2011，27(3)：373-377.

[10] 孔祥，杨解人，郭莉群，等．芝麻素对肾性高血压伴高血脂大鼠主动脉舒张功能的影响．中国临床药理学与治疗学，2013，18(4)：366-370.

[11] 安建博，张瑞娟．芝麻素对高脂血症大鼠脂代谢的作用．西安交通大学学报(医学版)，2010，31(1)：67-70.

[12] 郭莉群，杨解人，孔祥．芝麻素对 2 型糖尿病大鼠主动脉内皮功能的保护作用．中国药理学通报，2012，28(3)：392-396.

[13] 张俊秀，杨解人，李文星，等．芝麻素对自发性高血压大鼠的降压作用及机制．皖南医学院学报，2014，33(2)：102-107.

[14] 杜少陵，杨解人，张俊秀，等．芝麻素对自发性高血压大鼠肾病的保护作用．中国临床药理学与治疗学，2012，17(5)：502-507.

[15] 鲁磊，王绪新．芝麻素对 2，4，6-三硝基苯磺酸诱导的大鼠溃疡性结肠炎的影响．中南药学，2013，11(11)：815-817.

[16] 汪五三，栾家杰．芝麻素对乙醇代谢的影响．中国实验方剂学杂志，2010，16(8)：173-175.

[17] 张东旭，范引科，郭淑云，等．芝麻素抗肿瘤作用的研究．中国医药导报，2013，10(29)：101-104.

[18] 路璐，李德冠，张俊伶，等．芝麻酚对 4Gy ^{137}Cs γ射线照射小鼠造血功能的影响．中国生化药物杂志，2014，34(1)：26-28.

黑　豆

Heidou

本品为豆科植物大豆 *Glycine max*(L.) Merr. 的干燥成熟种子。全国各地均产。秋季采收，果实成熟时，将全株割下，晒干，打下种子。以粒饱满、色黑者为佳。

【性味与归经】 甘，平。归脾、肾经。

【功能与主治】 益精明目，养血祛风，利水，解毒。用于阴虚烦渴，头晕目昏，体虚多汗，肾虚腰痛，水肿尿少，痹痛拘挛，手足麻木，药食中毒。

【效用分析】 黑豆味甘性平，主入脾肾经，能甘润肾燥，益肾精，健运中州，适宜于阴虚烦渴，头晕目昏，体虚多汗，肾虚腰痛，水肿尿少。对肾虚阴亏烦渴、血虚头晕目昏、阴虚多汗，以及肾虚腰痛、水肿尿少等证，可奏益肾健脾补精养血之功。

黑豆功善养血祛风，对于风寒湿痹之痹痛拘挛，或血虚痹痛之手足麻木，均有良效。黑豆还能解毒，既消疮毒，又解食物、药物之毒，《本草纲目》有“黑豆煮汁解诸毒”的记载。

【配伍应用】

1. 黑豆配益母草　黑豆甘平，能养血、利水；益母草苦辛微寒，能活血、利尿。两药伍用，既活血以调经，又利水以消肿。适用于产后水瘀互结所致的水肿、小便不利等证。

2. 黑豆配甘草　黑豆、甘草均能解毒，均既解疮毒，又解药物、食物毒。两药合用，解毒之功倍增，适用于诸中毒之证。

3. 黑豆配天花粉　黑豆甘润益肾，天花粉清热生津。两药合用，功能益肾、生津、止渴。适用于肾虚阴亏之消渴证。

【鉴别应用】 **黑豆与淡豆豉**　二者均来源于豆科的大豆。然黑豆为大豆的黑色种子，性味甘平，归入脾肾，功偏益精、养血、利水、解毒。淡豆豉为大豆与各种药物经发酵而成的加工品，根据所加药物药性的不同，分别具有发散风热、发散风寒等不同作用，并能透邪、除烦。

【方剂举隅】

1. 救活丸(《普济方》)

药物组成：黑豆、天花粉。

功能与主治：益肾生津止渴。适用于肾虚消渴证。

2. 救疫汤(《证因方论集要》)

功能与主治：黑豆、绿豆、白扁豆、贝母、甘草、金银花、牡丹皮、当归、玉竹、生首乌、黄土、赤饭豆、老姜。

功能与主治：补正气。适用于疫证。

【成药例证】

1. 复方鸡血藤膏(《临床用药须知中药成方制剂卷》2020年版)

药物组成：滇鸡血藤膏粉、川牛膝、续断、红花、黑豆、糯米、饴糖。

功能与主治：活血养血，益肾。用于瘀血阻络、肾失所养所致的月经不调，症见经水后错、经量少、有血块、腰酸、小腹下坠、手足麻木、关节酸痛。

2. 麝香风湿胶囊(《临床用药须知中药成方制剂卷》2020年版)

药物组成：人工麝香、制川乌、全蝎、乌梢蛇(去头酒浸)、地龙(酒洗)、蜂房(酒洗)、黑豆(炒)。

功能与主治：祛风散寒，除湿活络。用于风寒湿闭阻所致的痹病，症见关节疼痛、局部畏恶风寒、屈伸不利、手足拘挛。

3. 清宁丸(《临床用药须知中药成方制剂卷》2020年版)

药物组成：大黄、炒白术、半夏(制)、麦芽、牛乳、醋香附、姜厚朴、陈皮、车前草、黑豆、绿豆、桑叶、侧柏叶、桃枝。

功能与主治：清热泻火，消肿通便。用于火毒内蕴所致的咽喉肿痛、口舌生疮、头晕耳鸣、目赤牙痛、腹中胀满、大便秘结。

4. 乌发丸(《中华人民共和国卫生部药品标准·中药成方制剂》)

药物组成：地黄、墨旱莲、制何首乌、黑豆、女贞子、黑芝麻。

功能与主治：滋阴健脑，凉血乌发。用于青少年白发症。

5. 延寿片(《中华人民共和国卫生部药品标准·中药成方制剂》)

药物组成：何首乌、豨莶草、菟丝子、杜仲、女贞子、桑叶、忍冬藤、桑椹、黑芝麻、地黄、金樱子、墨旱莲、黑豆、牛膝。

功能与主治：补益肝肾，强壮筋骨。用于肝肾不足，头昏目花，耳鸣重听，四肢酸麻，腰酸无力，夜尿频数，须发早白。

【用法与用量】 9～30g。外用适量，煎汤洗患处。

【本草摘要】

1.《神农本草经》 “涂痈肿；煮汁饮，止痛。”

2.《食疗本草》 “主中风脚弱，产后诸疾；若和甘草煮汤饮之，去一切热毒气，善治风毒脚气；煮食之，主心痛，筋挛，膝痛，胀满；杀乌头、附子毒。”

3.《本草纲目》 “治肾病，利水下气，制诸风热，活血。煮汁，解诸毒。”

【化学成分】 主要含蛋白质、脂肪等。

【药理毒理】 本品具有调血脂、抗肝损伤等作用。

1. 调血脂作用 黑豆油 0.2～1ml/kg 灌胃给药，降低高脂饮食喂养致高脂血症大鼠血清总胆固醇(TC)、总甘油三酯(TG)和低密度脂蛋白胆固醇(LDL-C)[1]；降低高脂饲料喂养致血脂紊乱模型兔的 TC、TG 及 LDL-C，减少动脉内膜表面斑块，改善其病理学变化[2]。黑豆肽 1g/kg 灌胃给药，降低高脂饮食喂养致高脂血症模型动物的血清 TC、TG 和 LDL-C 和极低密度脂蛋白胆固醇(VLDL-C)含量[3]。

2. 抗肝损伤作用 黑豆红色提取物 0.12、0.24g/kg 灌胃给药，降低乙醇致急性肝损伤模型大鼠血清 ALT 和 AST 活性，降低肝丙二醛(MDA)含量，升高肝 SOD 活性[4]。小黑豆乳清蛋白和水解多肽均分别 2、6g/kg 灌胃给药，降低 CCl_4 致肝损伤模型小鼠血清 ALT 和肝 MDA、TG 含量，升高肝谷胱甘肽(GSH)含量[5]。小黑豆乳清蛋白经 Prote AX 酶解多肽产物 3、10g/kg 饲喂，降低氨基比林-亚硝酸钠($AP\text{-}NaNO_2$)致肝损伤模型小鼠肝 MDA 和血清 ALT、AST，升高肝谷胱甘肽过氧化物酶(GSH-Px)活性，抑制癌前期病变[6]。

3. 其他作用 黑豆多肽 400～1000mg/kg 灌胃给药，升高 D-半乳糖致衰老模型大鼠胸腺、脾、肝指数，升高 GSH-Px 含量，降低血清和肝 MDA 含量，降低肝脂褐质(LPF)含量[7]；延长正常小鼠负重游泳时间，降低血乳酸(BLA)含量，升高肝糖原(HG)储备[8]。

【参考文献】 [1] 孙备，李文汉．小檗胺和黑豆果油预防大鼠血脂紊乱作用的研究．哈尔滨医科大学学报，1996，30(4)：332-334.

[2] 张玮，王淑珍，王京花，等．黑豆果油降血脂作用的实验研究．哈尔滨医科大学学报，1994，28(5)：362-362.

[3] 刘恩岐，巫永华，张建萍，等．黑豆肽的分离纯化及其辅助降血脂作用．食品科学，2011，32(19)：248-252.

[4] 刘晓芳，徐利，刘娜，等．黑芝麻和黑豆色素提取物对急

性肝损伤的保护作用．中国实验方剂学杂志，2008，14(5)：68-70.

［5］樊迎，王常青，王菲，等．小黑豆乳清蛋白和水解多肽对小鼠急性肝损伤的保护作用．食品科学，2013，34(5)：238-241.

［6］王菲，于书佳，王常青，等．酶解小黑豆乳清多肽抗肿瘤作用的研究．食品工业科技，2013，34(16)：347-350.

［7］王常青，任海伟，王海凤，等．黑豆多肽对D-半乳糖衰老小鼠抗氧化能力的影响．食品科学，2010，31(3)：262-266.

［8］刘恩岐，李华，巫永华，等．黑豆肽的抗氧化活性与缓解体力疲劳作用．食品科学，2013，34(11)：273-277.

龟　甲

Guijia

本品为龟科动物乌龟 *Chinemys reevesii*(Gray)的背甲及腹甲。主产于湖北、湖南、江苏、浙江、安徽。全年均可捕捉，以秋、冬二季为多，捕捉后杀死，或用沸水烫死，剥取背甲及腹甲，除去残肉，晒干。以无残肉者为佳。

【炮制】 **醋龟甲**　取净龟甲，照烫法用砂子炒至表面淡黄色，取出，醋淬，干燥。用时捣碎。

【性味与归经】 咸、甘，微寒。归肝、肾、心经。

【功能与主治】 滋阴潜阳，益肾强骨，养血补心，固经止崩。用于阴虚潮热，骨蒸盗汗，头晕目眩，虚风内动，筋骨痿软，心虚健忘，崩漏经多。

【效用分析】 龟甲为血肉有情之品，性味甘、咸、寒，既能滋补肝肾之阴而退内热，又可潜降肝阳而息内风。如《本草蒙筌》谓其“专补阴衰，善滋肾损”，《本草通玄》称“大有补水制火之功”，故多用于治疗阴虚阳亢、阴虚风动、阴虚内热等证，症见腰膝酸软、头晕目眩、骨蒸潮热盗汗以及手足蠕动、手足瘈疭等。龟甲既善滋补肾阴，又能强筋健骨，对肾阴亏虚，筋骨不健所致的筋骨痿弱、足膝痿痹，甚则步履全废、大肉渐脱以及小儿的五迟五软等可达标本兼治之功。

龟甲兼入心经，既滋阴养血，又补心安神，还能固经止崩，可用治劳伤阴血，心虚惊悸，失眠健忘，崩漏经多。

【配伍应用】

1. 龟甲配熟地黄　龟甲善于滋补肾阴，强筋健骨；熟地黄长于补血滋阴，填精益髓。二者伍用，可增强滋阴补肾，强筋健骨的作用。适用于阴精亏虚所致的腰膝酸软、筋骨痿弱、足膝痿痹、甚则步履全废、大肉渐脱以及小儿的五迟五软等。

2. 龟甲配鳖甲　龟甲滋阴潜阳，滋阴力强；鳖甲滋阴潜阳，退热力胜。两药配伍，可增强滋阴潜阳，退热除蒸的作用，适用于热病后期，邪热未尽，低热不退，夜热早凉等。

3. 龟甲配龙骨　龟甲长于滋阴潜阳，龙骨善于平肝潜阳。两药配伍，可增强平肝潜阳的作用，适用于肝阳上亢的头晕头痛等。

【鉴别应用】

1. 生龟甲与醋龟甲　龟甲的古代炮制方法有10余种，现代沿用的主要是生龟甲、醋龟甲2种。生龟甲质地坚硬，有腥气，长于滋阴潜阳，主治肝风内动，肝阳上亢等证。经砂炒醋淬后，不仅质变酥脆，易于粉碎，利于煎出有效成分，还可矫臭矫味，增强补肾健骨、滋阴止血作用，适宜于劳热咯血，筋骨痿软，潮热盗汗，痔疮肿痛。

2. 龟甲与龟甲胶　两者性味、归经、功能及主治均相似，但龟甲胶药力较强而善滋阴养血止血。

【方剂举隅】

1. 大补阴丸（《丹溪心法》）

药物组成：熟地黄、龟板、黄柏、知母。

功能与主治：滋阴降火。适用于阴虚火旺证，症见骨蒸潮热，盗汗遗精，咳嗽咯血，心烦易怒，足膝疼热，舌红少苔等。

2. 孔圣枕中丹（《备急千金要方》）

药物组成：龟甲、龙骨、远志、菖蒲。

功能与主治：补肾宁心，益智安神。适用于心肾阴亏证，症见健忘失眠，或头目眩晕，舌红苔薄白，脉细弦等。

3. 虎潜丸（《丹溪心法》）

药物组成：黄柏、龟板、知母、熟地黄、陈皮、白芍、锁阳、干姜等。

功能与主治：滋阴降火，强壮筋骨。适用于肝肾不足，阴虚内热之痿证。症见腰膝酸软，筋骨痿弱，腿足消瘦，步履乏力，或眩晕，耳鸣，遗精，遗尿，舌红少苔，脉细弱等。

4. 桑螵蛸散（《本草衍义》）

药物组成：桑螵蛸、远志、菖蒲、龙骨、人参、茯神、当归、龟甲。

功能与主治：调补心肾，涩精止遗。适用于心肾两虚证，症见小便频数，或尿如米泔色，或遗尿，或遗精，心神恍惚，健忘，舌淡苔白，脉细弱等。

【成药例证】

1. 养阴降压胶囊（《临床用药须知中药成方制剂卷》2020年版）

药物组成：龟甲（沙烫）、白芍、天麻、钩藤、珍珠层粉、赭石(煅醋淬)、夏枯草、槐米、牛黄、冰片、人参、五味子(醋炙)、大黄(酒炙)、石膏、土木香、吴茱萸(醋炙)。

功能与主治：滋阴潜阳，平肝安神，用于肝肾阴虚、肝阳上亢所致的眩晕，症见头晕、头痛、颈项不适、目眩、耳鸣、烦躁易怒、失眠多梦等。

2. 健步强身丸(《临床用药须知中药成方制剂卷》2020年版)

药物组成：龟甲(醋淬)、白芍、黄柏、知母、牛膝、豹骨、菟丝子、杜仲、补骨脂(盐炙)、锁阳、附子(制)、枸杞子、续断、羌活、独活、秦艽、防风、木瓜、黄芪(蜜炙)、人参、白术(麸炒)、茯苓、熟地黄、当归。

功能与主治：补肾健骨，宣痹止痛。用于肝肾不足、风湿阻络所引起的筋骨痿软、腰腿酸痛、足膝无力、行走艰难。

3. 大补阴丸(《临床用药须知中药成方制剂卷》2020年版)

药物组成：熟地黄、醋龟甲、盐知母、盐黄柏、猪脊髓。

功能与主治：滋阴降火。用于阴虚火旺，潮热盗汗，咳嗽，咯血，耳鸣，遗精。

4. 芪冬颐心口服液(《临床用药须知中药成方制剂卷》2020年版)

药物组成：人参、黄芪、麦冬、茯苓、地黄、龟甲(烫)、丹参、郁金、桂枝、紫石英(煅)、淫羊藿、金银花、枳壳(炒)。

功能与主治：益气养心，安神止悸。用于气阴两虚所致的心悸、胸闷、胸痛、气短乏力、失眠多梦、自汗、盗汗、心烦等。

【用法与用量】 9～24g，先煎。

【注意】 脾胃虚寒或内有寒湿者慎用。

【本草摘要】

1.《日用本草》 “治腰膝酸软，不能久立。”

2.《本草纲目》 “治腰脚酸痛。补心肾，益大肠，止久痢久泄，主难产，消痈肿。烧灰敷臁疮。”

3.《医林纂要·药性》 “治骨蒸劳热，吐血衄血，肠风痔血，阴虚血热之证。”

【化学成分】 主要含角蛋白及骨胶原蛋白；还含胆甾醇类成分：甾醇-4-烯-3-酮，十二碳烯酸胆甾醇酯；氨基酸：天冬氨酸，苏氨酸，精氨酸等。

【药理毒理】 本品具有抗骨质疏松、抗神经损伤、抗肝损伤等作用。

1. 抗骨质疏松作用 龟甲水、醇提取液各2.6g生药/kg灌胃给药，提高去势大鼠(切除卵巢致骨质疏松模型雌性成年大鼠)骨灰重与去脂干重比值、骨钙含量，龟甲醇提液提高骨断裂力。龟甲水煎液1～10g生药/kg灌胃1周后的大鼠含药血清，体外能升高大鼠碱性磷酸酶(ALP)、钙化结节、骨钙素，诱导骨髓间充质干细胞(MSCs)体外向成骨细胞分化，为体内骨组织工程提供种子细胞。龟甲95%醇提取液3、30μg/ml，体外可促MSCs向成骨分化，升高成骨分化标记分子ALP、骨桥蛋白、维生素D受体(VDR)的阳性细胞数百分比及其蛋白表达水平，升高VDR mRNA表达[1]。

2. 抗神经损伤作用 龟甲水煎液15～20g生药/kg灌胃给药，改善改良Allen法建立的脊髓损伤模型大鼠后肢功能，增加骨形态发生蛋白4阳性细胞，促进受损伤脊髓灰质巢蛋白的表达，改善神经功能。龟板水煎液16～20g生药/kg灌胃，升高6-羟基多巴胺诱导帕金森病模型大鼠自主活动次数、滚轴运动能力，增加多巴胺能神经元中脑黑质酪氨酸羟化酶(TH)阳性细胞数，降低纹状体内α-突触核蛋白水平[2]；减少旋转圈数，提高纹状体内多巴胺及其代谢产物3，4二羟苯乙酸、高香草酸含量；减少黑质神经元细胞凋亡数，增加黑质致密部TH染色阳性神经元，升高凋亡细胞Bcl-2蛋白表达，降低凋亡蛋白Bax表达；减轻大脑中动脉线栓法致局灶性脑缺血模型大鼠神经损伤症状，增加缺血侧室管膜、室管膜下区、皮层和纹状体神经干细胞阳性细胞数。

3. 抗肝损伤作用 龟板水煎液4g生药/kg灌胃给药，降低CCl_4致肝损伤模型大鼠肝Ⅰ型胶原面积百分比、肝羟脯氨酸含量，降低血清丙氨酸氨基转移酶水平，升高血清白蛋白水平；升高正常大鼠和CCl_4致肝损伤模型大鼠肝细胞生长因子HGF蛋白表达，促进静脉移植的MSCs向肝脏定植[3]；阻断HGF受体c-met可部分逆转龟甲促MSCs归巢的作用[4]。

4. 毒理研究 100%龟上、下甲煎液灌胃给药，小鼠最大耐受量为250g/kg。

附：龟甲胶

本品为龟甲经水煎煮、浓缩制成的固体胶。性味咸、甘，凉；归肝、肾、心经。功能滋阴，养血，止血。适用于阴虚潮热，骨蒸盗汗，腰膝酸软，血虚萎黄，崩漏带下。用量3～9g，烊化兑服。

【药理毒理】 龟甲胶0.5～13.3g/kg灌胃给药，增加眼眶放血致贫血小鼠红细胞、红细胞压积以及血红蛋白含量；缩短正常小鼠断尾出血时间；增加强的松龙致免疫低下小鼠碳廓清指数；降低T_3致甲亢阴虚模型大鼠血清Cu和Cu/Zn比值。

【参考文献】［1］侯秋科，吴静，易香华，等. 龟板提取物上调维生素D受体表达促骨髓间充质干细胞向成骨分化. 中草药，2010，41(4)：609-612.

［2］张升，桂雪虹，黄丽平，等. 龟板联合β细辛醚对帕金森病模型大鼠作用及机制的初步研究. 中药新药与临床药理，2014，25(3)：264-268.

［3］韩克强，李靖，梁平，等. 龟板促MSCs肝脏归巢在大鼠肝损伤后修复中的作用研究. 局解手术学杂志，2013，22(2)：151-153.

［4］韩克强，李靖，梁平，等. 龟板促骨髓间充质干细胞肝脏归巢的作用研究. 局解手术学杂志，2013，22(3)：262-263.

鳖 甲
Biejia

本品为鳖科动物鳖 *Trionyx sinensis* Wiegmann 的背甲。主产于湖北、湖南、安徽、江苏、浙江。全年均可捕捉，以秋、冬二季为多，捕捉后杀死，置沸水中烫至背甲上的硬皮能剥落时，取出，剥取背甲，除去残肉，晒干。以块大、无残肉者为佳。

【炮制】 **醋鳖甲** 取净鳖甲，照烫法用砂子烫至表面淡黄色，取出，醋淬，干燥。用时捣碎。

【性味与归经】 咸，微寒。归肝、肾经。

【功能与主治】 滋阴潜阳，退热除蒸，软坚散结。用于阴虚发热，骨蒸劳热，阴虚阳亢，头晕目眩，虚风内动，手足瘈疭，经闭，癥瘕，久疟疟母。

【效用分析】 鳖甲咸而微寒，为血肉有情之品，入肝肾经，既善滋阴退热除蒸，又善滋阴潜阳息风，虽滋养之力不及龟甲，但清退虚热的作用较龟甲为优，为治阴虚发热的要药。常用于治疗温病后期，气阴两虚，阴虚发热、阴虚风动而见骨蒸劳热，头晕目眩，虚风内动，手足瘈疭等。

鳖甲味咸质重入肝，功善软坚散结，可用于治疗疟母、癥瘕、经闭等证。

【配伍应用】

1. 鳖甲配地骨皮 鳖甲咸寒益阴，长于滋阴清热；地骨皮甘寒清润，善于凉血退蒸。两药配伍，可增强滋阴清热，凉血退蒸的作用，适用于肝肾阴虚，低热不退；或邪热炽盛，盗汗骨蒸，形削骨立，遗精滑泄等。

2. 鳖甲配青蒿 鳖甲咸寒属阴，功专滋阴潜阳，善清阴分余热；青蒿气味辛寒，长于透达阴分伏热。两药配伍，养阴与透热兼顾，适用于温病后期，邪伏阴分证，夜热早凉，热退无汗，口干咽燥，舌红苔少，脉细数等。

3. 鳖甲配熟地 鳖甲长于滋阴清热，熟地善于滋阴养血。两药配伍，具有滋阴清热养血的作用，适用于阴虚血热，经期超前，经色紫黑等。

【鉴别应用】

1. 生鳖甲与醋鳖甲 临床应用鳖甲，一般生用或醋制后用。生鳖甲质地坚硬，气味腥臭，长于滋阴清热，潜阳息风，主治热病伤阴或内伤虚热，虚风内动等证。醋鳖甲，质地由坚硬变为酥脆，不仅易于粉碎及煎出有效成分，而且能矫味矫臭，增强入肝消积、软坚散结之力，故制鳖甲软坚散结作用较强，多用于癥瘕积聚，阴虚潮热，月经停闭等证。

2. 鳖甲与龟甲 两者均为水中动物的甲壳，均味咸性寒归肝肾经，皆能滋阴潜阳清热，治阴虚发热、骨蒸潮热，阴虚阳亢之头晕目眩及虚风内动等证。然鳖甲兼归脾经，清热力强，又善软坚散结，故阴虚发热多用，又治癥瘕积聚、久疟疟母、肝脾肿大及经闭。龟甲兼入心经，滋阴力强，又善益肾健骨，养血补心，固经止血，故阴虚阳亢多用，又治肾虚腰脚痿弱、筋骨不健、囟门不合、心虚惊悸、失眠健忘，以及阴虚血热、冲任不固之崩漏、月经过多。

【方剂举隅】

1. 青蒿鳖甲汤(《温病条辨》)

药物组成：青蒿、鳖甲、细生地、知母、丹皮。

功能与主治：养阴透热。适用于温病后期，邪伏阴分证，症见夜热早凉，热退无汗，舌红苔少，脉细数。

2. 秦艽鳖甲散(《卫生宝鉴》)

药物组成：地骨皮、柴胡、鳖甲、秦艽、知母、当归。

功能与主治：滋阴养血，清热除蒸。适用于阴亏血虚，风邪传里化热之风劳病。症见骨蒸盗汗，肌肉消瘦，唇红颊赤，口干咽燥，午后潮热，咳嗽，困倦，舌红少苔，脉细数等。

3. 鳖甲煎丸(《金匮要略》)

药物组成：鳖甲、黄芩、鼠妇、干姜、大黄、桂枝、石韦、厚朴、紫葳、阿胶、柴胡、蜣螂、芍药、牡丹、䗪虫、蜂窠、赤硝、桃仁、瞿麦、人参、半夏、葶苈。

功能与主治：行气活血，祛湿化痰，软坚消癥。适用于疟母、癥瘕、经闭等。

【成药例证】

1. 中华肝灵胶囊(《临床用药须知中药成方制剂卷》2020年版)

药物组成：柴胡(醋制)、鳖甲(醋制)、木香、香附(醋制)、青皮(醋制)、三七、当归、郁金、川芎、枳实(麸炒)、厚朴(姜制)、糖参。

功能与主治：舒肝理气，化瘀散结。用于肝郁气滞血阻，两胁胀痛，食少便溏，积聚不消，舌有瘀斑，脉沉涩无力。

2. 肝复乐片（《临床用药须知中药成方制剂卷》2020年版）

药物组成：党参、鳖甲（醋制）、重楼、白术（炒）、黄芪、茯苓、薏苡仁、桃仁、土鳖虫、大黄、郁金、苏木、牡蛎、半枝莲、败酱草、陈皮、香附（制）、沉香、木通、茵陈、柴胡。

功能与主治：健脾理气，化瘀软坚，清热解毒。适用于以肝郁脾虚为主证的原发性肝癌，症见上腹肿块，胁肋疼痛，神疲乏力，食少纳呆，脘腹胀满，心烦易怒，口苦咽干。

【用法与用量】 9～24g，先煎。

【注意】 脾胃虚寒，食少便溏者慎用。

【本草摘要】

1.《雷公炮炙论》 “治气、破块、消癥，定心药中用之。”

2.《名医别录》 “疗温疟，血瘕，腰痛，小儿胁下坚。”

【化学成分】 主要含动物胶、角蛋白、骨胶原、维生素、氨基酸等；还含有钙、铁、镉、铅等元素。

【药理毒理】 本品有抗肿瘤、增强免疫、抗肝损伤等作用。

1. 抗肿瘤作用 鳖甲多糖100、200、400g/kg灌胃给药，对S_{180}荷瘤小鼠的抑瘤率分别为30%、37%、45%，改善S_{180}荷瘤小鼠半数溶血值。生鳖甲提取物、醋制鳖甲提取物1.56～50mg/ml，体外对H_{22}小鼠肝癌细胞和S_{180}腹水瘤细胞的DNA合成的抑制率较接近，分别为11.24%～93.76%、7.6%～93.32%。

2. 增强免疫作用 鳖甲多糖100、200、400g/kg灌胃给药，提高氢化可的松致免疫低下模型小鼠胸腺指数和脾指数，提高绵羊红细胞致敏抑制小鼠HC_{50}，提高环磷酰胺致免疫低下小鼠外周血T淋巴细胞CD4亚群比例；促进S_{180}荷瘤小鼠T淋巴细胞和脾细胞转化，增强自然杀伤细胞（NK）活性，增强巨噬细胞吞噬功能。

3. 抗肝损伤作用 鳖甲粉4g/kg饲料喂养，减轻CCl_4致肝损伤模型大鼠肝纤维化，降低肝羟脯氨酸含量。鳖甲微粉煎煮液1.8g/kg灌胃给药，改善CCl_4致肝损伤模型大鼠的肝脏病变，降低肝胶原含量，降低血清丙氨酸氨基转移酶（ALT）、天冬氨酸氨基转移酶（AST）、胆固醇（TC）、甘油三酯（TG）、血清透明质酸（HA）、血清磷酸酶（AKP）水平，降低肝组织丙二醛（MDA）含量，升高肝组织超氧化物歧化酶（SOD）、谷胱甘肽过氧化物酶（GSH-Px）活性。鳖甲水提液9、18、36g生药/kg灌胃给药，降低急性酒精性肝损伤小鼠肝组织MDA、TG含量；18、36g生药/kg能提高乙醇脱氢酶（ADH）活力，改善肝损伤组织形态学，减少肝组织脂肪变性；36g生药/kg还降低血清ALT活性，升高血浆SOD、GSH-Px活性[1]。

4. 其他作用 鳖甲提取物0.25、0.5g/kg灌胃给药，延长小鼠游泳时间，增加小鼠耐缺氧能力，降低小鼠运动后血清尿素氮（BUN），升高乳酸脱氢酶（LDH）活力。鳖甲超细微粉（<10μm）添于低钙饲料中喂养，具有增加大鼠骨密度的功能，在钙表观吸收率、提高股骨骨密度及骨钙含量方面优于碳酸钙。鳖甲胶5.0g/kg灌胃给药，增加小鼠血红蛋白。

【参考文献】 [1] 孔菲菲，李水清，李捷，等. 鳖甲水提液对小鼠急性酒精性肝损伤的保护作用. 湖北中医药大学学报，2014，16(5)：38-40.

珠子参

Zhuzishen

本品为五加科植物珠子参*Panax japonicus* C. A. Mey. var. *major*（Burk.）C.Y.Wu et K. M. Feng或羽叶三七*Panax japonicus* C. A. Mey. var. *bipinnatifidus*（Seem.）C. Y. Wu et K. M. Feng的干燥根茎。主产于云南、四川、陕西。秋季采挖，除去粗皮及须根，干燥；或蒸（煮）透后干燥。以个大、质坚实者为佳。用时捣碎。

【炮制】 除去杂质。用时捣碎。

【性味与归经】 苦、甘，微寒。归肝、肺、胃经。

【功能与主治】 补肺养阴，祛瘀止痛，止血。用于气阴两虚，烦热口渴，虚劳咳嗽，跌扑损伤，关节痹痛，咳血，吐血，衄血，崩漏，外伤出血。

【效用分析】 珠子参味苦甘，性微寒，入肺、胃经，苦寒清泄肺热，甘寒滋养肺胃之阴，主要用于治疗肺阴虚或气阴两虚引起的烦热口渴、虚劳咳嗽等。珠子参又入肝经，具活血通络之功，兼止血之效，可用于治疗跌打损伤，关节疼痛，咳血，吐血，衄血，崩漏，外伤出血等。

【配伍应用】

1. 珠子参配乳香、没药 珠子参活血通络止血；乳香、没药活血行气、消肿生肌。两药配伍，可增强活血消肿的作用，适用于跌打损伤等。

2. 珠子参配南沙参 珠子参清肺养阴；南沙参养阴清肺、益气。两药配伍，可增强清热养阴的作用，适用于热病气阴两伤等。

3. 珠子参配川芎 两药均有活血作用，合用后可增强活血止痛的作用，适用于外伤导致的瘀血或瘀血所致的崩漏、月经不调等。

【鉴别应用】

1. 珠子参与太子参 珠子参苦甘寒，以补肺、养阴、活络、止血为主，多用于治疗肺阴虚证及血瘀证；太子参以益气健脾，生津润肺为主，多用于脾虚体倦，食欲不振，病后虚弱，气阴不足，自汗口渴，肺燥干咳。

2. 珠子参与北沙参 两者均归肺经，皆能清热养阴，同治肺热燥咳、阴虚劳嗽、热病伤津口渴等。然珠子参还具有活络之功，还可用于治疗血瘀证。

【成药例证】 **盘龙七片**（《临床用药须知中药成方制剂卷》2020年版）

药物组成：盘龙七、当归、丹参、重楼、红花、乳香、没药、缬草、木香、过山龙、羊角七、八里麻、支柱蓼、老鼠七、青蛙七、珠子参、秦艽、络石藤、壮筋丹、伸筋草、白毛七、祖师麻、川乌、草乌、铁棒锤、五加皮、竹根七、杜仲、牛膝。

功能与主治：活血化瘀，祛风除湿，消肿止痛，滋养肝肾。用于风湿瘀阻所致的痹病，症见关节疼痛、刺痛或疼痛夜甚、屈伸不利，或腰痛、劳累加重，或跌打损伤，以及瘀血阻络所致的局部肿痛。

【用法与用量】 3～9g。外用适量，研末敷患处。

【注意】 中阳衰弱及郁火内生者慎用。

【本草摘要】

1.《本草从新》 “补气，将肺火……其性大约与西洋参相同。”

2.《本草推陈》 “治阴虚血热及热病阴伤，烦渴，咳嗽，咽痛，齿痛。”

【化学成分】 主要含皂苷类成分：竹节参皂苷Ⅳa，珠子参皂苷R_1、R_2，三七皂苷R_1、R_2，人参皂苷Rb_1、Rd、Re、Rg_1、Rg_2，拟人参皂苷RS_1、RT_1、RT_2、F11，绞股蓝皂苷等；还含萜类及多种微量元素。

中国药典规定本品含竹节参皂苷Ⅳa（$C_{42}H_{66}O_{14}$）不得少于3.0%。

【药理毒理】 本品具有抗肿瘤、抗肝损伤、抗脑缺血、抗心肌缺血、抗炎等作用。

1. 抗肿瘤作用 珠子参水煎液5、10g生药/kg灌胃给药，降低H_{22}荷瘤小鼠瘤重，提高胸腺指数，延长荷瘤小鼠生存时间，降低荷瘤机体肿瘤坏死因子（TNF-α）；珠子参水煎液0.1g生药/只灌胃，增加S_{180}荷瘤化疗小鼠外周白细胞及网织红细胞，延长生存时间，减轻5-氟尿嘧啶化疗后骨髓抑制。珠子参多糖50mg/kg灌胃，增加H_{22}荷瘤小鼠胸腺指数和脾指数，降低瘤重，抑制肿瘤生长，延长小鼠生存时间[1]。

珠子参总皂苷100、200mg/kg灌胃，促进大肠埃希菌脂多糖（LPS）诱导小鼠腹腔巨噬细胞分泌白细胞介素-1（IL-1），对抗环磷酰胺（Cy）对LPS诱导小鼠腹腔巨噬细胞分泌IL-1的抑制作用；增强刀豆素（ConA）诱导小鼠淋巴细胞产生IL-2，对抗Cy对ConA诱导小鼠淋巴细胞产生IL-2的抑制作用；增强小鼠机体自然杀伤细胞活性。

2. 抗肝损伤作用 珠子参总皂苷60～240mg/kg灌胃给药，降低CCl_4致慢性肝损伤大鼠肝脏、脾脏指数，降低血清丙氨酸氨基转移酶、天冬氨酸氨基转移酶、碱性磷酸酶含量和丙二醛（MDA）水平，提高血清总蛋白含量、白蛋白水平和A/G比值，升高肝总抗氧化能力，升高肝超氧化物歧化酶（SOD）、谷胱甘肽过氧化物酶（GSH-Px）、过氧化氢酶（CAT）活性，降低羟脯氨酸（Hyp）含量[2, 3]；降低肝纤维化分级、胶原纤维面积化、网状纤维面积比和Hyp含量，改善肝脏组织形态学；上调内生性抗氧化酶体系SOD、CAT、GPx基因表达水平；增强内源性氧化系统功能和促进Nrf2核移位，增加肝细胞内Nrf2的蛋白表达水平[3]。珠子参多糖（纯度50.6%）50mg/kg灌胃给药，降低CCl_4致肝损伤模型小鼠丙氨酸氨基转移酶、天冬氨酸氨基转移酶含量[4]。

3. 抗脑缺血作用 珠子参水提物5～10g生药/kg灌胃给药，改善大脑中动脉闭塞致急性脑缺血模型大鼠缺血再灌注后的神经症状，降低脑梗死面积和脑含水量，降低血清及脑组织TNF-α、IL-1β，降低脑组织核因子-κB mRNA和蛋白表达水平[5]；增加SOD、GSH-Px、CAT酶活性，降低脑组织黄嘌呤氧化酶活性和MDA含量[6]。珠子参60%醇提物2.5、5g生药/kg，珠子参总皂苷（纯度87.5%）20mg/kg分别灌胃，提高MCAO致局灶性脑缺血模型小鼠的成活率，改善神经症状，降低脑梗死面积和脑含水量，改善脑组织病理变化；升高脑SOD、GSH-Px、CAT、Na^+、K^+-ATP、Ca^{2+}，Mg^{2+}-ATP酶活性，降低乳酸脱氢酶（LDH）活性和乳酸、MDA含量，上调脑组织SOD、GPx、CAT基因表达水平[7, 8]。

4. 抗心肌缺血作用 珠子参总皂苷100、200mg/kg灌胃给药，降低心肌缺血再灌注损伤模型大鼠心律失常发生率，改善心功能，降低血清肌酸激酶、LDH含量和MDA水平，增加SOD、GSH-Px、CAT活性，减轻活性氧致心肌氧化应激损伤，降低心肌梗死面积，改善心脏组织形态学；上调内生性抗氧化酶体系SOD、GPx、CAT基因表达水平和促进Nrf2核移位，增加心肌细胞核内Nrf2的表达水平[9]。珠子参水煎液2.5、5、10g生药/kg

灌胃，增加正常和血瘀模型小鼠的耳廓微血管管径、毛细血管开放数目及变化率[10]。

5. 抗炎作用 珠子参水煎液2.5、5、10g生药/kg灌胃给药，抑制二甲苯致小鼠耳廓肿胀度，抑制角叉菜胶致小鼠足肿胀和小鼠棉球肉芽肿胀，延缓醋酸致小鼠扭体的出现时间，减少扭体反应次数，提高热板致小鼠痛阈值[11]。珠子参总皂苷50、100、150mg/kg灌胃，减少醋酸致小鼠扭体反应。

【参考文献】 [1] 陈涛，陈茂华，胡月琴，等. 珠子参多糖抗肝癌作用的实验研究. 时珍国医国药，2010，21(6)：1329-1331.

[2] 王薇，张旋，许苗苗，等. 珠子参总皂苷对四氯化碳致大鼠慢性肝损伤的保护作用. 中药药理与临床，2014，35(5)：70-73.

[3] 张继红，邓为，石孟琼，等. 珠子参皂苷对四氯化碳致大鼠肝纤维化的保护作用. 中药药理与临床，2014，30(5)：73-78.

[4] 许苗苗，张旋，宋蓓，等. 珠子参抗肝损伤药效的物质基础研究. 西北药学杂志，2014，29(5)：16.

[5] 苏婧，石孟琼，贺海波，等. 珠子参水提物对小鼠急性脑缺血损伤的影响. 中国老年学杂志，2012(6)：1217-1220.

[6] 石孟琼，贺海波，覃宁玲，等. 珠子参水提物预处理对小鼠脑缺血再灌注损伤的影响. 第三军医大学学报，2011，33(3)：290-293.

[7] 贺海波，石孟琼，金家红，等. 珠子参对小鼠局灶性脑缺血损伤的保护作用. 中药药理与临床，2012，28(3)：62-66.

[8] 金家红，贺海波，石孟琼，等. 珠子参总皂苷对小鼠局灶性脑缺血的保护作用. 第三军医大学学报，2012，33(24)：2631-2633.

[9] 刘爱华，石孟琼，杨文雁，等. 珠子参总皂苷对大鼠心肌缺血/再灌注损伤的保护作用及其机制研究. 中国临床药理学与治疗学，2013，18(11)：1224-1232.

[10] 贺海波，石孟琼，卢训丛，等. 珠子参水提物对小鼠耳廓微循环的影响. 中国临床药理学与治疗学，2010，15(11)：1216-1222.

[11] 贺海波，石孟琼，陈涛，等. 珠子参水提物抗炎镇痛作用的实验研究. 第三军医大学学报，2010，32(20)：2224-2227.

楮实子

Chushizi

本品为桑科植物构树 *Broussonetia papyrifera*(L.) Vent. 的干燥成熟果实。全国大部分地区均产。秋季果实成熟时采收，洗净，晒干，除去灰白色膜状宿萼及杂质。以色红、饱满者为佳。

【性味与归经】 甘，寒。归肝、肾经。

【功能与主治】 补肾清肝，明目，利尿。用于肝肾不足，腰膝酸软，虚劳骨蒸，头晕目昏，目生翳膜，水肿胀满。

【效用分析】 楮实子味甘性寒，入肝肾经，长于补肝肾之阴，清肝经之热，用于肝肾不足，虚劳骨蒸，头晕，目暗昏花或肝经有热，目生翳障等；楮实子善于“壮筋骨，助阳气，补虚劳，助腰膝”(《日华子本草》)，可用于腰膝酸软，水肿胀满等。

此外，还能清热解毒，去腐生肌，外用捣敷，还可用治痈疽金疮。

【配伍应用】

1. 楮实子配枸杞子 楮实子甘寒补阴，长于补肝肾之阴，清肝明目；枸杞子甘平质润，善于滋补肝肾，益精明目。两药伍用，可增强补肾益精，养肝明目之功。适用于肝肾不足所致的腰膝酸软、虚劳骨蒸、盗汗遗精、头晕，目暗不名等。

2. 楮实子配荆芥穗 楮实子甘寒，有清肝明目之功；荆芥穗辛微温，具发表散风之用。两药伍用，可增强明目退翳之功，适用于风热上攻，目翳流泪，眼目昏花等。

3. 楮实子配茯苓 楮实子有助肾气之功；茯苓有利水渗湿，健脾补中之用。两药伍用，可增强利水渗湿之功，适用于气化不利所致的水肿、小便不利等。

4. 楮实子配巴戟天 楮实子长于滋肾清肝，明目利尿；巴戟天善于补肾壮阳，强筋壮骨。两药伍用，可增强滋补肝肾之功，适用于肝肾亏虚所致的肾虚阳痿，腰酸腿软等。

5. 楮实子配赤小豆 楮实子长于滋肾清肝，明目利尿；赤小豆善于利水消肿，解毒排脓。两药伍用，可增强利小便之功，适用于水肿、小便不利等。

【鉴别应用】

1. 楮实子与茯苓 两药均入肾经，可用于水肿胀满。然茯苓甘、淡，性平，具有利水渗湿的作用，用治水湿停滞，膀胱气化不行的小便不利，水肿。而楮实子有助生肾气功能，用于肾虚，气化不利所致水液停滞之鼓胀、小便不利。茯苓又具有健脾补中，宁心安神的作用，用于脾虚体倦，食少便溏及心脾不足，惊悸失眠。而楮实子甘寒，善补肝肾之阴，又用于肝肾不足的腰膝酸软、虚劳骨蒸、头晕，目暗昏花等。楮实子又可清肝明目，可用于肝经有热，目生翳障。

2. 楮实子与密蒙花 两药均甘寒，归肝经，具有清肝明目，可用于肝经有热，目生翳障之症。然密蒙花能清肝火，养肝血而明目退翳。楮实子又具有补肾，利尿之功，用于肝肾不足所致的腰膝酸软、虚劳骨蒸、头晕、目暗昏花等。

【方剂举隅】

1. 楮实子丸（《普济方》）

药物组成：川牛膝、川萆薢、楮实子、山药、炮姜、川芎。

功能与主治：行气活血利湿。适用于妇人忧思伤脾，水湿不化，带下赤白，淋沥不干。

2. 驻景补肾明目丸（《银海精微》）

药物组成：五味子、熟地黄、枸杞子、楮实子、肉苁蓉、车前子、石斛、青盐、沉香、磁石、菟丝子。

功能与主治：安魂稳魄，补血气虚散。适用于肝肾俱虚，瞳仁内有淡白色，昏暗渐成内障者。

【成药例证】

1. 遐龄颗粒（《临床用药须知中药成方制剂卷》2020年版）

药物组成：制何首乌、枸杞子、黑芝麻（炒）、桑椹、菟丝子、楮实子、黄精（制）、山楂、三七、菊花。

功能与主治：滋补肝肾，生精益血。用于肝肾亏损、精血不足所致的神疲体倦、失眠健忘、腰膝疲软。

2. 还少胶囊（《临床用药须知中药成方制剂卷》2020年版）

药物组成：熟地黄、山药（炒）、枸杞子、山茱萸、五味子、牛膝、楮实子、杜仲（盐制）、巴戟天（炒）、小茴香（盐制）、肉苁蓉、远志（甘草炙）、石菖蒲、茯苓、大枣（去核）。

功能与主治：温肾补脾，养血益精。用于脾肾两虚、精血亏耗所致的腰膝酸痛、阳痿、遗精、耳鸣、目眩、肌体瘦弱、食欲减退、牙根酸痛。

3. 拨云退翳丸（《临床用药须知中药成方制剂卷》2020年版）

药物组成：蝉蜕、蛇蜕、木贼、密蒙花、蒺藜（盐炒）、菊花、荆芥穗、蔓荆子、薄荷、黄连、地骨皮、楮实子、天花粉、当归、川芎、花椒、甘草。

功能与主治：散风清热，退翳明目。用于风热上扰所致的目翳外障、视物不清、隐痛流泪。

【用法与用量】 6～12g。

【注意】 脾胃虚寒者慎用。

【本草摘要】

1.《名医别录》 “主阴痿，水肿，益气，充肌肤，明目。”

2.《日华子本草》 “壮筋骨，助阳气，补虚劳，助腰膝，益颜色。”

3.《本草汇言》 “健脾养肾，补虚劳，明目。”

【化学成分】 主要含脂肪酸类成分：亚油酸、棕榈酸、硬脂酸等；生物碱类：氯化两面针碱等；还含氨基酸、皂苷等。

【药理毒理】 本品具有提高记忆、增强免疫功能、抗肿瘤等作用。

1. 提高记忆作用 楮实液10、20g生药/kg灌胃给药，均能缩短正常小鼠走迷宫取食所需时间，减少错误次数；改善氢溴酸东莨菪碱致小鼠记忆获得障碍、氯霉素致小鼠记忆巩固缺损和亚硝酸钠致小鼠记忆巩固不良，减少错误次数，延长潜伏期，改善灌胃30%乙醇致小鼠记忆再现缺失，减少错误次数，延长潜伏期[1]。

2. 增强免疫功能 楮实子水煎液15g生药/kg灌胃给药，提高环磷酰胺（Cy）致免疫抑制小鼠碳粒廓清率，促进血清溶血素形成，提高巨噬细胞吞噬鸡红细胞的吞噬百分率和吞噬指数[2]。

3. 抗肿瘤作用 楮实子总生物碱15、30、60mg/kg灌胃给药，对S_{180}实体瘤小鼠，均能降低小鼠瘤重，抑制率为44.65%、18.52%、7.50%；对H_{22}实体瘤小鼠，30、60mg/kg降低小鼠瘤重，抑制率为48.67%、28.20%；对ESC实体瘤小鼠，60mg/kg降低小鼠瘤重，抑制率为49.10%[3]。楮实子总生物碱50μg/L，体外对HeLa、BEL-7402、A_{375}、SMM_{1990}、Saos-2细胞株的抑制率MTT法测得抑制率在20%以上，集落形成法测得抑制率在30%以上；100μg/L时，两种方法的细胞生长抑制率分别在50%和60%以上，具有肿瘤细胞抑制作用[4]。

4. 其他作用 50%楮实液灌胃给药，改善亚硝酸钠致中毒小鼠的组织缺氧[1]。楮实子油30～160mg/kg灌胃给药，提高放血和Cy致血虚模型小鼠的白细胞（WBC）、红细胞（RBC）、血红蛋白（Hb）、血小板（PLT）计数[5]；提高D-半乳糖致亚急性衰老模型小鼠超氧化物歧化酶（SOD）、谷胱甘肽过氧化物酶（GSH-Px）活性，降低一氧化氮（NO）、丙二醛（MDA）含量[6]。

【参考文献】
[1] 戴新民，张尊祥，傅中先，等．楮实对小鼠学习和记忆的促进作用．中药药理与临床，1997，13（5）：28-30.

[2] 王玉凤，凤良元，鄢顺琴，等．楮实子对环磷酰胺致免疫功能低下小鼠免疫功能的影响．中华中医药学刊，2008，26（5）：1023-1025.

[3] 庞素秋，王国权，黄宝康，等．楮实子总生物碱抗肿瘤作用初步研究．中国药业，2012，21（22）：35-36.

[4] 庞素秋，王国权，黄宝康，等．楮实子生物碱的细胞毒作用研究．中药材，2007，30（7）：826-828.

[5] 杨金枝，崔晓鸽．楮实子油对血虚模型小鼠的实验研究．四川中医，2010，28（8）：57-58.

[6] 杨金枝，尹皎琳，任汉阳，等．楮实子油对亚急性衰老模

型小鼠脑组织抗氧化作用的实验研究. 四川中医，2008，26(9)：16-17.

病证用药

补虚药具有补虚作用，主要用于虚损病证，即人体正气虚弱、精微物质亏耗引起的精神萎靡、体倦乏力、面色淡白或萎黄、心悸气短、脉象虚弱等。具体讲，补虚药的补虚作用又有补气、补阳、补血与补阴的不同，分别主治气虚证、阳虚证、血虚证和阴虚证。此外，有的还分别兼有祛寒、润燥、生津、清热、收涩等功效，故又有其相应的主治病证，现分述如下。

虚劳　治以益气、温阳、养血、滋阴法。

1. 肺气虚证　多由久病喘咳伤肺或脾胃气虚生化不足导致。症见咳喘无力，气少不足以息，动则喘乏，声音低怯，面色淡白或㿠白，神疲体倦，或有自汗、畏风、易于感冒、或咳痰清稀，舌淡白，脉虚。治宜补益肺气、固表止汗。临床常选用人参、黄芪、白术、五味子为补益肺气、卫外固表的主药。若畏风自汗、易于外感风邪者，可配防风，以散风祛邪，芪、术得防风则固表而不留邪，防风得芪、术祛邪而不伤正，使补中有疏，散中寓补，表虚自汗之人服之能益气固表止汗，气虚易于外感之人服之能益气固表以御外邪。若短气自汗，声音低怯，时寒时热，平素易于感冒，面白，舌质淡，脉弱者，以人参、黄芪益气固表；因肺气根于肾，以熟地黄、五味子益肾固元敛肺，桑白皮、紫菀清肃肺气。若吐痰清稀，气逆喘咳者，又可配干姜、半夏、桂心、麻黄、细辛以温肺化饮，少佐桑白皮、麦冬等清肺平喘，润肺化痰药，以防姜、桂燥烈伤阴，又可增强止咳平喘化痰之效。代表方如玉屏风散(《丹溪心法》)、补肺汤(《永类钤方》)。

2. 脾气虚证　是指脾气不足，运化功能失常所表现的证候。多因饮食失调，劳累过度以及其他慢性疾患损伤脾气所致。症见饮食减少，食少胃脘不舒，大便溏薄，肢体倦怠，少气懒言，面色萎黄或㿠白，或浮肿或消瘦，舌淡苔白，脉象缓弱。治宜补脾益气。常用人参、党参、黄芪、白术、茯苓、山药、黄精、白扁豆、莲子、芡实、薏苡仁、大枣、饴糖、蜂蜜、龙眼肉、甘草等健脾益气和胃的药物。其中人参、党参、黄芪、大枣、龙眼肉等都是益气生血的药物，对脾气虚久导致营血亏虚者，尤为适宜。代表方如四君子汤(《和剂局方》)、归脾汤(《济生方》)、八珍汤(《正体类要》)。

3. 中气下陷证　由于脾气虚弱又复因饮食、劳倦伤脾，使脾气亏虚，升举无力，反而导致下陷。症见脘腹重坠作胀，食后尤甚，或小便频数，肛门坠重，或久痢不止，甚或脱肛，或子宫下垂。治宜益气升阳，调补脾胃。常重用黄芪以补中气升清阳为主药，配合人参或党参、白术、炙甘草以成补中益气之功。合升麻、柴胡以助黄芪升阳举陷，伍当归养血调营以补气虚血亏，少佐陈皮调和脾胃补而不滞，诸药合用共成补中益气，升阳举陷的有效配伍。临床经验证明，适量加入枳壳或枳实，其升阳举陷功效更为显著。代表方如补中益气汤(《脾胃论》)。

4. 心阳虚证　多由心阳不足，心气亏虚，阳虚不能温煦四肢百骸所致。症见心悸、自汗、神倦嗜卧、心胸憋闷疼痛，形寒肢冷，面色苍白，舌淡或紫暗，脉细弱，或沉迟。治以益气温阳法。常用人参、黄芪、五味子、甘草以补益心气，肉桂、生姜温通心阳，白术、陈皮、当归、大枣健脾养血。代表方如拯阳理劳汤(《医宗必读》)。

5. 脾阳虚证　由于脾气虚弱，又复因食生冷，损伤脾阳导致。症见食少，便溏，肠鸣腹痛，每因受寒或饮食不慎而加剧，脘腹冷痛，喜温喜按，大便溏薄清稀，甚则完谷不化，四肢不温，肢体困重，周身浮肿，小便不利，舌淡胖、苔白滑，脉沉迟无力。治宜补脾温阳，祛寒除湿。常用党参、白术、茯苓以补中益气，健脾益胃，配干姜或附子、肉桂等以温运脾阳，祛寒除湿。若食后腹胀及呕逆者，为胃寒气逆，加砂仁、半夏、陈皮温中和胃降逆；若腹中冷痛较甚，为寒凝气滞，可加高良姜、香附或丁香、吴茱萸温中散寒，理气止痛；若腹泻较甚，为阳虚寒甚，加肉豆蔻、补骨脂、薏苡仁温补脾肾，涩肠除湿止泻；若脾虚水肿较重者，又当配桂枝、泽泻、猪苓等以温阳化气，利水消肿。代表方如理中汤(《伤寒论》)、附子理中汤(《太平惠民和剂局方》)、真武汤(《伤寒论》)。

6. 肾阳虚证　多由素体阳虚，或年高肾亏，或久病伤肾，以及房事过度等导致。症见腰膝酸软而痛，畏寒肢冷、下半身冷感较甚，头目眩晕，精神萎靡，面色㿠白或黧黑，舌淡胖苔白，脉沉弱，或男子阳痿不举，妇女宫寒不孕，或五更虚泻，完谷不化，或小便不利水肿，腰以下为甚等。治宜温补肾阳。常选用附子、肉桂，温补肾阳，化气行水，配熟地黄、山茱萸、山药以补肾阴，益精血，填补精髓，以阴配阳，既避免附子、肉桂燥烈伤阴，又取阴生阳长，阴阳互根，故善补阳者，必于阴中求阳，阳得阴助而生化无穷；配牡丹皮合肉桂散瘀活血，以利于肾的气化；合泽泻、茯苓通调水道，健脾渗湿，以助肾膀胱的气化；若水肿较甚者，配车前子、牛膝以利尿消肿；若阳痿宫冷者，可加鹿茸、枸杞子或肉苁蓉、巴戟天、淫羊藿等药。此外，海狗肾、黄狗肾、锁阳、冬虫夏草、韭菜子、阳起石等兴阳益精的药物可随症选用；若兼见下元虚冷，精关不固，遗精滑精者，又可配菟丝子、沙苑子、煅龙骨、桑螵蛸等，以涩精止遗；若兼见五更泄泻者，可配补骨脂、五味子、肉豆蔻、山茱萸等以温肾健脾止泻。代表方如金匮肾气丸(《金匮要略》)、右归丸(《景岳全书》)、右归饮(《景岳全书》)、四神丸(《证治准绳》)。

7. 心肝血虚证 由于禀赋不足，久病体虚，或脾胃虚弱，生化乏源；或久患出血症，耗伤营血；或思虑过度或情志不遂，暗耗营血等所致。症见面白无华或萎黄，唇色淡白，爪甲苍白，眩晕耳鸣，视物昏花或雀目夜盲，心悸失眠，多梦，神魂不安，妇女经血量少色淡，衍期甚或闭经，舌淡苔白，脉细无力。治宜补血调血和营。常用熟地黄补血滋阴，生精填髓，白芍补血敛阴，平肝和营，为滋补营血的主药，合当归、川芎补血活血行滞之品，使补而不滞，共成补血调血之有效配伍。若有胁痛，肢体麻木，筋脉拘急，则用制首乌、枸杞子、鸡血藤以增强补养肝血的作用；胁痛加柴胡、郁金、香附理气通络；肝血不足，目失所养而致视物模糊者，加枸杞子、决明子以养肝明目；若心悸怔忡，健忘，失眠，多梦，面色不华，舌质淡，脉细或结代，当以人参、黄芪、茯苓、甘草以益气，当归、川芎、五味子、柏子仁、枣仁、远志以养血安神，肉桂、半夏温中健脾，以助气血之生化。此外，何首乌、阿胶、桑椹、龙眼肉、鸡血藤或鸡血藤膏、枸杞子、山茱萸、鹿角胶、黑芝麻等补血药，均可选用。代表方如四物汤(《和剂局方》)、养心汤(《证治准绳》)。

8. 肺胃阴虚证 多由热病消灼阴津，或过用吐、下之剂，或胃津不足，则肺之阴津亦亏所致。症见口渴喜饮，干咳少痰，胃脘嘈杂，或善食易饥，舌红少津，脉细数。治宜清养肺胃。常重用麦冬既养肺胃之阴，又清肺胃虚热，以人参益气生津，以甘草、粳米、大枣益气养胃，合人参益胃生津，胃津充足，自能上归于肺，此正“培土生金”之法。又佐以半夏降逆下气，化其痰涎，虽属温燥之品，但用量很轻，与大剂麦门冬配伍，则其燥性减而降逆之用存，且能开胃行津以润肺，又使麦门冬滋而不腻，相反相成，甘草并能润肺利咽，调和诸药。若咯血，加白及、白茅根等；若口干唇燥甚者，加石斛、天花粉滋养胃阴；若呃逆，加刀豆、柿蒂、竹茹降逆止呃，代表方如麦门冬汤(《金匮要略》)。

9. 肝肾阴虚证 多由久病之后，阴液亏虚；或情志内伤，化火伤阴；或房事不节，耗损肾精；或热病日久，劫伤阴液所致。症见腰膝酸软，头晕目眩，耳鸣耳聋，盗汗，遗精，消渴，骨蒸潮热，手足心热，口燥咽干，牙齿动摇，足跟作痛，小便淋沥，舌红少苔，脉沉细数。治宜滋补肝肾。常用熟地黄甘温滋阴补肾，填精补髓，合山茱萸酸温收敛，滋补精血，补肝涩精，山药甘平滋润，补脾固肾，诸药合用滋肾阴，养肝血，益脾阴而涩精止遗，补肝脾肾三阴之不足，以肾阴为主，以治其本；配泽泻利湿而泄肾浊，并能减熟地黄之滋腻；茯苓淡渗脾湿，并助山药之健运，与泽泻共泻肾浊，助真阴得复其位；牡丹皮清泄虚热，并制山茱萸之温涩；补中有泻，寓泻于补，补泻结合；以补为主，相辅相成，形成了补阴的基本配伍。若目暗昏花，雀目夜盲者，常配枸杞子、菊花、白芍、当归、菟丝子、沙苑子、女贞子、石斛、黑芝麻、桑叶、密蒙花、石决明、苍术等，以滋补肝肾，益精明目；若肝肾不足，须发早白者，常配何首乌、当归、白芍、女贞子、墨旱莲、黑芝麻、菟丝子、枸杞子、桑椹、侧柏叶等滋补肝肾，乌须黑发的药物；精关不固，腰酸遗精者，加煅牡蛎、金樱子、芡实、莲须等固肾涩精，代表方如六味地黄丸(《小儿药证直诀》)。

10. 精血亏虚证 多由肾阳虚衰，精血不足所致。症见畏寒肢冷，阳痿早泄，宫冷不孕，小便频数，腰膝酸痛，面色黧黑，头晕耳鸣，精神疲乏。治宜补阳益精。常用药物有鹿茸、鹿角胶、淫羊藿、巴戟天、海狗肾、黄狗肾、海马、肉苁蓉、锁阳、蛤蚧、冬虫夏草、熟地黄、何首乌、黄精、枸杞子、山茱萸等。常用鹿茸与人参、黄芪、当归同用。代表方如参茸固本丸(《中国医学大辞典》)。

11. 气血两虚证 多由久病不愈，气虚不能生血，或血虚无以化气，或思虑过度，劳伤心脾导致。症见少气懒言、倦怠乏力，食少便溏，头晕目眩，心悸失眠，多梦健忘，面色淡白或萎黄，妇女可见月经超前，量多色淡，或淋漓不止，舌淡苔白脉细弱。治宜益气补血，健脾养心。常用人参、黄芪、白术、茯苓、炙甘草等药以益气补中，健脾养胃，合当归、龙眼肉、酸枣仁、远志、茯神以补血养心，安神定志，少佐木香理气醒脾，使补而不滞，加生姜、大枣以和胃健脾，以资生化之源、成为益气补血，健脾养心的有效配伍。代表方如归脾汤(《济生方》)。

腰痛 治以温肾助阳、散寒行湿、清热利湿、活血祛瘀、通络止痛。

某些补益药又有温肾助阳、散寒行湿、止痛之功，还可用治腰痛。

1. 肾虚腰痛证 多由先天禀赋不足，加之劳累太过，或久病体虚，或年老体衰，或房事不节，以致肾精亏损，无以濡养筋脉而发生。症见腰部酸痛，足膝无力，劳则加重。偏阳虚者，局部发凉，喜温喜按，常伴少腹拘急，面色皖白，手足不温，舌淡、脉沉细；偏阴虚者心烦少寐，口燥咽干，面色潮红，手足心热，舌红，少苔，脉细数。偏阳虚者治以温肾助阳，温煦筋脉；偏阴虚者治以滋补阴肾，濡养筋脉。偏肾阳虚者，可用肉桂、制附子、鹿角胶、杜仲、枸杞、菟丝子、熟地黄、山茱萸、山药、炙甘草；偏肾阴虚者可用龟甲胶、熟地黄、山萸肉、鹿角胶、枸杞子、牛膝等。可随证加减：肾阳虚大便不实者，加黄芪、党参、白术、苍术、升麻等；肾阴虚五心烦热者，加牡丹皮、地骨皮、知母、黄柏等。代表方如右归丸（《景岳全书》）、左归丸（《景岳全书》）。

2. 寒湿腰痛证 多由寒湿之邪侵袭，郁遏卫阳，凝滞营阴，闭阻气血，碍滞气机，以致筋脉拘急而痛。症见腰部冷痛重着，转侧不利；或逐渐加重，静卧病痛不减，寒冷和阴雨天则加重，舌质淡，苔白腻，脉沉而迟缓。治宜散寒行湿，温经通络。常用干姜、桂枝、甘草、牛膝温经散寒、通络止痛；茯苓、白术健脾渗湿；杜仲、桑寄生、续断补肾壮腰；若寒邪偏胜，腰部冷痛，拘急不舒，可加制附子、细辛以温经散寒；若湿邪偏胜，腰痛重着，苔厚腻，可加苍术、薏苡仁以祛湿邪。代表方如甘姜苓术汤加味（《金匮要略》）。

3. 湿热腰痛证 多由感受热邪，常与湿合，或湿蕴生热而滞于腰府，造成经气不畅，筋脉不舒而致。症见腰部疼痛，重着而热，或暑湿阴雨天气症状加重，活动后或可减轻，身体困重，小便短赤，苔黄腻，脉濡数或弦数。治宜清热利湿，舒筋止痛。常用苍术、黄柏、薏苡仁清利下焦湿热；木瓜、络石藤舒筋通络止痛；川牛膝通利筋脉，引药下行兼能强壮腰膝。若热象偏重，加栀子、萆薢、泽泻、木通以助清利湿热；湿热之邪，蕴蓄日久，或热邪偏盛，耗伤阴津，腰痛伴咽干、手足心热，治当清利湿热为主，佐以滋补肾阴，酌加女贞子、旱莲草，选用补阴药要注意滋阴而不恋湿。表方如四妙丸（《成方便读》）加味。

4. 瘀血腰痛证 多由跌扑、挫闪、扭伤，影响气血运行，以致气滞血瘀，壅滞经络，凝涩血脉，气血阻滞不通所致。症见腰痛如刺，痛有定处，痛处拒按，或日轻夜重，轻者俯仰不便，重则不能转侧，舌质暗紫，或有瘀斑，脉涩。治宜活血化瘀，通络止痛。常用当归、川芎、桃仁、红花、土鳖虫活血祛瘀，疏通经脉；香附、没药、五灵脂、地龙行气活血，通络止痛，祛瘀消肿；牛膝活血化瘀，引药下行并能强壮腰脊。若兼有风湿者，肢体困重，阴雨天加重，加独活、秦艽、狗脊；若腰痛日久肾虚者，兼见腰膝酸软无力，眩晕、耳鸣，小便频数，加桑寄生、杜仲、续断、熟地黄；若腰痛引胁，胸胁胀痛不适，加柴胡、郁金；有跌扑、扭伤、挫闪病史，加乳香、青皮行气活血止痛；若瘀血明显，腰痛入夜更甚，加全蝎、蜈蚣、白花蛇等药以通络止痛。代表方如身痛逐瘀汤（《医林改错》）。

消渴 治以清热润肺，益胃生津，滋阴固肾法。

某些补益药具有益气、清热润肺、益胃生津、滋阴固肾之功，还可用治消渴。

1. 肺热津伤证 多由肺脏燥热，肺失治节所致。症见烦渴多饮，口干舌燥，消谷善饥，形体消瘦，尿频量多，舌边尖红，苔薄黄，脉洪数等。治宜清热润肺，生津止渴，常用天花粉、知母、葛根、玉竹、沙参、天冬、麦冬、生地汁、藕汁及牛乳等生津止渴药，少佐黄连或黄芩以清热泻火；气阴不足者，可加人参或西洋参、生黄芪等以益气生津止渴。代表方如消渴方（《丹溪心法》）。

2. 胃热炽盛证 多由胃火内炽，胃热消谷，伤耗津液所致。症见多食善饥，口渴，尿多，形体消瘦，大便干燥，苔黄，脉滑实有力，治宜清胃泻火，养阴增液，常用生石膏、知母、黄芩、黄连清肺胃之热，生地、麦冬、玄参养肺胃之阴，配大黄、芒硝以泻热通肠。代表方如玉女煎（《景岳全书》）。

3. 气阴不足证 多由元气不足，阴津亏损所致。症见神疲乏力，气短懒言，咽干口燥，烦渴欲饮，午后颧红，小便短少，大便干结，舌体瘦薄，苔少而干，脉虚数。治宜补气养阴，生津止渴。常用人参、黄芪、麦冬、五味子、生地黄等补气养阴，生津止渴。若阴虚火旺甚者，加知母、黄柏；骨蒸潮热者，加地骨皮、银柴胡，或鳖甲、龟甲。代表方如生脉散（《医学启源》）。

胎动不安 治以补肾安胎、益气养血法。

某些补益药具有补肝肾、固冲任、益气安胎之功，还可用于胎动不安证，常用菟丝子、桑寄生、续断、阿胶等药同用以补肝肾安胎；以人参、黄芪、白术、升麻、炙甘草、当归、白芍、熟地黄、续断等药同用以益气养血安胎。若阴道下血量多者，酌加仙鹤草、墨旱莲，亦可配用黄芪益气摄血；腰腹疼痛而有坠感，加升麻、黄芪以升阳举陷；小便频数甚至失禁者，酌加益智仁、桑螵蛸、山茱萸温肾缩小便；偏于肾阳虚，症见腰酸冷痛，面色晦暗者，酌加巴戟天、淫羊藿、仙茅、乌药；若忧思气结内伤肝脾而病者，配柴胡、陈皮、青橘叶、合欢皮疏肝解郁；兼见呕恶不适，酌加生姜、灶心土、砂仁壳、竹茹和胃降逆止呕。代表方如泰山磐石散（《古今医统大全》）、寿胎丸（《医学中衷参西录》）。

阳痿　治以补肾助阳、益气养血法。

某些补益药又有补肾壮阳、益气养血之功，可用治命门火衰，心脾两虚之阳痿，常用熟地黄、山萸肉、巴戟天、枸杞子、杜仲、菟丝子、锁阳、附子、肉桂、鹿角胶等药同用以补肾壮阳；党参、炙黄芪、白术、茯苓、当归、龙眼肉、酸枣仁、熟地黄、葫芦巴、枸杞子、甘草等药同用以健脾养心。若阳痿时间长，病情严重者，可加淫羊藿、阳起石、补骨脂、韭菜子。代表方如右归丸（《景岳全书》）、归脾汤（《济生方》）。

不孕　治以补肾阳、滋肾阴法。

某些中药又有补肾暖宫，滋肾养血，调理冲任之功，可用治肾阳不足、胞宫失于温煦所致的宫冷不孕，以及肾精不足，冲任胞脉失养所致的不孕。常用人参、白术、茯苓、白芍、川芎、炙甘草、当归、熟地黄、菟丝子、杜仲、鹿角霜等药同用以补肾暖宫，调补冲任；或用熟地黄、当归、白芍、山茱萸等药同用以滋肾养血，调理冲任。若腰痛似折，小腹冷痛，脉沉迟者，酌加巴戟天、补骨脂、仙茅、仙灵脾以温肾壮阳；若症见形体消瘦，五心烦热，午后潮热者，可配合牡丹皮、地骨皮、黄柏、龟甲以清热降火，滋润填精；如兼有肝气郁结者，可配合香附、郁金、佛手、乌药、合欢皮等同用。代表方如毓麟珠（《景岳全书》）、养精种玉汤（《傅青主女科》）。

肺痨　治以补虚培元之法。

某些补益药尚有润肺止咳、益气养阴、滋阴补阳之功，可用治正气虚弱，痨虫侵袭肺叶所致的肺痨之证，常用百合、玉竹、麦冬、北沙参、百部、川贝母、山药等药同用以润肺止咳；人参、白术、茯苓、生甘草、炙黄芪、五味子等药同用以益气养阴；生白芍、熟地黄、山茱萸、肉桂、鹿角等药同用以滋阴补阳，培元固本。若咳嗽甚者，加杏仁、桔梗；胸痛明显者，加郁金、丝瓜络；肺阴虚显著者，加天冬门、石斛；骨蒸潮热者，加银柴胡、功劳叶、白薇；阴虚化火者，加地骨皮、玄参、黄芩；咳嗽痰黄量多者，加瓜蒌、鱼腥草、竹茹；便秘腹胀者，加大黄、火麻仁；盗汗明显者，加乌梅、煅龙骨、煅牡蛎；咯血量多者，加白茅根、仙鹤草、紫珠；喘息气短，甚则张口抬肩者，加冬虫夏草、补骨脂、蛤蚧、胡桃肉；五更泄泻者，加肉豆蔻、破故纸；身体大肉尽脱者，加阿胶、鹿角胶、猪脊髓。代表方如月华丸（《医学心悟》）、保真汤（《十药神书》）、补天大造丸（《医学心悟》）。

津伤口渴　治以清热生津，润燥止渴之法。

某些补益药具有清热生津，润燥止渴之功，可用治津伤口渴之证。常用沙参、麦冬、天冬、知母、生石膏、天花粉、芦根、葛根、白茅根及梨汁、藕汁、荸荠汁等药同用。若温热病后期，舌绛苔黑者，还可加鲜石斛以增强甘寒养阴生津之效；若热伤气津所致身热汗多，口渴心烦，体倦少气，脉虚数者，常用西洋参与西瓜翠衣、竹叶、麦冬等同用；若热盛津伤，阴液不足，肠燥便秘，又可配鲜生地、玄参，并重用天冬、麦冬以滋阴润燥，增水行舟，润肠通便；若热伤气阴，亡津失水，烦渴体倦，心衰脉微者，治宜益气养阴，生津止渴，常用人参或党参、西洋参、太子参等益气生津药配伍麦冬、五味子等养阴生津药，以达益气养阴，生津复脉之效。代表方如清暑益气汤（《温热经纬》）、增液汤（《温病条辨》）、生脉饮（《备急千金要方》）。

目暗昏花　治以滋补肝肾，益精明目之法。

某些补益药具有滋补肝肾，益精明目之功，可用治肝肾精血不足所致的目暗昏花之证，常用枸杞子、女贞子、白芍、熟地黄、菊花、桑叶、决明子等药同用以滋补肝肾，益精明目。代表方如杞菊地黄丸（《麻疹全书》）。

第十八章 收涩药

【基本概念】 凡以收敛固涩为主要作用，用于治疗各种滑脱病证的药物称为收涩药，又称固涩药。

中医认为，久病体虚、正气不固、脏腑功能衰退会导致自汗、盗汗、久咳虚喘、久泻、久痢、遗精、滑精、遗尿、尿频、崩漏、带下不止等一系列症状，称之为滑脱证。

【作用特点】 收涩药味多酸涩，性温或平，主入肺、脾、肾、大肠经。有收敛耗散，固摄滑脱之功。中医理论认为"散以收之"，陈藏器谓："涩可固脱。"李时珍亦称："脱则散而不收，故用酸涩药，以敛其耗散"。因而本类药物分别具有固表止汗、敛肺止咳、涩肠止泻、固精缩尿、收敛止血、固崩止带等收敛固脱作用。

【适应范围】 收涩药主要用治久病体虚、正气虚损、固涩无权、脏腑功能衰退所致的自汗盗汗、久咳虚喘、久痢不止、久泻脱肛、遗精滑精、遗尿尿频、带下日久、失血崩漏等滑脱不禁的病证。

现代医学诊断为多汗、哮喘、咳嗽、原因不明的肠炎、慢性菌痢、溃疡性结肠炎；儿童遗尿症、前列腺炎、精囊炎等病所致遗精、早泄、遗尿、尿频；盆腔炎、宫颈炎、阴道炎所致带下、功能性子宫出血等凡属于正虚不固、滑脱不禁者，均可选用本类药物治疗。

【药物分类】 收涩药根据其药性及临床应用的不同，可分为固表止汗药、敛肺涩肠药、固精缩尿止带药三类。

【配伍规律】 收涩药主要用于治疗滑脱病证，滑脱病证的根本原因是正虚不固，故需配伍相应的补虚药，以期标本兼顾。如气虚自汗，阴虚盗汗，宜分别配伍补气药、补阴药。脾肾阳虚久泻久痢，宜配伍温补脾肾药。肾虚遗精、滑精、遗尿、尿频，宜视其属肾阳虚、肾阴虚分别配伍补肾阳、补肾阴药。崩漏下血，日久不愈，宜视其属气虚不摄或肝肾亏损、冲任不固分别配伍补气摄血、补肝肾固冲任药。治肺肾两虚，久咳虚喘，宜配伍补益肺肾，纳气平喘药。

【使用注意】 收涩药性涩敛邪，故凡表邪未解，湿热所致之泻痢、带下、血热出血以及郁热未清者，均不宜单用收涩药，误用有"闭门留寇"之弊。但某些收涩药除收涩作用之外，兼有清湿热、解毒等功效，则又当区别对待。

【药理作用】 收涩药多具有收敛、止泻、止咳、止血、抗菌等药理作用。本类药物中多含大量有机酸、鞣质与黏膜、创面、溃疡面接触后，可产生收敛作用，凝固表层蛋白质，在局部形成保护层，或减少渗出，从而有助于创面愈合。通过其收敛作用，可进一步产生促进局部止血、保护肠黏膜而止泻等作用。另外，部分收涩药如海螵蛸等含钙药物可促进血液凝固，赤石脂可调节内源性凝血系统而促进止血；赤石脂还可吸附肠内毒素，肉豆蔻可调节胃肠运动而止泻。罂粟壳因含吗啡、可待因、罂粟碱等阿片类生物碱，可抑制呼吸中枢而止咳，降低肠道蠕动而止泻。部分收涩药如五倍子、诃子、乌梅、石榴皮、椿皮等还对多种革兰阳性及阴性菌有不同程度的抑制作用。尚有部分药物具有抗氧化、延缓衰老、增强免疫等作用。

一、固表止汗药

本类药物味多甘涩而性平，主归肺、心二经，秉收敛之性，能行肌表，敛肺气，调节卫分，顾护腠理而有固表止汗之功。临床常用于肺脾气虚，肌表不固，腠理疏松，津液外泄的自汗；以及阴虚不能制阳，阳热迫津外泄的盗汗。治自汗当配补气固表药，治盗汗宜配滋阴除蒸药，以达到治病求本的目的。凡实邪所致汗出之证，应以祛邪为主，非本类药物所宜。临床常用的固表止汗药有麻黄根、浮小麦、糯稻根等。

麻黄根

Mahuanggen

本品为麻黄科植物草麻黄 *Ephedra sinica* Stapf 或中麻黄 *Ephedra intermedia* Schrenk et C. A. Mey. 的干燥根和根茎。主产于山西、河北、甘肃、内蒙古、新疆。秋末采挖，除去残茎、须根及泥沙，干燥。切厚片。以质硬、外皮色红棕、切面色黄白者为佳。

【性味与归经】 甘、涩，平。归心、肺经。

【功能与主治】 固表止汗。用于自汗，盗汗。

【效用分析】 麻黄根甘涩性平，入肺经而能行肌表、敛肺气、固腠理、闭毛窍，为敛肺固表止汗之要药。《本草正义》曰麻黄“其根专于止汗”，“能从表分而收其散越，敛其轻浮，以还归于里……则不但不能发汗，而并能使外发之汗敛而不出。”故不论自汗、盗汗皆可配伍用之。对于气虚不能卫外，肌表不固，少气乏力而自汗出者，常与益气固表之品同用，能敛肺固表止汗；对于阴虚有热，迫津外出之潮热盗汗，常与滋阴清热之品同用，能滋阴固表止汗；若为产后气随血脱，气血不足而虚汗不止者，则配伍益气养血之品，以补气生血而固摄止汗。

总之，麻黄根功在敛肺固表止汗，临床随证配伍，自汗、盗汗皆可用之。

【配伍应用】

1. 麻黄根配黄芪　麻黄根甘涩性平，善走表固卫而止汗；黄芪甘温，为补药之长，善补益肺脾之气，固表实卫止汗。两药伍用，麻黄根既助黄芪以止汗，又引黄芪以达卫分、走肌表，增强益气固表止汗之功，适用于表虚自汗，气阴两虚所致的盗汗等证。

2. 麻黄根配煅龙骨　麻黄根味涩性平，入肺经，能固腠理，闭毛窍，止汗液；龙骨味甘涩，入心、肝经，体沉重，煅后入药，功专收敛固涩。两药伍用，增强收敛固涩止汗作用，适用于营卫不和，气血失调，脏腑功能紊乱所致的盗汗，自汗；也可取二者研末，外扑以止汗。

【鉴别应用】

1. 麻黄根与麻黄　麻黄根为麻黄科草本状小灌木麻黄或木贼麻黄的根，而麻黄则为上述植物的茎。麻黄根味甘涩，性平，入心、肺经，功用敛汗固表，善治气虚自汗，阴虚盗汗，产后虚汗不止等。而麻黄味辛苦，性温，入肺及膀胱经，可开腠理，通毛窍，发汗散寒以解表，用治风寒感冒，表实无汗之证；又长于宣肺平喘，利水消肿，还可用治风寒束表，肺气壅遏之喘咳及风水水肿等证。此外，麻黄还有散寒通滞之功，可用治风寒痹证、阴疽等。总之，麻黄以发散为长，而麻黄根则以收涩为优，故用于发汗时，麻黄须去根、节，而固表止汗时，切忌使用麻黄。

2. 麻黄根与牡蛎　二药均有收敛止汗之功，对于体虚多汗者，常相须为用，以增强止汗作用。然麻黄根甘涩性平，能收其散越而止汗，敛肺止汗作用较强，为临床止汗专品。牡蛎咸微寒，质重潜降，潜阳敛阴而止汗，煅用收涩之性增强，对于阴虚盗汗更为适用；且收敛固涩之用甚广，遗精滑精、遗尿尿频、崩漏带下也可用之；生牡蛎又长于平肝潜阳，软坚散结，可用于阴虚阳亢之眩晕头痛、烦躁不安、失眠多梦、耳鸣耳聋、虚风内动，以及痰火郁结之瘰疬、痰核等。

3. 麻黄根与黄芪　二药均具有止汗之功，用于自汗、盗汗之证。但麻黄根性秉收敛，敛肺固表止汗作用较强，为止汗专药，作用单一。黄芪味甘，微温，为补药之长，能补肺气、益卫气，固肌表，止汗出，适用于气虚自汗，易感外邪，肺虚喘咳之证；黄芪尚有补气升阳，利水消肿，托疮生肌之功，还可用于脾胃气虚及中气下陷，脏气脱垂；气虚失运，水湿内停，浮肿尿少；气血不足，疮疡内陷，脓成不溃或溃久不敛等。

【方剂举隅】 **牡蛎散**（《和剂局方》）

药物组成：黄芪、麻黄根、牡蛎、浮小麦。

功能与主治：敛阴止汗，益气固表。适用于体虚自汗、盗汗证。常自汗出，夜卧更甚，心悸惊惕，短气烦倦，舌淡红，脉细弱。

【成药例证】 **复芪止汗颗粒**（《临床用药须知中药成方制剂卷》2020 年版）

药物组成：黄芪、党参、炒白术、五味子（蒸）、麻黄根、煅牡蛎。

功能与主治：益气，固表，敛汗。用于气虚不固，多汗，倦怠，乏力。

【用法与用量】 3～9g。外用适量，研粉撒扑。

【注意】 麻黄根收敛固涩之性强，功专止汗，故有表邪者不宜使用。

【本草摘要】

1.《名医别录》　“止汗，夏月杂粉扑之。”

2.《本草纲目》　“麻黄发汗之气，驶不能御，而根节止汗，效如影响，物理之妙，不可测度如此。风湿、伤风、风温、气虚、血虚、阴虚、脾虚、胃热、痰饮、中暑、亡阳、柔痓之诸证自汗，皆可随证加而用之。当归六黄汤加麻黄根治盗汗尤捷。盖其性能行周身肌表，故能引诸药外至卫分而固腠理也。”

3.《本草正义》 “是故根收束之本性，则不特不能发汗，而并能使外发之汗敛而不出，此则麻黄根所以有止汗之功力，投之辄效者也。”

【化学成分】 主要含生物碱类成分：麻黄根碱A、B、C、D，麻根素（即1-酪氨酸甜菜碱）等；黄酮类成分：麻黄宁A、B、C、D，麻黄酚等。

浮小麦
Fuxiaomai

本品为禾本科植物小麦 *Triticum aestivum* L. 的干燥轻浮瘪瘦果实。全国各地均产。麦收后选取轻浮瘪瘦的及未脱净皮的麦粒，晒干。以粒均匀、轻浮者为佳。

【性味与归经】 甘、咸，凉。归心经。

【功能与主治】 益气，止汗，除热。用于自汗，盗汗，阴虚发热，骨蒸劳热。

【效用分析】 浮小麦味甘性凉，其质轻浮，气味俱薄，主入心经，能益心气，敛心液，善于走表而实腠理，固皮毛，为固表、养心、敛汗之佳品。盖汗为心液，养心退热，津液不为火扰，则盗汗自汗可止。

浮小麦甘凉并济，能益气阴，敛浮火，除虚热。故又可用于阴虚发热、骨蒸劳热等证。

总之，浮小麦之功重在敛汗液、益心气、除虚热。其固表敛汗作用与其入心经、益心气、除虚热的功效是密不可分的，故《本经逢原》云：“浮麦，能敛盗汗，取其散皮腠之热也。”

【配伍应用】

1. 浮小麦配麻黄根 浮小麦甘咸性凉，甘能益气，凉可除热，入心经，敛心之液，养心退热，故其能益气除热，固表止汗。麻黄根甘涩性平，入肺经，专于收敛固表止汗。二药伍用，相互促进，共奏益气养心，清热除烦，固表止汗之功，适用于体虚多汗，自汗不止及阴虚盗汗有热等症。

2. 浮小麦配黄芪 浮小麦甘凉，入心经，甘凉益气，清热除烦，养心退热而止汗；黄芪甘温补益，益肺脾，扶正气，固卫表，阖腠理而止汗。二药伍用，发挥益气固表，养心清热而止汗的作用，适用于诸虚劳损、卫气不固、腠理不密之表虚自汗诸症。

【鉴别应用】 浮小麦与麻黄根 二者同为固表止汗药，能固肌表，阖腠理，配伍使用，可协同止汗，用治气虚自汗，阴虚盗汗等证。浮小麦味甘性凉，益气除热而止汗，盖养心退热，津液不为火扰，则盗汗、自汗可止，具有扶正祛邪之意；又可用于劳热骨蒸。而麻黄根甘涩而平，敛肺止汗作用较强，为临床止汗专品；只有收敛之性，不具扶正之功，故只用于止汗。

【方剂举隅】 牡蛎散（《和剂局方》）

药物组成：黄芪、麻黄根、牡蛎、浮小麦。

功能与主治：敛阴止汗，益气固表。适用于体虚自汗、盗汗证。常自汗出，夜卧更甚，心悸惊惕，短气烦倦，舌淡红，脉细弱。

【成药例证】

1. 更年安片（《临床用药须知中药成方制剂卷》2020年版）

药物组成：地黄、泽泻、麦冬、熟地黄、玄参、茯苓、仙茅、磁石、牡丹皮、珍珠母、五味子、首乌藤、制何首乌、浮小麦、钩藤。

功能与主治：滋阴清热，除烦安神。用于肾阴虚所致的绝经前后诸症，症见烘热出汗、眩晕耳鸣、手足心热、烦躁不安；更年期综合征见上述证候者。

2. 夜宁糖浆（颗粒）（《临床用药须知中药成方制剂卷》2020年版）

药物组成：合欢皮、灵芝、首乌藤、大枣、女贞子、甘草、浮小麦。

功能与主治：养血安神。用于心血不足所致的失眠、多梦、头晕、乏力；神经衰弱见上述证候者。

【用法与用量】 6～12g。

【注意】 浮小麦对于表邪未尽而汗出者不宜使用。

【本草摘要】

1.《本草纲目》 “益气除热，止自汗盗汗，骨蒸劳热，妇人劳热。”

2.《本草备要》 “水淘浮起者。咸，凉。止虚汗盗汗，劳热骨蒸。汗为心液，麦为心谷。浮者无肉，故能凉心。麦麸同功。”

3.《本草害利》 “浮小麦涩敛、凉心，止虚汗盗汗，治骨蒸劳热。麸皮与浮麦同性，止汗之功稍逊。”

糯稻根
Nuodaogen

本品为禾本科植物糯稻 *Oryza sativa* L. var. *glutinosa* Matsum. 的干燥根和茎基。我国各地均产。秋季采挖，洗净，晒干。以根长、体轻、质软、色黄棕者为佳。

【性味与归经】 甘，平。归肺、胃、肾经。

【功能与主治】 固表止汗，退虚热，益胃生津。用于自汗，盗汗，阴虚发热，病后虚热，咽干口渴。

【效用分析】 糯稻根味甘性平，主入肺、胃、肾经。入肺经而能行肌表、固腠理、闭毛窍，止汗出，故自汗、盗汗均可用之。糯稻根甘凉清淡，清退虚热而不苦泄，故又能退虚热。入胃经可益胃生津，故可用于病后虚热，咽干口渴。

【配伍应用】

1. 糯稻根配黄芪 糯稻根甘平，功能固表止汗，退虚热；黄芪甘温，补益肺脾，益卫固表。两药伍用，能益卫固表，适用于表虚自汗。

2. 糯稻根配大枣 糯稻根味甘性平，主入肺胃肾经，能敛阴液，故有较好的固表止汗之功，同时还可益胃生津；大枣甘温，药性平和，入脾胃善补中益气，化生营血。两药伍用，既能补气固表止汗，又能化生营阴，充盈血脉，使因汗出过多而损失的津液得以补充，临床上两药合用，常用于治疗虚汗等证。

【鉴别应用】 **糯稻根与浮小麦** 二药均具有敛汗、除蒸的作用，用于自汗、盗汗和骨蒸劳热等证。但糯稻根还有益胃生津作用，可用于病后阴虚口渴。浮小麦还兼有益气作用。

【成药例证】 **虚汗停颗粒**（《临床用药须知中药成方制剂卷》2020年版）

药物组成：黄芪、大枣、浮小麦、糯稻根、牡蛎（煅）。

功能与主治：益气养阴，固表敛汗。用于气阴不足所致的自汗、盗汗及小儿盗汗。

【用法与用量】 30～60g。

【本草摘要】

1.《神农本草经》 “主益气，咳逆上气，劳伤羸瘦，补不足，强阴，益男子精。”

2.《医林纂要》 “宁神，除烦渴，止吐衄，安梦寐。”

【化学成分】 主要含黄酮、糖类、氨基酸等。

二、敛肺涩肠药

本类药物酸涩收敛，主入肺或大肠经。分别具有收敛肺气、止咳平喘和固涩大肠、止泻止痢作用。前者主要用于咳喘久治不愈，动则气促喘乏，肺虚喘咳之证，或肺肾两虚，摄纳无权，呼多吸少的虚喘证。后者主要用于脾肾虚寒，久泻久痢，肠滑不禁，腹痛喜温喜按，舌淡苔白等症。部分药物还能固崩止带，涩精止遗，可用于崩漏下血、带下、遗精、遗尿等。有些药物还兼能清肺泻火或滋阴润燥，还可用治痰火郁肺，气逆喘咳及阴虚劳嗽等证。本类药酸涩收敛，有敛邪之弊。敛肺止咳之品，对痰浊壅肺所致的咳喘及咳嗽初起不宜使用；涩肠止泻之品，对泻痢初起，邪气方盛，湿热泻痢或伤食腹泻者不宜使用。

临床常用的敛肺涩肠药有五味子、乌梅、五倍子、罂粟壳、诃子、石榴皮、肉豆蔻、赤石脂、禹余粮等。

五味子
Wuweizi

本品为木兰科植物五味子 *Schisandra chinensis* (Turcz.) Baill. 的干燥成熟果实。习称“北五味子”。主产于辽宁、吉林。秋季果实成熟时采摘，晒干或蒸后晒干，除去果梗及杂质。用时捣碎。以粒大、色红、肉厚、有光泽、显油润者为佳。

【炮制】 **醋五味子** 取净五味子，加米醋蒸至黑色。用时捣碎。

【性味与归经】 酸、甘，温。归肺、心、肾经。

【功能与主治】 收敛固涩，益气生津，补肾宁心。用于久嗽虚喘，梦遗滑精，遗尿尿频，久泻不止，自汗盗汗，津伤口渴，内热消渴，心悸失眠。

【效用分析】 五味子酸能收敛，甘能补益，咸能滋肾；其性虽温而不热不燥。上能敛肺气，下能滋肾阴，而收止咳平喘之功，用治肺虚咳嗽或肺肾两虚久嗽虚喘诸证。

五味子甘以益气，酸能生津，有较好的益气生津止渴功效，可用于治疗气虚伤津所引起的口渴、内热消渴等症。

五味子味酸，敛汗之力甚强，既能益气固表、敛肺止汗，又能滋阴生津、敛汗止汗。常用于治疗体虚自汗、盗汗等病症。

五味子又入心、肾二经，酸涩性温，能补肾涩精止遗，涩肠止泻固脱，可用于治疗遗精、滑精、遗尿、尿频以及久泄不止等滑脱不固之症。同时，五味子能收敛心气，滋肾补阴，宁心而安神，用于阴血亏虚，心神失养或心肾不交之心悸、失眠、多梦等病症。

【配伍应用】 **五味子配细辛** 五味子酸涩收敛，敛肺止咳；细辛辛温发散，宣肺散邪，温肺化饮。二药伍用，以细辛之辛散，制五味子之酸敛；五味子之酸敛，又制细辛之辛散。相互参合，一散一敛，一开一阖，相互制约，相互促进，散邪而不耗气，敛肺而不留邪，止咳平喘甚妙。适用于素有宿饮，复感风寒之咳嗽喘急，痰多稀白者，或寒饮咳喘诸症；肺肾两虚，久咳虚喘亦能应用。临证具体应用时，可视病证之初久，邪气之多寡，合理调整二者比例。大抵如前人所述“新咳多用细辛，久咳多用五味子”。

【鉴别应用】

1. 生五味子、醋五味子、蜜五味子与酒五味子 四者为五味子的不同炮制品种，由于炮制方法不同，作用亦各有偏重。生五味子以敛肺止咳，止汗，生津为主，多用于久嗽虚喘，自汗盗汗，津伤口渴，内热消渴。醋五味子增强其酸涩收敛之性，涩精止泻作用更强，多用于梦遗滑精，遗尿尿频，久泻不止。蜜五味子补益肺肾作用增强，多用于久咳虚喘。酒五味子增强益肾固精作用，多用于肾虚梦遗滑精。

2. 北五味子与南五味子 五味子有北五味子、南五味子之分，前者为木兰科植物五味子的成熟果实，主产于辽宁、黑龙江等地，习称“北五味子”。后者为华中五味子的成熟果实，主产于陕西、湖北、山西等地，习称“南五味子”。二者性味、功效、主治相似。北五味子具有敛肺滋肾，益气生津，涩精止泻，宁心安神的作用，主要适用于肺虚久咳，痰中带血，五更泄泻，肾虚汗出，心悸失眠等。《本草蒙筌》言：“南北各有所长，藏留切勿相混。风寒咳嗽南五味为奇，虚损劳伤北五味最妙。”临床适应病证也大致相同。但一般认为产于辽宁的北五味子质量更佳，疗效更好。

3. 五味子与麻黄根 二药均具有敛肺止汗的作用，治疗自汗、盗汗，常配伍应用。但五味子酸，甘，温，还具有敛肺滋肾，生津止渴，涩精止泻，宁心安神的作用，用于久咳虚喘，津伤口渴及消渴，遗精滑精，久泻不止，心悸，失眠，多梦等症，其效用广泛。麻黄根性平味甘涩，能敛肺止汗，为临床止汗专品。

4. 五味子与人参 两者均能用治肺肾两虚之喘咳。然五味子味酸收敛，敛肺气、滋肾水而治肺虚喘咳及肺肾两虚之喘咳；人参味甘而主补，善补肺气，主治久病耗伤肺气，气短喘促或肺肾两虚，咳嗽虚喘。两者均能生津止渴用治热伤气阴，或阴虚内热所致的口渴多饮者；五味子酸能敛阴；而人参补益脾肺之气，助运化，输精微，布津液，使气旺津生。两药均有宁心安神之功，均可用治心肾不交，虚烦失眠，或心脾两虚，阴血亏耗导致心烦失眠等；五味子敛心气，滋肾补阴，有宁心安神之功；人参大补元气，益心气，宁心安神。此外，五味子还有敛汗、涩精、止泻的作用，可治自汗、盗汗、遗精及久泻等；五味子为敛肺滋肾，收敛固涩的要药，收敛之中又寓有滋补之义。而人参乃补气之第一要药，凡五脏之气虚皆可补之，为纯补之品。

5. 五味子与补骨脂 二药均有补肾涩精，涩肠止泻，纳气平喘的功能。用于肾虚精关不固之遗精、滑精及脾肾虚寒久泻不止，久咳虚喘等。但五味子酸甘，敛肺滋肾，收敛固涩，补中有涩，可广泛应用于各种正气虚弱所致自汗、盗汗、遗尿等滑脱之症；尚能益气生津止渴，宁心安神，可用气虚伤津所引起的体倦乏力，表虚多汗、津伤口渴等症；以及心神失养或心肾不交的心悸、失眠、多梦等病症。而补骨脂辛、苦，温，以温补肾阳为其功能特点，有温补命门，补肾强腰，壮阳固精缩尿之效，多用于肾阳不足，命门火衰，腰膝冷痛，阳痿，尿频等症。

6. 五味子与酸枣仁 两药均具有酸收敛汗、生津止渴的功能，对于自汗、盗汗及津亏口渴之证，均可应用。五味子益肾敛气以安神志，酸枣仁补肝养血以安神，故对于阴血不足之心神不安，心悸失眠之证，又可协同应用。然五味子之用更为广泛，又能固肾止遗、敛肺止咳、涩肠止泻，可用于肾虚不固的遗精、滑精、遗尿、尿频，肺虚或肺肾两虚的虚喘久咳，以及久泄不止等。

7. 五味子与白果 两者均能敛肺以治咳喘。然白果以敛肺化痰定喘为主，且主要适用于喘嗽痰多之证；五味子以敛肺止咳为主，且性偏温，适用于肺虚久咳或肺肾两虚之久嗽虚喘。又均能缩尿止遗，然白果善收敛止带浊，可用于带下白浊之证；五味子固下而滋肾水，多用于肾虚失固之遗精、尿频及五更泄泻。此外，五味子还能生津止渴、宁心安神，用治气阴两伤之烦渴多汗，心烦失眠之症。

【方剂举隅】

1. 四神丸（《内科摘要》）

药物组成：补骨脂、肉豆蔻、五味子、吴茱萸、生姜、大枣。

功能与主治：温肾暖脾，固肠止泻。适用于脾肾阳虚之久肾泄证。五更泄泻，不思饮食，食不消化，或久泻不愈，腹痛喜温，腰酸肢冷，神疲乏力，舌淡苔薄白，脉沉迟无力。

2. 都气丸（《症因脉治》）

药物组成：熟地黄、山茱萸、干山药、泽泻、茯苓、丹皮、五味子。

功能与主治：滋肾纳气。适用于肺肾两虚证。咳嗽气喘，呃逆滑精，腰痛。

3. 生脉散（《医学启源》）

药物组成：人参、麦冬、五味子。

功能与主治：益气生津，敛阴止汗。适用于：①温热、暑热，耗气伤阴证。汗多神疲，体倦乏力，气短懒言，咽干口渴，舌干红少苔，脉虚数。②久咳伤肺，气阴两虚证。干咳少痰，短气自汗，口干舌燥，脉虚细。

4. 苓甘五味姜辛汤(《金匮要略》)

药物组成：茯苓、干姜、甘草、五味子、细辛。

功能与主治：温肺化饮。适用于寒饮咳嗽。症见咳痰量多，清稀色白，或喜唾涎沫，胸满不舒，舌苔白滑，脉弦滑。

【成药例证】

1. 生脉饮(胶囊)(《临床用药须知中药成方制剂卷》2020 年版)

药物组成：红参、麦冬、五味子。

功能与主治：益气复脉，养阴生津。用于气阴两亏，心悸气短，脉微自汗。

2. 止咳宝片(《临床用药须知中药成方制剂卷》2020 年版)

药物组成：紫菀、桔梗、百部、陈皮、荆芥、甘草、前胡、橘红、枳壳、五味子、干姜、罂粟壳浸膏、氯化铵、薄荷素油。

功能与主治：宣肺祛痰，止咳平喘。用于外感风寒所致的咳嗽、痰多清稀、咳甚而喘；慢性气管炎、上呼吸道感染见上述证候者。

3. 风寒咳嗽颗粒(丸、冲剂)(《临床用药须知中药成方制剂卷》2020 年版)

药物组成：陈皮、生姜、法半夏、青皮、苦杏仁、麻黄、紫苏叶、五味子、桑白皮、炙甘草。

功能与主治：宣肺散寒，祛痰止咳。用于外感风寒、肺气不宣所致的咳喘，症见头痛鼻塞，痰多咳嗽，胸闷气喘。

4. 安神补心丸(胶囊、颗粒)(《临床用药须知中药成方制剂卷》2020 年版)

药物组成：丹参、五味子(蒸)、石菖蒲、安神膏。

功能与主治：养心安神。用于心血不足，虚火内扰所致的心悸失眠，头晕耳鸣。

5. 护肝片(《临床用药须知中药成方制剂卷》2020 年版)

药物组成：柴胡、茵陈、板蓝根、五味子、猪胆粉、绿豆。

功能与主治：疏肝理气、健脾消食。具有降低转氨酶作用。用于慢性肝炎及早期肝硬化。

6. 参芪五味子片(《临床用药须知中药成方制剂卷》2020 年版)

药物组成：南五味子、党参、黄芪、酸枣仁(炒)。

功能与主治：健脾益气，宁心安神。用于气血不足，心脾两虚所致的失眠、多梦、健忘、乏力、心悸、气短、自汗。

【用法与用量】 2～6g。

【注意】 本品酸能收敛留邪，凡表邪未解，内有实热，咳嗽初起，麻疹初期，均不宜用。

【本草摘要】

1.《神农本草经》 “味酸温，主益气，咳逆上气，劳伤羸瘦，补不足，强阴，益男子精。”

2.《本草备要》 “性温，五味俱全，酸咸为多，故专收敛肺气而滋肾水，益气生津，补虚明目，强阴涩精，退热敛汗，止呕住泻，宁嗽定喘，除烦渴。”

3.《医林纂要》 “宁神，除烦渴，止吐衄，安梦寐。”

【药理毒理】 本品具有保肝、镇静、保护心肌等作用。

1. 保肝作用 北五味子木脂素 25、50mg/kg 灌胃 15 天，能明显降低 50%乙醇诱导的急性肝损伤小鼠血清 ALT、AST 及甘油三酯，使肝组织 MDA 含量和 NOS 活性显著下降，并改善肝细胞水肿、坏死、中央静脉充血等病理损伤[1]。五味子多糖 100、200、400mg/kg 灌胃 1 周，可改善四氯化碳诱导的大鼠肝损伤，在电镜下发现四氯化碳引起的肝脏组织气球样变、脂肪变性、炎症浸润、肌线粒体肿胀的超微结构得到明显修复[2]。五味子多糖 200、100、50mg/kg 灌胃 10 天，能显著降低四氯化碳所致肝损伤小鼠血清 AST、ALT、TNF-α、IL-6 含量[3]。五味子甲素、五味子醇甲能降低四氯化碳所致肝损伤小鼠血清 ALT、AST、MDA、肝指数，升高 SOD 水平，具有抗四氯化碳肝损伤作用[4]。

2. 镇静、催眠、抗惊厥、抗抑郁作用 五味子水提物 12g/kg 连续灌胃 7 天，可以显著缩短小鼠睡眠潜伏期[5]。五味子生品、酒制品和醋制品水煎液 25g/kg 剂量连续灌胃 10 天，均可延长戊巴比妥钠对小鼠镇静催眠作用时间，且酒制及醋制品作用强于生品。五味子醇甲腹腔注射，可延长戊巴比妥钠诱导的小鼠睡眠时间，减少小鼠自发活动，并可对抗电休克、戊四唑、烟碱及北美黄连碱引起的强直性惊厥，抑制由电刺激及单居引起的小鼠激怒行为。五味子醇提取物可增加阈下剂量戊巴比妥钠致小鼠入睡只数，水提组醇提组可以明显延长阈上剂量戊巴比妥钠致小鼠睡眠时间[6]。

3. 抗氧化、延缓衰老作用 五味子酚 30、100mg/kg 腹腔注射 3 天以上，可明显改善东莨菪碱诱导的痴呆小鼠学习记忆能力，提高脑组织中超氧化物歧化酶和谷胱甘肽氧化物酶的活性，降低 MDA 含量，改善抗氧化能力[7]。五味子总木脂素 35、70、140mg/kg 灌胃 10 周，可有效提高 D-半乳糖诱导的衰老小鼠学习、记忆成绩，同时抑制脑组织衰老[8]。

4. 保护心肌作用 五味子醇提物 2g/kg 腹腔注射大鼠，可降低垂体后叶素导致的急性心肌缺血损伤，改善心电图 T 波异常。五味子多糖 25、50、100mg/kg 连续灌胃 14 天，能降低异丙肾上腺素诱导的心室重构大鼠的 HW/BW 和 LVI，减少羟脯氨酸含量，降低心肌组织中Ⅰ型和Ⅲ型胶原含量，抑制 TGF-β_1 在心肌组织中的表达和心室重构[9]。五味子甲素和五味子酯甲分别以 40μmol/kg 尾静脉注射，可显著调节心肌缺血再灌注导致的小鼠 LVSP、LVEDP、dp/dt_{max} 的异常，降低心律失常，明显减小梗死面积，抑制 MDA 释放，增强 SOD 活性，降低心肌细胞凋亡，抑制 caspase-3 的活性。此外，五味子甲素和五味子酯甲还可以显著减少过氧化氢引起的乳鼠心肌细胞凋亡[10]。五味子乙素 40mg/kg 灌胃能升高主动脉弓缩窄术造模心肌肥厚小鼠左心室射血分数及缩短分数，降低心重/体重、室间隔厚度、左心室内径、心肌横截面积及心肌组织炎症因子含量[11]。

5. 抗糖尿病作用 五味子油 1mg/kg 连续灌胃 6 周，可显著降低链脲佐菌素联合高脂饲料诱导的 2 型糖尿病大鼠血糖水平，促进胰岛素分泌，显著提高胰岛素敏感指数，减轻胰腺病理学改变，提高胰腺组织胰岛素和 PDX-1 mRNA 表达[12]。五味子油 0.5、1mg/kg 连续灌胃 6 周，可降低链脲佐菌素诱导的大鼠 2 型糖尿病空腹血糖、胰岛素水平，升高 HDL 的含量，降低血中 TG、LDH、TC，降低稳态胰岛素评价指数，有效改善胰岛素抵抗[13]。此外，五味子的提取物可抑制 PTP1B 和α-葡萄糖苷酶的活性[14]。

6. 抗缺血性脑损伤作用 五味子总木脂素 25、50、100mg/kg 灌胃 2 周，可显著改善模型大鼠脑缺血，减小脑梗死面积，降低缺血区坏死神经细胞数量，提高 Bcl-2 蛋白及 p-AKT 表达，下调 Bax 蛋白[15]。

7. 抗肿瘤作用 五味子乙素 200mg/kg 连续灌胃 7 天，可明显抑制胶质瘤大鼠瘤体的生长[16]。此外，五味子木脂素可通过下调 Bcl-2 的表达和分泌，引起 SHG-44 胶质瘤神经球细胞凋亡[17]。五味子甲素通过靶向抑制 EGFR-SRC 信号通路，减少黏着斑相关蛋白 p-Y397 FAK 和 p-Y181 Paxillin 表达，抑制胰腺癌 PANC-1 细胞增殖、迁移和侵袭[18]。

8. 增强免疫作用 五味子粗多糖 100、200、400mg/kg 连续灌胃 4 天，对抗环磷酸胺诱导的小鼠免疫抑制，提高小鼠外周血白细胞数量，增加胸腺和脾脏重量。五味子粗多糖 100、200、400g/kg 连续灌胃 7 天，提高小鼠腹腔巨噬细胞的吞噬百分率和吞噬指数，促进溶血空斑形成，提高溶血素水平，促进淋巴细胞转化。

9. 其他作用 五味子甲素 80、40、20mg/kg 可改善三硝基苯磺酸诱导的溃疡性结肠炎小鼠症状，延长溃疡性结肠炎小鼠结肠转运时间，显著降低结肠中髓过氧化物酶（MPO）、一氧化氮合成酶（TNOS）活性，升高 SOD 活性，并降低 MDA、NO、IL-6 及 TNF-α水平，对三硝基苯磺酸诱导的小鼠溃疡性结肠炎有治疗作用，改善小鼠结肠组织病理损伤[19]。五味子醇提液 5mg/kg 能够降低糖尿病肾病小鼠血糖、24 小时尿微量白蛋白和 MDA 水平，改善肾组织病理损伤，上调 Nrf2、HO-1 及其下游靶基因表达[20]。此外，五味子还具有抗骨质疏松[21]、抑菌[22]等作用。

10. 毒理研究 五味子干燥果实 80%乙醇提取物对小鼠进行毒理试验。结果显示，46.4g/kg 剂量组 10 只小鼠 24 小时内全部死亡，21.9g/kg 剂量组 24 小时内死亡 8 只；10.0g/kg 剂量组小鼠灌胃后出现精神萎靡、活动量减少，行动迟缓，无死亡；4.64g/kg 剂量组仅有活动量减少，无其他症状；2.19g/kg 剂量组无异常表现；其 LD_{50} 分别为：雄 14.67g/kg 和雌 19.96g/kg。

附：南五味子

本品为木兰科植物华中五味子 *Schisandra sphenanthera* Rehd. et Wils. 的干燥成熟果实。性味酸、甘，温。归肺、心、肾经。功能收敛固涩，益气生津，补肾宁心。用于久嗽虚喘，梦遗滑精，遗尿尿频，久泻不止，自汗盗汗，津伤口渴，内热消渴，心悸失眠。用量 2～6g。

【参考文献】 ［1］王春梅，李贺，李生，等. 北五味子木脂素对小鼠酒精性肝损伤的保护作用. 食品科学，2014，35（13）：262-265.

［2］许珂玉，柳春. 五味子多糖对 CCl_4 诱导的肝损伤大鼠亚细胞水平的保护作用. 中国老年学杂志，2011，31（8）：1352-1354.

［3］孙雨薇. 五味子多糖对小鼠肝损伤的保护作用. 医学食疗与健康，2019（18）：47，50.

［4］王陈萍，宣东平，陈霞，等. 五味子醇甲和五味子甲素对四氯化碳所致小鼠急性肝损伤的保护作用及机制. 中国临床药理学杂志，2019，35（8）：791-794.

［5］胡文婷，李廷利，朱蕾，等. 刺五加与五味子合用对小鼠镇静催眠作用的研究. 中药药理与临床，2012，27（6）：66-68.

［6］曹佳红，贾占荣，杨若聪，等. 北五味子醇提取物和水提取物的镇静催眠作用比较. 中医学报，2017，32（10）：1943-1946.

［7］周世月，邓之荣，谭琳，等. 五味子酚对东莨菪碱诱导的痴呆小鼠学习记忆损伤的保护作用. 中国药学杂志，2014，49（23）：2088-2091.

［8］于春艳，于春荣，李贺，等. 北五味子总木脂素减轻内质

网途径凋亡延缓小鼠脑衰老．中国病理生理杂志，2014，30(11)：1967-1973.

［9］孙红霞，陈建光．北五味子多糖对异丙肾上腺素致大鼠心室重构的保护作用．北华大学学报：自然科学版，2015，16(1)：34-37.

［10］Chang R，Li Y，Yang X，et al．Protective role of deoxyschizandrin and schisantherin a against myocardial ischemia-reperfusion injury in rats．PloS one，2013，8(4)：e61590.

［11］许建江，许佳君，韩集波，等．五味子乙素对主动脉弓缩窄术诱导的小鼠心肌肥厚的作用研究．心电与循环，2020，39(3)：265-268，276.

［12］安丽萍，王英平，刘晓梅，等．五味子油对链脲佐菌素诱导的 2 型糖尿病大鼠的影响．中草药，2012，43(3)：552-556.

［13］刘馨，刘学政，李香华．五味子油对 2 型糖尿病大鼠胰岛素抵抗的影响．中国生化药物杂志，2012，33(5)：612-614.

［14］Fang L，Cao J，Duan L，et al．Protein tyrosine phosphatase 1B(PTP1B) and α-glucosidase inhibitory activities of Schisandra chinensis(Turcz.) Baill. Journal of Functional Foods，2014，9：264-270.

［15］姜恩平，王帅群，王卓，等．北五味子总木脂素对脑缺血模型大鼠神经细胞凋亡及 p-AKT 表达的影响．中国中药杂志，2014，39(9)：1680-1684.

［16］刘晓阳，王立波，侯晓节，等．五味子乙素抑制胶质瘤生长的作用．中国老年学杂志，2013，17(33)：4176-4177.

［17］齐玲，金宏，赵东海，等．五味子木脂素诱导胶质瘤神经球细胞凋亡的机制研究．中国药学杂志，2014，49(2)：113-116.

［18］沈伊依，曾智锐，雷珊，薛燕，江建新．五味子甲素抑制胰腺癌 PANC-1 细胞迁移和侵袭及其机制探讨．肿瘤，2019，39(10)：775-783.

［19］梁晗业，徐志立，陶小军，等．五味子甲素对小鼠溃疡性结肠炎的治疗作用．中药药理与临床，2017，33(3)：38-42.

［20］董奥，谭小月，孔琪，等．五味子醇提液对糖尿病肾病小鼠氧化应激的保护作用及机制研究．中草药，2019，50(24)：6038-6044.

［21］李艳，董佳梓，贾朝娟，等．五味子对去卵巢致骨质疏松大鼠胫骨护骨素，核因子-κB 受体活化因子配体蛋白表达的影响．中医杂志，2010，51(11)：1028-1030.

［22］李斌，孟宪军，薛雪，等．北五味子乙素清除自由基及体外抑菌作用的研究．食品科学，2011，32(5)：79-82.

乌　梅
Wumei

本品为蔷薇科植物梅 *Prunus mume*(Sieb.) Sieb.et Zucc. 的干燥近成熟果实。主产于四川、浙江、福建。夏季果实近成熟时采收，低温烘干后闷至色变黑。以个大、肉厚、色黑、味极酸者为佳。

【炮制】 **乌梅肉**　取净乌梅，水润使软或蒸软，去核。

乌梅炭　取净乌梅，炒至皮肉鼓起，表面焦黑色。

【性味与归经】 酸、涩，平。归肝、脾、肺、大肠经。

【功能与主治】 敛肺，涩肠，生津，安蛔。用于肺虚久咳，久泻久痢，虚热消渴，蛔厥呕吐腹痛。

【效用分析】 乌梅味酸而涩，上入肺经能敛肺止咳，下入大肠经能涩肠止泻。故可用于肺虚久咳或干咳无痰以及正气虚弱之久泻久痢。

乌梅味酸性平，善能生津液，止烦渴，又可用于虚热消渴、烦热口渴等病症。乌梅味极酸，因“蛔得酸则安”，故可安蛔止痛，和胃止呕，用于治疗蛔虫所致的蛔厥腹痛、呕吐等病症。

此外，乌梅炒炭后善能收敛止血，固冲止漏。《本草求原》曰其“治溲血，下血，诸血证。”临床上多用于治疗身体下部的出血证，对于妇人崩漏不止以及便血、尿血等均可配伍其他止血药物应用。

【配伍应用】

1. 乌梅配甘草　乌梅味酸而涩，其性收敛，善于敛肺止咳，同时酸能生津，可生津止渴；甘草味甘质润，性质平和，归肺经，补益肺气，润肺止咳。两药合用，甘酸化阴，既能生津止渴，又能润肺脏、敛肺气、止咳嗽，可用于虚热消渴，干咳久咳等症。

2. 乌梅配黄连　乌梅味酸，能涩肠止泻，和胃生津，安蛔止痛；黄连味苦性寒，入肝、胃二经，苦能燥湿，寒能清热，擅除脾胃大肠湿热，为治湿热泻痢的要药，亦可清中焦湿火郁结，制酸止呕。二药配伍，酸苦并用，清热燥湿而不伤阴，生津涩肠而不留邪，共奏清热泻火，燥湿固肠，解毒止痢之功；同时使蛔得酸则安，得苦则下；可用于久泻久痢，湿热未尽，阴液已伤者或身热吐蛔者。

【鉴别应用】

1. 生乌梅、乌梅肉、醋制乌梅与乌梅炭　临床上生津止渴、敛肺止咳用生乌梅或乌梅肉。酸味入肝，且蛔得酸则伏，醋制后，乌梅的酸味有增无减，因此和胃安蛔、敛肝养肝宜用醋制乌梅。炒炭后，乌梅涩性增强，更适宜涩肠止泻、固崩止血，可治疗久泻久痢、崩漏下血等。

2. 乌梅与五味子　二药均味酸，具有敛肺止咳，涩肠止泻，生津止渴之功。用于肺虚久咳，久泻久痢，津伤口渴，虚热消渴等症常配伍运用。但乌梅味极酸，善于安蛔止痛，和胃止呕，可用于蛔厥腹痛，呕吐等症；并能收敛止血，用于崩漏、便血、尿血等。五味子酸、甘，温，尚能滋肾固精，敛汗益气，宁心安神，又可用于肺肾两虚之咳喘，肾虚遗精滑精，体虚自汗盗汗以及心神不安之心悸、失眠、多梦等。

【方剂举隅】

1. 乌梅丸（《伤寒论》）

药物组成：乌梅、细辛、桂枝、炮附子、人参、黄柏、黄连、干姜、川椒、当归。

功能与主治：温脏安蛔。适用于蛔厥证。脘腹阵痛，烦闷呕吐，时发时止，得食则吐，甚则吐蛔，手足厥冷；或久痢久泻。

2. 九仙散（《卫生宝鉴》）

药物组成：人参、款冬花、桑白皮、桔梗、五味子、阿胶、乌梅、贝母、罂粟壳。

功能与主治：敛肺止咳，益气养阴。适用于久咳肺虚证。久咳不已，咳甚则气喘自汗，痰少而黏，脉虚数。

【成药例证】

1. 小儿泻速停颗粒（《临床用药须知中药成方制剂卷》2020年版）

药物组成：地锦草、茯苓、儿茶、乌梅、焦山楂、白芍、甘草。

功能与主治：清热利湿，健脾止泻，缓急止痛。用于小儿湿热蕴遏大肠所致的泄泻，症见大便稀薄如水样、腹痛、纳差；小儿秋季腹泻及迁延性、慢性腹泻见上述证候者。

2. 固肠止泻丸（结肠炎丸）（《临床用药须知中药成方制剂卷》2020年版）

药物组成：乌梅（或乌梅肉）、黄连、罂粟壳、干姜、木香、延胡索。

功能与主治：调和肝脾，涩肠止痛。用于肝脾不和所致的泄泻，症见腹痛腹泻、两胁胀满；慢性结肠炎见上述证候者。

3. 小儿康颗粒（《临床用药须知中药成方制剂卷》2020年版）

药物组成：太子参、白术、茯苓、山楂、葫芦茶、麦芽、白芍、乌梅、榧子、槟榔、蝉蜕、陈皮。

功能与主治：健脾开胃，消食化滞，驱虫止痛。用于脾胃虚弱，食滞内停所致的腹泻、虫积，症见食滞纳少、烦躁不安、精神疲倦、脘腹胀满、面色萎黄、大便稀溏。

【用法与用量】6～12g。

【注意】本品性收敛，故外有表证，或内有实热积滞者不宜使用。

【本草摘要】

1.《神农本草经》“味酸，平。主下气，除热烦满，安心，止肢体痛，偏枯不仁，死肌，去青黑痔，蚀恶肉。”

2.《本草纲目》“敛肺涩肠，止久嗽泻痢，反胃噎膈，蛔厥吐利，消肿涌痰，杀虫，又治泻痢烦渴，霍乱吐下，下血血崩。”

3.《本草求真》“乌梅酸涩而温，……入肺则收，入肠则涩，入筋与骨则软，入虫则伏，入于死肌、恶肉、恶痣则除，刺入肉中则拔……痈毒可敷，中风牙关紧闭可开，蛔虫上攻眩仆可治，口渴可止。宁不为酸涩收敛止一验乎。”

【化学成分】主要含机酸类成分：枸橼酸，苹果酸，草酸，琥珀酸，延胡索酸，酒石酸，绿原酸，新绿原酸等；萜类成分：熊果酸等；黄酮类成分：芦丁，鼠李素-3-*O*-鼠李糖苷，山柰酚-3-*O*-鼠李糖苷；甾醇类成分：菜油甾醇，豆甾醇，胆甾醇等。

中国药典规定本品含枸橼酸（$C_6H_8O_7$）不得少于12.0%，乌梅炭不得少于6.0%。

【药理毒理】本品具有调节平滑肌、镇咳、止泻、止血等作用。

1. 对平滑肌的作用 乌梅水煎液在小于0.3g/ml的浓度时，可抑制豚鼠胆囊肌条收缩。当累积浓度至1、2g/ml时，则表现为先抑制后兴奋的双向性反应。乌梅水煎液对膀胱平滑肌也有影响，其累积浓度至1、2g/ml时可增强豚鼠离体膀胱逼尿肌肌条张力，增加收缩频率和收缩波平均振幅。

2. 镇咳作用 乌梅镇咳的有效入药部位是核壳和种仁，其水煎液10g/kg预先灌胃7天，可减少浓氨水引咳小鼠的咳嗽次数。

3. 止泻作用 乌梅果肉水煎液按5、10g/kg剂量预先灌胃给药7天，可对抗新斯的明所致的小鼠小肠运动亢进，灌胃4天，可对抗番泻叶所致小鼠腹泻，降低稀便率。

4. 止血作用 乌梅炭水煎液按15g/kg的剂量灌胃，可缩短小鼠凝血时间，而生乌梅水煎液对小鼠凝血时间无影响。

5. 抗菌作用 乌梅醇提物对蜡状芽孢杆菌、成团泛生菌、产气肠杆菌、假单胞菌、荧光假单胞菌、类芽孢杆菌等均有较强的抑菌作用，其中对类芽孢杆菌的最小抑菌浓度为2.5mg/ml[1]。乌梅乙醇提取液对李斯特菌具有抑菌作用，其最小抑菌浓度为0.625mg/ml，其抑菌机制为破坏李斯特菌的细胞膜系统，阻滞DNA的合成[2]。

6. 抑制黑色素作用　乌梅酸性成分提取物 6.25、12.5、25mg/ml 对紫外线照射处理的豚鼠涂抹，可明显降低豚鼠皮肤的平均光密度、积分光密度、黑色素细胞阳性率，并且皮肤黑色素细胞 NOS 表达明显减少，显示具有抑制黑色素的作用[3]。

7. 抗痛风作用　乌梅提取物 140mg/kg 灌胃 7 天，可降低氧嗪酸钾诱导的高尿酸小鼠血清、肝脏、尿中的尿酸，并抑制肝脏黄嘌呤氧化酶的活性[4]。

【参考文献】［1］刘梦茵，刘芳，周涛，等. 乌梅乙醇提取物抑菌作用及其抑菌成分分析. 食品科学，2011，32(17)：190-193.

［2］耿飞，王伟，周涛. 乌梅提取液对李斯特菌的抑菌机理. 食品科学，2011，32(15)：88-93.

［3］张理平，王英豪，张海燕，等. 乌梅抑制黑色素的机制. 福建中医药学报，2011，21(5)：12-14.

［4］Li TY，Li J，Su DX，et al. Hypouricemic effect of the methanol extract from Prunus mume fruit in mice. Pharmaceutical Biology，2012，50(11)：1423-1427.

五 倍 子
Wubeizi

本品为漆树科植物盐肤木 *Rhus chinensis* Mill.、青麸杨 *Rhus potaninii* Maxim.或红麸杨 *Rhus punjabensis* Stew.var.*sinica*(Diels) Rehd.et Wils. 叶上的虫瘿，主要由五倍子蚜 *Melaphis chinensis*(Bell) Baker 寄生而形成。主产于四川、贵州、陕西、河南、湖北。秋季采摘，置沸水中略煮或蒸至表面呈灰色，杀死蚜虫，取出，干燥。按外形不同，分为“肚倍”和“角倍”。以个大、完整、壁厚、色灰褐色者为佳。

【性味与归经】　酸、涩，寒。归肺、大肠、肾经。

【功能与主治】　敛肺降火，涩肠止泻，敛汗，止血，收湿敛疮。用于肺虚久咳，肺热痰嗽，久泻久痢，自汗盗汗，消渴，便血痔血，外伤出血，痈肿疮毒，皮肤湿烂。

【效用分析】　五倍子味酸涩，其性善敛，性寒清热，入于肺经。既能敛肺气，降肺火，又能化顽痰，止咳嗽。用于肺虚久咳以及肺热痰嗽较为适宜。

五倍子亦可敛肺固卫止汗，治盗汗和自汗。取其酸涩之性，入大肠经，能涩大肠，收滑脱，止泻痢，治泻痢不止、久泻便血等症。五倍子收涩之性还可固精止遗，可用治肾虚遗精滑精；兼能收敛止血，可用治崩漏下血、便血、尿血、鼻衄、牙龈出血、外伤出血等。

此外，五倍子酸性寒，能解热毒，除湿浊，敛疮疡。可用于热毒疮痈，头疮癣癞，湿疮风痒，牙疳，疮口不敛者。

【配伍应用】

1. 五倍子配地榆　五倍子味酸涩而性寒，其性收敛，长于收敛止血，并能清降火邪；地榆味苦沉降，酸涩收敛，微寒清热，为凉血止血之佳品，善治下焦血热的痔血、便血。两药伍用，可增强凉血收敛止血作用，同时，肺与大肠相表里，肺中浮热得清，大肠亦自清宁，故两药伍用，尤宜于便血，痔血。

2. 五倍子配茯苓　五倍子酸涩收敛，入大肠经，有涩肠止泻之功；茯苓甘平，甘则能补，淡则能利，长于健脾补中，渗湿止泻。两药配伍，一能健脾补中顾其本，一能涩肠止泻治其标，适用于脾虚湿盛，泻痢不止，久泻便血之症。

【鉴别应用】

1. 五倍子与五味子　两者不仅名称相似，且功用亦相近，均味酸收敛，有敛肺止咳、敛汗、涩精止遗、涩肠止泻的作用，都可用于肺虚久咳、自汗盗汗、遗精滑精、久泻不止等症。然五倍子性寒，又具清肺降火及收敛止血之功，可治肺虚久咳、肺热咳嗽、崩漏下血、便血、尿血及外伤出血等；其外用能解毒消肿、收湿敛疮，可治疮疡肿毒，皮肤湿烂等症。而五味子性温，滋肾益气、生津止渴、宁心安神，可治肺肾虚喘、津伤口渴及心悸失眠等证。概言之，五倍子与五味子的功能相近，但五倍子性偏寒，功专收敛，又能降火，而无滋养之功；五味子性偏温，酸敛之中，尚有滋养之性。

2. 五倍子与乌梅　二药均为收涩药，具有敛肺止咳，涩肠止泻之功，用于肺虚久咳及久泻、久痢。但五倍子酸涩收敛，性寒，寒能清热，既能敛肺止咳，又有清热降火，故既能用于肺虚久咳，又能用于肺热痰嗽，还具有固精止遗，敛汗止血之功，用于遗精滑精，自汗盗汗，崩漏下血或便血痔血。乌梅酸、涩，平，还具有安蛔止痛，生津止渴之功，用于蛔虫引起的腹痛、呕吐、四肢厥冷的蛔厥病证及虚热烦渴。

【方剂举隅】　固冲汤（《医学衷中参西录》）

药物组成：白术、黄芪、龙骨、牡蛎、山茱萸、杭芍、海螵蛸、茜草、棕边炭、五倍子。

功能与主治：固冲摄血，益气健脾。适用于脾肾亏虚，冲脉不固证。猝然血崩或月经过多，或漏下不止，色淡质稀，头晕肢冷，心悸气短，神疲乏力，腰膝酸软，舌淡，脉微弱。

【成药例证】

1. 痰咳净片(散)（《临床用药须知中药成方制剂卷》2020 年版）

药物组成：桔梗、远志、苦杏仁、冰片、五倍子、炙甘草、咖啡因。

功能与主治：通窍顺气，镇咳祛痰。用于痰浊阻肺所致的咳嗽，痰多，胸闷，气促，喘息；急、慢性支气管炎，咽喉炎，肺气肿见上述证候者。

2. 小儿健脾贴膏（《临床用药须知中药成方制剂卷》2020年版）

药物组成：吴茱萸、丁香、五倍子、磁石、麝香、冰片。

功能与主治：温中健脾，和胃止泻。用于脾胃虚寒所致的小儿消化不良，症见大便次数增多、内含不消化物。

【用法与用量】 3～6g。外用适量。

【注意】 外感风寒或肺有实热之咳嗽及积滞未清、湿热内蕴之泻痢不宜使用。

【本草摘要】

1.《本草拾遗》 “肠虚泻痢，为末熟汤服之。”

2.《本草纲目》 “敛肺降火，化痰饮，止咳嗽、消渴、盗汗、呕吐、失血、久痢……治眼赤湿烂，消肿毒、喉痹，敛溃疮金疮，收脱肛子肠坠下。”又“其味酸咸，能敛肺止血，化痰止渴收汗；其气寒，能散热毒疮肿；其性收，能除泻痢湿烂。”

3.《本草经疏》 “取其苦能杀虫，酸平能敛浮热，性燥能主风湿、疮痒脓水。”

【化学成分】 主要含鞣质：1，2，3，4，6-五-*O*-没食子酰基-β-D-葡萄糖，3-*O*-二没食子酰基-1，2，4，6-四-*O*-没食子酰基-β-D-葡萄糖等；脂肪酸类成分：癸酸，月桂酸，肉豆蔻酸，棕榈酸，硬脂酸，油脂，亚油酸；还含没食子酸等。

中国药典规定本品含鞣质不得少于50.0%；含鞣质以没食子酸（$C_7H_6O_5$）计，不得少于50.0%。

【药理毒理】 本品具有抗菌、抗突变等作用。

1. 抗菌作用 五倍子鞣质提取物对假丝酵母有抑制和杀灭作用，其最低抑菌浓度为10.76mg/ml，最低杀菌浓度为21.52mg/ml[1]。五倍子煎剂、水浸剂、鞣酸对远缘链球菌生长有抑制作用，抑菌作用随浓度增加而增强。

2. 抗突变作用 五倍子乙醇提取物在黄曲霉毒素B_1致V79细胞染色体畸变和突变实验中，在75～600μg/ml浓度范围内显示出明显的抗突变作用，且呈一定的量-效关系。

3. 抗癌作用 五倍子酸对HT1080细胞处理48小时，HT1080细胞增殖抑制及凋亡与五倍子酸呈剂量依赖关系，并能上调Bax蛋白的表达，下调Bcl-2蛋白的表达[2]。

4. 止泻作用 五倍子单宁水解产物β-5-间双没食子酰葡萄糖0.6mg/kg可抑制霍乱毒素引起的肠道液体分泌[3]。

【参考文献】 [1] 向丽，周铁军，叶迎春，等. 五倍子鞣质提取物对白假丝酵母的抗菌活性研究. 现代医药卫生，2012，28（12）：1785-1786.

[2] 王丽萍，丁一，刘国红，等. 五倍子酸对人纤维肉瘤HT1080细胞增殖和凋亡的影响. 郑州大学学报：医学版，2015，50（1）：58-61.

[3] Wongsamitkul N，Sirianant L，Muanprasat C，et al. A plant-derived hydrolysable tannin inhibits CFTR chloride channel：a potential treatment of diarrhea. Pharm Res，2010，27（3）：490-497.

罂粟壳
Yingsuke

本品为罂粟科植物罂粟*Papaver somniferum* L.的干燥成熟果壳。主产于甘肃。秋季将成熟果实或已割取浆汁后的成熟果实摘下，破开，除去种子及枝梗，干燥。切丝。以色黄白、皮厚者为佳。

【炮制】 **蜜罂粟壳** 取罂粟壳丝，加炼蜜拌润，炒至放凉后不粘手。

【性味与归经】 酸、涩，平；有毒。归肺、大肠、肾经。

【功能与主治】 敛肺，涩肠，止痛。用于久咳，久泻，脱肛，脘腹疼痛。

【效用分析】 罂粟壳味酸、涩而性平，主入肺、大肠与肾经。功专收敛固气，上能敛肺气而止咳逆，中能固大肠以止泻痢，下能涩肾气以止滑遗。咳嗽诸病既久，则气散不收而咳嗽不止，借此以敛气止咳；泻痢脱肛由于肠虚滑脱不禁及遗精由于虚寒滑泄者，皆可借其酸敛收涩之性，以固虚脱。《本草纲目》指出：“罂子粟壳，酸主收涩，故初病不可用之，泄泻下痢既久，则气散不固而肠滑肛脱，咳嗽诸病既久，则气散不收而肺胀痛剧，故俱宜此涩之、固之、收之、敛之。”

罂粟壳还有麻醉止痛作用，心腹筋骨诸痛，用此药均有止痛效果。一般认为，本品蜜炙者止咳作用好，醋炒可增强止泻、止痛、止遗作用。

总之，罂粟壳以酸敛固气为长，功专收敛固涩，可敛肺家耗散之气，固大肠滑脱之门。咳嗽、泻痢、滑泄遗精此三者属虚者宜之。以其止痛作用，还可用治心腹筋骨诸痛。

【配伍应用】

1. 罂粟壳配麻黄 罂粟壳酸涩收敛，敛肺止咳；麻黄辛苦宣散，宣肺平喘。二药伍用，罂粟壳以敛为要，麻黄以宣为用，一敛一宣，一合一开，敛肺而不留邪，宣肺而不耗散，相互制约，相互为用，共奏止咳平喘之功，适用于咳嗽已久，肺气不收，干咳少痰，咳嗽不止，甚则影响睡眠等症。

2. 罂粟壳配乌梅　罂粟壳味酸涩，性平和，主入肺、大肠经，能固肠道，涩滑脱，敛肺气，止咳逆；乌梅酸涩收敛，能敛肺止咳，涩肠止泻。两药合用，可增强收涩止咳止泻的作用，适用于肺气亏虚咳喘无力、久嗽不止、无痰或少痰、咳甚则自汗出以及肠滑失固、久泻久痢等。

【鉴别应用】

1. 生罂粟壳、蜜罂粟壳与醋罂粟壳　生罂粟壳止痛力胜，收敛作用亦强，主要用于心腹疼痛及营血不足，风湿侵袭，筋骨疼痛反复不愈。蜜炙能增强其润肺止咳作用，主要用于肺气虚弱，咳嗽不已，甚则气喘，自汗等，《本经逢原》有“蜜炙止咳”的记载。而醋制能增强涩肠止泻作用，用于泻痢日久不愈，《本草正》云：“醋炒甚固大肠，久痢滑泄必用。”

2. 罂粟壳与乌梅　二药均具酸涩之性，入肺均能敛肺止咳，对于肺虚久咳，常相须为用。又均入大肠经，俱能涩肠止泻，对于久泻滑脱之证，也常配伍应用。此两者又都能固下，然而罂粟壳以固气止遗精为主，乌梅固下以止崩漏下血为主。此外，罂粟壳有较好的止痛作用，对于胃痛、心腹痛及筋骨痛亦常使用；乌梅尚有安蛔及生津止渴作用，还可用于蛔厥腹痛，虚热消渴等证。

3. 罂粟壳与诃子　二者的酸收之性相似，均入肺与大肠经，均能涩肠止泻，敛肺止咳，凡肺虚久咳、中焦虚寒久泻久痢之证，两药可配伍应用。然罂粟壳以收敛固气为主，又能固肾气，并有较好的止痛作用，可用于肾虚失固的遗精滑泄以及胃痛、腹痛、心腹筋骨诸痛。而诃子性偏苦凉，下气降火，利咽、消痰、开音作用较好，常用于久嗽失音者。

【方剂举隅】

1. 真人养脏汤（《和剂局方》）

药物组成：人参、当归、白术、肉豆蔻、肉桂、炙甘草、白芍、木香、诃子、罂粟壳。

功能与主治：涩肠固脱，温补脾肾。适用于久泻久痢，脾肾虚寒证。泻痢无度，滑脱不禁，甚至脱肛坠下，脐腹疼痛，喜温喜按，倦怠食少，舌淡苔白，脉迟细。

2. 九仙散（《卫生宝鉴》）

药物组成：人参、款冬花、桑白皮、桔梗、五味子、阿胶、乌梅、贝母、罂粟壳。

功能与主治：敛肺止咳，益气养阴。适用于久咳肺虚证。久咳不已，咳甚则气喘自汗，痰少而黏，脉虚数。

【成药例证】复方满山红糖浆（《临床用药须知中药成方制剂卷》2020年版）

药物组成：满山红、百部、桔梗、远志、罂粟壳。

功能与主治：止咳，祛痰，平喘。用于痰浊阻肺引起的咳嗽，痰多，喘息；急、慢性支气管炎见上述证候者。

【用法与用量】 3～6g。

【注意】

1. 本品酸涩收敛，凡肺经火盛，或风寒外束而邪气未散之咳嗽，肠胃积滞，或湿热壅盛之泻痢初起，命门火盛，或湿热下注之遗精者，均忌服。

2. 孕妇禁用。

3. 儿童禁用，运动员慎用。

4. 本品易成瘾，只宜轻用暂用，不宜过量或持续服用，以免中毒或成瘾。

【本草摘要】

1.《本草纲目》“止泻痢，固脱肛，治遗精久咳，敛肺涩肠，止心腹筋骨诸痛。”“酸主收涩，故初病不可用之。泄泻下痢既久，则气散不固，而肠滑肛脱。咳嗽诸痛既久，则气散不收，而肺胀痛剧。故俱宜此涩之固之，收之敛之。”

2.《本草求真》　“敛肺涩肠固肾。御米壳专入肺大肠，兼入肾，酸涩微寒。功专敛肺涩肠固肾。凡久泻久痢、肛脱、久嗽气乏，并心腹筋骨诸痛者最宜。”

3.《本草经疏》“若肺家火热盛，与夫风寒外邪未散者，误用则咳愈增而难治。一如肠胃积滞尚多，湿热方炽，命门火盛，湿热下流为遗精者，误用之则邪气无从而泄，或腹痛不可当，或攻入手足骨节，肿痛不能动，或遍身发肿，或呕吐不下食，或头面俱肿，或精窍闭塞，水道不通，变证百出而淹延不起矣，可不慎哉！”

4.《本经逢原》　“涩温微毒。蜜炙止嗽，醋炙止痢。粟壳性涩，却痰嗽，止下痢，肺虚大肠滑者宜之。”

【化学成分】 主要含生物碱类成分：吗啡，可待因，蒂巴因，那可汀，罂粟壳碱，罂粟碱等。

中国药典规定本品含吗啡（$C_{17}H_{19}NO_3$）应为0.06%～0.40%。

【药理毒理】 本品具有止泻、镇咳、镇痛、镇静等作用，并可使机体产生药物依赖性。

1. 止泻作用　罂粟壳主含吗啡、可待因、罂粟碱等生物碱，可提高胃肠平滑肌张力，减少小肠及结肠的蠕动，从而起到止泻作用。

2. 镇咳作用　罂粟壳中所含吗啡能抑制大脑呼吸中

枢和咳嗽中枢的活动，使呼吸减慢，产生镇咳作用。

3. 镇痛、镇静作用 罂粟壳对热刺激疼痛小鼠有镇痛作用，其水煎液按2g/kg剂量单次灌胃30、60、90分钟后，可提高小鼠热板实验痛阈值，镇痛作用持续时间与盐酸吗啡片12mg/kg灌胃及盐酸吗啡注射液2.25mg/kg皮下注射相近。

4. 其他作用 罂粟碱可预防迟发性脑血管痉挛，以10mg/kg的剂量动脉持续灌注2天、5天，均可改善症状性脑血管痉挛模型大耳白兔基底动脉造影直径和神经系统损害症状。

5. 毒理研究 罂粟壳主含阿片类生物碱，可产生药物依赖，包括精神依赖和躯体依赖，导致强迫性反复连续用药。阿片类成瘾与阿片受体系统有关，并通过多种复杂机制导致体内神经递质、调质、内分泌、离子通道及细胞内信号传导系统失调。阿片类物质引起的奖赏效应是导致阿片成瘾的直接原因，其轴心部位是中脑-边缘多巴胺（DA）神经。阿片可作用于中脑被盖区（VTA）内抑制性γ-氨基丁酸（GABA）神经元上的μ受体。减弱GABA神经元对下游多巴胺（DA）神经元的紧张性抑制，从而增加DA神经元活性，使DA释放增加，作用于D_1受体而产生奖赏效应，进而导致药物依赖。阿片类物质反复使用可导致困倦、呼吸抑制、心境改变（如欣快，或情感淡漠，或心境恶劣）、精神运动迟滞、注意力及判断力受损。停药后产生戒断症状，包括药物渴求、精神焦虑等精神症状，及打哈欠、出汗、流泪、流涕、恶心、发热、呕吐、腹泻、肌肉疼痛、入睡困难等躯体症状。不同性别及年龄对阿片类反应有所差别，雄性动物产生耐受较雌性动物快，小儿相对成人敏感，易中毒，剂量过大时可产生呼吸中枢抑制，引起呼吸衰竭，甚至死亡。

诃 子

Hezi

本品为使君子科植物诃子 *Terminalia chebula* Retz. 或绒毛诃子 *Terminalia chebula* Retz. var. *tomentella* Kurt. 的干燥成熟果实。主产于云南。秋、冬二季果实成熟时采收，除去杂质，晒干。以表面黄棕色、微皱、有光泽、肉厚者为佳。用时打碎。

【炮制】 **诃子肉** 取净诃子，稍浸，闷润，去核，干燥。

【性味与归经】 苦、酸、涩，平。归肺、大肠经。

【功能与主治】 涩肠止泻，敛肺止咳，降火利咽。用于久泻久痢，便血脱肛，肺虚喘咳，久嗽不止，咽痛音哑。

【效用分析】 诃子苦、酸而涩，入大肠经，取其涩可去脱，能实大肠，固滑脱，止泻痢，治疗脾气虚亏或脾肾虚寒之久泻久痢者；本品酸涩入于阳明，能涩大肠，止下血，治疗风火交迫，肠络受损，肠风下血等症。

诃子酸涩，入于肺经，能敛肺气，止咳嗽，用治肺气虚弱，久咳不愈，短气脉弱者；其性偏凉，既能敛肺止咳，又有清肺利咽开音之功，《药品化义》记载"诃子能降能收……用此降火敛肺，则肺窍无壅塞，声音清亮矣。"故可用于肺虚金破失音者。

【配伍应用】

1. 诃子配白果 诃子酸涩收敛，能敛肺气，止咳嗽，有敛肺利咽之功；白果涩敛苦降，其性平和，能敛肺气，平咳喘，消痰涎。两药合用，增强敛肺止咳平喘之力，适用于肺虚久咳。

2. 诃子配赤石脂、乌梅 诃子善能涩肠固脱止泻；赤石脂甘温调中，酸涩质重，偏走中下焦，能收敛固脱，涩肠止泻；乌梅酸敛，亦有良好的涩肠止泻之效。三药配伍，酸涩收敛，增强涩肠固脱作用，可用于治疗慢性痢疾日久不愈。

3. 诃子配升麻、黄芪 诃子能涩肠止泻固脱；黄芪有补气健脾升阳之功；升麻入脾胃经，善引清阳之气上升，为升阳举陷之要药。三药配伍，可补中气，升清阳，固滑脱，适用于气虚下陷，久泻脱肛。

【鉴别应用】

1. 生诃子、诃子肉、煨诃子与藏青果 生品（诃子、诃子肉）性略偏凉，长于敛肺和利咽，多用于肺虚久咳，咽痛失音。制诃子（炒诃子肉、煨诃子）性略偏温，以涩肠止泻力胜，用于久泻久痢。藏青果是诃子未成熟的果实，其降火利咽开音之功较生诃子更佳，常用于咽喉肿痛、声音嘶哑之症。

2. 诃子与五味子 两药均能敛肺止咳。诃子又能降火利咽，五味子还能生津，故对肺虚燥咳及久咳失音有协同治疗作用。两者均能涩肠止泻，均可用治久泻久痢。但诃子偏于治疗脾虚脏寒之久泻不止之证，五味子偏于治疗肾虚之五更泄泻。五味子还能益气生津，收敛止汗，固精缩尿，宁心安神，可用于治疗气虚伤津所引起的体倦乏力，表虚多汗，津伤口渴；肾虚失固的遗精滑精，遗尿尿频；以及心神失养或心肾不交之心悸、失眠、多梦等病症。

3. 诃子与桔梗 两药均能止咳开音，用于咳嗽，失音。但诃子为敛肺止咳、利咽开音之品，适用于肺虚久咳、失音者。而桔梗为宣肺化痰、利咽开音之品，肺气不宣、咳嗽痰多、胸闷不畅，无论寒热虚实均可应用；

外邪犯肺，咽痛失音者亦可选用。诃子还能涩肠止泻，用于久泻，久痢，脱肛诸证。桔梗性散上行，能宣肺气以排壅肺之脓痰，用于肺痈咳吐脓痰。

【方剂举隅】 真人养脏汤（《和剂局方》）

药物组成：人参、当归、白术、肉豆蔻、肉桂、白芍、木香、诃子、罂粟壳。

功能与主治：涩肠固脱，温补脾肾。适用于久泻久痢，脾肾虚寒证。症见泻痢无度，滑脱不禁，甚至脱肛坠下，脐腹疼痛，喜温喜按，倦怠食少，舌淡苔白，脉迟细。

【成药例证】

1. 清音丸（《临床用药须知中药成方制剂卷》2020年版）

药物组成：天花粉、川贝母、百药煎、葛根、诃子肉、乌梅肉、茯苓、甘草。

功能与主治：清热利咽，生津润燥。用于肺胃津亏，咽喉不利，口干舌燥，声哑失音。

2. 黄氏响声丸（《临床用药须知中药成方制剂卷》2020年版）

药物组成：薄荷、浙贝母、连翘、蝉蜕、胖大海、酒大黄、川芎、儿茶、桔梗、诃子肉、甘草、薄荷脑。

功能与主治：疏风清热，化痰散结，利咽开音。用于风热外束、痰热内盛所致的急、慢性喉瘖，症见声音嘶哑、咽喉肿痛、咽干灼热、咽中有痰，或寒热头痛，或便秘尿赤；急慢性喉炎及声带小结、声带息肉初起见上述证候者。

3. 苏合香丸（《临床用药须知中药成方制剂卷》2020年版）

药物组成：苏合香、安息香、冰片、水牛角浓缩粉、人工麝香、檀香、沉香、丁香、香附、木香、乳香(制)、荜茇、白术、诃子肉、朱砂。

功能与主治：芳香开窍，行气止痛。用于痰迷心窍所致的痰厥昏迷，中风偏瘫，肢体不利，以及中暑，心胃气痛。

【用法与用量】 3～10g。

【注意】 凡外有表邪、内有湿热积滞者不宜使用。

【本草摘要】

1.《本草逢原》 “诃子苦涩降敛，生用清金止嗽，煨熟固脾止泻。”

2.《本草经疏》 “诃黎勒其味苦涩，其气温而无毒。苦所以泄，涩所以收，温所以通，性敛故能主冷气，心腹胀满；惟温故下食。甄权用以止水道，萧炳用以止肠澼久泄，苏颂用以疗肠风泻血、带下，朱震亨用以实大肠，无非苦涩收敛，治标之功也。”

【化学成分】 主要含鞣质：诃子酸，诃黎勒酸，鞣料云实精，诃子鞣质，葡萄糖没食子鞣苷，没食子酸乙酯；三萜类成分：榄仁萜酸，阿江榄仁苷元，阿江榄仁酸；有机酸类成分：莽草酸，去氧莽草酸，奎宁酸；脂肪酸类成分：三十碳酸，棕榈酸等。

【药理毒理】 本品具有抑制平滑肌收缩、抗病原微生物等作用。

1. 抑制平滑肌收缩作用 炙诃子对乙酰胆碱诱发的家兔离体气管平滑肌收缩具有抑制作用，而等量生诃子无明显作用。诃子醇提取物(小鼠3.5、1.75g/kg，大鼠2.4、1.2g/kg)灌胃给药，对正常小鼠胃排空和小肠推进运动有显著抑制作用，可降低大鼠血清胃动素含量。此外，诃子醇提物对兔离体十二指肠平滑肌收缩有明显的抑制作用[1]。

2. 抗病原微生物作用 诃子在体外对幽门螺杆菌、淋球菌等具有抑制或杀灭作用，对内毒素攻击所致的脓毒症模型小鼠有保护作用。诃子的甲醇提取物和水提物均具有抑制 HIV-1 逆转录作用，乙醇提取物有体外抗HBV作用。

3. 对心脏作用 诃子具有加强心房肌细胞收缩功能和兴奋性的作用，其乙醇提物可使离体豚鼠右心房肌收缩频率加快，收缩幅度加大，缩短左心房肌的有效不应期，降低左心房肌的最大驱动频率，提高左心房肌细胞的兴奋性。诃子水煎剂6.4g/kg连续灌胃7天，可对抗乌头碱引起的大鼠心脏毒性，降低心肌细胞损伤，发挥保护心肌作用。

4. 抗溃疡作用 诃子提取物200、500mg/kg灌胃给药，可显著减轻由阿司匹林、乙醇、拘束冷应激引起的小鼠胃溃疡、总溃疡面积和百分比，增加黏膜分泌物，保护胃黏膜[2]。

5. 其他作用 诃子还有降血糖、改善血液流变性等作用。

附：西青果

本品为使君子科植物诃子 *Terminalia chebula* Retz. 的干燥幼果。性味苦、酸、涩，平。归肺、大肠经。功能清热生津，解毒。用于阴虚白喉。用量1.5～3g。

【参考文献】 ［1］张东，郭国栋，高洪波，等．诃子醇提物对动物胃肠运动和血清胃动素含量的影响．中国实验方剂学杂志，2013，19(23)：243-246.

［2］Sharma P，Prakash T，Kotresha D，et al．Antiulcerogenic activity of Terminalia chebula fruit in experimentally induced ulcer in rats．Pharm Biol，2011，49(3)：262-268.

石榴皮

Shiliupi

本品为石榴科植物石榴 *Punica granatum* L. 的干燥果皮。主产于陕西、四川、湖南。秋季果实成熟后收集果皮，晒干。切块。以皮厚、色红棕者为佳。

【炮制】 **石榴皮炭** 取石榴皮块，炒至表面黑黄色，内部棕褐色。

【性味与归经】 酸、涩，温。归大肠经。

【功能与主治】 涩肠止泻，止血，驱虫。用于久泻，久痢，便血，脱肛，崩漏，带下，虫积腹痛。

【效用分析】 石榴皮酸涩收敛，入大肠经，能涩肠止泻痢。用于中气虚弱，久泻久痢以及久泻久痢而致中气下陷，脱肛等。

石榴皮酸涩尚能收敛止血。可用于便血、崩漏、妇女赤白带下等。

又因虫得酸则静，喜暖恶寒，石榴皮酸涩而温，入于大肠，能安蛔杀虫止痛。可用于蛔虫、钩虫、绦虫等多种肠道寄生虫病引起的腹痛、吐酸等症。

【配伍应用】

1. 石榴皮配黄连、黄柏 石榴皮酸涩收敛，入大肠经，能涩肠止泻痢；黄连、黄柏苦寒清热燥湿之效甚佳。三药合用，能清热燥湿，止泻止痢，善治久痢而湿热邪气未尽者。

2. 石榴皮配赤石脂、肉豆蔻 石榴皮入大肠经，能涩肠止泻痢；赤石脂甘温调中，酸涩质重，涩肠止泻，兼能止血；肉豆蔻辛香温燥而涩，温能散寒，涩可固肠。三药合用，温中理气机，涩肠止泻痢，可用治久泻，久痢，脱肛。

【鉴别应用】

1. 石榴皮与石榴皮炭 石榴皮味酸涩性温，归胃、大肠经，具有涩肠止泻、止血、驱虫的作用，可用于久泻，久痢，便血，脱肛，崩漏，带下，虫积腹痛。生石榴皮长于驱虫，涩精，止带，多用于虫积腹痛，滑精，白带，脱肛。炒炭后收涩力增强，多用于久泻，久痢，崩漏。

2. 石榴皮与石榴根皮 二药均有涩肠止泻、固崩止血和杀虫的作用，常用于久泻久痢、滑脱不禁、便血崩漏、虫积腹痛等。虽传统上二者功用相似，但临床上涩肠止泻多用果皮，驱蛔杀虫多用根皮。石榴根皮有毒性，服后对胃有刺激，故胃病患者宜慎用。

3. 石榴皮与乌梅 两药均酸涩收敛，有涩肠止泻、固崩止血作用，用于久泻，久痢，崩漏下血。但石榴皮偏涩，涩肠止泻、固崩止血之效优于乌梅。且石榴皮能驱虫，用于蛔虫、蛲虫、绦虫等肠道寄生虫病。而乌梅偏酸，能敛肺止咳、安蛔止痛、敛阴生津，可用于肺虚久咳少痰或干咳无痰之证，蛔厥腹痛，呕吐，以及虚热消渴等。

4. 石榴皮与诃子 二药均入大肠经，能涩肠止泻，用于久泻，久痢，脱肛。但石榴皮酸涩，性温，尚有杀虫、止带、止血的作用，用于蛔虫、蛲虫、绦虫等肠道寄生虫病及带下、崩漏等。诃子苦酸涩，性平，尚能入肺经，既能敛肺下气止咳，又能清肺利咽开音，用于肺虚久咳、失音。

5. 石榴皮与槟榔 二药均具有杀虫的作用，用于多种肠道寄生虫病。然石榴皮酸、涩，温，还具有涩肠止泻、固崩止血的作用，可用于久泻、久痢、脱肛、便血、崩漏等。槟榔苦、辛，性温，归胃、大肠经，还具有消积导滞，行气利水之功，可用于食积气滞，腹胀便秘，痢疾里急后重及水肿、脚气肿痛等。

【方剂举隅】 **石榴皮散**（《圣惠方》）

药物组成：酸石榴皮、龙骨、诃黎勒。

功能与主治：涩肠止泻。适用于赤白痢，日夜行数不减。

【成药例证】

1. 腹可安片（《临床用药须知中药成方制剂卷》2020年版）

药物组成：扭肚藤、救必应、火炭母、车前草、石榴皮。

功能与主治：清热利湿。用于大肠湿热所致的泄泻，症见腹痛、腹泻、呕吐；急性肠炎见上述证候者。

2. 泻定胶囊（《临床用药须知中药成方制剂卷》2020年版）

药物组成：铁苋菜、石榴皮、丁香、炮姜、山楂（炭）。

功能与主治：温中燥湿，涩肠止泻。用于小儿寒湿内盛所致的泄泻，症见泄泻清稀、甚则水样、肠鸣辘辘、脘腹冷痛、食少纳呆。

【用法与用量】 3～9g。

【注意】 泻痢初起、邪气壅盛者不宜使用。

【本草摘要】

1.《名医别录》 “疗下痢，止漏精。”

2.《本草拾遗》 “主蛔虫，煎服。”

3.《本草纲目》 “主泻痢，下血，脱肛，崩中带下。”

【化学成分】 主要含鞣质：石榴皮苦素A、B，石榴皮鞣质，2,3-*O*-连二没食子酰石榴皮鞣质；黄酮苷类成分：

槲皮素-3,4′-二甲基醚-7-*O*-α-L-呋喃阿拉伯糖基(1→6)-β-D-吡喃葡萄糖苷，槲皮素，蹄纹天竺素-3,5-二葡萄糖苷；生物碱类成分：石榴皮碱，异石榴皮碱，伪石榴皮碱；还含没食子酸等。

中国药典规定本品含鞣质不得少于 10.0%；含鞣花酸($C_{14}H_6O_8$)不得少于 0.30%。

【药理毒理】本品具有抗病原微生物、抗氧化等作用。

1. 抗病原微生物作用　石榴皮总多酚对金黄色葡萄球菌、大肠埃希菌均具有抑制作用，最低抑菌浓度分别为 3.9、15.6mg/ml[1]，石榴皮煎剂对多株产青霉素酶和非产青霉素酶淋球菌的生长有抑制作用。石榴皮煎剂具有直接杀灭病毒和阻止疱疹病毒吸附细胞的作用，呈量-效关系，并可抑制病毒在细胞内增殖。此外，石榴皮水提液可抑制乙肝病毒活性。

2. 抗氧化作用　石榴皮鞣质 50、75、100mg/kg 灌胃 21 天，显著降低链脲佐菌素致糖尿病大鼠的血清肌酐和肾组织中 MDA，其中 75 和 100mg/kg 两个剂量可使肾组织 SOD、GSH-Px 活性显著升高[2]。石榴皮提取物对羟自由基、超氧阴离子自由基、2,2-二苯代苦味酸酰基自由基的生成系统均具有良好的清除作用，半清除率分别为 71.37、557.55、31.98mg/ml[3]。

3. 其他作用　石榴皮还有促进伤口愈合[4]、抗疟原虫等作用。

4. 药代动力学　石榴皮中的主要活性成分为鞣花酸和没食子酸，这两种成分在大鼠体内均呈二室模型分布，其药动学参数分别为：半衰期速率常数 $t_{1/2(Ka)}$为 0.150、0.779 小时，分布半衰期 $t_{1/2\alpha}$为 0.570、0.856 小时，消除半衰期 $t_{1/2\beta}$为 6.73、5.59 小时，达峰时间 t_{max} 为 0.50、1.38 小时，最大血药浓度 C_{max} 为 7.29、7.15μg/ml，分布相速度率常数α为 1.21、0.81h^{-1}，消除相速率常数β为 0.103、0.124h^{-1}，吸收速率常数 Ka 为 0.462、0.889h^{-1}。其药动学特征为口服吸收、分布快、达峰时间短[5]。

5. 毒理研究　石榴皮醇提物能够引起小鼠肝脏的急性损伤，其醇提物 45、60mg/kg 对小鼠灌胃给药，24 小时后出现不同程度的中毒现象，表现为行动迟缓、精神萎靡、趴伏、抱团、被毛不光滑等现象，并随着剂量的增高而更加明显，甚至出现死亡。小鼠肝重和肝体比显著下降，ALT、LDH、MDA 明显升高，GSH/GSSG 明显降低，60mg/kg 剂量组 AST 明显升高[6]。

【参考文献】［1］陈孝娟，顾政一，黄华，等. 石榴皮总多酚抗菌消炎作用的初步研究. 西北药学杂志，2011，26(4)：268-270.

［2］谭红军，杨林，王明智，等. 石榴皮鞣质对糖尿病大鼠肾组织抗氧化保护作用的研究. 毒理学杂志，2013，27(5)：356-359.

［3］唐鹏程，焦士蓉，唐远谋，等. 石榴皮提取物体外抗氧化活性比较研究. 食品研究与开发，2012，33(1)：12-15.

［4］Mo J，Panichayupakaranant P，Kaewnopparat N，et al. Wound healing activities of standardized pomegranate rind extract and its major antioxidant ellagic acid in rat dermal wounds. J Nat Med，2014，68：377-386.

［5］周静，周本宏，涂杰，等. 石榴皮提取物中鞣花酸和没食子酸在大鼠体内的药代动力学研究. 中国医药导报，2015，12(3)：19-23.

［6］郭新慧，李园利，刘晓晓，等. 石榴皮醇提物的急性肝毒性研究. 中国现代应用药学，2014，31(6)：654-657.

肉豆蔻
Roudoukou

本品为肉豆蔻科植物肉豆蔻 *Myristica fragrans* Houtt. 的干燥种仁。主产于马来西亚、印度尼西亚、斯里兰卡。每年采收两次，4～6 月一次，11～12 月一次，采收果实，取种子除去假种皮(干燥后称肉果花)，60℃以下干燥后除去种皮。以个大、体重、坚实、香气浓者为佳。

【炮制】 **麸煨肉豆蔻**　取净肉豆蔻，加入麸皮，麸煨温度 150～160℃，约 15 分钟，至麸皮呈焦黄色，肉豆蔻呈棕褐色，表面有裂隙时取出，筛去麸皮，放凉。用时捣碎。

【性味与归经】　辛，温。归脾、胃、大肠经。

【功能与主治】　温中行气，涩肠止泻。用于脾胃虚寒，久泻不止，脘腹胀痛，食少呕吐。

【效用分析】　肉豆蔻辛温而涩，温通而降，走中下焦，能暖脾胃，降浊气，固大肠，止泄泻。用于脾胃虚寒而致腹泻胀满，喜温喜按，肠鸣不食，水泻无度或脾肾虚寒，食不消化，大便稀溏或五更泄泻。

肉豆蔻味辛能散，善温中土，和中通畅，其气芬芳，能醒脾胃之气，具有温中理脾，除寒燥湿，行气止痛，开胃消食之功，常用于寒凝气滞而致脘腹胀痛，食少反胃作痛者。

【配伍应用】

1. 肉豆蔻配补骨脂　肉豆蔻温中散寒，行气消胀，涩肠止泻；补骨脂补肾壮阳，补火暖土，补脾止泻。肉豆蔻温中为主，补骨脂补肾为要。二药伍用，脾肾双补，温中土、运脾阳，以止泻；补肾阳、温下元，以除下焦阴寒，可用治脾肾阳虚，虚冷泄泻，日久不愈及五更泄泻等。

2. 肉豆蔻配诃子　肉豆蔻辛温，善于温中行气，涩肠止泻；诃子苦酸而涩，善能涩肠止泻固脱。两药合用，既能行散滞气，又能固肠止泻，常用于治疗久泻，久痢。

【鉴别应用】

1. 肉豆蔻与麸煨肉豆蔻　肉豆蔻辛温，归脾、胃、大肠经。功能温中行气，涩肠止泻，可用于脾胃虚寒，久泻不止，脘腹胀痛，食少呕吐。生用辛温气香，长以暖胃消食，下气止呕；但生肉豆蔻含有大量油脂有滑肠之弊，并具刺激性。一般多制用，麸煨后可除去部分油脂免于滑肠，刺激性减小，增强了固肠止泻的功能，可用于虚弱冷痢，心腹胀痛。

2. 肉豆蔻、豆蔻与草豆蔻　三药均辛温，归脾、胃经，具有温中、行气的作用，用于胃寒气滞之脘腹胀痛，食少呕吐或泄泻。但肉豆蔻辛温，走中下二焦，煨用既能涩肠止泻，又能温中暖脾，多用于脾肾虚寒久泻。豆蔻辛温，偏走中上二焦，以化湿行气为主，用于湿滞中焦及脾胃气滞的脘腹胀满，呕吐，不思饮食等。草豆蔻辛温，直入中焦，芳香温燥，长于燥湿化浊，温中散寒，行气消胀，故脾胃寒湿偏重，气机不畅者宜之，亦用于脾虚久泻。

3. 肉豆蔻与五味子　两药均具有涩肠止泻的功能，用于脾肾虚寒久泻不止。但肉豆蔻辛温，归脾、胃、大肠经，其辛香温燥，尚有温中、行气、止痛的作用，用于胃寒胀痛，食少呕吐等。五味子酸甘而温，归肺、心、肾经；还具有敛肺滋肾，生津敛汗，补肾涩精，宁心安神的作用，用于久咳虚喘，津伤口渴及消渴，自汗盗汗，遗精滑精，心悸，失眠，多梦等。

4. 肉豆蔻与吴茱萸　两药均具有温中暖脾止泻的作用，常相配伍，用治脾肾阳虚，五更泄泻。但肉豆蔻辛香温燥，又能温中行气止痛，可用于胃寒气滞、脘腹胀痛、食少呕吐等症。吴茱萸辛散苦泄，性热祛寒，重在温散，既散肝经之寒邪，又解肝气之郁滞，为治肝寒气滞诸痛之要药，可用于寒滞肝脉的痛经、疝气冷痛、巅顶头痛；取其温中散寒、降逆止呕、燥湿之功，可用于中焦虚寒之脘腹冷痛，呕吐泛酸，以及脚气肿痛等。

5. 肉豆蔻与补骨脂　两药均能暖脾止泻，用于脾肾阳虚，五更泄泻。但肉豆蔻辛香温燥，又有温中行气止痛的作用，可用于胃寒气滞、脘腹胀痛、食少呕吐等。补骨脂辛苦而温，尚有温补命门，补肾强腰，壮阳，固精，缩尿之效，可用于肾阳不足，命门火衰，腰膝冷痛，阳痿，遗精，尿频等；补骨脂还能补肾阳而纳气平喘，可用于肾不纳气的虚喘。

【方剂举隅】　肉豆蔻散子（《太平圣惠方》）

药物组成：肉豆蔻、干姜、白术、诃黎勒、荜茇、木香、陈橘皮。

功能与主治：温中燥湿，理气止泻。适用于久冷痢，腹胁满，食不消化。

【成药例证】　小儿止泻安颗粒（《临床用药须知中药成方制剂卷》2020年版）

药物组成：茯苓、陈皮、木香（煨）、砂仁、肉豆蔻（煨）、赤石脂（煅）、伏龙肝。

功能与主治：健脾和胃，固肠止泻。用于脾胃虚弱所致的泄泻，症见大便溏泻、纳少倦怠；小儿消化不良见上述证候者。

【用法与用量】　3～10g。

【注意】　湿热泻痢及胃热疼痛者不宜使用。

【本草摘要】

1.《开宝本草》　“味辛，温，无毒。主鬼气，温中治积冷，心腹胀痛，霍乱中恶，冷疰，呕沫冷气，消食止泄，小儿乳霍。”

2.《本草经疏》　“肉豆蔻辛味能散能消，温气能和中通畅，其气芬芳，香气先入脾，脾主消化，温和而辛香，故开胃，胃喜暖故也。故为理脾开胃，消宿食，止泄泻之要药。”

3.《本草纲目》　“土爰暖而喜芳香，故肉蔻之辛温，理脾胃而止吐利。暖脾胃，固大肠。”

【化学成分】　主要含挥发油：香桧烯，去氢二异丁香酚，α-及β-蒎烯，松油-4-烯醇，γ-松油烯，肉豆蔻醚等。

中国药典规定本品含挥发油不得少于6.0%（ml/g），麸煨肉豆蔻不得小于4.0%（ml/g）；含去氢二异丁香酚（$C_{20}H_{22}O_4$）不得少于0.10%，麸煨肉豆蔻不得少于0.080%。

【药理毒理】　本品具有止泻、镇静、心脏保护等作用。

1. 止泻作用　豆蔻面煨品1.5g/kg及麸煨品0.5g/kg连续灌胃给药3天，均能减轻蓖麻油及番泻叶所致的小鼠腹泻症状。面煨品、滑石粉煨品、麸煨品分别按剂量1.5、0.5g/kg灌胃，可抑制新斯的明诱导小鼠肠推进功能亢进。肉豆蔻主要作用于小肠，止泻作用强度为面煨品>麸煨品>生品>滑石粉煨品，其水煎液基本无止泻作用。麸煨肉豆蔻提取物对大鼠十二指肠自主运动有抑制作用。麸煨肉豆蔻不同提取部位对离体大鼠十二指肠自主运动的抑制作用不同，其中挥发油、醇提物的石油醚、乙酸乙酯提取物抑制率较大[1]。

2. 镇静、抗惊厥作用　肉豆蔻挥发油1.07g/kg对小鼠灌胃，可对阈下剂量戊巴比妥钠产生催眠协同作用，并可对抗士的宁所致小鼠惊厥，延长死亡潜伏期，增加动物存活百分率。

3. 心脏保护作用　肉豆蔻挥发油对缺血再灌注大

鼠的离体心脏具有改善心率和冠脉流量，降低心肌MDA含量，增加 SOD 含量等作用[2]。肉豆蔻挥发油 0.3、0.6ml/kg 腹腔注射，可明显减慢氯化钙、盐酸肾上腺素诱发心律失常模型大鼠心率，延长 Q-T 间期，拮抗肾上腺素诱发的心律失常[3]。

4. 毒理研究 小鼠腹腔注射肉豆蔻不同炮制品的挥发油，LD_{50} 生品为 0.52mg/kg±0.13mg/kg、滑石粉煨品 0.56mg/kg±0.14mg/kg、麸煨品 1.85mg/kg±0.23mg/kg、面煨品 2.65mg/kg±0.33mg/kg。

【参考文献】 [1] 袁子民，刘欢，胡娜，等. 麸煨肉豆蔻不同提取物对大鼠离体肠平滑肌的影响. 吉林中医药，2014，34(2)：179-184.

[2] 张子英，伊乐，爱民，等. 肉豆蔻挥发油对大鼠心肌的保护作用. 内蒙古中医药，2013，32(13)：123-124.

[3] 张子英，伊乐，爱民，等. 蒙药肉豆蔻挥发油对大鼠心律失常的作用. 中国民族医药杂志，2013，19(1)：41-43.

赤 石 脂

Chishizhi

本品为硅酸盐类矿物多水高岭石族多水高岭石，主含四水硅酸铝［$Al_4(Si_4O_{10})(OH)_8 \cdot 4H_2O$］。主产于山西、河南、江苏、陕西。采挖后，除去杂石。打碎或研细粉。以色红、光滑、细腻、吸水性强者为佳。

【炮制】 **煅赤石脂** 取赤石脂细粉，用醋调匀，搓条，切段，干燥，明煅法煅至红透。用时捣碎。

【性味与归经】 甘、酸、涩，温。归大肠、胃经。

【功能与主治】 涩肠，止血，生肌敛疮。用于久泻久痢，大便出血，崩漏带下；外治疮疡久溃不敛，湿疮脓水浸淫。

【效用分析】 赤石脂味甘酸而涩，性温。入中焦能温中和胃，入大肠能涩肠止泻。常用于脾胃虚弱，健运失常，或因命门火衰，脾土失其温煦而致大便稀薄，久泻，甚至完谷不化。亦可涩肠固脱，用于治疗气虚下陷脱肛者。

赤石脂甘温质重色赤，其性涩而重坠下降能直入下焦血分，“功专止血固下”（《本经逢原》），故以下部出血证为多用。味涩收敛，固崩止血，常用于治疗妇女崩漏下血以及湿热蕴结，下迫大肠而致大便下血、痔疮出血者。

此外，赤石脂尚能收敛固涩止带，治疗肾气不足，带脉失约之带下清稀或日久赤白带下。赤石脂不但能收敛，还具有收湿之功，外用能收湿敛疮，生肌收口，用于疮疡溃烂，久不收口以及湿疹、湿疮脓水浸淫等。

【配伍应用】

1. 赤石脂配干姜、粳米 赤石脂甘温而涩，能涩肠固脱；干姜辛温而能温中散寒；粳米善益脾养胃。三药合用，具有温补中焦，涩肠固脱的作用，用以治疗少阴病，脾肾阳衰，肠失固摄所致的便下脓血，日久不愈，腹痛绵绵，喜温喜按等。

2. 赤石脂配侧柏叶、海螵蛸 赤石脂、乌贼骨均具有良好的收敛止血作用；侧柏叶凉血止血且兼收敛。三药相配，收敛止血作用增强，用以治疗妇女漏下出血，日久不止者。

【鉴别应用】

1. 赤石脂与五倍子 两药均具有涩肠止泻，收敛止血的作用，用于久泻，久痢及崩漏下血或便血痔血。赤石脂外用有收湿敛疮生肌的功效，可用于疮疡久溃不敛。五倍子酸涩收敛，入肺经，性寒能清肺中浮热，既能敛肺止咳，又有清热降火之功，可治肺虚久咳或肺热痰嗽；还能收敛止汗，解毒敛疮，可用于自汗、盗汗，疮疡痈疖，湿疮癣癞。

2. 赤石脂与炮姜 两药均具有止泻、止血作用，可用于虚寒腹泻，便血，崩漏等。但赤石脂甘酸涩，性温，质重而入下焦，能涩肠固脱，固崩止带，收敛止血，以收涩为功，还可用于久泻久痢，滑脱不禁，脱肛等证；外用有收湿敛疮生肌的功效，用于疮疡久溃。而炮姜主入脾经，能温经止血，对中焦阳虚，脾不统血者，为首选要药，用于虚寒性吐血、便血、崩漏等；炮姜还能温中止痛，可用于虚寒腹痛。

【方剂举隅】 **桃花汤**（《伤寒论》）

药物组成：赤石脂、干姜、粳米。

功能与主治：温中涩肠止痢。适用于虚寒血痢证。下痢日久不愈，便脓血，色暗不鲜，腹痛喜温喜按，小便不利，舌淡苔白，脉迟弱或微细。

【成药例证】 **肠胃宁片**（《临床用药须知中药成方制剂卷》2020年版）

药物组成：党参、白术、黄芪、赤石脂、干姜炭、木香、砂仁、补骨脂、葛根、防风、白芍、延胡索、当归、儿茶、罂粟壳、炙甘草。

功能与主治：健脾益肾，温中止痛，涩肠止泻。用于脾肾阳虚泄泻，症见大便不调，五更泄泻，时带黏液，伴腹胀腹痛，胃脘不舒，小腹坠胀，慢性结肠炎，溃疡性结肠炎，肠功能紊乱见上述证候者。

【用法与用量】 9～12g，先煎。外用适量，研末敷患处。

【注意】

1. 本品性收涩，湿热积滞泻痢者不宜使用。

2. 不宜与肉桂同用。

【本草摘要】

1.《神农本草经》“味甘，平。主黄疸，泄利，肠澼脓血，阴蚀下血赤白，邪气痈肿，疽、痔、恶创，头疡、疥瘙。久服补髓益气，肥健不饥，轻身延年。”

2.《名医别录》“味甘、酸、辛，大温，无毒。主养心气，明目，益精，治腹痛，泄澼，下痢赤白，小便利，及痈疽疮痔，女子崩中漏下，产难，胞衣不出。久服补髓，好颜色，益智，不饥，轻身，延年。”

3.《本草逢原》“赤石脂功专止血固下。仲景桃花汤下痢便脓血者，取石脂之重涩，入下焦血分固脱，……火热暴注，初痢有积滞者勿用。”

4.《药性赋》“味甘、酸，性温，无毒。降也，阳中阳也。其用有二：固肠胃有收敛之能，下胎衣无推荡之峻。”

【化学成分】主要成分为四水硅酸铝；还含有钛、镍、锶、钡等微量元素。

【药理毒理】本品具有止血、止泻等作用。

1. 止血作用 赤石脂煎液 20g/kg 灌胃 1 次，抑制大鼠血小板聚集。同剂量对小鼠灌胃，可延缓 ADP 致体内血小板血栓形成，缩短小鼠恢复自主活动时间。赤石脂煎液腹腔注射，可明显缩短小鼠凝血时间。

2. 止泻作用 赤石脂煎液 3g/kg 灌胃 1 次，可抑制小鼠小肠蠕动，缓解生大黄所致腹泻，延长湿粪出现时间，减少 3 小时内湿粪排出量。

3. 其他作用 赤石脂还具有抑制新血管生成的作用[1]。

【参考文献】[1] 郭继龙，苗宇船，关伟，等. 几种收涩中药对鸡胚尿囊膜血管生成影响的实验研究. 世界中西医结合杂志，2012，7(12)：1042-1044.

禹余粮

Yuyuliang

本品为氢氧化物类矿物褐铁矿，主含碱式氧化铁［FeO(OH)］。主产于河南、江苏。采挖后，除去杂石。以红棕色、断面显层纹者为佳。

【炮制】**煅禹余粮** 取净禹余粮，砸成碎块，明煅法煅至红透，醋淬。

【性味与归经】甘、涩，微寒。归胃、大肠经。

【功能与主治】涩肠止泻，收敛止血。用于久泻久痢，大便出血，崩漏带下。

【效用分析】禹余粮味甘涩，性平。能“固大肠”(《本草纲目》)，涩肠止泻，可用于中焦虚弱，运化失常，或脾肾阳虚，固摄无权之久泻、久痢。

禹余粮甘涩，又能入血分收敛止血，其质重善走下焦，主治下部出血证。取其收敛固涩以固崩止带，可用于冲任失摄而致的崩漏下血；入大肠经，功善固肠止脱，收敛止血，可用于气虚不固肛门下脱，气不摄血的便血。

禹余粮质重而涩，功专收敛，入下焦又能固涩止带，可用于下元不足，带脉失约之带下量多清稀者。

【配伍应用】**禹余粮配赤石脂** 禹余粮甘涩性平，涩肠止泻，收敛止血；赤石脂甘酸性温，涩肠止泻，收敛止血。二药伍用，可增强止泻、止痢、止血、止带之功。《伤寒论》用之治疗表证误下，损伤脾胃所致的下利不止。现代临床常用此配伍治疗泻痢不止，滑脱不禁者；久泻，久痢引起脱肛者；便血证属虚寒者；妇女月经过多，崩中漏下，赤白带下，证属虚寒者。

【鉴别应用】

1. 禹余粮与煅禹余粮 禹余粮甘、涩，微寒。归胃、大肠经。功能涩肠止泻，收敛止血，适用于久泻久痢，大便出血，崩漏带下。煅后质地疏松，便于粉碎入药，易于煎出有效成分，并能增强收敛作用，多用于久泻不止，赤白带下。

2. 禹余粮与赤石脂 均系矿物药，其味甘涩，都具有涩肠止泻、收敛止血、固崩止带作用，主治下焦不固之久泻久痢、便血、脱肛、崩漏、带下等证，并常相须为用。然赤石脂外用还有敛疮生肌之功，亦主疮疡不敛、湿疮流水，以及外伤出血等；而禹余粮功专收涩，主治下焦滑脱之证。

3. 禹余粮与棕榈炭 二药均能收敛止血，用于崩漏。但禹余粮质重，偏入下焦，止血以下部出血证为主；还能涩肠止泻，收涩止带，可用于久泻，久痢，带下证。棕榈炭收敛止血作用较强，可用于多种出血证，如吐血、衄血、崩漏、便血、尿血等，尤多用于崩漏，以无瘀滞者为宜。

【方剂举隅】**震灵丹**(《妇科大略》)

药物组成：乳香、五灵脂、没药、朱砂、禹余粮。

功能与主治：活血化瘀，固崩止带。适用于妇人气血不足，崩漏，虚损带下，子宫寒冷无子。

【用法与用量】9～15g，先煎；或入丸散。

【注意】孕妇慎用。

【本草摘要】

1.《神农本草经》“味甘，寒。主咳逆寒热烦满；下赤白；血闭癥瘕。”

2.《本草纲目》“催生，固大肠。”“禹余粮手足阳明血分重剂也，其性涩，故主下焦先后诸病。”

3.《药性论》 “味咸，主治崩中。”

4.《日华子本草》 “治邪气及骨节疼，四肢不仁，痔瘘等疾。久服耐寒暑。”

【化学成分】 主要成分为碱式氧化铁；还含磷酸盐及少量锰、铝、钙、镁、磷、钛、钾、钠等元素。

【药理毒理】 本品具有抗肿瘤作用。

禹余粮体外可抑制 S_{180} 肿瘤细胞生长，0.5、1.0mg/ml 可提高 NK 细胞杀伤活性，增强巨噬细胞活性。煅禹余粮可抑制 S_{180} 肿瘤细胞在 LACA 小鼠体内的生长。将煅禹余粮与饲料混合制成固体饲料，按剂量 250、500mg/kg 连续饲喂 15 天，可降低小鼠瘤重，升高血红蛋白含量，增加体重，提高动物机体状况。

岩白菜
Yanbaicai

本品为虎耳草科植物岩白菜 *Bergenia purpurascens* (Hook. f. et Thoms.) Engl. 的干燥根茎。产于四川、云南、西藏等地。秋冬二季采挖，除去叶鞘和杂质，晒干。以根茎粗壮为佳。

【炮制】 拣净杂质，洗净，切段，晒干。

【性味与归经】 甘、涩，平。归肺、肝、脾经。

【功能与主治】 祛痰止咳、收敛止血、止泻。用于咳嗽、吐血、咯血、便血、功能性子宫出血、外伤出血、腹泻、痢疾、淋浊、赤白带下等症。另外，又有舒筋活络作用，用于治疗风湿疼痛、跌打损伤等，外用捣敷可治黄水疮。

【效用分析】 岩白菜甘、涩，性平，有收敛之功，入肺经能敛肺止咳，味涩能收敛止血，用于吐血、咯血、便血等慢性出血症，以及赤白痢疾、跌打损伤等出血；入脾经能收涩止泻，用于腹泻日久、痢疾；入肝经能舒筋活络，用于治疗风湿关节疼痛等。

【配伍应用】

1. 岩白菜配百合、天冬、麦冬 岩白菜祛痰、敛肺、止咳；百合、天冬、麦冬为补阴药，功能滋阴、润肺、止咳。岩白菜敛肺止咳为主，百合、天冬、麦冬滋阴润肺为主。二药伍用，敛肺滋阴、祛痰止咳，用于治疗肺阴不足之咳嗽及劳嗽咯血，尤其适用于治疗肺结核咳嗽。

2. 岩白菜配白及、三七 岩白菜甘、涩，性平，能收敛止血；白及苦、甘、涩，归肺、胃、肝经，为收敛止血要药，用于体内外出血证，尤多用于肺、胃出血；三七归肝、胃经，能化瘀止血，有止血不留瘀、化瘀不伤正的特点，广泛用治于出血诸证，出血兼瘀者尤为适宜，且能活血消肿定痛，为外伤科要药。三药配伍，既有收敛止血之功，又可避免止血留瘀之弊，可用于各种体外内外出血。

【鉴别应用】

1. 岩白菜与五倍子 均有收敛固涩作用，能止咳、止泻、止血。岩白菜除收敛作用外，还能舒筋活络、滋补强壮，可用治风湿疼痛，跌打损伤，肝脾虚弱，食欲不振，劳伤吐血等；现代药理研究证实岩白菜有抗菌、抗炎作用，可用于治疗细菌性痢疾等感染性腹泻。五倍子味酸涩、性寒，入肺、胃、大肠经，能收敛止汗、涩精止遗，可用于治疗多种滑脱不禁之症，多为治标之用，又能清热解毒、收湿敛疮，可用于治疗热毒疮痈、湿疮风痒、牙疳、疮口不敛等。

2. 岩白菜与百部 均有止咳作用，皆善治阴虚劳嗽，可相须为用。岩白菜化痰止咳，多用于治疗慢性支气管炎，又有抗炎、收敛作用，临床常用其治疗细菌性痢疾、消化道非感染性炎症，亦可用于子宫颈糜烂者。百部味甘、苦，性微温，功专润肺下气止咳，无论寒热虚实、新久咳嗽均宜，外用可杀虫灭虱。

【方剂举隅】 **檀香八味散**（《藏药方剂》）

药物组成：白檀香、红花、竹黄、小豆蔻、大株红景天、岩白菜、葡萄、甘草。白糖水冲服。

功能与主治：主治肺热脓痈。

【成药例证】

1. 痢速宁片（《中华人民共和国卫生部药品标准·中药成方制剂》）

药物组成：岩白菜。

功能与主治：抑菌止泻。用于急慢性痢疾及肠炎。

2. 复方岩白菜素片（《中华人民共和国药典 1977 年版·一部》）

药物组成：每片含岩白菜素 125mg 及马来酸氯苯那敏 2mg。

功能与主治：镇咳祛痰。用于慢性支气管炎。

【用法与用量】 内服：煎汤，6～12g。外用：适量，鲜品捣敷；或研末调敷。

【注意】 虚弱人有外感发热者慎用。

【本草摘要】

1.《植物名实图考》 “治吐血。”

2.《分类草药性》 “化痰止咳。治一切内伤吐血，气喘，淋症。”

3.《峨嵋药植》 “治头晕虚弱，为治痨要药。”

4.《四川中药志》 “滋补强壮，止血，止咳。治肝脾虚弱，劳伤吐血，内伤咯血，肺病咳喘，妇女白带及男子淋浊；外敷无名肿毒。”

【化学成分】 主要含生物碱类成分：岩白菜素、熊果酚苷，并含鞣质。

【药理毒理】 本品具有止咳、保肝、抗炎、镇痛、抗氧化和抗心律失常作用。

1. 止咳作用 大量临床试验证实岩白菜素具有止咳平喘的作用。用电刺激猫喉上神经引咳后，灌胃和腹腔注射岩白菜素试验表明其具有明显止咳作用。氢氧化胺引咳的小鼠用250mg/kg的岩白菜素灌喂，发现其止咳效果类25mg/kg磷酸可待因[1]。

2. 保肝作用 用1.5mmol/L的D-半乳糖胺损伤大鼠肝细胞，100μmol/L的岩白菜素可以减少谷氨酸丙酮酸转氨酶和山梨醇脱氢酶的释放，促进RNA的合成，修护D-半乳糖胺对肝脏造成的损伤[2]。50、100、200mg/kg给小鼠灌胃岩白菜素可抑制四氯化碳造成肝损伤血清中天冬氨酸氨基转移酶、山梨醇脱氢酶和γ-谷氨酰转肽酶活性，岩白菜素还可降低谷胱甘肽S-转移酶和谷胱甘肽还原酶的活性[3]。

3. 降糖作用 用链脲菌素-烟酰胺诱导大鼠糖尿病模型，大鼠灌胃10mg/kg岩白菜素后，可引起糖尿病大鼠血糖水平明显下降，肝脏中过氧化脂质下降，超氧化物歧化酶（SOD）、过氧化氢酶含量上升，胰脏组织病理学B细胞增加[4]。体外实验表明，岩白菜素在蛋白质酪氨酸磷酸酶的IC_{50}为157μmol/L，并进一步增加胰岛素的分泌[5]。

4. 对神经元的保护作用 加入1～10μmol/L的岩白菜素可以明显增加氮气损伤的大鼠皮层神经元细胞的存活率。在培养基中加入10μmol/L的岩白菜素，可使细胞形态基本维持正常[6]。岩白菜素还可以使脑组织内钙负荷降低，对神经细胞的膜结构破坏减少，从而保持膜结构的通透性，减少水肿，起到保护神经元的作用[7]。

5. 抗胃溃疡作用 岩白菜素可以抑制诱发性胃溃疡小鼠促进胃酸分泌和增强胃动力的分泌，30mg/kg岩白菜素对预防应激性胃溃疡有显著的效果[8]。岩白菜素口服，对非幽门结扎和阿司匹林诱发的胃溃疡小鼠和豚鼠有明显的保护作用[9]。

6. 抗炎、镇痛作用 120、240mg/kg的岩白菜素灌胃对二甲苯引起的小鼠耳肿胀具有明显的抑制作用；对纽扣所致小鼠肉芽肿也有明显的抑制作用。岩白菜素还可抑制醋酸所致腹腔黏膜引起的痛觉反应，减少小鼠的扭体次数，并能明显缩短注射甲醛所致小鼠舔后足的时间[10]。

7. 抗氧化作用 多个报告认为岩白菜素具有较强的抗氧化作用[11-15]。岩白菜素能明显抑制2,4-二硝基苯腙引起的组织中抗坏血酸的减少，腹腔注射2,4-DNPH形成大鼠脂质过氧化模型，岩白菜素对脑的D-葡萄糖具有保护作用，对抑制2,4-DNPH和酒精中毒效果更为显著[16]。岩白菜素对DPPH自由基和超氧化物阴离子也有较好的清除作用，其对DPPH自由基的清除率为81.8%[15]。小鼠脑缺血/再灌注损伤实验发现，岩白菜素可通过抑制缺血/再灌注损伤引起的小鼠脑组织中脂质过氧化产物含量的升高。运用硫代巴比妥分光光度法研究岩白菜素对过氧化脂质的抑制作用及·OH引起的DNA（脱氧核糖核酸）氧化损伤的保护作用，浓度为0.4mg/ml岩白菜素对脂质过氧化的抑制率为77%，对·OH引起的DNA氧化损伤产生MDA的抑制率为76.40%[17]。岩白菜素由于具有抗脂质过氧化作用，因此可作为新型食品添加剂用于植物油的生产[18]。

8. 免疫调节活性 在对足肿胀小鼠连续灌喂岩白菜素125、250、375mg/kg，可提高小鼠血清溶血素含量；增强绵羊红细胞诱发的小鼠迟发型超敏反应；提高血清溶菌酶含量和全血白细胞的吞噬功能。提高［^{3}H］-TdR参与植物血细胞凝集素与脂多糖诱导的T、B淋巴细胞转化，并且可以提高小鼠脾细胞所产生的白细胞介素-2[19]。给小鼠关节炎模型每日灌喂岩白菜素，通过流式细胞仪检测，其能抑制促炎的Th1（细胞免疫）细胞的产生，同时促进抗炎的Th2（体液免疫）细胞生长[20]。

9. 其他作用 岩白菜素尚有抗心律失常作用[21]、抗高尿酸血症[22]、促进创伤愈合的作用[23]、对酪氨酸酶的抑制作用[24]，及抗病毒作用[25-27]等。给氯化钡诱导心律失常的小鼠灌喂0.2、0.4、0.8mg/kg的岩白菜素，可使小鼠心率得到明显的恢复。以0.4mg/kg和0.8mg/kg的剂量灌喂，大脑冠状动脉闭塞小鼠得到了明显的改善。用0.8mg/kg的剂量给家兔灌喂岩白菜素，可以使家兔的心房纤维性颤抖阈值从1.34mV提高至1.92mV[21]。

10. 体内过程 岩白菜素在大鼠可被全肠段有吸收，不同肠段的吸收存在差异，药物浓度和循环液的pH对吸收均有影响，但肠道内吸收较少，吸收机制可能为被动扩散[28]。

【参考文献】［1］湖南医学院药理学教研组．矮地茶治疗慢性气管炎的实验研究．中华医学杂志，1973，12：706.

［2］Lim H K，Kim H S，Chung M W，et al. Protective effects of bergenin，the major constituent of Mallotus japonicus，on D-galactosamineintoxicated rat hepatocytes．J Ethnopharmacol，2000，70：69-72.

［3］Lim H K，Kim H S，Choi H S，et al. Hepatoprotective effects of bergenin，a major constituent of Mallotus japonicus，on carbon tetra-chloride-intoxicated rats．J Ethnopharmacol，2000，72：469-474.

［4］Kumar R，Patel D K，Prasad S K，et al. Type 2 antidiabetic activity of bergenin from the roots of Caesalpinia digyna Rottler. Fitoterapia，2012，83：395-401.

［5］Li YF，Hu LH，Lou FC，et al. PTP1B inhibitors from Ardisia japonica. J Asian Nat Prod Res，2005，7：13-18.

［6］Takahashi H，Kosaka M，Watanabe，et al. Synthesis and neuropro-tective activity of bergenin derivatives with antioxidant activity. Bioorg Med Chem Lett，2003，11：1781-1788.

［7］蒲含林. 岩白菜素清除小鼠脑组织自由基及抗脂质过氧化作用. 暨南大学学报，2006，27(4)：239-241.

［8］Abe k，Sakai k，uchida M. Effects of bergenin on experimental ulcers-prevention of stress induced ulcers in rats. Gen Pharmacol-Vasc S，1980，11：361-368.

［9］Goel R K，Maiti R N，Manickam M，et al. Antiulcer activity of naturally occurring pyrano-coumarin and isocoumarins and their effect on prostanoid synthesis using human colonic mucosa. Indian J Exp Biol，1997，35(10)：1080-1083.

［10］黄丽萍，吴素芬，张甦，等. 岩白菜素镇痛抗炎作用研究. 中药药理与临床，2009，25(3)：24-25.

［11］郝志云，高云涛，王雪梅. 岩白菜素体外抗氧化作用研究. 云南中医中药杂志，2007，28(8)：27-28.

［12］陈翠，杨丽云，嚣丽芬，等. 10 种药用植物提取物抗氧化活性的研究. 云南中医中药杂志，2008，29(11)：51-52.

［13］陈蕉，黎云祥，陈光登，等. 两种岩白菜属植物根茎黄酮和多糖的提取及抗氧化活性研究. 食品工业科技，2009，30(3)：98-101.

［14］潘国庆，卢永昌，鲁芳. 岩白菜对食用油脂抗氧化作用的初步研究. 青海科技，2005(4)：32-33.

［15］Zamarrud A I，Hussain H，Ahmad V U，et al. Two new antioxidant bergenin derivatives from the stem of Rivea hypocrateriformis. Fitoterapia，2011，82(3)：722-725.

［16］Maduka H C C，Okoye Z S C，Eje A. The influence of Sacoglottis gabonensis stem bark extract and its isolate bergenin，nigerian alcoholic beverage additives，on the metabolic and haematological side effects of 2，4-dinitrophenyl hydrazine-induced tissue damage. Vascul Pharmacol，2002，39(6)：317-324.

［17］郝志云，高云涛，王雪梅. 岩白菜素体外抗氧化作用研究. 云南中医中药杂志，2007，28(8)：27-29.

［18］Maduka H C C，Okoye Z S C. The antioxidant effect of Sacoglottis gabonensis stem bark extract and bergenin isolate，nigerian alcoholic beverage additives on the peroxidative deterioration of stored vegetable oils. Pakistan J Biolog Sci，2002，5(5)：585-588.

［19］阿斯亚·拜山佰，刘发. 岩白菜素的免疫调节作用. 新疆医学院学报，1998，21(3)：189-193.

［20］Nazir N，Koul S，Qurishi M A，et al. Immunomodulatory effect of bergenin and norbergenin against adjuvant-induced arthritis-A flow cytometric study. J Ethnopharmacol，2007，112(2)：401-405.

［21］Pu H L，Huang X，Zhao J H，et al. Bergenin is the antiarrhythmic principle of Fluggea virosa. Planta Med，2002，68：372-374.

［22］周宏星，陈玉胜. 岩白菜素抗高尿酸血症的活性及机制研究. 安徽医科大学学报，2014，49(1)：63-67.

［23］Kimura Y，Sumiyoshi M，Sakanaka M. Effects of Astilbe thunbergii rhizomes on wound healing part 1. Isolation of promotional effectors from Astilbe thunbergii rhizomes on burn wound healing. Int J Lower Extrem Wounds，2008，7(2)：75-81.

［24］Zhang Y H，Fang L H，Lee M K，et al. In vitro inhibitory effects of bergenin and norbergenin on bovine adrenal tyrosine hydroxylase. Phytother Res，1995，23：443.

［25］Sonia P，Pizza C. Constituents of Ardisia japonica and their in vitro anti-HIV activity. J Nat Prod，1996，59：565-569.

［26］Bessong P O，Obi C L，Andreola M L，et al. Evaluation of selected South African medicinal plants for inhibitory properties against human immunodeficiency virus type 1 reverse transcriptase and integrase. J Ethnopharmacol，2005，99：83-91.

［27］Zuo G Y，Li Z Q，Chen L R，et al. In vitro anti-HCV activities of Saxifraga melanocentra and its related polyphenolic compounds. Antivir Chem Chemother，2005，16：393-398.

［28］秦碹，周丹，张志荣，等. 岩白菜素的大鼠在体肠吸收动力学. 华西药学杂志，2007，22(2)：186-188.

三、固精止带缩尿药

本类药物酸涩收敛，主入肾、膀胱经。具有固精、缩尿、止带作用。某些药物甘温还兼有补肾之功。适用于肾虚失藏，下焦不固或肾气不摄，膀胱失约所致的遗精滑精、遗尿尿频以及冲任不固，带下清稀等证。本类药物以收涩为其所长，治疗上述诸证常与补肾药配伍同用，标本兼治。本类药酸涩收敛，对相火内炽，火扰精泄以及外邪内侵，膀胱湿热下注所致的遗精、尿频等不宜应用。

临床常用的涩精缩尿止带药有山茱萸、覆盆子、桑螵蛸、金樱子、海螵蛸、莲子、芡实、刺猬皮、椿皮等。

山茱萸

Shanzhuyu

本品为山茱萸科植物山茱萸 *Cornus officinalis* Sieb.

et Zucc. 的干燥成熟果肉。主产于河南、浙江。秋末冬初果皮变红时采收果实，用文火烘或置沸水中略烫后，及时除去果核，干燥。以肉肥厚、色紫红、油润柔软者为佳。

【炮制】 **酒萸肉**　取净山萸肉，加黄酒炖或蒸至酒吸尽，表面紫黑色或黑色，质滋润柔软，微有酒香气。

【性味与归经】 酸、涩，微温。归肝、肾经。

【功能与主治】 补益肝肾，收涩固脱。用于眩晕耳鸣，腰膝酸痛，阳痿遗精，遗尿尿频，崩漏带下，大汗虚脱，内热消渴。

【效用分析】 山茱萸味酸微温质润，入肝、肾经，其性温而不燥，补而不腻，补益肝肾，既能益精，又可助阳，为平补阴阳之要药。常用治肝肾不足、精血亏虚导致的腰膝酸软、头晕耳鸣及肾阳不足，阳痿不举。本品既能补肾益精，又能固精缩尿。于补益之中又具封藏之功，为补肾固精之要药。可用治肾阳不足，下元不固，遗精滑精，膀胱虚冷、遗尿尿频等。山茱萸入于下焦，能补益肝肾，固护冲任，有固崩止带作用，可用于崩漏经多、带下不止等证。

山茱萸气薄味厚，酸涩收敛，能收敛止汗，补虚固脱，为防止元气虚脱之要药。张锡纯谓："萸肉既能敛汗，又善补肝，是以肝虚极而元气将脱者，服之最效。"可治久病虚脱或气虚汗多欲脱之证。

总之，山茱萸既具收敛之性以秘藏精气，又能补益肝肾以益精助阳；既能补阴，又可补阳。与甘寒滋润药同用能补阴血，同甘温辛热药同用能补阳气，同益气固涩药同用，能挽救虚脱。

【配伍应用】

1. 山茱萸配牡蛎　山茱萸酸涩微温，长于补益肝肾，敛汗固脱，固精缩尿；牡蛎咸寒质重，长于益阴潜阳，收敛固涩。二药伍用，敛中寓补，标本兼顾，收敛固涩，敛阴止汗，救亡固脱的力量增强。主治肝肾不足、精气失藏，或元气欲脱之自汗、盗汗，遗精、滑精，带下诸症。

2. 山茱萸配白芍　山茱萸入于下焦，酸涩收敛，能补虚固脱，收敛止汗，固崩止带；白芍甘补酸收，有补血敛阴、止汗作用。两药配伍，一方面可补益肝肾，补血固崩，用治崩漏，吐衄，失血过多。另一方面，可补虚固脱止汗，用于自汗，盗汗等症。

【鉴别应用】

1. 山茱萸与酒萸肉　山茱萸味酸涩，性微温，归肝、肾经，功能补益肝肾，收涩固脱，适用于眩晕耳鸣，腰膝酸痛，阳痿遗精，遗尿尿频，崩漏带下，大汗虚脱，内热消渴。酒制后即成酒萸肉，借酒力温通，助药势，降低其酸性，滋补作用增强，多用于头目眩晕，腰部冷痛，阳痿早泄，尿频遗尿。

2. 山茱萸与吴茱萸　两药均入肝、肾二经，均具有一定的助阳作用。但山茱萸酸微温质润，其性温而不燥，补而不峻，既能补益肾精，又能温肾助阳。为补益肝肾之要药，可用于肝肾亏虚，头晕目眩，腰膝酸软，阳痿等；既能补肾益精，又能固精止遗，可用于遗精，遗尿；还能固摄冲任，敛汗固脱，亦常用于崩漏下血及月经过多，大汗不止，体虚欲脱等。吴茱萸辛散苦泄，性热祛寒，既散肝经之寒邪，又解肝气之郁滞，为治肝寒气滞诸痛之要药，可用于寒滞肝脉的痛经、疝气冷痛、巅顶头痛；取其温中散寒、降逆止呕、燥湿之功，可用于中焦虚寒之脘腹冷痛，呕吐泛酸，脾肾阳虚，五更泄泻以及脚气肿痛等。

3. 山茱萸与五味子　两药均能补养肝肾，同具收敛固涩之功，可用于肾虚不固，遗精滑精，体虚多汗等证。但山茱萸偏于滋养精血，温助元阳，秘藏精气，固涩下元，又滋肝肾不足之阴，敛阴阳欲绝之汗，其作用强于五味子；且于收敛之中兼具补益之性，大收元气，振作精神，固涩滑脱，用于肝肾亏虚，头晕目眩，腰膝酸软，阳痿，遗精，遗尿，崩漏下血及月经过多，大汗不止，体虚欲脱证。五味子则以敛为主，入肺以收肺气之耗散而治肺虚久咳，入心以敛心气宁心神而治心烦失眠；还能生津，涩肠止泻固脱，可用于治疗气津两伤、烦倦口渴、久泄不止等。

4. 山茱萸与山药　二药均能补肾固精，用于肾虚不固的遗精、尿频、遗尿等。但山茱萸酸微温质润，其性温而不燥，补而不峻，既能补益肾精，又能温肾助阳，为补益肝肾之要药，用于肝肾亏虚，头晕目眩，腰膝酸软，阳痿等；亦可补肝肾，固冲任，敛汗固脱，可用于崩漏下血，月经过多，大汗不止，体虚欲脱证。山药能平补气阴，且性兼涩，既能补脾肺之气，又益肺肾之阴，并能固涩肾精，用于脾胃、肺、肾虚弱证；山药还有益气养阴、生津止渴之效，用于阴虚内热，口渴多饮。概括而言，山茱萸补阳益阴，兼有收涩之性，收涩作用远胜过山药。山药平补气阴，收涩之性较弱。

5. 山茱萸与熟地黄　二药均能补益肝肾精血，治肝肾亏虚，精血不足，头晕目眩，腰膝酸软，阳痿遗精等症，两药可以相辅相成。然而山茱萸补阴之中又能助阳，滋补之中又能秘藏精气，故肾阴肾阳不足而秘藏失权之遗精滑泄，崩漏下血，月经过多以及阳气欲脱之大汗不止，皆可选用。熟地黄专益精血，其养血益精填髓之力又较山茱萸为强，但不能助阳，也不具有收敛之性。

【方剂举隅】

1. 肾气丸（《金匮要略》）

药物组成：干地黄、山茱萸、牡丹皮、山药、茯苓、泽泻、桂枝、附子。

功能与主治：补肾助阳。适用于肾阳不足证。症见腰痛脚软，身半以下常有冷感，少腹拘急，小便不利，或小便反多，入夜尤甚，阳痿早泄，舌淡而胖，脉虚弱，尺部沉细，以及痰饮，水肿，消渴脚气，转胞等。

2. 六味地黄丸（《小儿药证直诀》）

药物组成：熟地黄、山茱萸、牡丹皮、干山药、茯苓、泽泻。

功能与主治：滋补肝肾。用于肝肾阴虚证。腰膝酸软，头晕目眩，耳鸣耳聋，盗汗，遗精，消渴，骨蒸潮热，手足心热，口燥咽干，牙齿动摇，足跟作痛，小便淋漓以及小儿囟门不合，舌红少苔。脉细数。

3. 右归丸（《景岳全书》）

药物组成：大怀熟地、山茱萸、枸杞子、山药、鹿角胶、菟丝子、杜仲、当归、肉桂、制附子。

功能与主治：温补肾阳，填精益髓。适用于肾阳不足，命门火衰证。年老或久病气衰神疲，畏寒肢冷，腰膝软弱，阳痿遗精，或阳衰无子，或饮食减少，大便不实，或小便自遗，舌淡苔白，脉沉而迟。

【成药例证】

1. 归芍地黄丸（《临床用药须知中药成方制剂卷》2020年版）

药物组成：当归、白芍（酒炒）、熟地黄、山茱萸（制）、牡丹皮、山药、茯苓、泽泻。

功能与主治：滋肝肾，补阴血，清虚热。用于肝肾两亏，阴虚血少，头晕目眩，耳鸣咽干，午后潮热，腰腿酸痛，脚跟疼痛。

2. 桂附地黄丸（胶囊）（《临床用药须知中药成方制剂卷》2020年版）

药物组成：肉桂、附子（制）、熟地黄、酒萸肉、牡丹皮、山药、茯苓、泽泻。

功能与主治：温补肾阳。用于肾阳不足，腰膝酸冷，肢体浮肿，小便不利或反多，痰饮喘咳，消渴。

【用法与用量】6～12g。

【注意】本品温补收敛，故命门火炽，素有湿热而致小便淋涩者不宜使用。

【本草摘要】

1.《神农本草经》　“味酸，平。主治心下邪气，寒热，温中，逐寒湿痹，去三虫。”

2.《汤液本草》　“滑则气脱，涩剂所以收之，山茱萸止小便利，秘精气，取其味酸涩以收滑之。”

3.《日华子本草》　“暖腰膝，助水脏，除一切风，逐一切气，破癥结，治酒皶。”

4.《药性解》　“主通邪气，逐风痹，破癥结，通九窍，除鼻塞，疗耳聋，杀三虫，安五脏，壮元阳，固精髓，利小便。”

【化学成分】主要含环烯醚萜苷类成分：马钱苷，山茱萸裂苷，莫罗忍冬苷，7-*O*-甲基莫罗忍冬苷，当药苷，山茱萸苷；三萜类成分：熊果酸等；植物凝集素：7-脱氢马钱素；鞣质：山茱萸鞣质1、2、3，梾木鞣质A～G，丁子香鞣质，路边青鞣质D,2,3-二-*O*-没食子酰-β-D-葡萄糖，喜树鞣质A、B，7-*O*-没食子酰-D-景天庚酮糖以及没食子酸；还含挥发油。

中国药典规定本品含莫诺苷（$C_{17}H_{26}O_{11}$）和马钱苷（$C_{17}H_{26}O_{10}$）不得少于1.2%，酒萸肉不得少于0.70%。

【药理毒理】本品具有降血糖、抗心律失常、调节免疫等作用。

1. 降血糖作用　山茱萸醇提取物、乙酸乙酯提取物7.5g/kg连续灌胃7天，可显著降低四氧嘧啶诱导的糖尿病小鼠血糖。醇提取物可显著提高血清胰岛素水平，而对正常小鼠血糖没有明显影响[1]。山茱萸水煎剂16g/kg灌胃21天后，可降低四氧嘧啶糖尿病大鼠的血糖和血脂含量；山茱萸乙醇提取物2g/kg剂量连续灌胃1个月，能降低非胰岛素依赖型糖尿病大鼠进食量及饮水量，对大鼠空腹血糖无影响，但能降低餐后血糖水平，升高进食后血浆胰岛素水平，促进胰岛增生。此外，山茱萸提取物对α-葡萄糖苷酶具有抑制作用[2]，山茱萸环烯醚萜总苷可剂量依赖性地减轻晚期糖基化终末产物诱导的大鼠肾系膜细胞HBZY-1炎症反应[3]。山茱萸总萜0.10g/kg灌胃4周，可明显降低链脲佐菌素糖尿病大鼠糖化血红蛋白、糖化血清蛋白水平。山茱萸总萜0.20、0.10g/kg灌胃10天，能明显改善正常ICR小鼠葡萄糖耐量和淀粉糖耐量，0.20g/kg组可明显降低1小时内血糖水平和血清胰岛素水平[4]。山茱萸总萜0.05、0.10、0.20g/kg灌胃5周，可降低KKay糖尿病小鼠空腹血糖水平，0.20g/kg组显著降低血糖——时间曲线下面积，剂量相关性地减轻体质量，降低胰岛素、糖化血红蛋白、糖化血清蛋白、TC、TG、胰岛素抵抗指数[5]。

2. 对免疫系统的作用　山茱萸具有免疫增强及免疫抑制双重作用。山茱萸水煎液能明显抑制老年小鼠胸腺细胞的凋亡，并且明显改善老年小鼠骨髓细胞、脾细胞的增殖抑制[6]。山茱萸总苷能抑制细胞毒性T细胞的诱导和增殖，对正常鼠脾T、B淋巴细胞增殖有抑制作用，并具有抗类风湿关节炎的作用。山茱萸水煎剂 10、20g/kg 灌服，可使小鼠胸腺萎缩，减慢网状内皮系统对碳粒的廓清速率；10g/kg 剂量可升高小鼠血清溶血素抗体的含量；山茱萸 5、10g/kg 连续灌胃 5 天，均可使小鼠血清抗体 IgG 含量升高，并能抑制 SRBC 所致小鼠迟发型足垫肿胀；10、20g/kg 于抗原攻击前给药，可明显减轻 DNCB 所致小鼠接触性皮炎；20g/kg 于抗原攻击后 3～15 小时给药亦对接触性皮炎有较明显的抑制作用。

3. 抗炎作用　山茱萸水煎剂 5、10g/kg 连续灌胃 5 天，能抑制醋酸引起的小鼠腹腔毛细血管通透性的增高、二甲苯所致的小鼠耳廓肿胀及蛋清引起的大鼠足垫肿胀，并能降低大鼠肾上腺内抗坏血酸含量。山茱萸总苷在 0.25、0.50、1.0、2.0、4.0g/kg 剂量能分别抑制角叉莱胶所致小鼠及大鼠足爪肿胀；0.3、0.6g/kg 剂量能抑制由弗氏完全佐剂诱导的关节炎所引起的注射局部的早期炎症反应和 12 天后的再度肿胀，亦可抑制另侧后肢因迟发性超敏反应所引起的足肿胀；在 0.15g/kg 剂量连续给药 12 天后，表现出对再度肿胀及另侧后肢肿胀的抑制作用。

4. 抗肿瘤作用　山茱萸多糖 100、200、400mg/kg 对小鼠 S_{180} 肉瘤抑瘤率分别为 55.41%、62.16%、68.24%，并且在体外对 S_{180} 肉瘤增殖有一定抑制作用[7]。山茱萸多糖 25、50、100mg/ml 可抑制人肺癌 A549 细胞增殖，且呈明显的量-效、时-效关系，24 小时的半数抑制浓度 IC_{50} 为 37.2mg/ml，在山茱萸多糖 50mg/ml 浓度作用下，细胞形态发生变化，随着时间延长，发生凋亡形态改变的细胞比例增多，呈时间依赖性[8]。此外，山茱萸多糖具有诱导宫颈癌细胞凋亡的作用[9]。山茱萸提取物对人乳腺癌细胞 MDA-MB-231 增殖、侵袭、转移具有明显抑制作用[10]。山茱萸多糖作用于人肝癌细胞株 $HepG_2$，可通过上调 Klotho 表达，抑制 PI3K/AKT 通路活化，抑制 $HepG_2$ 细胞增殖、促进 $HepG_2$ 细胞凋亡[11]。

5. 抗衰老作用　山茱萸活性成分马钱苷、莫诺苷在 0.1g/L 浓度下可增强 D-半乳糖致衰星形胶质细胞的增殖能力，提高衰老细胞的抗氧化能力[12]。山茱萸水提液 0.278、0.556、1.111mg/ml 可促进 D-半乳糖致衰人胚肺成纤维细胞的增殖能力，并能延缓端粒的缩短[13]。此外，山茱萸多糖 1.11g/kg 连续灌胃 24 天，可减缓衰老雌性小鼠卵巢的衰老形态，其孕激素水平明显升高[14]。山茱萸抗氧化的主要活性成分为多糖。山茱萸多糖 0.4、0.2g/kg 剂量连续灌药 30 天，可提高 D-半乳糖致衰老小鼠血浆 SOD、CAT 及 GSH-Px 活力，可降低血浆、脑匀浆及肝匀浆中的 LPO 水平，表明山茱萸多糖有抗氧化、延缓衰老作用。

6. 抗骨质疏松作用　山茱萸水提液 2.5g/kg 连续灌胃 2 周，能增加快速自然老化模型小鼠骨皮质厚度、骨细胞数目及骨小梁面积。山茱萸总苷水提液 1、2、5g/kg 连续灌胃 12 周，可提高骨质疏松大鼠骨密度，调节骨组织 TRPV6、TRPV5 通道蛋白表达，改变 TRPV6/TRPV5 倍比关系，影响成骨细胞和破骨细胞功能[15]。

7. 其他作用　山茱萸总苷具有促进大鼠周围神经损伤后神经传导速度恢复的作用，山茱萸总苷 160、320mg/kg 灌胃给药，在小鼠术后 4、8、12 周波幅和运动神经传导速度方面均有显著改善[16]。山茱萸果核水提液可显著降低大鼠肾性高血压[17]。山茱萸水提取物能够通过抑制酪氨酸酶活性来抑制 A375 细胞和 Hacat 细胞共培养系的黑素合成[18]。山茱萸多糖能扶植肠道正常菌群的生长，促进有益菌(双歧杆菌和乳杆菌)的增殖，具有调节肠道菌群失调的作用[19]。山茱萸提取物 0.60g/kg 灌胃 28 天，可降低慢性肾功能衰竭大鼠炎症评分、纤维化评分及尿素氮、肌酐、尿蛋白、TNF-α、IL-6、α-平滑肌肌动蛋白、NADPH 氧化酶 1、ROS、磷酸化 ERK 含量，通过抑制肾组织炎症反应和纤维化起到一定肾保护作用[20]。山茱萸环烯醚萜苷 30、60、120mg/kg 灌胃 28 天，能够改善创伤性脑损伤大鼠被动回避记忆功能障碍，减轻海马区神经元退行性病变，抑制大鼠脑创伤部位 tau 蛋白在 Thr205 和 Ser396 位点的过度磷酸化[21]。此外山茱萸还具有抗失血性休克、抗心律失常等作用。

【参考文献】［1］杨勇，容蓉，蒋春红，等．山茱萸不同极性提取物降糖作用的研究．辽宁中医杂志，2011，38(1)：170-172.

［2］王俊霞，武晓红，李昌勤，等．山茱萸提取物对α-葡萄糖苷酶的抑制作用．中国实验方剂学杂志，2011，17(5)：74-76.

［3］郭洁，张晓双，刘继平．山茱萸环烯醚萜总苷对晚期糖基化终末产物诱导的肾系膜炎症反应的调节．中成药，2013，35(10)：2067-2072.

［4］范思思，朱晶晶，徐登球，等．山茱萸总萜的降糖作用途径研究．中国药理学通报，2017，33(7)：1014-1019.

［5］刘薇，朱晶晶，徐志猛，等．山茱萸总萜对 KKay 糖尿病小鼠的治疗作用研究．药物评价研究，2016，39(6)：947-952.

［6］许冬青，江励华，李育，等．山茱萸水煎液对老年小鼠免疫器官保护作用的研究．时珍国医国药，2012，23(8)：1864-1865.

［7］邹品文，赵春景，李攀，等．山茱萸多糖的抗肿瘤作用及其免疫机制．中国医院药学杂志，2012，32(1)：20-22.

［8］王恩军，靳祎，刘斌，等．山茱萸多糖对肺癌 A549 细胞凋亡的影响及机制．山东医药，2012，52(3)：46-47.

［9］王恩军，靳祎，王哲，等．山茱萸多糖诱导宫颈癌细胞凋亡及 Bax 蛋白表达的变化．中国实验方剂学杂志，2012，18(10)：

260-262.

［10］谢静静，张金花，金剑英，等．山茱萸提取物对乳腺癌细胞 MDA-MB-231 侵袭和转移的抑制作用及机制研究．浙江中西医结合杂志，2020，30(5)：369-374，440-441.

［11］李媛，孙锁锋．山茱萸多糖通过上调 Klotho 表达和抑制 PI3K/AKT 通路对肝癌 $HepG_2$ 细胞增殖、凋亡的影响．现代药物与临床，2019，34(10)：2887-2893.

［12］马艳霞，王明艳，姜泽群，等．山茱萸活性成分对 D-半乳糖致衰星形胶质细胞影响的实验研究．中国药理学通报，2014，30(12)：1688-1692.

［13］李桂霞，高书亮，赵凤鸣，等．山茱萸水提液对人胚肺成纤维细胞(MRC-5)的影响机制初探．时珍国医国药，2012，23(6)：1361-1363.

［14］李育，江沛，江励华，等．山茱萸多糖对自然衰老雌性小鼠卵巢功能的影响．南京中医药大学学报，2012，28(1)：57-60.

［15］李绍烁，赵京涛，何昌强，等．山茱萸总甙干预骨质疏松模型大鼠骨代谢：TRPV6、TRPV5 通路的变化．中国组织工程研究，2019，23(11)：1749-1754.

［16］齐爽，刘燕，陈鹏．山茱萸总苷对坐骨神经损伤 Balb/c 小鼠神经传导速度及脊髓运动神经元内 Gap-43 表达的影响．中国实验诊断学，2014，18(9)：1418-1420.

［17］杜景霞，王志林，宋向东，等．山茱萸果核水提取物对大鼠肾性高血压及离体胸主动脉环的作用．中国临床药理学杂志，2014，30(7)：591-593.

［18］王兴焱，王天晔，陈巧云，等．山茱萸水提取物对黑素瘤细胞与角质形成细胞共培养模型黑素合成的影响．中国实验方剂学杂志，2011，17(12)：141-143.

［19］王艳，杨静，沈媛珍．山茱萸多糖调节小鼠肠道菌群失调的作用．华西药学杂志，2014，29(4)：390-392.

［20］丁国明，戢晴，韩颖敏．山茱萸提取物对慢性肾功能衰竭大鼠的肾保护作用及对 oxidase/ROS/ERK 信号通路的影响．新中医，2020，52(18)：14-18.

［21］马登磊，张旭，张丽，等．山茱萸环烯醚萜苷对创伤性脑损伤大鼠认知功能及 tau 蛋白磷酸化的影响．首都医科大学学报，2020，41(3)：397-402.

覆盆子

Fupenzi

本品为蔷薇科植物华东覆盆子 *Rubus chingii* Hu 的干燥果实。主产于浙江、福建、湖北。夏初果实由绿变绿黄时采收，除去梗、叶，置沸水中略烫或略蒸，取出，干燥。以个大、饱满、色黄绿者为佳。

【性味与归经】 甘、酸，温。归肝、肾、膀胱经。

【功能与主治】 益肾固精缩尿，养肝明目。用于遗精滑精，遗尿尿频，阳痿早泄，目暗昏花。

【效用分析】 覆盆子甘酸微温，归肝、肾经，可补可敛，可补五脏而益精气，敛耗散之气而生精液，能补肾精，助肾阳，固精关，缩小便，且强肾无燥热之弊，固精无凝涩之害，凡肝肾不足，下元不固所致的梦遗滑精，阳痿早泄，遗尿尿频，皆可应用。

覆盆子酸甘能化阴，入肝肾，有益肝肾明目作用，《本草从新》曰其能“补肝虚而能明目”。可用于肝肾不足，目暗不明等症；久服还能改善视力。

【配伍应用】

1. 覆盆子配沙苑子　覆盆子甘酸微温，能补肾益精，敛耗散之气而生精液，起阳事，固精关；沙苑子甘温，入肝、肾经，能补益肝肾，固精缩尿。两药配伍，可增强补肾益精、固精止遗之功，常用治遗精早泄。

2. 覆盆子配金樱子　覆盆子甘温，入肝、肾、膀胱经，能补益肝肾，固涩缩尿，固精止遗；金樱子味酸而涩，入肾与膀胱经，功专固敛，能固精缩尿。两药合用，能补肾益精，固精缩尿，补涩并用，标本同治，可治肾虚精关不固所致的遗精、早泄、遗尿、尿频、腰膝酸软等。

【鉴别应用】

1. 覆盆子与菟丝子　二药均能益肾固精缩尿，用于遗精，尿频，带下等；均能益肾养肝而明目，用于肝肾不足，目失所养而致目昏目暗，视力减退。但覆盆子甘酸微温，归肝、肾经，既能收涩固精缩尿，又有补益肝肾之功。菟丝子既能补肾阳肾阴，固精缩尿止带，又能温肾补脾而止虚泻；还有补肝肾，固胎元之效，用于肝肾不足，冲任失固，胎动不安。尽管功效大致相当，但前者长于收涩，后者偏于补益，有所区别。

2. 覆盆子与桑螵蛸　二药性能相近，均有益肾固精的作用，用于肾虚不固所致的遗精、滑精、遗尿、尿频等。但覆盆子甘酸微温，归肝、肾经，既能收涩固精缩尿，又有补益肝肾明目之功，用于肝肾不足，目暗不明。桑螵蛸甘咸入肾，能固精缩尿，又能补肾助阳，用于肾虚阳痿。桑螵蛸助阳之力强于覆盆子；覆盆子又能滋养五脏。

3. 覆盆子与金樱子　两药均为收涩药，善能固精缩尿，主治肾气不足之遗精、滑精、遗尿、尿频以及带下等。然覆盆子又于固精之中能益肝肾、明目，可用于肾虚或肝肾不足所致的阳痿、不育、目暗不明等；而金樱子主收涩，又具涩肠止泻之功，可用于久泻、久痢等。

【方剂举隅】 **覆盆子丸**（《圣济总录》）

药物组成：覆盆子、黄芪、补骨脂、乌药、石斛、泽泻、荜澄茄、沉香、巴戟天、熟干地黄、川芎、当归、赤芍药、山茱萸、菟丝子。

功能与主治：温顺脏气，补益下经。适用于元脏虚弱，脐腹痛，膝胫少力，百节酸痛，昏倦多睡，小便频浊，头眩痰唾，背脊拘急，饮食无味。

【成药例证】

1. 调经促孕丸（《临床用药须知中药成方制剂卷》2020 年版）

药物组成：鹿茸（去毛）、炙淫羊藿、仙茅、续断、桑寄生、菟丝子、枸杞子、覆盆子、山药、莲子（去心）、茯苓、黄芪、白芍、炒酸枣仁、丹参、赤芍、鸡血藤、钩藤。

功能与主治：温肾健脾，活血调经。用于脾肾阳虚、瘀血阻滞所致的月经不调、闭经、痛经、不孕，症见月经后错、经水量少、有血块、行经小腹冷痛、经水日久不行、久不受孕、腰膝冷痛。

2. 强阳保肾丸（《临床用药须知中药成方制剂卷》2020 年版）

药物组成：炙淫羊藿、酒肉苁蓉、盐补骨脂、阳起石（煅，酒淬）、沙苑子、盐胡芦巴、蛇床子、韭菜子、醋五味子、覆盆子、麸炒芡实、肉桂、盐小茴香、制远志、茯苓。

功能与主治：补肾助阳。用于肾阳不足所致的腰酸腿软、精神倦怠、阳痿遗精。

【用法与用量】 6～12g。

【注意】 肾虚有火，小便短涩者慎用。

【本草摘要】

1.《名医别录》 “味甘平，无毒。主益气轻身，令发不白。”

2.《本草备要》 “甘酸微温，益肾脏而固精，补肝虚而明目，起阳痿，缩小便……泽肌肤，乌髭发……女子多孕。同蜜为膏，治肺气虚寒。”

3.《本草正义》 “覆盆，为滋养真阴之药，味带微酸，能收摄耗散之阴气而生津液，故寇宗奭谓益肾缩小便，服之当覆其溺器，语虽附会，尚为有理。”

【化学成分】 主要含有机酸类成分：覆盆子酸，鞣花酸等；还含黄酮类、萜类、多糖等。

【药理毒理】 本品具有调节下丘脑-垂体-性腺轴功能、抗糖尿病等作用。

1. 调节下丘脑-垂体-性腺轴功能的作用 覆盆子水提液按 1.2g/kg 灌胃 7 天，可降低正常雄性大鼠下丘脑 LHRH、垂体 LH、FSH 及血浆 E2 含量，提高胸腺 LHRH 和血浆 T 水平，覆盆子乙醇提取物 20、40g/kg 肌内注射 20 天，能够提高去势模型大鼠阴茎对外部刺激的兴奋性，缩短阴茎勃起潜伏期，并可增强氢化可的松所致肾阳虚模型小鼠的耐寒、耐疲劳能力，增加自主活动次数。

2. 抗糖尿病作用 覆盆子酮 200、400、800mg/kg 连续灌胃 20 天，可明显控制糖尿病小鼠的空腹血糖水平，降低血糖曲线下面积，高剂量组可显著提高血清胰岛素水平，修复胰岛病理改变，增加胰岛 B 细胞中胰岛素的表达[1]。覆盆子提取物 2g/kg 连续灌胃 12 周，可降低糖尿病大鼠空腹血糖、血脂，减轻胰岛素抵抗，减轻肝细胞脂肪变性[2]。

3. 改善学习记忆力能力，延缓衰老的作用 将覆盆子生药粉掺入饲料，按 5g/kg 剂量用药 6 周，可缩短 D-半乳糖致衰老模型小鼠的游泳潜伏期，降低脑 MAO-B 活性，从而改善学习记忆能力，延缓衰老。

4. 其他作用 覆盆子黄酮对金黄色葡萄球菌、枯草芽孢杆菌、大肠埃希菌、青霉具有抑菌作用，其最低抑菌浓度分别为 0.04、0.08、0.16、0.64mg/ml，抑菌作用随着作用时间的延长而增加[3]。

【参考文献】 [1] 谢欣梅，庞晓斌，李晓婷．覆盆子酮对糖尿病模型小鼠的降血糖作用及其机制研究．中国药学杂志，2012，47（23）：1899-1904．

[2] 谢欣梅，庞晓斌．覆盆子提取物对 2 型糖尿病大鼠糖脂代谢的影响及对肝脏保护作用的研究．中成药，2013，35（3）：460-465．

[3] 朱会霞．覆盆子黄酮的抑菌特性研究．现代食品科技，2012，28（11）：1484-1487．

桑 螵 蛸

Sangpiaoxiao

本品为螳螂科昆虫大刀螂 *Tenodera sinensis* Saussure、小刀螂 *Statilia maculata*（Thunberg）或巨斧螳螂 *Hierodula patellifera*（Serville）的干燥卵鞘。以上三种分别习称“团螵蛸”“长螵蛸”及“黑螵蛸”。全国大部分地区均产。深秋至次春收集，除去杂质，蒸至虫卵死后，干燥。用时剪碎。以完整、色黄褐、卵未孵化者为佳。

【性味与归经】 甘、咸，平。归肝、肾经。

【功能与主治】 固精缩尿，补肾助阳。用于遗精滑精，遗尿尿频，小便白浊。

【效用分析】 桑螵蛸甘咸性平，归肝、肾二经。甘能补益，味咸入肾，性收敛，能补肾固精止浊，善于治疗命门火衰，下元虚冷，肾失固藏，精关不固，遗精滑精，白浊。

桑螵蛸能补肾助阳，缩尿止遗，可用于肾阳不足的阳痿；肾气不固，膀胱失约之尿频、遗尿、小便失禁之症。

【配伍应用】

1. 桑螵蛸配黄芪　桑螵蛸甘咸性平，入肝、肾二经，补肾固精，固涩缩尿；黄芪味甘能补，性温能升，为补气升阳的要药。两药配伍，取黄芪补气升阳之功，辅助桑螵蛸补肾助阳，缩尿止遗，用治肾亏气弱，收摄无权之遗精滑泄，遗尿，或小便清长频数等症。

2. 桑螵蛸配菟丝子　桑螵蛸入肝、肾二经，能补肾助阳，固精缩尿；菟丝子甘温入肾，既补肾阳，又补肾阴，为阴阳俱补之品，又有固精缩尿之功。两药合用，补益下元，固精缩尿止遗，可用治下元亏损，腰膝酸软，阳痿遗精，遗尿尿频，带下清稀等症。

【鉴别应用】

1. 桑螵蛸与山茱萸　二药均能补肾助阳，固精止遗，用于遗精、遗尿、阳痿等。但桑螵蛸甘咸入肾，兼带涩味，性主收涩，补肾偏于补阳。山茱萸味酸，微温质润，补而不峻，既能补阴，又能补阳，为补益肝肾之要药；亦可固冲任，敛汗固脱，还可用于肝肾亏虚，头晕目眩，腰膝酸软，崩漏下血，月经过多及体虚大汗欲脱等。

2. 桑螵蛸与益智　两药均能温补下元而缩尿固精，对于下焦虚寒所致的遗尿、尿频及遗精病证，可配伍同用，以增强助阳固涩作用。然桑螵蛸性主收涩，主要用于下元虚寒之遗尿、尿频；而益智仁还有温脾摄唾止泻之效，可用于脾胃虚寒，口多涎唾。

【方剂举隅】　**桑螵蛸散**（《本草衍义》）

药物组成：人参、茯神、远志、石菖蒲、桑螵蛸、龙骨、龟甲、当归。

功能与主治：调补心肾，涩精止遗。适用于心肾两虚证。症见小便频数，或尿如米泔色，或遗尿，或遗精，心神恍惚、健忘，舌淡苔白，脉细弱。

【成药例证】　**同仁乌鸡白凤丸（口服液）**（《临床用药须知中药成方制剂卷》2020年版）

药物组成：乌鸡（去毛、爪、肠）、人参、黄芪、山药、鹿角、熟地黄、白芍、当归、地黄、天冬、青蒿、银柴胡、香附（醋制）、丹参、川芎、桑螵蛸、芡实（炒）、牡蛎（煅）、甘草。

功能与主治：益气养血，滋阴清热。用于气血两虚、阴虚有热所致的月经失调、崩漏、带下病，症见经行错后或提前、经水量多、淋沥不净、带下量多、黄白相兼、腰膝酸软、虚热盗汗。

【用法与用量】　5～10g。

【注意】　本品助阳固涩，阴虚火旺或内有湿热之遗精，膀胱湿热，小便短数者不宜使用。

【本草摘要】

1.《神农本草经》　“味咸，平。主伤中，疝瘕，阴痿，益精生子，女子血闭腰痛，通五淋，利小便水道。”

2.《名医别录》　“味甘，无毒。主治男子虚损，五藏气微，梦寐失精，遗溺。久服益气，养神。”

3.《本经逢原》　“肝肾命门药也，功专收涩，故男子虚损，肾衰阳痿、梦中失精遗溺白浊方多用之。”

【化学成分】　主要含蛋白质、脂肪、氨基酸、维生素、微量元素等。

【药理毒理】　本品具有抗利尿、抗缺氧、抗氧化等作用。

1. 抗利尿作用　团螵蛸、长螵蛸醇提物18g/kg灌胃可降低乙醇麻醉并致多尿状态大鼠的尿量，显示具有一定的抗利尿作用。

2. 抗缺氧、抗疲劳作用　长螵蛸醇提物18g/kg连续灌胃10天，可延长小鼠常压耐缺氧时间。长螵蛸醇提物10g/kg连续灌胃8天，可延长小鼠游泳时间，表明其具有抗疲劳作用。

3. 抗氧化作用　长螵蛸和黑螵蛸醇提物按9、18g/kg剂量连续灌胃给药21天，能明显降低高脂饲料所致高脂大鼠模型肝组织中MDA。

4. 抗菌作用　桑螵蛸挥发油提取物在体外对MRSA具有一定的抗菌效应，耐药性实验中，浸有桑螵蛸脂类提取物的纸片周围产生明显的抑菌环[1]。

5. 毒理研究　团螵蛸、长螵蛸和黑螵蛸醇提物分别以最大浓度和小鼠能接受最大体积（0.4ml/10g）灌胃，日总剂量为320g/kg，观察7天，未见各组动物死亡，各组动物的食欲、体重、外观行为、毛发等均未发现明显异常。解剖并肉眼观察主要脏器，亦未发现明显异常。

【参考文献】　[1] 司怡然，沃露露，刁云鹏，等. 桑螵蛸挥发油的提取及对MRSA体外抑菌效应的初步研究. 中国微生态学杂志，2014，26（8）：874-877.

金樱子

Jinyingzi

本品为蔷薇科植物金樱子 *Rosa laevigata* Michx. 的干燥成熟果实。主产于四川、湖南、广东、江西。10～11月果实成熟变红时采收，干燥，除去毛刺。以个大、色红黄者为佳。

【炮制】　**金樱子肉**　取净金樱子，略浸，润透，纵切两瓣，除去毛、核，干燥。

【性味与归经】　酸、甘、涩，平。归肾、膀胱、大肠经。

【功能与主治】 固精缩尿，固崩止带，涩肠止泻。用于遗精滑精，遗尿尿频，崩漏带下，久泻久痢。

【效用分析】 金樱子味酸而涩，入肾与膀胱经，功专固敛，善敛虚散之气，固涩滑脱之关，能敛肾气，固精关，止遗滑，缩小便，疗崩带。凡肾气不足，下元不固而致神疲乏力，腰膝酸软，遗精滑精，尿频遗尿，崩漏带下者均可应用。

金樱子味酸收敛，涩可去脱，入大肠而涩肠止久泻。凡脾虚失运，气虚下陷之久泻久痢，脱肛阴挺者，均可用之。

《本草经疏》称“涩可去脱，脾虚滑泄不禁，非涩剂无以固之。膀胱虚寒则小便不禁，肾与膀胱为表里，肾虚则精滑，时从小便出。此药气温，味酸涩，入三经而收敛虚脱之气，故能主诸证也。”

【配伍应用】

1. 金樱子配牡蛎 金樱子入肾与膀胱经，能固精缩尿止遗；牡蛎质体重坠，味咸性微寒，有益阴清热之功，味涩又能收敛固涩。两药配伍，能益阴潜阳，固精止遗，用治肾虚遗精，滑精等证。

2. 金樱子配桑螵蛸 金樱子能固精缩尿止遗；桑螵蛸能补肾助阳，固精缩尿。两药合用，增强益肾固精，缩尿止遗作用，适宜于肾气虚弱，收摄无力之遗精滑泄，小便频数，甚或小便失禁等症。

【鉴别应用】**金樱子与山茱萸** 两药均为酸涩之品，均能收敛固下以治虚性滑泄，遗精滑精、遗尿、带下之证。然而金樱子功专收涩，无补益之性。而山茱萸则收涩之中又具有补益之功，既能补肾益精，又能温肾助阳，应用范围远比金樱子为广，凡肝肾不足、头晕耳鸣、腰膝酸软及崩漏下血、元阳欲脱、大汗不止之证，均可应用。

【成药例证】

1. 龟鹿补肾丸（胶囊、口服液）（《临床用药须知中药成方制剂卷》2020 年版）

药物组成：盐菟丝子、淫羊藿（蒸）、续断（盐蒸）、锁阳（蒸）、狗脊（盐蒸）、酸枣仁（炒）、制何首乌、炙甘草、陈皮（蒸）、鹿角胶（炒）、熟地黄、龟甲胶（炒）、金樱子（蒸）、炙黄芪、山药（炒）、覆盆子（蒸）。

功能与主治：补肾壮阳，益气血，壮筋骨。用于肾阳虚所致的身体虚弱、精神疲乏、腰腿酸软、头晕目眩、精冷、性欲减退、小便夜多，健忘、失眠。

2. 首乌丸（《临床用药须知中药成方制剂卷》2020 年版）

药物组成：制何首乌、熟地黄、酒牛膝、桑椹、酒女贞子、墨旱莲、桑叶（制）、黑芝麻、菟丝子（酒蒸）、金樱子、盐补骨脂（盐炒）、豨莶草（制）、金银花（制）。

功能与主治：补肝肾，强筋骨，乌须发。用于肝肾两虚，头晕目花，耳鸣，腰酸肢麻，须发早白；亦用于高脂血症。

3. 益肾灵颗粒（胶囊）（《临床用药须知中药成方制剂卷》2020 年版）

药物组成：枸杞子、女贞子、附子（制）、芡实（炒）、车前子（炒）、补骨脂（炒）、覆盆子、五味子、桑椹、沙苑子、韭菜子（炒）、淫羊藿、金樱子。

功能与主治：温阳补肾。用于肾气亏虚、阳气不足所致的阳痿、早泄、遗精或弱精症。

【用法与用量】 6～12g。

【注意】 本品功专收涩，故有实火、邪实者不宜使用。

【本草摘要】

1.《蜀本草》 “主治脾泄下痢，止小便利，涩精气。”

2.《本草备要》 “固精秘气，治梦泄遗精，泄痢便数。”

3.《本草求真》 “生者酸涩，熟者甘涩，当用其将熟之际，得微酸甘涩之妙，取其涩可止脱，甘可补中，酸可收阴，故能善理梦遗崩带遗尿。”

【化学成分】 主要含多糖、黄酮类、三萜类及鞣质等。

中国药典规定本品含金樱子多糖以无水葡萄糖（$C_6H_{12}O_6$）计，不得少于 25.0%。

【药理毒理】 本品具有抗糖尿病、调节免疫、降脂等作用。

1. 抗糖尿病作用 金樱子浸膏 0.45、0.90、2.70g/kg 连续灌胃21天，可明显改善糖尿病小鼠多饮多食的症状，增加体重，并且能显著降低空腹血糖，改善糖耐量异常[1]。金樱子提取液 5g/kg 连续灌胃给药 16 周，可改善糖尿病大鼠的肾脏指数，降低血糖和糖化血红蛋白，减少 24 小时尿微量白蛋白，减轻糖尿病引起的肾功能损害[2]。另外，金樱子还可以显著改善糖尿病大鼠 T-AOC、SOD、MDA 等指标，下调 NF-κB 的表达[3]。

2. 调节免疫作用 金樱子具有免疫增强及免疫抑制双重作用。金樱子多糖 125、250、500mg/kg 灌胃，可提高小鼠巨噬细胞对血中刚果红的吞噬能力，增加小鼠溶血素的生成，显著恢复环磷酰胺诱导的免疫功能低下小鼠的迟发型超敏反应，降低 BCG/LPS 致肝损伤小鼠血清 ALT、AST，表明金樱子多糖具有增强小鼠非特异性免疫、体液免疫和细胞免疫作用。金樱子水提物 4.5、9、

18g/kg 灌胃给药 7 天，可抑制小鼠细胞免疫、体液免疫，对非特异性免疫作用不明显[4]。

3. 降脂作用　金樱子总黄酮 25、50、100mg/kg 灌胃 8 周，可显著抑制喂食高脂饲料的高脂血症大鼠体重的增加，显著降低血清 TC、TG、LDL-C，增强肝组织中脂蛋白脂酶和肝脂酶的活性[5]。

4. 抗氧化作用　金樱子提取液清除羟自由基及 O_2^- ·作用呈现出明显的剂量依赖性，并可显著抑制大鼠离体肝、肾组织中 MDA 的生成，明显抑制 H_2O_2 诱导的大鼠红细胞氧化性溶血[6]。

5. 其他作用　金樱子还具有抑菌、抗炎作用，对大肠埃希菌、副伤寒杆菌、白葡萄球菌等有一定的抑制作用。金樱子多糖能抑制二甲苯引起小鼠的耳肿胀。

附：金樱根

本品为金樱子的干燥根。性味苦、涩，凉。归脾、肝、肾经。功能收敛止血，清热利湿，消肿解毒。用于吐血、衄血、便血、外伤出血，肺痈，风湿痹痛，疮毒，月经不调，子宫下垂。用量 5～15g。

【参考文献】［1］马征，马晓宁，杨智．金樱子浸膏对糖尿病模型小鼠血糖水平的影响．中南药学，2014，12(11)：1065-1068.

［2］周钰娟，廖前进，罗玉平，等．金樱子提取液对糖尿病肾病大鼠的肾脏保护作用．现代生物医学进展，2014，14(36)：7019-7024.

［3］周钰娟，罗玉萍，廖前进，等．金樱子对实验性糖尿病大鼠肾脏氧化应激反应的影响．中南医学科学杂志，2012，40(5)：452-456.

［4］彭海燕，寿晓云，王涛，等．不同产地金樱子的根和根茎免疫调节活性研究．中草药，2014，45(13)：1903-1906.

［5］王奇，芦柏震，章红燕，等．金樱子总黄酮对高脂血症大鼠血脂的影响．中华中医药学刊，2013，31(9)：2042-2043.

［6］周钰娟，罗玉平，许金华，等．金樱子提取液体外抗氧化作用研究．现代生物医学进展，2012，12(36)：7057-7060，7119.

海 螵 蛸

Haipiaoxiao

本品为乌贼科动物无针乌贼 *Sepiella maindroni* de Rochebrune 或金乌贼 *Sepia esculenta* Hoyle 的干燥内壳。主产于浙江、江苏、广东、福建。收集乌贼鱼的骨状内壳，洗净，干燥。砸成小块。以色白者为佳。

【性味与归经】　咸、涩，温。归脾、肾经。

【功能与主治】　收敛止血，涩精止带，制酸止痛，收湿敛疮。用于吐血衄血，崩漏便血，遗精滑精，赤白带下，胃痛吞酸；外治损伤出血，湿疹湿疮，溃疡不敛。

【效用分析】　海螵蛸温涩收敛，质涩性燥，走少阴肾经而能固精止带，可用于治疗肾失固藏而遗精滑精；以及肝肾不足、带脉失约而致带下清稀量多等。

海螵蛸咸温涩敛，能收敛止血，塞崩漏，止吐衄。《本草纲目》曰其“诸血病皆治”。凡吐、衄、便、溲血，以及崩漏下血，外伤出血，皆可应用。

海螵蛸能制酸和胃止痛，为治疗胃痛吐酸之佳品。

本品外用能收湿排脓，敛疮生肌，研末外敷，可用治皮肤湿毒而致疮疡流水，日久不愈者。

总之，海螵蛸为收敛燥湿之品，入中焦燥湿运脾而制酸，走下焦祛寒除湿而止带，行厥阴血分，涩损摄血而固冲。功归“温、敛”。其功能概言之不外止血、收湿、固精、制酸、敛疮五个方面，常用于赤白带下、胃病吞酸、各种出血，也可外用于湿疮不敛等。

【配伍应用】

1. 海螵蛸配茜草　海螵蛸咸温涩敛，入血分而收敛止血；茜草凉血、祛瘀而止血，使血止而不留瘀。两药相配，一散一收，相辅相成，止血而不留瘀，治疗妇女冲任不固，崩漏下血。

2. 海螵蛸配白及　海螵蛸功善收敛止血，又能制酸止痛；白及质黏而涩，为收敛止血之良药，并能消肿生肌。两者相配，可发挥收敛止血、制酸止痛之功，用治胃痛泛酸、吐血、咳血等出血病证。

3. 海螵蛸配桑螵蛸　海螵蛸能收敛止血、固精止带；桑螵蛸善补肾助阳，固精缩尿。二药伍用，共奏补肾助阳、收敛止血、止带涩精、缩尿止遗之功，可用于下元不固，遗尿尿频，遗精滑精，崩漏带下诸症。

【鉴别应用】

1. 海螵蛸与桑螵蛸　海螵蛸为无针乌贼或金乌贼的内壳；桑螵蛸为巨斧螳螂或大刀螂、小刀螂的卵鞘。二者均为收敛固涩之品，均能走肾经，同有涩精止遗、止带之功，均可用于遗精、滑精、遗尿、尿频、白浊、带下等。但海螵蛸咸涩，温，归肝、肾经，偏于止血固崩，止带，制酸止痛，用于崩漏下血，吐血，便血及外伤出血，带下，胃痛吐酸；外用收湿敛疮，治疗湿疮，湿疹，溃疡不敛等。桑螵蛸甘咸入肾，偏于固肾精，缩小便，又能补肾助阳，适用于肾虚不能固摄所致的遗精、滑精、遗尿、尿频、白浊及肾虚阳痿等。

2. 海螵蛸与五倍子　二药均具有固精止遗，收敛止血的作用，用于肾虚遗精、滑精及崩漏下血或便血痔血。而海螵蛸咸、涩，有良好的制酸止痛的作用，用于胃痛吐酸；外用尚能收湿敛疮，用于湿疮、湿疹、溃疡不敛。五倍子酸涩收敛，寒能清热，既能敛肺止咳，又有清热降火之功，用于肺虚久咳或肺热痰嗽；还具有涩肠止泻、敛汗的功效，可用于久泻、久痢，自汗、盗汗等。

3. 海螵蛸与赤石脂 二药均具有收敛止血，敛疮生肌的作用，可用于崩漏带下，便血及疮疡久溃。但海螵蛸尚有固精及制酸止痛的作用，用于肾虚遗精、胃痛吐酸等。赤石脂甘温而涩，能温里涩肠固脱，用于久泻，久痢。

【成药例证】

1. 安胃片（《临床用药须知中药成方制剂卷》2020年版）

药物组成：醋延胡索、枯矾、海螵蛸(去壳)。

功能与主治：行气活血，制酸止痛。用于气滞血瘀所致的胃脘刺痛，吞酸嗳气，脘闷不舒；胃及十二指肠溃疡，慢性胃炎见上述证候者。

2. 猴头健胃灵胶囊（《临床用药须知中药成方制剂卷》2020年版）

药物组成：猴头菌培养物、海螵蛸、醋延胡索、酒白芍、醋香附、甘草。

功能与主治：舒肝和胃，理气止痛。用于肝胃不和，胃脘胁肋胀痛，呕吐吞酸；慢性胃炎、胃及十二指肠溃疡见上述证候者。

3. 化积口服液（《临床用药须知中药成方制剂卷》2020年版）

药物组成：茯苓(去皮)、海螵蛸、炒鸡内金、醋三棱、醋莪术、红花、槟榔、雷丸、鹤虱、使君子仁。

功能与主治：健脾导滞，化积除疳。用于脾胃虚弱所致的疳积，症见面黄肌瘦、腹胀腹痛、厌食或食欲不振、大便失调。

【用法与用量】 5～10g，外用适量，研末敷患处。

【本草摘要】

1.《神农本草经》 “味咸，微温。主治女子漏下赤白经汁，血闭，阴蚀肿痛，寒热癥瘕，无子。”

2.《名医别录》 “无毒。主治惊气入腹，腹痛环脐，阴中寒肿，令人有子，又止疮多脓汁不燥。”

3.《本草纲目》 “乌贼骨，厥阴血分药也，其味盛而走血也。故血枯血瘕，经闭崩带，下痢疳疾，厥阴本病也；寒热疟疾，聋瘿，少腹痛，阴痛，厥阴经病也；目翳流泪，厥阴窍病也。厥阴属肝，肝主血，故诸血病皆治之。”

【化学成分】 主要含碳酸钙，含量约为80%。

【药理毒理】 本品具有抗胃溃疡等作用。

1. 抗胃溃疡作用 海螵蛸具有减少胃酸、抗胃溃疡作用。海螵蛸悬液200mg/d灌胃给药，可降低大鼠的胃液总酸度，上述剂量单次应用和连续应用10日均能增加胃组织cAMP含量。

2. 其他作用 海螵蛸处理后可作为接骨材料，具有良好的组织相容性及成骨支架作用。

莲子

Lianzi

本品为睡莲科植物莲 *Nelumbo nucifera* Gaertn. 的干燥成熟种子。主产于湖南、福建、江苏、浙江。秋季果实成熟时采割莲房，取出果实，除去果皮，干燥，或取出莲子心后干燥。以个大、饱满者为佳。

【性味与归经】 甘、涩，平。归脾、肾、心经。

【功能与主治】 补脾止泻，止带，益肾涩精，养心安神。用于脾虚泄泻，带下，遗精，心悸失眠。

【效用分析】 莲子味甘而涩，入于肾经，能益肾固精，《本草纲目》记载其能“固肾气”。常用治肾气不足，精关不固之遗精滑精或心肾不交之小便白浊，梦遗滑精。

莲子入于脾、肾二经，既能益肾固精，又能固涩止带，为脾虚、肾虚所致带下的常用之品。用治脾虚失运，水湿下注之带下量多色白，或脾肾虚弱，带脉失约之带下清稀，腰膝酸软等症。

莲子甘可补脾，涩能止泻，《本草纲目》曰：“莲之味甘，气温而性涩，禀清香之气，得稼穑之味，乃脾之果也。”常用于脾虚久泻，食欲不振或脾肾两虚，久泻不止者。

本品入心、肾二经，能安心神，益肾气，交心肾，用治心肾不交而虚烦、心悸、失眠等症。

【配伍应用】

1. 莲子配芡实 芡实甘涩平，健脾止泻，固肾益精，祛湿止带；莲子甘涩平，健脾止泻，益肾固精。二药伍用，相互协同，增强健脾止泻、补肾固精、除湿止带之功。常用治脾虚泄泻，日久不愈；脾虚湿盛，白带绵绵；肾虚精关不固，梦遗滑精；肾虚小便频数，小便失禁等。

2. 莲子配黄连 莲子禀芬芳之气，甘可补脾，涩能止泻，善能补脾涩肠止泻；黄连大苦大寒，清热燥湿，尤长于清中焦湿火郁结，除脾胃大肠湿热。两药合用，能除湿热，止泻痢，健脾胃，可治疗久痢，饮食不下等。

3. 莲子配酸枣仁 莲子入心、肾二经，能安心神，益肾气，交心肾；酸枣仁味甘质润，能养心阴，益肝血，宁心神。两药合用，能养心安神，交通心肾，补脾益肾，用于治疗心脾不足的心悸失眠，怔忡健忘等。

4. 莲子配金樱子 莲子味甘而涩，入于肾经，能益肾固精，固涩止带；金樱子味酸而涩，功专固敛，能固精止遗，缩尿，止带；两药配伍，增强固精止带作用，可治疗肾虚精关不固所致遗精，滑精以及带下等。

【鉴别应用】

1. 莲子与山药　二药均甘平而具有涩性，入脾、肾二经，都能补益脾肾而涩肠固下，对于脾虚泄泻及肾虚之遗精、遗尿、带下之证，都可应用。但莲子尚能养心安神，亦可用于心肾不交所致的心悸、失眠、遗精等症。山药以补为主，尚入肺经，补肺止咳以治虚劳咳嗽；既补气又益阴，故脾虚气少之食少倦怠、肾虚之腰膝酸软无力及气阴两虚的消渴等症，均可应用。

2. 莲子与芡实　二药性质相近，功能相似，均具有益肾固精，补脾止泻，固涩止带的作用，用于肾虚遗精，遗尿及脾虚食少，久泻，带下病。但莲子又能养心安神，交通心肾，可用于心肾不交所致的虚烦、心悸、失眠等。芡实偏于治疗遗精、带下、遗尿之证。

【方剂举隅】　参苓白术散（《和剂局方》）

药物组成：莲子肉、薏苡仁、缩砂仁、桔梗、白扁豆、白茯苓、人参、甘草、白术、山药、大枣。

功能与主治：益气健脾，渗湿止泻。适用于脾虚湿盛证。症见饮食不化，胸脘痞闷，肠鸣泄泻，四肢乏力，形体消瘦，面色萎黄，舌淡苔白腻，脉虚缓。

【成药例证】

1. 启脾丸（《临床用药须知中药成方制剂卷》2020年版）

药物组成：人参、炒白术、茯苓、甘草、陈皮、山药、莲子(炒)、炒山楂、六神曲(炒)、炒麦芽、泽泻。

功能与主治：健脾和胃。用于脾胃虚弱，消化不良，腹胀便溏。

2. 止泻灵颗粒（《临床用药须知中药成方制剂卷》2020年版）

药物组成：党参、白术(炒)、薏苡仁(炒)、茯苓、白扁豆(炒)、山药、莲子、陈皮、泽泻、甘草。

功能与主治：健脾益气，渗湿止泻。用于脾胃虚弱所致的泄泻、大便溏泄、饮食减少、腹胀、倦怠懒言；慢性肠炎见上述证候者。

【用法与用量】　6～15g。

【注意】　大便燥结者不宜使用。

【本草摘要】

1.《神农本草经》　“气味甘平，无毒，主补中，养神，益气力，除百病。”

2.《本草纲目》　“交心肾，厚肠胃，固精气，强筋骨，补虚损……止脾泻泄久痢，赤白浊，女人带下崩中诸血病。”

3.《玉楸药解》　“莲子甘平，甚益脾胃，而固涩之性，最宜滑泄之家，遗精便溏，极有良效。”

【化学成分】　主要含黄酮类成分：槲皮素、金丝桃苷、芦丁等；还含蛋白质、脂肪、淀粉等。

【药理毒理】　本品具有抗氧化、增强免疫等作用。

1. 抗氧化、延缓衰老作用　莲子多糖 0.2、0.4g/kg 连续灌胃 30 天，可拮抗 D-半乳糖致衰老模型小鼠的血浆 SOD、CAT、GSH-Px 活力的降低，抑制血浆、脑匀浆 LPO 水平的升高，显示抗氧化、延缓衰老作用。

2. 增强免疫作用　莲子多糖 0.2、0.4g/kg 连续灌胃 7 天，可提高环磷酰胺致免疫抑制小鼠腹腔巨噬细胞和脾细胞分泌的 IL-1α、IL-2 的活性，促进刀豆素 A 或脂多糖刺激的脾细胞增殖，并降低血清可溶性 IL-2 受体水平。

3. 抗肾缺血-再灌注损伤作用　莲子提取物 50mg/kg 灌胃 7 天，明显降低缺血-再灌注损伤模型大鼠血清的 MDA、Scr、BUN 含量，以及肾组织中 MDA 含量，显著提高 GSH-Px 活性[1]。

【参考文献】　[1] 楼小慧. 莲子提取物对大鼠急性肾缺血再灌注损伤的影响研究. 中国中西医结合肾病杂志，2014，15(9)：796-798.

附：

1. 莲须　本品为莲的干燥雄蕊。性味甘、涩，平。归心、肾经。功能固肾涩精。用于遗精滑精，带下，尿频。用量 3～5g。

【药理毒理】　本品具有止泻、镇痛、抗血栓、抗溃疡等作用。

(1) 止泻作用　莲须醇提物 5、15g/kg 灌胃给药，可减少蓖麻油引起的小鼠腹泻次数和发生率，也可减少番泻叶引起的小鼠腹泻次数，具有明显止泻效果。

(2) 镇痛、抗炎作用　采用 0.25、0.50、1.00g/kg 莲须煎剂灌胃给药 1 小时后，可显著延长热板实验中小鼠舔后足的时间，提高小鼠痛阈；1.00g/kg 莲须煎剂可显著降低腹腔注射冰醋酸后 15 分钟内小鼠的扭体次数，具有明显镇痛效果。莲须醇提物 5、15g/kg 连续灌胃 3 天，可抑制二甲苯引起的小鼠耳肿胀及角叉莱胶引起的小鼠足跖肿胀，表明莲须具有抗炎作用。

(3) 抗血栓作用　莲须醇提物 3、10g/kg 连续灌胃 3 天，可延长电刺激大鼠颈动脉血栓形成时间，具有抗血栓作用，但不影响凝血功能。

(4) 抗溃疡作用　莲须醇提物以 15g/kg 灌胃，可显著抑制小鼠水浸应激性溃疡、盐酸性溃疡和吲哚美辛-乙醇性胃溃疡形成。

(5) 生殖系统作用　4.4mg/ml 莲须在体外实验中可使小鼠、大鼠、早孕大鼠离体子宫收缩增加，且存在量-

效关系；5.2mg/ml 莲须静脉注射可使兔在体子宫收缩加和频率增加。莲须 10g/kg 连续灌胃 7 天，可使未成年小鼠子宫、卵巢显著增重，阴道开口率增加，显示一定雌激素样效应。

2. 莲房 本品为莲的干燥花托。性味苦、涩，温。归肝经。功能化瘀止血。用于崩漏，尿血，痔疮出血，产后瘀阻，恶露不尽。用量 5～10g。

【药理毒理】 本品具有抗心肌缺血损伤、抗氧化等作用。

(1) 保护心肌作用 莲房原花青素(LSPC)按 50、100、200mg/kg 灌胃，45 分钟行冠脉结扎-再灌注致急性心肌损伤，结果 LSPC 可显著升高大鼠血清 SOD 活性和一氧化氮水平，降低 MDA 含量，并可显著降低血清血管紧张素Ⅱ和内皮素水平，从而保护心肌；对离体大鼠心脏停灌-复灌致心肌损伤模型，LSPC 可促进心脏复灌后冠脉流量和心率的恢复，减少心肌酶磷酸肌酸激酶(CK)漏出，降低心肌组织黄嘌呤氧化酶(XO)活性，改善心肌超微结构的病理变化。

(2) 抗氧化作用 莲房原花青素以 100mg/kg 灌胃 35 天，可显著降低大鼠血清和皮肤组织中 MDA 含量，升高血清和皮肤组织中的 SOD 活性、GSH-Px 活性和羟脯氨酸含量，表明莲房原花青素能提高大鼠机体抗氧化能力，抑制脂质过氧化作用的发生，并能增加皮肤中的胶原蛋白含量。莲房原花青素 5、10、20μg/ml 对星形胶质细胞预处理 8 小时，放置在极低频电磁场中进行辐照 90 分钟，星形胶质细胞的生存率与辐照组相比显著上升，细胞内 ROS 含量均有所下降[1]。莲房原花青素 2.5、5、10μg/ml 对大鼠海马神经元预处理 4 小时，在场强为 8mT 条件下连续辐照 90 分钟，细胞生存率远高于模型组，细胞内 ROS 显著降低，表明具有预防对极低频电磁场致海马神经元损伤的作用[2]。

【参考文献】 [1] 张瑞，段玉清，武妍，等. 莲房原花青素对极低频电磁场致星形胶质细胞氧化损伤的预防作用. 食品工业科技，2013，34(5)：49-53.

[2] 张海晖，武妍，张瑞，等. 莲房原花青素对极低频电磁场致海马神经元损伤的预防作用. 食品科学，2013，34(13)：229-233.

3. 莲子心 本品为莲的成熟种子中的干燥幼叶及胚根。性味苦，寒。归心、肾经。功能清心安神，交通心肾，涩精止血。用于热入心包，神昏谵语，心肾不交，失眠遗精，血热吐血。用量 2～5g。

【药理毒理】 本品具有降压、抗心律失常、抗血小板聚集作用。

(1) 降压作用 本品中所含甲基莲心碱对正常大鼠、肾性及醋酸去氧皮质酮(DOCA)盐型高血压大鼠、麻醉猫、清醒正常家兔都能引起快速、剂量依赖性降压作用。

(2) 抗心律失常作用 本品中所含莲心碱和甲基莲心碱能通过抑制 Na^+、Ca^{2+}、K^+的跨膜转运，而产生抗心律失常作用。甲基莲心碱浓度为 30、100μmol/L 时可明显抑制培养大鼠心室肌细胞钠电流(INa)；甲基莲心碱浓度为 10μmol/L 可降低豚鼠心室肌细胞动作电位振幅、静息电位，并延长动作电位时程；甲基莲心碱浓度为 10、30μmol/L 可分别使豚鼠心室肌细胞 INa 及 Ica-L 降低。莲心碱在 3～30μmol/L 浓度范围内可剂量依赖性地降低心肌细胞动作电位(AP)幅度、静息电位(RP)，并延长 AP 时程；莲心碱浓度为 10、30μmol/L 分别使 INa 及 ICa-L 下降。

(3) 抗血小板聚集作用 甲基莲心碱在体内、外均可明显抑制多种诱聚剂诱导的血小板聚集，对 ADP 刺激后的血小板 Ca^{2+}升高有明显抑制作用，具有抑制血小板外钙内流和内钙释放的双重作用。甲基莲心碱还可抑制多种诱聚剂诱导的高脂血症患者和健康成人血小板聚集，表明其对高脂血症患者并发血栓性疾病有一定的防治作用。

(4) 抗氧化作用 甲基莲心碱具有抗氧自由基作用，能抑制肝细胞脂质过氧化。其清除超氧阴离子的效应小于 SOD，但清除羟自由基的效应则比典型的羟自由基清除剂甘露醇强，说明甲基莲心碱以清除氧自由基为主，而对氧自由基产生过程的影响较小。

(5) 抗肿瘤作用 甲基莲心碱浓度为 1、5、10μmol/L 可使阿霉素(ADR)诱导的耐阿霉素人乳腺癌细胞(MCF-7/Adr)细胞凋亡增加，浓度为 10μmol/L 作用 24 小时后，可使 MCF-7/Adr 细胞 P-gp 的表达明显下降，显示其能逆转 MCF-7/Adr 细胞的凋亡抗性。另有研究表明，2.5、5、10μmol/L 的甲基莲心碱能增强长春新碱对人胃癌细胞(SGC7901)增殖的抑制作用；10μmol/L 时可增强长春新碱诱导的 SGC7901 细胞凋亡。

(6) 抗纤维化作用 莲子心提取物 1000、500mg/kg 灌胃 8 周，可降低 CCl_4 诱导的肝纤维化大鼠血清 ALT、AST 水平，升高 ALB，降低 MDA 含量，提高 SOD 活性，改善肝细胞脂肪变性、炎性细胞浸润、纤维组织增生，其纤维化程度与模型组相比明显减轻[1]。

(7) 体内过程 莲心碱按 6mg/kg 剂量对家兔耳缘静脉单次推注，测得血药浓度经时变化，符合开放性二室模型，分布迅速，消除较缓慢，主要动力学参数为：$t_{1/2\alpha}$为 8.303 分钟；$t_{1/2\beta}$为 129.961 分钟，AUC 为 132.671 (μg·min)/ml，CL 为 0.0452ml/min，V_c为 2.768L/kg。莲心碱按 8.54mg/kg 对大鼠经颈静脉单次注射，其药动学符合双室开放模型，分布与消除均较迅速，其主要动力学参数为：$t_{1/2\alpha}$为 2.514 分钟；$t_{1/2\beta}$为 49.522 分钟，AUC 为 114.878(μg·min)/ml；CL 为 0.0743L/(kg·min)，V_c 为 0.766L/kg。

【参考文献】 [1] 高天娇，董蕾，史海涛，等. 莲子心醇提物抗四氯化碳诱导大鼠肝纤维化的实验研究. 中国中西医结合杂志，2014，34(12)：1476-1480.

4. 荷叶　本品为莲的干燥叶。性味苦，平。归肝、脾、胃经。功能清暑化湿，升发清阳，凉血止血。用于暑热烦渴，暑湿泄泻，脾虚泄泻，血热吐衄，便血崩漏。荷叶炭收涩化瘀止血。用于出血症及产后血晕。用量：荷叶 3～10g，荷叶炭 3～6g。

【药理毒理】 本品具有降脂、抗氧化、延缓衰老、抑菌等作用。

(1) 降脂作用　荷叶具有降脂作用。荷叶醇提取物按 20g/kg 连续灌胃 6 天，能明显降低高脂摄入所致高脂血症小鼠血清胆固醇含量。荷叶黄酮 200g/kg 及荷叶生物碱 100、25g/kg 连续给药 3 天，可显著降低急性高脂血症小鼠血清甘油三酯水平；荷叶黄酮 0.4mg/ml 终浓度可显著抑制体外培养肝细胞对胆固醇的合成。以荷叶生物总碱 2.14～10.7mg/kg 连续灌胃 4 周，可降低肥胖大鼠的胆固醇、甘油三酯及体质量增长，且存在剂量依赖性，但对高密度脂蛋白作用不明显。

(2) 延缓衰老作用　通过测定荷叶水浸提物对体外氧自由基发生系统黄嘌呤-黄嘌呤氧化酶体系产生的超氧阴离子及 Fenton 体系产生的羟自由基和用过硫酸铵-*N,N,N,N*-四甲基乙二胺体系产生的氧自由基的清除作用，结果显示荷叶对超氧阴离子的有效半清除浓度为 70μg/g，与 0.1μg/g 的维生素 C 清除能力相当；对羟自由基的有效半清除浓度为 370μg/g，与 3.5μg/g 的维生素 C 清除能力相当；对氧自由基的有效半清除浓度为 5μg/g，与 0.4μg/g 的维生素 C 清除能力相当，表明荷叶是一种有效的自由基清除剂。以 0.1%荷叶提取液喂养果蝇，可使雌性果蝇平均寿命延长 17.8%，雄性果蝇平均寿命延长 18.3%，同时对果蝇最高寿命也有明显延长作用，说明荷叶具有抗氧化、延缓衰老作用。

(3) 抑菌作用　荷叶的乙醇抽提物对常见食品腐败菌及致病菌有抑菌作用，特别是对大肠埃希菌、金黄色葡萄球菌和酵母菌等主要靠无性裂殖繁殖微生物的抑制效果最为显著，且对大多数供试菌的最低抑菌浓度小于或等于 80%；在中性、弱碱性条件下抑菌活性最强，并能耐受高温短时及超高温瞬时的热处理。荷叶的抑菌活性成分主要为抗有丝分裂的碱性成分，该成分能抑制细胞的有丝分裂，从而抑制细菌和酵母的繁殖。

(4) 药代动力学　Beagle 犬灌胃给予荷叶生物碱提取物 0.10、0.15、0.20g/kg 后，荷叶碱在体内药动学符合二室开放式模型，一级药动学过程，$t_{1/2\alpha}$分别为 0.22、0.23、0.26 小时，$t_{1/2\beta}$分别为 0.56、0.85、0.77 小时；荷叶碱 10mg/kg 对大鼠静脉给药后，在体内的 $t_{1/2\beta}$为(1.73±0.58)小时，V 为 (5.03±0.24)L/kg，CL 为 (4.23±0.78) L/(h·kg)，药-时曲线下面积 $AUC_{(0\text{-}inf)}$为 2.35(mg·h)/L ±0.46(mg·h)/L[1]，表明荷叶碱在体内吸收和消除均较快。

【参考文献】 [1] 顾圣莹，朱冠华，康雷，等. 荷叶碱在大鼠体内的药代动力学研究. 中国临床药理学与治疗学，2014，19(2)：171-175.

5. 荷梗　本品为莲的干燥叶柄。性味苦，平。归脾、胃经。功能清热解暑，理气化湿，和胃安胎。用于暑湿胸闷不畅，泄泻，痢疾，带下，妊娠呕吐，胎动不安。用量 3～9g；鲜品适量。

芡　实

Qianshi

本品为睡莲科植物芡 *Euryale ferox* Salisb. 的干燥成熟种仁。主产于江苏、山东、湖南、湖北、四川。秋末冬初采收成熟果实，除去果皮，取出种子，洗净，再除去硬壳(外种皮)，晒干。以颗粒饱满、断面色白、粉性足者为佳。

【炮制】 **麸炒芡实**　取净芡实，用麸皮炒至微黄色。

【性味与归经】 甘、涩，平。归脾、肾经。

【功能与主治】 益肾固精，补脾止泻，除湿止带。用于遗精滑精，遗尿尿频，脾虚久泻，白浊，带下。

【效用分析】 芡实“味甘补脾，故能利湿”(《本草求真》)，涩能收敛，为健脾除湿，涩肠止泻之佳品。凡脾虚而致面色萎黄，脘闷纳少，肠鸣便溏，或湿盛下注，久泻久痢者，皆可用此健脾除湿止泻。

芡实甘补涩收，入肾经，善能益肾固精，可用于肾气不固之腰膝酸软，遗精滑精；本品又甘补而涩，固肾而缩尿，亦用于肾元不固之小便不禁或小儿遗尿之症。

芡实味甘而涩，补中祛湿，补而不燥，利不伤阴，能益肾固摄，补脾助运，除湿泄浊，止带，可用于肾气不足，水湿不化，小便浑浊如米泔汁者，以及脾虚湿热下注，带下色黄，质稠腥臭者，或脾肾两虚，下元虚冷，带脉失约，带下清稀如注者。

【配伍应用】 **芡实配金樱子**　芡实既健脾利湿，又善益肾固精止带；金樱子气味俱降，酸涩收敛，功专涩精气，缩小便。二药伍用，相得益彰，增强益肾固精，补脾止泻，缩尿止带之功。用于脾肾两虚，久泻不止以及肾气不固，遗精滑精，赤白带下诸症。

【鉴别应用】

1. 芡实与清炒芡实、麸炒芡实 芡实甘、涩，性平，归脾、肾经。功能益肾固精，补脾止泻，除湿止带，可用于遗精滑精，遗尿尿频，脾虚久泻，白浊，带下等证。炒后性偏温，补脾和固涩作用增强，适用于脾虚之证和虚多实少者。清炒芡实和麸炒芡实功效相似，均以补脾固涩力胜，主要用于脾虚泄泻和肾虚精关不固的滑精，亦可用于脾虚带下。

2. 芡实与金樱子 两药都能涩肠止泻，固肾涩精，对于肾虚遗精滑精，脾虚久泻久痢，两药常相须为用。但芡实收涩之中兼具补性，且能利湿，故脾虚湿盛之泄泻用之更好；金樱子功专酸涩，无补益之功，对于肾虚滑泄，用此药涩而固之，作用较好。

3. 芡实与黄柏 二药均能除湿止带，可用于湿热带下。但芡实甘、涩，平，能益肾固精，健脾止泻，除湿止带，多用于肾虚不固的遗精、滑精等及脾虚湿盛，久泻不愈，以及湿热带下、脾肾两虚的带下等。黄柏苦寒沉降，清热燥湿，长于清泻下焦湿热，可用于湿热下注，带下黄浊秽臭，湿热泻痢，其清热燥湿之功应用甚广，亦治湿热黄疸、淋浊、脚气肿痛。黄柏又有泻火解毒，清相火，退热除蒸的作用，可用治疮疡肿痛，湿疹湿疮，阴虚发热，盗汗遗精。

4. 芡实与山药 二药均具有补脾止泻的功能，性质平和，不腻不燥，既补又涩，用于脾虚泄泻及肾虚滑脱不禁之遗精、带下。但芡实之涩，有甚于山药；并能除湿，只入脾肾而不及于肺。山药之补力较芡实为强，入肺、脾、肾三阴经，并能兼补肺阴而止咳，平补气阴而治消渴。

5. 芡实与益智 二药均能益肾固精，健脾止泻，用于遗精、滑精及脾虚泄泻之证。但芡实重在固涩收敛，能益肾固精，健脾止泻，除湿止带，多用于肾虚不固的遗精滑精，脾虚湿盛，久泻不愈；此外，湿热带下、脾肾两虚的带下均可应用。益智偏于温肾暖脾，能补肾助阳，性兼收涩，能固精缩尿，多用于遗尿、尿频；又有暖脾止泻摄唾之效，用于脾寒泄泻，腹中冷痛，口多涎唾等。

【方剂举隅】

1. 易黄汤（《傅青主女科》）

药物组成：山药、芡实、黄柏、车前子、白果。

功能与主治：固肾止带，清热祛湿。适用于肾虚湿热带下。症见带下稠黏量多，色黄如浓茶汁，其气腥秽，舌红，苔黄腻者。

2. 金锁固精丸（《医方集解》）

药物组成：沙苑蒺藜、芡实、莲须、龙骨、牡蛎、莲子。

功能与主治：涩精补肾。适用于肾虚不固之遗精。遗精滑泄，神疲乏力，腰痛耳鸣，舌淡苔白，脉细弱。

【成药例证】**锁阳固精丸**（《临床用药须知中药成方制剂卷》2020 年版）

药物组成：锁阳、肉苁蓉（蒸）、制巴戟天、补骨脂（盐炒）、菟丝子、杜仲（炭）、八角茴香、鹿角霜、韭菜子、熟地黄、山茱萸（制）、牡丹皮、山药、茯苓、泽泻、知母、黄柏、芡实（炒）、莲子、莲须、煅牡蛎、龙骨（煅）、牛膝、大青盐。

功能与主治：温肾固精。用于肾阳不足所致的腰膝酸软、头晕耳鸣、遗精早泄。

【用法与用量】 9～15g。

【注意】 本品味涩收敛，凡湿热为患所致之遗精白浊、尿频带下、泻痢及大小便不利者不宜使用。

【本草摘要】

1.《神农本草经》 "味甘，平。主治湿痹，腰脊膝痛，补中，除暴疾，益精气，强志，令耳目聪明。"

2.《本草纲目》 "止渴益肾，治小便不禁，遗精，白浊，带下。"

3.《本草求真》 "味甘补脾，故能利湿，而使泄泻腹痛可治，……味涩固肾，故能闭气，而使遗带小便不禁皆愈。"

4.《药性解》 "味甘，性平，无毒，入心、肾、脾、胃四经。主安五脏，补脾胃，益精气，止遗泄，暖腰膝，去湿痹，明耳目，治健忘。"

【化学成分】 主要含淀粉、蛋白质、脂肪及多种维生素。

【药理毒理】 本品具有抗糖尿病、抗衰老等作用。

1. 抗糖尿病作用 芡实 3.0、6.0g/kg 灌胃 12 周，可显著降低链脲佐菌素诱导的糖尿病大鼠的 BUN、Scr、尿蛋白，减轻肾脏组织病理改变，下调肾组织 GLUT1、TGF-β_1 表达[1]。

2. 抗衰老作用 芡实乙醇提取物（250、500mg/kg）、乙酸乙酯提取物（150、300mg/kg）、正丁醇提取物（50、100mg/kg）灌胃给药 42 天，能浓度依赖性地改善 D-半乳糖诱导的亚急性衰老小鼠的学习记忆能力，提高脑组织 NOS、GSH-Px 活力，降低 AChE 活力[2]。同剂量下可提高衰老小鼠脑组织中 T-AOC、SOD 和 GSH-Px 含量，显著降低 MDA 含量，改善海马区神经细胞受损情况，下调 p53 蛋白的表达[3]。

【参考文献】［1］董文华，孙艳艳，方敬爱，等．芡实对糖尿病肾病大鼠肾组织 GLUT1 及 TGF-β_1 表达的影响．中国中西医结合肾病杂志，2014，15(4)：294-296.

［2］沈蓓，吴启南，陈蓉，等．芡实提取物对 D-半乳糖衰老小鼠学习记忆障碍的改善作用．中国老年学杂志，2012，32(20)：4429-4431.

［3］沈蓓，吴启南，伍城颖，等．芡实提取物对衰老小鼠脑组织 p53 蛋白表达的影响及机制．中国老年学杂志，2012，32(23)：5156-5158.

刺猬皮

Ciweipi

本品为刺猬科动物刺猬 *Erinaceus europaeus* Linnaeus 的干燥外皮。全国大部分地区均产。全年均可捕捉，捕后将皮剥下，内面撒上一层石灰，置通风处阴干。以肉脂刮净、刺毛整洁者为佳。

【炮制】 **砂烫刺猬皮**　取刺猬皮块，用河砂烫至深黄色。

【性味与归经】 苦、涩，平。归肾、胃、大肠经。

【功能与主治】 固精缩尿，收敛止血，化瘀止痛。用于遗精滑精，遗尿尿频，便血痔血，胃脘刺痛，反胃吐食。

【效用分析】 刺猬皮味苦涩，性善收敛，主入肾经，长于固精缩尿止遗。适用于肾虚精关不固之遗精、滑精，以及肾虚膀胱失约之遗尿、尿频。

刺猬皮以收涩为用，入血分能收敛止血，善治下焦出血证。以治疗便血、痔疮下血等病症为长。此外，取其收敛止血的作用，亦可用于鼻衄。

刺猬皮苦泄性降，入于胃经，能化瘀止痛，降逆和胃，可用于气滞血瘀，胃痛日久或气血瘀滞，胃气上逆，反胃呕吐。

【配伍应用】

1. 刺猬皮配益智　刺猬皮苦、涩性平，入肾经，长于固精缩尿止遗；益智辛温，入脾、肾经，能温肾助阳，固精缩尿。两药合用，增强温肾固精缩尿作用，可用治遗精、滑精、遗尿、尿频等。

2. 刺猬皮配槐花　刺猬皮苦能降泄，以收涩为用，入血分能收敛止血；槐花性凉苦降，善走下焦，尤以清大肠之火而凉血止血为长。两药配伍应用，一方面能清热凉血，另一方面又能收敛止血，可治疗大肠火盛或湿热蕴结引起的便血、痔漏下血等。

【鉴别应用】

1. 刺猬皮与砂炒刺猬皮　刺猬皮苦、涩，平，归肾、胃、大肠经，功能固精缩尿，收敛止血，化瘀止痛，可用于遗精滑精，遗尿尿频，便血痔血，胃脘刺痛，反胃吐食；因腥臊气味较浓，很少生用。砂炒后收涩之性大增，能增强止血作用，并使质地松泡酥脆，便于煎煮和粉碎，还能矫臭矫味。

2. 刺猬皮与穿山甲　二药均能入血分，具有活血散瘀之功，然亦有区别。刺猬皮苦涩平，归肾、胃、大肠经，敛固与行散并俱，一能收敛止血，治便血、痔血等；二能固精缩尿，治疗遗精、遗尿等；三能化瘀止痛，主要用于胃痛日久，气痛入络，证属气血瘀滞者。穿山甲，咸而微寒，归肝、胃经，性擅行散，入血分，功能活血消癥，化瘀通经，消肿排脓，可治癥瘕痞块，瘀血经闭，风湿痹痛，麻木拘挛，痈肿疮毒；还有下乳作用，尚可用于产后乳脉不通，乳汁不下。刺猬皮能敛能行，以收敛为主；穿山甲能行能消，以通行为主，二药亦常相配伍用于痔疮下血等血证。

【方剂举隅】

1. 刺猬皮丸（《医钞类编》）

药物组成：猬皮，槐花，艾叶，枳壳，地榆，白芍，川芎，当归，白矾，黄芪，贯众，头发，猪后悬蹄甲，皂角。

功能与主治：化瘀止痛，止血消痔。适用于肠风泄血，脉痔出血、疼痛不已。

2. 刺猬皮散（《本草纲目》卷五十一引《寿域方》）

药物组成：猬皮。

功能与主治：固精缩尿，收敛止血，化瘀止痛。用于遗精滑精，遗尿尿频，便血痔血，五色痢疾，胃脘刺痛，反胃吐食。

【成药例证】 **痔宁片**（《临床用药须知中药成方制剂卷》2020 年版）

药物组成：地榆炭、侧柏叶炭、黄芩、刺猬皮(制)、槐米、地黄、酒白芍、当归、乌梅、荆芥炭、枳壳、甘草。

功能与主治：清热凉血，润燥疏风。用于实热内结或湿热瘀滞所致的痔疮出血、肿痛。

【用法与用量】 6～12g，炮制后用，煎服或研末服。

【注意】 孕妇慎用。

【本草摘要】

1.《神农本草经》　“味苦，平。主治五痔，阴蚀，下血赤白五色，血汁不止，阴肿痛引腰背。”

2.《名医别录》　“无毒。主治腹痛，疝积，亦烧为灰，酒服之。”

3.《医林改错》 “治遗精。”

【化学成分】 主要含角蛋白、胶原蛋白等。

椿 皮
Chunpi

本品为苦木科植物臭椿 *Ailanthus altissima*（Mill.）Swingle 的干燥根皮或干皮。主产于浙江、江苏、湖北、河北。全年均可剥取，晒干，或刮去粗皮晒干。切丝或段。以皮厚、无粗皮、色黄白者为佳。

【炮制】 **麸炒椿皮** 取椿皮丝或段，用麸皮炒至微黄色。

【性味与归经】 苦、涩，寒。归大肠、胃、肝经。

【功能与主治】 清热燥湿，收涩止带，止泻，止血。用于赤白带下，湿热泻痢，久泻久痢，便血，崩漏。

【效用分析】 椿皮苦涩性寒，苦可燥湿，寒以清热，涩能收敛。本品入大肠既可清热燥湿而治疗湿热泻痢，又能收敛固涩而治久泻久痢。

椿皮清热燥湿，兼能收涩止带，为止带之常用药物，可用于湿热下注，赤白带下，经浊淋漓等。

椿皮性寒，入肝经血分，善能清热燥湿，收敛止血，适宜用于血热崩漏、月经过多、便血痔血等症。

【配伍应用】 **椿皮配鸡冠花** 椿皮苦可燥湿，寒以清热，涩能收敛，故既可清热燥湿，收涩止泻、止带；鸡冠花甘涩性凉，功专收涩止带，兼能清热除湿，涩肠止泻。两者均为止带止泻之常用药物。两药伍用，可增强除湿、止带、止泻作用，适用于带下、痢疾、便血等。

【鉴别应用】

1. 臭椿皮与香椿皮 古时称香椿皮为椿皮，臭椿皮为樗皮。目前大部分地区椿皮之商品药材多是臭椿皮，部分地区如四川、贵州等地则以楝科植物香椿的干皮和根皮入药用。两者均能清热燥湿，收涩止带，止泻，止血；用治赤白带下，湿热泻痢，久泻久痢，便血，崩漏等症。但性质有所不同，《本草纲目》称“椿皮色赤而香，樗皮色白而臭……盖椿皮入血分而性涩，樗皮入气分而性利，不可不辨。其主治之功虽同，而涩利之效则异”。故凡血分受病而出血者，宜用（香）椿根皮，气分受病而湿热盛者，宜用樗根皮（臭椿皮）。

2. 椿皮与黄柏 两药均能清热燥湿，对湿热带下，常相须为用，以增强疗效。对湿热泻痢及疥癣湿疮，都可应用。然而椿皮具收涩凉血之性，对血热崩漏、便血及泻痢日久不愈者，也常用之。黄柏只具苦寒之性，且清热燥湿作用更强，应用更广，如湿热黄疸、淋浊、脚气痿痹等也常应用；又有泻火解毒，清相火，退热除蒸的作用，可用治疮疡肿痛，湿疹湿疮，阴虚发热，盗汗遗精等。

【方剂举隅】 **固经丸**（《丹溪心法》）

药物组成：黄柏、黄芩、椿根皮、香附、白芍、龟板。

功能与主治：滋阴清热，固经止血。适用于阴虚血热之崩漏。月经过多，或崩中漏下，血色深红或紫黑稠黏，手足心热，腰膝酸软，舌红，脉弦数。

【成药例证】

1. 白带丸（《临床用药须知中药成方制剂卷》2020年版）

药物组成：黄柏（酒炒）、椿皮、白芍、当归、醋香附。

功能与主治：清热，除湿，止带。用于湿热下注所致的带下病，症见带下量多、色黄、有味。

2. 千金止带丸（水丸、大蜜丸）（《临床用药须知中药成方制剂卷》2020 年版）

药物组成：党参、炒白术、盐杜仲、续断、盐补骨脂、当归、白芍、川芎、醋延胡索、醋香附、木香、小茴香（盐炒）、青黛、鸡冠花、椿皮（炒）、煅牡蛎、砂仁。

功能与主治：健脾补肾，调经止带。用于脾肾两虚所致的月经不调、带下病，症见月经先后不定期、量多或淋沥不净、色淡无块，或带下量多、色白清稀、神疲乏力、腰膝酸软。

【用法与用量】 6～9g。

【注意】 本品苦寒，脾胃虚寒者慎用。

【本草摘要】

1.《本草拾遗》 “主赤白久痢……疳虫，去疥……下血。”

2.《日华子诸家本草》 “主女子血崩，产后血不止，赤带，肠风泻血不住，肠滑泄，缩小便。”

3.《药性论》 “味苦，微热，无毒。能治赤白痢，肠滑痔疾，泻血不住。”

【化学成分】 主要含三萜类成分：苦楝素等；香豆素类成分：苦木素，臭椿苦酮，新苦木素，臭椿双内酯，臭椿苦内酯，乙酰臭椿苦内酯等；有机酸类成分：丁香酸，香草酸等；还含生物碱等。

【药理毒理】 本品具有抗菌、抗肿瘤等作用。

1. 抗菌作用 椿皮醇提物对金黄色葡萄球菌有较强抑制作用，对铜绿假单胞菌、大肠埃希菌亦有不同程度的抑制作用，椿皮粗生物碱对金黄色葡萄球菌、白色念珠菌均具有抑制作用，其最低抑菌浓度范围分别为0.103～0.207mg/ml、0.3125～0.625mg/ml[1]。

2. 抗肿瘤作用　椿皮煎液 62.5g/kg 灌胃 14 天，可降低接种 H_{22} 肝癌细胞小鼠的肺部转移结节数、淋巴结转移。同剂量连续灌胃 7 天，可抑制 S_{180} 肉瘤小鼠皮下移植瘤生长及肿瘤血管生成，抑制肉瘤组织基质金属蛋白酶-9 的表达。

3. 其他作用　椿皮具有抑制新血管生成的作用[2]。

【参考文献】［1］胡苗芬，宋新波，张丽娟，等．椿皮中铁屎米酮的分离及其体外抗菌活性研究．辽宁中医药大学学报，2013，15(12)：75-77.

［2］郭继龙，关伟，苗宇船，等．椿皮对鸡胚尿囊膜血管生成的影响．山西中医学院学报，2012，13(4)：17-19.

病证用药

收涩药主要用治各种滑脱病证。中医认为久病体虚、正气不固、脏腑功能衰退会导致自汗、盗汗、久咳虚喘、久泻、久痢、遗精、滑精、遗尿、尿频、崩带不止等滑脱不禁的病证。滑脱病证因体质不同，功能衰退的脏腑有所区别，临床表现也不同，现分述如下。

本类药物分别具有固表止汗、敛肺止咳、涩肠止泻、固精缩尿、收敛止血、固崩止带等收敛固脱作用。

汗证　治以固表止汗法。

1. 气虚自汗证　多由肺气不足，气虚不能卫外，营卫不和，肌表不固所致。卫气虚弱，不能固表，则腠理空疏，营阴不守，津液外泄，导致表虚自汗。症见汗出恶风，动则尤甚，易于感冒，体倦乏力，面色少华，脉细弱，舌淡，苔薄白。治宜益气固表止汗。常选用黄芪、白术、防风、浮小麦、糯稻根、牡蛎等益气固表药同用，以固表止汗。以黄芪补气升阳，固表止汗，合麻黄根敛肺固表止汗，浮小麦养心敛汗、固表实卫，以增强益气固表作用，配合煅牡蛎等药，共奏益气固表止汗之功，代表方如牡蛎散(《和剂局方》)。

2. 阴虚盗汗证　多由阴精亏虚，虚火内生，迫津液外泄所致。症见夜寐盗汗，五心烦热或兼午后潮热。两颧色红，口渴，舌红少苔，脉细数。治宜滋阴清热，固表止汗。可选用麻黄根甘涩收敛，敛肺固表止汗，合生地黄甘寒滋阴清热，配合黄连等药同用，以滋阴清热，固表止汗，代表方如加减当归六黄汤(《兰室秘藏》)。

汗为心之液，故心虚者应配养心药；而心火亢盛者，尤当泻火清心。其他如胃热、痰饮等许多疾病可能伴有自汗证，一般只需治其主证而无需使用止汗药。至于亡阳虚脱的厥逆汗出之证，当治其本，非本类药物所能奏效。

带下　治以固涩止带法。

带下之证，多由带脉不能行约束之力而发病，病因多由湿邪所犯任带二脉所致。由于脾虚失运，肾虚失固，内湿不化，或因湿毒之外邪侵入而导致带脉损伤，带下不止。

1. 脾虚带下证　脾虚湿聚，带脉失约所致，症见带下赤白，清稀量多，连绵不断，腰酸体乏，舌淡苔白，脉细缓而沉，治宜健脾止带。可用生山药、生龙骨、生牡蛎、海螵蛸等配伍，以健脾止带兼以和营，代表方如清带汤(《医学衷中参西录》)。

2. 湿热带下证　带下黄稠腥臭者，治宜清热利湿止带。常用芡实、黄柏、山药、车前子、白果等药配伍，代表方如易黄汤(《傅青主女科》)。

3. 肾阳虚带下证　下元虚冷，带脉失约，任脉不固而带下清稀如注者，治宜补肾固涩止带之法。常用芡实、山茱萸、菟丝子、金樱子等药配伍，代表方如萃仙丸(《验方新编》)。

4. 肾阴虚带下证　带下赤白，质黏无臭，五心烦热，失眠，头昏，腰酸，舌质嫩红少苔，脉细稍数者，治宜滋阴固肾，清热化湿。常用山茱萸、椿皮、白术、白芷、地骨皮、百合、黄连、杜仲等药配伍。

久泻久痢　治以涩肠止泻法。

1. 脾胃虚弱证　久泻久痢，可由脾胃虚弱，运化失司，升降失常所致。症见大便溏薄，夹有不消化的食物，稍进油腻则便次增多，迁延反复，伴神疲乏力，纳食减少，食后脘闷不舒，舌淡苔白，脉细等。治宜健脾益气止泻。常用党参、茯苓、白术、甘草健脾补气，山药、莲子、芡实等补脾渗湿，涩肠止泻，代表方如参苓白术散(《和剂局方》)。

2. 脾肾虚寒证　久泻久痢，多因脾肾虚寒，不能固摄所致。症见大便滑脱不禁，腹痛喜温喜按，倦怠食少，或下痢赤白，或便脓血，日夜无度，里急后重等。治宜涩肠固脱，温补脾肾。常用罂粟壳、诃子、肉豆蔻涩肠止泻，肉桂温肾暖脾，配合人参、白术益气健脾，当归、白芍养血和营，木香调气行滞止痛，代表方如真人养脏汤(《和剂局方》)。

3. 脾肾阳虚证　多由泄泻日久，肾阳虚衰，不能温养脾胃，运化失常所致，症见五更泄泻，腹痛喜温，肠鸣即泻，泻后则安，不思饮食或久泻不愈，形寒肢冷，腰膝酸软，舌淡，苔白，脉沉细。治宜温肾暖脾，固涩止泻。常用补骨脂补肾助阳，吴茱萸温中散寒，肉豆蔻温脾肾涩肠止泻，而五味子亦为温涩之品，能涩肠止泻，如此配合，则肾温脾暖，大肠固而运化复，泄泻得止，诸症皆愈。代表方如四神丸(《内科摘要》)。

遗精　治以补肾固精法。

1. 肾气不固证　多由肾之阴精亏损，精关不固所致，症见遗精滑泄，神疲乏力，四肢酸软，腰酸耳鸣。治宜补肾涩精。可用沙苑子、莲子、芡实补肾涩精，莲须、煅龙骨、煅牡蛎性涩收敛，以涩精为用，代表方如金锁固精丸（《医方集解》）。

2. 心肾两虚证　多由心肾两虚，水火不相交济所致，症见小便频数或如米泔色，心神恍惚，健忘食少，遗尿遗精。治宜调补心肾，涩精止遗。可用桑螵蛸补肾固精止遗，龙骨敛心神而涩精气，龟甲益阴气而补心肾，配合人参、当归、茯神补气养血安神，远志、石菖蒲安神定志而交通心肾，代表方如桑螵蛸散（《本草衍义》）。

遗尿　治以补肾缩尿法。

1. 下元虚冷证　多由肾气不足，膀胱虚冷，不能约束水液所致。症见小便频数，小儿遗尿。治宜温肾祛寒，缩尿止遗。常用益智仁、乌药配伍桑螵蛸、覆盆子、金樱子等药固精缩尿，代表方如缩泉丸（《魏氏家藏方》）。

2. 中气不足证　多由中气亏虚，不能升清降浊所致。症见神疲乏力，倦怠懒言，面色无华，小便频数清长或有遗尿，舌淡苔白，脉弱。治宜温肾补脾，缩尿止遗。常用桑螵蛸补肾助阳，缩尿止遗，配伍黄芪、升麻等益气升提之品，代表方如沈氏固脬汤（《杂病源流犀烛》）。

第十九章 涌吐药

【基本概念】 凡具有促使呕吐作用，治疗毒物、宿食、痰涎等停滞在胃脘或胸膈以上所致病证的药物，称为涌吐药，又称催吐药。

【作用特点】 本类药物药性多为酸苦，归胃经，具有涌吐毒物、宿食、痰涎的作用。涌吐药的使用，属于“八法”中的吐法，旨在因势利导，驱邪外出，以达祛邪治病的目的。此即《内经》“其高者，因而越之”“在上者涌之”之意。

【适应范围】 涌吐药主要用于误食毒物，停留胃中，未被吸收；或宿食停止不化，尚未入肠，脘部胀痛；或痰涎壅盛，阻于胸膈或咽喉，呼吸喘促；以及癫痫发狂等证。

【使用注意】 涌吐药作用强烈，大都具有毒性，易损伤正气，使用不当，会产生不良后果。故本类药物只适用于体壮邪实之证，对体质虚弱，或老人、小儿、妇女胎前产后，以及素患失血、头晕、心悸、劳嗽喘咳等症者，均当忌用。

使用涌吐药时，应当注意用量和用法。一般宜以采用小量渐增的方法，防其中毒或涌吐太过；且服药后可饮热水，以助药力，或用翎毛探喉以助涌吐；若呕吐不止，当立即停药并积极采取措施及时解救。张子和在《儒门事亲》中说：“吐至昏眩，慎如惊疑，……如发头眩，可饮冰立解，如无冰时，新汲水亦可。”本类药物只可暂投，中病则止，不可连服、久服。吐后当休息，不宜马上进食，待胃肠功能恢复后，再进流质或易消化的食物，以养胃气。因本类药物作用峻猛，药后患者反应强烈而痛苦，故现临床已少用本法。

【药理作用】 涌吐药具有催吐作用。常用涌吐药物常山、瓜蒂、胆矾等可通过刺激胃黏膜，反射性引起呕吐中枢兴奋而致吐。此外，常山还有抗疟作用，瓜蒂有抗肝损伤作用，胆矾有镇痛作用；当使用上述作用时，其催吐作用即成为副作用，临床中应当引起注意。

临床常用的涌吐药有常山、甜瓜蒂、胆矾等。

常 山

Changshan

本品为虎耳草科植物常山 *Dichroa febrifuga* Lour. 的干燥根。主产于四川、贵州。秋季采挖，除去须根，洗净，晒干。切薄片。以切面黄白色、味苦者为佳。

【炮制】 炒常山 取常山片，照清炒法炒至深黄色。

【性味与归经】 苦、辛，寒；有毒。归肺、肝、心经。

【功能与主治】 涌吐痰涎，截疟。用于痰饮停聚，胸膈痞塞，疟疾。

【效用分析】 常山苦、辛，寒。有毒。归肺、肝、心经。本品辛开苦泄，宣可去壅，善开痰结，能上行引吐胸中痰饮。用于痰饮停聚，胸膈壅塞，不欲饮食，欲吐而不能吐者。

古有“无痰不成疟”之说。本品性寒，有清热、开痰、截疟之功，为治疟的要药。《药品化义》云：“常山……宣可去壅，善开结痰，凡痰滞于经络，悉能从下涌上。取味甘色黄，专入脾经而祛痰疟，盖脾虚则生痰，肝虚则发热，若三日一发者，为三阴疟，俗名三日疟是也，以此同人参小柴胡汤，去痰平肝，少用一钱，必不致于吐，即吐亦为解散，使风散食消，一二剂自愈。”故用于各种疟疾，尤其治疗间日疟和三日疟效果明显。

总之，常山之功重在涌吐痰涎，截疟。主要用于胸中痰饮，疟疾寒热等证。正如《神农本草经》所言常山“主伤寒寒热，温疟，胸中痰结吐逆。”

【配伍应用】

1. 常山配甘草 常山长于涌吐痰涎；甘草功能止咳化痰。两药配伍，具有涌吐痰涎，止咳化痰的作用，适用于痰饮停聚，胸膈壅塞，不欲饮食，欲吐而不能吐者。

2. 常山配鳖甲 常山长于清热，开痰，截疟；鳖甲善于滋阴潜阳，软坚散结。两药配伍，可增强清热开痰，滋阴潜阳，软坚散结，截疟的作用，适用于疟久不愈，而成疟母。

3. 常山配青蒿 常山性寒，有清热，开痰，截疟之功；青蒿有截疟，清虚热之用。两药配伍，可增强截疟和解除疟疾寒热的作用，适用于各种疟疾。

【鉴别应用】

1. 生常山、酒常山、醋常山 常山炮制品有生常山、酒常山、醋常山。生常山苦、辛，寒；有毒。生用则上行，有较强的涌吐痰饮作用，多用于胸膈痰饮积聚、癫狂等。炒黄或酒炙后可减轻恶心呕吐的副作用，毒性降低，多用于截疟。醋浸煮熟，则善化痞而不吐。

2. 常山与草果 二者均有祛痰、截疟的作用，可用治疟疾。但常山性寒味苦，有毒，祛热痰，截湿疟，适用于热疟、湿疟。草果味辛性温，祛寒痰寒湿，治瘴疟；尚能燥湿散寒，适用于寒湿中阻，脘腹冷痛，呕吐泄泻。

3. 常山与槟榔 二者均可截疟，用于疟疾。常山上行涌吐痰涎，易引起呕吐，用于胸中痰饮停聚，胸膈痞塞满闷。槟榔又能驱虫消积，行气利水，可用于肠道寄生虫，食积气滞，泻痢后重，水肿脚气。

4. 常山与甜瓜蒂 二者均为苦寒之药，有涌吐痰饮的作用。但常山以去胸中痰饮为主；还能截疟，善治热疟、湿疟。甜瓜蒂除涌吐热痰外，还可用于宿食停留于胃；外用研末吹鼻，引去湿热之邪，可治湿热黄疸、湿家头痛。

【成方例证】 **九龙化风丸**（《中华人民共和国卫生部药品标准·中药成方制剂》）

药物组成：大黄、桔梗、细辛、常山、天麻、地龙、白附子、羌活、薄荷、防风、枳壳、冰片、巴豆霜、猪牙皂、僵蚕、全蝎、胆南星、麻黄、朱砂、麝香。

功能与主治：镇痉息风，开窍豁痰。用于小儿急惊风，癫痫，热病抽搐，时气瘴疟。

【用法与用量】 5～9g。

【注意】

1. 孕妇禁用。

2. 体弱者慎用。

3. 有催吐副作用，用量不宜过大。

【本草摘要】

1.《神农本草经》 “味苦、寒。主伤寒寒热，温疟，鬼毒，胸中痰结，吐逆。”

2.《本草纲目》 “常山生用则上行必吐，酒蒸炒熟则气稍缓，少用亦不致吐也。”

3.《医学衷中参西录》 “常山，善消脾中之痰，为治疟疾要药。少服，则痰可徐消，若多服即可将脾中之痰吐出，为其多服即作呕吐，故诸家本草谓其有毒。医家用之治疟，亦因此不敢多用，遂至有效有不效。若欲用之必效，当效古人一剂三服之法，用常山五六钱，煎汤一大盅，分五六次徐徐温饮下，即可不作呕吐，疟疾亦有八九可愈。”

【化学成分】 主要含生物碱类成分：常山碱甲、乙、丙，常山次碱，4-喹唑酮等；香豆素类成分：常山素 A、B 等。

【药理毒理】 本品具有抗疟、抗球虫病、催吐、抗肿瘤、消炎、促进伤口愈合等作用。

1. 抗疟作用 常山为有效的抗疟药，常山碱乙对鸡疟有一定疗效，实验小鸡连续肌内注射 5 天后，血中疟原虫逐日减少，其最小有效剂量为 0.5mg/kg，若剂量降至 0.2mg/kg，可见血中疟原虫逐日增加，而不显示抗疟作用。

2. 抗球虫病作用 常山的有效成分常山碱有良好的抗球虫效果，人工感染 15 日龄鸡柔嫩艾美耳球虫后，饲料中添加一定比例的常山，实验期至 22 日龄，与感染对照组比，给药组实验鸡盲肠和十二指肠肿胀明显减轻，血液性内容物明显减少，达到中等抗球虫水平，表明常山提取物有良好抗球虫效果[1]。常山提取物可有效对抗鸡艾美球虫属感染，特别是 20mg 提取物/千克饲料可显著增加体重和减少腹泻带血[2]。

3. 催吐作用 常山具有催吐作用，多作涌吐药使用，当用其抗疟时，此作用即为副作用。药理实验显示，采用鸽催吐方法，分别以常山碱甲 6.0mg/kg、常山碱乙 0.15mg/kg、常山碱丙 0.2mg/kg 经鸽翼静脉注射，在 30 分钟内对鸽催吐率分别为 63.63%、37.21%、61.64%，24 小时内总催吐率分别为 86.37%、95.35%、91.23%。

4. 抗肿瘤作用 从常山中分离得到常山碱、异常山碱，体外抗癌试验表明，在温度为 37℃，浓度为 0.25% 时，常山碱对老鼠腹水癌细胞（Ehrlichascites cells）作用 3 小时后，癌细胞的死亡率达 80%～90%。

5. 消炎作用 采用蛋白质标记法和免疫组织化学

分析法测定蛋白质中核转录因子(NF-Bp65)的改变，结果表明，常山水提取物对老鼠肝细胞的炎症有很好的治疗作用。

6. 促进伤口愈合作用　常山碱衍生物常山酮具有促进伤口愈合作用，选取大鼠，每天注射剂常山酮(40mg/kg)，可明显缩小伤口面积，并可缩短伤口愈合的时间。

7. 毒理研究

(1) 急性毒性　常山有一定毒性。生常山及水浸、酒炒、清炒品的水煎液对小鼠灌胃给药的 LD_{50} 分别为16.19、104、89.32、122.7g/kg。水浸、酒炒和清炒等炮制方法可降低常山的毒性。常山碱小鼠灌胃，可产生腹泻甚至便血，解剖可见胃黏膜充血、出血，肾脏呈黄色。小鼠口服常山碱甲、乙、丙的 LD_{50} 分别为5.70、6.57、6.45mg/kg，总生物碱的 LD_{50} 为7.79mg/kg。大、小鼠实验提示，常山碱丙的口服毒性比静脉注射大。

(2) 慢性毒性　常山含有多种生物碱，主要有常山碱甲、乙、丙等，常山碱甲0.75mg/kg、碱乙0.25mg/kg、碱丙0.075mg/kg，连续14天给小鼠用药，对小鼠生长均有抑制作用。

(3) 其他　常山碱甲、乙、丙主要刺激胃肠道的迷走神经末梢，可反射性地引起呕吐，也有人认为作用于呕吐中枢而引起呕吐，并可导致肝、肾的病理损害。常山口服，可使肠道毛细血管壁受损而引起肠道充血或出血，还可扩张血管，抑制心脏，使血压降低。

【参考文献】［1］郭志廷，梁剑平，韦旭斌，等. 常山提取物对人工感染鸡柔嫩艾美耳球虫病的疗效观察.《中国兽医学报》，2013，33(8)：1083-1085.

［2］Zhang Defu，Sun Bingbing，Yue Yingying，et al. Anticoccidial activity of traditional Chinese herbal Dichroa febrifuga Lour. extract against Eimeria tenella infection in chickens. Parasitol Res，2012，111：2229-2233.

甜瓜蒂

Tianguadi

本品为葫芦科植物甜瓜 *Cucumis melo* L. 的干燥果柄。全国各地均产。夏、秋二季果实成熟时采收，取下果蒂，阴干。以色黄褐、味苦者为佳。

【性味与归经】 苦，寒；有毒。归心、胃、胆经。

【功能与主治】 涌吐痰食，除湿退黄。用于风痰壅盛，宿食停滞，食物中毒，痰热癫痫，湿热黄疸。

【效用分析】 甜瓜蒂苦，寒。有毒。归心、胃、胆经。甜瓜蒂味苦涌泄，具有涌吐宿食、毒物之功。治宿食停滞胃脘，胸脘痞硬，气逆上冲，或误食毒物尚未入肠者，可单用甜瓜蒂取吐。甜瓜蒂性寒泄热，味苦涌泄，善吐痰涎，可用于痰热内扰，上蒙清窍，发为癫痫，发狂欲走者。亦可用于痰涎涌喉，喉痹喘息，以及痰涎留于上焦，胸膈烦闷、欲吐者。

甜瓜蒂又有行水湿、退黄疸的功效。《本草纲目》言："甜瓜蒂，乃阳明经除湿热之药，故能引去胸脘痰涎，头目湿气，皮肤水气，黄疸湿热诸证。"故用于湿热黄疸，目黄不除，可单用研末吹鼻，令鼻中黄水出，引去湿热之邪，而达退黄之效。又可用于湿家头痛，头目昏眩，鼻塞而烦。

总之，甜瓜蒂之功重在涌吐痰食，祛湿退黄，主要用于宿食毒物，痰热壅塞，癫痫发狂，胸闷欲吐，湿热黄疸，湿家头痛等证。正如《本草正》云："甜甜瓜蒂，能升能降，其升则吐，善涌湿热顽痰积饮，去风热头痛、癫病、喉痹、头目眩晕、胸膈胀满，并诸恶毒在上焦者，皆可除之。其降则泻，善逐水湿痰饮，消浮肿水臌，杀蛊毒虫毒，凡积聚在下焦者，皆能下之。盖其性峻而急，不从上出，即从下出也。"

【配伍应用】

1. 甜瓜蒂配赤小豆　甜瓜蒂长于涌吐宿食、毒物；赤小豆善于清热解毒。两药配伍，可增强涌吐宿食，清热解毒的作用，适用于宿食停滞胃脘，胸脘痞硬，气逆上冲，或误食毒物等症。

2. 甜瓜蒂配栀子　甜瓜蒂长于涌吐痰食；栀子善于泻火除烦。两药配伍，可具有涌吐痰食，泻火除烦的作用，适用于瘟疫，痰涎留于上焦，胸膈烦闷，欲吐者。

3. 甜瓜蒂配丁香　甜瓜蒂有祛湿退黄之功；丁香具温中降逆之用。两药配伍，具有行水湿，退黄疸，止呕逆之作用，适用于湿热黄疸，目黄不除，恶心呕吐等症。

【鉴别应用】

1. 甜瓜蒂与虎杖　两药均具有祛湿退黄的功能，用于湿热黄疸。然甜瓜蒂味苦涌泄，以涌吐宿食、毒物、痰涎为主，故多用于宿食停滞胃脘，胸脘痞硬，气逆上冲，或误食毒物及痰热内扰，上蒙清窍，发为癫痫，发狂欲走者。而虎杖以利胆退黄为主，尚有清热解毒，活血化瘀，祛痰止咳的功能，故又用于烧烫伤，痈肿疮毒，血瘀经闭，跌打损伤，肺热咳嗽等。

2. 甜瓜蒂与柿蒂　甜瓜蒂与柿蒂名称相近而功用不同，甜瓜蒂苦寒，为涌吐药，具有涌吐痰食，祛湿退黄之功，主要用于宿食毒物，痰热壅塞，癫痫发狂，胸闷欲吐，湿热黄疸，湿家头痛等证。而柿蒂苦涩，具有降气止呃的功能，故用于胃气上逆之呃逆。

【方剂举隅】

1. 瓜蒂散（《伤寒论》）

药物组成：瓜蒂、赤小豆、香豉。

功能与主治：涌吐痰涎宿食。适用于痰涎宿食，壅滞胸脘。症见胸中痞硬，懊侬不安，其上冲咽喉不得息，寸脉微浮者。

2. 三圣散（《儒门事亲》）

药物组成：瓜蒂、藜芦、防风。

功能与主治：涌吐风痰。适用于中风闭证，失音闷乱，口眼歪斜或不省人事，牙关紧闭，脉浮滑实者。对于癫痫，浊痰壅塞胸中，上逆时发者，及误食毒物停于上脘等证，亦可用之。

【用法与用量】 0.6～1.5g；研末吞服。外用适量，研末吹鼻。

【注意】

1. 孕妇忌用。

2. 体弱者及心脏病患者忌用。

【本草摘要】

1.《神农本草经》 “味苦，寒。主治大小，身面四肢浮肿，下水，杀蛊毒，咳逆上气，食诸果不消，病在胸腹中，皆吐下之。”

2.《本草纲目》 “瓜蒂，乃阳明经除湿热之药，故能引去胸腔痰涎，头目湿气，皮肤水气，黄疸湿热诸证。凡胃弱人及病后、产后用吐药，皆宜加慎，何独瓜蒂为然。”

3.《本草正》 “甜瓜蒂，能升能降，其升则吐，善涌湿热顽痰积饮，去风热头痛、癫痫、喉痹、头目眩晕、胸膈胀满，并诸恶毒在上焦者，皆可除之。其降则泻，善逐水湿痰饮，消浮肿水臌，杀蛊毒、虫毒，凡积聚在下焦者，皆能下之。盖其性峻而急，不从上出，即从下出也。”

【化学成分】 主要含三萜类成分：葫芦苦素 B、D、E，异葫芦苦素 B 等；还含皂苷、氨基酸等。

【药理毒理】 本品具有催吐作用。

1. 催吐作用 甜瓜蒂具有催吐作用，能刺激胃黏膜，反射性兴奋呕吐中枢而引起呕吐。

2. 其他作用 甜瓜蒂有一定抗肝损伤作用，甜瓜蒂水醇法提取液 1g/kg 灌胃给药，能显著降低 CCl_4 致肝损伤模型大鼠血中谷丙转氨酶（GPT）水平，显示抗肝损伤作用。甜瓜蒂乙醇提取液制成的注射液，皮下注射 3.6、2.6mg/kg，可显著降低大鼠肝损伤四氯化碳血清谷丙转氨酶。

3. 毒性研究 小鼠一次尾静脉给予甜瓜蒂乙醇提取液制成的注射液，LD_{50} 为 6.87mg/kg±0.2mg/kg；家兔 8 只，静注给药剂量为 3.5mg/kg 2 只、3.0mg/kg 4 只、2.5mg/kg 2 只，其死亡率分别为 2/2、3/4、0/2，死亡出现在给药 3 小时内，死于呼吸衰竭。甜瓜蒂含有氰苷类植物毒素甜瓜蒂毒及葫芦素 B、E 等，毒性较大，内服能刺激胃黏膜而引起剧烈呕吐，最后可使呼吸中枢完全麻痹而死亡。甜瓜素给家兔静注的 LD_{50} 为 2.5mg/kg；犬口服甜瓜素 0.02g/kg，可致强烈呕吐，最后因呼吸麻痹而死亡。

附：甜瓜子

本品为甜瓜的干燥成熟种子。性味甘，寒。归肺、胃、大肠经。功能清肺，润肠，化瘀，排脓，疗伤止痛。适用于肺热咳嗽，便秘，肺痈，肠痈，跌打损伤，筋骨折伤。用量 9～30g。

胆 矾

Danfan

本品为三斜晶系胆矾的矿石，主含含水硫酸铜（$CuSO_4 \cdot 5H_2O$）。主产于云南、山西。全年均可开采，开采铜、铅、锌等矿时选取蓝色玻璃状，具光泽的结晶，或用化学方法制得。以块大、色深蓝、半透明者为佳。

【性味与归经】 酸、辛，寒；有毒。归肝、胆经。

【功能与主治】 涌吐风痰，解毒收湿，祛腐蚀疮。用于风痰壅塞，喉痹咽痛，癫狂烦躁；外治风眼赤烂，口疮牙疳，胬肉，疮疡不溃。

【效用分析】 胆矾酸、辛，寒。有毒。归肝、胆经。胆矾有强烈的涌吐痰涎作用，故用于风热痰涎壅盛，喉痹肿痛及用于风痰所致的癫痫惊狂。

胆矾少量外用能解毒收湿，故用于风眼赤烂、口疮牙疳。

胆矾外用又有祛腐蚀疮作用，故用于肿毒不溃，胬肉疼痛。

总之，胆矾内服重在涌吐痰涎；外用则可解毒收湿，祛腐蚀疮。主要用于喉痹癫痫，误食毒物，风眼赤烂，口疮牙疳，肿毒不溃，胬肉疼痛等证。正如《本草纲目》“石胆，其性收敛上行，能涌风热痰涎，发散风木相火，又能杀虫，故治咽喉口齿疮毒有奇功也。”

【配伍应用】 **胆矾配白僵蚕** 胆矾长于涌吐痰涎，解毒祛腐；白僵蚕善于祛风止痛，化痰散结。两药配伍，可增强涌吐痰涎，化痰散结的作用，适用于风热痰涎壅盛，喉痹肿痛等症。

【鉴别应用】

1. 胆矾与甜瓜蒂　二者均为苦寒之品，有涌吐痰饮的作用，均可用于风痰壅塞，喉痹，癫痫之证。而胆矾涌吐作用强于甜瓜蒂，可用于涌吐误食毒物，甜瓜蒂则可治疗宿食停留于胃。二者均可外用，胆矾研末撒或调敷，有解毒收湿、蚀疮去腐之功，可用于风眼赤烂和肿毒不破等。甜瓜蒂研末吹鼻可引去湿热，治疗因湿热引起的黄疸和湿家头痛。

2. 胆矾与常山　二者均为涌吐药，具有涌吐痰涎的作用，用于痰涎壅盛。然胆矾味酸性寒，有强烈的涌吐痰涎的作用，故用于风热痰涎壅盛，喉痹肿痛及用于风痰所致的癫痫惊狂，尚具有解毒收湿，祛腐蚀疮，又可用于误食毒物，风眼赤烂，口疮牙疳，肿毒不溃，胬肉疼痛等。而常山味苦性寒，辛开苦泄，宣可去壅，善开痰结，以涌吐胸中痰饮为主；还能清热，开痰，截疟，亦多用于疟疾寒热。

【方剂举隅】 **二圣散**（《严氏济生方》）

药物组成：胆矾、白僵蚕。

功能与主治：清热吐涎，解毒消肿。主治热毒痰涎蕴结之缠喉风、急喉痹等。

【成方例证】 **飞龙夺命丸**（《中华人民共和国卫生部药品标准·中药成方制剂》）

药物组成：乳香、没药、血竭、蜈蚣、铜绿、胆矾、寒水石、蜗牛、轻粉、雄黄、麝香、蟾酥、冰片、朱砂。

功能与主治：活血败毒，消肿止痛。用于血瘀化腐成毒引起；痈疽疔毒，脑疽对口，搭背恶疮，乳痈乳癌，溃烂不愈。

【用法与用量】 0.3～0.6g，研末服；外用适量，煅后研末敷患处。

【注意】 孕妇禁用。

【本草摘要】

1.《神农本草经》　“味酸，寒。主明目，目痛，金疮，诸痫痉，女子阴蚀痛，石淋，寒热，崩中下血，诸邪毒气。”

2.《本草纲目》　“石胆，其性收敛上行，能涌风热痰涎，发散风木相火，又能杀虫，故治咽喉口齿疮毒有奇功也。”

3.《本草述》　“在娄全善有云：喉痹恶寒者，皆是寒折热，寒闭于外，热郁于内，切忌胆矾酸寒等剂点喉，反使其阳郁不升，为患反剧。若然，则此味宜于喉闭及缠喉风者，乃治阴不能蓄阳之痹，是为风淫，属不恶寒之喉痹也。”

【化学成分】 主要成分为含水硫酸铜（$CuSO_4 \cdot 5H_2O$）。

【药理毒理】 本品具有催吐等作用。

1. 催吐作用　胆矾主要成分为含水硫酸铜（$CuSO_4 \cdot 5H_2O$），具有致呕吐作用，传统用作涌吐药，药理实验中常作为催吐剂使用。

2. 其他作用　胆矾有一定镇痛作用，将胆矾甘油剂涂于小鼠后足，涂药15、30、60、90分钟后，可延长热板法实验小鼠舔后足时间，提高小鼠痛阈。胆矾甘油剂对金黄色葡萄球菌有抑菌作用。

病证用药

涌吐药主要用于误食毒物，停留胃中，未被吸收，或宿食停滞不化，尚未入肠，脘部胀痛，或痰涎壅盛，阻于胸膈或咽喉，呼吸喘促以及癫痫发狂等证，现分述如下。

宿食毒物　治以涌吐宿食毒物法。

多由宿食积滞，尚未入肠；或误服毒物，停留胃中，未被吸收所致。症见胸脘痞硬，呕恶不舒，欲吐不出，懊恼不安，寸脉微浮者。治宜涌吐宿食毒物。常用药物有瓜蒂、赤小豆。瓜蒂味苦，善于涌吐宿食毒物；赤小豆味酸平，能祛湿除烦满。代表方如瓜蒂散（《伤寒论》）。

癫痫　治以涌吐痰涎法。

多由痰热内扰，上蒙清窍所致。症见病起急骤，先有性情急躁，头痛失眠，两目怒视，面红目赤突然狂乱无知，逾垣上屋，不避亲疏，或毁物伤人，气力逾常，不食不眠，舌质红绛，苔多黄腻，脉象弦大滑数。治宜涌吐痰涎。常用药物有藜芦、瓜蒂、防风、生铁落、胆星、贝母、橘红、菖蒲、远志、茯神、朱砂等。代表方如三圣散（《儒门事亲》）。

疟疾　治以祛痰截疟法。

多由疟邪侵入，伏于半表半里，疟邪与营卫相搏，正邪相争，引起疟疾症状的发作。症见寒战壮热，休作有时，先有哈欠乏力，继而寒栗鼓颔，寒罢则内外皆热，头痛而赤，口渴引饮，终则遍身汗出，热退身凉，舌红，苔薄白或黄腻，脉弦。治宜祛痰截疟，和解表里。常用常山祛痰截疟；草果、槟榔辛香理气，化痰散结；厚朴、陈皮、青皮理气和中，化湿祛痰；甘草调和诸药。代表方如截疟七宝饮（《杨氏家藏方》）。

中风闭证　治以开关涌吐法。

多由痰涎壅盛，阻塞气道所致。症见喉中痰声漉漉，气闭不通，心神昏闷，四肢不收，或倒仆不省，或口角似歪，脉滑实有力者。治宜开关涌吐。常用药物白矾、猪牙皂角。皂角辛咸，能通窍去闭，涤垢腻之痰浊；白矾酸苦涌泄，能化解顽痰，并有开闭催吐之功。两药合用，有稀涎催吐，开窍通关的功用。代表方如救急稀涎散(《圣济总录》)。

喉痹 治以涌吐风痰法。

多由风热痰涎壅盛所致。症见喉痹阻塞。治宜涌吐风痰。常用药物有胆矾、僵蚕。代表方如二圣散(《济生方》)。

第二十章　攻毒杀虫止痒药

【基本概念】 凡以攻毒疗疮，杀虫止痒为主要作用，治疗疮疡，湿疹、疥癣等为主的药物，称为攻毒杀虫止痒药。

【作用特点】 攻毒杀虫止痒药，以外用为主，具有攻毒疗疮，杀虫止痒的功效。部分药物兼可内服。

【适应范围】 本类药物主要适用于某些外科皮肤及五官科病证，如疮痈疔毒，疥癣，湿疹，聤耳，梅毒及蛇虫咬伤，癌肿等。

现代医学诊断为疥疮、手足癣、皮肤化脓性感染、湿疹、神经性皮炎、带状疱疹、口腔溃疡、中耳炎等，也可选用本类药物治疗。

【配伍规律】 使用攻毒杀虫止痒药时，可根据所治病证的不同，分别选择配伍清热解毒药、消肿止痛药、祛风止痒药、生肌敛疮药等。

【使用注意】 本类药物的外用方法因病因药而异，如研末外撒，或煎汤洗渍及热敷、浴泡、含漱，或用油脂及水调敷，或制成软膏涂抹，或作成药捻、栓剂栓塞等。本类药物内服使用时，宜作丸散剂应用，使其缓慢溶解吸收，且便于掌握剂量。本类药物多具有不同程度的毒性，所谓“攻毒”即有以毒制毒之意，但无论外用或内服，均应严格掌握剂量及用法，不可过量或持续使用，以防发生不良反应。制剂时应严格遵守炮制和制剂法度，以减低毒性而确保用药安全。

【药理作用】 攻毒杀虫止痒药多作外用，在皮肤、黏膜、创面等局部发挥抑菌、杀虫，进而缓解瘙痒等作用。本类药物可对抗多种病原微生物，对金黄色葡萄球菌、链球菌、铜绿假单胞菌、大肠埃希菌等多种革兰阳性及阴性菌，对白色念珠菌等常见致病真菌具有不同程度抑制作用。部分药物还可对疥虫、阴道滴虫等体表寄生虫有较好的杀灭作用。本类药物部分亦可口服或注射给药而发挥全身作用，如雄黄、蟾酥、蜂房、大蒜等具有抗肿瘤作用；大蒜有降脂、抗动脉粥样硬化等作用；蟾酥有强心、镇痛等作用。

临床常用的攻毒杀虫止痒药有雄黄、硫黄、白矾、蛇床子、蟾酥、木鳖子、土荆皮、蜂房、皂矾等。

雄　黄

Xionghuang

本品为硫化物类矿物雄黄族雄黄，主含二硫化二砷（As_2S_2）。主产于湖南、湖北、贵州。采挖后，除去杂石。以色红、有光泽者为佳。

【炮制】 **雄黄粉**　水飞成细粉。

【性味与归经】 辛，温；有毒。归肝、大肠经。

【功能与主治】 解毒杀虫，燥湿祛痰，截疟。用于痈肿疔疮，蛇虫咬伤，虫积腹痛，惊痫，疟疾。

【效用分析】 雄黄温燥有毒，可攻毒疗疮，为“治疮杀毒要药”（《本草纲目》），适用于痈肿疔疮，蛇虫咬伤以及疥癣等。

雄黄内服有杀虫作用，可用于蛔虫等肠道寄生虫引起的虫积腹痛。

雄黄辛散以祛风，温燥化痰湿，有祛风定惊，燥湿祛痰，截疟之功，内服可用治惊痫，疟疾等。

【配伍应用】

1. 雄黄配五灵脂　雄黄，有解毒杀虫之功；五灵脂活血止痛，化瘀止血。两药伍用，可增强解毒化瘀，止痛消肿之功，适用于蛇虫咬伤。

2. 雄黄配黄柏　雄黄解毒杀虫，燥湿；黄柏清热燥湿，解毒。两药伍用，可增强清热燥湿、杀虫止痒的作用，适用于湿热留滞肌肤所致的湿疹湿疮，皮肤瘙痒等。

3. 雄黄配麝香　雄黄解毒杀虫，化痰；麝香开窍醒神，消肿止痛。二药伍用，能化痰开窍，解毒杀虫，消肿止痛，外用于痈肿疮毒，内服用于痰热惊痫。

【鉴别应用】 生雄黄与雄黄粉　二者为雄黄的不同炮制品种，解毒杀虫，燥湿祛痰，截疟等作用相似。然雄黄粉为经炮制水飞而成的极细粉，可除杂质，降低毒性，便于内服、外用。

【方剂举隅】

1. 雄黄散（《保命集》）

药物组成：雄黄、巴豆。

功能与主治：解毒杀虫祛腐。适用于诸疮有恶肉，不能去者。

2. 至灵散（《博济方》）

药物组成：雄黄、细辛。

功能与主治：祛风止痛。适用于偏头疼。

3. 行军散（《随息居霍乱论》）

药物组成：西牛黄、麝香、真珠、梅片、硼砂、明雄黄、火硝、飞金。

功能与主治：辟秽解毒，清热开窍。适用于暑秽，吐泻腹痛，烦闷欲绝，头目昏晕，不省人事以及口疮咽痛，风热障翳。

【成药例证】

1. 紫金锭（散）（《临床用药须知中药成方制剂卷》2020年版）

药物组成：人工麝香、山慈菇、雄黄、红大戟、千金子霜、五倍子、朱砂。

功能与主治：辟瘟解毒，消肿止痛。用于中暑，症见脘腹胀痛，恶心呕吐，痢疾泄泻，小儿痰厥；外治疔疮疖肿，痄腮，丹毒，喉风。

2. 红灵散（《临床用药须知中药成方制剂卷》2020年版）

药物组成：人工麝香、冰片、煅金礞石、硼砂、硝石（精制）、雄黄、朱砂。

功能与主治：祛暑，开窍，辟瘟，解毒。用于中暑昏厥，头晕胸闷，恶心呕吐，腹痛泄泻。

3. 牛黄醒消丸（《临床用药须知中药成方制剂卷》2020年版）

药物组成：牛黄、麝香、乳香（制）、没药（制）、雄黄。

功能与主治：清热解毒，活血祛瘀，消肿止痛。用于热毒郁滞、痰瘀互结所致的痈疽发背、瘰疬流注、乳痈乳岩、无名肿毒。

【用法与用量】 0.05～0.1g，入丸散用。外用适量，熏涂患处。

【注意】

1. 内服宜慎；不可久用。

2. 孕妇禁用。

3. 切忌火煅。

【本草摘要】

1.《神农本草经》　"主寒热，鼠瘘，恶疮，疽痔，死肌，杀……百虫毒。"

2.《日华子本草》　"治疥癣，风邪癫痫，岚瘴，一切蛇虫、犬兽伤咬。"

3.《本草从新》　"燥湿杀虫。治劳疳蛇伤，敷杨梅疔毒。"

【化学成分】 主要成分为二硫化二砷；还有痕量有毒成分三氧化二砷。

中国药典规定本品含砷量以二硫化二砷（As_2S_2）计，不得少于90.0%。

【药理毒理】 本品具有抗肿瘤、抗菌、抗病毒、抗炎等作用。

1. 抗肿瘤作用　雄黄以0.65g/kg剂量给MFC胃癌细胞株荷瘤小鼠灌服，对肿瘤细胞的生长有抑制作用，抑瘤率为65.4%。雄黄在25.0～200.0mg/L浓度范围作用于急性早幼粒细胞白血病细胞株NB4和人白血病细胞株HL260，NB4和HL260细胞均表现典型的凋亡特征。雄黄在20μg/ml浓度即可使人白血病细胞发生典型的凋亡，使白血病细胞Bcl-2蛋白表达呈时间依赖性下降。雄黄（纯度98%）对胃腺癌细胞株SGG-7901具有明显的抑制作用，并呈浓度及时间依赖性，而对细胞凋亡周期的影响主要体现在抑制细胞早期凋亡[1]。雄黄对人胃癌细胞MGC-803的体外增殖和克隆生长具有抑制作用，并能诱导MGC-803细胞凋亡，呈现剂量依赖性[2]。雄黄在0.3～9.6μmol/L浓度范围作用于卵巢癌细胞株COC1，MTT法、流式细胞测定、原位末端标记法观察显示，雄黄对COC1细胞具有诱导凋亡、抑制增殖的作用[3]。纳米雄黄可诱导药物敏感性白细胞及白血病干细胞发生凋亡，以不同浓度纳米雄黄（20、50μg/ml）处理K562细胞，对K562细胞显示有明显增殖抑制作用，且细胞凋亡率明显升高[4]。纳米雄黄在10～100μg/ml对肺癌A549细胞增殖呈时间浓度依赖性抑制，抑制作用明显大于雄黄原药[5]。纳米雄黄具有抗小鼠原位乳腺癌作用，用纳米雄黄4、8mg/kg灌胃治疗原位乳腺癌模型小鼠，连续用药20天，经小动物活体成像系统、肿瘤组织切片等研究，纳米雄黄体外可抑制小鼠乳腺癌 4T-1 细胞增殖和诱导细胞凋亡，主要通过减低原位肿瘤组织内新生血管的形成而导致肿瘤组织坏死而发挥抗乳腺癌作用[6]。除此之外纳米雄黄对皮肤癌、宫颈癌等，具有不同程度的抑制作用[7]。在相同剂量下纳米化雄黄体内抑瘤效果好于水飞雄黄，同时其毒性也要大于雄黄，主要是肠道细胞对纳米化雄黄的摄取量高于对水飞雄黄的摄取量，更多的砷被吸收进入体内，故纳米雄黄在体内的生物利用度高于雄黄[8, 9]。

2. 抗菌、抗病毒、抗炎作用　雄黄混悬液以 7.5、15、30、9mg/ml 给百日咳感染性脑损伤大鼠和酵母菌致发热的大鼠灌服，可使 1L-1β恢复到正常水平，且 1L-6 和 TNF-α水平的降幅随雄黄剂量的增大而增大。纳米雄黄在预防、治疗及直接灭活病毒 3 种给药方式下均具有良好的抗 HSV-2 活性，其对 HSV-2 感染细胞的半数有效浓度分别为 0.13、1.80 和 0.52mg/L[10]。

3. 毒理研究　雄黄的毒性成分，目前尚存在争议。其主要的成分是α-As_4S_4，不溶于水，溶于稀酸，难被人体吸收，一般认为毒性很小。As_4S_4 不稳定，空气中经光照照射后会逐渐转化为剧毒的 As_2O_3 和 As_2O_5，均可溶于水，是雄黄产生毒性或发挥治疗作用的主要成分。另有研究，雄黄的毒副作用来自于其含有的砒石、铅石、铝矿石等有毒杂质 As_2O_3 被机体吸收有关[11]。雄黄使用时不可加热，以免毒性增大。

（1）急性毒性　昆明种小鼠灌服天然雄黄混悬液的 LD_{50} 为 321g/kg±0.76g/kg，灌服后即有小鼠出现倦卧、耸毛，死亡时间在给药后半小时，死亡后解剖，未有肉眼可见的病理变化。精制雄黄是去除天然雄黄中所含的 As_2O_3，10 只昆明种小鼠灌服精制雄黄 25g/kg，7 天内饮食正常、活动正常，皮毛光泽，无死亡，处死小鼠，未有肉眼可见的脏器变化[12]。灌胃给予纳米雄黄对昆明小鼠的 LD_{50} 约为 310mg/kg[13]。

（2）亚急性毒性　成年大鼠 36 只，雌雄兼用，平均分为 3 组，给药组分别灌服雄黄 0.1、0.2g/kg，对照组给同体积水，每日 1 次，连续 6 周。结果动物体重给药后有所下降；给药 6 周左右，大、中剂量组 BUN 升高，肝细胞有浊肿、脂肪样等现象，肾近曲小管有脂肪样变性、间质充血并有炎细胞浸润，大剂量组均严重，停药 2 周后，上述病变有一定恢复[12]。

（3）慢性毒性　雄黄 50、150、450mg/kg 大鼠灌服 5 周，结果表明，中、低剂量的雄黄对大鼠体内组织中铜、锌和硒水平影响不大，高剂量雄黄可使大鼠心脏中锌含量下降，脾脏、骨骼中铜含量升高，肾铜含量增加 2 倍。大鼠肾脏中金属硫蛋白的含量未受药物的影响。雄黄对大鼠具有一定的肾脏毒性，雄黄以≥0.01g/kg 对大鼠连续灌胃给药 3 个月或 0.17g/kg 连续灌胃 2 个月，大鼠肾脏病理学产生明显影响，尤其对肾脏近曲小管的损伤作用较为明显，停药后肾脏病变逐渐恢复至正常，提示近曲小管可能是砷毒性作用的主要靶部位[12]。纳米雄黄口服可产生蓄积毒性，蓄积系数为 3.26，属中度蓄积；组织病理学检查和血清生化分析发现，对小鼠心、肺、肝脏等器官均可造成不同程度的损害。纳米雄黄所含的砷是一种细胞原浆毒，能与体内多种重要巯基酶结合，特别是与丙酮酸、α-酮戊二酸、琥璃酸酶的氧化体系结合，形成砷的复合体，使酶失活，阻碍细胞的呼吸和正常代谢；还可以抑制磷酸酯酶，损害细胞的染色体，使细胞的有丝分裂被抑制；砷可以被代谢转化成 As（Ⅲ）、As（Ⅴ）、一甲基砷酸（MMA）、二甲基砷酸（DMA）等多种形态，其毒性差异很大；纳米雄黄主要通过干扰脂质代谢、氨基酸代谢、三羧酸循环等通路产生毒性作用[13]。

（4）遗传毒性　As_2O_3 4.5mg/kg 连续灌胃 5 天可以引起小鼠骨髓嗜多染红细胞微核形成率增加及小鼠精子畸形率增加，即引起遗传毒性；上述毒性通过联合灌胃给予甘草 1.54～15.38g/kg 而得到抑制，表明甘草和雄黄配伍应用，对雄黄中 As_2O_3 所致的潜在遗传毒性有抑制作用[14]。

【参考文献】［1］胡少明，張赢，陶秀良，等. 不同浓度雄黄对胃腺癌细胞凋亡的影响. 医药导报，2014，33(10)1306-1309.

［2］戴支凯，黄姣娥. 雄黄诱导人胃癌株 MGC-803 细胞凋亡. 时珍国医国药，2012，23(2)：493-495.

［3］马淑云，高尚风，魏琳，等. 雄黄抑制卵巢癌细胞株 COC_1 增殖和诱导凋亡的体外研究. 现代肿瘤医学，2013，21(3)：492-495.

［4］杨玥，易娟，陈静，等. 纳米雄黄对肺癌 A549 细胞及其肿瘤干细胞的凋亡诱导作用. 中药药理与临床，2010，26(6)：37-39.

［5］周思彤，王永胜，易娟，等. 纳米雄黄对白血病 K562 细胞及其干细胞的凋亡诱导作用. 中药药理与临床，2013，29(2)：105-108.

［6］席晓霞，范临兰，田永刚，等. 纳米雄黄的抗小鼠原位乳腺癌作用及其机制. 中国临床药理学与治疗学，2013，18(9)：982-986.

［7］裴可，冯慧超，郑文利，等. 纳米雄黄抗肿瘤的药理毒理研究及临床应用. 中国实验方剂学杂志，2019，25(5)：214-219.

［8］田野，王晓波，袭荣刚，等. 纳米化雄黄体内药效学研究. 解放军药学学报，2016，32(5)：383-391.

［9］姜新，李少元，邓小颖，等. 基于高效液相色谱-电感耦合等离子体质谱法的大鼠口服纳米雄黄后体内砷形态分析. 中草药，2018，49(22)：5328-5333.

[10] 王丹，王莉，徐锐，等　纳米雄黄对单纯疱疹病毒Ⅱ型的体外抗病毒活性. 中南大学学报(医学版)，2019，44(10)：1143-1150.

[11] 李玉娟，王月华，杜冠华. 中药雄黄毒的历史认识与现代研究. 中药药理与临床，2018，34(4)：196-198.

[12] 高双荣，梁爱英，戴宝强，等. 雄黄肾脏毒性的病理形态学特征. 中国实验方剂学杂志，2013，19(8)：297-301.

[13] 李少元，杨旭萍，张尊建，等. 纳米雄黄的药理活性及毒性研究进展. 中南药学，2018，16(5)：661-664.

[14] 董菊，王子妤，詹臻，等. 甘草对 As_2O_3 诱发的小鼠遗传毒性抑制作用研究. 中药药理与临床，2015，31(5)：83-85.

硫 黄
Liuhuang

本品为自然元素类矿物硫族自然硫，采挖后，加热熔化，除去杂质；或用含硫矿物经加工制得。主产于山西、河南、山东、湖南。敲成碎块。以色黄、光亮、质松脆者为佳。

【炮制】 **制硫黄**　取硫黄块，与豆腐同煮至豆腐显黑绿色。

【性味与归经】 酸，温；有毒。归肾、大肠经。

【功能与主治】 外用解毒杀虫疗疮；内服补火助阳通便。外治用于疥癣，秃疮，阴疽恶疮；内服用于阳痿足冷，虚喘冷哮，虚寒便秘。

【效用分析】 硫黄有毒，能以毒攻毒，《本草求真》谓“能外杀疮疥一切虫蛊恶毒”，外用有良好的解毒杀虫疗疮作用，并能燥湿止痒，为皮肤科外用之佳品，外治用于疥癣，秃疮，阴疽恶疮等，尤为治疗疥疮之要药。

硫黄乃纯阳之品，入于肾经，能大补命门真火而助元阳，《本草求真》云“命门火衰，服附、桂不能补者，须服硫黄补之。为补虚助阳圣药”，内服有补火助阳通便之功，适用于肾阳衰微，下元虚冷之阳痿、腰冷膝弱、失精遗溺，肾不纳气之喘促以及虚寒便秘等。

【配伍应用】

1. 硫黄配冰片　硫黄有解毒杀虫疗疮之功，并能燥湿止痒；冰片能清热解毒，止痛敛疮。二药伍用，解毒杀虫止痒之功增强，外治用于疥疮。

2. 硫黄配半夏　硫黄入肾、大肠经，长于补火助阳通便；半夏善于和胃消痞散结。二药伍用，可增强助阳通便，和胃消痞之功，适用于阳气虚衰，阴寒内盛，凝滞肠胃，大肠传导无力而致的虚冷便秘。

3. 硫黄配荔枝核　硫黄补肾火，化阴寒；荔枝核辛散通温，行气止痛。二药伍用，有温阳散寒，行滞止痛的功效，适用于阳虚寒盛的少腹冷痛，寒疝腹痛等。

【鉴别应用】

1. 生硫黄与制硫黄　生硫黄解毒疗疮，外治用于疥癣，秃疮，阴疽恶疮。制硫黄可内服，经用豆腐制后，毒性降低，能补火助阳通便，用于阳痿足冷，虚喘冷哮，虚寒便秘等。

2. 硫黄与雄黄　二药均能解毒杀虫，可外治用于疥癣、恶疮、湿疹等。然硫黄则杀虫止痒力强，多用于疥癣、湿疹及皮肤瘙痒；并具补火助阳通便之效，内服可治阳痿足冷、寒喘、虚寒便秘等。雄黄解毒疗疮力强，主治痈疽恶疮及虫蛇咬伤，内服又能杀虫燥湿祛痰，截疟，亦治虫积腹痛、惊痫及疟疾等。

【方剂举隅】

1. 硫黄丸（《千金翼方》）

药物组成：硫黄。

功能与主治：杀虫治疥。适用于疥疮，脚气。

2. 九制硫黄丸（《内外科百病验方大全》）

药物组成：硫黄。

功能与主治：补肾健脾，强壮筋骨。适用于耳聋眼花，齿落发白，阳痿。

3. 剪根丸（《经验广集》）

药物组成：硫黄、五灵脂、延胡索、木香、胡椒、白豆蔻。

功能与主治：散寒行气止痛。适用于胃寒冷痛。

【成药例证】

1. 半硫丸（《中华人民共和国卫生部药品标准・中药成方制剂》）

药物组成：制半夏、硫黄。

功能与主治：温肾通便。用于老年阳虚便秘。

2. 癣药膏（《中华人民共和国卫生部药品标准・中药成方制剂》）

药物组成：桃仁、苦楝皮、冰片、硫黄、樟脑、紫草。

功能与主治：活血祛毒，杀虫止痒。用于皮肤湿毒，身面刺痒，牛皮恶癣，干湿疥癣，金钱癣，瘙痒成疮，溃流脓水，浸淫作痛。

3. 黑锡丹（《中华人民共和国卫生部药品标准・中药成方制剂》）

药物组成：黑锡、硫黄、川楝子、胡芦巴、木香、制附子、肉豆蔻、补骨脂、沉香、小茴香、阳起石、肉桂。

功能与主治：升降阴阳，坠痰定喘。用于真元亏惫，上盛下虚，痰壅气喘，胸腹冷痛。

【用法与用量】 外用适量，研末油调涂敷患处。内服 1.5～3g，炮制后入丸散服。

【注意】

1. 阴虚阳亢者忌用。

2. 孕妇慎用。

3. 十九畏中硫黄畏朴硝，故不宜与芒硝、玄明粉同用。

【本草摘要】

1.《神农本草经》 “主妇人阴蚀，疽痔恶血，坚筋骨，除头秃。”

2.《本草纲目》 “主虚寒久痢，滑泄霍乱，补命门不足，阳气暴绝，阴毒伤寒，小儿慢惊。”

【化学成分】 主要成分为硫。

中国药典规定本品含硫(S)不得少于 98.5%。

【药理毒理】 硫黄外用具有一定杀真菌、杀疥虫作用，内服可产生缓泻作用。

1. 杀真菌、杀疥虫作用 硫黄是常用的外用杀菌药，有杀疥虫作用。硫黄与皮肤分泌液接触，可形成硫化氢及五硫黄酸，具有杀灭真菌及疥虫的作用。

2. 缓泻作用 硫黄具有一定缓泻作用。硫黄内服后，可在肠中形成硫化钾或硫化氢，刺激胃肠黏膜而促肠蠕动，使粪便软化而产生缓泻。

3. 毒性研究 硫黄内服，在胃内不起变化，但在肠道碱性环境中，由于脂肪分解酶等的作用，易形成硫化氢，其中大部分硫化氢被氧化为无毒的硫化物、硫代硫酸盐或硫酸盐，经肾脏及肠道排出体外；未被氧化的游离硫化氢，则刺激肠管，促进蠕动，产生泻下。若大量服用，大量硫化氢和硫化物进入血液，使血红蛋白转化为硫化血红蛋白，可使血液载氧能力降低；同时它和氧化型细胞色素氧化酶中的三价铁结合，抑制了酶的活性，使组织细胞内的氧化还原过程发生障碍，引起组织细胞内窒息，造成组织缺氧。中毒后的病理表现主要是脑组织充血、变性，硫化血红蛋白的形成以及局部黏膜的坏死。

白　矾

Baifan

本品为硫酸盐类矿物明矾石经加工提炼制成。主含含水硫酸铝钾［$KAl(SO_4)_2 \cdot 12H_2O$］。主产于甘肃、山西、湖北、安徽、浙江。用时捣碎。以块大、无色透明者为佳。

【炮制】 **枯矾** 取白矾，煅至松脆。

【性味与归经】 酸、涩，寒。归肺、脾、肝、大肠经。

【功能与主治】 外用解毒杀虫，燥湿止痒；内服止血止泻，祛除风痰。外治用于湿疹，疥癣，脱肛，痔疮，聤耳流脓；内服用于久泻不止，便血，崩漏，癫痫发狂。枯矾收湿敛疮，止血化腐，用于湿疹湿疮，脱肛，痔疮，聤耳流脓，阴痒带下，鼻衄齿衄，鼻息肉。

【效用分析】 白矾，味酸气寒无毒，外用能解毒杀虫，燥湿止痒，为皮肤科、外科常用之品，适用于湿疹，疥癣，脱肛，痔疮，聤耳流脓等，尤宜治疮面湿烂、瘙痒者。

《本草经疏》云“矾性过涩，涩可止脱”。白矾入脾、肝、大肠经，内服能涩肠道，固滑脱，收敛止血，适用于久泻久痢以及便血、吐衄、崩漏下血等。

此外，白矾性寒能祛除风痰，内服适用于痰壅心窍、癫痫发狂以及中风痰厥等。

【配伍应用】

1. 白矾配雄黄 白矾解毒杀虫，燥湿止痒；雄黄解毒杀虫。二药伍用，可增强解毒杀虫，燥湿止痒的功效，外治适用于湿疹湿疮，疥癣，皮肤瘙痒。

2. 白矾配硫黄 白矾外用解毒杀虫，燥湿止痒；硫黄外用解毒杀虫疗疮。二药伍用，解毒杀虫，燥湿止痒功效增强，适用于疥癣，湿疹湿疮，皮肤瘙痒等。

3. 白矾配青黛 白矾清热燥湿；青黛清热凉血解毒，二药合用，能清热燥湿、凉血解毒，适用于湿热黄疸。

【鉴别应用】

1. 生白矾与枯矾 生白矾长于解毒杀虫，燥湿止痒，清热消痰，用于湿疹，疥癣，癫痫，中风，喉痹；外用可解毒、敛疮，用于胬肉，痔疮，脱肛。枯矾酸寒之性降低，涌吐作用减弱，增强了收涩敛疮，生肌，止血化腐作用，用于湿疹湿疮，聤耳流脓，阴痒带下，久泻，便血，崩漏，鼻衄，鼻息肉。

2. 白矾与硫黄 二药均味酸，可外用解毒杀虫止痒，用于疥癣、湿疹、皮肤瘙痒。白矾性寒，内服可止血止泻，用于吐衄下血、外伤出血，以及久泻久痢；还可清热消痰，用于中风痰厥，及痰壅心窍所致之癫狂。硫黄性温，有毒，为治疗疥疮之要药；内服又可补火壮阳通便，可用治肾火衰微，下元虚冷之阳痿足冷、虚喘冷哮、虚寒便秘。

【方剂举隅】

1. 二味拔毒散（《太平圣惠方》）

药物组成：白矾、雄黄。

功能与主治：解毒杀虫疗疮。适用于痈肿疮毒，疥癣。

2. 白金丸（《本事方》）

药物组成：白矾、川郁金。

功能与主治：清热祛痰。适用于痰气壅阻，闭塞心窍所致之惊痫，癫狂。

3. 玉关丸（《景岳全书》）

药物组成：枯矾、诃子、五味子、文蛤、白面。

功能与主治：收涩止血，止泻。适用于肠风血脱、崩漏带下、泻痢滑泄等。

【成药例证】

1. 羊痫疯丸（羊痫疯药）（《临床用药须知中药成方制剂卷》2020 年版）

药物组成：白矾、郁金、金礞石（煅）、全蝎、黄连、乌梅。

功能与主治：息风止惊，清心安神。用于痰火内盛所致的癫痫，症见抽搐、口角流涎。

2. 外搽白灵酊（《临床用药须知中药成方制剂卷》2020 年版）

药物组成：当归尾、没药、红花、苏木、红花、夹竹桃（叶）、白芷、白矾、马齿苋。

功能与主治：通经活血。用于经络阻隔、气血凝滞所致的白癜风，症见白斑不对称、色泽苍白、边缘清楚。

3. 耳炎液（《临床用药须知中药成方制剂卷》2020 年版）

药物组成：白矾、竹叶柴胡、硼砂、麝香草酚。

功能与主治：清热消肿，敛湿去脓。用于肝胆湿热所致的脓耳，症见耳底肿痛，耳内流脓；急、慢性化脓性中耳炎见上述证候者。

4. 口腔溃疡散（《临床用药须知中药成方制剂卷》2020 年版）

药物组成：青黛、白矾、冰片。

功能与主治：清热，消肿，止痛。用于火热内蕴所致的口舌生疮、黏膜破溃、红肿灼痛；复发性口疮、急性口炎见上述证候者。

【用法与用量】 0.6～1.5g。外用适量，研末敷或化水洗患处。

【注意】 脾胃虚弱者，内服宜慎。

【本草摘要】

1.《神农本草经》 “主寒热泄痢，白沃，阴蚀恶疮，目痛，坚骨齿。”

2.《本草蒙筌》 “禁便泻，塞齿疼，洗脱肛涩肠，敷脓疮收水。”

3.《本草纲目》 “矾石之用有四：吐利风热之痰涎，取其酸苦涌泄也；治诸血痛、脱肛、阴挺、疮疡，取其酸涩而收也；治痰饮、泄痢、崩带、风眼，取其收而燥湿也；治喉痹、痈疽、中蛊、蛇虫伤螫，取其解毒也。”

【化学成分】 主要成分为含水硫酸铝钾。

中国药典规定本品含含水硫酸铝钾［$KAl(SO_4)_2 \cdot 12H_2O$］不得少于 99.0%。

【药理毒理】 白矾外用有抗细菌、真菌、阴道滴虫等作用。

1. 抗细菌、真菌作用 白矾具有抗菌作用，常用以治疗战伤、外伤、烧伤、表浅及深部厌氧菌感染和真菌感染。白矾对兼性厌氧菌、产黑素类杆菌、核酸杆菌、变异链球菌、产气荚膜杆菌及其他口腔杂菌均有较强抑制作用，对破伤风杆菌和淋病双球菌亦有抑制作用，对表皮癣菌、毛霉菌、白色念珠菌的真菌高度敏感。用白矾 0.25、1g/kg 分别喂饲小鼠 0.5、2 和 3 个月，可致小鼠肠道菌群发生紊乱，表现在肠道中与机体生理活动关系密切的生理性双歧杆菌和乳杆菌菌量下降，说明白矾有广谱抗菌作用。白矾纳米化可提高抗菌效果。O/W 型矾冰纳米乳对金黄色葡萄球菌、表皮葡萄球菌、大肠埃希菌、铜绿假单胞菌、白假丝酵母菌的抑制及杀灭活性均明显强于矾冰液[1]。

2. 抗阴道滴虫作用 10%明矾液在试管内（终浓度为 5%）有抗阴道毛滴虫作用。

3. 毒理研究 白矾给小鼠灌服的 LD_{50} 为 2.15g/kg。家兔或狗直肠周围注射 8%明矾注射液 2ml/kg，均有明显的毒性反应，出现局部组织出血性凝固性坏死，继而周围形成异物胶原纤维瘢痕化，造成尿闭、尿失禁、腹泻、排便困难。肛门、会阴、睾丸、阴囊水肿，甚至形成肛门周围组织坏死。白矾内服刺激性较大，可造成黏膜组织的炎症反应。白矾 0.10、0.42、1.00g/kg 给大鼠每天灌服，中、高剂量白矾组大鼠在电迷宫试验中寻找安全区出错的几率增加，中、高剂量白矾组大鼠在水迷宫试验中寻找平台潜伏期延长，皮层组织学分级升高、CA1 区神经元密度降低，可降低大鼠学习记忆能力，损伤海马组织细胞。

【参考文献】 ［1］刘丽芳，张阳德，伍参荣. 矾冰纳米乳对临床常见病原菌体外抗菌活性的研究. 微生物学杂志，2010，30(5)：25-28.

蛇床子

Shechuangzi

本品为伞形科植物蛇床 *Cnidium monnieri*（L.）Cuss. 的干燥成熟果实。全国大部分地区均产。夏、秋二季果实成熟时采收，除去杂质，晒干。以颗粒饱满、灰黄色、香气浓者为佳。

【性味与归经】 辛、苦，温；有小毒。归肾经。

【功能与主治】 燥湿祛风，杀虫止痒，温肾壮阳。用于阴痒带下，湿疹瘙痒，湿痹腰痛，肾虚阳痿，宫冷不孕。

【效用分析】 蛇床子辛以散风，苦能燥湿，外用能燥湿祛风，杀虫止痒，用于阴部湿痒、湿疹、湿疮、疥癣，为皮肤科、妇科病证之常用药。

蛇床子辛苦温，辛能祛风，苦能燥湿，温能通利关节，有散寒祛风，燥湿除痹的作用，故能除妇人、男子一切寒湿所生病证，适用于寒湿带下、湿痹腰痛。

蛇床子辛润而不燥，性温能助阳，入肾经而有温肾壮阳之功，故可用于肾阳虚衰所致的阳痿遗精，宫冷不孕等证。

【配伍应用】

1. 蛇床子配雄黄 蛇床子燥湿祛风，杀虫止痒；雄黄解毒杀虫。二药伍用，解毒杀虫，燥湿止痒功效增强，外治用于湿热郁于肌肤所致的湿疹湿疮，疥癣，皮肤瘙痒等。

2. 蛇床子配白矾蛇 床子燥湿杀虫止痒；白矾解毒杀虫，燥湿止痒。二者伍用，可增强燥湿杀虫止痒之力，适用于湿疹湿疮，皮肤瘙痒。

3. 蛇床子配黄连 蛇床子性温，杀虫燥湿止痒；黄连大苦大寒，清热燥湿，泻火解毒。二药配伍，偏于清热燥湿解毒，适用于湿热疮毒。

4. 蛇床子配秦艽 蛇床子祛风散寒，燥湿；秦艽祛风湿、止痹痛。二药伍用，功能祛风除湿止痛，适用于风湿痹痛。

5. 蛇床子配菟丝子 蛇床子性温，入肾经而有温肾壮阳之功；菟丝子辛以润燥，甘能补虚，为平补阴阳之品，功能补肾阳、益肾精以固精缩尿。二药合用，可增强温肾助阳作用，适用于肾虚阳痿滑泄、宫冷不孕，虚寒带下等。

【鉴别应用】

1. 生蛇床子与炒蛇床子 蛇床子生品外用长于燥湿杀虫，可治阴部湿疹，阴道滴虫，疥疮，顽癣；内服能温肾助阳，用于男子阳痿，妇女宫冷不孕，寒湿带下等。现代一般均生用，古方内服常用炒制品，其目的是为了杀毒，去其辣味，其作用与生品内服相同。

2. 蛇床子与白矾 二药均可外用、内服，外用均能燥湿杀虫止痒，用于疥癣、湿疹、皮肤瘙痒；内服则功效不同。蛇床子味辛苦性温，有温肾壮阳的功效，可以治疗阳痿、宫冷不孕，还能燥湿散寒，治疗寒湿带下、湿痹腰痛。白矾味酸，性寒，可止血止泻，治疗吐衄下血、外伤出血，久泻久痢，还可清热消痰，治疗风痰痫病及痰热内郁所致之癫狂。

3. 蛇床子与地肤子 二药均能止痒，用治湿疮、湿疹、阴痒、带下等。然蛇床子性温，长于燥湿止痒，祛风杀虫，宜于寒湿或虚寒所致者，并治疥癣，又可温肾壮阳，治阳痿、宫冷不孕以及湿痹腰痛；地肤子性寒，清热利湿以止痒，尤宜湿热所致者，又长于治小便不利、热淋涩痛。

4. 蛇床子与苦参 二药均味苦能燥湿，并能杀虫止痒，用于阴痒带下，皮肤瘙痒，疥癣等。然蛇床子味辛苦，性温，内服有温肾壮阳的作用，用于阳痿，宫冷不孕，并可散寒祛风燥湿，多用于寒湿带下、湿痹腰痛。苦参味苦性寒，能清热燥湿，治疗湿热所致的黄疸、泻痢、带下、阴痒等；并有利尿作用，用于湿热小便不利。

【方剂举隅】

1. 蛇床子散（《外科止宗》）

药物组成：蛇床子、大风子肉、松香、枯矾、黄丹、大黄、轻粉。

功能与主治：杀虫止痒，解毒疗疮。适用于脓窠疮，生于手足、遍身，根硬作胀，痒痛非常。

2. 三子丸（《千金方》）

药物组成：五味子、菟丝子、蛇床子。

功能与主治：补肾壮阳。适用于阳痿，宫冷不孕。

3. 坐药方（《外台秘要》）

药物组成：蛇床子、芫花。

功能与主治：温肾助阳。适用于妇人冷结无子。

【成药例证】

1. 乌蛇止痒丸（《临床用药须知中药成方制剂卷》2020 年版）

药物组成：当归、人红参须、蛇床子、乌梢蛇（白酒炙）、苍术（泡）、牡丹皮、苦参、关黄柏、人工牛黄、蛇胆汁、防风。

功能与主治：养血祛风，燥湿止痒。用于风湿热邪蕴于肌肤所致的瘾疹、风瘙痒，症见皮肤风团色红、时隐时现、瘙痒难忍，或皮肤瘙痒不止、皮肤干燥，无原发皮疹；慢性荨麻疹、皮肤瘙痒症见上述证候者。

2. 皮肤康洗液（《临床用药须知中药成方制剂卷》2020 年版）

药物组成：金银花、蒲公英、马齿苋、土茯苓、蛇床子、白鲜皮、赤芍、地榆、大黄、甘草。

功能与主治：清热解毒，除湿止痒。用于湿热蕴阻肌肤所致的湿疮、阴痒，症见皮肤红斑、丘疹、水疱、糜烂、瘙痒，或白带量多、阴部瘙痒；急性湿疹、阴道炎见上述证候者。

3. 湿疹散（《中华人民共和国卫生部药品标准·中药成方制剂》）

药物组成：蛇床子、马齿苋、侧柏叶、芙蓉叶、炉甘石(制)、陈小麦粉(炒黄)、珍珠母(煅)、大黄、甘草、黄柏、枯矾、冰片、苦参。

功能与主治：清热解毒，祛风止痒，收湿敛疮。用于急、慢性湿疹，脓疱疮等，对下肢溃疡等皮肤病亦具有一定疗效。

4. 颐和春胶囊（《临床用药须知中药成方制剂卷》2020 年版）

药物组成：淫羊藿、蛇床子、制附子(制)、狗肾(制)、鹿茸(去毛)、鹿鞭(制)、锁阳、覆盆子、韭菜子(炒)、人参、沙参、熟地黄、川牛膝、路路通、冰片。

功能与主治：补肾壮阳。用于肾阳虚衰所致的腰膝酸软、阳痿、遗精。

【用法与用量】 3～10g。外用适量，多煎汤熏洗，或研末调敷。

【本草摘要】

1.《神农本草经》 “主男子阴痿湿痒，妇人阴中肿痛，除痹气，利关节，癫痫，恶疮。”

2.《名医别录》 “温中下气，令妇人子脏热，男子阴强，好颜色，令人有子。”

3.《日华子本草》 “去阴汗，湿癣，齿痛，赤白带下。煎汤浴大风身痒。”

【化学成分】 主要含香豆素类成分：蛇床子素，异虎耳草素，花椒毒酚等；挥发油：二甲基乙烯酮，顺香芹醇，反-β-金合欢烯，β-金合欢烯等。

中国药典规定本品含蛇床子素（$C_{15}H_{16}O_3$）不得少于1.0%。

【药理毒理】 蛇床子具有抗病原微生物、止痒、抗变态反应、抗炎、镇痛、抗肿瘤等作用。

1. 抗病原微生物作用 蛇床子煎液在体外对金黄色葡萄球菌、耐药金葡菌、枯草菌、铜绿假单胞菌、变形菌等多种细菌，及羊毛状小孢子菌、絮状表皮癣菌、石膏样毛癣菌等真菌均有抑制作用。蛇床子醇提物对标准菌株 H37Rv(人型结核分枝杆菌)有抑制作用，蛇床子可有效抑制蛋白质的修饰和修复相关功能基因的表达，主要是通过干扰细菌蛋白质合成来实现杀菌作用，蛇床子不易产生耐药性，这为抗结核药的开发和基因的确定提供了基础[1]。

2. 抗变态反应作用 蛇床子挥发油具有止痒作用，此作用与拮抗组胺和抑制肥大细胞脱颗粒有关。蛇床子有效成分 R_2 可提高磷酸组胺对豚鼠的致痒阈，抑制由 4-氨基吡啶所引起的小鼠皮肤瘙痒反应，抑制皮肤组织中的肥大细胞释放组胺，抑制小鼠同种被动皮肤过敏反应，抑制由 2,4-二硝基氯苯所诱发的小鼠迟发超敏反应。

3. 镇痛、抗炎作用 蛇床子素以 20、40mg/kg 的剂量灌服，可提高小鼠热板实验痛阈值，抑制醋酸致小鼠扭体反应，抑制二甲苯致炎小鼠耳肿胀程度，降低腹腔毛细血管通透性。蛇床子素在 12.5～100μmol/L 浓度范围内能够明显下调 iNOS 和 COX-2 蛋白表达水平，抑制 LPS 诱导小鼠巨噬细胞 RAW264.7 释放炎症介质 TNF-α、IL-6、NO，呈现良好的剂量依赖关系[2]。

4. 抗肿瘤作用 蛇床子具有抗肿瘤作用，蛇床子素按 1.5μg/g 剂量给 spc-A-1 肺腺癌移植瘤裸鼠及肺鳞癌移植瘤裸鼠连续 10 天腹腔注射，对肺鳞癌和腺癌的肿瘤生长抑制率分别为 69.5%和 50.0%，对动物血清中肺癌标识物 DR-70 也有降低作用。蛇床子素体外以浓度 6.25～100μg/ml 对小鼠肺腺癌细胞 LA549、人肝癌细胞 Bel-7402 作用 24、48 小时，蛇床子素对两种癌细胞均有生长抑制作用，IC_{50} 分别为 81.3、134.8μg/ml，即对小鼠肺腺癌 LA549 细胞的作用更加显著[3]。蛇床子素可抑制乳腺癌细胞的增殖、促进 G_1 期阻滞以及诱导细胞凋亡[4]。蛇床子素和补骨脂素均可显著抑制人乳腺癌高骨转移细胞株 MDA-MB-231BO 细胞的增殖，有剂量依赖性，当蛇床子素:补骨脂素（150μM:100μM）配伍时细胞侵袭率最低[5]。蛇床子素对人胶质瘤 U251 细胞增殖的抑制作用随时间延长与剂量增加而递增，其作用机制为抑制 PI3K/Akt 信号通路抑制人胶质瘤 U251 细胞的增殖[6]。

5. 抗心律失常作用 蛇床子有抗心律失常作用，蛇床子素 20mg/kg 腹腔注射，对三氯甲烷诱发的小鼠室颤有预防作用；蛇床子素 3.5mg/kg 静脉注射，对 $CaCl_2$ 诱发的大鼠室颤有预防作用，对乌头碱诱发的大鼠心律失常有治疗作用；蛇床子素 3mg/kg 静脉注射，能提高家兔心室电刺激致颤阈，并对钠、钙通道有一定阻断作用。

6. 镇静作用 蛇床子具有一定中枢镇静作用。蛇床子素 50～100mg/kg 给小鼠腹腔注射，可致阈下催眠剂量戊巴比妥钠的催眠作用增强，且呈剂量相关性。

7. 延缓衰老作用 蛇床子素以 1.2、0.6、0.3g/kg 剂量分别对氢化可的松造成阳虚小鼠灌胃 16 天，对蛋黄乳液造成高胆固醇小鼠灌胃 10 天，对环磷酰胺抑制免疫小鼠灌胃 14 天，均显示有增强体力，降低血中胆固醇，提高免疫力，调节 SOD 及性激素的作用，说明蛇床子具有提高免疫力等作用。

8. 改善学习记忆作用　蛇床子有提高学习记忆作用，蛇床子素按 15、7.5mg/kg 腹腔注射，可明显提高东莨菪碱所致记忆获得障碍、$NaNO_2$ 所致记忆巩固障碍、戊巴比妥钠所致方向辨别障碍模型小鼠的学习能力，在一定程度上改善乙醇所致记忆再现障碍模型小鼠的学习能力，并延长小鼠断头耐缺氧时间，说明蛇床子素可提高大脑血氧水平从而改善学习记忆。蛇床子素以 15、7.5mg/kg 腹腔注射，可改善老年性痴呆、血管性痴呆小鼠的空间学习记忆和探索能力，其作用机制可能与降低脑组织 NO 水平有关[7]。

9. 其他作用　蛇床子素（50mg/kg）给海人酸（KA）所致大鼠癫痫模型灌服，可明显减轻大鼠癫痫的发作程度、延长发作的潜伏期，明显缩短发作时间以及持续时间。提示蛇床子素对 KA 致痫大鼠神经元有保护作用，其作用可能与蛇床子素增加海马 CA3 区神经元 Kvl.2 的表达有关[8]。蛇床子素能治疗肾性高血压诱导的大鼠心肌肥厚，其主要机制可能与抑制氧化应激和改善心肌能量代谢有关。两肾一夹建立肾性高血压大鼠心肌肥厚模型，应用蛇床子素（10mg/kg 和 20mg/kg）治疗 4 周，蛇床子素可降低心肌肥厚大鼠的血压、心质量指数、心肌 MDA 含量和血及心肌 FFA 含量，以大剂量组作用更为明显，蛇床子素也能明显升高心肌 SOD 和 GSH-Px 含量及血糖水平[9]。

10. 毒性研究　蛇床子总香豆素豚鼠口服 LD_{50} 为 2.44g/kg±0.05g/kg，蛇床子提取物以 20ml/kg 剂量给小鼠注射，半小时内活动减少，呈镇静作用；观察 48 小时，未见小鼠死亡。兔眼角膜刺激实验提示，未见明显红肿、充血。蛇床子果实挥发油中的欧芹酚甲醚，小鼠皮下注射的 LD_{50} 为 16mg/kg。

【参考文献】［1］王静芳. 抗结核杆菌有效中药筛选及蛇床子对结核杆菌分子表达影响的研究. 中国医药指南，2013，11(30)：324-325.

［2］于鹏霞，喻婉莹，阚伟娟，等. 蛇床子素的抗炎作用及其机制. 时珍国医国药，2012，23(4)：866-868.

［3］李好好，马琳. 蛇床子素对小鼠肺腺癌和人肝癌细胞生长抑制作用的研究. 吉林中医药，2010，30(5)：450-453.

［4］杨大朋，王海啸，彭延延，等. 蛇床子素对人乳腺癌细胞增殖、细胞周期及凋亡的影响. 南京师大学报：自然科学版，2010，33(2)：76-80.

［5］叶依依，刘胜，郭宝凤，等. 蛇床子素配伍补骨脂素对人乳腺癌高骨转移细胞增殖及侵袭的影响. 中华中医药学刊，2013，31(1)：36-41.

［6］王洁，安静，顾云利，等. 蛇床子素对人胶质瘤 U251 细胞抗增殖作用的研究. 现代生物医学进展，2013，11(011)：2065-2067.

［7］李炜，张力，董晓华，等. 蛇床子素对痴呆模型小鼠行为学的保护作用. 神经药理学报，2012，2(2)：15-20.

［8］李志强，邹飒枫，曾常茜，等. 蛇床子素对癫痫大鼠电压门控钾通道 Kv1. 2 表达的影响. 中风与神经疾病杂志，2012，29(12)：1094-1096.

［9］周峰，钟文，薛洁，等. 蛇床子素对肾性高血压大鼠心肌肥厚的治疗作用. 苏州大学学报：医学版，2012，32(3)：349-353.

蟾　酥

Chansu

本品为蟾蜍科动物中华大蟾蜍 *Bufo bufo gargarizans* Cantor 或黑眶蟾蜍 *Bufo melanostictus* Schneider 的干燥分泌物。主产于山东、河北、江苏、浙江。多于夏、秋二季捕捉蟾蜍，洗净，挤取耳后腺及皮肤腺的白色浆液，加工，干燥。以色红棕、断面角质状、半透明者为佳。

【炮制】　蟾酥粉　取蟾酥，捣碎，加白酒浸渍，时常搅动至呈稠膏状，干燥，粉碎。

【性味与归经】　辛，温；有毒。归心经。

【功能与主治】　解毒，止痛，开窍醒神。用于痈疽疔疮，咽喉肿痛，中暑神昏，痧胀腹痛吐泻。

【效用分析】　蟾酥有毒，能“以毒攻毒”，故有良好的解毒消肿作用，并能麻醉止痛，可外用及内服，用治痈疽疔疮，瘰疬，咽喉肿痛，牙痛等。

蟾酥辛温走窜，有开窍醒神、辟秽化浊及止痛之功，故可用治夏伤暑湿秽浊不正之气及饮食不洁所导致的痧胀腹痛、吐泻不止、神志昏迷。

【配伍应用】

1. 蟾酥配麝香　蟾酥解毒消肿；麝香能活血通经、消肿止痛。二药伍用，能解毒消肿，化瘀通经，可外治用于疮疡红肿疼痛者。

2. 蟾酥配黄连　蟾蜍辛温有毒，能“以毒攻毒”，有良好的解毒消肿作用；黄连苦寒，功善清热泻火解毒。二药伍用，既能散体表壅聚之热毒，又能清体内郁结之火毒，使表里之热毒均能清解，适用于热毒痈疽，疔疮，无名肿毒。

【鉴别应用】

1. 生蟾酥与蟾酥粉　二者为蟾酥的不同炮制品种，解毒，止痛，开窍醒神等作用相似。然生蟾酥毒性大，作用峻烈，多制成丸散外用，而且生品质硬难碎，对操作者有刺激性。经酒制后，便于粉碎，并能减少对操作者的刺激性，经炮制后成蟾酥粉，毒性降低，常用于痈疽，疔疮，牙痛，咽喉肿痛等症。

2. 蟾酥与冰片 二药均有开窍醒神，止痛之功，适用于窍闭神昏，痈肿咽痛等。然蟾酥辛温、有毒，辛散温通，麻醉止痛，解毒消肿，辟秽化浊，还可用于中暑神昏，痧胀腹痛吐泻。冰片苦寒，多用于热病神昏，并有清热止痛，明目退翳，防腐生肌之功，还可用于目赤肿痛，疮溃不敛，水火烫伤。

3. 蟾酥与牛黄 二药均有开窍，解毒之功，适用于窍闭神昏，咽痛喉痹，痈肿疔疮等证。然蟾酥辛温开窍，解毒辟秽，还可用于中暑神昏，痧胀腹痛吐泻。牛黄性凉，并能清心祛痰，多用治热病神昏；还能凉肝息风，用于小儿惊风，癫痫。

【方剂举隅】

1. 六神丸（《雷允上诵芬堂方》）

药物组成：牛黄、麝香、蟾酥、冰片、雄黄、珍珠。

功能与主治：解毒消肿止痛。适用于痈肿疮毒、咽喉肿痛。

2. 蟾酥托里丸（《普济方》）

药物组成：蟾酥、干胭脂、轻粉、朱砂、穿山甲、百草霜。

功能与主治：解毒消肿，活血止痛。适用于一切恶疮。

3. 蟾酥锭（《疡医大全》）

药物组成：蟾酥、雄黄、乳香、没药、巴豆霜、樟脑、轻粉、麝香。

功能与主治：攻毒消肿止痛。适用于痈疽肿毒、蝎螫虫咬。

【成药例证】

1. 牙痛一粒丸（《临床用药须知中药成方制剂卷》2020年版）

药物组成：蟾酥、朱砂、雄黄、甘草。

功能与主治：解毒消肿，杀虫止痛。用于火毒内盛所致的牙龈肿痛，龋齿疼痛。

2. 六应丸（《临床用药须知中药成方制剂卷》2020年版）

药物组成：牛黄、蟾酥、雄黄、冰片、珍珠、丁香。

功能与主治：清热，解毒，消肿，止痛。用于火毒内盛所致的喉痹、乳蛾，症见咽喉肿痛、口苦咽干、喉核红肿；咽喉炎、扁桃体炎见上述证候者。亦用于疖痈疮疡及虫咬肿痛。

3. 咽速康气雾剂（《临床用药须知中药成方制剂卷》2020年版）

药物组成：人工牛黄、麝香、冰片、蟾酥、珍珠、雄黄。

功能与主治：清热解毒，消肿止痛。用于肺胃热盛所致的急乳蛾，症见咽部红肿，咽痛。

4. 喉症丸（《临床用药须知中药成方制剂卷》2020年版）

药物组成：板蓝根、牛黄、猪胆汁、雄黄、冰片、硼砂、蟾酥（酒制）、玄明粉、青黛、百草霜。

功能与主治：清热解毒，消肿止痛。用于肺胃蕴热所致的咽炎、喉炎、扁桃体腺炎及一般疮疖。

【用法与用量】 0.015～0.03g，多入丸、散用。外用适量。

【注意】

1. 本品有毒，内服慎勿过量；外用不可入目。

2. 孕妇慎用。

【本草摘要】

1.《药性论》“脑疳，以奶汁调，滴鼻中。”

2.《本草汇言》“疗疳积，消鼓胀，解疔毒之药也。能化解一切瘀郁壅滞诸疾，如积毒、积块、积胀、内疔痈肿之证，有攻毒拔毒之功。”

【化学成分】 主要含甾体类成分（总称蟾酥毒素）：华蟾酥毒基，脂蟾毒配基，远华蟾毒精，蟾毒灵等；还含吲哚碱类及肾上腺素、多糖、蛋白质等。

中国药典规定本品含华蟾酥毒基（$C_{26}H_{34}O_6$）和脂蟾毒配基（$C_{24}H_{32}O_4$）的总量不得少于 6.0%。

【药理毒理】 蟾酥具有抗肿瘤、抗炎、镇痛、强心、升压等作用。

1. 抗肿瘤作用 蟾酥在体内外均可抗多种肿瘤，蟾酥以 0.6、1.8、5.4mg/kg 腹腔注射，可缓解 L615 白血病小鼠模型体重下降，延长生存时间，降低濒死期外周血白细胞及 L615 白血病细胞百分比，降低白血病死亡小鼠脾脏指数；蟾酥能诱导 L615 白血病细胞凋亡，凋亡率呈剂量依赖性。蟾酥作用于 L7212 白血病小鼠体后，可减少体重降低，显著延长小鼠生命，随给药剂量的增加，生命延长率也显著增加；可抑制外周血象和骨髓的白细胞增加，有剂量依赖性[1]。蟾酥总蟾蜍甾烯混悬液以 5、10、20mg/kg 剂量灌胃或 1.5、3、6mg/kg 剂量腹腔注射给药，H_{22} 荷瘤小鼠灌胃给药抑瘤率均较低，无明显量-效关系；腹腔注射给药有抑瘤作用，各剂量组有一定量-效关系，且 3、6mg/kg 剂量组有显著抑瘤作用[2]。蟾酥水溶性注射液对体外生长的 $HepG_2$ 细胞有生长产生抑制作用，这种作用呈明显的量-效关系和时间依赖性，随药物浓度的提升及作用时间的延长而得到增强[3]。蟾酥 95% 乙醇提取物中的主要成分华蟾酥毒基、酯蟾毒配基能够诱导 HeLa 和 SKOV-3 细胞出现特异性的空泡样变性，蟾酥提取物能剂量依赖地阻断DNA合成或有丝分裂，抑制HeLa和SKOV-3细胞增殖[4]。蟾毒配基类成分即脂蟾毒配基、华蟾毒基、蟾毒灵的混合物(纯度95.98%)，在0.001～100μg/ml浓度范围内，对人乳腺癌MDA-MB-435细胞、人肺癌A549细胞、人结肠癌LOVO细胞及人肺癌NCI-H157细胞均有很强的抑制作用[5]。蟾酥注射液(有效成分为吲哚碱衍生物)对体外培养HL-60急性粒细胞白血病细胞系作用24小时，即对白血病细胞增殖产生抑制作用，以2.25×10^{-1}μg/ml浓度作用24、48、72小时，及2.25、2.25×10^{-1}、2.25×10^{-2}μg/ml浓度作用48小时，可使HL-60细胞凋亡指数(AI)升高。从蟾酥中提取的水溶性单体蟾蜍灵在0.01～0.1μmol/L浓度范围对HL-60细胞体外培养有明显抑制作用，使细胞呈典型的凋亡形态学改变。蟾酥对白血病CEM细胞亦显示体外生长抑制及诱导凋亡作用。蟾酥脂提取物5mg/kg腹腔注射21天，可抑制移植性膀胱癌BTT739小鼠模型肿瘤生长，抑瘤率为50.5%，并使动物免疫力提高，荷瘤生存时间延长。蟾酥注射液在一定剂量下能够缓解氟苯尼考引起的免疫抑制，蟾酥注射液以0.02、0.1mg/kg剂量给免疫抑制小鼠腹腔注射，能提高免疫低下小鼠脾脏指数，提高抗体水平，在刀豆蛋白A、脂多糖(LPS)刺激下提高脾细胞增殖率，促进淋巴细胞分泌细胞因子，即蟾酥注射液在一定剂量下能够缓解氟苯尼考引起的免疫抑制[6]。蟾酥脂质体注射液分别以0.2、0.4、0.8mg/kg尾静脉注射，对肝癌H_{22}或肉瘤S_{180}荷瘤小鼠肿瘤增长抑制率达30%以上；在0.01～3.00mg/L浓度范围对体外人宫颈癌HeLa细胞及肝癌BEL-7402细胞增殖有抑制作用。0.01μmol/L及以上蟾蜍灵对人低分化胃腺癌细胞系MGc-803有抑制作用，IC_{50}值约为0.1μmol/L，可使细胞核染色质凝缩、碎裂，DNA损伤，导致细胞死亡。华蟾酥毒基可抑制人骨肉瘤细胞U-2OS的增殖，促使细胞凋亡，其作用机制可能与线粒体介导的凋亡途径有关[7]。华蟾酥毒作用于肝癌细胞系$HepG_2$细胞，可在转录和翻译水平降低原癌基因c-Src的表达，从而抑制肿瘤细胞迁移，破坏肿瘤细胞血氧供给，减弱对凋亡基因的抑制作用等，最终抑制肿瘤细胞增殖，诱导肿瘤细胞发生凋亡坏死[8]。华蟾酥毒基、脂蟾毒配基、蟾毒灵三种单体单独使用、两两配伍、三者配伍使用，对BEL-7402人肝癌细胞均呈现不同的抑制作用，脂蟾毒配基、华蟾酥毒基、蟾毒灵对BEL-7402人肝癌细胞均有较好的抑制作用，其中蟾毒灵作用最强，其次为华蟾酥毒基，脂蟾毒配基作用最弱。脂蟾毒配基与华蟾酥毒基、蟾毒灵一同使用具有抑制华蟾酥毒基、蟾毒灵作用的趋势，而华蟾酥毒基与蟾毒灵混合使用与单独使用的抑制作用无明显的区别[9]。100～800μmol/L蟾酥水提取物作用下，人宫颈癌HeLa细胞生存率随药物浓度增加而下降，有明显的生长抑制作用。20～50μmol/L蟾酥水提取物对人宫颈癌HeLa细胞黏附、迁移、侵袭均具有一定抑制作用，且抑制作用随浓度增加而增强[10]。蟾毒灵、华蟾酥毒基、脂蟾毒配基制成无水乙醇溶液，药物与尖锐湿疣的疣体组织混悬液混匀，进行相应实验，结果显示蟾毒灵抗HPV作用最强，其次为脂蟾毒配基，而华蟾酥毒基效果不显著[11]。

2. 抗炎、镇痛作用　蟾酥具有抗炎作用，以六神丸及其各单味药对棉球肉芽肿大鼠皮下给药，结果显示蟾酥是六神丸中抗炎作用较强的成分之一，ED_{50}为159mg/kg。蟾酥三氯甲烷提取物2.32g/kg给小鼠腹腔注射，对小鼠热板法实验显示出好的镇痛作用，且呈一定量-效关系。采用以猫开口反射为疼痛指标的牙髓电刺激模型，以蟾毒(蟾蜍耳后腺分泌物冻干粉)、蟾酥醇提物及蟾酥三氯甲烷提物牙髓封药30分钟，均显示一定镇痛作用，其镇痛强度依次为蟾毒、蟾酥醇提物及蟾酥三氯甲烷提物。

3. 强心、升压作用　蟾酥具强心、升压作用，其主要活性成分蟾毒配基亦是蟾酥强心和升高血压的主要成分，可用于休克、心衰的治疗。蟾酥混悬乳剂0.3mg/kg对狗静脉注射30秒后，即见心脏血流动力学参数dp/dt_{max}、V_{max}、左室压力和主动脉流量提高，对心肌具有双重正性变力效应。蟾酥中提取的活性物质脂蟾毒配基(RBG)对失血性休克大鼠静脉注射，可在给药后1～3分钟明显升压，20分钟后恢复正常。RBG 0.3mg/kg对急性缺氧致心力衰竭大鼠静脉注射，可使大鼠在体心收缩力加强，心率减慢，从而起到抗休克、抗心衰作用。

4. 抗心肌缺血损伤作用　蟾酥具有抗心肌缺血损伤的作用，蟾酥针剂以0.9%氯化钠注射液稀释后按60mg/kg剂量对结扎左冠状动脉左室支致急性心肌缺血的家兔静脉输注，可改善血清及心肌丙二醛(MDA)、游离脂肪酸(FFA)、乳酸(LD)和超氧化物歧化酶(SOD)含量，升高心肌ATP活性，对心肌缺血-再灌注损伤有保护作用。

5. 免疫调节作用　蟾酥具有免疫调节作用，蟾酥0.1g/kg给小鼠连续腹腔注射13天，溶血空斑形成细胞(PFC)试验显示小鼠脾脏PFC活性率增高；蟾酥1～3mg/只剂量范围内对小鼠腹腔注射，均可提高腹腔巨噬细胞吞噬百分率及指数，可升高小鼠血清溶菌酶浓度。蟾酥多步萃取的水层、乙酸乙酯层及总水提蛋白层分别在1.25～30、10～20和10～40mg/L浓度范围内可增强刀豆蛋白A(ConA)诱导的小鼠脾淋巴细胞增殖反应，在10mg/L时可协同ConA增加脾淋巴细胞中S期细胞百分率，并降低$CD4^+CD8^+$和$CD4^+CD8^+$、增加$CD4^+CD8^+$T淋巴细胞亚群百分率。

6. 抑菌作用 蟾酥具有一定抑菌作用，蟾酥无水乙醇提取物对金黄色葡萄球菌、大肠埃希菌、铜绿假单胞菌、枯草芽孢杆菌、蜡状芽孢杆菌、白色念珠菌、非耐药表皮葡萄球菌、粪肠球菌、耐药表皮葡萄球菌、多重耐药铜绿假单胞菌等具有一定抑制作用，最小抑菌浓度3.125mg/L，特别是对革兰阴性杆菌的抑菌效果尤为明显。蟾酥醇提物与不同抑菌药物联合使用，可降低联合使用抑菌药物的抑菌浓度，且明显降低耐多药阴性杆菌的抑菌浓度[12]。蟾酥水溶液对痢疾杆菌[13]、伤寒杆菌具有一定抑制作用[14]。蟾酥对活体家兔体内大肠埃希菌有抑制作用，给带菌家兔注射蟾酥药液后，大肠埃希菌的平均菌落数由17.66个降到1.5个[15]。

7. 毒理研究

(1) 急性毒性 蟾酥具循环系统毒性，在强心、升压的同时，常可导致心律失常，过量使用可致心跳停止。离体蛙心灌流实验中，蟾酥醇提物生药量5mg在增强蛙心收缩力的同时，使心率产生不规则变化；25mg时使蛙心舒张期延长，最终致心室停跳。蟾酥醇提物以100mg/kg生药量对家兔快速推注，使兔子血压骤然升高，兔出现气急、烦躁、抽搐、挣扎，最后心脏停止跳动[16]。蟾酥具有心脏的急性毒性，导致心律失常和心功能下降。以蟾酥临床人中毒量1.5～3g为实验剂量设计依据，经体表面积法折算豚鼠等效剂量125～250mg/kg，ig给予蟾酥125、250mg/kg，记录心电图并监测左心室内压力上升最大速率、最大收缩压、心率血压乘积、心室最小舒张压，蟾酥组心率较正常对照组显著增加，心动过速；蟾酥诱导的心电触发效应也引起房室传导阻滞，蟾酥心脏毒性主要表现为心律失常。心功能下降是蟾酥心脏毒性的一种表现，常发生于早期心律失常之后，是中毒进一步恶化且致死的表现[16]。蟾酥能诱导心脏出现心律失常，采用Langendorff法对豚鼠心脏灌流蟾酥，致心脏出现多种心律失常现象，灌流前后心电图的波形发生显著改变，如室上性和室性心动过速，并出现房室传导阻滞、心率减慢、室颤等现象，当蟾酥灌流累积量达到60μg±11.5μg时，可致心脏停跳，说明低剂量蟾酥即具有较大心脏毒性[17]。蟾酥还具血管毒性和原生质毒性，对成年犬牙髓直接封蟾酥制剂(蟾酥乙醇提取物干燥粉加适量甘油、乙醇调制成的丸膏状物)，封药量约5#球钻大小，封药1～4小时，牙齿牙髓血管扩张、充血明显；封药1天，穿髓点附近牙髓可见以血管破裂为主的局部坏死灶，整个牙髓血管充血，小血管破裂出血；封药3～5天，牙齿牙髓呈出血性坏死和液化性坏死。从蟾酥中提取的水溶性总成分腹腔注射，小鼠的LD_{50}为60.71mg/kg。小鼠静脉注射蟾酥的LD_{50}为41.0mg/kg、皮下注射蟾酥的LD_{50}为96.6mg/kg、腹腔注射蟾酥的LD_{50}为26.8mg/kg及13.7mg/kg(丙二醇为溶剂)。蟾力苏(脂蟾毒配基)对小鼠的LD_{50}，灌服为64.0mg/kg，静脉注射为6.01mg/kg，皮下注射为124.5mg/kg，腹腔注射为11.5mg/kg。蟾酥的醇提取对小鼠的LD_{50}，静脉注射为208mg/kg；蟾酥的水提取对小鼠的LD_{50}，静脉注射为900mg/kg。

(2) 长期毒性 蟾酥分别以LD_{50}的1/4(高剂量组)、1/8(中剂量)、1/16(低剂量)剂量对大鼠灌胃3个月，主要病理改变可见大鼠脾、肾、卵巢指数下降。

附：蟾皮

本品为蟾蜍科动物中华大蟾蜍*Bufo bufo gargarizans* Cantor的干燥皮。性味辛，凉；有毒。归心、肺、脾、大肠经。功能清热解毒，杀虫疗疳，利水消肿。用于痈疽疮毒，小儿疳积，腹水胀满，瘰疬，癌肿。用量3～6g，外用适量。

【参考文献】 [1] 肖悦，薛乾富．蟾酥对L7212白血病的疗效和作用机制研究．中药材，2014，37(2)：199-201.

[2] 李宗云，高慧敏，王金华，等．蟾酥总蟾蜍甾烯对H_{22}荷瘤小鼠的抗肿瘤作用及组织中代谢物的初步分析．中国中药杂志，2011，36(21)：2987-2992.

[3] 张健夫．蟾酥对Hep-22细胞系的体外生长及生存素caspase-9蛋白表达的影响．四川中医，2015，33(1)：58-61.

[4] 张素娟，张永太，申利娜，等．蟾酥提取工艺优化与提取物体外抗肿瘤活性研究．上海中医药杂志，2013，47(5)：93-97.

[5] 刘丹，祝林，奉建芳．蟾酥中蟾毒配基类成分的分离纯化及其体外抗肿瘤活性的研究．中成药，201，32(6)：937-940.

[6] 郭维霄，仲伟婷，李文华，等．蟾酥注射液对免疫抑制小鼠免疫功能的调节作用．中国农学通报，2011，27(14)：45-49.

[7] 曹飞，康小红，王立芳．华蟾酥毒基对人骨肉瘤细胞U-2OS凋亡的影响及作用机制研究．中国修复重建外科杂志，2014，28(3)：349-353.

[8] 戴彩华，周蔚．华蟾酥毒基对肝癌$HepG_2$细胞c-Src基因表达的影响．细胞与分子免疫学杂志，2013，29(4)：390-393.

[9] 韩欣汝，吴世福，张超，等．脂蟾毒配基、华蟾酥毒基、蟾毒灵配伍对BEL-7402人肝癌细胞的抑制作用．山东中医药大学学报，2014，38(3)：266-269.

[10] 胡红珍，刘萍，曾海涛．蟾酥水提取物对人宫颈癌HeLa细胞生物学活性的抑制作用新医学，2013，44(5)：351-355.

[11] 周美凤，罗光浦，孙静，等. 中药蟾酥对离体人乳头瘤病毒 DNA 作用的实验研究. 湖北中医杂志，2014，36(7)：21-23.

[12] 吴盛海，方翔，徐丽慧，等. 蟾酥体外抑菌活性的实验研究. 中华中医药学刊，2010，28(9)：1883-1885.

[13] 闫兵. 蟾酥对痢疾杆菌抑菌作用的影响. 牡丹江师范学院学报：自然科学版，2010，4(73)：30-31.

[14]闫兵，董艳，丛军兹.蟾酥对伤寒杆菌体外抑菌作用研究.中国实验方剂学杂志，2010，5：242-243.

[15] 闫兵，郑险峰. 蟾酥对活体家兔体内大肠埃希菌抑制作用研究. 牡丹江师范学院学报：自然科学版，2011，1(74)：11-12.

[16] 蒋洁君，周婧，马宏跃，等. 蟾酥对豚鼠心脏电生理的影响. 中国药理学与毒理学杂志，2011，25(3)：307-309.

[17] 蒋洁君，周婧，马宏跃，等. 蟾酥对豚鼠离体心脏的毒性作用和物质基础研究. 中国实验方剂学杂志，2011，17(17)：233-237.

木 鳖 子

Mubiezi

本品为葫芦科植物木鳖 *Momordica cochinchinensis* (Lour.) Spreng. 的干燥成熟种子。主产于广西、贵州、四川、湖北。冬季采收成熟果实，剖开，晒至半干，除去果肉，取出种子，干燥。用时捣碎。以籽粒饱满、外皮质硬、种仁黄白色、不泛油者为佳。

【炮制】 **木鳖子霜**　取木鳖子仁，捣碎，蒸透，去油制霜。

【性味与归经】 苦、微甘，凉；有毒。归肝、脾、胃经。

【功能与主治】 散结消肿，攻毒疗疮。用于疮疡肿毒，乳痈，瘰疬，痔瘘，干癣，秃疮。

【效用分析】 木鳖子有毒，能攻毒疗疮，并能消肿散结，“为散血热、除痈毒之要药”（《本草经疏》），可用于疮疡肿毒，乳痈，瘰疬，痔瘘，干癣，秃疮等。

此外，木鳖子散结消肿，兼能通络止痛，可用于跌打损伤，瘀血肿痛以及风湿痹痛，筋脉拘挛，麻木瘫痪等。

【配伍应用】

1. 木鳖子配穿山甲　木鳖子散结消肿，攻毒疗疮；穿山甲活血通经，消肿排脓。二药伍用，可增强活血散结，消肿排脓之功，适用于痈肿疮毒，瘰疬等。

2. 木鳖子配蒲黄　木鳖子长于消肿止痛；蒲黄功善活血通经，化瘀止痛。二药配伍，有活血化瘀，消肿止痛之功，适用于跌打损伤，瘀血肿痛。

3. 木鳖子配乳香　木鳖子散结消肿，兼能通络止痛；乳香功善活血止痛，伸筋蠲痹。二药伍用，可增强活血止痛，散结通络之功，适用于风湿痹痛，筋脉拘挛，麻木瘫痪等。

【鉴别应用】

1. 生木鳖子与木鳖子霜　二者为木鳖子的不同炮制品种，有散结消肿，攻毒疗疮等作用。然生木鳖子有毒，多供外用，用于痈疮肿毒，跌打损伤，痔瘘，秃疮等。木鳖子霜经制霜炮制已除去大部分油脂，毒性降低，可供内服。

2. 木鳖子与马钱子　二药皆为有毒之品，均能消肿散结，通络止痛，用治疮痈肿痛，跌打伤痛等。然木鳖子长于攻毒疗疮，多用于恶疮肿毒、瘰疬、乳痈、痔疮等。马钱子又名番木鳖，有大毒，止痛力强，为伤科疗伤止痛之佳品，并常用于风湿顽痹。

【方剂举隅】

1. 乌龙膏（《医宗金鉴》）

药物组成：木鳖子、半夏、小粉、草乌。

功能与主治：散结消肿，攻毒疗疮。适用于痈肿诸毒。

2. 木鳖膏（《仁斋直指方论》）

药物组成：木鳖子、乌鸡子。

功能与主治：散结消肿。适用于瘰疬。

3. 木鳖子膏（《仁斋直指方论》）

药物组成：木鳖子、乳香。

功能与主治：散结消肿，化瘀通络。适用于筋脉拘挛。

【成药例证】

1. 小金丸（胶囊）（《临床用药须知中药成方制剂卷》2020 年版）

药物组成：制草乌、地龙、木鳖子（去壳去油）、酒当归、五灵脂（醋炒）、乳香（制）、没药（制）、枫香脂、香墨、人工麝香。

功能与主治：散结消肿，化瘀止痛。用于痰气凝滞所致的瘰疬、瘿瘤、乳岩、乳癖，症见肌肤或肌肤下肿块一处或数处、推之能动，或骨及骨关节肿大、皮色不变、肿硬作痛。

2. 散结灵胶囊（《临床用药须知中药成方制剂卷》2020 年版）

药物组成：乳香（醋制）、没药（醋制）、五灵脂（醋制）、木鳖子、制草乌（甘草银花炙）、当归、地龙、枫香脂、香墨、石菖蒲。

功能与主治：行气活血，消肿散结。用于气滞痰凝所致的瘰疬、阴疽，症见肌肤或肌肤下肿块一处或数处，按之中硬，推之能动，或骨及骨关节肿，均有皮色不变、肿硬作痛。

3. 小败毒膏（《中华人民共和国卫生部药品标准·中药成方制剂》）

药物组成：蒲公英、金银花、天花粉、黄柏、大黄、白芷、陈皮、乳香、当归、赤芍、木鳖子、甘草。

功能与主治：清热解毒，消肿止痛。用于湿热蕴结，热毒壅盛引起的疮疡初起红肿硬痛，风湿疙瘩，周身刺痒，乳痈胀痛，大便燥结。

【用法与用量】 0.9～1.2g。外用适量，研末，用油或醋调涂患处。

【注意】 孕妇慎用。

【本草摘要】

1.《开宝本草》 “主折伤，消结肿，恶疮，生肌，止腰痛，除粉刺，妇人乳痈，肛门肿痛。”

2.《本草纲目》 “治疳积痞块，利大肠泻痢，痔瘤瘰疬。”

【化学成分】 主要含皂苷类成分：木鳖子皂苷Ⅰ、Ⅱ，木鳖子定Ⅰ和Ⅰc；蛋白质及肽类：木鳖糖蛋白 *S*,*N*-粉蕊黄杨醇五肽；还含α-菠菜甾醇、木鳖子酸、α-桐酸、齐墩果酸、木鳖子素等。

中国药典规定木鳖子仁含丝石竹皂苷元 3-*O*-β-D-葡萄糖醛酸甲酯（$C_{37}H_{56}O_{10}$）不得少于 0.25%。

【药理毒理】 木鳖子具有抗炎、抑菌、抗肿瘤等作用。

1. 抗炎、抑菌作用 大鼠口服或皮下注射木鳖子皂苷，能抑制角叉菜胶引起的足肿胀。木鳖子可抑制葡萄球菌及化脓链球菌的生长，但无杀菌作用。木鳖子水煎液还对白色念珠菌具有弱抑制作用，最低抑菌浓度为 2.5mg/ml，抑菌效价为 50mg/ml。含油量 10%～20%的木鳖子霜抗炎、镇痛作用最好，且对体重和免疫器官的影响最小。采用小鼠耳肿胀法和小鼠热板法观察木鳖子霜的抗炎、镇痛作用，结果表明，不同含油量木鳖子霜对小鼠体重、脏器指数、耳肿胀率、痛阈值等指标有不同程度影响，对小鼠主要免疫器官具有不同程度的抑制作用；具有明确的抗炎和镇痛作用，但对镇痛试验的舔足次数无显著性影响。上述指标随含油量的增加，均呈现出先增强后减弱的变化趋势[1]。

2. 抗肿瘤作用 木鳖子醇提物（10～100mg/L）明显抑制 B16 细胞的增殖，呈质量浓度和时间依赖性[2]。木鳖子醇提物还可有效抑制小鼠体内黑素瘤的侵袭和转移[3]。木鳖子中的 5 种成分对羟基桂皮醛、松柏醛、对羟基苯甲醛、3-甲氧基对羟基苯甲醛、ligballinol，对小鼠黑素瘤 B16 细胞生长的抑制作用，其中对羟基桂皮醛对细胞生长的抑制作用最为明显，且具有浓度和时间相关性。对羟基桂皮醛能够抑制黑素瘤 B16 细胞增殖，其机制与诱导 B16 细胞分化相关[4]。

3. 毒理研究 木鳖子有毒。分别以 LD_{50} 的 1/4、1/8、1/16 为高、中、低剂量的木鳖子水煎液对大鼠灌胃 3 个月，可见高剂量干预下肺指数增加，中、低剂量下脾指数增加，中、低剂量给药并恢复 2 周后心指数增加，并导致 ALT、ALB、TG、BIL、BUN 升高，提示其对主要器官有影响，并可能有一定肝、肾毒性。木鳖子总皂苷（大孔树脂分离纯化，纯度 72.5%），采用小鼠半数致死量（LD_{50}）测定方法，观察小鼠灌胃给予木鳖子总皂苷的急性毒性反应，小鼠单次灌胃给药的 LD_{50} 为 1.490g/kg。以 0.778g/kg 的剂量给小鼠灌胃给药一次，连续观察 3 周，小鼠无死亡病例，且小鼠的行为活动、精神状态、食欲、大便、小便、呼吸、鼻、眼、口腔等均未见异常反应，说明木鳖子总皂苷在一定剂量范围内应用是安全的[5]。

【参考文献】 [1] 孙付军，路俊仙，崔璐，等. 不同含油量木鳖子霜抗炎镇痛作用比较. 时珍国医国药，2010，21（5）：1084-1085.

[2] 赵连梅，韩丽娜，商晓辉，等. 木鳖子醇提物对黑素瘤 B16 细胞增殖的抑制及其可能机制. 中国肿瘤生物治疗杂志，2010，17（1）：13-18.

[3] 韩丽娜，赵连梅，胡彩霞，等. 木鳖子醇提物抑制小鼠黑素瘤 B16 细胞体内外侵袭转移的实验研究. 肿瘤，2010，30（12）：1015-1018.

[4] 耿艺曼，赵连梅，朱秀丽，等. 木鳖子对羟基桂皮醛对黑素瘤B16细胞分化的影响及其机制. 中草药，2013，44（14）：1951-1956.

[5] 汪斌，程德怀，黄带，等. 木鳖子中总皂苷的提取分离工艺及其急性毒性的研究. 安徽医药，2011，15（2）：147-149.

土荆皮

Tujingpi

本品为松科植物金钱松 *Pseudolarix amabilis*（Nelson）Rehd. 的干燥根皮或近根树皮。主产于浙江、安徽、江苏。夏季剥取，晒干。切丝。以色红棕者为佳。

【性味与归经】 辛，温；有毒。归肺、脾经。

【功能与主治】 杀虫，疗癣，止痒。用于疥癣瘙痒。

【效用分析】 土荆皮辛温有毒，辛能散风，温能通行经络，具有杀虫疗癣，止痒之功效，一般只供外用，浸酒涂擦，或研末调敷，用于疥癣瘙痒，为治疥癣之要药。

【配伍应用】

1. 土荆皮配苦参 土荆皮功能杀虫止痒；苦参善于

清热燥湿，杀虫。两药伍用，可增强杀虫、燥湿止痒的功效，外用治湿疹湿疮及疥癣、皮肤瘙痒等。

2. 土荆皮配蛇床子　土荆皮长于杀虫止痒；蛇床子能燥湿祛风，杀虫止痒。两药配伍，共奏燥湿杀虫止痒之功，外用于鹅掌风，足癣者。

【鉴别应用】　土荆皮与木槿皮　二药外用均有杀虫止痒的功效，用治皮肤疥癣瘙痒。然土荆皮辛温有毒，功专杀虫、疗癣、止痒，只供外用，为治疥癣之要药。木槿皮甘苦凉，并能清热利湿，可内服用治赤白带下，阴痒等。

【方剂举隅】

1. 土荆皮散（《青囊立效秘方》）

药物组成：土荆皮、吴萸、洋庄、西丁、人信、斑蝥、番八仁、明矾、川椒、细辛、海桐皮、槟榔、胆矾、煅皂矾、皮消、巴豆仁、蛇床子、烟胶、雄黄、桃丹。

功能与主治：杀虫止痒。适用于一切风湿癣、癞、痒风。

2. 洗癣酊（《中医皮肤病学简编》）

药物组成：土荆皮、百部、槟榔、川椒、斑蝥、醋。

功能与主治：杀虫止痒。用于治疗灰指甲。

【成药例证】

1. 复方土荆皮酊（《中华人民共和国卫生部药品标准·中药成方制剂》）

药物组成：土荆皮酊、苯甲酸、水杨酸。

功能与主治：抑制表皮霉菌及止痒。用于手癣，脚癣，体癣等。

2. 癣湿药水（鹅掌风药水）（《临床用药须知中药成方制剂卷》2020年版）

药物组成：土荆皮、蛇床子、大风子仁、百部、花椒、凤仙透骨草、吴茱萸、防风、蝉蜕、当归、侧柏叶、斑蝥。

功能与主治：祛风除湿，杀虫止痒。用于风湿虫毒所致的鹅掌风、脚湿气，症见皮肤丘疹、水疱、脱屑，兼有不同程度瘙痒。

3. 洁尔阴泡腾片（洗液）（《临床用药须知中药成方制剂卷》2020年版）

药物组成：黄芩、苦参、金银花、栀子、土荆皮、黄柏、茵陈、地肤子、蛇床子、薄荷、艾叶、独活、苍术、石菖蒲。

功能与主治：清热燥湿，杀虫止痒。用于妇女湿热带下，症见阴部瘙痒红肿，带下量多、色黄或如豆渣状，口苦口干，尿黄便结；霉菌性、滴虫性及细菌性阴道病见上述证候者。

【用法与用量】　外用适量，醋或酒浸涂擦，或研末调涂患处。

【注意】　只供外用，不可内服。

【本草摘要】　《本草纲目拾遗》“治一切血，杀虫瘴癣，合芦荟、香油调搽。”

【化学成分】　主要含二萜酸类成分：土荆皮甲酸，土荆皮乙酸，土荆内酯，去甲氧基脱乙酸基土荆皮酸B，异土荆皮呋喃酸A和B；还含β-谷甾醇、杨梅树皮素、苦杏碱醇A和B。

中国药典规定本品含土荆皮乙酸（$C_{23}H_{28}O_8$）不得少于0.25%。

【药理毒理】　土荆皮具有抗菌、抗肿瘤、抗生育等作用。

1. 抗菌作用　土荆皮有抗菌作用，其醇浸液杀菌作用更强，特别是对真菌杀灭作用明显。土荆皮醇浸液在0.09g/ml生药浓度下作用2分钟，对白色念珠菌的平均杀灭率达99.9%以上。土荆皮的醇浸液比单独使用75%乙醇对白色念珠菌杀灭作用强。土荆皮水煎液（1g/ml）对白念珠菌、光滑念珠菌、近平滑念珠菌、热带念珠菌、克柔念珠菌均有抑菌作用，其MIC分别为0.0625、0.2500、0.1250、0.2500、0.2500g/ml，与苦参、百部、大黄、黄芩、黄柏、黄连、虎杖、藿香、五倍子合用抑菌作用更强[1]。土槿皮乙酸（纯度98%）体外对白色念珠菌浮游菌和生物膜具有明显的抑制作用，MIC为15.6mg/L[2]。土槿乙酸溶液对大肠埃希菌、福志贺杆菌、奇异变形杆菌、表皮葡萄球菌、金黄色葡萄球菌的繁殖体有明显抑菌作用，其MIC值依次为0.5、0.5、1.0、1.0、2.0g/L[3]。

2. 抗肿瘤作用　土荆皮所含土荆皮酸有抗肿瘤作用，土荆皮酸对卵巢癌SKOV3细胞增殖有抑制作用，随浓度升高抑制作用明显增强，其IC_{50}约10μmol/L，并可改变细胞周期分布，降低G_0/G_1期的细胞比例，增高G_2/M期细胞的比例，诱导细胞凋亡。土荆皮酸对卵巢癌A2780细胞增殖亦有剂量依赖性抑制作用，其IC_{50}为5mol/L，并可诱导细胞凋亡。土荆皮酸在20、10μmol/L时可有效抑制宫颈癌HeLa细胞侵袭和转移，抑制基质金属蛋白酶MMP22、MMP29的表达，降低宫颈癌细胞的运动能力。土荆皮酸可抑制大鼠胶质瘤C6细胞增殖，并促进其凋亡，下调Survivin的表达，上调LC3和Cleaved-PARP的表达为土荆皮酸可能的作用机制[4]。土荆皮酸还可以诱导人乳腺癌细胞MCF-7细胞凋亡和衰老，并增加细胞内活性氧水平[5]。

3. 抗生育作用　从土荆皮中分离得到的土荆皮甲

酸经口服给药，对大鼠、仓鼠及狗均可产生抗早孕作用，有效剂量分别为 7.5、60、0.5mg/kg；土荆皮甲酸经皮下及阴道给药也能产生抗早孕作用。

4. 毒理研究

(1) 急性毒性　土荆皮甲酸对大鼠灌胃的 LD_{50} 为 219.8mg/kg；对小鼠静脉、腹腔、皮下给药的 LD_{50} 分别为 485、396、311mg/kg。土荆甲酸与乙酸母核相同，但土荆皮乙酸对大鼠灌服、小鼠静注或腹腔注射的毒性均大于土荆甲酸。

(2) 亚急性毒性　土荆皮甲酸对大鼠、狗的中毒作用主要表现为消化系统的症状。以土荆皮甲酸 20、10mg/kg 剂量给狗连续 14 天灌胃给药，中毒作用主要为呕吐、腹泻、便血等消化道症状，显微镜下可见胃肠道黏膜及黏膜下组织广泛的出血点，其他器官未见到明显病理变化。土荆皮乙酸给猴剂量达 0.882g 时，除骨髓象检测见粒细胞增生及轻度左移倾向外，未见其他脏器的功能及组织学的异常。

【参考文献】［1］刘涛峰，郑玉荣，刘小平，等．10 种中药水煎剂对念珠菌的体外抑菌作用．安徽中医学院学报，2012，31(4)：72-74.

［2］宫毓静，刘红，冯淑怡，等．牡丹皮等 10 种中药对白色念珠菌浮游菌和生物膜作用的研究．中国实验方剂学杂志，2011，17(23)：129-132.

［3］葛新，刘丽英，王辉，等．土槿乙酸体外抗(抑)菌作用的研究．中国消毒学杂志，2011，28(5)：545-546.

［4］陈振军，孙冬弢，袁媛．土槿皮乙酸对胶质瘤 C6 细胞生长的抑制作用．上海交通大学学报(医学版)，2012，32(6)：716-725.

［5］于静华，张亚宏，刘春禹，等．土槿皮乙酸 B 增加活性氧水平诱导人乳腺癌 MCF-7 细胞凋亡和衰老的研究．中国畜牧兽医，2011，38(7)：63-66.

蜂 房

Fengfang

本品为胡蜂科昆虫果马蜂 *Polistes olivaceous* (DeGeer)、日本长脚胡蜂 *Polistes japonicus* Saussure 或异腹胡蜂 *Parapolybia varia* Fabricius 的巢。全国大部分地区均产。秋、冬二季采收，晒干，或略蒸，除去死蜂死蛹，晒干。剪块。以色灰白、体轻、稍有弹性者为佳。

【性味与归经】 甘，平。归胃经。

【功能与主治】 攻毒杀虫，祛风止痛。用于疮疡肿毒，乳痈，瘰疬，皮肤顽癣，鹅掌风，牙痛，风湿痹痛。

【效用分析】 蜂房功能攻毒杀虫，攻坚破积，为外科常用之品，适用于疮疡肿毒，乳痈，瘰疬；又能杀虫止痒，适用于顽癣瘙痒，鹅掌风等。

蜂房质轻且性善走窜，功能祛风止痛，适用于风湿痹痛，牙痛等。

【配伍应用】

1. 蜂房配蝉蜕　蜂房祛风止痒；蝉蜕质轻透表，祛风止痒。两药伍用，可增强祛风止痒作用，内服、外用均可，适用于皮肤瘙痒。

2. 蜂房配细辛　蜂房祛风止痛；细辛辛香走窜，止疼痛。两药配伍，可增强止痛作用，适用于风邪所致的牙痛。

3. 蜂房配独活　蜂房有祛风止痛的作用；独活祛风湿、止痹痛。两药伍用，可增强祛风止痛作用，适用于风寒湿痹所致的关节僵肿、疼痛等。

4. 蜂房配蒲公英　蜂房攻毒止痛；蒲公英清热解毒，消痈排脓。二药合用，可增强解毒消痈之功，适用于热毒结聚所致的乳痈、痄腮、乳蛾等。

5. 蜂房配淫羊藿　蜂房祛风止痛；淫羊藿祛风除痹，兼有温补肝肾的作用。二药伍用，祛风湿，补肾阳，适用于阳虚顽痹、关节疼痛。

【鉴别应用】

1. 蜂房生品与炒制品　蜂房生品一般作外用，功能攻毒杀虫，祛风止痛，适用于痈疽，瘰疬，牙痛，癣疮，风湿痹痛，风疹瘙痒等。内服多用炮制品，功同生品，炒后可降低毒性，增强疗效，利于粉碎和制剂。

2. 蜂房与蛇蜕　二药均有解毒，祛风之功，适用于疮疡肿毒，顽癣瘙痒等。然蜂房长于攻毒杀虫，攻坚破积，为外科常用之品。蛇蜕并能定惊，退翳，可用于惊风癫痫，目生翳障等。

【方剂举隅】

1. 太仓公蜂房散(《洞天奥旨》)

药物组成：露蜂房、冰片、白僵蚕、乳香。

功能与主治：解毒，祛风，止痛。适用于喉痹肿痛。

2. 蜂房膏(《太平圣惠方》)

药物组成：露蜂房、蛇蜕、玄参、黄芪、杏仁、乱发、黄丹、麻油。

功能与主治：解毒消肿止痛。适用于瘰疬。

3. 治风痹方(《乾坤生意秘韫》)

药物组成：露蜂房、独头蒜、百草霜。

功能与主治：祛风消肿止痛。适用于手足风痹。

【成药例证】

1. 麝香风湿胶囊(《临床用药须知中药成方制剂卷》2020 年版)

药物组成：人工麝香、制川乌、全蝎、乌梢蛇(去头酒浸)、地龙(酒洗)、蜂房(酒洗)、黑豆(炒)。

功能与主治：祛风散寒，除湿活络。用于风寒湿闭阻所致的痹病，症见关节疼痛、局部畏恶风寒、屈伸不利、手足拘挛。

2. 口腔炎喷雾剂(《中华人民共和国卫生部药品标准·中药成方制剂》)

药物组成：蜂房、蒲公英、皂角刺、忍冬藤。

功能与主治：清热解毒，消炎止痛。用于治疗口腔炎，口腔溃疡，咽喉炎等；对小儿口腔炎症有特效。

3. 消核膏(《中华人民共和国卫生部药品标准·中药成方制剂》)

药物组成：玄参、生马钱子、蓖麻子、五倍子、蛇蜕、苦杏仁、木鳖子、穿山甲、蜂房、人发、巴豆、樟脑。

功能与主治：解毒，消肿，散结。用于无名肿毒，痈疽发背，瘰核瘰疬。

【用法与用量】 3～5g。外用适量，研末油调敷患处或煎水漱，或洗患处。

【本草摘要】

1.**《名医别录》** “合乱发、蛇皮烧灰，以酒日服二方寸匙，治恶疽附骨痈。”

2.**《日华子本草》** “治牙齿疼，痢疾，乳痈，蜂叮，恶疮。”

【化学成分】 主要含蜂蜡、蜂胶及蜂房油；还含氨基酸、微量元素等。

【药理毒理】 蜂房具有抗肿瘤、免疫抑制等作用。

1. 抗肿瘤作用 蜂房具有抗肿瘤作用。人白血病K562 细胞加入不同浓度露蜂房醇提取物(1.25、2.50、5.00mg/ml)，可使K562细胞呈典型的凋亡形态学改变，其Bcl-2蛋白表达减弱、Bax蛋白表达增强，提示露蜂房醇提取物可明显抑制K562细胞增殖，诱导白血病细胞凋亡。蜂房水煎液(1.0、2.0g/kg)给 H_{22} 肝癌荷瘤小鼠连续14天灌胃，高、低剂量组的抑瘤率分别为31.96%、27.84%；蜂房高、低剂量组与氟尿嘧啶组比，肝/体比显著降低、脾脏指数显著增加，表明蜂房不仅具有抗肿瘤活性，同时对小鼠重要器官可能具有一定保护作用[1]。

2. 免疫抑制作用 露蜂房水提取液作用于大鼠淋巴细胞及猪胰组织共培养体系中，均可抑制淋巴细胞转化，且随浓度增加抑制作用增强，提示露蜂房可抑制T细胞介导的免疫功能。

3. 毒性研究 蜂房有一定毒性，蜂房油对蚯蚓和蛙有明显的毒性，也可引起家兔、猪的急性肾炎、蛋白尿。小鼠静注或皮下注射蜂房提取液中毒量时，小鼠自发活动减弱，渐发展为步履不稳、共济失调、呼吸抑制，直至呼吸衰竭而死亡。小鼠静注 LD_{50} 为 12.00g/kg±0.38g/kg，皮下注射的 LD_{50} 为32.33g/kg±2.31g/kg。

【参考文献】 [1] 姚娓，张红，刘勇，等. 蜂房对 H_{22} 肝癌荷瘤小鼠抑瘤作用的实验研究. 中华中医药学刊，2012，30(3)：644-646.

皂矾(绿矾)

Zaofan

本品为硫酸盐类矿物水绿矾族水绿矾的矿石，主含含水硫酸亚铁($FeSO_4 \cdot 7H_2O$)。主产于山东、湖南、甘肃、新疆。采挖后，除去杂质。打碎。以色黄绿、半透明者为佳。

【炮制】 **煅皂矾** 取净皂矾，煅至红透。

【性味与归经】 酸，凉。归肝、脾经。

【功能与主治】 解毒燥湿，杀虫补血。用于黄肿胀满，疳积久痢，肠风便血，血虚萎黄，湿疮疥癣，喉痹口疮。

【效用分析】 皂矾有解毒杀虫，燥湿止痒，去腐敛疮之功，可用于湿疮疥癣、赤肿湿烂瘙痒以及喉痹口疮等。

皂矾解毒杀虫，入肝经又能补血，可用于黄肿胀满以及血虚萎黄。

皂矾入脾经，能杀虫消积，可用于小儿疳积，虫积。

皂矾性凉能清热燥湿，味酸又能收涩止血，可用于肠风便血；收涩固脱之功还可用于久痢不止。

【配伍应用】

1. 皂矾配白矾 皂矾外用解毒杀虫燥湿；白矾外用解毒杀虫，燥湿止痒。二药伍用，可增强解毒杀虫，燥湿止痒之功，外治用于湿疹湿疮疥癣，赤肿湿烂瘙痒之症。

2. 皂矾配苍术 皂矾有杀虫补血之功；苍术有燥湿健脾之效。二药伍用，健运脾胃，又能杀虫补血，用于黄肿胀满以及血虚萎黄。

【鉴别应用】

1. 生皂矾、煅皂矾与醋煅皂矾 三者为皂矾的不同炮制品种，有解毒燥湿，杀虫补血之功。生皂矾一般不内服，多作外涂剂，偏于燥湿止痒，杀虫，用于湿疹，疥癣，疮毒。内服多煅用，煅皂矾经煅后失水变枯，不溶于水，降低了致呕吐的副作用，增强了燥湿止痒作用。

醋煅皂矾不但降低了致呕吐的副作用，以利内服，并增强了入肝补血，解毒杀虫的功效，用于黄肿胀满，血虚萎黄，疳积久痢，肠风便血。

2. 皂矾与白矾 二药外用均有解毒杀虫，燥湿止痒之功，外治用于湿疹，疥癣，疮毒。然皂矾内服又有杀虫补血之功，适用于黄肿胀满，疳积久痢，肠风便血，血虚萎黄等。白矾内服又可止血止泻，祛除风痰，适用于久泻不止，便血，崩漏，癫痫发狂。

【方剂举隅】

1. 绿矾丸（《医学正传》）

药物组成：绿矾、五倍子、针砂、神曲、生姜、大枣。

功能与主治：解毒杀虫，补血。适用于黄肿病。

2. 二矾汤（《外科正宗》）

药物组成：白矾、皂矾、孩儿茶、柏叶。

功能与主治：杀虫止痒。适用于鹅掌风。

3. 绿雄散（《万氏家抄方》）

药物组成：雄黄、绿矾、硼砂。

功能与主治：解毒杀虫敛疮。适用于喉疮毒盛或有虫者。

【成药例证】

1. 复方皂矾丸（《临床用药须知中药成方制剂卷》2020年版）

药物组成：海马、西洋参、皂矾、肉桂、核桃仁、大枣（去核）。

功能与主治：温肾健髓，益气养阴，生血止血。用于再生障碍性贫血、白细胞减少症、血小板减少症、骨髓增生异常综合征及放疗和化疗所致的骨髓损伤、白细胞减少属肾阳不足、气血两虚证者。

2. 升血灵颗粒（《临床用药须知中药成方制剂卷》2020年版）

药物组成：黄芪、新阿胶、皂矾、大枣、山楂。

功能与主治：补气养血。适用于气血两虚所致的面色淡白、眩晕、心悸、神疲乏力、气短气；舌淡苔白，脉虚弱；缺铁性贫血见上述证候者。

3. 胆石清片（《临床用药须知中药成方制剂卷》2020年版）

药物组成：牛胆汁、羊胆汁、郁金、大黄、皂矾、硝石、芒硝、鸡内金、山楂、威灵仙。

功能与主治：消食化积，清热利胆，行气止痛。用于肝胆湿热、腑气不通所致的胁肋胀痛、大便不通；胆囊结石见上述证候者。

【用法与用量】 0.8～1.6g。外用适量。

【注意】

1. 脾胃虚弱者慎用。

2. 孕妇慎用。

【本草摘要】

1.《新修本草》 “疗疳及诸疮。”

2.《本草纲目》 “消积滞，燥脾湿，化痰涎，除胀满黄肿、疟利、风眼、口齿诸病。”

3.《现代实用中药》 “用其小量，能补血，用于贫血及萎黄病，并治胃肠出血。”

【化学成分】 主要成分为含水硫酸亚铁；还含铜、铝、镁、锌等。

中国药典规定本品含含水硫酸亚铁（$FeSO_4 \cdot 7H_2O$）不得少于85.0%。

【药理毒理】 生皂矾一般不内服，多作外用洗涤剂。皂矾内服多需煅用，煅后皂矾失水变枯，峻烈之性和缓，降低了致吐的不良反应，增强了燥湿止痒的作用，多入丸散[1]。

【参考文献】 [1] 盛华刚. 皂矾的炮制工艺研究. 山东中医药大学学报，2013，37（3）：242-243.

病证用药

攻毒杀虫止痒药主要用于疥癣、湿疹湿疮、阴痒等外科、皮肤科病证。所治疾患多为湿热虫毒侵袭肌表所致。

疥癣 治以杀虫止痒法。

多由湿热虫毒侵袭肌表所致。症见皮肤皱折处瘙痒难忍，夜间为甚，搔破后流脓水，甚则起脓疱，或皮肤瘙痒，伴有水疱、丘疹、鳞屑，皮肤粗糙、肥厚，舌苔白腻或黄腻，脉濡滑。治宜清热燥湿，杀虫止痒。常用硫黄、雄黄、白矾、蛇床子等解毒杀虫、燥湿止痒之品。代表方如扫疥方（《串雅》）。

湿疹湿疮 治以燥湿止痒法。

多由湿热浸淫肌表所致。症见皮肤瘙痒，伴有水疱、抓破后脓水淋漓，反复发作，病久可见鳞屑，皮肤粗糙、肥厚，舌苔白腻或黄腻，脉濡滑。治宜清热燥湿，祛风止痒。常用白矾、蛇床子、黄连、白芷、花椒等燥湿止痒之品。代表方如潮脑膏（《外科启玄》）。

阴痒 治以清肝利湿止痒、滋补肝肾止痒法。

1. 肝经湿热证 多由脾虚生湿，肝经湿热下注，或虫蚀阴中所致。症见外阴瘙痒，带下量多，黄稠臭秽，伴有烦躁易怒，口苦胁痛等全身症状，舌红苔黄，脉弦滑数。治宜清肝利湿止痒。常用龙胆、栀子、白鲜皮、苦参、薏苡仁、黄柏、茯苓、牡丹皮、泽泻、通草、滑石、白矾、皂矾等清热燥湿，杀虫之品。代表方如萆薢渗湿汤(《疡科心得集》)。

2. 肝肾阴虚证　多由肝肾阴虚，精血两亏，血虚生风化燥所致。症见外阴瘙痒，灼热干涩，带下量少色黄，伴有腰酸腿软，头晕耳鸣，目涩咽干等全身症状，舌红少苔，脉细数无力。治宜补益肝肾，滋阴降火。常用山药、地黄、黄柏、知母、白矾、皂矾、珍珠、青黛、儿茶、冰片等滋补肝肾，清热，利湿，杀虫之品。代表方如知柏地黄丸(《医宗金鉴》)。

第二十一章　拔毒化腐生肌药

【基本概念】 凡以拔毒化腐，生肌敛疮为主要作用，治疗溃疡为主的药物，称为拔毒化腐生肌药。

【作用特点】 本类药物多为矿石重金属类药，多具毒性，以外用为主，具有拔毒化腐，生肌敛疮功效。

【适应范围】 本类药物主要适用于痈疽疮疡溃后脓出不畅，或溃后腐肉不去，新肉难生，伤口难以生肌愈合之证以及癌肿，梅毒；有些还常用于皮肤湿疹瘙痒，五官科的口疮、喉证、目赤翳障等。

现代医学诊断为湿疹、慢性溃疡、烧烫伤、酒渣鼻、口腔溃疡、结膜炎、急慢性中耳炎以及皮肤癌、宫颈癌等，也可选用本类药物治疗。

【配伍规律】 使用拔毒化腐生肌药时，可根据所治病证的不同，选择配伍清热解毒药、消肿止痛药、生肌敛疮药等同用。

【使用注意】 本类药物的外用方法，可根据病情和用途而定，如研末外撒，加油调敷，或制成药捻，或外用膏药敷贴，或点眼、吹喉、滴耳等。

本类药物多为矿石重金属类，或经加工炼制而成：多具毒烈之性或强大刺激性，使用时应严格控制剂量和用法，外用也不可过量或过久应用，有些药不宜在头面及黏膜上使用，以防发生毒副反应。其中含砷、汞、铅类的药物毒副作用甚强，更应严加注意。

【药理作用】 拔毒化腐生肌药多作用于体表皮肤、黏膜、创面等部位，产生抑菌、收敛等功效。本类药物能对抗多种革兰阳性及阴性细菌，对多种皮肤、黏膜真菌亦有抑制作用，如砒石等含砷药物具有细胞原浆毒，可杀灭活体细胞；升药、轻粉等含汞药物可与病原体多种酶或蛋白质结合，影响其代谢而起到抑制作用。部分药物能够吸收创面水分，减少渗出，在局部形成保护膜，从而促进止血和组织修复。部分药物尚有抗肿瘤作用，如砒石对多种肿瘤，特别是白血病细胞具有抑制生长、促进凋亡、诱导分化等作用。

临床常用的拔毒化腐生肌药有红粉、轻粉、信石、铅丹、密陀僧、炉甘石、硼砂等。

红　粉

Hongfen

本品为红氧化汞（HgO）。以水银、火硝、白矾为原料加工而成的红色升华物。主产于河北、湖北、湖南、江苏。以色红、有光泽者为佳。

【性味与归经】 辛，热；有大毒。归肺、脾经。

【功能与主治】 拔毒，除脓，去腐，生肌。用于痈疽疔疮，梅毒下疳，一切恶疮，肉暗紫黑，腐肉不去，窦道瘘管，脓水淋漓，久不收口。

【效用分析】 红粉有大毒，只供外用，《疡科纲要》有"一切溃疡皆可通用，拔毒提脓最为应验"之说。功专拔毒提脓，去腐生肌，外治用于痈疽疔疮，梅毒下疳，一切恶疮，肉暗紫黑，腐肉不去，窦道瘘管，脓水淋漓，久不收口等，为外科要药，有"仙丹"之称。

【配伍应用】

1. 红粉配煅石膏　红粉外用功专拔毒提脓去腐；煅石膏外用能收湿敛疮生肌。红粉配煅石膏，则有拔毒提脓，去腐生肌之功，外治用于痈疽疮疡溃后，脓多或脓出不畅，或腐肉不去，新肉难生者。升药与煅石膏的用量比为 1:9 者称九一丹，拔毒力较轻而收湿生肌力较强；2:8 者称八二丹，3:7 者称七三丹，5:5 者称五五丹，9:1

者称九转丹，则拔毒提脓之力逐步增强。

2. 红粉配冰片　红粉去腐排脓；冰片清热止痛生肌。二药伍用，去腐排脓又可止痛生肌，可外治用于疮疡肿毒，溃后不敛者。

【鉴别应用】 红升与黄升　红粉又名升药，有红升(红升丹)与黄升(黄升丹)之别。红升与黄升功效相同，即外用能拔毒提脓去腐。但红升的拔毒提脓去腐之力峻猛，而黄升之功效相对较为和缓。

【方剂举隅】

1. 九一丹(《医宗金鉴》)

药物组成：升药、煅石膏，(升药、煅石膏的用量比为1:9)。

功能与主治：拔毒去腐排脓生肌，拔毒力较轻而收湿生肌力较强。适用于痈疽溃后，脓出不畅，腐肉不去，新肉难生。

2. 五五丹(《医宗金鉴》)

药物组成：升药、煅石膏(升药、煅石膏的用量比为5:5)。

功能与主治：拔毒去腐排脓生肌。适用于痈疽溃后，脓出不畅，腐肉不去，新肉难生。

3. 化腐生肌散(《中医外伤科学》)

药物组成：红升丹、朱砂、煅石膏、乳香、没药。

功能与主治：化腐生肌。适用于创面腐肉未净，慢性溃疡久久不愈。

【成药例证】

1. 九一散(《临床用药须知中药成方制剂卷》2020年版)

药物组成：石膏(煅)、红粉。

功能与主治：提脓拔毒，去腐生肌。用于热毒壅盛所致的溃疡，症见疮面鲜活、脓腐将尽。

2. 九圣散(《临床用药须知中药成方制剂卷》2020年版)

药物组成：黄柏、苍术、乳香、没药、轻粉、红粉、紫苏叶、薄荷、苦杏仁。

功能与主治：解毒消肿，燥湿止痒。用于湿毒瘀阻肌肤所致的湿疮、臁疮、黄水疮，症见皮肤湿烂、溃疡、渗出脓水。

3. 拔毒生肌散(《临床用药须知中药成方制剂卷》2020年版)

药物组成：黄丹、红粉、轻粉、龙骨(煅)、炉甘石(煅)、石膏(煅)、冰片、虫白蜡。

功能与主治：拔毒生肌。用于热毒内蕴所致的溃疡，症见疮面脓液稠厚、腐肉未脱、久不生肌。

【用法与用量】 外用适量，研极细粉单用或与其他药味配成散剂或制成药捻。

【注意】

1. 本品有毒，只可外用，不可内服；外用亦不宜久用。

2. 孕妇禁用。

【本草摘要】

1.《外科大成》　“治一切顽疮及杨梅粉毒、喉疳、下疳、痘子。”

2.《沈氏经验方》　“治痈疽烂肉未清，脓水未净。”

3.《疡科心得集》　“治一切疮疡溃后，拔毒去腐，生新长肉。”

【化学成分】 主要成分为氧化汞。

中国药典规定本品含氧化汞(HgO)不得少于99.0%。

【药理毒理】 红粉具有抑菌作用。

1. 抑菌作用　红粉在体外琼脂平板法抑菌实验中，铜绿假单胞菌、金黄色葡萄球菌、大肠埃希菌、变形杆菌、痢疾杆菌、乙型链球菌及伤寒杆菌均高度敏感，具有抑菌活性。

2. 毒理研究　红粉主要成分为氧化汞(HgO)，有大毒，不可内服，仅供外用，且具腐蚀性。常与煅石膏按一定比例稀释后使用。

小鼠灌服的LD_{50}为120.98mg/kg±1.71mg/kg，局部皮肤创口给药，汞化物可从伤口吸收；内脏组织的含汞量随给药剂量的增加而递增，以肾脏含汞量最高，其次为肝、血、脑；此毒性有蓄积性，但属轻度蓄积；病理可见动物心、肝、肾、脑等脏器均有不同程度的瘀血、浊肿、坏死等病理改变。

轻　粉

Qingfen

本品为氯化亚汞(Hg_2Cl_2)。以胆矾、食盐、水银为原料加工而成的白色升华物。主产于湖南、湖北、云南。以色白、片大、明亮有光泽者为佳。

【性味与归经】 辛，寒；有毒。归大肠、小肠经。

【功能与主治】 外用杀虫，攻毒，敛疮；内服祛痰消积，逐水通便。外治用于疥疮，顽癣，臁疮，梅毒，疮疡，湿疹；内服用于痰涎积滞，水肿鼓胀，二便不利。

【效用分析】 轻粉辛寒有毒，其性燥烈，多供外用。《本草正》言“诸毒疮，去腐肉，生新肉”。外用有较强的攻毒杀虫、生肌敛疮作用，故可用治臁疮，湿疹，疮疡不敛等。本品攻毒杀虫，为传统治疗梅毒恶疮的常用药物，但因其性燥烈有毒，以外用为主，内服宜慎，且不可久用。

轻粉能攻毒杀虫，又可收湿止痒，故还可用治疥疮，顽癣；其杀虫止痒之功，亦可用治酒渣鼻，痤疮等。

轻粉内服能祛痰消积，逐水通便，适用于痰涎积滞，水肿臌胀，二便不利。但其毒性较大，内服宜慎。

【配伍应用】

1. 轻粉配硫黄 轻粉性寒，外用攻毒杀虫敛疮；硫黄性温，外用攻毒杀虫疗疮。二药配伍，能增强攻毒杀虫疗疮之功，外用治疥疮。

2. 轻粉配冰片 轻粉攻毒杀虫；冰片消肿止痛。二药常同入散剂外用，可用治恶疮、顽癣等。

3. 轻粉配牵牛子 轻粉、牵牛子有逐水、通便之功，相配用则功效更著，入丸散，适用于水肿臌胀，便秘实证。

4. 轻粉配煅石膏 轻粉外用可攻毒生肌敛疮；煅石膏外用可收湿敛疮。二药配伍，可增强敛疮生肌的作用，外治用于臁疮久不收口。

【鉴别应用】 轻粉与水银 轻粉与水银同源，二药均为辛寒有毒之品，均有杀虫、解毒、利水之效，同可用治杨梅恶疮，痈疽溃烂，疥癣瘙痒以及小便不利，水肿等。二者相比，水银毒性剧烈，多为外用，不可内服；轻粉毒性次之，可以内服，以通利二便，消臌胀，退水肿，是为二者之不同。

【方剂举隅】

1. 神捷散（《圣济总录》）

药物组成：轻粉、吴茱萸、赤小豆、白蒺藜、白芜荑仁、石硫黄。

功能与主治：攻毒杀虫。适用于诸疥疮。

2. 治杨梅疮癣方（《岭南卫生方》）

药物组成：汞粉、大风子肉。

功能与主治：攻毒杀虫疗疮。适用于杨梅疮癣。

3. 治二便不通方（《太平圣惠方》）

药物组成：腻粉、生麻油。

功能与主治：逐水通便。适用于大小便关格不通，腹胀喘急。

【成药例证】

1. 生肌玉红膏（《临床用药须知中药成方制剂卷》2020 年版）

药物组成：轻粉、紫草、白芷、当归、血竭、甘草、虫白蜡。

功能与主治：解毒，祛腐，生肌。用于热毒壅盛所致的疮疡，症见疮面色鲜、脓腐将尽或久不收口；亦用于乳痈。

2. 解毒生肌膏（《临床用药须知中药成方制剂卷》2020 年版）

药物组成：紫草、乳香（醋制）、当归、轻粉、白芷、甘草。

功能与主治：活血散瘀，消肿止痛，解毒排脓，祛腐生肌。用于各类创面感染，Ⅱ度烧伤。

3. 生肌八宝散（《中华人民共和国卫生部药品标准 · 中药成方制剂》）

药物组成：炉甘石（煅）、煅石膏（煅）、龙骨（煅）、赤石脂（煅）、血竭、冰片、轻粉、蜂蜡。

功能与主治：生肌收敛。用于疮疡溃烂，腐肉将尽，疮口不收。

4. 黄水疮散（《中华人民共和国卫生部药品标准 · 中药成方制剂》）

药物组成：五倍子、枯矾、黄柏、槐米（炒）、白芷、轻粉、红丹。

功能与主治：除湿拔干，解毒止痒。用于各种湿疮，黄水疮，破流黄水，浸淫水已，痛痒不休。

【用法与用量】 外用适量，研末掺敷患处。内服每次 0.1～0.2g，一日 1～2 次，多入丸剂或装胶囊服，服后漱口。

【注意】

1. 本品有毒，不可过量；内服慎用。

2. 孕妇禁服。

【本草摘要】

1.《本草拾遗》 “通大肠，转小儿疳并瘰疬，杀疮疥癣虫及鼻上酒渣，风疮瘙痒。”

2.《本草图经》 “其气燥烈，其性走窜，善劫痰涎，消积滞。故水肿风痰湿热杨梅疮毒服之，则涎从齿龈而出，邪郁升而愈。若服之过剂及用之失宜，则毒气被逼窜入经络筋骨莫之能出，变为筋挛骨痛，发为痈肿疳漏，经年累月，遂成废疾。因而夭枉，用者慎之。”

【化学成分】 主要成分为氯化亚汞。

中国药典规定本品含氯化亚汞（Hg_2Cl_2）不得少于 99.0%。

【药理毒理】 本品具有抑菌作用。

1. 抑菌作用 轻粉抑菌范围较广、抑菌作用较强，在体外琼脂平板法抑菌实验中，以 24 小时抑菌圈大于 1.5cm 为依据，对革兰阳性菌、革兰阴性菌及真菌均有抑菌作用，敏感率均为 100%。轻粉对金黄色葡萄球菌、大肠埃希菌、铜绿假单胞菌均有抑制作用，其最低抑菌浓度（MIC）分别为 1、0.125、>2.5mg/ml；最低杀菌浓度（MBC）依次为 2、0.25、>2.5mg/ml[1]。

2. 体内过程　正常大鼠以 0.58g/kg 轻粉单次灌胃，血药浓度曲线短时间内迅速上升到峰值，在体内很快被吸收，吸收半衰期为 3.09 小时，C_{max} 为 2.15μg/ml，t_{max} 为 1.22 小时，其心、肝、肾、脾、肺、大脑、小脑等组织均有不同程度的汞量分布，给药 24 小时后可达峰值。轻粉随血液进入组织的速度大于离开组织的速度，消除缓慢。每天轻粉以 2.73mg 的剂量给正常小鼠灌胃，连续 35 天，初期各组织含量均成上升趋势，其中肝、肾组织上升最快，随着给药次数增多，组织中的汞含量趋于稳定，唯有肝肾中的含量继续上升，且蓄积量远大于其他组织。

3. 毒理研究　轻粉主含氯化亚汞（Hg_2Cl_2），有毒，仅可外用，且具腐蚀性。小鼠每只口服 5.46mg 轻粉，连续给药 3～4 天，2 天后小鼠出现萎靡不振和活动量减少等，进而食欲减退、行动迟缓现象逐渐严重，服药 15 天后开始有小鼠死亡，以后数天死亡率增加。判断为小鼠服用轻粉过量造成中毒和死亡现象。小鼠每只口服 2.73mg 轻粉，连续给药未出现中毒症状，其心、肝、肾、肺、脾、大脑、小脑均无明显病理变化。用阿拉伯胶制成轻粉混悬液灌服，小鼠 LD_{50} 为 0.41g/kg，大鼠 LD_{50} 为 1.74g/kg，心、肝、肾皆发生不同程度的病变。

【参考文献】［1］陆继梅，孟建华，安立，等．红粉、轻粉体外抗菌作用实验研究．新中医，2012，44(7)：157-159.

信　石

Xinshi

本品为天然的砷华矿石，主含三氧化二砷（As_2O_3）。目前多为毒砂或雄黄等含砷矿石加工制成。主产于江西、湖南、广东、贵州。采挖后，除去杂石，药材分为“红信石”“白信石”。前者以块状、色红润、有晶莹直纹者为佳。后者以块状、色白、有晶莹直纹者为佳。

【性味与归经】　辛，大热；有大毒。归肺、脾、肝经。

【功能与主治】　外用攻毒杀虫，蚀疮去腐；内用劫痰平喘，攻毒抑癌。外治用于恶疮腐肉，瘰疬顽癣，牙疳，痔疮；内用于寒痰哮喘，癌肿。

【效用分析】　信石有大毒，腐蚀力极强，能“除烂肉，蚀瘀腐”（《本草纲目》）。外用有攻毒杀虫，蚀疮去腐之功，可用于腐肉不脱之恶疮，瘰疬，顽癣，牙疳，痔疮等证。

信石味辛能散，大热祛寒，内服能祛寒劫痰平喘，可用于寒痰喘咳，久治不愈之证。

信石有大毒，能以毒攻毒，内服又有攻毒抑癌之效，可用于多种癌肿。

【配伍应用】

1. 信石配硫黄　信石攻毒蚀疮去腐；硫黄解毒杀虫止痒。二药配伍，可增强蚀疮去腐生肌之功，外治用于腐肉不脱之恶疮，顽癣等证。

2. 信石配红枣　信石辛、大热，有大毒，外用有攻毒蚀疮去腐；红枣甘平，有补气养血、缓和药性之效。二药配伍，可缓和信石的峻烈之性并使其攻邪而不伤正，可外用治牙疳。

3. 信石配豆豉　信石辛、大热，内服可劫痰平喘；豆豉可宣发郁热，除烦。二药伍用，可用治寒喘气急，不能平卧者。

【鉴别应用】

1. 白信石、红信石与砒霜　信石有白信石与红信石，二者三氧化二砷（As_2O_3）的含量均在 96%以上，但前者更纯，后者尚含少量硫化砷等红色矿物质。药用以红信石为主。砒石升华的精制品即砒霜，毒性更大，用时宜慎。

2. 信石与红粉　二药均为辛热有大毒之品，有蚀疮去腐的功效，外用治疗恶疮久治不愈，腐肉不去。信石外用还可治疗疥癣痔疮，牙疳，瘰疬；内服还有劫痰平喘，攻毒抑癌之效，可用治寒痰哮喘久治不愈和癌肿，但内服宜慎。红粉一般只供外用，不可内服。

3. 信石与雄黄　信石源于雄黄，二药外用均可治疗痈疽疮毒、疥癣等；内服又都有劫痰平喘、截疟之效，可治疗哮喘、疟疾等。然雄黄毒性较小，且有解毒、杀虫之功，可用治毒蛇咬伤及肠道寄生虫等。信石蚀疮去腐力强，多用治溃疡腐肉不脱、瘰疬、牙疳、痔疮等疾，以去其腐肉，且毒性远较雄黄猛烈，多供外用，内服宜慎。

【方剂举隅】

1. 三品一条枪（《外科正宗》）

药物组成：白砒、明矾、雄黄、乳香。

功能与主治：攻毒杀虫，蚀死肌，去腐肉。适用于腐肉不脱之恶疮，瘰疬，顽癣，牙疳，痔疮。

2. 治瘰疬方（《灵苑方》）

药物组成：信石。

功能与主治：攻毒蚀疮去腐。适用于瘰疬。

3. 紫金丹（《本事方》）

药物组成：信砒、豆豉。

功能与主治：劫痰平喘。适用于喘息不得眠。

【用法与用量】　外用适量，研末撒敷，宜作复方散剂或入膏药、药捻用。内服一次 0.002～0.004g，入丸、散。

【注意】

1. 本品剧毒，内服宜慎；外用亦应注意，以防局部吸收中毒。不可作酒剂服。

2. 孕妇禁用。

3. 十九畏中水银畏砒霜，故本品不宜与水银同用。

【本草摘要】

1.《日华子本草》 “治疟疾、肾气。带辟蚤虱。”

2.《开宝本草》 “疗诸疟、风痰在胸膈，可作吐药；不可久服，能伤人。”

3.《本草纲目》 “除齁喘积痢，蚀瘀腐瘰疬……蚀痈疽败肉，枯痔杀虫。”

【化学成分】 主要成分为三氧化二砷，红信石还含少量硫化砷。

【药理毒理】 本品具有抗肿瘤、平喘等作用。

1. 抗肿瘤作用 信石的主要成分为三氧化二砷（As_2O_3），精制后即为砒霜，具有抗肿瘤作用。

信石具有抗白血病作用，以 As_2O_3 静脉注射，可使急性早粒细胞性白血病（APL）初发或复发患者达到85%～90%的完全缓解率。以砒霜 0.4、0.2、0.1mg/只腹腔注射，可延长 L-615 白血病小鼠生存天数，延长率分别达 201%、369%、254%。细胞动力学表明，砒霜对白血病细胞异常克隆有抑制作用，使 DNA 指数及非整倍体率及 S 期细胞比率均有恢复或下降。对原代培养的慢性淋巴性白血病患者及急性 B 淋巴细胞白血病患者骨髓细胞、B 细胞淋巴瘤患者淋巴结细胞，As_2O_3 可时间和剂量依赖地降低其活力，在 1μmol/L 浓度下干预 5 天后，使上述细胞活力下降到对照组的 5%～35%。As_2O_3 治疗白血病的主要机制为剂量依赖性地诱导白血病细胞凋亡及分化。体外实验中，As_2O_3 浓度在 0.5～2.0μmol/L 的高浓度时触发 APL 细胞凋亡，在 0.1～0.5μmol/L 的低浓度诱导其部分分化。以 As_2O_3 对体外培养急性 B 淋巴细胞性白血病 Nalm-6、Burkitt 淋巴瘤 Namalwa 及 Raji、B 细胞淋巴瘤 BJAB，滤泡 B 细胞淋巴瘤 su-DHL4、急性 T 淋巴细胞性白血病 Molt4 及 Jurkat、慢性 T 淋巴性白血病 SKW-3 等白血病细胞株进行干预，发现 As_2O_3 浓度在 1～2μmol/L 时，对上述细胞有抑制生长和诱导凋亡双重作用，其机制为通过消耗 ATP、延长细胞分裂周期时间而抑制细胞生长，并通过降低线粒体跨膜电位而诱导细胞凋亡。以 As_2O_3 体外干预急性早幼粒细胞性白血病（APL）患者骨髓细胞，及白血病 NB4、MR2、R1、R2、HL60、U937 细胞株，发现 As_2O_3 在 1μmol/L 浓度时可诱导细胞凋亡，该作用与使线粒体基质浓集、跨膜电位降低及激活 caspase-3 有关。As_2O_3 还可通过下调 Bcl-2 基因表达及调节 PML-RARα/PML 而诱导白血病 NB4 细胞凋亡，后者是 As_2O_3 诱导凋亡效应的重要途径，其靶蛋白为 PML-RARα，机制为 As_2O_3 通过使白血病细胞因染色体异位而病态表达的 PML-RARα 融合蛋白降解，进而介导细胞凋亡。As_2O_3 在 0.1μmol/L 浓度时可部分诱导 APL 细胞分化；在 0.1～0.5μmol/L 时可使全反式维甲酸（ATRA）敏感性 HL60 细胞出现分化相关变化，而对 ATRA 耐药性 HL60 细胞则无此变化，且低浓度 As_2O_3 与 ATRA 干预使 APL 产生相似的基因表达，提示 As_2O_3 诱导 APL 细胞分化与维甲酸受体相关信号途径有关。

另外，信石还具有抗其他肿瘤作用。As_2O_3 具有抗肝癌作用，尾静脉注射 As_2O_3 对裸鼠肝癌移植模型有抑制生长作用，且呈量效关系；1～2μmol/L 浓度的 As_2O_3 在体外对肝癌细胞系 BEL-7402 有抑制作用，并诱导肝癌细胞发生凋亡。As_2O_3 还对胃癌、乳腺癌等多种肿瘤也有强的抑制作用，As_2O_3 以 2.5mg/kg 剂量对人胃腺癌 SGC7901 裸鼠移植瘤模型腹腔注射给药 14 天，能降低肿瘤体积和瘤重，下调增殖相关蛋白 Ki67 和凋亡抑制蛋白 Bcl-2 表达；As_2O_3 以 1.5、3mg/kg 剂量对人乳腺癌细胞 MDA-MB-435 秒移植瘤裸鼠腹腔注射给药 4 周，可使肿瘤缩小，诱导肿瘤细胞凋亡。三氧化二砷对三阴性乳腺癌细胞 HCC1937 细胞有明显的生长抑制作用，且随药物浓度增加及作用时间的延长抑制作用增强[1]。

2. 其他作用 信石以 0.625、1.25、2.5、5.0mg/kg 四个剂量给小鼠灌胃给药，能明显降低小鼠卵蛋白哮喘模型支气管肺泡灌洗液中白三烯 B_4（LTB_4）水平和磷脂酶 A_2（PLA_2）活性，抑制哮喘小鼠肺组织中 5-脂氧合酶（5-LO）基因的表达，从而表现出抗哮喘活性。信石（0.575、1.15、2.30、4.60mg/kg）可下调卵蛋白致哮喘小鼠肺组织 c-myc、c-sis 的表达，且大剂量组优于小剂量组。上述剂量信石还可抑制哮喘小鼠气道炎症和嗜酸性粒细胞（EOS）浸润，抑制肺组织 STAT6 及 eotaxin mRNA 的表达，而起到平喘作用。信石可逆转系统性红斑狼疮的低甲基化状态，SLE 的常用动物模型 MRL/lpr 狼疮小鼠，隔日每天腹腔注射三氧化二砷 0.4mg/kg，对照组隔日腹腔注射同等量 0.9%氯化钠注射液，疗程 60 天，结果治疗组中 DNMT1 mRNA 的灰度比值较对照组增高，CD11a mRNA 的灰度比值较对照组降低[2]。

3. 毒理研究 信石的主要成分为 As_2O_3，毒性较大。本品所含三价砷进入体内，可与多种巯基酶结合，导致酶失活，从而阻碍细胞的呼吸和正常代谢。

（1）急性毒性　As_2O_3 对雄性小鼠灌胃的 LD_{50} 折合为砷的量为 26mg/kg；对大鼠灌胃的 LD_{50} 折合为砷的量

为 15mg/kg。急性中毒症状可见口腔有金属味、吞咽困难，摄入几小时内出现恶心、呕吐、腹痛、“米汤样”腹泻、抽搐、昏迷等。

(2) 长期毒性　信石以 10mg/kg 个剂量对大鼠连续12 周灌胃，可致大鼠出现中至重度的烦躁、肌肉震颤，少数有呼吸急促、肢温降低，少数出现嗜睡、厌食、腹泻，症状以给药的前 3 天为重，随着时间延长，症状有所好转，但可致消瘦、体重减轻，并出现血清 ALT、BUN、SCR 水平升高，血清 MDA 升高、SOD 降低，肝细胞损伤明显，表明信石对机体有肝、肾毒性及氧化性损伤。信石以上述剂量给大鼠连续 8 周灌胃，可致大鼠外周血血细胞数量及血红蛋白量降低，骨髓细胞 G_1/G_0 期细胞比例升高，S 期细胞比例下降，提示信石具有骨髓抑制作用。

(3) 特殊毒性　砷对二倍体细胞具有遗传毒性。As_2O_3 As $1\times(10^{-8}\sim10^{-6})$ 剂量范围可诱导人外周血淋巴细胞姐妹染色单体互换(SCE)，且呈量-效关系。砷能抑制人胚肺 2BS 细胞 DNA 合成，诱导 DNA 蛋白质交联和 DNA 单链断裂，进而导致基因重排及激活癌基因。As_2O_3 以 0.75、1.5mg/kg 对大鼠连续灌胃 16 周，可致睾丸精子计数和每日精子生成量下降，生精细胞凋亡指数升高。以折合 As 量 0.15、0.75、4.50mg/kg 的 As_2O_3 对妊娠 7～17 天孕鼠每天一次灌胃，可致仔鼠体重增长降低，平面翻正反射发育迟缓，学习记忆能力降低。

【参考文献】［1］孙二虎，陆澄，黄艳，等. 三氧化二砷对三阴性乳腺癌细胞增殖及凋亡的抑制作用. 江苏医药，2012，38(8)：894-896.

［2］王红，谢奇鹏. 砒霜对 MRL/lpr 自发性狼疮小鼠外周血单个核细胞 DNMT1 及 CD11a 表达的影响. 中华中医药学刊，2011，29(12)：2750-2752.

铅丹(红丹)

Qiandan

本品为纯铅经加工制成的四氧化三铅(Pb_3O_4)。主产于河南、广东、福建、云南。将纯铅置铁锅中加热炒动，利用空气使之氧化，然后放在石臼中研成粉末，用水漂洗，将粗、细粉分开，漂出细粉，再经氧化 24 小时，研成细粉。以细腻光滑、色橙红者为佳。

【性味与归经】　辛、咸，寒；有毒。归心、脾、肝经。

【功能与主治】　外用拔毒生肌，内服坠痰镇惊。外治用于痈疮肿毒，溃疡不敛；内服用于惊痫癫狂。

【效用分析】　铅丹性味辛咸寒、有毒，外用能拔毒去腐，生肌敛疮，为治疗疮疡的常用药物，用治多种疮疡病证，无论红肿初起、脓成未溃、疮疡溃后，脓水淋漓及疮疡久溃，不能收口者均可用之。

铅丹其体重而性沉，咸走血分，镇心安神，内服又有坠痰镇惊的功效，用于惊痫癫疾，心神不宁。但因能积蓄中毒，内服宜慎。

【配伍应用】

1. 铅丹配硫黄　铅丹拔毒生肌；硫黄解毒杀虫，燥湿止痒。二药配伍，可增强解毒杀虫，止痒生肌作用，外治疥疮，癣证，皮肤湿痒等。

2. 铅丹配白矾　铅丹内服能坠痰镇惊；白矾内服能祛除风痰。二药相配，能增强其坠痰、镇惊的作用，适用于风痰癫痫。

【鉴别应用】　铅丹与轻粉　铅丹、轻粉外用均有较好的拔毒疗疮作用，适用于痈疮肿毒等。然铅丹外用拔毒生肌力强，外用于多种疮疡病证，无论红肿初起、脓成未溃、疮疡溃后，脓水淋漓及久溃不能收口者均可，内服并能坠痰镇惊；轻粉外用除攻毒敛疮外，并能杀虫止痒，故常用于疥癣瘙痒，内服并能逐水通便。

【方剂举隅】

1. 黄丹膏(《太平圣惠方》)

药物组成：黄丹、蜡、白蔹、杏仁、乳香、黄连、生油。

功能与主治：拔毒疗疮，清热止痛。适用于一切痈疽发背，疼痛不止，大渴闷乱，肿硬不可忍。

2. 铅丹散(《圣济总录》)

药物组成：铅丹、蛤粉。

功能与主治：拔毒生肌疗疮。适用于破伤水入，肿溃不愈。

3. 驱风散(《博济方》)

药物组成：铅丹、白矾。

功能与主治：祛风坠痰镇惊。适用于风痫。

4. 桃花散(《集验方》)

药物组成：青蛤粉、黄丹。

功能与主治：拔毒生肌疗疮。适用于下疳疮。

【成药例证】

1. 拔毒生肌散(《临床用药须知中药成方制剂卷》2020 年版)

药物组成：黄丹、红粉、轻粉、龙骨(煅)、炉甘石(煅)、石膏(煅)、冰片、虫白蜡。

功能与主治：拔毒生肌。用于热毒内蕴所致的溃疡，症见疮面脓液稠厚、腐肉未脱、久不生肌。

2. 妇宁栓(《临床用药须知中药成方制剂卷》2020 年版)

药物组成：苦参、黄芩、黄柏、猪胆粉、乳香、没药、莪术、儿茶、蛤壳粉、冰片、红丹。

功能与主治：清热解毒、燥湿杀虫，去腐生肌。用于湿热下注所致的带下病、阴痒、阴蚀，症见黄白带下、量多味臭，阴部瘙痒或有小腹疼痛；阴道炎、阴道溃疡、宫颈糜烂见上述证候者。

【用法与用量】 外用适量，研末撒布或熬膏贴敷。内服0.9～1.5g，多入丸、散。

【注意】

1. 本品有毒，用之不当可引起铅中毒，应慎用；亦不可持续使用，以防蓄积中毒。

2. 孕妇禁用。

【本草摘要】

1.《神农本草经》“主吐逆胃反，惊痫癫疾。”

2.《药性论》“煎膏用止痛生肌。”

3.《本草纲目》“坠痰杀虫。”

【化学成分】 主要成分为四氧化三铅。

【药理毒理】 本品具有解毒散结、杀虫止痒作用。

铅丹主要成分为四氧化三铅(Pb_3O_4)，其毒性与铅密切相关。有毒，极少内服，主供外用，作为中医骨伤科、外科熬制硬膏[1]。铅的中毒量为0.04g，按铅丹的中毒量口服为2～3g，少量久服可蓄积为慢性中毒，慢性中毒者若饮酒、或发热，也可导致蓄积中毒的铅在短时间内入血而致急性发作。大量外用透过皮肤也可中毒，铅对机体多系统均有危害。

铅能影响脑发育过程中必需的调节因子如激素、氨基酸、微量元素、生物因子等的释放、合成或摄入，具有较强的神经发育毒性。铅会导致儿童急性肾病，它是由于短期高水平铅暴露，造成线粒体呼吸及磷酸化被抑制，致使能量传递功能受到损坏，一般不可逆的；由于长期铅暴露，也可导致肾丝球体过滤速率降低以及肾小管的不可逆萎缩。铅慢性毒害引起的最主要病症之一是贫血。铅是一种胞质毒物，可致急性肝损伤。铅具有生殖毒性、胚胎毒性和致畸作用。

急性铅中毒的病理变化主要为肝、肾细胞核内包涵体形成细胞坏死，肾小管变性；胃肠黏膜炎症；脑组织水肿，灶性坏死，血栓形成及脑血管周围出血。

【参考文献】 [1] 晏启坚，张月，李洪珠，等. 铅丹药学研究进展. 安徽农业科学，2014，42(5)：1403-1405.

密陀僧

Mituoseng

本品为铅矿石冶炼而成，主含氧化铅(PbO)。主产于湖南、江苏。采挖后，将铅熔融，用长铁棍在熔铅中旋转几次，部分熔铅黏附在铁棍上，然后取出浸入冷水中，如此反复多次，层层叠加，熔铅冷却而成。以色黄、有光泽、体重者为佳。

【性味与归经】 咸、辛，平；有毒。归肝、脾经。

【功能与主治】 外用杀虫收敛，内服祛痰镇惊。外治用于痔疮，湿疹湿疮，溃疡不敛，疥癣，狐臭；内服用于风痰惊痫。

【效用分析】 密陀僧性味咸辛平、有毒，外用能攻毒去腐，生肌敛疮，用治多种疮疡，无论红肿初起、脓成未溃、疮疡溃后，脓水淋漓及疮疡久溃，不能收口者均可用之。其生肌敛疮之功又用治痔疮。

密陀僧有攻毒杀虫，收湿止痒之功，外用治湿疹湿疮，疥癣以及狐臭等。

密陀僧其体重而性沉，咸走血分，辛能祛风，内服又有祛痰镇惊的功效，用于风痰惊痫。

【配伍应用】

1. 密陀僧配雄黄 密陀僧外用攻毒杀虫，收湿止痒；雄黄外用解毒疗疮杀虫。二药伍用，可增强解毒收湿敛疮的功效，可外用于鼠疮已破溃，顽臁，痔漏诸疮。

2. 密陀僧配黄柏 密陀僧外用攻毒收湿止痒；黄柏有清热燥湿，解毒疗疮之功。二药伍用，可增强清热解毒，收湿敛疮的功效，外用于湿疹，湿疮等证。

【鉴别应用】密陀僧与铅丹 密陀僧、铅丹均有毒，外用均能攻毒杀虫，收湿敛疮，外用于痈疮肿毒，溃疡不敛，痔疮，疥癣，狐臭等；内服并能坠痰镇惊，用于风痰惊痫。二药功用相近，并以外用为主。

【方剂举隅】

1. 密陀僧丸(《良朋汇集》)

药物组成：黄蜡、枯矾、密陀僧、雄黄、朱砂、蜜。

功能与主治：攻毒杀虫，收湿止痒。适用于鼠疮已破；初起遍身疮毒，有管出水，有口出脓；顽臁多年不愈及痔漏诸疮。

2. 陀僧散(《普济方》)

药物组成：蒲黄、黄药子、密陀僧、黄柏、甘草。

功能与主治：清热解毒，收湿敛疮。适用于口舌生疮。

3. 密陀僧膏(《中医皮肤病学简编》)

药物组成：密陀僧、硫黄、斑蝥、轻粉、水银、江米面、冰片、木香、雄黄、枯矾、米醋。

功能与主治：攻毒去腐，收敛生肌。适用于皮肤癌。

【成药例证】

1. 蜈蚣追风膏(《中华人民共和国卫生部药品标

准·中药成方制剂》）

药物组成：蜈蚣、黄连、乳香、玄参、大黄、白芷、独活、蓖麻仁、冰片、当归、猪牙皂、防风、密陀僧、五倍子、没药、生草乌、薄荷油、羌活、生川乌、地黄、全蝎、黄柏、地骨皮、穿山甲、冬青油、盐酸苯海拉明。

功能与主治：拔毒生肌，消肿止痛。外治用于毒疮恶疮，痈疽发背，鼠疮瘰疬，乳痈乳炎。

2. 杜记独角膏（《中华人民共和国卫生部药品标准·中药成方制剂》）

药物组成：独角莲、全蝎、巴豆霜、蜈蚣、密陀僧、黄连、当归、五倍子、大黄、三棱、厚朴、生川乌、香附、白芷、猪牙皂、红大戟、黄柏、羌活、桃仁、莪术、生地黄、独活、麻黄、木瓜、天花粉、枳实、细辛、杏仁、蕲蛇、芫花、生草乌、肉桂、槟榔、玄参、防风、蓖麻子、甘遂、穿山甲。

功能与主治：解毒，消肿止痛，托脓生肌，敛疮。用于痈疽肿痛、疮疡不敛、瘰疬痰核。

【用法与用量】 外用适量，研末撒或调涂，或制成膏药、软膏、油剂等外用。内服 0.2～0.5g，入丸、散。

【注意】

1. 本品用之不当可引起铅中毒；并不可持续使用以防蓄积中毒；内服宜慎。

2. 孕妇、儿童应禁用。

3. 十九畏中狼毒畏密陀僧，故本品不宜与狼毒同用。

【本草摘要】

1.《本草别说》 “通治口疮最验。”

2.《本草纲目》 “疗反胃消渴，疟疾下痢，止血，杀虫，消积。治诸疮，消肿毒，除狐臭，染髭发。”

3.《本草求真》 “祛湿除热，消积，涤痰，镇阴之品。”

【化学成分】 主要成分为氧化铅。

【药理毒理】 本品具有镇痛、抗炎等作用。

1. 镇痛作用 密陀僧细粉的混悬液以 2g/kg 给小鼠连续 6 天灌服，热板法提示，密陀僧细粉给药 30 分钟即可明显提高痛阈，在 210 分钟痛阈提高更明显；醋酸扭体法提示，密陀僧细粉可明显延长出现小鼠扭体的潜伏期、明显减少 10 分钟小鼠出现额度扭体次数。

2. 抗炎作用 密陀僧细粉混悬液以 2g/kg 给小鼠连续 6 天灌服，可显著抑制二甲苯所致的小鼠耳肿胀。

3. 其他作用 密陀僧细粉混悬液以 2g/kg 给小鼠连续 10 天灌服，可明显降低血红蛋白含量，明显降低脾指数。

4. 毒性研究 密陀僧主要成分为氧化铅（PbO），具有铅毒性，对神经、造血、心血管、消化、泌尿及生殖系统均有影响。

炉甘石

Luganshi

本品为碳酸盐类矿物方解石族菱锌矿，主含碳酸锌（$ZnCO_3$）。主产于广西、湖南、四川。采挖后，洗净，晒干，除去杂石。打碎。以块大、色白或色淡红、体轻浮者为佳。

【炮制】 **煅炉甘石** 取净炉甘石，煅至红透，水飞成细粉。

【性味与归经】 甘，平。归肝、脾经。

【功能与主治】 解毒明目退翳，收湿止痒敛疮。用于目赤肿痛，睑弦赤烂，翳膜遮睛，胬肉攀睛，溃疡不敛，脓水淋漓，湿疮瘙痒。

【效用分析】 炉甘石性味甘平，专供外用，《本草纲目》曰其“明目，去翳退赤”，“治目病为要药”。炉甘石外用既能解毒明目退翳，又能收湿止痒，为治目疾之要药，适用于目赤肿痛，睑弦赤烂，翳膜遮睛，胬肉攀睛等。

炉甘石外用既能解毒敛疮，又能收湿止痒，《玉楸药解》曰其“最能收湿合疮”，凡溃疡不敛、脓水淋漓，湿疹湿疮、皮肤瘙痒等均可用之。

此外，炉甘石外用解毒收湿敛疮之功，又可用于阴囊湿肿，下疳阴疮，聤耳流脓等。

【配伍应用】

1. 炉甘石配冰片 炉甘石解毒明目、收湿敛疮；冰片清热明目，止痛生肌。二药配用，消热解毒，明目退翳，敛疮生肌之力更为显著，外治用于目赤翳障，疮疡溃后、日久不敛等。

2. 炉甘石配黄连 炉甘石解毒明目、收湿敛疮；黄连清热泻火解毒。二药配伍，可增强清热明目，收湿敛疮之功，外治用于目赤肿痛，睑弦赤烂，翳膜遮睛，胬肉攀睛等。

3. 炉甘石配煅石膏 炉甘石收湿止痒，敛疮生肌；煅石膏收湿敛疮。二药配伍，可增强收湿止痒敛疮之功，外治用于溃疡不敛，湿疹湿疮、皮肤瘙痒等。

【鉴别应用】 **炉甘石与煅炉甘石** 炉甘石应炮制后使用，专供外用，一般多为外敷剂，不作内服。经煅淬后，质地纯洁细腻，减轻了对黏膜创面的刺激性，用于眼科及皮肤科的外治。

【方剂举隅】

1. 治目暴肿方(《御药院方》)

药物组成：炉甘石、风化硝。

功能与主治：解毒明目，收湿敛疮。适用于目暴肿。

2. 治诸般翳膜方(《宣明论方》)

药物组成：炉甘石、青矾、朴硝。

功能与主治：清热明目退翳。适用于诸般翳膜。

3. 治风眼流泪烂弦方(《卫生易简方》)

药物组成：炉甘石、黄连、朴硝、密陀僧。

功能与主治：清热明目，收湿止痒。适用于风眼流泪烂弦。

4. 重明散(《卫生宝鉴》)

药物组成：炉甘石、川椒、黄连、铜绿、硇砂、蒲黄、雄黄、绿豆粉。

功能与主治：解毒明目退翳。适用于风热之毒上冲眼目，暴发赤肿疼痛，或生翳膜瘀肉，隐涩羞明，两睑赤烂。

【成药例证】

1. 创灼膏(《临床用药须知中药成方制剂卷》2020年版)

药物组成：石膏(煅)、炉甘石(煅)、甘石膏粉、苍术、木瓜、防己、延胡索(醋制)、黄柏、郁金、虎杖、地榆、冰片、白及。

功能与主治：清热解毒，消肿止痛，去腐生肌。用于烧伤，冻疮，压疮，外伤，手术后创口感染，慢性湿疹及常见疮疖。

2. 马应龙麝香痔疮膏(《临床用药须知中药成方制剂卷》2020年版)

药物组成：人工麝香、人工牛黄、珍珠、煅炉甘石、硼砂、冰片、琥珀。

功能与主治：清热燥湿，活血消肿，去腐生肌。用于湿热瘀阻所致的各类痔疮、肛裂，症见大便出血、或疼痛、有下坠感；亦用于肛周湿疹。

3. 拔毒生肌散(《临床用药须知中药成方制剂卷》2020年版)

药物组成：黄丹、红粉、轻粉、龙骨(煅)、炉甘石(煅)、石膏(煅)、冰片、虫白蜡。

功能与主治：拔毒生肌。用于热毒内蕴所致的溃疡，症见疮面脓液稠厚、腐肉未脱、久不生肌。

4. 八宝眼药(《临床用药须知中药成方制剂卷》2020年版)

药物组成：炉甘石(三黄汤飞)、地栗粉、熊胆、硼砂(炒)、冰片、珍珠、朱砂、海螵蛸(去壳)、麝香。

功能与主治：消肿止痛，退翳明目。用于肝胃火盛所致的目赤肿痛、眼缘溃烂、畏光怕风、眼角涩痒。

【用法与用量】 外用适量。

【注意】 本品专作外用，不作内服。

【本草摘要】

1.《本草品汇精要》 “主风热赤眼，或痒或痛，渐生翳膜，及治下部湿疮。调敷。”

2.《本草纲目》 “止血，消肿毒，生肌，明目，去翳退赤，收湿除烂。”

【化学成分】 主要成分为碳酸锌；还含少量氧化钙、氧化镁、氧化铁、氧化锰等。

中国药典规定本品含氧化锌(ZnO)不得少于40.0%，煅炉甘石不得少于56.0%。

【药理毒理】 本品外用具有抑菌，加速皮肤创口的愈合作用。

1. 抑菌作用 炉甘石有抑菌作用，多为外用。在体外纸片法抑菌试验中，炉甘石在50mg/ml浓度时，对金黄色葡萄球菌、枯草芽孢杆菌、粪肠球菌、母鸡肠球菌、星型诺卡菌、尿素八叠球菌、产单核细胞李斯特菌等革兰阳性菌以及大肠埃希菌、产气肠杆菌、多杀性巴氏杆菌、铜绿假单胞菌、肺炎克雷伯菌、普通变形杆菌等革兰阴性菌均有显著的抑制作用。炉甘石粒径越小、粒径分布范围越窄，抑菌活性越强，比较200、300、400、500、1000目炉甘石体外抑菌活性的差异，结果表明，不同粒径炉甘石均有抑菌效果，其中1000目炉甘石抑菌效果相对较好[1]。

2. 加速皮肤创口的愈合作用 建立深达肌层的大鼠小面积全层皮肤缺损创面模型，创口均匀敷上相应剂量的炉甘石和煅炉甘石粉末(每创面剂量分别100、50mg)，隔日换药1次，分别于给药后第8天和第14天创口检查，测定，结果炉甘石、煅炉甘石在高剂量时均可促进肉芽组织中的新生毛细血管生成，增加受损创面的血供，加速创面恢复；炉甘石高剂量组在给药8天后，可以增大新生肉芽组织中毛细血管的面积；煅炉甘石高剂量组可以增加毛细血管的周长；炉甘石、煅炉甘石均可增大肉芽组织中毛细血管管径和增加毛细血管的数量，对新生毛细血管的生长具有明显促进作用[2]。

【参考文献】 [1] 张杰红，银玲，王晓宇，等. 不同粒径炉甘石体外抑菌作用的研究. 中药与临床，2011，2(6)：19-21.

[2] 周灵君，张丽，丁安伟. 炉甘石敛口生肌的药效学研究. 中药新药与临床药理，2013，24(4)：333-335.

硼 砂

Pengsha

本品为单斜晶系硼砂的矿石，经精制而成的结晶，主含含水四硼酸钠（$Na_2B_4O_7 \cdot 10H_2O$）。主产于青海、西藏、云南、四川。采挖后，将矿砂溶于沸水中，滤过，置容器中，冷却，析出结晶，取出，晾干。以色白、透明者为佳。

【性味与归经】 甘、咸，凉。归肺、胃经。

【功能与主治】 清热解毒，清肺化痰。用于咽喉肿痛，口舌生疮，目赤翳障，痰热咳嗽。

【效用分析】 硼砂性凉清热，味甘解毒，咸能软坚，外用能清热解毒、消肿防腐，为治咽喉肿痛，口舌生疮，目赤翳障等症之良药。

硼砂性凉清热，入肺经，内服能清上焦胸膈肺中之痰热，以化结痰、通喉闭，有清肺化痰之功，适用于痰热咳嗽并有咽喉肿痛者。

【配伍应用】

1. 硼砂配冰片　硼砂解毒消肿防腐；冰片清热止痛，消肿生肌。二药配伍，清热解毒，消肿敛疮作用增强，外治用于咽喉肿痛、口舌生疮、目赤翳障等症。

2. 硼砂配芒硝　硼砂外用清热解毒防腐；芒硝外用清热消肿。二药合用，可增强清热解毒消肿之功，外治用于咽痛，口疮等症。

3. 硼砂配煅石膏　硼砂外用清热解毒消肿；煅石膏清热收湿，敛疮生肌。二药配伍，收湿敛疮生肌。外治用于皮肤湿疮，溃疡不敛等。

【鉴别应用】

1. 生硼砂与煅硼砂　硼砂多生用、外用，入清热剂中宜用生品，外用性凉可清热消肿防腐，可治口舌生疮；内服能清肺化痰，可治咽喉肿痛，目赤翳障，咳嗽痰稠。煅硼砂味微咸性平，具有解毒消肿，燥湿收敛的作用；煅硼砂性燥能收湿敛疮，促进溃疡愈合，常作为辅助之品用于吸湿剂中，治溃疡创面有渗出物者，可吸收局部渗出物，减少刺激性，用于喉科散药。

2. 硼砂与炉甘石　二药外用均能解毒防腐，可用于目赤翳障，而且刺激性小，为眼科所常用。然硼砂性凉，解毒防腐力强，并能清热消肿，用于咽喉肿痛，口舌生疮等症；内服还有清肺化痰之功，用于痰热咳嗽。炉甘石专供外用，长于明目退翳，为治目疾之要药；又能收湿止痒敛疮，适用于溃疡不敛，脓水淋漓，湿疮瘙痒等。

3. 硼砂与冰片　二药外用均有清热解毒，消肿明目之功，用于治疗口舌生疮，咽喉肿痛，目赤翳障等症。然硼砂解毒消肿力强，内服还有清肺化痰之功，用于痰热咳嗽。冰片又能生肌敛疮，外治用于疮溃不敛，水火烫伤；内服还能开窍醒神，用于热病神昏。

【方剂举隅】

1. 冰硼散（《外科正宗》）

药物组成：玄明粉、硼砂、朱砂、冰片。

功能与主治：清热解毒，祛腐生肌。适用于咽喉口齿新久肿痛，久嗽痰火咽哑作痛。

2. 四宝丹（《疡医大全》）

药物组成：硼砂、雄黄、甘草、冰片。

功能与主治：解毒消肿，止痛生肌。适用于鹅口疮。

3. 柿霜丸（《杂病源流犀烛》）

药物组成：柿霜、硼砂、天冬、麦冬、元参、乌梅肉。

功能与主治：滋阴清热，止嗽利咽。适用于久嗽咽喉痛者。

【成药例证】

1. 金鸣片（《临床用药须知中药成方制剂卷》2020年版）

药物组成：地黄、玄明粉、硼砂（煅）、人工牛黄、珍珠粉、冰片、玄参、麦冬、丹参、薄荷脑、乌梅。

功能与主治：清热生津，开音利咽。用于肺热伤阴所致的咽部红肿、咽痛、声哑失音；慢性咽炎、慢性喉炎见上述证候者。亦用于用声过度引起的咽干、喉痒、发声费力、起声困难。

2. 马应龙八宝眼膏（《临床用药须知中药成方制剂卷》2020年版）

药物组成：牛黄、麝香、煅炉甘石、珍珠、琥珀、硼砂、硇砂、冰片。

功能与主治：清热退赤，止痒去翳。用于风火上扰所致的眼睛红肿痛痒、流泪、眼睑红烂；沙眼见上述证候者。

3. 九华膏（《临床用药须知中药成方制剂卷》2020年版）

药物组成：银朱、川贝母、硼砂、龙骨、滑石粉、冰片。

功能与主治：清热，消肿，止痛，生肌。用于湿热郁阻大肠所致的外痔、内痔嵌顿，直肠炎、肛窦炎，亦用于内痔术后（压缩法、结扎法、枯痔法等）。

4. 贝羚胶囊（《临床用药须知中药成方制剂卷》2020年版）

药物组成：川贝母、羚羊角、猪去氧胆酸、麝香、沉香、人工天竺黄（飞）、煅青礞石（飞）、硼砂（炒）。

功能与主治：清热化痰，止咳平喘。用于痰热阻肺，气喘咳嗽；小儿肺炎、喘息性支气管炎及成人慢性支气管炎见上述证候者。

【用法与用量】 1.5～3g，多入丸散。外用适量，研末撒或调敷患处。

【注意】 本品以外用为主，内服宜慎。

【本草摘要】

1.《日华子本草》 “消痰止嗽，破癥结喉痹。”

2.《本草汇言》 “硼砂化痰结，通喉痹，去目赤翳障之药也。此剂淡渗清化，如诸病属气闭而呼吸不利，痰结、火结者，用此立清。”

【化学成分】 主要成分为含水四硼酸钠。

【药理毒理】 本品具有抑菌，缓解机体氟中毒，抗癫痫作用。

1. 抑菌作用 硼砂单位药及其复方制剂在外科、皮肤科、五官科、妇科临床中均常用，对多种革兰阳性与阴性菌、霉菌等均有抑制作用。

2. 缓解氟中毒作用 硼砂可减轻氟对机体的损害。复方硼砂片 10mg/d 混于饲料中饲喂 10 个月，对大鼠的慢性氟中毒(百万分之 50×10 月)模型的骨 ^{45}Ca 摄取率有抑制，并可使肝脏、心肌琥珀酸脱氢酶、三磷酸腺苷酶及肝脏葡萄糖-6-磷酸脱氢酶活性改善，提示复方硼砂片有拮抗氟中毒的效用，可减少氟在骨骼中的沉积，减轻氟对上述酶活性的抑制作用，抑制氟对组织的直接毒性作用。在复制慢性氟中毒模型的同时给予大鼠 $Na_2B_4O_7 \cdot 10H_2O$ 蒸馏水溶液灌胃(硼 6.74mg/kg)6 个月，可减轻氟的毒性作用，使骨组织结构基本维持或基本恢复正常，但不能完全消除氟对机体的影响。

3. 抗癫痫作用 以 260mg/kg 的剂量给小鼠连续 3 天灌胃，经给予相同电流刺激，惊厥发生率为 50%，连续 5 天灌胃，惊厥发生率为 0%。以 260mg/kg 的剂量给小鼠一次腹腔注射，对电惊厥的对抗率为 100%。

4. 毒性研究 按寇氏法测得硼砂对小白鼠腹腔注射的 LD_{50} 为 2383.4mg/kg ± 127.4mg/kg，ED_{50} 为 96.92mg/kg±26.96mg/kg，LD_{50}/ED_{50} 为 24.59。

病证用药

拔毒化腐生肌药主要用治外科的痈疽疮疡，五官科的目赤翳障以及梅毒等。

脓成不溃 治以提脓化腐法。

多由热毒壅盛，正气已虚所致。症见肿疡已成，尚未溃破，疮口坚硬，肉暗紫黑，或有脓不尽。治宜提脓去腐。常用红粉、轻粉、信石等拔毒化腐药。代表方如九转丹、五五丹(《医宗金鉴》)。

疮疡不敛 治以去腐生肌，收湿敛疮法。

多由湿毒壅聚，气虚血衰所致。症见疮疡不敛，脓水淋漓。治宜去腐生肌，收湿敛疮。常用红粉、炉甘石等，或配煅石膏等生肌敛疮药同用。代表方如九一丹(《医宗金鉴》)。

阴疽流注 治以温阳和营，托疮生肌法。

多由正气不足，营血亏虚，致使毒气走散，流注全身各处，邪毒结滞不散，致使经络阻隔，气血凝滞所致。症见漫肿无头，根脚散漫，皮色不变，隐痛酸痛，难溃难敛，流脓清稀。治宜温阳补血，散寒通滞。常用鹿角胶、熟地黄、肉桂、炮姜等温阳、补血药等。代表方如阳和汤(《外科全生集》)。

目赤翳障 治以解毒明目退翳法。

多由肝经风热所致。症见目赤肿痛，畏光流泪，黑睛星点簇生。治宜祛风清热，明目退翳。常用炉甘石、硼砂、冰片、玄明粉等解毒明目药。代表方如白龙丹(《证治准绳》)。

麻风梅毒 治以攻毒化腐，敛疮生肌法。

多由风邪疠毒，内侵血脉所致。症见肌肤麻木，眉目遍身溃烂，或下疳腐烂作痛，外阴溃疡，或多发疣状物。治宜攻毒祛风，去腐生肌。常用轻粉、红粉、青黛、珍珠等攻毒去腐、生肌药等。

索　引

中文笔画索引

一画

二画

三画

四画

五画

六画

七画

八画

九画

十画

十一画

十二画

汉语拼音索引

A

B

C

D

E

F

G

N

O

P

Q

R

S

Y

Z

拉丁学名索引

A

B

C

F

G

H

N

O

P

Q

R

S

T

U

V

W

X

Z